科技进步奖
证书

为表彰在促进科学技术进步工作中做出重大贡献者，特颁发国家科技进步奖证书，以资鼓励。

获奖项目： 中医方剂大辞典

获奖单位： 南京中医药大学

奖励等级： 三等奖

奖励时间： 一九九九年十二月

证　书　号： 33-3-002

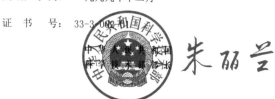

朱丽兰

「十二五」国家重点图书

中医方剂大辞典

第2版

第三册

主编单位／南京中医药大学

主　编／彭怀仁　王旭东　吴承艳　孙世发

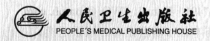

人民卫生出版社

PEOPLE'S MEDICAL PUBLISHING HOUSE

图书在版编目（CIP）数据

中医方剂大辞典. 第 3 册/彭怀仁等主编. —2 版. —北京：
人民卫生出版社,2015
ISBN 978-7-117-21065-2

I. ①中… II. ①彭… III. ①方剂-词典 IV. ①R289.2-61

中国版本图书馆 CIP 数据核字(2015)第 159878 号

| 人卫社官网 | www.pmph.com | 出版物查询，在线购书 |
| 人卫医学网 | www.ipmph.com | 医学考试辅导，医学数据库服务，医学教育资源，大众健康资讯 |

ISBN 978-7-117-21065-2

9 787117 210652 >

中医方剂大辞典（第 2 版）
第三册

主　　编：彭怀仁　王旭东　吴承艳　孙世发
出版发行：人民卫生出版社（中继线 010-59780011）
地　　址：北京市朝阳区潘家园南里 19 号
邮　　编：100021
E - mail：pmph @ pmph.com
购书热线：010-59787592　010-59787584　010-65264830
印　　刷：三河市宏达印刷有限公司（胜利）
经　　销：新华书店
开　　本：889×1194　1/16　　印张：63
字　　数：2621 千字
版　　次：1994 年 11 月第 1 版　 2016 年 5 月第 2 版
　　　　　2021 年 7 月第 2 版第 4 次印刷(总第 7 次印刷)
标准书号：ISBN 978-7-117-21065-2/R·21066
定　　价：259.00 元

中医方剂大辞典（第2版）编委会

主编单位：南京中医药大学

协编单位：山东中医药大学　上海中医药大学　江西中医药大学
　　　　　湖南中医药大学　江西省中医药研究院　湖南省中医药研究院

主　　编：彭怀仁　王旭东　吴承艳　孙世发

执行主编：吴承艳

学术顾问：（以姓氏笔画为序）
　　　　　王锦鸿　田代华　李　飞　张民庆

副　主　编：（以姓氏笔画为序）
　　　　　万少菊　石历闻　史欣德　华浩明　刘更生　吴昌国　张炳填
　　　　　陈涤平　陈德兴　赵国平　樊巧玲

常务编委兼审稿组成员：王旭东　卞雅莉　石历闻　吴昌国　吴承艳
　　　　　张工彧　李崇超　范崇峰

编　　委：（以姓氏笔画为序）
　　　　　于　涓　万少菊　马晓北　马福良　王旭东　王雨秋　卞雅莉
　　　　　文小平　石历闻　田代华　史欣德　朱　玲　朱靓贤　华浩明
　　　　　任威铭　刘　丹　刘　敏　刘华东　刘更生　刘旭辉　衣兰杰
　　　　　江　琴　汤凤池　许　可　孙世发　杜新亮　李文林　李崇超
　　　　　杨　环　杨少华　吴昌国　吴承艳　吴跃进　沈　劼　沈　健
　　　　　张　俊　张　蕾　张工彧　张卫华　张炳填　张薛光　陆　萍
　　　　　陈少丽　陈晓天　陈涤平　陈樟平　陈德兴　杭爱武　范　俊
　　　　　范崇峰　季丹丹　周　雯　郑邵勇　赵国平　胡春宇　都广礼
　　　　　贾　磊　柴　卉　晏婷婷　郭晶磊　郭瑞华　黄　湘　黄仕文
　　　　　韩向东　程　茜　蔡　云　蔡建伟　樊巧玲

学术秘书：卞雅莉

《中医方剂大辞典》（第1版）
顾问委员会

（以姓氏笔画为序）

编写单位

《中医方剂大辞典》(第1版)
编委会及编写人员

（以姓氏笔画为序）

主　　编： 彭怀仁							
副 主 编： 万少菊	王　立	王旭东	王锦鸿	石历闻	田代华	史欣德	史慕山
朱华德	孙世发	孙光荣	李　飞	吴承艳	沙凤桐	张民庆	张浩良
陈　伟	陈子德	陈德兴	赵国平	洪广祥	顾保群	傅瑞卿	谭兴贵
常务编委： 王旭东	石历闻	史欣德	史慕山	成德水	孙世发	李　飞	吴承艳
张民庆	赵国平	彭怀仁					
编　　委： 万少菊	马永华	王　立	王旭东	王鱼门	王锦鸿	石历闻	田代华
史欣德	史慕山	成德水	朱华德	孙世发	孙光荣	孙美珍	李　飞
杨　进	肖德发	吴永贵	吴承艳	吴跃进	沙凤桐	张民庆	张炳填
张浩良	陈　伟	陈子德	陈涤平	陈德兴	赵文业	赵国平	柳长华
施　诚	洪广祥	顾保群	郭君双	郭国华	巢因慈	彭怀仁	惠纪元
傅幼荣	傅瑞卿	谢文光	虞胜清	路振平	蔡铁如	谭兴贵	樊巧玲
撰 稿 人： 万少菊	马　健	马永华	王　力	王　立	王龙章	王旭东	王鱼门
王锦鸿	毛　平	文乐兮	石历闻	田代华	史欣德	史慕山	包明蕙
冯海燕	匡奕璜	成德水	朱华德	华中健	华浩明	刘　涛	刘光宪
刘更生	刘学华	江平安	汤希孟	孙世发	孙光荣	孙迎节	孙美珍
阳　立	李　飞	李金华	李春英	杨　进	杨　虎	杨俊杰	肖德发
吴永贵	吴承艳	吴跃进	何清湖	辛增平	沙凤桐	宋经中	张　昱
张工彧	张为群	张民庆	张炳填	张浩良	杭爱武	欧阳剑虹	赵文业
赵国平	柳长华	姜静娴	洪广祥	顾保群	倪志祥	徐春波	郭兰忠
郭君双	郭国华	郭建生	郭瑞华	唐承安	陶晓华	龚志南	阎宝珠
巢因慈	彭怀仁	彭晓梅	蒋玉珍	韩育明	惠纪元	程淑娟	傅幼荣
傅瑞卿	谢凤英	谢文光	虞胜清	路振平	蔡铁如	廖云龙	谭兴贵
樊巧玲	薛建国	戴　慎	魏飞跃	瞿　融			

2 版前言

《中医方剂大辞典》是继宋代《太平圣惠方》《圣济总录》、明代《普济方》之后，又一次由政府组织编纂、汇集历代方剂成果的医方巨著，具有划时代的历史意义，是发展中医药事业，弘扬中国优秀传统文化，促进中外文化交流的一项浩大的系统工程。该书的出版发行，成为有史以来非常完整和权威的方剂学典籍，受到学术界的肯定和推崇，在海内外产生了巨大影响。先后获得了江苏省中医药科技进步一等奖，国家中医药管理局基础研究一等奖，国家科技进步三等奖等奖励，得到了至高的荣誉，成为中医学史上里程碑式的学术典籍。

自1992年出版以来，《中医方剂大辞典》成书已二十余年，由于当时参加编纂的人员众多，所收资料文献浩繁，考证难度极大，撰审任务非常艰巨，加之种种客观条件所限，错误缺点在所难免。成书后，编纂人员仍未间断研究工作，寻找不足，发现疏漏，更新资料，拾遗补阙。主编彭怀仁教授自1995年退休至2009年仙逝，一直致力于方剂文献的探讨和发掘，对该书进行了多次全面而系统的审阅与研究，积累了大量校订、修改、补遗的成果，为本书的进一步完善不懈努力，至死未休。近年来，中医药事业迅猛发展，方剂研究的新成果不断涌现，为适应学术发展与读者需求，人民卫生出版社、南京中医药大学决定修订再版。

本次重修，在《中医方剂大辞典》原有基础上，对该书中的脱、衍、倒、讹进行全面考校订正；增添1987年至今正式出版的方书及有价值的中医药著作中确实值得收录研究的方剂；补充1987年以后的方剂研究新成果。对书中存在的疑问，从目录学、版本学、训诂学、校勘学等多种角度，分别进行考证、校勘、辑佚、辨伪研究。淘汰了原版中不切实用的资料以及一些冷僻的方剂。所有订正删补内容仍按原来格式归类整理，使之更系统化、工具化、实用化、现代化，对原书进一步整理提高，使这部中国历史上非常全面的方剂专书更臻完善。

我们希望通过本次重修，更多地反映方剂学科的研究进展，全面反映每首方剂的文献价值和使用价值，体现中医方剂在理论研究、临床研究、实验研究等方面的历史成就和现代成就。

修订后的《中医方剂大辞典》有以下变化：

1. 收方更多　收录了上自秦汉，下迄2010年底1800余种中医药及有关文献中有方名的方剂。全书方剂数目在《中医方剂大辞典》原版基础上增加了2400余首。这些方剂均来源于权威资料，如1987年以后原卫生部、国家中医药管理局评定的《首批国家级名老中医效验秘方精选》、原卫生部颁发的《药品标准·中药成方制剂》《国家药品标准·新药转正标准》《中华人民共和国药典》（简称《中国药典》）2010年版等。

2. 资料更全　《中医方剂大辞典》正辞目设方源出处、异名、组成、用法、功用、主治、宜忌、加减、方论选录、临床报道、现代研究、备考十二项。此次修订，对各项内容均做了认真考核，资料较原版更为详实全面。不仅补充了原版中遗漏的资料，而且补充了1987年以后的研究成果，新增临床报道600余则，新增现代研究成果500余项。

3. 内容更准　方源、方剂药物组成、用量、炮制方法、制剂、服用方法、功效主治等核心内容，在原版的基础上力求更加正确可靠、客观规范。本次重修，将彭怀仁教授退休后对全书所做的勘误全部加以改正，在此基础上，课题组对原版《中医方剂大辞典》中的脱、衍、倒、讹进行了大面积的考证，改错440处，删除方剂40首，删除资料94处，合并重复方33首，新增副词目446条。所有改动部分要求言必有据，无征不信。

4. 检索方便　修订本分 9 册。1～8 册为正编，书前均设该册"方名目录"，按方名笔画顺序编排。第 9 册为附编，设有全书方名总目录（包括正辞目、副辞目）、病证名称索引、参考书目索引、古今度量衡对照表等。本次修订重点对原版本中的同名异方、异名同方的重复方、漏挂方进行删补，对原版病证索引中难查、漏标、错引的古今病名进一步加以规范标引，新增病名搜检频次达 20 多万处，以汉语拼音为病名检索方式，读者查找将更为方便、快速。

本次修订，力求每首方剂所包含的古今研究信息更加完整，方剂文献考证的内容更加准确，编排和检索系统更加科学。在注重实用性、科学性、先进性的前提下，努力反映出求全、求新、求实、求准的特色，以全面反映古今方剂文献研究的成果。

《中医方剂大辞典》第 2 版编委会
2015 年 3 月

1 版前言

　　中医方剂，是历代医家临床经验的结晶，是运用中医辨证论治理论指导临床防病治病的主要手段。纵观周、秦以来，新方创制不断增加，载方文献汗牛充栋，组方理论渐趋完善，为炎黄子孙的健康和中华民族的繁衍昌盛，作出了巨大的贡献。在方书的编撰方面，唐以前的方书多出私人之手。如被尊为"方书之祖"的《伤寒论》与《金匮要略》；集简、便、验方而成书的《肘后备急方》；采集群经，删繁就简的《备急千金要方》《千金翼方》；上自神农，下迄唐世，无不采摭的《外台秘要》等，均为私人所编著。由于医药学之发展，与民族之强弱、国家之兴衰有着密切的关系，故自宋代以后，方书编撰受到了官方的关注，如宋·王怀隐主编的《太平圣惠方》、陈承等主编的《太平惠民和剂局方》、赵佶主编的《圣济总录》、明·朱橚主编的《普济方》、清·吴谦主编的《医宗金鉴》、陈梦雷主编的《古今图书集成·医部全录》等，均为国家级的载方名著，其中《太平惠民和剂局方》是我国官方颁布的第一部成药制剂规范，而《普济方》收载明初以前之方剂达 61 739 首之多，《四库全书提要》称为"集方书之大全者"。由于历代王朝关心医药，重视方书，亦促进了民间医药之发展。据不完全统计，自宋至清末的一千余年间民间名医所著的各种方书多达 1400 余种。民国迄今，医药科学突飞猛进，中医方剂学亦随着时代的步伐而不断前进。尤其是在中华人民共和国成立以后，党和政府重视中医中药，中医的古籍与新著不断出版，方剂的实验研究相继开展，中医方剂学已成为全国各中医院校主要课程之一。《中华人民共和国药典》收录的名方验方和复方新制剂，对于中医方剂的推广运用，起到了积极的作用。

　　在制方理论方面，在宋以前多有方而无论，制方之义不明，后人难以掌握，用之稍有不当，不免影响疗效。金·成无己著《伤寒明理论》，对《伤寒论》中 20 首方剂分析主治之证情，阐述配伍之奥义，开创了方论之先河。自此以后，有自创新方，自释方义者，如金·李杲《脾胃论》《兰室秘藏》，元·罗谦甫《卫生宝鉴》等；有为前人成方撰写方义者，如明·许宏《金镜内台方议》、洪九有《摄生秘剖》；清·罗美《古今名医方论》、汪昂《医方集解》、吴仪洛《成方切用》、王晋三《古方选注》、张秉成《成方便读》等。尤其值得一提的是，清·吴谦《医宗金鉴·删补名医方论》，是我国第一部由官方修订刊行的方论专著。目前全国各中医院校教材《方剂学》《中国医学百科全书·方剂学》等著作中的古今名方验方，均由当代名医撰写了方论，对研究方剂配伍原理及临床运用有一定参考价值。

　　在我国对外文化交往中，中医方书是其内容之一。在日本，成书于公元 984 年的《医心方》，收载了我国唐以前方书中的方剂。在朝鲜，成书于公元 1445 年的《医方类聚》、成书于公元 1610 年的《东医宝鉴》，均引载了我国明代以前方书中的方剂，足见中医方剂在我近邻各国中有着深远的影响。

　　据近 2000 种中医药文献的不完全统计，中医各科有名称和无名称的方剂已达 13 万首以上，虽然历经王怀隐、赵佶、朱橚等整理，但存在的问题仍然很多。例如古籍所载之方，均据病证分类，方随病证而列，多无方名目录，欲检一方，殊非易事；同一方剂的出处，众说纷纭，令人莫衷一是，无所适从；同一方剂的名称，因载方文献或版本不同而命名各异，孰先孰后，仓卒难别；有相当一部分方剂的内容，由于辗转传抄刻印，脱、衍、倒、讹比比皆是，以讹传讹，影响疗效；有些常用的名方与验方的不同功效、主治、方论、临证验案、实验研究等资料，分散于各种文献中，汇集不易，难窥全貌；诸如此类，不胜枚举。综上所述，对中医方剂进行一次划时代的、全面的、系统的整理，是一项具有历史意义而又刻不容缓的工作。

　　《中医方剂大辞典》对我国上自秦、汉，下迄现代（1986 年）的所有有方名的方剂进行了一次系统的整理，力求使上述各种问题得到合理的解决。以方剂检索而言，本书汇集古今有方名的医方，按照辞书形式编纂，既有目录，又有索引，从而解决检方的困难。以方源而言，本书参考古今各种中医药文献，对每一首方剂的方源进行认真的考证，而注明其原始出处，这对研究方剂的历史，澄清方剂的源流，是十分必要的。以一方多名而言，凡属同方异名，经过反复考证，依据载方文献成书年代之先后，确定正名与异名，并将二者相互挂钩，查正名即可知道异名，查异名即可知道正名，这对了解一方多名和准确地统计方数，有着极大的裨益。以方剂的质量而言，本书尽可能地进行仔细的校勘，使脱者补之，衍者删之，倒、讹者正之，使方剂的内容经过这次整理而准确无误。以方剂容纳的资料而言，本书对所有方剂分散在各种文献中的不同主治、方论、验案以及现代实验研究资料分别设项进行整理筛选，汇集于各方之下，为读者全面了解方剂提供了极大的便利。

早在1958年，南京中医学院即开始组织人力，筹备编撰本书，并得到当时的中华人民共和国卫生部的大力支持。到1961年底，已从1700余种中医药文献中，收集了大量的方剂，并进行了初步的筛选整理，此后因故而停顿。1983年原卫生部中医古籍办公室又将编撰本书的任务下达给南京中医学院，1985年本书的筹备工作开始恢复，1986年成立课题协作组。1988年国家中医药管理局成立以后，又将本书列为局级课题。在编撰过程中，得到了有关各级主管部门的热情关怀，在此表示衷心的感谢！

我们的主观愿望是将本书编撰成载方最多、资料最全、考证最精的划时代的方剂大典。但由于本书所收资料涉及文献甚多，考证难度极大，撰审任务非常艰巨，加之我们的水平不够和种种客观条件所限制，错误缺点在所难免，敬请读者指正，以便再版时修改。

编　　者

2 版凡例

一、本辞典共收载上自秦汉，下迄 2010 年底 1800 余种中医药及有关文献中有方名的方剂 9 万余首。其中以 1911 年以前的方剂为收集重点，1911 年以后的方剂择优选录。本次重修新增资料的来源主要以原卫生部和国家中医药管理局评定的《首批国家级名老中医效验秘方精选》、原卫生部颁发的《药品标准·中药成方制剂》《国家药品标准·新药转正标准》《中国药典》2010 年版等公认权威书籍为主。

二、本辞典以方剂名称作为辞目。辞目又分为正辞目与副辞目。同一方剂而有不同名称者，以最早出现的方名为正辞目，其余为副辞目。但在有些文献中，先见的方名仅有主治，而无组成、用法，后见的方名有组成、用法、主治者，则以后见的方名作正辞目，先见的方名作副辞目。

三、正、副辞目按方名首字笔画、笔顺排列；方名首字相同的辞目，先按方名字数归类，字数少者排前，多者排后；方名首字、字数均同者，再按第二字之笔画、笔顺排列，依次类推；同名方则按各方方源的成书年代或创方者生卒年代先后排列。

四、凡经增补的文献，因其原著的方剂与增补的方剂年代不同，故均区别开来确定年代，并尽可能在出处中注明。

五、凡正辞目方名有误者，根据始载书的不同版本及有关转载书径予订正，并在备考中加以说明。副辞目方名有误者，径删不录。本次选收正辞目新方，凡单味药一般不收，特别常用者才极少收录。

六、正辞目设有方源出处、异名、组成、用法、功用、主治、宜忌、加减、方论选录、临床报道、现代研究、备考十二项。原版的方源项，本次修订为了紧缩版面，移至正辞目方名后，去掉方源字样。

1．方源出处　本版设于正辞目方名后，以标注正辞目的原始出处。如始载书存在者，注始载书的书名和卷次；始载书已佚者，标注现存最早转载书引始载书。若系转引的人名，经追考创方者的著作中有此方者，改从原著收录；原著已佚或创方人无著作传世者，标注转载书引某某人方。始载书无方名，后世文献补立方名者，标注"方出始载书卷某，名见转载书卷某"。

2．异名　收录各方异名的名称及其出处。如一方有多种异名者，则按所载异名的文献年代先后排列。若仅有始载书的异名者，不注出处。

3．组成　收录始载书中各方的具体成分，包括药物名称、炮制、用量等内容。方中药物计量单位，1979 年前的方剂概用旧制，1979 年后新创方均用公制。方中诸药原无用量者，不予增补；后世转载文献已补用量者，则收录于"备考"中。如组成中个别药物无用量，则在备考项说明："方中某药用量原缺。"如上述某药原无用量，转载书中有用量者，则根据转载文献补入，亦在备考项说明。

4．用法　收录方剂的制剂、剂型、服用方法与用量等内容。如原书无用法，转载文献已补用法者，则收录于备考项。本次新增方剂凡汤剂改成胶囊剂、口服液剂、合剂、散剂，均不另作副辞目，但均在备考中说明。新增方剂如制法复杂，文字描述较多的，统一改为"上制成×××剂"。用法中所有的"g""ml""L"等用量单位统一改为汉字"克""毫升""升"等。现代研究中的药物计量单位按照原文献。

5．功用、主治、宜忌　分别设项收录、叙述各方的功效、主治病证、组方用方的注意事项。凡收录两种以内不同文献的引文资料，均直接摘收引文；凡收录三种以上不同文献的资料，先由编者根据引文内容归纳成主文，然后下列引文。

宜忌项归纳主文，须有三种以上关于疾病、体质、妊娠宜忌和毒副反应的文献资料。药物配伍宜忌、炮制与煎煮药物器皿宜忌、服药时的饮食宜忌等，均只用引文，不写主文。

6. 加减　仅收录始载书的资料。加减药物占原方用药比例过多者不录;现代方剂加减不严谨者不录;后世转载书的加减一概不录。

7. 方论选录　择用古今名医对各方组成结构、配伍原理、综合功效、辨证运用、方名释义、类方比较等论述,而有独到见解者。原文精简者,录其全文;文字冗长者,择要摘录。

8. 临床报道　选录古今医家运用各方治疗疾病的实际案例。文字简短者全文照录,文字较长者择要摘录。案例的选择以历代名医验案为主,非名医验案为辅。个案选择以清以前为主,1987 年以后的个案统一不收。现代临床报道尽量选用例数较多(一般在 30 例以上)者。某些方剂疗效肯定,有推广价值,但案例较少者,则据收载文献的权威性酌情收录。

9. 现代研究　收录用现代方法与手段对方剂进行实验研究和剂型改革的资料,包括复方药理作用和主要成分的研究,将传统的成方剂型改造成现代剂型等内容,均以摘要或综述方式撰写。对实验资料,摘录其实验结果,不详述实验方法与操作步骤;对剂型改革,不详述制剂的工艺流程。

10. 备考　凡古今医方中的资料,有不宜收入前述各项而确具参考价值又必须收录者,均在本项叙述。有些方剂经编者研究考证,有必要加以说明者,亦在本项说明之。

11. 自功用以下各项,其内容出处与正辞目方源出处一致者,所录引文不注出处;其他文献引文者,均分别注明出处。凡两条以上引文均根据文献年代排列,并编有顺序号。

以上各项,以方源出处、组成、功用或主治为必备项,其余各项有资料则设,无资料则从缺。

七、引文筛选与整理。所有引文资料,均经过编者去同存异,精心筛选。相同的引文,一般从最早的文献中收录;若后世文献论述精辟者,择用后世文献的资料。凡引文中的封建迷信内容一概不录。引文文义不顺或重复者,在不违背原意的前提下,由编者做适当的加工整理。

八、副辞目。凡属副辞目,仅写副辞目的名称与出处,及与相关正辞目的关系,并在相关正辞目的有关项目中与之挂钩呼应:如写作“为某某方之异名”的副辞目,与正辞目异名项挂钩;写作“即某某方加(减)某某药”的副辞目,与正辞目加减项挂钩;其余副辞目,均与正辞目的备考项挂钩。

九、出处标注。正辞目除正名、异名二项标明书名和卷次外,其余诸项均只注书名,不注卷次。副辞目的出处亦标明书名和卷次。

期刊注法统一采用:《刊名》[年,(卷)期:起页]。

十、药名统一。1911 年以前的方剂,凡首字不同的中药异名仍保持原貌,如“瓜蒌”不改“栝楼”,“薯蓣”不改“山药”,“玄胡索”“元胡索”不改“延胡索”。凡辞目中含有药名者,处理方法同此。原版方剂中有些名贵药及国家禁用药,如人参、犀角等,现代临床常用党参、水牛角等替代,凡此在不改变原方组成的情况下,本次修订在具体方剂的备考中均不作说明。

十一、书名统一。为了压缩篇幅,我们根据历代文献的引用情况,对某些常用方名的书名进行了简化。如《备急千金要方》简称《千金》,《太平圣惠方》简称《圣惠》。未经简化者仍用全称。一书多名者,选用一种常用名,如《人己良方》又名《寿世良方》,则统一用《人己良方》。

十二、文字统一。本辞典所用简化字,以中国文字改革委员会《简化字总表》(1964 年第 2 版)为主要依据。根据中医药学名词术语的要求,少数繁体字如癥瘕之“癥”等,仍予保留。根据汉字规范要求,“粘”改为“黏”,“痠”改为“酸”。

十三、文献版本。凡一书有多种版本者,选用善本、足本;无善本者,选用最佳的通行本;其他不同的版本作为校勘、补充。若同一方剂在不同的版本中方名有差异者,以善本、最佳通行本或较早版本之方名作正辞目,其他版本的方名作副辞目。

十四、本辞典分 9 册出版。1～8 册为正编,书前均设该册方名目录,按方名笔画顺序排编。第 9 册为附编,设有全书方名总目录、病证名称索引、参考书目索引、古今度量衡对照表等,以利读者检索。

检 字

检字

13

目 录

目录

27

目录

30

32

目录

34

目录

目录

42

目 录

54

目录

63

目 录

66

目录

五　画

白

24790　白丸（《外台》卷六引《范汪方》）

【异名】醋酒白丸子（《普济方》卷三九五）。

【组成】半夏三两（洗）　附子四两（炮）　干姜四两（炮）　人参三两　桔梗二两

【用法】上为散,临病以苦酒和之,为丸如梧桐子大;用蜜为丸亦得。若吐痢不止者,每服二丸,饮送下。不愈复服,耐药者加之。

【主治】❶《外台》引《范汪方》:霍乱呕吐及暴痢。❷《普济方》:小儿中寒并客忤。

【宜忌】忌猪羊肉、饧。

24791　白丸（《济生》卷一）

【组成】阳起石（煅,研令极细）　钟乳粉各等分

【用法】上为细末,酒煮附子糊为丸,如梧桐子大。每服五十丸,空心米饮送下。

【主治】元气虚寒,精滑不禁,大肠溏泄,手足厥冷。

24792　白丸（《汉药神效方》）

【组成】巴豆四钱（去皮膜）

【用法】乳钵内研如泥,用米糊为四丸,用湿纸包裹,煨至纸微焦为度。壮者日服四丸,弱者服三丸,服此时,先断盐二日,于早晨作一次服。常大便屡下;若便下不止,用豆酱汤及白粥冷食即止。

【主治】疠风。

24793　白丹（《鸡峰》卷十四）

【组成】阳起石十两（火煅通赤一宿,成白色如粉）　钟乳粉三两（内称半两）

【用法】取白矾末半两,研细,用埚盏子销成汁,下半两钟乳粉,搅,候成丹头,与前阳起石同研匀细,滴水为丸,如鸡头子大。每服二三丸,空心米饮送下。

【主治】脏腑不和,注泻不止。

24794　白丹（《杨氏家藏方》卷十四）

【组成】钟乳粉一两　阳起石半两（火煅赤,放冷,研如粉）

【用法】上为细末,入白石脂末少许,同糯米粽子为丸,如鸡头子大,丸时急以气吹之,则不粘手,候干,以生布袋打过。每服三丸至五丸,空心、食前以温酒或盐汤送下。

【功用】益阳退阴。

【主治】虚损瘤冷,及吐泻暴脱,伤寒阴证,手足厥冷,脉息沉细。

24795　白丹（《百一》卷一）

【组成】焰消二两（细研）　白矾三两（细研）　寒水石四两（细研）　块子砒霜一两（细研）

【用法】上用烧药罐子一个,盛得十两药,先以火炙,以生姜汁涂数遍,炙干,先下砒末在罐子底按实,次下焰消末按实,次下白矾末按实,次下寒水石末盖头,填满罐子,上用圆瓦儿盖合口,坐在地上,簇满炭五斤,发顶火煅,烟尽为度,去火,候冷取药,砒最在底,刮令净尽,研极细,砒别研尤好;次入纯白石脂一两,只用好白礜土亦得,同研细如粉,滴水和成剂于手心内,以数人转手,丸如梧桐子大,先阴干,或晒干,或焙令十分干;再入新甘锅子内,用圆瓦儿盖合口,坐在砖上,簇满炭三斤,一煅通红为度,用铃铃甘锅子,倾丹入一厚瓷碟内,如玉霜白;如无药罐,只用炼得五十两银甘锅子两个,分药作两处,按实烧亦可。每服一二丸,空心用冷水送下,以干物压之。

【功用】壮脾胃,进饮食。

【主治】虚寒证。

【宜忌】服药后,忌温热物少时;有孕不可服此药。

24796　白丹

《普济方》卷二六五引《家藏经验方》。为原书同卷“扶赢黑白丹”内容之一。见该条。

24797　白丹

《普济方》卷二六五引《余居士选奇方》。为《百一》卷一引周彦广方“太素丹”之异名。见该条。

24798　白药（《奇效良方》卷五十六）

【组成】黄柏　黄芩　当归　赤芍药　黄耆　牡丹皮　生地黄　木鳖子仁　黄连　地骨皮　桑白皮　甘草各一钱半　白芷　马蓼稍叶（生者）一钱（火煅过）

【用法】上用桐油三两,煎黄色,滤去滓,再煎油稍熟,入细白板松香一片,慢火煎,须柳枝频频搅匀;却入乳香、没药、铅丹各七钱,煎数沸,出火顷时,以少绵铺于煎滤药滓布上滤过;先用瓦钵满盛清水八分,却滤药于钵水中,将去清水中,如绷面状绷三二百度,愈绷愈白,故名白药。常以清水浸,倾于冷地上,用物遮盖,勿令尘入,五七日一换水。凡刀斧一应金伤,量伤孔大小取一块填于伤孔中,以白纸护之,随手不疼,一日一换,五日生肉;打损,只敷于油纸上贴之即愈,不须入接筋续骨等剂。

【主治】刀斧金刃所伤。

【加减】筋断,加杜仲、续断各二钱同煎;收口,加龙骨半钱,碎了煎入药内。

24799　白散（《伤寒论》）

【异名】三物小白散(《金匮玉函经》卷三)、三物白散(《活人书》卷十五)。

【组成】桔梗三分　巴豆一分(去皮心,熬黑,研如脂)贝母三分

【用法】上为散,纳巴豆,更于白中杵之。以白饮和服,强人半钱匕,羸者减之。病在膈上必吐,在膈下必利。不利,进热粥一杯;利过不止,进冷粥一杯。

【功用】❶《伤寒论讲义》(二版):除痰开结,攻寒逐水。❷《中医大辞典·方剂分册》:涌吐实痰,泻下寒积。

【主治】寒实结胸,肺痈,喉痹,白喉。

❶《伤寒论》:寒实结胸,无热证者。❷《外台》:肺痈,咳,胸中满而振寒,脉数,咽干不渴,时出浊唾腥臭,久久吐脓如梗米粥者。❸《伤寒论今释》:喉痹。❹《伤寒论译释》:白喉,喉头白腐,呼吸困难;冷痰肺喘;或痫证。

【宜忌】《外台》:忌猪肉、芦笋等。

【加减】假令汗出已,腹中痛,与白芍三两如上法。

【方论选录】❶《医方考》:此证或由表解里热之时,过食冷物,故令寒实结胸,然必无热证者为是。桔梗、贝母之苦,用之以下气;巴豆之辛,用之以去实。又曰:病在膈上则吐,病在膈下则利,此桔、贝主上,巴豆主下之意。服后不行者,益以温汤;行之过多者,止以凉粥。❷《伤寒来苏集》:三物白散,贝母主疗心胸郁结,桔梗能开提血气,利膈宽胸,然非巴豆之辛热斩关而入,何以胜消、黄之苦寒,使阴气流行而成阳也?白饮和服者,甘以缓之,取其留恋于胸,不使速下耳。散者,散其结塞,比汤以荡之更精。❸《古方选注》:巴豆散水寒,开胸结,法用熬黑者,熟则性缓,欲其入胃,缓缓逐寒破结。❹《金鉴》:是方也,治寒实水结胸证,极峻劫之药也。君以巴豆,极辛极烈,攻寒逐水,斩关夺门,所到之处,无不破也;佐以贝母,开胸之结;使以桔梗,为之舟楫,载巴豆搜逐胸邪,悉尽无余。然唯知任毒以攻邪,不量强羸,鲜能善其后也,故羸者减之。❺《伤寒论今释》:桔梗排脓,贝母除痰解结,二者皆治胸咽上焦之药,巴豆吐下最迅烈,合三味以治胸咽闭塞之实证也。

【临床报道】❶咽痛:《伤寒论今释》引《成绩录》巽屋之家人,卒然咽痛,自申及酉,四肢厥冷,口不能言,有存如亡(按:犹言气息仅属耳),众医以为必死,举家颇骚扰。及戌时,迎先生请治,脉微欲绝,一身尽冷,呼吸不绝如缕,急取桔梗白散二钱,调白汤灌之,下利五六行,咽痛始减,厥复气爽。乃与五物桂枝桔梗加大黄汤(桂枝、地黄、黄芩、桔梗、石膏、大黄),须臾大下黑血,咽痛尽除,数日而平复。❷寒实结胸:《江苏中医》[1961,(8):40]郑某某素嗜酒,有慢性气管炎,咳嗽痰多,其人痰湿恒盛。时在初春某日,大吃酒肉饭后,即入床眠睡。翌日不起,至晚出现迷糊,询之瞪目不知答。因其不发热、不气急,第三天始邀余诊,两手脉滑大有力,满口痰涎粘连,舌苔厚腻垢浊,呼之不应,问之不答,两目呆瞪直视,瞳孔反应正常,按压其胸腹部则患者皱眉,大便不行,小便自遗。因作寒实结胸论治,用桔梗白散1.5克,嘱服三回,以温开水调和,缓缓灌服。二次灌药后,呕吐粘腻胶痰样物甚多,旋即发出叹息呻吟声。三次灌药后,腹中鸣响,得泻下两次,患者始觉胸痛、发热、口渴欲索饮。继以小陷胸汤,两剂而愈。❸肺脓肿:《新中医》

[1981,(4):45]刘某,男,18岁,学生。1975年10月30日来诊:二十天前发冷发热,三天后右胸痛,咳嗽,咯黄色脓痰,无血丝。右肺中下野叩之音浊,听诊可闻密集水泡音;胸透:肺右下角有大片状阴影,其中有一圆形影,内有液平面。上午九时半,服三物白散一剂,十分钟后,患者自觉从喉至胸骨下、胃部有麻辣灼热感;二小时后,首次排出黄色稀便,以后每十分钟一次,共五次,量多,有泡沫,至十五时半,共排十余次。翌晨起,咯黄色脓痰,痰中带血,患者精神转佳,听诊右胸水泡音明显减少,胸透右下呈点片状影,未见空洞。第三天痰中带血较多,水泡音几乎听不到。后拟服中药桔梗、冬瓜仁、银花、蒲公英、败酱草、鱼腥草,经一月治疗痊愈。❹癃闭危候(急性肾功能衰竭):《浙江中医杂志》[1984,(1):29]谢某某,男,17岁,农民。五天前,食野蘑菇后,头痛、腰痛、尿少、嗜睡、腹胀,肾区叩击痛,膀胱无充盈,体温35.8℃,血压110/60毫米汞柱。实验室检查:白细胞19600立方毫米,中性89%,非蛋白氮160毫克,肌酐5.1毫克,二氧化碳结合力24.4Ea/L,血钾6.8mEq/L。入院后诊断为急性肾功能衰竭,经抗生素、激素、速尿、胰岛素等治疗,6小时仍无尿,并出现神志不清,呼吸急促,呕恶,腹膨大,而膀胱充盈,大便1周未行,舌质红,苔黄腻,脉滑数。症属癃闭危候,治拟开通三焦,急投三物白散:巴豆(去油)、桔梗、象贝各0.5克,共研细末。冲服一半后,2小时内解干便一次,量少,呕出咖啡样物100毫升,但无尿;再冲服一半,开始滴尿(导尿管),3小时内滴出550毫升,过5小时又滴出550毫升,解干便一次,神志转清,知饥,呼吸平稳。14小时内共排尿3150毫升,解大便5次,约500克。第二天平均尿量4000毫升,已进入多尿期。13天后复查,血液正常;20天后,症状消失出院。

【现代研究】❶抗肿瘤免疫正相调节效应研究:《南京中医药大学学报》[2006,22(2):83]白散能显著降低荷瘤鼠的瘤质量,产生抑瘤效应。在荷瘤鼠血清的检测中,白散能升高Th1型细胞因子IL-2水平,使Th2型细胞因子IL-4表达下降,说明本方可通过逆转Th1/Th2的漂移发挥免疫正相调节作用。❷对Ana-1巨噬细胞免疫功能的影响:《河南中医》[2008,28(1):31]三物白散可显著活化巨噬细胞,促进增殖、提高吞噬能力,上调Th1型细胞因子IL-1β的表达。

【备考】本方方名,《外台》引作"桔梗白散"。

24800　白散

《医学金针》卷二。即《三因》卷二"白散子",见该条。

24801　白膏(《外台》卷一引《范汪方》)

【组成】天雄　乌头(炮)　莽草　羊踯躅各三两

【用法】上药各切,以苦酒三升,渍一宿,作东向露灶,又作十二聚湿土各一升许成,煎猪脂三斤,着铜器中,加灶上炊,以苇薪为火,令膏释内所渍药,炊令沸,下着土聚上,沸定顷,上火煎,如此十二过,令土聚尽遍,药成,绞去滓。伤寒头痛,每服如杏核大一枚,酒下,温覆取汗;咽痛,含如枣核大一枚,咽之,一日三次。疗伤寒,以膏摩体中,手当千遍,药力方行;并疗恶疮,小儿头疮、牛领马鞍皆疗之,先以盐汤洗恶疮,布拭之,着膏疮肿上摩,向火千遍,日再摩,自消。

【主治】伤寒头痛,咽痛;并疗恶疮、小儿头疮、牛领马鞍。

【宜忌】不可近目。

24802　白膏（《千金》卷六）

【组成】附子十五枚　野葛一尺五寸　蜀椒一升

【用法】上㕮咀,以醋渍一宿,猪膏一斤,煎令附子黄,去滓。涂之,一日三次。

【主治】面皯疱,疥,痈,恶疮。

24803　白膏（《圣惠》卷六十五）

【组成】油二两　白蜡一两　腻粉一分　南粉一分（细研）　密陀僧一分（细研）　乳香一分（细研）　杏仁三七枚（汤浸,去皮尖双仁,细研）

【用法】于铫子内先炼油熟,下蜡令消,入诸药末,和匀成膏。涂患处,一日二三次。

【主治】久恶疮。

24804　白膏（《圣惠》卷九十一）

【组成】白松脂　白蔹　白及　定粉各半两　乳香一分　清油二合　黄蜡一两

【用法】上为末,先以油入瓷锅内,用慢火熬令香,下蜡令消,次下诸药末,不住手搅,熬成膏,以瓷盒盛,候冷。一日三四度涂之。

【主治】小儿汤火疮。

24805　白膏（《苏沈良方》卷九）

【组成】柳白皮半两（揩洗,阴干）　白蜡四钱　黄丹二钱　胡粉二两　油(生)四两　(熟)三两八钱　商陆根三分

【用法】上先熟油,入皮、根,候变色,去滓,入药搅良久。

【功用】消肿。

【主治】❶《苏沈良方》:坠击所伤。❷《普济方》:一切疮疖痈肿,及瘘疮、杖疮。

【备考】《普济方》本方用法:摊帛上,贴之。

24806　白膏（《三因》卷十五）

【组成】白蔹　白薇　白及　白芷　薤白各半两（剉,洗,以清油一斤,煎至半斤,滤去滓,入后药）　黄耆　甘松　藿香　零陵香　防风　当归各半两（再入前油煎,十上火,绵滤去滓,入后药）　定粉二两　黄蜡三两　寒水石（煅,水飞过）二两（研细）

【用法】上再煎,以柳枝搅,滴水成珠为度,瓷器盛之。以脑子少许掺其上。

【主治】一切风热毒肿,及脏气郁结,丹石发动,结为痈疽、瘰疬,诸疮肿未破;九漏、浸淫,脓汁淋漓,诸治不愈者。

【宜忌】煎时忌铁器。

24807　白膏

《普济方》卷二七七。即《圣惠》卷六十八“神效白膏”。见该条。

24808　白膏（《普济方》卷三一四）

【组成】蓖麻四十九粒（去壳）　嫩松脂一钱　滴乳半钱

【用法】上用铁斧于石砧上捶为膏,干湿得所,随意加减松、乳。摊于纸上,贴之。

【主治】一切无名肿毒、发背等疾。

24809　白膏

《普济方》卷三一五。为《千金》卷七“神明白膏”之异名。见该条。

24810　白膏

《类证治裁》卷八。为原书同卷“巴膏”之异名。见该条。

24811　白膏（《青囊秘传》）

【组成】松香八两　铅粉二两　麻油二两

【用法】将麻油熬好,入松香烊开,熬至滴水成珠,入铅粉和匀。

【主治】疮疖及久溃不敛者。

24812　白丁散

《东医宝鉴·外形篇》卷三引《医鉴》。为《证类本草》卷十九引《简要济众方》“独胜散”之异名。见该条。

24813　白丸子（《圣惠》卷二十五）

【组成】附子（半炮半生,去皮脐）　白附子（半生半炮）　半夏（汤洗七遍,半生半煨）　天南星（热水洗,半生半泡）　天麻　干蝎（生用）　白花蛇肉（酥拌,炒令黄）　甘菊花　羌活　防风（去芦头）　芎藭　桂心　白僵蚕（生用）　白鲜皮　木香各半两　巴豆半两（去心,研,纸裹压去油,别研）　朱砂一分（细研）　雄黄一分（细研）　麝香一分（细研）

【用法】上为末,入朱砂、雄黄、麝香等,研令匀,以糯米饭为丸,如梧桐子大,用腻粉滚过。每服三丸,以暖酒送下。

【主治】一切风。

24814　白丸子（《圣惠》卷二十五）

【组成】天麻一两　干蝎半两（生用）　附子半两（生用,去皮脐）　芎藭三分　细辛半两　半夏半两（生用）　川乌头一分（生用,去皮脐）　白附子半两（生用）　白僵蚕三分（生用）　麝香一分（细研）　麻黄半两（去根节）

【用法】上为末,以枣瓤为丸,如绿豆大,以腻粉滚过,令干。每服三丸,以温酒送下。

【主治】一切风。

24815　白丸子（《圣惠》卷二十五）

【组成】白附子一两（炮裂）　白僵蚕一两（微炒）　干蝎一两半（微炒）　蝉壳半两　天麻一两　羌活一两　防风一两（去芦头）　侧子一两（炮裂,去皮脐）　麻黄一两（去根节）

【用法】上为末,炼蜜为丸,如绿豆大,以腻粉滚过,令干。如中风不语重者,每服十丸,以暖酒研下,当有汗出即愈。如常服,每服五丸,空心温酒送下。

【主治】一切风。

24816　白丸子（《圣惠》卷二十五）

【组成】天麻　天南星（炮裂）　白附子（炮裂）　白花蛇肉（酒浸,炙微黄）　附子（炮裂,去皮脐）　白僵蚕（微炒）各一两　腻粉一分　麝香一分

【用法】上为末,研入麝香、腻粉,炼蜜为丸,如梧桐子大,以胡粉滚过。每服三丸,以温酒送下。

【主治】一切风。

【宜忌】忌毒滑物。

24817　白丸子（《圣惠》卷二十五）

【组成】白附子一两(炮裂) 天麻一两 雄雀粪一两 天南星(酒炒令黄) 牛黄(细研) 干蝎(微炒) 水银(以少枣瓤研令星尽)各一分

【用法】上为末,研入水银令匀,以枣瓤为丸,如绿豆大,入腻粉中滚过,晒干。每服二丸,以温酒送下。

【主治】一切风。

24818 白丸子(《圣惠》卷八十三)

【组成】白僵蚕半两(微炒) 藿香一分 天南星三分(生用) 腻粉一钱(研入) 干蝎一分(微炒) 桑螵蛸一分(微炒)

【用法】上为末,炼蜜为丸,如黄米大。每服五丸,用薄荷汤入酒少许研下,不拘时候。

【主治】小儿中风,失音不能啼。

24819 白丸子(《圣济总录》卷六)

【组成】天南星 半夏各半两 白僵蚕 干蝎(去土) 胡粉 腻粉 麝香各一分(研)

【用法】上药生为末,用糯米粥为丸,如绿豆大。每服二三丸,嚼破,温酒送下,荆芥、薄荷汤送下亦得;如中风口噤,研化灌服之。

【主治】卒中风,口眼㖞斜,手足不随,口噤。

24820 白丸子(《圣济总录》卷六)

【组成】安息香 胡桃仁(与安息香同研)各一两 白胶香(研) 牛黄(研) 麝香 丹砂(研) 芎藭各一分 当归(切,炒)半两 干蝎七枚(全者,酒炒) 巴豆三粒(去皮心膜,研如膏,压去油)

【用法】上十味,将三味捣为细末,与别研七味和匀,炼蜜为丸,如梧桐子大。每服一二丸,温酒送下。量力饮之,但令醺醺,勿至大醉。兼理中风、手脚挛缩及半身不随,日二夜一,不可过多。

【主治】破伤风;兼治中风手脚挛缩及半身不随。

24821 白丸子(《圣济总录》卷八十)

【组成】腻粉半两 粉霜 滑石末各四钱匕 硇砂 寒水石(火煅过,为末) 白丁香(直者,为末)各三钱匕

【用法】上六味,先将腻粉、滑石二味研匀,红纸裹,更和白面作饼子,再裹合,复用酒湿红纸裹二十四重,后用桑柴熟火烧,以面熟为度,取出,与前药四味一处研匀,用水浸蒸饼心,搦干,和为丸,如豌豆大。每服第一日三丸,第二日四丸,第三日五丸,第四日六丸,食前煎生姜水送下,一日三次。服后以小便无数,取下水为度;服四日,病未下,更加一日。如服药第二日,觉口气时,便用贯众汤漱之。

【主治】水气肿满,气息喘急,小便不利,并男子女人虚积,及遍身黄肿。

24822 白丸子(《圣济总录》卷一七八)

【组成】硫黄半两(研) 附子(炮裂,去皮脐,取)半两 消石(研) 钟乳(研) 白龙骨(研) 寒食面各一分

【用法】上为细末,面糊为丸,如麻子大。每服三五丸,粥饮送下。疾愈即止。

【主治】小儿虚冷,脏腑滑泄不止。

24823 白丸子(《鸡峰》卷十九)

【组成】龙脑 粉霜各一分 轻粉半两(以上同研匀,用白面一匕,同和作一球子,投火中烧黄,再研如粉) 海蛤

二钱(烧红,研末) 寒水石一钱半 滑石二分 海金沙一钱 阳起石一分

【用法】上为细末,糯米饭为丸,如豌豆大。每服十丸,生姜汤送下,一日三次,不拘时候。五日后,牙缝中血出及臭涎,即住服。如涎血未出,加十丸;又五日未下,更加十丸,直以涎出,即住药。未即,每五日更加丸数。

【主治】水气。

【宜忌】肿消,则尤要将息慎忌。

24824 白丸子(《鸡峰》卷十九)

【组成】轻粉 粉霜各一钱 玄精一钱半 滑石半两 硇砂半钱 白直丁香二十个

【用法】上先次将粉霜、玄精、硇砂匀研,滴水为丸,用白面裹,草火内烧,面熟为度,不用裹药面,复同余药,丸如绿豆大,再用滑石为衣。第一日服三丸,一日三次;第二日五丸,第三日八丸,一日八次,熟水送下。不动脏腑,其水道小便出。

【主治】十种水气。

24825 白丸子

《直指》卷十八。为《局方》卷一"青州白丸子"之异名。见该条。

24826 白丸子

《直指小儿》卷四。为原书同卷"青州谢家白丸子"之异名。见该条。

24827 白丸子

《普济方》卷三九一引《保婴方》。为原书同卷"真方五色丸"内容之一。见该条。

24828 白丸子

《幼幼新书》卷十引郑愈方。为原书同卷"珍珠丸"之异名。见该条。

24829 白丸子(《普济方》卷三八四)

【组成】白附子 南星 半夏各一两(并生用) 天麻 僵蚕 全蝎 川乌头(去皮尖)五钱

【用法】上药生为末,姜汁面糊为丸。生姜汤送下。

【主治】❶《普济方》:惊热。❷《诚书》:惊风,中风痰盛。

【备考】方中白附子、南星、半夏,《诚书》均炮制。

24830 白丸子(《正体类要》卷下)

【组成】半夏七两(生用) 南星二两(生用) 川乌(去皮脐,生用)五钱

【用法】上为末,用生姜汁调糊为丸,如梧桐子大。每服一二十丸,生姜汤送下。

【主治】一切风痰壅盛,手足顽痰,或牙关紧急,口眼歪斜,半身不遂。

24831 白丸子

《片玉心书》卷四。为原书"五色丸"内容之一。见该条。

24832 白丸子(《名家方选》)

【组成】鸡胆五钱 黄连 黄芩各二钱半 甘草一钱

【用法】面糊为丸,银箔为衣服。

【功用】杀虫。

【主治】五疳。

24833 白丸子(《产科发蒙》卷四)

【组成】半夏(醋煮干) 茯苓各十钱

【用法】上为细末,以生姜汁作薄糊为丸,如梧桐子大。每服三十丸,温水送下。

【主治】产后腹中有块,上冲欲吐者。

24834 白丸散(《得效》卷十)

【组成】生硫黄 乳香 生白矾

【用法】上为末。每用手微抓动患处,以药擦之。

【主治】肺风酒皶。

24835 白及丸(《外科大成》卷三)

【组成】白及末

【用法】酒糊为丸。每服三钱,黄酒送下。半月愈。

【主治】鼻渊。

24836 白及片

《成方制剂》13册。即方出《朱氏集验方》卷七,名见《普济方》卷一九〇"白及散"改为片剂。见该条。

24837 白及汤(《古今医彻》卷二)

【组成】白及 茜草 生地 丹皮 牛膝 广皮 归尾各一钱

【用法】加荷叶蒂五个,水煎服。

【主治】内伤吐血。

24838 白及肺(《喉科心法》卷下)

【组成】白叶猪肺一具 白及片一两

【用法】猪肺挑去血筋血膜,洗净,同白及入瓦罐,加酒淡煮熟,食肺饮汤;或稍用盐亦可,或将肺蘸白及末食更好。

【主治】肺痿肺烂。

24839 白及散(《圣惠》卷八十二)

【组成】白及一分 细辛一分 防风一分(去芦头)柏子仁一分

【用法】上为细散。以乳汁调涂儿颅骨上,一日二次。

【主治】❶《圣惠》:小儿颅骨开。❷《局方》(吴直阁增诸家名方):小儿肾气不成,脑髓不足,小儿年大,骨应合而不合,头缝开者。

24840 白及散(《三因》卷九)

【异名】白及膏(《朱氏集验方》卷十)。

【组成】白及不拘多少

【用法】上为末。冷水调,用纸花贴鼻窍中。一法用黄胶,烫令软,贴鼻窍中。

【主治】鼻衄。

24841 白及散(《仙拈集》卷二引《保命集》)

【组成】白及

【用法】上为末。童便调服。

【主治】衄血;兼治呕血伤肺。

24842 白及散(《普济方》卷二七八引《十便良方》)

【组成】麒麟竭指面大块 木鳖子五个(去皮壳,研)白及一两 黄连半两

【用法】上为末。用猪胆汁调涂,上留一窍。以愈为度,干即易之。

【主治】发疮肿硬热赤不散。

24843 白及散(方出《朱氏集验方》卷七,名见《普济方》卷一九〇)

【组成】白及

【用法】上为末。粥饮调服。

【功用】《成方制剂》13册:收敛,止血,补肺。

【主治】肺痿吐血、咯血,皮肤皲裂。

❶《朱氏集验方》:吐血、咯血不止。❷《普济方》:肺损或食饱负重而得咯血、呕血。❸《医学入门》:久嗽成痿,咯血红痰。❹《成方制剂》13册:外用治创伤止血,皮肤皲裂。

【宜忌】《成方制剂》13册:肺胃有实火者忌用;不宜与乌头类药材同用。

【备考】《赤水玄珠》本方用法:井花水调服,每服二钱。本方改为片剂,名"白及片"(见《成方制剂》13册);改为糖浆剂,名"白及糖浆";改为膏剂,名"白及膏"(见《成方制剂》11册)。

24844 白及散(《活幼心书》卷下)

【组成】白及 贝母 净黄连各半两 轻粉三十贴

【用法】上前三味,剉,焙,为末,仍以轻粉乳钵内同杵匀。每用一二钱,清油调擦患处。必先用槲皮散煮水,候温,净洗拭干,方涂药。

【主治】瘰疬脓汁不止。

24845 白及散(《普济方》卷六十四)

【组成】白及二十枚(研为末)

【用法】用猪肺一个、生姜数片,煮熟,切成片子,点尽白及末,食之。

【主治】语声不出。

24846 白及散(《普济方》卷二九〇)

【组成】白及 白蔹 乌鱼骨 紫参 黄芩 龙骨各三钱

【用法】上为细末。每用干掺疮口上。

【功用】生肌,住痛,止血,收疮口,辟风。

【主治】痈疽疮毒;并治金疮血不止。

24847 白及散(《医统》卷八十一)

【组成】白及八两 乌骨鸡(焙干) 红药子四两 雄黄 轻粉 红芽大戟各半两

【用法】上为末。醋调,敷患处。

【主治】大小疮疽。

24848 白及散(《赤水玄珠》卷九)

【组成】白及一两 藕节五钱

【用法】上为细末。每服一钱,白汤调下。

【主治】咯血。

24849 白及散(《症因脉治》卷二)

【组成】白及 飞面

【用法】上为末。白汤调服。

【主治】肺络损伤,喘咳吐血。

24850 白及散(《医学启蒙》卷四)

【组成】款冬花 紫菀 白及 阿胶各等分

【用法】水煎服。

【主治】肺痿。多年咳嗽,肺痿咳唾脓血,及肺破不愈。

24851 白及散(《嵩崖尊生》卷八)

【组成】白及一钱 枇杷叶 藕节各五分 莲须 柏叶 沙参各六分 阿胶八分

【用法】水煎服。另以生地汁磨好墨服。

【主治】劳瘵,因饱屈伸伤肺,吐、咯血。

24852 白及散(《胎产秘书》卷下)

【组成】白及 凤凰衣 桑螵蛸各等分

【用法】入猪脬内,煮烂食之。

【主治】产后伤脬,小便淋数不止。

24853 白及散(《外科真诠》卷下)

【组成】白及一两 明雄三钱

【用法】上为末。掺之。

【主治】❶《外科真诠》:溻皮疮。❷《中医皮肤病学简编》:新生儿剥脱性皮炎。

24854 白及锭(《理瀹》)

【组成】生南星 生半夏各三两 海藻 昆布各一两 冰片 麝香各二钱 红花 牡蛎各二两 青盐六钱(共生研末)

【用法】白及半斤,切片,熬膏,和药为锭,听用。

【主治】瘰疬。

24855 白及膏(《圣济总录》卷一八一)

【组成】白及 白蔹 白蜡各一两 黄耆(剉) 乳香(研) 牡丹皮 芍药 丁香各一分 麻油二两

【用法】上九味,除油、蜡外,并剉令细;先煎麻油令沸,次入前项药,以柳木枝不住手搅,绵滤过去滓,再煎,入蜡,膏成,入银石器中盛,候冷。不拘多少,取敷疮上。

【主治】小儿唇疮。

24856 白及膏

《朱氏集验方》卷十。为《三因》卷九"白及散"之异名。见该条。

24857 白及膏(《得效》卷十九)

【组成】川白芷 白及 松脂(均为末)

【用法】用头发一大握,桐油一碗,于瓦器内熬,候油沸,头发熔烂,入上药末,出火摊冷,以瓦器收贮,不容灰入。每日百沸汤泡洗皲裂令软,拭干,敷其上。或加少水粉。

【主治】断跟皲。

24858 白及膏(《普济方》卷三一四)

【组成】良姜 白及 沥青各等分

【用法】上为细末,嚼脂麻,水同熬为膏,入冷水共淀,用绯绢一片,火上摊作膏。贴疮上。

【主治】蝼蛄疮。

24859 白及膏(《卫生鸿宝》卷二)

【组成】白及五钱(炙,为末) 广胶一两(烊化)

【用法】和匀。敷患处,空一头出气,以白海蜇皮贴之。数次即消。

【主治】发背,搭手。

24860 白及膏(《赵炳南临床经验集》)

【组成】白及面一两 煅石膏面一两 凡士林八两

【用法】以上药物,调匀成膏。外敷患处的清洁疮面。

【功用】收敛生肌。

【主治】烧烫伤,下肢溃疡,臁疮。

24861 白马饮(方出《千金》卷十一,名见《仙拈集》卷一)

【组成】白马尿(铜器中承取)

【用法】旦旦服一升。

【主治】❶《千金》:伏梁气。❷《仙拈集》:酒鳖攻心者。

【备考】《本草纲目》:马尿治癥瘕有验。

24862 白马饮(《仙拈集》卷二)

【组成】白马粪(入微水,绞汁)半碗

【用法】灌之。

【主治】吐利腹痛,绞肠痧,一切难辨之症。

24863 白云丸(《御药院方》卷五)

【组成】大南星(炮) 川乌(炮,去皮) 白附子(生)半夏(洗)各二两 滑石(研) 石膏(研)各三两 麝香龙脑各一分

【用法】上药稀面糊为丸,极稀为妙,如绿豆大。每服五十丸,姜、酒、茶或薄荷茶下,食后服为佳。每遇头目昏困,精神懵冒,胸中痰逆,惯怖如中酒痫,服此药,良久间如塞去重裘,豁然清爽,颜色夷畅。

【主治】痰实胸膈嘈逆,及头昏眩困倦,头目胀痛。

24864 白云丹(《外科集腋》卷一)

【组成】胡椒 川乌 草乌 细辛 桂枝各四两 火消二斤 韭菜一斤(打汁) 葱白八两(打汁)

【用法】水煎,去滓,入消溶化,再入二汁,乘热扫在方砖上,候有霜出,刮下,每霜一两,加麝香二分,和匀听用。放膏上贴之。

【主治】初起肿疡。

24865 白云丹(《外科方外奇方》卷二)

【组成】轻白炉甘石一两(将倾银罐内,煅至通红,倾好醋内,淬七次为度) 轻粉一钱 白蜡二钱 冰片一分

【功用】生肌收口。

24866 白云散(《医方类聚》卷九十四引《烟霞圣效》)

【组成】多年石灰(炒)

【用法】每服轻者半钱,重者一钱,热酒调服。

【主治】心气卒痛。

24867 白云散(《幼科指掌》卷三)

【组成】绿豆粉一两 寒水石五钱 锦纹大黄二钱 白芷三钱

【用法】上为末。猪胆汁调涂。

【主治】胎丹,以灯照手足身上,如云头之红,或点尖之肿,皮肤隐隐者。

24868 白云散(《痘疹金镜赋集解》卷六)

【组成】人中白(煅) 川连(肉汁浸三四次,以白为度)

【用法】上为末。每服一钱,白汤下。

【主治】发斑丹。

24869 白王丹(《幼幼新书》卷十三引张焕方)

【异名】白玉丹(《普济方》卷三六七)。

【组成】天南星 半夏(并生) 僵蚕(炒) 桂心 石菖蒲各一两 腻粉 龙脑各一分

【用法】上为细末,姜汁为丸,如黍米大。每服十丸,人参汤送下。

【主治】中风涎潮。

24870 白牙药(《御药院方》卷九)

【组成】零陵香 香白芷 青盐 升麻各半两 细辛二钱 麝香(另研)半钱 砂锅(细末) 石膏(细末)各一两

【用法】上除砂锅、石膏、麝香三味外,同为细末,入砂锅等三味,同研匀。每日早晨,以指蘸药擦牙后,用温水漱口。

【主治】牙齿黄黑不莹净。

24871 白牙药（《普济方》卷七十）

【组成】石膏 香附子 甘松 三奈子 藿香 零陵香 沉香 川芎 细辛各半两 防风一两

【用法】上为细末,和匀。日用少许。

【功用】祛风,莹白,牢牙。

24872 白牙散（《兰室秘藏》卷中）

【组成】白芷七分 升麻一钱 石膏一钱五分 羊胫骨灰二钱 麝香少许

【用法】上为细末。先以温水漱口,擦之。

【主治】❶《杏苑》:一切牙痛。❷《医部全录》:牙黄黑色。

【方论选录】《杏苑》:用白芷以疏阳明经风,升麻、石膏以清阳明经热,用羊胫骨补齿虚,麝香辛窜,引诸药以通行关窍。

24873 白牙散（《医方类聚》卷七十二引《居家必用》）

【组成】藁本 升麻 细辛 皂荚(烧灰) 石膏一倍于上药 檀香 麝香

【用法】上为细末。每日早晨刷牙后,擦之。

【功用】牢牙。

24874 白牙散（《普济方》卷七十）

【组成】升麻根四两 羌活根 龙胆根 羊颈骨

【用法】上为极细末,以纱罗子罗骨灰,作微尘末,和匀。卧时刷牙,先以温水漱口,用少许擦之。

【主治】牙龈绽肉,有牙疳肿痛,牙动欲落,牙齿不长,龈黄口臭。

【备考】方中羌活根、龙胆根、羊颈骨用量原缺。

24875 白牙散（《普济方》卷七十）

【组成】细辛 荜茇 防风 白芷 茯苓 川芎 升麻 甘松 香附子 石膏三倍于上药

【功用】令牙白。

【备考】《奇效良方》本方用法:上为细末,研匀。常用揩牙。

24876 白牙散（《普济方》卷七十）

【组成】酸枣仁 蘑菇不拘多少(煅过) 麝香少许

【用法】刷牙。

【功用】令牙白。

24877 白牙散（《普济方》卷七十）

【组成】石膏 细辛 地骨皮 青盐 甘松 藿香 零陵香 白芷 藁本各三钱 磁石末 新砖末 香附子 麝香少许

【用法】上为末。揩牙。

【主治】牙宣。

【备考】方中磁石末、新砖末、香附子用量原缺。

24878 白牙散（《袖珍》卷三）

【组成】石膏四两 香附子一两 白芷 甘松 三奈子 藿香 沉香 零陵香 川芎 细辛各二钱半 防风五钱

【用法】上为末。早晨揩牙,以水漱吐之。

【功用】令牙白。

24879 白凤丸（《中国医学大辞典》）

【组成】白毛乌骨雄鸡一只(须白丝毛、乌骨、高冠者,另养一处,以黄耆炒米饲之,不可近雌鸡,闭死,去毛肠,净) 香附(四制)一斤 熟地黄四两 生地黄 当归 白芍药 黄耆 牛膝 柴胡 牡丹皮 知母 川贝母(去心)各二两 黄连 地骨皮 干姜 延胡索各一两 茯苓二两五钱 秦艽一两五钱 艾叶 青蒿各四两

【用法】先将艾、蒿一半入鸡腹内,余置鸡外,同入坛内,以童便和水,浸过二寸许,煮烂,取出去骨,焙干,再将各药及鸡共研为末,用鸡汁打糊为丸,如梧桐子大。每服五六十丸至七八十丸,温酒或米饮送下。

【主治】妇人羸瘦,血虚有热,经水不调,崩漏带下,不能成胎,骨蒸。

【宜忌】忌食煎炒苋菜。

【备考】本方改为片剂,名"妇科白凤片"(见《成方制剂》10册);本方改为口服液,名"妇科白凤口服液"(见《成方制剂》14册)。

24880 白凤丸（《北京市中药成方选集》）

【异名】乌鸡白凤丸(《全国中药成药处方集》天津方)。

【组成】人参(去芦)一百二十八两 鹿角胶一百二十八两 牡蛎(煅)四十八两 白芍一百二十八两 当归一百四十四两 甘草三十二两 鹿角霜四十八两 鳖甲(炙)六十四两 丹参一百二十八两 香附(炙)一百二十八两 天冬六十四两 桑螵蛸四十八两 熟地二百五十六两 乌鸡(去毛、内脏)三十二只(以上十四味均下罐,用绍酒一千三百四十四两,蒸四昼夜) 生地二百五十六两 川芎六十四两 黄耆三十二两 银柴胡二十六两 芡实(炒)六十四两 山药一百二十八两(以上六味不下罐,共研为粗末,铺槽底,搅匀,晒干)

【用法】上为细末,过罗,炼蜜为丸,重三钱五分,蜡皮封固。每服一丸,温开水送下,一日三次。

【功用】益气养血,调经止带。

【主治】❶《北京市中药成方选集》:妇人身体瘦弱,经水不调,崩漏带下,腰腿酸痛。❷《全国中药成药处方集》天津方:产后身体衰弱,出虚汗发烧。

【备考】本方改为片剂,名"乌鸡白凤片"(见《中国药典》2010版)。

24881 白凤丸（《全国中药成药处方集》）

【异名】参茸白凤丸。

【组成】人参一两 杜仲一两 川芎一两 熟地一两 於术一两 菟丝一两 黑艾叶七钱半 炙甘草五钱 鹿茸一两 茯苓一两 当归一两 川椒五钱 大黄耆二两 白芍二两 香附一两 阿胶一两 白绒鸡一尾

【用法】共研细末,和蜜为丸,每粒重四钱,白蜡壳封。常服。

【主治】妇人诸虚百病,久不孕育。

24882 白凤丹（《寿世保元》卷七）

【组成】嫩黄耆(蜜水炒) 人参(去芦) 川芎 白茯苓(去皮) 当归(酒洗) 干姜(炒) 大附子(面裹炒,去皮脐) 小茴香(盐酒炒) 白芍(酒炒) 肉桂 白术(去芦,微炒) 胡椒 艾叶(醋炒) 破故纸(盐酒炒) 乌药各二两 甘草(炙)一两 香附米(醋炒)六两 苍术(米泔

浸,炒)四两　吴茱萸(炒)一两

【用法】上剉;用白毛乌肉鸡一只重二斤,吊死,水泡,去毛屎并头足不用,入铁锅内,将药片盖上,入好酒,煮烂为度,取去骨,同药在锅焙干,为末,将鸡酒汁打稀米糊为丸,如梧桐子大。每服五十丸,空心好酒送下。治后症先宜服五积散加香附、吴茱萸、小茴,减麻黄,入米糖一块煎服;后服此丸药。

【主治】妇人经水不调,肚腹冷痛,赤白带下,子宫虚冷,久无子息。

24883　白凤丹(《寿世保元》卷七)

【组成】白丝毛乌骨雄鸡一只(先以黄耆末一两,当归末一两,甘草末五钱,三味和米粉七合,匀作七分,调成小块,鸡食之,约有六七日,吊死不出血,去毛肠不用)　当归身(酒洗)三两　川芎二两　白芍(酒炒)二两　怀生地黄(酒洗)五两　山药三两　鹿角霜四两　天门冬(去心)一两　人参二两　丹参(水洗净)二两　山茱萸(酒蒸,去核)二两　木瓜一两半　胡黄连一两　知母(去毛,酒炒)三两　小茴(酒炒)二两　麦门冬(去心)二两　怀牛膝(去芦,酒洗)二两　秦艽(去芦)二两　银柴胡二两鳖甲(醋炙)一两　生甘草一两

【用法】上俱制如法,剉匀,将鸡切作小块,俱盛于瓷坛内,用水二分,好酒二分,米醋一分,坛口用柿漆纸封固,置大锅内,桑柴火煮三昼夜,取出日晒夜烘,一干,又入汁拌,又烘晒,以汁尽为度;为极细末,炼蜜为丸,如梧桐子大。每服百丸,空心淡盐汤送下。

【主治】妇女五劳七伤,骨蒸,五心烦热,心虚惊怕,经水来时,或前或后,或淡白,或紫色,时常注带下;或因烦劳、性气恼怒、产后失调,致赤白带渗,及夜卧身体上下疼痛,及午后神疲,腰腿酸软,或心嘈,又时饱闷,及梦寐不清,或冲任二脉结,癥瘕隐隐。

24884　白凤饮

(《中国医学大辞典》引《疫喉浅论》)为《疫喉浅论·新补会厌论》"白凤饮子"之异名。见该条。

24885　白凤饮(《成方制剂》15册)

【组成】艾叶　白芍　柴胡　川贝母　川牛膝　当归　地骨皮　地黄　冬虫夏草　茯苓　干姜　黄连　黄芪　牡丹皮　秦艽　青蒿　熟地黄　乌鸡　香附　延胡索　知母

【用法】制成口服液,每支装10毫升。口服。一次10毫升,一日2次。

【功用】补肝肾,益气血。

【主治】肝肾不足,气血亏虚,妇女月经不调,崩漏带下,腰膝酸软等症。

24886　白凤散(《医宗说约》卷六)

【组成】鸡子一个(打一孔,去黄留白)　矿石灰二钱(入鸡子内)

【用法】鸡子用纸封口,外用盐泥封固,火煅通红,去泥,碾为细末。茶油调搽。

【主治】脓窠疮。

24887　白凤膏　《修月鲁班经后录》引《劳证十药神书》(见《医方类聚》卷一五〇)

【组成】黑嘴白鸭一只　大京枣二升　参苓平胃散一升　陈煮酒一大瓶

【用法】上先将鸭扎缚其脚,却量患人饮酒多少,随量倾酒在器中,烫温,却将刀于鸭项上割开,沥血于酒内,搅匀,一气饮之。又将鸭干掯去毛,就胁下开一孔,取出肠杂,以纸拭干,将枣子去核,每介实填参苓平胃散末,以麻布扎定,填于鸭肚中,用砂糖瓮一个,放鸭在内,四遭炭火慢煨,一瓶煮酒作三次添入,直至熬酒干为度,取起。次第食之,尽此一鸭。愈后,即服十珍丸。

【功用】复其真元。

【主治】❶《修月鲁班经后录》引《劳证十药神书》:一切劳,大怯及虚甚愈,火乘金位,嗽吐痰咯血、发热者。❷《张氏医通》:少年禀气不足,因饮食饥饱所伤,致成虚损,形体羸弱,日晡潮热,腹胀气急,脉来弦数者。

【方论选录】《十药神书》陈修园按:怯而日久,虚极而愈,而且咳嗽不已,则肺日因嗽而动扰矣。吐痰不已,则肺因痰而壅滞矣。咯血发热,壮火食气,不特肌肉消瘦,而且气衰言微矣。此为极症,恐非无情之草木所能治。故用黑嘴白鸭一只为君,盖以毛白者味较清而入肺,嘴黑者骨亦黑而入肾,取金水相生之义,亦资异类有情之物以补之也。最妙入京枣二升,取其甘温以补胃;平胃散一升,取其消导以转胃。胃为五脏六腑之本,胃安则脏腑俱安,与保真汤佐以厚朴同义。

【备考】其血酒直入肺经,滋补其肺,宁止其嗽。

24888　白凤膏(《顾松园医镜》卷十一)

【组成】乌嘴凤头白鸭一只

【用法】令饿透,将二地、二冬、青蒿、鳖甲、骨皮、女贞子各四两共为末,每糯米一升,用药一两同煮,连汤水与食,令极肥,宰血,陈酒冲服;将鸭去毛,挖净肚杂,如常用甜白酒加盐煮烂,空心食之更妙,食完再照上法用之;若作丸服,仍用前药一料为细末,入鸭腹中,麻线扎定,以清白人溺煮烂,去骨,捣为丸服。

【功用】滋阴除热,化痰止嗽。

【主治】虚劳,内热骨蒸,咳嗽痰白。

【宜忌】虚劳之人,所宜常食。

24889　白丑散(《梅氏验方新编》卷七)

【组成】白丑钱半(半生半炒)　桑皮(蜜炙)　甘草(炙)　陈皮各一钱　白术(土炒)　木通各二钱

【用法】水煎,频频服。

【主治】囊肿便秘,及四肢俱肿。

24890　白玉丸(《丹溪心法》卷二)

【组成】巴豆三十个(去油)　南星　半夏　滑石　轻粉各三钱

【用法】上为末,皂荚仁浸浓汁为丸,如梧桐子大。每服五七丸,姜汤送下。

【主治】痰证。

24891　白玉丸(《婴童百问》卷十)

【组成】南星　半夏　僵蚕　白矾(生)各二钱半

【用法】上为末,杏仁七个(去皮尖),巴豆一粒,同研匀,再用去皮生姜汁为丸,如粟米大。每服一二十丸,姜汤送下,不拘时候。

【功用】利膈下痰涎。

【主治】心胸噎塞不止,并咳嗽多痰。

24892　白玉丸(《北京市中药成方选集》)

【组成】法半夏十五两　南星(炙)十五两　滑石五十两　轻粉五两　寒食五十两　甘草二十五两　巴豆霜二两五钱

【用法】上为细末,过罗,用冷开水泛为小丸,如绿豆大。每服五丸,温开水化下;三岁以下小儿酌减。

【功用】消食化积。

【主治】小儿停乳停食,咳嗽痰盛,呕吐腹痛,肚大胀满。

24893　白玉丸(《全国中药成药处方集》沙市方)

【组成】法半夏　海浮石　川贝母各四两　制南星一两

【用法】上为细末,用生姜八钱,煎汤去滓,以汤汁泛为丸。三月内小儿服一分,三月至六月服二分,六月服二分,六月至一岁服三分,一岁以上服四分,用淡米汤送下,一日二次。

【主治】小儿风热,咳嗽痰多,喘促。

【宜忌】体弱无痰者忌服。

24894　白玉丸(《全国中药成药处方集》大同方)

【组成】南星　白附子　茯苓　天麻　僵蚕　白芷　竺黄各一两　半夏　石膏各四两

【用法】水泛为丸,如米粒大。每服五丸,开水化下。

【主治】咳嗽痰喘。

24895　白玉丹(《三因》卷十五)

【组成】凝水石不拘多少(煅红,研细,水飞,再入煅锅中煅)

【用法】糯米糊为丸,如梧桐子大。每服五十丸,陈米饮送下。只一服愈。

【主治】久年肠痔下血,服百药不效者。

24896　白玉丹

《普济方》卷三六七。为《幼幼新书》卷十三引张涣方"白王丹"之异名。见该条。

24897　白玉丹

《幼科发挥》卷三。为原书同卷"一粒丹"之异名。见该条。

24898　白玉丹(《保命歌括》卷二十一)

【组成】滑石二两　枯矾一两

【用法】上为细末,水煮,面糊为丸,如皂子大。每服一丸,米饮送下。

【功用】止泄。

24899　白玉丹(《遵生八笺》卷十八)

【组成】天花粉一斤(用清水浸洗,刮去粗皮,切片,晒干,磨细末,筛过极细末,将绢袋盛,用清水中洗,出浆出滓,澄清换水,如此五七遍,去苦,晒干,取十二两)　河南真绿豆粉(水漂三五次,晒干)四两　苏州薄荷叶一斤(入瓶内,层层间隔,封瓶口,入锅内,隔水煮三炷香为度,取起冷定,开瓶筛去叶,留粉听配)　白檀香　白石英　白硼砂各五钱　白豆蔻　玄明粉各一两　白石膏二两(煅)　柿霜三两　白粉霜八两

【用法】上为细末,和前粉一处入瓶。每次取二匙,噙化。

【功用】消痰止咳,开胃滋阴,降火醒酒,清心明目,解渴。

【主治】久痰嗽。

24900　白玉汤(《千金》卷三)

【组成】白玉一两半　白术五两　泽泻　苁蓉各二两　当归五两

【用法】上咬咀。先以水一斗,煎玉五十沸,去玉纳药,煎取二升,分二次服,相去一炊顷。

【主治】妇人阴阳过度,玉门疼痛,小便不通。

【方论选录】《千金方衍义》:玉能灭瘢,亦能止痛,但取以通气化;兼用白术以温肉理,当归以和血脉,苁蓉以滋精髓,泽泻佐白玉以通气化,皆交接过伤之专法。

24901　白玉顶

《串雅补》卷一。为原书同卷"朱砂顶"之异名。见该条。

24902　白玉饼(《医学入门》卷八)

【组成】白附子　南星　滑石　轻粉各一钱　巴霜十九粒

【用法】上为末,面糊为丸,如绿豆大,捏作饼。每服三岁一丸,五岁二丸,葱汤化下。

【主治】小儿腹中有癖,但饮乳嗽而生痰,及急慢惊风,痫痉,潮搐壮热,痰涎壅盛。

24903　白玉散(《小儿药证直诀》卷下)

【组成】白土二钱五分　寒水石五钱

【用法】上为末。用米醋或新水调涂。

【主治】❶《小儿药证直诀》:热毒气客于腠理,搏于血气,发于外皮,上赤如丹。❷《永乐大典》引《婴孩妙诀》:赤游丹肿。

【备考】方中白土,《小儿药证直诀》注:"又云滑石";《永乐大典》作"白玉"。

24904　白玉散(《摄生众妙方》卷七)

【组成】黑牵牛　甘遂各等分(二次用)

【用法】上药先将水半碗,入锅煮一沸,五更时煎服。

【主治】酒疸,食黄。

24905　白玉散(《本草纲目》卷四十六引孙氏方)

【组成】壁上陈白螺蛳(烧,研)

【用法】每服一钱,酒下。

【主治】膈气疼痛。

24906　白玉散(《痘疹金镜录》卷一)

【组成】寒水石(煅存性,水飞)一两　朴消一两　青黛三钱　甘草三钱　姜黄　当归各一两　柏末三钱

【用法】上为末。芭蕉根汁加蜜调,以鹅翎扫上,干则再敷。

【主治】赤游丹毒。

24907　白玉散(《麻科活人》卷三)

【组成】辰砂一钱　桂府滑石(水飞过)六两　甘草一两　石膏少许

【用法】上为细末。每服二三钱,清水调下。

【功用】除胃热。

【主治】暑月小便不利而有胃热者。

【宜忌】老人、虚人及病后伤津而小便不利者,不宜用。

24908　白玉散(《喉科紫珍集》卷上)

【组成】白矾一两　巴豆仁二十一粒

【用法】先将矾入铫,慢火熔化,随入巴豆仁于内,候干,去巴豆,用矾为末。每用少许,吹入喉中。

【主治】急喉痹、缠喉风,牙关紧闭,不省人事。

24909 白玉散(《北京市中药成方选集》)

【组成】樟脑二两 轻粉一两 石膏(煅)六两 红粉五钱 冰片一钱

【用法】上为细末,过罗。敷患处。

【功用】消肿解毒,化腐生肌。

【主治】诸般疮疡,溃后流脓流水,肿痛刺痒。

24910 白玉锭(《眼科秘书》卷下)

【组成】炉甘石(装入银锅,上盖瓦片,火煅起金花,钳出,浸入童便内,片时去童便,又以黄连煎汁,将石飞一二次,至次日去连水,纸封晒干,再用群药取汁入内)一两 白当归 川芎 蔓荆子 草决明 密蒙花 柴胡 羌活 防风 薄荷 白芷 南苍术 枯芩 木贼 尖槟榔 蝉蜕 芥穗 甘草 白菊花各五分(煎汁,澄一夜,入甘石内,搅数十次,纸糊碗口晒干,为丹头)

【用法】用制过甘石七钱,加生硼砂三钱,冰片七分,真麝香二分,共研细,炼蜜为锭,粘成条,官粉为衣,装入鹅翎内封固。如时行热眼,或暴发赤肿疼痛,瘾涩羞明等症,取药条麦粒大一块,入手内,用骨簪蘸冷水和匀,不稀不稠,点入眼角内,每晚点二三次即愈;如小儿一岁至七岁患眼症,取药一条,入酒钟内,加水少许,新羊毛笔蘸药汁,洗眼内外,一日夜数次,洗完避风;兼治牙疼,取药半条,手心内和开,抹牙上;耳底流脓出血,取药半条,入酒钟内,加清水些须,泡开,灌耳内;蝎蜇、蛇咬、蜂叮、口疮,俱抹患处。

【主治】时行热眼,或暴发赤肿疼痛、隐涩羞明;兼治牙疼,耳底流脓出血,蝎蜇、蛇咬、蜂叮、口疮。

【备考】炼蜜法:用新竹截筒,将白蜜装入内,湿豆腐皮封口,再加盐面封固,布裹,麻绳扎紧,煮一昼夜,取出调药。

24911 白玉膏(《三因》卷十四)

【异名】收晕白玉膏(《传信适用方》卷三)。

【组成】杏仁二十一粒(去皮尖,别研) 川椒四十九粒(去目,出汗,为末) 清油一两 酒蜡半两

【用法】文武火熬,用柳青枝打紫黑色,绵滤过,再熬,滴水成珠,收净器内。看疮大小,作新月样纸花团圆贴,候晕收,更促小疮头聚,用槟连散敷。

【功用】收缩痈疽,令不蔓衍。

【主治】痈疽疮疡。

【宜忌】❶《三因》:切忌用冷药外贴,逼毒气入里杀人。❷《普济方》:凡贴大恶疮,毒气方盛,不可以药当上贴,恐遏散毒气,疮益大。

24912 白玉膏(《医方类聚》卷一七七引《新效方》)

【组成】乳香末 芸香末各一钱 铅粉二钱 蓖麻子一两(去壳,研如泥)

【用法】上以蓖麻泥和三味末,安石上,捶打成膏,干湿得所。摊厚纸上,贴之。

【功用】排脓止痛。

【主治】溃疡。

24913 白玉膏(《万氏家抄方》卷四)

【组成】冰片七分 轻粉一钱 乳香 没药各九分

雄黄二分 阿魏一钱 龙骨五分(煅) 孩儿茶(烘,去油)一钱 黄占一两半 白占五钱 香油一盏 烛油一钱半 珍珠五分(煅过,入水去火毒) 水粉三两(飞过,瓦上微炒,焙干,不可使黄)

【用法】先将油、蜡二味煎,滴水不散,次下各药搅匀,略住火,方下冰片。

【主治】一切下疳疮、臁疮。

【加减】入血竭一钱,名红润膏。

24914 白玉膏(《疡科选粹》卷五)

【组成】炉甘石一两(火煅) 白占五钱 象牙末三钱 轻粉五钱(将草纸转注火上烧)

【用法】雄猪板油七钱,捶千余下,和同一处,将罐盛之。临用以油纸作膏,贴在患处。

【主治】臁疮。

24915 白玉膏(《疡科选粹》卷八)

【组成】樟脑四两

【用法】腊月腊日,用鲜猪肥肉板油不下水、不入盐,入锅内熬,去滓,用瓷器收贮,每油一斤化开,入白蜡半斤化匀,又下樟脑四两,搅匀,瓷器收藏,勿令出气。先用花椒、葱白、甘草煎烧猪蹄浓汤,洗去恶肉,用无灰棉纸作膏,贴之。

【主治】诸般肿毒、恶疮、臁疮、湿毒不收敛者,及烫火伤。

24916 白玉膏(《医宗说约》卷六)

【组成】乳香 没药各五钱 轻粉四钱 密陀僧二两 象皮五钱 铅粉二两 黄蜡二两 白蜡五钱

【用法】以上除蜡,俱为极细末,先用真桐油一斤,放锅内火上滚透,去沫油清,先入陀僧末,搅匀,取起,入二蜡熔尽,搅匀,待油稍温,方入细药,搅三百余遍,以大绵纸摊上,阴干。随疮大小圆长剪贴。初贴时,疮中毒水流出,膏药变黑,方换新者贴之。

【主治】久远臁疮。

24917 白玉膏(《医林绳墨大全》卷九)

【组成】铅粉一两 轻粉三钱 白蜡 黄蜡各一钱五分 朝脑三分(冰脑更妙)

【用法】猪脂调于油纸上。贴之。

【主治】臁疮及脚腿上一切疮。

【加减】加红粉霜,更易收口。

24918 白玉膏(《痘疹一贯》卷六)

【组成】土贝母一两 大麻子肉五钱 江子仁五钱

【用法】槐、柳、桃、桑一寸长,每样七根,先将脂麻油一斤,入铁锅内熬;活鲫鱼一尾,重一斤,或二尾亦可,鱼去肠,入油内煎枯,取出;随入前药与各枝,熬枯去滓,复熬,入炒过铅粉一斤,搅匀,滴水不散,离火,加去油乳香、没药各五钱,研细末,入锅内搅匀,收用。

【主治】一切肿毒恶疮,初起或破烂者。

24919 白玉膏(《奇方类编》卷下)

【异名】秘传白玉膏(《仙拈集》卷四)。

【组成】白芷 甘松 炉甘石(煅) 乳香(去油) 山奈 归尾 樟脑 五灵脂 细辛各五钱 没药(去油) 象皮 白蜡各三钱 松香 冰片 麝香各一钱 铅粉十三两

【用法】先将麻油二斤,熬至烟起,离火,入白蜡、松香,又

熬,不住手搅,看有大泡,入铅粉,陆续下,滚即取起,稍停,入火,如此数次,见有菊花纹小泡,便入前诸药,滚仍取起,至滴水成珠,入冰、麝,搅匀,待凝定,倾水二三盏,入罐收贮。

【主治】一切疮、痹疮。

24920 白玉膏(《疡医大全》卷九)

【组成】乳香 没药(去油)各一钱 铅粉三钱 轻粉 儿茶各一钱五分

【用法】雄猪油半斤,入锅内熬,去滓,复入锅内熬滚,投白蜡、黄蜡各二钱化尽,再入上数药,搅匀。摊贴。

【主治】痈疽。

24921 白玉膏(《疡医大全》卷二十五)

【组成】轻粉三钱 冰片二钱 潮脑六钱 白蜡二两 猪板油四两

【用法】将蜡、油熔化,滤清,入潮脑研匀,冷定,加轻粉、冰片和匀。抿脚挑涂,油纸盖上。

【主治】多年顽臁;兼治大毒、刀疮久不收口。

24922 白玉膏(《丸散膏丹集成》引《疡医大全》)

【组成】活鲫鱼六两 白芷 穿山甲 木鳖子 象贝母 当归各一两五钱

【用法】用麻油二斤四两,煎枯,去滓滤清后,再熬,滴水成珠,候冷,加铅粉十二两,收嫩膏后,入白占二两,扫盆三钱,乳香一两,没药一两,研细末,一同收入。贴之。

【功用】拔毒,提脓,生肌,收口。

【主治】一切疮疡、热疖。

【宜忌】阴疽忌用。

24923 白玉膏(《同寿录》卷四)

【组成】炉甘石一两(净,三黄制) 白占五钱(净) 水粉三钱 冰片一分

【用法】上为细末,用拣净板油一块,同研成膏。隔纸贴之。

【主治】臁疮远年不愈。

24924 白玉膏(《喉科紫珍集》卷下)

【组成】乳香 血竭 没药 儿茶 轻粉 白蜡 定粉各五钱

【用法】上为极细末,先用猪油熬去滓,取净油四两,和匀药末,捣千余下,再入人乳,再捣和。涂患处。

【功用】收口。

【主治】口喉诸症溃烂者。

24925 白玉膏(《疡科心得集·家用膏丹丸散方》)

【组成】鲫鱼大者二条 铅粉一斤 轻粉五钱 象皮(烘,研)一两 真珠(研)三钱

【用法】用麻油一斤,入鲫鱼,煎至枯,滤去骨,再煎一二十沸,离火少顷;然后下铅粉、轻粉、象皮末、珍珠末,搅匀成膏。

【功用】收湿生肌长肉。

【主治】湿毒疮,白泡臁疮,烫伤。

24926 白玉膏(《外科集腋》卷一)

【组成】大鲫鱼一尾 密陀僧(另研,收入) 江子肉 大黄 白矾 黄柏 甘草节各二两

【用法】用麻油一斤四两,煎枯去滓,熬至滴水不散,待温下炒透铅粉十二两收之。

【主治】疮毒。

24927 白玉膏(《串雅补》卷五)

【组成】铅粉二两 铜绿一钱 甘石一两 板油一两

【主治】寒湿疮。

24928 白玉膏(《集验良方》卷一)

【组成】制乳香九钱 制没药九钱 儿茶九钱 血竭九钱 铜青一两 松香一两五钱(葱、姜水制) 黄蜡一两五钱 白蜡一两 铅粉十二两 甘草一两(煎水) 雄猪油一斤

【用法】先将生甘草煎水,熬猪油去滓,再入末药,和匀后,用铅粉收膏,陈久。摊贴。

【主治】陈年烂腿臁疮。

24929 白玉膏(《理瀹》)

【组成】炉甘石 猪油

【用法】同捣。贴患处。

【主治】臁疮。

24930 白玉膏(《梅氏验方新编》卷六)

【组成】铅粉四钱 轻粉二钱 冰片二分 制油(冬熟猪油炖烊、滤清,每油七两,配白蜡三钱)二钱五分

【用法】搅匀作膏。贴之。

【主治】一切破伤。

24931 白玉膏(《饲鹤亭集方》)

【组成】鲜槐枝 柳枝 桃枝 桑枝各八尺 土贝 白芷各四两 巴豆 蓖麻子各八两 蛇蜕四条 蜂房二个 活大鲫鱼一尾 活大虾蟆二只

【用法】麻油十斤浸药,煎枯,铅粉收膏,再加龙骨粉二十两、白蜡八两、扫盆四两,搅匀。

【功用】生肌,软坚,去瘀生新。

【主治】腿足疮差,妇人裙臁腐烂日久。

24932 白玉膏(《外科方外奇方》卷四)

【组成】白龙骨 煨石膏 制甘石 铅粉各等分

【用法】猪油成膏。

【主治】臁疮。

24933 白玉膏(《丸散膏丹集成》)

【组成】木鳖子二两 蓖麻子肉二两 巴豆一两 白芷二两 乳香(制)五钱 丹皮一两 金银花二两 天花粉三两 白蜡五钱 没药(制)五钱 赤芍一两 大黄一两 象贝母二两 鲜凤仙花根叶三斤 轻粉三钱 铅粉七斤半 鲜鲫鱼八两 鲜大力子根叶三斤 麻油十五斤

【用法】除铅粉、轻粉、没药、乳香均为细末外,将余药浸入麻油内三五日,随后煎熬至药枯,滤清俟冷,再加药粉,用文火徐徐搅匀,至滴水成珠为度。摊纸上,敷贴患处。

【主治】毒疮腐烂,久不收口。

【宜忌】不可入口。

24934 白玉膏(《中药成方配本》)

【组成】巴豆十二两 蓖麻子十二两 人发二钱 虾蟆五个 活鲫鱼十尾(约三十二两) 麻油三斤

【用法】上药先将巴豆、蓖麻子二味打碎,入麻油内浸三宿,再入虾蟆浸一宿,临熬时入活鲫鱼、人发共同煎枯,去滓滤清,文火煎至滴水不化,离火候至微温,方入铅粉二斤八两,制乳香末五钱,陆续下锅,徐徐搅匀成膏,约四斤十

两。贴患处。

【功用】祛腐生新。

【主治】臁疮久溃不敛。

24935 白玉膏(《北京市中药成方选集》)

【组成】官粉二钱 轻粉二钱 樟脑二钱 乳香一钱 白蜡一两 冰片五分

【用法】上为细末,过罗,用猪脂油八两,熬化,和药搅匀成膏。敷患处。

【功用】解毒消肿。

【主治】疮疡结毒溃烂、顽疮、臁疮,久不收口。

24936 白玉霜(《医钞类编》卷二十一)

【组成】白玉霜(镟末,炭火煅红)一两 真蟾酥八两

【用法】上冰片二钱,于大田螺内,俟其水自出,和调白玉霜、蟾酥,用面糊作饼;或四五月间,童便浸汁久,玉自出者佳。敷之;或作丸服亦可。

【功用】排脓,长肌肉。

【主治】妇人乳痈,及一切菌毒、痈疽。

24937 白玉露(《全国中药成药处方集》吉林方)

【异名】白玉霜药酒。

【组成】当归一两 肉桂八钱 广皮一两 零陵香五钱 排草五钱 木香二钱 公丁香二钱 佛手六钱 白酒三十斤 冰糖五斤

【用法】将当归、肉桂、广皮、零陵香、排草、木香、公丁香、佛手八味置于布袋中,浸白酒内,文火煮之,约一小时后,再加入冰糖即成。每于饭前饭后服一、二杯。

【功用】开胃顺气祛寒,助消化,进饮食,悦容颜。

【主治】中气虚损,寒郁气滞,元阳亏耗,身体衰弱,胃脾膨满。

【宜忌】孕妇忌服。

24938 白末子(《准绳·疡科》卷六)

【组成】白芷 南星(制) 白术 何首乌 桔梗 羌活 独活 白芍药 白杨皮 川芎 白茯苓 白蔹 当归 薏苡仁(炒) 骨碎补 牛膝 续断 川乌(炮) 细辛 肉桂 枫香 乳香 没药各一两

【用法】上为末。酒调下。

【主治】打扑损伤,折骨碎筋,瘀血肿痛,瘫痪顽痹,四肢酸疼,一切痛风。

【加减】欲好之际,加自然铜一两,只折骨者便可用之。

24939 白末药(《医统》卷七十九)

【组成】桔梗 白芷 甘草(炙)各十两 川芎(泡七次) 山桂 细辛各半斤 川乌(炮) 续断(米泔浸) 当归 牛膝(酒浸一宿) 香附子(炒)各六两 花椒(去合口者,炒)五两 赤芍药(酒浸)九两 泽兰叶(去叉)九两 白杨皮十二两(米泔浸一宿)

【用法】上为细末。每服二钱,酒调下。病在上,食后服;病在下,空心服;遍身损伤,临卧服。

【主治】打破伤损,皮肉碎破,筋骨寸断,瘀血壅滞,结肿不散,及妇人产后诸血证。

24940 白术丸(《外台》卷八引《延年秘录》)

【组成】白术五分 白芷三分 干姜 石斛各六分 五味子 细辛 橘皮 厚朴(炙) 桂心 防风 茯苓

甘草各四分(一方有人参五分)

【用法】上药治下筛,炼蜜为丸,如梧桐子大。每服十丸,饮送下,一日二次。加至二十丸。

【主治】风痰积聚,胃中冷气,每发令人呕,吐食或吐清水,饮食减少,不作肌肤。

【宜忌】忌桃、李、雀肉、生葱、海藻、菘菜、生菜、酢物。

24941 白术丸(《外台》卷八引《延年秘录》)

【组成】白术 干姜 人参 厚朴(炙) 桂心各六分 细辛 茯苓 当归 茯神 枳实(炙) 五味子 附子各六分(炮) 吴茱萸六分 远志五分(去心) 旋覆花四分 泽泻五分

【用法】上药治下筛,炼蜜为丸,如梧桐子大。每服二十丸,酒送下,一日二次。加至三十五丸。

【主治】恶心,数吐水不多,能食,少心力者。

【宜忌】忌桃、李、雀肉、大酢、生菜、生葱、猪肉、冷水。

24942 白术丸(《外台》卷十二引《延年秘录》)

【组成】白术六分 厚朴二分(炙) 人参五分 白芷三分 橘皮四分 防风五分 吴茱萸四分 芎䓖四分 薯蓣四分 茯神五分 桂心四分 大麦蘖四分(熬) 干姜四分 防葵四分(炙) 甘草五分(炙)

【用法】上药治下筛,炼蜜为丸,如梧桐子大。每服十五丸,酒送下,一日两次。加至二十丸。

【主治】宿冷癖气,因服热药发热,心惊虚悸,下冷上热,不能食饮,频头风旋,喜呕吐。

【宜忌】《鸡峰》:忌桃、李、雀肉、海藻、菘菜、醋物、生葱。

24943 白术丸(《外台》卷十二引《延年秘录》)

【异名】大白术丸(《鸡峰》卷九)。

【组成】白术六分 黄耆六分 牡蛎四分(熬) 人参六分 茯苓六分 乌头六分(炮) 干姜六分 芍药四分 当归六分 细辛四分 麦冬四分(去心) 桂心五分 前胡四分 甘草六分(炙) 防葵三分 鳖甲四分(炙) 紫菀三分(炙) 槟榔六分 桔梗三分

【用法】上药治下筛,炼蜜为丸。每服二十丸,空肚酒送下,一日二次。加至三十丸。

【主治】积聚癖气,不能食,心肋下满,四肢骨节酸疼,盗汗不绝。

【宜忌】❶《外台》引《延年秘录》:忌苋菜、桃、李、大醋、猪肉、生葱。❷《鸡峰》:忌雀肉、海藻、菘菜。

24944 白术丸(《圣惠》卷五)

【组成】白术一两 吴茱萸三分(汤浸七遍,焙干,微炒) 诃黎勒一两(煨,去皮) 附子一两(炮裂,去皮脐) 人参半两(去芦头) 桔梗半两(去芦头) 桂心三分 干姜半两(炮裂,剉) 细辛半两 荜茇一两 甘草一分(炙微赤,剉)

【用法】上为末,炼蜜为丸,如梧桐子大。每服三十丸,食前以粥饮送下。

【主治】脾胃气虚冷,水谷不化,腹胁胀满,或时寒极,四肢逆冷。

【宜忌】忌生冷、油腻、湿面。

24945 白术丸(《圣惠》卷五)

【异名】神曲白术丸(《鸡峰》卷十二)。

【组成】白术二两　神曲一两(微炒令黄)　人参一两(去芦头)　干姜一分(炮裂,剉)　陈橘皮二两(汤浸,去白瓤,焙)　荜茇一两

【用法】上为末,煮枣肉为丸,如梧桐子大。每服二十丸,以粥饮送下,不拘时候。

【主治】脾胃气虚弱,不能饮食,肌肤瘦瘁,面色萎黄。

24946　白术丸(《圣惠》卷五)

【组成】白术三两(生姜二两同捣令烂,慢火炒令黄色)　桂心半两　槟榔一两　高良姜一两(剉)　木香半两　人参一两(去芦头)　阿魏一分(面裹煨,令面熟为度)　吴茱萸半两(汤浸七遍,焙干,微炒)　陈橘皮三分(汤浸,去白瓤,焙)

【用法】上为末,煎醋浸蒸饼为丸,如梧桐子大。每服十丸,食前以生姜、橘皮汤嚼下。

【主治】脾脏冷气,壅滞胀闷,腹内鸣转,不思饮食。

24947　白术丸(《圣惠》卷五)

【组成】白术一两　槟榔三分　诃黎勒三分(煨,用皮)　枳壳三分(麸炒微黄,去瓤)　木香半两　附子一两(炮裂,去皮脐)　白芷半两　肉豆蔻三分(去壳)　桂心三分　丁香半两　当归一两(剉,微炒)　干姜半两(炮裂,剉)　缩砂三分(去皮)　黄耆一两(剉)　人参半两(去芦头)　白茯苓一两　厚朴一两(去粗皮,涂生姜汁炙令香熟)

【用法】上为末,炼蜜为丸,如梧桐子大。每服三十丸,以温酒送下,不拘时候。

【主治】脾胃气久虚,不思饮食,肌体羸瘦少力,腹胁疼痛,面色萎黄。

【宜忌】忌生冷、油腻、湿面。

24948　白术丸(《圣惠》卷七)

【组成】白术一两　赤茯苓一两　附子三分(炮裂,去皮脐)　桂心一两　紫菀三分(洗去根土)　诃黎勒皮一两　前胡一两(去芦头)　桔梗三分(去芦头)　人参一两(去芦头)　陈橘皮三分(汤浸,去白瓤,焙)　槟榔半两　半夏一两(汤洗七遍去滑,炒令微黄)

【用法】上为末,以生姜汁煮面糊为丸,如梧桐子大。每服三十丸,食前以枳壳汤送下。

【主治】肾脏虚损,心膈痰癖,壅滞多唾,腹胁妨闷。

24949　白术丸(《圣惠》卷二十)

【组成】白术一两　人参一两(去芦头)　细辛半两　陈橘皮一两(汤浸,去白瓤,焙)　桂心三分　防风半两(去芦头)　诃黎勒皮三分　五味子半两　干姜半两(炮裂,剉)　半夏半两(汤洗七遍去滑)　白茯苓一两　甘草半两(炙微赤,剉)　旋覆花半两　厚朴一两(去粗皮,涂生姜汁炙令香熟)

【用法】上为末,炼蜜为丸,如梧桐子大。每服二十丸,以生姜汤送下,不拘时候。

【主治】风痰积聚,胃中冷气,令人呕吐,不纳饮食,四肢无力。

24950　白术丸(《圣惠》卷二十八)

【组成】白术一两　防葵一两　木香一两　鳖甲一两(涂醋炙微黄焦,去裙襕)　桃仁一两(汤浸,去皮尖双仁,麸炒微黄)　附子一两(炮裂,去皮脐)　神曲一两(炒微黄)　槟榔一两　诃黎勒一两(煨,用皮)

【用法】上为末,炼蜜为丸,如梧桐子大。每服三十丸,空心及晚食前以生姜汤送下。

【主治】虚劳,癥瘕,不能下食,日渐羸瘦。

【宜忌】忌苋菜、生冷。

24951　白术丸(《圣惠》卷二十九)

【组成】白术一两　当归三分　人参三分(去芦头)　桂心一两　附子一两(炮裂,去皮脐)　木香三分　吴茱萸半两(汤浸七遍,焙干,微炒)　桔梗一两(去芦头)　陈橘皮一两(汤浸,去白瓤,焙)　诃黎勒一两(煨,用皮)　石斛一两(去根,剉)　黄耆一两(剉)

【用法】上为末,炼蜜为丸,如梧桐子大。每服三十丸,食前以生姜汤送下。

【主治】虚劳冷气,心腹痃满,不思饮食,四肢少力,疼痛。

24952　白术丸(《圣惠》卷四十二)

【组成】白术一两　五味子一两　陈橘皮半两(汤浸,去白瓤,焙)　人参一两(去芦头)　桂心一两　白茯苓一两　沉香一两　厚朴二两(去粗皮,涂生姜汁炙令香熟)　紫苏子一两(微炒)　草豆蔻一两(去皮)　枳实半两(麸炒微黄)

【用法】上为末,炼蜜为丸,如梧桐子大。每服三十丸,于食前以生姜汤送下。

【主治】上气,胃中不和,呕吐,不能下食,虚弱无力。

24953　白术丸(《圣惠》卷四十二)

【组成】白术二两　人参一两(去芦头)　陈橘皮一两(汤浸,去白瓤,焙)　桔梗三分(去芦头)　杏仁一两半(汤浸,去皮尖双仁,麸炒微黄)　细辛三分　贝母三分(煨微黄)　干姜半两(炮裂,剉)　半夏半两(汤浸七遍去滑)　甘草三分(炙微赤,剉)　桂心三分　诃黎勒皮二两

【用法】上为末,炼蜜为丸,如梧桐子大。每服二十丸,以生姜、大枣汤送下,不拘时候。

【主治】肺虚寒,胸中痞塞,短气不足,少思饮食。

24954　白术丸(方出《圣惠》卷四十七,名见《普济方》卷二〇一)

【组成】白术一两　人参一两(去芦头)　白茯苓一两　甘草半两(炙微赤,剉)　厚朴一两(去粗皮,涂生姜汁炙令香熟)

【用法】上为末,炼蜜为丸,如梧桐子大。每服三十丸,以粥饮送下,一日四五次。

【主治】霍乱后,腹中冷气下痢。

24955　白术丸(《圣惠》卷四十八)

【组成】白术一两　黄耆一两(剉)　牡蛎一两(烧为粉)　人参一两(去芦头)　赤茯苓一两　川乌头一两(炮裂,去皮脐)　干姜半两(炮裂,剉)　木香一两　当归一两(剉,微炒)　赤芍药三分　桂心一两　甘草半两(炙微赤,剉)　防葵半两　鳖甲一两(涂醋炙令黄,去裙襕)　紫菀半两(去苗)　槟榔一两　桔梗半两(去芦头)　枳壳一两(麸炒微黄,去瓤)

【用法】上为末,炼蜜为丸,如梧桐子大。每服三十

丸,于食前以温酒送下。

【主治】❶《圣惠》:积聚,宿食不消,腹胁下妨闷,四肢羸瘦,骨节酸疼,多有盗汗。❷《普济方》:血臟。

24956 白术丸(《圣惠》卷四十八)

【组成】白术一两 干姜半两(炮裂,剉) 青橘皮一两(汤浸,去白瓤,焙) 当归半两(剉碎,微炒) 芎䓖半两 木香半两 山姜子三分 厚朴一两(去粗皮,涂生姜汁炙令香熟) 桂心一两 附子一两(炮裂,去皮脐) 草豆蔻一两(去皮)

【用法】上为末,炼蜜为丸,如梧桐子大。每服三十丸,以热酒送下,不拘时候。

【主治】寒疝,心腹痛,四肢不和,面色青冷,不欲饮食,气渐羸弱。

24957 白术丸(《圣惠》卷四十九)

【组成】白术三分 黄耆一两(剉) 牡蛎三分(烧为粉) 人参三分(去芦头) 赤茯苓一两 川乌头二分(炮裂,去皮脐) 干姜半两(炮裂,剉) 赤芍药三分 当归三分(剉,微炒) 诃黎勒皮三分 细辛半两 桂心半两 前胡半两(去芦头) 甘草半两(炙微赤,剉) 防葵半两 鳖甲一两(涂醋炙令黄,去裙襕) 紫菀三分(去苗土) 槟榔一两 桔梗半两(去芦头)

【用法】上为末,炼蜜为丸,如梧桐子大。每服三十丸,以温酒送下,不拘时候。

【主治】痃癖气,不能食,心胁下满,四肢骨节酸痛。

24958 白术丸(《圣惠》卷四十九)

【组成】白术三分 蓬莪术三分 乌药半两 木瓜半两 桂心半两 硼砂一两半(细研) 生姜屑半两 益智子三分(去皮) 木香半两 芜荑半两 神曲一两(捣罗为末,并硼砂用酒煎成膏)

【用法】上为末,用硼砂曲膏为丸,如梧桐子大。每服三十丸,煎生姜、橘皮汤送下,不拘时候。

【主治】痃癖,气攻心胁,痛不欲食,四肢羸瘦。

24959 白术丸(《圣惠》卷四十九)

【组成】白术三分 川大黄二两(剉碎,微炒) 枳壳三分(麸炒微黄,去瓤) 厚朴三分(去粗皮,涂生姜汁炙令香熟) 鳖甲二两(涂醋炙令黄,去裙襕) 当归半两(剉,微炒) 附子半两(炮裂,去皮脐) 干姜半两(炮裂,剉) 防葵三分 食茱萸半两

【用法】上为末,炼蜜为丸,如梧桐子大。每服三十丸,食前以温酒送下。

【主治】食不消,结成癥癖。

24960 白术丸(《圣惠》卷四十九)

【组成】白术一两 甘草半两(炙微赤,剉) 厚朴一两(去粗皮,涂生姜汁炙令香熟) 诃黎勒一两(煨,用皮) 陈橘皮一两(汤浸,去白瓤,焙) 桂心三分 芎䓖一两 大麦蘖一两(炒微黄) 干姜三分(炮裂,剉) 人参三分(去芦头)

【用法】上为末,炼蜜为丸,如梧桐子大。每服三十丸,生姜、枣汤送下,一日三四次。

【主治】寒癖气,腹胀,不思饮食,四肢少力。

24961 白术丸(《圣惠》卷四十九)

【组成】白术四两 桂心二两 干姜三分(炮裂,剉)

【用法】上为末,炼蜜为丸,如梧桐子大。每服三十

丸,食前以粥饮送下。

【主治】酒癖,食不消化。

24962 白术丸(《圣惠》卷五十)

【组成】白术一两 干姜半两(炮裂,剉) 人参一两(去芦头) 厚朴二两(去粗皮,涂生姜汁炙令香熟) 桂心一两 细辛一两 赤茯苓一两 当归一两(剉,微炒) 枳壳一两(麸炒微黄,去瓤) 五味子一两 附子一两(炮裂,去皮脐) 吴茱萸半两(汤浸七遍,焙干,微炒) 旋覆花半两 泽泻一两

【用法】上为末,炼蜜为丸,如梧桐子大。每服二十丸,以热酒送下,不拘时候。

【主治】膈气,痰结脾冷,不能下食,胸中刺痛。

24963 白术丸(《圣惠》卷五十九)

【组成】白术三分 赤石脂三分 犀角屑三分 干姜半两(炮裂,剉) 厚朴一两(去粗皮,涂生姜汁炙令香熟) 龙骨三分 黄连一两(去须) 乌梅肉三分(微炒) 当归三分(剉,微炒) 甘草半两(炙微赤,剉)

【用法】上为末,炼蜜为丸,如梧桐子大。每服三十丸,于食前以粥饮送下。

【主治】赤白痢,及水谷冷热气痢。

【备考】方中甘草原缺,据《普济方》补。

24964 白术丸(《圣惠》卷五十九)

【组成】白术三分 枳壳半两(麸炒微黄,去瓤) 黄连半两(去须,微炒) 当归三分(剉,微炒) 芜荑仁一两(微炒)

【用法】上为末,炼蜜为丸,如梧桐子大。每服二十丸,以粥饮送下。

【主治】气痢,心腹疼痛。

24965 白术丸(《圣惠》卷五十九)

【异名】当归白术丸(《鸡峰》卷十四)。

【组成】白术二两 神曲一两(炒令微黄) 肉豆蔻一两(去壳) 干姜一两(炮裂,剉) 当归一两(剉,微炒) 人参一两(去芦头) 桂心半两 木香半两 附子二两(炮裂,去皮脐)

【用法】上为末,炼蜜为丸,如梧桐子大。每服三十丸,煮枣粥饮送下。

【主治】痢后四肢羸弱,不能饮食。

24966 白术丸(《圣惠》卷六十)

【组成】白术三两 陈橘皮一两(汤浸,去白瓤,焙) 人参一两(去芦头) 甘草半两(炙微赤,剉) 熟干地黄二两 当归一两(剉,微炒) 黄耆一两(剉) 干姜半两(炮裂,剉) 厚朴一两(去粗皮,涂生姜汁炙令香熟)

【用法】上为末,炼蜜为丸,如梧桐子大。每服三十丸,于食前以粥饮送下。

【主治】久积虚冷,肠风痔瘘,下血太多,面色萎黄,日渐羸瘦。

24967 白术丸(《圣惠》卷七十)

【异名】桂心白术丸(《鸡峰》卷十五)。

【组成】白术一两 木香半两 诃黎勒皮半两 当归半两(剉碎,微炒) 桂心半两 芎䓖半两 青橘皮三分(汤浸,去白瓤,焙) 附子一两(炮裂,去皮脐) 干姜半两

（炮裂,剉） 蓬莪术半两 人参半两（去芦头） 厚朴三分（去粗皮,涂生姜汁炙令香熟） 吴茱萸半两（汤浸七遍,焙干,微炒） 甘草一分（炙微赤,剉）

【用法】上为末,以酒煮面糊为丸,如梧桐子大。每服三十丸,以生姜、大枣汤送下,不拘时候。

【主治】妇人脾胃气虚弱,腹中冷痛,时复呕吐,不能下食,四肢少力。

24968 白术丸（《圣惠》卷七十九）

【组成】白术一两 赤芍药一两 当归一两（剉,微炒） 黄连一两（去须,微炒） 厚朴一两（去粗皮,涂生姜汁炙令香熟） 黄芩一两 肉豆蔻一两（去壳） 干姜一两（炮裂,剉）

【用法】上为末,以枣瓤和捣为丸,如梧桐子大。每服三十丸,以艾叶煮粥饮送下,不拘时候。

【主治】产后赤白痢,腹痛,不思饮食。

24969 白术丸（《圣惠》卷九十二）

【组成】白术 白芍药 木香 当归（剉,微炒）各一分 麝香一钱（细研）

【用法】上为末,炼蜜为丸,如绿豆大。每服五丸,以粥饮研下,一日三次。

【主治】小儿大肠虚冷,乳食不消,大便青色。

24970 白术丸（《普济方》卷一六二引《指南方》）

【组成】麦门冬 人参 地黄 白术 泽泻 茯苓 大豆各一两 桑白皮五钱

【用法】上为细末,面糊为丸,如梧桐子大。每服三十丸,用米饮送下。

【主治】喘嗽时血。

24971 白术丸（《普济方》卷一八八引《指南方》）

【组成】白术十两 干姜 黄耆 人参 伏龙肝各三两

【用法】上为细末,炼蜜为丸,如梧桐子大。每服三十丸,米饮送下。

【主治】伤胃吐血。

24972 白术丸（《圣济总录》卷八）

【组成】白术 牛膝（去苗,酒浸,切,焙） 巴戟天（去心） 菟丝子（酒浸,别捣）各一两半 熟干地黄（焙）三两 桂（去粗皮）一两

【用法】上为末,炼蜜为丸,如梧桐子大。每服二十丸,空心、晚食前温酒送下。加至三十丸。

【主治】风虚,脚弱无力,肌瘦不能食。

24973 白术丸（《圣济总录》卷十七）

【组成】白术 人参 赤茯苓（去黑皮）各一两半 甘草（炙）半两 厚朴（去粗皮,生姜汁炙）一两

【用法】上为细末,炼蜜为丸,如梧桐子大。每服三十丸,米饮送下,一日四五次,不拘时候。

【主治】胃风腹胀,飧泄下痢。

24974 白术丸（《圣济总录》卷三十七）

【组成】白术 丹砂（研） 麝香（研） 丁香 诃黎勒皮 安息香（入胡桃仁,研） 檀香（剉） 荜茇 犀角（镑）各半两 薰陆香 苏合香 龙脑（研）各一分 莎草根 石膏 木香各半两

【用法】上为末,炼蜜为丸,如梧桐子大。腊月合,以新瓷器盛,勿令泄气。每服十丸,老人、小儿每服三丸,空腹井花水送下。仍用砂绢袋盛,带于臂。

【主治】瘴疟。

24975 白术丸（《圣济总录》卷四十六）

【组成】白术 诃黎勒（去核） 厚朴（去粗皮,生姜汁炙,焙干） 山芋 丁香 木香 甘草（炙） 白茯苓（去黑皮） 青橘皮（汤浸,去白,焙）各一两

【用法】上为末,煮大枣肉为丸,如梧桐子大。每服二十丸至三十丸,煎粟米、姜、枣汤送下,食前、早晚各一次。

【功用】止喘闷,定呕逆,进饮食,除腹胁胀痛。

【主治】脾虚。

24976 白术丸（《圣济总录》卷四十六）

【组成】白术（剉） 厚朴（去粗皮,生姜汁炙,剉） 苍术（去粗皮,炒）各半斤 芜荑四两 青橘皮（去白,焙） 附子（炮裂,去皮脐）各三两 甘草（炙,剉） 干姜（炮裂）各二两

【用法】上为末,炼蜜为丸,如鸡头子大。每服一丸,空心米饮嚼下。

【主治】脾胃不和,不能饮食。

24977 白术丸（《圣济总录》卷五十七）

【组成】白术 槟榔（剉） 姜黄（炒） 沉香（剉） 京三棱（煨,剉）各一分 大腹（剉）一两半 莎草根（去毛） 丁香皮各三分 木香 丁香 桂（去粗皮）各半两

【用法】上为细末,酒浸炊饼为丸,如梧桐子大。每服二十丸,温酒送下;嚼破,温水送下亦可。

【主治】腹胁痛,积滞不消,烦满痞闷,不思食。

24978 白术丸（《圣济总录》卷五十七）

【组成】白术 枳实（麸炒） 桂（去粗皮）各一两半 人参二两 陈橘皮（汤浸,去白,焙） 桔梗（剉,炒） 甘草（炙）各一两

【用法】上为末,炼蜜为丸,如梧桐子大。每服二十丸,温酒送下,一日三次,不拘时候。

【主治】息积,胁下妨闷,喘息气逆。

24979 白术丸（《圣济总录》卷七十三）

【组成】白术 蓬莪术（炮,剉） 木瓜（切,焙） 桂（去粗皮） 陈曲（炒,别为末） 木香 芜荑（炒） 姜屑各半两 北亭（汤研,滤清,入曲末,同煎成膏） 益智各三分

【用法】上十味,捣罗九味为末,用北亭膏搜为丸,如梧桐子大。每服二十丸,生姜、盐汤送下。

【主治】积冷疝气,口吐清水,面色萎黄。

24980 白术丸（《圣济总录》卷七十三）

【组成】白术 吴茱萸（汤浸七遍,焙干,炒）各二两 桔梗（炒）一两 当归（切,焙） 赤茯苓（去黑皮）各一两 干姜（炮）二两 桂（去粗皮） 附子（炮裂,去皮脐） 生干地黄（焙） 细辛（去苗叶） 椒（去目并闭口者,炒出汗） 甘草（炙,剉）各一两

【用法】上为末,炼蜜为丸,如梧桐子大。每服二十丸,空心温酒送下。

【主治】久寒宿癖,心腹刺痛,痰逆呕吐,饮食不消,下利羸瘦。

24981 白术丸（《圣济总录》卷七十四）

【组成】白术　干姜（炮）各三分　厚朴（去粗皮，生姜汁炙）一两　人参三分

【用法】上为末，炼蜜为丸，如梧桐子大。每服三丸，空心米饮送下，一日二次。

【功用】健脾。

【主治】脾胃受湿，濡泻不止。

24982 白术丸（《圣济总录》卷八十八）

【组成】白术（剉，炒）一两一分　厚朴（去粗皮，生姜汁炙）　人参　陈橘皮（汤浸，去白，焙）　麦蘖（炒）　桂（去粗皮）　紫菀（去苗土）　贝母（去心）　甘草（炙）各三分

【用法】上为末，炼蜜为丸，如梧桐子大。每服二十丸，米饮送下，一日三次。

【功用】消食散气，止嗽，令能食。

【主治】虚劳，脾胃气弱，饮食不消，胸膈满闷。

24983 白术丸（《圣济总录》卷八十八）

【组成】白术　人参各一两半　枳壳（去瓤，麸炒）一两一分　厚朴（去粗皮，生姜汁炙）　桂（去粗皮）　槟榔（剉）各一两　陈橘皮（汤浸，去白，焙）三分

【用法】上为末，炼蜜为丸，如梧桐子大。每服二十丸，米饮送下；若有寒，温酒送下。

【功用】消食下气。

【主治】虚劳，脾胃虚冷。

24984 白术丸（《圣济总录》卷八十八）

【组成】白术二两　陈橘皮（汤浸，去白，焙）　人参　厚朴（去粗皮，生姜汁炙）　甘草（炙，剉）各一两

【用法】上为末，炼蜜为丸，如梧桐子大。每服十五丸至二十丸，温酒送下，一日三次。

【主治】虚劳，脾胃虚冷，不能食，食不消化。

24985 白术丸（《圣济总录》卷一四二）

【组成】白术　厚朴（去粗皮，生姜汁炙）各三两　陈橘皮（汤浸，去白，焙）　干姜（炮）　黄耆（剉）各一两半　人参　甘草（炙）　当归（切，焙）各一两

【用法】上为末，炼蜜为丸，如梧桐子大。每服十五至二十丸，空心米饮送下。

【主治】久积虚冷，肠风痔瘘，面色萎黄，日渐羸瘦，虚劣。

24986 白术丸（《圣济总录》卷一五四）

【组成】白术　厚朴（去粗皮，涂生姜汁炙烟出七遍）　当归（微炒）　陈橘皮（汤浸，去白，焙）各一两　白茯苓（去黑皮）　熟干地黄（微炒）各一两半

【用法】上为末，炼蜜搜和，涂酥为剂，揉令匀熟，为丸如梧桐子大。每服二十丸，空心米饮送下，早晨、日晚各一次。

【主治】妊娠阻病，头疼，肩背烦闷，气胀，不思饮食。

24987 白术丸

《圣济总录》卷一七一。为《伤寒论》"理中丸"之异名。见该条。

24988 白术丸（《全生指迷方》卷四）

【组成】白术　橘皮（洗）各一两　厚朴（去皮，姜汁涂，炙焦）　人参各半两

【用法】上为细末，炼蜜为丸，如梧桐子大。每服三十丸，米饮送下。

【主治】咳嗽，嗜卧，饮食不荣肌肤，或不能食，心腹虚胀，滑泄，背脊牵急，劳倦不能动止，或因大病后，或因下利后不复常，得之于脾，四肢煎厥，亦谓之肉极。

【备考】脉弦大甚则不治。

24989 白术丸（《全生指迷方》卷四）

【组成】麦门冬（去心）　人参　茯苓　白术　泽泻　生地黄（焙）　大豆卷各一两　桑白皮（炒）二两

【用法】上为细末，炼蜜为丸，如梧桐子大。每服三十丸，食前米饮送下。

【主治】喘咳时血出，四肢懈怠，脉浮大而沉。

24990 白术丸（《全生指迷方》卷四）

【异名】丁香半夏丸（《济生》卷二）。

【组成】白术三两　半夏（汤洗七遍）二两　橘皮（洗）　干姜各三两　丁香一两

【用法】上为细末，姜汁煮糊为丸，如梧桐子大。每服三十丸，食前姜汤送下。

【主治】宿寒在胃，心中温温常欲呕，闻食吐酸，其关弦，脉小而短。

24991 白术丸（《中藏经·附录》）

【组成】白术　当归　芍药各等分　木香减半

【用法】上为末，炼蜜为丸，如绿豆大。每服十丸至十五丸，米饮送下，不拘时候。

【主治】小儿白泻。

24992 白术丸（《幼幼新书》卷二十七引《赵氏家传》）

【组成】白术　木香　丁香　肉豆蔻　黄连各等分

【用法】上为末，面糊为丸，如黄米大。每服十丸，米饮送下。

【功用】温胃消食。

【主治】小儿吐泻不止。

24993 白术丸（《鸡峰》卷十二）

【组成】白术加一倍　厚朴　橘皮　藿香　甘草　白茯苓各等分

【用法】上为细末，水煮面糊为丸，如粟米大。每服三二十丸，温米饮送下，不拘时候。

【功用】温中进食。

24994 白术丸（《鸡峰》卷十七）

【组成】干姜　白术　厚朴　赤芍药　艾叶　当归　黄连　肉豆蔻各等分

【用法】上为细末，枣肉为丸，如梧桐子大。每服三十丸，粥饮送下，一日三次，不拘时候。

【主治】产后虚损，风冷，痢泻腹痛。

24995 白术丸（《鸡峰》卷十七）

【组成】陈皮一两　泽泻半两　甘草　防己　葶苈　木香各一分（一方有白术、茯苓）

【用法】上为细末，水煮面糊为丸，如梧桐子大。每服三十丸，生姜汤送下，不拘时候。

【主治】支饮，上气不得卧，身体肿满，小便不利。

24996 白术丸（《杨氏家藏方》卷七）

【组成】白术　半夏　干姜（炮）　人参（去芦头）各二

两　丁香半两　高良姜(油炒)半两　木香一两

【用法】上为细末,生姜汁煮面糊为丸,如梧桐子大。每服五十丸,食前温米饮送下。

【主治】泄泻呕吐,脾胃不和,痰多气逆。

24997　白术丸(《普济方》卷二〇六引《卫生家宝》)

【组成】白术一两　缩砂仁二两(不见火)　干姜一两　丁香半两(不见火)　白豆蔻半两(去壳,不见火)　甘草一两(炙)　香附子一两(去毛皮)

【用法】上为末,炼蜜为丸,分六丸。每服一丸,米饮、姜汤送下。

【主治】冷气呕吐,心腹疼痛。

24998　白术丸(《保命集》卷下)

【组成】南星　半夏(俱汤洗)各一两　白术一两半

【用法】上为细末,面糊为丸,梧桐子大。每服五七十丸,生姜汤送下。

【主治】痰湿咳嗽,脉缓,面黄,肢体沉重,嗜卧不收,腹胀,食不消化。

24999　白术丸(《洁古家珍》)

【组成】白术四两　泽泻二两　地榆　枳实(麸炒)　皂角子各一两(烧存性)

【用法】上为细末,烧饭为丸,如梧桐子大。米饮或白汤或温酒送下。

【主治】❶《洁古家珍》:痔疾。❷《普济方》:诸虫。

25000　白术丸

《洁古家珍》。即《保命集》卷下"白术散"改为丸剂。见该条。

25001　白术丸(《内外伤辨》卷下)

【组成】枳实(炒黄)一两一钱　白术　半夏(汤浸)神曲(炒黄)各一两　橘皮(去瓤)七钱　黄芩五钱　白矾(枯)三分

【用法】上为极细末,汤浸蒸饼为丸,如绿豆一倍大。每服五十丸,白汤送下,量所伤加减服。素食多用干姜,故加黄芩以泻之。

【主治】伤豆粉、湿面、油腻之物。

25002　白术丸(《妇人良方》卷十三)

【异名】长胎白术丸(《医学入门》卷八)。

【组成】白术　川芎　阿胶(炒)　地黄(炒令六分焦)当归(去尾,炒)各一两　牡蛎(煅为粉)二分　川椒三分(如常制)

【用法】上为末,炼蜜为丸,如梧桐子大。每服三四丸,空心米饮送下;酒、醋汤亦可。

【功用】调补冲任,扶养胎气,常服益血,保护胎脏。

【主治】妊娠宿有风冷,胎萎不长,或失于将理,伤动胎气,多致损堕妊孕。

25003　白术丸(《朱氏集验方》卷五)

【组成】白术八两　半夏(汤泡七次)　赤茯苓(去皮)干姜　肉桂(去皮)　枳壳(麸炒)各二两

【用法】上为细末,生姜自然汁煮面糊为丸,如梧桐子大。每服多至二百丸,一日三次。久服、多服而后效。

【主治】痰饮。

25004　白术丸(《丹溪心法》卷五)

【组成】白术一两　芍药半两

【用法】上为末,粥为丸。泄者,炒丸服。

【主治】脾虚泄泻。

【加减】冬月不用芍药,加肉豆蔻。

25005　白术丸(《普济方》卷一一六引《经效济世方》)

【组成】草乌头五两(去皮,细切,盐少许炒)　苍术十两(米泔浸三日,去皮,切,炒)

【用法】上为细末,酒糊为丸,如梧桐子大。每服五丸,加至十丸,如觉麻即减至五丸,食后茶、酒任下。

【主治】一切风疾。

25006　白术丸(《普济方》卷一四三)

【组成】白术　干姜　茯苓各二两

【用法】炼蜜为丸,如梧桐子大。每服二十丸,白饮送下。以效为度。

【主治】跌阳脉沉而缓,沉则胃气强,缓则大便频,沉缓相搏,小便难,其胃为约。

25007　白术丸(《普济方》卷一九三)

【组成】羌活　白术各半两　木通　黄耆　桑白皮各三两　木香二两　黑牵牛十两(半生半炒)　陈皮三两

【用法】上为末,炼蜜为丸。生姜汤送下。

【主治】通身肿满,及病气疾。

25008　白术丸(《明医指掌》卷九)

【组成】白术二两(炒)　黄芩五钱　白芍药七钱　红白葵花二钱半

【用法】上为极细末,蒸饼糊为丸。每服五十丸,空心煎四物汤送下。先以小胃丹开导,后用此补之。

【主治】赤白带。

25009　白术丸(《济阳纲目》卷二十八)

【组成】白术　茯苓　半夏各等分

【用法】上为粗末。每服五分或半两,水二盏,加生姜七片,煎一半,取清水调神曲末二钱服之。

【主治】咳嗽体重,嗜卧脉缓。

25010　白术丸(《医学心悟》卷三)

【组成】白术　茯苓　陈皮各二两　砂仁神曲各一两五钱　五谷虫四两

【用法】用荷叶、老米煎水,迭为丸。每服三钱,开水送下。

【主治】气虚中满。

25011　白术丸(《医略六书》卷十九)

【组成】白术四两(炒)　炮姜二两　肉桂二两

【用法】上为末,粥为丸。每服三钱,米饮送下。

【主治】虚痰,脉细者。

【方论选录】脾胃虚寒,不能运化,故生痰积饮,为患不已焉。白术培脾土以燥液湿,炮姜暖胃气以除寒饮,肉桂温经暖血,祛散血分之寒湿,使无羁留之患。粥丸饮下,俾脾胃调和,则中气温暖而寒湿自散,痰饮自消。此不治痰而痰自消之一法也。

25012　白术丸(《医略六书》卷三十)

【组成】人参两半　白术三两(炒)　干姜两半(炒)乌梅三两　白芍两半(酒炒)　炙草六钱

【用法】上为末,粥为丸。每服三钱,米饮煎,去滓温服。

【主治】产后吐泻烦渴，脉数弦细者。

【方论选录】产后脾胃两虚，寒邪袭入，不能上输下达，而吐泻并作，阴液顿亡，故烦热口渴不止焉。人参扶元，补胃气之虚；白术崇土，健脾元之弱；干姜温中散寒；炙草缓中益胃；乌梅收津液以止泄泻；白芍敛阴血除烦渴也。粥丸米饮煎，使脾健胃强，则寒自解，而清阳上奉，津液四布，安有烦渴不止，吐泻不痊乎。

25013 白术丸（《杂病源流犀烛》卷十七）

【组成】白术一斤（土炒，研末） 生地半斤（饭上蒸熟）

【用法】捣和，干则少入酒为丸。每服十五丸，米饮送下，一日三次。

【主治】痔漏，脱肛，泻血，面色萎黄，积年不愈者。

25014 白术丸（《医学金针》卷三）

【组成】白术（陈土炒） 枳实（麸炒） 桂心各一两五钱 人参 陈皮 炙草 桔梗各一两（炒）

【用法】上为末，炼蜜为丸，如梧桐子大。每服三十丸，空心酒送下，一日二次。

【主治】悲哀恼怒，郁伤肝气，两胁骨疼痛，筋脉拘急，腰脚重滞。

25015 白术丸

《中国医学大辞典》。即《百一》卷六"白术散"改为丸剂。见该条。

25016 白术汤（方出《千金》卷六，名见《普济方》卷五十四）

【组成】羊肾一具（治如食法） 白术五两 生姜六两 玄参四两 泽泻二两 芍药 茯苓各三两 淡竹叶（切）二升 生地黄（切）一升

【用法】上㕮咀。以水二升，煮羊肾、竹叶，取一斗，去滓澄之；下药煮取三升，分三服。不已，三日更服一剂。

【主治】肾热，面黑目白，肾气内伤，耳鸣吼闹，短气，四肢疼痛，腰背相引，小便黄赤。

25017 白术汤（《幼幼新书》卷十二引《婴孺方》）

【组成】白术五两

【用法】白米泔二升，煮三沸，适寒温洗头及身。

【主治】风痛，瘑疥，身汗而头独无。

25018 白术汤（方出《圣惠》卷十二，名见《圣济总录》卷二十三）

【组成】白术一两 人参三分（去芦头） 桂心半两 干姜半两（炮裂，锉） 附子一两（炮裂，去皮脐） 甘草一分（炙微赤，锉）

【用法】上为散。每服五钱，以水一大盏，煎至五分，去滓稍热服，不拘时候。

【主治】❶《圣惠》：伤寒四逆，内有久寒。❷《圣济总录》：汗出脉微。

25019 白术汤（《伤寒微旨论》卷下）

【组成】白术 半夏 当归 厚朴 生姜屑各半两 舶上丁香皮三分

【用法】上为末。每服二钱，水一盏，入生姜一块如枣大（擘破），同煎至七分，去滓热服。清明以后至芒种以前，宜服本方。

【主治】胸膈痛，身体拘急疼痛，手足逆冷，脉沉细

无力。

【加减】如三五服后，脉未有力及寸脉力尚小，加细辛半两，葱白三寸，同煎服。

【备考】方中生姜屑，《阴证略例》作"干姜"。

25020 白术汤（《圣济总录》卷十）

【组成】白术 防己各三两 附子（炮裂，去皮脐）半两 桂（去粗皮） 人参各三两 甘草（炙，锉）二两半 当归（焙） 芍药各一两

【用法】上锉，如麻豆大。每服四钱匕，水一盏半，加生姜三片，煎至一盏，入醋少许，更煎三四沸，去滓温服。当觉体中热痹；未觉，加药末并醋，如前煎服。

【主治】历节风，四肢疼痛不可忍。

【宜忌】《普济方》：忌一切发物。

25021 白术汤（《圣济总录》卷十九）

【组成】白术 人参 荜澄茄各一两 诃黎勒（煨，去核）二两 丁香 草豆蔻（去皮） 黄耆 附子（炮裂，去皮脐） 白茯苓 麦蘗（微炒） 沉香 陈橘皮（汤浸，去白，焙） 木香各三分 枳实（去瓤，麸炒） 甘草（炙）各半两

【用法】上锉，如麻豆大。每服三钱匕，水一盏，加生姜五片，大枣二个（擘破），煎至七分，去滓温服，不拘时候。

【主治】脾痹，心腹胀满，不欲饮食，食则气滞体重，四肢无力。

25022 白术汤（《圣济总录》卷二十一）

【组成】白术 五味子 甘草 石膏各四两 干姜三两

【用法】上为末。每服三钱匕，水一盏，加盐一捻，煎至八分，去滓，连并热服。

【主治】伤寒三日，头疼壮热，骨节酸痛，有汗或无汗。

【加减】如伤寒挟冷腹痛，加生姜三片，大枣二个，同煎。

【备考】本方方名，《普济方》引作"立胜散"。

25023 白术汤（《圣济总录》卷二十二）

【组成】白术 石膏各二两 干姜（炮）半两 五味子（炒） 甘草（炙，锉） 人参 芎藭 麻黄（去根节，煎，掠去沫，焙）各一两

【用法】上为末。每服三钱匕，水一盏，加生姜三片，大枣二个，同煎至七分，去滓稍热服。

【主治】中风伤寒，初受病一日至三日，头痛肢体疼，烦躁，恶风，身热憎寒；妊娠伤寒。

25024 白术汤（《圣济总录》卷二十二）

【组成】白术（锉，炒）一两 厚朴（去粗皮，生姜汁炙透） 黄耆（细锉） 人参 白茯苓（去黑皮） 桔梗（锉，炒） 桂（去粗皮） 陈橘皮（汤浸，去白，焙） 甘草（炙，锉）各一两

【用法】上为末。每服五钱匕，水一盏半，煎至八分，去滓温服，不拘时候。

【主治】时气出汗吐下后，四肢羸劣，呕逆减食。

25025 白术汤（《圣济总录》卷二十六）

【组成】白术 陈橘皮（汤浸，去白，炒）各一两 干木瓜二两

【用法】上为末。每服三钱匕，水一盏，加生姜三片，

煎至七分,去滓温服,一日二次。

【主治】伤寒后,霍乱吐利,脚转筋。

25026 白术汤(《圣济总录》卷三十二)

【组成】白术 陈橘皮(汤浸,去白,焙)各三分 甘草(炙)一分 白豆蔻(去皮) 高良姜各半两 茯神(去木)一两

【用法】上为末。每服五钱匕,水一盏半,加生姜半分(拍碎),大枣二个(擘破),同煎至七分,去滓、食前温服。

【主治】伤寒愈后,胃虚不思食。

25027 白术汤(《圣济总录》卷三十八)

【组成】白术三两 甘草(炙) 附子(炮裂,去皮脐) 人参各一两 桂(去粗皮) 当归(切,焙) 陈橘皮(去白,焙)各二两

【用法】上剉如麻豆大。每服五钱匕。煮小麦汁一盏半,加竹叶一握,生姜半分(拍碎),煎至八分,去滓温服,一日三次。

【主治】霍乱吐利。

25028 白术汤(《圣济总录》卷三十八)

【组成】白术一两半 枳壳(去瓤,麸炒)一两一分

【用法】上为末。每服三钱匕,加大枣三个(擘,去核),水一盏,煎至六分,去滓,空腹温服,早晨、午时、日晡各一次。

【主治】霍乱,脾胃气攻,腹胀满不下食。

25029 白术汤(《圣济总录》卷三十九)

【组成】白术(剉) 木瓜(去瓤,切,焙) 人参各一两 甘草(炙) 干姜(炮)各半两

【用法】上为末。每服三钱匕,水一盏,加生姜三片,大枣一个(擘),同煎七分,去滓温服,不拘时候。

【主治】中恶,霍乱吐利,手足麻痹或转筋。

25030 白术汤(《圣济总录》卷四十)

【组成】白术 厚朴(去粗皮,涂生姜汁炙三遍) 当归(切,焙) 人参 干姜(炮裂) 甘草(微炙)各二两

【用法】上为末。每服五钱匕,水一盏半,煎至七分,去滓温服,如人行五六里再服。

【主治】霍乱下利不止而渴者。

25031 白术汤(《圣济总录》卷四十四)

【组成】白术 附子(炮裂,去皮脐) 陈橘皮(汤浸,去白,焙) 人参 白茯苓(去黑皮)各二两 干姜(炮)一两

【用法】上剉如麻豆大。每服三钱匕,水一盏,入荆芥一穗,煎至七分,去滓,空心温服,一日三次。

【主治】脾脏虚冷泄痢,四肢壮热。

25032 白术汤(《圣济总录》卷四十五)

【组成】白术(炒) 附子(炮裂,去皮脐) 陈橘皮(汤浸,去白,焙)各三分 人参一两 桂(去粗皮) 芍药 枇杷叶(去毛,炙) 白茅根 芦根 枳壳(去瓤,麸炒)各半两

【用法】上剉如麻豆大。每服三钱匕,水一盏,煎至七分,去滓温服,不拘时候。

【主治】脾胃气弱,留饮停积,饮食不化,呕吐不止。

25033 白术汤(《圣济总录》卷四十七)

【组成】白术(剉) 甘草(炙,剉) 莎草根(炒去毛)各一两 草豆蔻五枚(大者,去皮,炒) 干姜(炮) 陈曲(炒) 麦蘖(炒)各半两

【用法】上为粗末。每服三钱匕,水一盏,加生姜三片,大枣二个(擘破),同煎至七分,去滓热服,不拘时候。

【主治】胃气受冷,气逆奔冲,呕哕不定。

25034 白术汤(《圣济总录》卷五十五)

【组成】白术一两二钱 人参 陈橘皮(汤浸,去白,炒) 附子(炮裂,去皮脐) 桂(去粗皮)各半两 吴茱萸(水浸一宿,微炒) 干姜(炮)各三分

【用法】上剉,如麻豆大。每服五钱匕,水一盏半,煎至八分,去滓温服,一日二次。

【主治】脾心痛如刺。

25035 白术汤(《圣济总录》卷五十七)

【组成】白术 赤茯苓(去黑皮) 当归(切,焙) 桂(去粗皮) 桔梗(去芦头,剉,炒) 陈橘皮(汤浸,去白,焙) 吴茱萸(汤洗,焙干,炒) 人参各一两 甘草(炙,剉)一分 细辛(去苗叶)半两 厚朴(去粗皮,生姜汁炙)二两

【用法】上为粗末。每服三钱匕,水一盏,加生姜三片,大枣一个(去核),煎至七分,去滓温服,不拘时候。

【主治】腹胀肠鸣切痛,发作有时。

25036 白术汤(《圣济总录》卷五十七)

【组成】白术 人参各二两 厚朴(去粗皮,生姜汁炙) 陈橘皮(汤浸,去白,焙)各一两半 桂(去粗皮)一两

【用法】上为粗末。每服三钱匕,水一盏,加生姜三片,煎至六分,去滓温服,一日二次,不拘时候。

【主治】膜胀不能食,背上冷汗出。

25037 白术汤(《圣济总录》卷五十七)

【组成】白术一两半 木香 陈橘皮(汤浸,去白,焙)各一两 芍药一两半 桑根白皮(剉) 木通(剉)各二两 牵牛子一两半(捣,取粉一两,旋入)

【用法】上药除牵牛粉外,剉如麻豆大。每服五钱匕,水一盏半,煎至八分,去滓,入牵牛粉半钱,空腹温服。

【主治】肠胃冷气,膜胀不能食。

25038 白术汤(《圣济总录》卷六十三)

【组成】白术 丁香 甘草(炙,剉) 陈橘皮(去白,焙) 木香各半两 大腹(剉) 枳壳(去瓤,麸炒) 诃黎勒(炮,去核)各三分 草豆蔻(去皮)一两

【用法】上为粗末。每服三钱匕,水一盏,加生姜五片,同煎至七分,去滓,空心温服。

【主治】呕吐厥逆,不思饮食。

25039 白术汤(《圣济总录》卷六十六)

【组成】白术一两 人参 桔梗(剉,炒) 诃黎勒(煨,取皮) 桂(去粗皮)各三钱 陈橘皮(汤浸,去白,焙) 半夏(汤洗七遍,生姜汁制) 甘草(炙,剉) 五味子各半两

【用法】上为粗末。每服三钱匕,水一盏半,加生姜半分(切),煎取八分,去滓温服,一日二次,不拘时候。

【主治】咳嗽,呕吐涎沫,心胸不快,饮食不下。

25040 白术汤(《圣济总录》卷七十一)

【组成】白术　柴胡(去苗)　生姜(去皮,薄切,焙干)　厚朴(去粗皮,涂生姜汁炙香熟)　桂(去粗皮)各三两　甘草(炙,剉)一两　槟榔(剉)十枚

【用法】上为粗末。每服三钱匕,水一盏,煎至七分,去滓温服。微利为度。

【主治】痞气,胁肋满闷。

25041 白术汤(《圣济总录》卷七十三)

【组成】白术　赤茯苓(去黑皮)　枳壳(去瓤,麸炒)各一两半　人参　桔梗(去芦头,炒)　桂(去粗皮)各一两

【用法】上为粗末。每服三钱匕,水一盏半,加生姜半枣大(拍破),同煎至七分,去滓温服,一日三次。

【主治】痃气,两肋胀满,不能饮食。

25042 白术汤(《圣济总录》卷七十三)

【组成】白术　木香　益智仁(去皮)各一两　京三棱(微煨熟,剉)三两　槟榔(剉)一两半

【用法】上为粗末。每服三钱匕,水一盏,煎至七分,去滓稍热服,不拘时候。

【主治】痃癖气,每发疼痛,不能饮食。

25043 白术汤(《圣济总录》卷七十四)

【组成】白术　厚朴(去粗皮,生姜汁炙)　当归(切,焙)　龙骨各一两　熟艾(炒)半两

【用法】上为粗末。每服四钱匕,水一盏,加生姜二片,同煎至七分,去滓,空心,日晚温服。

【功用】《证因方论集要》:温固升清。

【主治】风冷入中,飧泄不止,日夜数行,口干腹痛,脉虚而细。

【方论选录】《古方选注》:经言,热气生清,清气在下则生飧泄,是清浊交错矣。白术健脾消谷;厚朴平胃散结,即《伤寒论》下焦利从胃主治之义;龙骨止下利,固大肠之脱;艾叶,震亨谓其入药服则气上行,时珍曰,转肃杀之气为融和,能回垂绝之元阳;当归,病因热而转生清者,血分必伤,用以调血也。

25044 白术汤(《圣济总录》卷七十五)

【组成】白术三分　甘草(炙,剉)半两　厚朴(去粗皮,涂生姜汁炙令紫色)一两　黄柏(去粗皮,炙)　龙骨各半两

【用法】上为粗末。每服五钱匕,水一盏半,加生姜三片,同煎至八分,去滓,空心温服,日晚再服。

【主治】白滞痢及水痢,日夜一二十行,心下痛。

25045 白术汤(《圣济总录》卷八十)

【异名】四君子汤(《局方》卷三新添诸局经验秘方)、白术散(《朱氏集验方》卷二)、四圣汤(《活幼口议》卷二十)、人参散(《普济方》卷三九四)、温中汤(《医部全录》卷四三六)、四君汤(《文堂集验方》卷四)

【组成】白术　赤茯苓(去黑皮)　人参　甘草(炙)各等分

【用法】上为粗末。每服五钱匕,水二盏,煎一盏半,去滓温服。

【功用】益气补中,健脾和胃。

❶《局方》新添诸局经验秘方:温和脾胃,进益饮食,辟寒邪瘴雾气。❷《医方类聚》引《澹寮》:平调脏腑,通顺三

焦,育神养气,暖胃消谷。❸《普济方》:补五脏,生津液,调气血,解虚烦,益肌体。❹《医统》:调理脾胃,进乳食,止泄泻。❺《医学入门》:扶胃降火,补虚固本。❻《古今医鉴》:大补阳气。❼《简明医彀》:补元气,养脾胃。

【主治】脾胃虚弱,元气不足,面色萎黄,身体瘦弱,倦怠嗜卧,气短懒言,四肢无力,心腹胀满,不思饮食,呕哕吐逆,肠鸣泄泻,脉虚弱。

❶《圣济总录》:水气渴,腹胁胀满。❷《局方》新添诸局经验秘方:荣卫气虚,脏腑怯弱,心腹胀满,全不思食,肠鸣泄泻,呕哕吐逆。❸《医方类聚》引《澹寮》:脾胃不和,形气怯弱,肢体倦怠,腹胁膨胀,饮食减少,嗜卧乏力,及病后羸弱,食不复常。❹《普济方》:小儿脾胃虚弱,哕逆不止,心神烦闷,吐泻,气虚烦渴。❺《玉机微义》:肺损,皮聚而毛落。❻《内科摘要》:脾胃虚弱,饮食少进;或肢体肿胀,肚腹作痛;或大便不实,体瘦而黄;或胸膈虚痞,痰嗽吞酸。❼《古今医鉴》:气虚脾泻不止。❽《医方考》:面色萎白,言语轻微,四肢无力,脉来虚弱。年高气弱,痔血不止。或误服攻痔之药,致血大下而虚脱。❾《赤水玄珠》:真气虚弱,及短气脉弱。❿《回春》:气虚痰湿头眩。⓫《会约》:胃中有痰,心中欲吐不吐,欲呕不呕。⓬《证治汇补》:气虚卒中自汗,及偏枯右在;气症脾胃虚而食少泻多,脉虚濡;气虚火动咽痛;胃虚气弱;水气上乘作喘。

【方论选录】❶《丹溪心法附余》:四君子汤用白术、人参、茯苓、甘草者,白术则健脾燥湿,人参则补肺扶脾,茯苓则降气渗湿,甘草则补胃和中,譬如宽厚和平之君子,而不为奸险卒暴之行也。《和剂》之等分,愚以为药为君臣,剂之大小,又人之所处何如也。❷《医方考》:人参甘温质润,能补五脏之元气;白术甘温健脾,能补五脏之母气;茯苓甘温而洁,能致五脏之清气;甘草甘温而平,能调五脏愆和之气。四药皆甘温,甘得中之味,温得中之气,犹之不偏不倚之君子也,故曰"四君子"。❸《医灯续焰》:白术强土健运,茯苓渗湿燥脾,甘草守气于中宫,人参益气于五脏,皆主脾胃者,以人身真气即水谷之气也。四药冲和平淡而能补气维阳,诚君子哉。❹《医方集解》:此手足太阴足阳明药也。人参甘温,大补元气为君;白术苦温,燥脾补气为臣;茯苓甘淡,渗湿泄热为佐;甘草甘平,和中益土为使也。气足脾运,饮食倍进,则余脏受荫,而色泽身强矣。❺《伤寒绪论》:气虚者,补之以甘、参、术、苓、草,甘温益胃,有健运之功,具冲和之德,故为"君子"。盖人之一身,以胃气为本,胃气旺则五脏受荫,胃气伤则百病丛生。故凡病久不愈,诸药不效者,惟有益胃,补肾两途。故用四君子,随证加减,无论寒热补泻,先培中土,使药引津气四迄,则周身之机运流通,水谷之精微敷布,何患其药之不效哉!是知四君子为司命之本也。❻《古方选注》:汤以君子名,功专健脾和胃,以受水谷之精气,而输布于四脏,一如君子有成人之德也。入太阴、阳明二经,然其主治在脾,故药品分两皆为偶数。白术健脾阳,复人参保脾阴,炙草和胃阴,复茯苓通胃阳,大枣悦脾,生姜通胃。理运阴阳,刚柔相济,诚为生化良方。

【临床报道】❶虚寒泄泻:《静香楼医案》中气虚寒,得冷则泻,而又火生齿衄。古人所谓胸中聚集之残火,腹内久积之沉寒也。此当温补中气,脾土厚则火自敛,四君子汤加

益智仁、干姜。❷溃疡病:《中医杂志》[1980,(12):947]将溃疡病合并出血分虚寒与实热两型,前者共153例,用本方辨证加灶心土、白及、山药等治疗,有效率为92.8%。❸胃脘痛:《广西中医药》[1983,(6):49]用四君子汤加味治疗以脾胃虚寒为主证的胃脘痛38例,临床表现:食欲不振,胃脘胀痛,饥饿时或夜间疼痛加重,常因饮食生冷而发病,疼痛时进食可缓解,经常泛吐清水,反酸,呃逆或欲呕,形困倦,喜按喜热饮,或大便稀烂,胃脘部有压痛,舌质淡,舌苔薄白或白腻,脉沉细而弱。38例中,急性胃炎2例;胃、十二指肠球部溃疡17例;慢性胃炎12例;胃、十二指肠球部溃疡合并慢性胃炎6例;胃下垂1例。病程最短半天,最长达30年。皆以四君子汤为主方,气虚甚者加黄芪;血虚甚者加当归;偏寒者加干姜、高良姜或吴茱萸;湿重者加半夏;泛酸者加海螵蛸、煅瓦楞子;气滞者加陈皮、木香;腹痛甚者加延胡索。每日一剂,水煎服。共治愈26例,有效12例。平均住院58天。❹慢性肝炎:《中医杂志》[1983,(8):592]慢性活动性肝炎40例,其中肝郁脾虚型15例,肝肾阴虚型12例,脾肾阳虚型6例,气阴两虚型7例,均以本方加黄芪为基本方,治疗4~5月,均获痊愈;HBsAg转阴28例(70%),HBsAg滴度下降6例;免疫学指标、肝功能及生化指标均恢复正常。❺小儿疳疾:《浙江中医杂志》[1964,(2):16]恒以本方为主,因证加入一二味药,治小儿疳疾,效果甚佳。附病例三则:例一,因母乳不足,多进甘肥厚味,脾胃受损,大便泄泻无度近一年。方用四君子丸9克,滚开水泡,连滓分二三次服。服十五贴后诸症大减,大便正常。但多食后仍有便溏。续服一月,体渐肥胖。例二,大便秘结,粪如算盘珠样,数日不解,排便啼哭,便中挟血丝。方用四君合剂(党参、茯苓各9克,冬术4.5克,炙甘草3克)加女贞子6克,煎服。服八帖而愈。例三,禀赋素弱,麻疹后饮食不节,杂食生冷,致大便经常溏薄,日解6~7次,量多色白,肌肉消削,咳嗽盗汗,治以培土滋阴,方用四君合剂加枸杞子,女贞子各6克,十贴愈。❻小儿低热:《四川中医》[1984,(1):44]华某某,男,6岁,平素脾胃虚弱,经常大便溏薄,纳食不香。一月前因中毒性消化不良住院治疗,吐泻止后,低热长期不退,经多种化验检查,诊断为"功能性低热"。就诊时所见:面色㿠白,肢倦乏力,语声低微,不思饮食,时觉口干喜热饮,额角及两手心发热,舌质胖润,苔薄白,脉细缓无力,体温37.5~38.5℃之间。病属吐后脾胃虚弱,元气受损,虚阳外浮之发热,治宜四君子汤补气健脾,加山药、花粉滋养脾胃之阴,以期阴平阳秘。五贴后热退病愈。❼提高晚期恶性肿瘤患者生活质量:《中医药临床杂志》[2005,17(1):14]用本方治疗晚期恶性肿瘤患者46例,病人生活质量的评价参考KPS评分标准,结果:90分4例,80分20例,70分14例,60分6例,50分2例,平均评分为73.91分。

【现代研究】❶对消化道运动的影响:《新中医》[1978,(5):53]本方可消除胃纳不佳,脘腹满闷及完谷不化,腹泻和肠道充气症状;对肠道运动的影响与抗副交感药物阿托品相似;对家兔离体十二指肠及回肠的自发活动呈抑制性影响,使紧张性下降,收缩幅度减小,有显著的解痉作用;对乙酰胆碱及氯化钡所致兔回肠强直性收缩的抑制率分别为83%及26%,对组胺、氯化钡所致豚鼠回肠痉挛的抑制率分别为65%和27%;其对乙酰胆碱痉挛的解除主要表现为紧张性的明显下降,而收缩幅度仍保持原有水平乃至增加。对于肾上腺素所致十二指肠或回肠的抑制,则反可使收缩幅度加大。上述结果表明本方对肠道运动的影响主要是与其抗乙酰胆碱及组织胺有关,而直接作用则较弱。❷对胰腺功能的影响:《中国中西医结合研究会第二届学术讨论会论文摘要汇编》(1985年)四君子汤对金地鼠脾虚模型的作用,可见到胰腺合成消化酶能力加强,恢复分泌消化酶的能力。不论是生化检测结果,还是对胰腺细胞超微结构的观察,均可证实这些结论。❸对糖代谢的影响:《广东中医》[1962,(3):4]四君子汤具有增加肝糖原作用。将本方煎剂连续口饲小鼠,一周后给药小鼠肝细胞中糖原颗粒聚集成较大团块,含量比对照组显著增多。推测本方益气补脾的作用可能包括糖代谢的改善,以及相应的能量供应增加。❹对免疫功能的影响:《中西医结合杂志》[1984,(6):363]四君子汤能明显提高小白鼠腹腔巨噬细胞吞噬功能,单味药实验,党参、白术、茯苓都能明显提高小白鼠腹腔巨噬细胞的吞噬功能,其中尤以党参显著,白术次之,茯苓稍差,炙甘草未见有提高作用。在四君子汤配伍中,炙甘草浓度含1/3时,可明显拮抗党参、白术、茯苓提高巨噬细胞吞噬功能的作用;炙甘草浓度含1/5,1/7时,拮抗作用不明显。《辽宁中医杂志》[1989,(3):43]四君子汤能够促进萎缩的胸腺恢复,其作用不是通过促进食欲,增加进食量实现,而是相对特异地作用于胸腺,促进皮质细胞的增殖和分化。对正常小鼠胸腺结构则无明显影响。《中华微生物学和免疫学杂志》[1987,(3):189]四君子汤对^{60}Co放射性损伤大鼠的细胞免疫和非特异性免疫功能具有明显的保护作用,给药组的迟发超敏反应程度(足垫肿胀)较对照组明显为高,血清总补体活性和血清溶菌酶含量,给药组也均较对照组有显著的提高。❺对实验性脾气虚大鼠胃泌素的基因表达的影响:《中华中医药杂志》[2008,23(3):264]本方能上调脾气虚证大鼠胃窦黏膜胃泌素(GAS)含量和胃窦GASmRNA表达,且随用药时间延长呈递增的趋势。❻保护骨损伤后小鼠肠道细菌易位及促进骨修复:《中国微生态学杂志》[2009,21(7):610]骨损伤经本方治疗后肝脏细菌易位明显减少,吞噬细胞功能显著增强,有效控制感染,使骨修复过程加速。❼对D-gal衰老模型小鼠学习记忆能力及脑组织超氧化歧化酶(SOD)和端粒酶活性的影响:《中国老年学杂志》[2005,25(11):1383]本方能明显提高D-gal衰老模型小鼠脑组织SOD及脑组织端粒酶活性,提高D-gal衰老模型小鼠的学习记忆能力,对脑老化有一定的预防作用。❽对大鼠在体心肌缺血-再灌注性心律失常及抗氧化酶的影响:《时珍国医国药》[2010,21(1):232]本方能明显降低大鼠在体心肌缺血-再灌注性心律失常的发生率,可提高血中SOD活性,降低MDA和ROS的含量。❾对机体红系细胞造血功能的影响:《中国中西医结合杂志》[1999,19(基础理论研究特集):81]本方有明显促进正常和血虚大鼠红细胞生成素(EPO)和EPO样生长因子生成的作用,提示本方对红系细胞造血功能具有补益作用。❿对下丘脑神经递质-甲状腺轴的调节作用:《放射免疫学杂志》[2005,18

（1）：43〕本方能增加老龄家兔下丘脑去甲肾上腺素（NE）、多巴胺（DA）、5-羟色胺（5-HA）、β-内啡肽（β-EP）、P 物质（SP）、腺垂体 TRH、血清 TSH 的含量，直接改善了下丘脑-垂体功能的老年性变化，同时对老龄性家兔甲状腺轴的增龄性变化具有一定的延缓作用。

【备考】本方改为丸剂，名"四君子丸"（见《丸散膏丹集成》）。

25046 **白术汤**（《圣济总录》卷八十三）

【组成】白术二两　木瓜一枚（分为四片，每服用一片，剉碎，临煎时入）　甘草（炙，剉）半两

【用法】上三味，先将白术、甘草为粗末。每服五钱匕，水一盏半，入前剉者木瓜，加生姜一枣大（拍破），同煎至一盏，去滓，空心温服，一日三次。

【主治】脚气，呕逆不下食。

25047 **白术汤**

《圣济总录》卷八十八。为《圣惠》卷三十"白术散"之异名。见该条。

25048 **白术汤**（《圣济总录》卷八十八）

【组成】白术　木香　人参　白茯苓（去黑皮）　草豆蔻（去皮）　陈橘皮（汤浸，去白，焙）　桂（去粗皮）　枳壳（去瓤，麸炒）　细辛（去苗叶）　陈曲末各半两　诃黎勒三枚（煨，取皮用）

【用法】上为粗末。每服三钱匕，水一盏，加盐少许，生姜五片，煎至七分，去滓，空心热服。

【功用】补暖水脏，和益脾胃。

【主治】虚劳痰饮，心胸烦满，气逆呕吐。

25049 **白术汤**（《圣济总录》卷八十八）

【组成】白术　陈橘皮（汤浸，去白，炒）　桂（去粗皮）　白茯苓（去黑皮）　前胡（去芦头）各一两　枳实（麸炒）　半夏（汤洗，去滑七遍）　附子（炮裂，去皮脐）各三分　甘草（炙）半两

【用法】上剉，如麻豆大。每服三钱匕，以水一盏半，加生姜半分，煎至一盏，去滓温服，不拘时候。

【主治】虚劳，胸中气满，痰饮癖结，或时呕逆，不欲饮食。

25050 **白术汤**

《圣济总录》卷九十四。为《圣惠》卷四十八"白术散"之异名。见该条。

25051 **白术汤**（《圣济总录》卷一五五）

【组成】白术（剉，炒）二两　厚朴（去粗皮，生姜汁炙）　芎䓖　芍药　当归（切，焙）　人参　甘草（炙，剉）　诃黎勒（炮，去核）各半两

【用法】上为粗末。每服三钱匕，水一盏，加生姜一分，煎至七分，去滓温服，一日三次。

【主治】妊娠胎萎燥，渐觉羸劣，面色黄黑，腹脏虚冷。

25052 **白术汤**（《圣济总录》卷一五五）

【组成】白术三两　陈橘皮（汤浸，去白，焙）一两　木香半两　甘草（炙）一两半　厚朴（去粗皮，生姜汁炙）二两　丁香　干姜（炮）二两　半夏一两（生姜汁浸一宿，切，焙干）

【用法】上为粗末。每服三钱匕，水二盏，加生姜五片，同煎至一盏，去滓温服，不拘时候。

【主治】妊娠腹满，少食多胀。

25053 **白术汤**

《圣济总录》卷一五五。为《外台》卷三十三引《古今录验》"术汤"之异名。见该条。

25054 **白术汤**（《圣济总录》卷一五六）

【组成】白术二两　半夏一两（生姜汁浸一宿，焙）

【用法】上为粗末。每服三钱匕，水一盏，加生姜三片，同煎至半盏，去滓，食后温服，一日三次。

【主治】妊娠咳嗽，痰盛呕逆。

25055 **白术汤**（《圣济总录》卷一五六）

【组成】白术一两　麻黄（去节，先煎，掠去沫，焙）三两　石膏　葛根（剉）　何首乌　甘草（炙）各一两

【用法】上为粗末。每服三钱匕，水一盏，加葱白一寸，煎取七分，去滓温服，不拘时候。

【主治】妊娠伤寒，壮热憎寒，头疼体痛。

25056 **白术汤**

《圣济总录》卷一五六。为《苏沈良方》卷十"白术散"之异名。见该条。

25057 **白术汤**（《圣济总录》卷一六一）

【组成】白术（切，炒）　当归（剉，炒）　桑根白皮（剉）各一两半　大黄（剉，炒令香）　细辛（去苗叶）　桂（去粗皮）各一两

【用法】上为粗末。每服三钱匕，水一盏，加生姜三片，煎七分，去滓温服，不拘时候。

【主治】产后血气壅滞，攻心腹疼痛，或拘急胀满。

25058 **白术汤**（《圣济总录》卷一六二）

【组成】白术（剉，炒）　赤茯苓（去黑皮）　人参　甘草（炙）各一两　厚朴（去粗皮，生姜汁炙）　枳壳（去瓤，麸炒）各一两半

【用法】上为粗末。每服五钱匕，水一盏半，煎至八分，去滓温服，不拘时候。

【主治】产后霍乱吐利，不思食。

25059 **白术汤**（《圣济总录》卷一六三）

【组成】白术　枇杷叶（炙，去毛）　桂（去粗皮）　当归（切，焙）　枳壳（去瓤，麸炒）　人参　甘草（炙，剉）　麦蘖（炒）各一两　干姜（炮）半两

【用法】上为粗末。每服三钱匕，水一盏，煎至七分，去滓温服，不拘时候。

【主治】产后呕逆，饮食不下。

25060 **白术汤**（《圣济总录》卷一六三）

【组成】白术一两　人参　杏仁（汤浸，去皮尖双仁，炒）　陈橘皮（汤浸，去白，焙）　甘草（炙，剉）　厚朴（去粗皮，生姜汁炙）各三分　枳实（去瓤，麸炒）　木香　当归（切，焙）　熟干地黄（焙）各半两

【用法】上为粗末。每服三钱匕，水一盏，加生姜三片，大枣一个（擘破），同煎至七分，去滓温服，不拘时候。

【主治】产后气短力乏，言语不利。

25061 **白术汤**（《圣济总录》卷一六五）

【组成】白术　厚朴（去粗皮，生姜汁炙）　草豆蔻（去皮）　枳壳（去瓤，麸炒）各三分　白茯苓（去黑皮）　木香　人参各半两

【用法】上剉细,如麻豆大。每服五钱匕,水一盏半,加生姜三片,同煎至八分,去滓温服,一日二次。

【主治】产后心腹胀满,饮食不消,时作水痢。

25062 白术汤(《圣济总录》卷一七四)

【组成】白术 人参 麻黄(去根节) 甘草(炙,剉)葛根(剉) 藿香(去梗) 桔梗(炒)各半两

【用法】上为粗末。每服一钱匕,水半盏,煎至三分,去滓温服,不拘时候。

【主治】小儿伤寒,头痛肌热,喘粗。

25063 白术汤(《圣济总录》卷一七五)

【组成】白术 人参 甘草(炙) 枳壳(去瓤,麸炒)当归(切,焙)各一两 牡蛎(煅)半两

【用法】上为粗末。一二岁儿每服一钱匕,水七分,煎至四分,去滓,分温二服。

【主治】小儿腹胀,虚热不能食。

25064 白术汤(《圣济总录》卷一七五)

【组成】白术 人参 厚朴(去粗皮,生姜汁炙)各一分

【用法】上为粗末。一二岁儿每服一钱匕,水半盏,煎至三分,去滓温服,至晚三服。

【主治】小儿脾胃气虚,乳不消,腹胀。

25065 白术汤(《圣济总录》卷一七八)

【组成】白术一两一分 干姜(炮)一分 白茯苓(去黑皮) 甘草(炙)各一两 附子(炮裂,去皮脐)半两

【用法】上为粗末。每服一钱匕,水半盏,煎至三分,去滓,空心、食前分温二服。

【主治】小儿赤白痢,日夜三五十行。

25066 白术汤(《圣济总录》卷一七九)

【组成】白术三分 赤茯苓(去黑皮) 人参各一两当归(切,焙)半两 厚朴(去粗皮,涂生姜汁炙令香熟)半两

【用法】上为粗末。每服一钱匕,水半盏,加生姜二片,煎至三分,去滓带热服,至夜三四服。

【主治】小儿胃风,泄痢不止,腹胀羸瘦。

25067 白术汤(《鸡峰》卷十九)

【组成】白术 甘草各四分 桑白皮三分 茯苓二分

【用法】上为末。每觉渴时点一钱服之,不拘时候。

【主治】水气口渴;脾虚气上,食少发渴。

【宜忌】切不可饮冷。

25068 白术汤(《本事》卷二引庞老方)

【组成】白术 厚朴(去粗皮,生姜汁炙) 桂心(不见火) 桔梗(炒) 干姜(炮) 人参(去芦) 当归(洗,去芦,薄切,焙干) 茯苓(去皮) 甘草(炙)各等分

【用法】上为粗末。每服四钱,水一盏半,加大枣二个,同煎至八分,去滓,不拘时候服。

【功用】和气调中进食。

【方论选录】《本事方释义》:白术气味甘温微苦,入足太阴;厚朴气味辛温,入足太阴;桂心气味辛热,入肝制木;桔梗气味苦辛平,入手太阴,为诸药之舟楫;干姜气味辛温,入足太阴;人参气味甘温,入脾胃;当归气味辛微温,入手少阴、足厥阴;茯苓气味甘平淡渗,入胃;甘草气味甘平,调和诸经络;再佐以枣之和荣。盖病虽去而正未复,非调和中气,谷食渐加,精神何由复乎?

25069 白术汤

《卫生总微》卷十。为《小儿药证直诀》卷下"白术散"之异名。见该条。

25070 白术汤(《宣明论》卷十一)

【组成】白术三两 寒水石 当归 黄芩 芍药 人参 石膏 干葛 防风 缩砂 藿香 甘草 茯苓各一两 木香二两

【用法】上为细末。每服三钱,水一盏,加生姜三片,同煎至六分,去滓温服,一日三次。

【功用】养液润燥,开通结滞,令血昌盛。

【主治】妊娠血液虚衰痿弱,难以运动,气滞痹麻,营卫不能宣通。

25071 白术汤(《三因》卷十二)

【异名】白术散(《得效》卷五)。

【组成】白术二两 五味子 茯苓各一两 甘草一分 半夏四个(洗去滑,切作十六片)

【用法】上为散,分作十六片。水一盏半,加生姜五片,半夏一片,煎七分,空腹服。

【主治】五脏伤湿,咳嗽痰涎,憎寒发热,上气喘急。

25072 白术汤(《保命集》卷中)

【组成】白术 葛根各一两 升麻 黄芩各半两 芍药二两 甘草二钱半

【用法】上㕮咀。每服一两,水一盏半,煎至一盏,去滓温服,不拘时候。

【主治】破伤风,大汗不止,筋挛搐搦。

25073 白术汤(《保命集》卷中)

【异名】白术散(《医学纲目》卷二十二)。

【组成】半夏曲半两 白术二钱 槟榔二钱半 木香一钱 甘草一钱 茯苓二钱

【用法】上为细末。每服二钱,食前煎生姜汤调下。

【功用】《杏苑》:补中豁痰。

【主治】胃中虚损,及有痰而吐者。

【方论选录】《杏苑》:治中气挟痰作吐,法当补中豁痰。是以白术、炙草补中,茯苓、半夏豁痰,木香、槟榔散逆气以止呕。

25074 白术汤(《保命集》卷中)

【异名】白术散(《医统》卷三十五)、小白术散(《赤水玄珠》卷八)。

【组成】白术 芍药各三钱 干姜半两(炮) 甘草二钱(炙)

【用法】上为粗末。每服半两,水一盏,煎至七分,去滓取清,宜温服之。

【主治】大肠经动,下痢为鹜溏。大肠不能禁固,卒然而下成水泄,青色,其中或有硬物,欲起而又下,欲了而不了,小便多清,得之秋冬者。

【加减】甚则去干姜,加附子三钱。

25075 白术汤(《保命集》卷下)

【组成】白术 白茯苓 半夏各等分

【用法】上为末。每服半两,病大者一两,水二盏,加

五画

白

23

(总1837)

生姜七片，煎至一盏，取清，调神曲末二钱，顿服之。

【主治】❶《保命集》：痰潮上如涌泉，久不可治者。

❷《济阳纲目》：形肥脉缓，体重嗜卧，痰滑。

【加减】病甚者，下玉壶丸一百丸。

25076 白术汤（《玉机微义》卷六引《易简》）

【组成】人参 白茯苓 白术 木香 甘草 黄耆各一两 干葛二两

【用法】上为粗末。每服五钱，水煎服。不问阴阳，并宜服之。

【主治】小儿泄泻，胃热烦渴。

25077 白术汤（《儒门事亲》卷十二）

【组成】白术 甘草 当归 陈皮 桔梗 枳壳各等分

【用法】上为粗末。每服三五钱，水煎，去滓温服。

【功用】散气除湿，解急和经。

【主治】湿嗽。

【临床报道】湿嗽：赵君玉妻病嗽，时已十月矣。戴人处方六味：陈皮、当归、甘草、白术、枳壳、桔梗。君玉疑其不类嗽药，戴人笑曰：君怪无乌梅、罂粟壳乎？夫冬嗽，乃秋之湿也，湿土逆而为嗽。此方皆散气除湿，解急和经。三服帖然效矣。

25078 白术汤（《儒门事亲》卷十二）

【异名】三物汤（《济阴纲目》卷九）、痢下白术汤（《医略六书》卷二十八）。

【组成】白术 黄芩 当归各等分

【用法】上为末。每服二三钱，水煎，食前服。

【主治】❶《儒门事亲》：孕妇痢呕吐血。❷《医略六书》：孕妇下痢，脉虚数者。

【方论选录】《医略六书》：妊娠胎热内炽，脾弱不能健运，血得偏渗肠间，故下痢赤白，胎孕因之不安。黄芩清热安胎，白术健脾止痢，当归养血以引血归经。使脾气健旺，则胎热自化，而胃气清和，血无不归，何有下痢赤白，胎孕不安乎！

25079 白术汤（《兰室秘藏》卷中）

【异名】茯苓半夏汤（《东垣试效方》卷三）。

【组成】炒神曲二钱 陈皮 天麻各三钱 白术 白茯苓 麦蘗面（炒黄色） 半夏各五钱

【用法】上㕮咀。每服五钱，水二盏，加生姜五片，同煎至一盏，去滓，稍热服之。

【功用】《杏苑》：驱风导痰，祛宿食。

【主治】风邪羁绊于脾胃之间，胃气虚弱，身重有痰，恶心欲吐。

【方论选录】《杏苑》：脾胃虚弱，羁风挟痰，宿食不化而作恶者，法当治中为本，驱风导痰，祛宿食为标。是以用白术补中气，神曲、麦芽消宿食，天麻驱风，茯苓、半夏豁痰，用橘红、生姜散逆气以止呕吐。

25080 白术汤（《阴证略例》）

【组成】白术二两 防风二两 甘草一两（炙）

【用法】上㕮咀。每服三钱，水一盏，加生姜三片，同煎至七分，去滓温服，不拘时候，一日只一二服。

【主治】❶《阴证略例》：内伤冷物，外感风邪有汗者。

❷《普济方》：风湿恶风，脉缓。

25081 白术汤（《普济方》卷一六一引《济生》）

【异名】白术散（《普济方》卷一六一）。

【组成】白术二两 五味子 半夏（汤浸七次） 白茯苓（去皮） 橘红各一两 甘草（炙）半两

【用法】上㕮咀。每服四钱，水一盏半，加生姜五片，煎至八分，去滓温服，不拘时候。

【主治】五脏受湿，咳嗽痰多，上气喘息，身体痛重，脉来濡细，憎寒发热。

25082 白术汤（《此事难知》）

【组成】白术二两（如汗之，改苍术） 防风二两（去芦）

【用法】上㕮咀，水煎服。

【功用】上解三阳，下安太阴。

【主治】伤风寒。

【加减】若发热引饮，加黄芩、生甘草各一两；头痛恶风者，加羌活散三钱半。

25083 白术汤

《丹溪心法》卷三。即《三因》卷十"桂术汤"。见该条。

25084 白术汤（方出《医学纲目》卷三十七引丹溪，名见《医部全录》卷四九五）

【组成】白术一钱半 黄耆（炙） 当归 陈皮各五分 甘草（炙）少许

【用法】水煎，温服。

【主治】痘疮，疡塌不掩。

25085 白术汤（《普济方》卷十五）

【组成】白术 木通（细剉，炒）各二两 栀子仁 黄芩（去黑心） 赤茯苓（去黑皮）各一两 榆白皮（炙，剉）一两半

【用法】上为粗末。每服五钱，水一盏半，煎至一盏，去滓，分温服，空心一服，食后一服。

【主治】筋虚，胞转急满。

25086 白术汤

《普济方》卷二十。即《圣惠》卷五"补脾白术散"。见该条。

25087 白术汤

《普济方》卷二十五。为《兰室秘藏》卷中"白术茯苓汤"之异名。见该条。

25088 白术汤（《普济方》卷一三八）

【组成】白术 芦根 厚朴（去粗皮，生姜汁炙）各一两 枇杷叶（去毛，炙）半两

【用法】上为粗末。每服三钱，水一盏，加生姜五片，煎七分，去滓温服，不拘时候。

【主治】伤寒邪热虽退，胃中不和，干呕不饮，甚则吐逆。

25089 白术汤

《普济方》卷一九二。为《全生指迷方》卷四"白术散"之异名。见该条。

25090 白术汤（《普济方》卷三三八）

【组成】白术（剉，麸炒）四两 桂（去粗皮）二两 陈橘皮（汤浸，去白，焙）二两半 甘草（炙，剉）一两 厚朴（去粗皮，生姜汁炙）二两 芍药 芎藭各一两

【用法】上为粗末。每服二钱,水一盏,加生姜三片,大枣一个,煎至六分,去滓,食前热服。

【功用】安胎。

【主治】妊娠腹痛疠刺。

25091　白术汤（《普济方》卷三七六）

【组成】白术　当归各一两　厚朴（炙）　半夏（洗）甘草（炙）　人参　川芎　生姜各二两　枳实三个（炙）食茱萸二两

【用法】以水七升,煮取二升,温服三合,日三夜二服。

【主治】少小腹中有热,有寒在胸上,逆吐,腹雷鸣而满,惊啼,甚即发痫,挛缩,休作有时。

25092　白术汤（《玉机微义》卷三十九）

【组成】葛根汤加桂心　黄耆　白术

【用法】上㕮咀。水煎服。

【主治】柔痉。

25093　白术汤（《医方类聚》卷一○二引《御医撮要》）

【组成】白术一两　木香　青橘皮各半两　神曲　麦蘖　人参　赤茯苓各一两　甘草　槟榔各半两

【用法】上为细末。每服一钱,入盐少许,沸汤点服。

【主治】脾胃不和,胸膈痞闷,逆恶不思饮食。

25094　白术汤（《奇效良方》卷一）

【组成】白术二钱　厚朴（姜制）二钱　防风（去芦）二钱　附子（炮,去皮脐）　橘红　白鲜皮　五加皮各一钱

【用法】水二钟,加生姜五片,煎至一钟,不拘时候服。

【主治】❶《奇效良方》:脾经受病,多汗恶风,身体怠惰,四肢不动,不能饮食,口角两边黄。❷《校注妇人良方》:脾脏中风,腹满身黄,呕吐酸水。

25095　白术汤（《银海精微》卷下）

【组成】白术　川芎　蔓荆子　没药　白蒺藜（去刺）黄芩　防风　五味子　菊花　甘草各等分

【用法】水煎服。

【主治】眼痛而憎寒,此乃气衰血盛。

25096　白术汤

《校注妇人良方》卷十二。为《普济方》卷三三七引《十便良方》"白术散"之异名。见该条。

25097　白术汤

《校注妇人良方》卷十四。为《圣惠》卷七十四"白术散"之异名。见该条。

25098　白术汤

《赤水玄珠》卷十一。即方出《丹溪心法》卷三,名见《医学正传》卷五"四制白术散"。见该条。

25099　白术汤

《准绳·女科》卷五。为《金匮要略》卷中"枳术汤"之异名。见该条。

25100　白术汤（《准绳·幼科》卷五）

【组成】白术一钱半　陈皮　白茯苓　五味子　半夏杏仁各一钱　甘草五分

【用法】水一盏半,加生姜三片,煎六分,分二服。

【主治】咳嗽气喘,呕吐痰涎。

25101　白术汤

《嵩崖尊生》卷九。为《三因》卷六"四兽饮"之异名。

见该条。

25102　白术汤

《嵩崖尊生》（锦章书局本）卷十三。即原书同卷（三让堂本）"实脾汤"。见该条。

25103　白术汤

《医略六书》卷二十五。为《鸡峰》卷十八"白术茯苓汤"之异名。见该条。

25104　白术汤

《金匮翼》卷三。即《济生》卷一"白术饮"。见该条。

25105　白术汤（《续名家方选》）

【组成】白术　紫苏　芍药　金银花各八分　葛根三分　荆芥　干姜　知母　独活　甘草各二分　生姜一片。

【用法】水煎服。

【主治】痛风。

25106　白术汤（《医彻》卷二）

【组成】白术一钱（土炒）　人参一钱　茯苓一钱　牛膝一钱　黄柏一钱　苍术七分（泔制）　当归一钱　白芍药一钱（酒炒）　木瓜一钱　柴胡五分　广皮一钱

【用法】加大枣二枚,生姜一片,水煎服。

【主治】脚气,气血亏损,足胫疼痛。

25107　白术汤

《医钞类编》卷九。即《金匮》卷中"泽泻汤"。见该条。

25108　白术汤（《不知医必要》卷二）

【组成】白术（净）八钱　生薏米七钱

【用法】水煎服。

【主治】腰湿痛,如击重物。

【加减】如系寒湿,去薏米,加干姜一钱。

25109　白术汤（《不知医必要》卷三）

【组成】白术（土炒）四钱　炙草一钱

【用法】加煨姜三片,大枣二个;水煎服。

【主治】小便清长而泻者。

【加减】如寒甚,则煨姜换用干姜。

25110　白术汤（《张皆春眼科证治》）

【组成】白术　茯苓各9克　橘络　甘草各3克　荆芥1.5克

【功用】健脾除湿,疏风散邪。

【主治】粟疮。脾虚有湿,外受风邪,症状轻微,颗粒稀少,形体瘦弱者。

【方论选录】方中白术、茯苓、甘草健脾除湿。橘络理气健脾,通络脉以除胞睑之湿滞。荆芥疏散风邪。五味合用,具有健脾除湿,疏风散邪之功。

25111　白术饮（《圣济总录》卷十七）

【异名】白术散（《医统》卷五十三）。

【组成】白术　厚朴（去粗皮,生姜汁炙）　甘菊花各半两　人参　白芷　防风（去叉）各一两

【用法】上㕮咀,如麻豆大。每服五钱匕,水一盏半,加生姜五片,煎至一盏,去滓,食前温服。

【主治】风邪在胃,头旋不止,复加呕逆。

25112　白术饮（《圣济总录》卷二十一）

【组成】白术（炒）　附子（炮裂,去皮脐）　高良姜（炮）　桂（去粗皮）　人参干姜（炮）各一两　藿香（去梗）

一分

【用法】上剉,如麻豆大。每服三钱匕,水一盏,同煎至七分,不拘时候,去滓温服。

【主治】伤寒伏阴气,胸膈妨闷,吐逆不定,手足厥冷。

【备考】本方方名,《普济方》引作"白术散"。

25113 白术饮(《圣济总录》卷二十五)

【组成】白术 芦根 厚朴(去粗皮,生姜汁炙)各一两 枇杷叶(去毛,炙)半两

【用法】上为粗末。每服三钱匕,水一盏,加生姜五片,煎至七分,去滓温服,不拘时候。

【主治】伤寒邪热虽退,胃中不和,干呕不已,甚则吐逆。

25114 白术饮(《圣济总录》卷二十七)

【组成】白术 乌头(炮裂,去皮脐) 桔梗(剉,炒) 附子(炮裂,去皮脐) 细辛(去苗叶)各一两 干姜半两(炮)

【用法】上剉,如麻豆大。每服二钱匕,以水一盏,煎至六分,去滓热服,不拘时候。

【主治】阴毒伤寒,心神烦躁,四肢厥冷。

25115 白术饮(《圣济总录》卷三十二)

【组成】白术 人参 生姜(切)各半两 甘草(炙)一分

【用法】上剉,如麻豆大。以水三盏,煎至一盏半,去滓,食前分温二服。

【主治】伤寒后胃虚,不思饮食。

25116 白术饮(《济生》卷一)

【异名】白术散(《医学六要·治法汇》卷二)。

【组成】白术 人参 草果仁 干姜(炮) 厚朴(姜制,炒) 肉豆蔻(面裹,煨) 橘皮(去白) 木香(不见火) 麦蘖(炒)各一两 甘草(炙)半两

【用法】上㕮咀。每服四钱,水一盏半,加生姜五片,大枣一个,煎至七分,去滓,食前温服。

【主治】脾劳虚寒,呕吐不食,腹痛泄泻,胸满喜噫,多卧少起,情思不乐,肠鸣体倦。

【备考】本方方名,《金匮翼》引作"白术汤"。

25117 白术饮

《普济方》卷九十二。为方出《千金》卷八,名见《三因》卷二"白术酒"之异名。见该条。

25118 白术酒(方出《千金》卷八,名见《三因》卷二)

【异名】白术饮(《普济方》卷九十二)、一味白术酒(《时方歌括》卷下)。

【组成】白术四两

【用法】以酒三升,煮取一升,顿服之。

【主治】中风或中湿所致口噤不知人,骨节疼痛,遍身疼痛不能转侧。

❶《千金》:中风,口噤不知人。❷《三因》:中湿,口噤不知人。❸《医方大成》:中湿,骨节疼痛。❹《寿世保元》:中湿,遍身疼痛不能转侧,及皮肉痛难忍者。❺《济阳纲目》:破伤湿。❻《不居集》:感湿咳嗽,身体重痛。

【宜忌】忌桃、李、雀肉。

【方论选录】《法律》:此方专一理脾,不分功于利小便。盖以脾能健运,自湿不留而从水道出耳。然则胃中津液不充,不敢利其小便者,得此非圣药乎!

25119 白术酒(《千金翼》卷十三)

【异名】术酒(《圣惠》卷九十五)。

【组成】白术二十五斤

【用法】上㕮咀。以东流水两石五斗,不津器中渍之二十日,去滓,纳汁大盆中,取以渍曲,如家酝法,酒熟取清,任性饮之。

【功用】除万病。白发返黑,齿落更生,久服长年。

【宜忌】《外台》:忌桃、李、雀肉。

25120 白术酒(《圣惠》卷六十九)

【组成】白术三两(捣碎) 黑豆三两(炒令熟)

【用法】以酒四升,煎至二升,去滓,分温四服,拗开口灌之。

【主治】妇人中风,口噤,言语不得。

25121 白术酒(《圣惠》卷七十四)

【组成】白术一两半 独活一两 黑豆一合(炒令熟)

【用法】上剉细。以酒三升,煎取一升半,去滓,分温四服,拗口灌之。得汗即愈。

【主治】妊娠中风,口噤,言语不得。

【方论选录】《医略六书》:妊娠风中少阴,经气闭塞,口噤不开,不得言语,胎独难安焉。黑豆滋补少阴之脏以培本,独活疏通少阴之经以逐邪,合之白术健脾气以开发神机,酒煎活血脉以行其经络也。务使经气健旺,则邪自利散而脏气调和,口噤无不自开。

25122 白术酒(《圣惠》卷七十四)

【组成】白术 独活各一两

【用法】上为粗散。以酒二大盏,煎至一大盏,去滓,分温二服,拗开口灌之。

【主治】妊娠中风痉,通身强直,口噤不开。

25123 白术酒(《圣济总录》卷一六一)

【组成】白术

【用法】上为细散。每服二钱匕,温酒调下。

【主治】❶《圣济总录》:产后风痉。❷《普济方》:兼治中风。

25124 白术酒

《普济方》卷十六。即《千金》卷八"白术酿酒"。见该条。

25125 白术散(《金匮》卷下)

【异名】芎劳散(《圣济总录》卷一五五)、芎椒白术散(《鸡峰》卷十六)、安胎白术散(《卫生宝鉴》卷十八)。

【组成】白术 芎劳 蜀椒三分(去汗) 牡蛎

【用法】上为散。每服一钱匕,酒下,日三次,夜一次。若呕,以醋浆水服之;复不解者,小麦汁服之;已后渴者,大麦粥服之。病虽愈,服之勿置。

【功用】❶《金匮》:养胎。❷《局方》:调补冲任,扶养胎气,壮气益血,保护胎脏。

【主治】妊娠脾虚,寒湿中阻,脘腹时痛,呕吐清涎,不思饮食,胎动不安,胎萎不长,室女带下。

❶《局方》:妊娠宿有风冷,胎萎不长,或失于将理,动伤胎气,多致损堕。❷《三因》:室女带下诸疾。❸《金匮要

略讲义》:妊娠脾虚寒湿中阻,每见脘腹时痛,呕吐清涎,不思饮食,白带下,甚至胎动不安。

【宜忌】《外台》引《古今录验》:忌桃、李、雀肉等。

【加减】但苦痛,加芍药。心下毒痛,倍加芎䓖。心烦、吐、痛,不能食饮,加细辛一两;半夏(大者)二十枚,服之后,更以醋浆水服之。

【方论选录】❶《金匮要略直解》:白术主安胎为君,川芎主养胎为臣,蜀椒主温胎为佐,牡蛎主固胎为使。按瘦而多火者,宜用当归散;肥而有寒者,宜用白术散,不可混施也。芍药能缓中,故若痛者加之。川芎能温中,故毒痛者倍之。痰饮在胸膈,故令心烦吐痛,不能食饮,加细辛破痰下水,半夏消痰去水,更服浆水以调中。若呕者,复用浆水服药以止呕。呕不止,再易小麦汁以和胃。呕止而胃无津液作渴者,食大麦粥以生津液。病愈服之勿置者,以大麦粥能调中补脾,故可常服,非指上药可常服也。❷《金匮要略心典》:妊娠伤胎,有因湿热者,亦有因湿寒者,随人脏气之阴阳而各异也。当归散正治湿热之剂;白术散白术、牡蛎燥湿,川芎温血,蜀椒去寒,则正治寒湿之剂也。仲景并列此,其所以诏示后人者深矣。

【备考】方中白术、芎䓖、牡蛎用量原缺。《外台》引《古今录验》本方用白术、芎䓖各四分,蜀椒三分,牡蛎二分。

25126 白术散(《千金》卷十五)

【组成】白术 厚朴 人参 吴茱萸 茯苓 麦蘖曲 芎䓖各三两(一方加大腹、橘皮)

【用法】上药治下筛。每服方寸匕,食后酒下,一日三次。

【主治】❶《千金》:脾胃俱虚冷。❷《普济方》:脾虚腹胀,不能饮食。

25127 白术散(《千金》卷十七)

【组成】白术十四枚 附子 秦艽 人参 牡蛎 蜀椒 细辛 黄芩 芎䓖 牛膝各三分 干姜 桂心 防风各五分 茯苓 桔梗 当归 独活 柴胡各四分 乌头 甘草 麻黄 石南 莽草 栝楼根 天雄 杜仲各二分

【用法】上药治下筛。每服五分匕,平旦酒下。讫,如人行七里久,势欲解,更饮酒五合为佳。

【主治】风入脏腑闷绝,常自躁痛,或风痉入身,冷痹、鬼疰、飞尸,恶气肿起,或左或右,或前或后,或内或外,针灸流移,无有常处,惊悸,腹胀气满,又心、头痛,或恍惚悲惧,不能饮食,或进或退,阴下湿痒,或大便有血,小便赤黄,房中劳极。

25128 白术散(方出《千金》卷二十一,名见《普济方》卷一七六)

【组成】茯苓八两 泽泻四两 白术 生姜 桂心各三两 甘草一两

【用法】上㕮咀。以水一斗,煮小麦三升,取三升,去麦下药,煮取二升半,服八合,一日二次。

【主治】消渴,阴脉绝,胃反而吐食。

25129 白术散(《外台》卷六引《广济方》)

【组成】白术八分 茯苓八分 吴茱萸四分 橘皮六分 荜茇四分 厚朴八分(炙) 槟榔十分 人参六分 大黄十分

【用法】上为散。每服方寸匕,空腹煮姜、枣汤下,一日二次。渐加至二匕半,觉热即少饮食三两口压之。

【主治】呕吐酸水,结气筑心。

【宜忌】忌酢物,桃、李、雀肉。

25130 白术散(《圣惠》卷四)

【组成】白术半两 甘草半两(炙微赤,剉) 当归三分(剉,微炒) 白茯苓三分 远志半两(去心) 熟干地黄一两 黄芩半两 半夏半两(汤浸七遍去滑) 附子三分(炮裂,去皮脐) 枳壳半两(麸炒微黄,去瓤) 桂心三分 木香半两

【用法】上为粗散。每服三钱,以水一中盏,加生姜半分,大枣三个,饴糖半分,煎至六分,去滓,食前温服。

【主治】心气虚损,志意不定,腰脊腹胁相引痛,不能俯仰。

25131 白术散(《圣惠》卷五)

【组成】白术一两 诃黎勒二两(煨,用皮) 丁香三分 人参一两(去芦头) 草豆蔻三分(去皮) 黄耆一两(剉) 附子三分(炮裂,去皮脐) 白茯苓三分 荜澄茄一两 麦蘖三分(微炒) 沉香二分 陈橘皮三分(汤浸,去白瓤,微炒) 木香三分 枳实半两(麸炒微黄) 甘草半两(炙令赤,剉)

【用法】上为散。每服三钱,水一中盏,加生姜半分,大枣三个,煎至六分,去滓温服,不拘时候。

【主治】脾气不足,心腹胀满,不欲饮食,若食则气滞体重,四肢无力。

【宜忌】忌生冷、油腻、湿面。

25132 白术散(《圣惠》卷五)

【组成】白术一两 草豆蔻一两(去皮) 槟榔一两 甘草半两(炙微赤,剉) 桂心二分 桔梗一两(去芦头) 人参一两(去芦头) 前胡三分(去芦头) 诃黎勒一两(煨,用皮) 赤茯苓三分 枳实半两(麸炒微黄)

【用法】上为散。每服三钱,以水一中盏,加生姜半分,煎至六分,去滓温服,不拘时候。

【主治】脾胃冷热气不和,腹胁胀闷,少思饮食。

25133 白术散(《圣惠》卷五)

【组成】白术一两 人参三分(去芦头) 枳壳半两(麸炒微黄,去瓤) 桂心三分 陈橘皮半两(汤浸,去白瓤,焙) 厚朴二两(去粗皮,涂生姜汁炙令香熟) 诃黎勒一两(煨,用皮) 白豆蔻一两(去皮)

【用法】上为粗散。每服三钱,水一中盏,加生姜半分,大枣三个,煎至六分,去滓稍热服,不拘时候。

【主治】脾胃气虚弱,呕吐不能食,四肢少力,心腹妨闷。

25134 白术散(《圣惠》卷五)

【组成】白术一两 干姜半两(炮裂,剉) 桂心半两 人参半两(去芦头) 厚朴二两(去粗皮,涂生姜汁炙令香熟) 陈橘皮一两(汤浸,去白瓤,焙) 附子一两(炮裂,去芦头) 缩砂二两(去皮) 草豆蔻一两(去皮) 当归一两(剉,微炒) 诃黎勒一两(煨,用皮)

【用法】上为散。每服三钱,以水一中盏,加大枣三个,煎至六分,去滓,食前热服。

【主治】脾脏虚冷,吃食减少,大肠泄痢,腹痛,四肢无力。

25135 白术散(《圣惠》卷六)

【组成】白术三分 紫菀半两(洗去苗土) 干姜半两(炮裂,剉) 人参三分(去芦头) 熟干地黄三分 桂心一两 五味子三分 甘草半两(炙微赤,剉) 黄明胶三分(捣碎,炒令黄燥) 白茯苓三分

【用法】上为散。每服二钱,以水一中盏,加大枣三个,糯米五十粒,煎至六分,去滓温服,不拘时候。

【主治】肺气不足,胸中短气,咳嗽恶寒。

25136 白术散(《圣惠》卷六)

【组成】白术半两 人参一两(去芦头) 肉桂半两(去皱皮) 桔梗半两(去芦头) 细辛半两 甘草半两(炙微赤,剉) 厚朴一两半(去粗皮,涂生姜汁炙令香熟) 陈橘皮一两(汤浸,去白瓤,焙) 杏仁三分(汤浸,去皮尖双仁,麸炒微黄)

【用法】上为散。每服三钱,以水一中盏,加生姜半分,大枣三个,煎至六分,去滓稍热服,不拘时候。

【主治】肺脏伤风冷,头目昏重,常多清涕,少思饮食。

25137 白术散(《圣惠》卷九)

【组成】白术三分 前胡三分(去芦头) 葛根三分(剉) 桑根白皮三分(剉) 川升麻半两 赤芍药一两 石膏一两半 荆芥半两 子芩三分

【用法】上为散。每服五钱,以水一大盏,加生姜半分,豆豉五十粒,煎至五分,去滓温服,不拘时候。

【主治】伤寒四日,腹胁胀满,心胸不利,四肢疼痛,咳嗽恶寒,喘急壮热。

25138 白术散(《圣惠》卷十)

【异名】桂心白术汤(《活人书》卷十七)。

【组成】白术 桂心 附子(炮裂,去皮脐) 防风(去芦头) 芎䓖 甘草(炙微赤,剉)各三分

【用法】上为散。每服四钱,以水一中盏,加生姜半分,大枣三个,煎至五分,去滓热服,不拘时候。

【主治】伤寒阴痉,手足厥冷,筋脉拘急,汗出不止。

25139 白术散(《圣惠》卷十)

【异名】八物白术散(《活人书》卷十七)、八物白术汤(《永类钤方》卷八)。

【组成】白术半两 白茯苓半两 麻黄半两(去根节) 五味子半两 桂心三分 高良姜一分(剉) 羌活半两 附子三分(炮裂,去皮脐)

【用法】上为散。每服五钱,以水一大盏,加生姜半分,煎至五分,去滓温服,不拘时候。

【主治】伤寒阴痉,三日不愈,手足厥冷,筋脉拘急,汗不出,恐阳气内伤。

25140 白术散(《圣惠》卷十一)

【组成】白术一两 前胡一两(去芦头) 桂心三分 甘草半两(炙微赤,剉) 附子一两(炮裂,去皮脐) 五味子半两 干姜半两(炮裂,细剉) 诃黎勒皮一两 厚朴一两(去粗皮,涂生姜汁炙令香熟)

【用法】上为粗散。每服四钱,以水一中盏,煎至六分,去滓稍热服,不拘时候。如人行十里再服。

【主治】阴毒伤寒,心胸满闷,喘促,四肢厥逆。

25141 白术散(《圣惠》卷十一)

【组成】白术三分 附子三分(炮裂,去皮脐) 干姜半两(炮裂,剉) 桂心三分 甘草半两(炙微赤,剉) 川大黄三分(剉碎,微炒) 木香半两 枳壳半两(麸炒微黄,去瓤)

【用法】上为细散。每服二钱,以水一中盏,加生姜半分,大枣二个,煎至五分,去姜、枣,温服,不拘时候。

【主治】伤寒食毒,壮热头痛,腹胀憎寒,四肢酸痛,口苦。

25142 白术散(《圣惠》卷十一)

【组成】白术三分 诃黎勒一两(用皮) 高良姜半两(剉) 丁香半两 肉桂半两(去皱皮) 甘草一分(炙微赤,剉) 桔梗半两(去芦头) 人参半两(去芦头) 陈橘皮半两(汤浸,去白瓤,焙) 厚朴一两(去粗皮,涂姜汁炙令香熟)

【用法】上为散。每服三钱,以水一中盏,加生姜半分,煎至五分,去滓温服,不拘时候。

【主治】伤寒后,胃虚逆呕哕,不纳饮食。

25143 白术散(《圣惠》卷十二)

【组成】白术 甘菊花 赤茯苓 人参(去芦头) 前胡(去芦头) 大腹皮半两(剉) 旋覆花各三分 半夏(汤洗七遍去滑) 石膏一两 附子半两(炮裂,去皮脐) 甘草半两(炙微赤,剉)

【用法】上为散。每服三钱,以水一中盏,加生姜半分,大枣三个,煎至六分,去滓温服,不拘时候。

【主治】伤寒,痰滞在胸膈闷不散,身体壮热,头目昏沉,胃气不和,少思饮食。

25144 白术散(《圣惠》卷十二)

【组成】白术一两 人参一两(去芦头) 甘草半两(炙微赤,剉) 陈橘皮三分(汤浸,去白瓤,焙) 厚朴一两(去粗皮,涂生姜汁炙令香熟)

【用法】上为散。每服四钱,以水一中盏,加生姜半分,大枣三个,煎至六分,去滓温服,不拘时候。

【主治】伤寒霍乱,胃气不和,心烦吐利,不下饮食。

25145 白术散(《圣惠》卷十二)

【组成】白术 人参(去芦头) 白茯苓 干木瓜 陈橘皮(汤浸,去白瓤,焙)各一两 甘草一分(炙微赤,剉)

【用法】上为散。每服四钱,以水一中盏,加生姜半分,煎至六分,去滓,稍热频服,不拘时候。

【主治】伤寒,冷热气相乘,霍乱吐利,转筋不止。

25146 白术散(《圣惠》卷十二)

【组成】白术一两 甘草一分(炙微赤,剉) 芎䓖三分 羌活一分 羚羊角屑一分 桂心一分 麻黄一两(不去根节) 知母二分 石膏一两

【用法】上为散。每服五钱,以水一大盏,加生姜半分,煎至五分,去滓温服,不拘时候。

【主治】伤寒,体虚汗出,心烦,头痛恶风。

25147 白术散(《圣惠》卷十二)

【组成】白术三分 桂心三分 赤芍药一两 当归三分(剉,微炒) 半夏三分(汤洗七遍去滑) 陈橘皮一两

（汤浸,去白瓤,焙) 干姜三分(炮裂,剉) 木香三分 厚朴一两(去粗皮,涂生姜汁炙令香熟)

【用法】上为散。每服四钱,以水一中盏,加生姜半分,大枣三个,煎至六分,去滓稍热服,不拘时候。

【主治】伤寒,冷气结在心腹,痞满妨闷。

25148 白术散(《圣惠》卷十三)

【组成】白术一两 陈橘皮半两(汤浸,去白瓤,焙) 芎劳半两 当归半两(剉碎,微炒) 桂心一两 附子半两(炮裂,去皮脐) 厚朴半两(去粗皮,涂生姜汁炙令香熟) 槟榔半两 大腹皮半两(剉) 草豆蔻一分(去皮) 川大黄一分(剉碎,微炒) 高良姜一分(剉)

【用法】上为粗末。每服五钱,以水一大盏,加生姜半分,大枣三个,煎至五分,去滓温服,不拘时候。

【主治】伤寒后,脾胃气不和,吃食全少,四肢乏力。

25149 白术散(《圣惠》卷十三)

【组成】白术一两 半夏一两(汤洗七遍去滑) 人参一两(去芦头) 白茯苓一两 陈橘皮二两(汤浸,去白瓤,焙) 桂心半两 旋覆花半两 五味子半两 大腹皮半两 前胡一两(去芦头) 厚朴一两(去粗皮,涂生姜汁炙令香熟)

【用法】上为散。每服三钱,以水一中盏,加生姜半分,煎至六分,去滓稍热服,不拘时候。

【主治】伤寒后,脾胃气虚,食不消化,头目昏重,心神虚烦。

25150 白术散(《圣惠》卷十四)

【组成】白术一两 黄耆一两(剉) 麦门冬一两(去心) 人参一两(去芦头) 桂心半两 陈橘皮三分(汤浸,去白瓤,焙)

【用法】上为散。每服三钱,以水一中盏,加生姜半分,大枣三个,煎至六分,去滓稍热服,不拘时候。

【主治】伤寒后虚羸少力,不思饮食。

25151 白术散(《圣惠》卷十五)

【组成】白术 人参(去芦头) 陈橘皮(汤浸,去白瓤,焙) 大腹皮(剉) 黄耆(剉) 枳壳(麸炒微黄,去瓤) 甘草(炙微赤,剉)各一两 诃黎勒一两(用皮) 沉香一两

【用法】上为粗散。每服五钱,以水一大盏,煎至五分,去滓,食前温服。

【主治】时气后胃虚,宿食不消,心胸壅闷,乍寒乍热。

25152 白术散(《圣惠》卷十七)

【异名】白术香散(《普济方》卷一五二)。

【组成】白术三分 芦根三分(剉) 草豆蔻三分(去皮) 人参三分(去芦头) 陈橘皮三分(汤浸,去白瓤,焙) 枇杷叶三分(拭去毛,炙微黄) 厚朴三分(去粗皮,涂生姜汁炙令香熟)

【用法】上为散。每服五钱,以水一大盏,煎至五分,去滓温服,不拘时候。

【主治】热病,邪热已退,胃气未和,哕不能食。

25153 白术散(《圣惠》卷十八)

【组成】白术一两 麦门冬半两(去心) 黄耆三分(剉) 人参三分(去芦头) 前胡三分(去芦头) 陈橘皮一两(汤浸,去白瓤,焙) 桂心半两 白芍药半两 白茯

苓一两 当归半两 半夏半两(汤洗七遍去滑) 甘草半两(炙微赤,剉)

【用法】上为散。每服五钱,以水一大盏,加生姜半分,大枣三个,煎至五分,去滓,食前温服。

【主治】热病后,脾胃气虚,四肢疼痛,不思饮食。

25154 白术散(《圣惠》卷二十二)

【组成】白术一两 前胡一两(去芦头) 防风三分(去芦头) 枳壳三分(麸炒微黄,去瓤) 赤茯苓一两 蔓荆子三分 甘草半两(炙微赤,剉) 半夏半两(汤洗七遍去滑) 芎劳三分

【用法】上为粗散。每服三钱,以水一中盏,加入生姜半分,煎至六分,去滓温服,不拘时候。

【主治】风头眩,心胸不利。

25155 白术散(《圣惠》卷二十六)

【组成】白术三分 白茯苓二两 桂心三分 厚朴二两(去粗皮,涂生姜汁炙令香熟) 陈曲三分(微炒黄色) 草豆蔻一两(去皮) 大麦蘖一两(微炒令黄) 木香一两 吴茱萸三分(汤浸七遍,焙干微炒) 陈橘皮一两(汤浸,去白瓤,焙) 人参二两(去芦头) 槟榔一两

【用法】上为细散。每服二钱,食前以温酒调下。

【主治】脾劳。胃中虚冷,饮食不消,腹胁胀满,忧恚不乐。

25156 白术散(《圣惠》卷二十七)

【组成】白术一两 白芍药三分 人参一两(去芦头) 甘草半两(炙微赤,剉) 当归一两 半夏半两(汤浸七遍去滑) 桂心三分 附子一两(炮裂,去皮脐) 黄耆一两(剉)

【用法】上为粗散。每服三钱,以水一中盏,加生姜半分,大枣三个,煎至六分,去滓,食前温服。

【主治】虚劳里急,四肢不和,身体疼痛,不欲吃食。

25157 白术散(《圣惠》卷二十八)

【组成】白术一两 陈橘皮(汤浸,去白瓤,焙) 枳实三分(麸炒微黄) 半夏三分(汤洗七遍去滑) 桂心一两 白茯苓一两 附子三分(炮裂,去皮脐) 前胡一两(去芦头) 甘草(炙微赤,剉)

【用法】上为粗散。每服三钱,以水一中盏,加生姜半分,煎至六分,去滓稍热服,不拘时候。

【主治】虚劳,胸中气满,痰饮澼结,时或呕逆不食。

25158 白术散(《圣惠》卷二十八)

【组成】白术三分 陈橘皮一两(汤浸,去白瓤,焙) 人参三分(去芦头) 麦蘖一两(微炒) 附子一两(炮裂,去皮脐) 芎劳三分 桂心三分 厚朴一两半(去粗皮,涂生姜汁炙令香熟) 诃黎勒一两(煨,用皮)

【用法】上为粗散。每服三钱,以水一中盏,加生姜半分,大枣三个,煎至六分,去滓,食前稍热服。

【主治】虚劳,脾胃虚冷,食不消化,渐加无力。

25159 白术散(《圣惠》卷二十八)

【组成】白术一两 人参一两(去芦头) 桂心三分 厚朴一两半(去粗皮,涂生姜汁炙令香熟) 吴茱萸半两(汤浸七遍,焙干,微炒) 诃黎勒一两(煨,用皮) 益智子三分(去皮) 陈橘皮一两(汤浸,去白瓤,焙) 槟榔半两

【用法】上为粗散。每服三钱,以水一中盏,加大枣三个,煎至六分,去滓,食前稍热服。

【主治】虚劳,脾胃虚冷,饮食不消化。

25160 白术散(《圣惠》卷二十八)

【组成】白术 木香 草豆蔻(去皮) 陈橘皮(汤浸,去白瓤,焙) 人参(去芦头) 肉豆蔻(去壳) 益智子(去皮) 干姜(炮裂,锉) 白茯苓 厚朴(去粗皮,涂生姜汁炙令香熟)各一两 半夏(汤浸七遍去滑) 甘草半两(炙微赤,锉)

【用法】上为粗散。每服三钱,以水一中盏,加生姜半分,大枣三个,煎至六分,去滓稍热服,不拘时候。

【主治】虚劳,脾胃气虚,不思饮食。

25161 白术散(《圣惠》卷二十八)

【组成】白术半两 防葵一两 槟榔二两 郁李仁二两(汤浸,去皮,微炒) 鳖甲二两(涂醋炙微黄,去裙襕) 吴茱萸三分(汤浸七遍,焙干,微炒) 桃仁三分(汤浸,去皮尖双仁,麸炒微黄) 诃黎勒一两半(煨,用皮)

【用法】上为粗散。每服四钱,以水一中盏,加生姜半分,煎至六分,去滓,食前温服。以微利为度。

【主治】虚劳,积聚坚实,腹如鼓,食即却吐,坐卧不安,喘急。

【宜忌】忌苋菜、生冷、油腻。

25162 白术散(《圣惠》卷二十九)

【组成】白术三分 藿香半两 桂心半两 枇杷叶三分(拭去毛,炙微黄) 人参一两(去芦头) 白茯苓一两 肉豆蔻三枚(去壳) 厚朴一两(去粗皮,涂生姜汁炙令香熟) 甘草半两(炙微赤,锉)

【用法】上为散。每服四钱,以水一中盏,加生姜半分,大枣三个,煎至六分,去滓稍热服,不拘时候。

【主治】虚劳,脾胃气冷即呕逆,无食即饥。

25163 白术散(《圣惠》卷二十九)

【组成】白术一两 前胡一两(去芦头) 半夏三分(汤洗七遍去滑) 人参三分(去芦头) 桑根白皮三分(锉) 杏仁半两(汤浸,去皮尖双仁,麸炒微黄) 紫菀三分(去苗土) 赤茯苓三分 槟榔半两 桂心三分 鳖甲一两(涂醋炙令微黄,去裙襕) 百部三分 枳壳三分(麸炒微黄,去瓤) 旋覆花半两 甘草三分(炙微赤,锉)

【用法】上为散。每服三钱,以水一中盏,加生姜半两,煎至六分,去滓温服,不拘时候。

【主治】虚劳羸瘦,每唾稠粘,心胸壅闷。

25164 白术散(《圣惠》卷二十九)

【组成】白术一两 人参三分(去芦头) 诃黎勒一两(煨,用皮) 陈橘皮一两(汤浸,去白瓤,焙) 草豆蔻一两(去皮) 桂心三分

【用法】上为散。每服四钱,以水一中盏,加生姜半分,大枣三个,煎至六分,去滓稍热服,不拘时候。

【主治】虚劳冷气,心腹痞满,不思饮食,四肢少力。

25165 白术散(《圣惠》卷二十九)

【组成】白术一两 酸枣仁一两(微炒) 麻黄根二两 防风一两(去芦头) 白龙骨二两半 黄耆二两(锉)

【用法】上为粗散。每服三钱,以水一中盏,煎至六

分,去滓温服,不拘时候。

【主治】虚劳盗汗,夜卧心烦少睡。

25166 白术散(《圣惠》卷三十)

【异名】白术汤(《圣济总录》卷八十八)。

【组成】白术一两 陈橘皮三分(汤浸,去白瓤,焙) 槟榔三分 紫苏茎叶三分 人参一两(去芦头) 白茯苓一两 木香半两 半夏半两(汤洗七遍去滑) 桂心三分 诃黎勒皮一两 厚朴一两(去粗皮,涂生姜汁炙令香熟)

【用法】上为散。每服三钱,以水一中盏,加生姜半分,煎至六分,去滓稍热服,不拘时候。

【主治】虚劳上气,及心腹气胀,不能饮食,呕吐酸水。

25167 白术散(《圣惠》卷三十七)

【组成】白术一两 丁香三分 诃黎勒三分(煨,用皮) 桂心三分 细辛三分 附子三分(炮裂,去皮脐) 枳壳半两(麸炒微黄,去瓤) 吴茱萸一分(汤浸七遍,焙干,微炒)

【用法】上为散。每服一钱,食后以温水调下。

【主治】肺脏虚寒,心膈壅滞,头目不利,鼻流清涕,日久不止。

25168 白术散(《圣惠》卷三十八)

【组成】白术一两 当归三分(锉,微炒) 柴胡一两(去苗) 桂心半两 青橘皮三两(汤浸,去白瓤,焙) 桔梗半两(去芦头) 甘草半两(炙微赤,锉)

【用法】上为粗散。每服四钱,以水一中盏,加生姜半分,大枣二个,煎至六分,去滓稍热服,不拘时候。

【主治】乳石发动,体颤寒热,心腹痛噤,不能饮食。

25169 白术散(《圣惠》卷三十八)

【组成】白术一两 人参三分(去芦头) 当归一两(锉,微炒) 木香半两 陈橘皮一两(汤浸,去白瓤,焙)

【用法】上为粗散。每服四钱,以水一中盏,加生姜半分,大枣三个,煎至六分,去滓稍热服,不拘时候。

【主治】乳石发动,多服凉药过度,致脾胃虚冷,腹痛下痢,不能饮食。

25170 白术散(《圣惠》卷四十二)

【组成】白术一两 桂心三分 陈橘皮三分(汤浸,去白瓤,焙) 泽泻一两 诃黎勒皮一两

【用法】上为散。每服五钱,以水一大盏,加生姜半分,煎至五分,去滓温服,一日三四次。

【主治】因食热及饮冷水,上气胸满,心下有水不散,虚喘妨闷,不下食。

25171 白术散(《圣惠》卷四十三)

【组成】白术三分 半夏三分(汤浸七遍去滑) 槟榔半两 桂心半两 陈橘皮三分(汤浸,去白瓤,焙) 丁香一分 高良姜半两(锉) 木香一分

【用法】上为散。每服三钱,以水一中盏,煎至六分,去滓温服,不拘时候。

【主治】心痛,痰饮多唾,腹胀不能下食。

25172 白术散(《圣惠》卷四十三)

【组成】白术一两 半夏半两(汤洗七遍去滑) 桂心半两 厚朴一两(去粗皮,涂生姜汁炙令香熟) 陈橘皮三分(汤浸,去白瓤,焙) 草豆蔻一两(去皮)

【用法】上为粗散。每服三钱,以水一中盏,加生姜半分,煎至六分,去滓温服,不拘时候。

【主治】腹虚胀及胸满,腹中冷痛。

25173 白术散(《圣惠》卷四十三)

【组成】白术 赤茯苓 当归(剉,微炒) 桂心 桔梗(去芦头) 陈橘皮(汤浸,去白瓤,焙) 吴茱萸(汤浸七遍,焙干,微炒) 人参(去芦头)各一两 甘草一分(炙微赤,剉) 细辛半两 厚朴半两(去粗皮,涂生姜汁炙令香熟)

【用法】上为散。每服三钱,以水一中盏,加生姜半分,大枣三个,煎至六分,去滓稍热服,不拘时候。

【主治】腹胀肠鸣切痛,发作有时。

25174 白术散(《圣惠》卷四十六)

【组成】白术一两 诃黎勒皮一两 半夏半两(汤洗七遍去滑) 甘草半两(炙微赤,剉) 桔梗三分(去芦头) 桂心半两 前胡一两(去芦头) 陈橘皮三分(汤浸,去白瓤,焙)

【用法】上为散。每服四钱,以水一中盏,加生姜半分,煎至六分,去滓温服,不拘时候。

【主治】咳嗽,痰壅呕吐,心胸不利,气逆食少。

25175 白术散(方出《圣惠》卷四十七,名见《普济方》卷二○一)

【组成】白术半两 肉豆蔻半两(去壳) 人参半两(去芦头) 厚朴三分(去粗皮,涂生姜汁炙令香熟) 陈橘皮三分(汤浸,去白瓤,焙)

【用法】上为散。每服三钱,以水一中盏,加生姜半分,大枣三个,煎至六分,去滓温服,不拘时候。

【主治】霍乱呕吐,脾胃虚冷,气膈,不思饮食。

25176 白术散(方出《圣惠》卷四十七,名见《普济方》卷二○二)

【组成】白术二两 枳壳二两(麸炒微黄,去瓤) 桂心一两

【用法】上为散。每服三钱,以水一中盏,加大枣三个,生姜半分,煎至六分,去滓热服,不拘时候。

【主治】霍乱吐逆下利,心腹胀满,脚转筋,手足冷。

25177 白术散(《圣惠》卷四十七)

【组成】白术一两 藿香一两 人参一两(去芦头) 枇杷叶半两(拭去毛,炙微黄) 高良姜半两(剉) 草豆蔻半两(去皮)

【用法】上为散。每服三钱,以水一中盏,加生姜半分,大枣三个,煎至六分,去滓温服,不拘时候。

【主治】霍乱胃气虚,干呕不止。

25178 白术散(《圣惠》卷四十八)

【异名】白术汤(《圣济总录》卷九十四)。

【组成】白术二两 赤茯苓一两 枳壳一两(麸炒微黄,去瓤) 人参一两(去芦头) 桔梗二两(去芦头) 桂心一两 京三棱一两(炮,剉) 槟榔一两

【用法】上为粗散。每服三钱,以水一中盏,煎至六分,去滓,每于食前温服。

【主治】❶《圣惠》:积聚,心腹胀满,不能饮食。❷《圣济总录》:寒疝凝结,积聚不散,攻注腹内疼痛,不下饮食。

25179 白术散(《圣惠》卷四十九)

【组成】白术一两 诃黎勒皮一两 枳壳三分(麸炒微黄,去瓤) 陈橘皮三分(汤浸,去白瓤,焙) 干姜三分(炮裂,剉) 人参一两(去芦头) 桔梗半两(去芦头) 桂心三分 木香二分 槟榔三分

【用法】上为散。每服三钱,以水一中盏,加大枣二个,煎至五分,去滓温服,不拘时候。

【主治】痃癖冷气胀满,不能食。

25180 白术散(《圣惠》卷五十)

【组成】白术半两 半夏一两(汤洗七遍去滑) 青橘皮三分(汤浸,去白瓤,焙) 赤茯苓一两 大腹皮一两(剉) 人参半两(去芦头) 枇杷叶一两(拭去毛,炙微黄) 木香半两 前胡二两(去芦头) 槟榔一两 厚朴一两(去粗皮,涂生姜汁炙令香熟)

【用法】上为散。每服三钱,以水一中盏,加生姜半分,煎至六分,去滓稍热服,不拘时候。

【主治】膈气不散,胸中噎塞,不下食,时时妨闷。

25181 白术散(《圣惠》卷五十)

【组成】白术一两 人参一两(去芦头) 干姜半两(炮裂,剉) 甘草半两(炙微赤,剉) 吴茱萸半两(汤浸七遍,焙干,微炒) 五味子半两 曲末一合(炒微黄) 大麦蘖一合(炒微黄) 桂心一两

【用法】上为粗散。每服三钱,以水一中盏,加生姜半分,煎至六分,去滓稍热服,不拘时候。

【主治】膈气,肾虚呕逆,从朝至夜,不能饮食,胸中痛,气渐羸困。

25182 白术散(《圣惠》卷五十)

【组成】白术一两 木香一两 吴茱萸半两(汤浸七遍,焙干,微炒) 桂心一两 陈橘皮一两(汤浸,去白瓤,焙) 荜茇半两 槟榔一两 人参一两(去芦头) 川大黄一两(剉碎,微炒) 厚朴一两半(去粗皮,涂生姜汁炙令香熟)

【用法】上为粗散。每服四钱,以水一中盏,加生姜半分,大枣三个,煎至六分,去滓稍热服,不拘时候。

【主治】五膈气,呕吐酸水,寒气上攻,胸中刺痛,腹胁胀满,饮食不下。

25183 白术散(《圣惠》卷五十)

【组成】白术三分 木香半两 诃黎勒皮三分 桂心三分 甘草一分(炙微赤,剉) 丁香半两 人参半两(去芦头) 厚朴一两(去粗皮,涂生姜汁炙令香熟) 陈橘皮一两(汤浸,去白瓤,焙) 草豆蔻一两(去皮)

【用法】上为细散。每服一钱,煎生姜、木瓜汤调下,不拘时候。

【主治】气膈,心腹痞满,四肢拘急,体重。

25184 白术散(方出《圣惠》卷五十,名见《普济方》卷二○五)

【组成】白术一两 枳实一两(麸炒微黄) 神曲一两(炒微黄)

【用法】上为细散。每服一钱,以热酒调下,不拘时候。

【主治】膈气,心胸间痛。

25185 白术散(《圣惠》卷五十)

【组成】白术一两 吴茱萸半两(汤浸七遍,焙干,微炒) 高良姜一两(剉) 桂心一两 人参一两(去芦头)

【用法】上为粗散。每服三钱,以水一中盏,加生姜半分,煎六分,去滓稍热服,不拘时候。

【主治】食讫醋咽多噫,食不下,脾胃虚冷。

25186 白术散(《圣惠》卷五十一)

【组成】白术一两 柴胡一两(去苗) 赤芍药三分 陈橘皮三分(汤浸,去白瓤,焙) 厚朴一两(去粗皮,涂生姜汁炙令香熟) 赤茯苓三分 槟榔一两 桔梗二两(去芦头) 诃黎勒皮三分 桂心半两 甘草一分(炙微赤,剉)

【用法】上为散。每服五钱,以水一大盏,加生姜半分,大枣三个,煎至五分,去滓温服,不拘时候。

【主治】气隔痰饮,两肋下痛,食不消化。

25187 白术散(《圣惠》卷五十一)

【组成】白术一两 陈橘皮一两(汤浸,去白瓤,焙) 丁香半两 赤茯苓半两 半夏半两(汤洗七遍去滑) 附子半两(炮裂,去皮脐) 桂心半两 前胡一两(去芦头) 甘草半两(炙微赤,剉)

【用法】上为粗散。每服五钱,以水一大盏,加生姜半分,大枣三个,煎至六分,去滓温服,不拘时候。

【主治】胸膈留饮,腹中虚满气逆,不下饮食。

25188 白术散(《圣惠》卷五十一)

【组成】白术三分 麻黄一两(去根节) 赤芍药三分 旋覆花半两 桂心一两 前胡三分(去芦头) 甘草三分(炙微赤,剉) 五味子一分 半夏三分(汤洗七遍去滑)

【用法】上为散。每服五钱,以水一大盏,加生姜半分,煎至五分,去滓热服,不拘时候。衣盖取汗。如人行十里未汗,即再服。

【功用】发汗。

【主治】溢饮。

25189 白术散(《圣惠》卷五十一)

【组成】白术一两 半夏三分(汤洗七遍去滑) 赤茯苓二两 人参三分(去芦头) 桂心三分 甘草一分(炙微赤,剉) 附子一两(炮裂,去皮脐) 前胡一两(去芦头)

【用法】上为散。每服五钱,以水一大盏,加生姜半分,煎至五分,去滓热服,不拘时候。

【主治】痰冷癖饮,胸膈满闷,不能下食。

25190 白术散(《圣惠》卷五十四)

【组成】白术一两 赤茯苓一两 桑根白皮一两半(剉) 楮白皮一两半(剉) 汉防己一两 泽漆茎叶(剉)二两半 射干一两 槟榔一两

【用法】上为散。每服三钱,以水、酒各半中盏,煎至六分,去滓温服,如人行十里再服。以疏利为度。

【主治】石水,四肢瘦细,腹独肿大,状如怀娠,心中妨闷,食即气急。

25191 白术散(《圣惠》卷五十九)

【组成】白术一两 牵牛子一两(微炒) 木通一两(剉) 川大黄一两(剉碎,微炒) 陈橘皮半两(汤浸,去白瓤,焙) 槟榔一两 川朴消一两

【用法】上为粗散。每服四钱,以水一中盏,煎至六

分,去滓,空腹温服,如人行十里再服。以利为度。

【主治】大小便难,腹胁胀满,气急。

25192 白术散(《圣惠》卷五十九)

【组成】白术一两 附子一两(炮裂,去皮脐) 龙骨二两 黄连一两(去须,微炒) 阿胶二两(捣碎,炒令黄燥) 干姜一两(炮裂,剉) 赤石脂二两 地榆一两(剉) 当归一两(剉,微炒)

【用法】上为细散。每服二钱,以粥饮调下,不拘时候。

【主治】久赤白痢不止,腹中疼痛。

25193 白术散(《圣惠》卷五十九)

【组成】白术一两(剉,微炒) 干姜一两(炮裂,剉) 木香半两 甘草半两(炙微赤,剉) 厚朴一两(去粗皮,涂生姜汁炙令香熟) 阿胶一两(捣碎,炒令黄燥) 神曲一两(炒令微黄) 当归一两(剉,微炒) 诃黎勒一两(煨,用皮)

【用法】上为细散。每服二钱,煮枣粥饮调下,不拘时候。

【主治】久冷下痢后,脾胃尚虚,不能饮食,四肢少力。

25194 白术散(《圣惠》卷六十)

【组成】白术三分 石斛三分(去根,剉) 黄耆一两(剉) 桂心半两 熟干地黄一两 续断三分 人参一两(去芦头) 牛膝一两(去苗) 天门冬三分(去心) 肉苁蓉一两(酒浸一宿,刮去皱皮,炙干) 白茯苓一两 甘草半两(炙微赤,剉)

【用法】上为散。每服四钱,以水一中盏,加生姜半分,大枣三个,煎至六分,去滓温服,不拘时候。

【主治】肠风痔疾失血后,虚损羸瘦,饮食无味,面色萎黄,四肢乏力。

25195 白术散(《圣惠》卷七十一)

【组成】白术三分 桂心半两 草豆蔻二分(去皮) 槟榔半两 赤茯苓半两 诃黎勒三分(煨,用皮) 陈橘皮三两(汤浸,去白瓤,焙) 厚朴一两(去粗皮,涂生姜汁炙令香熟) 人参一两(去芦头) 甘草一分(炙微赤,剉)

【用法】上为散。每服四钱,以水一中盏,加生姜半分、大枣三个,煎至六分,去滓,每于食前稍热服。

【主治】妇人脾胃气虚,心腹胀满,不欲饮食,四肢少力。

【备考】方中草豆蔻,《妇人良方》作"草果"。

25196 白术散(《圣惠》卷七十三)

【组成】白术一两 艾叶一两(微炒) 附子一两(炮裂,去皮脐) 芎藭三分 阿胶一两(捣碎,炒令黄燥) 桂心一两 白石脂一两 白矾灰一两 乌贼鱼骨二两(烧灰) 熟干地黄一两 吴茱萸半两(汤浸七遍,焙干,微炒) 伏龙肝一两 当归三两(剉,微炒)

【用法】上为细散。每服二钱,食前以热酒调下。

【主治】妇人白崩,脐腹冷痛,四肢不和,面无颜色。

25197 白术散(《圣惠》卷七十四)

【异名】白术汤(《校注妇人良方》卷十四)。

【组成】白术一两 陈橘皮一两(汤浸,去白瓤,焙) 麦门冬一两(去心) 芎藭一两 甘草半两(炙微赤,剉) 人参一两(去芦头) 半夏半两(汤洗七遍去滑) 前胡一

两(去芦头) 赤茯苓一两

【用法】上为散。每服四钱,以水一中盏,加生姜半分,淡竹茹一分,煎至六分,去滓温服,不拘时候。

【主治】妊娠伤寒,烦热头痛,胎气不安,或时吐逆,不下食。

【备考】方中赤茯苓,《普济方》作"赤芍药"。

25198 白术散(《圣惠》卷七十四)

【组成】白术三分 草豆蔻半两(去皮) 益智子半两(去皮) 枳壳三分(麸炒微黄,去瓤) 高良姜半两 陈橘皮三分(汤浸,去白瓤,焙)

【用法】上为散。每服三钱,以水一中盏,加生姜半分,煎至六分,去滓稍热服,不拘时候。

【主治】妊娠霍乱,吐逆不止,腹痛。

【备考】《济阴纲目》:此真虚寒腹痛吐利方也,勿妄用。

25199 白术散(《圣惠》卷七十四)

【组成】白术一两 白茯苓一两 芎䓖三分 人参半两(去芦头) 干姜半两(炮裂,剉) 草豆蔻一两(去皮) 厚朴三两(去粗皮,涂生姜汁炙令香熟) 陈橘皮一两(汤浸,去白瓤,焙) 当归三分(剉,微炒)

【用法】上为散。每服四钱,以水一中盏,加大枣三个,煎至六分,去滓稍热服,不拘时候。

【主治】妊娠霍乱,吐泻过多,伤冷,胎脏不安。

25200 白术散(《圣惠》卷七十四)

【组成】白术一两 人参一两(去芦头) 葛根一两 赤茯苓一两 陈橘皮一两(汤浸,去白瓤,焙) 枇杷叶(拭去毛,炙微黄) 枳壳(麸炒微黄,去瓤) 黄耆(剉) 柴胡(去苗) 麦门冬(去心) 甘草(炙微赤) 半夏(汤洗七遍去滑)各半两

【用法】上为散。每服三钱,以水一中盏,加生姜半两,煎至六分,去滓温服,不拘时候。

【主治】妊娠心胸痰逆,烦闷,头重目眩,憎寒,恶闻食气,四肢无力。

25201 白术散(《圣惠》卷七十四)

【组成】白术一两 黄芩一两 赤石脂二两 干姜半两(炮裂,剉) 芎䓖三分 艾叶一两(炒令微黄) 人参一两(去芦头) 阿胶一两(捣碎,炒令黄燥) 当归一两(剉,微炒)

【用法】上为细散。每服二钱,以粥饮调下,不拘时候。

【主治】妊娠下痢赤白,腹痛日夜不止。

25202 白术散(《圣惠》卷七十五)

【组成】白术一两 厚朴一两(去粗皮,涂生姜汁炙令香熟) 白茯苓一两半 葛根一两 麦门冬二两(去心) 人参一两(去芦头) 甘草半两(炙微赤,剉) 陈橘皮一两(汤浸,去白瓤,焙)

【用法】上为散。每服四钱,以水一中盏,加生姜半分,煎至六分,去滓温服,不拘时候。

【主治】妊娠阻病,心中愦愦,头闷目眩,四肢沉重,恶闻食气,好吃酸咸果实,多卧少起,三月四月皆多呕逆,百节酸疼,不得自举。

25203 白术散(《圣惠》卷七十五)

【组成】白术三分 草豆蔻一两(去皮) 当归一两(剉,微炒) 甘草半两(炙微赤,剉) 干姜半两(炮裂,剉) 芎䓖半两 厚朴一两(去粗皮,涂生姜汁炙令香熟)

【用法】上为散。每服三钱,以水一中盏,加大枣三个,煎至六分,去滓,每于食前温服。

【主治】妊娠腹中冷,胎动不安。

25204 白术散(《圣惠》卷七十五)

【组成】白术三分 熟干地黄一两 白茯苓三分 甘草半两(炙微赤,剉) 阿胶一两(捣碎,炒令黄燥) 当归一两(剉,微炒)

【用法】上为散。每服三钱,以水一中盏,加生姜半分,大枣三个,煎至六分,去滓稍热服,不拘时候。

【主治】妊娠胎动,腹痛,及腰疼不止。

25205 白术散(《圣惠》卷七十五)

【组成】白术一两 黄芩一两 陈橘皮一两(汤浸,去白瓤,焙)

【用法】上为散。每服四钱,以水一中盏,加生姜半分,大枣三个,煎至六分,去滓温服,不拘时候。

【主治】妊娠心腹胀满,不欲饮食。

25206 白术散(《圣惠》卷七十八)

【组成】白术三分 芎䓖三分 赤芍药三分 附子三分(炮裂,去皮脐) 桂心二分 青橘皮一分(汤浸,去白瓤,焙) 甘草一分(炙微赤,剉) 厚朴一两(去粗皮,涂姜汁炙令香熟) 石膏一两半

【用法】上为粗散。每服四钱,以水一中盏,加生姜半分,煎至六分,去滓稍热服,不拘时候。

【主治】产后伤寒,四肢拘急,心腹满闷,头痛壮热。

25207 白术散(《圣惠》卷七十八)

【组成】白术 麦门冬(去心,焙) 厚朴(去粗皮,涂生姜汁炙令香熟) 人参(去芦头) 陈橘皮(汤浸,去白瓤,焙) 当归(剉,微炒) 桂心各一两

【用法】上为粗散。每服四钱,以水一中盏,加生姜半分,煎至六分,去滓温服,不拘时候。

【主治】产后腹中痛,呕逆,饮食不下。

25208 白术散(《圣惠》卷七十八)

【组成】白术 麦门冬(去心,焙) 陈橘皮(汤浸,去白瓤,焙) 干姜(炮裂,剉) 人参(去芦头)各一两 甘草半两(炙微赤,剉)

【用法】上为粗散。每服四钱,以水一中盏,加生姜半分,煎至六分,去滓温服,不拘时候。

【主治】产后霍乱,吐利腹痛,烦渴,手足逆冷。

25209 白术散(《圣惠》卷七十八)

【组成】白术三分 石膏一两半 白芍药半两 白茯苓三分 麦门冬一两半(去心,焙) 牡蛎粉一两 生干地黄一两 人参三分(去芦头) 五味子半两 黄耆三分(剉) 甘草一分(炙微赤,剉)

【用法】上为粗散。每服四钱,以水一中盏,加生姜半分,大枣三个,煎至六分,去滓温服,不拘时候。

【主治】产后体虚,劳动过多,致头痛烦热,汗出不止,四肢少力,不思饮食。

25210 白术散(《圣惠》卷七十八)

【组成】白术　龙骨　当归(剉,微炒)各三分　生干地黄　黄耆(剉)　牡蛎粉各一两

【用法】上为粗散。每服四钱,以水一中盏,加生姜半分,大枣三个,煎至六分,去滓温服,不拘时候。

【主治】产后体虚汗出,四肢乏力,腹内疼痛,不思饮食。

25211　白术散(《圣惠》卷八十一)

【组成】白术一两　木香半两　熟干地黄一两　干姜半两(炮裂,剉)　白芍药三分　芎藭半两　桃仁半两(汤浸,去皮尖双仁,麸炒微黄)　人参三分(去芦头)　桂心半两　黄耆三分(剉)　当归三分(剉,微炒)　白茯苓半分

【用法】上为粗散。每服四钱,以水一中盏,加生姜半分,大枣三个,煎至六分,去滓稍热服,一日三四次。

【主治】产后褥劳虚羸,发歇寒热,心腹疼痛,四肢无力,不思饮食。

25212　白术散(《圣惠》卷八十一)

【组成】白术一两　黄耆一两(剉)　五味子半两　石斛一两(去根,剉)　防风半两(去芦头)　人参三分(去芦头)　酸枣仁半两(微炒)　牛膝半两(去苗)　木香半两　桂心(半两)　当归半两(剉,微炒)　白茯苓三分　熟干地黄一两　芎藭半两　羚羊角屑半两　附子三分(炮裂,去皮脐)　甘草三分(炙微赤,剉)　干姜半两(炮裂,剉)

【用法】上为粗散。每服四钱,以水一中盏,加大枣三个,煎至六分,去滓温服,一日三次。

【主治】产后体虚羸弱,不思饮食,远视无力,起止不得。

25213　白术散(《圣惠》卷八十一)

【组成】白术一分　附子三分(炮裂,去皮脐)　当归三分(剉,微炒)　桂心半两　陈橘皮三分(汤浸,去白瓤,焙)　人参三分(去芦头)　木香半两　槟榔半两　干姜半两(炮裂,剉)　赤芍药半两　芎藭三分　甘草一分(炙微赤,剉)　吴茱萸一分(汤浸七遍,焙干,微炒)　厚朴三分(去粗皮,涂生姜汁炙令香熟)

【用法】上为粗散。每服三钱,以水一中盏,加大枣三个,煎至六分,去滓稍热服,不拘时候。

【主治】产后冷气攻心腹疼痛,四肢不和,少思饮食。

25214　白术散(《圣惠》卷八十四)

【组成】白术半两　赤芍药一分　紫菀半两(洗去苗土)　麻黄半两(去根节)　厚朴半两(去粗皮,涂生姜汁炙令香熟)　人参半两(去芦头)　陈橘皮一分(汤浸,去白瓤,焙)　杏仁半两(汤浸,去皮尖双仁,麸炒微黄)　甘草半两(炙微赤,剉)

【用法】上为粗散。每服一钱,以水一小盏,煎至五分,去滓服,不拘时候。

【主治】小儿内中冷气,及伤于外寒,咳嗽,或时寒热头痛。

25215　白术散(《圣惠》卷八十四)

【组成】白术半两　当归半两(剉碎,微炒)　芎藭半两　干姜一分(炮裂,剉)　青橘皮一分(汤浸,去白瓤,焙)　甘草一分(炙微赤,剉)

【用法】上为粗散。每服一钱,以水一小盏,煎至五

分,去滓服,不拘时候。

【主治】小儿冷热不调,腹内疼痛,发歇不定。

25216　白术散(《圣惠》卷八十四)

【组成】白术半两　草豆蔻一分(去皮)　丁香半两　当归一分(剉,微炒)　陈橘皮半两(汤浸,去白瓤,焙)　甘草半分(炙微赤,剉)

【用法】上为细散。每服半钱,以粥饮调下,量儿大小,加减温服,不拘时候。

【主治】小儿霍乱,吐泻不止,心腹痛,面无颜色,渐至困乏。

25217　白术散(《圣惠》卷八十五)

【组成】白术一分　木香一分　陈橘皮一分(汤浸,去白瓤,焙)　丁香一分　麦门冬二分(去心,焙)

【用法】上为粗散。每服一钱,以水一中盏,煎至五分,去滓稍热服,不拘时候。

【主治】小儿冷热不和,吐利不止。

25218　白术散(《圣惠》卷九十二)

【组成】白术半两　土瓜根半两　牡蛎粉三分

【用法】上为粗散。每服一钱,以水一小盏,加生姜少许,大枣二个,煎至六分,去滓温服。

【主治】小儿遗尿,足寒。

25219　白术散(《圣惠》卷九十三)

【组成】白术一两(微炒)　当归半两(剉,微炒)　地榆半两(微炙,剉)　木香半两　赤芍药半两　甘草半两(炙微赤,剉)

【用法】上为粗散。每服一钱,以水一小盏,煎至五分,去滓温服,不拘时候。

【主治】小儿疳痢,腹胀疼痛,日夜三二十行。

25220　白术散(《圣惠》卷九十三)

【组成】白术半两　人参半两(去芦头)　厚朴三分(去粗皮,涂生姜汁炙令香熟)　黄连半两(去须,剉,微炒)　当归半两(剉,微炒)　地榆半两(剉)　木香半两　榉树皮半两(炙微赤,剉)　甘草半两(炙微赤,剉)

【用法】上为粗散。每服一钱,以水一小盏,煎至五分,去滓温服,不拘时候。

【主治】小儿赤白痢,腹内疼痛,羸弱不能饮食。

25221　白术散(《苏沈良方》卷十)

【异名】白术汤(《圣济总录》卷一五六)、保安白术散(《卫生宝鉴》卷十八)。

【组成】白术　黄芩各等分(新瓦上同炒香)

【用法】上为散。每服三钱,水一中盏,加生姜三片,大枣一个(擘破),同煎至七分。但觉头痛发热,便可二三服,即愈。

【功用】安胎,益母子。

【主治】妇人妊娠伤寒,头痛发热。

【宜忌】四肢厥冷阴证者未可服。

25222　白术散(《医方类聚》卷二十引《神巧万全方》)

【组成】白术　草薢　独活　肉桂　五加皮　甘菊花　汉防己　葛根　羚羊角屑　赤芍药　防风　芎藭　杏仁(汤浸,去皮尖,麸炒令黄)　侧子(炮,去皮)　甘草(炙黄)各一两　磁石三两(碎研,水淘去赤屑)　麻黄二两(去节)

薏苡仁二两

【用法】上为散。每服四钱，以水一中盏，加生姜半分，煎六分，去滓温服。

【主治】瘫痪风，手足不遂，肌肉顽痹，筋脉拘急，心神不安，言语謇涩，胸膈痰涎不利。

25223　白术散(《活人书》卷十六)

【组成】白术一两　细辛一两　附子一两(炮，去皮脐用)　桔梗一两(去芦头)　干姜半两(炮裂，剉)　川乌头一两(炮裂，去皮脐)

【用法】上为细末。每服二钱，以水一中盏，煎至六分，稍热和滓顿服，不拘时候。

【主治】阴毒伤寒，心间烦躁，四肢厥冷。

25224　白术散(《圣济总录》卷十八)

【组成】白术(微炒)　人参　秦艽(去苗土)　当归(切，焙)　天雄(炮裂，去皮脐)各三分　附子(炮裂，去皮脐)　乌头(炮裂，去皮脐)各二两　干姜(炮裂)一两　蜀椒(去目并闭口者，炒出汗)一两　防风(去叉)　桂(去粗皮)　防己(剉)　草薢(炒)　白蔹　桔梗(去芦头，炒)　黄耆(细剉)各二两　山茱萸　麻黄(去根节，先煮，掠去沫，焙干用)　茵芋(去粗茎)　甘草(炙)各三分　细辛(去苗叶)半两

【用法】上为散。每服二钱匕，温酒调下，空心、午时各一次；未效，渐加服之。觉口唇瘰痹即减服之。

【主治】恶风，无问新久，四肢不仁，一身尽痛，头目眩倒，口面㖞僻。

25225　白术散(《圣济总录》卷二十)

【组成】白术(微炒)三两　附子(炮裂，去皮脐)二两　石斛(去根，剉)半两　蜀椒(去目并闭口者，炒出汗)　干姜(炮)　天雄(炮裂，去皮脐)　细辛(去苗叶，轻炒)各三分　羊踯躅(微炒)半两　乌头(炮裂，去皮脐)一两　石南(用叶，酒醋微炒)三分　桂(去粗皮)一两　防风(去叉)二两半

【用法】上为散。每服半钱至一钱匕，渐加至一钱半，温豆淋酒三合调下，空心、临卧各一次。每服药后宜以少白羊脯嚼汁下药，续更用三合温豆淋酒冲涤，令接药力，常令有酒气。其药以韦皮袋贮，勿泄其气。初服身与腿膝有汗，宜避外风。

【主治】积年周痹，头发秃落，隐疹生疮，气脉不通，搔之不觉痛痒。

25226　白术散(《圣济总录》卷四十四)

【组成】白术(剉，炒)　缩砂仁　诃黎勒皮各三分　肉豆蔻三枚(去壳)　甘草(炙，剉)半分　木香一分　人参　丁香　干姜(炮)各半两

【用法】上为散。每服三钱匕，米饮调下。

【主治】脏腑寒，泄泻，不思食。

25227　白术散(《圣济总录》卷四十六)

【组成】白术　诃黎勒(煨，去核)各三分　甘草(炙，剉)　丁香　厚朴(去粗皮，生姜汁炙)各一分　木香　桂(去粗皮)　人参　槟榔(半生半熟，剉)各三分　陈橘皮(去白，麸炒)　草豆蔻(去皮)各一两

【用法】上为散。每服二钱匕，生姜、木瓜煎汤调下。

【主治】胃冷，气胀满闷，四肢急，体重。

25228　白术散(《圣济总录》卷六十三)

【组成】白术(剉，炒)　人参各二两　丁香　甘草(炙，剉)各三分　白茯苓(去黑皮)一两半　草豆蔻(去皮)　陈橘皮(去白，焙)　干姜(炮裂)各一两　桔梗(炒)半两

【用法】上为散，研匀。每服二钱匕，生姜、大枣汤调下。

【主治】胸满气逆，呕吐，不思食。

25229　白术散(《圣济总录》卷八十七)

【组成】白术一两　白芷　鳖甲(去裙襕，醋炙令焦)　苍术(米泔浸一宿，剉，焙)　防风(去叉)　厚朴(去粗皮，生姜汁炙，剉)　桂(去粗皮)　人参　陈橘皮(去白，焙)　干姜(炮)　高良姜(炮)各半两　吴茱萸(汤洗三遍，焙干)　柴胡(去苗)　蜀椒(去合口并目，炒出汗)　芎䓖　白茯苓(去黑皮)　白芜荑　缩砂(去皮)各一两　附子二枚(炮裂，去皮脐)　沉香(剉)　丁香　当归(炙，剉)　木香各一分

【用法】上为散。每服五钱匕，用猪肝三两，批开，入葱白、盐各少许，掺药在内，湿纸裹，慢火煨香熟为度，空心、食前米饮嚼下。

【主治】冷劳，大便滑泄，食饮不美，有盗汗。

25230　白术散(《圣济总录》卷九十)

【组成】白术一两　人参三分(去芦头)　诃黎勒一两(煨，去核)　陈橘皮一两(汤浸，去白，焙)　草豆蔻一两　桂心三分

【用法】上为末。每服四钱匕，水一中盏，加生姜半分，大枣三个，煎至六分，去滓稍热服，不拘时候。

【主治】虚劳冷气，心腹痞满，不思饮食，四肢少力。

25231　白术散(《圣济总录》卷九十六)

【组成】白术二两(米泔浸一宿，炒)　芍药　厚朴(去粗皮，姜汁炙)　吴茱萸(汤洗，焙，炒)　陈橘皮(汤浸，去白，焙)　细辛(去苗叶)各一两

【用法】上为散。每服二钱匕，入盐沸汤点服。

【主治】元脏虚冷，腹内雷鸣，夜多小便。

25232　白术散(《圣济总录》卷一五二)

【组成】白术(剉，炒)　黄柏(去粗皮，炙)各一两半　白薇半两

【用法】上为散。每服二钱匕，温酒或米饮调下。

【主治】妇人漏下赤白。

25233　白术散(《圣济总录》卷一五五)

【组成】白术二两　芎䓖　芍药　人参　阿胶(炙令燥)各一两　甘草(炙，剉)半两

【用法】上为散。每服三钱匕，以葱粥饮调下，一日三次。

【主治】妊娠胎不长养。

25234　白术散(《圣济总录》卷一五六)

【组成】白术一两(剉，炒)　木香　青橘皮(去白，焙)各半两　丁香　麦蘖(炒)　人参　赤茯苓(去黑皮)各一两　甘草(炙)　槟榔各半两　干姜一分(炮裂)

【用法】上为散。每服二钱匕，入盐少许，沸汤点下，不拘时候。

【主治】妊娠呕逆,不下饮食,胸膈痞闷。

25235 白术散(《圣济总录》卷一五六)

【组成】白术一两 人参二两 白茯苓(去黑皮)三分 黄耆(微炙,剉) 姜制半夏各一两 山芋 桔梗(炒) 桑根白皮(微炙,剉) 白芷 五味子各半两 甘草一分(微炙)

【用法】上为散。每服二钱匕,食后、临卧沸汤点下。

【功用】止嗽宽膈,和气进食。

【主治】妊娠痰盛。

25236 白术散(《圣济总录》卷一六五)

【组成】白术 芍药(炒)各三分 木香(半生半炒) 缩砂仁 黄连(去须,炒)各半两 陈曲(炒)一两半 厚朴(去粗皮,生姜汁炙)一两

【用法】上为散。每服二钱匕,煎干姜、米饮调下。

【主治】产后冷痢,脐下痛,羸瘦不能食。

25237 白术散(《圣济总录》卷一八七)

【组成】白术 楝实(取肉)各二两 青盐一分

【用法】上剉细,慢火炒黑色留性,捣罗为散。每服二钱匕,热酒调下,一日三次。

【主治】小肠气。

25238 白术散(《全生指迷方》卷三)

【组成】白术二两 芍药三两 桂(去皮) 附子(炮,去皮脐,剉)各一两

【用法】上为细末。每服二钱匕,食前温酒调下。

【主治】隐隐腰痛,以热物熨痛处即少缓。由处卑湿,复为风邪伤足太阳之经,其脉缓涩。

25239 白术散(《全生指迷方》卷四)

【异名】白术汤(《普济方》卷一九二)、全生白术散(《女科撮要》卷下)。

【组成】橘皮(洗) 大腹皮 茯苓 生姜各半两 白术一两

【用法】上为末。每服方寸匕,食前饮调下。

【主治】❶《全生指迷方》:妊娠面目肿如水状。❷《普济方》:久下痢之后,脾肺虚,不能渐运诸气,肌肉空疏,气无所归,卒然身体足胫面目浮肿,小便反快,脉虚。

【方论选录】《医方集解》:此足太阳、太阴药也。水病常令上下分清,姜皮、橘皮辛而能散,使水从毛窍出;腹皮、茯苓皮淡而能泄,使水从溺窍出;水盛由于土衰,故用白术之甘温以扶脾土而堤防之,不致泛溢也。

25240 白术散(《广嗣纪要》卷九引《全生》)

【组成】白术一钱 生姜皮 大腹皮 白茯苓皮 陈皮 桑白皮各五钱

【用法】上㕮咀。浓磨木香汁半盏,同煎八分,去滓温服。

【主治】❶《广嗣纪要》:妊娠面目虚浮,四肢肿如水气。❷《医略六书》:子肿,脉浮濡数者。

【方论选录】《医略六书》:妊娠脾亏气滞,肺不通调,致湿流四肢,溃于皮肤,溢于头面,故肢腹上下浮肿,谓之子肿。白术健脾以运动其气;桑皮肃金以通其湿;茯苓渗湿气,清治节;陈皮利中气,除痰涎;大腹绒滞宽胀;生姜皮散湿退肿也。为散米饮下,使脾气健运,则肺气通调而湿流

气化,浮肿无不退,胎气无不安矣。

【备考】《医略六书》本方用法:为散,米饮下。

25241 白术散(《小儿药证直诀》卷下)

【异名】白术汤(《卫生总微》卷十)、钱氏白术散(《局方》卷十吴直阁增诸家名方)、人参白术散(《小儿痘疹方论》)、七味人参白术散(《永类钤方》卷二十一)、清宁散(《得效》卷十二)、七味白术散(《校注妇人良方》卷二十一)、参苓白术散(《片玉痘疹》卷六)、干葛参苓白术散(《痘疹全书》卷上)、七味白术汤(《景岳全书》卷六十四)。

【组成】人参二钱五分 白茯苓五钱 白术五钱(炒) 藿香叶五钱 木香二钱 甘草一钱 葛根五钱

【用法】上㕮咀。每服三钱,水煎服。

【功用】健脾养胃,益气升清,生津止渴。

❶《小儿痘疹方论》:清神生津,除烦止渴。❷《古今医鉴》:和胃生津,止泻痢。❸《幼科释谜》:助脾和胃,调中益气。❹《小儿药证直诀类证释义》:健脾养胃升清。

【主治】脾胃虚弱,运化失司,津液耗伤,虚热内炽,呕吐、泄泻、霍乱、痢疾,烦渴饮水,羸困少力。

❶《小儿药证直诀》:小儿脾胃久虚,呕吐泄泻,频作不止,精液枯竭,烦渴躁,但欲饮水,乳食不进,羸瘦困劣;及失治后变成惊痫,不论阴阳虚实者。❷《宣明论》:伤寒杂病,一切吐泻烦渴霍乱,虚损气弱,及酒积呕哕。❸《小儿痘疹方论》:小儿痘疮已靥,身热不退。❹《御药院方》:小儿吐泻之后,腹中疼痛,气不和,烦渴,引饮不止;及伤寒泻后,胃中虚热。❺《得效》:小儿疳渴,烦躁引水,乳食不进,夜则渴甚者。❻《保婴金镜》:积痛。❼《医学六要》:消中,消谷善饥。❽《寿世保元》:小儿胃虚寒所致的冬月吐蛔症。❾《医略六书》:妊娠口干不渴,脉浮缓者;孕妇泄泻,脉浮软者。

【加减】热甚发渴,去木香;渴者,葛根加至一两。

【方论选录】❶《育婴秘诀》:本方治阳明经本虚,阴阳不和,吐泻亡津液,烦热口干。以人参、白术、甘草甘温补胃和里;木香、藿香辛温以助脾;白茯苓甘平,分阴阳,利水湿;葛根甘平,倍于众药,其气轻浮,鼓舞胃气,上行津液,又解肌热,治脾胃虚弱泄泻之圣药也。不问泄痢,但久不止者,并服之。❷《医略六书》:妊娠脾胃两亏,清阳下陷,津液不能上敷四达,故泄泻烦渴不解,胎因不安焉。人参扶元气以通血脉,白术健脾土以生血脉,茯苓渗湿和脾,炙草缓中益胃,葛根升清气,最除烦渴,藿香开胃气,兼止泄泻,木香调气以醒脾胃也。为散水煎,使脾胃调和,则清阳上奉而津液四布,泄泻无不止,烦渴无不除,何胎孕之不安哉!❸《小儿药证直诀类证释义》:小儿体质娇嫩,气血未充,而气血津液又是生机之本,必须时时顾护珍惜。基于这样的治疗思想,针对胃有虚热,津液亏耗,中气下陷等证,钱氏创立了著名的白术散,此方健脾养胃,又能升清,应用于因运化失司而复津液耗竭,虚热内炽,口渴不止者。方以四君补中,木香、藿香芳香悦脾而健胃,葛根升清止泻,又能解渴,实为临床治疗渴泻之圣药,疳证初起之妙剂,惟多服则佳。

425242 白术散(《幼幼新书》卷二十八引《王氏手集》)

【组成】芍药 当归 官桂 人参 白术 茯苓 粟米(炒)各一两

【用法】上为粗末。每服一钱，水六分盏，煎至三分，去滓温服。

【功用】和中益胃，散风湿。

【主治】小儿肠鸣泄泻，米谷不化，利下青白，腹痛呕逆，胁胀满，气瘕不散，体热多睡，全不思食。

25243 白术散（《鸡峰》卷十六）

【组成】白术 人参 旋覆花 熟地黄 当归 阿胶各一两

【用法】上为粗末。每服二钱，水二盏，酒三分，同于银器中熬至一盏，去滓，空心温服，一日一次，至六个月觉胎气荣安即罢服。若觉腰中痛，即是药养胎气，未胜邪气，每服加吴茱萸四七粒同煎。

【功用】和养胎气。

25244 白术散（《鸡峰》卷十七）

【组成】人参 白术 吴茱萸 阿胶 熟艾 桑寄生 茯苓 当归各等分

【用法】上为粗末。每服五钱，水一盏，加大枣三个，煎至八分，去滓，空心、食前稍热服，一日二次。

【主治】妊娠胎频动，微微腹痛。

25245 白术散（《鸡峰》卷二十四）

【组成】吴白术一两 厚朴二两半 橘皮二两 甘草一两半

【用法】上为细末。每服二钱，水一盏，煎至六分，和滓温服。

【功用】和养脾胃。

25246 白术散（《本事》卷四）

【异名】白术茯苓泽泻汤（《医方考》卷六）。

【组成】泽泻 白术 茯苓（去皮）各等分

【用法】上为细末。每服一钱，汤调温下。

【主治】脾气不足，水湿内停，食后多吐；或痘如水泡，大便泄泻。

❶《本事》：食后多吐，欲作反胃。❷《医方考》：痘而水泡。❸《痘学真传》：痘家作泻，则液内竭而色干；疮湿则液外走而便结，如泄泻疮湿并见者，此脾胃多湿而不健运也。

【方论选录】❶《医方考》：痘疹中有实热，膈有停水，湿热外行，初则痘色晶亮，顷则痘皆水泡矣。此乃水不能润下，灶底燃薪，釜中发泡之义。是方也，白术甘而燥，能益土以防水；茯苓甘而淡，能益土以决防；泽泻咸而润，能润下而利水。水利湿消，泡自愈矣。❷《本事方释义》：泽泻气味咸微寒，入足太阳；白术气味甘温，入足太阴；茯苓气味甘平淡渗，入足阳明，能引诸药达于至阴之处。此治食后多吐，将成反胃之疴，其人必是酒客，中宫气馁，饮浊上干，三味最能达阴泄浊，又能和中养正，所以确中病情也。

25247 白术散（《本事》卷四）

【组成】白术 木香 附子 人参各等分

【用法】上为细末。每服二钱，水一盏，加生姜三片，大枣一个，煎六分，食前温服。

【主治】因忧愁中伤，食结积在肠胃，故发吐利。自后至暑月稍伤，则发暴下，数日不已。

【方论选录】《本事方释义》：白术气味甘温，入足太阴；木香气味辛温，入足太阴；附子气味咸辛大热，入手足少

阴；人参气味甘温，入脾胃；姜、枣和营卫。此方因温下之后，病去元虚，尤恐未尽之积复聚，治以辛香疏滞，中焦不致留邪；咸辛暖中，下焦亦不致留邪；则甘温之补，引受其益，焉有不能复元者乎！

25248 白术散（《本事》卷十）

【异名】白术舒脾散（《医略六书》卷二十八）。

【组成】白术（炒） 干紫苏各一两 白芷（微炒）三分 人参三分（去芦） 川芎（洗） 诃子皮 青皮（去白）各半两 甘草一分（炙）

【用法】上为细末。每服二钱，水一盏，加生姜三片，煎七分，不拘时候温服。

【主治】❶《本事》妊娠气不和调，饮食少。❷《医略六书》：孕妇脾虚难化，脉浮缓者。

【方论选录】❶《本事方释义》：白术气味甘温。微苦，入足太阳；干苏叶气味辛温，入足太阳；白芷气味辛温，入足太阳；人参气味甘温，入足阳明；川芎气味辛温，入足少阳、厥阴；诃子气味涩温，入手阳明、足太阳；青皮气味辛酸微温，入足少阳、厥阴；甘草气味甘平，入足太阴，通行十二经络，能缓诸药之性；生姜辛温入卫，凡妇人妊娠气不调和，饮食不节，以致脾胃不和，必鼓动脾阳，使其健运，亦必以扶持胎气为要耳。经云：饮食自倍，脾胃乃伤。又云：阴之所生，本在五味；阴之五宫，伤在五味。若妊子饮食不节，生冷毒物，恣性食噉，必致脾胃之疾，故妊娠伤食，难得妥药，唯此方最稳捷。❷《医略六书》：妊娠脾胃虚弱，饮食不能遽化，故胸腹满闷，胎孕因之不安。白术健脾土以化食，人参扶元气以安胎，紫苏理血气以散满，白芷升清阳以开胃，青皮平肝气，甘草和胃气，诃子涩玄府以防散药之疏泄也。为散，砂仁汤下，使滞散气行，则脾胃内强而饮食自化，满闷自除，何胎孕之有不安哉！

【备考】《医略六书》本方用法：每服三钱，熟砂仁汤下。

25249 白术散（《本事》卷十）

【组成】白术 人参各二钱 半夏曲二钱 茯苓 干姜 甘草各一钱

【用法】上为细末。每服二钱，水一盏，加生姜三片，大枣三个（擘，去核），煎至七分，去滓温服，一日二三次。

【功用】《本事方释义》：温养中宫，通调营卫。

【主治】小儿呕吐，脉迟细，有寒。

【方论选录】《本事方释义》：白术气味甘温微苦，入足太阴；人参气味甘温，入足阳明；半夏曲气味辛微温，入足阳明；茯苓气味甘平淡渗，入足阳明；干姜辛温，入手足太阴；甘草气味甘平，入足太阴；姜、枣之辛温甘，和营卫。小儿挟寒呕吐，脉迟细者，恐延成慢惊，故必温养中宫，通调营卫，则正气旺而呕吐除，病何由人乎！

25250 白术散（《卫生总微》卷十）

【组成】白术二两 干山药 白茯苓各一两 人参（去芦） 木香 白扁豆（炮） 藿香（去土）各半两 甘草一分（炙）

【用法】上为末。每服一钱，紫苏汤下；喘者，陈皮汤下，不拘时候。

【主治】小儿吐逆，或加喘促。

25251 白术散(《陈素庵妇科补解》卷三)

【组成】白术 砂仁 陈皮 人参 甘草 草蔻 茯苓 藿香 乌药 香附 竹茹 前胡 川芎 白芍 当归 姜 枣

【功用】豁痰导水,理气养血。

【主治】妊娠恶阻。妇人素禀怯弱,或受风寒,或当风取凉,或中脘有宿痰,受妊之后,经血既闭,饮食相搏,气不宣通,遂使肢体沉重,头目昏眩,好食酸咸,多卧少起,甚或憎寒壮热,心中愦闷呕吐,恍惚不能支持。

【方论选录】是方四君以补气;芎、归、芍以养血,砂、陈、藿、蔻、香附以温中和胃;竹茹、前胡以豁痰;乌药以理气;姜、枣和营卫,生津液。

25252 白术散(《陈素庵妇科补解》卷三)

【组成】川芎 当归 白芍 茯苓 白术 甘草 木香 广皮 香附 乌药 前胡 紫苏 竹茹 延胡索

【主治】妊娠心痛,乃风寒痰饮客于心之经络,邪气与正气相搏而作也。若真心痛,旦发夕死,夕发旦死,指甲唇口俱青。乍安乍甚者,乃伤心之别络而痛也。或暴怒气上,或食积停滞,痛而不已,损伤于脏则胎动不安,久而不愈,必致堕胎。

【方论选录】是方芎、归、芍、苓、甘、术以补气血,而固胎元;附、香、陈、乌以行滞气,更可消食;前、茹以消痰饮;延胡以行血中滞气、气中滞血;紫苏散外邪,宽胸祛胀。凡因风寒、痰饮、食积、滞气、瘀血致心痛而胎不安者,并能治之。但乌药太燥,延胡太峻,恐伤胎气,酌而用之。雷公云:心痛欲死,急觅玄胡。如血虚心痛,以手按之而痛稍止者,不可服前方。

25253 白术散(《陈素庵妇科补解》卷三)

【组成】人参 白术 陈皮 甘草 香薷 厚朴 藿香 乌药 茯苓 猪苓 泽泻 苍术 木瓜 干葛 竹茹

【主治】妊娠霍乱,阴阳不和,清浊相干;或胃气素虚,饮食过度,触冒风寒,填塞上中二焦,以致挥霍撩乱。或吐或泻,或吐泻交作,胎气上逼心胸,甚则反目上视,手足厥,冷汗。

【方论选录】是方四君以固中,猪、泽以利水,藿、陈、厚朴以和胃,苍术、乌药燥湿理气,木瓜恐有转筋,葛根引入阳明,竹茹清胃火、止烦逆,香薷亦佐行水,非清暑也。

25254 白术散(《陈素庵妇科补解》卷三)

【组成】白术 茯苓 苏叶 人参 苍术 川芎 诃子仁 甘草 腹皮 陈皮 青皮 木香 厚朴 当归 白芍 砂仁

【主治】妊娠伤食症。由饮食不节,恣食生冷致伤脾胃,轻则胸腹胀满嗳气,重则脾虚不能运化,寒则完谷不变,热则粪黄臭不可当,日久不愈变为滞下,胎气受伤。

【方论选录】是方四君子壮土健脾;芎、归养血安胎;胸膈膹胀,则以青、陈、腹、朴运之消之;脾虚脏寒,以苍、砂、木香和之温之;伤食必腹痛,芍、甘缓之止之;紫苏气芳香而性轻浮,用于醒脾,升发胃中元气,培复谷气;诃子之涩,以完谷泄痢而暂用之,不可过也。

25255 白术散(《宣明论》卷二)

【组成】牡蛎(煅)三钱 白术一两二钱半 防风二

两半

【用法】上为末。每服一钱,温水调下,不拘时候。

【主治】虚风多汗,食则汗出如洗,少气痿劣,久不治必为消渴证。

【加减】如恶风,倍防风、白术;如多汗面肿,倍牡蛎。

25256 白术散(《三因》卷四)

【组成】白芷 甘草(炒) 青皮 陈皮 白茯苓 桔梗 山药 香附(去毛)各三两 干姜半两 白术一两

【用法】上为末。每服二钱比,水一盏,加生姜三片,大枣一个,木瓜干一片,紫苏两三叶,煎七分,食前服。若吐泻,入白梅煎;喘,入桑白皮、杏仁煎;伤寒劳复,入薄荷;膈气,入木通三寸,麝香少许;中暑呕逆,入香薷;产前产后,血气不和,入荆芥煎;霍乱,入藿香煎;气厥,入盐汤调下。

【主治】伤寒,气脉不和,憎寒壮热,鼻塞脑闷,涕唾稠粘,痰嗽壅滞;或冒涉风湿,憎寒发热,骨节烦疼;或中暑呕吐,眩晕;及大病后,将理失宜,食复、劳复,病证如初;又治五劳七伤,气虚头眩,精神恍惚,睡卧不宁,肢体倦怠,潮热盗汗,脾胃虚损,面色萎黄,饮食不美,呕吐酸水,脏腑滑泄,腹内虚鸣,反胃吐逆,心腹绞痛,久疟久痢;及膈气咽塞,上气喘促,坐卧不安;或饮食所伤,胸膈痞闷,腹胁膜胀;妇人产前产后,血气不和,霍乱吐泻,气厥不省人事;辟四时不正之气及山岚瘴疫。

25257 白术散(《杨氏家藏方》卷十九)

【组成】木香一分 白术 青橘皮(去白) 黑牵牛(半生半炒) 桑白皮(生)各半两

【用法】上为细末。每服半钱,温米饮调下,不拘时候。

【主治】小儿脾肺不调,饮食无度,腹胀喘粗,头面手足虚浮。

25258 白术散(《保命集》卷下)

【组成】白术 茯苓 半夏(洗) 黄芩各等分

【用法】上为粗末。每服五钱至七钱,水二盏,加生姜十片,煎至一盏,去滓,调陈皮末一钱,神曲末一钱,食后服。

【主治】夏暑大热,或醉饮冷,痰湿不止,膈不利。

25259 白术散(《保命集》卷下)

【组成】白术 泽泻各半两

【用法】上为细末。每服三钱,煎茯苓汤调下。或丸亦可,服三十丸。

【主治】水肿觉胀下者。

【宜忌】《洁古家珍》:忌房室、鱼、酒等物。

【备考】本方改为丸剂,名"白术丸"(见《洁古家珍》)。

25260 白术散(《洁古家珍》)

【组成】白术 芍药 茯苓各等分

【用法】上为末。水煎服。

【主治】泻痢证。四肢懒倦,小便不利,大便走,沉困,饮食减少。

【加减】如发热或恶热,或腹不痛而脉疾,加黄芩为主;如未见脓血而恶寒,乃太阴而传少阴,加黄连为主,桂枝佐之;如腹痛甚者,加当归,倍芍药;如见白脓,加黄芩为主;如见血,加黄连为主,桂枝、当归佐之。

25261 白术散(《普济方》卷三三七引《十便良方》)

【异名】白术汤(《校注妇人良方》卷十二)、四味白术汤(《景岳全书》卷六十一)。

【组成】白术一两　人参半两　丁香二钱半　甘草一钱

【用法】上为末。每服二钱,水一盏,加生姜五片,煎至七分,温服。

【主治】❶《普济方》引《十便良方》:妊娠恶阻,吐清水,甚则十余日粥浆不入者。❷《医略六书》:恶阻,脉虚弦者。

【方论选录】《医略六书》:妊娠胃气暴虚,寒伏中脘,故呕吐清涎。是恶阻,因于胃虚挟寒焉。人参扶元以补胃之虚,白术健脾以壮胃之弱,丁香温中散寒滞,甘草缓中和胃气,稍佐生姜以止呕也。为末姜煎,使虚回寒散,则胃气调和而恶阻无不退矣。

25262　白术散(《百一》卷六)

【组成】白术二两　人参(去芦)　白茯苓(去黑皮)　黄耆各一两　山药　百合三分(去心)　甘草(炙)半两　前胡(去芦)　柴胡(去芦)各一分

【用法】上为散。每服一钱半,水一盏,加生姜三片,大枣一个,同煎至六分,温服,日三服。

【功用】行营卫,顺气止血,进食退热。

【主治】❶《百一》:吐血、咯血。❷《中国医学大辞典》:脾肺气虚。

【宜忌】忌食热面、煎炙、海味、猪、鸡一切发风之物;酒不宜,饮食不宜饱。

【备考】方中山药用量原缺。本方改为丸剂,名"白术丸"(见《中国医学大辞典》)。

25263　白术散(《妇人良方》卷三)

【组成】白术(炒)　芍药　藁本(去苗土)各一两　续断(去枯者)　当归(酒洗,焙)各二两　虎骨(酥炙)　乌蛇肉各半两

【用法】上为细末。每服二钱匕,温酒调下。

【主治】中风,身体麻痹不仁。

【加减】脏寒多痢者,加附子半两;骨中烦热者,加生地黄一两。

25264　白术散(《朱氏集验方》卷二引赵冀公方)

【组成】白术不拘多少(剉成小块或稍大,用浮麦一升,水一斗,煮干,如白术尚硬,又加一二升煮,取出切作片,焙干,去麦不用)

【用法】上为细末。别用浮麦汤,每服二三钱,不拘时候。

【主治】❶《朱氏集验方》:盗汗。❷《良朋汇集》:多汗盗汗,四肢作痛,饮食少进,面黄肌瘦。

25265　白术散

《朱氏集验方》卷二。为《圣济总录》卷八十"白术汤"之异名。见该条。

25266　白术散(《朱氏集验方》卷十一)

【组成】白术　丁香　肉豆蔻(面裹)　陈皮　甘草各等分

【用法】上为细末。白汤调下;慢惊沉困,冬瓜子煎汤下;若见水即吐,进药不得,吐止用枣子点药干吃。

【功用】调理三焦,大进饮食。

【主治】小儿呕吐,冷痢。

25267　白术散(《医方大成》卷十引《经济方》)

【组成】白术　丁香　肉豆蔻　青皮　甘草　茯苓各等分

【用法】上为末。每服一钱,紫苏汤下。

【功用】小儿脾胃虚弱。

25268　白术散

《得效》卷二。为《三因》卷六"麻黄白术散"之异名。见该条。

25269　白术散

《得效》卷五。为《三因》卷十二"白术汤"之异名。见该条。

25270　白术散(《医方类聚》卷一四一引《医林方》)

【组成】白术　芍药各一两　甘草五钱

【用法】上为细末。每服三钱,白汤调下。

【主治】米谷不化,泻痢不止。

25271　白术散(《普济方》卷二十九)

【组成】白术一斤　肉桂半斤　干地黄　泽泻　茯苓各四两

【用法】上为末。每服方寸匕,米饮下,一日三次。两服佳。

【功用】补肾气。

【主治】肾虚。

25272　白术散

《普济方》卷一三〇。即《圣惠》卷九"和气白术散"。见该条。

25273　白术散

《普济方》卷一三一。即《圣济总录》卷二十一"白术饮"。见该条。

25274　白术散(《普济方》卷一三九)

【组成】白术　甘菊花　赤茯苓　人参　前胡(去芦头)　半夏(汤浸七次去滑)　旋覆花各三分　石膏一两　附子(炮裂,去皮脐)　大腹皮(剉)　甘草(炙微赤,剉)各半两

【用法】上为散。每服三钱,水一中盏,加生姜半分,大枣三个,煎六分,去滓温服,不拘时候。

【主治】伤寒痰滞在胸膈间不散,身体壮热,头目昏沉,胃气不和,少思饮食。

25275　白术散

《普济方》卷一五四。即《杨氏家藏方》卷四"天麻除湿汤"。见该条。

25276　白术散

《普济方》卷一六一。为原书同卷引《济生》"白术汤"之异名。见该条。

25277　白术散(《普济方》卷二一二)

【组成】白术一两　附子一两　龙骨二两　黄连一两　阿胶二两　甘草一两　赤石脂三两　地榆二两　当归一两

【用法】上为细散。每服二钱,粥饮调下,不拘时候。

【主治】久赤白痢不止,腹中疼痛。

25278　白术散(《普济方》卷三二四)

【组成】曲末二升　麦蘖末一升　生地黄(肥者,切)三升　白术八两　牛膝(切)三升　桑甘(金色者,剉)三升　姜黄八两(一作干姜)　当归十四分　生姜(和皮切)三升　桃仁　杏仁各二升(去皮尖及双仁者,熬熟)近用橘皮八两

【用法】上切细,于白中以木杵捣之如泥,纳瓶中,以物盖口封之,勿令泄气。蒸于一大石米中,饭熟出,入停屋下三日,开出晒干,捣为散。每服方寸匕,酒送下,一日二次,渐加至一匕半。若不能散,蜜丸服之亦得,每服三十丸,一日二次。

【主治】妇人腹内冷癖,血块虚胀,月经不调,瘦弱不能食,无颜色,状如传尸。

【宜忌】初服十日内忌生冷难消之物,以助药势。过十日外,百无所忌,恣口任意食之,人肥健,好颜色。忌桃、李、雀肉、芜荑。

25279　白术散(《普济方》卷三六一)

【组成】人参　白术　白茯苓　甘草　藿香　山药　扁豆(炒)各等分

【用法】上为末。每服一钱,热汤点服。

【主治】小儿变蒸风,吐乳自泄。

25280　白术散(《普济方》卷三八六)

【组成】白术　木香(炮)　甘草(炙)　茴香(炒)　青皮(浸,去皮,切;巴豆三十枚,去皮膜,同青皮一处炒了,仍去巴豆不用)各半两

【用法】上为末。饭饮调下。

【主治】小儿水气肿。

25281　白术散(《普济方》卷三九〇)

【组成】白术一两　人参　白茯苓　白扁豆　山药　甘草(炒)　粉葛　糯米各半两

【用法】上为末。一岁半钱,水半盏,煎三分服。

【功用】滋养津液,助气补虚。

【主治】小儿吐泻,失亡津液,身凉烦渴,不食,困倦少力,亦治虚热。

25282　白术散(《普济方》卷三九四)

【组成】白术一两　陈橘皮(汤浸,去白,焙干)　人参(去芦头)　桑根白皮(剉,研)　半夏(汤浸七次,焙干)各半两

【用法】上为细末。每服一钱,水一小盏,加生姜二片,煎至五分,去滓温服。

【功用】滋津液。

【主治】呕吐。

25283　白术散

《医学纲目》卷十六。为《外台》卷三十三引《古今录验》"术汤"之异名。见该条。

25284　白术散

《医学纲目》卷二十二。为《保命集》卷中"白术汤"之异名。见该条。

25285　白术散(《伤寒全生集》卷四)

【组成】白术　川乌　桔梗　细辛　干姜　羌活　防风　肉桂　甘草

【用法】生姜为引,水煎服。

【主治】阴痉。

【加减】自汗,加黄耆。

25286　白术散(《痘疹全书》卷上)

【组成】白术　人参　木香　黄耆　甘草　白茯苓　藿香　葛根

【用法】水煎服。

【主治】痘疮,内虚作热,泄泻而渴者。

25287　白术散

《医统》卷三十五。为《保命集》卷中"白术汤"之异名。见该条。

25288　白术散

《医统》卷五十三。为《圣济总录》卷十七"白术饮"之异名。见该条。

25289　白术散(《古今医鉴》卷十二)

【组成】川芎一钱　归身八分　白术(土炒)五分　白芍(酒炒)八分　竹茹五分　紫苏一钱　前胡八分　木香五分　乌药八分　香附(便制)一钱　陈皮八分　甘草四分

【用法】上剉。水煎,食远服。

【功用】定痛安胎。

【加减】如兼腹痛,加砂仁、泽泻。

25290　白术散(《幼科指南》卷上)

【组成】人参　白术　茯苓　藿香　木香　甘草各一两　干姜二两　乌梅一个

【用法】上为细末。每服一二钱,水煎服。若加伏龙肝极妙。

【主治】小儿泄泻,时常作渴。

25291　白术散(《片玉痘疹》卷三)

【组成】人参　白术　甘草　木香　花粉　干葛　藿香　麦冬　白芍　白茯苓

【用法】莲肉、生姜、大枣为引,水煎服。

【主治】痘疮收靥,时时作渴,泄泻者。

【加减】虚寒甚者,加干姜(炒)、诃子肉、乌梅肉。

25292　白术散

《医学六要·治法汇》卷二。为《济生》卷一"白术饮"之异名。见该条。

25293　白术散(《杏苑》卷四)

【组成】白术　白茯苓各二钱　神曲　天麻各一钱　橘皮(去白)　麦蘖　半夏各一钱五分　生姜五片

【用法】上㕮咀。水煎,食前温服。

【主治】脾胃虚弱,身重有痰,恶心欲吐者。

25294　白术散(《症因脉治》卷三)

【组成】白术　猪苓　泽泻　山药　莲肉　白茯苓　人参　炙甘草

【功用】实脾利水。

【主治】脾虚身肿。

25295　白术散(《诚书》卷九)

【组成】人参　茯苓　白术　藿香　甘草　砂仁　山药　泽泻　肉豆蔻(面煨)

【用法】加生姜三片,莲子七粒,水煎服。

【主治】久泄。

25296　白术散(《女科指掌》卷三)

【组成】白术　茯苓　泽泻　陈皮　姜皮　大腹皮　木香

【用法】上为末。砂仁汤下。

【主治】胎水。妊娠五六月腹大异常,胸腹胀满,手足面目浮肿,气逆不安者。

25297　白术散(《痘诀余义》)

【组成】广陈皮三钱　白术(土炒)三钱　茯苓(生用)四钱　木香(面包煨)二钱　锅巴四钱　炙甘草二钱

【用法】上为细末。撒粥中与食。

【主治】痘,里虚泄泻者。

25298　白术散(《外科证治全书》卷二)

【组成】白术三钱(微炒)　云苓二钱　薏苡仁五钱(炒)　鲜石斛四钱　葛根二钱　木瓜五分　生甘草五分

【用法】加石莲肉二十枚,水煎,温服。

【主治】脾家湿热,唇沉湿烂。

25299　白术散(《揣摩有得集》)

【组成】白术一钱(土炒)　茯神一钱(炒黑)　归身一钱　小洋参五分　龙骨一钱(煅)　浮小麦一钱

【用法】水煎服。

【主治】小儿心虚血热,自汗、盗汗。

25300　白术散(《证治宝鉴》卷十二)

【组成】枳　术　桂　豉　甘　杏　葛

【主治】酒疸误下,致变黑疸。

25301　白术散

《全国中药成药处方集》。为《局方》卷三(绍兴续添方)"参苓白术散"之异名。见该条。

25302　白术煎

《普济方》卷三二七。为《妇人良方》卷二"朱翰林白术煎"之异名。见该条。

25303　白术煎

《仙拈集》卷一。为《金匮》卷上"防己黄耆汤"之异名。见该条。

25304　白术膏(《卫生总微》卷十)

【组成】白术半两　白茯苓　人参(去芦)　滑石各一分　泽泻半两

【用法】上为末,炼蜜和膏。每用一皂子大,米饮化下,不拘时候。

【主治】小儿暑月中热,或伤暑伏热,头目昏痛,霍乱吐泻,腹满气痞,烦躁作渴,小便不利;并治小儿脾胃不和,腹胀气痞,不美乳食。

25305　白术膏(《扶寿精方》)

【异名】助胃膏。

【组成】人参　白术(炒)　白茯苓各二钱　甘草(炙)二钱　白豆蔻七分　肉豆蔻二个(面包煨)　木香一钱　山药五钱　砂仁二十个(炒)

【用法】上为细末,炼蜜为丸,如肥皂子大。每服一丸,空心米饮化下。

【功用】❶《扶寿精方》:和脾胃,进饮食。❷《全国中药成药处方集》(沈阳方):利水消积。

【主治】❶《扶寿精方》:小儿吐泻。❷《全国中药成药处方集》(沈阳方):小儿伤乳停食,胃弱脾虚,中气不足,小水不利,寒湿腹痛,泄泻不止。

【宜忌】《全国中药成药处方集》(沈阳方):忌生冷硬物。

【备考】本方方名,据剂型当作"白术丸"。

25306　白术膏(《摄生众妙方》卷二)

【异名】白术助胃丹(《医便》卷四)。

【组成】上好片术(全无一些苍色者)。

【用法】切开,入瓷锅,水浮于药一手背,文武火煎干一半,倾置一瓶盛之。又将滓煎,又如前并之于瓶,凡煎三次,验术滓嚼无味乃止,去滓,却将三次所煎之汁,仍入瓷锅内文武火慢慢熬成膏。

【功用】健脾祛湿,温中止泻,益气固表。

❶《摄生众妙方》:补养。❷《本草纲目》引《千金良方》:止久泄痢。❸《寿世保元》:善补脾胃,进饮食,生肌肉,除湿化痰,止泄泻。❹《冯氏锦囊·痘疹》:补中气,固自汗。❺《北京市中药成方选集》:理脾和胃,温中止泄。❻《赵炳南临床经验集》:健脾祛湿。

【主治】❶《古今医鉴》:脾胃大虚,自汗乏力,四肢怠倦,饮食不思,或食而不化,呕吐泄痢,泻下完谷、白沫。❷《赵炳南临床经验集》:慢性湿疹(顽湿),下肢慢性溃疡(臁疮),手足汗疱疹。

【备考】《本草纲目》引《千金良方》本方用法:每服二三匙,蜜汤调下。《痘疹全集》:虚极者,人参汤调服。

25307　白术膏(《摄生众妙方》卷二)

【组成】白术一斤　人参四两

【用法】上切,以沸过熟水十五碗浸一宿,次日桑柴文武火煎成膏,仍成一斤四两,入炼蜜四两。以白沸汤调服。

【功用】补养。

25308　白术膏(《医学入门》卷七)

【组成】白术一斤　陈皮四两

【用法】煎膏服。

【主治】一切脾胃不和,饮食无味,泄泻。

25309　白术膏(《冯氏锦囊·杂症》卷五)

【组成】白术十斤(取于潜出者,先煮粥汤待冷,浸一宿,刮去皮,净,切片,用山黄土蒸之,晒干,再以米粉蒸之,晒干)

【用法】上用水百碗,柴火煎至三十碗,加白蜜二斤,熬成膏。每服一酒杯,淡姜汤点服。

【功用】补脾健胃,和中进食。

【方论选录】太阴主生化之源,其性喜燥,其味喜甘,其气喜温,白术备此三者,故为中宫要药。配以白蜜,和其燥也,且甘味重则归脾速。陶氏颂云:百邪外御,六腑内充,味重金浆,芳踰玉液,岂无故而得此隆誉哉?

25310　白术膏(《名家方选》)

【组成】猪皮　桑白皮(生)各三钱　白术　瓢肉(为末)各二钱八分　黑豆三合

【用法】以水二升,煮取四合,去滓,入酒五合,更煮取三合,令如泥,更加术末。每服二钱,白汤送下。

【主治】水肿迫胸部者。

25311　白石方(《扶寿精方》)

【组成】五灵(炒烟尽,研细)　阿魏(研细)各等分

【用法】用雄黄、狗胆汁为丸,如黍米大。每服三十丸,空心唾津送下。

【主治】痞块、疳积、噎膈。

【宜忌】忌羊肉、醋、面。

25312 白龙丸(《普济方》卷四十六引《博济》)

【组成】白附子(炮) 附子(炮裂,去皮脐) 半夏(洗去滑,切,焙) 天南星(炮)各半两 麝香(研)少许 凝水石三两(用炭火三斤煅通赤,埋于地坑内,出火毒,候冷取出) 乌头(炮裂,去皮脐)一两 龙脑(研)少许

【用法】上为细末,用面糊为丸,如豌豆大。每服三丸至五丸,空心、食前薄荷温酒茶送下。

【主治】首风,每发头痛难忍。

25313 白龙丸(《医方类聚》卷二十引《神巧万全方》)

【组成】石膏半斤(火煅过,如面,分为三停,留一停为衣) 川乌头(去皮) 甘草 天南星各四两(各生用) 肉桂 甘菊花各二两 防风 白僵蚕 京芎各一两半 牛膝 海桐皮(去皮,水浸) 麻黄(去节用) 甘松(洗) 川白芷 藁本(洗)各一两

【用法】上为散,研和令匀,用糯米拣择净煮粥研烂,旋旋入药和匀,杵为剂,丸如大鸡头子大,微干上衣。每服一丸,空心,夜卧用煨葱暖酒嚼下。如中急风,用两丸,薄荷自然汁半盏,酒半盏,磨化灌下,衣被盖出汗;妇人血风,当归酒送下,伤寒头痛,葱酒送下;常服,茶、酒任下;小儿急慢惊风,量大小,金银汤磨下。

【主治】头风,并诸般风疾。

25314 白龙丸(《圣济总录》卷六十五)

【组成】半夏十枚(大者,汤洗去滑,生姜汁制,切,焙,捣末) 硇砂一钱(去砂石,研) 巴豆八粒(去皮心膜,研,不出油。以上三味同用枣肉和搜为剂,外以生白面裹,烧面熟为度,去面不用) 腻粉 粉霜各一钱 龙脑一字(以上三味细研)

【用法】上同和捣匀,为丸如麻子大。每服五丸至七丸,小儿一二丸,甘草汤送下。

【主治】大人小儿,上喘咳嗽,呀呷有声,痰涎痞闷。

25315 白龙丸(《扁鹊心书·神方》)

【组成】天南星四两(以生姜四两同捣成饼) 川乌 甘草 藁本 甘松 白芷 桂心各二两 海桐皮一两 石膏二两(煅,研极细)

【用法】上为末,糯米糊为丸,如弹子大,石膏为衣。每服大人一丸,小儿半丸,茶清送下;若治伤寒,姜、葱汤送下,出汗。

【主治】风邪,言语不遂,面如虫行,手足麻木,头旋眼晕,及伤风伤寒,头痛拘急,小儿急慢惊风,大人风抽失音。

25316 白龙丸(《局方》卷一绍兴续添方)

【组成】藁本(去土) 细辛 白芷 川芎 甘草各等分

【用法】上为细末,用药四两,加石膏末一斤(系煅了者),水搜为丸,每两八丸。每服一丸,食后薄荷茶嚼下;风蛀牙,一丸分作三服,干揩后用盐汤漱之,更用葱茶嚼下。

【主治】❶《局方》(绍兴续添方):男子、妇人一切风,遍身疮癣,手足顽麻,偏正头疼,鼻塞脑闷,及伤寒头风。

❷《丹溪心法》:酒渣鼻。

【备考】《丹溪心法》治酒渣鼻,以白龙丸末,逐日洗面,如澡豆法,更罨少时,方以汤洗去,食后常服龙虎丹一贴。

25317 白龙丸(《百一》卷十九)

【组成】白石脂一分(只白礶好者亦得) 白龙骨一分

【用法】上为细末,滴水为丸,如芥子大。每服三四十丸至五十丸,紫苏、木瓜汤送下,一日三次。

【主治】❶《百一》:小儿泻清水不止。❷《普济方》:婴孩乳食不消,泻不止。

25318 白龙丸(《医方类聚》卷二十四引《施圆端效方》)

【组成】白附子 明天麻 藁本(去土) 缩砂仁 荆芥穗 川羌活 细辛(去叶) 川独活 薄荷叶 藿香叶 麻黄(去根节) 甘松(去土)各一两 葛根 防风 白芷 川芎 桔梗 香附子(炒) 甘草(炒) 川乌(生,去皮) 石膏各二两 寒水石(烧)一斤半

【用法】上为细末,鹅梨汁为丸,每两作十丸,别用水石粉为衣,阴干。每服一丸,食后细嚼,茶、酒任下,一日两次。嗽,含化;伤风,葱白酒送下;小儿,薄荷酒送下。难衣,用绿豆粉飞过,与水石粉同匀妙。

【主治】男子妇人,卒暴中风,口眼㖞斜,神昏涎堵,筋脉拘急,肢体顽痹,头目旋运,呕逆恶心,皮肤瘙痒,偏正头疼,暗风倒仆,男子肾风,妇人血风,伤风咳嗽,声重,鼻渊,小儿慢惊,吐泻霍乱,手足厥冷,湿风痪病,瘰疬潮搐,昏乱不省,一切诸风。

25319 白龙丸(《医方类聚》卷六十二引《经验秘方》)

【组成】滑石二两(研碎,水飞过,焙干)

【用法】用酒或醋糊为丸,如弹子大。如用时,将药火内烧通红,放于碗内,急用热酒两盏,倾在内,其药自化,趁药热即服用。被盖之,汗出即愈。

【主治】伤寒。

25320 白龙丸(《永类钤方》卷二十一)

【组成】附子(炮)半两 白石脂(煅) 白龙骨(煅)一分 (一方加白矾,煅,一分)

【用法】上为末,面糊为丸,如小豆大,三岁服三十丸,米饮送下。

【主治】小儿吐泻不定,滑泄注水,小便少。

25321 白龙丸(《医学纲目》卷二十六引丹溪方)

【组成】半夏 滑石 茯苓 白矾(枯)各等分

【用法】上为末,神曲糊为丸服。

【主治】酒积有痰。

25322 白龙丸(《普济方》卷二九九)

【组成】南硼砂一钱半 缩砂一钱 地栗三十个(去皮) 甘草二钱 寒水石二钱(烧) 白僵蚕(直者)三十个 桂心二钱 白茯苓二钱

【用法】上为细末,水为丸,如小豆大,蛤粉为衣。咽喉中有一切痰痛,用清水半盏,放药在内,用竹箸搅动出,细呷之。

【主治】一切口内诸疮。

25323 白龙丸(《解围元薮》卷三)

【异名】辅龙丹。

【组成】乳香　没药　川乌　草乌　地龙　南星各等分

【用法】上为末,酒糊为丸。每服四十丸,或酒或荆芥汤送下。服至四两除根。外以石楠叶煎汤洗沃。

【主治】风湿,腰胯以上至肩背大痛,肘膊僵软,匙箸难举,伛偻脊高。

25324　白龙丸(《古今医鉴》卷八)

【组成】鹿角霜二两　龙骨(生用)一两　牡蛎(火煅)二两

【用法】上为细末,酒打面糊为丸,如梧桐子大。每服三五十丸,空心盐汤或酒送下。

【功用】固精壮阳。

【主治】虚劳肾损,梦中遗精,白淫滑泄,盗汗。

25325　白龙丸

《本草纲目》卷九。即《得效》卷五“硫黄散”改为丸剂。见该条。

25326　白龙丸

《诚书》卷九。为《百一》卷七“玉壶丸”之异名。见该条。

25327　白龙丸(《饲鹤亭集方》)

【组成】生军二两　生半夏一两　北辛二两

【用法】上为末,鸡子清为丸。每服三钱,开水送下。此丸不宜久服。

【主治】湿热下注,淋浊初起,小便涩痛。

25328　白龙丸(《中国医学大辞典》)

【组成】川大黄　穿山甲　雄黄　僵虫各四两　乳香没药各三两

【用法】上为细末,酒泛为丸,滑石六两为衣。每服二钱,熟汤送下。不宜多服。

【主治】湿热下注,淋浊初起,小便涩痛。

25329　白龙丹(《博济》卷二)

【组成】雷丸末二钱　甘遂末三钱　牵牛一两(杵,取末六钱,不用再罗者)　龙脑少许　粉霜四钱　轻粉四钱(入白面少许,三味同研令匀细,滴水和作饼子,于慢火内煨令热,放冷,再研令细)

【用法】上为细末,研令匀,入青州枣煮熟,取肉和为丸,如绿豆大。每服五七丸,温浆水送下。如一切风痫惊搐涎滞,并服七丸,及至十丸,浆水送下。如小儿痰热,及渴不止,头疼,但频少与服,自然消除。大人风气壅盛,上焦不利,最宜服此,更在临时酌其加减。

【功用】化痰涎,利胸膈,逐风秘。

25330　白龙丹(《本草纲目》卷十一引《经验方》)

【组成】枯明矾

【用法】上为末,飞罗面醋打糊为丸,如梧桐子大。每服二三十丸。白痢,姜汤送下;赤痢,甘草汤送下;泄泻,米汤送下。

【主治】泄泻下痢。

25331　白龙丹(《丹溪心法附余》卷一)

【组成】川芎　防风各十二两　滑石一斤　草乌十两(生用)　两头尖　甘草各八两　川乌　桔梗　寒水石各四两　何首乌二两四钱　茴香一两七钱　广木香一两半

地骨皮一两七钱　白及一两四钱　藁本　甘松　白芷　香附子　良姜　薄荷　当归　白芍药　羌活　川椒(去子,炒)　广零陵香　藿香叶　全蝎(不炒)　细辛　荆芥穗　甘菊花　麻黄(去根)各一两　人参　升麻　天麻　僵蚕(炒断丝)　干葛各七钱　蕲州白花蛇一条(去头尾,酒浸三日,去骨皮,将肉焙干,为末)　乌梢蛇一条(同上制)豆粉四两(为糊)　麝香一钱(同滑石为衣)　白面半斤(蛇酒为糊)

【用法】上为末,打糊,蛇酒为丸,如弹子大,滑石为衣,晒干收用。每服一丸,临卧茶清或酒化下。

【主治】男子妇人诸般风证,左瘫右痪,半身不遂,口眼㖞斜,腰胸疼痛,手足顽麻,语言謇涩,行步艰难,遍身疮疥上攻头目,耳内蝉鸣,痰涎不利,皮肤瘙痒,偏正头痛,一切诸风。

25332　白龙丹(《准绳·类方》卷七)

【组成】炉甘石一钱　玄明粉五分　硼砂三分　片脑一分

【用法】上为细末。点眼。

【主治】一切火热眼及翳膜胬肉。

25333　白龙丹(《眼科全书》卷六)

【组成】芒消一钱　朱砂一分　麝香一分　冰片一分

【用法】芒消用白消,放于销银锅内,用新瓦盖口,炭火溶化,倾于碗中,凝成,拣白玉色者,取起听用,并别药同研细末。

【主治】赤目后生翳膜。

25334　白龙丹(《医部全录》卷二九一)

【组成】明枯矾

【用法】上为末,飞罗面酢打糊为丸,如梧桐子大。每服二三十丸,东南桃心七个煎汤送下。

【主治】疟疾寒热。

25335　白龙汤(《回春》卷四)

【组成】桂枝　白芍(酒炒)　龙骨(煅)　牡蛎(煅)各三钱　甘草(炙)三钱

【用法】上到一剂。加大枣两个,水煎服。

【主治】男子失精,女子梦交,自汗盗汗。

25336　白龙散(《证类本草》卷三引《经验方》)

【组成】马牙消(光净者)

【用法】用厚纸裹令按实,按在怀内着肉处养一百二十日,取出,研如粉,入少龙脑,同研细。每用药末两米许,点目中。

【功用】退翳明目。

【主治】❶《证类本草》引《经验方》:不计年岁深远,眼内生翳膜,渐渐昏暗,远视不明,但瞳人不破散者。❷《普济方》:目生胬肉,或痒或痛不可忍。

25337　白龙散(《圣济总录》卷一三二)

【组成】龙脑　马牙消各半钱　绿豆粉一钱

【用法】上为极细末。用灯心蘸药点之,一日四五次。

【主治】睛漏疮,目大眦出脓汁,有孔子。

25338　白龙散(《圣济总录》卷一三五)

【组成】蛤粉　白矾各二两　青盐一两

【用法】上为末。用生油调涂肿处。

【主治】热肿赤痛。

25339　白龙散（《圣济总录》卷一六七）

【组成】天浆子（有虫者）一枚　白僵蚕（直者，炒）一枚

【用法】上为散，加腻粉少许，以薄荷自然汁调灌之，取下毒物；量儿大小，分作二服，亦得。

【主治】小儿脐风。

25340　白龙散（《中藏经·附录》卷七）

【组成】白善粉一两　铜绿一钱（别研入）

【用法】上同再研匀。每用半钱，百沸汤化开，以手指洗眼；或滴水为丸，如鸡头子大服亦得。

【主治】风毒赤烂，眼眶倒睫，冷热泪不止。

25341　白龙散（《中藏经·附录》卷七）

【组成】寒水石（生）　甘草（半生半炙）　葛粉各等分

【用法】上为细末。每服二钱，浓煎麦门冬苗汤调下。

【主治】消渴。

25342　白龙散（《幼幼新书》卷十八引王兑方）

【组成】乌牛粪不拘多少（晒干，火煅成灰，取心中白者，研令极细）　（一方用黄牛粪）

【用法】如用蛤粉相似，用绵扑扑有疮处，不拘时候。敷之便干，更不成瘢痕。

【主治】小儿麻痘疮子，已出太盛，发溃，脓水粘衣着席不能转动，疼痛湿烂。

25343　白龙散（《幼幼新书》卷二十引《张氏家传》）

【组成】龙骨半两　麝少许

【用法】上为细末。每服半钱，冷水调下。

【主治】盗汗。

25344　白龙散（《杨氏家藏方》卷二十）

【组成】柑子皮　白梅　象牙屑各等分

【用法】上为细散。每用一钱，绵裹含化。

【主治】鱼骨鲠。

25345　白龙散

《普济方》卷五十三引《经验良方》。为《圣惠》卷八十九"白矾散"之异名。见该条。

25346　白龙散（《御药院方》卷九）

【组成】西硼砂一钱　铅霜　脑子各一字　寒水石一两（水飞）

【用法】上为细末。每用少许，干掺舌上，咽津，不拘时候。

【主治】大人小儿咽喉肿痛，满口生疮。

25347　白龙散（《外科精义》卷下）

【组成】寒水石四两（烧半白，研）　乌贼鱼骨（研）滑石（研）各一两　硼砂三钱　轻粉一钱

【用法】上为细末。每用干掺。耳中痛者，油调如糊，滴纴于耳中。

【功用】生肌止痛。

【主治】❶《外科精义》：耳中卒然大痛。❷《青囊秘传》：聤耳。

25348　白龙散

《普济方》卷七十八。为《圣惠》卷三十三"马牙消散"之异名。见该条。

25349　白龙散（《外科大成》卷四）

【组成】枯矾七钱　乳香三钱

【用法】上为末。敷三时。

【主治】缺唇、自刎，血流如注者。

【备考】本方为原书"二龙散"之第一方。

25350　白龙散（《仙拈集》卷四）

【组成】白及　水龙骨

【用法】上为末。无根水调敷。

【主治】白蛇缠腰。

25351　白龙散（《不知医必要》卷二）

【组成】枯矾四分　龙骨一钱五分

【用法】上为末。先用绵杖搅净脓水，然后将药少许吹入，一日二三次。

【主治】耳有脓水不干。

25352　白龙膏（《圣惠》卷六十五）

【组成】腻粉一分　乳香半两（细研）　湿百合根一两（烂研）

【用法】上药相和研令匀熟。每用先以盐浆水净洗疮，以厚纸涂药于上，一日二次。

【主治】诸恶疮肿，人不识者。

25353　白龙膏（《御药院方》卷十）

【组成】沉香二钱半　白檀　白茯苓（去皮）　木香各一钱半　白附子一钱　桔梗一钱　白及二钱　白蔹半两　白芷一钱半　白薇一钱　白术一钱半　黄耆二钱半　川芎一钱半　甘草二钱　防风二钱半　白芍药二钱半　当归（洗，焙）半两　生干地黄一钱　瓜蒌根一钱半　杏仁（汤浸，去皮尖）　桑白皮　桃仁（汤浸，去皮尖）各二钱　木鳖子（去壳）　人参（去芦头）各二钱半　木通　独活　川升麻　槐白皮　零陵香叶各二钱半　苦参一钱　腊日澄清脂麻油一斤二两　上好瓦粉十四两

【用法】上为粗末，用上项油浸七日七宿，于净石锅或银器中以慢火煎，候白芷焦黄色，放温，以新绵滤去滓，于瓷罐子内密封，澄三日三宿，候取出倾于锅内，以慢火轻温，再滤去滓，倾在上好瓷碗中，用慢火再熬动，次下黄蜡十四两，用竹篦子不住手搅令匀，放温，次入瓦粉再搅令匀，以慢火再轻熬动，抬下搅令匀，续次再上火，三日方欲成膏，于瓷盒内盛密封。每用药时，用软白绢子上摊药，贴患处。

【主治】一切恶疮，焮赤肿痛。

25354　白龙膏（《外科精义》卷下）

【组成】轻粉五钱（另研）　白薇　白芷　白蔹　黄耆　商陆根　柳白皮　桑白皮各一两　乳香二两（另研）　定粉（另研）　黄蜡各八两　杏子油一斤（如无，用脂麻油）

【用法】上七味到，油内揉浸三日，于木炭火上煎，令白芷黄色，滤去滓，于油中下黄蜡、乳香后，溶开出火，再滤，候微冷，下轻粉、定粉急搅，至冷，瓷盒内收贮。每用绯绢上摊用之。

【功用】清血脉，通气脉，消毒败肿，止痛生肌。

【主治】头面五发恶疮及烧烫冻破溃烂。

25355　白龙膏（《古今医鉴》卷十六引陈仪宾方）

【组成】黄蜡二两　黄香二两（为末，去黑渣不用）香油三两（燉温）　乳香末五分　没药末五分

【用法】先将蜡入瓷碗内，慢火化开，用箸敲碗边，续续入黄、香、乳、没，取碗离火，入温香油于内，搅匀待冷，入水缸内，去火毒。三日取出油，单纸摊药贴患处。

【主治】杖疮，及远年近日一切顽疮。

25356 **白龙膏**(《回春》卷八)

【组成】香油四两 官粉一两(研细) 黄蜡一两

【用法】先将香油煎数沸，再入官粉，次入黄蜡溶化，搅匀退火，待药将皱面，用厚连四纸剪大小不一，拖药在上收候。若贴时，先将葱须煎汤洗净贴之。

【主治】背疽及糜疮。

25357 **白龙膏**(《遵生八笺》卷十八)

【组成】白及一两 五倍子(炒)五钱 白蔹三钱

【用法】上为末，醋调敷。

【主治】各样疮肿症，或腿或臂。

25358 **白龙膏**(《外科大成》卷二)

【组成】麻油二十两 大附子二个 穿山甲十片 杏仁五十粒 槐白皮一片

【用法】浸十余日，炸枯，滤去滓，入血余一团，蛤蟆一个，白花蛇一条，徐徐煎化，再滤滓净，入飞黄丹十两成膏，加乳香、没药各二钱。贴之。

【主治】鼠疮。

25359 **白龙膏**(《全国中药成药处方集》西安方)

【异名】验方千捶膏。

【组成】蓖麻仁十二两 没药 乳香 轻粉 铅粉各五钱 杏仁 铜绿各三钱 松香一斤四两

【用法】各药入石臼内捣千余下，以和匀融粘为度，收贮瓷罐中。视肿疡大小，裁青布摊贴之。

【主治】皮肤疮疖及由湿毒引起之暴发疮肿。

25360 **白归汤**(《冯氏锦囊·杂症》卷六)

【组成】川芎 当归 白芍(一方加甘菊，去心蒂)

【用法】水煎服。

【主治】血虚头痛。

25361 **白瓜丸**(《普济方》卷五十一)

【组成】白瓜子仁三两 陈橘皮三分 白芷 藁本 远志 杜衡 车前子 当归 云母粉 白石脂各一两 天门冬 细辛 柏子仁 栝楼根 黄丹各半两

【用法】上为末，炼蜜为丸，如梧桐子大。每服三十丸，以温酒送下，不拘时候。

【功用】令色光白。

【主治】面皯黯。

25362 **白头兵**

《串雅补》卷二。为原书同卷“小串”之异名。见该条。

25363 **白圣散**(《圣济总录》卷六)

【组成】天雄(炮裂，去皮脐) 山茱萸(炒过，候冷)各二两 山芋三两 干姜(炮)一分

【用法】上为散。每服二钱匕，用热豆淋酒半盏调下，患重者加至三钱匕。

【主治】中风口眼㖞斜。

25364 **白圣散**(《保命集》卷下)

【组成】樟柳根三两 大戟二两半 甘遂一两(炒)

【用法】上为极细末。每服二三钱，热汤调下。取大便宜利为度。

【主治】产后腹大坚满，喘不能卧。

25365 **白皮散**

《普济方》卷八十三。即《圣惠》卷三十三“老柏皮散”。见该条。

25366 **白芍汤**(《麻科活人》卷四)

【组成】白芍药 炙甘草 莲肉 山药 扁豆 龙眼肉 青黛 麦冬

【用法】合三四剂，水煎服。

【功用】调脾胃，平肝木。

【主治】麻后元气不复，脾胃虚弱，羸瘦，身无潮热者。

25367 **白芍汤**(《杂病源流犀烛》卷七)

【组成】白芍 枣仁 乌梅

【主治】肝虚自汗。

25368 **白芍汤**(《梅氏验方新编》卷七)

【组成】白芍(酒炒) 苡仁(炒) 钩藤 茯苓各一钱 泽泻 桂心 甘草各五分

【用法】生姜为引，水煎服。

【主治】脐肿如吹，惊悸多啼。

25369 **白灰散**(方出《千金》卷六，名见《得效》卷十七)

【组成】白布灰

【用法】缠白布作大灯柱如指，安斧刃上，燃柱令刃汗出，拭取敷唇上，一日二三次。故青布亦佳。

【主治】紧唇。

【备考】本方方名，《普济方》引作“白灯散”。

25370 **白灰散**(方出《本草纲目》卷九引《简便方》。名见《古今医鉴》卷九)

【组成】石灰

【用法】醋调，敷肿处。

【主治】痄腮肿痛。

【备考】《古今医鉴》本方用石灰不拘多少(炒七次，地下窨七次)，醋调，敷肿处。

25371 **白灰散**(《得效》卷十八)

【组成】白石灰不拘多少

【用法】韭菜汁调，阴干，为末。少许敷上，擦少时，血止便安。如肠溃出，桑白皮线缝合罨之，帛系，定效。

【主治】恶疮，刀斧伤见血。

25372 **白吊药**(《经验方》卷上)

【组成】水银一两 胆矾五钱 食盐五钱 火消一两 明矾一两

【用法】上为细末，用降药罐一只，将药逐一掺入，微火结胎，火旺则汞走矣，至不嫩不老为度，老者则裂缝汞漏下，嫩者其胎必堕，将罐合于大碗内，盐泥封口，四面灰拥留顶，先以文火，一块炭扇至一炷香完，再加炭一块后扇至第二炷香完，以多炭武火烘逼，烧至第四炷香完，待冷取出。如胎结太嫩，堕于碗内者，可取起研细，再加水银、白矾从新再炼，必得白如霜，形如冰片者为佳。若松绿及淡黄者，其力较薄，用宜多也。研极细末，须收藏石灰缸中，不可受潮，愈陈愈佳。不可入口，不可多用，用时洒于膏上，如有如无之间足矣。

【主治】一切痈疽，大小诸毒，无名肿毒；并治风火牙

痛,头痛,喉风,乳蛾,一应实证。

【宜忌】溃者忌用。

25373 白华散(《圣济总录》卷一八一)

【组成】蛤粉(水飞,研) 连翘 甘草(剉) 白药子 白附子(炮)各等分

【用法】上为散。每服半钱匕,用麦门冬、熟蜜水调下。

【功用】凉膈退热。

【主治】小儿肝热,眼赤疼痛。

25374 白衣丸(《回春》卷八)

【组成】乌贼鱼骨 白茯苓 砂仁 山豆根 甘草 僵蚕各五钱 贯众一两五钱 硼砂 麝香 珍珠 象牙 脑子各少许

【用法】上为细末,飞罗白面打糊为丸,如梧桐子大,用蚌粉为衣,阴干。每用二丸,冷水浸化,频频咽服。又将一丸口噙化尤妙。

【主治】男、妇、小儿误吞麦芒、针刺、铜钱、杂鱼等骨梗在喉中,及喉闭肿痛,死在须臾。

25375 白灯散

《普济方》卷三〇四。即方出《千金》卷六,名见《得效》卷十七"白灰散"。见该条。

25376 白米饮(《养老奉亲》)

【组成】白米四合(研) 春头糠末一两

【用法】煮饮熟,下糠米调之,空心服食尤益。

【主治】老人咽食,入口即塞涩不下,气壅。

25377 白米粉(《仙拈集》卷三)

【组成】早白稻粳米

【用法】上为粉,扑之,肌肉自生。

【主治】小儿初生,血皮赤色有红筋。

25378 白杨汤(《圣济总录》卷一三六)

【组成】白杨皮(取东南面皮,去地三尺以来,去苍皮,勿令见风,细切)半斤

【用法】用水一升,煎至七分,去滓热洗。以肿消为度。

【主治】风毒攻肌肉,皮肤浮肿。

25379 白杨醋(《圣济总录》卷一一九)

【组成】白杨皮一握(细剉)

【用法】上以醋二升,煎十余沸,去滓,热漱即吐。

【主治】牙齿痛。

25380 白豆顶(《串雅补》卷一)

【组成】白扁豆三钱五分 雨茶三钱五分 白信一钱五分 陀僧一钱五分

【用法】上为细末,面糊为丸,分作十丸。每服一丸,冷浓茶下。

【主治】一切痰证。

25381 白豆散(《圣济总录》卷一八二)

【组成】白豆末

【用法】水和涂之,勿令干。

【主治】小儿赤游肿,流行于体。

25382 白豆散(《幼科指掌》卷三)

【组成】白豉 赤小豆 天南星 淡豆豉各等分

【用法】上为末。芭蕉叶捣烂绞汁调敷,一日一次。如脐小白色即愈。

【主治】脐突虚肿,按之有声,软而不痛者。

25383 白芷丸(《千金》卷四)

【组成】白芷五两 干地黄四两 续断 干姜 当归 阿胶各三两 附子一两

【用法】上为末,炼蜜为丸,如梧桐子大。每服二十丸,酒送下,一日四五次。无当归,芎劳代,入蒲黄一两妙;无续断,大蓟根代。

【主治】产后所下过多,及崩中伤损,虚竭少气,面目脱色,腹中痛。

25384 白芷丸(方出《本草纲目》卷十四引《圣惠》,名见《奇效良方》卷五十七)

【组成】白芷末 葱白

【用法】捣为丸,如小豆大。每服二十丸,茶送下。仍以白芷末,姜汁调,涂太阳穴,乃食热葱粥取汗。

【主治】小儿风寒流涕。

25385 白芷丸(《圣济总录》卷一〇七)

【组成】白芷 细辛(去苗叶) 五味子 枳壳(去瓤,麸炒) 石决明(洗)各一两 茺蔚子二两 熟干地黄 蕤仁各二两半

【用法】上为细末,炼蜜为丸,如梧桐子大。每服二十丸,食后温水送下,一日三次。

【主治】肝肾虚风,多泪渐昏,及生翳膜。

25386 白芷丸(《圣济总录》卷一五八)

【组成】白芷三两 芎劳 天南星(水煮)各二两 羌活(去芦头)半两 藿香叶一两 菊花三分 防风(去叉)半两 细辛(去苗并叶)一两 当归(切,焙)二两

【用法】上为末,酒煮面糊为丸,如梧桐子大。每服二十丸,薄荷汤送下,不拘时候。

【主治】妊妇风气壅,头目不利,身体生疮。

25387 白芷丸(《东医宝鉴·外形篇》卷一引《本事》)

【组成】新白芷不拘多少

【用法】上剉,以萝卜汁浸,晒干,为末,炼蜜为丸,如弹子大。每服一丸,细嚼,以茶清或荆芥汤送下。

【主治】沐浴后眩晕头痛,或头风眩痛,及暴寒乍暖,神思不清,头目昏晕。

25388 白芷丸(《寿亲养老》卷四)

【组成】白芷 石斛 干姜各一两半 细辛 五味子 厚朴 肉桂 防风 茯苓 甘草 陈皮各一两 白术一两一分

【用法】上为细末,炼蜜为丸,如梧桐子大。每服三十丸,不饥不饱时清米饮送下。

【主治】老人气虚头晕。

【方论选录】《本事方释义》:白芷气味辛温,入手足阳明,引经之药;石斛气味甘平微咸,入肝脾肾三经;干姜气味辛温,入手足太阴;细辛气味辛温,入足少阴;五味子气味酸咸温,入肾;厚朴气味辛温,入足太阴阳明;肉桂气味辛甘热,入肝;防风气味辛甘平,入手足太阳;茯苓气味甘平,淡渗入胃,能引诸药入于至阴之处;甘草气味甘平,入脾,通行十二经络,能缓诸药之性;陈皮气味辛平微温,入脾胃;白术气味甘温,入手足太阴。此治气虚头晕之方也。诸经络皆有赖于中土,故守中之药居多,中宫气旺,则辛热之品得各

行其志,而病情中矣。

25389 白芷丸(《普济方》卷三九三)

【组成】白芷半两　槟榔一个　青橘皮一分(去白)　巴豆四粒(炮,去皮,出油)

【用法】上为末,同研,面糊为丸,如粟米大。每服三丸至五丸,温水送下,常服。

【功用】消乳食。

【主治】小儿宿食不消。

25390 白芷丸(《医统》卷七十三)

【组成】白芷一两　糯米半两(炒黑色)

【用法】上为末,糯米糊为丸,如梧桐子大。每服五十丸,用木馒头或根煎汤送下。

【主治】夜多小便。

25391 白芷汤(《圣济总录》卷九)

【组成】白芷　白术　芎䓖　防风(去叉)各半两　羌活(去芦头)一两　麻黄(去根节,先煎,掠去沫,焙干)半两　石膏一两半　牛膝(去苗)　狗脊(去毛)　萆薢(炒)各半两　薏苡仁(炒)　杏仁(汤退去皮尖双仁,炒)　附子(炮裂,去皮脐)　葛根各一两　桂(去粗皮)一两半

【用法】上咬咀,如麻豆大。每用十八钱匕,以水四盏,加生姜一分(切),煎取二盏,去滓,分温三服,微热服,日二次夜一次。

【主治】中风,手足一边不随,言语謇涩。

25392 白芷汤(《圣济总录》卷一五二)

【组成】白芷　鹿茸(去毛,酥炙)　诃黎勒(煨,去核)　厚朴(去粗皮,生姜汁炙)　牡丹皮　地榆　黄耆(剉,炒)各一两半　肉豆蔻(去皮)一枚　白术　黄连(去须)　附子(炮裂,去皮脐)　代赭(碎)　桂(去粗皮)各一两　黄芩(去黑心)半两　龙骨(去土)二两

【用法】上为粗末。每服三钱匕,以水一盏,加生姜三片,煎取七分,去滓,食前温服。

【主治】妇人血海虚冷,经行太过。

25393 白芷汤(《保命集》卷中)

【异名】白芷石膏三物汤(《丹溪心法》卷二)、白芷石膏汤(《症因脉治》卷四)。

【组成】白芷一两　知母一两七钱　石膏四两

【用法】上为粗末。每服半两,水一盏半,煎至一盏,温服。

【主治】疟病,身热目痛,热多寒少,睡卧不安,脉长,以大柴胡汤下之后微邪未尽者。

【方论选录】《医方考》:此条阳明证也,以其有热而无寒,或热多而寒少,故《机要》名为热疟。白芷所以解阳明之经,石膏所以清阳明之府,知母所以养阳明之阴。虚者宜加人参。质实便燥者,此方不足与也,宜下之,用伤寒门大柴胡汤,后以本方调之。

25394 白芷汤

《医学入门》卷七。为《东垣试效方》卷六"白芷散"之异名。见该条。

25395 白芷汤(《古今医鉴》卷九)

【异名】白芷散(《济阳纲目》卷一〇七)。

【组成】防风　荆芥　连翘　白芷　薄荷　赤芍　石膏

【用法】上剉。水煎,温服。

【主治】阳明虚热有风,下牙牙疼。

25396 白芷散(《外台》卷二(注文)引《范汪方》)

【组成】白芷十二分　白术十分　防风八分　栝楼五分　桔梗四分　细辛三分　附子二分(炮,去皮)　干姜二分　桂心二分

【用法】上为散。每服一钱匕,以粳米粥清下;食已,服二钱,小儿服一钱。常以鸡子作羹,吃粳米饭,多少与病人食之。亦未必常有鸡子羹、粳米饭,如服药讫,即扶起令行一步,仍帮头洗手面,食辄服之,劳行如前,则不复。数用佳。

【功用】伤寒愈后令不复。

【宜忌】忌猪肉、桃、李、雀肉、胡荽、青鱼、鲊、生葱、生菜。

25397 白芷散(《鬼遗》卷二)

【组成】白芷二两　芎䓖二两　甘草二两(炙)

【用法】上药熬令变色,捣为散。每服方寸匕,水调下,日五次夜二次。

【功用】止烦。

【主治】金疮烦闷。

25398 白芷散(《圣惠》卷二十二)

【组成】白芷半两　防风一两(去芦头)　白茯苓一两　细辛一两　芎䓖一两　天雄一两(炮裂,去皮脐)　薯蓣一两　人参一两(去芦头)　杜若半两　桂心三分　白术一两　前胡一两(去芦头)

【用法】上为细散。每服二钱,以暖酒调下,不拘时候。

【主治】头风目眩,恶风冷,心烦,不下饮食。

25399 白芷散(《圣惠》卷六十一)

【组成】白芷一两　黄连一两(去须)　地榆一两(剉)

【用法】上为细散。每用以鸡子白调,涂布上贴疮,一日换三四次。

【主治】痈疮已溃。

25400 白芷散(《圣济总录》卷九十)

【组成】白芷(炒)半两　巴戟天(去心)一两　高良姜一钱

【用法】上为散。每服一钱匕,猪肾一对,去筋膜,入药末煨熟,细嚼,温酒下。

【主治】虚劳,元脏虚冷,心腹疼痛,精神倦怠。

25401 白芷散(《圣济总录》卷九十八)

【组成】白芷(醋浸,焙干)二两

【用法】上为细散。每服二钱匕,煎木通酒调下,连服三服。

【主治】气淋结涩,小便不通。

25402 白芷散(《圣济总录》卷一一七)

【组成】白芷末一钱　铜绿一钱　白僵蚕四枚　干胭脂半钱

【用法】上为末。每用少许,以鸡翎子扫疮。有涎吐之,不得咽津。

【主治】口舌生疮,久不愈。

25403 白芷散

《圣济总录》卷一二一(文瑞楼本)。即原书同卷(人卫

本)"揩齿白芷散"。见该条。

25404 **白芷散**(《圣济总录》卷一五一)

【组成】白芷半两 当归一两(一半生,一半炒) 侧柏(切,炒)二两

【用法】上为散。每服二钱匕,空心米饮调下。

【主治】妇人月事不通。

25405 **白芷散**(《圣济总录》卷一五六)

【组成】白芷三分 郁金 阿胶(炙燥) 滑石各一两

【用法】上为散。每服二钱匕,煎葱白汤调下。

【主治】妊娠子淋,小便频涩痛。

25406 **白芷散**(《鸡峰》卷二十二)

【组成】黄连 槟榔 木香 白芷各等分

【用法】上为细末。掺所伤处,血便止。如妇人血晕,以童便调一钱;如脏毒诸血,以水煎服。

【主治】金铁所伤,及破伤风。

25407 **白芷散**(《三因》卷十)

【组成】香白芷

【用法】上为末。水调下。顷刻,咬处出黄水尽,肿消皮合。

【主治】恶蛇咬伤,顿仆不可疗者。

25408 **白芷散**(方出《百一》卷七,名见《朱氏集验方》卷二)

【组成】香白芷一两 荆芥一钱

【用法】上为末。腊茶清调服。如不用荆芥,薄荷一钱亦佳。

【主治】伤寒鼻塞,出清涕不已。

25409 **白芷散**(《妇人良方》卷一)

【组成】白芷一两 海螵蛸二个(烧) 胎发一团(煅)

【用法】上为细末。每服二钱,空心温酒调下。

【主治】❶《妇人良方》:妇人赤白带下。❷《景岳全书》:下元虚弱,赤白带下,或经行不止。

【方论选录】《成方便读》:如带下无虚寒等证,即可于此方求之。白芷独入阳明,芳香辛苦,其温燥之性,为祛风逐湿之专药,以阳明为五脏六腑之海,水谷之所藏,湿浊之所聚,故以为君;女子以肝用事,海螵蛸入肝经血分,其性燥而兼涩,可固可宣,为带下崩中之要药,故以为臣;胎发得血之余气,益阴之中,又有去瘀之力,使瘀者去而新者生,以复妇人之常道。不特赤白带下可痊,而一切瘀浊,亦可愈耳。

25410 **白芷散**(《妇人良方》卷七)

【组成】白芷一两(切作片,于瓦上炒令黄)

【用法】上为细末。用猪血二十文切片,以沸汤泡七次,将血蘸药,吃七片。如剩药末,留后次用。

【主治】妇人翻胃吐食。

25411 **白芷散**(《普济方》卷三十八引《余居士选奇方》)

【组成】香芷

【用法】上为末。米饮调下。

【主治】肠风。

25412 **白芷散**(《兰室秘藏》卷中)

【异名】郁金散。

【组成】郁金一钱 香白芷 石膏各二钱 薄荷叶芒消各三钱

【用法】上为极细末。口含水,鼻内搐之。

【主治】头痛。

25413 **白芷散**

《兰室秘藏》卷中。为原书同卷"治虫散"之异名。见该条。

25414 **白芷散**(方出《直指》卷二十一,名见《普济方》卷五十七)

【组成】杏仁(水浸,去皮,焙) 细辛 白芷各一钱 全蝎两个(焙)

【用法】上为末。麻油调敷。

【主治】鼻痛。

25415 **白芷散**(《朱氏集验方》卷九)

【组成】白芷 血余 川芎 百草霜 川乌 草乌 雄黄 花桑皮(烧) 朱砂 全蝎 麝香 北细辛 没药 当归各等分

【用法】上为末。每服一钱,空心茶、酒任下。先将此药用醋调如膏,次以皂角炭火烧令烟出,却用皂角点药,搽患处,即安。

【主治】牙疼。

25416 **白芷散**(《普济方》卷四十四引《朱氏集验方》)

【组成】白芷四钱 生乌头一钱

【用法】上为末。每服一字,茶调下。有人患眼睛痛者,先含水,次用此药搐入鼻中,其效更速。

【主治】头痛及目睛痛。

25417 **白芷散**(《东垣试效方》卷六)

【异名】白芷汤(《医学入门》卷七)。

【组成】麻黄 草豆蔻各一钱半(不去皮) 黄耆一钱 吴茱萸四分 藁本三分 当归半钱 羌活八分 熟地黄半钱 白芷四分 升麻一钱 桂枝二分半

【用法】上为细末。先以温水漱净,以药擦之。

【主治】大寒犯脑,牙齿疼痛。

【备考】《医学入门》本方用法:或水煎服亦可。

25418 **白芷散**(《医方类聚》卷一六七引《吴氏集验方》)

【异名】麦门冬散(《普济方》卷三〇七)。

【组成】白芷(用麻油煎过)

【用法】上为末。每服五钱,麦门冬煎水冷调下。外以雄黄敷。

【功用】解蛇虫咬及犬虎伤。

【主治】毒气入腹,胀肿者。

【临床报道】蛇咬伤:《本草纲目》引《夷坚志》:临川有人被蝮蛇伤。即昏死,一臂如股。少顷遍身皮胀黄黑色。一道人以新汲水调白芷末一斤,灌之,觉脐中汩汩然,黄水自出,腥秽逆生,良久消缩如故。以麦门冬汤调尤妙。

25419 **白芷散**(《瑞竹堂方》卷五)

【组成】斑蝥五个 蝉壳五个 轻粉一钱 槟榔三个 香白芷二钱 蛇床子 硫黄 樟脑各二钱

【用法】上为细末,罗过,却入轻粉,再碾极细。用香油调搽。

【主治】❶《瑞竹堂方》:身上诸般恶疮,及小儿耳项头疮。❷《普济方》:疥癣。

25420 白芷散

《普济方》卷七十。为《圣济总录》卷一二一"揩齿白芷散"之异名。见该条。

25421 白芷散

《普济方》卷七十。为《圣济总录》卷一二一"洗齿白芷散"之异名。见该条。

25422 白芷散（《普济方》卷二七二）

【组成】小乌豆 香白芷

【用法】上为末。水调，敷肿处。

【主治】肿毒、暑毒、水刺肿手背。

25423 白芷散（《普济方》卷三〇一）

【组成】甘草节 白芷 五倍子

【用法】水煎，温洗。

【主治】疳疮。

25424 白芷散（《普济方》卷三〇七）

【组成】雄黄 香白芷

【用法】上为末。掺之。先用妇人扎髻绳扎定疮处。如无头绳，麻油绳亦可用。用新汲水调末服之，或热酒送下皆良。

【主治】毒蛇咬伤。

25425 白芷散

《普济方》卷三五六。为方出《证类本草》卷五引《杜壬方》，名见《产育宝庆》"神应黑散"之异名。见该条。

25426 白芷散（《普济方》卷三六五）

【组成】香白芷末半两 盐绿一钱 五倍子一分 麝香少许

【用法】上为细末，每用一字，掺疮上。

【主治】小儿口疮。

25427 白芷散（《普济方》卷三九二）

【组成】白芷 硫黄 密陀僧各半两 母丁香 白丁香各三七粒

【用法】上为末。每服半钱，煎面汤调下，未发时一服，取下黑物，不用服补药。发时一服。如用补，只煎醋石榴皮汤与吃，一日二次。逐日下黑物为效。

【主治】小儿疟癖，虚中积及奶癖。

【宜忌】忌鸡、鱼、果子。乳母亦忌。

25428 白芷散

《医学入门》卷七。为《直指》卷十九"香芷散"之异名。见该条。

25429 白芷散（《准绳·类方》卷八）

【组成】白芷 防风 连翘 石膏（煅） 荆芥 赤芍药 升麻（焙） 薄荷

【用法】上为细末。薄荷汤调服及搽牙龈；或煎服亦可。

【主治】下牙疼。

25430 白芷散

《济阳纲目》卷一〇七。为《古今医鉴》卷九"白芷汤"之异名。见该条。

25431 白芷散（《济阳纲目》卷一〇八）

【组成】白芷三钱 王不留行一钱

【用法】上为末。每用量擦头发内，微揉后以篦子刮去药末，自无气息。

【功用】去头垢，除汗气。

25432 白芷散（《嵩崖尊生》卷六）

【组成】白芷 菖蒲 苍术 陈皮 细辛 厚朴 半夏 官桂 木通 苏梗叶 炙草各一分 川芎二分

【用法】加生姜、葱，水煎服。

【主治】虚火妄动，耳鸣。

25433 白芷散（《外科全生集》卷四）

【异名】开结散（《外科证治全书》卷三）。

【组成】乳香 没药（各去油） 白芷 浙贝 归身各等分

【用法】上为末。每服五钱，陈酒调下。醉盖取汗。

【主治】乳痈乳疖。

25434 白芷散（《医级》卷九）

【组成】白芷 乌贼骨 白术 米仁 赤苓 芡实各一两

【用法】上为末。每服五钱，米饮下。

【主治】带下日久，清腥如水。

25435 白芷散（《外科真诠》卷上）

【组成】白芷三钱 牡蛎粉五钱 上片二分

【用法】上为细末。搽患处。

【主治】乳疳。

25436 白芷散（《外科真诠》卷上）

【组成】白芷三钱 夏枯草三钱 蒲公英二钱 银花三钱 紫花地丁二钱 甘草一钱

【用法】水煎，内服。

【主治】青蛇头。

25437 白芷膏（《鬼遗》卷五）

【组成】白芷 蔓荆子 附子 防风 芎䓖 莽草 细辛 黄芩 当归 蜀椒各一两（去汗，闭口） 大黄一两半 马鬐膏五合（此所用无多）

【用法】上切。以腊月猪脂三升合诸药，微火煎三上下，白芷色黄膏成。洗头泽发，勿近面。

【功用】生发。

【主治】头秃。

25438 白芷膏（《鬼遗》卷五）

【组成】白芷 通草 蕤核各一分 熏草二铢 羊髓八铢 当归一分

【用法】上㕮咀。以清酒炼羊髓三过，煎，膏成绞去滓。用小豆大纳鼻中，一日三次。

【功用】利鼻。

【主治】鼻中塞。

25439 白芷膏（《圣惠》卷十四）

【组成】白芷一两 当归一两 鸡屎白五两

【用法】上药用猪脂七两，麻油三两，以慢火煎白芷色黄，去滓，纳鸡屎白，搅和，煎如膏。入瓷器内盛，每日涂摩疮瘢上。

【功用】灭瘢。

【主治】伤寒豌豆疮愈后。

25440 白芷膏（《圣惠》卷二十五）

【组成】白芷半两 防风半两（去芦头） 附子半两

(去皮脐) 白芍药半两 当归半两 川椒半两(去目)
羌活半两 独活半两 藁本半两 川乌头半两(去皮脐)
细辛半两 生姜五两 白僵蚕半两 黄蜡五两 猪脂二斤
半(水浸二宿,逐日一换)

【用法】上剉细。先煎猪脂,去滓,入诸药,煎白芷色
焦赤,以绵滤去滓,澄清,拭铛令净,慢火熬,入蜡消为度,用
瓷盒盛。每取少许于火畔熁手摩之。

【主治】风毒流注,骨节疼痛,筋脉挛急。

25441 白芷膏(《圣惠》卷三十七)

【组成】白芷 芎䓖 木通 当归 辛夷各半两 细
辛三分 莽草三分

【用法】上剉细。以不中水猪脂一升,煎五七沸,候白
芷色焦黄,滤去滓,瓷盒中盛。每以枣核大,绵裹纳鼻中,一
日三次。

【主治】鼻痛。

25442 白芷膏(《圣惠》卷六十八)

【组成】白芷一两半 生干地黄一两半 甘草半两
当归三分 白蔹三分 附子三分(去皮脐) 川椒二合

【用法】上剉细。以绵裹,用猪脂三斤,煎白芷焦黄,
膏成,滤去滓,收盒器中。每取涂于疮上。

【功用】生肌。

【主治】金疮。

25443 白芷膏(《圣惠》卷八十九)

【组成】白芷 细辛 木通 当归各半两

【用法】上剉细,以羊髓四两,与药同入铫子内,慢火
上熬,候白芷赤黄色,膏成,绞去滓,贮于瓷器内。敷儿囟上
及鼻中,一日三四次。

【主治】小儿囟气虚肿,鼻塞不通。

25444 白芷膏(《圣济总录》卷一〇一)

【组成】白芷 白蔹各三两 白术三两半 白附子
(炮)一两半 白茯苓(去黑皮)一两半 白及 细辛(去苗
叶)各三两

【用法】上为末,用鸡子白搜和匀,为丸如弹子大,瓷
合中盛。每卧时先洗面,后取一丸,以浆水研化涂面,明旦
井花水洗之。

【主治】面皯疱。

【备考】本方方名,据剂型当作"白芷丸"。

25445 白芷膏(《圣济总录》卷一〇一)

【组成】白芷(留两小块子验所煎膏) 白芜荑 木
兰皮 细辛(去苗叶) 藁本(去苗土) 白附子(炮)各
三分 芎䓖半两 防风(去叉)半两 丁香 零陵香
松花 麝香(研)各一分 熊脂三斤(如无,以酥代)

【用法】上十三味,除麝香、熊脂外,并剉碎,入净器
中,以酒二升浸一宿,先将熊脂入铜铛中化令销,次下酒中
诸药,以文火煎之,三上三下,候白芷黄色膏成,用新绵滤去
滓,入麝香搅匀,稀稠得所,瓷盒盛。每临卧时,先以澡豆温
浆水洗面,后涂膏。

【主治】面皯疱。

25446 白芷膏(《圣济总录》卷一三九)

【组成】白芷 熟干地黄(焙) 当归(切,焙)各一两
半 白蔹一两 芎䓖一两一分 蜀椒(去目并闭口,炒出

汗)三合 附子(炮裂,去皮脐)三分 甘草(炙)半两

【用法】上剉细,以猪脂五斤合和,煎三上三下,药成
膏去滓,软硬得所。每日涂疮上,频涂即效。

【功用】止血生肌。

【主治】金疮。

25447 白芷膏(方出《外科全生集》卷一,名见《仙拈集》卷
二)

【组成】新鲜白芷

【用法】用酒煎至成膏,收贮瓷瓶。每服二钱,陈酒送
下。再取二三钱涂患处,至消乃止。

【主治】鹤膝风。

25448 白花饮(《辨证录》卷九)

【组成】白术五钱 苡仁 茯苓各一两 甘草五分
天花粉三钱 柴胡一钱 枳壳五分

【用法】水煎服。

【主治】胃气壅滞,痰涎流溢于四肢,汗不出而身重,
吐痰靡已。

25449 白花散

《杨氏家藏方》(人卫本)卷十二。即原书(北大本)"百
花散"。见该条。

25450 白花散

《卫生宝鉴》卷十七。为《圣济总录》卷九十五"朴消
散"之异名。见该条。

25451 白花散

《治痘全书》卷十四。为《奇效良方》卷六十五"白花蛇
散"之异名。见该条。

25452 白花膏(《济生》卷二)

【组成】款冬花 百合(蒸,焙)各等分

【用法】上为细末,炼蜜为丸,如龙眼大。每服一丸,
食后,临卧细嚼姜汤咽下,噙化尤佳。

【主治】喘嗽不已,或痰中有血。

【备考】本方方名,《医方类聚》引《严氏济生续方》引
作"百花膏"。

25453 白花膏(《外科全生集》卷四)

【组成】香油一斤 青槐枝百段 黄蜡一两半 定粉
一两半 净乳香 儿茶 没药 白花蛇各三钱 潮脑一两
麝香一钱

【用法】青槐枝入油熬枯,去枝,至滴水不散,入黄蜡、
定粉,离火,温时再下净乳香、儿茶、没药、白花蛇、潮脑、麝
香,同油搅匀成膏,浸水内一宿。摊贴。

【主治】痛疡痒极见骨者,臁疮孔内发痒者。

25454 白芥丸(方出《普济方》卷一六七,名见《本草纲目》卷二
十六)

【组成】甘遂 朱砂 风化朴消 大戟 白芥子 黑
芥子各等分

【用法】上为细末,水糊为丸,如梧桐子大。每服二十
丸,生姜汤送下。

【主治】热痰烦闷,头晕眼花,四肢不用。

25455 白芥丸(《医学入门》卷七)

【异名】消积丸(《东医宝鉴·杂病篇》卷六)、连罗丸
(《杂病源流犀烛》卷十四)。

【组成】白芥子 萝卜子各一两半 山栀 川芎 三棱 莪术 桃仁 香附 山楂 神曲各一两 青皮五钱 黄连一两半(一半用吴萸水炒,一半用益智仁水炒)

【用法】上为末,蒸饼为丸服。

【主治】男妇食积死血,痰积成块在两胁,动作腹鸣,嘈杂眩晕,身热时作时止。

25456 **白杏膏**(《古今医鉴》卷十五)

【组成】轻粉一钱 杏仁七个(去皮)

【用法】捣烂。将疮去痂,先抹猪胆汁,后涂药。

【主治】杨梅疮。

25457 **白连散**(《卫生宝鉴》卷十)

【组成】白矾(枯) 乌贼鱼骨 黄连 龙骨各一两

【用法】上为末。以绵裹枣核大塞耳中,一日换三次。

【主治】❶《卫生宝鉴》:聤耳,出脓汁。❷《青囊秘传》:浸淫疮。

【备考】《青囊秘传》:外用。

25458 **白吹药**(《经验秘方》卷下)

【组成】山豆根八分 薄荷四分 白附子一片 硼砂五分 青鱼胆五分 细辛五分 真麝香三分(孕妇忌用) 僵蚕六分 上冰片五分

【用法】上为极细末,瓷瓶收贮听用。用时以雄鸡冠血一碗,入药于血内,将尖放在血内。

【主治】中蜈蚣毒而舌出者。

25459 **白围药**(《外科方外奇方》卷一)

【组成】天花粉三两 生南星四两 生半夏四两

【用法】上为细末,用酸醋调涂。

【主治】一切痰毒。

25460 **白疔散**(《中医皮肤病学简编》)

【组成】海螵蛸21克 滑石9克 寒水石9克 煅石膏9克 青黛3克 冰片1克

【用法】上为细末,外用。

【主治】湿疹。

25461 **白疕丸**(《赵炳南临床经验集》)

【组成】苍术二两 白附子二两 桂枝二两 当归二两 西秦艽二两 草乌二两 追地风二两 千年健二两 威灵仙二两 川芎二两 钩藤二两 菟丝子二两 川牛膝二两 何首乌二两 川乌二两 知母二两 栀子二两 红花二两 白花蛇一两 苦参四两 刺蒺藜四两 防风四两 小胡麻四两 苍耳子四两 黄柏四两 桃仁四两 紫草四两 全虫四两 丹皮四两 荆芥六两 白鲜皮六两

【用法】上为细末,水泛为丸,如绿豆大。每服一至二钱,温开水送下,一日二次。

【功用】驱风攻毒,除湿止痒。

【主治】牛皮癣(白疕风),神经性皮炎(顽癣),慢性湿疹(顽湿疡)。

25462 **白沙丹**(《奇方类编》卷下)

【组成】八角茴香二两(炒黄) 川乌二两(火炮炒) 南苍术二两(米泔水浸) 熟地三两(蒸,不用酒) 白茯苓二两 干山药二两(炒)

【用法】上为细末,酒糊为丸,如梧桐子大。每服三十九丸,空心酒送下。

【功用】和补筋脉,起阴发阳,破滞气,化五积,益精神,安脏腑,除心气,去盗汗,乌须发,去风疾。

【主治】五劳七伤,左瘫右痪。

25463 **白灵片**(《成方制剂》5册)

【组成】当归194克 三七42克 红花83克 牡丹皮167克 桃仁83克 防风167克 苍术167克 白芷42克 马齿苋417克 赤芍83克 黄芪194克

【用法】上制成片剂。口服。一次4片,一日3次。同时使用外搽白灵酊涂患处,一日3次。三个月为1个疗程。

【功用】活血化瘀,增加光敏作用。

【主治】白癜风。

25464 **白灵丹**(《经验方》卷上)

【组成】川贝母

【用法】上为细末,弗使受潮。未溃者,以冷茶调涂,即可消退;已溃者掺之,即可收功。

【主治】乳痈,红肿疼痛。

25465 **白灵丹**(《青囊秘传》)

【组成】熟石膏一两 白蜡二钱 梅片三分

【用法】上为末。掺之。

【功用】收口。

25466 **白灵药**(《外科正宗》卷四)

【组成】水银二两(用铅一两化开,投入水银听用) 火消二两 绿矾二两 明矾二两

【用法】上为末,投入锅内化开,炒干,同水银碾细,入泥护阳城罐内,上用铁盏盖之,以铁梁铁兜左右,用烧熟软铁线上下扎紧,用紫土盐泥如法固口,要烘十分干燥为要,架三钉上,砌百眼炉,先加底火二寸,点香一枝,中火点香一枝,顶火点香一枝;随用小罐安滚汤在傍,以笔蘸汤搽擦盏内,常湿勿干。候三香已毕,去火罐,待次日取起,开出药来,如粉凝结盏底上,刮下灵药,收藏听用。凡疮久不收口,用此研细,掺上少许,其口易完。若入于一概收敛药中,用之其功甚捷。

【主治】疮久不收口。

25467 **白灵药**

《医宗金鉴》卷六十二。为原书同卷"白降丹"之异名。见该条。

25468 **白灵药**(《种福堂方》卷四)

【组成】芦甘石一两 黄连一钱 黄柏 黄芩各二钱

【用法】将三黄煎浓汁,将甘石放在银罐内,烧极红收汁,约九次,以甘石酥为度,晒干研细,加冰片五分。治口碎,点眼甚妙。加珍珠少许,治下疳,可生肌长肉。凡有热毒,配三白头升药,人乳调敷。

【功用】生肌长肉。

【主治】口碎,下疳。

25469 **白灵药**(《串雅补》卷三)

【组成】生石膏一两 墨二钱

【用法】上为细末。入水黑色,二味须各研和匀。

【主治】一切无名肿毒。

25470 **白附丸**(《幼幼新书》卷十引《刘氏家传》)

【异名】真珠膏、人参丸(原书同卷引《张氏家传》)。

【组成】白附子(生)二个 天南星(炮)半两 全蝎三

七枚　人参二钱　白僵蚕(麸炒)二七个　朱砂一钱　脑麝　乳香各少许

【用法】上为末,炼蜜为丸,如芡实大。每服一丸,卧时金银薄荷汤送下。

【主治】❶《幼幼新书》引《刘氏家传》:小儿因惊,或风涎盛,手足欲动之疾。❷《幼幼新书》引《张氏家传》:惊风,天钓眼睛,搐搦手脚。涎潮心舍,叫唤不应,并夹惊伤寒、惊痫。

25471 **白附丸**(《丹溪心法》卷五)

【组成】牛胆星一两(须用黄牯牛胆,腊月粉南星,亲手修合风干,隔一年用。牛胆,须入三四次者佳)　大陈半夏半两　粉白南星一两(切作片,用腊雪水浸七日,去水晒干)　枯白矾二钱半

【用法】上为末,宿蒸饼为丸,如梧桐子大。用姜汁蜜汤送下。

【主治】风痰。

【加减】有热,加薄荷叶。

25472 **白附丸**(《医方类聚》卷二六一引《新效方》)

【组成】南星八两(切片)　白矾半两(末)　白附子二两

【用法】以水浸南星、白矾过一指,晒干,研细,入白附子,和匀,飞罗面为丸,如芡实大。每服一二丸,姜、蜜、薄荷汤浸化下。

【主治】风痰。

25473 **白附丸**(《医学纲目》卷三十八)

【组成】南星二两　半夏(二味用冬藏雪水于六月六日浸起,晒干,又浸,凡九次用。)　白附子　白矾各一两

【用法】上为细末,姜汁糊为丸,如梧桐子大。一岁儿服八丸,用薄荷汤化下。

【主治】小儿咳嗽有痰,感冒发热,吐泻,心神不安。

25474 **白附丸**(《医略六书》卷二十六)

【组成】白附子二两(盐水炒黑)　黑附子二两(盐水炒)　黄狗头骨四两(炙灰)

【用法】上为末,炼蜜为丸,每服一二钱,米饮送下。

【主治】白崩经久,脉微者。

【方论选录】寒湿袭虚,带脉不固,而白带淫溢特甚,故曰白崩焉。黑附子补火燥湿,白附子燥湿升阳,黄狗头骨壮阳涩脱,以固白崩也。蜜以丸之,饮以下之,使阳气内充,则寒湿外散,而冲任清和,带脉无不完固,何有白带溢甚,谓白崩之患乎!

25475 **白附丹**(《医方类聚》卷八十二引《瑞竹堂方》)

【组成】白附子二两　白及　白蔹　白茯苓　密陀僧(研)　白石脂(研)　定粉各等分(研)

【用法】上为细末,先用洗面药洗净,临睡用人乳汁,如无用牛乳或鸡子清调,如合就用乳将药末丸如龙眼大,窨干。逐旋用温浆水磨开敷之。

【主治】男子妇人,面生黑斑点。

25476 **白附汤**(《嵩崖尊生》卷六)

【组成】全蝎五分　白附　南星　半夏　旋覆花各一钱　菊花　天麻　川芎　橘红　僵蚕　生姜各一钱

【主治】风痰,头晕痛。

25477 **白附饮**(《活幼心书》卷下)

【组成】白附子　南星(生用)　半夏(生用)　川乌(生用,仍去皮脐)　天麻(明亮者)　陈皮(去白)　南木香　全蝎(去尾尖毒)　僵蚕(去丝)　丁香各二钱

【用法】上咬咀。每服二钱,水一盏半,加生姜三片,慢火煎七分,作五次空心温服。

【主治】肝风克脾土,痰涎壅盛,饮食吐出。

25478 **白附饮**(《观聚方要补》卷十引《儿科方要》)

【组成】白附子　枳实　防风　全蝎　胆星　天麻　半夏各一钱　僵蚕　官桂　丁香　木香　甘草各四分

【用法】加生姜,水煎服。

【主治】顿嗽。小儿咳即呛顿,连声不已,嗽则脸红,吐即嗽止,嗽久不已,眼肿而目中白珠起有红丝者。

【加减】若痰中有血,去官桂、丁香、木香。

25479 **白附散**(《卫生总微》卷十)

【组成】白附子　藿香叶(去土)各等分

【用法】上为细末。每服半钱或一钱,米饮调下,不拘时候。

【主治】小儿吐逆不定,虚风喘急。

25480 **白附散**

《准绳·类方》卷四。为《鸡峰》卷十八"白附子散"之异名。见该条。

25481 **白附散**

《经验奇方》卷上。为《外科正宗》卷四"玉真散"之异名。见该条。

25482 **白鸡汤**(方出《肘后方》卷四,名见《圣济总录》卷一八八)

【组成】小豆一升　白鸡一头(治如食法)

【用法】以水三斗煮熟,食滓饮汁,稍稍令尽。

【主治】大腹水病。

25483 **白驳片**(《中医皮肤病学简编》)

【组成】紫草　降香　重楼　白药子　白薇　红花　桃仁　生首乌　刺蒺藜各50克　海螵蛸30克　甘草35克　龙胆草20克　苍术20克

【用法】上为细末,制片,每片重1克。每服10片,一日三次。

【功用】祛风活血。

【主治】白癜风。

25484 **白英丸**(《圣济总录》卷五十四)

【组成】白英五两　白蔹三两　紫草　芒消(研)　大黄(剉)各二两　茵陈蒿　葶苈子(纸上炒)　厚朴(去粗皮,生姜汁炙透)　枳壳(去瓤,麸炒)各一两

【用法】上为末,炼蜜为丸,如梧桐子大。每服二十丸,早、晚食前用蜜汤送下。以知为度。

【主治】中焦热结,胃气郁伏,身发黄疸。

25485 **白英丹**(《四圣悬枢》卷一)

【组成】大黄五钱　芒消三钱　甘草一钱(炙)　枳实二钱(炒)　厚朴三钱(炒)　玄参三钱　麦冬八钱　丹皮三钱　芍药三钱　生地三钱

【用法】流水煎大半杯,热服。

【功用】滋其脏阴,泄其腑热,勿令阳亢而阴亡。

【主治】❶《四圣悬枢》:温病肺脾津液、肝肾精血为相火煎熬,燥热烦蒸,脏阴枯竭。❷《治疫全书》:阳明腑病,谵语腹满,潮热作渴。

25486 白英散(《名家方选》)

【组成】白英一钱(根茎叶并烧为霜) 胡椒(烧为霜)丁子各三分(烧为霜)

【用法】每服六分,温酒饮下。

【主治】痈疔及诸热毒肿。

25487 白苓汤(《医统》卷五十一)

【组成】黄耆(炙) 防风 白茯苓 白术各一钱 麻黄根 甘草 牡蛎各五分 小麦五粒

【用法】水盏半,煎八分,食远服。

【主治】因虚盗汗。

25488 白茅汤(《医学入门》卷八)

【组成】白茅根五钱 瞿麦 白茯苓各三钱半 葵子 人参各一钱一分半 蒲黄 桃胶 滑石 半夏各七钱半 甘草五分 紫贝一个(煅) 石首鱼脑砂二个(煅)

【用法】分二贴,加生姜三片,灯心二十根,水煎服。或为末,每服二钱,木通煎汤下;如气壅,木通、橘皮煎汤下。

【主治】产后诸淋,无问冷、热、膏、石、气等淋。

25489 白茅汤(《四圣心源》卷四)

【组成】人参二钱 甘草二钱 茯苓三钱 半夏三钱麦冬三钱(去心) 茅根三钱 芍药三钱 五味子一钱

【用法】煎大半杯,温服。

【主治】零星吐鲜血者。

25490 白茅汤(《女科秘旨》卷八)

【组成】白茅根 瞿麦 车前子 冬葵子各二钱 通草七分 鲤鱼齿一百个

【用法】先将鱼齿为末,药熟入末,空心服。

【主治】产后淋,小便痛,及血淋。

25491 白茅散(《卫生总微》卷十)

【组成】丁香 花桑叶 人参(去芦) 藿香叶(去土)白茅根(判)各一分

【用法】上为散。每服一钱,水一小盏,煎至五分,去滓,量大、小分服,不拘时候。

【主治】吐逆不定。

25492 白茅煎(《医统》卷七十一)

【组成】白茅根(切)四斤

【用法】水一斗五升,煮取五升,每服一升,日三次,夜二次。尽剂而愈。

【主治】热淋痛。

25493 白矾丸(《圣惠》卷三十四)

【组成】白矾灰 黄丹各一钱 蝙蝠粪二十粒 巴豆一粒(麸炒微黄)

【用法】上为细末,以软粟米饭为丸,如粟米大,晒干。凡有蛀孔疼痛不可忍者,以一丸于痛处咬之。立安。

【主治】牙齿被虫蚀,有蛀孔疼痛,牙齿根朽烂。

25494 白矾丸(方出《圣惠》卷四十七,名见《普济方》卷三十六)

【组成】白矾二两 黄丹二两 硫黄一两

【用法】先将白矾、黄丹入于坩锅内,以炭火半秤,烧通赤,任火自消,取出,于湿地出火毒两日,入硫黄同研为末,以粟米饭为丸,如绿豆大。每服二十丸,以粥饮送下,不拘时候。

【主治】脏腑久积虚冷,反胃呕哕。

25495 白矾丸(《圣惠》卷五十四)

【组成】白矾半两(烧令汁尽) 踯躅花半两(酒拌,炒令干) 细辛半两 半夏半两(汤洗七遍去滑) 藜芦半两(去芦头) 丹砂半两(细研,水飞过) 巴豆半两(去皮心,研,纸裹压去油) 苦参半两(判) 雄黄半两(细研) 川大黄半两(判碎,微炒) 川芒消一两 大戟半两(判碎,微炒) 川乌头半两(炮裂,去皮脐) 狼毒半两(判碎,醋拌炒熟)

【用法】上为末,炼蜜为丸,如黍米大。每服五丸,空心以温水送下。以通利为度。

【主治】水癥,腹中肿硬,大小肠不通。

25496 白矾丸(《圣惠》卷六十)

【组成】白矾半两(烧令汁尽) 附子一两(炮裂,去皮脐) 桑黄一两(判,微炒)

【用法】上为末,以温水浸蒸饼为丸,如梧桐子大。每服十五丸,食前以粥饮送下,加至二十丸。

【主治】痔疾多年不愈,下部肿硬疼痛。

25497 白矾丸(《圣惠》卷七十二)

【组成】白矾灰 附子(炮裂,去皮脐,为末)各二两

【用法】上为末,以汤浸蒸饼为丸,如梧桐子大。每服二十丸,以荆芥汤送下,一日三次。

【主治】妇人痔疾久不愈。

25498 白矾丸(方出《圣惠》卷七十三,名见《普济方》卷三三一)

【组成】白矾灰一两 附子二两(炮裂,去皮脐) 狗头骨灰二两

【用法】上为末,以软饭为丸,如梧桐子大。每服三十丸,食前以粥饮送下。

【功用】《普济方》:补虚退冷,暖血海。

【主治】赤白带下,崩漏不止。❶《圣惠》:妇人白带下,脐腹冷痛,面色萎黄,日渐虚损。❷《普济方》:妇人血脏久冷,赤白带下。❸《医学六要·治法汇》:久崩不止。

【宜忌】《普济方》:忌生冷、毒物。

25499 白矾丸(《圣惠》卷八十六)

【组成】白矾灰 虾蟆灰 密陀僧(烧醋淬三遍) 乌贼鱼骨(炙令焦黄)各一分 麝香半两

【用法】上为末,炼蜜为丸,如绿豆大。每服三丸,以温水送下,一日三次。

【主治】小儿一切疳,肌肤消瘦,泻痢不止,口鼻生疮,腹胀脚细,水谷不化。

25500 白矾丸(《圣惠》卷八十七)

【组成】白矾灰三钱 田父三分(烧灰) 蛇蜕皮一条(炒令微黄) 青黛一分(细研) 鹤虱一分 朱砂一分(细研) 麝香一钱(细研) 芦荟三分(细研) 莨菪子一分(水淘去浮者,水煮,令芽出,炒黑色)

【用法】上为末,同研令匀,以烧饭为丸,如绿豆大。

每一岁儿服二丸,以粥饮送下。

【主治】小儿脊疳,下痢羸瘦。

25501　白矾丸

《圣惠》卷九十三。为《幼幼新书》卷二十六引《水鉴》"圣丸子"之异名。见该条。

25502　白矾丸(《圣济总录》卷七)

【组成】白矾(生研)　陈橘皮(去白,炒)　桂(去粗皮)各一两

【用法】上为细末,枣肉为丸,如弹子大。每服一丸,含化咽津,不拘时候。

【主治】卒中风不语,失声,及声嘶不出。

25503　白矾丸(《圣济总录》卷四十九)

【组成】白矾(枯)　熟干地黄(焙)　玄参　知母(焙)　贝母(炒)　诃黎勒皮各一两

【用法】上为末,面糊为丸,如梧桐子大。每服十五丸至二十丸,食后、临卧时煎生姜、大枣汤送下。

【功用】止喘嗽,化痰涎,利胸膈,定烦渴。

【主治】肺壅热。

25504　白矾丸(《圣济总录》卷五十八)

【组成】白矾(烧令汁尽)　铅白霜各一分

【用法】上为细末,炼蜜为丸,如鸡头子大。绵裹,含化咽津。

【主治】消渴烦热。

25505　白矾丸(《圣济总录》卷七十六)

【组成】白矾(研)　铅丹(研)　硇砂(研)　硫黄(研)各一分

【用法】上四味,先入矾于瓷盒子内,次入硫黄、硇砂、铅丹覆之,用瓦片盖面。文武火煅赤,倾地上候火气绝,再为末,蒸饼为丸,如梧桐子大。每服十丸,米饮送下。

【主治】久痢脓血,日夜不止。

25506　白矾丸(《圣济总录》卷七十六)

【组成】白矾　铅丹各二两

【用法】上药拌匀,用瓷瓶子固济封却头,以火烧令赤,候一两炊久,方可取出,放冷杵碎,于地上出火毒一宿,研令极细,用粟饭为丸,如梧桐子大。每服三丸,空心米饮送下。

【主治】赤白痢久不止。

25507　白矾丸(《圣济总录》卷一四一)

【组成】白矾(炭火烧令汁尽,候冷研为末)一两　黄耆(细剉)　枳实(去瓤,麸炒)各二两

【用法】上三味,先捣罗黄耆、枳实为细末,入矾末拌匀,炼蜜为丸,如梧桐子大。每服二十丸,温酒送下,加至三十丸,一日二次。

【主治】牝痔下血不止。

25508　白矾丸(《圣济总录》卷一四三)

【组成】白矾(烧灰)　赤石脂各一两　附子(炮裂,去皮脐)一两半

【用法】上为末,炼蜜为丸,如梧桐子大。每服二十丸,空心煎生姜汤送下,晚食前再服。

【主治】五痔连年不愈,及瘘下脓血不止。

25509　白矾丸(《卫生总微》卷十一)

【组成】枯白矾　定粉　寒水石(煅)各等分

【用法】上为细末,烂饭研匀为丸,如黍米大。每服五丸,乳食前煎乌梅汤送下。

【主治】小儿滑泄,肛头脱出。

25510　白矾丸(《魏氏家藏方》卷二)

【组成】知母　贝母　款冬花　半夏(汤泡七次)各半两　白矾二两半(枯)

【用法】上为细末,以生姜自然汁为丸,如梧桐子大。每服五十丸,临嗽时萝卜子煎汤,加姜汁少许送下。

【主治】远年日近,风壅痰甚,一切喘咳。

25511　白矾丸(《普济方》卷一六五引《仁存方》)

【组成】半夏一两　白矾半两(为末)　香附(皂角水浸透)一两

【用法】上为末,生姜自然汁糊为丸,如梧桐子大。每服三四十丸,生姜汤送下。

【主治】停痰宿饮,风气上攻,胸膈不利。

25512　白矾丸

《普济方》卷二九八。为方出《千金》卷二十三,名见《圣济总录》卷一四三"大效丸"之异名。见该条。

25513　白矾丸(《普济方》卷三八二)

【组成】白矾灰三钱　田父三钱　蛇蜕皮一条(炒令微黄)　青黛一分　鹤虱一分　朱砂一分　麝香一钱　芦荟一钱(研)　莨菪子一分(水淘去浮者,水煮令芽出,炒黑色)　白扁豆(微炒,令黄色勿焦)各一两　白附子(文武火炮令黄色,去火毒)　天麻(剉如石子,与大麦炒黄)

【用法】上为末,好瓷罐盛,遇有患,依汤用使之,常服半钱或一字,米饮调下;妇人产妇亦可服之;慢惊搐搦,用麝香饮下,一日六次;急惊定后,用陈饭调下,惊吐不止,陈米饭调下;天柱倒脚,浓米饮下;夹伤寒发搐者,薄荷、葱白汤调下;疳气胀急,多渴者,百合汤调下;赤白痢,不思乳食者,生姜三片,枣子五个,陈米饭一合调下;发热面赤、浑身壮热、忽然惊叫者,金、银、薄荷汤调下;吃饭不知饥饱,不长肌肉,参柏一撮同炒,姜汤调下;暴泻,紫苏、木瓜汤调下;形神脱,言不正,及大人吐泻,藿香汤下。

【主治】小儿脊疳,下利羸瘦。

【备考】本方方名,据剂型,当作"白矾散。"

25514　白矾汤(《圣济总录》卷一二〇)

【组成】白矾(烧令汁尽,研)　干姜(炮)各半两　藜芦(去芦头)　蛇床子各一分　甘草(炙)　细辛(去苗叶)各半两　防风(去叉)半两　蜀椒(去目并闭口,炒出汗)一分

【用法】上为粗捣末。每用二钱匕,以酒一盏调匀,煎三五沸,热漱冷吐。

【主治】齿痛,风肿摇动,发作不时,兼虫牙。

25515　白矾汤(《圣济总录》卷一四一)

【组成】白矾(火上枯)一两

【用法】上为末。每用半钱匕,沸汤浸如人体温,淋洗。

【主治】牝痔。

25516　白矾汤(《辨证录》卷十)

【组成】白芍三两　白矾五钱　当归　丹皮各一两　柴胡三钱　附子一钱

【用法】水煎服。一剂气通即愈。

【主治】钩吻中毒。

25517 白矾酊(《中医皮肤病学简编》)

【组成】白矾粉10克 酒精90毫升

【用法】混合外用。

【主治】癣。

25518 白矾散(方出《肘后方》卷三,名见《圣惠》卷三十六)

【异名】矾石散(《圣济总录》卷一一九)

【组成】矾石 桂

【用法】上为末。绵裹如枣,纳舌下,有唾出之。

【主治】❶《肘后方》:中风,卒失声,声噎不出。❷《圣惠》:舌强不能语。

【备考】《圣惠》本方用矾石一分(烧灰),桂一分。

25519 白矾散(方出《千金》卷六,名见《医部全录》卷一三一)

【组成】白矾 石硫黄 白附子各六铢

【用法】上为末。以酢一盏,渍之三日,夜净洗面敷之。

【主治】❶《千金》:面皯䵟。❷《回春》:面上粉刺。

【宜忌】莫见风日。

25520 白矾散(《圣惠》卷三十二)

【组成】白矾 马牙消 黄丹各一两

【用法】上为细末。先固济一瓷瓶子,候干,入药末在内,以文火歇口烧之,阴气尽后,用大火煅令通赤,候冷,入地坑内,埋七日,取出,细研。每取少许点之。

【主治】风毒攻眼肿痛,时发时愈,或生赤脉。

25521 白矾散(《圣惠》卷三十四)

【组成】白矾一分(烧灰) 蟾酥半分 干虾蟆一枚(焚灰) 雄黄半分 麝香半分 熊胆一分

【用法】上为细末。每用半钱,敷牙齿根。

【主治】龋齿龈肿出脓汁。

25522 白矾散(《圣惠》卷三十四)

【组成】白矾灰 杏仁二十枚(汤浸去皮尖,研) 蚰蛇胆一钱(分)

【用法】上为细末。先以生布揩齿龈令血出,嗽令血尽,即用散药,掺于湿纸上,可患处贴之,一日二三次。以愈为度。

【主治】齿䘌,龈肿有脓血出。

25523 白矾散(《圣惠》卷三十四)

【组成】白矾三分(烧灰) 蚰蛇胆一钱

【用法】上为细散。先以布揩齿,令血尽,每用半钱,以湿纸上掺药,于患处贴之。

【主治】❶《圣惠》:齿根血出。❷《圣济总录》:痄䘌,龈肿有血出。

25524 白矾散(《圣惠》卷三十五)

【组成】白矾半两 硇砂半两 马牙消半两

【用法】上药于瓷盒子内盛,用盐泥固济,候干,以炭火煅令通赤,取出细研。用纸两重摊,置于湿地上,以物盖之一宿,出火毒后,再细研为散。每服半钱,纳竹管中,吹入喉内,须臾即通。如是咽门肿,只以篦子抄药,点于肿处,咽津即愈。

【主治】喉痹气闷。

25525 白矾散(《圣惠》卷三十五)

【组成】白矾一两(烧灰) 盐花一两

【用法】上为细散。以箸头点药在悬壅上。愈。

【主治】❶《圣惠》:悬壅垂长,咽中妨闷。❷《普济方》:一切急风,口噤不开。

25526 白矾散(《圣惠》卷三十六)

【组成】白矾一分(烧灰) 黄药末一分 腻粉一分 麝香一钱

【用法】上为细散。每取一字,掺在疮上,以意加减用之。

【主治】恶口疮久不愈。

25527 白矾散(方出《圣惠》卷五十七,名见《圣济总录》卷一四八)

【组成】白矾灰半两 羖羊角半两(烧灰) 射罔一分 雄黄一两 麝香一两 干姜一两

【用法】上为末。用敷疮上。

【功用】《圣济总录》解毒。

【主治】❶《圣惠》:青蛙蛇螫。❷《圣济总录》:诸蛇所伤。

25528 白矾散(《圣惠》卷五十九)

【组成】白矾一两(烧灰) 黄丹一两半(微炒) 胡粉一两(炒令微黄) 龙骨一两半 当归一两(剉,微炒) 诃黎勒一两(煨,用皮) 黄连三分(去须,微炒) 甘草一分(炙微赤,剉)

【用法】上为细散。每服三钱,以粥饮调下,不拘时候。

【主治】下痢脓血,心腹疗痛不止。

25529 白矾散(《圣惠》卷六十)

【异名】大安散(《圣济总录》卷一四三)。

【组成】白矾一两 硫黄一两(研) 乳香一两(研) 黄连一两(去须,为末) 黄蜡一分

【用法】上用大鲫鱼一头,不去鳞,除腹内物,入诸药末在内,以湿纸裹,又以麻缠了,盐泥固济,于煻火(灰)内煨令熟取出。却以慢火炙焦,捣细罗为散。每服二钱,食前以粥饮调下。

【主治】久痔,肠胃风冷,及瘘脓血不止。

25530 白矾散(《圣惠》卷六十五)

【组成】白矾(烧为灰)一两 硫黄一两(细研) 胡粉一两 黄连一两半(去须) 雌黄一两(细研) 蛇床子三分

【用法】上为细散,都研令匀。以猪膏和如稀面糊,每以盐浆水洗,拭干涂之。

【主治】一切疥。

25531 白矾散(方出《圣惠》卷六十五,名见《圣济总录》卷一二九)

【组成】白矾一两(烧令汁尽) 麝香半两(细研) 芦荟半两 蚰蛇胆大豆大

【用法】上为细末。先以温浆水洗疮,拭干敷之。重者不过三四度愈。

【主治】甲疽、骨疽。

25532 白矾散(《圣惠》卷六十五)

【组成】白矾半两　石胆半两　麝香一分　朱红一分　麒麟竭一分

【用法】上药取白矾、石胆,于铁器内一处,以炭火煅过,入麝香、麒麟竭、朱红,同为细末。用少许干掺疮上,以帛子缠定,一日换二三次。

【功用】缩肉干疮。

【主治】男子妇人风血毒气,攻手足指,生甲疽疮,久不愈者,胬肉裹指甲痛,出血不定。

25533　白矾散(《圣惠》卷七十三)

【组成】白矾半两　甘草半两(分)　(生用)　川大黄一分(生)

【用法】上为细散。取枣许大,绵裹纳阴中,一日换三次。

【主治】妇人阴肿坚痛。

【方论选录】《医略六书》:湿伤水府,热遏阴中,故阴肿疼痛,坚实不移焉。大黄荡坚泻热,白矾却湿解毒,生甘草以缓中和药也。绢包纳阴中,使湿热解,则血气调和而坚实自消,其阴中肿痛无不除矣。

25534　白矾散(《圣惠》卷八十二)

【异名】朱矾散(《局方》卷十吴直阁增诸家名方)、朱砂散(《中医皮肤病学简编》)。

【组成】白矾一分(烧灰)　朱砂末一分

【用法】上为极细末。敷儿舌上,一日三次。以乱发洗上垢,频令净,即愈。

【主治】小儿鹅口并噤。

25535　白矾散(《圣惠》卷八十七)

【组成】白矾灰一分　黄矾一分(烧赤)　雄黄一分(细研)　盐绿一分(细研)　虾蟆灰一分　麝香一分(细研)　人中白一分(烧灰)　人粪灰一分　蚺蛇胆一分(研入)

【用法】上为细末。每用药时,先以发裹指,清水洗口齿上,然后用蜜水调药末如膏,以篦子薄涂于齿龈上,一日三五次。

【主治】小儿口齿疳疮,疼痛肿烂。

25536　白矾散(《圣惠》卷八十九)

【组成】白矾一两(烧灰)　蛇床子一两

【用法】上为细散。干掺于疮上。立效。

【主治】小儿耳疮、及头疮,口边肥疮,蜗疮。

25537　白矾散(《圣惠》卷八十九)

【异名】龙黄散(《医学纲目》卷三十九引汤氏方)、白龙散(《普济方》卷五十三引《经验良方》)。

【组成】白矾灰半两　龙骨末半两　黄丹半两(微炒)　麝香一分

【用法】上为细末。先用绵杖子展却耳中脓水,用散半字,分为两处,掺在耳内,一日三次。

【主治】小儿聤耳,汁出不止。

【宜忌】勿令风入。

25538　白矾散(《袖珍》卷三引《圣惠》)

【组成】独茎羊蹄根(剉,捣)　白矾(为末)

【用法】二药一处以极酸米醋调匀,抓破涂药,觉痒极至痛即止,隔日再搽,不过三次即愈。又治癣风,以苎麻刮

热,以药擦之。三四度绝根。

【主治】遍身生癣,日久不愈,上至头面,及癜风。

25539　白矾散(《圣济总录》卷五)

【组成】白矾二两(生用)　生姜一两(连皮捣碎,水二升,煮取一升二合)

【用法】上二味,先细研白矾为末,入浓煎生姜汤,研滤。分三服,旋旋灌。须臾吐出痰毒。

【主治】初中风,失音不语,昏冒不知人。

【宜忌】若气衰力弱,不宜用猛性药吐之。

25540　白矾散(《圣济总录》卷七十)

【组成】白矾(烧令汁尽)半两

【用法】上为细散。以少许吹鼻中。

【主治】❶《圣济总录》:鼻久衄。❷《不知医必要》:鼻生息肉。

25541　白矾散(《圣济总录》卷一一九)

【组成】白矾(烧灰,研)半两　升麻一两　细辛(去苗叶)一两　丹砂(研)一分　麝香(研)半钱　甘草(炙,剉)一分

【用法】上为散。先以盐浆水洗漱后,用熟水调药,鸡毛涂之,一日三五次。

【主治】风䘌口疮。

25542　白矾散(《圣济总录》卷一三〇)

【组成】白矾(研)半两　蔄茹(末)一两　腻粉(研)一分　雄黄(研)　当归(末)各一两

【用法】上为末。取少许敷疮,一日三次。

【功用】蚀恶肉。

【主治】发背痈疽及恶疮不生肌,肉败坏,其色黑。

25543　白矾散

《圣济总录》卷一四三。为原书卷一四一"矾香膏"之异名。见该条。

25544　白矾散(《圣济总录》卷一四八)

【组成】白矾(生用)一两　甘草(生用)半两

【用法】上为细末。每服三钱匕,冷水调灌下。便以大蒜横切钱子贴疮口,以艾柱于蒜钱上灸之,不拘壮数,如蒜钱焦,即别换再灸,痛定即止。

【主治】毒蛇并射工沙虱等伤,眼黑口噤,手脚强直,毒攻腹内,逡巡不救。

25545　白矾散(《圣济总录》卷一六七)

【组成】矾石(烧灰)　龙骨各一分

【用法】上为细末。敷脐中。取愈为度。

【主治】小儿脐不干。

25546　白矾散(《圣济总录》卷一八〇)

【组成】白矾(煅,焙,研)一两　消石(研)　雄黄(研)各一分　苦参(末)半两

【用法】上为细散。每服半钱匕,冷水调下,并三服。

【主治】小儿走马喉痹。

25547　白矾散(《医方类聚》卷七十四引《济生续方》)

【异名】扫涎立效丹(《白喉全生集》)。

【组成】白矾三钱　巴豆三枚(去壳,分作六瓣)

【用法】上将白矾及巴豆于铫内慢火熬化为水,候干,去巴取矾,研为细末。每用少许,以芦管吹入喉中。

【主治】❶《医方类聚》引《济生续方》:缠喉风,急喉闭。❷《白喉全生集》:白喉,风涎壅盛急症。

【备考】本方方名,《本草纲目》引作"帐带散"、"通关散"。

25548 白矾散(《朱氏集验方》卷九)

【组成】白矾半两(飞过) 朴消一钱(飞过)

【用法】上为末。铜箸点肿处,再点疮,如疮软,则用药点穿,硬则用针。

【主治】❶《朱氏集验方》:软疮。❷《普济方》:急喉痹,缠喉风,兼主重舌,咽喉肿塞。

【备考】本方方名,《普济方》引作"矾消散"。

25549 白矾散(《医方类聚》卷二四二引《经验良方》)

【组成】白矾(枯) 蛇床子各一两 黄连半两

【用法】上为细末。干掺疮口上;水调涂亦得。

【主治】风湿搏于血气之月蚀疮,疮生于两耳鼻口间,时愈时发者。

25550 白矾散(《普济方》卷三六五引《傅氏方》)

【组成】白矾 硼砂各一钱 朱砂半钱

【用法】上为末。灯心蘸,点舌上下。

【主治】鹅口疮。

25551 白矾散

《普济方》卷五十五。为方出《圣惠》卷三十六,名见《卫生宝鉴》卷十"松花散"之异名。见该条。

25552 白矾散(《普济方》卷六十五)

【组成】屋松 白矾 蜂窝(炒)各等分

【用法】上为粗末。醋煎,热漱冷吐。

【主治】牙疼。

25553 白矾散(《普济方》卷二七七)

【组成】雄黄 白矾各等分

【用法】用乌梅三个捶碎,巴豆一个合研为末。每用半钱,油调敷患处。

【主治】马汗入肉。

25554 白矾散

《普济方》卷三〇〇。为方出《百一》卷十二,名见《普济方》卷三〇〇"黄连散"之异名。见该条。

25555 白矾散(《普济方》卷三〇八)

【组成】露筋草 白矾

【用法】用露筋草其根洗净,焙干,捣为末。用白矾水调贴。

【主治】蜘蛛并蜈蚣咬伤。

25556 白矾散(《奇效良方》卷五十九)

【组成】白矾(生用) 硫黄(生用) 乳香各等分

【用法】上为细末。每用手微抓动患处,以药擦之。

【主治】肺风酒渣鼻。

25557 白矾散

《奇效良方》卷六十一。为《医方类聚》卷七十四引《济生》"二圣散"之异名。见该条。

25558 白矾散(《医统》卷六十三)

【组成】白矾(枯) 没药 乳香 铜绿各等分

【用法】上为细末。掺之。

【主治】赤口疮。

25559 白矾散(《医学心悟》卷四)

【组成】白矾(煅枯)二钱 硇砂五分

【用法】上为细末。每用少许,点鼻。

【主治】鼻痔。

25560 白矾散(《医级》卷九)

【组成】白矾 朴消各三钱 小麦一合 五倍子一钱五分

【用法】同葱白煎汤熏洗。

【主治】阴中肿痛。

25561 白矾散(《不知医必要》卷二)

【组成】白矾一钱

【用法】上为末。用阴阳水调服。

【主治】霍乱欲吐不出,欲泻不行,兼之腹痛。

25562 白矾煎(《圣惠》卷三十三)

【组成】白矾三分(烧灰) 黄柏(末)三分 黄连(末)一分 雄黄一分 熊胆一钱 朱砂一分

【用法】上为细末。以水二大盏,调令匀,纳瓷瓶中,以重汤煮一日,药成待冷,用绵滤过。每以铜箸取少许,点眦头。

【主治】眼脓漏久不止。

25563 白矾煎(《圣惠》卷八十九)

【组成】白矾一分(烧为灰) 黄连半两(去须) 青钱十文 防风三分(去芦头) 朴消三分 地黄汁一合 白蜜三分

【用法】上为细散。用绵裹,纳一青竹筒中,入地黄汁及蜜,以绢油罩盖紧,系筒口。于炊饭内蒸之,候饭熟即泻出。以绵滤过,取少许涂之,一日三四次。

【主治】小儿缘目及眦烂作疮肿痛。

25564 白矾煎(《圣济总录》卷一一七)

【组成】白矾(末) 铅丹(研)各一两 附子(去皮脐,生为末) 屋下火煤各半两

【用法】上为末,入白蜜三两煎为煎,入竹筒盛,饭上炊一次。每用少许含。吐涎出。

【主治】口疮。

25565 白矾膏(《圣惠》卷九十一)

【组成】白矾灰一分 硫黄一钱 铁粉一钱 绿矾半两 川大黄一分(末)

【用法】上为末。以米醋一升,熬如黑饧,收于瓷器中,旋取涂之。

【主治】小儿癣,痒痛不止。

25566 白矾膏(《圣济总录》卷一八一)

【组成】白矾(熬令汁尽)一分

【用法】以清水四合,置熟铜器中煎取半合,去滓,加少许白蜜,以绵滤过。每日三次,点如黍米大。

【主治】小儿目睛有膜。

25567 白虎丸(《圣济总录》卷一六九)

【组成】青黛 麝香 白牵牛(末) 甘遂(末) 寒食面 大黄(末)各三钱 腻粉 龙脑 粉霜各一钱

【用法】上为细末,滴水为丸,如鸡头子大。每服半丸至一丸,磨刀水化下。量大小加减,微利为度。

【主治】小儿急惊,及天钓客忤。

25568 白虎丸(《普济方》卷九十三)

【组成】川乌五两　草乌六两　两头尖　全蝎　细辛　香白芷　川芎　乳香　没药　白术　苍术　五灵脂　天麻　人参　防风　菊花　薄荷各三两　独活　白僵蚕　羌活　石膏　雄黄　藁本　茯苓　青皮　大风子　陈皮　桔梗　荆芥　甘草　官桂　芍药　寒水石各二两　白花蛇　乌梢蛇　自然铜以上各一两

【用法】上为细末，梨汤水为丸。麝香少许，滑石为衣，每两作十丸。每服一丸，食后细嚼，热酒送下；头风，茶清送下；牙疼，入盐一捻擦之；浑身疼痛，温酒送下，不拘时候。

【主治】中风身体不遂。

25569　白虎丸

《医方类聚》卷五十九引《必用之书》。为原书同卷"夺命坐丹"之异名。见该条。

25570　白虎丸（《古今医鉴》卷六）

【异名】白虎丹（《串雅内编》卷三）。

【组成】千年古石灰不拘多少（刮去杂色、泥土，杵为末，水飞过）。

【用法】晒勿令太燥，量可丸即收为丸，如梧桐子大。每服五十丸，看轻重加减，烧酒送下。

【功用】顺气散血，化痰消滞。

【主治】青筋初觉，头疼恶心，或腹痛，或腰痛，或遍身作痛，不思饮食；又治心腹痛，及妇人崩漏、带下；或因气恼致病，或久患赤白痢疾，或打扑内损，血不能散。

25571　白虎丹（《景岳全书》卷六十四）

【组成】车前草　九里香　马蹄香　枸杞苗　雁稜菜

【用法】先将马桶洗净，用沸汤倾入，盖少顷，倾出盆内，浴之数次即退。再用上药同捣烂，和麻油遍身自上而下擦之。

【主治】头面四肢眼目俱肿，而惟额上指尖两耳不肿，及不见赤色者。

【宜忌】大忌鸡、鱼、生冷、炙煿、日色、火光、灯烟、汤气，极须谨慎。

25572　白虎丹（《奇方类编》卷上）

【组成】生白矾一两　枯白矾一两

【用法】上为末，用艾叶熬汤，打面糊二两为丸，如黑豆大，雄黄为衣。每服大人五丸，小儿三丸，白滚汤送下。

【主治】水泻痢疾。

25573　白虎丹

《串雅内编》卷三。为《古今医鉴》卷六"白虎丸"之异名。见该条。

25574　白虎丹（《全国中药成药处方集》禹县方）

【组成】大黄三两二钱　陈皮　青皮各八钱　丁香　广木香　槟榔各四钱　党参　巴豆霜　干姜各一两六钱　黄芩二两

【用法】上为细末，水泛为丸。每服四分，温开水送下，五岁至八岁一分五厘，九岁至十二岁服三分。

【主治】过食生冷，饮食积滞，胃脘寒痛，风寒痢疾。

【宜忌】孕妇及虚弱患者忌用。

25575　白虎汤（《伤寒论》）

【组成】知母六两　石膏一斤（碎）　甘草二两（炙）　粳米六合

【用法】以水一斗，煮米熟，汤成去滓，温服一升，一日三次。

【功用】清热生津。

❶《阎氏小儿方论》：解暑毒。❷《注解伤寒论》：解内外之热。❸《麻科活人》：清肺金，泻胃火实热。

【主治】阳明气分盛热。壮热面赤，烦渴引饮，大汗出，脉洪大有力或滑数。

❶《伤寒论》：伤寒，脉浮滑，此以表有热，里有寒；三阳合病，腹满身重，难以转侧，口不仁面垢，谵语遗尿，发汗则谵语，下之则额上生汗，手足逆冷，若自汗出者；伤寒，脉滑而厥者，里有热。❷《局方》：伤寒大汗出后，表证已解，心中大烦，渴欲饮水，及吐或下后七八日，邪毒不解，热结在里，表里俱热，时时恶风，大渴，舌上干燥而烦，欲饮水数升者；夏月中暑毒，汗出恶寒，身热而渴。❸《医学入门》：一切时气，瘟疫杂病，胃热咳嗽、发斑，小儿疮疱隐疹伏热。❹《痧证汇要》：温病身热，自汗口干，脉来洪大，霍乱，中暑发痧。

【宜忌】❶《伤寒论》：伤寒脉浮，发热无汗，其表不解者，不可与。❷《温病条辨》：脉浮弦而细者，不可与也；脉沉者，不可与也；不渴者，不可与也；汗不出者，不可与也。

【方论选录】❶《伤寒明理论》：白虎，西方金神也，应秋而归肺；夏热秋凉，暑喝之气，得秋而止。秋之令曰处暑，是汤以白虎名之，谓能止热也。知母味苦寒，《内经》曰：热淫所胜，佐以苦甘。又曰：热淫于内，以苦发之。欲彻表寒，必以苦为主，故以知母为君。石膏味甘微寒，热则伤气，寒以胜之，甘以缓之，欲除其热，必以甘寒为助，是以石膏甘寒为臣。甘草味甘平，粳米味甘平，脾欲缓，急食甘以缓之，热气内蕴，消灼津液，则脾气燥，必以甘平之物缓其中，故以甘草、粳米为之使。是太阳中喝，得此汤则顿除之，即热见白虎而尽矣。❷《医方考》：石膏大寒，用之以清胃；知母味厚，用之以生津；大寒之性行，恐伤胃气，故用甘草、粳米以养胃。是方也，惟伤寒内有实热者可用。若血虚身热，证象白虎，误服白虎者死无救，又东垣之所以垂戒矣。❸《伤寒来苏集》：石膏大寒，寒能胜热，味甘归脾，质刚而主降，备中土生金之体；色白通肺，质重而含脂，具金能生水之用，故以为君。知母气寒主降，苦以泄肺火，辛以润肺燥，内肥白而外皮毛，肺金之象，生水之源也，故以为臣。甘草皮赤中黄，能土中泻火，为中宫舟楫，寒药得之缓其寒，用此为佐，沉降之性，亦得留连于脾胃之间矣。粳米稼穑作甘，气味温和，禀容平之德，为后天养命之资，得此为佐，阴寒之物，则无伤损脾胃之虑也。煮汤入胃，输脾归肺，水精四布，大烦大渴可除矣。❹《医方集解》：烦出于肺，躁出于肾，石膏清肺而泻胃火，知母清肺而泻肾火，甘草和中而泻心脾之火，或泻其子，或泻其母，不专治阳明气分热也。

【临床报道】❶温热：《岳美中医案集》汪某某，男，54岁。患感冒发热，入某某医院，在治疗中身热逐步上升，曾屡进西药退热剂，旋退旋起，8天后仍持续发热达38.8℃，口渴，汗出，咽微痛，脉象浮大，舌苔薄黄。此为温热已入阳明，内外虽俱大热，但尚在气分，以白虎汤加味以治，处方：生石膏60克，知母12克，粳米12克，炙甘草9克，鲜茅根30克（后下），鲜芦根30克，连翘12克。水煎，米熟汤成，温服。下午及夜间连进两剂,热势下降,体温38℃,次日原方续进2剂,热即下降到37.4℃,后将石膏量减至45克,二剂后体温已正常。❷中暑:《生生堂治验》某儿,八岁,中暑,身灼热烦渴,四肢懈惰,一医与白虎汤,二旬余日,犹不效,先生曰:某医之治,非不当,然其所不效者,以剂轻故也,即倍前药与之(贴重十钱),须臾发汗如流,至明日善食,不日复故。❸三阳合病:《天津医药》[1979,(8):357]某男,70余岁,秋患伤寒证,不治,久而化热,便难溲赤,头常晕,渐加剧,不能起坐,坐则房屋旋转。发热间或恶寒,继则昏瞀,发则口木舌强不能言,手足亦不能动,耳聋,呼之如无所闻,目灼灼直视,约需1小时始复常态,时谵语。曾数就医,均以老年体虚,治当滋补,服药无效,病反日进。其中有认为病有热象,当用清凉者,投之小效。迁延至春不愈,后来我处诊治。脉六部洪滑,舌苔黄厚,口渴引饮。与三阳合病相近,治当用白虎汤。处方:鲜茅根120克,生石膏60克,知母、花粉各15克,粳米9克,甘草6克。服药后病人顿觉清爽,眩晕大减,是日昏瞀仅发二次,但脉之洪滑不减,知其蕴热尚炽,原方加量,先煎茅根,取汤去滓,再入余药,煎取清汤三碗,每小时一碗,日尽一剂。两天后身即不重,耳不聋,转侧自如,昏瞀已不发。又服六七剂,口亦不渴,舌苔渐薄,大便亦通,更进五剂,头晕始去。❹热厥证:《中医杂志》[1964,(11):22]史某某,女性,38岁,农民。急诊时病人已陷入昏迷三小时。发热已二日,急性热性病容,体质营养良好,全身多汗,皮肤湿润,体温40.5℃,手足微冷,心跳急速,口腔干燥,白色薄苔,脉滑而有力,腹诊腹壁紧张度良好,无抵抗,压痛。来院后静脉注射25%葡萄糖100毫升,为处白虎汤原方。六小时后病人诉口渴,给饮凉开水少量,次日神志清楚,诉头痛乏力,体温38.5℃,续服前方,病情续有好转,第三日恢复常温,又五日痊愈。

【现代研究】抗乙脑作用:《中华医学杂志》[1964,(7):456]用本方煎剂于实验性小白鼠流行性乙型脑炎病毒感染的治疗中,与大青叶提取物、竹叶石膏汤、安宫牛黄散等对照组相比较,本方能提高小白鼠存活率,经统计学处理,有显著性差异。

【备考】本方改为液剂,名"白虎合剂"(见《成方制剂》5册)。

25576 白虎汤(《圣济总录》卷八十六)

【组成】龙骨(研) 白石英(研) 白茯苓(去黑皮) 人参 桑根白皮(剉) 百合 磁石(煅,醋淬十遍)各一两 玄参半两 大豆一合

【用法】上为末。每服三钱匕,以水一盏,煎取六分,更入酒半盏,煎至八分,去滓温服。

【主治】肺气劳伤。

25577 白虎汤(《普济方》卷一三五引《三因》)

【组成】知母 甘草(炙微赤,剉)各一两 麻黄二两(揍碎) 粳米一合

【用法】上剉细,以水二大盏,煮米熟为度,去滓,分温三服,不拘时候。

【主治】阳毒伤寒,服桂枝汤,大汗出后,大渴,烦躁不解,脉洪大者。

25578 白虎汤(《女科万金方》)

【异名】知母石膏汤(《郑氏家传女科万金方》卷二)。

【组成】知母 石膏 甘草 糯米一合

【用法】水二钟,煎服。

【主治】❶《女科万金方》:男子妇人感冒风寒,表里俱热,狂言妄语,后结不解,大热大渴;及暑热发渴。❷《郑氏家传女科万金方》:妇人身热如蒸而渴者。

【备考】方中知母、石膏、甘草用量原缺。

25579 白虎汤(《普济方》卷四〇三)

【组成】石膏四两 知母一两半 人参四两 甘草(炙)二两

【用法】上剉。糯米煎,米熟为度,子母同服,但加生姜、大枣煎。渴盛者,更加干葛,春冬秋寒有证亦服,但加枣煎。小儿减半。

【主治】温热及中暑烦渴;并治小儿痘疱、麸疹、斑癍疮赤黑,出不快,及疹毒余热。

25580 白虎汤(《校注妇人良方》卷七)

【组成】知母 石膏各二钱 粳米半合

【用法】水煎服。

【主治】胃热作渴,暑热尤效;又治热厥腹满,身难转侧,面垢谵语,不时遗溺,手足厥冷,自汗,脉浮滑。

25581 白虎汤(《回春》卷二)

【组成】石膏五钱 知母二钱 粳米一勺 甘草七分 人参一钱 五味子七粒 麦门冬(去心) 山栀各一钱

【用法】上剉一剂。水煎,温服。

【主治】阳明经汗后脉洪大而渴,或身热有汗不解。

【宜忌】无汗脉浮,表未解而阴气盛,虽渴不可用白虎汤;里有热者方可用。

【加减】秋感热之疫疠,或阳明下后,大便不固,热不退者,或湿温证热不退而大便溏者,依本方加苍术;若伤寒汗下后,自汗虚热不退,加苍术、人参。

25582 白虎汤(《顾氏医径》卷五)

【组成】熟石膏 金斛 知母 连翘 竹叶 粳米 玄参 山栀 淡芩 生甘草

【主治】疹已出而烦渴者。

25583 白虎散(《圣济总录》卷一二〇)

【组成】砒霜 铅丹各一分

【用法】上二味,先取砒研细,入青葱梢内,轻轻扎定,次入秆草内,如缚粽子样,以草火烧透,取砒如金色一铤子,次取铅丹,同研匀细。每用时以灯心点药一米许,入于耳内,左则左用,右则右用。

【主治】一切风蚛牙痛不可忍者。

25584 白虎散(《惠直堂方》卷一)

【组成】生石膏十两 辰砂五钱

【用法】上为细末,和匀。大人每服三钱,小儿一岁至三岁一钱,四岁至七岁一钱五分,八岁至十二岁二钱,十三岁至十六岁二钱五分,俱用生蜜调下。

【主治】中风;兼治小儿急惊。

25585 白虎膏(《万氏家抄方》卷五)

【组成】白石膏(火煅,研极细,水飞过)

【用法】炼蜜为丸,如芡实大。每服一丸,临卧白汤化下;如肺受寒邪,咳嗽,咽膈不利,用麻黄、杏仁煎汤下。

【主治】小儿热嗽有痰。

【备考】本方方名,据剂型,当作"白虎丸"。

25586 白果汤(《证治汇补》卷五)

【组成】半夏 麻黄 款冬花 桑皮 甘草各三钱 白果二十一个 黄芩 杏仁各一钱五分 苏子二钱 御米壳一钱

【用法】水煎,分二服。

【主治】哮喘痰盛。

25587 白果浆(方出《本草纲目》卷三十,名见《卫生鸿宝》卷一)

【组成】生白果仁十枚

【用法】擂水饮,每日一服。

【主治】白浊。

25588 白乳汤(《医方类聚》卷一六五引《御医撮要》)

【组成】薯蓣五两 干姜少许 杏仁二两 甘草一两 白芷三分

【用法】上为细末,不入干姜亦得。每服一钱,入盐少许点下。

【功用】消化酒食。

【主治】酒病。

25589 白乳散(《幼幼新书》卷三十六引《惠眼观证》)

【组成】白丁香半两 乳香 黄丹 白及各一分

【用法】上为末。水调涂帛上贴。

【主治】痈毒。

25590 白金丸(《医方考》卷五引《本事》)

【异名】郁金丸(《普济方》卷十八引《海上方》)、郁矾丸(《得效》卷八)、金蝉丸(《普济方》卷一〇〇)、蔚金丸(《医统》卷四十九)、矾郁丸(《金鉴》卷四十一)、金矾丸(《仙拈集》卷二)、截癫丸(《串雅内编》卷一)、定心化痰丸(《外科传薪集》)、白玉化痰丸(《全国中药成药处方集》沈阳方)。

【组成】白矾三两 郁金七两(须四川蝉腹者为真)

【用法】上为末,米糊为丸。每服五十丸,水送下。

【功能】去郁痰。

【主治】忧郁气结,痰涎上壅,癫痫痰多,口吐涎沫;并治喉风乳蛾。❶《医方考》引《本事》:忧郁日久,痰涎阻塞包络、心窍所致癫狂证。❷《普济方》:一切痫病,久不愈。❸《外科全生集·新增马氏试验秘方》:喉风乳蛾。

【宜忌】《北京市中药成方选集》:忌辛辣食物。

【方论选录】白矾咸寒,可以软顽痰,郁金苦辛,可以开结气。

【临床报道】癫狂:昔有一妇人,癫狂失心,数年不愈,后遇至人授此方,初服觉心胸有物脱去,神衰洒然,再服顿愈。

【备考】《普济方》引《海上方》本方用法:以薄荷糊为丸,如梧桐子大,每服六十丸。《外科全生集·新增马氏试验秘方》:以白矾、郁金等分和匀,皂角汁为丸。本方改为散剂,名"郁矾散"(见《医略存真》)。

25591 白金丹(《圣惠》卷九十五)

【组成】朱砂三两(别研为末) 雌黄一两半 硫黄一两

【用法】上二黄同研如粉。先于铛中销成汁,次下朱砂末,搅令匀,即以桑灰汁,煮三日三夜,旋以暖灰添之,日满,即刮入鼎子中,以文火烧干,出阴气尽,重固济,以十斤火煅,候火销至三二斤即住。其药只在鼎子底。作一片,凿取成白金状,以甘草、余甘子,瓷器中水煮一日,出火毒了,研为末,以粟米饭为丸,如绿豆大。每服三丸,空心以冷椒汤送下。渐加至五丸。服之半月,大效。

【主治】一切风,偏风口不收敛,及半身不遂。

【宜忌】忌羊血。

25592 白金丹

《圣惠》卷九十五。为原书同卷"伏火四神玉粉丹"之异名。见该条。

25593 白金丹(《卫生总微》卷十四)

【组成】桑白皮一两(剉) 前胡(去芦)一两 半夏一两(汤泡七次) 白术一两 人参(去芦)半两 陈皮半两 甘遂一分(微炒)

【用法】上为细末,炼蜜为丸,如黍米大。每服五七丸,水送下,周晬至一二岁儿三丸,以上者以上意量加,不拘时候。

【功用】《普济方》:消痰实,利胸膈。

【主治】肺壅痰实,胸膈不利。

25594 白金汤(《圣济总录》卷四十九)

【异名】白金散(《御药院方》卷五)。

【组成】桑根白皮(炙,剉) 桔梗(炒)各半两 甘草(炙) 紫苏叶各一分

【用法】上为粗末。每服三钱匕,水一盏,煎至八分,去滓,食后温服。

【功用】❶《圣济总录》:解五劳,益肌肉。❷《御药院方》:利肺下痰,止烦渴。

【主治】肺经壅热。

25595 白金散(《圣济总录》卷六十八)

【组成】白面 九节菖蒲(末)各一两

【用法】上药再研匀。每服二钱匕,新汲水调下,未止再服。如中暑毒气,生姜、蜜水调下。

【主治】吐血,肺损不止。

25596 白金散(《圣济总录》卷九十九)

【组成】狼毒不拘多少

【用法】上为细散。每服一钱匕,用饧一皂子大,沙糖少许,临卧腹空时以温水同化下。来日早取下虫为效。

【主治】脏腑内一切虫,令人偏好食生物,及面黄呕吐,或时心腹发痛。

25597 白金散(《卫生总微》卷五)

【组成】天南星一两(大者,破之) 朴消两半 白矾一钱 甘草半两

【用法】上为粗末,用水五盏,慢火一处煮水尽为度,焙干,为细末,加朱砂末一钱拌匀。每用半钱,煎金银薄荷汤放温调下,不拘时候。

【主治】急惊发搐。

25598 白金散(《卫生总微》卷六)

【组成】白僵蚕(去丝嘴,直好者)半两(汤洗,焙黄,为末) 天竺黄一分(细研) 真牛黄一钱(别研) 麝香

（研） 龙脑（研）各半钱

【用法】上为细末。每服半钱,生姜自然汁调灌,不拘时候。

【主治】诸痫,渐发不省者。

25599 白金散（《杨氏家藏方》卷十二）

【异名】比金散（《普济方》卷二九七）。

【组成】乌贼鱼骨不拘多少（削去硬皮）

【用法】上为细末。用麻油调敷。

【主治】❶《杨氏家藏方》:恶疮。❷《传信适用方》:久新痔痛。

25600 白金散

《御药院方》卷五。为《圣济总录》卷四十九"白金汤"之异名。见该条。

25601 白金散（《外科精义》卷下）

【组成】桂府滑石不拘多少

【用法】上为细末。先用虎杖、甘草、豌豆各等分,约半两许,水二碗,煎上项药至一碗,去滓,微热,淋洗疮。水冷拭干,上掺滑石末,便睡至明。

【主治】风攻注毒,遍身及手足生热疮疼痛,有黄水出。

25602 白金散（《古今医鉴》卷十五）

【组成】黄柏 猪胆 轻粉 香油

【用法】黄柏分作手指大小条,慢火炙热,淬猪胆汁中,用二枚,每炙每淬,汁尽为度,研细,入轻粉钱余。香油调敷患处。

【主治】下疳疮。

25603 白金散（《诚书》卷八）

【组成】牛黄一钱 白僵蚕（炒） 枳壳（炒）各五钱 附子（炮） 胆南星 茯苓 硼砂 牙消 朱砂各二钱半 全蝎（去毒）十个 麝一字

【用法】上为末,糯米粥为丸。生姜汤或麦冬汤送下。

【主治】胎惊,诸痫,潮热。

25604 白金散（《伤科汇纂》卷七）

【组成】香白芷梢

【用法】上为末。清油调敷。

【主治】❶《伤科汇纂》;刀箭伤疮。❷《梅氏验方新编》:十足趾折断者。

25605 白金膏（《圣惠》卷六十七）

【组成】桑根白皮三两 柳白皮二两 槐白皮二两 蒌葱白一握（切） 白芷一两 当归一两 乳香一两 黄丹十三两 羌活一两

【用法】上剉细。用麻油二斤,以慢火煎油,次下三般白皮并葱,煎令焦黄色,去滓,即下诸药,煎半日,又去滓,次下黄丹,以柳枝子搅,令黑色成膏,以瓷盒贮。每用时,即以故帛上摊,贴于疼痛处。

【主治】伤折疼痛。

25606 白鱼酒（方出《外台》卷十五引《救急方》,名见《本草纲目》卷四十一）

【组成】衣中白鱼七枚 竹茹一握

【用法】以酒一升,煎取二合,顿服之。

【主治】小儿癫疾。

25607 白鱼膏（《普济方》卷九十二）

【组成】衣中白鱼七枚

【用法】摩偏缓一边,才正便止,恐太过。凡患急边缓边皆有病,先摩缓边,急边少用。

【主治】中风口面㖞斜。

25608 白鱼膏（《北京市中药成方选集》）

【异名】鸡眼膏。

【组成】鲫鱼八两 巴豆三钱

【用法】用香油六十四两将药炸枯,过滤去滓,炼至滴水成珠后温再入官粉六十四两搅匀,收膏,每张油重三分。贴患处。

【功用】解毒消肿。

【主治】诸毒恶疮,痈疽对口,肿毒坚硬不溃,脚生鸡眼。

25609 白兔丸（《医统》卷七十八引《青囊》）

【组成】白兔粪（中秋夜取）四十丸 硇砂五分

【用法】上为细末,炼蜜为丸,如梧桐子大。每服七丸,甘草五钱（生,捶碎。若患人瘦弱即用炙过甘草）,水一盏,揉取浓汁,五更空心送下。小愈两日,再服下虫药一次为妙。

【功用】追尸虫。

【宜忌】预戒患人不得心躁,冷服不防。

25610 白油膏（《寿世新编》卷中）

【组成】真桐油三两 防风 白芷各一钱五分

【用法】放油内泡一夜,入铁器内,慢火熬枯,去药沥净滓,将油再熬,俟欲开时,用鸡蛋一个去壳放油内炸至深黄色,去蛋不用,再将油用火慢熬,俟油色极明,能照见人须眉,入白蜡六分,黄蜡四分溶化,赶紧用竹纸十余张,乘热浸入油内,一张放,一张起,令透火气,须张张隔开,日前吹透,若放一处,虽数日火气难退,贴上毒气内逼,难以收功,视疮大小裁纸贴之,顷刻脓粘满纸,弃去再换,一日数十余次,数日脓尽,肉满生肌,脓尽后不贴亦可生肌。脓多者黄蜡六分,白蜡五分,不得稍为增减。

【主治】臁疮数十年不愈者。并治秃头疮。

25611 白沸汤（《急救仙方》卷二）

【组成】白矾五钱 青黛三钱 冢间贴背干石灰三钱

【用法】上为细末,研至无声为度,拌和令匀。每服三钱,并花水半碗,柳条搅千百下,顿服之,厚衣盖覆良久,再用葱豉汤入醋少许,极热服,少助药力,得汗而解。

【主治】疔疮初发,毒气在表,寒热身痛。

25612 白泽丸（《杨氏家藏方》卷九）

【组成】阳起石一两半（煅令通赤,研） 附子（炮,去皮脐,取末）一两半 钟乳粉（成炼好者）二两 白檀香（末）一两 滴乳香（别研）一两 麝香一钱（别研）

【用法】上药和匀,滴水和成剂,分作六十丸。每服一丸,水一盏化开,加生姜三片,煎七分,食前、空心通口温服。

【主治】脏腑虚寒,真元不固,肠虚泄利,心腹撮痛,气逆呕吐,自汗。

25613 白降丹（《金鉴》卷六十二）

【异名】白灵药、夺命丹。

【组成】朱砂 雄黄各二钱 水银一两 硼砂五钱 火消 食盐 白矾 皂矾各一两五钱

【用法】先将朱、雄、硼三味研细,入盐、矾、消、皂、水银共研匀，以水银不见星为度。用阳城罐一个，放微炭火上徐徐起药入罐化尽，微火逼令干，取起。如火大，太干则汞走，如不干则药倒下不用，其难处在此。再用一阳城罐合上，用棉纸截半寸宽，将罐子泥、草鞋灰、光粉三样研细，以盐滴卤汁调极湿，一层泥一层纸糊合口四五重，及糊有药罐上二三重，地下挖一小潭，用饭碗盛水放潭底，将无药罐放于碗内，以瓦挨潭口四边齐地，恐炭灰落碗内也。有药罐上以生炭火盖之，不可有空处，约三炷香去火，冷定开看约一两外药矣。炼时罐上如有绿烟起，急用笔蘸罐子盐泥固之。此丹疮大者用五六厘，疮小者用一二厘，水调敷疮头上。初起者立刻起疱消散，成脓者即溃，腐者即脱，消肿。

【功用】《全国中药成药处方集》（沈阳方）：拔毒消肿，化腐生肌。

【主治】痈疽发背，一切疔毒。

25614 白降丹（《种福堂方》卷四）

【组成】水银 净火消 白矾 皂矾 炒白盐各五钱

【用法】将上药共研至不见水银星，盛于新大倾银罐内，以微火熔化，火急则水银上升起炉，须用烀炭为妙。熬至罐内无白烟起，再以竹木枝拨之，无药屑拨起为度，则药吸于罐底，谓之结胎；胎成用大木盆一个盛水，水盆内置净铁火盆一个，以木盆内水及铁盆之半腰为度。然后将前就之胎连罐覆于铁盆内之居中，以盐水和黄土封固罐口，勿令出气，出气即走炉；再用净灰铺于铁盆内，灰及罐腰，将火按平，不可摇动药罐，恐伤封口，即要走炉；铺灰毕，取烧红栗炭，攒固罐底，用扇微扇，炼一柱香，谓之文火，再略重扇，炼一柱香，谓之武火；炭烧少随添，勿令间断而见罐底；再炼一柱香，即退火；待次日盆灰冷定，用帚扫去盆灰，并将封口土去净开看，铁盆内所有白霜，即谓之丹。将瓷瓶收贮待用，愈陈愈妙。其罐内胎，研掺治疮神效。若恐胎结不老，罐覆盆内，一遇火炼，胎落铁盆，便无丹降，亦为走炉。法用铁丝作一三脚小架，顶炉内撑住丹胎再为稳要。此丹如遇痈疽、发背、疔毒，一切恶毒，用一厘许，以津唾调点毒顶上，以膏盖之，次日毒根尽拔于毒顶上，顶上结成黑肉一块，三四日即脱落，再用升药数次即收功。此丹用蒸粉糕，以水少润，共和极匀为细条，晒干收竹筒内，名为锭子。凡毒成管，即药量管之深浅，插入锭子，上盖膏药，次日挤脓，如此一二次，其管即化为脓，管尽再上升药数次，即收功矣。此丹比升丹，功速十倍，但性最烈，点毒甚痛，法用生半夏对掺，再加冰片少许，名夏冰对配丹，能令肉麻不痛。

【主治】痈疽，发背，疔毒，一切恶毒。

【宜忌】《串雅内编》：降丹乃治顽疮恶毒死肌之物，万万不可多用、乱用，务宜慎之。

25615 白降丹（《许订外科正宗》卷二）

【组成】水银一两四钱 净火消一两四钱（夏天加三钱） 白矾一两（另研） 朱砂五钱三分（另研） 雄精二钱三分（另研） 硼砂四钱（另研） 皂矾一两七钱 白砒二钱（另研） 食盐三钱

【用法】上药研至不见水银星为度，盛于阳城罐内，用烀炭微火熔化，火急则水银上升走炉，熬至罐内无白烟起，以竹枝拨之，无药屑拨起，用木杵捶实，则药吸于罐底而结胎，胎成将空罐合上，用绵纸条润以墨水，置于罐间，盐泥

封固烤干，如有裂缝，添盐泥密固之，再用宜兴罐头盛水，上放大黄砂盆，中开一孔，将有药之罐在上，空罐在下，入砂盆孔中，水平罐底，然后盆内铺以净灰，轻轻按平，不可摇动，恐伤封口。铺毕，取烧红栗炭，用扇微扇，文火炼一炷香，再略重扇，武火炼一炷香，炭随burn随添，勿令间断而见炉底，再炼一柱香，即退火，俟盆灰冷定，去灰及封口土，开看下罐内所有白霜，即谓之丹，瓷瓶收贮听用。治肿疡脓成不穿，用津唾调少许点毒顶，以膏盖之即穿，或用面糊以竹片拌和为条，切作芝麻大，放膏中对肿毒贴之，不可用手指拌，因新降甚烈，恐沾指疼痛起泡；如治溃疡毒根坚硬如石，用以消化；如用作点药，病者怕疼，可用生半夏对掺，再加冰片少许，能令肉麻不痛，名夏冰对配丹；或用蟾酥少许掺入，亦可不痛。用新丹性烈，寻常之症，只用九一丹为妥，如腐肉厚韧，不化不脱，或对掺，或三七，或一九斟酌用之。年久烈性已退，方可专用，然四围好肉，亦须用生肌之药护之。

【主治】肿疡脓成不穿，溃疡毒根坚硬如石。

【宜忌】对于肌薄骨露无肉之处，及经脉交会之所，神气之所注，气血之所聚，溃后元气有伤，不能收敛，须藉温补涩敛收功者，此丹不可施。

25616 白降丹（《王氏医存》卷十四）

【组成】水银一两 火消二两 明白矾三两 绿皂矾一两 青盐一两 白砒一两或五钱（不可无此） 官硼砂五钱 朱砂三钱 明雄黄三钱 黑铅一两

【用法】先将铅入铁勺，火上化熔，离火，入水银，冷定取下，即可粉矣，研为细末。朱砂、雄黄、白砒、硼砂亦共研为细末。再合诸药，共研细末。将公罐放炭火上，续续下药，以竹箸搅之，药尽化溶，渐搅渐稠渐干，以白烟飞尽为度。又以箸将药摊抹于罐中，务使罐底以至周围贴实粘匀。药既干不再化，起罐离火，则覆罐受火，药乃不坠，此名坐胎。若白烟未尽，或粘药不匀，则覆罐加火，药即坠矣。炼此丹，以善坐胎为工。又以空母罐在下，实公罐在上，套合，铁丝绊耳，加盐水和赤石脂为泥，封固其口，阴干，再夹红炭烤其口泥，使无潮湿及罅缝。干净地挖坑，内置净水一盂，将母罐半坐于水内，勿使水浸封口之泥，又用净砖瓦，由罐之周围盖密此坑，以平下罐之口为止，上罐四面立放薄砖四片，空间又放碎砖四块，以便架炭也，砖勿挨罐。水碗、净箸、线香、香炉、红炭炉俱备。先用红透炭两节，加于上罐之顶，俟香烬二寸，又加红炭一层于罐顶周围，俟香又烬二寸，又加红炭，须轻手不响为妙。见炭有化尽露罐之处，速即轻轻补红炭一节，炭有黑者，速换红炭。见罐口有走气之处，速即轻手以泥补固。俟三炷香烬，轻手渐渐去炭。俟冷定，轻手扫净炭灰，轻手取起双罐，正放几上，轻手剥吹口泥，开去上罐，丹在下罐，如雪如银矣。此固罐中无潮降，得干丹；若罐中有潮，则丹下皆水。故取丹时仍正放，不可平放也。此丹用之最疼勿论，丹有水，且勿取出，须加生石膏为末一两，拌入丹中，另以盏盖罐口，置炉上以小火煅一炷香时，取过冷定，刮丹收固，名回生法，用之可减其疼。

【主治】痈毒火疖。

25617 白玉膏（《疡医大全》卷二十五）

【组成】银粉 密陀僧 黄蜡各二两 乳香（去油） 没药（去油） 象皮 白蜡各五钱 轻粉四钱

【用法】除黄白蜡不研，余俱各为细末听用。以真桐油一斤，放锅内熬滚去沫，油清入密陀僧末搅匀取起，入二蜡溶化搅匀，待油稍温，方入乳、没、象、轻，搅二百余遍，以大棉纸摊上阴干。随疮大小圆长剪贴。初贴时疮中毒水流出，膏药变黑，再换新者贴之。

【主治】臁疮。

25618　白垢散（《治痘全书》卷十四）

【组成】老粪缸边白垢（如牙者）

【用法】洗净，为细末。每服二三钱，水酒下。

【主治】❶《治痘全书》：痘疮烦热。❷《痘疹仁端录》：痘疹点胀发狂，心血虚，毒气乘之，神不守舍。

25619　白柘汤（《鸡峰》卷九）

【组成】白柘（东南根一尺，去皮，取中皮，炙熟，细切）

【用法】上为末。每服三钱，温酒调下。

【主治】人素有劳根，苦作便发，发则身体百节皮肤疼痛，或热极筋急。

25620　白柏丸（《医学入门》卷七）

【组成】白术五钱　黄柏　生地　白芍　黄芩　地榆　香附各二钱

【用法】上为末，蒸饼为丸服。

【主治】湿热下血。

25621　白柿粥（《济众新编》卷七）

【组成】干柿不拘多少。

【用法】水浸，下筛，取汁，和糯米泔煮成粥，任食之。和蜜用亦好。

【功用】温补，厚肠胃，健脾胃，消宿食，去面䵟，除宿血，润声喉。

25622　白草散（《普济方》卷二九九）

【组成】甘草五文　白矾十文

【用法】上为细末。含化。

【主治】口舌生疮，或咽喉痛者。

25623　白药丸（《圣惠》卷三十五）

【组成】白药　黄药　玄参　射干　甘草　桔梗（去芦头）各半两

【用法】上为末，炼砂糖为丸，如弹子大。以绵裹一丸，常含咽津。

【主治】❶《圣惠》：咽喉中生疮肿痛。❷《圣济总录》：咳嗽。

25624　白药末（《理伤续断方》）

【组成】白杨皮十二两（米汁浸一宿）　桔梗十两（去苗）　赤芍药九两（酒浸一宿）　川芎半斤（汤泡七次）　白芷十两　山桂半斤（去粗皮）　细辛半斤（去苗）　甘草十两（炙）　花椒五两（去子合口者）　川乌六两（炮）　续断六两（米汁浸）　牛膝六两（去苗，酒浸一宿）　泽兰叶九两（去叉枝）　当归六两　香附子六两（炒）

【用法】上为细末。每服二钱，酒调下。病在上，食后服；病在下，空心服；遍身损，临卧服。

【功用】续筋接骨。

【主治】打扑伤损，皮肉破碎，筋骨寸断，瘀血壅滞，结肿不散；或作痈疽，疼痛至甚；或因损后中风，手足痿痹，不能举动，筋骨偏纵，挛缩不伸；及劳伤破损，身背四肢疼痛；并妇女诸血风气，产后诸血疾。

25625　白药酒（《良朋汇集》卷三引王永光方）

【组成】白茯苓　白术　花粉　山药（炒）　薏苡仁　芡实（研）　牛膝各五钱　白豆蔻（去壳）三钱

【用法】用烧酒十斤，谅加白蜜，久泡为妙。

【功用】开胃健脾，补虚劳。

25626　白药散（《圣济总录》卷七十）

【组成】白药二两半　生地黄汁三合　生藕汁一合　生姜汁少许

【用法】上四味，捣白药为末。先煎三物汁令沸，每以半盏，入熟水一合，白药末二钱匕，搅匀，食后温饮之。

【主治】衄血，汗血。

25627　白药散（《普济方》卷二九一引《卫生家宝》）

【组成】白药子不拘多少

【用法】上为末。每服一钱，临卧冷米饮或冷水调下。

【主治】瘰疬疮。

25628　白药散（《直指》卷二十一）

【组成】白药　朴消

【用法】上为末。以小管吹入喉。

【功用】散血消痰。

【主治】喉中热塞肿痛。

25629　白带丸（《便览》卷四）

【组成】蕲艾　当归　熟地各二两　香附三两（醋煮，焙）　川芎　人参各一两二钱　白芍（酒炒）　白术　苍术　阿胶　黄柏（酒炒）　樗根皮各一两　地榆七钱　白茯八钱　白石脂（火煅）六钱

【用法】上为极细末，醋糊为丸，如梧桐子大。每服六七十丸，空心温水送下。

【主治】赤白带下。

25630　白带丸（《惠直堂方》卷四）

【组成】藕节八两　芡实二两　白茯苓一两　白茯神一两　山药三两　莲须一两五钱　莲子二两　金樱膏十八两

【用法】上为末，金樱膏为丸服。

【主治】白带。

25631　白带丸（《内外验方秘传》）

【组成】乌梅炭二两　棕灰二两　椿根皮二两　五味炭一两　熟地炭三两　杜仲二两　山药二两　白芍二两　生耆三两　党参三两　当归二两　菟丝子二两　煅龙骨二两　桑螵蛸二两　五倍子二两（去毛）　煅明矾三两　牡蛎粉二两　金樱子二两（去毛）　川断一两　料豆三两　乌贼骨二两　莲须二两　赤石脂八钱　禹余粮二两（煅）

【用法】上为末，以芡实粉四两打糊为丸。每服三钱，淡盐汤送下。

【主治】妇人赤白带。

25632　白带丸（《中国医学大辞典》）

【组成】白芍（酒炒）　黄柏（盐水炒）　茅术（米泔浸）各四两　高良姜一两　豆腐锅巴八两

【用法】上为细末，薏苡仁煎汤泛丸，如梧桐子大。每服三四钱，盐汤送下。

【主治】赤白带下,经水不调,或先或后,头晕眼花,四肢无力,腰酸胸闷,骨蒸内热,饮食减少。

25633　白带丸(《北京市中药成方选集》)

【组成】当归八两　白术(炒)八两　木香一两　茯苓八两　川芎二两　甘草四两　生地八两　白芍八两　白鸡冠花四两　杞子四两　莲肉八两　益智仁二两　枣仁(炒)四两　鳖甲胶四两　龟版胶四两　白木耳四两　檀香四两　鹿角胶四两　玫瑰花二两　巴戟肉(炙)四两　吴萸(炙)四两　茜草四两　没石子二两　白矾二两　乌梅肉四两

【用法】上为细末,过罗,炼蜜为丸,重三钱,蜡皮封固。每服一丸,温开水送下,一日二次。

【功用】温经散寒,利湿止带。

【主治】妇女湿寒白带,淋沥不止,经期腹痛,身体倦怠。

25634　白带丸(《全国中药成药处方集》天津方)

【组成】当归四两　生白芍三两　野党参(去芦)二两　焦白术三两　茯苓(去皮)四两　椿皮(醋炒)二两　鹿角霜三两　故纸(盐炒)二两　芡实(麸炒)四两　海螵蛸香附(醋制)各三两　肉桂(去粗皮)一两　陈皮　杜仲炭(盐炒)续断　甘草各二两　木通一两五钱　吴萸(甘草水制)二两

【用法】上为细末,凉开水为小丸,每斤丸药用桃胶二钱化水,滑石三两上衣,二钱重装袋。每服一袋,白开水送下。

【功用】温经散寒,利湿止带。

【主治】湿寒白带,淋漓不止,经期腹痛,血寒经闭,不思饮食,四肢倦怠,精神不振。

25635　白带丸(《全国中药成药处方集》重庆方)

【组成】乌贼骨一两　山药二两　芡实二两　炒黄柏五钱　醋柴胡四钱　白芍一两　续断五钱　香附四钱　白果仁一两　车前子五钱　牡蛎一两　赤石脂五钱

【用法】上为细末,炼蜜加酽醋一两为丸。每服三钱至四钱。

【主治】赤白带下,经水不调或先或后,头晕眼花,四肢无力,腰酸胸闷,骨蒸内热,饮食减少。

【宜忌】忌食生冷、面食。

25636　白带丸(《全国中药成药处方集》济南方)

【组成】人参八两　白术(土炒)　茯苓　艾炭　川芎当归　白芍(炒)　煅龙骨　煅牡蛎　阿胶(炒)　山药(炒)　巴戟(炒)　熟地　杜仲炭　肉桂　黄芪　川断香附　赤石脂各四两　半夏　苍术　黄柏各二两　破故纸六两

【用法】上为细末,水泛小丸,青黛三两为衣。每服一钱五分,临睡时白水送下。

【主治】赤白带下,淋漓不止,凝滞腹疼,腰酸腿疼,四肢倦怠,多睡少食。

【宜忌】忌生冷食物。

25637　白带丸(《妇产科学》)

【组成】白术　茯苓　白芍　龙骨　山药　白芷　牡蛎　干姜炭　鹿角霜　榆白皮　赤石脂　陈棕炭

【用法】每服一钱,一日三次。

【主治】肾虚带下稀薄,量多。

25638　白带丸(《中国药典》2010版)

【组成】黄柏(酒炒)150克　椿皮300克　白芍100克　当归100克　醋香附50克

【用法】上为丸剂。口服,一次6克,一日2次。

【功用】清热,除湿,止带。

【主治】湿热下注所致的带下病。症见带下量多、色黄、有味。

25639　白带片(《中药制剂手册》)

【组成】白术(土炒)十五两　车前子十两　泽泻十两椿根皮十两　茯苓十两

【用法】将白术等五味用煮提法提取三次,取上清液浓缩成膏约十五两,放冷。另取淀粉六两,掺入放冷的浓缩膏内搅拌成软材,制成颗粒,加入2%~3%滑石粉约5钱,混合均匀,压片,包滑石粉糖衣,打光,每片重约0.2克。每服6~8片,温开水送下,一日二三次。

【功用】补脾燥湿。

【主治】由于脾虚、湿热下注引起的白浊、带下及崩漏。

25640　白带丹(《准绳·女科》卷一)

【组成】苍术三钱　萸肉(去核)　白芍药各二钱半黄芩(炒)　白芷各二钱　樗根皮(炒)　黄连(炒)　黄柏(炒)各一钱半

【用法】上为末,面糊为丸。每服五十丸,空心温酒送下。

【主治】妊娠白带。

25641　白带散(《全国中药成药处方集》昆明方)

【组成】于术十六两　淮药十六两　苍术六两　茯苓十两　猪苓六两　党参六两　杜仲八两　故纸六两　天雄八两　干姜六两　黄耆十两　柴胡十两　广皮四两　益智六两　薏米六两　甘草三两　白果三两

【用法】上为末。每服二钱半,开水送下,早晚各一次。

【主治】湿盛带下,腰酸肢软。

【宜忌】烦热无白带者忌服。

25642　白垩丸(《千金》卷四)

【组成】白垩　龙骨　芍药各十八铢　黄连　当归茯苓　黄芩　瞿麦　白蔹　石韦　甘草　牡蛎　细辛附子　禹余粮　白石脂　人参　乌贼骨　藁本　甘皮　大黄各半两

【用法】上为末,炼蜜为丸,如梧桐子大。每服十丸,空腹饮送下,一日二次。不知加之。二十日知,一月百病除。

【主治】女人三十六疾。即十二癥、九痛、七害、五伤、三痼。十二癥:是所下之物,一曰状如膏,二曰如黑血,三曰如紫汁,四曰如赤肉,五曰如脓痂,六曰如豆汁,七曰如葵羹,八曰如凝血,九曰如清血,血似水,十曰如米泔,十一曰如月浣,乍前乍却,十二曰经度不应期也。九痛:一曰阴中痛伤,二曰阴中淋沥痛,三曰小便即痛,四曰寒冷痛,五曰经来即腹中痛,六曰气满痛,七曰汁出阴中如有虫啮痛,八曰胁下分痛,九曰腰胯痛。七害:一曰窍孔痛不利,二曰中寒热痛,三曰小腹急坚痛,四曰脏不仁,五曰子门不端引背痛,六曰月浣乍多乍少,七曰害吐。五伤:一曰两胁支满痛,二日心痛引胁,三曰气结不通,四曰邪思泄利,五曰前后痼寒。三痼:一曰羸瘦不生肌肤,二曰绝产乳,三曰经水闭塞。

【加减】若十二癥,倍牡蛎、禹余粮、乌贼骨、白石脂、龙骨;若九痛,倍黄连、白薇、甘草、当归;若七害,倍细辛、藁本、甘皮,加椒、茱萸各一两;若五伤,倍大黄、石韦、瞿麦;若三痼,倍人参,加赤石脂、矾石、巴戟天各半两。合药时随病增减之。

【方论选录】《千金方衍义》:方取白垩命名,取其温中益气,专主寒热癥瘕、月闭、积聚;石脂治崩中漏下;禹余粮治血闭、癥瘕;龙骨治漏下,癥瘕,结坚;牡蛎治赤白带下;五者皆本经主治。乌贼骨治气竭肝伤,月事衰少不来,此则《素问》主治。其薇、薇、细辛专散外袭虚风;石韦、瞿麦专祛下阻血热;芩、连、大黄专除内蕴积滞;然非人参不足以助其力;非附子不足以鼓其雄;不特补泻相需,寒热互用,深得长沙妙旨。而汇取兜涩之品,以安伤残之余,庶几痛止害平,气血渐复,是归、芍、芩、甘、桔皮之属,虽庸不废,斯可藉以流布也。

25643 白垩丸(《千金》卷四)

【组成】邯郸白垩 禹余粮 白芷 白石脂 干姜 龙骨 桂心 瞿麦 大黄 石韦 白薇 细辛 芍药 甘草 黄连 附子 当归 茯苓 钟乳 蜀椒 黄芩各半两 牡蛎 乌贼骨各十八铢

【用法】上为末,炼蜜为丸,如梧桐子大。每服五丸,空心酒送下,一日二次。不知,加至十丸。

【主治】女子三十六疾,胞中病,漏下不绝。

【方论选录】《千金方衍义》:本方主治与前白垩丸不殊,而虚寒过甚,关闸废弛,故取钟乳,佐白垩辈以固脱利窍,姜、桂、蜀椒,佐附子以安中止崩,白芷杜风,治阴中肿,与藁本无异,以方中辛烈过多,故无藉人参、柑皮助气耳。

25644 白垩丸(《千金》卷四)

【异名】白垩丹(《局方》卷九续添诸局经验秘方)。

【组成】白垩 白石脂 牡蛎 禹余粮 龙骨 细辛 乌贼骨各一两半 当归 芍药 黄连 茯苓 干姜 桂心 人参 瞿麦 石韦 白芷 白薇 附子 甘草各一两 蜀椒半两

【用法】上为末,炼蜜为丸,如梧桐子大。每服二十丸,空心酒送下,一日三次。至月候来时,日四五服为佳。

【主治】❶《千金》:妇人月经一月再来,或隔月不来,或多或少,淋沥不断,或来而腰腹痛,嗷嗷不能食,心腹痛,或青黄黑色,或如水,举体沉重。❷《局方》(续添诸局经验秘方):治妇人三十六病,崩中漏下,身瘦手足热,恶风怯寒,咳逆烦满,拘急短气,心、胁、腰、背、腹肚与子脏相引痛,漏下五色,心常恐惧,遇恚怒忧劳则发,皆是内伤所致。

【方论选录】《千金方衍义》:本方月经不调,例中复有白垩丸于第一方中除去大黄、茯苓、藁本、柑皮,易入姜、桂、椒、芷,于第二方中除去钟乳、茯苓、大黄,仍从事于人参,以无内蕴之滞,故用法稍平。

25645 白垩丸(《圣惠》卷二十)

【组成】白垩二两 鹿角霜二两 天南星一两(炮裂) 羌活一两 附子一两(炮,去皮脐) 川乌头一两(炮裂,去皮脐) 天麻一两 蛤粉三两 白附子一两(炮裂) 白僵

蚕一两(微炒) 龙脑一分(细研) 麝香半两(细研)

【用法】上为末,入研了药,都研令匀,用糯米饭为丸,如鸡头子大。每服一丸,以温酒研下,不拘时候。

【主治】卒中风,语涩多涎。

25646 白垩丸(《圣济总录》卷七十四)

【组成】白垩一两(火煅过) 干姜(炮)一两 楮叶二两(生,研细)

【用法】上为末,面糊为丸,如绿豆大。每服二十丸,空心米饮调下。

【主治】水泻,水谷不化,昼夜不止。

25647 白垩丸(《圣济总录》卷一六四)

【组成】白垩(火烧)一两 赤茯苓(去黑皮) 生干地黄(焙) 干姜(炮) 陈橘皮(去白,炒)各半两

【用法】上为末,以薄面糊为丸,如梧桐子大。每服三十丸,食前米饮送下。

【主治】产后冷滑,泄泻不止。

25648 白垩丸(《济生》卷六)

【组成】白垩(火煅) 禹余粮(煅,醋淬七次) 鳖甲(醋炙) 乌贼骨(醋炙) 当归(去芦,酒浸) 鹊巢灰 干姜(炮) 紫石英(火煅,醋炙七次) 附子(炮,去皮脐) 金毛狗脊(燎去毛) 川芎各一两 艾叶灰半两 鹿茸(燎去毛,切片,醋炙)一两

【用法】上为细末,醋煮米糊为丸,如梧桐子大。每服七十丸,空心温酒、米饮任下。

【主治】妇人白带,久而不止,面色黧黯,绕脐疼痛,腰膝冷痛,日渐虚困。产后白带。

【备考】《普济方》引本方有香附子(醋煮)二两。

25649 白垩丹

《局方》卷九(续添诸局经验秘方)。为《千金》卷四"白垩丸"之异名。见该条。

25650 白垩散(《妇人良方》卷七引《千金翼》)

【异名】白善散(《准绳·女科》卷三)。

【组成】白垩土(以米醋一升,煅白垩土令赤,入醋内浸,令冷再煅,再浸,以醋干为度,研取)一两 干姜一分(炮)

【用法】上为细末,研停。每服一钱,饭饮调下。甚者二钱,服一斤以上为妙。

【主治】❶《妇人良方》:妇人翻胃吐食。❷《普济方》:男子畏寒。

25651 白砂丹(《丹溪心法附余》卷二十四)

【组成】茯苓三五斤(去黑皮,为细末。须要坚实者,其赤筋最损目,亦宜去之)

【用法】用水淘三五遍,去筋膜,用白砂蜜对分,拌匀,固封坛口,锅内悬煮一昼夜,土埋三日,去火毒。白汤调服。

【功用】补心补虚,驻容颜。

25652 白砂丹(《摄生众妙方》卷二)

【组成】熟地黄二两 白茯苓二两 大川乌一两 干山药二两 苍术二两(米泔浸) 大茴香二两(与大川乌头炒) 粉草二两(即大甘草) 川椒四两(去目)

【用法】上为细末,酒糊为丸,如梧桐子大。每服三十丸,空心温酒送下;盐汤亦可服。后五日,唇口红润,手足温

暖,面有光泽。半月之后,声清目明,夜思饮食,香入脑中。

【功用】补养。

25653 白面丸(《鸡峰》卷二十四)

【组成】砒霜方寸匕(于熨斗内炒出烟) 黄丹方寸匙 白面一匕

【用法】加麝香一字,同研,入面糊为丸,搓作梃。每有患者,少蘸生油填在痛处,仍挑洗,去牙缝内烂肉,然后用药方效。

【主治】大人小儿痔,虫蚀,牙齿血出,及走马疳。

25654 白面饼(《证治宝鉴》卷五)

【组成】白面二钱 砂糖二钱

【用法】用饴糖饼化汁,捻作饼子,炉内炸炒,撩出,加轻粉四钱。令病人吃后吐出病根即愈。三涌三补,屡建奇功。

【主治】咸哮,食咸味即发者。

25655 白骨膏

《普济方》卷三〇九。为原书同卷"黄柏散"之异名。见该条。

25656 白香丸

《普济方》卷二〇六。即《得效》卷四"香白丸"。见该条。

25657 白香散(《养老奉亲》)

【异名】枫香散(《圣济总录》卷一三二)。

【组成】枫香一分(纸衬于地上,食顷令脆,细研) 腻粉一分

【用法】上为细末。每有患者,先用口内含浆水令暖,吐出洗疮令净后,以药末干敷之。疼痛立止。

【主治】一切恶疮,疼痛不可忍者。

25658 白香散(《圣济总录》卷一三二)

【组成】枫香脂(研) 腻粉 防风各一分

【用法】上细研令匀。先以含浆水令暖,吐出洗疮令净,后以药末干敷之,疼痛立止。贴至令瘥即易。

【主治】一切恶疮疼痛,久不瘥者。

25659 白狮丹(《喉科指掌》卷一)

【组成】明矾一两 火消三钱 硼砂三钱(各研末,以银罐放炭上,先将明矾入下一层,入火消一层,入矾一层,入硼砂一层,入矾一层,如此入完。煅如馒首样,取出) 生蒲黄一钱 甘草一钱 僵蚕五分 鸡内金五分(焙存性) 薄荷叶二钱 牙皂五分(炙) 冰片五分

【用法】上为极细末。吹之。

【主治】咽喉口舌等症。

25660 白蚀丸(《中国药典》2010版)

【组成】紫草71克 灵芝595克 降香71克 盐补骨脂357克 丹参71克 红花71克 制何首乌595克 海螵蛸48克 牡丹皮71克 黄药子71克 苍术(泡)24克 甘草48克 蒺藜1010克 龙胆24克

【用法】上制成丸剂,每袋装2.5克。口服,一次2.5克,十岁以下小儿服量减半,一日3次。

【功用】补益肝肾,活血祛瘀,养血驱风。

【主治】肝肾不足、血虚风盛所致的白癜风。症见白斑色乳白,多有对称,边界清楚,病程较久,伴有头晕目眩,

腰膝酸痛。

【宜忌】孕妇及肝肾功能不全者禁用;服药过程患部宜常日晒。

25661 白饼子(《小儿药证直诀》卷下)

【异名】玉饼子。

【组成】滑石末一钱 轻粉五分 半夏末一钱 南星末一钱 巴豆二十四个(去皮膜,用水一升,煮干研细)

【用法】上为末,入巴豆粉,次入轻粉,又研匀,却入余者药末,如法令匀,糯米粉为丸,如绿豆大。量小儿虚实用药,三岁以下,每服三丸至五丸,空心紫苏汤送下。若三五岁儿,壮实者不以此为限,加至二十丸,以利为度。

【主治】小儿痰食积滞内阻,致发惊搐、癫痫,或腹有癖积及夹食伤寒。

❶《小儿药证直诀》:小儿伤食后发搐,身体温,多睡多睡,或吐不思食,大便乳食不消,或白色。❷《续易简》:小儿腹中有癖,但饮乳者,及漱而吐痰涎乳食。❸《玉机微义》:小儿风痰,惊涎,癫痫,惊搐。❹《婴童百问》:小儿夹食伤寒,发热呕吐,嗳气,肚疼者。

【宜忌】忌热物。

【方论选录】《小儿药证直诀类证释义》:此方为温下之剂。钱氏每见积滞而体壮者,概用白饼子下之。下必有积,壮热也因积,故方用星、夏之辛温以化痰积;用轻粉之辛冷以杀虫积;用滑石之甘寒以降热积;用巴豆以平诸般之积,使痰癖血瘕,气痞食积等物一鼓荡平,不留余孽。

25662 白饼子(《活幼口议》卷十八)

【组成】白矾(枯白净) 腻粉一钱 白面半两 胡粉(炒)一钱

【用法】上药和匀,水搜作饼,如钱大。每服半饼,大者一饼,饭饮磨化。

【主治】小儿秋痢,号曰毒痢,纯下白,腹肚痛。

【备考】方中白矾用量原缺。

25663 白饼子(《普济方》卷三九四)

【组成】白滑石 黄鹰条各一钱 半夏一枚(炮制) 蛤粉半钱

【用法】上为细末,薄面糊为丸,如豆蔻大,捻为饼子。每服三饼,丁香汤下。新生儿,汤内研灌半饼。

【主治】小儿吐逆。

25664 白前丸(《圣济总录》卷二十四)

【组成】白前 贝母(炮,去心) 人参 紫菀(去苗土)各一两 款冬花三分 桑根白皮(炙,剉) 葶苈(隔纸微炒) 杏仁(汤浸,去皮尖双仁,炒黄,别研如膏)各一两半

【用法】上八味,捣罗七味为末,入杏仁同研匀,炼蜜为丸,如梧桐子大。每服十五丸,食后米饮送下。渐加至二十丸。

【主治】伤寒后,上气咳嗽。

25665 白前汤(《外台》卷十引《深师方》)

【组成】白前二两 紫菀 半夏(洗)各三两 大戟(切)七合

【用法】上切。以水一斗,渍之一宿,明旦煮取三升,分三服。

【主治】久咳逆上气,身体浮肿,短气胀满,昼夜倚壁不得卧,喉常作水鸡鸣。

【宜忌】忌羊肉、饧。

【方论选录】《千金方衍义》:咳逆上气而见肢体浮肿,作水鸡声,乃水饮溢于肺胃,流入百骸。故用白前以疏肺气,紫菀以散血气,半夏以涤痰气,大戟以利水气,皆从《金匮》泽漆汤中采出。大戟之利水与泽漆不殊。

25666 白前汤(《外台》卷十引《深师方》)

【组成】白前五两 紫菀 杏仁 厚朴(炙)各三两 半夏(洗) 麻黄(去节)各四两 生姜一斤 人参 桂心各二两 甘草一两(炙) 大枣十四个

【用法】上切。以水八升,煮取二升半,分三服。

【主治】上气及诸逆气。

【宜忌】忌海藻、菘菜、羊肉、生葱、饧。

25667 白前汤(《外台》卷二十引《深师方》)

【异名】大白前汤(《圣济总录》卷八十)。

【组成】白前三两 紫菀四两 半夏一升 生泽漆根一升(切,凡四味,水一斗七升,煮取一斗汁,纳入后药)桂心三两 人参六分 大枣二十个(擘) 白术五两 生姜八两 茯苓四两 吴茱萸五两 杏仁三两(去两仁皮尖,碎) 葶苈二两 栝楼五合

【用法】上药纳前汁中,煮取三升,分四服。当得微下,利小便,气即下,肿减。

【主治】水咳逆上气,通身洪肿,短气胀满,昼夜倚壁不得卧,喉中水鸡鸣,大小便不通,不下食而不甚渴。

【宜忌】忌羊肉、饧、生葱、桃、李、雀肉、酢物。

25668 白前汤(方出《外台》卷十引《广济方》,名见《普济方》卷一八四)

【组成】白前四分 生麦门冬十分(去心) 贝母 石膏 甘草(炙) 五味子 生姜各四分 黄芩五分 杏仁四十颗 淡竹叶(切)一升 白蜜一匙

【用法】上切。以水七升,煮取二升七合,绞去滓,纳白蜜,更上火煎三沸,汤成后宜加芒消八分,分温三服,每服如人行五六里,须利三二行。

【主治】上气,肺热咳嗽,多涕唾。

【宜忌】忌热面、炙肉、油腻、醋食、海藻、菘菜。

25669 白前汤(《外台》卷九引《许仁则方》)

【组成】白前三两 桑白皮三两 生地黄一升 茯苓五两 地骨皮四两 麻黄二两(去节) 生姜六两

【用法】上切。以水八升,煮取二升六合,去滓,加竹沥五合。分温四服,食后服之,昼三夜一。觉得力,重合服五六剂佳,隔三日服一剂。

【主治】肺气嗽。

【宜忌】忌醋、芜荑。

25670 白前汤(《圣济总录》卷四十九)

【组成】白前 木通(剉)各二两 防己 麻黄(去根节)各一两半 白茯苓(去黑皮) 厚朴(去粗皮,生姜汁炙紫色) 桑根白皮(剉、炒)各三两 紫菀头五十枚

【用法】上剉细。每服五钱匕,水二盏,煎至一盏,去滓,食后良久温服,一日三次。胸中有脓者,当得吐出。

【主治】肺痿咳嗽日久,喘急,仰卧不安。

25671 白前汤(《圣济总录》卷六十六)

【组成】白前一两半 杏仁二七枚(去双仁尖皮,炒)紫菀(去苗土) 黄芩各一两 麦门冬(去心,焙)二两 紫苏茎叶三分 陈橘皮(汤浸,去白,炒)半两 大麻仁(净淘,研细)

【用法】上八味,除大麻仁旋入外,为粗末。每服三钱匕,水一盏,加生姜五片,煎至数沸,入研麻仁半钱匕,再煎至七分,去滓,食后温服,一日二次。

【主治】咳嗽喘闷,背膊烦疼,四肢无力。

25672 白前汤

《圣济总录》卷六十九。为方出《外台》卷九引《近效方》,名见《圣惠》卷三十七"白前散"之异名。见该条。

25673 白前汤(《圣济总录》卷八十)

【组成】白前(去土)三分 紫菀(去土)一两半 半夏(汤洗七遍去滑)三两 泽漆根(细切,微炒)三两半 桂(去粗皮)一两半 人参 干姜(炮)各半两 栝楼一枚(去皮) 白术一两 吴茱萸(水浸一宿,焙干,炒)二两

【用法】上为粗末。每服五钱匕,水三盏,加大枣二个,生姜一枚(拍破),煎至一盏半,去滓,分二服。当小便利,或微溏,肿即减。

【主治】水咳逆上气,通身浮肿,短气胀满,昼夜倚壁不得卧,喉中水鸡声。

25674 白前汤(《圣济总录》卷九十三)

【异名】白前散(《普济方》卷二三六)。

【组成】白前 桑根白皮(炙,剉) 麦门冬(去心,焙)各一两半 旋覆花半两 木通(剉,炒)二两 甘草(炙,剉)一两

【用法】上为粗末。每服五钱匕,水一盏半,煎至一盏,去滓,分二服,空腹、食后各一次。

【主治】骨蒸,肺痿咳嗽,涕唾如胶,胸背烦热。

25675 白前汤(《圣济总录》卷一二五)

【组成】白前 昆布(洗去咸,炙干) 厚朴(去粗皮,生姜汁炙) 陈橘皮(汤浸,去白,切,炒) 附子(炮裂,去皮脐) 海藻(洗去咸,炙干) 半夏(汤洗七遍) 杏仁(汤浸,去皮尖双仁,炒) 甘草(炙,剉)各一两 小麦(醋浸,晒干)三合

【用法】上剉,如麻豆大。每服三钱匕,水一盏半,加生姜一枣大(拍碎),煎至八分,去滓,食后温服,一日三次。

【主治】气瘿初作。

25676 白前汤(《圣济总录》卷一六四)

【组成】白前 桑根白皮(剉) 生干地黄(焙)各一两半 白茯苓(去黑皮)二两半 地骨皮二两 麻黄(去根节)一两半

【用法】上为粗末。每服三钱匕,水一盏,煎七分,去滓温服,不拘时候。

【主治】产后伤风咳嗽,壮热憎寒。

25677 白前汤(《全生指迷方》卷四)

【组成】白前 细辛(去苗) 川芎 五味子各一两 麻黄(去根节) 芍药 桂(取心)各半两

【用法】上为散。每服五钱,水二盏,煎至一盏,去滓温服。

【主治】肾咳,咳则腰背相引痛,恶风,脉浮。

25678 白前饮(《圣济总录》卷九十)

【组成】白前二两半 桑根白皮(炙) 桔梗(炒)各三两 白茯苓(去黑皮)三分 杏仁(去双仁皮尖,熬)一两半 甘草一两(炙)

【用法】上药各剉,如麻豆大,拌匀。每服三钱匕,水一盏半,煎取七分,去滓,食后温服,一日二次。

【主治】虚劳咳嗽,上气壅热,咯吐脓血。

25679 白前散(方出《外台》卷九引《近效方》,名见《圣惠》卷三十七)

【异名】白前汤(《圣济总录》卷六十九)。

【组成】白前三两 桑白皮 桔梗各二两 甘草一两(炙)

【用法】上切。以水二大升,煮取半大升。空腹顿服。若重者十数剂。

【主治】久咳唾血。

【宜忌】忌猪肉、海藻、菘菜。

25680 白前散(《圣惠》卷六)

【组成】白前三分 旋覆花半两 桑根白皮一两(剉) 赤茯苓一两 汉防己半两 麻黄半两(去根节) 紫菀一两(洗去苗土) 五味子半两 白蒺藜半两(微炒,去刺)

【用法】上为粗散。每服四钱,以水一中盏,煎至五分,去滓温服,不拘时候。

【主治】肺痿咳嗽,日月久远,喘息促,肩胛高,仰卧不安。

25681 白前散(《圣惠》卷三十一)

【组成】白前三分 甘草半两(炙微赤,剉) 人参一两(去芦头) 生干地黄一两 大麻仁三分 桂心半两 赤茯苓一两 黄耆三分(剉) 阿胶八两(捣碎,炒令黄燥) 麦门冬一两半(去心,焙) 桑根白皮三分(剉)

【用法】上为粗散。每服三钱,以水一中盏,加生姜半分,大枣三个,煎至六分,去滓温服,不拘时候。

【主治】骨蒸肺痿,心中烦渴,痰嗽不止。

【宜忌】忌炙煿、油腻。

25682 白前散(《圣惠》卷四十六)

【组成】白前二分 杏仁半两(汤浸,去皮尖双仁,麸炒微黄) 紫菀半两(去苗土) 桑根白皮三分(剉) 甘草半两(炙微赤,剉) 麦门冬一两(去心) 紫苏茎叶三分 陈橘皮三分(汤浸,去白瓤,焙)

【用法】上为散。每服三钱,以水一中盏,加生姜半分,煎至六分,去滓温服,不拘时候。

【主治】暴热咳嗽,心肺气壅,胸膈烦疼,四肢无力。

25683 白前散(《圣惠》卷四十六)

【组成】白前一两 紫菀一两(去苗土) 半夏一两(汤洗七遍去滑) 大戟一分(剉碎,微炒) 麻黄一两(去根节) 甘草半两(炙微赤,剉)

【用法】上为粗散。每服二钱,以水一中盏,加生姜半分,煎至五分,去滓温服,不拘时候。

【主治】咳嗽,坐卧不得,喉中作呀呷声。

25684 白前散

《普济方》卷二三六。为《圣济总录》卷九十三"白前

汤"之异名。见该条。

25685 白姜散(《医方类聚》卷五十四引《神巧万全方》)

【组成】白姜半两(炮) 附子三分(炮) 甘草半两(炙) 陈橘皮半两 诃黎勒皮一两 厚朴三分(姜汁炙)

【用法】上为末。每服二钱,水一中盏,同煎五分,温服。

【主治】食毒伤寒,头痛,身不大热,心间痞闷,大便不利。

25686 白姜散(《普济方》卷一九七)

【组成】白姜 良姜(半生半炒)各半两 穿山甲三钱(炮)

【用法】上为末。每服二钱,猪肾酒调下。

【主治】疟疾。

25687 白姜散(《医学入门》卷六)

【组成】白姜 木香 官桂 陈皮 槟榔 甘草各等分

【用法】水煎,量儿大小,以绵蘸灌之。

【主治】婴儿胎寒,生后身冷,口气亦冷,肠鸣,泻利青黑,盘肠内钓,心腹绞痛不乳者。

【加减】呕吐,加木瓜、丁香;面青肢冷,去槟榔,加川芎、当归。

25688 白扁饮(方出《得效》卷十,名见《普济方》卷二五一)

【异名】巴豆灵膏(《普济方》卷二五一)、白扁豆饮、巴豆膏(《奇效良方》卷六十九)。

【组成】白扁豆 青黛 甘草各等分 巴豆一枚(去壳)

【用法】上为末,以沙糖一大块,水化开,调一盏饮之。毒随利去,却服五苓散之类。

【功用】解砒毒。

25689 白神丸(年氏《集验良方》卷三)

【组成】白酒药八两(愈陈愈佳) 南苍术(水泡,炒)一两 厚朴(姜炒)一两 生甘草一两 陈皮一两 木香五钱 砂仁五钱

【用法】上为细末,神曲打糊为丸,如梧桐子大。每服三钱。

【主治】一切饱胀,气不顺,停食积聚。

25690 白神散(《圣济总录》卷六)

【组成】白梅末不拘多少

【用法】揩牙。立开。

【主治】中风或吐泻,牙关紧噤,下药不能。

25691 白蚕丸(《医学入门》卷八)

【组成】海藻 僵蚕各等分

【用法】上为末。取白梅肉汤泡,捣为丸,如梧桐子大。每服六七十丸,临卧米饮送下,一日五六次。毒当从大便泄去。

【主治】蛇盘瘰,生于头项上交接处。

【宜忌】忌豆、心、鸡、羊、酒、面。

25692 白蚕散(《圣济总录》卷一二六)

【组成】白僵蚕一两 麒麟竭 没药各半两

【用法】上为散。每服一钱匕,麝香温酒调下。

【主治】瘰疬。

25693 白盐方（《普济方》卷五十三）

【组成】盐五升

【用法】甑上蒸热，以耳枕之，冷即换。或用软布裹熨之患处。

【主治】卒得风疾，耳中恍恍卒痛。

25694 白莲散（《御药院方》卷八）

【组成】花碱二钱　桑柴灰（炒）一钱　风化石灰半钱　糯米三钱

【用法】上药一处，盛在小瓷罐儿内，上用瓦盖口，用黄泥固济，以文武火焙定半时，取出药，用乳钵研为极细末。每用先将针尖拨过黶子，用药少许干贴。

【功用】《普济方》：去黑子诸般瘤癥。

【主治】瘢黡或彫青。

【宜忌】忌油腻物及当风行立。

25695 白鸭方（方出《肘后方》卷四，名见《普济方》卷一九三）

【组成】白鸭一只（去毛肠，洗）　饭半升

【用法】以饭、姜、椒酿鸭腹中缝定，如法蒸，候熟食之。

【主治】水气，胀满浮肿，小便涩少。

25696 白胶汤（方出《千金》卷十八，名见《普济方》卷一六二）

【组成】白胶五两　干地黄（切）半斤　桂心二两　桑白皮（切）二升　芎䓖　大麻仁　饴糖各一升　紫菀二两　大枣二十个　人参二两　大麦二升　生姜五两

【用法】上㕮咀。以水一斗五升煮麦，取一斗，去麦下药，煮取三升，分五服。

【主治】肺伤咳唾脓血，肠涩背气，不能食，恶风，目暗䀮䀮，足胫寒。

【方论选录】《千金方衍义》：白胶乃枫香脂，其性疏通，善于开发肺气，故取以治咳唾脓血。川芎、地黄得桂心和荣之力，紫菀散结之功，可无委积顿涌之虞。且人参助气于上，麻仁滋化于下，桑皮泻肺气之满，大麦降肝气之逆，大枣、饴糖滋肠胃之津气也。

25697 白胶汤（《医醇剩义》卷三）

【组成】嫩白及四钱（研末）　陈阿胶二钱

【用法】冲汤调服。

【主治】肺叶痿败，喘咳夹红者。

25698 白胶散（《圣惠》卷七十七）

【组成】白胶二两（捣碎，炒令黄燥）　人参（去芦头）半两　半夏（汤洗七遍去滑）　秦艽（去苗）　紫葳　甘草（炙微赤，剉）各一两

【用法】上为粗散。每服三钱，以水一中盏，加葱白二茎，煎至六分，去滓温服，不拘时候。

【主治】妊娠三两月后，或时伤损，下血不止，绕脐疼痛，吐逆闷绝。

【备考】方中紫葳，《普济方》作"紫菀"。

25699 白胶散（《普济方》卷一八八引《澹寮》）

【组成】地黄汁一升二合　白胶香二两

【用法】上以瓷器盛，入甑蒸，候胶消服。

【主治】吐血。

25700 白胶煎（《医方类聚》卷一六七引《吴氏集验方》）

【组成】白胶香

【用法】上为末，平铺纱帛上，火上烘干，乘热贴。未可，再用。

【主治】壁镜咬。

25701 白酒煎（《原病式》卷下）

【组成】绿矾四两　五倍子　百草霜一两　木香二钱

【用法】上为细末，用酒煎飞面为丸，如梧桐子大。每服五丸，空心酒送下，一日二三次。

【主治】黄肿。

25702 白粉散（《小儿药证直诀》卷下）

【组成】海螵蛸三分　白及三分　轻粉一分

【用法】上为末。先用浆水洗，拭干，贴。

【主治】诸疳疮。

【方论选录】《小儿药证直诀类证释义》：轻粉拔毒，海螵蛸、白及粘腻长肌，浆水化滞物以治疳疮。

25703 白粉霜（《疡科选粹》卷六）

【组成】水银一两　食盐　明矾　火消　绿矾各二两五钱　朱砂　雄黄各三钱

【用法】内除水银，先将余药和匀，渐入阳城罐内，烊尽方下水银，慢火令干，有霜头起为度，以空罐对合，盐泥固。垦一地窟，以水盆一个置窟内，以空罐放水盆内，以泥壅之，只留上瓶，武火煅三炷香为度，取出上白药。每用一厘，冷水调点上，三四日即愈。

【主治】梅疮。

25704 白粉霜（《疡科遗编》卷下）

【组成】铅炼水银　龙骨（煅）各二钱　芦甘石三钱（煅）　轻粉一钱

【用法】上药各为末，和匀。干掺。

【功用】专收疮口。

25705 白屑膏

《普济方》卷四十八。为《外台》卷三十二引《集验方》"生发膏"之异名。见该条。

25706 白通汤（《伤寒论》）

【组成】葱白四茎　干姜一两　附子一枚（生，去皮，破八片）

【用法】以水三升，煮取一升，去滓，分温再服。

【功用】❶《注解伤寒论》：温里散寒。❷《成方切用》：复阳通脉。

【主治】少阴病，下利脉微者。

【方论选录】❶《注解伤寒论》：少阴主水，少阴客寒，不能制水，故自利也。白通汤，温里散寒。《内经》曰：肾苦燥，急食辛以润之，葱白之辛，以通阳气，姜、附之辛，以散阴寒。❷《医方考》：少阴属肾，水脏也，得天地闭藏之令，主禁固二便，寒邪居之，则病而失体矣，故下利。葱白，所以通阳气也；姜、附，所以散阴寒也。是方也，能散阴而通阳，故即葱白而名曰白通。❸《金鉴》：少阴病，但欲寐，脉微细，已属阳为阴困矣。更加以下利，恐阴降极，阳下脱也。故君以葱白大通其阳而上升，佐以姜、附急胜其阴而缓降，则未脱之阳可复矣。

【临床报道】寒厥：《哈尔滨中医》[1960，（2）：22]赵某，男，30岁。患者于1951年在成都读书时，突感双脚冰冷，至1955年更见厉害，冬天不能离火，热天也一点不能沾

凉风,既往有遗精史,从 1949 年起常患腹泻便溏,至今仍时发时止。西医诊断为雷诺病,经治年余未效。于 1956 年 11 月 6 日来我院医治,院内医师诊断为严重的寒厥证。给服白通汤,并加重其剂量,共服 13 剂基本改善,后又继服 14 剂,病即痊愈。

25707 白通汤(《外台》卷二引《肘后方》)

【组成】大附子一枚(生,削去黑皮,破八片) 干姜半两(炮) 甘草半两(炙) 葱白十四茎(一方有犀角半两)

【用法】上切。以水三升,煮取一升二合,去滓,温分再服。

【主治】伤寒泄痢不已,口渴不得下食,虚而烦。

【宜忌】忌海藻、菘菜、猪肉。

25708 白通汤(《易简》)

【组成】干姜二两 附子(生用)二两

【用法】上㕮咀。每服四钱,水二盏,煎六分,去滓温服。

【主治】伤寒发热,大便自利。

25709 白通汤(《解围元薮》卷四)

【组成】白术 木通 木瓜 前胡 柴胡 羌活 独活 花粉 金银花 风藤 牛膝 甘草 陈皮 角针 蒺藜 薄荷 米仁 苍耳子 皂角子各等分

【用法】每贴加土茯苓一两,生姜、大枣为引,水煎服。

【主治】风癞。

25710 白梅丸(《圣济总录》卷一二六)

【组成】白僵蚕不拘多少(直者,炒令黄色)

【用法】上为末,用陈白梅肉捣为丸,如梧桐子大。每服三十丸,熟水送下,空心、午后各一次。

【主治】风毒、气毒瘰疬。

25711 白梅丸(《普济方》卷六十引《仁存方》)

【组成】白梅二十五个(取肉) 白矾一钱 甘草(末) 生蓖麻四十九粒(去皮)

【用法】上为细末,为丸如鸡头子大。以绵裹之,含化。

【主治】喉闭及肿痛。

【备考】方中甘草用量原缺。

25712 白梅丸(《普济方》卷三十六)

【组成】生硫黄 白梅

【用法】共研成膏,为丸如梧桐子大。每服二十丸,米饮送下。

【主治】反胃。

25713 白梅汤(《局方》卷十《吴直阁增诸家名方》)

【组成】白梅(研破)二十九斤 檀香十四两 甘草十三斤半 盐(炒)十五斤

【用法】上为末。每服一钱,擦生姜,新汲水下。如酒后干哕,恶心舌涩,如茶吃。

【主治】中热,五心烦躁,霍乱呕吐,口干烦渴,津液不通;及酒后干哕,恶心舌涩。

25714 白梅饮(《普济方》卷三十八引《余居士选奇方》)

【组成】橡斗子不拘多少 白梅肉(以蜜拌和,填在橡斗子内,候满)

【用法】两个相和,铁线扎之,烈火煅存性,为末。米饮调下。

【主治】肠风。

25715 白梅散(方出《医学正传》卷八,名见《幼科证治大全》)

【组成】盐白梅(烧存性) 红枣(连核烧存性) 铅丹(火飞) 人中白(火飞) 龙脑少许

【用法】上为细末。敷之。

【主治】小儿口疮。

25716 白黄散(《医统》卷六十二引《易简》)

【组成】白矾 雄黄 细辛 瓜蒂各一钱

【用法】上为细末。以雄大胆汁为剂,如枣核。塞鼻中。

【主治】鼻齆,息肉,鼻痔。

25717 白黄散(《中医皮肤病学简编》)

【组成】白矾 15 克 甘草 1.5 克 大黄 31 克

【用法】上为细末。外用。

【主治】女阴溃疡。

25718 白雪丸(《圣惠》卷四十)

【组成】消石一两 硫黄一两 白矾一两

【用法】上以固济了瓶子一所,先下消石,次下硫黄,后下白矾,其瓶盖上留一小窍子,先掘一坑内,内更着水瓶子一所,坐令安稳,便将药瓶坐于瓶上,用泥密固之,以慢火逼之,候窍中相次烟出尽,即却泥之后,用大火熬令通赤,候冷,开瓶取出药,于纸上摊,用甘草水洒地令湿,以盆合之,二日出火毒了,细研,用绿豆粉,以水调和,丸如梧桐子大。每服五丸,于食后以冷水送下。

【主治】头偏痛。

【备考】本方方名,《医方类聚》引作"白雪丹"。

25719 白雪丸(《苏沈良方》卷五)

【组成】天南星(炮) 乌头(炮,去皮) 白附子(生) 半夏(洗)各一两 滑石(研) 石膏 龙脑 麝香(研)各一分

【用法】上为末,稀面糊为丸,如绿豆大。每服三十丸,姜腊茶或薄荷茶送下。

【主治】痰壅胸膈,嘈逆及头目昏眩困倦,头目胀痛。

【宜忌】食后服为佳。

【临床报道】头目昏眩:予每遇头目昏困,精神愦冒,胸中痰逆,愦愦如中酒,则服此药,良久间如搴一重裘,豁然清爽,顿觉夷畅。

【备考】《御药院方》无乌头。

25720 白雪丸(《圣济总录》卷二十四)

【组成】乌头(去皮脐) 附子(去皮脐) 白附子 天南星 天麻 麻黄(去根节) 甘草(并生用)各等分

【用法】上为末,水浸宿。炊饼为丸,如樱桃大,火煅寒水石粉为衣。每服一丸,热酒或葱茶嚼下。良久以热粥投之。

【主治】伤寒头痛,三日以内。

25721 白雪丹(《圣惠》卷九十五)

【组成】白矾五两(上好者,捣罗为末)

【用法】上于银锅中,以真牛乳五升,和白矾,煎令泣泣如雪,以寒食蒸饼末,旋下于锅中,搅令匀,为丸如梧桐子大。每服十五丸,空心以粥饮送下。

【功用】止泄痢,除骨髓风。

【主治】女人风冷及血气;男子冷病,肠风泻血。

25722 白雪丹

《医方类聚》卷八十。即《圣惠》卷四十"白雪丸"。见该条。

25723 白雪丹(《灵药秘方》卷上)

【组成】盐 矾 消 皂矾各二两五钱

【用法】上为末,入锅炒九分干,加汞二两,朱砂五钱,共研无星带青色,入包洒瓶内按紧,上用布(如瓶口大)盖住,再用黄泥靠瓶遍周围按紧,中留一孔,依瓶口大,俟泥干,再用夏布一块扎瓶口,用阳城罐一个,将药罐对口扎定,封固如法,再用大瓷盆一个盛水在内,将前药瓶倒立空罐底,立盆内,其盆上用砖如法隔之,先将罐内药圈记何处,止其火亦止到药边为度,或过药一指亦可,药出上罐入下罐,即过分火候,其功效同,猛火亦可,可先文后武,共三炷香,火足冷定,取起下罐,内有水不可横浸,入水湿了上罐口药,开罐取出,其药松白色为妙,然不松白亦可用。未出脓者,用之点起泡自破,出水再用药纸贴之,自干而愈。

【功用】拔毒,去脓血。

【主治】一切肿毒。

25724 白雪丹(《良方合璧》卷上)

【组成】真川贝六两(去心,研) 生半夏四两(研)

【用法】五月五日午时合和,在铜锅内,微火炒嫩黄色,冷后入瓷器收贮,勿泄气。每服一分五厘,生姜汁二三匙调药,隔水燉热,未来时先服一服,重者再服一服。

【主治】疟疾。

【宜忌】愈后忌食南瓜、鸡蛋、芋芳、螃蟹、蚬。

25725 白雪汤(《痘疹仁端录》卷十四)

【组成】干姜末三分

【用法】人乳一钟和服。

【主治】痘虚弱不浆不靥,及瘰癧。

25726 白雪糕(《古今医鉴》卷四引单孟齐方)

【组成】大米一升 糯米一升 山药四两 芡实四两 莲肉(去皮心)四两

【用法】上为细末,加白沙糖一斤半,搅和令匀,入笼蒸糕。任意食之。

【功用】❶《古今医鉴》引单孟齐方:调脾健胃,固本还元。❷《证治汇补》:养元气,生肌肉,润皮肤,益血秘精,安神定智,壮筋力,养精神,进饮食。

【主治】❶《古今医鉴》引单孟齐方:内伤。❷《回春》:虚劳泄泻。

【备考】方中糯米,《回春》作"粳米"。《证治汇补》作"白茯苓"。

25727 白雪糕(《鲁府禁方》卷二)

【组成】干山药二两 人参二两 茯苓二两 莲肉二两 芡实二两 神曲(炒)一两 麦芽(炒)一两 大米半斤 糯米半斤 白沙糖一斤

【用法】上为末,蒸糕。当饭食之。

【主治】臌胀。

25728 白眼药(《青囊秘传》)

【组成】月石一两 荸荠粉三钱 梅片五分 麝香五厘

【用法】上药先以净月石为极细末,以荸粉飞净,再研,以后梅片、麝香和入。

【主治】一切老眼糊涂,迎风流泪,外内翳障。

25729 白蛇丸(《霉疮新书》)

【组成】乌梅一钱 竹虫蛀末三钱(无则以淡竹末代之) 牙茶(华产物)一钱五分 白蛇(酒浸,少炙)二钱 溲疏皮一钱五分(乌贼及纳遏末葛窳,当长夏时采之,余月难得) 轻粉一钱(纸包,入搏饭内煨熟,取出用)

【用法】上为极细末,米糊为丸,如绿豆大。每旦食前服一钱六分,以赤小豆煎汁送下。过五六日,则当齿龈黑,血自出。完七日而后,宜用淡饭内噜汁煮瓢畜、萝卜、冬瓜、鲣脯、鰈鱼、鳜鱼之类食唉。嗣以白蛇汤。

【主治】杨梅结毒,痫疾废病。

【宜忌】七日内,须忌禽兽、鱼鳖、卤盐、茶、酒。唯以白粥将养之。

25730 白蛇汤(《霉疮新书》)

【组成】当归 川芎 芍药 甘草 大黄 白蛇(酒浸,少炙) 黄芩 肉桂 桂枝 槟榔 山椒 丁子 茯苓 人参(用俗称萨摩小人参者) 青木香各等分(一方加威灵仙、萍蓬根、没药、乳香)

【用法】加生姜二片,水煎服。七日后又用加味四物汤、祛毒煎。

【主治】杨梅结毒,痫疾废病。

25731 白蛇散(《医学入门》卷八)

【组成】白花蛇二两 青皮 黑丑各五钱 生犀角五分

【用法】上为末。每服一钱,加腻粉五分,研匀,五更糯米饮调下。巳时利下恶物,十日后再进一服。如疮已成者,一月可效。利后用海藻、石决明、羌活、瞿麦各等分为末,米饮调下二钱,一日三次,下尽清水后,调补以除病根。

【主治】九漏瘰疬,憎寒发热,或痛或不痛。

【宜忌】忌发风壅热物。

25732 白蛇散(《仙拈集》卷四)

【组成】蛇退(烧存性) 坑厕板上浮泥

【用法】上为末,童便调敷。

【主治】白蛇缠腰。腰里起红泡一围,如袴腰样。

25733 白银丹

《普济方》卷三七二。为《幼幼新书》卷十引《万全方》"银朱丸"之异名。见该条。

25734 白银汤(《医林纂要》卷九)

【组成】纹银不拘多少(或用银器一件亦可) 薄荷 灯草

【用法】水煎服。

【主治】小儿微有惊风,夜啼,体热不安。

25735 白鸽肉(《仙拈集》卷三)

【组成】白鸽子一只(去肝肠,净) 血竭(一年者)一两(二年者二两,三年者三两,为末,入鸽内)

【用法】以线缝住,用无灰酒煮极烂。令病人食之,瘀血自行;如心中慌乱,白煮肉一块,食之。

【主治】干血痨。

25736 白鸽煎(《医统》卷八十七)

【组成】白鸽一只

【用法】治如法,切作小块,以土苏煎。含而咽其汁。

【主治】消渴,饮水不知足。

25737 白绿丹(《洞天奥旨》卷十二)

【组成】人中白一钱(煅) 铜绿三分 麝香一分 蚯蚓二条(葱白汁浸,火炙,为末)

【用法】上药各为细末。敷之。

【主治】走马牙疳。

25738 白绿散(《医统》卷六十三)

【组成】白芷 铜绿各等分

【用法】上为细末。掺舌上,以温醋漱之。

【主治】口舌疮,不能食。

25739 白斑散(《古今名方》)

【组成】细辛6克 白芷 雄黄各3克

【用法】上为细末。用醋调匀,外搽。

【功用】祛风。

【主治】白癜风。

25740 白散子(《圣济总录》卷一五六)

【组成】白药子不拘多少(为末)

【用法】用鸡子清调涂在纸花上,纸可碗口大,贴在脐下胎存处,干即以温水润之。

【功用】护胎。

【主治】妊娠伤寒。

25741 白散子(《圣济总录》卷一七五)

【组成】栝楼根 知母(焙) 贝母(去心) 甘草(炙,剉)各等分

【用法】上为散。每服半钱匕,煎黄蜡、米饮调下。

【主治】小儿咳嗽。

25742 白散子(《中藏经·附录》)

【组成】白附子 大香附子各半两(炒) 半夏一分(姜制) 黑牵牛二两(半生,半炒令熟) 大甘遂一分(以大麦炒,候麦黄赤色,去麦不用,须极慢火炒之)

【用法】上为末。每服二钱,量患人虚实加减,以蜜酒调下,续饮温酒一两盏。候所苦处刺痛为度,微利三五行,泻出恶物即愈。次用青凉膏贴之。气盛者一服二钱,余更裁度。

【主治】发背。

25743 白散子(《三因》卷二)

【异名】白散(《医学金针》卷二)。

【组成】大附子(生,去皮脐) 桂府滑石各半两 园白半夏(汤洗二十一次)三分

【用法】上为末。每服二钱,水二盏,加生姜七片,蜜半匙,煎七分,空腹冷服。

【主治】肝肾虚,为风所袭,卒中涎潮,昏塞不语,呕吐痰沫,头目眩晕,上实下虚,真阴耗竭;兼治阴证伤寒,六脉沉伏,昏不知人;霍乱吐泻,饮食不进,小便淋沥不通,眼赤,口疮,咽喉冷痛。

【加减】霍乱,加藿香;小便不利,加木通、灯心、茅根煎。

25744 白散子(《三因》卷十二)

【组成】附子一枚(煨熟,新水浸一时久,去皮脐,焙干)

【用法】上为末。每服一钱,白沙蜜二钱,水一盏,煎七分,通口服。

【主治】久年咳嗽不愈。

25745 白散子(《三因》卷十五)

【组成】晋矾不拘多少(煅) 轻粉少许

【用法】上为末。掺疮上。如治漏疮,每挑一钱,入黄柏末一钱、轻粉半钱。

【主治】妒精疮,痒不可忍,皮肤诸疮,手抓疤疮,漏疮。

25746 白散子(《杨氏家藏方》卷十四)

【组成】牡蛎三两(煅,研) 寒水石一两半(煅,研) 天南星(炮) 白僵蚕(炒,去丝嘴) 龙骨各一分

【用法】上为细末。掺疮上。

【功用】止疼痛,生肌肉,灭瘢痕。

【主治】破伤风。

【宜忌】避风将息,勿令着水。

25747 白散子(《普济方》卷三五五)

【组成】大川乌(去皮脐) 南星 半夏 白附子各一两 羌活 黄芩各五钱

【用法】上生用,剉散。每服三钱,加生姜五片,水一钟半煎服。

【主治】产后瘀血结滞,发为寒热,心胸如火烦躁。

25748 白葱散(《医学入门》卷八)

【组成】川芎 当归 生地 白芍 枳壳 厚朴 莪术 三棱 茯苓 官桂 干姜 人参 川楝肉 神曲 麦芽 青皮 茴香 木香各等分

【用法】加葱白、食盐,水煎服。

【主治】一切冷气入膀胱,疝痛,胎前产后腹痛,胎动不安;或血刺痛,兼血脏宿冷,百节倦痛,肌体怯弱,劳伤带癖。

【加减】如大便利,用诃子;大便闭,去盐,加大黄。

25749 白雄散(《解围元薮》卷四)

【组成】雄黄一两 白附子五钱 皂荚(炙,去皮弦筋)三钱

【用法】上为末。如黑肿、斑块、赤癣,以老姜蘸药一两擦;若鹅掌、雁来等风,用煨姜蘸药擦;如烂风疮,用蟹黄调涂极妙。

【主治】黑肿,斑块,赤癣,鹅掌风,雁来风,烂风疮。

25750 白痧药(《良方合壁》)

【组成】白胡椒一两 北细辛二钱 檀香木三钱 牙皂一钱 焰消三钱 明矾三钱 蟾酥三钱 丁香三钱 冰片五分 麝香五分

【用法】上为极细末,或加金箔二张,研匀收贮。嗅之。

【主治】暑痧。

25751 白痧药(《医方易简》卷四)

【组成】蟾酥 冰片各五钱 牙消三钱 硼砂一钱五分 珍珠 白檀香各一钱五分 飞滑石七钱

【用法】上为极细末,用小瓶收贮。发痧时闻搐取嚏。

【主治】痧证。

25752　白痧散(《全国中药成药处方集》杭州方)

【组成】生半夏四两　川贝母　月石各二两　麝香四钱六分　梅冰片四钱二分　西牛黄二钱　杜蟾酥九钱

【用法】上药各为细末,和匀,玻璃瓶封固。每用少许,吹入鼻孔。病重再服一分,凉开水调下。

【主治】伤暑受热,霍乱痧胀,绞肠腹痛,胸闷呕吐,头晕鼻塞,瘟疫秽气,中风昏厥,不省人事。

【宜忌】孕妇忌内服。

25753　白善方(《普济方》卷三〇八)

【组成】鸡子　白善

【用法】鸡子和白善。敷之。浸淫为广,以大蒜磨研书墨涂之。

【主治】蠼螋尿疮。

25754　白善散

《准绳·女科》卷三。为《妇人良方》卷七引《千金翼》"白垩散"之异名。见该条。

25755　白锭子(《金鉴》卷六十二)

【组成】白降丹(即白灵药)四钱　银黝二钱　寒水石二钱　人中白二钱

【用法】上为细末,以白及面打糊为锭,大小由人,不可入口。每用以陈醋研敷患处,如干再上,自能消毒。

【功用】消毒。

【主治】初起诸毒,痈疽,疔肿,流注,痰包,恶毒,耳痔,耳挺。

25756　白蔹丸(《外台》卷二十六引《范汪方》)

【组成】白蔹　狼牙　藋芦　桃花　贯众各三分　橘皮二分　芫荑一分

【用法】上药治下筛,炼蜜为丸,如小豆大。旦以浆水服一剂。日中乃食,立下。服此药下赤虫如笋茎者一尺所,有头目百余枚,病愈。

【主治】三虫。男子病大腹面黄,欲食肉;或胁下有积大如杯,小腹亦坚,伏痛上下移,呕逆喜唾,心下常痛。

【宜忌】宿勿食;妊身妇人不得服之。

【临床报道】虫证:九江谢丘病胁下有积,大如杯,小腹亦坚,伏痛上下移,呕逆喜唾,心下常痛,欲食肉,服此药下虫无头足,赤身,有口尾二百余枚得愈;九江陈昉病大腹烦满,常欲食生菜,服此药下白虫,大如臂,小者百余枚,立愈。

25757　白蔹丸(《圣惠》卷六十六)

【组成】白蔹一两　黄耆一两(剉)　木香一两　枳壳一两(麸炒微黄,去瓤)　玄参一两　乌蛇二两(酒浸,去皮骨,炙令黄)　斑蝥十四枚(去头足翅翎,以糯米拌炒,令米黄)

【用法】上为末,炼蜜为丸,如梧桐子大。每服十丸,空心及晚食前以粥饮送下。

【主治】瘰疬结肿有头,脓水不止。

25758　白蔹丸(方出《圣惠》卷七十三,名见《济生》卷六)

【组成】鹿茸一两(去毛,涂酥,炙令黄)　白蔹三分　狗脊半两(去毛)

【用法】上为末,以醋煮面糊为丸,如梧桐子大。每服二十丸,食前以温酒送下。

【主治】❶《圣惠》:妇人漏下白色不绝。❷《济生》:室女冲任虚寒,带下纯白。

【方论选录】《医略六书》:鹿茸扶阳御寒,以壮督脉;狗脊补肾填精,以益肾元;白蔹专祛久遏之湿热,以清经脉也;醋煮艾汁丸之,温酒下,使湿热顿化,则寒郁自解,而督肾内充,带脉无不完复,何白带之淫溢不已哉!

【备考】《济生》本方用法:用艾煎醋汁,打糯米糊为丸,如梧桐子大。每服五十丸,空温酒送下。

25759　白蔹汤(方出《圣惠》卷四十五,名见《圣济总录》卷八十三)

【组成】漏芦三两　白蔹三两　槐白皮三两　蒺藜子二两(微炒,去刺)　五加皮三两　甘草三两(炙微赤)

【用法】上剉细。以水一斗,煮取一升,去滓,看冷暖,于避风处洗之。

【主治】脚气。脚上生风毒疮肿,疼痛。

25760　白蔹汤(《圣惠》卷六十一)

【组成】白蔹一两　黄芩一两　赤芍药一两　丹参一两

【用法】上剉细。以水三升,煮至一升半,以帛浸拓肿上,频频换之。

【主治】痈肿溃后。

25761　白蔹汤(《圣济总录》卷六十八)

【组成】白蔹三两　阿胶二两(炙令燥)

【用法】上为粗末。每服二钱匕,酒、水共一盏,加生地黄汁二合,同煎至七分,去滓温服。如无地黄汁,加生干地黄一分同煎亦得。

【主治】吐血不止。

25762　白蔹汤

《普济方》卷四〇七。为《圣惠》卷九十一"白蔹散"之异名。见该条。

25763　白蔹贴

《外台》卷二十四引《删繁方》。为《肘后方》卷五"白蔹薄"之异名。见该条。

25764　白蔹贴(《医心方》卷十五引《效验方》)

【组成】大黄　黄芩　白蔹各三分　芍药二分　赤石脂一分

【用法】上药治下筛。以鸡子白和如泥,涂纸以铺肿上,燥易之。

【主治】卒痈肿。

25765　白蔹散(方出《肘后方》卷三,名见《千金》卷八)

【组成】白蔹二分　附子一分

【用法】上为末。每服半刀圭,一日三次。

【主治】中风肿痹,风痹筋急,肝痹。

❶《肘后方》:中风肿痹虚者。❷《千金》:风痹肿筋急,展转易常处。❸《永乐大典》引《风科集验》:肝痹。

【宜忌】《外台》:忌猪肉、冷水。

【备考】《千金》本方用法:每服半刀圭,酒下,一日三次,不知增至一刀圭,身中热行为候,十日便觉。

25766　白蔹散(《普济方》卷二三九引《肘后方》)

【组成】芫荑六分　狼牙四分　白蔹二分

【用法】上药治下筛,以苦酒二合,和一宿。次早空腹服之。

【主治】寸白虫为病,令人眼光无泽,脚膝少力。

25767 白蔹散(《鬼遗》卷二)

【组成】白蔹二两　半夏三两(汤洗七遍,生姜浸一宿,熬过)

【用法】上为末。每服方寸匕,水调下,一日三次。若轻浅疮十日出,深疮二十日出,终不停在肉中。

【主治】金疮,箭在肉中不出。

25768 白蔹散(《外台》卷二十六引《古今录验》)

【异名】赤小豆散(《圣济总录》卷一四一)。

【组成】赤小豆四分　黄耆三分　芍药二分　白蔹二分　黄芩三分　桂心三分　附子(炮)　牡蛎各二分(熬)

【用法】上为散。每服方寸匕,酒若泔汁下,一日三次。

【主治】十年痔,如鼠乳,脓出,便作血剧。

25769 白蔹散(方出《千金》卷四,名见《圣济总录》卷一五二)

【组成】鹿茸一两　白蔹十八铢　狗脊半两

【用法】上药治下筛。每服方寸匕,空心米饮下,一日三次。

【主治】漏下色白。

25770 白蔹散(《圣惠》卷二十四)

【组成】白蔹三两　天雄三两(炮裂,去皮脐)　商陆一两　黄芩二两　干姜二两(炮裂,到)　蹢躅花一两(酒拌,炒令干)

【用法】上为细散。每服二钱,食前以温酒调下。

【主治】白癜风,遍身斑点瘙痒。

25771 白蔹散(方出《圣惠》卷三十六,名见《圣济总录》卷一一五)

【组成】白蔹　黄连(去须)　龙骨　乌贼鱼骨　赤石脂各一分

【用法】上为细散。每用一钱,绵裹塞耳中。

【主治】聤耳,出脓血不止。

25772 白蔹散(《圣惠》卷六十四)

【组成】白蔹一两　川大黄一两　赤石脂一两　赤芍药一两　莽草一两　黄芩一两　黄连一两(去须)　吴茱萸一两

【用法】上为末。以鸡子清和如泥,涂布上,贴于肿处,干即易之。

【主治】❶《圣惠》:恶核焮肿不消;瘰疬结核,根源深固,肿硬疼痛。❷《普济方》:痈疽。

25773 白蔹散(《圣惠》卷六十六)

【组成】白蔹半两　甘草半两　玄参半两　木香半两　赤芍药半两　川大黄半两

【用法】上为细散。以醋调为膏,贴于患上,干即易之。

【主治】瘰疬生于颈腋,结肿寒热。

25774 白蔹散(《圣惠》卷六十八)

【组成】白蔹二两　黄芩二两　艾叶二两　地松三两　石灰五两　狗头骨五两(烧灰)

【用法】上为细散。用敷疮上。

【主治】金疮久不愈。

25775 白蔹散(《圣惠》卷九十一)

【异名】白蔹汤(《普济方》卷四〇七)。

【组成】白蔹(末)三分　白及(末)半两　生油麻二合(生捣)

【用法】上为末。更用蒸萝卜一个,烂研一处,以酒调似稀膏。先以童便洗,后便涂之。

【主治】❶《圣惠》:小儿冻手,皲裂成疮。❷《普济方》:冻疮,偏发耳上及手足,令焮肿生疮。

25776 白蔹散(《圣济总录》卷十八)

【组成】白蔹(炮)　当归(切,焙)　附子(炮裂,去皮脐)各半两　黄芩(去黑心)　干姜(炮)　天雄(炮裂,去皮脐)各一两　羊蹢躅半两(蒸熟,炒干)

【用法】上为散。每服半钱至一钱匕,酒调下,一日三次。

【主治】风,头项及面上白驳,渐长如癣,但白红色。

25777 白蔹散(《圣济总录》卷一四〇)

【组成】白蔹二分　牡丹(去心)三分

【用法】上为散。每服三钱匕,温酒调下,空心、日午、夜卧各一次。

【主治】箭头不出。

25778 白蔹散(《鸡峰》卷四)

【组成】白蔹　白及　黄芩　当归　芍药　吴茱萸各半两

【用法】上为细末。看疮多少,用生蜜调膏,摊纸上,先用盐汤热些洗了拭干,贴疮,一日换一次。

【主治】肾脏风毒流注,脚膝生疮,痛痒有时。

25779 白蔹散(《鸡峰》卷二十二)

【组成】白及　白蔹　络石各半两(取干者)

【用法】上为细末。干掺疮上。

【功用】敛疮。

25780 白蔹散(《百一》卷十六)

【组成】天南星一两　蝎一钱　大草乌半两　白矾五文

【用法】上为细末。先以手于癣处抓动,将药掺贴。每用药二钱许,入烧蟹壳灰一钱,合和生油、好粉贴疮。

【主治】干湿疮癣延生,或如钱成圈晕,久不愈者。

【备考】本方名白蔹散,但方中无白蔹,疑脱。

25781 白蔹散(《魏氏家藏方》卷九)

【组成】白蔹　白矾(枯,别研)　远志　雄黄各半两(别研)　藜芦一分　麝香一钱(别研)　白芷一两

【用法】上为细末。以腊月猪脂调敷之。

【功用】长肉生肌。

【主治】发背痈疽。

25782 白蔹散

《得效》卷十二。为《圣惠》卷九十一"黄柏散"之异名。见该条。

25783 白蔹散(《普济方》卷二八五)

【组成】白蔹　乌头(炮)　黄芩各等分

【用法】上为末。和鸡子白敷上。

【主治】痈肿。

25784 白蔹散(《医学入门》卷八)

【组成】白蔹

五画

白

74

(总1888)

【用法】同槿树皮煎汤饮之。

【功用】收敛疮口。

25785 白蔹散

《医部全录》卷四五六。为《圣惠》卷九十一"赤芍药散"之异名。见该条。

25786 白蔹膏(《鬼遗》卷五)

【组成】白蔹三两 白芷三两 芎藭 大黄 黄连各二两 当归三两 黄柏二两 豉八合(炒) 羊脂三两 猪脂二升

【用法】上㕮咀,以二脂合煎,纳诸药,微火煎,膏成去滓,候凝。敷之。

【主治】痔,瘰疬疮。

25787 白蔹膏(《鬼遗》卷五)

【组成】白蔹 黄连各二两 生胡粉一两

【用法】上药治下筛,溶脂调和。敷之。

【主治】皮肤中热痱,瘰疬。

25788 白蔹膏(方出《外台》卷二十三引《广济方》,名见《圣济总录》卷一二六)

【组成】白蔹 甘草(炙) 青木香 芍药 大黄各三两 玄参三两

【用法】上为散,以少酢和稀糊。涂故布贴上,干易之,勿停。

【主治】瘰疬息肉结硬。

【宜忌】忌猪肉、五辛、热肉、饮酒、热面。

【备考】方中甘草,《圣济总录》作"莽草"。

25789 白蔹膏(《圣惠》卷十四)

【组成】白蔹三分 矾石半两(生用) 白石脂一分 杏仁一两(汤浸,去皮尖双仁,研如膏)

【用法】上为细散,次入杏仁膏,研令匀,后入新鸡子白一枚,酥二两相和,研为膏,入瓷器中盛。每夜取涂面上,来日以温浆水洗之。

【主治】伤寒豌豆疮愈后,满面疮瘢久不没。

25790 白蔹膏(《圣济总录》卷一○一)

【组成】白蔹 白石脂 杏仁(汤浸,去皮尖双仁,研)各半两

【用法】上为末,更研极细,以鸡子白调和,稀稠得所,瓷盒盛。每临卧涂面上,明旦以井花水洗之。

【主治】面粉皶。

25791 白蔹膏(《圣济总录》卷一一八)

【组成】白蔹一两 白及一两 白蜡三两 黄耆一分 麝香(研)一分 乳香(研)一分 牡丹皮一分 芍药一分 丁香一分 麻油半斤

【用法】上药除油并研药外,并剉细,先用油煎十余沸,即下剉药,候黄耆赤黑色,用绵滤过,慢火煎十余沸,次下诸研药,搅不住手,候凝成膏,于瓷器中盛,下麝香搅令匀。每用少许,涂贴患处,一日三五次。

【主治】唇疮。

25792 白蔹膏(《圣济总录》卷一四○)

【组成】白蔹 羊粪 栝楼根各半两

【用法】上捣如膏。封裹疮上,一复时其刺自出。

【主治】狐尿刺,久不愈。

25793 白蔹膏(《秘传眼科龙木论》卷四)

【组成】白蔹 白及 白芷各一两 突厥子两半

【用法】上为细末,用牛酥五两煎为膏。早晨涂在眼睛内;夜半涂亦得。

【主治】风牵睑出外障。

25794 白蔹膏(《普济方》卷三一三)

【组成】白蔹 白及 白僵蚕 当归 大黄 乳香 桃枝 柳枝 槐枝 桑枝 皂荚枝各等分

【用法】上为末,每用香油一斤,入前药浸三宿,缓火熬,以焦黄色为度,滤去滓,加黄丹半斤,候油欲再滚,即掇锅于地上,用槐枝频搅匀,滴水中不散为度。

【主治】一切恶疮肿毒。

25795 白蔹膏(《眼科全书》卷四)

【组成】白蔹 白及 白芷 白蔹皮 石决明 牛蒡子各等分

【用法】上为末,用牛脂熬,将末入内,同熬成膏。早、晚以膏搽于睑胞。屡用有效。

【主治】风牵出睑外障。

25796 白蔹膏(《赵炳南临床经验集》)

【组成】白蔹面二两 祛湿药膏(或凡士林)八两

【用法】调匀成膏。外敷患处。

【功用】收敛除湿,解毒止痒。

【主治】一切渗出性皮肤病。

25797 白蔹薄(《肘后方》卷五)

【异名】白蔹贴(《外台》卷二十四引《删繁方》)。

【组成】白蔹 黄连 大黄 黄芩 菌草 赤石脂 吴茱萸 芍药各四分

【用法】上药治下筛,以鸡子白和如泥。涂故帛上,薄之,开小口,干即易之。

【主治】痈肿瘰疬,核不消。

25798 白蔹薄(《鬼遗》卷四)

【组成】白蔹 大黄 黄芩各等分

【用法】上药治下筛,和鸡子白。涂布上,薄痈上,干燥辄易之。亦可三指撮药末,置三升水中煮三沸,绵注汁,拭肿上数十过,以寒水石末涂肿上,纸覆之,燥,复易,一易,辄以煮汁拭之,昼夜二十易之。

【主治】痈疽。

25799 白蔻散(《点点经》卷一)

【组成】白蔻 红蔻 苍术 羌活 陈皮 厚朴 槟榔 枳壳 香附各一钱五分 姜皮 白术 砂仁各一钱 甘草八分

【用法】生姜、灯心为引。

【主治】酒病发表后,上膈已松,但脐下气胀痛,周身复旧酸麻胀。

25800 白蜡膏(《医学入门》卷八)

【组成】生地 当归各一两

【用法】用麻油一两,煎药枯黑,滤去滓,加白蜡或黄蜡一两熔化,候冷搅匀,即成膏。或加乳香、没药、龙骨、血竭、儿茶、轻粉尤妙。

【功用】去腐生肌止痛,补血续筋。

【主治】痈疽,发背,烫火。

25801　白蜡膏

《洞天奥旨》卷十五。为《外科启玄》卷十二"杖疮白蜡膏"之异名。见该条。

25802　白鲜汤（《嵩崖尊生》卷六）

【组成】白鲜皮　麦冬　茯苓　杏仁　细辛　白芷各七分　桑白皮　石膏各一钱

【用法】用黑豆水煎服。

【主治】鼻干痛。

25803　白膏子（《医方类聚》卷一六九引《新效方》）

【组成】北硫黄二两（别研如粉，舶硫黄亦可）　砒霜一钱半（别研）　腊月猪脂八两（熬净）

【用法】上以猪脂，重阳炖烊，入二味（研末）和匀，瓷盒密收，勿令泄气。春加柏油，减猪脂；夏加煅过千年石灰，船灰亦可。乘痒搔动疮靥，以指蘸药擦之，不要药多，只要擦得入肉。休敷面目及男女前后阴、奶上；休洗热汤。

【主治】顽癣，疥癞，一切痒疮。

25804　白膏子（《医方类聚》卷一八七引《经验良方》）

【组成】牡蛎少许。

【用法】上为末。用糯米粥调之，涂伤折处，却以杉木板夹之。

【功用】接骨。

25805　白膏药（《鸡峰》卷二十二）

【组成】乳香一两　沥青　寒水石各二两（并研为末）　轻粉四五钱（同前三味合研令匀）

【用法】上同入坩石器内，慢火熔，不住用篦子搅匀如泥，先手上涂油，圆得成膏子，以熟水浸三日，瓷盒子收之。熬时入油少许，如浸三日尚硬，再入少油更熬，亦勿令过，当得用所可也。不得犯铜、铁器。临用先以温盐齑汁洗疮拭干，摊作纸花子贴之，五日一换。

【主治】发背，诸痈肿恶疮。

【宜忌】忌食辛酸热毒物。

25806　白膏药（《普济方》卷二七三）

【组成】官粉四两　脂麻油九两

【用法】上药砂铫内文武火慢煎，不宜大火，火大色黄，火小透油。

【主治】疔疮，及一切恶疮。

25807　白膏药（《普济方》卷二八四）

【组成】蓖麻子（去皮，研为泥）

【用法】旋摊膏药贴之。

【功用】消肿散毒。

【主治】痈疽，恶疮，发背，附骨痈。

25808　白膏药

《医学入门》卷八。为《直指附遗》卷二十二"秘传白膏药"之异名。见该条。

25809　白膏药（《回春》卷八）

【组成】白及一两　猪脂油六两　芸香四两　樟脑四两　轻粉　乳香　没药　孩儿茶各二钱　片脑五分

【用法】上药各为末，将油铜锅化开，先下白及，次下芸香、樟脑、儿茶，一二时取出，离火，下乳香等药，候冷，又下片脑、轻粉，膏成，将瓷罐内盛之。每用油纸摊贴患处。如外伤出血，候血尽，用葱、花椒煎水，将患处洗净拭干，敷药，不必包裹。

【功用】生肌。

【主治】跌打或刀斧所伤，外伤出血；疮毒。

25810　白膏药（《准绳·疡医》卷六）

【组成】光粉二两　甘石（煅，水淬，飞过）　白石脂（煅）　龙骨　乳香　没药　枫香　樟脑　水银各一钱　麝香　片脑各一分　黄蜡半两　柏蜡　猪油各一两半

【用法】上为末，先熔蜡，次入油，和匀候冷，调末搅匀，油纸摊贴。臁疮，作隔纸膏贴之。

【主治】杖疮，臁疮。

25811　白膏药（《便览》卷四）

【组成】腊月猪油四两　嫩柳条四十九寸　黄蜡二两　朝脑三钱　轻粉一钱五分　乳香　没药各一钱

【用法】将腊月猪油沙锅内熬，加嫩柳条油内熬焦为度，去柳枝，随加黄蜡熔开，下火，入朝脑，烟尽为度，后加轻粉、乳香、没药。贴。

【功用】止疼。

【主治】烫火伤，各样杖疮。

25812　白膏药（《金鉴》卷六十二）

【组成】净巴豆肉十二两　蓖麻子（去壳）十二两　香油三斤　蛤蟆（各衔人发一团）五个　活鲫鱼十尾

【用法】先将巴豆肉、蓖麻子入油内浸三日，再将蛤蟆浸一宿，临熬时入活鲫鱼共炸焦，去滓净，慢火熬油，滴水成珠，离火倾于净锅内，再加官粉二斤半、乳香末五钱，不时搅之，冷定为度。用时重汤炖化，薄纸摊贴。

【主治】诸疮肿毒，溃破流脓。

25813　白膏药（年氏《集验良方》卷六）

【组成】炉甘石一两（先以黄芩、黄柏、黄连用童便煮汁，候冷，方将甘石入倾银罐内煅红，淬入童便汁内许久）　水龙骨一两（数百年水中石灰更妙，船底石灰亦可）　乳香（去油）五钱　没药（去油）五钱　川连五钱　龙骨五钱（煅）　官粉一两　麝香五分　冰片一钱　轻粉三钱　黄蜡三钱　白蜡一钱

【用法】上为细末。用公猪油四两，熬油去滓，入黄蜡、白蜡溶化，略冷，入药末搅成膏，若硬，加香油些许。任用。

【主治】夏月疮毒不收口；伤手疮。

25814　白膏药（《易简方便》卷四）

【组成】顶上炉甘石（以轻能浮水者佳，炭火内烧三五炷香久，研末，摊地上一日，冷透火气）

【用法】用猪油和匀捣溶。摊贴。

【功用】拔毒生肌。

【主治】无名肿毒，小儿胎毒，黄水湿疮无皮，红肉现露，日久不愈。

25815　白蜜汤（方出《圣惠》卷五十二，名见《普济方》卷一九九）

【组成】童便一升　蜜三匙

【用法】上相和，煎三四沸。温汤顿服之。每发日，平旦即一服，直至发时勿食，重者不过三服。

【主治】❶《圣惠》：疟，无问新久，发作无时。❷《普济方》：疟，瘴疟。

25816　白蜜汤（《圣济总录》卷一五八）

【异名】白蜜酒(《济阴纲目》卷九)。

【组成】白蜜二两　生地黄汁一盏　酒半盏

【用法】上三味,将地黄汁与酒于铜器中煎五七沸,入蜜搅匀。分作两服,放温,相次再服。服三剂,百病可愈。

【功用】《济阴纲目》:缓肝行血。

【主治】妊娠堕胎后恶血不出。

25817　白蜜饮(《圣济总录》卷一八八)

【组成】白蜜二两　生地黄汁一升

【用法】上药搅匀,用银石器慢火煎至半升,放令极冷,再于重汤内温过。顿饮。

【主治】吐血。

25818　白蜜酒(《圣济总录》卷十一)

【组成】白蜜一合　酒二合

【用法】相和煎暖。食前服。

【主治】风隐疹,瘙痒不止。

25819　白蜜酒

《济阴纲目》卷九。为《圣济总录》卷一五八"白蜜汤"之异名。见该条。

25820　白蜜膏(《鸡峰》卷十一)

【组成】紫苏子三两　生姜汁一合　白蜜一中盏　鹿角胶　杏仁各三两　生地黄汁一盏

【用法】上药捣熟,入生姜、地黄、蜜相和,以慢火熬成膏,于不津器中密收。每服半匙,以温粥饮调下,一日三次。

【主治】久新咳嗽上气,心胸烦热,唾脓血。

25821　白敷药(《疡医大全》卷八引吴近庵方)

【组成】陈小粉　白蔹　生半夏　白芷　生南星　白及　五倍子　三奈　人中白各三两

【用法】上为细末,瓷瓶密贮。火痰用黄蜜调;流痰、湿痰用鸡蛋清调;瘰疬、腮痈、腋痈、喉痰用米醋调;唯乳证用活鲫鱼一尾,捣烂去骨,和药末捣敷。

【主治】一切流痰、湿痰、寒痰、喉痰、腮痈、腋痈、妇人乳痈、乳疽、乳吹、瘰疬。

25822　白鹤丹(《永乐大典》卷九八〇引《凤髓经》)

【组成】白花蛇肉半两(酒浸,去皮,炙黄焦)　白附子(生用)二个　僵蚕(去丝)　天南星(去皮,红酒煮)　天麻　轻粉

【用法】上为末,法酒煮面糊为丸,如黍米大。薄荷汤入酒一滴化下。

【主治】小儿慢脾风不醒,四肢冷,不食呕逆,渐生风疾。

【备考】方中僵蚕、天南星、天麻、轻粉用量原缺。

25823　白鹤散(《传信适用方》卷三)

【异名】提毒散(《普济方》卷二七八引《卫生家宝》)。

【组成】寒水石二两(软者。烧不爆散者,乃是寒水石;烧爆裂散,即是石膏,不可用)

【用法】上用炭火烧寒水石通赤,为细末。冷水调少许在疮高处,后用万金膏贴,一日一次,用此药后便软做疮头儿,更用七圣散,扫肩药周回肿处,药干即扫。

【主治】疮肿,热毒肿硬难消。

25824　白薇丸(《千金》卷二)

【组成】白薇　细辛　防风　人参　秦椒　白蔹(一云白芷)　桂心　牛膝　秦艽　芜荑　沙参　芍药　五味子　白僵蚕　牡丹　蛴螬各一两　干漆　柏子仁　干姜　卷柏　附子　芎䓖各二十铢　紫石英　桃仁各一两半　钟乳　干地黄　白石英各二两　鼠妇半两　水蛭　虻虫各十五枚　吴茱萸十八铢　麻布叩复头一尺(烧)

【用法】上为末,炼蜜为丸,如梧桐子大。每服十五丸,酒送下,一日二次,稍加至三十丸。当有所去,小觉有异即停服。

【功用】令妇人有子。

【主治】《圣惠》:妇人子脏风虚积冷,经候不调,面无血色,肌肉消瘦,不能饮食;带下,久无子。

25825　白薇丸(《千金》卷二)

【组成】白薇十八铢　紫石英三十铢　泽兰　太一余粮各二两　当归一两　赤石脂一两　白芷一两半　芎䓖一两　藁本　石膏　菴䕡子　卷柏各二十铢　蛇床子一两　桂心二两半　细辛三两　覆盆子　桃仁各二两半　干地黄　干姜　蜀椒　车前子各十八铢　蒲黄二两半　人参一两半　白龙骨　远志　麦门冬　茯苓各二两　橘皮半两

【用法】上为末,炼蜜为丸,如梧桐子大。每服十五丸,酒送下,一日二次。渐增。以知为度,亦可至五十丸。

【主治】久无子,或断绪,上热下冷。

【宜忌】慎猪、鸡、生冷、酢、滑、鱼、蒜、驴、马、牛肉;觉有孕即停;三月正择食时,可食牛肝及心。

25826　白薇丸(《外台》卷三十三引《广济方》)

【组成】白薇　细辛　厚朴(炙)　椒(汗)　桔梗　鳖甲(炙)各五分　防风　大黄　附子(炮)　石硫黄各六分(研)　牡蒙二分　人参　桑上寄生各四分　半夏(洗)　白僵蚕　续断　秦艽　紫菀　杜仲　牛膝　虻虫(去翅足,熬)　水蛭各二分　紫石英(研)　朴消　桂心　钟乳　当归各八分

【用法】上药治下筛,炼蜜为丸,如梧桐子大。每服十五丸,空腹温酒送下,一日二次。渐加至三十丸。

【主治】妇人百病,断绝绪产。

【宜忌】忌生冷、油腻、饧、生血物、人苋、生葱、生菜、猪肉、冷水、粘食、陈臭。

25827　白薇丸(《外台》卷三十三引《广济方》)

【组成】白薇　牡蒙　藁本各五分　当归　干地黄各七分　芎䓖　人参　柏子仁　石斛　桂心　附子(炮)　五味子　防风　吴茱萸　甘草(炙)　牛膝　桑寄生各六分　姜黄七分　禹余粮八分　秦椒二分(汗)

【用法】上药治下筛,炼蜜为丸,如梧桐子大。每服二十丸,空腹酒送下,加至三十九丸,一日二次。

【功用】《局方》:补调冲任,温暖子宫,祛下脏风冷,令人有子。

【主治】❶《外台》引《广济方》:久无子。❷《局方》:胞络伤损,宿受风寒,久无子息,或受胎不牢,多致堕损。

【宜忌】❶《外台》引《广济方》:忌生葱、生菜、热面、荞麦、猪肉、葵菜、芜荑、菘菜、海藻、粘食、陈臭物。❷《局方》:才觉妊娠即住服,已怀孕者尤不宜服之。

25828　白薇丸(《圣惠》卷十四)

【组成】白薇一两　知母一两　地骨皮一两　生干地黄一两　麦门冬一两半(去心,焙)　甘草半两(炙微赤,剉)　蜀漆半两　葳蕤　陈橘皮各一两(汤浸,去白瓤,焙)

【用法】上为末,炼蜜为丸,如梧桐子大。每服二十丸,食前以粥饮送下。

【主治】伤寒后阴阳易,四肢或寒或热。

25829　白薇丸(《圣惠》卷七十)

【异名】小白薇丸(《局方》卷九)。

【组成】白薇一两　车前子半两　当归半两(剉碎,微炒)　芎䓖半两　蛇床子半两　藁本三分　卷柏三分　白芷三分　覆盆子三分　桃仁三分(汤浸,去皮尖双仁,麸炒微黄)　麦门冬二两半(去心,焙)　人参三分(去芦头)　桂心三分　菖蒲三分　细辛半两　干姜半两(炮裂,剉)　熟干地黄一两　川椒一两(去目及闭口者,微炒出汗)　白茯苓三分　远志二分(去心)　白龙骨一两

【用法】上为末,炼蜜为丸,如梧桐子大。每服三十丸,空心及晚食前以温酒送下。

【功用】❶《局方》:壮筋骨,益血气,暖下脏,防风冷,令人有子。❷《济阴纲目》:补气行血。

【主治】❶《圣惠》:妇人无子或断续,上热下冷。❷《局方》:妇人冲任虚损,子脏受寒,多无子息,断续不产,或月水崩下,带漏五色,腰腹疼重,面黄肌瘦,月水不匀,饮食减少,夜多盗汗,面生黯黯,齿摇发落,脚膝疼重,举动少力。

25830　白薇丸(《圣惠》卷七十二)

【组成】白薇一两　熟干地黄二两　白前半两　当归半两(剉,微炒)　附子半两(炮裂,去皮脐)　干漆半两(捣碎,炒令烟出)　山茱萸半两　牛膝半两(去苗)　防风半两(去芦头)　厚朴半两(去粗皮,涂生姜汁,炙令香熟)　桂心半两　白芷半两　赤石脂一两　柏子仁一两　吴茱萸半两(汤浸七遍,焙干,微炒)　禹余粮一两(烧,醋淬七遍)　藁本半两　牡丹三分

【用法】上为末,炼蜜为丸,如梧桐子大。每服三十丸,空心及晚食前以温酒送下。

【主治】妇人脏腑久冷,腰膝疼痛,背膊虚烦,月水不利,无子。

25831　白薇丸(《圣惠》卷八十一)

【组成】白薇三分　柏子仁一两　牡丹三分　熟干地黄一两　芎䓖半两　羌活半两　当归三分(剉,微炒)　黄耆半分(剉)　人参三分(去芦头)　桂三分　附子三分(炮裂,去皮脐)　石斛三分(去根,剉)　白茯苓一两　白芍药半分　五味子半两　白术三分　甘草三分(炙微赤,剉)　肉苁蓉三分(酒浸一宿,剉,去皱皮,炙干)

【用法】上为末,炼蜜为丸,如梧桐子大。每服三十丸,空心及晚食前以温酒送下。

【主治】产后风虚劳损,寒热发歇,血脉虚竭,四肢羸弱,饮食无味。

25832　白薇丸(《圣济总录》卷一五二)

【组成】白薇(拣)一两　赤芍药　乌贼鱼骨(去甲)各半两

【用法】上为末,炼醋一盏熬成膏,为丸如梧桐子大。每服二十丸,食前以熟水送下,一日二次。

【主治】妇人白带不止。

25833　白薇丸(《圣济总录》卷一五七)

【组成】白薇(去芦头)　牡丹皮(剉)　熟干地黄(焙)　木香　当归(切,焙)　肉豆蔻仁　远志(去心)　附子(炮裂,去皮脐)　禹余粮(火煅,醋淬五七遍,别研)　肉苁蓉(酒浸,去皱皮,切,焙)各二两　芎䓖　白茯苓(去黑皮)　细辛(去苗叶)　石膏(别研)　独活(去芦头)　吴茱萸(汤洗七遍去滑,焙)各一两　蜀椒(去目并闭口,炒出汗)半两　黄耆(剉)　五味子(微炒)　桂(去粗皮)各三分

【用法】上二十味,除别研外,捣罗为末,入研药拌匀,炼蜜为丸,如梧桐子大。每服二十丸,空心食前以温酒送下。

【主治】妇人血海冷惫,不能养胎,妊娠数堕。

25834　白薇丸(《圣济总录》卷一六四)

【组成】白薇　柏子仁(研)　附子(炮裂,去皮脐)　鳖甲(醋炙,去裙襕)　当归(切,焙)　黄耆(剉)各一两　人参　桂(去粗皮)　石斛(去根)　芍药(炒)　牡丹皮　羌活(去芦头)各三分　熟干地黄(焙)　肉苁蓉(酒浸,切,焙)各一两一分　甘草(炙,剉)　芎䓖各半两

【用法】上为细末,炼蜜为丸,如梧桐子大。每服二十丸,温米饮送下,不拘时候。

【主治】产后蓐劳,寒热时作,肢体羸弱,饮食无味。

25835　白薇丸(《杨氏家藏方》卷十六)

【组成】人参(去芦头)　当归(洗,焙)　香白芷　赤石脂　牡丹皮　藁本(去土)　白茯苓(去皮)　肉桂(去粗皮)　白薇(去土)　川芎　附子(炮,去皮脐)　延胡索　白术　白芍药各一两　甘草(炙)半两　没药半两(别研)

【用法】上为细末,炼蜜为丸,每一两作十丸。每服一丸,食前温酒或淡醋汤化下。临月服之即滑胎易产。

【功用】安胎,滑胎易产。

【主治】产后诸疾,四肢浮肿,呕逆心痛;或子死腹中,恶露不下,胸胁气满,小便不禁,气刺不定,虚烦冒闷;及产后中风口噤,寒热头痛。

25836　白薇丸(《普济方》卷三三一引《卫生家宝》)

【组成】白薇五两(净洗)　地黄二两(洗,焙)　牛膝(酒浸一宿,焙)　当归(酒浸一宿,焙)　山茱萸(焙)　肉桂(不见火)　白术　诃子皮　石斛　附子(炮熟,去皮尖)　黄连　干姜　肉豆蔻(生)　人参(焙)　荜茇(焙)　槟榔(生)　茯苓(焙)　没药(生,研)　麒麟竭(生)　大黄(焙)　肉苁蓉(去皮毛,切,焙)　木香(焙)　薯蓣(焙)各一两

【用法】上为末,炼蜜为丸,如梧桐子大。每服二十丸,空心、日午盐酒送下;盐汤亦可。

【主治】妇人血脏气弱,四肢倦息,不思饮食,气冷微疼,赤白带下,血崩。

25837　白薇丸(《妇人良方》卷一)

【组成】白薇　柏子仁　白芍药　当归　桂心　附子　草薢　白术　吴茱萸　木香　细辛　川芎　槟榔各半两　熟地黄二两　牡丹皮一两　紫石英一两　人参三分　石斛　白茯苓　泽兰叶　川牛膝各三分

【用法】上为细末,炼蜜为丸,如梧桐子大。每服三

十丸,晚食前空心温酒送下。

【主治】妇人月水不利,四肢羸瘦,吃食减少,渐觉虚乏,无子。

25838 白薇丸(《济生》卷六)

【组成】白薇 紫石英(火煅,醋淬七次) 琥珀(别研) 白芍药 桂心(不见火) 川续断(酒浸) 防风(去芦) 山茱萸(取肉) 当归(去芦,酒浸) 柏子仁(炒) 川乌(炮,去皮尖) 牡丹皮(去木)各一两 木香(不见火)半两 麝香(别研)半钱

【用法】上为细末,生姜自然汁打米糊为丸,如梧桐子大。每服七十丸,空心、食前温酒、米饮任下。服此药先宜多进苏合香丸,温酒化服。

【主治】妇人搐搦。

25839 白薇丸

《产乳备要》(注文)引《施圆端效方》。为《产乳备要》"蠡斯丸"之异名。见该条。

25840 白薇丸(《得效》卷十六)

【组成】白薇半两 防风 白蒺藜(去角,炒) 石榴皮 羌活各三钱

【用法】上为末,米粉糊为丸,如梧桐子大。每服二十丸,白汤送下。

【主治】漏睛脓出。心气不宁,风热停留在睑中,眦头结聚生疮,流出脓汁,或如涎水,粘睛上下,不痛,仍无翳膜。

25841 白薇丸

《普济方》卷三五〇。为《圣惠》卷八十一"补益白薇丸"之异名。见该条。

25842 白薇丸(《医略六书》卷二十七)

【组成】白薇一两 人参两半 附子一两(炒) 熟地三两 桂心一两 白芍两半(酒炒) 吴茱一两(醋炮) 当归二两 紫石英二两(醋煅) 槟榔一两

【用法】上为末,炼蜜为丸。每服二钱,温酒送下。

【主治】寒热气逆,经迟无子,脉沉紧涩。

【方论选录】附子补火,以御寒邪;人参扶元,以通血脉;熟地补阴,专滋血室;桂心暖血,力行寒滞;当归养冲脉之血;白芍敛任脉之阴;槟榔破滞降逆;吴茱温中逐冷;紫石英温涩子宫,能令有子;嫩白薇降泄虚阳,可除寒热也;蜜丸酒下,俾火暖阳回,则寒散滞消,而血气内充,自然腹痛退而寒热降,岂不经调而有子乎。

25843 白薇汤(《普济方》卷二三八引《指南方》)

【组成】白薇 紫苏各三两 当归二两

【用法】上为粗末。每服五钱,水二盏,煎一盏,去滓服。

【主治】郁冒。

25844 白薇汤(《圣济总录》卷十四)

【组成】白薇(焙干) 细辛(去苗叶)各一两半 龙齿(捣末)三两 杏仁(去皮尖双仁,炒)八十枚

【用法】上为粗末。每服五钱匕,以水二盏,煮取八分,去滓温服,空心、午时、夜卧各一次。风热盛实,即入竹沥少许,搅匀服。

【主治】风惊恐,四肢牵掣,神志不宁,或发邪狂叫,妄走见鬼,若癫痫状。

25845 白薇汤(《圣济总录》卷三十七)

【组成】白薇 蜀漆叶各半两 常山一两 知母(切,焙)半两 鳖甲(去裙襕,醋炙黄)三分 甘草(炙,剉) 苦参各半两 大黄(生)一两 升麻半两 石膏(碎)三分 豉一合 蒜三枚(独棵者,切) 淡竹叶(切)三两 赤茯苓(去黑皮)三分 龙胆 黄芩(去黑心)各半两

【用法】上剉,如麻豆大。每服三钱匕,水一盏,酒半盏,同煎至一盏,去滓,未发前温一服,发时一服,仍以药汁涂手面良。

【主治】瘴疟,经百日或一年者。

25846 白薇汤(《全生指迷方》卷三)

【组成】白薇 当归各一两 人参半两 甘草(炙)一分

【用法】上为散。每服五钱,水二盏,煎至一盏,去滓温服。

【主治】❶《全生指迷方》:郁冒血厥,居常无苦,忽然如死,身不动,默默不知人,目闭不能开,口噤不能语,又或似有知而恶闻人声,或但如眩冒,移时乃寤。❷《医学入门》:产后胃弱不食,脉微多汗。

【方论选录】《本事方释义》:白薇气味苦咸微寒,入足阳明;当归气味辛甘微温,入手少阴、足厥阴;人参气味甘温,入足阳明;甘草气味甘平,入足太阴,通行十二经络。以咸苦微寒及辛甘微温之药和其阴阳,以甘温甘平之药扶其正气,则病自然愈也。

25847 白薇汤(《辨证录》卷三)

【组成】白薇二钱 麦冬三钱 款冬花 桔梗各三分 百部二分 贝母五分 生地三钱 甘草三分

【用法】水煎汤,漱口服,日服一剂。服十日虫死。后用溅喉汤三十剂。

【主治】喉癣。喉咙必先作痒,面红耳热不可忍,其后咽唾之时,时觉干燥,必再加咽唾而后快,久而作痛,变为杨梅红瘰,或痛或痒。

25848 白薇汤(《医级》卷七)

【组成】白薇 生地 丹皮 丹参 沙参 芍药 甘草 麦冬 石斛

【主治】阴虚火旺,身热支满;及热入血室,传热归阴,冲任受邪,潮热谵语,或昼明夜乱。

25849 白薇散(《外台》卷一引《小品方》)

【组成】白薇二两 麻黄七分(去节) 杏仁(去皮尖,熬) 贝母各三分

【用法】上为散。每服方寸匕,酒下。厚覆卧,汗出愈。

【功用】发汗。

【主治】伤寒二日不解。

25850 白薇散(《鬼遗》卷二)

【组成】白薇 瓜蒌 枳实(炒) 辛荑(去毛) 甘草(炙) 石膏各一两 厚朴二分(炙) 酸枣二分(炙)

【用法】上为末。每服方寸匕,调温酒下,日三次,夜一次。

【主治】金疮烦满疼痛,不得眠睡。

25851 白薇散(《千金》卷二十二)

【组成】白薇 防风 射干 白术各六分 当归 防

己　青木香　天门冬　乌头　枳实　独活　山茱萸　葳蕤各四分　麻黄五分　柴胡　白芷各三分　莽草　蜀椒各一分　秦艽五分

【用法】上药治下筛。每服方寸匕,以浆水下,一日三次。加至二匕。

【主治】痈疽,疔疮。

❶《千金》:疔肿,痈疽。❷《医心方》:风热相搏结,气痛左右走,身中或有恶核者。❸《圣济总录》:气肿痛,状如瘤,无头,但虚肿,色不变,皮急痛。

【方论选录】《千金方衍义》:白薇散中祛风走表之味居多,兼取当归、天门冬、葳蕤和血通津之味,以滋风燥之性;独山茱萸一味,人但知补肝涩精之用,不知《本经》原有心下邪气寒热,温中逐寒湿痹,去三虫诸治,惟《千金》得之。

25852　白薇散(《千金翼》卷十八)

【组成】白薇　干姜　甘草各一两　栝楼二两　消石三两

【用法】上药各为末。先纳甘草臼中,次纳白薇,次纳干姜,次纳栝楼,次纳消石,治下筛。每服方寸匕,冷水下,一日三次。

【主治】虚烦。

25853　白薇散(《圣惠》卷二十九)

【组成】白薇三分　白龙骨一两　黄耆一两(剉)　牡蛎三分(烧为粉)　附子三分(炮裂,去皮脐)　甘草半两(炙微赤,剉)　肉苁蓉一两(酒浸,去皱皮,炙干)

【用法】上为散。每服四钱,以水一中盏,加生姜半分,大枣三个,煎至六分,去滓,食前温服。

【主治】虚劳羸弱,小便数者。

25854　白薇散(《圣惠》卷五十八)

【组成】白薇一两　白蔹一两　白芍药一两

【用法】上为细散。每服二钱,食前以粥饮调下。

【主治】❶《圣惠》:小便不禁。❷《杂病源流犀烛》:挟热遗溺。

25855　白薇散(《圣惠》卷六十八)

【组成】白薇一两　栝楼根一两　枳实一两(麸炒微黄)　辛荑仁一两　甘草一两(炙微赤,剉)　赤芍药一两　酸枣仁三两(微炒)

【用法】上为细散。每服二钱,以温酒调下,一日四五次。

【主治】金疮烦闷,不得眠卧,疼痛。

25856　白薇散

《圣济总录》卷一五七。为方出《外台》卷三十四引《小品方》。名见《医心方》卷十二引《令李方》"芍药散"之异名。见该条。

25857　白薇散(《得效》卷十五)

【组成】白薇(去土)　川芎　熟地黄(酒炒)　桂心　牡丹皮(去骨)　甘草(炙)　当归(去尾)　泽兰叶　苍术(切,焙)　芍药各等分

【用法】上为末。每服三钱,随证酌量用汤饮。气刺心胁痛,艾醋泽兰汤;头痛心躁,米泔米饮;气虚,土芎汤;头痛,荆芥汤;胎前潮热,气急心闷,生地黄、灯心汤;产后腹膨吐逆,藿香、胡椒汤;胎气不安,陈艾汤;下血不止,糯米、地

榆、陈艾汤;产后血刺胁痛,艾醋汤;小腹痛,地黄、姜汁、好酒;产后腰腿疼痛、背脾痛,木瓜、白胶香、没药、好酒;月经不匀,百草霜温酒;若过多,藕节酒煎,又用陈艾、阿胶;月水不通,杜牛膝、野苎根、苏木、红花酒下;赤白带,心躁腰痛,没药;白带,黄耆(切,和盐炒,酒浸),吃十服;胎衣不下,顺流水、酸车草;产后血气,当归(盐炒)好酒;产后劳嗽,糯米、桑白皮;热嗽,生地黄、芭蕉水;产前产后潮热,桃柳枝;临产小腹紧痛,桑白皮、葛根,立便催生;产前产后脏腑热,枳壳;下血,地榆;心神乱,银器;大小便秘,麻仁、苏子;血风,脚膝肿痛寒热,生姜黄、水柳根;血崩,竹青、藕节、霜梅;热吐红,山栀子、竹青、藕节;奶痛,蔓荆子酒煎调服之。

【主治】❶《得效》:妇人胎前产后诸证。❷《医统》:妇人阴挺。

25858　白薇散(《陈素庵妇科补解》卷三)

【组成】白薇　白芍　牡蛎　当归　益智　陈皮　熟地　甘草　香附　黄耆　人参　川芎　白矾　桑螵蛸

【主治】妊娠遗尿。

【方论选录】是方,参、耆以培元气;四物以养胎血;桑螵、牡蛎、益智固肾益精,涩以止脱之义;白矾酸涩,佐螵蛸而引阴气入内;附、陈、甘草辛甘,以佐参、耆而引阳气上升;白薇入心、肾二经,取水火相交之意也。

25859　白薇散(《寿世保元》卷七)

【组成】白薇一钱　白芍(火煨)一钱五分　苍术(米泔浸)三钱　当归三钱　怀熟地黄三钱　川芎三钱　牡丹皮一钱五分　泽兰叶十片　凌霄花(即紫薇花)一钱

【用法】上剉一剂。水煎,空心服。后用熏洗之药,其物自上。次服三棱丸断根。

【主治】茄病。

【备考】用法中所云熏洗法为:宣黄连一两,金毛狗脊八钱,茄藤七钱,水杨柳根一两,五倍子八钱,鱼腥草一两,枯矾七钱。为散。每帖要如数,大罐贮药滚,放桶内,去罐上纸盖熏,候药水略温,倾小半在盆内洗,次日再将前药煎滚熏,如前洗,其物自收。

25860　白薇散(《异授眼科》)

【组成】白薇二两　生地一两　白蒺藜一两五钱　防风一两五钱　石榴皮九钱　羌活一两

【用法】上为末。枸杞汤下。

【主治】目睛出痘,眼下皮漏脓。

25861　白薇煎(《春脚集》卷四)

【组成】东白薇二钱　泽兰叶三钱　穿山甲片一钱(炒黄,研)

【用法】好酒煎服。

【功用】行血络,通瘀透邪。

【主治】箭风痛。或头项、肩背、手足、腰胯、筋骨疼痛,遍身不遂。

25862　白薇膏(《圣惠》卷六十三)

【组成】白薇半两　白蔹半两　白及半两　白附子半两　白芷半两　赤芍药半两　胡粉二两(细研)　乳香一分(细研)　白蜡三两　油十二两

【用法】上件药,白薇等六味剉,以油浸经七日,用瓷瓶子盛,以纸三重封瓶口,绳子牢系,于饭上蒸五度,然后用

桃子煎五六沸,绵滤去滓,又入胡粉、乳香、白蜡,更煎一二沸,以瓷器盛。于软帛上摊贴,一日换二次。

【主治】一切恶毒疮肿。

25863 白糖饮(《经验奇方》卷上)

【组成】白糖四五两

【用法】先用半夏在两腮边擦之,牙关自开。急用热绍酒冲白糖灌入。不饮酒者,水服亦可,愈多愈妙。

【功用】止瘀血冲心。

【主治】瘀血冲心。

25864 白璧膏(《霉疬新书》)

【组成】白蜡　牛脂　野猪脂　家猪脂　椰子油　粉锡三十钱　麻油一合(一方去椰子油加片脑十钱)

【用法】上先以麻油入洁净锅内,慢火熬至八分,下白蜡,将柳条筅搅片时,更挑少许,滴入水中,试软硬得中乃住火,顷之,用细旧绢滤净,却上火,看似溶化之象,而入四种油脂,搅和,乃下锅犹搅,候温冷交,以粉锡徐徐投入膏内,不住手搅之,看渐渐膏凝,其色如白璧,而后纳贮瓷器听用。

【功用】解热止痛。

【主治】下疳,便毒,一切溃疡,痔疾。

25865 白霜丸(《幼幼新书》卷十引《吉氏家传》)

【组成】铅白霜　人参　茯苓各半钱　麝香少许。

【用法】上为末,炼蜜为丸,如青豆大。每服五丸,以薄荷汤送下。

【功用】镇心惊。

【备考】本方方名,《普济方》卷三七四引作"铅白霜丸"。

25866 白螺丸

《景岳全书》卷五十四。为方出《丹溪心法》卷四,名见《医学正传》卷四"白螺壳丸"之异名。见该条。

25867 白螺散(《本草纲目》卷四十六引《医方摘要》)

【异名】生肌散(《疡医大全》卷九)。

【组成】(墙上)白螺蛳壳(洗净,煅研)

【用法】掺之。

【主治】痘疮不收。

25868 白螺散(《种福堂方》卷四)

【组成】白螺蛳不拘多少　片脑少许

【用法】香油调搽患处。

【主治】痘抓破。

25869 白癫方(方出《肘后方》卷五,名见《外台》卷三十引《范汪方》)

【异名】苦参酿酒(《圣惠》卷二十四)、苦参酒(《圣济总录》卷十八)。

【组成】苦参二斤　露蜂房二两　曲二斤(一方加猬皮)

【用法】水三斗,渍药二宿,去滓,黍米二升,酿熟。稍饮,一日三次。

【主治】❶《肘后方》:鼠瘘,诸恶疮。❷《外台》引《范汪方》:遍身白屑瘙痒。

25870 白癫膏(《医心方》卷四引《极要方》)

【组成】附子三两　天雄三两　防风二两　乌头三两

【用法】上以猪膏三升煎之。敷上。

【主治】白癫。

25871 白糯丸(《普济方》卷三十三引《经验良方》)

【组成】大白芷一两(为末)　真糯米五钱(炒赤色)

【用法】上为末,糯米为丸。煎木馒头汤吞下。无木馒头,用根亦可,后用《局方》补肾汤调补。

【主治】老人小便凝停白浊,卒死,头昏。

【加减】后生禀赋怯弱,房室太过,小便太多,水道塞涩,小便如膏脂,加石菖蒲、牡蛎。

25872 白丁香丸(《医方类聚》卷一一〇引《神巧万全方》)

【组成】白丁香一两　京三棱　槟榔各半两　白艾灰白姜　桂心　木香各一两　硇砂半两

【用法】上以醋熬硇砂为膏,为丸如梧桐子大。每服二十丸,空心生姜汤送下。

【主治】痃癖,诸气块并伏梁等疾。

25873 白丁香丸

《医方类聚》卷二六〇引《经验良方》。为《千金翼》卷十一"雀矢丸"之异名。见该条。

25874 白丁香丸(《普济方》卷六十一)

【组成】白丁香二十个(家雀屎也)

【用法】以砂糖如胡桃大一块,同滚研,分作三丸。每一丸,用薄绵子裹,令含在口内。即时遂愈,甚不过两粒也。

【主治】咽喉双蛾并单蛾。

25875 白丁香散(《卫生总微》卷十三)

【组成】白丁香十四个(直者)　石燕子一个(火煅,瘦者乃是雄)　硫黄一皂子大　腻粉十个　密陀僧半两　黑丁香二十一个

【用法】上为细末。每料分作十服,用面丝汤调下;或煮面汤亦得。服了取下如虾蟆胎之类恶物是效。

【主治】乳癖。

25876 白丁香散(方出《瑞竹堂方》卷四,名见《普济方》卷三九一)

【组成】白丁香(雀儿粪也)　黑丁香二钱　木香二钱密陀僧三钱　硫黄三钱　诃子皮　轻粉半钱

【用法】上为细末。每服一钱,用乳汁调下。女用男儿乳汁调,男用女儿乳汁调,食前半饥半饱服,一日三次,用枣压药,大人米饮空心调下。

【主治】小儿、大人痞癖。

【备考】方中白丁香、诃子皮,用量原缺。

25877 白丁香散

《外科精义》卷十九。为《证类本草》卷十九引《简要济众方》"独胜散"之异名。见该条。

25878 白丁香散(《疬疡机要》卷下)

【组成】白丁香　贝母

【用法】上为末。入乳汁调,点眼内。

【主治】疬风,眼中生翳肉。

25879 白大通丸(《普济方》卷一一六引《卫生家宝》)

【组成】藿香(去土)二两　香白芷二两　川芎二两川乌四两(冬去皮尖,春不去,半生半炮)　鸡苏二两　木瓜二两　天南星二两　甘草四两(春炙,冬生)　官桂二两荆芥二两　乳香半两(别研)　白僵蚕二两(炒,去丝嘴及足)　藁本(去土)二两　羌活二两　桔梗(洗)二两　甘松

二两　牛膝(酒浸)二两　天麻一两　川当归一两　没药(别研)一两　麻黄二两(春不去节,冬去)　真细辛(洗去苗)二两　乌蛇五两(水浸,去皮骨,好酒浸一宿,炙)　软石膏一斤(煅过,研称四两为衣,余者并入众药)　甘菊花一两

【用法】上为末,糯米糊为丸,如弹子大,隔日方焙干,即上石膏衣。每服一丸,薄荷茶酒温嚼下;如肾气疼,炒茴香酒送下。

【主治】一切大风,左瘫右痪,口面㖞斜,手足弹掉,言语謇涩;兼治偏正头风,风痹脚疾。

25880　白丸子散(《得效》卷五)

【组成】青州白丸子(生料)加木香　丁香　橘红　天麻　全蝎(去毒足)　僵蚕(炒,去嘴足)各少许

【主治】肝木克脾土,风痰壅盛,咳嗽,直至嗽顿,饮食痰物俱吐尽,方少定。

25881　白马毛散(《千金》卷四)

【组成】白马毛二两　龟甲四两　鳖甲十八铢　牡蛎一两十八铢

【用法】上药治下筛。每服方寸匕,一日三次。加至一匕半。下白者,取白马毛;下赤者,取赤马毛,随色取之。

【主治】带下。

【方论选录】❶《医方考》:气陷于下焦则白带;血陷于下焦则赤带。以涩药止之,则未尽之带留而不出;以利药下之,则既损其中,又伤其下,皆非治也。白马得乾之刚,毛得血余,血余可以固血,乾刚可以利气,固血则赤止,利气则白愈,此用马毛之意也。龟、鳖、牡蛎,外刚而内柔,离之象也,去其柔而用其刚,故可以化癥,可以固气。化癥,则赤白之成带者,无复中留;固气,则营卫之行不复陷下,营不陷则无赤,卫不陷则无白矣。❷《千金方衍义》:此方与后白马蹄丸功用相仿,而白马毛与白马蹄功用亦相仿,龟、鳖二甲相为辅佐亦相仿。惟牡蛎咸寒入肾,有软坚止漏之能,可抵禹余粮、磁石之功,其主赤白带下亦《本经》之旨。

25882　白马茎丸(《千金》卷二十)

【组成】白马茎　赤石脂　石韦　天雄　远志　山茱萸　菖蒲　蛇床子　薯蓣　杜仲　肉苁蓉　柏子仁　石斛　续断　牛膝　栝楼根　细辛　防风各八分

【用法】上为末,白蜜为丸,如梧桐子大。每服四丸,酒送下,一日二次。七日知,加至二十丸,一月百病愈。

【主治】空房独怒,见敌不兴,口干汗出,失精,囊下湿痒,尿有余沥,卵偏大引疼,膝冷胫酸,目中眈眈,少腹急,腰脊强。

25883　白马蹄丸(《千金》卷四)

【组成】白马蹄　鳖甲　鲤鱼甲　龟甲　蜀椒各一两　磁石　甘草　杜仲　草薢　当归　续断　芎䓖　禹余粮　桑耳　附子各二两

【用法】上为末,炼蜜为丸,如梧桐子大。每服十丸,酒送下,加至三十丸,一日三次。

【主治】女人下焦寒冷成带下赤白。

【方论选录】《千金方衍义》:赤白带下积久不愈,必有瘀血留着于内,非辛温无以疗之。然血气久伤,草根木实不足以固其脱,故取异类有情之物,方得同气相感之力。白马蹄、龟、鳖、鲤鱼甲,皆厥阴、任、冲之响导,以其襄填塞鳞漏

之功;禹余粮、磁石专行固脱;蜀椒、川附专行温散;草薢、桑耳,一取入肝搜风,一主漏下赤白,有散敛相须之妙。盖白马蹄专主白崩,赤马蹄专主赤崩。《本经》取治惊邪、癥疼、乳难;《别录》取治衄血、内崩,总取清理血室之用。桑耳凉润,善祛五脏风热,不但主漏下,并可以治寒热积聚,积聚去则不难成孕矣。其用芎、归、续断、杜仲、甘草,不过调和血气之辅助耳。

25884　白马蹄散(《鬼遗》卷二)

【异名】马蹄散(《千金翼》卷二十)。

【组成】白马蹄

【用法】烧令烟尽,治下筛。每服方寸匕,温酒下,日三次,夜一次。

【功用】《千金方衍义》:避鬼气恶毒,蛊疰不祥,破瘀结。

【主治】跌打腹中瘀血;亦治妇人血疾。

25885　白马蹄散(《圣惠》卷六十七)

【组成】白马蹄三两(烧令烟尽)　栗子黄一两(阴干)　桂心三分　蒲黄一两　龟壳二两(涂酥,炙微黄)

【用法】上为细散。每服二钱,以温酒调下,一日三次。

【功用】化瘀血为水。

【主治】伤折。

25886　白马蹄散

《圣惠》卷七十三。即《千金》卷四"马蹄屑汤"改为散剂。见该条。

25887　白马蹄散(《圣济总录》卷一五二)

【组成】白马蹄(炙黄)一两半　龟甲(醋炙)　鳖甲(醋炙,去裙襕)各二两　牡蛎(煅)三分

【用法】上为散。每服二钱匕,食前温酒调下,一日三次。

【主治】带下久不愈。

25888　白牛毛散(《种痘新书》卷十二)

【组成】纯白牛毛五钱(用银碗煅成灰)　朱砂二钱(为末)　丝瓜(近蒂五寸,焙干为末)三钱

【用法】上为末。空心白汤下;或蜜汤调服。

【功用】稀痘。

25889　白氏眼药

《中药制剂手册》。为《北京市中药成方选集》"白敬宇眼药"之异名。见该条。

25890　白凤饮子(《疫喉浅论·新补会厌论》)

【异名】白凤饮(《中国医学大辞典》引《疫喉浅论》)。

【组成】乌嘴白雄鸭(取头颈骨连喉管,以及嗓嗉,均莫刺破,不落水)　玄参四钱　生地五钱　蜗牛二个　地龙二条　古文钱四枚　白盐梅三个　枇杷叶三钱(绢包)

【用法】春,加蚕食过桑叶(孔多者)三钱;夏,加荷花蒂(连须)七个;秋,加荸荠苗梢九枝(各寸许);冬,加青果汁一小酒杯(冲服),或青果五枚(去两头尖,捣烂入煎)亦可。上药共和一处,用新取急流河水三大碗,扬三百六十五遍,炊以芦薪,煎至八分,去油。临饮时,每一钟加柿霜一钱,和匀,缓缓饮之。

【主治】疫喉白腐,会厌腐溃,口出臭气。

25891　白平安散(《中药成方配本》)

【组成】薄荷精二两 冰片六钱 煅石膏粉二十两 飞滑石粉二十两

【用法】各取净末,共研至极细为度,约成散四十一两,分装八百瓶,每瓶五分。每用少许吹鼻。

【功用】解暑辟秽。

【主治】感受暑热,头昏脑胀。

25892 白平安散(《全国中药成药处方集》天津方)

【组成】绿豆粉一斤四两 煅石膏二钱 滑石一两 白芷 川芎各一钱 檀香四钱(共研细粉,兑入后药) 麝香一钱四分 冰片十一两 薄荷冰八分

【用法】上为细末,五分重装瓶。吃闻均可,酌量取用。

【主治】清凉解热,去暑避瘟。

【主治】夏季受暑,头目昏晕,呕吐恶心。

【宜忌】孕妇忌用。

25893 白玉饼子(《摄生众妙方》卷十)

【组成】寒食面二两 白滑石一两 巴豆十二个(去油) 半夏十二个(泡七次)

【用法】上为末,滚水为丸,如绿豆大,作饼。每岁服一饼半,干姜汤送下,不拘时候,五岁以上不可服。

【主治】小儿吐泻。

25894 白玉神膏(《寿世新编》卷中)

【组成】炉甘石四两(先以黄芩、黄连、黄柏,用童便煮汁候冷,方将甘石倾银罐内煅红,淬入童便汁内许久,再研细,水飞) 龙骨一两五钱(煅透,水飞) 真乳香一两五钱 真没药一两五钱 轻粉一两 血竭一两五钱 赤石脂一两五钱 生甘末一两二钱 正川连一两五钱 枯矾一两五钱 银朱二两 大梅片八钱

【用法】上药各为极细末,过绢筛听用。先以猪板油四斤去膜,干净铁锅熬化,细布滤净滓,仍熬滚,方加黄、白蜡各四两,再熬化,离火,再将各药末放入油内,搅至极匀。十日后用棉纸摊贴患处。

【功用】去毒生肌。

【主治】手足溃烂,并久疮不收口及下疳。

25895 白玉膏药(《青囊秘传》)

【组成】白及 白蔹 白芷

【用法】以上三味加鲫鱼一条,麻油一斤,先熬去滓,再入轻粉、白占各一两、铅粉十两收膏。

【主治】疔毒疮久不收口。

25896 白玉蟾丸(《解围元薮》卷三)

【异名】白玉蟾蜍遗方(《疡医大全》卷二十八)。

【组成】川胡麻 川牛膝 木瓜 山栀 黄柏 苍术 明天麻 白蒺藜各五两 五加皮 风藤 羌活 苦参 当归各十两 水银 水飞朱 车米(面包煨) 麝香各三钱 香蛇一两 代赭石(醋煅)二两 新鲜去子肉四十两(此即大风子肉)

【用法】先将大风子肉用水二十碗,煮至二三碗,滤干,入白捣烂,以朱、汞、赭、米四味共研,不见星,收瓷器内;再将各药末称准,以煮大风子汁,加陈米糊为丸,如梧桐子大。于卯、午、酉时各服三钱,酒送下。病轻者只服二钱,或一钱五分,至四五日反觉病凶,口内齿根麻木,精神恍惚,过后渐瘥,面色红活,再不沉重,惟要戒守,则永不发。

【主治】风癞。

【备考】方中车米,《疡医大全》作"苍耳子"。《疡医大全》无麝香。

25897 白末眼药(《普济方》卷七十八)

【组成】朵梯(水飞)一两 碗糖霜(净)五钱 大海螺(火煅,为末)一两(水飞)

【用法】上为细末。用少许点眼。

【主治】云翳。

25898 白术香散

《普济方》卷一五二。为《圣惠》卷十七"白术散"之异名。见该条。

25899 白术浴汤(方出《千金》卷二十二,名见《圣济总录》卷十一)

【组成】白术三两 戎盐 矾石各半两 黄连 黄芩 细辛 芎䓖 茵芋各一两

【用法】上咬咀。以水一斗,煮取三升,洗之良,一日五次。

【主治】风瘙隐疹。

25900 白术酝酒

《圣济总录》卷八。为《千金》卷八"白术酿酒"之异名。见该条。

25901 白术煎丸(《鸡峰》卷十)

【组成】白术二两 当归一两 神曲 干姜 人参各半两

【用法】上为细末,炼蜜为丸,如梧桐子大。每服十丸,食后米饮送下。

【主治】饮食过伤,胃中冷,不能克消,所食之物与气共上冲蹇,以致吐血,腹中绞痛,汗出,胸中烦闷,呕吐。

25902 白术酿酒(《千金》卷八)

【异名】白术酝酒(《圣济总录》卷八)。

【组成】白术(切) 地骨皮 荆实各五斗 菊花二斗

【用法】以水三石,煮取一石五斗,去滓澄清,取汁酿米一石,用曲如常法。酒熟,多少随能饮之,常取半醉,勿令至吐。

【功用】补心志,定气。

【主治】❶《千金》:厉风损心,心虚寒,气性反常,心手不随,语声冒昧。❷《普济方》:中风,手足不遂,神识冒昧,及心风虚寒。

【方论选录】《千金方衍义》:白术治风寒湿痹,地骨皮治五内邪气周痹风湿,荆实治筋骨间寒热湿痹拘急,菊花治诸风头眩肿痛恶风湿痹。

【备考】本方方名,《普济方》引作"白术酒"。

25903 白术膏酒

《外台》卷十九。即《千金》卷七"术膏酒"。见该条。

25904 白石英丸(《千金》卷十七)

【组成】白石英(一作白石脂) 磁石 阳起石 苁蓉 菟丝子 干地黄各二两半 石斛 白术 五味 栝楼根各一两 巴戟天五分 桂心 人参各一两 蛇床子半两 防风五分

【用法】上为末,炼蜜为丸,如梧桐子大。每服十五丸,加至三十丸,酒送下,一日二次。

【功用】❶《千金》：补养肺气。❷《普济方》：补益元气。

【主治】《普济方》：肺感寒邪，咳而鼻塞，唾浊涕，语声嘶破，洒淅恶寒。

【方论选录】《千金方衍义》：方中磁石专解石英、阳起石之慓悍，地黄专助菟丝、苁蓉之滋精，防风专鼓人参、白术之益气；石斛专辅巴戟之强阴，栝楼根专化桂心之辛热，五味子专收蛇床之燥烈。用药之奥，全在配合得宜，不可拘于药性，或随佐使，或相反激，或用和解，或寒因寒用，热因热用，或补中寓泻，泻中寓补，或寒热交错，补泻杂陈种种，各具至理，非熟擅《金匮》、《千金》之法者，难以语此。

25905 **白石英丸**（《圣惠》卷二十六）

【异名】阳起石丸（《圣济总录》卷一八七）。

【组成】白石英二两（细研，水飞过） 磁石二两（烧，醋淬七遍，捣碎细研，水飞过） 阳起石三两（细研，水飞过） 熟干地黄三两 石斛二两（去根，剉） 五味子一两 肉苁蓉二两（酒浸一宿，去皱皮，炙干） 石南一两 菟丝子一两（酒浸三宿，晒干，别捣为末） 五加皮一两 胡麻一两 巴戟一两 桂心一两 人参一两（去芦头） 蛇床子半两

【用法】上为末，炼蜜为丸，如梧桐子大。每服三十丸，空腹及晚食前以温酒送下。

【功用】助阳气，补不足。

【主治】虚损乏力。

25906 **白石英丸**（《圣惠》卷三十八）

【组成】白石英五两（炼成粉者） 生干地黄二两 白茯苓二两 人参三两（去芦头） 天门冬五两（去心，焙） 地骨皮二两

【用法】上为末，入石英粉研令匀，炼蜜为丸，如梧桐子大。每服三十丸，煎黄耆汤送下，不拘时候。

【主治】五劳七伤，羸瘦，体热心烦，小便不利，夜多恍惚。

25907 **白石英丸**（《圣惠》卷九十八）

【组成】白石英五两（打碎如小豆大，以牛乳三升、水五升相和于银器中，慢火煮石英，以乳水尽为度。取出用井花淘挑，晒干，细研如粉） 黄耆三两（剉） 人参三两（去芦头） 巴戟二两 附子二两（炮裂，去皮脐） 肉苁蓉三两（酒浸一宿，刮去皱皮，炙干） 牛膝一两（去苗） 菟丝子二两（酒浸三日，晒干，别捣为末） 吴茱萸一两（酒浸七遍，焙干，微炒） 甘草一两（炙微赤，剉） 石斛一两（去根，剉） 五味子一两 桂心一两 白茯苓一两

【用法】上为末，与石英相和，研令匀，炼蜜为丸，如梧桐子大。每服二十丸，空心以石英浸酒下。

【功用】补五脏，利四肢，益颜色。

【主治】虚损，下元风冷，上焦虚热。

【宜忌】忌生冷、牛肉、豆豉。

25908 **白石英丸**（《圣济总录》卷五十九）

【组成】白石英（别研） 芒消（别研） 凝水石（别研）各二两 赤茯苓（去黑皮） 人参 地骨皮 泽泻 苦参 甘草（炙，剉） 麦门冬（去心，焙）各三两

【用法】上十味，除别研外，捣罗为末，合研匀，炼蜜为丸，如梧桐子大。每服三十丸，温水送下，不拘时候。

【主治】消渴经年，饮水不止。

25909 **白石英汤**（《圣济总录》卷四十三）

【组成】白石英 人参 藿香叶 白术 芎䓖 紫石英各一分 甘草一钱半 细辛（去苗叶）一钱 石斛（去根） 菖蒲 续断各一分

【用法】上为粗末。每服二钱匕，水一盏，煎取七分，去滓，空心温服。

【主治】心气虚，精神不足，健忘，阴痿不起，懒语多惊，稍思虑即小便白浊。

25910 **白石英汤**（《鸡峰》卷十一）

【组成】白石英一分（杵细者，绵裹） 五味子 白茯苓 附子 人参各半钱 甘草一字

【用法】上㕮咀，用水五大盏，银石器中煮石英至三盏，投药再煎至一盏半，去滓，分两服，空心、晚食前或鸡鸣拂旦服。

【功用】补虚羸，益肺止嗽，进饮食。

【主治】肺虚少气。

25911 **白石英汤**（《济生》卷二）

【组成】白石英 细辛（洗去土） 五味子 陈皮（去白） 钟乳粉 阿胶（剉，蛤粉炒） 桂心（不见火） 人参 甘草（炙）各半两 紫菀（洗）一两

【用法】上㕮咀。每服四钱，水一盏半，加生姜五片，煎至八分，去滓温服，不拘时候。

【主治】肺气虚弱，恶寒咳嗽，鼻流清涕。喘息气微。

25912 **白石英酒**（方出《圣惠》卷三十八，名见《普济方》卷二六○）

【组成】白石英五两（上好者，捣碎） 磁石五两（捣碎） 石斛三两（去根） 草薢一两 丹参一两 牛膝三两（去苗） 杜仲一两（去粗皮，炙令黄） 防风一两（去芦头） 生干地黄一两 山茱萸一两 黄耆一两 附子三两（炮裂，去皮脐） 羌活一两 桂心三两 羚羊角屑一两 白茯苓二两 酸枣仁一两

【用法】上剉细，以绢袋盛，用酒二斗，入瓷瓶中，密封头。浸二七日后，每于空心及晚食前，暖一小盏服之。其酒服五七日后，旋添一二升，至酒味淡薄即止。

【主治】风虚湿痹，脚弱筋挛，阴痿体寒，视听不明。

25913 **白石英酒**（《圣惠》卷三十八）

【组成】白石英五两（上好者，捣研） 续断二两 薏苡仁五两 茵芋二两 牛膝五两（去苗） 防风二两（去芦头） 附子二两（炮裂，去皮脐） 石斛三两（去根，剉） 桂心二两 羌活二两 枸杞子二两 山茱萸一两 生干地黄半斤 白茯苓一两

【用法】上剉细，用生绢袋盛，以酒三斗密封，浸二七日后，每于空心及晚食前，暖服一小盏。

【主治】风虚湿痹，筋脉拘挛，脚弱，不能行步。

【宜忌】忌生冷。

25914 **白石英酒**

《本草纲目》卷二十五。即《圣济总录》卷二十"白石英浸酒"。见该条。

25915 **白石英散**（《千金》卷十七）

【组成】炼成白石英十两(白石英无多少,以锤子砧上细硪,向明选去黵翳色暗黑黄赤者,惟取白净者为佳,捣,绢下之,瓷器中研令极细熟,以生绢袋于铜器中水飞之,如作粉法,如此三度,研讫澄之,渐渐去水,水尽至石英,晒得干,看上有粗恶不净者去之,取中央好者,在下有恶者亦去之,更研堪用者,使熟白绢袋子盛,着瓷碗中,以瓷碗盖之,于三斗米下蒸之,饭熟讫出,取悬之使干,更以瓷器中研之为成)石斛 苁蓉各六分 茯苓 泽泻 橘皮各一两 菟丝子三两

【用法】上药治下筛,总于瓷器中研令相得,重筛之。每服方寸匕,酒下,一日二次,不得过之。

【功用】补五劳七伤,明目,利小便。

【主治】五劳七伤及百病。

【宜忌】忌猪、鱼、鹅、鸭、蒜、冷、酢、滑。

【方论选录】《千金方衍义》:肺气虚寒已极,必须白石英为君,佐以苁蓉、菟丝引领虚阳归宿下元,不使上浮喘满。其余石斛、泽泻、茯苓、橘皮,通解石英之性耳。

25916 白石英散(《圣惠》卷六)

【组成】白石英一两(细研如粉) 钟乳粉一两 款冬花二两 桂心一两 天门冬一两(去心) 桑根白皮一两(剉) 紫菀一两(洗去苗土) 人参一两半(去芦头) 五味子二两 白茯苓一两

【用法】上为散。每服三钱,以水一中盏,加生姜半分,大枣三个,糯米五十粒,煎至六分,去滓温服,不拘时候。

【主治】肺气不足,烦满喘嗽,气逆上冲,唾血;或自惊恐,皮毛自起;或呕逆歌哭,心烦不定,耳中虚鸣如风雨,面色常白。

25917 白石英散(《圣济总录》卷九十二)

【组成】白石英(研) 肉苁蓉(酒浸,切,焙) 泽泻 韭子(炒)各一两 白粳米(淘)五合

【用法】上为散。每服二钱匕,食前米饮调下,一日三次。

【主治】小便白淫。

25918 白石英散(《鸡峰》卷十一)

【组成】白石英 五味子各一两 麦门冬三分 干姜半两 白茯苓 附子各一两 甘草半两 桂 阿胶 人参 陈皮各一两

【用法】上为粗末。每服三钱,以水一中盏,加大枣三个,煎至六分,去滓服,不拘时候。

【功用】补肺。

【主治】肺气虚,恶寒,咳嗽,鼻有清涕,息气微,四肢少力。

25919 白石英散

《普济方》卷七十。为《圣济总录》卷一二一"揩齿白石英散"之异名。见该条。

25920 白石英粥(《圣济总录》卷一九〇)

【组成】白石英三斤

【用法】上为细末。取一乳牛十岁以上方养犊而形瘦者,每日称一两石英末拌豆与食,经七日即可乳。每朝空腹热饮一升,余者作粥,任意食之,百无所忌。五月上旬起服良,如急要用亦不拘。此牛粪地种菜,供服乳人食,甚佳。

【主治】乳石发动。

25921 白石脂丸(《千金》卷四)

【组成】白石脂 乌贼骨 禹余粮 牡蛎各十八铢 赤石脂 干地黄 干姜 龙骨 桂心 石韦 白蔹 细辛 芍药 黄连 附子 当归 黄芩 蜀椒 钟乳 白芷 芎劳 甘草各半两(一方有黄柏半两)

【用法】上为末,炼蜜为丸,如梧桐子大。每服十五丸,空心酒送下,一日二次。

【主治】妇人三十六疾,胞中痛,漏下赤白。

【方论选录】《千金方衍义》:妇人经癸不调,总以温理血气为主。或因形寒饮冷而阻绝不行,或因房劳过剧而亡脱无度,详推治例,必于固脱剂中兼散干血,庶两得之。所以赤石脂丸虽用石脂,必兼姜、桂、椒、黄辛温散结,则石脂无兜涩结痛之虞,然非当归、丹皮不能使血归经,非白蔹、防风不能杜风祛热,更须半夏以清中焦营气之源,藋芦以除癥瘕之积,所谓标本兼该之治也。白石脂丸虽取白以固气,必兼赤以固血,其禹余粮等味则与白垩丸相仿,彼用归、芍,此用芎、地犹退藁本而进白芷之义也。

25922 白石脂丸(《圣济总录》卷四十四)

【组成】白石脂一两(煅赤,于地上出火毒,细研如粉) 肉豆蔻(面裹煨,令焦,去壳)半两

【用法】上为末,和匀,煮面糊为丸,如梧桐子大。每服三十丸,空心米饮送下。

【功用】和胃气,固大肠。

【主治】脾脏虚冷泄痢。

25923 白石脂丸(《圣济总录》卷一五二)

【组成】白石脂 芎劳 大蓟 伏龙肝各六两 熟干地黄十二两(焙) 阿胶(炒令燥)三两

【用法】上为末,炼蜜为丸,如梧桐子大。每服三十丸,米饮送下,空心、晚食前各一次。

【主治】妇人经血五色杂下,或独赤独白,日久不止。

25924 白石脂丸(《圣济总录》卷一七九)

【组成】白石脂 厚朴(去粗皮,生姜汁炙) 当归(剉,炒)各一两 干姜(炮) 赤石脂 诃黎勒皮各三分 陈橘皮(去白,焙)半两

【用法】上为末,饭为丸,如梧桐子大。每服五丸,空腹米饮送下。

【主治】小儿洞泄。

25925 白石脂丸

《杨氏家藏方》卷十五。为《圣惠》卷七十三"禹余粮丸"之异名。见该条。

25926 白石脂汤(《鬼遗》卷三)

【组成】白石脂四两 龙骨三两 当归二两 桔梗二两 女萎 白头翁各四两 黄连二两 干姜三两

【用法】以水九升,煮取三升二合,去滓,服八合,日三次,夜一次。

【主治】发背已溃,而下不住。

25927 白石脂汤(《圣济总录》卷一七七)

【组成】白石脂一两 蜀漆半两 附子(炮裂,去皮脐)一分 牡蛎(煅)一两

【用法】上剉,如麻豆大。一二岁儿,每服一钱匕,水

七分,煎至四分,去滓,空心、午后分温二服。更量儿大小加减。

【主治】小儿客忤吐利。

25928 白石脂散(《千金》卷五)

【组成】白石脂。

【用法】上为细末。熬令微暖,以粉脐疮,一日三四次。

【主治】小儿脐疮赤肿,汁出不止。

25929 白石脂散(《圣惠》卷六十八)

【组成】白石脂一两 乌贼鱼骨一两 槟榔一两

【用法】上为细散。时掺疮中,以成痂为度。

【主治】金疮中风水,久不成痂。

25930 白石脂散(《圣济总录》卷一三六)

【组成】白石脂(烧) 赤石脂各半两 雄黄一分 乳香二钱

【用法】上为末。未破者用朴消水调贴,已破有脓者干贴。

【主治】紫靥疔疮,不疼硬肿,腋下有根如鸡卵。

25931 白石脂散(《圣济总录》卷一七八)

【组成】白石脂(烧令赤)一分 乱发(烧灰)一分 甘草(炙令赤)半两

【用法】上为细散。每服一字至半钱匕,米饮调下,早晨、午后各一次

【主治】小儿肠澼下脓血。

25932 白石脂散(《卫生总微》卷十)

【组成】白石脂半两

【用法】上为末。和白粥,空心与服。

【主治】水泻形羸,不胜大汤药。

25933 白石脂散(《魏氏家藏方》卷四)

【组成】白石脂(真者,用炭煅通红)

【用法】上为细末。每服三钱,空心米饮调下。

【主治】泄泻,或便血,或痢不已。

25934 白龙骨丸(《圣惠》卷九十三)

【异名】阿胶丸(《圣济总录》卷一七三)。

【组成】白龙骨 白石脂 鸡屎矾(烧令汁尽) 黄连(去根,微炒) 胡粉(微炒) 白茯苓 阿胶(捣碎,炒令黄燥)各半两

【用法】上为末,炼蜜为丸,如麻子大。每服五丸,以粥饮送下,一日三四次。

【主治】小儿疳痢不止。

25935 白龙骨丸(《圣济总录》卷九十一)

【组成】白龙骨一两 韭子(炒)半两 补骨脂(炒)肉苁蓉(酒浸,切,焙)各一两 菟丝子(酒浸,别捣)半两

【用法】上为末,酒煮面糊为丸,如梧桐子大。每服二十丸至三十丸,空心、食前温酒送下。

【主治】虚劳,元气虚弱,精滑不禁,腰脊疼痛。

25936 白龙骨丸(《普济方》卷二○一)

【组成】白龙骨 白善 白石膏 白矾各等分

【用法】上为末,滴水为丸,如梧桐子大,入干锅,火煅红为度。每服五丸至十丸,米饮汤送下。石膏是软者,北人谓之寒水石,故可煅。

【主治】吐泻。

25937 白龙骨丸(《医统》卷八十七)

【组成】白龙骨 牡蛎(大白者,火煅赤)各等分

【用法】上为末,酒糊为丸,如梧桐子大。每服十五至二十丸,赤茯苓汤送下。

【主治】小便白浊。

25938 白龙骨散

《普济方》卷三六○。为原书同卷"枯矾散"之异名。见该条。

25939 白归脾丸

《全国中药成药处方集》(福州方)。即《正体类要》卷下"归脾汤"改为丸剂。见该条。

25940 白瓜子丸(《千金》卷六)

【组成】白瓜子二两 藁本 远志 杜蘅各一两 天门冬三两 白芷 当归 车前子 云母粉各一两 柏子仁 细辛 橘皮 栝蒌仁 铅丹 白石脂各半两

【用法】上为末。炼蜜为丸,如梧桐子大。空腹服二十丸,一日三次。

【功用】令色白。

【主治】面䵟䵴。

【方论选录】《千金方衍义》:铅丹除热下气,而镇摄阴邪从大便出;云母粉治身皮死肌,白石脂敛固肺气,肺气固则色白也;白瓜子即冬瓜仁,令人悦泽颜色;杜蘅、藁本、细辛、白芷、天冬、栝楼佐之,以祛在经风气之滞,乃内服正治法也。

25941 白头翁丸(《准绳·幼科》卷七引《肘后方》)

【组成】白头翁三分 黄连六分(研) 石榴皮三分

【用法】以水二升,煮取八合。儿生四十日,以五合为三服。大者则加药。

【主治】小儿毒下及赤滞下如鱼脑。

【加减】有毒,去榴皮,加犀角屑三分。

25942 白头翁丸(方出《外台》卷二十三引《必效方》,名见《圣济总录》卷一二五)

【组成】白头翁半两 昆布十分 海藻七分 通草七分 玄参 连翘(微炒)各八分 白蔹六分

【用法】上为末,炼蜜为丸,如梧桐子大。每服五丸,若冷,用酒送下。

【主治】气瘤。

【宜忌】忌蒜、面、生葱、猪、鱼。

25943 白头翁丸(《圣惠》卷二十一)

【组成】白头翁半两(去芦头,蒸五遍,焙干) 当归半两 川大黄半两(剉碎,微炒) 羌活半两 苦参半两(剉) 独活半两 防风半两(去芦头) 牛膝半两(去苗) 仙灵脾半两 枳壳半两(麸炒微黄,去瓤) 桂心半两 晚蚕蛾半两(微炒) 乌蛇肉二两(酒浸,炙微黄)

【用法】上为末,炼蜜为丸,如梧桐子大。每服十丸,食前以温酒送下。渐加至三十丸。

【主治】顽麻风及腰脚疼痛。

25944 白头翁丸(《圣惠》卷五十八)

【组成】白头翁一两 黄丹二两(并白头翁入铁瓶内烧令通赤) 干姜一两(炮裂,剉) 莨菪子半升(以水淘去浮者,煮令芽出,晒干,炒令黄黑色) 白矾二两(烧令汁

尽)

【用法】上为末,以醋煮面糊为丸,如梧桐子大。每服十丸,食前以粥饮送下。

【主治】休息痢,日夜不止,腹内冷痛。

25945 白头翁丸(《圣惠》卷七十九)

【组成】白头翁一两 干姜一两(炮裂,剉) 黄连一两(去须,微炒) 地榆一两 阿胶一两(捣碎,炒令黄燥)

【用法】上为末,以黄蜡消成汁为丸,如梧桐子大。每服二十丸,食前以粥饮送下。

【主治】产后下痢不止。

25946 白头翁丸(《圣济总录》卷九十一)

【组成】白头翁(去芦头)半两 艾叶二两(微炒)

【用法】上为末,用米醋一升,入药一半,先熬成煎,入余药末为丸,如梧桐子大。每服三十丸,空心、食前米饮送下。

【主治】冷劳泄痢,及妇人产后带下。

25947 白头翁汤(《伤寒论》)

【组成】白头翁二两 黄柏三两 黄连三两 秦皮三两

【用法】以水七升,煮取二升,去滓,温服一升,不愈更服一升。

【功用】❶《注解伤寒论》:散热厚肠。❷《中医方剂学》:清热解毒,凉血止痢。

【主治】热痢。痢疾腹痛,里急后重,肛门灼热,便下脓血,赤多白少,渴欲饮水,及噤口痢。现用于细菌性痢疾,阿米巴痢疾,阿米巴性肝脓肿。

❶《伤寒论》:热利下重,欲饮水者。❷《金鉴》:厥阴下利,属于热者,下重,便脓血。❸《伤寒今释》引《类聚方广义》:眼目郁热,赤肿阵痛,风泪不止。❹《温病条辨》:噤口痢,热气上冲,肠中逆阻似闭,腹痛在下尤甚。❺《中西医结合治疗急腹症》:阿米巴性肝脓肿。

【宜忌】《千金翼》:忌猪肉、冷水。

【方论选录】❶《伤寒来苏集》:四味皆苦寒除湿胜热之品也。白头翁临风偏静,长于驱风,盖脏腑之火,静则治,动则病,动则生风,风生热也。故取其静以镇之,秦皮木小而高,得清阳之气,佐白头翁以升阳,协连、柏而清火,此热利下重之宣剂。❷《医方集解》:此足阳明、少阴、厥阴药也。白头翁苦寒,能入阳明血分而凉血止澼;秦皮苦寒性涩,能凉肝益肾而固下焦;黄连凉心清肝,黄柏泻心补水,并能燥湿止利而厚肠,取其寒能胜热,苦能坚肾,涩能断下也。❸《金鉴》:厥阴下利,属于寒者,厥而不渴,下利清谷;属于热者,消渴下利,下利便脓血也。此热利下重,乃火郁湿蒸,秽气奔逼广肠,魄门重滞而难出,即《内经》所云:暴往下迫者是也。君白头翁,寒而苦辛;臣秦皮,寒而苦涩,寒能胜热,苦能燥湿,辛以散火之郁,涩以收下重之利也;佐黄连清上焦之火,则渴可止;使黄柏泻下焦之热,则利自除也。

【临床报道】❶急性菌痢:《新中医药》[1957,(9):7]用白头翁汤治疗急性菌痢40例,痊愈37例,占92.5%,平均退热天数为1.5天,大便次数恢复正常为5.5天,大便性状恢复正常为5.8天,大便细菌培养转阴为4.3天。治疗过程中未发现任何副作用。❷阿米巴痢疾:《千家妙方》用

本方煎服,每日一剂,治疗14例阿米巴痢疾,10例完全治愈(症状完全消失,连查大便2~3次,未再发现阿米巴滋养体或包囊);4例好转(症状减轻,查大便阿米巴滋差体或包囊仍为阳性)。❸急性结膜炎:《新中医》[1973,(4):23]陈某,男,11岁。眼睑肿胀,目睛赤痛,眵泪多。西医诊为急性结膜炎。曾用中西药治疗未效,病已十多天,眼睑高度红肿,形如荔枝,球结膜极度充血,视物模糊,大便不畅,小便短赤,舌赤红,苔黄,脉弦数。证属肝肺之火俱盛,予白头翁30克,黄连5克,黄柏6克,秦皮10克以泻火解毒,服三剂,肿痛随即消除而愈。

【现代研究】❶抗菌作用:《四川中医》[1986,(8):4]用打孔法进行抗菌试验,本方中的各药白头翁、黄连、黄柏、秦皮均有抗菌作用。其中以黄连、秦皮抗菌作用最强,黄柏次之,白头翁最弱。方中如增大黄连用量,抑菌效力明显增大。白头翁对溶组织阿米巴原虫有抑制作用,因而认为治疗阿米巴痢疾应加大白头翁的用量,才能收到较好的疗效。❷对乙酸诱发大鼠溃疡性结肠炎的影响:《中国实验方剂学杂志》[2002,8(3):38]本方能显著降低血清中 IgA、IgG 及 IL-6 含量,同时血清中及结肠组织中 MDA 含量经白头翁汤治疗后显著降低而 SOD 含量明显增高,研究还表明白头翁汤具有显著的抗炎作用及修复溃疡的作用。

【备考】《伤寒今释》引《类聚方广义》本方用法:治目赤肿痛,为洗蒸剂亦效。

25948 白头翁汤(《外台》卷二十五引《古今录验》)

【组成】白头翁 干姜各二两 甘草(炙)一两 当归一两 黄连 秦皮各一两半 石榴皮一两(生者二两)

【用法】上切。以水八升,煮取三升,分为四服。

【主治】寒痢急下及滞下。

25949 白头翁汤

《千金》卷三。为《金匮》卷中"白头翁加甘草阿胶汤"之异名。见该条。

25950 白头翁汤(《千金》卷十五)

【组成】白头翁 厚朴 阿胶 黄连 秦皮 附子黄柏 茯苓 芍药各二两 干姜 当归 赤石脂 甘草龙骨各三两 大枣三十个 粳米一升

【用法】上㕮咀。以水一斗二升,先煮米令熟,出米,纳药煮取三升,分四服。

【主治】赤滞下血,连月不愈。

【方论选录】《千金方衍义》:《伤寒》厥阴例中白头翁汤治热痢下重,《金匮》加甘草、阿胶治下痢虚极,更合驻车丸治洞痢无度,并取附子、龙骨、石脂佐干姜以固内崩。因白头翁、秦皮、黄柏苦寒萃聚,故黄连为之量减,详白头翁汤本治热痢后重,此方条下虽不言后重,然不用白术而用厚朴,其意可知。茯苓、芍药、大枣、粳米稼穑之类,则与白术功用不殊。

25951 白头翁汤(《普济方》卷二一二)

【组成】白头翁二两 黄连 柏皮 椿皮各三两

【用法】上剉为散。每服四大钱,水一盏,煎七分,去滓服。

【主治】热痢滞下,下血连月不愈。

25952 白头翁汤(《普济方》卷三五五)

【组成】白头翁(刘寄奴花亦可) 甘草 阿胶各二两 黄连 柏皮 陈皮各三两

【用法】上㕮咀。每服四钱,水碗半,煎至七分,去滓,空心服,一日三次。

【功用】清风火,平肝。

【主治】产后下痢虚极。

25953 **白头翁汤**(《普济方》卷三九七)

【组成】黄连(去须)一两 白头翁 酸石榴皮(炙) 犀角(镑屑)各半两(一方无犀角)

【用法】上药治下筛。一二岁儿,每服半钱,水七分,煎至四分,去滓,分温二服,空心、午间、晚各一次。

【主治】小儿热毒下痢如鱼脑,手足壮热。

25954 **白头翁汤**(《杏苑》卷四)

【组成】白头翁二两 黄连三两 黄柏二两 陈皮二两

【用法】上㕮咀。水一斗,煮五升,去滓,每服一升。

【主治】湿热痢疾。

【方论选录】治一切湿热痢疾,法当清理湿热也。经云,苦可以胜热。是以用白头翁、黄连、黄柏、陈皮等诸苦寒之剂,以胜湿清热。

25955 **白头翁汤**(《明医指掌》卷四)

【组成】白头翁 秦皮 黄连各等分

【主治】❶《明医指掌》:协热自利,小便赤涩。❷《麻科活人》:热痢下重。

25956 **白头翁酒**(《医心方》卷八引陶氏方)

【组成】白头翁二两 甘草一两 牛膝二两 海藻二两 石斛一两 干地黄一两 土瓜根一两 附子三两 葛根一两 麻黄二两

【用法】以酒二斗,渍五日。服一合,稍至三四合。

【主治】足肿。

25957 **白头翁酒**(《圣济总录》卷十)

【组成】白头翁草一握(烂研)

【用法】以醇酒投之,顿服。

【主治】诸风痛攻四肢百节。

25958 **白头翁酒**(《中医皮肤病学简编》)

【组成】白头翁156克 白酒1升

【用法】将白头翁根洗净,剪成寸段,放入盛白酒坛内,用厚布密封坛口,隔水放入锅内煮数沸,捞出白头翁根渣,将药酒装瓶收贮。每服一二钟;一日两次,历一二月。

【功用】《千家妙方》:解毒散结,排脓敛疮。

【主治】淋巴腺结核。

【临床报道】淋巴结结核:《千家妙方》郭某某,男,22岁,未婚,美术工作者。患者自幼体弱,16岁时左侧颈部发现瘰核,经外科手术切除已愈。19岁时,右侧颈部又发现瘰核,自溃后逐渐愈合。隔两年,整个颈部又发,时好时犯,残遗疤痕五处。今年初,右耳下颈部锁骨中央偏上见核桃大肿胀一处,市某医院诊断为淋巴结结核,注射链霉素,内服雷米封,仍未消散,破溃后时流清稀脓液,同时右腋窝里亦有瘰核溃破,并沿连上臂内侧面二寸许,形成皮下瘘管,脓液时流时蓄,经外科开刀引流又转皮肤科会诊,诊断“皮肤腺病”,配合理疗,经治二月余,未能收口。全身倦怠无

力,午后有微热,食纳尚可,二便正常,困倦喜睡。缺盆疮面为长方径寸,边缘整齐,无红肿,腐肉灰白色,有稀薄豆渣样脓汁,邻近有豆粒大之疙瘩三个,酸胀不痛。腋窝及上臂处疮面宽约一寸,长三寸,粉紫色肉芽组织凹凸不平,脓液浸润,有特腥气,舌苔薄白,脉沉而无力。属瘰疬重症,服白头翁酒百日,全部疮面结疤痊愈。

25959 **白头翁散**(《圣惠》卷九十三)

【组成】白头翁半两 黄连二两半(去须,微炒) 酸石榴皮一两(微炙,剉)

【用法】上为粗散。每服一钱,以水一小盏,煎至五分,去滓,不拘时候服。

【主治】小儿热毒下痢如鱼脑。

25960 **白头翁散**(《幼幼新书》卷二十九引张涣方)

【组成】白头翁 黄连(去须,微炒) 茜根(剉,焙干) 苏枋木 故旧鼓皮(炙令黄焦)各一两 甘草(炙)一分 地榆(炙,剉) 犀角屑各半两

【用法】上为细末。每服一钱,水一小盏,煎至六分,去滓,乳食前温服。

【功用】去毒止痢。

【主治】蛊毒痢,肛门脱出。

25961 **白头翁煎**(《圣惠》卷二十二)

【组成】白头翁二两 牛膝三分(去苗) 附子三分(炮裂,去皮脐) 桂心三分 羌活三分 赤芍药三分 赤茯苓半两 人参半两(去芦头) 防风三分(去芦头) 虎胫骨一两(涂酥,炙微黄) 牡丹半两 当归二分 酥 生姜汁

【用法】上为细散,用好酒五升,都煎如饧。每服一茶匙,以温酒调下,不拘时候。服药后仍炒蚕砂熨之为妙。

【主治】白虎风,四肢疼痛,至夜转甚不可忍者。

25962 **白母丁散**(《卫生总微》卷八)

【组成】白丁香

【用法】上为末,加麝香少许,研匀。每服一字,米饮调下。

【主治】疮疹黑黡,发抽危困。

25963 **白芍药丸**(《鸡峰》卷十七)

【组成】白芍药 川芎 白术 阿胶 当归各一两 干姜 人参各三分

【用法】上为细末,炼蜜为丸,如梧桐子大。每服三十丸,空心米饮送下。

【主治】妇人气血虚弱,冲任久虚,风冷客滞于内,以致怀孕不牢;或妊娠久不能产,饮食进退,肢体倦怠,头眩项强。

25964 **白芍药丸**(《鸡峰》卷十八)

【组成】当归 芍药(白者) 鹿茸 熟地黄各一两

【用法】上为细末,炼蜜为丸,如梧桐子大。每服三十丸,阿胶汤送下。

【主治】劳淋,小腹疼痛,小便不利。

【备考】本方原名白芍药煎,与剂型不符,据《奇效良方》改。

25965 **白芍药汤**(《活幼心书》卷下)

【组成】白芍药一两半 泽泻(去粗皮)七钱半 甘草

三钱(炙) 薄桂(去粗皮)一钱半

【用法】上㕮咀。每服二钱,水一盏,煎七分,空心温服。

【主治】❶《活幼心书》冷疝腹痛,及误汗误下之坏证伤寒,并宜先服,次投对证之剂。❷《幼科类萃》:胎寒腹痛。

【加减】误汗误下,加人参、南木香各二钱;脐下痛,加生姜及盐同煎,或加钩藤。

25966 白芍药汤(《奇效良方》卷六十四)

【组成】白芍药一两半(煨) 泽泻七钱 白术五钱 桂心二钱半 当归一钱半 干姜二钱 甘草三钱(炙)

【用法】上剉。每服二钱,用水一盏,煎至五分,空心服。

【主治】小儿胃寒腹痛,至夜多啼。

25967 白芍药汤

《医家心法》。为《保命集》卷中"芍药汤"之异名。见该条。

25968 白芍药散(《普济方》卷一八九引《肘后方》)

【组成】白芍药一两 犀角末一分

【用法】上为末。每服一钱,新汲水下。以血止为度。

【主治】咯血,衄血。

25969 白芍药散(《圣惠》卷十四)

【组成】白芍药 桂心 白术 人参(去芦头) 白茯苓 五加皮各一两 干姜三分(炮裂,剉) 甘草半两(炙微赤,剉)

【用法】上为粗散。每服四钱,以水一中盏,加生姜半分,大枣三个,煎至六分,去滓,食前温服。

【主治】伤寒虚损,小腹拘急,腰背强疼,夜梦失精,四肢羸瘦。

25970 白芍药散(《圣惠》卷二十七)

【组成】白芍药一两 当归一两(剉,微炒) 附子一两(炮裂,去皮脐) 黄芩一两 白术一两 阿胶一两(捣碎,炒令黄燥) 生干地黄四两 甘草一两(炙微赤,剉)

【用法】上为细散。每服二钱,以糯米粥饮调下,不拘时候。

【主治】虚损劳极,面色枯悴,或时唾血、吐血。

25971 白芍药散(《圣惠》卷七十三)

【组成】白芍药一两 牡蛎一两(烧为粉) 熟干地黄一两半 白芷三分 干姜三分(炮裂,剉) 桂心一两 乌贼鱼骨一两(炙黄) 黄耆三分(剉) 五色龙骨一两半

【用法】上为细散。每服二钱,食前以温酒调下。

【主治】妇人漏下五色不止,淋沥连年,黄瘦萎悴。

25972 白芍药散(方出《圣惠》卷七十三,名见《卫生宝鉴》卷十八)

【组成】白芍药二两 干姜半两

【用法】上剉细,炒令黄色,为细散。每服一钱,食前以粥饮下。

【主治】❶《圣惠》:妇人带下赤白,年月深久不愈。❷《卫生宝鉴》:腹脐疼痛。

25973 白芍药散(《圣惠》卷七十三)

【组成】白芍药一两 牡蛎粉一两 熟干地黄一两 白术二两 麒麟竭三两 柏子仁二分 乌贼鱼骨一两(炙

黄) 桂心一两 附子一两(炮裂,去皮脐) 黄耆一两(剉) 龙骨一两

【用法】上为细散。每服二钱,食前以温酒调下。

【主治】❶《圣惠》:妇人崩中下血不断,淋沥连年不绝,黄瘦。❷《魏氏家藏方》:虚劳盗汗,便浊走失,血少筋痿。

25974 白芍药散(《圣惠》卷七十九)

【组成】白芍药一两 牡蛎一两(烧为粉) 熟干地黄一两 桂心一两 干姜一两(炮裂,剉) 鹿角胶一两(捣碎,炒令黄燥) 乌贼鱼骨一两 黄耆一两(剉) 龙骨一两

【用法】上为细散。每服一钱,食前以温酒调下。

【主治】产后崩中,下血不止,淋沥不绝,黄瘦虚损。

25975 白芍药散(《鸡峰》卷十二)

【组成】白芍药 白茯苓 当归 白术 陈皮 香附子各半两

【用法】上为粗末。每服二钱,水一盏,同煎至八分,去滓,食前温下。

【主治】癥疾久不愈。

25976 白朱砂散(《外科百效》卷一)

【组成】上好白雪瓷器

【用法】上为极细末。掺疮口上。

【功用】生肌敛口。

25977 白朱砂散(《外科大成》卷四)

【组成】朱砂 雄黄 象皮(煅) 硼砂各一钱 蟾酥五分 白朱砂(煅)二钱

【用法】上为细末。用真生桐油调搽患处,以火烘之,痒止为度。遍身顽癣如癫者,烧猪粪熏之烘之;鹅掌风,烧鸽粪熏之烘之。

【主治】顽癣,鹅掌风。

25978 白华玉丹(《不居集》(上集)卷十九)

【组成】钟乳粉一两(炼) 白石脂五钱(煅红,水飞) 阳起石五钱(煅,酒淬,干) 牡蛎七钱(韭汁盐泥固济,火烧,取白)

【用法】上为极细末,和作一处,研一二日,以糯米粉煮粥为丸,如芡实大,入地坑出火毒一宿。每服一丸,空心人参汤送下。

【功用】清上实下,助养本元。

【主治】遗精,白浊。

25979 白羊心汤(《圣惠》卷七十八)

【组成】白羊心一枚(细切,以水六中盏,煎取三盏,去心) 熟干地黄三分 防风(去芦头) 牡蛎(捣碎,炒令微黄) 人参(去芦头) 远志(去心) 独活 白芍药 黄耆(剉) 茯苓 甘草(炙微赤,剉)各半两

【用法】上为散。每服三钱,以羊心汁一中盏,煎至六分,去滓温服,一日三次,不拘时候。

【主治】产后内虚,风邪所攻,心神惊悸,志意不定。

25980 白羊肉汤(《圣惠》卷三十)

【组成】白羊肉二斤(去脂膜,以水四升,煮取二升) 杜仲一两(去粗皮,炙微黄,剉) 白茯苓一两 熟干地黄一两半 牛膝一两(去苗) 人参一两(去芦头) 黄耆一两(剉) 白术一两 桂心三分 磁石三两(捣碎,水淘去赤汁) 龙骨一

两 远志一两(去心)

【用法】上为粗散。每服四钱,用羊肉汁一中盏,煎至六分,去滓,每于食前温服之。

【主治】虚劳羸瘦,脚腰无力,耳聋盗汗,心多忪悸。

25981 白羊肉汤(《普济方》卷二五○)

【组成】白羊肉半斤

【用法】去脂膜,切作片,以蒜薤煮食之,三日一度。

【功用】益肾气,强阳道。

【主治】癫疝。

25982 白羊肾丸(《普济方》卷一八○引《郑氏家传渴浊方》)

【组成】半夏 猪苓二两

【用法】上将半夏净洗,猪苓同炒。色褐为度。却用半夏为末,酒煮羊内外肾烂研,同杵为丸。却以猪苓为末,入瓷瓶内养。每服五七十丸,温水或猪苓煎温汤空心送下。

【功用】除浊。

【主治】❶《普济方》引《郑氏家传渴浊方》:小便白浊。❷《丹溪心法附余》:遗精。

25983 白羊肾羹(《圣济总录》卷一八九)

【组成】白羊肾一对(去脂膜,切) 肉苁蓉(酒浸,细切)一两

【用法】上药相和,加葱白、盐、酱、椒,如常法,煮作羹。空腹食。

【主治】久积虚损,阳道虚弱,腰脚无力。

25984 白羊肾羹(《饮膳正要》卷二)

【组成】白羊肾二具(切作片) 肉苁蓉一两(酒浸,切) 羊脂四两(切作片) 胡椒二钱 陈皮一钱(去白) 荜茇二钱 草果二钱

【用法】上药相和,加葱白、盐、酱煮作汤,入面饼子,如常作羹食之。

【主治】虚劳,阳道衰败,腰膝无力。

25985 白羊鲜汤(《千金》卷五)

【组成】白羊鲜三铢 蚱蝉二枚 大黄四铢 甘草 钩藤皮 细辛各二铢 牛黄如大豆四枚 蛇退皮一寸

【用法】上㕮咀。以水二升半,煮取一升二合,分五服,一日三次。若服已尽而痫不断者,可更加大黄、钩藤各一铢,以水渍药半日,然后煮之。

【主治】小儿风痫,胸中有痰。

【方论选录】《千金方衍义》:白羊鲜即白鲜,《本经》虽主头风、黄疸、湿痹、死肌,乃兼搜风湿痰气之药,不独治外证也;蚱蝉、蛇退、牛黄,《本经》皆主惊痫癫病;细辛疏利九窍;大黄推陈致新;甘草解毒除邪;以风痫为足厥阴之病,故用钩藤为响导也。

25986 白杨皮汤(《圣济总录》卷一二一)

【组成】白杨皮一握 地骨皮一两 防风(去叉)半两 蔓荆实一两 细辛(去苗叶)一两 杏仁(去皮尖双仁,生用)三十枚 生干地黄(焙)二两

【用法】上剉,如麻豆大。每服五钱匕,以水二盏,煎至一盏,去滓,留八合,入酒一盏,更煎三五沸,热漱冷吐。

【主治】牙齿宣露。

25987 白杨皮汤(《圣济总录》卷一七二)

【组成】白杨皮(剉)一握 地骨皮一两 蜀椒(去闭口者并目,炒出汗)三十粒 杏仁(汤浸,去皮尖双仁,炒) 苍耳子各一分 高良姜(炒) 生干地黄(切,焙) 细辛(去苗叶)各半两

【用法】上剉,如麻豆大。每服五钱匕,水二盏,煎十余沸,去滓,热含冷吐。以愈为度。

【主治】小儿急疳,蚀唇口鼻。

25988 白杨皮酒(《外台》卷十九引《必效方》)

【组成】白杨皮(东南面去地三尺以上,去苍皮)

【用法】上切细,熬令黄赤色即止,纳不津器中,以酒浸,随皮多少,每令酒浸皮二三寸,乃以泥封,冬月二七日,春夏一七日开饮。昼二夜一,随性多少,有酒气为度。病可者,饮至一石,若重者乃至二石,以瘥为度。酒唯须不灰,其白杨不得取丘塚者。每日服一两,行鸭溏利。

【主治】脚气偏废,及一切风,缓风手足拘挛。腹满癖坚如石,积年不损。

25989 白杨皮散(方出《肘后方》卷六,名见《千金》卷六)

【组成】白瓜子仁五分 白杨皮二分 桃花四分

【用法】上为末。食后服方寸匕,一日三次。三十日面白,五十日手足俱白。

【功用】令皮肤白。

【主治】《千金》:面与手足黑。

【加减】欲白,加瓜子;欲赤,加桃花。

25990 白杨皮散(《圣惠》卷三十四)

【组成】白杨皮四握 细辛半两 露蜂房半两

【用法】上为散。每用三钱,以水一大盏,浸一宿,煎令三五沸,去滓,热含冷吐。

【主治】齿疼。

25991 白杨皮散(《圣惠》卷三十四)

【组成】白杨皮一握 地骨皮 苍耳子 川椒一分(去目及闭口者,微炒去汗) 盐半合 生地黄二两 杏仁一分(汤浸,去皮尖双仁) 细辛一两

【用法】上为散。每用半两,以水二大盏,煎至一盏,去滓,热含冷吐

【主治】齿龈疼肿。

【备考】方中地骨皮、苍耳子用量原缺。

25992 白芜荑散(《圣济总录》卷一○○)

【异名】芜荑散(《普济方》卷二三八)。

【组成】白芜荑(微炒) 附子(炮裂,去皮脐) 白槟榔(煨,剉) 陈橘皮(汤浸,去白,焙) 干姜(炮) 桂(去粗皮) 零陵香各一两 安息香(研)半两 茴香子三分

【用法】上为散。每服三钱匕,空心热酒调下。

【主治】气注刺痛。

25993 白芜荑散(《圣济总录》卷一七九)

【组成】白芜荑一两半 狼牙草一两 白蔹半两

【用法】上为散。每服一钱匕,以苦酒二合,空腹调下。

【主治】小儿寸白虫。

25994 白芷洗方(《普济方》卷二八三)

【组成】白芷一两 新桑白皮三分 贝母半两 汉椒三钱 紫苏二茎

【用法】上剉。分两次入连根葱煎,以葱蘸汤洗。溃

烂者,猪蹄煎汤洗;或水胶煎汤洗亦好。

【主治】痈疡溃烂。

25995 白芷摩膏(《鬼遗》卷五)

【组成】白芷三分 甘草三分 乌头三分 薤白十五枚 青竹皮如鸡子大一块

【用法】以猪脂一升合煎,候白芷黄,膏成绞去滓。涂疮四边。

【主治】痈疽已溃。

25996 白花蛇丸(《圣惠》卷六)

【组成】白花蛇二两(酒浸,去皮骨,炙微黄) 人参一两(去芦头) 玄参一两 沙参一两(去芦头) 丹参一两 苦参一两(剉) 枳壳半两(麸炒微黄,去瓤) 黄芩半两 防风半两(去芦头) 白蒺藜一两(麸微炒,去刺) 漏芦二两 川大黄半两(剉碎,微炒) 秦艽半两(去苗) 白鲜皮半两 甘草半两(炙微赤,剉)

【用法】上为末,炼蜜为丸,如梧桐子大。每服三十丸,以温酒送下,不拘时候。

【主治】肺脏风毒,皮肤瘙痒,疮疥瘾疹。

25997 白花蛇丸(《圣惠》卷十九)

【组成】白花蛇一两(酒浸,炙微黄 去皮骨) 干蝎一两(微炒) 仙灵脾一两 茵芋半两 川乌头半两(炮裂,去皮脐) 天南星半两(炮裂) 天雄一两(炮裂,去皮脐) 天麻一两 桂心一两 麻黄一两(去根节) 鹿角胶一两(捣碎,炒令黄燥) 草薢一两(剉) 桑螵蛸半两(微炒) 雄黄一分(细研) 麝香一分(研)

【用法】上为散,都研令匀,用天麻三两,捣罗为末,以无灰酒一大盏,慢火熬成膏,用和药末,更捣为丸,如梧桐子大。每服二十丸,用薄荷酒送下,不拘时候。

【主治】❶《圣惠》:风湿痹,皮肤不仁,肢节疼痛。
❷《圣济总录》:风不仁,皮肤瘤厚,搔之如隔衣;寒湿着痹。

25998 白花蛇丸(《圣惠》卷二十二)

【组成】白花蛇三两(酒浸,去皮骨。炙微黄) 干蝎一两(微炒) 白僵蚕一两(微炒) 白附子一两(炮裂) 川乌头半两(炮裂,去皮脐) 天南星半两(炮裂) 牛黄半两(细研) 防风一两(去芦头) 桂心一两 麻黄一两(去根节) 鹿角胶一两(捣碎,炒令黄燥) 桑螵蛸半两(微炒) 半夏一两(汤浸七遍去滑) 朱砂三分(细研,水飞过) 雄黄半两(细研,水飞过)

【用法】上为末,都研令匀,用天麻三两,捣罗为末,以无灰酒一大碗,慢火熬成膏,用和药末,更捣为丸,如梧桐子大。每服十丸,以薄荷酒研下,不拘时候。

【主治】急风,口噤项强,手足挛急,唇青面黑。

25999 白花蛇丸(《圣惠》卷二十五)

【组成】白花蛇肉三两(汤浸,炙微黄) 晚蚕蛾(微炒) 天南星(炮裂) 白僵蚕(微炒) 当归 桂心 草薢(剉) 藁本 附子(炮裂,去皮脐) 白附子(炮裂) 天麻 羌活 芎藭 防风(去芦头) 麻黄(去根节)各一两

【用法】上为末,炼蜜为丸,如梧桐子大。每服十丸,临卧时以热酒送下。以衣被厚盖,勿令通风,要知药力行,即须臾汗出。如无汗,即依前再服,以汗出为度,仍须避风。

【主治】一切风。

26000 白花蛇丸(《圣惠》卷六十)

【组成】白花蛇二两(酒浸,炙微黄,去皮骨) 杏仁半两(汤浸,去皮尖双仁,麸炒微黄) 黄耆一两(剉) 胡荽子一两(微炒) 猬皮一两(炙黄焦) 人参一两(去芦头) 鲤鱼皮一两(烧灰) 附子一两(炮裂,去皮脐) 枳壳二两(麸炒微黄,去瓤) 男儿发二两(烧灰) 肉桂二两(去皱皮) 当归一两(剉,微炒) 皂荚树耳一两(微炒)

【用法】上为末,炼蜜为丸,如梧桐子大。每服三十丸,食前煎人参汤送下。

【主治】肠风下血,日夜不绝,疼痛至甚。

26001 白花蛇丸(《圣惠》卷六十五)

【组成】白花蛇三两(酒浸,去皮骨,炙令微黄) 黄芩一两 防风一两(去芦头) 白鲜皮一两 甘草一两(炙微赤,剉) 枳壳一两(麸炒微黄,去瓤) 栀子仁一两 赤芍药一两 川大黄一两(剉碎,微炒) 苍耳一两 麦门冬一两半(去心,焙) 黄耆一两(剉) 白蒺藜一两(微炒去刺) 羌活二两 苦参二两(剉)

【用法】上为末,炼蜜为丸,如梧桐子大。每服三十丸,以薄荷酒送下。

【主治】风癣疮,皮肤疮,痒久不愈。

26002 白花蛇丸(《圣济总录》卷五)

【组成】白花蛇(酒浸,去皮骨,炙)半两 羌活(去芦头)半两 白附子(炮)一分 麻黄(去节,煎,掠去沫,焙)半两 桂(去粗皮)半两 芎藭半两 干蝎(去土,酒炒)一分 防己半两 附子(炮裂,去皮脐)半两 干姜(炮)一分 蜀椒(去目并闭口,炒出汗) 乌头(炮裂,去皮脐)各一分

【用法】上为末,炼蜜为丸,如梧桐子大。每服十丸至十五丸,空心温酒送下。如要出汗,先浴后服药,热酒或葱酒送下。汗出避风。

【主治】肾中风,腰膝骨髓疼痛,转动不得,及一切风病。

26003 白花蛇丸(《圣济总录》卷八)

【组成】白花蛇(酒浸,去骨取肉,炙)一两 人参 蝉壳(洗泥土) 干蝎(去土,炒) 天麻 白僵蚕(洗,炒) 草薢 当归(切,焙) 羌活(去芦头) 芎藭 白芷 乌头(炮裂,去皮脐) 附子(炮裂,去皮脐)各半两 狼毒三分(炮) 生犀(剉末)半两 龙脑三钱(别研) 雄黄一两半(细研,水飞) 甘草(炙,剉)一分

【用法】上为末,炼蜜为丸,如皂子大。每服一丸,茶、酒任嚼下,不拘时候。

【主治】风邪客于机关,筋脉缩急,肢体拘挛。

26004 白花蛇丸

《圣济总录》卷二十。为《圣惠》卷十九"附子丸"之异名。见该条。

26005 白花蛇丸(《圣济总录》卷一六九)

【组成】白花蛇头一枚(自开口者,生用) 干蝎(全者,炒)半两 牛黄(研) 龙脑(研)各半分 丹砂(研)一分 麝香(研)一钱半

【用法】上为细末,炼蜜和为剂。每服旋丸,如一绿豆大,薄荷温水化下。

【主治】小儿急惊,体热涎壅,四肢拘急,筋脉牵掣。

26006　白花蛇丸(《疮疡经验全书》卷七)

【组成】白花蛇一条(酒浸三夕)　白附子　天麻　牛膝各一两　当归(酒浸)一两　何首乌二两　僵蚕一两(炒)　威灵仙二两　羌活　独活　防风　草薢　蔓荆子　苦参各一两　甘草七钱(炒)　石菖蒲二两(酒浸)　蝉壳一两　白芍四两　川芎一两　苍耳草四两　雷丸三两　赤芍一两　风子肉三两　枳壳一两　雄黄五钱　皂角三两　乌药

【用法】上为细末,炼蜜为丸,如梧桐子大。每五十丸,空心好酒送下。

【主治】大麻风。

【备考】方中乌药用量原缺。

26007　白花蛇丸(《医学入门》卷八)

【组成】白花蛇一条(酒浸)　当归二两　川芎　白芍　生地　防风　荆芥　酒芩　连翘　胡麻子　何首乌　升麻　羌活　桔梗各一两

【用法】上为末,将浸蛇酒和水打糊为丸,如梧桐子大。每服七十丸,茶清送下。

【主治】头面手足白屑疮痒,皮肤皴燥。

26008　白花蛇丸(《本草纲目》卷四十三)

【组成】花蛇肉(酒炙)　龟版(酥炙)　穿山甲(炙)　蜂房(炙)　汞粉　朱砂各一钱

【用法】上为末,红枣肉为丸,如梧桐子大。每服七丸,冷茶送下,一日三次,服尽即愈。

【主治】杨梅疮。

【宜忌】忌鱼、肉。

26009　白花蛇丸(《准绳·类方》卷五)

【组成】防风(去苗)二两　荆芥穗一两半　金银花(去叶)二两　川芎一两　枸杞子(甘州)二两　黄芩　黄连　山栀子　黄柏　全蝎(用醋浸一日,去盐味)各一两　蝉蜕二两(去土)　漏芦半斤(洗净,去苗,取四两)　乌药　何首乌(不犯铁)　牛膝(去芦)　牛蒡子　连翘　天花粉　白蒺藜　威灵仙　细辛　金毛狗脊　胡麻子(炒)　蔓荆子各一两　槐花　苦参　生地黄各二两　白花蛇一条(去头尾,连骨生用)　乌梢蛇一条(去头尾,生用)(一僧加风藤一两)

【用法】上为细末,米糊为丸,如梧桐子大。每服五六十丸,茶清送下,空心、午后、临卧各一次。

【主治】疬风。

【加减】上头面者,加香白芷一两;如肌肉溃烂,加大皂角一两。

26010　白花蛇丸(《张氏医通》卷十四)

【组成】防风　金银花　枸杞子　蝉蜕　苦参各二两　荆芥穗(酒洗)两半　黄连(酒炒)　全蝎(滚醋泡,炒黄)　牛膝　何首乌(不犯铁器)　牛蒡子　连翘　白蒺藜　细辛　胡麻(即亚麻)　蔓荆子各一两　漏芦(去苗)四两　白花蛇一条(去蛇连头,生用。紫云风不用)　乌梢蛇一条(去头尾,不犯铁,石白中捣。白癜风不用)

【用法】上十九味,除乌梢蛇外,预为粗末,同蛇捣和,焙干,重为细末,米饮糊为丸,如梧桐子大。每服五七十丸,茶清送下,一日三次。

【主治】大风恶疾,㿠赤腐烂。

【加减】如头面上肿,加白芷一两;肌肉溃烂,加皂角刺一两。

26011　白花蛇药

《成方制剂》7册。为原书同册"金钱白花蛇药酒"之异名。见该条。

26012　白花蛇酒(《本草纲目》卷四十三引《濒湖集简方》)

【组成】白花蛇(一条,温水洗净,头尾各去三寸,酒浸,去骨刺,取净肉)一两　全蝎(炒)　当归　防风　羌活各一钱　独活　白芷　天麻　赤芍药　甘草　升麻各五钱

【用法】上剉,以绢袋盛贮。用糯米二斗蒸熟,如常造酒,以袋置缸中,待成,取酒同袋密封,煮熟,置阴地七日出毒。每温饮数杯,常令相续。

【主治】诸风无新久,手足缓弱,口眼㖞斜,语言謇涩;或筋脉拳急,肌肉顽痹,皮肤燥痒,骨节疼痛;或生恶疮、疥、癞。

26013　白花蛇酒

《本草纲目》卷四十三。即《普济方》卷一一〇引《瑞竹堂方》"白花蛇造酒方"。见该条。

26014　白花蛇酒(《本草纲目》卷四十三)

【组成】白花蛇(一条,取龙头虎口,黑质白花,尾有佛指甲,目光不陷者为真。以酒洗润透,去骨刺,取肉)四两　真羌活二两　当归身二两　真天麻二两　真秦艽二两　五加皮二两　防风一两

【用法】上剉,以生绢袋盛之,入金华酒坛内,悬胎安置,入糯米生酒醅五壶浸袋,箬叶密封。安坛于大锅内,水煮一日,取起埋阴地七日取出。每饮一二杯。仍以滓晒干研末,酒糊为丸,如梧桐子大。每服五十丸,用煮酒送下。

【主治】中风伤酒,半身不遂,口目㖞斜,肤肉癗痹,骨节疼痛,及年久疥癣、恶疮、风癞诸症。

【宜忌】切忌见风犯欲,及鱼、羊、鹅、面、发风之物。

26015　白花蛇酒(《秘传大麻风方》)

【组成】白花蛇　乌梢蛇各一条(去头尾皮骨)　升麻　紫苏　枳实　当归　香附　熟地　黄耆　天冬　丹皮　粟壳　川芎　茯苓　厚朴　枳壳　三棱　苍术　牛膝　芍药　玄胡　杏仁　红花　肉桂　逢术　防风　草果　杜仲　木香　陈皮　青皮　半夏　桔梗　荆芥　藿香各一两　僵蚕　麦冬　人参各二两　白芷　枫藤　麻黄各三两　乳香　没药各五钱　核桃肉四钱　益智仁五钱

【用法】上药入在酒内封口,晨煮至晚,取出埋土中,去火毒七日,分作四小瓶,半月开饮。先服《千金》托里散,或用加减天麻散,后用本方。如疮口烂,外贴阿魏膏药。

【主治】柘子风。其形遍身如柘子,细突而起,久不出血,其痛难忍。

26016　白花蛇散(《圣惠》卷六)

【组成】白花蛇三两(酒浸,去皮骨,炙微黄)　天麻一两　槐子一两(微炒)　羌活一两　防风一两(去芦头)　晚蚕沙一两(微炒)　蔓荆子一两　白鲜皮一两　威灵仙一两　枳壳一两(麸炒微黄,去瓤)　甘草半两(炙微赤,剉)

【用法】上为细散。每服一钱,以温酒调下,不拘时候。

【主治】❶《圣惠》：肺脏风毒，遍身生疮，或生白癜，或生斑点，及皮肤皱裂。❷《圣济总录》：白癜，语声嘶嗄，目视不明，四肢瘙痹，关节热痛，身体隐疹，鼻生息肉。

26017　白花蛇散（《圣惠》卷十九）

【组成】白花蛇二两（汤或酒浸，炙微黄，去皮骨）　白附子一两（炮裂）　磁石一两（烧，酒淬七遍，细研）　天麻半两　狗脊半两（去毛）　侧子半两（炮裂，去皮脐）　萆薢半两（剉）　白僵蚕半两（微炒）　细辛半两　防风半两（去芦头）　白术半两　芎䓖半两　白鲜皮半两　羌活半两　蔓荆子半两

【用法】上为细散，入磁石同研令匀。每服一钱，以温酒调下，不拘时候。

【主治】风痹，关节不利，手足顽麻。

26018　白花蛇散（《圣惠》卷二十四）

【组成】白花蛇五两（酒浸，去皮骨，微炙）　露蜂房二两（炙黄）　苦参一两半（剉）　防风一两（去芦头）　丹参一两　栀子仁一两　薯蓣一两　秦艽一两（去苗）　玄参一两　白蒺藜一两（微炒，去刺）　独活一两

【用法】上为细散。每服二钱，空心用温酒下，晚食前再服。

【主治】大风疾，皮肉变改，眉须欲落。

26019　白花蛇散（《圣惠》卷二十四）

【组成】白花蛇二两（酒浸，去皮骨，炙令微黄）　麻黄半两（去根节）　天麻半两　何首乌半两　天南星半两（炮裂）　白附子半两（炮裂）　桂心半两　萆薢半两（剉）　白鲜皮半两　羌活半两　蔓荆子半两　白僵蚕半两（微炒）　晚蚕蛾一分　防风半两（去芦头）　乌犀角屑半两　磁石一两（烧，醋淬七遍，捣碎细研，水飞过）

【用法】上为细散，研入磁石令匀。每服二钱，食前以温酒调下。

【主治】❶《圣惠》：紫癜风。❷《普济方》：白癜风。

【宜忌】忌热面、鸡、猪、鱼、蒜等。

26020　白花蛇散（《圣惠》卷二十五）

【组成】白花蛇肉一两（酒浸，炙微黄）　白僵蚕一两（微炒）　麝香一分（细研）　朱砂一两（细研）　羌活二两　秦艽一两（去苗）　附子一两（炮裂，去皮脐）　桂心一两　当归一两　牛膝一两（去苗）　芎䓖一两　萆薢一两（剉）　干蝎一两（微炒）　防风一两（去芦头）

【用法】上为细散，入研了药，更研令匀。每服一钱，以暖酒调下。

【主治】一切风。

【宜忌】忌生冷、鸡、猪肉等。

26021　白花蛇散（《圣惠》卷六十五）

【组成】白花蛇一条（去皮骨，酒浸，炙令微黄）　蜂房三两（微炙）　苦参四两（剉）　防风四两（去芦头）　栀子仁三两　丹参三两　薯蓣三两　秦艽二两（去苗）　甘菊花二两　玄参三两　白蒺藜二两（微炒去刺）　独活三两

【用法】上为细散。每服二钱，食后以温酒调下。

【主治】热毒风，皮肤生瘑疥。

26022　白花蛇散（《圣惠》卷七十八）

【组成】白花蛇肉一两（酒拌炒令黄）　天南星一两

（炮裂）　土蜂儿（微炒）　干蝎（微炒）　桑螵蛸（微炒）　麻黄（去根节）　赤箭　薏苡仁（微炒）　酸枣仁（微炒）　柏子仁　当归（剉，微炒）　桂心　羚羊角屑　牛膝（去苗）各半两　麝香一分（研）

【用法】上为细散，入研了药令匀。每服一钱，豆淋酒调下，不拘时候。

【主治】产后中风，四肢筋脉挛急，皮肤麻痹。

26023　白花蛇散（《圣济总录》卷五）

【组成】白花蛇（酒浸一宿，去皮骨，取肉炙）三两　人参半两　白茯苓（去黑皮）半两　当归（切，焙）半两　甘草（炙）半两　麻黄（去根节）半两　白附子（炮）半两　天麻半两　芎䓖半两　羌活（去芦头）半两　藁本（去苗土）半两　附子（炮裂，去皮脐）半两　细辛（去苗叶）一两　干蝎（炒）一两　白芷半两　防风（去叉）半两　白鲜皮一分　丹砂（别研）一分　麝香（别研）二钱　牛黄（别研）一分

【用法】上二十味，除别研外，捣罗为散，即入研药，再罗匀细。每服二钱匕，葱白、腊茶调下。

【主治】肺中风，心胸烦满，项背强直，皮肤不仁。

26024　白花蛇散（《圣济总录》卷七）

【组成】白花蛇（用头项肉，酒浸，去骨，慢火炙令焦）　藁本（去苗土）　五加皮（剉）　牛膝（酒浸，切，焙）　萆薢　桂（去粗皮）　熟干地黄（焙）　木香　芸薹子（炒）　当归（切，焙）各半两　甘草（炙）一两　威灵仙（去苗土）　白附子（炮）　甘菊花各半两　蔓荆实（去白皮）一两　郁李仁（去皮）半两　羌活（去芦头）　虎骨（酥炙）一两　干蝎（微炒）半两　白芷　防风（去叉）各一两

【用法】上为散，每服二钱匕，空心温酒调下，不拘时候亦得。

【主治】柔风。血气俱虚，邪中内外，皮肤缓纵，腹里拘急。

【备考】方中羌活用量原缺。

26025　白花蛇散（《圣济总录》卷八）

【组成】白花蛇（酒浸，去皮骨，炙）　天南星（炮）　天雄（炮裂，去皮脐）　白僵蚕（炒）　干蝎（去土，炒）　麻黄（去根节，汤煮掠去沫，焙）各一两　蜂子　甘草（炙）　干姜（炮）各半两

【用法】上为散，研匀。每服二钱匕，温酒调下。

【主治】筋络拘急，挛缩疼痛。

26026　白花蛇散（《圣济总录》卷十）

【组成】白花蛇（酒浸，炙，去皮骨）二两　何首乌（去黑皮，切）　牛膝（三味用酒浸半日，焙干）　蔓荆实（去白皮）各四两　威灵仙（去土）　荆芥穗　旋覆花各二两

【用法】上为末。每服一钱匕，空心、临卧温酒调下。

【主治】中风，肢节疼痛，言语謇涩。

26027　白花蛇散（《圣济总录》卷十八）

【组成】白花蛇（一条，酒浸，炙，取肉）三两　露蜂房（微炙）　苦参（剉）　防风（去叉）　丹参　栀子仁　山芋各二两半　秦艽（去苗土）一两一分

【用法】上为散。每服二至三钱匕，空心用温酒调下，一日二次。

【主治】恶风。

26028 白花蛇散（《圣济总录》卷十八）

【组成】白花蛇（去皮骨，酒炙） 乌蛇（去皮骨，酒炙） 干蝎（全者，去土，炒） 白僵蚕（炒）各一两 地龙（去土，炒）半两 雄黄（醋熬，研）一分 蜈蚣十五条（赤足全者，炒） 蝎虎十五枚（全者，炒） 蜜蜂（炒）一分 丹砂（研）一两 黄蜂（炒）一分 胡蜂（炒）一分 龙脑（研）半钱

【用法】上为散。每服一钱匕，温蜜水调下，一日三五次。

【主治】大风疾，须眉堕落，皮肉已烂成疮者。

26029 白花蛇散（《圣济总录》卷五十二）

【组成】白花蛇（去皮骨，酒炙） 独活（去芦头） 丹参 蔓荆实 蒺藜子（炒，去角） 玄参 苦参 秦艽（去苗土） 山芋 甘草（炙，剉） 防风（去叉） 菊花 附子（炮裂，去皮脐） 天麻 牛膝（酒浸，切，焙）各半两

【用法】上为散。每服二钱匕，温酒调下。

【主治】肾脏风攻注，遍体生疮，皮肤瘙痒。

26030 白花蛇散（《幼幼新书》卷十三引张涣方）

【组成】白花蛇（腰以上取肉酒浸，炙黄） 桂心 人参 羚羊角 菖蒲各一两 川乌头半两（净，炮裂）

【用法】上为细末。每服一字至半钱，点麝香、荆芥汤调下。

【主治】小儿中风，啼不出，及心肺中风。

26031 白花蛇散

《三因》卷十五。为《圣济总录》卷一二六"蛇犀散"之异名。见该条。

26032 白花蛇散

《普济方》卷一一四。即《局方》卷一"大通圣白花蛇散"。见该条。

26033 白花蛇散（《奇效良方》卷六十五）

【异名】助元散、白花散（《治痘全书》卷十四）。

【组成】白花蛇（连骨）一两（火炙令干，勿焦） 大丁香二十一枚

【用法】上为细末。每服一钱，小儿半钱，以水解淡酒调下。如黑黡者服之，移时重红。

【主治】❶《奇效良方》：大人小儿疮子倒黡。❷《张氏医通》：痘虚寒白陷。

26034 白花蛇散

《本草纲目》卷四十三。即《圣济总录》卷十五"地骨皮散"。见该条。

26035 白花蛇散

《本草纲目》卷四十三。即《洁古家珍》"黑白散"。见该条。

26036 白花蛇煎（《圣惠》卷六十四）

【组成】白花蛇一条（去皮骨） 海桐皮 白芷 防风（去芦头） 独活 羌活 白术 附子（去皮脐） 天南星 半夏（汤洗七遍去滑） 前胡（去芦头） 细辛 干蝎 桂心 汉椒（去目） 木鳖子（去壳） 当归 吴茱萸 苍术各一两

【用法】上剉。以米醋二升，煎三二沸，匀拌药一宿，用腊月猪脂炼了者三斤，于铫内煎令沸，渐渐下药，候白芷色赤黄，用绵滤过，瓷盒盛。先以苦参汤淋浴，后以暖酒下半匙。外以

膏涂在疮上，令热为度。一日三次。

【主治】风毒攻身体生疮，或时发痒肿痛。

26037 白花蛇煎（《圣济总录》卷十二）

【组成】白花蛇 乌蛇（并用酒浸，去皮骨，焙干）各二两 白蜜三十两 生姜汁六两 薄荷汁六两 白僵蚕（炒） 干蝎（去土，炒） 苦参各一两 白附子（炮）三分

【用法】上九味，捣罗六味为末；先下蜜并生姜汁、薄荷汁，次下诸药末，拌和匀，银器中重汤熬成煎。每服半匙匕，以无灰酒调下。久服身体滑腻。

【主治】蛊风，身痛如刀划。

26038 白花蛇膏（《本草纲目》卷四十三引《鸡峰备急方》）

【组成】白花蛇（酒煮，去皮骨，瓦焙，取肉）一两 天麻 狗脊各二两

【用法】上为细末，以银盂盛无灰酒一升浸之，重汤煮稠如膏，银匙搅之，入生姜汁半杯同熬匀，瓶收。每服半匙头，用好酒或白汤化下，一日二次。

【主治】营卫不和，阳少阴多，手足举动不快。

26039 白花蛇膏（《本草纲目》卷四十三引《三因》）

【组成】白花蛇五寸（酒浸，去皮骨，炙干） 雄黄一两（水飞，研匀） 白沙蜜一斤 杏仁一斤（去皮，研烂）

【用法】同炼为膏。每服一钱，温酒化下，一日三次。须先服通天再造散，下去虫物，乃服此除根。

【主治】《本草纲目》：癞。

26040 白花蛇膏

《医统》卷九，为《本草纲目》卷四十三引《元戎》"驱风膏"之异名。见该条。

26041 白花蛇膏（《成方制剂》3册）

【组成】艾叶 巴豆 白花蛇 白芥子 白芷 蓖麻子 鳖甲 川芎 穿山甲 大葱 当归 地龙 防风 附子 干蟾 甘草 桂枝 黄芪 没药 母丁香 硇砂 羌活 人参 肉桂 乳香 生白附子 生草乌 生川乌 生姜 生马钱子 生天南星 天麻 威灵仙 乌梢蛇 细辛 血余

【用法】制成黑膏药，每张净重18克或36克。用鲜姜或白酒搽净患处，将膏药温热化开，贴敷。

【功用】祛风散寒，活血止痛。

【主治】筋骨麻木，腰腿臂痛，跌打损伤，闪腰岔气，腹内积聚，受寒腹痛。

26042 白芥子丸（《圣惠》卷三）

【组成】白芥子一两 防风三分（去芦头） 安息香一两 沉香半两 补骨脂一两（炒） 槟榔半两

【用法】上为细末，炼蜜为丸，如梧桐子大。每服二十丸，温酒送下，不拘时候。

【主治】肝风筋脉拘挛，骨髓疼痛。

26043 白芥子丸（《圣惠》卷四十三）

【组成】白芥子半两 安息香半两 麝香一钱（细研） 乌药半两 桃仁半两（汤浸，去皮尖，双仁，麸炒微黄） 陈橘皮半两（汤浸，去白瓤，焙）

【用法】上为末，入麝香研令匀，以汤浸蒸饼为丸，如梧桐子大。每服一丸，煎生姜、童便送下，不拘时候。

【主治】中恶心痛，闷乱不识人。

26044 白芥子丸(方出《圣惠》卷五十二,名见《普济方》卷一九八)

【组成】白芥子一分　朱砂一分(细研)　阿魏一分　恒山一分

【用法】上为末,入朱砂研匀,以醋煮面糊为丸,如梧桐子大。每服三丸,未发前以醋汤送下。

【主治】寒疟,手足鼓颤,心寒面青。

26045 白芥子散(《妇人良方》卷三)

【组成】真白芥子　木鳖子各二两(麸炒)　没药(别研)　桂心　木香各半两

【用法】上为细末,入研药令匀。每服一钱,温酒调下。

【主治】荣卫之气循行失度,痰滞经络,与正气相搏,以致臂痛外连肌肉,牵引背胛,时发时止,发则有似瘫痪。

26046 白芥子散(《奇效良方》卷六十五)

【组成】白芥子

【用法】上为末。水调敷脚心。

【主治】❶《奇效良方》:小儿疮疹。❷《痘治理辨》:痘。

26047 白豆蔻丸(《圣惠》卷五)

【组成】白豆蔻一两(去皮)　诃黎勒二两(煨,用皮)　黄耆一两(剉)　沉香一两　附子一两(炮裂,去皮脐)　白术一两　人参一两(去芦头)　肉桂一两半(去粗皮)　木香一两　枳实一两(麸炒微黄)　厚朴三两(去粗皮,涂生姜汁炙令香熟)

【用法】上为细末,以酒煮面糊为丸,如梧桐子大。每服二丸,空心及晚食前以温酒送下。

【主治】脾气不足,体重胸满,腹胁虚胀,食少无力,水谷不消,或时自利。

【宜忌】忌生冷、油腻、粘食。

26048 白豆蔻丸(《圣惠》卷五)

【组成】白豆蔻三分(去皮)　黄耆半两(剉)　赤茯苓半两　干姜半两(炮裂,剉)　桂心半两　白术半两　当归半两(剉,微炒)　半夏半两(汤洗七遍去滑)　人参三分(去芦头)　附子半两(炮裂,去皮脐)　陈橘皮半两(汤浸,去白瓤,焙)　甘草半两(炙微赤,剉)

【用法】上为末,煮枣肉,和捣为丸,如梧桐子大。每服二十丸,生姜汤送下,不拘时候。

【主治】脾胃冷热气不和,心腹疼痛,呕逆,不欲食,四肢少力。

【宜忌】忌生冷、油腻、饴糖。

26049 白豆蔻丸(《圣惠》卷五)

【组成】白豆蔻一两(去皮)　干姜一两(炮裂)　半夏一两半(汤洗七遍去滑,微炒)　桂心二分　白术三分　细辛三分　木香一两　诃黎勒一两半(煨,用皮)　枳实一两(麸炒微黄)

【用法】上为细末,以酒煮面糊为丸,如梧桐子大。每服二十丸,用厚朴汤送下,不拘时候。

【主治】脾胃虚弱,胸膈气滞,吐逆不下食。

26050 白豆蔻丸(《圣惠》卷十五)

【组成】白豆蔻三分(去皮)　草豆蔻三分(去皮)　食茱萸三分　白术三分　人参三分(去芦头)　陈橘三分(汤浸,去白瓤,焙)　桂心三分　干姜半两(炮裂,剉)　甘草半两(炙微赤,剉)　神曲三分(炒微黄)

【用法】上为末,炼蜜为丸,如梧桐子大,每服三十丸,食前以生姜、大枣汤送下。

【主治】时气后脾胃气冷,食不消化。

26051 白豆蔻丸(《圣惠》卷二十八)

【组成】白豆蔻半两(去皮)　白术半两　胡椒半两　当归半两　白龙骨半两　荜茇半两　厚朴一两(去粗皮,涂生姜汁炙令香熟)　陈橘皮一两(汤浸,去白瓤,焙)　芎䓖半两　人参半两(去芦头)　肉桂一两(去皱皮)　白茯苓半两　诃黎勒一两半(煨,用皮)　干姜半两(炮裂,剉)

【用法】上为末,炼蜜为丸,如梧桐子大。每服三十丸,食前以粥饮送下。

【主治】虚劳泄痢,腹胀满痛,或时疼痛,饮食减少,四肢无力。

26052 白豆蔻丸(《圣惠》卷四十七)

【组成】白豆蔻三分(去皮)　干姜半两(炮裂,剉)　白术一两　甘草半两(炙微赤,剉)　人参三分(去芦头)　桂心半两　厚朴一两(去粗皮,涂生姜汁炙令香熟)　陈橘皮一两(汤浸,去白瓤,焙)　诃黎勒皮三分

【用法】上为散,炼蜜为丸,如梧桐子大。每服二十丸,以生姜、大枣汤送下,一日四五次。

【主治】❶《圣惠》:霍乱,及脾胃气虚,腹胀妨闷,不思饮食。❷《普济方》:胃受风冷。

26053 白豆蔻丸(《圣惠》卷七十八)

【组成】白豆蔻三分(去皮)　桂心三分　丁香半两　陈橘皮三分(汤浸,去白瓤,焙)　诃黎勒皮三分　木香半两　吴茱萸一分(汤浸七遍,焙干微炒)

【用法】上为末,炼蜜为丸,如梧桐子大。每服二十丸,以橘皮汤送下。如人行三五里再服。

【主治】产后咳嗽,心胸噎闷。

26054 白豆蔻丸(《医方类聚》卷十引《简要济众方》)

【组成】白豆蔻一两(去皮)　白术三分　干姜三分(炮)

【用法】上为末,炼蜜为丸,如梧桐子大。每服二十丸,空心、食前煎生姜、大枣汤送下。

【主治】脾气不和,不思饮食。

26055 白豆蔻丸(《圣济总录》卷三十九)

【组成】白豆蔻(去皮)　陈橘皮(去白,焙)　厚朴(去粗皮,生姜汁浸,炙)　草豆蔻(去皮)　桂(去粗皮)　白术(炒)　干木瓜　人参　半夏(汤洗去滑七遍)各二两　缩砂蜜(去皮)　高良姜(炒)　甘草(炙,剉)　陈曲(炒)　麦蘖(炒)　木香　干姜(炮)　白茯苓(去黑皮)各一两　桃仁四两(去皮尖双仁,炒)

【用法】上为末,炼蜜为丸,如梧桐子大。每服三十丸至四十丸,空心米饮送下。

【主治】霍乱后,脾胃尚虚,谷气未实,津液内燥,令人烦躁,睡卧不安。

26056 白豆蔻丸(《圣济总录》卷四十五)

【组成】白豆蔻(去皮)　木香　干姜(炮)　枳实(去瓤,麸炒)各一两　半夏(汤洗去滑七遍,焙)一两半　桂

（去粗皮）　白术　细辛（去苗叶）各三分　诃黎勒皮一两一分　当归（切，焙）半两

【用法】上为末，酒煮面糊为丸，如梧桐子大。每服二十丸，空心、食前以米饮盐汤送下。

【主治】脾胃虚冷，胸膈痞滞，吐逆霍乱，脏腑滑利，水谷不消，胀满肠鸣。

26057　白豆蔻丸（《圣济总录》卷九十一）

【组成】白豆蔻（去皮）　人参　白茯苓（去黑皮）　诃黎勒（煨，去核）　桂（去粗皮）　厚朴（去粗皮，姜汁炙熟）　陈橘皮（汤浸，去白，焙）各一两　丁香　荜茇　附子（炮裂，去皮脐）　槟榔（剉）　当归（切，焙）　缩砂仁　干姜（炮）各半两　肉豆蔻仁五枚

【用法】上为末，炼蜜为丸，如梧桐子大。每服二十丸，食前米饮送下。

【主治】虚劳，脾胃挟冷，肠滑下痢，不思饮食。

26058　白豆蔻丸（《圣济总录》卷一五五）

【组成】白豆蔻（去皮）二两　枳壳（用浆水煮令软，去瓤，焙干）半斤　陈橘皮二两（醋浆水煮令软，去白，细剉，炒令黄色）　诃黎勒（去核）二两（一两煨，一两生用）　木香二两　当归（切，焙）二两

【用法】上为末，将大枣用浆水煮，去皮核，烂研和药，丸如梧桐子大。每服二十丸至三十丸，切生姜入盐炒焦黑色煎汤送下，不拘时候。

【功用】宽中匀气，健脾和胃。

【主治】妊娠腹满，饮食迟化。

26059　白豆蔻丸（《鸡峰》卷十五）

【组成】白豆蔻　丁香　木香　沉香　肉豆蔻　槟榔　甘草　青皮各半两　白术五两　茯苓　诃子皮　人参各一两　桂　干姜各一分　麝香一分

【用法】上为细末，炼蜜为丸，如樱桃大。每服一丸，生姜汤嚼下，不拘时候。

【功用】治气和胃。

26060　白豆蔻丸（《朱氏集验方》卷四）

【组成】白豆蔻仁（炒）　缩砂仁（炒）　人参　白术　茯苓（去皮）　丁香　白姜（炮）　粉草　麦蘖各一两（炒）　良姜半两

【用法】上为细末，炼蜜为丸，如弹子大。每服一二丸，食前煎人参、大枣汤嚼下。

【主治】脾胃气弱，饱则胸间虚满。

26061　白豆蔻丸（《医方类聚》卷一六四引《居家必用》）

【组成】白豆蔻仁　缩砂仁　干葛　橘红　甘草（炙）各一两　蜜曲律二两（如无，以葛花代之）

【用法】上为细末，用生蜜为丸，如鸡头子大。如甚醉，可用酒或白汤化一二丸。服之立醒。

【主治】饮酒过多。

26062　白豆蔻汤（《圣济总录》卷四十四）

【组成】白豆蔻（去皮）　人参　白术　芎䓖　白茯苓（去黑皮）　陈橘皮（汤浸，去白，焙）各一两　厚朴（去粗皮，生姜汁炙）二两　甘草（炙）三分　干姜（炮）　丁香各半两

【用法】上剉，如麻豆大。每服一钱半匕，水一盏，加生姜三片，大枣一个（擘），同煎至六分，去滓稍热服，不拘时候。

【主治】脾虚不进饮食。

26063　白豆蔻汤（《圣济总录》卷四十五）

【组成】白豆蔻（去皮）　人参　白术各一两　厚朴（去粗皮，生姜汁炙透，剉）二两　陈橘皮（汤浸，去白，焙）半两　芎䓖　白茯苓（去黑皮）　干姜（炮）各一两　丁香半两　甘草（炙，剉）三分　白檀香（剉）一分

【用法】上为粗末。每服三钱匕，水一盏，加生姜三片，大枣二个（擘破），煎至七分，去滓稍热服。

【主治】脾胃气弱，呕吐不下食。

26064　白豆蔻汤（《圣济总录》卷六十四）

【组成】白豆蔻（去皮）　半夏（为末，生姜汁和作饼，焙干）　槟榔（剉）　丁香　甘草（炙剉）　青橘皮（去白，切，焙）各一两

【用法】上为粗末。每服二钱匕，水一盏，加生姜三片，煎至七分，去滓温服。

【主治】胃虚气寒，饮食无味，呕吐冷痰，噫时闻食气。

26065　白豆蔻汤（《圣济总录》卷七十四）

【组成】白豆蔻（去皮）　诃黎勒（炮，去核）　陈橘皮（汤浸，去白，焙，炒）　干姜（炮）各半两　厚朴（去粗皮，生姜汁炙）三分

【用法】上为粗末。每服五钱匕，切薤白三寸，水一盏半，煎至七分，去滓，空心温服，每日二次。

【主治】肠胃受湿，濡泻无度，腹痛，饮食不化。

26066　白豆蔻汤

《圣济总录》卷一五六。为《博济》卷三"白豆蔻散"之异名。见该条。

26067　白豆蔻汤

《圣济总录》卷一七五。为《圣惠》卷八十四"白豆蔻散"之异名。见该条。

26068　白豆蔻汤

《圣济总录》卷一八七。为《博济》卷二"白豆蔻散"之异名。见该条。

26069　白豆蔻汤（《医方类聚》卷一〇八引《御医撮要》）

【组成】白豆蔻（去皮）一分　白术一两半　人参（去芦头）一两

【用法】上为粗散。每服三钱，加生姜一分（拍碎），水一盏，煎至六分，去滓，空腹温服，一日三次。

【主治】霍乱吐利不止。

【宜忌】忌生冷、桃李。

26070　白豆蔻汤（《医统》卷五十二）

【组成】黄连　葛根　天花粉　麦门冬各一钱　五味子　白豆蔻　陈皮各五分　黄柏　甘草各七分

【用法】水二盏，加竹叶二十片，煎一盏，温服。

【主治】酒毒消渴。

26071　白豆蔻汤（《杂病源流犀烛》卷四）

【组成】白蔻　藿香　半夏　陈皮　生姜

【主治】呕吐哕。

26072　白豆蔻散（《圣惠》卷三）

【组成】白豆蔻一两（去皮）　高良姜一两（剉）　青橘

皮三分(汤浸,去白瓤,焙)　木瓜一两　沉香一两　当归三分(剉,微炒)　甘草半两(炙微赤,剉)　桂心三分

【用法】上为粗散。每服四钱,以水一中盏,加生姜半分,煎至六分,去滓热服,不拘时候。

【主治】肝风冷转筋,四肢厥冷。

【宜忌】忌鸡、猪、鱼、蒜。

26073　白豆蔻散(《圣惠》卷七)

【组成】白豆蔻半两(去皮)　茴香子半两　槟榔半两　木香半两　干姜一分(炮裂,剉)　附子半两(炮裂,去皮脐)　吴茱萸一分(汤浸七遍,焙干,微炒)　青橘皮半两(汤浸,去白瓤,焙)　硫黄半两(细研入)

【用法】上为细散。每服一钱,不拘时候。

【主治】肾脏积冷气攻,心腹疼痛,两胁胀满,不思饮食。

26074　白豆蔻散(《圣惠》卷十一)

【组成】白豆蔻一两(去皮)　白术一两　陈橘皮三分(汤浸,去白瓤,焙)　高良姜半两(剉)　甘草一分(炙微赤,剉)　厚朴一两(去粗皮,涂生姜汁炙令香熟)

【用法】上为粗散。每服四钱,以水一中盏,加生姜半分,煎至六分,去滓温服,不拘时候。

【主治】伤寒服冷药过多,寒气伤胃,呕哕不止。

26075　白豆蔻散(《圣惠》卷十三)

【组成】白豆蔻三分(去皮)　白术三分　甘草半两(炙微赤,剉)　厚朴半两(去粗皮,涂生姜汁炙令香熟)　枳壳半两(麸炒微黄,去瓤)　桂心半两　陈橘皮三分(汤浸,去白瓤,焙)　高良姜半两(剉)　白茯苓三分　半夏半两(汤浸七遍去滑)　诃黎勒皮三分　人参三分(去芦头)

【用法】上为散。每服五钱,以水一中盏,加生姜半分,大枣三个,煎至六分,去滓稍热服,不拘时候。

【主治】伤寒后,脾胃不和,吃食减少,四肢乏力。

26076　白豆蔻散(《圣惠》卷二十八)

【组成】白豆蔻一两(去皮)　木香一两　青橘皮一两(汤浸,去白瓤,焙)　白术一两　吴茱萸半两(汤浸七遍,微炒)　诃黎勒一两(煨,用皮)　干姜三分(炮裂,剉)　草豆蔻一两(去皮)　厚朴一两(去粗皮,涂生姜汁炙令香熟)　桂心一两　人参一两(去芦头)　甘草半两(炙微赤,剉)

【用法】上为粗散。每服三钱,以水一中盏,加生姜半分,大枣三个,煎至六分,去滓,食前稍热服。

【主治】虚劳,脾胃冷弱,食不消化,四肢少力。

26077　白豆蔻散(《圣惠》卷四十三)

【组成】白豆蔻三分(去皮)　诃黎勒一两(煨,用皮)　白术三分　当归三分(剉,微炒)　木香半两　干姜三分(炮裂,剉)　厚朴二两(去粗皮,涂生姜汁炙令香熟)　吴茱萸半两(汤浸七遍,焙干,微炒)　陈橘皮一两(汤浸,去白瓤,焙)　甘草一分(炙微赤,剉)

【用法】上为散。每服三钱,加大枣三个,煎至六分,去滓稍热服,不拘时候。

【主治】腹痛下利,四肢不和。

26078　白豆蔻散(《圣惠》卷四十七)

【组成】白豆蔻半两(去皮)　枇杷叶一两(拭去毛,炙微黄)　诃黎勒皮三分　前胡一两(去芦头)　人参三分(去芦头)　槟榔一两　陈橘皮三分(汤浸,去白瓤,焙)　白术三分

【用法】上为散。每服三钱,以水一中盏,加生姜半分,煎至六分,去滓温服,不拘时候。

【主治】反胃。胸膈不利,食即呕吐。

26079　白豆蔻散(《圣惠》卷七十)

【组成】白豆蔻三分(去皮)　芎劳半两　丁香半两　藿香半两　人参半两(去芦头)　白术一两　厚朴一两(去粗皮,涂生姜汁炙令香熟)　白茯苓半两　木香半两　陈橘皮二分(汤浸,去白瓤,焙)　桂心半两　附子半两(炮裂,去皮脐)　半夏半两(汤洗七遍去滑)　诃黎勒皮半两　高良姜半两(剉)　甘草半两(炙微赤,剉)

【用法】上为粗散。每服四钱,以水一中盏,加生姜半分,大枣三个,煎至六分,去滓温服,不拘时候。

【主治】妇人脾胃气虚弱,时欲呕吐。

26080　白豆蔻散(《圣惠》卷七十五)

【组成】白豆蔻一两(去皮)　陈橘皮三分(汤浸,去白瓤,焙)　人参三分(去芦头)　白术三分　厚朴三分(去粗皮,涂生姜汁炙令香熟)　芎劳三分　半夏一分(汤洗七遍去滑)　甘草一分(炙微赤,剉)

【用法】上为散。每服三钱,以水一中盏,加生姜半分,大枣三个,煎至六分,去滓温服,不拘时候。

【主治】妊娠胃气虚冷,呕逆不下食,腹胁胀满,四肢不和。

26081　白豆蔻散(《圣惠》卷七十五)

【组成】白豆蔻半两(去皮)　人参三分(去芦头)　前胡一两(去芦头)　赤茯苓一两　陈橘皮一两(汤浸,去白瓤,焙)　诃黎勒一两(煨,用皮)　甘草半两(炙微赤,剉)　白术三分　枳壳半两(麸炒微黄,去瓤)　大腹皮三分(剉)

【用法】上为散。每服四钱,以水一中盏,加生姜半分,大枣三个,煎至六分,去滓温服,不拘时候。

【主治】妊娠心腹胀满,气攻胸膈,咽喉不利,饮食减少。

26082　白豆蔻散(《圣惠》卷七十八)

【组成】白豆蔻(去皮)　人参(去芦头)　白术　黄耆(剉)　当归(剉,微炒)　附子(炮裂,去皮脐)　白茯苓各三分　半夏半两(汤洗七遍,去滑)　陈橘皮一两(汤浸,去白瓤,焙)　甘草一分(炙微赤,剉)　干姜半两(炮裂,剉)　芎劳半两

【用法】上为粗散。每服三钱,以水一中盏,加生姜半分,大枣三个,煎至六分,去滓温服,不拘时候。

【主治】产后脾胃气寒,呕逆,不纳饮食,四肢乏力,不能运动。

26083　白豆蔻散(《圣惠》卷八十一)

【组成】白豆蔻半两(去皮)　人参半两(去芦头)　桂心半两　白术一两　半夏半两(汤浸洗七遍去滑)　陈橘皮一两(汤浸,去白瓤,焙)　枳壳三分(麸炒微黄,去瓤)　甘草一分(炙微赤,剉)

【用法】上为粗散。每服三钱,以水一中盏,加生姜半

分,大枣三个,煎至六分,去滓温服,不拘时候。

【主治】产后脏腑气虚,两胁胀满,不思饮食,四肢无力。

26084 白豆蔻散(《圣惠》卷八十四)

【异名】白豆蔻汤(《圣济总录》卷一七五)。

【组成】白豆蔻一分(去皮) 黄耆半两(到) 甘草一分(炙微赤,到) 干木瓜半两 陈橘皮一分(汤浸,去白瓤,焙) 芎藭一分 人参半两(去芦头) 枇杷叶一分(拭去毛,炙微黄)

【用法】上为粗散。每服一钱,以水一小盏,加生姜少许,大枣一个,煎至五分,去滓温服,不拘时候。

【主治】小儿脾胃气不和,憎寒壮热,不纳乳食。

26085 白豆蔻散(《博济》卷二)

【异名】白豆蔻汤(《圣济总录》卷一八七)。

【组成】白豆蔻仁半两 肉豆蔻三个 白术一两 厚朴(姜汁炙)半两 甘草三分(炙) 肉桂半两 青皮半两

【用法】上为末。每服二钱,水一盏,加生姜二片,粟米少许,大枣二个,同煎至七分,去滓热服。

【功用】补中益气,调顺脾元。

【主治】心胸满闷,不思饮食,上热下冷。

26086 白豆蔻散(《博济》卷三)

【异名】白豆蔻汤(《圣济总录》卷一五六)。

【组成】白豆蔻二两(用仁,一半生,一半熟) 枳壳半斤(去瓤,以浆水煮软,麸炒令香止) 肉桂二两(去皮) 橘皮二两(去瓤,炒,切细) 诃子二两(去核,半生半熟) 当归二两(洗)

【用法】上为末。每服一钱,水一中盏,加生姜、大枣,同煎至七分,稍温服。如要丸,用好枣浆水煮,去皮核,细研为丸,如梧桐子大。每服十五丸,以姜擘破,炒令黑色,入水,煎汤送下。

【主治】❶《博济》:脾胃气不和,泄痢。❷《圣济总录》:妊娠下痢,腹痛肠鸣。

26087 白豆蔻散(《圣济总录》卷四十六)

【组成】白豆蔻仁 厚朴(去粗皮,生姜汁炙,到) 白术 沉香(到) 陈橘皮(汤浸,去白,焙) 甘草(炙)各等分

【用法】上为散。每服二钱匕,入盐少许,食前沸汤点服。

【主治】脾胃气弱,不进饮食。

26088 白豆蔻散(《圣济总录》卷四十六)

【组成】白豆蔻仁 桂(去粗皮) 木香 人参各半两 曲(炒) 京三棱(炮,到) 陈橘皮(去白,切,焙) 大麦蘖(炒)各三分 干姜(炮裂) 甘草(炙)各一分

【用法】上为细散。每服二钱匕,加生姜三片,盐少许,食前沸汤点服。

【主治】脾胃气虚弱,不能饮食。

26089 白豆蔻散(《圣济总录》卷六十七)

【组成】白豆蔻(去皮)二两 厚朴(去粗皮,姜汁炙) 莎草根(炒去毛)各一两 甘草(炙,到)五两 缩砂蜜(去皮) 青橘皮(汤洗,去白,焙) 陈橘皮(汤浸,去白,焙) 丁香各四两 木香三两

【用法】上为末。每服二钱匕,加生姜二片,盐少许,食前沸汤点服。

【主治】中寒冷气,脐腹刺痛,胀满便利,醋心呕逆。

26090 白豆蔻散(《圣济总录》卷七十二)

【组成】白豆蔻(去皮)三分 桂(去粗皮) 丁香 附子(炮裂,去皮脐)各半两 高良姜 木香 肉豆蔻(去壳)各一分 人参 枳壳(去瓤,麸炒) 甘草(炙,到) 陈橘皮(去白,焙,炒)各半两

【用法】上为散。每服二钱匕,煎木瓜、生姜汤调下。

【主治】积聚,心腹胀满,宿食不化,气刺疠痛,泄泻,善噫吞酸,食欲呕吐,手足逆冷。

26091 白豆蔻散(《圣济总录》卷七十二)

【组成】白豆蔻(去皮) 干木瓜各一两 生糯米三合 干姜(炮)三分 甘草(炙,到)半两 缩砂仁一两半

【用法】上为散。每服二钱匕,新汲水调下。

【主治】胃中诸气结滞不消,心腹胀满,吐泻不止。

26092 白豆蔻散(《圣济总录》卷一六五)

【组成】白豆蔻 白术 甘草(炙,到) 肉豆蔻仁 芍药 白茯苓(去黑皮)各三分 桂(去粗皮) 陈橘皮(去白,焙)各半两 枳壳(去瓤,麸炒)一分

【用法】上为散。每服二钱匕,空腹米饮调下。

【主治】产后冷痢,脐下疠痛,不能食。

26093 白豆蔻散(《杨氏家藏方》卷五)

【组成】沉香三分 缩砂仁(微炒) 白豆蔻仁(微炒) 干生姜各一两 木香 人参(去芦头) 白术 白茯苓(去皮) 丁香各半两

【用法】上为细末。每服二钱,水一盏,入盐一捻,加生姜三片,煎至七分,食前热服;或用盐汤点亦得。

【主治】脾胃不和,中脘痞闷,气不升降,痰逆恶心,不思饮食。

26094 白豆蔻散(《直指》卷五)

【组成】白豆蔻仁 缩砂 荜澄茄 丁香 木香 甘草(炒)各一分 青皮 陈皮 辣桂各二分 厚朴(制) 香附(炒)各三分

【用法】上为末。每服三钱,水一盏,加生姜三片,盐一捻,煎七分,不拘时候服。

【主治】七气所伤,滞于胸膈,窒于咽喉,胀痛于心下,噫气吞酸,不能饮食。

26095 白豆蔻散(《直指小儿》卷二)

【组成】白豆蔻仁 缩砂仁 青皮 陈皮 甘草(炙) 香附子 蓬莪术各等分

【用法】上为末。每服一钱,紫苏煎汤调下。

【主治】盘肠气痛。

26096 白豆蔻散

《普济方》卷三九四。为《幼幼新书》卷二十七引丁时发方"肉豆蔻散"之异名。见该条。

26097 白豆蔻散(《奇效良方》卷四十二)

【组成】白豆蔻(去皮)三分 肉豆蔻(去壳)一分 高良姜 木香各一分 桂心(去粗皮) 附子(炮,去皮脐) 枳壳(炒) 陈橘皮(炒) 人参 丁香 甘草(炙)各半两

【用法】上为细末。每服二钱,食前用木瓜、生姜煎汤调下。

【主治】积聚,心腹胀满,宿食不消,气刺疗痛,泻泄,善噫,呕吐酸水,手足厥冷。

26098 白豆蔻散(《赤水玄珠》卷四)

【组成】白豆仁三钱

【用法】上为末。酒送下。

【主治】❶《赤水玄珠》:胃口寒,作吐及作痛者。❷《济阳纲目》:胃冷有积,吃食欲作呕吐者。

26099 白沉香散(《局方》卷三淳祐新添方)

【组成】川白姜(炒) 半夏曲 白茯苓 附子(炮熟,去皮) 诃子肉 干山药 沉香 白术(煨) 木香 人参(去芦)各一两半 丁香半两 甘草(炙)六钱

【用法】上为细末。每服二大钱,水一中盏,加生姜三片,大枣三个,木瓜一片,煎七分,食前服。

【功用】常服坠气,和脾胃。

【主治】一切冷气攻冲心腹,胁肋胀满,噫醋吞酸,胸膈噎塞,饮食减少。

26100 白附子丸(《圣惠》卷十九)

【组成】白附子一两(炮裂) 白僵蚕一两(微炒) 腻粉一分 天南星三分(炮裂) 白花蛇一两(酒浸,炙微黄,去皮骨) 防风一两(去芦头) 麻黄一两(去根节) 赤箭二两 麝香一两(细研) 白术半两 羚羊角屑三分

【用法】上为末,加麝香、腻粉,研令匀,以糯米粥为丸,如梧桐子大。每服十丸,以温酒研下,不拘时候。

【主治】风瘖口噤,身体强直,迷闷不识人。

26101 白附子丸(《圣惠》卷四十)

【组成】白附子三分 白芷三分 杜若三分 赤石脂二两 桃花二两 杏仁一两(汤浸,去皮尖双仁,麸炒微黄) 甜瓜子一两(微炒) 牛膝一两(去苗) 鸡粪白三分(微炒) 白石脂二两 远志三分(去心) 葳蕤三分

【用法】上为末,炼蜜为丸,如梧桐子大。每服二十丸,食后以温牛乳一合送下。

【功用】令人面洁白媚好。

26102 白附子丸(《圣惠》卷八十五)

【组成】白附子一分(炮裂) 白僵蚕一分(微炒) 乌蛇三分(酒拌,炙令黄) 牛黄一分(细研) 干蝎半两(微炒) 麝香一分(细研) 朱砂半两(细研,水飞过) 甜葶苈一分(隔纸炒令紫色) 青黛半两(细研) 蟾酥半钱 蜣蜋一分(微炒,去翅足) 天浆子三七枚(内有物者)

【用法】上为末,以猪胆汁为丸,如绿豆大。每服一丸,以冷水研,滴入鼻中,候嚏一两声,便以温水研三丸服之,或吐出粘涎。睡醒便愈。

【主治】小儿急惊风,手足抽掣。

26103 白附子丸(《圣济总录》卷十五)

【组成】白附子三钱 龙脑(研)一钱 麝香(研)一钱 蝎梢(微炒)七枚 天南星(炮)一两 白僵蚕(微炒)一钱 凝水石(煅过,研)一两半

【用法】上药,除凝水石外,捣研为末,再同和匀,入白蜜不拘多少,研令如稀饧状,入白面糊半匙头许,然后将凝水石末旋入,以干可为丸,如鸡头子大,于凝水石末中,留少

许为衣,慢火焙干。每服一丸,细嚼,食后用薄荷熟水送下;茶清亦得。

【主治】脑风。鼻息不通,时流清涕,多嚏不已。

26104 白附子丸

《圣济总录》卷十九。为《圣惠》卷七"蚰蜒丸"之异名。见该条。

26105 白附子丸(《卫生总微》卷十)

【组成】白附子一分(末) 蝎梢一分(研) 舶上硫黄半两(研细)

【用法】先将半夏半两(汤洗净,生为末),生姜自然汁和剂,捻作饼子,小钱大,沸汤内煮至熟,取出研成膏,入三味药末和之,如干,添沙汤,丸如萝卜子大。每服二三十丸,米汤或乳汁送下,不拘时候。

【主治】伤风冷吐逆,及治粪青下泻。

26106 白附子丸(《杨氏家藏方》卷二)

【组成】半夏(汤洗七遍,生姜汁制) 天南星(炮) 寒水石(煅) 细辛(去叶土) 白茯苓(去皮) 白僵蚕(炒,去丝嘴) 肉桂(去粗皮) 白附子(炮) 川芎各三分 香白芷一分 麝香一分(别研)

【用法】上为细末,生姜汁煮糊为丸,如梧桐子大。每服三十丸,食后用温热水送下。

【主治】风搏阳络,胸膈涎盛,眉痛头旋。

26107 白附子丸(《杨氏家藏方》卷十七)

【组成】白附子(微炮) 天麻 半夏(汤洗七遍) 朱砂(研细,水飞)各半两 白僵蚕一两(炒,去丝嘴) 全蝎二十一枚(去毒,微炒) 腻粉一分(别研) 麝香一钱(别研) 金箔十片(别研)

【用法】上药将白附子等五味研为细末,次入研者药,一处拌匀,煮枣肉为丸,如黍米大。每服十丸,煎荆芥汤送下,不拘时候。

【主治】小儿急慢惊风,潮热生涎,上气喘急。

26108 白附子丸(《直指》卷十一)

【组成】白附子(炮) 南星(炮) 半夏(汤七次) 旋覆花 甘菊 天麻 川芎 橘红 僵蚕(炒,去丝嘴) 干姜(生)各一两 全蝎半两(焙)

【用法】上为末,用生姜半斤,取汁打面糊为小丸。每服五十丸,食后荆芥汤送下。

【主治】风痰上厥,眩运头疼。

26109 白附子丸(《普济方》卷四十七引《经效济世方》)

【组成】天南星(生) 天麻 半夏(汤洗七遍) 川乌头(生,去皮脐) 白附子(生用)各等分

【用法】上为细末,加脑子、麝香少许,瓷盒内闭一二宿,清水为丸,如梧桐子大,朱砂为衣。每服五七丸,加至十丸,食后茶清或姜汤送下。服时微以齿碎之。

【主治】风虚痰盛,头目昏眩。

26110 白附子丸(《济阴纲目》卷三)

【组成】白附子四两 附子二两 黄狗骨头四两(烧灰)

【用法】上为细末,粥为丸,如梧桐子大。每服三十丸。与伏龙肝散兼服。

【主治】妇人经年崩漏不止,诸药不效,脉濡微。

26111　白附子汤

《审视瑶函》卷五。为《永类钤方》卷十一"白附子散"之异名。见该条。

26112　白附子散（《外台》卷三十二引《古今录验》）

【组成】白附子　青木香　由跋各二两　麝香二分

【用法】上为散。以水和,涂面。

【主治】面皰瘰肿。

26113　白附子散（方出《千金》卷六,名见《圣济总录》卷一二一）

【组成】白附子　知母　细辛各六铢　芎䓖　高良姜各十二铢

【用法】上为末。以绵裹少许着齿上,有汁吐出,一日两度含之。

【主治】龋齿及虫痛;口气。

26114　白附子散（《幼幼新书》卷十四引《石壁经》）

【组成】白附子　朱砂各三分　全蝎分半　黑附子(炮)　雄黄　羌活各半两　石膏七钱半　麻黄(去节)一两　脑　麝(随意入,别研)。

【用法】上为末。每服半钱或一字,薄荷、腊茶汤调服,如热再服。

【主治】夹惊伤寒。

26115　白附子散（《圣惠》卷十）

【组成】白附子半两　附子半两　天南星一分　天麻半两　半夏半两　乌头半两　朱砂一分(细研)　干蝎一分　麻黄半两(去根节)

【用法】上药生为细散,入研了朱砂令匀。每服一钱,以生姜汤调下。良久,以热葱豉粥饮投之,当便汗出。

【主治】伤寒中风,头痛项强。身体壮热,服诸药不得汗者。

26116　白附子散（方出《圣惠》卷三十四,名见《圣济总录》卷一二一）

【组成】白附子(生用)　莽草　细辛　芎䓖　高良姜各一分(剉)

【用法】上为细散。以绵裹少许,着龋上,有汁勿咽。

【主治】龋齿疼痛。

26117　白附子散（方出《圣惠》卷四十,名见《普济方》卷五十七）

【组成】白附子一两　木香半两　由跋半两　麝香一分(细研)　细辛一两

【用法】上为末。加麝香研匀,水调如膏,夜卧涂之。

【主治】肺脏风毒,及酒渣皰瘰发歇。

【备考】方中由跋,《普济方》作"细辛"。

26118　白附子散（《圣济总录》卷十五）

【组成】白附子(生用)　白术　天麻　白芷各一两　防风(去叉)　芦荟各半两　丹砂(研)一分　龙脑(研)少许　麝香(研)少许

【用法】上药先将白附子等捣罗为末,次将丹砂等研细,同前件药末拌匀,瓷器中盛。早、晚每服一钱匕,用薄荷汁少许,温酒一盏调下。

【主治】风邪循风府上至脑户,为脑风头痛。

26119　白附子散（《圣济总录》卷一四五）

【组成】白附子(炮)　续断　防风(去叉)各一两

【用法】上为散。每服二钱匕,童便和热酒一盏调下,并三服,不拘时候。

【主治】打扑内损及坠马伤。

26120　白附子散（《鸡峰》卷十八）

【异名】白附散（《准绳·类方》卷四引《本事》）。

【组成】麻黄(不去节)　乌头　天南星各半两　干姜一分　蝎五个　白附子一两　朱砂一分(研)　麝香一分(研)

【用法】上为细末。每服一字,酒调服讫,去枕卧少时,又灸曲鬓穴七壮,左痛灸左,右痛灸右。

【主治】❶《鸡峰》:风寒留于骨髓,脑逆,头痛连齿,时发时止,连年不已。❷《本事》:风寒客于头中,偏痛无时,久久牵引两目,遂至失眠。

【方论选录】《本事方释义》:白附子气味辛甘大热,入足阳明;麻黄气味辛温,入足太阳;川乌气味苦辛大热,入足太阳、少阴;南星气味苦辛温,直入手、足太阴;全蝎气味甘平,入足厥阴,最能行走入络;干姜气味辛温,入手足太阴;朱砂气味苦温,入心;麝香气味辛香,入手足少阴,能引药入络。此因客邪入于头中,偏痛无时,以致失明,非辛香温热能行之药不能搜逐其邪,非温散之药不能送邪达外;外内清平,其病焉有不去者乎?

26121　白附子散（《百一》卷三）

【组成】白附子半两(炮)　天南星半两(炮)　黑附子(炮,去皮脐)一分

【用法】上为细末。每服二钱,水一盏,加生姜五片,慢火煎六分,不拘时候服。小儿一钱,水一盏,加生姜三片,慢火煎,不住手搅匀,至小半盏,分三服。

【功用】止吐化涎。

【主治】大人、小儿虚风呵欠。

26122　白附子散（《永类钤方》卷十一）

【异名】白附子汤（《审视瑶函》卷五）。

【组成】荆芥穗四两　菊花　防风　木贼(去节)　白附子各三两　白蒺藜(炒,去刺)一两　粉草(炙)一两　制苍术　人参　羌活各半两

【用法】上㕮咀。每三钱,水煎,食后服。

【主治】发散初起黑花,昏矇内障。

【备考】方中白附子原脱,据《准绳·类方》补。

26123　白附子散（《准绳·疡医》卷三）

【组成】白附子　密陀僧　茯苓　白芷　定粉各等分

【用法】上为末。先用萝卜煎汤洗面净,后用羊乳调,至夜敷患处,次早洗去。

【主治】面上热疮似癣,或生赤黑斑点。

26124　白附子散（《理瀹》）

【组成】白附子八两　大黄四两　川乌二两　草乌八钱　羌活　防风　半夏　南星　天麻　白芷　细辛　麻黄　马前子　当归尾　白芍　川芎　生地　苏木　红花　骨碎补　灵仙　续断　延胡　灵脂　刘寄奴　五倍子　降香　儿茶　黄丹　石膏(以上皆生晒)　松香(去油)　乳香(去油)　没药(去油)各二两　雄黄一两　轻粉三钱　龙骨(杵)　象皮　生龟版各七钱　蝉蜕身　蛇蜕　山甲　朱

砂　芸香　官桂(剉)　发灰各五钱(共末)　血竭三两(单研,在后和入)　酌加冰　麝

【用法】以少许掺散阴膏贴;如破者干掺;肿者用葱汁和醋调敷。

【主治】跌打各伤。

26125　白附子膏(《外台》卷三十二引《必效方》)

【组成】白附子　青木香　丁香各一两　商陆根一两　细辛三两　酥半升　羊脂三两　密陀僧一两(研)　金牙三两

【用法】上药以酒三升渍一宿,煮取一升,去滓纳酥,煎一升膏。夜涂面上,旦起温水洗。

【功用】令面白悦泽。

【主治】䵟黯。

【宜忌】不得见大风日。

26126　白附子膏(《圣惠》卷十四)

【异名】玉容散(《杨氏家藏方》卷二十)。

【组成】白附子　密陀僧　牡蛎(烧为粉)　芎藭　白茯苓各半两

【用法】上为细散,更研令极细,以酥调。敷疮瘢上。

【主治】❶《圣惠》:伤寒生豌豆疮,愈后瘢痕不消。❷《普济方》:面黑䵟黯,皮皱皴。

26127　白茅根汤(《圣惠》卷三十八)

【组成】白茅根一握　麦门冬一两(去心)　陈橘皮半两(汤浸,去白瓤,焙)　淡竹茹半两　赤茯苓半两　甘草半两(炙微赤)　生姜半两　枇杷叶半两(拭去毛,炙微黄)

【用法】上剉细。以水三大盏,煎至一盏半,去滓,分为三次温服,不拘时候。

【主治】乳石发动,虚热,痰饮呕逆,不可饮食。

26128　白茅根汤(方出《圣惠》卷五十八,名见《普济方》卷二一四)

【组成】滑石　芭蕉根各半两　莲子草一两　白茅根一两半(剉)

【用法】上为粗散。每服四钱,水一盏,煎至六分,去滓,食前温服。以利为度。

【主治】热淋涩痛,热极不解。

26129　白茅根汤(《圣济总录》卷九十六)

【组成】白茅根(剉)三两　秦艽(去苗土)　茵陈蒿　犀角(镑)　黄芩(去黑心)各一两半　朴消(研)　赤芍药各二两　大黄一两　麦门冬(去心,生用)二两半

【用法】上为粗末。每服三钱匕,水一盏半,煎至一盏,去滓,空腹服,日二夜一。

【主治】心脾热壅,小便赤涩,皮肉发黄,目黄色。

26130　白茅根汤(《圣济总录》卷九十八)

【异名】茅根汤(原书卷一八四)。

【组成】白茅根(细剉)五两

【用法】上为粗末。每服五钱匕,水一盏,煎至七分,去滓温服,不拘时候。

【主治】热淋,小便赤涩不通。

26131　白茅根汤

《鸡峰》卷十八。为《圣惠》卷五十八"白茅根散"之异名。见该条。

26132　白茅根汤(《胎产秘书》卷下)

【组成】白茅根　瞿麦　茯苓　车前　人参　滑石　通草　麦冬　炙甘草

【用法】加灯心数茎,煎服。

【主治】产后小便数淋。

【加减】血淋,加淮牛膝。

26133　白茅根散(《圣惠》卷十七)

【组成】白茅根一两(剉)　百合一两　陈橘皮一两(汤浸去白瓤焙)　葛根一两(剉)　人参一两(去芦头)

【用法】上为散。每服五钱,以水一大盏,煎至五分,去滓温服,不拘时候。

【主治】热病,哕逆不下食。

26134　白茅根散(《圣惠》卷三十七)

【组成】白茅根一两(剉)　犀角屑三分　刺蓟根一两半　黄芩一两　桑根白皮二两(剉)　紫菀一两

【用法】上为粗散。每服四钱,以水一中盏,入竹茹一分,煎至五分,去滓,入生地黄汁一合,更煎三两沸,每于食后温服之。

【主治】心、肺脏热壅致唾血。

26135　白茅根散(《圣惠》卷五十八)

【异名】白茅根汤(《鸡峰》卷十八)。

【组成】白茅根一两(剉)　赤芍药三分　滑石一两　木通三分(剉)　子芩三分　葵子一两　车前子三分　乱发灰一分

【用法】上为粗散。每服三钱,以水一中盏,煎至六分,去滓温服。如人行十里再服,以愈为度。

【主治】血淋,小便中痛不可忍。

【备考】方中赤芍药,《鸡峰》作"白芍药"。

26136　白茅根散(《圣惠》卷七十九)

【组成】白茅根三分(剉)　蓬麦一两　鲤鱼齿二十枚(细研)　木通二两(剉)　车前子一两　冬葵子一两

【用法】上为散。每服三钱,以水一中盏,煎至六分,去滓温服,一日三四次。

【主治】产后小便淋涩及血淋。

26137　白茅根散(《鸡峰》卷十五)

【组成】伏龙肝　禹余粮　白芍药　熟地黄　地榆　白茅根各四两　龙骨　当归各六两　甘草　麒麟竭

【用法】上为粗末。每服三钱,水一盏,煎至七分,不拘时候服。

【主治】妇人崩中不止,遶脐撮痛,或时烦渴。

【备考】方中甘草、麒麟竭用量原缺。

26138　白茅藤酒(《外科大成》卷四)

【组成】白茅藤根(于石臼内杵粉)

【用法】每用粉四两,糯米一斗,蒸饭作酒;或每酒一升,用药三两煮服。以醉为度。

【主治】大麻风并三十六种风。

26139　白矾灰散(方出《圣惠》卷三十六,名见《普济方》卷五十五)

【组成】白矾灰一分　白龙脑三分　乌贼鱼骨一分　蒲黄半两

【用法】上为细散。每以半钱,绵裹塞耳,日三易之。

【主治】聤耳出脓水,久不绝。

26140 白矾灰散(《圣惠》卷八十九)

【组成】白矾灰 黄柏(剉) 乌贼鱼骨 龙骨各半两

【用法】上为细散。以绵缠柳杖,展去脓血尽,干掺药末于耳内,一日二三次。

【主治】小儿聤耳有脓血,疼痛不止。

26141 白矾涂方(《圣济总录》卷一三七)

【组成】白矾一两(研为末)

【用法】用醋调如糊,涂摩癣上。

【主治】一切干湿癣。

26142 白矾涂方(《圣济总录》卷一八○)

【组成】白矾(生末) 黄米粉各一两

【用法】每用一钱匕,清水半合,调如泥,涂脑上,一日三次。

【主治】小儿脑热鼻干。

26143 白矾煮散(《圣济总录》卷一七二)

【组成】白矾(烧灰) 防风(去叉) 细辛(去苗叶) 附子(生用) 干姜(炮) 白术 甘草(炙)各半两 蛇床子(微炒)一分 藜芦(去芦头) 椒(去目并开口者,炒出汗)各一分

【用法】上为细散。每用一钱匕。以无灰酒一盏,水半盏,煎十余沸,热含冷吐,一日三次。以愈为度。

【主治】小儿牙齿急疳,虫蚀齿床,及口面肿,开口不得,臭烂疼痛不可忍。

26144 白虎骨酒(《全国中药成药处方集》抚顺方)

【组成】虎骨二两 怀牛膝一两三钱 木瓜一两 蚕沙一两 没药六钱 海藤六钱 桂楠一两三钱 年健八钱 地枫八钱 赤术八钱 西花一两 桂枝六钱 当归八钱 川断六钱 防风七钱 白花蛇一两三钱 鹿胶一两三钱 公藤一两三钱 公丁香七钱 松节四钱 紫蔻一两三钱 草蔻四钱 广木香四钱 良姜七钱 官桂七钱 红参一两三钱

【用法】用烧酒三十斤,用罐泡药一天许,再以温火燉数开,澄清去渣用之。每早服三钱。

【功用】疏风散寒,镇痛。

【主治】风寒湿痹,经络闭塞,筋骨疼痛,或麻木,或筋抽搐,腰膝疼痛,难以伸屈;及妇人经闭血寒,抽筋麻木,关节作痛。

【宜忌】孕妇忌用。

26145 白果叶散(《疡医大全》卷十八引《吴氏家秘》)

【组成】珍珠 银粉各二钱 雄黄一钱 白果叶(去梗,瓦上微火焙干,研末)三钱

【用法】先将珍珠、雄黄研末,同虾蟆心、肝十副捣烂,围住病疮四边,再将白果叶末、银粉、好醋调搽病疮中心,不过二次即消。破烂者,用醋浸白果叶一昼夜,贴破疮上。

【功用】能捆诸疬,不使漫生,即能消散。

【主治】瘰疬。

26146 白果蛋方(《种福堂方》卷二)

【组成】头生鸡子五个 生白果肉十枚

【用法】将鸡子开一小孔,每一鸡子内入白果肉二枚,放饭上蒸熟,每日吃一个,连四五次即愈。

【主治】白浊。

26147 白物神散(《产科发蒙·附录》)

【组成】土茯苓(炒)十五钱 当归 川芎 薏苡仁 牡丹皮各五钱(炒) 人参 甘草各二钱

【用法】上为细末。每服一钱,白汤送下。

【主治】妇人带下,因气滞、欲郁、血郁者。

26148 白狗肺汤(《幼幼新书》卷十六引《婴孺方》)

【组成】白狗肺一具(切) 紫菀五分 清酒一斗 人参 乌韭 款冬花 细辛 桂心 白术各一两 生姜三两 饴糖半斤 豉一升 甘草(炙)一寸 麻黄(去节)二分 吴茱萸半斤(一方无桂心,有杏仁七个)

【用法】用前清酒一斗,同药微火煮至七升。每服一合,日三夜一。

【主治】少小咳逆善呕,面肿涕出,胸满肺胀,短气肩息。

26149 白鱼灰散(《卫生总微》卷十)

【组成】书中白鱼七枚(烧灰)

【用法】上为细末。乳汁调一字与服;或敷在乳上吮之。

【主治】百日内儿涎壅吐乳。

26150 白定眼药(《普济方》卷七十六)

【组成】可铁刺(如无,以白及粉代之) 阿飞勇各一钱 李子树胶四钱 白锡粉(炒,水飞)八钱

【用法】上为细末,鸡子清为锭,用奶女儿乳汁,于光磨石上磨汁。不拘时点之。

【功用】定痛,消肿,去翳。

26151 白降雪丹

《疡医大全》卷十七。为《金鉴》卷六十六"白降雪散"之异名。见该条。

26152 白降雪散(《金鉴》卷六十六)

【异名】白降雪丹(《疡医大全》卷十七)。

【组成】石膏(煅)一钱五分 硼砂一钱 焰消 胆矾各五分 元明粉三分 冰片二分

【用法】上为极细末。以笔管吹入喉内。

【主治】喉风肿痛,声音难出。

26153 白树鸡粥(《医方类聚》卷一四一引《食医心鉴》)

【组成】白树鸡三两(洗泽,细切。一名白木耳) 米三合 薤白五合(切)

【用法】上相和于豉汁中,煮作粥。空心食之。

【主治】肠滑,赤白下痢。

26154 白荆花丸(《圣惠》卷二十二)

【组成】白荆花半两(微炒) 乌头一分(炮裂,去皮脐) 半夏一分(汤洗七遍,去滑) 腻粉半分 水银半两(以枣瓤研令星尽) 白花蛇二两(酒浸,去皮骨,炙令微黄) 天南星一分(炮裂)

【用法】上为末,入水银都研令匀,炼蜜为丸,如绿豆大。每服五丸,以热酒送下,不拘时候。

【主治】急风,腰背强硬,口眼牵急。

26155 白带净丸(《成方制剂》10册)

【组成】茯苓120克 山药(炒)90克 龙骨(煅)60克 牡蛎(煅)60克 芡实90克 椿皮60克 杜仲(盐

炒)90 克　葛根 60 克　青黛 30 克　薏苡仁 108 克　续断(酒炒)90 克　天花粉 90 克　粉草薢 90 克　赤石脂(煅)60 克　肉豆蔻 60 克

【用法】以上十五味,粉碎成细粉,过筛,混匀,用水泛丸,干燥,即得。口服。一次 6 克,一日 2 次。

【功用】健脾利湿,清热止带。

【主治】湿热下注,赤白带下。

26156　白茯苓丸(《圣惠》卷二十六)

【组成】白茯苓一两　白龙骨一两　远志一两(去心)防风一两(去芦头)　人参一两(去芦头)　柏子仁一两牡蛎二两(烧为粉)　犀角屑一两　生干地黄一两

【用法】上为末,加枣肉二两,炼蜜为丸,如梧桐子大。每服三十丸,空腹以粥饮送下,晚食前再服。

【主治】肝劳热,恐畏不安,精神闷怒,不能独卧,志气错乱。

26157　白茯苓丸

《圣惠》卷二十六。为《外台》卷十七引《素女经》"更生丸"之异名。见该条。

26158　白茯苓丸(《圣惠》卷四十七)

【组成】白茯苓一两　黄柏一两(微炙,剉)　干姜一两(炮裂,剉)　木瓜一两半(干者)　白石脂二两

【用法】上为末,煮粟米饭为丸,如梧桐子大。每服三十丸,以粥饮送下,不拘时候。

【主治】霍乱后水痢不止。

26159　白茯苓丸(《圣惠》卷五十三)

【组成】白茯苓一两　覆盆子一两　黄连一两(去须)人参一两(去芦头)　栝蒌根一两　熟干地黄一两　鸡肶胵五十枚(微炒)　草薢一两(剉)　玄参一两　石斛三分(去根,剉)　蛇床子三两

【用法】上为末,炼蜜为丸,如梧桐子大。每服三十丸,食前煎磁石汤送下。

【主治】因消中之后,胃热入肾,消烁肾脂,令肾枯燥,遂致消肾,即两腿渐细,腰脚无力。

【方论选录】《医方集解》:此足少阴药也。茯苓降心火而交肾,黄连清脾火而泻心,石斛平胃热而涩肾,熟地、玄参生肾水,覆盆、蛇床固肾精,人参补气,花粉生津,草薢清热利湿,肶胵能消水谷,通小肠、膀胱而止便数,善治膈消,磁石色黑入肾,补肾益精,故假之为使也。

26160　白茯苓丸(《圣惠》卷七十八)

【组成】白茯苓一两　熟干地黄一两　人参(去芦头)琥珀　桂心　远志(去心)　菖蒲　柏子仁各半两

【用法】上为末,炼蜜为丸,如梧桐子大。每服三十丸,以粥饮送下,不拘时候。

【主治】产后心虚惊悸,神不安定。

26161　白茯苓丸(《医方类聚》卷十引《简要济众方》)

【组成】白茯苓一两　人参一两(去芦头)　麦门冬(去心,焙)　酸枣仁一两(微炒)　甘草三分(微炙黄,剉)朱砂三分(别研)　生龙脑一分(别研)

【用法】上七味,除别研药外,同捣为细末,入研了药,再研令匀,炼蜜为丸,如鸡头子大。每服一丸,食后、临卧乳香汤送下。

【功用】化痰、镇心安神。

【主治】肝脏实热上攻,头目昏眩;兼治风。

26162　白茯苓丸(《圣济总录》卷四十)

【组成】白茯苓(去黑皮)　黄柏(去粗皮)　干姜(炮裂)各三两　木瓜(干者,去瓤)一枚(切,焙)

【用法】上为末,以粳米或粟米饮为丸,如梧桐子大,晒干。每服三十丸,米饮送下,一日二次。老小加减。

【主治】霍乱后,水利不止;亦治诸利。

26163　白茯苓丸(《圣济总录》卷七十七)

【组成】白茯苓半两　黄连二两半　黄柏　羚羊角各一两半

【用法】上为末,炼蜜为丸,如梧桐子大。每服三十丸,空心米饮送下,日午再服。

【主治】休息痢,日夜频并。

26164　白茯苓丸(《圣济总录》卷八十一)

【组成】白茯苓(去黑皮)　石斛(去根)　肉苁蓉(酒浸,切,焙)　酸枣仁(炒)　五味子(炒)　天雄(炮裂,去皮脐)　续断　泽泻(剉)　当归(切,焙)各一两半　白蒺藜(炒)　人参　羚羊角(镑)　枳壳(去瓤,麸炒)　黄耆(剉)　五加皮(剉)　防风(去叉)　细辛(去苗叶,炒)　独活(去芦头)　杜仲(去粗皮,酥炙)　甘草(剉,炙)各一两熟干地黄(焙)　白槟榔(生用)　鹿角胶(炙令燥)　云母粉(别研)各二两　菟丝子(酒浸软,别研)三两

【用法】上药先将二十三味捣罗为末,入细研云母粉、菟丝子,揉拌令匀再罗,炼蜜为丸,如梧桐子大。每日早、晚食前各服二十丸,大枣汤送下。

【主治】风毒脚气缓弱,腰脊急痛,臂膊酸疼,心胸痰壅,气逆胁满。

26165　白茯苓丸(《圣济总录》卷八十八)

【组成】白茯苓(去黑皮)　贝母(去心)　五味子　紫菀(去苗土)　白术　百部根　杜蘅　麦门冬(去心,焙)人参　麻黄(去根节,汤煮,掠去沫)　杏仁(汤浸,去皮尖双仁,熬)　陈橘皮(汤浸,去白,焙)　桂(去粗皮)各等分

【用法】上为末,炼蜜为丸,如梧桐子大。每服二十丸,空腹米饮送下,一日二次。加至三十丸。

【主治】虚劳上气咳嗽。

26166　白茯苓丸(《圣济总录》卷一五一)

【组成】白茯苓(去黑皮)　黄耆(炙,剉)　薏苡仁草薢　山茱萸　赤芍药各一两半　枳壳(去瓤,麸炒)一两一分　白槟榔(炮,剉)　熟干地黄(焙)各二两　桃仁(汤浸,去皮尖双仁,麸炒黄色)二两半　当归(切,焙)一两

【用法】上为末,炼蜜为丸。涂酥捣熟为丸,如梧桐子大。每服四十丸,空腹煎大枣汤送下。

【主治】妇人月水不调,或多或少,脐下胀满疼痛。

26167　白茯苓汤(《圣济总录》卷四十九)

【组成】白茯苓(去黑皮)　桂(去粗皮)　附子(炮裂,去皮脐)　白芍药各三分　补骨脂(炒)　黄耆(剉)各一两蜀椒(去目及闭口,炒)四十粒　肉苁蓉(酒浸,切,焙)一两半

【用法】上咬咀,如麻豆大。每服三钱匕,水一盏,煎至七分,去滓,食前、临卧温服,一日三次。

【主治】肺痿。小便数,甚者吐涎沫,欲咳不能。

26168　白茯苓汤

《圣济总录》卷五十五。为《圣惠》卷三"补肝白茯苓散"之异名。见该条。

26169　白茯苓汤（《圣济总录》卷八十八）

【组成】白茯苓(去黑皮)　五灵脂　白芷(微炒)各一两　黄明胶(两片)一两(炙令燥)

【用法】上为粗末。每服三钱匕,水一盏,煎至八分,去滓,入蜜少许,更煎两沸,放温,细呷服,不拘时候。

【主治】虚劳咳嗽。

26170　白茯苓汤（《圣济总录》卷一一九）

【组成】白茯苓(去黑皮)　牛黄(研)各三分　犀角屑一分　甘草(炙)　人参　羚羊角屑　熟干地黄(焙)　白术　桂(去粗皮)各半两

【用法】上为粗末。每服三钱匕,水一盏,煎至七分,去滓温服,一日三次。

【主治】舌肿强。

26171　白茯苓汤（《圣济总录》卷一六三）

【组成】白茯苓(去黑皮)　赤芍药　芎䓖各一两半　桂(去粗皮)　大腹皮(剉)　枳壳(去瓤,麸炒)　熟干地黄(焙)各一两

【用法】上为粗末。每服三钱匕,水一盏,加生姜三片,煎至七分,去滓温服,一日三次。

【主治】产后气血虚,心膈烦满,身体壮热,恶露不行。

26172　白茯苓汤（《保命集》卷下）

【组成】白茯苓　泽泻各二两　郁李仁二钱

【用法】上㕮咀。作一服,水一碗,煎至一半,不拘时候常服,从少至多服。或煎得澄,加生姜自然汁在内,和面或做粥饭,顿食。五七日后,觉胀下,再加以白术散。

【主治】❶《保命集》:蛊胀。❷《普济方》:水肿。

26173　白茯苓汤（《医学纲目》卷五引《济生》）

【组成】白茯苓一钱　人参三钱　远志三钱(去心)　龙骨　防风各二钱　甘草三钱　犀角末五钱　生地黄四钱　大枣七个　麦门冬(去心)四钱

【用法】水二大盏,煎作八合,分三次温服,如人行五里一服。仍避风寒,若觉未安,隔日更作一剂。

【功用】《济阴纲目》:取虫后补虚。

【主治】破伤风五脏虚弱,魂魄不安。

26174　白茯苓汤

《女科指掌》卷五。为《圣惠》卷八十"白茯苓散"之异名。见该条。

26175　白茯苓散（《圣惠》卷三）

【异名】茯苓汤(《圣济总录》卷四十二)。

【组成】白茯苓一两　前胡一两(去芦头)　桂心半两　黄芩一两(剉)　白术一两　沉香一两　鳖甲一两(涂醋,炙微黄,去裙襕)　生干地黄三分　五味子三分　枳实半两(麸炒微黄)

【用法】上为散。每服三钱,以水一中盏,加生姜半分,同煎至六分,去滓温服,不拘时候。

【主治】肝气不足,筋脉不遂,心膈壅滞,左胁妨胀,不思饮食。

【宜忌】忌苋菜。

26176　白茯苓散（《圣惠》卷四）

【组成】白茯苓一两　人参一两(去芦头)　防风半两(去芦头)　桂心三分　远志半两(去心)　桔梗三分(去芦头)　枳壳三分(麸炒微黄,去瓤)　诃黎勒三分(煨,用皮)　白术半两　半夏三分(汤洗七遍去滑,微炒)　甘草一分(炙微赤,剉)

【用法】上为粗散。每服三钱,以水一中盏,加生姜半分,大枣三个,煎至六分,去滓温服,不拘时候。

【主治】心气虚寒,心膈胀满,悲思忧愁。

26177　白茯苓散（《圣惠》卷四）

【组成】白茯苓一两　远志三分(去心)　甘草二分(炙微赤,剉)　桂心一两　人参一两(去芦头)　白芍药三分　防风三分(去芦头)　熟干地黄一两　铁粉二两　黄耆三分(剉)　麦门冬三分(去心)

【用法】上为粗散。每服三钱,以水一中盏,加生姜半分,大枣三个,煎至六分,去滓温服,不拘时候。

【功用】安定神志。

【主治】心脏风虚,惊悸好忘,恍惚。

26178　白茯苓散（《圣惠》卷五）

【组成】白茯苓一两　陈橘皮一两(汤浸,去白瓤,焙)　人参(去芦头)　白术三分　五味子三分　草豆蔻半两(去皮)　半夏三分(汤洗七遍,去滑)　甘草一分(炙微赤,剉)

【用法】上为粗散。每服三钱,以水一中盏,加生姜半分,大枣三个,煎至六分,去滓稍热服,不拘时候。

【主治】脾胃气虚弱,胸中满闷,气促,呕吐不能下食。

26179　白茯苓散（《圣惠》卷十一）

【组成】槟榔一两　青橘皮半两(汤浸,去白瓤,焙)　桂心一两　厚朴一两(去粗皮,涂生姜汁,炙令香熟)　白茯苓半两　甘草半两(炙微赤,剉)　附子一两(炮裂,去皮脐)

【用法】上为散。每服四钱,以水一中盏,加生姜半分,煎至六分,去滓温服,不拘时候。

【主治】伤寒里虚,心下悸,腹中气不和。

26180　白茯苓散（《圣惠》卷十二）

【组成】白茯苓一两　人参一两(去芦头)　白术三分　白芍药三分　麻黄根一两　五味子半两　牡蛎一两(烧为粉)　肉苁蓉一两(酒浸一宿,刮去皱皮,焙干)

【用法】上为散。每服五钱,以水一大盏,煎至五分,去滓温服,不拘时候。

【主治】伤寒,脉微细,汗出不止,渐觉虚羸。

26181　白茯苓散（《圣惠》卷十四）

【组成】白茯苓一两　远志三分(去心)　半夏半两(汤洗七遍去滑)　石膏一两　黄芩半两　人参一两(去芦头)　桂心半两　熟干地黄一两　麦门冬半两(去心)

【用法】上为散。每服四钱,以水一中盏,加生姜半分,大枣二个,煎至六分,去滓,下饴糖一分,搅令匀,不拘时候温服。

【主治】伤寒后,心虚惊悸,或时妄语,四肢烦热,肢体羸瘦。

26182　白茯苓散（《圣惠》卷十八）

【组成】白茯苓半两　人参半两(去芦头)　柴胡半两(去苗)　草豆蔻一分(去皮)　半夏半两(汤洗七遍去滑)　枇杷叶半两(拭去毛,炙令微黄)　厚朴半两(去粗皮,涂生姜汁,炙令微黄)

【用法】上为散。每服五钱,以水一大盏,加生姜半分,大枣二个,煎至五分,去滓,食前温服。

【主治】热病后,脾胃气虚,冷痰滞,不思饮食。

26183　白茯苓散(《圣惠》卷二十七)

【组成】白茯苓　前胡(去芦头)　人参(去芦头)　黄耆(剉)　诃黎勒皮各一两　麦门冬(去心,焙)　杏仁(汤浸,去皮尖双仁,麸炒微黄)　紫菀(去苗土)　陈橘皮(汤浸,去白瓤,焙)各三分　甘草半两(炙微赤,剉)

【用法】上为粗散。每服三钱,以水一中盏,加生姜半分,煎至六分,去滓温服,不拘时候。

【主治】虚劳咳嗽,心胸壅闷。

26184　白茯苓散(《圣惠》卷二十七)

【组成】白茯苓一两　黄耆一两(剉)　半夏三分(汤洗七遍,去滑)　甘草半两(炙微赤,剉)　人参一两(去芦头)　桂心一两　白芍药一两　麦门冬一两半(去心焙)　陈橘皮三分(汤浸,去白瓤,焙)　熟干地黄一两

【用法】上为散。每服三钱,以水一中盏,加生姜半分,大枣三个,煎至六分,去滓,食前温服。

【主治】虚劳不足,小腹里急,四肢少力疼痛,不欲饮食。

26185　白茯苓散(《圣惠》卷二十七)

【组成】白茯苓　鳖甲(涂醋,炙令黄,去裙襕)　黄芩　草薢(剉)　麦门冬(去心)　酸枣仁(微炒)　甘草(炙微赤,剉)　生干地黄　人参(去芦头)　黄耆(剉)　柴胡(去苗)各一两　白芍药半两

【用法】上为散。每服四钱,以水一中盏,加秫米一百粒,生姜半分,煎至六分,去滓温服,不拘时候。

【主治】虚劳烦热,不得睡卧,四肢疼痛。

26186　白茯苓散(《圣惠》卷二十九)

【组成】白茯苓一两　白术一两　甘草半两(炙微赤,剉)　黄耆一两(剉)　人参三两(去芦头)　鳖甲一两(涂醋,炙令黄,去裙襕)　熟干地黄一两　当归三分　白芍药三分

【用法】上为散。每服四钱,以水一中盏,加生姜半分,豉三十粒,煎至六分,去滓温服,不拘时候。

【主治】虚劳寒热,心烦体痛,吃食减少。

【宜忌】忌苋菜。

26187　白茯苓散(方出《圣惠》卷四十七,名见《普济方》卷二〇二)

【组成】白茯苓一两　大枣十枚(去核)　麦门冬半两(去心)

【用法】上剉细。分为五服,每服以水一中盏,煎至六分,去滓,温温频服。

【主治】霍乱心烦渴。

26188　白茯苓散(《圣惠》卷四十七)

【组成】白茯苓二两　人参三两半(去芦头)　干姜一两(炮裂,剉)　桂心一两　远志一两　甘草一两(炙微赤,剉)

【用法】上为散。每服三钱,以水一中盏,加生姜半分,煎至五分,去滓温服,不拘时候。

【主治】上焦虚寒,精神不守,泄下便利,语声不出。

26189　白茯苓散(《圣惠》卷七十八)

【异名】熟干地黄汤(《普济方》卷三五三)。

【组成】白茯苓一两半　熟干地黄一两半　远志一两(去心)　甘草一两(炙微赤,剉)　白芍药一两　黄耆一两(剉)　桂心一两　当归一两(剉,微炒)　麦门冬一两(去心,焙)　人参一两半(去芦头)　菖蒲一分　桑寄生一分

【用法】上为粗散。每服四钱,以水一中盏,加生姜半分,大枣三个,竹叶二七片,煎至六分,去滓温服,不拘时候。

【主治】产后心神惊悸不定,言语失常,心中愦愦。

26190　白茯苓散(《圣惠》卷七十八)

【组成】白茯苓三分　麦门冬三分(去心,焙)　草豆蔻(去皮)　藿香　当归(剉,微炒)　人参(去芦头)　高良姜(剉)　芎䓖　甘草(炙微赤,剉)各半两

【用法】上为粗散。每服二钱,以水一中盏,加生姜半分,大枣三个,煎至六分,去滓温服,不拘时候。

【主治】产后霍乱吐泻,心神烦闷,腹内疗痛,四肢不和,或时燥渴。

26191　白茯苓散(《圣惠》卷八十)

【异名】白茯苓汤(《女科指掌》卷五)。

【组成】白茯苓一两　当归(剉,微炒)　白芍药　芎䓖　桂心　黄耆(剉)　人参(去芦头)　熟干地黄各半两

【用法】上为散。每服先以水一大盏半,入猪肾一对(去脂膜,细切),生姜半分,大枣三个,煎至一盏,去滓,入药半两,更煎至七分,去滓,食前分温二服。

【主治】产后蓐劳。盖缘生产日浅,久坐多语,运动用力,遂致头目四肢疼痛,寒热如疟状。

26192　白茯苓散(《圣惠》卷八十四)

【组成】白茯苓一两　乌梅肉一分(微炒)　干木瓜半两

【用法】上为粗散。每服一钱,以水一小盏,煎至五分,去滓令温,时时与服。

【主治】小儿霍乱,渴不止。

26193　白茯苓散(《普济方》卷二一六引《十便良方》)

【异名】茯苓散(《普济方》卷三十三)。

【组成】白茯苓　龙骨　甘草(炙,剉细)　干姜　桂心　续断　附子各一两　熟干地黄　桑螵蛸(微炒)

【用法】上为散。每服四钱,水一钟,煎至六分,去滓,每于食后温服。

【主治】小便不禁,日夜不止;白浊,甚至下血。

26194　白茯苓散

《普济方》卷十五,即《圣惠》卷三"羌活散"。见该条。

26195　白茯苓粥

《长寿药粥谱》引《直指》。为《圣济总录》卷一九〇"茯苓粥"之异名。见该条。

26196　白茯神散(《医略六书》卷三十)

【组成】熟地五两　人参两半　黄耆三两(酒炙)　枣仁三两　当归三两　白芍两半(酒炒)　远志两半　麦冬

三两(去心) 肉桂五钱(去皮) 辰砂一两 茯神二两(去木) 炙草五钱

【用法】上为散。每服三钱,水煎,去滓温服。

【主治】产后惊病,脉软数者。

【方论选录】产后血气大虚,心包失养,无以振发神明,而触事易惊焉。人参扶元补气以充血脉,黄耆补气固中以壮胃阳,当归养血营经脉,枣仁养心安神志,白芍敛阴和血脉,麦冬润肺清心火,远志通肾交心,肉桂平肝暖血,茯神安神定志,辰砂镇心定惊,炙草缓中和胃也。为散水煎,使胃气一壮,则心胆俱雄而心包得养,神志自强,安有触事易惊之患乎。

26197 白药子散(《鸡峰》卷五)

【组成】川升麻 白药 前胡 石膏各一两 羚羊角屑 甘草(炙)半两 玄参三分 麦门冬一两半 川朴消二两

【用法】上为粗末。每服五钱,水一盏,加竹茹一分,煎至五分,去滓温服,不拘时候。

【主治】热病咽喉肿塞连舌根疼痛,及干呕头疼不下食。

26198 白药子散(《宣明论》卷十四)

【组成】白药子一两 甘草半两

【用法】上为末。用猪肝一叶,批开掺药五钱,水一大盏,煮熟,食后服。

【主治】一切疳眼赤烂,目生翳膜,内外障疾,并小儿吐痢。

26199 白药子膏(《盘珠集》卷下)

【组成】白药子末

【用法】鸡子清调,摊纸上如碗大。贴于脐上,干则温水润之。

【主治】妊娠伤寒,恐毒气损胎。

26200 白牵牛散(《圣济总录》卷八十引《膜外气方》)

【组成】白牵牛子(炒) 青橘皮(去白,焙,炒) 木通(剉)各一两

【用法】上为散。每服一钱匕,煎商陆汤调下。大便下黄水为度。

【主治】膜外水气。

【宜忌】忌盐一百日。

【备考】本方方名,《医方类聚》引作"白牵牛子散"。

26201 白牵牛散(《金鉴》卷十六)

【组成】白牵牛(半生半熟) 甘草(炙) 橘红 白术(土炒) 桑白皮 木通各一钱

【用法】水煎服。

【主治】膀胱蕴热,风热相乘,小儿阴囊肿兼四肢肿,二便不利者。

26202 白扁豆丸(《普济方》卷一九七)

【组成】白扁豆一两(炒) 绿豆二两(炒) 好信五钱(醋煮)

【用法】上为末,入白面四两,水为丸,如梧桐子大。临发日五更服一丸,用凉水送下。

【主治】疟疾。

【宜忌】忌热物。

26203 白扁豆饮

《奇效良方》卷六十九。为方出《得效》卷十,名见《普济方》卷二五一"白扁饮"之异名。见该条。

26204 白扁豆散(《本事》卷五)

【组成】白扁豆(饭上蒸) 生姜各半两 枇杷叶(去毛) 半夏(汤浸七次) 人参(去芦) 白术各一分 白茅根三分

【用法】上剉细。水三升,煎至一升,去滓,下槟榔末一钱和匀,分作四服,不拘时候。

【主治】久嗽咯血成肺痿,多吐白涎,胸膈满闷不食。

26205 白扁豆散(《医学正传》卷七)

【组成】白扁豆(生,去皮)

【用法】上为细末。每服方寸匕,清米饮调下。

【主治】妊娠误服草药及诸般毒药毒物。

26206 白扁豆粥(《长寿药粥谱》引《延年秘旨》)

【组成】白扁豆 粳米

【用法】每次取炒白扁豆60克,或鲜白扁豆120克,粳米60克,同煮为粥,至扁豆烂熟,夏秋季可供早晚餐服食。

【功用】健脾养胃,清暑止泻。

【主治】脾胃虚弱,食少呕逆,慢性久泻,暑湿泻痢,夏季烦渴。

26207 白荷花露(《中国医学大辞典》)

【组成】鲜白荷花瓣

【功用】清暑,凉脾,消瘀,止血,安胎。

【主治】喘嗽,烦渴,痰血。

【备考】《中药成方配本》本方用法:用蒸气蒸馏法,每斤吊成露三斤。每用四两,隔水温服。小儿酌减。

26208 白蚬壳散(方出《肘后方》卷三,名见《卫生总微》卷十四)

【组成】屋上白蚬壳(捣末)

【用法】每服方寸匕,酒送下。

【主治】卒得咳嗽。

【备考】《卫生总微》本方用法:每服五分,米饮调下。

26209 白胶香散(《医方类聚》卷八十五引《王氏集验方》)

【组成】白胶香不拘多少

【用法】上为细散。每服二钱,食后新汲水调下。

【主治】吐血不止。

26210 白胶香散(《普济方》卷三一○引《鲍氏方》)

【组成】白胶香末

【用法】敷之。

【主治】断筋。

26211 白胶香散(《医学入门》卷八)

【组成】白胶香 赤石脂 枯矾各五钱 黄丹 乳香 没药 轻粉各二钱

【用法】上为末。干掺;湿则油调敷。

【主治】诸疮侵蚀,日久不愈,下注臁疮疼痛,内外踝生疮。

26212 白胶香膏(《鸡峰》卷二十二)

【组成】乳香 白胶香 沥青各等分(研)

【用法】上以脂麻油和如面剂,重汤煮成膏,不犯铜、铁,以杖子剔起如丝即成。

【主治】折伤。

26213　白凉散煎(《医方类聚》卷六十五引《龙树菩萨眼论》)

【组成】蕤仁　腻粉各等分　龙脑少许

【用法】上为极细末,以儿孩儿乳调,敷眼中。

【主治】浮翳障。

26214　白酒药曲(《中国医学大辞典》)

【组成】高良姜四两　草乌八两　吴茱萸　白芷　黄柏　桂心　干姜　香附　辣蓼　苦参　秦椒各一两　菊花　薄荷各二两　丁皮　益智各五钱

【用法】同杏仁共为细末,滑石五斤,米粉,河沙拌匀,为丸。干用酿酒;或炒焦拌食。

【功用】消肠胃积滞。

26215　白粉灵丹(《疡科遗编》卷下)

【组成】水银一两　明矾　皂矾　火消　食盐各二两　雄精三钱　朱砂三钱

【用法】上药先将后六味研细,入阳城罐内,中间放水银,上以铁盏盖好,再用铁线扎紧,以盐泥固济封口,晒干,裂纹补好,照升药法打三柱香为度,冷定,刮下盏内灵药,研细。每用二三厘,冷水调敷,三四次痊愈。

【主治】一切梅疮结毒,溃烂险恶。

26216　白粉霜丸

《普济方》卷一九一,即《宣明论》卷八"粉霜丸"。见该条。

26217　白瓷药散(《圣惠》卷八十)

【组成】白瓷药(烧令通赤)

【用法】上乘热捣研为细末。每服一钱,以温酒调下,不拘时候。

【主治】产后血运至急。

26218　白梅饮子(《卫生总微》卷十一)

【组成】白梅一枚(去核)

【用法】盐水研烂,合蜡茶醋汤沃服之。

【主治】血痢不止。

26219　白菊花酒(《证类本草》卷六引《本草图经》)

【组成】菊花(秋八月合花收,晒干,切)三大斤

【用法】以生绢袋盛,贮三大斗酒中,经七日。日服三次。常令酒气相续为佳。

【主治】丈夫、妇人久患头风眩闷,头发干落,胸中痰结,每发即头旋眼昏,不觉欲倒者。

26220　白菊花散

《卫生宝鉴》卷十九,为《活人书》卷二十一"通圣散"之异名。见该条。

26221　白菊花散(《普济方》卷四〇四)

【组成】白菊花　绿豆皮　谷精草(去根)各一两　夜明砂一两

【用法】上为末。三岁一钱,加干柿一个,生粟米泔一盏,共一处煎,候米泔尽,只将干柿去核食之,不拘时候,一日可三枚;五七日可救。

【主治】小儿疮痘入眼及生翳障。

26222　白蛇浸酒(《永乐大典》卷一三八七九引《可用方》)

【组成】白花蛇一条(半斤重者)　虎胫骨一条　当归　川芎各一两半　附子　桂心　熟地黄　山茱萸　萆薢　石斛　细辛　黄耆　天麻各二两　独活三两　枳壳一两　肉苁蓉二两半

【用法】上剉细,以生绢袋盛,好酒三斗于瓷甖子内密封,浸七日后开。随性暖饮,常令醺醺,勿令大醉。其酒旋添,酒味薄即换药。

【主治】风痹,骨髓及腰脚疼痛,行步稍难;兼风毒走注,皮肤痒痛不知。

26223　白银锭子(《回春》卷四)

【组成】白芷三两　白矾一两

【用法】上为细末,铁勺熔成饼,再入炭火,煅令烟尽取出,去火毒,为末,用面糊和为锭子成条。插入漏内,直透里痛处为止。每日上三次,至七日为止,至九日疮结痂而愈。

【主治】痔漏。

26224　白鹿洞方(《洞天奥旨》卷十六)

【组成】大风肉四两　明天麻四两(酒浸)　川防风(去芦)四两　汉防己四两　香白芷四两(酒浸)　独活二两　苏薄荷二两　全蝎三两(洗去盐足)　僵蚕(炙,去足)六两　蝉蜕(去足)六两　金头蜈蚣(炙,去头足)二两　蕲蛇八两(酒浸,焙)　川山甲二两(烧)　狗脊四两(去毛,酒浸)　白菊花四两　大何首乌四两(忌铁)　川当归六两(酒浸)　好苦参(净)四两　大川芎一两　赤芍六两　山栀仁二两(炒)　连翘(净)二两　白苏二两

【用法】上为末,酒糊为丸,如梧桐子大。每服七八十丸,空心好酒送下,临卧再一服。

【主治】大麻风,眉毛脱落,手足拳挛,皮肉溃烂,唇翻眼锭,口歪身麻,肉不痛痒,面生红紫斑。

【宜忌】忌气怒、房事、油腻、煎炒、鸡、鱼虾、蟹、芋头、山药、糟鱼、肉、鹅、生冷;春酸食、冬冷物、然冬月亦不可烘火。宜绵暖净室坐定,节饮食、断妄想,服药时宜仰卧,令药力遍行,服此药只宜食鸭、鲫鱼、牛肉,俱常淡食。

26225　白清胃散(《北京市中药成方选集》)

【组成】生石膏四两　生硼砂一两　玄明粉一两　冰片二钱

【用法】上为细末,过罗。蘸药少许,擦患处。

【功用】清热去火,清肿止痛。

【主治】胃火上升,牙齿疼痛,口舌糜烂,牙缝流血。

26226　白菌茹散(《肘后方》卷五)

【组成】白菌茹

【用法】上为散。敷之。看肉尽便停。

【主治】痈疽生臭恶肉者。

26227　白雄鸡羹(《圣惠》卷九十六)

【组成】白雄鸡一只(治如食法)

【用法】水煮令烂熟,漉出,劈肉,于汁中入葱、姜、五味作羹。空心食之。

【主治】风邪癫痫,不欲睡卧,自能骄居,妄行不休,言语无度。

26228 白提毒散(《全国中药成药处方集》沈阳方)

【组成】 轻粉 乳香 梅片 台麝各一钱 煅石膏五分 白降丹三分

【用法】 上为极细末。先净拭患处,上疮口即可。

【功用】 拔毒祛腐,生肌。

【主治】 诸般恶疮,痈疽发背,溃烂流水。

26229 白鹅膏粥(《圣惠》卷九十七)

【组成】 白鹅脂二两 粳米三合

【用法】 上药和煮粥。调和以五味、葱、豉,空腹食之。

【主治】 五脏气壅,耳聋。

26230 白填鸭散(《经验各种秘方辑要》)

【组成】 纯白公鸭一只

【用法】 自霜降日起每日用麸面和蜗牛、地龙、柿霜、瓜蒌霜、古钱(醋煅,为末)各等分(计麸面七成药三成),捏成小丸,卯、酉时各填十二个,关闭笼内,不使多走。所遗之粪,另以一器收好。至小雪日交节之时宰,取喉颈骨连喉管及肺(宰时以刀刺腹,勿割其喉,忌见水)置瓦上焙干为炭存性;另以一月内所遗鸭粪用清水漂去其垢,澄去其土,至冷为度,带水研至极细,澄定,沥去水,置瓦上焙干为炭存性,与前炭置一处,共研细末,加蜗牛(焙黄)四十九个,用旧寿州烟斗口门七个(用凸起处一圈,余勿用),洗净烟渍,火上微烘二物,同研极细,再与两炭合研拌匀,瓷瓶封固,置低潮处以去火气。临用时加入冰片、硼砂、人指甲(煅黄)、人中白、鸭嘴胆矾五种细末各少许(计炭七成药三成),频频吹之。虽已闭之喉,犹能开通一线,即以蜜水冲少许服亦良。

【主治】 喉闭。

26231 白蓝脂方(《外台》卷三十二引《古今录验》)

【组成】 白蓝(即白蔹)一分 白矾一分(烧) 石脂一分 杏仁半分(去尖皮)

【用法】 上药治下筛。鸡子和,夜涂面,明旦以井花水洗之。

【主治】 面黑似土,皯黯。

26232 白蒺藜丸(《圣惠》卷二十二)

【组成】 白蒺藜一两(微炒,去刺) 茵芋一两 羌活一两 木香一两 羚羊角屑一两 附子一两(炮裂,去皮脐) 白花蛇肉二两(酒浸,炙微黄) 白附子一两(炮裂) 当归一两(剉,微炒) 干蝎一两(微炒) 薏苡仁三分 槟榔半两 牛膝一两(去苗) 芎䓖一两 牛黄一分(细研) 麝香一分(细研) 杏仁一两(汤浸,去皮尖双仁,别研如膏) 防风三分(去芦头) 酸枣仁一两(微炒)

【用法】 上为末,入杏仁膏,相和令匀,炼蜜为丸,如梧桐子大。每服二十丸,以温酒送下,不拘时候。

【主治】 刺风。遍身如针刺,肩背四肢拘急,筋骨疼痛。

【宜忌】 忌生冷、油腻、毒滑、鱼肉。

26233 白蒺藜丸(《圣惠》卷二十二)

【组成】 白蒺藜三分(微炒,去刺) 独活三分 羚羊角屑三分 防风三分(去芦头) 枳壳三分(麸炒微黄,去瓤) 薯蓣三分 地骨皮三分 莽草一两(微炒) 葳蕤半两 苦参一两(剉) 枫香一两 蝉壳半两(微炒)

【用法】 上为末,炼蜜为丸,如梧桐子大。每服三十

丸,以温酒送下,不拘时候。

【主治】 热毒风攻,头面瘙痒,如似虫行,时发风疹。

【宜忌】 忌猪、鱼肉。

26234 白蒺藜丸(《圣惠》卷二十四)

【组成】 白蒺藜一两(微炒,去刺) 黄耆三分(剉) 独活三分 白芷半两 防风半两(去芦头) 薯蓣三分 枳实一两(麸炒微黄,去瓤) 人参三两(去芦头) 黄连一两(去须) 葳蕤半两 地骨皮半两 桂心半两

【用法】 上为末,炼蜜为丸,如梧桐子大。每服二十丸,以温酒送下,不拘时候。

【主治】 风毒上冲,头面瘙痒如虫行,身上时有风疹,心神烦闷。

26235 白蒺藜丸(《圣惠》卷四十四)

【组成】 白蒺藜二两半(微炒,去刺) 熟干地黄二两半 鹿茸二两半(去毛,涂酥,炙微黄) 白蔹二两半 磁石三两(烧,醋淬七遍,细研,水飞过) 铁精一两(细研) 桂心一两 续断一两 巴戟三两 赤芍药二两 玄参二两 木通二两 海藻二两(洗去咸味) 牛膝二两(去苗) 桑寄生二两 泽泻二两 射干一两半 肉苁蓉二两(酒浸一宿,刮去皱皮,炙干)

【用法】 上为末,入研了药令匀,炼蜜为丸,如梧桐子大。每服三十丸,空心及晚食前以温酒送下。

【主治】 阴癫肿大。

26236 白蒺藜丸(《圣济总录》卷十七)

【组成】 蒺藜子(炒,去角) 旋覆花(择) 皂荚(去皮子,烧为灰) 恶实(炒)各一两 龙脑(研)二钱 麝香(研)一钱 菊花(择)二两

【用法】 上为细末,炼蜜为丸,如鸡头子大。每服一丸,食后嚼细,温酒送下。

【主治】 风头旋,目运痰逆。

26237 白蒺藜丸(《成方便读》卷四)

【组成】 白蒺藜一升 鸡蛋十个(去黄存白,拌蒺藜一宿)

【用法】 炒,磨,水泛为丸服。

【主治】 时行赤眼,流泪红肿,翳翳遮睛,怕火畏光。

【方论】 白蒺藜辛苦性温,行瘀破滞,有泻肺疏肝之力,具宣风导滞之功,故凡一切目疾翳障等证,悉可用之;但蒺藜之性,纯乎疏逐见长,恐一味单行,诛伐无过,故以鸡子白之润养阴血,以复肝家生生之体。刚柔相济,剿抚互施,宜乎如上诸证,皆得见功耳。

26238 白蒺藜汤(《圣惠》卷六十九)

【组成】 白蒺藜 防风 道人头 蛇床子 卷柏 黄耆 漏芦各一两半 羊蹄根二两 蒴藋根三两

【用法】 上剉细。以水一斗,煎至五升,去滓,看冷暖,于避风处洗之。

【主治】 妇人血风,皮肤瘙痒,不可禁止。

26239 白蒺藜汤(《杂病源流犀烛》卷二十二)

【组成】 白蒺藜 青葙子 木贼草 白芍 草决明 山栀 当归各一钱 黄连 黄芩 川芎各五分 甘草三分

【主治】 时行火邪,两目肿痛。

26240 白蒺藜散(《圣惠》卷六)

【组成】白蒺藜三分(微炒,去刺) 羌活三分 沙参三分(去芦头) 丹参三分 麻黄三分(去根节) 白术三分 羚羊角屑三分 细辛三分 草薢三分(剉) 五加皮三分 五味子三分 生干地黄三分 赤茯苓三分 杏仁三分(汤浸,去皮尖双仁,麸炒微黄) 菖蒲三分 枳壳三分(麸炒微黄,去瓤) 郁李仁三分(汤浸,去皮尖,微炒) 附子三分(炮裂,去皮脐) 桂心三分 木通三分(剉) 槟榔三分

【用法】上为散。每服四钱,以水一中盏,加生姜半分,煎至六分,去滓温服,不拘时候。

【主治】肺脏中风,项强头旋,中如虫行,腹胁胀满,语声不出,四肢顽痹,大肠不利。

【宜忌】忌生冷、毒滑、鱼肉。

26241 白蒺藜散(《圣惠》卷六十四)

【组成】白蒺藜一两(微炒,去刺) 白鲜皮一两 防风一两(去芦头) 子芩一两 玄参一两 赤芍药一两 栀子仁一两 桔梗一两(去芦头) 川大黄一两(剉碎,微炒) 麦门冬一两半(去心,焙) 前胡一两(去芦头) 甘草一两(炙微赤,剉)

【用法】上为细散。每服二钱,食后煎薄荷汤调下。

【主治】热毒疮瘙痒,心神壅躁。

26242 白蒺藜散(《圣惠》卷六十五)

【组成】白蒺藜二两(微炒,去刺) 玄参一两 沙参一两(去芦头) 丹参一两 苦参一两(剉) 人参一两(去芦头) 秦艽二两(去苗) 栀子仁一两 甘菊花一两 枳壳一两(麸炒微黄,去瓤) 黄芩一两 乌蛇四两(酒浸,去皮骨,炙微黄) 独活二两 茯神一两 薯蓣一两 细辛一两 防风二两(去芦头) 麻黄一两(去根节)

【用法】上为细散。每服二钱,食前以温酒调下。

【主治】一切癣及疥,风瘙病疮。

26243 白蒺藜散(《圣惠》卷九十二)

【组成】白蒺藜半两(微炒,去刺) 香豉半两(微炒) 鼠妇 䗪虫(微炙) 川大黄(剉,微炒) 桂心 细辛各一分

【用法】上为细散。一二岁儿,每服半钱,以温酒调下,早晨、晚后各一服。

【主治】小儿阴癫不消。

26244 白蒺藜散(《普济方》卷一一一引《圣惠》)

【组成】白蒺藜(炒) 芎䓖各二两 山栀子(去皮) 防风(去芦)各一两三钱 草薢(炒) 羌活(去芦头) 白芷(炒) 升麻各二两 白茯苓(去黑皮)二两半 远志(去心) 菖蒲(九节者,泔浸,切,焙干) 蔓荆实 细辛(去苗叶,微炒) 茵芋(去粗茎) 芍药 麻黄(去根节,煎,掠去沫,焙干) 龙骨(刮去土) 人参 当归(切,焙) 桂(去粗皮)各一两一钱 白术(微炒)一两 附子(炮裂,去皮脐)三枚 甘草(炙,剉) 桔梗(切,焙)各一两半

【用法】上为细散。每服二钱匕至三钱匕,用温酒调下,空心、午时前各一服。如口干舌涩,喉里烟生,鼻中卒痛,是佳应也;甚,即煎少许甘草汤解之。

【主治】大风恶疾,或二年三年眉须堕落者,手足疼闷,骨节烦肿,面色黑,皮肉渐变。

26245 白蒺藜散(《博济》卷二)

【组成】地骨皮(去土) 白蒺藜(去刺) 旋覆花 山茵陈 白菊花各半两 鼠黏子 石膏各一两

【用法】上药生为末。每服一钱,食后清茶调下,一日三次。

【主治】上焦虚热,头目昏疼,或眼赤肿,心胸烦闷。

26246 白蒺藜散(《普济方》卷三十二引《博济》)

【组成】白蒺藜(炒) 黑附子(炮) 羌活 川芎 黄耆各等分

【用法】上为细末。每服二钱,空心温酒送下。三服见效。

【主治】肾脏风下疰,脚膝疼痛,或麻痹生疮。

【宜忌】忌发风食。

26247 白蒺藜散(《三因》)

【组成】白蒺藜(炒,去角) 防风 甘草(生) 僵蚕(去丝嘴)各一两(直者) 南星一两半(黑豆二合,青盐半两,水煮透,取出焙,不用盐豆) 甘菊花三两(生)

【用法】上为末。每服二钱,食后煎甘草汤送下。

【主治】肾脏风毒上攻,眼目赤肿,热泪昏涩,胬肉攀睛。

【宜忌】忌炙煿。

26248 白蒺藜散(《御药院方》卷八)

【组成】白蒺藜

【用法】上为细末。每服三钱,空心、食前温酒调下。

【主治】腰痛。

26249 白蒺藜散(《银海精微》卷上)

【组成】白蒺藜 菊花 蔓荆子 草决明 甘草(炙) 连翘 青葙子各等分

【用法】水煎,食后温服。

【主治】❶《银海精微》:肝风目暗疼痛。❷《张氏医通》:肝肾虚热生风,目赤涩多泪。

26250 白蒺藜散(《慈幼新书》卷十一)

【组成】松香(透明者,化开倾地上,候冷用) 黄丹各一两 白蒺藜(炒) 白鲜皮(炒)各五钱

【用法】上为末。先将冷粥洗过患处,敷上,以油片扎之。如已作脓血,鲜肉汤洗之。

【主治】刀伤、人咬、狗咬及跌打损伤。

26251 白蒺藜散(《眼科全书》卷五)

【组成】白蒺藜(炒) 蔓荆子 茺蔚子 苍术(米泔浸) 菊花各二两 草决明 升麻 石决明 甘草

【用法】上为末。食后酒调温服。

【主治】肝风目暗外障。

【备考】方中草决明、升麻、石决明、甘草用量原缺。

26252 白蒺藜散(《方症会要》卷三)

【组成】白蒺藜 桃条 柳条

【用法】上为末。每服一钱,酒调下。治痰痛,用玄明粉白汤送下一钱二分。

【主治】胃脘火痛、痰痛。

26253 白蒲黄片(《中国药典》2010版)

【组成】白头翁830克 蒲公英830克 黄芩83克 黄柏83克

【用法】上制成片剂,薄膜衣片每片重0.35克,或薄膜衣片每片重0.4克,或糖衣片片芯重0.3克。口服,一次3~6片,一日3次。

【功用】清热燥湿,解毒凉血。

【主治】大肠湿热、热毒壅盛所致的痢疾、泄泻。症见里急后重、便下脓血;肠炎、痢疾见上述证候者。

26254　白槟榔散(《卫济宝书》卷下)

【组成】炒槟榔　白及　黄柏(去粗皮)　木香各半两

【用法】上为末。加轻粉二钱和匀。如疮干,即以腊月猪脂调药敷之,湿则干掺。

【功用】收疮口,长肉。

【主治】痈疡。

26255　白蔹薄贴(《外台》卷二十四引《删繁方》)

【组成】白蔹　当归　芍药　大黄　莽草　芎䓖各等分

【用法】上药治下筛,下鸡子黄和如泥。涂布上,随大小贴之,燥则易。

【主治】痈肿。

26256　白雌鸡汤(《圣济总录》卷八十)

【组成】白雌鸡一只(去肠脏,治如食法)　泽漆(切碎)二两　半夏(汤洗七遍去滑)三两　白术一两　甘草(炙令赤色)一两半

【用法】上五味,除鸡外,粗捣筛,先用东流水五升煮鸡令烂熟,去鸡,纳药末五钱匕,煮赤小豆一合,大枣三个(擘),生姜三片,候豆熟,去滓温服,日三夜一。

【功用】利小便。

【主治】胸中喘咳逆,水气身肿。

26257　白鲜皮丸(《圣济总录》卷一七九)

【组成】白鲜皮　苦楝根　鹤虱(炒)　青橘皮(汤浸,去白,焙)各半两　定粉　石灰各一分

【用法】上为细末,面糊为丸,如绿豆大。每服十丸,煎使君子汤送下,不拘时候。

【主治】小儿诸虫大啼,时作心腹痛。

26258　白鲜皮汤(《千金》卷五)

【组成】白鲜皮　大黄　甘草各一两　芍药　茯苓　细辛　桂心各十八铢

【用法】上㕮咀。以水二升,煮取九合,分三服。

【主治】少小客忤挟实。

【方论选录】《千金方衍义》:方中白鲜皮专解风毒,故风痫亦多用之;大黄荡涤肠胃,有推陈致新之功;芍药除坚积腹痛;茯苓治胸胁逆气;细辛治百节拘挛;桂心利关节结气;甘草和脏腑寒热。合诸味主治,则风痫乳癖,无不兼该,何惮忤气之不释乎?

26259　白鲜皮汤(《圣济总录》卷五)

【组成】白鲜皮　人参各一分　芍药　芎䓖各三分　知母一两　款冬花二两　百合一两　前胡(去芦头)一两　茯神(去木)一两半　防风(去叉)三两　黄芩(去黑心)三分

【用法】上为粗末。每服五钱匕,以水一盏半,煎至八分,去滓,入竹沥半合,重煎一两沸,放温服,临卧再服。

【主治】肝虚中风,目眩,视物不明,筋肉抽掣。

26260　白鲜皮汤(《圣济总录》卷八)

【组成】白鲜皮　女萎　防风(去叉)　细辛(去苗叶)　升麻　苍耳(炒)　桂(去粗皮)　附子(炮裂,去皮脐)　五味子　菖蒲(九节者,去须节,米泔浸,切,焙)　蒺藜子(炒,去角)各一两半　黄耆(炙,剉)三两

【用法】上剉,如麻豆大。每服五钱匕,水一盏半,煎至八分,去滓,食前温服,一日二次。

【主治】风腰脚不随,四肢痹痛,口噤不语,手臂脚膝痿弱颤掉。

26261　白鲜皮汤

《圣济总录》卷九。为《圣惠》卷十九"白鲜皮散"之异名。见该条。

26262　白鲜皮汤(《圣济总录》卷十四)

【组成】白鲜皮一分半　麻黄(去根节)半两　白茯苓(去黑皮)三分　防风(去叉)　独活(去芦头)　杏仁(汤浸,去皮尖双仁,研)　当归(剉,焙)　芍药各一分半　桂(去粗皮)一分

【用法】上为粗末。每服三钱匕,水一盏半,煎至八分,去滓,空腹温服,一日三次。服讫,取微汗为度。

【主治】风邪入脏,狂言妄语,精神错乱,腰疼骨痛。

26263　白鲜皮汤(《圣济总录》卷二十四)

【组成】白鲜皮　菊花　石膏(研)　荆芥穗各一两　桂(去粗皮)一分　甘草(炙)半两　麻黄(去节)二两

【用法】上为粗末。每服三钱匕,水一盏,煎至七分,去滓温服。

【主治】伤寒头痛。

26264　白鲜皮汤(《圣济总录》卷一一一)

【组成】白鲜皮　款冬花　柴胡(去苗)　车前子　枳壳(去瓤,麸炒)　黄芩(去黑心)各一两　甘草(炙)半两　百合二两　菊花　蔓荆实(炒)各一两半

【用法】上为粗末。每服五钱匕,以水一盏半,煎至八分,去滓,食后温服,临卧再服。

【主治】目肤翳遮睛,及瞳仁上有物如蝇翅状,令人视物不明。

26265　白鲜皮汤(《圣济总录》卷一一六)

【组成】白鲜皮　麦门冬(去心,焙)　白茯苓(去黑皮)　白芷各一两半　桑根白皮(切)　石膏(碎)各二两　细辛(去苗叶)　杏仁(去皮尖双仁,炒,研)各一两半

【用法】上为粗末。每服三钱匕,水三盏,煮大豆三合,取汁一盏,去豆下药,煎取七分,去滓,早、晚食后、临卧温服。

【主治】肺受风,面色枯白,颊时赤,皮肤干燥,鼻塞干痛,此为虚风。

26266　白鲜皮汤(《圣济总录》卷一一六)

【组成】白鲜皮　玄参　葛根(剉)　白前　大黄(剉碎,微炒)各二两　知母(焙)　鳖甲(醋浸,炙,去裙襕)　秦艽(去苗土)各一两半

【用法】上为粗末。每服三钱匕,以水一盏,入童便少许,同煎至七分,去滓温服,如人行四五里再服。

【主治】肺风虚热气胀,鼻中生疮,喘息促急,时复寒热。

26267　白鲜皮汤（《圣济总录》卷一二八）

【组成】白鲜皮　桑根白皮（剉）　玄参　漏芦（去芦头）　升麻各一两　犀角屑半两　败酱三分

【用法】上为粗末。每服五钱匕，以水一盏半，煎至一盏，入芒消半钱匕，滤去滓，空心温服，晚再服。

【主治】痈疽日月久远，脓水不尽，心中烦闷。

【加减】稍觉疮痛止，即去芒消。

26268　白鲜皮汤（《圣济总录》卷一六八）

【组成】白鲜皮　人参　白芷　防风（去叉）　黄芩（去黑心）　知母（焙）　沙参　犀角（镑）各半两　甘草（炙）一分

【用法】上为粗末。每服一钱匕，加薄荷三片，煎取五分，去滓，分温二服。

【主治】小儿潮热。

26269　白鲜皮汤

《圣济总录》卷一七一。为《圣惠》卷八十五"白鲜皮散"之异名。见该条。

26270　白鲜皮汤

《普济方》卷二十八。为《医方类聚》卷十引《简要济众方》"白鲜皮散"之异名。见该条。

26271　白鲜皮汤

《普济方》卷三四九。为《外台》卷三十四引《小品方》"一物白鲜汤"之异名。见该条。

26272　白鲜皮汤（《外科大成》卷四）

【组成】白鲜皮　海风藤各三两　金银花　白茯苓　肥皂子肉　苦参各二两　五加皮　汉防己　鸭脚花根　蝉退各一两　猪牙皂角　皂角刺　苡仁各一两五钱　土茯苓四两

【用法】上分十剂。水三钟，煎一钟服。每日空心食雄猪肉三四两。

【主治】杨梅疯癣及鹅掌风。

【宜忌】忌发物。

26273　白鲜皮汤（《杂病源流犀烛》卷十六）

【组成】白鲜皮　茵陈蒿各等分

【用法】水二钟，煎服，一日二次。

【主治】痛黄如金，好眠吐涎。

26274　白鲜皮汤（《中医皮肤病学简编》）

【组成】白鲜皮15克　粉丹皮9克　怀山药9克　薏仁米15克　木通9克　大豆黄卷9克　龙胆草9克

【用法】水煎内服。

【主治】女阴溃疡。

【加减】局部灼痛，分泌物多者，重用银花、连翘；口腔溃烂不愈，重用大黄、豆卷、扁豆、金果榄；苔白而滑，加厚朴、陈皮、白术。

26275　白鲜皮酊（《中医皮肤病学简编》）

【组成】白鲜皮15克　鲜生地31克　高粱酒150毫升

【用法】浸泡五日后，外涂。

【主治】脂溢性皮炎。

26276　白鲜皮酒（《医略六书》卷三十）

【组成】白鲜皮三两　川独活三两

【用法】醇酒五六升，蒸窨。空心随量饮。

【主治】产后中风，脉沉弦濡者。

【方论】产后中风挟湿，而留连不解，不能流行血气，故肌肤顽木，痛痒不知。白鲜皮去风湿以理皮肤，川独活开经气以除顽痹。醇酒蒸窨，务使风散湿除，则营血灌注，而肌肤润泽，焉有顽痹之患乎!

26277　白鲜皮散（《圣惠》卷十）

【组成】白鲜皮一两　百合一两　石膏一两半　羚羊角屑一分　木通一两（剉）　防风一两（去芦头）　川升麻一两　龙齿一两半

【用法】上为粗散。每服三钱，以水一中盏，加葱白七寸，豉五十粒，煎至六分，去滓温服，不拘时候。

【主治】伤寒阳痉，壮热不渴，筋脉不能舒展，牙关疼急，不欲见食。

26278　白鲜皮散（《圣惠》卷十五）

【组成】白鲜皮　黄芩　柴胡　大青　麦门冬　栀子仁　甘草（炙微赤，剉）各一两　羚羊角屑半两　川大黄一两（剉碎，微炒）

【用法】上为散。每服五钱，以水一大盏，煎至五分，去滓温服，不拘时候。

【主治】时气六日，热毒不退，心胸烦躁，大小肠秘涩，不得眠卧。

26279　白鲜皮散（《圣惠》卷十五）

【组成】白鲜皮　犀角屑　川升麻　大青　甘草（炙微赤，剉）各一两

【用法】上为散。每服五钱，以水一大盏，煎至六分，去滓，不拘时服。

【主治】时气大热，闷乱谵语。

26280　白鲜皮散（《圣惠》卷十五）

【组成】白鲜皮一两半　大青　羚羊角屑　玄参　栀子仁　子芩　川大黄（炙微赤，剉）　地骨皮各三分

【用法】上为散。每服五钱，以水一大盏，煎至五分，去滓温服，不拘时候。

【主治】时气大热，心狂欲走。

26281　白鲜皮散（《圣惠》卷十七）

【组成】白鲜皮一两　川大黄半两（剉碎，微炒）　大青半两　麦门冬一两（去心，焙）　黄芩半两　甘草半两（炙微赤，剉）

【用法】上为粗散。每服四钱，以水一中盏，加竹叶三七片，煎至六分，去滓温服，不拘时候。

【主治】热病，热毒在心脾，狂乱烦躁。

26282　白鲜皮散（《圣惠》卷十七）

【组成】白鲜皮一两　栀子仁三分　麦门冬三分（去心，焙）　川大黄三分（剉碎，微炒）　郁金三分　黄芩三分　甘草一分（炙微赤，剉）　铅霜一分（细研）

【用法】上为细散，入铅霜同研令匀，每服二钱，以熟水调下，不拘时候。

【主治】热病，心神烦躁不止。

26283　白鲜皮散（《圣惠》卷十七）

【组成】白鲜皮半两　黄芩半两　秦艽半两（去苗）　犀角屑半两　甘草半两（炙微赤，剉）　麦门冬半两（去心）

大青半两　杏仁半两(汤浸,去皮尖双仁,麸炒微黄)

【用法】上为散。每服五钱,以水一大盏,煎至五分,去滓温服,不拘时候。

【主治】热病,狂言不止。

26284 白鲜皮散(《圣惠》卷十八)

【组成】白鲜皮半两　川升麻半两　黄芩半两　玄参半两　麦门冬一两(去心,焙)　犀角屑半两　栀子仁半两　赤芍药半两　川大黄半两(剉碎,微炒)　甘草半两(炙微赤,剉)　杏仁半两(汤浸,去皮尖双仁,麸炒微黄)

【用法】上为粗散。每服四钱,以水一中盏,煎至六分,去滓温服,不拘时候。

【主治】热病,毒气不散,遍身生热毒疮。

26285 白鲜皮散(《圣惠》卷十九)

【异名】白鲜皮汤(《圣济总录》卷儿)。

【组成】白鲜皮一两　附子一两(炮裂,去皮脐)　麻黄一两(去根节)　白芷一两　白术一两　防风二两(去芦头)　葛根一两(剉)　独活一两　汉防己一两　人参一两(去芦头)　茯神一两　甘草一两(炙微赤,剉)　当归一两(剉,微炒)　石膏三两　桂心一两　杏仁一两(汤浸,去皮尖双仁,麸炒微黄)

【用法】上为粗散。每服四钱,以水一中盏,加生姜半两,煎至五分,去滓温服,不拘时候。

【主治】风痹,四肢缓弱,心神烦闷,不能言。

26286 白鲜皮散(《圣惠》卷五十五)

【组成】白鲜皮半两　川升麻半两　川朴消一两　茵陈一两　黄芩半两　栀子仁半两　大青半两　川大黄二两(剉碎,微炒)　葛根半两(剉)

【用法】上为细散。每服三钱,新汲水调下。须臾当利一两行,如人行十里未利,即再服。

【主治】急黄,头目四肢烦热疼痛,小便赤,大便难,心躁不得睡。

26287 白鲜皮散(《圣惠》卷六十四)

【组成】白鲜皮半两　子芩半两　川升麻半两　玄参半两　白蒺藜半两(微炒,去刺)　桔梗半两(去芦头)　防风半两(去芦头)　前胡半两(去芦头)　百合半两　甘草半两(炙微赤,剉)　栀子仁半两　马牙消一两　麦门冬一两半(去心,焙)　茯神半两

【用法】上为细散。每服二钱,食后以薄荷汤调下。

【主治】❶《圣惠》:遍身热毒疮,及皮肤瘙痒,烦躁。❷《圣济总录》:热苑四肢,肿实不散,令人气壅。

26288 白鲜皮散(《圣惠》卷八十三)

【组成】白鲜皮　防风(去芦头)　犀角屑　黄芩　知母　沙参(去芦头)　人参(去芦头)各半两　甘草一两(炙微赤,剉)

【用法】上为细散。每服一钱,以水一中盏,煎至五分,去滓温服。

【主治】小儿心肺风热壅滞,胸膈不利。

26289 白鲜皮散(《圣惠》卷八十五)

【异名】白鲜皮汤(《圣济总录》卷一七一)。

【组成】白鲜皮半两　细辛半两　蚱蝉二枚(微炙)　钩藤半两　川大黄三分(剉碎,微炒)　蛇蜕皮五寸(炙令

黄色)　甘草三分(炙微赤,剉)　牛黄半分(细研)

【用法】上为粗散。每服一钱,以水一小盏,煎至五分,去滓,入牛黄末少许,温服。

【主治】小儿风痫,胸中痰涎。

26290 白鲜皮散(《圣惠》卷八十五)

【组成】白鲜皮三分　黄芩三分　川升麻三分　地骨皮三分　钩藤三分　犀角屑三分　麦门冬一两(去心,焙)　胡黄连三分　龙齿一两　甘草一两(炙微赤,剉)

【用法】上为粗散。每服一钱,以水一盏,煎至五分,去滓,入牛黄末一字,温服。

【主治】小儿百日以来,至三四岁,发热痫瘛疭,身体如火。

26291 白鲜皮散(《圣惠》卷八十五)

【组成】白鲜皮一两　犀角屑二分　钩藤一两　子芩三分　龙齿一两　蚱蝉半两(去翅足,微炒)

【用法】上为粗散。每服一钱,以水一小盏,加淡竹叶七片,煎至五分,去滓服之。

【主治】小儿惊痫,邪气发即吐涎,迷闷难醒。

26292 白鲜皮散(《医方类聚》卷十引《简要济众方》)

【异名】白鲜皮汤(《普济方》卷二十八)。

【组成】白鲜皮一两　防风一两(去芦头)　人参一两(去芦头)　知母一两　沙参一两　子芩三分(去黑心)

【用法】上为散。每服二钱,水一中盏,煎至六分,食后、临卧温服。

【主治】肺脏风热毒气,攻皮肤瘙痒,或时胸膈不利,时发烦躁。

26293 白鲜皮散(《圣济总录》卷六十)

【组成】白鲜皮二两　黄连(去须)　土瓜根　芍药　大青　栀子仁　茵陈蒿　栝楼根　柴胡(去苗)各一两半　芒消三两半(研入)　贝珠三十枚(烧赤,研入)　黄芩(去黑心)一两　大黄三两

【用法】上为散。每服三钱匕,煎茅根汁调下,空腹顿服。取利;至晚不利再服,服了以少葱豉粥投之。

【主治】诸黄。皮肉如金色,小便赤黑,口干烦渴。

26294 白蜜煎丸(《圣惠》卷九十七)

【组成】白蜜二升　腊月猪肪一升(去膜)　胡麻油半斤(微熟)　熟干地黄一升

【用法】上药合和,入银器中,重汤煎令可丸,丸如梧桐子大。每服三十丸,以温酒送下。一日三次。稍加,以知为度。

【功用】久服令人肥充,好颜色。

【主治】虚羸瘦弱,乏气力。

26295 白僵蚕丸(《普济方》卷一○四引《肘后方》)

【组成】白僵蚕(炒)　麝香(研)　乌蛇(酒浸,去皮骨,炙)　牛黄(研)　干蝎(酒炒)　木香　龙骨(去土,研)　蝉蜕(炒,去土)　杜仲(去粗皮,炙)　天麻　原蚕蛾(炒)　雄黄(研)各半两

【用法】上将八味捣罗为末,与别研四味和匀,炼蜜为丸,如绿豆大。每服二丸,温酒送下;甚者三丸,并两服,豆淋酒送下。

【主治】风痰。风遍身瘾疹疼痛成疮。破伤中风。

【备考】汗出如珠颗,眼黄,饮得水者可治。若汗出如油,直视吐涎水,心烦热闷,头发乱,身不转者难治。本方改为散剂,名"白僵蚕散"(见《普济方》),治大肠风秘。

26296　白僵蚕丸(《圣惠》卷二十四)

【组成】白僵蚕半两(微炒)　蛇蜕皮灰半两　皂荚刺灰半两　虾蟆灰半两　防风半两(去芦头)　薄荷根半两　茵陈根半两　兰香根半两　蜥蜴半两(炙微黄)　腰带皮灰半两　皮巾子灰半两

【用法】上为末,用乌蛇卵为丸,如梧桐子大。每服二十丸,空心及晚食前以温酒送下。

【主治】大风癞疾。

26297　白僵蚕丸(《圣惠》卷六十七)

【组成】白僵蚕一两(微炒)　当归一两(剉,微炒)　桂心一两　补骨脂一两(微炒)　神曲一两(炒令微黄)　芎藭半两　薯蓣半两　半夏一两(汤洗七遍去滑)　槟榔一两　白附子半两(炮裂)　赤芍药一两　芫花半两(醋拌,炒令干)

【用法】上为末。炼蜜为丸,如梧桐子大。每服二十丸,以温酒送下,一日三次。

【主治】骨折筋伤后,恶血攻筋骨,疼痛不止。

26298　白僵蚕丸(《圣惠》卷七十八)

【组成】白僵蚕一两(微炒)　白附子一两(炮裂)　地龙一两(微炒)　黄丹一两(微炒)　人中白半两(烧灰)

【用法】上为末,用葱津为丸,如梧桐子大。每服十丸,荆芥汤送下,不拘时候。

【主治】产后头痛。

26299　白僵蚕丸(《圣惠》卷八十三)

【组成】白僵蚕一两(微炒)　干蝎一分(微炒)　白附子一两(炮裂)　天南星半两(炮裂)　乌蛇半两(酒浸,去皮骨,炙令微黄)　朱砂半两(细研,水飞过)

【用法】上为末,都研令匀,以粳米饭为丸,如麻子大。每服三丸,以薄荷温酒送下,不拘时候。

【主治】小儿中风瘈,及天钓惊邪风痫。

26300　白僵蚕丸(《圣济总录》卷六)

【组成】白僵蚕(炒)　白附子(炮)　天南星(炮)　桑螵蛸(中劈破,炒)　藿香叶　干蝎(去土,酒炒)　天麻　乌蛇(酒浸,去皮骨,炙)　麝香(别研)各一分　天雄(炮裂,去脐皮)一枚

【用法】上十味,先将九味捣,入麝香再拌令匀,用糯米粥研为糊,如大麻子大,别以腻粉为衣。每服七丸至十丸,以酒送下,日二夜一。

【主治】卒中风。

26301　白僵蚕丸(《圣济总录》卷九)

【组成】白僵蚕(炒)半两　天南星(炮裂,汤洗)半两　附子(炮裂,去皮脐)一两　白附子(炮裂,汤洗)一两　干姜(炮裂,切)一分　腻粉半两　麝香一分(与腻粉同研为细末)

【用法】上为细末,炼蜜为丸,如梧桐子大。每服三丸至五丸,空心温酒送下。

【主治】肉苛。荣虚卫实,肌肉不仁。

26302　白僵蚕丸(《圣济总录》卷十四)

【组成】白僵蚕(炒)三分　海荆子(炒)一两　白附子(炮)半两　干蝎(酒炒)二十一枚　蒺藜子(炒令角黄)二两　腻粉半两(一半入药同罗,留一半为衣)

【用法】上六味,先捣前五味,与腻粉二钱半同罗为末,冬用大枣(蒸)取肉研如膏为丸,夏炼白蜜为丸,春、秋研糯米饭膏为丸,并如梧桐子大,又于腻粉二钱半内滚令色匀,用密器收。每服五丸,空心、日午温酒送下。加至十丸。

【主治】风邪发狂,妄言躁闷。

26303　白僵蚕丸(《圣济总录》卷十五)

【组成】白僵蚕(炒)　菊花　石膏(研)各四两

【用法】上为末,用葱白细研,绞取汁一大盏同拌和,入少面糊为丸,如梧桐子大。每服二十丸,荆芥茶或温酒送下。

【主治】首风。每遇风时,即发头痛。

26304　白僵蚕丸(《直指小儿》卷二)

【组成】胆星二钱　僵蚕(炒)　地龙　全蝎(焙)　五灵脂各一钱

【用法】上为末,水煮生半夏糊为丸,如麻子大。每服五丸,生姜汤送下。

【功用】截风。

【主治】❶《直指小儿》:慢脾,阳气未甚脱者。❷《活幼口议》:慢脾风,痰涎潮盛不化。

26305　白僵蚕丹(《普济方》卷三七四引《医方妙选》)

【组成】白僵蚕一两(炒)　干全蝎二十一个　白附子半两　天麻半两　半夏半两(汤浸七次,以捣罗为细末)　朱砂半两(水飞)　金箔十片(研)　腻粉一钱(研)

【用法】上同拌匀,用枣肉为丸,如黍米大。每服七丸至十丸,点麝香、荆芥汤送下。

【主治】惊风潮搐生涎,上喘急。

26306　白僵蚕散(《圣惠》卷六十九)

【组成】白僵蚕一两(微炒)　乌蛇肉半两(酒拌,炒令黄)　天麻半两　独活半两　天南星半两(炮裂)　川乌头半两(炮裂,去皮脐)　白附子半两(炮裂)　防风半两(去芦头)　犀角屑半两　蝉壳半两(微炒)　桑螵蛸半两(微炒)　朱砂半两(细研,水飞过)　麝香一分(细研)

【用法】上为细散,入研了药令匀。每服一钱,以温酒调下,不拘时候。

【主治】妇人中风,如角弓反张,口噤不能言,皮肤顽麻,筋脉抽掣。

26307　白僵蚕散(《圣惠》卷七十四)

【组成】白僵蚕一两(微炒)　天麻一两　独活一两　麻黄一两半(去根节)　乌犀角屑二分　白附子半两(炮裂)　藿香半两　天南星半两(炮裂)　半夏半两(汤浸七遍,去滑,以生姜半两去皮,同捣令烂,焙干)　龙脑一钱(研入)

【用法】上为细散,入研了药令匀。每服一钱,以生姜、薄荷汤调下,不拘时候。

【主治】妊娠中风口噤,心膈痰涎壅滞,言语不得,四肢强直。

26308　白僵蚕散(《圣惠》卷七十八)

【组成】白僵蚕(微炒)　天南星(炮裂)　干蝎(微

炒） 桑螵蛸（微炒） 桂心 藿香 川乌头（炮裂,去皮脐） 乌蛇肉（酒拌,炒令黄）各半两 防风一分（去芦头）

【用法】上为细散。每服半钱,以生姜酒调,拗开口灌之,不拘时候。

【主治】产后中风口噤。

26309 白僵蚕散（《圣惠》卷八十五）

【组成】白僵蚕一分（微炒） 蝉壳一分（微炒） 芦荟一分（细研） 蝎尾一分（微炒） 白附子一分（微炒,炮裂） 五灵脂一分（细研） 蟾头一枚（涂酥,炙令焦黄） 朱砂一分（细研） 牛黄半分（细研） 麝香半分（细研） 雄黄一分（细研） 壁宫子二枚（涂酥,炙令黄）

【用法】上为细散,入研了药令匀。每服半钱,以薄荷汤调下,不拘时候。

【主治】小儿慢惊风,壮热,四肢拘急,痰涎壅滞,发歇不定。

26310 白僵蚕散（《圣惠》卷八十五）

【组成】白僵蚕二枚（微炒） 蚱蟀一枚（微炒） 莨菪子十粒（炒令黄）

【用法】上为细散。用温酒调,注入口中。令睡,汗出即愈,如睡多不用惊起。如一二岁儿患急,即顿服之；稍慢,即分为三服。

【主治】小儿天钓,及急惊风搐搦。

26311 白僵蚕散（《圣济总录》卷六）

【组成】白僵蚕（直者）不拘多少

【用法】上药生为末。每用生姜自然汁调,以鸡翎于疮口扫之,勿令干,斯须肿揭皮皱为效；仍服半钱匕,用生姜汁调下。

【主治】破伤风,身肿,牙关不开。

26312 白僵蚕散（《圣济总录》卷十）

【组成】白僵蚕（炒） 地龙（白色少泥者,微炒） 腊茶（炙）各一两 甘草（炙）三分

【用法】上为散。每发时空心服两钱匕,午后服一钱匕,临卧服两钱匕,并用热酒调下。又先取蜡一两,铫子中熔成水,投桂末半两,搅匀摊于纸上,火炙令热,服第一药了,即贴向痛处,用熟帛裹之。

【主治】白虎风,痛不可忍。

26313 白僵蚕散（《圣济总录》卷一二一）

【组成】白僵蚕八两（温水洗过,入盐末八两,逐旋入银石器内,趁润炒令黄,去盐不用,捣为细末） 麝香（细研）半两

【用法】上为末。每用少许揩齿,良久以荆芥汤稍热漱口,冷吐去。

【主治】风毒壅滞,齿龈虚肿出血,宣露疼痛。

26314 白僵蚕散（《魏氏家藏方》卷九）

【组成】白僵蚕（直好,白色者）一两（新瓦上炭火略炒微黄色） 天南星（白者）一两（炮裂,刮去粗皮,剉）（一方只用白僵蚕）

【用法】上为细末。每服一字,用生姜自然汁少许调药末,以熟水投之呷下,吐出涎痰即好,不拘时候。

【主治】缠喉风并急喉闭喉肿痛者。

26315 白僵蚕散（《得效》卷十六）

【组成】白僵蚕（去丝嘴,炒） 粉草 细辛各半两 旋覆花（蒸熟,焙）半两 荆芥一分 木贼半两 黄桑叶一两（嫩者）

【用法】上剉散。每服三钱,水一盏半煎,食后温服。

【主治】❶《得效》：肺虚受风,眼目冲风泪出。❷《医学入门》：或暴伤风热,白睛遮覆黑珠,脸肿痛痒。

26316 白僵蚕散

《普济方》卷一〇五。即《普济方》卷一〇四引《肘后方》"白僵蚕丸"改为散剂。见该条。

26317 白僵蚕散（《普济方》卷三七三）

【组成】白僵蚕半两（炒）

【用法】上为散。刮开疮头上,敷之。根烂即出。一方水调封之。

【主治】疔肿。

26318 白僵蚕散（《杂病源流犀烛》卷二十五）

【组成】僵蚕 蝉退 防风 甘草 苍耳子 白芷 川芎 茯苓 荆芥 厚朴 陈皮 人参各等分

【用法】上为末。每服二钱,豆淋酒下。

【主治】冷风丹毒。

26319 白僵蚕膏（《圣济总录》卷一〇一）

【组成】白僵蚕（炒）半两 白鱼十枚 白石脂 白附子（炮） 鹰屎各一分 腊月猪脂二两

【用法】上药除猪脂外,捣罗为末,细研,以猪脂和令匀,瓷盒中盛。旋取敷瘢痕上。

【主治】面上瘢痕。

【宜忌】避风。

26320 白鲫鱼膏（《全国中药成药处方集》重庆方）

【组成】北辛 姜虫 虫退 全虫 白芷 黄柏 薄荷 蓖麻子 地榆 生地 鲫鱼 铅粉 麻油

【用法】先将各药用麻油熬煎取汁,去滓后加入铅粉制成膏药,用油纸分摊成张,包装成盒,每盒一百张,净药二两五钱。用开水或茶将患处洗净,膏药熨热贴上。

【功用】生肌敛口。

【宜忌】忌入口,孕妇忌贴脐下。

26321 白避瘟散（《全国中药成药处方集》北京方）

【组成】绿豆粉 石膏（生）各八十两 滑石 白芷各八两

【用法】上为细末,每六十两细末,兑入麝香六分,冰片六两 薄荷冰五两,甘油十二两,和匀,收贮勿令泄气。闻、服均可,内服二分,凉开水送下。

【功用】清暑散风,通窍解毒。

【主治】夏令暑热,头目眩晕,呕吐恶心,饮酒过度,晕车晕船,蝎螫虫咬。

【宜忌】孕妇忌服。

26322 白避瘟散（《成方制剂》2册）

【组成】白芷 冰片 薄荷脑 甘油 滑石 绿豆粉 石膏

【用法】上制为油润状的粉末,每瓶装0.6克。口服,一次0.3克,外闻亦可。

【功用】清凉解热。

【主治】受暑受热,头目眩晕,呕吐恶心,晕车晕船。

五画

白

26323　白螺壳丸(方出《丹溪心法》卷四,名见《医学正传》卷四)

【组成】螺蛳壳(墙上年久者,烧)　滑石(炒)　苍术　山栀　香附　南星各二两　枳壳　青皮　木香　半夏　砂仁各半两

【用法】上为末,生姜汁浸蒸饼为丸,如绿豆大。每服三四十丸,生姜汤送下。春加川芎,夏加黄连,秋、冬加吴茱萸半两。有痰者,用明矾熔开,就丸如鸡头子大。每服一丸,热姜汤送下。

【主治】痰积胃脘作痛。

【备考】《医学正传》有莪术一两;《准绳·类方》有桃仁。

26324　白簕洗剂(《中医皮肤病学简编》)

【组成】白簕15克　水杨梅15克　三角泡15克

【用法】水煎,外洗。

【主治】慢性湿疹。

26325　白藕汁膏(《丹溪治法心要》卷三)

【组成】黄连末　生地汁　牛乳汁　自然　藕汁各一斤

【用法】上将诸汁慢火熬膏,入连末为丸。每服二三十丸,温水送下,日服数次。

【主治】消渴。

26326　白鹰粪散(《冯氏锦囊·痘疹》卷十四)

【组成】鹰粪(取白色,烧灰)　马齿苋不拘多少

【用法】晒干烧灰。蜜水调涂靥上。

【主治】痘痂不落成瘢痕者。

26327　白癜风丸(《成方制剂》15册)

【组成】白鲜皮　补骨脂　川芎　丹参　当归　干姜　红花　黄芪　蒺藜　龙胆　山药　桃仁　乌梢蛇　香附　紫草

【用法】制成大蜜丸,每丸重6克。口服一次1丸,一日2次;或遵医嘱。

【功用】活血行滞解毒,利湿消斑止痒。

【主治】白癜风。

【宜忌】《中国药典》:孕妇慎用。

【备考】本方改为胶囊剂,名"白癜风胶囊"(见《中国药典》2010版)。

26328　白癜风酒(《疡医大全》卷二十八)

【组成】苦参五斤　露蜂房五两　刺猬皮一个

【用法】上㕮咀。以水三斗,煮一斗,去滓用汁,细酒曲五斤,炊黍米三斗,作饭拌曲,同药汁,如酿酒法,酒成榨去糟。食前温服一二杯。

【主治】紫白癜风。

26329　白及枇杷丸(《准绳·类方》卷三引戴氏方)

【组成】白及一两　枇杷叶(去毛,蜜炙)　藕节各五钱

【用法】上为细末,另以阿胶五钱剉如豆大,蛤粉(炒成珠)、生地黄自然汁调之,火上炖化,入前药为丸,如龙眼大。每服一丸,嚼化。

【主治】咯血。

26330　白及莲须散(《准绳·类方》卷三引戴氏方)

【组成】白及一两　莲花须(金色者佳)　侧柏叶　沙参各五钱

【用法】上为极细末。入藕节汁、地黄汁,磨京墨令黑,调药二钱,如稀糊啜服。

【主治】咯血。

26331　白及雄黄散(《洞天奥旨》卷十)

【组成】白及一两　雄黄末三钱

【用法】上各为末。掺之。自然生皮,且又不痛,即愈。

【主治】妊妇多食五辛热物,子患漏皮疮者。

26332　白云平安散(《全国中药成药处方集》沈阳方)

【组成】净滑石粉五钱　杭白芷一钱　净绿豆粉　生月石各五两　薄荷冰　梅片各三钱

【用法】上为极细末,装瓷罐内,入土中埋三日,以去燥气,再加梅片四两,台麝香四分,共研一处。每用少许纳入鼻孔中。

【功用】芳香解秽,避温祛暑。

【主治】鼻窍壅塞,头晕目痛。

26333　白云换肺丸(《普济方》卷一六三)

【组成】款冬花一两　半夏　明矾　寒水石各二两

【用法】上为细末,生姜汁糊为丸,如梧桐子大。每服三四十丸,姜汤送下。

【主治】远年近日,喘嗽不止。

26334　白艾蒿酿酒(《圣惠》卷二十四)

【组成】白艾蒿十束(每束如斗)

【用法】上粗剉。以水一石,煮取汁五斗,以曲十五斤,糯米一石,如常法酿酒至熟。每服暖一中盏,一日三次。

【主治】大风癞,身体面目有疮。

【备考】本方方名,《普济方》引作"蒿艾酒"。

26335　白玉化痰丸

《全国中药成药处方集》(沈阳方)。为《医方考》卷五引《本事》"白金丸"之异名。见该条。

26336　白玉夹纸膏(《外科全生集》卷四)

【组成】麻油四两　制好松香五钱　白蜡　黄蜡各二钱半　轻粉一两　冰片三分　麝香三分　鸡蛋白一个

【用法】将麻油熬成珠,加松香、白蜡、黄蜡,再熬去烟沫,用绢沥清;一加轻粉(研细),二加冰片,三加麝香,随搅随加,匀极,增鸡蛋白再搅匀,瓷瓶贮,蜡封口听用。如过两月后,药干无用矣。

【主治】夹棍疮、杖伤、刀斧伤、枪棍损伤。

26337　白玉霜药酒

《全国中药成药处方集》(吉林方)。为原书"白玉露"之异名。见该条。

26338　白玉蟾末药(《解围元薮》卷三)

【组成】草乌　白术　朱砂　细辛　雄黄　白芷　防风　苍术各五钱　麻黄八两　川乌一大个

【用法】上为末。每服一钱,用葱白头七枚,陈酒一碗煎滚送下。重者用之,先以药汤洗,再进此药,临卧服。取汗避风。

【主治】麻风瘫痪软瘫,冷麻困痹。

26339　白玉蟾浴汤(《解围元薮》卷三)

【组成】苍耳子　防风　荆芥　马鞭子草　紫苏　苦

参 金银花 白芷 遍地香 泽兰

【用法】将各药烧汤洗涤,如烂者,一日洗一二次。

【主治】麻风,手足及遍身有肿块成疮,或冷麻者。

26340 白玉蟾遗方(《解围元薮》卷三)

【组成】防风 黄连 黄柏 苦参 牛膝 草乌 麻黄 紫风藤 荆芥穗 蔓荆子 升麻 川芎 大黄 当归 藁本 山栀

【用法】水煎服。大剂十服,内窍俱通,其外油光紫黑疙瘩皆退,随服白玉蟾丸。

【主治】瘰麻诸风,瘫痪烂挛肿危,并大麻,鸡爪弹曳,蜷蜶冷麻。

26341 白玉蟾擦药(《解围元薮》卷三)

【组成】白芷 草乌 南星 半夏 丢子 杏仁 白及 白蔹 蛇床各等分

【用法】上为末。以姜片蘸药擦之,待皮活病退方止。

【主治】疬风,手足及遍身有肿块成疮,或冷麻者。

26342 白术丁香丸

《丹溪心法附余》卷二十二。为《幼幼新书》卷二十八引《家宝》"温白丸"之异名。见该条。

26343 白术丁香散(《卫生宝鉴》卷十九)

【组成】丁香 白术 舶上硫黄 肉豆蔻各三钱 人参二钱 桂府滑石二两

【用法】上为末。大人每服二钱,小儿一钱,食前温米饮调下。

【主治】大人、小儿吐利不止,烦渴,小便少。

26344 白术八味散(《外台》卷八引《删繁方》)

【组成】白术 厚朴(炙) 人参 吴茱萸 麦蘖(炒) 茯苓 芎劳 橘皮各三两

【用法】上为散。每服方寸匕,食前暖酒送下,随性服。

【主治】胃虚苦饥寒痛。

【宜忌】忌桃、李、雀肉、大酢。

26345 白术八宝丹(《古今医鉴》卷四)

【组成】白术半斤(二两朝阳土炒,六两熬膏) 人参五钱 白茯神(去皮木)一两半 远志(去骨)一两半 陈皮(去白)一两半 白芍药(酒炒)一两半 神曲(炒)一两 麦芽五钱

【用法】上为末,用白术膏为丸,如梧桐子大。每服一钱,或加至一钱五分,空心白沸汤送下。

【主治】一切虚损之症。

【加减】咳嗽,去人参。

26346 白术木香散(《宣明论》卷八)

【组成】白术 木猪苓(去皮) 赤茯苓 甘草 泽泻各半两 木香 槟榔各三钱 陈皮二两(去白) 官桂二钱 滑石三两

【用法】上为末。每服五钱,水一盏,加生姜三片,同煎至六分,去滓,食后温服。

【主治】喘嗽肿满,欲变成水病者,不能卧,不能食,小便闭。

26347 白术五味汤

《普济方》卷三八七。即《幼幼新书》卷十六引《医方妙选》"白术五味子汤"。见该条。

26348 白术止痢丸

《女科百问》卷下。为原书同卷"四味换肠丸"之异名。见该条。

26349 白术升麻汤(《准绳·类方》卷五)

【组成】白术 黄耆各二钱 干葛五分 升麻 黄芩各一钱 甘草五分

【用法】水煎,食远服。

【主治】❶《准绳·类方》:破伤风。❷《杏苑》:破伤风大汗不止,筋脉搐搦。

26350 白术六一汤

《局方》卷三(宝庆新增方)。为《鸡峰》卷二十五"六一汤"之异名。见该条。

26351 白术甘草散(《疡科选粹》卷三)

【组成】白术 甘草梢各一钱 人参 赤芍药 木通各五分 生地五分 瓜蒌子十二枚 黄连

【用法】上作一帖。水煎服。

【主治】口疮,舌强多痰。

【备考】方中黄连用量原缺。

26352 白术石斛汤(《圣济总录》卷一八六)

【组成】白术 石斛(去根,剉,酒炒)各半两 荆芥穗三钱 桔梗(剉,炒) 秦艽(去苗土)各一分 白芷 白芍药各三钱 黄耆(剉,炒) 当归(切,焙)

【用法】上为粗散。每服四钱匕,水一盏,加生姜五片,大枣三枚,煎至八分,去滓,食前温服,一日三次。

【功用】补虚益血,调荣卫,进饮食。

【主治】手足疼痛,肢体倦怠。

【备考】方中黄耆、当归用量原缺。

26353 白术四逆汤(《医醇剩义》卷一)

【组成】白术三钱 附子三钱 干姜一钱 人参二钱 茯苓二钱 甘草五分 大枣三枚

【用法】水三钟,煎一钟,微温服。

【主治】厥心痛。手足厥逆,身冷汗出,便溺清利,甚则朝发夕死者。

26354 白术生犀散(《圣济总录》卷一六八)

【组成】白术 桔梗(微炒) 甘草(炙,剉) 马牙消(研)各半两 麝香(研)一钱 生犀角(镑)半钱

【用法】上药捣罗四味为散,与二味研者和匀。每服半钱匕,蜜熟水调下;薄荷熟水亦得。

【主治】小儿一切风热。

26355 白术半夏丸(《魏氏家藏方》卷十)

【组成】半夏半两(汤泡七次,洗去滑) 白术(炒) 人参(去芦) 甘草(炙) 干姜(泡洗)各二钱半

【用法】上为细末,生姜汁打面糊为丸,如绿豆大。每服十丸,乳食后稍空,煎生姜汤送下。

【功用】宽利胸膈,化痰进食。

【主治】小儿咳逆。

26356 白术半夏丸(《简明医彀》卷五)

【组成】白术五钱 半夏 砂仁 白芍 当归各三钱 桃仁 黄连 神曲(炒) 陈皮各二钱 吴茱萸一钱半 僵蚕 甘草各一钱

【用法】上为末,蒸饼糊为丸,如绿豆大。每服五十

丸,生姜汤送下。

【主治】气血、痰热心痛。

26357　白术半夏汤(《杨氏家藏方》卷八)

【组成】白术一两　丁香一两　赤茯苓(去皮)一两半　半夏二两(汤洗七次,焙干)　肉桂(去粗皮)半两　陈橘皮(去白)一两半

【用法】上咬咀。每服五钱,水二盏,加生姜十片,同煎至一盏,去滓温服,不拘时候。

【主治】胃虚停饮,痰逆恶心,中满疞刺,胁肋疼痛,头目昏运,肢节倦怠,全不思食。

26358　白术加减汤(《不知医必要》卷一)

【组成】陈皮一钱五分　白术(净)二钱　半夏(制)一钱　苍术(米泔水浸)一钱　茯苓一钱五分　杏仁(杵)一钱　炙草一钱　生姜三片

【主治】五脏受湿,咳嗽痰多,气喘身重。

26359　白术圣散子(《宣明论》卷十)

【组成】御米壳二两(蜜炒)　当归　肉豆蔻　缩砂　石榴皮　诃子　干姜(炮)　陈皮　白术　甘草　芍药各等分

【用法】上为细末。每服二钱,水一大盏,入乳香少许,同煎和滓服。

【主治】一切泻痢久不愈,并妇人产后痢。

26360　白术芍药汤(《保命集》卷中)

【组成】白术一两　芍药一两　甘草五钱

【用法】上剉。每服一两,水二盏,煎至一盏,滤清温服。

【主治】太阴脾经受湿,水泄注下,体微重微满,困弱无力,不欲饮食,暴泄无数,水谷不化。

26361　白术芍药散

《医统》卷三十五。即《医学正传》卷二引刘草窗方"痛泄要方"。见该条。

26362　白术当归汤(《圣济总录》卷一五五)

【组成】白术　当归(切,焙)　芎𫐉　人参　阿胶(炙燥)各二两　艾叶(焙干)一两

【用法】上为粗末。每用五钱匕,以水一盏,酒半盏,加大枣三枚(拍碎),同煎至一盏,去滓,分二次温服,空心一服,午食前一服。

【主治】妊娠胎萎燥,胎漏,腹痛不可忍。

26363　白术安胃散(《脾胃论》卷下)

【组成】五味子　乌梅(取肉,炒干)各五钱　车前子　茯苓　白术各二两　米壳三两(去顶蒂瓤,醋煮一宿,炒干)

【用法】上为末。每服五钱,水一盏半,煎至一盏,去滓,空心温服。

【主治】一切泻痢,无问脓血相杂,里急窘痛,日夜无度;男子小肠气痛;妇人脐下虚冷,并产后儿枕块痛;亦治产后虚弱,寒热不止者。

26364　白术防风汤(《保命集》卷中)

【异名】白术黄耆汤(《准绳·类方》卷五)。

【组成】白术一两　防风二两　黄耆一两

【用法】上咬咀。每服五七钱,水一盏半,煎至一盏,去滓温服,不拘时候。

【主治】破伤风,服羌活防风汤后,脏腑和而有自汗者。

26365　白术防风汤

《叶氏女科》卷二。为《医学正传》卷二引刘草窗方"痛泄要方"之异名。见该条。

26366　白术苡仁汤(《医醇剩义》卷一)

【组成】白术一钱　茅术一钱　苡仁八钱　茯苓三钱　当归一钱五分　赤芍一钱　薄荷一钱　连翘一钱五分　花粉三钱　甘草四分　鲜荷叶一角

【主治】柔痉。热邪为湿所留,身体重着,肢节拘挛,有汗而热不退。

26367　白术助胃丹

《医便》卷四。为《摄生众妙方》卷十"白术膏"之异名。见该条。

26368　白术沉香散(《百一》卷二)

【组成】沉香　人参(紫晕者)　白茯苓　半夏曲　诃子肉　木香　川姜各一两　白术　干山药各一两半　甘草六钱　丁香半两　附子二个(炮)

【用法】上为细末。每服二大钱,水一中盏,加生姜三片,枣子一个,木瓜一片,煎七分,食前服。

【功用】坠气,益脾胃。

26369　白术陈皮汤(《活人心统》卷一)

【组成】白术(炒,去油)一分　陈皮(去白)七分　人参五分　附子(去皮,童便煮)五分　芍药(炒)五分　川归(酒制)六分　半夏(炮)五分

【用法】水一钟半,加生姜二片,煎七分,食前服。滓再煎服。

【主治】久泻脾泄。

26370　白术附子汤

《金匮》卷上。为《伤寒论》"桂枝附子汤去桂加白术汤"之异名。见该条。

26371　白术附子汤

《外台》卷十五引《近效方》。为《伤寒论》"甘草附子汤"之异名。见该条。

26372　白术附子汤

《鸡峰》卷五。为《金匮》卷上(附方)引《近效方》"术附汤"之异名。见该条。

26373　白术附子汤(《医学发明》卷五)

【组成】白术　附子(炮,去皮脐)　苍术　陈皮　厚朴(姜制)　半夏(汤洗七次)　茯苓　泽泻各二两　猪苓(去皮)半两　肉桂四钱

【用法】上剉,如麻豆大。每服半两,水三盏,加生姜三片,煎至半盏,去滓,食前温服。

【主治】寒中。阴盛生内寒,厥气上逆,寒气积于胸中,作中满膜胀,作涎,作清涕,或多溺,足下痛不能任身履地,骨乏无力,喜睡,两丸多冷,时作隐隐而痛,或妄见鬼状,梦亡人,腰、背、胛、眼、腰、脊皆痛,而不渴不泻,脉盛大以涩。

26374　白术附子汤(《永类钤方》卷十三引《济生》)

【组成】白术二两　附子(炮)　茯苓(去皮)各等分

【用法】上咬咀。每服四钱,水一盏半,加生姜七片,大

枣一个,水煎,不拘时候温服。

【主治】肠胃虚湿,肠鸣泄泻,或多自汗。

【备考】方中附子、茯苓用量,《普济方》引作“各一两”。

26375 白术妙功丸(《御药院方》卷四)

【组成】白术 蓬莪茂 泽泻 当归(去芦头) 厚朴(去粗皮,生姜制) 破故纸(炒)各半两 延胡索二钱 川苦楝 槟榔各三钱 木香二钱 半夏一两(生姜汁制)

【用法】上为细末,水煮面糊为丸,如豆大。每服七十丸,食前温水送下。

【主治】肾气久虚,上攻下注,脐腹久冷,腰背麻痛;及膀胱疝气,痃癖气闷,小肠作声,时时下坠。

26376 白术苦参汤(《准绳·幼科》卷五)

【组成】白术 白芍药 槟榔 诃子 柴胡 青皮各一钱 苦参一钱二分 鼠黏子 厚朴 陈皮 砂仁 乌药紫草各一钱

【用法】上剉散。每服四五钱,水煎,食远服。

【主治】小儿患痘,不进乳食。

26377 白术和中汤(《寿世保元》卷三)

【组成】当归(酒洗)二钱五分 白芍(土炒)一钱 白术(去芦,土炒) 白茯苓(去皮)各二钱 陈皮一钱 黄芩(炒)一钱 黄连(炒)八分(有红者多加) 甘草五分 木香少许

【用法】上剉。水煎,食前服。

【主治】下痢白多,不拘新久者。

26378 白术和中汤(《重订通俗伤寒论》)

【组成】生晒术一钱半 新会皮一钱半(炒) 焦六曲三钱 佛手花五分 浙茯苓四钱 春砂仁一钱(杵) 五谷虫三钱(漂净) 陈仓米三钱(荷叶包)

【功用】温和脾胃,条畅气机。

【主治】气虚中满,湿证夹食,腹中胀满,中空无物,按之不坚,亦不痛,或时胀时减。

【加减】若寒气盛,加炒干姜八分,淡吴萸五分,紫猺桂三分;若湿热盛,加川连六分,川朴一钱;兼大便闭结者,吞服枳实导滞丸三钱;若兼络瘀,加新绛一钱半,旋覆花三钱(包煎),青葱管五寸(冲)。

【方论选录】此证用药最难,纯补则胀满愈甚,分消则中气愈虚。故以苓、术培中化湿为君;臣以陈皮、砂仁运中,神曲、谷虫行滞;佐以佛手花疏气宽胀;使以荷叶包陈仓米,升清气以和胃。补而不滞,疏而不削。此为温和脾胃,条畅气机之良方。

26379 白术和中汤(《顾氏医径》卷四)

【组成】白术 陈皮 焦六曲 佛手花 茯苓 砂仁 木瓜 陈仓米 干姜 竹沥 制半夏

【主治】妇人妊娠,暑秽从口鼻吸入,直至中焦,致霍乱吐泻,自汗肢冷,脉伏者。

【加减】治上证,须加当归、白芍。

26380 白术和胃丸

《内外伤辨》卷十。为《保命集》卷中“平胃丸”之异名。见该条。

26381 白术泽泻散(《医统》卷三十一引《医林方》)

【组成】白术 泽泻 陈皮(去白) 木香 槟榔 茯苓各等分

【用法】上㕮咀。每服七钱,水二盏,加生姜三片,煎至八分,食前服。

【主治】痰病化为水气,传变水鼓,不能食。

【加减】痞,加枳实;肿,加牵牛。

26382 白术枳壳丸(《医方类聚》卷二二七引《医林方》)

【组成】白术 枳壳各等分

【用法】上为细末,烧饭为丸,如梧桐子大。每服三十丸至五十丸,温水送下。服药后,怀孕妇人其胎瘦小易生也,生下之后三两月,其子即长大。

【主治】妇人胎前,胎在胸腹痞闷。

26383 白术枳实散

《圣济总录》卷六十一。为《外台》卷十二引《深师方》“枳实散”之异名。见该条。

26384 白术胡椒丸(《鸡峰》卷十二)

【组成】白术 胡椒 高良姜 半夏 干姜各一两 茯苓 陈皮各半两

【用法】上为细末,水浸蒸饼为丸,如梧桐子大。每服五十丸,食前生姜、橘皮汤送下。

【功用】治痰助胃。

26385 白术茯苓丸(《杨氏家藏方》卷六)

【组成】白术六两 赤茯苓(去皮) 干姜(炮) 肉桂(去粗皮) 半夏(汤洗七次) 人参(去芦头) 枳实(去瓤,麸炒) 肉豆蔻(面裹煨香)各二两

【用法】上为细末,用神曲糊细,煮糊为丸,如梧桐子大。每服五十丸,生姜汤送下,不拘时候。

【主治】脾胃不和,胸膈痞闷,心腹胀满,干哕噫酸,饮食不化,肠鸣泄泻,酒癖停饮,呕吐痰沫,头目昏运。

26386 白术茯苓丸(《御药院方》卷五)

【组成】白茯苓 白术各半两(白者) 天南星 白附子各一两 白矾三分 半夏三两(并生用)

【用法】上为细末,白面糊为丸,如梧桐子大。每服二三十丸,生姜汤送下,不拘时候。

【主治】三焦气涩,停痰不清,胸膈痞闷,腹胁胀满,咳嗽涎甚,咽嗌干痛,心忪悸动,头目眩运,寒热时作,肢节疼痛,呕吐清水,神昏多倦,不欲饮食。

26387 白术茯苓汤(《外台》卷八引《范汪方》)

【组成】白术五两 茯苓三两 橘皮 当归 附子(炮)各二两 生姜 半夏各四两(切) 桂四两 细辛四两(一作人参)

【用法】上切。以水一斗,煮取三升,分三次服。服三剂良。

【主治】胸中结,痰饮澼结,脐下弦满,呕逆不得食;亦主风水。

【宜忌】忌羊肉、饧、桃、李、雀肉、猪肉、冷水、生葱、生菜、醋物。

26388 白术茯苓汤

《鸡峰》卷十八。为《伤寒论》“桂枝去桂加茯苓白术汤”之异名。见该条。

26389 白术茯苓汤(《鸡峰》卷十八)

【异名】白术汤(《医略六书》卷二十五)。

【组成】白术四两　茯苓　甘草各二两

【用法】上为粗末。每服三钱,水一盏半,煎至八分,去滓,稍热服,不拘时候。

【功用】逐支饮,通利小便。

【主治】❶《鸡峰》:饮积胸痞,痰停膈上,头痛目眩,噫醋吞酸,嘈烦忪悸,喘咳呕逆,体重胁痛,腹痛肠鸣,倚息短气,身形如肿。及时行若吐若下后,心下逆满,气上冲胸,起则头眩,振振身摇。❷《医略六书》:脾虚泄泻,脉缓者。

【方论选录】《医略六书》:泻由乎湿,脾土虚弱,不能制御于中,故偏渗大肠,泄泻不止焉。白术崇土燥湿,茯苓渗湿和脾,炙草缓中益胃,兼益中州之气也。水煎温服,使湿去土强,则脾能健运而敷化有权,泄泻无不自止矣。此健脾渗湿之剂,为脾亏泄泻之专方。

26390　白术茯苓汤(《兰室秘藏》卷中)

【异名】白术汤(《普济方》卷二十五)。

【组成】白术　白茯苓　半夏各一两　炒曲二钱　麦蘖面五分(炒)

【用法】上咬咀。每服五钱,水二大盏,加生姜五片,煎至一盏,去滓,不拘时候服。

【功用】实脾胃。

【主治】胃气弱,风邪羁绊于脾胃之间,身重有痰,恶心欲吐。

26391　白术茯苓汤(《医统》卷三十五引《机要》)

【组成】白术　茯苓各五钱

【用法】上作一服。水煎,食前服。

【主治】❶《医统》引《机要》:湿泻;或食积、湿热作泻。❷《医方考》:脾胃虚弱,不能克制水谷,湿盛作泻者。

【方论选录】《医方考》:脾胃者,土也。土虚则不能四布津液,水谷常留于胃而生湿矣。经曰:湿盛则濡泻。故知水泻之疾,原于湿也。白术甘温而燥,甘则入脾,燥则胜湿;茯苓甘淡而淡,温则益脾,淡则渗湿,土旺湿衰,泻斯止矣。

26392　白术茯苓散(《鸡峰》卷十六)

【组成】白术　白茯苓各一两

【用法】上为细末。每服一二钱,煎陈皮汤调下,不拘时候。

【主治】妊娠大小腿肿,及有黄水,小便或涩。

26393　白术茯苓散(《广嗣纪要》卷九)

【组成】白术　白茯苓各二两　防己　木瓜各三两

【用法】上为细末。每服一钱,食前沸汤调下,一日三次。肿消止药。

【主治】妊娠七八月后,两脚肿甚者。

26394　白术厚朴汤(《鸡峰》卷二)

【组成】厚朴三两　橘皮二两　人参二两　茯苓三两　生姜五两

【用法】水煎,分三次服。

【主治】不能食,腹内冷气。

【宜忌】忌桃、李、雀肉、酢物。

26395　白术厚朴汤(《宣明论》卷九)

【组成】白术　甘草(炙)　葛根各一两　厚朴半两

【用法】上为末。每服一二钱,水一大盏,加生姜五

片,煎至六分,去滓,食前服。

【功用】利胸膈,除寒热,美饮食。

【主治】痰呕不散。

26396　白术厚朴汤(《三因》卷五)

【组成】白术　厚朴(姜炒)　半夏(汤洗)　桂心　藿香　青皮各三两　干姜(炮)　甘草(炙)各半两

【用法】上剉散。每服四钱,水一盏半,加生姜三片,大枣一枚,煎七分,去滓,食前服。

【主治】脾虚风冷所伤,心腹胀满疼痛,四肢筋骨重弱,肌肉瞤动酸痹,善怒,霍乱吐泻;或胸胁暴痛,下引小腹,善太息,食少失味。

26397　白术姜黄汤(《医方类聚》卷八十三引《澹寮》)

【组成】片子姜黄四两　白术二两(炒)　羌活一两　甘草一两

【用法】上为粗末。每服三钱,水一盏半,煎至七分,食后服。

【主治】肘臂痛。

26398　白术神曲丸(《赤水玄珠》卷八引东垣方)

【组成】白术(炒)二两　白芍(酒炒)一两　神曲(炒)一两半　山楂二两　半夏(制)一两　黄芩(炒)五钱

【用法】上为末,用青荷叶烧饭为丸,如绿豆大。每服一百丸。

【主治】老人奉养太过,饮食伤脾,时常脾泄。

26399　白术神曲丸(《普济方》卷二一三)

【组成】白术　神曲末　甘草　干姜　枳实各等分

【用法】上为末,蜜为丸,如梧桐子大。每服二十丸,渐加至三十丸,空腹以温酒送下。

【主治】脾胃气微,不能下食,五内中冷及微下痢。

【宜忌】忌食海藻、菘菜、桃、李、雀肉等。

【加减】腹中痛者,加当归。

26400　白术除眩汤(《杂证大小合参》卷六)

【组成】甘草　川芎　附子　白术　官桂

【用法】加生姜,水煎,食前服。

【主治】感寒湿,头目眩晕。

26401　白术除湿汤(《兰室秘藏》卷下)

【组成】白术一两　生地黄(炒)　地骨皮　泽泻　知母各七钱　赤茯苓　人参　炙甘草　柴胡各五钱

【用法】上为粗末。每服五钱,水二盏,煎至一盏,去滓,食远温服。

【主治】午后发热,背恶风,四肢沉重,小便或多或少、黄色;又治汗后发热。

【加减】如小便快利,减茯苓、泽泻一半;如有刺痛,一料药中加当归身(酒洗)七钱。

【方论选录】❶《医方集解》:此足太阴、少阴、少阳药也。阳陷阴中,热在血分,故以生地滋其少阴,而以知母、地骨泻血中之伏火。柴胡升阳以解其肌;芩、泽利湿兼清热,参、术、甘草益气助脾,气足阳升,虚、热自退,脾运而湿亦除矣。方名除湿,而治在退热,欲热从湿中而下降也。❷《医林纂要》:午后发热,热在阳明经也;四肢沉困,太阴脾湿也,小便黄,湿兼热也;然而背恶风,则阳不足,汗后而仍发热,亦阳之不足;阳不足者,其湿热在阴,湿热在阴者,

太阴脾主血分，其人血热而湿凑之。湿盛而阴之郁热转盛，阳不能拔，则反虚也。其过在湿，湿责之脾，热以湿深，故君白术；生地黄滋阴生血，且以胜热而能化湿为血；地骨皮甘淡补肺清金，而下生肾水；知母辛苦，泻肺逆即以生肾水，坚肾水亦转生肝血，此三味皆以泻血中之伏热也。泽泻泻肾之邪水，使由膀胱而出之；赤茯苓泻心下之水，使由小肠而出，此二味去湿而兼以清热。人参、甘草以补脾土，脾土厚则能胜湿，而血亦日滋，不生热矣。柴胡升阳气于至阴之下而达之膻中，布散经络以解沉阴郁热，东垣最长于用柴胡，此方妙亦在柴胡也。此以治湿热之在血者也。在血分则主于脾肾。凡治三焦者主行湿，湿行而热自消。此方名除湿，而治在去热，热平而湿自除。要尤在补脾胃而升阳，土厚阳升，则湿热皆息也。

26402　白术桂枝汤（《医略六书》卷二十五）

【组成】白术三钱（炒）　桂枝一钱半　白芍一钱半　炙草八分　大枣三枚　生姜三片

【用法】水煎，去滓温服。

【主治】风木干脾，身热泄泻，脉弦虚者。

【方论选录】风干胃腑，木旺乘脾，不能敷化而营卫乖和，故身热不解，泄泻不止焉。白术壮脾胃以杜风，桂枝散风邪以平木，白芍敛阴安脾土，炙草缓中益胃气也。更以姜、枣调和营卫，使风邪外解，则肝木和平，而胃阳不复陷，脾阴日渐充，何虑身热不解，泄泻不除乎。此培土杜风之剂，为土虚木乘风泄之专方。

26403　白术健脾饮（《幼科直言》卷二）

【组成】白术（炒）　白芍（炒）　扁豆（炒）　苡仁　白茯苓　神曲（炒）　甘草　陈皮　车前子

【主治】痘疮险症，结痂之时，大便泄泻者。

【加减】泻黄色者，加炒黄芩；泻红色者，加炒黄连；泻白色或如水者，加木香、莲肉、肉桂、黄耆。

26404　白术消肿散（《医略六书》卷三十）

【组成】白术三两（炒黑）　枳实一两半（炒黑）

【用法】上为散。每服三钱，紫苏汤下。

【主治】产后浮肿，脉弦滞涩者。

【方论选录】产后气食伤脾，脾气不化，清阳不能上奉，而风邪乘之，故遍身浮肿，心下痞闷焉。白术炭健脾气以燥湿除满；焦枳实泻滞气以散闷消痞；为散，紫苏汤下，理血气以散风邪也。使风邪外散则滞气内消，而脾胃调和，经络通畅，安有心下痞闷，遍身浮肿之患乎。

26405　白术调元散

《痘疹全集》卷十三。为《局方》卷三（绍兴续添方）"参苓白术散"之异名。见该条。

26406　白术调中丸

《宣明论》卷十二。即原书同卷"白术调中汤"改为丸剂。见该条。

26407　白术调中丸（《普济方》卷二〇七引《瑞竹堂方》）

【组成】神曲四两（炒）　白术半两　人参（去芦）　白茯苓（去皮）　猪苓（去黑皮）　泽泻各三钱　木香二钱　官桂（去粗皮）一钱半　甘草（去皮，炙）一两　干姜（炮）一两

【用法】上为末，面糊为丸，如梧桐子大。每服五七十

丸，空心淡姜汤送下。

【主治】脾胃不和，心下坚痞，两胁胀满，脐腹疼痛，噎宿腐气，霍乱吐泻，米谷不消，久痢赤白，脓血相杂，多日羸瘦，不思饮食。

26408　白术调中汤（《宣明论》卷十二）

【组成】白术　茯苓（去皮）　红皮（去白）　泽泻各半两　干姜（炮）　官桂（去皮）　缩砂仁　藿香各一分　甘草一两

【用法】上为末，每服三钱，白汤化蜜少许调下，一日三次。炼蜜为丸，每两作十丸，名白术调中丸。小儿一服分三服。

【主治】中寒，痞闷急痛，寒湿相搏，吐泻腹痛。上下所出水液澄彻清冷，谷不化，小便清白不涩，身凉不渴，或虽有阳热证，其脉迟者。

【宜忌】或有口疮、目疾、孕妇等吐泻者，以畏干姜、官桂，不服。

26409　白术调中汤（《良朋汇集》卷四）

【组成】白术　人参　黄连　厚朴各八分　白芍　山药　陈皮　泽泻　山楂　茯苓各一钱　甘草三分　砂仁六分

【用法】水二钟，煎八分，温服。

【主治】❶《良朋汇集》：妇人胎前血泻。❷《妇科胎前产后良方注评》：妊娠期大便稀溏，腹痛肠鸣，或兼烦渴，少食，胸脘痞闷。

26410　白术理中汤（《万氏家抄方》卷一）

【组成】茯苓　白术　甘草（炙）　干姜各等分

【用法】每服三四钱，水煎服。

【主治】脏中积冷，立夏后泄泻时作，或小腹疼痛。

【加减】寒甚，加附子；腹痛，加芍药；肾气动，去术，加桂。

26411　白术菊花散（《圣济总录》卷一〇七）

【组成】白术（米泔浸一宿，去皮，切，焙）一斤　菊花（焙）半两　荆芥穗四两　威灵仙（去土）　薄荷（焙）各二两　木贼（去节，焙）　黄连（去须）　黄芩（去黑心）　黄耆（剉，焙）　细辛（去苗叶）　仙灵脾　羌活（去芦头）　独活（去芦头）各一两半

【用法】上为散。每服二钱匕，食后、夜卧米饮调下；熟水亦得。

【主治】风热眼。

26412　白术黄芩汤（《卫生宝鉴》卷十六）

【异名】白术黄芩散（《医方类聚》卷一四一）。

【组成】白术一两　黄芩七钱　甘草三钱

【用法】上㕮咀，作三服。水一盏半，煎至一盏，温服。

【功用】❶《玉机微义》：去湿热，和中活血。❷《痘科类编释义》：调和脾胃。

【主治】❶《卫生宝鉴》：服药芍药汤痢疾除后，更宜此方调和。❷《痘科类编释义》：疹后痢疾。

26413　白术黄芩散

《医方类聚》卷一四一。为《卫生宝鉴》卷十六"白术黄芩汤"之异名。见该条。

26414　白术黄耆汤（《圣济总录》卷三十一）

【组成】白术 黄耆(剉)各一两 山茱萸 五味子 人参 茯神(去木)各三分 半夏(汤洗七遍,炒) 前胡(去芦头) 山芋 桔梗(炒)各半两

【用法】上为粗末。每服五钱匕,水一盏半,加生姜一枣大(拍碎),同煎至八分,去滓,空心温服。

【主治】伤寒后胃气虚乏,不思饮食,日渐羸瘦。

26415 白术黄耆汤《保命集》卷中)

【组成】白术一两 黄耆七钱 甘草三钱

【用法】上㕮咀,均作三服。水一盏半,煎至一盏,去滓,温清服之。

【主治】服芍药汤,痢虽已除,犹宜此药和之。

26416 白术黄耆汤

《准绳·类方》卷五。为《保命集》卷中"白术防风汤"之异名。见该条。

26417 白术黄耆散《宣明论》卷九)

【组成】白术 黄耆 当归 黄芩(去皮) 芍药各半两 石膏 甘草各二两 茯苓 寒水石各一两 官桂一分 人参 川芎各三分

【用法】上为末。每服三钱,水一盏,煎至六分,去滓,食前温服,一日三次。

【主治】五心烦热,自汗,四肢痿劣,饮食减少,肌瘦昏昧。

26418 白术猪肚粥《圣济总录》卷一九〇)

【组成】白术二两 槟榔一枚 生姜(切,炒)一两半

【用法】上为粗末,以猪肚一枚,治如食法,去涎、骨,纳药于肚中缝口,以水七升,煮肚令熟,取汁入粳米及五味同煮粥。空腹食之。

【功用】《药粥疗法》:补中益气,健脾和胃。

【主治】❶《圣济总录》:妇人腹胁血癖气痛,冲头面熻熻,呕吐酸水,四肢烦热腹胀。❷《药粥疗法》:脾胃气弱,消化不良,不思饮食,倦怠少气,腹部虚胀,大便泄泻不爽。

26419 白术麻黄散《幼幼新书》卷九引《石壁经》)

【组成】白术(炮) 干葛各一分 麻黄(去节)半两

【用法】上为末。每服半钱,荆芥汤送下。服后忌冲风,须有汗如水出,再进一二服。

【主治】小儿慢惊将发。

26420 白术舒脾散

《医略六书》卷二十八。为《本事》卷十"白术散"之异名。见该条。

26421 白术截疟饮《赤水玄珠》卷二十六)

【组成】白术(一半生用,一半炒用)四钱 橘红 麦芽各二钱 乌梅一枚 姜五片

【用法】水煎,临发日五更服。

【主治】虚弱久疟,脾虚呕吐,不思饮食,不拘寒热。

26422 白术橘香散

《普济方》卷四十三。为《博济》卷二"橘香散"之异名。见该条。

26423 白术藿香汤《圣济总录》卷四十五)

【组成】白术一两 藿香二两 丁香 人参 赤茯苓(去黑皮) 半夏(汤洗七遍,切,炒) 陈橘皮(汤浸去白,焙)各一两 厚朴(去粗皮,生姜汁炙,剉)一两 甘草(炙,剉)半两 前胡(去芦头)一两一分 槟榔(大者,剉)五枚

【用法】上为粗末。每服三钱匕,水一盏,加生姜三片,同煎至七分,去滓,空心、食前服,一日三次。

【主治】脾胃气弱,呕吐不下食。

26424 白术蠲暑饮《秋疟指南》卷一)

【组成】白术二钱 川连一钱 赤苓二钱 生扁豆一钱半 条芩二钱 麦冬二钱 滑石一钱 杏仁一钱 生甘五分 青蒿五分 川朴一钱 半夏一钱 陈皮一钱

【用法】生姜、大枣为引,水二碗,煎至一碗服。

【主治】暑疟。足太阴脾之经气为病,寒热往来,令人不乐,好太息而不嗜食,寒热甚而汗出,病至则善呕吐。

26425 白石英浸酒《圣济总录》卷二十)

【组成】白石英(碎如大麻粒) 磁石(火煅令赤,醋淬,如此五遍,捣)各五两

【用法】上为粗末,生绢囊贮,以酒一升浸,经五六日。每服不拘时候,随性温服,服将尽,可更添酒浸之。

【功用】益精髓,保神守。

【主治】风湿周痹,肢节中痛,不可持物,行动无力,耳聋及肾脏虚损。

【备考】本方方名,《本草纲目》引作"白石英酒"。

26426 白龙捧疮膏《寿世保元》卷九)

【组成】腊猪油一两七钱 白蜡 轻粉 定粉各五钱 黄蜡三钱 朝脑二钱五分 乳香一钱 没药二钱 冰片一分

【用法】上为末,先以猪油同二蜡化开,入群药末调。摊贴之。

【主治】杖疮。

26427 白皮小豆散《脚气治法总要》卷下)

【组成】赤小豆半升 桑白皮二两(剉) 紫苏一握(剉) 生姜半两

【用法】水三升,煎至豆熟。取豆食之;去滓,余汁饮之。

【主治】脚气,小便涩,两脚肿,气胀。

26428 白芍甘草汤《医门八法》卷三)

【组成】白芍一两(醋炒) 甘草三钱

【主治】胃气痛,证属阴虚血燥,肝气妄动,木克土者。其痛在脐腹以上,胸膈之间,时作时愈,愈则安然无恙,偶有拂逆,则复作。

【方论选录】方中醋炒白芍有滋阴敛肝之功;甘草味甘,甘先入脾,且能和中。

26429 白防活命饮《痘疹全集》卷十四)

【组成】白芷 防风 乳香 没药 甘草 连翘 赤芍 穿山甲(炙焦) 归梢 天花粉 薄荷 皂刺 贝母各一钱 金银花三钱 陈皮一钱

【用法】水、酒各半,煎服。

【主治】痘痈毒。

26430 白芷升麻汤《兰室秘藏》卷下)

【组成】炙甘草一分 升麻 桔梗各五分 白芷七分 当归梢 生地黄各一钱 生黄芩一钱五分 酒黄芩 连翘 黄耆各二钱 中桂少许 红花少许

【用法】上㕮咀,分作二服。酒、水各一大盏半,同煎至一盏,去滓,临卧稍热服。

【主治】臂上手阳明大肠经分生痈。

【临床报道】臂痈:尹老家素贫寒,形志皆苦,于手阳明大肠经分出痈,幼小有癫疝,其臂外皆肿痛,在阳明左右,寸脉皆短,中得之俱弦,按之洪缓有力,此痈得自八风之变。以脉断之,邪气在表,其证大小便如故,饮食如常,腹中和,口知味,知不在里也;不恶风寒,只热燥,脉不浮,知不在表也。表里既和,邪气在经脉之中。《内经》云:凝于经络为疮痈,其痈出身半以上,故风从上受之,故知是八风之变为疮者也。故治其寒邪,调其经脉中血气,使无凝滞而已,白术升麻汤一服而愈。

【备考】《东垣试效方》无当归梢、生地黄、连翘、中桂。

26431 白芷升麻汤(《奇效良方》卷五十四)

【组成】白芷一钱半 升麻 桔梗各一钱 生黄芩三钱 酒黄芩四钱 红花 甘草(炙)各半钱

【用法】上作一服。水二钟,酒半钟,煎至八分,食后服。

【主治】❶《奇效良方》:臂上生痈。❷《外科理例》:臂痈肿痛,右手脉大,未成脓者。

26432 白芷升麻汤(《景岳全书》卷六十四)

【组成】白芷 升麻 黄连 木通 当归 川芎 白术 茯苓

【用法】水煎服。更用塌肿汤浴洗之。

【主治】妇人阴内脓水淋漓,或痒或痛。

26433 白芷升麻汤(《慈幼新书》卷六)

【组成】白芷 升麻 桔梗 甘草 黄耆 黄芩 红花 当归 连翘 羌活 黄柏 生姜一片 连须葱白三茎

【主治】痘痈。

26434 白芷升麻散

《普济方》卷六十九。为《御药院方》卷九"白牙药升麻散"之异名。见该条。

26435 白芷石膏汤

《症因脉治》卷四。为《保命集》卷中"白芷汤"之异名。见该条。

26436 白芷立效散(《普济方》卷三八一引《傅氏活婴方》)

【组成】白芷 防风 白蒺藜(炒) 川当归 川芎地龙(酒洗,炒) 黄连 龙胆草 甘草

【用法】上㕮咀。每用二钱,水煎服。

【主治】疳疮湿痒、胁筋腿畔腐烂。

26437 白芷防风膏(《青囊全集》卷上)

【组成】炼油(香油十斤,桃、柳、槐枝各二十一寸,浸二十一日,熬枯去渣,入当归、木鳖、知母、细辛、白芷、文合、红吉、山慈菇、续断、巴豆肉合熬,去滓,枯)一斤半 白芷防风各五两

【用法】熬时入鸡蛋一个熟时取起,去壳,同熬枯去滓,入蛋再熬,照见人影,出蛋收锅,加白蜡五两,黄蜡二两,熔化和匀,收锅。用时开水熏软,贡川纸乘热用竹片括匀,俟冷剪贴,日换数次。

【主治】追脓生肌。

26438 白芷护心散(《医学心悟》卷六)

【组成】白芷一两 乳香三钱 雄黄五钱 甘草五钱

【用法】上为细末。每服四钱,清酒调下。

【主治】毒蛇、蜈蚣咬伤。

【备考】外用明雄黄细末,用蒜捣烂敷之。

26439 白芷胃风汤(《外科枢要》卷四)

【组成】白芷二钱五分 升麻二钱五分 葛根 苍术(米泔炒)各八分 炙草 当归各一钱五分 草豆蔻 柴胡 黄柏(炒) 藁本 羌活各四分 蔓荆子 白僵蚕各三分 麻黄(去节)七分

【用法】水煎服。

【主治】手足阳明经气虚风热,面目麻木,或牙关紧急,眼目眴动。

26440 白芷独活汤(《症因脉治》卷一)

【组成】白芷 独活 防风 苍术 秦艽 干葛

【主治】阳明经风湿腰痛,不可顾,善悲,脉右关浮涩者。

26441 白芷黄连汤(《圣济总录》卷三十三)

【组成】白芷一两半 黄连(去须)一两 天雄(炮裂,去皮脐)一两半 地榆一两 厚朴(去粗皮,生姜汁炙)一两半 桂(去粗皮)一两 当归(剉,焙)一两半 黄耆(细剉)一两 赤石脂一两半 白术一两 诃黎勒(煨)一两半 黄芩(去黑心)半两 龙骨一两半 吴茱萸(洗,焙炒)半两 芎䓖一两半 干姜(炮)半两

【用法】上剉,如麻豆大。每服三钱匕,水一盏半,煎至八分,去滓,空腹温服,一日三次。

【主治】伤寒后,下痢脓血,食物不得,气胀腹满。

26442 白芷黄连汤(《圣济总录》卷七十四)

【组成】白芷一两半 黄连(去须)一两 地榆一两半 当归(剉,焙)一两 附子(炮裂,去皮脐)一两半 木香一两 赤石脂一两半 黄芩(去黑心)半两 芎䓖一两半 诃黎勒皮(煨)一两 肉豆蔻一枚(煨,去壳) 白术一两 桂(去粗皮)一两

【用法】上剉,如麻豆大。每服五钱匕,水一盏半,加生姜五片,煎至八分,去滓,空心温服,一日三次。

【主治】因伤水饮后,变成暴泄。

26443 白芷暖宫丸(《妇人良方》卷一)

【组成】禹余粮(制)一两 白姜(炮) 芍药 白芷川椒(制) 阿胶(粉炒) 艾叶(制) 川芎各三分

【用法】上为末,炼蜜为丸,如梧桐子大。每服四十丸,米饮送下;或温酒、醋汤亦得。

【功用】暖血海,实冲任;常服温补胞室,和养血气,光泽颜色,消散风冷,退除百病,自成孕育。

【主治】子宫虚弱,风寒客滞,因而断绪不成孕育。及数尝堕胎,或带下赤色,漏下五色,头目虚晕,吸吸少气,胸腹苦满,心下烦悸,脐腹刺痛,连引腰背,下血过多,两胁牵急,呕吐不食,面色青黄,肌肤瘦瘁,寝常自汗。

26444 白芷螵蛸丸(《宋氏女科》)

【组成】白芷(炒黑)一两 海螵蛸三个(煅) 胎发一团(煅)

【用法】上为末。每服三钱,空心酒送下。

【主治】白带。

【备考】本方方名,据剂型,当作"白芷螵蛸散"。

26445 白花蛇浸酒(《圣惠》卷二十五)

【组成】白花蛇一条(重半斤者,去皮骨,炙黄) 虎胫骨一条(涂酥炙微黄) 当归一两半 芎䓖一两半 附子二两(炮裂,去皮脐) 桂心二两 熟干地黄二两 防风二两(去芦头) 山茱萸二两 萆薢二两 石斛二两(去根) 牛膝二两(去苗) 独活三两 细辛二两 黄耆二两 枳壳一两(麸炒微黄,去瓤) 天麻二两 肉苁蓉二两半(酒浸一宿,刮去皱皮用)

【用法】上剉细,以生绢袋盛,以好酒三斗,于瓷甃子内密封。浸七日后,随性暖饮。常令熏熏,勿令大醉。其酒旋添,酒味稍薄即换药。

【主治】风,骨髓及腰脚疼痛,行步稍难,急风毒攻注皮肤,痒痛不知。

【宜忌】忌生冷、粘滑、动风物。

26446 白花蛇煮酒(《扶寿精方》)

【组成】全蝎(炒)一钱 当归一钱 防风(去芦)一钱 羌活一钱 芍药 升麻 白芷 天麻 独活 甘草各五钱

【用法】上剉片。用白花蛇温水洗净,去头尾各三寸及骨,剌取净肉一两,先用糯米二斗,如法造成稠酒,将前药囊贮置酒缸中,俟酒来,春五、夏三、秋七、冬十日,取酒同药囊一并煮熟,空心热饮,初饮一杯,至三日加半杯,三日后二杯,渐至三杯为常,不可多服,多则反生变。

【主治】诸风,无问新久,手足腰腿缓弱,行步不正,精神昏运,口眼㖞斜,语言謇涩,痰涎盛;或筋脉挛急,肌肉顽麻,皮肤燥痒,骨节烦疼;或生恶疮,疼痛无常;或风气上攻,面浮耳鸣,腰腿体重;一切风湿疮疥。

26447 白疕一号方(《朱仁康临床经验集》)

【组成】生地30克 生槐花30克 山豆根9克 白鲜皮15克 草河车15克 大青叶15克 紫草15克 黄药子12克

【功用】凉血清热,解毒治疮。

【主治】牛皮癣进行期。

【方论选录】生地、生槐花、紫草凉血清热;山豆根、草河车、大青叶清热解毒;白鲜皮消风止痒;黄药子凉血解毒。用于牛皮癣进行期,血热风燥之证。

26448 白疕二号方(《朱仁康临床经验集》)

【组成】土茯苓30克 忍冬藤9克 生甘草6克 板蓝根15克 威灵仙15克 山豆根9克 草河车15克 白鲜皮15克

【功用】清热解毒,祛风除湿。

【主治】牛皮癣早期。

【方论选录】土茯苓、白鲜皮、威灵仙祛风除湿;板蓝根、山豆根、草河车、忍冬藤、生甘草清热解毒。

26449 白沙草灵丹(《良朋汇集》卷二)

【异名】万安丹。

【组成】当归 生地 熟地 麦门冬(去心) 天冬 赤何首乌 肉苁蓉 白芍 大茴香(炒黄色) 白茯苓 枸杞子 山药 远志(去心) 菟丝子(酒炒,蒸为饼) 粉草 白何首乌 川芎各二两 苍术(酒浸洗) 川椒(去核)各四两 丁香三钱 人参一钱 川乌一两(炮)

【用法】上为细末,炼蜜为丸,如梧桐子大。每服三五

十丸,食远盐汤送下;或黄酒送下更妙,一日三次。

【功用】补益。服一月身轻体健,百日唇红齿白,手足温暖,面容光彩,耳明目亮,百病消除。

26450 白附香连丸

《准绳·幼科》卷七。为《小儿药证直诀》卷下"白附子香连丸"之异名。见该条。

26451 白玫瑰露酒(《中国医学大辞典》)

【组成】白玫瑰花一两 玫瑰精少许 代代花二两 原高粱十斤 冰糖一斤

【用法】共入坛内,封固,一月余取出装瓶。

【功用】舒肝郁,止腹痛,悦脾胃,进饮食,理滞气,宽中宫。

【主治】诸般风痛。

26452 白茅根饮子(《圣惠》卷十七)

【组成】白茅根半两(剉) 陈橘皮一两(汤浸,去白瓤,焙) 桂心三两 葛根一两 高良姜半两 枇杷叶半两(拭去毛,炙微黄)

【用法】上剉细,和匀。每服半两,以水一大盏,加生姜半分,煎至五分,去滓,不拘时候稍热服。

【主治】热病,因服凉药过多,致胃冷呕逆。

26453 白茅根饮子(《圣惠》卷五十三)

【组成】白茅根一握(剉) 桑根白皮二两(剉) 麦门冬二两(去心) 赤茯苓一两 露蜂房一两(炙黄) 红雪二两

【用法】上剉细。每服半两,以水一大盏,加淡竹叶三七片,煎至五分,去滓温服,不拘时候。

【主治】因服硫黄及诸丹石,热发,关节毒气不得宣通,心肺躁热,渴利不止,及发痈疽发背者。

26454 白矾半夏散(《三因》卷十)

【组成】白矾 半夏各等分

【用法】上为细末。酽醋调贴之。

【主治】蝎螫,痛不可忍。

26455 白虎人参汤

《金匮》卷上。为《伤寒论》"白虎加人参汤"之异名。见该条。

26456 白虎化斑汤

《卫生总微》卷八。为《伤寒论》"白虎加人参汤"之异名。见该条。

26457 白虎化斑汤(《张氏医通》卷十五)

【组成】石膏(生用) 知母 生甘草 蝉蜕 麻黄(生用) 黄芩 连翘 黑参 竹叶

【用法】水煎,大剂频服。

【主治】痘为火闷,不得发出。

26458 白虎加苍汤

《医学入门》卷四。为《活人书》卷十八"白虎加苍术汤"之异名。见该条。

26459 白虎加味汤(《集成良方三百种》)

【组成】生石膏二钱 知母一钱 麦冬三钱 半夏一钱 生甘草一钱 防风五分 荆芥二钱 薄荷一钱 桑白皮二钱 葛根一钱 竹叶三十片

【用法】水煎服。

【主治】鬼火丹。手足阳明经风热,面上先赤肿,渐渐由头而下,蔓延至身亦赤肿。

【方论选录】白虎汤以泻胃热,加防风、荆芥、薄荷、桑白皮、葛根以散其风,引其从皮毛而外散也。然大肠亦热,何故不散大肠之火?不知胃之火甚于大肠,胃火散而大肠火亦散,不必又治之也。

26460 白虎加参汤(《玉案》卷二)

【异名】化斑汤。

【组成】石膏 知母 粳米 甘草 山栀 麦门冬 人参 五味子 天花粉 黄连 生姜 大枣

【主治】热病汗后烦渴,脉洪大,背恶寒者。

【加减】心烦,加竹叶、竹茹;小便短少,加滑石;背恶寒,渴,加茯苓,去山栀;呕,加姜汁炒半夏;头微疼,加葛根,去山栀。

26461 白虎加桂汤

《千金》卷十。为《金匮》卷上"白虎加桂枝汤"之异名。见该条。

26462 白虎地黄汤(《增订医方易简》卷三)

【组成】石膏三钱 生地二钱 当归三钱 枳壳一钱 大黄一钱五分 木通二钱 生甘草一钱 泽泻一钱

【用法】加灯心为引。

【功用】去实火,解邪热。

【主治】小儿出痘,发热不退,口渴喜冷,痘疮黑陷,小便赤燥,大便闭结,口鼻气热者。

【加减】酌加大黄,以行为度。

26463 白虎苍术汤

《保婴撮要》卷十八。为《活人书》卷十八"白虎加苍术汤"之异名。见该条。

26464 白虎快斑汤(《痘疹全书》卷上)

【组成】官拣参 熟石膏 大麦冬 粉葛根 绿升麻 淡竹叶 生甘草

【用法】水煎服。

【主治】痘值炎天暑月,误用盖覆,以致毒火郁遏,闭其腠理,不能起发。

【加减】昏迷者,加辰砂末;小便赤者,加木通;大便坚者,加生石膏、粳米一撮为引,以米熟为度,热服。

26465 白虎抱龙丸(《串雅补》卷四)

【组成】寒水石(生、熟)各四两 石膏(生、熟)各四两

【用法】上为细末,生甘草熬膏为丸,如芡实大,朱砂为衣。每服一丸,白汤化下。

【主治】小儿惊风发热,泄泻夜啼,不乳不食,牙疳口糜。

26466 白虎承气汤(《重订通俗伤寒论》)

【组成】生石膏八钱(细研) 生锦纹三钱 生甘草八分 白知母四钱 元明粉二钱 陈仓米三钱(荷叶包)

【功用】清下胃腑结热。

【主治】邪火壅闭,堵其神明出入之窍,昏不识人,谵语发狂,大热大烦,大渴大汗,大便燥结,小便赤涩。

【方论选录】是方白虎合调胃承气,一清胃经之燥热;一泻胃腑之实火。此为胃火炽盛,液燥便闭之良方。

26467 白虎续命汤(《保命集》卷中)

【组成】小续命汤一料加石膏、知母各二两,甘草一两。

【主治】中风无汗,身热不恶寒。

26468 白虎葛根汤(《伤寒大白》卷一)

【组成】知母 石膏 葛根 白芷

【主治】阳明里热头痛,有汗发热,脉洪而数,烦渴引水。

【加减】若带太阳表邪,加羌活、防风、川芎;症兼少阳者,加柴胡、川芎;小便黄赤,加木通、滑石;大便不通,有下症者,加酒煮大黄。

26469 白虎解毒汤(《寿世保元》卷八)

【组成】石膏 知母 黄连 黄芩 黄柏 栀子 甘草

【用法】上剉。水煎服。

【主治】麻疹已出,谵语烦躁,作渴者。

26470 白虎解毒汤

《麻科活人》卷二。为《准绳·幼科》卷六"白虎合解毒汤"之异名。见该条。

26471 白果定喘汤

《李氏医鉴》卷五。为《摄生众妙方》卷六"定喘汤"之异名。见该条。

26472 白果定喘汤(《重订通俗伤寒论》)

【组成】生白果二十一个(杵) 姜半夏 生桑皮 款冬花 光杏仁各三钱 苏子二钱 橘红 片芩各一钱半 麻黄一钱 生甘草五分

【功用】豁痰下气。

【主治】痰喘。寒痰遏热,壅塞气管,咳逆气粗,咯痰稠黏,甚则目突如脱,喉间辘辘有声者。

26473 白带净胶囊(《新药转正》12册)

【组成】白矾 滑石 雄黄 硼砂 儿茶 冰片

【用法】外用,将药塞入阴道深处。每次1粒,3天1次,7天为一疗程,或遵医嘱。

【功用】燥湿,止带,杀虫。

【主治】湿热蕴结型带下证,症见带下量多,色白或色黄如脓,呈泡沫或米泔水样,其气腥臭,以及非特异性、滴虫性阴道炎见上述证候者。

【宜忌】本品宜在医生指导下使用;治疗期间禁房事;白带过少不宜使用;本品应严格按使用说明书用药,不宜长期使用。

26474 白牵牛子散

《医方类聚》卷一二九。即《圣济总录》卷八十引《膜外气方》"白牵牛散"。见该条。

26475 白蚕黄柏散

《景岳全书》卷六十。为《医统》卷六十三"黄柏白蚕散"之异名。见该条。

26476 白益镇惊丸

《成方制剂》7册。为《保婴撮要》卷三"安神镇惊丸"之异名。见该条。

26477 白银透罗丹(《普济方》卷一七三)

【组成】寒食面七钱 巴豆三钱(去皮出油,研泥) 天南星 半夏各一钱半

【用法】上为末,滴水为丸,捏作饼子,如梧桐子大。

每服七丸,食后熬煮二沸,冷浆淘过,冷水送下。

【主治】积块食积,大便不行,疼痛不忍。

【宜忌】忌食热物等。

26478 白麻藤皮散(《圣惠》卷八十九)

【组成】白麻藤皮一两 花胭脂半两

【用法】上为末。满填耳孔中。注一两度愈。

【主治】小儿通耳。

26479 白敬宇眼药(《北京市中药成方选集》)

【异名】白氏眼药(《中药制剂手册》)。

【组成】珍珠(豆腐炙)五钱 麝香二钱五分 熊胆二两 冰片十六两二钱 硇砂一钱 甘石(煅)十六两五钱 石决明(煅)十两 海螵蛸(去壳)九两四钱五分

【用法】上为极细末,过罗,混合均匀,装瓶重一分三厘。膏剂:加凡士林油六百四十两,液体石蜡六十四两,混合均匀后,装瓶管,每管重四分。用玻璃针沾冷开水点在大眼角内,然后再沾药粉少许(如米粒大),点入大眼角内,每日二至三次;膏剂挤出少许,点入大眼角内。

【功用】明目消肿,散风止痒。

【主治】暴发火眼,角膜赤红,眼边刺痒,溃烂肿痛。

26480 白塞减消汤(《效验秘方·续集》沈凤阁方)

【组成】黄连5克 生苡仁15克 飞滑石15克 滁菊花12克 芦根20克 赤芍12克 生地15克 红花6克 土茯苓12克 细木通10克 炒黄柏10克

【用法】每日1剂,水煎2次,分早晚2次温服。

【功用】清热利湿,解毒化瘀。

【主治】白塞病,又称眼-口-生殖器综合征。

【加减】清肝明目可加用谷精草、木贼草;益气养阴可用太子参;低热加青蒿退虚热,小便热烫加淡竹叶淡渗清泄火腑;纳差,乏力,腹痛不适,欲作呕恶等症状,提示中焦脾胃亏虚,在苦寒清利湿热的同时,配用半夏、陈皮、干姜、茯苓等健脾和胃之品,复中焦运化之职,又防苦寒败胃伤阳之弊。

【方论选录】药用黄连、黄柏清热解毒燥湿,一清心火,一泻肾火,上下交通。生苡米健脾化湿,排毒消瘀,助滑石、木通清热利尿祛湿。滁菊花疏风清热,清肝明目,芦根清肺养阴,利尿祛湿;配土茯苓清热解毒,利湿化瘀;生地滋阴凉血;赤芍、红花活血化瘀。

26481 白蔹熁药方(《圣济总录》卷一四五)

【组成】白蔹 白及 白芷 碧芦皮(炙黄)各一两

【用法】上为末,鸡子清拌石灰炒干后,入前末研细。伤损处封之。

【功用】止血。

【主治】伤损。

26482 白蔹薏苡汤(《千金》卷八)

【组成】白蔹 薏苡仁 芍药 桂心 牛膝 酸枣仁 干姜 甘草各一升 附子三枚

【用法】上㕮咀。以醇酒二斗渍一宿,微火煎三沸。每服一升,不耐酒服五合,一日三次。扶杖起行。

【主治】风拘挛,不可屈伸。

【方论选录】《千金方衍义》:拘挛不可屈伸,首取白蔹

以除风热,散结气;薏苡、牛膝,《本经》皆主拘挛,枣仁治心腹邪气,疼酸湿痹;桂心、芍药专和营气;四逆汤三味开下焦痹着之邪,酒煎以行血脉之气。

【备考】本方方名,《医学纲目》引作“薏苡仁汤”。

26483 白蔻调中丸(《成方制剂》2册)

【组成】白扁豆 白术 草豆蔻 沉香 党参 豆蔻 干姜 甘草 六神曲 麦芽 肉桂 山楂 乌药 紫苏梗

【用法】上制为大蜜丸,每丸重9克。口服,一次1丸,一日2次。

【功用】调理脾胃,促进消化。

【主治】脾胃不和,气郁不舒,胸胃胀满,呕吐嘈杂。

26484 白薇十味丸(《外台》卷三引《许仁则方》)

【组成】白薇三两 知母四两 地骨皮三两 干地黄六两 麦门冬五两(去心) 甘草四两(炙) 蜀漆三两 萎蕤三两 橘皮二两 人参三两

【用法】上为散,炼蜜为丸,如梧桐子大。初服十五丸,以饮送下,一日二次。稍加至三十丸。服经三数日后,自候腹中,若觉热则食前服,如不能以空饮下药,宜合乌梅饮下。

【主治】天行后不了了,体气虚羸,每觉头痛唇口干,乍寒乍热,发作有时。

【宜忌】忌菘菜、海藻、芜荑等。

26485 白薇人参丸

《圣济总录》卷一五三。为《千金》卷二注文引《古今录验》“金城太守白薇丸”之异名。见该条。

26486 白薇芍药散

《三因》卷十七。为方出《外台》卷三十四引《小品方》,名见《医心方》卷十二引《令李方》“芍药散”之异名。见该条。

26487 白螺蛳壳丸

《保命歌括》卷三十。即方出《丹溪心法》卷四,名见《直指附遗》卷六“螺蛳壳丸”。见该条。

26488 白癜风胶囊

《成方制剂》20册。即同书15册“白癜风丸”改为胶囊剂。见该条。

26489 白牙药升麻散(《御药院方》卷九)

【异名】白芷升麻散(《普济方》卷六十九)。

【组成】川芎四钱 升麻 藁本 石膏 白芷各一两 皂角一两(烧存性)二钱二分 细辛六钱

【用法】上为末,纱罗三度。每用牙刷蘸药少许刷牙,用温水漱之。

【主治】风牙疼痛,及牙龈肿硬不消。

26490 白牙药真珠散(《御药院方》卷九)

【组成】真珠一钱半 白檀三钱 石膏二两 乌鱼骨半两 白石英半两 浮石半两 朱砂 香白芷 川芎 川升麻各二钱半

【用法】上为细末。每用少许,以指蘸药擦牙。合口良久,吐津后用温水漱口。

【主治】齿龈宣露,牙黄黑不白。

26491 白玉蟾蜍遗方

《疡医大全》卷二十八。为《解围元薮》卷三“白玉蟾

丸"之异名。见该条。

26492 白术五味子汤(《幼幼新书》卷十六引《医方妙选》)

【组成】白术（炮） 五味子 丁香 人参（去芦头） 款冬花各半两 细辛（去土）一分

【用法】上为细末。每服一钱，水八分一盏，加生姜三片，煎至四分，去滓，放温，令时时呷之。

【主治】小儿咳嗽，气逆上喘。

【备考】本方方名，《普济方》引作"白术五味汤"。

26493 白术当归煎丸(《幼幼新书》卷七引《王氏手集》)

【组成】白术 当归 木香各等分

【用法】上为细末，炼蜜为丸，如梧桐子大。每服一丸，煎木香汤化下。

【主治】胎寒腹痛，遇夜啼叫，身体偃张，有如痫状，吐呃不止，大便酸臭，乳食虽多，不生肌肤。

26494 白头翁根敷方(方出《外台》卷三十六引《小品方》名见《圣济总录》卷一八二)

【组成】生白头翁根不问多少

【用法】捣之。随病处以敷之。一宿当作疮，二十日愈。

【主治】小儿阴癞。

26495 白花蛇造酒方(《普济方》卷一一〇引《瑞竹堂方》)

【组成】白花蛇一条 蒸米一斗

【用法】缸底先用酒曲，次将蛇用绢袋盛之，顿于曲上，用纸封缸口，候三七日，开缸取酒，将蛇去皮骨为末。每用蛇末少许，酒一盏温服。仍将酒脚并糟作饼食之。尤佳。

【主治】大风。

【备考】本方方名，《本草纲目》引作"白花蛇酒"。

26496 白芥子吹鼻散(《圣惠》卷三十四)

【组成】白芥子 舶上莎罗 芸薹子各一两

【用法】上为细散。每用一字，如患左边疼，即吹右鼻中；如患右边，即吹左鼻中。仍先净洗鼻中，吹药即验。

【主治】牙疼。

26497 白附子化痰丸(《杨氏家藏方》卷八)

【组成】半夏（汤洗七次，生姜自然汁制） 天南星（炮） 石膏 细辛（去叶土） 白茯苓（去皮） 肉桂（去粗皮） 白僵蚕（炒，去丝嘴） 白附子（炮） 川芎各等分 香白芷一分 麝香一钱（别研）

【用法】上为细末，同麝香研匀，取生姜汁煮面糊为丸，如梧桐子大。每服三十丸，食后熟水送下。

【主治】风痰积于胸膈，头疼目运。

26498 白附子香连丸(《小儿药证直诀》卷下)

【异名】白附子黄连丸(《普济方》卷三九七) 白附香连丸(《准绳·幼科》卷七)

【组成】黄连 木香各一分 白附子（大者）二个

【用法】上为末，粟米饭为丸，如绿豆大或黍米大，每服十九至二三十丸，食前清米饮送下，日、夜各服四五次。

【主治】肠胃气虚，暴伤乳哺，冷热相杂，泻痢赤白，里急后重，腹痛扭撮，昼夜频并，乳食减少。

26499 白附子黄连丸

《普济方》卷三九七。为《小儿药证直诀》卷下，"白附

子香连丸"之异名。见该条。

26500 白虎加人参汤(《伤寒论》)

【异名】白虎人参汤(《金匮》卷上)、人参石膏汤(《袖珍》卷三引《圣惠》)、人参白虎汤(《玉机微义》卷九引《局方》)、白虎化斑汤(《卫生总微》卷八)、化斑汤(《丹溪心法》卷二)、人参化斑汤(《回春》卷三)。

【组成】知母六两 石膏一斤（碎，绵裹） 甘草（炙）二两 粳米六合 人参三两

【用法】以水一斗，煮米熟，汤成去滓，温服一升，每日三次。

【功用】清热、益气、生津。

❶《注解伤寒论》：生津止渴，和表散热。❷《金鉴》：清热生津。❸《伤寒论方解》：清热生津，兼益气阴。

【主治】伤寒、温病、暑病气分热盛，津气两伤，身热而渴，汗出恶寒，脉虚大无力，火热迫肺，上消多饮者。

❶《伤寒论》：服桂枝汤，大汗出后，大烦渴不解，脉洪大者；伤寒若吐若下后，七、八日不解，热结在里，表里俱热，时时恶风，大渴，舌上干燥而烦，欲饮水数升者；伤寒无大热，口燥渴、心烦，背微恶寒者；渴欲饮水，无表证者。❷《金匮》：太阳中热者，暍是也；汗出恶寒，身热而渴。❸《袖珍》引《圣惠》：膈消，上焦燥渴，不欲多食。❹《卫生总微》：小儿疮疹赤黑，出不快，毒盛烦躁者。❺《得效》：太阳中暍，其脉弦细芤迟，小便已，洒然毛耸，口开，前板齿燥者。❻《丹溪心法》：伤寒汗吐下后，斑发脉虚。❼《回春》：斑已出，如脉洪数，热甚烦渴者。❽《景岳全书》：暑热脉虚者。❾《温病条辨》：太阴温病，脉浮大而芤，汗大出，微喘，甚至鼻孔扇者。

【宜忌】❶《伤寒论》：此方立夏后立秋前乃可服。立秋后不可服；正月、二月、三月尚凛冷，亦不可与服之，与之则呕利而腹痛；诸亡血虚家，亦不可与，得之则腹痛而利。❷《外台》引《千金翼》：忌海藻、菘菜。

【方论选录】：❶《金匮方衍义》：《内经》曰：心移热于肺，传为膈消。膈消则渴也，皆相火伤肺之所致，此可知其要在救肺也。石膏虽能除三焦火热，然仲景名白虎者，为石膏功独多于清肺，退肺中之火，是用为君；知母亦就肺中泻心火，滋水之源，人参生津，益所伤之气而为臣；粳米、甘草补土，以资金为佐也。❷《伤寒贯珠集》：阳明者，两阳之交，而津液之府也。邪气入之，足以增热气而耗津液，是以大烦渴不解。方用石膏辛甘大寒，一直清胃热为君；而以知母之咸寒佐之；人参、甘草、粳米之甘，则以之救津液之虚，抑以制石膏之悍也。曰白虎者，盖取金气彻热之义云耳。❸《古方选注》：阳明热病化燥，用白虎加人参者，何也？石膏辛寒，仅能散表热；知母甘苦仅能降里热；甘草、粳米仅能载药留于中焦。若胃经热久伤气，气虚不能生津者，必须人参养正回津，而后白虎汤乃能清化除燥。❹《衷中参西》：白虎汤中加人参，不但能生津液，且能补助气分以助津液上潮，此乃能立见其功也。白虎加人参汤所主之证，或渴，或烦，或舌干，固由内陷之热邪所伤，实亦由其人真阴亏损也。人参补气之药非滋阴之药，而加于白虎汤中，实能于邪火炽盛之时立复其阴，此中盖有化合之妙也。凡遇其人脉数或弦硬，或年过五旬，或在劳心劳力之余，或其人身形素羸弱，

即非在汗吐下后,渴而心烦者,当用白虎汤时,皆宜加人参、此立脚于不败之地,战则必胜之师也。

【临床报道】❶伤寒发热:《伤寒九十论》从军王武经病,始呕吐,俄为医者下之,已八九日,而内外发热。予诊之曰:当行白虎加人参汤。或云:既吐复下,是里虚矣,白虎可行乎?予曰仲景云:若下后七八日不解,热结在里,表里俱热者,白虎加人参汤。证相当也。盖吐者为其热在胃脘,而脉致令虚大,三投而愈。❷消渴:《生生堂治验》草庐先生年七旬,病消渴引饮无度,小便白浊,周殚百治,而瘁疲日加焉。举家以为不愈,先生亦弟嘱后事,会先生诊之,脉浮滑,舌燥裂,心下硬。曰:可治矣。乃与白虎加人参汤,百余贴全愈。❸风温:《衷中参西》赵印龙,年近三旬,于孟秋得风温病。胃热气逆,服药多呕吐,因此屡次延医服药,旬余无效。及愚诊视,见其周身壮热,心中亦甚觉热,五六日间饮食分毫不进,大便数日未行。问何不少进饮食?自言有时亦思饮食,然一切食物闻之皆臭恶异常。强食之即呕吐,所以不能食也。诊其脉弦长有力,右部微有洪象,一息五至。证脉相参,知其阳明腑热已实,又挟冲气上冲,所以不能进食,服药亦多呕也。欲治此证当以清胃之药为主,而以降冲之药辅之,则冲气不上冲,胃气亦必随之下降,而呕吐能止,即可以受药进食矣。生石膏三两(捣细),生赭石一两(轧细),知母八钱,潞党参四钱,粳米三钱,甘草二钱。共煎汤一大碗,分三次温服。将药三次服完,呕吐即止,次日减去赭石,又服一剂,大便通下,热退强半。至第三日减去石膏一两,加玄参六钱,服一剂,脉静身凉。

【现代研究】❶对烧伤大鼠早期心肌保护作用:《广西中医学院学报》[2007,10(4):3]研究表明,严重烧伤早期即可出现心肌损伤,本方能有效降低血浆中肌钙蛋白的含量,对严重烧伤造成的心肌损害具有保护作用。❷对四氧嘧啶所致及遗传性糖尿病 KK-CA^Y 小鼠的复合降糖作用:《国外医学中医中药分册》[2001,23(1):24]本方对糖尿病 KK-CA^Y 小鼠及四氧嘧啶诱发糖尿病小鼠具有同样的降糖作用,500毫克/千克作用最强。❸对四氧嘧啶大鼠血糖和血脂的影响:《广东药学院学报》[2003,19(01):30]实验结果表明:高、低剂量人参白虎汤对四氧嘧啶大鼠高血糖均有较明显的降低作用($P < 0.01$),三组血糖值分别降低 38.2%、42.7%、50.7%,同时还能明显降低模型大鼠血清中胆固醇、甘油三酯、低密度脂蛋白胆固醇,使糖尿病大鼠血清高密度脂蛋白胆固醇明显回升($P < 0.01$ 或 $P < 0.05$)。结论:人参白虎汤能明显降低四氧嘧啶性糖尿病大鼠高血糖及高血脂。

26501 白虎加元麦汤(《四圣悬枢》卷二)

【异名】白虎加元参汤(《治疫全书》卷五)。

【组成】石膏三钱 知母三钱 甘草二钱 粳米一杯 元参三钱 麦冬五钱

【用法】流水煎至米熟,取大半杯热服。

【主治】寒疫,太阳经罢,烦躁发渴者。

26502 白虎加元参汤

《治疫全书》卷五。为《四圣悬枢》卷二"白虎加元麦汤"之异名。见该条。

26503 白虎加白芷汤(《卫生宝鉴》卷九)

【组成】白虎汤加吴白芷

【用法】以水一斗,煮米熟汤成,去滓,温服一升,一日三次。

【主治】阳明头痛,发热,恶寒而渴。

26504 白虎加苍术汤(《活人书》卷十八)

【异名】苍术白虎汤(《宣明论》卷六)、白虎苍术汤(《保婴撮要》卷十八)、白虎加苍汤(《医学入门》卷四)。

【组成】知母六两 甘草(炙)二两 石膏一斤 苍术三两 粳米三两

【用法】上剉,如麻豆大。每服五钱,水一盏半,煎至八九分,去滓,取六分清汁温服。

【功用】《成方便读》:清温燥湿。

【主治】湿温病。身热胸痞,汗多,舌红,苔白腻者。

❶《活人书》:湿温,两胫逆冷,胸腹满,多汗,头目痛,苦妄言,其脉阳濡而弱,阴小而急。❷《宣明论》:伤寒发汗不解,脉浮者。❸《医方考》:湿温憎寒壮热,口渴,一身尽痛,脉沉细者。❹《温热经纬》:湿热证,壮热口渴,自汗身重,胸痞,脉洪大而长者。❺《治疹全书》:疹毒烦热渴泻者。

【方论选录】❶《医方考》:温毒藏于肌肤,更遇于湿,名曰湿温。湿为阴邪,故憎寒;温为阳邪,故壮热;温热入里,故口渴;湿流百节,故一身尽痛;湿为阴,故脉沉细。石膏、知母、甘草、粳米,白虎汤也,所以解肌热;加苍术者,取其辛燥能治湿也。❷《本事方释义》:知母气味苦寒,入足阳明;甘草气味甘平,入足太阴;石膏气味辛寒,入手太阴、足阳明;苍术气味苦辛温,入足太阴;白粳米气味甘平,入手足太阴。此治暑湿相搏而为湿温病者。以苦寒、辛寒之药清其暑;以辛温雄烈之药燥其湿,而以甘平之药缓其中,则贼邪、正邪皆却,病自安矣。

【临床报道】湿温:《本事》癸丑年,故人王彦龙作毗陵仓官,季夏得疾,胸项多汗,两足逆冷,谵语。医者不晓,杂进药已经旬日。予诊之,其脉关前濡,关后数。予曰:当作湿温治。盖先受暑后受湿,暑湿相搏,是名湿温。先以白虎加人参汤,次以白虎加苍术汤,头痛渐退,足渐温,汗渐止,三日愈。

26505 白虎加苍术汤(《伤暑全书》卷下)

【组成】石膏二钱 知母(去粗) 苍术(米泔水浸,晒) 羌活各一钱 甘草五分

【用法】上作一剂。水二钟,加糯米一撮,煎八分,不拘时候服。

【主治】中暑无汗,脉虚弱,腹满身重,口燥面垢,谵语发狂。

26506 白虎加栀子汤(《此事难知》)

【组成】白虎汤加栀子一钱半

【用法】上为粗散。每服五钱匕,水一盏半,煎至八分,米熟为度,去滓温服。

【主治】老、幼、虚人伤寒五六日,昏冒谵语,小便或淋或涩,或烦而不得眠。

26507 白虎加桂枝汤(《金匮》卷上)

【异名】白虎加桂汤(《千金》卷十)、知母汤(《圣济总录》卷三十四)、加减桂枝汤(《得效》卷二)。

【组成】知母六两 甘草二两(炙) 石膏一斤 粳米

二合　桂(去皮)三两

【用法】上剉。每服五钱,水一盏半,煎至八分,去滓温服,汗出愈。

【主治】温疟。其脉如平,身无寒但热,骨节疼烦,时呕。

【方论选录】❶《千金衍义》:白虎以治阳邪,加桂以通营卫,则阴阳和,血脉通,得汗而愈矣。❷《古方选注》:本方方义原在心营肺卫,白虎汤清营分热邪,加桂枝引领石膏、知母上行至肺,从卫分泄热,使邪之郁于表者,顷刻致和而疟已。

【临床报道】活动性风湿性关节炎(热痹):《江西医药》[1965,(7):907]12例活动性风湿性关节炎患者,临床表现为关节疼痛,局部灼热红肿,痛不可近,关节不能活动,遇寒则舒,得热痛加,常为迁移性痛,并兼有发热、口渴、烦闷不安等全身症状,生化检查:白细胞计数增高,血沉加快。根据辨证,均属热痹,以白虎加桂枝汤为主进行治疗,并随患者体质及病情辨证加减用药;如热重则选用黄柏、黄芩、山栀等;湿重则选用苡仁、茯苓、六一散、蚕砂等;阴虚则酌加生地、石斛、麦冬;气虚则酌加黄耆、党参;祛风镇痛药用防风、桑枝、威灵仙、乳没;活血通络用当归尾、杭芍、丹皮、木瓜、络石藤等,12例均获得临床痊愈,一般均在服药二剂后;体温开始下降,关节疼痛减轻;服至6～10剂后体温正常,关节红肿疼痛显著减轻,其他症状也逐渐消失,平均治疗时间11天。

26508　白虎加葛根方(《圣惠》卷十)

【组成】麻黄(去根节)一两　知母一两半　葛根(剉)一两半　石膏三两半　甘草(炙微赤,剉)一两

【用法】上为粗散。每服五钱,以水一大盏,煎至五分,去滓,不拘时候温服。

【主治】伤寒头痛,骨节烦疼,或已吐下,余热不尽,口干烦渴者。

26509　白虎合六一散(《治痢南针》)

【组成】知母四钱　石膏一两六钱　甘草一钱半　粳米一合　滑石三钱

【主治】伤暑霍乱,身热肢寒,自汗口渴,小便短赤者。

26510　白虎合解毒汤(《准绳·幼科》卷六)

【异名】白虎解毒汤(《麻科活人》卷二)。

【组成】石膏(研粗末)四钱　知母　天花粉　黄芩　黄连　山栀仁各一钱　生地黄　麦门冬各二钱

【用法】入淡竹叶十片,水二钟煎一钟,更磨入犀角汁,索汤水则与之。

【主治】❶《准绳·幼科》:麻疹出而胃热渴甚者。❷《中国医学大辞典》:温热及痘疹后余热,欲成牙疳者。

【备考】按:本方方名,《中国医学大辞典》引作"白虎合黄连解毒汤"。

26511　白茯苓陈皮丸(《洁古家珍》)

【异名】缓中丸(《卫生宝鉴》卷五)。

【组成】白茯苓　陈皮　干生姜　人参各一两

【用法】上为末,炼蜜为丸,如弹子大。每服一丸,空腹白汤煎化下。

【主治】脾胃虚弱、六脉俱弦而指下虚。食少而渴不

止,心下痞,腹中或痛,或窄狭如绳束之急,小便不利,大便不调,精神短少。

【加减】如脉弦或腹中急甚,加甘草三钱(炙);秋减姜一半。

26512　白鲜皮七味汤(《外台》卷四引《许仁则方》)

【组成】白鲜皮三两　干葛五两　黄芩三两　郁金三两　豉五两　栀子十枚　芒消六两

【用法】上切。以水八升,煮取二升半,去滓纳芒消,分三次温服。相去如人行二十里久,更服此汤,当得利,利后将息一二日,则合后黄连丸服之。

【主治】黄疸初得,稍觉心中烦热,外状与平常无别,但举体正黄,甚者眼色如柏,涕、涎、小便及汗悉如柏汁,食消多于平常,稍觉瘦悴乏力者。

26513　白术半夏天麻汤

《扶寿精方》。为《脾胃论》卷下"半夏白术天麻汤"之异名。见该条。

26514　白术茯苓干姜汤(《三因》卷五)

【组成】白术　干姜　茯苓　细辛　桂心　干葛　甘草(炙)　陈皮　乌梅　豆豉各等分

【用法】上为细末。每服二钱,白汤点下。

【主治】伏暑中风湿,烦渴引饮,心腹疼躁闷,口干面垢,洒洒恶寒,渐渐恶风,微汗,饥不能食。

26515　白术茯苓泽泻汤

《医方考》卷六。为《本事》卷四"白术散"之异名。见该条。

26516　白芍黄芩木通汤(《赤水玄珠》卷八)

【组成】白芍二钱　黄芩二钱　木通八分　白术一钱　泽泻一钱　茯苓七分

【用法】水煎,温服。

【主治】水泻,小便短赤。

26517　白芷石膏三物汤

《丹溪心法》卷二。为《保命集》卷中"白芷汤"之异名。见该条。

26518　白芷细辛吹鼻散(方出《种福堂方》卷二,名见《医学从众录》卷四)

【组成】白芷　细辛　石膏　乳香(去油)　没药(去油)各等分

【用法】上为末。吹入鼻中,左痛吹右,右痛吹左。

【主治】半边头痛,因风寒而起者。

26519　白虎青龙各半汤(《痎疟论疏》)

【组成】柴胡(取银州者,去须及头,用银刀削去黄薄皮少许,粗布拭净,剉细,勿令犯火)七钱　升麻(不经雨阳者,形色翠碧,削去皮,用黄精汁浸一宿,晒干,剉、蒸,再晒)三钱　葛根(取洁白肥嫩者,用雪水或秋露润透,切片,阴干)九钱　羌活(去头,细剉,以淫羊藿拌浥三日,晒干,去藿)五钱　防风(勿用叉头叉尾者,叉头令人发狂,叉尾发人痼疾,取肥大柔润色黄通理者剉细)五钱　甘草(取黄中通理者,去头尾尖处各四五寸,仅取中节,切作寸许长,入瓷器中好酒浸蒸,从巳至午,取出晒干,剉细)七钱五分　知母(槐砧上剉细,于木臼杵捣数千下,勿犯铁器)七钱　石膏(取洁白如束针者,研极细,用甘草水飞三遍,澄清去水,晒

干再研)三两　桃仁(去皮,同白术、乌豆置瓷器中,煮三伏时取出,劈开心黄如金色为度,晒干,捣烂)五钱　红花(粟米泔浸片刻取出,用布袋绞出黄汁,青蒿拌覆一宿,晒干)三钱五分　猪苓(铜刀削去黑皮,切作薄片,用东流水浸一宿取出,剉细,以升麻叶对拌蒸一日,去叶,晒干,如无叶,即升麻亦可)九钱　鲮鲤甲(取近尾甲,好酒浸一日,择高洁地上掘一土穴,用炭火烧赤,置甲于穴内,以净瓦覆之,瓦上实土,勿令气泄,俟冷取出研碎,另掘一土穴,埋甲过宿,次早取用)五钱五分　粳米一合(淘净)

【用法】上以水三升五合,先煮粳米减半升,去粳米,同诸药煮取一升半,去滓,分三次服。寅卯时取初服;再煮数沸,俟病者睡熟推醒服,服毕覆至微似汗;二服未发前半时许服,服毕温覆,勿使寒慄大作,热亦渐减;三服发后半时许服,服毕再半时许方啜热粥饮一盏许,以充营卫,勿食他物损伤药力也。

【主治】痎疟。

26520　白虎桂枝柴胡汤(《四圣心源》卷七)

【组成】石膏三钱　知母三钱　甘草二钱　粳米半杯　桂枝三钱　柴胡三钱

【用法】煎大半杯,热服。覆衣。

【主治】温疟先热后寒,热多寒少,或但热不寒者。

【方论选录】《医学金针》:柴、桂散肝胆之邪;膏、知泄肺胃之热;甘、粳生津利水。洵属良方。

26521　白虎解毒养阴汤(《古今名方》引《喉科秘传十二方》)

【组成】石膏24克　知母　浙贝母　板蓝根　山豆根各9克　紫花地丁　金银花　生地　玄参各18克　连翘　麦冬各15克　白芍　丹皮各12克　薄荷　甘草各6克　鲜橄榄10枚

【功用】清热解毒,养阴利咽。

【主治】白喉、喉痧(猩红热)、喉炎及一切喉痹、乳娥。

【加减】若心气不足,加人参、玉竹各9克;心中烦躁,加黄连6克、灯心草2克;呛咳不止,加牛蒡子、马兜铃各9克;鼻衄,加白茅根24克;目赤肿痛,加桑叶或赤芍9克;脘腹胀,加麦芽9克、枳壳6克;大便结,加大黄9克;小便热或痛,加木通9克,鲜车前草1株,或黄柏6克。

26522　白通加猪胆汁汤(《伤寒论》)

【异名】白通加人尿猪胆汁汤(《医方考》卷一)。

【组成】葱白四茎　干姜一两　附子一枚(生、去皮、破)八片　人尿五合　猪胆汁一合

【用法】以水三升,煮取一升,去滓,纳胆汁、人尿,和令相得,分二次温服。若无胆亦可用。

【主治】少阴病,阴盛格阳,下利不止,厥逆无脉,面赤干呕而烦躁;及寒湿腰痛。

❶《伤寒论》:少阴病,下利利不止,厥逆无脉,干呕烦者。❷《医方考》:久坐湿地伤肾,肾伤则短气腰痛,厥逆下冷,阴脉微者。❸《医学心悟》:少阴中寒,阴盛格阳,热药相拒不入。

【方论选录】❶《注解伤寒论》:《内经》曰,若调寒热之逆,令热必行,则热物冷服,下嗌之后,冷体既消,热性便发,由是病气随愈,呕、烦皆除,情且不违,而致大益。此和人

尿、猪胆汁咸苦寒物于白通汤热剂中,要其气相从,则可以去格拒之寒也。❷《医方考》:干姜、附子,热物也,可以回阳燥湿。师曰:太阳中天,则寒者温,湿者燥。故姜、附可以治寒湿;葱白辛温,可使通肾气;人尿,猪胆,性寒而质阴,用之者,一可以制姜、附之热而不使其燥烈于上焦无病之分,一可以同寒湿之性而引姜、附直达下焦受病之区。此佐以所利,和以所宜,乃兵家之向导也。❸《医方集解》:此足少阴药也。葱白之辛以通阳气,姜、附之热以散阴寒。此白通汤也。服而不应者,乃阴盛格拒阳药,不能达于少阴,故加人尿、猪胆汁为引,取其与阴同类,苦入心而通脉,寒补肝而和阴。下咽之后,冷体既消,热性便发,性且不违,而致大益。《经》曰:逆而从之,从而逆之,正者正治,反者反治,此之谓也。

26523　白通加猪胆汁汤(《胎产秘书》卷三)

【组成】熟附子二钱　干姜八分　焦术二钱　茯苓二钱　炙甘草二钱　葱二茎(去尖白)

【用法】入猪胆汁三匙冲服。

【主治】产后类中风痉症。

26524　白虎加人参竹叶汤(《杂病源流犀烛》卷十五)

【组成】石膏　知母　粳米　甘草　人参　竹叶

【主治】中暑,平昔阴虚多火者。

26525　白虎加元麦青萍汤(《四圣悬枢》卷四)

【组成】石膏二钱(生)　知母二钱　甘草一钱(炙)　粳米半杯　元参三钱　浮萍二钱　麦冬二钱

【用法】流水煎至米熟,取半杯热服。覆衣取汗。

【功用】清金而发表,绝其传腑之源。

【主治】小儿疫疹初起,阳明素旺,烦热燥渴者。

26526　白虎加元麦紫苏汤(《四圣悬枢》卷三)

【组成】石膏二钱(生)　知母一钱　甘草一钱(炙)　粳米半杯　元参一钱　麦冬三钱　紫苏三钱

【用法】流水煎至米熟,取半杯热服,覆衣取微汗。

【功用】清金发表。

【主治】痘病太阳经证未解,而见烦渴者。

26527　白虎加青萍地黄汤(《四圣悬枢》卷四)

【组成】浮萍三钱　生地三钱　石膏二钱　知母一钱　甘草一钱(生)　粳米半杯

【用法】流水煎半杯,热服。

【功用】清润肠胃,凉泄心肺,而透发甚表。

【主治】温疫热邪传腑,表证未解者。

26528　白虎加犀角升麻汤(《温热经解》)

【组成】白虎汤加犀角一钱　升麻五分　鲜生地六钱　黑元参三钱

【主治】瘟疫,胃受邪则肌肤发赤,咽喉痛,口吐鲜血者。

26529　白虎合黄连解毒汤

《中国医学大辞典》。即《准绳·幼科》卷六"白虎合解毒汤"。见该条。

26530　白头翁加甘草阿胶汤(《金匮》卷下)

【异名】白头翁汤(《千金》卷三)、甘草汤(《千金翼》卷七)。

【组成】白头翁　甘草　阿胶各二两　秦皮　黄连

柏皮各三两

【用法】以水七升,煮取二升半,纳胶令消尽,分三次温服。

【主治】❶《金匮》:妇人产后下利虚极。❷《金匮要略集注》引东洞吉益:热利下重,大便血,心烦不得眠者。

【方论选录】❶《金匮要略论注》:虚极不可无补,但非他味参、术所宜,恶其壅而燥也。亦非苓、泽淡渗可治,恐伤液也。唯甘草之甘凉,清中即所以补中,阿胶之滞润,去风即所以和血。以此治病即以此为大补,知乎凡痢者湿热非苦寒不除,故集四味之苦寒不为过。若和血安中,只一味甘草及阿胶而有余。治痢好用参、术者,政由未悉此理耳。❷《金匮玉函经二注》:伤寒厥阴证下利重者,白头翁汤,四味尽苦寒以治热,苦以坚肠胃。此产后气血两虚,因加阿胶补气血而止利,甘草缓中通血脉。然下利,血沸也,夫人之血行则利自止,甘草尤为要药。此方岂独治产后哉。

【临床报道】痢疾:《中医杂志》[1980,(2):58]患者女,60余岁。痢下赤白,日数十遍,里急后重。曾服呋喃西林二日,效果不显,发热不高,口干,尚不作渴,舌质淡红,舌边呈细小赤点,干而无津,脉象细数。认为老年津血不足,又患热痢,津血更易耗损。拟白头翁加甘草阿胶汤:白头翁12克,黄连6克,川黄柏6克,秦皮9克,阿胶9克(烊),甘草6克,煎至200毫升,分二次服。上午服第一剂,至晚大便已变粪,续进一剂病愈。

26531 白通加入尿猪胆汁汤

《医方考》卷一。为《伤寒论》"白通加猪胆汁汤"之异名。见该条。

26532 白头翁加甘草阿胶苓桂汤(《医学金针》卷八)

【组成】白头翁 茯苓各三钱 黄连 黄柏 秦皮 甘草 桂枝各一钱 阿胶二钱

【用法】流水煎,温服。

【主治】疹后频频泄利脓血。

26533 白虎加人参以山药代粳米汤(《衷中参西》上册)

【组成】生石膏(捣细)三两 知母一两 人参六钱 生山药六钱 粉甘草三钱

【用法】用水五钟,煎取清汁三钟,先温服一钟,病愈者,停后服;若未全愈者,过两小时,再服一钟

【主治】寒温实热已入阳明之府,燥渴嗜饮凉水,脉象细数者。

【方论选录】愚自临证以来,遇阳明热炽,而其人素有内伤,或元气虚弱,其脉或虚数,或细微者,皆投以白虎加人参汤。实验既久,知以生山药代粳米,则其方愈稳妥、见效亦愈速。盖粳米不过调和胃气,而山药兼能固摄下焦元气,使元气素虚者,不至因服石膏、知母而作滑泻。且山药多含有蛋白之汁,最善滋阴,白虎汤得此,既祛实火又清虚热,内伤外感,须臾同愈。

【临床报道】伤寒:一叟,年近六旬,素羸弱劳嗽,得伤寒证三日,昏愦不知人,诊其脉甚数,而肌肤烙手,确有实热。知其脉虚证实,邪火横恣,元气又不能支持。故传经犹未深入,而即昏愦若斯也。踌躇再四,乃放胆投以此汤。将药煎成,乘热徐徐灌之。一次只灌下两茶钟。阅三点钟,灌药两钟,豁然顿醒。再尽其余,而病愈矣。

26534 白虎去石膏加首乌当归和疟饮(《慈航集》卷下)

【组成】知母三钱 生甘草一钱 鲜首乌八钱 当归五钱 青蒿三钱 柴胡一钱 青皮一钱五分 草蔻仁一钱(研)

【用法】河、井水各半煎,露一宿,疟前二时服之。一服热除,二服疟去其八分,三服全愈。

【主治】瘅疟初病,但热不寒,邪气内藏于心,外舍分肉之间,肌肉消烁,脉弦有力者。

【加减】如热重烦躁口渴,加石膏八钱;恶心,加广藿香三钱;胸口饱闷作胀,加槟榔一钱五分,炒枳壳一钱五分。

瓜

26535 瓜饮(《外台》卷十八引《张文仲方》)

【组成】生瓜一枚(四破,水九升,煮取五升,去滓)白术四两 甘草一两(炙) 生姜二两

【用法】上切三物,纳瓜汁中,煮取二升,去滓,温分三服。

【主治】脚气,呕逆不得食。

【宜忌】忌桃、李、雀肉、海藻、菘菜。

26536 瓜丁散(《千金翼》卷十八)

【组成】瓜丁(细末)如一大豆许

【用法】纳鼻中,令病人深吸取入。鼻中黄汁出,愈。

【主治】黄疸,目黄不除。

26537 瓜丁散

《普济方》卷五十六。为方出《千金》卷六,名见《圣济总录》卷一一六"细辛散"之异名。见该条。

26538 瓜丁散

《普济方》卷一九五。即方出《证类本草》卷二十七引《经验方》,名见《卫生总微》卷十五"丁香散"。见该条。

26539 瓜子汤

《千金》卷二十三(注文)引《肘后方》。为《金匮》卷中"大黄牡丹汤"之异名。见该条。

26540 瓜子汤

《全生指迷方》卷四。为《医心方》卷十五引《集验方》"肠痈汤"之异名。见该条。

26541 瓜子散(《医心方》卷十八引《录验方》)

【组成】干姜二两 瓜子三两

【用法】上药治下筛。每服方寸匕,先食酒下。

【主治】被箭,血内漏腹中瘀满。

26542 瓜子散(《千金》卷六)

【异名】十子散。

【组成】冬瓜子 青葙子 芜蔚子 枸杞子 牡荆子 蒺藜子 菟丝子 芜菁子 决明子 地肤子 柏子仁各二合 牡桂二两 蕤仁一合 细辛半两 蔓荆根二两 车前子一两

【用法】上药治下筛。每服方寸匕,食后以酒调下,一日二次。

【功用】补肝。

【主治】眼漠漠不明。

【方论选录】《千金方衍义》:瓜子益气,令人悦泽好颜色;青葙子入肝明目;芜蔚子益精明目;枸杞子治肾虚目暗;

牡荆子除风湿,开经络,导痰涎,行血气;蒺藜子行恶血,破积聚,明目轻身;菟丝子去风明目,入肝肾气分;芜菁治热毒风肿,子专明目;决明子治青盲,目淫,肤赤,白膜眼赤泪出;地肤子久服耳目聪明;柏子仁除风湿,安五脏,令人耳目聪明;牡桂利关节,通神明;藜芦根即木通,去热翳,赤白障;蕤仁治心腹邪热结气,目赤肿痛,眦烂泪出;车前子专治水轮不清;细辛明目利九窍。总取补肝明目之用,肝血清而肾水受荫矣。

26543 瓜子散(《千金翼》卷五)

【异名】甜瓜子散(《圣惠》卷四十一)。

【组成】瓜子一升 白芷(去皮) 当归 芎劳 甘草(炙)各二两 (一方有松子二两)

【用法】上为散。每服方寸匕,食后用酒浆或汤饮调下,一日三次。

【主治】头发早白,虚劳。脑髓空竭,胃气不和,诸脏虚绝,血气不足,故令人发早白,少而篜发及忧愁早白。远视眈眈,风泪出,手足烦热,恍惚忘误,连年下痢。

26544 瓜子散

《普济方》卷二四八。即《圣惠》卷四十八"甜瓜子散"。见该条。

26545 瓜子锭(《成方制剂》5册)

【组成】蛇含石(煅)500克 天麻50克 青礞石(煅)50克 牛黄10克 朱砂25克 僵蚕(炒)50克 麝香20克 蝉蜕37.5克

【用法】上制成锭剂。口服,一次0.3~0.6克,一日2次。

【功用】平肝,镇惊,化痰。

【主治】小儿疾喘,手足搐搦。

26546 瓜石汤(《医学入门》卷八)

【异名】栝石汤(《金鉴》卷七十五)。

【组成】瓜蒌仁九钱 滑石一钱半 南星 苍术 赤芍 陈皮各一钱 黄连 黄柏 黄芩 白芷各五分 甘草二分

【用法】加生姜,水煎服。

【主治】破伤风,发热。

26547 瓜石汤(《刘奉五妇科经验》)

【组成】瓜蒌五钱 石斛四钱 玄参三钱 麦冬三钱 生地四钱 瞿麦四钱 车前子三钱 益母草四钱 马尾连二钱 牛膝四钱

【功用】滋阴清热,宽胸和胃,活血通经。

【主治】阴虚胃热所引起的月经稀发后错或血涸经闭。

【方论选录】本方以瓜蒌、石斛为主药,瓜蒌甘寒润燥,宽胸利气;石斛甘淡微寒,益胃生津,滋阴除热;合用共奏宽胸润肠,利气和胃之效。另加玄参、麦冬滋阴增液;用生地滋阴生血;瞿麦、车前子活血通经;益母草偏寒,通经活血之中又能生津液;马尾连(或栀子)清胃热,热去则津液能以自生;牛膝引血下行,以期经行血至之目的。总之,全方以滋液清热,宽胸和胃之力而达到活血通经的目的。

26548 瓜皮散(《伤科补要》卷三)

【组成】冬瓜皮 牛皮胶各等分

【用法】上为细末。酒调服。

【功用】伤后发汗。

26549 瓜皮散(《不知医必要》卷四)

【组成】冬瓜皮(焙)

【用法】上为末,掺之;又治伤损腰痛,每服一钱,温酒调下。

【主治】多年恶疮,伤损腰痛。

26550 瓜皮煎(《医门八法》卷二)

【组成】西瓜青皮 绿豆青皮各一两 肉蔻三钱(炒去油)

【主治】因伤热而泻。

26551 瓜竹汤

《医学入门》卷四。为《伤寒总病论》卷三"瓜蒌汤"之异名。见该条。

26552 瓜豆散

《普济方》卷一九五。为《外台》卷四引《延年秘录》"瓜蒂散"之异名。见该条。

26553 瓜连丸(《普济方》卷一七七引《经验良方》)

【组成】大冬瓜一枚(去瓤) 黄连

【用法】上用黄连细末实冬瓜内,浸十余日,觉冬瓜肉消尽为度,同研为丸,如梧桐子大。每服冬瓜煎汤,随意服之。

【主治】消渴,骨蒸。

26554 瓜连丸

《医学入门》卷七。为《东医宝鉴·杂病篇》卷五引《丹心》"瓜蒌杏连丸"之异名。见该条。

26555 瓜矾散(《医学入门》卷七)

【异名】瓜蒂丸(《明医指掌》卷八)。

【组成】瓜蒂四钱 甘遂一钱 白矾(枯) 螺壳(煅) 草乌尖各五分

【用法】上为末,用真麻油调令软硬得所,旋丸如鼻孔大。每日一次,以药入鼻内,令达痔肉上。其痔化为水,肉皆烂下即愈。

【主治】鼻痔。

26556 瓜砂丹(《朱氏集验方》卷八)

【组成】朱砂四两

【用法】以木瓜十数个,每木瓜开盖去瓤,底下根铺药末少许,中以绢片裹朱砂一两,蜜拌湿,坐于其间,仍盖药末令满,仍以木瓜盖子盖定,篾签签定,纱片裹木瓜全个不令散失,如此者二三十个。看其银合大小,坐于其中,上下仍铺药末封盖定,坐于银锅银甑中,勿用铁器,以桑柴烧文武火蒸七昼夜,再换木瓜末一次,又蒸七昼夜乃止,取出朱砂一味,摊干研细,以薏苡粉煮稀糊为丸,如梧桐子大。每服二三十丸,茶、酒任下。

【主治】男子、妇人诸虚不足,心气不宁,梦寐不安,手足疼痛,腰膝拘挛,步履艰难;妇人脚气冲心,呕吐药食,不能下咽。

【备考】治疗上证,原书于本方下尚有煮药方:黄耆(炙) 当归 远志(去心) 柏子仁 川乌(炮) 木香 茯神(去木) 益智仁 人参 乳香 龙齿 五味子 石斛 川椒 熟地黄 麦门冬 白芍药 仙灵脾各一两 鹿

茸(炙)　酸枣仁(炒)　附子(炮,去皮)　钟乳粉各二两

26557　瓜桂散(方出《百一》卷十二,名见《普济方》卷一九二)

【组成】冬瓜一枚　肉桂十两

【用法】上用着中冬瓜一枚,去瓤,以肉桂十两刴入冬瓜中,盖口湿纸裹数重,撅地坑,簇以炭火煅令存性为末。每服二钱,米饮调下,一日二次。

【主治】水气。

26558　瓜莲丸

《直指》卷十七。为《本事》卷六"三消丸"之异名。见该条。

26559　瓜盐煎(《医统》卷九十三)

【组成】吴茱萸　木瓜　食盐各五钱

【用法】上炒焦,用瓷罐盛水三升,煮令百沸,却入前药,同煎至一二升以下,倾一盏,随病人意,冷热服之。药入即醒。

【主治】霍吐泄泻。其证始因饮冷或冒寒暑,或失饥,或大怒,或弃舟车,伤动胃气,令人上吐不止,因而下泄,吐泻并作,遂成霍乱,头旋眼晕,手足转筋,四肢逆冷。

26560　瓜蒂丸

《圣济总录》卷六十。为《千金》卷十"牛胆丸"之异名。见该条。

26561　瓜蒂丸(《圣济总录》卷一七三)

【组成】瓜蒂(烧灰)　麝香(研)　蟾酥各半两　乌蛇尾(酒浸,炙)　黄连(去须)各一分　蛇蜕(烧灰)　熊胆各半分(研)

【用法】上为末,用粟米饭为丸,如麻子大。温熟水化破二丸,滴于鼻中。虫出为效。

【主治】小儿疳。

26562　瓜蒂汤

《金匮》卷中。为原书卷上"一物瓜蒂汤"之异名。见该条。

26563　瓜蒂汤(《外台》卷四引《延年秘录》)

【组成】瓜蒂一两　赤小豆四十九枚　丁香二七枚

【用法】上为末。以水一升,煮取四合,澄清,分为两度,滴入两鼻中。

【主治】❶《外台》引《延年秘录》:诸黄。❷《普济方》:身面四肢浮肿,有虫,鼻中息肉,阴黄、黄疸及暴急黄。

26564　瓜蒂散(《伤寒论》)

【组成】瓜蒂一分(熬黄)　赤小豆一分

【用法】上二味,各别捣筛,为散已,合治之。取一钱匕,以香豉一合,用热汤七合,煮作稀糜,去滓,取汁合散,温,顿服之。不吐者,少少加;得快吐,乃止。

【功用】涌吐。

【主治】痰涎宿食,壅塞上脘,胸中痞硬,烦懊不安,气上冲咽喉不得息,舌苔厚腻,寸脉浮,按之紧者。❶《伤寒论》:病如桂枝证,头不痛,项不强,寸脉微浮,胸中痞硬,气上冲咽喉不得息者,此为胸中有寒,当吐之;病人手足厥冷,脉乍紧者,邪结在胸中,心下满而烦,饥不能食者。❷《金匮》宿食在上脘。❸《肘后方》:胸中多痰,头痛不欲食。❹《得效》:胸有寒痰。❺《伤寒指掌图》:脉大,胸

满,多痰涩,病头痛。❻《保命歌括》:痰饮在膈上。❼《张氏医通》:寒痰结于膈上及湿热头重鼻塞。

【宜忌】诸亡血、虚家,不可与。

【方论选录】❶《注解伤寒论》:《千金》曰:气浮上部,填塞心胸,胸中满者,吐之则愈。与瓜蒂散,以吐胸中之邪。其高者越之,越以瓜蒂、豆豉之苦;在上者涌之,以赤小豆之酸。《内经》曰:酸苦涌泄为阴。❷《伤寒来苏集》:瓜为甘果,由熟于长夏,清胃热者也;其蒂,瓜之生气所系也,色青味苦,象东方甲木之化,得春升生发之机,故能提胃中之气,除胸中实邪,为吐剂中第一品药,故必用谷气以和之。赤小豆甘酸,下行而止吐,取为反佐,制其太过也。香豉本性沉重,糜熟而使轻浮,苦甘相济,引阳气以上升,驱阴邪而外出。作为稀糜,调二散,虽快吐而不伤神,仲景制方之精义,赤豆为心谷而主降,香豉为肾谷而反升,既济之理也。❸《千金方衍义》:瓜蒂之苦寒,以吐胸中寒实,兼赤小豆之甘酸,以清利心包余热,所谓酸苦涌泄为阴也。❹《金鉴》:瓜蒂极苦,赤豆味酸,相须相益,能疏胸中实邪,为吐剂中第一品也。而佐香豉汁合服者,藉谷气以保胃气也。服之不吐,少少加服,得快吐即止者,恐伤胸中元气也。此方奏功之捷,胜于汗下。诸亡血虚家,胸中气液已亏,不可轻与也。

【临床报道】❶胸胁痞满:《伤寒论今释》引《生生堂治验》一男子,胸膈痞满,恶闻食气,动作甚懒,好坐卧暗所,百方不验者半岁。先生诊之,心下石硬,脉沉而数,即以瓜蒂散吐二升余,乃瘥。❷狂证:《伤寒论临床实验录》张某,男,五十九岁。因平素性情暴躁,更加思考过度,经常失眠,后遂自言自语,出现精神失常状态,有时咆哮狂叫,有时摔砸杂物,喜笑怒骂变幻无常。如此情况延续月余,渐至见人殴打,百般医疗均无效果。遂疏瓜蒂散与之,瓜蒂10克,豆豉10克,赤小豆10克,煎汤顿服,连进两剂,共呕吐粘涎三次,毫不见效,竟将邻人殴伤并将所有杂物尽行砸碎。遂与大剂瓜蒂散,苦瓜蒂21克、赤小豆31克,煎汤顿服,服后隔半小时便开始作呕,连续两昼夜共呕二十余次,尽属黏涎,自呕吐开始便不思饮食,一天后现周身困顿不欲活动,困睡到第三天忽然清醒,后以豁痰通窍安神之剂,调理而愈。❸痰厥:《广东中医》某女。素无病,或一日气上冲,痰塞喉中,不能言语,此饮邪横塞胸中。当吐之,投以瓜蒂散,得吐后即愈。❹笑证:《伤寒论今释》引《生生堂治验》绵屋弥三郎之妻,善笑,凡视听所及,悉成笑料,笑必捧腹绝倒,甚则胁腹吊痛,为之不得息。常自以为患,请师治之,即与瓜蒂散,吐二升余,遂不再发。❺性交疼痛,阴道出血:《伤寒论今释》引《生生堂治验》一妇人,年三十余。每于交接则小腹急痛,甚则阴门出血,而月事无常,腹诊脉象亦无他异。医药万方,一不见效。先生曰:所谓病在下者,当吐之于上。乃与瓜蒂散六分,吐粘痰升许迄,更与大柴胡汤缓缓下之,后全愈。

26565　瓜蒂散(《外台》卷一(注文)引《范汪方》)

【组成】瓜蒂　赤小豆各一两

【用法】上为散。服一钱匕,白汤调下。取得吐,病去愈止。

【功用】涌吐。

【主治】痰饮宿食填塞上脘,胸中痞塞,咽喉干而腹

满,饮食则吐,气上冲喉,不得息,脉弦迟或微浮者。

❶《外台》(注文)引《范汪方》:伤寒胸中痞塞。❷《外台》引《集验方》:宿食结实及痰澼癖实。❸《圣惠》:热病四日,咽喉干而腹满。❹《医方类聚》引《伤寒括要》:少阴病,其人饮食则吐,心中温温欲吐,复不能吐,手足寒,脉弦迟,胸中实者。❺《医方集解》:卒中痰迷,涎潮壅盛,癫狂烦乱,人事昏沉,五痫痰壅,及火气上冲喉不得息,食填太阴,欲吐不出,伤寒如桂枝证,头不痛,项不强,寸脉微浮,胸中痞硬,气上冲喉不得息者;亦治诸黄,急黄。

【宜忌】《医方集解》:诸亡血虚家,老人,产妇,血虚脉微者,俱不可服。

【方论选录】《医方集解》:越以瓜蒂之苦,涌以赤小豆之酸,吐去上焦有形之物,则水得舒畅,天地交而万物通矣。当吐而胃弱者,改用参芦。

26566 瓜蒂散(《外台》卷四(注文)引《范汪方》)

【组成】瓜蒂二七枚　赤小豆三七枚　秫米二七粒

【用法】上为散。取如大豆粒,吹于两鼻中,甚良;不愈,间日复服之。

【主治】热毒内蕴致成黄疸;小儿脐风撮口。

❶《外台》(注文)引《范汪方》:天行毒热,通贯脏腑,沉鼓骨髓之间,或为黄疸、黑疸、赤疸、白疸、谷疸、马黄等疾,喘息须臾而绝。❷《普济方》:酒疸,脉浮腹满,欲呕。❸《保婴撮要》:脐风撮口。❹《准绳》:小儿忽发心满坚硬,脚手心热,变为黄疸。

【宜忌】以筒使人极吹鼻中,无不死,大慎之。

26567 瓜蒂散(《外台》卷十三引《集验方》)

【组成】瓜蒂　赤小豆各一分　雄黄二分(研)

【用法】上为细散,一服五分匕,稍增至半钱匕,以酪服药。

【主治】❶《外台》引《集验方》:飞尸。❷《外台》引《广济方》:卒中恶,心腹绞刺痛,气急胀,奄奄欲绝。

【宜忌】《外台》引《广济方》:忌生冷,油腻,粘食,陈臭等。

26568 瓜蒂散(方出《千金》卷五,名见《圣济总录》卷一七四)

【组成】小豆三七枚　瓜蒂十四枚　糯米四十粒

【用法】上为末。吹鼻中。

【主治】❶《千金》:小儿伤寒发黄。❷《圣惠》:小儿诸黄,心胸壅闷。

26569 瓜蒂散(《外台》卷四引《延年秘录》)

【异名】瓜豆散(《普济方》卷一九五)。

【组成】瓜蒂二小合　赤小豆二合

【用法】上为散。年大人服一方寸匕,暖浆水五小合和散一服。一炊久,当吐不吐,更服五分匕,水亦减之。若轻病,直吹鼻中两黑豆粒大,亦得。当鼻中黄水出即歇。

【功用】吐。

【主治】黄疸,心下坚硬,手不可近,渴欲饮水,气息喘粗,上部有脉,下部无脉者。

❶《外台》引《延年秘录》:急黄,心下坚硬,渴欲得水吃,气息喘粗,眼黄,但有一候相当者。《外台》引《救急方》:天行病不即愈,经四五日,渴引饮,心上急强,手不得

近,又不得眠,慌乱,此则是黄。❷《阴证略例》:大实大满,气上冲,填塞闷乱。❸《卫生宝鉴》:饮食过度,填塞胸脘,上部有脉,下部无脉。

26570 瓜蒂散(《外台》卷四引《救急方》)

【组成】丁香　瓜蒂　赤小豆各十枚

【用法】上为细末。取暖水一鸡子许,和服。

【主治】诸黄。暗黄,眼暗及大角赤黑黄,先掷手足;内黄,患渴,疸黄,眼赤黄;肾黄,小便不通,气急心闷;五色黄。

26571 瓜蒂散(《外台》卷四引《广济方》)

【组成】赤小豆二七枚　丁香二七枚　黍米二七枚　瓜蒂二七枚　麝香　熏陆香各等分(别研)　青布二方寸(烧为灰)

【用法】上为散。饮服一钱匕。则下黄水,其黄则定。

【主治】急黄,身如金色。

【宜忌】忌生冷、热面、粘食、陈臭。

26572 瓜蒂散(方出《证类本草》卷二十七引《经验后方》,名见《奇效良方》卷六十一)

【组成】瓜蒂不限多少

【用法】上为细末。壮年一字,十五以下、老怯半字,早晨井花水下。一食顷,含沙糖一块,良久涎如水出,涎尽食粥一日。如吐多困甚,即咽麝香汤一盏,即止矣,麝细研,温水调下。此药不太吐逆,只出涎水。

【主治】大人、小儿久患风痫,缠喉风,喉嗽,遍身风疹,急中涎潮。

【临床报道】昔天平尚书觉昏眩,即服之,取涎有效。

26573 瓜蒂散(《圣济总录》卷二十四)

【组成】瓜蒂一两

【用法】上一味,捣罗为散。每服一钱匕,温熟水调下,吐涎愈。

【功用】《直指》:吐痰。

【主治】❶《圣济总录》:伤寒头疼,胸中满及发寒热,脉紧而不大者,是膈上有涎。❷《直指》:风癫证。

26574 瓜蒂散(《圣济总录》卷六十)

【组成】瓜蒂十四枚　丁香(大者)一枚　黍米四十九颗

【用法】上为细散。每服一字,先含水一口,以鼻搐药。取下黄涎为效。

【主治】黄疸,面目黄。

26575 瓜蒂散(《圣济总录》卷六十)

【组成】瓜蒂一分　雄黄(醋煮,研)一钱　甘草(炙,剉)一两　女萎二两

【用法】上为细散。每服一字匕,用赤小豆二十粒,茯苓一分,水一盏,煎至六分去滓,调服。须臾当吐,吐止即愈。

【主治】黑疸,身体及大便并黑,及黄疸久不愈。

26576 瓜蒂散(《圣济总录》卷一一六)

【组成】瓜蒂二十七枚

【用法】上为散。以少许吹入鼻中。

【主治】鼻窒塞,气息不通。

26577 瓜蒂散(《圣济总录》卷一一九)

【组成】瓜蒂七枚

【用法】上一味,炒黄,碾散。以麝香相和,新绵裹,病牙处咬之。

【主治】牙齿痛。

26578 瓜蒂散(《圣济总录》卷一三二)

【组成】瓜蒂四十九枚 黄连(去须)三两 杏仁(去皮尖双仁,炒)二两半 腻粉一分 麝香一钱(研)

【用法】上为细末。用腻粉、麝香同调和令匀,以津唾调涂在疮上,更用纸面糊覆在药上贴,三五日一度,含盐水洗过,更贴。

【主治】恶疮。

26579 瓜蒂散(《圣济总录》卷一六七)

【组成】瓜蒂七枚 全蝎一枚(微炒) 赤小豆二七粒

【用法】上为散。每服半钱匕,粥饮调下。服后以吐为效。

【主治】小儿口噤。

26580 瓜蒂散(《全生指迷方》卷二)

【组成】瓜蒂 细辛(去苗) 藜芦(去苗)各等分

【用法】上为细末。每用半字许,纳鼻中。以气通为度。

【主治】风湿鼻窒塞,气不通。

26581 瓜蒂散(《杨氏家藏方》卷三)

【组成】瓜蒂七枚 穿山甲鳞一片(瓦上焙焦)

【用法】上为细末。欲发前,男左女右,鼻内搐一幹耳子。

【主治】❶《杨氏家藏方》:疟疾。❷《御药院方》:太阳经头痛寒热。

26582 瓜蒂散(《儒门事亲》卷十二)

【组成】瓜蒂七十五个 赤小豆七十五粒 人参半两(去芦) 甘草半两或二钱五分

【用法】上为细末。每服一钱,或半钱,或二钱,量虚实加减用之,空心齑汁调下服之。

【主治】伤寒六七日,因下后,腹满无汗而喘。

26583 瓜蒂散(《普济方》卷一○四引《经验良方》)

【组成】甜瓜蒂 轻粉

【用法】上甜瓜蒂,日干为细末。每服一二钱匕,加轻粉一匕,以水半合,调匀灌之。候良久涎自出;如涎未出,含砂糖一块,下咽,涎即出。如吐多困,即咽麝香汤一盏即止。

【主治】风涎暴作,气塞倒卧,或有涎,用诸药化不下者。

26584 瓜蒂散

《普济方》卷一五二。即《圣惠》卷十七"吹鼻瓜蒂散"。见该条。

26585 瓜蒂散

《普济方》卷一八八。为《鸡峰》卷十"人参汤"之异名。见该条。

26586 瓜蒂散(《普济方》卷二五四)

【组成】麝香 皂荚(去皮子) 雄黄(细研) 藜芦(去芦头) 瓜蒂各一分

【用法】上为末,如大豆大。以竹筒吹入鼻中。得嚏则气通便活,若未嚏复吹之,以嚏为度。

【主治】鬼排、鬼刺下血。

26587 瓜蒂散(《摄生众妙方》卷六)

【组成】西瓜蒂一两 牙皂五钱

【用法】上为细末。每服二茶匙,白汤调灌下,以探吐痰为愈。

【主治】痰涎壅塞,不省人事。

26588 瓜蒂散(《保命歌括》卷四)

【组成】瓜蒂(君) 猪牙角 细辛各减半

【用法】上为细末。吹入鼻中。有水出,愈。

【主治】头中雾露寒湿之气,头痛鼻塞,无表里证。

26589 瓜蒂散(《温疫论》卷上)

【组成】甜瓜蒂一钱 赤小豆三钱(研碎) 生山栀仁二钱

【用法】用水二钟,煎一钟,后入赤豆,煎至八分。先服四分,一时后不吐,再服尽。吐之未尽,烦满尚存者,再煎服。如无瓜蒂以淡豆豉二钱代用。

【主治】❶《温疫论》:温疫胸膈满闷,心烦喜呕,欲吐不吐,虽吐而不得大吐,腹中满,欲饮不能饮,欲食不能食,此疫邪留于胸膈。❷《温病条辨》:太阴病,得之二三日,心烦不安,痰涎壅盛,胸中痞塞,欲呕者,无中焦证。

26590 瓜蒂散(《辨证录》卷十)

【组成】瓜蒂七枚 白茅根一两 芦根一两

【用法】水煎汁饮之。必大吐,吐后前证尽解,不必再服。

【主治】人有爱食河豚,以致血毒中人,舌麻心闷,重者腹胀而气难舒,口开而声不出,若久不治,亦能害人。

26591 瓜蒂散(《青囊秘传》)

【组成】瓜蒂(捣烂)一枚半 生甘草五分 当归三钱 乳香(灯心炒)五分 金银花三钱 青皮五分 白芷一钱 没药(灯芯炒)五分

【用法】水煎服。

【主治】一切乳症。

26592 瓜蒂散(《内外科百病验方大全》第十九章)

【组成】陈年老南瓜蒂

【用法】烧成灰。酒冲服,再用麻油调灰敷之。立愈。如治乳岩,每服瓜蒂灰一个,重者四五服。

【主治】毒疽及一切无名恶症,并治乳岩。

26593 瓜蒂膏

《普济方》卷五十六。为《圣惠》卷三十七"敷鼻瓜蒂膏"之异名。见该条。

26594 瓜蒌丸(《得效》卷十二)

【异名】栝楼丸(《普济方》卷三九八)

【组成】黄瓜蒌一个 白矾半两

【用法】上将白矾入瓜蒌内,固济,火煅为末,米糊为丸。每服三十丸,米汤送下。

【主治】初病脱肛,鼻梁青脉,唇白,齿根焦黄,久病两颊光,眉赤,唇焦,多啼哭。

26595 瓜蒌丸(《脉因证治》卷上)

【组成】瓜蒌子 枳实 陈皮

【用法】取瓜蒌皮瓤末熬为丸服。

【主治】胸痹或胁下逆抢心。

【加减】胸痹切痛,加栀子(烧存性)、附子(炮)各二两。

26596　瓜蒌丸(《普济方》卷三十三)

【组成】瓜蒌根　泽泻　土瓜根各二两

【用法】上为末,以牛膝和丸,如梧桐子大。每次服三十丸,食前服。

【主治】男子尿精。

26597　瓜蒌丸(《丹溪心法心要》卷二)

【异名】瓜蒌实丸(《杏苑》卷四)。

【组成】瓜蒌仁　半夏　山楂　神曲各等分

【用法】上为末,以瓜蒌水为丸。姜汤入竹沥,送下二十丸。

【主治】食积,痰壅滞喘。

26598　瓜蒌丸(《济阳纲目》卷三十三)

【组成】瓜蒌根(薄切,用人乳汁拌蒸,竹沥拌晒)

【用法】上为末,炼蜜为丸,如弹子大,嚼化;或丸如绿豆大,每服一百丸,米饮下。

【主治】三消。

26599　瓜蒌丸(《医林纂要》卷七)

【组成】瓜蒌一枚(用面包裹煨熟,去面用)　百部四两　麻黄二两　黄芩一两　杏仁一两

【用法】上为末,捣瓜蒌为丸,清晨服。

【主治】积年哮喘,偶触清寒即发。此有寒痰宿积于肺而胃气方实盛,故和缓则相安,更遇外寒触之,则阳气郁而忿争,积寒并发,气促而喘矣,此病小儿多有之者,不时喘咳,身有微热。

【方论选录】瓜蒌甘寒滑润,性质轻浮,入肺能荡肺中之积热沉寒,此用面裹煨之者,杀其寒而资其润,且麦本金谷,亦能补肺而润燥也;百部苦甘温,功专入肺,以去沉寒宿冷;麻黄以祛肺寒,非此不彻;黄芩以泄火,清膈热;杏仁破结痰,润心肺,降逆气。

26600　瓜蒌方(方出《幼幼新书》卷十六引《吉氏家传》,名见《医部全录》卷四二三)

【组成】瓜蒌(大者)一个(大者,开一盖子)　阿胶一分　沙糖半两

【用法】二味入瓜蒌内,以盖子依旧封着,白纸都糊,入饭甑蒸两遍,倾出,随儿大小约多少,冷服。

【主治】小儿伤冷,气喘涎多。

26601　瓜蒌汤(《伤寒总病论》卷三)

【异名】青竹茹汤(《活人书》卷十七引《百问方》)、瓜竹汤(《医学入门》卷四)。

【组成】瓜蒌根四两(无黄脉者)　淡竹茹半斤

【用法】水三升,煮一升三合,去滓一日二三服,温与之。

【主治】❶《伤寒总病论》:病未平复后劳动,致热气攻胸,手足拘急,搐搦如中风状。❷《医学入门》:瘥后劳复,阴阳易病,卵肿疼痛,手足不能动。

26602　瓜蒌汤(《传信适用方》卷三引周子明方)

【异名】栝楼汤(《普济方》卷二八八)。

【组成】瓜蒌一个(去皮,将瓤与子剉碎)　没药一钱(研)　甘草半两(生,剉)

【用法】上药用无灰酒三升,煎至一升。分三服,温饵。

【主治】五发:发脑、发须、发眉、发颐、发背;痈疽;瘰、瘤、癌。

26603　瓜蒌汤(《妇人良方》卷五)

【异名】栝楼汤(《普济方》卷一八七)。

【组成】枳壳四个　厚朴　薤白各一两　瓜蒌一个　桂枝一两(有热除此一味)

【用法】上㕮咀。水七升,煎取四升,去滓温服。

【主治】❶《妇人良方》胸痹。❷《普济方》胸痹疼痛,痰迷,心膈不利。

【备考】《普济方》有生姜半两。

26604　瓜蒌汤

《普济方》卷二十八。为《圣济总录》卷五十"栝楼汤"之异名。见该条。

26605　瓜蒌汤

《普济方》卷一三一。为《千金》卷十"栝楼汤"之异名。见该条。

26606　瓜蒌汤(《济阳纲目》卷三十三)

【组成】瓜蒌根(薄切,炙)五两

【用法】以水五升,煮取四升,随意饮。

【主治】消渴,小便多。

26607　瓜蒌汤(《症因脉治》卷一)

【组成】瓜蒌仁　枳壳　青皮　苏梗　桔梗

【用法】水煎服。

【主治】感冒胁痛,表已散,里气不和作痛,审知是燥痰结饮,胁痛。

26608　瓜蒌汤

《医部全录》卷四四九。为《准绳幼科》卷七"栝楼汤"之异名。见该条。

26609　瓜蒌汤(《产科发蒙》卷四引《赤水医案》)

【组成】瓜蒌仁六两　桑白皮　杏仁　半夏　桔梗　紫苏子　枳壳各一钱

【用法】水煎,温服。

【主治】产后咳嗽,痰不易出,左胁疼痛,内热气壅,不能伏枕。

26610　瓜蒌酒

《备急灸法》。为《圣济总录》卷一三一"一醉膏"之异名。见该条。

26611　瓜蒌酒(《仙拈集》卷三)

【组成】瓜蒌二个　穿山甲(酥炙)一钱　甘草六钱

【用法】将瓜蒌挖一孔,将药分装入瓜蒌内,水、酒各二斤,同煮至一大碗,临卧热服,渣捣烂,水、酒再煎,连服。将渣乘热敷满乳,用布捆住,盖被出汗。

【主治】乳痈,不论已破、未破。

26612　瓜蒌酒(《仙拈集》卷四引《补遗》)

【组成】瓜蒌(大者)一个

【用法】切顶,装入妇人头发一团,明矾三钱,将原顶盖口,黄泥包裹,火煅存性,去泥研末,黄酒送下。未溃者内消,将溃即出脓,收口,重者不过三服。

【主治】肿毒初起。

26613　瓜蒌散(《鸡峰》卷十六)

【异名】栝楼散(《卫济宝书》),乳香散(《医方类聚》

卷二三六引《徐氏胎产方》),瓜蒌乳香散(《医医偶录》卷一)。

【组成】瓜蒌末一两 乳香一钱

【用法】上为末。温酒调二钱,不以时服。

【主治】❶《鸡峰》:产后骨节、肌肤热痛。❷《卫济宝书》乳痈。❸《妇人良方》产后吹奶。

26614 瓜蒌散(《传信适用方》卷三)

【异名】栝楼散(《普济方》卷二八九)。

【组成】黄耆四两(剉) 皂角刺八两(红者,拍碎,剉)甘草六两 牛膝二两 黄瓜蒌十个(剉)

【用法】上用蜜一斤,旋入铛内,炒至紫色,见风吹脆为末,有滓再炒为末。酒调下二钱。

【功用】内消恶肉,生好肉。

26615 瓜蒌散(方出《百一》卷八,名见《得效》卷六)

【异名】栝楼散(《普济方》卷二一〇)。

【组成】瓜蒌不拘多少

【用法】焙干,研为细末。每服三钱,热酒调下,不能饮者,以米饮调下,频进数服。以通为度。

【主治】❶《百一》:腹胀,小便不通。❷《朱氏集验方》:五色痢疾,久不愈。

【临床报道】小便不通:魏郊知明州时,宅库之妻患此疾垂殆,随行御医某人,治此药令服,遂愈。

26616 瓜蒌散(《朱氏集验方》卷十一)

【组成】瓜蒌 贝母 荆芥

【用法】上为末。水煎,连三服。

【主治】欲出痘疹。

26617 瓜蒌散(《得效》卷七)

【异名】栝楼散(《普济方》卷一七六)。

【组成】白茯苓(去皮) 天花粉 宣连 白扁豆 人参(去芦) 石膏 甘草节 寒水石 白术(去芦) 猪苓各等分

【用法】上为末。每服二钱,热汤调服。

【功用】除热补虚。

【主治】盛壮之时,不自谨惜,恣情纵欲,年长肾气虚弱,惟不能房,多服丹石,真气既尽,石气孤立,唇口干焦,精液自泄,小便赤黄,大便干实,小便昼夜百十行。

26618 瓜蒌散(《仙传外科集验方》)

【组成】瓜蒌(新旧皆可,和椒炒,碎) 川椒二十粒 甘草三四寸(剉) 乳香五粒(如皂角子大)

【用法】上用无灰酒三碗,煮作一碗,去滓温服。其毒立散,未成即破,已成者,脓自出,皆不用手。

【主治】痈疽。

26619 瓜蒌散

《普济方》卷一三五。为《圣惠》卷十一"栝楼散"之异名。见该条。

26620 瓜蒌散

《普济方》卷四〇四。为《活人书》卷二十一"决明散"之异名。见该条。

26621 瓜蒌散(《医方类聚》卷二三八引《徐氏胎产方》)

【组成】瓜蒌根 薄荷干各等分

【用法】上为末。酒调服。先吃羊骨汁一碗,次服药

后再吃葱丝羊羹,少时微汗出。

【主治】乳汁少。

26622 瓜蒌散

《丹溪心法附余》卷十六。为《集验背疽方》"栝楼散"之异名。见该条。

26623 瓜蒌散(《医学入门》卷八)

【组成】瓜蒌仁 青皮各一钱 石膏二钱 甘草节 没药 归尾 皂刺 金银花各五分 青橘叶(取汁)二匙

【用法】水、酒各半盏煎。空心服。

【主治】乳痈未溃者。

【加减】如已溃者,去石膏、没药、皂刺、金银花,用当归身,加人参、黄耆、川芎、白芍,煎服。

【方论选录】瓜蒌仁消毒,青皮疏肝,石膏清胃,甘草节行瘀,没药止痛,归尾破血,青橘叶解毒。

26624 瓜蒌散(《赤水玄珠》卷二十八)

【异名】栝楼散(《准绳·幼科》卷五)。

【组成】瓜蒌根二钱 白僵蚕一钱

【用法】慢火同炒老黄色,为末。每服二三分,薄荷汤下。

【主治】痘,热极生风,发搐。

26625 瓜蒌散

《准绳·疡医》卷四。为《瑞竹堂方》卷五"栝楼散"之异名。见该条。

26626 瓜蒌散(《济阴纲目》卷十四)

【组成】瓜蒌一个(半生半炒) 粉草一寸(半生半炙)生姜一块(半生半煨)

【用法】上剉。用酒二碗煎服。少顷,痛不可忍,即搜去败乳,临卧再一服,顺所患处乳侧,卧于床上,令其药行故也。无生姜,用麦芽。

【功用】令败乳自退。

【主治】乳初结胀不消。

26627 瓜蒌散(《傅青主女科·产后编》卷下)

【异名】瓜蒌乳没散(《胎产新书·女科秘要》卷七)、瓜蒌乳香散(《胎产秘书》)。

【组成】瓜蒌一个(连皮捣烂) 生甘草五分 当归三钱 乳香五分(灯芯炒) 没药五分(灯芯炒) 金银花三钱 白芷一钱 青皮五分

【用法】水煎,温服。

【主治】一切痈疽,乳痈。

26628 瓜蒌散

《医部全录》卷四二三。为《圣惠》卷八十三"栝楼煎"之异名。见该条。

26629 瓜蒌散(《医学心悟》卷三)

【组成】大瓜蒌(连皮捣烂)一枚 粉甘草二钱 红花七分

【用法】水煎服。

【主治】肝气燥急而胁痛,或发水泡。

【方论选录】瓜蒌为物,甘缓而润,于郁不逆,又如油之洗物,滑而不滞,此其所以奏功也。

26630 瓜蒌煎(《鸡峰》卷七)

【组成】瓜蒌二两 茯神 石斛 人参 肉苁蓉各一

两　甘草　黄连　当归　五味子　丹参各半两　知母　胡麻各一两　地骨皮　葳蕤各二两　蜜五合　生地黄汁一升　牛髓一合　淡竹叶五十片　生麦门冬汁五合　生姜汁一合

【用法】以水三升，煮地骨皮、葳蕤、胡麻、淡竹叶四味，去滓取汁一升，和地黄汁、麦门冬汁、牛髓、蜜、姜汁等，入前药末，搅令匀，又煎成膏，入于铜器中。每服不拘时候，以粥饮调下半匙。

【主治】虚劳燥渴，四体虚乏，羸瘦。

26631　瓜蒌煎（《仙拈集》卷三）

【组成】瓜蒌一两（打碎）　当归　穿山甲　没药　乳香　甘草节各一钱

【用法】水、酒各一钟，煎服。

【主治】乳汁不通。

26632　瓜蒌膏（《鲁府禁方》卷一）

【组成】青嫩瓜蒌

【用法】洗净，切片捣烂，用布绞取汁二碗，入砂锅内，慢火熬至一碗，加真竹沥一小盏，白蜜一碗，再熬数沸，瓷罐收贮。每用一小盏，倾茶瓯中，白滚汤，不拘时候。

【主治】上焦痰火。

26633　瓜霜散（《时疫白喉捷要》）

【组成】西瓜霜一两　人中白一钱（火煅）　辰砂二钱　雄精二分　冰片一钱

【用法】上为细末，再乳无声，用瓷瓶紧贮。凡患白喉、喉蛾及一切喉痧等症，急用此药吹入喉内患处，连吹十数次；凡一切红肿喉风之症均可吹之；凡牙疳、牙痈及风火牙痛，牙根肿痛，舌痛诸病，用此散擦敷其上，吐出涎水，再擦再吐。

【主治】白喉、喉蛾及一切喉痧，红肿喉风。牙疳，牙痈及风火牙痛，牙根肿痛。舌痛诸病。

【加减】此药专治白喉，若非白喉，须去雄精一味。

【备考】本方方名，《疫喉浅论》卷下引作"冰瓜雄朱散"。

26634　瓜子仁汁（《圣济总录》卷一二九）

【组成】瓜子仁三合（与水六合同研，绞取汁）　当归（切，焙）一两（捣末）　蛇蜕一条（烧灰，研）

【用法】上将当归、蛇蜕研末和匀，分作二服，空心、日午用瓜子汁调下。下脓血即愈。

【主治】肠痈。壮热恶寒，微汗气急，少腹痛，小便涩，或大便如刀锥刺痛，或腹中已成脓。

26635　瓜子仁汤

《外科发挥》卷四。为原书同卷"薏苡仁汤"之异名。见该条。

26636　瓜子眼药（《北京市中药成方选集》）

【组成】炉甘石（煅）十七两　梅片四钱三分　硼砂四钱　牛黄二分　琥珀八钱　珍珠（豆腐炙）二分　熊胆一钱　麝香二分　黄连二两（熬汁浸炉甘石）

【用法】上为极细末，过箩，炼老蜜和匀，制成瓜子型锭剂，重一分。用药沾凉开水少许，点于大眼角内，每日四五次。

【功用】明目退翳，消肿止痒。

【主治】风火目疾，老眼昏花，暴发火眼，红肿赤烂。

26637　瓜子眼药（《全国中药成药处方集》天津方）

【组成】炉甘石一斤（用黄连一两，熬水过滤，浸煅甘石，飞净去渣晒干，每甘石粉十两兑下药）　冰片一两　麝香二分　熊胆二钱（化水）

【用法】上为极细末，和匀，用荸荠六两拧汁，和冰糖二两化水，作成瓜子式，每个干重一分。以药蘸凉水点眼角。

【功用】消炎明目，退翳。

【主治】暴发火眼，气蒙昏花，红肿痛痒，流泪怕光，外障云翳，眼边红烂。

26638　瓜蒌子汤

《外科正宗》卷三。为《外科发挥》卷四"薏苡仁汤"之异名。见该条。

26639　瓜蒌子散（《奇效良方》卷五十四）

【组成】瓜蒌子（微炒）　连翘　何首乌　皂荚子仁（微炒）　牛蒡子（微炒）　大黄（微炒）　白螺壳　栀子仁　漏芦　牵牛（微炒）　甘草（生）各一两

【用法】上为细末。每服二钱匕，食后温酒调下。

【主治】瘰疬初肿，疼痛寒热，四肢不宁。

26640　瓜蒌仁汤

《医统》卷八十一。为《外科发挥》卷四"薏苡仁汤"之异名。见该条。

26641　瓜蒌仁汤（《杏苑》卷四）

【组成】桔梗二两　枳壳一两　瓜蒌仁四两（另研）　半夏五钱

【用法】上为末，以姜汁糊为丸。每服五七十丸，用蜜糖汤送下，一日三次。

【主治】七情气郁成痰，气噎痞痛，喘闷。

【方论选录】法宜和气豁痰为要，故用桔梗利气，瓜蒌、半夏豁痰。

26642　瓜蒌仁汤（《古今医彻》）

【组成】瓜蒌霜　米仁各二钱　川贝母（去心）　天门冬（去心）　金银花　麦门冬（去心）　百合各钱半　甘草节三分　桑白皮（蜜炙）　桔梗各一钱

【用法】水煎服。

【主治】肺痈。咳唾稠痰，腥秽如脓，黄赤间杂，甚则咳出白血，手掌干涩，皮肤不泽，脉数而疾。

【加减】久而不敛，加白及、阿胶，去桑白皮；寒月加款冬花、紫菀；夏月加生地、牡丹皮。

26643　瓜蒌实丸（《医方类聚》卷一○六引《济生》）

【组成】瓜蒌实（别研）　枳壳（去瓤，麸炒）　半夏（汤泡七次）　桔梗（炒）各一两

【用法】上为细末，姜汁打糊为丸，如梧桐子大，每服五十丸，食后用淡姜汤送下。

【主治】噎膈。胸痞，胸中痛彻背，喘急妨闷。

【方论选录】❶《丹溪心法附余》：此方瓜蒌仁润肺降痰，枳壳破滞气，半夏豁痰燥湿，桔梗开膈载药，可谓善治痞闷喘急矣。痰因火动，加黄连尤妙，丹溪云：胸中痞，须用枳实炒黄连是也。❷《医方考》：痰随气上，亦随气下，故瓜蒌、枳壳、桔梗皆下气药也；痰以湿生，必以燥去，故半夏者，燥湿之品也。或问桔梗为诸药之舟楫，浮而不沉者也，何以

下气? 余曰:甘者恋膈,苦者下气,轻者上浮,苦者下降,此药之性也。桔梗甘而苦,为阳中之少阴,故初则恋膈,久则下气矣。

26644 瓜蒌实丸

《杏苑》卷四。为《丹溪治法心要》卷二"瓜蒌丸"之异名。见该条。

26645 瓜蒌根丸(《医学入门》卷七)

【组成】瓜蒌根(薄切,以人乳汁拌蒸,竹沥拌晒)

【用法】上为末,炼蜜为丸,如弹子大,嚼化;或如绿豆大,每服一百丸,米饮送下。

【主治】水亏火炎而成之三消。

26646 瓜蒌根汤(《妇人良方》卷二十一引《集验》)

【组成】瓜蒌根四两 麦门冬 人参各三两 生干地黄 甘草各二两 土瓜根五两 大枣二十枚

【用法】上咬咀。以水八升,煮取二升半,分三服。

【主治】产后血渴。

26647 瓜蒌根汤(《济阳纲目》卷二十二)

【组成】瓜蒌根 白茯苓 甘草(炙)各半两 麦门冬(去心)二钱半

【用法】上咬咀。每服五钱,水一盏半,加大枣二枚(擘破),煎至七分服。

【主治】下痢。冷热相冲,气不和顺,本因下虚,津液耗少,口干咽燥,常思饮水,毒气更增,烦躁转甚。

26648 瓜蒌根汤(《治疫全书》卷四)

【组成】瓜蒌根 葛根 石膏各二钱 人参 香附各一钱

【用法】水煎,温服。

【主治】风温。喘渴多睡,痰气喘促等。

26649 瓜蒌煎丸(《鸡峰》卷十一)

【组成】瓜蒌二个 杏仁一两二钱 半夏一两

【用法】上件药,并依法修事,先将瓜蒌瓤,用银石器内熬成膏,次入杏仁再熬,候冷,入半夏、瓜蒌皮末,为丸,如梧桐子大。每服三十丸,煎人参汤下,临卧服;食前亦得。

【主治】肺经攻注,面生风疮,上喘气促,咳嗽。

26650 瓜贝去瘀汤(《不居集》下集卷十一)

【组成】瓜蒌 贝母 当归 紫菀 栀子 丹皮 青皮 穿山甲 前胡 甘草

【主治】咳嗽吐红痰,夹瘀血。

26651 瓜贝养荣汤

《温疫论》(张以增校本)卷上。即原书(石楷校本)同卷"蒌贝养荣汤"。见该条。

26652 瓜石六味汤(《效验秘方·续集》汤昆华、朱广华方)

【组成】全瓜蒌 10 克 石斛 10 克 益母草 15 克 丹皮 10 克 丹参 10 克 牛膝 10 克

【用法】本方以煎剂治疗。每剂分煎两次,各煎 20~30 分钟,取汁混合,约 300~400 毫升,分二次温服,每日 1 剂。

【主治】因上避孕环,长期服避孕药,或多次人工流产所致阴虚胃热、灼伤津液、冲任失调引起的月经稀少、后错或精血耗竭之闭经。

【加减】阴虚血热型酌加生地、玄参、麦冬、黄连、大黄;气滞血瘀型酌加柴胡、枳壳、香附、柏子仁、泽兰、王不留行、卷柏;肝脾不调型酌加柴胡、白术、防风、香附、茯苓、青皮、陈皮;肝肾不足型酌加生熟地、山药、山萸肉、续断、枸杞;痰湿阻滞型酌加法半夏、茯苓、陈胆星、苍术、竹茹。

【方论选录】本方中全瓜蒌甘寒,宽胸散结,化痰润燥;石斛甘微寒,滋阴养胃,生津除热;益母草辛微苦微寒,活血祛瘀,生津调经;丹皮辛苦微寒,清热凉血,活血散瘀;丹参苦微寒,活血化瘀,凉血调经;牛膝苦酸平,活血祛瘀,补肾通经。

26653 瓜蒂二陈汤(《重订通俗伤寒论》)

【组成】甜瓜蒂二十粒 姜半夏 广橘红各钱半

【用法】以水煎成,冲生莱菔汁二瓢。

【功用】涌吐痰涎。

【主治】痰症类伤寒。寒痰在胸中,胸满气冲,憎寒壮热,恶风自汗,胸中郁痛,饥不能食,使人揉按之,反多涎唾,甚或下利日十余行,右脉微滑,左脉反迟。

26654 瓜蒂三味散(《外台》卷四引《许仁则方》)

【组成】瓜蒂七枚 丁香七枚 赤小豆七枚

【用法】上为末。取如大豆,分吹两鼻孔中。须臾当出黄水,正如煮黄柏汁,及出黄虫。亦可以新汲水和一方寸匕,与患人服,或利或吐,吐利所出亦如煮黄柏汁。

【主治】急黄,已进秦艽、牛乳二味汤药,服后不觉病退,渐加困笃,势如天行最重者。

【宜忌】不可更服诸冷物。

26655 瓜蒂牙消散(《伤寒总病论》卷六)

【组成】藜芦一钱 瓜蒂三钱 牙消二钱 脑 麝各少许

【用法】上为细末。吹少许入鼻。得嚏则愈。

【主治】伤寒头痛不止。

26656 瓜蒂甘遂丸

《明医指掌》卷八。为《医学入门》卷七"瓜矾散"之异名。见该条。

26657 瓜蒂吹鼻散(《圣惠》卷五十五)

【组成】瓜蒂二七枚 赤小豆二七粒 秫米二七粒 丁香二七粒

【用法】上为细散。取如豆大纳鼻中,痛搐之。须臾当出黄汁,或从口中出升余即愈。若病重者,如一豆不愈,即复纳鼻中,即效。

【主治】黄疸。面目爪甲皆黄,心膈躁闷。

26658 瓜蒂神妙散(《宣明论》卷三)

【组成】瓜蒂 焰消 雄黄 川芎 薄荷叶 道人头 藜芦各一分 天竺黄一钱半(如无,以郁金代之)

【用法】上为细末。含水,鼻中搐一字。

【主治】头目昏眩,偏正头痛。

【备考】方中瓜蒂原缺,据《奇效良方》补。

26659 瓜蒌大麦饼(《慈禧光绪医方选议》)

【组成】瓜蒌一斤(绞汁) 大麦面六两

【用法】合作饼。炙熟熨之。病愈即止,勿令太过。

【主治】中风㖞斜。

【方论选录】本方以瓜蒌为主。瓜蒌甘苦寒,用其润燥开结,荡热涤痰,舒肝郁,缓肝急之性,以为外治。

26660 瓜蒌贝母饮(《增订胎产心法》卷五)

【组成】瓜蒌实 土贝母(去心) 甘草节各三钱

【用法】水煎服。

【主治】乳房结核,掀肿。

【加减】已溃,加忍冬一两。

26661 瓜蒌内托散(《外科大成》卷二)

【组成】瓜蒌一个(半生半炒) 人参 归尾 没药各五钱 甘草一钱

【用法】黄酒二碗,煎一碗,食前服。

【功用】活血消毒。

【主治】痈发于腿外侧者。

26662 瓜蒌半夏丸(《丹溪心法附余》卷五)

【组成】瓜蒌 杏仁(去皮尖) 枯矾各一两 半夏(汤泡)二两 款冬花一两半 麻黄(去根节)一两

【用法】上为末,用瓜蒌汁、生姜自然汁,用水糊为丸,如梧桐子大。每服三十丸,食后、临卧淡茶汤下。

【主治】咳嗽,喘满。

【宜忌】忌生冷咸酸。

26663 瓜蒌半夏丸

《医统》卷四十三。即《济生》卷二"半夏丸"。见该条。

26664 瓜蒌必效散(《叶氏女科》卷三)

【组成】瓜蒌一个(捣烂) 金银花 当归 生甘草各五钱 乳香(去油) 没药(去油)各一钱 (一方有白芷、青皮各一钱)

【用法】水煎服。

【主治】乳痈。初起肿痛发于肌表,肉色掀赤,其人表热或憎寒壮热,头痛烦渴。

26665 瓜蒌托里散(《景岳全书》卷六十四)

【组成】黄瓜蒌一个(杵碎) 忍冬藤 乳香各一两 苏木五钱 没药三钱 甘草一钱

【用法】用酒三碗,煎二碗,空心、日午、临睡分三服。或以此为末,酒糊丸,弹子大,朱砂为衣。细嚼,用当归酒送下。

【功用】疮疡未成易消,已成易溃,既溃则生肌。

【主治】疮疡毒盛,打扑损伤。

26666 瓜蒌竹茹汤(《伤寒全生集》卷四)

【组成】瓜蒌根 青竹茹

【用法】用水煎,调烧裈散在内服。

【主治】阴阳易。热气上冲,胸中烦闷,手足挛拳,搐搦如风状。

26667 瓜蒌杏连丸(《东医宝鉴·杂病篇》卷五引《丹心》)

【异名】瓜连丸(《医学入门》卷七)。

【组成】瓜蒌仁 杏仁 黄连各等分

【用法】上为末,以竹沥、姜汤煮糊为丸服。

【主治】酒痰嗽。

26668 瓜蒌牡蛎散

《普济方》卷一四二。为《金匮》卷上"栝楼牡蛎散"之异名。见该条。

26669 瓜蒌青黛丸(方出《丹溪心法》卷二,名见《杂病源流犀烛》卷一)

【组成】瓜蒌仁一两 青黛三钱

【用法】蜜为丸。含化。

【主治】酒嗽。

26670 瓜蒌乳没散

《胎产新书》。为《傅青主女科·产后编》卷下"瓜蒌散"之异名。见该条。

26671 瓜蒌乳香散

《胎产秘书》卷下。为《傅青主女科·产后编》卷下"瓜蒌散"之异名。见该条。

26672 瓜蒌乳香散

《医医偶录》卷一。为《鸡峰》卷十六"瓜蒌散"之异名。见该条。

26673 瓜蒌泻心汤(《效验秘方》姚子扬方)

【组成】瓜蒌30~60克 制南星10克 姜半夏10克 黄连5~10克 栀子15克 枳实15克 竹沥10毫升(兑入) 橘红10克 柴胡10克 大黄10克 菖蒲10克 郁金12克 白芍15克 甘草3克

【用法】日一剂,水煎。分2次温服。

【功用】疏肝解郁,清心化痰。

【主治】情志不遂,恚怒郁结。精神分裂症,烦躁不安,多语善疑,或哭笑无常,夜不安寐,或尿黄便秘,舌红苔黄,脉弦数或滑数。

【加减】躁狂不安,便秘者,加礞石10~15克;失眠重者,加朱砂研细冲服1克;口渴喜饮者,加知母15克。

【方论选录】肝主疏泄而喜条达,心主神明而恶热。若所愿不遂,忧郁恚怒,肝气郁滞,郁久化火,灼津生痰。痰、气、火三相结,母病及子,扰乱心神,则精神失常,遂成是症。治当疏肝理气,清心泻火,涤痰开窍,安神定志。组方以柴胡、枳实疏肝解郁;二药升降相合,更加郁金、白芍,共理气机;瓜蒌、南星、半夏、橘红宽胸利气,化痰散结;竹沥豁痰利窍;更以栀子、黄连直清心肝之火;大黄苦寒降泻导痰火下行。诸药合用,疏肝解郁,消心化痰,痰火一清,则心神自安。

26674 瓜蒌枳壳汤(《回春》卷二)

【组成】瓜蒌(去壳) 枳壳(麸炒) 桔梗 抚芎 苍术(米泔浸) 香附 杏仁(去皮尖) 片芩(去朽) 贝母(去心)各一钱 砂仁五分 陈皮一钱 木香(另研)五分

【用法】上剉一剂。加生姜三片,水煎,入竹沥、姜汁少许,磨木香调服。

【主治】痰郁。

26675 瓜蒌枳实汤(《回春》卷二)

【组成】瓜蒌(去壳) 枳实(麸炒) 桔梗(去芦) 茯苓(去皮) 贝母(去心) 陈皮 片芩(去朽) 山栀各一钱 当归六分 砂仁 木香各五分 甘草三分

【用法】上剉一剂,生姜煎,入竹沥、姜汁少许,同服。外用姜渣揉擦痛处。

【主治】痰结咯吐不出,胸膈作痛,不能转侧,或痰结胸膈满闷作寒热气急,并痰迷心窍不能言语者。

【加减】痰迷心窍,不能言语,加石菖蒲,去木香;气喘,加桑白皮、苏子。

26676 瓜蒌枳实汤(《回春》卷五)

【组成】瓜蒌仁 枳实 贝母 桔梗 片芩 陈皮 山栀子 麦门冬(去心) 茯苓(去皮) 人参 当归 苏子各等分 甘草三分

【用法】上到一剂。加生姜一片,竹沥、姜汁少许,水煎同服。

【主治】痰火发痉。

26677 瓜蒌桂枝汤

《普济方》卷一三二。为《金匮》卷上"栝楼桂枝汤"之异名。见该条。

26678 瓜蒌犀角汤

《医统》卷四十二。为方出《千金》卷十二、名见《普济方》卷一八八"犀角汤"之异名。见该条。

26679 瓜蒌薤白汤

《医醇剩义》卷四。为《金匮》卷上"栝楼薤白半夏汤"之异名。见该条。

26680 瓜蒌瞿麦丸

《济阳纲目》卷九十二。为《金匮》卷中"栝楼瞿麦丸"之异名。见该条。

26681 瓜消拔毒丹(《鸡鸣录》)

【组成】西瓜消一两 雄黄 石膏(煅)各六钱 地榆(炒) 蓬砂各五钱 藜芦(炒) 乌梅肉(炒炭)各五钱 僵蚕(炒)二钱 冰片 牛黄各一钱

【用法】上为末收贮。凡外疡初破,毒未化者,四围以围药围之,将此药用麻油调涂疮孔,外以提脓化毒膏贴之,早晚一换。

【主治】痈疡初破。

26682 瓜霜紫雪丹(《湿温时疫治疗法》引方省庵方)

【组成】白犀角 羚羊角 青木香 上沉香各五钱 寒水石 石膏 灵磁石 飞滑石各五两 玄参 升麻各一两六钱 飞朱砂五钱 生甘草八钱 公丁香二钱 麝香一钱二分 金箔一两 西瓜消八钱 冰片三钱

【用法】照《苏恭方》紫雪。

【功用】《中国药典》:清热解毒,开窍镇惊。

【主治】❶《湿温时疫治疗法》引方省庵:时疫血热生风,热深厥深,手足反冷,咽干舌燥,头颈动摇,口噤齿龂,腿脚挛急,时发瘛疭,甚或睾丸上升,宗筋下注,少腹里急,阴中拘挛,或肠燥,有似板硬,按之痛甚,弯曲难伸,冲任脉失营养,当脐上下左右按之坚硬,动跃震手,虚里穴及心房亦必动跃异常。❷《中国药典》:热病热入心包、肝风内动证,症见高热、惊厥、抽搐、咽喉肿痛。

【备考】本方去青木香、金箔,改为胶囊剂,名"瓜霜退热灵胶囊"(见《中国药典》2010版)。

26683 瓜蒌根桂枝汤

《幼幼集成》卷二。为《金匮》卷上"栝楼桂枝汤"之异名。见该条。

26684 瓜蒌半夏白酒汤

《医学金针》卷三。为《金匮》卷上"栝楼薤白半夏汤"之异名。见该条。

26685 瓜蒌薤白半夏汤

《济阳纲目》卷七十二。为《金匮》卷上"栝楼薤白半夏汤"之异名。见该条。

26686 瓜蒌薤白白酒汤

《冯氏锦囊·杂证》卷七。为《金匮》卷上"栝楼薤白白酒汤"之异名。见该条。

26687 瓜霜退热灵胶囊

《中国药典》2010版。即《湿温时疫治疗法》引方省庵方"瓜霜紫雪丹"去青木香、金箔,改为胶囊剂。见该条。

用

26688 用效润肠丸(《方症会要》卷一)

【组成】麻仁二两 郁李仁一两 陈皮三钱 当归梢一两五钱 枳壳三钱

【用法】炼蜜为丸服。

【主治】老人及虚弱人便结。

乐

26689 乐令汤(《易简方》)

【组成】黄耆 人参 橘红 当归 肉桂 细辛 前胡 甘草 茯苓 麦门冬 芍药各二两 附子 熟地黄各一两 半夏 远志各一两半

【用法】每服一盏半,加生姜五片,枣子一个,同煎,食前服。

【主治】下血过多,发为寒热。

26690 乐脉颗粒(《中国药典》2010版)

【组成】丹参499克 川芎249.5克 赤芍249.5克 红花249.5克 香附124.75克 木香124.75克 山楂62.4克

【用法】上制成颗粒剂。开水冲服。一次3~6克,一日3次。

【功用】行气活血,解郁化瘀,养血通脉。

【主治】冠心病、动脉硬化、肺心病、多发性梗塞性痴呆等心脑血管疾病属气滞血瘀所致的头痛、眩晕、胸痛、心悸等症。

26691 乐儿康糖浆(《中国药典》2010版)

【组成】党参77.3克 太子参77.3克 黄芪77.3克 茯苓51.5克 山药77.3克 薏苡仁77.3克 麦冬77.3克 制何首乌77.3克 大枣25.8克 焦山楂25.8克 炒麦芽25.8克 陈皮77.3克 桑枝206.2克

【用法】上制成糖浆剂,每瓶装100毫升。口服,一至二岁一次5毫升,二岁以上一次10毫升,一日2~3次。

【功用】益气健脾,和中开胃。

【主治】脾胃气虚所致的食欲不振、面黄、身瘦;厌食症、营养不良症见上述证候者。

26692 乐令建中汤

《局方》卷五。为《千金》卷十九"乐令黄耆汤"之异名。见该条。

26693 乐令黄耆汤(《外台》卷十七引《深师方》)

【组成】黄耆二两 当归三两 乌头三两(炮,去皮尖,四片,入蜜炙之,令黄色) 桂心三两 生姜四两 蜀椒二两(汗) 人参二两 芍药二两 大枣二十枚(劈) 茯苓二两 远志二两(去心) 半夏四两(洗)

【用法】上切。以水一斗五升,煮取四升,分服八合,日三夜再。

【功用】补诸不足。

【主治】虚劳少气,胸心痰冷,时惊悸,心中悸动,手足逆冷,体常自汗,五脏六腑虚损,肠鸣风湿,荣卫不调百病。又治风里急。

【宜忌】忌生葱、羊肉、饧、猪肉、冷水、大醋。

26694 乐令黄耆汤(《千金》卷十九)

【异名】乐令建中汤(《局方》卷五)、黄耆汤(《普济方》卷二三一)。

【组成】黄耆 人参 橘皮 当归 桂心 细辛 前胡 芍药 甘草 茯苓 麦门冬各一两 生姜五两 半夏二两半 大枣二十枚

【用法】上咬咀。以水二斗,煮取四升,一服五合,日三夜一服。

【功用】❶《千金》:补诸不足。❷《医方集解》:退虚热,生气血。

【主治】❶《千金》:虚劳少气,胸心痰冷,时惊悸,心中悸动,手脚逆冷,体常自汗,五脏六腑虚损,肠鸣,风湿荣卫不调百病。又治风里急。❷《岭南卫生方》:岭南瘴毒,发热烦躁,引饮,大便不通,小便赤涩,或狂言内热,神昏不省人事。

【加减】加蜀椒一两、乌头五枚,名"乐令大黄耆汤"。

26695 乐令大黄耆汤

《千金》卷十九(注文)引《胡洽方》。即原书同卷"乐令黄耆汤"加蜀椒一两、乌头五枚。见该条。

冯

26696 冯夷琼浆

《解围元薮》卷四。为原书同卷"推云酒"之异名。见该条。

26697 冯氏秘传膏药(《青囊秘传》)

【组成】青槐嫩枝二百寸 香麻油一斤 鸡蛋四枚

【用法】先将麻油煎滚,入青槐枝熬至黄色,捞去;再入鸡蛋熬至枯,再捞去;再熬至滴水成珠,入铅粉一斤,收膏。

【主治】一切无名肿毒。

26698 冯了性风湿跌打药酒(《中国药典》2010版)

【组成】丁公藤2500克 桂枝75克 麻黄93.8克 羌活7.5克 当归7.5克 川芎7.5克 白芷7.5克 补骨脂7.5克 乳香7.5克 猪牙皂7.5克 陈皮33.1克 苍术7.5克 厚朴7.5克 香附7.5克 木香7.5克 枳壳50克 白术7.5克 山药7.5克 黄精20克 菟丝子7.5克 小茴香7.5克 苦杏仁7.5克 泽泻7.5克 五灵脂7.5克 蚕沙16.2克 牡丹皮7.5克 没药7.5克

【用法】上制成酒剂。口服,一次10～15毫升,一日2～3次。外用,擦于患处;若有肿痛黑瘀,用生姜捣碎炒热,加入药酒适量,擦患处。

【功用】祛风除湿,活血止痛。

【主治】风寒湿痹,手足麻木,腰腿酸痛;跌仆损伤,瘀滞肿痛。

【宜忌】孕妇禁内服;忌擦腹部。

汉

26699 汉椒丸(《普济方》卷一六三)

【组成】汉椒一两(去目及闭口者,炒出汗) 猪牙皂角一两(去黑皮,酥炙黄,去子) 干姜三分(炮,剉) 甜葶苈三分(隔纸炒紫色)

【用法】上为末,用枣肉为丸,如梧桐子大。每服二十丸,以桑白皮汤送下,不拘时候。

【主治】咳嗽喘急,坐卧不得。

26700 汉椒散(《圣惠》卷二十一)

【组成】汉椒一两(去目及闭口者,微炒去汗) 桂心三分 侧子一两(炮裂,去皮脐) 麻黄三分(去根节) 当归三分 木香三分

【用法】上为细散。每服半钱,以温酒调下,不拘时候。

【主治】风走注疼痛,及白虎历节风。

26701 汉防己丸(《圣惠》卷六)

【组成】汉防己一两 商陆一两 麻黄一两(去根节) 赤芍药一两 桑白皮一两半(剉) 甜葶苈一两(隔纸炒令紫色) 蛤蚧一对(头尾全者,涂酥炙微黄) 杏仁一两(汤浸,去皮尖双仁,麸炒微黄)

【用法】上为末。炼蜜为丸,如梧桐子大。每服二十丸,以生姜汤送下,粥饮下亦得,不拘时候。

【主治】肺脏气壅,面目四肢浮肿,喘促咳嗽,胸膈满闷烦热。

26702 汉防己丸(《圣惠》卷六)

【组成】汉防己一两 干姜半两(炮裂,剉) 甜葶苈三分(隔纸炒令紫色) 猪牙皂荚一两(去黑皮,涂酥炙令焦黄,去子)

【用法】上为末。以枣肉为丸,如梧桐子大。每服十丸,煎桑根白皮汤送下,不拘时候。

【主治】肺气喘急,坐卧不得。

26703 汉防己丸(《圣惠》卷四十六)

【组成】汉防己一两 苦葫芦子半两(微炒) 泽泻三分 陈橘皮半两(汤浸去白瓤,焙) 甜葶苈一两(隔纸炒令紫色)

【用法】上为末。炼蜜为丸,如梧桐子大。每服三十丸,以粥饮送下,一日三次。

【主治】咳嗽不愈,面目浮肿。

【备考】本方原名汉防己散,与剂型不符,据《医方类聚》改。《普济方》引作"防己丸"。

26704 汉防己丸(《圣惠》卷五十三)

【异名】防己丸(《圣济总录》卷五十九)。

【组成】汉防己三分 猪苓三分(去黑皮) 栝楼根一两 赤茯苓一两 桑根白皮一两半(剉) 白术半两 杏仁一两(汤浸,去皮尖双仁,麸炒微黄) 郁李仁一两半(汤浸,去皮,微炒) 甜葶苈一两(隔纸炒令紫色)

【用法】上为末。炼蜜为丸,如梧桐子大。每服三十丸,于食前以温水送下。

【主治】消渴。已觉津液耗竭,身体浮气如水病者。

26705 汉防己丸(《医方类聚》卷十引《简要济众方》)

【异名】防己丸(《圣济总录》卷四十八)。

【组成】汉防己一两　陈橘皮半两(汤浸,去瓤,焙)甜葶苈三分(微炒)　猪牙皂荚一两(去黑皮,涂酥炙黄)

【用法】上为末,煮枣肉为丸,如梧桐子大。每服十丸至十五丸,食后、临卧煎桑白根皮汤送下。

【主治】肺气咳嗽喘促,坐卧不得。

26706　汉防己汤

《活人书》卷十七。为《金匮》卷上"防己黄耆汤"之异名。见该条。

26707　汉防己汤

《普济方》卷三三九。为《外台》卷三十三引《小品方》"葛根汤"之异名。见该条。

26708　汉防己汤

《保命歌括》卷九。为《金匮》卷中"木防己汤"之异名。见该条。

26709　汉防己散(方出《外台》卷十一引《肘后方》,名见《普济方》卷一七九)

【组成】栝楼六分　黄连六分　汉防己六分　铅丹六分(研)

【用法】上为散。每食后取酢一合,水二合,和服方寸匕,一日三次。当强饮水,须臾恶水,不复饮矣。

【主治】❶《外台》引《肘后方》:消渴,肌肤羸瘦,或虚热转筋,不能自止,小便数。❷《普济方》:消渴,饮水过多,不知厌足。

26710　汉防己散(《圣惠》卷三)

【组成】汉防己一两　芎䓖一两　桂心一两　麻黄一两(去根节)　附子一两(炮裂,去皮脐)　赤茯苓一两　桑根白皮一两(剉)　赤芍药一两　甘草半两(炙微赤,剉)

【用法】上为末。每服三钱,以水一中盏,加生姜半分,煎至六分,去滓温服。不拘时候。

【主治】肝风湿痹,四肢拘挛急痛,心胸壅,气喘促。

26711　汉防己散(《圣惠》卷六)

【异名】防己汤(《圣济总录》卷四十九)。

【组成】汉防己一两　赤茯苓一两　白前一两　桔梗一两(去芦头)　川大黄一两(剉碎,微炒)　陈橘皮一分(汤浸,去白瓤,焙)　木通一两(剉)　紫菀一两(去苗)　紫苏茎叶一两　天门冬一两(去心)　枳壳一两(麸炒微黄,去瓤)　甘草一两(炙微赤,剉)

【用法】上为散。每服三钱,以水一中盏,煎至六分,去滓温服。不拘时候。

【主治】肺脏壅热,烦躁喘粗,不思饮食。

26712　汉防己散(《圣惠》卷七)

【组成】汉防己一两　海蛤半两　滑石一两　葵子半两　猪苓半两(去黑皮)　瞿麦半两

【用法】上为细散。每服二钱,食前浓煎木通汤调下。

【主治】膀胱实热,小便不通。

26713　汉防己散(《圣惠》卷十)

【组成】汉防己半两　桂心三分　防风三分(去芦头)甘草半两(炙微赤,剉)　生地黄二斤(研,绞取汁)

【用法】上为末。入地黄汁中,更入水一大盏,调令匀,入银器中盛,于甑中蒸半日取出;每服三合,以温水下之,不拘时候。

【主治】伤寒热毒逼心,谵语见鬼神不安。

26714　汉防己散(《圣惠》卷十九)

【组成】汉防己三两　葛根三两(剉)　桂心二两　麻黄二两(去根节)　甘草一两(炙微赤,剉)　防风一两(去芦根)　赤芍药一两　独活一两　羚羊角屑一两

【用法】上为散。每服四钱,以水一中盏,加入生姜半分,煎至六分,去滓放温,拗开口灌之,不拘时候。

【主治】中风口噤不开,筋脉拘急,体热烦闷。

26715　汉防己散(《圣惠》卷二十)

【组成】汉防己一两　麻黄一两半(去根节)　赤芍药三分　芎䓖三分　黄芩一两　防风三分(去芦头)　羌活三分　附子三分(炮裂,去皮脐)　当归三分(剉,微炒)石膏一两半　杏仁半两(汤浸,去皮尖双仁,麸炒微黄)白术半两

【用法】上为粗散。每服三钱,以水一中盏,加生姜半分,煎至六分,去滓温服,不拘时候。

【主治】贼风。身体拘急,舌强难言,手足不遂。

26716　汉防己散(《圣惠》卷二十一)

【组成】汉防己一两　茯神一两　白鲜皮一两　杏仁一两(汤浸,去皮尖双仁,麸炒微黄)　白蒺藜一两(微炒去刺)　枳壳一两(麸炒微黄,去瓤)　黄芩一两　青羊角屑一两　羚羊角屑一两　沙参一两(去芦头)　秦艽一两(去苗)　麻黄一两(去根节)　甘草一两(炙微赤,剉)

【用法】上为粗散。每服三钱,以水一中盏,煎至六分,去滓温服,不拘时候。

【主治】热毒风攻头面,壅闷,口鼻干,皮肤瘙痒。

26717　汉防己散(《圣惠》卷二十二)

【组成】汉防己一两　羚羊角屑三分　人参三分(去芦头)　荆芥二分　芎䓖三分　半夏半两(汤洗七遍去滑)赤茯苓三分　旋覆花半两　防风半两(去芦头)　前胡一两(去芦头)　细辛半两　麦门冬一两(去心焙)　枳实三分(麸炒微黄)　甘草半两(炙微赤,剉)

【用法】上为粗散。每服三钱,以水一中盏,加入生姜半分,煎至六分,去滓温服,不拘时候。

【主治】上焦痰攻。头目旋晕,心神烦乱。

【宜忌】忌饴糖、羊肉。

26718　汉防己散(《圣惠》卷二十二)

【组成】汉防己一两　杜若一两　防风一两(去芦头)细辛半两　虎掌半两(汤洗七遍,生姜汁拌炒令黄)　附子半两(炮裂,去皮脐)　桂心半两　甘草一分(炙微赤,剉)芎䓖三分

【用法】上为粗散。每服三钱,以水一中盏,煎至六分,去滓温服,不拘时候。

【主治】头风目眩,水浆不下,食辄呕吐,即眩倒。

26719　汉防己散(《圣惠》卷三十)

【异名】防己汤(《圣济总录》卷三十二)。

【组成】汉防己三分　猪苓三分(去黑皮)　海蛤一两陈橘皮一两(汤浸去白瓤,焙)　木香半两　白术半两　桑根白皮三分(剉)　赤茯苓三分　槟榔一两　紫苏茎叶一两　木通一两(剉)

【用法】上为粗散。每服三钱,以水一中盏,加入生姜

半分,煎至六分,去滓温服,不拘时候。

【主治】❶《圣惠》:虚劳,四肢浮肿,喘息促,小便不利,坐卧不安。❷《圣济总录》:伤寒或痢疾后,身体浮肿,喘息促急,小便不利,坐卧不安。

26720 汉防己散(《圣惠》卷三十八)

【组成】汉防己二分 桑根白皮一两(剉) 枳壳三分(麸炒微黄,去瓤) 赤茯苓三分 紫苏茎叶一两 木通二分(剉) 大腹皮一两(剉) 黄芩半两 半夏半两(汤洗七遍去滑) 甘草半两(炙微赤,剉) 前胡一两(去芦头)

【用法】上为散。每服四钱,以水一中盏,加入生姜半分,煎至六分,去滓温服,一日三、四次。

【主治】乳石发动,痰结不食,身体浮肿,腹胁满闷,喘息气粗。

26721 汉防己散(《圣惠》卷四十五)

【组成】汉防己一两 麻黄一两(去根节) 赤茯苓一两 丹参一两 牛膝一两(去苗) 独活一两 黄耆一两(剉) 防风一两(去芦头) 人参半两(去芦头) 犀角屑一两 木香半两 桂心一两 石膏一两 半夏半两(汤洗七遍去滑) 槟榔一两 杏仁一两(汤浸去皮尖双仁,麸炒微黄) 川大黄半两(剉碎微炒) 桑根白皮一两(剉) 附子一两(炮裂,去皮脐) 枳壳半两(麸炒微黄,去瓤)

【用法】上为散。每服三钱,以水一中盏,加入生姜半分,煎至六分,去滓温服,不拘时候。

【主治】脚气,缓弱顽痹,心神烦闷,语言謇涩,不欲饮食。

26722 汉防己散(《圣惠》卷四十五)

【组成】汉防己三分 赤茯苓一两 酸枣仁三分(微炒) 防风半两(去芦头) 桑根白皮一两(剉) 桂心半两 薏苡仁三分 羌活三分 赤芍药三分 麻黄三分(去根节) 羚羊角屑三分

【用法】上为散。每服四钱,以水一中盏,加入生姜半分,煎至六分,去滓温服,不拘时候。

【主治】脚气风毒痹挛,肿痛烦闷。

26723 汉防己散(《圣惠》卷四十五)

【组成】汉防己三分 桑根白皮一两(剉) 泽泻半两 赤茯苓半两 木通三分(剉) 郁李仁三分(汤浸去皮尖,微炒) 猪苓三分(去黑皮) 槟榔一两 紫苏茎叶一两

【用法】上为粗散。每服四钱,以水一中盏,加入生姜半分,煎至六分,去滓温服,不拘时候。

【主治】湿脚气,通身浮肿,小便不利,气壅烦闷,腹胁连膀胱虚胀,上气喘促,坐卧不得。

26724 汉防己散(《圣惠》卷四十五)

【组成】汉防己半两 赤茯苓三分 槟榔一两 桑根白皮三分(剉) 木通三分(剉) 猪苓三分(去黑皮) 紫苏茎叶三分

【用法】上为散。每服四钱,以水一中盏,加入生姜半分,葱白二七寸,煎至六分,去滓温服,不拘时候。

【主治】脚气肿满,小便不利,喘促不食。

【备考】本方方名,《普济方》引作"防己散"。

26725 汉防己散(《圣惠》卷四十六)

【组成】汉防己三分 桑根白皮一两(剉) 木通一两

（剉） 赤茯苓一两 泽漆半两 百合一两 甜葶苈三分(隔纸炒令紫色) 郁李仁三分(汤浸,去皮,微炒)

【用法】上为粗散。每服三钱,以水一中盏,加生姜半分,煎至六分,去滓温服,不拘时候。

【主治】肺脏气壅,闭隔不通,致令面目浮肿,咳嗽喘急,坐卧不安。

26726 汉防己散(《圣惠》卷五十一)

【组成】汉防己一两半 石膏四两 桂心一两 人参一两(去芦头) 前胡一两(去芦头) 白术一两

【用法】上为散,每服四钱,以水一中盏,煎至六分,去滓温服,不拘时候。

【主治】胸膈间支饮,数吐下之不愈。

26727 汉防己散(《圣惠》卷五十一)

【组成】汉防己一两 羚羊角屑一分 人参三分(去芦头) 桂心三分 芎藭三分 半夏半两(汤洗七遍去滑) 赤茯苓三分 旋覆花半两 防风半两(去芦头) 白术半两 细辛半两 麦门冬半两(去心) 赤芍药三分 羌活三分 枳实三分(麸炒微黄) 甘草半两(微炙赤,剉)

【用法】上为粗散。每服三钱,以水一中盏,加生姜半分,煎至六分,去滓温服,不拘时候。

【功用】化痰,利胸膈,除头目旋眩,令思饮食。

【主治】风。

26728 汉防己散(方出《圣惠》卷五十四,名见《普济方》卷一九二)

【组成】汉防己 桑根白皮(剉) 苍术(剉,炒) 郁李仁(去皮尖) 羌活各一两

【用法】上为散。每服五钱,水一盏,煎至五分,去滓温服,如人行十里再服之。

【主治】风水面肿,脉浮而紧者。

26729 汉防己散(《圣惠》卷五十四)

【异名】防己散(《准绳·类方》卷二)。

【组成】汉防己一两 黄耆一两(剉) 桂心一两 赤茯苓二两 甘草半两(炙微赤,剉) 桑根白皮一两(剉)

【用法】上为散。每服五钱,以水一大盏,煎至五分,去滓温服,一日三次。

【主治】皮水肿。如裹水在皮肤中,四肢习习然动。

26730 汉防己散(《圣惠》卷五十四)

【异名】防己汤(《圣济总录》卷八十)。

【组成】汉防己半两 桑根白皮一两(剉) 木通一两(剉) 赤茯苓一两 郁李仁半两(汤浸去皮,微炒) 泽漆半两 甜葶苈半两(隔纸炒令紫色) 陈橘皮一两(汤浸,去白瓤,焙) 百合一两

【用法】上为粗散。每服五钱,以水一大盏,加大枣四枚,煎至五分,去滓,食前温服。

【主治】水气,咳逆上气,四肢浮肿,坐卧不安。

26731 汉防己散(《圣惠》卷五十四)

【组成】汉防己一两 木通一两(剉) 桑根白皮一两(剉) 赤茯苓一两 甘草半两(炙微赤,剉) 大腹皮半两(剉) 牵牛子一两(微炒)

【用法】上为粗散。每服三钱,以水一中盏,加生姜半分,葱白七寸,煎至六分,去滓温服,不拘时候。

【主治】水气,四肢肿满,上气喘急,小便秘涩。

26732 汉防己散(《圣惠》卷六十一)

【组成】汉防己三分 麦门冬三分(去心皮) 桑根白皮一两(剉) 赤茯苓一两 枳壳三分(麸炒微黄,去瓤) 地骨皮三分 前胡一两(去芦头) 黄耆一两(剉) 甘草半两(炙微赤,剉)

【用法】上为散。每服四钱,以水一中盏,加生姜半分,煎至六分,去滓温服,不拘时候。

【主治】肺痈,喘急咳嗽脓血,心神烦闷,咽干多渴。

26733 汉防己散(《圣惠》卷六十九)

【组成】汉防己三分 赤茯苓一两 桑根白皮一两(剉) 枳壳三分(麸炒微黄,去瓤) 槟榔一两 木通一两(剉) 川大黄一两(剉碎,微炒) 紫苏茎叶一两 甘草半两(炙微赤,剉)

【用法】上为粗散。每服四钱,以水一中盏,加生姜半分,葱白七寸,煎至六分,去滓温服,不拘时候。

【主治】妇人头面及四肢浮肿,心胸满闷,喘息,小便赤涩。

26734 汉防己散(《圣惠》卷六十九)

【组成】汉防己半两 当归一两(剉,微炒) 赤茯苓三分 大腹皮三分(剉) 前胡三分(去芦头) 木通三分(剉) 赤芍药半两 桑根白皮一两(剉) 桂心半两 羚羊角屑半两 青橘皮半两(汤浸,去白瓤,焙) 槟榔一两 川大黄一两(剉碎微炒)

【用法】上为散。每服四钱,以水一中盏,煎至六分,去滓,食前温服。

【主治】妇人血分,四肢浮肿,喘促,小便不利。

26735 汉防己散(《圣惠》卷七十五)

【异名】防己汤(《圣济总录》卷一五七)。

【组成】汉防己三分 桑根白皮一两(剉) 木香一分 大腹皮三分(剉) 紫苏茎叶一两 赤茯苓一两

【用法】上为粗散。每服四钱,以水一中盏,加生姜半分,煎至六分,去滓,食前温服。

【主治】妊娠通身浮肿,喘促,小便涩。

26736 汉防己散(《圣惠》卷七十九)

【组成】汉防己一两 枳壳一两(麸炒微黄,去瓤) 猪苓一两(去黑皮) 商陆二分 桑根白皮一两(剉) 甘草三分(炙微赤,剉)

【用法】上为散。每服四钱,以水一中盏,加生姜半分,去滓温服,不拘时候。

【主治】产后风虚,虚壅上攻,头面浮肿。

【宜忌】《济阴纲目》:泻肺利水之急剂,此药虚人戒服。

26737 汉防己散(《圣惠》卷八十三)

【组成】汉防己 防风(去芦头) 川升麻 桂心 芎䓖 羚羊角屑 麻黄(去根节)各半两

【用法】上为粗散。每服一钱,以水一小盏,煎至五分,去滓,入竹沥半合,更煎一二沸,量儿大小,分减温服,不拘时候。

【主治】小儿中风,口喎斜僻。

26738 汉防己散(《博济》卷一)

【组成】汉防己 万州黄药各一两

【用法】上为细末。每服一钱,水一盏,小麦二十粒,同煎七分,食后温服。

【主治】咯血。

【备考】本方方名,《普济方》引作"防己散"、"黄药散"。

26739 汉防己散(《卫生宝鉴》卷十三)

【组成】官桂(去皮) 陈皮各一两(去白) 汉防己五钱 杏仁(汤浸,去皮尖)一两 紫苏 羚羊角(镑) 细辛各七钱半

【用法】上为粗末。每服三钱,水一盏,加生姜三片,煎七分,去滓温服,一日二次。

【主治】五噎。

【宜忌】忌酸味生冷滑物。

26740 汉防己散

《普济方》卷一九四。即《千金》卷二十一引褚澄方"汉防己煮散"。见该条。

26741 汉防己散(《医略六书》卷三十)

【组成】防己三两 猪苓两半 泽泻两半 商陆两半

【用法】上为散。生姜汤煎三钱,去滓温服。

【主治】浮肿,脉沉者。

【方论选录】产后离蓐太早,恣饮积湿而浸渍中外,遍满皮肤,故周身浮肿谓之水肿。防己泻血分之水,猪苓泻气分之水;泽泻泻膀胱之水,商陆泻肠胃之水。为散,姜汤煎,使水湿顿去,则肠胃廓清而经络通畅,岂有遍身浮肿之患乎?此邪盛攻实之剂,亦急则治标之法。凡体虚邪气不实者,慎勿轻试。

26742 汉防己膏(《圣惠》卷四十五)

【组成】汉防己一两 野葛一两半 犀角屑一两 莽草二两半 川乌头一两(去皮脐) 吴茱萸一两 川椒一两(去目) 丹参一两半 踯躅花二两 川升麻一两 干姜一两 附子一两(去皮脐) 白芷二两 当归一两 桔梗一两 巴豆一两(去皮心) 雄黄一两(细研) 蛇衔一两 防风一两(去芦头) 鳖甲一两

【用法】上剉细,用绵裹,以醋二升,浸一宿,以猪脂三斤,慢火煎令药色黄,膏成,绞去滓,盛瓷盒中。每取摩所患处。

【主治】脚气风毒,筋脉拘急,肿满疼痛。

【备考】本方方名,《普济方》引作"防己膏"。

26743 汉防己煮散(《千金》卷二十一引褚澄方)

【异名】防己煮散(《外台》卷二十引《古今录验》)。

【组成】汉防己 泽漆叶 石苇 泽泻各三两 白术 丹参 赤茯苓 橘皮 桑根白皮 通草各三两 郁李仁五合 生姜十两

【用法】上为粗散。以水一升半,煮散三方寸匕,取八合,去滓顿服,一日三次。取小便利为度。

【主治】水肿上气。

【备考】本方方名,《普济方》引作"汉防己散"。

立

26744 立马乌(《御药院方》卷十)

【组成】定粉一钱　瓦粉一钱　密陀僧半钱　龙骨半钱　轻粉三钱　朴消一钱　铅白霜一钱　韶脑半两　花碱六钱　玉霜一两三钱

【用法】上为细末，先用白土黄丹敷过髭地，候干，将前项药水调，再上髭鬓上，用纸裹。候少时，其髭便黑，用新水洗去。

【功用】乌髭。

26745　立马消（《疡医大全》卷七）

【组成】川斑蝥（大者，川产者佳，去翅足，糯米拌炒）全蝎尾各一百五十个　蜈蚣三十条　乳香（去油）没药（去油）各四钱　真蟾酥三钱（酒浸，研膏）冰片　麝香各二钱

【用法】上为细末，用麻黄四两熬膏为丸，如梧桐子大，朱砂为衣，略晒干，瓷瓶密贮。凡遇发背、痈疽、肿毒，每用一丸，如势大者用二三丸，乳细掺于太乙膏。如疮未破，贴上以热手摸百余下，次日即消；如疮已破，先以薄棉纸盖疮上，再贴奏功。

【主治】发背，痈疽，肿毒。

26746　立马消（《外科集腋》卷一）

【组成】大斑蝥（去翅足，元米炒）全蝎尾各一百五十个　蜈蚣三十条（炙）土狗三十条（炙）磁石（煅）僵蚕（炙）丁香（另研）各四钱　蟾酥三钱　冰片　麝香各二钱

【用法】上为末。掺于膏上贴之，以手摸百余下。即消。

【功用】提毒败脓。

【主治】痈疡。

26747　立止丸（《圣济总录》卷一二○）

【组成】肥皂荚（去皮子，取肉）草乌头（不去尖）各一两　乳香（研）一钱

【用法】上为末，薄面糊为丸，如梧桐子大。每用一丸，入蛀孔中，涎出即吐。

【主治】风蛀牙痛。

26748　立止散（《普济方》卷二八一）

【组成】冬瓜皮（烧灰）

【用法】用小油调，搽疮上。立止。

【主治】牛皮癣。

26749　立止散（《普济方》卷三八一）

【组成】人中白　枯白矾各一分　铜绿一分　轻粉一分　麝香少许

【用法】上为细末。先洗净疳，然后上药，每日三次二次贴之。

【主治】马疳，牙疳。

26750　立生丹（《温病条辨》卷二）

【组成】母丁香一两二钱　沉香四钱　茅苍术一两二钱　明雄黄一两二钱

【用法】上为细末，用蟾酥八钱，铜锅内加火酒一小杯，化开，入前药末为丸，如绿豆大。每服二丸，小儿一丸，温水送下。被蝎、蜂螫者调涂。

【主治】伤暑，霍乱，痧证，疟，痢，泄泻，心痛，胃痛，腹痛，吞吐酸水及一切阴寒之证，结胸，小儿寒痉，蝎、蜂螫，死

脂不下。

【宜忌】孕妇忌之。

【方论选录】此方妙在刚燥药中加芳香透络。蟾乃土之精，上应月魄，物之浊而灵者，其酥入络，以毒攻毒，而方又有所监制，故应手取效耳。

26751　立圣丸（《圣济总录》卷一四一）

【组成】枳壳（去瓤，麸炒）二两半　五倍子（去灰土）黄耆（蜜炙黄，剉）槐花　槐荚各二两　猪垂蹄甲二十一枚（以上各并炒焦，拣令净）木贼二两半　何首乌（米泔浸软，以竹刀切作片子，焙干，于石臼内捣末，和入诸药）皂子各三两　臭橘一百枚　刺猬皮一枚　皂荚针四两　楂藤子三枚（以上四味各用藏瓶一枚盛，用盐泥固济，各留一穴出烟，以炭火烧，守候逐件烟尽，退火，各放冷取出研细）

【用法】上为末，炼蜜为丸，如梧桐子大。每服五十丸至一百丸，空心温酒送下。

【主治】五痔及肠风下血。

26752　立圣丹

《普济方》卷三五六。为《百一》卷十八引朱炳方"立圣鹤顶丹"之异名。见该条。

26753　立圣散（《幼幼新书》卷五引张涣方）

【组成】干蝎梢七个（为末）腻粉（末）一钱　干蜘蛛一个（去口足。先以新竹于火上炙，取竹沥一蚬壳许，浸蜘蛛一宿，炙令焦，取末）

【用法】上为极细末。每服一字，用乳汁调，时时滴口中。

【主治】小儿口噤。

26754　立圣散（方出《幼幼新书》卷五引《吉氏家传》，名见《赤水玄珠》卷二十五）

【组成】金头蜈蚣一个　青州蝎梢四个　白僵蚕七个　瞿麦二字

【用法】上为末。用一字许吹鼻内，嚏时可医，更用薄荷水下一字在口。

【主治】小儿脐风锁口。

26755　立圣散（《杨氏家藏方》卷十三）

【组成】黄连（去须）一斤

【用法】上为细末。每服一钱，空心、食前浓煎荆芥蜜汤调下。

【主治】肠风下血，或如鸡肝，日夜无度，全不入食，通体黄肿者；尿血。

26756　立圣散（《普济方》卷四十九引《余居士选奇方》）

【组成】橡斗子（实以盐，烧存性）

【用法】上为细末。早、晚用。

【功用】乌须发。

26757　立圣散（《卫生宝鉴》卷十八）

【异名】立胜散（《疑难急症简方》卷二）。

【组成】鸡肝二个

【用法】用酒一升，煮熟食之。

【主治】妊娠下血不止。

26758　立圣散（《医方类聚》卷二十四引《烟霞圣效方》）

【组成】海带一两　白梅各等分

【用法】上为末。揩牙。少顷便开。

【主治】中风牙关紧急，口不能开。

26759 立圣膏(《幼幼新书》卷二十三引张涣方)

【组成】人乳半合 黄矾粟大 白矾枣大 石胆豆大

【用法】上为末，绵裹，纳乳汁中浸一宿，有味，慢火熬膏。涂口。如鼻疮，滴入。有肿处，以三棱针刺去血后涂。

【主治】小儿急疳侵蚀。

26760 立圣膏(《百一》卷十)

【组成】巴豆 齐州半夏各三七粒

【用法】将半夏轻捶，每粒分作四片，巴豆剥去心膜，于银铜石器内，用米醋三碗，文武火熬尽醋为度，用清醋微洗过，研为膏子。每患缠喉风，或喉闭，或痈疾，用一斡耳，以生姜自然汁一茶脚化下。甚者，灌药少时，自然吐出恶涎如鱼冻相似，立愈。

【主治】缠喉风，喉闭，痈疾。

26761 立竹汤(《圣济总录》卷一二四)

【组成】立死竹(从地高二尺以上刮去皮，细劈如算子)三七茎

【用法】用水二盏，煎七分，去滓顿服。

【主治】诸鱼骨鲠在喉中。

26762 立行饮(《玉案》卷五)

【组成】官桂三钱 干姜 广木香 玄胡索各一钱 牛膝 蓬术 归尾 山楂各一钱五分

【用法】酒煎，空心热服。

【主治】闭经，因食生冷所致。

26763 立安丸(《三因》卷十三)

【组成】破故纸(生) 续断 木瓜干 牛膝(酒浸) 杜仲(去皮，剉，姜制，炒丝断)各一两 草薢二两

【用法】上为末，炼蜜为丸，如梧桐子大。每服五十丸，盐汤、盐酒任下。

【功用】温肾填精，强健腰脚。

❶《三因》：补肾，强腰脚。❷《证治汇补》：暖肾添精。❸《全国中药成药处方集》(沈阳方)：健腰温肾，舒筋壮骨。

【主治】❶《三因》：五种腰痛。脚气。❷《全国中药成药处方集》(沈阳方)：腰腿疼痛，足膝无力，肾囊湿痒，四肢拘急，精神不振，形容憔悴，筋骨疼痛，腰肾虚寒。

26764 立安丸(《普济方》卷二四九)

【组成】川椒 淡豆豉各七十粒 巴豆(去壳油) 斑蝥六个(去翅)

【用法】上为末，醋糊为饼子，用米醋一碗，将饼子煮醋干，搜和为丸，如绿豆大。每服十五丸，空心冷盐水送下；更量虚实，加减丸数服。

【主治】小肠气攻腹作疼。

26765 立安丸(《便览》卷一)

【组成】故纸(酒洗过，青盐炒)二两 川续断一两五钱 木瓜一两半 川草薢二两 杜仲(姜汁炒断丝) 牛膝(酒浸)一两半 胡桃肉(汤浸，去皮)四两

【用法】研为膏，炼蜜为丸，如梧桐子大。每服七八十丸，空心盐汤、盐酒任下。

【功用】壮筋骨。

【主治】虚劳腰痛。

【备考】《证治宝鉴》有小茴香。

26766 立安丸(《明医指掌》卷六)

【组成】牛膝(去芦)四两 杜仲(盐炒)四两 破故纸(炒)四两 黄柏二两(酒炒) 大茴香(炒)二两

【用法】上为末，炼蜜为丸。淡盐汤送下。

【功用】补肾，止腰痛。

【主治】❶《明医指掌》：腰痛。❷《类证治裁》：老人虚人肾亏腰痛，不能转侧。肾虚湿着，足心及踝骨热痛者。

26767 立安饮(《玉案》卷五)

【组成】杜仲(盐水炒) 黄柏(炒) 破故纸(炒) 人参 菟丝子 牛膝各一钱五分 白茯苓 当归 川芎 生地各二钱

【用法】水煎，临服加盐三分。

【主治】肾虚腰痛。

26768 立安散(《杨氏家藏方》卷五)

【组成】穿山甲不拘多少(用温水洗去原着肉皮膜，好酽醋浸，炙令焦)

【用法】上为细末，每发时，烂剉薤白一茎，抄药一钱，食后热酒调下。

【主治】脾疼正发。

26769 立安散(《杨氏家藏方》卷八)

【组成】麻黄九两(去根不去节，炒焦黄) 石膏一两半(生用) 罂粟壳一两(蜜炒) 苦葶苈半两(微炒) 藿香半两 人参(去芦头)一分

【用法】上为细末。每服二钱，食后、临卧白沸汤调下。

【主治】一切咳嗽喘急，坐卧不宁。

26770 立安散(《医方大成》卷九引《济生》)

【组成】杜仲(去粗皮，剉，炒令丝断) 橘核(取仁，炒)各等分

【用法】上为末。每服入盐少许，食前温酒调服。

【主治】腰痛。

【备考】《医方类聚》引《济生续方》本方用法：每服二钱。

26771 立安散(《普济方》卷一五八)

【组成】皂角一条(不蛀者，去黑皮并子) 江子三粒(去壳油) 半夏三粒 杏仁三粒(去皮尖，炒焦黄色)

【用法】每服半钱，生姜汁调，放手掌中，口舐吃。立效。

【主治】暴嗽。

【宜忌】忌炙煿油腻物。

26772 立安散(《古今医鉴》卷十)

【组成】当归一两 官桂一两 玄胡索(炒)一两 杜仲(姜炒)一两 小茴(炒)一两 木香五钱 牵牛一钱(半生半熟)

【用法】上为末。每服二匙，空心陈酒调下。

【主治】气滞腰痛，并闪挫腰痛、肾虚腰痛。

26773 立极汤(《医醇剩义》卷四)

【组成】党参四钱 附子六分 当归二钱 茯苓三钱 白术一钱 茅术一钱 破故纸一钱五分 杜仲二钱 川断二钱 独活一钱 牛膝二钱 红枣五枚 生姜三片

【用法】苡仁一两，煎汤代水，煎诸药服。

【功用】补土燥湿。

【主治】着痹。

26774 立苏散（《朱氏集验方》卷十一）

【组成】蝎蜴九个（去毒） 马蔺花二钱（水浸一宿） 木香一钱 没药半钱 胡椒（为末）半钱

【用法】上为末。麝香酒下。

【主治】小肠气。

【备考】方中胡椒用量原缺，据《普济方》补。

26775 立住散（《普济方》卷六十五引《德生堂方》）

【组成】荆芥 盐麸子 荜茇各等分

【用法】上㕮咀。每服三钱，水一盏，煎七分，去滓温漱，吐去涎。

【主治】牙疼。

26776 立应丸（《普济方》卷六十引《十便良方》）

【组成】南星一个（刮去皮。一方炮，地埋一夜出火毒） 白僵蚕七个

【用法】上挖南星心空作孔子，入蚕于内，湿纸裹，文武火煨熟取出，等分为末，粥饮为丸，如梧桐子大。如不丸，只用绵裹药末吞之亦便。如开口不得，揩齿上亦妙。

【主治】缠喉风，急喉闭。

26777 立应丸（《百一》卷十）

【组成】白僵蚕 白矾各等分

【用法】上为末，炼蜜为丸。含化。

【主治】缠喉风，急喉痹。

26778 立应丸（《神效名方》）

【组成】干姜一两（炮，另末） 百草霜一两 巴豆（连皮，炒用）一两 杏仁一两（同巴豆和皮炒黑色，杵为泥后，入霜研用）

【用法】用黄蜡四两，熔开蜡，次入前四味，用铁器搅匀为丸，如梧桐子大。每服三五丸，甘草汤送下；白痢，食前用于姜汤送下；若水泻，温水送下。

【主治】脏腑泄痢，脓血不止，腹中疼痛。

26779 立应汤（《圣济总录》卷八十三）

【异名】立应散（《鸡峰》卷四）。

【组成】大腹（煨，和皮用） 木香 诃黎勒（煨，用皮） 防己 紫苏茎 羌活（去芦头） 芍药 干木瓜 杉木节（到） 沉香各一两

【用法】上为粗末。每服五钱匕，水一盏半，煎至八分，去滓，空心、日午、夜卧温服。

【主治】干湿脚气，冲注四肢。

【备考】方中杉木节，《鸡峰》作"松木节"。

26780 立应汤（《外科百效》卷五）

【组成】蔓荆子 防风 荆芥 苦参 苍耳 黄荆子 牛蒡子 胡麻仁 甘枸杞 余粮石 白芷梢 苍术 连翘 土茯苓 羌活 独活各三钱

【用法】水煎，早空心服。

【主治】白癜癣并梅癣。

26781 立应汤（《叶氏女科》卷三）

【异名】立应四物汤（《妇科玉尺》卷四）。

【组成】熟地黄 当归各三钱 白芍二钱 五灵脂（半生半炒） 川芎各一钱

【用法】水煎服。

【主治】产后血晕。产后气血暴虚，血随气上，迷乱心神，眼前生花，甚者闷绝口噤，神昏气冷。

26782 立应散（方出《证类本草》卷十九引《日华子本草》，名见《杨氏家藏方》卷二十）

【组成】鹅粪

【用法】外敷。

【主治】诸毒蛇虫咬伤。

26783 立应散（《圣济总录》卷九十五）

【组成】井泉石 车前子 滑石各半两 葶苈（纸上炒）一分 海金沙一钱

【用法】上为散。每服一钱匕，食前新汲水调下。未通再服。

【主治】膀胱热结，小便不通。

26784 立应散（《幼幼新书》卷十五引张涣方）

【组成】石榴花（取末，焙干） 干葛根（为末） 蒲黄（研）各半两

【用法】上为细末。每服半钱，取生地黄汁调下。

【主治】小儿伤寒，血热妄行，鼻衄不止。

26785 立应散

《鸡峰》卷四。为《圣济总录》卷八十三"立应汤"之异名。见该条。

26786 立应散（《杨氏家藏方》卷十一）

【组成】杨梅根皮（厚者，去粗皮）一两 川芎三钱 麝香少许（别研）

【用法】上为细末，研匀。每用一字，先含温水一口，次用药于两鼻内搐之。涎出痛止为效。

【主治】风虫牙疼。

26787 立应散（《杨氏家藏方》卷十二）

【组成】麝香半钱（别研） 乳香半钱（别研） 黄柏末一钱 黄丹一钱（瓦上飞过，别研） 白矾半两（瓦上飞过，别研） 地龙粪一两（瓦上焙干，别研）

【用法】上为末。温水洗疮口，用绵挹干，用药掺患处，一日三次。

【主治】下疳疮。

26788 立应散（《普济方》卷七十八引《卫生家宝》）

【组成】鹅不食草（净洗） 香白芷（洗） 当归（去芦头，洗） 雄黄（别研） 川附子（炮）各等分 踯躅花减半

【用法】上为细末，入麝香少许和匀。含水搐鼻内，一日三次，食后少空用。去尽浊涕眼泪为度。

【主治】内外障翳，昏涩多泪，及暴赤眼，一切目疾。

26789 立应散（《百一》卷十六引朱保义方）

【组成】连翘 甘草（炙） 黄芩 赤芍药 川当归 滑石各半两 地胆半两（去翅足头，以糯米一合同炒赤黄色，去米） 白牵牛 土蜂窠一分（蜜水洗，饭上蒸） 川乌尖二十一个（生用）

【用法】上为细末。每服一大钱，浓煎木通汤调下，临睡服，次夜再一服。服药次日，毒随小便下，其色如血。疮已破者，先用云母膏贴定，然后服药。

【主治】❶《百一》：瘰疬久不愈者。❷《直指》：发瘰。

【宜忌】有孕不得服，或素来气血虚弱者亦不可服，大忌毒物。

【备考】方中白牵牛用量原缺。《直指》有川芎。

26790　立应散(《百一》卷八)

【组成】高良姜一分　五灵脂半两

【用法】上为细末。每用一钱半,以醋一茶脚调匀,用百沸汤投半盏,连滓急服。

【主治】急心痛。

26791　立应散(方出《百一》卷八,名见《医方类聚》卷九十二引《济生续方》)

【组成】玄胡索不拘多少(新瓦上炒微黄,不可焦)

【用法】上为细末。每服三钱,酒一盏,煎至七分服。不能饮者,以陈米饮调下,不拘时候;以酒调亦得。

【主治】妇人血刺心痛。

26792　立应散(《魏氏家藏方》卷九)

【组成】草乌头一个(拣光净极大者,去皮脐,生用)香白芷一两

【用法】上为细末。每日二次,擦。如有热涎吐之,少时用温水漱。

【主治】齿痛。

26793　立应散(《魏氏家藏方》卷九)

【组成】大硼砂半铢

【用法】上为细末。用笔管吹入喉中。

【主治】咽喉肿痛,语声不出者。

26794　立应散

《医方类聚》卷一六六引《吴氏集验方》。为《杨氏家藏方》卷二十"必效散"之异名。见该条。

26795　立应散(《元戎》)

【组成】麝香少许　蝎梢二钱　金头蜈蚣(分开晒干)

【用法】上为细末。鼻内搐,随左右用之。

【主治】急慢惊风。

26796　立应散

《元戎》。为《医说》卷三引《类编》"一服饮"之异名。见该条。

26797　立应散(《普济方》卷三八一)

【组成】红枣三十个　信少许

【用法】上将红枣去核,却入信末少许,裹定,烧存性,放冷,为细末。每用少许,干粘牙疳疮上。

【主治】小儿走马疳。

26798　立应散(《普济方》卷三九五)

【组成】盐二两　生姜一两

【用法】上同炒令转色。三岁半钱,童便半盏,煎三分,去滓温服。

【主治】小儿干霍乱,不吐不泻,腹胀如鼓,心胸痰壅。

26799　立应散(《玉机微义》卷十五引郭氏方)

【组成】寒水石一两半(煅)　花蕊石　龙骨　黄丹没药各半两　黄药子七钱半　(一方加白及　乳香　轻粉)

【用法】上为细末。如一切金刃刀镰伤者,用药敷上,绢帛扎之,不作脓;血疮、脓水,干贴。

【功用】生肌定疼。

【主治】金疮血出不止,并诸疮久不生肌。

26800　立应散(《准绳·类方》卷七)

【组成】橡斗子一个　甘草三钱

【用法】上为细末。每服二钱,熟水调下。

【主治】冷泪。

26801　立应散(《外科启玄》卷十二)

【组成】花斑蝥二十八个(同糯米炒黄,去米及头足)僵蚕(炙)　黑丑(炒,头末)各四钱

【用法】上为末。每服一钱,五更初用好酒调服之。待恶物从小便中出,如未尽出,次早再一服,必毒尽为妙;次用白糯米稀粥补之;后次再灯心汤调琥珀末一钱送下。以涤小便内恶毒,除根永不再发。

【主治】瘰疬。

26802　立应散(《济阴纲目》卷二)

【组成】香附三两(一半生,一半炒)　棕皮一两(烧存性)

【用法】上为细末。每服五钱,酒与童便各半盏,煎七分,不拘时候温服。

【主治】妇人血海崩败。肠风下血。

【加减】如肠风,不用童便。

26803　立应散(《医略六书》卷二十六)

【组成】棕灰三两　香附三两(醋炒)

【用法】上为散。每服三钱,米饮下。

【主治】血崩,脉弦涩者。

【方论选录】多怒多郁之人,肝气逆而不能摄血,故血不归经,崩下不止焉。香附调肝解郁,能行血中之气以调经脉;棕灰涩血固下,能止妄行之血以定血崩。为散,米饮调下,务使胃气调和,则肝郁自解,而天癸如度,血不妄行,何有崩下之患哉。

26804　立应膏(《圣济总录》卷一三四)

【组成】生柏叶(焙干)二两　糯米(焙干)三两

【用法】上为细末,冷水调如糊。涂肿处。频换即愈。

【主治】汤火所伤,皮肉已破烂者。

26805　立应膏(《古今医鉴》卷十五引刘水山方)

【组成】象皮(烧灰)　红枣(烧灰)　针末　黄柏末熟皮烟　黄丹(研)　轻粉(研)　大风子(去壳)各等分

【用法】上为细末,炼香油调膏。涂癣上。

【主治】风癣疮。

26806　立灵散(《慈幼新书》卷二)

【组成】炉甘石一钱(打成小块,放银罐内,将火消拌匀,用火煅红取出,研极细,飞过,复研,以细绝为度)　冰片麝香各一分　熊胆二分　蕤仁三分(去油净)

【用法】上为细末。点翳膜上。

【主治】目生翳膜。

26807　立金汤(《嵩崖尊生》卷十三)

【组成】杜仲五钱　故纸四钱　萆薢三钱半　当归一钱半　续断二钱　牛膝二钱　狗脊一钱　木瓜一钱半　炙草五分　胡桃肉一钱

【用法】酒二碗煎,加盐下,连二服。

【主治】腰痛。

【宜忌】戒房事。

26808　立定散(《万氏家抄方》卷二)

【组成】大皂角(一个,劈开去子,入巴豆在内,缚定,炙焦黄,去巴豆,为末)一钱　半夏(姜制)　杏仁各一钱

（香油煮黄色）

【用法】上为末。柿饼蘸吃，百沸汤下。

【主治】哮喘。

26809 立胜散（《三因》卷十六）

【异名】立胜煎（《中医眼科学讲义》）。

【组成】黄连 黄柏 秦皮（去粗皮） 甘草等分

【用法】上为剉散。每服四钱，水一盏，加大枣一枚，灯心七茎，煎数沸，去滓。以新羊毫笔蘸刷眼，候温，即用手沃之。

【主治】❶《三因》：风毒攻眼，及时眼隐涩羞明肿痛。❷《中医眼科学讲义》：风牵偏视。

【备考】《中医眼科学讲义》本方用法：加水300毫升，煎30分钟后，过滤浓缩到150毫升，再加缓冲溶液，以消除刺激性。

26810 立胜散

《直指》卷二十五。为《鸡峰》卷二十七"神效秘传立胜散"之异名。见该条。

26811 立胜散（《御药院方》卷九）

【组成】藜芦 猪牙皂角（去皮，炙） 白矾（生） 雄黄（研）各一分 细辛 蝎梢各半钱

【用法】上为末。每用一豆许，嚏温水，随患左右鼻内搐。

【功用】宣泄诸阳毒气，行经络郁滞。

【主治】牙齿肿闷疼痛。

26812 立胜散

《普济方》卷一三〇。即《圣济总录》卷二十一"白术汤"。见该条。

26813 立胜散（《普济方》卷三八七）

【组成】胆矾一钱 轻粉少许

【用法】上为细末。用浆水半盏，小油一二点，打散灌之。

【主治】小儿咽喉作呀呷声不止。

26814 立胜散

《疑难急症简方》卷二。为《卫生宝鉴》卷十八"立圣散"之异名。见该条。

26815 立胜煎

《中医眼科学讲义》。为《三因》卷十六"立胜散"之异名。见该条。

26816 立神丹（《魏氏家藏方》卷二）

【组成】茴香二两（用斑蝥二十一个，去头足翅，同炒香熟，去斑蝥十四个，留七个用） 香附子四两（去毛，入盐少许，同炒）

【用法】上为细末，用醋糊为丸，如梧桐子大。每服三十丸，盐汤或温酒任下，不拘时候。

【主治】下部膀胱疝气、小肠气等疾。

26817 立神丹（《普济方》卷二四九）

【组成】香附子不拘多少（去毛炒，再去毛，用无灰酒煮尽）

【用法】上为细末，薄荷酒糊为丸，如梧桐子大。每服二十丸，或三十丸，空心、日午盐汤或酒送下。

【主治】小肠气。

26818 立退丸

《眼科龙木集》。为原书"秘方琥珀膏"之异名。见该条。

26819 立效丸（《圣济总录》卷七十四）

【组成】铅丹（炒）半钱 草乌头一枚（炮裂，去脐皮） 巴豆三粒（去皮心膜，出油尽，研）

【用法】上三味，先捣乌头为末，与二味同研极匀，以面糊为丸，如绿豆大。每服一丸，煎陈粟米、甘草、乌梅汤放温服送下。

【主治】水泻不止。

26820 立效丸（《杨氏家藏方》卷二）

【组成】豆豉四两（焙干） 川乌头二两（生，去皮脐尖） 白僵蚕（炒，去丝嘴） 石膏（生）各一两 地龙（去土，炒） 葱子（生）各半两

【用法】上件为细末，葱汁煮面糊为丸，如梧桐子大。每服二十丸，食后生葱、茶清送下。

【主治】头疼不可忍者。

26821 立效丸（《御药院方》卷五）

【组成】黄蜡（滤去滓，用浆水煮）八两 蛤粉四两

【用法】上件每两作十五丸，用前蛤粉为衣养药。每服一丸，胡桃瓤半个细嚼，临卧温水送下。

【主治】肺虚膈热，咳嗽气急，胸中烦满，肢体倦疼，咽干口燥，渴欲饮冷，肌瘦发热，减食嗜卧，音声不出。

26822 立效丸（《医方类聚》卷七十三引《经验秘方》）

【组成】真杏仁（烧灰存性） 蜜蜡

【用法】上溶蜡，入杏仁灰末为丸，如绿豆大。纳入蛀牙孔处。

【主治】蛀牙疼。

26823 立效丸（《得效》卷上）

【组成】百药煎

【用法】上为末，每服三钱，煮稀白粥搅匀服之。面糊为丸，米饮送下亦可。

【主治】痔。

26824 立效丸（《普济方》卷二七二）

【组成】蟾酥一钱 朱砂二口 龙脑一字 麝香五分

【用法】上为细末，用头首孩儿乳汁为丸，如黄米大。每服二丸，痈肿，温酒送下；鼻衄，芥子汤送下；心痛、小肠气，茴香汤送下；小便不通，雄鼠粪煎汤送下；泻血、咳嗽，生姜汤送下；小儿惊风，砂糖水送下；白痢，干姜汤送下；伤食，随所伤物送下；小儿泻，芝麻煎汤送下；走注疼痛，茶送下；噎食，米汤送下；小儿热风，薄荷汤送下；遍身疼痛，醋汤送下；人着鬼祟，桃李汤送下；浑身黄肿，木瓜汤送下；大小便不通，墨水送下；产后遍身疼痛，温酒乳香汤送下；产后发寒热，蜜水送下；产后发寒，煎金银花汤送下；胎死不下，童便、荆芥汤送下；经络不行，酒煎当归散汤送下；鼻衄不止，口噙水搐一丸；心痛，醋汤送下；脐下虚冷，温酒送下；浑身虚肿，气不通，酒送下；脐下水气，煎葶苈汤送下；若四肢冷，背强，空心酒送下三四丸，如人行四五里，再服四五丸，然后吃盐葱白粥后，盖覆出汗。脾胃虚弱，煎枳壳汤送下；血山崩，火烧蚕子灰，冷水送下；血迷，煎血见愁汤送下，或温酒丁香汤送下。

【主治】痈肿,鼻衄,心痛,小肠气,小便不通,泻血,咳嗽,小儿惊风,白痢,伤食,小儿泻,走疼走痛,噎食,小儿热风,遍身疼痛,人着鬼祟,浑身黄肿,大小便不通,产后发寒热,胎死不下,经络不行,鼻衄不止,心疼,脐下虚冷,浑身虚肿,脐下水气,四肢冷,背强,脾胃虚弱,血山崩,血迷。

26825 立效丸(《普济方》卷二七四)

【组成】雄黄一两 雌黄五钱 没药半两 巴豆一两(去皮,不出油,另研) 乳香五钱 木香一两

【用法】上为细末,面粉为丸,如梧桐子大。食后每服五丸,夏月清茶送下,冬月温水送下。

【主治】浸淫疮,疼痛动脏腑。

26826 立效丸(《奇效良方》卷十三)

【组成】木香 当归(酒浸) 橡斗子各一两 青蒿子(烧存性)四两 乌梅(焙干) 黄连(酒炒) 五倍子各二两 枳壳(去瓤)一两半(萝卜汁浸,炒)

【用法】上为细末,用神曲糊为丸,如梧桐子大。每服一百丸,空心用米汤送下,一日二三次。先须服丁香脾积丸。

【主治】痢疾。

26827 立效丸(《全国中药成药处方集》吉林方)

【组成】桑皮 清夏 川芎 紫苏各六钱七分 白及四钱 橘红 蒌仁各六钱七分 杏仁一两七分 麻黄一两三钱四分 甘草一两七分 米壳(半生半制)三两三钱四分

【用法】上为细末,炼蜜为丸,每丸二钱重。每服一丸,开水送下。

【功用】清痰理气,止咳定喘。

【主治】一切风寒咳嗽,急气带痰,痰中带血。

26828 立效丹(《百一》卷十一)

【组成】附子

【用法】用面裹煨熟,去皮脐,葱自然汁为丸,如梧桐子大。每服五六十丸,空心煎葱酒送下。吃少温粥、蒸饼压之。

【主治】脚膝缓弱甚者。

【备考】又用生附子,去皮脐,为末,以葱白涎为丸,如梧桐子大,晒焙干,每服十五丸至二十丸,温酒盐汤送下。

26829 立效丹

《良朋汇集》卷一。为《回春》卷五"立患丹"之异名。见该条。

26830 立效丹(《方症会要》卷二)

【组成】黄连五钱 槟榔 巴豆 木香各一钱 淡豉一两

【用法】上为末,水为丸,如小豆大,朱砂为衣。强人服下十五丸,弱人十丸。

【主治】痢疾初发。

26831 立效丹(《霍乱论》卷下)

【组成】朱砂三两 明雄黄 硼砂各一两八钱 梅冰 当门子各九钱 火消六钱 蓽茇 牛黄各三钱

【用法】上为细末,瓷瓶紧收,勿令泄气。每用分许,芦管吹入鼻内。若卒倒气闭重证,则七窍及脐中均可放置。

凡暑月入城市,抹少许于鼻孔,可杜秽恶诸气。

【主治】诸痧中恶,霍乱五绝,诸般卒倒急暴之证。

26832 立效方(《圣惠》卷八十八)

【异名】立效散(《圣济总录》卷一七七)。

【组成】雄黄一分(细研) 栀子仁十枚 赤芍药半两

【用法】上为细散,研入雄黄令匀。每服半钱,以温水调下。

【主治】小儿尸疰,邪气入腹疞痛。

26833 立效方(《云歧子保命集》卷下)

【异名】立效散(《济阴纲目》卷十四)。

【组成】粳米 糯米各半合 莴苣子一合(并淘净)生甘草半两

【用法】上为细末。煎汁一升,去滓,分作三服。立下。

【功用】下乳汁。

26834 立效方(《东医宝鉴·外形篇》卷三引《丹心》)

【异名】立效散(《杂病源流犀烛》卷二十七)。

【组成】莴苣子 糯米各一合

【用法】上为细末。水一碗搅匀,加甘草末一字煎,频频呷服。

【主治】乳汁不行。

26835 立效汤

《圣济总录》卷九十七。为《局方》卷八"立效散"之异名。见该条。

26836 立效汤(《幼幼新书》卷三十二引张涣方)

【异名】立效散(《卫生总微》卷十五)。

【组成】川大黄(炮,剉) 干桃柳叶(洗,焙干)各一两 栀子仁 赤芍药各半两(以上捣罗为细末) 朱砂(细研,水飞)一两 麝香(研) 雄黄(研)各一分

【用法】上件拌匀。每服一钱。用蜜汤调下。

【主治】小儿尸疰病。

26837 立效汤

《普济方》卷一四六。为《外台》卷二引《范汪方》"猯鼠粪汤"之异名。见该条。

26838 立效汤(方出《奇方类编》卷下,名见《仙拈集》卷三)

【组成】益母草一两 归身八钱 知母五钱 川芎三钱 旱三七三钱 陈棕灰三钱

【用法】用生酒二钟,煎一钟,食前服。

【主治】血崩。

26839 立效汤(《仙拈集》卷一)

【组成】常山 槟榔 茯苓 官桂 甘草各三钱 小黑豆四十九粒

【用法】酒、水共四碗,慢火煎两碗,当晚以一碗先服,盖暖而睡,留一碗至次日将发两个时辰前,顿热服。盖暖卧,待疟至,即至亦轻,亦有当日即愈者。

【主治】疟,不论久近。

【宜忌】忌荤。

26840 立效汤(《会约》卷十九)

【组成】生黄耆三钱 白术一钱半 当归身二钱 小川芎五分 白芷 苍术各一钱二分 净银花一钱半 茯苓 甘草各一钱 车前子(去壳)八分

【用法】水煎服。大疮悉愈,或小者复出,多服断根。

【主治】脓疮,遍身疮痛,脓汁盈满。

【加减】痛甚,加生地二钱。

26841 立效饮(《活幼心书》卷下)

【组成】净黄连一两 北细辛(去叶)二钱半 玄明粉二钱

【用法】上剉细,或晒或焙,为末,仍用玄明粉乳钵内杵匀。每用一字,干点患处,或以一钱新汲井水调涂疮上。儿小者畏苦,不肯点咽,用蜜水调抹烂处及舌上令其自化。咽痛,茶清调下。

【主治】口内牙根舌上发疮作痛,致语言、饮食不便;咽痛。

26842 立效饮(《普济方》卷三八八)

【异名】立效散(《婴童百问》卷八)。

【组成】木通 甘草 王不留行 竹胡荽 滑石 海金沙 山栀子 槟榔各等分

【用法】上㕮咀。每服一钱,水半盏,煎三分,去滓服。

【主治】小儿诸淋不通,茎中疼痛。

26843 立效饮(《玉案》卷四)

【组成】川芎 当归 玄胡索 丹皮 姜黄 大茴香 红花各一钱五分 桂心 秦艽 赤芍各八分

【用法】临服加煮酒一钟。

【主治】妇人为房事所伤,阴户内胀疼难忍。

26844 立效饮(《玉案》卷五)

【组成】白茯苓 车前子 木通各二钱 黄连一钱八分 泽泻 苍术各一钱

【用法】加灯心三十茎,水煎服。

【主治】脾经湿热作泻。

26845 立效饮(《眼科阐微》卷三)

【组成】黄连二钱(一半生用,一半酒炒) 黄芩二钱 芒消一钱 薄荷叶三钱 大黄三钱(一半生用,一半酒炒) 连翘一钱 栀子二钱 甘草五分

【用法】水煎,食后温服。

【主治】时行赤眼症。一切实热,里急后重,脏毒下血,酒毒,膈热,肚疼。

26846 立效饮(《温氏经验良方》)

【组成】川当归四两 炒甘草二两 赤芍药一两 酸榴皮一两 炒地榆一两 罂粟壳四两(炒黄)

【用法】上为细末。每服二钱,水一杯,煎至七分,去滓,空心、饭前温服。小儿酌量大小加减服。

【主治】诸般恶痢,或赤或白,或脓血相杂,里急后重,脐腹绞痛,或下五色,或如鱼脑,日夜无度,或噤口不食。

【宜忌】忌食生冷,油腻、鱼腥。

26847 立效散(方出《千金》卷二十五,名见《普济方》卷三○六)

【组成】马鞭梢长二寸 鼠屎二七枚

【用法】上药合烧为末。以猪膏和,涂之。

【主治】马啮人,及踏人作疮,毒肿热痛。

26848 立效散(方出《圣惠》卷三十七,名见《普济方》卷一八九)

【异名】龙骨散(《普济方》卷一八九)。

【组成】龙骨一两

【用法】上为散。以水一大盏,煎至半盏,温温尽服之。

【主治】❶《圣惠》:鼻衄。❷《普济方》:咯吐血不止。

26849 立效散

《普济方》卷三四五引通真子秘方。为原书同卷"芎归汤"之异名。见该条。

26850 立效散(《局方》卷八)

【异名】立效汤(《圣济总录》卷九十七)。

【组成】山栀子(去皮,炒)半两 瞿麦穗一两 甘草(炙)三分

【用法】上为末。每服五钱至七钱,水一碗,入连须葱根七茎、灯心五十茎、生姜五七片,同煎至七分,时时温服,不拘时候。

【主治】下焦结热,小便黄赤,淋闭疼痛,或有血出,及大小便俱出血者。

26851 立效散(《圣济总录》卷十六)

【组成】地龙(去土,炒,为末)一两 麝香(研)少许

【用法】上药再同研匀。每服半钱匕,渗纸上作纸捻,于灯上烧,随痛左右熏鼻。

【主治】偏头痛。

26852 立效散(《圣济总录》卷一四三)

【组成】新山栀子不拘多少(去壳)

【用法】上药焙干,捣破,再焙,又研细,如油出成团,擘开,猛火焙干,手擦细罗取散,瓷器盛之。发时以新汲水调下二钱匕。

【主治】饮酒过度,肠风泻血,及风热泻血,出如红线。

26853 立效散(《圣济总录》卷一七○)

【组成】乳香一钱 灯花七枚

【用法】上为散。每服半字,涂奶母乳头上令服。

【主治】小儿夜啼。

26854 立效散

《圣济总录》卷一七七。为《圣惠》卷八十八"立效方"之异名。见该条。

26855 立效散(《中藏经·附录》)

【组成】玄胡索 当归 官桂各等分

【用法】上为细末。每服二钱匕,酒调下。

【主治】腰痛。

26856 立效散(《幼幼新书》卷九引《王氏手集》)

【组成】藿香 蝎(略炒)各二两 麻黄(去节)一两 细辛半两

【用法】上为末。每服一字半钱至一钱,藿香汤调下。或先服至圣丸,次服此药。

【主治】小儿急慢惊风。

26857 立效散(方出《医方类聚》卷七十六引《卫生十全方》,名见《朱氏集验方》卷九引黎居士方)

【异名】槟粉散(《普济方》卷三○○)。

【组成】槟榔(烧存性)

【用法】上为末,入少水银粉。敷之。

【主治】口吻边生疮,浸淫不愈。

26858 立效散(《鸡峰》卷十五)

【组成】风化石灰一升

【用法】以酽醋三升,慢火煮醋尽,更炒令干,细研。

每服一钱，以棕灰末一钱，用温酒一盏同调匀，空心服之，药后复更进酒一盏以助药力。

【主治】崩漏下血不止。

26859　立效散（《续本事》卷三）

【组成】川芎　川楝子　青皮　舶上茴香　桃仁　黑牵牛各一两（焙）

【用法】上焙干，为细末。每服二钱，无灰酒一盏，煎至八分盏，温服。

【主治】❶《续本事》：疝气。❷《医统》：膀胱湿热相乘，阴囊肿胀，大小便不利。

26860　立效散

《卫生总微》卷十五。为《幼幼新书》卷三十二引张涣方"立效汤"之异名。见该条。

26861　立效散

《洪氏集验方》卷三。为原书同卷"比金散"之异名。见该条。

26862　立效散（《普济方》卷二九六引《卫生家宝》）

【组成】鼠黏子草根三两（碎切，熟捣）　柏皮一两

【用法】上为末。腊月猪脂封贴。

【主治】翻花痔疮，及一切久不瘥诸恶毒疮。

26863　立效散（《杨氏家藏方》卷十八）

【组成】芦荟（别研）　白矾（枯，研）　枣肉（焙干，为末）　芫荑仁（微炒，为末）　甘草（炙，为末）各一钱　朱砂（别研）　麝香（别研）　乳香（别研）各半钱

【用法】上为末。每用少许，贴牙烂处。

【主治】小儿牙疳齿烂，血出溃臭。

26864　立效散

《保命集》卷下。为方出《千金》卷四，名见《局方》卷九"芎劳汤"之异名。见该条。

26865　立效散（《普济方》卷六十四引《十便良方》）

【组成】酒　酥各一升　干姜十两（末）

【用法】以酒一合、酥一匕、姜末二匕相和，食后服，一日三次。

【主治】咽伤语声不彻；肺痛。

26866　立效散（《普济方》卷一八八引《十便良方》）

【组成】伏龙肝二两

【用法】新汲水一大盏，淘取汁，入蜜一匙，搅匀服之。

【主治】吐血、鼻衄不止。

26867　立效散（《普济方》卷一九〇引《十便良方》）

【组成】熟艾二弹子大　牛皮胶一两（炙黄燥）

【用法】以煎了豉汁一大盏，同煎至七分，去滓，分二次温服，不拘时候。

【主治】大衄。

26868　立效散（《集验背疽方》）

【组成】皂角刺半两（拣去枯者，细剉，炒赤色为度，须耐久炒）　甘草二两（合生用）　瓜蒌五个（去皮取肉并仁，捣研，炒黄，干者不必炒）　乳香半两（别研和入）　没药一两（别研和入）

【用法】上为末。每服二钱，酒调下。乳痈与沉麝汤间服。

【主治】发背，诸痈疽，瘰疬，乳痈。

26869　立效散（《百一》卷八）

【组成】零陵香（净洗，软火炙燥）　荜茇（洗，剉碎，火锹上炒燥）各等分

【用法】上为末。先以炭一块为细末，揩痛处，连牙床并揩净，以药擦痛处。

【主治】牙痛，及老人风蛀牙疼，小儿疳牙、走马牙疳。

26870　立效散（《魏氏家藏方》卷一）

【组成】白附子（炮）　橘红各二两

【用法】上为细末。每服一钱，米饮下，未发以前三两时辰连进一二服。

【主治】疟。

26871　立效散（《魏氏家藏方》卷二）

【组成】大川楝子五个（炮，去核）　青皮（去瓤，切）　舶上茴香一两（炒）　木通（一把长，剉）三把　巴豆五十粒（去壳）

【用法】上药同炒令黄色，净，拣去巴豆不用，将余药同为细末，再入海金砂一钱、滑石末一钱半，同研。每服一钱，疾作时热酒调下。

【主治】小肠气，或痛不可忍。

【备考】方中青皮用量原缺。

26872　立效散（方出《妇人良方》卷二十，名见《医学纲目》卷二十二）

【组成】五灵脂（慢火熬）

【用法】上为细末。每服二钱，温酒调下。

【主治】产后儿枕痛不可忍。

26873　立效散（《续易简》卷三）

【组成】硫黄　辰砂各等分（研细）

【用法】上拌匀。每服一钱，人参汤调下。

【主治】久患疟疾不愈。

26874　立效散（《兰室秘藏》卷中）

【组成】细辛二分　炙甘草三分　升麻七分　防风一钱　草龙胆（酒洗）四钱

【用法】上㕮咀。都作一服，水一盏，煎至七分，去滓，以匙抄在口中，炸痛处，待少时则止。

【主治】牙齿痛不可忍，连及头脑项背，微恶寒饮，大恶热饮。

【方论选录】《杏苑》：阳明湿热壅盛牙疼，法当疏湿清热为主。经云风能胜湿，寒可胜热。故用细辛、防风以胜湿，胆草、升麻以解热，佐甘草和药泻火。

26875　立效散（《兰室秘藏》卷中）

【组成】当归　莲花心　白绵子　红花　茅花各一两

【用法】上剉如豆大，白纸裹定泥固，炭火烧灰存性，为细末。如干血气，研血竭为引，好温酒调服，加轻粉一钱；如血崩不止，加麝香为引，好温酒调服。

【主治】❶《兰室秘藏》：妇人血崩不止。❷《医略六书》：血崩不止脉涩者。

【方论选录】《医略六书》：久郁伤肝，不能藏血，故血不归经，崩下不止焉。棉花子散滞气，力能解郁开结；莲花心凉心气，性善涩血固经；红花生新去宿，当归养血归经，茅花轻扬止血以定崩下也。为散，水煎，务使肝郁解散，则经脉调和而经气复完，血不妄行，何崩下之不除乎。

【备考】《医略六书》本方用法:为散煎服。

26876 立效散(《医方类聚》卷七十八引《济生》)

【组成】真陈橘皮(灯上烧黑,为末)一钱 麝香少许(别研)

【用法】上药和匀。每用少许,先用绵蘸耳内,脓净上药。

【主治】聤耳、底耳,有脓不止。

26877 立效散(《朱氏集验方》卷九引王子益方)

【组成】白矾一两 生姜三两(切片,同白矾炒干) 莘荄一两(焙干)各等分

【用法】上入烧盐少许,为末。掺牙痛处。

【主治】牙疼。

26878 立效散(《朱氏集验方》卷十四引萧南仲方)

【组成】铁蛟龙(一名水藕,一名金莲花,取根)二两(剉片,焙干) 知母 贝母各一两 雄黄半两 天雄一个(生用) 紫河车三两 大川乌一个 真北细辛

【用法】上为细末。用生地黄酒调服。如鼻口血来,生地黄酒加雄黄丸下。

【主治】蛇伤垂死者。

【宜忌】孕妇忌食荤物。

【加减】如伤风,随脉证用发散药并服之。如有孕妇,则除天雄,少用川乌。

【备考】方中真北细辛用量原缺。

26879 立效散(《东医宝鉴·外形篇》卷三引东垣方)

【异名】立效神散(《杂病源流犀烛》卷二十七)。

【组成】生姜(去皮)一两 大黄 甘草各五钱 黄瓜蒌一个(去皮)

【用法】上共捣作一块,以水半碗同煎至七分,滤去滓,加没药、乳香末各一钱,通作一服。

【主治】吹奶。

26880 立效散(《御药院方》卷九)

【组成】百草霜(研细) 沧盐(研细)各一钱 麝香(拣去皮毛,另研极细)半钱 乳香(研细)半钱

【用法】上为细末。每用少许,口噙温水,随牙疼一边鼻内搐之,不拘时候。

【主治】牙疼不可忍。

26881 立效散(《走马疳急方》)

【组成】羽涅灰(即枯矾) 片胚子(即干胭脂)各等分 麝香少许

【用法】前二味研细后,加后一味,研匀用。吹之。

【主治】聤内生疮肿胀,脓血臭秽。

26882 立效散

《卫生宝鉴》卷十九。为《圣济总录》卷一七六"甜消散"之异名。见该条。

26883 立效散(方出《元戎》,名见《玉机微义》卷三十)

【组成】小椒 露蜂房 青盐各等分

【用法】上为细末。煎数沸,放温漱口。

【主治】牙疼。

26884 立效散(《医方类聚》卷一九一引《经验秘方》)

【组成】灯草灰

【用法】加轻粉、麝香少许。干贴。

【主治】下疳。

26885 立效散(《医方大成》卷三)

【组成】上春茶末

【用法】调成膏,置瓦盏内覆转,以巴豆四十粒作二次烧烟熏之,晒干,用乳钵研烂,为末。每服一字,别入好茶末,食后点服。

【主治】气虚头痛。

26886 立效散(《得效》卷六)

【组成】罂粟壳六两(去蒂葶瓢,蜜炒赤) 当归一两 芍药 榴皮 地榆各二两 甘草一两

【用法】上剉散。每服三钱,水一盏,同煎温服。

【主治】下痢赤白,日夜无度,里急外重紧痛。

26887 立效散(《得效》卷七)

【组成】侧柏叶(焙干,如仓卒难干,新瓦焙)

【用法】上为末。每服三钱,食后米饮调下。

【主治】吐血。

26888 立效散(《普济方》卷三三○引《经验良方》)

【组成】晚蚕沙(醋浸一宿,焙干称) 当归(酒浸,焙干) 女子头发(焙焦) 乌龙尾(即久尘灰,生姜自然汁浸,焙干)各一两 旧棕叶(烧存性)二两

【用法】上为细末。每服二钱,热酒调下。

【主治】血崩,及赤白带下。

26889 立效散(《医方类聚》卷一六九引《经验良方》)

【组成】朴消二两(细研如粉) 硫黄一分(别研极细)

【用法】上和匀,清油调。临卧敷疮上,一夜三次。

【主治】疥疮经久不愈。

26890 立效散(《医方类聚》卷一八四引《经验良方》)

【组成】苦参 卷柏 泽兰叶各一两

【用法】上焙,为末。每服二钱,无灰酒调下。

【主治】蜂窠烂痔。

26891 立效散(《普济方》卷四十五引《德生堂方》)

【组成】蓖麻子不拘多少(去壳)

【用法】上捣烂,纸上摊,贴在左右太阳穴上。

【主治】偏正头疼。

26892 立效散(《普济方》卷四十九引《德生堂方》)

【组成】针砂五两(醋炒五次,另研极细) 川百药煎三两 没石子七个 白及一两 诃子肉二两

【用法】上为细末,和匀,再研极细如泥。临卧先用浆水洗净,后用荷叶熬水,滤净调药,看多少用涂髭发上,用荷叶贴住,绢帛拴裹,次早用温浆水洗去。后涂须根出白色,再用前药,常用胡桃油润之,尤妙。

【功用】乌髭发。

26893 立效散(《外科集验方》)

【组成】滑石一两 甘草二钱

【用法】上为末。先将此末每服一钱半,米饮调下,临睡进一次,半夜再进一次。

【主治】瘰疬初发之时。

26894 立效散(《普济方》卷一一三)

【组成】乱发如鸡子大

【用法】上入无油器中熬焦黑,研为末。以好酒一盏沃之,何首乌末二钱同搅,候温灌之,下咽喉过一二刻,

再灌。

【主治】破伤风。

26895　立效散(《普济方》卷二〇八)

【组成】乌梅肉　御米壳　白矾　甘草(炙)　夜叉头各等分

【用法】上为末。每服二钱半,空心米饮汤调下。

【主治】泻。

26896　立效散(《普济方》卷二四四)

【组成】大槟榔七枚(合子碎)　生姜二两　橘皮　吴茱萸　紫苏(焙)　木瓜各一两

【用法】上切,以水三升,煮取一升三合,分二次服。

【功用】散肿气。

【主治】❶《普济方》:脚气攻心,及一切暴肿。❷《景岳全书》:脚气,寒湿壅肿,气滞不行,或冷或痛者。

26897　立效散

《普济方》卷二八一。即方出《圣惠》卷六十五,名见《局方》卷八(吴直阁增诸家名方)"油调立效散"。见该条。

26898　立效散(《普济方》卷二八三)

【组成】当归尾　苦参　南星　黄芩　黄柏　草乌尖各等分

【用法】上为末。煎茶清调敷患处。

【主治】背疽,臁疮,疔毒。

26899　立效散(《普济方》卷二九六)

【组成】皂角(火煨,去黑炭弦子,净取)半斤　沉香少许

【用法】上为末,醋糊为丸。每服三十丸,空心盐汤送下。

【主治】热痔。

26900　立效散

《普济方》卷二九六。即《圣济总录》卷一四一"熏敷立效散"。见该条。

26901　立效散

《普济方》卷三〇〇。即《卫生宝鉴》卷十一"多效散"。见该条。

26902　立效散(《普济方》卷三〇六)

【组成】蒜　杏仁各等分

【用法】上一处捣烂,次用消风、急风散一捻在蒜内,连疮口四畔敷讫,将艾炷灸之,次服消风、急风二散。

【主治】疯狗所伤。

【宜忌】忌鳝、鳗、发风等物。

26903　立效散(《普济方》卷三〇六)

【组成】饿老鹰胆一个

【用法】温酒调下

【主治】疯狗咬伤。

26904　立效散(《普济方》卷四〇八)

【组成】枯白矾一两　黄丹(纸上飞)一两　白胶香一两(另研)

【用法】上为极细末。先用葱白、荆芥熬汤,洗净,揩干,上药,后用小油调搽。

【主治】小儿、大人粘疮浸彻,经年不效。

26905　立效散(《医方类聚》卷二一八引《仙传济阴方》)

【组成】青皮　陈皮　乌药　干姜　香附子　莪术三棱

【用法】上醋煮,焙干为末。空心,陈皮汤调下。

【主治】妇人经年积血,腹中常痛,日夜呻吟不得眠。

26906　立效散

《婴童百问》卷八。为《普济方》卷三八八"立效饮"之异名。见该条。

26907　立效散(《幼科类萃》卷二十五)

【组成】硼砂　龙脑　雄黄　朴消各半钱

【用法】上为极细末。干掺。

【主治】小儿咽喉痹痛,不能吞咽。

26908　立效散(《丹溪心法附余》卷十六)

【组成】全蝎三十枚　巴豆三十粒　皂角七个(炒焦)

【用法】上为粗末。以清油四两,熬至焦黄色,去滓,次入大风子、蛇床子、白矾末各一两,黄蜡二两,同煎成膏,以瓷器收贮。任意搽疮。

【主治】疥疮。

26909　立效散(《丹溪心法附余》卷二十二)

【组成】青黛　黄柏末　白矾(煅)　五倍子末各一钱

【用法】上为细末。用米泔水搅,口内贴。

【主治】小儿走马疳。

26910　立效散(《丹溪心法附余》卷二十二)

【组成】蒲黄　生地黄　生甘草　赤茯苓(去皮)各等分

【用法】上㕮咀。用水煎,入发灰调匀,食前服。

【主治】小儿溺血。

26911　立效散(《摄生众妙方》卷七)

【组成】牙消一厘　雄黄半厘　麝香半厘

【用法】上为极细末。以少许点入眼中,令人扶患者周围行数次,腰疼如失。如未效,再点,再行,疼止为度。

【主治】闪挫腰疼,不能屈伸者。

26912　立效散(《保婴撮要》卷十一)

【组成】定粉末　松香末　黄柏末　黄连末　枯矾末各一两

【用法】上药各为末,用清油烛油调搽。

【主治】胎毒疮疥,鬓疮耳疮,及一切疮疥,黄水粘疮。

26913　立效散(《保婴撮要》卷十八)

【组成】大黄　黄柏　山栀　寒水石(煅)各等分

【用法】上为末。用清油烛调搽。若破而脓水淋漓,用当归膏。

【主治】一切胎毒疮疥未破者,及风疹痛。

26914　立效散(《医统》卷六十五)

【组成】白矾(为末)　净朴消(为末)各五分

【用法】土牛膝根洗净,捣汁半盏,入二味和匀。咽漱吐出,有物即随汁出,二三次愈。

【功用】开喉。

【主治】喉痹,卒不能言,水浆不入。

26915　立效散(《古今医鉴》卷五)

【组成】黄连四两(酒洗,吴茱萸二两同炒,去茱萸用)枳壳二两(麸炒)

【用法】上为末。每服三钱,空心酒送下。泄泻,米汤

下;噤口痢,陈仓米汤下。

【主治】《古今医鉴》:痢,腹中疞痛,赤白相兼。噤口痢,泄泻。

26916　立效散(《古今医鉴》卷十四)

【组成】黄丹(水飞)　枯矾　京枣(连核烧存性)

【用法】上为细末。敷之。

【主治】走马牙疳。

26917　立效散(《鲁府禁方》卷四)

【组成】雄黄　香白芷各等分

【用法】上剉。黄酒浓煎服。如牙关紧急者,灌之。

【主治】破伤风。

26918　立效散(《准绳·类方》卷六)

【组成】山楂一钱五分(醋炒)　青皮一钱二分(醋炒)　小茴香(盐水炒)　枳实(麸炒)　苍术(米泔浸一宿炒)　香附　吴茱萸　山栀(炒黑)　川楝肉各一钱

【用法】水二钟,加生姜三片,煎八分,食前服。

【主治】疝,因食积作痛。

26919　立效散(《准绳·疡医》卷五)

【组成】水滚子(又名溪枫根、水杨柳。多)　淡茶栎根(中)　晚祥西根(少)

【用法】水煎,入酒和服。或合六马散亦效。

【主治】马痕。

26920　立效散(《东医宝鉴·外形篇》卷四引《资生》)

【组成】全蝎七个　缩砂三七枚　茴香一钱

【用法】上为末。分三贴,空心热酒调下。

【主治】❶《东医宝鉴·外形篇》引《资生》小肠气。❷《杂病源流犀烛》:小肠气,有茎囊抽痛,不可忍耐者。

26921　立效散(《寿世保元》卷七)

【组成】白芷　贝母各等分

【用法】上为末。每服二钱,好酒调服。若无乳行,加漏芦酒煎,调服。

【主治】吹乳。

26922　立效散(《济阴纲目》卷二)

【组成】香附(炒)三两　当归一两　赤芍药　良姜　五灵脂各半两

【用法】上为细末。每服三钱,酒一盏,童便少许,同煎服。

【主治】妇人血崩,脐腹痛。

26923　立效散

《济阴纲目》卷十四。为《云岐子保命集》卷下"立效方"之异名。见该条。

26924　立效散(《幼科折衷》卷下)

【组成】赤小豆　赤芍药　枳壳　风化消　商陆

【用法】上为末。敷之,仍以五苓散加车前子、薏苡仁煎服。

【主治】小儿坐阴润之地,感风湿,以致阴茎缩入,阴囊光肿不痛。

26925　立效散(《嵩崖尊生》卷十)

【组成】当归五钱　生地　茯苓　木通各三钱　故纸(盐炒)二钱　枸杞四钱　鹿茸(炙)五钱

【用法】上为末。作四服,酒调下。

【主治】痛风,浑身筋骨痛。

26926　立效散(《惠直堂方》卷二)

【组成】羊踯躅花五分　鹅不食草一两　苏州薄荷五分　风化消五分　青黛一钱　细辛一钱　白芷一钱　黄连三分　荆芥五分　石膏(煅)一钱　当归一钱

【用法】上为极细末。先吸冷水一口,后吹入药末,左患吹左鼻孔,右患吹右鼻孔,一日二三次。打嚏而愈。

【主治】一切风火热毒,羞明多泪,疼痛难开,并左右头风。

26927　立效散(《金鉴》卷四十九)

【组成】栝楼　乳香　没药　当归　甘草　皂角刺

【用法】上为末。酒调服。脓成者溃,未成者消。

【主治】吹乳结核不散。

26928　立效散(《仙拈集》卷一)

【组成】木香三钱　胆矾一钱　麝香一分

【用法】葱汁调灌。即苏。

【主治】风痰危急,汤水不下。

26929　立效散(《仙拈集》卷一)

【组成】当归　桂心　玄胡　天麻各等分

【用法】水煎服。

【主治】骨节疼痛。

26930　立效散(《疡医大全》卷十三)

【组成】蛇退(火烧存性)　(一方加冰片)

【用法】上为末。鹅管吹入耳内。

【主治】耳内忽作大痛,如有虫在内奔走,殊痛,或出血,或出水,或干痛,不可忍者。

26931　立效散(《同寿录》卷三)

【组成】人中白(煅过)一钱　铜绿三分　麝香一分

【用法】上为细末。茶洗口、牙净,用指敷药于上。

【主治】痘疹余毒,牙根破烂出血,或成走马牙疳者。

26932　立效散

《杂病源流犀烛》卷二十七。为《古今医鉴》卷十二"通草汤"之异名。见该条。

26933　立效散

《杂病源流犀烛》卷二十七。为《东医宝鉴·外形篇》卷三引《丹心》"立效方"之异名。见该条。

26934　立效散(《喉科紫珍集》卷下)

【组成】诃子肉　文蛤　枯矾各等分

【用法】上为细末。搽贴唇上。

【主治】唇紧疮,喉痛。

26935　立效散(《履霜集》卷二)

【组成】真芝麻油　蜂蜜　童便各半茶盏　滑石二钱(为末)

【用法】共入一瓷壶内,顿二三滚,入碗内,入生鸡蛋清一个,遂搅即服,立产。若横生逆产,加葱汁半茶盏,搅匀服之,即正产矣。

【主治】难产,胎衣不下。

26936　立效散(《梅氏验方新编》卷六)

【组成】当归二钱　通草一钱　桃仁二钱　穿山甲二钱　怀牛膝一钱五分　制大黄二钱五分　中青皮一钱　骨碎补(去毛净)二钱　乳香二钱　没药二钱　白芷一钱五

分 苏子一钱 红花一钱五分 杜仲二钱 降香一钱 甘草一钱 血竭三钱 三七一钱五分 地鳖虫二钱(米店内多有) 石南枝头三钱

【用法】共煎汤,加童便一酒钟、老酒一酒钟温服。极重者二服即愈。今改为末子药,如遇病不重者,只需每服吃末子五钱,外加童便一杯、老酒一杯送下,轻者三服,重者仍照方煎服。

【主治】跌打内伤,并闪挫风气,疼痛。

26937 **立效散**(《不知医必要》卷二)

【组成】良姜 草乌 细辛 荆芥穗各等分

【用法】上为末。用少许擦牙。有涎则吐之。

【主治】风虫牙痛。

26938 **立消丸**(《玉案》卷四)

【组成】槟榔 草果(炒) 山楂肉 莱菔子(炒)各二两 阿魏(酒炖化)一两 三棱 莪术(醋煮) 广木香 青皮(醋炒) 香附各一两五钱

【用法】上为末,神曲六两,打糊为丸。每服三钱,姜汤送下。

【主治】饮食积聚成块。

26939 **立消丹**

《眼科全书》卷六。为《直指》卷二十"立消膏"之异名。见该条。

26940 **立消汤**(《洞天奥旨》卷十四)

【组成】蒲公英一两 金银花四两 当归二两 玄参一两

【用法】水煎,饥服。

【功用】攻散诸毒。

【主治】痈疽发背,或生头项,或生手足臂腿腰脐之间、前阴粪门之际,以及肠痈、肠痈。

26941 **立消汤**(《中医皮肤病学简编》)

【组成】银花15～31克 当归9克 蒲公英9～15克 玄参9克 苡仁12克 茯苓12克

【用法】水煎,内服。

【主治】下肢溃疡。

26942 **立消散**(《杨氏家藏方》卷十九)

【组成】赤芍药 赤小豆 枳壳(麸炒,去瓤)等分

【用法】上为细末。浓煎柏枝汤调药敷肿处,干即以柏枝汤润之。

【主治】小儿阴肿胀痛。

26943 **立消散**(《摄生众妙方》卷五)

【组成】干马胡姜(细末,筛净)七分或八分

【用法】热酒调服。

【主治】腹痛。

26944 **立消散**

《医学入门》卷七。为《直指》卷二十"立消膏"之异名。见该条。

26945 **立消散**(《古今医鉴》卷十五)

【组成】大虾蟆一个

【用法】剥去皮,连肠捣烂,入葱五钱再捣,敷肿处,却用皮覆贴其口。

【主治】鱼口便毒。

26946 **立消散**(《赤水玄珠》卷三十)

【组成】全蝎(炒) 核桃(去壳肉,只用隔膜,炒)各等分

【用法】上为末。每服三钱,空心酒调下,下午再服。

【主治】便毒,痈肿。

26947 **立消散**(《准绳·幼科》卷二)

【组成】赤小豆 赤芍药 生枳壳 商陆 风化朴消(另研,后入)各半两

【用法】上药不过火,剉,晒,为末。柏枝煎汤候冷,调二钱或三钱涂肿处,仍咬咀五苓散加车前子、薏苡仁水煎服。

【主治】膀胱久受热毒,致阴器肤囊赤肿胀痛。

26948 **立消散**(《玉案》卷三)

【组成】白硼砂 灯心灰(以灯心塞入罐内固济,煅之罐红为度) 风化消 黄柏 青黛 冰片各等分

【用法】上为极细末。以芦管吹入喉中。

【主治】喉痹。

26949 **立消散**(《玉案》卷三)

【组成】皂角刺 朴消 黄连 冰片各等分

【用法】上为末。掺患处,再煎黄连汤时时呷之。

【主治】重舌。

26950 **立消散**(《外科大成》卷二)

【组成】草乌一两 白及 甘遂各一两 小良姜三钱 甘草三钱 麝香一钱

【用法】上为末。用苍术捣汁,加醋调匀,鸡翎蘸扫肿处。

【主治】大头风,头面虚肿如泡。

26951 **立消散**(《良朋汇集》卷四)

【组成】豆腐皮(烧存性)

【用法】上为末。香油调搽。

【主治】小儿浑身起罗网蜘蛛疮,燥痒难忍。

26952 **立消散**(《疡医大全》卷七)

【组成】生地 龙胆草 柴胡 防风 荆芥穗 槐花 青木香各等分 升麻(上部加) 牛膝(下部加)

【用法】酒、水同煎,热服取汗。轻可立消,重者二剂。

【主治】痈疽肿疡。

【宜忌】如已成将溃,禁服。

26953 **立消散**(《疡医大全》卷八)

【异名】立消膏(《中医皮肤病学简编》)。

【组成】雄黄二钱二分 川山甲三钱 生大黄(锦纹者良) 芙蓉叶 倍子(炒)各五钱

【用法】上为极细末。滴醋调敷,中留一孔透气,如干又搽。

【主治】❶《疡医大全》:痈疽。❷《中医皮肤病学简编》:带状疱疹。

26954 **立消散**(《疡医大全》卷十)

【组成】龙胆草 藁本 西牛黄 白芷 地骨皮 雄黄 金银花藤各等分

【用法】上为极细末。生酒调敷,中留一孔透气。自消。

【主治】百会疽。

26955　立消散(《青囊秘传》)

【组成】赤小豆不拘多少

【用法】晒磨为末。鸡子白调敷。

【主治】一切痰毒时毒,不论初起、将溃诸疮。

26956　立消散(《中医皮肤病学简编》)

【组成】赤小豆15克　风化消15克　赤芍15克　枳壳15克

【用法】上为细末服。

【主治】女阴溃疡。

26957　立消膏(《直指》卷二十)

【异名】至妙立消膏(《活幼口议》卷二十)、立消散(《医学入门》卷七)、立消丹(《眼科全书》卷六)。

【组成】雪白盐(净器中生研)少许

【用法】上以大灯草蘸盐,轻手指定浮翳就点,凡三次。不疼痛,勿惊恐。

【主治】❶《直指》:浮翳、粟翳,雾膜遮睛。❷《活幼口议》:小儿眼患,初作粟翳、浮翳,或来或去,渐发差大,侵睛减明。

26958　立消膏

《中医皮肤病学简编》。为《疡医大全》卷八"立消散"之异名。见该条。

26959　立通丸(《圣济总录》卷四十七)

【异名】青橘皮丸(《宣明论》卷二)。

【组成】京三棱(炮,剉)　黄连(去须)　青橘皮(汤浸,去白,焙)　蓬莪术(炮)各一两　巴豆霜一分

【用法】上为细末,面糊为丸,如绿豆大。每服五丸,食后茶、酒任下。

【主治】❶《圣济总录》:胃热肠寒,善食数饥,小腹胀痛。❷《宣明论》:胃热肠寒,善食而饥,便溺,小腹胀痛,大便或涩。

26960　立通饮(《玉案》卷五)

【组成】黄芩三钱　石膏(煅)五钱　黄柏　山栀仁麦冬各一钱　玄明粉　桃仁各二钱

【用法】水煎,不拘时候服。

【主治】内有积热,闭结不通。

26961　立通散(《圣济总录》卷一二二)

【组成】蛐蟮(阴干)二七条　矾石(半生半烧)一分白梅肉(炒燥)二七枚

【用法】上为散。每用半钱匕,吹入喉内;或水调下。得吐立通。

【主治】咽喉闭塞不通。

26962　立验丸(《女科百问》卷上)

【组成】葶苈十分(研,炒,为末)　贝母三分　杏仁一两半(炒,去皮尖)　赤茯苓　紫菀　五味子各三分　人参一两　桑白皮一两(炙)

【用法】上为细末,炼蜜为丸,如梧桐子大。每服十丸,日二服,甚者夜一服,加至三十丸,枣汤送下。肿甚者食后服。

【功用】消肿下气止嗽。

【主治】肺热而咳,上气喘急,不得坐卧,身面浮肿,不下饮食。

26963　立验散(《圣济总录》卷一一五)

【组成】芎藭　天南星(炮)　白芷　夜明沙(炒)　猪牙皂荚(炙)各三分　白丁香　百部　藜芦各四钱　草乌头半两　海金沙一分　砒霜(别研)　荜茇各二钱

【用法】上为散,与砒霜合和研匀,临时更用铅丹调色匀,瓷盒收。如蚰蜒入耳,取少许,用醋一两滴调化,以细翎毛蘸药,入耳窍,微吹令药气行立出,药不得多,多即化蚰蜒成水不出。如蝎螫,先点少醋在螫处,渗药半字许,擦令热。

【主治】蚰蜒入耳,蝎螫。

26964　立验膏(《杨氏家藏方》卷十三)

【组成】活黄鳝鱼一条　大活蜘蛛一枚

【用法】以刀断鳝鱼之首,沥热血于掌中,急以蜘蛛以手指只就掌中研,蜘蛛化为度,去蜘蛛皮,刮于瓷器内收。于发时涂敷。

【主治】痔漏正发,忽肠头不止,有血者。

26965　立患丹(《回春》卷五)

【异名】立效丹(《良朋汇集》卷一)。

【组成】艾叶二两　葱头一根(捣烂)　生姜一两五钱(捣烂)

【用法】上用布共为一包,蘸极热烧酒擦患处。以痛止为度。

【主治】湿气两腿作痛。

26966　立愈丸(《鸡峰》卷十)

【组成】朱砂　硼砂　牙消各一钱

【用法】上为细末,醋煮面糊为丸,如麻子大。遇衄时,先用新汲水洗两脚心净,次用蒜二片研如泥贴在脚心上,次一药丸贴在蒜上,却以纸裹定,立地抬头三次。立止。

【主治】鼻衄不止。

26967　立愈汤(《春脚集》卷一)

【组成】何首乌三钱　土茯苓一两　天麻二钱　当归二钱　防风二钱

【用法】水煎服,连服三剂或四剂。

【主治】一切头痛,不拘正痛,或左或右偏痛。

26968　立愈饮(《玉案》卷五)

【组成】草果仁　肉豆蔻(面包煨)各一钱　红曲(炒)山楂各一钱五分　苍术(米泔浸,炒)　白茯苓(去皮)　泽泻　厚朴(姜汁炒)　木通　益智仁(炒)　藿香　车前子各八分

【用法】生姜三片为引,水煎,食前服。

【主治】过伤生冷,以致脾胃不和,呕吐泄泻。

26969　立止灵丹(《卫生鸿宝》卷一)

【组成】当门子二钱五分　川连五钱　白芷一两

【用法】上为细末,入瓷瓶封固。红痢用蜜为丸,白痢用姜汁,红白痢用醋为丸,如黄豆大。纳脐中,外贴小膏药。止后,服调理药方。

【主治】痢疾泄泻,昼夜无数次者。

【宜忌】孕妇忌用。

26970　立效饼子(《医统》卷六十四)

【组成】良姜　草乌　川芎　荜茇　胡椒各等分

【用法】上为细末,酒糊为丸,如梧桐子大,捻作饼子。每用一饼,咬在患处。有涎出立愈。

【主治】一切风牙虫牙,疼痛不可忍。

26971　立效神散

《杂病源流犀烛》卷二十七。为《东医宝鉴·外形篇》卷三引东垣方"立效散"之异名。见该条。

26972　立马开关饮(《喉证指南》卷四)

【组成】生鸡子一枚(去壳,倾入碗内,不搅)　生白矾五六分或一钱(研极细末,挑入鸡子黄内,勿搅)

【用法】将病者扶起正坐,囫囵灌下。立效。

【主治】喉闭肿痛,汤水不下诸急证。

26973　立马回疔丹(《瑞竹堂》卷五)

【组成】金脚信半钱　蟾酥半钱　血竭半钱　朱砂半钱　轻粉　龙脑　麝香各一字　没药半钱

【用法】上为细末,用生草乌头汁拌和为锭,如麦子长大。用时将疮顶刺破,将药一锭放疮口内。第二日疮肿为效。

【功用】《北京市中药成方选集》:化毒消肿。

【主治】疔疮。

❶《瑞竹堂方》:疔疮走晕不止。❷《外科方外奇方》:一切疔疮疔毒走黄险症。❸《北京市中药成方选集》:疔毒初起,红肿疼痛。

26974　立马回疔丹(《外科正宗》卷二)

【异名】回疔丹(《全国中药成药处方集》(上海方))。

【组成】蟾酥(酒化)　硇砂　轻粉　白丁香各一钱　蜈蚣一条(炙)　雄黄　朱砂各二钱　乳香六分　麝香一字　金顶砒五分(用铅一斤,小罐内炭火煨化,投白砒二两于化烊铅上炼,烟尽为度,取出冷定打开,金顶砒结在铅面上,取下听用)

【用法】上为细末,糊成麦子大。凡遇疔疮,针破,用此一粒插入孔内,膏盖之。追出脓血疔根为效。

【功用】《中药制剂手册》:消毒止痛。

【主治】疔疮。

❶《外科正宗》:疔疮初起,失治误治,以致疔毒走散不住,走黄险恶症。❷《慈幼新书》:痘疔初生紫点。❸《药奁启秘》:疔疮初起,顶不高突,根脚不收者。❹《中药制剂手册》:疔毒扩散内攻引起颜面甲青紫,呕吐神昏,麻痛烦闷。

【宜忌】《全国中药成药处方集》(上海方):忌猪肉荤腥食物。

【备考】《全国中药成药处方集》(上海方):原方有白丁香,今已不用。

26975　立止牙疼药(《全国中药成药处方集》(呼和浩特方))

【组成】蟾酥　细辛　荜茇　食盐各等分

【用法】用蟾酥糊为小丸。

【主治】牙疼。

26976　立止牙痛散(《全国中药成药处方集》(南京方))

【组成】没食子四钱　生石膏四钱　煅硼砂三钱　玄明粉一钱五分　冰片五分　飞朱砂七分

【用法】上为细末,乳至极细。每用少许,擦患处。

【主治】风火牙痛。

26977　立止水泻方(《寿世新编》卷上)

【组成】车前　泽泻各一钱　厚朴一钱二分(姜汁炒)

【用法】上为末。滚水调服。

【主治】水泻。

26978　立止头痛散(《全国中药成药处方集》呼和浩特方)

【组成】大黄二两　全虫十个　朱砂三钱　麝香四分　冰片五分

【用法】上为细末,装三分,蜡壳封固。

【功用】《中药制剂手册》:清热,通窍,止痛。

【主治】❶《全国中药成药处方集》:头痛。❷《中药制剂手册》:由风热上攻引起的头晕头痛,鼻塞不通,时发时愈。

【备考】《中药制剂手册》本方用法:每服三分,温开水冲下。外用可搐鼻少许。

26979　立止吐血散(《吉人集验方》)

【组成】藕节炭一两　蒲黄炭五钱　血余炭五钱

【用法】上为末。每服三钱,开水调下。立止。

【主治】吐血。

26980　立止吐血膏(《重订通俗伤寒论》)

【组成】鲜生地一斤　生绵纹三两　桑叶　丹皮　血见愁　杜牛膝各二两　土三七　苏子　降香各一两

【用法】用冰糖四两收膏。每服八钱至一两,犀地清络饮去桃仁,姜、蒲二汁冲下。

【功用】引血下行,止血逐瘀。

【主治】伤寒夹血,呕血吐血,表邪虽解,血尚不止者。

26981　立止咳血膏(《重订通俗伤寒论》)

【组成】剪草一斤　地锦二斤　野百合　黑木耳　白及　没石子各一两　鲜藕节二两　鲜枇杷叶(去毛筋,净)　鲜刮淡竹茹　鲜荚白根各八两

【用法】先煎,去滓滤净,加净白蜜一斤,奎冰糖八两,煎浓成膏。寻常咳血妄行,每服一小匙,日二夜一,空心服。如久病损肺咳血,五更服此,上下午服琼玉膏。

【功用】降气泻火,补络填窍。

【主治】咳血妄行,或久病损肺咳血。

26982　立止咳嗽丸(《全国中药成药处方集》济南方)

【组成】麻黄　杏仁各五钱　桔梗八钱　蒌仁四钱　丹皮三钱　杭芍四钱　黄芩三钱　黄连二钱　栀子　花粉各三钱　茯苓五钱　清夏三钱　沙参四钱　橘红三钱　川贝　五味子　甘草各二钱　米壳一两

【用法】上为细末,炼蜜为丸,每重一钱五分。每服二丸,小儿一丸,开水送下。

【主治】久嗽痰喘。

【宜忌】忌辛辣油腻。

26983　立止哮喘烟(《外科十三方考》)

【组成】曼陀罗花一两五　火消一钱　川贝一两　法夏八钱　泽兰六钱　冬花五钱

【用法】上为细末,用老姜一片,捣烂取汁,将药末合匀,以有盖茶钟一只,盛贮封固,隔水蒸一时久,取出,以熟烟丝十两和匀,放通风处吹至七八成干(不可过干,恐其易碎)时,贮于香烟罐中备用。每日用旱烟筒或水烟袋如寻常吸烟法吸之,哮即渐次痊愈。

【主治】哮喘。

26984　立生酥葵膏(《圣济总录》卷一五七)

【组成】酥一斤　秋葵子一升　白蜜半斤　滑石一两半　瞿麦一两　大豆黄卷二两

【用法】以清酒一升，细研葵子，入酥、蜜中，微火熬令熔，即下诸药，慢火煎，常令沸如鱼目，约半升，即以新绵滤，贮瓷器中。每服半匙，加至一匙，多恐呕逆。

【主治】妊娠数日不产，或生不顺理，百方不得安。

26985　立圣莙草散（《传家秘宝》卷中）

【组成】莙草一两（生用）　琵琶叶一两（生用，去毛）　半夏一两（汤浸，焙干）

【用法】上为散。每服一钱，水一盏半，加生姜一块，同煎至半盏，去滓服。

【主治】中风涎盛，及气膈不粥。

26986　立圣鹤顶丹（《百一》卷十八引朱炳方）

【异名】立圣丹（《普济方》卷三五六）。

【组成】寒水石不拘多少（江南人谓之软石膏者，分作二处，一半生，一半炭火煅令通红）

【用法】上为极细末，入朱砂再合研，色与桃花色相似即止。每用二大钱，以新汲水调下。

【主治】❶《百一》：难产。❷《济阴纲目》：难产横逆恶疾，死胎不下。

26987　立应四物汤

《妇科玉尺》卷四。为《叶氏女科》卷三"立应汤"之异名。见该条。

26988　立应金丝膏

《医方类聚》卷一八七引《经验良方》。为《得效》卷十九"金丝膏"之异名。见该条。

26989　立应绀珠丹（《外科大成》卷一）

【组成】茅术八两　全蝎　石斛　明天麻　当归　甘草（炙）　川芎　羌活　荆芥　防风　麻黄　北细辛　川乌（汤泡，去皮）　草乌（汤泡，去皮尖）　何首乌各一两　明雄黄六钱

【用法】上为细末，炼蜜为丸，如弹子大，每药一两分作四丸、一两作六丸、一两作九丸三等，做下以备年岁老壮、病势缓急取用，预用朱砂六钱，研细为衣，瓷罐收贮。诸疾有表证相兼者，用连须大葱白九支煎汤一茶钟，将药一丸乘热化开，通口服尽。盖被出汗为效。如服后汗迟，再用葱白汤催之，后必汗如淋洗，渐渐退下覆盖衣物，其汗自收自敛，患者自然爽快，其病如失。但病未成者，随即消去；已成者，随即高肿溃脓。如诸疾无表证相兼，不必发散者，只用热酒化服。

【功用】发散疮毒，截解风寒，顺气搜风，通行经络。

【主治】恶疮初起二三日之间，或痈疽已成至十朝前后，但未出脓者，状若伤寒头痛，烦渴拘急，恶寒，肢体疼痛，恶心呕吐，四肢沉重，恍惚闷乱，坐卧不宁，皮肤壮热，寒伤四时感冒，传变疫症，但恶寒身热，表证未尽者；痈疽疔毒，对口发颐，风湿风温，湿痰流注，附骨阴疽，鹤膝风症，左瘫右痪，口眼㖞斜，半身不遂，气血凝滞，遍身走痛，步履艰辛，偏坠疝气，偏正头痛，破伤风牙关紧闭。

【宜忌】服后避风，当食稀粥。忌冷物、房事。孕妇勿服。

【方论选录】详观此方，治肿疡甚效者何也？凡疮皆起于营卫不调，气血凝滞，乃生痈肿，观此药性专发散，又能顺气搜风，通行经络，所谓结者开之，况疮毒乃乃日积月累，结聚所发，苟非甘温辛热发泄以汗疏通，安能得效。所谓发散不远热，正合此方之意。

26990　立命开阳汤（《医醇剩义》卷四）

【组成】干河车二钱（切）　破故纸一钱五分（合桃肉拌炒）　益智仁一钱五分　附子片八分　当归一钱五分　茯苓二钱　白术一钱　小茴香一钱　木香六分　乌药一钱　煨姜三片

【主治】肾气虚寒，腹痛下利，完谷不化，手足俱冷者。

26991　立竿见影方（《胎产秘书》卷中）

【组成】黄葵花三钱　牡丹花三分　真芜黄三分　寸香一分　桑牛半个　巴豆半粒（去油）　蓖麻半粒（去油）

【用法】上为末，醋糊为丸，如弹子大，大黄为衣。临用研碎一丸，热酒和香油少许送下。用葱汁打糊为丸更妙。

【功用】活水瘦胎，软骨。

【主治】死胎不下，横生逆产。

26992　立除冷哮散（《重订通俗伤寒论》）

【组成】胡椒四十九粒

【用法】入活癞虾蟆腹中，盐泥裹，煅存性。分五七服，用小青龙汤送下。

【功用】散寒定哮。

【主治】冷哮痰喘，遇冷即发者。

【宜忌】若有伏热者忌用。

26993　立候下胎散（《胎产心法》卷中）

【组成】皮消一钱（少壮者一钱五分）　大附子三五分（煨，去皮。体弱者用，壮者不用）

【用法】用黄酒半钟，煎一二沸，温服。立下。

【主治】临产或横逆，或血海干涸，或胎死不下，死在顷刻。

【加减】如寒天，壮者亦加附子三五分。

26994　立效木香散（《魏氏家藏方》卷九）

【组成】生干地黄（洗）　木香（不见火）　麦门冬（去心）　升麻　羌活　芍药　白芷　川芎　肉桂（不见火，去粗皮）　木通（去皮）　当归（去芦）　黄耆（蜜炙）　桔梗　甘草（炙）　连翘各等分

【用法】上为细末。温酒调服。初用而患人大便未曾泄，即多加大黄服之。如以水合酒煎之尤佳。

【主治】诸般恶毒，发背痈疽，已破未溃者。

26995　立效咽喉散（《喉科紫珍集》补遗）

【组成】火消一两五钱　明雄黄二钱　硼砂五钱　僵蚕三钱　冰片三分　山豆根五钱　鸡内金二钱

【用法】上为细末，用瓷瓶贮。临时关开，吹患处。

【主治】一切喉证。

26996　立效济众丹（《济众新编》卷二）

【组成】紫檀香　槟榔　干姜各二十两　苍术　厚朴　便香附各十五两　神曲（炒）　陈皮　半夏　胡椒各十两　青皮　广木香各五两

【用法】上为末，面糊和，一两五钱为十锭，朱砂为衣。或一两为二十丸。

【主治】寒食伤霍乱及关格。

26997　立消神效膏(《外科集腋》卷一)

【组成】大黄　五倍子　白蔹　半枝莲　黄柏　甘草　姜黄　紫金皮　南星　白芥子　官桂　白芷　草乌　苍术　巴豆肉　蓖麻肉各一两　蜈蚣(炙)　土狗(炙)各三十枚　麻油三斤半　白凤仙梗汁　大蒜汁　葱汁　姜汁　韭菜汁各一饭碗　商陆六两　苍耳头二两　蛇蜕五钱　驴蹄甲一个　山羊角二只　虾蟆干一只　黄牛角腮　猪蹄甲　番木鳖　山甲　苏木　归尾　芫花　大戟各一两　大鲫鱼八两一个

【用法】上药煎枯去滓,再煎至滴水成珠,待冷,下银朱十二两,乳香、没药、轻粉、芸香末各五钱,麝香三钱,搅匀。摊贴。

【主治】阴阳肿毒。

26998　立验大圣散

《医学正传》卷六引《疮疡集》。为《杨氏家藏方》卷十二"神秘散"之异名。见该条。

26999　立溃拔毒膏(《玉案》卷六)

【组成】糯米一两(南星、当归、赤芍各三钱同炒)　硇砂　斑蝥各三钱　好石灰一两(皂角烧烟熏,共为末)　桑柴灰　真炭灰　皂角灰　毛竹(去青,煅灰)　脂麻秸灰各三两

【用法】上以五样灰淋汁,锅内慢火熬之,面上起白霜为度,调前四味。点于患处。

【主治】诸般恶毒,痈疽疮疖。

27000　立催芎归汤(《仙拈集》卷三)

【组成】当归一两　川芎五钱　益母草六钱　朴消三钱

【用法】水二碗,煎一碗,候温一气饮下。少顷即产。

【主治】临盆难产,或子死腹中。

27001　立马回疗夺命散(《普济方》卷二七四)

【组成】牡蛎　当归　牛蒡子　白僵蚕各五钱　大黄一两

【用法】每服五钱,用青石磨刀水、酒各一盏煎,去滓,连进二服。

【主治】疔疮,咽喉乳蛾肿痛,喉痹。

27002　立止牙痛即安丹(《吉人集验方》)

【异名】一粒笑。

【组成】蟾酥(酒化烊)二钱　荜茇(研末)一钱　五灵脂(酒飞)二钱　麝香(研末)二分

【用法】上药打匀为丸,如绿豆大,晒干,贮于玻璃瓶内塞好,不令出气。凡一二个牙齿痛者,乃风火牙痛是也,每用此丸一粒,嵌于痛处。待其涎流丸药化尽,其痛立止。

【主治】牙痛。

27003　立消斗大疝气方(《惠直堂方》卷二)

【组成】沉香　紫苏　苏木　南星各五钱

【用法】多年香橼一个,切碎,雄猪尿胞洗净,入药扎紧,好酒四五斤,煮烂,面糊为丸,如梧桐子大。每服四五丸,酒送下。药尽胞缩。

【主治】疝气。

27004　立解咽喉肿塞方(《古方汇精》卷二)

【组成】夏枯草花十斤　瓮水梨肉一百斤

【用法】同煮膏,贮瓮中,埋地下,一年后取出。含少许即消。

【主治】咽喉肿塞。

27005　立消疔疮外治神效方(《种福堂方·附录》)

【异名】疔疮膏(《经验方》卷上)。

【组成】松香二十两　没药三两(研极细末)　白蜡二两(切,为粗末)　铜绿五两(研细,过绢筛,再研至无声为度)　黄蜡十两(刮取粗片)　百草霜五两(研细,过绢筛,再研至无声为度)　明乳香三两(研极细末)　麻油六两

【用法】用桑柴火先将麻油入锅煎滚,次下松香候稍滚,三下白蜡候稍滚,四下黄蜡候稍滚,五下乳香候稍滚,六下没药候稍滚,七下铜绿候稍滚,八下百草霜,滚过数次,于锅内冷透,搓成条子为丸,如龙眼核大,藏净瓷器内。临用时以一丸呵软捻扁贴患处,顷刻止痛,次日肿消即愈。已走黄者贴之,亦无不霍然。

【主治】疔疮。

【宜忌】贴后忌食荤腥辛辣、沸汤大热食、生冷发物、面食、豆腐、茄子、黄瓜、酒,忌水洗,忌恼怒忧闷,大忌房事。

【备考】❶制松香法:用桑柴灰煎汁澄清,入松香煮烂,取出入冷水中,少时再入灰水中煮,以色白如玉为度。❷取百草霜法:先须刮净锅底,专烧茅柴百草,取烟煤用。如以别种柴烟煤用入,则不验。

玄

27006　玄霜(《千金翼》卷十八)

【组成】金五十两　寒水石六斤(研如粉)　磁石三斤(碎)　石膏五斤(碎)　升麻　玄参各一斤　羚羊角八两　犀角四两　青木香四两　沉香五两　朴消末　芒消各六升　麝香当门子一两(后入)

【用法】金、寒水石、磁石、石膏四味以两斛水煮取六斗,澄清;升麻、玄参、羚羊角、犀角、青木香、沉香六味切,纳上汁中,煮取二斗,澄清;朴硝末、芒消、麝香三味,纳前汁中渍一宿,澄取清,铜器中微微火煎取一斗二升,以匙抄看,凝即成,下,经一宿当凝为雪,色黑耳。若犹湿者,安布上晒干,其下水更煎,水凝即可停之一如初,闭密器贮之。此药无毒,心热须利病出,用水三合和一小两,搅令消之,炊久当利,两行即愈;小儿热病服枣许大;毒风脚气、热闷赤热肿,身上热疮,水渍少许,绵贴取点上,即愈,频与两服。病膈上热,食后服;膈下热,空腹服。卒热淋,大小便不通,服一两。

【主治】诸热、风热、气热、痒热、瘅、恶疮毒,内入攻心热闷;服诸石药发动、天行时气、温疫,热入脏腑,变成黄疸;蛇蝎虎啮、狐狼毒所咬,毒气入腹内攻,心热;小儿热病、毒风脚气、热闷赤热肿、身上热疮;卒热淋,大小便不通,原有患热者。

27007　玄霜(《袖珍》卷三)

【组成】薄荷梗(烧存性)四两　硼砂　盆消　胆矾各二钱

【用法】上为末,以油二三点入水上,调点患处。

【主治】喉痹。

27008　玄霜(《种福堂方》卷二)

【组成】黑铅一斤

【用法】上烊成一薄饼,中穿一洞,以绳系之,将好米醋半瓮,即以铅饼悬挂瓮中,离醋约一寸许,瓮口用皮纸箬子扎紧,再以砖石压之,勿使泄气,放屋下阴处,待数日取起,铅饼上有白霜拭下,每铅一斤,取白霜二两为止。噎膈,每服五分;痰火咳嗽,每服三分,嘁口内,以白汤送下。

【主治】痰火噎膈,咳嗽。

27009 玄及膏(《摄生秘剖》卷四)

【组成】北五味子一斤(水浸一宿,去核) 白蜜三斤

【用法】五味子入砂锅,加河水煎之取汁,又将滓再煎,以无味为度,入蜜微火熬成膏,空心白汤下二三匙。

【功用】强阴壮阳。

【主治】火嗽,梦遗精滑。

【方论录选】北方之令主闭藏、神气虚怯则不能收固。五味子味酸,酸者束而收敛,能固耗散之精,有金水相生之妙,况酸味正入厥阴,厥阴偏善疏泄,乃围魏救赵之法也。一物单行,功力力锐,更无监制,故为效神速。

27010 玄门丹

《寿世保元》卷六。为《圣济总录》卷一一七"玄参丸"之异名。见该条。

27011 玄天散(《洞天奥旨》卷六)

【组成】玄参八两 天门冬四两 桔梗二两 炙甘草一两

【用法】水十五碗,煎二碗,再用蒲公英五钱、金银花五钱,饱食后服之。

【功用】消痈,化毒生肌。

【主治】❶《洞天奥旨》:肺经痈疡。❷《惠直堂方》:肺痈咳嗽,两胁疼痛。

27012 玄车丹(《辨证录》卷八)

【组成】玄参 车前子各一两

【用法】水煎服。

【主治】血淋。

27013 玄归散(《济阴纲目》卷一)

【异名】元归散(《类证治裁》卷八)。

【组成】当归 玄胡索各等分

【用法】上为粗末。每服三钱,加生姜三片,水煎,稍热服。

【功用】《类证治裁》:破瘀。

【主治】月经壅滞,脐腹疞痛。

27014 玄归散

《医级》卷九。为《圣惠》卷七十一"当归散"之异名。见该条。

27015 玄冬汤(《辨证录》卷四)

【异名】玄麦饮(《医学集成》卷一)。

【组成】玄参 麦冬各二两

【用法】水煎服。

【主治】❶《辨证录》:心热虚烦,遇事或多言而烦心,常若胸中扰攘纷纭而嘈杂。❷《医学集成》:伤寒下后,四肢热减,惟热如火者。

27016 玄白丸(《简明医彀》卷三)

【组成】黑丑 白丑 良姜各四两 砂仁 红豆蔻

陈皮 三棱 蓬术 干姜各二两 青皮 草豆蔻 肉桂 玄胡索 五灵脂各一两

【用法】上为末,用真阿魏五钱刴细,米醋浸研化,拌入末内,醋煮面糊为丸,如梧桐子大。每服百丸,空心姜汤送下。

【主治】五积六聚,胸膈胀满,痞闷吞酸,心疼腹痛,胁下刺痛。遇风寒、怒气、食生冷、发气之物,劳碌忧愁则积,攻动大痛,得热熨暖气痛减者。

27017 玄白散(《回春》卷三)

【组成】牵牛(赤痢用黑,白痢用白,赤白相杂黑白兼用。半生半炒,捣碎) 生地黄 赤芍 归尾 槟榔 枳壳(去瓤,麸炒) 莪术(煨) 黄连各一钱 大黄二钱 香薷一钱(炒,暑月加)

【用法】上刴一剂。水煎,空心温服。以利二三次为度。虚弱人初痢宜清之。

【主治】痢疾初起,里急后重,腹痛脓血窘迫。

27018 玄玄膏(《疡科选粹》卷八)

【组成】番木鳖 两头尖 石菖蒲 五灵脂 骨碎补 穿山甲 淮生地 金钗草 白芷梢 赤芍药 金银花 真五加皮 吴茱萸 牡丹皮 威灵仙 刘寄奴 猪牙皂角 甘松 山奈 紫苏 蛇床子 良姜 艾叶 厚朴 三棱 降香 苍术 羌活 红花 苏木 桃仁 当归尾 防风 麻黄 草乌 乌药 甘草 牛膝 藁本 汉防己 枳壳 白芨 荆芥 续断 巴豆 猪苓 泽泻 川椒 大椒 干姜 南星 半夏 槟榔 姜黄 干漆 香附 藿香 前胡 蓬术 茵陈 巴戟 石斛 常山 独活 风藤 黄连 山栀 连翘 黄柏(各选道地精制,洗去沙土、芦头)各一两(上刴碎,用真正麻油十五斤浸,春五、秋七、夏三、冬十日,槐柳枝文武火熬成药枯黑色,油滴水成珠为度,住火滤去滓听用) 蒜头五斤 葱五斤 千里光草十斤(打碎取汁,滓加水煎汁,慢火熬膏听用) 生姜五斤 广木香 大川乌 北细辛 大茴香 小茴香 自然铜 面蒲黄 小慈菇 明天麻 官桂 僵蚕 玄胡 大黄 乳香 没药 全蝎 牙皂 雄黄各三两(上为极细末、听用) 嫩白上好松香六十斤(用醋煮过,为末筛过) 好窑煤三斗(听用)

【用法】先用松香下净锅内溶化后,下蒜头葱头汁,次下药油候冷定,入细药末,入水缸中,令人抽扯色如黑漆为度,收贮大缸内,以井水浸一月可用。每药片五两,用生油一斤,熬热滤过净油十两。每熟油一斤,下松香十七两,细药五两,煤一两为则。俱用姜擦,贴患处。痈疽、发背、痔漏、疗疮、瘰疬、便毒、杖丹、诸般无名肿毒、顽癣、湿毒臁疮、杨梅结毒,初起未破者,俱贴患处;如破久者,用花椒、葱白、甘草煎汤,洗去恶肉贴之,日洗三四次,换膏一次。凡贴膏先用生姜煨热,切开于擦患处,将膏火边离远烘贴之,贴后以火烘手熨三百度为止。觉皮肤发痒,即揭去膏药,久则要起红垒。

【主治】男妇诸般风气寒热,手足拘挛,骨节酸痛,麻木不仁,走气刺痛,腰痛胁痛,结核转筋,痰核血瘕痞积,肚腹疼痛,九种心痛,小肠气,跌打挫闪损伤,痈疽、发背、痔漏、疗疮、瘰疬、便毒、杖丹、诸般无名肿毒、顽癣、湿毒臁疮、杨梅结毒;毒蛇、风犬所伤,恶虫及风中牙痛。

【宜忌】忌食鸡、鹅、羊肉、鱼鲜、椒、蒜辛辣发毒之物。

27019 玄麦饮

《医学集成》卷一。为《辨证录》卷四"玄冬汤"之异名。见该条。

27020 玄豆丸（《圣惠》卷七十二）

【组成】玄豆一分（炙令焦，去皮子） 巴豆五枚（去皮心，纸裹压去油） 香墨二钱

【用法】上为末，入巴豆研令匀，以醋煮面糊为丸，如梧桐子大。每服一丸，嚼干柿裹，以温水送下。

【主治】妇人夹宿食，大便不通。

27021 玄应丸（《医方类聚》卷九十引《经验秘方》）

【组成】沉香 木香 山茱萸（去核，取肉） 石茱萸 香附子（白盐炒） 吴茱萸 破故纸 橘皮 赤芍药各半两 桃仁（麦麸炒，去皮尖双仁） 茴香（生姜汁浸透，盐炒） 川楝子（去核，取肉） 苍术（米泔浸）各一两 川椒（去目，闭口者不用）半两 青盐一两（以甜酸草揉成团，放新瓦上，炭火煅成用） 糯米一合（用斑蝥七十个，去头足翅，巴豆七粒，去壳，同炒，以米黄色为度，去豆、蝥不用）

【用法】上为细末，以米醋煮米粉糊为丸，如梧桐子大。如见发，每服三十丸，空心以灯草煎汤调四苓散送下。盐汤、温酒任意送下者，乃常服之法也。

【主治】奔豚疝气，一应下部之疾。

【宜忌】服此如忌羊、鸡、面食，必可除根。

27022 玄灵散（《臞仙活人方》卷下）

【组成】豨莶草一两 茧七个（烧灰） 乳香一钱

【用法】上为细末。每服二钱，用无灰酒调热服。如毒重，连进三服得汗为效。

【主治】诸般恶疮、发背发脑、发鬓发髭疔疮、鱼脐疮，一切肿毒。

27023 玄灵散（《仙拈集》卷四）

【组成】败龟版一个（去筋、黄蜡炙透）

【用法】上为末。每服二钱，黄油冲下。

【主治】发背。

27024 玄附汤

《医方类聚》卷九十。即《济生》卷三"延附汤"。见该条。

27025 玄妙饮（《玉案》卷六）

【组成】川黄连 天花粉 玄参各二钱 陈皮 桔梗 山栀各一钱五分 淡竹叶廿片

【用法】水煎服。

【主治】汤火所伤。

27026 玄妙饮（《伤科补要》卷三）

【组成】黄连 花粉 玄参 黑山栀 陈皮 桔梗 甘草 黄芩

【用法】用河水煎，温服。

【功用】解汤火之毒。

【主治】汤火伤。

27027 玄妙散（《医醇賸义》卷三）

【组成】玄参一钱五分 丹参三钱 沙参四钱 茯神二钱 柏仁二钱 麦冬一钱五分（朱砂拌） 桔梗一钱 贝母二钱 杏仁三钱 夜合花二钱 淡竹叶十张 灯心

三尺

【主治】心经之咳，痰少心烦，夜不成寐。

27028 玄青丸（《宣明论》卷十）

【异名】玄青丹（《赤水玄珠》卷五）。

【组成】黄连 黄柏 大黄 甘遂 芫花（醋拌炒） 大戟各半两 牵牛（四两取末）二两（以上同细末） 轻粉二钱 青黛一两

【用法】上为末，水为丸，如小豆大。初服十丸，每服加十丸，空腹、日午、临卧三服。以快利为度。后常服十五、二十丸，数日后得食。久病未痊除者，再加取利，利后却常服，以意消息，病去为度，后随证止之。小儿丸如黍米或麻子大。退惊疳，热积不下者，须常服十丸。

【主治】下痢势恶，频并窘痛，或久不能止，须可下之，以开除湿热痃闷积滞而使气液宣行者。积热，酒食积，黄瘦中满，水肿腹胀。小儿惊疳，积热乳癖诸证。

【宜忌】唯泄泻者勿服。

27029 玄青丹

《赤水玄珠》卷五。为《宣明论》卷十"玄青丸"之异名。见该条。

27030 玄武丹（《青囊秘传》）

【组成】龟版二个 白占一钱

【用法】在临煅龟版时，将白占末掺于龟版上，存性研末，白糖调服。

【主治】流注。

27031 玄武汤

《千金》卷九。为《伤寒论》"真武汤"之异名。见该条。

27032 玄武豆（《景岳全书》卷五十一）

【组成】羊腰子五十个 枸杞二斤 补骨脂一斤 大茴香六两 小茴香六两 肉苁蓉十二两 青盐八两 大黑豆一斗（圆净者，淘洗净）

【用法】上用甜水二斗，以砂锅煮前药七味至半干，去药滓，入黑豆，匀火煮干为度，如有余汁，俱宜拌渗于内，取出用新布摊晾晒干，瓷瓶收贮。日服之。如无砂锅，即铁锅亦可。

【功用】补益。

【加减】大便滑者，去肉苁蓉，青盐加至十二两；若阳虚者，加制附子一二两更妙。

27033 玄武膏（《医方大成》卷八）

【组成】大巴豆（去壳膜，净）二两 木鳖子（去壳）二两 国丹四两（净飞过，研细） 清油十两 槐柳嫩枝各七寸长七条（剉细）

【用法】上将巴豆、木鳖、槐柳枝，用瓷器或铜铁器盛，油浸药一宿，慢火煎熬诸药黑色，用生绢帛滤出滓，复将所滤油于慢火上再熬，却将国丹入油内，用长条槐柳枝不住手搅，候有微烟起即提出，点药滴在水面上，凝结成珠不散，方成膏，倾在瓷器内收贮，置新汲水内三日，出火毒，然后用之。若疔肿，先用银篦或鹿角针于疔疮中间及四畔针破，令恶血出，以追毒饼如小麦大擦入孔中，却以此膏贴之，若疮坏乱至甚，难以贴药，将皂角二三片煎油，调匀此膏，如薄糊敷之。

【功用】❶《医方大成》：排脓血，生肌肉。❷《得效》：

排脓散毒,止疼生肌。

【主治】❶《医方大成》:痈疽发背,疮疖。❷《得效》:疗肿,内外臁疮,阴痓下诸恶疮,及头项痈肿。

27034 玄武膏(《古今医鉴》卷十三)

【组成】大黄一两 栀子一两 硇砂一钱 木鳖子一两 硼砂一钱 雄黄一钱(以上共为细末) 皮消一撮 油核桃二个 大蒜(去皮)五片 白花菜(晒干)四钱 黑狗脑子一个

【用法】好烧酒一钟,将前六味药末掺入后药内,同捣为饼。每用一饼,贴癖上,用热汤瓶熨饼上,如冷再换热瓶熨之,后用布帛扎住,贴二三日去药,再停一二日,再换一饼,依前方用。

【功用】退热。

【主治】小儿癖疾。

【宜忌】忌生冷、油腻、发物。

27035 玄直散(《名家方选》)

【组成】土茯苓六十钱(合为三生黄黑) 熟地黄三两 生地黄 当归 黄耆(各酒制)各一两 茯苓(蜜制)一两 甘草一钱 人参(茅野产)二两

【用法】上为细末,为二十帖。以土茯苓煎汁,一日服三帖。

【主治】一切痼疾,羸瘦虚弱,不可与峻剂者。

27036 玄英丸(《圣惠》卷二十五)

【异名】玄英丹(《普济方》卷一一四)。

【组成】雄黄一分(细研) 牛黄一分(细研) 龙脑半分(细研) 白附子一两(生用) 白花蛇一两(酒浸,去骨,炙微黄) 天麻一两 白僵蚕一两(微炒) 半夏半两(汤浸七遍去滑) 天南星一两(生用) 天雄一两(去皮脐,生用) 麝香半分(细研) 独活一两 干蝎一两(微炒) 铅霜半两(细研) 蝉壳一分 芎藭十两 腻粉一分 犀角屑一分 马牙消一两(烧令通赤,放冷出火毒) 硫黄半两 水银半两(并硫黄结为砂子细研)

【用法】上为末,都研令匀,炼蜜为丸,如豇豆大。每服七丸,以薄荷酒研下,一日三四次。

【主治】一切风。

【宜忌】中风四肢缓弱,宜于淋浴后服,厚盖出汗,避风。忌猪鸡毒滑动风物。

27037 玄英丸

《产论》卷一。即原书同卷"玄英汤"改为丸剂。见该条。

27038 玄英丹

《普济方》卷一一四。为《圣惠》卷二十五"玄英丸"之异名。见该条。

27039 玄英汤(《产论》卷一)

【组成】干地黄一钱 薯蓣五分 茯苓一钱 山茱萸三分 牡丹皮三分 泽泻一钱 牛膝八分 车前子五分 桂枝一钱 附子八分

【用法】以水二合半,煮取一合半服。

【主治】妊娠转胞。

【备考】本方改为丸剂,名玄英丸。

27040 玄英散(《圣惠》卷九十五)

【组成】川朴消五斤(瓦瓶烧令通赤,细研如粉) 淡竹沥一升

【用法】上将竹沥拌消,令匀湿,用大竹筒一枚,先以牡蛎粉半斤,筑入筒中,次下消后,又以牡蛎粉半斤筑之,以蜡纸三重封之,勿令通气,安在甑中,四面以黑豆埋之,令没筒口,蒸一复时,待冷,去豆开筒,去牡蛎粉,取消细研如粉。每日食后,水调一钱服之。服至三二斤,渐耐寒暑少汗;服至五七斤,驻颜色,去百病,生无汗,夏月可以衣裘,冒炎毒,履冰雪,无惧矣。

【功用】祛风热,利三焦,耐寒暑,驻容颜。

27041 玄明散(《医方类聚》卷六十九引《王氏集验方》)

【组成】蕤仁(去油)三钱 硼砂(明者)五钱 乌贼鱼骨(去骨) 玄明粉各五钱 朱砂(去石)二钱

【用法】上为极细末,入脑、麝各少许,再擂,用瓷盒盛。每用银箸点之。

【主治】眼目翳障。

27042 玄参丸(《圣惠》卷六)

【组成】玄参三分 羚羊角屑三分 木香三分 羌活三分 白鲜皮三分 沙参三分(去芦头) 零陵香二分 槟榔三分 人参三分(去芦头) 赤茯苓三分 黄耆三分 白芷三分 马牙消三分 龙脑一分(研) 麝香一分(研) 铅霜一分(研)

【用法】上为末,入龙脑等,同研令匀,炼蜜为丸,如梧桐子大。每服十丸,以薄荷汤嚼下,不拘时候。

【主治】肺脏风毒,皮肤生疮疹。

27043 玄参丸(《圣惠》卷三十三)

【组成】玄参 羚羊角屑 川升麻 汉防己 杏仁(汤浸,去皮尖双仁,麸炒微黄) 沙参(去芦头) 车前子 桑根白皮(剉) 栀子仁各一两 大麻仁一两半 川大黄一两半(剉碎,微炒)

【用法】上为末,炼蜜为丸,如梧桐子大。每服二十丸,食后以温水送下,夜临卧时再服。

【主治】肺脏积热,白睛肿胀,遮盖瞳仁,开张不得,赤涩疼痛。

【备考】本方改为饮剂,名玄参饮(见《审视瑶函》)。

27044 玄参丸(《圣惠》卷三十三)

【组成】玄参 决明子 黄耆(剉) 黄连(去须) 青葙子 露蜂房(微炒) 漏芦 羚羊角屑各一两 蕤仁一两半(汤浸,去赤皮) 珍珠粉 雄黄(细研) 朱砂(细研)各半两

【用法】上为末,入研了药,一时研令匀,炼蜜为丸,如梧桐子大。每服二十丸,食后以温浆水送下,临卧再服之。

【主治】眼脓漏,眦头赤痒,日夜出脓水不止。

27045 玄参丸(《圣惠》卷六十二)

【组成】玄参一两 川升麻三分 栀子仁半两 黄芩一两 黄耆三分(剉) 川大黄二两(剉碎,微炒) 沉香三分 甘草半两(生,剉) 蓝叶半两 犀角屑三分 木通三分(剉) 连翘三分 川芒消二两

【用法】上为末,炼蜜为丸,如梧桐子大。每服三十丸,煎竹叶汤送下,不拘时候。以通利为度。

【主治】发背,及诸痈肿,大小便不通,心腹壅闷烦躁。

27046 玄参丸(《圣惠》卷八十五)

【组成】玄参半两 干蝎一分(微炒) 水银半两

【用法】上为末,以枣瓤研水银星尽,纳少炼蜜,入药末,为丸如绿豆大。三岁以下,每服三丸,用薄荷汤研破服之;三岁以上,即加丸数服之。

【主治】小儿天钓,惊风搐搦,牙关紧闭,口吐涎。

27047 玄参丸(《圣惠》卷九十)

【组成】玄参半两 汉防己半两 羌活半两 川大黄一两(剉碎,微炒) 木香半两 栀子仁半两 赤芍药半两 连翘一分 川升麻半两 牛蒡子半两(微炒)

【用法】上为末,炼蜜为丸,如绿豆大。每服五丸,以粥饮送下,一日三次。

【主治】小儿胸间积热毒,风气不散,连项生恶核,烦热不止。

27048 玄参丸(《圣济总录》卷一一七)

【异名】玄门丹(《寿世保元》卷六)。

【组成】玄参 天门冬(去心,焙) 麦门冬(去心,焙)各一两

【用法】上为末,炼蜜为丸,如弹子大。每用一丸,绵裹含化咽津。

【主治】❶《圣济总录》:口疮。❷《寿世保元》:虚火口疮,连年不愈。

27049 玄参丸(《圣济总录》卷一二四)

【组成】玄参 白僵蚕 白矾(生用)各一分 甘草(生用)半分

【用法】上为细散,用鲤鱼胆汁为丸,如赤小豆大。每服十丸,食后温生姜汤送下,一日三次。

【主治】缠喉风。

27050 玄参丸(《圣济总录》卷一三〇)

【组成】玄参一两 升麻 栀子仁 黄芩(去黑心)各半两 黄蘗(细剉)三分 大黄(剉,炒)一两半 吴蓝半两 犀角(镑屑)三分 木通(剉)二两 连翘三分 朴消(研)一两半

【用法】上十一味,先将十味捣罗为细末,再用朴消研匀,炼蜜为丸,如梧桐子大。每服十五丸,空心米饮送下。如不利,加至二十丸,取快利三两行为度,泻下脓化为黄水即愈。

【主治】发背,诸痈肿,丹石药毒,头痛壮热,大小便不利。

27051 玄参丸(《准绳·幼科》卷三)

【组成】玄参 赤芍药 生地黄 赤茯苓 荆芥 防风 木通 桔梗 黄芩 朱砂 青黛各等分

【用法】上为细末,炼蜜为丸,如芡实大。每服一丸,薄荷汤送下。

【功用】解毒。

【主治】疹痘后余毒不散,遍身生疮不已。

27052 玄参汤(《外台》卷十七引《古今录验》)

【组成】玄参三两 人参三两 杜仲四两 芍药四两 桂心一两 生姜二两 干地黄三两 白术三两 通草三两 当归三两 寄生四两 芎藭四两 防风二两 丹皮二两 独活二两

【用法】上㕮咀。以水一斗二升,煮取三升,日三夜一服。

【主治】腰痛。

【宜忌】忌生葱、桃、李、雀肉、胡荽、芜荑等。

27053 玄参汤(《外台》卷二十三引《延年秘录》)

【组成】玄参 升麻 独活 连翘各二两 木防己 菊花各一两

【用法】上切。以水八升,煮取三升,分服一升,一日三次。

【主治】恶核瘰疬风结。

27054 玄参汤(《圣济总录》卷十四)

【组成】玄参(坚者) 白薇(微炒) 白茯苓(去黑皮) 山栀子仁各二两 石膏(捣碎)半两 生干地黄(切,焙)半两 人参(剉)一两 羚羊角(镑)二两

【用法】上为粗末。每服五钱匕,以水二盏,煎取九分,去滓,入竹沥少许,更煎三沸,食后及夜卧服。

【主治】风惊恐怖,如物迫逐,如有所失,悲伤志意不定。

27055 玄参汤(《圣济总录》卷三十)

【组成】玄参(坚者)一两 羚羊角(镑) 升麻 射干各三分 芍药 木通(剉)各半两

【用法】上为粗末。每服五钱匕,水一盏半,入生姜半分拍碎,同煎至八分,去滓,食后温服。

【主治】伤寒咽喉痛,壅塞不通,口苦。

27056 玄参汤(《圣济总录》卷四十三)

【组成】玄参 白薇 茯神(去木) 山栀子仁 羚羊角(镑)各八两 石膏(碎)五两 人参一两半 生地黄(洗,控干)五两

【用法】上药㕮咀,如麻豆大。每服五钱匕,水一盏半,煎至八分,去滓,入竹沥一合,再煎三两沸,不拘时候服。

【主治】心实热,惊悸喜笑,心神不安。

27057 玄参汤(《圣济总录》卷五十)

【组成】玄参 紫苏叶 木通(剉)各三分 枳壳(去瓤,麸炒) 防风(去叉)各半两 麦门冬(去心,炒)一两一分 羚羊角(镑)一分半 生干地黄三两

【用法】上为粗末。每服三钱匕,水一盏,煎至七分,去滓,食后温服,一日二次。

【主治】肺风热,鼻内生疮,烦闷胁满。

27058 玄参汤

《圣济总录》卷一〇四。为原书卷一〇三"羚羊角汤"之异名。见该条。

27059 玄参汤(《圣济总录》卷一〇六)

【组成】玄参二两 升麻一两 防风(去叉)一两 羚羊角(镑)一两半 秦艽(去苗土) 紫菀(去苗土)一两半 赤芍药一两半 茯神(去木)二两

【用法】上为粗末。每服五钱匕,水一盏半,煎至七分,去滓,食后、临卧温服。

【主治】风目痛赤磣涩。

27060 玄参汤(《圣济总录》卷一〇九)

【组成】玄参 柴胡(去苗) 决明子(炒) 石膏 羌活(去芦头) 细辛(去苗叶)各一两 黄芩(去黑心) 地

骨皮各三分

【用法】上为粗末。每服五钱匕,水一盏半,加竹叶七片,煎至八分,去滓,投芒消末半钱匕,食后、临卧温服。

【主治】目赤生翳。

27061　玄参汤(《圣济总录》卷一一七)

【组成】玄参　茅根(剉)　羌活(去芦头)　竹茹　木通(剉)　羚羊角(镑)　升麻各半两　黄连(去须)　人参　苦竹叶　半夏(汤洗去滑)各三分　甘草(剉)一分

【用法】上为粗末。每服三钱匕,水一盏,加生姜三片,煎至六分,去滓,食后温服。

【主治】心肺壅热,口内生疮,胸膈痰逆。

27062　玄参汤(《圣济总录》卷一六六)

【组成】玄参　芍药　连翘(去梗)　防己　射干　升麻(剉)　芒消　白蔹　大黄(剉,炒)各一两　杏仁(去皮尖双仁,炒)四十枚　甘草(炙)三分

【用法】上为粗末。每服三钱匕,水一盏半,煎一盏,去滓,不拘时候温服。

【主治】产后妒乳,乳汁不泄,结成痈肿。

27063　玄参汤(《济生》卷五)

【组成】生地黄(洗)　玄参　五加皮(去木)　黄芩　赤茯苓(去皮)　通草　石菖蒲　甘草(炙)　羚羊角(镑)　麦门冬(去心)各等分

【用法】上㕮咀。每服四钱,水一盏半,加生姜五片,煎至八分,去滓温服,不拘时候。

【主治】肾脏实热,心胸烦闷,耳听无声,四肢拘急,腰背俯仰强痛。

27064　玄参汤(《医方类聚》卷一五〇引《济生》)

【组成】玄参　生地黄(洗)　枳壳(去瓤,麸炒)　车前子　黄耆(去芦)　当归(去芦,酒浸)　麦门冬(去心)　白芍药各一两　甘草(炙)半两

【用法】上㕮咀。每服四钱,水一盏半,加生姜五片,煎至八分,去滓温服,不拘时候。

【主治】❶《医方类聚》引《济生》:骨实极,耳鸣,面色焦枯,隐曲膀胱不通,牙齿脑髓苦痛,手足酸痛,大小便闭。❷《杏苑》:气实极。

27065　玄参汤(《永乐大典》卷一三八七八引《风科集验方》)

【组成】玄参(去芦)　地骨皮各一两　升麻　前胡各一两半(去芦)　酸枣仁二钱　羚羊角屑二两

【用法】上㕮咀。每服五钱,水二盏,煎至一盏半,去滓,食后温服,一日二次。

【主治】风寒湿三气合而成痹,常汗恶风,目眴而动,走注四肢,皮肤不仁,屈伸不便。

27066　玄参汤

《普济方》卷八十四。即《圣济总录》卷一〇三"洗眼蕤仁汤"。见该条。

27067　玄参汤(《万氏家抄方》卷六)

【组成】川芎　玄参各七分　石膏(煅)一钱　甘草　黄连　防风　黄芩各五分　白芷三分　白芍　牛蒡子各八分

【用法】水煎服。

【主治】瘄后齿腮肿痛,流涎。

27068　玄参汤

《幼科类萃》卷十一。为《活人书》卷十八"玄参升麻汤"之异名。见该条。

27069　玄参汤(《慈幼新书》卷七)

【组成】生地　丹皮　甘草　玄参　牛膝　赤芍　荆芥　花粉

【主治】胃中郁热,赤白游风,往来不定,无色可观。

27070　玄参汤(《伤寒大白》卷一)

【组成】玄参　山栀　麦冬　天花粉　桔梗　知母　薄荷　甘草　黄芩

【功用】清肺润燥。

【主治】实火咽痛。

【加减】阳明有热,加升麻、石膏,即合玄参升麻汤;少阳有热,加柴胡、胆星;外冒风邪,加防风、荆芥。

27071　玄参汤(《幼科直言》卷五)

【组成】玄参　黄芩　麦冬　白茯苓　丹皮　桔梗　陈皮　甘草　连翘　薄荷　柴胡　当归

【用法】水煎服。兼服犀角丸。

【主治】肝肺火盛,耳中作痒,以致挖伤耳聋者。

27072　玄参饮(《圣济总录》卷一七一)

【组成】玄参　钓藤　甘草(炙,剉)　升麻　山栀子仁　黄芩(去黑心)　犀角(镑,微炒)　麦门冬(去心,焙)各半两

【用法】上为粗末。三四岁儿每服一钱匕,水七分,煎至四分,去滓服,一日三四次。

【主治】小儿风痫。

27073　玄参饮(《活幼心书》卷下)

【组成】玄参　升麻各五钱　川乌(炮裂,去皮脐)　草乌(炮裂,去皮)　当归(酒洗)　川芎　赤葛　生干地黄　赤芍药各二钱半　甘草三钱　大黄(半生半炮)四钱

【用法】上㕮咀。每服二钱,水一盏,加生姜二片,煎七分,不拘时候温服。

【主治】小儿瘰疬证,及颈上生恶核肿痛。

27074　玄参饮

《审视瑶函》卷三。即《圣惠》卷三十三"玄参丸"改为饮剂。见该条。

27075　玄参饮(《医学摘粹》)

【组成】玄参一两

【用法】水煎,当茶饮。

【主治】火盛头痛。

27076　玄参剂(《袖珍小儿》卷七)

【异名】黑参剂(《医部全录》卷四五四)。

【组成】生地黄　玄参各一两　大黄五钱(煨)

【用法】上为末,炼蜜为丸,灯心、淡竹叶汤送下;或入砂糖少许。可加防风、羌活、川芎、赤芍药、连翘。

【功用】解诸热,消疮毒。

【主治】❶《袖珍小儿》:小儿痈毒肿疖。❷《婴童百问》:小儿痈疮,惊毒疖肿热甚者。

27077　玄参剂(《婴童百问》卷十)

【组成】芍药　玄参　升麻　地黄　甘草　黄芩　龙

脑叶　山栀　连翘各等分

【用法】上为末,炼蜜为丸,如芡实大,辰砂为衣。每服一丸,薄荷汤送下。

【主治】小儿疮疹。

27078　玄参酒(《圣济总录》卷一二六)

【组成】玄参三斤(细剉)　磁石三斤(烧令赤,醋淬七遍,细研,水飞)

【用法】以生绢袋盛,酒三斗,浸六七日。每服一盏,空心临卧温服。

【主治】瘰疬寒热,先从颈腋诸处起者。

27079　玄参散(《圣惠》卷十一)

【组成】玄参一两　射干一两　黄药一两

【用法】上为末。每服五钱,以水一大盏,煎至五分,去滓温服,不拘时候。

【主治】伤寒,上焦虚,毒气热壅塞,咽喉连舌肿痛。

27080　玄参散(《圣惠》卷十五)

【组成】玄参　射干　川升麻　百合　前胡(去芦头)　白蒺藜(微炒,去刺)　犀角屑　枳壳(麸炒微黄,去瓤)　甘草(炙微赤,剉)　杏仁(汤浸,去皮尖双仁,麸炒微黄)　桔梗(去芦头)　木通(剉)　麦门冬(去心)各三分

【用法】上为散。每服五钱,以水一大盏,煎至五分,去滓温服,不拘时候。

【主治】时气热毒上攻咽喉,噎塞肿痛。

27081　玄参散(《圣惠》卷十八)

【组成】玄参一两　羚羊角屑一两　黄耆一两(剉)　川升麻一两　大青一两　漏芦二两　地骨皮一两　川大黄一两(剉碎,微炒)　甘草半两(炙微赤,剉)

【用法】上为散。每服三钱,以水一中盏,煎至六分,去滓温服,不拘时候。

【主治】热病,遍身生热毒疮,痒痛,有脓水。

27082　玄参散(《圣惠》卷十八)

【组成】玄参半两　甘菊花半两　地骨皮半两　川升麻半两　黄连半两(去须)　麦门冬一两(去心,焙)　栀子仁半两　柴胡半两(去苗)　甘草半两(炙微赤,剉)

【用法】上为粗散。每服三钱,以水一中盏,煎至六分,去滓温服,不拘时候。

【主治】热病,热毒攻睛,额角偏痛,两眼涩痛,心神烦闷。

27083　玄参散(《圣惠》卷三十二)

【组成】玄参一两　麦门冬一两(去心)　防风一两(去芦头)　地骨皮一两　远志一两(去心)　川大黄一两(剉碎,微炒)　车前子一两　茺蔚子一两　决明子一两　蔓荆子一两　细辛一两　黄芩一两　黄连一两(去须)　犀角屑一两　甘草一两(炙微赤,剉)

【用法】上为散。每服三钱,以水一中盏,煎至六分,去滓,每于食后温服。

【主治】眼风赤痛,生障翳,乍好乍恶,多有泪出,见日不得,涩肿疼痛,心神烦热。

【宜忌】忌炙煿热面。

27084　玄参散(《圣惠》卷三十二)

【组成】玄参一两　甘菊花三分　防风一两(去芦头)

羚羊角屑三分　蔓荆子三分　赤芍药三分　马牙消一两　子芩一两　甘草半两(炙微赤,剉)

【用法】上为粗散。每服三钱,以水一中盏,煎至六分,去滓,每于食后温服,临卧再服之。

【主治】针眼赤肿,心躁,风热壅滞,眼开即涩痛。

27085　玄参散(《圣惠》卷三十三)

【组成】玄参一两半　桔梗(去芦头)　川大黄(剉碎,微炒)　羚羊角屑　赤芍药　防风(去芦头)　黄芩各一两　茺蔚子二两　甘草半两(炙微赤,剉)

【用法】上为粗散。每服四钱,以水一中盏,煎至六分,去滓,食后温服,临卧再服。

【主治】眼忽然突出睛高。

27086　玄参散(《圣惠》卷三十五)

【组成】玄参一两　牛蒡子一两(微炒)　川升麻一两　木香半两　犀角屑一两　甘草一两(炙微赤,剉)　桑根白皮一两(剉)　黑豆皮半两

【用法】上为粗散。每服四钱,以水一中盏,煎至六分,去滓,不拘时候温温灌之。

【主治】热毒伏在心脾,攻于咽喉,心胸胀满,口噤胀。

27087　玄参散(《圣惠》卷三十五)

【组成】玄参一两　川升麻半两　射干半两　川大黄半两(剉碎,微炒)　甘草一分(炙微赤,剉)

【用法】上为粗散。每服三钱,以水一中盏,煎至六分,去滓,放温,时时含咽。

【主治】悬壅肿痛,不下饮食。

【方论选录】《本事方释义》:玄参气味咸苦,入手足少阴;升麻气味辛温,入足阳明;射干气味苦平,入手足厥阴;大黄气味苦寒,入足阳明;甘草气味甘平,入足太阴。治悬痈痛,咽阻不能下食者,以苦降之品,少佐辛温,再少使以甘平,则上逆之热缓缓下行,病自减矣。

27088　玄参散(《圣惠》卷三十六)

【组成】玄参三分　川升麻三分　独活三分　麦门冬三分(去心)　黄芩三分　黄柏三分　川大黄三分(剉碎,微炒)　栀子仁三分　前胡三分(去芦头)　犀角屑三分　甘草三分(炙微赤,剉)

【用法】上为散。每服五钱,以水一大盏,煎至五分,去滓温服,不拘时候。

【主治】口舌生疮,连齿龈烂痛。

27089　玄参散(《圣惠》卷三十六)

【组成】玄参三分　川升麻三分　川大黄三分(剉碎,微炒)　甘草半两(炙微赤,剉)　犀角屑三分

【用法】上为散。每服五钱,以水一大盏,煎至五分,去滓温服,不拘时候。

【主治】心脾壅热,生木舌肿胀。

【方论选录】《本事方释义》:玄参气味咸苦,入手足少阴;升麻气味辛温,入足阳明;大黄气味苦寒,入足阳明;犀角气味苦酸咸,微寒,入手足厥阴;甘草气味甘平,入足太阴,能缓诸药之性。因心脾气壅痹不宣,非下行不能杀其势,速下犹恐热不尽,故以甘平之品缓其下行之势,则壅热去而无不尽矣。

27090　玄参散(《圣惠》卷三十八)

【组成】玄参二两　紫雪二两　川升麻一两　沉香一两　犀角屑三分　川大黄一两(剉碎,微炒)　甘草半两(生,剉)　黄芩三分　葳蕤三分　地骨皮三分　栀子仁三分　连翘三分

【用法】上为散。每服四钱,以水一中盏,加竹叶三七片,煎至六分,去滓温服,一日三四次。

【主治】乳石发动烦热,生痈肿疼痛。

27091　玄参散(《圣惠》卷五十三)

【组成】玄参一两　犀角屑一两　川芒消一两　川大黄二两(剉碎,微炒)　黄耆一两(剉)　沉香一两　木香一两　羚羊角屑二两　甘草三分(生,剉)

【用法】上为细散。每服二钱,以温水调下,不拘时候。

【主治】渴利烦热,发痈疽,发背,燃肿疼痛。

27092　玄参散(《圣惠》卷五十三)

【组成】玄参一两　栀子仁三分　黄芩一两　白蔹半两　川升麻一两　连翘一两　犀角屑半两　葳蕤一两　木香半两

【用法】上为粗散。每服四钱,以水一中盏,煎至六分,去滓温服,一日三四次。

【主治】渴利后,头面身上遍生热毒疮。

27093　玄参散(《圣惠》卷六十一)

【组成】玄参半两　甘草半两(生,剉)　麦门冬三分(去心)　前胡(去芦头)　枳实(麸炒微黄)　人参(去芦头)　赤芍药　生干地黄　黄耆　芎劳　赤茯苓　黄芩各一两　石膏二两

【用法】上为散。每服四钱,以水一中盏,入竹叶二七片、小麦一百粒,煎至六分,去滓温服,不拘时候。

【主治】痈肿始发,热毒气盛,寒热心烦,四肢疼痛。

27094　玄参散(《圣惠》卷六十一)

【异名】玄参膏(《圣济总录》卷一八二)。

【组成】玄参半两　紫葛半两(剉)　川大黄半两(生用)　木香半两　卷柏半两　川芒消半两　黄药半两　紫檀香半两(剉)

【用法】上为细散。以鸡子白调和,稀稠得所,薄涂所患处。

【主治】❶《圣惠》:痈肿,毒热疼痛。❷《圣济总录》:小儿脑热结瘰疬,连两耳下肿痛,身体寒热,坐卧不安,食饮不下。

【加减】有疮肿已破者,去芒消。

27095　玄参散(《圣惠》卷六十一)

【组成】玄参一两　川升麻三分　白鲜皮一两　黄连一两(去须)　土瓜根一两　麦门冬一两(去心)　赤芍药一两　川大黄一两半(剉碎,微炒)　大麻仁一两半　川朴消一两半

【用法】上为散。每服三钱,以水一中盏,入生地黄一分,细切,煎至六分,去滓温服,不拘时候。

【主治】痈肿成脓水,不能下食,心热口干,烦渴饮水多,四肢羸瘦。

27096　玄参散(《圣惠》卷六十二)

【组成】玄参一两　黄芩一两　当归一两　赤芍药一两　麦门冬一两(去心)　犀角屑一两　甘草一两半(剉)　远志一两(去心)　生干地黄一两　赤茯苓一两半　川升麻一两半　人参一两半(去芦头)

【用法】上为散。每服四钱,以水一中盏,入竹叶二七片、小麦五十粒,煎至六分,去滓温服,不拘时候。

【主治】热毒气攻冲背上,初觉疼痛,烦闷,经月不瘥。

27097　玄参散(《圣惠》卷六十二)

【组成】玄参一两　黄耆二两(剉)　露蜂房一两(微炒)　地榆三两(剉)　白蔹一两　赤芍药二两　黄芩三两　川升麻一两　漏芦一两　桑根白皮二两(剉)　栀子仁一两　川大黄二两(剉碎,微炒)　川朴消三两

【用法】上为散。每服四钱,以水一中盏,煎至六分,去滓温服,不拘时候。

【主治】发背溃后,脓血不止,渐渐疮大,疼痛,身体壮热。

27098　玄参散(《圣惠》卷六十六)

【组成】玄参一两　枳壳一两(麸炒微黄,去瓤)　木通一两(剉)　独活一两　犀角屑半两　川大黄一两(剉碎,微炒)　杏仁一两(汤浸,去皮尖双仁,麸炒微黄)

【用法】上为散。每服三钱,以水一中盏,煎至六分,去滓温服。一日三四次。

【主治】瘰疬初生结肿,发歇寒热。

27099　玄参散(《圣惠》卷六十六)

【组成】玄参三分　连翘三分　知母三分　当归三分　雄黄三分(细研)　牵牛子三分(微炒)　黑豆三分(炒熟)　黄芩三分　犀角屑三分　赤芍药三分　石三分(泥裹烧半日,细研)　地胆一分(以糯米拌炒,米黄为度,去翅足)　斑蝥一分(以糯米拌炒,米黄为度,去头翅足)　空青三分(烧过细研)　茛子三分(微炒)

【用法】上为细散,入研了药令匀。每服一钱,空腹以温酒调下。三五服后,小便出烂肉为效。

【功用】散热毒。

【主治】热毒瘰疬,壅肿疼痛。

27100　玄参散(《圣惠》卷六十六)

【组成】玄参二两　川升麻二两　独活二两　汉防己一两　甘菊花一两　连翘三两　犀角屑半两　川大黄半两(剉碎,微炒)

【用法】上为散。每服四钱,以水一中盏,煎至六分,去滓,每于食前温服。

【主治】蛴螬瘘,结核肿痛。

27101　玄参散(《普济方》卷一四〇引《博济》)

【组成】川大黄　玄参　朴消　白药子各半两　甘草二分

【用法】上为末。每服一钱,水一盏,煎至八分,放冷服。再服愈。

【主治】伤寒汗后,余热未解。

27102　玄参散(《圣济总录》卷五十九)

【组成】玄参(洗,切)　犀角(镑屑)　芒消(研细)　黄耆(细剉)　沉香(剉)　木香　羚羊角(镑屑)各一两　甘草(生,剉)三分

【用法】上为细散。每服二钱匕,温水调下,不拘时候。

【主治】渴利后,经络瘀涩,营卫留结成痈疽。

27103 玄参散(《圣济总录》卷一〇六)

【组成】玄参 大黄(剉,炒)各二两半 决明子(炒) 菊花 车前子 升麻 黄连(去须) 枳壳(去瓤,麸炒)各二两 栀子仁(炒) 防风(去叉)各一两半 苦参(剉)半两

【用法】上为散。每服三钱匕,食后、临卧蜜水调下,一日三次。

【主治】上膈壅滞,风邪毒气攻目,令目睛疼痛;目赤痛,胬肉满急。

27104 玄参散(《圣济总录》卷一二三)

【组成】玄参 杏仁(汤浸,去皮尖双仁,炒) 甘草(炙) 赤茯苓(去黑皮) 白术 桔梗(炒) 人参各半两

【用法】上为散。每服二钱匕,热汤调下,一日三五次。

【主治】狗咽气塞。

27105 玄参散(《圣济总录》卷一三〇)

【组成】玄参 黄芩(去黑心) 羊蹄根 芍药 白芷 丁香 木香 消石(碎) 半夏(汤洗七遍) 白蔹 木鳖子(去壳) 莽草各一两

【用法】上为散。醋调涂疮上,一日三四次,肿消为度。

【主治】一切痈疽疮肿。

27106 玄参煎(《圣惠》卷十一)

【组成】玄参一两 川升麻半两 苦参半两(剉) 人参三分(去芦头) 秦艽一两(去苗) 马牙消半两

【用法】上为散。每服五钱,用水一大盏,煎至五分,去滓,入炼蜜一合,相和令匀,不拘时候,徐徐含咽服。

【主治】伤寒,咽喉内痛,满口生疮,吃食不得。

27107 玄参煎(《圣济总录》卷一一七)

【组成】生玄参汁 生葛汁各三升 银十两 寒水石(捣末) 石膏(捣末) 滑石(捣末) 磁石(煅,醋淬七遍,捣末)各一斤 升麻 羚羊角(镑) 犀角(镑) 甘草(剉)各二两 芒消一斤 牛黄(研为细末)二两

【用法】上十三味,除银、玄参、生葛、芒消、牛黄外,并粗捣筛,以水三斗,煎银、寒水石、石膏、滑石、磁石,取汁二斗,去滓,别以水五盏,煎升麻、羚羊角、犀角、甘草至二盏,去滓,与玄参并生葛汁,一处都和,再煎如稀饧,然后下芒消搅匀,倾入瓷器中盛,却入牛黄末,再搅取匀停,令黄黑色。每取两大匙,入蜜一合和匀,分四服,热汤调下,不拘时候。

【主治】热毒发动,口疮,心烦躁。

27108 玄参膏(《圣惠》卷九十)

【组成】玄参一两 紫葛一两(剉) 黄柏一两 川大黄一两 木香一两 卷柏一两 川芒消一两 紫檀香一两

【用法】上为末。以鸡子白和,稀稠得用,涂于肿上。

【主治】小儿脑热,结瘰疬,连两耳肿痛,身体寒热,坐卧不安。

【加减】若瘰肿破时,则去芒消涂之。

27109 玄参膏

《圣济总录》卷一八二。为《圣惠》卷六十一"玄参散"之异名。见该条。

27110 玄胡丸(《宣明论》卷七)

【组成】玄胡索 青皮(去白) 陈皮(去白) 当归 木香 雄黄(别研) 荆三棱 生姜各一两

【用法】上为末,酒面糊为丸,如小豆大。每服五七丸,生姜汤送下。

【功用】解中外诸邪所伤。

【主治】积聚癥瘕。

27111 玄胡丸(《御药院方》卷三)

【异名】玄胡索丸(《医学纲目》卷二十五)。

【组成】玄胡 当归 青皮(去白) 雄黄(飞) 蓬莪术(纸煨) 槟榔 木香各四两 荆三棱六两

【用法】上为细末,入雄黄匀,水面糊为丸,如梧桐子大。每服三十丸,生姜汤送下,不拘时候。

【功用】解化伤滞,内消饮食,调顺三焦,安和脾胃。

【主治】❶《御药院方》:吐利腹胀,心腹刺痛,癥瘕结气,虫烦不安。❷《普济方》引《德生堂方》:中焦不和,脾胃虚冷,心下虚痞,肠腹中疼痛,或饮食过多,胸胁逆满,噎塞不通,咳嗽无时,呕吐冷痰,妇人血气,肚腹疼痛。

27112 玄胡饼(《医统》卷五十三)

【组成】玄胡索十枚 猪牙皂角(肥实者)二枚 青黛二钱

【用法】上为末,水和成小饼子,如杏仁大。用时令患人仰卧,以水化开,用竹管送入鼻中,男左女右,觉药至,喉小酸,令患人坐,却令咬定铜钱一个于当门齿,当见涎出成盆,便愈。

【主治】头痛不可忍。

27113 玄胡酒

《医方考》卷五。为方出《圣惠》卷八十,名见《医方类聚》卷一九二引《施圆端效方》"玄胡散"之异名。见该条。

27114 玄胡散(方出《圣惠》卷八十,名见《医方类聚》卷一九二引《施圆端效方》)

【异名】玄胡酒(《医方考》卷五)。

【组成】玄胡索末

【用法】以温酒调下一钱。

【主治】妇人血气痛,产后恶露不尽。疮肿。

❶《圣惠》:产后恶露不尽,腹内痛。❷《医方类聚》引《施圆端效方》:疮肿无头,闷痛。❸《医方考》:妇人攻刺疼痛,连于胁膈者。

【方论选录】《医方考》:玄胡索,味苦辛,苦能降气,辛能散血,淬之以酒,则能达手经脉矣。

27115 玄胡散(方出《百一》卷十五,名见《普济方》卷三〇一)

【组成】玄胡索五文 轻粉五文 石膏五文(猛火煅过) 枇杷叶四文(净洗去毛) 活田螺二个(烧灰,以壳白为度,并肉用)

【用法】上为末。敷之。

【主治】下疳疮。

27116 玄胡散(《女科万金方》)

【组成】当归 川芎 赤芍 熟地 桃仁 枳壳 木香 官桂 玄胡

【用法】生姜二片为引,水煎,食前服。

【主治】胎前、产后血气攻心腹痛。

27117 玄胡散(《普济方》卷二五一)

【组成】玄胡索 知母 贝母 款冬花各一两

【用法】上为细末。每服二钱,猪肉一两,薄批掺药卷定,慢火炙熟,食后细嚼,生姜汤下,一日二次。

【主治】虚劳喘嗽,咳唾脓血,肌热盗汗困弱。

27118 玄胡散(《奇效良方》卷二十六)

【异名】玄椒散(《仙拈集》卷二)。

【组成】玄胡索(炒) 胡椒各等分

【用法】上为细末。每服二钱,食前用温酒调服。

【主治】冷气心痛,及疝气,心腹疼痛。

27119 玄胡散

《赤水玄珠》卷九。为《普济方》卷二一五引《活人书》"玄胡索散"之异名。见该条。

27120 玄胡散(《准绳·幼科》卷三)

【组成】玄胡索一两 天南星二两 朴消半两 巴豆二七个(去油)

【用法】上为末,芸薹汁调。毛翎扫之。

【主治】小儿赤流。

27121 玄胡散(《外科大成》卷三)

【组成】玄胡索(生)

【用法】上为末。用蒺藜汤漱过,以此敷之。

【主治】牙宣。

27122 玄胡散(《嵩崖尊生》卷十四)

【组成】玄胡三钱 归身一钱 乳香五分 甘草一钱

【用法】加盐卤一滴服。少顷愈。

【主治】妊娠心痛。

27123 玄胡散(《竹林女科》卷一)

【组成】玄胡索四两 头发灰四钱

【用法】上为末。酒调下。服半月可愈。

【主治】经来小腹结成块,如皂角一条横过,痛不可忍,面色青黄,不思饮食。

27124 玄荆汤(《辨证录》卷六)

【组成】玄参二两 荆芥三钱

【用法】水煎服。

【主治】心肾不交,寒热时止时发,一日四五次以为常,热来时躁不可当,寒来时颤不能已。

27125 玄剑散(《施圆端效方》引张君玉方,见《医方类聚》卷一三六)

【组成】皂角(大者,去皮子,炙黄)

【用法】上为细末,葱蘸纤肛内。立通。或吹亦得。

【主治】大便后结,服紧转药不通者。

27126 玄珠膏(《外科大全》卷一)

【异名】元珠膏(《金鉴》卷六十二)。

【组成】木鳖子肉十四个 斑蝥八十一个 柳枝四十九寸 (或加驴甲片三钱 草乌一钱 麻油一两)

【用法】浸七日,文火炸枯,去滓,入巴豆仁三两,煎豆黑倾于钵内,研如泥,加麝香一分搅匀,入罐内收用。肿疡将溃涂之,脓从毛孔吸出,已开针者,用拈蘸送孔内呼脓,瘀腐不净,涂之立化。

【功用】《金鉴》:呼脓化腐。

【主治】肿疡将溃。

27127 玄素散(《产科发蒙》卷四)

【组成】百草霜 天花粉各等分

【用法】上为细末。每服一钱,大麦煮汁送下,一日二次。

【主治】产后乳汁少。

27128 玄桂丸(方出《丹溪心法》卷四,名见《直指附遗》卷六)

【异名】玄胡索丸(《医学入门》卷七)。

【组成】玄胡一两半 桂 滑石 红花 红曲各五钱 桃仁三十个

【用法】上为末,汤浸蒸饼为丸服。

【主治】死血留胃脘作痛者。

【备考】《直指附遗》本方用法:为细末,汤浸蒸饼为丸,如绿豆大。每服四十丸,姜汤送下。

27129 玄桔汤(《玉案》卷六)

【组成】玄参 桔梗 牛蒡子 连翘 天花粉 甘草各一钱

【用法】加淡竹叶二十片,水煎服。

【主治】痧症,咽喉肿痛。

【备考】《幼科证治大全》引《玉案》:淡竹叶七片,生姜水煎服。

27130 玄梅散(《普济方》卷三八○)

【组成】玄胡索 乌梅一钱

【用法】上咬咀。每一钱,水八分,甘草一寸,煎四分服。

【主治】小儿疳病,腹中疼痛。

【备考】方中玄胡索用量原缺。

27131 玄菟丸

《痘疹仁端录》卷十三。为《赤水玄珠》卷二十七"玄菟丹"之异名。见该条。

27132 玄菟丹(《三因》卷十)

【异名】玄菟煎(《易简方》)、茯菟丹(《直指》卷十七)、茯菟丸(《丹溪心法》卷三)。

【组成】菟丝子(酒浸通软,乘湿研,焙干,别取末)十两 白茯苓 干莲肉各三两 五味子(酒浸,别为末)七两

【用法】上为末,别碾干山药末六两,将所浸酒余者,添酒煮糊,搜和得所,捣数千杵,丸如梧桐子大。每服五十丸,空心、食前米汤送下。

【功用】常服禁精,止白浊,延年。

【主治】消渴、遗精、白浊。

❶《三因》:三消渴利,白浊。❷《医方大成》:肾水枯竭,心火上炎,津液不生,消渴诸证。❸《济阳纲目》:肾气虚损,目眩耳鸣,四肢倦怠,遗精尿血,心腹胀满,脚膝酸疼,股内湿痒,小便滑数,水道涩痛,时有遗沥等证。❹《证治宝鉴》:下焦虚而不能摄水,以致小便多而有降无升。

【宜忌】《易简方》:须是戒酒,并火上炙煿之物。

27133 玄菟丹(《赤水玄珠》卷二十七)

【异名】玄菟丸(《痘疹仁端录》卷十三)、卢氏元菟丹(《痧疹辑要》卷一)。

【组成】玄参(酒洗)五两 菟丝子(水淘净,酒煮,研烂为末)

【用法】上为末,俱不犯铁器,黑砂糖为丸,如弹子大。每日与儿服三丸,砂糖汤送下。

【功用】稀痘。

【备考】方中菟丝子用量原缺。《简明医彀》玄参用四两,菟丝子用八两。

27134 玄菟散（《慈幼新书》卷六）

【组成】菟丝子一斤（淘净,用无灰酒砂锅内煮一日,入石臼内捣成薄片,晒干） 玄参斤半

【用法】上为末,和匀,入瓷罐收贮,常晒。每遇二十四节以砂糖汤调下,量儿大小,或五分,或一钱二钱。如邻近出痘,即日日服之。

【功用】预服稀痘。

27135 玄菟煎

《易简方》。为《三因》卷十"玄菟丹"之异名。见该条。

27136 玄黄丸（《医方考》卷六）

【组成】硫黄（制）一斤 青黛（飞）一两六钱

【用法】用硫黄为丸,青黛为衣服。

【主治】老人寒痰内盛者。

【宜忌】凡服硫黄者,忌猪血、羊血、牛血及诸禽兽之血,慎之。

【方论选录】硫黄,火之精也,人非此火不能以有生,故用之以益火;以青黛为衣者,制其燥咽云尔。

27137 玄黄散（《喉科种福》卷四）

【组成】玄参三钱 黄耆钱半 羌活一钱 独活一钱 防风二钱 前胡一钱 柴胡一钱 白芍一钱 陈皮一钱 白芷一钱 牛子一钱 桔梗二钱 茯苓二钱 甘草八分

【用法】内服。并吹绿云天散,敷鼎足方。

【主治】脚跟喉风初起,证从脚跟发起,直至喉间,或一年一发,或半年一发,其病日行一穴者。

27138 玄椒散

《仙拈集》卷二。为《奇效良方》卷二十六"玄胡散"之异名。见该条。

27139 玄犀饮（《简明医彀》卷五）

【组成】玄参 升麻 大黄 犀角（若无,用黄连） 生地黄 黄芩 黄柏各等分 甘草减半

【用法】水煎服。

【主治】心脾热壅,木舌肿胀。

27140 玄精丸（《圣惠》卷五十九）

【组成】太阴玄精二两 白矾半斤 黄丹二两 青盐半两

【用法】上为细末,入生铁铫子内,烧白矾汁尽为度,后以不蚛皂荚三挺,存性烧熟,都研为末,用糯米饭为丸,如梧桐子大。每服十丸,食前以粥饮送下。

【主治】休息痢久不愈,面色青黄,四肢逆冷,不思饮食。

27141 玄精丹（《准绳·类方》卷八）

【异名】元精丹（《医部全录》卷一六四）

【组成】血余（自己发及父子一本者,及少壮男女发,拣去黄白色者,用灰汤洗二三次,再以大皂角四两捶碎,煮水洗净,务期无油气为佳,将发扯碎晒干,每净发一斤用川椒四两,拣去椒核,于大锅内发一层,椒一层和匀,以中锅盖之,盐泥固济,勿令泄气,桑柴慢火煅三炷香,退火待冷取出,于无风处研为细末）四两 何首乌（用黑豆九蒸九晒,

拣去豆,取净末）一斤 黑脂麻（九蒸九晒,取净末）八两 破故纸（炒,取净末）四两 生地黄（怀庆沉水者,酒浸杵膏）八两 熟地黄（酒浸杵膏）八两 桑椹（取净汁熬膏）四两 女贞实四两 旱莲草（取净汁熬膏）四两 胡桃肉（研膏）二两 胶枣肉（研膏）二两 槐角子（入牛胆内百日）四两

【用法】上以药末入诸膏和匀,加炼蜜一斤成剂,入石臼内舂千余下,如梧桐子大。每服六十丸,空心用何首乌酿酒每温二三杯送下,一日三次。

【功用】乌须发。

【主治】《医级》:肝肾不足,精血枯涸,凡虚损在真阴水火者。

27142 玄精汤（《外科大成》卷二）

【组成】盐卤水

【用法】用盐水温洗之,或食盐一碗,滚水冲化洗之,洗去腐肉以出红筋为度,则好肉自生,次用雄黄、黄柏各二两,轻粉三钱和匀敷之,绢帛扎之,半月方解。

【主治】血风疮,并臁疮痒至彻骨者。

27143 玄蝎散

《医学入门》卷七。为《朱氏集验方》卷三引朱仁卿方"元胡索散"之异名。见该条。

27144 玄霜散

《活幼心书》卷下。为原书同卷"玄霜膏"之异名。见该条。

27145 玄霜散（《简明医彀》卷八）

【组成】黑铅五钱 水银二钱五分 软石膏（火煅）三钱五分 真轻粉二钱五分 明硼砂一钱 珍珠（另研极细）五分 冰片三分

【用法】黑铅铜勺溶化,入水银搅匀,倒出,研不见星,再入余药共研匀,入瓷瓶内。用时葱、椒、艾煎汤,入坛先熏至温,洗净敷药。干者,猪胆润湿掺上。

【主治】下疳蛀梗,茎烂,及诸疮毒臁疮,久不愈者。

27146 玄霜膏（《活幼心书》卷下）

【异名】玄霜散。

【组成】好糯米五升（或不拘多少）

【用法】上用坚硬铁器盛贮,见天处以雪水浸一二月,不问腐烂,仍用竹器捞出于大箪箕内,别取净水淋过,晒干焦炒,研为细末,新汲井水调涂患处,如干燥,又以软鸡翎蘸水添拂疮上,使之滋润痛减,药少再添用,自然效速。末久成团,再研细,炒透黑色烟清为度。敷上痛止,更无瘢痕。

【主治】汤火疮。

27147 玄霜膏（《医便》卷三）

【组成】乌梅（煎浓汁）四两 姜汁一两 萝卜汁四两 梨汁四两 柿霜四两 款冬花 紫菀各二两（俱为末,已上药制下听用）

【用法】另用白茯苓十两,取净末半斤,用人乳三斤,将茯苓末浸入,取出晒干,又浸又晒,乳尽为度,却将前冬花、紫菀末、柿霜、白糖并各汁,再加蜜糖四两和匀,入砂锅内,慢火煎熬成膏,丸如弹子大。每服一丸,临卧时嚼化,薄荷汤漱口。半月即效而愈。

【主治】吐血虚嗽。

27148 **玄霜膏**(《全国中药成药处方集》沈阳方)

【组成】乌梅汁 红梨汁 萝卜汁 柿霜 甘蔗糖 白蜜 鲜姜汁各四两 白茯苓 款冬花 天冬各二两

【用法】前七味熬膏,搅合后三味,瓷器收贮。每服二钱,徐徐嚼化。

【功用】滋润肺脏,清利气道。

【主治】虚劳肺痿,咳嗽便秘,吐血咯痰,肺热哮喘,咽干舌裂,喉头炎症,口黏膜炎。

27149 **玄明粉丸**(《普济方》卷三八二)

【组成】罂粟壳

【用法】上为末,再入玄明粉一钱,麝香少许,再取猪胆汁煮粉为丸。每服五十丸,陈皮汤送下;如水泻,米饮送下;烦渴,罂粟壳汤送下;涩,石榴皮汤送下。

【主治】小儿疳泻。

27150 **玄明粉散**(《圣济总录》卷九十七)

【组成】玄明粉半两

【用法】每服二钱匕,将冷茶磨木香,入药顿服。即通。

【主治】大便不通。

27151 **玄明粉散**(《痘疹金镜录》卷四)

【组成】玄明粉三钱

【用法】当归尾五钱煎汤,冷调服。

【主治】血热便秘。

【方论选录】《医方考》:玄明粉咸寒,取其软坚;当归尾辛利,取其破血。此攻下之剂也,宜量人之虚实而用之。

【备考】方中当归尾用量原缺,据《医方考》补。

27152 **玄明粉散**(《治疫全书》卷四)

【组成】玄明粉二钱 寒水石一钱五分 黄连一钱五分 辰砂一钱 珍珠八分

【用法】上为末。用鸡子清一枚,白蜜一匙,新汲水调服。

【主治】温疫发狂,身如火烙,齿黑舌刺,面赤眼红,大便秘结等证。

27153 **玄胡索丸**

《医学纲目》卷二十五。为《御药院方》卷三"玄胡丸"之异名。见该条。

27154 **玄胡索丸**

《医学入门》卷七。为方出《丹溪心法》卷四,名见《直指附遗》卷六"玄桂丸"之异名。见该条。

27155 **玄胡索汤**

《得效》卷十五。为《济生》卷六"延胡索汤"之异名。见该条。

27156 **玄胡索汤**(《明医指掌》卷九)

【组成】玄胡索一钱 当归(酒洗)一钱 白芍(酒炒)一钱 厚朴(姜炒)一钱 莪术(煨)一钱 川楝子一钱 三棱(煨)一钱 木香一钱(煨) 川芎一钱二分 桔梗一钱二分 黄芩(炒)八分 甘草七分(炙) 槟榔一钱

【用法】上剉一剂。水二盏,煎八分,空心时热服。

【主治】产后七情伤感,血与气并,心腹疼痛。

27157 **玄胡索汤**

《产科发蒙·附录》。为《普济方》卷三二八引《卫生家宝方》"玄胡苦楝汤"之异名。见该条。

27158 **玄胡索散**(《普济方》卷二一五引《活人书》)

【异名】延胡散(《医统》卷十四)、玄胡散(《赤水玄珠》卷九)。

【组成】玄胡索一两 朴消三分

【用法】上为末。每服四钱,水二盏,煎至八分,温服。

【主治】热入下焦尿血。

❶《普济方》引《活人书》:溺血。❷《医方考》:阳邪陷入下焦,令人尿血。❸《赤水玄珠》:尿血作痛。

【方论选录】《医方考》:阳邪者,热病、伤寒之毒也。下焦者,阴血所居,阳邪入之,故令尿血。玄胡索味苦而辛,苦,故能胜热;辛,故能理血。佐以朴消,取其咸寒,利于就下而已。

27159 **玄胡索散**(《鸡峰》卷二十)

【异名】元胡索散(《朱氏集验方》卷十)。

【组成】蓬莪术半两(油煎,乘热切片子) 玄胡索一分

【用法】上为细末。每服半钱,食前淡醋汤调下。

【主治】妇人血气攻心,痛不可忍,并走注。

27160 **玄胡索散**(《卫生总微》卷十七)

【组成】玄胡索(去皮)一两 甘草(生) 白矾(生)各半两

【用法】上为末。每服半钱,水一小盏,煎至六分,去滓,放温时时呷服。

【主治】小儿诸药毒,烦躁闷乱,吐利呕血。

27161 **玄胡索散**(《普济方》卷一五六引《海上方》)

【组成】玄胡索 牛膝 当归 破故纸各等分

【用法】上为末。每服三钱,空心温醋汤调下。

【主治】腰腿疼痛。

27162 **玄胡索散**(《得效》卷四)

【组成】玄胡索一两 甘草二钱

【用法】上为散。水一碗,煎至半碗,顿服。如吐逆,分作三五次服。

【主治】卒心痛。

27163 **玄胡索散**

《医学纲目》卷二十一。为《博济》卷四"延胡散"之异名。见该条。

27164 **玄胡索散**(《普济方》卷六十五)

【组成】玄胡索一钱 斑蝥三个(去头尾,炒) 白丁香三十个

【用法】上为细末,新汲水调为丸,如小豆大。新绵裹,左疼入左耳,右疼入右耳。

【主治】牙疼。

27165 **玄胡索散**(《普济方》卷三三五)

【组成】玄胡索三两 当归二两

【用法】上为末。每服三钱,用好红花酒半碗,热调下。未服药前,以硬炭半段烧红,好醋五升,作醋炭熏患人,方服药。

【主治】妇人血晕,冲心欲死者。

27166 **玄胡索散**

《医学入门》卷八。为《博济》卷四"延胡索散"之异名。见该条。

27167 玄胡索散(《杏苑》卷八)

【组成】玄胡索 当归 川芎 桂心 木香 赤芍药 枳壳 桃仁各一钱 熟地黄三钱

【用法】上㕮咀。水二钟,加生姜三片,煎一钟,不拘时候服。

【主治】血气攻注,心腹疼痛。

27168 玄胡索散

《东医宝鉴·外形篇》卷三。为《济生》卷六"延胡索汤"之异名。见该条。

27169 玄胡索散(《济阴纲目》卷一)

【组成】当归(酒浸)·赤芍药(炒) 玄胡索 蒲黄(隔纸炒) 桂皮 乳香(水研) 没药各一钱

【用法】上为细末。每服三钱,空心温酒调服。

【主治】经行血气攻刺疼痛,及新旧虚实腹痛;产后恶血攻刺腹痛。

27170 玄精石方(《伤寒总病论》卷六)

【组成】石膏 太阴玄精石各一两 麻黄二两 甘草半两

【用法】上为粗末。每服四钱,水一盏,加竹叶二七片,煎七分,去滓温服,不拘时候。

【主治】伤寒头痛。

27171 玄精石散(《圣济总录》卷一〇六)

【组成】玄精石半两(研如粉) 黄柏(去粗皮,炙,捣末)一两

【用法】上为极细末。点两眦头。

【主治】眼赤涩。

【备考】无玄精石,以马牙消代之。

27172 玄精石散(《圣济总录》卷一三四)

【组成】太阴玄精石不拘多少(锅子内大火煅,纸衬子地坑内,出火毒一宿)

【用法】上为细末。每看多少,用冷水调,鸡翎扫之。疼痛立止。

【主治】汤火伤,疼痛不可忍。

27173 玄精石散(《卫生总微》卷十八)

【组成】太阴玄精石 寒水石各一分(研) 轻粉 麝香各少许

【用法】上为细末。先以淡浆洗去疮痂,拭干,油调药涂之,甚者不过再。

【主治】小儿头疮。

27174 玄精石散(《卫生总微》卷十八)

【组成】玄精石一两 甘草半两

【用法】上为细末。每服半钱,竹叶汤调下。

【主治】小儿眼生赤脉。

27175 玄丹升麻汤(《辨证录》卷六)

【组成】玄参半斤 丹皮三两 升麻三钱

【用法】水煎一碗服。一剂即愈。

【主治】心火内热,热极发赜,目睛突出,两手冰冷。

27176 玄丹麦冬汤(《辨证录》卷六)

【组成】玄参 丹参 麦冬各一两

【用法】水煎服。

【主治】相火妄动,口舌红肿,不能言语,胃中又觉饥渴之甚。

27177 玄石花粉散(《辨证录》卷九)

【组成】石膏二钱 白术三钱 茯苓五钱 天花粉玄参各三钱

【用法】水煎服。

【主治】热气入胃,胃火未消,火郁成痰,痰色黄秽,败浊不堪。

27178 玄石紫粉丹(《圣惠》卷九十五)

【组成】磁石三斤(好者)

【用法】上以炭火烧令赤,投一斗米醋中淬之,以醋尽为度,更烧,投一斗好酒中,以酒尽为度;有拆破者,一一收之细研,以水飞过,泣干,入瓶子中,以大火煅令通赤,用盐花三两,同研令匀;于地上铺纸匀摊,以盆盖三日,出火毒,以蒸饼为丸,如梧桐子大。每服七丸,空心以盐汤或酒送下,渐加至十丸。

【功用】补暖下元,强壮筋骨,聪耳明目,保神益气,祛风冷,利腰脚。

27179 玄母菊英汤(《辨证录》卷六)

【组成】玄参二两 甘菊花一两 知母三钱 熟地二两

【用法】水煎服。

【主治】太阴脾火之痿,善用肥甘之物,食后即饥,少不饮食,便觉头红面红,两足乏力,不能行走。

27180 玄牝太极丸(《医学入门》卷七)

【组成】苍术四两(用米泔、盐水、酒、醋各浸炒一两) 当归 熟地各三两 川芎一两 葫芦巴 芍药各一两二钱 磁石一两三钱 黄柏(用盐浸) 知母(水炒) 五味子 巴戟 白术各一两半 枸杞 故纸 小茴 白茯(盐酒蒸)各二两半 木瓜(用牛膝水浸) 杜仲 苁蓉各二两 没药一两 阳起石一两(用黄芩水浸,装入羊角内,以泥封固,火煅青烟起,取出以指研,对日不坠为度,如坠复煅)

【用法】上为末,择壬子庚申旺日,用鸡子六十个。打开一孔,去内拭干,以末入内,用纸糊住,令鸡抱子出为度,取药,炼蜜为丸,如梧桐子大。每服八十一丸,空心盐汤送下。

【功用】久服神清气爽,长颜色,填骨髓,倍进饮食,和平脏腑,精浓能施,生子。

【方论选录】苍术补脾,当归、熟地补血,葫芦巴益阳气,磁石补阳,黄柏、知母治相火,五味子去痰收肺气,巴戟佐肾,白术补脾,枸杞补肝,故纸补肾,小茴治小肠气,白茯补心,木瓜、杜仲、苁蓉、没药治肾损,益心血。

27181 玄麦地黄汤(《中国医学大辞典·补遗》)

【组成】玄参 麦门冬(去心)各二钱 熟地黄八钱 白茯苓 牡丹皮 泽泻各三钱 山药 山茱萸各四钱

【用法】水煎服。

【功用】降火益水。

【主治】阴虚,心火狂躁,肾水不足。

27182 玄麦至神汤(《石室秘录》卷三)

【组成】玄参一斤 麦冬半斤

【用法】煎汤服。

【主治】发狂。

【备考】发狂服救胃自焚汤,饮尽必睡;急再用本方煎汤候之,一醒即以此汤与之,彼必欣然自饮,服完必又睡,又将滓煎汤候之,醒后再饮,彼即不若从前之肯服,亦不必强,听其自然可也;后用胜火神丹,此生治之一法也。

27183 玄芩二陈汤(《会约》卷八)

【组成】陈皮钱半 半夏二钱 茯苓二钱 甘草一钱 玄参一钱三分 黄芩二钱 连翘一钱 马兜铃五分

【用法】水煎服。

【主治】痰多咳嗽夜甚,脾湿及肺有微火者。

【备考】加枳壳、桔梗各一钱更佳。

27184 玄武天地煎(《症因脉治》卷二)

【组成】天地煎加玄武胶

【主治】肝肾气虚劳伤。

27185 玄明春雪膏

《医统》卷六十一。为《朱氏集验方》卷九"春雪膏"之异名。见该条。

27186 玄参贝母汤(《古今医鉴》卷九引陈白野方)

【组成】防风 天花粉 贝母 黄柏(盐水炒) 白茯苓 玄参 蔓荆子 白芷 天麻各一钱 生甘草五分 半夏一钱(泡)

【用法】上剉一剂。加生姜三片,水煎,食后温服。

【主治】肾火上炎,痰火耳热出汁作痒。

27187 玄参化毒汤(《万氏家抄方》卷六)

【异名】玄参解毒汤(《幼幼集成》卷六)。

【组成】赤芍 玄参 归尾 石膏 连翘 生地 地骨皮 红花(酒炒) 荆芥穗 防风 木通

【用法】加淡竹叶,水煎服。

【主治】❶《万氏家抄方》:痘疹余毒,发赤火丹瘤。❷《痘疹仁端录》:痘疹发斑,内外挟热。

【备考】《赤水玄珠》本方诸药用各等分。

27188 玄参化毒汤(《治痘全书》卷十四)

【组成】玄参 天花粉 连翘 黄芩 枳壳 大黄(酒炒) 栀子 防风 甘草 苦参 紫花地丁

【用法】灯心为引,水煎服。

【主治】痘后赤火丹瘤。

27189 玄参化毒饮(《慈航集》卷下)

【组成】玄参八钱 麦冬五钱(去心) 桔梗三钱 生甘草一钱五分 连翘一钱五分(去心) 升麻一钱五分 荆芥穗一钱五分 白僵蚕三钱(炒)

【功用】解斑疹毒热。

【主治】瘟疫斑疹之毒俱已发透。

【加减】心烦,加竹叶五十片,灯心五分为引;热重口渴,斑疹尽透,加生石膏五钱、知母三钱;咽喉痛,加牛蒡子三钱;烦躁,加犀角一钱五分、川连五分;腮颊肿,加马勃五分、靛根三钱、大贝母一钱五分;如有伏风恶寒,加羌活八分、葛根二钱、薄荷六分。

27190 玄参升麻汤(《活人书》卷十八)

【异名】阳毒玄参升麻汤(《元戎》)、玄参汤(《幼科类萃》卷十一)、玄参甘草汤(《杏苑》卷三)。

【组成】玄参 升麻 甘草(炙)各半两

【用法】上剉,如麻豆大。每服五钱匕,以水一盏半,煎至七分,去滓服。

【功用】《医方集解》:清咽散斑。

【主治】热毒发斑,咽喉肿痛。

❶《活人书》:伤寒发汗吐下后,毒气不散,表虚里实,热发于外,身斑如锦文,甚则烦躁谵语,喉闭肿痛。❷《准绳·幼科》:痘疹后,余毒咽喉肿痛。❸《杏苑》:冬时瘟疫应寒而大温抑之,身热,头疼,咽痛。❹《简明医彀》:温毒发斑。

【方论选录】❶《医方考》:升麻能散斑,甘草、玄参能清咽。散斑者,取其辛温,谓辛能散而温不滞也;清咽者,取其甘苦,谓甘能缓而苦能降也。❷《医方集解》:此足阳明少阴药也。发斑者,阳明胃热也;咽痛者,少阴相火也。升麻能入阳明,升阳而解毒;玄参能入少阴,壮水以制火;甘草甘平,能散能和。故上可以利咽,而内可以散斑也。❸《医方论》:玄参清上焦浮游之火,升麻升阳而解毒,甘草清热而解毒。药只三味,简而能到。

27191 玄参升麻汤(《济生》卷五)

【组成】玄参 赤芍药 升麻 犀角(镑) 桔梗(去芦) 贯众(洗) 黄芩 甘草(炙)各等分

【用法】上咬咀。每服四钱,水一盏半,加生姜五片,煎至八分,去滓温服,不拘时候。

【主治】❶《济生》:心脾壅热,舌上生疮,木舌重舌,舌肿或连颊两边肿痛。❷《景岳全书》:咽喉肿痛,癍疹疮疡。

27192 玄参升麻汤(《卫生宝鉴》卷八)

【组成】升麻 黄连各五分 黄芩(炒)四分 连翘桔梗各三分 鼠黏子 玄参 甘草 白僵蚕各二分 防风一分

【用法】上咬咀,作一服。水二盏,煎至七分,去滓,稍热噙漱,时时咽之。

【主治】❶《卫生宝鉴》:中风后咽喉中妨闷,会厌后肿,舌赤,早晨语言快利,午后微涩。❷《古方选注》:喉痹。

【方论选录】《古方选注》:咽喉诸证,历考汤方,皆辛散咸软,去风痰,解热毒,每用噙化咽津法,急于治标而缓于治本,即喉痹之急证亦然。牛蒡散时行风热,消咽喉壅肿;升麻散至高之风,解火郁之喉肿;白僵蚕得清化之气,散浊结之痰;玄参清上焦氤氲之热,连翘散结热消壅肿,防风泻肺经之风邪,芩、连清上中之热毒,甘、桔载引诸药上行清道。

27193 玄参升麻汤(《普济方》卷四〇三)

【组成】玄参(去芦) 升麻 葛根 芍药 甘草(炙)各等分

【用法】上咬咀。每服五钱,水一大盏,同煎至七分,去滓热服,乳母宜多服。

【功用】小儿触冒,必传疮疹,未发之前预服之。

27194 玄参升麻汤(《医统》卷五十五)

【组成】玄参 升麻 白芷各一钱 蝉蜕 防风 甘草 黄耆各七分

【用法】葱一寸为引,水煎服。

【主治】皮风瘙痒不能忍。

27195 玄参升麻汤(《痘疹传心录》卷十九)

【组成】玄参一钱 升麻五分 防风七分 荆芥七分

牛蒡子七分(炒,研) 甘草三分(生,去皮)

【用法】水煎,温服。

【主治】❶《痘疹传心录》:痘夹斑、夹丹。❷《金鉴》:表邪郁遏,疹毒不能发舒于外,咽喉作痛者。

【加减】夹麻疹而出者,加桔梗七分、酒炒黄芩七分。

27196 玄参升麻汤(《玉案》卷三)

【组成】玄参 升麻 甘草各二钱 石膏 知母各二钱五分

【用法】水煎服。

【主治】热毒发斑,咽痛,烦躁谵语者。

27197 玄参甘草汤(《慎斋遗书》卷七)

【组成】生地 归身 玄参 白芍 甘草各一钱 麦冬二钱

【用法】水煎服。

【功用】救真水,清神火。

【主治】神思火动,真水不足,病飞走狂越,用诸寒而火愈炽。

27198 玄参甘草汤

《杏苑》卷三。为《活人书》卷十八"玄参升麻汤"之异名。见该条。

27199 玄参甘桔汤(《医学启蒙》卷四)

【组成】玄参 甘草 桔梗 薄荷 连翘 牛蒡子天花粉 远志 密陀僧各等分

【用法】水煎服。

【主治】热肿喉痹。

27200 玄参甘桔茶(《中药制剂手册》)

【组成】玄参一钱五分 麦门冬一钱五分 桔梗一钱甘草五分

【用法】上为粗末,和匀过筛,每袋重四钱五分。每次一袋,用开水冲泡代茶饮。

【功用】❶《中药制剂手册》:润肺生津止渴。❷《中国药典》:清热滋阴,祛痰利咽。

【主治】❶《中药制剂手册》:由肺阴不足引起的喉痒,咳嗽无痰,口渴咽干。❷《中国药典》:阴虚火旺,虚火上浮,口鼻干燥,咽喉肿痛。

【备考】本方改为含片剂,名"玄麦甘桔含片",改为颗粒剂,名"玄麦甘桔颗粒"(见《中国药典》2010版)。

27201 玄参地黄汤(《痘疹心法》卷二十二)

【组成】玄参 生地黄 牡丹皮 栀子仁 甘草 升麻各一钱半 白芍药一钱

【用法】上剉细。加炒蒲黄半钱,水一盏,煎七分,去滓服。

【主治】痘疹衄血。

【备考】《麻科活人》无蒲黄。

27202 玄参地黄汤(《幼幼集成》卷六)

【组成】怀生地 润玄参 粉丹皮 绿升麻 黑栀仁炒蒲黄 生甘草

【用法】灯心十茎为引,水煎,热服。

【主治】妇女痘疹作热,经水不依期而至。

27203 玄参地黄汤(《麻症集成》卷三)

【组成】尖生 玄参 丹皮 黑栀 益母 甘草 炒

蒲黄

【用法】加灯心为引,水煎服。

【主治】麻出作热,经水不依期而至。

27204 玄参泻肝散

《准绳·类方》卷七。为《圣济总录》卷一〇五"麦门冬汤"之异名。见该条。

27205 玄参莲枣饮(《辨证录》卷八)

【组成】玄参三两 丹皮 炒枣仁各一两 丹参五钱柏子仁 莲子心各三钱

【用法】水煎服。

【主治】人有过于欢娱,大笑不止,而阳旺火炎,唾干津燥,口舌生疮,渴欲思饮,久则容形枯槁,心头出汗。

27206 玄参救苦膏(《梅氏验方新编》卷一)

【组成】大玄参五两 甜桔梗三两 净梅片八分 枇杷肉五两(如无此,以浙贝母一两五钱代之) 生甘草一钱

【用法】上为末,或煎膏,或为丸均可。大人重者五钱,轻者四钱,小儿减半。

【主治】一切咽喉急症之体气虚弱者。

27207 玄参清肺饮(《外科正宗》卷二)

【组成】玄参八分 银柴胡 陈皮 桔梗 茯苓 地骨皮 麦门冬各一钱 薏苡仁二钱 人参 甘草各五分槟榔三分

【用法】水二钟,加生姜二片,煎八分,临入童便一杯,食后服。

【主治】肺痈,咳吐脓痰,胸膈胀满,上气喘急,发热者。

27208 玄参犀角汤(《治疹全书》卷下)

【组成】玄参 犀角 连翘 花粉 丹皮 鲜生地

【主治】疹后,及暮加喉痛而咳。

27209 玄参解毒汤(《万氏家抄方》卷六)

【异名】玄参解毒散(《痘疹仁端录》卷九)。

【组成】玄参 生地 黄芩 山栀仁(炒) 桔梗 甘草 葛根 荆芥穗

【用法】水煎,入茅根汁,磨京墨服。

【主治】痘疹火热,迫血妄行而鼻衄。

❶《万氏家抄方》:痘疹口鼻出血。❷《片玉痘疹》:痘疹之火,熏蒸于内,迫血妄行,但从鼻出。❸《种痘新书》:麻焦紫,肺胃实热,黑暗毒盛,衄血,邪火入里者。

【备考】《痘疹仁端录》无京墨。

27210 玄参解毒汤(《外科正宗》卷二)

【组成】玄参 山栀 甘草 黄芩 桔梗 葛根 生地 荆芥各一钱

【用法】水二钟,加淡竹叶、灯心各二十件,煎八分,食后服。

【主治】咽喉肿痛,已经吐下,饮食不利,及余肿不消。

27211 玄参解毒汤

《幼幼集成》卷六。为《万氏家抄方》卷六"玄参化毒汤"之异名。见该条。

27212 玄参解毒饮(《慈航集》卷下)

【组成】玄参一两 麦冬八钱 生甘草二钱 花粉三钱 天冬五钱 冬瓜子三钱

【用法】竹叶一百片、灯心一钱为引。

【主治】瘟疫专表失里,邪毒入心,内毒化火,舌如镜面,光赤无苔,其脉坚,人事昏沉,面赤。

27213 玄参解毒散

《痘疹仁端录》卷九。为《万氏家抄方》卷六"玄参解毒汤"之异名。见该条。

27214 玄参解毒散(《麻症集成》卷四)

【组成】玄参 栀炭 酒芩 尖生 桔梗 甘草 荆芥 知母 竹叶 麦冬

【主治】麻症,肺胃实热,黑晦毒盛,衄血,邪火入里。

【加减】加茅根、京墨,无血不加。

27215 玄胡六合汤(《保命集》卷下)

【异名】四物苦楝汤(《医学纲目》卷二十二)。

【组成】四物汤加玄胡 苦楝(炒)各一两

【主治】妇人脐下冷,腹痛腰脊痛。

27216 玄胡四物汤(《济阴纲目》卷十一)

【异名】延胡四物汤(《金鉴》卷四十六)。

【组成】当归 川芎 白芍 熟地各七钱半 玄胡索(酒煮)二两

【用法】上为细末。每服三钱,酒调下。

【功用】《金鉴》:定痛保胎。

【主治】❶《济阴纲目》:血癥腹痛,及血刺腰痛。❷《金鉴》:胎动下血。

27217 玄胡当归散

《景岳全书》卷六十一。为《圣惠》卷七十一"当归散"之异名。见该条。

27218 玄胡苦楝汤(《普济方》卷三二八引《卫生家宝》)

【异名】延胡苦楝汤(《兰室秘藏》卷中)、玄胡索苦楝汤(《医学纲目》卷十四)、玄胡索汤(《产科发蒙·附录》)。

【组成】肉桂三分 附子三分 熟地黄一钱 炙甘草五分 玄胡二分 黄柏三分(为引用) 苦楝子二分

【用法】上㕮咀,都作一服,水四盏,煎至一盏,去滓,空心、食前稍热服。

【主治】❶《普济方》引《卫生家宝》:妇人脐下冷撮痛,阴冷大寒。❷《兰室秘藏》:白带下。

【备考】本方改为丸剂,名"延胡苦楝丸"(见《妇科大略》)。

27219 玄胡琥珀散(《活人心统》卷三)

【组成】川芎五钱 川归 赤芍药 木香 玄胡索 没药 莪术 蒲黄 牡丹皮 肉桂 生地各五钱 琥珀三钱 枳壳五钱 桃仁五钱

【用法】上为末。每服三钱,豆淋酒下。

【主治】产后恶血,烦闷寒热,及行经疑乱,腹胁作痛。

27220 玄菟固本丸(《丹溪心法附余》卷十九)

【异名】固本丸(《竹林女科》卷四)。

【组成】生地黄(酒浸) 熟地黄(酒浸,蒸,俱不犯铁器) 天门冬(去心) 麦门冬(去心) 五味子(去皮) 茯神(去皮木)各四两 干山药三两(白者,微炒) 莲肉 人参(去芦) 枸杞子二两(甘州者佳) 菟丝子一斤(酒煮数沸,捣烂,捻作饼子,晒干,净称八两)

【用法】上为末,炼蜜为丸,如梧桐子大。每服五十丸,渐加至八九十丸,空心滚白汤送下,或淡盐汤、温酒送下

亦可。

【功用】❶《丹溪心法附余》:补肾。❷《东医宝鉴·杂病篇》:滋阴助阳。

【主治】《东医宝鉴·杂病篇》:虚劳下元衰弱。

27221 玄黄解热散(《辨证录》卷五)

【组成】半夏 花粉各二钱 甘草 人参各一钱 玄参一两 生地 茯苓各五钱 枳壳五分

【用法】水煎服。

【主治】春月伤风,谵语潮热,脉滑。

27222 玄黄辟毒散(《嵩崖尊生》卷十)

【异名】玄黄避毒丹(《一见知医》卷四)。

【组成】玄参 大黄 连翘 牛蒡各一钱 酒黄芩 酒黄连各二钱五分 羌活 荆芥 防风各五分 石膏 桔梗各钱半 甘草一钱

【用法】食后作二十次频服。

【主治】肿头伤寒。

27223 玄黄避毒丹

《一见知医》卷四。为《嵩崖尊生》卷十"玄黄辟毒散"之异名。见该条。

27224 玄霜雪梨膏(《古今医鉴》卷七)

【异名】元霜雪梨膏(《杂病源流犀烛》卷十七)、元霜紫雪膏(《类证治裁》卷二)、玄霜紫雪膏(《全国中药成药处方集》沈阳方)。

【组成】雪梨(六十个,酸者不用,去心皮,取汁)三十钟 藕汁十钟 新鲜生地黄(捣取汁)十钟 麦门冬(捣烂,煎汁)五钟 萝卜汁五钟 茅根汁十钟

【用法】上药,再重滤去滓,将清汁再入火煎炼,加蜜一斤、饴糖半斤、柿霜半斤、姜汁一盏,入火再熬如稀糊,则成膏。

【功用】❶《古今医鉴》:生津止渴,消痰止嗽,清血归经。❷《全国中药成药处方集》(沈阳方):滋润肺燥,清热止血,滋阴养肺,清胃热。

【主治】肺燥津伤,咳嗽,咯血,吐血。

❶《古今医鉴》:咯血吐血,及劳心动火,劳嗽久不愈。❷《类证治裁》:劳心动火,口津干,能食,脉洪数。❸《全国中药成药处方集》(沈阳方):吐血咳痰,肺痿干咳,便秘便血,赤淋溺血。

【宜忌】《全国中药成药处方集》(沈阳方):忌五辛发物。

【加减】如血不止,咳嗽,加侧柏叶捣汁一钟、韭白汁半钟、茜根汁半钟,俱去滓,入煎汁内,煎成膏服之。

【备考】《全国中药成药处方集》(沈阳方):每服三匙,一日三次。

27225 玄霜紫雪膏

《全国中药成药处方集》(沈阳方)。为《古今医鉴》卷七"玄霜雪梨膏"之异名。见该条。

27226 玄七通痹胶囊(《新药转正》15册)

【组成】拟黑多刺蚁 黄芪 重楼 老鹤草 千年健 三七

【用法】上制成胶囊剂。口服,一次4粒,一日3次,8周为一疗程。

【功用】滋补肝肾,祛风除湿,活血止痛。

【主治】肝肾不足、风湿痹阻引起的关节疼痛,肿胀,屈伸不利,手足不温,四肢麻木等症;类风湿关节炎见上述证候者。

【宜忌】对本品过敏者,胃溃疡患者及孕妇慎用。

27227 玄麦甘桔含片

《中国药典》2010版。即《中药制剂手册》"玄参甘桔茶"改为含片剂。见该条。

27228 玄麦甘桔颗粒

《中国药典》2010版。即《中药制剂手册》"玄参甘桔茶"改为颗粒剂。见该条。

27229 玄参寒水石汤(《保命歌括》卷六)

【组成】羚羊角 大青各五钱 玄参二两 升麻七分半 寒水石一两二钱半 射干七分半 芒消七分半

【用法】水四升,煎一升半,入消化,分三四服,时时呷之。

【主治】大头瘟病不退。

27230 玄参羚羊角汤(《杏苑》卷六)

【组成】玄参 五加皮 生地黄 赤茯苓各一钱 羚羊角 黄芩各八分 石菖蒲 麦门冬 通草各五分 甘草(炙)四分

【用法】上㕮咀。加生姜五片,水煎八分,食远热服。

【主治】肾脏邪热,心下烦闷,耳听无声。

27231 玄胡索苦楝汤

《医学纲目》卷十四。为《普济方》卷三二八引《卫生家宝》"玄胡苦楝汤"之异名。见该条。

主

27232 主气散(《朱氏集验方》卷三)

【组成】陈皮二两 粉草 沉香 白豆蔻 人参各半两

【用法】上为细末。每服一大钱,早晨烧盐少许,百沸汤点服有效。

【功用】快气宽膈,下痰进食。

27233 主肾丸(《普济方》卷二十九引《余居士选奇方》)

【组成】磁石六分(研) 木香六分 青盐六分(研) 石亭脂一分(研) 蜀椒一分(研末) 羊肾一付

【用法】上以酒煮羊肾令烂。和诸药捣为丸,如麻子大。每服二十丸,空心温酒送下。

【主治】肾气虚弱及积日月,有块,上下不定,牵引心胸胀满,吃食无味,时时发动,四肢少力。

27234 主胜丸(《幼幼新书》卷十引《王氏手集》)

【组成】蜈蚣三条 饭瓮儿虫 全蝎各七个 粉霜 朱砂 硫黄 水银各一钱 白面三钱

【用法】上为细末,炼蜜为丸,如梧桐子大。每服一丸,看虚实加减。

【主治】小儿一切惊。

27235 主眼汤

《普济方》卷八十一。为《外台》卷二十一引《必效方》"洗眼汤"之异名。见该条。

27236 主聪汤(《诚书》卷七)

【组成】川芎 枸杞子 丹皮 生地 当归 龙胆草 黄柏 甘草 沙苑蒺藜 知母 白芍药 连翘

【用法】加龙眼,水煎服。

【主治】血虚气闭,耳胀凶痛,若虫咬或流脓。

【加减】齿痛,加石膏;鼻痛,加栀子。

兰

27237 兰台散(《幼幼新书》卷八引《保生信效方》)

【组成】乌梅肉(焙)一两 蛇黄二两(醋淬二十遍)

【用法】上为末,每服二钱甫汁调下。儿睡起不了了,为神不聚,此能收。

【主治】小儿骨蒸劳热,骨肉、五心烦躁,或大病大下后多睡,或全睡。

27238 兰草汤(《素问》卷十三)

【组成】兰草

【主治】脾瘅。内热口甘,中满。

【备考】《增补内经拾遗》:方虚谷言,古之兰草,即今之千金草,俗呼为孩儿菊。其说可据。丹溪以为幽兰,谬孰甚焉。黄山谷一枝一花为兰,一枝数花为蕙。盖不识兰蕙而强生分别,不是兰草是孩儿菊,蕙草是零陵香。《乐府》有云,兰蕙蓬蒿,算来都是草。《经》曰,治之以兰,除陈气也,正此兰草耳。按《圣济总录》:本方用兰草一两(切),以水三盏,煎取一盏半,去滓,分温三服,不拘时候。

27239 兰香散(《圣济总录》卷一三三)

【组成】白兰香叶(阴干) 百合 黄柏(蜜炙,剉) 胡粉(研) 黄蜀葵花(焙)各一两

【用法】上为末。以醋调涂疮上,如有汁,即干敷。

【主治】一切风毒恶疮,及下注疮,或痛或痒。

27240 兰香散(《圣济总录》卷一七三)

【组成】兰香 人粪 白狗粪 虾蟆 白矾 蜘蛛 蚯蚓 蜗牛子(八味并烧灰) 芦荟(研) 蚺蛇胆(研)各一分

【用法】上为散。以苇管斜批,吹少许入鼻中及齿上,更以蜜和涂纸上贴之;如下部,即纳之。

【主治】小儿一切疳痢。

27241 兰香散(《小儿药证直诀》卷下)

【组成】兰香叶(菜名,烧灰)二钱 铜青五分 轻粉二字

【用法】上为细末,令匀。看疮大小干贴之。

【主治】疳气,鼻下赤烂。

27242 兰香散(《小儿药证直诀》卷下)

【组成】轻粉一钱 兰香(末)一钱 密陀僧半两(醋淬为末)

【用法】上为末。敷齿及龈上。立效。

【主治】小儿走马疳,牙齿溃烂,以致崩砂出血齿落者。

27243 兰香散(《鸡峰》卷二十一)

【组成】兰香(焙干烧灰)

【用法】上为细末。加麝香少许同研匀,贴宣露处。有涎吐了,误咽无妨。

【主治】大人小儿疳齿宣露。

27244 兰覆散（《卫生总微》卷二十）

【组成】黄连（末，去须）三钱　铜绿一钱　水银一钱（用煮枣一个，同研）　麝香一字（研）

【用法】上为细末。先净漱口了，以药敷疮上，用生兰香叶覆之，蚀肉成坎者，一敷肉生。

【主治】走马急疳，蚀口齿，恶血臭气，不喜所闻，牙齿脱落。

27245 兰香饮子

《兰室秘藏》卷上。为原书同卷"甘露膏"之异名。见该条。

27246 兰洱延馨饮（《效验秘方》梁剑波方）

【组成】佩兰10克　普洱茶5克　延胡索10克　素馨花12克　厚朴5克　炙甘草5克

【用法】先将药物用冷水浸泡20分钟后煮煎。首煎沸后文火煎30分钟，二煎沸后文火20分钟，合得药液300毫升左右为宜。每天服一剂，分二次空腹温服。7～10天为一疗程。

【功用】芳香解郁，行气止痛。

【主治】胃神经官能症、慢性胃炎、胃痛。症见胃脘部灼热感，脘胀嗳气，食欲不振，舌淡苔白厚腻，脉弦等，凡见泛酸呕吐，痛连胸胁，甚者有时攻痛游走，按之则气走散、痛亦渐缓，或遇情绪变化时更甚，属肝胃不和型的慢性胃炎、胃神经官能症，中医辨证属肝郁气滞、湿浊阻脾者。

【加减】如痛甚加白芍15克、广木香6克，并胁肋胀痛加炒麦芽15克、郁金12克，吐酸嗳气加淡鱼骨15克、佛手花10克，纳食不香加炒谷芽15克、鸡内金10克。

【方论选录】本方证多由情志不畅，肝胃不和，疏泄失职，湿阻气机所导致。故见嗳气泛酸，胃脘胁肋诸痛，治宜疏肝化湿，理气镇痛。方中主药素馨花味辛性平，疏肝解郁，芳香醒脾；厚朴、佩兰芳香化湿以为使；佐以延胡索行气止痛；而普洱茶味甘，入肝、胃二经，消胀去滞，《纲目拾遗》谓之："清香独绝……消食化痰，清胃生津，功力尤大"；炙甘草益气和中，调和诸药以为使。诸药合用，共奏疏肝化浊、行气止痛功效。

宁

27247 宁元散（《效验秘方》盛国荣方）

【组成】西洋参10克　川三七10克　鸡内金10克　琥珀10克　珍珠粉10克　麝香0.3克

【用法】上药共研细末，调匀，每次服2克，日服2～3次。

【功用】解毒强心，利尿安神，活血祛瘀。

【主治】元气虚衰，倦怠纳呆，头痛恶心，小便短少，心悸气短，出现尿毒症状或心绞痛、心肌梗死。

【加减】若肾阳虚，四肢不温，加肉桂2克（研末调匀）；若神清惊悸，加珍珠粉2克；若神志昏迷，热痰壅盛，加牛黄1克；若惊悸抽搐，加羚羊角粉2克；若惊悸发热，加熊胆1克；若神昏谵语，配服安宫牛黄丸1粒；若烦躁不眠，风痰壅盛，配至宝丹5丸（如梧桐子大）；若痰壅气闭，不省人事，配服苏合香丸1粒。

27248 宁中膏（《普济方》卷三四九引《如宜方》）

【组成】人参　酸枣仁各一两　辰砂半钱

【用法】上为末，炼蜜为丸，如弹子大。每服一丸，薄荷汤化下。又宜研琥珀、麝香、灯心汤送下。

【主治】产后心志不宁，心血耗散，狂乱见鬼。

27249 宁气丸（《圣济总录》卷六十六）

【组成】猪牙皂荚（去皮，酥炙）五梃　马兜铃半两　甜葶苈（炒）二钱半　槟榔（剉）一枚　半夏（汤洗七遍，切、焙）二钱半

【用法】上为末，用枣肉为丸，如绿豆大。每服五丸至七丸，喘满浮肿，煎桑根白皮汤送下；咳嗽痰涎，煎灯心蜜汤送下；吐逆，煎藿香汤送下。看虚实加减。

【主治】肺嗽痰涎，喘满浮肿。

27250 宁气汤（《御药院方》卷五）

【组成】御米壳二两半（蜜水淹一宿，炒黄）　甘草（炙）　杏仁（去皮尖，麸炒）　紫菀（去土）　桔梗各七钱半　五味子　甜葶苈（隔纸炒）　人参　半夏（生姜制）　桑白皮（剉，炒）　紫苏叶　陈橘皮（去瓤）各一两

【用法】上为粗末。每服五钱，水一大盏，加生姜七片，煎至六分，去滓，食后稍热服。

【主治】肺气不利，咳嗽声重，咽嗌干燥，痰唾稠黏，少得睡眠。

27251 宁气汤（《奇效良方》卷三十）

【组成】佛耳草　白茯苓（去皮）　款冬花　陈皮（去白）　知母　贝母　桔梗各一两　汉防己　猪牙皂角（去皮弦，酥炙）各一两半

【用法】上为细末。每服三钱，水一大盏，入黄蜡、乌梅各少许，同煎至五分，去乌梅，和滓温服。

【功用】调肺止嗽，顺气消痰。

【主治】咳嗽不得息者。

27252 宁气散（《普济方》卷一五八）

【组成】麻黄（去根节）二两　杏仁（去皮尖，炒）三两　石膏一两半　御米壳（去蒂，蜜炒）四两　甘草（炒）半两

【用法】上为细末。每服二钱，食后白汤调下。

【主治】肺感风寒，咳嗽涎喘。

27253 宁火丹（《辨证录》卷五）

【组成】玄参一两　甘草一钱　生地三钱　青蒿五钱

【用法】水煎服。

【主治】春月伤风脉浮，发热口渴，鼻燥衄血。

【方论选录】玄参、生地以解其胃中之炎热，泻之中仍是补之味；青蒿同甘草用之，尤善解胃热之邪，使火从下行而不上行也，且青蒿更能平肝经之火。脉浮者，风象也，肝火既平，则木自安，而风何动哉！

27254 宁心丸（《幼科铁镜·附录》）

【组成】麦冬五钱（去心）　寒水石一两　白茯苓　甘草　牙消　山药各五钱　朱砂一两　龙脑一字

【用法】上为末，炼蜜为丸，如芡实大。每服半丸，砂糖水磨下；如慢症，用人参、白术煎浓汁化下。

【主治】心疳者，面黄颊赤，小便赤涩，口舌生疮，烦渴。

27255 宁心片（《中医方剂临床手册》引《中药知识手册》）

【组成】生地　麦冬　丹参　党参　玄参　当归　枣仁　柏子仁　五味子　远志　朱砂

【用法】上为片。每服6片，一日二至三次。

【功用】滋阴补血,养心安神。

【主治】阴血虚,失眠,心悸。

27256 宁心丹(《普济方》卷十八引《卫生家宝》)

【组成】人参一两 茯神一两 朱砂(细研) 乳香(细研) 白附子(微炮)各半两 雄黄一分 紫石英一分 真珠末一分(细研) 桃奴一分 脑子半钱(细研) 麝香一钱(细研) 金箔五十片(研入药)

【用法】上为末,酒煮半夏糊为丸,如鸡头子大,别以金箔为衣。每服一丸,先用灯心汤浸,至睡时磨化,暖水温服;小儿半丸。

【主治】思虑悲忧伤心,惊悸怔忪,睡卧不宁。

27257 宁心汤

《活幼心书》卷下。为原书同卷"三解散"之异名。见该条。

27258 宁心汤(《诚书》卷十六)

【组成】琥珀(为末)三分(另加) 石菖蒲 远志 当归 小柴胡 麦冬各六分 前胡 茯神 南星(泡)各五分

【用法】水煎服。

【主治】一切夜啼诸惊。

27259 宁心散(《普济方》卷三七四)

【组成】辰砂(光明有墙壁者,研极细)一两 酸枣仁(微炒,为末) 乳香(光莹者,细研)各半两

【用法】上为末。小麦煎汤调下。

【主治】小儿惊风,手足动摇,精神不爽,一切惊邪,狂叫不宁,发热。

27260 宁心膏(《普济方》卷三七三引《全婴方》)

【组成】人参 白术 白茯苓 茯神 山药 羌活 甘草(炙)各一钱 朱砂一钱 麝香一分 脑子一分

【用法】上为米,炼蜜为丸,如鸡头子大。每服一丸,薄荷汤化下。

【功用】❶《普济方》引《全婴方》:镇心,除百病。❷《奇效良方》:定神定志。

【主治】❶《普济方》引《全婴方》:小儿精神不定,恍惚不宁,夜里多哭,怯人怕物,眠睡惊魇。❷《奇效良方》:小儿惊悸不宁,心经有热,多啼。

【备考】《奇效良方》有金箔二十片为衣。

27261 宁心膏(《何氏济生论》卷五)

【组成】白茯神(去木) 白茯苓 白术(土蒸)各二两 山药二两 枣仁二两(炒) 寒水石(煅,研末)二两 远志 甘草(炙)各一两五钱 辰砂一两 人参五钱

【用法】上为末,炼蜜为丸,如弹子大。临卧灯心汤化下。

【主治】通宵不寐者。

27262 宁生汤(《诚书》卷六)

【组成】琥珀三分 白术(炒)三分 枳壳四分 茯苓三分 防风五分 远志四分 天麻(煨)五分 车前子五分 石菖蒲二分

【用法】加灯心,水煎服。

【主治】卵疝,锁肚,胎惊壮热。

27263 宁血汤(《石室秘录》卷一)

【组成】当归七钱 芍药三钱 熟地五钱 生地三钱 丹皮一钱 地骨皮五钱 沙参三钱 白芥子一钱 甘草一钱 炒枣仁一钱

【用法】水煎服。

【主治】血燥乃血热之故,往往鼻中衄血,心烦不寐,不能安枕,怔忡。

【加减】加荆芥五分,血动者最宜服之。

27264 宁血汤(《中医眼科学》)

【组成】仙鹤草 旱莲草 生地黄 栀子炭 白芍 白及 白蔹 侧柏叶 阿胶 白茅根

【主治】云雾移睛。

27265 宁志丸(《百一》卷一)

【组成】好辰砂一两 人参 白茯苓 当归(去芦,洗去土) 石菖蒲 乳香(别研) 酸枣仁各半两(用酸枣仁五两 汤浸去皮,可剥半两净仁,炒令赤,香熟为度)

【用法】好辰砂一两,将熟绢一小片包裹,以线扎定,獭猪心一枚,以竹刀子切破,不得犯铁,用纸拭去血,入朱砂包子在猪心内,却用麻线缚合猪心,又以甜笋壳再裹了,麻皮扎定,无灰酒二升,入砂罐内或银器内,煮令酒尽为度,去线并笋壳,取辰砂别研,将猪心以竹刀细切,砂盆内研令烂,却入后药末并辰砂,枣肉为丸,如梧桐子大,留少辰砂为衣;药末须隔日先碾下,枣肉于煮猪心日绝早煮熟,剥去皮核,取肉四两用。每服五十丸,人参汤送下,不拘时候。

【主治】❶《百一》:心气、心风。❷《景岳全书》:心疯癫痫。

【临床报道】心风:濮十太尉之子六将使传,乃侄尝患心风,服此一料,病减十之八矣。

27266 宁志丸(《直指》卷十一)

【异名】宁神定志丸(《北京市中药成方选集》)。

【组成】人参 白茯苓 茯神 柏子仁 琥珀 当归 酸枣仁(温酒浸半日,去壳,隔纸炒香) 远志(酒浸半日,新布裹,捶取肉,焙)各半两 乳香 朱砂(别研) 石菖蒲各一分

【用法】上为末,炼蜜为丸,如梧桐子大。每服三十丸,食后枣汤送下。

【功用】《北京市中药成方选集》:滋阴补气,益智宁神。

【主治】心虚血少,惊悸怔忡,癫痫。

❶《直指》:心虚血虚,多惊。❷《景岳全书》:心虚血少,神志不宁而惊悸者;怔忡,癫痫。❸《北京市中药成方选集》:气血虚弱,神志不宁,心虚多梦,烦躁盗汗。

【备考】《北京市中药成方选集》无茯神。

27267 宁志丸(《活人方》卷二)

【组成】枣仁五两 人参一两 黄耆一两 白术三两 茯神三两 当归身三两五钱 莲须二两 远志二两 朱砂一两 益智仁一两 甘草一两 乳香五钱

【用法】炼蜜为丸。每服二三钱,早、晚空腹灯心汤送下;无睡,用陈酒送下。

【主治】性情抑郁,志气不扬,精神虚怠,形容枯萎,昼则贪眠,夜反不寐,虽寐而惊悸易醒,或谋虑不遂,劳烦过度,气逆膻中,而怔忡痞闷,彻夜无睡,及睡而神昏气惰,甚

至饮食不思,肢体懈怵,盗汗怯寒,梦遗滑泄。

27268　宁志膏(《本事》卷二)

【组成】人参(去芦)一两　酸枣仁(微炒,去皮,研)一两　辰砂(水飞)半两　乳香一分(以乳钵坐水盆中研)

【用法】上为细末,炼蜜为丸,如弹子大。每服一丸,薄荷汤化下。

【功用】《普济方》:宁神定志,安眠止痛。

【主治】惊恐失志,心气虚耗,健忘,失眠,癫狂,赤白浊。

❶《本事》:失心。❷《局方》(淳祐新添方):心脏亏虚,神志不守,恐怖惊惕,常多恍惚,易于健忘,睡卧不宁,梦涉危险,一切心疾。❸《直指》:因惊失心。❹《普济方》:心气虚耗,赤白浊甚。❺《寿世保元》:癫狂失心不寐。

【方论选录】❶《寿世保元》:此方朱砂能镇心安神;酸可使收引,故枣仁能敛神归心;香可使利窍,故乳香能豁痰达心志;许学士加人参,亦谓人参能宁心耳。❷《本事方释义》:人参气味甘温,入脾胃;枣仁气味苦平,入心;辰砂气味苦温,入心;乳香气味辛微温,入手足少阴。以薄荷汤送药,乃手太阴之引经药也;甘温护持中土,佐以苦味入心,辛香开窍,使以轻扬为引,表里皆得安妥矣。

【临床报道】失心:予族弟妇缘兵火失心,制此方与之,服二十粒愈。

【备考】本方方名,据剂型,当作"宁志丸"。

27269　宁志膏(《陈素庵妇科补解》卷五)

【组成】琥珀一两(炼成收用)　茯神三两　枣仁(炒)三两　丹皮三两　熟地五两　归身三两　川芎一两　白芍二两　半夏一两　麦冬一两　竹叶百片　丹参六两　郁金七钱

【用法】加生姜三片,辰砂一钱、金饰二钱,煎汤化一盏服。

【功用】补心血,安心神,定心气,兼消瘀祛痰清火。

【主治】产后心血虚,败血、痰火、瘀血冲心,心神恍惚怖畏,乍见鬼神。

【方论选录】四物加茯神、枣仁养血安神,佐以丹参生新去旧,丹皮泻火通经,半夏行痰,麦冬清心,竹叶降火,琥珀消瘀破结,郁金入心,专治败血攻心,癫狂错乱,而行以辛温之姜,引以重镇之辰砂、金饰。心神安,心血充,心气定,痰火、败血不攻而自退矣。

27270　宁志膏(《百一》卷十八)

【异名】宁神膏(《医学入门》卷八)

【组成】辰砂(研)　酸枣仁(炒)　人参　茯神(去木)　琥珀各一分　滴乳香一钱(别研)

【用法】上为细末,和匀,每服一钱,浓煎灯心、枣汤调下。

【主治】❶《百一》:妇人因出血多,心神不安,不得睡,语言失常。❷《女科指掌》:产后语言颠倒,狂言谵语者。

27271　宁志膏(《普济方》卷一九〇引《如宜方》)

【组成】人参　酸枣仁各一两　辰砂半两

【用法】上为末,炼蜜为丸,如弹子大。每服一丸,薄荷汤送下。一方灯心汤调琥珀末送下。

【主治】出血失血过多,心神不安,睡卧不得,语言

失当。

27272　宁坤丸

《采艾编翼》卷二。即《回春》卷六引孙奎亭方"回生丹"。见该条。

27273　宁坤丸(《中药成方配本》)

【组成】党参二钱　白术五钱　茯苓五钱　炙甘草一钱五分(姜汁炒)　生地五钱　白芍五钱(姜汁炒)　熟地五钱　炒当归五钱　炒川芎五钱　沉香五分　广木香二钱五分　制香附五钱　西砂仁一钱五分　乌药五钱　炒广皮五钱　川牛膝二钱　琥珀二钱五分　黄芩二钱　苏叶二钱五分　阿胶二钱五分　益母膏一两二钱

【用法】上药除阿胶、益母膏外,其余共为细末,阿胶、益母膏烊化,加白蜜四两炼熟,与诸药打和为丸,分做四十四粒,每粒约干重二钱。每服一丸,开水化服。

【功用】和气血,调月经。

【主治】血虚气滞,经闭经少。

27274　宁坤锭(《吉林省中药成药集》)

【组成】雄黄五两　冰片五两　青盐五两　五倍子五两

【用法】冰片、雄黄单包,先将雄黄、冰片各为细末,青盐、五倍子共轧为细末,另取大枣十两,煮烂,去核取肉,与上药末搓揉为丸。用白绸一寸五分方块,做成袋内,以白线扎紧。每次一丸,同时将药袋纳入阴道内,留线在外,三日一换。

【功用】去湿止痒。

【主治】湿热下注引起的妇人阴痒、带下。

【宜忌】外用药品,切勿内服。

27275　宁肺丸(《外科正宗》卷二)

【组成】乌梅(蜜拌蒸,取肉)八钱(捣膏)　罂粟壳(去膜,蜜拌炒,为末)一两

【用法】用乌梅膏加生蜜少许,调为丸。每服二钱,乌梅汤送下,不拘时候。

【主治】❶《外科正宗》:久嗽咯吐脓血,胸膈不利,咳嗽痰盛,坐卧不安,言语不出,甚则声音哑嗌者。❷《灵验良方汇编》:咳嗽吐脓,痰中有血,胸膈、两胁作痛,口燥喉干,烦闷多渴,或吐臭浊。

27276　宁肺汤(《杨氏家藏方》卷八)

【组成】人参(去芦头)　白术　当归(去芦头,洗,焙)　熟干地黄　芎藭　白芍药　甘草(炙)　麦门冬(去心)　五味子　桑白皮　白茯苓(去皮)各半两　阿胶一两(蚌粉炒)

【用法】上㕮咀。每服五钱,水一盏半,加姜五片,同煎至七分,去滓温服,不拘时候。

【功用】❶《杨氏家藏方》:安肺消痰,定喘止嗽。❷《历代名医良方注释》:养阴培元,止咳化痰。

【主治】❶《杨氏家藏方》:荣卫俱虚,发热自汗,气短怔忡。❷《普济方》:肺气喘急,咳嗽痰唾。

27277　宁肺汤(《传信适用方》卷上)

【组成】罂房半两(去枝梗、剉,蜜炒黄脆)　五味子(去枝梗)半两　乌梅(去核)四两

【用法】上为粗末。每服四钱,水一盏半,加生姜三

片,同煎至七分,去滓食服。

【主治】咳嗽喘急,不问久新。

27278 宁肺汤(《痘疹全书》卷下)

【组成】知母 牛蒡子(炒) 马兜铃 桔梗 杏仁 软石膏 地骨皮 甘草

【主治】痘毒入肺,咳嗽喘气者。

27279 宁肺汤(《石室秘录》卷三)

【组成】麦冬五钱 桔梗三钱 甘草一钱 天花粉一钱 陈皮三分 玄参五钱 百部八分

【用法】水煎服。

【主治】燥病初起,咽干口燥,嗽不已,痰不能吐,面目红色,不畏风吹者。

27280 宁肺汤(《杂病源流犀烛》卷五)

【组成】黄芩 桑皮 贝母 花粉 杏仁 知母 天冬 沙参 枇杷叶

【主治】毒归于肺,肺焦叶举,疹后嗽,气喘息高,连声不止,甚至咳血,或呛出饮食,而或体实者;手足肿至腹,病为从外入内,或朝宽暮急,或朝急暮宽,或先喘后胀。

27281 宁肺汤(《麻症集成》卷四)

【组成】沙参 归身 尖生 麦冬 阿胶 力子 川贝 酒芍 丹参 蒌仁 桑皮 甘草

【主治】疹后气血俱虚,肺热喘嗽,发热自汗。

27282 宁肺饮(《盘珠集》卷下)

【组成】天冬 知母 紫苏 桔梗 炙甘草

【主治】风寒客肺之咳嗽。

【加减】寒,加杏仁、桑皮;多痰,加姜汁、竹沥、陈皮;热,加黄芩;心不舒畅,加百合、川贝;虚,加人参、紫菀。

27283 宁肺散(《袖珍》卷一引《圣惠》)

【异名】宁神散。

【组成】乌梅八钱 罂粟壳一斤(制)

【用法】上为末,每服二钱,煎乌梅汤调下,不拘时候。

【主治】久新肺气不通,渐咯脓血,壅滞不利,咳嗽黏涎,坐卧不安,语言不出。

27284 宁肺散(《宣明论》卷九)

【组成】御米壳四两 木瓜三两(同御米壳一处用蜜二两水化,同炒微黄) 五味子一两 人参一两 皂角二两

【用法】上为末。每服二钱,乌梅同煎,临卧含服。

【主治】一切寒热痰盛,久新咳嗽不止者。

27285 宁肺散(《儒门事亲》卷十二)

【组成】御米(蜜炒,去瓤) 甘草 干姜 当归 白矾 陈皮各一两

【用法】上为末。每服三钱,煎荠汁调下。

【主治】寒嗽。

【加减】贫乏之人,多感风冷寒湿咳嗽,加白术之类。

27286 宁肺散(《得效》卷五)

【组成】玄胡索一两 枯矾二钱半

【用法】上为末。每服二钱,用软饴糖一块和药含化;小儿一钱,用蜜亦可。

【主治】咳嗽。

27287 宁肺散

《普济方》卷一六○。为原书同卷"宁神散"之异名。

见该条。

27288 宁肺散(《育婴秘诀》卷二)

【组成】桑白皮(炒) 葶苈子(炒) 赤茯苓 车前子 山栀仁各等分 炙甘草减半

【用法】加生姜、大枣为引,水煎服。

【主治】病后热在心肺,发热喘咳,身热饮水,鼻干唇燥,脉疾有力。

27289 宁肺散(《种痘新书》卷九)

【组成】知母 牛子 桔梗 陈皮 马兜铃 杏仁 全地 川贝 桑皮 橘红 炒芩 甘草

【功用】清金降火。

【主治】痘疮余毒流入于肺,肺热生痰咳嗽者。

27290 宁肺膏(《杏苑》卷八)

【组成】枇杷叶 款冬花 紫菀 杏仁 木通 桑皮各五两 大黄(蒸熟)二两五钱

【用法】上为细末,炼蜜为丸,如梧桐子大。用白滚水化服。

【主治】漏疮。

【备考】本方方名,据剂型,当作"宁肺丸"。

27291 宁沸汤(《辨证录》卷六)

【组成】麦冬三两 山茱萸三两 茯苓一两

【用法】水煎服。一剂渴少止,再剂渴又止,饮半月痊愈。

【功用】纯补其水。

【主治】肾火上沸之消渴,口干舌燥,吐痰如蟹涎白沫,气喘不能卧,但不甚大渴,渴时必须饮水,饮之后,即化为白沫。

【方论选录】此方用山茱萸三两,以大补肾水,尽人知之。更加入麦冬三两者,岂滋肺以生肾乎!不知久渴之后,日吐白沫,则熬干肺液。使但补肾水,火虽得水而下降,而肺中干燥无津,能保肺之不告急呼!肺痿、肺痈之成,未必不始于此。故补其肾而随滋其肺,不特子母相生,且防祸患于未形者也。加入茯苓者,因饮水过多,膀胱之间必有积水,今骤用麦冬、山萸至六两之多,不分消之于下,则必因补而留滞,得茯苓利水之药以疏通之,则补阴而无腻膈之忧,水下趋而火不上沸,水火既济,消渴自除矣。

27292 宁波汤(《四圣心源》卷五)

【组成】甘草二钱 桂枝 芍药 阿胶 茯苓 泽泻 栀子 发灰(猪脂煎,研)各三钱

【用法】水煎,温服。

【主治】溺血。

【加减】膀胱之热,若瘀血紫黑,累块坚阻,加丹皮、桃仁之类行之。

【方论选录】溺血与便血同理,而木郁较甚,故梗涩痛楚。苓、泽、甘草培土泄湿,桂枝、芍药达木清风,阿胶、发灰滋肝行瘀,栀子利水泄热。

27293 宁荨丸(《朱仁康临床经验集》)

【组成】生地300克 当归90克 荆芥90克 蝉衣60克 苦参90克 白蒺藜90克 知母90克 生石膏150克 紫草90克 桃仁90克 生甘草60克

【用法】上为细末,炼蜜为丸,每丸重9克。每服二丸,

一日二次。

【功用】凉血活血,消风止痒。

【主治】急慢性荨麻疹、玫瑰糠疹、脂溢性皮炎。

27294 宁荨丸(《朱仁康临床经验集》)

【组成】生黄耆 310 克 防风 250 克 炒白术 250 克 桂枝 310 克 白芍 310 克 生姜 150 克 甘草 150 克 大枣 310 克

【用法】上为细末,炼蜜为丸,每丸重 9 克。每服二丸,一日二次。

【功用】固卫御风。

【主治】慢性荨麻疹,遇风冷即起。

27295 宁胃汤(《医钞类编》卷七)

【组成】牛膝五钱 当归二钱 山栀 侧柏叶 降香 青荷叶各一钱

【用法】童便一盏,磨好墨和服。

【主治】血溢胃脘,呕吐成盆。

27296 宁胃散(《东医宝鉴·内景篇》卷四引《必用》)

【异名】芩连芍药汤。

【组成】白芍二钱 黄芩 黄连 木香 枳壳各一钱半 陈皮一钱 甘草(炙)五分

【用法】上剉一剂。水煎服。

【主治】赤白热痢。

27297 宁神丸(《御药院方》卷五)

【组成】白茯苓(去皮) 五味子(炒) 干山药 杏仁(去皮尖,麸炒,别捣) 阿胶(炒珠子) 熟干地黄各一两 柏子仁(别捣) 麦门冬(去心) 杜仲(炒丝断) 百部 肉桂(去粗皮) 川芎 当归(去芦头) 细辛(去苗) 人参(去芦头) 甘草(炙,剉) 贝母(去心)各半两

【用法】上为细末,炼蜜为丸,每两作二十丸。每服一丸,含化咽津,不拘时候。常令咽喉中药气不歇益佳。

【主治】一切咳嗽。

27298 宁神丸

《普济方》卷二一八。即《杨氏家藏方》卷十"灵砂宁神丸"。见该条。

27299 宁神丸(《成方制剂》4 册)

【组成】白芍 陈皮 川芎 当归 地黄 茯苓 甘草 麦冬 贝母 酸枣仁 远志

【用法】制成棕黑色的水蜜丸或黑褐色的大蜜丸。大蜜丸每丸重 5.6 克。口服。水蜜丸一次 4 克,大蜜丸一次 1 丸,一日 2 次。

【功用】养血安神。

【主治】心神不宁,烦躁梦多,神经衰弱,惊悸失眠。

27300 宁神丹(《丹溪心法》卷四)

【组成】天麻 人参 陈皮 白术 归身 茯神 荆芥 僵蚕 独活 远志(去心) 犀角 麦门冬(去心) 酸枣仁(炒) 辰砂各半两(另研) 半夏 南星 石膏各一两 甘草(炙) 白附子 川芎 郁金 牛黄各三钱 珍珠三钱 生地黄 黄连各半两 金箔三十片

【用法】上为末,酒糊为丸。每服五十九,空心白汤送下。

【功用】清热,养气血。

【主治】痫症,不时潮作者。

27301 宁神丹(《普济方》卷一六三)

【组成】防风一斤 乌梅肉 桔梗 甜葶苈各半斤 人参 知母 紫苏叶各四两

【用法】上为末。用麻黄五斤,去根,切作二寸,水洗过,用长流水三斗,运取于银石器内,同麻黄熬水至五升,将麻黄就于水内,一把搓尽,去麻黄,将麻黄水用罗子隔去净,再于银石沙器内,熬成膏,点些入水中,不散为度;将前项药末,同麻黄膏子相和匀,杵一千之上,然后为丸,如弹子大。每服一丸,水一盏半,煎至四五沸化开,如不开时,用匙杓研开,卧时热服。汗出为度。

【主治】远年近日,咳嗽喘满,不得眠卧,或因风寒入腠理,不得眠者。

【宜忌】煎药可用银石沙瓷器内,不用铜铁器;服药后,忌房室、驴马肉、雁鸡猪肉、鱼鸭、湿面、油腻、发病等物及嗔怒。

27302 宁神丹(《万氏家抄方》卷二)

【组成】天麻 人参 陈皮 白术 茯神 荆芥 僵蚕 独活 远志 防风 麦冬 黄连 枣仁各五钱 归身 南星 石膏 生地各一两 琥珀 珍珠 牛黄 黄芩 川芎 白附子 甘草各三钱 辰砂五钱(另研) 金箔三十片

【用法】酒糊为丸。每服五十九,空心白汤送下。

【功用】清热养气血。

【主治】痫,不时潮作者。

27303 宁神丹(《万氏家抄方》卷五)

【组成】胆星一两 天竹黄八钱 僵蚕(炒)五钱 全蝎(炙)四钱 钩藤四钱 明天麻五钱 山药四钱 琥珀 珍珠各三钱 牛黄二钱 雄黄 麝香各一钱五分

【用法】上为细末,甘草煎膏为丸,如茨实大,辰砂为衣。每服一丸,薄荷汤送下;慢脾风,四君子汤送下。

【主治】小儿急慢惊风。

27304 宁神丹(《仙拈集》卷二)

【组成】莲须 石莲肉各一斤 芡实十二两 麦冬四两

【用法】用公猪肚一个,入家莲肉一斤,放砂锅内,水煮烂,去肚,将莲肉晒干,同前药为细末,炼蜜为丸,如梧桐子大。每服一百丸,空心莲须汤送下。

【功用】壮阳固精。

27305 宁神汤(《痘疹心法》卷二十二)

【组成】人参 当归身 生地黄 麦门冬各一钱 山栀仁 甘草(炙) 黄连(炒)各五钱 石菖蒲三分 辰砂(末)一分

【用法】上剉细。加灯心半钱,水一盏,煎七分,去滓,调辰砂末搅匀,食后温服。

【功用】《痘疹传心录》:养血安神。

【主治】❶《痘疹心法》:疮疹收靥之后,真气虚弱,火邪内攻,发惊者。❷《景岳全书》:心虚火盛,热躁惊搐。

27306 宁神汤(《片玉痘疹》卷六)

【组成】石菖蒲 茯神 栀子仁(酒炒) 甘草(炙) 黄连 木通

【用法】灯心为引,水煎,加竹沥服之。

【主治】痘已收靥,余热不退而发搐者。

【加减】虚,加人参。

【备考】《痘疹全书》有麦门冬;《痘疹传心录》有人参。

27307 宁神汤(《嵩崖尊生》卷九)

【组成】人参 青皮各五分 黄耆二钱 神曲七分 黄柏 当归 柴胡 升麻各三分 苍术 炙草各一钱

【用法】水煎服。

【主治】食后昏沉,懒动嗜卧。

27308 宁神汤(《嵩崖尊生》卷十四)

【组成】川芎一钱 当归三钱 炮姜四分 炙草四分 茯神一钱 桃仁十二个 人参二钱 益智八分 柏子仁一钱 陈皮三分

【用法】加大枣,水煎服。

【主治】产后气血两虚,妄言妄见,神魂无依,而痛未止者。

【加减】真知瘀血不行,合失笑散。

27309 宁神汤(《会约》卷二十)

【组成】人参 当归 熟地各二钱 茯神 石菖蒲各一钱 枣仁(炒,研)八分 远志六分 炙草五分

【用法】上为末,猪心血为丸,辰砂(水飞)为衣。灯心汤送下。

【主治】痘成浆之时,气血外出,自心舍空虚,神无所依,或昏睡不醒,口中喃喃,狂言如祟。

27310 宁神汤(《证治宝鉴》卷二)

【组成】四物加甘草 参 神 远 枣 连

【用法】加姜汁、竹沥煎服。

【主治】痫证血虚神昏者。

【加减】有痰,加姜汁、炒南星。

27311 宁神饮(《仙拈集》卷二)

【组成】茯苓 陈皮 瓜蒌各八分 黄芩 远志 枣仁各六分 半夏 贝母各一钱 甘草五分

【用法】生姜三片为引,水二钟煎,食远服。先服化痰丸,后服本方。

【主治】风狂痰迷心窍。

【加减】心热,加麦冬、黄连。

27312 宁神散

《袖珍》卷一引《圣惠》。为原书同卷"宁肺散"之异名。见该条。

27313 宁神散(《宣明论》卷九)

【组成】御米囊一斤(生醋炒) 乌梅四两

【用法】上为末。每服二三钱,食后沸汤点下,一日三次,常服。

【主治】❶《宣明论》:一切痰嗽不已。❷《玉机微义》:咳嗽多年不已,常自汗,服药不效者。

27314 宁神散(《儒门事亲》卷十二)

【组成】御米壳二两(蜜炙) 人参 苦葶苈各一两

【用法】上为末。入乌梅同煎三五沸,去滓,食后稍热服。

【主治】寒嗽,风冷寒湿咳嗽。

27315 宁神散(《普济方》卷一六〇)

【异名】宁肺散。

【组成】甜葶苈(炒) 木瓜各一两半 御米壳(蜜炒)四两 乌梅(切,炒) 五味子 人参各一两

【用法】上为末。每服二钱,食后白汤调下。

【主治】一切肺虚咳嗽,涎喘不止。

27316 宁神膏(《普济方》卷三七四)

【组成】茯神 朱砂各一两 麦门冬(去心)半两 麝香一分

【用法】上为细末,炼蜜为小饼子。每服一饼,临睡同薄荷汤化服,一夜一服。

【主治】小儿初惊,服防风导赤散其搐止者。

27317 宁神膏

《医学入门》卷八。为《百一》卷十八"宁志膏"之异名。见该条。

27318 宁神膏(《诚书》卷八)

【组成】人参 茯苓 川芎 羌活 天麻(煨) 防风 甘草(炙)各二钱 朱砂五分 麝一字

【用法】上为末,炼蜜为丸。麦冬汤送下。

【功用】镇心,退热,定惊。

【备考】本方方名,据剂型,当作"宁神丸"。

27319 宁神膏(《幼科释谜》卷六)

【组成】人参半两 茯神二两 葛根 甘草 五味子 知母 花粉各三钱

【用法】另将生地浸一夜,捣烂,绞取汁一碗,熬膏。入药末,至可丸,每服二三十丸,枣汤送下。

【主治】急惊风服导赤散加地黄、防风,其搐止者。

27320 宁眠散(《幼幼新书》卷九引张涣方)

【组成】天南星(炮裂) 人参(去芦头) 白附子各半两 干蝎二十一个 干赤头蜈蚣一条(酒浸,酥炙微黄)

【用法】上为细末。次用乳香、血竭各研一分,同诸药拌匀。每服一字至半钱,用好酒少许,浸薄荷煎汤调下。每儿潮搐,服之得眠是验,次用辰砂膏相兼服之。

【主治】小儿慢惊潮搐,不得安卧。

27321 宁眠膏(《奇效良方》卷六十四)

【组成】甜消 人参 朱砂各一两 茯苓 山药各二两 甘草(炙) 寒水石(煅)各五钱

【用法】上为末,炼蜜为丸,如芡实大。每服一丸,薄荷汤送下,不拘时候。

【主治】小儿惊热,心神恍惚,谵语,睡卧不稳。

27322 宁眠膏(《诚书》卷八)

【组成】甜消 人参 辰砂 茯苓 山药各一两 甘草(炙) 寒水石(煅)各二钱半 龙脑一分 麝五分

【用法】上为末,加坏胭脂一钱,炼蜜为丸。薄荷汤送下。

【主治】小儿惊热痰盛,心神恍惚。

【备考】本方方名,据剂型,当作"宁神丸"。

27323 宁静汤(《石室秘录》卷六)

【组成】人参一两 白术三钱 白芍一两 熟地一两 玄参一两 生枣仁五钱 白芥子三钱 麦冬五钱

【用法】水煎服。

【主治】怔忡之症,扰扰不宁,心神恍惚,惊悸不已者。

【方论选录】此肝肾之虚,而心气之弱也,若作痰治往往杀人。盖肾虚以致心气不交,心虚以致肝气益耗。故方用一派补心、肝、肾之药,三经同治,则阴阳之气自交,上下相资,怔忡自定,而惊悸恍惚之症亦尽除矣。

27324 宁嗽丸(《集验良方》卷四)

【组成】瓜蒌仁(略炒熟)一两　花椒一钱五分(去椒目)　麦面一钟(炒熟)

【用法】上为细末,炼蜜为丸,如小指头顶大。不时噙化。

【主治】咳嗽。

27325 宁嗽丸(《饲鹤亭集方》)

【组成】南沙参　桑叶　杏仁　茯苓　川贝　姜夏　前胡　薄荷各二两　苏子一两五钱　橘红一两　米仁三两　炙草五钱

【用法】上为末。用川斛一两,生谷芽二两,煎汤法丸。每服三四钱,淡姜汤送下。

【功用】清热润肺,止咳化痰,定喘。

❶《饲鹤亭集方》:止咳宁嗽,清热消痰。❷《重订通俗伤寒论》:防变肺痿肺痨。❸《药庵医学丛书》:润肺定喘,降有余之邪火。

【主治】❶《重订通俗伤寒论》:咳尤不止,痰中兼有血丝血珠者。❷《鳞爪集》:邪留肺经,久嗽不宁。

【备考】方中杏仁、姜夏,《重订通俗伤寒论》作“甜杏仁”、“竹沥半夏”。

27326 宁嗽丸(《中药成方配本》)

【组成】薄荷一两五钱　苦杏仁一两五钱　黑苏子二两　炙甘草五钱　桔梗二两　制半夏二两　川贝母二两　广皮一两　茯苓二两　谷芽一两　桑白皮一两五钱　川石斛二两

【用法】上药除桑白皮、川石斛外,其余共为细末,用桑白皮、川石斛煎汤为丸,如绿豆大,约成丸十三两。每服一钱五分,开水送下,一日二次。

【功用】宣肺利气。

【主治】风热咳嗽。

27327 宁嗽丹(《辨证录》卷四)

【组成】苏叶　甘草　天花粉　天冬　款冬花各一钱　桔梗　生地各三钱　麦冬五钱

【用法】水煎服。二剂愈。

【主治】骤感风寒,一时咳嗽,鼻塞不通,嗽重,痰必先清后浊,畏风畏寒。

27328 宁嗽丹(《辨证录》卷六)

【组成】麦冬二两　五味子二钱　天冬三钱　生地一两　桑白皮二钱　款冬花　紫菀　桔梗各一钱　甘草五分　牛膝三钱

【用法】水煎服。

【主治】肺燥咳嗽,吐痰不已,皮肤不泽,少动则喘。

27329 宁嗽汤(《直指》卷八)

【组成】桑白皮(炒)　紫苏　细辛　北五味子　橘皮　半夏(制)　茯苓　杏仁(去皮)　缩砂仁　枳壳(制)　北梗　甘草(炒)各等分

【用法】上剉散。每服三钱,加生姜四片,乌梅半个,水煎,食后服。

【主治】诸嗽。

27330 宁嗽汤(《赤水玄珠》卷九)

【组成】五味子十五粒　茯苓一钱　桑白皮一钱二分　陈皮一钱　知母一钱　马兜铃一钱五分　川芎一钱　麦冬一钱二分　粉草五分

【用法】水煎服。

【主治】咳血。

27331 宁嗽汤(《杂病源流犀烛》卷一)

【组成】桔梗　半夏　枳壳　陈皮　前胡　葛根　桑皮　茯苓　苏叶　杏仁　甘草

【用法】加生姜、葱。服此方后,再用加味二陈汤一剂。

【主治】表病嗽。

【加减】冬,加麻黄取汗。

27332 宁嗽汤(《麻疹集成》卷三)

【组成】葶苈　枯芩　米仁　石膏　甘草　桑皮　百合　花粉　栀子

【主治】麻疹后,肺胃实火喘促。

27333 宁嗽煎(方出《奇方类编》,名见《仙拈集》卷一)

【组成】知母一钱(去皮毛,切片,隔纸炒)　杏仁(姜汁泡,去皮尖,焙)五钱

【用法】水一钟半,煎一钟,次以萝卜子、杏仁等分(为末),米面糊为丸,如梧桐子大。每服五十丸,食远姜汤送下。绝病根。

【主治】久嗽气急。

27334 宁嗽膏(方出《圣惠》卷四十六,名见《医部全录》卷二四五)

【组成】紫苏子三两(微炒)　生姜汁一合　白蜜一中盏　鹿角胶三两(捣碎,炒令黄燥)　杏仁三两(汤浸,去皮尖双仁,麸炒微黄)　生地黄汁一盏

【用法】上药都捣令熟,入生姜、地黄、蜜相和,以慢火熬成膏,于不津器中,密收之。每服半匙,以温粥饮调下,一日三四次。

【主治】久咳嗽上气,心胸烦热,吐脓血。

27335 宁嗽膏(《古今医鉴》卷七)

【异名】如神宁嗽膏(《寿世保元》卷四)。

【组成】天冬(去心)半斤　杏仁(去皮)四两　贝母(去心)四两　百部四两　百合四两　款冬花五两　紫菀三两　白术四两

【用法】上剉,用长流水二十碗煎五碗,滤滓再煎,如是者三次,共得药汁十五碗,入饴糖半斤,蜜一斤再熬,又加阿胶四两、白茯苓细末四两,和匀如膏。每服三五匙。

【功用】❶《古今医鉴》:敛肺。❷《仙拈集》:止咳化痰。

【主治】❶《古今医鉴》:阴虚咳嗽,火动咯血。❷《回春》:阴虚火动发热,咯血吐血。

【备考】《寿世保元》无白术。

27336 宁嗽膏

【方源】《寿世保元》卷八。

【组成】麻黄　杏仁(去皮尖)　桔梗(去芦)　甘草　知母　贝母　款冬花　黄芩　紫菀各五钱　黄连一钱　香

附二钱(童便炒)　牛胆南星一两

【用法】上为细末，炼蜜为丸，如芡实大。每服一丸，食后白汤化下。

【主治】小儿一切咳嗽不已。

27337　宁嗽膏(《简明医彀》卷四)

【组成】天冬　麦冬各一两　粟壳(去瓤，取衣)　陈皮各七钱　五味子　萝卜子　贝母各五钱　冬花　百合　百部　天花粉　枳壳　兜铃　紫菀各三钱

【用法】加白果三十个(打碎)，新砂锅煎首汁，滤滓煎二汁，再煎三汁；麻布绞去滓，滤第三汁，入锅焖减半，入二汁，又减半，下首汁熬；加饴糖八两，熬稠，倾瓷碗内，生水中一日。每服半杯，重汤顿温服。

【主治】嗽久，诸邪服药已清，唯嗽不止者。

【宜忌】邪未清切忌。

27338　宁嗽糖(《济众新编》卷七)

【组成】百合二两　天门冬一两　桂皮　胡椒　橘皮各三钱　桔梗二钱

【用法】上为细末，糯米一斗造稀糖，同和再熬成软糖。随量服，不拘时候。

【功用】补虚乏，益气力，润五脏，消痰止嗽；镇心神。

【主治】肺气喘嗽，肺痿咳嗽。

27339　宁嗽露(《成方制剂》7册)

【组成】百部　甘草　苦杏仁　麻黄　紫菀

【用法】制成棕黄色的液体。口服，一次15毫升，一日3次。

【功用】止咳化痰。

【主治】伤风咳嗽，急、慢性支气管炎。

27340　宁嗽金丹

《十药神书》(陈修园注解本)。为《修月鲁般经后录》引《劳证十药神书》(见《医方类聚》卷一五〇)"太平丸"之异名。见该条。

27341　宁心止咳饮(《效验秘方·续集》司徒树长方)

【组成】紫河车15克　红参10克(或党参30克代之)　炙甘草9克　赤芍15克　丹参20克　桃仁15克　当归12克　田七末6克(冲服)　葶苈子20克　桑白皮20克　茯苓20克　制附子10克(先煎)　麦冬15克

【用法】每日1剂，水煎2次分服。

【功用】温阳通脉，活血止咳。

【主治】肺气肿，肺心病。发病特点为咳则胸闷刺痛，多咳咽中腥气，或见咳血，或吐痰泡沫挟寒，面唇青暗，甚或气短乏力，心悸怔忡，恶寒肢冷，舌下静脉瘀黑，脉涩或结代或疾而无力者。

【方论选录】方中以紫河车、红参、炙草、附子补心阳，益心气；赤芍、丹参、桃仁、当归、田七活血化瘀，通脉止咳；麦冬止咳润肺；葶苈子、桑白皮、茯苓祛瘀化饮而止咳喘。诸药合用，有温补心阳，活血通脉，止咳平喘之功。

27342　宁心生一散(《眼科临症笔记》)

【组成】柏子仁四钱　石菖蒲三钱　生龙骨五钱　远志三钱　茯神三钱　磁石二钱　生牡蛎五钱　生龟版四钱　枣仁三钱(炒)　甘草一钱

【用法】水煎服。

【主治】两眼白光自现。

27343　宁心补肾丸(《成方制剂》8册)

【组成】补骨脂　潞党参　茯苓　覆盆子　枸杞子　何首乌　核桃仁　金樱子　韭菜子　莲须　莲子　龙骨　牛鞭　芡实　沙苑子　砂仁　山药　酸枣仁　菟丝子　续断

【用法】制成黑色的大蜜丸，每丸重11.3克。口服，一次1丸，一日2次。

【功用】宁心补肾，益精止痿。

【主治】肾虚耳鸣，头晕眼花，惊悸不宁，盗汗体虚，遗精，滑精，阳痿，不育，腰膝酸软。

【宜忌】感冒发热者忌服。

27344　宁心益志丸(方出《丹溪心法》，名见《丹溪治法心要》卷四)

【异名】人参丸(《景岳全书》卷五十三)。

【组成】人参　茯苓　茯神　牡蛎　酸枣仁　远志　益智各半两　辰砂二钱半

【用法】上为末，枣肉为丸服。

【功用】宁心益智。

【备考】《丹溪治法心要》无茯苓。

27345　宁志内托散(《不居集》上集卷十)

【组成】柴胡八分　茯神六分　葛根一钱　人参五分　当归八分　枣仁六分　远志六分　橘红六分　贝母八分　益智仁五分

【用法】加生姜、大枣，同煎服。

【主治】外感寒邪，内伤情志，忧思抑郁，矜持恐怖，神情不畅，意兴不扬，恶寒发热，身胀头疼者。

【加减】阳分虚者，加黄耆、白术各一钱；阴分虚者，加熟地、白芍一钱；气滞者，加木香三五分；虚火，加丹皮、栀子七分；肝脾两虚者，加何首乌、圆眼肉。

【方论选录】盖情志之病，本无用疏解之理，而外邪客之，不得不藉人参之大力，以助柴、葛之托提。茯神、当归养血宁神，远志、枣仁交通心肾，益智启脾，贝母开郁，橘红除痰利气，姜、枣调和营卫，再与人参、柴、葛并用，则邪无不透也。

27346　宁志化痰汤(《古今医鉴》卷七)

【组成】胆星一钱　半夏(制)一钱　陈皮一钱　茯苓一钱　天麻一钱　人参一钱　黄连(姜汁炒)一钱　酸枣仁一钱　石菖蒲一钱

【用法】上剉一剂。加生姜五片，水煎服。再服养血清心汤。

【主治】癫狂，心虚痰盛之症。

27347　宁坤至宝丹(《卫生鸿宝》卷五)

【组成】嫩黄耆(蜜炙)三两　白术(陈壁土炒)　枣仁(炒香)　归身(酒炒)　香附(杵，米酒制)　川断(酒炒)　条芩(酒炒)　甘枸杞　血余(煅不见火)　阿胶(蛤粉炒)　杜仲(盐水炒)各二两　茯苓(乳制)　白芍(酒炒)　丹参(酒炒)各一两半　北五味(焙)六钱　甘草(蜜炙)　朱砂(飞为衣)各一两　大生地(酒煨)四两

【用法】上药各为细末，和匀，炼蜜为丸，每重三钱。按症照引调服：凡久不坐孕，经脉不调，腹痛酸胀，或赤淋白带，腰痛胃痛，夜热心烦，食少，日服一丸，莲子汤送下；胎气

失调,恶心呕吐,虚烦阻食,浮肿气急,腰腹酸痛,胎漏下血,或伤胎见红,每服一丸,莲子汤送下;甚者服数丸,人参汤送下;临产疼阵作时,服一丸,白汤送下,胎自顺下;如有横逆异产,每服数丸,汤和童便送下,保全母子;或难产者,冬葵子三钱,煎汤调下;产后下血过多,汤和童便送下;恶露不行,腹痛块瘀,山楂三钱、红花一钱,煎汤调下;或寒热往来,有外感者,荆芥穗一钱,煎汤调下;兼虚汗者,人参汤送下;虚烦狂躁,腹满气急,俱白汤送下;无论老少妇女,血崩尿血,或因血虚,周身筋骨疼痛者,白汤送下。

【主治】 妇人经脉不调,带下,崩淋,虚劳,胎前产后百病。

27348 宁坤至宝丹(《北京市中药成方选集》)

【组成】 益母草三十两 香附(炙)五两 白芍五两 川芎五两 当归五两 橘红五两 熟地五两 生地五两 黄芩五两 乌药五两 茯苓五两 白术(炒)五两 阿胶(炒)二两五钱 木香二两五钱 苏叶二两五钱 砂仁二两五钱 甘草二两五钱 川牛膝二两(共研为细粉,过罗) 每十六两细粉加人参(去芦)三钱 沉香八钱 琥珀四钱

【用法】 上为细末,过罗,混合均匀,炼蜜为丸,重三钱,蜡皮封固。每服一丸,温开水送下,一日二次。

【功能】 益气和荣,调经养血。

【主治】 月经不调,胸膈不舒,食欲不振,身体瘦弱,腰痛腿酸。

27349 宁坤至宝丹(《全国中药成药处方集》兰州方)

【组成】 益母草八两 香附八两 当归四两 川芎四两 台乌药四两 黄芩四两 生地四两 白术四两 茯苓四两 丹参四两 砂仁四两 青皮四两 广木香四两 杜仲(炒)四两 肉桂二两 党参八两 甘草四两 元胡四两 枸杞四两 柴胡二两 沉香四两

【用法】 上为细末,炼蜜为丸,每丸三钱重,蜡皮封固。每服一丸,白开水送下。

【功用】 调经养血,顺气开瘀。

【主治】 经血不调,腰腹疼痛,赤白带下,四肢浮肿,胸口疼痛,呃逆胀满。

27350 宁坤养血丹(《北京市中药成方选集》)

【处方】 当归一百两 人参(去芦)十两 茯苓二十八两 丹参一百两 川芎七十两 橘皮二十二两 红花六十九两 白芍八十七两 生地十六两 甘草二十二两 白术(炒)十六两 柴胡六十两 肉桂(去粗皮)八两 香附(炙)一百两 厚朴(炙)八两

【用法】 上为细末,过罗,炼蜜为丸,重二钱五分。每服一丸,温开水送下,一日二次。

【功用】 补气和荣,调经养血。

【主治】 妇女月经不准,赶前错后,经期腹痛,腰痛腿酸。

27351 宁肺止嗽饮

《胎产新书》卷四。为《胎产心法》卷上"宁肺止嗽散"之异名。见该条。

27352 宁肺止嗽散(《胎产心法》卷上)

【异名】 宁肺止嗽饮(《胎产新书》卷四)。

【组成】 麦冬二钱(去心) 知母一钱 桔梗 紫苏各

五分 杏仁十粒(去皮尖) 桑白皮六分 甘草四分

【用法】 水煎服。

【主治】 孕妇风寒咳嗽。

【加减】 有痰,加橘红四分、竹沥、姜汁;火嗽,加黄芩八分;虚嗽,加紫菀一钱、款冬花六分;寒甚,加麻黄;虚损,加瓜蒌一钱、竹沥、姜汁;嗽而心胸不舒,加去心贝母、百合各一钱、紫菀八分。

【备考】 方中麦冬,《胎产新书》作"天冬"。

27353 宁肺生化汤(《灵验良方汇编》卷下)

【组成】 川芎一钱 当归二钱 杏仁十粒 知母六分 甘草 干姜(炙) 桔梗各四分

【主治】 产后半月内,感风寒而嗽,鼻塞声重。

【加减】 痰,加天花粉八分;虚人有汗,加人参一钱,不可偏重散寒之药。

27354 宁肺桔梗汤

《外科正宗》卷二。为《外科枢要》卷四"桔梗汤"之异名。见该条。

27355 宁肺清金丸(《中药成方配本》)

【组成】 前胡二两 苦杏仁二两 天花粉二两 象贝二两 桔梗二两 枳壳二两 茯苓三两 桑白皮三两 莱菔子三两 瓜蒌霜三两 黑苏子四两 橘红一两五钱

【用法】 上药除桑白皮外,共为细末,将桑白皮煎汤为丸,如绿豆大,约成丸二十二两。每服二钱,开水送下,一日二次。或绢包煎服一两。

【功用】 宣肺止嗽。

【主治】 感冒咳嗽。

27356 宁神内托散(《不居集》上集卷十)

【组成】 丹参一钱 人参五分 续断一钱 远志六分 茯神八分 甘草三分 柴胡八分 枣仁六分 当归八分 干葛八分 生姜 大枣

【主治】 食少事烦,劳心过度,兼感外邪,寒热交作者。

【加减】 若用心太过者,加丹参一钱、柏子仁一钱;若兼用力太过者,加秦艽、续断各一钱;若食少心烦者,加莲肉、扁豆、谷芽各一钱;若心虚不眠,多汗者,加五味子三分;若邪盛不能解散,加秦艽、羌活五七分。

【方论选录】 方中茯神、丹参以宁神,枣仁、当归以补肝血,柴胡、葛根以托外邪,远志交通心肾,续断专理劳伤,更有人参、甘草驾驭,为之主宰,则客邪无容身之地矣。

【备考】 方中生姜、大枣用量原缺。

27357 宁神化毒汤(《痘疹全书》卷下)

【组成】 人参 归身 生地 麦冬 木通 赤芍 石菖蒲 山栀子 灯心

【用法】 上㕮咀。水煎服。

【主治】 痘疹成浆后,脓血过多,心虚神无所主,口中谵语。

27358 宁神生化汤(《胎产秘书》卷下)

【组成】 川芎二钱 当归四钱 茯苓 枣仁 柏仁各一钱 桃仁十粒 炮姜 炙甘草各五分 红枣二枚(去皮)

【用法】 水煎服。

【主治】 产后气血两虚,轻则睡中呢喃,重则不睡妄

言,或因痰客于上焦,视听言动虚妄,块痛者。

【加减】虚,加人参。

27359　宁神生化汤(《胎产心法》卷下)

【组成】人参二钱　当归三钱(酒洗)　干姜(炙黑)炙草各四分　茯神　柏子仁　川芎各一钱　桃仁十粒(去皮尖)　益智仁八分　陈皮三分

【用法】加大枣二个,龙眼肉五个,水煎服。

【主治】产后块痛不止,妄言妄见,未可用耆、术者。

【加减】瘀血不行,合失笑散。

27360　宁神安卧丸(《石室秘录》卷二)

【组成】人参五两　远志二两　枣仁(炒)二两　熟地八两　山茱萸四两　茯神三两　柏子仁一两　麦冬三两　陈皮五钱

【用法】上药各为木,炼蜜为丸。每日服一两,白滚水送下。五日即安。

【主治】卧不安枕。

27361　宁神导痰汤(《医学入门》卷七)

【组成】导痰汤加远志　菖蒲　芩　连　朱砂

【功用】宁神导痰。

【主治】❶《医学入门》:癫狂,怒伤肝者。❷《杏苑》:怒动肝火,风痰上盛,发狂叫呼者。

27362　宁神灵颗粒(《成方制剂》8册)

【组成】半夏　柴胡　大黄　甘草　桂枝　黄芩　龙骨　牡蛎

【用法】上制成颗粒剂,每袋装14克。开水冲服。一次14克,一日2次。

【功用】疏肝开郁,镇惊安神。

【主治】头昏头痛,心烦易怒,心悸不宁,胸闷少气,惊厥抽搐,少寐多梦。

27363　宁神固精丸

《寿世保元》卷五。为《直指·附遗》卷十"固精丸"之异名。见该条。

27364　宁神定志丸

《北京市中药成方选集》。为《直指》卷十一"宁志丸"之异名。见该条。

27365　宁神定志丸

《成方制剂》3册。即《古今录验》引陈明方(见《外台》卷十五)"定志丸"人参改用党参。见该条。

27366　宁嗽太平丸

《北京市中药成方选集》。即《修月鲁般经后录》引《十药神书》(见《医方类聚》卷一五〇)"太平丸"。见该条。

27367　宁嗽化痰丸(《医方类聚》卷一一七引《修月鲁般经后录》)

【组成】半夏五钱　陈皮(去白)二钱半　人参　薄荷各一两　麦门冬(去心)三钱　桑白皮(蜜炙)半两　贝母(去心)三钱　黄芩(片者)半两　甘草(炙)七钱　青黛三钱　五味子二钱　干姜(炮)二钱

【用法】上为末,水糊为丸,如梧桐子大。每服二十至三十丸,食少远以白汤送下。

【主治】肺经有热,咳嗽喘急,痰涎壅盛。

27368　宁嗽化痰丸(《北京市中药成方选集》)

【组成】黄芩十六两　冬花十六两　桑皮十六两　法半夏八两　贝母八两　麦冬八两　天冬八两　杏仁(去皮,炒)八两　阿胶(炒珠)四两　五味子(炙)四两　甘草四两

【用法】上为细末,过罗,炼蜜为丸,重二钱五分。每服一丸,温开水送下,一日二次。

【功用】清金宁嗽,化痰定喘。

【主治】肺经虚热,咳嗽痰盛,气促喘满,久嗽不止。

27369　宁嗽化痰丸(《成方制剂》9册)

【组成】百部　百合　半夏曲　川贝母　当归　地黄　甘草　黄芩　桔梗　橘红　苦杏仁　款冬花　麦冬　前胡　桑白皮　天冬　天花粉　五味子　玄胡　旋覆花　知母　栀子　紫苏子　紫菀

【用法】制成黑褐色的大蜜丸,每丸重7.5克。口服。一次1丸,一日2次。

【功用】止咳化痰,清热定喘。

【主治】多年咳嗽,老病痰喘,咽干口渴,胸闷气短,痰中带血。

27370　宁嗽化痰汤(《准绳·类方》卷二)

【组成】桔梗　枳壳(麸炒)　半夏(姜汤泡七次)　陈皮　前胡　干葛　茯苓各一钱　紫苏一钱二分　麻黄一钱(冬月加,夏月减)　杏仁(炒,去皮尖)　桑皮各一钱　甘草四分

【用法】水二钟,加生姜三片,煎八分,食远热服。

【主治】感冒风寒、咳嗽鼻塞。

27371　宁嗽百花膏(《活人方》卷三)

【组成】乌梅二两　粉甘草二两　知母二两　紫菀三两　肉桂一两　杏仁霜二两　广橘皮二两　麻黄二两　嫩桑皮三两　粟壳二两　前胡三两　苏叶三两　款冬花三两

【用法】上为细末,炼白蜜烂和。不拘时候噙化。

【主治】腠理不密,易于伤风受寒,寒痰伏于肺窍,气道不清,痰涎壅闭,咳嗽不已,积久遂成喘嗽,不时举发。

27372　宁嗽抑火汤(《玉案》卷四)

【组成】知母　瓜蒌仁(去油)　贝母各二钱　玄参　麦门冬　黄芩　天花粉　山栀仁　枳实各一钱　竹茹　桔梗各八分

【主治】肺火上炎,咳嗽痰多,午后面赤。

【用法】生姜三片,煎服。

27373　宁嗽定喘饮

【方源】《衷中参西》上册。

【组成】生怀山药两半　甘蔗自然汁一两　酸石榴自然汁六钱　生鸡子黄四个

【用法】先将山药煎取汤一大碗,再将余三味调入碗中,分三次温饮下,约两点钟服一次。若药已凉,再服时须将药碗置开水中温之,然不可过热,恐鸡子黄熟,服之即无效。

【主治】伤寒温病,阳明大热已退,其人或素虚或在老年,益形怯弱,或喘,或嗽,或痰涎壅盛,气息似甚不足者。

【临床报道】喘嗽:一周姓叟,年近七旬,素有劳疾,且又有鸦片嗜好,于季秋患温病,阳明府热炽盛,脉象数而不实,喘而兼嗽,吐痰稠黏。投以白虎加人参汤,以生山药代粳米,一剂,大热已退,而喘嗽仍不愈,且气息微弱,似不接续。其家属惶恐,以为难愈。且言如此光景,似难再进药。愚曰:勿须用药,寻常服食之物即可治愈矣。为开此方,病

家视之,果系寻常食物,知虽不对证,亦无妨碍。遂如法服之,两剂痊愈。

27374　宁嗽润肺丸(《痘疹金镜录》卷一)

【组成】桑皮六钱　麻黄五钱　杏仁二两　阿胶五钱　款花三两　乌梅肉二两　粟壳一两(去筋蒂)

【用法】炼蜜为丸,如芡实大。姜汤磨服。

【功用】止嗽定喘。

27375　宁嗽琼玉散(《医学启蒙》卷三)

【组成】诃子肉一两(煨,去核)　白桔梗一两　百药煎五钱　五倍子一两(炒)　罂粟壳五钱(蜜水泡,去筋)　生甘草五钱　乌梅肉五钱(炕)

【用法】上为细末。每服一钱,食后、临卧蜜汤调下。白汤嗽口,服后仰卧片时。

【主治】久嗽。

【宜忌】忌油腻、荤腥、酒醋、盐酱、炙煿之物七日。

27376　宁心安神胶囊(《成方制剂》7册)

【异名】妇宁胶囊。

【组成】磁石　丹参　茯苓　甘草　红枣　琥珀　黄连　石菖蒲　小麦　远志　珍珠母

【用法】上制成胶囊剂,每粒装0.5克。口服。一次4粒,一日3次。

【功用】镇惊安神,宽胸宁心。

【主治】更年期综合征,神经衰弱症。

27377　宁心志济经丹(《普济方》卷三十三引《卫生家宝》)

【组成】朱砂　乳香　没药　白茯苓　白芍药　当归各二两　酸枣仁　远志(去心)　菖蒲　人参　白茯神各一两　熟地二两

【用法】上除朱砂别研外,并为末,同和炼蜜为丸,如梧桐子大。每服三十丸,食后熟水送下。

【主治】心肾气不足。

【宜忌】忌猪、羊血。

27378　宁和堂暖脐膏(《串雅内编》卷一)

【组成】香油一升(或麻油)　生姜一斤(切片)　黄丹(飞过)半斤

【用法】熬膏。摊布贴脐上。

【主治】水泻、白痢。

【宜忌】孕妇忌贴。

27379　宁心定魄茯神汤(《胎产心法》卷下)

【组成】人参　当归(酒洗)　熟地各二钱　川芎　黄耆(蜜炙)　白术(土炒)　枣仁(炒,去壳)　柏子仁　茯神　益智仁　麦冬(去心)各一钱　陈皮三分　五味子十粒(碎)　炙甘草四分

【用法】加大枣二个,建莲肉(去心)八枚,龙眼肉八分,水煎服。

【主治】产后块痛已止,妄言妄见。

永

27380　永安汤(《产孕集》卷下)

【组成】人参一钱　熟地三钱　当归三钱　芎劳二钱　阿胶一钱五分　白术二钱　续断一钱五分　桃仁　乌贼骨各一钱　吴茱萸四分

【用法】上作一服。食前温进,一日一次。

【主治】产后有宿疾者。

27381　永寿丹(《御药院方》卷六)

【组成】苍术(米泔浸一宿)十六两　熟干地黄四两　天门冬(去心)八两　白茯苓四两　何首乌　地骨皮四两

【用法】上为细末,炼蜜为丸,如梧桐子大。每服五十丸,空心温粥饮汤送下。渐加至八十丸。

【功用】补阴气,益子精。

【备考】方中何首乌用量原缺。

27382　永固孕汤(《准绳·女科》卷四)

【组成】地黄　川芎　黄芩各五分　归身尾　人参　白芍药　陈皮各一钱　白术一钱半　甘草三钱　黄柏少许　桑上羊食藤(圆者)七叶　糯米十四粒

【用法】上咬咀。水煎服。

【主治】胎动不安。

27383　永盛合阿胶(《成方制剂》19册)

【组成】白芍　白芷　半夏　陈皮　川芎　当归　地黄　茯苓　甘草　黄花　驴皮　麦冬　熟地黄　香附　玉竹

【用法】制成黑褐色的长方形块,每块重60克。用黄酒或温开水烊化兑服,一次9克,一日2次。或入汤剂。

【功用】益气养血,滋阴润肺。

【主治】气血两亏,身体瘦弱,骨蒸劳热,目暗耳鸣,虚劳久咳,喘息失眠,吐血衄血,痰中带血,月经失调,崩漏带下,胎动胎漏,产后血晕。

27384　永和公主药澡豆(《圣惠》卷四十)

【组成】白芷二两　白蔹三两　白及三两　白附子二两　白茯苓三两　白术三两　桃仁半升(汤浸,去皮)　杏仁半升(汤浸,去皮)　沉香一两　鹿角胶三两　麝香半两(细研)　大豆面五升　糯米二升　皂荚五梃

【用法】先煎好浆水三大盏,消胶为清,即取糯米净淘,和胶清煮作粥,薄摊,晒之令干,和药一时,捣细罗为散。取大豆面重之,令匀,又用酒半盏,白蜜二两,火上熔之,令蜜消,即一时倾入澡豆内,拌之令匀,晒干。常用洗手面佳。

【主治】面黑不净。

必

27385　必孕汤(《仙拈集》卷三引《全生》)

【组成】续断　沙参　杜仲　当归　香附　益母各二钱　川芎　橘皮各二钱　砂仁五分

【用法】水煎服。服四剂,下期再服四剂,必无不孕者。

【主治】经期准而不孕。

27386　必圣膏

《普济方》卷四○三引《谭氏殊圣》。为《圣济总录》卷一六九"夺命煎"之异名。见该条。

27387　必应汤(《杂病源流犀烛》卷六)

【组成】延胡索　香附　艾灰　归身　砂仁　姜

【主治】类心痛。或寒或痰或虫或食,上干包络,脂膜紧急作痛。

27388　必应散(《产宝诸方》)

【组成】枳壳四两(去瓤,麸炒)　甘草二两(炙)　阿胶二两(炙)　黄耆一分(细剉,蜜炙)　川芎半两(不见火)

【用法】上为末。每服一大钱，空心茶点下，有孕五个月外，一日三次。能除产后诸痛。

【功用】安胎养气，和血辟邪。

【主治】难产。

27389　必应散（《女科百问》卷上）

【组成】熟地　槟榔　陈皮　草果(去皮)　当归　砂仁　甘草(炙)　柴胡各等分

【用法】上为粗末。每服三钱，水二盏，加生姜五片，煎八分，去滓温服，不拘时候。

【主治】久寒热如疟状。

27390　必应散（《魏氏家藏方》卷七）

【组成】黄牛角鳃一枚(捶碎)　白蛇蜕一条　猪牙皂角七梃　穿山甲一斤(七十鳞)　猬皮一两

【用法】上剉。入砂瓶内，以盐泥封固，候干，先少着火烧令烟出后，用大火煅令通赤为度，取出摊冷为末。每服三钱，先以胡桃肉一枚，分四分，一分临卧时，细研如糊，酒调下便睡，先引出虫；至五更时一服；次日辰时一服。久患不过三服，即效。

【主治】五种肠风下血。外痔，内痔，脱肛，鼠奶痔，痔漏。

27391　必应散（《类证治裁》卷六）

【组成】延胡　香附　艾灰　归身　砂仁　生姜

【主治】五脏之邪干心包致痛。

27392　必胜丸（《三因》卷十五）

【组成】鲫鱼一个(去肠肚并子，入雄黄一粒鸡子大、硇砂一钱，在腹内，仰安鱼于炭火上烧烟尽，取出以全蜈蚣一条、蓬术半两、栀子五个、皂角二梃并烧，蓖麻子五个去皮、灯上烧，更用黄明胶三文、皂角二梃去皮，酥炙)

【用法】上为末。别用皂角二梃，去皮，捶碎，以水三碗，揉汁去滓，煮精羊肉四两烂软，入轻粉五厘，男子乳汁半两，同研成膏，和药末，丸如绿豆大，朱砂为衣。每服十丸，侵晨温酒送下，一日一次。至晚，下肉疙瘩子。若项有五个，则以五服药取之，视其所生多少，以为服数，既更进数服。如热毒疮疖未有头脑者，一服亦须消散。

【主治】瘰疬，不以年深日近，及脑后两边有小结，连后数个，兼瘰癧腹内有块。

27393　必胜汤

《圣济总录》卷一六九。为《博济》卷四"解毒必胜散"之异名。见该条。

27394　必胜汤（《救偏琐言》卷十）

【组成】大黄(小剂七分至三钱，大剂三钱至一两，势急者以一半同煎，一半临起投下)　青皮五分至钱半　桃仁二钱至四钱　红花五分至钱半　赤芍钱半　木通三分至八分　荆芥穗三分至钱半　葛根三分至钱半　生地二钱至两半　牛蒡七分至二钱　白项地龙三条至二十一条　紫花地丁(小剂三钱，中剂七钱，大剂一两五钱)　蝉蜕二分至六分　山楂(大剂一两五钱，中剂一两，小剂五钱)　芦根三两

【用法】煎汤代水服。

【主治】痘，血瘀气滞，颗粒实而不松，痘色滞而不活，或干红，或紫暗，或斑点，诸般痛楚，或贯珠，或攒簇，毒火

两伏。

27395　必胜汤（《痧胀玉衡》卷下）

【异名】匏二(《痧症全书》卷下)、三十四号小畜方(《杂病源流犀烛》卷二十一)。

【组成】红花　香附各四分　桃仁(去皮尖)　大黄　贝母　山楂　赤芍　青皮　五灵脂各一钱

【用法】水二钟，煎七分，微温服。

【功用】《重订通俗伤寒论》：破血散结。

【主治】痧有因于血实者。

27396　必胜饮（《玉案》卷四）

【组成】生地　当归各三钱　川芎一钱　蒲黄(炒黑)二钱　小蓟(取汁)半酒杯

【用法】加乌梅五个，空心服。

【主治】男子妇人，血妄流溢，或吐或咳、衄血。

27397　必胜饮（《玉案》卷四）

【组成】半夏　枳实各二钱　石膏(煅)三钱　杏仁(去皮尖)　茶叶　麻黄　瓜蒌霜(去油)　甘草各一钱

【用法】生姜五片为引，不拘时候服。

【主治】哮症久久不愈。

27398　必胜饮（《玉案》卷六）

【组成】陈皮　厚朴　苍术　白茯苓　牛蒡子　泽泻　木通各八分

【用法】生姜一片为引，水煎，食前服。

【主治】痧已出，而泻不止。

27399　必胜散（《局方》卷八）

【组成】熟干地黄　小蓟(并根用)　人参　蒲黄(微炒)　当归(去芦)　芎藭　乌梅(去核)各一两

【用法】上为粗散。每服五钱，水一盏半，煎至七分，去滓温服，不拘时候。

【主治】❶《局方》：男子妇人血妄流溢，吐血、衄血、呕血、咯血。❷《普济方》：妇人下血过多，致发虚热。

27400　必胜散（《圣济总录》卷四十六）

【组成】白术　甘草(炙)　五味子(微炒)各四两　干姜(炮)三两半

【用法】上为散。每服二钱匕，加盐少许，沸汤点服，不拘时候。

【主治】脾气虚弱，不思饮食。

27401　必胜散（《圣济总录》卷一六九）

【组成】天南星(炮)　轻粉(研)　甘遂　全蝎(炒)各一分　巴豆(去皮心膜出油)七粒　丹砂(研)一钱　麝香(研)半钱

【用法】上为散。每服一字匕，要吐泻，酒调下；取涎，薄荷汤调下。未周晬儿减之。

【主治】小儿急惊风。

27402　必胜散

《幼幼新书》卷十八。即《博济》卷四"解毒必胜散"。见该条。

27403　必胜散（《陈素庵妇科补解》卷三）

【组成】芎　归　芍　生地　熟地　阿胶　前胡　甘草　天冬　麦冬　陈皮　黄耆　白术　茯苓　刺蓟　马勃　醉芩

【功用】清热凉血,养血安胎。

【主治】妊娠吐血衄血者,皆由平日忧思惊恐伤于肝脾,结于经络,久则气逆以致经血妄行,口出曰吐,鼻出曰衄。心胸烦满,甚或喘急,胎气上逼则难治。

【方论选录】古人云:胎前见血,十不活一,此甚言经血之不可伤也。夫血以养胎,胎藉血长,一有渗漏,胎元必伤,妄行过甚,孕妇有损,吐衄,从口鼻而出血,热极矣。清热凉血,胎或可安。芎、归、胶、芍、二冬、二地所以清血分之热,可养血固胎;醉芩、刺蓟、马勃专除血中之伏火;黄耆、术、芩、陈、甘补阳以生阴之道。微嫌川芎辛散上行,宜慎之。

27404 必胜散(《杨氏家藏方》卷二)

【异名】必效散(《易简方》)。

【组成】附子一枚(端重八钱者,生,去皮脐,切为四段,生姜自然汁一大盏,浸一宿,慢火炙干,再于生姜汁内蘸,再炙再蘸,渗尽姜汁为度) 高良姜 附子各等分

【用法】上为细末。每服二钱,腊茶清调下,食后连进二服。

【主治】一切风寒客搏阳经,偏正头痛不可忍,及阳虚头痛,连绵不愈。

【宜忌】忌热物少时。

27405 必胜散(《杨氏家藏方》卷十八)

【组成】蟾酥 轻粉(别研) 定粉 人中白各一钱 麝香一字(别研)

【用法】上为细末。临卧盐汤漱口了,贴药末在患处,用薄纸盖之。

【主治】一切牙疳,齿断蚀烂,口臭出血。

27406 必胜散(《济生续方》卷五)

【组成】蒲黄(略炒) 螺儿青各等分

【用法】上为细末。每用少许擦患处,少待,用温盐水漱之。

【主治】齿衄。

27407 必胜散(《活幼心书》卷下)

【组成】川白芷不拘多少

【用法】上剉,晒或焙,研为细末。抄一字及半钱于舌上,令其自化,或用掌心盛之,以舌舐咽,儿小者,温净汤浓调,少与含化,并不拘时候。至六七次即效。

【主治】小儿、大人病中闻饮食药气,即恶心干呕,不能疗者。

27408 必胜散(《医方类聚》卷二十四引《烟霞圣效方》)

【组成】雄黄 川芎各等分

【用法】上药各为细末。含水漱之。立效。

【主治】偏正头痛,夹脑风。

27409 必胜散(《普济方》卷三四四)

【组成】马勃

【用法】以生布擦为末。浓米饮调下。

【主治】妊娠吐血、衄血。亦治吐血不止。

27410 必胜散

《本草纲目》卷十五。即《局方》卷十"消毒散"。见该条。

27411 必胜散(《外科正宗》卷四)

【异名】柳霜串(《串雅内编》卷三)。

【组成】大黄 槟榔 白牵牛各一钱 粉霜一钱五分

【用法】上药各为细末。年壮者作五服,中年久虚者作七服。用生姜四两捣汁,赤砂糖三钱,加水一大杯,三味和匀,临睡时腹中稍空,顿温通口服之即睡。至三更,遍身麻木如针刺,头目齿缝俱痛,此药寻病之功已达,行出大小二便,或青白黑黄,又或红虫之类,此乃病根也。一月内服药三次渐痊,眉发俱生,肌肤如旧。

【主治】大麻风,血热秘结,脏腑不通。

27412 必胜散(《张氏医通》卷十四)

【组成】赤槟榔 皂角刺(炒)各五钱 大黄(酒煨)一两 白牵牛(生,取头末)六钱(以一半炒) 甘草(生、炙)各一钱 轻粉二钱

【用法】上为散。壮年者分五服,中年者分七服。每服入黑糖或白蜜二匙,姜汁五匙调服。临卧时腹中稍空,姜汤送下。至三更,遍身麻木如针刺,头目齿缝俱痛。此药寻病根,重者,七日行一次,稍轻者,十日半月行一次,以三五遍为度。病退后,眉发渐生,肌肉如故。如齿缝中有血,以黄连贯众汤漱之。

【主治】疠风恶疾,营卫俱病,上下齐发。

27413 必胜膏(方出《本草纲目》卷二十六引《圣济总录》,名见《玉案》卷六)

【异名】葱蜜膏(《绛囊撮要》)、葱蜜掩(《医林纂要》卷十)。

【组成】老葱

【用法】将患处刺破,加生蜜杵贴之。两时疗出,以醋汤洗之。

【主治】疗疮恶肿。

27414 必胜膏

《小儿药证直诀》卷下。为《圣济总录》卷一六九"夺命煎"之异名。见该条。

27415 必胜膏(《医学正传》卷八)

【异名】拔毒膏(《准绳·幼科》卷六)。

【组成】马齿苋(杵汁) 猪膏脂 石蜜

【用法】上药共熬为膏。涂肿处。

【主治】疮后余毒。毒气流于太阴脾经,则痈发四肢手腕并膝膑肿痛。

27416 必胜膏

《痘疹心法》卷二十三。为原书同卷"拔毒膏"之异名。见该条。

27417 必胜膏(《医部全录》卷四九一引《幼科全书》)

【异名】拔毒膏。

【组成】马齿苋(杵汁成膏) 赤石脂(为末)

【用法】上药并蜜共熬成膏。涂上肿处。

【主治】痘后痈毒。

27418 必效丸(《普济方》卷四十六引《博济》)

【组成】巴豆(去皮,出油)一分 丹砂(研) 乳香(研) 细辛(去苗叶) 当归(切,焙) 槟榔各半两 丁香 桂(去粗皮) 龙脑(研)各一钱 (一方有麝香)

【用法】上为末,蒸饼为丸,如梧桐子大。每发日服一丸,用好茶清送下。须是当门齿嚼,冷茶下之。十年病只用一粒,额上汗出即愈。

【主治】头风眩晕。

27419　必效丸(《圣济总录》卷一四二)

【异名】散结丸(《普济方》卷二九六引《经验良方》)。

【组成】枳壳(去瓤,麸炒)　黄耆(剉)各一两

【用法】上为末。以陈米饭为丸,如梧桐子大,每服三十丸,空心、食前米饮送下。

【主治】气痔脱肛不收,或生鼠乳时复血出,久不愈者。

27420　必效丸(《鸡峰》卷十七)

【组成】枳壳一两半　黄耆　草薢　菟丝子各二两　杜蒺藜　乌蛇各三两

【用法】上为细末,炼蜜为丸,如梧桐子大,每服三十丸,空心、晚食前米饮送下。

【主治】一切痔瘘,不问浅深。

27421　必效丸(《卫生总微》卷十一)

【组成】川黄连(去须)二两　大枣半斤　干姜一两　肉豆蔻一分(面裹,煨香,去面)

【用法】上为细末,面糊为丸,如黍米大。每服五七丸,乳食前米饮送下。

【主治】热利下血,频并不愈,腹痛不可忍,后重努躽肛脱。

27422　必效丸(《杨氏家藏方》卷十)

【组成】桃仁半斤(用茱萸四两炒桃仁令紫色,去茱萸,令碾桃仁为细末,却入和后众药)　茴香(炒)　破故纸(炒香熟)各二两　延胡索　穿山甲(用蛤粉炒赤色,不用蛤粉)　地胆虫(洗,去泥土头翅足,焙干)各一两

【用法】上为细末,面糊为丸,如梧桐子大。每服五丸,空心温酒盐汤送下。仍用前件炒药,茱萸捣为细末,用津液调敷患处。

【主治】偏坠膀胱疝气,小肠气痛不可忍者。

27423　必效丸(《万氏家抄方》卷一)

【组成】白术四两　川芎二两　熟地二两　全蝎一两　白茯苓二两　防风二两　僵蚕一两　羌活二两　独活二两　猪苓一两　皂角一两　白蒺藜半两　人参二两　当归三两　龙胆草一两　皂角刺一两　荆芥一两　胡黄连二钱　大风子半斤(去壳)　黄连一两　薄荷一两　大黄四两(酒蒸)　辰砂三钱

【用法】陈米饭为丸,如梧桐子大。每服七十丸,温酒送下。

【主治】癫病。

27424　必效丹(《幼幼新书》卷二十九引张涣方)

【组成】川黄连二两　大枣半升　干姜一两　矾半两

【用法】瓦器盛,泥盐固济,留一窍,木炭火烧,烟息为度,取出为末。面糊为丸,如黍米大。每服十丸,米饮送下。

【主治】血痢频并。

27425　必效丹(《内外验方秘传》)

【组成】黄连一钱　黄芩一钱　大黄一钱　栀子一钱　青黛一钱　细辛三分　干姜三分

【用法】上为细末。吹之。

【主治】口舌破烂作疼。

27426　必效酒(《圣济总录》卷一三九)

【组成】蒜(四破,去心顶)一升

【用法】以无灰酒四升,煮蒜令极烂。每服五合,并滓顿服之。得汗即愈。

【主治】金疮中风。

27427　必效散(《圣济总录》卷六)

【异名】海神散(《杨氏家藏方》卷十四)。

【组成】鳔胶不拘多少(白色者,炙令焦黄)

【用法】上为细散。每服三钱匕,热酒调下。如不醒,灌之。一方,用童便调服亦可。

【主治】❶《圣济总录》:破伤风。身项强硬,不省人事。❷《普济方》:打扑损伤。

27428　必效散(《圣济总录》卷二十三)

【组成】生地黄　生地胆草　生龙胆(并研绞取汁,三停共一盏,同浸横纹甘草末一两,候汁尽阴干)　菠薐(紫叶肥者,去茎阴干)半两　龙脑一钱(研)　牛黄半钱(研)

【用法】上药甘草、菠薐为末,与龙脑、牛黄合研。每服二钱匕,研林檎绞取汁,新汲水和调服。如心烦躁热,及欲发黄,即别入龙脑少许,和鸡子清调服。小儿服一钱或半钱匕。

【主治】伤寒热盛,狂躁闷乱,欲发黄及发疮疹,热毒气盛,口干烦渴。

27429　必效散(《圣济总录》卷一三三)

【组成】鲫鱼一条(去肠,入头发不拘多少,烧为灰)

【用法】上为散。先用葱洗疮口,次以药敷之。

【主治】下注疮烂肉陷。

27430　必效散(《圣济总录》卷一四三)

【异名】熏痔必效散(《普济方》卷二九八)。

【组成】黄牛角鰓四寸(细剉)　鲮鲤甲二两(细剉)　铅丹一两(研)　乳香一分(研)

【用法】上为末,拌匀。每用三五钱匕,如烧香法,安盆器内,用板盖上,开窍坐,就疮熏之,烟尽即止。

【主治】痔瘘久不愈者。

27431　必效散(《产乳备要》)

【组成】棕皮(烧)　木贼(去节,烧存性)各二两　麝香一钱(研)

【用法】上为末。每服二钱,空心酒调下。

【主治】妇人月水不调,及崩漏不止。

27432　必效散(《宣明论》卷九)

【组成】川乌头一两(生)　天南星半两(生)

【用法】上为末。每服二钱,萝卜八块,如母指大,以水煮熟,去滓,食后嚼服。

【主治】五劳七伤,劳役肌瘦,不思饮食,喘嗽不已。

27433　必效散(《杨氏家藏方》卷二十)

【异名】立应散(《医方类聚》卷一六六引《吴氏集验方》)。

【组成】槟榔(鸡心者)不拘多少

【用法】上为细末。每服二钱,用东引石榴根煎汤调下。于平旦盥漱讫,先食炙肥肉数片,然后服药。若于上旬服药尤佳,盖虫头向上故也。

【主治】久下寸白虫,日渐羸瘦。

【宜忌】忌食牛肉、白酒。

27434 必效散

《易简方》。为《杨氏家藏方》卷二"必胜散"之异名。见该条。

27435 必效散(方出《百一》卷十四,名见《普济方》卷三十八)

【异名】霜柿散(《普济方》卷三十八)。

【组成】干柿不拘多少(烧存性)

【用法】上为末。每服二钱,空心米饮调下。一方用糊丸。

【主治】肠风脏毒。

【临床报道】肠风:曾茂昭通判之子,年十余岁时,曾苦此。凡治肠风药,如地榆之类,遍服无效,因阅书见此方用之,一服而愈。是干柿烧灰者,曾与予合肥同官亲言之云尔。

27436 必效散(《直指》卷十六)

【组成】葶苈子(隔纸炒) 龙胆草 山栀仁 山茵陈黄芩各等分

【用法】上为粗末。每服三钱,新水煎服。

【主治】黄疸。

27437 必效散(《医方类聚》卷八十一引《澹寮方》)

【组成】附子一只(生,去皮,切作数片,用生姜自然汁一大盏浸一宿,慢火炙干,再浸再炙,候渗尽姜汁为度) 高良姜各等分

【用法】上为末。腊茶调服。

【主治】气虚头疼,呕吐。

【宜忌】忌热物少时。

27438 必效散(《外科精义》卷下)

【组成】南硼砂二钱五分 轻粉一钱 麝香五分 斑蝥四十个(去头翅) 巴豆五个(去皮心膜) 白槟榔一个

【用法】上为极细末,取鸡子清二个去黄,调药匀却,倾在鸡子壳内,湿纸数重糊定,无令透气,坐饭甑内与饭一处蒸,饭熟取药,晒干,为极细末。用时相度虚实,虚人每服半钱,实人每服一钱,并用炒生姜酒下。五更初服药,至平明取下恶物,如觉小腹内疼痛,便用茼麻子烧灰入没药等分,同研细,用茶调下一钱,便入大肠。其取下恶物,如烂肉老鼠儿及新成卵内雀儿,是药之效。

【主治】久患瘰疬不效。

【宜忌】妇人有胎,不可服。

【临床报道】瘰疬:《外科理例》小水涩滞,或微痛,此病欲下也。进益元散一服,其毒即下。斑蝥、巴豆似为峻利,然巴豆能解斑蝥之毒,用者勿畏。尝遇富商项有病痕颇大,询之,彼云,因怒所致,困苦二年,百法不应,方与药一服,即退二三,再服顿退,四服而平,旬日而瘥。以重礼求之,乃是必效散。

27439 必效散(《外科精义》卷下)

【组成】盐豉(炒干)

【用法】上为细末。每用油调涂之。

【主治】蜘蛛咬着疼痛。

27440 必效散(《卫生宝鉴》)

【组成】白矾 大黄各等分

【用法】上为细末。临卧干贴。沥涎尽,温水漱之。

【主治】口糜。

27441 必效散(《普济方》卷七十六)

【组成】苍术 木贼(去节)各二两 青盐一钱 川椒一两(童便浸一宿)

【用法】上为末。每服一大钱,空心以温酒或沸汤调下。

【主治】冷泪不止。

27442 必效散

《普济方》卷一六三。为原书同卷"独圣散"之异名。见该条。

27443 必效散(《普济方》卷一九九)

【组成】青橘皮(去白) 陈橘皮(去白) 常山 神曲 地龙(去土) 槟榔 栝楼 甘草(炙) 秦艽各等分

【用法】上为细末。每服三钱,水一盏半,煎至七分,通口服。

【主治】山岚瘴疟。

【宜忌】忌生冷、油腻、猪、犬、鱼、腥、羊肉。

27444 必效散(《医统》卷十八)

【组成】葶苈(隔纸炒) 草龙胆 山栀子 茵陈 枳实 甘草各五分

【用法】水二盏,加生姜三片,煎八分,食前服。

【主治】黄疸。

27445 必效散(《医统》卷八十)

【组成】斑蝥(去头足,面炒)二十一个 荆芥穗 黑牵牛 直僵蚕(炒去丝嘴)

【用法】上为细末。每服一钱,五更好酒调下。日中当利,恶物如不下,次日五更再进一服;更或不下,第三日五更先吃秫米粥一碗,次服此药,其毒决下;如小便痛涩,以葱茶解之,或煎木通灯心汤利之。

【主治】瘰疬。

【备考】方中荆芥穗、黑牵牛、直僵蚕用量原缺。

27446 必效散(《古今医鉴》卷十五引黄宾江方)

【组成】川槿皮四两 斑蝥一钱 半夏五钱 木鳖子(去壳)五钱 槟榔五钱 雄黄三钱 白矾一钱

【用法】上切成片,另将雄、矾细研,共合一处。用井水一碗,河水一碗浸,晒三日,露三夜,将药水用鹅翎扫疥上,百发百中。

【主治】风湿癣疮,并年久顽癣。

27447 必效散(《回春》卷四)

【组成】当归 生地黄(酒洗) 赤茯苓(去皮) 滑石 牛膝(去芦) 山栀 麦门冬(去心) 枳壳 黄柏(酒炒) 知母(酒炒) 扁蓄 木通各等分 甘草减(生)

【用法】上剉一剂,灯草一团,水煎,空心服。

【主治】淋症。

【加减】血淋,加菖蒲、茅根汁;膏淋,加萆薢;气淋,加青皮;劳淋,加人参;热淋,加黄连;肉淋,加连翘;石淋,加石韦;尿淋,加车前;死血淋,加桃仁、牡丹皮、玄胡索、琥珀、黄柏、知母;老人气虚作淋,加人参、黄耆、升麻少许,去黄柏、知母、滑石、扁蓄。

27448 必效散(《医略六书》卷三十)

【组成】麦冬三两(去心,糯米拌蒸) 乌梅肉五两

【用法】上为散。每服五钱,米饮下。

【主治】痢后大渴,脉虚数者。

【方论选录】产妇痢后亡阴,津液枯涸不能上敷而大渴引饮,难以稍忍焉。麦冬生津润液燥,以滋金水之上流,乌梅敛液收津,以固津液之下亡。为散,米饮下,务使胃气调和,则津液上敷而大渴自解,何引饮不已之有哉。

27449 必效散(《金鉴》卷七十四)

【组成】川槿皮四两 海桐皮 大黄各二两 百药煎一两四钱 巴豆(去油)一钱五分 斑蝥一个(全用) 雄黄 轻粉各四钱

【用法】上为细末。用阴阳水调药,将癣抓损,薄敷。药干必待自落。

【功用】《北京市中药成方选》:清毒杀虫,祛湿止痒。

【主治】诸久年顽癣。

【宜忌】《北京市中药成方选》:忌入口。

27450 必效散(《梅氏验方新编》第七集)

【组成】芥穗 防风 连翘 防己 银花 槐花 花粉 皂刺 白芷 木通 木瓜 白鲜皮 大枫藤 制苍术各一钱 甘草 番白草各五分 大黄二钱 土茯苓四两

【用法】酒为引,服后静卧以取汗下。

【主治】梅疮高肿稠密,湿热盛,形气实者。

27451 必效煎(《仙拈集》卷一引《斗门方》)

【组成】干姜四钱 粟壳(蜜炙)八钱 地榆 甘草各三钱 白芍(炒)三钱 黑豆(炒)一两半

【用法】分四剂,水一钟半,煎七分,食远服。

【主治】痢疾,脓血日夜不息,里急后重,及噤口恶痢,百药不效者。

27452 必效膏(《圣济总录》卷一八三)

【组成】油一斤 铅丹(研)六两 麝香(研)一钱 腻粉(研) 蜡各三分 枫香脂一两半 丹砂(细研)半两 盐半两 白芷(剉) 乳香(研) 当归(炙、剉) 桂(去粗皮,剉) 芎藭(剉) 藁本(去苗土,剉) 细辛(去苗叶,剉) 密陀僧(研)各一两

【用法】先将油煎令沸,次下白芷等六味剉药,候煎白芷赤黑色漉出,下蜡枫香脂,候熔尽,以绵滤去滓,下铅丹、密陀僧、乳香,以柳篦搅煎,候变黑色,滴水中成珠子,即下盐、丹砂、麝香粉等搅匀,倾于瓷盆内,安净地上一宿,除火毒。用故帛上摊贴,一日一次,以愈为度。

【主治】乳石痈疽,发背疮毒,止痛吮脓。

27453 必消散(《医学从众录》卷八)

【组成】五木大杨树上木耳菌

【用法】拭净,净瓦上炙焦存性,为细末。每服三钱,砂糖调陈酒送下。即消。

【主治】妇人乳肿,不论内外。

27454 必救丹(《卫生总微》卷五)

【组成】赤足蜈蚣一条(去头足) 蝎梢七个 生犀尖(剉末)一钱 染坯半钱 朱砂半钱(研,水飞) 麝香一字

【用法】上为细末。煎猪脂油为丸,如黍米大。每服三五丸,用大金散送下,不拘时候。

【主治】阴痫,慢惊瘛疭。

27455 必捷丸(《杨氏家藏方》卷十二)

【组成】斑蝥一分(去头翅足,糯米炒) 薄荷叶三分

【用法】上为细末。乌鸡子汁为丸,如梧桐子大。空心服二丸,午时后服三丸,临卧服四丸,次日空心服五丸,茶清送下。脐下痛,小便中取下恶物是效。如小便涩,吃葱茶少许。

【主治】瘰疬多年不效者。

27456 必捷散(《圣济总录》卷十五)

【组成】白花蛇(酒浸三宿,去皮骨,炙)二两 蒺藜子(炒,去角) 蔓荆实(酒浸一宿,焙)各一两 白附子五枚(酒浸一宿,切作片子,炒干) 荜澄茄二十枚

【用法】上为散。每服一钱匕,食后用薄荷自然汁和酒半盏调下。

【主治】脑风头痛甚者。

【宜忌】《奇效良方》:忌发风之物。

27457 必效饮子(《传信适用方》卷二引王景明方)

【组成】罂粟壳二钱半 木香二钱半 甘草二钱(炙) 地榆二钱

【用法】上为末。每服二钱,米饮调下。

【主治】赤白痢。

27458 必效饮子(《百一》卷六)

【组成】白术 甘草(蜜炙) 罂粟壳(蜜炙)各等分

【用法】上为粗末。每服三大钱,水一盏半,加生姜三片,大枣一个,煎至七分,去滓温服,不拘时候。

【主治】久新赤白痢。

【宜忌】忌油腻之物。

【加减】白痢,加白术;赤痢,加甘草。

27459 必用四圣散(《医方大成》卷十引《简易方》)

【组成】紫草茸 木通(去节) 甘草 枳壳(去白麸炒)各等分

【用法】上㕮咀。每服二钱,水一盏,煎服。

【主治】小儿疮疹出不快透,及倒黡一切恶候。

【备考】本方方名,《袖珍》引作“必用四神散”。

27460 必用四神散

《袖珍》卷四。即《医学大成》卷十引《简易方》“必用四圣散”。见该条。

27461 必效四物汤(《妇科玉尺》卷四)

【组成】四物汤加蒲黄

【用法】水煎服。

【主治】产后衄血。

头

27462 头风散

《千金》卷十三。为《金匮》卷上“头风摩散”之异名。见该条。

27463 头风膏(《成方制剂》15册)

【组成】白附子 白芷 薄荷油 赤芍 大黄 当归 地黄 独活 莪术 防风 高良姜 桂枝 红花 僵蚕 麻黄 羌活 秦艽 全蝎 三棱 生草乌 生川乌 桃仁 威灵仙 乌药 细辛 香附 香加皮 血余炭 栀子

【用法】制成摊于纸上的黑膏药,每张净重0.1克。外用,加热软化,贴于两侧太阳穴。

【功用】散风止痛。

【主治】感受风邪,防治产妇头痛。

27464 **头瓶糁**(《徐评外科正宗》卷二)

【组成】丁香一钱 血竭三钱 白芷三钱 儿茶五钱 草乌五钱 山奈五钱 甘松五钱 荜茇一两 乳香一钱（去油） 没药一钱(去油)

【用法】上药各为细末,再称准,共研极匀,瓷瓶收贮,勿令泄气。肿疡初起,糁膏上贴之,未成者消,已成者溃。

【主治】溃疡。

27465 **头痛丸**(《北京市中药成方选集》)

【组成】乳香(炙)二两 白芷二两 柴胡二两 没药(炙)二两 川芎二两 黄连一两五钱 黄芩一两五钱 防风一两五钱 薄荷一两五钱 菊花一两五钱 生栀子二两五钱 羌活一两 甘草五钱 （共十三味,计二十一两五钱）

【用法】上为细末,过罗,炼蜜为丸,重二钱五分。每服二丸,温开水送下,一日二次。

【功用】活血散风,清热止痛。

【主治】伤风感冒,风热上炎,偏正头痛,眩晕目赤。

27466 **头瘟汤**(《类证治裁》卷一)

【组成】川芎一钱 荆 防 桔各钱半 柴胡七分 黄芩 归尾各二钱

【主治】大头瘟。湿热伤巅,肿大如斗,赤瘟无头,或结核有根,令人多汗气蒸。初起憎寒壮热,体重,头面痛,目不能开,上喘,咽喉不利,甚则堵塞不能饮食,舌干口燥,恍惚不安。

27467 **头风饼子**(《赤水玄珠》卷三)

【组成】五倍子 全蝎 土狗各七分

【用法】上为末,醋糊作如钱大饼子。发时再用醋润透贴太阳穴上,炙热贴之。验甚。仍用帕子缚之,啜浓茶睡觉则愈。

【主治】头风。

27468 **头风痛丸**(《成方制剂》9册)

【组成】白芷 川芎 绿茶

【用法】制成灰白色的水丸。口服,一次6～9克,一日2次。

【功用】祛风止痛。

【主治】偏头痛,眉棱骨痛,额窦炎。

27469 **头风痛膏**(《绛囊撮要》)

【组成】青黛 决明子 黄连 黄芩 桑叶 归身 红花 细生地 防风 紫苏叶 川贝母(去心)各等分

【用法】除青黛外,为粗末,油煎,用朱砂十分之三,红丹十分之七,同青黛末收膏。青布摊贴,再另用黄菊花晒干为细末,收贮,用时将菊花末少许,掺膏上贴之。左痛贴右太阳,右痛贴左太阳,两首痛俱贴。

【主治】头风痛。此病甚则害眼。

27470 **头风摩散**(《金匮》卷上)

【异名】头风散(《千金》卷十三)。

【组成】大附子一枚(炮) 盐各等分

【用法】上为散。沐了,以方寸匕,已摩疢上,令药力行。

【主治】❶《金匮》:头风。❷《张氏医通》:大寒犯脑,头痛。

27471 **头号化毒丹**(《朱仁康临床经验集》引《章氏经验方》)

【组成】红升丹(红粉)1.5克 水银3克 大枣肉10枚

【用法】先将大枣剥去核,在石臼内捣烂如泥,再加入红粉(研细)、水银再捣至极烂,以不见星为度。每日摘粟粒大小粒,开水送下。

【功用】清化解毒。

【主治】小儿胎毒,胎癞疮(婴儿湿疹)。

【宜忌】服药期间,忌吃花生、鸡蛋、鱼腥发物。

27472 **头号虚痰丸**(《朱仁康临床经验集》引《章氏经验方》)

【组成】斑蝥末30克 炮山甲250克(研末)

【用法】用糯米粽,捣烂成糯米浆,用糯米浆加药末捣和为丸,如绿豆大。每服一至二丸,开水送下。不可多服,不要嚼碎。

【功用】内消肿核。

【主治】痰核、瘰疬、阴疽、无名肿毒。

【宜忌】有泌尿系统病者禁服,服丸后如发生小便刺痛、尿闭或尿血等情况,应立即停服,并服生鸡蛋清可解。

27473 **头痛定糖浆**(《成方制剂》9册)

【组成】石仙桃

【用法】制成淡棕色澄明液体。口服,一次15～20毫升,一日2～3次。

【功用】养阴,清热,止痛。

【主治】神经性头痛,脑震荡后遗症等。

半

27474 **半丁丸**(《活幼口议》卷十九)

【组成】半夏(半服者)半两(汤洗七次,为末) 丁香一钱(重碾碎)

【用法】上将半夏末水搜作剂,包丁香,再以面裹煨令熟,去面为末,生姜自然汁为丸,如麻子大。每服三二十丸,淡生姜汤送下。

【主治】婴孩小儿风痰在膈,痰盛咳嗽,作热烦闷,神不安稳,睡眠不宁,可进饮食或欲饮食,食之即呕。

27475 **半天丸**(《医方类聚》卷二十三引《医林方》)

【组成】半夏二两 天南星一两 皂角(炙)二两 白附子 白矾各一两(生)

【用法】上为细末,生姜汁打面糊为丸,如梧桐子大。每服三十丸,食后生姜汤送下。

【主治】风痰。

27476 **半贝丸**(《重订通俗伤寒论》)

【组成】生半夏 生川贝各三钱

【用法】上为细末,姜汁捣匀为丸。每服三厘至五厘,生熟汤送下。

【主治】❶《重订通俗伤寒论》:疟疾。❷《饲鹤亭集方》:风痰暑湿疟疾,咳嗽多痰,饮食无味,痫眩。

27477 **半贝散**(《经验各种秘方辑要》引《格言联璧》)

【组成】真川贝母(去心)一两二钱 生半夏八钱

【用法】上为极细末,炒微黄色,候冷装入瓷瓶,将瓶口塞紧,勿令泄气。每服一分五厘,开水半酒杯,掺入姜汁三茶匙,于疟未来先一时辰,和药温服,迟服则不效,重者三服。此散端午日午时制尤妙。

【主治】疟疾。

【宜忌】愈后戒发物及鸡蛋、南瓜、芋芥等。

27478 半仙丸

《济阳纲目》卷一〇二。为《朱氏集验方》卷十五引南岳魏夫人方"半夏丸"之异名。见该条。

27479 半白散

《产宝诸方》。为《圣济总录》卷一五九"半夏散"之异名。见该条。

27480 半瓜丸(《医学入门》卷七)

【组成】半夏 瓜蒌仁各五两 贝母 桔梗各二两 枳壳一两半 知母一两

【用法】上为末,生姜汁浸,蒸饼糊为丸,如梧桐子大。每服五七十丸,生姜汤送下。

【主治】痰嗽。

27481 半边散(《本草纲目》卷四十一引《普济方》)

【组成】芫花(醋浸,焙干) 大戟 甘遂 大黄各三钱 土狗七枚(五月内取会飞的)

【用法】上先以葱捣烂为饼,摊新瓦上,却将土狗安葱上焙干,去翅足嘴,每个剪作二片,分左右成记之,再焙干为末,欲退左边肿,即以左边七片为末,入前药调服;右边依前四味末。每服二钱,入土狗末和匀,用淡竹叶、天门冬煎汤调,五更服。候左边退,至第四日服右边,如或未动,只以大黄三钱,煎至一半助之,如更不动,茶清助之。

【主治】水病。

27482 半字散(《医方类聚》卷八十二引《吴氏集验方》)

【组成】川乌一个(炮去皮尖) 草乌七个(炮去皮尖) 川芎半两 石膏一两(煅) 荆芥一两

【用法】上为末。每服半钱,好茶点下。

【主治】头痛。

【宜忌】忌鲇鱼。

27483 半苏丸(《赤水玄珠》卷十一)

【组成】半夏 紫苏叶各等分

【用法】上为末,加蛤粉、神曲、蚬壳灰各等分,为末,以桃仁泥五钱,瓜蒌瓢一枚为丸。先服三拗汤三帖,却服此三十丸,临卧白汤送下。

【主治】夏月无汗成久嗽病。

【备考】本方原名半苏散,与剂型不符,据《医部全录》改。

27484 半杏丸(《仙拈集》卷三)

【组成】半夏 杏仁(去皮尖)各等分

【用法】上为末,生姜汁为丸,如绿豆大。每服一钱,姜汤送下。

【主治】小儿咳嗽。

27485 半两丸(《卫生总微》卷十三)

【组成】巴豆(去皮) 大戟(剉碎)各半两

【用法】上药同入桃内,油炒焦黄,为细末,面糊为丸,如麻子大。每服三丸,乳食前、临卧米饮送下。

【主治】五积六聚。

27486 半角丸(《传家秘宝》卷下)

【组成】蛤蚧二对(涂酥炙) 人参 芸桔梗 知母 紫苏 猪牙皂角(酥炙) 甜葶苈(炒)各六分 鳖甲八分(酥炙) 槟榔 白前六分 柴胡八分 汉防己 杏仁(炒,去皮尖) 羚羊角(炒) 郁李仁(炒,去皮) 紫菀 猪等各六分

【用法】上为末,炼蜜为丸,如梧桐子大。每服十丸至十五丸,食后煎糯米、人参汤送下,一日二三次。

【主治】肺劳嗽久患,咯吐脓血,及暴嗽,肺痿羸瘦,涎涕稠黏。

27487 半附汤(《医学入门》卷七)

【组成】生附子 半夏各二钱半 生姜十片

【用法】水煎,空心服。

【主治】胃冷生痰,呕吐。

【备考】或加木香少许尤妙。

27488 半苓丸(《医学正传》卷六)

【组成】神曲 半夏 猪苓各等分

【用法】曲糊为丸服。

【主治】白浊。

【加减】虚劳者,用补阴药;胃弱者,兼用人参及升麻、柴胡升胃中之清气。

27489 半苓丸

《东医宝鉴·内景篇》卷一。即《本事》卷三"猪苓丸"。见该条。

27490 半苓汤(《温病条辨》卷二)

【组成】半夏五钱 茯苓块五钱 川连一钱 厚朴三钱 通草八钱(煎汤煮前药)

【用法】水十二杯,煮通草成八杯,再入余药煮成三杯,分三次服。

【主治】足太阴寒湿,痞结胸满,不饥不食。

【方论选录】半夏、茯苓培阳土,以吸阴土之湿;厚朴苦温以泻湿满;黄连苦以渗湿;重用通草以利水道,使邪有出路也。

27491 半金丹(《痧喉汇言》)

【组成】巴豆七粒(去壳,三生四熟) 明雄黄(皂子大许) 蝉肚郁金一枚

【用法】上为极细末。每服二分,茶调下。

【主治】缠喉风,急喉痹,牙关紧急,痰涎壅盛。

27492 半金散(《卫生总微》卷六)

【组成】乌蛇肉(酒浸,去皮骨,焙)一两 天麻一两 全蝎(去毒)一两(炒) 僵蚕(去丝嘴,炒)一两(为末) 朱砂半两(研飞) 龙脑一钱(研)

【用法】上为末,拌匀细。每服半钱,温汤调下,不拘时候。

【主治】心肺中风,昏困不省,心胸满闷,抽掣短气,汗出不休。

27493 半金散(《普济方》卷三六七)

【组成】南星(微炮)二钱 木香一钱 橘皮一钱 全蝎二个(焙) 甘草(炒)半钱

【用法】上剉细。每服一钱,加生姜三片,慢火煎熟与之。

【主治】心肺中风。

【加减】虚冷者,加熟附子、川芎少许,生姜一钱。

27494　半夜散(《解围元薮》卷四)

【组成】未生毛小鼠(捣烂,搭在壁上风干,焙黄香,研细)　土鳖虫(灰)　钻粪虫(灰)　白占各五钱

【用法】掺之。

【主治】风癞。

27495　半星丸(《普济方》卷一六五引《经效济世方》)

【组成】南星　半夏各四两

【用法】上为末,烂姜半斤研捣,到半,星为丸,以楮叶裹缚却,于草中罨之,曲法候干,入去皮香附子四两为末,姜汁面糊为丸,如梧桐子大。每服三四十丸,食后生姜汤送下。

【主治】痰。

27496　半星丸

《医统》卷二十四。即方出《丹溪心法》卷三,名见《医学正传》卷三"软石膏丸"。见该条。

27497　半桂汤(《医学入门》卷四)

【组成】半夏　桂枝　甘草二钱　生姜五片

【用法】水一盏半,煎至七分,徐徐咽之。

【主治】少阴客寒下利,脉微弱而咽痛。

27498　半桃丸

《三因》卷十二。为《局方》卷六"半硫丸"之异名。见该条。

27499　半夏丸(方出《肘后方》卷一,名见《圣济总录》卷五十五)

【组成】半夏五分　细辛五分　干姜二分　人参三分　附子一分

【用法】上为末,苦酒为丸,如梧桐子大。每服五丸,酒送下,一日三次。

【主治】❶《肘后方》:久患心常痛,不能饮食,头中疼重。❷《圣济总录》:卒心痛。

27500　半夏丸(方出《外台》卷二十五引《肘后方》,名见《普济方》卷二一一)

【组成】半夏(洗)　乌头(炮)　甘草(炙)各等分

【用法】上为末,炼蜜为丸,如梧桐子大。每服三丸,饮送下,一日二次。

【主治】寒下,下利色白,食不消者。

【宜忌】《普济方》:忌猪、羊肉、海藻、菘菜、饧。

27501　半夏丸(方出《外台》卷八引《古今录验》,名见《普济方》卷二〇四)

【组成】半夏一分(削去皮,熬)　甘草(炙)　远志(去心)各四分　干姜　桂心　细辛　椒(去目,炒出汗)　附子(炮)各二分

【用法】上为末,炼蜜为丸,如梧桐子大。每服五丸,先饮酒,用粳米饮送下,一日三次。稍增至十丸。

【主治】胸痛达背,膈中烦满,结气忧愁,饮食不下。

【宜忌】忌海藻、菘菜、羊肉、饧、猪肉、冷水、生葱、生菜。

27502　半夏丸(方出《千金》卷五,名见《医部全录》卷四二二)

【组成】半夏二斤(去皮,河水洗六七度,完用)　白矾

一斤(末之)　丁香　甘草　草豆蔻　川升麻　缩砂各四两(粗捣)

【用法】上七味,以好酒一斗与半夏拌,和匀同浸,春、冬三七日,夏、秋七日,密封口,日足取出,用冷水急洗,风吹干。每服一粒,嚼破,用姜汤送下,或干吃。候六十日干,方得服。

【主治】大人、小儿咳逆上气。

27503　半夏丸(《千金》卷五)

【组成】半夏随多少(微火炮)

【用法】上为末,酒和为丸,如粟米粒大。每服五丸,一日三次。

【主治】小儿暴腹满欲死。

【方论选录】《千金方衍义》:半夏一味专涤顽痰,火炮酒服治腹痛,全在炮治得宜。

27504　半夏丸(《圣惠》卷二十)

【组成】半夏一两(汤浸七遍去滑,微炒)　白矾二两(烧令汁尽)　干姜半两(炮裂,剉)

【用法】上为末,都研令匀,用蒸饼为丸,如梧桐子大。每服十丸,煎生姜汤送下,不拘时候。

【主治】风痰脾胃冷气,吐逆不止,食饮不下。

27505　半夏丸(《圣惠》卷二十二)

【组成】半夏半两　天南星半两　干蝎半两　乌头半两(去皮脐)

【用法】上药并生为末,以黑豆面糊为丸,如绿豆大。每服十丸,以温生姜酒送下,不拘时候。

【主治】急风吐涎,四肢拘急,腰背强硬。

27506　半夏丸(《圣惠》卷二十二)

【组成】半夏半两(汤洗七遍去滑)　白矾二两(烧令汁尽)　朱砂三两(细研,水飞过)　黄丹三两

【用法】上为末,都研令匀,以粟米饭为丸,如梧桐子大。每服二十丸,以人参汤送下,不拘食前后。

【主治】积痰不散,上冲心脏,变为风痫,不问长幼。

27507　半夏丸(《圣惠》卷四十六)

【组成】半夏二分(汤洗七遍去滑)　诃黎勒皮一两　款冬花三分　桂心半两　附子一两(炮裂,去皮脐)　紫菀一两(去苗土)　人参三分(去芦头)　枳壳一两(麸炒微黄,去瓤)　陈橘皮一两(汤浸,去白瓤,焙)　甘草三分(炙微赤,剉)　杏仁一两(汤浸,去皮尖双仁,麸炒微黄,研如膏)

【用法】上为末,炼蜜为丸,如梧桐子大。每服三十丸,以生姜汤送下,不拘时候。

【主治】咳嗽痰滞,呕吐不下食。

27508　半夏丸

《圣惠》卷四十九。为《千金》卷十一"狼毒丸"之异名。见该条。

27509　半夏丸(《圣惠》卷五十)

【组成】半夏一两(汤洗七遍去滑)　陈橘皮三分(汤浸,去白瓤,焙)　薯蓣一两　干姜半两(炮裂,剉)　甘草一分(炙微赤,剉)　黄丹一两(炒令黄)

【用法】上为末,入黄丹同研令匀,煮枣肉为丸,如梧桐子大。每服二十丸,食前煎人参生姜汤送下。

【主治】膈气,痰结气逆,不能下食。

27510　半夏丸(《圣惠》卷五十)

【组成】半夏一两(汤浸七遍去滑)　木香一两　枳壳二两(麸炒微黄,去瓤)　羚羊角屑一两　桂心一两半

【用法】上为末,以生姜自然汁煮面糊为丸,如梧桐子大。每服二十丸,煎木瓜汤送下,不拘时候。

【主治】噎,心膈短气,烦闷不能下食。

27511　半夏丸(《圣惠》卷五十二)

【组成】半夏二两(汤洗七遍去滑)　干姜一两(炮裂,到)　白矾一两(烧令汁尽)　草豆蔻一两(去皮)

【用法】上为末,以生姜汁煮面糊为丸,如梧桐子大。每服十丸,以姜、枣汤送下,一日三次,不拘时候。

【主治】痰结实不消,见食欲呕。

27512　半夏丸

《圣惠》卷七十五。为方出《医心方》卷二十二引《深师方》,名见原书同卷引《产经》"人参丸"之异名。见该条。

27513　半夏丸(《圣惠》卷八十九)

【异名】皂荚丸(《普济方》卷三六二)。

【组成】半夏半分(生姜汤洗七遍去滑)　皂荚子仁半两

【用法】上为末,用生姜汁为丸,如麻子大。每服三丸,以温水送下,不拘时候。

【主治】小儿脾热,乳食不下,胸膈多涎。

27514　半夏丸(《医方类聚》卷一○三引《简要济众方》)

【组成】半夏二两(汤浸去滑,焙干)　丁香半两　干姜一分(炮裂)

【用法】上为末,以生姜自然汁煮面糊为丸,如梧桐子大。每服十五丸,煎木瓜盐汤送下,不拘时候。

【主治】❶《医方类聚》引《简要济众方》:上焦冷气,吞酸吐沫,呕逆。❷《圣济总录》:不思饮食。

27515　半夏丸(《医方类聚》卷十引《神巧万全方》)

【组成】半夏(汤洗去滑)　人参　白茯苓　麦门冬(去心)　酸枣仁(微炒)　甘菊花各一两　朱砂三分(研入)　龙脑一分(研入)

【用法】上药除别研药外,同杵罗为末,入研了药,再研和匀,炼蜜为丸,如鸡头子大。每服一丸,乳香汤嚼破;薄荷汤送下亦得。

【主治】肝实热上攻,头目昏眩,风痰。

27516　半夏丸(《医方类聚》卷一一七引《神巧万全方》)

【组成】半夏三分　诃黎勒皮　紫菀　附子　枳壳　杏仁　黄耆　陈橘皮(去瓤)各一两　肉桂半两　人参　甘草(炙赤)　款冬花各三分

【用法】上为末,炼蜜为丸,如梧桐子大。每服二十丸,生姜汤送下。

【主治】脾嗽,痰滞呕吐,不下食。

27517　半夏丸(方出《证类本草》卷八引杨文蔚方,名见《御药院方》卷五)

【组成】栝楼(肥实大者,割开,子净洗,捶破,栝皮细切,焙干)　半夏四十九个(汤洗十遍,捶破,焙干)

【用法】上为末,用洗栝楼熟水并瓤同熬成膏,研细为丸,如梧桐子大。每服二十丸,生姜汤送下。

【功用】利胸膈。

【主治】痰嗽。

27518　半夏丸(《圣济总录》卷十五)

【组成】半夏(汤洗去滑,生为末)五两　白矾(生为末)二两　丹砂(研)　铅丹(研)各一两

【用法】上为末,以粟米饭为丸,如梧桐子大。每服二十丸,食后生姜汤送下。

【主治】风痫痰盛瘛疭,口吐涎沫。

27519　半夏丸(《圣济总录》卷四十七)

【组成】半夏(汤洗七遍,焙)　伏龙肝各一两　白矾(煅令汁枯)　铅丹(研)各三分

【用法】上为末,生姜汁煮面糊为丸,如梧桐子大。每服二十丸至三十丸,生姜、橘皮汤送下。

【主治】胃反,呕逆不下食。

27520　半夏丸(《圣济总录》卷四十七)

【组成】半夏(用生姜同捣烂作饼子阴干)二两　山芋一两　矾石(飞过)二两

【用法】上为末,面糊为丸,如梧桐子大。每服十丸至二十丸,食后、临卧生姜汤送下。

【主治】上膈痰滞,吞酸吐沫,涕唾稠黏,胸膈不利。

27521　半夏丸(《圣济总录》卷五十三)

【组成】半夏(汤洗七遍去滑,捣罗为末,用生姜自然汁和作饼,焙干)三两　前胡(去芦头)一两　赤茯苓(去黑皮)　槟榔(到碎)　陈橘皮(汤浸,去白,焙)　诃黎勒皮　枳壳(去瓤,麸炒)　人参　桔梗(炒)　五味子各半两　附子(炮裂,去皮脐)一两

【用法】上为末,水煮面糊为丸,如梧桐子大。每服二十丸至三十丸,食后温生姜汤送下。

【主治】肾脏壅塞,唾液不休,心胸痞闷。

27522　半夏丸(《圣济总录》卷六十一)

【组成】半夏(汤洗七遍去滑)　桔梗各二两　桂(去粗皮)一两半　木香　枳壳(去瓤,麸炒)各一两

【用法】上为末,生姜汁煮糊为丸,如梧桐子大。每服二十丸,木瓜汤送下。

【主治】心胸噎塞壅闷,食不下。

27523　半夏丸(《圣济总录》卷六十四)

【组成】半夏(汤洗七遍,焙)五两　皂荚五梃(去皮子,捶碎,水一升煮,焙)　生姜(切,焙)五两

【用法】上为末,入生姜汁,炼蜜为丸,如梧桐子大。每服二十丸,食后炮皂荚汤送下。

【主治】膈痰结实,胸中痞闷,咳嗽喘急。

27524　半夏丸(《圣济总录》卷六十五)

【组成】半夏六两(去脐,浆水五升、生姜半斤薄切,甘草、桑白皮一两,到,银石铫内慢火煮一复时,只取半夏,余药不用)　郁李仁一两(去皮尖,焙)　青橘皮(汤浸去白,焙)　木香　槟榔(到)各一分

【用法】上为末,面糊为丸,如豌豆大。每服十丸,稍加至二十丸,食后、临卧淡生姜汤送下。

【功用】化痰涎,止咳嗽。

【主治】胸膈热壅。

27525　半夏丸(《圣济总录》卷六十六)

【组成】半夏曲(炒)二两　白茯苓(去黑皮)一两　干姜(炮)　丁香　矾石(熬令汁枯)各半两

【用法】上为细末，生姜汁煮面糊为丸，如梧桐子大。每服二十丸，温米饮送下，一日三次。

【主治】肺胃有寒，咳嗽呕吐。

27526 半夏丸(《圣济总录》卷六十七)

【组成】半夏(汤洗去滑，生姜汁制，焙干)　芎劳各半两　蜀椒(去目及闭口者，炒出汗)一分　附子(炮裂，去皮脐)　贝母(去心，微炒)　桑根白皮(剉碎，炒)　款冬花(去枝梗，焙)　细辛(去苗叶)各半两　紫菀(去苗土，焙)一两　干姜(炮裂)半两　钟乳(研)一两　杏仁(汤浸，去皮尖双仁，研细)半两

【用法】上药先将前十味捣罗为细末，与钟乳、杏仁同研令匀，炼蜜为丸，如梧桐子大。每服三丸至五丸，粥饮送下，一日三次，不拘时候。

【主治】上气胸满，昼夜不得卧。

27527 半夏丸(《圣济总录》卷六十七)

【组成】半夏(汤浸去滑，生姜汁制，切，焙)　紫菀(去苗土)　桑根白皮(剉)各一两　款冬花　射干　陈橘皮(汤浸去白，焙)　百部　五味子各三分　细辛(去苗叶)半两　赤茯苓(去黑皮)　贝母(炒，去心)各三分　皂荚(酥炙黄，去皮子)三分　杏仁(汤浸，去皮尖双仁)一两半

【用法】上为末，炼蜜为丸，如梧桐子大。每服三十丸，食后煎灯心、生姜、枣汤送下，一日二次。

【主治】上气咳嗽，喉中作声，坐卧不得。

27528 半夏丸(《圣济总录》卷八十三)

【组成】半夏(汤洗七遍去滑，晒干)二两

【用法】上为末，生姜自然汁为丸，如梧桐子大。每服二十丸，食前生姜汤送下，一日三次。

【主治】风湿脚气，痰壅头痛。

27529 半夏丸(《圣济总录》卷九十七)

【组成】半夏(汤洗七遍去滑，麸炒)一两　牵牛子四两(一半生，一半炒)　青橘皮(汤浸去白，焙)　木通(剉)各半两

【用法】上为末，炼蜜为丸，如梧桐子大。每服四十丸，夜卧时淡生姜汤送下。

【功用】疏风转气，下痰。

【主治】大便不通。

27530 半夏丸(《圣济总录》卷一六三)

【组成】半夏(汤浸去滑七遍)一两　人参二两　枳实(去瓤，麸炒)半两　诃黎勒(煨，去核)三分

【用法】上为末，用生姜自然汁煮面糊为丸，如梧桐子大。每服二十丸，生姜、紫苏熟水送下，一日三次，不拘时候。

【主治】产后短气。

27531 半夏丸(《圣济总录》卷一七〇)

【组成】半夏(生姜汁洗去滑，晒干)一分

【用法】上为末，用酒面糊为丸，如黍米大。一月及百日儿，每服三丸，用薄荷汤送下；半年至一岁儿，每服五丸，一日三五次。

【主治】腹中卒痛，啼呼闷绝。

27532 半夏丸(《圣济总录》卷一七五)

【组成】半夏七枚(圆大者，汤洗七遍，切。生姜汁浸一宿，焙)　定粉(研)　白矾(烧令汁尽)各一钱

【用法】上为末，面糊为丸，如麻子大。每服三丸至五丸，食后浓煎白茅根汤送下。

【主治】小儿痰嗽。

27533 半夏丸

《圣济总录》卷一七五。为《局方》卷十"辰砂半夏丸"之异名。见该条。

27534 半夏丸(《圣济总录》卷一八五)

【组成】半夏二两(汤洗七遍，入猪苓四两，剉，同炒令猪苓紫色，去猪苓，用半夏)

【用法】上为末，酒面糊为丸，如梧桐子大。每服十五丸，空心温粥饮送下。

【功用】除痰，利胸膈。

【主治】梦泄。

27535 半夏丸(《幼幼新书》卷十六引丁时发方)

【组成】大萝卜一个　半夏半两　朱砂　雄黄各一钱

【用法】大萝卜一个开小窍成罐，入半夏在内，好醋煮透赤色，取出，细研萝卜、半夏如泥，入别研朱砂、雄黄各一钱为丸，如绿豆大。每服五七丸至十丸，生姜汤送下。

【主治】痰鸣涎响，咳嗽喘逆。

27536 半夏丸(《幼幼新书》卷十六引丁时发方)

【组成】半夏　南星(皂角煮)各一两　白矾　川乌头(炮)各一分

【用法】上为末，生姜自然汁为丸，如绿豆大。每服十丸，生姜汤送下。

【主治】久嗽，痰吐，头疼。

27537 半夏丸(《鸡峰》卷十六)

【组成】藿香叶　白薇　白术　人参各一两　半夏一两　干姜　甘草各一分　丁香一钱

【用法】上为细末，水煮面糊为丸，如梧桐子大。每服二十丸，以沸汤煮三五沸，用人参汤送下，不拘时候。

【主治】妇人阻病，心中愦闷，恶闻食臭，食则呕逆，怠堕少力，头眩嗜卧。

27538 半夏丸(《保命集》卷下)

【组成】半夏一两(汤洗，切)　雄黄(研)三钱

【用法】上为细末，生姜汁浸，蒸饼为丸，如梧桐子大。每服三十丸，生姜汤送下。小儿丸如黍米大。

【主治】因伤风而痰作喘逆，兀兀欲吐，恶心欲倒。

【加减】已吐，加槟榔三钱。

27539 半夏丸(《普济方》卷四十六引《十便良方》)

【组成】半夏四两(以醋一升煮，候醋干为度)　甘草一两

【用法】上为细末，姜汁煮糊为丸。每服三四十丸，以米汤送下，不拘时候。

【主治】头风吐痰。

27540 半夏丸(《魏氏家藏方》卷二)

【组成】天南星　半夏各四两

【用法】上为细末，生姜半斤，研细拌作大丸子，以楮叶裹缚于草中，罨如罨面之状，候干入橘皮、香附子四两，并

为末,姜汁煮神曲糊为丸,如梧桐子大。每服三四十丸,食后生姜汤送下。

【主治】痰。

27541 半夏丸

《妇人良方》卷七。为《外台》卷六引许仁则方"半夏二味丸"之异名。见该条。

27542 半夏丸(《济生》卷二)

【组成】瓜蒌子(去壳别研) 半夏(汤泡七次,焙,取末)各一两

【用法】上为末,和匀,生姜自然汁打面糊为丸,如梧桐子大。每服五十丸,食后用生姜汤送下。

【主治】肺脏蕴热,痰嗽,胸膈塞满。

【备考】本方方名,《医统》引作"瓜蒌半夏丸"。

27543 半夏丸(《直指》卷七)

【组成】圆白半夏 老生姜各等分(捣如泥,焙干)

【用法】上为末,煮姜汁糊为丸,如梧桐子大。每服三十丸,生姜汤送下。

【功用】消下痰涎。

27544 半夏丸(《直指》卷二十六)

【组成】圆白半夏(刮净,捶扁,以生姜汁调和飞白面作软饼,包掩半夏,慢火炙令色黄,去面,取半夏为末)

【用法】上为末,米糊为丸,如绿豆大,晒干。每服三四十丸,温热水送下。

【功用】消宿瘀。

【主治】吐血下血,崩中带下,喘急痰呕,中满虚肿。

27545 半夏丸(《朱氏集验方》卷十五引南岳魏夫人方)

【异名】半仙丸(《济阳纲目》卷一〇二)。

【组成】半夏一两

【用法】上为末,水为丸,如豆大。纳鼻孔中。

【主治】五绝:自缢、墙压、溺水、魔魅、产乳。

27546 半夏丸(《局方》卷四续添诸局经验秘方)

【组成】白矾(枯过)十五两 半夏(汤洗去滑,姜汁罨一宿)三斤

【用法】上为细末,生姜自然汁为丸,如梧桐子大。每服二十丸,加至三十丸,食后、临卧时生姜汤送下。

【主治】肺气不调,咳嗽喘满,痰涎壅塞,心下坚满,短气烦闷,及风壅痰实,头目昏眩,咽膈不利,呕吐恶心,神思昏愦,心忪而热,涕唾稠黏。

【备考】本方方名,《普济方》引作"止嗽丸"。

27547 半夏丸(《活幼心书》卷二)

【组成】半夏(生用)二两 赤茯苓(去皮) 枳壳(同土制)各一两 风化朴消二钱半

【用法】上药前三味剉,焙为末,入乳钵,同朴消杵匀,用生姜自然汁煮糯米粉糊为丸,如绿豆大。每服三十丸至五十丸,食后、临睡以淡姜汤送下。儿小者,丸如粟米大。

【主治】痰证,惊搐后风涎潮作。

27548 半夏丸(《得效》卷十一)

【组成】半夏五两 白矾(枯过)一两二钱半 人参一两

【用法】上为末,生姜自然汁糊为丸,如粟米大。每服二十丸,食后、临卧生姜汤送下。

【主治】风壅痰盛,咽膈不利。

27549 半夏丸

《丹溪心法》卷三。为《本事》卷三"猪苓丸"之异名。见该条。

27550 半夏丸

《普济方》卷一六四。即原书同卷引《卫生家宝》"半夏化痰丸"。见该条。

27551 半夏丸

《普济方》卷一六六。为《圣济总录》卷六十四"小半夏丸"之异名。见该条。

27552 半夏丸

《普济方》卷一八三。为《外台》卷十引《深师方》"钟乳丸"之异名。见该条。

27553 半夏丸(《普济方》卷二〇六)

【组成】半夏一两 干姜半两

【用法】上为末,白面糊为丸,如梧桐子大。以陈皮汤送下,不拘时候。

【主治】久吐不止。

27554 半夏丸

《普济方》卷二〇六。即原书同卷引《澹寮方》"胡椒丸"。见该条。

27555 半夏丸(《普济方》卷三二七)

【组成】半夏 赤石脂各一两六铢 蜀椒 干姜 吴茱萸 当归 桂心 丹参 白蔹 防风各一两 葫芦半两

【用法】上为末,炼蜜为丸,如梧桐子大。每服十丸,空心酒送下。不知,稍加,以知为度。

【主治】因与夫卧起,月经不去或卧湿冷地,及以冷水洗浴,或疮痍未愈,便合阴阳,及起早作劳,衣单席薄,寒从下起,至妇人怀中十二疾:经水不时、经来如清水、经水不通、不周时、生不乳、绝无子、阴阳减少、腹苦疼如刺、阴中寒、子门相引痛、经来冻如葵汁状、腰急腹痛。

27556 半夏丸(《普济方》卷三八七)

【组成】半夏二十一粒 蓖麻子二十一粒 巴豆(去油)五两 杏仁七枚 牛蒡子一钱 鸡内金七个 皂角子七粒

【用法】上为丸。生姜汤送下。

【主治】小儿躯䐬。

27557 半夏丸(《袖珍》卷一)

【组成】半夏四两(一两十八者,泡七次,姜制) 猪苓四两(去皮为末,用一半,将半夏银石器内,微火同炒,于地铺纸出火毒,去苓不用) 破故纸(酒浸干,同芝麻炒爆,去芝麻不用) 沉香各一两(与半夏,故纸为末)

【用法】上用无灰酒糊为丸,如梧桐子大,次日将所存一半苓末,银石器慢火炒干,依前法与苓炒,出火毒,同苓末收。每服五十丸,空心酒送下。

【功用】宽胸膈,化痰饮,降心火,补肾水真阴,进饮食,健行步,黑髭发,明耳目。

【主治】心火狂燥,肾水虚羸。

27558 半夏丸(《济阳纲目》卷二十四)

【组成】半夏不拘多少(香油炒)

【用法】上为末,粥为丸,如梧桐子大。每服三五十丸,生姜汤送下。

【主治】湿痰喘急,亦治心痛。

27559　半夏丸

《简明医彀》卷三。为方出《丹溪心法》卷三,名见《医学正传》卷三"软石膏丸"之异名。见该条。

27560　半夏丸(《仙拈集》卷三)

【组成】生半夏一个

【用法】上为末,葱白半寸,捣和为丸。绵裹塞鼻,左乳病,塞右鼻;右乳病,塞左鼻。一夜即愈。

【主治】乳痈初起。

27561　半夏丸(《医级》卷八)

【组成】大半夏一斤

【用法】泉水浸七日,逐日换水,搅动渐去其涎,晒干,再以芒消、文蛤、大黄各五钱,甘草、明矾各一两,姜四两,煎汤二碗,再入半夏,缓火煮干,晒燥为末,另研丁香五钱,茯苓末四两和匀,水法为丸。每服一钱五分,开水送下。

【主治】痰饮停滞,胸膈呕吐恶心,吞酸嗳腐,不思饮食。

27562　半夏曲(《全国中药成药处方集》上海方)

【组成】生半夏(漂浮)一百六十两

【用法】上为细末,用麦粉拌和成曲。每次三钱,包煎服汤。

【主治】咳嗽痰涌,痰多作恶。

27563　半夏曲(《全国中药成药处方集》济南方)

【组成】白面三斤　苦杏仁六两　鲜辣蓼草八两　半夏(姜制)一斤　赤小豆六两　鲜青蒿八两　鲜苍耳草八两

【用法】以鲜草三味,煎水和成曲服。

【主治】咳嗽痰多,停食作呕。

27564　半夏曲(《成方制剂》10册)

【组成】清半夏160克　白矾10克　六神曲5克　生姜汁20克　面粉32克

【用法】以上除生姜汁、面粉外,余三味打成细粉;生姜汁加水适量,与面粉及药粉搅匀,制成粗粒或软硬适宜的小块或颗粒,发酵,干燥。

【功用】降逆止呕,止咳化痰。

【主治】恶心呕吐,食欲不振,咳嗽痰壅。

27565　半夏汤(《灵枢》卷十)

【组成】秫米一升　治半夏五合

【用法】以流水千里以外者八升,扬之万遍,取其清五升,煮之,炊以苇薪火,沸,置秫米一升,治半夏五合,徐炊令竭为一升半,去其滓,饮汁一小杯,一日三次。稍益,以知为度。病新发者,覆杯则卧,汗出则已矣;久者,三饮而已矣。

【主治】痰湿内阻,胃气不和之失眠。

❶《灵枢》:厥气客于五脏六腑,卫气不得入于阴,阴虚,目不瞑。❷《张氏医通》:痰饮客于胆府,自汗不得眠。❸《温病条辨》:温病愈后,嗽稀痰而不咳,彻夜不寐。

【方论选录】❶《温病条辨》:半夏逐痰饮和胃,秫米秉燥金之气而成,故能补阳明燥气之不及,而渗其饮,饮退则胃和,寐可立至。❷《古方选注》:今厥气客于脏腑,卫气独行于阳,阳跷气盛不得入于阴,阴虚目不瞑。用秫米汤者,

以药石不能直入阳跷,故治胃以泄卫气也。半夏辛温,入胃经气分。秫,糯也,北地之膏粱秫粟也,甘酸入胃经血分。千里水扬之万遍,与甘澜水同义,取其轻扬,不助阴邪。炊以苇薪,武火也。火沸入药,仍徐炊令减。寓升降之法,升以半夏,从阳分通卫泄邪,降以秫米,入阴分通营补虚,阴阳通,卧立至,汗自出,故曰汗出则已矣。

【临床报道】不寐:《新中医》[1983,(11):22]笔者以半夏秫米汤加味治疗失眠收到满意效果。因药房不备秫米,遵吴鞠通意,用薏苡仁代之。方药组成:法半夏、苡仁各60克。加减:心脾亏虚加党参,心阴不足加麦冬,痰热扰心加黄连,胃不和加神曲。

【备考】本方方名,《景岳全书》引作"秫米半夏汤"、《兰台轨范》引作"半夏秫米汤"。

27566　半夏汤(《伤寒论》)

【异名】半夏桂枝甘草汤(《活人书》卷十七)、半夏桂甘汤(《直指》卷二十一)。

【组成】半夏(洗)　桂枝(去皮)　甘草(炙)各等分

【用法】以水一升,煎七沸,纳散两方寸匕,更煮三沸,下火令小冷,少少咽之。

【功用】《伤寒论讲义》:散寒通阳,涤痰开结。

【主治】少阴客寒咽痛,伏气咽痛。

❶《伤寒论》:少阴病,咽中痛。❷《活人书》:伏气之病,谓非时有暴寒中人,伏气于少阴经,始不觉病,旬日乃发,脉微弱,法先咽痛,似伤寒,非喉痹之病,次必下利者。❸《伤寒来苏集》:少阴病,咽中痛,恶寒呕逆。❹《伤寒经注》:少阴病,为寒邪所客,痰涎壅塞,其人但咽痛而无燥渴、心烦、咽疮、不眠诸热证。

【方论选录】❶《古方选注》:少阴之邪,逆于经脉,不得由枢而出,用半夏入阴散郁热,桂枝、甘草达肌表,则少阴之邪,由经脉而出肌表,悉从太阳开发,半夏治咽痛,可无劫液之虞。❷《伤寒经注》:方中半夏辛温涤痰,桂枝辛热散寒,甘草甘平缓痛。

【临床报道】咽痛:《广东中医》[1962,7:36]郑某某,女。身体素弱,有痰嗽宿疾,因娶媳期届,心力俱劳,引起恶寒、发热、头痛等证,咽喉疼痛尤剧,卧床不起,吞咽困难,脉象两寸浮缓,咽部颜色不变。治以《伤寒论》半夏汤原方,嘱徐徐咽下,服二剂;寒热、痰嗽、咽痛等顿消,继以扶正而愈。

27567　半夏汤(《外台》卷八引《范汪方》)

【组成】半夏一升(洗)　生姜一斤　橘皮四两

【用法】上切。以水一斗,煮取三升,分三服。

【主治】心腹虚冷,游痰气上,胸胁满,不下食,呕逆,胸中冷。

【宜忌】忌羊肉、饧。

【加减】心中急及心痛,加桂枝四两;腹痛,加当归四两。

27568　半夏汤(《医心方》卷九引《范汪方》)

【组成】人参　茯苓各二两　生姜三两　白蜜五合　半夏三升(洗)

【用法】以蜜纳六升水中,烧之百过,以余药合投中煮得三升,分四服。

【主治】胸中乏气而呕欲死,及干呕。

【宜忌】忌冷食。

27569 半夏汤(《外台》卷七引《小品方》)

【组成】半夏一升(洗) 生姜一斤 桂心六两 吴茱萸三十颗

【用法】上切细。以水八升,煮取二升四合,绞去滓,分温五服。服别相去如人行六七里,进一服,快利为度。

【主治】胸膈不利,腹中胀,气急妨闷。

【宜忌】忌羊肉、饧、生葱、油腻。

27570 半夏汤(《千金》卷十六引《集验方》)

【组成】干姜 石膏各四两 桔梗 人参 桂心各二两 半夏一升 吴茱萸二升 小麦一升 甘草一两 赤小豆三十粒

【用法】上㕮咀。以酒五升,水一斗煮,加大枣二十个,去滓,合煮取三升,分三服。

【主治】饮食辄噎。

27571 半夏汤(《外台》卷十引《古今录验》)

【组成】当归 防风 黄耆各二两 柴胡半斤 细辛 麻黄(去节) 人参各一两 杏仁五十粒 桂心三两 半夏一升(洗) 大枣二十枚 生姜五两 黄芩一两

【用法】上切。以水一斗,先煮麻黄一沸,去上沫,更入水一升及诸药,煮取五升,分为五服,日三夜二。

【主治】上气,五脏闭塞,不得饮食,胸中胁下支胀,乍去乍来,虚气结于心中,伏气住胃管,唇干口燥,肢体动摇,手足疼冷,梦寐若见人怖惧。

【宜忌】忌羊肉、生葱、生菜、饧等。

27572 半夏汤(《外台》卷十二引《延年秘录》)

【组成】半夏三两(洗) 生姜四两 桔梗二两 吴茱萸二两 前胡三两 鳖甲三两(炙) 枳实二两(炙) 人参一两 槟榔子十四枚

【用法】上切。以水九升,煮取二升七合,去滓,分温三服,如人行八九里久。

【主治】腹内左肋痃癖硬急气满,不能食,胸背痛者。

【宜忌】忌猪羊肉、饧、苋菜等。

27573 半夏汤(《千金》卷二)

【组成】半夏 麦门冬各五两 吴茱萸 当归 阿胶各三两 干姜一两 大枣十二个

【用法】上㕮咀,以水九升,煮取三升,去滓,加白蜜八合,微火上温,分四服,痢即止。一方用乌雌鸡一只,煮汁以煎药。

【主治】妊娠九月,卒得下痢,腹满悬急,胎上冲心,腰背痛不可转侧,短气。

【方论选录】《千金方衍义》:今以孕母卒得下痢,腹满悬急,故用半夏以辟肠垢;姜、萸以散腹满;归、胶以护荣血;冬、枣以行津液,此皆恒用之品,其理易明。独是白蜜奥旨崇古未讲,盖蜜能通肠,而利反用之,必四服痢止肠垢去而正气复,胎自安矣。

27574 半夏汤(《千金》卷七)

【组成】半夏一升 桂心八两 干姜五两 甘草 人参 细辛 附子各二两 蜀椒二合

【用法】上㕮咀。以水一斗,煮取三升,分为三服。初

稍稍进,恐气冲上,格塞不得下,小小服,通人气耳。

【主治】脚气上入腹胸,急上冲胸,气急欲绝。

【方论选录】《千金方衍义》:脚气用补,乃证治之变。此以病久正气伤惫,浊邪亢剧,不得已而用四逆加人参汤,更加半夏、蜀椒、桂心、细辛专散入腹冲胸浊阴之气为急,若兼攻外毒,则救里势分不能克济专攻矣。观方后服法,一以元气式微,难胜骤补;一以病气悍逆,虑其格塞;一以药力峻温,恐其僭上,所以只宜小小服之,以通人气,非洗心体会,不知谅人元气之奥。

27575 半夏汤(《千金》卷八)

【组成】半夏 生姜各一升 芍药 茯苓 桂心 橘皮 五味子各三两 附子五两 白术四两 甘草二两 大枣三十个 大麻仁一升(熬研为脂)

【用法】上㕮咀。以水一斗二升,煮取三升,去滓,下大麻脂,更上火一沸,分三服。

【功用】温中下气。

【主治】脾寒,言声忧惧,舌本卷缩,嗔喜无度,昏闷恍惚,胀满。

【方论选录】《千金方衍义》:合《近效》白术附子汤、桂枝汤、二陈汤三方,但加麻仁、五味以滋术、姜、半夏之燥,而风毒化脾寒散矣。

27576 半夏汤(《千金》卷十)

【组成】半夏一升 生姜 黄芩 茵陈 当归各一两 前胡 枳实 甘草 大戟各二两 茯苓 白术各三两

【用法】上㕮咀。以水一斗,煮取三升,分三服。

【主治】酒澼荫胸,心胀满,骨肉沉重,逆害饮食,乃至小便赤黄。

【方论选录】《千金方衍义》:茯苓丸治胸中寒饮,故用蜀椒、干姜;半夏汤治胃中热痰,故用黄芩、生姜。此方中前胡、甘草则前方杏仁之意,此方中大戟即前方甘遂之意,其余则两方并用,总皆健运中气之品,中气健运虽根本,虚劳药无不应,酒疸无容留之患矣。

27577 半夏汤(《千金》卷十五)

【组成】半夏 宿姜各八两 茯苓 白术 杏仁各三两 竹叶(切)一升 橘皮 芍药各四两 大枣二十个。

【用法】上㕮咀。以水一斗,煮取三升,分四服。

【功用】承气,泄实热。

【主治】脾劳实,四肢不用,五脏乖反胀满,肩息,气急不安。

【方论选录】《千金方衍义》:脾劳津耗则浊气逆满不安,故以橘、半、苓、术涤痰,宿姜、大枣安中,杏仁、竹叶泄热,芍药收敛阴气。

27578 半夏汤(《千金》卷十五)

【组成】半夏 宿姜各八两 杏仁五两 细辛 橘皮各四两 麻黄一两 石膏七两 射干二两

【用法】上㕮咀。以水九升,煮取三升,分三服。须利,下芒消三两。

【功用】除喘。

【主治】肉实,坐安席不能动作,喘气。主脾病,热气所加关格。

【方论选录】《千金方衍义》:肉虚则宜温养,肉实则宜

温散,实乃肌表之盛,故借越婢、青龙、射干麻黄等法,以麻、杏、细辛开泄肺气,姜、半、橘皮涤除胃湿,射干解散内结,石膏化导标热,里气通而表气松,实从外解之法也。

27579 半夏汤(《千金》卷十六)

【异名】小茯苓汤。

【组成】半夏一升　生姜一斤　茯苓　桂心各五两

【用法】上㕮咀。以水八升,煮取二升半,分三服。

【主治】逆气,心中烦闷,气满呕吐,气上。

【加减】少气,加甘草三两。

【方论选录】《千金方衍义》:《金匮》小半夏加茯苓汤治心下痞,膈间有水气,眩悸。《千金》祖《胡洽方》加桂一味,上摄虚阳,下导水逆,岂但治呕吐而已哉。

【备考】本方方名,《普济方》引作"小半夏茯苓汤"。

27580 半夏汤(《千金》卷十六)

【组成】半夏一升　桂心四两　生姜八两

【用法】上㕮咀,以水七升,煮取二升,一服七合,一日三次。

【主治】胸满有气,心腹中冷。

【方论选录】《千金方衍义》:以姜、半开胸中痰满,桂心散腹中冷气。

27581 半夏汤(《千金》卷十六)

【组成】半夏一升　生姜八两　前胡四两　茯苓五两　甘草一两　黄芩　人参各二两　杏仁　枳实各三两　白术五两　(一方用栀子仁二两)

【用法】上㕮咀。以水九升,煮取三升,分三服,胸中大热者,沉冷服之。

【主治】胸中客热,心下烦满,气上,大小便难。

【加减】大小便涩,加大黄三两。

【方论选录】《千金方衍义》:胸中客热,良由风热内陷所致,故以前胡、黄芩、杏仁开提于上,枳实、半夏、生姜疏豁于中,参、术、苓、甘护持正气,不使伤犯津液,自然胃气安和,二便如常矣。

27582 半夏汤(《千金》卷十七)

【异名】人参厚朴汤(《三因》卷八)。

【组成】半夏一升　生姜一斤　桂心四两　甘草　厚朴各二两　人参　橘皮　麦门冬各三两

【用法】上㕮咀。以水一斗,煮取四升,分四服。

【主治】肺劳虚寒,心腹冷,气逆游气,胸胁气满,从胸达背痛,忧气往来,呕逆,饮食即吐,虚乏不足。

【加减】腹痛,加当归二两。

【方论选录】《千金方衍义》:劳乏而胸中阳气不布,浊阴上攻逆满,原非本虚之谓,故用参、桂、姜、半温中,麦冬、甘草滋肺,即兼厚朴、橘皮开泄滞气,胸中阳气得人参、姜、桂守护之力,则浊阴不复上矣。

27583 半夏汤(《千金》卷十七)

【组成】半夏一升　生姜　桂心各五两　橘皮四两

【用法】上㕮咀。以水七升,煮取二升,分四服,日三夜一。人强者,作三服。

【主治】逆气心腹满,气上胸胁痛,寒冷心腹满,呕逆及吐不下食,忧气结聚;亦治霍乱后吐逆腹痛。

【方论选录】《千金方衍义》:此方专以破气为主,故于

七气汤中除去人参、甘草,易入橘皮以破滞气。

27584 半夏汤(《千金》卷十八)

【组成】半夏　吴茱萸各三两　生姜六两　附子一枚

【用法】上㕮咀。以水五升,煮取二升半,分三服。老少各半,一日三次。

【主治】痰饮,辟气,吞酸。

【方论选录】《千金方衍义》:此以曲直作酸,故用吴萸通达肝气以佐半夏、附子,仍用生姜开豁痰澼也。

27585 半夏汤(《千金翼》卷五)

【组成】半夏一升(洗)　生姜五两　茯苓厚朴各四两

【用法】上㕮咀。以水六升,煮取三升,分三服。

【主治】妇人胸满,心下坚,咽中贴贴如有炙脔,咽之不下,吐之不出。

27586 半夏汤(《外台》卷八引《必效方》)

【组成】生姜四两　半夏一升(洗)　石膏四两(碎)　小麦一升(完用)　吴茱萸一升　赤小豆二十颗　大枣二十一个　人参　甘草(炙)　桔梗　桂心各二两

【用法】上切。以酒二升,水八升,煮取三升,分三服。

【主治】噎。

【宜忌】忌猪羊肉、海藻、菘菜、饧、生葱等。

27587 半夏汤(方出《外台》卷十引《必效方》,名见《普济方》卷一八三)

【组成】半夏(洗)　茯苓各四两　橘皮　白术各三两　生姜五两　槟榔十颗

【用法】上切。以水一斗,渍一宿,煮取二升七合,分三服。更加甘草三两,人参二两,前胡二两,紫苏一两。

【主治】上气。

【宜忌】忌羊肉、桃李、雀肉、醋物。

27588 半夏汤(《外台》卷七引《广济方》)

【组成】半夏一升(洗)　生姜一斤　桂心六两　槟榔二两(末)

【用法】上切细。以水八升,煮取二升四合,绞去滓,分温五服,服别相去如人行六七里,进一服。快利为度。

【主治】胸胁不利,腹中胀,气急妨闷。

【宜忌】忌羊肉、饧、生葱、油腻。

27589 半夏汤(《幼幼新书》卷二十七引《婴孺方》)

【组成】半夏四分　黄芩　甘草各二分　干姜　橘皮　当归　人参各三分

【用法】水四升,煮取一升半,二百日儿服三合。

【主治】❶《幼幼新书》引《婴孺方》:心结坚实,饮不下,呕逆欲死,并霍乱后吐下不止,短气烦满。❷《普济方》:小儿大吐下。

【加减】腹痛,加当归三分;呕逆甚,加陈皮三分。

27590 半夏汤(《幼幼新书》卷三十四引《婴孺方》)

【组成】半夏八个　棘刺(西者)半升　麦门冬半两　人参　甘草(炙)各一两

【用法】上切。水三升,煮一升,稍稍服。

【主治】咽喉不利乳。

27591 半夏汤(《圣惠》卷九)

【组成】半夏三分(汤洗七遍去滑)　甘草半两(炙微赤,剉)　人参一两(去芦头)　厚朴二两(去粗皮,涂生姜

汁炙令香熟)

【用法】上为散。每服三钱,以水一中盏,加生姜半分,煎至五分,去滓稍热服,不拘时候。

【主治】脾胃痰滞,伤寒四日呕哕频烦,头疼大渴。

27592　半夏汤(《圣惠》卷十三)

【组成】半夏三分(汤洗七遍去滑)　黄芩三分　干姜半两(炮裂,剉)　赤茯苓三分　人参三分(去芦头)　甘草半两(炙微赤,剉)　黄连一分(去须)

【用法】上为散。每服三钱,以水一中盏,加大枣二个,煎至六分,去滓温服,不拘时候。

【主治】伤寒三四日,不能卧,但欲起,胸中结热烦闷,脉洪大者。

27593　半夏汤(方出《圣惠》卷四十五,名见《圣济总录》卷八十二)

【组成】半夏(汤洗七遍,切,焙)二两　桂(去粗皮)一两半　槟榔(剉)三分

【用法】上为粗末。每服三钱匕,水一盏,加生姜半分(拍碎),同煎至七分,去滓温服。以微利为度。

【主治】脚气冲心,烦闷气急,坐卧不安。

27594　半夏汤(《苏沈良方》卷五)

【组成】齐州半夏七枚(炮裂,四破之)　皂角(去皮,炙)一寸半　甘草一寸　生姜二指大

【用法】水一碗,煮去半,顿服。

【功用】❶《苏沈良方》:急下涎。❷《普济方》引《仁存方》:定喘下痰。

27595　半夏汤(《医方类聚》卷五十三引《神巧万全方》)

【组成】半夏一两(汤洗七遍)　葛根二两　桂心一两　麻黄(去节)一两　芍药一两　甘草半两(炙)

【用法】上为散。每服四钱,水一盏,加生姜、大枣,煎五分,热服。

【主治】太阳与阳明合病,不利但呕者。

27596　半夏汤(《圣济总录》卷二十四)

【组成】半夏(汤洗七遍,炒干)一两　桂(去粗皮)半两　甘草(炙)一分　槟榔(剉)三分　陈橘皮(汤浸,去白,焙)　枳壳(去瓤,麸炒)各半两

【用法】上为粗末。每服五钱匕,用水一盏半,加生姜一分(拍碎),同煎至八分,去滓,食后温服。

【主治】伤寒后上气,咽喉不利,胸膈多痰,气逆。

27597　半夏汤(《圣济总录》卷二十四)

【组成】半夏(汤洗去滑,炒)一两　附子(炮裂,去皮脐)半两　款冬花　麻黄(去根节)各一两　干姜(炮)一分

【用法】上剉,如麻豆大。每服三钱匕,水一盏,加生姜半分(拍碎),同煎至六分,去滓,食后温服。

【主治】伤寒咳嗽,头痛。

27598　半夏汤(《圣济总录》卷二十五)

【组成】半夏(汤洗七遍,切,焙干)　芦根　淡竹茹　麦门冬(去心,焙)　人参　白茯苓(去黑皮)各一两

【用法】上为粗末。每服五钱匕,水一盏半,加生姜一分(拍碎),同煎至一盏,去滓温服,一日二次。

【主治】伤寒干呕,不下食。

27599　半夏汤(《圣济总录》卷二十五)

【组成】半夏一两(汤洗七遍,炒干)　白茯苓(去黑皮)一两　枳壳(去瓤,麸炒)　人参各半两　白术一两半

【用法】上为粗末。每服三钱匕,水一盏,加生姜一分(拍碎),煎至七分,去滓温服,一日二次。

【主治】伤寒后胃气逆冷,食已呕哕,即欲吐。

27600　半夏汤(《圣济总录》卷二十五)

【组成】半夏(汤洗七遍,炒令干)　陈橘皮(汤浸,去白,焙)　白术各三分　枳壳(去瓤,麸炒)半两

【用法】上为粗末。每服五钱匕,水一盏半,加生姜一分(拍碎),同煎至七分,去滓温服。

【主治】伤寒痞满呕哕,心下悸,不能食。

27601　半夏汤(《圣济总录》卷二十九)

【组成】半夏(汤洗七遍,炒干)　木通(剉)　桃仁(汤浸,去皮尖双仁,炒)　附子(炮裂,去皮脐)　桂(去粗皮)　葛根　枳壳(去瓤,麸炒)　黄芩(去黑心)各半两　羚羊角(镑)一分　升麻一分半　麻黄(去根节)三分

【用法】上剉,如麻豆大。每服五钱匕,水一盏半,加生姜一枣大(拍碎),煎至八分,去滓温服。

【主治】伤寒发汗不解,变成狐惑,寒热无常,心中燥闷,不欲饮食。

27602　半夏汤(《圣济总录》卷二十九)

【组成】半夏三两(汤洗七遍,焙令干)　黄芩(去黑心)　百合各一两半　干姜(炮裂)　黄连(去须剉,微炒)　人参各一两　甘草(炙令赤,剉)半两

【用法】上为粗末。每服五钱匕,水一盏半,加生姜半分(拍碎),大枣三个(擘破),煎至七分,去滓,食后温服,一日二次。

【主治】伤寒百合,兼下利不止,心中愊愊,坚而烦呕。

27603　半夏汤(《圣济总录》卷三十三)

【组成】半夏(汤洗七遍,焙干)　枳壳(去瓤,麸炒)　茯苓(去黑皮)　前胡(去芦头)　木通(剉)各三分

【用法】上为粗末。每服三钱匕,水一盏,加生姜一分(拍碎),同煎至半盏,去滓,食前温服。

【主治】伤寒后脚气,心烦满闷,不下饮食,呕逆多痰。

27604　半夏汤(《圣济总录》卷三十八)

【组成】半夏(汤洗七遍,焙,切)三两三分　人参一两三分　白茯苓(去黑皮)二两半

【用法】上剉,如麻豆大。每服五钱匕,水一盏半,加生姜半分,切,煎至一盏,去滓温服,如人行八九里再服。

【主治】霍乱,心下坚满,妨闷。

27605　半夏汤(《圣济总录》卷三十九)

【组成】半夏(汤洗去滑七遍)四两　厚朴(去粗皮,姜汁炙)三两　赤茯苓(去黑皮)二两

【用法】上为粗末。每服五钱匕,水一盏半,加生姜一枣大(拍碎),煎至一盏,去滓温服,不拘时候。

【主治】霍乱,心下逆满,吐逆冒闷。

27606　半夏汤(《圣济总录》卷四十)

【组成】半夏(汤洗七遍,焙)二两　甘草(炙)　人参　前胡(去芦头)　桂(去粗皮)各一两

【用法】上为粗末。每服五钱匕,水一盏半,加生姜一分(切),豉五十粒,煎至七分,去滓温服。

【主治】霍乱气厥，呕哕不得息。

27607 半夏汤（《圣济总录》卷四十）

【组成】半夏（汤洗七遍去滑，切，焙）三两　人参二两　赤茯苓（去黑皮）四两

【用法】上咬咀，如麻豆大。每服三钱匕，水一盏，加生姜一枣大（拍碎），煎至六分，去滓温服。

【主治】霍乱，心下痞满。

27608 半夏汤（《圣济总录》卷四十）

【组成】半夏（汤洗七遍去滑，切，焙）　人参各三两

【用法】上剉，如麻豆大。每服三钱匕，加生姜三片，白蜜半匙，水一盏，煎至六分，去滓温服，不拘时候。

【主治】霍乱，心下痞逆。

27609 半夏汤（《圣济总录》卷四十二）

【组成】半夏（为末，生姜汁和作饼，晒干）　酸枣仁各一两半　黄芩（去黑心）半两　远志（去心）　山栀子（去皮）　赤茯苓（去黑皮）各一两　秫米三大合

【用法】上为粗末。每服五钱匕，水一盏半，加生姜五片，生地黄半分（切），煎至八分，去滓，食后温服。

【主治】胆实热，口苦，冒冒气满，食饮不下，咽干心胁痛，不能转侧，头目连缺盆皆痛。

27610 半夏汤（《圣济总录》卷四十二）

【组成】半夏（汤洗七遍去滑，焙）三两　生地黄五两　远志（去心）　赤茯苓（去黑皮）各二两　黄芩（去黑心）一两　酸枣仁（生用）一两半

【用法】上剉，如黑豆大。每服先以长流水三盏，加秫米半合，煎去一盏半，去米，扬之千遍，入药五钱匕，煎取八分，去滓温服。

【主治】胆热，精神不守，昏困多睡。

27611 半夏汤（《圣济总录》卷四十四）

【组成】半夏（汤洗七遍，切，焙）　枳实（去瓤，麸炒）　栀子（去皮）　赤茯苓（去黑皮）　芒消各三两　细辛（去苗叶）五两　白术　杏仁（去皮尖双仁，炒）各四两　淡竹叶（切）二两

【用法】上为粗末。每服五钱匕，水一盏半，加生地黄、生姜各半分（切），同煎至一盏，去滓温服，不拘时候。

【主治】脾实热，面黄目赤，季胁痛满。

27612 半夏汤（《圣济总录》卷四十五）

【组成】半夏（白矾水煮，焙）　白扁豆各一两　人参　枳壳（去瓤，麸炒）各半两

【用法】上为粗末。每服二钱匕，水一盏，加生姜三片，大枣一个（擘破），同煎至七分，去滓温服。

【主治】脾胃虚冷，饮食不化，呕逆多痰。

27613 半夏汤（《圣济总录》卷四十七）

【组成】半夏（汤洗七遍，焙）　麦门冬（去心，焙）　人参　白茯苓（去黑皮）　桔梗（炒）　青橘皮（汤浸去白，焙）　柴胡（去苗）　防风（去叉）　前胡（去芦头）　细辛（去苗叶）　白芷　紫菀（去土）　款冬花各一两　厚朴（去粗皮，生姜汁炙）　枳壳（去瓤，麸炒）各一两半

【用法】上为粗末。每服三钱匕，水一盏半，加生姜三片，煎至一盏，去滓，稍热服。

【主治】胃热肠寒，冷热不匀，善食数饥，入腹胀痛。

27614 半夏汤（《圣济总录》卷五十四）

【组成】半夏（汤洗去滑七遍，焙）二两半　干姜（炮）二两　麻黄（去根节，煮去沫，焙）　枳实（去瓤，麸炒）　前胡（去芦头）　泽泻（剉）　杏仁（去皮尖双仁，炒）各一两半　细辛（去苗叶）一两

【用法】上为粗末。每服三钱匕，入竹叶少许，水一盏半，煎至八分，去滓温服，一日三次，不拘时候。

【主治】三焦咳，腹满不欲食。

27615 半夏汤

《圣济总录》卷五十四。为《博济》卷三"半夏煮散"之异名。见该条。

27616 半夏汤（《圣济总录》卷五十六）

【组成】半夏（汤洗七遍，晒干）　干姜（炮）各三分　槟榔（半生半炮，剉）　桂（去粗皮）　旋覆花（微炒）　高良姜各半两　丁香　木香各一分

【用法】上为粗末。每服五钱匕，水一盏半，加生姜一分（拍碎），同煎至八分，去滓温服。

【主治】痰饮在心，久不散，痛不可忍。

27617 半夏汤（《圣济总录》卷五十七）

【组成】半夏（汤洗去滑，焙）　甘草（炙，剉）　陈橘皮（汤浸，去白，焙）　桂（去粗皮）各半两　人参　白术各一两　大腹皮并子二枚（微煨）

【用法】上剉，如麻豆大。每服三钱匕，水一盏半，加生姜三片，煎至七分，去滓，空心温服，一日二次。

【主治】心腹卒胀痛，吐痰不止。

27618 半夏汤

《圣济总录》卷五十七。为《圣惠》卷四十一"半夏散"之异名。见该条。

27619 半夏汤

《圣济总录》卷六十。为《圣惠》卷五十五"小半夏散"之异名。见该条。

27620 半夏汤（《圣济总录》卷六十一）

【组成】半夏（汤洗七遍，切，焙）二两半　栝楼实一枚　薤白（切）二合

【用法】上剉，如麻豆大。每服五钱匕，水二盏，加生姜一分（切碎），煎至一盏，去滓温服，一日三次。

【主治】胸痹，心下坚痞，急痛彻背，短气烦闷，自汗出。

27621 半夏汤（《圣济总录》卷六十一）

【组成】半夏（汤洗七遍，焙）半两　赤茯苓（去黑皮）　人参　前胡（去苗）各三两　甘草（炙，剉）一分　桂（去粗皮）三分　柴胡（去苗）半两

【用法】上为粗末。每服五钱匕，水二盏，加生姜五片，大枣三个（擘破），用煎至一盏，去滓温服，不拘时候。

【主治】胸痹短气。

27622 半夏汤（《圣济总录》卷六十三）

【组成】半夏（汤洗七遍，焙）　人参　柴胡（去苗）　麦门冬（去心，焙）各三分　赤茯苓（去黑皮）　竹茹　桂（去粗皮）　芦根（剉）各半两　甘草（炙，剉）一分

【用法】上为粗末。每服五钱匕，水一盏半，加生姜五片，同煎至八分，去滓温服。

【主治】上焦壅热，食饮不下，呕吐，两胁痛。

半

27623　**半夏汤**（《圣济总录》卷六十三）

【组成】半夏（汤洗七遍）五两　白术三两　赤茯苓（去黑皮）　人参　桂（去粗皮）　甘草（炙）　附子（炮裂，去皮脐）各二两

【用法】上剉，如麻豆大。每服五钱匕，以水一盏半，加生姜半分（切），同煎取一盏，去滓温服，一日二次。

【主治】留饮不除，胸中痰冷。冷痰癖饮，胸膈痞满，呕逆不止。

27624　**半夏汤**（《圣济总录》卷六十四）

【组成】半夏（汤洗去滑，焙干为末，以姜汁和作曲，焙干）　杏仁（去皮尖双仁，麸炒，研）各二两　木香半两　桂（去粗皮）　陈橘皮（去白，炒）二两　甘草（炙，剉）一两　干姜（炮）三分

【用法】上为粗末。每服三钱匕，水一盏，加生姜三片，煎至七分，去滓温服，不拘时候。

【功用】消食，温胃，止逆。

【主治】冷痰。

27625　**半夏汤**（《圣济总录》卷六十六）

【组成】半夏（汤洗七遍，姜汁制，焙）　前胡（去芦头）　紫菀（去苗土）各一两　人参　诃黎勒（煨，取皮）　杏仁（去皮尖双仁，炒）各三分

【用法】上为粗末。每服三钱匕。水一盏，加生姜一枣大（拍碎），煎至六分，去滓温服，不拘时候。

【主治】咳嗽呕吐，心胸满闷，不下饮食。

27626　**半夏汤**（《圣济总录》卷六十七）

【组成】半夏（汤洗七遍去滑，切，焙）　生姜　陈橘皮（汤浸，去瓤，焙）各二两　桂（去粗皮）一两

【用法】上㕮咀，分作二剂。每剂水五盏，煎取二盏，去滓，分温二服，空腹饮之。

【主治】气逆，食则呕吐。

27627　**半夏汤**（《圣济总录》卷六十七）

【组成】半夏（汤洗七遍去滑）一两　干桑叶六两　干姜（炮）一分

【用法】上为粗末。每服三钱匕，加生姜五片，浆水一盏，煎至六分，去滓，稍热服，不拘时候。

【主治】上气，呕逆不食。

27628　**半夏汤**（《圣济总录》卷六十七）

【组成】半夏（汤洗七遍去滑，焙）三分　白术　人参一两　桂（去粗皮）　甘草（炙，剉）　陈橘皮（汤浸，去白，焙）各半两　厚朴（去粗皮，涂生姜汁炙令香熟）二两

【用法】上为粗末。每服五钱匕，水一盏半，加生姜五片，大枣三个（擘破），煎至七分，去滓温服，一日三次。

【主治】上气呕吐，不能下食。

27629　**半夏汤**（《圣济总录》卷七十一）

【组成】半夏（陈者，汤洗去滑，焙干）　葶苈（纸上炒）各一两　麦门冬（去心，焙干）二两　芦根（剉碎）三两

【用法】上为粗末。每服三钱匕，水一盏，加小麦净淘半合，生姜半枣大（切），同煎至八分，去滓，空心、日午、夜卧各一服。

【主治】脾积，冷气痞结，胸满痰逆，四肢急堕。

【加减】如病人瘦弱，加桂心、柏子仁各一两。

27630　**半夏汤**（《圣济总录》卷七十一）

【组成】半夏（汤洗七遍，焙干）　桑根白皮（炙，剉）　细辛（去苗叶）　前胡（去芦头）各一两半　桔梗（炒）　甘草（炙，剉）　贝母（去心）　柴胡（去苗）　人参　诃黎勒（微煨，去核）　白术各一两

【用法】上为粗末。每服三钱匕，水一盏，加大枣三个（擘破），生姜半分（拍碎），煎至七分，去滓温服，食后、夜卧各一次。

【主治】肺积，息贲咳嗽。

27631　**半夏汤**（《圣济总录》卷八十二）

【组成】半夏二两（汤洗去滑，炒黄）　桂（去粗皮）三两　干姜（炮）一两　蜀漆一两半　甘草（炙，剉）　人参　附子（炮裂，去皮脐）各半两

【用法】上剉，如麻豆大。每服三钱匕，水一盏，煎至六分，去滓温服，空腹、日午，晚间各一次。初服稍停药力，恐气上不得下，宜减之。

【主治】脚气冲上入腹，腹急，气上胸膈，真气欲绝。

27632　**半夏汤**（《圣济总录》卷八十二）

【组成】半夏（汤洗去滑，切，焙）一升　槟榔仁七枚

【用法】上㕮咀，如麻豆大，以水七升，煮取二升，去滓，分温三服，如人行四五里一服。

【主治】脚气冲心，烦闷气急，坐卧不安。

27633　**半夏汤**（《圣济总录》卷八十三）

【组成】半夏（汤洗去滑，炒）一两半　陈橘皮（汤浸去白，炒）一两　白术一两半　人参　羚羊角（镑）各半两　吴茱萸（汤浸三度，焙干，炒）二两半　白茯苓（去黑皮）一两

【用法】上为粗末。每服三钱匕，水一盏，加生姜一枣大（拍碎），同煎至六分，去滓，空心、食前温服，一日三次。

【主治】脚气，因热频服冷药伤胃，胃中痰冷，呕逆不下食，心下坚满。

【加减】气未散者，加槟榔五枚（剉），旋覆花三分。

27634　**半夏汤**（《圣济总录》卷八十四）

【组成】半夏（汤洗去滑，姜汁制）　黄芩（去黑心）各二两　旋覆花三分　赤茯苓（去黑皮）　麦门冬（去心）　桑根白皮各二两　大腹（连皮子，剉）五颗

【用法】上为粗末。每服五钱匕，水一盏半，加大枣二个（擘破），生姜一分（拍碎），煎取七分，去滓，空腹服。

【主治】江东脚气，始脚胫酸重，恶心，头旋呕吐，腹中刺痛，胸中塞闷，时憎寒壮热如疟状。

27635　**半夏汤**（《圣济总录》卷八十四）

【组成】半夏一两（汤洗去滑）

【用法】上㕮咀，如麻豆大。以生姜汁一升，煎取四合，空心顿服。间日服一剂。

【主治】脚气。

27636　**半夏汤**

【方源】《圣济总录》卷八十六。

【组成】半夏（汤洗七遍，切，焙）二两　麻黄（去节煎，掠去沫，焙）　杜衡　芍药　枳实（去瓤，麸炒）　细辛（去苗叶）　杏仁（汤浸，去皮尖双仁，炒）　乌梅肉（炒）各三分　松萝半两　淡竹叶（切）三两

【用法】上为粗末。每服五钱匕,水一盏半,加生姜一分(拍碎),煎至八分,去滓温服,空腹、食后各一次。

【功用】下气除热。

【主治】肝劳实热,闷怒,精神不守,恐畏不能独卧,目视不明,气逆不下,胸中满塞。

27637 半夏汤(《圣济总录》卷八十八)

【组成】半夏(汤洗去滑,焙) 桔梗(剉)各三分 槟榔二枚(煨,剉) 桑根白皮(炙,剉) 百部(焙) 贝母(去心,炒) 甘草(炙,剉) 款冬花 吴茱萸(水浸一宿,焙干,炒) 紫菀(去苗土)各半两 泽漆叶 旋覆花各一分

【用法】上为粗末。每服三钱匕,水一盏,加生姜半分(拍碎),大枣二个(擘),煎至七分,去滓,空腹温服,日午、夜卧再服。

【主治】虚劳上气咳嗽,兼肺劳涕唾稠黏,及有脓血,皮肤干焦,作则寒热,饮食不下,喘息不调,日渐瘦悴,坐卧不得。

27638 半夏汤(《圣济总录》卷八十八)

【组成】半夏(汤洗去滑,焙干) 槟榔各半两 柴胡(去苗) 桔梗(炒) 人参 赤茯苓(去黑皮) 白术各一两 陈橘皮(去白)三分

【用法】上为粗末。每服五钱匕,水一盏半,加生姜一分(拍碎),煎至一盏,去滓,空腹分温二服。

【主治】虚劳。寒热进退,痰饮不消,四肢拘急,手足时冷。

27639 半夏汤(《圣济总录》卷八十八)

【组成】半夏(汤浸去滑,焙干)一两 陈橘皮(汤浸去白,炒)二两 芍药 白茯苓(去黑皮) 白术 杏仁(汤浸,去皮尖双仁,别研)各一两半

【用法】上六味,除杏仁外,粗捣筛和匀。每服五钱匕,用水一盏半,加大枣两个(擘破),生姜一分(拍碎),煎至一盏,去滓,分温二服。

【主治】虚劳。脾胃气滞,胸膈痰壅,食即呕吐。

27640 半夏汤

《圣济总录》卷九十。为《千金》卷十二"千里流水汤"之异名。见该条。

27641 半夏汤(《圣济总录》卷九十)

【组成】半夏(汤洗去滑七遍,炒干)二两 白茯苓(去黑皮)四两 糯米(炒黄)一合

【用法】上为粗末。每服五钱匕,以东流水一盏半,加生姜半分(拍碎),煎至一盏,去滓,空腹温服,一日二次。

【主治】虚劳,发烦不得眠。

27642 半夏汤(《圣济总录》卷九十二)

【组成】半夏(汤洗去滑,焙干)三两 芎䓖 细辛(去苗叶) 附子(炮裂,去皮脐) 干姜(炮) 人参 当归(切,焙)各一两半 桂(去粗皮) 甘草(炙,剉) 白茯苓(去黑皮)各一两 杏仁三十枚(汤浸,去皮尖双仁,生研)

【用法】上剉,如麻豆大。每服五钱匕,水一盏半,加生姜一枣大(拍碎),煎至一盏,去滓,分温二服,早、晚、食后各一次。

【功用】止痛益气。

【主治】脉极虚寒,咳嗽心痛,喉中介介如梗,甚则咽肿喉痹。

27643 半夏汤(《圣济总录》卷九十二)

【组成】半夏(汤洗去滑,焙)三两 白术 赤茯苓(去黑皮) 人参 甘草(炙,剉) 附子(炮裂,去皮脐) 陈橘皮(去白,焙)各一两 桂(去粗皮)一两半

【用法】上为粗末。每用五钱匕,水一盏半,加生姜半分(拍碎),煎至一盏,去滓,分温二服。

【主治】肉极虚寒,脾咳右胁下痛,阴阴引肩背痛,不可以动,动则咳,脾胀满,留饮痰癖,大小便不利,少腹切痛,膈上寒。

27644 半夏汤(《圣济总录》卷一〇三)

【组成】半夏(汤洗七遍去滑) 细辛(去苗叶)各一两 枳壳(去瓤,麸炒令黄) 前胡(去芦头)各二两 乌梅肉(细切)半两

【用法】上为粗末。每服五钱匕,水一盏半,加生姜一枣大(拍碎),同煎七分,去滓,食后、临卧再服。

【主治】眼赤肿疼痛;偷针,热客目眦,结成肿疱。

27645 半夏汤(《圣济总录》卷一〇六)

【组成】半夏(汤洗七遍,焙)五两 前胡(去芦头)四两 枳实(炒)二两 细辛(去苗叶)一两 乌梅七枚

【用法】上剉,如麻豆大。每用五钱匕,水二盏,加生姜五片,煎取一盏,去滓,食后温服,一日三次。

【主治】目暴肿痒痛。

27646 半夏汤(《圣济总录》卷一二三)

【组成】半夏(汤浸去滑七遍)二两 射干 干姜(炮) 紫菀(去苗土) 桂(去粗皮) 当归(切,焙) 陈橘皮(汤浸,去白,焙) 独活(去芦头)各一两

【用法】上为粗末。每服五钱匕,水一盏半,煎至一盏,去滓温服。

【主治】咽喉生疮,嗽唾如鲠,语声不出。

【加减】病久者,加大黄一两半;初秋夏月暴雨冷,及天行暴热,喜怒伏于内,宜加生姜二两,干姜、茱萸、枳实各一两。

27647 半夏汤(《圣济总录》卷一二四)

【组成】半夏(汤洗七遍,切,焙)一两 人参 甘草(炙,剉) 栝楼根(剉) 桂(去粗皮)各三分 石膏一两一分 小麦一两半 赤小豆一分 吴茱萸(汤洗,焙干)一两半

【用法】上剉,如麻豆大。每服五钱匕,水一盏半,加生姜三片,大枣二个(擘破),同煎至八分,去滓温服。

【主治】咽喉中如有物妨闷。

27648 半夏汤(《圣济总录》卷一五〇)

【组成】半夏(汤洗去滑,生姜汁制,晒干)一两 人参 厚朴(去粗皮,生姜汁炙)各一两半 陈橘皮(汤浸,去白,焙) 细辛(去苗叶) 白茯苓(去黑皮) 枳壳(去瓤,麸炒) 槟榔(剉)各一两

【用法】上为粗末。每服三钱匕,水一盏,加生姜半分(切),同煎七分,去滓温服。

【主治】妇人数经分娩,血风委积,肌体赢瘦,面无颜色。

27649　半夏汤

《圣济总录》卷一五四。为《千金》卷二"半夏茯苓汤"之异名。见该条。

27650　半夏汤（《圣济总录》卷一五五）

【组成】半夏（汤洗七遍）二两　麦门冬（去心，焙）二两　甘草（炙，剉）　当归（微炙）　黄耆（剉）各一两半　阿胶（炙令燥）二两　人参一两　黄芩（去黑心）一两　旋覆花一两

【用法】上为粗末。每服三钱匕，水一盏，加葱白二寸，生姜半分（切），同煎至七分，去滓，空心温服。

【主治】妊娠卒下血不止，腹痛，手足寒热，腰背酸疼。

27651　半夏汤

《圣济总录》卷一五六。为《圣惠》卷七十四"半夏散"之异名。见该条。

27652　半夏汤（《圣济总录》卷一六四）

【组成】半夏半两（生姜汁淹浸一宿，切，焙）　贝母（去心）一两　柴胡（去苗）一两　猪牙皂荚（炙，去皮）　甘草（炙）各半两

【用法】上为粗末。每服三钱匕，水一盏，加生姜五片，同煎七分，去滓温服，不拘时候。

【主治】产后咳嗽痰壅。

27653　半夏汤（《圣济总录》卷一八四）

【组成】半夏（汤洗去滑，切，焙）一两　白薇（炒）二两　干姜（炮）　甘草（炙，剉）各半两

【用法】上为粗末。每服三钱匕，水一盏，煎至七分，去滓，空心温服。

【主治】乳石发热，干呕烦热。

27654　半夏汤（《圣济总录》卷一八四）

【组成】半夏（汤浸七遍，焙）　黄芩（去黑心）　土瓜根各二两　赤茯苓（去黑皮）三两　桂（去粗皮）　枳壳（去瓤，麸炒）　白术各一两

【用法】上为粗末。每服五钱匕，水两盏，加生姜一枣大（拍碎），大枣两枚（擘），煎至八分，去滓温服，不拘时候。

【主治】乳石发，体黄瘦，不能饮食，心腹痞结，起居腰背急痛，嗜卧。

27655　半夏汤

《卫生总微》卷七。为《金匮》卷中"小半夏汤"之异名。见该条。

27656　半夏汤（《卫生总微》卷十）

【组成】半夏（好者）一两（汤浸洗七次，切，焙干）　陈粟米三分（陈粳米亦得）

【用法】上㕮咀。每服三钱，水一大盏，加生姜七片，煎至四分，不拘时候温服。

【主治】脾胃虚寒，吐泻，及有冷痰。

27657　半夏汤（《三因》卷八）

【组成】茯苓　白术　杏仁（麸炒，去皮尖）各二两　橘皮　芍药各二两　半夏（汤浸七遍）四两

【用法】上剉散。每服四钱，水一盏半，加生姜七片，大枣二个，煎七分，不拘时候服。

【主治】脾劳实热，四肢不和，五脏乖戾，胀满肩息，气急不安。

27658　半夏汤（《普济方》卷一九八引《卫生家宝》）

【组成】半夏（汤洗七次）　白茯苓　青皮（去白）　陈皮（去白）　枳壳（去瓤，炒）　桔梗（炒）各一两

【用法】上为剉散。每服三钱，水一盏半，加生姜十片，煎至七分，温服。

【功用】消痰逐饮。

【主治】疟疾，暑毒。

27659　半夏汤（《保命集》卷中）

【组成】半夏曲　茯苓　白术各半两　淡桂一钱半　甘草（炙）二钱半

【用法】上为细末。渴者凉水调下，不渴者温水调下，不拘时候。

【主治】霍乱转筋，吐泻不止。

27660　半夏汤（《保命集》卷下）

【组成】半夏曲一两半　桂七钱半（去皮）　大黄五钱　桃仁三十个（去皮尖，炒）

【用法】上为细末，先服四物汤三两服，次服半夏汤三钱，加生姜三片，水一盏，煎去三分。食后如未效，次服下胎丸。

【主治】胎衣不下，或子死腹中，或血冲上昏闷，或暴血下，及胞干而不能产者。

27661　半夏汤（《续易简》卷三）

【组成】半夏（汤洗）　藿香（洗，去梗）　羌活　川芎各二钱半　黑牵牛半两

【用法】上为细末。每服二钱半，食后熟汤调下，和滓服。以吐涎为度；未吐更进一服。

【主治】痰疟，头痛，才食即吐。

27662　半夏汤（《医方类聚》卷一五〇引《济生》）

【组成】半夏（汤泡七次）　白术　茯苓（去皮）　人参　橘皮（去白）　附子（炮，去皮脐）　木香（不见火）　桂心（不见火）　大腹皮　甘草（炙）各等分

【用法】上㕮咀。每服四钱，水一盏半，加生姜五片，煎至七分，去滓温服，不拘时候。

【主治】肉虚极，体重，胁引肩背不可以动，动则咳嗽，胀满，留饮痰癖，大便不利。

27663　半夏汤（《朱氏集验方》卷五引罗监税方）

【组成】南星　半夏各四两　生姜半斤　皂角二梃

【用法】上以白水淹过得药一寸许，同煮干，仍用温水浴过，剉片，晒干为末，加丁香、缩砂各半两，甘草一两半，再入熟粟米粉半升，空心，沸汤点服。

【主治】痰饮。

27664　半夏汤（《朱氏集验方》卷五）

【组成】半夏二十一个（每个切作四块，煨）　姜一块（煨）　甘草一寸（煨）　皂角一寸（煨，无虫蛀者，去皮）

【用法】上为粗末。水二碗，煎一碗服。

【主治】嗽。

27665　半夏汤（《云岐子脉诀》）

【组成】制半夏一两　茯苓二两

【用法】上㕮咀。每服一两，水一盏，加生姜七片，煎至一半，去滓食后服。不呕吐者止，不止者再服。

【主治】呕逆,寒在上焦,脉缓者。

27666 半夏汤(《医方类聚》卷一一九引《王氏集验方》)

【组成】半夏 干姜各等分

【用法】以浆水一升半,煮取一半,顿服之。

【主治】干呕吐逆吐痰沫出者。

27667 半夏汤

《瑞竹堂方》。为《局方》卷四"桔梗汤"之异名。见该条。

27668 半夏汤

《普济方》卷二十七。即《金匮》卷上"越婢加半夏汤"。见该条。

27669 半夏汤(《普济方》卷一六五)

【组成】半夏曲一两 神曲一两(微炒) 麦蘖半两(炒) 甘草二两 生姜六两(去皮,湿纸裹,慢火煨熟,切作片子,烂研,同上四味捏作饼子) 杏仁一两半 丁香半两(焙) 陈皮 盐四两(炒)

【用法】上为细末。每服一二钱,沸汤点之。

【主治】痰饮不利,胸膈痞闷,不思饮食。

27670 半夏汤(《普济方》卷一八七)

【组成】半夏(汤洗七次,切,焙)二两半 栝楼实一枚。

【用法】上剉,如麻豆大。每服五钱,水二盏,加生姜一分(拍碎),煎至一盏,去滓温服,一日三次。

【主治】胸痹,心下坚痞,急痛彻背,短气烦闷,自汗出。

27671 半夏汤

《普济方》卷二三二。为《圣济总录》卷八十八"温脾半夏汤"之异名。见该条。

27672 半夏汤(《普济方》卷二三三)

【组成】半夏三两(洗) 麦门冬三两(去心) 酸枣仁 甘草各二两(炙) 桂心三两 黄芩 萆薢 人参各二两 茯苓四两 远志半两 秫米一合 生姜半分

【用法】水煎服。

【主治】虚劳,闷不得眠。

27673 半夏汤(《普济方》卷三九五)

【组成】五苓散加生姜 半夏

【用法】水煎服。吐了痰,泻亦止,惊自退。

【主治】小儿吐泻发搐,觉有痰者。

27674 半夏汤

《玉机微义》卷九。为《千金》卷十二"半夏千里流水汤"之异名。见该条。

27675 半夏汤(《校注妇人良方》卷三)

【组成】半夏一钱五分 黄芩一钱 远志一钱 生地黄二钱 秫米一合 酸枣仁(炒)三钱 缩砂一钱五分

【用法】长流水煎服。

【主治】胆腑实热,精神恍惚,寒热泄泻,或寝汗憎风,善太息。

27676 半夏汤(《杏苑》卷四)

【组成】白术三钱 生姜三片 半夏八分 茯苓一钱 泽泻八分

【用法】上㕮咀。水煎熟,空心服。

【主治】中气亏败,以致津液凝聚成痰,阻塞经络,妨碍升降,以致水液不能回渗,独流大肠,而为溏泄,小便短少。

27677 半夏汤(《叶氏女科》)

【组成】陈皮(去白,盐水炒) 半夏(姜制,炒黄) 茯苓各一钱 子芩(酒炒) 枳壳(麸炒) 紫苏各八分 甘草(炙)五分

【用法】加生姜一片,水一钟,煎七分,食远服。

【主治】妊娠二月,气血不足,胎气始盛,逆动胃气,恶心呕吐,饮食少进。

27678 半夏汤(《古今医彻》卷二)

【组成】半夏一钱 茯苓一钱 炙甘草三分 桑白皮一钱 广皮一钱 泽泻七分 白术一钱

【用法】加生姜、大枣,水煎服。

【主治】水逆而喘。

27679 半夏汤(《古今医彻》卷四)

【组成】半夏一钱 茯苓一钱 厚朴五分 炙甘草三分 广皮一钱

【用法】加竹茹一团,生姜三片,熟砂仁末七分,水煎服。

【主治】妊娠阻恶不食。

【加减】内热,加条芩一钱;胃寒,加藿香一钱;虚,加人参一钱。

27680 半夏饮(《圣济总录》卷十七)

【组成】半夏(汤洗去滑) 大腹皮(剉) 麦门冬(去心,焙) 赤茯苓(去黑皮) 白术 桔梗 青橘皮(汤浸,去白,焙) 前胡(去芦头)各三分 厚朴(去粗皮,涂姜汁炙令香)一两 防风(去叉) 枇杷叶(拭去毛,炙)各半两

【用法】上为粗末。每服三钱匕,水一盏,加生姜一枣大(拍碎),煎至六分,去滓稍热服,不拘时候。

【主治】风痰,心腹烦满,呕吐不欲饮食。

27681 半夏饮(《圣济总录》卷四十五)

【组成】半夏(为末,生姜汁制饼,晒干) 厚朴(去粗皮,生姜汁炙)各二两 陈橘皮(汤浸,去白,焙) 人参 白术各一两半

【用法】上为粗末。每服三钱匕,水一盏半,加生姜五片,大枣二个(擘),同煎至八分,去滓温服。

【主治】脾胃虚弱,不能饮食,干哕恶心,或水谷不化。

27682 半夏饮(《圣济总录》卷四十六)

【组成】半夏(生姜汁炒黄) 干姜(炮)各一两 枣肉(焙) 附子(炮裂,去皮脐) 青橘皮(汤浸,去白,焙)各半两 陈橘皮(汤浸,去白,焙) 红豆蔻(去皮)各一分 木香半分 草豆蔻(去皮)二枚

【用法】上为粗末。每服一钱匕,水一盏,加蜜半匙,煎至七分,去滓稍热服,不拘时候。

【主治】脾胃不和,不能饮食,见食吐逆。

27683 半夏饮(《圣济总录》卷四十七)

【组成】半夏(汤洗七遍去滑尽,焙)二两 厚朴(去皮,生姜汁炙)一两半 糯米二合 陈橘皮(汤浸,去白,焙)一两 生姜(切,焙)一两半

【用法】上为粗末。每服三钱匕,加大枣二个(擘破),水一盏半,煎至一盏,去滓,空腹温服,如人行五里再服。

【主治】反胃不食,食即吐逆,羸瘦少力。

27684 半夏饮(《圣济总录》卷四十八)

【组成】半夏(生姜汤洗七遍去滑) 麦门冬(去心,焙)各一两半 升麻 前胡(去芦头)各一两 槟榔(剉)二枚 陈橘皮(汤浸,去白,焙) 大黄(蒸三度,炒)各半两篦 竹叶三十片(水洗) 生地黄三两

【用法】上咬咀,如麻豆大。每服五钱匕,水二盏,加生姜一枣大(拍碎),同煎至一盏,去滓温服,一日二次。

【主治】肺气胀满,咳嗽痰壅,四肢痿弱,积渐虚羸。

27685 半夏饮(《圣济总录》卷六十三)

【组成】半夏三分(姜汁浸,炒) 白术一两 槟榔五枚(生,剉) 甘草(生,剉)半两

【用法】上为粗末。每服五钱匕,水一盏,煎至八分,去滓热服,不拘时候。

【主治】脾胃虚寒,痰涎壅滞,呕吐不止。

27686 半夏饮(《圣济总录》卷八十八)

【组成】半夏一两(汤洗去滑,用生姜二两同捣作饼子,焙干) 丁香 木香各一分 白术 沉香(剉) 陈橘皮(汤浸去白,炒)各一半两 草豆蔻五枚(去皮) 甘草(炙) 青橘皮(汤浸,去白,炒)各一两

【用法】上为粗末。每服五钱匕,以水一盏半,加生姜半分,煎取一盏,去滓温服。

【主治】虚劳胃气寒,中脘痞闷,呕吐多痰,不思饮食。

27687 半夏饮(《圣济总录》卷一五一)

【组成】半夏(汤洗七遍,焙)二两 大黄(剉,炒)一两 芎䓖 当归(炒,焙) 赤芍药 桂(去粗皮)各一两 吴茱萸(洗,焙,微炒)一两半 桃仁(汤浸,去皮尖双仁,炒)一两 桑寄生一两半 槟榔(煨)三枚

【用法】上为粗末。每服三钱匕,水一盏,加生姜一枣大(切),煎至七分,去滓,空腹温服。

【主治】妇人月经不调,腰腹冷痛,面无血色,日见消瘦,胸腹满闷,欲成骨蒸,及已成者宜服。

27688 半夏饮(《圣济总录》卷一五四)

【组成】半夏(汤洗去滑,生姜汁制过) 白茯苓(去黑皮)各三分 细辛(去苗叶) 旋覆花 桔梗 赤芍药 陈橘皮(去白,焙) 甘草(炙)各半两 熟干地黄(焙)一两一分

【用法】上为粗末。每服三钱匕,水一盏,加生姜五片,同煎至七分,去滓,空心、食前温服。

【主治】妊娠恶阻,心中愦闷,闻食气即吐逆,肢节酸疼,多汗黄瘦。

27689 半夏酒(《圣惠》卷三十六)

【组成】半夏二十枚

【用法】水煮了,炮及热,用好酒一升浸,密封头。良久,取酒乘热含之。冷即吐却,又含热者,以愈为度。

【主治】重舌满口。

27690 半夏酒(《圣济总录》卷一一九)

【组成】半夏十枚

【用法】以苦酒一升,煮取八合,稍稍漱口,热含冷吐之。半夏动人咽喉,以生姜汁解之。

【主治】舌肿满口,气息不通,须臾杀人,急以手指刺破,溃出恶血,亦可用微针决破,次用此药。

27691 半夏散(《伤寒论》)

【组成】半夏(洗) 桂枝(去皮) 甘草(炙)各等分

【用法】上三味,各别捣筛已,合治之。每服方寸匕,白饮调下,一日三次。

【主治】少阴病,咽中痛。

【方论选录】《伤寒集注》:方有执曰:此以风邪热甚,痰上壅而痹痛者言也。故主之以桂枝祛风也,佐之以半夏消痰也,和之以甘草除热也。

27692 半夏散(《外台》卷二引《深师方》)

【组成】半夏(洗,焙干)

【用法】上为末,每服一钱匕,生姜汤调下。

【主治】伤寒病啘不止。

【宜忌】忌羊肉、饧。

27693 半夏散(《圣惠》卷五)

【组成】半夏半两(汤浸七遍去滑) 旋覆花半两 防风三分(去芦头) 赤茯苓三分 前胡三分(去芦头) 桑根白皮三分(剉) 麦门冬三分(去心) 枳实半两(麸炒) 甘草半两(炙微赤,剉)

【用法】上为散。每服三钱,以水一中盏,加生姜半分,煎至六分,去滓温服,不拘时候。

【主治】脾脏风壅痰滞,睡即多涎,头目胸膈不利。

27694 半夏散(《圣惠》卷五)

【组成】半夏半两(汤洗七遍去滑) 红豆蔻三分(去皮) 茅香花三分 人参一两(去芦头) 陈橘皮一两(汤浸,去白瓤,焙) 白术一两

【用法】上为粗散。每服三钱,以水一中盏,加生姜半分,大枣三个,煎至六分,去滓稍热服,不拘时候。

【主治】脾胃气虚弱,见食呕吐。

27695 半夏散(《圣惠》卷六)

【组成】半夏半两(汤洗七遍去滑) 细辛三分 桔梗半两(去芦头) 杏仁三分(汤浸,去皮尖双仁,麸炒微黄) 陈橘皮一两(汤浸,去白瓤,焙) 麻黄三分(去根节) 桂心二两 前胡半两(去芦头) 枳壳半两(麸炒微黄,去瓤) 紫菀半两(洗去苗土) 桑根白皮半两(剉) 贝母半两(煨令微黄) 柴胡半两(去苗) 甘草一分(炙微赤,剉) 木通半两(剉) 诃黎勒皮半两

【用法】上为散。每服四钱,以水一中盏,加生姜半分,大枣三个,煎至六分,去滓稍热服,不拘时候。

【主治】肺脏外伤风冷,声嘶言不能出,胸膈气滞。

【宜忌】忌生冷、热面。

27696 半夏散(《圣惠》卷六)

【组成】半夏一两(汤洗七遍去滑) 木香半两 人参一两(去芦头) 槟榔三分 桔梗半两(去芦头) 陈橘皮三分(汤浸,去白瓤,焙) 前胡一两(去芦头) 赤茯苓二两 桂心半两 旋覆花半两 麦门冬一两(去心) 枇杷叶三分(拭去毛,炙微黄) 细辛三分 甘草半两(炙微赤,剉) 枳壳二两(麸炒微黄,去瓤)

【用法】上为散。每服三钱,以水一中盏,加生姜半分,煎至六分,去滓温服,不拘时候。

【主治】肺脏久积痰毒于胸膈不散,少思饮食。

【宜忌】忌炙煿、热面、猪犬肉。

27697 半夏散《圣惠》卷七）

【组成】半夏一两(汤浸七遍去滑) 川乌头半两(炮裂,去皮脐) 防风半两(去芦头) 旋覆花一两 前胡一两(去芦头) 赤茯苓一两 桂心一两 白术半两 甘草半两(炙微赤,剉)

【用法】上为散。每服三钱,以水一中盏,加生姜半分,煎至六分,去滓,食前温服。

【主治】肾脏虚损,上热下冷,心胸壅滞,痰毒结实,唾如筋胶,饮食减少。

27698 半夏散《圣惠》卷九）

【组成】半夏一两(水煮一伏时,晒干) 泽泻一两 桂心一两 干姜一分(炮裂,剉) 甘草一分(炙微赤,剉)

【用法】上为细散。每服一钱,以水一中盏,加生姜半分,煎至六分,和滓热服,不拘时候。

【主治】伤寒二日,痰逆头疼,四肢壮热。

27699 半夏散《圣惠》卷九）

【组成】半夏二两(汤洗七遍去滑) 葛根一两(剉) 白术一两 人参一两(去芦头) 柴胡二两(去苗) 陈橘皮一两(汤浸,去白瓤,焙) 厚朴一两(去粗皮,涂生姜汁炙令香熟) 黄芩一两 甘草一两(炙微赤,剉)

【用法】上为粗散。每服四钱,以水一中盏,加大枣三个,生姜半分,煎至六分,去滓温服,不拘时候。

【主治】伤寒九日不解,往来寒热,状如温疟,胸膈满闷,时有痰逆不止。

27700 半夏散《圣惠》卷十）

【组成】半夏三分(汤洗七遍去滑) 芦根一两(剉) 赤茯苓三分 泽泻三分 桂心半两 甘草一分(炙微赤,剉) 麦门冬三分(去心)

【用法】上为粗散。每服三钱,以水一中盏,加生姜半分,煎至五分,去滓温服,不拘时候。

【主治】伤寒呕吐,烦渴欲饮水。

27701 半夏散《圣惠》卷十一）

【组成】半夏半两(汤洗七遍去滑) 陈橘皮一两(汤浸,去白瓤,焙) 甘草半两(炙微赤,剉) 人参半两(去芦头) 葛根半两(剉) 麦门冬三分(去心) 枇杷叶半两(拭去毛,炙微黄)

【用法】上为散。每服二钱,以水一中盏,加生姜半分,煎至五分,去滓温服,不拘时候。

【主治】伤寒干呕,不纳饮食,心神虚烦。

27702 半夏散《圣惠》卷十一）

【组成】半夏一两(汤洗七遍去滑) 甘草半两(炙微赤,剉) 人参三分(去芦头) 枳实半两(麸炒令黄) 前胡半两(去芦头) 诃黎勒一两(用皮)

【用法】上为粗散。每服三钱,以水一中盏,加生姜半分,煎至六分,去滓,稍热频服,不拘时候。

【主治】伤寒后呕哕,心胸不利,头目昏重,不下饮食。

27703 半夏散《圣惠》卷十二）

【组成】半夏一两(汤洗七遍去滑) 人参一两(去芦头) 赤茯苓一两 泽泻一两 附子半两(炮裂,去皮脐) 干姜半两(炮裂,剉) 甘草半两(炙微赤,剉) 陈橘皮三分(汤浸,去白瓤,焙)

【用法】上为粗散。每服三钱,以水一中盏,加生姜半分,煎至六分,去滓温服,不拘时候。

【主治】伤寒头痛,壮热痰壅,心膈不利,食久不消。

27704 半夏散《圣惠》卷十二）

【组成】半夏三分(汤洗七遍去滑) 前胡三分(去芦头) 诃黎勒皮三分 赤芍药三分 桂心半两 人参三分(去芦头) 木香半两 槟榔半两 陈橘皮一两(汤浸,去白瓤,焙)

【用法】上为散。每服四钱,以水一中盏,加生姜半分,煎至六分,去滓稍热服,不拘时候。

【主治】伤寒,心腹胀满疼痛,胸膈壅滞,或呕哕不能饮食。

27705 半夏散《圣惠》卷十三）

【组成】半夏一两(汤洗七遍去滑) 黄芩一两 百合三两 干姜半两(炮裂,剉) 黄连一两(去须微炒) 甘草一两(炙微赤,剉) 人参一两(去芦头)

【用法】上为散。每服三钱,以水一中盏,加大枣三个,生姜半分,煎至六分,去滓,稍热频服,不拘时候。

【主治】伤寒百合病,下利不止,心中愊坚而呕。

27706 半夏散《圣惠》卷十三）

【组成】半夏一两(汤洗七遍去滑) 人参半两(去芦头) 木香三分 枳实半两(麸炒微黄) 木通半两(剉) 川大黄一两(剉碎,微炒) 杏仁三分(汤浸,去皮尖双仁,麸炒微黄) 百合一两 桑根白皮三分(剉)

【用法】上为散,每服五钱,以水一大盏,加生姜半分,煎至五分,去滓温服,不拘时候。

【主治】伤寒百合病,久不愈,大小便涩,腹满微喘,时复痰逆,不下食。

27707 半夏散《圣惠》卷十三）

【组成】半夏一两(汤洗七遍去滑) 黄芩三分 人参三分(去芦头) 干姜三分(炮裂,剉) 黄连三分(去须,微炒) 甘草半两(炙微赤,剉)

【用法】上为散。每服五钱,以水一中盏,加生姜半分,煎至六分,去滓温服,不拘时候。

【主治】伤寒不经发汗后成狐惑,下利,腹中愊坚,干呕肠鸣。

27708 半夏散《圣惠》卷十三）

【组成】半夏半两(汤洗七遍去滑) 陈橘皮三分(汤浸,去白瓤,焙) 枳壳半两(麸炒微黄,去瓤) 白术三分 甘草半两(炙微赤,剉) 高良姜半两(剉) 桂心半两 人参三分(去芦头)

【用法】上为粗散。每服三钱,以水一中盏,加生姜半分,大枣二个,煎至六分,去滓,稍热服,不拘时候。

【主治】伤寒后脾胃不和,不思食饮,心膈痰逆。

27709 半夏散《圣惠》卷十三）

【组成】半夏一两(汤洗七遍去滑) 陈橘皮一两(汤浸,去白瓤,焙) 前胡一两(去芦头) 赤茯苓一两 槟榔一两 川大黄一两(剉碎,微炒) 白术一两 郁李仁一两(汤浸,去皮尖,微炒)

【用法】上为粗散。每服五钱,以水一大盏,加生姜半分,煎至五分,去滓,稍热服,不拘时候。

【主治】伤寒后,宿食不消,痰逆气胀。

27710　半夏散(《圣惠》卷十四)

【组成】半夏二两(汤洗七遍去滑)　人参一两(去芦头)　柴胡二两(去苗)　黄芩一两　甘草一两(炙微赤,剉)　栝楼根二两

【用法】上为散。每服四钱,以水一中盏,加生姜半分,大枣三个,煎至六分,去滓温服,不拘时候。

【主治】伤寒十余日不解,往来寒热,发如疟,胸膈满闷。

27711　半夏散(《圣惠》卷十四)

【组成】半夏三分(汤洗七遍去滑)　枳壳三分(麸炒,去白瓤)　赤茯苓三分　前胡三分(去芦头)　木通三分(剉)　人参三分(去芦头)

【用法】上为散。每服三钱,以水一中盏,加生姜半分,煎至六分,去滓温服,不拘时候。

【主治】伤寒后脚气,心烦满闷,不下饮食,呕逆痰唾。

27712　半夏散(《圣惠》卷十五)

【组成】半夏(汤洗七遍去滑)　柴胡(去苗)　黄耆(剉)　赤芍药　人参(去芦头)　桂心　陈橘皮(汤浸,去白瓤,焙)　大腹皮(剉)各一两

【用法】上为散。每服五钱,以水一大盏,加生姜半分,大枣三个,煎至五分,去滓温服,不拘时候。

【主治】时气,腹胁虚胀,心膈壅滞,呕逆不能食。

27713　半夏散(《圣惠》卷十五)

【组成】半夏(汤洗七遍去滑)　白术　甘草(炙微赤,剉)　赤茯苓　桂心　人参(去芦头)　诃黎勒(用皮)　前胡(去芦头)各一两

【用法】上为散。每服五钱,以水一中盏,加生姜半分,大枣三个,煎至六分,去滓温服,不拘时候。

【主治】时气,若吐下发汗后,心下痞满,气上冲胸,起即头眩,脉沉者。

27714　半夏散(《圣惠》卷十七)

【组成】半夏半两(汤洗七遍去滑)　赤芍药一两　前胡半两(去芦头)　黄芩半两　人参一两(去芦头)　知母一两　麦门冬半两(去心)　栝楼根半两　黄耆一两(剉)　赤茯苓半两　甘草半两(炙微赤,剉)

【用法】上为散。每服五钱,以水一大盏,加粳米、小麦各一百粒,生姜半分,煎至五分,去滓温服,不拘时候。

【主治】热病七日,烦躁而渴,胸中痰热。

27715　半夏散(《圣惠》卷十七)

【组成】半夏一两(汤洗七遍去滑)　麦门冬一两(去心)　甘草半两(炙微赤,剉)　青竹茹半两　葛根一两　陈橘皮半两(汤浸,去白瓤,焙)

【用法】上为散。每服五钱,以水一大盏,加生姜半分,煎至五分,去滓温服,不拘时候。

【主治】热病,客热在脏,干呕,口中多痰,喘急烦闷,不能饮食。

27716　半夏散(《圣惠》卷十八)

【组成】半夏三分(汤浸七遍去滑)　柴胡一两(去苗)

黄芩半两　赤芍药三分　甘草一分(炙微赤,剉)　桂心半两　陈橘皮三分(汤浸,去白瓤,焙)　大腹皮三分(剉)

【用法】上为粗散。每服五钱,以水一大盏,加生姜半分,煎去五分,去滓温服,不拘时候。

【主治】热病,腹胃虚胀,心膈壅滞,呕哕不能食。

27717　半夏散(《圣惠》卷十八)

【组成】半夏一两　川大黄一两　乳香一两

【用法】上为细散。以葱白三两(细切),入诸药,同捣为膏。涂肿上,可厚三分,干即重换。

【主治】热病,毒气壅为疮肿。

27718　半夏散(《圣惠》卷二十)

【组成】半夏半两(汤洗七遍去滑)　芎䓖三分　甘草半两(炙微赤,剉)　汉防己半两　干姜半两(炮裂,剉)　防风二分(去芦头)　桂心半两　川椒五十枚(去子及闭口者,微炒去汗)　附子三分(炮裂,去皮脐)

【用法】上为散。每服三钱,以水一中盏,煎至六分,去滓温服,不拘时候。

【主治】风痰呕逆,汤饮不下,起则眩倒。

27719　半夏散(《圣惠》卷二十六)

【组成】半夏一两(汤洗七遍去滑)　前胡一两(去芦头)　人参三分(去芦头)　赤芍药二分　枳实三分(麸炒微黄)　细辛三分　杏仁三分(汤浸,去皮尖双仁,麸炒微黄)　甘草半两(炙微赤,剉)　麦门冬一两半(去心,焙)

【用法】上为粗散。每服三钱,以水一中盏,加生姜半分,煎至六分,去滓,空腹温服,晚食前再服。

【主治】肝劳实热,易怒,精神不守,恐畏不能独卧,目视不明,胸中满闷。

【宜忌】忌饴糖、羊肉、生菜。

27720　半夏散(《圣惠》卷二十六)

【组成】半夏一两(汤浸七遍去滑)　白术二两　赤茯苓一两　鳖甲一两(涂醋炙令黄,去裙襕)　杏仁一两(汤浸,去皮尖双仁,麸炒微黄)　陈橘皮二两(汤浸,去白瓤,焙)　赤芍药一两　柴胡一两(去苗)　大腹皮二两(剉)　枳壳一两(麸炒微黄,去瓤)　木香一两　诃黎勒一两半(煨,用皮)

【用法】上为粗散。每服四钱,以水一中盏,加生姜半分,大枣三个,煎至六分,去滓,食前温服。

【主治】脾劳实,四肢不举,五脏不调,胀满气急。

【宜忌】忌饴糖、苋菜。

27721　半夏散(《圣惠》卷二十六)

【组成】半夏一两(汤洗七遍去滑)　白术一两　赤茯苓一两　人参三分(去芦头)　甘草半两(炙微赤,剉)　附子三分(炮裂,去皮脐)　陈橘皮三分(汤浸,去白瓤,焙)　桂心三分　木香三分　大腹皮一两(剉)　诃黎勒一两半(煨,用皮)　前胡三分(去芦头)

【用法】上为粗散。每服三钱,以水一中盏,加生姜半分,大枣三个,煎至六分,去滓,食前温服。

【主治】肉极,虚寒则胁下阴阴引背痛,不可以动,动则咳嗽胀满,留饮痰癖,大便不利,小腹切痛,膈上有寒。

【宜忌】忌饴糖。

27722 半夏散(《圣惠》卷二十八)

【组成】半夏三分(汤洗七遍去滑) 防风半两(去芦头) 大腹皮三分(剉) 麦门冬三分(去心,焙) 枇杷叶半两(拭去毛,炙微黄) 白茯苓三分 白术三分 桔梗三分(去芦头) 青橘皮三分(汤浸,去白瓤,焙) 前胡三分(去芦头) 人参三分(去芦头) 厚朴一两(去粗皮,涂生姜汁炙令香熟)

【用法】上为粗散。每服四钱,以水一中盏,加生姜半分,煎至六分,去滓热服,不拘时候。

【主治】虚劳痰饮,心腹烦满,不欲饮食。

27723 半夏散(《圣惠》卷二十九)

【组成】半夏一两(汤洗七遍去滑) 鳖甲一两(涂醋炙令黄,去裙襕) 白术一两 人参一两(去芦头) 黄耆一两(剉) 赤茯苓一两 桔梗半两(去芦头) 桂心一两 前胡一两(去芦头) 陈橘皮一两(汤浸去白瓤,焙) 甘草半两(炙微赤,剉) 木香半两

【用法】上为散。每服三钱,以水一中盏,加生姜半分,大枣三个,煎至六分,去滓,稍热服,不拘时候。

【主治】虚劳心腹痞满,胸膈壅闷,不思饮食。

【宜忌】忌生冷、油腻、苋菜。

27724 半夏散(《圣惠》卷三十)

【组成】半夏(汤洗七遍去滑) 五味子半两 前胡一两(去芦头) 木香三分 桂心半两 陈橘皮一两(汤浸,去白瓤,焙) 甘草半两(炙微赤,剉) 赤茯苓一两 桔梗三分(去芦头) 麦门冬三分(去心) 人参一两(去芦头) 枳壳一两(麸炒微黄,去瓤)

【用法】上为散。每服三钱,以水一中盏,加生姜半分,煎至六分,去滓温服,不拘时候。

【主治】虚劳,胸中烦热,心下痞满,不欲饮食。

27725 半夏散(《圣惠》卷三十五)

【组成】半夏一两(汤洗七遍去滑) 玄参一两 川升麻一两半 犀角屑一两 黑豆皮一两 牛蒡子一两(微炒) 甘草一两(炙微赤,剉) 木香半两 枳壳半两(麸炒微黄,去瓤)

【用法】上为粗散。每服三钱,以水一中盏,加生姜半分,煎至六分,去滓,温温灌之,不拘时候。

【主治】心脾风热,咽喉闭塞,口噤。

27726 半夏散(《圣惠》卷三十五)

【组成】半夏一两半(汤洗七遍去滑) 厚朴一两半(去粗皮,涂生姜汁炙香熟) 赤茯苓一两 紫苏叶一两 诃黎勒皮一两半 枳壳一两(麸炒微黄,去瓤)

【用法】上为粗散。每服三钱,以水一中盏,加生姜半分,煎至六分,去滓温服,不拘时候。

【主治】咽喉中如有炙脔。

27727 半夏散(《圣惠》卷三十五)

【组成】半夏一两(汤洗七遍去滑) 射干一两 牛蒡子一两(微炒) 杏仁三分(汤浸,去皮尖双仁,麸炒微黄) 羚羊角屑三分 木通三分(剉) 桔梗三分(去芦头) 昆布三分(洗去咸味) 槟榔三分 枳壳半两(麸炒微黄,去瓤) 赤茯苓三分 甘草半两(炙微赤,剉)

【用法】上为散。每服四钱,以水一中盏,加生姜半

分,煎至六分,去滓温服,不拘时候。

【主治】瘿气,咽喉肿塞,心胸烦闷。

27728 半夏散(《圣惠》卷四十一)

【异名】半夏汤(《圣济总录》卷五十七)。

【组成】半夏一两半(汤洗七遍去滑) 桂心一两 槟榔一两

【用法】上为散。每服三钱,以水一中盏,加生姜半分,煎至六分,去滓温服,不拘时候。

【主治】胸胁气不利,腹胀急痛。

27729 半夏散(《圣惠》卷四十二)

【组成】半夏一两(汤浸七遍去滑) 前胡一两(去芦头) 紫苏子一两(微炒) 陈橘皮一两(汤浸,去白瓤,焙) 桂心一两 甘草半两(炙微赤,剉) 赤茯苓一两

【用法】上为散。每服五钱,以水一大盏,加生姜半分,大枣三个,煎至五分,去滓温服,不拘时候。

【主治】上气,胸心满塞,不下食。

27730 半夏散(《圣惠》卷四十二)

【组成】半夏三分(汤洗七遍去滑) 白术半两 人参一两(去芦头) 桂心半两 甘草半两(炙微赤,剉) 陈橘皮半两(汤浸,去白瓤,焙) 厚朴二两(去粗皮,涂生姜汁炙令香熟)

【用法】上为散。每服五钱,以水一大盏,加生姜半分,大枣三个,煎至五分,去滓温服,一日三四次。

【主治】上气呕吐,不能下食。

27731 半夏散(《圣惠》卷四十二)

【组成】半夏半两(汤洗七遍去滑) 赤茯苓一两 陈橘皮三分(汤浸,去白瓤,焙) 人参三分(去芦头) 前胡三分(去芦头) 紫苏茎叶一两 木通半两(剉) 木香半两 白术三分 槟榔三分

【用法】上为散。每服五钱,以水一大盏,加生姜半分,大枣三个,煎至五分,去滓温服,不拘时候。

【主治】上气腹胀满,不能下食。

27732 半夏散(《圣惠》卷四十二)

【组成】半夏一两(汤洗七遍去滑) 人参一两(去芦头) 白术一两 厚朴二两(去粗皮,涂生姜汁炙令香熟) 陈橘皮三分(汤浸,去白瓤,焙) 附子一两(炮裂,去皮脐) 沉香一两 桂心一两

【用法】上为散。每服五钱,以水一中盏,加生姜半分,煎至六分,去滓,食前稍热服。

【主治】七气,脏腑虚冷,心胸气上,劳乏不能饮食。

27733 半夏散(《圣惠》卷四十二)

【组成】半夏二两(汤洗七遍去滑) 吴茱萸半两(汤浸七遍,焙干,微炒) 桂心一两 人参一两(去芦头) 白术一两 当归一两 厚朴一两半(去粗皮,涂生姜汁炙令香熟) 枳实半两(麸炒微黄)

【用法】上为散。每服五钱,以水一中盏,加生姜半分,煎至六分,去滓温服,不拘时候。

【主治】气上奔胸,胸中逆满,喘息短气,不得安卧,腹中冷气,肠鸣相逐。

27734 半夏散(《圣惠》卷四十二)

【组成】半夏一两(汤洗七遍去滑) 前胡一两(去芦

头) 射干一两 白术一两 桂心一两 人参一两(去芦头) 枳壳一两(麸炒微黄,去瓤)

【用法】上为散。每服五钱,以水一大盏,加生姜半分,大枣三个,煎至五分,去滓,稍热服,不拘时候。

【主治】胸痹噎塞,心下烦满。

27735 半夏散(方出《圣惠》卷四十二,名见《普济方》卷一八七)

【组成】半夏(汤浸七次去滑) 桂心各一两 赤茯苓 白术 枳实(麸炒黄) 木香 陈橘皮各三分 甘草一分(炙微赤)

【用法】上为散。每服二钱,水一盏,加生姜半分,去滓温服。

【主治】胸痹,心下坚痞,胸背缓急疼痛,不能下食。

27736 半夏散(《圣惠》卷四十三)

【组成】半夏半两(汤洗七遍去滑) 桂心半两 赤茯苓一两 陈橘皮一两(汤浸,去白瓤,焙) 人参半两(去芦头) 白术半两 大腹皮三两(剉) 桔梗三分(去芦头) 枳壳一两(麸炒微黄,去瓤)

【用法】上为散。每服三钱,以水一中盏,加生姜半分,煎至六分,去滓温服,不拘时候。

【主治】腹虚胀,两胁妨闷,喘促,不思食。

27737 半夏散(《圣惠》卷四十五)

【组成】半夏一两(汤洗七遍去滑) 黄芩三分 前胡三分(去芦头) 芎䓖半两 防风半两(去芦头) 枳壳三分(麸炒微黄,去瓤) 紫苏茎叶一两 羚羊角屑三分 甘草半两(炙微赤,剉) 旋覆花半两 赤茯苓一两 石膏二两 桑根白皮三分(剉) 独活三分 槟榔一两

【用法】上为粗散。每服三钱,以水一中盏,加生姜半分,煎至六分,去滓温服,不拘时候。

【主治】脚气上攻,心胸痰壅,头痛目眩,背膊烦痛,不欲饮食。

27738 半夏散(《圣惠》卷四十五)

【组成】半夏三分(汤浸七遍去滑) 赤茯苓一两 人参一两(去芦头) 紫苏茎叶一两 前胡一两 桂心三分 槟榔一两 陈橘皮一两(汤浸,去白瓤,焙)

【用法】上为散。每服三钱,以水一中盏,加生姜半分,淡竹茹一分,煎至六分,去滓温服,不拘时候。

【主治】脚气,烦闷呕逆,心胸壅闷,不能下食。

27739 半夏散(《圣惠》卷四十六)

【组成】半夏一两(汤洗七遍去滑) 前胡一两(去芦头) 紫菀一两(去苗土) 陈橘皮三分(汤浸,去白瓤,焙) 人参三分(去芦头) 诃黎勒皮三分 杏仁三分(汤浸,去皮尖双仁,麸炒微黄)

【用法】上为散。每服三钱,以水一中盏,加生姜半分,煎至六分,去滓温服,不拘时候。

【主治】咳嗽呕吐,心胸满闷,不下饮食。

27740 半夏散(《圣惠》卷四十七)

【组成】半夏一两(汤洗七遍去滑) 白茯苓二两 泽泻一两 桂心半两 甘草半两(炙微赤,剉) 麦门冬二两(去心)

【用法】上为散。每服三钱,以水一中盏,加生姜半分,煎至六分,去滓温服,不拘时候。

【主治】反胃,呕哕吐食,渴欲饮水。

27741 半夏散(《圣惠》卷四十七)

【组成】半夏一两(汤洗七遍去滑) 麻黄一两(去根节) 细辛一两 枳实二两(麸炒微黄) 杏仁一两(汤浸,去皮尖双仁,麸炒微黄) 前胡二两(去芦头) 泽泻二两

【用法】上为散。每服四钱,以水一中盏,加生姜半分,煎至五分,去滓温服,不拘时候。

【功用】理中,通膈,破寒。

【主治】上焦虚寒,短气不续,膈间厌闷,饮食先吐而后下。

27742 半夏散(《圣惠》卷四十八)

【组成】半夏一两半(汤洗七遍去滑) 川大黄一两(剉碎,微炒) 桂心一两 前胡一两(去芦头) 京三棱一两(炮,剉) 当归一两(剉,微炒) 青橘皮一两(汤浸,去白瓤,焙) 鳖甲一两半(涂醋炙令黄,去裙襕) 槟榔一两 诃黎勒皮一两 木香一两

【用法】上为散。每服三钱,以水一中盏,加生姜半分,煎至六分,去滓稍热服,不拘时候。

【主治】伏梁气,心下硬急满闷,不能食,胸背疼痛。

27743 半夏散(《圣惠》卷四十九)

【组成】半夏二两(汤洗七遍去滑) 桔梗三分(去芦头) 前胡一两(去芦头) 吴茱萸半两(汤浸七遍,焙干微炒) 人参三分(去芦头) 槟榔七枚 鳖甲一两半(涂醋炙令黄,去裙襕) 枳壳二分(麸炒微黄,去瓤)

【用法】上为散。每服三钱,以水一中盏,加生姜半分,煎至六分,去滓温服,不拘时候。

【主治】胁肋下有癖急硬,气满不能饮食,胸背疼闷。

27744 半夏散(《圣惠》卷四十九)

【组成】半夏三分(汤浸七遍去滑) 桔梗一两(去芦头) 大腹皮一两(剉) 前胡一两(去芦头) 鳖甲一两半(涂醋炙令黄,去裙襕) 枳壳一两(麸炒微黄) 人参三分(去芦头) 槟榔一两 赤芍药一两 吴茱萸半两(汤浸七遍,焙干微炒)

【用法】上为散。每服三钱,以水一中盏,加生姜半分,煎至六分,去滓温服,不拘时候。

【主治】疢癖气,急硬满胀,心肋多痛,不能食物,气攻胸背壅闷。

27745 半夏散(《圣惠》卷四十九)

【组成】半夏一两(汤浸七遍去滑) 前胡二两(去芦头) 白术一两 甘草三分(炙微赤,剉) 枳壳一两(麸炒微黄,去瓤) 赤茯苓一两 黄芩一两半 当归三分(剉,微炒) 茵陈一两

【用法】上为散。每服三钱,以水一中盏,加生姜半分,煎至六分,去滓温服,不拘时候。

【主治】酒癖,宿食不消,胸心胀满,呕逆,不纳饮食,小便赤黄。

27746 半夏散(《圣惠》卷五十)

【组成】半夏一两(汤洗七遍去滑) 木通一两(剉) 桂心一两 赤茯苓二两 陈橘皮一两(汤浸,去白瓤,焙) 槟榔二两

【用法】上为粗散。每服三钱,以水一中盏,加生姜半分,煎至六分,去滓稍热服,不拘时候。

【主治】五膈气,噎闷,饮食不下。

27747 半夏散(方出《圣惠》卷五十,名见《普济方》卷二〇四)

【组成】半夏一两(汤洗七次去滑)　干姜一两(炮制,剉)　昆布二两(洗去咸味)

【用法】上为散。每服三钱,水一盏,加生姜半分,煎至六分,去滓,稍热服,不拘时候。

【主治】膈气,咽喉噎塞,饮食不下。

27748 半夏散(《圣惠》卷五十)

【组成】半夏一两(汤洗七遍去滑)　人参一两(去芦头)　赤茯苓一两　陈橘皮一两(汤浸,去白瓤,焙)　射干半两　桂心半两　草豆蔻一两(去皮)　旋覆花半两　枳实半两(麸炒微黄)

【用法】上为散。每服三钱,以水一中盏,加生姜半分,煎至六分,去滓,稍热服,不拘时候。

【主治】膈气,胸中壅滞,痰毒上攻,呕逆不能下食。

27749 半夏散(《圣惠》卷五十)

【组成】半夏半两(汤洗七遍去滑)　槟榔半两　红豆蔻半两(去皮)　桂心三分　木香半两　白术三分　陈橘皮一两(汤浸,去白瓤,焙)　赤茯苓三分　当归半两(剉,微炒)　高良姜半两(剉)

【用法】上为散。每服三钱,以水一中盏,加生姜半分,煎至六分,去滓,稍热服,不拘时候。

【主治】五膈气,呕吐酸水,脾胃虚寒,不能下食。

27750 半夏散(《圣惠》卷五十)

【组成】半夏一两(汤洗七遍去滑)　吴茱萸半两(汤浸七遍,焙干,微炒)　桂心一两　人参一两(去芦头)　甘草半两(炙微赤,剉)

【用法】上为散。每服二钱,以水一中盏,加生姜半分,大枣三个,煎至六分,去滓,稍热服,不拘时候。

【主治】膈气,心胸中积冷气痛,心中满闷,不能下食,或时呕吐。

27751 半夏散(《圣惠》卷五十)

【组成】半夏一两(汤洗七遍去滑)　槟榔一两　前胡一两(去芦头)　枳壳一两(麸炒微黄,去瓤)　吴茱萸半两(汤浸七遍,焙干,微炒)　人参一两(去芦头)　甘草半两(炙微赤,剉)　桔梗一两(去芦头)　桂心一两

【用法】上为散。每服三钱,以水一中盏,加生姜半分,小麦、小豆各五十粒,煎至六分,去滓,稍热服,不拘时候。

【主治】五噎,心胸不利,痰壅食少。

27752 半夏散(方出《圣惠》卷五十,名见《普济方》卷二〇五)

【组成】半夏半两(汤泡七次)　芦根一两(剉)　甜葶苈半两(隔纸炒令紫色)

【用法】上为散,以水二大盏半,加生姜半两,同煎至一盏半,去滓,不拘时候服。

【主治】五噎。

27753 半夏散(《圣惠》卷五十)

【组成】半夏三分(汤洗七遍去滑)　柴胡一两(去苗)　羚羊角屑一两　射干三分　赤茯苓一两　桔梗三分(去芦头)　昆布一两(洗去咸味)　甘草半两(炙微赤,剉)　木香半两

【用法】上为粗散。每服三钱,以水一中盏,加生姜半分,煎至六分,去滓,稍热服,不拘时候。

【主治】气噎不通,心悸喘急,胸背疼闷,咽喉壅塞。

27754 半夏散(《圣惠》卷五十)

【组成】半夏一两(汤洗七遍去滑)　干姜半两(炮裂,剉)　石膏二两　人参一两(去芦头)　栝楼根一两　桂心一两　甘草半两(炙微赤,剉)　吴茱萸半两(浸浸七遍,焙干,微炒)

【用法】上为粗散。每服三钱,以水一中盏,加生姜半分,大枣二个,小麦、小豆各五十粒,去滓,稍热服,不拘时候。

【主治】饮食喜噎。

27755 半夏散(《圣惠》卷五十)

【组成】半夏半两(汤洗七遍去滑)　人参一两(去芦头)　赤茯苓一两　甘草半两(炙微赤,剉)　吴茱萸半两(汤浸七遍,焙干,微炒)　诃黎勒皮二两

【用法】上为粗散。每服三钱,以水一中盏,加生姜半分,大枣三个,煎至六分,去滓,稍热服,不拘时候。

【主治】醋咽,胸中气塞,食饮不下。

27756 半夏散(《圣惠》卷五十一)

【异名】豆蔻汤(《圣济总录》卷六十四)。

【组成】半夏二两(汤浸七遍去滑)　陈橘皮三两(汤浸,去白瓤,焙)　草豆蔻二两(去皮)

【用法】上为散。每服三钱,以水一中盏,加生姜半分,煎至六分,去滓温服,不拘时候。

【主治】痰饮,冷气上冲,胸膈满闷,吐逆,不下饮食。

27757 半夏散(《圣惠》卷五十一)

【组成】半夏一两(汤洗七遍去滑)　赤茯苓一两　诃黎勒皮一两　陈橘皮一两(汤浸,去白瓤,焙)　附子一两(炮裂,去皮脐)　枳实半两(麸炒微黄)　紫苏茎叶一两　皂荚一梃(去皮,涂酥炙令焦黄,去子)　甘草半两(炙微赤,剉)

【用法】上为粗散。每服五钱,以水一大盏,加生姜半分,煎至七分,去滓温服,不拘时候。

【主治】痰饮积聚,食不消化。

27758 半夏散(《圣惠》卷五十一)

【组成】半夏一两(汤洗七遍去滑)　防风半两(去芦头)　大腹皮半两(剉)　麦门冬三分(去心)　枇杷叶半两(拭去毛,炙微黄)　赤茯苓三分　白术三分　桔梗三分(去芦头)　枳壳三分(麸炒微黄,去瓤)　前胡三分(去芦头)　人参半两(去芦头)　甘草半两(炙微赤,剉)

【用法】上为粗散。每服五钱,以水一盏,加生姜半分,煎至五分,去滓温服,不拘时候。

【主治】溢饮,胸膈痰壅,头痛呕逆,不下饮食。

27759 半夏散(《圣惠》卷五十一)

【组成】半夏一两(汤洗七遍去滑)　陈橘皮三分(汤浸,去白瓤,焙)　桂心一两　赤茯苓一两　人参三分(去

芦头) 白术一两 细辛三分 甘草三分(炙微赤,剉)
干姜三分(炮裂,剉)

【用法】上为粗散。每服五钱,以水一大盏,加生姜半
分,煎至五分,去滓温服,不拘时候。

【主治】胸中冷痰饮,气满,不欲食饮。

27760 半夏散(方出《圣惠》卷五十一,名见《普济方》卷一
六七)

【组成】半夏一两(汤洗七次去滑) 干姜一两(炮)
丁香一两

【用法】上为散。每服一钱,以姜汤、粥饮调下,不拘
时候。

【主治】冷痰饮,胸膈气满吐逆,不思饮食。

27761 半夏散(《圣惠》卷五十三)

【组成】半夏半两(汤洗七遍去滑) 赤茯苓一两 人
参一两(去芦头) 白术三分 木香半两 甘草半两(炙微
赤,剉) 陈橘皮一两(汤浸,去白瓤,焙)

【用法】上为粗散。每服三钱,以水一中盏,加生姜
半分,竹茹一分,大枣二个,煎至六分,去滓温服,不拘
时候。

【主治】消渴,饮水腹胀,烦热呕吐,不思食。

27762 半夏散(《圣惠》卷五十五)

【组成】半夏一两(汤洗七遍去滑) 前胡三分(去芦
头) 槟榔三分 杏仁三分(汤浸,去皮尖双仁,麸炒微黄)
川大黄一两(剉碎,微炒) 枳壳半两(麸炒微黄,去瓤)

【用法】上为散。每服三钱,以水一中盏,加生姜半
分,煎至六分,去滓温服,不拘时候。

【主治】癖黄。

27763 半夏散(《圣惠》卷五十五)

【组成】半夏一两(汤洗七遍去滑) 射干一两 川升
麻一两 犀角屑一两 甘草半两(炙微赤,剉)

【用法】上为散。每服四钱,以水一中盏,加生姜半
分,煎至六分,去滓温服,不拘时候。

【主治】蚰蜒黄。

27764 半夏散(《圣惠》卷六十四)

【组成】半夏一两 莽草一两 川大黄一两 白蔹一
两 川芒消一两

【用法】上为末。以水和如泥,涂之,干即再涂。

【主治】卒热毒风肿。

27765 半夏散(《圣惠》卷六十八)

【组成】半夏一两(汤洗七遍去滑) 白蔹一两 牡丹
一两 桑根白皮二两(剉)

【用法】上为细散。每服一钱,以温酒调下,一日三次。

【主治】金疮,箭头在肉中不出。

27766 半夏散(《圣惠》卷六十九)

【组成】半夏一两(汤洗七遍去滑) 前胡一两(去芦
头) 防风半两(去芦头) 旋覆花半两 大腹皮一两(剉)
桂心半两 人参三分(去芦头) 白术三分 甘草半两(炙
微赤,剉) 枳壳半两(麸炒微黄,去瓤) 桑根白皮半两
(剉) 陈橘皮半两(汤浸,去白瓤,焙)

【用法】上为粗散。每服三钱,以水一中盏,加入生姜
半分,煎至六分,去滓温服,不拘时候。

【主治】妇人风痰气逆,胸膈壅闷,难下饮食。

27767 半夏散(《圣惠》卷六十九)

【组成】半夏三分(汤洗七遍去滑) 赤茯苓一两半
陈橘皮三分(汤浸,去白瓤,焙) 木通三分(剉) 人参三
分(去芦头) 大腹皮三分(剉) 槟榔一两 紫苏茎叶一
两半 桂心三分

【用法】上为粗散。每服四钱,以水一中盏,加生姜半
分,煎至六分,去滓温服,不拘时候。

【主治】妇人脚气发动,心腹胀满,食饮不下,呕逆
不止。

27768 半夏散(《圣惠》卷七十)

【组成】半夏半两(汤洗七遍去滑) 知母半两 桔梗半
两(去芦头) 黄耆一两(剉) 柴胡二两(去苗) 鳖甲一两
(涂醋炙令黄,去裙襕) 人参半两(去芦头) 赤茯苓半两
秦艽半两(去苗) 麦门冬半两(去心) 赤芍药半两 甘草一
分(炙微赤,剉) 乌梅肉半两 大腹皮三分(剉)

【用法】上为粗散。每服四钱,以水一中盏,加生姜半
分,煎至六分,去滓温服,不拘时候。

【主治】妇人热劳,烦渴口干,体瘦无力,四肢疼痛,或
时寒热,痰逆不欲饮食。

27769 半夏散(《圣惠》卷七十四)

【组成】半夏三分(汤浸七遍去滑) 旋覆花半两 当
归三分(剉,微炒) 黄耆三分(剉) 人参三分(去芦头)
麻黄三分(去根节) 麦门冬三分(去心) 甘草一分(炙微
赤,剉) 阿胶一两(捣碎,炒令黄燥)

【用法】上为散。每服三钱,以水一中盏,加生姜半
分,煎至六分,去滓温服,不拘时候。

【主治】妊娠四五月伤寒,壮热头痛,心胸烦闷,呕吐
痰涎,不思食。

27770 半夏散(《圣惠》卷七十四)

【异名】半夏汤(《圣济总录》卷一五六)。

【组成】半夏三分(汤浸七遍去滑) 陈橘皮一两(汤
浸,去白瓤,焙) 人参三分(去芦头) 芎䓖三分 赤茯苓
一分 赤芍药三分 甘草半两(炙微赤,剉) 桑根白皮三
分(剉) 生干地黄三分

【用法】上为散。每服四钱,以水一中盏,加生姜半
分,煎至六分,去滓温服,不拘时候。

【主治】妊娠心中烦闷,恶闻食气,头眩重,四肢骨节
疼痛,多卧少起,胸中痰逆,不欲饮食。

27771 半夏散

《圣惠》卷七十五。为《千金》卷二"半夏茯苓汤"之异
名。见该条。

27772 半夏散(《圣惠》卷七十五)

【组成】半夏半两(汤洗七遍去滑) 芎䓖三分 人参
半两(去芦头) 草豆蔻半两(去皮) 阿胶一两(捣碎,炒
令黄燥) 白术半两 高良姜半两(剉) 艾叶半两(微炒)
厚朴一两(去粗皮,涂生姜汁炙令香熟) 陈橘皮一两(汤
浸,去白瓤,焙) 甘草一分(炙微赤,剉)

【用法】上为散。每服三钱,以水一中盏,加生姜半
分,大枣三个,煎至六分,去滓稍热服,不拘时候。

【主治】妊娠伤冷,心腹痛,或痰逆,不纳饮食。

27773 半夏散(《圣惠》卷七十八)

【组成】半夏(汤洗七遍去滑) 人参(去芦头) 赤芍药 细辛 白术 桔梗(去芦头) 桂心 陈橘皮(汤浸,去白瓤,焙) 前胡(去芦头) 甘草(炙微赤,剉)各半两 杏仁三分(汤浸,去皮尖双仁,麸炒微黄) 麻黄一两(去根节)

【用法】上为粗散。每服四钱,以水一盏,加生姜半分,煎至六分,去滓温服,不拘时候。

【主治】产后伤寒咳嗽,咽喉不利,四肢烦疼。

27774 半夏散(方出《圣惠》卷八十二,名见《圣济总录》卷一六七)

【组成】半夏一两(汤洗七遍去滑) 芎䓖一两 细辛二两 桂心一两 川乌头五枚(炮裂,去皮脐)

【用法】上剉细。以酒四升,渍一宿,绵裹入器中煮令微热,温熨儿囟门上。朝暮熨二三十遍。

【主治】小儿脑长头大,囟开不合,臂胫小,不能胜头,三岁不合。

27775 半夏散(《圣惠》卷八十三)

【组成】半夏一分(汤洗七遍去滑) 桂心一分 紫菀半两(洗去苗土) 细辛一两 五味子半两 甘草半两(炙微赤,剉)

【用法】上为粗散。每服一钱,以水一小盏,加生姜少许,煎至五分,去滓温服,不拘时候。

【主治】小儿咳逆上气,心胸痰壅,不欲乳食。

27776 半夏散(《圣惠》卷八十四)

【组成】半夏一分(汤洗七遍去滑) 前胡半两(去芦头) 川大黄一分(剉碎,微炒) 甘草一分(炙微赤,剉) 川朴消一两

【用法】上为粗散。每服一钱,以水一小盏,加生姜少许,煎至五分,去滓温服,一日三次。

【主治】小儿痰气结实,烦壅。

27777 半夏散(《圣惠》卷八十四)

【组成】半夏半两(汤洗七遍去滑) 黄连半两(去须) 黄芩一分 干姜半两(炮裂,剉) 陈橘皮半两(汤浸,去白瓤,焙) 人参半两(去芦头) 当归半两(剉,微炒) 甘草一分(炙微赤,剉)

【用法】上为粗散。每服一钱,以水一小盏,煎至五分,去滓温服,不拘时候。

【主治】小儿霍乱后,吐泻不止,烦闷。

27778 半夏散(《圣惠》卷八十九)

【组成】半夏(汤洗七遍去滑) 海藻(洗去咸味) 龙胆(去芦头) 昆布(洗去咸味) 土瓜根 射干 小麦面各一分

【用法】上为细散。每服半钱,以生姜酒调下,一日三四次。

【主治】小儿瘿气,心胸烦闷。

27779 半夏散(《博济》卷二)

【组成】半夏半两(姜汁浸一宿,焙干) 厚朴半两(去皮,姜汁炙) 枇杷叶(炙去毛)半两 肉豆蔻一个(去壳) 母丁香二十五枚 青木香一块(枣大)

【用法】上为细末。每服一钱,水八分,煎六分,和滓热服;酒后服,尤妙。

【主治】五膈气噎,心胸不利,涕唾稠黏,饮食进退。

27780 半夏散(《圣济总录》卷三十五)

【组成】半夏(汤洗去滑,为末,生姜汁和作饼,晒干) 藿香(去梗) 羌活(去芦头) 芎䓖 牵牛各半两

【用法】上为细散。每服三钱匕,食后白汤调下。以吐为度,未吐再服。

【主治】痰疟,发作有时,热多寒少,头痛,额角并胸前肌肉瞤动,食才入口即吐出,面色带赤。

27781 半夏散(《圣济总录》卷三十六)

【组成】半夏(为末,姜汁调作饼,焙干) 阿魏(研)各一钱

【用法】上研匀。以温酒半升,未发前调匀,旋旋服之。

【主治】脾疟。足少阴疟呕吐。

27782 半夏散(《圣济总录》卷三十六)

【组成】半夏(汤洗去滑,生姜汁制,焙) 干姜(炮)各半两 绿矾(研)一钱

【用法】上为末。每服半钱匕,未发日,以醋汤调下。

【主治】足少阴疟呕吐。

27783 半夏散(《圣济总录》卷四十七)

【组成】生姜(切作片子,盐淹一宿,焙干称)十二两 甘草八两(炙,剉) 陈曲二十四两(炒) 草豆蔻(去皮)三两 陈橘皮(汤浸,去白)三两 丁香二两 半夏曲一两半

【用法】上为散。每服三钱匕,入盐少许,沸汤点服,不拘时候。

【主治】五饮酒癖,怔悸动气,心下痞满,呕逆吐酸,背寒中冷,身体寒战,心腹注痛,不思饮食,腹内虚鸣,便往滑利,胃虚气弱,心下有冷痰者。

27784 半夏散(《圣济总录》卷一二四)

【组成】半夏(汤洗七遍) 白蔹各二两

【用法】上为散。每服半钱匕,酒调下,一日三次。半夏戟人喉,以生姜汁解之。

【主治】铁棘竹木,诸鲠在喉中不下,及刺在肉中拆不出,箭镞毒药在内不出。

27785 半夏散(《圣济总录》卷一三七)

【组成】半夏二两

【用法】上为散,以陈酱汁调和如糊,涂摩癣上。一日两三度即愈。

【主治】一切癣。

27786 半夏散(《圣济总录》卷一五九)

【异名】半白散、二奇散(《产宝诸方》)。

【组成】半夏(为末,用生姜汁制作饼,晒干)半两 白蔹一两

【用法】上为散。每服二钱匕,温酒调下,产难一服,横产二服,倒生三服,胎毙衣不出四服。此方加瞿麦一两煎服尤佳。

【主治】横产及倒生,胎毙腹中,及衣不出,母欲绝。

27787 半夏散(《全生指迷方》卷四)

【组成】半夏(汤洗七遍,薄切片,姜汁浸三日,炒干)

【用法】上为末。每服一钱,温酒调下。不能饮酒者

用汤。

【主治】胎死腹中,其母面赤舌青者,亦治横生逆产。

27788　半夏散(《幼幼新书》卷十六引丁时发方)

【组成】半夏(姜制)一两　贝母三分　柴胡　杏仁　川升麻　桑白皮(炙)　地骨皮　款冬花　麦门冬　马兜铃　青橘皮各半两　甘草(炙)一分

【用法】上为末。每服一钱,薄荷一叶,绵裹,水一盏,加生姜一片,大枣半个,煎五分,盏盛放火上,时时温服。

【功用】止泻润肺。

【主治】肺热咳嗽。

【宜忌】忌生冷毒物。

27789　半夏散(《鸡峰》卷二十二)

【组成】半夏　天南星各半两　朱砂　乳香　滑石各一分　五灵脂二钱

【用法】上为细末,先将温浆水洗净疮,令软,看有欲破处,以白丁香蚀之成,用熟针子探作孔子,用纸撚子纴药在内。得脓出之愈。

【主治】诸疮肿,结实不散,或有脓出。

27790　半夏散(《鸡峰》卷二十四)

【异名】半粟散(《普济方》卷三九五)。

【组成】齐州半夏一两　陈粟米三分(陈粳米亦可)

【用法】上㕮咀。每服三钱,水一大盏半,加生姜十片,同煎至八分,食前温服。

【主治】小儿脾胃虚寒,吐泻及冷痰。

27791　半夏散(《本事》卷十)

【异名】破棺散(《得效》卷十)、散生散(《医部全录》卷三二八)。

【组成】半夏

【用法】上为末,每用如豆大许,以竹管吹入鼻中,立醒。

【主治】❶《本事》:妇人血晕血迷,败血冲心,昏闷不省人事。❷《三因》:魇寐卒死,及为墙壁、竹木所压,水溺、金疮,卒致闷绝,产妇恶血冲心,诸暴绝证。

【方论选录】《本事方释义》:半夏气味辛温,入足阳明。妇人产后瘀浊内闭,致神识如绝,吹入鼻中而醒,以其辛能开窍也。

27792　半夏散(《普济方》卷二九六引《卫生家宝》)

【组成】半夏(生,为末)

【用法】先以生姜汁浴谷道,次以半夏末泡汤洗。

【主治】痔疾初生。

27793　半夏散(《保命集》卷下)

【组成】半夏一两(剉)　桂一字　草乌头一字

【用法】上同煎一盏水,作二服。

【主治】少阴口疮,若声绝不出者,是风寒遏绝,阳气不伸也。

27794　半夏散(《朱氏集验方》卷九)

【组成】半夏　南星　白僵蚕(直者)各一钱

【用法】用巴豆七粒(去皮油),合上药为细末。用少许生姜自然汁调涂外面肿处。

【主治】痄腮。

27795　半夏散(《医方类聚》卷二四五引《医林方》)

【组成】苍耳子　半夏各等分

【用法】上打破,炒黄色,为细末。每服一钱,猪靥子一个,灯焰上烧热,与药在上,又烧三四次,临卧口中噙之。

【主治】小儿嗄病,咽喉中有声者。

27796　半夏散(《普济方》卷一六七)

【组成】半夏(汤浸去滑,焙干为末,姜汁和作曲,焙干)　杏仁(去皮尖双仁,麸炒,研)各二两　木香半两　桂心(去粗皮)一两　陈橘皮一两(汤洗浸)　甘草(炙,剉)一两　干姜(炮)三分

【用法】上药治下筛。每服三钱,水一盏,加生姜三片,煎至七分,去滓温服。

【功用】消食,温胃止逆。

【主治】冷痰。

27797　半夏散(《普济方》卷二〇五)

【组成】半夏一两(汤洗七次)　桂心三分　木香半两

【用法】上为散。每服二钱,以水一盏,加生姜半分,煎至六分,去滓温服,不拘时候。

【主治】气噎,饮食不下,腹中雷鸣,大便不通。

27798　半夏散(《普济方》卷三〇七)

【组成】麝香　雄黄　半夏　巴豆各等分

【用法】上为末。敷之。

【主治】蛇咬。

27799　半夏散(《普济方》卷三九二)

【组成】半夏三分(生)　黄葵子　防风　远志　款冬花　桂心　前胡　干姜各一分

【用法】上为散。每服一钱,空心米饮调下。服之立效。

【主治】小儿吃食太多,伤脾,即不食吐逆。

【宜忌】乳母不可服。

27800　半夏散(《普济方》卷三九四)

【组成】半夏五钱(酢煮)　赤茯苓(去皮)　甘草(生)各二钱　陈粳米五十粒

【用法】上剉,焙。加生姜,水煎服。不止,调姜茹服。

【主治】暑伏热生痰,呕吐中痞。

27801　半夏散(《仙拈集》卷四)

【组成】生半夏　杏仁各等分

【用法】上捣烂,与白面等分,新汲水调膏涂之。

【功用】消肿止痛。

27802　半夏膏(《圣惠》卷六十六)

【组成】半夏一两(捣罗为末)　鳝鲡鱼脂二两(煎了者)

【用法】上药一处调如膏。旋取敷疮上。

【主治】鼠瘘。

27803　半钱散(《普济方》卷二一八)

【组成】大川芎二枚(剉作四块)　大附子一个(和皮生捣为细末)

【用法】上以水和附子末如面剂,裹芎作四处。如附子末少入面,裹毕以针穿数孔子,用真脑、麝熏有穴处内香,再捏合穴内,如穴内未觉有香,再熏一炷,细罗灰,用罐子内热炭炮熟,为细末。每服半钱,葱茶调下,不拘时服。

【主治】气虚头痛。

27804 半消丸（《医学入门》卷五）

【组成】半夏二两　风化消一两

【用法】上为末,生姜自然汁打糊为丸,如梧桐子大。每服五十丸,生姜汤送下。

【主治】中脘停伏痰饮,致臂痛不能举,左右时复转移。

27805 半黄丸（《杂病源流犀烛》卷一）

【组成】黄芩一两半　南星　半夏各一两

【用法】姜汁打糊为丸。姜汤下三五十丸。

【主治】热痰嗽。热痰留滞于内,咳嗽面赤,胸满,胸腹胁常热,惟足乍有时冷,其脉洪滑者。

27806 半粟散

《普济方》卷三九五。为《鸡峰》卷二十四"半夏散"之异名。见该条。

27807 半硫丸（《局方》卷六）

【异名】半桃丸（《三因》卷十二）、硫半丸（《良朋汇集》卷二）。

【组成】半夏（汤浸七次,焙干,为细末）　硫黄（明净好者,研令极细,用柳木锤子杀过）各等分

【用法】以生姜自然汁同煎,加干蒸饼末入白内杵为丸,如梧桐子大。每服十五丸至二十丸,空心温酒或生姜汤送下;妇人醋汤送下。

【功用】温肾逐寒,通阳开秘,泄浊祛痰,温胃进食,止泻。

❶《局方》:除积冷,暖元脏,温脾胃,进饮食。❷《圣济总录》:温胃去痰。❸《普济方》引《仁存方》:止泄泻。❹《良朋汇集》:润大肠。

【主治】肾阳衰微,阴寒内结,命门火衰,阳气不运所致虚人、老人虚冷便秘或阳虚久泻;脾胃气弱,津液停积,湿久浊凝,痰浊咳嗽吐逆;或湿阻三焦,二便不通。

❶《局方》:心腹一切痃癖冷气,及年高风秘冷秘,或泄泻。❷《圣济总录》:痃癖冷气吐逆。❸《普济方》:小儿泄泻注下,或手足冷者,亦治咳嗽。❹《温病条辨》:湿凝气阻,三焦俱闭,二便不通。

【方论选录】❶《温病条辨》:湿阻无形之气,气既伤而且阻,非温补真阳不可,硫黄热而不燥,能疏利大肠,半夏能入阴。燥胜湿,辛下气,温开郁,三焦通而二便利矣。❷《成方便读》:此为命火衰微,胃浊不降而致,故以半夏和胃而通阴阳,硫黄益火消阴,润肠滑便,然后胃与大肠皆得复其常,所谓六腑皆以通为用也

【临床报道】虚风便秘:《临证指南医案》吴,二气自虚,长夏大气发泄,肝风鸱张,见症类中,投剂以来诸恙皆减,所嫌旬日犹未更衣,仍是老人风秘。半硫丸一钱,开水送下,三服。

27808 半提丹（《中国医学大辞典》）

【组成】红升丹加珍珠散

【功用】收口。

【主治】疮疡。

27809 半解汤（《辨证录》卷二）

【组成】白芍一两　柴胡二钱　当归三钱　川芎五钱　甘草一钱　蔓荆子一钱　半夏一钱

【用法】水煎服。

【主治】郁气不宣,又加风邪袭于少阳之经,遂至半边头痛,时重时轻,遇顺境则痛减,遇逆境则痛重,遇拂抑之事,而更加之风寒之天,则大痛不能出户,痛至岁久,眼必缩小。

27810 半豆饮子（《陈素庵妇科补解》卷五）

【组成】半夏　白豆蔻　苍术　干姜　藿香　陈皮　归尾　川芎　人参　白术　甘草　猪苓　砂仁　莲子

【主治】产后霍乱,由脏腑虚损,触冒风冷,阴阳不和,饮食失调,或冷或热,致成上吐下泻,肚腹疼痛;或腹中一条梗起,上冲心胸甚绞而痛,昏闷,面黑,唇青,手足厥逆,自汗,与寻常霍乱无异,但属产后血虚。

【方论选录】参、术、陈、甘、半,去茯苓加猪苓也;砂仁、莲子以止利;苍、藿、干、蔻、陈、夏、砂仁温中止吐;加芎、归以养血;不用地、芍者,以其酸寒也。

27811 半枝莲饮（《纲目拾遗》卷五引《百草镜》）

【组成】鼠牙半枝莲一两

【用法】捣汁,陈酒和服。渣敷留头,取汗而愈。

【主治】大毒,发背,对口、冬瓜、骑马等痈。初起者消,已成者溃,出脓亦少。

27812 半夏汤散（《普济方》卷一八七）

【组成】半夏（汤浸七次去滑）　青橘皮（汤浸,去白瓤）　木通　桂心各一两　吴茱萸一分（汤浸七次,焙,炒）

【用法】上为散。每服五钱,水一大盏,加生姜半分,煎至五分,去滓,稍热服,不拘时候。

【主治】胸痹,气噎塞痛闷。

27813 半夏饮子（《外台》卷八引《万全方》）

【组成】制半夏八分　厚朴（炙）　人参　白术　生姜（切）　枣各六分　粳米二合　橘皮四分

【用法】上切细。以水二大升,煎取一升,去滓,分温四服,空肚服二服。

【主治】胃反,饮食吐逆,水谷不化。

【宜忌】忌羊肉、饧。

27814 半夏饮子（《圣惠》卷七十六）

【组成】半夏一两（汤洗七遍去滑）　黄耆一两　人参一两（去芦头）　黄芩半两　麦门冬一两（去心）　甘草半两（炙微赤,剉）

【用法】上剉细。每服半两,以水一大盏,加生姜半分,葱白一寸,煎至五分,去滓温服,不拘时候。

【主治】妊娠七八月,或因惊恐,或是伤寒烦热,腹肚满胀,气促腰重。

27815 半夏饪

《普济方》卷三二五。为《圣济总录》卷一九〇"半夏拨刀"之异名。见该条。

27816 半夏拨刀（《圣济总录》卷一九〇）

【异名】半夏饪（《普济方》卷三二五）。

【组成】大麦面四两　半夏（汤洗去滑尽,炒）半两（为末）　桂（去粗皮）一钱（为末）

【用法】以生姜汁并米醋少许和,切作拨刀,熟煮。如常法,空心食之。

【主治】妇人痃癖,血气,口吐酸水。

27817 半夏拨刀(《圣济总录》卷一九〇)

【组成】半夏(以汤洗七遍后以生姜汁半盏煮半夏,令汁尽再炒干)一两 人参半两

【用法】上为末,加小麦面六两,以水搜作团,切如拨刀,以新生鸡子二枚(去壳),汤内煮,旋以箸剔破,加葱、薤白各三五茎,劈破,以盐酱调和,候汤沸,下拨刀煮令熟,任意分三次热食之。

【主治】初妊娠恶阻,择食痰逆,服诸汤药并皆无效。

27818 半夏根散(《圣济总录》卷一三三)

【组成】半夏根(五月五日取)一两 木瓜根 乌头各一两

【用法】上药阴干并剉细,捣罗为散,每取枣核许大,以绵裹,纳谷道中。一日二次。

【主治】月蚀湿虫疮䘌。

27819 半夏煮散(《博济》卷三)

【异名】半夏汤(《圣济总录》卷五十四)。

【组成】半夏十六分(汤洗十度) 木通十六分 前胡六分(去头) 旋覆花五分(去蕚称) 陈皮六分(浸,去白) 槟榔六分(生杵,煎汤药成膏后斟酌入) 官桂五分(去粗皮) 枳壳五分(麸炒) 茯苓六分 白术六分

【用法】上为散。每服三钱,加生姜三片,水一大盏,同煎八分,去滓,空心服;余滓再煎,日午服。

【主治】❶《博济》:胃冷有酸,呕逆不思饮食,及中酒后。❷《圣济总录》:三焦咳,腹满不欲食。

27820 半夏熨方(《千金》卷五)

【组成】半夏 生姜 芎䓖各一升 细辛三两 桂心一尺 乌头十枚

【用法】上㕮咀。以淳苦酒五升渍之,晬时,煮三沸,绞去滓,以绵一片浸药中,适寒温以熨囟上,冷更温之,复熨如前,朝暮各三四熨乃止;二十日愈。

【主治】小儿脑长,解颅不合,羸瘦色黄,至四五岁不能行。

27821 半贝姜茶饮(《重订通俗伤寒论》)

【组成】姜半夏 川贝 生姜 细芽茶各三分

【用法】用阴阳水两茶钟,煎成一钟服。

【主治】胎疟,寒热平均者。

27822 半术天麻汤

《简明医彀》。为《脾胃论》卷下"半夏白术天麻汤"之异名。见该条。

27823 半附理中汤(《产科发蒙》卷二)

【组成】半夏(上) 附子 人参 白术 干姜(各中) 甘草(下)

【用法】以水一盏半,煎至一盏,温服。

【主治】胃中虚冷,呕吐不止。

27824 半苓平胃散(《症因脉治》卷二)

【组成】半夏 白茯苓 熟苍术 厚朴 广皮 甘草

【主治】呕吐清水,胸前饱闷。

27825 半枫荷药酒(《成方制剂》10册)

【组成】半枫荷 17648 克 走马胎 2942 克 五加皮 2942 克 威灵仙 2942 克 川芎 2942 克 海风藤 2942 克

千年健 2942 克 骨碎补 2942 克 防风 2942 克 续断 2942 克 川乌(制)2942 克 木瓜 2942 克 当归 2942 克 天南星(制)2942 克 牛膝 2942 克 防己 2942 克 羌活 4412 克 狗脊 4412 克 豨莶草 4412 克 蒺藜 4412 克 独活 4412 克 杜仲 5516 克 茯苓 5516 克 黄芪 5516 克 桑寄生 8824 克

【用法】上二十五味,加酒 1200000 克,密封,浸渍 50～60 天,滤过,即得。口服,一次 30～60 毫升。

【功用】祛痰祛湿。

【主治】手脚浮肿,四肢麻痹,干湿脚气。

【宜忌】孕妇勿服。

27826 半夏二味丸(《外台》卷六引许仁则方)

【异名】半夏丸(《妇人良方》卷七)。

【组成】半夏一升(制) 小麦面一升

【用法】上捣半夏为散,以水搜面为丸,如弹子大,以水煮令面熟则药成。初服四五丸,一日二次,稍稍加至十四五丸,旋煮旋服。服此觉病减,欲更重合服亦佳。

【主治】积冷在胃,呕逆不下食。

【宜忌】忌羊肉、饧。

27827 半夏十味汤(《外台》卷三引许仁则方)

【组成】半夏五两(熊州者,汤洗去滑,汁尽) 干姜三两 吴茱萸二两 桂心一两 白术三两 细辛三两 柴胡三两 牡丹皮三两 大黄五两 芒消二两

【用法】上切。以水一斗,煮取三升,去滓,纳芒消,搅令消尽,分温三服,每服如人行十里久。若服一服利后,须伺候将息,勿更进汤药,但研好粟米作汁饮,细细与之。如觉利伤多,可以酢饭止,稠酢浆粥亦得。

【主治】天行病。服生芦根等八味饮子饮之,诸状不歇,渐不下食,心腹结硬,不得手近,有时触着,痛不可忍,既是热病,体气合热,骨肉疼痛,脉合洪数,口合苦爽,食合呕逆,体气反凉,脉反沉细,饭食反下,反不知痛恼,大小便秘塞,心上如石,痛不可近,视唇急摩张,手眼寻绎,狂言妄语,此由热极,将息酷冷,饮食寝寐,唯冷是求,热结在心,无因通泄。但加身体黄,眼白睛色如黄柏,此是急黄。

【宜忌】忌羊肉、饧、生葱、生菜、桃李、雀肉、胡荽等。

27828 半夏丁香丸(《圣济总录》卷五十四)

【组成】半夏二两(水浸七日,晒干) 白矾(烧令汁尽)半两 丁香一分

【用法】上为末,姜汁煮糊为丸,如小豆大。每服五丸至七丸,盐汤送下。

【主治】中焦寒痰。

27829 半夏丁香丸

《景岳全书》卷五十四。即《局方》卷四"丁香半夏丸"。见该条。

27830 半夏人参汤(《圣济总录》卷三十九)

【组成】半夏(为末,姜汁搜作饼,焙干) 人参各三两

【用法】上为粗末。每服三钱匕,水一盏,加白蜜一匙,煎至七分,去滓温服,一日三次,不拘时候。

【主治】霍乱逆满,心下痞塞。

27831 半夏干姜汤(《张氏医通》卷五)

【组成】半夏 甘草 干姜各等分

【用法】上为散。每取方寸匕,浆水煎服。

【主治】干呕,吐涎沫。

27832 半夏干姜汤(《疝气证治论》)

【组成】干姜 桂枝 半夏 苍术 生姜各等分

【用法】水煎服。

【主治】心胃痛不可忍。

27833 半夏干姜散(《金匮》卷中)

【组成】半夏 干姜各等分

【用法】上为散。每服方寸匕,浆水一升半,煎取七合,顿服之。

【主治】干呕吐逆,吐涎沫。

【方论选录】❶《金匮玉函经二注》:赵以德:干呕吐涎沫者,由客邪逆於肺,肺主收引,津液不布,遂聚为涎沫也。用半夏、干姜之辛热,温中燥湿;浆水之寒,收而行之,以下其逆,则其病自愈矣。❷《金匮要略心典》:干呕吐逆,胃中气逆也;吐涎沫者,上焦有寒,其口多涎也。此是阳明寒气逆气不下而已。故以半夏止逆消涎;干姜温中和胃;浆水甘酸,调中引气止呕哕也。

27834 半夏天麻丸

《北京市中药成方选集》。即《脾胃论》卷下"半夏白术天麻汤"改为丸剂。见该条。

27835 半夏天麻汤

《杏苑》卷四。为《脾胃论》卷下"半夏白术天麻汤"之异名。见该条。

27836 半夏木通汤(《圣济总录》卷二十五)

【组成】半夏半两(汤洗七遍,切,焙干) 木通(剉)一两 芦根(剉)一两半 陈橘皮(去白,焙)半两 柴胡(去苗)一两 麦门冬(去心,焙)半两 枇杷叶(拭去毛)半两(姜汁炙)

【用法】上为粗末。每服五钱匕,水一盏半,加生姜一分(拍碎),同煎至一盏,去滓,食前温服。

【主治】伤寒后,胃间余热,干呕不止。

27837 半夏木通汤(《圣济总录》卷一二四)

【组成】半夏(汤洗七遍去滑,焙) 木通(剉,炒) 干姜(炮)各半两 芍药 桑根白皮(炙,剉)各一两

【用法】上为粗末。每服三钱匕,水一盏,加盐少许,煎至六分,去滓热服。一方捣罗为末,炼蜜为丸,如梧桐子大。每服十五丸,食后生姜汤送下,渐加至二十丸。

【主治】咽喉如有物噎塞,饮食妨闷。

27838 半夏五香丸(《圣济总录》卷六十二)

【组成】半夏(汤洗七遍去滑,捣罗为末,姜汁和作饼,晒干)三两 丁香 沉香(剉)各半两 麝香(研) 龙脑(研) 丹砂(研)各一钱 藿香叶半两 槟榔(尖者)二颗(剉) 木香 甘草(炙)各一分

【用法】上为末,炼蜜为丸,如弹子大。每服一丸,空心、食前生姜盐酒嚼下。

【功用】和胃气,进饮食。

【主治】膈气痰结。

27839 半夏中和汤(《普济方》卷一四七引《保生回车论》)

【组成】半夏二两(汤浸七次,切片,焙干) 厚朴四两(刮去粗皮,剉令极碎) 苍术四两(刮去粗皮,剉令极碎) 独

活二两(剉碎) 草豆蔻十五个(去壳,剉碎。以上四味一处杵碎,生姜屑一斤同杵糜烂后,又慢火炒紫色) 甘草三两(炒令紫色)

【用法】上为粗散。每服四钱,水一盏半,加生姜三片,大枣二个,同煎至七分,去滓,食前温服,一日三次。胃虚人可常服。

【主治】伤寒,岚瘴诸邪。

27840 半夏化痰丸(《普济方》卷一六四引《卫生家宝》)

【异名】半夏丸。

【组成】半夏(去滑)一两 赤茯苓半两(去皮) 白矾一分(枯) 铅白霜半两

【用法】上为末,生姜汁打面糊为丸,如梧桐子大。每服十五丸,生姜汤送下。

【主治】痰实,恶心呕吐,头目昏晕,心松背寒,臂痛涎嗽,胸膈不快。

27841 半夏平胃散(《普济方》卷二十三引《保生回车论》)

【异名】安中散。

【组成】半夏二两(汤浸洗七次,切片,焙干) 厚朴四两(姜制) 陈皮六两(去瓤,焙干) 甘草二两(炙焦黄) 苍术六两(米泔浸一伏时,去皮,切,焙干)

【用法】上剉,慢火炒焦,为粗散。每服三钱,水一盏,加生姜三片,大枣一个,同煎六分,去滓,食前温服,一日三次。

【主治】胃虚,寒热百病,脾寒痰盛,不思饮食。

27842 半夏正气丹(《鸡峰》卷十四)

【组成】硫黄 半夏 藿香叶各一两 大附子半两 水银砂子一分(水银砂子即取方内硫黄少许坩碗内盛,慢火上结砂子用)

【用法】上为细末,酒煮面糊为丸,如梧桐子大,以朱砂为衣。每服二十丸至三十丸,煎正气活命散送下,不拘时候。

【主治】下虚,阴阳错逆,霍乱吐逆,粥食不下。

27843 半夏甘桂汤(《喉科家训》卷二)

【组成】桂枝 半夏 茯苓 桔梗 米仁 骨脂 干姜 泽泻

【用法】水煎服。

【主治】少阴伤寒,咽痛,下痢,脉沉细,舌白不渴。

27844 半夏左金汤(《脉因证治》卷下)

【组成】半夏 干葛 细辛 白术 茯苓桂 柴胡 麦冬

【主治】脚气,邪中少阳,口苦胁痛,面垢,体无膏泽,头目颔锐痛。

27845 半夏左经汤(《三因》卷三)

【组成】半夏(汤去滑) 干葛 细辛 白术 茯苓桂心(不见火) 防风 干姜(炮) 黄芩 小草 甘草(炙) 柴胡 麦门冬(去心)各三分

【用法】上剉散。每服四大钱,水一盏半,加生姜三片,大枣一个,煎七分,去滓,空腹服。

【主治】足少阳经为风寒暑湿流注,发热,腰胁痛,头疼,眩晕,呕吐宿汁,耳聋,惊悸,热闷心烦,气上喘满肩息,腿痹,缓纵不随。

【加减】热闷,加竹沥,每服半合;喘满,加杏仁、桑

白皮。

27846 半夏生姜汤

《活人书》卷十八。为《金匮》卷中"小半夏汤"之异名。见该条。

27847 半夏生姜汤（《圣济总录》卷六十七）

【组成】半夏(汤洗去滑七遍,焙)五两　生姜半斤　人参一两半　陈橘皮(汤浸,去白,焙)三两

【用法】上剉细,如麻豆大。每服五钱匕,水一盏半,煎至八分,去滓温服,不拘时候。

【主治】上气腹胀。

27848 半夏生姜汤（《治痘全书》卷十四）

【组成】半夏　陈皮　黄芩　生姜

【用法】水煎服。

【主治】嗳气,热毒郁于中,欲发而不得发。

27849 半夏白术丸（《鸡峰》卷十八）

【组成】白术二两　半夏　干姜　枳实　赤茯苓各一两

【用法】上为细末,水煮面糊为丸,如梧桐子大。每服二十丸,生姜汤送下,不拘时候。

【主治】酒癖留滞,胁肋坚痛,胸腹满闷,饮食进退及呕逆恶心。

27850 半夏白芷散（《圣济总录》卷一二四）

【组成】半夏(汤洗七遍)　白芷各半两

【用法】上为散。每服一钱匕,水调下。即呕出。

【主治】诸鲠。

27851 半夏曲芽汤（《医统》卷二十四）

【组成】半夏　陈皮　茯苓　枳壳　槟榔　神曲　麦芽　甘草各等分

【用法】加生姜五片,大枣一个,水煎服。

【主治】饮食积滞,痰涎壅盛,呕吐不已。

27852 半夏曲芽汤（《简明医彀》卷三）

【组成】半夏　陈皮　茯苓　枳壳　槟榔　神曲　麦芽　香附　厚朴　苍术各一钱　甘草三分

【用法】加生姜、大枣,水煎服。

【主治】饮食积滞,痰涎壅盛,呕吐不已。

27853 半夏竹茹汤（《产科发蒙》卷四）

【组成】半夏　竹茹　茯苓　伏龙肝各□钱

【用法】水一盏半,加生姜五片,煎取一盏服。

【主治】产后呕吐。

27854 半夏苍术汤

《张氏医通》卷十四。为《兰室秘藏》卷中"补肝汤"之异名。见该条。

27855 半夏苍术汤（《医钞类编》卷十六引东山妇科方）

【组成】半夏　苍术　当归　白芍　熟地　川芎　川朴　甘草

【用法】加生姜、大枣,水煎服。

【主治】妇人经水如黄浆汁,心中嘈杂,属脾湿者。

27856 半夏苏子汤（《外台》卷十引《深师方》）

【组成】半夏五两(洗)　苏子一升　生姜五两　大枣四十个(擘)　橘皮　桂心各三两　甘草二两

【用法】上切。水七升,煮取二升七合。分三服。

【主治】卒上气,胸心满塞。

【宜忌】忌海藻、菘菜、羊肉、饧、生葱。

27857 半夏杏仁汤（《杏苑》卷五）

【组成】半夏一钱　杏仁八分　枳壳五分　桔梗片芩(炒)五分　紫苏五分　麻黄六分　甘草四分

【用法】上㕮咀。加生姜五片,水煎熟,食前服。

【主治】风痰哮,喉中痰声不断者。

27858 半夏利膈丸（《御药院方》卷五）

【组成】白术　人参　白茯苓(去皮)　白矾(生)　滑石　贝母各一两　天南星(生用)一两半　白附子(生)二两　半夏(汤洗)三两

【用法】上为细末,水面糊为丸,如梧桐子大。每服三十丸,食后生姜汤送下。

【功用】止嗽化痰。

【主治】风痰郁甚,头疼目眩,咽膈不利,涕唾稠黏,胸中烦满,酒癖停饮,呕逆恶心,胁下急痛,腹中水声,神思昏愦,心忪面热。

27859 半夏利膈丸（《御药院方》卷五）

【异名】槟榔利膈丸。

【组成】黑牵牛四两(一半生,一半炒)　皂角(不蛀肥者,去皮子,酥涂炙)二两　槐角子半两　齐州半夏(汤浸洗七次,切,焙干)一两　青橘皮(汤浸,去瓤称)二两　槟榔一两(面裹煨熟,剉)

【用法】上为细末,生姜自然汁打面糊为丸,如梧桐子大。每服二十丸,食后生姜汤送下。如要疏风痰,加至四五十丸。

【主治】❶《御药院方》:风上攻,痰实喘满咳嗽。❷《普济方》引《德生堂》:风痰、酒痰、茶痰、食痰、气痰诸痰为苦,致令手臂、肩背、胸膈俱痛,吐出痰如结核,黑色腥臭者。

27860 半夏利膈丸（《普济方》卷一○四引《医方集成》）

【组成】防风(去芦头)　半夏(汤洗七遍去滑)各一两

【用法】上为末,入膏中,和捣百余杵为丸如梧桐子大。每服十丸,以荆芥、薄荷汤送下,不拘时候。

【功用】止嗽化痰。

【主治】风痰壅甚,头疼目眩,咽膈不利,涕唾稠黏,胸中烦满,酒癖停饮,呕逆恶心,胁下急痛,肠中水声,神思昏愦,心忪面热。

27861 半夏补心汤（《千金》卷十三）

【组成】半夏六两　宿姜五两　茯苓　桂心　枳实　橘皮各三两　白术四两　防风　远志各二两

【用法】上㕮咀。以水一斗,煮取三升,分三服。

【主治】心虚寒,心中胀满悲忧,或梦山丘平泽。

【方论选录】《千金方衍义》:半夏补心汤兼调脾气,方中桂心、宿姜温补心脾,枳、术、橘、半温理胃气,茯苓佐桂心下导虚阳,防风佐白术上散浊湿,远志一味通心气之专药。

27862 半夏苦酒汤

《类聚方》。为《伤寒论》"苦酒汤"之异名。见该条。

27863 半夏芩术汤（方出《丹溪心法》卷四,名见《东医宝鉴·外形篇》卷四）

【组成】苍术二钱 白术一钱半 半夏 南星 酒黄芩 香附各一钱 陈皮 赤苓各五分 威灵仙三分 甘草二分

【用法】上咬咀。加生姜三片,水煎服。

【主治】❶《丹溪心法》:臂痛。❷《东医宝鉴·外形篇》:痰饮臂痛不能举。

27864 半夏肺痿汤(《外台》卷十引《删繁方》)

【组成】半夏一升(汤洗) 母姜一斤 橘皮一斤 白术八两 桂心四两 (一方有桑白皮一升)

【用法】上切。以水九升,煮取三升,去滓,分温三服。

【主治】虚寒喘鸣多饮,逆气呕吐。

【宜忌】忌羊肉、饧、桃李、雀肉、生葱。

27865 半夏泻心汤(《伤寒论》)

【异名】泻心汤(《千金》卷十)。

【组成】半夏半升(洗) 黄芩 干姜 人参 甘草(炙)各三两 黄连一两 大枣十二个(擘)

【用法】以水一斗,煮取六升,去滓,再煮取三升,温服一升,一日三次。

【功用】和胃降逆,开结除痞。

❶《金鉴》:补虚降逆,祛寒泻热。❷《金匮玉函经二注》赵以德注:分阴阳,升水降火。❸《金匮要略心典》:交阴阳,通上下。

【主治】伤寒痞证。胃气素虚,或吐下伤正,肠胃不和,升降失序,心下痞满,按之柔软而不痛,干呕,肠鸣下利,舌苔薄黄而腻,脉弦数。现用于急慢性胃炎、肠炎、消化道溃疡、胃功能失调等属肠胃不和,升降失调者。❶《伤寒论》:伤寒五六日,呕而发热,柴胡汤证具,而以他药下之,心下但满而不痛者,此为痞。❷《金匮》:呕而肠鸣,心下痞者。❸《外台》引《删繁方》:上焦虚寒,肠鸣下利,心下痞坚。❹《千金》:老小下利,水谷不化,肠中雷鸣,心下痞满,干呕不安。❺《三因》:心实热,心下痞满,身黄发热,干呕不安,溺涩不利,水谷不消,欲吐不出,烦闷喘息。❻《类聚方广义》:痢疾腹痛,呕而心下痞硬;或便脓血,及饮汤药后,下腹部每漉漉有声而转泄者;癥瘕积聚,痛浸心胸,心下痞硬,恶心呕吐,肠鸣下利者。

【方论选录】❶《金匮玉函经二注》赵以德注:自今观之,是证阴阳不分,塞而不通,留结心下为痞,于是胃中空虚,客气上逆为呕,下走则为肠鸣,故用是汤分阴阳,水升火降,而留者去,虚者实。成注是方:连、芩之苦寒入心,以降阳而升阴也;半夏、干姜之辛热,以走气而分阴阳也;甘草、参、枣之甘温,补中而交阴阳,通上下也。❷《伤寒来苏集》:伤寒五六日,未经下而胸胁苦满者,则柴胡汤解之;伤寒五六日,误下后,心下满而胸胁不满者,则去柴胡、生姜,加黄连、干姜以和之。此又治少阳半表半里之一法也。然倍半夏而去生姜,稍变柴胡半表之治,推求少阳半里之意耳。君火以明,相火以位,故仍名曰泻心,亦以佐柴胡之所不及。❸《医方集解》:苦先入心,泻心者,必以苦,故以黄连为君,黄芩为臣,以降阳而升阴也;辛走气,散痞者必辛,故以半夏、干姜为佐,以分阴而行阳也;欲通上下交阴阳者,必和其中,故以人参、甘草、大枣为使,以补脾而和中。❹《金匮要

略心典》:是虽三焦俱病,而中气为上下之枢,故不必治其上下,而但治其中。黄连、黄芩苦以降阳,半夏、干姜辛以升阴,阴升阳降,痞将自解;人参、甘草则补养中气,以为交阴阳,通上下之用也。❺《成方便读》:所谓彼坚之处,必有伏阳,故以芩、连之苦以降之,寒以清之,且二味之性皆燥,凡湿热为病者,皆可用之。但湿浊粘腻之气,与外来之邪,既相混合,又非苦降直泄之药所能去,故必以干姜之大辛大热以开散之。一升一降,一苦一辛。而以半夏通阴阳行湿浊,散邪和胃,得建治痞之功。用甘草、人参、大枣者,病因里虚,又恐苦辛开泄之药过当,故当助其正气,协之使化耳。

【临床报道】❶痞证:《伤寒论通俗讲话》张某某,男,36岁。素有酒癖,因病心下痞闷,时发呕吐,大便不成形,日三四行,多方治疗,不见功效,脉弦滑,舌苔白。拟方:半夏12克,干姜6克,黄连6克,党参9克,炙甘草9克,大枣七个。服一剂,大便泻出白色黏涎甚多,呕吐遂减十分之七,再服一剂,痞、利俱减,又服二剂,病则痊愈。❷胃脘痛:《中国临床医药研究》[2007,(166):31]用半夏泻心汤治疗胃脘痛56例,疗程1~3个月,结果痊愈30例,有效22例,无效4例,总有效率93.00%。❸消化性溃疡:《亚太传统医药》[2008,4(9):42]用半夏泻心汤治疗消化性溃疡(胃及十二指肠溃疡)58例,结果显效24例,有效26例,无效8例,总有效率为86.2%。❹慢性浅表性胃炎:《实用中医内科杂志》[2008,22(9):7]用半夏泻心汤随证加减治疗慢性浅表性胃炎65例,结果治愈17例,好转40例,无效8例,总有效率87.6%。❺慢性萎缩性胃炎:《柳州医学》[2005,19(3):157]用半夏泻心汤随证加减治疗慢性萎缩性胃炎166例,疗程3个月,结果临床治愈51例,好转66例,有效42例,无效7例,总有效率95.58%;停药一个月做病理检查,治愈25例,好转66例,有效56例,无效19例,总有效率88.55%。❻幽门螺杆菌感染性慢性胃炎:《基层医学论坛》[2007,11(7-B):611]以半夏泻心汤为基本方,治疗螺杆菌感染性慢性胃炎66例,疗程1个月,结果治愈41例,显效16例,好转13例,无效6例,总有效率为92.1%。❼糖尿病胃轻瘫:《中国中西医结合消化杂志》[2008,16(1):56]在常规糖尿病治疗方法的基础上,加服半夏泻心汤,治疗糖尿病胃轻瘫38例,疗程4周,结果显效26例,有效10例,无效2例,总有效率94.73%。❽胃黏膜脱垂症:《吉林中医药》[2006,26(9):24]用半夏泻心汤加减,治疗胃黏膜脱垂症54例,疗程4周,治愈22例,显效12例,有效16例,无效4例,总有效率92.60%。❾肿瘤化疗后消化道反应:《山西中医》[2006,27(4):425]用半夏泻心汤治疗肿瘤化疗后消化道反应128例,一般服药3~6剂,结果显效86例,有效39例,无效3例,总有效率97.66%。❿不寐:《伤寒解惑论》李某某,女性,年约六旬。失眠症复发,屡治不愈,日渐严重,竟至烦躁不食,昼夜不眠,服安眠药片才能勉强睡一时。就诊时,按其脉涩而不流利,舌苔黄厚粘腻,胃脘满闷,大便数日未行,但腹无胀痛。处方:半夏泻心汤原方加枳实。傍晚服下,当晚就酣睡了一整夜,满闷烦躁,都大见好转,又服几剂,大便畅行,一切基本正常。⓫痞证:《伤寒今释》引《成绩录》一人年十八,患痞,发则郁冒,默默不言,但能微笑,恶与人应接,故用屏风,重蚊帐,避人蒙被

卧。汗之,心下痞硬,腹中雷鸣,服半夏泻心汤,痛减七八。❷腹泻:《广东中医》[1959,6:226]余某,女,26岁。热病五天,发热,口苦,渴而引饮,自取"狗干菜"煎服,热渴口苦虽减,惟不饮食。翌日晚,食干饭钟余,胃脘不舒,夜半忽腹泻,完谷不化,延医服药二剂,无效,而后下利频数,日十余行,肠鸣漉漉,脉小数。诊断:脏热肠寒,宜半夏泻心汤,一剂而愈。《浙江中医杂志》[1985,(4):155]本方治疗急性肠炎100例,其中日泻25次以下28例,10次以下24例,5次以上48例;发热低于38℃者38例,高于38℃者23例;腹痛者70例,恶心呕吐者44例;大便镜检:白细胞0~2者70例,红细胞0~2者33例。治疗三日后,痊愈者78例,好转14例,无效8例。❸胃及十二指肠溃疡出血:《上海中医药杂志》[1984,(2):23]对48例经西医诊断为胃及十二指肠溃疡出血和慢性胃炎等病人治以半夏泻心汤,均取得满意效果。临床症状为脘腹疼满,隐痛,吐血色鲜,或紫暗色血水,杂有食物残渣,或排大便如墨,舌红,苔黄腻,脉滑数。其加减法:呕血者以炮姜炭易干姜,加小蓟根10克;大便隐血试验阳性者加阿胶10克;呕血兼便血者,加小蓟根10克,阿胶10克;脘疼隐痛者,加延胡索10克。每日一剂,服3剂后止血者31例,服5剂后止血者15例,服10剂后止血者2例。❹口腔黏膜溃疡:《浙江中医杂志》[1980,(11、12合刊):55]半夏泻心汤原方对口腔溃疡病久,舌质偏红,兼有热象,溃疡部位呈灰白色,属心火与脾湿搏结者20例进行治疗,取得满意效果。

【现代研究】❶抗食管炎作用:《放射免疫学杂志》[2008,21(4):312]对反流性食管炎模型大鼠,用半夏泻心汤灌胃治疗4周,结果显示,食管鳞状上皮增生,黏膜固有层乳头延伸,上皮细胞层内炎性细胞浸润和黏膜糜烂减少,胃酸含量明显减少,同时食管降钙素基因相关肽(CGRP)含量增高,与模型对照组比较有显著差异。❷抗胃炎作用:《中国中医基础医学杂志》[2005,11(10):750]用大鼠感染幽门螺杆菌(H.Pylori)的方法制造慢性胃炎模型,在给予半夏泻心汤治疗一个月后,胃黏膜炎细胞浸润非常显著减轻(P<0.01),腺体萎缩显著改善(P<0.05),血清白细胞介素2(IL-2)显著增加,白细胞介素4(IL-4)显著下降。《湖南中医学院学报》[2006,26(1):8]对感染幽门螺杆菌小鼠用半夏泻心汤灌胃治疗8天后,实验显示本方能使模型动物CD4$^+$表达明显升高,CD8$^+$表达明显降低,从而调整了CD4$^+$/CD8$^+$比值,对幽门螺杆菌感染具有治疗作用。❸调整胃肠运动作用:《中国中西医结合杂志》[2006,26(基础理论研究特集):53]用手术埋入电极法观察,结果发现,灌饲半夏泻心汤能显著纠正模型大鼠的胃电节律失常,从而调整胃的运动功能。《辽宁中医杂志》[2007,34(9):1328]采用分离培养、免疫荧光鉴定的方法,发现半夏泻心汤能显著提高动物血清中cajal间质细胞(ICC)线粒体膜电位,极显著降低ICC细胞内Ca^{2+}浓度,从而达到调节胃肠运动的目的。《河北中医》[2008,30(11):1177]以吗丁啉为对照组,观察到半夏泻心汤能显著提高腹胀患者餐后胃动素水平,说明本方的治疗作用以促进胃运动和排空为主。

27866 半夏枳术丸(《脾胃论》卷下)

【组成】半夏(汤泡七次,焙干) 枳实(麸炒黄色)

白术各二两

【用法】上为极细末,荷叶裹烧饭为丸,如梧桐子大。每服五十丸,添服不妨,无定法。如热汤浸饼蒸为丸亦可。

【主治】因伤食内伤。

【加减】如食伤寒热不调,每服加上三黄丸十丸,白汤送下;小便淋者,加泽泻一两为丸服。

27867 半夏草果散(《普济方》卷一九九)

【组成】半夏七个(汤泡七次,每次百沸,候冷用手搓去滑) 全青橘皮四个 枣子五个 乌梅五枚 草果子二枚 生姜二块(草果大) 甘草二寸(炙黄)

【用法】上并洗净,烂捶碎。同入砂瓶内,用水一大碗,以湿纸盖头及嘴,以文武火煮至一盏,去滓,通口服,又将滓再依前作一服。

【主治】岚瘴及一切疟疾。

27868 半夏茯苓丸(《女科指掌》卷三)

【组成】茯苓 半夏 橘皮 枳壳 人参 甘草 干姜

【用法】炼蜜为丸。每服二十丸。

【主治】妊娠恶阻,甚者寒热呕吐,胸膈烦满。

27869 半夏茯苓汤(方出《肘后方》卷二,名见《外台》卷二)

【组成】半夏三两(洗) 秫米一斗 茯苓四两

【用法】以千里流水一石,扬之万遍,澄取二斗半,合煮诸药得五升,分五服。

【主治】大病愈后,虚烦不得眠,腹中疼痛,懊憹。

27870 半夏茯苓汤(《外台》卷七引《小品方》)

【组成】半夏五两(洗) 生姜五两 茯苓三两 旋覆花一两 陈橘皮 人参 桔梗 芍药 甘草(炙)各二两 桂心一两

【用法】上切。以水九升,煮取三升,分三服。

【主治】胸膈心腹中痰水冷气,心下汪洋,嘈烦,或水鸣多唾,口清水自出,胁肋急胀,痛不欲食,其脉喜沉弦细迟。

【宜忌】忌羊肉、饧、酢物、生葱、猪肉、海藻、菘菜。

【加减】欲得利者,加大黄;须微调者,用干地黄;病有先时喜水下者,加白术三两,除旋覆花;若大便不调,宜加大黄及干地黄,并用三两。

27871 半夏茯苓汤(《千金》卷二)

【异名】半夏散(《圣惠》卷七十五)、半夏汤(《圣济总录》卷一五四)。

【组成】半夏三十铢 茯苓 干地黄各十八铢 橘皮 细辛 人参 芍药 旋覆花 芎䓖 桔梗 甘草各十二铢 生姜三十铢

【用法】上㕮咀。以水一斗,煮取三升,分三服。

【主治】妊娠阻病,心中愦闷,空烦吐逆,恶闻食气,头眩重,四肢百节疼烦沉重,多卧少起,恶寒汗出,疲极黄瘦。

【宜忌】忌生冷醋滑油腻,菘菜、海藻。

【加减】若病阻,积月日不得治,及服药冷热失候,病变客热烦渴,口生疮者,去橘皮、细辛,加前胡、知母各十二铢;若变冷下痢者,去干地黄,入桂心十二铢;若食少胃中虚,生热,大便闭塞,小便赤少者,宜加大黄十八铢,去地黄,加黄芩六铢。

【方论选录】❶《医方考》：是方半夏、生姜能开胃而醒脾；地黄、芍药、芎藭能养阴而益血；人参、茯苓、甘草能和中而益气；及橘皮、桔梗、旋覆、细辛皆辛甘调气之品，可以平恶逆之气而进饮食者也。或问半夏为妊娠所忌，奈何用之？余曰：昔人恐久用而燥阴液，故云忌尔；若有恶阻之证，则在所必用也，故孙真人方之圣者也，其养胎之剂，用半夏者盖五方焉。❷《千金方衍义》：方用人参鼓舞二陈之制，以运痰止呕，兼旋覆、桔梗以升散结气，芎、芍、地黄以保护荣血，用细辛者协济芎、地以升血分经脉窍隧之邪也。倘服后烦热下痢或二便闭塞，是必兼理客气，其加桂心，加大黄，当效前大黄丸及后方茯苓丸之制，庞安常言桂不伤胎，且熬令黑，则专散气而无壮火食气之患，大黄熬黑，但能泄热，而无苦寒伤中之虑。世俗每谓半夏辛散，胎未形成时，为之切禁。若妊娠肥盛多痰者，不去其痰，则胎不安。瘤瘠多火者，不清其火，则胎不稳。时师咸谓黄芩、白术为安胎专药，孰知半夏、大黄、桂心有安胎妙用乎！历观《千金》诸方，每以大黄同姜、桂任补益之用，人参协消，黄佐克敌之功，不由《千金》之门，何以求应变之策耶？

【备考】❶方中桔梗，《医心方》卷二十二引《产经》作"泽泻"。《圣济总录》有大枣。❷本方方名，《玉机微义》引作"茯苓半夏汤"。

27872　半夏茯苓汤（《圣济总录》卷四十二）

【组成】半夏（汤洗七遍去滑，焙干）　赤茯苓（去黑皮）　麦门冬（去心，焙）各三两　酸枣仁　桂（去粗皮）　黄芩（去黑心）　远志（去心）　人参各二两　甘草（炙，剉）一两半

【用法】上为粗末。每服五钱匕，水一盏半，加生姜五片，秫米一匙头许，同煎至一盏，去滓温服，不拘时候。

【主治】谋虑不决，胆气上溢，虚热口苦，神思不爽。

27873　半夏茯苓汤（《产育保庆》卷上）

【组成】半夏（汤洗）三两　茯苓　熟地各一两　陈皮　细辛　苏叶　川芎　人参　芍药　桔梗　甘草各六钱

【用法】上㕮咀。每服四大钱，水二盏，加生姜七片，煎七分，去滓，空心服。

【主治】产后眩晕，胸中宿有痰饮，阻病不除，产后多致眩晕，又血盛气弱，气不使血，逆而上攻。

【加减】有客热烦渴，口生疮者，去陈皮、细辛，加前胡、知母；腹冷下利者，去地黄，入桂心（炒）；胃中虚热，大便秘，小便涩，加大黄一两八钱，去地黄，加黄芩六钱。

27874　半夏茯苓汤

《鸡峰》卷十八。为《金匮》卷中"小半夏加茯苓汤"之异名。见该条。

27875　半夏茯苓汤（《妇人良方》卷十二引张氏方）

【异名】茯苓半夏汤（《赤水玄珠》卷二十一）。

【组成】半夏（泡洗七次，炒黄）　陈皮各二两半　白茯苓二两　缩砂仁一两　甘草四两

【用法】上㕮咀。每服四钱，水二盏，加生姜十片，大枣一个，乌梅半个，煎至七分，食前温服。

【主治】❶《妇人良方》：妊娠痰逆不思食。❷《永类钤方》：妊娠恶阻，恶闻食气，胸膈痰逆，呕吐恶心。

27876　半夏茯苓汤（《得效》卷十四）

【组成】半夏（汤洗）　白茯苓（去皮）　陈皮（去白）　白术各一两　丁香　缩砂各五钱　粉草三钱

【用法】上剉散。每服四钱，加生姜三片，乌梅一个，水煎，食前温服。

【主治】产前胸中宿有痰饮，产后多致眩晕。

27877　半夏茯苓汤

《东医宝鉴·外形篇》卷三。为《圣惠》卷十一"茯苓散"之异名。见该条。

27878　半夏茯苓汤（《伤寒大白》卷三）

【组成】熟半夏　白茯苓

【主治】头汗，中焦闭塞，则周身不能敷布，但头有汗。

27879　半夏茯苓汤（《叶氏女科》卷二）

【组成】白术（蜜炙）　半夏（汤泡，炒黄）　陈皮　砂仁各一钱（炒）　茯苓二钱五分　炙甘草五分　生姜三片　大枣二个　乌梅一个

【用法】水煎服。

【主治】妊娠恶阻，痰涎壅滞。

27880　半夏茯苓汤（《金匮翼》卷五）

【组成】半夏二钱　赤苓一钱　陈皮（去白）　甘草各五分　黄芩五分　生姜三片

【用法】煎作一服。

【主治】热痰，呕逆头痛。

27881　半夏茯神散（《张氏医通》卷十四）

【组成】半夏　茯神各一两二钱　天麻（煨）　胆星　远志肉　枣仁（炒）　广皮　乌药　木香　礞石（煅）各八钱

【用法】上为散。每服三钱，水一盏，煎数沸，加生姜汁数匙，空心和滓服。

【主治】癫妄，因思虑不遂，妄言妄见，神不守舍，初病神气未衰者。

27882　半夏茯神散（《医略六书》卷二十二）

【组成】半夏二两（制）　茯神一两半（去木）　枣仁三两　远志一两半　胆星二两　天麻二两（煨）　陈皮一两半　木香一两　磁石三两　乌梅三两

【用法】上为散，水一盏，煎数沸，加姜汁一匙，调服三钱。

【主治】癫妄，脉弦滑者。

【方论选录】心虚，痰扰神明，不能安于神舍，故癫妄失伦，语言无绪焉。枣仁养心宁神，茯神安神定志，半夏燥湿痰醒脾，胆星清热痰快膈，远志通肾交心，磁石镇虚坠热，天麻祛风化痰，木香调和气化，陈皮利中气以化痰也，更以生姜散豁痰涎，乌梅收敛耗散之气而安神明也。为散煎服，使痰化气清，则神志得养而癫妄无不宁，语言无不清矣。

27883　半夏厚朴汤（《金匮》卷下）

【异名】厚朴汤（《圣济总录》卷一二四）、大七气汤（《三因》卷八）、四七汤、厚朴半夏汤（《易简方》）、七气汤（《直指》卷五）、四七饮（《杏苑》卷四）。

【组成】半夏一升　厚朴三两　茯苓四两　生姜五两　干苏叶二两

【用法】以水七升,煮取四升,分温四服,日三夜一服。

【功用】《中医方剂学讲义》:行气开郁,降逆化痰。

【主治】❶《金匮》:妇人咽中如有炙脔。❷《易简方》:喜、怒、悲、思、忧、恐、惊之气结成痰涎,状如破絮,或如梅核,在咽喉之间,咯不出,咽不下,此七气所为也。或中脘痞满,气不舒快,或痰涎壅盛,上气喘急,或因痰饮中结,呕逆恶心。

【方论选录】❶《金鉴》:此病得于七情郁气,凝涎而生,故用半夏、厚朴、生姜辛以散结,苦以降逆,茯苓佐半夏,以利饮行涎,紫苏芳香,以宣通郁气,俾气舒涎去,病自愈矣。❷《金匮方歌括》:方中半夏降逆气,厚朴解结气,茯苓消痰;尤妙以生姜通神明,助正祛邪;以紫苏之辛香,散其郁气。郁散气行,而凝结焉有不化哉。

【临床报道】❶梅核气:《实用中医内科杂志》[2005,19(3):253]以半夏厚朴汤为基本方,治疗梅核气82例,结果症状治愈45例,显效37例,无效10例。❷慢性咽炎:《中国民间疗法》[2004,12(1):54]用半夏厚朴汤治疗慢性咽炎36例,结果治愈28例,好转6例,无效2例,总有效率94.4%。❸咽喉异感症:用半夏厚朴汤治疗咽喉异感症60例,结果48例治愈,咽部异物感消失;12例好转,症状明显减轻;全部有效。❹癔症:《河南中医》[1991,11(3):20]用半夏厚朴汤治疗癔症痰郁型104例,结果近期治愈103例,显著进步1例,获愈最短时间为5天,最长时间为27天,以8~15天为多。❺胃脘痛:《江苏中医》[1964,(10):18]谢某,男,21岁,脘痛牵引两胁,胸闷嗳气频频,纳谷乏味,口渗清涎,脉象弦滑,舌苔薄腻。病起肝郁气滞,痰湿内阻,胃失和降,拟半夏厚朴汤损益。姜半夏一钱半、制厚朴六分、云茯苓四钱、苏叶一钱半、大麦芽四钱、炒枳壳一钱半、新会皮一钱半、粉甘草八分。服上方二剂后,脘痛大减,惟负重力屏气后又致胸闷且痛,原方加竹茹三钱,红枣四枚,二剂后愈。❻眩晕:《江苏中医杂志》[1980,(6):32]徐某,男,46岁,头晕,目眩,耳鸣,泛泛呕吐两天,视物旋转,头不能转侧,动则眩晕更甚,不思食,食入作泛呕吐。西医诊断为梅尼埃综合征。中医会诊,除上述症状外,观形体稍胖,闭目怕睁,时有干恶,苔白腻,舌质稍胖淡,脉弦滑。拟下气消痰,降逆和胃,佐平肝熄风。取半夏厚朴汤加减:制半夏10克、川厚朴10克、云茯苓10克、老苏梗10克、珍珠母(先煎)30克、双钩藤(后入)15克、代赭石(先煎)15克、广皮5克、炒苍术10克、建泽泻10克,五剂。服三剂后,自觉眩晕好转,能进些饮食,五剂毕,行动自如。

【现代研究】抗抑郁作用:《中国中药杂志》[2003,28(1):55]用半夏厚朴汤醇提物对大鼠慢性抑郁模型(CMS)进行灌胃,治疗6周后检测相关指标,发现本方可以使 CMS 因抑郁而导致的相关指标变化恢复正常,如逐渐升高蔗糖摄入量,极显著升高脾脏自然杀伤(NK)细胞活性,极显著升高血清中 HDL-C 水平($P<0.05$),显著地降低 TG 水平($P<0.001$),显著降低血红细胞内 SOD 活性($P<0.005$)等,从而体现其抗抑郁作用。

27884 半夏厚朴汤(《兰室秘藏》卷上)

【组成】红花 苏木各五厘 吴茱萸 干生姜 黄连各一分 木香 青皮各二分 肉桂 苍术 白茯苓 泽泻 柴胡 陈皮 生黄芩 草豆蔻仁 生甘草各三分 京三棱 当归梢 猪苓 升麻各四分 神曲六分 厚朴八分 半夏一钱 桃仁七个 昆布少许

【用法】上㕮咀,作一服。水三盏,煎至一盏,去滓,稍热服。

【功用】《济阳纲目》:消胀化积。

【主治】中满腹胀,内有积聚,坚硬如石,其形如盘,令人不能坐卧,大小便涩滞,上喘气促,面色萎黄,通身虚肿。

【加减】渴,加葛根三分。

【备考】服广茂溃坚汤二服之后,中满减半,止有积不消,再服此药。

27885 半夏厚朴汤(《直指附遗》卷七)

【组成】半夏(汤泡七次) 厚朴(姜汁制) 山栀(去皮,炒黑) 川黄连(姜汁炒)各一钱 广陈皮(去白)八分 茯苓(去粗皮)八分 甘草(生用)三分 黑枳实(麸炒)一钱 苍术(泔浸,炒)八分 泽泻 香附子 青皮各五分 当归 白豆蔻各六分

【用法】上㕮咀。用水一钟半,加生姜三片,煎八分,不拘时候服。

【主治】翻胃吐痰,胸满肋痛,嘈杂吐涎。

27886 半夏神曲汤(《医便》卷二)

【组成】陈皮一钱 白术一钱五分 半夏一钱二分 干姜(炒)八分 神曲(炒)一钱 三棱(醋炒) 莪术(醋炒) 白茯苓(去皮) 山楂(去核) 枳实(炒)各一钱 砂仁七分(炒) 麦芽(炒)八分

【用法】加生姜三片,水煎,热服,不拘时候。

【主治】过食寒冷硬物及生瓜果,致伤太阴、厥阴,或呕吐、痞闷、肠癖,或腹痛恶食。

27887 半夏桂甘汤

《直指》卷二十一。为《伤寒论》"半夏汤"之异名。见该条。

27888 半夏桂枝汤(《温病条辨》卷三)

【组成】半夏六钱 秫米一两 白芍六钱 桂枝四钱 炙甘草一钱 生姜三钱 大枣二枚(去核)

【用法】水八杯,煮取三杯,分温三服。

【主治】饮退得寐,舌滑,食不进者。

27889 半夏桔梗汤(《圣济总录》卷六十五)

【组成】半夏(浆水煮四五沸,切,焙)三钱 桔梗(炒) 桑根白皮(剉,炒) 天南星(洗过)各一两

【用法】上为粗末。每服二钱匕,水二盏,加生姜一枣大(细切),同煎至半盏,去滓,食后、临卧温服。

【主治】脾肺寒热劳咳,痰盛呕哕。

27890 半夏栝楼丸(《宣明论》卷九)

【组成】半夏(生姜制) 栝楼 杏仁(去皮尖) 麻黄 白矾(枯称) 款冬花各等分

【用法】上为末,生姜汁打面糊为丸,如梧桐子大。每服二十丸,煎生姜汤送下,不拘时候。

【主治】远近痰嗽,烦喘不止者。

27891 半夏秫米汤

《兰台轨范》卷七。即《灵枢》卷十"半夏汤"。见该条。

五画

半

27892　半夏涤痰汤（《镐京直指》卷二）

【组成】半夏曲一钱半（川制，另吃）　枳实钱半（炒）　白前二钱　旋覆花三钱（包）　炒蒌子六钱（杵，包）　橘红一钱　炙甘草五分　白茯苓三钱

【主治】泄泻忽来忽止，或溏水粘涕，兼乎滞痛。

27893　半夏通气散

《施圆端效方》引《简要济众方》（见《医方类聚》卷八十九）。为《外台》卷八引《广济方》"通气汤"之异名。见该条。

27894　半夏麻黄丸（《金匮》卷中）

【组成】半夏　麻黄各等分

【用法】上为末，炼蜜为丸，如小豆大。每服三丸，饮送下，一日三次。

【主治】心下悸。

【方论选录】❶《伤寒补正》：《伤寒论》心下悸用桂枝以宣心阳，用茯苓以利水邪。此用半夏、麻黄是故歧而二之也。盖水气凌心则心下悸，用桂枝者，助心中之火以敌水也；用麻黄者，通太阳之气以泄水也。彼用茯苓，是从脾利水以渗入膀胱，此用半夏，是从胃降水以抑其冲气，冲降则水随而降，方意各别。❷《伤寒论注》：徐彬曰：阴邪者，痰饮也，故以半夏主之，而合麻黄，老痰非麻黄不去也。

【临床报道】心悸：《上海中医药杂志》[1984，(12)：21]顾男，58岁，入冬以来，自觉心窝部跳动，曾作心电图无异常，平时除有老慢支及血压略偏低外，无他病，脉滑苔白。予以姜半夏、生麻黄各30克，研末和匀，装入胶囊。每日三次，每次二丸，服后心下悸即痊愈。

27895　半夏棋子粥（《圣惠》卷九十七）

【组成】半夏二钱（汤洗七遍去滑）　干姜一钱（炮裂）　白面三两　鸡子白一枚

【用法】上为末，与面及鸡子白相和，搜，切作棋子，熟煮，别用熟水淘过。空腹食之。

【主治】脾胃气弱，痰哕呕吐，不下饮食。

27896　半夏温肺汤（《医学发明》卷九）

【组成】细辛　橘皮　桂心　人参　旋覆花　甘草　桔梗　芍药　半夏各半两　赤茯苓三分

【用法】上为粗末。每服四钱，水一盏半，加生姜七片，煎至八分，去滓，食后温服。

【主治】胃气虚冷，心腹中脘痰水冷气，心下汪洋，嘈杂肠鸣，多唾，口中清水自出，胁肋急胀痛，不饮食，脉沉弦细迟。

27897　半夏解毒汤（《校注妇人良方》卷七）

【组成】黄柏（炒）　黄芩（炒）　山栀子（炒）　半夏各等分

【用法】每服五钱，水煎服。

【主治】一切暑热毒，五心烦躁，口舌咽干。

27898　半夏橘皮汤（《圣济总录》卷四十）

【组成】半夏（汤洗七遍去滑，切，焙）　陈橘皮（汤浸，去白，焙）　厚朴（去粗皮，姜汁炙）各一两　人参　白术　高良姜各半两

【用法】上为粗末。每服五钱匕，水一盏半，加生姜五片，大枣二个（去核），煎至一盏，去滓温服。

【主治】霍乱，心下痞满，饮食吐逆，水谷不化。

27899　半夏橘皮汤（《圣济总录》卷六十五）

【组成】半夏（汤洗十遍，切，焙）　陈橘皮（汤浸，去白，焙）　杏仁（去皮尖双仁，麸炒，别研）各一两　麻黄（去根节）　赤茯苓（去黑皮）　柴胡（去苗）各一两一分　生姜（切，焙）　甘草（炙，剉）各半两

【用法】上为粗末。每服三钱匕，水一盏，煎至六分，去滓温服，不拘时候。

【主治】脾咳。

27900　半夏橘皮汤（《直格》卷下）

【组成】半夏（炮如法）　陈皮（汤浸洗去瓤）　甘草（炙）　人参　茯苓　黄芩（去其腐心）各一两　葛根半两　厚朴（去皮）一分

【用法】上剉，麻豆大。用水三盏，生姜一分（切），煎至一盏半，绞取汁，分作四份，食后温服。

【主治】伤寒杂病，呕哕，风眩，痰逆咳喘，头痛，并风热反胃吐食诸证。

27901　半夏橘皮汤（《女科万金方》）

【组成】四君子汤加陈皮　半夏　紫苏十一叶　砂仁五粒

【用法】加生姜三片，水煎，食远服。

【主治】头昏呕吐。

【备考】方中陈皮、半夏用量原缺。

27902　半夏橘皮汤（《准绳·伤寒》卷二）

【组成】人参　白术　白茯苓　甘草　黄芩　半夏　厚朴　藿香叶　葛根　橘皮各等分

【用法】上㕮咀。每服一两，水一碗，煎七分，去滓，加生姜自然汁少许温服，不拘时候。

【主治】呕吐不止。

27903　半夏橘皮汤（《医寄伏阴论》卷上）

【组成】半夏二钱　橘皮一钱　茯苓一钱　人参一钱　甘草一钱（炙）　干姜一钱

【用法】加大枣三个（擘），开水三杯煎，去滓顿服，不已再服。或加生姜八分。

【功用】温胃散水，涤痰降气。

【主治】伏阴病，呕利止，厥回而哕，或咳逆者。

【方论选录】方中以人参、甘草、大枣补益胃气；干姜、茯苓温胃散水；半夏、橘皮涤痰降气，故水虚相搏，痰饮塞胃，皆能已之。

27904　半夏橘皮饮（《圣济总录》卷六十三）

【组成】半夏（洗去滑，焙）　陈橘皮（去白，焙）　甘草（炙）　桂（去粗皮）各三分　人参一两一分　大腹一枚（剉）

【用法】上为粗末。每服五钱匕，水二盏，加生姜二片，煎至一盏，去滓温服，不拘时候。

【主治】脾胃虚寒痰盛，呕吐不食。

27905　半夏礞石丸（《圣济总录》卷七十二）

【组成】半夏四十枚（汤浸七遍）　巴豆四十粒（去皮心膜）　杏仁（去皮尖双仁）四十枚　猪牙皂荚（去皮）四十挺（四味用好醋浸七日取出，以布绞取汁熬成膏，入众药）　礞石（研细，炒）五钱　丁香　木香　沉香各二钱　槟榔半

两　腻粉　硇砂　粉霜各一分

【用法】上十二味,将后八味捣研为末,入在前膏子内,一处再捣细令匀,丸如小豆大。看虚实,每服二丸,煎枣汤送下。烂嚼干柿,干咽下亦得。

【功用】下结胸、一切积滞。

【主治】癥块气积。

27906　半夏藿香丸

《鸡峰》卷十八。为《局方》卷四"丁香半夏丸"之异名。见该条。

27907　半夏藿香汤(《瘟疫论》卷上)

【组成】半夏一钱五分　真藿香一钱　干姜(炒)一钱　甘草五分　白茯苓一钱　广陈皮一钱　白术一钱(炒)

【用法】加生姜,水煎服。

【主治】❶《瘟疫论》:痰邪留于胸膈,胃口热甚,皆令呕不止,下之呕当去,今反呕者,此属胃气虚寒,少进饮粥,便欲吞酸者。❷《会约》:瘟疫下后,脉静身凉,不渴不燥,胃寒呕逆。

27908　半湿半热汤

《济阳纲目》卷三十四。为《医学正传》卷六引《活人》"半温半热汤"之异名。见该条。

27909　半温半热汤(《医学正传》卷六引《活人》)

【异名】半湿半热汤(《济阳纲目》卷三十四)。

【组成】半夏　茯苓　白术各七分　前胡　枳壳(麸炒黄色)　甘草(炙)　大戟各五分　黄芩　茵陈　当归各三分

【用法】上切细,作一服。加生姜三片,水二盏,煎至一盏,温服。

【主治】酒疸,身黄无热,靖言了了,腹满欲呕,心烦足热,或有癥瘕,心中懊恼,其脉沉弦紧细。

27910　半夏东流水汤

《圣济总录》卷四十二。为《千金》卷十二"半夏千里流水汤"之异名。见该条。

27911　半夏加茯苓汤

《外台》卷二。即《金匮》卷中"小半夏加茯苓汤"。见该条。

27912　半夏茯苓饮子(《鸡峰》卷十八)

【组成】半夏二两　附子　赤茯苓　白术　人参　橘皮　丁香各一分

【用法】上为细末。每服五钱,加生姜,水煎,空心服。

【主治】痰饮呕吐。

【加减】心躁者,去丁香;饮甚者,加细辛、葶苈一分、枳实四个。

27913　半夏羚羊角散(《审视瑶函》卷五)

【组成】羚羊角(剉细末)　薄荷　羌活　半夏(炙)各钱半　白菊花　川乌(炮)　川芎　防风　车前子各五钱　细辛二钱

【用法】上为末。每服三钱,加生姜三片,水二钟,煎一钟,去滓服,或荆芥汤下。

【主治】痰湿攻伤,绿风内障。

27914　半表半里中和汤(《疡科选粹》卷二)

【组成】人参　陈皮各二钱　黄耆　当归　白术　白芷各一钱五分　川芎　茯苓　皂角刺　乳香　没药　金银花　甘草节

【用法】水、酒各半煎服。

【主治】痈疡半阴半阳,似溃非溃,似肿非肿,此皆元气虚弱,失于补托所致。

27915　半夏千里流水汤(《千金》卷十二(注文)引《集验方》)

【组成】半夏　宿姜各三两　酸枣仁五合　黄芩一两　茯苓二两　秫米一升　麦门冬　桂心各二两　甘草　人参各二两

【用法】上㕮咀。以长流水五斗煮秫米,令蟹目沸,扬之三千遍,澄清取九升煮药,取三升半,分三服。

【主治】虚烦闷不得眠。

27916　半夏千里流水汤(《千金》十二)

【异名】半夏东流水汤(《圣济总录》卷四十二)、半夏汤(《玉机微义》卷九)。

【组成】半夏　宿姜各三两　生地黄五两　酸枣仁五合　黄芩一两　远志　茯苓各二两　秫米一升

【用法】上㕮咀。以长流水五斗煮秫米,令蟹目沸,扬之三千遍,澄清,取九升煮药,取三升半,分三服。

【功用】泻热。

【主治】❶《千金》:胆腑实热,精神不守。❷《圣济总录》:胆实生热,腹中气满,饮食不下,咽干头重,洒洒恶寒,两胁胀痛。

【方论选录】《千金方衍义》:实则邪气之凑,热则阳气之并。《千金》半夏千里流水汤本乎《灵枢》治阳气盛满不得入于阴、阴虚则目不瞑,故用半夏涤除痰涎,秫米滋培气化,加宿姜、茯苓佐上二味洁净胆腑,生地黄滋水制阳,枣仁敛津化热,黄芩外疏风木,远志内通壮火,逐流水以下趋,是可无借苇薪之炊矣。

27917　半夏天麻白术汤

《医方集解》。即《脾胃论》(人卫本)卷下"半夏白术天麻汤"。见该条。

27918　半夏生姜大黄汤(《准绳·类方》卷三)

【组成】半夏二两　生姜一两半　大黄二两

【用法】水五升,煮取三升,分二次温服。

【主治】❶《准绳·类方》:反胃。❷《证治汇补》:邪实呕吐,便秘可下者。

27919　半夏白术天麻汤(《脾胃论》人卫本卷下)

【异名】半夏茯苓天麻汤(《卫生宝鉴》卷九)、白术半夏天麻汤(《扶寿精方》)、半夏天麻汤(《杏苑》卷四)、半术天麻汤(《简明医彀》)。

【组成】黄柏二分　干姜三分　天麻　苍术　白茯苓　黄耆　泽泻　人参各五分　白术　炒曲各一钱　半夏(汤洗七次)　大麦蘖面　橘皮各一钱五分

【用法】上㕮咀。每服半两,水二盏,煎至一盏,去滓,食前带热服。

【功用】❶《脾胃论》:温凉并济,补泻兼施。❷《中医方剂学讲义》:补脾燥湿,化痰息风。

【主治】痰厥头痛,咳痰稠黏,头眩烦闷,恶心呕逆,身重肢冷,不得安卧,舌苔白腻,脉弦滑。现用于梅尼埃综合征见有上述症状者。

【方论选录】❶《脾胃论》:此头痛苦甚,谓之足太阴痰厥头痛,非半夏不能疗;眼黑头旋,风虚内作,非天麻不能除,其苗为定风草,独不为风所动也;黄耆甘温,泻火补元气;人参甘温,泻火补中益气;二术俱苦温甘,除湿补中益气;泽、苓利小便导湿;橘皮苦温,益气调中升阳;曲消食,荡胃中滞气;大麦蘗面,宽中助胃气;干姜辛热,以涤中寒;黄柏苦大寒,酒洗以主冬天少火在泉发燥也。❷《医略六书》:脾气大亏,痰食滞逆,不能统运于中,故厥逆头痛眩晕不已焉。苍术燥痰湿以强脾;白术健脾元以燥湿;人参扶元补气,黄耆补气固中;天麻祛风湿以豁痰;泽泻泻浊阴以却湿;神曲消食积开胃;麦芽化湿和中;茯苓渗脾湿;半夏燥湿痰;橘红利气和胃;生姜快膈散痰;黄柏清湿热,干姜温中气也,使气健脾强,则自能为胃行其津液,而痰厥自平,食远温服,俾痰化气行,则胃气融和而清阳上奉,头痛眩晕无不保矣。此温凉并济,补泻兼施之剂,为气虚痰厥头痛眩晕之专方。

【临床报道】❶痰厥头痛:《脾胃论》范天骚之内,素有脾胃之证,时显烦躁,胸中不利,大便不通,初冬出外而晚归,为寒气怫郁,闷乱大作,火不得伸故也。医疑有热,治以疏风丸,大便行而病不减,又疑药力小,复加七八十丸,下两行,前证仍不减,复添吐逆,食不能停,痰唾稠黏,涌出不止,眼黑头旋,恶心烦闷,气短促上喘,无力不欲言,心神颠倒,兀兀不止,目不敢开,如在风云中,头苦如裂,身重如山,四肢厥冷,不得安卧。余谓前证乃胃气已损,复下两次,则重虚其胃而痰厥头痛作矣,制半夏白术天麻汤主之而愈。❷不寐:《吉林中医药》[1986,(6):200]丁某某,男,46岁。失眠已三月余,精神恍惚,头晕乏力,心悸气短,胸闷脘胀,嗳气泛恶,纳谷无味,大便不爽,舌质红,苔腻微黄,脉滑数。治拟和胃宁心,用半夏白术天麻汤加减:天麻10克,清半夏、白术、枳壳、黄连、橘皮各7.5克,茯苓、远志、麦芽、瓜蒌、枣仁、竹茹各15克,水煎服。共进24剂,能正常入睡,追访至今,未见复发。❸梅尼埃综合征:《安徽中医学院学报》[1985,(1):17]张某某,女,70岁。冬月冒寒,头昏头痛,视物旋转十天。西医诊断为"梅尼埃综合征",服药罔效。刻下眩晕未减,泛恶干呕吐涎沫,心悸气短,胸痞纳差,口中粘腻,舌尖发麻,屡欲更衣,大便量少而细软,形体丰腴,舌苔白腻,六脉濡弱,诊为风痰上犯,中气素匮。处方:法半夏、天麻、陈皮各10克,白术12克,茯苓、党参、山楂各15克,吴茱萸5克,生姜6克,炙甘草3克。服药三剂,诸症大减,已不泛恶,继服三剂而愈。❹单纯性肥胖:《现代中西医结合杂志》[2004,13(2):153]用半夏白术天麻汤(太子参代人参)治疗单纯性肥胖60例,服药24周,统计结果显示,本方能显著降低单纯性肥胖患者的体质量指数(BMI),腰臀比(WHR)和血压(DBP),随着体内过多脂肪的消除,胰岛素抵抗(IR)也得到明显改善,且优于对照组($P<0.05$)。胰岛素敏感性指数(ISI)的变化与BMI,WHR密切相关($P<0.05$)。

【备考】❶本方方名,《济生拔萃》本作"制半夏白术天麻汤",《医方集解》引作"半夏天麻白术汤"。❷改为丸剂,名"半夏天麻丸"(见《北京市中药成方选集》)。

27920 半夏白术天麻汤(《奇效良方》卷二十五)

【组成】半夏一钱半 白术二钱 天麻 茯苓(去皮) 橘皮 苍术 人参 神曲(炒) 麦蘗(炒) 黄耆 泽泻各一钱 干姜 草果各半钱

【用法】上作一服。水二钟,加生姜三片,煎至一钟,食远服。

【主治】头眩恶心烦闷,气喘短促,心神颠倒,兀兀欲吐,目不敢开,如在风云中,苦头痛眩晕,身重如山,不得安卧。

27921 半夏白术天麻汤(《古今医鉴》卷七)

【组成】半夏(制)一钱半 白术(炒)二钱 天麻一钱半

【用法】上到一剂。加生姜三片,水二钟,煎八分,食后温服。

【主治】头眩眼黑,恶心烦闷,气促上喘,心神颠倒,目不敢开,头痛如裂,身重如山,四肢厥冷,不能安睡。

27922 半夏白术天麻汤(《医学心悟》卷三)

【组成】半夏一钱五分 白术 天麻 陈皮 茯苓各一钱 甘草(炙)五分 生姜二片 大枣三个 蔓荆子一钱

【用法】水煎服。

【主治】痰厥头痛者,胸膈多痰,动则眩晕。

【加减】虚者,加人参。

【临床报道】❶眩晕(痰浊型):《江西中医药》[2009,(2):32]用半夏白术天麻汤(去蔓荆子)治疗痰浊型眩晕43例,结果痊愈10例,显效24例,好转6例,无效3例,总有效率93.0%,优于对照组。❷眩晕(位置性):《中国民间疗法》[2006,14(10):34]用半夏白术天麻汤(去蔓荆子)为基本方,治疗位置性眩晕48例,结果痊愈32例,好转13例,无效3例,总有效率93.75。❸眩晕(椎-基底动脉供血不足性):《实用中医药杂志》[2009,25(3):150]用半夏白术天麻汤(去蔓荆子)为基本方,治疗椎-基底动脉供血不足性眩晕32例,结果痊愈17例,显效8例,好转4例,无效3例,总有效率90.6%。❹头痛(血管性):《中国民间疗法》[2005,13(2):50]用半夏白术天麻汤加减,治疗血管性头痛34例,结果痊愈25例,有效7例,无效2例,与对照组比较有显著性差异。❺头痛(脑囊虫病):《中国中医急症》[2002,11(6):492]用半夏白术天麻汤加减,治疗脑囊虫病200例,结果治愈188例,好转10例,无效2例,总有效率99.00%。❻动脉粥样硬化:《现代中西医结合杂志》[2007,16(13):1752]用半夏白术天麻汤去蔓荆子治疗动脉粥样硬化28例,结果显效9例,有效16例,无效3例,总有效率89%,表现为动脉硬化指数(AI)降低,颈动脉内膜中层厚度(IMT)、斑块体积缩小,平均血流速度(Wmean)增加,搏动指数(PI)降低。❼脑动脉硬化:《实用中西医结合临床》[2009,9(1):22]用半夏白术天麻汤去蔓荆子治疗脑动脉硬化症80例,结果显效率、有效率分别为33.75%、83.75%,治疗后平均血流速度、微循环值均显著改善($P<0.01$),并可明显降低胆固醇、甘油三酯、低密度脂蛋白和升高高密度脂蛋白,疗效均优于对照组。

【现代研究】降血压作用:《黑龙江中医药》[2008,

(3);39]用半夏白术天麻汤(去蔓荆子)给实验性高血压大鼠灌胃6周,结果显示,本方能降低模型大鼠血清中血管紧张素Ⅱ(AngⅡ)、内皮素(ET)含量,而使一氧化氮(NO)含量升高,从而达到降低血压的作用。

27923 半夏南星白附丸(《医钞类编》卷十)

【组成】半夏 南星 白附子各等分

【用法】上药生用,为末,水为丸,以生面为衣,阴干。生姜汤送下。

【主治】痰眩冒,头痛,恶心,吐酸水。

27924 半夏茯苓天麻汤

《卫生宝鉴》卷九。为《脾胃论》(人卫本)卷下"半夏白术天麻汤"之异名。见该条。

27925 半夏茯苓陈皮汤(《济阳纲目》卷十八)

【组成】半夏(泡) 茯苓 陈皮(去白) 生姜各一钱半

【用法】上㕮咀。水二盏半,煎一盏,去滓,临卧服。

【功用】消饮止呕,和中顺气。

27926 半夏桂枝甘草汤

《活人书》卷十七。为《伤寒论》"半夏汤"之异名。见该条。

27927 半夏黄连解毒汤(《直格》卷下)

【组成】黄连(去须) 黄柏 黄芩 大栀子各半两 半夏三枚 厚朴三钱(剉) 茯苓(去皮,剉)

【用法】水一盏半,加生姜三片,煎至半盏,绞汁温服。

【主治】火热狂躁,喘满,或腹满呕吐,或欲作利者。

27928 半夏茯苓汤加丁香汤(《金鉴》卷四十一)

【组成】半夏三钱 茯苓二钱 丁香一钱 生姜三钱

【用法】水煎服。

【主治】伏饮虚者。

27929 半夏理中续膈破寒汤(《外台》卷六引《删繁方》)

【组成】半夏半升(制) 生姜四两 麻黄三两(去节) 前胡三两 泽泻三两 竹叶一升 细辛三两 枳实三两(炙) 杏仁三两(去皮尖)

【用法】上切。以水九升,煮取三升,去滓,分三服。

【主治】上焦气不续,胸膈间厌闷,饮食先吐而后下。

【宜忌】忌羊肉、饧、生菜。

27930 半夏泻心汤去干姜甘草加枳实杏仁方(《温病条辨》卷二)

【组成】半夏一两 黄连二钱 黄芩三钱 枳实二钱 杏仁三钱

【用法】水八杯,煮取三杯,分三次服。

【主治】阳明暑温,脉滑数,不食不饥不便,浊痰凝聚,心下痞者。

【方论选录】半夏、枳实开气分之湿结;黄连、黄芩开气分之热结;杏仁开肺与大肠之气痹。暑中热甚,故去干姜。非伤寒误下之虚痞,故去人参、甘草、大枣,且畏其助湿作满也。

27931 半夏泻心汤去人参甘草干姜大枣加枳实生姜方(《温病条辨》卷二)

【组成】半夏六钱 黄连二钱 黄芩三钱 枳实三钱 生姜三钱

【用法】水八杯,煮取三杯,分三次服。

【主治】呕甚而痞者。

【加减】虚者,复纳入人参、大枣。

闪

27932 闪痛煎(《仙拈集》卷二)

【组成】枳壳 桔梗各八分 防风 乌药 当归 杏仁 半夏 木通各一钱 甘草 红花各五分

【用法】水煎服。

【主治】闪挫腰痛。

阡

27933 阡张膏(《疡医大全》卷七)

【组成】蓖麻仁八钱 大黄 红花 白芷 木鳖仁 生地 当归各三钱 黄柏 甘草 牡丹皮 赤芍药 黄芩 全蝎 蝉蜕 防风 穿山甲 白僵蚕 独活 乳香(去油) 没药(去油) 肉桂 川黄连 元参各二钱

【用法】共炒黑色。用真麻油八两,浸三日,入锅内熬百沸,用大阡张纸放油内,提透铺地上,出火毒,随疮大小剪贴。

【功用】长肉。

【主治】肿毒已溃者。

【加减】如杨梅疮,加活蜈蚣二条同熬。

加

27934 加干散(《医方类聚》卷一二引《仙传济阴方》)

【组成】没药 当归 北芍药各三钱 桂二钱 麝香一分 川乌 茴香各三钱

【用法】上为末。酒调下。次服立效散。

【主治】妇人肌肉如针刺,或时呕吐者,因月经伤冷血痛。

27935 加皮酒(《医级》卷八)

【组成】加皮八两 当归 牛膝 白芍 川断各二两 木瓜 远志各一两

【用法】用酒十斤,和药纳瓷瓶内,重汤煮三炷香,日服之。

【主治】劳伤血风,男妇脚气及骨节皮肤疼痛。

27936 加皮露(《全国中药成药处方集》吉林方)

【组成】五加皮 熟干地黄 丹参 杜仲(去粗皮,炙微黄) 蛇床子 干姜各三两 地骨皮二两 天门冬一两 钟乳石四两 白酒二十斤 冰糖一斤八两

【用法】上剉细,生绢袋盛,浸酒内二宿后,滤清,加入冰糖。每服一大杯,空腹时及晚食前烫温饮之。

【功用】疏风化湿。

【主治】肾风虚寒,小便余沥,妇人阴冷癖瘦,腰膝时痛,及瘫痪拘挛。

【宜忌】孕妇忌之。

27937 加吊陈散(《中医皮肤病学简编》)

【组成】加吊陈叶(烘干,加黄酒少许炒焙)62克 煅牡蛎31克 白疕散15克 氧化锌9克

【用法】上为细末,调匀即成。或以清油、花生油制成

油膏。外用。

【主治】急性湿疹。

【备考】加吊藤为大戟科植物石岩枫,俗名木梗梨头草、马西草、吊钩藤。

27938 加生化肾汤（《辨证录》卷九）

【组成】熟地四两　生地二两　肉桂三分

【用法】水煎服。

【主治】阴亏之至,小便不通,目睛突出,腹胀如鼓,膝以上坚硬,皮肤欲裂,饮食不下,口不渴者。

27939 加连生化汤（《胎产秘书》卷下）

【组成】川芎一钱五分　当归三钱　白芍一钱（炒）川连六分（姜汁炒）　枳壳五分　茯苓一钱　甘草四分木香三分

【用法】水煎服。

【主治】产后痢症。

【加减】积重者,加山楂一钱。

27940 加苓调脾散（《医钞类编》卷十九引聂氏方）

【组成】白术　茯苓　神曲（炒）　白芍（酒炒）　扁豆（去壳,姜汁浸炒）　砂仁（炒）　香附（炒）　厚朴　炙草

【用法】加煨姜、大枣,水煎服。

【主治】痘疹,脾气虚弱,泄泻。

【加减】可加人参。

27941 加味一贯煎（《效验秘方》方药中方）

【组成】南沙参15克　麦冬10克　当归12克　细生地20克　金铃子10克　夜交藤30克　丹参30克　鸡血藤30克　柴胡10克　姜黄10克　郁金10克　薄荷3克

【用法】先将药物用冷水浸泡一小时,浸透后煎煮。首煎沸后文火煎50分钟,二煎沸后文火煎30分钟。煎好后两煎混匀,总量以250～300毫升为宜。每日服一剂,每剂分两次服用,饭后两小时温服。每服二剂停药一天,每月共服20剂。或间日服一剂。服药过程中,停服其他任何中西药物。

【功用】滋肾、养肝、疏肝。

【主治】迁延性肝炎、慢性肝炎、肝硬化、肝癌等病,证见肝区疼痛,口干目涩,大便偏干,脉弦细滑数,舌质红苔薄黄干等,中医辨证属于肝肾阴虚、气滞血瘀者。

【加减】大便干结者,生地可加量至30克,并减少煎药时间,首煎20分钟即可,大便偏溏者,生地酌减用量,并增加煎药时间,首煎可煎至一小时;肝区疼痛较重者,加元胡10克;腹胀明显者,加砂仁6克,莱菔子15克;合并黄疸者,合入减味三石汤。

【方论选录】方中生地、沙参、麦冬滋水涵木,养肝柔肝;当归、丹参养血和血;柴胡、郁金、川楝子、薄荷疏肝理气;姜黄、鸡血藤活血化瘀;夜交藤养血安神。诸药合用,共奏滋肾、养肝、疏肝、和血之功。

27942 加味一贯煎（《效验秘方·续集》章真如方）

【组成】沙参15克　麦冬10克　当归10克　川楝子10克　生地10克　枸杞12克　白芍12克　郁金10克

【用法】日1剂,水煎服。

【功用】滋阴柔肝,疏肝达郁。

【主治】慢性肝炎,证见两胁隐痛,皮肤干燥,头昏,面色黧黑或不泽,口干而渴,大便秘结,饮食尚好,睡眠较差,脉弦细或数,舌赤或暗红,苔薄黄,唇红等。中医辨证属肝肾阴虚者。

【加减】兼有瘀阻者,可加丹参、鳖甲软坚化瘀。

【方论选录】方中沙参、麦冬、当归、生地、枸杞、白芍滋阴养血,养肝柔肝,滋水涵木,以制肝气之横逆;川楝子、郁金清解郁热,理气活血,泄肝疏肝,以通达气机。全方寓疏肝于柔肝之中,使肝得其养而顺其条达之意。

27943 加味二仙汤（《效验秘方·精选》郑惠伯方）

【组成】仙茅12克　仙灵脾15克　当归10克　知母10克　巴戟天12克　黄柏6克　枸杞子15克　五味子10克　菟丝子15克　覆盆子10克

【用法】水煎服,分早晚两次服。

【功用】滋肾阴,温肾阳,调冲任。

【主治】功能性子宫出血,乳癖辨证属冲任不调者;血小板减少。

【加减】功能性子宫出血:出血较多,血虚加阿胶、艾叶;血热加地榆、槐米、仙鹤草;血瘀加田七、丹参、益母草;血脱加红参、龙骨、山茱萸;脾气虚加黄芪、党参、白术;冲任虚加鹿角胶、龟板胶;肾阳虚加鹿茸、附片;肾阴虚去知母、黄柏,加女贞子、旱莲草。另外,可用定坤丹为辅治方,以补冲任化瘀血,每次1丸,日1次,连服3～5天。乳癖:属冲任不调者,可于上方配鹿角片粉2～4克,分2次药汤送服。血小板减少:去知母、黄柏,加女贞子、旱莲草、黄芪、黄精。

27944 加味二冬汤（《证治汇补》卷五）

【组成】天冬　麦冬各一钱半　生地　熟地各二钱款冬　桔梗　贝母　紫菀　茯苓　甘草　沙参　瓜蒌霜各一钱

【用法】水煎服。

【主治】火盛水亏之咳嗽,痰涎腥秽,将成痈痿者。

【方论选录】《医略六书》:麦冬清心润肺燥,天冬润肺燥益阴,生地滋阴壮水以制火,熟地补阴益肾以填精,沙参泻热补肺,川贝清肺化痰,蒌霜搜涤燥痰,桔梗清利咽膈,紫菀泄肺以肃金,款冬润肺以散结,茯苓清肺和脾,生草泻火缓中也。俾水旺火平,则肺金自润,而肺气宣通,无不痰消咳止。

27945 加味二母丸（《医学入门》卷七）

【组成】知母　贝母（用巴豆同炒黄色,去巴豆）　白矾　白及各等分

【用法】上为末,姜汁和蜜为丸。含化。

【主治】久嗽、痨嗽、食积嗽。

27946 加味二陈汤（《普济方》卷一三〇引《活人书》）

【组成】陈皮二钱　茯苓三钱　半夏三钱（泡洗）　甘草三钱　枳实二钱　竹茹三钱

【用法】上㕮咀。每服三钱,以水二盏,加生姜七片,煎至七分,去滓。徐徐一口,服毕,再服一口,以尽为度,不可急咽。

【主治】伤寒三五日之内,发热寒寒,干呕,饮水即吐,粥食入口即吐。

27947 加味二陈汤（《直指》卷五）

【组成】半夏　陈皮　茯苓　甘草　黄芩　枳壳　真苏子　桔梗　白豆蔻仁　山栀子仁各等分

【用法】上吹咀。每服五钱,加生姜一片,水一盏,煎六分,食后徐徐服。

【主治】梅核气。

27948　加味二陈汤(《直指》卷七)

【组成】半夏(姜汁)一钱五分　白茯苓　白术各一钱　香附一钱二分　连翘　黄芩　枳实(麸炒)　前胡　甘草　瓜蒌仁　桔梗　麦芽　神曲(炒)　陈皮(盐水浸,炒)各一钱

【用法】上吹咀。水二盏,加生姜三片,煎一盏服。

【主治】湿痰。

27949　加味二陈汤(《医部全录》卷二四〇引《直指》)

【组成】陈皮　半夏　茯苓　甘草　姜黄　枳壳各少许

【用法】用水二盏,加生姜五片,大枣二枚,煎八分。食远服。

【主治】酒面积热成疾,手臂痛,并痰攻眼肿,身麻痹。

27950　加味二陈汤(《医方类聚》卷一〇五引《澹寮》)

【组成】半夏　橘红各五两　茯苓(去皮)三两　甘草二两　丁香二两

【用法】上吹咀。每服四钱,水一盏半,加生姜七片,乌梅一个,煎至六分,热服。

【主治】❶《医方类聚》:痰生呕吐。❷《济阳纲目》:痰饮为患,呕吐头眩,心悸,或因食生冷硬物,脾胃不和,时吐酸水。

【加减】恶甜者,减甘草。

27951　加味二陈汤(《得效》卷三)

【组成】陈皮　半夏　白茯苓各一两　甘草五钱　丁香　胡椒各三钱

【用法】上剉散。每服四钱,加生姜三片,乌梅一个同煎,不拘时热服。

【主治】痰晕,或因冷食所伤。

27952　加味二陈汤(《得效》卷十四)

【组成】陈皮　白茯苓各一两半　半夏一两　白术七钱半　粉草三钱

【用法】上剉散。每服四钱,加生姜三片,乌梅一个,水煎,食前服。未效,加生姜汁。

【主治】妇人中脘宿有痰饮,受胎一月或两月,因经停气滞,呕吐择食,为恶阻者。

27953　加味二陈汤(《丹溪心法》卷三)

【组成】半夏　陈皮各五两　白茯苓三两　甘草(炙)一两半　砂仁一两　丁香五钱　生姜三两

【用法】水煎服。

【主治】停痰结气而呕。

27954　加味二陈汤(《丹溪心法》卷三)

【组成】二陈汤加砂仁一钱　青皮半钱

【主治】闻食气则呕。

27955　加味二陈汤(《医学正传》卷二引丹溪方)

【组成】橘红　茯苓各七分　半夏(汤泡洗)一钱　甘草(炙)三分　川芎　苍术　白术各八分　山楂肉一钱五分　砂仁五分　神曲(炒)七分　香附子一钱　麦蘖面(炒)五分

【用法】上除神曲、麦蘖面细研炒,另包,余细切,作一服,加生姜三片,大枣一枚,水二盏,煎至一盏,调神曲、麦蘖入内服。

【功用】导痰补脾,消食行气。

27956　加味二陈汤(《医学正传》卷三引丹溪方)

【组成】陈皮(去白)一钱　半夏一钱五分(炮)　茯苓一钱　甘草(炙)三分　栀子(炒)一钱　黄连(姜汁拌炒)一钱五分　川芎一钱　白术一钱　干姜(炒)五分　苍术一钱　香附一钱　牡荆子(炒另研)一钱半

【用法】上切细,作一服。水二盏,加生姜三片,煎至一盏,稍热服。

【主治】胃中有伏火,膈上有稠痰,时常胃口作痛,及恶心吐清水不快。

【加减】如胃口疼甚,加生姜自然汁一合;挟虚者,加人参一钱。

27957　加味二陈汤(《景岳全书》卷五十四引丹溪方)

【组成】苍术(米泔浸)　白术(炒)　橘红　半夏(泡)　茯苓　川芎　香附各八分　枳壳　黄连(姜炒)　甘草各五分

【用法】水一盏半,煎八分,食前稍热服。

【主治】食郁痰滞,胸膈不快。

27958　加味二陈汤(《济阳纲目》卷十八引丹溪方)

【组成】陈皮　半夏　茯苓　甘草　黄连(姜汁炒)　栀子(炒)　苍术　川芎　香附　砂仁　神曲(炒)　山楂　木香少许

【用法】上剉。加生姜,水煎服。

【主治】胃中有火,膈上有痰,令人时常恶心,呕吐清水,作嗳气吞酸等证。

【加减】久病虚者,加人参、白术;胃寒者,加益智、草豆蔻、干姜、桂心之类,去黄连、栀子,又甚者加丁香、附子;如胁痛,或脾痛,右关脉弦,呕吐不已,此木来侮土,加人参、白术、升麻、柴胡、青皮、芍药、川芎、砂仁、神曲之类;如时常吐清水,或口干,不喜食,冷涎自下而涌上者,此脾热所致,加白术、芍药、升麻、土炒芩连、栀子、神曲、麦芽、干生姜;如时常恶心,吐清水,心胃作痛,得食则暂止,饥则甚者,此胃中有蚘也,加苦楝根、使君子煎服即愈,或用黑锡灰、槟榔各等分,米饮调下。

27959　加味二陈汤(《普济方》卷二〇六引《经效良方》)

【组成】半夏(汤泡七次)　陈皮　茯苓各半两　甘草一钱半(炙,剉)　刮竹青四两

【用法】上为末。每服四钱,水一盏半,加生姜七片,煎七分,去滓温服。不拘时候。

【主治】胃热呕吐不已。

27960　加味二陈汤(《普济方》卷一五七引《德生堂方》)

【组成】人参　半夏　白茯苓　甘草　陈皮　紫菀　紫苏　枳壳(炒,去瓤)　桑白皮　缩砂仁　白豆蔻各一两　木香半两

【用法】上吹咀。每服四钱,水一盏半,加生姜五片,大枣一枚,煎至八分,去滓。临卧服之。

【主治】远年近日,气虚咳嗽,喘逆呕吐,不得安眠,甚危困者。

27961 加味二陈汤(《伤寒全生集》卷三)

【组成】茯苓 半夏 陈皮 枳实 甘草 桔梗 杏仁 贝母 瓜蒌仁 黄连

【用法】加生姜,水煎服。

【主治】痰实结胸。喘咳,胸胁满痛,作寒热,脉洪滑,心烦口渴者。

【加减】胸腹满,加砂仁,去甘草;痰渴,去半夏,加知母,天花粉;嗽,加五味;喘,加桑皮、苏子;胁满痛,加青皮、白芥子、木香;有热痰结,加柴、芩、竹沥、姜汁少许,去半夏;有寒痰结,加干姜、姜汁,去贝母、黄连;风痰结,加南星、竹沥、姜汁;火痰,加山栀、黄芩、竹沥、姜汁少许,去半夏。

27962 加味二陈汤(《松崖医径》卷下)

【组成】橘红(盐水浸)八分 半夏(姜汁炒)一钱五分 白茯苓(去皮) 白术各一钱三分 香附(盐水拌炒)七分 连翘 黄芩(炒) 枳实(麦麸炒) 前胡 甘草各五分(炙) 瓜蒌仁 桔梗 麦蘖(炒)各一钱

【用法】上切细。用水二盏,加生姜三片,水煎,临服入姜汁三匙,竹沥一杯服。

【功用】治痰,理脾胃。

【备考】《明医杂著》无枳实,主治脾胃气盛,痰多或喘。

27963 加味二陈汤(《松崖医径》卷下)

【组成】陈皮(去白) 半夏(汤泡) 桔梗(米泔水浸) 川芎各五分 白术一钱 黄芩(酒炒) 薄荷各三分 防风 甘草(炙)各四分 白茯苓(去皮) 桑白皮(蜜炙)各七分

【用法】上切细。用水一盏半,加生姜三片,煎至八分,去滓服。

【主治】小儿感冒发热,鼻流清涕,或咳嗽痰吐,病情沉重者。

27964 加味二陈汤(《万氏家抄方》卷六)

【组成】陈皮一钱五分 半夏六分 茯苓八分 甘草三分 香附 木通 贝母 知母

【用法】加生姜三片,水煎服。

【主治】痰气壅塞,小便不通。

27965 加味二陈汤(《丹溪心法附余》卷九)

【组成】半夏 橘红 茯苓 甘草(炙) 黄连(姜汁炒) 黄芩(姜汁炒)各一钱半

【用法】上作一服。水二钟,加生姜五片,煎八分,温服。

【主治】恶心因痰有热者。

27966 加味二陈汤(《万氏女科》卷一)

【组成】陈皮 半夏 白茯苓 白术 苍术 益智仁(盐水炒)各一钱 炙草五分 升麻四分 柴胡七分

【用法】加生姜为引,水煎服。

【主治】白浊。

27967 加味二陈汤(《广嗣纪要》卷十二)

【组成】陈皮一钱半 白茯苓 半夏(炒)各一钱 甘草三分 黄连(姜汁炒) 吴萸(炮,去皮)三分

【用法】水一钟半,加生姜五片,煎服。

【主治】吐酸水同食物出者,热也。

27968 加味二陈汤(《医统》卷二十四)

【组成】陈皮 茯苓 半夏曲各一钱 甘草 藿香 砂仁各五分 白术 神曲 人参各七分

【用法】水二盏,加生姜五片,大枣一枚,煎八分。温服。

【主治】冷热不调,气逆冲上,呕吐者。

27969 加味二陈汤(《医统》卷五十三)

【组成】陈皮 半夏 人参 茯苓 黄芩 川芎各一钱 甘草 木香各五分(磨汁)

【用法】用水二盏,加生姜三片,煎七分,食后服。

【主治】气郁痰火眩运。

27970 加味二陈汤(《古今医鉴》卷八)

【组成】陈皮一钱 半夏一钱半(姜泡) 茯苓一钱半(盐水炒) 白术一钱 桔梗一钱 石菖蒲七分 黄柏二分 知母三分 栀子(炒黑)一钱半 升麻一钱(酒炒) 柴胡一钱(酒炒) 甘草一钱

【用法】上剉一剂。加生姜,水煎服。

【主治】遗精。

27971 加味二陈汤(《保命歌括》卷三十二)

【组成】二陈汤加南星 苍术 川芎

【用法】加生姜,水煎服。

【主治】湿痰流注,胁内作痛。

27972 加味二陈汤(《医方考》卷五)

【组成】半夏 陈皮 茯苓 黄芩(酒炒) 甘草 川芎 细辛 黄连(酒炒) 薄荷 苍耳子 胆南星

【主治】头风,偏头风。

【方论选录】是方也,半夏、陈皮、茯苓、甘草,治痰之二陈汤也;加南星之燥,皆所以治痰耳;而黄芩、黄连者,用其苦寒以治热也;若川芎、细辛、薄荷、苍耳,皆治风之品也。高巅之上,惟风可到,是故用之。

【备考】《济阳纲目》本方用法:上剉。加生姜,水煎服。

27973 加味二陈汤(《便览》卷一)

【组成】陈皮 半夏 茯苓 甘草 酒芩 羌活 苍术

【用法】用水二钟,加生姜三片,水煎服。

【主治】诸湿。

【加减】湿在上部,加苍术;在下,加升麻;内湿,加猪苓、泽泻;中焦湿与痛热,加黄连,有实者亦用之;肥白人因湿沉困倦怠是气虚,加苍术、白术;黑瘦人沉困倦怠是湿热,加黄芩、白术、芍药。

27974 加味二陈汤(《便览》卷二)

【组成】二陈汤加白术 山楂 川芎 苍术

【用法】水煎服。

【功用】导痰健脾。

【主治】伤食恶食,胸中有物。

27975 加味二陈汤(《回春》卷二)

【组成】陈皮 半夏(姜制) 白茯苓(去皮) 当归 枳实(麸炒) 桔梗(去芦) 杏仁(去皮尖)各一钱 良姜

砂仁各七分　木香　官桂　甘草各三分

【用法】上剉一剂。加生姜,水煎服。

【主治】痰厥晕倒。

【加减】气逆,加苏子;元气虚弱,去枳实。

27976　加味二陈汤(《寿世保元》卷三)

【组成】陈皮二钱　半夏(姜炒)二钱　白茯苓(去皮)三钱　苍术一钱五分　厚朴(姜汁炒)八分　砂仁八分　山药(炒)一钱半　车前子二钱　木通二钱　甘草八分

【用法】上剉一剂。加生姜三片,乌梅一个,灯心十茎,水煎,温服。

【主治】因痰而致泄泻,或多或少,或泻或不泻者。

27977　加味二陈汤(《寿世保元》卷三)

【组成】陈皮二钱　半夏(姜炒)二钱　枳实(麸炒)一钱　黄连(姜炒)六分　山楂(去子)二钱　木香八分　青皮(去瓤)二钱　白茯苓(去皮)三钱　砂仁八分　甘草八分

【用法】上剉。加生姜,水煎服。

【主治】痰气郁结,或饮食停滞而为痞满,按之无块者。

27978　加味二陈汤(《外科正宗》卷四)

【组成】陈皮　半夏　茯苓　甘草　黄芩各八分　黄连　薄荷各五分

【用法】水二钟,加生姜三片,煎八分,食前服。

【主治】痰饮流注舌下,发肿作痛,针刺已破者。

27979　加味二陈汤(《痰火点雪》卷一)

【组成】陈皮(去白)　半夏(姜泡)　茯苓(去皮)　南星(牛胆制佳)　香附(去毛,童便炒)　青皮(去白)　青黛各等分

【用法】生姜为引,水煎服。

【主治】咳嗽胁痛。

27980　加味二陈汤(《济阳纲目》卷十一)

【组成】陈皮　半夏　茯苓　甘草　黄连　干葛各一钱

【用法】上剉。加生姜三片,水煎服。

【主治】伤酒恶心,呕逆,吐出宿酒,昏冒眩晕,头痛如破。

27981　加味二陈汤(《济阳纲目》卷十五)

【组成】陈皮　半夏　茯苓　甘草　山楂　神曲　桔梗　南星　枇杷叶　黄连　竹茹

【用法】上剉。加生姜煎,临熟入姜汁一匙调服。

【主治】痰火停食,腐化酸水,吐出黄臭,或醋心不安。

27982　加味二陈汤(《济阳纲目》卷十八)

【组成】陈皮　半夏　茯苓　甘草　人参　白术　升麻　柴胡　青皮　芍药　川芎　砂仁　神曲

【用法】上剉。加生姜五片,水煎服。

【主治】木乘土,胁痛或脾痛,右关脉弦,呕吐不已。

27983　加味二陈汤(《济阳纲目》卷二十)

【组成】陈皮　半夏　白茯苓　甘草　苍术　防风　川芎　白芷(一云白术)

【用法】上剉。加生姜五片,水煎服。

【主治】外邪霍乱。

27984　加味二陈汤(《济阳纲目》卷二十四)

【组成】陈皮(去白)　杏仁(去皮尖)各一钱半　白茯苓　贝母(去心)　半夏(汤泡)　瓜蒌仁　桔梗　前胡(去芦)　片芩各一钱　枳壳(麸炒)　石膏各八分　甘草(炙)三分

【用法】上剉。加生姜三片,水煎,食远服。

【功用】泻肺胃火,消痰止嗽。

27985　加味二陈汤(《济阳纲目》卷二十八)

【组成】陈皮(去白)　半夏　茯苓　甘草(炙)　桔梗　桑白皮　瓜蒌仁　杏仁

【用法】上剉。加生姜三片,水煎服。

【主治】嗽动有痰,痰出嗽止。

【加减】如胸膈作闷,加枳壳、紫苏;春,加薄荷、荆芥;夏,加黄芩、黄连;有火,亦加芩、连。

27986　加味二陈汤(《济阳纲目》卷五十一)

【组成】陈皮　半夏　当归　干葛　元参各一钱　黄芩　茯苓各八分　黄连七分　甘草五分

【用法】上剉,作一服。加生姜三片,水煎服。

【主治】内热恶寒。

27987　加味二陈汤(《济阳纲目》卷五十四)

【组成】陈皮　半夏　茯苓　甘草　白术　黄连　远志

【用法】上水煎,加竹沥、生姜汁服。

【主治】怔忡惊悸,时作时止,心下有痰。

27988　加味二陈汤(《济阳纲目》卷七十三)

【组成】陈皮　半夏　茯苓　甘草　人参　白术　苍术　川芎　神曲(炒)　麦芽(炒)

【用法】上剉。加生姜,水煎服。

【功用】补泻兼施。

【主治】气虚之人,因饮食过伤而腹痛者。

27989　加味二陈汤(《济阳纲目》卷七十三)

【组成】陈皮　半夏　茯苓　甘草　黄芩　黄连　山栀子

【用法】上剉。水煎服。

【主治】肠鸣。因火动其水,腹中水鸣作痛。

27990　加味二陈汤(《济阳纲目》卷七十五)

【组成】南星(姜制)　半夏(姜制)各一钱半　苍术(米泔浸炒)　黄柏(煨)　陈皮各一钱　茯苓八分　甘草五分(一方二陈汤加南星、香附、乌药、枳壳)

【用法】上剉。水煎,空心服。

【主治】痰积腰痛,脉滑者。

27991　加味二陈汤(《济阳纲目》卷七十八)

【组成】陈皮　半夏　茯苓各一钱　甘草三分　酒芩　羌活各一钱　威灵仙三钱　南星　香附各一钱　苍术一钱半　白术一钱

【用法】上剉一服。加生姜三片,水煎服。

【主治】臂痛,乃上焦湿痰横行经络所致。

27992　加味二陈汤(《济阳纲目》卷七十八)

【组成】陈皮　半夏　茯苓　甘草　黄芩(酒洗)　羌活　红花

【用法】上剉。水煎服。

【主治】痰热客于太阳经,项强不能回顾,动则微痛,其脉弦而数实。

27993 加味二陈汤（《济阳纲目》卷八十二）

【组成】陈皮 半夏 茯苓 甘草 苍术 白术 桃仁 红花各一钱 附子少许

【用法】上剉。水煎服。

【主治】十指麻木,属胃中有湿痰死血者。

27994 加味二陈汤（《济阳纲目》卷九十二）

【组成】陈皮 半夏 茯苓 甘草 香附 木通各等分

【用法】上剉。水煎服,后煎滓探吐,以提其气。

【主治】忿怒气结,闭遏不通。

27995 加味二陈汤（《济阳纲目》卷一〇五）

【组成】半夏(姜制)一钱三分 茯苓 黄连 青竹茹各一钱 生地黄(酒洗)一钱半 当归(酒洗) 陈皮(去白)各八分 桔梗五分 甘草梢二分

【用法】上剉一剂。加生姜三片,水煎,食后服。

【功用】清火化痰。

【主治】舌下肿结如核,或重舌、木舌及满口生疮。

27996 加味二陈汤（《医学正印》）

【组成】当归(酒洗)一两 茯苓二两 川芎七钱五分 白芍药 白术 半夏(汤洗) 香附米 陈皮各一两 甘草五钱

【用法】上作十帖。每帖加生姜三片,水煎服。

【主治】妇人肥盛不能孕育者。

27997 加味二陈汤（《玉案》卷二）

【组成】甘草八分 半夏一钱 茯苓一钱 陈皮一钱五分 南星 枳实 黄芩 白术 黄连 瓜蒌仁 桔梗 杏仁 山楂 柴胡(少佐) 贝母 金沸草 姜汁 竹沥

【用法】年力壮盛者,先吐去痰,后服此药。

【主治】食积夹痰,憎寒恶风,自汗,胸膈满闷,气上攻冲,头不昏痛,项不强,无热者。

27998 加味二陈汤（《玉案》卷四）

【组成】半夏 陈皮 白茯苓 甘草各八分 藿香梗 砂仁 厚朴 香附各一钱 山楂肉 红豆蔻各六分

【用法】加生姜五片,水煎服。

【主治】气郁伤脾,饮食停胃,以致呕吐。

27999 加味二陈汤（《玉案》卷四）

【组成】白茯苓 陈皮 半夏各一钱 厚朴 桔梗 枳实 黄芩 贝母(去心) 苏子各一钱二分 甘草 肉桂各二分

【用法】加生姜三片,水煎服。

【主治】梅核气。六郁七情神思所伤,结成痰核,介介喉中,咯之不出,咽之不下。

28000 加味二陈汤（《证治宝鉴》卷二）

【组成】二陈汤加僵蚕 全蝎 荆芥 天麻 菖蒲 远志 制南星

【用法】水煎,入姜汁、竹沥,早、晚服。七帖后加贝母、白术(土炒)。

【主治】痫症,痰盛而不矜下者。

【宜忌】忌猪、羊、鱼、面、鸡、鹅、酒色、猪肝、猪首、蹄爪、煎炒。

28001 加味二陈汤（《郑氏家传女科万金方》卷二）

【组成】陈皮 半夏 甘草 茯苓 山楂 香附 川芎 苍术 砂仁

【用法】水煎服。

【主治】妊娠气不调和,饮食伤而气实者。

28002 加味二陈汤（《幼科铁镜》卷六）

【组成】陈皮 半夏 白茯 甘草 厚朴 香薷 黄连 山楂 麦芽 神曲 木通 泽泻

【主治】夹暑伤寒吐泻。

28003 加味二陈汤（《胎产要诀》卷上）

【组成】二陈加苍术三钱 白芷 黄芩各二钱 黄连 黄柏各一钱半 白芍 椿根皮(炒) 萸肉各二钱半

【主治】带下属湿痰者。

28004 加味二陈汤（《金鉴》卷五十八）

【组成】麦门冬(去心) 前胡 栝楼仁 陈皮 半夏(姜制) 茯苓 甘草(生) 枳壳(麸炒) 桔梗 杏仁(炒,去皮尖) 黄芩

【用法】引用生姜,水煎服。

【主治】疮痘之火,炼液成痰,上壅气道,喉中作声。

28005 加味二陈汤（《吴氏医方类编》卷三）

【组成】二陈汤加羌活 荆芥各一钱 防风二钱 白芍二钱 苍术二钱 归身四钱 麦冬二钱 草薢一钱

【用法】生姜为引,水煎服。

【主治】痞瘰。

28006 加味二陈汤（《麻科活人》卷三）

【组成】陈皮 半夏 白茯苓 防风 天麻 连翘 甘草

【用法】水煎服。

【主治】麻后有痰。

【备考】麻后有痰而不吐痰者,宜用加味二陈汤去半夏、甘草,加贝母、栝楼霜主之。

28007 加味二陈汤（《经验广集》卷一）

【组成】陈皮五钱 半夏二钱 茯苓一钱半 生甘草七分 白芥子一钱

【用法】加生姜一片,水煎服。

【主治】《外科证治全书》:流注、痃核、皮里膜外之凝痰。

【备考】《外科证治全书》:宜兼阳和丸用。

28008 加味二陈汤（《会约》卷六）

【组成】陈皮(去白)一钱半 半夏二钱 茯苓二钱 甘草一钱 川芎八分 蔓荆子一钱 北细辛三分

【用法】姜汁为引。

【主治】痰厥头痛;或呕恶咳嗽,寸关脉滑者。

【加减】如兼虚者,加白术一钱半,山药(炒黄)三钱;如兼火者,加黄芩、花粉各一钱半,石膏二钱。

28009 加味二陈汤（《会约》卷八）

【组成】半夏二钱半 茯苓三钱 陈皮二钱 甘草一钱 苍术一钱三分 桔梗一钱

【用法】加生姜六分,大枣一枚,水煎服。

【主治】脾经湿滞,痰甚而脉弦滑者。

【加减】若呕吐吞酸,胃脘痛,呃逆,加丁香九粒;若胸膈不快,加香附八分,枳壳一钱;食滞,加神曲一钱。

28010 加味二陈汤(《会约》卷九)

【组成】陈皮(去白)一钱半 半夏二钱 茯苓一钱半 甘草一钱 桔梗二钱 枳壳一钱半 桂枝一钱 杏仁(去皮)一钱 苍术一钱 当归一钱 紫苏叶七分 北细辛三分

【用法】加生姜八分,水煎,热服。

【主治】四时感冒,咳嗽,寒热,身痛,鼻塞;或病愈而咳痰,久不止者。

【加减】肺寒而邪不散者,加麻黄(留节)六七分;肺有火者,加黄芩一钱,甚者,再加栀仁(炒黑)七八分;如痰盛气滞,胸胁不快者,加白芥子七八分;如咳嗽遇秋冬即发者,此寒包热也,但解其寒,其热自散,宜用此方加麻黄(去节)七八分。

28011 加味二陈汤(《会约》卷九)

【组成】陈皮(去白)一钱 半夏一钱半 茯苓二钱 甘草一钱 桔梗 枳壳各一钱半 麻黄(去节)八分 杏仁二十粒(去皮尖) 桂枝一钱

【用法】水煎,加生姜汁合服。

【主治】肺感风寒,痰稠喘急,脉浮紧者。

28012 加味二陈汤(《医钞类编》卷十)

【组成】陈皮 法夏 白术 白茯苓 苍术 厚朴 砂仁 车前 木通 淮药 甘草

【用法】加灯心,水煎服。

【主治】痰泄或多或少,时泄时止。

28013 加味二陈汤(《医醇剩义》卷三)

【组成】橘红一钱 半夏一钱五分 茯苓二钱 白术一钱 苡仁四钱 枳壳一钱 砂仁一钱 苏梗一钱 花椒子二十四粒 生姜三片

【主治】胃咳。咳而呕恶,甚则呕虫。

28014 加味二陈汤(《医门八法》卷二)

【组成】陈皮二钱 法夏二钱(研) 茯苓二钱 党参二钱 炙甘草二钱 川朴二钱(捣)

【主治】痰证呃逆。因痰结于胸,丹田之气不能上升而然。

28015 加味二陈汤(《中医妇科治疗学》)

【组成】陈皮二钱 法夏一钱半 茯苓三钱 甘草五分 茅术一钱 枳壳二钱 生姜一片

【用法】水煎服。

【功用】燥湿化痰,兼能止呕。

【主治】妊娠恶阻属于痰湿者。症见胸脘胀闷,不欲食,食则呕吐涎沫,恶油腻,舌质淡,脉濡而滑。

【加减】气虚及曾经有过流产的,去枳壳,加续断三钱,泡参三钱,蕲艾三钱,砂仁一钱。

28016 加味二妙丸

《寿世保元》卷五。为《医学正传》卷四"加味三妙丸"之异名。见该条。

28017 加味二妙丸(《简明医彀》卷二)

【组成】苍术四两 黄柏(酒炒)二两 牛膝 防己 当归(俱酒浸) 川草薢 龟版(酥、酒炙) 熟地(捣)各

一两

【用法】上为末,酒糊为丸,如梧桐子大。每服一百丸,空心盐酒送下。

【主治】两足感湿热,肿痛如火,渐至胯腹,或脚气常发。

28018 加味二妙丸(《医学集成》卷三)

【组成】苍术四两 黄柏二两 归尾 苡仁 牛膝 草薢 防己 龟版各二两

【用法】酒糊为丸。生姜盐汤送下。

【主治】脚气,嗜酒致痛,脚如火燎。

28019 加味二妙汤(《金鉴》卷三十九)

【组成】防己 当归 川草薢 黄柏 龟版 牛膝 秦艽 苍术

【主治】湿热痿病,两足痿软,局部发热难当。

28020 加味二妙汤(《金鉴》卷七十)

【组成】黄柏(生) 苍术(米泔浸,炒) 牛膝各三钱 槟榔 泽泻 木瓜 乌药各二钱 当归尾一钱五分

【用法】用黑豆四十九粒,生姜三片,水三钟,煎一钟;再煎滓,水二钟半,煎八分服。

【主治】青腿牙疳,两腿起紫黑云片,牙龈腐烂如疳,行步艰难。

28021 加味二妙散(《外科大成》卷二)

【组成】黄柏七分 苍术 归尾 赤芍 桃仁 南星 牛膝 胆草各一钱 黄芩 连翘 羌活各五分 红花 木通 甘草各三分 金银花二钱

【用法】用水一钟,煎八分,加姜汁二匙,食前服。

【主治】膝肿初起者。

28022 加味二妙散(《医略六书》卷二十六)

【组成】苍术一两(炒) 黄柏二两(盐水炒) 龟版二两(盐水炒) 草薢二两 知母二两(盐水炒)

【用法】上为散。每服三钱,人中白煎汤调下。

【主治】阴内生疮,脉细数者。

【方论选录】湿热内袭,浸淫不化而下注阴中,故阴内生疮焉。苍术燥湿强脾以治疮,黄柏清热燥湿以存阴,知母清热壮水,草薢利湿分清,龟版滋阴壮水,以清湿热下注之源也。人中白汤调下,使小便清利,则湿热自化,而经府清和,何阴内生疮之患哉?

28023 加味二妙散(《中医妇科治疗学》)

【组成】黄柏二钱 苍术三钱 藿香二钱 茯苓四钱 车前子三钱 冬瓜皮四钱 莲须三钱 白芷一钱半

【用法】水煎服。

【功用】导湿化浊,兼以清热。

【主治】湿热带下,湿邪偏重,白带量多而稠黏,头胀胸闷,面目及四肢略显浮肿,脉濡,苔垢腻。

28024 加味二妙散(《中医妇科治疗学》)

【组成】苍术 黄柏 土茯苓各三钱 白芷 蛇床子各二钱 银花四钱

【用法】水煎,食远服。

【功用】清理下焦湿热,兼可杀虫。

【主治】湿热下注,阴内或外阴部瘙痒异常,时时出水,甚或疼痛,坐卧不宁,小便黄赤短涩,淋漓不断,或便时

疼痛,食欲减少,咽干口苦心烦,睡眠不安,舌苔黄腻,脉弦滑而数。

【加减】白带色黄量多者,加莲须、贯众各三钱。

28025　加味二黄散(《中医妇科治疗学》)

【组成】生地黄　熟地黄　旱莲草　女贞子各三钱　白术二钱

【用法】水煎,温服。

【功用】养血滋阴。

【主治】妊娠血虚,胎漏下血,量少色淡,头晕目眩,手心热,心烦,腹微痛,舌质红,苔薄黄,脉虚数而滑。

28026　加味十全汤(《外科精要》卷下)

【组成】人参　黄耆(盐水炒)　熟地黄(自制)　当归身(酒洗)　茯苓各一钱　川芎七分　粉草五分　桂心三分　橘红一钱　乌药五分　白芍药一钱　白术(炒)一钱五分　五味子五分

【用法】水煎服。

【功用】补气血,进饮食。

【主治】痈疽溃后,气血虚弱者。

28027　加味十奇散

《得效》卷十九。为原书同卷"固垒元帅"之异名。见该条。

28028　加味十宣散(《洞天奥旨》卷十四)

【组成】人参一钱　当归二钱　黄耆一钱　甘草一钱　白芷一钱　川芎一钱　桔梗一钱　厚朴(姜制)五分　防风三分　肉桂三分　忍冬藤五分

【用法】水煎服。

【主治】疮疡因外感风寒,内因气血虚损者。

【加减】如脉缓涩而微,加黄耆、白术、人参;如脉弦身倦,加当归、白芍、麦冬;如脉紧细,加桂枝、生地、防风;如脉洪大而虚,加黄耆、黄连。

28029　加味七子丸(《医学正印》)

【组成】菟丝子(淘洗,酒蒸)　川牛膝(去芦,酒蒸)　麦门冬(去心,酒蒸)　山茱萸(取肉)　原蚕蛾　五味子一两三钱　蛇床子(酒蒸)一两六钱　车前子(淘洗)一两七钱　大甘草(炙)一两　沙苑蒺藜子(马乳浸蒸)　覆盆子各二两二钱　补骨脂二两二钱(淘洗,炒)　肉苁蓉二两五钱(酒浸,去鳞膜)

【用法】上为末,炼蜜为丸,如梧桐子大。每服三十丸或四十丸,淡盐汤送下,早、晚皆服。

【主治】肾虚无子。

28030　加味七气汤(《济生》卷二)

【组成】半夏(汤泡七次)三两　桂心(不见火)　玄胡索(炒去皮)各一两　人参　甘草(炙)各半两　乳香三钱

【用法】上㕮咀。每服四钱,水一盏半,加生姜七片,大枣一枚,煎至七分,去滓,食前温服。

【主治】喜、怒、忧、思、悲、恐、惊七气为病,发则心腹刺痛不可忍,时发时止,发则欲死;或外感风寒湿气作痛。

【加减】妇人血痛,加当归。

【备考】本方方名,《观聚方要补》引作"加味四七汤"。

28031　加味七气汤(《准绳·类方》卷四引《医学统旨》)

【组成】蓬术　青皮　香附(俱米醋炒)各一钱半　延胡索一钱　姜黄一钱　草豆蔻仁八分　三棱(炮)七分　桂心五分　益智仁七分　陈皮八分　藿香七分　炙甘草四分

【用法】水二钟,煎八分,食前服。

【主治】七情郁结心腹痛,或因气而攻痛。

【加减】死血胃脘痛加桃仁、红花各一钱。

28032　加味七气汤(《风劳臌膈四大证治》)

【组成】木香　厚朴　半夏　青皮　苍术　枳壳　陈皮　茯苓　甘草

【主治】气郁,胃口结聚痰涎,呕吐,胸膈痞闷,不思饮食。

【备考】原书用本方治上证,加山栀、沉香。

28033　加味七味丸(《冯氏锦囊·杂症》卷十一)

【组成】熟地黄八两(清水煮,捣烂入药)　山茱萸(去核)四两(酒蒸,晒干,炒)　牡丹皮三两(炒)　茯苓三两(人乳拌透,晒干,焙)　怀山药四两(炒黄)　泽泻二两(淡盐酒拌,晒干,炒)　五味子一两(每个用铜刀切作二片,蜜酒拌蒸,晒干,焙)　麦冬(去心)三两(炒)　肉桂(临磨刮去粗皮)一两(不见火)

【用法】上为末,用熟地捣烂入药,加炼蜜为丸。每早空心服四钱,淡盐汤送下;或生脉饮送服。

【功用】清肺火,补肾水,纳气藏源,引火归源。

28034　加味七厘散(《成方制剂》11册)

【组成】冰片　儿茶　红花　没药　乳香　三七　麝香　土鳖虫　血竭　朱砂

【用法】加工为棕红色的粉末,口服,一次1~1.5克,一日1~3次。外用调敷患处。

【功用】化瘀消肿,止痛止血。

【主治】跌打损伤,血瘀疼痛,外伤出血。

【宜忌】孕妇禁用。

28035　加味七神丸(《医学心悟》卷三)

【组成】肉豆蔻(面裹煨)　吴茱萸(去梗,汤泡七次)　广木香各一两　补骨脂(盐酒炒)二两　白术(陈土炒)四两　茯苓(蒸)二两　车前子(去壳,蒸)二两

【用法】大枣煎汤迭为丸。每服三钱,开水送下。

【主治】肾泻。

【方论选录】《证因方论集要》:此足少阴太阴药也。补骨脂辛苦大温,能补相火以通君火,火旺乃能生土,故以为君;肉豆蔻辛温,能行气消食,暖胃固肠;吴萸辛热,除湿燥脾,能入少阴厥阴气分而补火;白术、茯苓苦甘补土,所以防水;木香辛苦,功专调气散滞;车前子味甘渗湿治泻。盖久泻皆由肾命火衰,不能专责脾胃,故大补下焦元阳,使火旺土强,则能制水而不复妄行矣。

28036　加味七福饮(《会约》卷十一)

【组成】人参随便　熟地　当归各二三钱　白术　枸杞各一钱半　甘草(炙)　肉桂　附子　枣皮各一钱　枣仁二钱　远志六分

【用法】空心温服。

【主治】阳痿,忧思恐惧太过者。

【加减】如梦遗虚滑,加牡蛎、莲须、龙骨之属。

28037　加味八正散(《准绳·类方》卷七)

【组成】瞿麦　萹蓄　滑石　车前子　甘草　栀子　木通　大黄　桑白皮　灯心　苦竹叶　生地黄

【用法】水煎,食后服。

【主治】心热冲眼,赤肿涩痛,热泪羞明。

28038　加味八正散(《济阳纲目》卷九十二)

【组成】车前子　瞿麦　萹蓄　滑石　甘草　山栀子　木通　大黄　木香各等分

【用法】上剉。每服三钱,入灯心十茎,水煎,食前服。

【主治】膀胱不利为癃,小便闭而不通。

28039　加味八正散(《玉案》卷五)

【组成】车前子　瞿麦　萹蓄　滑石　生甘草各一钱五分　山栀仁　木通　大黄　赤茯苓　黄柏各一钱

【用法】加灯心三十茎,水煎,空心服。

【主治】小便气滞淋涩,初起茎中作痛。

28040　加味八正散(《金鉴》卷四十三)

【组成】萹蓄　木通　瞿麦　栀子　滑石　甘草　车前子　大黄　石苇　木香　冬葵子　沉香

【主治】肺热而为气淋。

28041　加味八正散(《效验秘方》印会河方)

【组成】木通9克　车前子9克(包)　萹蓄9克　大黄9克　滑石15克(包)　甘草梢9克　瞿麦9克　栀子9克　柴胡30克　五味子9克　黄柏15克

【用法】每日1剂,水煎2次,分服。

【功用】利水通淋。

【主治】泌尿系感染属湿热者,症见小便时阴中涩痛,或见寒热,尿黄赤而频,舌红苔黄,脉数。

【加减】痛甚者加琥珀末3克,另吞。

【方论选录】方中木通、车前子、萹蓄、瞿麦、栀子、甘草梢、滑石清利湿热;大黄清热解毒,排大便利小便,又能凉血活血;柴胡入肝经,善治尿路感染;五味子养阴顾胃;黄柏入下焦,坚阴利湿。诸药合用,共奏利尿通淋之功。

28042　加味八仙汤(《回春》卷四)

【组成】当归(酒浸)七分　川芎七分　白芍八分　熟地(酒浸)七分　人参六分　白术(酒浸)四钱　茯苓(去皮)一钱　陈皮八分　半夏(姜制)七分　桂枝三分　柴胡四分　羌活五分　防风五分　秦艽六分　牛膝六分　炙甘草四分

【用法】上剉一剂。加生姜、大枣,水煎,食远服。

【主治】手足麻木。

28043　加味八仙糕(《仙拈集》卷三)

【组成】人参一两　山药　茯苓　芡实　莲肉各六两　糯米三升　粳米七升　冰糖　白蜜各一斤

【用法】将人参等五味各为细末,又将糯、粳米亦为粉,与药末和匀,将白糖和蜜汤中炖化,随将粉药乘热和匀,摊铺笼内,切成条糕,蒸熟,火上烘之,瓷器密贮。每日清早用白滚汤泡用数条,或干用亦可。

【功用】培养脾胃,壮助元阳。

【主治】脾胃虚弱,精神短少,饮食无味,食不作饥,及平常无病。久病若脾虚食少呕泻者,尤妙。

28044　加味八味丸

《直指》卷二十二。为《集验背疽方》"加减八味丸"之异名。见该条。

28045　加味八味丸

《医学入门》卷七。为《济生》卷四"加味肾气丸"之异名。见该条。

28046　加味八味丸(《冯氏锦囊·药按》卷二十)

【组成】熟地黄一斤(用八两,水煎汁,去渣,将八两入汁内煮烂,捣烂入药)　淮山药四两(炒微黄色)　牡丹皮四两(焙)　白茯苓三两(入乳拌透,晒干,焙)　山茱萸(去核)四两(酒拌蒸,晒干,焙)　泽泻二两(淡盐水拌,晒干,炒)　五味子二两(每个铜刀切作两片,蜜酒拌蒸,晒干,焙燥)　牛膝三两(淡盐酒拌炒)　肉桂(取近里一层有油而滋润甜极者)一两五钱(即入药,勿出气,不见火)　制附子一两五钱(切薄片,微火焙)

【用法】上为末,用熟地捣烂入药,加炼蜜杵好,集群手丸,晒干,藏瓷器瓶中。每早空心服四钱,淡盐汤送下,随后进服煎剂。

【主治】痫症,脉洪弦有力,尺弱者。

【临床报道】痫症:一金姓儿,年十四而患痫病,群医不效,针灸继之,消痰镇坠之品,备尝尽矣。其发更频而更甚。诊其脉洪弦有力,惟两尺则弱。此阴道亏极,孤阳无敛,火性上炎,僵仆诸候乃发,理所然也。若用消痰镇坠之饵,不几更耗阴分乎?乃令空心淡盐汤吞加味八味丸四五钱,以使其真阳藏纳。随以重浊大料壮水一剂继之,以助主蛰封藏之势。用大熟地一两,丹参一钱五分,麦冬(去心)三钱,生白芍二钱,茯苓一钱五分,丹皮一钱五分,远志肉(甘草煮透)一钱二分,牛膝三钱,五味子六分,水二盏,灯心十根,莲子十粒(去心衣),煎八分,温和服。下午乃服调补气血养心清肺和肝之膏滋一丸。方用酸枣仁四两(炒熟捣碎),当归身三两(酒拌炒),怀熟地八两,金石斛二两,白芍药三两(蜜水拌晒干炒),制麦冬三两(拌黄米同炒,炒燥去米),牛膝二两(水洗),制远志肉二两(用甘草浓汁煮透晒干焙)。先以建莲肉一斤(去心衣),煎取浓汁三十余碗,去滓入前药在内,煎取头汁、二汁去滓,熬成极浓膏滋,再入拣人参三两(研极细),白茯神四两(研极细),白茯苓三两(研极细),丸成大丸,每枚重四钱。下午食远白汤化下。如是调理两月,精神倍长,痫症不治而愈矣。

28047　加味八味汤(《揣摩有得集》)

【组成】熟地三钱　山药三钱(炒)　山萸肉一钱半　丹皮一钱　云苓二钱　泽泻一钱　巴戟三钱(去心,盐水炒)　菟丝子一钱半　远志一钱半(去心,盐水炒)　韭子一钱(炒)　茵陈五分　附子五分　上元桂五分(去皮,研)　芡实五钱(炒)

【用法】竹叶、灯心为引,水煎服。

【主治】肾虚受寒,而带虚火,一切遗精,白浊。

28048　加味八物汤(《女科万金方》)

【组成】人参　白茯苓　小茴　熟地各三钱　白术　川芎　当归　白芍　香附　甘草　黄芩　柴胡各一钱

【用法】分六服。加生姜三片,水煎去滓,空心服。

【主治】产后遍身浮肿,气急潮热。

28049　加味八物汤（《痘科金镜赋集解》卷六）

【组成】阿胶　归身　人参　炙黄耆　熟地　白术　条芩　白茯苓　白芍　炙甘草

【用法】元米为引。

【主治】孕妇痘疮六七日，灌浆时用。

28050　加味八物汤

《胎产要诀》卷上。为《回春》卷六"加减八物汤"之异名。见该条。

28051　加味八物汤（《叶氏女科》卷一）

【组成】人参　白术（蜜炙）　茯苓　甘草（炙）　熟地黄　当归　川芎　白芍各一钱二分　黄耆（炙）　香附（四制）各一钱

【用法】生姜为引，水煎服。

【主治】血虚经来色淡者。

28052　加味八物汤（《叶氏女科》卷一）

【组成】人参　白术（蜜炙）　茯苓　甘草（炙）　熟地黄　当归　白芍　川芎　木香　香附（童便制）　青皮

【用法】生姜、大枣为引，水煎，食前服。

【主治】经后腹痛。

28053　加味八物汤

《会约》卷十五。为《叶氏女科》卷三"加味八珍汤"之异名。见该条。

28054　加味八宝丹（《回春》卷五引李沧溪方）

【组成】旱莲膏四两　何首乌半斤（生用）　没石子四两　天门冬（去心，捣膏）四两　麦门冬（去心，捣膏）四两　莲心二两　茼麻子（新瓦上炒香）四两　胡桃仁四两（去皮）　鱼鳔四两（切断，锅内炒成珠）　鲜生地黄半斤（捣汁）　熟地黄四两（捣成泥）　槐角豆四两（黑牛胆浸透，瓦上焙干）

【用法】上为细末，炼蜜为丸，如梧桐子大。每服七八十丸，空心盐水、黄酒化下。

【功用】乌须黑发。

28055　加味八珍丸（《回春》卷四）

【组成】当归（酒洗）二两　南芎一两二钱　白芍（酒炒）一两半　熟地黄（酒蒸，晒干）二两　人参（去芦）二两　白术（去芦，炒）二两　白茯苓（去皮）二两　粉草（蜜炙）七钱　陈皮二两

【用法】上为细末，用首男胎衣一具，长流水洗净，次入麝香二三分，再揉洗，用布绞干，以好酒二升，煮极烂如泥，和前药，如干，再入酒，糊为丸，如梧桐子大。每服一百丸，空心盐汤送下；或酒亦可，晚上米汤下。

【功用】大补血气，壮脾胃，益虚损。

【加减】惊悸怔忡，加远志（甘草水泡去骨）二两、酸枣仁（炒）一两；阴虚火动属虚劳者，去人参一两，加黄柏、知母（俱酒炒）各一两。

28056　加味八珍汤（《医统》卷八十二引《集验方》）

【组成】人参　白术　茯苓　炙甘草各四分　当归　生地黄各一钱　黄耆　川芎　白芍药　软柴胡各五分　牡丹皮　香附米（制）各八分

【用法】用水一盏半，大枣一枚，煎七分，食前服。

【主治】妇人思虑过伤，饮食日减，气血两虚，月经不调，夜梦交感，或出盗汗，寝成痨瘵。

28057　加味八珍汤（《寿世保元》卷七）

【组成】黄耆二钱　白术（去芦）一钱　甘草（炙）三分　防风七分　熟地黄（酒洗）一钱　川芎七分　白芍（酒炒）一钱　人参二钱　知母一钱　当归（酒洗）一钱　山药一钱　益智仁（研）八分　升麻四分　黄柏（酒浸炒）一钱

【用法】上剉一剂。水煎，温服。

【主治】妇人曾经小产，今有孕，预先培补为妙。大凡妇人堕胎，只是奇经废弛，冲任带脉受亏而然，宜服此汤大有益。

28058　加味八珍汤

《济阴纲目》卷三。为《回春》卷六"加减八物汤"之异名。见该条。

28059　加味八珍汤（《济阴纲目》卷十二）

【组成】人参　白术　茯苓　甘草（炙）　当归　川芎　芍药　熟地　远志　茯神各二钱

【用法】上剉。加生姜、大枣，水煎服。

【功用】补养元气。

【主治】产后癫狂，乃血虚神不守舍而然。

28060　加味八珍汤（《济阴纲目》卷十四）

【组成】八珍汤八钱　黄耆一钱　防风　升麻各五分

【用法】上剉一服。水煎服。外以荆芥、藿香、樗皮煎汤熏洗。

【主治】产后子肠不收。

28061　加味八珍汤（《外科大成》卷二）

【组成】白术一钱五分　人参　茯苓　当归　川芎　白芍　熟地　陈皮　贝母　桔梗　何首乌　射干各一钱　黄耆八分　连翘七分　玄参七分　金银花一钱　夏枯草二钱　山慈菇　甘草各五分

【用法】用水二钟，酒一钟，煎八分，卧时服。

【主治】瘰疬虚弱者。

28062　加味八珍汤（《外科大成》卷四）

【组成】人参　白术　茯苓　甘草　当归　川芎　白芍　生地　防风　白芷　僵蚕　白鲜皮　桂枝（少用）　麻黄（少用）

【用法】加葱白三根，生姜二片，水二钟，煎八分服。有虫者，兼服蜡矾丸。

【主治】风癣痒如虫行。

28063　加味八珍汤

《郑氏家传女科万金方》卷二。为《女科万金方》"八物汤"之异名。见该条。

28064　加味八珍汤（《医学心悟》卷五）

【组成】人参八分（虚者一钱二分）　白术（陈土炒）一钱　茯苓八分　当归五钱　炙甘草三分　川芎一钱五分　白芍（酒炒）二钱　大熟地一钱五分　明乳香五分　丹参（酒炒）三钱　益母草二钱

【用法】水煎服。虚甚者速服二三剂。

【功用】补养气血，保产顺生。

【主治】临产误自惊惶，用力太早，致浆水去多，干涩难生者。

【加减】岁月天寒,加黑姜五分;服药而呕,加生姜二片,砂仁五分。

28065　加味八珍汤(《金鉴》卷四十七)

【组成】八珍汤加黄耆　附子　肉桂　防风

【主治】产后血气不足,脏腑皆虚,多汗出,腠理不密,风邪乘虚袭中经络,头项、肩背强直,状如角弓反张。

28066　加味八珍汤(《金鉴》卷四十七)

【组成】八珍汤加丹皮　生地　钓藤钩

【主治】产后血去太多,阳气炽盛,筋无所养而致瘈疭抽搐,发热恶寒,心烦口渴。

28067　加味八珍汤(《金鉴》卷四十七)

【组成】八珍汤加钩藤　菖蒲　远志

【主治】产后不语,属气血两虚而郁冒神昏者。

28068　加味八珍汤(《叶氏女科》卷三)

【异名】加味八物汤(《会约》卷十五)。

【组成】人参　白术(蜜炙)　茯苓　炙甘草　熟地黄　当归　川芎　白芍　诃子(煨)　瞿麦　粟壳(蜜炙)

【用法】水煎服。

【主治】宿有盘肠产,复孕临月再服。

28069　加味八珍汤

《会约》卷十四。为《传信适用方》卷二"十全散"之异名。见该条。

28070　加味八珍汤(《医钞类编》卷十六)

【组成】人参　茯苓　当归　生地　白术　川芎　白芍　甘草　香附(炒)　青皮各等分

【用法】水煎服。

【主治】经水过期,性急多怒,其气逆血少。

28071　加味八将丹(《增订治疗汇要》卷下)

【组成】穿山甲七片(炙)　全蝎　蝉衣各七个　僵蚕　蜈蚣各七条(炙)　五倍子　腰黄各三钱　冰片　西黄各五分　麝香三分　公丁香　母丁香各一钱五分

【用法】上为极细末。掺用。

【功用】拔毒生肌。

【主治】疔疮外证。

28072　加味人地汤(《辨证录》卷一)

【组成】熟地二两　人参一两　白术一两　附子一钱

【用法】水煎,入生姜汁一合调服。

【主治】冬月伤寒,身热十一日,而热反更甚,发厥不宁,一日而三四见。此邪在少阴,未入厥阴,厥似热而非热也。乃内寒之甚,逼阳外见而发厥。

28073　加味三才汤(《医醇剩义》卷一)

【组成】天冬二钱　生地四钱　沙参四钱　丹参二钱　柏仁二钱　萆薢二钱　泽泻一钱五分　车前二钱　甘草四分

【用法】用藕三两,苡仁三两,同煎汤代水。

【主治】虚体夹湿,淋浊不痛。

28074　加味三才汤(《医醇剩义》卷二)

【组成】天冬二钱　生地五钱　人参二钱　龟版八钱　女贞子二钱　旱莲一钱　茯苓二钱　丹皮二钱　泽泻一钱五分　黄柏一钱　杜仲二钱　牛膝一钱五分　红枣五枚

【主治】酒色太过,下元伤损,腰膝无力,身热心烦,甚

则强阳不痿。

28075　加味三仙饮(《慈禧光绪医方选议》)

【组成】焦三仙各一钱五分　枳壳一钱五分(炒焦)　广陈皮一钱　酒连八分(研)　细生地三钱　甘菊三钱　鲜芦根二枝(切碎)　竹叶八分

【用法】水煎,温服。

【功用】消食健胃,清热生津。

【主治】饮食停滞,嗳气吞酸,或病后余热,津伤烦渴。

28076　加味三仙饮(《慈禧光绪医方选议》)

【组成】焦三仙各六钱　橘红二片(老树)

【用法】水煎服。

【功用】消食化痰。

【主治】食积,伤酒。

28077　加味三仙饮(《慈禧光绪医方选议》)

【组成】焦三仙各三钱　炒槟榔三钱　郁金二钱(研)

【用法】水煎,温服。

【功用】行气消食。

【主治】肠胃积滞,脘腹胀痛,大便不爽,泻痢后重者。

28078　加味三仙饮(《慈禧光绪医方选议》)

【组成】焦三仙各一钱　毛橘红八分　竹茹三钱　干青果七个(研)

【用法】水煎,温服。

【功用】清热化痰,利咽止呕。

【主治】肺胃壅热,咽喉肿痛,咳嗽痰稠者。

28079　加味三仙饮(《慈禧光绪医方选议》)

【组成】焦三仙六钱　枳壳二钱(炒)　槟榔炭二钱　腹皮三钱　厚朴一钱五分(炙)　酒芩二钱　赤茯苓四钱　藿梗八分

【用法】水煎,温服。

【主治】脾胃气滞之胀满、恶心。

28080　加味三仙饮(《慈禧光绪医方选议》)

【组成】焦三仙各三钱　金石斛三钱　干青果十五个(捣碎)

【用法】水煎服。

【功用】滋养肺胃,清热生津。

【主治】肺胃阴虚,干呕,干咳,纳谷不香。

28081　加味三仙饮(《慈禧光绪医方选议》)

【组成】焦三仙各一钱　橘红一钱五分(老树)　酒芩二钱　厚朴一钱五分(炙)　甘菊花三钱　羚羊一钱五分　竹茹三钱　枳实一钱五分(炒焦)

【用法】水煎,温服。

【功用】消食理气,清热明目。

28082　加味三仙饮(《慈禧光绪医方选议》)

【组成】三仙饮各三钱　炙桑皮三钱

【用法】水煎服。

【功用】泻肺止咳化痰。

28083　加味三仙饮(《慈禧光绪医方选议》)

【组成】焦三仙各二钱　竹茹二钱　菟丝饼三钱

【功用】消食和胃,清热止呕。

【主治】饮食积滞,呃逆。

28084　加味三生丸(《普济方》卷一〇四引《瑞竹堂方》)

【组成】南星 半夏 天麻 白附子 人参各一两

【用法】上并生用,研为细末,生姜自然汁糊为丸,如梧桐子大。每服三五十丸,食后、临卧姜汤送下。

【主治】风痰气壅。

28085 加味三生饮(《辨证录》卷二)

【组成】人参 白术各一两 附子 南星 半夏 菖蒲 远志各一钱 生枣仁三钱

【用法】水煎服。

【主治】身忽猝倒,两目紧闭,昏晕不识人。

28086 加味三白丹(《张氏医通》卷十五)

【组成】三白丹加滴乳石一两 天灵盖二两

【用法】上药以瓷碗合定封固,文火煅,出火毒。每服三分,入飞面三钱,壮者分三服,中者分五服,羸者分七服。每日以土茯苓半斤,捶碎,用水七碗,煮至五碗,去滓,入前丹一服,再煎至三碗,一日服尽;次日如前法再服,二三日后,喉腭肿痛,齿龈出水,七日毒尽自愈。肿甚者,用黄连、犀角、骨碎补各一钱,黑豆一合,煎汤漱之。

【主治】元气虚寒人之梅疮结毒。

28087 加味三白散(《医学启蒙》卷四)

【组成】白术一钱 白芍一钱 白茯苓一钱 神曲 麦芽 苍术 陈皮 猪苓 泽泻 豆蔻 木香 黄连各五分

【用法】水煎服。

【主治】泄泻。

28088 加味三白散(《叶氏女科》卷二)

【组成】白术(蜜炙) 茯苓各三钱 白芍二钱 厚朴(姜制) 苍术(米泔浸,炒) 砂仁(炒去壳)各一钱 甘草五分

【用法】加生姜三片,水煎服。

【主治】妊娠泄泻不渴,小便清白者。

28089 加味三圣丸(《方症会要》卷二)

【组成】白术二两 川连一两 陈皮 半夏曲 白芍各七钱

【用法】上为末,老米糊为丸服。

【主治】嘈杂吞酸痞满。

28090 加味三圣丸(《慈禧光绪医方选议》)

【组成】於术二两(炒嫩) 川连二钱五分(炒) 橘红五钱(细果) 羚羊三钱 胆星二钱 小枳实五钱(炒) 苏叶子三钱 蒌皮 蒌子各四钱

【用法】上为细末,神曲糊为丸,如绿豆大。每服一百五十丸,白开水送下。

【功用】消积化食,清肝化痰。

【主治】脘中嘈杂、胀满兼外感表证。

28091 加味三豆饮(《经验各种秘方辑要》)

【组成】生黄豆 生黑大豆 生绿豆 生甘草 金银花

【用法】水煎服。

【功用】稀痘。

28092 加味三花汤(《洞天奥旨》卷五)

【组成】当归二两 川芎一两 天花粉三钱 紫花丁一两 甘菊花五钱

【用法】水煎服。

【主治】对口初起。

28093 加味三补丸(《济阳纲目》卷五十)

【组成】黄芩 黄连 白芍药

【用法】上为末,粥为丸服。

【主治】湿痿夜热。

28094 加味三补丸(《叶氏女科》卷二)

【组成】黄芩(酒炒) 黄连(酒炒) 黄柏(酒炒) 制香附 白芍(酒炒)各一钱

【用法】水煎,温服。

【主治】胎漏血黑成片者。

28095 加味三补丸

《方症会要》卷二。为《寿世保元》卷三"加味三黄丸"之异名。见该条。

28096 加味三补丸(《中医症状鉴别诊断学》)

【组成】黄连 黄芩 黄柏 紫地丁 椿根皮

【用法】水煎服。

【主治】湿热赤白带。带下赤白相杂,质粘气秽,量多,绵绵不断,外阴湿痒,甚或肿痛,少腹坠胀而痛,小便赤涩,或频数而痛,胸闷心烦,口干口苦,舌苔滑腻而黄,脉滑数。

28097 加味三妙丸(《医学正传》卷四)

【异名】经验加味二妙丸(《医学六要·治法汇》卷五)、加味二妙丸(《寿世保元》卷五)。

【组成】苍术四两(米泔浸) 黄柏二两(酒浸,晒干) 川牛膝一两(去芦) 当归尾一两(酒洗) 川草薢一两 防己一两 龟版(酥炙)一两

【用法】上为细末,酒煮面糊为丸,如梧桐子大。每服一百丸,空心姜盐汤送下。

【主治】两足湿痹疼痛,或如火燎,从足跗热起,渐至腰胯,或麻痹痿软。

28098 加味三妙丸(《医学入门》卷七)

【组成】苍术六两 黄柏四两 牛膝二两 当归 防己 虎胫骨 龟版各一两

【用法】上为末,酒糊为丸,如梧桐子大。每服七十丸至一百丸,空心姜汤或盐汤送下。

【主治】三阴血虚,足心如火热,渐烘腰胯,及湿热麻痹,疼痛痿软。

【加减】血虚,加血药;气虚,加气药。

28099 加味三苓散(《麻科活人》卷二)

【组成】猪苓 木通 车前子 赤茯苓各七分 泽泻八分 黄芩(酒炒) 牛蒡子(炒,研)各五分 黄连(酒炒)二分

【用法】灯心五十寸为引,水煎,食后服。

【主治】麻疹出尽或已收之后,内有伏热,大便泻红黄色粪,或泄泻过甚者。

28100 加味三拗汤(《得效》卷五)

【组成】杏仁(去皮尖)七钱半 陈皮一两 甘草三钱半 麻黄一两二钱 北五味子七钱半 辣桂五钱

【用法】上剉散。每服四钱,水一盏半,加生姜三片,水煎服。

【主治】肺感寒邪发喘。

【加减】喘甚,加马兜铃、桑白皮;夏月,减麻黄。

28101 加味三拗汤(《医林绳墨大全》卷四)

【组成】杏仁(去双仁,不去皮尖)二钱半 麻黄二钱 生甘草五分 羌活 桔梗各八分 防风(去芦)一钱 生姜三钱(切细)

【用法】水煎,带热服。

【主治】咳嗽因于寒,误服凉药失声者。

28102 加味三拗汤(《麻科活人》卷三)

【组成】麻黄(不去节)三钱 杏仁(不去皮尖油)二十粒 生甘草 荆芥穗 桔梗

【用法】水煎服。

【主治】春冬寒月,麻症初起,壮热无汗,疹毒内攻,或肚腹胀痛,或发喘促。

【备考】原书用本方治上症,去桔梗、甘草。

28103 加味三建汤(《得效》卷五)

【组成】大川乌 绵附 天雄(三味并炮,盐水浸,去皮脐) 木香 肉豆蔻(煨裂) 诃子(去核)各一两

【用法】上剉散。每服三钱,加生姜十片、红枣二枚,盐梅一个,陈米一撮同煎,空腹热服。未效,仍服来复丹。

【主治】洞泄不止。

28104 加味三星汤(《洞天奥旨》卷五)

【组成】金银花二两 蒲公英一两 生甘草三钱 玄参一两

【用法】水数碗,煎八分服。

【主治】阳疽。

28105 加味三星汤(《外科真诠》卷上)

【组成】公英五钱 银花三钱 茯苓三钱 米仁一两 牛膝二钱 当归三钱 贝母一钱 山甲二片 甘草一钱 紫花地丁三钱

【用法】水煎服。

【主治】三里发,生膝眼下三寸,外侧前廉两筋间,初肿形如牛眼,拘急冷痛,由劳力伤筋,胃热凝结而成,渐增肿痛,其色青黑,溃出紫血,次出稀脓。

28106 加味三星汤(《增订治疗汇要》卷下)

【组成】金银花三两 蒲公英一两 赤首乌二两(鲜) 甘草三钱(生) 茄蒂十四个(白者佳) 夏枯草四钱(鲜者佳)

【主治】对口、痈疽、疔毒等证初起或已破者。

【加减】初起加穿山甲;口渴加元参;寒热头痛,加防风、前胡。

28107 加味三黄丸

《丹溪心法附余》卷十。为《袖珍方》卷三"含化三黄丸"之异名。见该条。

28108 加味三黄丸(《保命歌括》卷二十二)

【组成】大黄 黄连 黄芩 黄柏 枳壳 白芍药 当归 滑石 甘草 白术 桃仁(另研泥)各等分

【用法】上为细末,神曲糊为丸,如梧桐子大。每服五十丸,白汤送下。

【主治】湿热痢,血痢。

28109 加味三黄丸(《寿世保元》卷三)

【异名】加味三补丸(《方症会要》卷二)。

【组成】黄芩二两(去朽,酒炒) 黄连六钱(去毛,姜炒) 黄柏一两五钱(去皮,童便炒) 香附二两(米醋浸透,炒) 苍术一两五钱(米泔浸透,搓去黑皮,切片,炒)

【用法】上为细末,打稀糊为丸,如绿豆大。每服七八十丸,卧时清茶送下。

【主治】嘈杂属郁火者。

28110 加味三黄汤(《医醇剩义》卷二)

【组成】黄连五分 黄芩一钱 黄柏一钱 连翘一钱五分 丹皮二钱 山栀一钱五分 赤芍一钱 薄荷一钱

【用法】水三钟,煎一钟,热服。

【主治】实火。气分偏盛,壮火升腾,发热错语,口燥咽干,阳狂烦躁。

28111 加味大补汤(《回春》卷二)

【组成】黄耆(蜜炙) 人参(去芦) 白术(去芦) 白茯苓(去皮) 当归(酒洗) 川芎 白芍(酒炒) 大附子(面裹煨,去皮脐) 沉香 木香各三分 川乌 牛膝(去芦,酒洗) 杜仲(去芦,酒洗) 木瓜 防风(去芦) 羌活 独活 薏苡仁各五分 肉桂 甘草各三分

【用法】上剉一剂。加生姜、大枣,水煎服。

【主治】中风,血气大虚,左右手足皆瘫痪者。

28112 加味大补汤(《会约》卷十五)

【组成】人参 黄耆(蜜炒)三钱 白术二钱 当归二钱 附子一钱 防风八分 麻黄根(蜜炒)一钱半 白芍(酒炒)一钱

【用法】以浮麦一合煎就,去麦,入药煎之,调牡蛎(煅,研粉)三钱顿服。

【主治】产后荣血不足,卫气失守,不能敛皮毛,固腠理,汗易泄而出者。

28113 加味大造丸(《胎产指南》卷七)

【组成】当归 川芎 熟地 天冬 五味子 杜仲 续断 山药 牛膝 故纸(炒) 小茴(炒) 丹皮 胡桃 人参各等分

【用法】为丸服。

【主治】产后日久,肾虚腰痛。

28114 加味大造丸(《胎产秘书》卷下)

【组成】紫河车一具 生地一两 人参 当归 山药 杞子各一两 知母一钱五分 石斛(酒蒸) 麦冬各八分 银胡六钱 龟版五钱

【用法】上为末,炼蜜为丸,如梧桐子大。早、晚服。

【主治】产后热蒸成痨瘵症。

28115 加味大造丸(《胎产要诀》卷上)

【组成】紫河车 人参 山药 当归 熟地 天冬 麦冬 五味子 杜仲 牛膝(酒浸一宿,炒) 黄柏(盐水炒,泄泻不用)

【用法】炼蜜为丸服。

【主治】妇人血弱,不能摄元,或成胎屡堕,或孕后虚热,盗汗,少食,带多等。

28116 加味大造汤(《傅青主女科·产后编》卷下)

【组成】人参一两 当归一两 麦冬八分 石斛八分

(酒蒸) 柴胡六钱 生地二两 胡连五钱 山药一两 枸杞一两 黄柏七分(炒)

【用法】先将麦冬、地黄捣烂，后入诸药同捣为丸，加蒸紫河车另捣，焙干为末，炼蜜为丸。

【主治】产后骨蒸劳热。

【备考】若服清骨散、梅连丸不效，服此方。

28117 加味上清丸(《回春》卷二)

【组成】南薄荷叶四两 柿霜四两 玄明粉五钱 硼砂五钱 冰片五片 寒水石五钱 乌梅肉五钱 白粉八两

【用法】上为细末，甘草水熬膏为丸，如芡实大。每服一丸，嚼化茶汤送下。

【功用】清声润肺，宽膈化痰，生津止渴，爽气凝神。

【主治】咳嗽烦热。

28118 加味小承汤(《万氏女科》卷三)

【组成】枳实(麸炒) 厚朴(姜炒)各二钱 大黄(酒炒)二钱五分 槟榔一钱半 炙草一钱 生姜二片

【用法】水煎服。以快便为度，中病即止。后用四君子汤加陈皮和之。

【主治】新产之时，饮食过伤，致痢疾腹中胀痛，里急窘迫，身热口渴，六脉数实。

28119 加味小胃丹(《疡科选粹》卷三)

【组成】南星 半夏各二两五钱(用白矾、皂角刺及姜汁水煮十五次) 桃仁 杏仁(用白矾、皂角水泡) 红花 陈皮 枳实(用白矾水泡半月，炒) 白术 白芥子 苍术各二两(用米泔、白矾、皂角水浸一宿，炒)

【用法】上为末，姜汁、竹沥煮神曲为丸服，中风痰、痞积、眩晕、喉痹，淡姜汤送下；瘫痪不语，浓姜汤送下；惟痞块、头风、头痛宜临卧、食后服。

【主治】痰核生在下体，兼湿热者。

【宜忌】属火燥证者，断不可用。

28120 加味元冬汤(《辨证录》卷十)

【组成】元参一两 丹参三钱 麦冬一两 北五味子一钱

【用法】水煎服。

【主治】心火克肺，口渴，舌上无津，两唇开裂，喉中干燥，遂致失音。

28121 加味天水散(《衷中参西》上册)

【组成】生山药一两 滑石六钱 粉甘草三钱

【用法】水煎服。

【主治】暑日泄泻不止，肌肤烧热，心中烦渴，小便不利，或兼喘促。

【方论选录】此久下亡阴，又兼暑热之证也。故方中用天水散以清溽暑之热。而甘草分量，三倍原方(原方滑石六，甘草一，故亦名六一散)，其至浓之味，与滑石之至淡者相济，又能清阴虚之热。又重用山药之大滋真阴，大固元气者以参赞之。真阴足则小便自利，元气固则泄泻自止。且其汁浆稠粘，与甘草之甘缓者同用，又能逗留滑石，不至速于淡渗。俾其清凉之性，由胃输脾，由脾达肺，水精四布，下通膀胱，则周身之热，与上焦之燥渴喘促，有不倏然顿除乎！

【临床报道】泄泻：一孺子，泄泻月余，身热燥渴，嗜饮凉水，强与饮食即恶心呕吐，多方调治不愈。投以此汤，一剂，烦渴与泄泻即愈其半；又服一剂，能进饮食，诸病皆愈。

28122 加味天地散(《嵩崖尊生》卷十四)

【组成】青木香藤(略炒) 香附 紫苏各六分 陈皮四分 乌药五分 人参八分 当归一钱 白术一钱 甘草四分 木香二分

【主治】妊娠腰脚肿。

【备考】或兼服补中益气汤。

28123 加味天麻散(《医部全录》卷四三二引《幼幼近编》)

【组成】天麻 柴胡 僵蚕 半夏 南星 白茯苓 白术 黄连 钩藤 枳实 生甘草

【主治】小儿急惊初起，悸动有痰。

28124 加味天麻散(《中医妇科治疗学》)

【组成】天麻四钱 白附子(炮) 天南星(炮) 半夏(烫洗七遍，姜制)各三钱 干蝎(炒)二钱 钩藤三钱 广皮二钱

【用法】水煎，温服。如为散，可酌加分量，研为细末，每服一钱，用生姜、薄荷酒调下，不拘时候。

【功用】燥湿祛风。

【主治】产后发痉。产妇形体肥胖，言语謇涩，或口噤不语，痰涎壅盛，喉间如曳锯，胸脘痞闷，四肢瘫痪，舌苔白腻，脉象弦滑，证属风痰而偏于痰湿者。

28125 加味天然散(《外科十三方考》)

【组成】乳香 没药 儿茶 血竭子一钱 赤石脂 海螵蛸各三钱 冰片一分

【用法】上为细末。加入天然散中用之。

【主治】瘰疬溃后。

【加减】冬月，加龙骨、象皮各三钱。

28126 加味木通汤(《广嗣纪要》卷十二)

【组成】木通 生地黄 赤芍药 条芩 甘草梢各等分

【用法】上剉。加淡竹叶十二片，水煎服。

【主治】妊妇奉养太厚，喜食炙煿酒面辛热之物，以致内热，小便赤涩作痛者。

28127 加味木通汤(《医醇賸义》卷四)

【组成】木通二钱 橘红一钱 半夏一钱五分 赤苓二钱 贝母二钱 桑皮二钱 杏仁三钱 瞿麦二钱 牛膝二钱 车前二钱 灯心三尺

【主治】肠痹。渴而数饮，小溲不得出，中气喘争，时发飧泄。

28128 加味五仙散(《麻科活人》卷一)

【组成】知母 贝母各二钱 款冬花四钱 桑白皮七钱 桔梗七钱 芽茶五钱

【用法】上为末。每用一钱，杏仁煎汤调下。

【主治】咳嗽不止。

28129 加味五仙散(《麻症集成》卷四)

【组成】川贝 知母 款冬 茯苓 桔梗 桑皮 杏仁 栝楼 甘草 雨茶

【主治】肺胃虚火咳嗽。

28130 加味五皮汤(《万氏女科》卷二)

【组成】大腹皮　生姜皮　桑白皮　白茯苓皮　白术　紫苏(茎叶等分)各一钱

【用法】大枣为引,水煎,木香磨浓汁三匙,入内同服。

【主治】孕妇面目四肢浮肿者,谓之子肿。

28131　加味五皮汤(《万氏女科》卷三)

【组成】桑白皮　陈皮　生姜皮　茯苓　大腹皮　汉防己　枳壳(炒)　猪苓　炙草

【用法】生姜为引,水煎服。

【主治】产后虚肿,腠理不密,调理失宜,外受风湿,面目虚浮,四肢肿者。

28132　加味五皮汤(《痘疹全书》卷下)

【组成】羌活　五加皮　苍术　桂枝　木通　防风　猪苓　桑白皮　甘草　生姜皮　灯草

【主治】痘癞之后,或面目虚浮,四肢肿满者。

28133　加味五皮汤(《准绳·类方》卷二)

【组成】五皮散加五加皮　木瓜　防己

【主治】脚肿。

【加减】水土不服者,入胃苓汤。

28134　加味五皮饮(《幼科类萃》卷十二)

【组成】五加皮　地骨皮　生姜皮　大腹皮　茯苓皮各一钱　姜黄一钱　木瓜　(一方去五加皮,用陈皮、桑皮)

【用法】上作一服。水煎服。

【主治】小儿四肢肿满,阳水或阴水。

28135　加味五皮散(《丹溪心法》卷三)

【组成】陈皮　桑白皮　赤茯苓皮　生姜皮　大腹皮　姜黄　木瓜各一钱　(一方无陈皮、桑白,有五加、地骨皮)

【用法】上作一服。水煎服。

【功用】《衡要》:行气散水。

【主治】四肢胀满,不分阴水、阳水。

【方论选录】《衡要》:陈皮、生姜、大腹皮、姜黄等诸辛温以散郁气,赤茯苓、木瓜等以行水湿。

28136　加味五苓汤

《医方类聚》卷一四三。即《济生》卷五"加味五苓散"。见该条。

28137　加味五苓汤(《摄生众妙方》卷五)

【组成】猪苓七分　泽泻七分　白术五分　赤茯苓一钱　天花粉二钱　干葛一钱　香薷　黄连　甘草各等分

【用法】用水一钟半,加生姜三片,煎至七分,温服。

【主治】暑热伤中,口渴身热。

【加减】泄极,加升麻、黄芩、石膏;如热极,加石膏、知母;痛,加炒芍药五钱、桂三分;寒痛,亦如此。

28138　加味五苓散(《济生》卷五)

【组成】赤茯苓(去皮)　泽泻　木猪苓(去皮)　肉桂(不见火)　白术各一两　车前子半两

【用法】上㕮咀。每服四钱,水一盏半,加生姜五片,煎至八分,去滓温服,不拘时候。

【主治】伏暑热气,及胃湿泄泻注下,或烦或渴,或小便不利。

【备考】本方方名,《医方类聚》引作"加味五苓汤"。

28139　加味五苓散(《普济方》卷三八六)

【组成】猪苓　赤茯苓　白术　泽泻各一两　木香　沉香　槟榔各三钱　白豆蔻一钱　缩砂仁五钱

【用法】上为末。煎樟柳、木通、灯心汤调下。

【主治】肿满,因积而得,既取积而肿再作,小便不利者。

28140　加味五苓散(《万氏女科》卷三)

【组成】猪苓　泽泻　白术　茯苓　桂各一钱　桃仁(去皮尖)　红花各二钱

【用法】水煎服。

【主治】妇人产后恶露不来,败血停滞,闭塞水渎,小便不通,其症小腹胀满刺痛,乍寒乍热,烦闷不安。

28141　加味五苓散(《医统》卷十八)

【组成】山茵陈　山栀子各一钱　白术　赤茯苓　猪苓　泽泻　黄连各七分　甘草三分

【用法】用水二盏,加灯草十根,煎八分,食远温服。

【主治】湿热郁滞为疸,烦渴引饮,小便不利。

28142　加味五苓散(《回春》卷四)

【组成】猪苓　泽泻　白术(去芦)　赤茯苓(去皮)　肉桂　当归　枳壳　牛膝(去芦)　木通各等分　甘草稍减半

【用法】上剉一剂。加灯心一团,水煎,空心服。

【主治】虚寒小便不通。

28143　加味五苓散(《景岳全书》卷五十四)

【组成】五苓散加羌活

【用法】上为细末。每服二钱,白汤调下,日三服;或以水煎服。

【功用】解表渗利。

【主治】湿胜身痛,小便不利,体痛发渴。

28144　加味五苓散(《医略六书》卷二十)

【组成】白术一两半(炒)　厚朴一两半(制)　干姜一两半　猪苓一两半　茯苓三两　泽泻一两半　肉桂一两半(去皮)

【用法】上为散。用茵陈一钱半,水煎三钱,去滓温服。

【主治】寒湿发黄,腹满疼痛,脉紧细者。

【方论选录】寒湿内滞,脾弱不能健运,而郁遏成黄,故腹中满闷,疼痛不已焉。白术健脾元以燥湿,厚朴散腹满以除闷,干姜温中气散寒,肉桂暖营血散寒,猪苓通利三焦,茯苓渗利脾肺,泽泻通利膀胱以退黄也。使湿化寒消,则小便清利,而腹满无不退,疼痛无不除,何阴黄之足虑哉?复用茵陈汁清湿热退黄疸,且以防姜、桂之僭上也。此温中渗湿之剂,为寒邪郁湿发黄之专方。

28145　加味五苓散(《金鉴》卷五十四)

【组成】金铃子　白术(土炒)　泽泻　木通　茴香(炒)　赤茯苓　橘核仁　肉桂　槟榔　猪苓

【用法】引用生姜、灯心,水煎服。

【主治】阴肿。心热移于小肠,外肾肤囊肿痛光亮。

28146　加味五苓散(《幼幼集成》卷二)

【组成】漂白术　白云苓　结猪苓　宣泽泻各二钱　青化桂　藿香梗　宣木瓜　西砂仁各一钱

【用法】生姜一片，大枣一枚，灯心十茎为引，水煎，热服。

【主治】暑月不慎口腹，过食生冷瓜果，凉茶冷水，以致寒凉伤脏，而为呕吐、泻利、腹痛。

28147　加味五苓散（《会约》卷十五）

【组成】白术　茯苓各三钱　泽泻　猪苓　肉桂各二钱

【用法】半酒半水（水须顺流取之），煎就，加朴消四钱，再煎二三沸，热服。

【主治】子死腹中；胞衣不下。

28148　加味五苓散（《治疹全书》卷下）

【组成】白术　茯苓　泽泻　猪苓　肉桂　木通　瞿麦　腹皮　滑石　甘草

【主治】疹后泻肿，小便不利。

【加减】气喘者，加桑白皮。

28149　加味五苓散（《顾氏医径》卷四）

【组成】白术　茯苓　猪苓　泽泻　肉桂　木通　枳壳　槟榔　甘草　滑石　川芎　当归尾　香附

【主治】难产，因腹有积水，渗入胞中，致临产而去水不止，恶露不下者。

28150　加味五苓散（《杂病证治新义》）

【组成】桂枝　白术　茯苓　猪苓　泽泻　桃仁　黑白丑

【用法】水煎服。

【功用】温化活血利水。

【主治】膨胀，腹胀大如鼓，腹筋起，二便不利者。

【方论选录】本方为温化活血利水之剂。以桂枝合苓术猪泽利水，合桃仁活血通瘀，合二丑温中攻下，共奏理气活血逐水之功。

28151　加味五苓散（《中医妇科治疗学》）

【组成】白术　茯苓各三钱　猪苓二钱　泽泻一钱半　肉桂　生姜皮各一钱　五加皮二钱　炒远志一钱半

【用法】水煎，温服。

【功用】温化行水。

【主治】妊娠子痫。怀孕数月，因阳虚湿泛，致面浮肢肿，气促尿短，心累神倦，发病时骤然昏昧，不知人事，牙关紧闭，有时抽搐，舌淡苔白，或微有紫色，脉滑重按无力。

28152　加味五苓散（《中医妇科治疗学》）

【组成】赤苓　猪苓　泽泻各二钱　茅术一钱半　桂枝木（黄连水炒）一钱　青木香一钱半　滑石三钱　甘草一钱　车前仁二钱

【用法】水煎，温服。

【功用】燥湿行水。

【主治】转胞。妊娠小便不通，胸中痞闷，头重身痛，苔白腻，脉濡，两尺微滑，属湿热而偏湿盛者。

28153　加味五金汤（《效验秘方》俞慎初方）

【组成】金钱草30克　海金砂15克　鸡内金10克　金铃子10克　川郁金10克　玉米须15克

【用法】日一剂，水煎分服。

【功用】清热利胆，化结排石。

【主治】肝胆结石，尿路结石，以及肝炎、胆囊炎、肾炎、肾盂肾炎、膀胱炎等。

【加减】肝胆结石加枳壳6克、朴硝6克；大便不通加元明粉12克（后入）；尿路结石加石韦12克、猫须草12克；有绞痛者加元胡10克、生甘草3克。

【方论选录】方中金钱草苦酸凉，入肝胆肾膀胱经，清热、利水、通淋排石；海金砂甘淡寒，入小肠膀胱经，清热、利水、通淋；鸡内金入脾胃小肠膀胱经，健脾胃、消食滞、止遗尿、化结石；郁金辛苦寒，入心肝肺经，行气活血、疏肝利胆；金铃子清热利湿、理气止痛；玉米须甘平，利胆、利水。诸药合用，共奏清热利胆、消炎排石之效。

28154　加味五宝丹（《外科大成》卷四）

【组成】真珠（豆腐煮）三钱　琥珀三钱　钟乳石（煅，为细末，人乳浸，饭上蒸过）四钱五分　辰砂（为末，飞）二钱五分　冰片一钱　牛黄二钱五分　山慈姑二钱五分　海参二钱五分（一方加麝香五分，旧琉璃烧存性，为末二钱）

【用法】每丹一两，配飞罗面五钱。如下部，易真绿豆粉五钱；如中部，则飞面、豆粉各用二钱半。每服三分，每日五服，土茯苓汤调下。每日用土茯苓一斤，随症加饮，煎汤五碗，每服一碗为率。

【主治】杨梅风毒，筋骨疼痛，破脑崩鼻，蚀阳烂嗓，肺伤口臭；及癫癣，鹅掌风，身面出红黑白斑；并小儿遗毒。

【加减】伤鼻，加辛夷三钱；咽喉腐烂，加升麻三钱，桔梗二钱；玉茎腐烂，加真僵蚕三钱，牙皂二钱；上部，加白芷一钱；胸腹，加白芍药一钱；下部，加牛膝一钱；四肢，加羌活、金银花、蒲公英各二钱。服前丹作呕者，生姜五钱取汁，煮鲫鱼食之，以助胃气；二便涩滞不通者，用百草霜二钱，井花水调服即解。如补鼻柱，长阳道，前古方五味，加制胎元一具，熏生蟹脚焙末七分，服如法。

【备考】制胎元法：干胎元大者一具。用粉甘草、人参各五钱，水三钟，煎钟半，涂抹胎元，炙汁尽为度。次用砂坛一个，入石膏末少半坛，入胎元于中，再入石膏，以满坛为度，封口，用金粟火煨一宿，取出胎元，如乌金纸色为佳，白色者不用。

补鼻柱法：用油纸，以甘草水煮过，于好人鼻子上印一塑子，合患者鼻上，外以膏药盖之，俟长完，去纸，用皮消煎汤洗鼻三二次，则见风不痛。

28155　加味五积饮（《女科指掌》卷一）

【组成】苍术　厚朴　陈皮　甘草　芍药　人参　半夏　枳壳　香附　白芷　桔梗　麻黄　当归　川芎　茯苓　肉桂　木香

【用法】加生姜、木瓜，入盐少许，水煎服。

【主治】经病疼痛。

28156　加味五积散（《得效》卷十五）

【组成】厚朴（去粗皮，姜汁炒）　半夏（洗）　扬芍药　枳壳（去瓤，炒）　木香　肉桂各一两　陈皮　白姜一两三钱　苍术六两（米泔浸炒）　桔梗　香附子（炒去毛）　茴香（炒）　粉草　人参（去芦）　茯苓（去皮）　川芎　当归（去尾）　川白芷各一两

【用法】上剉散。加生姜、木瓜，入盐煎服。

【主治】产后败血不散,阴阳相胜,作为寒热;或外感寒邪,头痛体疼,发热不退。

【备考】原书用本方治产后败血不散,作为寒热,入米醋半合煎;治外感寒邪,头痛体疼,去木香、南香,加生姜、枣子煎。

28157　加味五积散(《回春》卷五)

【组成】当归　川芎　白芍(酒炒)　陈皮　半夏(姜炒)　苍术(米泔浸)　茯苓(去皮)　厚朴(姜汁炒)　羌活　独活　枳壳(麸炒)　桔梗　白芷各八分　干姜　肉桂　麻黄　甘草各五分　穿山甲(随所痛取甲,烧灰)一钱

【用法】上剉一剂。加生姜三片,大枣一枚,麝香少许,水煎,温服。

【主治】四肢骨节疼痛,因于虚寒者。

28158　加味五积散(《宋氏女科》)

【组成】陈皮　干姜　肉桂　当归　枳壳　白茯苓　麻黄　甘草　厚朴　半夏　桔梗　白芷　芍药　苍术　川芎

【用法】加生姜、葱,水煎服。

【主治】触经感冒。经行身体麻痹,寒热头痛者。

【备考】原书治触经感冒,用本方去干姜,加羌活、独活、牛膝。

28159　加味五积散(《济阳纲目》卷七十七)

【组成】苍术　肉桂各二钱　麻黄　陈皮各一钱　桔梗九分　厚朴　甘草(炙)　枳壳(麸炒)　茯苓　当归　芍药　干姜(炮)各八分　白芷　半夏(汤泡七次)　川芎各七分　木瓜一钱

【用法】上剉一服。加生姜三片、葱白三茎,水煎,不拘时服。

【主治】脚气,寒湿流注,两腿酸疼,兼痰气者。

28160　加味五积散(《胎产要诀》卷上)

【组成】五积散加香附　小茴香　茰肉

【主治】带下属虚寒者。

28161　加味五益膏(方出《古方汇精》卷二,名见《卫生鸿宝》卷二)

【组成】玉竹　炙耆　白术(炒)各一斤　熟地(酒洗)　枸杞子(酒洗)各八两

【用法】文火熬成膏,用牛膝一两半,当归一两,虎胫骨五钱,浸无灰酒三斤。每晚一杯,化膏五钱服。

【主治】鹤膝风属虚损者。

【备考】原书用本方治上证,须外敷皂倍丹,乃可取效。

28162　加味五黄锭(《理瀹》)

【组成】黄连　黄芩　黄柏　大黄(皆生用)　黄丹(炒)各一两　薄荷　羌活　防风　生地　当归　川芎　赤芍　皮消各五钱　雄黄　铜绿各三钱　枯矾一钱

【用法】以牛胶五钱,化水为锭。临用一锭,醋蜜磨敷眼胞上下;亦可一锭煎水洗。此方可预备常用。

【主治】赤眼肿痛;并治热毒。

28163　加味五淋散(《金鉴》卷四十六)

【组成】黑栀　赤茯苓　当归　白芍　黄芩　甘草　生地　泽泻　车前子　滑石　木通

【功用】清热利水。

【主治】子淋。孕妇小便频数窘涩,点滴疼痛。

28164　加味五痹汤(《赤水玄珠》卷十二)

【异名】五痹汤(《医宗必读》卷十)、五痹散(《杂病源流犀烛》卷五)。

【组成】人参　茯苓　当归(酒洗)　白芍药(煨)　川芎各一钱(肝、心、肾痹倍之)　五味子十五粒　白术一钱(脾痹倍之)　细辛七分　甘草五分

【用法】水二钟　加生姜一片,煎八分,食远服。

【主治】❶《赤水玄珠》:五脏痹证。❷《杂病源流犀烛》风寒湿气,客留肌体,手足缓弱,麻痹。

【加减】肝痹,加酸枣仁、柴胡;心痹,加远志、茯神、麦门冬、犀角;脾痹,加厚朴、枳实、砂仁、神曲;肺痹,加半夏、紫菀、杏仁、麻黄;肾痹,加独活、官桂、杜仲、牛膝、黄耆、萆薢。

【备考】《杂病源流犀烛》:壮实人而患鼓症,不妨攻之,宜先服五痹散二剂,再按法服石干散。

28165　加味太一膏(《外科正宗》卷一)

【组成】肉桂　白芷　当归　玄参　赤芍　生地　大黄　土木鳖各二两　真阿魏三钱　轻粉四钱　槐枝　柳枝各一百段　血余一两　东丹四十两　乳香末五钱　没药末三钱

【用法】上药前十味并槐柳枝,用真麻油足称五斤,将药浸入油内,春五、夏三、秋七、冬十,候日数已毕,入洁净大锅内,慢火熬至药枯浮起为度,住火片时,用布袋滤净药渣,将油称准足数,将锅展净,复用细旧绢,将油又滤入锅内,要清净为美,将血余投下,慢火熬至血余浮起,以柳棒挑看似膏溶化之象,方算熬熟。净油一斤,将飞过黄丹六两五钱徐徐投入,火加大些,夏、秋亢热,每油一斤,加丹五钱,不住手搅,候锅内先发青烟,后至白烟,叠叠旋起,气味香馥者,其膏已成,即便住火,将膏滴入水中,试软硬得中,如老,加熟油,若稀,亦加炒丹,每各少许,渐渐加火,务要冬、夏老嫩得所为佳,候烟尽,端下锅来,方下阿魏,切成薄片,散于膏面上化尽,次下乳、没、轻粉搅均,倾入水内,以柳棍搂成一块,再换冷水浸片时,乘温每膏半斤,扯拔百转成块,又换冷水投浸。随用时每取一块,铜杓内复化,随便摊贴至妙。

【主治】发背痈疽及一切恶疮,跌扑伤损,湿痰流毒,风湿风温,遍身筋骨走注作痛,内伤风郁,心腹胸背攻刺作疼,腿脚酸软,腰膝无力,汤泼火烧,刀伤棒毒,五损内痛,七伤外症(俱贴患处);男子遗精,妇人白带(俱贴脐下);脏毒肠痈(亦可丸服);诸般疮疖血气癫痒,诸药不止痛痒者。

28166　加味太乙膏(《景岳全书》卷六十四)

【组成】当归　生地黄　芍药　玄参　大黄各二两　甘草四两

【用法】用麻油二斤煎丹收膏。外贴患处。

【主治】一切疮疡。

【备考】《灵验良方汇编》有白芷。

28167　加味太乙膏(《惠直堂方》卷四)

【组成】黄柏　防风　元参　赤芍　白芷　生地　大黄　归身　肉桂　海藻　昆布　苍术各五钱　金银花一两　皂角刺　山慈姑　桂枝各五钱　土贝母　何首乌　苦参

连翘 花粉各一两

【用法】上药用麻油五斤浸，春五、夏三、秋七、冬十日，熬枯去渣，入飞过红丹四十两收膏，离火入血竭末五钱。摊贴。

【功用】拔毒收口。

【主治】跌打损伤，风寒湿痹，腰腹心胃疼痛，并已溃疮疡。

28168 加味太乙膏(《冯氏锦囊·外科》卷十九)

【组成】真麻油二十四两 乱发一大团(黑润者佳) 蓖麻子二百粒(去壳，捣碎) 大生地四两(切片) 黑玄参 大黄(切片) 全当归各三两 赤芍 白芷 肉桂(去尽粗皮，切碎)各二两 明松香一斤(捣碎，入大葱管内，以线缚好，放碗内，隔汤蒸化，取出候冷，去葱研细，八两) 真黄丹二十两(其色黄者为真，水飞晒干，炒黑色，十两) 滴乳香(箬上烘去油，研细)二两 真没药二两(箬上焙去油，研细)

【用法】先将麻油煎滚，零入乱发，以桃柳枝不住手搅，令发熔化，再入蓖麻子煎枯，再入生地、大黄、当归、赤芍、白芷、肉桂，慢火煎熬，至药色枯黑，滤去渣，慢火熬浓，方入松香、黄丹、乳香、没药收之成膏，欲软硬得所，滴水成珠为度，夏天宜略老，冬天宜略嫩。膏藏瓷器中。旋用旋摊，外贴。

【主治】一切肿毒，已溃未溃，跌打损伤，风湿气痛。

28169 加味太极丸(《扶寿精方》)

【组成】黄柏(去皮，盐酒浸三日，微炒褐色，净末)三两六钱 知母(去毛，酒浸一宿，微炒，净末)二两四钱 破故纸(新瓦炒香，净末)二两八钱 胡桃仁(去皮，研烂)三两二钱 砂仁(去壳)一两(分作二分，五钱生用，五钱同花椒一两，炒香去椒不用) 橘红(盐水拌炒) 半夏(沸汤泡七次，到片晒为末，姜汁拌为饼，阴干)

【用法】上七味，米糊为丸服。

【主治】诸虚。

28170 加味太极丸(《寒温条辨》卷三)

【组成】白僵蚕一钱(酒炒) 全蝉蜕(去土)一钱 广姜黄三分 川大黄四钱 天竺黄一钱 胆星一钱 冰片一分

【用法】上为细末，糯米浓汤为丸，如芡实大。每服一丸，冷黄酒和蜜泡化，冷服。薄荷熬酒亦可。

【主治】小儿温病。

28171 加味化肾汤(《辨证录》卷五)

【组成】熟地二两 山茱萸一两 肉桂三钱 巴戟天五钱

【用法】水煎服。二剂吐轻，十剂痊愈。

【主治】肾中无火，朝食暮吐，或暮食朝吐，或食之一日至三日而尽情吐出者。

28172 加味化毒丹(《霉疮证治秘鉴》卷下)

【组成】牛黄(真者)四分 琥珀五分 血竭 雄黄 辰砂 虎胫骨 鲮甲各一钱半 钟乳石二钱 犀角 乌蛇各一钱半 龙脑三分 麝香二分 熟大黄一钱 轻粉五分

【用法】上药以神曲糊为丸，如梧桐子大。每服十五丸，砂糖汤送下，虚者人参汤送下。

【主治】牛皮癣。其初多生内股阴囊而瘙痒最甚，其色紫黑如牛皮。渐渐漫衍小腹、尻臀，久则至于胸背胁肋，其形宛如铁甲，其症小便赤色，大便燥黑，气逆上冲，或头痛多怒，此皆郁热所致。

28173 加味化毒饮(《疮疡经验全书》卷六)

【组成】汉防己 当归 忍冬花 白鲜皮 连翘 羌活 川芎各三两 牙皂五钱

【用法】上切片，分作七帖。每帖加奇良四两，猪胰子一枚，水四碗，煎至二钟，分二次服，渣再煎一钟服。七帖后不效，当服化毒丸收功。

【主治】下疳疮腐烂陷下有凹，或包皮肿如鸡肫，或肌肤见形如斑如疹，将发疮者。

28174 加味化斑汤(《万氏女科》卷二)

【组成】人参 知母各一钱 石膏二钱 甘草 黄芩 栀仁 生地各一钱 淡竹叶三片 豆豉半合

【用法】水煎，食远服。

【主治】妊娠伤寒，热病不解，遍身发斑，赤如锦文者。

28175 加味化斑汤(《疹科正传》)

【组成】知母 石膏 甘草 麦冬 花粉 滑石 竹叶 粳米 干葛 薄荷 牛蒡

【主治】疹子，咳嗽，口渴，热毒内蒸，津液消烁。

28176 加味化痰丸(《明医杂著》卷四)

【组成】半夏(汤泡七次，姜汁水拌渗透) 橘红(盐水洗)各三两 桔梗 海蛤粉(另研) 瓜蒌仁(另研)各一两 香附米(淡盐水炒) 枳壳(麸炒) 连翘 枯黄芩(炒)各五钱 贝母(去心，炒)各一两 诃子皮 枯矾各二钱五分

【用法】上为末，炼蜜、姜汁为丸，如黍米大。每服四五十丸，淡姜汤送下。

【主治】痰满胸膈，咽喉不利。

【宜忌】不可过服，恐伤上焦元气。

28177 加味化痰丸(《赤水玄珠》卷六)

【组成】人参 白术 半夏(制) 茯苓 桔梗各一两 枳实 香附 前胡 甘草各半两

【用法】上为细末，用半夏末、姜汁糊为丸。每服五十丸，白姜汤送下。

【功用】理气化痰。

28178 加味牛黄散(《奇效良方》卷一)

【组成】牛黄(另研) 麝香(另研) 犀角屑 羚羊角屑 龙齿(另研) 防风(去芦) 天麻 独活(去芦) 人参(去芦) 茯神(去木) 川升麻 甘草(炙) 白鲜皮 远志(去心) 天竺黄各二钱半(另研) 朱砂(水飞) 铁粉(另研) 麦门冬(去心)各半两

【用法】上为细末，研匀。每服二钱，煎麦门冬汤调下，不拘时服。

【主治】❶《奇效良方》：心脏中风，恍惚恐惧，闷乱不得睡卧，志意不定，语言错乱。❷《校注妇人良方》：骨蒸肌热，烦躁，劳热口干；或恍惚恐乱，睡卧不得，志意不定。

28179 加味升降散(《温疫条辨摘要》)

【组成】白僵蚕二钱(酒炒) 全蝉退十个 姜黄五分(去皮) 川贝二钱 川厚朴钱半 麦冬三钱 生大黄四钱

【用法】上为散。用绍酒、白蜜共一酒杯和匀,兑入冷服。

【主治】时行瘟疫,周身大热,时忽恶寒,口渴饮冷,舌苔白厚干枯,神昏目赤,大便秘结,小便短赤。

【宜忌】胎妇勿忌,小儿减半。

【加减】如体虚,用大黄二钱,或用酒另炒。

28180 加味升麻汤(《古今医鉴》卷十四)

【组成】升麻五钱 玄参五钱 柴胡五钱 黄芩五钱 干葛四钱 赤芍四钱 独活一钱 甘草二钱

【用法】每剉三四钱,水煎服。

【功用】预防麻疹。

【主治】小儿麻疹初起。

28181 加味升麻汤(《医学心悟》卷三)

【组成】升麻 葛根 赤芍 甘草各一钱 石膏二钱薄荷三分

【用法】加灯心二十节,水煎服。

【主治】头痛属胃火上冲者,其脉洪大,口渴饮冷,头筋扛起。

28182 加味升麻汤(《种痘新书》卷十一)

【组成】升麻 干葛 防风 荆芥 牛蒡 连翘 桔梗 木通 赤芍 甘草 柴胡 黄芩 陈皮 蝉退 玄参

【用法】加葱白,水煎,热服。令取微汗。一二服间,其麻即出。

【主治】麻症初热,为风寒所束,身重鼻塞,肌栗恶寒者。

28183 加味升麻汤(《种痘新书》卷十二)

【组成】连翘 升麻(俱酒洗) 葛根 栀子(酒炒)黄芩(酒炒) 桔梗(米泔水炒) 麦冬(去心) 木香(酒洗磨调) 滑石 牛蒡(酒炒) 淡竹叶各等分

【用法】水煎服。

【主治】痘后身热,月余不除。

28184 加味升麻汤(《医钞类编》卷十四)

【组成】升麻 白芍 甘草 羌活 防风 黄芩黄连

【用法】水煎服。

【主治】大肠热甚,脱肛肿痛。

28185 加味升麻汤(《治疹全书》卷中)

【组成】升麻(痰喘不用) 葛根 枳壳 桔梗 橘红桑皮 茯神 甘草 杏仁 蒌仁(痰喘、大便闭者,可用四五钱)

【用法】水煎服。

【主治】麻疹难发者。

【加减】头痛,加川芎;发紫黑斑,磨入犀角二三分;风寒阻闭,加苏叶、麻黄;伤食不食,加山楂;微热而不发,少加桂枝;腹痛,药汁磨槟榔少许;焦紫加红花二三分;表面不起,加僵蚕;发痒,加蝉蜕;疹不起发,风寒甚急者,加全蝎(洗净);发呕,加藿香;鼻衄,去升麻,加茅花。

28186 加味升葛汤(《会约》卷四)

【组成】升麻一钱半 葛根 白芍 甘草 黄芩 栀子各一钱

【用法】水煎服。加犀角汁更妙。

【主治】伤寒阳毒发斑。

【加减】如咽痛,加元参一钱半。

28187 加味乌头汤(《效验秘方》栾宏庆方)

【组成】乌头 15 克 肉桂 8 克 吴萸 6 克 茴香 苁蓉 锁阳 仙灵脾 金铃子 乌红各 10 克 粉甘草 6 克

【用法】上药煎 20~30 分钟取汁,约 300 毫升,日服 3次,温服。乌头剧毒,须用白蜜煎熬,以制其毒。

【主治】男子阴茎萎缩。

【加减】脾虚者加党参、茯苓各 10 克,湿困者加泽泻10 克。

【方论选录】阴缩症,系阴茎痿缩内陷而得名,皆因肾阳虚衰所致。方中乌头大辛大热之品,有搜风、燥湿、祛寒、补下焦阳虚之功,辅以肉桂补命门相火,二药合用,治痼冷沉寒;锁阳、苁蓉甘温入肾经,补肾壮阳益精,善疗阴中痛;金铃子能除湿止痛;甘草温中缓急。诸药相合,共奏燥湿祛寒,补肾壮阳,益气生精之功。

28188 加味乌沉汤(《得效》卷四)

【组成】人参 当归(大者去芦) 白术(炒)各一两沉香半两 天台乌药 白茯苓(去皮) 附子(煨,去皮脐)各一两 肉桂(去粗皮)半两

【用法】上剉散。每服三钱,水一盏,加生姜五片,大枣一枚,水煎,空心服。

【功用】生气补血。

【主治】心肾虚损之心痛。

28189 加味乌沉汤(《奇效良方》卷六十三)

【异名】加味乌药汤(《济阴纲目》卷一)。

【组成】乌药 缩砂 木香 玄胡索各一两 香附(炒去毛)二两 甘草一两半

【用法】上剉细。每服七钱,水一盏半,加生姜三片,煎至七分,不拘时温服。

【主治】妇人经水欲来,脐腹疗痛。

28190 加味乌金散(《郑氏家传女科万金方》卷四)

【组成】川芎 远志各二钱半 白术 茯神 枣仁香附 芍药 辰砂(另研) 羌活 防风各二钱 半夏当归 白芷 广皮 熟地各一钱半 人参 麦冬 牛膝天麻 甘草各一钱

【用法】上为一剂。水一钟半,加生姜三片,葱三头,金银器内煎服。

【主治】产后三四日或半月,血气虚弱,脏腑无气,忽狂言乱语,妄见鬼神者。

28191 加味乌荆丸(《三因》卷十六)

【组成】川乌(汤洗,浸三五次,去皮尖,焙干称) 荆芥穗各半斤 杜当归(水浸三日,洗,焙干称)一斤 薄荷五两

【用法】上为细末,好醋煮米粉糊为丸,如梧桐子大。每服五十丸,温酒茶清送下。

【主治】瘾疹,上攻头面,赤肿瘙痒,搔之皮便脱落作疮,作痒或痛,淫液走注,有如虫行。

28192 加味乌荆丸(《医学入门》卷七)

【组成】荆芥二两 天麻 附子 白附子 乌药 当归 川芎各一两

【用法】上为末,炼蜜为丸,如弹子大,朱砂为衣。每服一丸,食后细嚼,茶送下。

【主治】形寒伤风头痛,鼻塞声重;或老人头风宿疾,发而又感风寒;一切虚风上攻,头目咽膈不利。

28193　加味乌药汤

《济阴纲目》卷一。为《奇效良方》卷六十三"加味乌沉汤"之异名。见该条。

28194　加味乌药汤(《金鉴》卷四十四)

【组成】乌药　缩砂仁　木香　延胡索　香附(制)　甘草　槟榔各等分

【用法】上剉细。每服七钱,加生姜三片,水煎,温服。

【主治】血气凝滞,经前腹胀痛,胀过于痛。

28195　加味匀气散(《普济方》卷一一六引《德生堂方》)

【组成】白芷一两　乌药二两　沉香七钱半　白术四两(去芦头)　人参一两　陈皮一两　甘草半两

【用法】上为细末。每服三钱,用紫苏、木瓜熬水调服,不拘时候。

【功用】顺气助脾。

【主治】诸风疾。

28196　加味丹栀汤(《医醇剩义》卷二)

【组成】丹皮二钱　山栀一钱五分　赤芍一钱　龙胆草一钱　夏枯草一钱五分　当归一钱五分　生地四钱　柴胡一钱　木通一钱　车前二钱

【用法】加灯心三尺,水煎服。

【主治】肝胆火盛,胁痛耳聋,口苦筋痿,阴痛,或淋浊溺血。

28197　加味风流饮(《疮疡经验全书》卷六)

【组成】防风　荆芥　川芎　升麻　牛蒡子　花粉　白鲜皮　僵蚕　甘草　穿山甲　牛膝　何首乌　白芍　木通　五加皮各等分

【用法】水三大钟,加猪胰半只,奇良一两,煎至一碗,热服。取微汗为度,渣再煎服。

【主治】霉疮初起,未生疳疮、便毒者。

28198　加味六一散

《东医宝鉴·杂病篇》卷十一。为《医统》卷九十一"辰砂六一散"之异名。见该条。

28199　加味六一散(《不知医必要》卷三)

【组成】滑石三钱　车前一钱　甘草梢四分

【用法】加生柏叶、生藕节捣汁半茶杯,冲药服。

【主治】血淋。

28200　加味六一散(《中医皮肤病学简编》)

【组成】生地30克　六一散9克　石决明9克　忍冬藤9克　茯神6克　当归9克　茯苓9克　赤芍6克　山栀4克

【用法】水煎,内服。

【主治】皮肤瘙痒症。

28201　加味六一散(《中医皮肤病学简编》)

【组成】生地31克　连翘9克　银花9克　六一散9克　苡仁9克　丹皮6克　赤芍4克

【用法】水煎,内服。

【主治】皮肤瘙痒症。

28202　加味六子丸(《便览》卷三)

【组成】菟丝子(酒煮)一两五钱　五味子五钱　枸杞(甘州产)二两　车前子二两　白蒺藜(炒去刺)二两　黄耆(蜜炒)一两　覆盆子一两五钱　破故纸(青盐炒)二两　麦冬(去心)二两　苁蓉(酒洗,去甲)二两三钱　大甘草五钱　牛膝(去苗)二两　山茱萸(去核)一两　杜仲(炒去丝)一两五钱　熟地黄(酒洗)一两　牡蛎(盐泥固煅)一两

【用法】上为细末,捣饭为丸,如梧桐子大。空心盐汤送下,午间、临卧温酒送下。

【主治】男子阳痿,及妇人久不孕育。

【加减】夏,加黄柏(炒)二两;冬,加干姜(炒)五钱。

28203　加味六皮煎(《产科发蒙》卷四)

【组成】大腹皮　桑白皮　五加皮　茯苓皮　生姜皮　木瓜　橘皮　姜黄　灯草

【用法】以水二盏,煮取一盏,温服。

【主治】产后肿满,腰以下更甚,而无光泽,小便短少者。

28204　加味六合汤

《宋氏女科》。为《回春》卷六"加减六合汤"之异名。见该条。

28205　加味六君汤(《辨证录》卷七)

【组成】人参八分　白术三钱　茯苓二钱　甘草　半夏各三分　陈皮　黄连各二分　神曲　麦芽　防风各五分

【用法】水煎服。

【主治】小儿因风热湿三者合之成痉,头摇手劲,眼目上视,身体发颤,或吐而不泻,或泻而不吐。

28206　加味六君汤(《医略六书》卷十八)

【组成】熟人参八分　冬白术一钱半(炒)　法半夏一钱半　白茯苓一钱半　全当归一钱半　小川芎八分　新会皮一钱半　广木香八分　炙甘草五钱　纯钩藤三钱(迟入)　生姜汁三匙(冲)　甜竹沥三匙(冲)

【用法】水煎去滓,冲二汁服。

【主治】虚风,手足指麻,脉弦虚浮者。

【方论选录】气虚血涩,不能运行于经络,且挟痰涎凝滞,故手足麻木不随焉。参、术补脾益气,苓、夏渗湿化痰,会皮、炙草缓中理气,木香、当归调气和营,川芎、钩藤舒筋活血,竹沥、姜汁豁痰通经。洵为虚风挟痰,手足指麻之专方。

28207　加味六君汤(《金鉴》卷四十六)

【组成】人参　白术(土炒)　茯苓　陈皮　半夏(制)各一钱五分　甘草(炙)五分　藿香叶　枇杷叶(炙)各一钱　缩砂仁　枳壳(炒)各八分

【用法】上剉。加生姜,水煎服。

【主治】妊娠平素胃虚,中停痰饮,而为恶阻,吐多痰水,心烦头目眩晕。

【加减】胃热便秘,加黄芩、大黄以利之;胃寒喜热,加肉桂、干姜以温之。

28208　加味六君汤(《叶氏女科》卷二)

【组成】人参　白术(蜜炙)各一钱半　茯苓　陈皮

（去白） 半夏（制，炒黄） 苏叶 枳壳（麸炒）各八分 炙甘草五分 生姜三片 大枣二枚

【用法】水煎服。

【主治】妊娠饮食不甘，呕吐不止，或体肥痰盛恶阻。

28209 加味六君汤（《医学集成》卷二）

【组成】人参一两 黄耆 焦术各二两 茯苓五钱 半夏三钱 附子 陈皮 甘草各一钱

【主治】中风，右手不仁。

28210 加味六郁汤（《顾氏医径》卷六）

【组成】香附 山栀（姜制） 苍术 神曲 川芎 当归 山甲 乳香 没药 半夏 茯苓 生姜

【功用】顺气宽中。

【主治】流注因暴怒所伤，抑郁所致，胸膈痞闷，中气不舒者。

28211 加味六神汤（《顾氏医径》卷四）

【组成】橘红 半夏 胆星 菖蒲 茯神 旋覆 川贝 玉金

【主治】痰郁胸中，清气不升，经脉壅遏，遂成漏下者。

28212 加味火枚丸（《朱氏集验方》卷一）

【组成】火枚草九斤 枯松枝二两 石膏三两（煅） 石楠叶一斤 萆藓半两（醋煮七次，晒干）

【用法】上为末，醋糊为丸。每服三十丸，空心服。

【主治】阳证脚气。

【备考】方中枯松枝用量原脱，据《普济方》补。

28213 加味火轮丸（《魏氏家藏方》卷五）

【组成】肉豆蔻（面裹煨） 附子（炮，去皮脐） 干姜（泡，洗） 良姜（薄切，滴少油炒） 天雄（炮，去皮脐） 诃子（紧小者，湿纸裹煨，去核） 荜茇各半两

【用法】上为细末，陈米粉煮糊为丸，如梧桐子大。每服七十丸，空心饮送下。

【功用】大暖脏气，固养元阳，进美饮食。

28214 加味火府汤（《万氏女科》卷二）

【组成】木通 生地 条芩 甘草梢 麦冬 人参 赤芍各一钱 淡竹叶十五片

【用法】加灯心，水煎，空心服。

【主治】孕妇小便少，又涩痛者，谓之子淋；亦治溺血。

28215 加味双和汤（《得效》卷七）

【组成】白芍药三两半 当归（洗净，酒炒） 熟地黄（洗，酒蒸） 黄耆（去芦，蜜炙）各一两半 甘草（炙）一两一钱半 川芎（去芦）一两五钱 肉桂一两一钱 侧柏叶三钱（炒过）

【用法】上剉散。每服三钱，加生姜三片，大枣二枚，乌梅一个，水煎，空心服。

【主治】肠风下血属虚者。

28216 加味艾附丸（《宋氏女科》）

【组成】艾叶四两（醋焙干） 当归（酒洗） 川芎 白芍（酒炒） 熟地二两（姜汁炒） 玄胡索二两 生甘草八钱

【用法】上为末，水糊为丸，如梧桐子大。每服七八十丸，空心米汤送下。

【主治】妇人子宫虚寒，经水不调，小腹时痛，赤白带下。

28217 加味平胃散（方出《百一》卷十六引魏监务方，名见《普济方》卷二九九）

【组成】平胃散加腻粉

【用法】清油调敷。

【主治】一切恶疮，头上疮。

28218 加味平胃散（《朱氏集验方》卷十）

【组成】平胃散五帖

【用法】用酒煎马蓝草，去滓，空心点服平胃散。

【主治】妇人脾血不固，崩漏。

28219 加味平胃散（《丹溪心法》卷三）

【组成】生料平胃散（术、朴不制）加神曲、麦芽（炒）各半钱

【用法】每服五钱，加生姜三片，水煎服。

【功用】《医方考》：宽中下气，健脾消食。

【主治】❶《丹溪心法》：吞酸或宿食不化。❷《医方考》：呃臭，右关脉滑。

【方论选录】《医方考》：食经宿而不化，有热则令人吞酸，无热则但呃臭而已；右关主脾胃，脉滑主停食。治此者，宜宽中下气，健脾消食。辛者可宽中，故用苍术、陈皮；苦者可下气，故用厚朴；甘者可健脾，故用甘草；盦造变化者能消食，故用神曲、麦芽。

28220 加味平胃散（《万氏女科》卷三）

【组成】苍术（米泔水浸，焙） 厚朴（姜炒） 陈皮 香附（醋炒） 人参各一钱 炙草 生姜（焙）各五分 神曲（炒）一钱

【用法】水煎，热服。

【主治】产后伤食，腹胀，呕逆食臭，脉弦滑。

28221 加味平胃散

《育婴秘诀》卷三。为《博济》卷二"平胃散"之异名。见该条。

28222 加味平胃散（《寿世保元》卷五）

【组成】苍术（米泔浸，炒）一钱 陈皮一钱 厚朴（姜炒）八分 半夏（姜炒）八分 川芎五分 香附一钱 炒枳实一钱 木香八分 神曲（炒）一钱 山楂一钱 干姜七分 甘草三分

【用法】上剉一剂。加生姜三片，水煎服。

【主治】食积腹痛，脉弦，其痛在上，以手重按愈痛，甚欲大便，利后痛减。

28223 加味平胃散（《痘疹活幼至宝》卷末）

【组成】苍术（米泔水浸） 厚朴（去皮，姜汁炒） 山楂肉各六分 陈皮（去白） 青皮 炒麦芽 炒香附 砂仁（研） 小川芎各四分 炙甘草三分 生姜三片

【用法】水一钟半，煎七分，分二三次服。

【主治】小儿伤食吐泻。

【备考】《慈幼新书》有藿香，无生姜。

28224 加味平胃散（《济阴纲目》卷十三）

【组成】厚朴（姜炒） 苍术（米泔浸，炒） 陈皮 甘草（炙） 人参各一钱

【用法】上剉。水煎服。

【主治】产后腹胀。

28225　加味平胃散(《济阳纲目》卷二十二)

【组成】苍术　厚朴　陈皮　甘草　白术　茯苓　半夏　神曲　山楂　泽泻

【用法】上剉。加生姜三片,水煎服。

【主治】食积泄泻。

28226　加味平胃散(《济阳纲目》卷二十二)

【组成】平胃散加黄连　木香　槟榔

【用法】水煎服。

【主治】毒滞上攻,痢兼呕吐。

28227　加味平胃散(《济阳纲目》卷二十三)

【组成】苍术　厚朴　陈皮　甘草　白术　枳实　山楂　神曲　青皮　草果　砂仁

【用法】上剉。水煎服。

【主治】食疟。寒已复热,热已复寒,寒热交并,苦饥不食,食则吐痰,胸膈胀满。

28228　加味平胃散(《济阳纲目》卷二十三)

【组成】苍术四钱　厚朴　陈皮各三钱　草果　槟榔各二钱　甘草一钱

【用法】上剉,作二剂。加生姜煎服。

【主治】瘴疟。寒热作而指甲青黑者。

28229　加味平胃散(《济阳纲目》卷三十七)

【组成】厚朴　陈皮　苍术各一钱　甘草(炙)三分　枳实　砂仁　麦芽　神曲　山楂　木香　白豆蔻各五分

【用法】上剉。加生姜三片,水煎服。

【主治】饮食停滞,胸腹痞闷。

28230　加味平胃散

《玉案》卷二。为《伤寒六书》卷三"加减调中饮"之异名。见该条。

28231　加味平胃散(《证治宝鉴》卷十一)

【组成】平胃散加神曲　山楂　香附　木香　砂仁　枳壳　肉桂　干姜

【用法】加生姜,水煎服。

【主治】食滞腹痛。气口脉紧紧或沉而实,有形在中脘,痛甚恶食,或泻之后痛减者,甚则手不可近,而欲吐不吐。

28232　加味平胃散(《痘疹仁端录》卷十)

【组成】陈皮　苍术　厚朴　甘草　藿香　砂仁　小茴香　煨姜

【主治】痘疹呕吐,面青白,手足冷,二便自利,心腹作痛,或渴喜热饮者。

28233　加味平胃散(《证治汇补》卷六)

【组成】平胃散加干葛　香附　木香　槟榔

【主治】酒积腹痛。

28234　加味平胃散(《证治汇补》卷七)

【组成】平胃散加木香　檀香　乌药　砂仁

【主治】尸厥。

28235　加味平胃散(《证治汇补》卷八)

【组成】苍术　陈皮　甘草　黄芩　黄连　槟榔　茯苓　木香　泽泻　木通

【主治】湿蒸热郁而致下痢。

28236　加味平胃散(《冯氏锦囊·杂症》卷五)

【组成】留白广皮(炒)　白扁豆(炒黄)各二两四钱　苍术(炒深黄)三两二钱　厚朴(姜汁炒)一两六钱　甘草一两(炒)　木通(炒)八钱

【用法】上为细末。姜汤调下。

【主治】水泻,脾胃不和,不进饮食。

28237　加味平胃散(《幼科直言》卷四)

【组成】苍术(制)　厚朴(炒)　陈皮　木香　白芍　山楂肉　槟榔　泽泻

【用法】生姜为引。或兼用和中丸。

【主治】小儿伤食泻,肚痛作渴,或泻糟粕恶臭。

28238　加味平胃散(《幼科直言》卷四)

【组成】苍术(制)　厚朴　陈皮　甘草　黄芩　车前子　山楂肉　泽泻　白芍(炒)　木香

【用法】水煎服。或兼服加味香连散。

【主治】小儿痢疾,兼泄泻腹痛,唇红作渴者。

28239　加味平胃散(《幼科直言》卷五)

【组成】防风　陈皮　制苍术　厚朴　木香　枳壳　白豆蔻　制香附　甘草　槟榔

【用法】生姜为引。

【主治】小儿胃脘积冷作痛,呕吐痰水者。

28240　加味平胃散(《种痘新书》卷十二)

【组成】陈皮　苍术　厚朴　炙草　藿香　砂仁　或加小茴(炒)

【用法】上加煨姜,同煎服。

【主治】痘疹虚寒呕吐。

28241　加味平胃散(《金鉴》卷四十六)

【组成】陈皮　厚朴　苍术　甘草　草果　枳壳　神曲

【主治】孕妇胞阻,伤食停滞,心胃作痛者。

【加减】若大便秘结日久,则加芒消、大黄以攻之,然必倍甘草以缓其峻性,庶不伤胎。

28242　加味平胃散(《金鉴》卷五十四)

【组成】南苍术(炒)　厚朴(姜炒)　大腹皮(制)　甘草(生)　陈皮　莱菔子(焙)　山楂　麦芽(炒)　神曲(炒)

【用法】引用生姜,水煎服。

【主治】小儿饮食过度,胃中停滞,以致腹胀,大便不利者。

28243　加味平胃散(《金鉴》卷五十八)

【组成】陈皮　厚朴(姜炒)　神曲(炒)　南苍术(米泔水浸,炒)　麦芽(炒)　甘草(生)　香附米(制)　南山楂

【用法】引用生姜,水煎服。

【主治】小儿因食滞郁塞,痘出之时原无腹痛,忽然一时作痛者。

28244　加味平胃散(《金鉴》卷五十九)

【组成】防风　升麻　枳壳(麸炒)　葛根　苍术(炒)　陈皮　厚朴(姜炒)　南山楂　麦芽(炒)　生甘草

【用法】引用生姜、灯心,水煎服。

【功用】消滞解毒。

【主治】小儿麻疹腹痛。食滞凝结,毒气不得宣发于外,

故不时曲腰啼叫,两眉频蹙。

28245　加味平胃散(《金匮翼》卷七)

【组成】苍术　厚朴　陈皮　甘草　缩砂　草果　山楂子　麦芽

【用法】水煎服。

【主治】食积泄泻,噫气作酸,泄而腹痛甚,泻后痛减,臭如抱坏鸡子。

28246　加味平胃散(《疡医大全》卷三十三)

【组成】苍术八分　芍药一钱　白术　神曲　陈皮　厚朴各五钱　白芷　甘草各三分

【用法】上为细末。人参汤调服;吐泻相兼,用木香汤下;饮食不思,山楂汤下;烦躁口渴,麦冬汤下;二便不利,木通汤下;夜间啼哭,元胡青皮汤下;诸般杂证,米汤下;肚痛不止,芍药花粉汤下。

【主治】小儿吐乳吐食,泄泻伤寒。

28247　加味平胃散(《会约》卷三)

【组成】苍术一钱半　厚朴(姜炒)一钱　陈皮八分　甘草(炙)八分　扁豆(炒,研)二钱　白芍一钱半　半夏一钱半　大腹皮(去黑皮及粗,洗净)一钱　砂仁一钱(炒,研)　生姜一钱三分　大枣三枚(去核)

【用法】水煎服。

【主治】伤寒,太阴脾经病,腹满而吐,食不下,嗌干,手足自温,或自利,腹痛,不渴,脉沉而细。

【加减】如泄,加肉豆蔻八分,白术一钱半,或再加煨木香三分;如腹痛拒按者,去生姜,加葛根一钱半;如嗌干,加元参、桔梗。

28248　加味平胃散(《医学从众录》卷五)

【组成】苍术二钱　陈皮　甘草各一钱　厚朴一钱五分　猪苓　黄芩　泽泻各一钱五分　干姜五分　白芍三钱　陈仓米一钱五分

【用法】水煎服。

【主治】痢疾。

【加减】痢下色红,去干姜,加当归三钱,黄连一钱。

28249　加味平胃散(《外科真诠》卷上)

【组成】苍术一钱　厚朴一钱　陈皮六分　甘草六分　茯苓二钱　姜夏一钱　香附一钱　荷叶一钱二分

【主治】眼胞痰核。由湿痰气郁而成,结于上下眼胞,皮里肉外,其形大者如枣,小者如豆,推之移动,皮色如常,硬肿不疼。

28250　加味玉泉散(《医学集成》卷二)

【组成】石膏一两　青蒿五钱　香薷四钱　扁豆三钱　甘草一钱　侧柏叶四钱(炒)　荷叶

【主治】伤暑吐血。

【备考】方中荷叶用量原缺。

28251　加味玉烛散(《会约》卷四)

【组成】当归一钱三分　川芎一钱　白芍一钱　生地黄一钱半　大黄一二钱　桃仁(去皮)一钱　红花一钱　甘草一钱　牛膝一钱

【用法】水煎服。

【主治】伤寒蓄血。血分有滞,小腹胀痛,热蓄下焦。

【加减】血不下,加芒消三钱,化溶服,并重加大黄。

【备考】老弱妇人血虚者皆可服,以代仲景抵当汤。

28252　加味玉露散(《全国中药成药处方集》)

【组成】桂枝一钱半　石膏一两　猪苓　泽泻各四钱　藿香三钱　朱砂　琥珀　甘草各二钱　滑石八钱　白术　云苓　寒水石各六钱

【用法】上为极细末。成人每服二钱,小儿三分至一钱,白开水送下。

【功用】和胃止呕,利湿止泻。

【主治】胃肠诸热,暑湿吐泻,头晕自汗,腹痛口渴。

【宜忌】孕妇忌服。

28253　加味术附汤(《得效》卷二)

【组成】白术(去芦)　甘草(炒)各一两　附子(炮)一两半　赤茯苓一两

【用法】上㕮咀散。每服五钱,加生姜七片,大枣二枚煎,一日三次。才见身痹又三服,当如冒状,勿怪,盖术、附并行皮中逐水气故尔。

【主治】中湿,脉沉而微缓,腹膜胀,倦怠,四肢关节疼痛而烦,或一身重着,久则浮肿喘满,昏不知人,挟风头晕呕哕,兼寒则挛拳掣痛。

【加减】如有冒状,加桂一两,大便坚,小便利则勿加。

28254　加味术附汤(《医学入门》卷六)

【组成】附子　白术各一两　肉豆蔻一个　木香　甘草各五钱

【用法】每服二钱,加生姜、大枣,水煎服。

【功用】温寒燥湿,行气健脾。

【主治】小儿吐泻后脾虚,变成慢惊,身弓发直,吐乳贪睡,汗多。

28255　加味术附汤(《医部全录》卷四三二引《幼幼近编》)

【组成】人参　白术(炒)　茯苓　甘草(炙)　肉果(煨)　附子(炮)　(一方加木香)

【用法】每服三钱,加生姜、大枣,水煎服。

【主治】小儿慢惊吐泻身凉,或因脏寒洞泄。

28256　加味术苓汤(《辨证录》卷四)

【组成】人参　白术各五钱　茯苓三钱　半夏二钱　竹沥一合　附子三分

【用法】水煎服。

【主治】气虚呃逆,时作时止。

28257　加味术苓汤(《辨证录》卷八)

【组成】白术二两　茯苓五钱　半夏三钱　肉桂二钱　生姜一两　白豆蔻三粒

【用法】水煎服。

【主治】脾胃虚寒而得疟症者。发疟之时,先寒后热,寒从腹起,善呕,呕已乃衰,热过汗出乃已。

28258　加味术苓汤(《辨证录》卷十)

【组成】白术五钱　茯苓一两　贯众一两　甘草二钱　车前子五钱

【用法】水煎服。

【主治】瘟疫,鼻中出血后,饮水泻痢。

28259　加味术苓汤(《幼科直言》卷五)

【组成】苍术(炒)　厚朴(炒)　木瓜(炒)　腹皮

柴胡　陈皮　猪苓

【用法】生姜一片为引。

【主治】小儿受湿,腿腹肿胀。

28260　加味术桂汤(《辨证录》卷五)

【组成】白术一两　肉桂一钱　甘草一分　人参二钱　丁香一钱

【用法】水煎,加人尿半碗,探冷服之。一剂即安。

【主治】格阳不宣,肾经寒邪太盛,上假热而下真寒,致一时关格,大小便闭结不通,渴饮凉水,少顷即吐,又饮之又吐,面赤唇焦,粒米不能下胃,饮一杯吐出杯半,脉亦沉伏。

28261　加味甘桔汤(《万氏女科》卷三)

【组成】甘草　桔梗　款冬　贝母　前胡　枳壳　白茯　五味　麦冬各等分

【用法】加淡竹叶十五片,水煎,食后温服。

【功用】《会约》:清肺宽中。

【主治】产后咳久不止,涕唾稠黏。

【宜忌】如产后吃盐太早者难治。

28262　加味甘桔汤(《保命歌括》卷六)

【组成】桔梗　甘草　升麻　连翘　防风　牛蒡子　黄芩(酒炒)各一钱

【用法】水煎,加薄荷三叶,煎八分,食后细细呷之。

【主治】大毒流行,咽痛喉痹。

28263　加味甘桔汤(《片玉痘疹》卷五)

【组成】桔梗　甘草　牛蒡子(炒,研)　射干　荆芥　升麻

【主治】痘疮咽喉肿痛。

28264　加味甘桔汤(《景岳全书》卷六十三)

【组成】桔梗八分　甘草一钱二分　牛蒡子　射干各六分　防风　玄参各四分

【用法】水一钟煎服。或加生姜一片。

【主治】咽喉肿痛。

【加减】热甚者,加黄芩,去防风。

28265　加味甘桔汤(《济阳纲目》卷一〇六)

【组成】桔梗三钱　甘草　防风　荆芥　薄荷　黄芩　元参各一钱

【用法】上剉。水煎,食后频频噙咽。

【主治】喉痹。

【加减】咳逆,加陈皮;咳嗽,加知母、贝母;发渴,加五味子;唾脓血,加紫菀;肺痿,加阿胶;面目肿,加茯苓;呕,加半夏、生姜;少气,加人参、麦门冬;肤痛,加黄耆;目赤,加栀子、黄连;咽痛,加鼠黏子、竹茹;声哑,加半夏、桂枝;疫毒,头痛肿,加鼠黏子、大黄、芒消;胸膈不利,加枳壳;心胸痞,加枳实;不得卧,加栀子;发斑,加荆芥、防风;酒毒,加干葛、陈皮之类。

28266　加味甘桔汤(《医林绳墨大全》卷八)

【组成】甘草　桔梗　诃子　木通

【用法】水煎,入生地汁少许服。

【主治】风寒失音。

28267　加味甘桔汤(《辨证录》卷五)

【组成】桔梗　川芎　天花粉　麦冬各三钱　甘草

黄芩各一钱

【用法】水煎服。

【主治】春温。春月伤风,头痛鼻塞,身亦发热。

28268　加味甘桔汤(《洞天奥旨》卷九)

【组成】桔梗三钱　甘草一钱　甘菊二钱　青黛二钱　茯苓三钱　白附子八分　天花粉二钱　白芷五分

【用法】水煎服。

【主治】肺风,渣鼻疮。

28269　加味甘桔汤(《幼科直言》卷五)

【组成】甘草　桔梗　桑皮　丹皮　陈皮　黄芩　白芍　乌梅肉　使君子肉

【用法】生姜一片为引。兼服抱龙丸。

【主治】小儿肺胃湿热,鼻内出虫者。

28270　加味甘桔汤(《医学心悟》卷三)

【组成】甘草五分　桔梗　川贝母　百部　白前　橘红　茯苓　旋覆花各一钱五分

【用法】水煎服。

【主治】表寒束其内热,致成哮喘。

28271　加味甘桔汤(《医学心悟》卷四)

【组成】甘草(炙)三钱　桔梗　荆芥　牛蒡子(炒)　贝母各一钱五分　薄荷三分

【用法】水煎服。

【主治】外感风热,咽喉肿痛,或生悬痈、口菌及大头天行。

❶《医学心悟》:喉痹,君相二火冲击,咽喉痹痛;缠喉风,咽喉肿痛胀塞,红丝缠绕,口吐涎沫,食物难入,甚则肿达于外,头如蛇缠;走马喉风,又名飞疡,喉舌之间,暴发暴肿,转肿转大;缠舌喉风,硬舌根而两旁烂;悬痈,脾经蕴热所致,生于上腭,形如紫李;虾蟆瘟,颏下漫肿无头;大头天行,头面尽肿。❷《外科证治全书》:口菌,由火盛血热气滞而生,多生在牙龈肉上,隆起形如菌,或如木耳,紫黑色。❸《证因方论集要》:风火郁热初起之咳嗽。

【加减】若内热甚,或饮食到口即吐,加黄连一钱;若口渴,唇焦舌燥,便闭溺赤,更加黄柏、黄芩、山栀、黄连;若有肿处,加金银花五钱。

【方论选录】《证因方论集要》:方中荆芥、薄荷消风,牛蒡、土贝散热,甘、桔清火,治风热咳嗽最稳。

28272　加味甘桔汤(《金鉴》卷五十八)

【组成】牛蒡子(炒)　苦桔梗　生甘草　射干

【用法】水煎服。

【主治】痘疹呛水。火盛热毒壅于会厌,咽门肿痛,水不易入,溢于气喉,气喷作呛。

28273　加味甘桔汤(《金鉴》卷五十八)

【组成】射干　牛蒡子(炒)　元参　连翘(去心)　麦门冬(去心)　栀子(炒)　苦桔梗　甘草(生)

【用法】水煎服。

【主治】痘疹热毒壅遏肺窍,痘未灌浆而音已先哑者;或痘毒不能发越于外,火热壅塞膈间,上冲咽喉肿痛,甚而不能呼吸,饮食难入。

28274　加味甘桔汤(《痘麻绀珠》)

【组成】甘草一钱　桔梗三钱

【用法】加猪肤皮,水煎服。

【主治】痘疹咽喉肿痛,不能饮食者。

28275　加味甘桔汤(《会约》卷七)

【组成】甘草一钱半　桔梗一钱半　元参一钱　赤药　生地　防风各一钱　荆芥七分　薄荷七分　山豆根　连翘　黄芩各一钱　北细辛三分　羌活六分　独活七分　白芷八分

【用法】水煎服。

【主治】喉肿痛。

【加减】肝胆火,加白芍、栀子、胆草;胃火,加石膏三钱;若大便秘结者,加大黄、芒消;毒甚而烂者,加牛蒡子、金银花。

28276　加味甘桔汤(《会约》卷二十)

【组成】连翘　甘草　桔梗　射干　牛蒡子　黄连(酒炒)　黄芩(酒炒)各一钱

【用法】水煎服。外用苦参三钱,僵蚕二钱为末吹之。

【主治】麻疹后余毒喉病。

28277　加味甘桔汤(《外科真诠》卷上)

【组成】生地一钱　元参一钱　枳壳一钱　桔梗一钱　牛子一钱　丹皮一钱五分　防风一钱　连翘一钱　山甲二片　银花一钱　公英三钱　甘草五分

【用法】水煎内服。外敷洪宝膏,溃后用乌云散盖膏。

【主治】结喉痈,生于项前结喉之上,肿甚则堵塞咽喉,汤水不下。

28278　加味甘桔汤(《医学集成》卷二)

【组成】荆芥　贝母　大力　薄荷　细辛　桔梗　甘草

【用法】水煎服。外用人指甲煅、研,吹上即破。

【主治】乳蛾,喉生大白泡。

【加减】热甚,加芩、连;肿甚,加银花。

28279　加味甘桔汤(《麻症集成》卷四)

【组成】甘草　豆根　力子　麦冬　蒌仁　桔梗　元参　连翘　荆芥

【主治】麻症咽喉肿痛不食。

28280　加味甘桔汤(《医方简义》卷四)

【组成】桔梗　白及片　橘红　甜葶苈(炒)各一钱　甘草节　川贝母各一钱五分　米仁　银花各五钱　(加丝瓜筋二三钱亦佳)

【用法】水煎服。

【主治】肺痈咳嗽,吐脓血,胸中及右胁疼痛,不能右卧者。

【加减】如肺痈初起,加荆芥、防风各一钱;如溃后者,加人参、绵黄耆各一钱。

28281　加味甘桔汤(《重订通俗伤寒论》)

【组成】生甘草五分　苦桔梗　嫩苏梗　紫菀　白前　橘红　制香附　旋覆花各一钱半

【功用】散结活痰。

【主治】梅核气,咳逆无痰,喉间如含炙脔,咯之不出,咽之不下,燥痰黏结喉头。

28282　加味甘桔汤(《中医皮肤病学简编》)

【组成】生地15克　元参15克　桔梗9克　枳壳9克　银花31克　连翘31克　丹皮9克　蒲公英31克

【用法】水煎服。

【主治】口炎。

28283　加味甘露饮(《赤水玄珠》卷三)

【组成】熟地　生地　天冬　麦冬　枇杷叶(去毛)　黄芩各一两　茵陈　枳壳　石斛　甘草各一两　犀角三钱

【用法】上为粗末。每服三五钱,水煎,食后、临卧温服。

【主治】男、妇、小儿胃经客热,口臭牙宣,赤眼,口疮,一切疼痛,及上焦消渴,喉腥。

28284　加味甘露饮(《引经证医》卷四)

【组成】生地黄　玉竹　五味子　白蜜　沙参　鲜石斛　麦冬　甘蔗汁

【主治】消渴,脾胃热,阴虚者。

28285　加味石膏汤(《医学入门》卷八)

【组成】石膏八钱　山栀　人参　茯苓　知母各三钱　生地黄　淡竹叶各一两

【用法】每服一两,水煎去滓,下蜜半合,煮二沸,食前服。

【主治】膀胱实热,脬转不得小便,苦烦满,难于俯仰。

【加减】欲利,加芒消三钱。

28286　加味石膏汤(《幼科直言》卷四)

【组成】煅石膏　柴胡　陈皮　甘草

【用法】竹叶十片为引。

【主治】疟在盛暑之时,唇红面赤,烦躁作渴,欲饮冷水,或热多寒少者。

28287　加味右归饮(《胎产秘书》卷下)

【组成】大熟地(姜汁炒)八钱　杞子(酒炒)三钱　净黄肉(酒炒)四钱　怀山药四钱　泽泻二钱　丹皮(酒炒)二钱　熟附子三钱　肉桂心一钱　白茯苓二钱　鹿角胶三钱　巴戟肉三钱　炮姜八分

【用法】水煎服。

【功用】补气壮阳。

【主治】产后风寒入于腠理,经络不和,而致手足搐搦,眼目上视,角弓反张,口眼歪斜,舌喑不语,痰涎上涌,不省人事者。

28288　加味左归饮(《医学从众录》卷四)

【组成】熟地七钱　山茱萸　怀山药　茯苓　枸杞各三钱　肉苁蓉(酒洗,切片)四钱　细辛　炙草各一钱　川芎二钱

【用法】水三杯,煎八分,温服。

【主治】肾虚头痛,及眩晕目痛。

28289　加味左金丸(《集验良方》卷三)

【组成】黄连(姜汁炒)半斤　吴萸(汤泡)三两　青皮(醋炒)二两　木香二两　槟榔四两　川芎二两

【用法】水为丸,如梧桐子大。

【主治】因酒食怒气所伤,致肝火郁结,两胁胀痛,及胃脘当心痛,吐酸,不思饮食。

28290　加味左金丸(《北京市中药成方选集》)

【组成】黄连(姜炙)六两　吴茱萸(炙)二两　柴胡二两　青皮(炒)二两　黄郁金二两　香附(炙)三两　白芍

四两

【用法】上为细末,过罗,用冷开水泛为小丸。每十六两用滑石细粉四两为衣闯亮。每服二钱,一日二次,温开水送下。

【功用】舒郁宽中,平肝止痛。

【主治】气郁肝旺,胸膈堵塞,两胁刺痛,多发急怒。

28291 加味左金丸(《中医内科临床治疗学》引《冰玉堂经验方》)

【组成】柴胡3克 枳实6克 白芍9克 元胡9克 川楝子9克 青黛9克 竹茹9克 香附9克 黄连18克 吴萸3克 甘草6克

【用法】蜜为丸。每服3克,一日三次。

【功用】疏肝清热,降逆止呃。

【主治】呃逆连声,因情志不舒而诱发,气冲引胁,脘闷纳呆,两胁胀痛,咽中不利,肠鸣矢气,舌苔薄白,脉弦。

【方论选录】柴胡、延胡、枳实、竹茹、香附舒肝气;青黛、白芍、川楝清肝热;黄连、吴萸降逆止呃。诸药合用,共奏疏肝清热,降逆止呃之功。

28292 加味左金丸(《中国药典》2010版)

【组成】姜黄连36克 制吴茱萸36克 黄芩18克 柴胡36克 木香18克 醋香附72克 郁金36克 白芍54克 醋青皮54克 麸炒枳壳54克 陈皮54克 醋延胡索54克 当归54克 甘草18克

【用法】上为丸剂,每100丸重6克。口服,一次6克,一日2次。

【功用】平肝降逆,疏郁止痛。

【主治】肝郁化火、肝胃不和引起的胸脘痞闷、急躁易怒、嗳气吞酸、胃痛少食。

28293 加味左金汤(《医醇剩义》卷四)

【组成】黄连五分 吴萸二分 瓦楞子三钱(煅,研) 荜澄茄一钱 蒺藜三分 郁金二钱 青皮一钱 柴胡一钱(醋炒) 延胡索一钱 木香五分 广皮一钱 砂仁一钱 佛手五分

【主治】肝气郁结,气火俱升,上犯胃经,痛连胁肋。

28294 加味龙石散(《普济方》卷二九九)

【组成】寒水石(烧)四两 朱砂(飞研)二钱 马牙消(枯)一钱 铅白霜半钱 硼砂半钱 脑子二钱半 或加甘草(末)二钱

【用法】上为极细末。每用少许,干掺患处,吐津,误咽了,不妨。

【主治】口舌生疮,时时血出,咽喉肿塞,疼痛妨闷。

28295 加味龙石散(《济众新编》卷三)

【组成】乳香 没药 麝香 朱砂 石雄黄 寒水石 白矾 龙脑各等分

【用法】上为末。掺之,一日三五次。

【主治】牙疳。

28296 加味龙虎散(《东医宝鉴·外形篇》卷三引《得效》)

【组成】苍术一两 全蝎五钱 草乌 附子(并炮制)各二钱 天麻三钱

【用法】上为末。每服一钱,空心豆淋酒调下。

【功用】《医学入门》:养肾气。

【主治】❶《东医宝鉴·外形篇》引《得效》:风寒腰痛,筋骨拳挛。❷《医学入门》:积聚痃癖,内伤生冷,外中风寒,腰脚膝胫曲折拳拳,筋骨疼痛,经年不能常履者。

28297 加味龙胆汤

《外科枢要》卷四。为《外科发挥》卷六"加减龙胆泻肝汤"之异名。见该条。

28298 加味戊己汤(《症因脉治》卷二)

【组成】白芍 甘草 黄柏 知母

【主治】脾阴不足,土中之火刑金,而致内伤嗽血。

28299 加味归芍汤(《辨证录》卷十)

【组成】当归 白芍各一两 生地 麦冬各五钱 天花粉 炒栀子各二钱

【用法】水煎服。

【主治】肝血不足,肝燥而气逆,稍逢拂意之事,便觉怒气填胸,不能自遣,嗔恼不已。

28300 加味归芎汤

《笔花医镜》卷四。为《得效》卷十四"加味芎归汤"之异名。见该条。

28301 加味归芎饮(《医学集成》卷三)

【组成】焦术 当归 生地各一两 川芎五钱 升麻一钱

【主治】妇人经行后阴。

28302 加味归芪片(《成方制剂》6册)

【异名】归芪片。

【组成】当归 党参 黄芪

【用法】加工为糖衣片。口服。一次5~6片,一日2次。

【功用】补气,养血。

【主治】气血两亏,气虚体弱,肢体劳倦。

28303 加味归宗汤(《金鉴》卷五十六)

【组成】归宗汤加紫草 石膏 犀角 黄连 归尾

【主治】痘疹毒火迅烈,莫能约束,热未三朝,发热或半日或一日,痘疹涌出不循序。

28304 加味归宗汤(《金鉴》卷五十六)

【组成】归宗汤加归尾 红花 紫草 犀角 黄连 穿山甲 地丁

【主治】毒火炽盛,气血锢滞,痘疹灌浆之时,地界红紫,痘形焦黑,而浆不行。

28305 加味归宗汤(《金鉴》卷五十八)

【组成】当归尾 赤芍药 元参 大黄(生) 羌活 荆芥穗 青皮(炒) 穿山甲(炙) 生地 东山楂 牛蒡子(炒,研) 木通

【用法】水煎服。

【主治】毒火亢极,真阴不能胜邪,痘当出而未出,发热,腰频频作痛者。

28306 加味归脾丸(《金鉴》卷七十二)

【组成】香附 人参 酸枣仁(炒) 远志(去心) 当归 黄耆 乌药 陈皮 茯神 白术(土炒) 贝母(去心)各一两 木香 甘草(炙)各三钱

【用法】上为细末,合欢树根皮四两煎汤,蒸老米糊为

丸,如梧桐子大。每服六十丸,空腹白滚水送下。

【功用】理脾宽中,疏通戊土,开郁行痰,调理饮食。

【主治】郁结伤脾,肌肉浇薄,土气不行,逆于肉里,致生肉瘿、肉瘤。

28307　加味归脾汤(《口齿类要》)

【组成】归脾汤加柴胡　丹皮　山栀

【用法】水煎服。

【主治】❶《口齿类要》:思虑动脾火,元气损伤,体倦发热,饮食不思,失血牙痛。❷《嵩崖尊生》:思虑之过,血伤火动,口舌生疮。

28308　加味归脾汤(《正体类要》卷下)

【组成】归脾汤加柴胡　山栀

【主治】妇人血虚,心脾郁结,经闭发热,产门不闭,及乳岩初起。

❶《景岳全书》:脾经血虚发热。❷《张氏医通》:心脾郁结,经闭发热。❸《叶氏女科》:妇人乳岩初起,因肝脾二脏郁怒,气血亏损者,伴有内热,夜热,五心发热,肢体倦瘦,月经不调;及产后忧思伤脾而血热,产门不闭者。

28309　加味归脾汤(《保婴撮要》卷三)

【组成】人参　黄耆　茯神(去木)　甘草　白术(炒)各一钱　木香五分　远志(去心)　酸枣仁　龙眼肉　当归　牡丹皮　山栀(炒)各一钱

【用法】水煎服。婴儿为患者,令子母俱服之。

【主治】乳母忧思伤脾,以致小儿血虚发热,腹痛发抽,怔忡失眠,自汗盗汗,口舌生疮;及妊娠吐衄。

❶《保婴撮要》:因乳母郁怒积热,婴儿腹痛发搐者。❷《准绳·幼科》:小儿因乳母忧思郁怒,胸胁作痛,或肝脾经分患疮疡之证,或寒热惊悸无寐,或便血盗汗,口疮不敛。❸《证治宝鉴》:思虑过甚,脾经血伤火动,口舌生疮,咽喉不利。❹《叶氏女科》:妊娠忧思郁结伤脾,而致吐衄。❺《外科真诠》:思虑伤脾,心火上炎所致之舌岩。

【临床报道】❶内钓:一小儿因乳母怀抱郁结,腹痛发搐,久而不愈,用加味归脾汤加漏芦,母子并服渐愈。❷胁痛:一小儿四岁,胁间漫肿一块,甚痛,色如故,服流气败毒等药,加寒热作呕,食少作泻,此禀肝脾气滞之症,元气复伤而甚耳。乃择乳母气血壮盛者,与加味归脾汤、加味逍遥散服之,儿饮其乳半载而消。

28310　加味归脾汤(《医部全录》卷三九九引《薛氏医案》)

【组成】白术(炒)　人参　茯苓各一钱　柴胡　川芎　山栀(炒)　芍药(炒)　甘草(炒)各五分　熟地黄　当归各八两

【用法】水煎服。

【功用】内消乳岩。

【主治】妇人乳岩初起。

28311　加味归脾汤

《古今医鉴》卷十一。为《正体类要》卷下"归脾汤"之异名。见该条。

28312　加味归脾汤(《医宗必读》卷八)

【组成】人参　炙黄耆　白术　当归　茯苓　酸枣仁各一钱半　远志肉八分　木香　甘草(炙)各五分　龙眼肉二钱　大枣二枚　煨姜三片　菖蒲八分　桂心五分

【用法】水二钟,煎一钟,食后服。

【主治】虚寒心悸而痛。

28313　加味归脾汤

《种痘新书》卷十二。即原书同卷"归脾汤"加柴胡、山栀。见该条。

28314　加味归脾汤(《金鉴》卷四十八)

【组成】归脾汤加朱砂　龙齿

【主治】妇人产后,忧愁思虑伤心脾,惊悸恍惚者。

28315　加味归脾汤(《金鉴》卷四十九)

【组成】归脾汤加伏龙肝

【用法】水煎服。

【主治】妇人心、脾伤损,每交接辄出血者。

28316　加味归脾汤(《金鉴》卷四十九)

【组成】归脾汤加辰砂　琥珀末

【用法】上将归脾汤水煎,调辰砂、琥珀末服之。

【主治】妇人七情内伤,心脾亏损,神无所护,致夜梦鬼交,独笑独悲。

28317　加味归脾汤(《叶氏女科》卷二)

【组成】人参　黄耆　白术(蜜炙)　茯苓　枣仁各二钱　远志(制)　当归各一钱　柴胡　山栀仁　枳壳(麸炒)各八分　木香(不见火)　炙甘草各五分

【用法】加龙眼肉七枚,水二钟,煎七分,空腹服。

【主治】子悬。妊娠四五月,因脾郁而致胎气不和,逆上心胸,胀满疼痛不安者。

28318　加味归脾汤(《一盘珠》卷五)

【组成】人参　黄耆　当归　白术　枣仁　志肉　茯神　甘草　川郁金　香附　木香　牛膝

【主治】脱疽阴虚,兼郁火下注,饮食减少。

28319　加味归脾汤(《盘珠集》卷上)

【组成】人参　白术(炒)　茯神(去皮木)　当归(去尾)　枣仁(去壳,炒)　莲肉(去心)　黄耆(蜜炙)　远志　木香

【主治】子肿,血少气滞者。

【备考】远志辛散而上升,不宜多用,四五分足矣。

28320　加味归脾汤(《疫疹一得》卷下)

【组成】人参一钱　黄耆一钱半(炒)　白术一钱(炒)　茯神三钱　枣仁二钱(炒)　远志一钱半(炒)　甘草五分　当归一钱半　麻黄根二钱　牡蛎三钱　红枣三枚　浮麦三钱

【主治】自汗,盗汗。

28321　加味归脾汤(《重订通俗伤寒论》)

【组成】潞党参　炙黄耆　生晒术　茯神　归身各三钱　枣仁　远志各二钱　阿胶　焦山栀　丹皮各一钱　清炙草　广木香各五分　龙眼肉五枚

【功用】补脾养阴。

【主治】夹血伤寒后期,出血已止,阴液亏虚者。

28322　加味四七汤(《直指》卷十一)

【组成】半夏(制)二两半　白茯苓　厚朴(制)各一两半　茯神　紫苏叶各一两　远志(姜汁蘸湿,取肉,焙)　甘草(炙)各半两

【用法】上剉。每服四钱,加生姜七片,石菖蒲半寸,大枣二枚,水煎服。

【功用】豁痰散惊。

【主治】❶《直指》:心气郁滞,惊悸。❷《杂病源流犀烛》:心悸痛,劳役则头面赤而下重,自烦发热,脉弦,脐上跳。

28323 加味四七汤(《得效》卷四)

【组成】桂枝 白芍药 半夏(洗)各一两 白茯苓 厚朴(去粗皮,姜汁炒) 枳壳(面炒) 甘草(炙)各半两 人参 紫苏叶各一两 (一方加明乳香、玄胡索各半两)

【用法】上剉散。每服四钱,加生姜七片,大枣二枚,水煎,食前服。

【主治】寒邪客搏心痛。

28324 加味四七汤(《疮疡经验全书》卷九)

【组成】紫苏叶 白茯苓各五钱 半夏(姜汁浸,炒) 桑皮各三钱 木香二钱 枳实 厚朴各三钱 甘草二钱

【用法】分四服。加生姜七片,水煎服。

【主治】疮疡喘嗽多痰。

28325 加味四七汤(《回春》卷五)

【组成】白茯苓(去皮) 川厚朴(去皮,姜炒) 苏梗 半夏(姜汁炒) 广橘红 青皮 枳实 砂仁 南星(姜汁炒) 神曲(炒)各一钱 白豆蔻 槟榔 益智仁各五分

【用法】上剉一剂。加生姜五片,水煎,临卧服。

【主治】七情之气结成痰气,状如梅核,或如破絮,在咽喉之间,咯不出,咽不下;或中脘痞满,气不舒快;或痰涎壅盛,上气喘急;或因痰饮,恶心呕吐。

28326 加味四七汤(《准绳·女科》卷一)

【组成】半夏(汤洗七次)一两 厚朴(姜汁制) 赤茯苓 香附子(炒)各五钱 紫苏 甘草各二钱

【用法】上㕮咀,分四帖。每服水二钟,加生姜五片,煎八分,去滓,加琥珀末一钱,调服。

【主治】❶《准绳·女科》:妇女小便不顺,甚者阴户疼痛。❷《女科指掌》:思虑伤脾,导致白浊白淫,胸痞虚浮,面色黄,多眠少食。

【方论选录】《济阴纲目》:此方治四气七情,故以为名。然以半夏为君,则知内外二因,皆能令气郁而生湿生痰也,香附治内,紫苏治外,其余又兼内外,以佐其成功,然不有琥珀为之通窍燥湿,则亦不能为效也。

28327 加味四七汤(《寿世保元》卷三)

【组成】半夏(汤泡)五两 白茯苓(去皮)四两 川厚朴(姜炒)三两 紫苏二两 桔梗二两 枳实(麸炒)二两 甘草一两

【用法】上剉作十剂。加生姜七片,大枣一枚,水煎,热服。

【主治】七情之气,结成痰涎,状如破絮,或如梅核,在咽喉之间,咯不出,咽不下;或中脘痞闷,气不舒快,或痰涎壅盛,上气喘急;或因痰饮,恶心呕吐。

28328 加味四七汤

《观聚方要补》卷五。即《济生》卷二"加味七气汤"。见该条。

28329 加味四七汤(《中医妇科治疗学》)

【组成】紫苏叶二钱 厚朴三钱 茯苓四钱 半夏三钱 白芷 木香各二钱 建菖蒲七分

【用法】水煎,温服。

【功用】疏郁化痰。

【主治】气郁痰阻,白带稠黏,时多时少,中脘痞闷,平日痰多,或有气喘,呕逆恶心。

28330 加味四斤丸(《三因》卷九)

【异名】加减四斤丸(《准绳·类方》卷四)。

【组成】苁蓉(酒浸) 牛膝(酒浸) 天麻 木瓜干 鹿茸(燎去毛,切,酥炙) 熟地黄 菟丝子(酒浸通软,别研细) 五味子(酒浸)各等分(一法不用五味子,有杜仲)

【用法】上为末,蜜为丸,如梧桐子大。每服五十丸,食前温酒或米汤送下。

【主治】肝肾脏虚,热淫于内,致筋骨痿弱,不自胜持,起居须人,足不任地,惊恐战掉,潮热时作,饮食无味,不生气力,诸虚不足。

【备考】《普济方》引鲍氏方有当归身。

28331 加味四斤丸(《济生》卷三)

【组成】虎胫骨(酥炙)二两 天麻 宣木瓜(去皮瓤,蒸) 川乌(炮,去皮)各一两 肉苁蓉(酒润,焙) 没药(别研) 乳香(别研)各半两 川牛膝(洗,去芦,酒润)一两半

【用法】上为细末,入木瓜膏杵和,入少酒糊为丸,如梧桐子大。每服七十丸,空心、食前温酒、盐汤任下。

【主治】肝肾俱虚,精血不足,足膝酸弱,步履无力,及受风寒湿气,致脚痛脚弱者。

28332 加味四生饮(《医碥》卷一)

【组成】生荷叶 生艾叶 生柏叶 生地黄各等分

【用法】加降香、童便煎服。元气虚弱,即将童便浸前药,水为丸,独参汤送下。

【主治】吐血属火者。

28333 加味四圣饮

《简明医彀》卷六。为《得效》卷十一"加味四圣散"之异名。见该条。

28334 加味四圣散(《直指小儿》卷五)

【组成】紫草茸 木通 南木香 黄耆(微炒) 川芎 甘草各等分

【用法】上为粗末,煎一钱,不拘时候服。

【主治】小儿疮痘出不快,及变陷者。

【加减】大便秘,加枳壳少许;大便如常,加糯米一百粒(糯米解毒,能酿而发之)。

28335 加味四圣散(《得效》卷十一)

【异名】加味四圣饮(《简明医彀》卷六)。

【组成】紫草茸 木通(去皮节) 南木香 黄耆(炒) 川芎 甘草 人参各等分 蝉蜕(去足翼)十个

【用法】上剉散。每服二钱,水一盏煎,不拘时候温服。

【主治】❶《得效》:小儿疮痘出不快,及变陷倒靥,小便赤涩,余热不除,一切恶候;或被风吹,复不见,入皮肤内者。❷《张氏医通》:小儿痘灌浆时,热渴引水或作痒。

【加减】大便秘,加枳壳少许;大便如常,加糯米一百

粒(性解毒,能酿而发之)。

28336　加味四圣散(《种痘新书》卷十二)

【组成】紫草　木通(去皮)各二钱　川芎四分　甘草二分　白术　茯苓各三分　糯米　木香(另磨)

【用法】水煎服。

【主治】痘疹大便秘结。

28337　加味四圣散(《种痘新书》卷十二)

【组成】紫草　木通(去节)　枳壳(炒)　黄耆　桂枝　大黄(酒制)各等分

【用法】水煎服。

【主治】痘痒,便秘。

28338　加味四圣膏(《医学碎金录》)

【组成】紫河车八两　龟版胶八两　麋角胶八两　茯苓八两　天麦冬共十六两　生熟地共十六两　地骨皮八两

【用法】先熬二地、二冬、茯苓、地骨三次,河车焙干研末,将三次药汁再熬,入二种胶、河车末收膏。

【功用】峻补精血。

【主治】消耗性慢性疾病及贫血患者(如肺结核等)。

28339　加味四君汤

《景岳全书》卷五十三。为《三因》卷十五"加味四君子汤"之异名。见该条。

28340　加味四君汤(《辨证录》卷六)

【组成】人参　白术各五钱　甘草　香薷各一钱　茯苓二钱　炮姜三分

【用法】水煎服。

【主治】中暑。膏粱子弟,多食瓜果以寒其胃,忽感暑气,一时猝倒。

28341　加味四君汤(《辨证录》卷七)

【组成】人参　小茴香各三钱　白术　山药各一两　肉桂一钱　萝卜子一钱　甘草一钱　肉豆蔻一枚　茯苓五钱

【用法】水煎服。

【主治】泄泻,饥渴思饮食,饮食下腹便觉饱闷,必大泻后快,或早或晚,一昼夜数次以为常,面色黄瘦,肌肉减削。

28342　加味四君汤(《辨证录》卷七)

【组成】人参　远志　山药各三钱　白术五钱　甘草　枳壳各一钱　茯苓五钱　菖蒲一钱　山楂二十粒　神曲一钱

【用法】水煎服。

【主治】心疑而物不化,食蔬菜之类,觉胸膈有碍,遂疑有虫,因而作痞。

28343　加味四君汤(《辨证录》卷八)

【组成】人参　甘草　桂枝各一钱　白术　茯苓各五钱　半夏二钱

【用法】水煎服。

【主治】疟疾,先腰痛,头疼且重,寒从背起,先寒后热,热如火炽,热止汗出,不能即干,遍身骨节无不酸疼,小便短赤,乃太阳膀胱经之疟。

28344　加味四君汤(《辨证录》卷九)

【组成】人参　白芍各三钱　白术　茯苓各五钱　陈

皮五分　益智仁一钱　甘草三分

【用法】水煎服。

【主治】痰证。胃气怯弱,水流胁下,咳唾引痛,吐痰甚多,不敢用力。

28345　加味四君汤(《辨证录》卷十)

【组成】白术三钱　茯苓三钱　人参　谷芽各一钱　甘草　神曲各五分　砂仁一粒

【用法】水煎服。

【主治】胃气虚弱,饥饿之后,腹中肠鸣,手按之鸣少止者。

28346　加味四君汤(《叶氏女科》卷二)

【组成】人参　白术(蜜炙)　茯苓各一钱五分　炙甘草　香附(制)各一钱　砂仁五分(炒)

【用法】加生姜三片,大枣二枚,水煎服。

【主治】妊娠五月,禀赋虚弱,胎萎不长,由于气虚者。

28347　加味四君汤(《叶氏女科》卷二)

【组成】人参　白术(蜜炙)　茯苓　枳壳(麸炒)　柴胡　黄芩　山栀仁(炒)各一钱　甘草五分

【用法】加生姜三片,葱白三茎,水煎服。

【主治】子悬。妊娠四五月,胃热而致胎气不和,逆上心胸,胀满疼痛不安者。

28348　加味四妙汤(《效验秘方·续集》房定亚方)

【组成】银花30克　生地20克　玄参20克　生甘草10克　白花蛇舌草20克　鹿衔草15克　山慈菇10克　当归15克　白芍30克　萆薢20克　薏苡仁20克　青风藤30克

【用法】每日1剂,水煎2次,早晚分服。

【功用】清热解毒,活血通痹。

【主治】热毒痹(类风湿关节炎急性发作期),症见关节红肿焮热,痛如锥刺。或见发热,烦躁等。

【加减】如关节肿痛者,加羌活、清半夏至30克以祛风化湿止痛。

【方论选录】方中银花、生地、玄参、生甘草、白花蛇舌草、鹿衔草、山慈菇清热解毒、消炎止痛,其后3味药有调节免疫功能的作用;当归活血化瘀,白芍缓急止痛,萆薢、薏苡仁、青风藤祛湿利关节、消炎止痛。若关节疼痛明显者,可加蜈蚣、全蝎等虫类药穿筋透骨、逐瘀止痛。

28349　加味四苓汤

《医钞类编》卷十九引聂氏方。为《痘疹传心录》卷十九"加味四苓散"之异名。见该条。

28350　加味四苓汤(《医略六书》卷二十六)

【组成】茯苓三钱　白术一钱半(炒黑)　猪苓一钱半　柴胡梢五分　泽泻一钱半　青皮一钱半(炒)　陈皮一钱半　橘核三钱(炒)

【用法】水煎,去滓温服。

【主治】女子前阴漫肿,脉弦者。

【方论选录】脾土虚衰,不能制湿而肝气滞于厥阴,故前阴两挩漫肿焉。方中白术专培脾土以制湿,茯苓渗利湿邪以安中,猪苓利三焦之湿,泽泻利膀胱之湿,青皮破滞气以平肝,陈皮利中气以和胃,柴胡梢达下以升阳散滞,广橘核入肝以散结消肿也。水煎温服,使土强制湿则湿化气调而肝脾无滞结之患,何阴肿之不退哉!

28351 加味四苓散(《便览》卷三)

【组成】白术　赤茯苓　猪苓　泽泻　海金沙　木通　车前子

【用法】水煎服。

【主治】小便不通。

28352 加味四苓散(《痘疹传心录》卷十九)

【异名】加味四苓汤(《医钞类编》卷十九引聂氏方)。

【组成】猪苓七分　木通七分　泽泻八分　黄芩五分(酒炒)　黄连二分(酒炒)　赤茯苓七分　牛蒡子五分(炒,研)　车前子七分(炒)

【用法】加灯心五十寸同煎,食前服。

【主治】❶《痘疹传心录》:痘疹毒气猖盛,行浆时作泻,小便红黄。❷《医钞类编》:痘疹已回水结痂,脱落大半,余毒未尽,大渴大泻,每夜饮水三五碗,饮一次,泻一次,一二十次不止。

【宜忌】《验方新编》:虚泄者断不可服。

28353 加味四苓散(《寿世保元》卷三)

【组成】白术一钱五分　白茯苓(去皮)二钱　猪苓二钱　泽泻二钱　木通二钱　栀子三钱　黄芩二钱　白芍三钱　甘草八分

【用法】上剉。加灯心十茎,水煎,空心服。

【主治】泄泻属火证者,腹痛,泻水如热汤,痛一阵,泄一阵。

28354 加味四苓散(《寿世保元》卷五)

【组成】人参减半　白术(去芦)　赤茯苓(去皮)　猪苓　泽泻　香薷　石莲肉　麦冬(去心)各等分

【用法】上剉。水煎,空心温服。

【主治】心经伏暑,小便赤浊而有热。

28355 加味四苓散(《济阳纲目》卷二十二)

【组成】茯苓　猪苓　泽泻　白术　黄芩　木通(一方再加滑石、栀子)

【用法】上剉。水煎服。

【主治】火多泄泻。

28356 加味四苓散(《济阳纲目》卷九十一)

【组成】茯苓　猪苓　泽泻　白术各五分　滑石　栀子各一钱　甘草二分　灯心三十茎

【用法】上剉。水煎,空心服。

【主治】诸淋。

28357 加味四苓散(《证治汇补》卷八)

【组成】茯苓　白术　猪苓　泽泻各等分　加山栀　麦冬　木通　黄芩

【用法】水煎服。

【主治】湿热不清便浊。

【方论选录】《医略六书》:湿热内伏,气化不清,不能分泌渗道,故溲溺浑浊,涩痛不已焉。方中生术利湿以清中道,泽泻通窍以利膀胱,猪苓利三焦之湿,山栀清三焦之热,茯苓渗脾肺之湿,黄芩清脾肺之热,麦冬清心润肺以滋水源,木通清心降热以利小水也。使湿热分化,则水府清和,而小便自长,何涩痛便浊之不痊哉!此清利之剂,为湿热白

浊之专方。

28358 加味四苓散(《种痘新书》卷四)

【组成】白术一钱　茯苓(用赤者)八分　猪苓　泽泻各七分　木通　车前　牛蒡子各六分　黄芩三分

【功用】分清浊,利阴阳。

【主治】小儿痘疹初热,热着于中,水道不分,而致热泻,小便赤而不利,其粪或黄或赤或黑,其气甚臭,泄时有声,直射而远。

【加减】腹痛,加木香;后重出肠,加升麻;若素有食积而作泄,加厚朴、陈皮、山楂、神曲、木香、胡连;若泄带红色,加百草霜;若身热烦渴,加柴胡、黄芩、麦冬;若痘隐隐不起,在皮间而不出见,加升麻以提气上升。

28359 加味四苓散(《治疹全书》卷下)

【组成】猪苓　泽泻　赤茯苓　木通　黄芩　黄连　车前　白芍　金银花

【主治】疹后热毒积火移于大肠而致泻痢者。

28360 加味四苓散(《不知医必要》卷一)

【组成】羌活二钱　白术(净)　泽泻(盐水炒)　猪苓　茯苓各一钱五分

【功用】利湿。

【主治】湿胜身痛,小便不利而渴。

【加减】如体质寒者,加肉桂三分,或四五分。

28361 加味四味汤

《杏苑》卷七。为《医学正传》卷四引丹溪方"加味四物汤"之异名。见该条。

28362 加味四物汤(方出《妇人良方》卷二引张声道方,名见《观聚方要补》卷九引《选奇后集》)

【组成】四物汤加吴茱萸

【用法】水煎服。若阳脏,少使茱萸;若阴脏,多使茱萸。

【主治】妇人百疾。

28363 加味四物汤(《产乳备要》)

【组成】当归　地黄　芍药　川芎各一两　柴胡半两　黄芩二钱半

【主治】❶《产乳备要》:妇人冲任不调,脐腹疼痛,月事入时不来,及冲任太过,致使阴阳不和,或发寒热,渐减饮食,欲成劳病。❷《医方大成》:冲任虚损,月水不行,肌肤发热如瘵状。

【备考】《御药院方》本方用法:上为粗末。每服四钱,水一盏半,入乌梅半枚,同煎至一大盏,去滓,食后温服。

28364 加味四物汤(《女科万金方》)

【组成】熟地　当归　川芎　白芍各一两　枳壳五两

【用法】水二钟,煎一钟半,水中沉冷服。

【主治】新产血虚血晕,败血冲心,昏迷不省。

【备考】方中枳壳用量,《郑氏家传女科万金方》作"二两"。

28365 加味四物汤(《朱氏集验方》卷九)

【异名】加减四物汤(《得效》卷十一)。

【组成】当归尾　芍药　川芎　苍术　白菊花　干葛　羌活各等分

【用法】上每用二钱,水一盏,入生地黄少许,杵碎,同煎半盏,乳食后服。

【主治】斑疮入目;或疮痘收后,目有翳膜。

【宜忌】忌一切动风毒物,虽愈后忌二三月方可。

28366 加味四物汤(《朱氏集验方》卷十)

【组成】四物汤加菊花

【用法】水煎服。

【主治】妇人肝血热证,经候不通,口干头晕。

28367 加味四物汤(《朱氏集验方》卷十)

【组成】四物汤加琥珀

【用法】水并加醋一合煎服。

【主治】经候不调,腹中疼痛,或脚气冲心。

28368 加味四物汤(《朱氏集验方》卷十)

【组成】四物汤一帖加橘红 香附子 元胡索各半两

【主治】妇人欲念不遂,心膈迷闷刺痛。

28369 加味四物汤(《玉机微义》卷三十一引《元戎》)

【异名】桃红四物汤(《金鉴》卷四十四)、四物加桃仁红花汤(《方症会要》卷二)。

【组成】四物汤加桃仁 红花

【主治】瘀血所致腰痛麻木,月经不调,吐衄屎黑,及血肿,下利脓血。

❶《玉机微义》引《元戎》:瘀血腰痛。❷《医级》引《元戎》:血滞经闭,或吐衄屎黑,喜忘,瘀痛及下利脓血。❸《济阳纲目》:麻木,纯属死血者。❹《金鉴》:妇人内有瘀血,月经血多有块,色紫稠黏。❺《方症会要》:血肿。

【备考】❶本方方名,《医级》作"红桃四物汤"。❷《医部全录》本方用法:水煎,空心热服。

28370 加味四物汤(《玉机微义》卷四十三引《元戎》)

【组成】四物汤加川山甲

【用法】水煎服。

【主治】虚人损伤。

28371 加味四物汤(《得效》卷十五)

【组成】四物汤加人参 茱萸

【用法】加生姜、红枣,水煎服。兼用熟附丸。

【主治】妇人经断后多年,忽然再行,遂成崩漏,腹痛寒热。

28372 加味四物汤(《医学正传》卷四引丹溪方)

【异名】加味四味汤(《杏苑》卷七)。

【组成】四物汤加桃仁(煮数次,去皮尖) 牛膝(酒浸) 陈皮 茯苓 甘草 白芷 龙胆草各等分

【用法】上切细,作一服。水二钟,煎至一钟,去滓,温服。

【主治】白虎历节风证。

【加减】如痛在上者属风,加羌活、桂枝、威灵仙;在下者属湿,加牛膝、防己、木通、黄柏;气虚者,加人参、白术、龟版;有痰者,加南星、半夏、生姜;血虚者,倍当归、川芎,佐以桃仁、红花。

28373 加味四物汤(《医学正传》卷四引丹溪方)

【组成】当归身一钱 熟地黄三钱 白芍药 川芎各七分半 五味子九枚 麦门冬一钱 人参五分 黄柏一

钱 黄连五分 知母三分 杜仲七分半 牛膝三分 苍术一钱

【用法】上细切,作一服。水二盏,煎至一盏,空心温服;亦可酒糊为丸服。

【主治】❶《医学正传》引丹溪方:诸痿,四肢软弱,不能举动。❷《医钞类编》:瘰疬,肝血虚者。

【加减】足不软者,去牛膝。

【备考】方中熟地黄,《医钞类编》作生地。

28374 加味四物汤

《玉机微义》卷五。即《妇人良方》卷二引陈氏方"六物汤"。见该条。

28375 加味四物汤

《玉机微义》卷四十九。为《易简方》"六合汤"之异名。见该条。

28376 加味四物汤(《万氏家抄方》卷一)

【组成】川芎 当归 芍药 生地 槐花 黄连 桃仁

【用法】水煎服。

【主治】下痢纯血,久不愈,属阴虚者。

28377 加味四物汤(《万氏家抄方》卷三)

【组成】当归 芍药 侧柏各一钱半 川芎 生地 栀子(炒)各一钱

【用法】水二钟,煎八分,入水研京墨汁一二匙,童便一小钟,姜汁少许,徐徐服之。

【主治】吐血。

【加减】若吐血挟痰积,吐一二碗者,加黄柏、知母。

28378 加味四物汤(《产科发蒙》卷四引汪石山方)

【组成】当归 川芎 芍药 地黄各二钱半 胡黄连 秦艽 青蒿各五钱

【用法】以水五盏,煮取二盏半服。

【主治】产后蓐劳,四肢无力,睡而汗出,日晡潮热,口干,五心如炙,热炽而脉弦大有力者。

28379 加味四物汤(《内科摘要》卷上)

【组成】四物汤加白术 茯苓 柴胡 丹皮

【主治】《张氏医通》:血虚发热。

28380 加味四物汤(《校注妇人良方》卷一)

【组成】四物汤加柴胡 丹皮 山栀

【主治】妇人血虚火燥,致月经不调,茧唇,及血风疮,产后大便秘涩。

28381 加味四物汤(《万氏女科》卷二)

【组成】归尾 川芎 赤芍 生地 肉桂 玄胡索 枳壳 香附 槟榔各一钱

【用法】水煎,调益元散三钱内服。以子生为度。

【主治】产妇胞浆干涩,难产,过二三日不生,但人事强实,饮食能进。

28382 加味四物汤(《万氏女科》卷三)

【组成】归身 人参 川芎 赤芍 生地 桔梗 甘草 麦冬 白芷各一钱

【用法】水煎,食后服。更煮猪蹄汤食之,则乳汁自通。猪蹄一对,洗尽煮烂,入葱调和,并汁食之。要是入香油炒过穿山甲共煮,去甲食之,更效。

【主治】初产之妇,乳方长,乳脉未行;或产多之妇,气血虚弱,乳汁短少。

【加减】如因乳不行,身体壮热,胸膈胀闷,头目昏眩者,加木通、滑石各一钱。

28383 加味四物汤（《育婴秘诀》卷四）

【组成】当归 川芎 赤芍 生地（俱酒洗） 柴胡 升麻 麦冬 木通（去皮） 黄芩（酒炒） 桔梗各五分 薄荷一分

【用法】加灯心十根,水煎,乳母食后服,儿服母乳。

【主治】小儿疟疾,并发惊痫,久则成痞。

28384 加味四物汤（《点点经》卷二）

【组成】四物汤加天冬 麦冬 黑蒲黄 香附 杜仲 故纸各一钱半 青盐一钱 甘草四分

【用法】加荷叶、蒲扇叶各二钱,烧灰为引。

【主治】酒毒湿热,染血成瘀,牙缝涌血如泉。

28385 加味四物汤（《回春》卷二）

【组成】当归 川芎 白芍（炒） 生地黄 熟地黄 黄耆（蜜炙） 人参 白术（去芦） 陈皮 白茯苓（去皮） 荆芥 甘草（炙） 各等分

【用法】上剉。加大枣二枚,乌梅一个,水煎服。

【主治】血虚眩晕卒倒,脉微涩。

【宜忌】不可艾灸、惊哭叫动,动则乘虚而死。

【加减】饱闷,加香附、砂仁,去黄耆、白术。

28386 加味四物汤（《回春》卷五）

【组成】当归 川芎 生地黄 黄柏（酒炒） 知母（酒炒） 蔓荆子 黄芩（酒炒） 黄连（酒炒） 栀子（炒）各等分

【用法】上剉一剂。水煎服。

【主治】血虚阴火冲上,头痛偏左者。

28387 加味四物汤（《回春》卷五）

【组成】当归 川芎 黄柏（盐水浸） 知母（去毛） 天花粉各一钱 熟地 白芍各一钱二分 桔梗 甘草各三钱

【用法】上剉一剂。水煎,入竹沥一钟同服。

【功用】降火。

【主治】虚火上升,喉痛,并生喉疮、喉痹。

28388 加味四物汤（《产科发蒙》卷二引《胎产须知》）

【组成】四物汤加炒阿胶 炒黑香附 白术 黄芩 砂仁 糯米

【主治】胎气不固,常小产者。

28389 加味四物汤（《准绳·类方》卷七）

【组成】当归 川芎 白芍药 熟地黄 防风 荆芥各等分

【用法】上为散。每服三钱,水一盏半,煎至一盏,再入生地黄汁少许,去滓温服。再以生地黄一两,杏仁二十粒（去皮尖）研细,用绵子裹药敷在眼上,令干,再将瘦猪肉薄切,粘于眼上,再服《局方》黑神散。

【主治】❶《准绳·类方》:打损眼目。❷《准绳·幼科》:疮毒入目,血热不散,两眦皆赤,及疮疖。

28390 加味四物汤（《杏苑》卷四）

【组成】黄连三钱 槐花二钱 川归一钱 川芎六分

粟壳七分 生地一钱 白芍八分 阿胶一钱 艾叶七分

【用法】上㕮咀。水煎,食前温服。

【功用】清热凉血。

【主治】大肠经血热,下痢,鲜血不止。

【方论选录】方中用黄连、槐花理大肠经热,用归、芎、地、芍以补血凉血,阿胶、艾叶以止下痢之血,粟壳以固脱滑。

28391 加味四物汤（《宋氏女科》）

【组成】当归 川芎 芍药 熟地 郁李仁 白术 丁香 桑皮 甘草 赤苓 陈皮 香附子

【用法】水煎服。

【主治】产后浮肿。

28392 加味四物汤（《济阴纲目》卷一）

【组成】当归（酒洗） 川芎各一钱半 芍药（炒） 熟地黄 玄胡索 蓬术（醋煮） 香附（醋煮）各一钱 砂仁八分 桃仁（去皮尖）七分 红花（酒炒）五分

【用法】上剉。水煎服。

【主治】经水将来,作疼不止。

【方论选录】《医略六书》:血亏挟滞,不能统营气于经,故脐腹疼痛,然后经行。方中熟地补血以滋冲任,白芍敛阴以益肾肝,川芎行血海以调经,当归养血脉以荣经,蓬术破气中之血,香附理血中之气,桃仁破瘀血以通经,延胡活滞血以止痛,红花活血生新,砂仁醒脾行气。水煎温服,使滞化气行,则经血调和而脐腹疼痛无不退,天癸循环无不自如。

28393 加味四物汤（《济阴纲目》卷四）

【组成】当归 白芍药（炒） 川芎 生地 地骨皮 牡丹皮各等分 （一方加白术）

【用法】上㕮咀。每服六钱,水煎服。

【主治】妇人骨蒸。

【方论选录】《济阴纲目》汪淇笺:此方以四物生四脏之阴,以地骨、牡丹解骨蒸之热。其加白术者,以土为万物之母也。

28394 加味四物汤（《济阴纲目》卷六）

【组成】当归 川芎各二钱 白术（微炒） 熟地黄（酒洗）各一钱半 白茯苓 芍药（微炒） 续断 阿胶各一钱 香附（醋煮）八分 橘红七分 甘草（炙）三分

【用法】上剉。水二钟,煎八分,空腹服。

【功用】久服有子。

【主治】血虚不孕。

28395 加味四物汤（《济阴纲目》卷六）

【组成】当归（酒洗） 白芍药（炒） 肉苁蓉各二钱 熟地黄（酒洗） 白术 白茯苓各一钱 人参五分 川芎一钱

【用法】上剉。水煎服。每月经前三服,经正行三服,经行后三服。

【主治】气血两虚不孕。

28396 加味四物汤（《济阴纲目》卷七）

【组成】当归 川芎 芍药 生地黄 柴胡 山栀子 牡丹皮 龙胆草

【用法】上剉。水煎服。

【主治】妇人阴户肿痛。

28397 加味四物汤(《济阴纲目》卷八)

【组成】当归 川芎 白芍药 熟地黄 香附子各等分

【用法】上为末。每服三钱,紫苏汤调下。

【主治】妇人血少胎痛。

28398 加味四物汤(《济阴纲目》卷九)

【组成】四物汤加香附 桃仁 枳壳 缩砂 紫苏

【用法】水煎服。

【功用】补血行滞。

【主治】妊娠过月不产者。

28399 加味四物汤(《济阴纲目》卷十一)

【组成】川芎 当归 芍药 生地 蒲黄 阿胶 蓟根 白芷

【用法】水煎服。

【主治】产后血崩如豆汁,紫黑过多者。

28400 加味四物汤(《济阴纲目》卷十一)

【组成】当归 川芎 白芍 熟地 白芷 升麻各一钱 血余炭(另入)

【用法】上剉。水煎服。

【主治】产后月余,经血淋沥不止。

【临证举例】产后下血:汪淇:族弟妇产后半月,离蓐过劳,下血倾盆,急以求救,余用此药,一服立止,其效如神。

28401 加味四物汤(《济阴纲目》卷十一)

【组成】当归 川芎 芍药 熟地各一钱 香附(炒) 五灵脂(炒,二味另为末)各一钱(临服调入)

【用法】上剉一剂。水煎服。

【主治】产后恶露不尽,腹痛。

【加减】痛甚者,加桃仁泥四分。

28402 加味四物汤(《济阴纲目》卷十一)

【组成】当归 川芎 人参 芍药 熟地 白术 干姜(炮)各一钱

【用法】上剉。水煎服。

【主治】产后血虚身痛。

28403 加味四物汤(《济阴纲目》卷十二)

【组成】当归 川芎 白芍(炒) 熟地(酒洗) 茯神(去木)各一钱 远志(去心) 枣仁(炒)各七分

【用法】上㕮咀。水煎,空腹服。

【主治】产后血少,怔忡无时。

28404 加味四物汤(《济阴纲目》卷十三)

【组成】当归 川芎 白芍 熟地黄 白茯苓各一钱

【用法】水煎服。

【主治】产后阴虚血弱,发热。

【加减】热盛,加炒干姜;虚烦,加茯神、远志。

28405 加味四物汤(《济阴纲目》卷十四)

【组成】当归 川芎 赤芍药 生地黄 甘草梢 杜牛膝 木通各一钱 桃仁(去皮尖)五个 滑石一钱半 木香

【用法】上剉。水煎服。

【主治】诸淋属于热者。

【备考】方中木香用量原缺。

28406 加味四物汤(《济阴纲目》卷十四)

【组成】四物汤四钱 龙骨(另研少许,临服入)

【用法】上剉。水煎服。

【主治】因产用力过多,阴门突出。

【加减】阴痛者,加藁本、防风,去龙骨。

28407 加味四物汤(《济阴纲目》卷十四)

【组成】当归 川芎 白芍药(酒炒) 生地黄 木通 王不留行 天花粉各等分

【用法】上剉一剂。同猬猪蹄旁肉四两,煎汤二钟,入药同服。先将葱汤频洗乳房。

【主治】产后气血虚,乳汁不通。

28408 加味四物汤(《济阳纲目》卷十五)

【组成】当归 川芎 芍药 地黄 陈皮 黄芩 黄连 桃仁 红花 麻仁 甘草

【用法】上剉。水煎服。

【主治】血虚火盛,朝食甘美,至晡心腹刺酸吐出。

【加减】大便闭结,加大黄;气虚,合四君子汤。

28409 加味四物汤(《济阳纲目》卷二十八)

【组成】当归 川芎 白芍药 熟地黄 知母 黄柏 人参 麦门冬 五味子 桑白皮 地骨皮

【用法】上剉。水煎服。

【主治】咳嗽吐红。

【备考】或云不宜用人参。

28410 加味四物汤(《济阳纲目》卷二十八)

【组成】当归 川芎 芍药 熟地黄 桔梗 黄柏(炒)各一钱

【用法】上剉。水煎,加竹沥服。

【功用】补阴降火。

【主治】痰郁火邪在肺,干咳嗽。

28411 加味四物汤(《济阳纲目》卷二十八)

【组成】当归 川芎 芍药 地黄(酒炒) 桃仁 诃子 青皮

【用法】上剉。水煎,加竹沥、姜汁服。

【主治】痰挟瘀血,致肺胀而嗽,或左或右不得眠。

28412 加味四物汤(《济阳纲目》卷三十一)

【组成】当归 川芎 生地(姜、酒炒)各一钱 芍药倍用 人参五分 五味子五分

【用法】上剉。水煎服。

【主治】血虚,阳无所依附,上奔而喘。

28413 加味四物汤(《济阳纲目》卷三十六)

【组成】当归 川芎 芍药 地黄 陈皮(带白) 甘草(生用) 桃仁(留尖) 红花(酒制)

【用法】上剉。水一钟半,煎八分,入驴尿,以防生虫。

【主治】血虚枯燥及妇人翻胃。

28414 加味四物汤(《济阳纲目》卷三十六)

【组成】当归 川芎 芍药(酒炒) 生地黄 牡丹皮 韭汁

【用法】上剉。水煎服。

【主治】血虚生火,致患噎膈。

【加减】大便闭,加桃仁、红花。

28415　加味四物汤(《济阳纲目》卷五十二)

【组成】当归　芍药　川芎　生地(酒炒)　人参　茯神　麦门冬　竹叶

【用法】上剉。水煎服。

【主治】阴血不足,烦躁者。

28416　加味四物汤(《济阳纲目》卷五十四)

【组成】当归　芍药　生地(酒炒)　川芎茯神　熟地黄　黄连　甘草(炙)　朱砂(另研)少许

【用法】上剉。水煎成,入朱砂末,食后服。

【主治】心血虚怔忡。

28417　加味四物汤(《济阳纲目》卷五十九)

【组成】生地黄(酒洗)一钱半　当归(酒洗)　川芎赤芍药(酒洗)各七分　山栀子(炒黑)　麦门冬(去心)各一钱半　牡丹皮　元参各一钱　知母(酒炒)　白术(炒)各五分　甘草　陈皮各三分　黄柏(酒炒)二分

【用法】水煎,温服。

【主治】吐血、呕血初起。

【加减】如身热,加地骨皮、枳实、黄芩各一钱,软柴胡(酒洗)五分;呕吐血,加知母、石膏,以泻胃火;咳血,加茅根、黄芩,以泻肺火;唾咯血,加栀子、黄柏、肉桂少许,以泻肾火;吐衄不止,加炒黑干姜、柏叶、茜根、大小蓟各一钱;大便血不止,加炒槐花、地榆、百草霜各一钱半;小便溺血不止,倍加栀子,更加车前子、小蓟、黄连,俱炒半黑,各八分;诸失血久,加升麻、阿胶、人参,入童便、姜汁、韭汁。

28418　加味四物汤(《济阳纲目》卷六十二)

【组成】当归　川芎　芍药　生地黄　牛膝　栀子(一方加黄连　棕炭)

【用法】上剉。水煎,空心服。

【主治】❶《济阳纲目》:血虚尿血。❷《幼科金针》:小儿血淋。

28419　加味四物汤(《济阳纲目》卷六十三)

【组成】当归　川芎　芍药　生地(酒炒)　山栀(炒)升麻　秦艽　阿胶珠

【用法】上剉。水煎服。

【主治】便血有热。

【加减】血过多不止者,加黄连、红花。

28420　加味四物汤(《济阳纲目》卷八十三)

【组成】当归　川芎　芍药　熟地黄(砂仁、沉香炒)羌活　防风　陈皮　甘草

【用法】上剉。水煎服。

【主治】麻风。

28421　加味四物汤(《济阳纲目》卷八十四)

【组成】四物汤加黄芩

【用法】煎汤,调浮萍末服之。

【主治】血不荣于腠理,身上虚痒。

28422　加味四物汤(《济阳纲目》卷八十九)

【组成】当归　川芎　芍药　生地(姜、酒炒)　山栀子　连翘　甘草

【用法】上剉。水煎服。

【功用】养阴血以消毒。

【主治】汤火伤,发热作渴,小便赤涩。

28423　加味四物汤(《济阳纲目》卷九十五)

【组成】当归　芍药　川芎　生地(酒洗)　黄芩(酒洗)　黄柏(酒洗)　槐花(炒)各一钱

【用法】上剉。水煎服。

【主治】内热痔漏下血。

28424　加味四物汤(《济阳纲目》卷九十六)

【组成】当归　川芎　芍药　熟地黄　升麻各等分

【用法】上剉。水煎服。

【主治】血虚脱肛。

【加减】血热者,加黄柏;兼痢,加槐花、黄连。

28425　加味四物汤(《济阳纲目》卷一○一)

【组成】当归　川芎　赤芍药　熟地(砂仁炒)　木贼防风各等分

【用法】上剉。水煎服。

【主治】眼出冷泪属虚者。

28426　加味四物汤(《济阳纲目》卷一○七)

【组成】当归　川芎　芍药　生地黄(酒洗)　牛膝香附　生甘草　侧柏叶

【用法】上剉。水煎嗽口;或服亦可。

【主治】阴虚气郁,牙出鲜血。

28427　加味四物汤(《医学正印》卷下)

【组成】当归(酒洗)　川芎　芍药　熟地　香附(醋炒)　黄芩(酒炒)　柴胡各等分

【用法】水煎服。

【功用】养血顺气,清肺和肝。

【主治】妇人瘦弱,不能孕育。

28428　加味四物汤(《傅青主女科》卷上)

【组成】大熟地一两(九蒸)　白芍五钱(酒炒)　当归五钱(酒洗)　川芎三钱(酒洗)　白术五钱(土炒)　粉丹皮三钱　元胡一钱(酒炒)　甘草一钱　柴胡一钱

【用法】水煎服。

【功用】补肝之血,通郁散风。

【主治】妇人经水忽来忽断,时疼时止,寒热往来者。

【方论选录】此方用四物以滋脾胃之阴血;用柴胡、白芍、丹皮以宣肝经之风郁;用甘草、白术、元胡以和腰脐而和腹疼。入于表里之间,通乎经络之内,用之得宜,自然奏功如响也。

28429　加味四物汤(《傅青主女科·产后编》卷下)

【组成】川芎　白芍　知母　瓜蒌仁各一钱　生地当归各二钱　诃子二钱　冬花六分　桔梗四分　甘草四分兜铃四分　生姜一大片

【主治】生产半月后,干嗽有声,痰少者。

28430　加味四物汤(《证治汇补》卷四)

【组成】四物汤加甘菊　蔓荆

【主治】血虚头痛。

28431　加味四物汤(《证治汇补》卷四)

【组成】四物汤和陈皮　红花　酒芩　苍耳

【用法】加好酒数滴,调入五灵脂末服之。

【主治】鼻渣。

28432　加味四物汤(《洞天奥旨》卷十)

【组成】熟地五钱 川芎二钱 当归五钱 白芍一钱 白茯苓二钱 生甘草二钱 金银花一两 天花粉二钱 土茯苓一两

【用法】水煎服。

【主治】阴杨梅疮,色红,不起不破,作痒者。

28433 加味四物汤(《洞天奥旨》卷十三)

【组成】熟地五钱 川芎二钱 当归五钱 白芍三钱 荆芥(炒)二钱 白术末二钱

【用法】水煎,调服四剂。

【主治】手足麻裂疮。

28434 加味四物汤(《嵩崖尊生》卷九)

【组成】四物汤加桃仁 红花 丹皮 枳壳 玄胡

【主治】胃脘痛自上而下,自闻唧唧有声,属血者。

【加减】重者,加桃仁、厚朴、大黄、甘草。

28435 加味四物汤(《胎产秘书》卷下)

【组成】川芎 蒌仁 知母 诃皮各一钱 当归 熟地各二钱 桔梗 兜铃各四分 款冬六分

【用法】水煎服。

【主治】产后半月,干嗽有声而痰少者。

28436 加味四物汤(《幼科直言》卷四)

【组成】当归 川芎少许 熟地 白芍(炒) 丹皮

【用法】水煎服。

【主治】小儿痢疾,暑伤血分,坠胀作渴,体虚。

28437 加味四物汤(《幼科直言》卷五)

【组成】当归 川芎少许 白芍(炒) 熟地黄 苡仁 葳蕤 白茯苓 山药 扁豆(炒)

【用法】水煎服。兼服肥儿丸。

【功用】保肺健脾。

【主治】小儿单龟胸,气壅已平。

28438 加味四物汤(《幼科直言》卷五)

【组成】熟地黄 川芎(少许) 白芍(炒) 当归 白茯苓 白扁豆(炒)

【用法】水煎服。

【主治】小儿病后元气有亏而作晕者。

28439 加味四物汤(《外科全生集》卷四)

【组成】川芎 白芍 归身 熟地 人参 肉桂 炒白芷 五味子 云苓 生甘草

【用法】水煎服。与保元汤同服更妙。

【主治】毒根。

28440 加味四物汤(《种痘新书》卷十一)

【组成】当归 川芎 生地 赤芍 丹皮 前胡 干葛 连翘 牛子 红花 甘草

【功用】凉血解毒,滋阴抑阳。

【主治】麻疹毒盛火炽,疹色大红者。

28441 加味四物汤(《种痘新书》卷十一)

【组成】当归 生地 赤芍 川芎 茵陈 栀子 木通 车前 牛子 连翘 知母 滑石 甘草各等分

【用法】水煎服。

【功用】滋阴降火,利小便,泻热。

【主治】麻疹退后,余毒未尽,而热之甚者,致口鼻出血。

28442 加味四物汤(《金鉴》卷四十五)

【组成】四物汤加川附子 炮姜 官桂

【主治】寒湿带下,胞中冷痛。

【加减】日久滑脱者,加升麻、柴胡举之,龙骨、牡蛎、赤石脂涩之。

28443 加味四物汤(《金鉴》卷四十六)

【组成】四物汤加血余 白茅根

【主治】妊娠膀胱血热,尿血。

28444 加味四物汤(《金鉴》卷四十七)

【组成】四物汤加炮姜

【主治】产后阴血暴伤,阳无所附,而致发热。

【加减】若头疼恶寒而发热者,属外感,去炮姜,加柴胡、葱白。

28445 加味四物汤(《金鉴》卷四十八)

【组成】四物汤加花粉 麦冬

【主治】产后血虚而渴者。

28446 加味四物汤(《金鉴》卷四十八)

【组成】四物汤加阿胶 地榆 血余 乌贼鱼骨

【主治】产后败血渗入大肠成血痢者。

28447 加味四物汤(《金鉴》卷四十八)

【组成】四物汤加蒲黄 瞿麦 桃仁 牛膝 滑石 甘草梢 木香 木通

【主治】产后热邪挟瘀血流渗胞中,小便淋闭,腹胀痛。

28448 加味四物汤(《金鉴》卷四十九)

【组成】四物汤加柴胡 栀子 龙胆草

【主治】妇人阴疮肿痛者。

28449 加味四物汤(《金鉴》卷五十五)

【组成】当归 芍药 川芎 生地黄 茅根 蒲黄 牡丹皮 栀子(炒黑) 甘草(生)

【用法】藕节为引,酒、水煎服。

【主治】小儿因努劳吐血,兼咳嗽。

【备考】先用桃仁承气汤以破逐之,次用加味四物汤和之。

28450 加味四物汤(《金鉴》卷五十七)

【组成】生地(酒洗) 川芎 白芍(酒炒) 当归(酒洗) 连翘(去心) 紫草茸(酒洗)

【用法】水煎服。

【主治】痘疮因气行血滞,毒热伏于血分,不能成浆,至行浆时,空壳无浆,根紧而紫者。

28451 加味四物汤(《金鉴》卷五十八)

【组成】川芎 当归 生地 黄芩(酒炒) 川连(酒炒) 木香 白芍(炒)

【用法】水煎服。

【功用】清热除湿,调理气血。

【主治】湿热郁于肠胃,致伤气血,痘疮未愈而患赤痢,痘滞黯无色。

28452 加味四物汤(《金鉴》卷五十八)

【组成】当归 赤芍 荆芥穗 防风 红花 丹皮 牛蒡子(炒) 连翘(去心) 川芎 生地黄

【用法】水煎服。

【主治】痘症毒盛血热,痘出稠密而作痛者。

28453 加味四物汤(《金鉴》卷五十八)

【组成】当归 白芍(酒炒) 生地 牡丹皮 荆芥(炒黑) 川芎 黄芩 黄连 地榆

【用法】水煎服。

【主治】痘毒火炽甚,流注大肠,大便下血。

28454 加味四物汤(《金鉴》卷五十八)

【组成】生地 连翘(去心) 川芎 当归 赤芍 石膏(煅) 麦门冬(去心) 川黄连(姜炒) 木通

【用法】水煎服。

【主治】痘症肺胃热盛,见点后寒战咬牙,痘色紫赤,大便秘,小便涩,烦躁口渴。

28455 加味四物汤(《叶氏女科》卷一)

【组成】熟地黄 当归 白芍 川芎 黄芩 黄连 黄柏(酒炒)各一钱 甘草五分

【用法】水煎,空心服。

【主治】水亏血少,形瘦多热,月经不调。

28456 加味四物汤(《叶氏女科》卷一)

【组成】熟地黄 当归 川芎 白芍 人参 香附(童便制) 甘草(炙)

【用法】生姜、大枣为引。

【主治】妇人气血衰弱,形瘦经少。

28457 加味四物汤(《叶氏女科》卷一)

【组成】川芎 当归 玄胡索 乌药各一钱(炒) 白芍(酒炒) 小茴各八分 熟地黄二钱 生姜二片

【用法】水煎,空心服。

【功用】暖经和血。

【主治】妇人大虚,月经来如黄泥水。

28458 加味四物汤(《叶氏女科》卷二)

【组成】熟地黄 当归各一钱五分 川芎 白芍 香附(制)各一钱 砂仁五分(炒)

【用法】生姜三片,大枣二枚,水煎服。

【主治】妊娠五月,禀赋虚弱,血虚胎萎不长。

28459 加味四物汤(方出《金匮翼》卷五。名见《杂病证治新义》)

【组成】生地二钱 当归一钱 蔓荆五分 黄芩一钱(酒炒) 白芍一钱(酒炒) 炙草三分 甘菊七分 川芎五分

【功用】《杂病证治新义》:养血熄风。

【主治】血虚脉空,自鱼尾上攻头痛者。

【方论选录】《杂病证治新义》:本方以四物汤补血为主,而其中当归、川芎并有活血舒痛之功,益以白芍之敛和黄芩之清、菊花之轻以平其肝,蔓荆以祛风,甘草合白芍并可缓痛,实为血虚头风痛之良方。如结合现代药理体会,实即具有补血、弛缓神经、缓解头痛之效,为用于贫血性头痛之良剂。

【备考】《杂病证治新义》本方用法:水煎服。

28460 加味四物汤(《幼幼集成》卷三)

【组成】当归身 正川芎 杭白芍 怀生地 白云苓 正雅连 南木香各等分

【用法】水煎,空心热服。

【主治】小儿先水泻而变痢者。

28461 加味四物汤(《仙拈集》卷二)

【组成】当归 川芎 芍药 生地 山栀(炒)各一钱

【用法】水煎,临服入童便一盏,姜汁少许同服。

【主治】因怒气逆甚,先恶心,继而呕血成升成碗者。

28462 加味四物汤(《霉疬新书》)

【组成】当归 川芎 芍药 地黄 甘草 威灵仙 草薢 椒目

【用法】加生姜二片,水煎,温服。服白蛇汤七日后服。

【主治】杨梅结毒痼疾废病。

28463 加味四物汤(《会约》卷六)

【组成】当归二钱(血虚有寒者可多用,血虚有热者宜少用) 川芎一钱三分 熟地二钱 白芍一钱半 白芷一钱 羌活八分 川独活一钱 蔓荆子一钱 川乌(制)八分 荆芥穗 菊花各七分 北细辛三分 甘草八分

【用法】速进一二三服。外用生萝卜捣汁,仰卧注鼻,不用枕头睡一刻,三次即愈。又用蓖麻子仁、乳香各二三钱,捣为饼,左右贴太阳穴。妇人解发出气,否则害目。无萝卜之时,用旱莲草汁代之亦可。

【主治】偏头风,血虚暴痛,将来害目。

【加减】有热症者,加生地三钱。

28464 加味四物汤(《会约》卷十四)

【组成】当归二钱 白芍(酒炒)一钱三分 川芎一钱 熟地二三钱 陈皮八分 香附(童便炒)七八分 丹参二钱 丹皮八分

【用法】水煎服。

【主治】肝脾血虚,微滞微痛,一切经乱之证。

【加减】如食少有痰,加白术一钱半、茯苓一钱;如血寒,加肉桂一钱半;如血热,加生地、黄芩、青蒿之类;如肝不藏血,加阿胶珠一钱半。

28465 加味四物汤

《会约》卷十四引《良方》。为《保命集》卷下"增损四物汤"之异名。见该条。

28466 加味四物汤(《女科旨要》卷一)

【组成】当归 鹿茸 白芍 香附各三钱 川芎 熟地各二钱五分 黄耆 白术 茯苓 黄芩 陈皮(去白) 砂仁 人参 阿胶 小茴 山萸各二钱 沉香 粉草各一钱 延胡二钱

【用法】分四帖。加生姜三片煎,空心服。

【主治】妇人二十五六,气血两虚,血海虚冷,经脉不调,或时腹下疼痛,或白带,或如鱼脑髓,或如米汁,信期不定,每日淋漓不止,面色青黄,四肢无力,头晕眼花。

【加减】如咳嗽潮热,加五味子、杏仁各五分,竹沥少许。

28467 加味四物汤(《喉科紫珍集》卷上)

【组成】当归 白芍各一钱 生地三钱 川芎七分 丹皮八分 柴胡五分

【用法】水二钟,加大枣二枚,水煎服。

【主治】血虚咽喉燥痛,微烦热恶寒,午后尤甚;劳伤

火动,口破咽疼,晡热内热,脉数无力;血热口疮,或牙根肿溃,烦躁不宁。

【加减】三阴虚火咽痛者,加黄柏、知母各一钱,桔梗、元参各一钱五分;渴者,加麦冬、花粉各一钱五分。

28468　加味四物汤（《伤科汇纂》卷八）

【组成】四物汤加黄柏　知母　黄芩　黄连　蔓荆子　北五味

【主治】血虚,阴火上冲头痛。

28469　加味四物汤（《医钞类编》卷八）

【组成】四物汤加黄连　黄柏　黄芩

【主治】湿热伤血,致赤痢或下血者。

28470　加味四物汤（《验方新编》卷三）

【组成】当归　熟地各三钱　川芎　芍药各二钱　柳树根一两(酒炒)

【用法】水煎服。

【主治】痨热咳嗽。

28471　加味四物汤（《治疹全书》卷下）

【组成】熟地　川芎　白芍　当归　柴胡　黄芩　栀子　甘草　茯苓　木通

【主治】疹后疳证,腹胀,午后发热头痛。

28472　加味四物汤（《麻症集成》卷四）

【组成】当归　白芍　生地　柴胡　酒芩　干葛　力子　连翘

【主治】麻症后一切血虚。

28473　加味四物汤（《医学集成》卷二）

【组成】人参一钱　黄耆三钱　熟地　当归各一两　白芍五钱　川芎　半夏各二钱

【主治】中风左瘫右痪。

28474　加味四物汤（《喉科家训》卷二）

【组成】蒸熟地　杭白芍　西归身　真川芎　生甘草　黑元参　刮麦冬　白桔梗　制香附

【用法】水煎服。

【主治】阴虚液少,午后咽痛喉燥,舌干无苔,一切贫血症经久不愈。

28475　加味四物汤（《家庭治病新书》）

【组成】桃仁　红花　大黄　川芎各一钱五分　山楂肉二钱　当归　白芍各三钱　生地四钱

【用法】水煎服。

【主治】跌扑伤损,气厥血瘀疼痛者。

28476　加味四物汤（《顾氏医径》卷四）

【组成】生地　当归　白芍　鲜菊叶　丹皮　生石决明　天麻

【主治】产后血虚,肝阳上升,头痛耳鸣,昼轻夜重,确非外感者。

28477　加味四物汤（《杂病证治新义》）

【组成】羌活　防风　熟地　当归　芍药　川芎　桃仁　牛膝　黄芩　黄柏

【用法】水煎服。

【功用】除风胜湿,活血消肿。

【主治】瘦人历节,红肿疼痛。

【方论选录】本方以羌、防除风胜湿,四物汤补血,合桃仁、牛膝以活血消肿止痛,芩、柏以清湿热,此宗丹溪所说瘦人责之于血虚,标本兼治之法也。若用于急性风湿性关节炎,汗多关节红肿颇甚者,有活血消炎镇痛之作用。

28478　加味四物汤（《中医妇科治疗学》）

【组成】秦归　川芎各二钱　酒芍　熟地　丹参各四钱　香附三钱　泽兰四钱

【用法】水煎,温服。

【功用】养血调气。

【主治】血虚气郁,月经量少而色紫黑,面色青黄,舌质淡红,苔薄黄,脉沉细而弱。

【加减】心悸少寐,加枣仁(炒)三钱,柏子仁三钱;潮热或手心发热,加鳖甲三钱,丹皮二钱。

28479　加味四物汤（《中医皮肤病学简编》）

【组成】川芎31克　当归31克　白芍12克　熟地12克　黄芩15克　浮萍12克　淮山药15克　白术15克　首乌15克　红枣6克

【用法】水煎服。

【功用】清营凉血。

【主治】虚热型荨麻疹,疹色淡红,稀疏分布,日晡潮热,多在夜间发生,舌质红,苔薄,脉弦。

【加减】养血、祛风、清热,加丹皮、山栀、银花、连翘、蝉蜕、僵蚕、苦参、寄生、灵仙;灼热、口渴、舌红,重用生地,佐以丹皮、银花、连翘、麦冬;热甚,加石膏;痒者,加苦参、僵蚕;腹痛、便秘,加大黄、牛膝;体强,可加麻黄;体弱,加地肤子。

28480　加味四物汤（《效验秘方·续集》王海荣、王斌方）

【组成】生地15克　当归15克　川芎6克　炒白芍12克　白术16克　太子参12克　鸡血藤15克　茯苓12克　鸡内金10克　紫蔻5克　柴胡5克　甘草5克

【用法】上药煎30~40分钟,取汁400毫升,每日早晚分2次服。日服1剂。

【主治】多产房劳,耗伤精血,胞脉不充,久病气虚冲任血少,血海空虚。以及女子不得隐情而致肝脾郁结,脾胃运化不足,津血生化无源之血枯经闭。

【加减】如有肝气郁结,胞脉瘀阻,上方加入红花10克,三棱10克,益母草20克,干漆10克,月季花12克。

【方论选录】方中四物汤主理血补血,加太子参、鸡血藤、茯苓以补气养血,紫蔻、鸡内金温运脾胃,少佐柴胡疏肝解郁。全方配伍严谨,使脾胃健运,气血充沛,经血自行。如若有血隔经闭应以"血有瘀气实者行之降之",故方中加入红花、三棱活血通经,干漆、益母草破瘀血生新血,月季花调经引血而下行。在治疗中不可操之过急,诛伐无度,须通而勿伤正,经行即止。

【临床报道】闭经:经临床100例观察,服上方15剂经通的有45例,服15~20剂经通的有50例,总有效率95%,并在1年的随访中,月经按期而至。

28481　加味四柱散

《易简方》。为《简易方》引叶氏方(见《医方类聚》卷八十八)"附子养气汤"之异名。见该条。

28482　加味四柱散（《得效》卷五）

【组成】人参(去芦)　白茯苓(去皮)　附子(炮,去皮

脐)各一两　木香(湿纸包,煨过)　诃子(湿纸包,炮,取皮用)各半两

【用法】上剉散。每服二钱,加生姜二片,大枣一枚,煎至六分服。

【主治】脏腑虚怯,本气衰弱,脾胃不快,不进饮食,时加泄利,昼夜不息。

28483　加味四逆汤(《伤寒全生集》卷四)

【组成】附子　干姜　人参　甘草　吴茱萸

【主治】伤寒阴毒证。

【加减】烦躁呕逆,加姜汁、半夏;渴者,去半夏,用水浸冷服之;面赤,加葱白。

28484　加味四逆汤(《会约》卷四)

【组成】附子二三钱　甘草(炙)一钱半　干姜(炒)一钱半　木香三四分(煨用)　白术二三钱　乌梅二个　肉豆蔻(面煨)一钱半

【用法】水煎服。如上焦热格者,冰冷服之。

【主治】伤寒阴寒自利,外热而不恶热,口渴而不喜冷,四肢厥冷,脉虽数而无力,此阳脱凶候。

28485　加味四逆汤(《医学集成》卷二)

【组成】附子　炮姜　吴萸　柿蒂　丁香　炙草

【主治】胃寒呃逆。

28486　加味四逆汤(《医学探骊集》卷三)

【组成】附子四钱　杭白芍二钱　焦白术四钱　炮姜三钱　官桂三钱　人参五钱　甘草四钱

【用法】水煎,温服。

【主治】年老伤寒,恶寒无热,身重倦卧,手足厥逆者。

【方论选录】此方以附子、官桂、炮姜温中,焦术扶脾,白芍敛阴,人参通行元气,甘草和药调中,正气复则手足自温矣。

28487　加味四逆散(《重订通俗伤寒论》)

【组成】川柴胡八分　炒枳实一钱　生白芍一钱　清炙草八分　干姜五分(拌捣北五味三分)　桂枝尖五分　浙茯苓四钱　干薤白五枚(烧酒洗,捣)　淡附片五分

【用法】用水两碗,煎成一碗,去滓温服。

【功用】达郁通阳。

【主治】伤寒邪传少阴,火为水遏,阳气内郁,不得外达,水气上冲而下注,致四肢厥逆,干咳心悸,便泄溺涩,腹痛下重,舌苔白而底绛,脉左沉弦而滑,右弦急。

28488　加味四神丸(《衷中参西》上册)

【组成】补骨脂(酒炒)六两　吴茱萸(盐炒)三两　五味子(炒)四两　肉豆蔻(面裹,煨)四两　花椒(微焙)一两　生硫黄六钱　大枣八十一枚　生姜(切片)六两

【用法】先煮生姜十余沸,入大枣同煮至烂熟,去姜,余药为细末,枣肉为丸,如梧桐子大。

【主治】黎明腹痛泄泻。

【方论选录】方中用补骨脂以补命门,吴茱萸以补肝胆,此培火之基也。然泻者关乎下焦,实又关乎中焦,故又用肉豆蔻之辛温者,以暖补脾胃,且其味辛而涩,协同五味之酸收者,又能固涩大肠,摄下焦气化。且姜、枣同煎,而丸以枣肉,使辛甘化合,自能引下焦之阳,以达于中焦也。然此药病轻者可愈,病重者服之,间或不愈,以其补火之力犹

微也,故又加花椒、硫黄之大补元阳者以助之,而后药力始能胜病也。

28489　加味四消丸(《成方制剂》12册)

【组成】山楂(炒)480克　莪术240克　枳实120克　莱菔子(炒)120克　黄芩(酒炙)120克　槟榔120克　牵牛子(炒)240克　陈皮480克　枳壳(麸炒)120克　香附(醋炙)300克　青皮(醋炙)120克　栀子(姜炙)360克　大黄600克

【用法】以上十三味,粉碎成细粉,过筛,混匀,用水泛丸,干燥,即得。口服。一次6克,一日1次。

【功用】消导食、水、气、积。

【主治】气郁积滞、停食停水引起的胸膈满闷,腹胀积聚,胃脘作痛,二便不利。

【宜忌】孕妇忌服。年老体弱者勿服。

28490　加味失笑散(《保命歌括》卷十六)

【组成】五灵脂　蒲黄(隔纸炒)　玄胡索各等分

【用法】上为细末。每服二钱,酒、水各半盏,煎七分,食前服。

【主治】小肠气痛,上冲心者。

28491　加味失笑散(《嵩崖尊生》卷九)

【组成】蒲黄二钱五分　灵脂(酒炒)一钱四分　木通　赤芍　没药各一钱　玄胡　姜黄各一钱五分　盐卤一滴

【主治】胃脘痛。

28492　加味失笑散(《中医妇科治疗学》)

【组成】蒲黄　五灵脂各二钱　延胡　丹皮各三钱　桃仁二钱　香附三钱　台乌二钱

【用法】水煎,温服。

【功用】活血逐瘀。

【主治】瘀血阻滞,经来腹痛如刺,量少色紫有血块,排出则痛减,舌质红,脉沉弦有力。

【加减】疼痛引及少腹两侧痛剧者,加姜黄二钱,乳香二钱;大便燥结,加大黄二钱。

28493　加味生化汤(《傅青主女科·产后编》卷上)

【组成】川芎一钱　当归三钱　肉姜四分　桃仁十五粒　三棱(醋炒)六分　元胡六分　肉桂六分　炙草四分

【主治】生产半月后,腹中血块日久不消,或疼痛,或外加肿毒,高寸许,身发热,饮食减少,倦甚。

28494　加味生化汤(《傅青主女科·产后编》卷上)

【组成】川芎三钱　当归六钱　黑姜四分　桃仁十粒　炙草五分　荆芥四分(炒黑)

【用法】加大枣,水煎,速灌两服。

【主治】产后劳倦甚而晕,及血崩气脱而晕。

【加减】如形色脱,或汗出而脱,皆急服一帖,即加人参三四钱(一加肉桂四分),决不可疑参为补而缓服;痰火乘虚泛上而晕,加橘红四分;虚甚加人参二钱;肥人多痰,再加竹沥七分,姜汁少许,其血块痛甚,兼送益母丸,或鹿角灰,或玄胡散,或独胜散,上消血块方,服一服即效,不必易方,从权救急。

28495　加味生化汤(《傅青主女科·产后编》卷上)

【组成】川芎二钱　当归五钱　黑姜四分　炙草五分　桃仁十粒

【用法】问伤何物,加以消导诸药,煎服。

【主治】产后血块未消,又患伤食。

【加减】消面食,加神曲、麦芽;消肉食,加山楂、砂仁;伤寒冷之物,加吴萸、肉桂。如产母虚甚,加人参、白术。

28496　加味生化汤(《傅青主女科·产后编》卷上)

【组成】川芎　防风各一钱　当归三钱　炙草四分　桃仁十粒　羌活四分(一本无桃仁,有黑姜四分)

【主治】产后气血两虚,阴阳不和,三日内发热恶寒,头痛胁痛,而类外感者。

【加减】服二帖后,头仍痛,身仍热,加白芷八分,细辛四分;如发热不退,头痛如故,加连须葱五个,人参三钱。

28497　加味生化汤(《傅青主女科·产后编》卷下)

【组成】川芎一钱　益智一钱　当归四钱　黑姜四分　炙草四分　桃仁十粒　茯苓一钱半(一本当归作三钱,有枣一枚)

【主治】产后三日内,因劳倦伤脾或饮食太过,脾胃受伤,完谷不化,腹中块未消者。

【备考】《胎产心法》有砂仁。

28498　加味生化汤(《傅青主女科·产后编》卷下)

【组成】川芎一钱　当归二钱　杏仁十粒　桔梗四分　知母八分(一本作四分)

【主治】产后外感风寒,咳嗽,鼻塞声重。

【加减】有痰,加半夏曲;虚弱有汗,咳嗽,加人参。

【备考】《胎产心法》有炮姜、炙草、生姜。

28499　加味生化汤(《傅青主女科·产后编》卷下)

【组成】川芎一钱　当归三钱　黑姜五分　肉桂八分　吴萸八分　砂仁八分　炙草五分

【功用】温胃散寒,消寒食。

【主治】产后劳伤风寒及食冷物,胃脘痛,腹痛者。

【加减】伤面食,加神曲、麦芽;伤肉食,加山楂;大便不通,加肉苁蓉。

【备考】《胎产秘书》有桃仁、生姜,无砂仁。

28500　加味生化汤(《冯氏锦囊·杂症》卷二十)

【组成】当归(去芦)三钱　川芎一钱　桃仁十三粒(不去皮尖,捣)　干姜一钱(炒)　牛膝二钱　炙甘草六分　红花三分(酒洗)　肉桂(去皮)六分

【用法】加枣一枚,水煎服。

【功用】催生,去恶露。

【主治】产后腹痛甚而恶露不行者。

【加减】产前催生,虚人加人参三钱;产后去恶露,减人参。

28501　加味生化汤(《胎产秘书》卷下)

【组成】川芎二钱　当归二钱　姜炭五分　炙草五分　桃仁十粒　陈皮三分　大枣二枚

【用法】水煎,温服。连进二帖。

【主治】产后七日内,气血两虚,阴阳不和,致发热头疼、恶寒、胁疼而类外感者。

【加减】如明知感冒风邪,二帖不退,加羌活四分,葱白四寸;呕,加藿香三分,生姜一片;如汗多、气促如微喘,俱

加人参二三钱;渴,加用生脉散;如乍寒乍热,发有常期,加柴胡四分;有痰,加橘红、花粉。

28502　加味生化汤(《胎产秘书》卷下)

【组成】川芎三钱　当归六钱　人参三钱(如虚倍用)　天麻八分　黄耆一钱半　炙甘草五分　荆芥八分　大枣三枚

【用法】水煎服。

【主治】产后汗多不止,阴竭阳微,以致筋脉拘急,项强口噤,牙噤摇搐,类伤寒痉症者。

【宜忌】忌葱、韭、辛热食物。

【加减】口渴,加麦冬、五味;脉脱,加人参至六钱,附子四分;便秘,加麻仁三钱;有痰,加竹沥、姜汁。

28503　加味生化汤(《胎产秘书》卷下)

【组成】川芎一钱　当归三钱　姜炭五分　桃仁十粒　人参三钱　茯苓一钱(汗多勿用)　炙甘草五分

【主治】产后血脱,劳伤过甚,气无倚仗,呼吸止息,各违其常,气出短促而喘,言语不相接续。

【加减】汗多,加黄耆;口渴,加麦冬、五味。

28504　加味生化汤(《胎产秘书》卷下)

【组成】川芎一钱　当归二钱　山药一钱　炮姜　炙甘草各五分

【功用】温补气血,健脾助胃,养正兼消。

【主治】产后形体劳倦,脾气受伤,多食厚味,脾转运滞,痞塞嗳酸,恶食。

【加减】完谷不化,加煨肉果一个;腹中块痛,加桃仁;痛止,加白术;体虚,加人参。并审所伤何物,佐以消导药,如伤肉食,加砂仁、山楂;伤米食,加神曲、麦芽;伤冷物,加肉桂、吴萸。

28505　加味生化汤(《胎产秘书》卷下)

【组成】川芎一钱　当归三钱　桃仁十粒　炮姜　炙草各四分　肉桂五分　元胡五分

【主治】产后小腹作痛,可按揉而稍止者。

【加减】若脐下无血块,而仍痛不止者,加熟地三钱;痛止,去肉桂、元胡。

28506　加味生化汤(《产宝》)

【组成】川芎一钱五分　当归(炒)二钱　干姜(炙黑)四分　人参二钱　於术(生)二钱　茯苓一钱五分　陈皮五分　泽泻八分　肉果霜五分　甘草(炙)五分　莲子九粒

【主治】产后泄泻,块痛已除者。

【加减】因寒作泻,倍用黑姜,腹痛泄水,饮食不化,加砂仁八分,炒山楂二钱,炒麦芽二钱;久泻不止,加升麻一钱。

28507　加味生化汤(《胎产要诀》卷下)

【组成】当归　人参各二钱　川芎　茯苓各一钱半　桃仁　莲子各十粒　炙干姜五分　制肉果一个　诃子皮一钱　糯米一撮

【主治】产毕即泻。

【加减】腹中血块不痛,加白术二钱,陈皮三分。

28508　加味生化汤(《胎产心法》卷下)

【组成】川芎二钱　当归四钱　炮姜四分　桃仁十粒

（去皮尖）　炙草五分　桂枝四五分

　　【用法】水煎服。

　　【主治】产后风冷乘虚入腹，或伤寒物腹痛。

　　【加减】伤肉食，加山楂、砂仁；伤面食，加炒神曲、炒麦芽。

28509　加味生化汤（《金鉴》卷四十八）

　　【组成】生化汤加柴胡　鳖甲

　　【主治】产后疟疾，因瘀血停留，荣卫不和，致寒热往来。

28510　加味生化汤（《金鉴》卷四十八）

　　【组成】生化汤加连翘　金银花　甘草节　乳香　没药

　　【主治】产后气血两虚，荣气不从，逆于肉理，或败血留内结成痈疽者。

28511　加味生化汤（《盘珠集》卷中）

　　【组成】人参　黄耆（炙）　当归　川芎　麻黄根　天麻　荆芥　炙甘草　防风　枣仁（炒）

　　【功用】调和营卫。

　　【主治】产后气血两虚，阴阳不和，致潮热有汗，大便不通，头痛恶寒，胁痛等类外感者。

　　【加减】有痰，加姜汁、竹沥；大便闭，加麻仁。

28512　加味生化汤（《宁坤秘籍》卷中）

　　【组成】川芎一钱　当归二钱五分　炙甘草五分　干姜四分　桃仁十粒　人参二钱　枣仁一钱

　　【主治】产后气短，似喘非喘，气不相接续，或兼热，或兼痰，而气短促危急者。

28513　加味生化汤（《宁坤秘籍》卷中）

　　【组成】川芎一钱　当归三钱　炙甘草四分　杏仁十粒（去皮尖）　枣仁一钱（炒）　桔梗四分　人参二钱　半夏八分

　　【主治】产后气短痰嗽，声重汗出。

　　【加减】痰多，加黄耆一钱；前症汗多，加黄耆并参；如腹中块痛不除，暂停参、耆以定块。

28514　加味生化汤（《宁坤秘籍》卷中）

　　【异名】加参生化万安汤（《女科秘要》卷六）。

　　【组成】川芎二钱　当归三钱　人参三四钱　炙甘草五分　陈皮三分　杏仁七粒（去皮尖）

　　【主治】产后头痛发热，气急喘汗。

　　【加减】如在产后七日内，加用黄耆三钱，枣仁一钱，麦冬一钱。

28515　加味生脉散

　　《医学入门》卷四。为《活人书》卷十七"五味子汤"之异名。见该条。

28516　加味生脉散（《济阳纲目》卷三十一）

　　【组成】人参　麦门冬　五味子　杏仁　陈皮　白术

　　【用法】上到。水煎服。

　　【主治】胃虚极，气上逆而喘急，抬肩撷肚。

28517　加味生脉散（《外科大成》卷三）

　　【组成】麦冬五钱　人参二钱　五味子一钱　姜炭三分

　　【用法】水二钟，煎八分，食远服。亦可代茶。

　　【主治】鼻衄。

28518　加味生脉散（《胎产心法》卷下）

　　【组成】人参　麦冬（去心）　归身　生地　炙草　石菖蒲各一钱　五味子十三粒（捶碎）

　　【用法】獖猪心一个，劈开，水二盏，煎至一盏半，去心，入药煎七分，食后服。

　　【主治】产后去血太多，心血虚弱，不能上荣于舌，语言不清，含糊謇涩；或怔忡。

28519　加味生脉散（《杂病源流犀烛》卷二）

　　【组成】人参　麦冬　五味子　阿胶　白术　陈皮

　　【主治】元气虚乏而短气。

28520　加味白丸子（《松崖医径》卷下）

　　【组成】南星半两（细切，以白矾汤泡，晒干，或生姜汁制）　白附子二两（姜制）　半夏（汤泡）半两（生姜汁制）

　　【用法】上为细末，面糊为丸，如芡实大。每服一丸，姜、蜜、薄荷汤任化服。

　　【主治】小儿风痰壅盛。

28521　加味白术散（《得效》卷五）

　　【组成】陈皮　半夏　人参　白茯苓　白术　甘草（炙）　山药（炮）各二两　白扁豆（制）一两半　缩砂　桔梗（炒）　石莲肉　薏苡仁各一两

　　【用法】上到散。加生姜、桑白皮，水煎服。

　　【主治】喘嗽，每遇饮酒必发。

28522　加味白术散（《医统》卷五十二）

　　【组成】人参　白术　茯苓　甘草（炙）　藿香各八分　干葛一钱　木香　枳壳（麸炒）　五味子　柴胡各四分

　　【用法】水煎，食远温服。

　　【主治】中消，消谷善饥。

28523　加味白虎汤（《广嗣纪要》卷十一）

　　【组成】生地一钱半　黄芩　麦冬　人参　知母　葛根各一钱　石膏三钱　甘草五分　乌梅半个

　　【用法】水煎服。

　　【主治】妊娠疟疾，热多寒少者。

28524　加味白虎汤（《赤水玄珠》卷七）

　　【组成】白虎汤加瓜蒌仁　枳壳　黄芩

　　【主治】热痰喘嗽，火迫肺金。

28525　加味白虎汤（《简明医彀》卷四）

　　【组成】石膏三钱　知母一钱半　人参一钱　甘草五分　黄芩　杏仁　栀子各一钱　麦冬二钱　五味十五粒（打）

　　【用法】加粳米一撮，水煎服。

　　【主治】上焦消渴热甚。

28526　加味白虎汤（《辨证录》卷四）

　　【组成】人参二两　石膏三两　知母五钱　茯苓五钱　麦冬三两　甘草一钱　半夏三钱　竹叶二百片　糯米一撮

　　【用法】水煎服。

　　【主治】阳明胃经火旺，热极发狂，登高而呼，弃衣而走，气喘，发汗如雨。

28527　加味白虎汤（《医醇剩义》卷一）

【组成】石膏五钱 知母一钱 人参一钱 茯苓二钱 山药三钱 麦冬二钱 石斛三钱 甘草四分 粳米一合（煎汤代水）

【主治】伤暑,汗多体倦,渴而引饮,心烦脉虚。

28528 加味白虎汤（《中医皮肤病学简编》）

【组成】生石膏12克 连翘9克 知母6克 黄连3克 黄柏6克 元参9克 蝉蜕6克

【用法】水煎服。

【主治】漆性皮炎。

【加减】便秘者,加大黄、枳实;有表证者,加荆芥、防风、藿香。

28529 加味白金丸（《医学集成》卷三）

【组成】郁金五钱 枯矾二钱 巴豆二粒（去油）

【用法】上为末。每服二钱。

【主治】癫证痰盛者。

28530 加味白蔻散（《点点经》卷一）

【组成】苍术 白术 羌活 白蔻 陈皮 枳壳各一钱 秦艽 厚朴 槟榔 吴萸各一钱五分 粉葛二钱 甘草六分

【用法】生姜、灯心为引。

【主治】酒伤中焦,寒邪传肝,周身麻胀,经络抖跳,乍痛乍止,胸膈不利。如血变为痰,则常痛不禁,左胁尤甚。

28531 加味白蔻散（《点点经》卷一）

【组成】白蔻散加大黄二钱 朴消二钱

【用法】用猪胆汁半杯,童便半杯,匀入药内,合炒几回,不用引,取起煎服。须用灸脐法以助药力,庶几得快。

【主治】酒毒伤耗血海,肝火上炎,心肺受病,酒毒湿热流渗二腑,寒痰闭塞不行,大小肠气泛不清,三焦被寒,伤及脾胃,致肚腹作痛,上下不定,二便不通,呕吐不止。

28532 加味白薇丸（《卫生鸿宝》卷五）

【组成】白薇 赤芍 沙参各三两 归身四两 川芎 甘草（炙）各一两 黄耆（蜜炙） 丹皮各二两

【用法】上为末,水为丸,如绿豆大。每服二三钱,早、晚沸汤送下。

【主治】妇人崩漏之疾,忽尔厥逆,移时方醒,名曰血厥。

【宜忌】忌食莱菔、葱、蒜、猪、羊、糟酒。

28533 加味白薇汤（《马培之医案》）

【组成】白薇二钱 薏仁三钱 橘红一钱 杏仁二钱 象贝二钱 丹皮五钱 桑白皮二钱 青蒿一钱 竹茹一钱 浮石三钱 雪梨三片

【主治】肺胃痰热,壅于膈上,身热咳嗽,气粗痰鸣,口干作渴。

28534 加味瓜蒂散（《疡医大全》卷三十九）

【组成】白茅根 芦根各一两 瓜蒂一个

【用法】水煎服。必大吐,吐后必愈。

【主治】食河豚中毒。

28535 加味宁志丸（《扶寿精方》）

【异名】加味安志丸（《济阳纲目》卷五十五）。

【组成】白茯苓（去皮） 人参 远志（甘草煎汤,浸软去木） 菖蒲（寸九节者,米泔浸） 黄连（去毛） 酸枣仁（水浸,去红皮） 柏子仁（如法去壳）一两 当归（酒洗） 生地黄（酒洗）各八钱 木香四钱（不用火） 朱砂（研,水飞）一两二钱（半入药,半为衣）

【用法】上为末,炼蜜为丸,如绿豆大。每服五六十丸,饥时用麦门冬（去心）煎汤送下。

【主治】虚惫精神恍惚,心思昏愦,气不足,健忘怔忡。

28536 加味宁神丸（《东医宝鉴·内景篇》卷一引《医方集略》）

【组成】生干地黄一两半 当归 白芍药 白茯神 麦门冬 陈皮 贝母（炒）各一两 远志（姜制） 川芎各七钱 酸枣仁（炒） 黄连 甘草各五钱

【用法】上为末,炼蜜为丸,如绿豆大,朱砂为衣。每服五七十丸,枣汤送下。

【主治】心血不足,惊悸怔忡,健忘恍惚,一切痰火之证。

28537 加味宁神丸（《医部全录》卷三三一）

【组成】怀生地（酒洗） 枸杞子各一两半 石菖蒲 人参 元参各五钱 珠母四钱（如无,以细珍珠代之） 怀山药 当归身（酒洗） 柏子仁 远志（甘草水煮） 麦冬 茯神（人乳拌蒸） 酸枣仁（微炒）各一两

【用法】上为细末,煮桂圆肉捣膏为丸,如梧桐子大,朱砂飞过为衣。每服七十丸,清晨、临卧白汤送下。

【功用】养心固肾,益元气。

28538 加味半硫丸（《医学入门》卷七）

【组成】硫黄一两（入猪脏内缚定,以米泔、童便、水酒各一碗,煮干一半,取出洗净晒干） 半夏 人参 白茯苓各一两 石膏一分

【用法】上为末,姜汁浸蒸饼为丸,如梧桐子大。每服五十丸至一百丸,空心米汤送下。

【主治】忧思过度,脾肺气闭,结聚痰饮,留滞肠胃,吐利交作,四肢厥冷,头目眩晕,或复发热。

28539 加味圣愈汤（《洞天奥旨》卷十四）

【组成】熟地五钱 生地五钱 川芎五钱 人参五钱 金银花一两 当归三钱 黄耆三钱

【用法】水煎,食远服。

【主治】疮疡脓水出多,或金刀疮,血出多,不安,不得眠,五心烦热。

28540 加味圣愈汤（《金鉴》卷四十六）

【组成】圣愈汤加杜仲 续断 砂仁

【主治】妊娠胎伤,腹痛不下血者。

28541 加味发表汤（《点点经》卷二）

【组成】苍术 秦艽 知母 黄芩 羌活各一钱半 干葛二钱 防风 防己 桂枝 苏叶 细辛各一钱 甘草三分

【用法】葱、姜为引。

【主治】酒伤筋软,手足发战不遂,六脉浮洪有力,乍寒乍热。

28542 加味地黄丸（《校注妇人良方》卷二十四）

【异名】抑阴地黄丸（《四明心法》卷中）。

【组成】干山药 山茱萸（肉） 牡丹皮 泽泻 白

茯苓 熟地黄 生地黄 柴胡 五味子(各另为末)各等分

【用法】上将二地黄酒拌杵膏,入前末和匀,加炼蜜为丸,如梧桐子大。每服一百丸,空心白汤送下。如不应,用加减八味丸。

【主治】肝肾阴虚诸症,或耳内痒痛出水,或眼昏痰喘,或热渴便涩。

28543 加味地黄丸(方出《万氏女科》卷三,名见《金鉴》卷六十二)

【组成】地黄丸加五味子一两 肉桂一两

【功用】固下元。

【主治】❶《万氏女科》:盘肠产后下元虚者。❷《金鉴》:痈疽已溃,虚火上炎,口干作渴者。

【备考】原书云,患盘肠产,欲免其苦者,应于此后无孕时多服地黄丸加五味子一两,肉桂一两。《金鉴》本方用熟地(酒蒸,捣膏)八两,山药(炒)四两,山萸肉(去核)五两,白茯苓四两,牡丹皮(酒洗)四两,泽泻(蒸)三两,肉桂六钱,五味子(炒)三两。为末,炼蜜为丸,如梧桐子大。每服三钱,空心盐汤送下。

28544 加味地黄丸(《医统》卷九十)

【组成】熟地黄(煮烂,捣)四两 山茱萸肉 山药各二两 泽泻一两 牡丹皮 白茯苓各半两 鹿茸(酥炙) 牛膝各二钱

【用法】上为末,面糊为丸,如黍米大。三岁以上儿服十五丸。

【主治】小儿禀受不足,肾虚精髓内耗,气血不充,致肌肉瘦薄,骨节呈露,状如鹤膝,成鹤膝节者。

28545 加味地黄丸(《医便》卷四)

【组成】怀熟地黄(酒蒸)四两 山茱萸(去核,净)二两 山药(姜汁炒)一两 牡丹皮(去木)一两半 五味子(去梗)一两 麦门冬(去心)一两 益智仁(去壳,盐水炒)一两

【用法】上为末,炼蜜为丸,如梧桐子大。每服七八十丸,空心盐汤送下;夏月不用盐。

【主治】老人阴虚及肾气久虚,致筋骨痿弱无力,面无光泽,或黯惨,食少痰多,或嗽或喘,或便溺数涩,阳痿,足膝无力,形体瘦弱憔悴,寝汗,发热作渴。

【加减】腰痛,加鹿茸、当归、木瓜、续断各一两;消渴,去茯神,倍用麦门冬、五味子;老人下元冷,胞转不得小便,膨急切痛四五日,困笃垂死者,加泽泻二两,去益智仁;诸淋数起不通,倍用茯苓、泽泻,益智减半;脚气痛连腰胯,加牛膝、木瓜各一两;夜多小便,茯苓减半;牙齿疼痛,浮而不能嚼物,并耳溃及鸣,去麦门冬,加附子(炮)、桂心(净)各一两;耳聋或作波涛钟鼓之声,用全蝎四十九枚(炒微黄色,为末,每服三钱)。每服一百丸,空心温酒送下。

28546 加味地黄丸(《疮疡经验全书》卷六)

【组成】熟地黄八两(酒煮) 山茱萸 山药各四两 茯苓 牡丹皮各二两五钱 泽泻二两 当归身 枸杞子各三两

【用法】上药各为末,捣熟地极烂和药,如干,加炼蜜再捣千杵,为丸如梧桐子大。每服二钱,早、晚用淡盐汤送下。

【主治】梅疮病愈后,精血未复者。

28547 加味地黄丸(《医学入门》卷八)

【组成】熟地 黄耆各一两五钱 槐花 黄柏 杜仲 白芷各一两 山茱萸 独活 山药各八钱 牡丹皮 茯苓 泽泻各六钱 白附子二钱

【用法】炼蜜为丸,如梧桐子大。每服五十丸,空心米饮送下。

【主治】❶《医学入门》:五痔。❷《杏苑》:阴血不足,痔疾疼痛。

【备考】《杏苑》有知母,槐花作"槐角"。

28548 加味地黄丸(《保命歌括》卷九)

【组成】地黄(酒蒸,焙,末)二两 山茱萸肉 白茯苓 山药 杜仲(盐、酒炒,另取末) 巴戟(去心,净肉) 远志(去心) 小茴香(炒)各一两 泽泻 肉苁蓉(酒洗,焙) 牡丹皮 破故纸(炒)各七钱

【用法】上为末,炼蜜为丸,如梧桐子大。每服五十丸,空心、食前酒送下。

【主治】肾虚不能纳水,水不归经,致成痰饮者。

28549 加味地黄丸(《片玉心书》卷五)

【组成】虎胫骨(酒炙) 生地黄 酸枣仁(炒) 辣桂 防风 白茯苓 当归

【用法】炼蜜为丸。白汤送下。

【主治】小儿肝肾两虚,血气不充,髓不满骨,而致筋骨软弱,行迟者;和禀受不足,气血不充,致脚细、肌肉瘦薄,骨节俱露,如鹤之膝,而成鹤膝节者;以及大病后,手足痿弱,惊风后手足痿缓。

【加减】如惊后得前症者,加羌活。

28550 加味地黄丸(《幼科发挥》卷三)

【组成】地黄丸加牛膝 虎胫骨(酥炙) 白茯苓

【用法】上为末,炼蜜为丸服。

【主治】小儿痢后鹤膝风。

28551 加味地黄丸

《痘疹传心录》卷十五。为《医部全录》卷三三一引《体仁汇编》"八味地黄丸"之异名。见该条。

28552 加味地黄丸(《准绳·幼科》卷二)

【组成】地黄八两 山药 山茱萸各四两 泽泻 牡丹皮 茯苓各三两 羌活 防风各二两

【用法】上为末,炼蜜为丸,如梧桐子大。量儿大小,加减服之。

【主治】小儿急惊风。

28553 加味地黄丸(《准绳·幼科》卷六)

【组成】熟地黄(酒浸,蒸透,晒干)八两(酒拌杵膏) 山茱萸肉 干山药 五味子(炒)各四两 泽泻 白茯苓 牡丹皮 鹿茸(炙)各三两 肉桂(厚者,去皮取肉)一两

【用法】上药各为末,入地黄和匀,量入米糊为丸服。煎服更好。

【主治】小儿痘疮,腰痛发热。

【备考】发热者,加肉桂,引虚火归肾经而热自止也。

28554 加味地黄丸(《宋氏女科》)

【组成】熟地四两 山药二两 白茯苓一两五钱 丹

皮一两五钱　泽泻(去毛)一两　当归一两(酒拌)　香附(童便制)一两　桃仁(去皮尖)一两　山萸肉(去核净肉)四两　土红花一两

【用法】上为末,炼蜜为丸,如梧桐子大。每服百丸,空心温酒或盐汤送下。

【主治】妇人经闭发热或咳嗽。

28555　加味地黄丸(《寿世保元》卷五)

【组成】怀生地黄(酒蒸)四两　怀山药二两　牡丹皮一两五钱　白茯苓一两　山茱萸(酒蒸,去核)　破故纸(炒)二两　益智仁一两　人参一两　肉桂五钱

【用法】上为细末,炼蜜为丸,如梧桐子大。每服一百丸,空心盐汤送下。

【主治】肾与膀胱俱虚,冷气乘之,不能约制,致遗尿不禁,或睡中尿自出。

28556　加味地黄丸(《寿世保元》卷八)

【组成】怀熟地黄八钱　山药四钱　山茱萸(酒蒸,去核)四钱　白茯苓(去皮)　牡丹皮　泽泻各三钱　嫩鹿茸(酥炙)二钱　怀牛膝(去芦,酒浸)二钱　五加皮三钱

【用法】上为细末,炼蜜为丸,如黍米大。每服一钱,空心盐汤送下。

【主治】小儿肝肾虚弱,骨髓不充,而行迟者。

28557　加味地黄丸

《济阴纲目》卷六。为《准绳·女科》卷四"六味地黄丸"之异名。见该条。

28558　加味地黄丸(《济阳纲目》卷九十三)

【组成】熟地黄八两(杵膏)　山茱萸(酒蒸,去核)　干山药各四两　牡丹皮　白茯苓　泽泻　牡蛎　五味子各三两　(一方,六味丸去泽泻,加益智仁)

【用法】上为末,地黄膏和炼蜜为丸,如梧桐子大。每服一百丸,空心滚汤送下。

【主治】内虚热者,小便频数不禁。

28559　加味地黄丸(《简明医彀》卷四)

【组成】六味地黄丸加黄柏(制)四两　当归　白芍　知母(生)　麦冬各三两　五味子二两

【主治】阴虚火动,手足心热,口干唇燥,夜卧不安,遗精白浊,咳嗽失血,痰涎壅盛,面黄肌瘦,骨蒸劳热;肾消,小便淋浊。

28560　加味地黄丸(《玉案》卷三)

【组成】山药(炒)　山茱萸　北五味　泽泻(去毛)　黄柏(盐水炒)　知母各四两(青盐水炒)　怀生地八两　牡丹皮(炒)　白茯苓(去皮)各二两五钱

【用法】上为末,炼蜜为丸,如梧桐子大。每服三钱,空心滚汤送下。

【主治】下消。

28561　加味地黄丸(《审视瑶函》卷四)

【组成】怀生地(竹刀切片,酒洗,焙干)四两　山萸肉(酒洗,焙)　山药　白茯苓各二两　泽泻　牡丹皮各半两　菊花(去梗叶)　麦冬肉(焙干)　当归(焙)各一两　五味子五钱

【用法】上为细末,炼蜜为丸。空心淡盐汤化下。

【主治】小儿痘后近视。

【加减】如少年火旺,加黄柏、知母各五钱,俱用盐水制。

28562　加味地黄丸(《洞天奥旨》卷十)

【组成】熟地五钱　山药三钱　山茱萸二钱　茯苓二钱　骨碎补二钱　补骨脂二钱　丹皮二钱　当归五钱　麦冬三钱　泽泻一钱五分

【用法】水煎服。

【主治】齿齗疮,因伤损于齿牙,其齿堕落而成窟。

【加减】气虚甚者,加人参五钱。

28563　加味地黄丸(《医学传灯》卷上)

【组成】熟地　山药　白茯　山萸　丹皮　泽泻　麦冬　五味　乌梅

【主治】真阴素虚,致伤风久嗽不止,咳久伤气,肺叶不收,不治多成痨怯。

28564　加味地黄丸(《幼科指掌》卷四)

【组成】熟地九钱　茯苓　牡丹皮　山萸肉　泽泻　当归　川芎　川楝子　使君子各四钱

【用法】炼蜜为丸,如梧桐子大。每服六七十丸。

【主治】小儿肾疳,一名骨疳。肢体瘦削,遍身疮疥,喜卧冷地,口疮出血,口臭,次第齿黑,名曰崩砂,盛则龈烂牙落。

28565　加味地黄丸(《疡医大全》卷十三)

【组成】六味地黄汤加枸杞子　当归身　麦门冬各三两　甘菊花　白芍药各二两　柴胡五钱　北五味三钱

【用法】炼蜜为丸,每早服三钱,淡盐汤送下。

【主治】耳聋。

28566　加味地黄丸(《杂病源流犀烛》卷二十二)

【组成】熟地　山萸　山药　丹皮　茯苓　当归　黄连　泽泻　人参

【功用】壮水滋阴。

【主治】眼目久病属虚者。

28567　加味地黄丸(《会约》卷七)

【组成】熟地八两　山药四两　枣皮(酒蒸)　茯苓各四两　泽泻一两　丹皮一两半　枸杞三两(酒蒸)　菟丝子(淘去泥沙,酒蒸)四两　补骨脂(盐炒)二两　骨碎补三两

【用法】炼蜜为丸。每服七八钱,空心盐汤送下。

【主治】真阴不足,以致齿疏动摇,壮年脱落者。

【加减】如命门火衰,真阳不足者,加肉桂三两,附子四两,或安肾丸亦妙。

28568　加味地黄丸(《会约》卷九)

【组成】怀庆元支地黄八两(加元砂仁微炒,三钱,研末,与米酒同蒸同晒九次,勿少)　淮山药四两　枣皮三两(去核,酒蒸)　白茯苓(去皮)四两　粉丹皮一两七钱　建泽泻(淡盐水浸,晒)一两三四钱　甘枸杞(去梗)三两(酒蒸)　菟丝子(淘尽泥砂)三两(酒浸,蒸,晒干)　真阿胶(蛤粉炒成珠)三两　麦冬(去心,酒蒸)二两　杜仲(淡盐水炒断丝)三两　北五味(微炒)七八钱

【用法】先将地黄、枣皮、枸杞、麦冬于石臼内捣成膏,然后将余药磨成细末,合前膏加炼蜜捣匀为丸。每晨服七八钱,用淡盐水送下。凡一切虚弱之人,每年夏季制服一

料,可以扶体,免阴虚火炎之病,但须间服温脾汤,更妙。

【功用】平补肝肾,养肺清热。

【主治】阴虚失血,胸背痛,小便赤,遗精潮热,咳嗽气喘。

【宜忌】忌铁与三白。

【加减】若精滑者,枣皮可加至四五两;若血虚有热者,粉丹皮可加至二两四五钱;小便短者,建泽泻用一两八钱。

28569 加味地黄丸(《会约》卷十二)

【组成】熟地三钱 枣皮一钱半 茯苓一钱半 山药二钱 丹皮一钱 泽泻七分 五味三分(炒) 麦冬一钱半 阿胶(蛤粉炒)二钱

【用法】空心服。

【主治】水亏干燥,咽痛便结,皮枯筋急。

28570 加味地黄丸(《不知医必要》卷一)

【组成】熟地一两 淮山七钱 茯苓六钱 萸肉四钱 丹皮二钱 北五味四钱 麦冬(去心)三钱 蛤蚧(去头足,炙)五钱 泽泻(盐水炒)三钱

【用法】炼蜜为丸,如绿豆大。每服四钱,白汤送下。

【主治】虚劳咳嗽。

28571 加味地黄汤(《程松崖先生眼科》)

【组成】熟地二钱(切片) 山萸一钱 丹皮八分 川芎八分 山药一钱 泽泻八分 归身一钱 枸杞一钱 菟丝子一钱 菊花一钱 茯苓八分

【用法】水煎服。为丸亦可。若为丸,则用熟地八两,山药、山萸、归身、枸杞各四两,丹皮、云苓、泽泻、川芎各三两,菟丝子三两(酒蒸),菊花二两,共研细末,炼蜜为丸。空心每服四钱。

【主治】肝肾亏虚,眼睛不红,不肿痛,眼胞不下坠,但视物不明,及病后眼睛看物不清楚,云翳退后不明,夜见灯有丝球者。

28572 加味地黄汤(《幼科金针》卷上)

【组成】熟地 山药 萸肉 丹皮 泽泻 茯苓 黄芩 藕节 黑山栀 归身

【用法】加灯心十根,水煎服。

【主治】小儿血热妄行,鼻衄者。

28573 加味地黄汤(《外科大成》卷四)

【组成】熟地 山药 山茱萸 白茯苓 丹皮 人参各等分 黄耆倍之

【用法】加煨姜三片,大胶枣二个,水二钟,煎一钟,空心服。

【主治】肠痈溃后,淋漓不已,或精神减少,饮食无味,自汗盗汗。

28574 加味地黄汤(《辨证录》卷五)

【组成】熟地 茯苓各五钱 山茱萸 泽泻 丹皮各三钱 山药 麦冬各五钱 北五味一钱 肉桂五分

【用法】水煎服。一剂咽痛除,二剂下利止,三剂胸不满,心亦不烦。

【功用】补水济心,补金生肾。

【主治】春月伤风后阴虚,肾水不能上济于心,虚火上越,致下利,咽痛,胸满心烦。

【方论选录】夫既是肾阴之虚,用地黄汤以滋水,加麦冬、五味以益肾之化源是矣,何加入肉桂以补命门之火,非仍是治少阴之寒邪乎?不知水非火不生,用肉桂数分,不过助火之衰,而非祛寒之盛。且大肠自利,得壮火而泻,得少火而止,虽地黄汤内减熟地之多,增茯苓、泽泻之少,亦足以利水而固肠,然无命门之火以相通,则奏功不速,故特加肉桂于水中而补火也。

28575 加味地黄汤(方出《石室秘录》卷四,名见《疡医大全》卷十六)

【组成】大熟地四钱 山萸肉 山药各二钱 骨碎补三钱 泽泻 牡丹皮 白茯苓各一钱六分

【用法】水煎服。

【主治】牙宣,齿龈出血。

28576 加味地黄汤(《洞天奥旨》卷十)

【组成】熟地八两 山茱萸四两 山药四两 丹皮三两 泽泻三两 柴胡一两 麦冬三两 当归三两 白芍三两 肉桂一两 菖蒲五钱 茯苓三两

【用法】上各为末,炼蜜为丸。每服五钱,早、晚空腹滚水送下。一料即愈。

【主治】鹅掌风,足癣。

28577 加味地黄汤(《医学传灯》卷上)

【组成】熟地 山药 白茯 丹皮 山萸肉 泽泻 天冬 麦冬 桔梗 甘草 牛膝(倍用)

【功用】滋水制火。

【主治】痰火为病,痰色清白,稀而不稠,属肾虚水沸为痰者。

28578 加味地黄汤(《胎产秘书》卷上)

【组成】大熟地(姜汁、砂仁拌炒)八钱 净萸肉四钱 怀山药四钱 茯苓三钱 丹皮三钱 泽泻二钱 陈胆星二钱 吴茱萸五分(川连五分煮汁,泡七次,炒)

【用法】水煎,加荆沥一钱冲服。

【主治】子痫,口噤项强,手足挛搐,言语謇涩,痰涎壅盛,不省人事。

28579 加味地黄汤(《幼科直言》卷四)

【组成】熟地 山药 白茯苓 山萸肉 泽泻 丹皮 白芍(炒) 五味子(少许)

【用法】水煎服。

【主治】小儿痢症日久,腰痛,因作坠努,有伤肝肾。

28580 加味地黄汤(《幼科直言》卷四)

【组成】熟地黄三钱 薄荷六分 泽泻一钱 山萸肉一钱五分 白茯苓一钱 柴胡六分 牡丹皮一钱 山药一钱五分

【用法】水三钟煎,空心服。其乳母亦当如方服药,亦有功益。

【主治】小儿黄疸,而人虚体瘦,兼骨蒸劳热者。

【宜忌】乳孩此症,多因吃乳母热乳而成,然必须戒乳,吃药方效,以米汤薄粥代之。同时须戒鱼腥、酒、面、猪肉、鲤鱼、羊肉、野鸡等物。

28581 加味地黄汤(《幼科直言》卷五)

【组成】熟地 山萸 山药 丹皮 泽泻 白茯苓 麦冬 沙苑蒺藜

【用法】水煎,饿时服。

【主治】小儿虚痨咳嗽,夜热咽痛,大便干结;或有女子经闭。小儿病中服药不当,以闭肾气耳聋者。

28582 加味地黄汤(《幼科直言》卷五)

【组成】熟地黄 山萸肉 白茯苓 泽泻 山药 牡丹皮 葳蕤

【用法】水煎,空心服。

【主治】小儿因先天肾气不全,而致生单龟背,痰驹已定者;小儿淋疾,肝肾亏虚,淋而不痛,久而不愈,或为药饵所伤者。

28583 加味地黄汤(《幼科直言》卷五)

【组成】熟地黄 山萸肉 山药 丹皮 泽泻 白茯苓 麦冬 葳蕤 黄柏(炒) 车前子

【用法】水煎服。

【主治】小儿肺肾不交,鼻常流血,身体干瘦,毛发不润,心慌气弱。

28584 加味地黄汤(《幼科直言》卷五)

【组成】熟地黄 山药 山萸 丹皮 白茯苓 泽泻 黄柏 车前子

【用法】水煎,空心服。

【主治】小儿齿缝出血日久,服连翘解毒汤而不愈者。

28585 加味地黄汤(《幼科直言》卷五)

【组成】熟地 山萸 山药 白茯苓 泽泻 丹皮 黄柏(盐水炒) 木瓜

【用法】水煎,饿时服。

【主治】小儿顽癣、疥疮,年久不愈,谓之肾疳者。

28586 加味地黄汤

《金鉴》卷四十八。即《金匮》卷下"肾气丸"改为汤剂。见该条。

28587 加味地黄汤(《幼幼集成》卷三)

【组成】大怀地二钱 正怀山一钱五分 山萸肉一钱二分 宣泽泻六分 粉丹皮一钱 白云苓一钱二分 建莲肉七分 净知母五分 芡实米一钱 大麦冬一钱 北五味十四粒

【用法】净水浓煎,清晨空心服。

【主治】小儿下消,小便浑浊,色如膏脂。

28588 加味地黄汤(《会约》卷十)

【组成】六味地黄汤加柴胡 白芍 肉桂

【主治】阴虚疟疾,疟发时,其寒如冰,转热如烙,而面赤口渴,热退即不渴者。

28589 加味地黄汤(《会约》卷二十)

【组成】熟地三五钱 枣皮 山药各一钱半 茯苓 丹皮各一钱 泽泻七分 肉桂一钱半 北五味三分

【用法】水煎,温服。

【主治】热盛阴亏,麻疹隐伏,其脉寸强尺弱,不宜表者。

28590 加味地黄汤(《医学集成》卷二)

【组成】熟地 白芍各一两 当归 枣皮各五钱 山药四钱 茯苓 丹皮 泽泻 白芥各三钱 柴胡一钱

【主治】中风左手不仁。

28591 加味朴黄丸(《北京市中药成方选集》)

【组成】厚朴(炙)六十四两 大黄六十四两 槟榔三十二两 黑丑(炒)三十二两

【用法】上为细末,过罗,用冷开水泛为小丸。每服二钱,温开水送下,一日二次。

【功用】消食消水,顺气宽胸。

【主治】食水停滞,胸中结满,郁闷腹痛,两胁膨胀。

【宜忌】孕妇忌服。

28592 加味芍药汤(《医门八法》卷二)

【组成】白芍五钱(生) 当归身五钱(生) 槟榔二钱 川朴二钱(捣碎) 大黄三钱 甘草一钱 枳壳二钱 山楂二钱(生) 神曲三钱

【用法】生姜为引。服药之后,努圊变而为滑利,红白变而为黄粪,即为药已中病。如一药尚未全愈,更进一剂,须体察积滞之轻重,以酌大黄之去留。

【主治】痢疾初起,舌有厚苔,胸中满闷,坚硬拒按者。

28593 加味芎归汤(《得效》卷十四)

【异名】龟壳散(《医学入门》卷八)、活命芎归汤(《寿世保元》卷七)、开骨丹(《医学正印》卷下)、开骨千金不易汤(《胎产秘书》卷中)、开骨散(《金鉴》卷四十)、开骨芎归汤(《仙拈集》卷三)、加味归芎汤(《笔花医镜》卷四)、加味当归汤(《医原》卷下)、佛手开骨散(《北京市中药成方选集》)。

【组成】川芎 当归各一两 自死干龟壳一个(如无,用钻龟废壳亦可,酥炙) 生男女者妇人头发一握(烧存性)

【用法】上为散。每服三钱,水一盏半,煎服。屡效。约人行五里,生胎、死胎俱下。

【功用】❶《女科证治约旨》:催生兼能下死胎。❷《北京市中药成方选集》:补气养血,扩张交骨。

【主治】❶《得效》:妇人难产五七日不下,垂死者;及矮石女子交骨不开者。❷《胎产心法》:死胎不下。

【方论选录】❶《沈氏经验方》:用龟版滋阴以益肾,发灰补血而消瘀,更加芎、归以调和营卫,行而不窜,补而不壅,能令气血充足而无阻滞之患。保产第一方也。❷《成方便读》:当归、川芎二味,古方谓之佛手散,统治胎前产后一切诸证,以及安生胎,落死胎,其功甚大。盖以二物于养血之中,寓理气之力,其辛香之气,可散可宣,温润之功,能和能补,胎产一证,皆赖此气血,气血一理,故即能逆者顺而病者愈矣。败龟板取其得至阴之气,而有解脱之功。血余则行水消瘀,且能补益阴血,还原神化耳。

【临床报道】产门不开:《校注妇人良方》地官李孟卿,取三十五岁女为继室,妊娠虑其难产,索加味芎归汤四剂备用,果产门不开,只服一剂,顿然分娩。上舍怀德之室,产门不开,两日未生,服前药一剂,即时而产。怀德传服此方,用者无有不验。一妇人分娩最易,至四十妊娠,下血甚多,产门不开,与前汤一剂,又以无忧散斤许,煎熟,时时饮之,以助其血而产。

【备考】《胎产心法》:交骨不开者,古法用加味芎归汤,每见服此药者,恶血凝滞,反成不救。

28594 加味芎归汤

《正体类要》卷下。为《三因》卷九"加味芎劳汤"之异名。见该条。

28595　加味芎归汤(《万氏女科》卷二)

【组成】川芎　当归各一钱半　黄芩(酒炒)　白术各一钱

【用法】细茶二钱为引,食后服。

【主治】妊娠外感头痛者。

28596　加味芎归汤(《济阴纲目》卷十二)

【组成】当归　川芎各二钱　人参　紫苏　干葛各一钱

【用法】上剉。加生姜三片,水煎服。

【主治】产后血气虚,外感风寒,头痛,憎寒壮热。

28597　加味芎归汤(《济阳纲目》卷七十三)

【组成】当归　川芎　芍药　桃仁　红花各等分

【用法】上咬咀。水煎服。

【主治】死血所致腹痛,每痛不移动。

【加减】痛甚者,加酒制大黄。

28598　加味芎归汤(《幼幼集成》卷一)

【组成】当归身一两　大川芎五钱　上青桂二钱

【用法】水煎,酒对服。立下。

【功用】催生。

【加减】预防血晕,以本方加酒炒荆芥二钱,先将此药煎好,候胞衣已下,随即服之。断无血晕之患。

28599　加味芎归汤(《傅青主女科·产后编》卷上)

【组成】人参二钱　黄耆一钱　当归二钱　升麻八分　川芎一钱　炙草四分　五味子十五粒

【主治】产后子宫不收,产门不闭。

【加减】再不收,加半夏八分,白芍八分(酒炒)。

28600　加味芎归汤(《女科指掌》卷四)

【组成】当归　川芎　炮姜炭　炒黑荆芥　地榆(醋炒黑)

【用法】水煎,顿服。

【主治】产后气血耗伤,经脉未得平复,或惊忧恚怒,劳役损动,或咸酸不节,伤于荣卫,气衰血弱致血崩不止。

28601　加味芎归汤(《续名家方选》)

【组成】当归　川芎各一钱　牡丹皮　肉桂　桃仁　红花　玄胡索　青皮　莪术　三棱各五分

【用法】加生姜一片,水煎服。

【主治】恶露未尽,大腹痛者。

28602　加味芎归汤

《伤科补要》卷三。为《金鉴》卷九十"加味芎䓖汤"之异名。见该条。

28603　加味芎归汤(《妇科胎前产后良方》)

【组成】丹皮四分　元胡五分　莪术五分　赤芍四分　红花七分　当归七分　川芎七分　香附五分　乌药三分　枳实四分　山楂肉五分　木香六分　陈皮三分　姜厚朴五分　苍术四分　砂仁六分　官桂四分　干姜(炒)六分　益母草六分　花粉三分　半夏五分　甘草四分

【用法】生姜为引,水煎服。

【主治】产后瘀血未尽,小腹疼痛。

28604　加味芎归汤(《顾氏医径》卷四)

【组成】当归　川芎　人参　泽兰　童便

【主治】妇人新产去血过多,致神昏烦乱,眼花头晕者。

28605　加味芎归饮(《金鉴》卷四十六)

【组成】川芎二钱　当归五钱　人参一钱　吴茱萸五分　阿胶二钱　蕲艾八分　甘草(炙)五分

【用法】上剉。水煎服。

【主治】胞阻。孕妇胞中之血受寒致少腹作痛者。

28606　加味芎归饮(《医学集成》卷二)

【组成】当归　川芎　桃仁　红花　郁金　大黄(醋炒)　甜酒　童便

【主治】努力跌打吐血。

28607　加味芎苏饮(《便览》卷一)

【组成】川芎　陈皮　白芷　款冬花各八分　紫苏梗叶　茯苓各七分　苍术　半夏　麻黄　杏仁各一钱　甘草　桑白皮(炒)各五分　细辛三分

【用法】水二盏,加生姜五片,煎服。

【主治】冬月时病咳嗽,头痛拘急,痰多,恶逆痞闷。

【加减】有汗,去麻黄;无汗,加葱白;热,加黄芩;渴,加乌梅。

28608　加味芎苏散(《胎产秘书》卷上)

【组成】紫苏　羌活　陈皮　麦冬各一钱　川芎　白芍各八分　干姜　生甘草各五分

【用法】加生姜二片,水煎服。

【主治】妊娠外感风寒,格于肌表,侵入脾胃,伤损荣卫,致憎寒发热,头疼眼痛,甚至心腹烦闷。

28609　加味芎䓖汤(《三因》卷九)

【异名】加味芎归汤(《正体类要》卷下)、芎归汤(《慎斋遗书》卷五)。

【组成】川芎　当归　白芍药　百合(水浸半日)　荆芥穗各等分

【用法】上为散。每服四钱,水一盏,酒半盏,同煎七分,去滓,不拘时候服。

【主治】打扑伤损,败血流入胃脘,呕吐黑血,或如豆羹汁。

28610　加味芎䓖汤(《普济方》卷三五二引《医学类证》)

【组成】芎䓖　当归　芍药各等分

【用法】上咬咀。每服四钱,水一盏半,煮取七分,去滓热服,不拘时候。

【主治】产后崩中漏下。

28611　加味芎䓖汤(《金鉴》卷九十)

【异名】加味芎归汤(《伤科补要》卷三)。

【组成】芎䓖　当归　白术　百合(水浸一日)　荆芥各一钱

【用法】水一钟半,酒半钟,煎八分,不拘时候服。

【主治】因打扑伤损,败血流入胃脘,呕吐黑血如豆汁,而形气虚者。

28612　加味西黄丸(《成方制剂》3册)

【组成】蟾酥　没药　牛黄　乳香　麝香

【用法】上制成丸剂,口服,一次3~6克,一日1次。

【功用】解毒散结,消肿止痛。

【主治】痈疽疮疡,多发性脓肿,淋巴结炎,寒性脓疡。

【宜忌】孕妇忌服。

28613 加味达原饮(《医门八法》卷二)

【组成】槟榔二钱 川朴二钱(捣) 草果一钱(炒,研) 知母一钱 黄芩一钱(生) 白芍一钱(生) 甘草一钱 柴胡二钱 羌活二钱 葛根二钱

【主治】瘟疫盛行之年,偶感风寒,触动瘟疫者,以及并无疫疬之年,重感风寒,全似瘟疫者,初感风寒、瘟疫,致表症头痛,兼憎寒发热等表证。

【备考】原书本方治表症头痛加生姜三片,大枣二个为引。

28614 加味百合汤(《不知医必要》卷二)

【组成】乌药一钱五分 百合四钱 贝母(杵) 瓜蒌皮各二钱 薤白三钱 白蔻(去壳,杵)七分

【主治】胸膈痛。

28615 加味百花丸(《医方集解》)

【组成】百合 款冬花 紫菀 百部 乌梅

【用法】炼蜜为丸,如龙眼大,食后、临卧姜汤下或嚼化;煎服亦可。

【主治】❶《医方集解》:喘嗽不已,或痰中有血,虚人尤宜。❷《全国中药成药处方集》:七情内伤,酒色无节,虚热上炎,咳嗽喘急,口干声哑,痰中带血,阴虚肺伤,午后潮热。

【宜忌】《全国中药成药处方集》:禁房事;忌食发物、热物。

【方论选录】《医林纂要》:百合甘苦涩,为敛肺主药;款冬花味辛以舒其敛闭之余邪,且能散肺热而除痰定喘;乌梅酸咸,酸以补肺而敛阴,咸以补心而散血,曾经火气熏蒸而色变黑,则肺居心上,不畏火之烁,此亦补肺主药;百部苦甘,功专入肺,甘补苦泄,主治哮喘;紫菀辛苦,舒郁热而行痰止血;蜜能润肺,止嗽生津,甘则能补。此取百合、款冬花而名百花,又蜜亦取百花之英。临卧服者,卧则气归于肺,使药亦随之以入。此为肺虚而有外邪客之,久而不散,正不能胜邪者设,又补正之一法。

【备考】本方原名"加味百花膏",与剂型不符,据《全国中药成药处方集》改。

28616 加味百花膏(《医学入门》卷七)

【组成】紫菀 款冬花各一两 百部五钱

【用法】上为末。每服三钱,加生姜三片,乌梅一个,煎汤调,食后、临卧各一服;或炼蜜为丸服亦好。

【主治】久嗽不愈。

28617 加味百顺丸(《医学集成》卷二)

【组成】大黄二两 桃仁一两 红花五钱 牙皂二钱

【用法】研末为丸。每服二三钱。

【主治】有形之积聚。

28618 加味托里散(《外科经验方》)

【组成】人参 黄耆(盐水拌,炒) 当归(酒拌) 川芎 麦门冬(去心) 知母(酒拌,炒) 黄柏(酒拌,炒) 芍药(炒) 金银花 柴胡 甘草(水一钟,浸透,以慢火炙)各一钱

【用法】上作一剂,用水二钟,煎八分,食前服。

【主治】悬痈不消不溃。

28619 加味托里散(《疮疡经验全书》卷五)

【组成】桔梗 厚朴 白芷 人参 黄耆 当归 官桂 川芎 荆芥 黄芩 乌药 防风 连翘 香附 枳壳 天花粉

【用法】水煎服。

【主治】因怒气上攻于心,酒后房事下伤于肾,致生上肩疽、下鼠疽。

【加减】胸膈满闷,加陈皮、砂仁;热盛,加小柴胡、黄芩、玄参;咳嗽,加麦冬、兜铃、五味、杏仁、桑皮;口干烦躁,加麦冬、前胡、干葛、乌梅;寒多,加厚朴、防风、藿香,再服黄矾丸、通气散,仍贴玄武膏、金丝膏。

28620 加味至宝丹(《普济方》卷三七五)

【组成】鸡膍一个(乌骨者尤妙,去净) 牛胆膏半两 天南星(取心)三钱 血竭三钱(如无,以獖猪心血代之) 马牙消二钱半 硼砂一钱 蝎梢九个 枯矾二钱半 脑子 麝香少许(以上为细末,入鸡膍内扎了,用碗蒸一饭久,取出悬挂,却入后药) 至宝丹二两 沉香 木香各一钱 白芷梢一钱半 猪牙皂角三条(去皮弦)

【用法】上为末,夏加花蜘蛛十个,和前药糊为丸,如苏合香丸大,朱砂、金箔为衣。每服一丸,薄荷汤磨服。

【主治】小儿急慢惊风。

28621 加味贞元饮(《医门八法》卷四)

【组成】当归身五钱(炒) 熟地五钱 炙草一钱 党参五钱 乌梅五个(去核)

【功用】敛肝而兼敛肺。

【主治】产后荣血暴竭,卫气无依,孤阳上越,而致气喘。

28622 加味当归汤

《医原》卷下。为《得效》卷十四"加味芎归汤"之异名。见该条。

28623 加味当归饮

《疡科选粹》卷二。为《普济方》卷二七二"加味当归饮子"之异名。见该条。

28624 加味当归散(《外科大成》卷四)

【组成】当归(酒洗) 赤芍各二两 川芎五钱 甘草(半生半熟) 大黄(半生半炮)各一两 麻黄(制)五钱 黄连 升麻 葛根

【用法】每用三钱,加生姜、葱、灯心,水煎服。

【功用】顺调气血,和解表里,爽利心腹,疏理百病。

【主治】小儿因膏粱厚味,或乳母七情郁火所致热毒疮疡,及温热停积自利,烦躁不宁。

【加减】丹毒,加连翘、荆芥,不用葱。

【备考】方中黄连、升麻、葛根用量原缺。

28625 加味当归散(《幼幼集成》卷四)

【组成】当归一钱五分 吴茱萸三分 青化桂 正川芎各五分 黑姜炭五钱 南木香五分 小茴香一钱 炙甘草五分

【用法】水煎,临服加盐七分,空心服。

【主治】小儿受寒湿之气,小腹绞痛,外肾红肿,并腹痛啼哭。

28626 加味当归散（《中医妇科治疗学》）

【组成】当归 炒芥穗各三钱 全蝎二钱 桑寄生五钱 钩藤 僵蚕各三钱

【用法】水煎,温服,不拘时候。

【功用】疏风解表,养血。

【主治】产后发痉之中风证。因产后感冒风邪,致头项强痛,恶寒发热,身疼腰痛,继而四肢强直,或手足瘛疭,牙关紧闭,舌淡苔薄色白,脉弦紧。

28627 加味当归膏（《医学心悟》卷三）

【组成】当归 生地各一两 紫草 木鳖子肉(去壳) 麻黄 大风子肉(去壳,研) 防风 黄柏 元参各五钱 麻油八两 黄蜡二两

【用法】先将前九味入油熬枯,滤去滓,再将油复入锅内,熬至滴水成珠,再下黄蜡,试水中不散为度,倾盖碗内,坐水中出火三日,听搽。

【主治】一切疮疹,并痈肿及疠风。

28628 加味回阳散（《医部全录》卷四三二引《幼幼近编》）

【组成】人参 白术 山药 茯苓 甘草 附子 赤石脂(煅) 僵蚕 全蝎

【用法】每服二钱,姜汤调下。

【主治】小儿慢惊面青,四肢逆冷,泄泻不止。

28629 加味竹叶汤（《广嗣纪要》卷十）

【组成】人参 麦冬 炙甘草 阿胶 生地黄各一钱 水竹叶十二片

【用法】粳米一合为引,水煎服。

【主治】❶《广嗣纪要》:妊妇伤寒汗下后,热不除,属虚者。❷《医略六书》:孕妇伤寒汗下后,虚烦,脉濡数者。

【方论选录】《医略六书》:妊妇伤寒汗下解后,津液暴亡,故虚烦不眠,胎孕因之不安焉。竹叶疗膈热以除烦,人参扶元气以生血,生地滋阴壮水,麦冬润燥清心,阿胶补阴益血,炙草缓中和胃也。水煎温服,使气阴内充,则虚热自化,而虚烦无不退,胎孕无不安,何不眠之足患哉!

28630 加味竹叶汤（《张氏医通》卷十五）

【组成】白茯苓一钱半 麦门冬(去心)二钱半 黄芩一钱 人参一钱 竹叶五片 粳米一撮

【用法】水煎,空腹热服。

【主治】妊娠心烦不解。

【加减】肥人,加半夏、生姜。

28631 加味竹叶汤（《盘珠集》卷上）

【组成】生地 白芍 地骨皮 竹叶 茯苓 人参 浮小麦

【主治】妊娠伤寒汗下后,热不止。

28632 加味竹叶汤（《重订通俗伤寒论》）

【组成】淡竹叶三钱 北沙参三钱 鲜生地五钱 麦冬 炒阿胶各三钱 炙甘草五分

【主治】妊娠伤寒汗下后,津液暴亡,虚烦不眠,胎孕不安,脉濡数者。

28633 加味竹沥汤（《广嗣纪要》卷九）

【组成】淡竹沥一合 黄芩 麦冬 知母各一钱 白茯苓一钱半

【用法】上㕮咀。水二盏,加炒黄柏三分,煎一盏,入竹沥再煎一二沸服。

【主治】子烦。妊娠三四月,因心包、三焦二经气逆,致烦闷不安,口干舌燥者。

28634 加味竹沥汤（《医醇剩义》卷一）

【组成】麦冬二钱 石斛三钱 羚羊角一钱五分 橘红一钱 胆星五分 僵蚕一钱五分(炒) 天麻八分 淡竹沥半杯 姜汁一滴(同冲服)

【主治】中风,风火炽盛,胃津不能上行,痰塞灵窍,昏不知人,证属中腑者。

28635 加味竹茹汤（《伤寒全生集》卷二）

【组成】橘皮 半夏 茯苓 甘草 竹茹 黄连 干葛

【用法】加生姜,水煎服。

【主治】伤寒哕而有郁热在胃中者,及胃病痰热呕哕者。

【加减】心下满,加枳实;胸腹满,加枳壳、桔梗;胁满,加青皮;外有热,加柴胡;有痰嗽,加杏仁、五味。

【备考】《伤寒广要》本方用橘红二钱,半夏二钱,茯苓二钱,甘草五分,竹茹一团,黄连(姜炒)一钱,葛根一钱半。

28636 加味华盖散（《赤水玄珠》卷七）

【组成】苏子 陈皮 赤茯苓 桑皮 麻黄 杏仁各二钱 甘草一钱

【用法】加生姜三片,大枣二个,水煎服。

【主治】肺受风寒,喘而胸满声重。

28637 加味华盖散（《金鉴》卷五十三）

【组成】麻黄 杏仁(去皮尖,炒) 苏子(炒) 前胡 橘红 甘草(生) 桑皮(炒) 桔梗 赤茯苓

【用法】水煎,食后温服。

【主治】小儿感受风寒,寒邪壅蔽,致气促胸满咳嗽者。

28638 加味交加散（《准绳·疡医》卷六）

【组成】当归 川芎 白芍药 生地黄 苍术 厚朴 陈皮 白茯苓 半夏 羌活 独活 桔梗 枳壳 前胡 柴胡 干姜 肉桂 甘草

【用法】加生姜,水煎服。

【主治】❶《准绳·疡医》:打扑伤损,折骨出白,发热恶寒,体弱之人。❷《金鉴》:伤损之证,外挟表邪,脉浮紧,发热体痛,形气虚者。

【加减】有热,除干姜、肉桂。

28639 加味交加散（《医略六书》卷二十六）

【组成】生地二斤(取汁) 生姜二斤(取汁) 白芍一斤(炒) 蒲黄一斤(隔纸炒) 当归一斤 桂心六两 延胡一斤(醋炒) 红花六两 没药八两

【用法】地黄汁收炒姜渣肉,生姜汁收炒地黄渣肉,同诸药焙脆为散。每服三钱,温酒调下。

【主治】营卫不调,经衍腹痛,脉弦涩滞者。

【方论选录】血亏挟瘀,不与营卫和谐,邪得侵入而冲任闭塞,故腹痛寒热,经候衍期也。生地滋血脉,生姜散表邪,二汁互收,各炒为散,酒调,使交通表里,调和营卫,更加当归养血脉,白芍敛营阴,蒲黄破瘀通经,桂心温经暖血,延

胡化血滞以调经,红花活血脉以荣经,没药散瘀血以通调经脉也。为散以散之,酒调以行之,俾邪从外解,则营卫自和,而冲任无不调,腹痛无不退,寒热无不除,何月经衍期之不愈哉!

28640　加味冲和汤(《济阳纲目》卷十一)

【组成】紫苏叶一钱半　干葛　前胡　桔梗　枳壳　橘红　半夏　茯苓　黄连各一钱　人参　木香　甘草各五分　蓬术七分

【用法】加生姜三片,水煎,食远服。

【主治】多饮结成酒癖,腹中有块,随气上下。

【加减】如热盛,去木香,加黄芩、柴胡。

28641　加味冰硼散(《重订通俗伤寒论》)

【组成】冰片一分　硼砂一钱　风化消　山豆根　青黛　胆矾　牛黄各二分

【用法】上为细末。吹喉。

【主治】风温伤寒,风寒搏束内热,喉痛者。

28642　加味冰硼散(《外科十三方考》)

【组成】熊胆三分　儿茶五分　血竭　乳香　没药　硼砂　寒水石各五钱　青黛六钱　冰片一钱

【用法】上为末。吹入喉中,使其尽量流出涎水,约七日后出脓,即愈。

【主治】喉风,外面红肿者。

【备考】喉风治法,内服中九丸,兼加减甘桔汤及败毒散。若外面红肿者,以麻凉膏敷之,再吹加味冰硼散。

28643　加味汤泡散(《银海精微》卷下)

【组成】归尾　赤芍药　黄连　杏仁　防风各一两　铜青二钱　薄荷叶三钱

【用法】洗眼。

【主治】眼壅肿。

28644　加味守效丸(《保命歌括》卷十六)

【组成】南星　山楂　苍术各二两　白芷　半夏(制)　枳实(炒)　神曲(炒)各一两　海藻半两　昆布半两　玄明粉　吴茱萸　青皮　荔枝核各一两

【用法】上为末,别取神曲糊为丸。空心酒送下。

【主治】癫疝,不痛者。

28645　加味守效丸(《金鉴》卷五十四)

【组成】南星　山楂肉(酒炒)　苍术(炒)各二两　白芷　半夏(姜制)　橘核仁　神曲(炒)各一两　海藻　昆布各五钱　吴茱萸　青皮(醋炒)　元胡索(醋炒)　荔枝核(炒)各一两

【用法】上为末,神曲糊为丸,如梧桐子大。每服三十丸,空心酒送下。

【主治】阴肿。因食积不消,湿气下行,致生偏坠,或左或右,睾丸作肿者。

28646　加味安志丸

《济阳纲目》卷五十五。为《扶寿精方》"加味宁志丸"之异名。见该条。

28647　加味安胎饮(方出《嵩崖尊生》卷十四。名见《胎产心法》卷上)

【组成】安胎饮加麦冬　干葛　知母　炒栀　花粉　犀角　竹沥各八分

【主治】妊娠口干。

【备考】《胎产心法》:如嫌药味过多,临证酌而减之可耳。

28648　加味安胎饮(《胎产秘书》卷上)

【组成】砂仁　炒麦冬　条芩各一钱　人参　当归　熟地各二钱　陈皮　紫苏各四分　生白术一钱五分　甘草三分　大枣二个　生姜三片

【用法】水煎服。必一日两服,方可平安。

【主治】妊娠元气不足,精神倦怠,胎动不安,腹痛,或身上微热者。

【加减】如腹痛者,去麦冬,加蕲艾(醋炒黑)七分,或再加四制香附一钱;如咽燥多痰兼失血者,加川贝一钱五分,黑荆芥一钱。

28649　加味安胎饮(《胎产秘书》卷上)

【组成】白术　熟地　当归各二钱　陈皮　苏梗　川芎　甘草各四分　砂仁五分

【用法】水煎服。

【主治】妊娠气虚下陷,间有兼寒,致腹痛时作,小腹重坠者。

【加减】兼寒者,加吴萸五分,干姜五分。或去干姜,加醋炒良姜七分,生绵耆一钱五分,母丁香四分。

28650　加味安胎饮(《胎产要诀》卷上)

【组成】人参　白术　陈皮　甘草　川芎　当归　柴胡　升麻　半夏　生地

【主治】孕妇脾胃气虚,而胎压水胞,或脐腹作痛,小便淋沥。

28651　加味安胎饮(《胎产心法》卷上)

【组成】人参　当归身(酒洗)　熟地各二钱　麦冬一钱(去心,如烦渴加用)　条芩八分　白术一钱五分(土炒)　陈皮　紫苏　炙草各四分

【用法】水煎服。

【主治】孕妇元气不足,或胎动不安,或身热食减。

28652　加味安胎饮(《叶氏女科》卷二)

【组成】白术(蜜炙)二钱　人参　当归　熟地黄　川芎　白芍　陈皮　苏叶　黄芩(蜜炙)　炙甘草各一钱　升麻五分(一方有砂仁)

【用法】加生姜三片,大枣二个,水一钟半,煎七分服。

【主治】妊娠六月,脾胃气虚不能承载,致胎作胀,或胀作痛。

28653　加味安胎饮(《叶氏女科》卷二)

【组成】人参一钱　川芎　条芩各八分　白术(蜜炙)　当归　熟地黄　紫苏　陈皮　甘草各四分　砂仁三分　麦冬(去心)　甘葛各七分

【用法】生姜、大枣为引,水煎服。

【主治】妊娠燥渴,口干不得卧。

28654　加味安胎饮(《仙拈集》卷三)

【组成】人参　白术　当归　香附　条芩　紫苏各一钱　陈皮　砂仁　川芎　白芍各七分　甘草五分

【用法】水煎,空心服。

【主治】妊娠五六个月,胎气不安,腰腹疼痛。

28655 加味羊肝丸(《医便》卷三)

【组成】白乳羊肝一具(以竹刀割开,去膜,蒸熟,捣如泥) 甘菊花五钱 黄连一两 防风(去芦) 薄荷(去梗) 荆芥穗(去梗,净) 羌活 当归 生地黄各五钱 川芎三钱

【用法】上为末,羊肝泥和为丸,如丸不就,加少酒糊丸,如梧桐子大。每服六七十丸,食后浆水送下;临卧减半,茶清送下。

【主治】一切目疾,翳膜,内、外障。

28656 加味羊肝丸(《仙拈集》卷二)

【组成】羌活 川芎 蒙花 木贼 谷精草 菟丝子 草决明各一两 或加青盐 人参各三钱

【用法】各切成片,用黑羊肝胆,入砂锅内,加好酒三壶,煮干,再加三壶,煮三炷香,去药不用,只留肝胆,铜刀切片,新瓦焙干研末,炼蜜为丸,如梧桐子大。空心服四钱。

【主治】因怒障翳遮睛。

28657 加味羊肝丸(《异授眼科》)

【组成】羊肝一具(去筋膜,瓦焙干) 细辛一两 熟地一两五钱 羌活一两 五倍子一两 白菊一两 防风一两 杏仁(去皮)一两 菟丝子一两 茯苓一两 草决明(炒)一两 枸杞一两 青葙子一两 地肤子一两 茺蔚子一两 石决明(煅)一两

【用法】上为末,炼蜜为丸。每服五十丸,盐汤或酒送下,一日三次。

【主治】心肾虚耗,水火不交,目有如转辘轳,渐生内障者。

28658 加味异功汤(《温病条辨》卷三)

【组成】人参三钱 当归一钱五分 肉桂一钱五分 炙甘草二钱 茯苓三钱 於术(炒焦)三钱 生姜三钱 大枣(去核)二个 广皮二钱

【用法】水五杯,煮成两杯,滓再煮一杯。分三次服。

【功用】辛甘温阳。

【主治】疟邪久羁,因疟成劳,而成劳疟;络虚而痛,阳虚而胀,胁有疟母,邪留正伤。

【方论选录】此证气血两伤,《经》云:劳者温之。故以异功温补中焦之气,归、桂合异功,温养下焦之血,以姜、枣调和营卫,使气血相生,而劳疟自愈。此方补气,人所易见,补血人所不知,《经》谓:中焦受气取汁,变化而赤,是谓血。凡阴阳两伤者,必于气中补血,定例也。

28659 加味异功散(《保命歌括》卷二十)

【组成】人参 白术 茯苓各一钱 甘草三分 陈皮 砂仁(研) 藿香各五分 神曲(炒)一钱 陈米(年久者佳)一合

【用法】上㕮咀,取顺流水二大盏,煎沸,泡伏龙肝,搅细搅浑,放冷澄清,取一盏,加生姜三片,大枣一个,入药煎服。

【主治】胃虚而呕,不喜食。

28660 加味异功散(《医家心法》)

【组成】人参 黄耆 白芍 茯苓 陈皮 甘草 煨姜 大枣

【主治】小儿痘疮至七八日。

【备考】小儿痘疮至七八日,竟用加味异功散加白术。

28661 加味异功散(《金鉴》卷四十七)

【组成】异功散加山楂 神曲 厚朴 生姜

【主治】产后发热,呕吐胀闷属伤食,或倦怠气乏,属伤气者。

28662 加味异功散(《叶氏女科》卷二)

【组成】人参 白术(蜜炙) 当归 川芎 陈皮(去白) 茯苓 阿胶(蛤粉炒珠) 麦冬(去心) 炙甘草各等分

【用法】加生姜三片,大枣二个,水煎服。

【功用】预防妊娠五月以前堕胎。

28663 加味异功散(《会约》卷十九)

【组成】人参 白术二钱 茯苓一钱半 甘草(炙)一钱 当归二钱 陈皮(去白)一钱 钩藤钩钱半(此味后入,过煎无力)

【功用】补脾胃。

【主治】小儿慢惊风证。脾胃虚弱,肝木所胜,外虚热而内真寒。

【加减】如不应,加半夏一钱半,炮姜一钱,白蔻八分,木香四分,或再加附子一钱半。

28664 加味异功散(《疫疹一得》卷下)

【组成】人参一钱 白术一钱 茯苓一钱 陈皮一钱 山楂二钱 谷芽三钱 甘草五分 砂仁八分 生姜一片 黑枣三个

【功用】健脾养胃。

【主治】疫疹愈后,脾胃虚弱,食少不化。

28665 加味异功散(《不知医必要》卷四)

【组成】党参(去芦,米炒)二钱 白术(净)一钱五分 陈皮 麦芽(炒) 茯苓 神曲(炒) 炙草各一钱

【用法】加生姜二片,水煎服。

【功用】补脾消食。

【主治】产后伤食,吞酸嗳腐,满闷者。

【加减】如腹痛,加木香末六分,冲药服。

28666 加味异功散(《不知医必要》卷四)

【组成】党参(去芦,米炒)一钱五分 陈皮一钱 扁豆(炒,杵)一钱五分 生薏米三钱 白术(净) 山药(炒)各二钱 泽泻(盐水炒)一钱 白茯苓一钱五分 炙草一钱

【主治】脾虚有湿所致带下病。

【加减】如有热,加莲子心五分,黄柏一钱;色白清冷,腹痛多寒者,加干姜一钱,或再加制附子一钱。

28667 加味异功散(《中医妇科治疗学》)

【组成】党参三钱 白术四钱 茯苓二钱 甘草一钱 广皮二钱 蕲艾三钱 乌鰂骨八钱 续断三钱

【用法】水煎,温服。

【功用】补气健脾。

【主治】因脾虚气弱,妊娠四五月,胎动不安,腰酸腹痛,有时下血,气短神倦,面色浮黄,大便下利,舌淡苔白滑,脉沉滑。

28668 加味异功散(《效验秘方》方药中方)

【组成】党参15克 苍白术各10克 茯苓30克 甘

草 6 克　青陈皮各 10 克　黄精 20 克　当归 12 克　焦楂曲各 10 克　丹参 30 克　鸡血藤 30 克　柴胡 10 克　姜黄 10 克　郁金 10 克　薄荷 3 克

【用法】先将药物用冷水浸泡一小时,浸透后煎煮。首煎沸后文火煎 50 分钟,二煎沸后文火煎 30 分钟。煎好后两煎混匀,总量以 250～300 毫升为宜。每日服一剂,每剂分两次服用,饭后两小时温服。每服二剂停药一天,每月共服 20 剂。或间日服一剂。服药过程中,停服其他任何中西药物。

【功用】健脾和胃,养肝疏肝,养血和血。

【主治】❶迁延性肝炎、慢性肝炎、肝硬化、肝癌等病,证见胸胁满闷,胁下隐痛,纳呆纳少,便溏,舌质淡润,舌苔薄白,脉濡细等,中医辨证为脾胃气虚肝乘、气滞血瘀者。❷上述肝病患者,虽见有阴虚证,但服养阴剂后,胃脘不适,纳差便溏者。❸当前虽见有阴虚证,但询问病史,素体脾虚者。

【宜忌】阴虚患者服用本方注意中病则止,不宜长服久服,亦可在服用养阴剂过程中间断服用本方。

【加减】肝区疼痛剧烈者,加金铃子 10 克,元胡 10 克。

【方论选录】方中党参、苍白术、茯苓、甘草四君,健脾益气,运湿和中;黄精、当归、丹参、鸡血藤养阴补血和血;青陈皮、焦楂曲、柴胡、郁金、薄荷、姜黄疏肝理气,活血化瘀。诸药合用,共奏健脾养肝,理气活血之功。

28669　加味异香散(《保命歌括》卷三十二)

【组成】莪术(炮)　益智仁　三棱(炮)　甘草各一钱　青皮(去瓤)　陈皮各五分　石莲肉　厚朴(姜汁炒)各二分

【用法】上㕮咀。加生姜三片,大枣一个,白盐少许,水一盏半,煎一盏,去滓温服。

【主治】右胁下痛,属痰与食积者。

【加减】食积,脉弦,按之痛益甚,加神曲、麦蘖(各炒)、山楂肉、苍术、香附各五分;痰积,脉滑,按之痛不甚,加半夏曲、南星、茯苓、苍术、香附各五分。

28670　加味导气汤(《医学探骊集》卷五)

【组成】木香三钱　川楝三钱　小茴香四钱　吴茱萸四钱　升麻二钱　巴戟天三钱　葫芦巴三钱　川椒一钱　炮姜二钱

【用法】水煎,温服。

【主治】因下部受寒凉而得之疝气,初起少腹微痛,日久生一气管,直通肾囊,不痛其管即空,偶触寒凉,少腹作痛,其管即胀起,复通肾囊。

【方论选录】此方以川楝为君,乃治疝之要药;以川椒、炮姜、小茴为臣,清其少腹之寒;以升麻、巴戟、吴萸、芦巴为佐,止其少腹之痛;以木香为使,通行其三焦之气。寒散痛止,而疝愈矣。

28671　加味导赤汤(《胎产心法》卷上)

【组成】人参　生地　条芩　木通　甘草梢　麦冬(去心)　赤芍各一钱　淡竹叶十五片

【用法】加灯心四十九寸,水煎,空心服。

【主治】子淋。孕妇小便少;溺血。

28672　加味导赤饮(《眼科临症笔记》)

【组成】当归尾四钱　赤芍三钱　葛根四钱　寸冬三钱　连翘三钱　生地四钱　龙胆草三钱　石膏六钱　神曲三钱(炒)　麦芽三钱(炒)　大白三钱　木通二钱　大黄三钱　甘草一钱

【用法】水煎服。

【主治】心肺二经风热壅盛,经络淤滞,或风尘刺激,烈日曝晒,致胬肉攀睛症,从大眦生一道胬肉,侵蚀瞳孔,不时痛痒,热泪常流,视物昏蒙。

28673　加味导赤散

《普济方》卷三八八。为《直指》卷十六"增味导赤散"之异名。见该条。

28674　加味导赤散(《程松崖先生眼科》)

【组成】生地一钱五分(切片)　木通八分　甘草四分　归尾八分　柴胡八分　防风八分　荆芥八分　车前子八分　黄芩八分(酒炒)　赤芍八分

【用法】加生姜一薄片为引。

【主治】心火乘肾,眼睛赤脉一条贯瞳仁者。

【加减】痛甚口渴,眼睛生眵,加黄连六分(酒炒),连翘一钱。

28675　加味导赤散(《程松崖先生眼科》)

【组成】生地一钱五分(切片)　木通八分　红花四分　赤芍八分　防风六分　荆芥六分　蝉蜕八分　甘草四分　归尾八分

【用法】生姜一薄片为引。外点消炉散。

【主治】胬肉攀睛,眼大角长肉一块及黑珠。

【加减】痛者,加黄芩八分(酒炒);痒者,加蕤仁八分,刺蒺藜八分。

28676　加味导赤散(《万氏女科》卷三)

【组成】生地　赤芍　木通(去皮)　甘草梢　麦冬　黄柏　知母　桂心各一钱　灯心四十七寸

【用法】水煎,调益元散一钱服。

【主治】产后血虚内热,小便涩痛成淋。

28677　加味导赤散(《育婴秘诀》卷四)

【组成】木通　生地黄　甘草梢　条芩　栀子仁　泽泻　车前子　柴胡梢各等分

【用法】上为末,每服一二钱,加淡竹叶七片,灯心二十一寸,水煎,食前服。

【功用】泻心火,滋肾水。

【主治】小儿心热肝热,小便赤涩者。

28678　加味导赤散(《医方考》卷六)

【组成】生地黄　人参　麦门冬　木通　甘草各等分　竹叶十片　灯心七根

【主治】痘疹小便黄赤,口干烦渴者。

【方论选录】内热,故用生地黄;小便黄赤,故导以木通、竹叶、灯心;口干烦渴,故润以人参、麦冬,乃气化而津液自生也。

28679　加味导赤散(《准绳·幼科》卷二)

【组成】生地黄　木通　防风　甘草　山栀子　薄荷叶　麦门冬

【用法】加灯心、竹叶,水煎服。

【主治】小儿急惊风。

28680　加味导赤散（《金鉴》卷五十九）

【组成】生地　木通　生甘草　连翘　黄连　滑石　赤苓　麦冬（去心）

【用法】灯心为引,水煎服。

【功用】除湿热。

【主治】水痘,其形尖圆而大,内含清水,易胀易靥,不作脓浆。

28681　加味导赤散（《麻科活人》卷一）

【组成】薄荷叶四钱　生地黄（酒洗）　木通　元参　车前子　连翘　淡竹叶各七钱　黄连三钱

【用法】灯心、石膏为引。

【功用】利小便,止惊泄,清胃泻火。

【主治】麻证发热,五六日,欲出不出,或作惊候,吐泻交攻;麻证内热不除,不能尽收。

【加减】兼惊者,加辰砂、滑石粉,调服。

28682　加味导赤散（《麻科活人》卷三）

【组成】生地黄（酒洗）一钱五分　川木通　川元参各五分　连翘六分　川黄连六分　薄荷叶四分　淡竹叶七分

【用法】灯心为引,水煎服。

【主治】麻疹将收已收之后,脱肛者。

【加减】若因毒火内迫,大肠枯涩,肺金受伤,不能传送,致成里急后重之症,而病者难忍不耐,用力送气催便,以冀稍松,适肛脱出,去薄荷、淡竹叶,加当归尾、牛蒡子、枯黄芩、枳壳、滑石各八分,丑牛四五分,丹皮四五分,升麻五六分;如兼有潮热者,加鲜地骨皮二三钱;若因久泻而脱肛者,去薄荷、竹叶,加当归身一钱许、川芎一钱许、升麻六七分。

28683　加味导痰汤（《医方类聚》卷一○四引《经验秘方》）

【组成】大天南星（姜汁浸三日,到,晒干）　大半夏（生用）各一两　枳实（麸炒,去瓤）　桔梗　赤茯苓　沉香　木香　陈皮各半两

【用法】上咬咀。每服五钱,水一盏半,生姜自然汁一呷,同煎至六分,去滓,澄清汁服。此药煎时不要搅动,须文武火煎。服此药后,却服生料治中汤加沉香,更入生姜煎,滤取澄清,水中浸冷服。

【主治】反胃呕吐。

28684　加味导痰汤（《伤寒六书》卷三）

【组成】茯苓　半夏　南星　枳实　黄芩　白术　陈皮　甘草　桔梗　黄连　瓜蒌仁　人参

【用法】水二钟,加生姜三片,大枣二个,水煎服。临服捶法入竹沥、姜汁温服。年力壮盛,先用吐痰法,次服此汤。

【主治】内伤七情,痰迷心窍。湿热痰饮,头痛眩晕,心悸怔忡,昏沉多卧。

❶《伤寒六书》:因内伤七情,致痰迷心窍,神不守舍,而憎寒壮热,头痛,昏沉迷闷,上气喘急,口出涎沫。名曰挟痰。❷《证治宝鉴》:痰饮而致怔忡,心中惕惕然摇动,不得安静,无时而作,头时眩,或时头痛,或吐痰,或气口大滑于人迎,其人喜暗恶明,喜朝里睡。痰证而致多卧,恶亮羞明,喜朝里睡。❸《张氏医通》:湿热痰饮,眩晕痰窒。

28685　加味导痰汤（《济阴纲目》卷二）

【组成】半夏　陈皮　白茯苓　甘草　枳实　黄连　川芎

【用法】加生姜,水煎服。

【主治】躯脂经闭。

【方论选录】《医略六书》:躯脂壅遏,阻塞胞门,气上迫肺,故心气不得下通,而月事不来焉。枳、连、芎、半导痰清火,力能入血海以化滞通经;陈、草、姜、苓和中化气,功专入气海以浃壅通闭也。水煎温服,使躯脂默运,则气不上迫而心气无不下通,经血自当顺流而下,何月事之不来足患哉。

28686　加味导痰汤（《济阳纲目》卷四十五）

【组成】南星（姜汤泡）　半夏（姜汤泡）各二钱　枳实（麸炒）　黄芩　橘红　茯苓各一钱　天麻　全蝎各七分　甘草四分

【用法】上剉,水煎,加竹沥二匙,姜汁半酒盏,食远服。

【主治】痰迷心窍,发痫。

28687　加味导痰汤（《产科发蒙》卷四）

【组成】陈皮　枳实　半夏　茯苓　南星　甘草　竹沥一大蛤壳　白芥子

【用法】水煎,入竹沥更温服。

【主治】产后咽喉生疮,舌上有白苔,久不愈,属痰饮者。

28688　加味导痰汤（《喉科心法》）

【组成】陈皮（去白）　茯苓　枳壳（炒）　真胆星　杏仁（去皮尖,炒,研）　桔梗各二钱　桑白皮一钱半　法夏四钱　甘草一钱半　（或加石膏　知母　瓜蒌霜　老姜汁）

【主治】咽喉痛失音,起于四五日,肥人痰多体实者。

28689　加味导痰汤（《效验秘方·续集》张觉人方）

【组成】姜半夏10克　茯苓10克　陈皮10克　甘草5克　胆南星10克　枳实9克　天竺黄9克　竹茹10克　桑枝20克　木瓜9克　丝瓜络10克

【用法】水煎服,温分2次服。

【功用】化痰通络。

【主治】风痰阻络所致半身不遂,口眼歪斜症。临证尤以形体丰满,口角流涎,喉中痰鸣,肢体麻木,时或神志昏蒙,心烦脘闷,苔腻而黄,脉象弦滑为辨证要点。

【方论选录】方以导痰汤燥湿豁痰,行气通络;天竺黄、竹茹清热化痰,醒脑定中;桑枝、木瓜、丝瓜络化湿舒筋通经活络。

28690　加味导痰饮（《中医妇科治疗学》）

【组成】制半夏　茯苓各三钱　陈皮二钱　甘草一钱　枳实　川芎各一钱半　生姜二片　青皮五钱　鳖甲二两

【用法】水煎,温服。

【功用】导痰消积,化瘀。

【主治】妇人癥瘕痰积证。身体肥胖,平素多痰,肤色㿠白,头眩耳鸣,恍惚不宁,肉𥆧筋惕,时作时止,白带甚多,

月经停闭,积久则腹大如怀孕状,若结为癥则坚硬不移,形成瘕则动无定处,恶心呕吐,舌淡苔白腻,或灰腻,脉弦细而滑。

28691　加味阴阳散(《寿世保元》卷六)

【组成】黄连　干姜　青黛　孩儿茶各等分

【用法】上为末。每用少许搽患处。

【主治】口舌生疮。

28692　加味阴阳散(《囊秘喉书》卷下)

【异名】赴筵散

【组成】川连　干姜　生蒲黄各3克　儿茶　青黛

【用法】上为末。敷之。

【主治】口舌生疮。

28693　加味防风汤(《寿世保元》卷六)

【组成】防风一钱　片芩(酒炒)一钱五分　人参　白及各一钱　麦门冬(去心)二钱　生甘草五分　知母一钱　炒白芍一钱　怀生地(酒洗)一钱　黄柏(酒炒)一钱　黄耆一钱　黄连(酒炒)一钱　当归头　百合各一钱

【用法】上剉。水煎,食远温服。

【主治】因元阳亏损,外寒内热,致鼻流涕,久而不愈,甚则有滴下腥臭之恶,而成脑漏者。

28694　加味防风汤(《证治汇补》卷八)

【组成】麻黄　防风　苍术　川芎　藁本　羌活　白芷　桔梗　芍药　甘草

【功用】《医略六书》:升阳散湿。

【主治】风邪时疫致下痢,兼有表证者。

【方论选录】《医略六书》:肠胃受风,不能化气,而糟粕不传,故下痢不止,头疼身热焉。防风散风邪以胜湿,麻黄开腠理以逐邪,羌活散太阳之邪,白芷散阳明之邪,川芎行营卫之气,白芍敛肠胃之阴,苍术燥湿强脾气,藁本升阳散外邪,桔梗开提肺气,甘草甘缓和中。煎汤热服,使风散湿除,则肠胃气和,而振传送敷化之职,头疼身热无不解,下痢清稀无不止矣。

【备考】《医略六书》本方用麻黄一钱半,苍术一钱半,羌活一钱半,川芎一钱半,防风一钱半,白芍一钱半(酒炒),藁本一钱半,桔梗八分,白芷钱半,甘草八分。水煎,去滓温服。

28695　加味如圣汤(《济阳纲目》卷一○六)

【组成】桔梗三钱　甘草一钱半　黄芩　黄连　薄荷　天花粉　元参各一钱

【用法】水煎,频频咽之。滓再煎服。

【主治】咽喉一切病证。

【加减】如风热壅盛,欲结毒溃脓,加射干、连翘各一钱,牛蒡子八分,羌活、防风各七分;大便秘,加大黄二钱;口燥咽干,加生地黄、知母各一钱;阴虚火动声哑,加黄柏、蜜炙知母、麦冬各一钱,五味子二十粒。

28696　加味如圣散(《医方考》卷六)

【组成】桔梗二钱　牛蒡子　麦门冬各一钱五分　甘草　玄参　荆芥各一钱　防风七分　生犀角　黄芩各五分

【主治】❶《医方考》:痘症痰嗽风热,声哑喉痛者。❷《痘学真传》:痘家风痰热壅,烦渴不宁,痘色干红,在五六朝前不润泽起胀者。

【方论选录】❶《医方考》:牛蒡子、麦门冬疗风痰而清肺热;荆芥、防风散风邪而升郁热;甘草、桔梗、黄芩利咽喉而清气热;犀角、玄参凉心膈而疗积热。热去则金清,金清则声哑愈矣。❷《痘学真传》:牛蒡、麦冬、黄芩清肺家痰热,荆芥、防风散肌表风邪,犀角、玄参凉心胸之郁热,甘草缓诸药寒凉之性,桔梗领诸药归于肺家,不使下行,独用二钱,然此味材堪舟楫,不能独建奇功,方中似宜减半。

28697　加味如神散(《寿世新编》)

【组成】元明粉六钱　大梅片一分　硼砂三钱五分　飞朱砂一钱　飞青黛八分　上儿茶五分　苏薄荷一钱　荆芥穗一钱　北细辛五分　麝香三厘　官白芷一钱　生石膏八分

【用法】上为极细末,瓷瓶收贮,塞紧,勿泄气。用时蘸少许擦之,流去热涎自愈。

【主治】风火牙痛,红肿而热,或口气臭秽者。

【宜忌】孕妇忌之。

28698　加味妇沉汤(《家庭治病新书》)

【组成】乌药一钱五分　缩砂　木香各八分　延胡索香附各三钱　甘草一钱

【用法】大枣为引,水煎服。

【主治】经水欲来,小腹疼痛者。

28699　加味观音散(《魏氏家藏方》卷十)

【组成】白扁豆(微炒)　石莲肉(炒,去心)　人参(焙,去芦)各一分　白茯苓一钱半(去皮)　神曲二钱(炒)　甘草(炙)　香白芷　绵黄耆(捶碎,用蜜水拌炙)　木香(炒)各一钱　白术(炒)一钱半

【用法】上为末。每服婴儿用一字,二三岁半钱,四五岁一钱,用水一小盏,或半银盏,枣子半个,煎十数沸,温服。

【功用】补虚,调胃气,进乳食,止吐泻。

28700　加味红花散(《中医妇科治疗学》)

【组成】生地五钱　秦归二钱　赤芍三钱　干荷叶牡丹皮各二钱　红花一钱　蒲黄(生炒各半)三钱

【用法】水煎,温服。

【功用】清热活血。

【主治】产后血晕之血瘀证,偏于热邪者,面带红色,神昏口噤,甚至不省人事,胸满心烦,少腹硬痛拒按,恶露不下,大便秘结,舌质红,苔薄黄,脉数。

28701　加味红绵散(《医方考》卷六)

【组成】天麻　麻黄　荆芥穗　全蝎　薄荷　紫草蝉蜕各等分

【用法】以此药调抱龙丸服之。

【主治】痘疹风热惊搐。

【方论选录】痘之出也,自内达外。心热则惊,肝热则搐,所以搐者风也,所以惊者热也。是方也,麻黄、荆芥、薄荷、天麻、全蝎、蝉蜕消风解热;乃紫草者,所以解毒发痘而活血也。

【备考】《治痘全书》本方用法:上为末,调抱龙丸服之。

28702　加味麦冬汤(《医钞类编》卷十七)

《医钞类编》卷十七。为《万氏女科》卷三"加味参麦散"

之异名。见该条。

28703　加味寿星丸(《得效》卷十三)

【组成】天南星三两　母真珠一钱　真琥珀五钱　圆白半夏五两　枯矾五钱　大朱砂一两(细研,为衣)

【用法】上为末,生姜自然汁煮面糊为丸,如梧桐子大。每服三五十丸,淡姜汤送下;气不顺,人参汤送下;惊悸,金银器、灶心土汤送下;上热烦躁,淡竹叶、麦门冬汤送下;宁心定志,石菖蒲汤送下;痰盛喘急,桑白皮汤送下;小儿急惊,麦门冬、青竹叶汤送下;慢惊,冬瓜仁、木香汤送下。

【主治】因事惊忧,淹留心包,精神不守,事多健忘,谵言妄语,如有所见,不得安卧;或风痰潮作,手足抽掣;或心虚烦躁。

【加减】心气狂甚,加铁腻粉一两。

28704　加味寿胎丸(《中医症状鉴别诊断学》)

【组成】菟丝子　桑寄生　续断　黄耆　白术　阿胶　莲房炭

【功用】补肾安胎。

【主治】肾虚胎漏。先天不足,肾气虚怯,或房事不节,损伤肾气,冲任不固,胎漏下血,腰脊酸痛腿软,头晕耳鸣,尺脉细弱。

28705　加味坎离丸(《摄生众妙方》卷二)

【组成】人参二两　五味子(去梗)一两　麦门冬二两　牛膝(酒浸)二两　黄耆(蜜炙)一两　菟丝子(酒浸,成饼用)二两　小茴香(盐炒)二两　当归(酒浸)二两　白茯苓(去皮)二两　木香一两　川椒(去目合口,微炒)　黄柏(酒浸,炒)四两　天门冬(去心)五两　肉苁蓉(酒浸)二两　山茱萸(去核)二两　杜仲(炒断去丝)二两　巴戟(去皮,酒浸)二两

【用法】上为细末,秋、冬酒糊为丸,春、夏蜜为丸,如梧桐子大。每服五七十丸,空心盐汤或好酒任下。

【功用】下滋肾水,上降心火,中补脾土,除风,添精补髓,强阴壮阳,杀九虫,通九窍,补五脏,益精气,止梦遗,身轻体健,延年增寿。

【主治】酒色过度,劳心费力,精耗神衰,心血少而火不能下降,肾气衰而水不能上升,脾土无所滋养,渐至饮食少进,头目昏花,耳作蝉声,脚力酸软,肌肤黄瘦,遍身疼痛,吐痰咳嗽,胃脘停积,梦遗盗汗,泄泻,手足厥冷。

28706　加味坎离丸(《医统》卷四十八)

【组成】川黄柏八两(二两酒浸,二两盐水浸,二两人乳浸,二两蜜水浸,晒干,炒褐色)　知母八两(盐酒浸,炒)　当归　川芎　白芍药各四两(酒浸一日,晒干)　熟地黄八两(用白茯苓四两打碎,砂仁二两,三味同入绢袋中,好酒二瓶煮干,去茯苓、砂仁,止用地黄)

【用法】上到,匀铺筐中,日晒夜露三日为度,白蜜一斤半,重汤炼成珠,和药末捣丸,如梧桐子大。每服八十丸,空心盐汤送下,冬月酒送下。

【功用】生精养血,升水降火。

【主治】虚损。

28707　加味苇茎汤(《重订通俗伤寒论》)

【组成】生苡仁五钱　栝楼仁四钱　光桃仁　川贝母　甘草节各一钱半　银花　连翘各二钱　制月石八分　陈芥菜卤两瓢(冲)

【用法】先用活水芦根、鲜菩提根、鲜冬瓜皮子各二两煎汤代水。

【功用】降气行血以宣肺痹,排脓去腐以清肺毒。

【主治】赤膈伤寒,毒陷伤肺成痈,咳出浊痰腥臭,甚或吐脓,胸中犹隐隐痛,舌苔白腐满布,脉右寸滑数而实。

28708　加味芷贝散(方出《回春》卷六,名见《东医宝鉴·外形篇》卷三)

【组成】天花粉　金银花　皂角刺　穿山甲(土炒)　当归尾　白芷梢　瓜蒌仁　贝母　甘草节

【用法】上到。酒煎服。

【主治】吹乳,乳痈痛肿不可忍者。

【备考】《东医宝鉴·外形篇》本方诸药用各一钱,到作一帖,酒、水各半煎服。

28709　加味苍术膏(《医学入门》卷七)

【组成】苍术十斤(捣如泥,入大锅内,用水二桶,以文武火煮至十余碗,取出绢滤,入瓷罐内)　人参　生地　熟地　黄柏　远志　杜仲　川芎　胡桃肉　川椒　故纸　当归　姜汁各四两　青盐二两　朱砂一两　旱莲草汁二碗　白蜜二斤

【用法】上为末,共入膏内封固,大锅水煮,官香二炷为度,取出埋土中七日。每空心酒、汤任下。

【功用】通达诸身关节,流注遍体毛窍,养精养气养神,久服精满气盈,暖丹田,减相火,发白变黑,齿落更生。

【主治】男子精冷绝阳,妇人胞冷不孕。

28710　加味苍柏汤(《中医皮肤病学简编》)

【组成】苍术皮9克　黄柏9克　银花9克　连翘9克　萆薢12克　山栀9克　牛膝9克　防己9克　米仁12克　甘草3克

【用法】水煎服。

【主治】足癣。

28711　加味苍柏散(《医学入门》卷七)

【组成】苍术一钱　白术八分　知母　黄柏　黄芩各五分　当归　芍药　生地各四分　木瓜　槟榔　羌活　独活　木通　防己　牛膝各三分　甘草一分

【用法】加生姜水煎,温服。

【主治】湿热脚气。

【加减】有痰,加竹沥、姜汁;大便实,加桃仁,小便涩,倍牛膝。

【方论选录】苍术、白术去湿;知母、黄柏、黄芩去热;当归、芍药、生地调血;木瓜、槟榔行气;羌活、独活行关节,散风湿;木通、防己、牛膝引药下行及消肿湿;甘草和药。

28712　加味芦荟丸(《北京市中药成方选集》)

【组成】银柴胡十六两　君子肉十六两　黄连八两　胡连八两　芦荟二两　胆草十六两　麦芽(炒)十六两　三棱(炒)十六两　阿魏四两　莪术(炙)十六两　全蝎八两　芜荑十六两　鸡内金(炒)三十二两　橘皮三十二两

枳壳(炒)六十四两　山楂三十二两　莱菔子(炒)三十二两　神曲(炒)十六两　白术(炒)三十二两　干蟾(烧)三十二两　槟榔十六两，黄芩三十二两　青皮(炒)十六两　茯苓十六两　厚朴(炙)十六两　甘草十六两　大青叶十六两

【用法】上为细末,过罗。用冷开水泛为小丸。每服五分,日服二次,温开水送下。周岁内酌减。

【功用】消疳磨积,化痞杀虫。

【主治】小儿疳积体瘦,痞块坚硬,肚大青筋,面黄肌瘦。

28713　加味两仪膏(《医门八法》卷二)

【组成】党参八两　熟地三两　归身三两(炒)　黄耆三两(炙)(或加制附子一钱)

【用法】大乌梅四十个,煎一沸,去核,合前药同煎成膏。冲服。随证用引:有痰则以陈皮为引,有热则以麦冬为引,有寒则以生姜为引。

【功用】阴阳双补。

【主治】虚证厥逆;吐血;以及大汗淋漓虚脱证。

【加减】寒甚,酌加桂、附。

28714　加味扶桑饮(《医醇剩义》卷二)

【组成】熟地五钱　当归二钱　白芍一钱五分　川芎八分　木瓜一钱(酒炒)　枣仁二钱(炒,研)　牡蛎四钱(煅,研)　茯苓二钱　广皮一钱　甘草五分　金毛脊二钱(去毛,切片)　续断二钱

【用法】上药以嫩桑枝二两,煎汤代水煎药。

【主治】肝劳,阳气拂逆,阴气亏损,身热胁痛,头眩耳鸣,筋节弛纵。

28715　加味连壳丸(《医学入门》卷八)

【组成】黄连一两　枳壳　厚朴各五钱　当归四钱　木香　黄柏各三钱　荆芥二钱　猬皮一个

【用法】上为末,糊为丸,如梧桐子大。每服三十丸,温水送下。

【主治】湿热内甚,饱食肠澼,发为诸痔,久而成瘘。

28716　加味连草汤(《辨证录》卷十)

【组成】黄连三钱　生甘草一两　菖蒲一钱　贝母三钱　生姜汁半茶钟

【用法】水煎一碗,服之即解,不必二服,得吐犹愈之速也。

【主治】饮吞鸩酒,白眼朝天,身发寒颤,忽忽不知如大醉之状,心中明白但不能语言。

28717　加味连理汤(《金鉴》卷六十五)

【组成】白术(土炒)二钱　人参　白茯苓　黄连　干姜各一钱　甘草(炙)五分

【用法】水煎,热服。

【主治】口糜,口臭,泄泻。

28718　加味佛手散(《陈素庵妇科补解》卷三)

【组成】川芎　当归　赤芍　生地　红花　白芷　陈皮　益母草　干姜　官桂　甘草　麝香　蒲黄　童便　鹿角屑

【主治】胎死腹中,孕妇神气清爽,能食,腹不胀满,上焦气不喘急。

【方论选录】方中鹿角、姜、桂加以红花使引辛热以下胎,加麝香以开窍,佐以白芷、蒲黄、赤芍、陈皮排胀行血,而芎、归、母、地更入童便,所以救母命于无危也。

28719　加味佛手散(《朱氏集验方》卷十引梁国佐方)

【组成】佛手散加枳壳

【主治】妇人妊孕三月,忽然心腹胀痛,下血两小块。

28720　加味佛手散(《朱氏集验方》卷十)

【组成】佛手散加蒲黄

【主治】血崩。

28721　加味佛手散(《寿世保元》卷七)

【组成】当归　川芎　荆芥各等分

【用法】上剉一剂。水煎,入童便,温服。

【主治】产后晕倒,不省人事,眼黑耳鸣等;并治中风不省人事,口吐涎沫,手足瘈疭。

28722　加味佛手散(《济阴纲目》卷十三)

【组成】当归　川芎　黄耆(蜜炙)各一两　柴胡　前胡各一钱半

【用法】上㕮咀。每服五钱,水一大盏,桃、柳枝各三寸,枣子、乌梅各一枚,生姜一片,水煎服。

【主治】产后血虚,劳倦盗汗,多困少力,咳嗽有痰。

【加减】如有痰,不用乌梅。

【方论选录】《济阴纲目》汪淇:以盗汗而用柴、前、川芎,似非宜矣;以咳嗽有痰而用黄耆,又似难用,然以之为君,而柴、前仅用钱许,何多寡之相悬也? 要之,产后当以气血为主,故用之耳。惟无邪者宜之。

28723　加味佛手散(《辨证录》卷十二)

【组成】当归二两　川芎一两　益母草五钱　乳香末一钱　败龟版一具

【用法】水煎服。

【主治】胞衣不下。

28724　加味佛手散(《张氏医通》卷十六)

【组成】当归三钱　川芎一钱　人参三五钱(去血过多加至一两)

【用法】临服入童便半盏,续续进之。

【主治】产妇交骨不开。

【加减】质壮气实者,但加童便,人参不用可也。

28725　加味佛手散(《胎产辑萃》卷三)

【组成】川芎　当归　益母草　陈皮　葵子　香附

【用法】水煎服。

【功用】催生。

28726　加味佛手散(《羊毛温证论》)

【组成】川芎二钱　全当归五钱　生黄耆三钱　荆芥穗一钱　泽兰叶三钱　五灵脂一钱　醋炒延胡索五分　酒炒楂炭二钱　桂枝木五分　蝉蜕壳十枚　白僵蚕一钱

【用法】水煎,去滓温服。

【主治】羊毛温邪,新生产后毒火伏郁,神昏口渴,胸胀气阻,头痛身麻,烧热谵语,忽寒忽热,眩晕不寐,或腹中停瘀作痛。

【加减】毒重,加秋石一钱,雄黄二分,黄蜜三钱和服;如寒困毒火,加上肉桂三分,减去桂枝。

28727　加味佛手散(《中医妇科治疗学》)

【组成】当归三钱　川芎二钱　泡参　香附各四钱　台乌　吴萸各二钱　桑寄生四钱　延胡二钱

【用法】水煎,温服。

【功用】散寒,调气,活血。

【主治】月经后期,气郁偏寒,量正常色黑,间有血块,腰腹微有胀痛,苔薄白而润,脉沉迟或沉弦。

28728　加味辛夷散(《仙拈集》卷二)

【组成】辛夷　黄耆　人参　当归　白芍　川芎　白芷　细辛　黄芩各一钱　甘草六分

【用法】灯心三十根,水煎,食远服。

【主治】鼻中流出臭脓,名曰脑漏。

28729　加味羌活汤(《痘疹会通》卷四)

【组成】羌活　防风　升麻　柴胡　当归　川芎　藁本　细辛　黄芩　白菊花　蔓荆子各等分

【主治】痘后面目浮肿。

28730　加味羌活饮(《三因》卷十六)

【异名】加味羌活散(《玉机微义》卷四十四)。

【组成】羌活　前胡各一两　人参　桔梗　甘草(炙)　枳壳(麸炒)　川芎　天麻　茯苓各半两　蝉蜕(去头足)　薄荷各三钱

【用法】上为末。每服二大钱,水一盏,加生姜三片,煎七分,不拘时服。

【主治】风寒暑湿,外搏肌肤,发为瘾疹,憎寒发热,遍身瘙痒,随脏气虚实,或赤或白,心迷闷乱,口苦咽干。

28731　加味羌活散

《玉机微义》卷四十四。为《三因》卷十六"加味羌活饮"之异名。见该条。

28732　加味羌活散(《伤寒全生集》卷三)

【组成】羌活(上)　独活(中)　柴胡(上)　前胡(中)　枳壳(中)　桔梗(中)　人参(中)　茯苓(中)　川芎(中)　升麻(中)　芍药(中)　甘草(下)

【用法】加生姜,水煎服。

【主治】斑疹初出,憎寒壮热,头疼体痛,胸满不利。

【加减】斑盛,加黄连。

28733　加味沉香散(《效验秘方》张锡君方)

【组成】沉香　橘皮　当归　王不留行　石韦　冬葵子　滑石　香附　郁金　乌药

【用法】水煎服,日1剂;沉香分冲。

【功用】疏肝活血,通利小便。

【主治】肝郁气滞之前列腺增生症。

【方论选录】方中沉香入下焦,祛寒下气;橘皮、香附疏肝理气;当归、王不留行、冬葵子活血化瘀;滑石利湿通窍;郁金、乌药理气活血;石韦清热利尿,活血化瘀。诸药合用,共奏疏肝、活血、利尿之功。

28734　加味羌活散(《金鉴》卷五十九)

【组成】羌活　前胡　薄荷叶　防风　川芎　枳壳(麸炒)　桔梗　蝉蜕　连翘(去心)　生甘草　赤苓

【用法】引用生姜,水煎服。

【功用】疏风散湿。

【主治】瘾疹。心火灼于肺金,又兼外受风湿,发必多痒,色则红赤,隐隐于皮肤之中。

28735　加味补中汤(《幼科直言》卷四)

【组成】人参　白术(炒)　黄耆　当归　肉桂　白芍(炒)　木香　升麻　柴胡　陈皮　甘草

【用法】加煨姜一片,大枣一枚,水煎服。

【主治】小儿虚极,或泻成慢惊,手足厥逆。

28736　加味补血汤(《辨证录》卷十)

【组成】黄耆　当归各五钱　升麻一钱　北五味子十粒

【用法】水煎服。

【主治】脱肛。

28737　加味补血汤(《辨证录》卷十一)

【组成】当归　黄耆各一两　荆芥三钱　白术五钱

【用法】水煎服。

【主治】妇女经水过多,行后复行,面色萎黄,人倦无力。

28738　加味补血汤(《辨证录》卷十二)

【组成】黄耆二两　当归　人参各一两　丹皮三钱　荆芥三钱　益母草三钱

【用法】水煎服。

【主治】妇人因跌扑闪损,遂至小产,血流紫块,昏晕欲绝。

28739　加味补血汤(《辨证录》卷十二)

【组成】黄耆二两　当归一两　升麻五分　益母草三钱

【用法】水煎服。

【主治】妇人气虚,产后五六日,胞衣留于腹中,经治仍胞衣不下,又无烦躁昏晕之状者。

28740　加味补血汤(《洞天奥旨》卷十二)

【组成】生黄耆一两至二三两　当归五钱至一二两　三七末五钱　没药末二钱　白及三钱至一两　白芍五钱

【用法】水煎服。伤轻者减半用。

【主治】金刃自伤将死者。

28741　加味补血汤(《医学集成》卷三)

【组成】黄耆一两　当归五钱　香附灰　莲蓬灰　粟壳灰　贯仲灰　藕节灰　陈棕灰　地榆灰各三钱

【主治】久崩不止。

28742　加味补血汤(《医学集成》卷三)

【组成】黄耆一两　当归　山药各五钱　木通三钱

【用法】炖猪蹄服。

【主治】乳汁过少。

28743　加味补血汤(《衷中参西》上册)

【组成】生箭耆一两　当归五钱　龙眼肉五钱　真鹿角胶三钱(另炖同服)　丹参三钱　明乳香三钱　明没药三钱　甘松二钱

【主治】身形软弱,肢体渐觉不遂,或头重目眩,或神昏健忘,或觉脑际紧缩作疼,甚或昏仆移时苏醒致成偏枯,或全身痿废,脉象迟弱,内中风证之偏虚寒者。

【加减】服之觉热者,酌加天花粉、天冬各数钱;觉发闷者,加生鸡内金一钱半或二钱。服数剂后,若不甚见效,可用所煎药汤送服麝香二厘(取其香能通窍),或真冰片半分亦可;若服后仍无甚效,可用药汤送制好马钱子二分。

283

【方论选录】古方有补血汤,其方黄耆、当归同用,而黄耆之分量,竟四倍于当归,诚以阴阳互为之根,人之气壮旺者,其血分自易充长,是以此方不以当归为主药,而以黄耆为主药也。用龙眼肉者,因其味甘色赤,多含津液,最能助当归以生血也。用鹿角胶者,因鹿之角原生于头顶督脉之上,督脉为脑髓之来源,故鹿角胶之性善补脑髓。凡脑中血虚者,其脑髓亦必虚,用之以补脑髓,实可与补血之药相助为理也。用丹参、乳香、没药者,因气血虚者,其经络多瘀滞,此于偏枯痿废亦颇有关系,加此通气活血之品,以化其经络之瘀滞,则偏枯痿废者自易愈也。用甘松者,为其能助心房运动有力,以多输血于脑,且又为调养神经之要品,能引诸药至脑以调养其神经也。

【临床报道】内风:高某,年过六旬,渐觉两腿乏力,寝至时欲眩仆,神昏健忘,恐成痿废,求为诊治。其脉微弱无力。为制此方服之,连进十剂,两腿较前有力,健忘亦见愈,而仍有眩晕之时。再诊其脉,虽有起色,而仍不任重按,遂于方中加野台参、天门冬各五钱,威灵仙一钱,连服二十余剂始愈。

28744 加味补阴丸(《伤寒全生集》卷四)

【组成】熟地 生地 麦冬 五味 当归 川芎 白术 黄耆 黄柏 知母 白芍 山药 砂仁 茯神

【用法】炼蜜为丸。盐汤送下。

【主治】伤寒愈后,心血不足,阴虚发热,四肢无力,倦怠,眼昏耳聋,神气不宁,或夜梦遗精,或作寒热盗汗,饮食无味,不生肌肉,身体羸瘦,面色青黄。

【加减】冬月,加干姜;梦遗,加牡蛎、蛤粉、琐阳;腰腿骨酸无力,加虎胫骨、败龟版、杜仲。

28745 加味补阴丸(《摄生众妙方》卷二)

【组成】甘州枸杞(盐酒炒)二两 知母(盐酒炒)二两 黄柏(盐酒炒褐色)三两 生地黄(酒洗)一两 熟地黄(酒洗过,姜汁炒)二两 天门冬(去心)一两五钱 麦门冬(去心)七钱 干山药(微炒)一两 杜仲(姜汁炒去丝)二两 牛膝(去芦,酒洗)一两 当归(去芦,酒浸)一两 山茱萸(去核)一两 琐阳(酥炙)一两五钱(大便软者去五钱) 菟丝子(酒浸一宿,炒,取末)一两 人参(去芦)七钱

【用法】上为细末。用好白术与前药末相等为咀,用铜锅熬,先以水六大碗,熬至一碗取出听用;再以水五碗,熬至一碗取出听用;再以水四碗,熬至一碗,通前共水连渣以净袋滤过,文武火熬成膏,和前药末为丸,如梧桐子大。每服五七十丸,空心淡盐汤送下。

【功用】补养。

【宜忌】忌食白萝卜、诸血。

28746 加味补阴丸(《医学入门》卷七)

【组成】黄柏 知母各四两 牛膝 杜仲 巴戟 熟地 山茱萸各三两 苁蓉 白茯苓 枸杞 远志 山药 鹿茸 龟版各二两

【用法】上为末,炼蜜为丸,如梧桐子大。每服八十丸,空心盐汤送下。

【功用】❶《医学入门》:扶下弱。❷《东医宝鉴》:补阴虚,泻阴火。

28747 加味补阴丸(《便览》卷三)

【组成】黄柏(盐酒炒)三两 北五味子一两 知母(去毛,盐水炒)三两 人参(去芦)一两半 龟版(酥炙)三两 枸杞(去蒂)三两 天冬(去心)二两 琐阳(酥炙)二两 白芍(酒炒)一两半 当归(酒洗)一两半 牛膝(饭上蒸)二两 杜仲(姜炒丝尽)二两 故纸(酒炒)一两 沉香五钱 熟地五两(热酒浸透,另捣) 干姜(炒紫)二钱 山茱萸肉一两半

【用法】上为末,炼蜜和猪脊髓三条,小枣三十枚(去皮核),共捣为丸,如梧桐子大。每服百丸,空心淡盐汤送下;孕月酒送亦可。

【主治】虚损。

【宜忌】忌白萝卜、牛肉、鱼腥。

28748 加味补阴丸(《准绳·伤寒》卷七)

【组成】黄柏(盐酒拌炒)四两 熟地黄 知母(盐酒拌炒) 败龟版(醋炙)各二两 虎胫骨 锁阳(醋炙) 白芍药(酒炒) 当归(酒浸) 川牛膝(酒洗) 杜仲(醋炙去丝) 砂仁各一两

【用法】上为末,炼蜜入猪脊髓五条,共捣和成,石臼内杵千余下为丸,如梧桐子大。每服五十丸,空心淡盐酒或盐汤送下。

【主治】病后阴虚,精血不足,四肢少力,心神不宁,夜梦遗精,或虚热盗汗,饮食进少,不为肌肉,身体羸弱,面色青黄而无血色。

【加减】若冬月天寒,加干姜(炮)五钱。

28749 加味补阴丸(《医钞类编》卷五)

【组成】黄柏 知母(俱酒炒) 败龟版(酥炙) 侧柏叶 枸杞 五味子 杜仲(姜汁炒断丝) 砂仁各等分 炙草减半

【用法】猪脊髓和地黄膏为丸服。

【主治】肾阴虚,腰脊痛。

28750 加味补肝散(《症因脉治》卷二)

【组成】当归 生地 白芍 川芎 广皮 甘草 柴胡 山栀 黄芩

【主治】肝血虚,火旺,内伤嗽血。

28751 加味纯阴汤(《辨证录》卷十一)

【组成】熟地 玄参 麦冬各五钱 山茱萸二钱 北五味子一钱 丹皮五钱

【用法】水煎服。可服十剂,经水自多。

【主治】妇人先期经来,其经水止有一二点。

28752 加味青龙汤(《郑氏家传女科万金方》卷四)

【组成】白茯苓 干姜 白芍各三钱五分 杏仁 半夏 甘草各三钱 当归 桔梗 川芎 桂枝 五味各一钱半 麻黄 陈皮各一钱

【用法】上㕮咀,分五贴。加生姜三片,水一钟半,煎七分,空心热服。

【功用】发散风邪,顺气化痰。

【主治】产后失于调理,肺经空虚,风寒乘人,以致气紧咳嗽痰多。

【加减】如气急,加苏叶、枳实各二钱。

28753 加味青金丹(《普济方》卷三十六引《指南方》)

【组成】硫黄 水银各等分

【用法】上各研细，不见星子为度，入木香末、丁香末各等分，用生姜自然汁煮糊为丸，如梧桐子大。每服十丸，食前米汤送下。

【主治】反胃。清浊不分，中焦气痞闷，心下大如杯，或时寒，或时热，朝食暮吐，暮食朝吐，其关脉弦而紧，弦则为虚，紧则为寒，虚寒相搏，此名为格，与关格同。

28754 加味青娥丸（《陈素庵妇科补解》卷三）

【组成】杜仲 破故纸 胡桃肉 川断 当归 白芍 山药 远志肉 益智仁 莲子

【主治】妊娠腰痛，肝肾亏虚者。

【方论选录】是方补骨、桃肉木火相生，此郑相国所进青娥丸方也，引以杜、远则入肾，而当归之苦温以补血，白芍之酸收以敛阴，续断可以联经络，益智可以缩水，再加莲子、山药之平涩以入心交肾，则痛止而胎安。

28755 加味青娥丸（《普济方》卷二一九）

【组成】杜仲三两（炒去丝，姜汁制）一两 破故纸（盐炒）四两 胡芦巴四两 小茴香四两（盐炒） 莲花蕊半两 川山甲六钱（酥炙） 胡桃三十个（去皮） 青盐少许

【用法】上为末，煮和为丸，如梧桐子大。每服三十丸，空心温酒吞下，干物压之。

【功用】《景岳全书》：滋益阴阳，美容颜，健腰膝，止腰痛。

【主治】诸虚不足。

28756 加味青娥丸（《古今医鉴》卷十）

【组成】杜仲（姜汁浸炒）十二两 破故纸十二两（水淘，芝麻同炒变色，去芝麻，瓦上焙干，为末） 沉香六两 胡桃（去皮隔，另研）六两 没药（另研） 乳香（另研）各六两

【用法】上为末，用肉苁蓉十二两，酒浸成膏，和剂捣千余杵为丸，如梧桐子大。每服三十丸，空心温酒或盐汤任下。

【主治】肾虚腰痛，或风寒乘之，血气相搏为痛。

【备考】《成方制剂》有巴戟天，无沉香。

28757 加味青娥丸（《济阳纲目》卷七十五）

【组成】破故纸（酒洗净，炒香） 川萆薢（童便浸一宿） 杜仲（姜汁炒断丝） 牛膝（去芦） 黄柏（盐水炒） 知母（酒炒）各四两 胡桃肉（汤泡，去皮）八两（另研膏）

【用法】上为细末，春、夏用糯米粥，秋、冬用炼蜜和匀，石臼内杵千余下为丸，如梧桐子大。每服五十丸至八十丸，空心盐汤、盐酒任下，以干物压之。

【功用】滋肾水，壮阳，益筋骨。

【主治】腰膝足痛。

28758 加味青娥丸（《成方制剂》11册）

【组成】巴戟天 补骨脂 杜仲 核桃仁 没药 肉苁蓉 乳香

【用法】加工为黑褐色的大蜜丸，每丸重9g。口服。一次1丸，一日2次。

【功用】补肾，散寒，止痛。

【主治】肾经虚寒引起的腰腿酸痛，阳痿遗精，小便频数，小腹冷痛。

28759 加味枇杷膏（《慈禧光绪医方选议》）

【组成】枇杷叶五六十斤（干鲜俱可，如不咳嗽不用） 大梨二个（要深脐的，去皮心，切碎） 蜜半杯（先熬滴水成珠，如大便溏泻不用） 大枣八两（或黑圆枣，或徽枣均可。煮熟，乘热去皮） 建莲肉四两（不去皮）

【用法】先将枇杷叶放锅内，用河水多煎几滚，取汤用绢淋清汁，其煎过之枇杷叶弃之不用。后将梨、枣、莲肉、蜜同放锅内，铺平，然后将枇杷叶煎的清汁淹满略高些，盖好，煮半枝线香翻转，再煮半枝线香，用瓷罐收好。随意温食。

【功用】润肺健脾。

【主治】气血两虚，身体羸瘦，四肢酸软，精神倦怠，腰疼脊痛，饮食减少，一切不足弱症。

28760 加味苦参丸（《普济方》卷一一五）

【异名】苦参丸（原书卷一〇八）。

【组成】苦参一斤 荆芥半斤 何首乌 白僵蚕二两 香白芷 川芎二两 赤芍药二两 大黄一两 白花蛇一条

【用法】上为细末。面糊为丸，如梧桐子大。每服五十丸。温茶清送下，不拘时候。

【主治】一切风证。

28761 加味苦参丸（《医学入门》卷八）

【组成】苦参一斤 防风 荆芥 苍耳子 胡麻子 皂刺各十两 蔓荆子 牛蒡子 黄荆子 枸杞子 何首乌 禹余粮 蛇床子各三两 白芷一两半

【用法】上为末，用皂角煎膏和丸，如梧桐子大。每服五十丸，茶、酒任下。

【主治】大风疮及诸风、赤白癜风。

28762 加味抵当丸（《保命歌括》卷二十五）

【组成】三棱（煨） 莪术（煨） 干漆（炒烟尽） 牛膝（酒洗） 琥珀 虻虫（糯米炒） 肉桂 水蛭（石灰炒） 桃仁泥 大黄（煨）各等分

【用法】上为细末，用生地黄自然汁和米醋调匀为丸，如梧桐子大。每服十丸，空心童便送下，五日进一服。以血下为度。间服四物汤。

【主治】血胀。

28763 加味转舌膏（《古今医鉴》卷二引贾兰峰方）

【组成】连翘一两 栀子（炒）五钱 黄芩（酒炒）五钱 薄荷一两 桔梗五钱 玄明粉五钱 大黄（酒炒）五钱 防风五钱 川芎三钱 石菖蒲六钱 甘草五钱 犀角三钱 柿霜一两 远志（甘草水泡）一两

【用法】上为极细末，炼蜜为丸，如弹子大，朱砂五钱为衣。每用一丸，临卧薄荷汤调下。

【主治】中风瘈疭，舌塞不语。

【备考】本方方名，据剂型，当作"加味转舌丸"。

28764 加味虎潜丸（《医学正传》卷三引丹溪方）

【组成】人参 黄耆 芍药（煨） 黄柏（盐酒炒） 当归（酒洗） 山药各一两 锁阳（酥炙） 枸杞子 虎胫骨（酥炙） 菟丝子（盐酒浸三宿，细研，焙干，入诸药再研） 龟版（酥炙） 破故纸（炒） 杜仲（姜汁拌炒丝断） 五味子各七钱五分 牛膝（去芦，酒洗）二两 熟地黄四两

【用法】上为细末，炼蜜和猪脊骨髓为丸，如梧桐子大。每服五六十丸，温酒或姜盐汤送下。

【功用】《医统》:壮元阳,滋肾水。

【主治】❶《医学正传》引丹溪方:虚损。❷《医统》:诸虚不足,腰腿疼痛,行步无力。

【备考】《医统》有知母、茯苓,无芍药、五味子。

28765　加味虎潜丸(《医统》卷八十四)

【组成】人参　黄耆(蜜炙)　白芍药(煨)　当归(酒洗)　山药各一两　锁阳(酥炙)　虎骨(酥炙)　龟版(酥炙)　菟丝子(制如法)　破故纸(炒)　杜仲(姜汁炒断丝)　五味子各七钱半　牛膝(酒浸)二两

【用法】上为细末,炼蜜和猪脊髓为丸,如梧桐子大。每服七十丸,空心盐点汤送下。

【功用】健筋骨,补肾壮精。

【主治】肾脉虚数,精神短少,腰膝无力。

28766　加味虎潜丸(《医学六要》卷二)

【组成】人参　黄耆　芍药　黄柏(坚厚者,酒浸)　当归(酒浸)　山药各一两　锁阳(酥炙黄)　枸杞　虎胫骨(酒浸一宿,酥炙黄)　五味子各七钱五分　牛膝(酒洗)一两　熟地四两

【用法】以炼蜜加猪脊髓为丸,如梧桐子大。每服一百丸,空心温酒送下。

【功用】强骨补精。

【主治】虚损。

28767　加味虎潜丸(《张氏医通》卷十六)

【组成】虎潜丸去知母,加人参、黄耆、山药、枸杞各二两,五味子一两

【主治】痿躄而厥。

28768　加味肾气丸(《济生》卷四)

【异名】金匮加减肾气丸(《保婴撮要》卷五)、加味八味丸(《医学入门》卷七)、金匮肾气丸(《冯氏锦囊》卷十一)、济生肾气丸(《张氏医通》卷十六)、资生肾气丸(《金鉴》卷二十七)。

【组成】附子(炮)二个　白茯苓　泽泻　山茱萸(取肉)　山药(炒)　车前子(酒蒸)　牡丹皮各一两(去木)　官桂(不见火)　川牛膝(去芦,酒浸)　熟地黄各半两

【用法】上为细末,炼蜜为丸,如梧桐子大。每服七十丸,空心米饮送下。

【功用】《中国药典》:温肾化气,利水消肿。

【主治】❶《济生》:肾虚腰重,脚肿,小便不利。❷《医学集解》:蛊证,脾肾大虚,肚腹胀大,四肢浮肿,喘急痰盛,小便不利,大便溏黄;亦治消渴,饮一溲一。

【方论选录】《医方集解》:此足太阴、少阴药也。桂附八味丸滋真阴而能行水,补命火因以强脾,加车前子利小便而不走气,加牛膝益肝肾借以下行,故使水道通而肿胀已,又无损于真元也。

【临床报道】慢性肾炎:《新中医药》[1957,(9):30]:用本方(熟地四钱,山药、山萸、泽泻、丹皮、肉桂、车前子、淮牛膝各一钱,茯苓三钱,附子五分)治疗慢性肾炎6例。临床观察结果:本方能使浮肿逐渐减退或减轻,尿量逐渐增多,尿蛋白消失或减少,肾功能改善,患者食欲增加,体力增强,血压降低。治疗过程中未发现副作用。

【备考】本方改为汤剂,名"金匮肾气汤"(见《证因方论集要》卷二)、"肾气汤"(见《医林纂要》)、"加减金匮肾气汤"(见《医门八法》)。

28769　加味肾热汤(《医醇剩义》卷二)

【组成】磁石四钱　牡蛎四钱　生地四钱　白术一钱　白芍一钱　人参一钱　元参二钱　甘草五分

【用法】猪肾二枚,煎汤代水。

【主治】肾火飞腾于上,口燥咽干,面红目赤,耳流脓血,不闻人声。

28770　加味肾着汤(《医林纂要》卷十)

【组成】炮姜一两二钱　茯苓一两二钱　炙甘草七钱　炒白术七钱　炮附子二钱　肉桂二钱五分　泽泻二钱　杜仲二钱　牛膝二钱

【主治】腰痛,感于寒湿,平漫而不焮赤。

【加减】兼有风痒,加防风;瘀痛不消,加当归、金银花。

28771　加味败毒散(《普济方》卷二五三引《海上方》)

【组成】人参败毒散一贴　斑蝥一个　枇杷叶十片

【用法】上后二味同炒黄色,去斑蝥,将枇杷叶入败毒散,水一碗,煎至七分,临睡通口服。

【主治】饮酒过度,面黑肚饱。

28772　加味败毒散(《三因》卷三)

【组成】羌活　独活　前胡　柴胡　枳壳(麸炒,去瓤)　桔梗　甘草(炙)　人参　茯苓　川芎　大黄(蒸)　苍术(米泔浸)各等分

【用法】上到散。每服四大钱,水一盏半,加生姜三片,薄荷一头,煎七分,去滓热服。

【主治】三阳经脚气流注,脚踝上焮热赤肿,寒热如疟,自汗恶风,或无汗恶寒。

【加减】皮肤瘙痒赤疹,加蝉蜕。

【备考】《外科理例》本方用法:分二剂,水一钟,加生姜三片,煎八分,不拘时服。

28773　加味败毒散(《普济方》卷一〇五引《余居士选奇方》)

【组成】前胡(去芦)　柴胡(银州者,去苗)　人参　甘草(冬服用炙,夏月不用)　羌活　独活　桔梗　茯苓(去皮)　枳壳(汤浸,去瓤,麸炒令香)　川芎各一两　半夏(汤洗七次)　苍术(米泔浸炒)各等分

【用法】上为细末。每服二钱,水一盏,入生姜、薄荷,同煎至八分,去滓温服。如觉着风,即并热进三两服。微汗出立愈。

【主治】风气上攻头目,咽燥舌涩,心胸烦满,痰涎不利,头旋目眩;兼解伤寒阳证,脚气,踝上赤肿疼痛,寒热如疟,自汗恶风,或无汗恶风。

【加减】热甚者,加大黄。

28774　加味败毒散(《医学正传》卷二)

【组成】羌活　独活　前胡　柴胡　川归　川芎　枳壳　桔梗　茯苓　入参各五分　甘草　薄荷各二分半　白术　防风　荆芥　苍术　芍药　生地黄各五分

【用法】上切细,作一服。加生姜三片,大枣二枚,水煎服。

【主治】瘟疫及瘾疹等证或因虚而感冒风湿以致发斑者。

28775 加味败毒散(《回春》卷七)

【组成】柴胡 前胡 羌活 独活 防风 荆芥 薄荷 枳壳 桔梗 川芎 天麻 地骨皮

【用法】水煎,热服。出汗为佳。

【主治】小儿痘疮,初起发热。

【加减】上古方,除参、苓,恐补早助火也;宜加紫草、蝉退、苏叶、麻黄、僵蚕、葱白(带根)解热;泄泻,加猪苓、泽泻、去紫草。

28776 加味败毒散(《准绳·疡科》卷三)

【组成】荆防败毒散加牛蒡子 玄参

【主治】风热上壅,颈痛,或因怒气,憎寒壮热。

【备考】如服四五剂不退,宜服益气养荣汤。

28777 加味败毒散(《寿世保元》卷八)

【组成】羌活 独活 前胡 柴胡 白茯苓(去皮) 人参 枳壳(去瓤,麸炒) 桔梗 天麻 全蝎 僵蚕 白附子 地骨皮 川芎 甘草

【用法】上作一剂。加生姜三片,水煎,热服。

【主治】小儿急惊风,初起发热,手足搐搦,眼上视;并一切感冒风寒,咳嗽鼻塞声重,头疼发热,及痘疹欲搐发搐,并时行瘟疫。

28778 加味败毒散(《外科正宗》卷三)

【组成】人参 羌活 独活 前胡 柴胡 川芎 桔梗 茯苓 枳壳 甘草 木瓜 苍术各八分

【用法】水二钟,加生姜三片,煎八分,食前服。

【主治】足三阳经湿热毒气流注,脚踝焮赤肿痛,寒热如疟,自汗恶风,或无汗恶寒,或恶闻饮食。

【加减】便秘,加炒大黄。

28779 加味败毒散(《穷乡便方》)

【组成】羌活 独活 柴胡 前胡 枳实 桔梗各一钱 草果仁 槟榔 半夏各六分 乌梅一个 甘草 薄荷各四分 川芎八分

【主治】阳疟,发自上昼。

【备考】初用芎苏五苓饮,二用清脾汤,三用本方。

28780 加味败毒散(《外科百效》卷三)

【组成】薄荷 瓜蒌 白芷 乌梅 生黄 黄芩 归尾 半夏 桑白皮 茅根 灯心

【主治】肺痈初起,口燥咽干,胸胁隐痛,咳唾脓血,气息腥臭。

28781 加味败毒散(《医林绳墨大全》卷八)

【组成】黄芩 半夏 桔梗 薄荷 人参 独活 柴胡 羌活 枳壳 茯苓 甘草 川芎 前胡各一钱

【用法】加生姜三片,水煎服。

【主治】咽喉风燥,干枯如毛刺,吞咽有碍。

【加减】痰甚,加石膏。

28782 加味固本丸(《医学入门》卷七)

【组成】天麦二门冬 诃子 阿胶 知母各五钱 生地 熟地 当归 茯苓 黄柏各一两 人参三钱 乌梅十五个 人乳 牛乳 梨汁各一碗

【用法】上为末,炼蜜为丸,如黄豆大。每服八九丸,诃子煎汤或萝卜煎汤送下。

【主治】男妇声音不清。

28783 加味固本胶(《理虚元鉴》卷下)

【组成】生地 熟地 桔梗 茯苓 天冬肉 玄参 川贝 百合 阿胶 紫菀 麦冬肉 甘草

【用法】白蜜二斤收胶。

【主治】虚劳。

28784 加味固阴煎(《女科证治约旨》卷二)

【组成】生地炭 白芍 阿胶 生龙骨 生牡蛎 茯神 淮山药 秋石 知母 黄柏

【主治】黑带。因命火太旺,肾水受煎,下焦所郁之湿热,欲济肾水而不得,反得肾气而化黑,形如豆汁,气则腥臭,直流阴部。

28785 加味和中饮(《医门八法》卷三)

【组成】陈皮 枳壳 砂仁(炒,研) 山楂 麦芽(炒) 川朴(捣) 泽泻各二钱 神曲三钱(炒) 川大黄三钱

【主治】头痛,饮食内伤,其病在里,胀满烦躁。

28786 加味和中散(《寿世保元》卷八)

【组成】人参 白术(去芦)各一钱 白茯苓(去皮用) 陈皮各五分 半夏七分 全蝎(炒)五分 天麻七分 细辛三分 薄荷三分 甘草二分

【用法】上剉一剂。加生姜、大枣,水煎服。乳母亦宜服之。

【主治】小儿慢惊风。

28787 加味知母散(《叶氏女科》卷二)

【组成】黄耆 赤茯苓各一钱 子芩 麦冬(去心) 知母(炒) 甘草 山栀仁(炒)各五分

【用法】加竹沥为引,水煎服。

【主治】妊娠燥渴,咽间作痛。

28788 加味金龙丸(《中国麻风病学》)

【组成】大枫子(去壳)十两 伏龙肝三两 芎蒡 连翘 皂角刺 大黄各二两

【用法】炼蜜为丸。用后当下脓血、赤水。其虫若系紫黑色者,为多年之病;若系红色者,为近日之病。连服数日,虫积尽下,即停止服药。

【主治】大麻风。

28789 加味金刚丸(《不知医必要》卷一)

【组成】丝饼七钱 牛膝(盐水炒) 木瓜各五钱 肉苁蓉(酒洗淡)七钱 杜仲(盐水炒)六钱 草薢五钱

【用法】炼蜜为丸,如绿豆大。每服二钱,淡盐汤送下。

【主治】痿病,筋骨软弱。

28790 加味金花丸(《直指》卷十五)

【组成】黄连 黄柏 黄芩 山栀(炒)各二两 桔梗 半夏(泡) 陈皮 人参(去芦)各一两

【用法】上为细末,滴水为丸,如小豆大。每服五十丸,淡姜汤送下。

【主治】内外诸热,气壅痰涎,溺血淋闭。

28791 加味金花丸(《东医宝鉴》卷三引《必用》)

【组成】黄连 黄柏 黄芩(并酒炒) 栀子各一两 大黄(煨) 人参 半夏 桔梗各五钱

【用法】上为末,滴水为丸,如梧桐子大。每服三十丸,茶清送下。

【功用】泻三焦火,止嗽化痰,清头目。

【主治】三焦火。

28792 加味金锁匙(《医学集成》卷二)

【组成】火消三钱 硼砂二钱 冰片八厘 雄黄六分 姜蚕四分 寒水石一钱 人中白 灯草灰各三分

【用法】上为细末。吹喉。

【主治】阳证喉痹,六脉洪数。

28793 加味肥儿丸(《袖珍小儿》卷五)

【组成】胡黄连一两 使君子(去壳,浸,去皮) 三棱(煨) 木香 莪术(煨) 香附子 青皮(炒) 陈皮 麦芽(炒) 神曲各一两(炒) 槟榔 川黄连 芦荟各五钱

【用法】上为末,以神曲、麦芽糊为丸,如绿豆大。每服三四十丸,空心米饮送下。

【主治】诸疳身黄,肚急痞块,泄泻,瘦弱。

【加减】无热,去胡黄连;泄泻,加人参、肉豆蔻、茯苓。

28794 加味肥儿丸

《全国中药成药处方集》(承德方)。为原书同卷"肥儿丸"之异名。见该条。

28795 加味泻心汤(《医醇賸义》卷二)

【组成】黄连五分 犀角五分 蒲黄一钱 天冬二钱 丹参二钱 元参一钱五分 连翘二钱 茯苓二钱 甘草五分 淡竹叶二十张 灯心三尺

【主治】心火炽盛,五中烦躁,面红目赤,口燥唇裂,甚则衄血吐血。

28796 加味泻白散(《济阳纲目》卷二十八)

【组成】桑白皮 地骨皮 桔梗 知母 陈皮各一钱二分 黄芩 青皮各一钱 甘草四分

【用法】用水二钟,煎八分,食后温服。

【主治】感热喘嗽,口干烦热,胸满有痰。

28797 加味泻白散(《症因脉治》卷一)

【组成】桑白皮 地骨皮 桔梗 杏仁 防风 黄芩 瓜蒌仁 知母 薄荷 枳壳 橘红 甘草

【主治】外感风邪,伤肺腋痛。

【加减】口渴加石膏、花粉、竹叶。

28798 加味泻白散(《症因脉治》卷一)

【组成】桑白皮 地骨皮 甘草 黄芩 柴胡 钩藤 苏梗 桔梗 山栀

【主治】恼怒伤肝,木火刑金,内伤腋痛。

28799 加味泻白散(《症因脉治》卷二)

【组成】桑白皮 地骨皮 甘草 防风 荆芥 桔梗

【主治】伤风咳嗽,脉浮数,自汗身热。

28800 加味泻白散(《张氏医通》卷十三)

【组成】桑根皮(姜汁和蜜炙) 地骨皮各一两 甘草(炙)五钱 橘红 桔梗

【用法】上为散。每服四五钱,入粳米一百粒,竹叶一把,水煎服。

【主治】肺热咳,手足心热。

【宜忌】如有客邪禁用。

【加减】有热,更加知母、黄芩。

【备考】方中橘红、桔梗用量原缺。

28801 加味泻白散(《金鉴》卷五十三)

【组成】桑皮(蜜炙) 地骨皮 甘草(生) 川贝母(去心,研) 麦冬(去心) 知母(生) 桔梗 黄芩 薄荷

【用法】水煎服。

【主治】火嗽,面赤咽干燥,痰黄气秽带粘稠,便软。

28802 加味泻白散(《麻科活人》卷三)

【组成】桑白皮 地骨皮 白茯苓 知母 黄芩 人参 甘草

【用法】糯米一百粒为引,水煎,食后服。

【主治】小儿麻症,肺炎喘嗽。

【备考】原书治上症,以本方去人参、甘草。

28803 加味泻白散(《外科证治全书》卷二)

【组成】桑白皮(生) 地骨皮各三钱 生甘草八分 桔梗 辛夷各二钱 黄芩 陈皮 木通各一钱五分(一方加山栀仁,生研,一钱)

【用法】水煎,食远服。

【主治】鼻痔。生鼻孔内,如肉赘下垂,色紫微硬,撑塞鼻孔,气息不通,香臭莫辨,或臭不可近,痛不可摇。

28804 加味泻白散(《麻症集成》卷四)

【组成】炙桑皮 骨皮 竹叶 荆芥 力子 甘草 元参 薄荷 木通 赤芍 连翘

【主治】麻疹,眼现红赤不开。

28805 加味泻白散(《马培之医案》)

【组成】桑白皮二钱 苏梗一钱 川贝母一钱 橘红一钱 甘草三分 瓜蒌皮三钱 杏仁二钱 地骨皮一钱半 茯苓二钱 雪梨三片

【主治】鸡胸,气粗身热。

28806 加味泻肝汤(《外科经验方》)

【组成】龙胆草(酒拌炒) 当归梢 车前子(炒) 泽泻 生地黄 芍药(炒) 黄连(炒) 黄柏(酒拌炒) 知母(酒拌炒) 防风各一钱 甘草梢五分

【用法】上作一剂。水二钟,煎八分,食前服。外敷乌金散。

【主治】肝经湿热不利,阴囊肿痛,或溃烂皮脱,睾丸悬挂,或便毒及下疳肿痛,或溃烂者。

28807 加味泻黄散(《医醇賸义》卷二)

【组成】防风一钱 葛根二钱 石膏四钱 石斛三钱 山栀一钱五分 茯苓三钱 甘草四分

【用法】用荷叶一角,粳米一撮,煎汤代水。

【主治】脾有伏火,口燥唇干,烦渴易饥,热在肌肉。

28808 加味泽兰汤(《中医妇科治疗学》)

【组成】泽兰 丹参各三钱 当归 酒芍各二钱 甘草五分 五灵脂 蒲黄 通草各二钱

【用法】水煎,温服。

【功用】活血逐瘀。

【主治】单纯血瘀之月经过少,经来色紫,少腹时痛,硬而有块,按之痛甚,苔薄黄,脉两尺沉涩。

28809 加味泽泻汤(《医略六书》卷二十四)

【组成】泽泻一钱半 枳壳一钱半(炒) 黑丑二钱 槟榔一钱半 赤芍一钱半 木通一钱半 赤苓三钱 猪苓一钱半 陈皮一钱半

【用法】水煎,去滓温服。

【主治】脚气上攻,脉沉者。

【方论选录】湿热内滞,气化不得流通,而脚气上攻,故两胫红肿疼痛不止焉。泽泻泻膀胱之湿,猪苓利三焦之湿,黑丑荡涤积水之湿,槟榔疏导结滞之气,赤苓渗脾胃之湿兼利营气,枳壳破肠胃之气能宽胸膈,木通降火利水,赤芍破血退肿,陈皮理气和中也。使湿热并化则水府肃清,而血气通利,两胫红肿无不退,脚气疼痛无不痊矣。此导气泻湿之剂,为脚气肿痛上攻之专方。

28810 加味治中汤(《济生》卷五)

【组成】干姜(炮) 白术 青皮(去白) 陈皮(去白) 缩砂仁各一两 人参(去芦) 甘草(炙)各半两

【用法】上㕮咀。每服四钱,水一盏半,加生姜五片,枣子一枚,煎至七分,去滓温服,不拘时候。或兼进感应丸。

【主治】脾胃不足,饮食不节,过食生冷,肠鸣腹痛,泄泻注下。

28811 加味治中汤(《得效》卷四)

【组成】人参 白术 干姜 青皮 陈皮各一两 藿香 半夏各五钱 甘草三钱

【用法】上剉散。加生姜三片,红枣一枚,水煎服。

【主治】体虚感冒雨湿,呕吐。

28812 加味治中汤(《医便》卷二)

【组成】人参一钱半 白术(陈土炒)二钱半 白芍药(醋炒)一钱五分 甘草(炙)一钱 青皮(去瓤,麸炒)七分 陈皮(去白)一钱 干姜(炒黑)一钱 苍术(麸炒)一钱半 升麻五分 柴胡五分 防风五分 白茯苓一钱

【用法】加生姜三片,加大枣二枚,水二钟,煎一钟,食前服。

【主治】春月肝木乘脾,腹痛久泻不止。

【加减】久泻虚寒,加熟附一钱。

28813 加味治中汤(《疮疡经验全书》卷四)

【组成】青皮(炒)三钱 诃子五钱 干姜(炒) 白术(土炒) 茯苓各五钱 人参 砂仁各三钱 半夏二钱 甘草一钱

【用法】上作六服。加生姜五片,水煎服。

【主治】疮疡溃后,泄泻不止。

28814 加味治中汤(《玉案》卷二)

【组成】陈皮 枳实 青皮 厚朴各一钱 白术八分 甘草五分 苍术一钱五分 干姜五分 草果 砂仁各一钱二分

【主治】挟食伤寒,头痛身亦痛。

【加减】热甚,去白术,加柴胡;呕吐,加姜汁炒半夏;胸中饱闷,去甘草、白术,加枳实;腹痛甚者,加芍药、大黄,去干姜、白术。

28815 加味宝华散(《经验各种秘方辑要》)

【异名】雷击散。

【组成】广藿香六钱 苏荷叶四钱 香白芷三钱 黄郁金六钱 荆芥穗四钱 降香屑四钱 鲜贯众(去泥)六钱 青防风六钱 牙皂荚三钱 姜醋煮半夏六钱 明雄黄三钱 北细辛三钱 枯明矾四钱 紫苏叶四钱 广陈皮六钱

【用法】上药生晒,共研细末。每服一钱,生姜汤送

下。小儿减半。

【主治】清浊相干,阴阳逆乱,上吐下泻,肚腹绞痛,转筋。

【宜忌】孕妇忌服。

28816 加味定风珠(《眼科临症笔记》)

【组成】生石膏一两 生白芍六钱 生牡蛎四钱 生地六钱 贡胶三钱 麻仁三钱 生龟版四钱 生龙骨四钱 西滑石五钱 甘草三钱 生鸡子黄三个

【用法】水煎,冲鸡子黄服。

【主治】辘轳转关症。二目不赤不疼,不肿不痒,眼球流转不定,亦不自觉。

28817 加味定志丸(《丹溪心法附余》卷十)

【组成】远志二两 人参一两 菖蒲二两 白茯苓三两 琥珀 郁金

【用法】上为末,炼蜜为丸,如梧桐子大,朱砂为衣。每服三十丸,米汤送下。

【主治】痰迷心膈,惊悸怔忡。

【备考】方中琥珀、郁金,用量原缺。

28818 加味定志丸(《医学六要》卷七)

【组成】远志一两 人参一两 白茯三两 菖蒲二两 琥珀 天花粉 郁金各一两 贝母 瓜蒌

【用法】上为末,姜汁、竹沥为丸,如绿豆大,朱砂为衣。每服二钱。

【主治】肥人痰迷心膈,寻常怔忡。

【加减】火盛者,加炒黄连一两。

28819 加味定志丸(《古今医鉴》卷八引陈白野方)

【组成】当归身(酒洗) 川芎 白芍药 生地黄(酒洗,切)各二两 人参六钱 石菖蒲二两 远志(甘草水泡,去骨,姜汁炒)三两

【用法】上为细末,炼蜜为丸,如梧桐子大。每服二钱,临卧白汤送下。

【主治】健忘。

28820 加味定志丸(《杏苑》卷六)

【组成】人参二两 白术一两 白茯一两五钱 菖蒲七钱 远志五钱 茯神一两 牛黄一钱 麦冬一两

【用法】上㕮咀,共为末,炼蜜为丸,如梧桐子大,朱砂为衣。每服三五十丸,食后白汤送下。

【主治】心气不足,恍惚多忘。

28821 加味定志丸(《寿世保元》卷五)

【组成】人参三两 白茯神(去皮木)二两 远志(甘草水泡,去心) 石菖蒲各二两 酸枣仁(炒)二两 柏子仁(炒,去壳)二两

【用法】上为细末,炼蜜为丸,如梧桐子大,朱砂、乳香为衣。每服五十丸,临卧枣汤送下。

【功用】安神定志。

【主治】心气不足,恍惚多忘,或劳心胆冷,夜卧不睡。

28822 加味定志丸(《张氏医通》卷十五)

【组成】大远志(甘草汤泡,去骨) 石菖蒲各二两 人参四两 茯苓三两 黄耆(蜜酒炙)四两 肉桂一两

【用法】炼蜜为丸,如梧桐子大。每服百丸,空心米汤、温酒任下。

【主治】目能近视,不能远视。

28823　加味定喘汤(《效验秘方·续集》刘云山方)

【组成】炙麻黄2克　冬花6克　白果6克　桑皮5克　苏子6克　杏仁6克　半夏5克　陈皮6克　茯苓6克　桔梗5克　枳壳5克　白芥子6克　贝母6克　甘草3克

【用法】每日一剂,水煎2次,分3次服。

【功用】宣肺散寒,降逆平喘。

【主治】小儿肺炎,急性支气管炎,中医辨证属风寒犯肺者。证见鼻塞,流清涕,咳嗽,痰鸣。

【加减】如兼恶寒发热可加白芍6克、柴胡3克;若见舌质淡红,有热象加黄芩;如大便稀,日3次以上加茯苓、泽泻;舌苔白厚腻,纳差或大便干,加枳壳、三仙;伴睡眠不安加蝉蜕七个(去头足);对寒湿较重者可与小青龙汤等合用。

【方论选录】本方系辛温宣肺、化痰平喘之定喘汤去黄芩,加枳桔二陈汤燥湿消痰,三子养亲汤顺气降逆,温肺化痰助平喘。全方既宣又降,散寒化痰,使逆降痰化而喘止。在用麻黄、冬花、苏子、杏仁、半夏、白芥子等温燥药的同时,巧妙地配用了桑皮、贝母、桔梗、枳壳等药牵制温燥以泻肺;白果味甘性涩,既可敛肺平喘,又可防麻黄过于耗散之弊。

28824　加味建中汤(《直指》卷九)

【组成】白术　黄耆各一钱(蜜炙)　白芍药二钱　肉桂(去粗皮)一钱　甘草七分　当归(酒洗)一钱

【用法】上咬咀。用水一盏半,加炒浮小麦一撮,煎八分,去滓,入饧少许,再煎温服。

【主治】诸虚自汗。

28825　加味建中汤(《朱氏集验方》卷十)

【组成】小黄耆建中汤加当归　琥珀　木香

【用法】水煎服。

【主治】女人虚败腹痛。

28826　加味建中汤(《赤水玄珠》卷二十)

【组成】桂心半两　白芍一两　炙甘草二钱半　吴茱萸　当归　延胡　丹皮各五钱

【用法】每服五钱,加生姜、大枣,水煎,食前服。

【主治】血海受寒,小腹作痛。

28827　加味建中汤(《证治汇补》卷六)

【组成】桂枝　白芍　甘草　柴胡　木瓜　饴糖　生姜　大枣

【用法】水煎去滓,入饧二匙服。

【主治】寒湿霍乱转筋。

28828　加味建中汤(《幼科直言》卷五)

【组成】白术(炒)　白芍(炒)　扁豆(炒)　黄耆　陈皮　甘草　白茯苓　丹皮　枣仁　沙参

【用法】大枣一枚为引。

【主治】小儿病后,面黄肌瘦,夜出盗汗。

28829　加味建中汤(《杂病证治新义》)

【组成】桂枝　白芍　党参　黄耆　当归　炙甘草　生姜　大枣

【用法】水煎服。

【主治】虚黄,面色萎黄,精神怠倦,小便清白。

【方论选录】本方为建中补血之剂。以仲景桂枝汤调

中和营,参、耆、当归补血,而为用于血虚发黄之良方。以药理论,本方所用党参,经现代研究有优良之补血作用,故可用于溶血性贫血性黄疸。

28830　加味降气汤(《医林绳墨大全》卷八)

【组成】当归　川芎　木香　三棱　莪术　桔梗　黄芩　甘草

【用法】水煎服。

【主治】喉痹失音。

28831　加味参术汤(《辨证录》卷十)

【组成】人参　天花粉　生地各五钱　白术　麦冬各一两

【用法】水煎服。

【主治】脏躁,无故自悲,涕泣不止。

28832　加味参术汤(《辨证录》卷十二)

【组成】人参一两　白术五钱　甘草一钱　肉桂一钱　白扁豆三钱

【用法】水煎服。

【主治】娠妇气虚而又犯寒,畏寒腹痛,将欲堕胎者。

28833　加味参麦饮(《疫疹一得》卷下)

【组成】人参五分　麦冬三钱　五味子八分　通草八分　石菖蒲一钱　川连五分　甘草三分　白芍一钱　灯心三尺

【主治】疫疹愈后,多言。

28834　加味参麦散(《万氏女科》卷三)

【异名】加味麦冬汤(《医钞类编》卷十七)。

【组成】人参　麦冬　归身　生地　炙草　石菖蒲各一钱　五味子十二粒

【用法】猪心一个,劈开,水二盏,煮至一盏半,去心,入药煎七分,食后服。

【主治】产后去血太多,心血虚弱,舌萎缩卷短,语言不清,含糊謇涩,及怔忡。

28835　加味参苏饮(《痘疹金镜录》卷一)

【组成】人参　紫苏　柴胡　陈皮　甘草　枳壳　前胡　白芷　半夏　桔梗　干葛　茯苓　青皮

【用法】加生姜、葱,水煎服。

【主治】寻常外感并痧疹前后。

【加减】本方用参,亦当量情,病者体虚冒寒则用,余症去之;肺热咽不利者,加黄芩;起发痘疹者,加升麻;痰盛者,加南星、竹沥;壮热者,加黄芩;风盛似欲发搐者,加防风、天麻;项背拘急,加羌活;头痛加川芎、细辛;鼻塞加细辛、白芷;初嗽加麻黄、杏仁;痰壅热盛加桑皮、葶苈;久嗽加杏仁、五味、贝母;肺虚唇白而嗽,不能接气者,加人参、阿胶、糯米;初时感冒,欲令取汗发散者,加麻黄、苍术;春冬感冒风寒而甚者,倍加羌活;风寒已经发散,惟热不愈者,另用小柴胡汤,除去本方。

28836　加味参苏饮(《赤水玄珠》卷二十一)

【组成】参苏饮加五味子　杏仁

【主治】妊娠咳嗽,项背强急,鼻塞头眩,时发寒热。

28837　加味参苏饮(《痘疹传心录》卷十九)

【组成】人参二分　苏叶七分　前胡一钱　小川芎七分　山楂肉八分　桔梗五分　白茯苓八分(去皮)　白粉

葛八分　陈皮七分　半夏三分　牛蒡子五分(拣净,炒香,研碎)　甘草二分(生,去皮)

【用法】生姜三片同煎,热服。取微汗。

【主治】痘疹初起发热,体气虚羸者;亦治伤感。

【备考】人参或无亦可,倘元气虚必要。

28838　加味参苏饮(《医醇剩义》卷二)

【组成】人参二钱　苏子二钱　沉香五分　桑皮三钱　蒌皮三钱　橘红一钱　半夏一钱　丹参二钱　柏子仁二钱　苡仁五钱　生姜二片

【主治】悲伤。悲则气逆,膹郁不舒,积久伤肺,清肃之令不能下行。

28839　加味参苏散(《医略六书》卷三十)

【组成】附子一两半(炮)　人参一两半　苏木一两半

【用法】上为散。水煎,去滓温服。

【主治】产后虚寒夹瘀,吐血,脉细涩者。

【方论选录】产后气阳两虚,瘀血滞逆膈间,上出于口,谓之虚寒夹瘀吐血焉。附子补火扶阳,炮黑可以吸血归原;苏木破瘀通经,生用力更峻于利血;人参扶元补气以统血归经也。为散水煎,使气阳内充则瘀血自化,而好血无不归经,何虚寒瘀逆吐血之不瘳哉?

28840　加味参附汤(《妇人良方》卷八)

【异名】加减参附汤(《校注妇人良方》卷八)。

【组成】大附子二两半(炮)　大人参一两

【用法】上㕮咀。每服四钱,水二盏,加生姜十片,丁香十五粒,米一撮,煎至七分,空心温服。

【主治】❶《妇人良方》:妇人滞下,脏腑虚冷,四肢逆冷,六脉沉绝。❷《校注妇人良方》:寒痢阳气脱陷,呕吐不食,手足俱冷。

28841　加味参茯饮(《辨证录》卷十)

【组成】人参　茯苓各五钱　半夏三钱　天花粉三钱　甘草一钱　竹沥二合　附子一片

【用法】水煎服。

【主治】痰积上焦,哭笑无常。

28842　加味参耆汤(《洞天奥旨》卷八)

【组成】黄耆一两　人参五钱　荆芥三钱　当归五钱　天花粉三钱　附子三分　生甘草一钱　牛膝三钱　金银花一两

【用法】水煎服。

【主治】脚腿生疽,或忽然肿起一块不痛者;并治各疮。

28843　加味参耆汤(《洞天奥旨》卷八)

【组成】黄耆一两　人参五钱　荆芥三钱　当归五钱　天花粉三钱　附子三分　牛膝三钱　金银花一两　白芍药五钱　白术五钱

【用法】水煎服。

【主治】陈肝疮(即蚤疽),生于左右臂上,三五处如疖毒肿痛,痛不可忍,擦挨难忍。

28844　加味参夏汤(《赤水玄珠》卷十六)

【组成】人参　半夏各一两半　肉桂一两　甘草(炙)五钱　乳香三钱

【用法】每服五钱,加生姜五片,水煎服。

【主治】七情相干,眩晕欲倒;又治七情之气郁于心腹,不可忍,脉沉迟者。

28845　加味参橘饮(《胎产秘方》卷上)

【组成】人参一钱　白术二钱　砂仁三分　厚朴一钱　橘红四分　当归一钱　香附五分　甘草三分　生姜三片　竹茹一丸　(一方加夏曲八分)

【功用】顺气理血,豁痰导水。

【主治】妊妇一二月,恶阻呕逆,烦闷嗜卧。

【备考】若无力服参,去之亦可。

28846　加味参橘饮(《胎产心法》卷上)

【组成】人参一钱　归身(酒洗)　白术(土炒)各二钱　半夏八分(制)　橘红　藿香　炙草各四分　砂仁三分(碎)　竹茹一团

【用法】加生姜一片,水煎服。

【主治】孕成两三月后,恶阻呕逆恶食,或头眩晕倦怠者。

【加减】肥人,加竹沥一盏,姜汁一匙。

28847　加味承气汤(《正体类要》卷下)

【组成】大黄　朴消各二钱　枳实一钱　厚朴一钱　甘草五分　当归　红花各一钱

【用法】酒、水各一钟,煎至一钟服。

【主治】瘀血内停,胸腹胀痛,或大便不通。

【加减】量虚实加减,病急不用甘草。

28848　加味承气汤(《济阳纲目》卷七十三)

【组成】大黄　朴消各二钱　枳实　厚朴　当归　官桂各一钱　甘草五分

【用法】上剉一剂,水、酒各一钟煎服。

【主治】因事伤损,或酒后涉水,血凝腹痛。

【加减】量虚实加减,病急者甘草不用。

28849　加味承气汤(《救伤秘旨》)

【组成】大黄　厚朴　枳实　羌活　防风　当归　生地　朴消各一钱

【用法】水煎,空心服。

【主治】跌打损伤,瘀血在内者。

28850　加味春雪膏(《卫生宝鉴》卷十)

【组成】黄连四两(洗净,用童便二升,浸一宿,去渣用汁,淬芦甘石汁尽,留石为用)　方芦甘石十二两　好黄丹六两(水飞)　乌鱼骨(烧存性)　乳香　当归各三钱　白丁香半钱　麝香　轻粉各少许　硇砂一钱(研细,水调盏内,放汤瓶中,候干为度)

【用法】上各为末,另裹起,用白砂蜜二十两,炼去蜡,下芦甘石末,不住手搅,次下黄丹及诸药末,不住手搅,至紫色不粘手为度,搓作梃子。每用一粒,新汲水少许化开,时时点之。

【主治】风热上攻眼目,昏暗痒痛,瘾涩难开,多泪疼痛,或生翳膜。

【宜忌】忌酒、湿面、猪肉、荞麦。

【备考】❶本方方名,《玉机微义》引作"春雪膏",《张氏医通》引作"绛雪膏"。❷方中硇砂,《张氏医通》作"硼砂"。

28851　加味枳术丸

《医学正传》卷四。为《松崖医径》卷下"秘传加味枳术丸"之异名。见该条。

28852 加味枳术丸(《扶寿精方》)

【组成】白术四两 枳实(面炒)二两 人参(去白)各二两 甘草一两五钱 当归(酒洗)三两 白芍药三两 香附米(童便浸) 黄连(姜汁炒)各二两 葛根一两五钱

【用法】上为细末,神曲糊丸,如梧桐子大。每服一百丸,半饥半饱时沸汤送下。

【主治】脾胃病。

28853 加味枳术丸

《医统》卷二十三。即《直指》卷六"家秘加味枳术丸"。见该条。

28854 加味枳术丸(《赤水玄珠》卷十三)

【组成】白术(米泔浸)四两 枳实(去白,麸炒)二两 陈皮 半夏(泡) 神曲(炒) 麦芽(炒) 山楂肉各一两半

【用法】上为末,荷叶饭为丸。每服五六十丸。

【主治】伤食。

【加减】如胃寒或冬月,加砂仁一两;气滞不行,加木香五钱;常有痰火,又兼胸膈痞闷,加黄连(姜汁炒)、茯苓各一两。

28855 加味枳术丸(《准绳·伤寒》卷七)

【组成】枳实(炒) 神曲(炒) 大麦蘖(炒) 棠球子 陈皮各一两 人参 白术各二两

【用法】上为末,荷叶烧饭和丸,如梧桐子大。每服七八十丸,白汤送下。

【功用】进饮食,强胃气。

【主治】病后胃弱,食少。

【加减】如夏有热,加姜炒黄连七钱;如冬月天寒,加砂仁一两;如气郁不舒畅,加香附一两;如痰多,加橘红一两,去陈皮,更加半夏曲一两。

28856 加味枳术丸(《医略六书》卷二十三)

【组成】白术一两半(炒) 枳实一两半 半夏一两半(制) 神曲三两 苍术一两半(炒) 卜子三两(炒) 草蔻一两半(炒) 黄连六钱 葛花一两半 泽泻一两半

【用法】上为末,用白螺蛳壳三两,煅研,另煎浓汁泛丸。每服三钱,空心焦楂汤调化温服。

【功用】健脾消积。

【主治】痰积、食积、酒积、茶积腹痛,脉沉数滑者。

【方论选录】痰积而食不化,酒停而茶不行,故肉食从之,遂成诸积而腹痛不已焉。苍术、半夏燥湿消痰,白术、枳实健脾化积,神曲消食化滞,卜子消痰消食,草蔻温中散寒滞,黄连清热燥伏热,葛花升清阳以解酒,泽泻泻浊阴以利窍也。丸以白螺之善消积块,汤以焦楂之善化肉藏,使诸积皆消,则脾胃调和,而经府廓清,安有腹痛不止之患乎?此健脾消积之剂,乃治诸积腹痛之专方。

28857 加味枳术丸(《医略六书》卷三十)

【组成】归尾三两 白术一两半(炒) 枳实一两半(炒) 蒲黄三两 灵脂三两 没药三两 肉桂一两半(去皮) 泽泻一两半 陈皮一两半

【用法】上为末,粥为丸。每服三钱,米饮送下。

【主治】产后血瘀腹胀,脉涩滞者。

【方论选录】产后脾气有伤,不能输化于中,而瘀血滞于肝脾,遂成腹胀焉。白术健脾气以运化,枳实破滞气以宽中,归尾破血活血,蒲黄破瘀散瘀,五灵脂破瘀降浊阴,明没药散瘀行血滞,紫肉桂温经通闭,建泽泻泻湿利水,陈皮利气以和中也。粥丸饮下,使脾气健运,则瘀血自化,而经府清和,安有腹胀之患乎?

28858 加味枳术汤(《普济方》卷一九二引《直指》)

【组成】枳壳(制) 白术 紫苏茎叶 辣桂 陈皮(去白) 槟榔 桔梗 木香 五灵脂(炒)各一分 半夏(制) 茯苓 甘草

【用法】上锉。每服三钱,加生姜四片,水煎服。

【主治】气为痰饮所膈,心下坚胀,此属气分。

【备考】❶半夏以后三味用量原缺。❷《丹溪心法》本方五灵脂以上诸药用各二分,半夏、茯苓、甘草各一分半。

28859 加味枳术汤(《医学心悟》卷四)

【组成】白术二钱 枳实 陈皮 麦芽 山楂 茯苓 神曲 连翘各一钱 茵陈 荷叶各一钱五分 泽泻五分

【用法】水煎服。

【主治】谷疸,胸膈满闷,嗳腐吞酸。

【加减】如兼伤酒,加葛根一钱;若便闭,去白术,加卜子、黄芩。

【方论选录】《证因方论集要》:白术除胃中湿热;枳实消胃中停滞;荷叶取之以升发胃中生气,此东垣原法也。佐以麦芽、山楂、神曲,大和中焦;茯苓、陈皮以和脾土;连翘、茵陈以散湿热;泽泻功专利湿行水。此治谷疸者。

28860 加味枳壳汤(《广嗣纪要》)

【组成】枳壳半两 黄芩一两 白术一两(一加黄连、黄柏各二钱(炒),生甘草,青竹茹)

【用法】水煎服,三钱一剂。

【主治】胎动不安。因恣食酒面、炙煿厚味、及误服辛燥毒药,以致邪火熏蒸者。

28861 加味枳壳汤(《叶氏女科》卷二)

【组成】白术(蜜炙) 熟地黄各一钱 生地黄 枳壳(麸炒) 黄芩(炒)各五分

【用法】水煎服。

【主治】胎漏,劳役下虚者。

【加减】未效,加当归一钱。

28862 加味胡麻散(《济阳纲目》卷八十四)

【组成】胡麻一两二钱 苦参 荆芥穗 何首乌(不见铁)各八钱 威灵仙 防风 石菖蒲 牛蒡子(炒) 甘菊花 蔓荆子 白蒺藜 甘草(炒)各六钱

【用法】上为末。每服三钱,酒调服。

【主治】风热瘾疹,瘙痒,或兼赤晕,寒热,形病俱实者。

28863 加味荆芥散(《中医妇科治疗学》)

【组成】炒荆芥 桃仁 五灵脂 荠菜各三钱

【用法】水煎,温服,不拘时候。

【功用】化瘀祛风。

【主治】产后血晕,血瘀又感风邪,头晕且痛,时或昏闷,微有寒热,无汗,腹痛拒按,少腹硬痛,心下满急,神昏口噤,舌略带青,苔薄白,脉浮缓而涩。

28864　加味荆黄汤

《医学入门》卷七。为《得效》卷十六"消毒饮"之异名。见该条。

28865　加味草金丹（《便览》卷三）

【组成】天门冬（酒浸，去心）二两　巴戟（去心）二两　远志（甘草水煮，去心）二两　当归（酒浸）　白茯苓（去皮，水澄去浮，晒）　泽泻（去毛）　生地黄（沉水者，酒浸）　熟地（肥者，酒浸，姜制）　人参（去芦）　车前子（炒）　覆盆子（去核，酒浸，晒）　牛膝（去苗，酒浸）　山药（肥大，焙）　赤石脂（火煅）　肉苁蓉（酒浸，去甲）　真川椒（去目，炒）　甘州枸杞子　柏子仁（焙）　白术（去梗，炒）　石菖蒲（去毛）　地骨皮（去心）　五味子（去梗）　菟丝子（酒煮）　杜仲（姜炒）各一两

【用法】上为极细末，炼蜜为丸，如梧桐子大。每服三四十丸，淡盐汤送下。

【功用】补益。

【主治】诸虚百损。

【宜忌】忌三白、烧酒。

28866　加味茵陈汤（《医醇剩义》卷一）

【组成】茵陈二钱　木通一钱五分　赤苓三钱　泽泻一钱五分　苡仁一两　茅术一钱　厚朴一钱　青皮一钱　薄荷一钱　车前二钱　青荷梗一尺

【主治】脾经受湿，胃经受热，郁蒸发黄。

28867　加味茯苓汤（《得效》卷九）

【组成】人参（去芦）　半夏（汤洗）　陈皮（去白）各一两半　白茯苓（去皮）一两　粉草五钱　益智仁（去壳）　香附子（炒去毛）各一两

【用法】上剉散。每服四钱，水一盏半，加生姜三片，乌梅半个，同煎，温服，不拘时候。

【主治】痰迷心胞，健忘失事，言语如痴。

28868　加味茯苓汤（《杏苑》卷四）

【组成】苍术二钱　白术三钱　茯苓一钱　甘草（炙）五分　猪苓八分　泽泻一钱　升麻五分　肉桂七分　柴胡六分　黄芩一钱　生草五分　川归一钱　白芍七分

【用法】上㕮咀。水二钟，煎一钟，温服。

【功用】补中健脾，疏利湿热。

【主治】水泄注下，日夜无度，小便短少，口渴咽干，腹中疼痛或变成赤白痢疾。

【方论选录】此证中气不充，脾湿壅遏。法当补中健脾，疏壅湿热。故用苍术、白术、茯苓、甘草等补中健脾；猪苓、泽泻利小便，分消水湿；升麻升阳气上行，兼助柴胡、黄芩清热；生草泄火；下多则亡阴，故佐归、芍以助阴血。

28869　加味茯苓饮（《眼科锦囊》卷四）

【组成】茯苓　人参　苍术　橘皮　生姜　枳实

【用法】水煎，兼服滚痰丸。

【主治】胃中有留饮，而自吐宿水，小便不利；及由咳嗽而白膜发血斑，以及小儿百日咳。

28870　加味茯神散（《证治宝鉴》卷二）

【组成】沙参　黄连　人参　甘草　菖蒲　茯神　远志　羚羊角　赤小豆

【主治】妄言妄见妄闻挟热者。

28871　加味茯菟汤（《医醇剩义》卷三）

【组成】茯苓三钱　菟丝四钱　杜仲三钱　破故纸一钱半　当归二钱　贝母二钱　橘红一钱　半夏一钱　杏仁三钱　白术一钱

【用法】核桃肉二枚过口。

【主治】肾咳不已，则膀胱受之，膀胱咳状，咳而遗溺，膀胱为津液之腑，咳则气不能禁而遗溺。

28872　加味茶汤方（《良朋汇集》卷一）

【组成】山药　莲肉（去心）　芡实　菱米　茯苓　酥油　白扁豆（炒）　薏苡仁各四两（炒）　江米二升（炒）　小黄米三升　人参（量人虚实加之）　白糖　白蜜各八两

【用法】上为细末，将酥油、糖、蜜熔化入药末同炒，待凉，盛于瓷罐内。每服五钱，滚水调匀，不拘时任意服之。

【主治】老年男妇劳病日久，胃气短少，不能进饮食者。

28873　加味茶调散（《金鉴》卷五十四）

【组成】荆芥穗　薄荷　黄芩　青茶叶　石膏（生）　白芷　川芎

【用法】引用生姜，水煎服。

【主治】胃热头痛，鼻干目痛，齿颊疼痛。

【加减】便秘者，加川大黄。

28874　加味赴筵散（《摄生众妙方》卷九）

【组成】良姜　草乌（去黑皮）　荆芥穗　细辛　乳香（另研）　香白芷　真川椒（去目）　僵蚕　猪牙皂角（去弦）各等分

【用法】上为末。每用少许，擦于患处，上下牙咬定。有涎吐出，不得吞咽，良久其痛即减。

【主治】牙痛。

28875　加味威喜丸（《宋氏女科》）

【组成】白茯苓（去皮）四两（切碎，同猪苓二两煮半日，去猪苓）　牡蛎二两　黄蜡二两

【用法】上将黄蜡熔化，炼蜜为丸，如梧桐子大。每服八十丸，空心清汤送下。

【主治】带下，白浊。

28876　加味贵金汤（《外科大成》卷四）

【组成】大黄　白芷　僵蚕　川山甲　贝母

【用法】用水二钟，煎一钟，食远服。

【主治】阳疮毒，腹痛如锥，手不可近，六脉洪数者。

28877　加味胃苓丸（《保命歌括》卷五）

【组成】苍术（制）　厚朴（姜制）　陈皮　白术　猪苓　泽泻　香附（酒浸，炒）　神曲（炒）　白茯苓各等分　炙甘草减半

【用法】上为末，荷叶煮粳米糊丸，米饮送下。

【功用】导饮消食。

28878　加味胃苓丸（《温热暑疫全书》卷三）

【组成】苍术五两　陈皮三两　厚朴二两　甘草二两（炙）　白术四两　茯苓二两　肉桂二两　猪苓二两　泽泻二两（去毛）　人参一两（去芦）　黄连一两（姜汁炒）　白芍二两（炒）

【用法】上为末，炼蜜为丸。每服五六十丸，清米汤送下。

【主治】暑病。

28879　加味胃苓汤(《外科正宗》卷四)

【组成】陈皮　茯苓　白术　白芍各一钱　藿香　人参　厚朴　山楂　泽泻　半夏各五分　甘草　猪苓各三分　香附(女人加)一钱

【用法】加生姜三片,灯心二十根,水二钟,煎八分,食前服。

【主治】脾胃受伤,胸膈不宽,两胁膨胀,小水不利,面目四肢浮肿者。

28880　加味复元丹(《保命歌括》卷二十六)

【组成】附子(炮)　桂心各五钱　白茯苓　巴戟(去心)　白术　草薢　山药　破故纸(炒)　砂仁　泽泻　茴香(炒)　肉苁蓉(酒浸,去甲、心,焙)各一两

【用法】上为细末,炼蜜为丸,如梧桐子大。每服七十丸,米饮送下。

【主治】脾肾俱虚,发为水肿。

28881　加味香归饮(《女科万金方》)

【组成】橘红　白芍　当归　川芎　白茯　熟地　柴胡　甘草　人参　黄耆　枳壳　香附　陈皮　砂仁

【用法】加生姜三片,水煎服。

【主治】经事不通,寒热,小腹有块,胸饱。

28882　加味香苏饮(《玉案》卷二)

【组成】川芎　紫苏　羌活　防风　苍术　香附　甘草　荆芥　白芷各三钱　葛根　前胡各一钱

【用法】加葱头十枚,生姜三片,水煎服。以被覆取汗为度。

【主治】伤风,风邪客于腠理,洒淅恶寒,喷嚏呵欠,头疼发热,类于伤寒,但见风寒即怕,亦不太甚者。

28883　加味香苏饮(《内科摘录》卷一)

【组成】苏叶一钱半　陈皮　香附各一钱二分　防风　荆芥　蔓荆子各一钱　川芎　甘草各七分　生姜三片

【用法】水一钟半煎服。覆似汗。

【主治】时邪感冒,伤风伤寒,发热,头痛项强,鼻塞声重。

28884　加味香苏饮(《效验秘方》董建华方)

【组成】苏梗6克　香附10克　陈皮6克　荜澄茄6克　枳壳10克　大腹皮10克　香橼皮10克　佛手6克

【用法】水煎服。日一剂。

【功用】理气和胃通降。

【主治】胃胀,胃痛。

【加减】肝郁胁胀加柴胡、青皮、郁金;食滞加鸡内金、焦三仙;兼痛甚者加金铃子、元胡;吐酸者加左金丸、乌贼骨、瓦楞子。

【方论选录】胃病以气滞者为多,表现以胃脘作胀为主,治当理气和胃通降。本方以苏梗、香附、陈皮为主药,苏梗入胃,顺气开郁和胃;香附入肝,解郁理气止痛;陈皮行气、和胃、化湿,为脾胃宣通疏利要药,具有能散、能燥、能泻、能补、能和之功,与苏梗、香附为伍,既能和胃理气,又可疏肝止痛。方中荜澄茄味辛性微温,具有温中散寒、理气通降作用,专治胃脘胀痛,兼以降逆而止嗳气,配枳壳可消胀除滞,佐腹皮下气行水,调和脾胃;香橼皮、佛手二药具有宽胸、除胀、止痛之功,诸药合用,共奏理气、和胃、通降之功。

28885　加味香苏散(《准绳·伤寒》卷二引《拔粹》)

【组成】香附三两　紫苏梗二两　陈皮一两　甘草半两

【用法】上剉散。每服四钱,水一盏半,煎一盏,加生姜三片,连根葱白二茎,同煎热服。

【功用】解表。

【加减】头痛,加川芎、白芷;头痛如斧劈,加石膏、连须葱头;偏正头风;加细辛、石膏、薄荷;太阳穴痛,加荆芥穗、石膏;伤风自汗,加桂枝;伤寒无汗,加麻黄(去节)、干姜;伤风恶寒,加苍术;伤风咳嗽不止,加半夏、杏仁(去皮尖);伤风胸膈痞塞,加制枳壳;伤风发热不退,加柴胡、黄芩;伤风鼻塞声重,咽膈不和,加苦梗、旋覆花;伤风痰涎壅盛,加白附子、天南星;伤风鼻内出血,加茅花;伤风气促不安,加大腹皮、桑白皮;伤风鼻塞不通,头昏,加羌活、荆芥;伤风不散,吐血不时,加生地黄;伤风不解,耳内出脓疼痛,加羌活、荆芥;伤风不解,咽喉肿痛,加苦梗;伤风中脘寒,不思饮食,加去白青皮、枳壳;伤风呕吐,恶心不止,加丁香、半夏;伤风头晕眼花颠倒,支持不住,加熟附子;伤风时作寒慄,加桂枝;伤风痰壅,呕恶不止。加白附子、旋覆花、半夏;伤风后,时时作虚热不退,加人参;伤风饮食不能消化,加缩砂仁、青皮;伤风一向不解,作潮热,日白至日中不退,日日如是,加地骨皮、柴胡、人参、菴蔄;初感风头痛作热,鼻塞声重,加羌活、川芎;感风腰疼,不能伸屈,加官桂、桃仁;感风浑身痛不止,加赤芍药、紫金皮;感风颈项强急,不能转头,加羌活、官桂;腹肚疼痛,加木香;腹肚疼刺不可忍,加姜黄、茱萸七粒;小腹疼痛无时,不可忍,加木香、姜、枣;妇人忽然大便痛肿,不能下地,加木香、木瓜、茱萸;妇人被气所苦,胸膈痞疼,胁肋刺痛,小便急疼,加木香、枳壳;妇女被气疼所苦,加木香、缩砂仁;脾胃不和,中脘不快,加谷芽、神曲;伤食吐呕,泄泻腹痛,加干姜、木香;心卒痛者,加延胡索酒一盏;饮酒太过,忽遍身发疸,或两目昏黄,加山茵陈、山栀子;中酒吐恶,加乌梅、丁香;妇人经水将行,先作寒热,加苏木、红花;妇人产后作虚热不退,烦渴,加人参、地黄;产后发热不退,加人参、黄耆;产后腰疼不已,加当归、官桂;冷嗽不已,加干姜、五味子、杏仁;脾寒,加良姜、青皮、草果;脚气,加木香、木瓜、牛膝、紫金皮、茱萸、川楝子;感风寒发热头疼,加不换金正气散;感寒头痛,壮热恶寒,身痛不能转动,加生料五积散;饮食不下,欲吐不吐,加丁香、萝卜子;感寒头痛,发热身疼,分阴阳,加败毒、石膏;妇人产后风,脚手疼痛,生料五积散、人参败毒散加木瓜、不换金正气散加生地黄、川芎。

28886　加味香苏散(《普济方》卷七十四引《德生堂方》)

【组成】紫苏　香附子　陈皮　甘草　桑白皮　生地黄　苏木　蝉蜕　黄芩各二两

【用法】上㕮咀。每服五钱,水一钟半,灯草二十茎,同煎八分,去滓热服,不拘时候。

【主治】时行赤眼,暴发赤肿,怕日羞明,疼痛难忍。

28887　加味香苏散(《奇效良方》卷三十九)

【组成】香苏散加鹭鸶藤　木香　芍药

【主治】腿脚酸疼,足面赤肿,步履艰辛。

28888　加味香苏散(《保命歌括》卷十六)

【组成】苍术 香附 陈皮 川楝肉各二钱 甘草五分 苏叶一钱半

【用法】上作一服。酒、水各一盏,加连须葱白五根,煎服。

【主治】小肠气,肾核胀痛。

28889 加味香苏散(《玉案》卷六)

【组成】川芎 紫苏 防风 荆芥 香附 甘草 羌活 白芷各三钱 葛根 前胡各一钱 苍术 天麻 黄芩各八分

【用法】加葱头十个,生姜三片,水煎服。以被覆取汗为度。

【主治】伤风,头疼身热,鼻塞气粗,喷嚏呵欠,呻吟不绝,见风便怕,洒淅微寒。

28890 加味香苏散

《医部全录》卷二〇九。为《直指》卷二十三"橘皮汤"之异名。见该条。

28891 加味香苏散(《医学心悟》卷二)

【组成】紫苏叶一钱五分 陈皮 香附各一钱二分 甘草(炙)七分 荆芥 秦艽 防风 蔓荆子各一钱 川芎五分 生姜三片

【用法】上剉一剂。水煎,温服。微覆似汗。

【主治】四时感冒,寒热头痛,咳嗽。

【加减】若头脑痛甚者,加羌活八分,葱白二根;自汗恶风者,加桂枝、白芍各一钱;若在春、夏之交,唯恐夹杂温暑之邪,不便用桂,加白术一钱五分;若兼停食,胸膈痞闷,加山楂、麦芽、卜子各一钱五分;若太阳本症未罢,更兼口渴溺涩者,此为膀胱腑症,加茯苓、木通各一钱五分;喘嗽,加桔梗、前胡各一钱五分,杏仁七枚;鼻衄或吐血,去生姜,加生地、赤芍、丹参、丹皮各一钱五分;咽喉肿痛,加桔梗、蒡子各一钱五分,薄荷五分;便秘,加卜子、枳壳;若兼四肢厥冷,口鼻气冷,是兼中寒也,加干姜、肉桂之类,虽有表症,其散药只用一二味,不必尽方;若挟暑气,加入知母、黄芩之类;干呕发热而咳,为表有水气,加半夏、茯苓各一钱五分;时行疫疠,加苍术四分;梅核气症,咽中如有物,吞之不入,吐之不出者,加桔梗、苏梗各八分;妇人经水适来,加当归、丹参;产后受风寒,加黑姜、当归,其散剂减去大半;若体质极虚,不任发散者,更用补中兼散之法。

28892 加味香苏散(《医略六书》卷二十八)

【组成】香附一两半 苏叶一两半 藿香三两 陈皮半两 甘草六钱 砂仁一两(炒)

【用法】上为散。每服三钱,水煎,去滓温服。

【主治】孕妇感冒,吐泻,脉浮者。

【加减】转筋,加木瓜;胎动,加白术;挟热,加黄连、白术;挟寒,加白术、炮姜。

【方论选录】妊娠先伤于暑,复感于风,风暑合邪,肝胃受病,故吐泻不已,胎因不安焉。香附调气解郁,苏叶理血疏风,藿香快胃祛暑,陈皮利气和中,砂仁醒脾安胎气,甘草缓中而和胃气也。为散水煎,使风暑并解,则肝胃调和而吐泻无不止,胎孕无不安矣。

28893 加味香连丸(《万氏家抄方》卷一)

【组成】黄连二两(一半姜汁炒,一半芒消水炒) 木香 大黄(酒蒸九次) 青皮(炒) 枳壳(炒) 黄芩(炒)各一两 白芍二两(酒炒) 甘草五钱

【用法】姜汁、神曲糊为丸,如梧桐子大。每服七八十丸,空心服。赤痢用苦茶,白痢用姜汤送下。

【主治】赤白痢。

28894 加味香连丸(《扶寿精方》)

【组成】黄连(炒)十两 大黄四两(酒蒸) 木香二两 槟榔一两

【用法】上为细末,陈面糊为丸,如绿豆大。每服七十丸,空心米汤送下。

【主治】痢疾。

28895 加味香连丸(《医统》卷三十六引《祁门》)

【组成】黄连四十两(去毛净,十两剉如豆大,用吴茱萸五两泡去苦水,煎汤二碗,泡黄连同茱萸,干去萸,用连炒赤色。又以十两用好酒炒赤色。又以十两醋炒赤色。又以十两童便炒赤色) 广木香十两(剉) 石莲肉五两 肉豆蔻二两五钱(面包煨)

【用法】上为细末,醋糊为丸,如梧桐子大。每服八十丸,空心以饮汤送下。

【主治】冷热不调,下痢赤白,脓血相杂,里急后重。

28896 加味香连丸(《医学入门》卷七)

【组成】黄连四两(用吴萸水炒过) 木香一两 阿芙蓉二钱

【用法】上为末,陈米糊为丸,如绿豆大。每服二三十丸。急将莲肉煎汤送下。被盖取睡。

【主治】便泄不收,诸方不效,临危者。

28897 加味香连丸(《古今医鉴》卷五)

【组成】黄连二两(炒) 吴茱萸(滚水泡,炒)二两 木香一钱 白豆蔻(带壳,面裹火煨)一钱五分(秘方加乳香、没药各一钱)

【用法】上为细末,用乌梅二两,滚水泡,去核,捣和为丸,如梧桐子大。每服三十丸,白痢,干姜汤送下;血痢,甘草汤送下;赤白相兼,二味泡汤送下;白泻,米汤送下。

【主治】诸痢。

28898 加味香连丸(《玉案》卷三)

【组成】大川黄连四两(酒炒) 广木香五钱 真沉香五钱(同上忌火) 吴茱萸八钱(水泡,炒) 肉豆蔻五钱(面包煨)

【用法】上为末,荷叶汤法为丸。每服大人二钱,小儿一钱,空心米饮汤送下。

【主治】一切新久痢疾。

28899 加味香连丸(《胎产秘书》卷下)

【组成】香连丸加连肉粉一半

【用法】为丸服。

【主治】产后痢疾。

28900 加味香连丸(《胎产要诀》卷下)

【组成】黄连五两(切片,用吴茱萸七钱,水二钟,煎汁一钟,浸黄连,炒燥用) 厚朴(姜制)六钱 陈皮六钱 木香一两 甘草四钱

【用法】上药各为末,米醋糊为丸,米饮送下。如患腹痛后重,先服两次,复将合成之末分二两,加生大黄六钱,研

末,醋糊为丸,服之痢减即止。

【主治】产后痢疾,赤白脓血,里急后重,腹痛。

28901 加味香连丸（《方症会要》卷二）

【组成】黄连十两(吴萸、酒炒) 木香(不见火)二两 槟榔二两 枳壳一两 陈皮一两

【用法】上为末,醋糊为丸服。

【主治】痢疾。

28902 加味香连丸（《北京市中药成方选集》）

【组成】黄连六两 木香四两 槟榔二两 枳壳(炒)四两 吴萸(炙)二两 黄芩四两 厚朴(炙)四两 黄柏二两 白芍四两 玄胡(炙)二两 当归二两 甘草一两

【用法】上为细末,过罗,用冷开水泛为小丸。每服二钱,日服二次,温开水送下。

【功用】祛湿散寒,导滞化痢。

【主治】过食生冷,湿热凝结,腹痛下坠,红白痢疾。

28903 加味香连丸（《中国药典》2010版）

【组成】木香 120 克 姜黄连 180 克 黄芩 120 克 黄柏(酒炙)60 克 白芍 120 克 当归 60 克 姜厚朴 120 克 麸炒枳壳 120 克 槟榔 60 克 醋延胡索 60 克 制吴茱萸 60 克 炙甘草 30 克

【用法】上为丸剂,每100丸重6克。口服,一次6克,一日3次。

【功用】清热祛湿,化滞止痛。

【主治】大肠湿热所致的痢疾,症见大便脓血,腹痛下坠,里急后重。

28904 加味香连汤（《胎产心法》卷上）

【组成】白芍 黄芩各二钱 黄连 陈皮各一钱 茯苓六分 木香五分 黄柏八分 乳香 没药各一分半

【用法】酒煎服。

【主治】孕妇痢疾。

28905 加味香连散（《幼科直言》卷四）

【组成】白术四两(米泔汤拌炒) 黄芩三两 黄连一两(土炒) 砂仁二两五钱 厚朴三两(炒) 薄荷二两 白茯苓三两 白芍三两(酒炒) 木香二两 陈皮二两 甘草二两 山楂肉四两 红花一两 扁豆三两(炒) 柴胡二两 车前子三两 当归三两(隔纸烘干另磨,或晒干)

【用法】上为极细末。男妇大人每服二钱或三钱,三五岁者,每服一钱或二钱,乳孩每服五六分。一切痢疾,俱用白滚汤化下;水泻用生姜汤化下。此方药味平和,须宜多服,以愈为度。

【主治】痢疾初起,毒气深重,米谷汤水不能进,而成噤口者;并治一切红白痢疾。

28906 加味香附丸（《准绳·女科》卷四）

【组成】香附一斤(四两老酒浸两宿,炒,捣碎,再焙干,磨为末;四两米醋浸同上;四两童便浸同上;四两用山栀四两煎浓汁,去渣,入香附浸同上) 泽兰(净叶)六两(酒洗) 海螵蛸六两(捣稍碎,炒) 当归四两(酒洗) 川芎三两 白芍药四两(酒炒) 怀熟地八两(捣膏,焙干)

【用法】上药各为末,用浮小麦粉,酒醋水打糊为丸,如绿豆大。每日早、晚服两次。

【功用】种子。

【主治】《张氏医通》:倒经,自汗,胎漏下血。

【宜忌】忌食莱菔及牛肉、生冷。

28907 加味香薷丸（《年氏集验良方》卷三）

【组成】香薷草四两 白扁豆(炒)二两 广皮二两 粉甘草五钱 宣木瓜二两 白术二两 白茯苓二两 泽泻二两 猪苓二两 藿香二两 滑石一两 川连一两 朱砂一两

【用法】上为细末,炼蜜为丸,重三钱。每服一丸,临用以滚水调化,温服。

【主治】夏月感冒暑气,口渴心烦躁,吐泻发热。霍乱腹痛。

28908 加味香薷饮（《济生》卷一）

【组成】香薷半斤 扁豆四两 厚朴(姜制炒)六两 槟榔二两 川黄连(去须)三两

【用法】上㕮咀。每服四钱,水一盏,用酒半盏,煎至八分,去滓,沉冷服,不拘时候。

【主治】伏暑伤冷,霍乱转筋,烦渴,心腹撮痛,吐利交作,四肢厥冷;及伏暑成疟,烦闷多渴,微微振寒,寒罢大热,小便黄赤,背寒面垢。

28909 加味香薷饮（《准绳·类方》卷一）

【组成】香薷二钱 厚朴(制) 扁豆(炒) 白术(炒) 白芍药(炒) 陈皮 白茯苓 黄芩各一钱 黄连(姜汁炒) 甘草(炙) 猪苓 泽泻各五分 木瓜七分

【用法】加生姜,水煎服。

【主治】疟疾。

【加减】口渴实者,加天花粉、葛根、知母,虚者,加五味子、麦门冬、人参。

28910 加味香薷饮（《幼科直言》卷四）

【组成】香薷 厚朴(炒) 白扁豆 甘草 柴胡 陈皮 川贝母

【用法】水煎服。

【主治】疟疾在盛暑伏天,唇红烦躁作渴,有暑有食者。

28911 加味香薷饮（《幼科直言》卷四）

【组成】香薷 山楂肉 枳实 猪苓 陈皮 甘草 白扁豆(炒) 厚朴(炒)

【用法】水煎服。

【主治】中暑,兼腹痛,恶心,泄泻,有食者。

28912 加味香薷饮（《医学集成》卷三）

【组成】香薷 厚朴 黄连 滑石 甘草

【主治】霍乱饮冷。

28913 加味修肝散（《银海精微》卷上）

【组成】羌活 防风 桑螵蛸 栀子 薄荷 当归 赤芍药 甘草 麻黄 连翘 菊花 木贼 白蒺藜 川芎 大黄 黄芩 荆芥各一两

【用法】上为末,等分,水煎,入酒温服。

【主治】肝经热毒入脑,眼生花翳白陷。目中忽然肿痛赤涩,泪出不明,眼中生翳如萝卜花,或鱼鳞子,入陷如碎米者。

28914 加味修肝散（《银海精微》卷上）

【组成】栀子 薄荷各三两 羌活一两 当归 大黄 连翘各五钱 黄芩 赤芍药 菊花 木贼 白蒺藜 川芎

各一两　麻黄　甘草

【用法】上为末。每服三钱,用酒调下。痛用酒、不痛水煎服。

【主治】患眼生翳,如珠垂簾遮睛者。

28915　加味修肝散（《银海精微》卷上）

【组成】栀子　薄荷　连翘　麻黄　赤芍药　羌活　当归　大黄　黄芩　菊花　木贼　白蒺藜　川芎　甘草

【用法】上水煎,食后服。

【主治】小儿脾胃实热,或是胎中受毒,或因乳母好食热物,以致眼生翳者。

【宜忌】忌食油腻、煎炒、糖甜果子之类。

28916　加味保元汤（《回春》卷七）

【组成】黄芪二钱　人参一钱　麦门冬(去心)二钱半　知母一钱半　栀子(炒)一钱半　甘草五分

【用法】上剉一剂。水煎,温服。

【主治】痘疮结痂后虚烦者。

【加减】结痂后有余热者,加牛蒡子一钱半,白附子一钱。

28917　加味保元汤（《痘科类编释意》卷三）

【组成】人参　黄芪　甘草　归尾　赤芍(酒炒)　红花　黄芩　黄连　连翘　升麻　防风　荆芥　牛蒡子

【用法】水煎,入烧人粪一钱,调服。

【功用】补气活血,解毒散火。

【主治】痘起发时渐渐变黑,已延一身,未至干枯塌陷者。

【方论选录】此方参、芪、甘草补元气,又能泻火;归、芍、红花能活血,又能凉血;芩、连、牛蒡、连翘、升麻以解毒;防风、荆芥以疏表;人粪清热解毒。

28918　加味保元汤（《幼科直言》卷二）

【组成】人参　黄芪　白术(炒)　白芍(炒)　肉桂　甘草　糯米

【主治】痘疮色白浆清,虚寒甚者。

28919　加味保元汤（《金鉴》卷五十七）

【组成】人参　猪苓　泽泻　白术(土炒)　黄芪(蜜炙)　赤茯苓　甘草(炙)

【用法】引用生姜,水煎服。

【主治】痘疮水泡,形大皮薄,内含一包清水,手足独密,身面俱少。

28920　加味保元汤（《金鉴》卷五十七）

【组成】人参　黄芪(蜜炙)　甘草(炙)　全当归(酒洗)　白芍(酒炒)　木香(煨)　白术(土炒)　官桂

【用法】引用老米,水煎服。

【主治】小儿气血两虚,痘疮倒陷,浆色清稀不足,根脚淡白无晕,遍体形如豆壳,疮皮皱而似结非结,至收靥时终不成痂。

28921　加味保元汤（《金鉴》卷五十八）

【组成】人参　黄芪(炙)　甘草(炙)　当归(酒洗)　白芍药(炒)　麦冬(去心)　枣仁(炒,研)

【用法】水煎服。

【主治】痘症气虚,养浆时,顶平清稀而烦躁。

28922　加味保元汤（《金鉴》卷五十八）

【组成】人参　黄芪(蜜炙)　浮小麦　甘草(炙)　广桂枝　白芍(炒)

【用法】水煎服。

【主治】痘疮起胀后,阳虚汗出,大汗不止。

28923　加味保元汤（《医学集成》卷二）

【组成】人参　黄芪　肉桂　杏仁　五味　炙草

【主治】气虚作喘。

28924　加味保和丸（《保命歌括》卷五）

【组成】山楂　神曲(炒)　半夏(洗)　茯苓各三两　白术五两　香附(酒浸)　厚朴(姜汁炒)　萝卜子(炒)　陈皮　连翘各二两　苍术(制)　枳实(麸炒)　净黄连(酒炒)　黄芩(酒炒)各二两

【用法】上为细末,姜汁煮蒸饼为丸,如梧桐子大。每服五十丸,食后白汤送下。

【功用】消痰利气,扶脾胃,进饮食。

28925　加味保和丸（《古今医鉴》卷五）

【组成】保和丸三钱,加姜汁浸炒黄连三钱,山楂肉三钱

【用法】上为末,米糊为丸,如麻子大。每服六十丸,煎人参、竹沥汤送下。

【主治】实热翻胃。

28926　加味保和丸（《寿世保元》卷三）

【组成】白术(去芦,炒)五两　枳实(麸炒)一两　陈皮(去白)三两　半夏(泡,姜炒)二两　白茯苓(去皮)三两　苍术(米泔浸,炒)一两　川厚朴(姜炒)二两　香附(酒炒)一两　神曲(炒)三两　连翘二两　黄连(酒炒)一两　黄芩(酒炒)一两　山楂肉三两　麦芽(炒)一两　萝卜子二两　木香五钱　三棱(醋炒)一两　莪术(醋炒)一两

【用法】上为细末,姜汁糊为丸,如梧桐子大。每服五十丸,加至七八十丸。食后白滚汤送下。

【功用】消痰利气,扶脾助胃,开胸快膈,消痞除胀,清热消食。

【主治】虚弱之人,腹内积聚癖块,胀满疼痛,面黄肌瘦,肚大青筋,不思饮食。

28927　加味保和丸（《慈禧光绪医方选议》）

【组成】白术一两五钱(土炒)　神曲一两五钱　萝卜子一两五钱(炒)　广皮一两五钱　连翘一两五钱　半夏一两五钱(炙)　香附一两五钱(炙)　茯苓一两五钱　黄芩一两五钱　黄连五钱　山楂一两(炒)　厚朴一两(炙)　枳实一两(炒)　麦芽一两(炒)

【用法】上为细末,水法为丸,如绿豆大。每服三钱,白开水送下。

【功用】和血补血,消补兼施,消多于补。

【主治】食积、酒积、痰饮、除胸膈痞满,嗳气吞酸,腹痛便溏。

【方论选录】本方为朱丹溪保和丸加枳实、香附、厚朴、黄芩而成。或谓保和丸原方麦芽伤肾,萝卜子伤肺胃之气,故主张以枳实、香附易之,不伤先后天之真气。

28928　加味保和丸（《成方制剂》7册）

【组成】白术　陈皮　法半夏　茯苓　厚朴　六神曲　麦芽　山楂　香附　枳壳　枳实

【用法】加工为棕褐色的水丸,每100粒重6克。口服。一次6克,一日2次。

【功用】健胃理气,利湿和中。

【主治】饮食不消,胸膈闷满,嗳气呕恶。

28929 加味信枣丹

《全国中药成药处方集》(武汉方)。为原书同卷"枣信丹"之异名。见该条。

28930 加味顺气散(《医方类聚》卷八十九引《经验秘方》)

【组成】天台乌药五两 桔梗(去芦,炒) 川白芷 川芎 甘草(炙) 陈皮(去白) 白术(无油者)各二两半 麻黄(去根节)一两半 枳壳(去瓤,剉,麸炒令黄)一两半 天南星(炮制) 大腹皮(洗净) 川乌头(生,去皮脐)各一两 干姜(炮)七钱半 人参(去芦) 木香(不见火)各半两

【用法】上㕮咀。每服四钱匕,加生姜五片、大枣一个,水一盏半,同煎至八分,去滓,吞下白丸子。

【主治】男子妇人,气脉不顺,虚风攻注,痰涎壅滞,头目昏眩,肌肤不遂,手足缓弱,心忡气短,行步不正。

28931 加味顺气散(《普济方》卷一○五)

【组成】南星 枳壳 防风 川芎 僵蚕 全蝎 木香少许 白术 白茯苓(去皮) 当归 青皮(去白) 蓬术 陈皮(去白) 天台乌药 人参少许 甘草 白芍药各等分

【用法】上㕮咀。加生姜三片,大枣一枚,水煎服。

【主治】风气。

28932 加味独圣散(《痘疹传心录》卷十五)

【组成】穿山甲一两(酒洗净,和砂仁、陈皮微炒黄色,去砂仁、陈皮) 白芍药一两(酒浆煮,焙) 红曲八钱 升麻一两 蟾酥五钱 笋嫩尖一两

【用法】上为末。每用二分,酒浆调服。

【主治】毒盛而经络壅塞,痘不易出。

28933 加味胜金丸(《万氏家抄方》卷二)

【组成】常山四钱(酒煮,焙) 苍术二钱 槟榔二钱 草果二钱

【用法】酒煮糊丸,未发前晚服五十丸,至五更再服七十丸,均用酒送下。得吐或利即止。

【功用】截疟。

28934 加味胜湿汤(《准绳·类方》卷四)

【组成】羌活 独活 藁本 防风 蔓荆子 川芎 苍术(泔浸,炒) 黄柏(酒炒) 荆芥 甘草(炙)

【用法】加生姜,水煎服。

【主治】项颈强痛。

【加减】发热恶寒有外邪者,加麻黄、桂枝;腰痛沉沉者,加熟附,防己;虚极者,去黄柏,加人参。

28935 加味烂积丸(《成方制剂》2册)

【组成】阿魏 白术 槟榔 草果 川木香 大黄 当归 莪术 法半夏 甘草 厚朴 莱菔子 木香 牵牛子 三棱 砂仁 山楂 吴茱萸 芫荑 香附

【用法】加工为棕褐色的水丸,每10粒重1克。口服。成人一次24粒;小儿十二岁以下按年龄每岁递减2粒;一日2次。

【功用】消积化滞。

【主治】饮食积聚,胸满痞闷,腹胀坚结,消化不良。

【宜忌】孕妇忌服。

28936 加味洞下丸(《医统》卷四十三引《集成》)

【组成】橘红半斤(食盐一两,微以水拌炒) 南星(制) 半夏(制) 黄芩 黄连 甘草各一两

【用法】上为细末,汤浸蒸饼为丸,如梧桐子大。每服五十丸,白汤送下。

【主治】上焦有热,咳嗽生痰。

28937 加味活命饮(《痧书》卷下)

【异名】加味活命散(《杂病源流犀烛》卷二十一)。

【组成】穿山甲(土炒) 银花 大黄各三钱 归尾 陈皮各一钱半 花粉 赤芍 生地 薄荷 防风 白芷 贝母 甘草节 乳香各一钱 没药(净) 角刺各五分(以上三味后下) (一方无大黄、生地、薄荷)

【用法】加水入大瓦瓶封口煎,温服,侧睡。一方好酒煎。

【主治】痧后留滞热毒,发为痈肿、发背、疔疽。

【宜忌】忌铁器、酸味、诸毒物。

【加减】毒在背,加角刺一钱半;在腹,加白芷;在胸,加蒌仁二钱;在头面手足,加银花五钱。

28938 加味活命散

《杂病源流犀烛》卷二十一。为《痧书》卷下"加味活命饮"之异名。见该条。

28939 加味济川煎(《医学集成》卷三)

【组成】熟地 油归各五钱 川芎 苁蓉各三钱 牛膝二钱 泽泻一钱半 枳壳一钱 升麻七分

【主治】产后便结。

28940 加味济生汤(《顾氏医径》卷四)

【组成】当归 川芎 枳壳 香附 大腹皮 乌药 车前 牛膝 冬葵子

【主治】难产,因胎前安逸,喜坐贪睡,致临产而气滞血涩者。

28941 加味将军汤(《医学探骊集》卷五)

【组成】犀牛角二钱 羚羊角二钱 真锦纹川军四两

【用法】水煎,温服。早晨空心服药,俟其大泻后,至晚不可与食。其人不能饮烧酒者,用烧酒四两,香油二两,能饮二两者,用烧酒六两,香油三两,折杨枝百根,皆六寸许,将油、酒对一处,用杨枝搅之,每根搅五六十下,搅完将油、酒火上微温,令病人以羹匙饮之,饮尽为度。病者既一日不食,饮完此酒,必大醉思睡,任其睡去,不可惊动。饮此酒有呕者,有不呕者,其形不一,及其睡醒,再与粥或淡汤食之,其病若失。如觉有不爽之处,可取鸠尾、中脘针之,留五小时乃出针,针后服清镇丹一剂。

【主治】狂病或登高而歌,或弃衣而走,或妄见妄言,或打人骂人者。

28942 加味养元粉(《医学集成》卷二)

【组成】条参 茯苓 莲米 山药 芡实各一两 山楂五钱 花椒一钱

【用法】加糯米一升,炒黄研末,白糖调服。

【主治】脾胃虚弱。

28943　加味养心汤（《杂病源流犀烛》卷六）

【组成】茯苓　茯神　黄耆　半夏　归身　川芎各二钱半　炙甘草二钱　柏子仁　远志　肉桂　人参　五味子　枣仁各一钱二分　生姜　大枣

【用法】水煎，加羚羊角、犀角，俱磨冲服。

【主治】不寐，心肺有火，方卧即大声鼾睡，少顷即醒者。

28944　加味养心汤（《医醇賸义》卷二）

【组成】天冬一钱五分　麦冬一钱五分　生地五钱　人参一钱　丹参二钱　龟版五钱　当归一钱五分　茯神二钱　柏子仁二钱　枣仁一钱半　远志五分　甘草四分　淡竹叶二十张

【主治】心血大亏，心阳鼓动，舌绛无津，烦躁不寐。

28945　加味养生方（《惠直堂方》卷二）

【组成】牛膝　枸杞　生地　杜仲　菊花　萸肉　白芍各二两　五加皮　桑寄生各四两　龙眼肉八两　木瓜　归身各一两　桂枝三钱

【用法】火酒三十斤，浸七日服。

【主治】手足麻木疼痛。

28946　加味养血汤（《幼科直言》卷二）

【组成】黄耆　当归　丹皮　扁豆（炒）　木瓜　苡仁　白芍（炒）　白茯苓　陈皮　甘草

【用法】水煎服。

【功用】补脾生血。

【主治】痘后人虚。

28947　加味养血汤（《幼科直言》卷五）

【组成】黄耆　当归　白芍（炒）　白茯苓　沙参　苡仁　百合　甘草　白术（炒）　麦冬

【用法】莲米五枚（去皮心）为引，水煎服。

【主治】童子痨。咳嗽吐痰，面青唇白，骨蒸发热。

28948　加味养血汤（《幼科直言》卷五）

【组成】黄耆　白术（炒）　白芍（炒）　丹皮（炒）　柴胡　陈皮　甘草　当归

【用法】水煎服。兼服健脾丸。

【主治】潮热而唇白，神倦怠者，乃体虚也。

28949　加味养荣丸（《摄生众妙方》卷十一）

【组成】当归（酒浸）二两　芍药（煨）一两五钱　熟地黄（酒浸）二两　白术二两　川芎一两五钱　茯苓一两　人参一两　甘草（炙）五钱　黄芩（炒）一两五钱　香附（炒）一两五钱　麦门冬（去心）一两　阿胶（炒）七钱　贝母一两　陈皮（去白）一两　黑豆（大者，炒，去皮）四十九粒

【用法】上为细末，炼蜜为丸，如梧桐子大。每服七八十丸，食前空心盐汤、温酒任下。

【主治】❶《摄生众妙方》：女人不孕。❷《医学入门》：经脉愆前，内潮外烦，咳嗽，饮食减少，头晕目眩，带下，血风血气，久无嗣息，一切痰火不受峻补，又治胎前胎动胎漏。

【宜忌】忌食诸血。

28950　加味养荣丸（《疮疡经验全书》卷十三）

【组成】当归三两　熟地一两半　白芍　丹皮各一两半　香附四两　人参　贝母　阿胶　山药　茯苓　黄芩　川芎各一两　白术一两

【用法】上为末，炼蜜为丸，如梧桐子大。每日早、晚服八九十丸，淡盐汤送下。

【主治】妇人病愈后，气血衰少，发热咳嗽。

28951　加味养荣丸（《疡医大全》卷二十六）

【组成】当归身（酒洗，焙）三两　白茯神（人乳蒸）二两　肥玉竹（焙）二两　杭白芍（酒炒）二两　酸枣仁（炒熟）二两　丹参（酒炒）二两　远志肉（甘草汤焙）二两　柏子仁二两　川续断（酒炒）二两　橘红（饭上蒸）一两　杜仲（盐水炒）二两　秦艽（酒炒）一两五钱　女贞实（蜜拌蒸）二两　钩藤钩四两（同石斛蒸）　郁金二两

【用法】上为细末，用金钗石斛一斤，同钩藤四两，熬膏，煮和丸，如豌豆大。每早服三钱，白汤送下。

【功用】调经养血。

【主治】妇人脚气，心虚血少，肝脾不足，怔忡心悸。

28952　加味养脏汤（《得效》卷六）

【组成】养脏汤加炮附子　青皮　乌药　茯苓各五钱

【用法】加生姜三片，红枣二枚，水煎服。

【主治】休息痢。因伤酒肉炙煿，发为痢疾，休作无时。

28953　加味宣风散（《直指》卷二十一）

【组成】鸡心槟榔三个　橘皮　桃仁（浸，去皮，焙）　白芷　枳壳（制）各半两　牵牛二两（半炒半生）

【用法】上为末。每服二钱，食前蜜汤调下。

【功用】通利肾脏风气。

【主治】耳病。

28954　加味宣风散（《直指小儿》卷五）

【组成】宣风散加青皮一分

【用法】每服一钱，蜜汤调下。先下黑粪，次下褐粪，然后以和胃药加陈米与之，良久粪黄，疮自微出；又以竹园胡荽煎酒，敷其身，即得发起。

【主治】肾证疮痘变黑。

【加减】气怯者，外加南木香一钱。

28955　加味姜附汤（《得效》卷四）

【组成】附子（炮）　干姜　人参各一两　甘草五钱

【用法】上剉散。每服四钱，水二盏，煎至一盏，空心服。

【主治】吐泻过多，手足逆冷，气少不语，六脉沉伏。

【加减】腹痛，加官桂；小便不利，加茯苓，每料各五钱。

28956　加味姜附汤（《普济方》卷三十六）

【组成】大附子一个（一两以上者，匀炮分四破；生姜一斤，取自然汁于铫内慢煮附子至干，去脐，焙）　丁香　胡椒各五钱　木香　毕澄茄各二钱　沉香三钱　甘草（炙）三钱　干饴糟半斤（生姜五两同捣烂，做饼子，焙干）

【用法】上为末。每服二钱，空心用烧盐少许，米汤点服。

【主治】远年近日反胃呕吐，全不进饮食。

28957　加味姜附汤

《寿世保元》卷三。为《伤寒微旨论》卷下"茵陈四逆汤"之异名。见该条。

28958　加味祛风散（《秘传大麻风方》）

【组成】黄柏　细辛　黄连　大黄　山栀　薄荷　甘

草　麻黄　连翘　荆芥　白术　滑石　川芎　羌活　独活　天麻　熟地　桔梗　黄芩　石膏　芍药　防风各等分

【用法】加生姜,水煎,临服加好酒二小杯。十贴后服天仙换骨丹。

【主治】珍珠风。初起时形如小鳖棋子,遍身疙瘩,久而不治,遍身作痒。

28959　加味神功丸(《普济方》卷四十三引《余居士选奇方》)

【异名】神功丸(原书卷三十七)。

【组成】木香一两　人参二两(去芦头)　大麻仁二两(别研如膏)　枳实　桃仁各二两　诃黎勒皮四两　大黄(锦纹者)四两(面裹煨,去面)

【用法】上为细末。入麻仁捣研令匀,炼蜜为丸,如梧桐子大。每服二十丸,食后、临卧以温水送下,或温米饮下皆可。如大便不通,可加丸数,以利为度。

【主治】三焦气壅,心腹痞闷,六府风热,大便不通,腰腿疼痛,肩背沉重,头昏面热,口苦咽干,心胸烦躁,睡卧不安;及治脚气,并素有风人,大便秘结。

28960　加味神术汤(《医醇剩义》卷一)

【组成】白术一钱　茅术一钱　当归一钱五分　茯苓二钱　苡仁四钱　厚朴一钱　砂仁一钱　半夏曲三钱(炒)　佩兰叶一钱　川牛膝一钱五分　荷叶一角　生姜二片

【主治】伤湿,四肢倦怠,食少胸痞。

28961　加味神应丸

《陈素庵妇科补解》卷三。为原书同卷"安胎神应丸"之异名。见该条。

28962　加味神栉饮

《梅氏验方新编》卷四。即《石室秘录》卷四"夺门丹"。见该条。

28963　加味神香散(《医学集成》卷二)

【组成】砂仁　白蔻　枳实　丁香

【用法】上为末。每服一二钱,生姜汤送下。

【功用】散无形积聚。

28964　加味除湿丸(《医方类聚》卷九十八引《经验秘方》)

【组成】石斛　牛膝(酒浸,焙干)　当归(酒浸,焙干)　肉苁蓉(酒浸,焙干)　威灵仙　苦葶苈(炒香,另研)　黄耆　川续断　苍术(米泔水浸)　陈皮(去白)　乌药(嫩者)　茯神(去木)各二两(同木瓜两个,用竹刀切片子,去瓤,晒干,酒浸三日)　石楠叶　南星(炮)　防风(去芦须)　薏苡仁　川草薢　槟榔　杏仁(去皮尖,麸炒)各一两半　牵牛(头末)一两(炒)　乳香二两(另研)　木香二两　沉香一两(同木香另研)

【用法】上为细末,酒糊为丸,如梧桐子大。每服五十丸,空心酒、盐汤任下。

【主治】脚气。

28965　加味除湿汤(《得效》卷六)

【组成】半夏曲　厚朴(去粗皮,姜汁制)　苍术(炒)各一两　藿香叶　陈皮(炒)　茯苓各五钱　粉草一钱　官桂　木香各三钱

【用法】上剉散。每服四钱,水一盏半,加生姜三片,红枣二枚,水煎,空心时服。仍以五苓散兼服,利其

小便。

【主治】下痢湿证。一身尽痛,重着浮黄,下痢如豆羹汁。

28966　加味珠黄散(《喉痧症治概要》)

【组成】珠粉七分　西黄五分　琥珀七分　西瓜霜一钱

【用法】上为细末。吹喉部。

【功用】消肿止痛,化毒生肌。

【主治】喉症。

28967　加味桂附汤(《辨证录》卷一)

【组成】白术一两　肉桂　干姜各一钱　附子　甘草各五分

【用法】水煎服。

【主治】冬月伤寒,身热四日,畏寒不已。

28968　加味桂枝汤(《医醇剩义》卷一)

【组成】桂枝八分　白芍一钱五分　甘草五分　怀牛膝二钱　川牛膝一钱五分　当归二钱　蚕砂四钱　秦艽一钱　防风一钱　红枣五枚　生姜三片

【主治】中络。风入肌表,肌肉不仁,或手指、足趾麻木。

28969　加味桂枝汤(《镐京直指》)

【组成】桂枝四钱　白芍二钱　荆芥二钱　防风一钱五分　生甘草一钱　生姜三片　大枣二枚

【主治】春温初起,恶寒发热,右脉浮缓于左,口渴苔滑。

【备考】服药后,微汗至足而解。

28970　加味桔梗汤(《医学心悟》卷三)

【组成】桔梗(去芦)　白及　橘红　甜葶苈(微炒)各八分　甘草节　贝母各一钱五分　苡仁　金银花各五钱

【用法】水煎服。

【主治】肺痈。

【加减】初起,加荆芥、防风各一钱;溃后,加人参、黄耆各一钱。

28971　加味真武汤(《医学集成》卷三)

【组成】焦术　茯苓　白芍　小茴　附子　肉桂　炮姜　甘草　生姜　大枣

【主治】当脐腹痛。

28972　加味莲湖丸(《竹林女科》卷三)

【组成】条芩四两　砂仁(微炒)　炙甘草各一两　白术(蜜炙)　莲子(去皮心)各二两　人参一两

【用法】上为末,山药四两煮糊为丸。白汤送下。有孕时多服。

【主治】盘肠产。

【备考】凡患盘肠产者,恐防再犯,宜于此后未孕之时,多服加味地黄丸,以固下元关键。及有孕时,多服加味莲湖丸以补气,更服三补丸以凉血,直待临月再服加味八珍汤十余剂,庶可免矣。

28973　加味耆桂汤(《辨证录》卷十)

【组成】黄耆三两　肉桂三钱　破故纸二钱　牛膝三钱

【用法】水煎服。服后必有大汗如雨。

【主治】鹤膝风,足胫渐细,足膝渐大,骨中酸痛,身渐瘦弱。

28974　加味柴平汤

《东医宝鉴·杂病篇》卷六。即《回春》卷三"柴胡汤"。见该条。

28975　加味柴陈汤(《医学传灯》卷上)

【组成】柴胡　黄芩　半夏　甘草　陈皮　白茯　枳壳　桔梗　杏仁　金沸草

【主治】伤风,邪传少阳胆经,耳中气闭,咳嗽口苦。

28976　加味柴苓汤(《幼科直言》卷五)

【组成】柴胡　白茯苓　甘草　陈皮　防风　白芍(炒)　当归身　白术(炒)

【用法】生姜一片,红枣一枚为引,水煎服。

【主治】小儿伤风咳嗽,面青唇白,体弱,或兼大便不实者。

28977　加味柴胡汤(《医学传灯》卷下)

【组成】柴胡　黄芩　半夏　甘草　当归　川芎　白芍　熟地　香附　玄胡

【主治】肾积居于脐下,按之不移,因于血者。

28978　加味柴物汤(《医学传灯》卷下)

【组成】柴胡　黄芩　半夏　甘草　当归　川芎　白芍　熟地　何首乌　知母　麦冬　乌梅

【功用】截疟。

【主治】三阴疟疾。

28979　加味柴胡汤(《古今医鉴》卷三)

【组成】柴胡　黄芩　半夏　人参　枳壳　大黄　甘草

【用法】上到一剂。加生姜、大枣,水煎,空心服;哑瘴,食后服。

【主治】温疫挟岚瘴溪源蒸毒之气,血乘上焦,瘀血攻心,毒涎聚胃,病欲来时,令人迷困,甚则发燥狂妄,或哑而不能言者。

28980　加味柴胡汤(《回春》卷二)

【组成】人参　半夏　柴胡　黄芩　百合　知母　甘草

【用法】上到一剂。加青竹茹一团,粳米炒食盐一撮,入姜汁少许,水煎服。

【主治】百合病,百无是处,又非寒又非热,欲食不食,欲行不行,欲坐不坐,服药即吐,小便赤。

28981　加味柴胡汤(《症因脉治》卷二)

【组成】柴胡　黄芩　陈皮　甘草　山栀　丹皮

【主治】肝胆之火上冲,呃逆。

28982　加味柴胡汤(《审视瑶函》卷三)

【组成】柴胡　酒芩　荆芥穗　制半夏　甘草　川芎　香白芷　苏薄荷五片　防风　前胡各等分

【用法】上到一剂。加生姜三片,水二钟,煎至八分,食后服。

【主治】外症兼火,额角板骨及眉棱骨痛。

28983　加味柴胡汤(《证治汇补》卷六引《良方》)

【组成】柴胡　黄芩各二钱　牡蛎　半夏　枳实　甘草各一钱

【用法】加生姜、大枣,水煎服。

【主治】伤寒少阳证,胁痛。

28984　加味柴胡汤(《嵩崖尊生》卷十一)

【组成】柴胡　半夏　黄芩　茵陈　豆豉　大黄　黄连　干葛

【主治】酒疸。身目黄,腹如水状,心怀热不食,时欲吐,足胫满,小便黄赤,面赤斑。

28985　加味柴胡汤(《医学传灯》卷上)

【组成】柴胡　黄芩　甘草　花粉　白芍　麦冬　山栀　大黄

【主治】伤于湿,湿热上壅,阳气不能下通于阴,身热足寒,时头热面赤。

28986　加味柴胡汤(《女科指掌》卷一)

【组成】小柴胡汤加红花　牡丹皮

【主治】经水将行着寒,适来适断,触经感冒。

28987　加味柴胡汤(《叶氏女科》卷一)

【组成】柴胡　半夏(制)　黄芩　人参各一钱　牡丹皮　当归各七分　红花　甘草各四分

【用法】加生姜三片,大枣二枚,水煎服。

【主治】热入血室,血热多滞者。

28988　加味柴胡汤(《叶氏女科》卷二)

【组成】柴胡　人参各二钱　黄芩　山栀仁(炒)　生地黄　半夏(姜制)各一钱　甘草五分

【用法】加生姜三片,大枣二枚,水煎服。

【主治】妊娠肝经怒火而致吐血衄血者。

28989　加味柴胡汤(《外科真诠》卷下)

【组成】柴胡一钱　半夏五分　黄芩一钱　陈皮三分　白芍二钱　防风五分　荆芥一钱　甘草五分

【用法】水煎服。外用鸡子清和香油调青黛末涂之。

【主治】水激丹,乃足少阳胆经风火所致,初生两胁,虚肿红热,证轻者。

28990　加味柴胡汤(《效验秘方》刘渡舟方)

【组成】柴胡12克　黄芩6克　党参9克　炙甘草6克　半夏9克　生姜9克　鳖甲15克　牡蛎15克　红花9克　茜草9克

【用法】水煎服,日一剂,以10剂为1个疗程;轻者2个疗程,重者4个疗程,即可明显收效。

【功用】疏通气血,软坚消癥。

【主治】肝炎邪衰,气病及血,证见面色青黑不华,右胁作痛如针刺,尤以夜间为甚,或伴有腹胀,体乏无力,肝脾大,舌暗有瘀点或瘀斑,苔白,脉弦而涩者。亦可用治早期肝硬化。

【方论选录】方中柴胡、黄芩疏肝解郁,清解余热。党参、炙甘草健脾益气,培土抑木;半夏、生姜和胃健脾,消肿散结;茜草、红花活血通络;牡蛎化痰、软坚、散结;鳖甲《本经》谓"主心腹癥瘕块积、寒热",《大明》云:"去血气,破癥结,恶血",故为消癥、散瘀、益阴之上品。方中参、草、姜、甲旨在扶正,柴胡、黄芩意在解毒;而牡蛎、茜草则是针对病理产物——癥结(瘀血)软化消解。诸药合用,共奏疏通气血,软坚消癥之功。

28991　加味柴胡饮(《医门八法》卷三)

【组成】柴胡二钱　羌活二钱　葛根二钱　薄荷一钱　浮萍二钱　紫苏二钱　甘草一钱　当归身五钱（炒）　生姜三片

【功用】解表。

【主治】风寒表证头痛，憎寒发热。

28992　加味逍遥丸

《北京市中药成方选集》。即《内科摘要》卷下"加味逍遥散"改为丸剂。见该条。

28993　加味逍遥饮

《审视瑶函》卷五。为《内科摘要》卷下"加味逍遥散"之异名。见该条。

28994　加味逍遥散（《得效》卷十五）

【组成】逍遥散加远志（去心）　桃仁（去皮尖）　苏木　红花各一钱

【用法】水一盏半煎服。

【主治】癫疾。荣血迷于心包，歌唱无时，逾墙上屋。

28995　加味逍遥散（《内科摘要》卷下）

【异名】八味逍遥散（《医学入门》卷八）、加味逍遥饮（《审视瑶函》卷五）、丹栀逍遥散（《方剂学》）。

【组成】当归　芍药　茯苓　白术（炒）　柴胡各一钱　牡丹皮　山栀（炒）　甘草（炙）各五分

【用法】水煎服。

【功用】《赵炳南临床经验集》：疏肝清热，解郁和营。

【主治】肝脾血虚，内有郁热，潮热晡热，自汗盗汗，腹胁作痛，头昏目暗，怔忡不宁，颊赤口干，妇人月经不调，发热咳嗽；或阴中作痛，或阴门肿胀；小儿口舌生疮，胸乳膨胀；外证遍身瘙痒，或虚热生疮。

❶《内科摘要》：肝脾血虚发热，或潮热晡热，或自汗盗汗，或头痛目涩，或怔忡不宁，或颊赤口干，或月经不调，或肚腹作痛，或小腹重坠，水道涩痛，或肿痛出脓，内热作渴。❷《校注妇人良方》：遍身瘙痒，或口燥咽干，食少嗜卧，小便涩滞，及瘰疬流注，虚热等疮。❸《女科撮要》：妇人初产，阴门肿胀，或焮痛而不闭；血虚火燥，产后大便不通。❹《保婴撮要》：小儿肝脾血虚内热，胁腹作痛，头目昏黑，或食少不寐，或口舌生疮，或胸乳膨胀；女子患前症，经候不调，发热咳嗽，寒热往来。伤损血气，内热发热；或肢体作痛，或耳内作痛。乳母肝脾血虚发热；致儿患疮，或儿肝脾有热，致疮不愈。❺《医学入门》：脾胃血虚有热生痈；或胁乳肿痛，耳下结核。❻《济阴纲目》妇人温热流注下部，阴内溃烂痒痛。❼《济阴纲目》：大怒逆气伤肝，肝伤血少目暗。❽《金鉴》：妇人郁热伤损肝脾，湿热下注而致阴中作痛，痛极往往手足不能伸舒；及风湿血燥而致血风疮证，遍身起瘖瘟，如丹毒状，或痒或痛，搔之则成疮。❾《杂病源流犀烛》：郁证；或血燥肝气虚弱，风寒客于经络，肩臂疼痛而筋挛，遇寒则剧，脉紧细。❿《伤科汇纂》：血虚肝燥，骨蒸劳热。⓫《全国中药成药处方集》：肝经郁热过甚，烦热口苦，耳鸣头眩。

【宜忌】《北京市中药成方选集》：忌气恼、劳碌。

【方论选录】❶《医方考》：方中柴胡能升，所以达其逆也；芍药能收，所以损其过也；丹、栀能泻，所以伐其实也；木盛则土衰，白术、甘草，扶其所不胜也；肝伤则血病，当归所

以养其血也；木实则火燥，茯神所以宁其心也。❷《成方便读》：本方以丹皮之能入肝胆血分者，以清泄其火邪；黑山栀亦入营分，能引上焦心肺之热，屈曲下行；合于逍遥散中，自能解郁散火，火退则诸病皆愈耳。

【临床报道】❶产后阴门不闭：《女科撮要》一产妇阴门不闭，小便淋沥，腹内一物，攻动胁下，或胀或痛，用加味逍遥散加车前子而愈。❷咳嗽：《内科摘要》一妇人因怒吐痰甚多，狂言热炽，胸胁胀痛，手按稍止，脉洪大无伦，按之微细，此属脾肝二经血虚，以加味逍遥散加熟地、川芎二剂，脉症顿退，再用十全大补而安。❸恶寒发热：《柳选四家医案》寒热无期，中脘少腹剧痛，此肝脏之郁也，郁极则发为寒热，头不痛，非外感也。以加味逍遥散主之。

【备考】❶本方改为丸剂，名"加味逍遥丸"（见《北京市中药成方选集》）、"丹栀逍遥丸"（见《全国中药成药处方集》南京方）；改为口服液剂，名"加味逍遥口服液"（见《中国药典》2010版）；改为片剂，名"丹栀逍遥片"（见《成方制剂》19册）。❷《医学心悟》有薄荷。

28996　加味逍遥散（《医学入门》卷八）

【组成】白芍　白术各一钱　白茯苓　麦门冬　生地各六分　甘草　桔梗各二分　地骨皮　当归各八分　山栀仁　黄柏各三分

【用法】水煎，温服。

【主治】❶《医学入门》：潮热咳嗽。❷《杂病源流犀烛》：外感风寒湿邪，颈项强痛，湿气胜者；瘰疬，肝经火燥而血病，寒热止而核不消。

【加减】虚甚者，加山药、破故纸、枸杞子。

28997　加味逍遥散（《点点经》卷一）

【组成】当归一钱　白术一钱　茯苓　白芍各八分　柴胡　薄荷　陈皮　知母　贝母　骨皮　麦冬　香附　甘草各三分

【用法】煨生姜为引。

【主治】酒病后发咳，间有骨蒸邪热者。

28998　加味逍遥散（《慈幼心传》卷下）

【组成】当归　甘草　芍药　茯苓　白术　柴胡　丹皮　栀子　漏芦

【用法】水煎，子、母并服。

【主治】乳母情欲郁火或厚味积热传儿，小儿大便不通。

28999　加味逍遥散（《准绳·女科》卷五）

【组成】当归　白芍药　干葛各二钱　生地黄　川芎　黄芩各一钱半　人参九分　麦门冬九分　柴胡一钱　乌梅二个　甘草六分

【用法】上剉散，分作二服。用水一钟，煎至七分，空心服。

【主治】产后发热，口干作渴，唇裂生疮。

29000　加味逍遥散（《活幼心法》卷八）

【组成】白术（米泔水浸，炒）　白芍（酒炒）　薄荷叶　白茯苓　当归身　牡丹皮　陈皮　柴胡　麦门冬　甘草　干葛

【用法】水煎服。

【主治】病后瘦弱，唇白气虚，感时气出痧疹者；或体

虚瘦弱,痍出白色,少红活者。

29001　加味逍遥散(《外科正宗》卷二)

【组成】白术　茯苓　牡丹皮　白芍　柴胡　陈皮　当归　山栀　贝母　天花粉各八分　甘草　红花　羚羊角各五分

【用法】水二钟,加淡竹叶二十片,煎八分,食后服。

【主治】鬓疽七日以上,根盘深硬,色紫焮痛。

29002　加味逍遥散(《治痘全书》卷十三)

【组成】当归　白芍　茯苓　白术　大枣　柴胡　甘草　丹皮　栀子仁

【用法】上为散服。

【主治】痘疮气血虚,稍稍有火,气血不匀调者。

【方论选录】气虚不和,故用茯苓、白术、甘草;血虚不和,故用当归、芍药;至柴胡,正所以调和半表半里之气血也;血有热,非丹皮不可;气有热,非山栀不可。玩此乃八物汤之变者,非逍遥而何?

29003　加味逍遥散(《济阳纲目》卷四十五)

【组成】当归　芍药(酒炒)　白术　茯苓　甘草(炙)　柴胡各一钱　牡丹皮　山栀子(炒)　钩藤钩各五分

【用法】上㕮咀,作一服。加生姜三片,薄荷少许,水煎,食远或临卧服。

【主治】肝火亡血,手足瘈疭,及血虚有热,遍身瘙痒。

29004　加味逍遥散(《一草亭》)

【组成】大当归(酒洗)一钱　白芍药(酒炒)一钱　白茯神(去皮)一钱　白术(土炒)一钱　北柴胡(炒)一钱　牡丹皮一钱　苏薄荷三分　甘草三分　川黄连三分(用吴茱萸煎汤拌炒)

【用法】上㕮咀。水煎服。

【主治】妇人郁怒伤肝,眼目赤涩昏暗,及血虚发热,口干自汗,月经不调,腹痛。

29005　加味逍遥散(《外科大成》卷二)

【组成】当归　白芍　白术　茯苓　柴胡各一钱　薄荷五分　甘草六分　丹皮七分　香附八分

【用法】水二钟,煎八分,食远温服。

【主治】妇人血虚,五心烦热,肢体疼痛,头目昏重,心忡颊赤,口燥咽干,发热盗汗,食少嗜卧;并室女血弱,荣卫不调,痰嗽潮热,肌体羸瘦,渐成骨蒸;及血热相搏,月水不调,寒热如疟,脐腹作痛。

【加减】有热,加黄芩五分,生姜三片,红枣二枚。

29006　加味逍遥散(《辨证录》卷三)

【组成】白芍一两　柴胡二钱　当归一两　甘草一钱　陈皮一钱　茯神三钱　白术五钱　炒栀子一钱　天花粉二钱　枳壳五分　丹皮二钱

【用法】水煎服。

【主治】妇人因怒发热,肝气横逆,火盛血亏,经来之时,两耳出脓,两太阳作痛,乳房胀闷,寒热往来,小便不利,脐下满筑。

【方论选录】此方乃平肝之圣药,亦解怒之神剂也。补血而无阻滞之忧,退火而更鲜寒凉之惧。不必治肾,而治肾已包于其中;不必通膀胱,而通膀胱已统乎其内。

29007　加味逍遥散(《辨证录》卷五)

【组成】柴胡二钱　当归二钱　白术一钱　甘草一钱　茯苓三钱　陈皮一钱　白芍三钱　炒栀子一钱　羌活五分

【用法】水煎服。

【主治】春温。春月伤风四五日,身热恶风,头项强,胁下满,手足温,口渴。

29008　加味逍遥散(《辨证录》卷五)

【组成】柴胡二钱　白芍五钱　当归三钱　白术五分　甘草一钱　茯神三钱　陈皮五分　肉桂一钱

【用法】水煎服。

【主治】春月伤风,手足逆冷,心下满而烦,饥不能食,脉紧。

【方论选录】逍遥散原是和解肝经之神药,得肉桂则直入肝中,以荡荡其寒风。阳和既回,而大地皆阳春矣,何郁滞之气上阻心而下克脾胃哉!脾胃有升腾之气,草木更为敷荣,断不致有遏抑摧残之势矣。

29009　加味逍遥散(《洞天奥旨》卷十二)

【组成】柴胡二钱　白术五钱　茯苓三钱　甘草一钱　白芍五钱　陈皮一钱　当归二钱　炒栀子三钱　荆芥一钱　防风五分　龙胆草二钱　天花粉二钱　玄参五钱

【用法】水煎服。

【主治】阴疳。疮生于阴户之内,时痛时痒,往往有不可忍之状,其气腥臊作臭,无物可以解痒,倘愈交接则愈痛。

【备考】内治之后,仍以外治同施。

29010　加味逍遥散(《胎产秘书》卷上)

【组成】当归　白术各二钱　柴胡　白芍各一钱　丹皮　茯苓　栀子各七分　生甘草八分　灯心七茎

【主治】妊娠小便中带血。

29011　加味逍遥散(《女科指掌》卷一)

【组成】当归　白芍　茯苓　白术　柴胡　香附　甘草　丹皮　山栀　薄荷

【主治】因郁怒伤肝所致白浊白淫,往来寒热,胁痛心烦,面带青,口苦,脉弦,小便数。

29012　加味逍遥散(《幼科直言》卷二)

【组成】白术(炒)　白芍(炒)　白茯苓　丹皮　石斛　当归　柴胡　薄荷　陈皮　甘草

【用法】水煎服。

【功用】舒和气血,调畅营卫。

【主治】痘之前后,不可补、不可凉、似虚非虚之症。

29013　加味逍遥散(《幼科直言》卷四)

【组成】白术(炒)　白芍(炒)　白茯苓　陈皮　甘草　当归　薄荷　全蝎(洗净)　僵蚕(炒)

【用法】生姜为引。

【主治】小儿一种似慢惊非慢惊之症。

29014　加味逍遥散(《幼科直言》卷四)

【组成】白术八分(炒)　白芍八分(炒)　当归八分　白茯苓八分　柴胡五分　薄荷五分　陈皮六分　白扁豆一钱(炒)　甘草六分　神曲一钱(炒)　麦芽八分(炒)

【用法】水煎服。

【主治】小儿脾疳。因乳食不调,饥饱不一,或一切病后,亏损气血,以致时热时冷,或大便非结即泻,面黄肌瘦,肚大夜热。

【备考】兼服健脾肥儿丸。

29015 加味逍遥散(《幼科直言》卷四)
【组成】白术(炒) 白芍(炒) 薄荷 陈皮 甘草 柴胡 白茯苓 当归 白扁豆(炒) 砂仁 木香 黄芩
【用法】水煎服。
【主治】小儿痢疾体虚,不便行利导滞者。

29016 加味逍遥散(《幼科直方》卷四)
【组成】白术(炒) 白芍(炒) 白茯苓 陈皮 当归 甘草 薄荷 柴胡
【用法】或加生姜一片,水煎服。
【主治】小儿疟在五七次后,人虽虚而多热,其体势在不可截,不可消,不可补者。

29017 加味逍遥散(《幼科直言》卷五)
【组成】白术(炒) 白芍(炒) 白茯苓 当归 薄荷 柴胡 陈皮 甘草 家芡实 丹皮 白莲须
【用法】水煎服。
【主治】小儿淋症不痛者;或久淋不愈者。

29018 加味逍遥散(《幼科直言》卷六)
【组成】白芍八分(炒) 白术八分(炒) 陈皮六分 甘草六分 当归八分 白茯苓八分 薄荷六分 黄芩一钱(炒) 僵蚕一钱(炒) 柴胡六分
【用法】水煎服。
【主治】白虎历节风。

29019 加味逍遥散(《一盘珠》卷五)
【组成】当归 白术 白芍 白苓 柴胡 香附 丹皮 甘草 薄荷 黄芩 夏枯 天葵
【用法】酒、水各半,煎服。
【主治】女子月经不调,而成瘕瘕者。
【加减】经闭,加红花、三棱。

29020 加味逍遥散(《仙拈集》卷三)
【组成】当归 白术各五钱 白芍 茯苓各一钱 麦冬八分 柴胡 砂仁 甘草各五分
【用法】加生姜、大枣,水煎服。
【主治】妇女月水不调,发热体倦,头疼口干,脐疼痛。

29021 加味逍遥散(《医略六书》卷十八)
【组成】软柴胡五分 白芍药一钱半(酒炒) 冬白术一钱半(炒) 当归身二钱 白茯苓二钱(去木) 粉甘草五分 钩藤钩五钱 忍冬藤三钱 山栀 丹皮
【用法】水煎,去滓温服。
【主治】女子血虚火旺,经闭潮热;男子阴虚木旺,脉弦虚数者。

29022 加味逍遥散(《医略六书》卷二十六)
【组成】柴胡六钱(盐水炒) 白芍二两(炒) 白术一两半(制) 当归三两 茯苓一两 炙草四钱 山栀二两(炒) 丹皮一两半 蛤壳三两(生研)
【用法】上为散。白雷丸三钱,煎汤调下三钱。
【主治】阴痒,脉弦虚数。
【方论选录】蛤壳生研,利少阴之湿热;柴胡盐制,解肝胆之虚阳;当归养血荣经;白芍敛阴和血;白术培土制湿;茯苓渗湿和脾;丹皮凉血以清相火;山栀降热以清湿火;炙甘草以缓中和胃也。白雷丸汤调下,取其清热杀虫,使热化

虫消则湿亦得泄而津血四布,肝脾无不皆受其荫,岂有湿热下注以成阴痒之疴哉!

29023 加味逍遥散(《杂病源流犀烛》卷八)
【组成】白芍 白术各一钱二分 地骨皮 知母 当归各一钱 茯苓 麦冬 生地各八分 山栀 黄柏各五分 桔梗 甘草各三分
【用法】水煎服。
【主治】血病,女子不月;妇人痛证;胁连胸腹胀痛;妇人阴缩,阴户急,痛引入小腹;阴冷而内热寒热,经候不调;妇人便毒,于两拗肿痛,腹内有块,不时上攻,小便不利。

29024 加味逍遥散(《杂病源流犀烛》卷十七)
【组成】丹皮 白术各一钱半 当归 赤芍 桃仁 贝母各一钱 山栀 黄芩各八分 桔梗七分 青皮五分 甘草三分
【主治】脾家蓄热,痰涎夹血。

29025 加味逍遥散(《杂病源流犀烛》卷二十七)
【组成】甘草 当归 白芍 白术 茯苓 柴胡各一钱 桂皮 山栀各七分
【主治】乳岩初起。

29026 加味逍遥散(《妇科玉尺》卷二)
【组成】当归 柴胡 白术 白芍 茯苓各一钱 炙草五分 薄荷七叶 山栀 生地 白茅根
【主治】初次产育,产门肿胀,或焮痛不闭。

29027 加味逍遥散(《妇科玉尺》卷六)
【组成】柴胡 白芍 当归 白术 茯苓 甘草 知母 地骨皮 山栀 黄柏 桔梗 麦冬 生地
【主治】妇女虚劳。

29028 加味逍遥散(《疡科心得集·方汇》卷上引《大全》)
【组成】柴胡 白芍 当归 茯苓 白术 甘草 黄芩 半夏 白芷 陈皮 桔梗
【主治】肝郁气滞;或口舌生疮;或耳内作痛;或乳痈、乳痰等。

29029 加味逍遥散(《外科证治全书》卷三)
【组成】柴胡二钱 白芍五钱 当归三钱 陈皮五钱 甘草一钱 白术三钱 茯神三钱 人参一钱 川芎一钱 瓜蒌三钱 半夏三钱
【用法】水煎服。
【主治】乳悬。肝气不舒,痰气郁结,乳内忽大如桃,不觉痛痒,色亦不赤,身体发热,形渐瘦损。

29030 加味逍遥散(《治疹全书》卷下)
【组成】柴胡 黄芩 薄荷 连翘 白芍 当归 茯苓 甘草 丹皮 生地
【用法】上为散服。
【功用】清热养血。
【主治】先经后疹。妇人月事后五六日,发热见疹,血室空虚,热邪乘虚入内,重则妄见妄闻,如见鬼祟,昼时了了,夜时谵语,轻则常发夜热,变成疹怯。

29031 加味逍遥散(《慈禧光绪医方选议》)
【组成】银州柴胡一钱 当归二钱 生白芍二钱 白术一钱 茯苓一钱 炙甘草五分 煨姜三片 薄荷一分 霜桑叶二钱

【用法】上为末,分为十服。每服二钱,鲜荷叶半张煎汤冲服。

【功用】疏散风热,升发脾胃清阳,清肝明目。

29032　加味逍遥散(《效验秘方·续集》张琪方)

【组成】当归15克　白芍25克　柴胡15克　茯苓15克　白术15克　薄荷10克　甘草10克　丹皮15克　焦栀10克　香附10克　棕炭15克　贯众炭15克　黄芩炭15克　生姜10克

【用法】每日1剂,分早晚2次水煎服。

【功用】疏肝清热理脾。

【主治】崩漏证。症见经血淋漓不断,色鲜赤或突然下血甚多,五心烦热,舌尖赤,脉弦滑或弦数,兼见头晕胸满,心烦易怒,多见于青年妇女,辨证为肝旺脾虚,血热不藏者。

【方论选录】方用当归、白芍养血敛阴柔肝,平肝气之亢,尤以重用芍药取其酸敛益阴柔肝利脾,肝气旺则侮脾,用白术、茯苓、甘草以健脾和中,俾土旺生金以制木;柴胡、薄荷疏畅肝气以散邪,生姜温胃和中,丹皮、栀子清热凉血,此八味逍遥散原方,变通重用芍药,加香附以疏肝气之郁,棕炭性涩以止血,贯众、黄芩皆用炭,取其既清热又涩以止血。临床辨证凡属此类崩漏症,用之无不奏效。

29033　加味铁落饮(《重订通俗伤寒论》引胡在兹方)

【组成】生石膏三两　青龙齿　辰茯神　青防风各一两五钱　元参　秦艽各一两　鲜生地四两

【用法】先用铁落八两,长流水一斗,煮取五升,并以上七味加竹沥半升,羚角五钱,入铁汁中,煮取二升,去滓,和入竹沥。温分五服,一日服尽。

【功效】泄肝阳。

【主治】狂病。忿郁暴怒上逆,狂躁笑哭,面色清皎,大便通调者。

29034　加味铁落饮(《眼科临症笔记》)

【组成】石膏一两　生地八钱　龙齿五钱　银花五钱　葛花五钱　牡蛎八钱　川连三钱　防风三钱　白云苓四钱　玄参五钱　秦艽三钱　铁落七钱　甘草一钱

【用法】水煎,加竹沥半瓶为引,药水冲服。

【主治】痰火结胸,不能升清降浊,阴阳混乱,关格不通,视力突然消失,脉象寸关滑数,两尺沉细。

29035　加味秘元煎(《顾氏医径》卷四)

【组成】西党参　白术　茯苓　炙甘草　山药　枣仁　远志　五味子　芡实　金樱子　莲须　阿胶　丹皮

【主治】房事过度,津液亏耗,水不济火,关窍不固,赤白带下。

29036　加味透肌汤(《幼科直言》卷四)

【组成】防风　干葛　当归　薄荷　山楂肉　枳壳　柴胡　陈皮　甘草　川贝母　煅石膏

【用法】生姜一片为引。

【主治】小儿疹疾,因暑热盛,作渴作烦,汗不透者。

29037　加味透肌散(《准绳·幼科》卷六)

【组成】人参　黄耆　白术　芍药　川芎　甘草　茯苓　木通　陈皮　糯米　厚朴　大腹皮各等分

【用法】上为粗散。加生姜、大枣,水煎服。

【主治】小儿痘疮既出而腹胀者。

29038　加味健脾丸(《济阳纲目》卷十二)

【组成】人参　白术(焙)　半夏(汤泡)　砂仁各一两　茯苓　青皮(去瓤)　枳实(麸炒)　山楂(去核)各一两半　陈皮(炒)　神曲(炒黄色)　香附子(炒)　麦芽(炒,净末)　厚朴(姜汁炒)　苍术(米泔浸,晒干)各二两　甘草(炙)七钱

【用法】上为末,用荷叶煮陈仓米饭或仓米磨粉煮粥为丸,如绿豆大。每服六七十丸,白米饮送下。

【功用】清热和中。

【主治】痰涎多食,肚腹饱胀。

29039　加味健脾丸(《济阳纲目》卷十二)

【组成】白术(微炒)五两　陈皮(洗净存白)　半夏(姜汁泡七次)各三两　神曲(炒)　山楂(蒸去核)　归身(酒洗)　白芍药(炒)　白茯苓各二两　川芎(小者佳)　黄连(姜汁炒)各一两半　香附(童便浸)　枳实(麸炒)　甘草(炙)各一两

【用法】上为末,荷叶包老米,慢火上蒸熟捣丸,如赤小豆大。每服八九十丸,食后服。

【功用】健脾。

29040　加味射干汤(《囊秘喉书》卷下)

【组成】射干　生地各一钱　桔梗　连翘　黄芩　贝母　元参　甘草各七分　荆芥五分　牛蒡七分

【用法】水煎服。

【主治】喉痹肿痛。

29041　加味脏连丸(《医便》卷三)

【组成】雄猪大脏一副(去两头各七寸)　黄连(去毛,净末)一斤　槐花(净末)四两

【用法】将后二味装入脏内令满,用绳扎两头口上,用小麦数十粒,放甑上蒸三时,以脏黑取看小麦极烂为度,入石臼捣如泥为丸,如绿豆大。每服一百丸,空心薄酒送下。

【主治】饮酒食炙,热毒下坠,为肠风脏毒,痔漏下血。

29042　加味脏连丸(《疡医大全》卷二十三)

【组成】黄连八两　枳壳六两　大麦馅子一升　甘草四两

【用法】上为粗末,装入键猪大肠内,不拘几段,用线扎紧,酒、水同煮极烂,捣成饼,晒干为细末,水叠为丸。每服二钱,白汤送下。

【主治】脏毒。

29043　加味脏连丸(《重订通俗伤寒论》引胡在兹方)

【组成】川连五两　苦参三两　生川军二两　圆皂角仁　白芷各一两五钱　光桃仁一两

【用法】各为细末,取猪大肠洗净,纳入肠中,酒、水各半,煮烂捣研,和入百草霜一两,红曲三两,共捣为丸。每服三钱,朝、晚空腹用木耳豆腐食盐煎汤送下。

【功效】清涤肠浊。

【主治】脏毒下血,血色如烟尘,沉晦瘀浊,便溏不畅,胃气不健,肢体倦怠者。

【备考】原书用本方治上症,是继苓连二陈汤或清肠解毒汤后用以除根。

29044 加味凉膈散

《点点经》卷三。为原书同卷"救阴泻阳汤"之异名。见该条。

29045 加味凉膈散（《济阳纲目》卷二十三）

【组成】大黄 朴消 甘草各二两 连翘四两 栀子仁 黄芩 薄荷 柴胡 槟榔各一两

【用法】上剉。每服五钱，水煎服。

【主治】瘴疟，迷闷狂妄，哑不能言。

29046 加味凉膈散（《济阳纲目》卷九十一）

【组成】大黄 朴消 甘草各三两 连翘 滑石各四两 栀子仁 黄芩 薄荷 茯苓各一两

【用法】上为末。每服一两，加竹叶、蜜少许，水煎服。

【主治】淋闭。

29047 加味凉膈散（《济阳纲目》卷一〇三）

【组成】大黄（酒炒） 黄芩（酒浸） 防风 荆芥 羌活 朴消 甘草各二钱 连翘四钱 栀子仁 薄荷各一钱

【用法】上为末。加竹叶，水煎服。

【主治】风热壅盛，耳肿痛。

29048 加味凉膈散（《痘科类编释意》卷四）

【组成】连翘 片芩 山栀仁（炒） 枳实（炒） 前胡各五分 大黄（酒炒）一钱 薄荷 甘草各二分

【用法】水一钟，煎五分，三岁以下者，分二三次服。服之微利一二次，痰热自退，若已通利，不必尽剂。

【主治】小儿急惊风。

29049 加味凉膈散（《医林绳墨大全》卷八）

【组成】黄连 荆芥 石膏 山栀 连翘 黄芩 防风 枳壳 当归 生地 甘草 桔梗各等分 薄荷 白芷

【用法】细茶为引，水煎服；或为细末，调服亦可。

【主治】实火蕴热积毒，二便闭塞，风痰上壅，将发喉痹，胸膈不利，脉弦而数。

29050 加味凉膈散（《叶氏女科》卷二）

【组成】黄芩一钱 连翘（去心）一钱五分 山栀仁（炒） 薄荷 桔梗各八分 竹叶十片 牛蒡子一钱 甘草五分

【用法】水煎服。

【主治】妊娠口痛，口舌无疮，及咽喉肿痛。

29051 加味凉膈散（《寒温条辨》卷四）

【组成】白僵蚕（酒炒）三钱 蝉退（全）十二枚 广姜黄七分 黄连二钱 黄芩二钱 栀子二钱 连翘（去心） 薄荷 大黄 芒消各三钱 甘草一钱 竹叶三十片

【用法】水煎去滓，冲芒消，入蜜，酒冷服。

【主治】❶《寒温条辨》：大头、瓜瓤等温病危在旦夕。❷《羊毛温症论》：温证羊毛，火郁于上，壮热面赤，唇燥舌干，烦燥谵言，胸闷气滞，脉象数实。

【加减】若欲下之，量加消、黄；胸中热，加麦冬；心下痞，加枳实；呕、渴，加石膏；小便赤数，加滑石；满，加枳实、厚朴。

【方论选录】连翘、荷、竹，味薄而升浮，泻火于上；芩、连、栀、姜，味苦而无气，泻火于中；大黄、芒消味厚而咸寒，泻火于下；僵蚕、蝉退以清化之品，除疵疾之气，以解温毒；用甘草者，取其性缓而和中也；加蜜、酒者，取其引上而导下也。

29052 加味凉膈煎（《重订通俗伤寒论》）

【组成】风化消一钱 煨甘遂八分 葶苈子一钱半 苏薄荷一钱半 生锦纹一钱（酒洗） 白芥子八分 片黄芩一钱半 焦山栀三钱 青连翘一钱半 小枳实一钱半 鲜竹沥两瓢 生姜汁两滴（同冲）

【功用】下痰通便。

【主治】温热挟痰火壅肺，痰多咳嗽，喉有水鸡声，鼻孔煽张，气入出多热，胸膈痞胀，腹满便秘，甚则喘胀闷乱，胸腹坚如铁石，胀闷欲死。

【方论选录】本方凉膈散为君，以去其火；臣以枳、葶、芥、遂，逐其痰而降其气；佐以竹沥、姜汁辛润通络，庶可转危为安。若畏其峻险而不用，仍以疲药塞责，则百不救一矣。

29053 加味消风散（《医林绳墨大全》卷八）

【组成】薄荷 玄参 全蝎 升麻 荆芥 紫苏 干葛 赤芍 桔梗 甘草

【用法】水煎服。

【主治】咽喉肿痛，因于呕吐咯伤，或因食恶物及谷芒刺涩，风热与气血相搏者。

29054 加味消毒饮（《东医宝鉴·外形篇》卷一引《医林》）

【异名】加味消毒饮子（《普济方》卷二七八）、驱风解毒散（《古今医鉴》卷九）。

【组成】荆芥 防风 恶实 甘草 连翘 羌活各一钱

【用法】上剉作一贴。水煎服。

【主治】❶《东医宝鉴》引《医林》：搭腮肿。❷《古今医鉴》：痄腮肿痛。

29055 加味消毒饮（《张氏医通》卷十五）

【组成】鼠黏子一钱半 甘草五分 荆芥七分 紫草一钱 防风六分 糯米一撮

【用法】水煎，不拘时服。

【主治】痘疹血热，咽喉不利。

29056 加味消毒饮（《金鉴》卷五十九）

【组成】荆芥穗 防风 牛蒡子（炒） 升麻 生甘草 赤芍 南山楂 连翘（去心）

【用法】加生姜，水煎服。

【功用】疏风清热。

【主治】痘后余毒未尽，更兼恣意饮食，外感风寒，遍身出疹，色赤作痒，始如粟米，渐成云片。

29057 加味消黄散（《囊秘喉书》卷上）

【异名】禁药。

【组成】牙消二钱 蒲黄五分 冰片一分五厘 僵蚕一分（制） 牙皂一分二厘（制） 白芷一分

【主治】一切喉症。

【加减】痰甚，加蜓蚰梅。

29058 加味流气饮（《疮疡经验全书》卷三）

【组成】川芎 麻黄 甘草 肉桂 干姜 半夏 茯苓 枳壳 白芷 厚朴 芍药 陈皮 苍术

【用法】加生姜三片，水煎服。

【主治】足发背。

29059　加味润下丸

《摄生众妙方》卷六。为《丹溪心法》卷二"润下丸"之异名。见该条。

29060　加味益元散（《济阳纲目》卷九十一）

【组成】滑石二钱　甘草五分　车前子一钱

【用法】上为末。水调服。

【主治】诸淋。

29061　加味益元散（《济阳纲目》卷九十一）

【组成】益元散二钱加茴香一钱（微炒黄）　木香　槟榔各二分半

【用法】上为末。水调服。

【主治】气滞，卒淋急痛。

29062　加味益气汤（《回春》卷二）

【组成】黄耆　人参各一钱　白术　陈皮　当归各七分　柴胡一钱　升麻三分　黄柏（酒炒）七分　羌活一钱半　防风　甘草各五分

【用法】上剉一剂。加生姜三片，水煎，热服。

【主治】素体怯弱，兼之疲劳，感冒伤寒，头痛发热者。

【加减】冬月，加细辛三分；如热甚，脉滑有力，加黄芩（酒炒）三分。

29063　加味益气汤（《回春》卷四）

【组成】黄耆（蜜炒）　人参　白术（去芦）　当归各一钱　升麻　柴胡　木香各五分　香附　青皮（去瓤）　川芎各八分　桂枝少许　甘草三分

【用法】上剉一剂。加生姜、大枣，水煎服。

【主治】气虚，浑身发麻。

29064　加味益气汤（《寿世保元》卷三）

【组成】黄耆（蜜炒）一钱五分　人参一钱　白术（去芦,炒）二钱　陈皮八分　当归一钱　柴胡五分　升麻五分　茵陈四分　苍术（米泔浸,炒）四分　栀子（炒）四分　猪苓四分　赤茯苓一钱　泽泻四分　黄连四分　滑石四分　甘草（炙）四分

【用法】上剉。加生姜，水煎服。以六味地黄丸加苍术、白术、茵陈、黄柏各二两，蜜为丸，相兼而进之。

【主治】五疸，遍身发黄如栀子水染，病延日久，身体黑瘦，四肢沉困，憎寒发热，不思饮食。

29065　加味益气汤（《济阳纲目》卷八十二）

【组成】黄耆　人参　白术　甘草（炙）　当归　陈皮各一钱　升麻　柴胡　麦门冬（去心）　香附　羌活　防风各五分　木香　乌药（炮）各三分

【用法】上剉。加生姜、大枣，水煎服。

【主治】气虚，十指尽麻，并面目皆麻。

29066　加味益气汤（《辨证录》卷九）

【组成】人参二钱　白术五钱　甘草一钱　茯苓三钱　陈皮五分　半夏一钱　柴胡一钱

【用法】水煎服。

【主治】贪眠乐卧，终日徜徉枕席之上，脾气内伤，遂至风邪袭之，身痛背疼，发热恶风。

29067　加味益气汤（《胎产秘书》卷下）

【组成】熟地八钱　炙耆五钱　淡附子四钱　归身四钱　白术三钱　菟丝饼三钱　人参不拘　茯苓三钱　升麻七分　川芎一钱五分　净萸肉四钱　肉桂心一钱　煨姜一钱　龙眼肉五个　黑大豆四十九粒

【用法】水煎服。

【主治】产后宗气下陷，脱肛。

29068　加味益气汤（《叶氏女科》卷二）

【组成】人参　黄耆（蜜炙）　白术（蜜炙）　甘草（炙）各一钱五分　当归二钱　川芎　砂仁　陈皮　酸枣仁（炒）各八分　升麻（炒）　柴胡各三分

【用法】加生姜三片，大枣二枚，水煎，空心服。

【功用】养气血，固胎元，预防堕胎。

【主治】妇人先经半产，后次有胎，妊娠七月以前。

29069　加味益气汤（《会约》卷六）

【组成】人参（无参者，以淮山药三钱代之，或以时下生条参三钱代之）　当归　甘草（炙）各一钱　白术一钱半　陈皮八分　川芎六分　黄耆（蜜炙）二钱　升麻（蜜炒）柴胡（酒炒）各三分　石菖蒲六分

【用法】生姜、大枣为引，水煎服。

【主治】劳苦太过，气虚耳聋，或耳鸣眩运，倦怠。

29070　加味益心汤（方出《蒲辅周医疗经验》，名见《千家妙方》上册）

【组成】法半夏二钱　茯苓二钱　化橘红一钱半　炙甘草五分　炒枣仁三钱　远志一钱　石菖蒲八分　党参一钱半　枳实八分　松节三钱

【用法】每日一剂，水煎服。

【功用】补益心气，温脾理痰。

【主治】心气不足，兼有脾湿而致心悸（房颤），头晕，冷汗多，便溏，脉右关沉滑，左沉弱，均有结代，舌苔薄白。

29071　加味益母丸（《医学入门》卷七）

【组成】益母草半斤　当归　赤芍　木香各二两

【用法】上为末，炼蜜为丸，如梧桐子大。每服五十丸，白汤送下；催生，用童便送下；胎前脐腹刺痛，胎动不安，下血不止，米饮或秦艽、当归煎汤送下；胎前产后，脐腹作痛作声，或寒热往来，状如疟疾者，米汤送下；临产并产后，先各用一丸，童便入酒送下；产后胎衣不下，落在胞中及临产一切产难，横生不顺，死胎经日不下，腹中胀满，心闷心痛，炒盐汤送下；产后中风，牙关紧急，半身不遂，失音不语，童便入酒送下；产后气喘咳嗽，胸膈不利，恶心口吐酸水，面目浮肿，两胁疼痛，举动失力者，温酒送下；产后太阳穴痛，呵欠心忪气短，肌体羸瘦，不思饮食，血风身热，手足顽麻，百节疼痛，温米饮送下；产后眼前黑暗，血晕血热，口渴烦闷，如见鬼神，不省人事，薄荷自然汁或薄荷煎汤下，或童便、酒各半送下；产后面垢颜赤，五心烦热，或结血块，脐腹奔痛，时发寒热，有冷汗者，童便入酒或薄荷汤送下；产后恶露结滞，脐腹刺痛，恶物上冲，心胸满闷及产后未经满月，血气不通，咳嗽四肢无力，临睡自汗不止，月水不调，久不治而为骨蒸，或鼻衄口干舌黑，俱童便入酒送下；产后二便不通，烦躁口苦，薄荷汤送下；产后痢疾，米汤送下；产后漏血，枣汤下；产后赤白带，胶艾汤送下；血崩漏下，糯米汤送下；勒乳痛，或成痈，为末，水调涂乳上，或生捣敷亦好；妇人久无子，温酒送下。

【功用】定魂魄，调血气，破血痛，养脉息，调经络。

【主治】妇人月水不调,不孕,胎前、难产、产后诸疾。

29072 加味益母丸(《医学正印》卷下)

【组成】益母草八两 川芎二两 白芍二两 当归二两 熟地二两 广木香二两

【用法】上为末,炼蜜为丸,如梧桐子大。每服五十丸,好酒或童便送下。

【功用】调经种子。

29073 加味益母散(《一盘珠》卷七)

【组成】益母草 荆芥(炒黑)各三钱 归尾 红花 丹皮各一钱半 桃仁七粒 山楂(炒黑)三钱 蒲黄 菖蒲 甘草各三分

【主治】产后血晕,恶露不行。

29074 加味益营煎(《顾氏医径》卷四)

【组成】当归 芍药 山药 枸杞 炙甘草 丹皮 生地 知母 麦冬 西洋参 五味子

【主治】月经不调,形瘦多火,消烁津液,经水衰少。

29075 加味调中汤(《证治宝鉴》卷十一)

【组成】补中益气汤加神曲 麦芽 木香

【主治】服药过多,胃气薄弱,稍为饮食所压,其头即痛。

29076 加味调中饮(《鲁府禁方》卷一)

【组成】陈皮 枳实 青皮 厚朴 干姜 白术 砂仁 苍术 草果 甘草 生姜炒萝卜子一撮

【用法】水煎,温服。

【主治】伤寒夹食停滞,头痛身热,不恶寒,气口脉紧盛。

29077 加味调中饮(《寿世保元》卷二)

【组成】苍术一钱五分(米泔浸,炒) 厚朴八分(姜汁炒) 陈皮一钱五分 白术一钱五分 山楂二钱 干姜八分(泡) 神曲二钱(炒) 草果一钱 黄连八分(姜汁炒) 甘草八分 枳实一钱

【用法】上剉。加生姜,水煎服。

【主治】❶《寿世保元》:食积类伤寒,头疼身热,恶寒,身不痛,气口脉紧盛。❷《医学集成》:宿食口渴,胀满,嗳气如败卵,脉浮滑。

29078 加味调肝汤(《效验秘方·续集》郑惠芳方)

【组成】炒山药30克 阿胶11克 土炒白芍30克 炒当归9克 巴戟天9克 山茱萸12克 旱莲草30克 女贞子30克 坤草30克 甘草9克

【用法】每日1剂,水煎,早晚分服。崩漏症一般服药4~6剂后,经血即可止住,然后再服药7剂,如此调理1~2个月经周期,巩固疗效。

【功用】调补肝肾,固冲摄血。

【主治】崩漏症。

【加减】青春期患者若阴虚病状较明显者,加重旱莲草剂量;若阴虚及阳,阴阳双虚者,加制附子、鹿角胶。生育期患者,兼见心烦易怒,小腹坠胀,腰痛,血色暗黑有块,加血余炭、三七粉。更年期患者,兼见血色初鲜红或暗红有块,后色淡或暗,量多,质稀有块,倦怠乏力,腰膝酸软,加党参、五味子、覆盆子。

【方论选录】方中炒当归、土炒白芍、阿胶、炒山药补

肾水,抑制君相之火,平沸溢不安之血,后三味药甘平酸寒收敛而味厚,其性属阴,药量宜重;炒当归甘辛温而味薄,其性属于阳,药量宜轻。临床切忌阴阳厚薄不分,反致温燥耗血动血,助其阳热之势。山茱萸、巴戟天既可补肝肾之阴,又可温肾中之阳,以防藏失职,固摄无权,充分体现阴阳互为表里,形气互为生成的妙道至理。甘草补脾而摄血。旱莲草、女贞子甘酸化阴,加强本方滋水涵木,固冲任的功能,以达水足而血静的目的。益母草功专入血,行瘀血、生新血,瘀去新安而血自归经。

29079 加味调经丸(《女科秘要》卷八)

【组成】香附五斤(分五分,一斤用盐水浸,一斤用醋浸,一斤用童便浸,一斤用无灰酒浸,一斤用米泔水浸,每样春三日、夏二日、秋五日、冬十日,仍用原水煎,不犯铁器,晒干,用葱五斤,取白切细,拌香附焙干,以葱白黄香为度) 当归 白芍 生地各四两 青皮一两五钱 黄连 黄芩各三两 川芎 杏仁 柴胡各二两 白芷二两五钱 滑石(水飞净)五两 荆芥五两

【用法】上为末,醋面糊为丸。每服八十丸,空心白汤送下。

【主治】妇人血热,经水先期,气旺痰火者,服本方易孕。

29080 加味调经散(《活人心统》卷三)

【组成】肉桂 白芷 川芎 川归 芍药 玄胡索 牡丹皮 蒲黄五钱 细辛 麝香各一两

【用法】上为末。每服二钱,食前白汤调下。

【主治】妇人经候不调;带下。

29081 加味陷胸丸(《张氏医通》卷十五)

【组成】黄连(姜汁炒) 半夏(姜制) 栝楼实 焰消各三钱 轻粉二钱半 滑石(飞净)一两

【用法】炼蜜为丸,如芡实大。大儿五六丸,周岁儿一丸,沸汤调化服。

【主治】痰积痞满,疳热喘嗽。

29082 加味陷胸汤(《医统》卷二十九引《医林集要》)

【组成】枳壳(麸炒) 桔梗各四钱 半夏(泡) 黄芩 瓜蒌子 黄连各二钱 麦门冬(去心)二钱

【用法】上㕮咀,作二服。每服加生姜五片,水二盏,煎八分,食远服。利下即安。

【主治】热壅痞满,胸膈痛或两胁痛,及疟、利后发热留滞胸膈,或饮酒过度,胸满结痛。

29083 加味桑菊饮(方出《蒲辅周医疗经验》,名见《千家妙方》下册)

【组成】桑叶一钱 菊花一钱 杏仁一钱 薄荷(后下)七分 桔梗七分 芦根三钱 甘草八分 连翘一钱 僵蚕一钱半 蝉衣(全)七个 葛根一钱 黄芩七分 葱白二寸(后下)

【用法】上作一剂。一剂二煎,共取120毫升,分多次温服。

【功用】宣肺祛风,辛凉透表。

【主治】风热闭肺(腺病毒肺炎)高热,咳喘,皮疹,惊惕,口腔溃烂,唇干裂,腹微胀满,大便稀,脉浮数有力,舌红少津无苔。

29084　加味通气汤（《产科发蒙》卷四）

【组成】茴香　乌药　当归　芍药　香附　山楂子　陈皮　茯苓　白术　延胡索　吴茱萸　槟榔　泽泻　木香　甘草

【用法】水煎，温服。

【主治】产后小腹及腰疼，甚则肛门窘迫不可忍。

29085　加味通心饮（《得效》卷三）

【组成】瞿麦穗　木通（去皮节）　栀子（去壳）　黄芩　连翘　甘草　枳壳（去瓤）　川楝子（去核）各等分

【用法】上剉散。每服五钱，水一盏半，灯心二十茎，车前草五茎同煎，空心温服。

【主治】❶《得效》：肾与膀胱实热，小肠气痛，小腑不通。❷《奇效良方》：诸疝胀痛及小便不利。

【备考】本方方名，《准绳·类方》引作"加味通心散"。

29086　加味通心散

《准绳·类方》卷六。即《得效》卷三"加味通心饮"。见该条。

29087　加味通心散（《医宗必读》卷八）

【组成】瞿麦穗　木通（去皮）　栀子（去壳）　黄芩　连翘　甘草　枳壳（去瓤）　川楝子（去核）　归尾　桃仁（去皮尖，炒）　山楂各等分

【用法】上为末。每服三钱，灯心、车前草煎汤，空心调下。

【主治】㿉癃疝，内有脓血，小便不通。

29088　加味通心散（《张氏医通》卷十四）

【组成】瞿麦穗一两　木通　栀子仁（酒炒黑）　黄芩　连翘　甘草梢　川楝肉　车前各五钱　肉桂三钱

【用法】上为散。每服五钱，加灯心二十茎，竹叶十片，水煎服。

【主治】小肠疝痛，水道不通。

29089　加味通圣散（《外科大成》卷四）

【组成】防风　川芎　当归　白芍　白术　甘草　连翘　薄荷　栀子　桔梗　麻黄　石膏　滑石　荆芥　黄芩　朴消　大黄　蝉退　枳壳

【用法】水二钟，煎八分，热服。

【主治】风饼风丹作痒。

29090　加味通关丸（《效验秘方·续集》汪履秋方）

【组成】知母10克　黄柏10克　肉桂3克（后下）桃仁10克　乌药10克　菖蒲5克　泽泻12克

【用法】每日1剂，水煎，早晚分服。

【功用】清热利湿，行气活血，消水排尿。

【主治】慢性肾功能不全、肝硬化腹水、前列腺增生等疾病导致的腹胀溲少，甚或尿闭之症。

【加减】如有脾肾阳虚者，另加附子、巴戟天、黄芪、党参、白术、茯苓、车前草等温补脾肾，益气利水；若肝肾阴虚者，可加沙参、麦冬、石斛、熟地、山药、杞子、泽泻、茯苓以补益肝肾，化湿行水。此外，小便难下，艰少不利，还可配服蟋蟀粉、蝼蛄粉、沉香粉，或外敷皮硝、田螺，加冰片（或麝香）。如兼大便不通，当取"二便不通，选通其后"之意，暂采用攻下逐水的方法，药如控涎丹、大戟末、甘遂粉、芫花末冲服（任选一、两种），用量不宜太多，以免泻下太重，耗伤

正气。

【方论选录】通关丸又名滋肾丸，出自《兰室秘藏》，功能化气行水，滋肾降火。本方新增入乌药、泽泻理气行水，助膀胱气化，以冀气行水即行的效果；再配桃仁、菖蒲活血利窍，助尿液外排。菖蒲一药，具芳香清冽之气，辟秽浊不正之邪，组方选用，意在滑利窍络、促进排尿，以便"浊阴出下窍"。合而言之，全方集利水、清热、理气、活血、利窍于一体，确可起到增强消水排尿之功。

29091　加味理中丸（《古今医鉴》卷十二）

【组成】人参　白术（土炒）　干姜（汤泡，炒黑）　神曲（炒）各一两　麦芽　砂仁（炒）各八钱　陈皮（去白）一两　香附（醋炒）一两　甘草（炙）六钱

【用法】上为末，神曲打糊为丸，如梧桐子大。每服八十丸，空心米汤送下。

【主治】胎前产后，脾胃虚急，饮食不进，呕吐泄泻，心腹疼痛，体虚有汗。

29092　加味理中丸（《育婴秘诀》卷三）

【组成】白术四钱　人参　白茯苓　神曲各一钱　砂仁　干姜（煨）　麦芽（炒）各二钱　炙草一钱半

【用法】炼蜜为丸。生姜汤嚼下。

【主治】脾胃虚寒，不进饮食，呕吐泻泄，或服寒药太过。

29093　加味理中汤（《三因》卷九）

【组成】人参　白术　甘草（炙）　干姜（炮）　干葛　川芎各等分

【用法】上剉散。每服四钱，水一盏，煎七分，去滓温服。

【主治】饮酒过多，及啖炙煿热食动血，发为鼻衄。

29094　加味理中汤（《济生》卷二）

【组成】人参　干姜（炮）　白术各一两　干葛　甘草（炙）各半两

【用法】上为细末。每服三钱，水一大盏，煎至七分，去滓温服，不拘时候。

【主治】伤胃呕血。饮食伤胃，遂成呕吐，物与气冲，与血吐出，或心腹疼痛，自汗。

29095　加味理中汤（《直指》卷八）

【组成】人参　白术　干姜（不炒）　甘草（炙）　半夏（制）　茯苓　橘红　细辛　北五味子各等分

【用法】上剉细。每服二钱半，加生姜、大枣，水煎，食前服。

【功用】《金匮翼》：温养脾肺。

【主治】脾肺虚寒，咳嗽不已；中寒口噤，身体强直。

❶《直指》：肺胃俱寒，咳嗽。❷《外科发挥》：肺胃俱寒，发热不已。❸《景岳全书》：脾肺俱虚，咳嗽不已。❹《文堂集验方》：中寒，身体僵直，口噤不语，四肢战掉，洒洒恶寒，脉浮紧，无汗。❺《杂病证治新义》：虚寒咳嗽。

【临床报道】肺痈咳嗽：《外科发挥》一男子年前病肺痈，后又患咳嗽，头眩唾沫，饮食少思，小便频数。服解散化痰药，不应。诊之，脾肺二脉虚甚。余谓：眩晕唾涎，属脾气不能上升，小便无度，乃肺气不得下制，尚未成痈耳。投以加味理中汤四剂，诸证已退大半，更用钟乳粉汤而安。

29096　加味理中汤(《伤寒六书》卷四)

【异名】加味理中饮(《赤水玄珠》卷十八)。

【组成】干姜　肉桂各四分　白术一钱　人参　陈皮　茯苓各八分　甘草三分

【用法】水二钟,加生姜一片,大枣二枚,水煎,临服捶法入炒陈壁土一匙调服。

【主治】足太阴脾经受症,脏寒,自利不渴,手足温,身无热,脉来沉而无力。

【加减】厥阴消渴,气上冲心,饥不欲食,食即吐蛔,腹痛大便实者,加大黄、蜜少许利之;腹濡满时减者,去甘草;呕吐,入半夏、姜汁;蹉卧沉重,利不止,少加附子;利后身体痛者,急温之,加附子;自利腹痛,入木香(磨)、姜汁,调和服之。

29097　加味理中汤(《伤寒广要》卷九引《蕴要》)

【组成】理中汤加丁香一钱　橘红二钱　半夏二钱　柿蒂(炒)五分

【主治】胃冷呃忒。

29098　加味理中汤(《万氏女科》卷三)

【组成】人参　白术　炙草　干姜(炮)　陈皮各一钱　丁香五分　干柿蒂二钱

【用法】水煎服。

【主治】产后胃气虚寒,呃逆。

【加减】有热,去丁香,加竹茹二钱。

29099　加味理中汤(《万氏女科》卷三)

【组成】人参　白术　炙草　干姜(煨)　陈皮　藿香　厚朴(姜制)　生姜五片

【用法】水煎,温服,不拘时候。

【主治】产后脾胃虚弱,失于调理,伤于风冷饮食,而为霍乱,心腹绞痛,手足逆冷,吐泻并作。

29100　加味理中汤(《点点经》卷二)

【组成】甘草　干姜　白术　条参　肉桂　附子各等分　秦艽　腹皮　钩藤　川羌各一钱半　怀膝一钱　虎骨三钱

【用法】生姜为引,水煎服。

【主治】酒伤,四肢厥冷,瘫痪不仁,口不作渴,冷汗如雨等。

29101　加味理中汤(《医学六要》卷三)

【组成】人参　白术　干姜(炮)各一钱　甘草(炙)五分　丁香十粒　生姜十片

【用法】水煎,凉服。

【主治】胃虚受寒,呕吐不止。

【方论选录】《医学入门万病衡要》:本方用人参、白术、炙草诸甘温以补中;干姜、丁香诸辛热以散寒;生姜散逆气,以止呕吐。

29102　加味理中汤(《便览》卷一)

【组成】理中汤加炒川椒五粒　槟榔五分

【主治】胃寒所生蛔厥。

29103　加味理中汤(《回春》卷三)

【组成】大附子(面包煨,去皮脐)　人参(去芦)　白术(去芦)　干姜(炒)　肉桂　陈皮　茯苓(去皮)各等分　甘草(炙)减半

【用法】上剉一剂。加生姜一片,大枣二枚,水煎,热服。

【主治】寒甚痼冷。

29104　加味理中汤(《准绳·女科》卷四)

【组成】人参　白术　白芍药　白茯苓　干姜　黄连　藿香叶　木香　诃子肉　肉果　甘草各一钱

【用法】水二钟,加生姜三片,大枣二枚,煎一钟,饥时服。

【主治】妊娠泄泻。

29105　加味理中汤(《寿世保元》卷二)

【组成】人参三钱　白术一钱五分　干姜一钱(炮)　甘草八分　肉桂八分　陈皮一钱五分

【用法】上剉。加生姜三片,水煎,临服加木香(磨)一匙,姜汁少许同服。

【主治】伤寒,直中阴经,腹痛,怕寒厥冷,或下利呕吐不渴,脉沉迟无力。

29106　加味理中汤(《济阳纲目》卷十三)

【组成】人参　白术　干姜(炮)　甘草　附子　丁香　柿蒂

【用法】上剉。水煎服。

【主治】吐利后,胃中虚寒,呃逆。

29107　加味理中汤(《济阳纲目》卷十八)

【组成】理中汤加陈皮　丁香各等分

【主治】胃感寒,呕吐不止。

29108　加味理中汤(《玉案》卷二)

【组成】干姜　人参　白术　肉桂　甘草　半夏　陈皮　细辛　茯苓

【用法】加煨生姜五片,水煎熟,再入姜汁半盏服。其腹内外,仍用生姜炒热,时时熨之。

【主治】中寒。冬时直中真寒,一身受邪,难分经络,手足厥冷,或腹痛呕吐,甚则卒倒昏迷,不省人事,脉迟无力。

【加减】病重,加熟附子;身甚寒,加麻黄;挟气,加木香;呕吐涎沫,加丁香;腹痛,加木香、砂仁;挟食,加草果、枳壳;泻不止,加升麻、苍术。

29109　加味理中汤(《玉案》卷二)

【组成】大附子(童便制)一钱　干姜(炒黑)　甘草　槟榔　白术(生炒)　人参各八分　肉桂　川椒各六分

【用法】水一钟,加乌梅三个,水煎服。

【主治】蛔厥。

29110　加味理中汤(《嵩崖尊生》卷八)

【组成】人参　白术　茯苓　炮姜　炙草　川芎　扁豆

【主治】因强呕吐,致伤胃吐血,腹痛自汗者。

29111　加味理中汤(《胎产秘书》卷下)

【组成】淡附子二钱　干姜一钱　茯苓二钱　人参不拘　炙甘草七分　焦术二钱　白蔻五分　肉桂心一钱　延胡索(醋炒)一钱五分　乳香(去净油)一钱五分

【主治】产后心腹痛。

【加减】气痛,加广木香一钱,郁金(酒炒)一钱,良姜(醋炒)一钱,紫丁香十只;血痛,加五灵脂(醋炒)一钱五

分,炮姜炭七分(代去干姜),蒲黄(炒)七分,归身(酒炒)二钱;寒痛,加吴萸一钱,小茴(盐水炒)一钱五分,芦盐(水炒)二钱,重用桂、附;食痛,加焦神曲一钱五分,山楂(砂糖炒)二钱,鸡肫皮(焙干)二钱,广皮一钱,母丁香七分;虫痛,加川椒四十粒,乌梅二个,吴茱萸(川连一钱,煮汁拌炒)八分,榧子肉三钱;痰痛,加法夏二钱,肉果(煨)一钱,沉香一钱,牡蛎粉二钱,化橘红一钱;积痛,加木丁香八分,陈香橼二钱,佛手柑一钱,巴豆(去油净,取霜,焙干)三分,再用湿腐乳皮包好,药汁送;虚痛,阴虚加熟地(姜汁、益智、砂仁共五粒炒焦)五钱,枸杞子(酒炒)二钱,阿胶(蒲黄炒)二钱,净萸肉(酒炒)二钱,干姜(代炮姜)五分,阳虚,增附子;实痛,去人参、焦术,加枳壳一钱,草蔻一钱,肉桂(代桂枝)八分(醋炒),甚者,加韭汁制大黄三钱(用韭汁拌大黄,九蒸九晒)。

29112 加味理中汤(《金鉴》卷四十)

【组成】理中汤加附子　茯苓　苍术

【主治】寒中腹胀,多溺涩涕,足软,胛脊、腰背、睾丸痛,并兼气虚者。

29113 加味理中汤(《方症会要》卷三)

【组成】人参　白术　甘草　干姜　玄胡

【主治】虚寒腹痛。

【加减】寒甚者,加桂、附。

29114 加味理中汤(《会约》卷四)

【组成】人参(少者,用山药三钱炒黄代之)　白术一钱半　干姜(炒)一钱　甘草(炙)一钱　附子五分　丁香三分　木香三分　半夏一钱　草豆蔻(煨)八分　生姜一钱

【用法】水煎服。

【主治】胃寒呃逆。

29115 加味理中汤(《会约》卷四)

【组成】白术二钱　干姜(炒)一钱半　甘草(炙)一钱　丁香五分　白豆蔻(去壳炒,研)一钱

【用法】水煎服。如假热在上不纳者,冰冷与服。

【主治】阴寒腹痛,脉紧而微,或表热里寒者。

【加减】寒甚而手足厥逆,上吐冷涎,下泄清水,加附子二三钱。

29116 加味理中汤(《会约》卷九)

【组成】人参　白术二钱或五六钱　扁豆(炒,研)二钱　陈皮一钱　干姜(炒)一二钱　甘草(炙)一钱　当归一二钱(滑泄者,土炒)　木香四分　白豆蔻(去壳炒)一钱　茯苓一二钱　白芥子(炒,研)八分

【用法】水煎,温服。

【主治】脾胃虚寒,气胀便泄,恶食恶寒等。

29117 加味理中汤(《华氏医方汇编》卷五)

【组成】西党参三钱　野於术二钱　炙草二分　干姜(炒黑)六分　归身一钱半　大枣三枚

【用法】水煎,温服。

【主治】小产下血不止。

29118 加味理中汤(《揣摩有得集》)

【组成】潞参五钱　白术三钱(土炒)　炮姜一钱　附子二钱　扁豆三钱(炒)　小半夏二钱　归身三钱(土炒)

砂仁一钱半(炒)　焦楂一钱半　木香五分(研)　粟壳一钱半(蜜炙焦)　生草八分　乌梅炭一钱　川朴五分(炒)

【用法】水煎服。

【主治】脏腑虚寒,偶得暑热痢病,误服凉下太过之药,脾胃受伤,日久不能除根,仍然腹痛痢泻者。

29119 加味理中饮

《赤水玄珠》卷十八。为《伤寒六书》卷四"加味理中汤"之异名。见该条。

29120 加味理建汤(《女科百问》卷上)

【组成】干姜　吴术　人参　黄耆　白芍　肉桂　甘草　牡蛎　浮麦　当归

【用法】上件㕮咀。每服水二盏,加生姜五片,大枣一枚,煎八分,食前热服,滓再煎。

【主治】男子、妇人夜多盗汗,并便浊者。

29121 加味黄玉膏(《慈禧光绪医方选议》)

【组成】川黄连一钱　黄柏三钱　白僵蚕三钱　乳香二钱　香白芷三钱　槐枝三钱　白鲜皮三钱　生草一钱五分

【用法】共以香油三两、脂油四两,将药炸枯,滤去药渣,兑猪胆汁三钱、白□五钱熬化,再入梅花冰片八分,共合为膏。

【功用】清热解毒,燥湿止痒。

【主治】痘疮;皮肤疮疡。

29122 加味黄芩汤(《广嗣纪要》卷十)

【组成】黄芩二钱　白芍　白术　白茯苓　炙甘草　阿胶各一钱

【用法】用水一盏半,煎至一盏,后入阿胶,再煎至八分服。

【主治】❶《广嗣纪要》:妊娠伤寒下后,协热而利不止,胎气损者。❷《重订通俗伤寒论》:妊娠伤寒表解后,腹中不和,协热下利,胎不安,脉数者。

【方论选录】《医略六书》:方中黄芩清热安胎,白术健脾止利,白芍敛阴以固冲任,阿胶补阴以资血室,茯苓渗湿和脾,炙草缓中和胃。水煎温服,俾协热既化则脾气顿和而清阳无不敷布,脾运无不有权,何患下利不瘳,胎孕不安乎?

29123 加味黄芩汤(《准绳·幼科》卷六)

【组成】黄连　黄芩各一钱半　白芍药三钱　甘草七分　滑石末三钱

【用法】水煎服。若滑石不煎调服,止于一钱。

【主治】疹子自利,甚则里急后重而为滞下。

【加减】血痢,加地榆二钱。

29124 加味黄芩汤(叶氏女科)卷二)

【组成】黄芩二钱　白芍一钱　甘草五分　白术(蜜炙)三钱　茯苓一钱二分　通草八分

【用法】水煎服。

【主治】妊娠泄泻,内热烦渴,小便赤涩者。

【加减】如腹痛,加砂仁、黄连(姜汁炒)各一钱。

29125 加味黄芩汤(《会约》卷四)

【组成】黄芩二钱半　白芍一钱半　甘草一钱　半夏一钱半　生姜二钱

【用法】水煎服。

【主治】胃热作呕,烦躁不宁,脉洪实者。

【加减】热甚,加石膏,或加黄连;大便燥结,加酒炒大黄。

29126 加味黄芩汤(《医学探骊集》卷三)

【组成】黄芩四钱 厚朴三钱 吴茱萸四钱 毛苍术四钱 杭白芍三钱 升麻三钱 车前子四钱(炒) 木通三钱 大枣六枚 甘草二钱

【用法】水煎,温服。

【主治】漏底伤寒。伤寒日久,不能忌口,饮冷食凉,触动脾胃,致令脾气虚衰,脾湿下陷,腹痛泄泻。亦治痢疾。

【加减】赤痢,去车前子,加大黄四钱,服一剂,再加地榆炭三钱,粟壳四钱,服二剂;白痢,去大枣、车前子,加槟榔三钱,炮姜二钱,地榆炭三钱,粟壳四钱。

【方论选录】此方用黄芩清热;白芍敛阴;厚朴温中;甘草、大枣和胃;苍术燥湿;吴萸止其腹痛;升麻提升清气;车前分其清浊;木通引热下行。

29127 加味黄耆汤(《医学入门》卷四)

【异名】保元汤。

【组成】黄耆一钱 人参 甘草各一钱 白术五分 肉桂五分

【主治】阳虚背恶寒。

【加减】病甚者,加附子。

【备考】方中肉桂用量原缺,据《济阴纲目》补。

29128 加味黄精汤(《效验秘方》方药中方)

【组成】黄精30克 当归12克 细生地30克 夜交藤30克 苍白术各10克 青陈皮各10克 甘草6克 柴胡10克 姜黄10克 郁金10克 薄荷3克

【用法】先将药物用冷水浸泡一小时,浸透后煎煮。首煎沸后文火煎50分钟,二煎沸后文火煎30分钟。两煎混匀,总量以250~300毫升为宜。每日服一剂,每剂分两次服用,饭后2小时温服。连服二剂,停药一天,每月可服20剂。

【功用】养肝疏肝,滋补肾阴,运脾和胃。

【主治】迁延性肝炎、慢性肝炎、肝硬化、肝癌等,证见胸胁满闷,胁下痞痛,舌红苔干,同时兼见胃脘不适、纳少便溏等,属肝肾脾胃同病,气阴两虚,气滞血瘀者。肝硬化腹水患者,腹水消退之后体力未复者。

【加减】大便溏薄者,酌减生地用量;血瘀明显者,可加丹参30克、鸡血藤30克,名曰丹鸡黄精汤;气虚明显者,可加党参15克、黄芪30克。

【方论选录】方中黄精、生地、当归滋水涵木;柴胡、郁金、青陈皮、薄荷疏肝理气;苍白术、甘草、陈皮运脾和胃;姜黄理气活血;夜交藤养血安神。诸药合用,共奏疏肝柔肝,滋肾运脾,和胃理血之效。

29129 加味推气散(《证治宝鉴》卷十一)

【组成】片姜黄 甘 桂 桔 陈皮 半夏 姜

【主治】右胁痛。

29130 加味控涎丸(《得效》卷五)

【组成】大戟 芫花 甘遂 甜葶苈 巴豆(去壳)各一两 黑牵牛三两(炒,取头末) 白芥子(炒)二两

【用法】上为末,米糊为丸,如粟米大。每服三七粒,

茶清吞下;或温水亦可。得利则效。

【功用】消浮退肿,下水。

【主治】风热上壅,或中脘停留水饮,喘急,四肢浮肿,脚气入腹,平常腹中痰热,诸气结聚。

【宜忌】服后未可服甘草药及热水。

29131 加味控涎丹(《济阳纲目》卷七十八)

【组成】甘遂(去心) 紫大戟(去皮) 白芥子 木鳖子各一两 桂五钱

【用法】上为末,糊为丸,如梧桐子大。每服五七丸至十丸,临卧淡姜汤或热水送下。

【主治】肩、背、臂痛。

29132 加味救肺饮(《金鉴》卷四十)

【组成】当归 白芍 麦冬 五味子 人参 黄耆 炙草 百合 款冬花 紫菀 马兜铃

【主治】金被火刑,肺损咳血。

29133 加味救肺散(《金鉴》卷五十五)

【组成】麦冬(去心) 人参 黄耆(炙) 郁金 五味子 当归(酒洗) 白芍药(酒炒) 川贝母(去心,研) 甘草(炙) 马兜铃

【用法】水煎服。

【主治】小儿劳伤,无热咳嗽,痰中带血。

29134 加味铜绿散

《囊秘喉书》卷上。为原书同卷"绿袍"之异名。见该条。

29135 加味银翘片(《成方制剂》9册)

【组成】薄荷 淡豆豉 淡竹叶 地黄 甘草 金银花 荆芥 桔梗 连翘 牛蒡子 忍冬藤 栀子

【用法】加工为淡棕色片剂,每片重0.6克。口服。一次4片,一日2~3次。

【功用】辛凉透表,清热解毒。

【主治】外感风热,发热头痛,咳嗽,口干,咽喉疼痛。

29136 加味银翘散(《效验秘方》米伯让方)

【组成】银花17.5~35克 连翘17.5~35克 薄荷10.5克 竹叶10.5克 淡豆豉10.5克 牛蒡子10.5克 芥穗7克 桔梗10.5克 生甘草14克 鲜芦根35克 党参10.5克 杭芍10.5克 升麻10.5克 葛根14克

【用法】每剂加水600毫升,大火煮沸,慢火煎煮30分钟,过滤出200毫升,煎二次总量400毫升,每服200毫升,一日2次,早晚饭前温服,每日1剂,病重者日服2剂。

【功用】辛凉解表,透热解毒,益气护阴,散血净血。

【主治】温毒发斑挟肾虚病,卫分证(流行性出血热发热期)。

【加减】口渴甚者加天花粉17.5~35克;腰痛,阳虚者加杜仲14克,阴虚者加知母14克;咳者加杏仁10.5克;眼结膜及颜面轻微红肿者,加知母28克,白茅根35克;若胸腹斑疹隐隐,去淡豆豉、芥穗,加生地14克,丹皮10.5克,大青叶10.5克,元参35克;若兼见气分证,口渴、汗出、气喘者,加知母14克,生石膏14~28克;若邪入营分,舌绛暮热,烦躁不安者,加生地28克,元参17.5克,麦冬21克;衄血者,去芥穗、淡豆豉,加生地14克,元参14克,麦冬21克,玉竹10.5克,侧柏炭14克,焦栀14克,白茅根70克;项

肿咽痛者,加马勃、元参各10.5克;胸闷者,加藿香、郁金各10.5克;若干呕,舌苔白者加姜半夏10.5克,藿香14克;苔黄者,加竹茹、黄芩各10.5克。

【方论选录】本方由银翘散加党参、杭芍、升麻、葛根组成,不仅是治疗流行性出血热卫分证之主方,而且有明显的预防厥逆证(休克期)和越期而愈的作用。因本病与其他热性病不同,往往在发热期热将退时出现厥逆证,故应在解表药中加入补药以辅助机体抗邪功能,达到预防厥证出现之目的。方中银花、连翘清热解毒;薄荷、芥穗、淡豆豉辛散表邪,透热外出;桔梗、牛蒡子开利肺气,祛风除痰;竹叶、甘草、芦根甘凉轻清,清热兼养胃阴;党参、杭芍益气护阴;升麻散热净血;葛根解肌生津,鼓舞胃气。诸药同用,具有祛邪扶正固本之功。本方用银翘、薄荷等治卫之邪热;竹叶、芦根清心利尿引热下行;升麻、芥穗升发阳盛气热;杭芍养血凉血解血分之毒邪。卫气营血俱备,更以参草扶正以达邪,故临床收效显著。

29137　加味猪苓汤(《普济方》卷三九七)

【组成】猪苓(去皮)　赤茯苓(去皮)　泽泻　白术　麦门冬(去心)　百药煎　黄连(去须)　大黄(煨)　甘草(炙)各等分

【用法】上㕮咀。水煎,温服。

【主治】热痢,血痢。

【加减】血痢,加阿胶、蒲黄。

29138　加味脱花煎(《不知医必要》卷四)

【组成】当归七钱　牛膝(盐水炒)　川芎各二钱　肉桂(去皮,另炖)　红花各一钱　车前一钱五分　朴消三钱

【用法】水煎好,加入朴消,再煎三四沸服。

【功用】下死胎。

【主治】胎死腹中,非产期而觉腹中阴冷重坠,或为呕恶,或秽气上冲,舌见青黑者。

29139　加味麻仁丸(《准绳·类方》卷三引《体仁汇编》)

【组成】大黄一两　白芍药　厚朴(姜汁炒)　当归　杏仁(去皮尖)　麻仁　槟榔　南木香　枳壳各五钱　麝香少许

【用法】上为末,炼蜜为丸。熟水送下。

【主治】关格,大小便不通。

29140　加味麻仁丸(《全国中药成药处方集》兰州方)。

【组成】火麻仁八两　枳实四两　白芍三两　当归八两　熟军一斤　川朴　郁李仁　杏仁各四两

【用法】上为细末,炼蜜为小丸。每服三钱,开水送下。

【功用】滋润大肠,健胃通便。

【主治】肠胃燥结,大便不通,胸腹胀满。

【宜忌】产妇、孕妇、老年人忌用。

29141　加味麻风丸(《青囊秘传》)

【组成】大胡麻一斤四两　小胡麻一斤四两　川牛膝四两　白蒺藜一斤四两　苦参一斤　防风八两　荆芥八两　当归六两　茅苍术四两　川断四两　苡仁四两　黄柏六两　浮萍二十两　马齿苋二十四两

【用法】上为细末,水泛为丸。每日早、午、晚三次,每服三钱或二钱。每丸一钱,照数加风子膏,春、秋用八厘,夏用五厘,冬用一分,拈圆,以茅尖茶叶一分煎汤过口。

【主治】疬风初起。

【备考】制风子膏法:风子肉铜锅内炒至三分红色,七分黑色为好,太过无力,不及伤眼。炒后研成膏,如红沙糖一样,用铜勺盛,置火上熬四五滚,倒在纸上,放土面上,以物盖之待用。如上面霉,拭去后,仍可使用。

29142　加味麻黄汤

《得效》卷四。为《三因》卷九"麻黄桂枝汤"之异名。见该条。

29143　加味麻黄汤(《育婴秘诀》卷二)

【组成】麻黄　苏叶　桑白皮(蜜炙)各等分　甘草减半

【用法】上㕮咀。以水煎服。得汗咳止。

【主治】肺感风寒,痰涎咳嗽。

【加减】身热而渴者,加知母、石膏。

29144　加味麻黄汤

《种痘新书》卷十一。为《赤水玄珠》卷二十八"加味麻黄散"之异名。见该条。

29145　加味麻黄汤(《类证治裁》卷二)

【组成】麻黄　桂枝　杏仁　甘草　半夏　橘红　苏叶　生姜　大枣

【主治】伤寒嗽,恶寒无汗,脉紧。

29146　加味麻黄汤(《医学探骊集》卷三)

【组成】麻黄三钱　桂枝二钱　苏叶三钱　黄芩三钱(酒洗)　芥穗三钱　滑石四钱　豆豉四钱　木通三钱　甘草一钱　葱头一个　杏仁二钱　川贝母二钱　皂刺三钱

【用法】酒、水各半煎服。

【主治】伤寒咳嗽,有声无痰者。

29147　加味麻黄散(《赤水玄珠》卷二十八)

【异名】加味麻黄汤(《种痘新书》卷十一)。

【组成】升麻(酒洗)　麻黄(酒炒)　人中黄　牛蒡子　蝉退各等分

【主治】❶《赤水玄珠》:麻痘发不出。❷《麻症集成》:麻痘形色紫黑,标闭不明,一出即没。

29148　加味清中散(《何氏济生论》卷四)

【组成】山栀　川连　黄芩　石膏　升麻　白芷　甘草　橘红　桔梗　枳壳

【用法】水煎,不拘时服。

【主治】胃火作痛。

29149　加味清六丸(《医学入门》卷七)

【组成】滑石六钱　乳香　没药　桃仁　木香　槟榔　大黄各一钱

【用法】上为末,神曲糊为丸,如绿豆大。每服一百丸,米饮送下。以利尽秽物为度。

【主治】血瘀肠中,痢久不愈,下如清涕,有紫黑血丝。

29150　加味清心饮(《得效》卷七)

【组成】石莲肉　白茯苓各一两　益智仁　麦门冬　远志(水浸取肉,姜制炒)　人参各半两　石菖蒲　车前子　白术　泽泻　甘草(微炙)各二分

【用法】上剉散。每服三钱,加灯心二十茎,水煎服。

【主治】心中客热烦躁,便下赤浊肥脂。

【加减】有热,加薄荷少许。

29151 加味清宁膏(《何氏虚劳心传》)

【组成】生地四两(酒拌略蒸) 麦冬四两 白花百合八两(晒干四两) 桑白皮(蜜炙)三两 款冬花二两 百部三两 玉竹四两 薄荷三两 贝母三两 山药(蒸熟)六两(以上三味,研细入膏) 桔梗一两 枇杷叶(蜜炙)八两 橘红一两 米仁(炒)八两 茯苓二两 白芍(酒炒)三两 炙甘草一两 龙眼肉四两 大枣六两。

【用法】上药煎成膏,加饴糖、白蜜各一斤,俱煎极熟收之,俟冷入薄荷、贝母、山药末拌匀。时时挑置口中噙化,或白汤调服亦可,临卧及睡觉噙之更佳;亦可小剂作煎饮。空心兼服保阴、回生之属。

【功用】补阴,清肺,益脾,降气,消痰。

【主治】阴虚咳嗽,或多痰,或干咳,或痰血红,或纯血。

【加减】泄泻,再加炒米仁四两。

29152 加味清肺饮(《痘科类编释意》卷三)

【组成】人参 柴胡 杏仁(去皮) 桔梗(去头) 芍药 麻黄 半夏 粟壳(盐水泡,去筋膜,蜜炙) 甘草 五味子 旋覆花 阿胶(麸炒成珠) 桑白皮 知母 乌梅(水泡,去黑衣,去核)

【用法】加生姜三片,葱一根,水一钟半,煎至八分,温服。

【主治】热毒在肺,传于皮肤之间,而致痘疮发紫泡血泡者。

【加减】治紫泡、血泡,加当归、生地,去五味子、粟壳;白泡,加生地、酒炒黄芩。

29153 加味清胃汤(《育婴秘诀》卷三)

【组成】黄连 当归 升麻 生地黄 牡丹皮 白芷梢各等分 细辛减半

【用法】噙漱咽之。

【主治】小儿走马牙疳,初作口气,次第齿黑,盛则断烂,热血进出,甚者齿皆脱落,外证脑热肌削,手足如冰,寒热时来,滑泻肚痛,口臭干渴,齿龈生疮,爪黑面黧,身多疮疥。

29154 加味清胃汤

《痘疹传心录》卷十八。为《保婴撮要》卷一"加味清胃散"之异名。见该条。

29155 加味清胃汤(《症因脉治》卷一)

【组成】升麻 川连 甘草 葛根 石膏 桑白皮 枳壳 地骨皮

【主治】膏粱积热,土中之火刑金,致内伤腋痛。

29156 加味清胃汤(《症因脉治》卷三)

【组成】川连 升麻 丹皮 山栀 甘草 干葛

【主治】中消。

29157 加味清胃汤

《一盘珠》卷六。为《校注妇人良方》卷二十四"加味清胃散"之异名。见该条。

29158 加味清胃汤(《幼科释谜》卷六)

【组成】升麻 当归 黄连 丹皮 生地黄 茯苓 陈皮

【主治】小儿胃热生痰,咳逆羸瘦。

29159 加味清胃汤(《治疹全书》卷下)

【组成】升麻 黄连 丹皮 生地 当归 甘草 桔梗 牛蒡 荆芥 元参

【主治】疹后牙疳红肿者。

29160 加味清胃散(《口齿类要》)

【组成】黄连(炒) 生地黄 升麻各一钱 牡丹皮八分 当归三钱二分 芍药 柴胡

【用法】水煎服。

【主治】脾胃肝胆经热。

29161 加味清胃散(《校注妇人良方》卷二十四)

【异名】秘本加味清胃散(《麻科活人》卷四)、加味清胃汤(《一盘珠》卷六)。

【组成】黄连(炒)一钱五分 生地黄 牡丹皮 当归各一钱 升麻二钱 犀角 连翘 甘草

【用法】水煎服。

【主治】脾胃有热,口舌生疮,齿龈腐烂疼痛,或吐血。❶《校注妇人良方》:醇酒厚味,唇齿作痛,或齿龈溃烂,或连头面颈项作痛。❷《女科撮要》:脾胃有热,口内生疮。❸《赤水玄珠》:妊娠吐衄。❹《嵩崖尊生》:牙疼出血口臭。❺《一盘珠》:胃火吐血。

【临床报道】唇内热:一妇人唇裂内热二年,每作服寒凉之剂,时出血水,益增他症。此胃火伤血,而药伤元气也。余用加味清胃散而愈。

29162 加味清胃散(《保婴撮要》卷一)

【异名】加味清胃汤(《痘疹传心录》卷十八)。

【组成】《脾胃论》清胃散加柴胡 山栀

【用法】水煎,子母均宜服。

【主治】❶《保婴撮要》:小儿脾胃实火作渴,口舌生疮,或唇口肿痛,齿龈溃烂,娆连头面,或恶寒发热,或重舌马牙,吐舌流涎。❷《痘疹传心录》:因乳母情欲厚味,积热传儿,致小儿膏淋,小便不通。

29163 加味清胃散(《准绳·类方》卷五)

【组成】升麻 白芷 防风 白芍药 干葛 甘草 当归 川芎 羌活 麻黄 紫背 浮萍 木贼草各等分

【用法】每次五七钱,水煎服。

【功用】发散。

【主治】疠风热毒在表。

29164 加味清胃散(《寿世保元》卷六)

【组成】当归尾二钱 生地黄三钱 牡丹皮三钱 升麻四分 黄连六分 防风一钱五分 荆芥一钱 软石膏三钱

【用法】上剉一剂。水煎服。

【主治】❶《寿世保元》:胃经火盛,致牙齿肿痛,上下牙痛,牵引头脑而热,其齿喜冷恶热者。❷《麻科活人》:胃中蕴热,中脘作痛,痛后火气发泄,必作寒热乃止;及齿龈肿痛出血。

【加减】若牙颧额半边者,加防风、羌活、白芷、细辛;若牙龈脱出而出血者,加扁柏叶、黄芩、荆芥、栀子;若虚损人牙痛者,加黄柏、知母、人参、甘草;若满口浮而痛,不能力嚼者,加连翘、元参、芍药;小儿牙疳者,乳母服,加天花粉、元参、白芷;醇酒厚味,唇齿作痛,或牙龈溃烂,连头面颈项作痛者,并加犀角、连翘、甘草;胃气齿痛,加草豆蔻、细辛、防风、羊胫骨灰,去牡丹皮。

29165　加味清胃散(《济阴纲目》卷十四)

【组成】当归身(酒浸)一钱　黄连　生地黄(酒洗)　升麻各二钱　牡丹皮一钱半　石膏三钱

【用法】上剉。水煎服。

【主治】膏粱积热,产后便血。

29166　加味清胃散(《证治汇补》卷四)

【组成】《脾胃论》清胃散加芍药　山栀

【主治】脾热口臭。

29167　加味清胃散(《麻症集成》卷四)

【组成】生地　当归　犀角　连翘　灵脂　升麻　丹皮　川连　甘草　力子　制军　使君子

【主治】麻症热留胃中,余毒上冲,致患牙疳。

29168　加味清室汤(《辨证录》卷五)

【组成】柴胡　黄芩　甘草　半夏各一钱　白芍五分　丹皮三钱　陈皮五分

【用法】水煎服。

【主治】热入血室,妇人经水适来,正当伤风,发热恶寒,胸胁胀满,谵语者。

29169　加味清宫汤(《温病条辨》卷二)

【组成】清宫汤加知母三钱　银花二钱

【用法】竹沥五茶匙冲入服。

【主治】暑温漫延三焦,邪气久留,舌绛苔少,热搏血分者。

【方论选录】此苦辛寒法也。知母泻阳明独胜之热,而保肺清金;银花败毒而清络;竹沥除胸中大热,止烦闷消渴;合清宫汤为暑延三焦血分之治也。

29170　加味清凉饮(《直指小儿》卷三)

【组成】《直指》四顺清凉饮加川芎　柴胡

【用法】水煎服。

【主治】小儿头热身热,口中热气,大便黄赤。

29171　加味清凉饮(《保婴撮要》卷十二)

【组成】当归　赤芍药　甘草(炙)　大黄(炒)　山栀(炒)各三分　牛蒡子(炒,杵)四分

【用法】水煎服。

【主治】热毒积毒在内,患疮疡,大便不通,欲痛作渴者。

29172　加味清凉饮(《嵩崖尊生》卷六)

【组成】大黄　连翘　赤药　羌活　当归　防风　栀子　荆芥　白芷　黄芩　甘草

【主治】面生疮。

29173　加味清凉饮(《医学探骊集》卷三)

【组成】大熟地四钱　黄芩四钱　栀子三钱　滑石三钱　广陈皮二钱　黄柏三钱　木通三钱　茯苓三钱　甘草一钱　大海三个　山豆根三钱

【用法】水煎服。

【主治】伤寒咽痛,已得出大汗,脉静自安者。

29174　加味清营汤(《镐京直指》卷二)

【组成】鲜生地六钱　鲜石斛五钱　元参心五钱　原麦冬四钱　连翘三钱　银花三钱　天花粉三钱　鲜竹叶一钱　生石膏五钱　川黄连一钱　丹参三钱

【主治】温邪乘胃,热蒸心包,舌红而燥,口渴唇焦,脉数,或神昏谵语。

29175　加味清喉煎(《喉科家训》卷二)

【组成】润元参　大生地　粉丹皮　荆芥穗　玉桔梗　焦山栀　天花粉　牛蒡子　生甘草　南薄荷　青防风

【用法】水煎服。

【主治】虚烂喉风。本原不足,虚火上炎,喉间白斑,痛烂连扁桃腺及内外黏膜,视之不肿,六脉细数。

【加减】尺脉旺,去荆、防,加知母、黄柏。

29176　加味清脾饮(《医门八法》卷二)

【组成】青皮二钱　柴胡二钱　川朴二钱(捣)　黄芩二钱(生)　法夏二钱(研)　甘草一钱　茯苓二钱　白术二钱(炒)　草果二钱(炒,研)　槟榔三钱　枳壳三钱(炒)　川大黄五钱(生)

【用法】生姜为引,水煎服。

【主治】疟疾初发,作寒作热,舌有苔,中满不欲饮食,甚且发呕。

29177　加味清震汤(《医学心悟》卷三)

【组成】升麻一钱　苍术一钱　青荷叶一个(全用)　甘草(炙)　陈皮各八分　蔓荆子　荆芥各一钱五分　薄荷五分

【用法】水煎服。

【主治】雷头风。痰火所致头痛,起核块,或头中雷鸣。

29178　加味续命汤(《济阳纲目》卷四十五)

【组成】麻黄　防风　龙齿各一钱　防己　附子(炮)　石膏　桂枝各一钱　陈皮(去白)　紫苏各五分　竹沥一合　生姜汁十匙　生地汁半合

【用法】水煎服。

【主治】风痫,发则仆地,闷动无知,嚼舌吐沫,背反张,目上视,手足搐搦,或作六畜声者。

29179　加味续命汤(《胎产秘书》卷下)

【组成】人参二钱　焦术二钱　茯苓二钱　炮姜八分　熟附子三钱　北细辛五分　生黄耆三钱　防风二钱　酒拌炒归身三钱　法夏一钱　炙甘草八分　杞子三钱　鹿胶三钱　石菖蒲(米汁浸,炒)一钱五分(一方加天竺黄一钱五分)

【用法】水煎服。

【功用】补气壮阳。

【主治】产后类中风痉症。风寒入于腠理,经络不和,手足搐搦,眼目上视,角弓反张,口眼歪斜,舌痦不语,痰涎上涌,不省人事。

29180　加味绿矾丸(《万氏家抄方》卷二)

【组成】皂矾八两(用面一斤和作饼,入皂矾在内,火煨焦为度)　苍术(米泔水浸,炒)　厚朴(姜汁炒)　陈皮　甘草各八分　川椒十两(去目,炒去汗)

【用法】上为末,用红大枣三斤(煮熟去皮核),胡桃三斤(去壳),同捣成膏,和药为丸,如梧桐子大。每服七八十丸,酒服。初服时觉此药甘美,服至病将愈,便觉药臭矣。

【主治】黄病。

29181　加味琼玉膏(《医便》卷一)

【组成】怀生地黄四斤　白术四两　白茯苓十五两

人参六两　天门冬(去心净)半斤　麦门冬(去心净)半斤甘州枸杞子半斤(净去梗)

【用法】上先以地黄酒洗净,用水四碗浸一昼夜,捣取自然汁,和蜜三之一,以参、苓等药先为末,拌入蜜与地黄汁内,用瓶贮,与纸三十重,并箸包其口,用桑柴火蒸煮三昼夜取出,再换蜡纸包封十数重,沉井底一昼夜取起,再如前煮半日。每日清晨食远白汤点服。

【功用】补血益损,清金水以滋化源。

【主治】虚损。

【宜忌】其蜜用生绢滤净;地黄勿犯铁。

29182　加味散偏汤(《效验秘方》杜雨茂方)

【组成】川芎30克　白芍15克　白芥子6克　香附9克　白芷9克　郁李仁6克　柴胡9克　细辛3克　蔓荆子9克

【用法】上药加入清水500毫升,浸泡30分钟后,文火煎煮两次,每次半个小时,滤汁混匀,每日早晚饭后服。痛剧者可日服一剂半,分三次服下。

【功用】祛风散寒,通络祛瘀,蠲痰利窍。

【主治】风寒、瘀血或痰瘀所致之偏、正头风痛。症见头痛时作时止,或左或右,或前或后,或全头痛,或痛在一点。

【宜忌】阴虚者不宜。

【加减】若因感受风寒而发,可加荆芥、防风;疼痛剧烈,可加羌活、元胡;阴血亏虚,可加生地、当归;拘挛掣痛,酌加胆南星、僵蚕、全蝎;若为血管扩张性头痛,宜加贯众;若兼高血压,可加怀牛膝、桑寄生;若兼有内热,可加知母、丹皮等。

【方论选录】本方系根据清·陈士铎《辨证录》中散偏汤,经加味更量而成。方中川芎味辛性温祛风散寒止痛,且又辛香走窜,可上通于巅顶,下达于气海,祛瘀通络,祛风散寒化瘀,集三任于一身,恰中病机,量大力猛,止痛迅速,为方中之君药;白芷、细辛、蔓荆子辛散上行,祛风散寒,加强川芎疏散之力,兼有调气之妙,用为辅药;柴胡引药入于少阳,且可载药升浮,直达头面;白芥子引药深入,直达病所,兼有通窍蠲痰之功;白芍敛阴而防辛散太过,又有缓急止痛之长,皆用为佐药;使以甘草,缓解急迫,调和诸药。各药相合,疏散风寒之中兼有通络祛瘀之长,疏达气血之内又寓祛痰通窍之功。且发中有收,通中有敛,相互为用,各展其长。又方中柴胡、白芍、香附兼可疏肝解郁,白芍、甘草又善缓急止痛,不但对感寒冒风而发者能疗,气郁不畅而致者亦效。即使是久治不愈、邪入窍络之顽疾,同样有痛止病愈之奇功。

29183　加味椒红丸(《普济方》卷二二八)

【组成】真川椒一斤(净,分作四处,浸一伏时,四两酒浸,四两醋浸,四两童子小便浸,四两米泔水浸)　自然铜二两(用火煅,以童子小便淬七次,醋淬七次)

【用法】上将川椒一斤,置地上烧红,却将好酒洒于烧红地上了,地干,将花椒铺在地上,用瓦盆盖之,候地冷,取出花椒为末,却将自然铜、乳香、没药、血竭一处,用原浸花椒酒、醋、童子小便、米泔水打糊为丸,如梧桐子大。每服三十五丸至四十丸,温酒送下,日进三服。

【功用】轻身健体,顺气。

【主治】男子五劳七伤,身体骨节酸疼,行履艰难,胸膈闷满,不思饮食。

29184　加味款冬散(《杏苑》卷五)

【组成】杏仁　桑白皮各七分　款冬花一钱　阿胶二钱　半夏七分　贝母　知母各一钱　甘草五分

【用法】上㕮咀。加生姜三片,水煎,温服。

【功用】泻肺火,豁痰结。

【主治】肺受火邪,咳嗽发热。

【方论选录】杏仁、桑皮泄肺火;款冬、阿胶润肺止嗽;半夏、贝母豁痰;知母清热;生草泄火和药。

29185　加味葛根汤(《片玉痘疹》卷六)

【组成】升麻　干葛　赤芍　甘草　荆芥穗　柴胡牛蒡子(炒)　桔梗(洗)　连翘　木通　防风

【用法】淡竹叶为引,水一盏煎服。

【功用】发表解毒托里。

【主治】❶《片玉痘疹》:痘疹蒸蒸作热,烦躁昏眩,毒深痘密而重者。❷《准绳·幼科》:痘失表,发热谵语。

【加减】大便结,加紫草、红花;作渴,加麦冬、天花粉;腹痛闭结,加酒大黄。

29186　加味葛根汤(《医宗己任编》卷三)

【组成】升麻　葛根　前胡　桔梗　山楂　青皮　木通　荆芥　抚芎　甘草　灯心

【主治】小儿发热,看有痘情,耳冷、尻冷、脚冷,眼如含水,懒于言笑。

【加减】若热甚、气闷、谵语、腰无力,冬月加麻黄一钱;夏月加石膏一钱,甚者加至二钱;如冬月热甚,过四五日,重症已见,而舌灰白色者,亦须以石膏合麻黄用之;夏月苏叶、薄荷俱可进退用之。

【备考】用此方服至见点。如服后而不见点,是毒盛也,其症必重。如见点如糠秕齐布,热甚口臭,此脾经痘也,死不治矣。

29187　加味葛根汤(《种痘新书》卷十二)

【组成】升麻　干葛　赤芍　甘草　桔梗　柴胡　防风　荆芥　连翘　地丁　木通　麦冬

【用法】加生姜,水煎服。

【主治】痘失表,发热谵语。

29188　加味葱豉汤(《幼科七种大全·治验》)

【组成】淡豆豉三钱　葱白三寸　桂枝六分　橘红半夏各五分　赤苓一钱半　甘草三分

【用法】长流水煎服。

【主治】水肿已一月,小便不利,脉沉细。

【方论选录】淡豉,肾之谷也;葱白,肺之菜也;桂枝和卫去风;二陈宣布痰水;不专于利而水自利,所谓治病必求其本也。

【临床报道】水肿:族孙患水肿已经一月,头面、四肢、腹、背、阴囊无处不肿,腹现青紫筋,肤如熟李子,脉沉细。服利水健脾药,小便不利。予曰:利之不应,此风水也。经曰:肾汗出,逢于风,内不得入于脏府,外不得越于皮肤,客于玄府,传为胕肿,名曰风水。水无有下,水之不利,实由于风,风去则水自行矣。为制加味葱豉汤。二剂松,又二剂汗出,水行病遂愈。

29189 加味葱豉汤（《顾氏医径》卷四）

【组成】淡豆豉 葱白 荆芥 薄荷 牛蒡子 象贝母 橘红 连翘

【主治】产后风温。新产风邪犯肺,鼻塞声重,气逆,咳痰。

29190 加味葱豉汤（《中医妇科治疗学》）

【组成】炒荆芥 香豉各二钱 艾叶三钱 桑枝五钱 广皮二钱 葱白一根

【用法】水煎,温服。

【功用】疏解表邪。

【主治】感受风寒,妊娠腹痛,头身俱痛,恶寒无汗,胸闷不舒,舌淡苔白,脉浮。

29191 加味葵子散

《类证治裁》卷七。为《张氏医通》卷十四"加味葵子茯苓散"之异名。见该条。

29192 加味越鞠丸（《古今医鉴》卷四）

【组成】苍术(米泔浸,姜汁炒)四两 抚芎四两 香附(童便浸,炒)四两 神曲(炒)四两 栀子(炒黑)四两 橘红一两五钱 白术(炒)一两半 黄芩(炒)一两半 山楂(去核,蒸熟)一两半

【用法】上为末,稀糊为丸,如梧桐子大。每服一百丸,白汤送下。

【功用】解诸郁火痰气,开胸膈,进饮食。

【主治】郁证。

29193 加味越鞠丸（《寿世保元》卷二）

【组成】苍术(米泔浸,姜汁炒)一两 抚芎一两 香附(童便浸三日,炒)一两 神曲(炒)一两 栀子(炒)五钱 陈皮(去白)一两 白芍(去芦,炒)三两 黄连(酒炒)一两 山楂(去子)二两 白茯苓(去皮)一两 萝卜子(炒)五钱 连翘五钱 枳实(麸炒)一两 当归(酒洗)一两 广木香五钱

【用法】上为末,姜汁打稀糊为丸,如梧桐子大。每服五六十丸,食后白汤送下。

【功用】解诸郁火痰气,开胸膈,思饮食,行气消积散热。

【主治】郁证。

29194 加味越鞠丸（《嵩崖尊生》卷九）

【组成】炒栀 香附 抚芎 苍术 神曲 山楂 陈皮 半夏 草蔻

【用法】为丸服。

【主治】胃脘常惯痛。

29195 加味越鞠丸（《金匮翼》卷三）

【组成】苍术 神曲 香附 黑山栀 抚芎 针砂 山楂

【用法】上为末,糊为丸,如梧桐子大。温服,不拘时候。

【主治】食积、酒毒发热。

29196 加味紫金丹（《重订通俗伤寒论》）

【组成】信砒五分(研细,水飞如粉) 淡豆豉(晒干研末)一两五钱 麻黄(去节)四钱 当门子四分

【用法】上为极细末,和匀,真绿豆粉捣和为丸,如芥菜子大。每服十丸,少则五丸,麻黄二陈汤送下。

【功用】速通内闭。

【主治】哮证,外内皆寒者。

29197 加味紫草饮（《医学入门》卷八）

【组成】紫草 白芍 麻黄 甘草各五分

【用法】水煎,温服。

【主治】痘出未透。

【加减】年壮及北方皮厚之人,加蟾酥、辰砂;血虚出不匀,色不润者,加当归。

29198 加味紫菀汤（《医林纂要》卷十）

【组成】紫菀(炒)一钱 阿胶(蛤粉炒成珠)一钱 知母一钱 贝母一钱 桔梗五分 生甘草五分 人参五分 茯苓五分 五味子十二粒 牛蒡子五分 金银花五分

【主治】肺痿,久而气极,劳热自汗,皮毛枯悴,气息奄奄,咳嗽稠痰,喉间腥臭,且或吐血,痿而变痈,肺气虚极而邪火愈盛。

【方论选录】方中紫菀辛苦温,升达阳气,以解胸膈之郁热,理上焦血,散逐痰涎,去肺间郁积;阿胶补润肺金,固气理血,散热滋阴;知母清肺金而滋肾水,以济安火;贝母去热痰,开郁结,清热解毒;二母皆能金以生水,水济火则还以保肺;桔梗散肺邪,降肺逆;生甘草补土生金,且能解毒;气虚者,必人参以补之;茯苓亦补土生金,而能渗膈间邪湿;五味子补肺敛气,久嗽肺伤,肺叶焦痿,此当必用;牛蒡子功专治肺,利咽膈,止嗽除痰;金银花解百毒。肺痈邪实宜急治,肺痿正虚宜缓养,且已虚则不容更破,而外邪未尽祛,则未可峻补,此方最为适宜也。

29199 加味遗粮汤（《摄生众妙方》卷八）

【组成】仙遗粮(白者佳,红者伤人。俗名冷饭团,《本草》名萆薢)湿者二两,干者一两五钱 防风 木瓜 木通 薏苡仁 白鲜皮 金银花各五分 皂荚子四分

【用法】水一钟半,煎至一钟,空心一服,午前一服,午后连前二渣煎一服,一日三服。病浅者十余日可愈,病深者服四十日全愈。

【主治】杨梅疮风毒,及误服轻粉瘫痪,筋骨疼痛,不能动履者。

【宜忌】忌食牛、羊肉,鸡、鹅,鱼腥,茶,烧白酒;最忌房事。

【加减】虚弱,加人参、当归各七分。

29200 加味遗粮汤（《外科正宗》卷三）

【组成】川芎 当归 防风 薏苡仁 木瓜 金银花 木通 白鲜皮 苍术 威灵仙各一钱 甘草五分 皂荚子五个(切片,微炒) 仙遗粮二两

【用法】水二碗,煎八分,量病上下,食前后服。病浅者,一月可退,病深者,百日可痊。

【主治】杨梅疮初起,筋骨疼痛,及已成数月。延绵不已;并杨梅风毒,误服轻粉,瘫痪骨疼不能动履者。

【宜忌】忌牛肉、烧酒、海腥、煎炒。

【加减】疮久气虚者,加人参;腿脚之下,加牛膝一钱。

【备考】预服不发梅疮。

29201 加味滞下丸（《广笔记》）

【组成】川黄连(切片,拌好酒,用吴茱萸浸二宿,瓦上炒干,分连、萸各贮,净黄连三两,白痢加茱萸一两;赤痢用湿槐花炒,去槐花)八两　白芍药(酒浸,切片炒)五两　乌梅肉二两　滑石(水飞)六两　炙甘草二两　升麻(绿色者,醋炒)三两　莲肉(去心,炒)六两　白扁豆(炒,去壳)三两　红曲(簸净,炒)五两　干葛二两

【用法】上为细末,炼蜜为丸。每服五钱,白汤吞下,饥时服;证重者,日服三次。

【主治】痢疾。

29202　加味温风汤(《不知医必要》卷二)

【组成】当归　川芎　羌活各一钱五分　蜂房(炙)一钱　细辛四分　荜茇七分　麻黄(去净节)六分　附子(制)一钱

【用法】水煎服一半,口含一半。久之连涎吐出。

【主治】寒邪犯脑,牙连头痛者。

29203　加味温经汤(《竹林女科》卷一)

【组成】当归尾　赤芍　川牛膝　肉桂　莪术(醋炙)　破故纸(盐水炒)　小茴香　香附(四制者)　乌药(炒)　川芎各一钱　甘草五分　生姜三片

【用法】水煎服。

【主治】石瘕。经来之后,寒入阴户,客于胞宫,血凝不行而腹渐大,如有胎孕,在壮盛之妇,半年之后气力强健,不治自消,若虚弱者,必成肿胀。

29204　加味温胆汤(《袖珍》卷一)

【异名】参胡温胆汤(《杂病源流犀烛》卷六)。

【组成】枳实(麸炒)　半夏(汤泡七次)　竹茹各八两四钱　橘红十一两三钱　白茯苓六两三钱　甘草(炙)四两一钱　香附一斤半　人参　柴胡　麦门冬　桔梗各六两三钱

【用法】上㕮咀。每服一两,加生姜五片,大枣一个,水二盏,煎一盏,去滓温服,不拘时候。

【主治】心胆虚怯,触事易惊,梦寐不祥,异象感惑,遂致心惊胆慑,气郁生涎,涎与气搏,变生诸证,或短气悸乏,或复自汗,四肢浮肿,饮食无味,心虚烦闷,坐卧不安。

29205　加味温胆汤(《伤寒全生集》卷四)

【组成】半夏　竹茹　陈皮　枳实　甘草　枣仁　人参　茯神

【用法】加生姜、大枣,水煎服。

【主治】❶《伤寒全生集》:伤寒阴挟阳,惊悸昏沉。❷《准绳·伤寒》:太阳病后,胆寒,虚烦不得眠。

【加减】口中烦渴,去半夏,加麦冬、五味、天花粉、知母;表热未除,加软柴胡;内重,大便自利者,加茯苓、白术、煨干姜,去枳实;表里俱大热者,加石膏、知母,去半夏;烦躁虚惊,加当归、生地、栀子、远志,调辰砂末;心中颠倒懊恼者,加栀子、乌梅;胃气虚弱不得眠者,加炒粳米。

29206　加味温胆汤(《伤寒全生集》卷四)

【组成】橘红　半夏　茯苓　甘草　竹茹　人参　黄连　川芎　生地　山栀　软柴胡　当归身　白芍药　酸枣仁　远志

【用法】加生姜、大枣、乌梅,水煎,调辰砂末服。

【主治】汗、吐、下后,虚烦不得眠者。

【加减】有痰,加姜汁炒半夏倍多。

29207　加味温胆汤(《回春》卷四)

【组成】半夏(泡七次)三钱半　竹茹　枳实(麸炒)各一钱半　陈皮二钱二分　茯苓　甘草各一钱一分　酸枣仁(炒)　远志(去心)　五味子　人参　熟地黄各一钱

【用法】上㕮咀一剂。加生姜、大枣,水煎服。

【主治】病后虚烦不得卧,及心胆虚怯,触事易惊,短气悸乏。

29208　加味温胆汤(《准绳·伤寒》卷五)

【组成】人参二钱半　橘红　茯苓　黄连(酒炒)　软苗柴胡　当归身　川芎　白芍药　生地黄　酸枣仁各一钱　半夏七分　甘草五分　竹茹一团　生姜三片

【用法】水二钟,煎至一钟,去滓温服。

【主治】虚烦身振不得眠。

29209　加味温胆汤(《金鉴》卷四十六)

【组成】陈皮　半夏(制)　茯苓各一钱　甘草(炙)五分　枳实　竹茹　黄芩各一钱　黄连八分　麦冬二钱　芦根一钱

【用法】上㕮咀。加生姜、大枣,水煎服。

【主治】❶《金鉴》:妊娠恶阻因于胃热者,呕吐,心中热烦愦闷,喜饮凉浆。❷《叶氏女科》:体瘦恶阻多火者。

29210　加味温胆汤(《金鉴》卷五十二)

【组成】陈皮　半夏(姜制)　茯苓　麦冬(去心)　枳实(麸炒)　生甘草　竹茹　黄连(姜炒)

【用法】加灯心,水煎服。

【主治】小儿热积胃中,食入即吐,口渴饮冷,呕吐酸涎,身热唇红,小便赤色。

29211　加味温胆汤(《寒温条辨》卷五)

【组成】人参　甘草(炙)　茯苓　远志(去心)　酸枣仁(炒,研)　熟地　枳实(麸炒)　陈皮　半夏(姜汁炒)各一钱　五味子五分　生姜一钱

【用法】水煎,温服。

【主治】汗下后不解,呕而痞闷,或虚烦不眠,肉瞤筋惕者。

29212　加味温养汤(《辨证录》卷四)

【组成】人参一两　白术二两　麦冬一两　半夏三钱　肉桂一钱

【用法】水煎服。

【主治】思虑过度,耗损心血,致患癫疾,或哭或笑,或裸体而走,或闭口自言,喃喃不已。

29213　加味滋阴丸(《医学正印》)

【组成】熟地黄八两(如法制)　山茱萸肉四两　干山药四两　白茯苓三两　牡丹皮三两　泽泻三两　黄柏三两(盐、酒、蜜炒三次,黑色)　知母三两(盐、酒炒三次,茶合色)　麦门冬三两(去心)　辽五味子一两五钱

【用法】上为末,炼蜜为丸,如梧桐子大。每服三钱,空心淡盐汤送下。

【主治】阴虚痰火无子。

29214　加味滋阴散(《寿世保元》卷五)

【组成】当归二钱　川芎一钱五分　白芍二钱　熟地黄三钱　陈皮二钱　半夏二钱　白茯苓三钱　甘草八分

升麻三分 柴胡五分 牛膝二钱 黄柏一钱五分 知母一钱五分 白术一钱五分 苍术一钱五分

【用法】上到。水煎,露一宿,空心服。

29215 加味滋肾丸(《兰室秘藏》卷上)

【组成】肉桂三分 黄连一钱 姜黄一钱五分 苦参三钱 苦葶苈(酒洗,炒) 石膏 黄柏(酒炒) 知母(酒炒)各五钱

【用法】上为极细末,打薄面糊为丸,如梧桐子大。每服一百丸,空心白汤送下,以食压之。

【主治】眼内障。

【宜忌】觉肚冷者,勿用石膏。

29216 加味滋肾丸(《鲁府禁方》卷二)

【组成】黄柏八两(酒拌,晒,炒) 知母(法同上) 五味四两 青盐五钱

【用法】上为细末,粥糊为丸,如梧桐子大。每服五七十丸,空心米饮、汤任下。

【主治】热淋管痛,并两足热。

29217 加味滋肾汤(《杂病证治新义》)

【组成】黄柏 知母 肉桂 车前 木通 滑石

【用法】水煎服。

【主治】淋病。湿热结于下焦,尿意频数,淋沥不畅。

【方论选录】本方乃古方滋肾丸加味,为清热温肾利水之剂。以黄柏、知母清膀胱之热为主,少量肉桂温化肾气为佐,益以利水之车前、木通、滑石以通其淋,故为用于湿热结于下焦不化为淋之良方。

29218 加味犀角汤

《种痘新书》卷十二。为《得效》卷十一"加味犀角饮"之异名。见该条。

29219 加味犀角汤(《金鉴》卷五十九)

【组成】荆芥 防风 牛蒡子(炒) 生甘草 桔梗 升麻 犀角 麦冬(去心) 栀子 黄连 石膏(煅)

【用法】水煎服。

【主治】痘疮热留于心,舌或赤或紫或黑或肿,舒舌、弄舌。

29220 加味犀角饮(《得效》卷十一)

【异名】加味犀角消毒饮(《东医宝鉴·杂病篇》卷十一)、加味犀角汤(《种痘新书》卷十二)。

【组成】牛蒡子三两(炒) 荆芥穗五钱 甘草(炙)一两 防风 川升麻各七钱半 犀角三钱 麦门冬(去心) 桔梗(去芦)各五钱

【用法】上到散。每服二钱,水一盏煎,去滓令温,时时令呷,或频灌之。

【主治】小儿毒气壅遏,壮热心烦,疮疹虽出,未能匀透,口舌生疮,不能吮乳。

【宜忌】大便利,不宜服。

29221 加味犀角饮(《杂病源流犀烛》卷二十三)

【组成】犀角 木通 当归 甘菊 赤芍 元参各二钱 川芎 薄荷 甘草 蔓荆子各五分

【主治】风热耳病。

29222 加味槐花散(《保婴撮要》卷十四)

【组成】槐花 熟地黄 白术 青皮 荆芥穗 川芎各二钱 当归身 升麻各四分 枳壳(麸炒)五分

【用法】水煎服。

【主治】肠风下血,痔疮肿痛,发热便秘。

29223 加味槐角丸(《保婴撮要》卷十四)

【组成】槐角(炒) 枳壳(麸炒) 当归 黄芩 皂角仁(炒) 猬皮(炙) 秦艽 白芷各等分

【用法】上为末。每服一二钱,水煎服;或蜜为丸服。

【主治】痔疮肿痛或下血。

29224 加味槐角丸(《丹溪心法附余》卷十一)

【组成】槐角二两 生地二两 当归身 黄耆各二两 川芎 阿胶各半两 黄连 条芩 枳壳 秦艽 防风 连翘 地榆 升麻各一两 白芷半两

【用法】上为末,炼蜜为丸,或酒糊为丸,如梧桐子大。每服五十丸,渐加至七八十丸、百丸,空心温酒或米汤送下。

【主治】痔漏,及肠风下血。

【方论选录】本方以槐角、生地生血凉血为君;当归、川芎、黄耆、阿胶补虚为臣;以诸药为佐使。盖黄连泻心火,条芩凉大肠,枳壳宽大肠,秦艽去大肠风,防风为血证上使,连翘为血证中使,地榆为血证下使,而连翘又能散经络中火邪,地榆又能凉血,升麻升散火邪,又与白芷引诸药入大肠经络,夫痔漏,经络之病也。

29225 加味感冒丸(《成方制剂》17册)

【组成】白茅根 白芷 板蓝根 薄荷 苍耳子 蝉蜕 陈皮 赤芍 赤小豆 淡豆豉 淡竹叶 防风 甘草 化橘红 黄芩 建曲 僵蚕 金银花 荆芥穗 桔梗 菊花 苦杏仁 莱菔子 连翘 蓼大青叶 芦根 麻黄 马齿苋 蔓荆子 牛蒡子 佩兰 青蒿 忍冬藤 桑白皮 桑叶 石膏 天花粉 栀子 枳壳 紫苏子 紫菀

【用法】上为大蜜丸,每丸重6克。口服。一次2丸,一日2次。

【功用】清热散风,解表止嗽。

【主治】内热外感引起的头痛,怕冷发热,咳嗽流涕,咽喉疼痛,四肢酸懒。

29226 加味蜈蚣散(《证治宝鉴》卷一)

【组成】川芎 羌活 蜈蚣 全蝎 鱼鳔 黄芩 马前 雄黄 蚯蚓(焙干) 川乌头

【用法】上为末。酒调下。

【主治】破伤风,角弓反张,口噤咬牙甚者。

29227 加味解毒丹(《青囊秘传》)

【组成】解毒丹一两 儿茶四钱(炙) 人中白五钱

【用法】上为末。小膏药内贴之。

【主治】下疳。

29228 加味解毒汤(《痈疽验方》)

【组成】黄耆(盐水拌炒) 黄连(炒) 黄芩(炒) 黄柏(炒) 连翘 当归(酒拌)各七分 甘草(炙) 白芍药 栀子仁(炒)各一钱

【用法】水二钟,煎八分服。

【功用】止痛。

【主治】痈疽大痛不止,脉洪大,按之有力者。

29229 加味解毒汤(《寿世保元》卷三)

【组成】黄芩二钱　黄连六分　黄柏一钱五分　栀子三钱　柴胡八分　茵陈二钱　龙胆草二钱　木通二钱　滑石三钱　升麻五分　甘草八分

【用法】上剉。加灯心,水煎服。

【主治】发黄症,身、口俱发如金色,小便如浓煮柏汁者。

【加减】大便实,加大黄二钱;目睛黄,倍龙胆草。

29230　加味解毒汤(《寿世保元》卷四)

【组成】大黄　黄连　黄芩　黄柏　栀子　赤芍　连翘　枳壳(麸炒)　防风　甘草

【用法】上剉。水煎,空心服。

【主治】下焦热毒盛,大便出血,大肠痛不可忍,肛门肿起。

29231　加味解毒汤(《金鉴》卷五十八)

【组成】元参　苦桔梗　麦门冬(去心)　当归尾　赤芍　生地黄　连翘(去心)　牛蒡子(炒,研)　丹皮　红花　甘草(生)　木通

【用法】加灯心,水煎服。

【主治】痘症火盛,毒壅会厌,咽喉肿痛,水不易入,气喷作呛。

29232　加味解毒饮

《准绳·幼科》卷三。为《保婴撮要》卷十二"加味解毒散"之异名。见该条。

29233　加味解毒散(《保婴撮要》卷十二)

【异名】加味解毒饮(《准绳·幼科》卷三)。

【组成】玄参　连翘　升麻　芍药　当归　羌活　生地黄　牛蒡子(炒)各三钱　茯苓　甘草各三钱　金银花　漏芦各五钱

【用法】每服一二钱,水煎服;或炼蜜为丸服。

【主治】天泡疮,发热作痛。

29234　加味解毒散(《保婴撮要》卷十八)

【组成】犀角(镑)五钱　连翘(炒)二钱　牛蒡子(炒)二钱　薄荷一钱　甘草五分

【用法】上为末。每服一二钱,滚汤调下。

【主治】瘢疹痒痛,寒热甚者,烦躁谵语,并痘毒发热咽干。

29235　加味解毒散(《痘疹仁端录》卷十五)

【组成】金银花　黄连　连翘　漏芦　栀子　白芷　当归　防风　甘草

【主治】痈疽诸毒。

29236　加味解酲汤(《外科证治全书》卷四)

【组成】葛根三钱　茯苓二钱　木香五分　砂仁一钱　人参一钱　白术(生)　陈皮　神曲(炒)　猪苓　泽泻各一钱五分(一方有枳椇子)

【用法】水煎,分二次服。

【功用】疏利湿热。

【主治】平素好饮,毒壅经络,而为瘤发。其症多生于手足掌心,或腰腿臂下伸缩动处,疼如痛风,漫肿无头,其色淡红,憎寒发热,四肢沉重,烦渴,经治表症已解者。

【备考】原书用本方治上症,少加乳香、没药消之,溃后亦然。

29237　加味滚痰丸(《玉案》卷三)

【组成】大黄六两(蒸、晒九次)　黄芩五两(酒炒)　胆南星　青礞石(消煅)　沉香　橘红各二两

【用法】上为细末,竹沥为丸。每服三钱,空心白汤送下。

【主治】诸般痰症,失心丧志,癫狂痫病。

29238　加味磁朱丸(《得效》卷十六)

【组成】神曲四两　辰砂一两　磁石二两(煅,醋淬七次)

【用法】上为末,炼蜜为丸,如梧桐子大。每服五十丸,食前米饮服,一日三次。

【功用】益眼力。

【主治】脾胃有痰饮,渍侵于肝,久则昏眩。

【方论选录】丹砂之畏磁石,犹火之畏水,今合用之,砂法火入心,磁法水入肾,心肾各得其养,则目自然明;神曲倍于二味,用以健脾胃,消痰饮,极有方效。

29239　加味磁朱丸

《东医宝鉴·外形篇》卷一。即《直指》卷二十"千金神曲丸"。见该条。

29240　加味磁朱丸(《衷中参西》上册)

【组成】磁石二两(能吸铁者,研极细水飞出,切忌火煅)　赭石二两　清半夏二两　朱砂一两

【用法】上药各为细末,再加酒曲半斤,轧细过罗,可得细曲四两,炒熟二两,与生者二两,共和药为丸,如梧桐子大。每服二钱,铁锈水煎汤送下,一日二次。

【主治】痫风。

【方论选录】方中磁石中含铁质,且能吸铁,故能伏藏电气,即兼能伏藏与电气同类之相火也。又相火之发动,恒因君火之潜通,有朱砂之宁静心火,则相火愈不妄动矣。又电气入土则不能发声,故喻嘉言谓,伏制阴分之火,当以培养脾土为主。盖以土能制电,即能制水中之火,有神曲以温补脾胃,则相火愈能深潜藏矣。加赭石、半夏者,诚以痫风之证,莫不气机上逆,痰涎上涌,二药并用,既善理痰,又善镇气降气也。送以铁锈汤者,以相火生于命门,寄于肝胆,相火之暴动实于肝胆有关。此肝胆为木脏,即为风脏,内风之煽动,亦莫不于肝胆发轫;铁锈乃金之余气,故取金能制木之理,镇肝胆以熄内风;又取铁能引电之理,借其重坠之性,以引相火下行也。

29241　加味蜡矾丸(《医学入门》卷八)

【组成】象牙五钱　露蜂房　僵蚕　蛇退　血竭　木香各三钱　乳香二钱　白矾二两

【用法】上为末,黄蜡四两为丸,如梧桐子大。每服二十丸,温酒送下。

【主治】痔疮,新久诸漏。

29242　加味蜡矾丸(《寿世保元》卷九)

【组成】黄蜡一两　枯白矾一两　乳香一钱　没药一钱　雄黄二钱

【用法】上为细末,用蜡熔化为丸,如梧桐子大,朱砂为衣。每服五十丸,视疮上下,蜜水送下。

【功用】卫护内膜,驱解诸毒。

【主治】诸疮恶毒,发背痈疽,痛不可忍者。

29243 加味蜡矾丸(《外科百效》卷三引如虚方)

【组成】黄蜡一两　白矾一两三钱(枯过)　辰砂　雄黄　陀僧各一钱

【用法】上药各为末,先将黄蜡入铜铫内熔化,再入蜂蜜五钱同熔,随入四味末药搅匀,待冷为丸,如梧桐子大。每服二十丸,或酒或白汤送下。病在上饭后服,病在下空心服。

【主治】肠痈、痔漏、瘰疬等症,日夜疼痛,脓水不干。

29244 加味樗皮丸(《顾氏医径》卷四)

【组成】芍药　良姜　黄柏炭　樗皮炭　归身　川芎　肉桂

【用法】面糊为丸服。

【主治】行经之时,风入胞中,寒凝浊瘀,赤白带下。

29245 加味震灵丹(《顾氏医径》卷四)

【组成】煅禹余粮　煅赤石脂　煅紫石英　煅代赭石　明乳香　没药　朱砂　五灵脂　熟地炭　甘杞子　龟版胶　坎炁

【主治】操劳过度,血气耗损,冲任不固,白带频下。

29246 加味僵黄丸

《东医宝鉴·杂病篇》卷七。即《回春》卷二“内府仙方”。见该条。

29247 加味橘核丸(《医方简义》卷五)

【组成】橘核二两(盐、酒炒)　小茴香　川楝子(煨,去核)　桃仁(光炒)　山楂(炒)　香附(醋炒)各一两　红花五钱　琥珀五钱　椒目　天仙藤各三钱　沉香二钱　神曲四两

【用法】上为末,以米饮为丸,如绿豆大。每服四五十丸,温酒送下;女子用红花一钱,泡汤送下。

【主治】七疝八瘕。

【宜忌】忌食生冷、油面等物。

29248 加味薷苓汤(《济阳纲目》卷二十)

【组成】天花粉二钱　赤茯苓一钱　猪苓　泽泻　香薷　干葛各七分　白术　黄连　甘草各五分

【用法】上剉。加生姜,水煎服。

【主治】霍乱,身热口渴。

【加减】热极,加知母、石膏;泄极,加升麻、黄芩、柴胡;腹痛,加芍药(炒)五分,桂三分,寒痛亦如此。

29249 加味豁痰汤(《医学六要·治法汇》卷五)

【组成】半夏　赤茯　甘草　陈皮　南星　苍术　羌活　枳壳　独活　防风

【用法】加生姜,水煎服。

【主治】痰流注腰痛。

29250 加味豁痰汤(《何氏济生论》卷四)

【组成】陈皮　半夏　南星　枳实　山栀　黄芩　川连　石膏　桔梗

【用法】加生姜三片,竹茹五分,水煎服。

【主治】痰积胃痛。

29251 加味藿香饮

《嵩崖尊生》卷六。为《外科正宗》卷二“加味藿香散”之异名。见该条。

29252 加味藿香散(《外科正宗》卷二)

【异名】加味藿香饮(《嵩崖尊生》卷六)。

【组成】藿香　甘草　桔梗　青皮　陈皮　柴胡　紫苏　半夏　白术　茯苓　白芷　厚朴　川芎　香附　夏枯草各等分

【用法】加生姜三片,大枣二枚,水二钟,煎八分,食远服。

【主治】气毒瘰疬,外受风邪,内伤气郁,以致颈项作肿,肩膊强痛,四肢不舒,寒热如疟,及胸膈不利。

29253 加味露姜饮(《温病条辨》卷二)

【组成】人参一钱　半夏二钱　草果一钱　生姜二钱　广皮一钱　青皮(醋炒)一钱

【用法】水二杯半,煮成一杯,滴荷叶露三匙,温服,滓再煮一杯服。

【主治】太阴脾疟,脉弦而缓,寒战,甚则呕吐噫气,腹鸣溏泄。

29254 加剂四物汤(《赤水玄珠》卷八引《保命集》)

【组成】川芎　当归　白芍　生地　槐花　黄连　御米壳各等分

【用法】水煎服。

【主治】下痢。

29255 加剂除湿汤(《直指》卷三)

【组成】苍术(炒)　白术　甘草(炙)各一两　干姜(炮)　茯苓各二两　橘红　辣桂　厚朴(制)各半两

【用法】上剉。每服三钱,加生姜、大枣,水煎服。

【主治】气虚伤湿,身重腰疼,四肢微冷,或呕逆,或溏泄。

29256 加宝平安散(《济急丹方》卷上)

【组成】牛黄三两(研)　珍珠(腐肉煮,研)四分　大冰片一钱　当门子一钱　枯矾五分　荜茇三分　雄黄二钱　朱砂三钱　青盐三分　明矾一钱　火消一钱　真佛面金五十页

【用法】上药各为极细末,于五月五日午时配合,用瓷瓶收贮,勿令出气。用时搐鼻取嚏;至危者,以凉水送下少许。

【主治】急痧。凡中暑毒重,头眩气闭,眼黑口噤,或饱胀呕吐者。

【宜忌】孕妇忌用。

29257 加参八味丸(《幼幼新书》卷三十引宋义叔方)

【组成】熟干地黄八两　山药　山茱萸各四两　泽泻　赤茯苓　牡丹皮各三两　桂(去皮)　附子　元参　赤芍药各二两

【用法】上为末,炼蜜为丸,如梧桐子大。每服三十丸,赤茯苓汤送下,一日三次;小儿用,丸如绿豆大,量服。

【主治】阴虚小便难,并寒淋。

29258 加参平胃散(《胎产心法》卷上)

【组成】人参　白术(土炒)各一钱　苍术(米泔浸制)　厚朴(姜制)七分　陈皮　炙草各四分

【用法】加生姜一片,水煎服。

【主治】孕妇脾气虚弱,饮食停滞,以致腹胀呕吐。

29259 加参生化汤(《傅青主女科》卷下)

【组成】人参三钱(有倍加至五钱者)　川芎二钱　当归五钱　炙草四分　桃仁十粒　炮姜四分

【用法】加大枣,水煎服。

【主治】产后一二日,血块痛虽未止,产妇气血虚脱,或晕或厥,或汗多,或形脱,口气渐凉,烦渴不止,或气喘急者。

【宜忌】产后发厥,块痛不止,不可加耆、术。

【加减】血块痛甚,加肉桂七分;渴,加麦冬一钱,五味十粒;汗多,加麻黄根一钱;如血块不痛,加炙黄耆一钱;伤饭食、面食,加炒神曲一钱,麦芽五分(炒);伤肉食,加山楂五个,砂仁四钱(炒)。

29260 加参生化汤(《胎产秘书》卷下)

【组成】川芎三钱 当归四钱 荆芥四分 桃仁十粒 人参三钱 肉桂五分(二帖后去之) 炙草五分 大枣二枚

【用法】水煎,热服。

【主治】产后血崩形脱,汗多气促。

【加减】汗多,加黄耆、人参各三钱;渴,加麦冬、五味;泻,加茯苓、莲子;痰,加竹沥、姜汁一酒杯;咳嗽,加杏仁、知母、桔梗各一钱;惊悸,加枣仁、柏仁各二钱;鲜血来多不止,加升麻、白芷各五分。

29261 加参生化汤(《宁坤秘籍》卷中)

【组成】人参三钱 桃仁十粒 麻黄根一钱 枣仁一钱(炒) 浮麦一撮

【主治】产后汗出气短。

【加减】渴,加麦冬一钱,五味子十粒;嗽,加杏仁十粒,桔梗五分;痰,加竹沥一酒盏,姜汁半匙;汗多,加黄耆一钱。

29262 加参瓜蒂散(《石室秘录》卷三)

【组成】瓜蒂七个 人参二钱

【用法】水三大碗,煎数沸,先令饱食,然后以药饮之。即大吐。

【主治】上焦痰气甚盛,而下焦又虚者。

29263 加参宁肺汤(《胎产秘书》卷下)

【组成】川芎一钱 当归三钱 人参二钱 杏仁十粒 桔梗 橘红各四分 款冬一钱 桑皮七分 半夏八分 知母一钱

【主治】产后旬日内外感冒风寒,咳嗽鼻塞,声重恶寒,或兼身热头痛。

【加减】虚人痰甚,加竹沥一小盏,姜汁三匙,甘草四分。

29264 加桂芎归汤(《济阴纲目》卷十一)

【组成】川芎 当归各二钱 官桂四钱

【用法】上剉一服。水煎服。

【主治】产母元气虚薄,胎衣不下。

【方论选录】《医略六书》:方中当归养血以润胞衣,川芎活血以行血气,官桂温经暖血以通阴闭也。水煎入蜜,使经气润泽,则沟满渠通,而胞衣无干涩之患,无不随药势而下出矣。

【备考】《医略六书》本方用当归三钱,余各作一钱半。水煎去滓,入蜜三匙,煎沸温服。

29265 加料十全汤(《集验背疽方》)

【组成】黄耆(拣,不用叉附及蛀者,剉作二寸长截,拍扁,以冷盐汤湿润瓦器盛,盖甑上蒸三次,焙,剉用) 熟干地黄(拣肥大滋润者,净洗焙干,用好饼酒湿润,瓦器盛,盖于饭甑上蒸、晒,如此七次,剉,焙)各一两(净) 当归(去芦净洗,取自头至中心一截,剉,焙干用;自中至尾,留合别药) 川芎(剉,微焙) 人参(去顶,剉,焙) 白茯苓(去黑皮,剉,焙) 甘草(炙) 白芍药(拣有皮者,无皮是伪者。削去皮,剉,焙用) 肉桂(削去粗皮,剉,不见火) 天台乌药(如无真者,可买隆兴府大块者用,剉,焙) 白术(用米泔浸半日,剉到小指头大方块,焙干,再用麦麸炒至黄色,不得伤火,去麸,剉用) 陈皮(不用沙柑子皮。水浸,削去白瓤,焙,剉) 真北五味子(核如猪肾形,肉微黑,苦味重者是真。拣去枝杖、炒过用。核如沙柑子核者,是土五味子,不堪用)各半两

【用法】上药各干净秤,剉作散,和匀。每服药一两,用水一碗,生姜五片,北枣二枚,同煎至八分碗,滤去滓,取清汁,分作两服;留滓晒干,碾罗为细末,后来常服,水一盏,生姜三片,大枣一枚,煎至八分服之。

【功用】补气血,进饮食,生肌肉。

【主治】痈疽后,疮疾将安及七八分时。

【备考】每日与排脓内补散相间服。

29266 加料平胃散(《便览》卷二)

【组成】厚朴(制) 橘皮各五两 苍术(泔浸,炒)八两 甘草 茯苓各二两 人参一两

【用法】上剉。水二钟,加生姜三片,大枣一枚,煎至一钟,去滓温服。一方枣肉为丸,如小豆大。每服五十丸,生姜汤送下,空心常服。

【功用】调气暖胃,化宿食,消痰饮;辟风寒冷湿,四时非节之气。

【主治】脾胃不和,不思饮食,心腹胁肋胀满刺痛,口苦无味,胸满气短,呕哕恶心,噫气吞酸,面色痿黄,肌体瘦弱,怠惰嗜卧,体重节痛,常多自利,或发霍乱,及五噎八痞,膈气反胃。

29267 加料四物汤(《普济方》卷四○八)

【组成】生干地黄 赤芍药 川芎 当归(洗,去芦) 防风各等分 黄芩减半

【用法】上㕮咀。水煎,去滓服。

【主治】血热遍身生疮肿痒,及脾胃常弱,不禁大黄等冷药者。

【宜忌】忌酒、面、猪羊肉、豆腐。

29268 加料佛手散(《陈素庵妇科补解》卷四)

【组成】当归二两 川芎一两 蟹爪三钱 龟版(酥炙,研,新鲜者佳)一枚 肉桂一钱半 生芝麻三钱

【主治】妇人平日失于调养,或胎前多病,致气血两虚,临产交骨不开。

【方论选录】方中蟹爪取其峻厉;龟为至阴,版亦其类也,龟版分而开,以形相感之义;但以芎、归为主,大料顿服,血自充足,而交骨开矣。

29269 加料荷叶丸(《全国中药成药处方集》大同方)

【组成】荷叶炭三斤半 当归二两四钱 白芍一两六钱 川芎五钱 生地十二两 赤芍一两六钱 梅片四两五钱 犀角 羚羊各四钱五分 旱三七四两五钱

【用法】上为细末,炼蜜为丸,二钱重,金箔十六开为

衣,蜡皮封固。每服二丸,常服者一丸,白水送下。

【主治】吐血衄血,痰中带血。

29270 加料舒肝丸(《全国中药成药处方集》吉林方)

【组成】香附四两 当归一两 枳实 醋柴胡各八钱 沉香五钱 毛橘一两 川芎八钱 郁金五钱 醋青皮一两 琥珀 木香各五钱 元胡八钱 油桂 老蔻 红花各五钱 油朴一两 乌药 白芍 枳壳各八钱 块苓一两

【用法】上为细末,炼蜜为丸,每丸重二钱一分,朱砂为衣,棉纸包裹,蜡皮封。每服一丸,白水送下。

【功用】平肝顺气。

【主治】肝瘀气滞。

【宜忌】忌食腥冷。

29271 加减一阴煎(《景岳全书》卷五十一)

【组成】生地 芍药 麦冬各二钱 熟地三五钱 炙甘草五七分 知母 地骨皮各一钱

【用法】水二钟,煎服。

【功用】《中医妇科治疗学》:养阴清热。

【主治】阴虚火旺,吐血、咯血、衄血,怔忡惊悸,上消;热病后伤阴水亏,烦渴不止,潮热不退;妇女阴虚血热,月经后期,色紫红,时作潮热,口中干燥,五心发热者。

❶《景岳全书》:上消,水亏于下,火炎于上,有不得不清者;肾水真阴虚损,脉证多阳,虚火发热,及阴虚动血,或疟疾、伤寒屡散之后,取汗既多,伤阴水亏而脉虚气弱,烦渴不止,潮热不退,火之甚者。❷《证治宝鉴》:虚劳,阴虚而兼微火者。❸《竹林女科》:肝经怒火上冲,产后乳胀而溢;产后阴虚火盛而大热。❹《类证治裁》:水亏火盛,烦躁热渴而为怔忡、惊悸者。❺《医门八法》:阴虚血亏,虚火易动,头痛,遇热痛甚,烦热内热;耳聋。❻《中医妇科治疗学》:阴虚血热,月经后期,经量正常,色紫红,腹不胀痛,时作潮热,口干燥,手足心发热,脉虚数。

【加减】躁烦热甚便结者,加石膏二三钱;小水热涩者,加栀子一二钱;火浮于上者,加泽泻一二钱,或黄芩一二钱;血燥血少者,加当归一二钱。

29272 加减一阴煎(《会约》卷六)

【组成】熟地三五钱 生地 白芍 麦冬各二钱 甘草七分 知母 地骨皮 黄芩各一钱 栀子(炒黑)八分

【用法】水煎服。

【主治】阴虚火盛,目赤涩痛。

29273 加减二陈汤(《医学发明》卷六)

【组成】丁香一两 半夏 橘红各五两 茯苓三两 炙甘草一两半

【用法】上㕮咀。每服四钱,水一盏半,加生姜七片,乌梅一个,煎至六分,去滓热服,不拘时候。

【主治】❶《医学发明》:痰饮为患,或呕吐恶心,或头眩心悸,或中脘不快,或发为寒热,或因食生冷,脾胃不和。❷《景岳全书》:吞酸,胃脘痛,呃逆。

【加减】痞疾,加草豆蔻一两半(面裹烧熟用)。

29274 加减二陈汤(方出《丹溪心法》卷四,名见《保命歌括》卷十五)

【组成】苍术一钱半 半夏 南星 白术 酒芩(炒) 香附各一钱 陈皮 茯苓各半钱 威灵仙三钱 甘草少许

(一本加羌活一钱)

【用法】上㕮咀,作一服。加生姜二三片,水煎服。

【主治】❶《丹溪心法》:臂痛。❷《保命歌括》:上焦湿热痰横行经络,手臂痛。

29275 加减二陈汤(《保命歌括》卷十五引朱丹溪方)

【组成】二陈汤加苍术 南星 黄芩(酒洗) 羌活 姜汁 竹沥

【主治】白虎历节风,因痰因湿体肥者。

【加减】气虚,加人参、黄耆;血虚,加当归、川芎、白芷。

29276 加减二陈汤(《济阳纲目》卷七十六引朱丹溪方)

【组成】陈皮(去白) 半夏(洗泡七次) 白茯苓 甘草(炙) 枳实(麸炒) 橘核 栀子(炒) 山楂各等分

【用法】上㕮咀。水煎,入生姜汁,热辣饮之。

【主治】七疝。

【加减】瘀血作痛,加玄胡索、桃仁泥;气作痛,加木香、茴香、楝实等;六脉沉细,手足厥冷,加附子、干姜、肉桂;睾丸痛甚,加荔枝核、乳香、没药,均为细末,调入本方煎内,或另用顺流水调服;木肾肿大如升斗,去甘草,加海藻、昆布、荔枝核、茴香、川楝,均为末,顺流水调服,或作丸子。

29277 加减二陈汤(《医钞类编》卷五引朱丹溪方)

【组成】半夏 陈皮 茯苓 甘草 黄芩(酒洗) 羌活 红花

【用法】加生姜,水煎服。

【主治】痰客太阳经,项强不能转侧。

29278 加减二陈汤(《东医宝鉴·内景篇》卷二引《必用》)

【组成】橘红(以盐水浸,焙)一钱二分 枳实 黄芩(炒)各一钱 白术 贝母(炒) 香附各九分 白茯苓 天花粉(盐水炒)各七分 防风 连翘各五分 甘草三分

【用法】上作一贴。水煎服。

【主治】老痰、燥痰、热痰。

29279 加减二陈汤(《丹溪心法附余》卷二十四)

【组成】陈皮一钱 苍术八分 茯苓一钱 甘草二分 白术四分 枳壳七分 枳实三分 桔梗五钱 紫苏三分 薄荷二钱 香附七分 菖蒲一钱 荆芥六分 木通四分 川芎一钱 麦门冬五分

【用法】用水二盏,加生姜三片,煎至八分服。

【主治】痰、火、气。

29280 加减二陈汤(《育婴秘诀》)

【组成】陈皮(去白) 半夏(洗) 白茯苓 附子(童便浸) 木香 川芎 小茴(炒)各等分 甘草减半

【用法】加生姜三片,水煎服。

【主治】小儿气疝,性急多哭,卵肿痛连小腹。

29281 加减二陈汤(《寿世保元》卷三)

【组成】橘红(去白)一钱 半夏(制)一钱半 白茯苓(去皮)一钱 贝母一钱半 枳实(炒)一钱 白术(去芦)一钱二分 连翘五分 黄芩(酒炒)一钱 防风(去芦)五分 天花粉七分 香附(童便炒)一钱 甘草三分

【用法】上㕮咀。加生姜三片,水煎,温服。

【主治】痰火气逆。

29282 加减二陈汤（《寿世保元》卷三）

【组成】陈皮二钱　半夏（姜炒）二钱　白茯苓（去皮）三钱　甘草八分　人参二钱　白术一钱五分　竹茹二钱　砂仁八分　山栀三钱　麦冬（去心）一钱

【用法】上剉一剂。加生姜三片，大枣一枚，水煎，徐徐温服。

【主治】呕哕痰涎。

29283 加减二陈汤（《济阳纲目》卷三十八）

【组成】陈皮（去白）　半夏　白茯苓　苍术（泔浸，炒）　白术　猪苓　泽泻　山栀子（炒）　麦门冬（去心）　黄芩（炒）各一钱

【用法】上剉。水煎服。

【主治】水肿。

【加减】腹胀，加厚朴；泻，加肉豆蔻、诃子；喘急，加桑白皮、杏仁；气壅，加香附；食积，加山楂、麦芽；阳水便秘，加甘遂少许；阴水气弱，加人参；风肿，加羌活、防风、白芷；夏月，加香薷；寒月，加姜、桂；气肿，加萝卜子、枳壳；血肿，加当归、芍药；痰，加贝母；上肿，加紫苏；下肿，加防己、木瓜；阴囊肿，加小茴香、木香；外肾如石，引胁痛，加巴戟；又太阳肿证，加藁本、赤小豆；少阳，加芫花、雄黄、木通；阳明，加茯苓、椒目；太阴，加甘遂、葶苈；少阴，加泽泻、连翘、巴戟；厥阴，加大戟、吴茱萸。

29284 加减二陈汤（《胎产秘书》卷上）

【组成】枯芩二钱　川连　橘红　川贝　茯苓各一钱　前胡七分　枳壳八分　甘草五分　瓜蒌一钱

【主治】妊娠子嗽痰喘，因火乘肺金者。

29285 加减二陈汤（《医部全录》卷三二○）

【组成】陈皮　半夏　茯苓　甘草　枳实　麦门冬　竹茹　炒黄连　炒山栀　人参　白术　当归　辰砂　乌梅　竹沥

【用法】加生姜三片，大枣一枚，水煎，调辰砂末服。

【主治】痰因火动，心苦时跳时止。

29286 加减二陈汤（《幼科直言》卷四）

【组成】陈皮　半夏（制）　山楂肉　枳壳　柴胡　神曲（炒）　木香

【用法】加生姜一片为引。

【主治】小儿伤食吐，或伤乳吐，或腹痛手足心发热，或作嗳气，或呕酸水，或作渴唇红。

29287 加减二陈汤（《医学探骊集》卷四）

【组成】法半夏三钱　广陈皮三钱　紫菀三钱　诃子三钱　桔梗二钱　牛蒡子三钱　五味子一钱　炮姜二钱　甘草二钱

【用法】水煎，温服。

【主治】咳嗽，脉象沉紧者。

【方论选录】此方以半夏为君，半夏炙熟，乃温和之品，亦止嗽之圣药，惟有中寒者用之最宜；佐以诃子、牛子、紫菀、桔梗能温肺化痰，五味子益肾，炮姜温中，陈皮开胃，甘草和脾。此剂纯用温和之药，益胃强脾，脾健而痰自愈矣。

29288 加减十皮饮（《镐京直指》）

【组成】茯苓皮五钱　大腹皮三钱　川朴一钱　制茅术二钱　蒲种壳一两　天仙藤三钱　冬瓜皮四钱　陈皮一钱　丝瓜络一钱五分　炒苡仁六钱　地骷髅一两

【主治】久泻伤脾，脾虚不能运湿，湿滞气阻，一身浮肿。

29289 加减十全汤（《魏氏家藏方》卷四）

【组成】川芎　川当归（去芦，酒浸）　白芍药　熟干地黄（酒浸）　半夏（汤泡七次，焙）　秦艽（去芦）　人参（去芦）　白术（炒）　金钗石斛（酒浸）　甘草（炙）　鹿角胶（剉，麸炒成珠）　白茯苓（去皮）　黄耆（蜜炙）各一两　肉桂（去粗皮，不见火）　银州柴胡（去芦）各二两

【用法】上㕮咀。每服三大钱，水一盏半，加生姜五片，枣子一枚，入饧一块，煎七分，去滓热服，不拘时候。

【功用】调营卫，壮力，退热，收虚汗，美饮食，悦颜色。

【主治】诸虚百损。

29290 加减十全汤（《镐京直指》）

【组成】人参　炙草　熟地　枸杞　炒杜仲　炮姜　江西术　白茯苓　归身　怀牛膝　生白芍

【主治】痢伤气血，形弱神衰，正虚邪少者。

29291 加减十宝汤（《普济方》卷三二二引《肘后方》）

【组成】黄耆四两　熟干地黄（汤泡十次）　白茯苓　人参　当归（酒浸）　白术　半夏（汤泡七次）　白芍药　五味子　桂各一两　甘草半两（炙）

【用法】上为粗末。每服二钱，水一盏半，加生姜三片，乌梅一个，煎至七分，去滓，空心、食前服。

【主治】妇人真气虚损，四肢劳倦，腰膝疼痛，颜色枯槁。

29292 加减七气汤（《直指》卷七）

【组成】半夏（制）二两半　人参　辣桂　厚朴（制）各一两　茯苓一两半　甘草（炙）半两

【用法】上剉散。每三钱半，加生姜七片，大枣一枚，水煎服。

【主治】气郁呕吐。

【加减】加木香亦得。

29293 加减七气汤（《丹溪心法》卷四）

【组成】莪术（炮）　三棱（炮）　青皮　陈皮　香附　藿香　益智　甘草（炙）　桔梗　官桂　木香　槟榔　枳壳（炒）　白果　萝卜子（炒）　紫苏

【用法】加生姜三片，水煎服。

【功用】破滞气。

【主治】气刺痛。

29294 加减七气汤（《医方类聚》卷二一八引《仙传济阴方》）

【组成】人参三钱　桂三钱　半夏四钱　甘草二钱　沉香二钱　玄胡索二钱　乌药五钱　香附子二钱

【用法】加生姜，水煎服，不拘时候。

【主治】妇人气滞两胁痛，小腹疼至胸背。

29295 加减七气汤（《济阳纲目》卷七十二）

【组成】半夏（汤泡）三钱　桂心（去粗皮）　延胡索（炒）各一钱半　人参　乳香　甘草（炙）各一钱

【用法】上作一服。加生姜五片，大枣二枚，水煎，食远服。

五画

加

324

（总2138）

【主治】喜、怒、忧、思、悲、恐、惊七气为病,发则心腹刺痛不可忍,或外感风寒湿气作痛。

29296 加减七宝饮(《普济方》卷一九七)

【组成】恒山(醋制,炒) 槟榔 草果仁 甘草 厚朴(姜制) 乌梅 青蒿 知母各等分

【用法】上㕮咀。每服半两,水一碗,酒一盏,同煎至一大盏,露一宿,来日早晨烫温,去滓服。

【主治】一切疟疾,热多寒少者。

29297 加减七宝散(《医学集成》卷二)

【组成】火消三钱 硼砂 礞石 明雄各一钱 全蝎一钱 枯矾 冰片各一分

【用法】上为细末。吹喉。

【主治】喉证,红肿痰盛,属阳证者。

29298 加减八风散(《圣济总录》卷一三六)

【组成】独活(去芦头) 防风(去叉) 黄耆(剉) 甘草(炙令赤色,剉)各一两一分 玄参 苦参 芎䓖 秦艽(去苗土)各一两 白术(炒令紫色) 松脂各一两一分 蛇床子三分 黄连(去须) 芥子 天门冬(去心,焙)各一两半 丹参 人参 防己 芍药 白敛 细辛(去苗叶) 桂(去粗皮) 蒴藋各一两 蒺藜子(炒,杵去尖) 枫香脂各一两一分 麻黄(去根节) 杏仁(去皮尖双仁,炒) 木通(剉) 甘菊花 白芷各一两 山茱萸一两一分 生干地黄(焙)二两 地骨皮 菖蒲各一两一分 磁石三两(以火烧通赤,入酒中淬十遍) 远志(去心)一两

【用法】上为散。每服二钱匕,空心用生姜蜜汤调下,晚再服。渐加至三服。

【主治】风毒疥癣。

29299 加减八正散(《医方类聚》卷二二四引《简易方》)

【组成】《和剂》八正散加茴香一撮

【用法】上每服三钱,水一盏半,煎至七分,热服。

【主治】妊娠心气壅,胎气八个月散坠,手足浮肿,急痛不安,难产。

29300 加减八正散(《保命歌括》卷二十六)

【组成】木通 滑石 瞿麦 车前子 白术 山栀子 防己 白茯苓各等分 甘草减半

【用法】上㕮咀。加灯心,水煎,食前服。

【主治】腰以下肿甚者。

【加减】大便不通,加大黄。

29301 加减八正散(《医学探骊集》卷五)

【组成】瞿麦三钱 扁蓄三钱 木通四钱 滑石四钱 猪苓三钱 车前子四钱 泽泻三钱 通草二钱 淡竹叶三钱 桂心二钱 甘草梢二钱

【用法】水煎,温服。

【主治】下焦瘀热,涸闭其传化之气,以致溺积膀胱,小便不通者。

29302 加减八味丸(《集验背疽方》)

【异名】加味八味丸(《直指》卷二十二)、加减八味地黄丸(《准绳·疡医》卷二)。

【组成】干熟地黄(焙,剉)二两 真山药(剉细,微炒) 山茱萸(去核取肉,焙干)各一两 肉桂(削去粗皮,剉,不见火)一两(别研,取半两净末,和入众药,余粗滓仍勿用)

泽泻(水洗,剉作块,无灰酒湿,瓦器盛盖,甑上蒸五次,剉,焙) 牡丹皮(去心枝杖,剉,炒) 白茯苓(去黑皮,剉,焙)各八钱 北真五味子(拣去枝杖,慢火炒至透,不得伤火)一两半(别研罗,和入众药。最要真者)

【用法】上为细末,炼蜜为丸,如梧桐子大。每服三十丸,空心无灰酒或盐汤任下。

【功用】补肾水,降心火,止燥渴。

❶《集验背疽方》:降心火,生肾水,止渴;增益气血,生长肌肉,强健精神。❷《医方类聚》引《澹寮》:免生痈疽。❸《寿世保元》:久服必肥健而多子;晚年服此,不生痈疽诸毒,不患消渴。

【主治】肾水不足,心火上炎,津液亏损,心烦燥渴,易生痈疽,寝汗发热,形体消瘦,口舌生疮,牙龈溃烂,咽喉作痛,或肾消小便频数,或肾虚火不归元,烘热咳嗽。

❶《集验背疽方》:痈疽之后,转作渴疾,或未发疽人,先有渴症者。❷《小儿痘疹方论》:小儿禀赋肾阴不足,或吐泻久病,津液亏损,或口舌生疮,两足发热,或痰气上涌,或手足厥冷。❸《医方类聚》引《澹寮》:肾虚津乏,心烦燥渴。❹《得效》:肾消,小便频数,白浊,阴痿弱,饮食不多,肌肤渐渐如削,或腿肿脚先瘦小。❺《普济方》:或先患痈疽而才觉作渴,或有痈疽而无渴。❻《外科理例》:疮疽后口干渴,甚则舌或黄,及口舌生疮不绝。❼《准绳·类方》:肾水不足,虚火上炎,发热作渴,口舌生疮,或牙龈溃烂,咽喉作痛,或形体瘦悴,寝汗发热,五脏齐损。❽《张氏医通》:肾虚火不归元,烘热咳嗽。

【方论选录】内真北五味子,最为得力,此一味独能生肾水、平补、降心火,大有功效。

【临床报道】❶发热:《内科摘要》 大尹沈用之不时发热,日饮冰水数碗。寒药二剂,热渴益甚,形体日瘦,尺脉洪大而数,时或无力。王太仆曰:热之不热,责其无火;寒之不寒,责其无水。又云:候热往来,是无火也;时作时止,是无水也。法当补肾,用加减八味丸,不月而愈。州同韩用之年四十有六,时仲夏色欲过度,烦热作渴,饮水不绝,小便淋沥,大便秘结,唾痰如涌,面目俱赤,满舌生刺,两唇燥裂,遍身发热,或时如芒刺而无定处,两足心如烙,以冰折之作痛,脉洪而无伦。此肾阴虚阳无所附,而发于外,非火也。盖大热而甚,寒之不寒,是无水也,当峻补其阴。遂以加减八味丸料一斤,内肉桂一两,以水顿煎六碗,水冷与饮,半饷已用大半,睡觉而食温粥一碗,复睡至晚,乃以前药温饮一碗,乃睡至晓,食热粥二碗,诸症悉退。翌日畏寒,足冷至膝,诸症仍至,或以为伤寒。余曰:非也,大寒而甚,热之不热,是无火也,阳气亦虚矣。急以八味丸一剂服之稍缓,四剂诸症复退。大便至十三日不通,以猪胆导之,诸症复作,急以十全大补汤数剂方应。❷痈疽作渴:《集验背疽方》 有一贵人病疽疾,未安而渴作,一日饮水数升,愚献此方,诸医失笑云:此药若能止渴,我辈当不复业医矣。诸医尽用木瓜、紫苏、乌梅、参、苓、百药煎等生津液、止渴之药,服多而渴愈甚。数日之后,茫无功效,不得已而用此药服之,三日渴止。今医多用醒脾、生津、止渴之药,误矣!而其疾本起于肾水枯竭,不能上润,是以心火上炎,不能既济,煎熬而生渴。今服八味丸,降心火,生其肾水,则渴自止矣。❸口舌生疮:

《续名医类案》薛立斋治一男子口舌糜烂,津液短少,眼目赤,小便数,痰涎壅盛,脚膝无力,或冷,或午后脚热,劳而愈盛,数年不愈,服加减八味丸而瘥。

【备考】本方改为汤剂,名"加减八味汤"(见《医学心悟》)。

29303 加减八味丸(《仙拈集》卷四)

【组成】茯苓 山药各四两 山萸 丹皮 泽泻 五味 麦冬各三两 肉桂六钱 熟地八两

【用法】上为末,炼蜜为丸,如梧桐子大。每服二钱,空心淡盐汤送下。

【主治】痈疽已溃未溃,口干作渴者。

29304 加减八味丸(《医略六书》卷二十六)

【组成】熟地五两 附子三两(炮) 肉桂三两(去皮) 萸肉三两 泽泻一两半 当归三两 吴茱一两半(醋泡,炒) 阳起石三两(煅) 干姜一两半(炒)

【用法】上为末,炼蜜为丸。每服三钱,川椒汤送下。

【主治】阴内冰冷,不孕,脉细者。

【方论选录】熟地补先天之血,附子补真阳之火,萸肉涩精秘气,肉桂补血温经,当归养血脉以荣经脉,泽泻泻浊阴以清子宫,吴茱温肝逐冷,干姜暖胃祛寒,阳起石以壮阳暖子脏也。白蜜丸之,椒汤下之,使火壮阳回则寒冷消散而子宫温暖,何有阴冷之疴,以致不孕之恣哉!

29305 加减八味丸(《会约》卷十一)

【组成】熟地八两 枣皮 淮山药各四两 茯苓三两(或不用) 附子四两 肉桂三两 补骨脂(盐炒)三两 杜仲(盐炒)三两 莲芯三两(少则用莲须) 牡蛎(煅,醋淬,如是者三次。净粉)三两 巴戟(去心,酒浸)四两 金樱子(去刺,半生者佳)三两

【用法】炼蜜为丸服。

【主治】命门火衰,肾无关键,其淋如膏,不痛不涩,日夜频流,却不自知,两尺脉虚而涩。

【加减】或加菟丝子(酒蒸)四两。

29306 加减八味汤(《辨证录》卷三)

【组成】熟地一两 山茱萸五钱 丹皮五钱 泽泻二钱 茯苓三钱 山药五钱 麦冬五钱 北五味一钱 肉桂二钱

【用法】水煎服。

【主治】肾中水火两虚,耳中作痛,或痒发不已,或流臭水,作于交感之后,以凉物投入则快甚者。

29307 加减八味汤

《医学心悟》卷六。即《集验背疽方》"加减八味丸"改为汤剂。见该条。

29308 加减八味汤(《医略六书》卷二十六)

【组成】熟地五钱 萸肉三钱 附子一两半(炮) 肉桂一钱半(去皮) 山药三钱(炒) 白芍一钱半(酒炒) 五味一钱半 益智三钱(盐水炒) 覆盆子三钱(炒)

【用法】水煎,去滓温服。

【主治】肾虚遗溺,脉弱者。

【方论选录】附子补火逐冷,肉桂暖血温经,熟地补阴滋肾,萸肉秘气涩精,山药补脾阴以固下,白芍敛阴血以固经,益智补火通心,兼摄涩水,五味补肺滋肾,收敛津液,覆盆子益肾膀以缩小便也。水煎温服,使火壮阳回,则关门肩固而蓄泄有权,岂有遗溺之患乎!

29309 加减八物汤(《万氏女科》卷一)

【组成】人参 白术 茯苓 炙草 当归 川芎 白芍 陈皮 丹参 香附 丹皮各一钱

【用法】生姜、大枣为引,水煎服。

【主治】经行或前或后。

29310 加减八物汤(《万氏女科》卷一)

【组成】人参 白术 茯苓 归身 川芎 白芍 生地各一钱 炙甘草 木香各五分 青皮七分 香附(醋炒)一钱

【用法】加生姜、大枣,水煎服。

【主治】妇人经水过后,虚中有滞,腹中痛者。

29311 加减八物汤(《保命歌括》卷二十四)

【组成】四物、四君加黄耆 升麻 柴胡 陈皮 枳壳 桔梗

【用法】加生姜,水煎服。

【主治】下多亡阴而痞满者。

29312 加减八物汤(《便览》卷三)

【组成】人参 川芎 白术 白茯 白芍 陈皮 当归 甘草 香附 黄连 黄芩 山栀各等分

【用法】水煎服。

【主治】男子妇人肌体消瘦,气血俱虚,头眩目昏,脚腿软弱,四肢无力。

29313 加减八物汤(《回春》卷六)

【异名】加味八珍汤(《济阴纲目》卷三)、加味八物汤(《胎产要诀》卷上)。

【组成】当归 川芎 白芍(酒炒) 生地黄 人参(去芦) 白术(去芦) 茯苓(去皮) 山药 杜仲(酒炒) 香附(炒)各等分 甘草减半 乌梅一个

【用法】上剉一剂。加生姜、大枣,水煎,食前温服。

【主治】妇人赤白带下。

【加减】肥人,加半夏;瘦人,加黄柏;饱闷,去人参,加砂仁;腹痛,加小茴、玄胡,去人参;冬,加煨干姜少许。

29314 加减八物汤(《医学传灯》卷下)

【组成】人参 白术 白茯 甘草 当归 白芍 熟地 石斛 苡仁 远志 秦艽 陈皮

【主治】虚阳上泛而致黄疸,但见身黄倦怠,肢体无力,既无血食酒汗之症,又无黄赤小便者。

29315 加减八物汤(《叶氏女科》卷一)

【组成】人参三钱 白术 茯苓 甘草各五钱(炙) 白芍 当归身 陈皮 香附 牡丹皮各一钱

【用法】水煎,食前服。

【主治】脾胃虚弱,冲任损伤,气血不足,经来或前或后,愆期者。

29316 加减八物汤(《何氏济生论》卷八)

【组成】人参 白茯苓 熟地 小茴三钱 白术 川芎四钱 当归 白芍 香附五钱 甘草 黄芩 柴胡各二钱

【用法】每服七钱,加生姜三片,水煎服。

【主治】产后浮肿,气急潮热。

【加减】腹痛,加元胡索、干漆、枳壳各三钱;恶心,加良姜、砂仁各二钱;麻痹,加肉桂一钱;咳嗽,加五味、款冬、杏仁。

29317　加减八珍丸（《幼科发挥》卷三）

【组成】八珍汤去川芎、白术,加黄连（炒）、阿胶（土炒）各三分,木香一分

【用法】上为末,水为丸,如麻子大。炒米汤送下。多服佳。

【主治】小儿气血虚弱,久痢脱肛。

29318　加减八珍汤（《女科百问》卷下）

【组成】当归一钱半　川芎一钱　熟地（姜汁炒）五钱　白术一钱　白茯苓一钱　人参三分　益母草一钱　陈皮五分　砂仁五分

【用法】上㕮咀。水一钟半,煎七分,食前温服。二剂后,与益母丸间服,服益母丸用芎归汤送下。

【主治】产后乍寒乍热。

29319　加减八珍汤（《万氏女科》卷三）

【组成】人参　白术　白茯　炙草　归身　川芎　赤芍　熟地　玄胡索　香附

【用法】加生姜、大枣为引,水煎,食前服。

【主治】脾胃素弱,中气本虚,产后气乏血阻,败血虽少,但恶露不能尽下,腹痛乍痛乍止,痛亦不甚者。

29320　加减八珍汤（《广嗣纪要》卷十二）

【组成】人参　白术　白茯苓　炙草　当归　生地　白芍　阿胶各等分

【用法】水二钟,煎一钟,入阿胶,煎八分,食前服。

【主治】妊娠泻久不止。

【备考】如不止,兼服三物桃花丸。

29321　加减八珍汤（《洞天奥旨》卷十）

【组成】人参一钱　当归三钱　白芍二钱　生甘草一钱　茯苓三钱　白术五钱　黄耆三钱　熟地五钱　生地五钱　柴胡一钱　川芎八分　天花粉二钱

【用法】水煎服。先用六剂;去柴胡,加北五味子十粒,再服六剂。

【主治】疥疮脓窠。

【加减】有火者,加黄芩二钱。

29322　加减八珍汤（《会约》卷十五）

【组成】人参　白术三钱　茯苓一钱半　炙草一钱　当归三钱　白芍一钱半（酒炒）　熟地三钱　黄耆（蜜炒）五七钱　肉桂一钱　干姜（炒黄）八分　牛膝二钱　红花三分　益母草一两

【用法】加生姜、大枣为引,水煎服。次煎浓葱汤,令稳婆洗产户,使气上下通畅。更用菜油、滑石涂产户。

【主治】临产浆水来多,胎干不得下,肢体倦怠。

29323　加减人参丸（《顾氏医径》卷四）

【组成】人参　白术　茯苓　甘草　当归　阿胶　苏梗　桑寄生

【主治】受孕后,因色欲过甚,精血暗损,荫胎不足,胎系不固,胎不长成,而每致半产者。

29324　加减三气饮（《医门八法》卷三）

【组成】当归身五钱（炒）　枸杞二钱（炒）　杜仲二钱（炒）　熟地三钱　木瓜三钱　茯苓一钱　白芍一钱（酒炒）　肉桂一钱　独活一钱　白芷一钱　炙草一钱　附片一钱

【用法】生姜三片为引。

【主治】风寒湿痹身痛,日久失治,气血消耗,虚实相兼者。

29325　加减三奇汤（《医学发明》卷四）

【组成】桔梗（去芦）半两　半夏（汤洗）七钱　陈皮（去白）　甘草　青皮（去白）　人参（去芦）各半两　杏仁三钱（研）　五味子四钱　紫苏叶　桑白皮各半两

【用法】上㕮咀。每服四钱,水二大盏,加生姜三片,煎至一盏,去滓,食后温服。

【主治】咳嗽上气,痰涎喘促,胸膈不利。

29326　加减三奇汤（《幼科发挥》卷四）

【组成】桔梗　陈皮（去白）　白茯苓　青皮　苏子（炒）　人参　桑白皮（炒）各五钱　半夏（面炒）七钱　枳实（炒）　甘草（炙）各三钱　杏仁十枚

【用法】上为末,姜汁煮神曲糊为丸,如黍米大。滚白水送下。

【主治】伤乳嗽,痰涌吐乳。

29327　加减三奇散（《普济方》卷一六三）

【组成】人参　知母　贝母　半夏　杏仁（生用）　马兜铃十个　麻黄(不去节)各半两　天仙藤二两

【用法】上为粗末。每服三钱,用乌梅一枚,水二盏,蜜一匙,煎至八分,去滓,食前温服。

【主治】咳嗽上气,痰涎喘促,胸膈不利。

【宜忌】忌酒、醋、鸡、面、咸、酸、生冷等物。

29328　加减三拗汤（《朱氏集验方》卷五引梁国佐方）

【组成】麻黄半钱（不去节,沸汤洗,焙干,去毛）　杏仁(不去皮)　苦梗各二钱　甘草(生)　旋覆花（去蒂）各半钱

【用法】上㕮咀。每服一大钱,水一盏,加生姜一片,五味子数粒,竹叶一片,不可多,糯米数粒,煎至半盏,分作两次,食后温服。

【主治】伤风咳嗽。

29329　加减三拗汤（《医学入门》卷七）

【组成】麻黄一钱　杏仁　桑白皮各七分　甘草五分　苏子　前胡各三分

【用法】加生姜三片,水煎服。

【主治】风寒喘。

【加减】痰盛,加南星、半夏;烦喘,加石膏;火喘,口干,加黄芩、瓜蒌仁、薄荷;寒喘,加细半、肉桂;气喘,加兜铃、乌梅;气短而喘,去麻黄,加人参、茯苓。

29330　加减三拗汤（《准绳·幼科》卷九）

【组成】麻黄（去根节）三钱（水煮,去沫,焙干）　桂枝二钱　杏仁七个（去皮尖,炒黄,另研如膏）　甘草（炙）一钱

【用法】上为粗末,入杏膏拌匀。每服一钱,水六分,煎至四分,去滓温服,无时。以汗出为度。

【主治】感冒风邪,鼻塞声重,语音不出,或伤风头疼,

目眩,四肢拘倦,咳嗽多痰,胸满气短。

【宜忌】自汗者不宜服之。

29331 加减三黄丸

《心印绀珠经》卷下。为《宣明论》卷四"神芎丸"之异名。见该条。

29332 加减三黄丸

《准绳·类方》卷五。为《千金》卷二十一引巴郡太守"三黄丸"之异名。见该条。

29333 加减三黄丸

《医部全录》卷四一五。为方出《千金》卷六,名见《卫生总微》卷十五"戎盐丸"之异名。见该条。

29334 加减三黄丸(《杂病源流犀烛》卷十七)

【组成】大黄 黄芩 黄连 生地

【主治】消中。

29335 加减三黄汤

《圣济总录》卷十。为《千金》卷八引张仲景方"三黄汤"之异名。见该条。

29336 加减三黄汤(《洞天奥旨》卷十三)

【组成】石膏三钱 黄芩一钱 黄连一钱 黄柏一钱 炒栀子一钱五分 柴胡一钱 夏枯草五钱 天花粉二钱 赤芍三钱

【用法】水煎服。

【主治】眼丹胞。胃火沸腾,上炽于目,肉轮上生胞,红肿而作脓者。

29337 加减大安丸(《幼科发挥》卷四)

【组成】陈皮(去白) 半夏 白茯苓 白术 枳实(炒) 桔梗各等分 苏子(炒) 甘草(炙) 莱菔子(炒)各减半

【用法】上为末,姜汁煮神曲糊为丸,如麻子大。淡姜汤送下。

【主治】伤乳喘嗽。

29338 加减天麻汤(《回春》卷四)

【组成】半夏(姜汤泡七次)八分 白术(用腿白色不油者,微炒)七分 天麻(用坚实者,纸包,水湿煨熟)五分 神曲(炒)五分 南川芎七分(西芎不用) 泽泻五分 陈皮一钱 防风一分 茯苓五分 苍术(米泔制)三分 白芷二分 黄耆三分 人参(去芦)三分 甘草(炙)三分

【用法】上剉一剂。加生姜三片,黑枣二枚,煎至八分,食远服。

【主治】头目四肢麻木,饮食少用,不时眼黑。

29339 加减开邪散(《慈航集》卷下)

【组成】甜白术五钱(土炒) 云苓五钱 制半夏三钱 青皮一钱五分 枳壳一钱(炒) 柴胡一钱 山楂三钱(炒) 草蔻仁一钱(研)

【用法】煨姜三钱,大枣三枚为引。

【主治】疟疾,足太阳膀胱之疟与手太阳小肠合证,初病令人腰痛头重,寒从背起,先寒后热,熇熇暍暍,热止汗出,遍身骨节酸痛,小便短赤。

【加减】体虚脉弱者,加人参一钱,好肉桂心八分,另顿对服,贫人无力者,以上党参一两代之;恶心,加灶心土五钱;作泻,加炒白芍五钱;内热,小便短赤,加青蒿三钱,遍身骨节酸痛,加秦艽一钱五分;手足冷,青紫色,加桂枝二钱。

29340 加减木香丸(《圣济总录》卷八十二)

【组成】木香 白芍药 枳壳(去瓤,麸炒)各二分 槟榔四枚(细剉) 桂(去粗皮)半两 大黄(剉,炒)二两

【用法】上为末,炼蜜为丸,如梧桐子大。每服十五丸,空腹酒送下,日午再服。渐加至三十丸,以大便通利为度。

【主治】脚气,上气抬肩,喘冲心痛。

【备考】用乌豆汤渫脚后,服本方。

29341 加减木香散(《卫生宝鉴》卷十六)

【异名】木香散(《普济方》卷二〇八)。

【组成】木香 良姜 升麻(去腐) 人参(去芦) 槟榔各二钱半 神曲(炒)二钱 肉豆蔻 吴茱萸(泡) 缩砂仁 干姜(炮) 陈皮各半钱

【用法】上为粗末。每服四钱,水一盏半,煎至一盏,去滓,食前温服。

【主治】飧泄。

【备考】宜加白术。

29342 加减五皮饮(《镐京直指》卷二)

【组成】茯苓皮五钱 大腹皮三钱 丝瓜络一钱五 川朴一钱 炒车前三钱 冬瓜皮四钱 陈皮一钱五 炒桑皮二钱 广木香一钱 蒲种壳一两 地骷髅一两(先煎代水)

【功用】利水宽中。

【主治】肿从足起,自下升上,溲短便泄,咳逆脘闷。

29343 加减五皮饮(《中医妇科治疗学》)

【组成】茯苓皮三钱 腹皮 五加皮各二钱 桑枝五钱 防己二钱 苍术一钱半 建菖蒲五分 茵陈二钱

【用法】水煎,温服。

【功用】行水利湿。

【主治】妊娠水湿停积,胸满心悸,肢体浮肿,腰酸腿软,苔白腻,脉沉滑。

29344 加减五苓汤

《普济方》卷一九五。即《医方大成》卷六引《济生》"加减五苓散"。见该条。

29345 加减五苓汤(《幼科直言》卷五)

【组成】柴胡 陈皮 甘草 厚朴(炒) 山楂 白茯苓 白芍(炒) 麦芽(炒) 扁豆 猪苓

【用法】水煎服。

【主治】夏秋时霍乱吐泻,有伏暑在内,面赤唇红,作渴。

【备考】原书治上症,兼服六一散。

29346 加减五苓散(《普济方》卷二七五引《百一》)

【组成】沉香 檀香 生熟地黄 升麻 干葛 芍药 黄耆 黄芩 羚羊角 犀角 连翘 甘草 防风各等分

【用法】上㕮咀。每服三钱,白水煎服;仍煎服何首乌散。

【主治】❶《普济方》引《百一》:恶疮项上有瘰,及漏疮。❷《朱氏集验方》:一切脓疱、热疮及发背。

29347 加减五苓散(《医方大成》卷六引《济生》)

【异名】五苓散(《丹溪心法》卷三)。

【组成】赤茯苓(去皮) 猪苓(去皮) 泽泻 白术 茵陈各等分

【用法】上咬咀。每服四钱,水一盏,煎至八分,去滓温服,不拘时候。

【主治】饮酒、伏暑,郁发为疸,烦渴引饮,小便不利。

【备考】本方方名,《普济方》引作"加减五苓汤"。

29348 加减五苓散(《朱氏集验方》卷四)

【组成】木猪苓 白茯苓 白术 板桂各七钱 泽泻一两 南木香 丁香 沉香 槟榔各三钱 白豆蔻三钱半

【用法】上为细末。每服一钱半,煎白樟柳汤,空心温点服。

【主治】肿疾。

【加减】如要取水,加甘遂半钱在药内,利三五次,又当以匀气药止之。

29349 加减五苓散(《万氏女科》卷二)

【组成】猪苓 泽泻 白术 茯苓 肉桂 车前子 木通 枳壳 槟榔 甘草各一钱 滑石一钱 灯心十九茎

【用法】长流水顺取煎服,连进。以生为度。

【主治】初产,生二日艰难者。

29350 加减五苓散(《痘疹金镜录》卷一)

【组成】猪苓 泽泻 白术 茯苓 肉桂少许

【用法】加生姜、大枣,同煎服。

【功用】分理阴阳。

【主治】小儿吐泻。

【加减】吐泻并作,加藿香、木香、苍术;寒吐寒泻,则乳片不消,下利清白,腹痛,加煨干姜;腹痛,加煨芍药;热吐热泻,则吐利黄水,泻下如筒,加炒黄连、黄芩;久泻,加诃子、肉果;久吐,加丁香;宿食不消,吐泻馊酸猩臭,加山楂、神曲、麦芽、枳壳;伤食甚者,加槟榔、草果;小便不利,加滑石;吐泻久而成虚渴,加人参、麦门冬、天花粉;脾胃受湿,倍加白术、半夏;饮食不进,加益智、大腹皮;虚胀,加卜子、大腹皮;胃口作痛,加草豆蔻、沉香、山楂;胸膈饱闷,加枳壳;饮食不易消,加枳实;小便自利,去猪苓;生痰,去桂,加橘红;夏月暑泻甚者加黄连、白扁豆;小腹痛,加盐炒茱萸;胃气不足,加人参、炒黄米、煨芍药。

29351 加减五苓散(《济阴纲目》卷九)

【组成】猪苓 泽泻 白术 茯苓 阿胶(炒)

【用法】上为粗末。每服四钱,用车前子、白茅根浓煎,温服。

【主治】妊娠尿血。

29352 加减五苓散(《济阳纲目》卷五十七)

【组成】人参 白术 赤茯苓 香薷 泽泻 猪苓 莲肉 麦冬(去心)各等分

【用法】上咬咀。每服四钱,水煎服。

【主治】心经伏暑,小便赤浊。

29353 加减五苓散(《辨证录》卷七)

【组成】白术二两 茯苓一两 泽泻三钱 薏仁三钱 豨莶草三钱 肉桂三钱

【用法】水煎服。

【主治】❶《辨证录》:肾疸,身体面目俱黄,小便不利,不思饮食,不得卧。❷《医学集成》:阴疸,手足皆冷,颜色晦暗者。

29354 加减五苓散(《冯氏锦囊·杂症》卷五)

【组成】留白广皮三两(炒) 苍术四两(炒黄) 白术五两(炒黄) 白茯苓六两(焙) 甘草二两(炙) 白扁豆六两(炒黄) 泽泻二两(炒)

【用法】上为细末。每用黑砂糖调,煨姜汤下。

【主治】脾虚湿热作泻。

29355 加减五苓散(《医学探骊集》卷五)

【组成】茯苓三钱 黄柏三钱 盐泽泻三钱 车前子四钱(炒) 瞿麦三钱 人中白五钱 甘草梢二钱 扁蓄三钱 木通三钱 猪苓四钱 桂心二钱

【用法】水煎,温服。

【主治】淋证轻者。

【方论选录】此方用猪苓、茯苓甘淡利湿,瞿麦、扁蓄利水通淋;木通、车前引热下行,黄柏清下焦之热,泽泻能降浊泻湿,桂心使气化能出,草梢止茎中之痛,人中白为清热之圣药,用以清膀胱之热,从其类也,能引诸药直入膀胱,将湿热扫荡而去,此方用此一味,则画龙而点睛矣。

29356 加减五苓散(《中医妇科治疗学》)

【组成】桂木 白术 茅术各二钱 砂壳一钱半 云苓皮四钱 泽泻二钱 扁豆壳八钱 猪苓二钱

【用法】水煎,温服。

【功用】温运脾阳,渗湿利水。

【主治】妊娠子肿,湿滞而兼脾虚,肢体面目浮肿,胸闷不食,腰酸腿软,小便时少,苔白而腻,脉寸滑关濡。

29357 加减五拗汤(《幼科发挥》卷四)

【组成】麻黄(连根节) 杏仁(留皮尖) 紫苏叶 苦梗 甘草各等分

【用法】上剉。加生姜,水煎服。得微汗止。

【功用】发散。

【主治】外感风寒,咳嗽,洒洒恶寒,鼻流清涕,或鼻塞。

29358 加减五味汤(《伤寒全生集》卷三)

【组成】橘红 桔梗 紫苏 五味 人参 麦冬 杏仁 桑皮

【用法】加生姜,水煎,磨沉香服。

【主治】喘而气促者。

29359 加减五积散(《医方类聚》卷九十八引《经验秘方》)

【组成】陈皮三两(去白) 桔梗六两(去芦) 枳壳三两(去瓤) 苍术(洗去皮,泔浸一宿)十二两 白芍药 白芷 川芎 当归(去芦,酒浸一宿) 肉桂(去粗皮) 半夏(汤泡七次) 白茯苓(去粗皮)各一两半 厚朴(去粗皮,姜制) 干姜(炮) 五加皮各二两 甘草一两半 木瓜三两 牛膝 茱萸各三两 真川乌一个(生用,带尖)

【用法】上咬咀,除枳壳、肉桂外,炒黄,摊冷后和匀。每服四钱,加生姜三片,水盏半,无灰酒半杯,同煎至七分,空心服;如用酒浸七日后,早、午、晚各温饮一杯,尤妙。

【主治】脚气。

29360 加减五积散(《回春》卷六)

【组成】白芷 当归 川芎 陈皮 厚朴(姜汁炒) 苍术(米泔浸) 白芍(炒) 枳壳(麸炒) 桔梗(去芦) 半夏(姜制)各一钱 官桂五分 麻黄八分 甘草三分

羌活　独活　牛膝

【用法】加生姜、大枣,水煎服。

【主治】妇人经行感冒,周身疼痛,手足痹麻,或生寒热,头痛目眩。

【备考】方中羌活、独活、牛膝用量原缺。

29361　加减五积散(《杂病源流犀烛》卷十三)

【组成】茯苓　白芷　半夏　川芎　当归　陈皮　干姜　甘草　白芍　苍术　桔梗　桂枝　麻黄　厚朴

【主治】寒湿痛痹,身体烦疼,四肢挛痛,关节浮肿,痛有定处。

29362　加减五积散(《会约》卷六)

【组成】当归　白芍　苍术各一钱　麻黄　桔梗　羌活　荆芥　甘草各六分　陈皮　防风各七分　厚朴　枳壳　半夏　川芎　白芷各八分

【用法】加葱三茎,水煎服。

【主治】外感风寒湿热,目痛赤肿,太阳疼痛。

29363　加减五痹汤(《何氏济生论》卷一)

【组成】人参　茯苓　当归　白芍　川芎各一钱(心、肝、肾三症加倍)　五味十五粒　白术一钱(脾症倍之)　细辛七分　甘草五分

【用法】加生姜三片,水煎,食远服。

【主治】痹证。

【加减】肝痹,加枣仁、柴胡;心痹,加远志、茯神、麦冬、犀角;脾痹,加厚朴、枳实、砂仁、神曲;肺痹,加半夏、紫菀、杏仁、麻黄;肾痹,加独活、官桂、杜仲、牛膝、黄耆、草薢。

29364　加减止嗽散(《效验秘方·续集》俞慎初方)

【组成】荆芥10克　百部10克　杏仁10克　浙贝母10克　款冬花6克　陈皮6克　甘草3克

【用法】每日1剂,水煎服。

【功用】疏风止咳,理气化痰。

【主治】急、慢性支气管炎各种类型的咳嗽。

【加减】风热咳嗽,与桑菊饮或银翘散合用;风寒咳加防风、紫苏叶;痰浊咳嗽,与二陈汤合方;痰多气逆咳嗽,与三子养亲汤合用;肺热咳嗽加桑白皮、黄芩、枇杷叶。

【方论选录】本方是俞老治疗咳嗽的经验方,其取程氏止嗽散原方的荆芥、百部、陈皮、甘草,加杏仁、浙贝、款冬所组成。俞老认为,荆芥能疏风散邪,不仅表证用之,无表证咳嗽少量用之,有助于疏散肺经风邪,以达宣肺目的;百部有润肺止咳之功,是治新久咳嗽的良药。俞老重视治咳方中理气药的应用,认为咳嗽发病,主要因肺气不利引起,故用陈皮以化痰湿、理肺气。原方的白前,因多用于肺气壅塞、痰多气逆的内伤咳喘证,俞老常弃之不用,而加入止咳降气的杏仁和清肺化痰的浙贝母,用长于止咳作用的款冬花易原方的紫菀。由于诸药配伍得当,故加减止嗽散的止咳化痰作用优于原方,临床疗效也较原方为著。

29365　加减内固丸(《医学入门》卷七)

【组成】石斛　胡芦巴各二两　巴戟　苁蓉　山茱萸　菟丝子各三两　故纸二两半　小茴一两　附子五钱

【用法】上为末,炼蜜为丸,如梧桐子大。每服五十丸,空心温酒、盐汤任下。

【主治】命门火衰,肾寒阴痿,元阳虚惫,阴沉于下,阳浮于上,水火不能既济。

【备考】《杂病源流犀烛》有山药三两。

29366　加减分消丸(《方症会要》卷二)

【组成】人参　萝卜子　陈皮　厚朴　猪苓　泽泻各三钱　白术　茯苓　黄连　苍术　半夏　枳实各四钱　姜黄　炙甘草　砂仁　干姜各一钱　黄芩　山楂各五钱

【用法】水浸蒸饼为丸。每服二钱,淡姜汤送下。

【主治】中满气胀、鼓胀、水胀。

29367　加减牛膝汤(《古今医鉴》卷十二)

【组成】桂心　瓜蒌　牛膝　瞿麦　川芎　归梢　枳壳　甘草　童便　麦蘖

【用法】上剉。水煎,空心服。

【主治】妊娠羸瘦或挟病,气血枯竭,既不能养胎,必不能安者,可用此下之。

29368　加减升麻汤(《永类钤方》卷十一)

【组成】升麻　粉葛　白芍　桔梗　羌活　甘草各等分

【用法】加生姜,水煎服。

【主治】大人、小儿伤风寒温疫,头痛寒热,斑疮未发,疑似之间。

29369　加减升麻汤(《种痘新书》卷四)

【组成】升麻一钱　防风六分　桔梗　川芎　陈皮各五钱　牛蒡　连翘各八分　山楂　柴胡各八分　蝉退四分　赤芍六分　甘草三分　木通五分

【主治】痘疮初热,外感风寒,憎寒壮热,咳嗽流涕,体性旺者。

29370　加减升麻汤(《痘疹会通》卷三)

【组成】升麻　赤芍　干葛　甘草　前胡　防风　桔梗　紫苏

【用法】水一钟半,加生姜一片,葱白二寸,煎服。微汗为度。

【主治】无论痘与非痘,但见身热头痛,呵欠烦闷,睡中惊悸,嚏喷眼涩,鼻出清涕,耳凉䐃凉,手足酸软者。

【加减】身热壮甚,腹胀喘满,加麻黄;惊搐时发,加木通、生地;烦渴,加花粉、黄芩,调辰砂郁金散三钱;衄血,加犀角、栀炭;便血,加桃仁、川连;溺涩,加木通、车前、大腹皮;闭结,加枳壳、川朴;秘结气喘,壮热烦躁,面目浮肿,舌苔甚粗,身热恶寒,四肢厥冷,加千里马;失血干呕,加芩、连、犀角;泄泻,加猪苓、泽泻;谵语狂妄,加石膏、知母,调辰砂郁金散;喉痛,加牛蒡子、元参、荆芥;咳嗽,加杏仁、枳壳;腹膨呕泻、鼻酸,加山楂、川朴、六曲;腹痛,加青皮、木香;腰痛,加羌活、独活。

29371　加减升葛汤(《治疗汇要》卷下)

【组成】升麻四分　葛根一钱　大贝母三钱　元参三钱　连翘二钱　天花粉一钱五分　金银花五钱　甘草一钱　黄芩一钱　归尾三钱　石膏三钱　薄荷一钱　芦根五钱

【主治】疮毒见阳明风热证候者。

29372　加减化斑汤(《效验秘方·续集》黄叔仁方)

【组成】生石膏50～100克　生石决明20克　知母10克　生甘草10克　山药10克　玄参10克　生地10克　紫草10克　丹皮10克　青黛6克

【用法】前二味药先煎半小时，再放入后七味药共煎，用药汁冲青黛内服，每日1剂，分2次服。

【功用】清热凉血，平肝明目。

【主治】周边部色素膜炎，色素膜脑膜综合征、交感性眼炎等眼病。

【加减】眼部充血明显，色素膜反应强烈等肝热症状明显时，加羚羊角1克(刨片另煎服)；周边部色素膜炎OT试验阳性并出现病灶反应者，加百部10克、黄精10克、夏枯草10克；抗"O">500，有活动性病灶者，加连翘10克，金银花20克，同时清除病灶。

【方论选录】化斑汤原出于《温病条辨》，治温热发斑。本方由原方减犀角，加上能清肝明目的羚羊角、石决明、青黛、紫草、丹皮而成。具有清热凉血，平肝明目的功效。

29373　加减乌金散(《女科万金方》)

【组成】厚朴　柴胡　黄芩　麻黄各二钱　陈皮　当归　川芎　桔梗　茯苓　白芍　熟地各一钱五　羌活　草果　半夏各一钱　甘草九分

【用法】上分二剂。加生姜三片，葱三根，水煎，不拘时服。

【主治】产后败血虚弱，感冒风寒，发寒热，四肢酸痛，头昏目眩。

【加减】有汗，多川芎、当归、桂枝、白芍、熟地；有胀，多厚朴、陈皮；有热，多柴胡、黄芩；有寒，多苍术、草果、桂枝；有痰，多半夏、桔梗、茯苓；有头痛，多川芎、白芷、羌活。

29374　加减乌金散(《准绳·女科》卷五)

【组成】厚朴　柴胡　黄芩　麻黄各二钱　陈皮　当归　川芎　桔梗　茯苓各一钱五分　桂枝　苍术　白芷　枳壳各一钱　羌活　草果　半夏各二钱　甘草九分　白芍药　熟地黄各一钱五分

【用法】上剉为散，分作两服。每服用水一钟半，加生姜三片，葱三茎，煎至一钟，不拘时服。

【主治】❶《准绳·女科》：产后寒热似疟。❷《济阴纲目》汪淇注：三阴疟有错杂之邪者。

【加减】有汗，多当归、川芎、白芍药、熟地黄；有胀，多厚朴、陈皮；有热，多柴胡、黄芩；有寒，多苍术、草果　桂枝；有痰，多半夏、桔梗、茯苓；有头痛，多川芎、白芷、羌活；有泻，去枳壳、甘草；有余血块在腹，作潮热疼痛，加三棱、莪术，多用延胡索、八角、茴香；遍身痛，加羌活、独活；寒热往来，加黄芩、柴胡。

29375　加减乌金散(《医略六书》卷三十)

【组成】柴胡八钱　桂枝两半　黄芩两半(酒炒)　厚朴两半　白芍两半(酒炒)　半夏两半(制)　甘草五钱　生姜十片　葱白十枚

【用法】上为散。每服三钱，水煎，去滓温服。

【主治】产后寒伤腠理，热遏胸中，寒热往来，胸满呕恶，脉数弦滞者。

【方论选录】桂枝温经散寒，黄芩清里泻热，柴胡疏腠理之邪，厚朴散胸中之满，半夏醒脾燥湿，白芍敛阴和营，生姜温胃散寒邪，葱白解表通阳气，甘草以缓中和胃也。为散水煎，使寒邪外解则遏热白化，而胸中之阳气廓然，何胸满呕恶不退，往来寒热不定乎！

29376　加减乌药汤(《中医妇科治疗学》)

【组成】乌药三钱　砂仁八分　延胡二钱　甘草一钱　木香一钱半　槟榔一钱　当归　白芍各三钱

【用法】水煎，温服。

【功用】理气和血。

【主治】气滞所致月经先期，在经行前后，腹胸胀甚，中有血块，舌淡，脉弦涩者。

【加减】不夹血块，去延胡；血行不畅，加川芎二钱。

29377　加减六合汤(《回春》卷六)

【异名】加味六合汤(《宋氏女科》)。

【组成】当归(酒洗)一钱　白芍(酒炒)八分　川芎(盐水浸)八分　熟地黄(酒洗，焙)一钱　橘红(盐水洗，去白)八分　白茯苓(去皮)七分　甘草(炙)四分　半夏(姜制)七分　贝母(去心，糯米拌炒)七分　白术(去芦)二钱　黄柏(酒浸)七分　知母(酒浸)七分　椿根皮(酒炒)一钱

【用法】上剉一剂。加生姜三片，水煎，空心热服。

【主治】妇人上有痰火，下有白带，腹痛。

【加减】若痰火盛，加枯芩七分，临卧服。

29378　加减六君汤(《辨证录》卷六)

【组成】人参　茯苓　白芍各三钱　白术一两　香薷一钱　砂仁一粒　陈皮五分　半夏一钱

【用法】水煎服。

【主治】中暑，气不能升降，霍乱吐泻，角弓反张，寒热交作，心胸烦闷。

29379　加减六君汤(《叶氏女科》卷二)

【组成】人参　白术(蜜炙)各八分　陈皮　苍术(制)　藿香叶各一钱　茯苓　桔梗　炙甘草各五分

【用法】加生姜三片，水煎服。

【主治】子疟。妊娠患疟，寒热往来。

29380　加减六味丸(《张氏医通》卷十六)

【组成】六味丸去山茱萸，加葳蕤四两。

【主治】阴虚咳嗽，吐血骨蒸，及童劳晡热消瘦。

【备考】亦可作膏。

29381　加减六味丸(《医学心悟》卷四)

【组成】大熟地(九蒸、晒)　大生地(酒洗)各三两　山药(乳蒸)　茯苓(乳蒸)　丹皮(酒蒸)各一两五钱　泽泻(盐水蒸)一两　当归(酒蒸)　白芍(酒炒)　柏子仁(去壳，隔纸炒)　丹参(酒蒸)各二两　自败龟版(浸去墙，童便炙酥，研为极细末)　远志(去心，甘草水泡，蒸)各四两

【用法】上为末，用金钗石斛四两、金银花十二两熬膏，和炼蜜为丸。每早服四钱，淡盐汤下。

【主治】痔疮，悬痈，脏毒。

29382　加减六味丸(《会约》卷十四)

【组成】熟地三五钱　山药二钱　茯苓一钱　枣皮一钱半　杜仲(盐水炒)二钱　枸杞二钱　五味三分

【用法】空心服。

【主治】妊妇肾虚腰痛，或入房不节，致伤胞系而痛，脉大而空，两尺更甚。

29383　加减六味丸(《外科证治全书》卷五)

【组成】六味地黄丸去泽泻、茯苓，加莲须、龙骨、线胶

各一两。

【主治】肾虚梦遗,关元不闭。

29384 加减六味丸(《类证治裁》卷七)

【组成】熟地黄 茯苓 丹皮 山茱萸 山药 莲须 芡实 菟丝子各二两 龙骨 牡蛎 泽泻各一两 五味子五钱

【用法】蜜为丸服。

【功用】滋补下元。

【主治】劳倦伤中气,酒色伤肾阴,尿浊或赤或白,尿短欠而无痛涩者。

29385 加减六味汤(《胎产心法》卷上)

【组成】熟地四钱 丹皮一钱五分 山萸(去核) 淮山药(炒)各二钱 白薇 白芍药 益智仁各一钱

【用法】水煎服。

【主治】虚人遗尿。

29386 加减六物丸(《外台》卷十一注文引《肘后方》)

【组成】栝楼根八分 麦门冬六分(去心) 知母五分 人参四分 苦参四分 土瓜根四分

【用法】上为末,以牛胆汁为丸,如小豆大。每服二十丸,麦粥汁送下,一日三次;未知,稍加至三十丸。

【主治】消渴热中。

【加减】咽干者,加麦门冬;舌干,加知母;胁下满,加人参;小便难,加苦参;小便数,加土瓜根,随患加之一分。

29387 加减六物汤(《胎产秘书》卷下)

【组成】川芎一钱 当归二钱 山药一钱五分 人参一钱 茯苓一钱 藿香五分 豆蔻 姜炭各四分 扁豆二钱 陈皮三分 炙甘五分 姜二片

【主治】产后痛已除而呕不止,不纳谷者。

【加减】呕止,去豆蔻。

29388 加减六柱饮(《济阳纲目》卷二十二)

【组成】人参 白茯苓 木香 肉豆蔻 诃子 益智仁 白芍药各等分

【用法】上㕮咀。每服三钱,水煎服。

【主治】诸病坏证,久下脓血。

29389 加减火府丸(《圣济总录》卷四十三)

【组成】生干地黄(洗,切,焙)一两 木通一两半 黄连(去须)三分 黄芩(去黑心)一分 赤茯苓(去黑皮)半两

【用法】上为细末,炼蜜为丸,如梧桐子大。每服七丸至十丸,食后温水送下。

【主治】心经蕴热,头目壅赤,小便秘涩。

29390 加减双解散(《眼科阐微》卷三)

【组成】防风 荆芥 薄荷 桔梗 麻黄 黄芩 山栀 连翘 当归 芒消 大黄 赤芍 滑石 石膏各一钱 川芎 甘草各五分 白术八分

【用法】加生姜三片,水煎服。

【主治】时行赤眼,暴赤肿痛,白珠血片,甚至瘀血包珠。

【加减】大便滑,去大黄、芒消,加泽泻;有汗,去麻黄,加桂枝;咳嗽,加桑白皮、杏仁;痰多,加瓜蒌、贝母;两胁疼,加柴胡、青皮;食少,加陈皮、茯苓;身热,加羌活;脚腿疼,加

防己、木香;脾虚,倍加白术,去石膏。

29391 加减双解散

《羊毛瘟证论》。为《寒温条辨》卷四"增损双解散"之异名。见该条。

29392 加减平阳汤(《慈航集》卷下)

【组成】葛根三钱 云苓五钱 甜白术五钱 麦冬五钱 川贝母三钱(去心,研) 生石膏三钱 柴胡一钱 枳壳一钱五分 橘红一钱五分

【主治】疟疾。初病令人先寒洒淅,洒淅寒甚,发热头痛鼻干,渴欲饮水,目眴眴不得眠,甚则烦躁谵语,畏火,厌听人声喧哗,寒久乃热,热退汗出,喜见日月光火气,心乃快然,善饥而能食。

【加减】如体虚者,加人参一钱,贫人无力者,以上党参一两代之;如恶心,加广藿香三钱;如胃口饱闷作胀,加草蔻仁二钱,槟榔一钱五分;如寒多,加煨姜三钱,大枣三枚;如内热口渴,加知母二钱;如皮外热,加青蒿二钱;如作泻,加炒白芍五钱,车前子三钱。

29393 加减平胃散(《保命集》卷中)

【组成】白术 厚朴 陈皮各一两 甘草七钱 槟榔三钱 木香三钱 桃仁 黄连 人参 阿胶各半两 白茯苓(去皮)半两

【用法】上为细末。同平胃散煎服。

【主治】溲而便脓血,大肠泄也,四季通用。

【加减】血多,加桃仁;泄,加黄连;小便涩,加茯苓;气不下,后重,加槟榔、木香;腹痛,加芍药、甘草;脓,加阿胶;湿,加白术;脉洪,加大黄。

29394 加减平胃散(《脾胃论》卷下)

【组成】甘草(剉,炒)二两 厚朴(去粗皮,姜制炒香) 陈皮(去白)各三两二钱 苍术(去粗皮,米泔浸)五两

【用法】上为细末。每服二钱,水一盏,加生姜三片,干枣二枚,同煎至七分,去滓温服;或去姜、枣,带热服,空心食前;入盐一捻,沸汤点服亦得。

【功用】调气暖胃,化宿食,消痰饮,辟风寒冷湿四时非节之气。

【主治】脾胃不和,不思饮食,心腹胁肋胀满刺痛,口苦无味,胸满气短,呕哕恶心,噫气吞酸,面色萎黄,肌体瘦弱,怠惰嗜卧,体重节痛,常多自利,或发霍乱及五噎八痞,膈气反胃。

【加减】如小便赤涩,加白茯苓、泽泻;如米谷不化,饮食多伤,加枳实;如胸中气不快,心下痞气,加枳壳、木香;如脾胃困弱,不思饮食,加黄耆、人参;如心下痞胸腹胀者,加厚朴,甘草减半;如遇夏,则加炒黄芩;如遇雨水湿润时,加茯苓、泽泻;如遇有痰涎,加半夏、陈皮;凡加时,除苍术、厚朴外,依例加之。如一服五钱,有痰,用半夏五分;如嗽,饮食减少,脉弦细,加当归、黄耆;如脉洪大缓,加黄芩、黄连;如大便硬,加大黄三钱,芒硝二钱,先嚼麸炒桃仁烂,以药送下。

29395 加减平胃散(《卫生宝鉴》卷五)

【组成】苍术八两 厚朴 陈皮各五两 甘草三两 人参 茯苓各五两

【用法】上为细末。每服二钱,水一盏,加生姜二片,

枣子二个,同煎至七分,去姜、枣,空心食前带热服;或入盐沸汤点服亦得。

【主治】脾胃不和。

29396　加减平胃散(《幼科直言》卷五)

【组成】厚朴(炒)　陈皮　甘草　白芍(炒)　丹皮　黄芩(炒)　神曲(炒)　柴胡　使君子肉

【用法】生姜一片为引。

【主治】小儿脾胃郁热,作渴唇红,吐虫者。

29397　加减平胃散(《幼科直言》卷五)

【组成】柴胡　厚朴　山楂肉　陈皮　甘草　神曲　青皮

【用法】水煎服。

【主治】小儿潮热,内有宿食,气壮唇红作渴。

29398　加减平胃散(《中医妇科治疗学》)

【组成】扁豆壳五钱　白术二钱　苍术一钱半　广皮一钱　云苓四钱　煨木香　建神曲各二钱　甘草一钱

【用法】水煎服。

【功用】调理脾胃以消食。

【主治】妊娠期内,饮食停滞,胃脘疼痛,延及腹部,口淡不思食,有时欲呕,嗳气,脉弦滑,苔厚腻。

【加减】如腹痛下利作呕,加南藿香二钱,厚朴二钱、泽泻二钱;下利中夹赤色黏液的,去苍术、扁豆壳,加黄连一钱,黄芩二钱、炒银花三钱,桔梗二钱;如夹黄色黏液的,去白术,加黄芩二钱,桔梗二钱;如夹白色黏液的,加广皮二钱,建菖蒲五分;胎动不安的,加炒艾叶三钱。

29399　加减正元丹(《广笔记》卷二)

【组成】香附一斤(同艾二两,醋浸二宿,分作四分,一分用盐水炒,一分酥炙,一分童便浸炒,一分和乳瓦上炒)　当归身(酒洗)五两　川芎二两　白芍药八两(酒浸,切片,半生半炒)　生地六两(酒洗)　阿胶四两(蛤粉炒成珠,无则鹿角胶代之)　枳壳三两(江西者良,半生半炒)　艾二两(用浸香附醋打糊饼,晒干)　青蒿子三两　山茱萸肉三两　银柴胡一两　五味子三两　鳖甲(醋炙如法)四两

【用法】上为末,米醋煮山药粉糊为丸,如梧桐子大。每服四钱,空腹淡醋汤吞下。

【主治】妇人月经不调,无子。

【宜忌】忌白莱菔。如经调后,觉经不行,恐有妊娠,即勿服。

【加减】如经后期,去青蒿子、银柴胡、鳖甲。

29400　加减正气散(《普济方》卷一四七引《卫生家宝》)

【组成】藿香叶　半夏(研细,用姜汁搜和,炙黄色)　厚朴(去皮,姜炙)　陈皮(去白)　甘草(炙)　白茯苓　草果子仁各等分

【用法】上为细末。每服二大钱,水一盏,加生姜三片,大枣一枚,煎七分,食前稍热服。

【主治】伤寒伤风,不论表里。

29401　加减正气散(《回春》卷三)

【组成】藿香　苍术(米泔浸炒)　厚朴(姜汁炒)　陈皮　砂仁　香附　半夏(姜汁炒)　甘草各等分

【用法】上剉一剂。加生姜三片,大枣一枚,灯心一团,水煎,温服。

【主治】霍乱。

【加减】泻,加白术(炒)、山药、乌梅、炒米;呕吐同上;腹痛,加木香、茴香;饱闷,加益智仁、大腹皮;发肿气喘,加苏子、桑白皮、木通、猪苓、大腹皮、木香,去甘草;小水短赤,加木通、猪苓、山栀、车前,去半夏、甘草;胸腹饱胀,或四肢浮肿,如不吐泻者,加萝卜子、枳壳、大腹皮、木通,去半夏、甘草;内热烦渴,加葛根、黄连、山栀、乌梅,去半夏、甘草;内寒手足冷,脉沉细,加干姜、官桂。

29402　加减玉女煎

《温病学释义》。为《温病条辨》卷一"玉女煎去牛膝熟地加细生地玄参方"之异名。见该条。

29403　加减玉容散(《慈禧光绪医方选议》)

【组成】白芷一两五钱　白牵牛五钱　防风三钱　白丁香一两　甘松三钱　白细辛三钱　山奈一两　白莲蕊一两　檀香五钱　白僵蚕一两　白及三钱　鹰条白一两　白蔹三钱　鸽条白一两　团粉二两　白附子一两

【用法】上研极细末。每用少许,放手心内,以水调浓,搽搓面上,良久再用水洗净,一日二三次。

【主治】面风。

29404　加减术苓汤(《女科指南》)

【组成】人参　白术　茯苓　苍术　厚朴　泽泻　木通　陈皮　半夏　桑皮　白芍　紫苏

【用法】加生姜五片,水煎服。

【主治】身发浮肿,大便不实,及治肺胀、胃泄之症。

29405　加减甘桔汤(《痧疹选要》)

【组成】桔梗　前胡　牛蒡子　杏仁　苏子　象贝母　橘红　羚羊角

【主治】痧后感冒而呛者。

【加减】痰多者,加莱菔子、白芥子。

29406　加减甘桔汤(《外科十三方考》)

【组成】桔梗　元参　白芷　防风　赤芍　川芎　前胡　独活　连翘　荆芥　甘草各五分　丑牛　豆根　黄芩　射干　生地各五钱

【用法】竹叶七片为引,水煎,食后服。

【主治】喉风。喉咙肿痛,痛不可忍,一发如雷,水米不能下咽,生死危在顷刻,亦有延至六七日者。

【备考】内服中九丸,兼服加减甘桔汤及败毒散,若外面红肿者,以麻凉膏敷之,再吹加味冰硼散。

29407　加减甘露饮(方出《续本事》卷二,名见《医学纲目》卷二十五)

【组成】熟地黄　生地黄　天门冬(去心)　黄芩　枇杷叶(去毛)　山茵陈　枳壳　金钗石斛　甘草各一两　犀角三钱

【用法】上为末。每服二钱,水一盏,煎至七分,去滓,食后、临卧温服。小儿一服分作两服,更斟酌与之。

【主治】男子、妇人、小儿胃中客热,口臭,牙宣,赤眼,口疮,一切疮疹已散未散者。

【临证举例】牙宣《医学纲目》:予族中有一仆,牙宣口臭,牙齿渐至颓落,予与二服,立愈。

29408　加减甘露饮(《类证治裁》卷六)

【组成】人参　葛根　藿香　白术　茯苓　甘草　泽

泻　木香　滑石　寒水石　石膏

【主治】胸胃郁热之口臭。

29409　加减右归饮(《不知医必要》卷三)

【组成】熟地六钱　黄肉　淮山药(炒)各二钱　肉苁蓉(酒洗淡)三钱　杞子二钱　肉桂(去皮,另炖)四分　附子(制)一钱　油当归三钱

【主治】阳虚阴结,而大便不通者。

29410　加减右归饮(《马培之医案》)

【组成】熟地黄四钱　杞子二钱　肉桂三分　杜仲三钱　当归二钱　菟丝子三钱　黄肉一钱半　怀牛膝五钱

【主治】三阳不足,腰腿冷,足弱。

29411　加减左归饮(《不知医必要》卷三)

【组成】熟地六钱　黄肉二钱　淮山药二钱　肉苁蓉(酒洗淡)　当归各三钱　杞子二钱

【主治】阴虚阴结而大便不通者。

29412　加减左归饮(《马培之医案》)

【组成】大熟地四钱　龟板胶一钱半　山萸肉一钱半　云茯苓二钱　菟丝子三钱　鹿角胶一钱半　怀山药二钱

【主治】真阴不足,不能滋养营卫,腿腰酸痛。

29413　加减左归饮(《疬科全书》)

【组成】熟地　黄肉　枸杞　茯苓　广陈皮各三钱　山药　半夏各二钱　三七　炙甘草各一钱　郁金钱半

【用法】水煎服。

【主治】瘰疬由内伤咳嗽日久而来者,名伤肺疬。

29414　加减龙荟丸(《古今医鉴》卷九)

【组成】当归一两(酒洗)　龙胆草一两(酒洗)　栀子仁一两(炒)　黄芩一两　大黄五钱(酒蒸)　芦荟五钱　青黛五钱　木香二钱半　柴胡五钱　青皮一两　胆星三钱　麝香五分

【用法】上为末,神曲糊为丸,如绿豆大。每服二十丸,生姜汤送下,日进三服。一七后,用针砂酒以通其气。

【功用】聪耳泻火。

【宜忌】忌怒,戒色。

【备考】针砂酒:针砂一两,穿山甲末一钱,拌针砂养一昼夜,播出山甲,以酒一碗,将针砂浸三四日,噙酒口内,外用磁石一块,绵裹塞耳。

29415　加减龙荟丸(《育婴秘诀》卷二)

【组成】当归　川芎　陈皮　青皮各一钱　黄连(酒炒)　黄芩(酒炒)各一钱半　山栀仁　木香各五分　人参一钱　炙草一钱

【用法】上为细末,别用阿胶三钱,溶化作丸。陈米汤下。

【主治】小儿搐后变痫,表邪入里,风伤脾,便脓血。

【备考】先用小柴胡汤加大黄下之,后以加减龙荟丸主之。

29416　加减龙胆汤(《医部全录》卷四〇九)

【组成】龙胆草　柴胡　黄芩　麦门冬　防风　桔梗　赤芍　茯苓　甘草　大黄(煨,减半)　一方用前胡

【用法】水煎服。得下即止。

【主治】小儿内热。

29417　加减归芍汤(《揣摩有得集》)

【组成】生耆一钱半　潞参一钱半　白术一钱半(土炒)　云苓一钱半　归身一钱半(土炒)　白芍一钱半(炒)　秦艽一钱　地榆一钱(炒)　僵蚕一钱半(炒)　乌梅一钱半(去核)　胶珠一钱半　生草一钱

【用法】生姜三片,大枣三枚为引,水煎服。

【主治】一切痔漏肿痛,或大便下血,或因酒色过度,或用心太甚,皆属脾肺之虚。

29418　加减归脾汤(《辨证录》卷九)

【组成】人参　当归　茯苓　白术　白芍各三钱　甘草　半夏各五分　川芎二钱　白豆蔻一粒　柴胡　远志　枣仁各一钱　麦冬五钱

【用法】水煎服。

【主治】劳倦伤脾,色白神怯,秋间发热头痛,吐泻食少,两目喜闭,喉哑昏昧,粥饮有碍,手常揾住阴囊。

29419　加减归脾汤(《幼科直言》卷五)

【组成】人参　黄耆　枣仁(炒)　归身少许　白茯苓　木香少许　白芍(炒)　百合

【用法】大枣一枚为引,水煎服。

【主治】胎元不足,面白心慌,或泄泻盗汗。

29420　加减归脾汤(《医方简义》卷五)

【组成】炙绵黄耆三钱　白术一钱五分　炙甘草五分　枣仁(炒)一钱　远志肉(炒)　广木香各八分　归身　茯神　党参各三钱　煅龙骨二钱　乌贼骨一钱

【用法】水煎服。

【主治】白淫、白淋、白带。

29421　加减归脾汤(《疬科全书》)

【组成】党参　白术　炒枣仁　半夏　煅龙骨　煅牡蛎　龙眼肉各二钱　当归　白芍各三钱　远志　广陈皮各钱半　炙甘草一钱

【用法】水煎服。

【主治】妇人忧郁内伤,初则或经水不调,久而或致闭不通,阴火上炎,皆生病,此名伤肝疬。

29422　加减归脾汤(《性病》)

【组成】人参　龙眼肉　黄耆各二钱半　甘草五分　白术二钱半　茯苓二钱半　木香五分　当归　吴萸　姜艾　远志各一钱

【用法】水煎,温服。

【主治】经少色淡者。

29423　加减归脾汤(《效验秘方》王云铭方)

【组成】党参15克　黄芪30克　阿胶15克　血余炭9克　白术9克　炒当归6克　远志9克　炒枣仁15克　棕榈炭30克　陈皮9克　甘草9克

【用法】水煎服,每日1剂。早饭前及晚饭后1小时各温服1次。

【功用】补脾摄血。

【主治】崩漏之脾虚型。症见阴道骤然下血或漏下不止,色鲜红或浅淡,小腹胀痛,食少便溏,心慌气短,倦怠乏力,腰部酸痛,面色浮黄,舌淡苔薄,脉细数等。

【加减】若遇血色红、口干脉数者,加地榆炭30克;血色暗有块,舌有瘀丝瘀斑,脉沉弦者,加三七粉6克(分二次冲服);腹胀痛、两胁胀痛,舌质紫暗,脉弦者,加乌梅30克;

头痛者,加荆芥炭9克;气短懒言,舌质淡,脉细弱者,减党参,加人参9克(另煎入);下血量多不止者,加醋30克配水煎。

【方论选录】方中党参、黄芪补气升阳健脾为主;白术、甘草甘温益气,助主药以资气血之源;当归、枣仁、阿胶、远志补血宁血亦当为辅臣;陈皮理气、燥湿两种功效以调理脾胃气机;棕榈炭、血余炭收敛止血以塞流。

29424　加减四七汤《寿世保元》卷六)

【组成】苏梗八分　陈皮一钱五分　厚朴八分　南星二钱　半夏二钱　茯苓三钱　枳实一钱　青皮二钱　砂仁八分　益智仁一钱五分　白豆蔻八分　神曲(炒)二钱　槟榔一钱

【用法】上剉。加生姜,水煎服。

【主治】梅核气。

29425　加减四斤丸

《准绳·类方》卷四。为《三因》卷九"加味四斤丸"之异名。见该条。

29426　加减四物汤(《活人书》卷十九)

【异名】增损四物汤(《朱氏集验方》卷十)。

【组成】当归(切,焙)　川芎　熟干地黄　白芍药各一两

【用法】上为粗末。每服四钱,水一盏半,煎至八分,取六分清汁,带热服,每日二三次,以知为度;疾势大甚,散药不知,以四味各半两,细剉,以水四盏,煎至二盏半,去滓,分为四服,热吃,食前服,一日之中令尽,以和为度。平常产乳服至三月止,如虚弱血脏不调,至一月止。

【主治】妊妇产前腹痛,及月事或多或少,或前或后,胎气不安,产后血块不散,或亡血过多,或恶露不下。

【加减】若妊妇下血,即入艾叶七叶,阿胶末一钱匕;同煎,服如前法,如因虚致热,热与血搏,口舌干渴,欲饮水,加栝楼一两,麦门冬三分;腹中刺痛,恶物不下,加当归、芍药各一分;血崩,加地黄、蒲黄各一两;因热生风,加川芎一分,柴胡半两;身热脉躁,头昏项强,加柴胡、黄芩各半两;秘涩,加大黄半两,桃仁一分(炒);滑泻,加桂、附各一分;发寒热,加干姜、牡丹皮、芍药各一分;呕,加白术、人参各半两;腹胀,加厚朴、枳实各一分;虚烦不得眠,加竹叶、人参各一分;躁,大渴,加知母、石膏各半两;水停心下,微吐逆,加猪苓、茯苓、防己各一分;虚寒状类伤寒,加人参、柴胡、防风各三分。

29427　加减四物汤(《陈素庵妇科补解》卷一)

【组成】木香　红花　丹皮　川芎　当归　秦艽　香附　益母草　熟地黄

【主治】妇人经行适来或断,断而复来,或五六日,或十余日,血滞而痛者。

【方论选录】此方四物去芍药之酸寒,加益母草之甘平,以补血虚;佐以木香、香附以行气开郁,红花、丹皮以行血祛瘀,秦艽益肝胆,祛风,兼补厥阴血分不足也。

29428　加减四物汤(《陈素庵妇科补解》卷五)

【组成】归尾　赤芍　川芎　生地　陈皮　半夏　人参　茯苓　干姜　香附　白芷　柴胡　丹皮　红花　益母草

【主治】产后气血虚损,阴阳不和,败血滞于经络所致之乍寒乍热,日夜无度,周身骨节疼痛。

【方论选录】是方四物补血,丹皮、柴胡、益母以退寒热;参、苓、陈、半、甘以补气;香附行气中之滞血;干姜、红花行经络之滞血,瘀血去,寒热自止。

29429　加减四物汤(《普济方》卷二四四引《海上方》)

【组成】川当归(洗,酒浸一宿,焙干称)　白芍药　熟干地黄(洗,焙干称)　附子(去皮,生用)各等分

【用法】上为粗末。每服三钱,水一大盏,生姜三片,煎至七分,去滓温服。

【主治】脚气流注,四肢手指肿痛,不可屈伸。

29430　加减四物汤(《保命集》卷下)

【异名】加减羌活汤(《普济方》卷三五一)。

【组成】羌活　川芎　防风　香附子(炒)　白芷各一两　石膏二两半　细辛二钱　当归五钱　熟地黄一两　甘草五钱　苍术一两六钱(去皮)

【用法】上为粗末。每服一两,水煎服,不拘时候。

【主治】产后血虚、痰癖、寒厥之头痛。

【加减】如有汗者,是气弱头痛也,加芍药三两、桂二两半,加生姜煎;如痰癖头疼,加半夏三两、茯苓一两半,加生姜煎;如热厥头痛,又加白芷三两、石膏三两、知母一两半;寒厥头痛,加天麻三两、附子一两半,生姜煎。

29431　加减四物汤

《医学纲目》卷二十五引东垣方。为《保命集》卷下"增损四物汤"之异名。见该条。

29432　加减四物汤(《景岳全书》卷五十七引东垣方)

【组成】当归　川芎　生地　侧柏叶各八分　枳壳(麸炒)　荆芥穗　槐花(炒)　甘草各四分　地榆　条芩　防风各六分　乌梅(肥者)三枚

【用法】水二钟,加生姜三片,煎八分,空心温服。

【主治】肠风下血。

【方论选录】《杏苑》:防风、荆芥散肠脏之风毒;当归、川芎调血;地榆、生地、槐花、条芩凉下焦大肠之血热,枳壳以利大肠气;侧柏叶以止血;乌梅肉收大肠血热;甘草泻火和药性。

29433　加减四物汤(《济生》卷四)

【组成】侧柏叶　生地黄(洗)　当归(去芦,酒浸)　川芎各一两　枳壳(去瓤,炒)　荆芥穗　槐花(炒)　甘草(炙)各半两

【用法】上㕮咀。每服四钱,水一盏半,生姜三片,乌梅少许,煎至七分,空心、食前去滓温服。

【主治】肠风下血不止。

29434　加减四物汤(《济生》卷六)

【组成】川当归(去芦,酒浸,切,焙)一两　川芎一两　熟地黄(洗净)一两　白芍药一两　香附子(炒,去毛)一两半

【用法】上㕮咀。每服四钱,水一盏半,加生姜五片,煎至七分,去滓,食前温服。

【主治】室女二七天癸至,有当时未至而后至者;有卒然暴下,淋沥不止;有若崩漏,失血过多,变生诸证者。

【加减】如血色鲜而不止者,去熟地黄,加生地黄。

29435 加减四物汤（《直指》卷二十六）

【组成】当归 川芎 白芍药 干姜(炒)各半两 南木香 甘草(炒)各二钱半

【用法】上剉散。每服三钱,食前煎服。

【主治】血气不足,肢体乏力,或瘀血腹痛,或下血过多。

【加减】若腹不痛,则无瘀血,更加人参,又能益血。

29436 加减四物汤（《医方类聚》卷七十引《经验秘方》）

【组成】四物汤半两 龙胆草六钱 汉防己三钱

【用法】上作一服。水一盏,煎至五七沸,去滓,热服。

【主治】赤眼。

29437 加减四物汤（《医方类聚》卷八十九引《经验秘方》）

【组成】川当归 川芎 白芍药 黄芩 知母 香附子(微炒)各半两 生地黄一两 蒲黄三钱(微炒) 甘草二钱(炙) 侧柏叶(炙)半两

【用法】上为末。每服半两,水一盏半,柏叶一片,如掌大,茅根一寸长,十余根,煎至七分,去滓服,不拘时候。

【功用】凉心肺,顺气止血。

29438 加减四物汤（《卫生宝鉴》卷十八）

【组成】四物汤五钱 益元散二钱半

【用法】上和匀,用水酒各半盏,煎至八分,去滓,空心温服。

【主治】妇人冷热不调,阴阳不分,大小便相反。

29439 加减四物汤（《永类钤方》卷二十一）

【组成】生干地黄 赤芍 川芎 当归 防风各等分 黄芩减半

【用法】上㕮咀。水煎服。

【主治】丹毒。

29440 加减四物汤

《得效》卷十一。为《朱氏集验方》卷九"加味四物汤"之异名。见该条。

29441 加减四物汤（《普济方》卷三四五引《便产须知》）

【组成】当归 川芎 生地黄 柴胡各等分

【用法】每服三钱,水一大盏,煎至六分,去滓服。

【主治】产后血虚发热,或日间明了,暮则发热憎寒。

29442 加减四物汤（《万氏家抄方》卷二）

【组成】当归 芍药 生地 茯神 酸枣仁(炒) 远志

【用法】水一钟半,煎至七分,通口服。

【主治】瘦人血少,怔忡无时,但觉心跳。

29443 加减四物汤（《医统》卷八十四）

【组成】当归 川芎 白芍药 熟地黄各等分

【用法】水煎服。

【主治】妇人血病。

【加减】气虚头痛,加参、耆、白术、甘草;发热心烦,加芩、连、栀子;骨蒸劳热,加知母、黄柏、黄芩、银柴胡、地骨皮;虚劳气弱,咳嗽喘满,加人参、麦门冬、姜厚朴、枳壳;烦渴饮水,加石膏、知母;脐下虚冷,腰腹痛,加玄胡索、川楝子;血热烦躁,口苦舌干,加天花粉、麦门冬、黄芩;风虚眩晕,加秦艽、羌活;呕吐加白术、人参、藿香、姜连;中湿身重,加苍白术、白茯苓;筋骨肢节疼痛,加防风、羌活;血积块痛,加三棱、莪术、官桂、干漆、苏木、红花。

29444 加减四物汤（《片玉痘疹》卷三）

【组成】当归 川芎 白芍 生地 麦冬 紫草茸 防风 白芷 连翘 桔梗 甘草 牛蒡子 黄耆

【功用】补血泻火。

【主治】气实血虚,气至而血不至,痘疹起发,顶尖四围干枯无水色者。

29445 加减四物汤（《便览》卷一）

【组成】当归 白芍 川芎 生地 黄柏 黄芩 熟地各等分

【用法】水一盏半,煎服。

【功用】补阴降火。

【主治】阴虚火动,此火起于九泉穴者。

【加减】甚者,加龟板;气虚者,加人参、白术、黄耆。

29446 加减四物汤（《寿世保元》卷七）

【组成】香附(炒)一钱 当归(酒洗) 川芎 枳壳(去瓤,炒) 柴胡 白芍(酒炒)各八分 黄芩 陈皮 三棱(醋炒) 莪术(醋炒)各六分 熟地黄一钱 白芷 玄胡索 小茴(酒炒) 白术(去芦,炒) 青皮(去瓤) 砂仁 肉桂 甘草各五分

【用法】上剉作一剂。水煎,空心热服。

【主治】室女十五六岁,误食生冷,经脉不通,日夜寒热,手足麻痹,饮食少进,头疼恶心呕吐,腹中忽然结一块痛者。

【加减】遍身痛,加羌活。

29447 加减四物汤（《疡科选粹》卷七）

【组成】川芎 当归 芍药 地黄 防风 荆芥 甘草各等分 凤尾草一握

【用法】水煎服。

【主治】一切无名疮肿。

29448 加减四物汤（《济阴纲目》卷九）

【组成】当归 白芍药 生地黄 黄芩各等分

【用法】上剉。每服八钱,水煎服。

【主治】妊妇伤寒,热极发斑,状如锦纹者。

29449 加减四物汤（《济阳纲目》卷七十五）

【组成】当归(酒洗)一钱半 芍药(酒炒) 杜仲(盐酒炒去丝)各一钱 川芎 香附 红花(酒洗)各八分 桃仁九个

【用法】上剉。水煎,空心服。

【主治】瘀血腰痛,日轻夜重,脉涩者。

29450 加减四物汤（《证治宝鉴》卷十一）

【组成】人参 甘草 茯苓 熟地黄 芍药 川芎 当归 天麻 黄芩 橘皮 栀子

【用法】加生姜、大枣,水煎服。

【主治】血虚眩晕,因于吐衄崩漏,或产后失血,脾虚不能收摄荣气,诸血妄行,并夹风邪者。

29451 加减四物汤（《傅青主女科》卷上）

【组成】大熟地一两(九蒸) 白芍三钱(酒炒) 当归五钱(酒洗) 川芎二钱(酒洗) 白术五钱(土炒) 黑芥穗三钱 山萸三钱(蒸) 续断一钱 甘草一钱

【用法】水煎服。四剂而血归经。十剂之后,加人参

三钱,再服十剂,下月行经,适可而止矣。

【功用】补血归经。

【主治】妇女血虚,经水过多,行后复行,面色萎黄,身体倦怠,而困乏愈甚者。

【方论选录】方中四物汤乃补血之神品,加白术、荆芥,补中有利;加山萸、续断,止中有行;加甘草以调和诸品,使之各得其宜。所以血足而归经,归经而血自静矣。

29452　加减四物汤(《傅青主女科》卷下)

【组成】熟地五钱(九蒸)　白芍三钱(生用)　当归一两(酒洗)　川芎一钱　山栀子一钱(炒)　山萸二钱(蒸,去核)　山药三钱(炒)　丹皮三钱(炒)

【用法】水煎服。

【功用】清胞中之火,补肾中之精。

【主治】妊妇口渴烦躁,舌上生疮,两唇肿裂,大便干结,数日不通,以致血热烁胎,腹疼小产者。

【宜忌】丹皮性极凉血,产后用之,最防阴凝之害,慎之。

29453　加减四物汤(《郑氏家传女科万金方》卷一)

【组成】川芎　当归　白芍　人参　黄耆　香附

【功用】补血益气。

【主治】经水不调,血色淡白。

【加减】如腹痛,加阿胶、艾叶、延胡索。

29454　加减四物汤(《郑氏家传女科万金方》卷一)

【组成】当归　白芍　川芎　熟地　桃仁　红花　元胡　香附　白术　木香　黄芩

【用法】水调服。

【主治】妇人经行腹痛。

29455　加减四物汤(《眼科阐微》卷三)

【组成】生地　当归各一钱五分　川芎　白芍各一钱　谷精草　白蒺藜(炒)　海螵蛸各八分

【用法】水煎,热服。

【主治】血虚翳膜不退。

【加减】久病羞明,加天麻一钱。

29456　加减四物汤(《医部全录》卷二七四)

【组成】生地　当归　白芍　山栀　牡丹皮　贝母　知母　黄柏　陈皮　白术　甘草　元参　麦门冬各等分

【用法】水煎服。

【主治】一切失血。

【加减】如身热,加地骨皮、子芩;呕吐血,加知母、石膏,以泻胃火;衄咳血,加茅根、黄芩,以泻肺火;唾咯血,加栀、柏及肉桂少许,以泻肾火;吐衄不止,加炒黑干姜、柏叶、茜根、大小蓟;便血不止,加槐花、地榆、百草霜;溺血不止,倍山栀,加车前子、小蓟、黄连,俱炒焦;诸失血久,加升麻、阿胶、人参,入童便、姜汁、韭汁。

29457　加减四物汤(《金鉴》卷五十八)

【组成】人参　当归　麦门冬(去心)　生地　栀子(炒)　白芍药(炒)

【用法】水煎服。

【主治】痘疹收靥后,血虚烦躁者。

29458　加减四物汤(《金鉴》卷七十八)

【组成】生地黄　苦参　牛蒡子　薄荷　防风　当归

赤芍药　天花粉　连翘　荆芥穗　川芎各一钱

【用法】上为粗末。以水二盏,煎至一盏,食后去滓温服。

【主治】风赤疮痍,起于两眦,其黑睛端然无恙,惟睑边烂而红赤,脾经风热上攻所致者。

29459　加减四物汤(《叶氏女科》卷三)

【异名】加味四物汤。

【组成】熟地黄　当归各三钱　川芎一钱　白芍二钱　山栀仁(炒)　柴胡　牡丹皮各一钱

【用法】水煎服。

【主治】产后恶露不止,怒火伤肝而血不藏者;或产后血虚火燥之大便闭结。

29460　加减四物汤(《叶氏女科》卷三)

【组成】川芎　当归　羌活　防风　香附(炒)　白芷　甘草各一钱　苍术(制)　细辛各七分

【用法】水煎,热服。

【主治】产后手足搐搦,咬牙头痛而昏晕者。

【加减】有汗气虚头痛,加白芍二钱,肉桂一钱五分,生姜三片;痰癖头痛,加制半夏三钱,茯苓一钱,生姜三片;热厥头痛,加白芷三钱,石膏二钱,知母一钱,寒厥头痛,加天麻三钱,附子一钱五分,生姜三片。

【备考】先服加减四物汤,后服秦艽汤。

29461　加减四物汤(《医钞类编》卷八)

【组成】生地　白芍　当归　枸杞　牛膝　杜仲　黄柏　酸枣仁

【用法】水煎服。

【主治】阳旺阴衰,强中不收。

29462　加减四物汤(《治疹全书》卷下引《金镜录》)

【组成】生地　白芍　当归　桔梗　杏仁　桑皮　陈皮　蒌仁

【主治】疹后痰嗽不止。

【加减】渴,加麦冬;喘,加苏子、葶苈。

29463　加减四物汤

【方源】《医学集成》卷三。

【组成】生地　白芍　归尾　白术　苍术　黄芩　黄柏　陈皮　牛膝　甘草梢

【主治】妇人足后跟痛。

29464　加减四物汤(《医门八法》卷三)

【组成】当归身一两(生)　熟地三钱　白芍三钱(生)　肉苁蓉一钱(洗净)　火麻仁三钱　怀牛膝三钱

【功用】滋阴养血。

【主治】年老、久病之人,阴血亏乏,津液不足,大便秘结。

29465　加减四顺饮(《片玉痘疹》卷三)

【组成】归尾　枳壳　木通　大黄(酒炒)　生地　紫草草　麦冬　干葛　滑石　连翘子　天花粉　薄荷叶

【用法】竹叶、灯心为引,水煎,热服。

【主治】天痘,火邪内甚,发热作渴,时时饮水,面赤唇焦,大便秘结,小便赤者。

29466　加减四逆汤(《普济方》卷一九七)

【组成】柴胡　芍药　甘草　枳实(麸炒黄)各等分

【用法】上咬咀。每服五钱,水二盏,粟米一捻,煎至一盏,去滓温服。

【主治】疟疾泻痢并作者。

【加减】小便涩,加茯苓;痢后重,加薤白十寸。

29467 加减仙茅丸(《御药院方》卷六)

【组成】仙茅二斤(米泔浸五日,去赤水,用铜刀子去皮,用铜刀剉碎,夏月只浸三日,阴干,不见日,干称一斤) 苍术二斤(米泔浸五日,或二日亦得,去皮,焙干,秤一斤) 白茯苓(去皮)八两 车前子十二两 茴香(炒香)八两 枸杞子一斤 生干地黄(焙干)四两 熟地黄(焙干)四两 柏子仁(微炒黄,捣)八两

【用法】上为细末,酒煮面糊为丸,如梧桐子大。每服五六十丸,空心、食前温酒下,日二服,渐加至七八十丸。

【功用】强筋骨,益精神,明目,黑须鬓。

29468 加减生化汤(《傅青主女科·产后编》卷上)

【组成】川芎 麻黄根各一钱 当归四钱 桂枝五分 人参一钱 炙草五分 羌活五分 天麻八分 附子一片 羚羊角八分

【主治】产后汗多变痉,项强而身反,气息如绝。

【备考】一方引用生姜一片,大枣一枚。

29469 加减生化汤(《傅青主女科·产后编》卷下)

【组成】川芎二钱 茯苓二钱 当归四钱 黑姜五分 炙草五分 桃仁十粒 莲子八枚

【用法】水煎,温服。

【主治】产后块未消,患泻症。

29470 加减生化汤(《傅青主女科·产后编》卷下)

【组成】川芎二钱 当归五钱 炙草五分 桃仁十二粒 茯苓一钱 陈皮四分 木香(磨)三分

【主治】产后七日内患痢。

【加减】红痢腹痛,加砂仁八分。

29471 加减生化汤(《傅青主女科·产后编》卷下)

【组成】川芎一钱 当归三钱 黑姜 砂仁 藿香各五分 淡竹叶七片

【用法】水煎,和姜汁二匙服。

【主治】产妇呕逆不食。

29472 加减生化汤(《傅青主女科·产后编》卷下)

【组成】川芎一钱 当归四钱 黑姜四分 炙草四分 防风七分 吴萸六分 白蔻五分 桂枝七分

【主治】产后腹痛,无块,遇风冷而作者。

29473 加减生化汤(《傅青主女科·产后编》卷下)

【组成】川芎一钱 当归三钱 黑姜四分 炙草四分 桃仁十粒

【主治】产后虚中,感寒饮冷,其寒下攻,小腹作痛,又有血块作痛者;及产后血虚脐下痛者。

【备考】有块痛者,本方送前胡散。亦治寒痛。

29474 加减生化汤(《胎产秘书》卷下)

【组成】川芎一钱 当归二钱 人参 白术各一钱 茯苓八分 青皮二分 炙草三分 藿香八分 乌梅二枚

【主治】产后类疟。

【加减】渴,加麦冬一钱、五味三分;痰,加半夏八分、竹沥、姜汁;汗,加黄耆、枣仁各一钱;伤米食,加神曲一钱、麦芽五分;伤肉食,加山楂、砂仁各五分。

29475 加减生化汤(《胎产秘书》卷下)

【组成】川芎一钱 当归钱半 黑姜 炙甘草各五分 桃仁十粒 茯苓钱半 莲肉 诃子各八分 生姜一片

【用法】水煎服。

【主治】产毕即泻。

【加减】泻不止,加人参三钱。

29476 加减生化汤(《顾氏医径》卷四)

【组成】当归 川芎 炙甘草 桃仁 茯苓 陈皮 川连 木香

【主治】产后痢疾,因胎前暑湿未清,至产后尚腹痛滞下者。

【加减】白痢,加砂仁;赤痢,加山楂炭;赤白痢,加藿香、白芍;虚,加人参、焦术。

29477 加减生脉散(《温病条辨》卷一)

【组成】沙参三钱 麦冬三钱 五味子一钱 丹皮二钱 细生地三钱

【用法】水五杯,煮二杯,分温再服。

【主治】太阴伏暑,舌赤口渴汗多。

29478 加减白术散(《古今医鉴》卷十二)

【组成】香薷 陈皮 厚朴 苍术 乌药 砂仁 藿香 干葛 竹茹 木瓜 人参 白术 茯苓 甘草 猪苓 泽泻

【主治】妊娠霍乱,阴阳清浊相干,甚则伤胎。

【加减】如心胸烦闷,加炒黄连、升麻。

29479 加减白术散(《嵩崖尊生》卷十一)

【组成】人参 茯苓 白术各二钱 枳壳 柴胡各一钱 藿香 干葛 五味 木香 炙草各一钱

【主治】消中,消谷善饥。

29480 加减白术散(《杂病源流犀烛》卷十七)

【组成】葛根二钱 人参 白术 茯苓各一钱 木香 知母 黄柏 甘草各五分 五味子九粒

【主治】中消,饮食多,不甚渴,小便数,肌肉瘦;或消谷善饥者。

29481 加减白术膏(《症因脉治》卷四)

【组成】白术 当归 黄耆 柴胡 芍药 何首乌 陈皮 炙甘草

【用法】加大枣肉同煎取膏。

【主治】太阴经疟。

【加减】恶寒,加羌活、升麻;热多,加山栀、黄芩、知母;寒多,加生姜;有痰,加半夏;口渴,加干葛;日晏一日,加升麻。

29482 加减白虎汤(《古今医鉴》卷十)

【组成】石膏二钱半 知母一钱 甘草三分 人参七分 五味子十粒 黄柏七分 玄参五分

【用法】上剉一剂。加粳米一撮,水煎,食后服。

【主治】消渴,能食而消者。

29483 加减白虎汤(《医学集成》卷二)

【组成】生地 石膏 麦冬 知母 贝母 黄芩 柴胡 甘草 竹叶心 车前

【用法】水煎服。

【主治】瘅疟,单热不寒。

29484 加减白通汤(《医学启源》卷中)

【组成】附子一两(去皮脐) 干姜一两(炮) 官桂五钱 白术五钱 草豆蔻(煨) 甘草 人参 半夏(炮)各五钱

【用法】上咬咀。每服一两,水二盏半,加生姜五片、葱白五茎,煎至一盏二分,去滓,空心服。

【主治】形寒饮冷,大便自利,完谷不化,脐腹冷痛,足胫寒逆。

【方论选录】以附子大辛热,助阳退阴,温经散寒,故以为君;干姜、官桂辛甘大热,亦除寒湿,白术、半夏苦辛温胃燥脾湿,故为臣;草豆蔻、炙甘草、人参甘辛大温,温中益气;生姜辛大温,能除湿之邪;葱白辛温,以通上焦阳气,故以为佐。

29485 加减瓜蒌散(《外科大成》卷四)

【组成】大瓜蒌一个(子多者佳,少者用二个,杵烂) 当归三钱 没药二钱 乳香一钱 甘草三钱 金银花五钱 生姜五钱

【用法】用无灰酒二碗,煎一碗服。

【主治】内痈,脑疽,背腋诸毒,瘰疬,便毒,乳疽,乳岩。

【加减】将溃者,加皂角刺五钱;乳痈、脑疽,加蒲公英、土贝母各五钱。

【备考】未成者即消,已成者速溃。溃后用参、耆补之。

29486 加减瓜蒂散(《医学探骊集》卷五)

【组成】瓜蒂一两 藜芦一两 硼砂一两 郁金六钱

【用法】上为末。每服三钱,滚水冲服。

【主治】癫病。呆呆痴痴,喜怒哀乐,发之皆不中节,或忘前失后,或言语不伦,或无故喜怒,或忽泣忽止而体壮者。

29487 加减玄武汤(《臞仙活人方》卷二)

【组成】白术 芍药各一两 白茯苓七钱 甘草三钱

【用法】上用生姜五片,煎至八分服。

【主治】伤寒数日未解,六脉浮沉,身疼头痛,恶寒潮热,咳嗽痰喘,遍身疼痛,手足冷痹,饮食少思,脏腑溏痢,四时伤寒。

【加减】头痛,加川芎、细辛;泄泻,加木香、藿香;咳嗽,加五味子、半夏;遍身疼痛,加官桂、川芎;有痰,加南星、陈皮;水泻,加军姜、木香;四肢疼痛,加附子(名真武汤);心烦,加人参、麦门冬;热未除,加黄芩、干葛;三日无汗,如疟恶寒恶热,加麻黄、桂枝。

29488 加减圣功散

《瘰症汇要》卷四。为《疬书》卷下"加减圣效散"之异名。见该条。

29489 加减圣神汤(《洞天奥旨》卷五)

【组成】人参一两 生黄耆一两 当归五钱 金银花二两 白芥子三钱 附子一钱

【主治】阴疽。

29490 加减圣效散(《疬书》卷下)

【异名】加减圣功散(《瘰症汇要》卷四)。

【组成】卜子(炒) 砂仁(炒,研) 槟榔 陈皮 延胡各八钱 厚朴 防风 苍术 藁本 藿香叶 柴胡 独

活 石菖蒲 泽泻 枳壳 细辛各五钱 草豆蔻(去壳)十个

【用法】上为粗末。每服五钱,水盏半,煎至一盏,去滓温服,不拘时候。取遍身微汗即愈。时气不和,空心饮之,可辟邪疫。

【主治】伤寒时疫风湿,阴阳两感,表里未辨,或外热内寒,或外寒内热,肢节拘急,头项腰脊疼痛,发热恶寒,呕逆喘咳,鼻塞声重,及食饮生冷,伤在胃脘,胸膈饱满,肠胁胀痛,心下痞结,手足逆冷,肠鸣泄泻,水谷不消,小溲不利。

29491 加减圣愈汤(《不知医必要》卷二)

【组成】党参(去芦,米炒)二钱 炙耆 归身 柴胡各一钱五分 熟地四钱 白芍(酒炒)一钱 炙草八分

【用法】加生姜一片,红枣一枚,水煎服。

【主治】寒热往来,非若疟疾之发,有定候者。

29492 加减发郁汤(《嵩崖尊生》卷十一)

【组成】升麻 葛根 羌活 柴胡 细辛 香附 葱白

【主治】郁火。重按烙手,轻按不觉,热在肌肉之内者;又有过食冷物,抑遏少阳之火于脾部者。

29493 加减地仙丹(《济生》卷三)

【组成】地龙(炒,去土) 五灵脂(去石) 乌药 白胶香(别研) 椒红(炒去汗) 威灵仙 木瓜(去瓤) 赤小豆(炒) 黑豆(炒,去皮) 天仙藤 川乌(炮,去皮) 五加皮 苍术(泔水浸,去黑皮,炒) 木鳖子(去壳油)各等分

【用法】上为细末,酒糊为丸,如梧桐子大。每服七十丸,空心用盐酒、盐汤送下。

【主治】风冷湿邪,留滞下焦,足膝拘挛,肿满疼痛,不能步履。

29494 加减地芝丸(《张氏医通》卷十五)

【组成】生地黄四两 天门冬(烘热,去心,另焙) 枸杞子各三两 甘菊二两 熟地黄四两 麦门冬(去心) 山茱萸肉各三两 当归身二两 五味子一两

【用法】炼蜜为丸,如梧桐子大。每服百丸,沸汤、温酒任下。

【主治】目能远视,不能近视。

29495 加减地黄丸(《原机启微》卷下)

【组成】生地黄 熟地黄各半斤 牛膝 当归各三两 枳壳二两 杏仁 羌活 防风各一两

【用法】上为细末,炼蜜为丸,如梧桐子大。每服三十丸,空心、食前温酒送下;淡盐汤亦可。

【主治】目为物伤。

【方论选录】以地黄补肾水真阴为君,夫肾水不足者,相火必盛,故生熟地黄退相火也;牛膝逐败血,当归益新血为臣;麸炒枳壳和胃气,谓胃为多血生血之所,是补其原;杏仁润燥,谓血少生燥为佐;羌活、防风,俱开发清利,大除风邪。为七情五贼饥饱劳役之病睛痛者,与当归养荣汤兼服;伤寒愈后之病,及血少血虚血亡之病,俱宜服也。

29496 加减地黄丸(《审视瑶函》卷六)

【组成】生地(干者)一斤 熟地(干者)一斤 石斛(去苗) 防风(去芦) 枳壳(炒) 牛膝(酒洗) 杏仁

（泡,去皮尖,麸炒黄,入瓦器研去油)各四两

【用法】上为细末,除杏霜另入,勿犯铁器,炼蜜为丸,如梧桐子大。每服五十丸,空心以豆淋酒送下;或饭饮及青盐汤亦可。

【功用】补肝益肾,驱风明目。

【主治】男妇肝藏积热,肝虚目暗,膜入水轮,漏睛眵泪,眼见黑花,视物不明,混睛冷泪,翳膜遮障;及肾藏虚惫,肝受虚热;及远年近日,暴热赤眼,风毒气眼;兼治干湿脚气,消中消渴,及诸风气等疾。

【宜忌】忌一切动风毒等物。

29497 加减地黄丸(《外科大成》卷四)

【组成】熟地四两 山药 山萸 茯苓 丹皮 五加皮 杜仲 牛膝 金银花 远志各二两 猪肾四个 紫河车一具

【用法】上为末,炼蜜为丸,如梧桐子大。每服百丸,空心淡盐汤送下。

【功用】培元气。

【主治】大麻风将愈。

29498 加减地黄丸(《嵩崖尊生》卷十一)

【组成】熟地八两 山萸 山药各四两 茯苓三两 丹皮 百药煎 五味各三两

【用法】上为末,炼蜜为丸服。

【主治】消渴症,夜间为甚。

29499 加减地黄丸(《活人方》卷一)

【组成】生地二两 熟地二两 茯苓二两 山药二两 天冬二两 麦冬二两 牛膝二两 枸杞(小茴、川椒、盐酒、芝麻四制) 人参四两 萸肉四两 当归一两 何首乌一两 丹皮五钱 泽泻五钱

【用法】上为末,炼蜜为丸。早空心吞服四五钱,白滚汤送下。

【功用】补阴壮水,培土生金,养血润燥。

【主治】虚劳,骨蒸内热。

29500 加减地黄丸(《验方新编》卷六)

【组成】熟地六两 山萸肉 真山药各四两 芡实 丹皮 云苓各二两 莲须一两 龙骨(生,研,水飞净)三钱 鱼鳔四两(蛤粉炒成珠)

【用法】上为末,炼蜜为丸,如梧桐子大。每服三四钱,早、晚熟汤送下。

【主治】遗精。

29501 加减地黄丸(《成方制剂》9册)

【组成】地骨皮 地黄 茯苓 女贞子 山药 熟地黄 五味子 郁金 泽泻

【用法】上为丸,大蜜丸每丸重9克。口服,水蜜丸一次9克,大蜜丸一次1丸,一日2次。

【功用】滋补肝肾。

【主治】肝肾不足,头晕耳鸣,潮热,盗汗遗精。

29502 加减地黄方(《医贯》卷六)

【组成】熟地四钱 山药二钱 山茱萸肉二钱 丹皮钱半 茯苓钱半 泽泻一钱 五味子一钱 柴胡一钱 芍药一钱 肉桂一钱

【用法】以水三钟,煎一钟服。

【主治】疟疾。见寒来如冰,热来如烙,惟面赤如脂,渴欲饮水者。

29503 加减地黄汤(《片玉心书》卷五)

【组成】生地 黄芩 栀子仁 赤芍 郁金

【用法】茅花为引,水煎,入车前草自然汁,细细服之。

【主治】小儿五脏积热所致鼻衄。

29504 加减地黄汤(《症因脉治》卷四)

【组成】熟地黄 牡丹皮 白茯苓 山茱萸 山药 泽泻 柴胡 白芍药

【主治】少阴经疟。

【加减】热多,加山栀、知母、黄柏;寒多,加羌活、独活。

29505 加减地黄汤(《幼科金针》卷上)

【组成】人参 白术 肉桂 熟地 白芍 鳖甲 杜仲 牛膝 丹皮 萸肉

【用法】加桂圆肉,水煎服。

【主治】病后虚热。大病之后,日晡作热,一交子分即凉者。

29506 加减地黄汤(《医钞类编》卷七)

【组成】生地汁 丹皮 赤芍 柏叶(炒) 桃仁(去皮尖) 茜草(炒) 白芩 化橘红 甘草 木香(另研)

【用法】茅根为引。

【主治】吐血初起,兼有外感,经用加减参苏饮后,次用本方。

29507 加减地黄汤(《类证治裁》卷八)

【组成】生地 山药 丹皮 萸肉 茯苓 杜仲 续断 五味 阿胶

【用法】水煎服。

【主治】妊娠肾亏火燥而为子烦者。

29508 加减芍药汤(《伤寒全生集》卷三)

【组成】芍药 地黄 当归 川芎 木香 黄连 黄芩 阿胶 地榆 甘草

【用法】水煎服。

【功用】调气和血。

【主治】便脓血。

【加减】里急后重,加枳壳、槟榔;发热、加软柴胡、升麻;腹中痛热甚者,加酒浸大黄;渴,加乌梅。

29509 加减芎辛汤(《古今医鉴》卷九)

【组成】川芎 白芷 石膏 藁本 细辛 皂角 羌活 防风 荆芥 桔梗 薄荷 甘草 菊花 蔓荆子

【用法】上剉。水煎,食后服。

【主治】头风攻目。

29510 加减芎活汤

《育婴秘诀》(汉阳忠信堂本)卷二。即原书湖北科技本同卷"加减芎合汤"。见该条。

29511 加减托里汤(《慈幼新书》卷五)

【组成】黄芪 人参 甘草 当归 白芍 白芷 山药 陈皮 木香 肉桂 糯米

【用法】临服加人乳半杯,酒酿数匙,同饮。

【主治】痘疮实热之症,服寒凉而冰伏,呕吐泻利,或皮薄浆清,或塌陷无神,血色不活,躁痒烦渴,唇舌淡白洁清,大便不固者。

【加减】泄泻,去当归,加升麻、诃子、肉蔻、炮姜、丁香;腹痛,加煨干姜、神曲;咳嗽,或烦渴,加麦冬、五味子;水泡作痒,加防风,倍白芷;抓烂,以松花粉或荞麦粉掩之;寒颤咬牙,四肢逆冷,唇舌淡白,加附子。

29512 加减至宝丹(《医方大成》卷五)

【组成】石膏(水煮三十沸)二两 当归(酒浸) 槟榔各二两 骨碎补四两(去皮毛,炒净三五次) 月宝砂五两(醋煮干) 白蒺藜(炒赤,去尖刺用)三两 木瓜(生用) 紫金皮(去骨,生用)各三两 淮乌三个(起一两者,炒赤二两) 白胶香二两(净水煮十数沸,冷水中忔)

【用法】上为末,炼蜜为丸,如弹子大。嚼生姜一块,空心以好酒一盏送下。多以酒助药力,服后一时久,用外应散重蒸淋洗。

【功用】止疼痛,除风湿。

【主治】脚气。

29513 加减当归散(《广嗣纪要》卷十一)

【组成】当归 香附(炒黑) 川芎各三两 青皮二两 吴茱萸(泡七次)半两

【用法】上为末。每服一钱,温酒调下,不拘时候。

【主治】妊妇素有冷气,心痛如刀刺,及腹痛者。

29514 加减当归散(《育婴秘诀》卷四)

【组成】当归(酒洗) 吴茱萸(炒) 官桂(去皮) 川芎 干姜(炮) 木香 小茴香(炒)各等分 甘草(炙)

【用法】上为末。每服五分至一钱,盐汤调下。

【主治】受寒湿之气,小腹绞痛,外肾红肿,并内钓腹痛,啼哭多。

【备考】方中甘草用量原缺。

29515 加减当归散(《古今医鉴》卷十二)

【组成】川芎 当归 陈皮 吴茱萸 木香 香附 乌药 甘草 前胡 葱白 砂仁 紫苏

【用法】上到一剂。加生姜五片,水煎服。

【主治】妊娠中恶,忽然心腹刺痛,闷绝欲死。

29516 加减回阳汤(《揣摩有得集》)

【组成】潞参一两 附子片五钱 干姜三钱 白术五钱(土炒) 上元桂一钱半(去皮,研) 当归三钱(土炒) 扁豆五钱(炒) 半夏三钱 蔻米五分(研) 茯神三钱 伏龙肝三钱

【用法】水煎服。

【主治】霍乱,上吐下泻,转筋阴寒,眼胞塌陷,汗出如水,肢冷如冰。

29517 加减全虫方(方出《赵炳南临床经验集》,名见《千家妙方》卷下)

【组成】全虫三钱 干生地五钱 当归四钱 赤芍三钱 白鲜皮五钱 蛇床子三钱 浮萍二钱 厚朴三钱 陈皮二钱 炙甘草三钱

【功用】活血散风止痒。

【主治】泛发性神经性皮炎。

【临床报道】泛发性神经性皮炎:关某,女,35岁。患者于一年多前开始于颈部、两下肢皮肤瘙痒逐渐发展至全身,皮肤变粗变厚,晚间瘙痒加重,致使不能入睡,饮食、二便尚可。曾多次治疗而不效。经检查颈部及双下肢伸侧面

和躯干部有散发铜元大之皮损,肥厚角化,边缘不整齐,皮纹变深,颜色较平常皮肤稍黯,表面有菲薄落屑,皮损周围可见散在抓痕、血痂。脉沉弦,舌苔薄白。诊后即投以"加减全虫方"。外用止痒药膏等配合。服药9剂后痒已止,皮损变薄。

29518 加减全虫汤(《外伤科学》)

【组成】淡全蝎二钱 皂角刺四钱 苦参三钱 白鲜皮五钱 刺蒺藜五钱 枳壳三钱 威灵仙五钱 防风一钱五分 黄柏三钱

【用法】水煎服。

【功用】祛风除湿。

【主治】顽固性湿疹,神经性皮炎,银屑病等。

29519 加减冲和汤(《医学启源》卷中)

【组成】柴胡五分 升麻三分 黄耆五分 半夏二分 黄芩 陈皮 人参 芍药 甘草各二分半 当归 黄柏(酒浸)各三分

【用法】上到,如麻豆大,作一服,水二盏,煎至一盏,去滓,稍热服。

【功用】宣外阳,补脾胃,泻风木,实表里,养荣卫。

【主治】风邪中府之病。

【加减】如有自汗多者,加黄耆半钱;嗽者,加五味子二十粒。

29520 加减冲和汤(《伤寒全生集》卷二)

【组成】羌活冲和汤去苍术,加白术。

【主治】感冒风寒,发热恶寒,头疼骨节烦疼,脉厚紧,表证有汗者。

【加减】汗甚不止,加黄耆、桂枝、芍药;热多,加柴胡,去细辛。

29521 加减冲和汤

《东医宝鉴·杂病篇》卷三。为原书同卷"防风冲和汤"之异名。见该条。

29522 加减冲和汤(《伤寒大白》卷一)

【组成】防风 羌活 黄芩 石膏 广皮 甘草

【主治】太阳病,项背强几几,汗出,反恶风者。

29523 加减守效丸(《育婴秘诀》卷四)

【异名】加减守病丸(《幼幼集成》卷四)。

【组成】苍术(泔浸,盐炒) 南星(炮) 白芷 山楂肉各一两 川芎 橘核(炒) 半夏(洗) 神曲(炒)各半两 海藻(洗垢) 吴黄(炒)三钱半

【用法】上为细末,酒糊为丸,如麻子大。每服二十至五十丸,茴香汤送下。

【主治】小儿木肾,卵肿不痛者。

29524 加减守病丸

《幼幼集成》卷四。为《育婴秘诀》卷四"加减守效丸"之异名。见该条。

29525 加减安肾丸(《一盘珠》卷六)

【组成】枣仁二钱 山药二钱 熟地(瓦炙干)四钱 杜仲(盐水炒)二钱 续断二钱 当归二钱 石斛一钱 白术 阿胶各二钱 故纸(盐水炒) 白芍(酒炒)各一钱

【功用】滋阴安胎。

【主治】妊娠胎动不安,服养血安胎药皆不应者。

五
画

加

29526 加减安荣散(《胎产心法》卷上)

【组成】人参 当归(酒洗)各二钱 麦冬二钱或三钱(去心) 白术一钱(土炒) 通草 茯苓皮各八分 生草五分

【用法】加灯心五分,水煎服。

【主治】孕妇小便短涩,或成淋漓。

【加减】如有痰,或怒动肝火,加酒炒枯黄芩七分,以清肺金。

【方论选录】此方人参补气,当归调血,麦冬清肺以滋肾源,通草、灯心利便通郁滞。

29527 加减安胃汤(《观聚方要补》卷三引《统旨》)

【组成】藿香 吴茱萸各一钱半 人参 苍术各二钱 陈皮三钱

【用法】加生姜,水煎服。

【主治】脾胃虚寒,呕吐酸水。

29528 加减安胃汤(《风劳臌膈》)

【组成】人参 藿香 丁香 吴萸 白术 半夏 砂仁 陈皮 炮姜

【主治】脾气虚寒,饮食不能输化,浊气不能下降而作酸者。

29529 加减安胎饮(《得效》卷十四)

【组成】条参(去芦) 嫩黄耆(去芦) 扬芍药 大川芎 熟地黄(酒洗,切,炒) 川续断(去芦) 侧柏叶(炒) 阿胶(麸炒) 粉草 当归(去尾)各等分

【用法】上剉散。每服四钱,用水一盏半,加生姜三片,金、银器各一件煎之,去滓服。

【主治】妇人昼眠不起,倦于梳饰,恶心择食,怕闻饭气,但喜咸酸,止经候,气血弱者;兼治胎动不安,腹痛漏下,或胎奔上刺心,短气。

【加减】漏下不止,加熟艾一握;如胎动,口噤唇青,下利不止,亦用熟艾一两,酒三盏煮至二盏,去滓灌之。

29530 加减安胎饮(《古今医鉴》卷十二)

【组成】黄耆 甘草 人参 白术 艾叶 当归 川芎 熟地 续断 茯苓 白芍 香附 陈皮 杜仲

【用法】上剉。水煎,空心服。

【主治】妊娠气血不足,数坠胎者。

29531 加减安胎饮(《古今医鉴》卷十二)

【组成】知母 杜仲 木香 续断 香附 陈皮 乌药 紫苏 白芍 川芎 当归 白术 酒芩

【主治】妊娠日月未足,因劳役怒气,调养不节,或房室所伤,或负重闪肭,或因宿有冷气,而痛如欲产者。

【加减】见血,加地榆、牡蛎、艾叶。

29532 加减安胎饮(《胎产秘书》卷上)

【组成】人参 白术 麦冬 当归 熟地 天麻各二钱 防风 荆芥各一钱 陈皮 甘草各五分 生姜三片

【用法】水煎服。

【主治】凡妊娠因吐血、衄血,或被伤失血,蓦患口噤,项背强直,类中风症。

【加减】或加川贝一钱,天竺黄一钱。

29533 加减安胎饮(《胎产心法》卷上)

【组成】人参一钱五分 熟地 白术(土炒) 当归身(酒洗)各二钱 川芎八分 紫苏 陈皮 炙草各四分

【用法】加生姜一片,水煎服。

【主治】孕妇血虚气陷,腹中作痛,小腹重坠者。

【加减】寒,加吴茱萸一钱,砂仁、干姜各五分。

29534 加减安神丸(《育婴秘诀》卷二)

【组成】黄耆(炙) 人参 归身 川芎 麦门冬(去心) 石菖蒲 木通 炙甘草 远志(去心,姜汁浸、焙干)各一钱 寒水石一钱半

【用法】上为细末,炼蜜为丸,如芡实大。每服一丸,用苏叶三片,煎汤送下。每日取癫猪心连肺管处,割一半,煎汤饮之,以助药力。

【主治】小儿病搐,痰入心肺窍中,以致搐后失音者。

29535 加减安神丸(《医学集成》卷三)

【组成】生地一两 黄连五钱 犀角三钱 甘草一钱

【用法】加朱砂末一钱,冲服。

【主治】癫证火盛者。

29536 加减异功散(《普济方》卷四〇三)

【组成】人参 白术 白茯苓 京芍药 黄耆 当归 桔梗 厚朴 紫草 粉草(炙)各三钱

【用法】上哎咀。水煎服。

【主治】小儿痘疹。

【加减】初加南木香二钱(煨),肉豆蔻(煨);再加附子(炮)。随轻重加之。

29537 加减异功散(《广嗣纪要》卷十一)

【组成】人参 白术 白茯苓 炙甘草 陈皮 当归 黄芩 柴胡各等分

【用法】上为末。每服一钱,米饮送下,日三服。得汗而解。或加九肋鳖甲作丸,服之尤妙。

【主治】妊娠疟疾日久者。

29538 加减异功散(《幼科发挥》卷三)

【组成】人参 白术 甘草(炙)各一钱 陈皮 青皮枳实(炒) 厚朴(炒) 半夏曲 黄连(姜汁炒)一钱五分 木香 丁香 藿香叶

【用法】上为末,神曲糊丸,如麻子大。炒陈米汤送下。

【主治】小儿脾胃久伤,脘腹虚胀,按之则濡,扣之有声者。

【备考】方中陈皮、青皮、枳实、厚朴、半夏曲、木香、丁香、藿香叶用量原缺。

29539 加减导气丸(《扶寿精方》)

【组成】黄连二两(内一生姜汁拌炒,一用朴消水浸) 白芍药二两(一生一炒) 黄芩(炒) 木香 大黄 青皮 枳壳(面炒)各二两

【用法】上为末,炼蜜少入姜汁打面糊为丸,如梧桐子大。每服四五十丸,白汤送下。

【主治】泄痢。

29540 加减导气汤(《扶寿精方》)

【组成】白芍药二钱 大黄三钱(煎熟入) 黄连 厚朴(姜炒) 枳壳(面炒)各一钱半 黄芩(炒) 木香各一钱 槟榔一钱 青皮七钱

【用法】上剉。加生姜三片,水二钟,煎七分,食前热服。

342
(总2156)

【主治】痢疾。

【加减】二贴后不愈,去槟榔、厚朴、枳壳、大黄,加白术一钱半,白茯苓、陈皮各一钱;血虚,加当归一钱,砂仁七分,黄连减五分;进数服食减,加炒神曲五分。

29541 加减导赤散(《幼幼集成》卷六)

【组成】淮木通 车前子 瞿麦穗 白滑石 赤茯苓 黑栀仁 淡竹叶

【用法】灯心为引,水煎,热服。

【主治】小儿痘后余热,郁积膀胱,小便赤涩。

29542 加减导痰汤(《回春》卷二)

【组成】南星 半夏(二药用牙皂,白矾,生姜煎汤浸透、炒干) 白茯苓(去皮) 陈皮(去白) 瓜蒌仁(去壳) 枳实(麸炒) 桔梗(去芦) 黄连(姜汁炒) 黄芩(去朽) 白术(去芦)各一钱 人参(去芦) 当归(酒洗) 木香各五分 甘草三分

【用法】上剉一剂。加生姜三片,水煎,临服入竹沥,姜汁同服。

【主治】中风痰涎壅盛,不能言语,牙关紧急有热者。

29543 加减导痰汤(《寿世保元》卷五)

【组成】南星(姜制) 半夏 陈皮(去白) 白茯苓(去皮) 瓜蒌仁 枳实(麸炒) 桔梗 山栀子 黄芩各一钱 黄连(姜炒)一钱 甘草 木香五分(另研) 辰砂五分(为末)

【用法】上剉一剂。加生姜煎,入竹沥,姜汁,磨木香末,调辰砂同服。

【主治】痫证,痰涎壅盛者。

【备考】方中甘草用量原缺。

29544 加减导痰汤(《济阳纲目》卷二十二)

【组成】半夏 南星 橘红 茯苓 苍术 白术各一钱 甘草五分

【用法】上剉。加生姜,水煎服。

【主治】痰泻。

29545 加减阴疸汤(《胎产秘书》卷下)

【组成】人参二钱 软柴胡一钱 白芍(酒炒)八分 炙甘草八分 干姜一钱 法夏一钱 西党参(姜汁炒)三钱

【主治】产后疸症,汗黄、眼黄,便黄如金汁者。

【宜忌】忌茵陈清寒等药。

【加减】阳亏者,加桂、附;阴虚者,加归身、熟地;微热者,加丹皮。

29546 加减防风汤(《症因脉治》卷一)

【组成】防风 荆芥 桔梗 甘草 薄荷 天花粉 半夏 连翘 山栀 黄芩 瓜蒌仁

【主治】外感风热痰壅。身热神昏,声如鼾鼾,喘急不宁,语言不便,脉浮数。

29547 加减防风汤(《伤寒大白》卷一)

【组成】防风 荆芥 羌活 独活 白芍药 甘草 生姜 大枣

【主治】南方冬令,发热有汗,脉浮缓,或内有积热者。

【加减】症兼阳明,加干葛;兼少阳,加柴胡;口渴消水,加石膏、知母;里有积热,加栀、连;胸前饱满,加枳壳,广皮。

29548 加减防风汤(《伤寒大白》卷一)

【组成】防风 荆芥 羌活 独活 川芎 甘草 生姜 芍药 大枣

【主治】三时太阳经身痛、头痛、风湿等症。

29549 加减观音散(《医方大成》卷十引汤氏方)

【组成】白术(炒) 白扁豆(蒸) 人参(去芦) 白茯苓 干山药 甘草 黄耆(蜜水炙) 神曲(炒) 麦芽(炒) 香附子(炒去毛)各等分

【用法】上为末。每服一钱,空心米汤调下。

【功用】调理脾胃。

【主治】《普济方》:小儿食泻。

29550 加减观音散(《准绳·幼科》卷七)

【组成】黄耆 人参各二钱五分 木香 甘草(炙) 石莲(去心) 扁豆(炒) 茯苓 白术 全蝎 羌活各一钱 防风 天麻各二钱

【用法】上剉散。加生姜、大枣,水煎服。

【功用】止吐泻,截虚风。

29551 加减红绵散(《医学入门》卷八)

【组成】天麻 麻黄 全蝎 荆芥 蝉退 紫草 薄荷各等分

【用法】加葱,水煎,温服。

【主治】小儿痘感风寒,发热惊搐。

29552 加减寿星汤(《古今医鉴》卷七引吴都堂方)

【组成】南星四两(胆制) 半夏二两 防风一两 荆芥七钱 天麻一两 皂荚一两 香附一两 青皮一两 猪苓一两 泽泻一两 赤茯苓一两 白茯神一两 白术一两 细辛七钱 麦门冬一两

【用法】上剉。每剂一两,加生姜,水煎服。

【主治】痫症。

29553 加减寿脾煎(《中医妇科治疗学》)

【组成】党参四钱 白术三钱 当归 山药 干姜(炮) 莲肉 苍术 白芷各二钱 焦艾三钱

【用法】水煎服。

【功用】健脾升阳,温化寒湿。

【主治】脾阳不运,寒湿下注,带下色黑质薄,月经后期,色淡质清,所下经带有清冷感,面色萎黄无华,或四肢浮肿,气短神疲,手足不温,纳少便溏,舌淡苔白腻,脉沉迟。

29554 加减运痰汤(《辨证录》卷九)

【组成】人参二钱 茯神一两 益智仁一钱 菖蒲一钱 泽泻五钱 肉桂五分

【用法】水煎服。

【主治】痰症。由于火郁于心,终日吐痰,少用茶水则心下坚筑,短气恶水者。

29555 加减攻毒散(《片玉心书》卷五)

【组成】羌活 独活 前胡 柴胡 当归 川芎 桔梗 茯苓 人参 甘草 薄荷叶 防风 荆芥 苍术 芍药 生地

【用法】生姜、大枣为引。

【主治】小儿皮肤瘾疹,发而多痒,或不红者。

29556 加减苇茎汤(《顾氏医径》卷四)

【组成】水芦根　冬瓜仁　杏仁　佩兰　连翘　银花　橘白

【主治】妊娠湿温之候,恶寒蕴热,头目昏重,肢节酸痛,胸膈痞闷,湿在阳明,已化热者。

29557　加减芩芍汤(《温病条辨》卷二)

【组成】白芍三钱　黄芩二钱　黄连一钱五分　厚朴二钱　木香一钱(煨)　广皮二钱

【用法】水八杯,煮取三杯,分三次温服。

【主治】滞下已成,腹胀痛者。

【加减】肛坠者,加槟榔二钱;腹痛甚欲便,便后痛减,再痛再便者,白滞加附子一钱五分,酒炒大黄三钱;红滞加肉桂一钱五分,酒炒大黄三钱;红积加归尾一钱五分,红花一钱,桃仁二钱;舌浊脉实,有食积者,加楂肉一钱五分,神曲二钱,枳壳一钱五分;湿重者,目黄、舌白、不渴,加茵陈三钱,白通草一钱,滑石一钱。

【宜忌】忌油腻生冷。

29558　加减苍莎饮(《中医妇科治疗学》)

【组成】茅术二钱　云苓　香附各三钱　台乌二钱　炮姜一钱　红泽兰四钱　秦归　川芎　白木通各二钱

【用法】水煎,温服。

【功用】温寒行滞,调气活血。

【主治】血寒气滞,月经后期,经色晦暗,量不太多,少腹痛,腰胀,微恶寒,苔白脉迟者。

29559　加减芦荟丸(《景岳全书》卷六十二)

【组成】芦荟(真者)五钱　宣黄连(去须)　胡黄连　枳实　青皮各二钱半　青黛　木香　山楂肉各二钱　麦芽(炒)三钱　麝一分　干虾蟆一只(酥炙)

【用法】上为细末,汤浸蒸饼为丸,如绿豆大。每服七八分,量儿大小与之。

【主治】小儿肝脾疳积,腹胀,发热体瘦,热渴,大便不调,或瘰疬结核,耳内生疮,牙腮蚀烂,目生云翳。

29560　加减两地汤(《中医妇科治疗学》)

【组成】生地五钱　玄参　白芍　地骨皮各三钱　阿胶(化冲)二钱　焦艾　益母草各三钱

【用法】水煎,温服。

【功用】养阴清热。

【主治】阴虚夹热,月经过多,或过期数日不净,色红无块,舌红,苔黄或无苔,脉弦数。

【加减】腹痛色黑有块,去阿胶,加延胡炭二钱,蒲黄炭三钱;如经期持续过久,量不太多,原方加乌贼骨一两、茜草根(炒炭)二钱。

29561　加减连翘饮(《医钞类编》卷十八)

【组成】连翘　瞿麦　滑石　牛子　车前子　木通　防风　炒栀仁　黄芩(炒)　荆芥　当归　北柴胡　赤芍　蝉退　炙草

【用法】加竹叶、灯心,水煎服。

【功用】清热解毒。

【主治】小儿胎毒。

29562　加减利惊丸(《医部全录》卷四三二)

【组成】牵牛末一两　花青五钱　巴霜二钱半

【用法】面糊为丸,如豆大。每服二三丸,白汤送下。

【功用】下痰。

【主治】急惊痰甚。

29563　加减辛夷散(《得效》卷十)

【组成】茶调散加辛夷仁　藁本　苍耳子　木通各一两

【用法】上为末。淡茶清调下。

【主治】风热上壅,鼻流浊涕,或腥臭头昏,眉棱骨痛。

29564　加减羌活汤(《洁古家珍》)

【组成】羌活　川芎　防风　附子(炒)　熟地黄各一两　白芷一两半　石膏二两半　细辛二钱　当归五钱　甘草五钱(炒)　苍术(去粗皮)一两半

【用法】上为粗末。每次一两,水煎服,不拘时候。

【主治】产后血虚气弱头痛。或痰厥头痛。

【加减】如有汗者,是气弱头痛也,前方中加芍药三两,桂一两半,生姜煎;如痰癖头痛,加半夏三两,茯苓一两半,生姜煎;如热头痛,复加白芷三两,石膏三两,知母一两半;如寒厥头痛,加天麻三两,附子一两半,生姜煎。

29565　加减羌活汤

《普济方》卷三五一。为《保命集》卷下"加减四物汤"之异名。见该条。

29566　加减羌活汤(《伤寒大白》卷一)

【组成】羌活　独活　防风　荆芥　柴胡　干葛　广皮　甘草

【主治】南方冬月,太阳经恶寒发热,头痛、脉浮,无汗者。

【加减】里有热或火令,加黄芩、石膏、知母;胸前饱闷,加枳壳、厚朴、桔梗;胁肋刺痛,加青皮、山栀、木通、苏梗;呕吐,加半夏;食滞,加山楂、麦芽、莱菔子;头痛,加川芎。

29567　加减羌活汤(《会约》卷三)

【组成】羌活一钱　防风一钱二分　苍术　川芎　白芷　甘草各一钱　陈皮八分　北细辛二三分　生姜一钱　葱白五寸

【用法】水煎,热服。取微汗。

【主治】伤风寒,头痛,身痛、憎寒、壮热、脉浮紧、无汗,及四时不正之气。

【加减】如自汗者,去苍术,加白术,或加黄耆;胸满,加枳壳、桔梗;呕逆,加半夏;喘促,加杏仁。

29568　加减完带汤(《中医妇科治疗学》)

【组成】泡参四钱　白芍　苍术各二钱　茵陈三钱　甘草　荆芥各一钱　柴胡八分　栀子　黄柏各二钱　黄连一钱

【用法】水煎,温服。

【功用】清热渗湿。

【主治】带下色青,质粘稠,且有臭气,面色苍黄,头胀眩重,精神疲惫,胸闷胁痛,不思饮食,舌淡红,苔黄腻,脉象弦数。

【加减】阴道痒者,加蛇床子、银花各二钱。

29569　加减补中汤(《医学入门》卷七)

【组成】人参　黄耆　甘草　白术　砂仁　肉豆蔻　陈皮各等分

【用法】水煎服。

【主治】脾冷而食不磨者。

29570 加减补中汤（《辨证录》卷九）

【组成】生地 人参 茯苓各三钱 白术 当归各五钱 甘草 半夏各一钱 黄耆一两 川芎一钱 柴胡一钱

【用法】水煎服。

【主治】终日高谈,连宵聚语,气血内伤,口干舌渴,精神倦怠,而感冒风寒,头痛鼻塞,气急作喘。

29571 加减补心丹（《顾松园医镜》卷十二）

【组成】生地 白芍 丹皮 枣仁 麦冬 茯神 远志 石斛

【用法】加竹叶、桂圆肉,调服朱砂末。

【功用】养血清心安神。

【主治】心虚有热而致的不寐。

【加减】有痰,加竹沥;心火甚者,加犀角、黄连;虚者,加人参。

29572 加减补心汤（《扶寿精方》）

【组成】白茯苓 归身 远志（去心） 黄柏 知母 生地黄 陈皮 酸枣仁（去皮） 麦门冬各五钱 人参 石菖蒲 白术 甘草各三钱 白芍药五钱（炒）

【用法】上剉。水二钟,煎八分,三六九日服,暑月尤宜。

【主治】❶《扶寿精方》:诸虚健忘。❷《寿世保元》:惊悸怔忡。

29573 加减补阴丸（《丹溪心法》卷五）

【组成】熟地八两 菟丝子四两（盐酒浸一宿） 当归三两（酒浸） 白芍三两（炒） 锁阳三两（酥炙） 杜仲二两（炒） 牛膝四两（酒浸） 破故纸 枸杞各一两半 虎骨二两（酥炙） 龟板一两（酥炙） 黄柏二两（炒） 山药 人参 黄耆各二两 冬加干姜一两

【用法】上为末,猪骨髓入蜜为丸,如梧桐子大。每服一百丸,空心盐汤送下。

【功用】《东医宝鉴·杂病篇》:补阴扶阳。

【主治】《东医宝鉴·杂病篇》:阴虚。

【备考】方中破故纸用量原缺,据《东医宝鉴·杂病篇》补。

29574 加减补益汤（《胎产秘书》）

【组成】黄耆一钱五分 人参一钱五分 归身一钱 炙甘草五分 焦术一钱 陈皮五分 升麻三分 川椒二十粒 乌梅二个 吴萸 川连各三分（均炒）

【用法】生姜、大枣为引,水煎服。

【主治】产后阴门发痒。

29575 加减补筋丸（《金鉴》卷八十九）

【组成】当归一两 熟地黄 白芍药各二两 红花 乳香 白云苓 骨碎补各一两 广陈皮二两 没药三钱 丁香五钱

【用法】上为细末,炼蜜为丸,如弹子大,每丸重三钱。用好无灰酒送下。

【主治】髃骨跌伤,手屈向后,骨缝裂开,不能抬举,时肿如椎者。

29576 加减阿胶汤（《圣济总录》卷九十二）

【组成】阿胶（炙令燥） 远志（去心）各二两 干姜（炮） 人参各一两 麻子仁（研）三两 附子（炮裂,去皮脐）一枚 甘草（炙）一两半

【用法】上剉,如麻豆大。每服三钱匕,水一盏,煎至七分,去滓,空腹温服。

【主治】劳伤,小便利数。

29577 加减阿胶汤（《中医妇科治疗学》）

【组成】炒栀子二钱 黄芩 侧柏叶各三钱 阿胶二钱 生地三钱 白芍一钱半

【用法】水煎,温服。

【功用】清热止血。

【主治】血热,胎漏下血,面红唇赤,手心发烧,咽干口燥,小便短黄,舌红苔黄而干,脉数而滑。

【加减】烦躁发热,漏血过久,加旱莲草三钱,黄连一钱。

29578 加减阿胶散（《古今医鉴》卷十二）

【组成】当归 川芎 白芍 阿胶 黄芩 黄连 香薷 陈皮 枳壳 甘草 白茯 泽泻

【主治】妊娠下痢赤白。

【加减】如血痢,加地榆;白痢,加艾叶、木香;痢久虚人,加参、术、黄耆。

29579 加减鸡苏散（《产科发蒙》卷一）

【组成】薄荷 阿胶 地黄 柴胡 羚羊角 黄耆 甘草 茜根 黄芩 麦门冬 当归 伏龙肝

【用法】每服四钱,水一盏,加生姜三片,竹茹半鸡子大,煎至六分,温服。

【主治】妇人吐血,心烦昏闷。

29580 加减青娥丸（《景岳全书》卷五十三引《良方》）

【组成】破故（炒） 小茴（盐水炒） 胡芦巴（炒）各四两 杜仲三两（姜汁炒） 胡桃肉二十五个 莲心一两 青盐（煅）五钱 穿山甲（酥炙）三钱五分

【用法】上为末,将胡桃肉捣烂,酒糊为丸,如梧桐子大。每服三十丸,空心温酒送下。

【功用】补诸虚不足,滋益阴阳,美容颜,健腰膝,止腰痛。

29581 加减青蒿丸

《普济方》卷二三六。为《圣济总录》卷九十三"青蒿丸"之异名。见该条。

29582 加减茅根汤（《胎产心法》卷下）

【组成】白茅根一两 瞿麦 车前 冬葵子 通草各一钱 鲤鱼齿一百个（为末）

【用法】水煎,入鱼齿末,空心温服。

【主治】产后淋,小便痛及血淋。

29583 加减抱龙丸

《普济方》卷三八七。为《小儿药证直诀》卷下"抱龙丸"之异名。见该条。

29584 加减拨云散（《东医宝鉴·外形篇》卷一引《医林》）

【组成】羌活二两二钱半 甘菊一两九钱 木贼 白蒺藜各一两一钱半 防风 柴胡 苍术 枳壳 川芎 甘草各一两一钱 荆芥 薄荷各一两 蝉壳七钱半 石决明（煅制） 密蒙花各四钱

【用法】上为末。每服二钱,食后薄荷汤调下。

【主治】诸般眼病。

29585　加减拨云散(《程松崖先生眼科》)

【组成】防风六分　荆芥六分　蝉蜕八分　车前子一钱　木贼八分　柴胡六分　黄芩八分　青葙子八分　赤芍一钱　决明八分　甘草四分

【用法】老生姜一薄片为引。

【主治】眼睛黑珠有白点及成块,轻者为云,厚者为瞖。

29586　加减拨云散(《程松崖先生眼科》)

【组成】防风六分　蝉蜕六分　荆芥六分　车前子八分　木贼八分　归尾八分　黄芩八分　青葙子一钱　赤芍八分　菊花八分　生地一钱半(切片)

【用法】生姜一薄片为引。

【主治】眼睛黑珠有云翳,眼角红及有赤丝者。

【加减】痛甚流泪生瞖,眼胞下坠,或加川黄连八分(酒炒)。

29587　加减拨云散(《程松崖先生眼科》)

【组成】木贼　荆芥　赤芍　蝉蜕　生地　木通　防风　连翘　甘草　车前子

【主治】小儿痘后,毒攻眼,生黑翳者。

【加减】如红肿者,加川黄连五分(酒炒);不红不肿者,用兔屎丸。

29588　加减虎骨散(《医学入门》卷七)

【组成】虎胫骨三两　没药五钱

【用法】上为末。每次二钱,温酒调服。

【主治】白虎历节诸风,骨节疼痛,昼夜不可忍者。

29589　加减肾气丸(《济生》卷一)

【组成】山茱萸(取肉)　白茯苓(去皮)　牡丹皮(去木)　熟地黄(酒蒸)　五味子　泽泻　鹿角(镑)　山药(剉,炒)各一两　沉香(不见火)　官桂(不见火)各半两

【用法】上为细末,炼蜜为丸,如梧桐子大。每服七十丸,盐汤、米饮任下。

【主治】❶《济生》:劳伤肾经,肾水不足,心火自炎,口舌焦干,多渴而利,精神恍惚,面赤心烦,腰痛脚弱,肢体羸瘦,不能起止。❷《证治要诀类方》:三消。

【加减】弱甚者,加附子一两,兼进黄耆汤。

【备考】❶本方方名,《证治要诀类方》引作"肾气丸"。❷方中鹿角,《冯氏锦囊·杂症》作鹿茸。

29590　加减肾气汤(《凌临灵方》)

【组成】大熟地(缩砂仁四分拌)　丹皮　怀牛膝　怀山药　带皮苓　车前子　陈萸肉　泽泻　地枯髅

【用法】水煎服。另用上瑶桂、熟附片各五分,二味研末,饭丸分吞。

【主治】寒水侮脾,水肿胀满,以分利不应,且又见喘,脉形濡缓者。

29591　加减肾气汤(《杂病证治新义》)

【组成】熟地　山萸　山药　茯苓　丹皮　泽泻　肉桂　熟附片　杜仲　破故纸　胡桃肉

【用法】水煎服。

【主治】肾阳衰微,腰部绵绵作痛。

29592　加减肾沥汤(《外台》卷十七引《小品》)

【组成】肾一具(猪羊并可用)　远志二两(去心)　麦门冬一升(去心)　人参一两　大枣四十枚　芎䓖二两　五味子二两　当归二两　泽泻二两　桂心四两　干姜二两　干地黄三两　黄连二两　桑螵蛸三十枚　龙骨二两　甘草三两(炙)

【用法】上切。以水一斗五升,如常法煎取三升,去滓,分三服。

【主治】大虚内不足,小便数,嘘噏,焦熇饮水浆,膀胱引急。

【宜忌】忌海藻、菘菜、生葱、猪肉、芜荑等物。

29593　加减败毒散(《寿世保元》卷二)

【组成】防风一钱五分　荆芥二钱　羌活二钱　独活二钱　前胡二钱　升麻五分　干葛一钱　赤芍二钱　桔梗八分　川芎一钱五分　白芷二钱　薄荷八分　牛蒡子三钱　甘草八分　柴胡八分

【用法】上剉。加生姜、葱,水煎,热服出汗。

【主治】天行时疫,头面肿大,咽喉不利,舌干口燥,憎寒壮热。四时瘟疫,皆可通用。

29594　加减固本丸

《医学入门》卷七。为《保命集》卷中"二丹丸"之异名。见该条。

29595　加减固本丸(《类证治裁》卷四)

【组成】熟地　天冬各一两半　麦冬　炙草　茯苓各一两　人参　菖蒲　远志　朱砂各五钱

【用法】蜜为丸服。

【主治】年老神衰健忘。

29596　加减和胃汤(《女科旨要》卷三)

【组成】厚朴五钱　陈皮　猪苓　泽泻　归尾　黄连　白芍　黄芩各三钱　地榆　豆蔻各二钱　升麻五分　甘草二钱

【用法】分五帖。水煎服。

【主治】产后因食热毒太过,后食生冷之物,冷热不和,而为痢疾,里急后重者。

29597　加减知母汤(《准绳·类方》卷七)

【组成】知母二钱　黄耆(去芦)　白术　羌活　防风　明天麻　甘菊花　山茱萸肉　蔓荆子　藁本　川芎　当归各一钱　细辛　甘草各五分

【用法】水二钟,煎至一钟,分二次温服,一日三次。

【主治】游风证。

【加减】头面肿,加牛蒡子(炒,研)二钱。

29598　加减肥儿丸(《育婴秘诀》卷三)

【组成】黄耆(炙)　人参　白术　白茯苓　炙甘草　陈皮　青皮　当归　川芎　白芍　鳖甲(九肋,醋炙)　使君子肉　黄连　干蟾(烧存性)　木香各等分

【用法】另取山药煮糊为丸,如黍米大。量儿加减,米汤送下。

【主治】瘦冷疳。

29599　加减肥气丸(《准绳·类方》卷二)

【组成】柴胡　厚朴　人参　干姜各半两　川乌　巴豆霜各三钱　肉桂二钱　黄连一两　川椒　甘草各五分

【用法】上除巴豆霜外,同为细末,旋入巴霜研匀,炼

蜜为丸,如梧桐子大。初服二丸,一日加一丸,二日加二丸,渐加至大便微溏,再从二丸加服,空心淡醋汤送下。

【主治】肝之积在左胁下,如覆杯,有头足,久不愈,令人咳逆,痃疟连年不已,其脉弦而细。

【加减】秋冬,去生姜半钱,加厚朴一倍,减黄连一半。

29600 加减泻心汤(《温病条辨》卷三)

【组成】川连 黄芩 干姜 银花 楂炭 白芍 木香汁

【主治】噤口痢。左脉细数,右手脉弦,干呕,腹痛,里急后重,积下不爽。

29601 加减泻白汤

《杏苑》卷五。为《卫生宝鉴》卷十二"加减泻白散"之异名。见该条。

29602 加减泻白汤

《济阳纲目》卷一〇五。为《卫生宝鉴》卷十一"加减泻白散"之异名。见该条。

29603 加减泻白散(《医学发明》卷四)

【组成】桑白皮一两 地骨皮七钱 甘草 陈皮 青皮(去白) 五味子 人参(去芦)各半两 白茯苓三钱

【用法】上㕮咀。每服四钱,水一盏半,入粳米十粒,同煎至一盏,去滓,食后大温服。

【主治】阴气在下,阳气在上,咳嗽呕吐喘促。

29604 加减泻白散(《卫生宝鉴》卷十一)

【异名】泻白散(《赤水玄珠》卷三)、加减泻白汤(《济阳纲目》卷一〇五)。

【组成】桑白皮三钱 桔梗二钱 地骨皮 甘草(炙)各一钱半 知母七分 麦门冬 黄芩各五分 五味子二十个

【用法】上㕮咀。作一服,水二盏,煎至一盏,去滓,食后温服,一日二次。

【主治】因膏粱而饮,劳心过度,肺气有伤,以致气出腥臭,唾涕稠黏,口舌干燥者。

【宜忌】忌酒、面、辛热之物。

【方论选录】因洪饮大热之气所伤,滋溢心火,刑于肺金,故以桑白皮、地骨皮苦微寒降肺中伏火而补气,用以为君;黄芩、知母苦寒,治气息腥臭,清利肺气,用以为臣;肺欲收,急食酸以收之,五味子之酸温以收肺气,麦门冬甘苦寒,治涕唾稠黏,口舌干燥,用以为佐;桔梗体轻辛温,治痰逆、利咽膈,为使也。

29605 加减泻白散(《卫生宝鉴》卷十二)

【异名】加减泻白汤(《杏苑》卷五)。

【组成】知母 陈皮(去白)各五钱 桑白皮一两 桔梗 地骨皮各五钱 青皮(去白) 甘草 黄芩各三钱

【用法】上㕮咀。每服五钱,水二盏,煎至一盏,去滓,食后温服。

【主治】胸膈不利,烦热口干,时时咳嗽。

29606 加减泻白散(《伤寒全生集》卷三)

【组成】桑皮 知母 橘红 黄芩 贝母 桔梗 甘草 瓜蒌 地骨皮 苏子

【用法】水煎服。

【主治】烦热胸膈不利,上气喘促,口燥或咳者。

29607 加减泻白散(《症因脉治》卷一)

【组成】桑白皮 地骨皮 甘草

【主治】痰结上焦。

【加减】风,加防风、荆芥;寒,加麻黄、桂枝。

29608 加减泻白散(《麻科活人》卷一)

【组成】桑白皮(蜜炒) 地骨皮 炒甘草 人参 白茯苓 肥知母 枯黄芩

【用法】粳米一撮为引。

【主治】肺炎喘嗽。

29609 加减泻肝汤(《外科真诠》卷上)

【组成】胆草三分 栀子一钱 黄芩一钱 泽泻一钱 柴胡七分 车前二钱 木通六分 生地一钱二分 甘草六分

【主治】缠腰火丹,累累如珠,色赤形如云片,上起风粟作痒,发热,属肝心二经风火者。

29610 加减泻青丸(《杂病证治新义》)

【组成】防风 龙胆草 山栀 大黄 黄芩 川牛膝

【用法】水煎服。

【主治】高血压头痛,气实便结,脉三部弦硬而大者。

29611 加减泻黄散(《卫生宝鉴》卷十九)

【异名】泻黄散、加减黄连散(《普济方》卷三八六)。

【组成】黄连 茵陈各五分 黄柏 黄芩各四分 茯苓 栀子各三分 泽泻二分

【用法】上㕮咀。都作一服,水一大盏,煎至六分,去滓,稍热服。后一服减半,待五日再服。

【功用】退脾土,复肾水,降心火。

【主治】小儿季夏身热痿黄。身体蒸热,胸膈烦满,皮肤如渍橘之黄,眼中白睛亦黄,筋骨痿弱,不能行立。

【方论选录】《内经》云:土位之主,其泻以苦。又云:脾苦湿,急食苦以燥之,故用黄连、茵陈之苦寒,除湿热为君;肾欲坚,急食苦以坚之,故以黄柏之苦辛寒强筋骨为臣;湿热成烦,以苦泻之,故以黄芩、栀子之苦寒止烦除满为佐;湿淫于内,以淡泄之,故以茯苓、泽泻之甘淡利小便,导湿热为使也。

29612 加减泻黄散(《赤水玄珠》卷二十五)

【组成】山栀子一两 防风一两 藿香七钱 石膏五钱 连翘 甘草七钱半 升麻三钱

【用法】上药蜜酒微炒,水煎服。

【主治】心脾热甚口疮。

【加减】小便短涩,加滑石、木通。

【备考】方中连翘用量原缺。

29613 加减泽漆汤(《效验秘方·续集》黄吉赓方)

【组成】泽漆15~150克 制半夏10~30克 陈皮10克 紫菀15克 白前15克 桂枝9克 生姜3片 黄芩15克 桔梗9克 枳壳9克 甘草9克

【用法】每日1剂,水煎,分2次服。

【功用】化痰消饮,治咳宣肺。

【主治】急、慢性支气管炎,支气管扩张,支气管哮喘。

【加减】寒喘痰多者合射干麻黄汤加减;痰黏稠厚浊者加地龙,重用黄芩;咳喘气虚者加玉屏风散;阴虚痰饮者合千金麦门冬汤加减;纳呆便溏者合香砂六君子汤加减。

【方论选录】方中主药泽漆逐水消痰,半夏燥湿化痰;紫菀、白前降气祛痰;陈皮、桔梗、枳壳宣肺宽胸,理气导滞,使水道通畅,痰去饮消;桂枝、生姜温肺化痰;黄芩清泄痰热;甘草助诸药化痰治咳。

29614　加减定命丹(《杨氏家藏方》卷十七)

【组成】蟾酥(酒浸一宿)　牛黄(别研)　朱砂(别研)　甘草(炙黄)　胡黄连　麝香(别研)　使君子肉　犀角屑　当归(洗焙)　天麻　细松烟墨(烧灰烟尽,地上出火毒)　羌活(去芦头)各一字　全蝎二枚(去毒,微炒)　棘刚子五枚(去壳取虫,微炒)　半夏(汤浸洗七遍)　天南星(牛胆制者)　附子(炮,去皮脐)　虎骨(蘸酒醋炙)　乌蛇(酒浸一宿,取肉炙干)　干姜(炮)　丁香　沉香　肉桂(去粗皮)　人参(去芦头)　白茯苓(去皮)　肉豆蔻(面裹煨熟)　白术各一钱

【用法】上为细末,煮粟米粥为丸,如黍米大,青黛为衣。每服十丸,荆芥汤送下,不拘时候。

【主治】小儿慢惊,瘈疭,目睛斜视,身体强硬,昏塞如醉;及治胎风成痫,发歇不定,荏苒经时。

29615　加减定喘汤(《医学探骊集》卷四)

【组成】白果仁七个　粟壳四钱　麻黄三钱　桑白皮四钱　龙骨三钱(煅)　海浮石三钱　紫蔻仁一钱　黄芩四钱　甘草二钱

【用法】元酒一钟,水二钟,煎服。

【主治】嗽喘。脾胃不健,气血亏虚,气不相接而喘,血亏孤阳偏盛,遍体发热恶寒,午后更甚者。

【方论选录】此方以桑白皮为君,通行正气;佐以蔻仁、甘草调和胃气,麻黄发散滞气,黄芩清散燥气,用白果、粟壳、龙骨收而敛之,使其壅滞之痰涎,皆从海浮石助麻黄从胸部而出。其痰既散,而喘亦自止矣。

29616　加减定喘汤(《医学碎金录》引《药物学讲义》)

【组成】麻黄三钱　紫菀三钱　款冬三钱　白果肉十个　川朴三钱　杏仁三钱　苏子三钱　半夏三钱　甘草二钱

【功用】定喘,镇咳,去痰。

【主治】痰饮属寒症者。

29617　加减穹合汤(《育婴秘诀》湖北科技本卷二)

【组成】人参　柴胡　黄芩　杏仁(去尖)　麻黄(不去根、芦)一分　甘草　川芎　葛根　升麻　羌活　当归　防风　石膏

【用法】上为细末。钩藤汤调服。

【功用】泻肝散风。

【主治】肝风角弓反张,似天钓,似痉痓者。

【备考】❶本方方名,汉阳忠信堂本作"加减芎活汤"。❷方中除麻黄外,余药用量原缺。

29618　加减建中汤(《普济方》卷二三一引《卫生家宝》)

【组成】黄耆二两或三两　白芍药六两　桂二两　甘草二两　加半夏五两

【用法】上为粗末。水一盏半,药末四钱,加生姜五片,大枣二枚,同煎至七分,去滓,入饧少许,再煎饧溶,食前温服。

【主治】虚劳咳嗽,痰盛,渐成劳疾。

【加减】腹胀者,去枣,加茯苓三两;心忡悸者,加柏子仁三两;潮热者,加柴胡三两;喘者,加五味子三两;自汗,加小麦同煎服。

29619　加减建中汤(《医方大成》引汤氏方,见《医方类聚》卷二六三)

【组成】熟地黄半两　白芍药三两　甘草一两半(炙)　黄耆一两　人参半两

【用法】上㕮咀。每服二钱,水一盏半,煎服。

【主治】伤寒,发热自汗,虚烦。

29620　加减建中汤(《医统》卷三十九)

【组成】人参三两　炙甘草　官桂　白茯苓二两　当归四两　附子(炮)　厚朴(姜制)各半两　龙骨一两　黄耆　麦门冬(去心)各三两　白芍药　生地黄各四两

【用法】上㕮咀。每服三钱,水一盏半,加生姜五片,大枣二枚,饴少许,煎八分,温服。

【主治】肾虚,津液不能荣筋脉而瘈疭。

【备考】方中炙甘草、官桂用量原缺。

29621　加减建中汤(《保命歌括》卷十九)

【组成】小建中汤一剂,加柴胡、木瓜各等分

【用法】水煎服。

【主治】吐利转筋,肋下痛,脉弦者。

29622　加减参麦汤(《胎产心法》卷上)

【组成】人参　知母　麦冬(去心)　栀子(炒)各一钱　瓜蒌根　犀角(磨)各八分　条芩　炙草各五分　大枣一枚

【用法】水煎服。

【主治】孕妇心神烦躁,壅热口干。

【加减】夏,加竹沥八分,姜汁少许。

29623　加减参苏饮(《痘疹全书》卷下)

【组成】前胡　白芷　桔梗　枳壳　甘草　防风　人参　紫苏叶　葛根　陈皮　羌活

【用法】竹叶为引,水煎服。

【主治】痘疹应出不出,外感风寒,头疼身痛,发热无汗,喜盖覆偎倚怀中。

29624　加减参苏饮(《痘疹传心录》卷十五)

【组成】陈皮　半夏　甘草　茯苓　紫苏　葛根　前胡　桔梗

【用法】上剉。加生姜三片,水煎,温服。

【主治】风寒壮热,痰嗽,身痛,头疼。

29625　加减参苏饮(《痘疹活幼至宝》卷终)

【组成】苏叶六分　人参　陈皮　川芎　羌活　防风　荆芥各四分　桔梗　白芷　甘草各三分

【用法】加生姜三片,同煎带热服。但不可出汗。

【主治】痘为风寒束蔽而出不快者。

【加减】如在冬月,可加麻黄五分。

29626　加减参苏饮(《景岳全书》卷六十三)

【组成】苏叶一钱　干葛钱半　前胡八分　陈皮七分　枳壳六分　桔梗　甘草各四分

【用法】水一钟半,加生姜三片,水煎服。

【主治】痘疹初热见点,表邪未达,而元气强壮,或痘前后感冒风寒者。

29627 加减参苏饮(《医林绳墨大全》卷四)

【组成】人参五分(虚甚者，加至一钱) 苏叶 干葛各一钱 去白陈皮 制半夏各五分 白茯苓六分 甘草三分 香附 白芷 小川芎各五分 防风五分

【用法】加生姜三片，同煎，热服取汗。

【主治】内伤挟外感，初起一二日，寒邪尚在表而体弱者。

29628 加减参苏饮(《胎产秘书》卷上)

【组成】苏叶 杏仁 橘红各一钱 枳壳(炒)七分 前胡八分 木香三分 桔梗 干葛各七分 桑皮七分 甘草四分

【用法】水煎服。

【主治】妊娠子嗽，因外感风寒者。

【加减】喘，加蒌仁二钱。

29629 加减参苏饮(《麻科活人》卷一)

【组成】紫苏叶 前胡 粉葛 茯苓 枳壳 桔梗 甘草 生姜

【用法】葱白为引，水煎服。

【功用】发散解表，清胃火。

【主治】麻疹初出。

29630 加减参苏饮(《医钞类编》卷七引洪玉友方)

【组成】苏叶 陈皮 桔梗 前胡 木香(另研) 茯苓三钱

【用法】童便为引，水煎服二剂。

【主治】吐血初起，兼外感者。

29631 加减参苏饮(《会约》卷十四)

【组成】人参 紫苏 陈皮 茯苓 甘草 枳壳 桔梗 前胡 黄芩各一钱 生姜六分 薄荷叶三分

【用法】水煎，热服。得微汗而解。

【主治】妊妇外冒风寒，咳嗽，发热恶寒，鼻塞流涕。

29632 加减参苏饮(《效验秘方·续集》刘弼臣方)

【组成】太子参10克 苏叶10克 葛根10克 前胡10克 橘皮10克 半夏5克 枳壳5克 葱白3个 淡豆豉10克 神曲10克

【用法】日1剂，水煎2次，分3次服。

【功用】益气解表，和中达邪。

【主治】小儿体虚，风寒感冒。

【加减】痰涎壅滞者加苏子，莱菔子化痰止咳；腹胀纳呆者加木香宽中利气；喘促者加桔梗、五味宣肺定喘。

【方论选录】方用太子参、炙草益气补正；苏叶、前胡宣肺散邪；葱白、豆豉通阳达邪，宣泄除烦；枳壳、陈皮、半夏畅利气机；葛根、神曲鼓舞胃气，消导和中。使表里俱和，则病邪自除。

29633 加减参附汤

《校注妇人良方》卷八。为《妇人良方》卷八"加味参附汤"之异名。见该条。

29634 加减参紫饮(《万氏女科》卷二)

【组成】人参 紫苏 陈皮 白茯 甘草 枳壳 桔梗 前胡 黄芩各一钱

【用法】生姜为引，薄荷叶少许，水煎，食后服。得微汗而解。

【主治】妊娠咳嗽，初得之恶风寒，发热鼻寒，或流清涕者。

29635 加减驻景丸(《医方类聚》卷六十七引《简易方》)

【组成】车前子(略炒)三两 熟地黄(洗) 当归(去尾)各五两 楮实子(无翳膜则勿用) 川椒(炒，出火毒)各一两 五味子 枸杞子各二两 菟丝子(酒煮软漉壮，焙九分干)半斤

【用法】上末，蜜糊为丸，如梧桐子大。每服三十丸，空心、食前温酒、盐汤任下。

【主治】肝肾气虚，视物眈眈，血少气多，两目渐暗。

29636 加减枳术汤(《症因脉治》卷三)

【组成】白术 枳实 人参 广皮 甘草 熟砂仁 白茯苓

【主治】脾虚心腹时胀，饮食难消者。

29637 加减栀子汤

《云歧子脉诀》。为《伤寒论》"栀子豉汤"之异名。见该条。

29638 加减茱萸汤(《三因》卷十七)

【异名】加减吴茱萸汤(《局方》卷九续添诸局经验秘方)。

【组成】吴茱萸(汤洗七次，炒)一两半 桔梗 干姜(炮) 炙甘草 麦门冬(去心) 半夏(汤洗七次) 防风 细辛 当归(酒浸炒) 茯苓 牡丹皮 桂心各半两

【用法】上为粗末。每服四钱，水一盏半，煎七分，去滓，食前热服。

【主治】妇人脏气本虚，宿挟风冷，胸膈满痛，腹胁绞刺，呕吐恶心，饮食减少，身面虚浮，恶寒战栗，或泄痢不止，少气羸困，及因生产，脏气暴虚，邪冷内胜，宿疾转甚等。

29639 加减茱萸汤(《普济方》卷三四九)

【组成】吴茱萸一两半 枳壳 干姜 甘草 防风 细辛 麦门冬 当归(酒浸，焙) 茯苓 桂心 牡丹皮各半两 半夏(汤浸七次)各半两

【用法】上为末。每服四钱，水煎，食前热服。

【主治】产后肿证，脏气暴虚，外感内伤，血气留滞，或腹痛呕利。

29640 加减茯苓丸(《古今医鉴》卷十)

【组成】陈皮(盐水炒)二两 半夏二两(用白矾、牙皂、生姜各一两煎汤，浸七日) 白茯苓(去皮)一两五钱 风化消一两三钱 海桐皮(酒洗)一两 片子姜黄一两 木瓜一两 薄桂(去皮)五钱 甘草(炙)四钱 白芍(酒炒)二两 黄耆(盐水炒)二两

【用法】上为细末，姜汁、竹沥为丸，如梧桐子大。每服百丸，空心白汤送下。

【主治】湿痰壅滞，经络不通，两臂作痛，不能梳洗，及治手足疼痛麻痹，行步艰难。

29641 加减茯苓汤(《杏苑》卷五)

【组成】赤茯苓 橘红 泽泻 桑白皮 赤芍药 半夏(姜制) 石膏各一钱 白术一钱半 人参八分

【用法】上㕮咀。加生姜五片，水煎熟，食前温服。

【主治】消渴，食已如饥，胃热消谷，阳明脉盛，心火上行，面黄肌瘦，胸满胁胀，小便赤涩。

【加减】如病甚,加大黄、朴消,须看人虚实加入。

29642　加减茯神汤(《症因脉治》卷一)

【组成】白茯神　当归　远志　麦冬　知母　羚羊角　犀角

【功用】活血安神。

【主治】内伤中风初起,脉细神清者。

【加减】心火旺,加黄连;肺火旺,加山栀;肝火旺,加丹皮、山栀;尺脉数,加黄柏;元气虚,加人参。

29643　加减茯菟汤(《医学探骊集》卷五)

【组成】茯苓五钱　黄耆四钱　五味子二钱　菟丝饼八钱　人参三钱　焦术四钱　熟地五钱

【用法】水煎,温服。

【主治】阳强,即下消症。

【宜忌】宜戒色节欲,平心静养。

【方论选录】此方以人参大补元气,焦术大补脾胃,黄耆大补气血,茯苓渗湿益胃,五味子涩精生水,菟丝子强阴益阳,熟地补虚滋阴,服之气体足壮,自不下消矣。

29644　加减茹苓汤(《寿世保元》卷八)

【组成】猪苓七分　赤茯苓(去皮)一钱　泽泻七分　白术(去芦)五分　黄连五分　竹茹一钱　干葛七分　天花粉二钱　甘草五分

【用法】上剉,加生姜,水煎服。

【主治】小儿夏秋之月,霍乱吐泻,身热口渴。

【加减】如热极,加石膏、知母;泻极,加升麻;腹痛,加炒白芍一钱,肉桂三分,寒痛亦加。

29645　加减胃风汤(《万氏家抄》卷六)

【组成】黄连(炒)　当归　川芎　白芍(炒)　苍术(炒)　薄荷　黄芩(炙)　防风　荆芥　连翘　地榆　乌梅　槐花　滑石

【用法】水煎服。

【主治】痦后余毒未尽。

29646　加减胃风汤(《明医指掌》卷四)

【组成】人参　白术　茯苓　当归　川芎　白芍各等分　升麻　秦艽

【用法】上剉。入粟米一撮,同煎,温服。

【主治】风冷乘虚客于肠胃,水谷不化,泄泻注下,腹胁虚满,肠鸣疼痛,及肠胃湿毒,下如豆汁,或下瘀血。

【备考】方中升麻、秦艽用量原缺。

29647　加减胃苓汤(《片玉心书》卷五)

【组成】猪苓　泽泻　赤茯苓　白术　官桂　五加皮　苍术　陈皮　厚朴　甘草　木通　大腹皮　防风　生姜皮

【用法】灯心、生姜为引,取顺流水煎服。

【主治】疟后汗出受风,遍身浮肿者。

29648　加减胃苓汤(《片玉痘疹》卷十二)

【组成】猪苓　泽泻　白术　赤茯苓　官桂　五加皮　厚朴　陈皮　甘草　桑白皮　防风　藁本　羌活　人参

【用法】灯心为引,水煎服。

【主治】痘疮收靥已后,犯有风寒雨湿洗浴,以致四肢头面浮肿者。

29649　加减胃苓汤(《便览》卷二)

【组成】厚朴　苍术　泽泻　茯苓　猪苓各八分　陈皮　甘草　白术　黄连各一钱　木香三分　槟榔五分

【用法】用水二钟,煎服。

【主治】暴痢赤白相杂,腹痛里急后重。

29650　加减胃苓汤(《回春》卷三)

【组成】苍术(米泔制)一钱半　陈皮(去白)一钱　厚朴(姜制)八分　猪苓(去皮)　赤茯苓(去皮)　泽泻　白术(去芦)各一钱　大腹皮六分　神曲(炒)八分　甘草(炙)三分　山楂(去核)七分　香附(姜炒)六分　木瓜一钱　槟榔八分　砂仁七分

【用法】上剉一剂。水二钟,加生姜三片,灯心一团,煎至一钟,食远温服,滓再煎服。

【主治】水肿。

29651　加减胃苓汤(《古今医鉴》卷六)

【组成】苍术(米泔制)一钱半　陈皮(去白)一钱　厚朴(姜炒)八分　甘草(炙)三分　猪苓八分　泽泻一钱　白术(去芦)一钱　赤茯苓(去皮)一钱　神曲(炒)八分　山楂(去核)七分　砂仁(炒)七分　香附(姜汁炒)六分　槟榔八分　木瓜一钱　大腹皮六分　藿香　半夏　萝卜子　三棱　莪术　青皮各七分

【用法】上剉一剂。水煎服。

【主治】黄胖。饮食无味,四肢无力,行步倦怠,脉涩而濡。

29652　加减胃苓汤(《寿世保元》卷三)

【组成】苍术一钱五分　陈皮一钱五分　厚朴(姜炒)八分　猪苓　泽泻各二钱　白术一钱五分　白茯苓三钱　藿香三钱　半夏(姜炒)二钱　大腹皮三钱　山楂二钱　萝卜子三钱　三棱一钱　莪术一钱　青皮一钱　甘草八分

【用法】上剉。加生姜三片,枣二枚,水煎,温服。

【主治】黄胖。饮食无味,四肢无力,行步倦怠,脉涩而迟,或腹有积块胀满。

29653　加减胃苓汤(《郑氏家传女科万金方》卷四)

【组成】厚朴　陈皮　猪苓　泽泻　归尾　川连　白术　黄芩　白芍　肉豆蔻　地榆　升麻　甘草(一方加粟壳)

【用法】水煎服。

【主治】产后饮食冷热不调,而为痢疾,里急后重。

29654　加减胃苓汤(《中医妇科治疗学》)

【组成】茅术二钱　砂仁一钱　扁豆壳四钱　防己　腹皮　生姜皮各二钱

【用法】水煎服。

【功用】温胃燥湿利水。

【主治】妇人子肿,湿滞兼胃寒,肢体肿胀,大便溏泻,小便不利,胸闷不欲食,时呕清水,口淡无味,苔白腻,脉沉。

29655　加减思食丸(《御药院方》卷四)

【组成】神曲二两(炒黄)　大麦蘖二两(炒黄)　乌梅四两　干木瓜半两(切)　白茯苓(去皮)　拣甘草(细剉,炒)各二钱半

【用法】上为细末,炼蜜为丸,如樱桃大。每服一丸,细嚼,白汤送下,不拘时候。如渴时嚼化一丸。

【功用】生津液,进饮食。

【主治】脾胃俱虚,不能消化水谷,胸膈痞闷,腹胁时

胀,连年累月,食减嗜卧,口苦无味,虚羸少气;又治胸中有寒,饮食不下,反胃翻心,霍乱呕吐,及病后新虚不胜谷气,或因病气衰,食不复常。

29656 加减复脉汤（《重订通俗伤寒论》引叶氏立）

【组成】北沙参 龙牙燕 陈阿胶 吉林参 麦冬 大生地 生白芍 清炙草 白毛 石斛 鲜茅根

【功效】滋养阴液。

【主治】伏暑伤寒,在阴分精室,余热未清者。

29657 加减复脉汤（《温病条辨》卷三）

【异名】复脉汤。

【组成】炙甘草六钱 干地黄六钱 生白芍六钱 麦冬五钱(不去心) 阿胶三钱 麻仁三钱

【用法】水八杯,煮取三杯,分三次服。剧者,加甘草至一两,地黄、白芍八钱,麦冬七钱。日三,夜一服。

【主治】温病邪在阳明久羁,或已下,或未下,身热面赤,口干舌燥,甚则齿黑唇烈,脉虚大,手足心热甚于手足背者;或温病已汗而不得汗,已下而热不退,六七日以外,脉尚躁盛者;或温病误用升散,脉结代,甚者脉两至者;或汗下后,口燥咽干,神倦欲眠,舌赤苔老者。

【方论选录】在仲景当日,立炙甘草汤(即复脉汤)治伤于寒者之结代,自有取于参、桂、姜、枣,复脉中之阳。今治伤于温者之阳亢阴竭,不得再补其阳。乃于该方去参、桂、姜、枣之补阳,加白芍收三阴之阴,故云加减复脉汤。此用古法而不拘于古方,医者之化裁也。

29658 加减香苏饮（《普济方》卷一五一引《卫生家宝》）

【组成】香附子一两(炒,去毛) 陈皮半两(浸,去瓤) 甘草三分(炙) 紫苏一两(去梗) 麻黄一两(去节) 苍术半两(清水淅浸三宿,去皮) 桔梗一分(去芦头)

【用法】上为粗末。每服四钱,水一盏,煎至七分,去滓温服,不拘时候。

【主治】时气瘟疫,四时伤寒,头痛壮热,恶风无汗。

29659 加减香苏散（《医方大成》卷一引徐同知方）

【组成】香附子一两 紫苏梗二两 陈皮一两 甘草半两

【用法】上为剉散。每服四钱,水一盏半,煎至一盏,加生姜三片,连根葱白二茎,同煎,热服。

【主治】伤寒。

【加减】头痛,加川芎、白芷;头痛如斧劈,加石膏、连须葱头;偏正头风,加细辛、石膏、薄荷;太阳穴痛,加荆芥穗、石膏;伤风自汗,加桂枝;伤风无汗,加麻黄(去节),并干姜;伤风恶寒,加苍术;伤风发热不退,加柴胡、黄芩;伤风咳嗽不止,加半夏、杏仁;伤风胸膈痞塞,加制枳壳;伤风鼻塞声重,咽膈不和,加苦梗、旋覆花;伤风痰涎壅盛,加白附子、天南星;伤寒鼻内出血,加茅花;伤寒气促不安,加大腹皮、桑白皮;伤风鼻塞不通,头昏,加羌活、荆芥;伤风不解,吐血不时,加生地黄;伤风不解,耳内出脓疼痛,加羌活、荆芥;伤风不解,咽喉肿痛,加苦梗;伤风中脘寒,不思饮食,加去白青皮、枳壳;伤风呕吐,恶心不止,加丁香、半夏;伤风头晕眼花,头倒支持不住,加熟附子;伤风时作寒栗,加桂枝;伤风痰壅,呕恶不止,加白附子、旋覆花、半夏;伤风后时作虚热不退,加人参;伤风饮食不能消化,加缩砂仁、青皮;

伤风一向不解,作潮热,白日至日中不退,日日如是,加地骨皮、柴胡、人参、菴茼;初感风寒,头痛作热,鼻塞声重,加羌活、川芎;感风腰痛,不能伸屈,加官桂、桃仁;感风浑身痛不止,加赤芍药、紫荆皮;感风头项强急,不能转动,加羌活、官桂;腹肚疼痛,加木香;腹肚疼刺不可忍,加姜黄、吴茱萸七粒;小腹疼痛无时,不可忍,加木香、姜、枣;妇人忽然大便肿,不能下地,加木香、木瓜、吴茱萸;妇人被性所苦,胸膈痞疼,胁肋刺痛,小便急痛,加木香、枳壳;妇人被气疼所苦,加木香、缩砂仁;脾胃不和,中脘不快,加谷芽、神曲;伤食吐呕,泄泻腹痛,加干姜、木香;心卒痛者,加延胡索,酒一盏;饮酒太过,忽遍身发疸,或两目昏黄,加山茵陈、山栀子;中酒吐恶,加乌梅、丁香;妇人经水将行,先作寒热,加苏木、红花;妇人产后作虚热不退,烦渴,加人参、地黄;产后发热不退,加人参、黄耆;产后腰疼不止,加当归、官桂;冷嗽不已,加干姜、五味子、杏仁;脾寒,加良姜、青皮、草果;脚气,加木香、木瓜、牛膝、紫荆皮、茱萸、川楝子;感风寒发热头痛,加不换金正气散;感寒头痛,壮热恶寒,身痛不能转动,加生料五积散;饮食不下,欲吐不吐,加丁香与萝卜子;感寒头痛,发热身疼,分阴阳,加败毒、石膏;妇人产后风,脚手疼痛,生料五积散、人参败毒散,加木瓜,不换金正气散,加生地黄、川芎同煎。

29660 加减香连汤（《魏氏家藏方》卷九）

【组成】木香(不见火) 沉香(不见火) 檀香(不见火) 乳香(别研) 鸡舌香(别研) 藿香(去土) 赤芍药 连翘 桑寄生 当归(去芦) 升麻 蜜炙黄耆 大黄各等分

【用法】上为细末。酒、水合和,同煎服。

【主治】诸般痈疽发背,已破未溃者。

【加减】视病轻重,加减大黄。

29661 加减香苓散（《回春》卷五）

【组成】枳壳 陈皮 香附 苍术 麻黄 香薷 猪苓 泽泻 木通 滑石 车前子 三棱 莪术 川楝子 玄胡索 甘草

【用法】上剉一剂。加生姜、葱白,水煎,热服。

【主治】偏坠气初起,憎寒壮热者。

29662 加减香棱丸（《中医妇科治疗学》）

【组成】木香 丁香 三棱 枳壳 青皮 川楝肉各二钱 茴香一钱 台乌 香附 莪术各三钱

【用法】水煎,空腹时温服。

【功用】理气行滞,和血散瘕。

【主治】肝肾气郁,少腹两侧疼痛,拒按,有块不坚,推之可移,胸胁胀痛,痞满不思食,有时少腹中部亦痛,但不拒按,月经后期,舌淡苔白,脉弦滑。

【加减】月经后期量少,加当归、川芎各二钱;少腹两侧痛甚,按之有块,去丁香,加荔枝核、橘核各二钱;包块疼痛拒按,去丁香、木香、茴香、川楝,加桃仁、丹皮各二钱,姜黄三钱,乳香、没药、檀香各二钱;腰酸腹痛,加杜仲五钱,续断三钱。

【备考】本方方名,据剂型,当作加减香棱汤。

29663 加减香薷饮（《诚书》卷八）

【组成】葛根 茯苓 麦冬(去心) 香薷 橘红 花

粉　厚朴(姜制)　木瓜　薄荷　藿香

【用法】水煎,冷服。

【主治】中暑。

【加减】渴极者,加滑石;窍血者,加酒炒黄连。

29664　加减香薷饮(《医学探骊集》卷三)

【组成】香薷四钱　姜厚朴三钱　毛苍术五钱　陈皮四钱　广缩砂三钱　云茯苓四钱　人参二钱　生姜六钱(切片)　甘草二钱

【用法】水煎,温服。若呕吐,并宜用锋针刺尺泽紫脉出血。

【主治】伤暑脉象虚大,身热自汗,因倦懒言者。

【加减】若身热太甚,加葛根八钱;若呕吐,加伏龙肝六钱;若泄泻,加木通三钱,车前子四钱(炒)。

29665　加减保阴煎(《不知医必要》卷四)

【组成】生地二钱　黄芩一钱　白芍(酒炒)一钱五分　柴胡一钱五分　丹皮　甘草各一钱　或加地骨皮二钱

【功用】凉血。

【主治】因伤寒劳役,怒气而发热,适遇经行,以致热入血室,或血不止,或血不行,令人昼则明了安静,夜则谵语如见鬼神。

29666　加减保和丸(《丹溪心法附余》卷三)

【组成】山楂　神曲(炒)　半夏(汤炮七次)　茯苓(去皮)各三两　陈皮(洗)　连翘　萝卜子各二两　白术五两　枳实(去皮)各一两　苍术(米泔浸,去粗皮)　香附(去皮,酒浸)　厚朴(姜汁制)三两　黄芩(去腐,酒浸,炒)　黄连(去须,酒浸,炒)各一两

【用法】上为细末,姜汁面糊为丸,如梧桐子大。每服五十丸,渐加至七八十丸,食后茶汤饮下。

【功用】消痰利气,扶脾胃,进饮食。

29667　加减保和丸(《症因脉治》卷四)

【组成】麦芽　楂肉　枳实　苍术　厚朴　莱菔子　陈皮

【主治】食积泄泻。

【加减】脾虚,加白术;热积,加川连;寒积,加炮姜;气滞,加木香。

29668　加减顺气散(《医方类聚》卷二十三引《经验秘方》)

【组成】天台乌药五两　桔梗(去芦)　川白芷　川芎　甘草(炙)　陈皮(去白)　白术各二两半　麻黄(去根节)　枳壳(去瓤,麸炒)各一两半　人参　木香各半两

【用法】上㕮咀。每服七钱重,水二盏半,加生姜五片,煎至八分,去滓,不拘时服。

【主治】男子中风瘫痪,手脚拳挛,口眼㖞斜,半身不遂,头目旋晕,痰涎壅盛,语言謇涩,行步艰辛。

29669　加减顺气散(《胎产良方》)

【组成】天麻一钱　僵蚕一钱　前胡一钱　川芎八分　苏子(炒)八分　桔梗七分　乌药六分　秦艽六分　枳壳五分　黄连六分　陈皮四分　甘草五分

【用法】生姜、竹沥为引,水煎服。

【主治】妊娠中风,手足麻木,口眼㖞斜,半身不遂,或突然昏倒,痰涎壅盛,不省人事。

29670　加减追疟饮(《重订通俗伤寒论》)

【组成】生首乌四钱　当归二钱　生白芍三钱　清炙草五分　青蒿脑钱半　生鳖甲五钱　银胡钱半　地骨皮六钱　醋炒青皮八分。

【用法】井水、河水合煎服。

【主治】肝阴虚疟。疟发间日,日暮时寒轻热重,发于申酉时者,每至寅卯时微汗而热退,身体枯瘦,头目晕眩,肢节酸痛,筋脉拘挛,腰痛溺涩,少腹胀满,舌紫而赤,甚或红如胭脂者。

29671　加减胜湿丸(《顾氏医径》卷四)

【组成】苍术　白芍　滑石　椿根皮　枳壳　甘草　茯苓　陈皮　党参　葛花　莲须

【主治】带下。因嗜酒好茶,湿热素盛,气虚脾弱,白带时下者。

29672　加减洗心散(《张皆春眼科证治》)

【组成】黄连3克　炒栀子6克　黄芩9克　酒大黄桔梗各6克　知母9克　元参6克　赤芍9克　归尾6克　荆芥1.5克

【功用】清心泻火,宣肺活瘀。

【主治】心中郁火乘肺,上攻气轮,而为火疳,初起颗粒从白睛深层向外隆起,形圆如榴子,或椭圆如扁豆,色暗红或呈紫红,按之则痛。继则颗粒渐大,色赤而痛,羞明流泪,视物不清。若病变侵及风轮,就会引起青睛疾患,重者波及水轮,导致视物昏蒙,甚至失眠。

【加减】若颗粒增大,色赤而痛者,可加牡丹皮9克凉血活瘀退赤,加夏枯草9克清火散结止痛;若病变侵及风轮,引起风轮生翳者,可加秦皮3克、密花6克以清肝退翳;若兼瞳神细小,神光昏暗,视物昏蒙者,可加青葙子3克、酒生地12克,滋阴清肝。青葙子且有扩大瞳神之功。

【方论选录】方中黄连、炒栀子清心泻火;黄芩、知母清泻肺火,且有知母之润,以免火邪伤阴;酒大黄清泻大肠,实为脏病腑取,意在泻肺;桔梗宣肺散结,使邪火得以疏散;元参滋肾养阴,以免火邪伤及神水;赤芍、归尾活瘀通络,引血下行;荆芥一则助桔梗宣肺散结,二则助赤芍、归尾活瘀通络。

【临床报道】火疳:袁某,女,34岁。1971年3月5日初诊:左目赤痛3月余,曾在当地医院诊断为巩膜炎症,经用青链霉素肌肉注射,局部滴用可的松,药后症减,停药即发,自觉羞明、流泪、胀痛、视物不清。检查,左眼白睛内侧有一暗红色隆起,风轮内侧边缘有云翳一片。此为火疳合并青睛生翳。给加减洗心散加秦皮3克,密蒙花9克,增元参3克,服药15剂。复诊:白睛颗粒见小,风轮云翳减退,但仍胀痛,以前方加夏枯草9克,又服21剂,左目白睛内侧颗粒全消,色呈灰白,风轮边缘仍留有薄翳。嘱其停药,观察18个月未再复发。

29673　加减活命饮(《外科真诠》卷上)

【组成】西当归一钱五分　炒白芍一钱五分　续断一钱五分　云苓二钱　元参一钱　金银花一钱五分　蒲公英三分　香附一钱　甲珠一片　皂刺七分　信前胡一钱　生甘草七分

【主治】半阴半阳毒初起。

29674　加减济心丹(《辨证录》卷十)

【组成】人参 炒枣仁各五钱 熟地 玄参 麦冬 丹皮各一两 莲子心 茯苓各三钱

【用法】水煎服。

【主治】心肾受劳火动,阳举不倒,胸中烦躁,口中作渴,两目红肿,饮之以水不解者。

29675 加减养心丸(《医门八法》卷三)

【组成】当归身五钱(生) 醋白芍三钱 大生地五钱 大乌梅五个(用肉) 干麦冬五钱(去心) 酸枣仁五钱(炒) 辰砂五分(为衣)

【用法】上为细末,乌梅四物汤熬膏为丸,如芥子大。每服二钱,开水送下。

【主治】便血。

29676 加减养心汤(《医门八法》卷三)

【组成】大熟地五钱 潞党参三钱 干麦冬三钱(去心) 熟枣仁三钱(研) 五味子一钱(研) 大乌梅三个(囫囵) 黑地榆三钱 炙甘草三钱 炙口耆三钱 莲房三个 大枣二枚

【主治】便血日久,心嘈食减者。

29677 加减养心汤(《镐京直指》)

【组成】丹参 生地 归身 枣仁(炒) 远志 柏子仁 麦冬 紫菀(炙) 川贝 茯神 橘红 莲子

【主治】劳心操志,耗液亏阴,咳嗽多痰坚滑,滑不粘手。

29678 加减养荣汤(《傅青主女科·产后编》卷下)

【组成】当归二钱 川芎二钱 茯神一钱 人参一钱 枣仁一钱(炒) 麦冬一钱 远志一钱 白术一钱 黄耆一钱(炙) 元肉八枚 陈皮四分 炙草四分

【用法】加生姜,水煎服。

【主治】怔忡,惊悸。

【加减】虚烦,加竹沥、姜汁、去川芎、麦冬,再加竹茹一团。

29679 加减养荣汤(《医钞类编》卷七)

【组成】当归 黄耆(蜜炒) 白术(土炒) 白芍(酒炒) 熟地黄 白苓 志肉(甘草水浸) 玉竹 石斛 橘红 五味 甘草 人参 何首乌

【用法】生姜、大枣为引。

【主治】吐血初起,兼外感者,经用加减参苏饮、加减地黄汤与加减清肺汤后,宜用本方。

29680 加减养胃汤(《傅青主女科·产后编》卷上)

【组成】炙草四分 白茯苓一钱 半夏八分(制) 川芎一钱 陈皮四分 当归二钱 苍术一钱 藿香四分 人参一钱

【用法】生姜为引,水煎服。

【主治】产后寒热往来,头痛无汗,类疟者。

【加减】有痰,加竹沥、姜汁、半夏、神曲,弱人兼服河车丸;凡久疟不愈,兼服参术膏,以助药力。

29681 加减养胃汤(《胎产要诀》卷下)

【组成】川芎 当归 藿香 甘草 茯苓 苍术 人参 半夏

【主治】产后寒热,头痛。

29682 加减养脏汤(《古今医鉴》卷十二)

【组成】木香 黄连 厚朴 甘草 归尾 赤芍 川芎 艾叶 蒲黄

【主治】产后下痢赤白,里急后重。

【加减】七日后,去蒲黄、归梢,加茯苓、归身、枳壳;如久痢脱肛,加肉豆蔻、地榆、人参、阿胶、白术;噤口不食,加山药、石莲肉、陈仓米;胃寒呕哕,腹痛甚者,去黄连,加干姜。

29683 加减养脏汤(《幼科金针》卷下)

【组成】白术(米泔水浸,土炒) 茯苓 广皮 炙甘草 木香 楂肉 白芍(酒浸,煨,晒,切,炒) 神曲 山药 枳壳 川连(酒炒) 扁豆

【用法】加莲肉,水煎服。

【主治】痢疾。

【加减】如虚弱倦怠者,加人参。

29684 加减姜黄丸(《圣济总录》卷七十六)

【组成】干姜(炮) 黄连(去须,炒)各等分

【用法】上药各为末,各用水煮面糊为丸,如梧桐子大,阴干,两处收贮。白痢冷泻,每服干姜三十丸,黄连十五丸,同用温米饮送下;赤痢泻血,黄连三十丸,干姜十五丸,亦用米饮送下;赤白相杂者,黄连、干姜各二十丸共服,同用米饮送下,空心食前服。未愈加丸数,取愈为度。

【主治】冷热赤白痢,泻血。

29685 加减神功丸(《御药院方》卷七)

【组成】诃黎勒四两 人参二两(去芦头) 牵牛四两(微炒) 大麻仁(别捣如膏)四两

【用法】上为细末,入麻仁捣研匀,炼蜜为丸,如梧桐子大。每服四十丸,食后、临卧温水送下;温酒、米饮皆可服。如大便不通,可倍丸数,以利为度。

【主治】三焦气涩,心腹痞闷,六腑风热,大便不通,腰腿疼痛,肩背重疼,头昏面热,口苦咽干,心胸烦躁,睡卧不安,及脚气并素有风人,大便结燥。

29686 加减神术散(《经验医库》)

【组成】苍术 藁本 防风 甘草 白术 川芎 陈皮 半夏 细辛 白芷 茯苓 生姜

【用法】水煎服。

【主治】太阴风湿头痛,腹满不饮食,口渴咽干不饮水,或呕吐痰涎,体重节痛,面色暗黄无泽,脉浮缓。

29687 加减退赤散(《张皆春眼科证治》)

【组成】酒黄芩12克 秦皮3克 赤芍 牡丹皮 生地各9克 木通3克 炒栀子6克 青黛0.3克

【功用】清心凉肝退翳,活血祛瘀通脉。

【主治】赤膜下垂初起,菲薄翳膜,从白睛上部发起,其上有赤丝牵绊,逐渐变厚增大,下侵风轮,甚至掩及瞳神,影响视力,障边赤脉尽处常起星翳数点,色黄或白,肥而厚,似凝脂之微。常伴有头痛目昏,酸涩难睁等症。此症初起也有单发赤脉者,自气轮下贯青睛,然后翳膜旁丝脉而生,互相连缀,形成一片赤膜,发展迅速,若不急治,赤膜遮蔽整个风轮,即成血翳包睛,难以见物,甚至导致失明。

【加减】心火偏盛者,可加川黄连1.5克,肝火偏盛者,可加龙胆草3克。

【方论选录】方中酒黄芩、秦皮、青黛清肝中郁火,秦

皮且能退翳;生地、木通、炒栀子清心中邪热,木通且能通脉;赤药、牡丹皮活血凉血祛瘀以退目赤。

【临床报道】赤膜下垂:赵某,女,48岁。左目沙涩不适五六个月,时轻时重,近十几天来症状忽然加重,目珠涩痛,流泪羞明,视物不清。检查,左眼上睑睑内椒粒密集,疙瘩不平,赤膜从白睛上方垂下,已近瞳神边缘,赤脉密集,此为赤膜下垂。投以加减退赤散加川黄连1.5克。外用海螵蛸棒擦法,治疗睑内椒粒,服药6剂,摩擦1次。复诊:睑内椒粒见疏,赤膜稍退,又行擦法1次,服上药6剂。睑内椒粒大部已平,留有少量疤痕,眦帷部尚有少数椒粒,赤膜已去大半,已不羞明流泪,视物较前清晰,又服上方21剂而愈。

29688 加减除湿汤(《回春》卷二)

【组成】人参(去芦)八分 白术(去芦)一钱二分 白茯苓 当归(酒洗)各一钱 川芎八分 赤芍一钱 陈皮(去白)一钱 半夏(姜制)一钱 苍术(米泔制)一钱 乌药一钱 枳壳(麸炒)一钱 白芷九分 桔梗八分 黄连(酒炒)一钱 黄芩(酒炒)一钱 羌活一钱 防风八分 甘草五分

【用法】上剉一剂。加生姜三片,水煎,温服。

【主治】中风,右半身不遂,手足瘫痪及筋骨疼痛。

【加减】身痛,加姜黄;脚痛,加牛膝、防己、威灵仙。

29689 加减珠粉丸(《医学纲目》卷二十九)

【组成】蛤粉 青黛 樗皮末 滑石 黄柏 干姜(炒褐色,盐制)

【用法】上为末,炒神曲为丸服。

【主治】白浊。

29690 加减秦艽汤(方出《赵炳南临床经验集》,名见《千家妙方》卷下)

【组成】黄耆一两 黄精五钱 鸡血藤一两 秦艽一两 乌梢蛇二钱 丹参一两 莲子心四钱 玉竹三钱 白人参二钱 白芍五钱 当归五钱 女贞子一两 熟地一两 川连二钱

【功用】养阴补血,凉血解毒。

【主治】系统性红斑性狼疮。

【临床报道】系统性红斑性狼疮:王某,女,45岁,患者自1971年12月份开始不断发烧,时高时低,一直不退,一个多月后在面部发现红斑,后在某医院检查,血中找到狼疮细胞,确诊为系统性红斑性狼疮。给强的松治疗稍微控制,但药不能减量,稍减症状即加重。目前虽然每日服用强的松30毫克,仍有低烧,自觉全身乏力,手足心发热,自汗,关节酸痛,头晕。检查:体温37.5℃,面部有典型蝶形红斑,肝脾(⊖),心脏(⊖),白细胞计数4800/立方毫米,血沉24毫米/小时。脉象沉细无力,舌质淡,苔白腻。此为阴血虚亏,毒热未清。治当养阴补血,凉血解毒。投以加减秦艽汤。服药一个月后(其间方中曾加减冬虫夏草、漏芦、枸杞子、山萸肉等药物),关节疼痛渐止,低热渐退,自汗已止,唯自觉仍有头晕。在上方基础之上,又加用芜蔚子三钱,钩藤九钱,川芎三钱,服药七剂,头晕亦明显减轻。于1973年1月25日检查白细胞为6500/立方毫米,血沉14毫米/小时。又连续以上方为主加减服药三个月,强的松减量每日仅用

5毫克,病情稳定,转门诊观察。患者于1974年已恢复半日工作。

29691 加减秦艽散(《古今医鉴》卷十二)

【组成】秦艽 前胡 黄芩 枳壳 桔梗 山栀 柴胡 葛根 紫苏 葱白 陈皮

【主治】妊娠时疫,日久伤胎。

29692 加减桂枝汤

《得效》卷三。为《金匮》卷上"白虎加桂枝汤"之异名。见该条。

29693 加减桂枝汤(《症因脉治》卷一)

【组成】桂枝 麻黄 杏仁 半夏 生姜 甘草

【主治】外感风寒痰壅。身热神昏,声如鼾睡,喘急不宁,语言不便,脉浮紧。

29694 加减桂枝汤(《揣摩有得集》)

【组成】桂枝钱半 白芍一钱(炒) 制草一钱 蔻米五分(研) 扁豆一钱半(炒)

【用法】生姜一片,大枣一枚为引。

【主治】小儿感冒风寒,吐泻慢惊,鼻塞,手稍带凉。

29695 加减真武汤(《圣济总录》卷二十四)

【组成】白茯苓(去黑皮) 芍药 白术 五味子(炒)各三分 附子一枚(炮裂,去皮脐) 细辛(去苗、叶) 干姜(炮)各一分。

【用法】上剉,如麻豆大。每服五钱匕,水一盏半,加生姜四片,煎至八分,去滓温服。

【主治】伤寒少阴证。二三日不已,至四五日,腹痛,小便不利,四肢沉重,自下利者,此为有水气,或呕或咳。

29696 加减真武汤(《医学探骊集》卷三)

【组成】焦白术四钱 吴茱萸四钱 附子三钱(炙) 茯苓四钱 延胡索三钱 槟榔二钱 白芍二钱 炮姜三钱

【用法】水煎,温服。

【主治】年老偶感寒邪,头痛恶寒,而不发热,腹痛者。

【方论选录】此方以姜、附、吴茱萸温中,以延胡、槟榔行气,以焦术、茯苓益脾,少佐白芍敛阴和营。中宫温暖,则腹痛自止矣。

29697 加减真武汤(《实用中医儿科手册》)

【组成】熟附子1~1.5克 茯苓 红花 黄耆2~3克 白术 人参1.5~3克 赤芍 当归 川芎各1~2克 地锦草5~9克

【功用】温阳利水,活血化瘀。

【主治】新生儿硬肿症,属脾肾阳虚,气滞血瘀型。症见身冷皮硬,四肢少动,哭声低微,吮乳无力,尿少浮肿;严重者不哭、不吃、不动、体温不升,肢厥僵硬,肌肤紫红,甚则鼻窍出血,舌质紫红偏黯,舌苔白,指纹滞。

【宜忌】对体重太低的(如2公斤以下)新生儿应酌情减量。

29698 加减莪术散(《胎产新书》)

【组成】当归 莪术 延胡 熟地 枳壳 青皮 白术 黄芩各二钱 川芎 三棱 小茴 砂仁各三钱 干漆 红花各一钱 香附五钱 甘草二钱

【用法】上为末。每日服三钱,空心酒送下。

【功用】散瘀血,温调血脉。

【主治】妇人三十八九,经水断绝,腹中有块疼痛,头晕眼花,饮食不思。

29699 加减柴苓汤(《寿世保元》卷三)

【组成】柴胡八分 黄芩三钱 半夏(姜制)二钱 猪苓二钱 苍术一钱五分 青皮二钱 厚朴(姜炒)八分 槟榔一钱 草果一钱 乌梅二钱 甘草八分 泽泻二钱

【用法】上剉。加生姜、大枣,水煎服。

【主治】诸疟,寒热交作,阴阳不分,口干发渴,小便赤涩,或作吐泻。

29700 加减柴芩汤(《医林绳墨大全》卷一)

【组成】柴胡八分 黄芩 半夏 青皮 草果各一钱 苍术 槟榔各五分 川芎三分

【用法】水一碗,酒一碗,加生姜三片,葱白二根,煎一碗温服。微汗。

【主治】疟发三四日。

29701 加减柴陈汤(《医略十三篇》卷九)

【组成】柴胡根一钱 黄芩钱半 炙甘草五分 当归身三钱 青蒿根二钱 赤茯苓三钱 制半夏钱半 陈皮一钱 生姜一片

【主治】痃疟。

【加减】无汗,加羌活一钱,防风一钱,川芎一钱;汗多,加生牡蛎三钱;寒重,加桂枝八分,干姜五分,甚则加制附子,去生姜、黄芩;热重,加竹叶三十片、生石膏五钱,或玄参、知母之类;气虚,加人参一钱、黄耆二钱,冬白术钱半;阴亏,加大生地四钱,或麦冬之类;实者,加槟榔一钱,厚朴八分,草果仁五分;便秘,加大黄三钱、玄明粉二钱;溲秘,加车前子三钱,木通一钱;久疟,加鳖甲三钱、怀牛膝三钱;痰疟,加酒炒常山三钱;食疟,加麦芽二钱,神曲二钱,或谷芽、山楂之类;春,加防风一钱,苏梗一钱;夏,加香薷一钱,川黄连八分;秋,加青皮一钱;冬,加肉桂五分;三疟,加鲜首乌五分,人参一钱,鳖甲三钱,生姜三片,黑枣三枚,去黄芩;截疟,加酒炒常山三钱,乌梅三枚,或夜光丸三钱。

29702 加减柴苓汤(《医学入门》卷七)

【组成】柴胡 半夏 茯苓 甘草 白术 泽泻 猪苓 山楂 山栀 荔枝核各等分。

【用法】加生姜,水煎服。

【功用】和肝肾,顺气消疝。

【主治】诸疝。

29703 加减柴苓汤(《医学传灯》卷下)

【组成】柴胡 黄芩 半夏 甘草 赤茯 猪苓 泽泻 赤芍 枳壳 厚朴

【主治】伤酒,酒热积于下焦,小便不利,腿足发热者。

29704 加减柴胡汤(《医学传灯》卷上)

【组成】柴胡 黄芩 半夏 甘草 当归 川芎 白芍 熟地 玄胡 木香 麦冬 杏仁

【主治】气怒之后,气逆膻中,血亦留滞。人事清白,但觉胸中刺痛,喘急不安,能坐不能卧者。

29705 加减柴胡汤(《普济方》卷一三四引《经验良方》)

【组成】柴胡(去芦)八钱 半夏(姜制)二钱半 黄芩(去心) 人参(去芦) 甘草(炙)各三钱 生熟地黄共半两

【用法】上㕮咀。每服二钱,水一盏半,加生姜二片,枣一枚,煎至七分,去滓温服。大人倍加,煎服。

【主治】伤寒鼻衄。

29706 加减柴胡汤(《古今医鉴》卷十)

【组成】柴胡一两 黄芩七钱半 半夏七钱半 枳壳一两 赤芍一两 山栀子(去壳)四两(半生半炒)

【用法】上剉一剂。加生姜三片,水煎服。

【主治】实热凑上,心腹作痛,发热不止。

29707 加减柴胡汤(《古今医鉴》卷十二)

【组成】柴胡 黄芩 川芎 干葛 当归 紫苏 葱白 陈皮

【主治】妊娠伤寒,头痛壮热,腰痛体重,甚至坠胎。

29708 加减柴胡汤(《简明医彀》卷五)

【组成】柴胡 黄芩 半夏 麦冬 黄连 青皮 胆草 当归 骨皮 白芍药各等分

【用法】水煎服。

【主治】口苦及口酸。

29709 加减柴胡汤(《幼科金针》卷上)

【组成】柴胡 黄芩 连翘 牛蒡 桔梗 山栀 甘草 干葛 荆芥 木通

【主治】伤寒热不退,而发汗粟,形如芝麻,细细白泡,似乎瘄状,痒痛全无,惟胸腹胫内居多者。

29710 加减柴胡汤(《辨证录》卷一)

【组成】柴胡一钱 白芍五钱 茯神二钱 甘草一钱 栀子二钱 陈皮一钱 当归三钱 枳壳五分 大黄五分

【用法】水煎服。

【主治】冬月伤寒,身热三日,腹满自利,病在少阳者。

29711 加减柴胡汤(《辨证录》卷五)

【组成】柴胡 黄芩 知母 炙甘草各一钱 茯苓五钱 枳壳 神曲各五分 萝卜子三钱

【用法】水煎服。

【主治】伤风发潮热,大便溏,小便利,胸膈满,为春温之热留于阳明者。

29712 加减柴胡汤(《医略六书》卷二十三)

【组成】柴胡八分 黄芩钱半 枳壳钱半(炒) 牡蛎三钱 半夏一钱半(制) 甘草五分 生姜三片 大枣三枚

【用法】水煎,去滓温服。

【主治】伤寒少阳证,胁痛痞硬,脉弦数者。

【方论选录】柴胡疏少阳之邪,黄芩清在里之热,枳壳破滞气以消痞,牡蛎涤邪热以软坚,半夏醒脾却饮,甘草和胃缓中,生姜、大枣调和营卫以退寒热也。水煎温服,使外邪解散,则里热自化,而经府清和,安有寒热胁痛痞硬之患乎?此分解之剂,为少阳伤寒胁痛之专方。

29713 加减柴葛汤(《医学传灯》卷上)

【组成】柴胡 黄芩 半夏 甘草 干葛 赤芍 紫苏 川芎 山栀 苍术 续断 枳壳 木瓜

【主治】风湿轻者,脉浮弦细,浑身酸软无力。

29714 加减逍遥散(《医学入门》卷七)

【组成】牡丹皮 白术各一钱半 当归 芍药 桃仁

贝母各一钱　山栀　黄芩各八分　桔梗七分　青皮五分　甘草三分

【用法】水煎服。

【主治】痰中见血。

29715　加减逍遥散（《古今医鉴》卷十一）

【组成】当归（酒洗）　白芍（酒炒）　白术（土炒）　白茯　柴胡各一钱　甘草（炙）五分

【用法】上剉一剂。加煨姜一片，薄荷少许，水煎服。

【主治】肝脾血虚发热，或潮热，或自汗盗汗，或头痛目涩，或怔忡不宁，颊赤口干，或月经不调，或肚腹作痛，或小腹重坠，水道涩痛，或肿痛出脓，内热作渴。

【加减】如发热盛，加地骨皮、知母；如手颤掉，加防风、荆芥、薄荷；如咳嗽，加五味子、紫菀；如气恼胸膈痞闷，加枳实、青皮、香附；如吐痰，加半夏、贝母、瓜蒌仁；如饮食不消，加山楂、神曲；如发渴，加麦门冬、天花粉；如胸中作热，加黄连、栀子；如心慌心跳，加酸枣仁、远志肉；如久泻，加干姜炒黑；如遍身痛，加羌活、防风、川芎以利关节；如吐血，加生地、阿胶、牡丹皮；如自汗，加黄耆、酸枣仁；如左腿血块，加三棱、莪术、桃仁、红花；如右腹气块，加木香、槟榔；如怒气伤肝，眼目昏花，加龙胆草、黄连、栀子、白豆蔻；如经闭不通，加桃仁、红花、苏木；如小腹痛，加玄胡索、香附米。

29716　加减逍遥散（《寿世保元》卷四）

【组成】当归二钱　白芍二钱　白术一钱五分　茯苓三钱　柴胡八分　甘草八分　胡黄连六分　麦门冬二钱　黄芩二钱　地骨皮三钱　秦艽三钱　木通二钱　车前子三钱　灯草十根

【用法】上剉。水煎服。

【主治】子午潮热者。

29717　加减逍遥散（《玉案》卷五）

【组成】当归二钱　白芍　白茯苓　丹皮各二钱　甘草　山栀各一钱

【用法】加灯心三十茎，水煎，食远服。

【主治】经前潮热。

29718　加减逍遥散（《症因脉治》卷四）

【组成】当归　白术　柴胡　陈皮　白茯苓　丹皮　甘草　山栀　白芍药

【主治】厥阴疟。

【加减】热多，加黄芩；寒多，加生姜；恶寒，加羌活、升麻。

29719　加减逍遥散（《傅青主女科》卷上）

【组成】茯苓五钱　白芍（酒炒）五钱　甘草（生用）五钱　柴胡一钱　茵陈三钱　陈皮一钱　栀子三钱（炒）

【用法】水煎服。

【主治】妇人青带。带下色青，甚则如绿豆汁，稠黏不断，其气腥臭。

29720　加减逍遥散（《辨证录》卷二）

【组成】柴胡二钱　白芍五钱　白术　当归　生地各三钱　甘草　炒栀子　半夏各一钱　青皮五分

【用法】水煎服。

【主治】怒后吐痰，胸满作痛，服四物、二陈之汤，加芩、连、枳壳之类，杳无一应，更加祛风之味，反致半身不遂，

筋渐挛缩，四肢痿软，日晡益甚，内热口干，形体倦怠，属郁怒未解，肝气未舒者。

29721　加减逍遥散（《辨证录》卷三）

【组成】白芍　当归各一两　甘草　白蒺藜　蕤仁各一钱　陈皮五分　茯苓三钱　甘菊三钱　柴胡　半夏各三分

【用法】水煎服。

【主治】目痛日久，终年累岁，而红赤不除，致生胬肉攀睛，拳毛倒睫者。

29722　加减逍遥散（《幼科直言》卷五）

【组成】白术（炒）　白茯苓　白芍（炒）　陈皮　甘草　柴胡　石斛

【用法】生姜一片，红枣二枚为引。

【主治】小儿虚喘，或出汗面青唇白，或兼泄泻。

29723　加减逍遥散（《幼科直言》卷五）

【组成】白术（炒）　白芍（炒）　白茯苓　陈皮　甘草　柴胡　当归　神曲（炒）　熟半夏　石斛

【用法】生姜一片为引。

【主治】小儿脾虚受湿，肿胀，或作泄泻，或兼呕吐。

29724　加减逍遥散（《幼科直言》卷五）

【组成】白芍　白术　当归　白茯苓　柴胡　陈皮　甘草　木香（少许）　使君子肉

【用法】生姜一片为引。

【主治】小儿脾弱面青，似有惊风，而解虫者。

29725　加减逍遥散（《医略六书》卷三十）

【组成】柴胡五钱　白芍两半（酒炒）　鳖甲三两（醋炒）　生地五两　茯苓三两　白术两半（炒）　木香一两　米仁五两（炒）　智仁三两（盐水炒）　生姜二片

【用法】上为散。熟地、砂仁一钱煎汤，煎三钱，去滓温服。

【主治】腹胀潮热，脉弦虚数者。

【方论选录】柴胡升阳散郁以达肝木；白术壮土健脾以助运化；鳖甲滋阴散结，醋炙引以专入肝经；生地壮水涵肝，炒松兼去阴中之湿；茯苓渗湿和脾兼快小便；白芍敛营和血，用资肝阴；木香厚肠胃以调气；米仁渗湿热以健脾；益智通心益肾，能摄涎止泻；生姜温胃快膈以散痰祛浊也。为散，砂仁汤煎，使肝阴内充，则肝阳自达，而脾土健运，浊阴无不消散，何患胀满疼痛不退，潮热便溏不止乎？

29726　加减逍遥散（《证因方论集要》卷四）

【组成】当归　白芍（炒）　茯苓　柴胡　甘草（炙）　荷叶　木耳　贝母　香附　石菖蒲

【主治】厥阴肝经风热，变为聤耳抵耳。

29727　加减逍遥散（《病科全书》）

【组成】柴胡一钱五分　炙甘草一钱　茯苓三钱　白术二钱　当归二钱　白芍三钱　丹皮一钱五分　黑山栀一钱五分　煅牡蛎一钱五分　薄荷三分　广陈皮一钱五分　半夏二钱　白芥子二钱

【主治】妇人情志不遂，忧郁内伤，阴火上炎，而致生痰凝结不消者。

29728　加减逍遥散（《中医妇科治疗学》）

【组成】柴胡一钱半　白芍　茯苓各三钱　白术二钱

甘草一钱　山栀仁　蕲艾各三钱

【用法】水煎,温服。

【功用】平肝解郁以安胎。

【主治】妊娠胎动不安,或腹痛下血,兼精神抑郁,心烦善怒,肋胁胀痛,时有潮热,嗳气食少,或呕苦吐酸,脉弦而滑。

【加减】心烦躁甚者,加黄芩二钱;出血多者,加乌贼骨八钱,生地炭三钱。

29729　加减息奔丸(《东垣试效方》卷二)

【组成】川乌头一钱　干姜一钱半　人参二钱　厚朴八分　黄连一两三钱　紫菀一钱　巴豆霜四分　桂枝三钱　陈皮一钱半　青皮七分　川椒(少去汗)一钱半　红花少许　茯苓一钱半　桔梗一钱　白豆蔻一钱　京三棱一钱半　天门冬(去心)一钱半

【用法】上为细末,汤浸蒸饼为丸,如梧桐子大。初服二丸,一日加一丸,二日加二丸,加至大便微溏利为度,再从二丸加服,食前煎生姜汤送下。

【功用】益元气,泄阴火,破滞气,削其坚。

【主治】仲夏合,其积为病,寒热喘咳,气上奔,脉涩。

【宜忌】忌酒、湿面、五辛大料热物之类,及生冷硬物。

29730　加减胶艾汤(《济阴纲目》卷八)

【组成】阿胶(炒成珠)　当归　川芎　白芍药(炒)　地榆各一钱　艾叶(炒)　甘草各五分

【用法】上剉一剂。水煎,饥服。

【主治】胎动漏血。

【加减】胎漏血多,起于气恼血逆火动之故,可加炒黄芩、炒香附、炒砂仁,研细同煎;或有受胎至四五个月即堕,或至六七个月漏血要堕者,去艾叶、地榆,加白术、黄芩、茯苓、熟地黄、续断;气盛者,亦加香附、砂仁;气虚,加人参、黄耆之类;如伤堕多次,受孕后便宜服千金紫苏饮,及前加减法、汤丸相间,庶免再堕。

29731　加减凉膈散(《医学正传》卷一引东垣方)

【组成】连翘一钱　栀子　薄荷叶　淡竹叶　黄芩　桔梗各五分　甘草(生)一钱五分

【用法】上细切,作一服。水一盏半,煎至一盏,日三五服。热退即止。

【主治】六经热,及伤寒余热不解,胸烦等证。

29732　加减凉膈散(《痘疹活幼至宝》卷终)

【组成】连翘　片芩　山栀仁(炒)　枳实(炒)　前胡各五分　大黄(酒炒)一钱　薄荷　甘草各二分

【用法】水一钟,煎五分,三岁以下者,分二三次服之。微利一二次痰热自退,若已通利,则不必尽剂。

【主治】急惊风服清热镇惊汤未愈者。

29733　加减凉膈散(《证治宝鉴》卷十)

【组成】连翘　黄芩　栀子　桔梗　黄连　薄荷　当归　生地　白芍　元参　甘草　枳壳　升麻

【用法】水煎,食后服。

【主治】三焦火盛,上焦实热,口舌生疮。

29734　加减凉膈散(《幼科直言》卷五)

【组成】槐花(炒)　黄芩　陈皮　甘草　白芍　当归　连翘　丹皮

【用法】水煎服。

【主治】大肠有热,血裹粪而出。

29735　加减凉膈散(《金鉴》卷五十九)

【组成】薄荷叶　生栀子　元参　连翘(去心)　生甘草　苦桔梗　麦冬(去心)　牛蒡子(炒,研)　黄芩

【用法】水煎服。

【主治】疹已发而失音者。

29736　加减凉膈散(《镐京直指》)

【组成】鲜生地六钱　黄芩一钱五分　淡竹叶一钱五分　瓜蒌皮二钱　鲜石斛三钱　炒栀子三钱　银花三钱　生甘草五分　元参心四钱　杏仁三钱　象贝二钱

【主治】肺胃火盛,咳嗽痰粘,舌黄黑燥,脉数,口燥咽干。

【加减】便秘,可加消、黄。

29737　加减消毒饮(《金鉴》卷五十八)

【组成】升麻　牛蒡子(炒,研)　山豆根　紫草　连翘(去心)　生地黄　赤芍　川黄连　甘草(生)

【用法】灯心为引,水煎服。

【主治】痘疹初出,蒸热有汗,热在里者。

29738　加减消毒饮(《慈航集》卷下)

【组成】羌活八分　葛根二钱　防风一钱　桔梗二钱　生甘草八分　荆芥一钱　薄荷八分　牛蒡子三钱(研)　白僵蚕三钱(炒)　连翘一钱五分(去心)　马勃三分　靛根三钱

【用法】初病恶寒发烧,一服盖暖,出汗即松;第二日加蝉蜕一钱;第三日加炒柴胡八分;第四日加元参四钱,四服全愈。

【主治】大头天行,头面腮颊颐肿,初病恶寒发烧,大便结燥,胸口不宽。

【加减】如大便结者,加制军三钱,枳壳一钱五分,下之即去;如口干,加花粉二钱,大贝母一钱五分。

29739　加减消毒散(《外科真诠》卷上)

【组成】蒲公英三钱　金银花二钱　元参一钱五分　赤芍一钱五分　连翘一钱　炒山甲一片　皂刺尖七分　前胡一钱　防风一钱　香附一钱　生甘草七分

【主治】阳毒初起。

【加减】开口去皂刺;无头痛恶寒,去前胡、防风。

【备考】《梅氏验方新编》有延胡索二钱。

29740　加减流气饮(《万氏家抄方》卷五)

【组成】木香　枳壳　蓬术　陈皮　青皮　槟榔　三棱　苍术　草果　大腹皮　砂仁

【用法】水煎服。

【主治】胸膈痞塞,气不升降,喘急不安,积聚停滞,发热不思饮食,嗳气吞酸,或闭或痢。

【加减】大便不通,加大黄;身热,加柴胡;内热,加黄连;呕吐,加藿香、半夏;胃中痛,加益智仁、草豆蔻;腹胀小便不利,加木通,苏梗;伤冷积滞,加干姜、肉桂。

29741　加减流气饮(《保命歌括》卷二十四)

【组成】陈皮　青皮　紫苏叶　厚朴(姜汁炒)　枳实　抚芎　甘草　人参　白术　茯苓　半夏(洗)　黄连　香附子(童便浸)各等分

【用法】上咬咀。加生姜三片，水煎服。

【主治】因七情之伤，心下痞者。

29742 加减流气饮（《保命歌括》卷二十六）

【组成】陈皮　青皮　紫苏（茎叶）　厚朴（制）　木通　香附子（醋制）　甘草（炙）　大腹皮　草果仁　肉桂　藿香叶　白术　木瓜　茯苓　白芷　半夏　枳壳各等分

【用法】上咬咀。加生姜三片，水煎服。

【主治】气血诸肿。

【加减】气分，加木香、槟榔、石菖蒲；血分，加当归、川芎、莪术。

29743 加减润肠丸（《松崖医径》卷下）

【组成】大黄（倍加）　黄芩　麻黄　郁李仁　杏仁（去皮）　厚朴　枳壳　陈皮（去白）　当归梢　莱菔子各等分

【用法】上为末，炼蜜为丸，如梧桐子大。每服百丸，食前滚白水送下。

【功用】润血燥热，通大便。

【主治】伤食心腹痛。

29744 加减润燥汤（《回春》卷二）

【异名】愈风润燥汤（《杂病源流犀烛》卷十二）。

【组成】当归一钱二分　川芎一钱　白芍（酒炒）二钱　生地黄（酒炒）八分　熟地黄（姜汁炒）八分　白术（去芦）一钱　白茯苓（去皮）一钱　南星（姜汁炒）一钱　半夏（姜汁炒）一钱　陈皮（盐水洗）八分　桃仁（去皮）六分　红花（酒洗）四分　天麻一钱　羌活六分　防风六分　黄芩（酒炒）八分　酸枣仁（炒）八分　黄柏（去皮，酒炒）三分　薄桂六分　甘草（炙）四分　牛膝（去芦，酒洗）八分

【用法】上剉一剂。水煎，入竹沥、姜汁少许，温服。

【主治】中风，左半身不遂，手足瘫痪，语言费力，呵欠喷嚏，面目口眼㖞斜宽驰，头目眩晕，痰火炽盛，筋骨时痛，头或痛，心悸。

【加减】手不遂，倍黄芩、薄桂；足不遂，倍黄柏、牛膝。

29745 加减益元汤（《痘疹仁端录》卷五）

【组成】人参　黄芪　甘草　当归　白术　川芎　陈皮　升麻　桔梗

【用法】水煎服。

【主治】痘症虚证。

29746 加减益气汤（《古今医鉴》卷五）

【组成】黄芪五分　人参五分　白术一钱　陈皮一钱　当归七分　白芍药一钱　升麻三分　甘草（炙）三分　泽泻五分　砂仁五分　木香三分　白豆蔻三分　地榆五分　御米壳（醋炒）三分

【用法】上剉一剂。水二盏，煎至八分，滤去泽，空心温服。

【主治】痢疾日久不愈，不能起床虚弱者。

29747 加减益气汤（《寿世保元》卷五）

【组成】黄芪（蜜炒）　人参　白术（去芦）　陈皮　当归各一钱　升麻　柴胡　木香各五分　香附　青皮（去瓤）　川芎各七分　桂枝　甘草各三分

【用法】上剉一剂。加生姜、大枣，水煎服。

【主治】气虚麻木。

29748 加减益黄散（《御药院方》卷下）

【组成】肉豆蔻　陈皮（去白）　诃子皮各半两　丁香二钱　甘草（炙）二钱半

【用法】上为细末。每服二钱，水一盏，煎至六分，食前温服。

【主治】小儿胃虚脾弱，胀满滑泄。

29749 加减益黄散（《袖珍小儿》卷六）

【组成】陈皮　青皮（炒）　诃肉各半两　甘草　木香　肉豆蔻各二钱（煨）

【用法】上剉散。每服二钱，加生姜、大枣，水煎服。或加丁香亦可。

【主治】冷泻，胃虚腹痛。

29750 加减调中汤（《医学入门》卷四）

【组成】白芍一钱半　茯苓　白术各八分　麦门冬四分　生地五分　陈皮三分　桔梗　乌梅　甘草各二分

【用法】水煎，温服。

【主治】冬温及春月暴暖，烦躁，眠食不安，或掀脱欲作伤风状者。

【加减】如体盛，加黄芩；有痰，加贝母。

29751 加减调中汤（《痘疹全书》卷下）

【组成】人参　白术　黄芪　炙甘草　木香　官桂　白茯苓　陈皮　半夏　生姜

【用法】水煎服。

【主治】痘疹吐泻，而致里虚，痘出不快者。

29752 加减调中汤（《准绳·幼科》卷四）

【组成】人参　白术　黄芪　甘草（炙）　木香　桂枝　白茯苓　藿香　白芍药（酒炒）　陈皮

【用法】生姜为引，水煎服。

【主治】痘疹应出不出，而内虚者。

29753 加减调中饮（《伤寒六书》卷三）

【异名】加味平胃散（《玉案》卷二）。

【组成】苍术　厚朴　陈皮　甘草　白术　山楂　神曲　枳实　草果　黄连　干姜

【用法】水二钟，加生姜一片，水煎，捶法，临服入木香，磨取汁调饮即效。

【主治】食积类伤寒，头疼，发热恶寒，气口脉紧盛，但身不痛。

【加减】腹中痛，加桃仁；痛甚大便实热，加大黄下之，去山楂、草果、神曲、干姜；心中兀兀欲吐者，与干霍乱同，吐法用滚水一碗，入盐一撮，皂荚末五分探吐。

【备考】本方方名，《医学入门》引作"平胃散"。

29754 加减通气散（《古今医鉴》卷十二）

【组成】当归身　葱白　阿胶　茴香　破故纸　杜仲　甘草　陈皮　川续断　山药　川芎　草薢　独活　香附　橘核　白芍

【用法】上剉。水煎，空心服。

【主治】妊娠腰腹皆痛者。

【加减】如小腹痛，加艾、木香、乌药、紫苏，去橘核、山药、茴香、续断、草薢、独活、破故纸。

29755 加减通圣丸

《医学入门》卷八。即原书同卷"加减通圣散"半斤，加

苦参半斤,改为丸剂。见该条。

29756　加减通圣散（《医学正传》卷六）

【组成】防风五钱（去芦）　连翘三钱（去蒂）　川芎五钱　白芍药二钱　当归三钱（酒浸洗）　薄荷二钱　荆芥穗五钱　麻黄三钱（去根节,汤泡）　栀子三钱（去壳）　桔梗五钱　枳壳（去瓤,面炒）　石膏各五钱　甘草三钱　滑石三钱　黄芩三钱（去朽）　柴胡五钱　黄连五钱　黄柏三钱　生地黄三钱五分（酒制）　羌活五钱　熟地黄三钱五分（酒制）　锦纹大黄六两　芒消一两　皂角刺一两（独生者,去尖）

【用法】上切细,分八服。每服用水一碗半,煎至一碗,空心服,日进二服。五六日后又进二服,待补养完,又行二次,然后服神仙紫花丸。

【功用】泻恶毒秽积。

【主治】疠风。

29757　加减通圣散（《医学入门》卷八）

【组成】防风　白鲜皮　赤芍　连翘　黄芩各八分　牛蒡子一钱　金银花三分　山栀　归尾各五分　荆芥　槐花各四分　僵蚕　甘草各二分

【用法】水煎服。

【主治】杨梅。

【加减】如初起便秘,加酒大黄一钱半;便难,加皂子三分;胃弱食少,加白术一钱,陈皮、半夏各五分;头上多,加川芎八分,薄荷一分;下部多,加牛膝、黄柏各四分;遍身多,加木通、桔梗、地骨皮各六分;心火加黄连,肾火加玄参各四分;气虚加参、耆,血虚加熟地各六分;久虚便利,加硬饭五钱。

【备考】本方原书用半斤,再加苦参半斤,改为丸剂,名"加减通圣丸"。

29758　加减通圣散（《准绳·疡科》卷二）

【组成】防风　荆芥　连翘　赤芍药　当归　川芎　桔梗　黄芩　栀子　甘草　青木香　玄参　牛蒡子　大黄　芒消　紫金皮　鸡屎子　诈死子　谷藤根　芙蓉根　嫩柏根　青玉义

【用法】加薄荷、生地黄,水煎服。

【主治】疔疮、瘰气、紫游风等。

29759　加减理中丸

《圣济总录》卷二十五。为《外台》卷三引《崔氏方》"增损理中丸"之异名。见该条。

29760　加减理中丸（《魏氏家藏方》卷五）

【组成】半夏（汤炮七次）　白术（麦麸炒）　干生姜　梓朴（剉,姜制炒）　附子（去皮脐,姜煮）　人参（去芦）各一两　荜茇　丁香各半两（不见火）

【用法】上为细末,炼蜜为丸,如梧桐子大。每服三四十丸,食前米饮送下。

【功用】快膈,壮脾胃,消痰饮。

29761　加减理中丸

《妇人良方》卷七。即《千金翼》卷十八"理中丸"。见该条。

29762　加减理中汤（《鸡峰》卷十二）

【组成】白术　人参　甘草　干姜各一两　青皮　陈皮各半两

【用法】上为细末。每服一钱,沸汤点服,不拘时候。

【功用】生养诸气,大益脾胃。

【主治】脾胃不和,三焦壅滞,胸膈痞闷,胁肋胀痛,呕吐恶心,口淡无味,呼吸寒冷,心腹暴痛,饮酒过伤,全不思食。

【备考】本方原名"加减理中丸",与剂型不符,据《普济方》引《十便良方》改。

29763　加减理中汤

《东医宝鉴·杂病篇》卷五。即《回春》卷三"理中汤"。见该条。

29764　加减理中汤（《痘疹一贯》卷二）

【组成】人参　白术　黄耆　甘草　木香　肉桂　茯苓　半夏　陈皮

【用法】加生姜,水煎服。

【主治】小儿痘疹,吐泻里虚,不能出快。

29765　加减理中汤（《金鉴》卷五十二）

【组成】人参　干姜　白术（土炒）　川椒

【用法】引用乌梅一个,水煎服。

【主治】胃寒虫扰作吐,唇色或红或白,胃口时痛时止,频呕清涎者。

29766　加减理阴煎（《温病条辨》卷三）

【组成】熟地　白芍　附子　五味　炮姜　茯苓

【主治】久痢,小便不通,厌食欲呕。

【方论选录】此由阳而伤及阴也。小便不通,阴液涸矣,厌食欲呕,脾胃两阳败矣。故以熟地、白芍、五味收三阴之阴,附子通肾阳,炮姜理脾阳,茯苓理胃阳也。按原方通守兼施,刚柔互用,而名理阴煎者,意在偏护阴也。熟地守下焦血分,甘草守中焦气分,炮姜通中焦气分,当归通下焦血分,炮姜通中焦气分,盖气能统血,由气分之通,及血分之守,此其所以为理也。此方去甘草、当归,加白芍、五味、附子、茯苓者,为其厌食欲呕也。若久痢阳不见伤,无食少欲呕之象,但阴伤甚者,又可以去刚增柔矣,用成方总以活泼流动,对证审药为要。

29767　加减理阴煎（《镐京直指》）

【组成】熟地　当归　炮姜　制附子　白芍　炙甘草

【主治】痢久伤及肝脾肾之阴阳。自痢无度,头汗声低,脉弱或弦,舌红空薄者。

29768　加减黄土汤（《重订通俗伤寒论》引胡在兹方）

【组成】土炒白术　花龙骨　地榆炭各三钱　陈阿胶二钱　黑炮姜　炙甘草　春砂仁各八分

【用法】先用伏龙肝一两,水化搅烊,澄清煎药。

【功用】温补敛肠。

【主治】小肠寒湿,粪前下血,散而紫黯,或血色淡红,胃弱便溏,素无痔漏证者。

29769　加减黄芩汤（《麻科活人》卷三）

【组成】黄芩　黄连　当归　枳壳　槟榔　青皮　泽泻　山楂　槐花　白芍　甘草

【用法】灯心为引。

【主治】麻毒未清,变成赤白痢者。

【备考】原书治上证,是以本方去白芍、楂肉、甘草,加黑地榆、连翘、牛蒡子主之。

29770 加减黄芩汤(《医学探骊集》卷三)

【组成】荆芥穗三钱 薄荷三钱 黄芩五钱 车前子四钱(炒) 毛苍术四钱 盐泽泻三钱 升麻三钱 木通三钱 粉甘草三钱

【用法】水煎，温服。

【主治】伤寒泄泻。

【方论选录】此方用黄芩清热，甘草和中，加芥穗、薄荷清扬之品，清其头部之邪，苍术燥湿，泽泻降浊，升麻升清，车前子专能分其清浊，随木通引热，从小便而出。

29771 加减黄连散

《普济方》卷三八六。为《卫生宝鉴》卷十九"加减泻黄散"之异名。见该条。

29772 加减黄耆汤(《张皆春眼科证治》)

【组成】黄耆9克 党参1.5克 炒白术9克 甘草6克 陈皮1.5克 蔓荆子3克

【功用】补中益气，健脾除湿。

【主治】胞虚如球。初起不痛不痒，不热不红，胞睑浮肿如悬球状，举睑无力，稍有下垂，按之绵软，没有硬结之处，有的可兼发痒，日久渐渐发红，或觉胞睑稍有胀痛，白睛淡赤，结眵稀薄。

【加减】若兼风邪，胞睑微痒者，可加防风3克，以祛风除湿；若为虚热上浮，胞睑微红微痛者，可加茅根15克导湿热下行；若母病及子，白睛稍赤，而结眵稀薄者，当加骨皮6克，以除肺中之虚热。

【方论选录】方中黄耆、党参、炒白术、甘草培补中气，炒白术且能行于肌肉之间以除其湿，陈皮理气以助湿行，蔓荆子轻飘上浮，辛散走表，引诸药直达病所，且能祛湿。

【临床报道】目胞虚胀如球：管某，男，64岁。双眼上胞浮肿2月余，不痛不痒，有重垂感，且兼四肢乏力，食少便溏。检查：双眼上胞虚浮如球，不红不硬，按之绵软，稍有下垂，脉虚弱，舌质淡，此为胞虚如球。给加减黄耆汤加车前子、茯苓各9克，增陈皮3克，服药3剂。复诊：胞肿稍轻，饮食增加，便溏已愈。又服上方23剂，诸症皆去。

29773 加减排风汤(《古今医鉴》卷二引陈白野方)

【组成】天麻 苍术 杏仁各一钱 羌活 独活 防风 白鲜皮 川芎 当归 白芍药 白术 茯苓 黄芩 半夏各八分 麻黄七分 甘草四分

【用法】上咬咀。加生姜三片，水二盏，煎一盏，不拘时服。

【主治】中风口眼㖞斜。

29774 加减排脓汤(《慈幼新书》卷五)

【组成】当归 川芎 白芍 人参 甘草 陈皮 白芷 山楂 桔梗 木通

【用法】黄豆二三十粒，笋尖五钱，五六日后易用糯米为引。

【功用】保元气，活血行滞，助痘成功。

【主治】血热痘症，药后热症悉退，内外和平，唯不易胀者。

【加减】色尚干红焦紫，加紫草、红花；不甚起发，加大力子、蝉退；皮薄塌陷，加黄耆；起发不匀，加防风；咳嗽，加

麦冬、五味；泄泻，加升麻、泽泻；水泡，加白术、茯苓；作痒，加姜蚕、白芷；毒停肌肉，或风寒阻塞，不易起发者，俱加赛春雷。

29775 加减银翘散(《温病条辨》卷一)

【组成】连翘十分 银花八分 元参五分 犀角五分 麦冬五分(不去心) 竹叶三分

【用法】上为粗末。每服五钱，煎成去滓，点荷叶汁二三茶匙，日三服。

【主治】心疟。疟邪在肺，逆传心包，热多昏狂，谵语烦渴，舌赤中黄，脉弱而数，受邪较浅者。

29776 加减银翘散(《镐京直指》)

【组成】连翘三钱 粘子三钱 蝉蜕一钱五分 荆芥二钱 防风一钱五分 前胡一钱五分 薄荷一钱五分 象贝二钱 桔梗一钱 广郁金二钱

【功用】畅肺，导痰，透发。

【主治】冬温、春温、风温、麻瘄，初时恶寒发热，咳嗽胁痛。

【加减】麻瘄，加葛根二钱，炒菔子三钱(杵包)。

29777 加减徙薪饮(《不知医必要》卷二)

【组成】黄芩 山栀(杵，炒黑) 白芍(酒炒) 丹皮 茯苓各一钱五分 菊花二钱 甘草六分

【主治】目赤肿疼痛。

29778 加减麻仁丸(《外台》卷三十一引《近效方》)

【组成】蜀大黄(锦文者)四两 人参二两 大麻仁二两 诃黎勒皮四两

【用法】上为末，炼蜜为丸。每服十九至二十九。增减以意量之，以溏利病除，亦不损人。

【主治】积年患气，不能食饮，兼食不消化，风气、冷气、热气冲上，痃癖气，并乳石气发动者。

29779 加减麻黄汤(《直指》卷八)

【组成】麻黄(去节)一两 辣桂 甘草(炙)各半两 杏仁五十枚(去皮尖，微炒，别研) 陈皮 半夏(制)各半两

【用法】上细剉，拌和杏仁。每服三钱，加紫苏三叶，生姜四片，水煎服。

【主治】肺感寒邪咳嗽。

29780 加减麻黄汤(《医学集成》卷二)

【组成】麻黄 羌活 防风 紫苏 甘草 生姜 葱白

【主治】感冒无汗。

【加减】血虚，加生地。

29781 加减麻黄汤(《医学集成》卷三)

【组成】麻黄 桂枝 荆芥 防风 羌活 大力 沙参 川芎 赤芍 桔梗 甘草 生姜

【主治】麻疹初起，时令大寒。

29782 加减麻黄汤(《医学探骊集》卷三)

【组成】麻黄三钱 桂枝二钱 苏叶三钱 黄芩三钱(酒洗) 芥穗三钱 滑石四钱 豆豉四钱 木通三钱 甘草一钱

【用法】葱头一个为引，水煎服。

【主治】伤寒初病，腿膝无力，头痛发热恶寒，脉象浮

洪而紧,亦有不紧者。

【方论选录】以麻黄为发汗之君药;佐以苏叶、芥穗清扬之品,清头部之汗,以桂枝、葱、豉温散之品,发四肢之汗;酒芩能清血中之热;滑石能清六腑之热;木通清心火通小肠,能引热从小便出,较之大黄利大肠,最为柔;甘草能和中气,则汗出而病愈矣。

29783 加减清心饮(《杏苑》卷七)

【组成】石莲肉 白茯苓各一钱 益智仁 远志 麦门冬 石菖蒲 车前子 人参 白术 泽泻各七分 甘草(炙)四分

【用法】上㕮咀。用灯心二分,水煎,空心温服。

【主治】心中客热烦躁,赤浊如肥脂。

29784 加减清肌汤(《麻科活人》卷四)

【组成】柴胡 黄芩 生地黄 当归 地骨皮 茯苓 知母

【用法】淡竹叶七片为引,水煎服。

【主治】麻疹收后,只发热而无他症者。

29785 加减清肺汤(《医钞类编》卷七)

【组成】白茯苓 当归 生地 白芍 紫菀(酒炒)玉竹(蜜炒) 百合(蜜炒) 柏叶 甘草

【用法】童便、水酒为引。

【主治】吐血起初,兼外感者。

29786 加减清肺饮(《种痘新书》卷十二)

【组成】麦冬 桔梗各二钱 陈皮 知母 花粉各一钱 诃子 杏仁各八分 荆芥 黄芩各六分 甘草三分

【主治】痘实热,咳嗽喘急,痘色绛紫。

29787 加减清经散(《医学探骊集》卷六)

【组成】熟地黄五钱 白芍三钱 黄芩三钱 地骨皮四钱 益母草三钱 万年灰三钱 郁金三钱 柴胡三钱 青蒿二钱

【用法】水煎服。

【主治】妇女血热,经水先期。

【方论选录】此方专以清热为主,用熟地、黄芩、白芍、地骨皮、青蒿、益母清凉滋养,以柴胡、郁金稍理其气,以古灰微涩其血,其行经不至先期矣。

29788 加减清胃汤(《风劳臌膈》)

【组成】黄连 吴萸(炒) 黄芩(姜汁炒) 陈皮 苍术 山栀 厚朴 赤苓 生姜

【主治】湿热郁胃,偶尔作酸,嘈杂便闭,食易化者。

29789 加减清胃饮(《医门八法》卷三)

【组成】生石膏二钱 栀子二钱 黄芩二钱 全当归三钱(生) 生地二钱 生白芍二钱 丹皮二钱 甘草一钱 川大黄三钱或五钱(酒浸,生用)

【主治】实热牙疼。

【宜忌】愈后忌食蒜。

29790 加减清胃散(《麻科活人》卷四)

【组成】元参 连翘 生地黄 黄柏 麦冬 木通 白茯苓 天花粉 陈皮 桔梗 甘草

【用法】灯心为引。

【主治】麻后口疮。

29791 加减清宫汤(《镐京直指》)

【组成】黑犀角二钱(磨冲) 连翘二钱 石菖蒲一钱 元参三钱 银花三钱 竹叶心二钱 莲子心五分 金汁四钱(冲)

【主治】温邪传心包,神昏耳聋,身热脉数,口渴舌红,言塞。

29792 加减清海丸(《效验秘方》何炎燊方)

【组成】熟地24克 淮山药12克 山萸肉12克 丹皮9克 北沙参15克 阿胶12克 麦冬12克 白术9克 桑叶9克 白芍15克 石斛12克 龙骨24克 女贞子12克 旱莲草12克

【用法】每日1剂,水煎分服,服至5~7剂后,崩块之热得减者,去桑叶、丹皮,加龟板、鳖甲、牡蛎。愈后每月经前服4~5剂,病即可除。

【功用】补养肝肾,降火止血。

【主治】室女崩漏。适宜于肝肾阴虚。症见出血量少或淋漓不断,色鲜红,头晕目眩,虚烦不寐、盗汗、耳鸣、视力减退、低热颧红、手足心热、口干、腰肢疲软,足跟痛,舌质红,少苔或无苔,脉细数无力。

【方论选录】此方旨在养肝肾之阴,肾水足、肝阴充则相火安宅。且方中熟地、山萸肉、女贞子、旱莲草、丹皮、阿胶多为凉血养血之品,既可遏其泛滥之势,又可补其漏泄之亏,又用沙参、麦冬、石斛养胃阴,以冲脉隶属阳明也;用白术、山药补脾气,以脾为统血之脏也。此方既治下焦,又兼顾中焦。

29793 加减清脾汤(《普济方》卷一九七)

【组成】小柴胡汤合养胃汤加生姜 桃柳枝 地骨皮

【用法】加红枣,水煎服。若寒多热少多用养胃汤,热多寒少多用柴胡汤,寒热均者剔平。

【主治】疟疾。

29794 加减清脾饮(《金鉴》卷五十三)

【组成】柴胡 黄芩 半夏(姜制) 甘草(炙) 厚朴(姜制) 青皮(醋炒) 槟榔 茯苓 草果 人参 白术(土炒) 橘红 南苍术(炒)

【用法】引用生姜,水煎服。

【主治】小儿疟疾,兼有痰饮,呕逆,面黄目肿,胸膈膨胀。

29795 加减清脾饮(《方症会要》卷二)

【组成】白术 茯苓 半夏 柴胡各一钱 知母 青皮 陈皮 黄芩各七分 厚朴 草果各四分 甘草

【用法】生姜三片为引。

【主治】疟疾先寒后热者。

【加减】凡治瘅疟用此方去厚朴,加石膏一钱五分。

【备考】方中甘草用量原缺。

29796 加减清脾饮(《镐京直指》)

【组成】柴胡一钱五分 川朴一钱 秦艽一钱五分 青蒿六分 姜夏二钱 草果仁一钱五分 灵仙一钱五分 青皮一钱 赤苓三钱 通草一钱 老姜二片

【主治】夏秋感受风湿而为暑疟,午后微寒而热,或一日轻而一日重,其寒热界限模糊者。

29797 加减渗湿汤(《朱氏集验方》卷五)

【组成】嫩苍术三钱(炒) 白术三钱 赤茯苓四钱

丁香　缩砂仁　木瓜　神曲　绵姜　陈皮　草果　厚朴(制炒)各三钱　甘草二钱半

【用法】上㕮咀。加生姜、大枣,水煎服。

【主治】喘疾。医用下痰疏导之药,引客邪入肾经,而两足并外肾发肿者。

【备考】先用灵砂合来复丹服,若单服灵砂则秘,合服则通,次用本方。

29798　加减断下汤(《中医妇科治疗学》)

【组成】党参　熟地　艾叶各一两　乌鲗骨二两　干姜五钱　阿胶七钱五分　附子三钱

【用法】上为粗末。每次五钱,水煎服。

【功用】温经补血。

【主治】气血虚寒,崩中漏下,黑多红少,脐下冷痛,饮食渐减,四肢无力,舌质淡苔薄,脉迟无力。

29799　加减续命汤(《陈素庵妇科补解》卷五)

【组成】秦艽　当归　川芎　续断　丹皮　钩藤　防风　黄耆　人参　阿胶　麻黄根节(有汗用之)

【主治】产后中风。症如痫状,目反上视,唇口㖞斜,齿噤不语,背强项直,手足筋挛。

【方论选录】肝藏血,产后下血过多,此脏一虚故内风生,而外风易中也。若不大补气血,则内生之风何由得减,不加一二治风之药,则外感之风何由可去。是方参、耆以补元阳,使卫行脉外以固表,用佛手散加续、丹、阿胶以补血养血,使营行脉中以生新,钩、秦、防风以祛风,麻黄节根以止汗。

29800　加减续命汤(《得效》卷十三)

【组成】麻黄(去根)　人参　黄芩　白芍药　川芎　甘草　杏仁(去皮,麸炒)　防己　桂各二两　防风一两半　附子(炮,去皮脐,有者用白附子)

【用法】上剉散。每服四钱,水一盏半,加生姜三片,大枣二枚,水煎服,不拘时候,温服取汗。随人虚实与所中轻重也。

【主治】中风不省人事,渐觉半身不遂,口眼㖞斜,手足颤掉,语言謇涩,肢体痿痹,神情昏乱,头目眩重,筋脉拘挛,不能屈伸,骨节烦疼,不得转侧;亦治脚气缓弱,久服之愈。有病风人常服,以防喑哑。

【加减】筋急拘挛,语迟,脉弦,加薏苡仁;筋急,加人参、黄芩、芍药以避中寒,服后稍轻,再加当归全愈;脚气痹弱,不能转侧,心神恍惚,加茯神、远志;骨节烦疼,有热者,去附子,倍加秦艽;烦躁,大便涩,去附子,倍芍药,加竹沥;脏寒大便自利,去黄芩,加白术、附子;骨肉冷痛者,加肉桂、附子;烦躁多惊者,加犀角;呕逆腹胀,加人参、半夏;自汗,去麻黄;语言謇涩,手足颤掉,加石菖蒲、竹沥;大便秘,胸中不快,加枳壳、大黄;气塞不通,加沉香;有痰,加南星数片;发渴,加麦门冬、干葛、瓜蒌根;身疼,加秦艽;上气浮肿喘急,加防风、桑白皮,以上所加各一两;小儿惊痫,煎取药汁一盏,入生姜汁再煎一二沸,日三服,夜二服;夏间又有热者,减桂一半,春加麻黄一两,夏加黄芩一两,秋初当归四两,冬加附子半两;风虚,加川芎一两。一方加木香、缩砂、独活各一两,川乌(炮)三分亦效。牙关紧,用南星末半钱,龙脑一字,频擦牙上令热,即自开。

29801　加减续命汤(《医学纲目》卷十六)

【组成】麻黄三两　人参　桂枝　白术各二两　当归　防己　黄芩　甘草　白芍药　芎䓖　杏仁各一两

【用法】上剉散。每服四大钱,水一盏半,加大枣二枚,煎七分,去滓服,不拘时候。

【主治】中风谵语,或歌哭,或笑语,无所不至。

29802　加减续命汤(《伤寒六书》卷三)

【组成】防风　芍药　白术　川芎　防己　桂枝　甘草　麻黄　苍术　羌活

【用法】水二钟,加生姜一片,大枣二个,灯心二十茎,水煎,捶法,临服入姜汁调服。

【主治】脚气类伤寒,头疼,身热恶寒,支节痛,便秘呕逆,脚软屈弱,不能转动者。

【加减】暑中三阳,所患必热,脉来数,去附子、桂枝、麻黄,加黄柏、黄芩、柴胡;寒中三阴,所患必冷,脉来迟,加附子;起于湿者,脉来弱,加牛膝、木瓜;起于风者,脉来浮,加独活;元气虚,加人参少许;大便实者,加大黄。

【宜忌】禁用补剂及淋洗。

29803　加减续命汤(《玉案》卷五)

【组成】杏仁　官桂　胆星　橘红各八分　川芎　防风　人参　黄芩　附子各一钱　甘草五分

【用法】加生姜五片,水煎服。

【主治】产后中风,不省人事,口眼歪斜,半身不遂,语言蹇涩,手足颤摇。

29804　加减续命汤(《杂病证治新义》)

【组成】麻黄　防风　细辛　桂心　附子　芍药　防己　党参　川芎　甘草

【用法】水煎服。

【主治】寒痹作痛。

【方论选录】本方用麻黄、细辛、防风以发表风寒,桂心、附子以温里除寒,川芎、芍药以活血缓痛,防己利湿缓痛,党参、甘草以补气血扶正气,故为用于寒痹作痛之温寒定痛利痹之剂也。若用于慢性肌肉风湿之症,有发汗活血镇痛之作用。

29805　加减葳蕤汤(《重订通俗伤寒论》)

【组成】生葳蕤二钱至三钱　生葱白二枚至三枚　桔梗一钱至钱半　东白薇五分至一钱　淡豆豉三钱至四钱　苏薄荷一钱至钱半　炙草五分　红枣两枚

【功用】滋阴发汗。

【主治】阴虚之体,感冒风温,及冬温咳嗽,咽喉痰结者。

【方论选录】何秀山按:方以生玉竹滋阴润燥为君;臣以葱、豉、薄、桔疏风散热;佐以白薇苦咸降泄;使以甘草、红枣甘润增液,以助玉竹之滋阴润燥。为阴虚体感冒风温,及冬温咳嗽,咽干痰结之良剂。

29806　加减葛花汤(《医醇剩义》卷三)

【组成】葛花二钱　鸡距子三钱　花粉二钱　石斛三钱　沙参四钱　麦冬一钱半　茯苓二钱　苡仁四钱　橘红一钱　陈贝母二钱　杏仁三钱　橄榄二枚(打碎者亦可用)

【主治】嗜饮太过,伤肺而咳者。

29807　加减葛根汤(《疫痧草》)

【组成】葛根　牛子　香豉　桔梗　枳壳　薄荷　马勃　蝉衣　荆芥　防风　连翘　栀子　赤芍　甘草

【主治】烂喉疫痧,邪尚在表,火不内炽,无汗痧隐,舌白脉郁,喉烂不甚者。

29808　加减葛根汤(《医学集成》卷三)

【组成】葛根　荆芥　防风　羌活　柴胡　前胡　大力　沙参　白芍　桔梗　甘草

【主治】麻疹初起,时令时暖时寒。

29809　加减葛根汤(《医学探骊集》卷三)

【组成】葛根一两　桂枝三钱　淡豆豉四钱　黄芩四钱(酒洗)　麻黄三钱　连翘三钱　滑石四钱　木通三钱　黄柏三钱　甘草一钱

【用法】水煎服。

【主治】伤寒自汗。

【方论选录】此方用葛根为君。夫葛根乃清扬平淡之品,即再加三钱二钱,亦无妨碍。惟葛根能清肌肉之热,虽其表虚,可以自汗,必须连翘、豆豉、麻黄、桂枝四味走表之药,辅佐葛根,方可将肌肉之邪,合盘托出,达于皮毛,此所出者,乃正汗也。其肌肉即然瘀热,五内未有不热者,故用黄芩清其血中之热,滑石清其六腑之热,黄柏清其下焦之热,木通引热由小便出,甘草和诸药而利胃腑。一剂汗出,自汗止矣。

29810　加减葶苈丸(《片玉心书》卷五)

【组成】大黄(煨)　天冬(去心)　杏仁(去皮尖,另研)　百合　桑白皮(炒)　木通　甜葶苈(炒)

【用法】炼蜜为丸。滚白水送下。

【主治】龟胸。肺热,其胸高肿,状如龟样。

29811　加减紫金丹(《金鉴》卷八十九)

【组成】白茯苓　苍术(米泔浸,炒)各二两　当归　熟地黄　白芍药(炒)　陈皮各四两　肉苁蓉(酒洗,去鳞甲)一两　丁香一钱　红花五钱　瓜儿血竭三钱　乳香(去油)三钱　没药(去油)三钱

【用法】上药细末,炼蜜为丸,如弹子大。用黄酒送下。

【功用】消热化痰,理气健脾,润肺定喘。

【主治】胸骨外伤日久,胸骨高起,肌肉削瘦,内有邪热瘀血,痞气膨闷,睛蓝体倦,痰喘咳嗽者。

29812　加减紫菀汤(《古今医鉴》卷十二)

【组成】贝母　前胡　紫菀　白术　桑皮　甘草　黄芩　紫苏　陈皮　五味子　知母　杏仁　赤苓　当归　麻黄

【功用】止嗽安胎。

【主治】妊娠咳嗽,因感风寒伤肺而成,谓之子嗽。

29813　加减黑神散(《古今医鉴》卷十二)

【组成】生地　赤芍　桂心　归梢　蒲黄　鹿角屑　红花　白芷　朴消　黑豆　附米　益母草

【主治】妊娠热病六七日后,脏腑极热,熏蒸其胎,致胎死腹中,胎冷不能自出者。

29814　加减黑神散(《中医妇科治疗学》)

【组成】归尾　赤芍各二钱　蒲黄　桂心　炮姜　甘草各一钱　炒黑豆五钱　川芎二钱

【用法】水煎服。

【功用】祛寒行瘀。

【主治】产后恶露不下,腹痛呕吐,四肢微冷,时恶寒而不发热,唇淡口和,苔白底淡,脉沉迟无力。

29815　加减黑膏汤(《医略六书》卷二十八)

【组成】生地五钱　淡豉一钱半　连翘三钱　荆芥一钱半　甘草五分　葱白三枚

【用法】水煎,去滓温服。取微汗。

【主治】怀妊感冒发热,脉浮数者。

29816　加减黑膏汤(《喉痧症治概要》)

【组成】淡豆豉三钱　薄荷叶八分　连翘壳三钱　炙僵蚕三钱　鲜生地四钱　熟石膏四钱　京赤芍二钱　净蝉衣八分　鲜石斛四钱　生甘草六分　象贝母三钱　浮萍草三钱　鲜竹叶三十张　茅　芦根(去心,节)各一两

【主治】疫邪不达,消烁阴液,痧疹布而不透,发热无汗,咽喉红肿燥痛白腐,口渴烦躁,舌红绛起刺,或舌黑糙无津之重症。

29817　加减集圣丸(《育婴秘诀》卷三)

【组成】黄连　干蟾(烧存性)各二钱　莪术(煨)　青皮　木香　砂仁　当归　使君子肉　夜明砂　五灵脂　神曲(炒)　山楂肉各一钱半

【用法】上为末,粟米糊为丸,如黍米大。量儿大小加减,米饮送下。

【主治】伤食之后,疳病初起,属肥热疳者。

29818　加减痞气丸(《东垣试效方》卷二)

【组成】黄芩(酒制)三分　黄连(酒制)三分　厚朴一钱　半夏半钱　益智三分　吴茱萸二分　红花半分　青皮二分　当归尾二分　茯苓二分　泽泻二分　神曲(炒)二分　广茂二分　昆布二分　橘皮(去白)二分　熟地黄二分　人参二分　附子二分　葛根二分　甘草(炙)二分　巴豆霜二分

【用法】上为细末,蒸饼为丸,如梧桐子大。初服二丸,一日加一丸,二日加二丸,渐加至大便溏,再从二丸加服,食前煎淡甘草汤送下。

【主治】脾积痞气。

29819　加减痛风方(《效验秘方》汪履秋方)

【组成】生麻黄10克　川桂枝10克　制苍术10克　熟附片10克　防风10克　防己10克　威灵仙10克　鸡血藤15克　全蝎3克　露蜂房15克　雷公藤15克

【用法】每日1剂,水煎服;首次煎煮时间不少于45分钟。

【功用】祛风宣湿,化痰消瘀。

【主治】风湿痹痛。症见手指、足趾关节肿胀疼痛,甚则强硬变形,屈伸不利,或伴四肢关节肿痛,舌淡苔薄微腻,脉象弦细带涩。

【加减】寒邪偏盛,关节剧痛,形寒怕冷者,加用制川、草乌等大辛大热之品以祛内在之沉寒痼冷;热邪偏盛,局部红肿,扪之灼热者,加石膏、知母、虎杖、忍冬藤等寒凉之味以清络中之热;风胜游走,合白芷、羌活;湿盛漫肿,加苡仁、大腹皮;肢体肿胀者,加枳壳、川朴等理气宣痹;久痹正虚者,加归、芪或地黄之类以补气血、养肾补肾。此外,还应根

据病变部位配合引经药,如上肢重用桂枝,加片姜黄;下肢加木瓜、川牛膝、钻地风;周身关节疼痛加千年健、伸筋草、络石藤等。

【方论选录】朱丹溪"上中下痛风方"熔祛风、宣湿、化痰、消瘀四法于一炉,对本病甚为合拍。汪氏以该方为基础,自拟加减痛风方。方中麻黄发散风寒,苍术苦温燥湿,附子温经散寒,防风祛风胜湿;桂枝祛在上之风,防己除在下之湿;威灵仙通行二十经脉,祛风通络;南星化痰燥湿、桃仁活血消瘀,鸡血藤活血又养血,兼制他药温燥太过;全蝎、露蜂房搜风剔络,雷公藤祛风解毒。综观全方,君臣佐使,配合得当,既能散风邪于上,又能渗湿邪于下,还可散寒通络,化痰消瘀。

29820 加减惺惺散(《玉机微义》卷五十引《全婴方》)

【组成】苍术 川芎 细辛 羌活 防风 白芷 天花粉 甘草 赤芍 桔梗 麻黄 荆芥 当归 薄荷各等分。

【用法】加生姜一片,水煎服。

【主治】小儿伤风风热,及伤寒鼻塞,发热惊悸,头痛咳嗽,时行风热。

29821 加减惺惺散(《普济方》卷三六八)

【异名】清神散,惺惺散。

【组成】苍术(茅山者) 川芎 细辛 羌活 防风 白芷 栝蒌根 甘草 赤芍药 桔梗 麻黄(去节) 荆芥 当归各等分。

【用法】上为末,每服半钱,沸汤调下;或作饮子,水煎亦可。

【主治】小儿伤寒无汗,头疼发热恶寒,或咳嗽身热,无时潮热,鼻中塞;并天行热气,生豌豆疮,不快,烦躁昏愦,或出疮痘,身疼体热者。

29822 加减惺惺散(《育婴秘诀》卷三)

【组成】人参 白术 白茯苓各一钱 炙甘草七分 防风 川芎 藿香各三钱半 细辛二钱

【功用】补脾胃,发散风邪。

【主治】小儿风泄,其症口中气热,呵欠顿闷,乍凉乍热,睡多气粗,大便黄白色,呕吐乳食不消,时作咳嗽。

29823 加减温经汤(《中医妇科治疗学》)

【组成】当归 川芎 桂心 芍药 莪术(醋炒) 党参各三钱 牛膝二钱 甘草(炙)二钱

【用法】水煎服。

【功用】温经行血。

【主治】积冷脏寒所致的经闭,少腹冷痛拒按,喜热熨,脉沉紧者。

29824 加减温胆汤(《回春》卷二)

【组成】茯神(去皮木)一钱 半夏(姜汁制)一钱 陈皮一钱 枳实(麸炒)一钱 当归八分 酸枣仁(炒)八分 山栀(炒)一钱 竹茹八分 人参六分 白术(去芦)一钱 麦门冬 辰砂五分(为末,临服调入) 黄连(姜汁炒)一钱 竹沥半盏(临服加入) 甘草三分

【用法】上剉。加生姜、大枣、乌梅,水煎,调辰砂末温服。

【主治】痰躁(痰火作热烦躁)、痰话(痰火作热惊悸不安、错语失神),惊惕失志、神不守舍。

【备考】方中麦冬用量原缺。

29825 加减瑞莲丸(《医部全录》卷三三一引《医贯》)

【组成】苍术一斤(酒浸四两,醋浸四两,米泔水浸四两,生用四两) 枸杞子 破故纸 五味子各二两(去梗) 莲肉一斤(去心,酒浸软,入犍猪肚内,煮极烂,取出焙干,为末,猪肚汁仍留为丸) 熟地黄三两(酒浸蒸)

【用法】上为细末,用煮猪肚膏和酒糊为丸,如梧桐子大。每服四五十丸,空心温酒送下。

【功用】定心,暖肾,生血,化痰,益气。

29826 加减塌气汤(《幼科发挥》卷三)

【组成】荜拨 砂仁 青皮 陈皮 丁香 全蝎(炒) 莱菔子(炒)各等分

【用法】上为末,神曲糊为丸,如麻子大。厚朴汤送下。

【主治】小儿腹胀。

29827 加减槐花散(《摄生众妙方》卷七)

【组成】条芩一钱 黄连八分 槐花(炒)七分 枳壳五分 升麻一钱二分 赤芍药一钱 生地黄八分 苍术一钱五分 甘草二分 当归五分

【用法】用水一钟半,煎至七分,食前服。

【主治】痔漏。

29828 加减愈风汤(《医方类聚》卷二十三引《经验秘方》)

【组成】通圣散一两 四物汤五钱 黄连解毒汤五钱

【用法】上为末。每服五钱,水一大盏,煎至七分,去滓热服,不拘时候。

【主治】风湿肿痛。

29829 加减解毒丸

《准绳·疡医》卷五。为《丹溪心法附余》卷二十四"太乙神丹"之异名。见该条。

29830 加减解毒汤(《寿世保元》卷二)

【组成】黄连一钱五分 栀子一钱五分 黄芩一钱五分 柴胡二钱 知母二钱 葛根三钱 羌活二钱 防风一钱 连翘一钱 人参一钱五分 当归一钱 生地黄一钱 甘草一钱

【用法】上剉一剂。水煎,温服。

【主治】伤寒曾经汗下后,而热不退,头疼不清,脉数实,心尚烦躁,渴不止者。

29831 加减槟榔汤(《济生》卷三)

【组成】槟榔 陈皮(去白) 紫苏叶各一两 甘草(炙)半两

【用法】上咬咀。每服半两,水一盏半,加生姜五片,煎至八分,去滓温服,不拘时候。

【主治】一切脚气。

【加减】如脚痛不已者,加宣木瓜、五加皮煎;妇人脚痛,加当归煎;室女脚痛,多是肝血盈实,宜加赤芍药煎。师尼寡妇,亦宜服之。中满不食者,加枳实煎;痰逆成呕者,加半夏煎;小便不利,加木通煎;转筋者,加吴茱萸煎;脚痛大便不通者,用此汤下青木香丸;如更不通,加大黄煎;脚肿而痛者,加大腹皮、木瓜煎;足痛而热者,加地骨皮煎。

29832 加减槟榔汤(《普济方》卷二四〇引《医方集成》)

【组成】槟榔 香附子(去毛) 陈皮(去白) 紫苏叶

木瓜(去瓤)　五加皮　甘草(炙)各一两(一方无香附子)

【用法】上㕮咀。每服四钱,水一盏半,加生姜五片,煎至八分,去滓温服。

【功用】顺气防壅。

【主治】一切脚气脚痛。

【加减】足痛而热者,加地骨皮煎;妇人脚气,多由血虚,加当归半两;室女脚痛,多由血实,加赤芍药一两半;如或大便秘结,虚弱者,加枳实,壮盛者加大黄;如脚痛不已加转筋者,加吴茱萸;痰逆或呕者,加半夏;小便不通,加木通;脚痛大便不通者,用此汤送下青木香丸亦可。

29833　加减磁石散(《古今医鉴》卷十二引昆山郑氏秘方)

【组成】磁石　归尾　白芷　蛇床子　赤芍药　丹皮发灰　荆芥穗　川芎　生地　陈皮　甘草

【用法】水煎,空心服。

【主治】产后用力过度,子宫不收者。

【加减】七日后,去白芷、赤芍、归梢,加熟地、当归、白芍、人参、黄耆。

29834　加减镇心丹(《东医宝鉴·内景篇》卷一引《北窗》)

【组成】天门冬　黄耆(蜜炙)　当归身(酒焙)　熟地黄各一两半　麦门冬　生干地黄　山药　白茯神各一两　五味子　远志(姜汁制)　人参各五钱

【用法】上为末,炼蜜为丸,如绿豆大,朱砂为衣。每服五七十丸,温酒或米饮送下。

【主治】气血不足,心神虚损。

29835　加减镇阴煎(《外科真诠》卷上)

【组成】熟地三钱　淮膝一钱　泽泻一钱　云苓二钱　白七厘三钱　牛子一钱　银花一钱　甘草五分

【主治】耳痛。肾经虚火上炎,耳内疼痛,耳外红肿者。

【备考】本方用治上证,原书并配合外用虎耳草汁调枯矾少许点之。

29836　加减镇阴煎(《喉科种福》卷五)

【组成】附片六钱　牛膝一钱半　黑铅五钱　洋参一钱　炙草一钱半　熟地三四钱。

【主治】虚阳上浮而致喉中形如松子鱼鳞,喉内不阻塞者。

29837　加减薷苓汤(《寿世保元》卷三)

【组成】猪苓二钱　泽泻二钱　香薷一钱　干葛二钱　赤茯苓三钱

【用法】上剉一剂。加生姜,水煎服。

【主治】夏中热暑,霍乱身热口渴。

【加减】如热极,加石膏二钱,知母二钱;泄极,加升麻五分,滑石三钱;腹痛,加炒芍药二钱,桂三分,寒痛亦如此。

29838　加血竭大红膏(《御药院方》卷十)

【组成】当归(剉)　木鳖子(剉碎)　天台乌药(剉)赤芍药(剉)各一两　小油四两(已上四味,用小油浸七日七夜,滤去滓)　乳香(研)二两　沥青(滤,持拨)十六两黄丹(罗过)十两　加血竭(另研)半两　没药(另研)一两琥珀(杵碎,研)一两

【用法】上件乳香、沥青,铁锅内以慢火熬令消尽为度,时月看硬软,旋旋入前项浸药油加减用之,候硬软停当,以棉滤在水盆内,持拨白色,旋入黄丹,再持拨颜色匀,于瓷

盒子内存放。每用铁焊子摊在厚软纸上,贴患处。

【主治】折伤。

29839　加诃子四柱散(《百一》卷六)

【组成】人参(去芦)　白茯苓(去皮)　附子(炮,去皮脐)各一两　木香(纸包煨过)　诃子半两(湿纸包炮,取皮用)

【用法】上为细末。每服二钱,加大枣一个,生姜二片,煎至六分服。

【主治】脏腑虚怯,本气衰弱,脾胃不快,不进饮食,时加泄利,昼夜不息。

29840　加味大建中汤(《朱氏集验方》卷八)

【组成】白芍药　官桂　黄耆(蜜炙)　附子(炮)　五味子　干姜(炮)　人参　鹿茸(酒蒸)　白茯苓(去皮)川芎　半夏　当归(酒浸)　陈皮各一两　甘草半两

【用法】上为粗末。每服四钱,水一盏半,加生姜七片,大枣一枚,煎六分,去滓,空心服。

【功用】补诸虚。

29841　加味大承气汤(《医统》卷七十九)

【组成】大黄　枳壳各二钱　芒消　甘草　陈皮　红花　当归　苏木　木通各一钱　厚朴五分

【用法】上㕮咀。作二服。每服水盏半,煎五七沸,温服,不拘时候。

【功用】通下瘀血。

【主治】伤重在内,瘀血不散,腹胀,二便不通,心腹闷乱欲死者。

【宜忌】服此药俟大小便通,方服损药。小儿孕妇勿服。

29842　加味大承气汤(《医学探骊集》卷三)

【组成】川大黄六钱　厚朴四钱　枳实四钱　芒消四钱　黄芩四钱　滑石三钱　栀子三钱　黄柏三钱

【用法】水煎,温服。

【主治】伤寒热毒传里,觉内热过盛,中宫痞塞不通,其外形并不恶寒,惟见目赤舌苔,脉洪盛有力,素无中寒,身体强壮者。

【方论选录】此方以大黄为君,芒消为佐,枳、朴又佐之,能行气分,惟大黄可多加,芒消自宜少用,加滑石清六腑之热,黄芩清血中之热,栀子清上焦之热,黄柏清下焦之热,使其上中下积滞之热,皆随大黄推荡而去。

29843　加味大醒脾散(《寿世保元》卷八)

【组成】人参　白术(去芦,炒)　白茯苓(去皮)　橘红　丁香　南星(炮)　全蝎(去毒,炒)　天麻(煨)　白附子(煨)　山药(炒)　木香　石莲肉(去壳)　石菖蒲　肉豆蔻　砂仁　甘草

【主治】小儿慢脾风,内虚,昏迷不醒。

29844　加味小青龙汤(《医便》卷二)

【组成】干姜(炒黑)　细辛　麻黄　桂枝　甘草各五分　白芍药　五味子各一钱　半夏(姜制)一钱五分　枳壳　桔梗各五分　白茯苓　陈皮各八分

【用法】加生姜三片,水煎,食少时稍热服。

【主治】春初寒邪,伤肺咳嗽。

29845　加味小建中汤(《三因》卷九)

【组成】桂心三分 甘草(炙)半两 白芍药一两半 远志(去心)半两

【用法】上为剉散。每服四大钱,水一盏半,加生姜五片,大枣一枚,煎七分,去滓,入饧糖一块如皂荚子大,煎令溶,食前温服。

【主治】心腹切痛不可忍,按轻却痛,按重则愈,皆虚寒证,服热药并针灸不愈者。

29846 加味小柴胡汤(《女科万金方》)

【组成】柴胡 黄芩 甘草各七钱 人参 生地 熟地 枳壳各五钱

【用法】水二钟,加生姜五片,大枣三枚,水煎,食远服。

【主治】产后潮热往来。

29847 加味小柴胡汤(《普济方》卷一九七引《德生堂方》)

【组成】小柴胡五钱加官桂 草果 槟榔各一钱

【用法】上㕮咀。每服水二盏,加生姜三片,大枣一枚同煎,去滓,午后温服;滓再煎,不拘时候。

【主治】表里不分,发为疟疾。

【加减】夏月,加香薷一钱。

29848 加味小柴胡汤(《伤寒全生集》卷三)

【组成】柴胡 人参 黄芩 半夏 甘草 黄连 升麻 芍药 元参

【用法】加生姜,水煎服。

【主治】发斑,往来寒热,或潮热,口苦咽干而渴,耳聋胁痛,胸满心烦而呕,喘嗽等。

【加减】口干,去半夏,加天花粉;咽痛,加桔梗、荆芥;若呕,加陈皮、干姜,去甘草;斑毒,加犀角、大青;胸中满闷不利,加瓜蒌、枳壳;痰火上喘,加知母、瓜蒌、桑皮;喘渴脉数大,加石膏;胸胁满痛,加枳壳、桔梗;心下痞硬,加枳实、黄连。

29849 加味小柴胡汤(《奇效良方》卷二十八)

【组成】柴胡 黄芩各二钱 人参 半夏各一钱半 牡蛎粉 枳壳(麸炒) 甘草各一钱

【用法】上作一服。水二钟,加生姜三片,红枣二枚,煎一钟,食远服。

【主治】❶《奇效良方》:伤寒胁痛。❷《景岳全书》:少阳、厥阴热疟。

29850 加味小柴胡汤(《外科发挥》卷二)

【组成】柴胡二钱五分 黄芩 人参 生地黄 甘草各一钱 半夏六分

【用法】上作一剂。水一钟半,加生姜三片,煎八分,食远服。

【主治】❶《外科发挥》:妇女热入血室,致寒热如疟,昼则安静,夜则发热妄语。❷《内科摘要》:血虚大劳大怒,火动热入血室,或妇女经行,感冒发热,寒热如疟,夜间热甚或谵语。

29851 加味小柴胡汤(《外科经验方》)

【组成】柴胡 人参 黄芩(炒) 川芎 白术 黄耆(盐水浸炒) 当归(酒炒) 甘草 黄柏(酒拌炒) 知母(酒拌炒)各一钱 半夏五分

【用法】上作一剂。水二钟,煎八分,食前服。

【主治】囊痈腐烂,或饮食少思,日晡发热。

【加减】痛甚,加黄连;小便不利,加木通。

29852 加味小柴胡汤(《保婴撮要》卷十三)

【异名】柴胡栀子散(《景岳全书》卷五十六)。

【组成】柴胡一钱五分 人参五分 黄芩七分 半夏五分 甘草(炒)三分 山栀 牡丹皮

【用法】上作二三服。加生姜、大枣,水煎服。

【主治】肝胆风热,发为疮疡,耳前后肿,或结核焮痛,发热恶寒,或寒热往来,或潮热晡热,口苦耳聋,或胸胁作痛,或月经不调。

❶《保婴撮要》:肝胆经部分一切疮疡,发热潮热,或饮食少思,或身热恶寒,颈项强直,胸胁作痛。❷《校注妇人良方》:肝胆风热,耳前后肿痛,或结核焮痛,或寒热晡热,或经候不调。❸《济阴纲目》:肝经下部肿胀,小便不利,或寒热往来,或晡热,或胸胁作痛。

29853 加味小柴胡汤(《诚书》卷十五)

【组成】柴胡二钱 黄芩(炒)一钱 人参 半夏各七分 甘草(炙)五分 山栀(炒) 甘草各三分

【用法】加生姜、大枣,水煎服。

【主治】肝胆风热,耳边肿痛,结核寒热。

29854 加味小柴胡汤(《外科大成》卷二)

【组成】柴胡 黄芩(炒)各二钱 人参 半夏 胆草 栀子 当归 白芍各钱二分 甘草六分

【用法】加生姜三片,水二钟,煎八分,食远温服。

【主治】肝胆二经部位,热毒瘰疬,及一切疮疡,发热潮热,并小腹胁股结核,囊痈便毒,或耳内耳下生疮。

29855 加味小柴胡汤(《辨证录》卷九)

【组成】柴胡一钱 白芍一两 茯神五钱 麦冬三钱 甘草一钱 陈皮五分

【用法】水煎服。

【主治】恐惧内伤,心胆虚弱,感冒风邪,畏寒作颤。

【方论选录】此方用柴胡以和解胆中之邪实,佐白芍、茯神、麦冬补胆气之弱,而即补心气之虚也。二经得补而气旺,恐惧且不畏,又何惧于外邪哉。

29856 加味小柴胡汤(《郑氏家传女科万金方》卷四)

【组成】小柴胡汤加生地 山栀 枳壳

【主治】产后寒热往来。

29857 加味小柴胡汤(《金鉴》卷四十九)

【组成】小柴胡汤加当归 生地 丹皮

【主治】妇人中风,邪热未尽,适值经来,邪热乘虚入于血室,经水断而续来寒热,发作有时,如疟状者。

【方论选录】血室肝主之,肝与胆为表里,胆因肝受邪而病寒热,故用小柴胡汤主之也。加当归、生地、丹皮者,所以清血分之热也。

29858 加味小柴胡汤(《会约》卷十)

【组成】小柴胡汤加竹茹二钱 生姜重用三钱

【用法】水煎服。

【主治】少阳证,耳聋胁痛,干呕,潮热。

29859 加味小柴胡汤(《治疹全书》卷下)

【组成】柴胡 黄芩 半夏 甘草 当归 升麻 陈皮 泽泻

【用法】水煎服。

【主治】疹后疟疾。

【加减】无汗恶寒,加苍术、独活;发热过期不退,加葛根;胸腹饱满,加枳壳、桔梗;停食,加厚朴、山楂;烦躁谵语,大便闭结,加知母、石膏;汗多身冷,加芍药、桂枝;三阴久疟,加人参、杏仁,又再生姜一片,大枣一枚,再加桃枝七条,未发时温服。

29860 加味小柴胡汤(《衷中参西》上册)

【组成】柴胡三钱 黄芩三钱 知母三钱 潞参三钱 鳖甲三钱(醋炙) 清半夏二钱 常山一钱半(酒炒) 草果一钱 甘草一钱 酒曲三钱 生姜三钱 大枣两枚(擘开)

【主治】久疟不愈,脉象弦而无力。

【加减】疟初起者,减潞参、鳖甲;热甚者,加生石膏五六钱或至一两;寒甚者,再加草果五分或至一钱。

【方论选录】疟邪不专在少阳,而实以少阳为主,故其六脉恒露弦象。其先寒者,少阳之邪外与太阳并也;其后热者,少阳之邪内与阳明并也。故方中用柴胡以升少阳之邪,草果、生姜以祛太阳之寒,黄芩、知母以清阳明之热。又疟之成也,多挟痰挟食,故用半夏、常山以豁痰,酒曲以消食也。用人参,因其疟久气虚,扶其正即所以逐邪外出。用鳖甲者,因疟久则胁下结有痞积,消其痞积,然后能断疟根株。用甘草、大枣者,所以化常山之猛烈而服之不至瞑眩也。

29861 加味小柴胡汤(《顾氏医径》卷四)

【组成】半夏 条芩 茯苓 甘草 木香 川连 白芍 生姜 大枣

【主治】产后疟痢兼作,因胎前湿热未化,致产后下陷脾经,寒热滞下不已者。

29862 加味小调经散(《金鉴》卷四十九)

【组成】小调经散加红花 丹皮 牛膝

【主治】妇人血分血壅,四肢浮肿。

【备考】本方中的小调经散,即《产育保庆》之“调经散”。

29863 加味小续命汤(《医统》卷十二)

【组成】小续命汤去生姜,加草薢、川楝子、独活、干木瓜

【用法】水煎,碗底洗,放麝香少许,将药冲入和匀服。数十帖后,加五积散同煎服愈。

【主治】鹤膝风,行履不得者。

29864 加味小蓟饮子(《方症会要》卷三)

【组成】生地 小蓟 滑石 通草 淡竹叶 蒲黄(炒) 藕节 当归 山栀 甘草(炙) 车前 麦冬 陈皮 牛膝

【主治】小便出血。

29865 加味天仙藤散(《胎产秘书》卷上)

【组成】天仙藤(洗,略炒)六分 木瓜一钱 香附六分 紫苏 陈皮各四分 乌药七分 甘草三分

【用法】水煎服。

【主治】妊娠子满,腿膝浮肿,脚面足趾水出,气促胸闷者。

【加减】虚甚,加人参一钱,当归、白术各二钱。

29866 加味天麻胶囊(《成方制剂》2册)

【组成】草薢 穿山龙 当归 地枫皮 地黄 独活 杜仲 附子 鹿骨 木瓜 牛膝 千年健 羌活 天麻 玄参

【用法】加工为胶囊剂,每粒装0.25克。口服。一次6粒,一日2次。

【功用】强筋骨,祛风湿,舒筋活络,活血止痛。

【主治】风中经络引起的风湿痹痛,肢体拘挛,手足麻木,腰腿酸痛等症。

【宜忌】孕妇慎服。

29867 加味六君子汤(《医统》卷五十三引丹溪方)

【组成】人参 白术 茯苓各一钱 甘草五分 陈皮 半夏各钱半 荆芥穗五分

【用法】以水二盏,加生姜三片,大枣二枚,煎一盏,去滓,入竹沥二匙温服。

【主治】气虚痰盛,风邪眩运不休者。

29868 加味六君子汤(《普济方》卷二〇七引《德生堂方》)

【组成】人参 白术 白茯苓 甘草 黄耆 山药 砂仁各一两 厚朴七钱半 肉豆蔻(面炒研)七钱半

【用法】上为末。每服二钱,饮水调服,不拘时候;如热,煎麦门冬水调服。

【主治】一切脾胃虚热泄泻之症;伤寒病后,米谷不化,肠中虚滑,发渴微痛,久不愈者;及小儿脾疳、泄痢。

29869 加味六君子汤(《万氏女科》卷一)

【组成】陈皮 半夏 苍术(米汁水浸) 人参各一钱 白术一钱五分 白茯苓一钱二分 炙草七分 升麻 柴胡各五分

【用法】生姜为引,水煎服。

【主治】❶《万氏女科》:白带,年久不止者。❷《会约》:白带属湿痰而兼虚者。

【备考】原书治上证,兼服苍莎导痰丸。

29870 加味六君子汤(《万氏女科》卷二)

【组成】六君加枳实(炒) 神曲(炒) 砂仁(炒)各五分

【用法】生姜为引,水煎,食后服。

【主治】孕妇伤食,腹满吞酸,恶心不喜食者。

29871 加味六君子汤(《万氏女科》卷三)

【组成】六君加枳实(麸炒)五分 山楂五分 姜黄三分

【用法】生姜三片为引,水煎服。

【主治】产后伤食,呕吐腹胀。

29872 加味六君子汤(《疡医大全》卷三十六引《集验方》)

【组成】人参 白术 白茯苓 半夏各一钱五分 天麻(火煨) 陈皮各一钱 僵蚕(酒炒,去丝) 当归各二钱 附子(滚汤泡,去皮脐)六分 川芎八分 甘草三分

【用法】加灯心四十根,生姜三片,水煎服。

【主治】下颏脱落。

29873 加味六君子汤(《医便》卷四)

【组成】半夏(汤泡七次,晒干切片,再以生姜自然汁拌) 白茯苓(去皮)各一钱五分 陈皮一钱 人参八分 白术(炒) 砂仁(炒)各六分 甘草二分

【用法】加生姜三片,水煎,食远温服。

【主治】妊娠二三月,时作呕吐恶心。

29874　加味六君子汤(《东医宝鉴·杂病篇》卷四引《回春》)

【组成】香附子一钱半　白术　白茯苓　陈皮　半夏各一钱　人参七分　木香　缩砂各五分　甘草三分

【用法】上剉,作一贴。加生姜三片,大枣二个,紫苏叶七片,同煎服。

【主治】食厥。饮食过度,或作气恼,卒然晕倒,口噤不能言,目不识人,四肢不举。

29875　加味六君子汤(《古今医鉴》卷五)

【组成】六君子汤加炮干姜　白豆蔻　黄连制吴茱萸

【主治】脾胃大虚,以致膈噎不食。

29876　加味六君子汤(《准绳·杂病》卷二)

【组成】白术三钱　人参　黄耆各一钱半　白茯苓二钱　陈皮　半夏曲　芍药　木瓜各一钱　炙甘草　大腹皮各五分

【用法】加生姜、大枣,水煎服。

【主治】病后脾虚浮肿。

29877　加味六君子汤(《寿世保元》卷二)

【组成】人参一钱　白术(去芦)一钱五分　陈皮八分白茯苓(去皮)一钱　半夏(姜制)八分　干葛七分　山楂肉一钱　甘草(炙)五分　砂仁五分

【用法】上剉一剂。加生姜,水煎服。

【主治】中气虚而胃弱,不爱食,及食不生肉,不长力,或常微热怯冷,神疲倦怠,或带痰嗽。

29878　加味六君子汤(《寿世保元》卷三)

【组成】人参　白术(去芦)　白茯苓(去皮)　黄耆各一钱　怀山药二钱　砂仁(研)一钱　甘草五分

【用法】上剉一剂。加大枣三枚,水煎,空心服。

【主治】脾疳、泄泻、痢疾,属气虚者。

【加减】如腹痛,加炒黑干姜、木香各五分,乌梅一个。

29879　加味六君子汤(《疡科选粹》卷五)

【组成】人参　白术　茯苓　半夏　陈皮　甘草　川芎　当归　黄耆

【主治】臀疽因脾虚不能消散,不溃不敛。

29880　加味六君子汤(《济阴纲目》卷十三)

【组成】人参　白术　茯苓　陈皮(去白)　半夏(汤泡七次)　厚朴(姜制)各一钱　甘草(炙)减半

【用法】上剉。加生姜三片,水煎服。

【主治】饮食停滞于脾,以致腹胀呕吐。

29881　加味六君子汤(《法律》卷三)

【组成】人参　白术　茯苓　甘草　陈橘皮　半夏各一钱　竹沥半小盏　麦冬三钱

【用法】用水二盏,加生姜三片,大枣二枚,煎六分,温服。

【主治】四肢不举,属于脾土虚衰者。

【加减】口渴,去半夏,加葳蕤、石膏;虚甚不热者,加附子。

29882　加味六君子汤(《济阳纲目》卷十四)

【组成】人参　白术　茯苓　甘草　半夏　陈皮　沉香　厚朴　紫苏子　吴茱萸

【用法】上剉。水煎服。

【主治】胃有浊气,膈有宿痰,不因饮食时常虚噎。

29883　加味六君子汤(《济阳纲目》卷三十六)

【组成】人参　白术　白茯苓　甘草　陈皮　半夏干姜　白豆蔻　黄连(姜汁炒)　吴茱萸(制)

【用法】上剉。加生姜,水煎服。

【主治】翻胃,气虚有寒。

29884　加味六君子汤(《济阳纲目》卷三十九)

【组成】人参　白术　茯苓　甘草　陈皮　半夏　苏子　大腹皮　木香　草果　厚朴　枳实

【用法】加生姜三片,水煎服。

【主治】因怒伤肝乘肺,传大肠者,腹鸣,气走有声,二便或闭或溏。

29885　加味六君子汤(《济阳纲目》卷九十一)

【组成】人参　白术　白茯苓　甘草　陈皮　半夏黄柏　知母　滑石　石苇　琥珀

【用法】上剉。水煎服。

【主治】苦病淋而茎中痛甚,不可忍者。

29886　加味六君子汤(《金鉴》卷五十五)

【组成】人参　白术　炮姜　陈皮　半夏(制)　茯苓炙甘草　升麻(蜜炙)　柴胡(醋炒)　肉桂

【用法】水煎服。

【主治】小儿阳气不营四末,致成五硬,仰头取气,难以动摇,气壅疼痛,连胸膈间,手心、足心冰凉而硬,见有肝木乘脾,食少气弱者。

29887　加味六君子汤(《医彻》卷四)

【组成】人参一钱　白术一钱(土炒)　肉桂一钱　牛膝一钱半　茯苓一钱　炙甘草三分　半夏一钱　广皮一钱益母草二钱

【用法】加砂仁末七分,生姜一片,水煎服。

【主治】产后中气大虚,恶露不下。

29888　加味六君子汤(《性病》)

【组成】炙党参　甘草　半夏　阿胶珠(蛤粉炒)　制白术　茯苓　陈皮　黑姜　蕲艾叶各二钱

【用法】水煎,温服。

【主治】经多色淡。

29889　加味六君子汤(《增订胎产心法》卷二)

【组成】人参随宜　白术一钱或一钱五分(土炒)　茯苓一钱　陈皮八分　制半夏一钱　炙草五分

【用法】生姜为引,水煎服。

【主治】妊娠脾虚内伤泄泻。

【加减】米食所伤,加谷芽;面食所伤,加麦芽;肉食所伤,加山楂;如肝木侮土,兼食热作呕,加柴胡、生姜;若兼呕吐腹痛,手足逆冷,乃寒水侮土,加姜、桂;若泄泻黄色,加木香、煨肉果;若作呕不食,腹痛恶寒,乃脾土虚寒,加术、香、姜、桂;命门火衰,加益智仁。

29890　加味六君子汤(《增订胎产心法》卷五)

【组成】人参　茯苓　半夏(制)各一钱　白术二钱(土炒)　陈皮　炙草各八分　肉果一枚(面煨熟去面)木香三四分　(一方有炙干姜四分)

【用法】水煎服。

【主治】产后泻久,胃气虚弱,完谷不化。

29891　加味玉屏风散(《金鉴》卷四十二)

【组成】石膏　茵陈　黄耆　白术　防风

【主治】黄汗,汗出染衣者。

29892　加味玉屏风散(《外科真诠》卷上)

【组成】黄耆　白术　防风　当归　苡仁　茯苓　牛膝　卑代　桂心　甘草

【主治】膝眼风,寒湿偏胜者。

29893　加味玉屏风散(《衷中参西》上册)

【组成】生箭耆一两　白术八钱　当归六钱　桂枝尖一钱半　防风一钱半　黄蜡三钱　生白矾一钱

【用法】水煎服。

【主治】破伤后,预防中风,或已中风而瘛疭,或因伤后房事不戒以致中风。

【加减】若已中风抽掣者,宜加全蜈蚣两条;若更因房事不戒以致中风抽风者,宜再加真鹿角胶三钱(另煎兑服),独活一钱半;若脉象有热者,用此汤时,知母、天冬皆可酌加。

【方论选录】此方原为预防中风之药,故用黄耆以固皮毛,白术以实肌肉,黄蜡、白矾以护膜原。犹恐破伤时微有感冒,故又用当归、防风、桂枝以活血散风。其防风、桂枝之分量特轻者,诚以此方原为预防中风而设,故不欲重用发汗之药以开腠理也。

29894　加味玉屏风散(《千家妙方》下册引黄文东方)

【组成】生黄耆15克　生白术12克　防风6克　生地9克　玉竹12克　地肤子9克　稀莶草9克　连翘壳12克　银花9克　红枣5枚

【用法】水煎服,每日一剂。

【功用】益气固表,滋阴清热,佐以化湿。

【主治】荨麻疹,属血虚生风,表卫不固者。

29895　加味归术芎散(《辨证录》卷十一)

【组成】当归　白术　生地各一两　川芎五钱　升麻一钱

【主治】妇人行经之前一日大便出血者。

29896　加味四君子丸(《不知医必要》卷二)

【组成】潞党参(去芦,炒)一两　白术(炒)八钱　川椒(去合口者)一钱五分　丝饼七钱　肉苁蓉(酒洗淡)五钱　茯苓四钱　炙草二钱

【用法】上为末,炼蜜为丸,如绿豆大。每服三钱,白菊花汤送下。

【主治】虚寒目疾。

29897　加味四君子汤(《三因》卷十五)

【异名】加味四君汤(《景岳全书》卷五十三)。

【组成】人参　茯苓　白术　甘草(炙)　黄耆　白扁豆(蒸)各等分

【用法】上为末。每服二钱匕,汤点服。

【主治】❶《三因》:五痔下血,面色萎黄,心松,耳鸣,脚弱,气乏,口淡,食不知味。❷《外科发挥》:中气虚,不能摄血,致便血不禁。

29898　加味四君子汤(《兰室秘藏》卷下)

【组成】白术　白茯苓　人参　甘草　柴胡　薄荷叶　黄芩各等分

【用法】上㕮咀。每服五钱,水二盏,加生姜三片,大枣一枚,煎至一盏,去滓服,不拘时候。

【主治】久疟,热多寒少。

29899　加味四君子汤(方出《直指》卷十六,名见《奇效良方》卷三十七)

【组成】人参一两　白茯苓一两　白术一两　甘草(炙)半两　黄耆(炙)　白芍药　白扁豆(制)各一两

【用法】上剉细。每服三钱,加生姜五片,大枣二枚,水煎服。

【主治】❶《直指》:色疸。❷《医宗必读》:湿疸及久疸不愈。

29900　加味四君子汤(《朱氏集验方》卷二)

【组成】人参　白茯苓　白术　甘草　桔梗各等分

【用法】上为细末。白汤调下。

【主治】消渴。

29901　加味四君子汤(《医学纲目》卷三十九引海藏方)

【组成】人参　白术　白茯苓　甘草　杏仁　桑白皮各等分　半夏曲减半

【用法】水煎服。

【主治】涎嗽。

29902　加味四君子汤(《准绳·幼科》卷五引海藏方)

【组成】人参　白术　黄耆　白茯苓　甘草　瓜蒌根　桔梗各等分

【用法】水煎服。

【主治】疮疹已出未出,大便秘涩,或时发渴者;及因禀受不足,或因吐泻之后,或因汗多,或利小便,元气既虚,津液干涸,不得润滑而致大便秘涩者。

29903　加味四君子汤(《得效》卷六)

【组成】人参　白术　白茯苓　川芎　黄耆　甘草　罂粟壳(去蒂萼瓤,切,蜜炒)各等分

【用法】上剉散。每服三钱,水一盏半,加生姜三片,枣子一枚,乌梅一个,水煎,温服。

【主治】久患痢疾,服药已多,而疾不愈者。

29904　加味四君子汤(《东医宝鉴·内景篇》卷四引《得效》)

【组成】四君子汤加肉豆蔻(煨)　诃子(炮)各一钱

【用法】上剉,作一帖。加生姜三片,大枣二枚,水煎,空心服。

【主治】气虚泄泻。

29905　加味四君子汤

《普济方》卷三七二。为《直指小儿》卷二"生附四君子汤"之异名。见该条。

29906　加味四君子汤(《校注妇人良方》卷二十四)

【组成】人参　白术　茯苓各二钱　甘草(炙)一钱　川芎　当归

【用法】加生姜、大枣,水煎服。

【主治】气血俱虚之症。

【备考】方中川芎、当归用量原缺。

29907　加味四君子汤(《万氏女科》卷二)

【组成】人参　白术　茯苓　炙草　归尾　川芎　枳壳　香附　肉桂各一钱

【用法】水煎服,用槟榔、木香磨浓汁各五七匙入内同服。

【主治】难产过二三日,中气不足,不能运动其胎,人事困顿,饮食少者。

29908 加味四君子汤(《万氏女科》卷三)

【组成】人参 白术 白茯 炙草 麦冬 车前子各一钱 桂心五分

【用法】加生姜三片,水煎,食前服。

【主治】产后气虚,不能运化流通津液,致使小便不通,或虽通而亦短少。

29909 加味四君子汤(《医统》卷八十二)

【组成】人参 白术 茯苓 甘草 秦艽 黄蜡各等分

【用法】上咀。每服半两,水煎服。

【主治】劳嗽。

【宜忌】服药后,止可食淡者。猪蹄肉仍须先煮去元汁,再以白汤熟煮。忌房劳及一切生冷鱼腥咸毒醃藏等物。

29910 加味四君子汤(《疮疡经验全书》卷四)

【组成】人参一钱二分 炙草五分 白术一钱五分 茯苓 白蔻 厚朴各八分 陈皮一钱 砂仁一钱

【用法】加生姜三片,大枣二个(去核),水煎服。

【主治】呕吐胸闷。

29911 加味四君子汤(《赤水玄珠》卷十六)

【组成】人参 白术 茯苓各二钱 甘草(炙) 芍药 良姜各一钱

【用法】加生姜三片,大枣二枚,水煎服。

【主治】霍乱转筋吐泻,腹中痛,体重,脉沉而细。

29912 加味四君子汤(《东医宝鉴·杂病篇》卷五引《回春》)

【组成】人参 白术各一钱三分 甘草一钱 当归八分 赤茯苓 陈皮 厚朴 缩砂 苏子 桑白皮各六分 沉香 木香各五分(并水磨取汁)

【用法】上剉,作一帖。加生姜三片,大枣二个,水煎,和二香汁调服。

【主治】气喘。

29913 加味四君子汤(《准绳·女科》卷五)

【组成】人参 茯苓 白术 甘草 陈皮 藿香 缩砂仁 黄耆各等分

【用法】上剉散。每服四钱,加生姜三片,大枣一枚,水煎,温服。

【功用】调脾胃,进饮食。

【备考】新产之后,虽无疾,故宜将息,调理脾胃,美进饮食,食则脏腑易平复,气血自然和调,百疾不生。

29914 加味四君子汤(《准绳·幼科》卷四)

【组成】人参 白术 茯苓 砂仁 橘红各一钱 甘草五分

【用法】水一钟,煎六分,食前温服。

【功用】和中。

29915 加味四君子汤(《寿世保元》卷八)

【组成】人参三分 白茯苓三分 苍术三分 炮干姜四分 白术(炒)六分 制附子一分 羌活一分 炙甘草

四分

【用法】上剉。加生姜三片,大枣一枚,水煎服。

【主治】慢脾风,涎痰壅滞。

29916 加味四君子汤(《济阴纲目》卷十三)

【组成】人参 白术 茯苓 甘草(炙) 半夏 陈皮 藿香 砂仁各等分

【用法】上剉。每服四钱,加生姜三片,大枣一枚,水煎,温服。

【主治】产后呕逆不已。

29917 加味四君子汤(《济阴纲目》卷十四)

【组成】人参 白术 白茯苓 甘草(炙) 黄耆各一钱 罂粟壳(炙,去蒂)五分

【用法】上剉。水煎服。

【主治】产后赤白痢。

29918 加味四君子汤(《济阳纲目》卷二十二)

【组成】人参 白术 茯苓 甘草(炙) 芍药(炒) 升麻各一钱

【用法】上剉。水煎服。

【主治】虚泻,饮食入胃不住,完谷不化。

29919 加味四君子汤(《济阳纲目》卷二十二)

【组成】四君子汤加陈皮 厚朴 麦门冬 竹茹

【用法】水煎服。

【主治】下痢虚呕,食少。

29920 加味四君子汤(《济阳纲目》卷八十九)

【组成】人参 白术 茯苓 甘草 川芎 当归 山栀子 连翘

【用法】上剉。水煎服。

【主治】汤火伤,患处肉未死而作痛者。

【备考】若患处肉死已溃而不收敛者,用四君子加芎、归、黄耆。

29921 加味四君子汤(《济阳纲目》卷九十二)

【组成】黄耆 升麻 人参 白术 茯苓 甘草(炙)各□钱

【用法】上剉。水煎服。

【主治】气虚及胃弱,不能通调水道,下输膀胱,致小便不通。

29922 加味四君子汤(《济阳纲目》卷一〇八)

【组成】人参 白茯苓 白术各一钱 甘草(炙)五分 熟地黄一钱(砂仁炒)

【用法】上咀。水煎服。

【主治】发脱落及脐下痛。

29923 加味四君子汤(《玉案》卷四)

【组成】白茯苓 白术 人参各一钱二分 甘草 陈皮 厚朴 莲子各一钱

【用法】水煎,温服。

【功用】调理脾胃,进饮食。

29924 加味四君子汤(《辨证录》卷七)

【组成】人参 白术各二两 肉桂三钱 北五味子三钱 茯苓一两 甘草三钱

【用法】水煎服。

【主治】湿热作痢,数日之后,腹不疼痛,如脓如血,阵

阵自下,手足厥冷,元气欲脱者。

29925 加味四君子汤(《辨证录》卷九)

【组成】人参三钱　白术五钱　茯苓三钱　甘草一分　柴胡一钱　枳壳五分

【用法】水煎服。

【主治】忍饥受饿,腹中空虚,时遇天气不正,时寒时热,遂至胸膈闷塞,宛如结胸者。

29926 加味四君子汤(《郑氏家传女科万金方》卷四)

【组成】四君子汤加蜜炙黄芪　归身　熟地　砂仁　制首乌

【主治】恶露净后,用本方调理。

29927 加味四君子汤(《洞天奥旨》卷七)

【组成】人参五钱　茯苓一两　生甘草二钱　金银花一两　牛膝五钱　炒白术一两

【用法】水煎服。

【主治】多骨痈骨消后,疮口肌肉难生者。

29928 加味四君子汤

《种痘新书》卷十二。为《丹溪心法附余》卷二十三引杨氏方"小异功散"之异名。见该条。

29929 加味四君子汤(《金鉴》卷五十八)

【组成】茯苓　白术(土炒)　人参　陈皮　木香(煨)　甘草(炙)　黄连(姜炙)　黄芩

【用法】水煎服。

【主治】痘疮未愈而患白痢者。

29930 加味四君子汤(《幼幼集成》卷三)

【组成】人参　漂白术　白云苓　当归身　杭白芍　炙甘草各一钱

【用法】加生姜三片,大枣三枚。水煎,温服。

【主治】小儿先痢而变泻者。

29931 加味四君子汤(《幼幼集成》卷三)

【组成】人参　漂白术　白云苓各一钱　粉甘草八分　芽桔梗一钱　大麦冬二钱　黑栀仁一钱　片黄芩一钱五分

【用法】加灯心十茎,竹叶七片,水煎,热服。

【主治】脾热传肺,虚火上炎,血从鼻出。

29932 加味四君子汤(《幼幼集成》卷四)

【组成】人参　漂白术　黑炮姜　西砂仁　白豆蔻各一钱　白云苓一钱五分　上青桂八分　公丁香三分　炙甘草五分

【用法】加大枣三枚,水煎,半饥温服。以愈为度。

【主治】小儿气虚,脾败胃伤,浑身浮肿,四肢冷,不渴,小便清长,大便滑泄,不思饮食。

29933 加味四君子汤(《痘疹会通》卷四)

【组成】人参　白术　云苓　甘草　归身　川芎　黄芪　上桂　楂肉

【主治】小儿气血两虚,完谷不化,痘疮顶陷,色白不起者。

29934 加味四君子汤(《会约》卷十)

【组成】人参随宜　白术二钱　茯苓一钱五分　甘草(炙)一钱　陈皮一钱　扁豆(炒)二钱　干姜(炮)钱半　山药(炒)一钱五分

【用法】水煎服。

【主治】痢疾呕恶,或恶闻食气,胃虚有寒者。

【加减】若服之平安,而不大效者,加附子一二钱,但须冷服。

29935 加味四君子汤(《会约》卷十四)

【组成】人参随便　白术二钱半　茯苓一钱半　甘草(炙)一钱　山药(炒)　当归　扁豆(炒)各二钱　芡实(炒,研末,调药服)三钱

【用法】生姜、大枣为引。或以此方加倍,研细末,加白糖,每日中夜用米饮调服三钱,即睡一刻,更妙。

【功用】补脾固胎。

【主治】妇人脾虚气弱,易于堕胎。

【加减】或加杜仲、续断各钱半。

29936 加味四君子汤(《会约》卷十四)

【组成】人参(少者,用山药四钱炒黄代之)　白术二钱　茯苓钱半　炙草一钱　白芍一钱

【主治】妊妇泄泻。

【加减】如脉实而热者,必烦躁、舌黄,加黄芩一钱;如脉虚尿清,或腹痛喜按,谷食不甚化者,加炒干姜五七分,乌梅一个,或加肉豆蔻一钱;如小便短少,口渴,属湿热者,加萆薢四钱、煨广香三分,至于扁豆、藿香、诃子之类,俱可加用。

29937 加味四君子汤(《会约》卷十五)

【组成】人参(少者,或以山药三钱炒黄代之)　白术二钱　茯苓钱半　炙草一钱　白芍钱半　乌梅二个　罂粟壳七分

【用法】水煎,温服。

【主治】产后久痢,积垢去而不止,脾虚肠滑者。

29938 加味四君子汤(《会约》卷十九)

【组成】人参　白术各二钱　茯苓钱半　炙草一钱　干姜(炮)　白芍(酒炒)各钱半　当归二钱(泄者不用)

【用法】加生姜、大枣,水煎服。

【主治】小儿体弱泄泻,不食昏倦,虚热不止者。

【加减】如气倦,加蜜芪钱半;如气胀,加木香三分;如中寒腹痛滑泻,加吴茱萸、肉豆蔻、白豆蔻、补骨脂之属;如胃寒呕逆,加半夏、生姜,或加附子;如虚热甚生风者,加肉桂、钩藤钩(拣尽钩钱半,宜后入,过煎无力),或少人参,用山药四钱炒黄之。

29939 加味四君子汤(《医钞类编》卷八)

【组成】人参　白术　茯苓　甘草　常山　槟榔　乌梅

【用法】加生姜、大枣,水煎,发日晨起服。

【主治】夜疟已出阳分。

29940 加味四君子汤(《医钞类编》卷八)

【组成】四君子汤加川连　苍术

【主治】湿热伤气,发为白痢,或如脓者。

29941 加味四君子汤(《验方新编》卷九)

【组成】台党　当归各三钱　黄芪　白术各二钱　茯苓一钱　半夏八分　陈皮　炙甘草各五分

【用法】水煎,空心服。

【主治】产后风瘫初起,手足痿弱,痰忡目眩,俗名产瘫。

29942　加味四君子汤（《不知医必要》卷一）

【组成】党参（去芦，米炒）　茯苓　羌活　独活各一钱五分　白术（净）二钱　牛膝（盐水炒）　当归各一钱　炙草七分

【用法】加生姜三片，水煎服。病久而虚者，服十全大补汤。

【主治】鹤膝风阳虚症。

【加减】如有寒，加干姜七八分或一钱。

29943　加味四君子汤（《中医妇科治疗学》）

【组成】泡参五钱　白术　茯苓各三钱　甘草　秦归酒芍各二钱

【用法】水煎，空腹温服。

【主治】妇人气虚不能摄血，月经先期，经量不多，神倦短气，头晕目眩。

【加减】经量过多，加黄耆三钱，乌鲗骨八钱。

29944　加味生铁落饮（《医学碎金录》）

【组成】代赭石五钱　丹参三钱　玄参四钱　远志菖蒲各二钱　茯神五钱　川贝三钱　胆星二钱　橘红一钱半　麦冬　钩藤各三钱

【用法】水煎二次，分二次服，每次约一茶杯。

【功用】清心、安神、涤痰。

【主治】失眠梦多，属虚火者最宜。

【备考】本方名加味生铁落饮，但方中无生铁落，疑脱。

29945　加味生化颗粒（《中国药典》2010 版）

【组成】当归 266 克　桃仁 266 克　益母草 266 克　赤芍 200 克　艾叶 200 克　川芎 200 克　炙甘草 200 克　炮姜 200 克　荆芥 200 克　阿胶 34 克

【用法】上制成颗粒剂，每袋装 15 克。开水冲服，一次 15 克，一日 3 次。

【功用】活血化瘀，温经止痛。

【主治】瘀血不尽，冲任不固所致的产后恶露不绝，症见恶露不止、色紫暗或有血块，小腹冷痛。

29946　加味仙遗粮散（《扶寿精方》）

【组成】冷饭团二斤　荆芥　防风　五加皮　白鲜皮　木瓜　威灵仙各两半　当归（酒洗）　生地黄（酒洗）　白芍药（炒）　川芎　白茯苓　牛膝　杜仲（炒，去丝）　地骨皮　白芷　青藤　槐花　黄连各一两

【用法】上剉片，作十贴。水钟半，白酒一钟，煎至一钟，疮在上食后服，在下食前服。渣再煎，每日一贴，煎两次合一处，庶浓浓得宜，作两次温服。第三次勿煎，逐日晒干至三贴，统煎汤俟温，洗浴，初服五贴之内，疮势觉盛，乃毒气攻外勿惧，轻者至十贴，重者至二十贴，方见奇功。

【主治】远年杨梅风，漏筋骨疼痛。

【宜忌】忌房事、茶、生冷、煎煿、母鸡、鹅、羊、猪头、蹄、虾、鱼等动风之物。

29947　加味白头翁汤（《重订通俗伤寒论》）

【组成】白头翁三钱　生川柏五分　青子芩二钱　鲜贯众五钱　小川连八分（醋炒）　北秦皮八分（醋炒）　生白芍三钱　鲜茉莉花十朵（冲）

【功用】清肝坚肠，泄热止痢。

【主治】厥阴热痢。

【方论选录】何秀山按：厥阴热痢，赤痢居多，虽属小肠，而内关肝脏，故以仲景白头翁汤，疏肝达郁，纯苦坚肠为君；臣以芩、芍酸苦泄肝；佐以鲜贯众洗涤肠中垢腻，使从大便而泄，乃痢者利也之意；使以茉莉清芬疏气，助白头翁轻清升达之力。此为清肝坚肠，泄热止痢之良方。

29948　加味白头翁汤（《温病条辨》卷二）

【组成】白头翁三钱　秦皮二钱　黄连二钱　黄柏二钱　白芍二钱　黄芩三钱

【用法】水八杯，煮取三杯，分三次服。

【主治】内虚下陷，热利下重腹痛，脉左小右大者。

29949　加味白头翁汤（《镐京直指》）

【组成】白头翁三钱　生白芍四钱　川黄连一钱　川黄柏一钱五分　北秦皮三钱　黄芩一钱五分

【主治】湿热陷入下焦血分，赤痢兼血，右尺脉大者。

29950　加味地骨皮饮（《金鉴》卷四十四）

【组成】生地　当归　白芍各二钱　川芎八分　牡丹皮　地骨皮各三钱　胡连一钱

【用法】水煎服。

【主治】妇女经来内热。

29951　加味地骨皮散（《准绳·幼科》卷六）

【组成】地骨皮（鲜者）三钱　桑白皮（鲜者）二钱　麦门冬二钱　银柴胡　赤芍药　干葛各一钱　甘草　生犀屑各五分

【用法】水煎，调大小无比散五七分服。

【主治】疹出发热不退，饮食不进；亦治喘急不止。

29952　加味当归饮子（《普济方》卷二七二）

【异名】加味当归饮（《疡科选粹》卷二）。

【组成】当归　生地黄　升麻各五钱　防风二钱半　荆芥穗　何首乌各二钱　白芍药　柴胡　川芎　羌活　黄耆各三钱　红花　苏木　甘草各一钱

【用法】上㕮咀。每服五钱，水二盏，加生姜三片，同煎至八分，去滓，食后、临卧通口服。沐浴取微汗效速，使气血通和，服之应效。

【主治】诸疮痛痒。

29953　加味麦门冬汤（《衷中参西》上册）

【组成】干寸冬（带心）五钱　野台参四钱　清半夏三钱　生山药四钱（以代粳米）　生杭芍三钱　丹参三钱　甘草二钱　生桃仁二钱（带皮尖，捣）　大枣三枚（擘开）

【主治】妇女倒经。

29954　加味吴茱萸汤（《准绳·女科》卷一）

【组成】半夏二钱　吴茱萸　当归各一钱半　麦门冬（去心）　干姜　白茯苓　苦梗　南木香　防风　牡丹皮　甘草各一钱　官桂　北细辛各半钱

【用法】上作一服。水二钟，加生姜三片，红枣一枚，煎至一钟，食前服。

【主治】冲任虚弱，月候愆期，或前或后，或崩漏不止，赤白带下，小腹急痛，每至经脉行时，头眩，饮食减少，气满心忪，肌肉不泽。

29955　加味青木香丸（《得效》卷四）

【组成】青木香丸三百粒　白丁香十粒　小酒曲二钱

【用法】上为末，入巴豆三粒，更研和令匀，蒸饼为丸，

如绿豆大。每服二十丸,渐加至三十丸,生姜、橘皮汤送下。宿滞既去,其疾自安。又用小酒曲、木香二件为末,盐汤调服,口有酒香是效。

【主治】糕糕伤脾,噫醋不食,心腹作痛。

29956 加味青州白丸(《普济方》卷九十四引《经验良方》)

【组成】白附子 天南星 半夏 川姜各二(一)两 白僵蚕 天麻 干蝎各一(二)两 川乌头(去皮尖)半两

【用法】上并生为细末,白面糊为丸,如梧桐子大。每服三五十丸,生姜汤送下,不拘时候。如瘫风,温酒送下;小儿惊风,薄荷汤吞下五丸。一方以前八味一料为末,加真料苏合香丸二两,姜汁糊丸,如梧桐子大,薄荷汤送下;小儿偶患惊风,生姜、薄荷汤磨下三五丸,灌之立定。

【功用】常服去风痰,利壅膈、安神定志。

【主治】中风,半身不遂,口眼喎斜,痰涎闭塞,咳嗽咯血,胸膈满闷,小儿惊风,妇人血风,大人洗头风,并宜服之。

【宜忌】孕妇忌服。

29957 加味金沸草散(《准绳·幼科》卷六)

【组成】旋覆花(去梗) 麻黄(去节,水煮去沫晒干) 前胡(去芦)各七钱 荆芥穗一两 甘草(炙) 半夏(汤泡七次,姜汁拌炒) 赤芍药各五钱 鼠黏子(炒) 浮萍各七钱

【用法】上为末。每服三钱,加生姜二片,薄荷叶三五片,水煎服。

【主治】麻疹初起,咳嗽喷嚏,鼻流清涕,眼胞肿,其泪汪汪,面浮腮赤,或呕恶,或泻利,或手掐眉、目、鼻面等较重者。

29958 加味金铃子片(《中医外科学》)

【组成】延胡索 金铃子 香附 广玉金 檀香 木香 丁香 小茴香 乌药 吴茱萸各等分

【用法】共研细粉,过100目筛,轧片,每片含生药0.3克。成人每日二至三次,每次5~10片,儿童减半,饭前温开水吞服。

【功用】利气止痛。

29959 加味金铃子散(《马培之外科医案》)

【组成】川楝子 延胡 青皮 赤芍 甘草 黑栀 枳壳 通草 橘红

【主治】❶《马培之外科医案》:肝痛。❷《重订通俗伤寒论》:怒动肝火,胁肋作痛,呼吸不利,手不可按。

【备考】《重订通俗伤寒论》本方用金铃子三钱,蜜炙延胡、赤芍、焦山栀各钱半,生甘草五分,余药各一钱。

29960 加味胡黄连丸(《赤水玄珠》卷二十六)

【组成】胡黄连 芦荟 川黄连 肉果 桂心 人参 辰砂 使君子 木香 钩藤 龙齿 茯苓各等分 麝香少许

【用法】上为末,用猵猪胆汁二个,取汁和药令匀,却装入胆袋内,以绳扎之,更入莨菪子二钱(微炒)、黄丹一钱,二味研末,入前药和匀为丸,如绿豆大。每服五七丸,米饮吞下。

【主治】疳疾,一切虚痢。

29961 加味香肥皂方(《慈禧光绪医方选议》)

【组成】檀香 木香 丁香花瓣 排草香 广零陵香

皂角 甘松 白莲蕊 山柰 白僵蚕 麝香 冰片

【用法】上研极细面,红糖水合,每锭重二钱。洗沐用。

【功用】涤垢辟秽,嫩面玉肤。

29962 加味消毒饮子

《普济方》卷二七八。为《东医宝鉴·外形篇》卷一引《医林》"加味消毒饮"之异名。见该条。

29963 加味羚羊角散(《胎产秘书》卷上)

【组成】羚羊角 当归 防风 独活 茯苓 枣仁 五加皮各一钱 米仁五分 杏仁八分 甘草 木香各三分 葱白五寸 生姜五片

【用法】水煎服。

【主治】妊娠子痫。口噤项强,手足挛搐,言语蹇涩,痰涎壅盛,不省人事。

【加减】虚,加人参;痰,加竹沥、姜汁;脾虚,加炒白术;风痰涌甚,加天竹黄一钱,川贝一钱。

29964 加味羚羊角散(《顾氏医径》卷四)

【组成】羚羊角 独活 归身 川芎 茯神 枣仁 米仁 防风 炙甘草 钩藤 桑寄生 人参

【主治】妊娠血虚受风,痰涎上潮,致卒倒无知,目吊口噤,角弓反张,昏厥而为子痫者。

【加减】或加淡竹沥、生姜汁、川贝母、白僵蚕。

29965 加味鼠黏子汤(《痘疹全书》卷上)

【组成】桔梗 牛蒡子(炒) 射干 防风 甘草(炙) 荆芥 陈皮(去白) 连翘 山豆根

【用法】上㕮咀。水煎服,细分呷之。

【主治】痘疹,喉中有疮作痛闭塞,饮食时哽塞而呕。

29966 加味鼠黏子散(《准绳·幼科》卷五)

【组成】桔梗 射干 山豆根 防风 干葛 陈皮 荆芥 连翘

【用法】水煎,细细呷之。

【主治】小儿咽中有疮作呕。

29967 加脑子收阳粉(《御药院方》卷八)

【组成】麻黄根 藁本 白芷 牡蛎(烧) 龙骨各半两 米粉二两 脑子半钱

【用法】上为细末,研匀。以沙帛包药于汗处扑傅之。汗止为度。

【主治】一切虚汗、盗汗、自汗及漏风等诸证,汗泄不禁,服诸药不能止者。

29968 加料五加皮散(《朱氏集验方》卷四)

【组成】五加皮饮加泽泻 生姜 大枣

【用法】水煎,先服三服。次用大戟、甘遂等分为末,面糊为丸,如弹子大。用樟柳、桑白皮、绿豆浓煎汤,细嚼、空心送下。

【主治】水肿。

29969 加减八味丸汤(《辨证录》卷三)

【组成】熟地一两 山茱萸五钱 丹皮五钱 泽泻二钱 茯苓三钱 山药五钱 麦冬五钱 北五味一钱 肉桂二钱

【用法】水煎服。

【主治】男子肾火虚弱,一交接妇女,则耳中作痛,或痒发不已,或流臭水,以凉物投入则快者。

29970 加减三五七散（《局方》卷一绍兴续添方）

【异名】大三五七散（原书同卷）、三五七散（《丹溪心法》卷四）。

【组成】山茱萸 干姜（炮） 茯苓（去皮）各三斤 附子（炮，去皮脐）三十五个 细辛一斤八两 防风（去芦）四斤

【用法】上为细末。每服二钱，食前温酒调下。

【主治】八风五痹，瘫痪㿑曳，口眼㖞斜，眉角牵引，项背拘强，牙关紧急，心中愦闷，神色如醉，遍身发热，骨节烦痛，肌肉麻木，腰膝不仁，皮肤瞤动或如虫行；又治阳虚头痛，风寒入脑，目旋运转，有似舟船之上，耳内蝉鸣，或如风雨之声。应风寒湿痹，脚气缓弱等疾。

29971 加减大补元煎（《医门八法》卷三）

【组成】党参三钱 口芪三钱（炙） 当归身五钱（炒）熟地五钱 桂心一钱（冲） 附片一钱（制） 羌活二钱 山萸肉三钱（炒） 乌梅肉三个 杜仲二钱（炒） 枸杞二钱（炒）

【用法】水煎服。或以煨姜五钱易桂、附亦可。

【主治】虚寒腰痛，身痛。

【方论选录】治此证者，惟在补气补血暖寒而已。补气之品，莫良于参、芪；补血之品，莫良于归身、熟地。至于附片、桂心，能除沉寒痼冷，且能流通气血，可以为佐；羌活虽非虚证所宜，然能利周身百节之痛，可以为使；山萸肉、杜仲、枸杞，皆肾经药品，可为向导。此方从大补元煎加减，诚补虚暖寒之主剂也。

29972 加减大青龙汤（《医学探骊集》卷三）

【组成】麻黄三钱 桂枝三钱 荆芥穗三钱 山甲片二钱（炙） 连翘三钱 煅石膏四钱 淡豆豉四钱 葛根六钱 皂刺三钱 黄芩四钱 木通三钱 甘草二钱

【用法】元酒一钟，水二钟，煎服。

【主治】外感寒邪，或四五日，或五六日，依然头痛身热恶寒，其脉象人迎与气口相等，俱浮洪而数，数极或七至八至者。

【方论选录】此方以麻黄为君，佐芥穗发头部之汗，佐桂枝、连翘、豆豉发身体四肢之汗，佐葛根发肌肉之汗；用山甲、皂刺为诸处引路之兵；石膏甘寒，清内热解肌表；黄芩清血中之热；木通能引热从小便出；甘草调和诸药。察其脉象，如有根蒂，宜先以此方投之。

29973 加减大青龙汤（《医学探骊集》卷三）

【组成】麻黄三钱 桂枝三钱 荆芥穗三钱 山甲片二钱（炙） 连翘三钱 薄荷三钱 淡豆豉四钱 葛根六钱 皂刺三钱 黄芩四钱 木通三钱 甘草二钱

【用法】水煎服。

【主治】伤寒发狂，睡去谵语，醒时心虽明白而狂言乱语，或欲登高而歌，或欲弃衣而走，率意詈骂，目不识人，脉象洪数而稍浮，汗未发透者。

29974 加减大青龙汤（《医学探骊集》卷三）

【组成】麻黄三钱 桂枝三钱 荆芥穗三钱 山甲片二钱（炙） 煅石膏四钱 淡豆豉四钱 葛根六钱 皂刺三钱 黄芩四钱 木通三钱 甘草二钱 连翘三钱 厚朴五钱

【用法】水煎服。

【主治】伤寒劳复，发热恶寒，脉象洪数有力者。

29975 加减大建中汤（《施圆端效方》引局方）（见《医方类聚》卷一五三）

【组成】黄芪 芍药各四钱 人参 当归（切，焙）甘草（炙）各二钱 桂六钱 半夏（洗七次）半两 熟附子一钱（老衰久冷，加至二钱半）

【用法】上㕮咀。每服四钱，水二盏，加生姜二钱三字，大枣半枚，慢火同煎至一盏，去滓。食前温服，每日二三次。

【功用】补中益气血。

【主治】内虚极冷，手足厥逆，小腹挛痛，不堪劳苦，食减喘乏，梦寐精泄。

29976 加减大建中汤（《普济方》卷三二三）

【组成】芍药二两 当归 川芎 黄芪 桂各一两甘草（炙） 白术各三分

【用法】上为末。每二钱半，水一盏半，加生姜、大枣，同煎至六分，去滓，食前温服。

【主治】妇人胎前产后，一切虚损，月水不调，脐腹疼痛，往来寒热，自汗口渴。

29977 加减大建中汤

《医学从众录》卷一。即《临证指南医案》卷一"大建中汤"。见该条。

29978 加减大承气汤（《医学探骊集》卷三）

【组成】大黄八钱 煅石膏四钱 犀牛角二钱 芒消二钱 枳实三钱 杭白芍二钱 黄连二钱 栀子三钱 甘草二钱

【用法】水煎，温服。

【主治】伤寒发狂，睡去谵语，醒时心虽明白而狂言乱语，或登高而歌，或欲弃衣而走，率意詈骂，目不识人，脉象沉洪不浮，内热太盛者。

【方论选录】此方以大黄为君，推荡中宫之邪热；佐用芒消、枳实，以助大黄推荡之力；石膏清其胃热；黄连、犀角、栀子，清其上焦之热；以白芍敛之；以甘草和之。一剂将其内热攻去，其狂自止。

29979 加减大承气汤（《重订通俗伤寒论》）

【组成】生川军 风化消 枳实各五钱 煅礞石 皂荚各二钱。

【用法】上药煎成，冲入猪胆汁、米醋各两小匙，调服西牛黄二分。

【主治】狂证由于醇酒厚味，积热蒸痰，或乘天气极热，盛怒不释，而为狂妄骂詈歌笑，甚则逾垣上屋，面色浊闷，二便结涩者。

29980 加减大承气汤（《实用正骨学》）

【组成】芒消 枳实 大黄 厚朴 桃仁 红花 乳香 没药 乌药 枳壳

【用法】分量随症酌用，水煎服。

【主治】骨折后，瘀血聚积，大便不通。

29981 加减大柴胡汤（《云岐子脉诀》卷四）

【组成】赤芍药 柴胡各一两 枳实 大黄 黄芩各半两 甘草三钱

【用法】上㕮咀。每服一两，水二盏，加生姜七片，煎至

一盏,去滓温服。以利为度,未利再服。

【主治】小便赤涩,大便难。

29982　加减大柴胡汤(《诚书》卷十三)

【组成】黄芩　白芍药　枳实　厚朴　槟榔　柴胡　川芎各五分

【用法】加生姜,水煎服。

【主治】寒热往来,两胁及胃口痛。

29983　加减大紫草散(《准绳·幼科》卷六)

【组成】紫草　人参　茯苓　黄耆　白术　芍药　川芎　当归　甘草　糯米各等分

【用法】上为粗散。每服四五钱,水煎服。

【主治】白痘。

29984　加减小白虎汤(《医学探骊集》卷四)

【组成】煅石膏四钱　知母三钱　麦门冬三钱　滑石三钱　青黛二钱　甘草三钱

【用法】水煎,温服。外敷冷香散。

【主治】唇肿破裂,内热甚,脉象洪盛者。

【宜忌】素有中寒者忌用。

【方论选录】此方用石膏为君,佐以知母、麦冬清咽散热,青黛清肝腑之热,滑石清六腑之热,用甘草调和,以缓石膏之性。内热清而唇自如初矣。

29985　加减小青龙汤(《女科指南》)

【组成】香羌七分　半夏一钱二分　苏子一钱　广皮一钱　细辛三分　桔梗四分　白芷八分　干姜六分　杏仁十粒　马兜铃四分　或加前胡、薄荷

【用法】加葱一枝(带须白),生姜二片,荷筒三段,每段二寸,水煎服。

【主治】远年冷哮、喘咳。

【宜忌】忌酸物。

29986　加减小青龙汤(《中西医结合皮肤病学》)

【组成】麻黄6克　桂枝9克　干姜6克　细辛3克　半夏9克　白芍9克　黄芩9克　栀子9克　甘草6克

【功用】温中化痰,宣肺利湿。

【主治】银屑病,荨麻疹,异位性皮炎等。兼有慢性气管炎的病人疗效更好。

29987　加减小建中汤(方出《临证指南医案》卷一。名见《医学从众录》卷一)

【组成】人参　归身(米拌炒)　桂枝木　白芍(炒焦)　南枣

【主治】胃阳虚弱,卫气不护,背微寒,肢微冷,痰多微呕,食减不甘,时作微寒微热,小便短赤,大便微溏,脉左小右虚。

29988　加减小承气汤(《医学探骊集》卷三)

【组成】枳实四钱　延胡索三钱　五灵脂三钱　木香三钱　竹叶二钱　厚朴四钱　犀牛角二钱　通草一钱

【用法】水煎,温服。

【主治】伤寒热毒传里,觉内热过甚,中宫痞塞不通,其外形并不恶热,惟见目赤舌苔,脉象洪大,不甚有力,其人素有中寒者。

【方论选录】此方以枳实为君;佐以木香、厚朴、元胡、灵脂,能行血中气滞,气中血滞,其痞塞可以顿开;素有中寒

者,加犀角清其上焦之热,绝不碍其中寒;竹叶、通草能引热下行。伤寒痞满有中寒者宜服。

29989　加减小柴胡汤(方出《伤寒论》,名见《玉机微义》卷三十二)

【组成】小柴胡汤去黄芩,加芍药

【主治】小柴胡汤证见腹中痛者。

29990　加减小柴胡汤(《圣济总录》卷二十四)

【组成】柴胡(去苗)二两　黄芩(去黑心)　半夏(汤洗去滑)　甘草(炙)各三分　五味子(炒)一合　干姜(炮)半两

【用法】上剉,如麻豆。每服五钱匕,水一盏半,加生姜四片,煎至八分,去滓温服。

【主治】伤寒五六日,往来寒热,或微热咳嗽。

29991　加减小柴胡汤(《云岐子脉诀》卷三)

【组成】柴胡(去苗)　黄芩各一两　地骨皮　人参　知母　半夏(制)　茯苓各半两　炙甘草三钱　白芍药八钱

【用法】上㕮咀。每服一两,加生姜,水煎服。

【主治】心中恍惚、多悸惊、血虚烦热。

29992　加减小柴胡汤(《医方类聚》卷五十六引《管见大全良方》)

【组成】人参(去芦)　北柴胡(去芦)四两　黄芩(去心)　甘草(炙)各一两半　半夏(泡七次,切)一两一分

【用法】上㕮咀。每服五钱匕,水一盏半,加生姜四片,大枣三枚,煮取八分,去滓温服,不拘时候。

【主治】伤寒三四日,传少阳胆经,胸胁痛,耳聋,口苦,舌干,往来寒热而呕者。

【加减】咳嗽者,去人参、大枣、生姜,加北五味子二两,干姜半两;若胁下满痛者,去枣,每服加煅过牡蛎半钱;若腹痛者,去黄芩,加芍药一两半;妇人经脉适行,或适断,寒热如疟,昼日明了,暮则谵语,如见鬼状,此为热入血室,每服加生地黄一两;若心下悸,小便不利者,去黄芩加赤茯苓二两;若不渴,外有微热者,去人参,加桂枝一两半;若胸中烦而不呕者,去半夏、人参,加栝楼实一枚,用四分之一;若渴者,去半夏,更加人参三分,栝楼根二两。

29993　加减小柴胡汤(《普济方》卷三六九)

【组成】净柴胡一两(去芦)　人参三钱(去芦)　半夏(汤洗七次切作片子)　甘草(炙)各二钱半　防风(去芦)三钱

【用法】上㕮咀。每服五钱。水一盏,加生姜五片,大枣一枚,同煎至七分,去滓温服,不拘时候。

【主治】小儿伤风伤寒,疮疹阴阳不和,寒热往来,口苦舌干,及气喘咳嗽。

【加减】热甚大便秘涩,加大黄。

29994　加减小柴胡汤(《育婴秘诀》卷二)

【组成】人参　柴胡　甘草　麦冬　生地　木通　陈皮各等分

【用法】淡竹叶为引,水煎,食后服。

【主治】小儿变蒸过,如蒸不除者,调其乳母。

29995　加减小柴胡汤(《幼科金针》卷上)

【组成】柴胡　黄芩　甘草　青蒿　丹皮　熟半夏

【用法】加生姜、大枣，水煎服。

【主治】小儿潮热。

29996 加减小柴胡汤（《辨证录》卷五）

【组成】柴胡一钱五分　茯苓三钱　黄芩一钱　甘草一钱　陈皮五分　天花粉一钱

【用法】水煎服。

【主治】春月伤风，发寒发热，口苦，两胁胀满，或吞酸吐酸。

29997 加减小柴胡汤（《重订通俗伤寒论》）

【组成】鳖血柴胡一钱　光桃仁三钱　归尾一钱半　粉丹皮二钱　酒炒黄芩一钱　杜红花一钱　生地二钱　益元散三钱（包煎）

【主治】妇人中风七八日，经水适断，热入血室，寒热如疟，发作有时者。

【方论选录】此方君以柴、芩和解寒热，臣以归尾、桃仁破其结，佐以生地、丹皮凉血泄热，以清解血中之伏火，使以益元滑窍导瘀，从前阴而出。此为和解寒热，热结血室之良方。

29998 加减小柴胡汤（《医学心悟》卷三）

【组成】柴胡　秦艽　赤芍各一钱　甘草五分　陈皮一钱五分　生姜一片　桑枝二钱

【用法】水煎服。

【主治】疟疾。

【加减】热多者，加黄芩一钱；寒多者，加黑姜五分；口渴甚者，加知母一钱，贝母一钱五分；呕恶，加半夏、茯苓各一钱，砂仁七分，生姜二片；汗少者，加荆芥一钱，川芎五分；汗多者，去秦艽，减柴胡一半，加人参一钱，白术一钱五分；饮食停滞，胸膈饱闷，加麦芽、神曲、山楂、厚朴各一钱；如欲止之，加白蔻仁八分，鳖甲（醋炙）二钱，更另用止疟丹一二丸截之；若体虚气弱，加人参、黄耆、白术各二钱，当归、茯苓各一钱；久病成疟母，加白术一钱，木香、枳实各五分，鳖甲二钱。

29999 加减小柴胡汤（《会约》卷四）

【组成】柴胡钱半　半夏　人参（弱者用之）　甘草　白芍各一钱　当归　黄芩各钱半

【用法】水煎，另用百草霜（松柴烧者不用）、血余（即头发，烧灰存性）、蒲黄（炒黑）各三分，研细末，以上汤药调服。或加阿胶。

【主治】伤寒邪热乘肝鼻衄。

30000 加减小柴胡汤（《温病条辨》卷二）

【组成】柴胡三钱　黄芩二钱　人参一钱　丹皮一钱　白芍二钱（炒）　当归一钱五分（土炒）　谷芽一钱五分　山楂一钱五分（炒）

【用法】水八杯，煮取三杯，分三次温服。

【主治】疟邪热气内陷变痢，久延时日，脾胃气衰，面浮腹膨，里急肛坠者。

【方论选录】本方以柴胡由下而上，入深出浅，合黄芩两和阴阳之邪；以人参合谷芽，宣补胃阳；丹皮、归、芍，内护三阴；谷芽推气分之滞，山楂推血分之滞；谷芽升气分，故推谷滞；山楂降血分，故推血滞也。

30001 加减小柴胡汤（《慈航集》卷下）

【组成】柴胡一钱　半夏二钱　当归八钱　秦艽一钱五分　青皮一钱五分　草蔻仁一钱（研）　独活一钱五分　炒枳壳一钱五分　甘草五分　煨姜三钱　大枣三个

【主治】劳倦受寒停滞而为劳疟，初病恶寒甚热亦甚，周身骨节酸痛。

【加减】如恶心呕吐，加藿香二钱；胸口饱胀，加槟榔一钱五分，炒山楂三钱；口干，加花粉二钱；热重不退，加炒黄芩一钱五分，赤芩二钱。

30002 加减小柴胡汤（《医学探骊集》卷三）

【组成】柴胡四钱　人参三钱　竹茹三钱　伏龙肝六钱　黄芩四钱　生姜一两（切片）　陈皮三钱　甘草五钱

【用法】水煎，温服。

【主治】伤寒二三日，胃腑为寒热所困，饮食入口，少顷即吐者。

【方论选录】本方以柴胡为君，柴胡乃清扬之品，能升阳益胃；竹茹、黄芩乃清凉之品，能泄热保胃；陈皮、甘草乃温和之品，能温寒开胃；人参能扶正养胃；生姜能解郁助胃；伏龙肝能补脾调胃，胃气和则呕止矣。

30003 加减小续命汤（《妇人良方》卷三）

【组成】麻黄（去根节）　防己　人参（去芦）　黄芩　桂心　甘草　白芍药　川芎　杏仁各一两　附子（炮）半两　防风一两半

【用法】上㕮咀。每服五钱，水一盏半，加生姜七片，大枣两个，煎至七分，去滓，不拘时候服。取汗，随人虚实与所中轻重。有人脚弱，服此六七剂得愈。

【主治】卒暴中风，不省人事，渐觉半身不遂，口眼㖞斜，手足战掉，语言謇涩，肢体麻痹，神情昏乱，头目眩重，痰涎并多，筋脉拘挛，不能屈伸，骨节疼痛，不得转侧，及诸风，脚气缓弱。久病风人，每遇天色阴晦，节候变更，宜预服之，以防喑哑。

【加减】精神恍惚，加茯神、远志；骨节烦痛有热者，去附子，倍芍药；心烦多惊者，加犀角半两；骨节冷痛者，倍用桂、附；呕逆腹胀者，倍人参，加半夏一两；躁闷、大便涩者，去附子，倍芍药，入竹沥一合煎服；脏寒下利者，去防己、黄芩，倍附子一两，加白术一两；便利、产后失血并老人、小儿，用麻黄、桂心、甘草各二两；脚弱，加牛膝、石斛各一两；身疼痛，加秦艽一两；腰疼，加桃仁、杜仲各半两；失音，加杏仁一两；春，加麻黄一两；夏，加黄芩三分；秋，当归四两；冬，加附子半两。

30004 加减小续命汤（《普济方》卷二四〇）

【组成】何首乌四两　川牛膝一两　草乌（去皮尖，炒黄）半两

【用法】上为细末，先用木瓜二个，好酒二升，小锅煮十分烂，去皮瓤，研和前药，如硬燥，用煮木瓜酒添为丸，如梧桐子大。每服三四十丸，酒下，常服除根。

【主治】男子妇人脚气。

30005 加减小续命汤（《外科理例·附方》）

【组成】麻黄（去节）　人参　黄芩　芍药　杏仁（去皮尖，麸炒）　甘草　防己　肉桂各一两半　附子（炮，去皮脐）五钱

【用法】每服一两，加生姜。

【主治】风湿流注,手臂结核如栗,延至颈项,状似瘰疬。

30006 加减小续命汤（《实用正骨学》）

【组成】桂枝 白附子 川芎 麻黄 党参 芍药 杏仁 防风 黄芩 防己 甘草 藁本 薄荷

【用法】分量随证酌用,水煎服。

【主治】风寒侵入下颌关节,张口动作有响声。

30007 加减木防己汤（《温病条辨》卷二）

【组成】防己六钱 桂枝三钱 石膏六钱 杏仁四钱 滑石四钱 白通草二钱 薏仁三钱

【用法】水八杯,煮取三杯,分三次温服。见小效不即退者,加重服,日三夜一。

【主治】暑湿痹证。

【加减】风胜则引,引者加桂枝、桑叶;湿胜则肿,肿者加滑石、萆薢、苍术;寒胜则痛,痛者加防己、桂枝、姜黄、海桐皮;面赤口涎自出者,重加石膏、知母;绝无汗者,加羌活、苍术;汗多者,加黄耆、炙甘草;兼痰饮者,加半夏、厚朴、广皮。

30008 加减木香煮散（《得效》卷六）

【组成】木香 甘草 当归 肉豆蔻 人参 官桂 扬芍药 诃子 乌梅（去核） 阿胶（蚌粉炒） 白茯苓各五钱 罂粟壳一两半（去蒂萼瓤,切,蜜炒）

【用法】上剉散。每服四钱,水一盏半,加生姜三片,红枣二枚,同煎去滓,空腹服。

【主治】一切痢。

30009 加减六君子汤（《保命歌括》卷八）

【组成】四君子、二陈汤相合,加当归、白芍、黄连

【主治】痰涎杂血。

30010 加减六君子汤（《辨证录》卷七）

【组成】人参三钱 白术 茯苓各五钱 甘草 山楂 麦芽 厚朴各一钱 陈皮 枳壳各五分 神曲一钱

【用法】水煎服。

【主治】气虚下陷,饮食停住于脾胃之间而成块者,久则其形渐大,悠悠忽忽,似痛不痛,似动不动,然其形虽大而内歉,按之如空虚之状者。

30011 加减六君子汤（《幼科直言》卷五）

【组成】人参 白术（炒） 白茯苓 白芍（炒） 陈皮 甘草 扁豆（炒） 薏仁 柴胡

【用法】生姜一片,大枣一个为引。

【主治】元气亏损,真气有伤,肚腹虚胀。

30012 加减六君子汤（《医部全录》卷四九一）

【组成】人参 白术 白茯 甘草（炙） 黄耆（炙） 陈皮 山楂 神曲（炒） 木香 升麻 砂仁

【用法】大枣为引,水煎服。

【主治】出痘泄泻能食者。

30013 加减玉竹饮子（《重订通俗伤寒论》）

【组成】生玉竹 川贝母各三钱 西洋参 浙苓 紫菀各二钱 蜜炙橘红 桔梗 炙草各八分

【功用】气液双补,兼理余痰。

【主治】秋燥伏暑,津气两伤,液郁为痰,经治痰少咳减者。

30014 加减四君子汤（《医方类聚》卷二四三引《局方》）

【组成】白茯苓（去皮） 人参（去芦） 白术各一两 甘草（炙）半两

【用法】上为末。每服一钱,盐汤调服;或㕮咀,加生姜、大枣水煎尤妙,常服。

【功用】和胃调心,怡神养气。

【主治】小儿诸疾。

【加减】调气,加山药;吐泻腹痛烦渴,加黄耆、白扁豆、藿香、干葛;和气,加生姜;心神不定,加辰砂、枣子;心忪心烦,心神不定,加茯神、惊啼,手足瘈疭,睡卧不安,加全蝎、钩藤、白附子;脾虚胃弱,生风多困,加半夏曲、没食子、冬瓜仁;发渴,加干葛、木瓜、枇杷叶(去毛);烦渴,加黄耆;胃冷,呕吐涎味,加丁香;呕逆,加藿香;脾胃不和,倍加白术、姜、枣;脾困,加人参、木香、缩砂仁;脾弱腹胀,不思饮食,加扁豆、粟米;伤食,加炒神曲;胸满喘急,加白豆蔻;涩嗽,加杏仁、桑白皮、半夏曲;风壅邪热,加生姜、荆芥;经络蕴热,头面生疮,加瓜蒌根、桔梗;有寒及遇天寒发热,去瓜蒌根、桔梗;疮疹已出未出,大便闭涩,发渴,加瓜、桔;劳热往来,加川芎;盗汗,加陈浮麦;虚汗多,夜喘,加犀角、麦门冬;小腑涩滞,加麦门冬;大腑闭,去白术,加陈皮;温中和气止泻,加陈皮、枣子;吐逆、四肢厥逆,脑门低陷,加藿香、丁香,吐利过多,脾胃虚乏,欲生风候,加白附子;泄泻,加陈皮、制朴、姜、枣;大腑泻痢,加炒罂粟;赤痢,加赤芍药、当归、粟米;白痢,加炮姜、粟米;脏腑滑泄,加煨诃子肉。

30015 加减四君子汤（《魏氏家藏方》卷五）

【组成】人参（去芦） 白术（炒） 茯苓（白者去皮）各一两 枳壳半两（去瓤,麸炒黄）

【用法】上为细末。每服二钱,水一盏,加生姜三片,枣子一个,煎至七分,去滓温服,不拘时候。

【功用】宽胸膈,消食。

30016 加减四君子汤（《医方类聚》卷二四四引《澹寮方》）

【组成】白茯苓（去皮） 人参 白术各一两 白扁豆（蒸熟,焙干） 甘草（炙） 黄耆（去芦） 藿香叶各半两

【用法】上为细末。每服一钱,盐汤点服;或用水七分盏,煎至五分,温服亦可。

【功用】调脾胃,进乳食。

【主治】小儿吐泻不止。

30017 加减四君子汤（《医部全录》卷四九四）

【组成】人参 白茯苓 肉豆蔻 黄耆各半两 甘草（炙）二钱

【用法】上㕮咀。每服一钱,水半盏,加生姜五片,大枣一个,煎三分,乳母倍服。大便不固,痘渐黑陷,小儿乳母同服。

【主治】疮疹不渴,脏寒下利。

【加减】若大泻,手足厥冷,加附子。

30018 加减四味饮子（《圣惠》卷八十八）

【异名】清凉饮子（《局方》卷十）、四顺散（《活人书》卷二十）、当归汤（《圣济总录》卷一四三）、四顺饮子（《鸡峰》卷十三）、四顺清凉饮子（《卫生总微》卷三）、四顺饮（《易简》）、清凉饮（《直指》卷二十三）、四顺清

凉饮(《得效》卷八)、清凉散(《普济方》卷二九五)、四味大黄饮子(《普济方》卷四〇五)、四配清中饮(《疡医大全》卷三十三)。

【组成】当归(孩子体骨多热多惊,则倍于分数用之) 川大黄(先蒸二炊饭久,薄切焙干,或孩子小便赤少,大便多热则倍用) 赤芍药(细剉炒,孩子四肢多热,多惊,大便多泻青黄色,直倍用之) 甘草(孩子热即生用,孩子寒多泻多即炙倍用)

【用法】上件药,平常用即等分,各细剉和匀。每服一分,以水一中盏,煎至五分,去滓,温服半合,每日三四次。

【主治】脏腑实热,或风热毒气与血脉壅滞,心烦口渴,睡卧不宁,惊痫抽掣,及目赤咽痛,口舌生疮,头面疮疖,皮肤疹毒,瘰疬结核,痔疮肿痛,大便秘结等。
❶《局方》:小儿血脉壅实,腑脏生热,颊赤多渴,五心烦躁,睡卧不宁,四肢惊掣;及因乳哺不时,寒温失度,令儿血气不理,肠胃不调,或温壮连滞,欲成伏热,或壮热不歇,欲发惊痫;又治风热结核,头面疮疖,目赤咽痛,疮疹余毒,一切壅滞。❷《圣济总录》:痔瘘。❸《鸡峰》:大便不通,面目身热,口舌生疮,上焦冒闷,时欲得冷,三阳气壅,热并大肠,其脉洪大。❹《直指》:诸痔热证,大便秘结。❺《普济方》:风热毒气与血相搏,结成核,生于腋下颈上,遇风寒所折,不消,结成瘰疬,久而溃脓成疮。❻《痘疹会通》:实热便闭腹胀。

30019 加减生四物汤(《医门八法》卷三)

【组成】当归身五钱(生) 生地黄五钱 生白芍三钱 乌梅肉三个(去骨) 知母肉三钱 怀牛膝三钱

【主治】淋浊,阴虚水亏,虚烦不寐,热势较盛者。

30020 加减生地黄汤(《喉科全书》)

【组成】生地五钱 川牛膝二钱 粉丹皮一钱五分 麦冬三钱 煅牡蛎一钱 煅龙骨一钱 黑山栀一钱五分 丹参三钱 元参三钱 白芍三钱 真郁金一钱五分 三七一钱五分 荷叶二钱

【主治】因热症吐血而患瘰疬者。

30021 加减白茯苓丸(《效验秘方·续集》马志方)

【组成】黄连5克 石斛15克 熟地15克 玄参15克 覆盆子15克 蛇床子15克 人参10克 花粉10克 茯苓10克 萆薢10克 鸡内金15克 磁石20克

【用法】日1剂,水煎,早晚分服。

【功用】滋阴润燥,清热生津。

【主治】糖尿病消渴症,证属阴亏阳亢,津涸热淫。

【加减】渴甚加葛根、花粉;消瘦加苍术、内金;腰酸乏力加何首乌、菟丝子、杞果;咽痛加桔梗、玄参、双花、连翘。如果消渴病并发水肿,可用古方甘露饮加减治疗之,偏于肾阳虚者,可用加用附子、肉桂、干姜。并发疖肿者原方加五味消毒饮。

【方论选录】方中黄连降心火,石斛平胃热,熟地、玄参生肾水,覆盆子、蛇床子固肾经,人参补气,花粉生津,茯苓交心肾,萆薢利热,鸡内金治膈消,磁石色黑属水,假之入肾,共奏益气养阴,清热泻火之功。

30022 加减地骨皮饮

《医钞类编》卷八。即《医学纲目》卷二十一引钱氏方

"加减地骨皮散"。见该条。

30023 加减地骨皮散(《医学纲目》卷二十一引钱氏方)

【组成】知母 柴胡 甘草(炙) 半夏 地骨皮 赤茯苓 白芍药 黄耆 石膏 黄芩 桔梗

【用法】上为细末。每服三钱,加生姜五片,水煎,食远温服。

【主治】上消。

【备考】本方方名,《医钞类编》引作"加减地骨皮饮"。

30024 加减当归饮子(《袖珍》卷二引《圣惠》)

【组成】防风 当归 柴胡各一两半 芍药一两 生地黄一两半 黄芩 人参各一两 黄连五钱 甘草一两二钱 滑石六两 大黄一两半

【用法】上咬咀。每服五钱,水二盏,煎至一盏,去滓,食后通口服。

【主治】肩忽疼痛。

30025 加减吴茱萸汤(《妇人良方》卷一引张氏方)

【组成】吴茱萸半两 麦门冬 干姜 白茯苓 牡丹皮 南木香 苦梗各三钱 甘草三钱半 当归半两 北细辛一钱半 防风 官桂各一分 半夏七钱

【用法】上咬咀。每服四大钱,水一盏半,加生姜五片,枣子一个,煎至七分,去滓,空心温服。

【主治】冲任衰弱,月候愆期,或前或后,或崩漏不止,赤白带下,小腹急痛。每至经脉行时头眩,饮食减少,气满心忪,肌肤不泽。

30026 加减吴茱萸汤

《局方》卷九(续添诸局经验秘方)。为《三因》卷十七"加减茱萸汤"之异名。见该条。

30027 加减何首乌散(《卫生宝鉴》卷九)

【组成】何首乌 蔓荆子 石菖蒲 荆芥穗 甘菊花 枸杞子 威灵仙 苦参各半两

【用法】上为末。每服三钱,蜜茶调下,不拘时候。

【主治】紫白癜风,筋骨疼痛,四肢少力,眼断白人,鼻梁崩塌,皮肤疮疥及手足皲裂,睡卧不稳,步履艰辛。

【备考】本方方名,《准绳·疡医》引作"何首乌散"。

30028 加减青木香丸(《近效方》引吴昇方,见《外台》卷十八)

【组成】昆仑青木香六分 大腹槟榔七分 桂心四分 芍药六分 枳实七分(炙) 大黄十分

【用法】上为末,炼蜜为丸,如梧桐子大。每服十五丸,以酒送下,一日二次,稍稍加,至大便微微通软为度。

【主治】一切脚气,发则上冲秘闷,有所不快,亦疗猝心痛,腰肾间冷。

30029 加减固胎饮子(《宋氏女科》)

【组成】白艾 熟地 川芎 条芩 白芍 阿胶各一钱 白当归 白术各一钱五分 甘草三分

【主治】怀孕血漏者。

【加减】如果气虚,不能固守者,加人参一钱;如觉有痰下坠者,加升麻三分,制半夏八分;如觉有风者,加荆芥穗一钱;如觉心手热甚者,加黄芩八分,生地一钱。

30030 加减桑螵蛸散(《张氏医通》卷十四)

【组成】桑螵蛸三十枚(酥炙) 鹿茸一双(酥炙) 黄

耆三两(蜜、酒炙) 麦门冬(去心)二两半 五味子半两 补骨脂(盐酒炒) 人参 厚杜仲(盐酒炒)各三两

【用法】上为散。每服三钱,空心羊肾煎汤调服,并用红酒细嚼羊肾;或羊肾汤泛为丸,每服三钱,空心以酒送下。

【主治】阳气虚弱,小便频数,或遗溺。

【备考】《医略六书》有附子,无桑螵蛸。

30031 加减桑螵蛸散(《医学探骊集》卷五)

【组成】桑螵蛸三钱 人参二钱 龙骨三钱 五味子一钱 白果七个 覆盆子三钱 人中白三钱 龟版四钱 黄柏四钱

【用法】水煎,温服。

【主治】膀胱结热,小便频数。

【方论选录】此方以人参、螵蛸补虚,以五味、龟版益肾,以黄柏、人中白清热,以龙骨、白果、覆盆子收涩。其热既减,便自不数矣。

30032 加减羚羊角散(《医钞类编》卷十五)

【组成】羚羊角 防风 麦冬(去心) 元参 知母(酒炒) 黄芩 牛蒡子 甘草节 银花

【用法】加淡竹叶十余片,水煎服。

【主治】小儿葡萄疫。

【加减】此方羌活、僵蚕、生地皆可酌入。

30033 加减羚羊角散(《杂病证治新义》)

【组成】羚羊角 天麻 钩藤 龙胆草 桑寄生 川牛膝 鸡血藤 僵蚕 蜈蚣(焙研) 全蝎(焙研)

【用法】水煎,后入羚羊水磨液、蜈蚣末、全蝎末调服。

【功用】柔肝祛风,养血通络。

【主治】类中风,卒中回苏后,血压未降,口眼㖞斜,舌暗失语,半身不遂,脉象弦长有力者。

【方论选录】本方系《本事方》羚羊散及活络丹中悟出。以羚羊角、天麻、钩藤、龙胆草等柔肝泻火为主;僵蚕、蜈蚣、全蝎祛风为辅;桑寄生、鸡血藤、牛膝养血活血通络利痹为佐,共奏柔肝祛风养血通络之功。用于高血压脑出血卒中后遗之偏瘫、失语症有良效。

30034 加减羚羊角散(《中医症状鉴别诊断学》)

【组成】羚羊角 酸枣仁 茯神 薏苡仁 五加皮 当归 川芎 葛根 木香 钩藤 白术 泽泻

【功用】健脾利湿,平肝潜阳。

【主治】脾虚肝旺而见子痫先兆者。

【加减】若病情未及时控制,发生抽搐,昏迷而为子痫者,去葛根、川芎,另加苏合香丸,每日二次,每次一丸,鼻饲。

30035 加减黑逍遥散(《医略六书》卷二十六)

【组成】生地五两 柴胡五钱(盐水炒) 白芍一两半(醋炒) 丹皮一两半(炒黑) 山药三两(炒) 茯苓一两半(入乳拌蒸) 阿胶三两(蒲灰炒) 荆芥灰一两半 地榆三两(炒炭)

【用法】上为散。每服三钱,童便调下。

【主治】小便溺血,脉弦数濡涩者。

【方论选录】热郁伤阴,冲任不摄,而血不能藏,故渗入膀胱溺出纯血焉。地黄滋阴壮水,生用最能止血;柴胡解热升清,盐炒引之达下;阿胶补阴益血,蒲灰炒珠更能散血

定血;白芍敛阴益血,醋醋炒黄,引入肝脾敛血;茯苓渗利溺窍,乳拌不耗阴血;山药补益脾阴,炒黄兼能摄血;丹皮凉血止血,荆芥和血理血;地榆凉血涩血以止溺血也。为散童便调下,使小便清利,则热从溺泄而冲任完复,血室宁静,血无不归,岂有溺血之患乎。

30036 加减鼠黏子汤(《外科正宗》卷四)

【组成】鼠黏子 天花粉 知母 荆芥 山栀各六分 甘草三分

【用法】水二钟,加淡竹叶、灯心各二十件,水煎服。

【主治】痘疔。

【加减】身热,加柴胡、黄芩;有痰,加麦冬、贝母;咽哑,加玄参、桔梗;咬牙,加薄荷、石膏;便秘,加蜂蜜、玄明粉;昏愦,加黄连、朱砂;痂枯,加当归、生地;恋疤,加蝉蜕、川芎。

30037 加减薄荷煎丸(《御药院方》卷一)

【异名】龙脑川芎丸。

【组成】薄荷叶八两 川芎一两 桔梗二两 防风一两 甘草半两 缩砂仁半两 脑子半两 白豆蔻仁一两

【用法】上为细末,炼蜜和,每两分作二十丸,每服一丸,嚼化服。

【功用】除风热,消疮疹,通利七窍,爽气清神。

【主治】头目昏眩,口舌生疮,痰涎壅塞,咽喉肿痛。

30038 加减藤黄饮子(《丹溪心法附余》卷十六)

【组成】金银花 黄耆 防风 川芎 羌活 大黄 赤芍药 薄荷 连翘 麻黄 当归 石膏 黄芩 桔梗 白术 白茯苓各八分 荆芥三分 甘草三分 山栀子一分二厘半 人参二分 滑石一分七厘半 芒消二厘半

【用法】用水二盏,加生姜三片,煎至一盏,去滓,食后温服。

【主治】一切痈疽疮肿。

30039 加味二陈和中汤(《会约》卷十)

【组成】陈皮(去白)八分 半夏二钱 茯苓三钱 甘草一钱 苍术一钱三分(气不宣者勿用) 厚朴(姜炒)一钱 砂仁(炒研)七分 竹茹一钱 生姜三钱

【用法】水煎服。

【主治】一切呕吐。

【加减】如喜热恶寒,肢冷脉迟,此伤于寒也,加丁香一钱,去竹茹,甚则加附子,或用理中汤加附子,并宜冷服,盖冷遇冷相须而入,自不吐出;如热呕,喜冷恶热,烦躁引饮,脉数而洪,加黄连(姜水炒)一钱,栀子(炒黑)八分,枇杷叶、干葛各钱半,入芦根汁合服;其闻食气而呕,药下亦呕,关脉洪者,并用芦根汁以治其热。

30040 加味十全大补汤(《外科经验方》)

【组成】人参 黄耆(盐水拌炒) 白术(炒) 茯苓 熟地黄(酒拌,中满减半) 当归(酒拌) 川芎 芍药(炒)各一钱 肉桂 麦门冬(去心) 五味子(捣,炒) 甘草(炒)各五分

【用法】上作一剂。用水二钟,煎一钟,食前服。

【主治】悬痈溃而不敛,或发热,饮食少思。

【加减】茎肿,加青皮;热,加黄芩、柴胡;日晡热,加柴胡、地骨皮;小便赤,加酒制知母、黄柏;小便涩,加车前子、

山栀子,俱妙。

30041 加味十全大补汤(《外科理例·附方》)

【组成】人参　肉桂　地黄　川芎　白芍药　茯苓　白术　黄耆　甘草　当归　乌药　香附各等分

【用法】每剂一两,加生姜、大枣,水煎,空心温服。

【主治】妇人气血俱虚,久患瘰疬不消,经大补溃后,坚核去而疮口不敛者。

30042 加味十全大补汤(《丹溪心法附余》卷十九)

【组成】十全大补汤加柴胡　黄连

【用法】水煎服。

【主治】❶《丹溪心法附余》:发热渐成劳瘵者。❷《东医宝鉴·杂病篇》:虚劳气血俱损,渐成劳瘵。

【加减】如热在骨髓,更加青蒿、鳖甲。

【备考】《东医宝鉴·杂病篇》引本方用十全大补汤加柴胡一钱,黄连五分。上剉作一帖,加生姜三片,大枣两个,水煎服。

30043 加味十全大补汤(《寿世保元》卷二)

【组成】黄耆(蜜水炒)　人参(去芦)　白术(去油芦,炒)　白茯苓(去皮)　甘草(炙)各五分　当归(酒洗)　川芎　白芍(酒炒)　熟地黄各八分　大附子(面裹煨,去皮脐)　沉香　木香各三分　乌药　牛膝(去芦,酒炒)　杜仲(去皮,酒炒)　木瓜　防风(去芦)　羌活　独活　薏苡仁各五分　肉桂三分

【用法】上剉一剂。加生姜、大枣,水煎服。

【主治】左瘫右痪,年久不愈。

30044 加味十全大补汤(《洞天奥旨》卷十)

【组成】人参二钱　当归三钱　白术三钱　茯苓二钱　生甘草二钱　黄耆三钱　肉桂三分　川芎一钱　熟地五钱　柴胡五分　土茯苓五钱

【用法】水煎服十剂。虚甚者多服为妙。

【主治】杨梅圈疮。杨梅疮发已久,将欲结痂而复犯房事,以致作痛生圈者。

30045 加味十全大补汤(《洞天奥旨》卷十一)

【组成】熟地一两　川芎二钱　当归五钱　生黄耆一两　白术五钱　茯苓二钱　甘草一钱　肉桂一钱　白芍二钱　人参二钱　金银花一两

【用法】水煎服。

【主治】伤守疮。生疮不守禁忌,犯色欲,疮口黑暗,痛如刀割,腐烂深者。

30046 加味十全大补汤(《胎产秘书》卷下)

【组成】生黄耆五钱　人参一钱　白术三钱　炙甘草一钱　归身三钱　川芎一钱五分　白芍一钱(炒)　熟地六钱　茯苓二钱　远志二钱　白芷一钱　肉桂一钱　净银花二钱　防风一钱

【用法】加葱白三个,水煎,入绍酒一杯服。

【主治】产后血衰血阻,营卫不调,经络不行,瘀而为毒,发为内外肠痈。

【加减】肠痈,去白芷、防风,加荆芥、毛慈姑各二钱;如毒已成,将成脓,加皂刺一钱,芦荟一钱,瓜蒌壳一个。

30047 加味十全大补汤(《不居集》下集卷一)

【组成】人参　白术　茯苓　甘草　当归　熟地　川芎　白芍　黄耆　肉桂　柴胡　鳖甲　青蒿　胡连

【主治】体虚挟外感发热,渐成痨瘵。

30048 加味十全大补汤(《金鉴》卷四十八)

【组成】十全大补汤加阿胶　升麻　续断　枣仁　山萸　炮姜炭

【功用】升补脱陷。

【主治】产后血崩,血脱气陷。

30049 加味十全大补汤(《会约》卷六)

【组成】人参(无者,山药三钱代之)　白术钱半　茯苓　炙草　当归　白芍　川芎各一钱二分　熟地　黄耆(蜜炙)各二钱　肉桂一钱　升麻(盐炒)　柴胡(酒炒)各三分　天麻钱半　白附子(如竹节者真)八分

【用法】水煎,温服。

【主治】头上冷而畏风,或痛或不痛,属后天气血之不足者。

30050 加味十全大补汤(《中医妇科治疗学》)

【组成】党参　黄耆各五钱　肉桂一钱　白术　茯神各三钱　当归二钱　川芎一钱　白芍三钱　熟地(砂仁炒)四钱　阿胶三钱(化冲)　蕲艾　炙甘草各二钱

【用法】水煎,温服。

【主治】血寒气虚,月经后期,经来色淡,量多质薄,腰腹或有胀痛,精神不振,平时大便溏薄,脉迟或虚。

【加减】下血过多,去川芎,加乌贼骨五钱。

30051 加味七子衍宗汤(《效验秘方》方惠玲方)

【组成】甘枸杞12克　覆盆子　菟丝子各9克　车前子12克　五味子4.5克　肉苁蓉　鹿角胶　全当归　何首乌　山茱萸　补骨脂　川续断各9克

【用法】上药水煎服,日服1剂,1日2次,连续服用3个月为1个疗程。

【主治】肾虚之男性不育症。

【加减】若阴虚者加白芍、黄柏、丹皮,去补骨脂、鹿角胶,山茱萸;若阳虚者加巴戟天、仙灵脾、熟附子,去何首乌、五味子、全当归;不排精者加虎杖、炮山甲,另以蛤蚧(炒,去头足),研粉,早晚各吞服3克。

30052 加味七粒紫金丹(《外科十三方考》)

【组成】信石末一钱　枯矾末一钱　淡豆豉一两　射干五两　麝香四分

【用法】先将豆豉蒸软,然后同药末捣和成丸,如绿豆大。每服七丸,冷茶送下。小儿酌服一二丸,以服至不喘为度。

【主治】冷痰哮喘,天雨便发,坐卧不得,饮食不进;兼治寒痰疯狂。

【宜忌】服药后一小时内,当忌热食,以免引起恶心呕吐。

30053 加味八珍益母膏(《成方制剂》11册)

【组成】白术　赤芍　川芎　丹参　当归　茯苓　甘草　红花　炮姜　人参　熟地黄　桃仁　香附　益母草　泽兰

【用法】上制为稠膏。口服,一次10～15克,一日2次。

【功用】补气养血,祛瘀调经。

【主治】妇女气血不足,月经不调(月经后期或经行不畅、量少、经闭),产后恶露不净,腹痛等。

【宜忌】月经过多、月经提前者慎用。孕妇忌用。

30054 加味八珍猪蹄汤(《不知医必要》卷四)

【组成】炙耆 党参(去芦,米炒) 陈皮 白芍(酒炒) 当归 熟地 白术(净) 茯苓各一钱 川芎六分 木通一钱五分 炙草七分

【用法】以王不留行一钱,同煎去滓,用猪蹄一只洗切,加水同煮,约二碗,任服。须用木梳,在乳上顺梳下。

【主治】虚弱人,产后气血不足,乳汁不下。

30055 加味人参白虎汤(《金鉴》卷五十三)

【组成】人参 石膏(生) 知母(生) 粳米 甘草 苍术

【用法】水煎服。

【主治】中暑,身热汗出,头痛大渴,烦躁不宁,甚则气乏神倦,足冷恶寒。

30056 加味人参白虎汤(《麻科活人》卷二)

【组成】人参 知母 熟石膏 葛根 天花粉 麦冬 淡竹叶 甘草

【用法】糯米一撮为引,水煎,以米熟为度。

【功用】生津解毒。

【主治】麻疹心火内亢,肺焦胃枯,津液干涸者。

【备考】原书治疗上症,是以本方去人参、甘草、糯米,加连翘、牛蒡子、元参主之。

30057 加味人参麦冬汤(《万氏女科》卷三)

【组成】人参 麦冬 生地 栝楼根 炙甘草各二钱

【用法】先取淡竹叶十片,粳米一合,煎汤一盏,去米叶,加生姜三片,大枣二枚,煎七分,温服。

【主治】产后去血甚多,津液内耗,胃气暴虚,顿生内热,口燥咽干而渴者。

30058 加味人参养荣汤(《伤寒全生集》卷四)

【组成】人参 白术 茯苓 甘草 川芎 芍药 五味子 当归 生地 麦冬 肉桂 黄耆

【用法】加生姜,水煎服。

【主治】汗下过多,血气两虚,肉瞤筋惕者。

【加减】阴虚火动,加黄柏、知母;若阳虚内寒、脉微足冷者,加干姜、熟附子。

【备考】《准绳·伤寒》本方用人参二钱半,茯苓、炙甘草、川芎各一钱,白术、麦门冬、当归身各一钱半,五味子十五粒,肉桂一钱(有热者减半),生地黄一钱半(有热者用此,无汗用熟地黄),黄耆二钱半(有自汗者用二钱),生姜三片,枣子二枚(擘)。

30059 加味人参养胃汤(《济阳纲目》卷二十三)

【组成】人参 茯苓 陈皮 半夏(姜汁炒) 厚朴(姜汁炒) 苍术(米泔炒) 藿香 当归 川芎 草果(去壳)各八分 乌梅一个 甘草三分

【用法】上剉一剂。加生姜三片,大枣一枚,水煎,温服。

【主治】虚人患疟初起者。

【加减】寒多,加官桂;热多,加柴胡;汗多,去苍术、藿香、川芎,加黄耆、白术;饱闷,加青皮、砂仁,去人参;渴,加麦门冬、知母,去半夏;泻,加炒白术、芍药;泻不止,加肉豆蔻,去厚朴、草果;呕哕,加白术、山药(炒)、砂仁(炒),去草果、厚朴、苍术;痰多,加贝母、竹沥,去半夏、草果;内热盛,加黄芩,去半夏;长夏暑热盛,加香薷、扁豆,去半夏、藿香。

30060 加味人参养胃汤(《宁坤秘籍》卷中)

【组成】人参一钱五分 白术 当归各二钱 茯苓 半夏各八分 草果三分 甘草 青皮各四分 藿香五分 乌梅三个

【用法】水煎服。并服参术膏(人参、白术二味熬膏)。

【主治】产后疟疾。

30061 加味人参款花膏(《育婴秘诀》卷三)

【组成】人参 五味子 天冬 麦冬 款冬花 贝母 桑白皮(炒) 阿胶(炒)各一钱 黄芩 黄连 炙甘草 桔梗 当归各一钱半

【用法】上为末,炼蜜为丸,如圆眼大。每服一丸,陈皮汤化下。

【功用】止咳。

【主治】咳嗽不止,气逆血亦逆,口鼻出血者。

【备考】本方方名,据剂型当作"加味人参款花丸"。

30062 加味人参紫菀散(《直指》卷九)

【组成】人参 北五味子 紫菀茸 陈皮 贝母(去心) 紫苏叶 桑白皮(炒) 白茯苓 杏仁(去皮,炒) 甘草(炙)各三分 加川芎 半夏曲各一两 阿胶(炒酥)半两

【用法】上为粗末。每服三钱,加生姜七片,大枣三枚,乌梅一个,食后煎服。

【主治】虚劳咳嗽。

【备考】本方方名,《金匮翼》引作"人参紫菀散"。

30063 加味三才封髓丹(方出《柳选四家医案》,名见《中医症状鉴别诊断学》)

【组成】天冬 生地 党参 黄柏 炙草 砂仁 龙胆草 山栀 柴胡

【主治】肝经湿热下流阴器,疏泄失常,封藏不固,以致遗精、早泄,胫酸,耳鸣,口苦,心烦,尿黄,便干,苔黄,脉浮大弦数者。

30064 加味三仁葱豉汤(方出《蒲辅周医疗经验》,名见《千家妙方》卷上)

【组成】鲜藿香二钱 杏仁二钱 苡仁四钱 白蔻一钱 厚朴二钱 法半夏二钱 白蒺藜三钱 菊花二钱 僵蚕二钱 豆豉三钱 葱白(后下)三寸 六一散(包煎)五钱 竹叶一钱半

【功用】祛风利湿,调和三焦。

【主治】风暑湿合病(乙型脑炎)。

【临床报道】乙型脑炎:陈某某,女,4岁。1964年8月15日诊。发热八天,住院五天,诊为乙脑。头痛剧烈,烦躁,昏睡,汗出时体温即降,小便少,大便干,舌淡苔黄腻,脉浮滑数。由风暑湿合病,治宜祛风利湿,调和三焦。投以上方。8月17日复诊,周身有微汗,体温正常,头痛已除,大便尚干,前方去葱白、豆豉,加神曲一钱半,槟榔一钱半,调治而愈。

30065 加味千金内托散(《寿世保元》卷九)

【组成】黄耆(盐水炒) 人参 当归(酒洗) 川芎 白芍(酒炒) 白芷 防风 川朴(姜炒) 桔梗 官桂 瓜蒌仁(去壳) 金银花 甘草节

【用法】上剉。每服一两,水煎,入好酒半盏,去滓温服。日进二三服之后,疮口有黑血出,及有汗出,此药之功也。不问证候猛恶,未成者自散,已成者即溃矣。

【功用】发散外邪,流行气血,排脓止痛,生肌长肉。

【主治】气血凝滞,风毒壅结,致患痈疽疮疖,在五六日间,已溃未溃而作痛者。

【加减】痛甚,加乳香、没药,倍当归、芍药。

30066 加味五子明目丸(《眼科临症笔记》)

【组成】楮实子二两 菟丝子一两半 车前子一两 五味子一两 枸杞子一两半 决明子一两 大熟地一两 知母八钱 黄柏五钱 菊花六钱 甘草一钱

【用法】上为细末,炼蜜为丸。一日两次,每服三钱。

【主治】神水将枯(结膜干燥)症。两眼黑白尚分,气轮有皱襞,不红不疼;风轮灰白弥漫,惟水轮略带凹陷;眼泪不能润其表面,甚者无眵泪。

30067 加味止痛没药散(《医林改错》卷上)

【组成】没药三钱 血竭三钱 大黄二钱 朴消二钱 石决明三钱(煅)

【用法】上为末,分四付。早、晚清茶调服。

【主治】初起眼疼,白珠红,后起云翳。

30068 加味内托十宣散(《救偏琐言》卷十)

【组成】人参 黄耆 当归 牛膝 金银花 甘草 白芷 羌活 红花 木通节 川芎 皂刺 胡桃二枚

【主治】痘疮气血两虚,浆不满足,致痘后余毒,白而不红,平而不起,按之不热,愁容可掬者。

30069 加味化瘀消坚汤(方出《朱仁康临床经验集》,名见《千家妙方》卷下)

【组成】生地30克 丹皮9克 赤芍9克 公英15克 蚤休9克 夏枯草9克 昆布9克 海藻9克 炒三棱9克 炒莪术9克

【功用】凉血清热 消痰软坚。

【主治】囊肿性痤疮。脾胃积热,熏蒸于肺,日久痰瘀积聚成疮。

【临床报道】囊肿性痤疮:刘某某,男,21岁。1973年1月20日。三年来脸面经常出现痤疮,开始起黑头粉刺,面部油多发亮,并起脓疱及囊肿,痒疼相兼,挤出脓后形成疤痕疙瘩,时轻时重,缠绵不断。脉弦滑,舌质红绛。诊为囊肿性痤疮。治以凉血清热,消痰软坚。投以上方二十一剂,病情逐渐趋轻,囊肿较平,不起脓疱。后改成丸剂调服。

30070 加味牛膝逐瘀散(《中医妇科治疗学》)

【组成】牛膝三钱 桂心 赤芍 桃仁 当归 木香 牡丹皮各二钱 川芎一钱 焦艾三钱

【用法】水煎,温服。

【功用】温经逐瘀。

【主治】月经先期,血瘀偏寒者。

30071 加味升阳除湿汤(《济阳纲目》卷七十三)

【组成】升麻 柴胡 羌活 防风 苍术 陈皮 神曲 泽泻 猪苓各五分 麦芽(炒) 甘草(炙)各三分

益智仁 半夏各五分

【用法】上㕮咀。水煎,食后服。

【主治】胃寒,泄泻肠鸣。

30072 加味升阳散火汤(《金鉴》卷三十九)

【组成】升阳散火汤加羚羊角 犀角

【主治】热痹。肌热如火者。

30073 加味升麻葛根汤(《痘疹金镜录》卷上)

【组成】升麻 葛根 芍药 甘草 防风 桔梗 紫苏 苍术 陈皮 枳壳 柴胡

【用法】加生姜,大枣,水煎服。

【主治】斑疹水痘,内有风热者。

【加减】见疹热不退,加黄芩;呕吐,加藿香;泻甚者,去苍术、枳壳;咳嗽有痰,加杏仁、半夏、桑皮;鼻衄,加茅花、生地;谵语,加黄芩。

30074 加味升麻葛根汤(《痘疹传心录》卷十九)

【组成】白粉葛一钱 升麻三分 牛蒡子五分(拣净,炒香,研碎) 小川芎七分 苏叶六分 桔梗六分 山楂肉八分 赤芍五分 防风七分(去芦) 甘草二分(生,去皮) 生姜三片

【用法】水煎,热服。取微汗。

【主治】水痘初起,体气壮强者。

30075 加味升麻葛根汤(《宋氏女科》)

【组成】升麻 葛根 芍药 甘草各一两 瞿麦 土牛膝 瓜蒌根 豆豉(炒)各一钱

【用法】上为散,分作八服。空心服,于经行后便服,一日二服,滓合煎。每服加云苔子为妙。

【主治】产育艰难,或一岁一产,可以此药小间之。

30076 加味升麻葛根汤(《金鉴》卷五十八)

【组成】升麻 葛根 防风 淡豆豉 赤芍 桂枝 甘草(生)

【用法】水煎服。

【主治】痘方出而身痒者。

【备考】本方方名,《医钞类编》引作"加减升麻葛根汤"。

30077 加味升麻葛根汤(《金鉴》卷五十九)

【组成】赤芍 栀子 藿香 升麻 葛根 生甘草 防风 石膏

【用法】水煎服。

【主治】痘症热毒炽盛,初见口唇赤紫或焦裂者。

30078 加味乌药顺气散(《普济方》卷一一六)

【组成】白芷 桔梗 陈皮 天台乌药 枳壳 茴香 缩砂 天南星 川芎 当归 半夏 南木香 牛膝 木瓜 槟榔 香附子 甘草 草薢各等分

【用法】上为粗末。每服二三钱,水一大盏,加生姜三片,大枣二枚,煎至七分,去滓,看病上下服。如妇人患,用好当归服。

【主治】男子、妇人三十六种风,七十二般气,左瘫右痪,半身不遂,口眼歪斜,腰脚疼痛,及治妇人胎前产后血虚血晕,血气不调,四肢麻痹,忽然手脚不能动之瘫痪,一切血气风,又治男子寒疝,风湿脚气下痛等疾。

30079 加味乌梅四物汤(《医门八法》卷三)

【组成】白芍三钱(生) 生地三钱 全当归三钱 乌

梅肉五个(去壳)　怀牛膝三钱

【功用】滋阴扶正,导滞除虫。

【主治】虫积腹痛,日久肌肤消瘦。

30080　加味六一顺气汤(《寒温条辨》卷四)

【异名】六一顺气汤(《医方简义》卷二)。

【组成】白僵蚕(酒炒)三钱　蝉蜕十个　大黄(酒浸)四钱　芒消二钱五分　柴胡二钱　黄连　黄芩　白芍　甘草(生)各一钱　厚朴一钱五分　枳实二钱

【用法】水煎去滓,冲芒消,入蜜酒和匀,冷服。

【主治】❶《寒温条辨》:少阴、厥阴病,口燥咽干,怕热消渴,谵语神昏,大便燥实,胸腹满硬,或热结旁流,绕脐疼痛,厥逆脉沉者。❷《医方简义》:温病发痉者。

30081　加味六味地黄丸(《广笔记》)

【组成】怀生地(如法制)八两　怀山药四两　白茯苓(坚白者)四两(人乳拌,晒干又拌,多多更妙)　山茱萸(去核)四两　牡丹皮三两　麦门冬(去心)六两　泽泻三两(目病减半)　甘菊花(苦者不用)六两　真甘枸杞(去蒂)六两　北五味(去枯者)六两　又方加白蒺藜(炒去刺)五两

【用法】上为细末,炼蜜为丸,如梧子大。每服四钱,空心淡盐汤送下。

【功用】滋阴固精明目,久服延年。

【主治】身体虚弱,患目疾久不愈者。

30082　加味六味地黄丸(《广笔记》)

【组成】地黄半斤　天门冬　麦门冬　牛膝　鳖甲　黄柏　青蒿　五味子　橘红　枇杷叶　怀山药　山茱萸肉各四两　泽泻　牡丹皮　白茯苓各二两

【主治】吐血。

30083　加味六味地黄丸(《金鉴》卷五十五)

【组成】熟地黄一两　山萸肉一两　怀山药(炒)　茯苓各八钱　泽泻　牡丹皮各五钱　鹿茸(炙)三钱　五加皮五钱　麝香五分

【用法】上为细末,炼蜜为丸,如梧桐子大。大儿每服二钱,小儿一钱五分,盐汤送下。

【主治】小儿五迟证,多因父母气血虚弱,先天有亏,致儿生下筋骨软弱,行步艰难,齿不速长,坐不能稳,皆肾气不足之故。

30084　加味六味地黄汤(《疡医大全》卷二十一)

【组成】熟地二两　山药　山萸各八钱　丹皮六钱　泽泻一钱　白茯苓一钱　人参　麦冬各一两　黄耆五钱

【用法】水煎服。

【主治】肠痈,小腹痛甚,淋沥不已,精神衰少,饮食无味,面色萎黄,四肢无力,自汗盗汗,夜不得卧,因水衰而不能润肠之故。

【方论选录】六味补肾水,加参、耆、麦冬补脾胃之土,土旺而肺自旺,肺与大肠相表里,又为肾之母,母子相需,表里相顾,故奏功如神也。

30085　加味六神通解散(《赤水玄珠》卷十八)

【组成】麻黄　甘草　石膏　黄芩　滑石　苍术　川芎　羌活　细辛

【用法】水二钟,加生姜三片,捶法,入豆豉一撮,葱白

二茎,水煎,热服。取汗,中病即止。先用冲和汤,不愈,后服此汤。

【主治】时行三月后,谓之晚发,头痛身热恶寒,脉洪数。

30086　加味平补枳术丸(《便览》卷二)

【组成】白术(炒)四两　白芍一两　陈皮一两五　枳实(炒)二两　黄连(姜炒)一两　人参五钱　木香五钱　神曲(炒)一两　麦芽曲(炒)一两　栀子(炒)五钱　半夏曲一两

【用法】上为末,煮荷叶浓汁,煮糯米糊为丸,如梧桐子大。每服七八十丸,米汤、温水任下;有痰,用生姜汤送下。

【功用】调中补气,消痞清热、化食。

【主治】脾胃病。

30087　加味甘麦大枣汤(《张皆春眼科证治》)

【组成】炙甘草　麦门冬各9克　人参3克　小麦30克　大枣5枚　白芍9克

【主治】气血不足,阴阳失调,眼睛赤痛,发止不定,发时白睛淡红,疼痛不重,寒热交作,或有头痛,心烦意乱,脉细数无力,舌淡苔白,舌心粉红;止时不药而愈,状若常人,反复发作,一年数次。

【方论选录】方中人参、小麦、大枣、炙甘草甘温补中以助生化之源,使气血充裕,阴平阳秘,寒热无由生;白芍既有养血之功,合甘草又有敛阴和营,缓急止痛之能;更兼麦门冬清心润肺,白睛赤痛自然消除。

【临床报道】白睛赤痛:赵某某,女,35岁。1971年3月12日初诊。二目赤痛三月余,时发时止,越发越频,虽痛不重,但心中烦乱,时寒时热,其状如祟。患者消瘦面黄,疲倦少神,白睛淡赤,脉细无力。服加味甘麦大枣汤5剂,发少痛轻,继服15剂而愈。

30088　加味甘草泻心汤(方出《赵锡武医疗经验》,名见《古今名方》卷二)

【组成】生甘草30克　党参18克　生姜6克　干姜3克　半夏12克　黄连6克　黄芩9克　大枣7枚

【用法】水煎服。另配生甘草12克,苦参12克,四剂煎水,外洗阴部。

【主治】狐惑病(口、眼、生殖器综合征)。

30089　加味龙胆泻肝丸(《慈禧光绪医方选议》)

【组成】当归三钱　杭芍五钱(生)　生地五钱　炒栀三钱　胆草三钱(酒)　醋柴三钱　香附四钱(炙)　姜黄三钱(片)　木通一钱五分　泽泻一钱五分　车前二钱桔梗三钱　桑枝三钱　甘草一钱

【用法】上为细末,炼蜜为丸,如绿豆大。每服一钱五分,白开水送下。

【主治】肝病。

30090　加味龙胆泻肝汤(《赤水玄珠》卷三)

【组成】柴胡一钱　黄芩七分　生甘草　人参　黄连天门冬　胆草　山栀各五分　五味子七枚　麦冬　知母各五分

【用法】水煎服。

【主治】胆瘅口苦。

【宜忌】忌辛热物。

30091 加味龙胆泻肝汤

《景岳全书》卷五十七。即《外科发挥》卷七"加减龙胆泻肝汤"。见该条。

30092 加味龙胆泻肝汤（《中医妇科治疗学》）

【组成】龙胆草 当归各二钱 生地三钱 泽泻二钱 木通 苡仁各三钱 柴胡一钱 黄芩 栀子各三钱 莲须 赤芍各二钱 甘草一钱

【用法】水煎服。

【功用】平肝清热解郁。

【主治】带下浅红色，似血非血，胁胀或痛，口苦尿黄，舌红苔黄，脉弦数。

【加减】阴道有热感，去当归、柴胡，加贯众三钱；阴道红肿，小便困难，去当归、柴胡、莲须，加黄连一钱、琥珀一钱；湿甚，舌苔厚腻，去生地。

30093 加味龙麝紫金饼（《证治宝鉴》卷十）

【组成】生地 玄参 琥珀 犀角（生，镑） 羚羊角（镑） 薄荷 桔梗 升麻 凝水石（煅） 连翘 人参 牙消（另研） 赤茯苓各五钱 川芎 朱砂（水飞）各一两 诃子（去核） 牛黄 冰片 青黛各四钱 石膏三钱 麝香少许 金箔百张（为衣）

【用法】上为末，蜜同甘草膏为丸，如芡实大。每服一丸，不拘时含化。

【主治】上焦风热，咽喉肿痛，口舌生疮，肺经不清，声音不利，痰涎壅盛。

【备考】本方方名，据剂型，当作"加味龙麝紫金丸。"

30094 加味归身生地汤（《医门八法》卷四）

【组成】归身五钱（生） 生地五钱 知母一钱（生） 黄芩三钱（生） 柴胡二钱 羌活二钱 葛根一钱 浮萍钱半 川大黄二钱（酒浸，生用）

【用法】痘证发热，第二日服此。

【主治】痘证发热。

30095 加味四圣解毒汤（《片玉痘疹》卷八）

【组成】紫草 木通 枳壳 黄耆 桂枝 大黄（酒炒）

【用法】水煎服。

【主治】痘疮发热，及养浆时作痒，能食而大便秘。邪气内实，正气外虚者。

30096 加味四妙勇安汤（《效验秘方》郑惠伯方）

【组成】当归30克 玄参30克 银花30克 丹参30克 甘草30克

【用法】每日1剂，水煎服。

【功用】活血化瘀，解痉止痛。扩张血管，缓解血管痉挛。

【主治】冠心病，胸痹气短，心痛，脉结代；以及肝区刺痛及肾绞痛。

【加减】冠心病：加毛冬青、太阳草，以扩张血管；若兼气虚者，加黄芪、生脉散以补益心气。病毒性心肌炎：加郁金、板蓝根、草河车以清热解毒活血。自主神经功能紊乱，心律失常，配合甘麦大枣汤或百合知母汤，以养心安神，和中缓急。

【方论选录】方中当归养血和血；丹参养血散瘀；玄参养阴凉血化瘀；银花、甘草解毒止痛。诸药合用，共奏养血和血，化瘀止痛之功。

30097 加味四物二陈汤（《济阳纲目》卷三十一）

【组成】当归 川芎 生地（酒炒） 白芍药 陈皮 半夏 茯苓 甘草 知母 黄柏 枳壳 黄芩

【用法】上剉。加生姜三片，水煎服。

【功用】降心火，补真阴。

【主治】阴虚，自小腹下火起，冲上而喘者。

30098 加味四物六君汤（《寿世保元》卷七）

【异名】加味四物六君子汤（《郑氏家传女科万金方》）。

【组成】厚朴（姜汁炒）五分 桔梗 白术（去芦）各四分 砂仁 红花各三分 黄连三分 玄胡三分 陈皮四分 甘草二分 当归（酒洗） 香附各五分 枳实（麸炒） 白茯苓（去皮） 川芎 赤芍 苏叶 槟榔 半夏（姜汁炒）各四分

【用法】上剉散。加生姜三片，水煎，空心热服。

【主治】《郑氏家传女科万金方》：妇人二十三四岁，经后潮热，误食生冷，心腹胀满，气凑上膈，不思饮食，腹内结块如覆盆。

【备考】方中玄胡，《郑氏家传女科万金方》作"前胡"。

30099 加味四物安神汤（《证治宝鉴》卷三）

【组成】生地 熟地 当归 白芍 人参 白术 茯苓 竹茹 枣仁 辰砂 乌梅 栀子 麦冬 黄连 石菖蒲 远志肉

【用法】加炒粳米、大枣，水煎服。

【主治】久思所忧，虚耗心血，遂成怔忡；及心血素少之人，思虑即心跳者。

30100 加味四制香附丸（《医学正印》卷下）

【组成】香附米一斤（作四分，一分酒浸，一分盐汤浸，一分童便浸，一分醋浸，各三日，滤干炒） 当归（酒浸） 川芎 熟地（姜汁炒） 白芍（酒浸，炒）各三两 白术 陈皮 泽兰叶各二两 黄柏（酒炒） 甘草各一两

【用法】上为末，酒糊为丸。每服七十丸，空心白汤下。

【功用】调经养血，顺气健脾，信服有孕。

30101 加味四制黄柏丸（《扶寿精方》）

【组成】黄柏（去皮）一斤（内四两盐酒浸，四两米泔水浸，四两童便浸，四两初生男乳浸，日晒夜露，取日精月华之气，合阴阳造化之功） 知母（去毛皮，盐酒浸，晒干）一两 人参五钱 白茯苓（去皮） 白术各一两 甘草三钱 当归（酒浸） 川芎各一两 白芍药 熟地黄（酒拌蒸）各二两五钱 山茱萸（酒浸肉）一两

【用法】上为末，炼蜜为丸，如梧桐子大。每服三十丸，空心酒送下。

【主治】诸虚。

30102 加味史国公药酒（《活人方》卷六）

【组成】虎骨 乌梢蛇 白花蛇 晚蚕砂 白僵蚕 全蝎 清风藤 海风藤 油松节 白茄根 防风 汉防己 羌活 独活 桂枝 麻黄 川草薢 明天麻 天南星 制半夏 威灵仙 广橘红 枳壳 制何首乌 枸杞子 生地黄 熟地黄 川芎 当归 牛膝 牡丹皮 五加皮 杜仲

各等分 黄耆 白术二味加倍

【用法】上剉,贮绢囊,以滚酒冲入坛,泥固,外加厚纸密封,放窖处,过黄梅后开用。每酒一茶杯,调入桑枝膏五七匙,不拘时温服。若早、晚、空心各吞四妙丹一服,余时不必。

【主治】肥人素有湿痰风痰,气虚不能导引,以致淫溢流注于经络关节之处,为疼痛,为酸麻,手足举动不利,行步痿躄难前,口眼㖞斜,涕唾纵横,言语謇涩,舌音不清,筋骨拘挛难于运转。

30103 加味生化安神汤(《宁坤秘籍》卷中)

【异名】加味安神生化汤(《女科秘要》卷七)。

【组成】川芎二钱 当归四钱 茯苓一钱 甘草四分 干姜四分 枣仁一钱 桃仁十粒 大枣三枚

【用法】水二钟,煎六分,食远服。

【主治】产后三日内,血块未除,患妄言妄见。

30104 加味生化理中汤(《宁坤秘籍》卷中)

【组成】川芎一钱 当归三钱 干姜五分(炙黑) 甘草五分(炙) 人参三钱 黄耆一钱

【用法】加生姜,水煎服。

【主治】产后阴阳两虚,手足冷逆厥。

【加减】服参、耆而厥回,痛块未除,暂减参、耆,以除痛块;痛块除,仍加参、耆、桃仁十五粒;渴,加参麦散。

30105 加味生脉补血汤(《效验秘方·续集》高濯风方)

【组成】西洋参6克(或太子参30克) 麦冬10克 五味子6克 黄芪15克 当归12克 桂圆肉30克 甘松10克 炙甘草6克

【用法】每日1剂,水煎2次,早晚分服。

【功用】益气养阴,强心复脉。

【主治】心律失常,证属气阴两虚型:心悸气短,头晕乏力,胸闷自汗,口干,舌红少津,脉细弱、数、促或结、代。

【加减】若阴血偏虚,心烦不寐者,加生地、白芍、阿胶以益阴;阳气不足,心动过缓者,可入桂枝温通血脉,并有助于气阴恢复;兼见邪热内扰,迫液外泄,发热盗汗,心烦唇燥者,加黄连、黄芩、黄柏清热除烦,增生地、熟地合当归养血增液以制火。风心病心律失常属此证者,加赤芍、桂枝、两头尖,以通为用。冠心病,加丹参、三七粉活血化瘀。

【方论选录】方中太子参补脾肺之气,生津止汗,麦冬、五味子酸甘化阴,三药相合,两救气阴。然其性偏寒凉而属阴,阴药主静,无力自动,增甘温之黄芪善补胸中大气,贯心脉而行气血。当归气辛而善行,为血中之圣药。合麦冬、五味子养血增液益阴。桂圆肉养心脾、补心血、润五脏,有明显的抗心律失常作用(用量宜在30克以上)。甘松主理元气,祛郁气,可解除患者焦躁不安,心烦不寐之症。炙甘草安中复脉。诸药相合,使阴血充盈,阳气壮旺,心体得养,心用得助,则脉可生复。

30106 加味生姜理中汤(《丹溪心法附余》卷九)

【组成】人参 白术 生姜 甘草(炙) 半夏 陈皮各等分

【用法】水煎服。

【主治】恶心。

30107 加味生料五积散(《普济方》卷一八五引《德生堂方》)

【组成】局方五积散五钱加全蝎(炒过)十一个 穿山甲(要看患左右手足,或臂胁疼痛处,于穿山甲身上取)七片(炮碎) 麻黄一钱半 麝香一字

【用法】水二大盏,加生姜五片,葱三根,同煎至一大盏,无灰酒一小匙,稍热服。于热炕上睡,以衣被厚盖,出汗愈,须要有病处得汗为佳。如不出汗,再煎滓服之出汗。

【主治】风湿冷痹。因起居阴湿之地,或在水乡船上,以致浑身上下,手足四肢强直不能屈伸,其痛不可忍者。

30108 加味白术芍药汤(《保命歌括》卷二十二)

【组成】白术(炒) 白芍药(炒) 白茯苓各一钱 陈皮七分 甘草(炙)五分

【用法】上咬咀。水二盏,煎一盏,去滓温服。

【主治】痢后更衣不止者。

30109 加味半夏泻心汤(《效验秘方·续集》于己百方)

【组成】半夏10克 黄芩10克 黄连6克 党参12克 干姜6克 赭石20克 莱菔子15克 炒麦芽15克 山楂15克 杭芍15克 枳实10克 莪术10克 炙甘草10克

【用法】每日1剂,水煎2次,早晚分服,也可制成丸药长服。

【功用】平调寒热,消痞除胀。

【主治】慢性萎缩性胃炎。

【加减】如脾胃虚寒甚者加香附10克,川椒5克,以温中祛寒;气滞胃胀甚者加陈皮12克,木香10克,以理气消胀;肝胃气痛甚者加柴胡15克,玄胡12克,白芷12克,以疏肝行气止痛;失眠加炒枣仁20克,丹参15克;热偏胜去干姜,加玉片10克,公英30克;阴虚去干姜,加麦冬15克,石斛15克;瘀重去干姜,加丹参20克;吞酸者加煅瓦楞15克,海螵蛸15克。

【方论选录】方中半夏能和胃止呕,散结消痞,以除痞满呕逆;干姜与半夏合,辛开祛寒以和阴;黄芩、黄连苦降泻热以和阳;党参、炙草扶正以助祛邪,可使中气得复;重用赭石、莱菔子、枳实、莪术降气和胃,消痞散结,旨在顺应胃腑通降之性;更加杭芍,取仲景芍药甘草汤意,一则酸甘化阴,以增胃液,一则缓急止痛,缓中补虚;麦芽、山楂消食开胃,增进食欲,与方中它药相配,可增强消食和胃之功。综观全方,寒热并用,苦辛并进,补泻兼施,标本兼顾,配伍得当,法度精良,服之可使阴阳和谐,寒热平调,升降复常,中气振作,萎缩性胃炎病症自可逐渐康复。

30110 加味半夏茯苓汤(《直指》卷八)

【组成】半夏(制)二钱半 茯苓一两半 陈皮 五味子各一两 人参 细辛 甘草(炙)各半两

【用法】上剉散。每服四钱,加生姜七片,煎服。

【主治】咳嗽痰多。

30111 加味半夏茯苓汤(《普济方》卷三八七)

【组成】半夏曲二两 茯苓一两半 陈皮 五味子各一两 人参 北细辛 羌活 桔梗(去芦) 葶苈(炒)各一两

【用法】上剉。加生姜、桑白皮,水煎服。

【主治】痰嗽。

30112 加味芍药甘草汤（《效验秘方·续集》祝伯权方）

【组成】杭白芍 15 克 甘草 31 克 香附 15 克

【用法】日 1 剂，水煎 2 次，早晚分服。

【功用】疏肝理气，和胃止痛。

【主治】肝胃气滞型上消化道溃疡。临床表现为胃脘疼痛，牵及两胁，胸满腹胀，嗳气、口苦，或伴泛酸、呕恶，发病多与情志有关，舌苔淡黄或薄白，脉弦或沉弦、弦滑。

【加减】虚者，加党参、白术或黄芪；寒者，加炒良姜、肉桂或熟附子；热者，加条芩、黄连或黄柏；实者，加大黄（炒焦）、枳实；吞酸，加吴萸、黄连；调气，加木香、砂仁或沉香；和血，加当归或丹参；痛甚，加元胡；吐甚，加半夏或竹茹；便燥，加郁李仁或火麻仁；便泄，加黄连或茯苓；出血，加藕节、乌贼骨或三七。

【方论选录】方中杭白芍味苦酸微寒，性平无毒，可泻肝火，安脾和血，缓中止痛；甘草味甘，性平无毒，生肌止痛，疗诸痛疮疡，通行十二经。故芍药甘草汤酸以收之，甘以缓之，柔肝理脾，缓急止痛。加以香附，辛微苦、甘平，入肝、三焦二经，有理气解郁、调经止痛之功用，乃血中气药，与芍药甘草汤合用，以达辛通和营，治胃脘久痛不愈之目的。

30113 加味托里消毒散（《保婴撮要》卷十五）

【组成】人参 黄芪（炒） 当归（酒拌）各一钱 川芎 芍药 白芷 茯苓各五分 金银花 甘草 连翘 乳香 没药各三分

【用法】上作三剂。水煎服。

【主治】溃疡余毒，发热作痛。

30114 加味当归六黄汤（《医林绳墨大全》卷四）

【组成】当归六黄汤加枣仁 牡蛎 门冬各七分 五味子九粒 枣二枚

【用法】水煎，温服。

【主治】盗汗。

30115 加味当归补血汤（《证治宝鉴》卷一）

【组成】当归 黄芪 羌活 甘草 荆芥 防风

【主治】一切去血过多，筋无所养，致肢挛口噤如痉者。

30116 加味当归补血汤（《医略六书》卷二十）

【组成】黄芪五钱 当归三钱 炙草钱半 防风钱半（盐水炒） 羌活钱半（砂糖炒） 竹沥一杯（冲） 姜汁一杯（冲）

【用法】水煎去滓，冲二汁温服。

【主治】产后去血过多，筋无血养，挛急发痉，脉浮软者。

【方论选录】产后血虚，不能荣养经络，而邪乘虚袭，故筋脉挛急而发痉焉，谓之虚痉。黄芪补虚生血，当归养血荣经，防风率领黄芪以益卫气，羌活统运高甘草益胃气，以振运行之力，竹沥、姜汁活络行经，以除虚痉也。俾气能生血，则血液内充，而虚风自散，筋脉挛急自舒，何患痉之不退哉！此补气以统运营血之剂，为产后虚风发痉之专方。

30117 加味当归补血汤（《不知医必要》卷四）

【组成】炙芪一两 党参（去芦，米炒）四钱 当归三钱 干姜（炒）二钱 附子（制）三钱

【主治】胞衣下后，血脱而晕，眼闭口开，手足厥冷者。

30118 加味当归补血汤（《医略六书》卷二十六）

【组成】当归身五钱（炒） 炙芪五钱 党参五钱 乌梅五个（去核）

【主治】产后大汗。

30119 加味当归建中汤（《会约》卷十五）

【组成】当归二钱 蜜芪钱半 桂枝 炙草 生姜各钱半 白芍三钱 胶饴两半 人参

【用法】生姜、大枣为引。

【主治】内生之风，肝虚掉眩，血海干者。

【备考】方中人参用量原缺。

30120 加味当归活血汤（《眼科临症笔记》）

【组成】当归八钱 川芎四钱 赤芍三钱 桃仁四钱 红花三钱 防风三钱 菊花四钱 茺蔚子四钱 薄荷二钱 甘草一钱

【用法】水煎服。

【主治】抱轮红症。两眼气轮赤丝纵横，风轮周围充血，疼痛流泪，视物昏花。

30121 加味朱砂安神丸（《便览》卷三）

【组成】朱砂五钱（飞，另研） 黄连（酒洗）六钱 甘草（炙）二钱半 生地一钱半 当归二钱半

【用法】上为末，蒸饼为丸，如黍米大，朱砂为衣。每五十丸，唾津送下。

【主治】血虚，心烦懊㑽，惊悸怔忡，胸中气乱。

30122 加味血府逐瘀汤（《效验秘方》颜德馨方）

【组成】当归 生地 牛膝 红花各9克 桃红12克 柴胡 枳壳 赤芍各6克 川芎 桔梗各4.5克 甘草3克 紫石英30克 蛇床子9克 韭菜子9克

【用法】水煎服。日一剂。

【功用】活血化瘀，温肾通窍。

【主治】青壮年不射精症属血瘀者。

【方论选录】方中桃红四物活血化瘀；四逆散疏肝解郁，调畅气机；桔梗、牛膝一升一降，使气血更易于运行。紫石英、牛膝温肾通窍；蛇床子、韭菜子温补肾阳。诸药合用，共奏疏理肝气，活血，祛瘀，温肾，通窍之功。

30123 加味血府逐瘀汤（《效验秘方》承伯钢方）

【组成】当归12克 赤芍10克 川芎6克 桃仁10克 牛膝10克 生地15克 桔梗6克 枳壳10克

【用法】随症加味，每日1剂，水煎服。

【功用】疏肝化瘀通络。

【主治】不射精、阳痿、不育症、前列腺肥大等男性病。

【方论选录】本案肝经气血瘀滞，精关郁闭，法当疏肝化瘀通络，使气机升降宣畅，精关开合有节。

30124 加味行血助浆汤（《幼科直言》卷二）

【组成】黄芪 防风 当归 丹皮 僵蚕 桔梗 连翘 牛蒡子

【用法】加糯米二钱，水煎服。

【主治】痘疮险症，在六七八九朝，毒气盛而颜色干红者。

30125 加味安神生化汤

《女科秘要》卷七。为《宁坤秘籍》卷中"加味生化安神汤"之异名。见该条。

30126 加味阴痛四物汤（《医略六书》卷二十六）

【组成】生地五钱　柴胡五分(梢)　白芍钱半(炒)　川芎一钱　当归三钱　龙胆草钱半(酒炒)　山栀钱半(炒)　丹皮钱半

【用法】水煎,去滓温服。

【主治】阴肿痛,脉数涩弦者。

【方论选录】血亏木旺,湿热滞于厥阴,故前阴漫肿,疼痛不已。生地滋阴壮水,以涵肝木;白芍敛阴和血,以除阴痛;川芎行血中之气;当归养痛伤之血;柴胡升阳散滞;龙胆泻热导湿;丹皮凉血平相火之热;山栀清热降屈曲之火。如厥阴血滞,当易赤芍以利之,水煎温服,使湿热解散,则血旺木平,而经脉清和,无不肿消痛退矣。

30127　加味防己黄耆汤(《观聚方》卷一)

【组成】防己一两　甘草半两　白术七钱半　黄耆一两一分　加木瓜　苍术　薏苡仁　独活

【用法】加生姜、大枣,水煎服。

【主治】风湿相搏,客于皮肤,四肢少力,关节烦痛。

30128　加味防风通圣散(《济阳纲目》卷八十三)

【组成】防风通圣散加苦参　天麻　蝉蜕各等分

【用法】上剉。水煎,早、晚各一服。

【主治】大风,毛脱落、肌肤拆裂。

【宜忌】忌房事、盐、酱、荤腥、生冷油腻之物。

30129　加味麦冬养荣汤(《效验秘方·续集》郝万山方)

【组成】麦冬30克　党参10克　生黄芪10克　当归10克　白芍10克　生地10克　知母6克　五味子3克　陈皮10克　肉桂2克　炙甘草6克

【用法】水煎服,每日1剂,清水浸泡文火煎沸30分钟。共2煎,早晚分服。

【功用】滋阴养血,引火归原,兼清余毒。

【主治】疮疡久溃不敛。

【宜忌】因药偏寒凉,故疮疡初溃,脓水黄稠,疮周红肿硬痛,憎寒身热,毒热未衰者,不可早用。溃疮后期,疮色灰暗、青紫,新肉不生,自汗肢冷,阳衰阴凝者,亦不可误用。

【方论选录】本方重用麦冬,既能增强养阴润燥之力,又可兼以清心降火而达清除余毒之功,为方中君药。当归、白芍养血补血。参芪相伍,益气以生阴血。一般病证多以党参易人参以防助热。生地滋阴凉血以除瘀热。知母清热除烦又可滋阴。五味子酸收,既可生津止渴敛汗,又能收摄虚火之浮越。然诸药毕竟多属甘寒柔润之品,故用陈皮理气行湿以防壅隔败胃,再用甘草养中护正以顾后天化源。加肉桂意在引火归原,增此一味,全方皆活,但用量却不宜多。

30130　加味麦味地黄汤(《效验秘方》董建华方)

【组成】麦冬10克　五味子10克　山萸肉10克　紫石英15克(先煎)　熟地10克　山药10克　丹皮10克　茯苓10克　泽泻10克　肉桂3~6克

【用法】日1剂,文火久煎,分温2服。

【功用】补肾纳气平喘。

【主治】肾虚、久病、老年性喘咳。

【方论选录】本方药用麦冬滋阴润肺,清热止咳;五味子补肾固精,收敛肺气;紫石英温补肾阳,纳气定喘;肉桂引火归原,纳气归肾,微微生火,冀水中求火,与六味地黄丸相配,补而不腻,温而不燥,既能收敛肺气,又能双补肾之阴阳。以此纳气平喘之法,每获良效。

30131　加味丽泽通气散(《片玉心书》卷五)

【组成】羌活　独活　苍术　防风　升麻　荆芥穗　葛根　甘草(炙)　细辛　麻黄　白芷　川芎　木通

【用法】加生姜三片,大枣二枚,葱二寸,水煎,食后服。

【主治】肺受风寒,久而不散,则肺气壅闭而鼻塞,脓涕结聚而不开,使不闻香臭,则成鼻齆。

30132　加味芩连四物汤(《金鉴》卷四十八)

【组成】四物汤加黄芩(酒炒黑)　黄连(酒炒黑)　地榆　阿胶　荆芥穗(微炒)　升麻(蜜制)　棕榈皮灰

【主治】产后大便出血。

30133　加味连芩升麻汤

《医部全录》卷四九〇。即《痘疹全书》卷上"加味连翘升麻汤"。见该条。

30134　加味连翘升麻汤(《痘疹全书》卷上)

【组成】连翘(去心,酒洗)　升麻(切,酒洗)　葛根(切)　桔梗(泔浸)　赤芍　草梢　酒芩　酒栀子　木通(酒洗)　牛蒡(酒淘,炒,研)　白滑石(暑用)　麦冬(去心)

【用法】上剉。水一钟,加淡竹叶、灯心为引,水煎服,不拘时候。

【主治】痘疮热太甚者,毒未发尽。

【备考】本方方名,《医部全录》引作"加味连芩升麻汤"。

30135　加味羌活胜湿汤(《济阳纲目》卷一〇〇)

【组成】羌活　独活各一钱　防风　藁本　蔓荆子　川芎　黄芩　桔梗　甘草各五分

【用法】上剉。水煎,食后服。

【主治】咽痛,颊肿,面赤,脉洪大者。

30136　加味补中安胎饮(《胎产心法》卷一)

【组成】人参一钱　白术(土炒)　当归(酒洗)各二钱　川芎　黄芩各八分　紫苏　陈皮　砂仁(碎)　炙草各四分

【用法】加生姜一片,水煎服。滓再煎。

【主治】孕妇虚羸,下血不止,或按月去血点滴,名曰胎漏。

30137　加味补中益气汤(《直指附遗》卷九)

【组成】人参一钱　黄耆七分　甘草四分　白术一钱　当归(酒洗)一钱二分　陈皮(去白)一钱　柴胡(去芦)五分　升麻三分　麦冬七分(制,去心)　天花粉五分　黄柏七分(酒盐炒)　黄芩五分(酒浸)

【用法】上㕮咀。用水二钟,煎至一钟,去滓温服。

【主治】动作劳倦。

30138　加味补中益气汤(《万氏家抄》卷二)

【组成】黄芩　黄耆　柴胡各一钱　半夏　芍药　人参　白术　当归各八分　甘草五分　升麻三分　陈皮六分

【用法】上作一服。水二钟,加生姜三片,煎八分,空心服。

【主治】平素不足,兼以劳役内伤,挟感寒暑,致患疟疾,寒热交作,肢体倦软,乏力少气。

【加减】有汗及寒重,加桂枝五分,倍黄耆;热盛,倍柴胡、黄芩;渴,加麦门冬、天花粉。

30139 加味补中益气汤(《医统》卷五十五)
【组成】人参 黄耆 当归 白术各一钱 陈皮 甘草 升麻 柴胡 防风 白芷 川芎各五分
【用法】加生姜、大枣,水煎服。
【主治】中气不足,卫气不舒,致患瘙痒。

30140 加味补中益气汤(《便览》卷二)
【组成】人参 黄耆(蜜炙) 白术(炒) 杜仲(炒) 牛膝 白芍(炒)各一钱 甘草(炒)六分 当归(酒浸)八分 升麻三分 陈皮七分 柴胡五分 五味子九粒 黄柏(炒)一钱 枸杞子一钱
【用法】水煎,空心服。
【主治】一切中气不足,脾胃弱,下元虚,腰膝软弱,夜有房劳。
【加减】如梦遗,加知母、牡蛎各一钱;腹胀,加半夏、厚朴;咳嗽,加知母、麦冬各八分;泄泻,加肉豆蔻、干姜各七分;呕逆恶心,加藿香、半夏。

30141 加味补中益气汤(《寿世保元》卷三)
【组成】黄耆(炒)二钱 人参一钱 白术(去芦,炒)二钱 白茯苓二钱 陈皮八分 柴胡四分 升麻三分 白芍(酒炒)一钱五分 当归(酒炒)三钱 萝卜子(炒)三钱 厚朴(姜炒)一钱 甘草(炙)八分 枳实(麸炒)八分
【用法】上剉一剂。加生姜,水煎服。
【主治】脾胃虚弱,治失其宜,元气虚惫,脾胃伤损,肿胀尤甚。

30142 加味补中益气汤(《济阴纲目》卷二)
【组成】黄耆 人参 甘草(炙) 白术 当归 陈皮各一钱 升麻 柴胡各三分 生地黄 天花粉各八分
【用法】上剉,作一服。水煎服。
【主治】饮食劳倦,损伤脾胃,气弱体倦,发热作渴,饮食减少,而不生血者。

30143 加味补中益气汤(《济阴纲目》卷十四)
【组成】黄耆 人参 白术 甘草(炙)各一钱 当归 陈皮各七分 升麻 柴胡各三分 肉豆蔻 补骨脂各五分
【用法】上剉一剂。水煎服。
【主治】脾肾虚寒,大便不禁。

30144 加味补中益气汤(《济阳纲目》卷三十七)
【组成】黄耆 人参 甘草 陈皮 当归 白术 升麻 柴胡 黄连 枳实 芍药
【用法】上剉一剂。水煎服。
【主治】内伤劳役,浊气上泛,清气下陷,虚痞者。
【加减】如便秘,加大黄;呕吐,加黄连、生姜,冬月加黄连、丁香。

30145 加味补中益气汤(《济阳纲目》卷四十五)
【组成】黄耆 人参 白术 甘草(炙) 当归 陈皮 柴胡 升麻 钩藤钩
【用法】上剉。水煎服。
【主治】胃气虚弱颤振。

30146 加味补中益气汤(《济阳纲目》卷七十三)
【组成】人参 黄耆(蜜炙) 白术 白芍药(酒炒) 甘草(炙) 陈皮 当归各一钱 升麻 柴胡 砂仁各五分
【用法】上剉一剂。水煎服。
【主治】劳倦饮食损伤元气,或过服寒凉消导之药,致清气下陷,肚腹大痛。

30147 加味补中益气汤(《济阳纲目》卷七十四)
【组成】人参 黄耆 白术 甘草 当归 陈皮 升麻 柴胡 白芍药 龙胆草 青皮 枳壳 香附子 川芎
【用法】上剉。加生姜三片,水煎服。
【主治】元气虚极,胁或刺痛。

30148 加味补中益气汤(《济阳纲目》卷八十二)
【组成】黄耆(蜜炙) 人参 白术 陈皮 当归各一钱 升麻 柴胡 木香各五分 香附 青皮(去瓤) 川芎各八分 甘草三分 桂枝少许
【用法】上剉一剂。加生姜、大枣,水煎服。
【主治】浑身麻,属气虚者。

30149 加味补中益气汤(《医宗必读》卷八)
【组成】人参一钱 白术一钱(炒黄) 黄耆一钱二分 甘草三分 当归五分 陈皮六分 升麻三分 柴胡一分 茯苓二钱 车前子一钱
【用法】水二钟,加煨姜三片,大枣二枚,水煎八分服。
【主治】脾肺虚,小便黄赤。

30150 加味补中益气汤(《证治宝鉴》卷七)
【组成】补中益气汤加白芍 熟地 知母 黄柏 茯苓 牡蛎 地骨皮
【用法】煎汤下六味地黄丸加五味子。
【主治】劳役太过,脾肺气虚,色白倦怠,气口脉大无力。
【加减】有热加黄柏、生地。

30151 加味补中益气汤(《外科大成》卷四)
【组成】黄耆二钱 人参 白术 当归各一钱五分 粉草一钱(炙) 陈皮七分 柴胡 升麻各五分 苍术一钱 防风 元参各八分 黄连 黄芩 黄柏各五分
【用法】水二钟,加生姜三片,红枣二枚,煎八分,食远温服。
【主治】脓疥而无完肤者。

30152 加味补中益气汤(《医林绳墨大全》卷四)
【组成】人参 黄耆 当归身 白术 升麻 柴胡 橘红 甘草 麻黄根 浮小麦 白芍 桂皮 酸枣仁
【用法】加大枣二枚,水煎,温服。
【主治】阳虚自汗。
【加减】虚极者,加附子二片。

30153 加味补中益气汤(《傅青主女科·产后编》卷下)
【组成】人参一钱 白术二钱 当归三钱 黄耆一钱(炙) 白芍一钱 广陈四分 甘草四分
【用法】加生姜、大枣,水煎,送下三消丸。
【主治】产后伤冷,恶露凝块,日久不散,虚证百出;或身热骨蒸,食少羸瘦;或五心烦热,月水不行,其块在两胁,动则雷鸣,嘈杂晕眩,发热似疟,时作时止。

30154 加味补中益气汤(《洞天奥旨》卷十二)
【组成】人参三钱 黄耆五钱 白术一钱 当归三钱

柴胡八分　升麻四分　生草一钱　陈皮一钱　金银花一两

【用法】水煎服。

【主治】脐漏疮。

【加减】纵色者，加熟地一两、山萸肉四钱；动怒者，加白芍药一两、当归二钱、丹皮三钱、熟地五钱。

30155　加味补中益气汤（《会约》卷十四）

【组成】人参（淮山药炒黄三五钱代之亦可）　黄耆（蜜炒）二钱　白术　当归　熟地各一钱五分　白芍（酒炒）　陈皮各一钱　甘草（炙）八分　升麻（蜜炒）　柴胡（酒炒）各三分

【用法】生姜、大枣为引。中时夜间服，早服固下丸。

【主治】元气虚损，不时漏血，历年不止者。

【备考】方中人参用量原缺。

30156　加味补中益气汤（《会约》卷十四）

【组成】人参（随便）　黄耆（蜜炒）二钱　白术　当归各钱半　炙草　陈皮各八分　柴胡（酒炒）　升麻（蜜炒）各三分　杜仲　续断　淮山药（炒）各钱半　百合二钱　五味子十五粒

【用法】生姜、大枣为引。

【主治】堕胎。

【加减】如肺虚有热，或口渴溺赤，或咳嗽喉燥，加麦冬一二钱；如脾寒泄泻，加炮干姜一钱；如气滞而胀，加腹皮八分，或加枳壳七分。

【备考】胎至七月，肺经养之，前此或堕，肺经受伤，后孕宜预于六月调补之，必须大剂，不可间断，保过七月，则无虞也。

30157　加味补中益气汤（《医钞类编》卷十）

【组成】炙耆　人参　白术（土炒）　当归（土炒）　升麻（酒炒）　陈皮　诃子　肉蔻（煨去油）北五味　乌梅（去核）　炙草　糯米（炒）

【用法】水煎服。

【主治】泄泻，元阳虚陷，大孔不收。

30158　加味补中益气汤（《外科十三方考》卷下）

【组成】补中益气汤加地榆一两　光连二钱

【用法】水煎服。

【主治】内痔下血不收。

30159　加味补中益气汤（《中医妇科治疗学》）

【组成】黄耆　白术各六钱　广皮　升麻　柴胡各二钱　泡参二钱　秦归二钱　乌贼骨二两　茜草根（炒炭）四钱

【用法】水煎服。

【功用】补气摄血。

【主治】崩中或漏下不止，色淡红，精神疲惫，气短自汗。

30160　加味补中益气汤（《眼科临症笔记》）

【组成】人参三钱　当归身三钱　柴胡二钱　黄耆八钱　升麻一钱半　熟地五钱　玉竹三钱　枸杞四钱　白术三钱　云苓三钱　石斛三钱　甘草一钱　大枣三个　生姜一片

【用法】水煎服。

【主治】高风障症。二目不赤，不疼，不肿，常觉眩晕，

每至日落星出，而无所见。

30161　加味补中益气汤（《效验秘方》彭显光方）

【组成】黄芪30克　潞党参20克　升麻15克　柴胡15克　陈皮9克　白术15克　当归9克　诃子15克　淮山药20克　煅牡蛎粉15克　炙甘草6克

【用法】除煅牡蛎粉外，其他药加入药罐煎开30分钟，去渣留汁，放入煅牡蛎粉调匀内服，每日3次，20剂为一疗程。

【功用】补中健脾，举陷固摄。

【主治】气虚不能固摄所致一、二、三期直肠脱垂。

【加减】如患者面色苍白，心慌，头晕目眩，脱出直肠常伴有溃疡等，此为血虚，可加熟地20克、白芍15克；如体弱健忘，腰膝酸痛，耳鸣尿频，肛门松弛，多见于老人、妇人，此为肾虚，可加肉桂10克、枸杞15克、巴戟天15克、补骨脂15克、益智仁15克、龟鹿胶各10克；如肛门灼热，肿胀，红赤疼痛，大便干结，口干不欲饮，此为气血虚火湿热，可加黄芩15克、黄连10克、火麻仁20克、枳实12克。此外可用五倍子、煅龙骨、煅牡蛎各15克，冰片5克，共研细末（名固脱收敛散），大便后涂敷于脱垂部分，纱布包扎，则效果更佳。

【方论选录】方中黄芪甘温补中益气，升阳固表故为主药；辅以党参，白术，山药，炙甘草益气健脾养胃；陈皮理气和胃；当归养血和阴，升麻、柴胡助主药以升提下陷之阳气；诃子苦酸温涩，温以开胃调中，涩以固脱止泻；牡蛎味咸入血分，煅后能止盗汗，去烦热，益精气，固滑脱，二药可固脱收敛助主药敛耗散之气。

30162　加味补阳还五汤（《效验秘方·续集》唐汉钧方）

【组成】黄芪30克　太子参15克　丹参15克　川芎9克　桃仁15克　地龙9克　牛膝15克　苡仁15克　泽兰15克

【用法】每日1剂，水煎2次，早晚分服。

【功用】益气通络，祛瘀利湿。

【主治】臁疮（下肢静脉性溃疡）。

【方论选录】方中黄芪、太子参补中益气，托毒生肌；川芎祛风活血；丹参、桃仁活血化瘀；地龙活血生肌，收湿敛疮；牛膝活血通络，引药下行；苡米健脾利湿，化腐生肌；泽兰活血化瘀，兼能利湿。

30163　加味补养心肾方（方出《刘惠民医案》，名见《千家妙方》卷上）

【组成】酸枣仁（生熟各半，捣）24克　炒柏子仁9克　茯神9克　钩藤9克　生龙齿9克　天竺黄9克　菟丝子12克　胆南星3克　白术9克　白豆蔻6克　橘络9克　人参6克　淡豆豉9克　生鸡内金12克　山栀4.5克　灯心1.5克

【用法】水煎两遍，混合后分两次温服。服药三天，停服一日。

【功用】补养心肾，清热豁痰，健脾益气。

【主治】心肾不足，痰热内阻所致的夜游症。

30164　加味补益败毒散（《胎产秘书》卷下）

【组成】生耆二钱　人参二钱　焦术一钱　炙甘草八分　陈皮一钱　归身二钱　升麻二分　荆芥一钱　净银花

二钱　肉桂五分　防风一钱　乳香(去油)一钱

【用法】水煎服。

【主治】湿热下陷，阴门生疮。

30165　加味补益养血汤(方出《刘惠民医案》，名见《千家妙方》卷上)

【组成】生黄耆15克　党参15克　山药31克　白术15克　茯苓12克　砂仁12克　远志12克　柏子仁15克　炒酸枣仁25克　狗脊(去毛)15克　枸杞子12克　菟丝子25克　当归15克　丹参18克

【用法】水煎两次，混合，分两次温服。

【功用】健脾益气，养血和血，补肾。

【主治】白细胞减少症。

【临床报道】白细胞减少症：尹某，女，42岁。于1975年1月28日初诊。患者一年前感到头昏，疲惫，两腿沉重，乏力、腰酸，食欲不振，半年前发现白血球减少，为3000/立方毫米，最低时仅为1000/立方毫米，服用各种升白细胞药无效，伴肢体麻木，失眠多梦，面色暗黄乏泽，舌淡红，苔薄白，脉沉细无力，投以加味补益养血汤，服药十余剂后，症状逐渐减轻，白细胞已升至6500～7500/立方毫米，稳定在5000/立方毫米以上，恢复工作。

30166　加味附子理中汤(《不知医必要》卷二)

【组成】党参(去芦，米炒)二钱　白术(净炒)　当归各一钱五分　干姜(炒)　附子(制)　木通各一钱　吴萸(泡)六分　肉桂(去皮，另炖)四分　炙草七分

【主治】寒痛绵绵不休，手足俱冷者。

30167　加味附子理中汤(《眼科临症笔记》)

【组成】人参二钱　干姜一钱　白术一钱　细辛五分　甘草一钱　葱白一寸　大枣一枚

【用法】水煎服。另用牙皂、镜砂、明矾各等分，为末，随前药水冲服。

【主治】瞑目症。二目不疼不肿，紧闭难睁，头晕神昏。

30168　加味附桂地黄汤(《不知医必要》卷二)

【组成】熟地四钱　淮药(炒)二钱　萸肉　川楝子　丹皮　茯苓　小茴各一钱五分　制附子　泽泻(盐水炒)各一钱　肉桂(去皮，另炖)三分

【主治】阴虚疝症。

30169　加味附桂地黄汤(《不知医必要》卷三)

【组成】熟地三钱　淮药(炒)　茯苓各二钱　丝饼四钱　萸肉　车前各一钱五分　泽泻(盐水炒)　丹皮各一钱　附子(制)八分　肉桂(去皮，另炖)四分

【主治】命门火衰，以致败精为浊。

30170　加味青州白丸子(《东医宝鉴·杂病篇》卷二)

【组成】白附子　天南星　半夏　白姜各二两　天麻　全蝎　白僵蚕各一两　川乌五钱

【用法】上并生用，为细末，姜汁面糊为丸，如梧桐子大。每服五七十丸，生姜汤吞下，不拘时候。

【主治】中风壅塞，喎斜瘫痪。

30171　加味松肌透表汤(《幼科直言》卷二)

【组成】连翘　牛蒡子　山楂肉　羌活　干葛　紫草　升麻少许　黄芩　桔梗　陈皮　甘草

【用法】荸荠为引。

【主治】痘疮险症，发热，或一二日即见点者，外热盛而兼作烦。

30172　加味苦参熏洗剂(《效验秘方·续集》何国兴方)

【组成】苦参　生百部　蛇床子　木槿皮　土茯苓　鹤虱　白鲜皮　虎杖根各30克　川黄柏　川花椒　地肤子　龙胆草　明矾　五倍子各20克

【用法】上药加水2500～3000毫升，煮沸后10～15分钟，用干净纱布滤去药渣，将药液放在干净的盆内，趁热坐于盆上熏蒸阴道和坐浴外洗，最好同时用干净纱布蘸盆中药液，轻轻擦洗外阴及阴道壁。每日1剂，早晚各熏洗1次，每次约20～30分钟，10天为1疗程。治疗期间禁房事，勤换内裤；男方也应随女方同时熏泡外阴。

【主治】阴痒(阴道炎)。

【方论选录】方中苦参、地肤子具有祛风化湿，杀虫止痒作用；龙胆草、川黄柏、生百部、土茯苓、鹤虱、蛇床子具有清热燥湿，杀虫止痒之功；土槿皮、花椒功能清热利湿，解毒止痒，对部分真菌有抑制作用；虎杖根能清热解毒、散瘀，有抑制真菌作用；明矾、五倍子酸涩止带；白鲜皮能祛风燥湿，清热解毒，主治女子阴中作痛。诸药配伍具有清热解毒，止痒利湿，收敛杀虫等功效。故用其熏洗阴道治疗本病疗效显著，且副作用小。本品具有简、便、廉等优越性，尤其适宜偏僻农村及基层医院推广使用。

30173　加味苓桂术甘丸(《重订通俗伤寒论》)

【组成】生于术(米泔浸)　浙茯苓　鹿脊骨(用麻黄四钱煎汤炙)各三两　桂枝木八钱　竹沥半夏二两　杏仁霜两半　北细辛三钱　炙甘草六钱

【用法】水泛为丸。每服钱半至二钱，淡盐汤送下。

【主治】哮喘时止时发，上气郁闷，咳痰不出，勉强咳出一二口，痰中稍杂以血点。盖因伏饮之踞，始则阳衰浊泛，继则阴亦渐损，此哮喘属于虚寒，而阳伤略及阴分也。

30174　加味苓桂术甘汤(《衷中参西》上册)

【组成】于术三钱　桂枝尖二钱　茯苓片二钱　甘草一钱　干姜三钱　人参三钱　乌附子二钱　威灵仙一钱五分

【用法】上药煎服数剂后，小便微利，其脉沉迟如故者，用此汤送服生硫黄末四五厘。若不觉温暖，体验渐渐加多，以服后移时觉温暖为度。

【主治】水肿，小便不利，其脉沉迟无力，自觉寒凉者。

【方论选录】方用苓桂术甘汤，以助上焦之阳；用甘草协同人参、干姜以助中焦之阳；又用人参、附子(参附汤)协同桂枝更能助下焦之阳。三焦阳气宣通，水饮亦随之宣通，而不复停滞为患也。至人参与灵仙并用，治气虚小便不利甚效，而灵仙通利之性，又能运化术、草之补力，俾胀满者服之，毫无滞碍，故加之以为佐使也。

30175　加味明目地黄丸(《眼科阐微》卷二)

【组成】熟地八两　山药六两(饭上蒸过)　山萸六两(去核，净蒸)　泽泻三两(面煨)　茯苓三两(去皮)　全当归六两(酒洗)　菊花二两(用白的)　丹皮三两　枸杞六两(去蒂净，酒洗，炒)

【用法】炼蜜为丸，如梧桐子大。每服五七钱，空心盐汤送下。自二钱起，渐加至四钱。

【主治】老年眼症,外而翳膜遮睛,内而瞳神昏暗者。

30176　加味明目地黄丸(《外科证治全书》卷一)

【组成】生地黄一斤(酒炒)　人参四两　五味子三两　牛膝二两　麦冬六两(去心)　归身五两　甘枸杞五两　甘菊八两

【用法】上为细末,炼蜜为丸服。

【功用】专补肾水,兼补其气。

【主治】血少神劳,肝肾亏损所致的内障,外无肿痛翳膜,惟睛昏黑无光,若有所障。

30177　加味明目流气饮(《便览》卷一)

【组成】大黄(炮)　牛蒡子(炒)　川芎　菊花　白蒺藜(炒)　细辛　防风　元参　山栀　黄芩　甘草(炙)　蔓荆子　荆芥　木贼各五分　草决明七分半　苍术一钱

【用法】水煎服。

【主治】肝经不足,内受风热,上攻眼目,视物不明,常见黑花,当风多泪,瘾涩难开,或生障翳,妇人血风时行,暴赤,一切眼疾并皆治之。

【加减】如久服,去大黄,加桑白皮、知母、黄柏。

30178　加味固阳散火汤(《医钞类编》卷十九)

【组成】炙耆　人参　白术　云苓　归尾　防风　升麻　木通　荆芥　炙甘草

【用法】加大枣,水煎服。

【主治】痘出皮嫩浇薄,毒在气分,宜防痒塌。

30179　加味和中益气汤(《摄生众妙方》卷五)

【组成】人参　白术　陈皮　柴胡　黄芩各钱半　半夏一钱　升麻五分　当归一钱　川芎一钱　黄耆一钱　枳实一钱　甘草五分

【用法】水二钟,加生姜三片,煎至八分,食远服。

【主治】泄泻,少进饮食。

30180　加味和胃止痉汤(《千家妙方》卷上引关幼波方)

【组成】生瓦楞30克　刀豆子30克　赤芍30克　白芍30克　当归12克　木瓜12克　藕节12克　旋覆花10克(包煎)　代赭石10克(包煎)　杏仁10克　橘红10克　红花10克　香附10克　玫瑰花10克　砂仁4.5克　生姜4.5克

【用法】水煎服,每日一剂。

【功用】平肝和胃,活血化痰。

【主治】气滞血瘀,痰血凝结,肝胃不和所引起的脘痛呛噎,嗳气泛酸,恶心呕吐(贲门痉挛)。

【临床报道】贲门痉挛:李某,女,24岁。于1964年9月24日初诊。患者四年前发现胃脘闷痛,纳食呛而作堵,某院诊为贲门痉挛。其进食则堵呛,胃脘不舒,进干食噎重,稀食尚可,嗳气、泛酸、恶心、呕吐,并有阵发性剧痛,片刻自行缓解,钡餐显示贲门狭窄,边缘粗糙,苔薄白,脉沉弦。投以加味和胃止痉汤,服药8剂,诸症减轻,又服10剂告愈。

30181　加味知柏地黄汤(《重订通俗伤寒论》)

【组成】知母三钱　川柏五分　黄肉一钱　山药　浙苓各三钱　丹皮　泽泻各钱半　犀角汁　童便各一杯(冲)

【用法】先用熟地八钱,切丝泡汤,代水煎药。

【功用】泻火存阴。

【主治】阴分伏热,热入精室,欲火与伏火交蒸,发为夹阴温病。

30182　加味知柏地黄汤(《会约》卷十二)

【组成】熟地四五钱　枣皮　山药　茯苓　当归　白芍(酒炒)各钱半　丹皮　麦冬　知母　黄柏各一钱　泽泻八分　五味三分

【用法】水三碗,煎二碗,空心顿服。

【主治】阴虚火动,煎熬汗出。

30183　加味金匮肾气汤(《重订通俗伤寒论》)

【组成】大熟地六钱　淮山药三钱(杵)　丹皮钱半(醋炒)　淡附片钱半　山萸肉二钱　浙茯苓三钱　泽泻钱半　紫瑶桂五分(炼丸吞)　北五味一钱(杵)　莹白童便一杯(分冲)

【主治】伤寒夹阴,误服升散,及温热多服清凉克伐,以致肾中虚阳上冒,而口鼻失血,气短息促,其足必冷,小便必白,大便或溏或泻者。

【方论选录】以六味地黄为君,壮水之主,以镇阳光;臣以桂、附益火之源,以消阴翳;佐以五味酸收咸降,引真阳归纳命门;使以童便速降阴火,以清敛血溢。此为滋补真阴,以收纳元阳之良方。

30184　加味育阴止血汤(《千家妙方》卷上引王渭川方)

【组成】沙参9克　炒川楝子9克　生牡蛎9克　钩藤9克　地榆9克　槐花9克　细生地12克　生白芍12克　海浮石15克　青龙齿15克　白及15克　女贞子24克　仙鹤草60克　川贝6克

【用法】水煎服,每日一剂。

【功用】育阴柔肝,清心肃肺。

【主治】阴虚阳亢,心火偏旺所致的咯血。

【临床报道】咯血:李某,男,30岁。平素体弱,患有咳嗽,内痔,大便燥结,因事过劳,而致突然咯血下血,咯血量较多,色鲜红,伴头晕心烦心悸,脉细数,舌红苔少。证系阴虚阳亢,心火偏盛。治宜育阴潜阳,清心肃肺。投以加味育阴止血汤,服药一周,咯血停止,余症亦有好转。

30185　加味育阴润燥饮(《千家妙方》卷下引王渭川方)

【组成】鲜生地60克　旱莲草24克　女贞子24克　红藤24克　蒲公英24克　板蓝根24克　黄甘菊9克　川贝9克　大青叶9克　枸杞12克　石斛12克　琥珀末6克

【用法】水煎服,每日一剂。

【功用】育阴、清火、润燥。

【主治】暑湿伏火,伤阴化燥而致舌体干裂。

【临床报道】舌体干裂症:徐某,女,60岁。患者中气素虚,常见齿龈干燥出血。因夏季受暑,至秋燥来临,即口苦咽干,舌面干裂,吞咽困难,神志不宁,左脉虚涩,右脉弦数,舌质深红,光亮无苔。证系暑湿伏火,伤阴化燥。治以育阴、清火、润燥。投以加味育阴润燥饮,同时配用青黛6克、黄柏6克,西牛黄0.3克,琥珀末1.5克,共为细粉,香油调和,涂搽舌体。服药4剂后,舌质转淡,裂痕渐浅,能进稀粥。仍觉咽干喉痛,原方加减,又进4剂而愈。

30186　加味参术附姜汤(《辨证录》卷一)

【组成】人参五钱　白术五钱　肉豆蔻一枚　附子三分　干姜一钱

【用法】水煎服。

【主治】冬月伤寒,至十日,太阴脾土受邪,恶寒呕吐。

30187　加味参术苓附汤(《辨证录》卷九)

【组成】人参一钱　白术三钱　茯苓三钱　附子二分　神曲一钱　麦芽一钱　白芥子三钱

【用法】水煎服。

【主治】寒气入胃,结成寒痰,日日呕吐。

30188　加味参术苓桂汤(《辨证录》卷九)

【组成】人参　茯苓　麦冬　山药各五钱　白术一两　破故纸一钱　苏子　肉桂各一钱

【用法】水煎服。

【主治】胃气上逆,咳逆倚息短气,其形如肿,吐痰不已,胸膈饱闷。

30189　加味参归鹿茸汤(《外科真诠》卷上)

【组成】上党参三钱　西当归二钱　鹿茸顶二钱　云茯苓二钱　金银花一钱五分　黑元参一钱　藁本五分　生甘草五分

【用法】水煎服。未溃外用乌龙膏敷,溃后用丹线提清脓毒,线宜横上,不可直插。若溃后浮烂流水者,用鸡蛋白调酒药末加枯矾少许敷数日,自溃脓稠,再用浮海散盖膏。

【主治】百会疽,发于巅顶正中督脉百会穴,多高大如道士冠,自侧面观之,正对耳尖者。由肾水枯涸,阳火上逆所致。

【加减】溃后脓水清稀,气血大虚,宜加黄耆三钱。

30190　加味参附正气散(《得效》卷十六)

【组成】人参　木香　白豆蔻各二钱半　川芎　干姜　甘草　藿香　茯苓　黄耆　当归(去尾)　丁香　桂心　陈皮　白芷　缩砂仁　青皮(去白)各半两　白术　附子(炮)　半夏曲各七钱　加炮附子　枸杞子(去梗,炒,拣)　菊花蕊

【用法】加生姜、红枣,水煎,食前空心服。

【主治】男子妇人目生内障,脑中有风,致视物昏暗,不生眵泪,瞳仁开阔,鼻流清涕。此因肾经虚损,元气虚惫使然。

【备考】原书用本方治上证,与锦鸠、青盐、山药、八味等丸对和服,及四柱散,十全大补去熟地,加附子、枸杞子、菊花蕊、藿香正气散并用。

30191　加味参苓生化汤(《女科秘要》卷六)

【组成】川芎一钱　当归二钱　干姜　甘草各五分　茯苓一钱五分　山药一钱　肉果一个(煨)　诃子皮一钱(去油)　莲子七粒　人参二钱　糯米一大撮

【主治】产后泄泻。

【加减】虚甚,多加人参。

30192　加味参苓白术散(《育婴秘诀》卷四)

【组成】人参　炙耆　白术　归身(酒)各一钱　炙草　青皮各八分　陈皮七分　柴胡　夜明砂　木香　厚桂(去皮)　泽泻各五分　鳖甲(九肋,醋炙,去爪)二钱　使君子肉　白芍(酒炒)各一钱　山药一两

【用法】煮糊为丸,如粟米大。每服三十五丸,巳、戌时各一服,炒米汤下。乳母服加味四物汤。

【功用】补脾。

【主治】疟疾。

【备考】本方方名,据剂型,当作"加味参苓白术丸"。

30193　加味参苓白术散(《会约》卷十四)

【组成】人参(随用)　白术二两　茯苓一两半　山药一两五钱　陈皮一两　莲肉二两　当归二两　炙草一两　砂仁八钱　石菖蒲五钱　川芎七钱

【功用】平补脾胃。

【主治】月经后期。

30194　加味参苓白术散(《温病条辨》卷三)

【组成】人参二钱　白术一钱五分(炒焦)　茯苓一钱五分　扁豆二钱(炒)　薏仁一钱五分　桔梗一钱　砂仁七分(炒)　炮姜一钱　肉豆蔻一钱　炙甘草五分

【用法】上为细末。每服一钱五分,香粳米汤调服,一日二次。

【主治】噤口痢,呕恶不饥,积少痛缓,形衰脉弦,舌白不渴。

【方论选录】参苓白术散兼治脾胃,而以胃为主,其功但止土虚无邪之泄泻而已。此方则通宣三焦,提上焦,涩下焦,而以醒中焦为要者也。方中以四君两补脾胃;加扁豆、薏仁以补肺胃之体;炮姜以补脾肾之用,桔梗从上焦开提清气;砂仁、肉蔻从下焦固涩浊气,二物皆芳香,能涩滑脱,而又能通下焦之郁滞,兼醒脾胃;引以粳米芳香悦土,以胃所喜为补也。

30195　加味参耆术附汤(《明医杂著》卷六)

【组成】人参三钱　黄耆二钱五　白术二钱　附子　木香各五分　当归一钱五分　川芎　陈皮(炒)　甘草(炙)各一钱　豆蔻(煨)一个　茯苓　干葛各一钱半　诃子二个　芍药一钱五分　糯米三百粒

【用法】每服二钱,加生姜,水煎服。

【主治】痘疮表里俱虚,吐泻作渴,手足厥冷。

【宜忌】非犯里虚,寒战咬牙、吐泻,头温足冷者,不可服。

30196　加味枳马二仙丹(《外科十三方考》)

【组成】马钱子一两(瓷瓦刮去粗皮,童便泡四十九日)　枳壳六钱(童便泡二十四日,暑天则十余日,泡后去瓤)(上二味用麻布袋盛,置流水中冲洗一日,取起用瓦片焙干)　自然铜六钱(制)　苏土鳖六钱　古铜钱二十枚(火煅醋淬七次)　碎蛇三钱　三七一两　血竭六钱　乳香五钱(制)　没药五钱(制)　虎骨六钱　冰片四钱　麝香一钱

【用法】上为细末,严密贮存备用。每服五分至一钱,用熟黄酒送服。量病人体质强弱及伤势轻重加减,有时可用到一钱五分至三钱极量。

【主治】骨断骨碎。

【宜忌】服药时必须避风,以免引起严重痉挛。

30197　加味枳壳半夏汤(《医统》卷四十四)

【组成】枳壳　半夏　桔梗　茯苓　苦葶苈(微炒)　防己　薄荷　紫苏　马兜铃　桑白皮(炒)各一钱　甘草(炙)五分

【用法】上作二服。水盏半,加生姜三片,煎八分,食远服。

【主治】上焦有热,咳嗽黄痰,痞满气喘。

30198　加味枳桔二陈汤(《会约》卷七)

【组成】陈皮(去白)一钱　半夏钱半　茯苓一钱三分　麻黄(去节)五分　桂枝八分　北细辛八分　杏仁(去皮尖)十五粒　甘草一钱　桔梗一钱　枳壳一钱

【用法】生姜、葱为引。

【主治】感冒风寒,头痛声喑,无汗恶寒,痰凝气滞,脉息浮紧。

30199　加味荆防败毒散(《医钞类编》卷九)

【组成】荆芥　防风　连翘　枳壳　升麻　薄荷　羌活　独活　葛根　木通　黄芩　川芎　栀仁　炙草　银花

【用法】水煎服。

【主治】疮疹毒气内陷,肚腹作胀。

【加减】上身肿,加葱三茎;下身肿,加灯心十茎。

30200　加味荆防败毒散(《医钞类编》卷十五)

【组成】羌活　独活　前胡　柴胡　人参　甘草　枳壳　桔梗　茯苓　川芎　薄荷　荆芥　防风

【用法】水煎服。

【主治】瘟疫,头脑项下并耳后赤肿。

30201　加味荆防败毒散(《治疗汇要》卷下)

【组成】荆芥　防风　牛蒡子　连翘　胆星　独活　前胡　枳壳　苏子　瓜蒌　杏仁　生地黄　黄芩　黄柏　黑山栀　元参　灯心二十茎(需原枝)

【用法】长流水煎,和保命丹同服。

【主治】一切喉证,脉洪大,六七至者。

【加减】如大便不行,去荆芥、防风,加枳实、青皮、大黄。

30202　加味荆防葛根汤(《卫生鸿宝》卷四)

【组成】葛根钱半(虚者一钱)　荆芥　桔梗　象贝　防风各钱半　蝉退　枳壳(炒)各一钱　生甘草四分　牛蒡子　白杏仁　枇杷叶　浮萍各三钱

【用法】水煎服。

【主治】❶《卫生鸿宝》:厉邪痧症。形寒壮热,咽喉肿痛,头痛体痛,咳嗽胸闷,鼻塞呕恶,两目汪汪,手足指冷,脉来濡数,或浮数。❷《痧喉阐解》:风寒外束,皮肤闭密,痧发不出。

30203　加味荆芥止崩汤(《女科秘书》)

【组成】当归　甘草　陈皮　枸杞子　熟地　白术　荆芥穗(烧炭)　人参　白芍药

【用法】水煎服。

【主治】血崩日久不止。

30204　加味茱萸内消丸(《保命歌括》卷十六)

【组成】吴茱萸(半酒半醋浸一宿,焙干)　舶上茴香(盐炒)　山茱萸(去核)　马兰花(醋洗,焙)　川楝子(取肉)　官桂　玄胡索(略炒)　黑牵牛(炒,取头末)　橘红　青皮　海藻(洗去咸盐)各一两　桃仁(浸,去皮尖)　白蒺藜(炒,去粗)　木香各半两

【用法】上为末,酒面稀糊为丸,如梧桐子大。每服四十丸,食前温酒、盐汤下。

【主治】肾虚为邪所侵,留伏作痛,阴癞偏大,或生湿疮,出脓水。

30205　加味茯苓半夏汤(《会约》卷十四)

【组成】陈皮(去白)一钱　半夏二钱(姜炒,则不动胎,为健脾化痰主药)　茯苓三钱　甘草(炙)一钱　砂仁(炒研)八分　白术钱半

【用法】生姜、大枣为引。

【主治】妊妇恶阻。

【加减】若瘦人兼热,加麦冬、竹茹;或脉滑数之甚,加黄芩。

30206　加味胃苓半夏汤(《医便》卷二)

【组成】陈皮八分　白术　半夏　茯苓各一钱　酒芩　羌活各八分　苍术一钱　甘草四分

【用法】加生姜三片,水煎服。

【主治】诸湿。

【加减】湿在上,倍苍术;湿在下,加升麻八分;内湿,加猪苓、泽泻各一钱,桂少许;中焦湿与痛,有实热者,加黄连、木通各一钱;肥白人因湿沉困怠惰,是气虚,加人参、黄耆各一钱、倍白术;黑瘦人沉困怠惰,是湿热,加黄芩、酒炒白芍药各一钱。

30207　加味种子四物汤(《医略六书》卷二十七)

【组成】熟地五钱　当归三钱　白术钱半　川芎一钱　白芍钱半(炒)　茯苓钱半　阿胶三钱(面炒)　香附二钱(酒炒)　续断三钱(酒炒)　炙草五分

【用法】水煎去滓,冲炒黄砂仁末五分,温服。

【主治】冲任两虚,不孕,脉虚涩者。

【方论选录】冲任两虚,不能交媾水火,是胞中血少气涩,故无以孕精而娠焉。熟地补阴滋血,当归养血荣经,川芎活冲脉之血,白芍敛任脉之阴,白术健脾生血,阿胶补血益阴,香附调气解郁,炙草缓中益胃,茯苓渗湿以清子室,续断续筋以雄经脉也。水煎温服,稍佐砂仁调胃醒脾,使脾胃调和,则血室充足,而气无滞涩之患,何有冲任不调,媾精不孕哉。

30208　加味复元通气散(《万氏女科》卷三)

【组成】当归身　川芎　小茴(炒)　故纸(炒热)　玄胡　牛膝　桂心各一钱　丹皮一钱

【用法】水煎,用木香五分磨水和之,更调乳香、没药末五分服。

【主治】产后败血流入肾经,带脉阻塞,有腰痛者。其证胀痛如刺,时作时止,手不可近。有因产时起伏挫闪肾气及带脉者,亦或腰痛。

30209　加味香砂六君汤(《不知医必要》卷二)

【组成】党参(去芦,米炒)二钱　白术(净)　陈皮　制半夏　归身　茯苓各一钱五分　炙草七分　木香末(冲药服)七分

【用法】加生姜二片,水煎服。

【主治】虚弱人积聚。

30210　加味香砂生化汤(《胎产心法》卷下)

【组成】当归二钱　川芎　白术(土炒)各一钱　制半夏八分　陈皮三分　前胡　砂仁　藿香　炮姜各四分　炙甘草五分

【用法】加生姜一片,水煎服。

【主治】产后块痛已除,呕逆不止。

30211 加味香砂枳术丸(《医便》卷二)

【组成】白术(土炒)二两 黑枳实(麸炒)一两 半夏曲(真者)一两五钱 陈皮(去白)一两 砂仁(炒)七钱半 香附(醋浸,晒干,炒)一两 麦芽面(炒)一两 木香(不见火)五钱 黄连(姜汁炒)春五钱,夏一两 神曲(炒)一两

【用法】上为末,薄荷煎汤,打老米糊为丸,如梧桐子大。每服七八十丸,食远白汤送下。

【功用】理脾胃,去余滞。

【主治】饮食所伤,脾胃不和,欲作泻痢,并七情所伤,痞闷呕吐,不思饮食,泻痢后脾胃不健者。

【加减】有痰,加竹沥半碗,生姜汁二盏。

30212 加味顺气化痰汤(《扶寿精方》)

【组成】人参 白术各一钱 白芍药 白茯苓 半夏 陈皮 枳实 柴胡 苏叶 黄柏 甘草(炙)各三分

【用法】上剉。水二钟,加生姜三片,煎至七分,食后温服,滓再煎。

【主治】痰病。

30213 加味独活寄生汤(《普济方》卷二四二引《济生》)

【组成】独活三两 桑寄生(无真者,续断代) 杜仲(制炒为丝) 细辛(去苗) 牛膝(去苗,酒浸) 秦艽(去心) 茯苓(去皮) 白芍药 桂心(不见火) 芎劳 防风(去芦) 甘草(炙) 人参 熟地黄(洗蒸) 当归(去芦)各二两

【用法】上剉散。每服四钱,水二盏,煎七分,空心服。

【主治】肾经虚弱,坐卧当风着湿,所得腰痛,若不速治,流入脚膝,乃为偏枯冷痹,缓弱疼肿,或腰挛痛,脚重痹痒。

【加减】气虚下痢,或脘中不快者,除地黄,倍加生姜。

30214 加味活血消痈汤(方出《赵炳南临床经验集》,名见《千家妙方》卷下)

【组成】夏枯草三钱 紫草三钱 丹皮三钱 草红花三钱 桃仁三钱 赤白芍各四钱 泽兰叶三钱 木通二钱 三棱三钱 莪术三钱 小茴香二钱

【功用】解毒软坚,活血消痈。

【主治】湿热下注,气血壅滞所致的化脓性睾丸炎。

【临床报道】化脓性睾丸炎:辛某,男,48岁。于1963年11月15日初诊。二十多天前,左侧睾丸肿硬,阵阵抽痛,阴囊逐渐肿大漫于两侧,伴有全身不适感,诊为急性化脓性睾丸炎。身无寒热,口干不思饮,阴囊坠痛连及少腹,腰膝酸软无力,行路困难,大便干燥。查阴囊肿大如拳,向左偏坠,皮肤微红,扪之灼热,两侧腹股沟淋巴结肿大,明显压痛,白细胞17000/立方毫米,中性81%,淋巴19%,脉沉细数,舌质淡,苔薄白。证系湿热下注,气血壅滞,发为子痈。治以解毒软坚,活血消痈,投以加味活血消痈汤,外用紫色消肿软膏。服药三天,睾丸肿痛减轻,原方加减又服十剂,左侧阴囊溃破,流出稀脓水,改服犀黄丸收功。

30215 加味济坤大造丸(《女科秘要》卷八)

【组成】紫河车一具(须壮妇人头产男胎连带者,洗净,用砂罐内隔竹片三五根,剪蒲包一块,架住,放河车于蒲包上,下用白酒,不可令胞粘着,取酒气蒸极熟) 人参一两五钱 当归 生地(酒洗蒸熟)各二两 山药 天冬(去心) 牛膝(酒浸)各一两 黄柏(炒) 杜仲(姜汁、酒炒断丝)各八钱 麦冬(去心)一两五钱 五味子五钱

【用法】上为末,捣河车于内,使极匀。空心每服六七十丸。

【主治】妇人气虚血弱,宫寒不孕。

【加减】如虚弱多汗,潮热,加黄耆、地骨皮、知母各一两;脾胃虚弱久泻,加白术、莲肉各一两,血虚惊悸少睡,加枣仁(炒)一两,元眼肉二两。

30216 加味养血生发汤(方出《赵炳南临床经验集》,名见《千家妙方》卷下)

【组成】生地五钱 熟地五钱 鸡血藤五钱 首乌藤五钱 生黄耆一两 川芎三钱 白芍五钱 明天麻二钱 冬虫夏草二钱 旱莲草三钱 桑椹五钱 木瓜二钱

【功用】滋补肝肾,养血生发。

【主治】肝肾不足,血虚脱发。

30217 加味养血凉血汤(方出《赵炳南临床经验集》,名见《千家妙方》卷下)

【组成】全当归五钱 赤白芍各三钱 干生地五钱 川芎钱半 黄柏五钱 鸡血藤四钱 丝瓜络三钱 橘络二钱 木瓜二钱 川牛膝三钱

【功用】养血凉血,活血化斑。

【主治】血虚有热,热伤血络所引起的紫癜性色素性苔癣样皮炎。

30218 加味举轻古拜散(《医略六书》卷二十六)

【组成】荆芥一两(炒黑) 生地五两 黄芩一两 当归二两 白芍一两(炒) 丹皮一两 茜草二两 枳壳六钱(炒黑) 甘草六钱

【用法】上为散。每服三钱,茅根汤送下。

【主治】鼻衄,脉浮数者。

【方论选录】风热伤于营分,致蕴热内迫,而血动于经,故衄血而身热不解,天癸不调焉。黑荆芥疏风理血,生地壮水凉血,黄芩清热止血,白芍敛阴和血,当归养血益营,丹皮平相火凉血,枳壳泻滞气以降下,茜草化滞血以止衄,生草泻火以缓其中,茅根之凉之,俾风热外解,则经气清和,而营血自固,鼻衄无不止,身热无不解,何天癸不渐调哉。

30219 加味祛邪补气散(《痘疹会通》卷三)

【组成】诃子 豆蔻 浙贝 花粉 硼砂 麦冬 乌梅 白芷 首乌 僵蚕 丁香 芡实 紫河车(为引)

【主治】阴寒不和,脾气不收,吐泻并作。

30220 加味神芎导水汤(《效验秘方》何炎燊方)

【组成】川芎12克 黑丑20克 大黄 黄芩各15克 黄连10克 薄荷9克 滑石 苏叶各30克 鲜崩大碗500克

【用法】加水1200毫升,煎诸药300毫升,入大黄,微火煮沸3分钟,去渣。另将鲜崩大碗温开水洗数遍,捣烂后绞取汁约200毫升左右,和药液混匀,一日分3次服。神昏痉厥者鼻饲给药。

【功用】荡涤浊邪,泻热行水,降低血中非蛋白氮。

【主治】急、慢性肾衰竭。

【加减】神昏加安宫牛黄丸一枚;咯血、衄血加茅根60克,黑栀子15克;呕逆不止,加竹茹18克,半夏9克;水邪射肺,喘急不得息,加葶苈子30克,桑白皮15克;闭尿不通,加川牛膝15克,地龙12克;热盛动风,头痛眩晕抽搐,加羚羊角9克,钩藤15克。

30221 加味桂枝代粥汤(《衷中参西》上册)

【组成】桂枝尖三钱 生杭芍三钱 甘草钱半 生姜三钱 大枣三枚(掰开) 生黄耆三钱 知母三钱 防风二钱

【用法】煎汤一茶钟,温服。覆被一时许,遍身漐漐微似有汗者益佳。

【主治】伤寒有汗。

【宜忌】药后覆被取汗,不可如水流漓,病必不除。禁生冷、黏滑、肉面、五辛、酒酪及臭恶等物。

【方论选录】桂枝汤为治伤风有汗之方。凡桂枝汤证,皆因大气虚损,其汗先有外越之机,而外邪之来,又乘卫气之虚,直透营分,扰其营中津液,外泄而为汗也。服桂枝汤后,即啜热粥,助胸中大气以胜邪,本方加黄耆升补大气,以代粥补益之力;防风宣通营卫,以代粥发表之力。又恐黄耆服后温补生热,故又加知母以预防之。

30222 加味桂苓甘露饮(《伤暑全书》卷下)

【组成】桂苓甘露饮加人参 香薷 甘草

【用法】水煎服。

【主治】伏暑渴饮,腹胀霍乱。

30223 加味桃仁承气汤(《医钞类编》卷七)

【组成】桃仁(去皮尖) 大黄 芒消 甘草 桂枝 当归 白芍 苏木 红花

【用法】水煎服。

【主治】努伤吐血。

30224 加味耆桂五物汤(《杂病证治新义》)

【组成】黄耆 桂枝 白芍 归尾 桃仁 牛膝 生姜 大枣

【用法】水煎服。

【主治】真中风后遗偏瘫,血压正常者。

【方论选录】本方为温通血络之剂,用仲景耆桂五物以温补活血通络,加归尾、桃仁、牛膝,以活血化瘀,故适用于真中风后遗偏瘫。

30225 加味柴胡桂枝汤(《伤寒全生集》卷三)

【组成】柴胡 黄芩 半夏 人参 甘草 桂枝 枳实 黄连 加桔梗 瓜蒌仁

【用法】加生姜,水煎服。

【主治】发热微恶寒,肢节疼痛,微呕,心下支满闷者。

30226 加味逍遥口服液

《中国药典》2010版。即《内科摘要》卷下"加味逍遥散"改为口服液剂。见该条。

30227 加味钱氏白术散(《丹溪心法》卷三)

【组成】人参 白术 白茯苓 甘草(炙) 枳壳(炒)各半钱 藿香一钱 干葛二钱 木香 五味 柴胡各三分

【用法】上作一剂。水煎服。

【主治】❶《丹溪心法》:消渴,不能食。❷《准绳·类方》:消中,消谷善饥。

30228 加味钱氏异功散(《保命歌括》卷三十一)

【组成】异功散加川苍术 香附子 白芷

【用法】加生姜,水煎服。

【主治】气虚之人腹痛,不可下者。

30229 加味健步虎潜丸(《金鉴》卷八十九)

【组成】龟胶(蛤粉炒成珠) 鹿角胶(蛤粉炒成珠) 虎胫骨(酥油炙) 何首乌(黑豆拌,蒸晒各九次) 川牛膝(酒洗晒干) 杜仲(姜汁炒断丝) 锁阳 当归(酒洗晒干)各二两 威灵仙(酒洗) 黄柏(酒洗晒干,小盐少许酒炒) 人参(去芦) 羌活 干姜 白芍药(微炒) 云白术(土炒)各一两 熟地黄三两 大川附子(童便、盐水各一碗,生姜二两,切片同煮一日,令极熟,水干再添,盐水煮毕取出,剥皮切薄片,又换净水,入川黄连五钱,甘草五钱,同煮长香三炷,取出晒干,如琥珀明亮色方用)一两五钱

【用法】上为细末,炼蜜为丸,如梧桐子大。每服三钱,空心淡盐汤送下,冬日淡黄酒送下。

【功用】舒筋止痛,活血补气,健旺精神。

【主治】跌打损伤,气血虚衰,腰胯膝腿疼痛,酸软无力,步履艰难。

30230 加味胶艾四物汤(《金鉴》卷四十六)

【组成】当归 熟地 阿胶 白芍各二钱 杜仲一钱五分 川芎 蕲艾各八分

【用法】加葱白三寸,大豆淋酒煎服。

【主治】妊娠腰腹痛。

30231 加味益脾镇惊散(《效验秘方》周炳文方)

【组成】党参9克 白术5克 茯苓6克 甘草3克 钩藤5克 朱砂0.3克 琥珀1克

【用法】每日1剂,水煎分服。

【功用】益气镇惊,理脾养血。

【主治】脾虚肝旺之惊吓泄泻。症见惊惕不宁,睡中惊醒,泄泻粪便如水或粪青如苔,目珠淡蓝,指纹淡红,或青色。

【加减】如兼肠热食滞,腹胀,大便次数无度,黏如胶,矢气者,加黄连、木香、砂仁、焦三仙、陈米。

【宜忌】饮食需择清淡易消化之品,忌食生冷瓜果、肥甘厚味。

【方论选录】方中党参、白术、茯苓、甘草健脾益气化湿;钩藤平肝祛风;朱砂、琥珀镇惊安神。诸药合用为扶脾益肝镇惊之剂。

30232 加味凉血利湿汤(方出《赵炳南临床经验集》,名见《千家妙方》卷下)

【组成】金银花一两 公英八钱 地丁一两 赤芍三钱 生地五钱 大青叶一两 黄柏三钱 牛膝三钱 生石膏一两

【功用】凉血解毒,利湿清热。

【主治】湿热下注所致的足背毒。

30233 加味凉血退斑汤(方出《赵炳南临床经验集》,名见《千家妙方》卷下)

【组成】鲜生地一两 鲜芦根一两 大青叶一两 板蓝根三钱 金银花五钱 连翘四钱 桑叶三钱 白鲜皮五

钱 赤芍三钱 黄芩三钱 生栀仁二钱 滑石三钱 甘草一钱

【功用】清热凉血,解毒利湿。

【主治】温热结毒,灼煎营血,冲于皮肤所引起的中毒性红斑。

30234 加味消毒犀角饮(《袖珍小儿》卷八)

【组成】牛蒡子三两 荆芥穗五钱 甘草一两 防风(去芦) 川升麻各七钱半 犀角三钱 麦门冬(去心) 桔梗各五钱

【用法】上剉散。每服二钱,水煎,温服,时时令呷含下。

【主治】毒气壅遏,壮热心烦,疮疹出未匀透,口生疮不能吮乳。

30235 加味调中健脾汤(《济阳纲目》卷十二)

【组成】白术 苍术 厚朴 陈皮 茯苓各一钱 半夏 枳实各八分 人参七分 甘草五分

【用法】上剉。加生姜三片,水煎,食远温服。

【功用】调养脾胃。

【加减】如头目眩痛,加川芎、白芷各一钱;如左胁气滞,加青皮、柴胡各一钱;如右胁痛,加枳壳一钱;如饮食肉物所伤,加神曲、麦芽、山楂各八分;如恶心呕哕,加藿香、砂仁各八分;如肺经有热,加黄芩七分;如小便涩,加栀子(炒)八分;如相火动,加黄柏、知母(炒)各八分;如大便涩,加黄芩、当归各一钱;如脾热,加芍药一钱。

30236 加味调中益气汤(《医学正传》卷四引东垣方)

【组成】陈皮 黄柏(酒炒)各三分 升麻(去粗皮) 柴胡(去芦)各四分 人参 甘草(炙) 苍术各六分(米泔浸) 黄耆一钱 川芎六分 蔓荆子三分(杵去皮) 细辛二分 (一方有木香二分,无黄柏)

【用法】上细切,作一服。水二盏,去滓温服。

【主治】气血俱虚头痛。

【加减】如大便虚坐不得,或了而不了,腹中逼迫,此血虚血涩也,加当归身五分。

30237 加味调中益气汤(《医略六书》卷二十六)

【组成】人参钱半 黄耆三钱(蜜炙) 白术钱半(炒) 炙草钱半 当归三钱 生地三钱 花粉三钱

【用法】水煎,去滓温服。

【主治】劳倦伤脾,心火独旺,发热食少,经闭不行,脉软数者。

【方论选录】劳倦伤脾,胃气不化,心火不降,而独旺于中,乘阳则发热,食少新血不生,故月事衰少不来焉。参、耆补益中气,善退虚热;归、术调补肝脾,能助运化;生地、花粉泻热凉血以滋干;炙甘草缓中盖胃以调气也。水煎温服,使脾胃气壮,则经脉滋荣,而新血自生,何有经闭发热之患哉。

30238 加味调胃承气汤(《秋疟指南》卷一)

【组成】大黄三钱 玄明粉二钱 羚羊一钱 条芩四钱 麦冬二钱 生甘六分

【用法】水二碗,煎至一碗,空心服。

【主治】寒热往来,服蠲暑饮不解,遂致蒸蒸发热,或日晡潮热,或微烦溺数,腹满便结,俱皆阳明胃实所致。

30239 加味通元二八丹(《济阳纲目》卷二十二)

【组成】宣黄连八两 当归身 赤芍药 生地黄 南川芎各五钱 槐花 荆芥穗 乌梅肉各一两

【用法】上药各为细末,用雄猪肚一枚,以刀刮尽,仍用酒洗净,将前药末装入,线缝严密,用韭菜铺底盖顶,以桑柴火蒸一日,捣千余下为丸,如桐子大。每服七八十丸,温水送下;肠风及便毒下血,用浆水汤送下;脏毒痔漏,每清晨服一百丸,清茶送下。此药霜降后合方妙。

【主治】痢疾,休息痢十数年不愈者。

30240 加味理中地黄汤(《福幼篇》)

【组成】熟地五钱 当归三钱 萸肉一钱 枸杞二钱 白术三钱 炮姜一钱 党参二钱 炙草一钱 枣仁二钱(炒,研) 肉桂一钱 破故纸二钱 炙耆二钱

【用法】生姜三片、红枣三枚、胡桃二个为引,用灶心土二两煮水煎药,取浓汁一茶杯,另加附子五分或二三分,煎水掺入,量儿大小,分数次灌之。

【功用】助气补血,却病回阳。

【主治】小儿精神已亏,气血大坏,形状狼狈,瘦弱至极者。

【加减】咳嗽不止者,加粟壳一钱,金樱子二钱;如大热不退,加白芍一钱;泄泻不止,加丁香五分,只服一剂,即去附子,只用丁香七粒,隔二三日,再用附子一二分。

30241 加味理中地黄汤(《吉人集验方》)

【组成】大熟地五钱 当归三钱(如三四剂后,泄泻未止者,去当归) 萸肉一钱六分 炙甘草一钱 枸杞三钱 炒枣仁二钱 肉桂一钱 五味子一钱 破故纸二钱 生姜三片 红枣三枚 胡桃一个(打碎为引)

【用法】用灶心土一两煮水,澄清煎药,取浓汁大半茶杯,另用附子三分,另煎水和入,量儿大小,分数次灌之。

【功用】助气补血。

【主治】小儿精神亏,气血坏,狼狈瘦弱。

【加减】如有咳嗽,加粟壳一钱,金樱子一钱;如大热不退,加白芍一钱;泄泻不止,加丁香六分,只服一剂,即去附子,止用丁香七粒,隔二三日,再用附子一二分。

30242 加味黄芩芍药汤(《女科秘书》)

【组成】当归 条芩 芍药 黄连(姜汁炒) 砂仁 枳壳 槟榔 木香

【用法】水煎服。痢止即止药。

【主治】怀妊下痢,此是暑热寒温相搏而然。

30243 加味黄连香薷饮(《治痢南针》)

【组成】黄连一钱 香薷三钱半 厚朴二钱 扁豆二钱 甘草一钱 芍药三钱 生姜三片

【主治】痢疾发于夏月暑时,有表症。

30244 加味黄连香薷饮(《杂病证治新义》)

【组成】香薷 黄连 扁豆 厚朴 陈皮 法夏 茯苓 甘草

【用法】水煎服。

【主治】暑热泄泻。

【方论选录】本方为清暑化湿和中之剂。用香薷、黄连清暑退热,扁豆、茯苓利湿止泻为主,佐二陈、厚朴以燥湿和中调气,故为治暑热泄泻之良方。若用于夏季急性肠炎,

五画

加

形寒发热,腹痛下利之症,有消炎解热健胃作用。如多汗,易香薷为藿香,则尤为适宜。

30245 加味黄连温胆汤(《效验秘方》谢昌仁方)

【组成】黄连2克　陈皮6克　姜夏10克　茯苓12克　甘草3克　枳实6克　竹茹6克

【用法】日一剂,水煎,分二次服。

【功用】苦降辛通,化滞和中。

【主治】慢性浅表性、萎缩性胃炎、胃窦炎,属痰热中困、胃失和降者。

【加减】肝郁化火,嘈杂泛酸加吴萸,为左金温胆;胃酸少加吴萸、白芍,乃戊己温胆;脘胀痞满加全瓜蒌,即陷胸温胆;肝胃不和,痛涉胁肋,加柴胡、白芍,合四逆散意;酸多加乌贼骨、大贝,取乌贝散意;痛甚加玄胡、川楝子、白芍;伴失眠者,胃不和卧不安也,加秫米、首乌藤、合欢皮;胃脘灼热重用黄连3克,加青木香、蒲公英,寓青蒲饮;胃阴不足加沙参、麦冬、石斛,养胃汤之意;便秘者加瓜蒌仁、火麻仁、郁李仁;脘痞烦热加栀子、黄芩;久痛入络,夹瘀血证者加紫丹参、赤芍。

【方论选录】慢性浅表萎缩性胃炎及胃窦炎,临床主症为痛、胀、嘈、热,病机当责之痰热中困,胃失和降。故其治宜通不宜滞,当苦辛并用。苦能降而辛能通,和中焦且清痰热,是以选择黄连温胆汤加味,取黄连苦能健胃而降,二陈和胃化痰,其中姜夏与川连配伍寓辛开苦降之意;竹茹清中除烦,降逆止呕;枳实下气行滞,更助黄连之苦降。方中黄连一味,至关重要。

30246 加味黄连解毒汤(《羊毛温证论》)

【组成】黄连一钱　黄芩二钱　黄柏二钱　山栀子一钱　桔梗二钱　甘草一钱　金银花一钱　车前子一钱　木通一钱　六神曲(炒)二钱　蝉蜕十枚　白僵蚕三钱

【用法】水煎去滓,加生大黄末五分,黄蜜三钱,和匀温服。

【主治】羊毛邪毒,发热心烦,身软神疲,舌有紫点,胸闷食少,小水黄赤,脉象沉数而大。

30247 加味黄连解毒汤(《治疗汇要》卷下)

【组成】黄连　条芩　黄柏　栀子　连翘　甘草　牛蒡子(炒研)各等分

【用法】加葱白或大黄,水煎服。

【主治】疔毒入心,渴热便秘,烦闷脉实。

【宜忌】若非实火,不可轻服。

30248 加味黄连解毒汤(《中医妇科治疗学》)

【组成】黄连一钱　黄柏二钱　栀子三钱　黄芩二钱　犀角一钱(磨汁冲服)

【用法】水煎服。

【功用】泻热清心。

【主治】内热子痫,兼有口苦溺赤,烦躁或谵语。

【加减】抽搐甚者,加石决明、草决明各五钱。

30249 加味黄耆五物汤(《衷中参西》上册)

【组成】生箭耆一两　于术五钱　当归五钱　桂枝尖三钱　秦艽三钱　广陈皮三钱　生杭芍五钱　生姜五片

【主治】历节风证,周身关节皆痛,或但四肢作疼,足不能行步,手不能持物。

【加减】热者,加知母;凉者,加附子;脉滑有痰者,加半夏。

【方论选录】《金匮》黄耆五物汤治风痹;加白术健脾补气,即以逐痹;当归以生其血,血活自能散风;秦艽为散风之润药,性甚和平,祛风而不伤血;陈皮为黄耆之佐使,引肌肉经络之风达于皮肤而外出。

30250 加味黄耆建中汤(《准绳·伤寒》卷七)

【组成】黄耆　白芍药各二钱　当归一钱半　人参　白术　麻黄根　牡蛎粉各一钱　官桂五分　饴糖一匙　大枣二枚

【用法】上作一服。水二钟,煎至八分,食远温服。

【主治】阳虚无热恶寒,盗汗,无力,下虚者。

30251 加味蛇胆陈皮片(《成方制剂》15册)

【组成】陈皮　地龙　琥珀　僵蚕　蛇胆　朱砂

【用法】加工为红棕色或棕褐色片,每片重0.3克。口服。一次2片,一日2~3次;小儿酌减。

【功用】祛风除痰,镇惊定喘。

【主治】痰迷心窍引起的风热狂躁,精神不安,咳痰喘促。

30252 加味银花甘草汤(《寿世新编》)

【组成】金银花六两　生甘草一两　皂角刺五钱

【用法】水煎,和酒服。

【主治】阳毒燃赤肿硬,疼痛异常,一切疮疡。

30253 加味麻杏石甘汤(《重订通俗伤寒论》)

【组成】蜜炙麻黄四分　光杏仁二钱　生石膏四钱　生甘草四分　瓜蒌仁四钱　竹沥半夏钱半　广皮红　小枳实各一钱

【主治】伤寒热盛痰壅。

30254 加味清地退火汤(《痘疹会通》卷三)

【组成】羌活　石膏　知母　元参　豆根　紫草　红花　归尾　丹皮　犀角　大黄　蚯蚓

【用法】水煎服。

【主治】痘疮见点,热毒俱盛者。

30255 加味清肝开窍汤(《千家妙方》卷上引关幼波方)

【组成】生耆15克　当归10克　赤芍15克　白芍15克　何首乌藤30克　茵陈15克　藿香10克　佩兰10克　杏仁10克　橘红10克　郁金10克　远志10克　菖蒲10克　川连4.5克　琥珀粉1.2克(冲服)　羚羊粉0.6克(冲服)

【用法】水煎服,每日一剂。

【功用】调补气血,芳化痰湿,清肝开窍。

【主治】气血两虚,肝胆余热未清,湿痰蒙窍引起的慢性肝昏迷。

【临床报道】慢性肝昏迷:刘某,男,37岁。于1975年5月30日初诊。患者因肝硬化于1972年行脾切除术,术后逐渐失眠,甚至通宵不寐,渐至夜间发作性舌蹇,上唇麻木,两臂不能抬高,有时出现无意识动作,说胡话,白天头晕头痛,记忆力极差,缺乏思考能力,急躁易怒,鼻衄,视物不清,大便干硬难解,曾经中西医多方治疗未效。来诊时,血液检查:谷丙转氨酶180单位,血氨0.18毫克%,舌苔黄,脉沉弦,投以加味清肝开窍汤,加枣仁15克,百合12克,合欢皮

12克,服药百剂左右,睡眠日渐好转,头痛头晕,急躁易怒等症状基本消失,视物清楚,记忆力和思考力有所恢复,舌苔薄白,脉转沉滑,谷丙转氨酶正常,血氨降至0.1毫克%,追访半年未再发作。

30256 加味清肺降火汤（《麻科活人》卷三）

【组成】 陈皮 枯黄芩 麦冬 桑白皮 生地黄 贝母 栀仁 瓜蒌仁 天花粉 石膏 葶苈子 地骨皮 苏子（炒）

【用法】 灯心二十根为引,水煎服。

【主治】 麻出喘急。

30257 加味清毒化斑汤（《医学摘粹》）

【组成】 犀角三钱（研细末冲） 薄荷二钱 石膏四钱（生） 知母三钱 大青叶三钱 甘草二钱（生） 生地三钱 丹皮三钱 金银花三钱 连翘三钱 粳米三钱

【用法】 水煎大半杯,温服。小儿减半。

【主治】 温斑发重,色紫神气不清,毒火太盛者。

30258 加味清咽利膈汤（《幼科金针》卷下）

【组成】 连翘一钱 川连一钱 元参一钱 金银花一钱 黄芩一钱 桔梗一钱 甘草一钱 青防风一钱 牛蒡一钱 荆芥一钱 朴消二钱 薄荷头一钱 山栀一钱 大黄一钱

【用法】 水煎服。

【主治】 喉痹。

30259 加味清热消痈汤（方出《赵炳南临床经验集》,名见《千家妙方》卷下）

【组成】 金银花一两 连翘四钱 野菊花三钱 赤芍药三钱 黄芩三钱 公英一两 白芷三钱 天花粉三钱 木通二钱 陈皮二钱 生甘草一钱 炒山甲二钱 炒皂刺二钱

【功用】 清热解毒,活血消痈。

【主治】 热毒壅遏,气血阻隔致患颈部痈。

【临床报道】 后颈部脓肿:吴某,女,37岁。于1963年1月21日初诊。九天前颈部生一疙瘩,肿痛日渐加重,夜不成眠,头不能抬起或转动,发热怕冷,周身无力,口干欲饮,食欲不振,大便两日未解,小便色黄,体温38.7℃,后颈部正中偏左有疮口数个,脓栓堵塞,状如蜂窝,凸起红肿,四周漫肿而硬,周围灼热,明显压痛,脉弦数,苔白厚腻根微黄。证系毒热壅遏,气血阻隔。治以清热解毒,活血消痈。投以加味清热消痈汤,外用化毒药膏和提毒药捻。三日后,恶寒发热均减,体温降至37.5℃,疮口渐大,排出黄白色稠脓,漫肿渐消,舌苔白厚略腻,脉弦稍数。用上方加减治疗年余,创面愈合,瘢痕柔软,未留下后遗症。

30260 加味清热渗湿汤（《顾氏医径》卷四）

【组成】 苍术 白术 黄柏 黄芩 黄连 竹叶 赤茯苓 甘草 砂仁 泽泻

【主治】 妊娠湿温,湿在太阴,已化热者,证见恶寒蕴热,头目昏重,肢节酸痛,胸膈痞闷。

30261 加味清暑益气汤（《医钞类编》卷七）

【组成】 黄耆 升麻 人参 白术 神曲 陈皮 泽泻 黄柏 当归 青皮 麦冬 葛根 甘草 五味 丹皮 生地

【用法】 加生姜、大枣,水煎服。

【主治】 伤暑吐衄,脉虚而大。

30262 加味渗湿消痰饮（《顾氏医径》卷四）

【组成】 白术 苍术 半夏 橘红 白茯苓 白芷 香附 甘草 干姜 附子

【主治】 过食生冷,痰湿内瘀,少腹寒痛,带下者。

30263 加味葛花解醒汤（《不知医必要》卷二）

【组成】 党参（去芦） 白术（净） 茯苓 砂仁（杵） 白蔻（净仁杵） 葛花各一钱 青皮 陈皮 猪苓 泽泻（盐水炒）各七分 神曲 木香各五分 黄连四分 丹皮七分

【主治】 饮酒过多而吐血。

30264 加味葛根芩连汤（《赵锡武医疗经验》）

【组成】 生石膏18克 葛根12克 甘草9克 金银花12克 杭白芍12克 川黄连4.5克 黄芩9克 全蝎3克 蜈蚣3克

【用法】 加水600毫升,先煮石膏15分钟,再入其余诸药煎至120～150毫升,分3次温服。

【主治】 小儿麻痹症,急性期。

30265 加味葵子茯苓汤

《医略六书》卷二十五。为《张氏医通》卷十四"加味葵子茯苓散"之异名。见该条。

30266 加味葵子茯苓散（《张氏医通》卷十四）

【异名】 加味葵子茯苓汤（《医略六书》卷二十五）、加味葵子散（《类证治裁》卷七）。

【组成】 葵子三两 茯苓 滑石各一两 芒消半两 甘草（生） 肉桂各二钱半

【用法】 上为散。饮服方寸匕,一日三次。

【主治】 石淋,水道涩痛。

30267 加味紫苏和胎饮（《会约》卷十四）

【组成】 紫苏叶（红者真） 条芩 甘草各一钱 白术钱半 陈皮 藿香（须梗连叶者真）各八分 砂仁五分

【用法】 水煎,热服。

【主治】 妊娠霍乱,寒热之盛,邪正交争,心腹绞痛,或吐或利,气血俱伤,子母不安者。

30268 加味黑虎保安丹（《扶寿精方》）

【组成】 川芎 苍术 草乌（炮） 何首乌 白芷 荆芥 防风 麻黄 细辛 石斛 甘草各一两 川乌 全蝎各五钱 樟脑一钱 两头尖 豨莶草 威灵仙各一两 白花蛇一条

【用法】 上为末,炼蜜和杵为丸,如樱桃大。病在上食后服,病在下食前服,随引嚼服。左瘫右痪,急闷或四肢顽麻,并热酒送下;初病劳瘵,吐血腥臭或小便不通,并好酒送下;眉须脱落,大麻风,口眼㖞斜,心热风,腰足疼,偏正头痛,夹脑风,或腰痛耳聋,肾脏风,并茶清送下;狂言心邪,防风煎酒,入飞朱砂在内送下;紫白癜风,并鼻赤,肺脏风,并防风汤送下;耳作蝉鸣,骨气风,川乌酒送下;小儿吃泥土,或饮食无味,缠脏风,并皂角子汤送下;心气胀闷,噎食喷嚏,咳嗽,女人赤白带下,并生姜汤送下;手心退皮,天麻或益智仁汤送下;迎风冷泪,米汤送下;筋骨疼痛,乳香汤送下;膀胱肿痛,醋汤送下;指头破裂,烧梨汤送下;诸淋沥或发鬓退落,并炒盐汤送下。

【主治】治一切风气。

【宜忌】忌过饮,及热物欲事,避风。

30269 加味痛泻四逆散(《效验秘方·续集》祝德军方)

【组成】陈皮9克 防风6克 炒白术20克 赤芍15克 白芍15克 广木香9克 柴胡6克 炒枳实12克 合欢皮30克 白头翁12克 甘草6克

【用法】每日1剂,水煎2次,早晚分服。

【功用】疏肝行滞,理脾化湿。

【主治】慢性溃疡性结肠炎属肝实犯脾型。症见胸胁胀满,嗳气少食,每因精神刺激即发腹痛泄泻,泻后痛减,大便夹有黏液脓血,舌淡红、苔白,脉弦滑。

【加减】里急后重较甚者,加槟榔12克行气导滞;腹痛甚者,加延胡索12克理气活血,倍白芍缓急止痛;嗳腐吞酸者,加焦三仙各12克消食导滞。

【方论选录】方中陈皮理气和中燥湿;防风理肝舒脾,能散气滞;炒白术益气健脾,化湿止泻;白芍敛肝柔肝,缓急止痛,可助白术止泻;广木香行气导滞,赤芍活血化瘀,一气一血,"调气则后重自除,行血则便脓自愈",相辅相成;柴胡、枳实、合欢皮疏肝解郁,气畅郁舒则脾湿可除;白头翁清热燥湿,苦能坚肾止泻;甘草和中健脾。诸药合用能使肝气条达,脾气健旺,水湿得除,痛泻可止。

30270 加味温阳风心汤(《千家妙方》卷上引王渭川方)

【组成】熟附片30克(先煎) 云苓30克 桂枝9克 白芍9克 白术9克 山萸肉9克 炮干姜9克 威灵仙9克 全蝎9克 乌梢蛇9克 生黄耆60克 北五味子12克 薤白12克 巴戟天12克 蜈蚣2条 桑枝24克 夏枯花15克 甘草3克

【用法】水煎服,每日一剂。

【功用】温阳行水,祛风活络。

【主治】风湿性心脏病。

【临床报道】风湿性心脏病:李某,女,27岁。病人素患关节肿痛,心悸,面色苍白,气紧形寒,尿少,食差,浮肿,腹胀,腹痛,耳鸣,精力疲乏。突又发生胸间剧痛,牵及后背,手足冰冷,大汗出,口唇紫绀,脉沉细迟,舌淡红边蓝,苔薄白。某医院诊断为风湿性心脏病,治疗未效。投以加味温阳风心汤,连进12剂,胸痛止,心悸缓,腹胀浮肿及关节痛显著减轻。

30271 加味温补通阳方(方出《刘惠民医案》,名见《千家妙方》卷上)

【组成】山药30克 熟地15克 麻黄4.5克 炮姜9克 鹿角胶(烊化,可用阿胶代)12克 桂枝9克 补骨脂12克,白术15克(土炒) 炒陈曲9克 醋香附12克,当归12克 熟附子9克 山茱萸12克 木香9克 生黄耆12克 骨碎补12克 鸡血藤12克

【用法】每日一剂,水煎两次,混合后分早、晚温服。

【功用】温肾健脾,补气养血,温经通阳。

【主治】《千家妙方》:脾肾不足,气血两虚,风寒内袭,阻闭经络。

【临床报道】脊髓空洞症:高某,女,45岁,1970年5月30日初诊。患者于5年前春开始,发现左手感觉减退、麻木,继则发现左侧头面部、胸背部及上肢不出汗,局部发凉,肢体麻木,感觉异常,逐渐加重,常不自觉被烫伤,左手握力差,不能持物,多年来伴泻泄,面黄精神不振,舌质淡红,舌苔薄白,脉沉细弱,某医院诊为脊髓空洞症。是脾肾不足,气血两虚,风寒内袭,经络阻塞所致。投以加味温补通阳方,服药6剂,感觉舒适,食欲转佳,上方加减间断服药半年余,病情明显好转。左半身麻木逐渐减轻,温痛觉逐渐恢复,功能渐趋正常,追访五年,情况良好。

30272 加味滋阴大补丸(《医便》卷五)

【组成】枸杞子(去枝蒂,酒拌,蒸)四两 沙苑蒺藜(酒洗,蜜酒拌蒸)三两 当归身(酒洗)二两 人参(去芦)一两 黄耆(蜜炙)二两 山药(人乳拌晒三次)二两 山茱萸(水洗,去核,童便拌晒)二两 白茯苓(去皮,漂去筋膜,人乳拌晒三次)二两 牡丹皮(酒洗,去心)二两 怀生地黄(酒洗)二两 怀熟地黄(酒洗)二两 天门冬(水洗,去心)二两 麦门冬(水洗,去心)二两 黄柏(川秋石入酒炒褐色)一两五钱 知母(川秋石入酒炒褐色)一两五钱 龟版(酒洗,酥炙)二两 杜仲(去粗皮,姜汁炒断丝)二两 牛膝(去芦,酒洗,同黑豆蒸二时去豆)二两 补骨脂(酒浸,蒸)二两 鹿角胶四两 菟丝子(水淘去沙,酒浸蒸,捣成饼,焙干)二两 肉苁蓉(酒洗,酥炙)一两五钱 锁阳(酒浸,酥炙)一两二钱 虎胫骨(酒浸,酥炙)二两

【用法】上药各为细末,先以鹿角胶用无灰好酒溶开,和炼蜜为丸,如梧桐子大。每服三钱,空腹用淡盐汤送下;温酒亦可。

【功用】养气血,滋肾水,固元阳,添精髓,壮腰膝,润肤体,育心神。久服驻颜延年。

30273 加味滋阴润燥方(《千家妙方》卷上引黄文东方)

【组成】生首乌15克 玉竹9克 大腹皮12克 青陈皮各6克 生枳壳9克 乌药9克 青橘叶9克

【用法】水煎服,每日一剂。

【功用】调气畅中,和胃润肠。

【主治】肠燥便秘,气滞腹胀。

30274 加味普济消毒饮(《眼科临症笔记》)

【组成】黄芩三钱(酒炒) 黄连一钱半 陈皮五分 玄参二钱 连翘二钱 板兰根二钱 马勃二钱 薄荷一钱 牛蒡子二钱(炒) 升麻一钱 柴胡一钱 大贝母二钱 银花二钱 僵蚕一钱(炒) 桔梗二钱 甘草五分

【用法】水煎服。

【主治】痘后两眼赤胀,热泪常流,怕日羞明,风轮周围起点点白膜,头不疼。

30275 加味犀角地黄汤(《伤寒全生集》卷三)

【组成】犀角 牡丹皮 生地 大黄 赤芍

【用法】水煎,温服。

【主治】阳证将解,衄血不尽,或阳热已深,吐血不尽,留在上焦,为瘀血结胸,手不可近,但漱水不欲咽,喜忘如狂,大便黑,小便自利。

【加减】如血未下,加桃仁、红花、枳实。

30276 加味犀角地黄汤(《伤寒六书》卷三)

【组成】犀角(磨,无以升麻代) 生地黄一钱五分

芍药　桔梗　当归　陈皮各六分　甘草　红花各三分　牡丹皮(去骨)八分

【用法】水二钟,加生姜三片,水煎,临卧捣法入生藕节,捣汁三匙,温服。

【主治】伤寒烦躁,漱水不下咽,属上焦有瘀血者。

【备考】方中犀角用量原缺。

30277　加味犀角地黄汤(《医便》卷三)

【组成】犀角(镑)　生地黄　芍药　牡丹皮　麦门冬　黑山栀仁(炒黑,韭菜根自然汁吃透)各等分

【用法】每服五钱,水一钟半,煎七分,温服。

【主治】火载血上,错经妄行,吐血、呕血、衄血。

30278　加味犀角地黄汤(《理虚元鉴》卷下)

【组成】犀角　生地　赤芍　丹皮　蒲黄

【用法】加灯心三十寸,荷叶一大张,煎汤代水。

【主治】虚劳内热,痰中夹血。

30279　加味犀角地黄汤(《痘疹仁端录》卷九)

【组成】犀角　牛子　荆芥　甘草　防风　升麻　桔梗　麦冬　生地　黄连

【主治】壮热,口疳。

30280　加味犀角地黄汤(《治疹全书》卷中)

【组成】生地　丹皮　白芍　连翘　丹参　防风　川连　柴胡　牛蒡

【用法】上药先煎去滓,再以水磨犀角汁入药煎一沸,温服。

【主治】疹毒热甚,口鼻出血,目赤翳障,呕吐蛔虫,烦躁口渴,口疮牙疳,狂乱谵语,大便秘结,便血粪黑者。

30281　加味犀角地黄汤(《医学探骊集》卷四)

【组成】犀牛角二钱　生地黄五钱　丹皮二钱　白芍三钱　滑石四钱　酒黄芩五钱　炒栀子四钱　竹叶一钱　木通三钱

【用法】水煎,温服,再以复元散闻之。

【主治】鼻衄。

【方论选录】犀角地黄汤已是寒凉之品,又加栀子清上焦之热,酒芩清血中之热,滑石清六腑之热,木通、竹叶引诸热从小便出,热去血不妄行,而鼻衄自止矣。

30282　加味犀角地黄汤(《顾氏医径》卷四)

【组成】犀角　生地　白芍　丹皮　枳壳　黄芩　桔梗　陈皮　百草霜　香附　甘草

【主治】血热伤络,乱其度数,逆行而吐,或鼻衄常出,形成倒经。

30283　加味犀角消毒饮

《东医宝鉴·杂病篇》卷十一引《丹心》。即《得效》卷十一"加味犀角饮"。见该条。

30284　加味犀羚白虎汤(《感证辑要》卷四)

【组成】白犀角一钱　羚角片一钱半　生石膏八钱　知母四钱　生甘草八分　陈仓米三钱(荷叶包)　白颈蚯蚓三支　陈金汁一两(冲)　甘萝根汁一瓢(冲)

【功用】清热。

30285　加味疏风祛疹汤(方出《赵炳南临床经验集》,名见《千家妙方》卷下)

【组成】赤白芍各四钱　当归三钱　茜草根三钱　白

茅根一两　蝉衣二钱　浮萍一钱　白鲜皮一两　刺蒺藜五钱　金银花五钱　生枳壳三钱　生甘草三钱

【功用】凉血疏风,清热解毒。

【主治】血分有热,外受风毒引起的玫瑰糠疹。

30286　加味疏风凉血饮(方出《赵炳南临床经验集》,名见《千家妙方》卷下)

【组成】生地四钱　丹皮三钱　紫草四钱　黄芩四钱　防风三钱　秦艽三钱　白鲜皮四钱　白术四钱　云苓四钱

【功用】健脾祛湿,疏风凉血。

【主治】脾肺湿化热,发于肌肤,形成多型性红斑。

30287　加味解毒内托饮(方出《赵炳南临床经验集》,名见《千家妙方》卷下)

【组成】金银花五钱　公英五钱　连翘四钱　赤芍三钱　白芷三钱　青陈皮四钱　炒山甲三钱　炒皂刺三钱

【功用】清热解毒,活血内托。

【主治】毒热壅滞,发为臀痈。

30288　加味解毒生脉散(《千家妙方》卷上引关幼波方)

【组成】西洋参15克(另煎兑服)　五味子10克　元参15克　生地15克　丹皮15克　天花粉15克　知母10克　黄柏10克　银花30克　麦冬30克　赤芍15克　远志12克　鲜茅根60克　川贝12克　犀角1.5克(兑服)　羚羊粉1.5克(兑服)

【用法】水煎服,每日一剂。

【功用】强心护阴,清营解毒。

【主治】毒热入营,热深厥深,气阴两伤者。

30289　加味解毒散结汤(《千家妙方》卷下引关幼波方)

【组成】板蓝根30克　马勃4.5克　薄荷10克　蒲公英30克　瓜蒌15克　元参15克　苦桔梗10克　生地12克　赤芍12克　草河车12克　郁金10克　蜂房3克

【用法】水煎服,每日一剂。

【功用】清热解毒,活血消肿。

【主治】湿热隐于血分,痰阻血络,结聚成块,形成淋巴肉芽肿。

30290　加味橘皮竹茹汤(《医学入门》卷七)

【组成】赤茯苓　橘皮　枇杷叶　麦门冬　竹茹　半夏各一钱　人参　甘草各五分

【用法】加生姜,水煎,温服。

【主治】胃热多渴,呕哕不食。

30291　加味藿香正气丸(《成方制剂》20册)

【组成】广藿香150克　紫苏叶50克　白芷50克　白术(炒)100克　陈皮100克　半夏(制)100克　厚朴(姜制)100克　茯苓50克　桔梗100克　甘草100克　大腹皮50克　大枣25克　生姜15克

【用法】上为水蜜丸或大蜜丸。口服,水蜜丸一次5~10克,大蜜丸一次1~2丸,一日2~3次。

【功用】解表化湿,理气和中。

【主治】外感风寒,内伤湿滞,头痛昏重,胸膈痞闷,脘腹胀痛,呕吐泄泻。

30292　加味藿香正气散(《得效》卷五)

【组成】藿香正气散加丁香　缩砂　良姜　南木香各半钱

【用法】加生姜三片,红枣二枚,水煎服。

【主治】饮食中忧怒伤脾,腹内膨满,泄泻频并,或作晨泄。

30293　加味藿香正气散(《卫生鸿宝》卷四)

【组成】苏叶　陈皮　茅术(炒)　葛根(煨)　蝉退各一钱　藿香梗　厚朴(炒)　半夏曲(炒)各钱半　牛蒡子(炒,研)　赤苓各三钱　焦神曲二钱　甘草四分

【用法】水煎服。

【主治】烂喉痧,形寒发热,面若装朱,痧不出肌,上吐下泻,腹痛如绞,甚至发厥口噤,目闭神昏,乃内挟宿滞痧秽,外感戾毒暴寒,折伏表里为病。

【宜忌】吐泻之后,津液大伤,必然发渴,切勿与蔗梨一切寒凉之物。

30294　加味藿香正气散(《寿世新编》卷上)

【组成】藿香叶二两　紫苏叶一两六钱　粉甘葛二两　漂茅术二两　山楂肉一两六钱　云茯苓二两　嫩桂尖六钱四分　广陈皮二两　大腹皮二两(洗浸)　宣木瓜二两　建神曲一两六钱　白芍一两　陈香薷一两六钱　煨枳壳二两　芽桔梗二两　法半夏一两六钱(姜汁制)　大麦芽一两六(炒)　炒扁豆二两　粉甘草八钱　建泽泻二两(淡盐水炒)　猪苓块二两

【用法】上为细末,外用生姜捣汁一盏,和白水为丸,或将腹皮、生姜二两,煎水搓丸,如梧桐子大。每服二三钱,小儿量减。

【主治】寒热杂感,吐泻胸满腹胀,头痛或口渴,霍乱转筋,小便赤热者。

30295　加味蠲饮六神汤(《中医妇科治疗学》)

【组成】胆南星三钱　天竺黄一钱半　半夏曲　茯神各三钱　旋覆花二钱　竹沥十滴　钩藤三钱

【用法】水煎,去滓温服。

【功用】豁痰开窍。

【主治】产后神昏,角弓反张,或口噤不语,胸脘痞闷,痰鸣气逆,发热,大便秘结,舌苔黄腻,脉弦滑而数。

【加减】痰涎壅盛,口噤不语,加天麻三钱、炒远志、炒蚕砂各二钱,竹沥三十滴,生姜汁十滴。

30296　加参生化万安汤

《女科秘要》卷六。为《宁坤秘籍》卷中"加味生化汤"之异名。见该条。

30297　加参生化止崩汤(《胎产心法》卷下)

【组成】人参二三钱　当归身四钱　川芎二钱　干姜(炒黑)　炙草各四分　白芷　荆芥穗(炒黑)各五分　桃仁十粒(去皮尖)

【用法】加大枣二个,水煎服。

【主治】产后血块痛,鲜血崩,形色脱,或汗多,或气促。

30298　加参生化理中汤(《女科秘要》卷六)

【组成】川芎一钱　当归　人参各三钱　姜炭　炙甘草各五分　黄耆一钱

【用法】水煎服。

【主治】产后阴气、阳气俱虚,手足冷厥者。

【加减】服上方厥回,痛块未除,暂减参、耆,俟块痛已除,仍用参、耆,加桃仁十五粒,姜水煎服;如渴,加人参一

钱,麦冬一钱,五味子十粒;手足微冷,加熟附子五分;痰,加橘红五分;竹沥半杯,姜汁二匙;汗多,加黄耆一钱;血块痛,加肉桂五分;虚甚,加人参一二钱;大便不通,加麻仁一钱五分,再服五仁丸。

30299　加参安肺生化汤(《傅青主女科·产后编》卷下)

【组成】川芎一钱　人参一钱　知母一钱　桑白皮一钱　当归二钱　杏仁十粒(去皮尖)　甘草四分　桔梗四分　半夏七分　橘红三分

【主治】产后虚弱,旬日内外感风寒,咳嗽声重有痰,或身热头痛及汗多者。

【加减】虚人多痰,加竹沥一杯,姜汁半匙。

30300　加料神异透骨膏(《医方类聚》卷一九四引《经验良方》)

【组成】露蜂房(细剪,事治极净)　杏仁(去皮尖)各五钱　清油十两　川山甲四钱　当归一两　木鳖子八个(去皮)　白胶香(明者)四钱　虢丹四两(净)　蛇蜕皮五钱(盐少许,入水洗净)　葱(连须叶)十茎　乳香　没药各二钱　男子乱发(洗净,挪却鸡子大,用童男童女者佳)　加玄参半两　黄耆四钱

【用法】用瓷器或铜铁铫盛油,浸药一宿,慢火煎熬诸药黑色,用生绢帛滤出滓,留下一两重药油,复将所滤油于慢火上再熬,却将黄丹入油内,用长槐柳条不住手搅,候有微烟起,即提起药铫,就柳条点药油,滴在水面上,凝结成珠不散,方成膏也。如油散不成珠,再熬直待成膏,提起药铫,搅无烟出,却入乳香、没药搅匀,倾出瓷器内,将原留下油洗药铫,一并收拾器内,用新汲水一日一换,将药器坐放水内三日出毒,方可用。如药膏硬,约量加黄蜡、清油入膏内,搅匀得所。

【功用】消肿定痛,生肌。

【主治】远年近日,一切恶毒注疮。

30301　加料羚珀明目丸(《全国中药成药处方集》)

【组成】黄连　川芎　木贼　枳壳　五味各六钱　杏仁　人参　甘草　青葙　青盐　黄柏　蒙花　寸冬　菊花　蒺藜　山药　当归　杜仲各一两八钱　生地　天冬各二两七钱　全蝎　防风　荆芥各四钱五分　蔓荆子　茯苓　枸杞　石斛　草决明　菟丝子　沙苑　蝉蜕各一两四钱　知母一两八钱　羚羊二两　琥珀二两　冰片四钱　薄荷冰二钱

【用法】上为细末,炼蜜为大丸,重二钱半,金衣,蜡皮封固。

【主治】目疾。

30302　加减二母宁嗽汤(《医学探骊集》卷四)

【组成】川贝母二钱　天门冬三钱　广砂二钱　知母三钱　蒌仁三钱　云茯苓四钱　麦门冬三钱　粟壳三钱　甘草二钱

【用法】水煎,温服。

【主治】咳嗽,脉象洪数者。

【方论选录】此方以川贝为君,川贝为清凉之品,为止嗽之圣药;佐以知母、天冬、麦冬、蒌仁、粟壳,俱能清热化痰;茯苓、甘草其性和平,能扶脾助胃;唯广砂微温,能清痰化滞,开胃益脾,脾能健运,则痰无积浊,而嗽止矣。

30303 加减十全大补汤(《胎产秘书》卷下)

【组成】人参 白术 当归 生地 黄耆各二钱 茯苓 川芎各八分 甘草五分 远志一钱 银花三钱

【用法】水煎服。

【主治】产后乳疽乳痈,脓已出而虚弱日甚者。

【加减】泻,加莲子十四粒,肉果一枚;渴,加麦冬、五味;久不收口,加参末膏药贴之。

30304 加减十全大补汤(《会约》卷十四)

【组成】人参(少者,以山药炒黄四钱代之) 白术二钱 茯苓一钱五分 当归一钱八分 炙草一钱 川芎一钱 白芍(酒炒)一钱二分 陈皮一钱 半夏一钱五分 干姜(炒)八分

【用法】生姜、大枣为引。

【主治】虚弱之人,带久不止。

【备考】方中人参用量原缺。

30305 加减十全大补汤(《医门八法》卷三)

【组成】党参二两 白术五钱 茯苓三钱 炙甘草三钱 当归身一两 黄耆二两 大熟地一两 乌梅三钱(去内壳) 醋白芍三钱 制附片三钱

【用法】熟地蒸捣,入炼蜜少许为丸,如芥子大。朝夕每服三钱,开水送下。

【主治】头痛。

30306 加减十全大补汤(《青囊秘诀》卷上)

【组成】人参一两 白术一两 当归一两 熟地一两 麦冬一两 甘草三钱 五味子三钱 锦地罗三钱 茯苓五钱 黄耆二两

【用法】水煎服。

【主治】背生痈疽,溃烂之后,或发热,或恶寒,或作痛,或脓多,或流清水,自汗盗汗,脓成而不溃,口烂而不收,因五脏亏损,气血大虚所致。

30307 加减十全大补汤(《实用正骨学》)

【组成】地黄 芍药 当归 川芎 人参 白术 茯苓 甘草 黄耆 木瓜 牛膝 升麻 桂枝

【用法】水煎服。

【主治】骨伤愈后,上下肢浮肿疼痛者。

【方论选录】地黄、芍药、当归、川芎补血;人参、白术、茯苓、甘草、黄耆强心固气;木瓜、牛膝舒筋活血;桂枝畅旺血液循环;升麻解毒消肿,故合成强壮消肿定痛之剂。

30308 加减十全大补汤(《中医妇科治疗学》)

【组成】泡参一两 白术三钱 白茯苓四钱 黄耆六钱 当归二钱 熟地三钱 肉桂一钱 炙草一钱 龙骨五钱 乌贼一两

【用法】水煎,不拘时频服。

【功用】气血双补。

【主治】产后数日,忽然血崩,大量出血,色红,间有乌红色小块,腹无痛苦,面色淡,舌质淡嫩,脉浮虚无力,属气虚而兼血虚者。

30309 加减十味香薷汤(《普济方》卷一一七引《经验良方》)

【组成】香薷穗四两 白扁豆(炒) 厚朴(姜制) 茯神(去皮木) 紫苏叶 甘草 陈皮(去白)各二两 檀香一两 干木瓜二两 丁香半两

【用法】上为细末。百沸汤调服。

【功用】夏月常服清头目,去暑湿,顺气清神,理脾。

30310 加减七味白术散(《医钞类编》卷八)

【组成】黄耆 人参 白术 藿香 茯苓 木香 葛根 乌梅 生姜

【用法】大枣为引。

【主治】虚泄口干。

30311 加减八味地黄丸

《准绳·疡医》卷二。为《集验背疽方》"加减八味丸"之异名。见该条。

30312 加减八味地黄汤(《冯氏锦囊·杂症》卷十二)

【组成】怀熟地八钱至一两余 丹皮一钱 山茱肉二钱 茯苓二钱五分 山药二钱四分 泽泻(盐水炒)一钱 牛膝一钱 麦冬三钱 五味子六分 肉桂(盐煎,刮去粗皮)一钱

【用法】水三大碗,煎一碗,食前温服,日一剂,不煎渣,服后随进饮食压之。数剂后,热退嗽减,六脉洪缓无力,身体倦怠,照前方冲参汤服。愈后,每早淡盐汤吞服八味丸四五钱。

【主治】凡咳嗽不止,痰唾稠枯,身热骨痛,头眩目胀,或时畏寒,六脉弦数,肌肉日瘦,夜不能寐,甚有两颊之间肿硬者。

【加减】如尺脉无神者,加熟附子一钱。

30313 加减八物柴胡汤(《女科秘要》卷四)

【组成】人参三钱 茯苓 白芍 地黄 知母 麦冬 柴胡各一钱 炙甘草五分

【用法】食远服。

【主治】❶《女科秘要》:经闭不行。❷《医钞类编》:血闭不行,骨蒸潮热,脉虚者。

【加减】如有汗,加丹皮、淡竹叶;如热甚,加炒黑干姜一钱。

【备考】《医钞类编》有归身、淡竹叶。

30314 加减八珍化毒丹(《费伯雄医案》)

【组成】大濂珠二钱 真牛黄二钱 真琥珀二钱 大梅片二钱 飞朱砂一钱 真川贝三钱 人中白(研极细末)二钱

【用法】上为末,加白飞面四钱,水糊为丸。

【主治】梅毒,湿火炽盛。

30315 加减人参泻心汤(《温病条辨》卷二)

【组成】人参二钱 黄连一钱五分 枳实一钱 干姜一钱五分 生姜二钱 牡蛎二钱

【用法】水五杯,煮取二杯。分二次温服。

【主治】疟伤胃阳,气逆不降,热劫胃液,不饥不饱,不食不便,渴不欲饮,味变酸浊。

30316 加减人参养营汤(《一盘珠》卷三)

【组成】当归 熟地 白芍 白苓各一钱 人参 甘草各七分 麦冬(去心) 五味九粒 陈皮 半夏 枣仁 志肉(去骨,甘草水炒)各一钱 肉桂 附子 制南星 天麻(煨)各八分

【主治】虚痰、虚火、心虚、眩晕等症。

【备考】方中麦冬用量原缺。

30317 加减人参养营汤(《中医妇科治疗学》)

【组成】潞参 白术 黄耆各三钱 秦归二钱 熟地三钱 甘草一钱 香附 焦艾各三钱 益母草五钱 阿胶珠二钱

【用法】水煎,温服。

【功用】补气摄血。

【主治】气虚而滞引起月经过多,经色淡红无块,面色淡黄,饮食减少,腰腹胀痛,按之则减,舌淡苔白,脉浮虚。

【加减】气虚下陷,少腹空坠者,加升麻二钱;腰痛甚,加杜仲四钱、续断四钱。

30318 加减人参黄耆汤(方出《医统》卷八十三,名见《医部全录》卷三九八)

【组成】人参黄耆汤加芍药(醋炒) 牡蛎粉 禹余粮

【主治】❶《医统》:妇女赤白带下。❷《医部全录》:带下虚滑之证。

30319 加减三花五子丸(《眼科全书》卷六)

【组成】菊花 密蒙花 旋覆花 荆芥 夏枯草 升麻 木贼各七钱 枸杞子 菟丝子(酒煮) 青葙子 归须(酒洗) 黄芩 连翘 白茯(去皮) 石斛草 羌活 藁本 黄柏 知母(盐水炒) 防风 白芷各一两 草决明(炒) 石决明(煅) 蔓荆子 地肤子各八钱 甘草六钱

【用法】上为末,炼蜜为丸,如梧桐子大。每服四十丸,盐汤或酒送下。

【主治】五脏风热上攻,肝虚头痛,眼见飞花或生翳障。

30320 加减三黄二香散(《疫喉浅论》)

【组成】锦纹大黄五钱 生蒲黄四钱 川黄柏三钱(共生研细末) 再入原麝香三分 上梅片三分

【用法】上和匀为末。用茶清调敷;或用白蜜融化敷之亦可。如红肿热甚,用大青叶汁或芭蕉根汁调敷均可。

【功用】消散。

【主治】疫喉初起,项外漫肿。

30321 加减三黄石膏汤(《伤寒全生集》卷三)

【组成】黄芩 黄连 黄柏 山栀 石膏 知母 升麻 白芍 玄参 甘草 粳米二撮

【主治】热症发斑紫赤,烦渴,脉洪数者。

【加减】甚者,加犀角;斑毒盛,加大青。

30322 加减大造苦参丸(《丹溪心法附余》卷四)

【组成】苦参一斤 防风 荆芥 苍耳子 胡麻子(半生熟) 皂角刺各十两 蔓荆子 牛蒡子 黄荆子 枸杞子 何首乌 禹余粮 蛇床子各三两 香白芷一两半

【用法】上为细末,用皂角捣烂,熬膏,入前药匀为丸,如梧桐子大。每服五十丸,茶、酒任下。

【主治】大风疮及诸风、赤白癜风。

【备考】《直指附遗》有薄荷、生地各一两。

30323 加减大黄当归散(《眼科全书》卷四)

【组成】大黄 当归 甘草 人参 白茯 黄耆 麦冬 知母 桔梗 黄芩 连翘

【用法】水煎,食后服。

【主治】小眦赤脉,附睛外障。

30324 加减大橘皮煎丸(《魏氏家藏方》卷六)

【组成】鹿茸(燖去毛,酥炙) 茯神(去木) 菟丝子(淘净,酒浸,研成饼) 大附子(炮,去皮脐)各二两 山茱萸(去枝核) 沉香(不见火) 巴戟(去心) 丁香(不见火) 人参(去芦) 当归(去芦,酒浸) 阳起石(别研)半两 橘红三两 川厚朴一两半(去皮,姜制炙) 干姜(炮,洗) 肉苁蓉(酒浸,去皱皮) 肉桂(去粗皮,不见火) 肉豆蔻(面裹煨) 牛膝(去芦,酒浸) 川杜仲(剉,姜汁浸,炒去丝) 茴香(淘去沙,炒) 补骨脂各一两

【用法】上为细末,酒煮面糊为丸,如梧桐子大。每服五十丸,食前盐酒、盐汤或米饮送下。饮食减少,用丁香、附子煎汤送下;胸膈不快,丁香、茯苓、干姜、白术、甘草煎汤送下;大便作泻,豆蔻、附子煎汤送下;心气不足,睡卧不寐,茯苓、附子煎汤送下;受寒邪,姜附煎汤送下;小便多,茴香、盐附煎汤送下;虚冷腹疼,茱萸、附子煎汤送下;大便泻血,缩砂、附子煎汤送下;口吐涎沫,津液稠黏,痰饮恶心,川乌、附子、南星煎汤送下。

【功用】固壮脾经,补益下元,健美饮食,安神定志,兼能升降心肾,既济水火。久服无病,行履如飞,不借不躁。

【备考】本方自山茱萸以下至当归六味用量原缺。

30325 加减千金固胎饮(《慈航集》卷下)

【组成】人参一钱 生于术三钱 云苓二钱 炙甘草五分 酒炒黄芩一钱 枳壳一钱五分(炒) 青皮一钱五分 柴胡五分

【用法】用煨姜三钱,大枣三个,荷叶蒂三个为引,河井水煎。头煎在疟前服,二煎接服之。

【主治】孕妇人虚,疟疾寒热不止。

【宜忌】愈后饮食宜清淡,调理四五日,庶疟不复。

【加减】如恶心,加灶心土五钱、乌梅二个;如腹胀,加砂仁三钱;如热多,加青蒿三钱;如腰痛,加续断三钱;如痰多,加川贝母一钱五分、橘红八分;如大便结,加鲜首乌五钱、当归五钱;如作泻,加鹿角霜三钱;如腹痛,加煨广木香一钱五分;如泻热,加酒炒川连三分;如胎气下坠,加黄耆五钱(炙)、菟丝子二钱;如子气上逆,加砂仁三钱、葡萄干三钱。

30326 加减千金思食丸(《魏氏家藏方》卷五)

【组成】乌梅肉 干生姜各一两 小麦蘗 神曲各二两(并炒) 缩砂仁 甘草(炙) 橘红各半斤

【用法】上为细末,炼蜜为丸,如弹子大。每服一二丸,米饮嚼下,不拘时候。

【主治】脾胃病。

30327 加减广茂溃坚汤(《方症会要》卷二)

【组成】厚朴四分 黄芩五分 益智 草蔻仁 升麻 红花 甘草各二分 当归 黄连各五分 广茂 陈皮 柴胡 泽泻 神曲各三分 白术 茯苓各一钱 半夏七分 吴萸一分 青皮三分 姜三片

【主治】中满腹有积块,坚硬如石,坐卧不宁,二便涩赤,上气喘促,通身虚肿。

30328 加减天王补心丹(《医钞类编》卷八)

【组成】熟地 人参 茯苓 远志 菖蒲 元参 柏子仁 桔梗 天冬 丹参 枣仁 炙草 麦冬 百部 杜仲 茯神 当归 五味各等分

【用法】炼蜜为丸服。

【主治】心血虚,烦热口干。

30329 加减开郁二陈汤(《竹林女科》卷一)

【组成】苍术 香附(童便制) 川芎各一钱 青皮 枳壳(麸炒) 槟榔各七分 木香五分

【用法】生姜为引。

【主治】妇人形肥,痰滞经闭。

30330 加减木香流气饮(《保命歌括》卷十六)

【组成】木香 青皮(不去瓤) 香附(醋浸) 白芷 甘草(减半) 陈皮 莪术(煨) 三棱(煨) 川楝肉 茴香(炒) 枳实(炒) 山楂肉 半夏 茯苓 苏叶 槟榔 白术 肉桂 木通 厚朴(炒) 川芎 当归 石菖蒲 大腹皮各等分

【用法】上为细末。每服一二钱,食前温酒调服,一日三次。

【主治】气疝不消。

30331 加减牙药麝香散(《御药院方》卷九)

【组成】绿矾(枯)一两 石胆(炒)二钱 五倍子一两二钱 诃子皮 何首乌 龙骨 藿香叶 甘松各四钱 白茯苓(去皮)一两 缩砂仁八钱 零陵香六钱 百药煎一两二钱 细辛二钱 生干地黄 青黛(研) 龙脑(研) 麝香(研)各半两

【用法】上为细末,入研药匀。每日早晨用牙刷蘸药少许,刷牙齿上,合口少时后,用温水漱口吐之。

【主治】肾气虚弱,牙齿病而不坚固者。

30332 加减太乙金锁丹(《普济方》卷二二二引《瑞竹堂方》)

【组成】莲花蕊四两(未开者,阴干,秤) 五色龙骨五两(细研) 覆盆子五两 鼓子花三两(五月五日采) 鸡头子一百颗(生,取肉作饼子,晒干)

【用法】上为细末,取金樱子二百枚,去毛,木臼内捣烂,水七升,煎取浓汁一升,去渣和药,再入臼内,杵一千杵,为丸如梧桐子大。每服三十丸,空心盐酒送下。

【功用】秘精,益髓。

【主治】梦遗不禁,小便白浊,日渐羸瘦。

【宜忌】忌葵菜。

30333 加减止痒全虫方(方出《赵炳南临床经验集》,名见《千家妙方》卷下)

【组成】全虫(打)二钱 皂刺四钱 猪牙 皂角二钱 刺蒺藜五钱 炒槐花五钱 炒枳壳三钱 苦参二钱 荆芥二钱 蝉蜕二钱 威灵仙四钱 白鲜皮一两 紫草根三钱

【功用】除湿解毒,熄风止痒。

【主治】风湿内侵结为湿毒,皮肤瘙痒。

30334 加减仓公下气汤(《古今医鉴》卷十二)

【组成】白芍 陈皮 茯苓 大腹皮 川芎 当归 香附 紫苏梗 前胡 厚朴 乌药 木香

【用法】上剉一剂。水煎,空心服。

【主治】妊娠心腹胀满者。

30335 加减牛黄清心丸(《杂病源流犀烛》卷十二)

【组成】人参 茯神 麦冬 山药 胆星 白术 雄黄 甘草 犀角 朱砂 牛黄 冰片 麝香 金箔 羚羊角

【用法】枣肉加炼蜜为丸服。

【主治】中风。由于痰气逆冲,心主被障,神气昏瞀,不知人事,属中脏闭症者。

【备考】本方原名"加减牛黄清肺心汤",与剂型及治证不符,据《中国医学大辞典》改。

30336 加减升麻葛根汤(《育婴秘诀》卷二)

【组成】桔梗 干葛 升麻 川芎 赤芍 归尾 羌活 柴胡 甘草各等分

【用法】井水煎服。

【主治】小儿惊丹,先搐而后发丹瘤者。

30337 加减升麻葛根汤

《医钞类编》卷十九。即《金鉴》卷五十八"加味升麻葛根汤"。见该条。

30338 加减升麻葛根汤(《喉痧症治概要》)

【组成】川升麻五分 生甘草五分 连翘壳二钱 炙僵蚕三钱 粉葛根一钱半 苦桔梗一钱 金银花三钱 干荷叶一角 薄荷叶八分 京赤芍二钱 净蝉衣八分 陈莱菔三钱

【主治】痧麻虽布,而头面鼻独无,身热泄泻,咽痛不腐之症。

30339 加减升麻葛根汤(《中西医结合皮肤病学》)

【组成】升麻10克 葛根30克 杭芍10克 荆芥10克 防风10克 甘草6克 浮萍15克

【功用】解表透疹,清阳明里热。

【主治】阳明风热证,怕冷,口干,大便溏稀,全身有瘙痒性风团,丘疹,水疱皮损,脉滑少力,舌薄黄中白苔。

【方论选录】升麻解表透疹,解毒清热;葛根清阳明之热,透肌表之邪;杭芍酸敛肝气,养阴清热;荆、防辛温解表透疹;浮萍辛凉解表透疹;甘草和胃以助胃气,调和营卫。故该方是表里和解之剂。

30340 加减升麻解毒汤(《痘疹一贯》卷二)

【组成】升麻 干葛 羌活 人参 柴胡 前胡 甘草 桔梗 防风 荆芥 牛子 赤芍 连翘 木通

【用法】水煎服。

【主治】麻疹初热,时暖时寒。

【加减】如口渴,加麦冬、花粉、干葛(多加);腹痛,加枳实、木通、山楂;腰膝脚痛,加苍术、黄柏、羌活、独活、木通;头痛,加藁本、白芷;呕吐,加白术、二陈汤;惊搐,加木通、薄荷、灯心、竹沥;发狂乱语,加栀子、辰砂、菖蒲、木通;泄泻,加白术、茯苓、诃子、肉蔻;肢冷,加人参、黄芪、干姜、肉桂;衄血,加茅根、黄芩、栀子、元参;咽痛,加甘草、桔梗、牛子、射干;咳嗽,加苏叶、陈皮、前胡、枳实;大便闭,加归尾、大黄、紫草、红花;叫哭,加栀仁、黄连、木通、麦冬;吐舌弄舌,加黄连、栀子、防风。

30341 加减乌药顺气丸(《杂病源流犀烛》卷十三)

【组成】乌药 麻黄 陈皮各二钱 僵蚕五分 川芎 枳壳 白芷 甘草 桔梗各五钱 生姜 大枣

【主治】诸痹风盛者。

30342 加减乌药顺气饮(《冯氏锦囊·杂症》卷八)

【组成】乌药 防风 枳壳 陈皮 僵蚕 白芷 麻黄(去节) 羌活 半夏 白姜(炮) 甘草 南星

【用法】加生姜、大枣,水煎服。

【主治】中风,风痰壅盛。

30343 加减丹栀逍遥散(《中医妇科治疗学》)

【组成】白芍三钱 柴胡二钱 茯苓 白术各三钱 丹皮二钱 山栀三钱 甘草一钱 焦艾三钱 益母草四钱

【用法】水煎服。

【功用】行气解郁。

【主治】崩漏由于肝气郁结,暴崩下血,或淋漓不止,色紫兼有血块,少腹胀痛,兼见精神抑郁,胸胁胀满,脉弦数。

【加减】血色深红,量多如泉涌者,加泡参、乌贼骨各一两;出血有热感心烦躁者,加生地五钱。

30344 加减丹溪安胎饮(《增订胎产心法》卷二)

【组成】白术(土炒) 当归 熟地各二钱 川芎 条芩各八分 制半夏七分 人参一钱 藿香五分 草果 青皮各三分 紫苏 广皮 炙草各四分 乌梅二枚

【用法】加生姜一片,水煎服。

【主治】孕妇疟疾。

30345 加减六味地黄丸(《疬科全书》)

【组成】茯苓一两五钱 熟地四两 泽泻八钱 炙甘草五钱 枸杞一两五钱(盐水炒) 萸肉一两五钱 青皮五钱(盐水炒) 半夏八钱 粉丹皮八钱 煅龙骨一两 煅牡蛎一两 杜仲一两(炒黑) 白芥子一两

【用法】上为细末,炼蜜为丸,如绿豆大,切勿火焙。每服三钱,早、晚饭后淡盐汤送下。加减作汤剂亦可。

【功用】温补肝肾固脾。

【主治】寒痰凝结所致的阴火病,颈际夹起,大如卵形,坚硬异常,或一边,或两边,或带小核数粒,体质羸弱或后天亏损者。

【加减】若唇舌常白,面色萎黄,脉沉迟无力,须兼用附、桂。

30346 加减六味地黄丸(《医学碎金录》引《家庭常识》第七集)

【组成】熟地六两 山药四两 茯苓 丹皮各二两 莲须一两 龙骨三两(生研,水飞) 芡实二两 萸肉 鱼鳔胶(蛤粉炒成珠)各四两

【用法】上为末,炼蜜为丸。早、晚各服三钱。

【主治】遗精,体虚不甚者。

【方论选录】此方系六味地黄丸去泽泻,加龙骨、芡实、莲须、鱼鳔胶组成。方中熟地、萸肉、山药、鱼鳔、芡实为强壮药;龙骨、茯苓、丹皮为镇静药;莲须、芡实、龙骨为制泌药,合而为强壮镇静制泌之复方。

30347 加减六味地黄丸(方出《朱仁康临床经验集》,名见《千家妙方》卷下)

【组成】生地15克 丹皮9克 茯苓9克 泽泻9克 山药9克 当归9克 丹参9克 茜草9克 红花9克 生甘草6克

【功用】滋阴清热,活血软坚。

【主治】面部播散性粟粒性狼疮。

30348 加减平疟养脾丸(《育婴秘诀》卷二)

【组成】黄耆(炙) 人参各一钱 白术 当归 白茯苓 半夏曲 黄芩 陈皮 常山 鳖甲(九肋者,醋炙)

使君子肉各一分 柴胡 草果仁 厚朴(姜汁炒) 神曲(炒)各七分 肉桂五分 青皮六分 炙甘草五分

【用法】上为细末,神曲糊丸。陈米汤送下。

【功用】补脾平肝。

【主治】久疟发搐,病在肝脾者。

30349 加减古方五汁饮(《慈禧光绪医方选议》)

【组成】蜜柑二个(去皮子) 鲜藕四两(去皮节) 荸荠二十个(去皮) 青果二十个(去核) 生姜一薄片(去皮)

【用法】共捣如泥,用布拧汁,随时饮之。

【主治】咽肿目赤,烦渴咳嗽,纳呆欲呕。

30350 加减甘露消毒丹(《杂病证治新义》)

【组成】茵陈 山栀 黄芩 石菖蒲 藿香 白蔻 薄荷 滑石 木通 枳壳

【用法】水煎服。

【主治】湿热发黄,身热倦怠,胸闷懒食,小便短黄。

【方论选录】本方乃叶氏甘露消毒丹增减,为燥湿清热消黄之剂。用茵陈、山栀、黄芩之清热消黄;菖蒲、藿香、白蔻、薄荷之芳香化浊醒脾;滑石、木通清利小便;枳壳宽中和胃。故于湿热发黄有清利消黄之功;用治传染性肝炎黄疸期,有消炎健胃利胆之作用。

30351 加减龙胆泻肝汤(《外科发挥》卷七)

【异名】加味龙胆汤(《外科枢要》卷四)、龙胆泻肝汤(《校注妇人良方》卷二十四)。

【组成】龙胆草(酒拌炒黄) 泽泻各一钱 车前子(炒) 木通 生地黄(酒拌) 当归尾(酒拌) 山栀(炒) 黄芩 甘草各五分

【用法】上作一剂。水二钟,煎八分,食前服。

【主治】肝经湿热,阴部生疮,阴囊肿痛,小便赤涩,便毒悬痈,妇人阴挺。

❶《外科发挥》:肝经湿热,玉茎患疮,或便毒悬痈肿痛,小便赤涩,或溃烂不愈;又治阴囊肿痛,或溃烂作痛,小便涩滞,或睾丸悬挂。❷《校注妇人良方》:肝经湿热,两拗肿痛,或小便涩滞。❸《女科撮要》:肝经湿热,下部肿燉作痛,小便涩滞,阴挺如菌,或出物如虫。❹《医统》:气郁热腋气,及腋下多汗。

【方论选录】《济阴纲目》:泻肝而兼导赤,泻其子也;泻肝而用利水,肝主疏泄也。龙胆、山栀,假以降火;当归、生地,以滋肝阴;生甘草缓肝之急;炒黄芩助肝之气。

【备考】本方方名,《景岳全书》引作"加味龙胆泻肝汤"。

30352 加减龙胆泻肝汤(《中医妇科治疗学》)

【组成】胆草 黄芩 栀子各二钱 白芍三钱 红泽兰五钱 丹皮 鳖甲各三钱 牛膝二钱 茅根五钱

【用法】水煎服。

【功用】清肝泻热。

【主治】因肝热所致倒经。经期提前量少,甚或停闭不行,经前或经期常吐血,头晕耳鸣,时发潮热,心烦口燥,唇红苔黄,脉弦数。

【加减】有潮热,加青蒿三钱。

30353　加减龙胆泻肝汤（《中医妇科治疗学》）

【组成】龙胆草二钱　黄芩　栀子各一钱半　泽泻一钱　木通二钱　车前仁一钱半　当归一钱

【用法】水煎，食前服。

【功用】清肝泻热渗湿。

【主治】肝郁气滞兼有湿热，以致妊娠腹痛，头目昏眩，胁痛耳聋（或耳鸣），口苦咽干，心烦易怒，少腹作痛有热感，小便短黄，阴道流浊带，并感疼痛者。

30354　加减龙胆泻肝汤（《赵炳南临床经验集》）

【组成】龙胆草三钱　青连翘五钱　干生地五钱　车前子四钱　淡黄芩三钱　生栀子三钱　粉丹皮三钱　泽泻二钱　苦木通三钱　生甘草三钱

【功用】泄肝胆火，清利湿热。

【主治】急性湿疹，带状疱疹（缠腰火丹），亚急性湿疹，传染性湿疹样皮炎，接触性皮炎，脂溢皮炎等。

【加减】若热盛，伴有高烧者，加生玳瑁二至四钱，或加羚羊、犀角一至二分，或用生石膏二至三两煎水煮药；皮肤潮红明显者，加大黄一至三钱；痒明显者，加白鲜皮一两；若内有湿滞、食滞者，加枳壳二钱。

【方论选录】方中胆草、黄芩泻肝胆火；连翘、栀子清热解毒；生地、丹皮凉血解毒；泽泻、木通、车前子、生甘草清热通利除湿。

30355　加减归芍地黄汤（《医略六书》卷二十六）

【组成】生地五钱　萸肉三钱　山药三钱（炒）　茯苓一钱半　当归三钱　丹皮一钱半　白芍一钱半（炒）　麦冬三钱（去心）　五味一钱半

【用法】水煎，去滓温服。

【主治】交接出血，脉虚数者。

【方论选录】阴虚阳浮，经气不固，而经血易动，故交接出血。生地滋阴壮水，萸肉秘气涩精，山药补脾阴，茯苓和脾气，当归养血以资血室，白芍敛阴以固冲任，丹皮平相火以凉血，麦冬润心肺以交肾，五味敛津液以固经脉也。水煎温服，使阴平阳秘，则经气完固，而血无妄泄之患，何致交接出血而成阴蚀哉。

30356　加减四味升麻汤（《痘疹金镜录》卷一）

【组成】升麻　葛根　芍药　甘草　防风　桔梗　紫苏　苍术　陈皮　枳壳　柴胡

【用法】加生姜、大枣，水煎服。

【主治】水痘赤痘。

【宜忌】一二服即止，多则过表。

【加减】疹热不退，加黄芩；呕吐，加藿香；泻甚者，去苍术、枳壳，加诃子、肉果；咳嗽有痰，加半夏、桑皮、杏仁、五味；泻痢后内虚，加茯苓、白术；腹痛，加苍术；鼻衄，加茅花、生地；谵语，加黄芩。

30357　加减四物天香汤（《广嗣纪要》卷八）

【组成】当归　川芎　香附　陈皮　苏叶

【主治】因喜怒忧思，恐惧失节，触动胎气不安。

【加减】因于怒者，加黄芩、甘草、人参；因于忧者，加枳壳、大腹皮；因于喜者，加黄芩、黄连、麦门冬；因于恐者，加茯神、益智。

30358　加减生熟二地汤（《辨证录》卷八）

【组成】生地　熟地各一两　白芍　麦冬各五钱　山萸三钱　北五味一钱　炒栀子二钱　甘草一钱

【用法】水煎服。

【主治】肝血不足，肝气抑郁而不舒，遂致易怒，两胁满闷，头痛而热，胸膈胀痛。

30359　加减白虎加桂汤（《效验秘方·续集》王为兰方）

【组成】生石膏30克　知母10克　生甘草3克　桂枝3～10克　黄柏10克　苍术10克　防己12克　薏苡仁15克　忍冬藤30克　桑枝30克

【用法】日1剂，水煎，分2次温服。

【功用】清热疏风，祛湿通络。

【主治】风湿性关节炎急性期。症见畏风，发热，口渴，烦闷，游走性大关节肿痛，被累及的关节灼热红肿，遇热痛重，遇冷则舒，关节或周围肌肉疼痛不能转动，或关节周围起红斑结节，舌苔黄燥，舌质红，脉象滑数或见浮数。

【加减】热重于湿者，重用生石膏、黄柏；去忍冬藤，加银花15克，黄芩10克，栀子10克；便干甚者，加大黄10克；口渴重者，加花粉15克，竹茹15克；痛重加秦艽12克。湿重于热者，去石膏、知母、黄柏；湿阻上焦者，加白蔻6克，杏仁10克，藿香12克；湿阻中焦者，加清半夏10克，陈皮10克，厚朴10克；湿阻下焦者，加茯苓12克，通草3克，滑石18克；关节肿胀不消者，加防己10～18克，白术12克，苡米15克。湿热兼风阻经络者，加薄荷6克，防风6克，威灵仙10克；兼气滞经络者，去石膏、知母，加木香10克，陈皮10克，杏仁10克；兼血瘀阻络者，加归尾10克，赤芍10克，丹参15克，桃仁10克，红花10克，泽兰15克，青皮10克；若红斑结节不消者，加山甲10克，皂刺25克；继续不消者，加水蛭10克，山慈菇10克。上肢重者用桂枝10克，下肢重者加牛膝10克，地龙10克，威灵仙10克。

【方论选录】生石膏、知母清热；桂枝散风和营；苍术、黄柏、防己、薏苡仁祛湿清热；忍冬藤、桑枝通络止痛；甘草和中解毒。

30360　加减半夏茯苓汤（《中医妇科治疗学》）

【组成】法夏二钱　云苓三钱　广皮二钱　砂仁五分　朴花二钱　木香一钱半　炒蕲艾二钱

【用法】水煎，温服。

【功用】顺气降逆。

【主治】妊娠胎气上逆，遂致恶阻，呕吐清水或酸水，头胀眩晕，心胸愤闷，起坐不安，时嗳气，饮食不进，怠惰踡卧，口淡，舌苔白腻，脉濡或缓。

30361　加减芎芷香苏散（《普济方》卷二四二引《经验良方》）

【组成】川芎　甘草　香附子　白芷　缩砂仁　陈皮　紫苏叶　草薢　川独活　荆芥穗　干木瓜　槟榔各等分

【用法】上为粗末。每服四钱，水一盏半，加生姜三片，大枣二枚并煎，一日服三四次。

【功用】发散。

【主治】初患脚气，其病有筋一条自脚胫骨至臀及腰，因感受风湿所致。

30362　加减托里消毒散（《准绳·疡医》卷二）

【组成】托里消毒散去白芷、连翘、金银花,加人参、白术、藿香

【主治】疮疡。胃气虚弱,欲呕作呕,或外搽内服寒凉,或痛甚,或感受寒邪,秽气而呕者。

30363　加减托里消毒散(《准绳·疡医》卷二)

【组成】托里消毒散去白芷、连翘、银花,加炮姜、木香

【主治】疮疡。由于脾气虚寒,饮食少思,肠鸣腹痛,腹冷泄泻。

【加减】手足逆冷,加附子煎送四神丸。

30364　加减托里消毒散(《准绳·疡医》卷二)

【组成】托里消毒散去白芷、连翘、银花,加肉桂、附子

【用法】佐以八味丸。

【主治】疮疡,肾气虚寒,四肢逆冷。

30365　加减当归六黄汤(《济阴纲目》卷九)

【组成】当归身　黄耆(炙)　生地黄　黄芩　白芷　阿胶珠　炙甘草各等分

【用法】上用浮小麦一撮,煎汤去麦,下药五钱,煎至七分,温服。

【主治】妊娠伤寒发汗后,汗漏不止,胎气受损者。

30366　加减当归六黄汤(《医略六书》卷二十八)

【组成】生地五两　黄耆三钱(蜜炙)　白芍半钱(炒)　白芷三钱(盐水炒黑)　炙草一钱半(黑)　当归三钱　阿胶三钱(麸炒)　黄芩一钱半,浮麦三钱

【用法】水煎,去滓温服。

【主治】孕妇伤寒发汗后,汗漏脉浮数者。

【方论选录】妊娠伤寒发汗后,余热内陷,卫气无所止息,以热主疏泄,故漏汗不止,胎孕不安焉。生地滋阴壮水以安胎,黄耆补气实卫以固表,当归养血以荣心,白芍敛阴以收汗,阿胶补阴以滋冲任,黄芩清热以安胎元,白芷行气于元府,炒黑亦能祛湿除汗,甘草调气于脾胃,炙灰亦令燥湿缓中,更以浮麦凉心以止漏汗也。水煎温服,使气阴内充,则余热退藏,而营卫调和,汗漏自止,胎孕无不自安矣。

30367　加减当归龙荟丸(《幼科发挥》卷二)

【组成】归身　人参　炙甘草　柴胡　川芎各一钱　青皮　芦荟　木香各七分　胆草(酒洗)　栀仁各五分　半夏(大者)三个　(一本有黄芩、陈皮)

【用法】上为末,神曲糊丸,如黍米大。每服二十五丸,寅、卯时竹叶汤送下。

【功用】平疳止搐。

【主治】小儿疟疾发搐,随又成疳,汗出便泄,心下跳,腹中鸣,面色㿠白,囟陷发疏,体渐羸瘦者。

30368　加减当归龙荟丸(《育婴秘诀》卷四)

【组成】当归　川芎　龙胆草　龙荟　黄耆　黄连　半夏曲　青皮　柴胡　人参　白茯苓　木香　甘草(炙)　栀子仁各等分

【用法】上为细末,神曲作糊为丸。竹叶汤送下。

【主治】疳热发搐,及惊疳。

30369　加减当归龙荟丸(《育婴秘诀》卷四)

【组成】当归(酒洗、晒干)一钱　人参　川芎各一钱　胆草(酒浸)　山栀仁各五分　青皮　荟芦各七分　甘

柴胡各一钱　半夏(大者)三个(泡七次,切,生姜自然汁浸一时,又以白矾水洗之)

【用法】上为末,水煮神曲糊丸,如粟米大。每服二十五丸,寅、卯时淡竹叶汤送下。

【功用】平肝补脾。

【主治】小儿暑疟惊痫。

30370　加减当归龙荟丸(《济阳纲目》卷一○三)

【组成】当归(酒洗)　龙胆草(酒洗)　栀子仁(炒)　黄芩　青皮各一两　大黄(酒蒸)　芦荟　柴胡各五钱　木香二钱半　牛胆南星三钱　麝香五分

【用法】上为细末,神曲煮糊为丸,如绿豆大。每服二十丸,生姜汤送下,一日三次。一七后用针砂酒以通其气。方用针砂一两,穿山甲一钱拌针砂,养一昼夜,去山甲,将针砂用酒一碗浸三四日,含酒口内,外用磁石一块,绵裹塞耳中即通。

【功用】聪耳泻火。

【主治】耳病。

【宜忌】戒暴怒、色欲。

30371　加减当归地榆散(《医方类聚》卷一四一引《施圆端效方》)

【组成】御米壳(蜜炒)二两　当归(焙)一两　地榆　黄连(拣净)　芍药　甘草(炒)各半两

【用法】上咬咀。每服三钱,水一盏半,煎至七分,去滓,食前温服,一日二次。

【主治】冷热不调,气毒恶毒,湿热肠垢,毒痢休息,膏痢腥秽,干呕不食,肌热,小便涩。

【加减】气毒痢,加黄连、当归一倍。

30372　加减当归补血汤(《傅青主女科》卷上)

【组成】当归一两(酒洗)　黄耆一两(生用)　三七根末三钱　桑叶十四片

【用法】水煎服。

【主治】年老血崩。

【宜忌】宜断色欲。

【加减】孀妇年老血崩,系气冲血室,加杭芍炭三钱,贯众炭三钱。

【方论选录】补血汤乃气血两补之神剂,三七根为止血之圣药,加桑叶,既可滋肾之阴,又有收敛之妙。

【备考】老妇阴精既亏,用此方以止暂时之漏,实有奇功,而不可责其永远之绩者,以补精之味尚少也。服此四剂后,再增入白术五钱、熟地一两、山药四钱、麦冬三钱、北五味一钱,服百剂,则崩漏之根可除。

30373　加减当归菊连汤(《银海精微》卷下)

【组成】当归　白芷　赤茯苓　黄芩　赤芍　知母　桑螵蛸　生地黄　木通　连翘　麦门冬　菊花　防风　川芎　石膏　覆盆子　茺蔚　甘草

【用法】水煎,食后服。

【主治】眼膜下垂。

30374　加减回阳救急汤(《寿世新编》卷下)

【组成】北丽参五钱　漂于术(土炒黄,勿焦)五钱　葫芦巴(炒、研)二钱　淡苁蓉(漂净,晒干)五钱　北枣杞三钱(盐水炒)　破故纸二钱(盐水炒)　黑熟附片五钱

上安桂(去粗皮)八分或一钱　淡吴萸一钱　抱茯神三钱　炮干姜八分　炙甘草一钱

【用法】水煎服。

【主治】一切阴寒危症。

【宜忌】若非手足厥逆,冷汗腹痛者,未可乱投。

30375　加减竹叶石膏汤(《喉痧症治概要》)

【组成】青竹叶三十张　桑叶皮各一钱五分　金银花三钱　鲜苇茎(去节)一两　熟石膏三钱　光杏仁三钱　连翘壳三钱　白莱菔一两　生甘草六分　象贝母三钱　冬瓜子四钱

【主治】痧麻之后,有汗身热不退,口干欲饮,或咽痛蒂坠,咳嗽痰多等。

30376　加减导赤泻白散(《张皆春眼科证治》)

【组成】生地9克　木通　瞿麦各6克　桑皮9克　桔梗6克　酒黄芩　赤芍各9克　归尾6克　蝉蜕3克

【主治】心肺火盛,胬肉攀睛。胬肉肥厚,色赤,头嫩白而尖厚,壅塞刺痛,结眵粘稠者。

【加减】若胬肉黄厚者,加薏苡仁9克以除脾经湿热;若胬肉赤紫者,加郁金6克以解心中郁火。

【方论选录】方中生地、木通、瞿麦清心泻火,木通且能导湿热下行兼通血脉,瞿麦又能利小肠,导湿热更兼破瘀退翳;桑皮泻肺利水,能除白睛之赤肿;桔梗宣肺散结,能祛肺中之滞气;酒黄芩除上、中二焦之湿热;赤芍活血凉血以退赤;归尾活血通络以引血下行;蝉蜕轻浮宣散以退翳。

30377　加减防风通圣散

《医方类聚》卷二十三引《经验秘方》。为原书同卷"冲和汤"之异名。见该条。

30378　加减防风通圣散(《丹溪心法附余》卷一)

【组成】防风　川芎　当归　芍药　薄荷　麻黄　连翘各半两　黄芩　桔梗各二两　甘草二两　荆芥　白术各二钱半　乌药　羌活　天麻　僵蚕

【用法】每服六钱,水一盏半,加生姜三片,水煎服。

【功用】预防风疾。

【加减】体虚气弱者,加木香;痰涎壅盛者,加南星、半夏、枳实。

【备考】方中乌药以下四味用量原缺。

30379　加减丽泽通气汤(《证治宝鉴》卷十)

【组成】辛夷　羌活　独活　升麻　防风　麻黄　葛根　炙草　木通　苍耳子　荆芥　细辛　川芎

【用法】加生姜、大枣,水煎服。

【主治】外感风寒,鼻不闻香臭,涕出不通。

30380　加减苏子降气汤(《医方类聚》卷九十八引《经验秘方》)

【组成】前胡(去芦,洗净)二两　厚朴(去皮,姜制)二两　甘草二两(炙)　当归(去芦,洗净)二两　肉桂(去粗皮)三两　陈皮(去白)三两　半夏(汤泡七次)五两　真苏子五两(生用)　苍术(泔浸,去皮)三两　木香一两半　木瓜(去瓤子)三两　川楝子二两(皮)　茴香(炒,去沙净)二两　破故纸一两半

【用法】上剉散。每服三钱,加生姜五片,大枣一枚,煎至七分,空心服。加沉香一两半尤妙。

【主治】脚气。

30381　加减苏子降气汤(《育婴秘诀》卷三)

【组成】真苏子　半夏曲　炙甘草　前胡　陈皮　厚朴(姜汁炒)　肉桂(去皮)　大腹皮　桑白皮各等分

【用法】水煎服。

【主治】咳嗽气盛,兼治面部浮肿。

30382　加减苏子桃仁汤(《金鉴》卷八十八)

【组成】苏子三钱　苏木(末)一钱　红花一钱　桃仁(炒)　麦冬　橘红各三钱　赤芍　竹茹　当归(酒洗)各二钱

【用法】水三钟,煎一钟,滓二钟,煎八分。温服。

【主治】瘀血内聚,心经瘀热,大肠干燥者。

30383　加减扶元和中膏(《慈禧光绪医方选议》)

【组成】党参一两五钱　于术一两(土炒)　茯苓一两(研)　砂仁四钱　归身一两(土炒)　续断一两(酒炒)　香附六钱(炙)　生者一两　谷芽一两(炒)　鸡内金一两(焙)　半夏八钱(姜炙)　佩兰草四钱　生姜八钱　大熟地六钱(炒)　红枣肉二十枚

【用法】共以水熬透,去滓,再熬浓,兑冰糖为膏。每服三钱,白水冲服。

【功用】补脾肾。

【主治】久病脾虚,胸闷干哕,倒饱嘈杂,食少不消,并有肾虚者。

30384　加减扶元益阴膏(《慈禧光绪医方选议》)

【组成】党参二两　于术一两(炒)　茯苓一两(研)　山药一两　归身一两(土炒)　女贞子一两　白芍八钱(醋炒)　丹皮六钱　砂仁四钱(研)　鹿角胶五钱(溶化)　香附六钱(炙研)　银柴三钱

【用法】上以水熬透,去滓,再熬浓,加鹿角胶溶化,兑炼蜜为膏。每服四钱,白水冲服。

【功用】健脾益肾。

30385　加减辛芎导痰汤(《杂病证治新义》)

【组成】辛芎导痰汤去细辛、川芎,加天麻、钩藤、蔓荆。

【用法】水煎服。

【主治】风痰,头目眩晕。

30386　加减羌活五积散(《会约》卷三)

【组成】当归一钱半　白芍一钱　陈皮八分　半夏一钱半　茯苓一钱三分　甘草一钱　桔梗　枳壳　川芎　白芷　防风各一钱　羌活八分　桂枝一钱　紫苏叶五分　北细辛三分

【用法】加生姜三片,葱白五寸,水煎,热服。取微汗。

【主治】四时感冒,发热恶寒,头痛身疼,咳嗽声重,脉浮紧,无汗者。

【加减】冬春寒甚,加麻黄五六分;夏秋,加苍术一钱半。

30387　加减羌活胜湿汤(《医学六要》卷五)

【组成】二术　二活　二防　木通　木瓜　南星　半夏　泽泻

【主治】体厚湿郁,自觉遍身沉重,难于转侧,两膝时痛肿,不红不硬,六脉濡弱,天阴更甚者。

30388　加减羌活桂枝汤（《慈航集》卷下）

【组成】羌活八分　桂枝一钱五分　紫苏一钱五分　厚朴一钱五分　柴胡八分　草蔻仁一钱(研)　青皮一钱五分　甘草五分

【用法】煨姜二钱，大枣五个为引。

【主治】寒疟。因暑月贪凉洗浴，感寒而得，阴邪所伏，无汗恶寒，周身挛痛，面惨色寒，先寒后热者。

【加减】如周身痛，加独活一钱五分；如恶心，加广藿香三钱；如腹胀饱闷，加槟榔一钱五分、炒枳壳一钱五分。

30389　加减补天大造丸（《医学碎金录》）

【组成】鹿茸一两半　枸杞子四两　潞党参二两　紫河车一个(甘草水洗，焙)　远志一两　炒枣仁二两　茯神三两(人乳蒸)　熟地六两　萸肉　山药　杜仲各三两　五味子一两　龙骨二两

【用法】上药各为末，以龟版胶二两，化水为丸。每服二钱，一日三次。

【功用】滋补强壮。

【主治】五脏虚损，阳萎，滑精。

30390　加减补中和疟饮（《慈航集》卷下）

【组成】人参一钱　甜于术五钱　黄耆三钱(蜜炙)　当归三钱　炙甘草五分　柴胡八分(炒)　青皮一钱五分　草蔻仁一钱(研)　干姜一钱(蜜炙)　益母草三钱

【用法】加大枣三枚，河、井水各半煎，露一宿，疟前二时温服，二煎接服更妙。

【主治】产后疟证，寒多热少。

【加减】如热多，加青蒿三钱；如恶心，加灶心土五钱；如腹痛作泻，加煨广木香一钱五分，酒炒元胡索二钱；如胸口不宽，加炒枳壳一钱五分。

30391　加减补中益气汤（《程松崖眼科》）

【组成】黄芩一钱　柴胡三分　陈皮八分　茯苓一钱　升麻三分　枸杞一钱　川芎八分　炙甘草五分　白术一钱　归身一钱

【主治】气虚，眼胞下坠，视物不明，目无红肿疼痛者。

30392　加减补中益气汤（《万氏家抄方》卷六）

【组成】黄耆(炙)　人参　白术(炒)　陈皮　枳实　青皮　木香　麦芽(炒)　神曲(炒)　黄连(炒)　甘草

【用法】水煎服。

【主治】伤食而热。

30393　加减补中益气汤（《万氏女科》卷一）

【组成】人参　白术各二钱　黄耆(炙)　柴胡各七分　炙草五分　归身　白芍　川芎　陈皮各一钱　神曲(炒)　麦芽(炒)各五分

【用法】生姜、大枣为引。更宜服前参术大补丸、乌鸡丸。以经行为度。

【主治】固脾胃损伤，血枯经闭不行者。

30394　加减补中益气汤（《医便》卷二）

【组成】人参一钱半(去芦)　黄耆一钱半(蜜炙)　白术一钱　当归一钱(酒洗)　甘草(炙)七分　陈皮八分　升麻五分　柴胡五分　加半夏一钱二分　黄柏八分　茯神　枣仁　贝母　甘枸杞各一钱二分

【用法】加生姜三片，大枣一枚，水二钟，煎八分，食远服。或加黄柏五分。如身大热，只一服，气和微汗而愈。

【主治】饮食劳力，读书刻苦，勤政伤神，饥饱失时，症类疟状，发热头疼恶寒，身强体痛，苦劳极复感风寒，则头疼如破，全似外感伤寒之症，误表伤正者。

【加减】夏月神短，加麦门冬、五味子；口干，加葛根；身刺痛乃少血，加当归；头痛，加川芎、蔓荆子，头顶痛加藁本、细辛，诸头痛并用此四味；有痰加半夏、生姜；咳嗽，春加川芎、佛耳草，夏加黄芩、麦门冬、五味子，秋加黄芩、麻黄、金佛草，冬加款冬花、马兜铃；久嗽，乃肺中伏火，去参、耆；饮食不下，乃胃中有寒，或气滞，春加青皮、陈皮、木香，冬益智仁、草豆蔻仁，夏加芩、连，秋加槟榔、砂仁；心下痞，加枳实、黄连、白芍药；腹胀，加枳实、木香、砂仁、厚朴，天寒加姜、桂；腹痛，加白芍药、炙甘草，有寒，加桂心，夏月加黄芩、甘草、芍药，冬加半夏、益智仁、草豆蔻；胁痛，加砂仁、柴胡、甘草、白芍药；如脐下痛，加熟地黄，不止乃是寒，加官桂；脚软，加黄柏、防己。

30395　加减补中益气汤（《保命歌括》卷五）

【组成】白术一钱　黄耆　人参各五分　甘草　白芍　黄连　桑白皮各二分

【主治】四肢发热烦躁，口苦咽干，喘嗽有痰。

【加减】痰喘，去参，加半夏、生姜。

30396　加减补中益气汤（《保命歌括》卷二十二）

【组成】白术　白芍各一钱　黄耆　人参各五分　当归七分　粟壳(醋炒)　甘草(炙)　木香　白豆蔻　升麻各三分　陈皮一钱　地榆　缩砂　泽泻各五分

【用法】上咬咀。水一盏半，煎一盏，去滓温服。

【主治】下痢已久，不能起床，不食，瘦弱之甚者。

30397　加减补中益气汤（《古今医鉴》卷七）

【组成】补中益气汤加木香　大附子　麦门冬　防风　羌活　乌药

【主治】气虚手足麻木。

30398　加减补中益气汤（《鲁府禁方》卷二）

【组成】黄耆二钱(炒)　人参四钱　白术三钱(土炒)　当归一钱　白芍一钱(酒炒)　陈皮七分　柴胡五分　升麻三分　黄芩(酒炒)三分　黄连(姜炒)五分　木香三分　砂仁四分　茯苓五分　甘草五分

【用法】上剉一剂。加生姜三片，大枣一枚，水二钟，煎至一钟，温服。人参四钱，服三剂后，每剂只用三钱，又服五剂后，只用二钱；黄耆服至三十剂后，浑身不痒去之；升麻服至二十剂后去之。

【功用】补元气，健脾胃，养心血，平肝火，清湿热，消膨胀。

30399　加减补中益气汤（《寿世保元》卷二）

【组成】补中益气汤加柴胡八分　升麻一钱(蜜炒)　白芍二钱(酒炒)　桂枝八分　酸枣仁二钱(炒)　熟附　麻黄根各八分　浮小麦三钱　倍加黄耆

【主治】伤寒误投攻击发表之药过多，发得表虚，上气喘急，口干不食，肢体昏沉，冷汗大出，以致亡阳。

30400　加减补中益气汤（《寿世保元》卷三）

【组成】补中益气汤去柴胡，加白芍(炒)、泽泻、木香、砂仁、白豆蔻、地榆、御米壳(醋炒)三分

【主治】下痢赤白，脓血相杂，腹痛里急后重，昼夜无度，日久不愈，不能起床，不思饮食，疲劳之甚，或服寒凉峻利太过者。

30401 加减补中益气汤（《寿世保元》卷三）

【组成】黄耆（蜜水炒）一钱半　人参一钱　白术（去芦，炒）一钱半　白茯苓（去皮）一钱　陈皮七分　柴胡五分　当归（酒炒）一钱　半夏（泡，姜汁炒）七分　山楂肉五分　枳实（麸炒）五分　厚朴（姜汁炒）七分　甘草（炙）四分

【用法】上剉一剂。加生姜三片，大枣一枚，水煎，温服。

【主治】癥瘕积聚，诸医攻击太过，以致面黄肌瘦，四肢困倦，不思饮食。

30402 加减补中益气汤（《寿世保元》卷四）

【组成】黄耆（蜜炒）一钱　人参一钱　白术（去油芦，炒）一钱五分　当归（酒洗）一钱　白茯苓（去皮）一钱　陈皮六分　白芍（酒炒）一钱　莲肉一钱　怀山药一钱　甘草（炙）三分半

【用法】上剉。加生姜、大枣，水煎服。

【主治】虚劳发热，口干咳嗽，吐痰喘急，自汗，四肢困倦无力，不思饮食，大便泄泻，肚腹臌胀而肿，六脉浮数无力。

【加减】痰盛，加姜制半夏；嗽甚，加五味子；口渴，加麦门冬；腹胀，加厚朴（姜炒）；胸痞，加枳实（麸炒）；泄泻，加炒黑干姜；呕吐，加姜炒半夏；肿满，加猪苓、泽泻、木通；憎寒发热，加柴胡；元气下陷，加升麻；元气虚惫，加熟附子、肉桂。

30403 加减补中益气汤（《济阳纲目》卷三）

【组成】黄耆　人参　白术　甘草（炙）　陈皮　当归　芍药　黄柏　麦门冬（去心）　五味子

【用法】上剉。水煎，空心温服。

【主治】注夏属阴虚，元气不足，夏初春末头痛脚软，饮食少，体热者。

【加减】挟痰，加半夏、姜汁。

30404 加减补中益气汤（《济阳纲目》卷三十七）

【组成】黄耆　人参　甘草　陈皮　当归　白术　升麻　柴胡　黄连　枳实　芍药

【用法】上剉一剂。水煎服。

【主治】内伤劳役，浊气上泛，清气下陷，虚痞者。

【加减】如便秘，加大黄；呕吐，加黄连、生姜、陈皮，冬月加黄连、丁香。

30405 加减补中益气汤（《玉案》卷二）

【组成】人参　黄耆　当归　生地　川芎　柴胡　陈皮　甘草　细辛　羌活　防风　白术

【用法】加生姜、大枣、葱，水煎，温服。

【主治】劳力伤寒，头痛发热恶寒，但微渴自汗，身腿酸软无力，此内伤气血，外感风寒故也。

【加减】如元气不足，加升麻少许；咳嗽，加杏仁；汗不止，去细辛，加芍药；胸中烦热，加山栀、竹茹；干呕，加姜汁炒半夏；胸中饱闷，去生地、甘草、黄耆、白术，加枳壳、桔梗；痰盛，去防风、细辛，加瓜蒌仁、贝母；腹痛，去耆、术，加

药、干姜。

30406 加减补中益气汤（《易氏医案》）

【组成】人参一钱　黄耆八分　归身八分　陈皮六分　白术八分　甘草五分　泽泻六分　黄柏五分　牡丹皮六分

【用法】水煎服。

【主治】潮热病。每日申酉二时身发寒热，初以微寒，即作大热而躁，躁甚如狂，过此二时，平复无恙，惟小便赤黄而涩。往时一有心事，夜即梦遗，左尺脉浮中沉取之皆洪数有力，余部皆平。

30407 加减补中益气汤（《医林绳墨大全》卷四）

【组成】人参二钱　黄耆（蜜炙）　当归身　麦冬各一钱五分　陈皮（去白）　炙甘草　柴胡各五分　白术（去芦，去皮）六分　北五味子（大颗者，研碎）九粒

【用法】加生姜一片，好胶枣一枚，洗净同煎。

【主治】内伤挟外感，发汗后体虚甚者。

30408 加减补中益气汤（《傅青主女科》卷下）

【组成】人参五钱　黄耆三钱（生用）　柴胡一钱　甘草一分　当归三钱（酒洗）　白术五钱（土炒）　茯苓一两　升麻三分　陈皮三分

【用法】水煎服。

【主治】妊娠五月，脾肺气虚，肢体倦怠，饮食无味，先两足肿，渐至头面遍身俱肿。

【方论选录】补中益气汤原为升提脾肺之气，血非气不生，补气即所以生血。今湿气乘脾肺之虚而相犯，未便大补其血，恐阴太盛而招阴也。只补气而助以利湿之品，则气升而水尤易散，血亦随之而生矣。重用茯苓一两为君，于补气之中，虽曰渗湿，而仍是健脾清肺之意。且凡利水之品，多是耗气之药，而茯苓与参术合用，实补多于利，所以重用之以分湿邪，即以补气血耳。

30409 加减补中益气汤（《胎产心法》卷下）

【组成】补中益气汤去升麻，加葛根、制半夏、茯苓、麸炒枳壳

【用法】生姜为引。

【主治】产后右胁痛。

30410 加减补中益气汤（《医略六书》卷二十六）

【组成】人参一钱半　黄耆三钱（蜜炙）　白术三钱（制）　升麻五分　当归三钱　柴胡五分　白芍一钱半（炒）　龙骨三钱（煅）　牡蛎三钱（煅）　熟地五钱

【用法】水煎，去滓温服。

【主治】阴中挺出，脉软者。

【方论选录】气血大虚，元气不能收摄于下，故阴中挺出。熟地滋阴补血，人参补气扶元，黄耆补中益气，白术培土益脾，当归养血脉以荣经，白芍敛肝阴以和血，升麻升阳明清气，柴胡升少阳清气，龙骨涩精秘气，牡蛎涩精固阴。水煎温服，使气阴内充，则清阳不复下陷，而阴挺自收也。

30411 加减补中益气汤（《叶氏女科》）

【组成】人参三钱　黄耆（蜜炙）　白术（蜜炙）　白芍（酒炒）　当归身（酒洗）　川芎　陈皮各一钱　柴胡　白芷　茯苓　黄柏（酒炒）　知母（酒炒）　生地黄各七分　炙甘草五分

【用法】加生姜三片,大枣二枚,水二钟,煎七分,食前服。

【主治】崩漏经乱,经用四物汤、十灰丸、地黄汤,崩漏既止,里热已除,宜补气血者。

30412　加减补中益气汤(《方症会要》卷二)

【组成】人参　黄耆　白术　当归　升麻　陈皮　青皮　乌梅　柴胡　甘草

【用法】加生姜二片,大枣二枚,水煎服。

【主治】久疟,间一日二日三日一发,人虚不可用截法者。

30413　加减补中益气汤(《温病条辨》卷二)

【组成】人参二钱　黄耆二钱　广皮一钱　炙甘草一钱　归身二钱　炒白芍三钱　防风五分　升麻三分

【用法】水八杯,煮取三杯,分三次温服。

【功用】升补。

【主治】下痢由于气虚下陷,门户不藏,邪少虚多者。

30414　加减补中益气汤(《医门八法》卷二)

【组成】党参三钱　口耆三钱(炙)　炙升麻一钱　炙甘草一钱　归身三钱(炒)　熟地三钱　乌梅三个(去骨)　醋白芍三钱

【用法】生姜三片,大枣二枚为引。

【主治】噤口痢由于阴亏血少,肝燥克脾,痢而兼呕,饮食不能入腹,服独梅汤后,呕止而痢不止者。

30415　加减补中益气汤(《医门八法》卷三)

【组成】党参五钱　白术一钱(炒)　黄耆三钱(炙)　炙甘草一钱　当归身五钱(炒)　升麻一钱(炙)　生地五钱　乌梅肉三个

【主治】痔证已成,随肛脱出,累累然如珠贯穿,不能收复,血水常洗,痛如火炙,虚热相兼者。

30416　加减补中益气汤(《医门八法》卷三)

【组成】潞党参五钱　炙口耆三钱　炙甘草二钱　炙升麻一钱　当归身三钱(炒)　熟地黄三钱　醋白芍二钱　乌梅肉三个(去核)

【主治】年老虚弱之人,气虚不能收摄,小便频数,滴沥不止。

30417　加减补中益气汤(《医门八法》卷三)

【组成】党参三钱　白术一钱　黄耆二钱(蜜炙)　炙甘草一钱　当归身二钱(微炒)　升麻五分(蜜炙)　熟地三钱　乌梅肉三个(去壳)　山萸肉二钱(炒)

【用法】生姜三片,大枣二枚为引。

【主治】疝气,小腹胀痛牵连睾丸。

30418　加减补中益气汤(《医门八法》卷四)

【组成】党参五钱　炙耆五钱　炙草一钱　归身五钱(炒)　升麻一钱(蜜炙)　乌梅五个(去核)

【功用】补气,敛肝。

【主治】产后血崩,新血暴注,血脱气陷者。

30419　加减补中益气汤(《医门八法》卷四)

【组成】党参三钱　炙耆三钱　炙草一钱　归身三钱(炒)　熟地三钱　白芍三钱(醋炒)　乌梅三个　炙升麻一钱

【用法】生姜三片为引。

【主治】小儿阳虚泻痢,久而气脱者。

30420　加减补中益气汤(《实用正骨学》)

【组成】黄耆　白术　陈皮　升麻　柴胡　人参　甘草　当归身　茯苓　熟地　破故纸　牛膝　杜仲(分量随症酌用)

【用法】水煎服。

【主治】骨伤后,身体虚弱,中气不足,腰膝疼痛。

30421　加减补中益气汤(《中医妇科治疗学》)

【组成】黄耆　党参各三钱　白术　陈皮各二钱　升麻　柴胡各一钱　阿胶(冲化)　焦艾各二钱　甘草一钱

【用法】水煎服。

【功用】补气安胎。

【主治】平素体质不强,妊娠四五月,忽然腰酸腹胀,或有下坠感,精神疲乏,胎动不安,阴道有少许出血,脉滑无力,属气虚下陷者。

【加减】大便溏薄,胃纳不佳,加砂仁二钱,扁豆四钱。

30422　加减补阴益气汤(《医略六书》卷二十六)

【组成】生地五钱　人参一钱半　黄耆三钱(蜜炙)　柴胡五分(盐醋炒黑)　白芍一钱半(醋炒)　升麻三分(盐醋炒)　阿胶三钱(蒲黄灰炒)　山药三钱(炒)　血余三钱(炒灰)　赤石脂三钱(醋炒)

【用法】水煎,去滓温服。

【主治】交接出血,脉软数者。

【方论选录】阴不藏精,虚阳不能固密,而经气漏泄,经血易动,故交接出血。生地滋阴壮水以资血室,人参补气扶元以固虚阳,山药补脾益阴,黄耆补中固气,阿胶补阴益血以填任脉,白芍敛血益阴以固冲脉,升麻升阳明清气,柴胡升少阳清气,血余灰去瘀生新,最能止血,赤石脂涩血镇怯善固经气。水煎温服,使气阴内充,则虚阳自敛,而经气完固,经血自无漏泄之虞。

30423　加减补肝祛疟汤(《慈航集》卷下)

【组成】赤色鲜首乌一两(打碎)　酒炒白芍一两　当归一两　柴胡一钱　青皮一钱五分　草蔻仁一钱(研)　半夏二钱　炙甘草五分

【用法】煨姜三钱、大枣三枚为引。

【主治】足厥阴肝经之疟,初病令人腰痛,少腹胀满,小便不利如癃状,小便数,心气恐惧,气不足,腹中悒悒,先寒颤,后变热,面色苍白,善太息,甚者欲如死状,或头痛而渴,此疟由少阳胆经而传入厥阴肝经,两胁必胀。

【加减】如寒甚,加肉桂八分(或桂枝一钱五分);如热甚,加青蒿三钱;如小便不利,加车前子三钱、赤苓三钱;恶心,加灶心土三钱;如饱闷,加槟榔一钱五分。

30424　加减补肾安胎饮(《中医妇科治疗学》)

【组成】泡参四钱　白术二钱　茯神三钱　杜仲　续断　菟丝子各三钱　阿胶二钱　蕲艾三钱　乌贼骨　桑寄生各五钱

【用法】水煎,温服。

【功用】补肾,止血,安胎。

【主治】体质较弱,胎气不固,复因房室触动,遂致胎漏下血,腰酸腿软,神疲无力,尺脉沉滑无力。

30425 加减局方五苓散(《中医妇科治疗学》)

【组成】赤苓三钱 赤芍二钱 子芩一钱 甘草梢一钱半 琥珀(刮末冲)五分 灯心三十茎

【用法】水煎服。

【功用】泻热行滞通淋。

【主治】妊娠热郁血滞,而为子淋,小便黄赤,艰涩不利,解时疼痛,频数而短,面色微红,口苦而干,烦躁不安,大便燥结,带下色黄,舌红,苔厚黄而燥,脉滑数有力者。

30426 加减陈氏木香散(《金鉴》卷五十八)

【组成】人参 肉桂 茯苓 半夏(姜制) 白术(土炒) 丁香 肉豆蔻(面裹煨) 甘草(炙) 诃子肉(面裹煨) 木香(煨)

【用法】引用生姜,水煎服。

【主治】痘中厥逆,因气血虚寒而发,爪甲色白,小便清利,痘色灰陷,泄泻不食等。

30427 加减附子理中汤(《温病条辨》卷二)

【组成】白术三钱 附子二钱 干姜半钱 茯苓三钱 厚朴二钱

【用法】水五杯,煮水二杯,分二次温服。

【功用】温脏。

【主治】自利腹满,小便清长,脉濡而小,病在太阴。

30428 加减附子理中汤(《医方简义》卷四)

【组成】淡附子二钱 元党参三钱 炮姜八分 制香附二钱 泽泻三钱 白芍一钱五分 天仙藤(即青木香藤)一钱半 川椒三分

【用法】加通草八钱,煎汤代水煎药。

【功用】温以和气。

【主治】胀症将起,胸腹微满,食物不运,身重足肿,不耐走动,早间肿消,午后肿甚,属气虚不行于脾者;亦治木乘土而作胀。

【宜忌】忌食生冷水果等物。

30429 加减附子理中汤(《医学探骊集》卷五)

【组成】炙附子三钱 炮姜三钱 木香三钱 焦槟榔三钱 吴茱萸五钱 枳实三钱 广陈皮三钱 厚朴四钱 丁香三钱 桂心三钱

【用法】竹叶一捻为引,水煎服。

【主治】陈寒结气,合脾湿凝聚而成绕脐腹痛,大便顺利,脉沉紧者。

【方论选录】其病因寒凝气滞,用附子、炮姜、吴萸、厚朴、桂心祛寒;木香、槟榔、丁香、广皮、枳实破气,少佐竹叶引药下行,其凝滞一开,疼痛自止矣。

30430 加减青州白丸子(《百一》卷五)

【组成】白附子 天南星 半夏 川姜各二两 天麻 白僵蚕 干蝎各一两 川乌头(去皮尖)半两

【用法】上药并生用为细末,白面糊丸,如梧桐子大。每服三五十丸,生姜汤送下,不拘时候。如瘫风,温酒送下;小儿惊风,薄荷汤送下五七丸。

【功用】常服安神定志,去风痰。

【主治】卒中风邪,半身不遂,口眼㖞斜,痰涎闭塞,喘嗽咯血,胸膈满闷;小儿惊风,妇人血风,大人洗头风,并宜服之。

【宜忌】有孕妇人不可服。

30431 加减青州白丸子(《医方类聚》卷二十三,引《必用全书》)

【组成】齐州半夏 南星(去浮皮) 川乌(去皮脐)三只 天麻 全蝎(去毒)各二两。

【用法】上药将前三味水浸软,切作片子,用生绢袋盛,水盆浸之,春六、夏三、秋七、冬十,每日一换水,日晒夜露,晒干,同天麻、全蝎为末,用糯米粥清为丸,如梧桐子大。每服五七丸,或十丸、十五丸,生姜汤送下,食后、临卧服。

【主治】痰嗽、诸风。

【备考】方中半夏、南星用量原缺。

30432 加减青蒿鳖甲汤(《中医妇科治疗学》)

【组成】青蒿梗 鳖甲 生地各三钱 丹皮二钱 地骨皮 芍药 麦冬各三钱 茯神四钱

【用法】水煎服。

【功用】养阴清热。

【主治】产后阴虚血燥,发热数日,午后更甚,肤热颧红,手心发烧,心烦不安,舌质淡,苔薄微黄而干,脉细数。

30433 加减肾气大补汤(《胎产秘书》卷下)

【组成】熟地八钱 萸肉四钱 怀山四钱 茯苓三钱 丹皮二钱 泽泻二钱 制附四钱 肉桂二钱 牛膝二钱 黄耆四钱 归身四钱 栀子四钱 丝饼四钱

【用法】水煎服。

【主治】产后气血虚弱,督脉不通于脑,髓海空虚,风寒乘入,以致头痛畏风,久则鼻流黄涕,稠黏腥臭,脑痛如破者。

【加减】巅痛,加川芎一钱五分,藁本一钱五分,北细辛七分;两太阳痛,加荆芥、防风、淫羊藿各一钱;牵引两目疼痛,加炒僵蚕一钱,灵仙一钱五分,蝉蜕一钱;面上起块如饼,加全蝎梢八分,海桐皮一钱五分,煅石决明二钱,干蟾蜍一只;面上红肿如游风,加白头翁、牛茅子各二钱,独活、羌活各一钱,钩丁二钱;眼目红沿出泪,加谷精一钱,冬桑叶十片,干蟾蜍一只(香油炙酥),研末,药汁送下。

30434 加减金豆解毒汤(《古今名方》引蒲辅周经验方)

【组成】金银花9克 绿豆衣 甘草 明矾各6克 陈皮 蝉蜕 僵蚕各3克

【功用】清热解毒,避疫驱邪。

【主治】瘟疫流行时,未病预防,或已感染者。

30435 加减金匮肾气丸(《明医杂著》卷六)

【异名】加减济生肾气丸(《内科摘要》卷下)。

【组成】白茯苓三两 附子五钱 川牛膝 桂 泽泻 车前子 山茱萸 山药 牡丹皮各一两 熟地黄四两(掐碎,酒拌杵膏)

【用法】上为末,和地黄、炼蜜为丸,如梧桐子大。每服七八十丸,空心米饮送下。

【主治】脾肾虚,腰重脚肿,小便不利;或肚腹肿胀,四肢浮肿;或喘急痰盛,已成蛊症。

30436 加减金匮肾气丸(《医方简义》卷六)

【组成】炒熟地四钱 粉丹皮四钱 泽泻三钱 茯苓

三钱　山药二钱　淡附片二钱　安桂八分　山萸肉炭八分　车前二钱　牛膝炭三钱　加�子八分(生)

【主治】产后肿胀腹满,服益气化瘀不效者。

30437　加减金匮肾气汤

《医门八法》卷三。即《济生》卷四"加味肾气丸"改为汤剂。见该条。

30438　加减金锁固精汤《医学探骊集》卷五)

【组成】紫蔻二钱　金樱子三钱　海金砂三钱　焦术四钱　龙骨三钱　牡蛎三钱　罂粟壳四钱　五倍子二钱　竹叶一钱

【用法】水煎,温服。

【主治】遗精,脉象微细而数。

【方论选录】此方只用金锁固精汤中龙骨、牡蛎二味,其余皆系固肾涩精之品,用紫蔻、焦术健脾助胃,用竹叶下行,稍缓其收敛之力,服之而精固矣。

30439　加减参苓白术丸《育婴秘诀》卷四)

【组成】人参　白术　白茯苓　甘草(炙)　黄耆　白芍　官桂　陈皮　山药　莲肉　使君子肉　鳖甲　神曲　夜明砂　龙胆草　天南星各等分

【用法】荷叶浸水煮糊丸,如黍米大。米饮送下。

【主治】疟久成痞,谓之疟疟,又名劳疟。兼治脾虚生风发搐者。

30440　加减参苓白术散《松崖医径》卷下)

【组成】人参　砂仁　莲肉(去心)各半两　白茯苓(去皮)八钱　土白术一两　甘草(炙)七钱　肉果(炮)四钱　诃子(炮,去皮)　干姜(炒)各二钱

【用法】上为细末。每服三分,清米饮汤调下。

【主治】小儿吐泻。

30441　加减参苓白术散《丹溪心法附余》卷二十四)

【组成】白术三钱　茯苓三钱　山药一两　甘草一钱　薏苡仁二两　白扁豆七钱　陈皮七钱　麦门冬八钱(去心)(一方加菖蒲)

【用法】上为末。每服二匙,食前白汤调下。

【功用】补脾胃,进饮食。

30442　加减参苓白术散《幼科指掌》卷四)

【组成】人参　茯苓各一钱　山药一钱半　白术一钱　陈皮一钱半　莲肉九粒　当归　防风　白扁豆　薏苡仁　枳实各一钱

【用法】上剉为散。随宜加减。

【主治】小儿疳积。

30443　加减参苓白术散《中医妇科治疗学》)

【组成】泡参三钱　茯神二钱　白术三钱　甘草　木香各二钱　砂仁一钱　淮药　扁豆各四钱

【用法】水煎,温服。

【功用】健脾和胃。

【主治】妇女脾虚,经行无定期,色淡红,量少质薄,时夹粘液,腰腹无胀痛,舌淡苔白润,脉濡。

【加减】腹痛,加焦艾三钱;腰痛,加杜仲四钱,续断三钱。

30444　加减参苓白术散《中医妇科治疗学》)

【组成】泡参三钱　扁豆四钱　焦术　茯苓各三钱

茅苍术一钱半　砂仁　炙升麻各一钱　广皮二钱

【用法】水煎服。

【功用】补气升阳。

【主治】妊娠数月,因脾虚气弱,消化不良,食少腹胀,大便不实,下肢胂胀,气短神疲,面色萎黄,舌淡口和,苔白滑,脉濡而虚者。

30445　加减参赭培气汤《效验秘方》段风舞方)

【组成】生赭石15克　太子参10克　生怀山药15克　天花粉10克　天冬10克　鳖甲15克　赤芍药10克　桃仁10克　红花10克　夏枯草15克　生黄芪30克　枸杞子30克　焦山楂30克　泽泻15克　猪苓15克　龙葵15克　白英15克　白芍10克　焦六曲30克　三七粉3克(分冲)

【用法】水煎服。视病情增减日服量。

【功用】调气,化瘀,利水。

【主治】肝癌。

【加减】有黄疸者,加茵陈30克;有腹水者,加商陆10克,牛膝10克,大腹皮10克;局部疼痛剧烈者,加郁金10克,元胡10克,凌霄花15克,八月札10克;腹胀甚者,加大腹皮6克,厚朴10克,木香6克;呕逆者,加旋覆花10克,柿蒂10克;口干渴甚者,加沙参10克,麦冬10克;大便干燥,数日不行者,加瓜蒌20克,郁李仁12克。

【方论选录】方中生赭石生新凉血,镇逆降气,祛痰止呕通便,引瘀下行;太子参、山药培中养胃,防止开破之药损伤脾胃;用天冬、花粉护胃液,以防开破之药其力猛峻;桃仁、红花、鳖甲、赤芍活血化瘀,消肿止痛兼以通络;泽泻、猪苓利水化瘀;生芪、枸杞益气滋补肝肾;焦山楂、焦六曲健脾和胃;龙葵、白英清热解毒,凉血利尿。

30446　加减枳术二陈汤《保命歌括》卷二十八)

【组成】枳实(炒)　白术(炒)　陈皮(去白)各五分　半夏(洗)　茯苓各一钱　甘草三分

【主治】噎膈。

【加减】清痰,加竹沥、姜汁各五匙;泻火,加姜汁炒黄连五分;开郁,加香附(米炒)、神曲(炒)、橘叶、青皮各五分;呕吐,加藿香叶、砂仁各三分;润气,加杏仁泥、麻子仁各五分;津少血虚,加当归、生地黄各五分(酒洗)。

30447　加减栀子五物汤《古今医鉴》卷十二)

【组成】葛根　柴胡　香薷　石膏　栀子　前胡　黄芩　葱白　麦冬　陈皮　知母　甘草

【功用】安胎清热。

【主治】妊娠热病损胎者。

30448　加减胃苓五皮汤《保命歌括》卷二十六)

【组成】胃苓汤加桑白皮　大腹皮　茯苓皮　生姜皮　五加皮

【用法】上哎咀。加生姜三片,水煎服。

【主治】诸肿及喘。

30449　加减香砂养胃汤《医林绳墨大全》卷三)

【组成】木香(磨,不见火)三分　砂仁五分(打碎)　厚朴(姜汁炒)四分　陈皮一钱　茯苓五分　炒黑姜二分　草果三分　木瓜五分　麦芽一钱(炒)　神曲一钱半　半夏(姜汁制)一钱　车前子八分　泽泻七分(炒)

【用法】加生姜二片,水一钟半,煎大半钟,热服,滓再煎。

【主治】脾胃虚弱,外发浮肿。

30450 加减追疔夺命汤(《准绳·疡医》卷二)

【组成】防风 赤芍药 连翘 羌活 独活 细辛 青皮 僵蚕 蝉蜕 青木香 甘草节 金银花 紫河车 独脚莲

【用法】上加生姜、泽兰、生地黄,水煎服。

【主治】疔疮,及痈疽、发背、恶疮,焮赤肿痛,或紫游风,赤游风。

【加减】病势退减,加大黄,取利下三五行,去大黄。

30451 加减独活寄生汤(《实用正骨学》)

【组成】秦艽 防风 川芎 当归 独活 桑寄生 熟地黄 白芍 桂心 茯苓 杜仲 牛膝 人参 甘草 木瓜(分量随证酌用)

【用法】水煎服。

【主治】风寒侵袭,下肢不能动作,疼痛难忍。

30452 加减活血住痛散(《救伤秘旨》)

【组成】当归 山甲 木瓜 牛膝各三钱 乳香 没药各二钱 独活 羌活 枳壳各一钱五分 小茴 甘草 淮乌 川芎 白芷 人参 大茴 血竭各一钱 肉桂八分 麝香一分 生姜五片

【用法】水煎,酒冲服。

【主治】骨折肿痛。

30453 加减济生肾气丸

《内科摘要》卷下。为《明医杂著》卷六"加减金匮肾气丸"之异名。见该条。

30454 加减神仙既济丸(《寿世保元》卷四引刘春冈方)

【组成】拣参(去芦)二两 嫩鹿茸(酥炙)二两 肉苁蓉(酒洗)三两 枸杞子(酒洗)二两 茱萸(酒蒸,去核取肉)二两 怀山药二两 辽五味子二两 石菖蒲(去毛)二两 嫩黄耆(蜜炒)二两 川巴戟(水泡,去心)二两 川黄柏(酒炒)二两 知母(去毛)二两 柏子仁二两 怀熟地黄(酒蒸)二两 菟丝子(酒蒸、捣饼、晒干)二两 天门冬(去心)二两 当归(酒洗)二两 麦门冬(去心)二两 远志(甘草水泡,去心)二两 小茴香(盐酒炒)二两 白茯神(去皮木)二两 怀生地黄(酒洗)二两 川杜仲(去皮,酒炒)二两 川牛膝(去芦,酒洗)二两

【用法】上为细末,炼蜜和熟枣为丸,如梧桐子大。每服百丸,空心盐汤送下,或酒任下。

【功用】滋肾水,降心火,补脾土,添精补髓,益气和血,壮筋骨,润肌肤,聪明耳目,开心定智,强阴壮阳,延年益寿。

【主治】诸虚百损,五劳七伤。

30455 加减神效活络丹(《慈禧光绪医方选议》)

【组成】胆星二钱 防风一钱五分 前胡一钱五分 羌活一钱五分 川芎一钱五分 全蝎一钱五分 橘红二钱 苍术一钱五分(炒) 川郁金一钱五分 白附子一钱五分 当归一钱五分 乌药一钱五分 香附一钱五分(炙) 茯神二钱 石菖蒲一钱五分 麻黄二钱 牛黄八分 川附子八分 钩藤三钱 苏合油一钱 天麻一钱 麝香四分 冰

片四分 白芷一钱五分 僵蚕三钱(炒) 生地三钱 杭芍三钱(炒) 羚羊角二钱

【用法】上为细末,炼蜜为丸,每丸重一钱,蜡皮封固。

【主治】面风,口眼抽动,筋惕肉瞤。

30456 加减除湿胃苓汤(《赵炳南临床经验集》)

【组成】苍术二钱 厚朴二钱 陈皮三钱 滑石块四钱 炒白术四钱 猪苓四钱 炒黄柏四钱 炒枳壳三钱 泽泻三钱 赤苓四钱 炙甘草三钱

【功用】健脾燥湿,和中利水。

【主治】带状疱疹(湿盛型缠腰火丹),湿疹(湿疡),牛皮癣(湿寒性白疕)。

【加减】痒感明显者,加白鲜皮;若湿滞、食滞重者,加焦槟榔或伏龙肝。

【方论选录】方中厚朴、陈皮、苍术、甘草燥湿和中;泽泻、猪苓、茯苓、白术健脾利水;赤苓、黄柏、滑石清热利湿;枳壳行气以助水湿之运化。临床治疗湿盛型湿疹,如有湿盛无热的特征,即可应用。

30457 加减桂麻各半汤(《医学探骊集》卷三)

【组成】麻黄三钱 桂枝尖三钱 防风三钱 荆芥穗三钱 皂角刺三钱 淡豆豉四钱 独活三钱 草乌三钱 连翘三钱 酒黄芩四钱 木通四钱 粉甘草二钱

【用法】水煎,温服。

【主治】风寒两感头痛,身热恶寒,四肢骨节尽痛,或腰脊骨强痛,六脉浮洪而数者。

30458 加减桃仁承气汤(《云岐子脉诀》卷三)

【组成】桃仁半两 大黄一两 甘草二钱半 桂三钱

【用法】上㕮咀。每服一两,水二盏,加生姜七片,煎至一半,去滓,入芒消三钱,化开食后服。以利为度,未利再服。

【主治】血瘀下焦,脉沉苋者。

30459 加减桃仁承气汤(《证治宝鉴》卷一)

【组成】桃仁 桂枝 芒消 川军 郁金 生地 芍药

【主治】薄厥,大怒吐血。

30460 加减桃仁承气汤(《温病条辨》卷三)

【组成】大黄三钱(制) 桃仁三钱(炒) 细生地六钱 丹皮四钱 泽兰二钱 人中白二钱

【用法】水八杯,煮取三杯,先服一杯。候六时,得下黑血,下后神清渴减,止后服。不知,渐进。

【主治】热病经水适至,十数日不解,舌痿饮冷,心烦热,神气忽清忽乱,脉右长左沉,瘀热在里者。

30461 加减真人活命饮

《寿世保元》卷九。为《古今医鉴》卷十五"千金内消散"之异名。见该条。

30462 加减柴胡二陈汤(《保命歌括》卷二十三)

【组成】小柴胡汤、二陈汤二方相合

【主治】疟疾。

【加减】春,加川芎、白术、葛根;夏,加黄连、香薷、厚朴;秋,加知母、桂枝;冬,加炒干姜。不能食者,加白术、厚朴、青皮、草果、神曲(炒);胸中痞满,加枳壳、桔梗;腹中胀,加厚朴、大腹皮、槟榔。

五画

加

30463 加减柴胡桂姜汤(《方症会要》卷二)

【组成】柴胡 茅术 川芎各七分 黄芩 牡蛎各六分 花粉五分 甘草 桂枝 干姜各三分

【用法】加生姜三片,大枣二枚。

【主治】疟疾,先热后寒,寒多热少,或独寒不热者。

30464 加减钱氏白术散(《便览》卷二)

【组成】人参 白术 白茯 甘草(炙) 枳壳(炒)各半钱 藿香一钱 干葛二钱 木香 五味子 柴胡各三分

【用法】上作一服。水煎服。

【主治】消渴不能食。

30465 加减健脾阳和膏(《慈禧光绪医方选议》)

【组成】党参二两 于术一两五钱(炒) 茯苓二两(研) 枇杷叶二两(制,去毛) 陈皮一两五钱 厚朴一两五钱(姜制) 木香一两(研) 草豆蔻一两五钱(研) 三仙四两(炒黄) 桔梗一两五钱 苍术一两五钱(炒) 紫苏叶一两五钱

【用法】上以水煮透,去滓,再熬浓,加炼蜜为膏。每用四钱,白水冲服。

【功用】健脾化湿。

30466 加减射干鼠粘汤(《准绳·幼科》卷六)

【组成】射干 山豆根 白僵蚕各一钱一分 鼠黏子 紫草茸 紫菀各一钱二分 桔梗 石膏 诃子 木通各一钱 升麻 蝉蜕各八分 甘草五分

【用法】上为粗散。每服四五钱,水煎,食远服。

【主治】痘症,热毒上冲,咽喉肿痛。

30467 加减消风百解散(《医便》卷三)

【组成】川芎 白芷 陈皮各一钱 苍术一钱半 紫苏一钱一分 麻黄(去根)一钱半 桂枝八分 甘草五分

【用法】加生姜三片,葱白二根,乌豆一撮,水一钟半,煎一钟,温服。以汗为度,无汗再服。

【主治】冬月外感风寒,头痛项强,壮热恶寒,身体烦痛,四肢倦怠,痰壅喘嗽,涕唾稠黏,自汗恶风。

30468 加减调中益气汤(《证治宝鉴》卷十一)

【组成】补中益气汤去白术,加藁本、苍术、川芎、蔓荆、细辛、黄柏。

【主治】瘦人头痛,血气两虚,左右俱痛者。

30469 加减调中益气汤(《医部全录》卷二九〇)

【组成】人参 白术 白茯苓 陈皮 槟榔 山楂 青皮 柴胡 苍术 黄芩 升麻 半夏

【主治】疟疾经消导后仍不止,体倦脉弱,或脉虚大者。

【加减】久疟在阴分者,加芎、归。

30470 加减调胃承气汤(《济生纲目》卷一〇七)

【组成】大黄 黄连 甘草各等分

【用法】上剉。水调服。

【主治】内伤湿热膏粱,口臭,牙齿动摇欲落,或血出不止。

30471 加减黄芩知母汤(《痧科全书》)

【组成】黄芩二钱 知母二钱 桑白皮三钱 天花粉三钱 杏仁二钱(去皮尖) 焦山栀二钱 川贝(另包,冲服) 桔梗二钱 生甘草一钱 煅牡蛎二钱 元参三钱 郁金一钱五分

【主治】伤肺痨,因咳嗽日久所致。

【加减】如挟初感风寒,酌加荆芥、防风。

【备考】方中川贝用量原缺。

30472 加减黄连阿胶汤(《温病条辨》卷二)

【组成】黄连三钱 阿胶三钱 黄芩二钱 炒生地四钱 生白芍五钱 炙甘草一钱五分

【用法】水八杯,煮取三杯,分三次温服。

【主治】春温内陷下痢,易致厥脱者。

30473 加减黄连解毒丸(《普济方》卷一六五引《海上居士秘方》)

【组成】黄连半两 当归二钱半 芍药二钱 大黄一两 黄芩一两 滑石二两 黑牵牛一两(头末,微炒)

【用法】上为细末,水泛丸,如小豆大。每服四十丸,百沸汤送下,食远临卧服。

【主治】气痰壅热,胸膈不利,饮食不欲,胫酸腿困,行步艰难,膈痛咽干,便溺赤黄,阴痿,足膝困倦。

【宜忌】忌酒、干姜、胡椒等物。

30474 加减黄连解毒汤(《医学探骊集》卷四)

【组成】元参三钱 生地黄四钱 黄芩三钱 山栀子三钱 黄连二钱 煅石膏四钱 川大黄六钱 芒消二钱 木通三钱 甘草二钱

【用法】水煎,温服。

【主治】结热触动相火,客于咽嗌,咽喉肿痛,日复一日,水浆不能下咽,初起经刺少商出血及服药而肿仍不消,脉洪而数者。

【方论选录】此方用黄连、黄芩清其上焦之热,栀子、石膏清其中焦之热,木通清其下焦之热,元参、生地清热养阴,甘草和药调中,大黄、芒硝将其结热推荡而去,釜底抽薪。

【备考】原书治上症,并以锋针刺尺泽出血,泄其上焦之热。

30475 加减黄耆建中汤(《得效》卷九)

【组成】白术 白茯苓 桔梗各三钱 人参三钱半 秦艽 北柴胡(去芦) 防风 白芍药 甘草 当归(去尾) 泽泻 生干地黄 熟地黄 地骨皮 肉豆蔻(煨) 槟榔 缩砂仁各五钱 猪苓四钱 黄耆一两

【用法】上为散。每服三钱,水一盏半煎,温服,不拘时候。老人更加黄耆一两,或为末,蜜汤调服,临期斟酌。

【主治】男子妇人五劳骨蒸者。

30476 加减黄耆建中汤(《慎斋遗书》卷七)

【组成】黄耆一两二钱 秦艽 防风 柴胡 归身 白芍药 熟地黄 地骨皮 肉豆蔻(煨) 炙甘草 砂仁 槟榔各五钱 猪苓四钱 桔梗 白茯苓 白术各三钱 人参一钱五分

【用法】上为粗末。每服三钱,水一钟,煎七分,不拘时服。老人黄耆加重一两。

【主治】男妇五劳七伤,骨蒸。

30477 加减黄耆建中汤(《医林绳墨大全》卷四)

【组成】黄耆一钱 官桂 甘草 白芍各五分 人参 当归各一钱

【用法】加大枣二枚,水煎,温服。

【主治】气虚自汗。

30478 加减麻杏石甘汤(《喉痧症治概要》)

【组成】净麻黄四分　熟石膏四钱　象贝母三钱　鲜竹叶三十张　光杏仁三钱　射干八分　炙僵蚕三钱　白莱菔汁一两　生甘草六分　连翘壳二钱　薄荷叶一钱　京元参一钱五分

【主治】痧麻不透,憎寒发热,咽喉肿痛,或内关白腐,或咳嗽气逆之重症。

30479 加减清心莲子汤(《顾氏医径》卷四)

【组成】石莲肉　西洋参　麦冬　地骨皮　黄芩　焦山栀　生甘草　车前子

【主治】带下。因心火不静,热传于脾,脾中湿热,蒸郁化火而为赤带者。

30480 加减清心莲子饮(《一盘珠》卷四)

【组成】川连(酒炒)三分　生地　当归各二钱　志肉　茯神　枣仁　石莲肉各一钱　黄柏　麦冬　甘草各八分

【用法】灯心为引。

【主治】遗精,白浊,小便痛。

30481 加减清毒拨翳汤(《痘疹定论》卷四)

【组成】生地一钱五分　甘菊七分　归尾八分　川芎六分　柴胡八分　红花五分　草决明一钱(研)　木贼五分　白蒺藜一钱(炒、研)　黄芩七分(酒炒)　牛蒡子七分(炒、研)　连翘七分(去心)　生甘草二分(去皮)

【主治】疹后患生目翳,眼赤红肿,眼皮烂者。

30482 加减清毒活血汤(《会约》卷二十)

【组成】紫草　当归各二钱　前胡　牛蒡子各六分　生地　白芍　连翘　桔梗各五分　黄芩　黄连(各酒炒)各七分　甘草四分　山楂肉八分　怀牛膝二钱

【用法】煎就,入生蜜半酒杯服之。

【主治】痘起胀灌脓时,或六七日不大便而闷塞作乱者。

【宜忌】不可用芒消、生大黄下之。

【加减】如大便不通,加酒炒大黄三钱微利之。如仍不通,用猪胆汁灌入谷道中,即通。

30483 加减清热导滞汤(《痘疹定论》卷三)

【组成】当归七分(不用尾)　白芍五分(生)　槟榔五分　厚朴五分(姜汁炒)　陈皮八分　枳壳五分(麸炒)　连翘三分(去心)　黄芩二分(酒炒)　黄连一分(酒炒)　山楂肉七分　广木香二分(研末)　牛蒡子三分(炒、研)　甘草二分(生,去皮)　可加熟大黄七分

【用法】生姜三片为引。

【主治】痘后痢疾。

【加减】赤痢或红白相杂,可加炒红花三分,炒桃仁五分,地榆五分;白痢,再加陈皮二分,芩、连俱不用。

30484 加减清热除湿膏(《慈禧光绪医方选议》)

【组成】连翘六钱　胆草四钱　焦三仙一两　赤苓六钱　防风五钱　桑皮四钱(生)　赤小豆五钱　菊花五钱　茵陈六钱　条芩四钱　僵蚕四钱(炒)　甘草二钱(生)

【用法】上共以水煎透,去滓,加炼蜜为膏。每服二钱,白开水冲服。

【功用】清肝热,化脾湿。

30485 加减清膈化痰丸(《松崖医径》卷下)

【组成】陈皮(去白)　贝母(去心)　半夏曲　天南星(汤泡,姜汁浸,炒)　白茯苓　天花粉各一两　片芩(去芦,酒炒)　香附子(童便浸,醋炒)　枳实(麦麸炒)　苍术(米泔浸,去皮,炒)　海石(另研)各八钱　桔梗六钱

【用法】上为细末,烧竹沥,加生姜汁为丸,如绿豆大。每服九十丸,食远及临卧时滚白水送下。

【主治】痰饮。

30486 加减清瘟败毒饮(《效验秘方·续集》庄国康方)

【组成】水牛角 6 克(分冲)　生地 30 克　丹皮 10 克　赤芍 10 克　生石膏 30 克　元参 10 克　淡竹叶 10 克　滑石 10 克　银花 10 克　连翘 10 克

【用法】每日 1 剂,水煎 2 次,早晚分服。

【功用】清热凉血,解毒消斑。

【主治】热毒炽盛引起的多种皮肤病,如剥脱性皮炎、大面积接触性皮炎、中毒性红斑、先天性鱼鳞病样红皮病、银屑病进行期、系统性红斑狼疮急性活动期等病症。证见大片红斑,皮肤潮红,斑疹紫赤等。

【加减】如热毒过盛,皮肤潮红,斑疹紫赤,加地丁草 10 克,大青叶 15 克,紫草 12 克,茅根 30 克;肢体肿胀或皮疹红肿加冬瓜皮 15 克,茯苓皮 10 克,大腹皮 10 克;如面部红肿,小便黄赤,加导赤散;风盛瘙痒加白鲜皮 15 克,荆芥 10 克,防风 10 克;口干欲饮,舌苔光剥,加天冬 10 克,麦冬 10 克,石斛 10 克,花粉 10 克。

【方论选录】清瘟败毒饮首载于《疫疹一得》,是治疗瘟疫发斑的重要方剂,本方根据其气血两清之义化裁而成。方中水牛角、生地、丹皮、赤芍清热凉血,化斑解毒;生石膏、知母泻中焦气分之热,竹叶、银花、连翘散上焦之毒;元参配生地凉血且灼伤之阴津;滑石一味,利下焦之湿热,且引邪出于下窍,共成清热凉血、解毒消斑之方。

30487 加减散花去癫汤(《重订通俗伤寒论》)

【组成】生白芍一两　当归　麦冬各五钱　焦栀　元参　辰茯神　杜牛膝各三钱　川柴胡二钱　生甘草　白芥子　鲜石菖蒲各一钱　当门子五厘(冲)

【主治】情欲狂。妇女思慕男子不得,忽然发狂,见男子抱住不放,以为情人,罔识羞耻,甚至裸体奔走,脉必弦出寸口,此名花癫,俗称发花呆。

30488 加减散肿溃坚汤(《医学探骊集》卷六)

【组成】知母四钱　黄柏三钱　皂角刺三钱　金银花四钱　天花粉五钱　马齿苋四钱　黄芩三钱　黄连二钱　升麻三钱　山甲二钱　连翘三钱　桔梗二钱

【用法】元酒煎服。

【主治】项疮(即对口)初起,紫红板硬,结成一片,并无头可寻,脉洪数者。

【方论选录】此方用知、柏、芩、连散其诸经之火;连翘、升麻解毒升阳;花粉、桔梗排脓利膈;双花、马苋散肿消毒;山甲、皂刺引药软坚。痈疮初起之最宜。

30489 加减葛根麻黄汤(《伤寒总病论》卷三)

【组成】葛根　麻黄　生姜各一两　防风　芍药　白术　人参　芎劳　黄芩　防己　桂枝　甘草各半两　附子

一枚

【用法】上㕮咀。用水六升,先煮麻黄、葛根数沸,去上沫,纳诸药,煮取二升,去滓,饮服一盏,食顷再服,日四五次,夜二三次。

【主治】刚柔痉。

【加减】柔痉自汗者,去麻黄,加葛根成一两半。

30490　加减葱白香豉汤（《张氏医通》卷十三）

【组成】葱白香豉汤葱白减半,加蒌蕤二钱,白薇、青木香、桔梗各一钱,甘草、薄荷各三分,白蜜三匕。

【主治】三时风热,咳嗽咽喉肿痛,难用蒌蕤汤者。

30491　加减普济消毒饮（《医门八法》卷三）

【组成】生当归五钱　生地黄五钱　生黄芩三钱　马屁勃一钱　板蓝根三钱　南薄荷三钱　生栀子三钱　川大黄五钱　天花粉三钱　怀牛膝三钱（孕妇勿用）　元明粉三钱（冲服,孕妇勿用）

【主治】咽喉肿痛,其肿在咽喉两旁,色多红紫,伴见烦躁发渴,大便秘结,舌生黄苔等实热症。

30492　加减普济消毒饮（《医学探骊集》卷四）

【组成】荆芥穗三钱　酒黄芩四钱　马勃三钱　苍术四钱　山栀子三钱　升麻二钱　鼠黏子三钱　桔梗二钱　薄荷三钱　连翘三钱　紫花地丁三钱　独活四钱　甘草二钱

【用法】水煎,温服。

【主治】山岚瘴气,客于经络,初病头痛,恶寒身热,脉浮洪而数,随后头项浮肿而痛,甚者面目亦肿而痛,或耳下肿出,而为痄腮,症属大头天行者。

【方论选录】此方以苍术为君,解其山岚瘴气;以地丁、独活、鼠粘、马勃为佐;以芥穗、薄荷、连翘、升麻引药上行头顶,以桔梗为舟楫,载药上升,使之散毒而消肿;以黄芩、栀子清其内热,以甘草和药调中,则毒散肿消人可安矣。

30493　加减普济消毒饮（《重订广温热论》卷二）

【组成】青连翘钱半　苏薄荷一钱　炒牛蒡一钱半　马勃四分　荆芥穗一钱　白僵蚕一钱　大青叶一钱半　玄参一钱　新银花一钱半　苦桔梗一钱　生甘草八分

【用法】用活水芦根二两煎汤代水,煎服。

【主治】温毒痄腮及发颐。初起咽痛喉肿,耳前后肿,颊肿,面正赤;或喉不痛,但外肿;甚则耳聋,口噤难开。

30494　加减温脾祛疟汤（《慈航集》卷下）

【组成】甜白术一两　云茯苓五钱　肉桂一钱（去皮）甘草八分　白蔻仁二钱（研）　制半夏二钱　青皮一钱五分　炒枳壳一钱五分

【用法】煨姜三钱,大枣三枚为引。

【主治】邪盛脾经,痰食难化,而得风邪,致成脾疟。初病令人不乐,好太息,不嗜食,多寒热,汗出,病至善呕,呕已乃衰,先寒后热,寒从腹起者。

【加减】如口苦耳鸣,疟邪将入少阳,加炒柴胡八分;如热多,加青蒿三钱;如恶心,加灶心土五钱;如手足冷,指甲青,加桂枝二钱;如胸腹饱胀,加槟榔一钱五分;如腹痛作泻,加煨木香一钱五分,鹿角霜三钱。

30495　加减滋阴清肺汤（《喉痧症治概要》）

【组成】鲜生地六钱　细木通八分　薄荷叶八分　金

银花三钱　京玄参三钱　川雅连五分　冬桑叶三钱　连翘壳三钱　鲜石斛四钱　甘中黄八分　大贝母三钱　鲜竹叶三十张　活芦根一两（去节）

【主治】疫喉白喉,内外腐烂,身热苔黄,或舌质红绛,不可发表之症。

【加减】如便秘,加生川军三钱,开水泡,绞汁冲服。

30496　加减犀角地黄汤（《鲁府禁方》卷一）

【组成】犀角　生地黄　当归　黄连　苦参　枳壳桔梗　赤芍药　红花

【用法】加生姜一片,水煎,临服入藕汁二匙,如无,韭汁亦可。

【主治】瘀血在上焦,邪热入里。烦躁,渴欲饮水,水入不下者。

30497　加减犀角地黄汤（《准绳·幼科》卷四）

【组成】犀角　木通　生地黄　芍药　红花　紫草茯苓　车前草（鲜者）　地骨皮（鲜者）　甘草

【用法】水煎服。犀角须用井水磨浓,俟药煎如度,投下服之,不可和内煎也。若身热惊厥,加纹银一块同煎。

【主治】痘出三两朝,身中热烙焦紫,无红活色,枭炎猛烈之甚也。或眼红脸赤,或小便涩结。

30498　加减疏风清上散（《杂病证治新义》）

【组成】防风　荆芥　川芎　白芷　柴胡　黄芩　山栀　甘草

【用法】水煎服。

【主治】时行感冒头痛,恶风发热,烦渴有汗者。

【方论选录】本方系辛凉解表之剂,用川芎、白芷以除风痛,防风、荆芥、柴胡以解表。黄芩、山栀以清热,甘草以为调和,俾风热之邪分从表里两解,热解则头痛自亦解除。

30499　加减解毒活血汤（《鼠疫约编》）

【组成】连翘三钱　柴胡二钱　葛根二钱　生地五钱当归钱半　赤芍三钱　桃仁八钱（去皮尖,杵碎之）　红花五钱　川朴一钱　甘草二钱

【用法】水一碗半,先用大罐煎合沸数,一二三日病在上焦,药味取其轻清,煎宜六七沸,四五六日病在中焦,药味取其稍重,煎宜七沸,七日以后病在下焦,药味取其浓重,煎十余沸倾入小罐,后入水大罐,再煎再倾,煎回大半碗服。

【主治】鼠疫。

30500　加减藿朴夏苓汤（《顾氏医径》卷四）

【组成】藿香　川朴花　半夏　茯苓　杏仁　米仁大豆卷　泽泻　红花

【主治】产后湿温。因胎前湿伏中焦,致产后缠绵不已,状若阴虚发热者。

【加减】热重,去豆卷,加葛根、黄芩。

30501　加减藿香正气丸（《易简方便》卷一）

【组成】藿香十斤　大厚朴（老姜汁八碗拌炒）八斤荆芥穗六斤　茅苍术（米泔水浸,切片,炒）八斤　香薷六斤　槟榔（先切薄片）六斤　羌活五斤　青防风六斤　建神曲（杵碎,炒）八斤　独活五斤　香白芷五斤　枳壳（炒）六斤　陈皮六斤　泽泻（盐水炒）六斤　猪苓八斤　滑石（捣粉,水飞）十二斤　宣木瓜（炒）六斤　甘草五斤　苏梗八斤　法半夏八斤　葛根六斤　香附（炒）八斤　白术（切

片,东壁土拌炒)八斤　青皮(炒)四斤　蔓荆子八斤

【用法】上药各为细末,用橘皮三斤煎汤泛丸,每丸(带湿称)重三钱。春月感冒,淡姜汤送下;夏秋感冒风寒,橘红汤送下;霍乱吐泻,淡盐汤送下;疟疾一二日一作,姜、枣汤送下;红痢,红扁豆花汤送下;白痢,赤砂糖汤送下;胸腹切痛,砂仁汤送下;头痛鼻塞,畏风无汗,桂枝六分煎汤送下;咳嗽初起,痰多气逆,用生姜汤送下;畏寒肢冷,骨节酸痛,葱白汤送下。

【主治】四时感冒风寒暑湿,一切不正之气,及疫疠时行,沿门传染,并饮食大过,脾胃受伤者。

30502　加减藿香正气散(《伤寒全生集》卷二)

【组成】藿香　厚朴　陈皮　甘草　半夏　白术　茯苓　苏叶　干姜

【用法】加生姜,水煎服。

【主治】中寒呕吐,胸腹满闷,或鼻塞头痛,发热憎寒者。

【加减】头痛,加川芎、白芷、细辛;腹痛,加炒芍药、木香、砂仁;口干,加干葛;胸腹满,加枳壳、桔梗;心下满,加枳实、青皮;宿食不消,加草果、山楂、香附;酒食不化,加砂仁;呕吐不止,加姜汁;表有热,加柴胡、干葛;表有寒,加桂枝。

30503　加减藿香正气散(《医便》卷二)

【组成】藿香一钱五分　白芷　川芎　紫苏叶　半夏　苍术各一钱半　白术　白茯苓　陈皮　厚朴(姜制)各八分　甘草三分

【用法】上用生姜三片,大枣一枚,水二钟,煎一钟,食远热服。

【主治】非时伤寒,头疼憎寒壮热,痞闷呕吐,时行疫疬,山岚瘴疟,不服水土等症。

30504　加味不换金正气散(《直指》卷二十二)

【组成】苍术(麸炒)　橘红　半夏曲　藿香叶　厚朴(制)各一两　甘草(炙)七钱半　白茯苓　川芎各半两　木香二钱半

【用法】上为末。每服三钱,加生姜五片,大枣二枚,水煎服。

【功用】发出风毒。

【主治】痈疽,寒热往来,或内挟风邪,或内气虚馁。

【加减】若疮陷不发,多加辣桂、当归。

30505　加味四物六君子汤

《郑氏家传女科万金方》卷二。为《寿世保元》卷七"加味四物六君子汤"之异名。见该条。

30506　加味香砂六君子汤(《中医妇科治疗学》)

【组成】泡参　云苓　白术各三钱　木香二钱　砂仁一钱　秦归二钱　川芎一钱半　陈皮一钱　半夏三钱

【用法】水煎,温服。

【功用】扶脾祛痰。

【主治】因脾虚挟痰所致的月经量少,色淡而粘,平日白带多,口淡,苔白腻,脉缓滑。

【加减】平日白带多者,加莲米三钱、芡实三钱。

30507　加味铁叫子如圣汤(《效验秘方·续集》袁家玑方)

【组成】生地黄6克　熟地黄6克　生诃子5克　煨诃子5克　生甘草2克　炙甘草2克　生桔梗5克　炒桔

梗5克　北沙参12克　马勃粉10克　木蝴蝶10克　当归6克　赤芍10克　蝉衣6克

【用法】日1剂,水煎2次分服,徐徐咽下。

【功用】滋养气阴,通络开音。

【主治】慢性咽喉炎,咽喉郁结,声音不闻。

【方论选录】本方取材于《伤寒论辑义》中铁叫子如圣汤。方中生地黄对熟地黄,味甘寒并行,补肾凉血通脉;生诃子对煨诃子,味苦酸涩,清金温肾并用;生甘草对炙甘草,寒温相合而清热益气;生桔梗对炒桔梗载药上浮,直抵肺咽,熟用补气增音;复入北沙参、麦门冬益脾气阴,当归、赤芍和血散血,马勃、木蝴蝶、蝉衣利窍化结开音,共达开声之门肺,培声音之根肾,其声可复。

30508　加味越婢加半夏汤(《衷中参西》上册)

【组成】麻黄二钱　石膏(煅捣)三钱　生山药五钱　寸麦冬(带心)四钱　清半夏三钱　牛蒡子(炒,捣)三钱　元参三钱　甘草一钱五分　大枣三枚(擘开)　生姜三片

【主治】素患劳嗽,因外感袭肺,而劳嗽益甚,或兼喘逆,痰涎壅滞者。

30509　加减二陈合四物汤(《保命歌括》卷三十二)

【组成】二陈汤、四物汤二方相合,去地黄,加南星、青皮、香附、真青黛。

【用法】入姜汁服。

【主治】咳嗽引胁下痛。

30510　加减千金牡丹皮饮(《医方简义》卷五)

【组成】丹皮一两　米仁一两五钱　瓜蒌仁一两　银花二两　草河车(即蚤休)二两

【用法】上为末。每服五钱,水煎服。

【主治】妊娠一切内痈。

【宜忌】乳痈不宜。

【加减】胃痈,加川连五钱。

30511　加减不换金正气散(《保命歌括》卷十九)

【组成】藿香　苍术　厚朴　陈皮　砂仁　白芷　半夏　茯苓　甘草(炙,减半)　人参　神曲(炒)各等分

【用法】上㕮咀。加生姜、大枣,水煎服。

【主治】霍乱吐泻。

【加减】寒加干姜,寒甚加熟附子。

30512　加减不换金正气散(《寿世保元》卷三)

【组成】苍术(米泔浸)一钱半　陈皮(去白)二钱　厚朴(姜汁炒)八分　藿香三钱　半夏(姜汁炒)二钱　枳实(麸炒)二钱　白术(去芦)一钱五分　白茯苓(去皮)三钱　白豆蔻(去壳)八分　甘草八分　黄连(土炒)六分

【用法】上剉。加生姜三片,水煎服。

【主治】噎食转食。

30513　加减代赭旋覆花汤(《镐京直指》)

【组成】旋覆花三钱(包)　代赭石四钱　浮海石三钱　姜半夏二钱　白茯苓三钱　炒苏子一钱五　炙甘草五分　炙白前二钱　化橘红一钱　老姜三片(去皮)

【主治】伏饮内停,年有喘吼者。

30514　加减定血黑逍遥散(《医略六书》卷二十八)

【组成】生地八两(捣汁)　柴胡五两(鳖血炒)　白芍一两半(炒)　当归三两　白术一两半　山栀二两(炒)

茯神一两半(去木)　丹皮一两半　麦冬三两(去心)

【用法】上为散。水煎五钱,去滓,冲地黄汁服。

【主治】孕妇吐血唾血,脉弦虚数者。

【方论选录】妊娠郁怒伤肝,肝血虚而肝火旺,以致虚阳上逆,营血妄行,故吐血呕血,潮热不止。生地滋阴壮水,以凉血室,捣汁力能散血生血;柴胡解郁升阳以疏肝胆,鳖血炒以引入血分;白芍敛阴收血溢;当归养血归经脉;白术健脾生血;茯神定志安神;山栀清三焦之火以定血;丹皮平相火之逆以止血;麦冬清心润肺以滋水之上源也。为散水煎,使肝血内充,则肝火自降,而郁解怒伸,血无妄行之患。

30515　加减星附六君子汤(《医方简义》卷四)

【组成】制南星一钱　竹节白附子(酒炒)七分　人参一钱五分　白术二钱　茯苓三钱　炙甘草五分　姜半夏一钱五分　广皮一钱

【用法】水煎服。牛痫,加牛黄五厘冲入;马痫,加马勃五分;羊痫,加羊胆(生)一枚,药送吞下;猪痫,加猪心血一匙冲;鸡痫,加鸡胆一枚,药水送吞。

【主治】癫痫气虚有痰者。

【加减】阴虚加生地四钱,当归三钱,川芎、白芍各一钱。

30516　加减香砂六君子汤(《医学探骊集》卷三)

【组成】焦白术三钱　人参三钱　葛根四钱　淡豆豉三钱　广缩砂二钱　陈皮三钱　姜厚朴二钱　木香二钱　甘草二钱

【用法】水煎,温服。

【主治】伤寒食复。

【方论选录】此方以焦术、人参、甘草健胃;以广砂、木香、陈皮开脾胃;以厚朴温中宫;以豆豉、葛根解肌表。使食积去,脾胃复,肌表解,寒热退。

30517　加味小柴胡合四物汤(《保命歌括》卷三十二)

【组成】小柴胡汤、四物汤二方相合,加桃仁、红花、乳香、没药

【用法】水煎服。

【主治】瘀血所致胁痛。

30518　加味乌须固齿补肾方(《医统》卷六十四)

【组成】当归(酒洗)　川芎　熟地黄　川牛膝　枸杞子　香附子　旱莲草　胡桐律　牙皂角　荆芥穗　细辛各三两　青盐六两

【用法】上为细末,用粳米一升半煮饭,将药末拌匀,分作七团,阴干,用桑柴火烧存性,为细末,铿合盛之。早、晚擦牙,药与水咽下。

【功用】固齿却痛。

【主治】老年肾虚,牙齿动摇疼痛。

30519　加味平肝解毒退翳丸(《眼科阐微》卷四)

【组成】拣白芍(酒炒)一两　兔粪(细研)　夜明砂(水淘净)　白扁豆(炒)各二两　谷精(净湅)　山药各一两　蝉蜕(净)六钱　粉草(蜜水拌炒)五钱　草决明(盐酒炒)一两　黄连(酒炒)五钱　生地　芡实　麦冬　密蒙花(蜜水拌炒)　人参　白豆蔻各一两　木贼(蜜水拌炒)三钱　青葙子(炒)六钱　白茯苓(乳制)一两　每服

一丸,早、晚用滚水化下。

【主治】痘后余毒不散,目生翳障。

【宜忌】忌白萝卜、韭、蒜、胡椒、虾米、鲜虾、牛、羊、猪首、鹅、驴、公鸡、一切海味、煎炒炙煿之物。

30520　加味四味紫苏和胎饮(《胎产心法》卷上)

【组成】紫苏　黄芩　白术(土炒)各一钱五分　炙草(以上四味和胎饮本方)　藿香叶　陈皮各一钱　砂仁五分(炒)

【用法】生姜、大枣为引,水煎服。

【主治】心腹绞痛,上吐下泻。

30521　加味生化补中益气汤(《女科秘要》卷六)

【组成】川芎一钱　当归三钱　干姜四分　炙草五分　人参三钱　桃仁十二粒　茯苓一钱

【用法】新罐煎服。

【主治】产后气短似喘。

【加减】如汗多,不用茯苓,加黄耆一钱,五味子十粒。

【备考】若日久食少,闻药即吐,及误用寒药、食寒物,以致呕不纳谷者,急用人参二三钱,姜三片,仓米一大撮煎服。

30522　加味连翘升麻葛根汤(《片玉痘疹》卷五)

【组成】连翘(去心、酒洗)　升麻(酒洗)　葛根　赤芍　桔梗(泔浸)　甘草梢　酒芩　酒栀子　木通(酒洗)　麦冬(去心)　牛蒡子(酒淘、砂研)　白滑石

【用法】上判。水一钟,淡竹叶、灯心为引,煎服,不拘时候。兼服牛黄丸亦可。

【功用】解毒,兼利小便。

【主治】痘疹热太甚,毒未发尽者。

30523　加味活血透肌解毒汤(《幼科直言》卷二)

【组成】玄参　黄芩　川芎　红花　连翘　山楂肉　花粉　石膏　归尾　桔梗　牛蒡子　陈皮　甘草

【用法】荸荠为引。

【主治】痘疹险症,见点三朝,出齐之日,色红口干者。

30524　加味益气养血救脱汤(方出《刘惠民医案》,名见《千家妙方》卷上)

【组成】酸枣仁(炒)36克　制何首乌9克　玉竹9克　熟附子12克　生菟丝子24克　炙黄耆12克　炒白术15克　归身9克　丹参12克　柏子仁12克　砂仁9克　益智仁9克　覆盆子12克　鸡血藤9克　竹茹9克　红花6克

【用法】水煎两次,得药液约250毫升。分两次温服。另用人参2克,琥珀0.9克,共为极细末,分两次冲服。服药三付,休药一天,有效再服。

【功用】益气养血,温肾助归。

【主治】营养不良性干瘦病,属脾气久亏,气血虚极,元阳欲脱者。

30525　加味救肺饮加郁金汤(《金鉴》卷四十)

【组成】加味救肺饮加郁金末

【主治】劳伤吐血、嗽血。

30526　加味清热凉血驱敏汤(方出《赵炳南临床经验集》,名见《千家妙方》卷下)

【组成】鲜茅根二两　大青叶五钱　青黛四钱　龙胆

草五钱　黄芩三钱　黄柏三钱　川军五钱　白鲜皮一两
黄连三钱　干生地一两　丹皮三钱　赤芍五钱

【功用】清热凉血,除湿止痒。

【主治】湿热蕴久,化毒入营,外感毒邪引起的自家敏感性皮炎。

30527　加参宁肺止嗽生化汤(《女科秘要》卷七)

【组成】川芎　知母　诃子皮　瓜蒌仁　生地各一钱　当归三钱　兜铃　桔梗　甘草各四分　款冬花六分

【用法】水煎服。

【主治】产后虚弱,百日内患风寒咳嗽,声重有痰,或身热、头痛、无汗。

30528　加减二十四味流气饮(《疮疡经验全书》卷四)

【组成】陈皮　半夏　升麻　干葛　甘草　泽泻　茯苓　苍术　厚朴　木香　羌活　独活　防风　荆芥　薄荷　黄芩　川芎　当归　生地　白芍　黄耆　青皮　木通　白芷

【用法】水二钟,加生姜五片,葱白三根,煎热服。以衣覆患上,出汗为妙,止可一服。

【主治】散走流注发。

【加减】冬天加紫苏、柴胡。

30529　加减统旨木香顺气散(《杂病证治新义》)

【组成】木香　香附　苍术　厚朴　陈皮　甘草　砂仁　枳壳

【用法】水煎服。

【主治】气滞腹痛。

30530　加减益胃升阳渗湿汤(《观聚方》卷一引《赤水医案》)

【组成】人参三钱　白术五钱　黄耆三钱　茯苓　益智仁　苍术　泽泻各一钱　附子　炮姜　炙甘草　升麻　防风各五分

【用法】水煎服。

【主治】脾虚不运,脉沉微,脾泄不止,日夜十二三行,面色黄白带青,两颐浮肿,四肢亦浮,小水不能独利,利必与大便并行,肠鸣四肢冷,口不渴,饮食大减,口唇龈内皆白者。

30531　加减理脾清热除湿膏(《慈禧光绪医方选议》)

【组成】党参二钱　于术三钱(炒)　茯苓三钱　砂仁一钱　陈皮一钱五分　建曲三钱(炒)　石斛三钱　扁豆三钱　白芍一钱五分(炒)　灶心土三钱　薏苡仁三钱(炒)　益元散二钱

【用法】上以水煮透,去滓,再熬浓汁,少加老蜜成膏。每服二钱,白开水冲服。

【功用】补气健脾,淡渗利湿。

30532　加减滋阴益肾暖精丸(《慈禧光绪医方选议》)

【组成】原生地一两(干)　山萸肉四钱　淮山药六钱(炒)　盐杜仲六钱　沙苑蒺藜六钱　白茯苓五钱　骨碎补四钱　远志肉二钱　当归身六钱　炒杭芍四钱　金毛狗四钱(去毛炙)　益智子三钱　怀牛膝四钱　石莲蕊五钱　广橘红二钱　稆豆皮六钱

【用法】上为细末,枣泥糊为丸,如小绿豆粒大。每早、晚各服二钱,淡盐汤送下。

【功用】滋阴益肾。

30533　加减犀角地黄茅花汤(《麻科活人》卷三)

【组成】犀角(磨汁)　生地黄　茅花　丹皮　枳壳　黄芩　栀仁　连翘　黄连　麦冬　当归尾　甘草

【用法】灯心三十根为引。

【主治】小儿麻疹已出,衄血、失血。

30534　加脑子白豆蔻薄荷煎丸(《御药院方》卷一)

【组成】薄荷叶八两　川芎一两半　桔梗二两半　甘草二两　防风一两半　缩砂仁二钱半　加脑子半两　白豆蔻仁一两

【用法】上为细末,炼蜜为丸,每两作二十丸。每服一丸,含化服之。

【功用】祛风。

30535　加减小柴胡合龙胆泻肝汤(《方症会要》卷三)

【组成】柴胡一钱　人参　青皮　车前各五分　龙胆草　栀子各四分　半夏　黄芩各七分　甘草三分　白芍一钱　归梢六分

【用法】加生姜一片,水煎服。仍服芦荟丸三次。

【主治】肝火盛,胁痛。

对

30536　对丹

《外科十三方考》。为原书"新法枯痔散"之异名。见该条。

30537　对金丸(《万氏家抄方》卷二)

【组成】牙消　礞石各一两(共入罐内,煅一日取起,如金色者佳)　大黄　枯芩各八两　鲜南星一斤

【用法】上三味,各另酒浸一宿,次日取出,一层南星,一层大黄,一层黄芩,用柳木甑蒸之,九蒸九晒,为末,入牙消、礞石、沉香末,姜汁、竹沥打糊为丸。每服一丸,三分重,生姜汤化下。

【主治】痰火。

30538　对金丸(《墨宝斋集验方》卷上)

【组成】苍术一斤(茅山者,米泔水浸)　厚朴十二两　粉草六两　白茯苓三两　陈皮十二两　半夏三两(姜汁浸)　枳壳二两(麸炒)　小红枣一百二十枚(去核)　生姜四两(切片)

【用法】上共和一处,用罐一个,内用水十五碗,慢火煮干,取出捣成饼,晒干为末,炼蜜为丸,如梧桐子大。每服七十丸,白汤送下。

【主治】一切肚腹饱胀积食。

30539　对金饮(《玉案》卷四)

【组成】黄连　槐花　苍术各一钱二分　甘草　白术　厚朴　枳壳　陈皮　藿香　当归各一钱　升麻八分

【用法】水煎,食前服。

【主治】大肠下血。

30540　对金饮(《痘疹会通》卷四)

【组成】陈皮　甘草各五分　苍术八分

【用法】生姜为引。

【主治】吐泻伤食。

30541　对金散(《普济方》卷二一○引《如宜方》)

【组成】陈皮八两　苍术　厚朴各二两

【用法】上为末,加生姜、大枣,水煎服。

【主治】脾泄。

【加减】加肉豆蔻更良。

30542 对金散(《医灯续焰》卷八)

【组成】大黄 黄芩各等分

【用法】上为极细末。每服四分,临睡用好酒调下。仍饮酒尽量一醉,散发露顶卧,令人扇头数百扇,盖暖,睡至明日病失矣。不愈,再一服如前法,须大醉扇透。

【主治】偏正头风。

30543 对姜丸(《鸡峰》卷十八)

【组成】半夏 天南星各半斤 干姜一斤

【用法】上为细末,生姜汁糊为丸,如梧桐子大。每服三五十丸,米饮送下,不拘时候。

【主治】膈有寒痰,呕逆眩运。

30544 对口仙方(《惠直堂方》卷三)

【异名】对口背痈仙方(《疡医大全》卷二十二)。

【组成】鲫鱼一个(去鳞、肠)

【用法】捣烂,入头垢五六钱,再捣极匀,加蜂蜜半盏搅匀,从外围入里面,留一孔出气。涂二次全消。即时止痛。如已成形有头将出脓,及已出脓者,内服三香定痛饮,或千金内托散,则能起死回生矣。

【主治】对口。

30545 对金饮子(《局方》卷二吴直阁增诸家名方)

【异名】节金饮子(《普济方》卷一九七)。

【组成】厚朴(去皮、姜汁炙) 苍术(米泔浸一宿) 甘草(炙)各二两 陈皮(去白,炒令黄色)半斤

【用法】上为细末。每服三钱,以水一盏,生姜二片,如茶法煎取八分,空心服;余滓重煎两度服食。

【功用】固元阳,益气,健脾进食,和胃祛痰,常服调三焦,壮筋骨,祛冷气,快胸膈。

【主治】❶《局方》:四时伤寒,及五劳七伤,耳鸣眼昏,梦泄盗汗,四肢沉重,腿膝酸疼,妇人宫脏久冷,月水不调。❷《袖珍》:寒热疟疾,愈后调理脾胃。

【加减】瘟疫时气,二毒伤寒,头痛壮热,加连须葱白五枚,豉三十粒同煎,服数剂汗出得安。如未得汗,以稀粥投之,厚盖衣服,取汗立愈;五劳七伤,脚手心热,烦躁不安,肢节酸疼,加柴胡(去芦头)同煎;痰嗽发疟,加姜制半夏煎;本脏气痛,加茴香煎;水气肿满,加桑白皮煎;妇人赤白带下,加黄耆煎;酒伤,加丁香;食伤,加高良姜;四时泄泻,加肉豆蔻;风疾,加荆芥穗;腿膝冷疼,加牛膝;浑身拘急及虚壅,加地骨皮;腿痹,加菟丝子;白痢,加吴茱萸;赤痢,加黄连;头风,加藁本;转筋霍乱,加楠木皮。

【备考】《袖珍》本方用法:加大枣一个,同煎。

30546 对金饮子(《准绳·类方》卷三引张子和方)

【组成】净陈皮八两(焙制) 苍术四两(焙) 人参一两 厚朴四两(姜炒) 甘草(炙)三两 黄芩二两半(去皮心,黑灰) 黄耆一两

【用法】上㕮咀。每服半两,水一盏半,加生姜五片,大枣二枚,同煎至七分,去滓热服。

【主治】反胃。

【备考】先服承气汤,夜服四生丸。如已效,进食不格

拒,方用对金饮子。然初病作,且于呕吐胃热类内选用清利之药,审其虚实重轻,方用前药更佳。

30547 对金饮子(《卫生宝鉴》卷十六)

【组成】平胃散五钱 五苓散二钱半 草豆蔻(面裹煨)五钱

【用法】上相合,作四服。水一盏半,加生姜三片,大枣两个,煎一盏,去滓,食前温服。

【主治】濡泄。

30548 对金饮子(《玉机微义》卷十二)

【组成】平胃散一两 桑白皮(炒)一两

【用法】上为末。每服二三钱,加生姜,水煎服。

【主治】脾胃受湿,腹胀,米谷不化,饮食不进,身体沉重,肢节酸疼,皮肤微肿。

30549 对金饮子

《医学纲目》卷二十三。为《增补内经拾遗》卷三引《局方》"胃苓汤"之异名。见该条。

30550 对金饮子

《医学入门》卷八。为《医方类聚》卷一〇〇引《医方大成》"草果平胃散"之异名。见该条。

30551 对星香散

《明医指掌》卷二。为《易简方》"星香散"之异名。见该条。

30552 对口背痈仙方

《疡医大全》卷二十二。为《惠直堂方》卷三"对口仙方"之异名。见该条。

弘

30553 弘济膏(《外科大成》卷二)

【组成】雄黑豆(炒)

【用法】上药炒爆研破,入酒瓶内,与血余相间铺之七八分满,以铁丝罩口,或槐、柳枝塞之,次将方砖一个,中凿一孔,以瓶口倒合于砖,口内泥封密,再次挖地一井,井内安碗一个,将砖盖井上,以瓶口对碗为要,砖四围封密,勿令通风,次以干马粪堆砖上,以埋过瓶底为度,尖上燃火焚之,过宿俟灰冷,取出碗内油。以鹅翎蘸扫患处。

【主治】下部浸注疮疥,及上部头面癞蚀等疮。

奶

30554 奶豆膏(《幼幼新书》卷十六引《茅先生方》)

【组成】瓜蒌瓢 蜜各半盏 人参 铅白霜各半两 陈槐花一分 瓜蒌子百二十粒

【用法】上将瓜蒌瓢及蜜炼成膏,入诸药末,同为膏。每服一大黄豆大,用杏仁煎汤调服。

【主治】小儿咳嗽。

幼

30555 幼泻宁冲剂(《成方制剂》5册)

【组成】白术(焦)450克 炮姜250克 车前草450克

【用法】上为颗粒剂。口服,1~6个月婴儿,一次3~6克;6个月至1岁,一次6克;1岁至6岁,一次12克;一日

3 次。

【功用】健脾利湿,温中止泻。

【主治】小儿脾失健运消化不良引起的腹泻。

30556 幼婴延龄解毒丹(《育婴秘诀》卷二)

【组成】胞衣余带(近胞者,不拘长短剪下,炭火上焙干,为末)一钱 甘草一钱 净黄连五分 朱砂(飞)三分

【用法】上为细末,用生蜜和匀,分作七服,豆大许。每日取一服纳儿口中,以乳送下。

【功用】解胎毒,预防脐风。

驭

30557 驭中汤(《产孕集》卷下)

【组成】黄耆 人参 白术各五钱 茯苓 当归各三钱 炙甘草一钱 陈皮一钱 薏仁一两 肉桂一钱 生姜三钱 大枣十二枚

【用法】作一服。

【主治】产后浮肿。

台

30558 台苗羹(《饮膳正要》卷一)

【组成】羊肉一脚子(卸成事件) 草果五个 良姜二钱

【用法】上件熬成汤,滤净,用羊肝下酱,取清汁,豆粉五斤,作粉,乳饼一个,山药一斤,胡萝卜十个,羊尾子一个,羊肉等,各切细,入臺子菜、韭菜、胡椒一两,盐、醋调和。

【功用】补中益气。

圣

30559 圣丸

《元和纪用经》。为原书"麝香丸"之异名。见该条。

30560 圣汤(《千金》卷十五)

【组成】鼠尾草二两 豉一升 生姜 栀子仁各六两 桃皮一握

【用法】上咬咀。以水七升,煮取二升半,分三服。一本单用桃皮,以酒煮服之。

【主治】赤白下痢,大孔虫生。

【方论选录】《千金方衍义》:鼠尾草专主寒热下痢脓血而散结滞;栀子仁除五内邪气而散湿热;桃根白皮和血杀虫;生姜通神明去臭气也。

30561 圣酒(《卫生宝鉴》卷十八)

【异名】紫酒(《普济方》卷三三八)。

【组成】大豆半两

【用法】用清酒一斛,煎至七分,去滓温服,不拘时候。

【主治】❶《卫生宝鉴》:妊娠腰疼如折。❷《普济方》:亦治常人腰痛。

【备考】《普济方》本方用法:大黑豆二合,炒令香熟,以酒一大盏,煮取七分,去豆,空心顿服。

30562 圣散

《普济方》卷三六五。为原书同卷"牛黄散"之异名。见该条。

30563 圣力丸(《鸡蜂》卷十一)

【组成】葶苈十二分(炒青,别研) 郁李仁五分 杏仁三分 汉防己 陈橘皮各四两 茯苓五分 紫苏五分

【用法】上为细末,炼蜜为丸,如梧桐子大。每服十五丸,一日二次,食后煎生姜、橘皮汤送下。

【主治】肺间有水,喘嗽,小便不利,面目浮肿。

30564 圣力丹

《卫生总微》卷五。为原书同卷"软金丹"之异名。见该条。

30565 圣力散(《宣明论》卷十五)

【组成】草乌头 白及 白蔹 木鳖子(去皮) 地龙 金毛狗脊各二钱半 麝香三钱 黄丹少许

【用法】上为细末。用针针到生肉痛者用药。黄水出为度。

【主治】诸疔疮肿。

30566 圣力散(《杨氏家藏方》卷十四)

【组成】半两字古文钱(不以多少,火烧,醋淬四十九次)

【用法】上为细末。每服三钱,温酒调下。

【主治】伤折疼痛甚者。

30567 圣丸子(《幼幼新书》卷二十六引《水鉴》)

【异名】白矾丸(《圣惠》卷九十三)。

【组成】寒水石 白矾(枯) 水蓼 雄黄 光明砂 黄丹(熬) 砒霜 鸡子皮灰各二分 大黄(生)四分

【用法】上为末,蟾酥为丸,如麻子大。一月儿二丸,更量,石榴皮汤、生姜汤任下。

【主治】小儿疳痢,经年不定时,似白胶。

【备考】《圣惠》本方用法:为末,用蟾酥半分,及面糊和丸,如粟米大,每服三丸,以新汲水送下。

30568 圣丸子(《杨氏家藏方》卷十三)

【组成】槲藤子三枚(重一两者,酥炙) 猪牙皂角二两(酥炙) 白猬皮一枚(全者,不拘大小,烧灰留性,别研) 没药一两(别研) 皂角刺二两(只取木干上者烧灰;枝上者不用,仍不要尖长者) 槐角半两

【用法】上为细末,酒糊为丸,如梧桐子大。每服三十丸,空心、食前温酒或麝香汤送下。如病甚者,日三服,翻花脱肛,磨五七丸涂之。

【主治】肠风痔漏,翻花脱肛,历年不愈者。

30569 圣化丹(《外科百效》卷四)

【组成】防风 荆芥 羌活 独活各一两 胡麻(炒) 金毛狗(去毛) 苦参(去皮) 牙皂(去皮核) 当归各二两半 蝉退 姜蚕(炒) 全蝎(去头足尾) 白芷 何首乌(去皮毛,炒)各一两一钱 苍耳草(烧)各五钱

【用法】上为细末,大枫子二两去壳,捣烂如泥,同药和匀,将陈米饭打糊为丸,如梧桐子大。每服四十至五十丸。如病人身上肿,眉上痒不止,或是风气拔睛,手足拘挛,先服此药一料,将青茶送下,日进四服。或妇人四肢麻痹,手若刺痛,腿膝生疮,先服夺命一料,后服此圣化丹。服药后十日,瓦锋面上放血,次于膊上放血,后于腿脚上放血,而遇天气清明,五六日放一次。量病轻重,不可乱放血,若妇人多破血无妨。

【主治】疠风癞症,眉毛脱落,鼻梁倒塌,遍身生癞者。

30570　圣功丸

《圣济总录》卷一四二。为原书卷九十七"鸡冠丸"之异名。见该条。

30571　圣功丸(《元戎》卷十二)

【组成】腻粉三钱匕　定粉三钱匕　(一法加蛤粉)

【用法】上为末。水浸蒸饼为丸,如绿豆大。每服五七丸或十丸,艾汤送下。

【主治】血痢。

30572　圣功丸(《简明医彀》卷八)

【组成】血竭二钱　蟾酥(真者)一钱　雄黄　朱砂　冰片　乳香　没药各五分　轻粉三分　真麝香二分

【用法】上为末,用人乳研化蟾酥为丸,如黄豆大。每服一丸,嚼化,好酒咽下。

【主治】一切痈疽、疔毒、发背初起,小儿痘疮黑陷、喉闭、蛊毒、破伤风等。

30573　圣功丹(《玉钥》卷上)

【组成】硼砂五分　蒲黄一分　人中白二分　马勃一分　儿茶一分　甘草节八厘　僵蚕五厘　冰片五厘　麝香四厘

【用法】上为细末,收固。水漱口净,吹之。数次即愈。

【主治】一切牙疳。

【加减】若疳重,加青黛、黄柏等分。

30574　圣功丹(《玉钥续编》)

【组成】青果炭一钱　凤凰衣一钱　儿茶一钱　川贝母(去心)一钱　黄柏八分　薄荷叶八分　冰片五厘

【用法】上药各为细末,绢罗筛过,再为和匀,加入冰片同研收固,勿使泄气。每吹少许。

【主治】咽痛白腐糜烂,口舌白疮,口糜,唇疮,舌烂,舌根白疮。

【加减】腐烂重者,加人中白二钱。

30575　圣功散(《圣济总录》卷一五九)

【组成】蜀葵子(陈者)不拘多少

【用法】上为散。每服三钱匕,温酒调下。如口噤,斡开灌之。

【主治】难产,横生倒产,困顿不省人事。

30576　圣功散(《圣济总录》卷七十八)

【组成】干姜(炮)　五倍子各一两　诃黎勒(煨,去核)　甘草(炙,剉)各半两

【用法】上为细散。每服二钱匕,食前米饮调下。

【主治】冷热不和,下痢赤白,脐腹作痛,里急后重。

30577　圣功散(《卫生总微》卷十二)

【组成】苦楝根皮(生子东引者,米泔浸一宿)　鹤虱各等分

【用法】上为末,拌匀。每服半钱,熟水调下,连进二服,不拘时候。

【主治】五疳。

30578　圣功散(《传信适用方》卷一)

【组成】五积散一两　真麝香(细研)二钱

【用法】上药同煎服。

【主治】中湿瘫痪。

30579　圣功散(《传信适用方》卷三)

【异名】圣效方(《医统》卷七十八)。

【组成】南木香　槟榔各等分

【用法】上为细末。浓米饮调三钱许,黎明空心,先熟嚼炙猪肉之属,只咽汁,吐去滓,便服药。辰巳间虫下,其疾永除。

【主治】寸白虫,不拘久近。

30580　圣功散(《普济方》卷四〇三)

【组成】防风　苍术(米泔浸)　荆芥穗　陈皮(去白)　甘草(炙)　川芎　厚朴(姜制)　牛蒡子(炒)　人参(去芦)　川白芷　缩砂仁　柴胡(去芦)　紫草　黄芩　黄耆(盐水炙)　赤芍药　当归(酒浸)　蝉蜕　枳壳(煨)　木通　赤茯苓(去皮)　桔梗各等分　肉桂(去皮)　木香各等分

【用法】上除制外,余药不见火,晒为细末。先用米泔水温调一服,次淡煮猭猪肉,或鲢鱼、田螺、泥鳅撸药与患者,空心食之。无热者,酒调肉撸;有热者,米泔汁调药撸肉食之;如痘不起胀,用常酒饼子与药末等分,酒调,肉撸食之;疮起胀,便去酒药,如前撸食;如大热,大便秘结,加四顺饮撸食;微利,即去四顺饮,如前食,空心撸食圣功散,仍食后服神功散,以解热毒。

【功用】解热消毒,匀气活血,调脾敛疮。

【主治】痘疮已出未收。

30581　圣术丸(《医级》卷八)

【组成】白术一斤

【用法】上为末,米糊作丸,如梧桐子大。每服三钱,开水送下。

【主治】中虚食减,牙长出口。

30582　圣术煎(《景岳全书》卷五十一)

【组成】白术(用冬术味甘佳者,炒)五六七八钱或一二两　干姜(炒)　肉桂各一二钱　陈皮(酌用或不用)

【用法】水一钟半,煎七分,温热服。若痛胀觉甚者,即以此煎送神香散。

【主治】饮食偶伤,或吐或泻,胸膈痞闷,或胁肋疼痛,或过用克伐等药,致伤脏气,有同前证,而脉息无力,气怯神倦者。亦治寒湿泻痢呕吐。

【加减】若治虚寒泻痢、呕吐等证任意加用人参、炙甘草之类。若治中虚感寒,任意加用麻黄、柴胡。

【备考】《会约》有甘草。

30583　圣石丹(《卫生总微》卷十引《经验方》)

【组成】礞石四两(炭火烧一伏时)　不灰石二两(炭火烧一伏时)　母丁香一两　木香一两　人参(去芦)一两　白茯苓一两　半夏半两(汤洗七次,焙干)　真阳起石半两(先同上为末)　阿魏(汤化,去砂石,以面和成饼,焙干)一钱　巴豆　杏仁各十四个(并连皮,灯上烧作炭,略存性)

【用法】上为细末。汤泡蒸饼为丸,如荔枝子大。每服一粒,水一大盏,入姜皂子大。擘破同煎,至五分放温,时时服之。煎药须用银石器。

【主治】小儿胃虚伤冷吐逆。

【备考】本方原名圣石散,与剂型不符,据《普济方》改。

30584 **圣石散**(《普济方》卷六十一)

【组成】络石草二两

【用法】上药用水一升半,煎取一盏,去滓。细细吃,须臾即通。

【主治】喉痹咽喉痛,喘息不通,须臾欲绝者。

30585 **圣白丸**(《卫生总微》卷十)

【组成】半夏半两(汤洗十次,竹刀切作片子,焙令干) 丁香半两

【用法】上为末,生姜自然汁为丸,如麻子大。每服十至十五丸,温汤送下,不拘时候。

【主治】小儿吐逆。

30586 **圣白散**(《圣济总录》卷二十四)

【组成】附子一枚(大者,炮裂,去皮脐) 白附子(生) 天南星(炮) 半夏(洗去滑,为末,生姜汁和作饼,焙干) 麻黄(去根节)各半两 石膏(碎研)一两 麝香(研)半钱 白芷一分

【用法】上为末,入石膏、麝香末,同研令匀。每服半钱匕,热葱茶调下,甚者连进三服。

【功用】化痰发汗。

【主治】伤寒头疼壮热。

30587 **圣灰散**(《杨氏家藏方》卷十九)

【组成】地龙粪(韭菜地中者)

【用法】上药用炭火烧令通赤,放冷地上,用碗覆之,候冷取出,研细。以猪脂调敷。

【主治】小儿月蚀疮,耳后耳下或鼻内生疮。

30588 **圣灰散**(方出《回春》卷三,名见《东医宝鉴·杂病篇》卷五)

【组成】初出窑石灰矿

【用法】用初出窑石灰矿投入锅中滚水内化开去渣,止用清水煮干,炒黄色为度,黄色难得,赤色即可。用罐收贮,黄腊封口,勿令泄气,过一二年的无用。凡人四十内外,身体壮健者用四分;如年老体弱者,止用二分或二分半、三分为止,以好烧酒一二钟,能饮者三四钟调服。治回食病,哽咽年深,或吐虫,或下虫,其病即愈。如不吐不下,遇发再服,不发不必服,自愈。

【主治】噎食病及回食病。

30589 **圣后丹**

《外科精要》卷中。为《百一》卷十七"神仙解毒万病丸"之异名。见该条。

30590 **圣红丸**(《医方类聚》卷一一三引《施圆端效方》)

【组成】巴豆二十五个(和皮生用) 杏仁七十五个(生用) 铅丹一两半 白面四两

【用法】上药先以前二味研烂,次下丹、面,研匀,滴水为丸,如大豆大。每服三四丸,食后以新水送下。

【主治】酒食所伤,心腹痛疼,痞闷不消。

30591 **圣红散**(《圣济总录》卷一六九)

【组成】天南星一个(重一两者,先炮裂,用好酒浸,每日换酒,浸四日后,用大蝎七七枚同蒸阴干,去蝎,用天南星) 丹砂半两(细研,与天南星同研令匀)

【用法】上为散。每服一字匕,薄荷汤放冷调下。

【主治】小儿急惊,搐搦不定。

30592 **圣麦散**

《普济方》卷三五六。为《圣济总录》卷一五九"泽泻汤"之异名。见该条。

30593 **圣应膏**(《医方类聚》卷一九二引《施圆端效方》)

【组成】槐枝一茎 巴豆仁二个 木鳖子仁二个 当归一钱

【用法】上药用好油三两半,下铫内煮十沸,去滓不用,却下黄丹一两半,慢火上炼,以铁冷试之,硬软合宜,盛磁器内,旋摊。

【主治】诸肿、恶疮、疽、肿毒、疼闷。

30594 **圣灵丸**(《医方类聚》卷一二九引《吴氏集验方》)

【组成】木猪苓(去乌皮) 京三棱(去皮) 青皮(去瓤) 白茯苓(去皮) 白术 麦蘖各一两 川白姜三钱 黑牵牛半两(炒黄色) 泽泻一两

【用法】上为末,醋糊为丸,如梧桐子大,朱砂为衣。如早晨面上并眼胞上有气,已时四肢皆肿,煎桑白皮汤,临卧送下十五丸;如头面脚手不肿,只腹肿,当分二气证候,腹带黑色,名脾胃气盅,若腹黄色,肚上青筋见,名蛊气,煎用木通汤,食后送下二十丸。

【功用】消水气。

【主治】水肿。

【宜忌】忌盐、酱、面、糯米、虾蟹、无鳞鱼、花鸡、鸭、牛、羊、猪。

30595 **圣灵丹**(《儒门事亲》卷十五)

【组成】乳香三钱(另研) 乌梅五个(去核,细切焙干,为末) 白莴苣子二两八钱(炒黄,捣为末) 白米一撮(另研细末)

【用法】上药再入乳钵内,研数百下,炼蜜为丸,如粟米大。细嚼,热汤送下,病在上食后服,在下食前服。

【主治】打扑胁损,痛不可忍者。

30596 **圣灵丹**(《瑞竹堂方》卷二)

【组成】川乌(生,去皮脐,切片) 草乌(去皮尖,切片,盐炒香熟,去盐)各半两 麻黄(去根节,微炒去汗) 生地黄(洗,去苗,剉碎,酒浸一宿,焙酥黄色) 自然铜(醋淬七次,研)各一两 五灵脂(拣去砂石,微炒不得过) 虎胫骨(醋浸,炙酥黄色) 广木香二钱半 乳香(另研) 没药(炙研)各钱半 干酸木瓜(生者)八两 甜瓜子(炒黄色)一两 沉香五钱(镑) 败龟版(卜卦者,醋炙黄酥)七钱半

【用法】上为细末,炼白沙蜜冷定,和药成剂,每一两分为一十二丸。每服二丸,隔夜以生姜自然汁入瓷盏同浸,至天明化开,空心温酒调服,再饮半盏热酒送下,日进二服。唇吻微麻无妨。

【主治】男子妇人,风湿相搏,气痹传于手足,麻肿疼痛,久则偏枯,及脚气不能行履,风湿瘫痪。

30597 **圣灵丹**(《卫生宝鉴》卷十四)

【组成】人参(去芦) 木香 汉防己 茯苓(寒食面煨) 槟榔 木通各二钱(炒) 苦葶苈半两(炒)

【用法】上为末,枣肉为丸,如梧桐子大。每服三十丸,食前煎桑白皮汤送下。

【主治】脾肺有湿,喘满肿盛,小便赤涩。

30598 圣灵丹(《外科全生集》卷四)

【组成】珍珠 犀黄 冰片各一钱 的乳石二钱 琥珀四钱 劈砂三钱(研粹) 飞面四两

【用法】上药各为极细末,和匀。每服五分,土茯苓汤调合,再以汤送下。

【主治】杨梅、结毒、广疮。

30599 圣灵丹(《重订通俗伤寒论》引叶天士方)

【组成】炒苦葶苈四两 炒防己 广木香 茯苓 木通 人参各二钱五分

【用法】上为末,枣肉为丸,如梧桐子大。每服三十丸,桑皮汤送下。

【主治】湿伤筋络,脚跟骨脱落,动之则痛,艰于行步。

30600 圣灵丹(《活人方》卷一)

【组成】苦葶苈四两 人参二钱五分 白术二钱五分 茯苓二钱五分 汉防己二钱五分 槟榔二钱五分 木通二钱五分

【用法】枣肉为丸,如绿豆大。每服三十丸,食远桑皮汤吞下。

【功用】导水渗湿,宽胀利端。

【主治】脾肺肾三焦之元气为湿邪所蔽,上不能输运气道则喘嗽胀闷,下不能通调水道,则二便不调。

30601 圣灵丹

《青囊全集》卷上。为原书同卷"圣灵接骨丹"之异名。见该条。

30602 圣灵散(《普济方》卷三四八引危氏方)

【组成】泽兰叶 石膏(研)各二两 白茯苓(去皮) 卷柏(去根) 柏子仁(炒) 防风(去芦) 厚朴(去粗皮,姜汁炙) 细辛(去苗) 人参(去苗) 藁本(去苗) 干姜(炮) 五味子 白芷 川椒(去目及闭口者,炒出汗)白术各三分 当归(去芦) 芜黄(炒) 甘草(炙) 川芎各一两三分 生干地黄一两半 官桂(去皮)一两一分 黄耆(去芦)三分 芍药一两三分 白薇半两 桔梗一两 川乌三分 阿胶半两 丹参三分 吴茱萸(汤洗七次,焙炒)一两

【用法】上为末。每服二钱,空心热酒调下,日三服。若急有患,不拘时候。气息即绝,宜斡开口,此药灌之。

【主治】产后血虚,腠理不密,因汗多而遇风,口噤不开,背强而直,如发痫状,摇头为鸣,身反折,须臾十发。

【加减】汗出两手拭不及,不可治,宜加大川乌、细辛、防风、嫩黄耆。

30603 圣妙散(《鸡峰》卷二十)

【组成】甘遂一分 白牵牛一分(一半生,一半熟)白槟榔一个(半个生,半个裹煨)

【用法】上为细末,每服一字至半钱,陈粟米汤调下。

【功用】利大小肠。

【主治】鼓气,并治胸膈气滞之疾。

【宜忌】如服补气药,不得服犯甘草,有盐气药;每日只得吃淡粥及温热之物,一月后食得盐。

30604 圣枣丸(《幼幼新书》卷十引丁时发方)

【组成】木香 丁香 硇砂 粉霜 轻粉 干漆 芫花 青橘皮 朱砂 巴豆霜各二钱

【用法】上为末,枣肉为丸,如豌豆大。每服三丸,用枣汤吞下。

【主治】小儿惊风,痫疾。

【备考】《永乐大典》引本方用法:枣肉为丸,薄荷汤下。

30605 圣枣子(《杨氏家藏方》卷七)

【组成】木香一分 乳香一钱(别研) 没药一钱(别研) 肉豆蔻二枚(面裹煨)

【用法】上为细末。每服一钱,用大干枣一枚去核,先入半钱药末在枣肉,次入水浸巴豆半枚,又入药末半钱合定,油饼面裹一指厚,火煨面熟为度,去面并巴豆不用,只细嚼枣药,食前米饮送下。

【主治】一切恶痢。

30606 圣枣子(《普济方》卷一五七引《卫生家宝》)

【组成】佛耳草 天南星 半夏 甘草 款冬花 钟乳粉各二两 桂半两(去粗皮) 井泉石半两(研极细如粉)

【用法】上为末,内用天南星、半夏,生姜汁制成饼子,炙黄,次入六味,用好皂角末黑皮,炙,捶碎,用蔷汁浸一宿,授取汁,煎成膏子和药,捻枣核大。如服时,用好枣一枚去核,入药在内,湿纸裹,文武火煨香为度,临卧时糯米饮嚼下。

【主治】老人、小儿诸般嗽疾。

30607 圣枣散(《杨氏家藏方》卷十六)

【组成】大枣四十九枚(烧灰留性)

【用法】不拘痈大小,尽用枣灰及粪堆下土,细研三四钱和匀,以新汲水调敷。

【主治】乳痈。

30608 圣明散(《圣济总录》卷一〇二)

【组成】羌活(去芦头) 青盐(研)各半两 蜀椒(去目及闭口,炒出汗) 恶实(炒) 苍术(米泔浸一宿,切焙)蔓荆实 木贼各一分

【用法】上为散。每服二钱匕,茶、酒任下,一日三次,不拘时候。

【主治】肝肾不足,眼目昏暗。

30609 圣和丸(《郑氏家传女科万金方》卷一)

【组成】广皮 青皮 三棱 蓬术 干姜 高良姜 香附 楂肉 神曲

【用法】上为丸,砂仁汤送下。

【主治】胃气不调,饮食减少而经停者。

30610 圣制汤(《元和纪用经》)

【组成】黑附子(炮,去皮脐,剉细)七钱半 生姜五钱(细切)

【用法】以水八合,煮减半,下生地黄汁二合,再煮七沸,和滓蜜收磁器中,经宿,平明滤清汁,空腹温服,作一服,良久,以两三匙饭压之,每日一剂,三四日效。一法无地黄。

【主治】下焦风冷,两脚无力;亦疗剑南卑湿脚弱。

30611 圣金丸(《杨氏家藏方》卷八)

【组成】半夏(用生姜自然汁浸两宿,取出切作片子,新瓦上焙干) 威灵仙(净洗去根土,焙干,称)各三两

【用法】上为细末,用不蚪皂角五七钱,河水一碗,井水一碗,揉皂角为汁,滤去滓,用银、石器内熬成膏,和上件药为丸,如绿豆大。每服七丸,加至十丸,生姜汤送下,空心、日午、临卧各一服,服至一月,饮食增进为验。

【主治】停痰宿饮,上喘咳嗽,呕逆头疼,全不入食。

【宜忌】忌茶。

30612 圣金丸

《得效》卷七。即《杨氏家藏方》卷十三"百药散"改为丸剂。见该条。

30613 圣金丹(《普济方》卷三七四引《医方妙选》)

【组成】白僵蚕一两 半夏一两(汤洗七次,焙干)乌蛇头一枚(酥炙令黄,以上捣罗为细末,另研入)青黛一分 蟾酥三片(如柳叶大,铁器上焙干)

【用法】上为末,酒糊为丸,如黍米大。每服十粒,点龙脑汤送下。

【主治】小儿痰实潮搐者。

30614 圣金丹(《永乐大典》卷一一四一二引《经验普济加减方》)

【组成】蔓菁子四两 蛇退皮 蝉壳 羌活木贼 甘草(炙) 石决明 密蒙花 青葙子 石膏 青皮 枸杞子 白蒺藜 防风各一两 苍术(泔浸,切焙)二两

【用法】上为细末,炼蜜为丸,如弹子大。每服一丸,细嚼,茶、酒送下,一日三服。

【主治】眼中翳膜,昏晕黑花,发赤肿痛。

【宜忌】忌房事、热物。

30615 圣金散(《圣济总录》卷六十九)

【组成】黄药子一两 青黛一分

【用法】上为细散。每服一钱匕,食后新汲水调下,一日二次。

【主治】舌上忽然血出不止。

30616 圣金散(《医方类聚》卷二一八引《医林》)

【组成】御米壳半两(蜜炒) 凤眼草三钱 甘草二钱(炒) 陈皮二钱(去白) 缩砂三钱

【用法】上为细末。每服三钱,水一中盏,乳香同煎至八分,和滓温服。

【主治】妇人一切心胁肋疼痛不可忍者;血虚痛,诸药无效者。

30617 圣金散(《普济方》卷四〇七)

【组成】石膏一两 黄芩一两

【用法】上为细末。每用不以多少,干掺在疮上,复以绛玉散掺。

【主治】癣疮。

30618 圣金散(《外科传薪集》)

【组成】淡秋石三钱 淡黄芩一钱半 川雅连五分 滴乳香一钱 真西黄一分 灯心炭五厘 薄荷头三分 大梅片三分

【用法】上为细末。吹之。

【主治】咽喉红肿痛,微碎,痰涎喉痹。

30619 圣金散(《千金珍秘方选》)

【组成】荷叶二钱 百草霜一钱 冰片一钱二分 灯心灰一钱五分 西黄二钱 人中白二钱 玄明粉一钱 甘草一钱五分 硼砂二钱 蒲黄一钱五分

【用法】上为极细末。吹患处。

【主治】喉症并口疳。

【加减】如欲引痰,加牙皂末一钱,姜蚕炭一钱,和吹之。

30620 圣泽汤

《鸡峰》卷五。为《苏沈良方》卷三"圣散子"之异名。见该条。

30621 圣治丸(《经验各种秘方辑要》)

【组成】真仙居野术二两(烘燥,勿令焦黑)真川厚朴二两 白檀香一两 真降香一两 新会皮二两(盐水炒)

【用法】上为极细末,以广藿香六两煎浓汁泛为丸,如黄豆大。每服二三丸,细嚼,和津咽下。

【主治】霍乱转筋,腹痛吐泻,四肢厥冷,秽邪痞闷,一切四时不正之气。

30622 圣柳散(《洪氏集验方》卷二)

【组成】苍术四两(米泔水浸一宿,焙) 连翘一两(焙) 甘草一两(炙) 大黄半两(切) 人参半两(切)赤茯苓半两(切) 黄芩二钱半(煅,存性) 桔梗半两 白术一分 枳壳一两(麸炒,去白) 南木香一两(切) 益智一两(去皮,切) 白芷半两(焙) 苦参一两(切)

【用法】上为细末。每服二钱,水一盏,柳枝七寸,同煎至八分,去滓温服,不拘时候。

【主治】肿毒发背,一切痈疽,烦渴不已,疾势转增者。

【宜忌】忌鸡肉、湿面,疾愈半年方可食。

【加减】如渴时,加牙消半两,别研入。

30623 圣草散(《得效》卷十六)

【组成】覆盆子叶不以多少

【用法】上洗净,研自然汁,以皂纱帛蒙在眼上,以笔蘸药汁于上下眼眶。当有细虫出于纱上,或研细著药于纱上便睡亦可。若治青盲眼暗,可捣取自然汁澄,阴干,入饮男子乳化开,点入目中,即仰卧,更入少许脑子尤好,三四日间视物如年少。

【主治】烂眩风,虫痒,及青盲眼暗不见物,冷泪浸淫不止。

30624 圣药丸(《医方类聚》卷七十引《经验秘方》)

【组成】川芎一两 当归一两 瓜蒌根六钱(生用)蝉壳五钱 川椒七钱(去子) 蛇蜕皮三钱 甘草(浸洗)蔓荆子二两 楮实子五钱 密蒙花一两 枸杞子一两 木贼二两(去节,用童便浸一宿) 地骨皮一两 薄荷叶五钱羌活一两 白蒺藜一两半(炒) 干菊花一两 川黄连三两 荆芥穗一两

【用法】上为细末,炼蜜为丸,一两分作十丸。每服一丸,细嚼,食后服之,日进二服。有翳者,清米泔水送下;睛暗者,当归汤送下;气昏瘴者,木香汤送下;如妇人血昏者,当归、薄荷汤送下。

【主治】远年近日诸般内障,风暗气血,一切眼疾。

【备考】方中甘草用量原缺。

30625 圣星丹(《幼幼新书》卷八引张涣方)

【组成】天南星（一般大）四十九个　活蝎四十九个（与上药瓦器盛，盐泥固济，吊于静室中，至腊日将蝎蚕南星酒浸一宿，焙研细末）　牛黄　麝香　龙脑各一钱　辰砂（飞）一分

【用法】前药末再与牛黄等四味研匀，姜汁为丸，如梧桐子大。每服一粒至二粒，人参、薄荷汤化下。

【主治】诸痫。

30626　圣饼子（《袖珍》卷三引《圣惠》）

【组成】木贼草　甘草　菊花　川芎　川椒　连翘各一两

【用法】上为末，炼蜜为丸，如弹子大。每服一丸，食后细嚼茶清送下。

【主治】眼昏花。

30627　圣饼子（《圣济总录》卷五）

【组成】丹砂　铁粉各一分　牛黄　甜消　麝香　龙脑　蓬砂（七味并研）　天麻　白芷　犀角（镑）　白僵蚕（炒）　芎劳　雌黄（别用水银、石脑油各一钱同研如泥）　天雄　乌头　附子　天南星各一钱（四味同剉）　狐肝一具（以甘草水洗三遍细切，与天雄、附子、乌头、天南星四味剉了拌匀，入罐子内黄泥固济，勿令透气，候干，以炭火五斤，烧存性，放冷取出细研）

【用法】上为末，炼蜜为剂，分作六十饼。每服一饼，薄荷酒化下。小儿惊痫，一饼分作五服，薄荷汤化下。

【主治】卒中风，涎潮昏塞，口眼㖞斜，手足麻痹，言语謇涩；大治风痫。

30628　圣饼子（《圣济总录》卷二十二）

【组成】甘遂　大戟（去皮）各半两　黑牵牛（生用）一两半　轻粉一钱匕　粉霜一钱　巴豆（去皮，醋煮黄）十四个　水银一钱（入锡一钱结砂子）

【用法】上药先将前三味为末，入白面五钱，水和作饼子，文武火煨焦黄，再为末，入后四味拌匀，水为丸，如绿豆大，捏作饼子。每服三饼，茶清送下。

【主治】伤寒结胸。

30629　圣饼子（《圣济总录》卷一〇二）

【组成】川芎四两　香附子三两　藁本茸　甘草（炙）　小椒（出汗）各二两（去目）　苍术一斤（米泔浸，切，炒干末）　薄荷叶四钱　蝉壳一两　蛇退皮一两

【用法】上为散，炼蜜和匀，杵一千下，丸如弹子，捻作饼。每服一饼，芝麻一捻，同细嚼，茶、酒送下，一日三服。一月必效。

【主治】肝肾久虚，积热风毒，攻注两眼内，恶翳遮睛，睑赤痒痛，风泪隐涩难开。

30630　圣饼子（《圣济总录》卷一〇八）

【组成】黄芩（去黑心）　苍术各一两　菊花　木贼　旋覆花　蝉壳　防风（去叉）　草决明　青葙子　甘草（炙，剉）　蔓荆实　恶实（炒）　羌活（去芦头）　桑叶　茵子　芎劳　真珠（研）各半两　蛇蜕皮半两（盐泥固济瓶子烧之，有翳即用）

【用法】上为末，炼蜜和就，杵约三五百下，丸如小弹子大，捏作饼子。每服一饼，食后温水嚼下；砂糖水送下亦得。

【主治】目昏暗，视物不明。

30631　圣饼子（《圣济总录》卷一七六）

【组成】石燕子（末）二钱　粉霜三钱　腻粉　砒粉（研）各二钱　延胡索一分（为末）　鹰屎白（研）一钱　白面四钱　丹砂（研）一钱

【用法】上药用鸡子清为丸，如鸡头子大。作饼子，煻灰火内微烧过。每服半饼子，米饮化下。

【主治】小儿虚中挟积，乳癖。

30632　圣饼子（《中藏经·附录》）

【异名】青饼子（《妇人良方》卷七）、肾饼子（《医统》卷四十二）。

【组成】青黛一钱　杏仁四十粒（去皮尖，以黄明蜡煎黄色，取出研细）

【用法】上为细末，以所煎蜡少许溶开和之，捏作钱大饼子。每服用干柿一个，中破开，入药一饼，令定，以湿纸裹，慢火煨熟，取出。以糯米粥嚼下。

【主治】咯血。

30633　圣饼子（《幼幼新书》卷十引《吉氏家传》）

【组成】天南星（去皮生用）　白附子　五灵脂　全蝎（并生）各半两　蝉退（生）　青黛各一钱　麝香半钱

【用法】上为末，用好醋一大盏煮煎成膏，入药末拌和为丸，如梧桐子大，捏成饼子。如未满月一饼，二岁以下二饼，看大小加减，煎金银薄荷汤化下。被盖，鼻上汗出方效。

【主治】小儿发惊。

30634　圣饼子（《准绳·幼科》卷八引《聚宝方》）

【组成】轻粉　粉霜各四钱　石燕子（大者）二个（先为细末）　延胡索二十八个（大者，为末）

【用法】上为末，滴水为丸，如大棋子大，仍放候阴干。每服一饼，先用熟水浸软，临卧更深冷浆水调下，服后急漱口。小儿一饼作四服。

【功用】下风涎，取积滞。

【主治】一切积滞及虚中挟积。

【加减】若因惊积，则每料更入朱砂、生龙脑各一钱。

30635　圣饼子（《鸡峰》卷十八）

【组成】川乌头　天南星　干姜各一两　甘草（以上并生）　川芎各二两　防风一分　天麻半两

【用法】上为细末，汤浸蒸饼为丸，如芡实大，荫一夕，来日晒干。每服三两饼子，先嚼三两荆芥穗，方嚼药茶清送下，不拘时候。

【主治】偏正头痛。

30636　圣饼子（《卫生总微》卷十三）

【组成】粉霜一钱　砒砂一钱　腻粉五个　石燕子一个（火煅）　玄胡索三个（去皮）　巴豆霜一钱

【用法】上为细末，入生面一大钱拌匀，滴水和剂，分十二处，捏作饼子，用刀上煿熟。每服一饼，煎皂子汤送下。

【主治】小儿乳癖疳瘦。

30637　圣饼子（《卫生总微》卷十四）

【组成】大戟子半两　甘遂末一分　牵牛末一两

【用法】上共拌匀，每用半钱，以白面半钱，水和作饼子，如钱大，煮令熟。放冷细嚼，食前姜汤送下，小者一饼，大者二饼。

【主治】小儿气肿。

30638 圣饼子(《宣明论》卷七)

【组成】大黄三两 黑牵牛头末一两 硇砂三钱 山栀子半两 轻粉二钱

【用法】上为末,炼蜜为丸,捻作饼子,如小钱大样厚。每服三饼子,细嚼,食后温酒送下。临卧如行,粥补之,虚实加减。

【主治】一切沉积气胀,两胁气满,无问久新者。

30639 圣饼子(《杨氏家藏方》卷三)

【组成】黄丹(水飞过,研)一钱 砒(研细)一字 寒水石(研细)二钱

【用法】上为末,用末入油瓶饼,剂如樱桃大二十块,搜药令匀,却分作二十饼子。用炭火烧茶盏,炼麻油滚熟。每服一饼,临卧细嚼,冷茶清送下。如隔日发,即于不发日临卧服,或次日再发一次,即愈。

【主治】一切疟疾。

【宜忌】服药后忌热物一时辰。

30640 圣饼子(《杨氏家藏方》卷四)

【组成】黄连末半两 巴豆半两(去壳,不去油)

【用法】上药同捣为膏,捻作饼子,大小厚薄如钱。先以葱汁拌盐,滴在脐内,次以饼子盖之,上用大艾炷于饼上,炙二七壮,再换饼子重炙。以利为度。

【主治】小便不通。

30641 圣饼子(《魏氏家藏方》卷二)

【组成】天南星(汤泡七次) 半夏(汤泡七次) 防风(去芦) 干姜(泡洗) 甘草(炙) 细辛 白附子(生) 朴消(别研) 太阴石(别研) 川芎 白僵蚕(直者,炒去丝) 陈皮(去白) 川乌头(生,去皮脐) 薄荷叶各一两

【用法】上为细末,生姜自然汁拌和,打成饼子,如钱大。每服一饼,食后细嚼,茶汤送下。

【主治】头风。

30642 圣饼子(《普济方》卷四十六引《余居士选奇方》)

【组成】川芎 防风 白芷 甘草各一两 半夏半两(面略炒) 天南星(炮) 川乌头半两(炮,去皮脐) 天麻一两 干生姜半两

【用法】上为细末,汤泡蒸饼为丸,如梧桐子大,捻作饼子。每服五七饼,茶清、荆芥汤任下,不拘时候。

【功用】清头目。

【主治】风痰,头风。

30643 圣饼子(《普济方》卷七十八引《余居士选奇方》)

【组成】石决明(先捣碎,水飞细) 川椒(去子) 车前子 楮实子 羌活 牛蒡子(新瓦上炒) 青葙子 木通 苍术(米泔浸一宿) 木贼(去节) 独活 白蒺藜(去尖刺) 蛇退皮(洗,焙过令黄) 地肤子各一两 太阴玄精石 滑石 寒水石 云母石 磁石(盐泡过挤干,以上五件入瓷瓶内,用泥固济,入土坑子内,以慢火煅之令出火毒,以水飞令细,晒干) 草决明 荆芥 甘草 甘菊花 旋覆花各二两 蝉退一两(水洗净) 密蒙花三两五钱

【用法】上为细末,入五石在内拌匀,炼蜜为丸,每一两药剂,分作十饼子。每服一饼,腊茶嚼下,一日三次,不拘时候。

【主治】内外障眼昏暗,久患风毒气眼。

30644 圣饼子(《脾胃论》卷下)

【组成】黄丹二钱 定粉 舶上硫黄 陀僧各三钱 轻粉少许

【用法】上剉细为末,入白面四钱匕,滴水和如指尖大,捻作饼子,阴干。食前温浆水磨服之。大便黑色为效。

【主治】泻痢赤白,脐腹撮痛,久不愈者。

30645 圣饼子(《走马急疳真方》)

【组成】抱灵居士(即香附去毛) 痰宫霹雳(即半夏)各等分

【用法】上为末,以鸡子清调和成饼。男左女右贴于足心,干则易之。

【功用】拔毒。

【主治】走马急疳。

30646 圣饼子(《准绳·幼科》卷七引张氏方)

【组成】神曲一两 腻粉一钱匕

【用法】上药拌合令匀后,以鸡子清调拌,稀稠得所,捏作饼子,如钱大小,于火上炙令黄熟。每服一饼,于早晨、空心同油饼吃之,后进饮少许。

【主治】小儿久痢,腹痛,脱肛下血。

30647 圣济汤(《女科万金方》)

【组成】茯苓三钱 防风 麦冬 黄芩各二钱

【用法】加竹叶,水煎服。

【主治】子烦。

30648 圣神汤(《洞天奥旨》卷五)

【组成】人参一两 生黄耆一两 当归一两 金银花二两 白芥子三钱 肉桂一钱 白术(炒)一两

【用法】水煎服。

【主治】阴疽对口,或生于偏旁,无数小疮,先痒后痛,随至溃烂,肿不甚高突,色必黑暗,身体沉重,困倦欲卧,呻吟无力。

30649 圣神散(《伤科汇纂》卷七)

【组成】淮乌(即草乌) 白芷 赤芍 白及 秋叶 枇杷叶 韭菜根各一两

【用法】上为末。蜜调敷。

【主治】跌打损伤,一切血瘀疼痛。

30650 圣神散(《梅氏验方新编》卷六)

【组成】淮乌 白芷 赤芍 白及 枇杷叶 芙蓉叶各三钱 韭根 韭菜各一两

【用法】用姜汁、韭汁、老酒同调敷。

【主治】足趾折断。

30651 圣蚕丸(《永乐大典》卷九七五引《小儿保生要方》)

【组成】白僵蚕(直者微炒) 天南星(浆水煮五七沸) 防风(去芦) 半夏(先洗净,用浆水煮五七沸) 白附子(浆水煮五七沸) 人参各一两 藿香半两(去尘土)

【用法】上为极细末,寒食面打薄糊为丸,如麻子大。周岁儿每服五七丸至十丸,用生姜、薄荷汤送下,不拘时候;两三岁儿,可服十五丸,余当以意加减。

【主治】小儿诸般生风,壮热,精神恍惚,痰涎壅塞,目睛上视,睡卧不安,头痛颊赤,多惊恐,肢体倦,不喜乳食。

30652 圣核子(《卫生宝鉴》卷二十)

【组成】雄黄三钱　信一钱　皂角子四十九个　巴豆四十九个　耳塞少许　麝香少许

【用法】上为末，入在盒子内封之。用时针挑出，上病处。

【主治】蛇咬蝎螫。

30653　圣效丹(《幼幼新书》卷二十二引张涣方)

【组成】当归(洗，焙干)　木香　好朱砂(细研，飞)　桂心各一两　甘遂(慢火煨令黄)　京三棱(炮，乘热剉)　鳖甲(酥炙)各半两(以上捣罗为细末)　麝香　蕤仁(汤浸，去皮，别研)各一分　巴豆三七个(去皮心膜，绢袋盛，酒煮一宿，取出别研)

【用法】上为细末。黄蜡六两慢火熔，同诸药搅成膏为丸，如黍米大。未周晬小儿每服一粒，二三岁二粒，四五岁三粒；六七岁五粒，十岁以上七粒，乳食后温米饮送下。

【主治】癖结诸病久不愈。

30654　圣效方

《医统》卷七十八。为《传信适用方》卷三"圣功散"之异名。见该条。

30655　圣效散(《圣济总录》卷十八)

【组成】马棘叶三斤

【用法】上为细末，夏月取马棘青叶，与干末同捣，捏作饼子，晒干再为细末。每用三两，水十五碗煎取沸，滤入大盆，淋洗遍身，及偏洗肉损烂处，一日三次。不过半月，肌体复完。

【主治】大风癞疾。

30656　圣效散(《幼幼新书》卷二十九引张涣方)

【组成】赤石脂(烧赤)　白龙骨　阿胶(炙)各一两　诃梨勒皮　木香　干姜(炮)　黄连　甘草(炙)各半两

【用法】上为细末。每服半钱，食前煎粟米饮调下。

【主治】血痢久不愈。

30657　圣效散

《杨氏家藏方》卷十二。为《三因》卷十四"槟连散"之异名。见该条。

30658　圣效散(《魏氏家藏方》卷九)

【组成】炉甘石一两(火煅)　黄连半两　海螵蛸四两(水浸七日，每日换水)　青盐(别研)　白矾(枯)　铅丹(水飞)　轻粉各一两

【用法】上为极细末。每用一字，汤泡洗眼；点亦得。

【主治】目赤，目翳。

30659　圣效散(《外科精要》卷中)

【组成】黄柏(炒黑)　川山甲(炒黄)一两　槟榔　木香　鸡内金二个

【用法】上为末。每用少许，搽疮口内，日五七次。

【功用】《赤水玄珠》：收敛疮口。

【主治】溃疡。

【备考】方中黄柏、槟榔、木香用量原缺。《普济方》用黄柏三两，槟榔、木香各半两，鸡内金七个生用。为细末，候大脓出净，方可干掺疮上。

30660　圣效散(《得效》卷十六)

【组成】黄芩　北细辛　甘草　熟地黄　大黄　山栀子　赤芍药　当归尾(极细者)　牛蒡子　桑白皮各二两(有翳膜加一两用)　菊花五两(去梗)

【用法】上剉散。每服四钱，水一盏半，煎八分，去滓，临卧温冷服；两滓再煎，早食、午食、晚食、临卧各一服。

【主治】诸般风热，风痒热毒；大人小儿生翳、生膜、生血筋，属外障热者。

【宜忌】内障是虚，不宜服。每日只白煮精猪肉咽饭，或山药、萝卜菜，更可吃枣子、柿子、银杏、土瓜、榧子、生葛。忌鸡、鱼、酒、面、糯米、咸、酸、热油诸般毒物。

30661　圣效散(《医方类聚》卷八十二引《经验良方》)

【组成】石膏　荆芥穗各等分

【用法】上为细末。用茶清调下。

【主治】诸般头痛。

30662　圣烟筒(《医学正传》卷五)

【组成】蓖麻子

【用法】上取肉捶碎，纸卷作筒。烧烟吸之。

【主治】喉痹。

30663　圣烟筒(《理瀹》)

【组成】巴豆

【用法】巴豆肉烧烟熏鼻；或巴豆压油于纸上，卷皂角末烧熏鼻；或用热烟刺入喉内，吐恶涎及血即醒；或巴豆仁捣烂，棉裹塞鼻；或巴豆、明矾熬，去豆取矾吹鼻，并点喉蛾。

【主治】一切风痰喉痹。

30664　圣涂散(《幼幼新书》卷三十五引郑愈方)

【组成】凌霄花　万州黄各一分　根(切)半两

【用法】上一处烂研，酒、蜜调服少许，涂于丹上。

【主治】大孕丹并诸般毒。

30665　圣粉散(《丹溪心法》卷五)

【组成】黄柏(蜜炙)　密陀僧　黄丹　孩儿茶　乳香各三钱　轻粉一钱半　麝香少许

【用法】上为末。用葱汤洗疮后，次贴此药。

【主治】下注疳疮，蚀臭腐烂，疼痛不可忍者；兼治小儿疳疮。

30666　圣授丹

《普济方》卷二八三。为《百一》卷十七"神仙解毒万病丸"之异名。见该条。

30667　圣散子(《经效产宝·续编》引《济急方论》)

【组成】泽兰九分　石膏八分(如粉)　芎䓖　当归　芫䓖　芍药　甘草各七分　干姜　桂心各五分　细辛　卷柏(去土)　柏子仁　茱萸　防风(去芦头)　南椒(出汗)　厚朴(姜汁炙)　茯苓各四分　白芷　白术　人参　丹参　藁本　五味子　黄耆各三分　乌头(炮)　白薇各二分

【用法】上为散，以新瓦器密封，无令失气。每服二钱匕，以热酒调下。

【主治】产后诸疾。

30668　圣散子

《苏沈良方》卷二。为原书同卷"四生散"之异名。见该条。

30669　圣散子(《苏沈良方》卷三)

【异名】圣泽汤(《鸡峰》卷五)。

【组成】草豆蔻(去皮，面裹，炮)十个　木猪苓(去皮)　石菖蒲　高良姜　独活(去芦头)　附子(炮裂，去皮脐)

麻黄(去根) 厚朴(去皮,姜汁炙) 藁本(去瓤,土炒) 芍药 枳壳(去瓤,麸炒) 柴胡 泽泻 白术 细辛 防风(去芦头) 藿香 半夏(姜汁制)各半两 甘草一两(炙) 茯苓半两

【用法】上判,如麻豆大。每服五钱匕,水一钟半,煮取八分,去滓热服;余滓两服合为一服,重煎,空心服。

【主治】❶《苏沈良方》:一切不问阴阳二感,或男子女人相易,状至危笃,及时疾流行。❷《局方》:伤寒、时行疫疠,风湿、湿温,一切不问阴阳两感,表里未辨,或外热内寒,或内热外寒,头项腰脊拘急疼痛,发热恶寒,肢节疼痛,呕逆喘咳,鼻塞声重;及食饮生冷,伤在胃脘,胸膈满闷,腹胁胀痛,心下结痞,手足逆冷,肠鸣泄泻,水谷不消,时自汗出,小便不利,并宜服之。

【备考】《局方》有苍术、吴茱萸;《景岳全书》有白芷、川芎、升麻、吴茱萸。

30670 **圣散子**(《圣济总录》卷六)

【组成】附子(炮裂,去皮脐,取中心者用) 伏龙肝 牡蛎(烧)各等分

【用法】上为散。用三岁乌鸡冠血调半钱匕,如口㖞向左边,即涂药在右口角;若㖞向右边,即涂药在左口角,才见口正,当即急洗去药,迟洗即牵过口角,慎之。

【主治】中风口㖞。

30671 **圣散子**(《圣济总录》卷一五九)

【异名】催生圣散子(《普济方》卷三五六)。

【组成】黄蜀葵子二七个 赤小豆七个(生用)

【用法】上为细末,以童便三分调,顿服。

【功用】催产。

30672 **圣散子**(《幼幼新书》卷二十五引丁左藏方)

【组成】胆矾 龙胆草各一两

【用法】上药同于瓦瓶中煅烟尽,略存性,贴疮上。

【主治】小儿走马疳。

30673 **圣散子**(《卫生宝鉴》卷十四)

【组成】硇砂 川大黄各八钱 麦蘖六两 干漆三两(炒烟尽) 扁蓄 茴香(炒) 槟榔 瞿麦各一两

【用法】上为末。每服五钱,临睡温酒调下,仰卧。小儿用一钱,十五以上五钱或七钱,空心服之更效。

【主治】远年积块,及妇人干血气。

【加减】妇人干血气,加穿山甲二两(炮)。

30674 **圣散子**(《普济方》卷九十四引《经验方》)

【组成】草乌头(皮小皱有芦头者可用,削去皮尖,凡无芦头者不可用)四两 川芎 当归 藁本 防风 桂(不见火) 天南星(生) 雄黄(研入)各半两 白芷 干姜(生)各一两

【用法】上为末。每服一字,空腹、食前用煨葱白、麝香、酒调下;病甚者可服半钱。逾时方可进饮食。

【主治】偏风,半身不遂,一切风麻痹疼痛,及破伤急风等。

30675 **圣散子**(《普济方》卷二〇九)

【组成】御米壳五两(捣碎,醋炙黄色) 甘草(炙黄) 赤石脂 乌鱼骨(去皮) 肉豆蔻(面包煨去面) 拣丁香 诃子皮 干姜(炮)各二两

【用法】上为末。每服先用水一盏,入乳香少许,煎七分,调药末二钱,食前和滓热服。

【功用】固养脾胃,温中止腹痛。

【主治】男妇脾胃受湿,中脘停寒,吃物频伤,心胸满闷,胁肋膨胀,肠鸣虚痞,小腹坚痛,脐下强急;或大便不调,水谷迟化,里急后重,下痢脓血,或五色,或便如鱼脑,或如豆汁,或有鲜血,或如烂肉,日夜无度,久不愈,嗜卧怠惰,虚瘦,肢体沉重,寒热时作。

30676 **圣散子**

《普济方》卷三七四。为《幼幼新书》卷十引郑愈方"回命散"之异名。见该条。

30677 **圣散子**(《解围元薮》卷三)

【组成】闹羊花根(老酒拌,九蒸晒) 缸岸(即坑堑,要多年露天者,醋煅三四次)各一两 人牙(炙黄) 雄黄(水飞)各八钱 牛黄一钱二分 蟾酥三钱 朱砂五钱 麝香一钱

【用法】上为末。每服四分,沙糖调,温酒送下。

【主治】诸风瘰困挛曲,臭恶危烂者。

30678 **圣散子**

《医部全录》卷二六二。为《局方》卷六"痢圣散子"之异名。见该条。

30679 **圣惠丸**(《直指》卷二十五)

【组成】朱砂(研) 雄黄(研细)各七钱半 藜芦(去芦头) 莽草(微炙) 鬼臼(去须)各半两 肥巴豆肉十五个(去油) 麝香一钱 青色大虾蟆一个(烧存性) 斑蝥(去翅足,糯米炒黄)三钱

【用法】上为细末,炼蜜为丸,如小豆大。每服五丸,空心温酒送下。少刻,更吃粥饮一盏,利出虫蛇恶物。若不吐利,更服二丸。

【主治】蛊毒,心腹坚痛,羸瘦骨立,面目黄瘦。

30680 **圣惠散**(《金匮翼》卷二)

【组成】人中白一团(鸡子大) 绵二两(烧研)

【用法】每服二钱,温水服。

【主治】大衄久衄,及诸窍出血不止。

30681 **圣脾散**(《卫生总微》卷五)

【组成】香附子(炒去皮毛)一合 小黑豆一合(炒) 甘草半分

【用法】上为细末。每服半钱,饭饮调下。不拘时候。

【主治】慢脾风。

30682 **圣愈汤**(《兰室秘藏》卷下)

【组成】生地黄 熟地黄 川芎 人参各三分 当归身 黄芪各五分

【用法】上㕮咀,如麻豆大。都作一服,水二大盏,煎至一盏,去滓,稍热服,不拘时候。

【功用】《东医宝鉴·杂病篇》:托里,补气血。

【主治】❶《兰室秘藏》:诸恶疮,血出多而心烦不安,不得睡眠。❷《准绳·类方》:一切失血;或血虚烦渴、躁热,睡卧不宁;或疮证脓水出多,五心烦热,作渴等。

30683 **圣愈汤**(《脉因证治》卷下)

【组成】四物汤加参、芪。

【用法】水煎服。

【主治】❶《脉因证治》：出血太多。❷《删补名医方论》：一切失血过多，阴亏气弱，烦热作渴，睡卧不宁。

【方论选录】《删补名医方论》引柯琴：此方取参、耆配四物，以治阴虚血脱等证。盖阴阳互为其根，阴虚则阳无所附，所以烦热燥渴；气血相为表里，血脱则气无所归，所以睡卧不宁。然阴虚无骤补之法，计在培阳以藏阳，血脱有生血之机，必先补气，此阳生阴长，血随气行之理也。

【现代研究】对造血功能的影响：《山东中医杂志》[2006,25(7):478]用圣愈汤灌胃，治疗小鼠放射损伤性血虚模型，用药3周，结果显示本方能明显提高血虚小鼠血中白介素-6(IL-6)水平，对小鼠骨髓细胞GM-CSF蛋白表达有明显促进作用，作用明显优于各拆分组。

30684　圣愈汤(《金鉴》卷六十二)

【组成】四物汤加柴胡　人参　黄耆

【用法】水煎服。

【主治】疮疡溃后血虚内热，心烦气少者。

30685　圣愈汤(《一见知医》卷四)

【组成】人参　黄芪

【主治】恶露不下，面色黄白，不胀疼。

30686　圣箬皮(《普济方》卷二七五引《仁存方》)

【组成】新箬皮二十四片(剪如梨柿大)　乳香二钱　当归三钱　白盐五钱　好醋一盏

【用法】上用小瓷瓶，入好醋同煎，慢火熬干尽，取箬皮贴疮，随大小剪贴之，用绢帛缚之。

【主治】诸般恶疮、臁疮。

30687　圣僧丸(《永乐大典》卷一一四一三引《眼科诀髓》)

【组成】羌活　川芎　防风　木贼　甘草　苍术　青皮　菊花　石膏　蒺藜各一两　枸杞子　蛇退　石决明各半两

【用法】上为末，炼蜜为丸，如弹子大。每服半丸，食后冷水送下。

【功用】退翳明目。

【宜忌】忌毒物。

30688　圣僧散(《普济方》卷一四七引《卫生家宝》)

【组成】香白芷一斤(生剉)　甘草半两(生剉)

【用法】上为粗末。每服二钱，水一盏，枣子二枚，生姜三片，葱白三寸，同煎至六分，热服。用衣被盖覆，如人行五六里更进一服，汗出即愈。

【主治】时行瘟疫，一切伤寒，不问阴阳，不拘轻重。

【备考】本方方名，《本草纲目》引作"神白散"，且有豉五十粒。

30689　圣僧散(《医方类聚》卷七十引《经验秘方》)

【组成】青盐三钱　铜青二钱　真胆矾三钱　黄丹三钱　南硼砂三钱　硇砂二钱半(以上六味纸衬略见火)　麝香一钱　片脑　轻粉一钱　白矾　蕤仁半两(净去壳，研细七次去油)　炉甘石二两(净，煅七次，每一次童便内淬，七次了，然后捻极细，井花水飞过，取净末，令干，不见火，方入众药)

【用法】上十二味，于内坚硬者，各研细了，然后合和一处，研极细，用三重花纸罗过，收入砂合内，勿令透气。每用少许，于温汤内绵滤过，仰卧就，以绵沾药汁滴于眼中，勿令漏出药汁，然后起身。

【主治】眼目病。

30690　圣蟾散(《杨氏家藏方》卷十一)

【组成】蟾酥(热汤少许化开)

【用法】上用新绵少许，蘸药粟米大，塞痛处。

【主治】风虫牙疼。

30691　圣化仙丹

《普济方》卷六十四。为原书同卷"神仙化铁丹"之异名。见该条。

30692　圣方痔药(《续本事》卷七)

【组成】白矾　血俞(即蛞蝓)　石竹(即瞿麦)各半两　胡椒二十粒

【用法】上用瓦灌盛，泥固济，猛火煅通红，取出去泥用药，细研为末。五更时用不语津调敷痔头上。不过三服。

【主治】痔疾。

30693　圣功川芎汤

《卫生家宝·产科备要》卷七。为《张文仲方》引徐王方(见《外台》卷三十三)"神验胎动方"之异名。见该条。

30694　圣佛催生散(《医林绳墨大全》卷九)

【组成】川芎二钱　当归三钱　益母草三钱　制香附二钱　陈皮二钱　冬葵子七十粒(炒研细，以酒调泥，俟药熟冲入)

【用法】水煎去滓，冲冬葵子泥，温服。

【主治】妇人浆尽胎干，产难急痛者。

30695　圣灵接骨丹(《青囊全集》卷上)

【异名】圣灵丹。

【组成】生半夏八钱　生南星五钱　生川　草乌各三钱　白细辛二钱　胡椒二钱　蟾酥一钱(酒化)

【用法】先敷此药半日，去药，行刀挪接。敷过半日再挪接，接后用毒油膏加味敷。

【功用】取老伤铅码。

30696　圣灵解毒丸(《饲鹤亭集方》)

【组成】犀黄一钱　珍珠　滴乳石各五钱　琥珀　川连各一两　雄黄四两　银花　木通　胆草　滑石　杏仁各六两　甘草　僵蚕　甲片各三两

【用法】上为末，土茯苓二十斤煎胶，面粉六两为丸。

【主治】广疮、杨梅结毒，横痃，下疳，沿途坑毒，一切无名肿毒，日久内陷，以致遍身斑点，或如脓窠、癞、癣，头面破溃，不堪形状。

30697　圣灵解毒丸(《中药成方配本》)

【组成】犀角一两　生大黄三两　黄连一两　黄芩二两　黄柏二两　银花四两　生甘草三两　连翘三两　天花粉三两　生地四两　鲜土茯苓五斤　归尾二两　赤芍三两　飞雄黄一两　全蝎二两

【用法】上药除鲜土茯苓外，其余共研细末，犀角另研和入；将鲜土茯苓煎浓汁二次，去滓滤清，加白蜜一斤，炼熟收膏，与上药末打和为丸，分做七百六十粒，每粒约干重五分。每用一丸至二丸，开水化服。

【功用】清热解毒。

【主治】血中蕴毒，广疮横痃。

30698　圣妙寸金散(《证类本草》卷十七引《胜金方》)

【异名】胜妙寸金散(《圣济总录》卷一五九)、寸金散(《妇人良方》卷十七)。

【组成】败笔头一枚(烧灰,为末)

【用法】以生藕汁一盏调下。若产母虚弱及素有冷疾者,恐藕冷动气,即于银器内重汤暖过后服。

【功用】催产。

【主治】难产。

30699 **圣济鳖甲丸**(《成方制剂》7册)

【异名】鳖甲丸。

【组成】半夏 鳖甲 草果 柴胡 常山 陈皮 莪术 厚朴 黄芩 六神曲 麦芽 青皮 三棱 山楂 制何首乌

【用法】加工为褐色的水丸,口服,一次6～9克,一日2次。

【功用】软坚消痞

【主治】久疟成痞。

【宜忌】孕妇忌服。

30700 **圣效透肌散**(《卫生宝鉴》卷十九)

【组成】桑皮 荆芥各三钱 雄黄(研) 粉霜(研)各二钱半 蒺藜 当归 硇砂(研) 豆蔻 穿山甲(炮)各二钱 轻粉一字半(研) 海金沙一字

【用法】上除研药外,余拣净为末,入研药和匀。另将独棵蒜去皮,研如泥,入头醋和如稀糊,调药如膏,约瘢栗大小,摊在纸上贴病处,用新绵一叶覆之,以三襜紧系。待一二时辰,觉疼痛无妨,只待口鼻内蒜香为度。

【主治】小儿奶癖、食癖,时发寒热、咳嗽,胁下坚硬结块。

30701 **圣验黑神丸**(《朱氏集验方》卷一)

【组成】防风(去芦,剉,焙) 川乌(炮) 好墨(剉,焙) 川附子(炮) 檀香各半两 麦子(去心,焙) 藿香叶(去土,焙) 白茅 何首乌(剉,用生姜汁同泡了甘草二钱浸二宿,焙,再浸,焙)各七钱 干姜七钱 白僵蚕(油炒,去丝) 全蝎(姜汁浸一宿,焙) 天南星(炮裂熟,切片,以姜汁小半盏同泡了甘草三钱,剉,浸二宿,焙,再焙,姜汁尽为度) 白附子(炮十分裂熟,以姜汁同泡了甘草三钱,浸二宿,焙,再浸焙) 阿胶(水浸蒸,同糯米糊作丸)各七钱半 细辛(去叶及土,剉,焙) 白芷(剉,焙) 香附子(炒,去毛,拍碎,以生姜同泡了甘草二钱,浸二宿,余汁再浸) 川芎(剉,焙)各八钱 皂角灰(烧烟,煅) 甘松(去土,剉,焙,川者尤妙) 半夏(汤洗十次,炒沙令热,炮,切片,用生姜汁半盏泡了甘草三钱,浸二三宿,焙,再浸再焙)半两 草豆蔻(拍碎去黄膜,生姜汁浸一二日,焙,再浸焙)六钱 白术(剉,焙)一两二钱 缩砂仁(去膜皮,轻焙)一两 麝香(别细研,同药末滚) 龙脑(同麝研,滚药末)各一钱 白甘草(炮熟,剉,焙)一两七钱

【用法】上为细末,大钵中滚拌两日,极令匀,合糯米粉二两,添水煮糊,同阿胶膏和药为丸,如鸡头大,焙令十分干,瓷瓶收置暖处。若修剉生料,众药同片切,生姜半斤或七两,甘草三两,于瓷罐内,用水一斗五升上下,文武火煮水干为度,仍除出甘草、白茅、檀香、缩砂仁、藿香叶勿煮,止令项焙。捣为末,庶香气全,所有煮者众药亦令作一处,焙捣

为细末就了,却令研脑、麝同香松、茅数件,大钵内滚三二日,令药味和合,方和捣为丸。煮药下水之诀,以水高众药一寸余许,文武火煮。一切风疾,炒乌豆淬酒送下;卒中僵倒,或醉酒不醒,生姜汤研三五粒灌下;小儿惊风天吊,五种痫疾,入京腻粉少许,煎金银、薄荷茶送下;沉寒痼冷,生姜汤送下;一切气疾,茴香汤送下;头风暗风,荆芥汤送下;咳嗽痰涎,半夏汤送下;肺气攻卫,杏仁汤送下;疟疾,乌梅汤送下;水泻,干姜汤送下;痢疾,甘草汤送下;脚疾湿气,木瓜汤送下;酒伤食积,胃气不和,陈皮姜汤送下;肠风,胡桃酒送下;伤寒次寒,葱豉汤送下;时行疫疾,山岚瘴气,不伏水土,藁本汤送下;中毒,甘草水研灌下;牙痛,夜卧含化;牙宣,填牙中;妇人血风、血气,当归酒送下;血脏虚冷,赤白带下,血淋血晕,烧棕榈灰研细调酒送下;腰背疼痛,浑身劳倦,温酒送下。常服,食后茶送下。

【主治】❶《朱氏集验方》:风疾。❷《普济方》:妇人血疼。

【宜忌】孕妇休服。

【备考】《普济方》有官桂、芍药。

30702 **圣授夺命丹**(《普济方》卷二七四)

【组成】五倍子(捶碎,洗净)三两 山慈姑(即红金橙花根。去皮,焙干)二两 川墨(烧存性)一两 续随子(一名千金子。去壳,不去油)一两 五灵脂(洗净)一两 板蓝根(即大蓝子。洗净,焙干)一两 红牙大戟(去芦,洗净)一两

【用法】上用续随子加麝香四钱,二味另研;外六味另为细末,却用公鸭血为丸,无鸭血,糯米粥亦可,分作四十九丸,阴干,勿令见日。量病人虚实,或半丸,或一丸,生姜、薄荷、井花熟水磨化,细细服之。三五行为度,温粥补之。治疗痈、中毒、瘟疫、喉风、黄肿、汤火伤、虫蛇伤,用东流水磨化涂之,并化服半丸,良久觉痒,立效。打扑损伤,炒松节加酒磨化,服半粒,仍以东流水磨化涂之。男妇颠邪,妇人鬼胎,用热酒磨化一丸,作二服,有毒吐出。自缢溺水,打折伤死,但心头微热未隔宿,用生姜蜜水磨化灌之。

【主治】无名疔肿,肺痈,肚痈,菌蕈菰子,金石砒毒,疫死牛马羊肉,河豚鱼毒,时行瘟疫,山岚瘴气,急喉闭,缠喉风,脾病黄肿,冲冒寒暑,热毒上攻,痈疽发背未破,鱼脐疮,汤火所伤,百虫疯犬,鼠咬蛇伤,打扑跌伤,男子妇人颠邪鬼气鬼胎,自缢溺水,打折伤死,但心头微热未隔宿者。

30703 **圣僧慈救膏**

《玉机微义》卷十五引郭氏方。为原书同卷"万灵夺命丹"之异名。见该条。

丝

30704 **丝一**

《痧症全书》卷下。为《痧胀玉衡》卷下"丁香阿魏丸"之异名。见该条。

30705 **丝二**

《痧症全书》卷下。为《痧胀玉衡》卷下"三香散"之异名。见该条。

30706 **丝七**

《痧症全书》卷下。为《痧胀玉衡》卷下"红花汤"之异

名。见该条。

30707 丝八

《痧症全书》卷下。为《痧胀玉衡》卷下"陈皮厚朴汤"之异名。见该条。

30708 丝三

《痧症全书》卷下。为《痧胀玉衡》卷下"蒺藜散"之异名。见该条。

30709 丝五

《痧症全书》卷下。为《痧胀玉衡》卷下"救苦丹"之异名。见该条。

30710 丝六

《痧症全书》卷下。为《痧胀玉衡》卷下"独活红花汤"之异名。见该条。

30711 丝四

《痧症全书》卷下。为《痧胀玉衡》卷下"圆红散"之异名。见该条。

30712 丝瓜汤（《直指小儿》卷五）

【异名】丝瓜散（《准绳·幼科》卷四）。

【组成】丝瓜（连皮）

【用法】烧炭存性，百沸汤调下。

【功用】发疮疹最妙。

【备考】《准绳·幼科》本方用法：或以紫草、甘草煎汤调服尤佳；米汤亦可。

30713 丝瓜汤（方出《丹溪心法》卷五，名见《景岳全书》卷六十三）

【组成】丝瓜 升麻 酒芍药 生甘草 黑豆 山楂 赤小豆 犀角

【用法】水煎服。

【功用】解痘疮毒。

【备考】《景岳全书》本方用各等分，为粗散，每服三钱，水一大盏，煎至六分，不拘时，徐徐温服，量大小加减。

30714 丝瓜汤（《明医杂著》卷六）

【异名】丝瓜化毒汤（《痘疹仁端录》卷十四）。

【组成】丝瓜 升麻 芍药（酒浸） 甘草 黑豆 赤小豆 犀角（镑）

【用法】水煎服。

【主治】痘疮毒。

30715 丝瓜汤（《摄生众妙方》卷十）

【组成】丝瓜小小蔓延藤丝（阴干）二两半

【用法】上药五六月间取，至正月初一日煎汤待温，洗儿全身头面上下。

【功用】去胎毒，防治痘疹。

30716 丝瓜汤（《名家方选》）

【组成】丝瓜（阴干）三分 升麻 芍药 桔梗 甘草各二分

【用法】水煎，温服。

【主治】无辨痘不痘，但婴儿身热，呵欠烦闷，睡中惊悸，喷嚏眼涩鼻涕，出气粗，手足酸软。

30717 丝瓜酒（《仙拈集》卷一）

【组成】丝瓜根五六根

【用法】捣烂，水一碗，煎八分，黄酒冲服。

【主治】黄疸，眼与周身黄如金色者。

30718 丝瓜酒（方出《古今医鉴》卷八引《海上方》，名见《东医宝鉴·外形篇》卷四）

【组成】丝瓜根（经霜一二次，收采洗净，夜露十余宿，悬当风处，阴干）三五钱

【用法】上剉散，水煎去滓，滴香油如钱大，每日一次，空心温服。

【主治】肠风下血，痔漏脱肛。

【宜忌】忌鸡、烧酒。

30719 丝瓜散（《医方类聚》卷一四〇引《吴氏集验方》）

【组成】干丝瓜一枚（连皮烧作灰，存性）

【用法】上为末。每服二钱，空心，煮酒调服。

【主治】酒痢，便血腹痛，或如鱼脑五色腥秽者。

30720 丝瓜散（《普济方》卷三十八）

【组成】丝瓜一个（一名天萝，烧灰存性） 槐花各等分（如气弱减分）

【用法】上为末。每服二钱，饭饮调服。

【主治】下血甚，不可救者。

30721 丝瓜散

《准绳·幼科》卷四。为《直指小儿》卷五"丝瓜汤"之异名。见该条。

30722 丝瓜散（《仙拈集》卷三）

【异名】丝朱散（《大生要旨》）、丝瓜稀痘方（《梅氏验方新编》卷三）。

【组成】丝瓜（近蒂者三寸，烧灰存性为末） 朱砂（水飞，一岁以上用一钱，以下用五六分）各等分

【用法】砂糖水调下。

【主治】痘症初起发热。

【备考】《大生要旨》：痘未见点服之，痘出亦稀。《梅氏验方新编》：丝瓜近蒂者炙存性，为细末，每一钱配水飞朱砂三分，每服五分，用黑砂糖调服。

30723 丝瓜散（《疡医大全》卷二十四）

【组成】芜荑 蛇床子 硫黄 潮脑 枯矾 川椒各等分

【用法】上为细末，用鲜丝瓜（刮去皮）一段，将药末厚涂丝瓜上，推入阴户之内。

【主治】阴蟹。

30724 丝瓜散（《妇科玉尺》）

【组成】干丝瓜（烧存性）

【用法】上为末。酒送下。

【主治】血气不行。

30725 丝朱散

《大生要旨》。为《仙拈集》卷三"丝瓜散"之异名。见该条。

30726 丝瓜叶膏（《疡医大全》卷十九）

【组成】丝瓜叶 韭菜叶 连须葱各等分

【用法】上药同入石臼内研如泥，以热酒冲和，去滓服。以滓，病在左手敷左腋，病在右手敷右腋，胁下亦敷。病在左足敷左胯，病在右足敷右胯，病在中敷心脐，并用布缚，候红丝皆白为安。如有潮热，亦用此法，令人抱住，不可放手，恐毒气颠倒难救，病人发颤跌倒，亦难救。

【主治】脉骨疔。

30727　丝瓜化毒汤

《痘疹仁端录》卷十四。为《明医杂著》卷六"丝瓜汤"之异名。见该条。

30728　丝瓜化毒汤（《种痘新书》卷六）

【组成】丝瓜干（取近蒂五寸，以此为君）　赤芍　红花　当归　紫草　川芎　牛子　连翘　升麻　甘草　黑豆赤小豆各等分

【用法】水煎，磨犀角调服。

【主治】痘疮紫陷。

【加减】气弱者，加人参。用此不起，即用小灵丹。

30729　丝瓜白梅方（《医学从众录》卷六）

【组成】丝瓜叶一片　白霜梅一枚（并核中仁）

【用法】上同研极烂，新汲水调服。

【主治】中暑霍乱。

【宜忌】切不可饮热汤。

30730　丝瓜稀痘方

《梅氏验方新编》卷三。为《仙拈集》卷三"丝瓜散"之异名。见该条。

皮

30731　皮矾散（《洞天奥旨》卷十二）

【组成】地骨皮五钱　白矾三钱

【用法】煎汤洗之。至软后，用蜡羊油一两熬熟，入轻粉一钱，研为末，调匀搽之。

【主治】皲裂疮。

30732　皮金膏（《验方新编》卷十七）

【组成】广东羊皮金纸。

【用法】以金面贴伤处。三日必愈。

【主治】❶《验方新编》：跌扑擦伤；或鞋靴底垫伤脚板；或刀伤破烂红肿，光皮潮湿；或疮疖将愈，新肉易破；或冻疮肿烂。❷《青囊秘传》：痢久后阴部擦痛。

30733　皮炎汤（《效验秘方》朱仁康方）

【组成】生地30克　丹皮10克　赤芍10克　知母10克　生石膏30克　银花10克　连翘10克　竹叶10克生甘草6克

【用法】水煎服。每日1剂。

【功用】清营凉血，泄热化毒。

【主治】热入营血，血热沸腾，外走肌腠，血热外壅。症见口渴咽干，小便黄赤短少，舌质红绛，苔净或薄黄，脉细滑或数，皮肤潮红，红斑明显，触之灼热者。如过敏性紫癜、痤疮、玫瑰糠疹、银屑病进行期、色素性紫癜性苔藓样皮炎等，尤其头面部急性红斑明显的病证，药物性皮炎、接触性皮炎（包括漆性皮炎、油彩性皮炎）、植物-日光性皮炎。

【加减】若热重，舌苔黄厚者，加用黄芩10克、马尾连10克，加强清热除湿解毒之功；湿重，皮损渗出者，加用茯苓10克、泽泻10克；阴部有皮损者，可以导赤散意加用木通6克；如浮肿者，同时行水消肿，可加冬瓜皮30克、茯苓皮30克。

【方论选录】本方中生地、丹皮、赤芍清营凉血，散瘀

化斑；知母、生石膏清肺胃与肌肤之热，泻火除烦而不伤胃气；银花、连翘辛散表邪，清热解毒而不伤阴；竹叶轻清透散，除烦热利尿；生甘草解毒和中。综观全方，取其白虎化斑之意，类清瘟败毒之功，具有清营凉血，泄热化毒，化斑保健之用。

30734　皮炎膏（《外伤科学》）

【组成】炉甘石5克　黄连末5克　冰片1.5克

【用法】用凡士林88.5克，调上药末，冰片最后调入，密贮备用。直接外涂皮损处，每日2~3次。

【功用】消炎、止痒、润肤。

【主治】亚急性皮炎，湿疹。

30735　皮枯膏（《中医外科学》）

【组成】青黛6克　黄柏6克　煅石膏60克　烟膏60克（即土法烟熏烘消牛皮后烟汁结存的残留物质）　枯矾粉110克

【用法】上为细末，和匀，以药末60克，加凡士林240克，调匀成膏。涂搽患处。

【功用】清热杀虫止痒。

【主治】湿疹，肛门瘙痒。

30736　皮脂散（《中国医学大辞典》引马氏方）

【组成】青黛（飞）　黄柏各二钱　熟石膏二两　烟膏二两四钱

【用法】上为细末。麻油调敷。

【主治】浸淫疮，黄水湿毒，蔓延成片，久而不愈。

30737　皮脂膏（《朱仁康临床经验集》）

【组成】青黛6克　黄柏末6克　煅石膏60克　烟胶60克

【用法】上为细末，加凡士林500克调成油膏。

【功用】收湿止痒。

【主治】慢性湿疹。

30738　皮癣水（《朱仁康临床经验集》）

【组成】土槿皮620克　紫荆皮310克　苦参310克苦楝根皮150克　生地榆150克　千金子50粒　斑蝥100只（布包）　蜈蚣30条　樟脑310克

【用法】将前五味药打碎成粗粒，装大瓶内，加入75%酒精5升，并将斑蝥（布包）、千金子等加入密封浸泡1~2周，滤去药滓，再加入樟脑溶化，备用。用毛笔刷涂于皮损上。

【功用】灭菌止痒。

【主治】银屑病，体癣，神经性皮炎。

30739　皮癣汤（《朱仁康临床经验集》）

【组成】生地30克　当归9克　赤芍9克　黄芩9克苦参9克　苍耳子9克　白鲜皮9克　地肤子9克　生甘草6克

【功用】凉血润燥，祛风止痒。

【主治】泛发性神经性皮炎，皮肤瘙痒症，丘疹性湿疹。

【方论选录】生地、当归、赤芍凉血润燥；黄芩、甘草清热解毒；苍耳子、苦参、白鲜皮、地肤子祛风除湿，清热止痒。此方适用于血热风燥之证，起红色丘疹，瘙痒极甚，舌质红，苔薄白或薄黄等。

30740　皮癣膏（《朱仁康临床经验集》）

【组成】黄柏　白芷　轻粉各25克　煅石膏　蛤粉　五倍子各30克　硫黄　雄黄　铜绿　章丹各15克　枯矾　胆矾各6克

【用法】上药各取净末,研和极匀,加凡士林500克调和成膏。外擦患处,每日一、二次。

【功用】润肌止痒。

【主治】神经性皮炎、脂溢性皮炎。

30741　皮湿一膏

《朱仁康临床经验集》。为《中医皮肤病学简编》"皮湿一号膏"之异名。见该条。

30742　皮湿二膏

《朱仁康临床经验集》。为《中医皮肤病学简编》"皮湿二号膏"之异名。见该条。

30743　皮湿一号膏(《中医皮肤病学简编》)

【异名】皮湿一膏(《朱仁康临床经验集》)。

【组成】地榆粉93克　煅石膏93克　枯矾3克　凡士林31克

【用法】调膏。外用。

【主治】慢性湿疹。

30744　皮湿二号膏(《中医皮肤病学简编》)

【异名】皮湿二膏(《朱仁康临床经验集》)。

【组成】地榆粉46克　密陀僧(研匀)62克　凡士林125克

【用法】调膏。外用。

【主治】慢性湿疹。

30745　皮鞋轻粉散(《普济方》卷三六一引《经验良方》)

【组成】旧皮鞋面

【用法】烧存性,为末。加轻粉少许,湿疮干敷,干疮油敷。

【主治】小儿胎风疮。

30746　皮肤病血毒丸(《成方制剂》7册)

【组成】白茅根　白芍　白鲜皮　白芷　苍耳子　蝉蜕　赤茯苓　赤芍　川芎　大黄　当归　地肤子　地黄　防风　浮萍　甘草　红花　黄柏　鸡血藤　金银花　荆芥穗　桔梗　苦地丁　苦杏仁　连翘　牡丹皮　牛蒡子　茜草　忍冬藤　蛇蜕　熟地黄　桃仁　天葵子　土贝母　土茯苓　益母草　皂角刺　紫草　紫荆皮

【用法】加工为白色的水丸,每100粒重18克。口服。一次20粒,一日2次。

【功用】清热解毒,消肿止痒。

【主治】经络不和,湿热血燥引起的风疹,湿疹,皮肤刺痒,雀斑粉刺,面赤鼻衄,疮疡肿毒,脚气疥癣,头目眩晕,大便燥结。

【宜忌】感冒期间停服。孕妇忌服。

发

30747　发火汤(《辨证录》卷四)

【组成】柴胡一钱　甘草一钱　茯神三钱　炒枣仁三钱　当归三钱　陈皮三分　神曲　炒栀子各一钱　白芥子二钱　白术二钱　广木香末五分　远志一钱

【用法】水煎服。

【主治】火郁为病,其人少气,胁、腹、胸、背、面目、四肢填塞愤懑,时而呕逆,咽喉肿痛,口干舌苦,胃脘上下,忽时作痛,或腹中暴痛,目赤头晕,心热烦闷,懊恼善暴死,汗濡皮毛,痰多稠浊,两颧红赤,身生痱疮。

30748　发机汤(《石室秘录》卷一)

【组成】人参一钱　黄耆三钱　当归一钱　白芍三钱　茯苓三钱　薏仁五钱　白术五钱　半夏一钱　陈皮五分　肉桂三分

【用法】水煎服。

【主治】湿气浸之,双脚麻木,不能履地,两手不能持物者。

30749　发灰丸(《医学正传》卷五)

【组成】小儿胎发(如无,以壮年无病人头发,剪下者为上,自落者次之。烧灰)

【用法】上为末,别用新取侧柏叶捣汁,调糯米粉,打糊为丸,如梧桐子大。每服五十丸,空心白汤送下;或煎四物汤送下尤妙。

【主治】小便溺血。

30750　发灰汤(《圣济总录》卷一六五)

【组成】乱发(烧灰)　车前子　大黄(剉,炒)　桂(去粗皮)　当归(切,焙)　滑石各一两　冬瓜子五合　木通(剉)一两半

【用法】上为粗末。每服三钱匕,水一盏,煎七分,去滓温服,日二夜一。

【主治】产后小便不通。

30751　发灰饮(《奇效良方》卷六十五)

【组成】头发(烧灰存性)

【用法】饮调服之。

【主治】斑疮豌豆。

30752　发灰酒(《鸡峰》卷十二)

【组成】妇人油头发(烧灰)

【用法】每服二钱,温酒调下。

【主治】胃气小腹切痛,服热药无效者。

30753　发灰散(《普济方》卷三十九引《肘后方》)

【组成】乱发一两(洗净,烧灰)

【用法】上为细末。每服三钱,食前温水调服,一日三次。以通利为度。

【主治】大小便不通,及便血,五淋,小儿惊痫;吹鼻治鼻衄。

30754　发灰散(方出《圣惠》卷七十一,名见《圣济总录》卷一二八)

【组成】蔓荆子一两　乱发灰半两　蛇蜕皮半两(微炒)

【用法】上为细散。每服一钱,食后温酒调下。

【主治】妇人乳中结塞,肿硬如石,成痈者。

30755　发灰散(《普济方》卷三二一引《圣惠》)

【组成】乱发灰

【用法】上用二钱,以米醋二合,汤少许调服;并花水调服亦可。疮疖之毒,以空心温酒调服。鼻衄,吹鼻内。

【主治】妇人小便尿血,或先尿而后血,或先血而后尿;饮食忍小便,或走马房劳,致胞转脐下,急痛不通;肺疽、

心衄、内崩,吐血一两口,或舌出血如针孔;久痢不安,下血成片;鼻衄。

30756　发灰散(《圣济总录》卷二十九)

【组成】乱发一团(如碗大,烧成灰)　麝香(研)半钱匕

【用法】上药共为极细末。每服一钱匕,新汲水调下。又取少许吹鼻中。

【主治】❶《圣济总录》:伤寒鼻衄不止。❷《得效》:血淋,单小便出血如尿,此为茎衄。

【备考】《得效》本方用法:乱发不以多少,烧为灰,入麝香少许,每服用米醋泡汤调下。治淋以葵子末等分,用米饮调下。最治妇人胞转不尿。

30757　发灰散(方出《卫生总微》卷十八,名见《医部全录》卷四一五)

【组成】乱发(烧灰)　故絮灰　黄连(去须土)　干姜各等分

【用法】上为末。每用少许敷上。

【主治】小儿口傍疮,久不软。

30758　发灰散(《丹溪心法》卷三)

【组成】乱发不以多少(烧灰)

【用法】入麝香少许,每服用米醋泡汤调下。

【主治】血淋;小便出血。

30759　发灰散(《活幼至宝》卷终)

【组成】乱发(取少壮无病人者)不拘多少

【用法】乱发以肥皂水洗净油垢气,又用温汤洗净肥皂气,焙干。量发多少,用新瓦罐一个,将发填入令满,净瓦片盖口,盐泥封之,又全封瓦罐,晒干,用木炭火围罐一半,煅一炷香,取出候冷,其灰成块,研令极细。每用二钱,童便七分,酒三分,调服立止。轻者只用发灰吹鼻亦止。

【主治】痘疮衄血,及诸血证。

30760　发灰散(《金鉴》卷五十五)

【组成】头发(取壮实人者)

【用法】将头发放在阴阳瓦上煅成灰,放在地上,去火性,为细末。吹入鼻中。

【主治】衄血。

30761　发灰散(《金匮翼》卷二)

【组成】发灰一钱　人中白(炙,研)五分　麝香(研)一分

【用法】取少许吹鼻中。

【主治】鼻衄。

30762　发灰煎(《普济方》卷二一五引《十便良方》)

【组成】菟丝子四两　鹿茸　山药各一两　发灰一分

【用法】上为细末,酒浸煮面为丸,如梧桐子大。每服五十丸,空心白汤送下。

【主治】五劳七伤,溺血淋沥,胸腹撑闷。

30763　发动汤(《石室秘录》卷一)

【组成】人参一钱　茯苓三钱　黄耆五钱　防风一钱　半夏一钱　羌活一钱

【用法】水煎服。

【主治】手足麻木。

30764　发汗散(《普济方》卷三六九)

【组成】芍药　黄芩　葛根各六分

【用法】上切。以水三升,煮取一升,分四次服。一岁儿分三次服。

【功用】发汗解肌。

【主治】少小伤寒。

30765　发汗散

《增补内经拾遗》卷三。为原书同卷引《医家必用》"诸葛解甲风"之异名。见该条。

30766　发汗散(《串雅内编》卷一)

【组成】绿豆粉　麻黄(去根节)　甘草各等分

【用法】上为极细末。每服一钱,用无根水半茶杯调服。即时汗出自愈。

【主治】感冒风寒。

30767　发汗散(《集验良方》卷二)

【组成】雄黄(水飞)四分　辰砂(水飞)二钱　火消四分　麝香一分　金箔五张

【用法】上为极细末,瓷瓶收贮。男左女右,点大眼角内。盖被,登时出汗而愈。

【主治】一切瘟疫伤寒,身热口渴,头疼身痛。

30768　发声汤(《辨证录》卷十)

【组成】枇杷叶五片　贝母二钱　茯苓五钱　百部一钱　苏叶一钱　麦冬三钱　甘草一钱　玄参五钱　桑白皮三钱

【用法】水煎服。

【主治】口渴之极,快饮凉水,肺气闭实,突然喑哑,不能出声。

30769　发声散(《赤水玄珠》卷三引《三因》)

【组成】瓜蒌一枚　白僵蚕(微炒)五分　桔梗七钱半　甘草(炒)三钱

【用法】上为细末。少许干掺。

【主治】咽痛烦闷,咽物即痛,不宜寒凉药过泄之者。

【加减】咽喉肿痛,左右有红,或只一边红紫,长大,水米难下,用此一钱,朴消一钱,和匀掺喉中,咽津;如喉中生赤肿,或有小白头疮,用前散一钱匕,白矾(细研)五分,干掺。

30770　发声散(《御药院方》卷九)

【组成】瓜蒌皮(细剉,慢火炒赤黄)　白僵蚕(去头,微炒黄)　甘草(剉,炒黄色)各等分。

【用法】上为极细末。每服一二钱,用温酒调下,或浓生姜汤调服。更用半钱绵裹,含化咽津亦得。不拘时候,每日两三次。

【主治】咽喉语声不出。

30771　发声散(《御药院方》卷九)

【组成】升麻　桔梗　川芎　桑白皮各一两　甘草　羌活　马兜铃各半两

【用法】上为细末。每服一钱,水一盏,入竹茹、薄荷同煎至六分,去滓,食后温服。

【主治】语声不出,胸满短气,涎嗽喘闷,咽喉噎塞。

30772　发补丹(《痘科金镜赋集解》卷六)

【组成】紫河车(酒洗,净,炙)二钱　乳香(去油)九分　山甲(土炒)一钱　人参三钱　生附子(去皮尖)三钱　蚶

皮(炙用)一钱(即青蛙、田鸡之干也)　晕死鸡(煅成灰)五分　元米(和参附一处炒黄)一钱

【用法】上为细末,浸蒸饼为丸。山楂、笋兜煎汤,量儿大小、痘多少、浆清厚,将药五七分调服。

【主治】痘疮紫黑,或停浆倒靥,疮中犹凝浆汁血迹者。

【方论选录】此方专能发胖,灌浆如神。发者,发其脓,恐浆清而毒复入于内也;补者,补其虚,使内气充满,不受毒之返入也。故用山甲、蚵皮、晕死鸡以发其脓;河车、人参以补其虚,元米以养其胃气,乳香以行其药力,附子以暖其气血,使脓作臭气以复灌,佐以山楂疏其毒,笋兜发其毒,真神方也。

30773　发际散(《朱仁康临床经验集》)

【组成】五倍子末 310 克　雄黄末 30 克　枯矾末 30 克

【用法】先将雄黄及枯矾研细,后加五倍子末研和。毛囊炎用香油或醋调敷疮上,脓疱疮或湿疹感染时与湿疹粉用香油调搽。

【功用】灭菌止痒,收湿化毒。

【主治】毛囊炎,脓疱疮或湿疹感染者。

30774　发表丸(《寿世保元》卷二)

【组成】甘草　麻黄　升麻　葛根各四两　苍术二两

【用法】上为细末,炼蜜为丸,如皂子大。每服一丸,生绿豆汤送下。如过三日外,加黄酒一钟,再加一丸。

【主治】伤寒无汗,头疼发热,身痛口干。

30775　发表汤(《伤寒微旨论》卷上)

【组成】麻黄(去节)一两半　苍术三分　人参　当归各半两(去芦)　舶上丁香皮　甘草各三分

【用法】上为末。每服三钱,水一盏,加生姜一块如枣大,劈破,枣三个,同煎至七分,去滓热服。

【主治】芒种后至立秋前,患自汗出,恶风,两手脉浮数,或紧或缓,寸脉短及力小于关尺脉者。此为邪气在表,阴气有余所致。

30776　发表汤(《点点经》卷二)

【组成】穿甲三片　钩藤　川椒　桂枝　地肤子　秦艽各二钱　寸香三分　肉桂一钱五分　附子一钱　虎骨一钱　柑树叶四两

【用法】水煎服。取汗禁风。

【主治】酒伤经络,瘫痪不遂,周身不仁。

30777　发表汤(《点点经》卷三)

【组成】川羌　干葛　猪苓　白术　麻黄(夏秋不用)白茯　泽泻　桂心　苏叶　苍术

【用法】葱白为引。

【主治】酒伤发黄,浮肿,四肢倦怠,饮食减少。

30778　发表散(《寿世保元》卷二)

【组成】葛根二钱　西芎一钱五分　黄芩二钱　甘草八分

【用法】上剉一剂。加生姜三片,葱白三根,水煎。热服出汗。

【主治】伤寒伤风,头疼发热,口干鼻涕,四时瘟疫流行。

30779　发郁汤(《杂病源流犀烛》卷十八)

【组成】丹皮　柴胡　羌活　葛根　远志　菖蒲　葱白　细辛

【主治】火郁。

30780　发泡膏(《经验良方》)

【组成】越没里膏四十八钱　芫菁(末)八钱

【用法】先将膏上文火烊化,加芫菁而炼和。贴腓跎或项窝。

【主治】神经热,腐败热,精力罢弊沉垂者。

30781　发毒散(《圣济总录》卷一六九)

【组成】地龙(去土)　防风(去叉)各等分

【用法】上为细散。每服一字匕,用酒、水各少许调下,不拘时候。

【主治】小儿疮疹出迟。

【备考】《普济方》有甘草一两。

30782　发背散(《本草纲目》卷四十引《普济方》)

【组成】青娘子　红娘子　斑蝥各二个(去头足,面炒黄色)　蓬砂一钱　蕤仁(去油)五个

【用法】上为末。每点少许,一日五六次,同春雪膏点之。

【主治】目中顽翳。

30783　发背膏

《青囊秘传》。即《串雅内编》卷二"发背膏药"。见该条。

30784　发背膏(《青囊秘传》)

【组成】白蜜

【用法】上用乌金纸摊贴。

【主治】发背。

30785　发疮膏(《鬼遗》卷五)

【组成】羊髓一两　甘草二两　胡粉五分　大黄一两　猪脂二升

【用法】上切,合脂髓煎二物令烊,纳甘草、大黄三上下,去滓,纳胡粉搅令极调。敷疮上,日四五次。

【主治】痈疽始便败坏。

30786　发疱膏(《眼科锦囊》卷四)

【组成】葛上亭长(或斑蝥)

【用法】上为末,将严醋和匀如泥,摊绵絮。贴百会、耳后、眉棱等,用硬膏封上面,则一夜而发水疱。

【主治】黑障、青盲、疫眼、打扑眼、痘疹入目等。

30787　发散汤

《仙拈集》卷一。为《奇方类编》卷下"感冒发散汤"之异名。见该条。

30788　发散煎(《嵩崖尊生》卷十五)

【组成】羌活　防风　前胡各五分　柴胡　干葛各八分　紫苏六分　半夏一钱　陈皮八分　枳实七分

【用法】加生姜,水煎服。

【主治】小儿疟疾初起,类似感冒者。

30789　发越汤(《辨证录》卷一)

【组成】葛根三钱　茯苓五钱　甘草五钱　麦冬三钱　玄参一两　生地三钱　柴胡五分

【用法】水煎服。

【主治】冬月伤寒,热在阳明,欲出而未出,至八日而

潮热未已者。

30790 发痘散（《辨证录》卷十四）

【组成】生黄耆二钱 甘草五分 当归一钱 桔梗一钱 荆芥一钱 防风二分

【用法】水煎服。

【主治】痘疮初出，因气虚而不能送发于外，隐于肌肉之间，不见点粒者。

30791 发痛汤（《普济方》卷三九三）

【组成】三棱 蓬术 青皮 陈皮 藿香 川芎 白芷 甘草各等分

【用法】上为散。每服二钱，加生姜二片，大枣一个，水煎，食前渐渐与服。

【主治】小儿乳食不匀，不能消化，脘胀腹痛。

30792 发矇丸（《眼科锦囊》卷四）

【组成】黄连 神曲各五钱 阿魏 胡黄连各三钱 鸡肝十具 芦荟二钱半

【用法】上蒸熟为丸，如梧桐子大。每服三分。

【主治】小儿疳眼盲瞎者。

30793 发汗灵方（《良朋汇集》卷一）

【组成】苍术（米泔浸） 羌活 白矾各等分

【用法】上为末，用生姜捣自然汁为丸，如弹子大。每用一丸，男左女右手紧攥九对阴处。吃葱姜汤，被盖取汗。

【主治】一切伤风、伤寒。

30794 发汗豉粥（《圣惠》卷九十六）

【组成】豉一合 荆芥一握 麻黄三分（去根节） 葛根一两（剉） 栀子仁三分 石膏三两（捣碎，绵裹） 葱白七茎（切） 生姜半两（切） 粳米二合

【用法】以水三大盏，都煎至二盏，去滓，纳米煮作稀粥。服之汗出为数。如未汗，再合服之。

【主治】中风、伤寒，初得二三日，壮热头痛者。

30795 发背熏药（《冯氏锦囊·外科》卷十九）

【组成】雄黄 朱砂 血竭 没药各一钱 麝香二分

【用法】上为细末。用绵纸为燃，每燃药三分，麻油润灼，离疮半寸许，四围徐徐照之。初用三条，加至六七条，疮热渐消，又渐减之，熏罢随用敷药。

【主治】发背。

30796 发背膏药（《串雅内编》卷二）

【组成】滴乳香四两（箬包烧红，用砖压出油） 净没药四两（照前式去油） 鲜油血竭四两 白色儿茶四两 上好银朱四两 杭州定粉四两 上好黄丹四两 上铜绿三钱

【用法】上药各另碾至无声为度，筛极细末，拌匀。临时照所患大小，用夹连泗油纸一块，以针多刺小孔，每张用药末五钱，用真麻油调摊纸上，再用油纸盖上，周围用线缝好，贴患处，用软绢扎紧。过三日将膏揭开，浓煎葱汤将患处洗净，软绢拭干，再将膏药翻过，照前法贴之。

【功用】止痛，化腐生新。

【主治】发背。

【宜忌】此方破溃后用之最效，未溃未出大脓非所宜也。

【备考】本方方名，《青囊秘传》引作"发背膏"。

30797 发汗桂心散（《圣惠》卷十七）

【组成】桂心半两 柴胡一两（去苗） 甘草一分（炙微赤，剉） 葛根一两（剉） 赤茯苓半两 泽泻半两 赤芍药半两 麻黄一两（去根节）

【用法】上为粗散。每服五钱，以水一中盏，加薄荷二七叶，煎至六分，去滓。稍热服，不计时候。衣盖取汗，未汗再服。

【主治】热病三日，表犹未解，壮热，头目四肢不利。

30798 发汗麻黄汤（《外台》卷三引《广济方》）

【组成】麻黄五两（去节） 葛根四两 栀子二十枚（擘） 葱（切）一升 香豉一升（绵裹）

【用法】上咬咀。以水八升，先煮麻黄、葛根三两沸，去沫，纳诸药，煎取二升五合，绞去滓，分为三服。服别相去如人行五六里，更进一服。不利，复取汗，后以粉粉身。

【主治】天行壮热烦闷。

【宜忌】忌风及诸热食。

30799 发汗解热丸（《成方制剂》6册）

【组成】白芷 薄荷 苍术 川芎 当归 防风 甘草 荆芥穗 麻黄 羌活 细辛

【用法】上制为大蜜丸，每丸重6克。口服。一次2丸，一日2次。

【功用】疏散风寒，解表祛湿。

【主治】风寒湿邪引起的感冒，鼻塞流涕，身重恶寒等。

【宜忌】忌食油腻辛辣食物。风热感冒，内热大盛者禁服。

30800 发阳通阴汤（《辨证录》卷三）

【组成】人参二钱 茯苓三钱 白术二钱 黄耆三钱 肉桂五分 熟地五钱 当归二钱 白芍三钱 柴胡一钱 甘草五分 白芥子二钱 荆芥（炒黑）一钱

【用法】水煎服。

【主治】阳虚气闭耳鸣。耳痛虽愈，耳鸣如故，用祛风散火药，耳鸣更甚，以手按耳，则耳鸣稍息者。

30801 发表攻里散（《解围元数》卷四）

【组成】老人牙（灰）四个 牛虱三十个（焙） 桑虫四条（焙） 川山甲 虎骨（酥炙） 鹿角（灰）各一两 蜈蚣二十条（炙） 败龟版（炙） 蜂房（炙） 官桂各一两 麝香五分 牛黄三分 蜓蚰四条 血余（灰） 鸡鹅卵壳（煅）各一两

【用法】上为末。每服三钱，酒送下。

【主治】大麻风。

30802 发表附子散（《圣惠》卷九）

【组成】附子一两（炮裂，去皮脐） 桂心一两 麻黄一两（去根节） 白术一两 吴茱萸半两（汤浸七遍，焙干，微炒）

【用法】上为散。每服二钱，以水一中盏，加生姜半分，大枣三枚，煎至六分，去滓热服，不拘时候，宜频服，令有汗出。即瘥。

【主治】伤寒二日，头疼壮热。

【备考】本方方名，《普济方》引作"附子汤"。

30803 发表消毒汤（《治疹全书》卷中）

【组成】防风 荆芥 羌活 独活 连翘 花粉 牛

蒡　甘草

【用法】水煎服。

【主治】疹出后见风早没，未清爽者。

【加减】身不热而喘急，加麻黄、杏仁；身热烦渴而胸中热，加薄荷、葛根。

30804　发表清里汤（《镐京直指》卷二）

【组成】连翘三钱　银花三钱　鲜生地六钱　鲜石斛四钱　粘子三钱　蝉蜕一钱五　广郁金三钱　薄荷一钱五　天花粉三钱　川连一钱　水芦根笋五钱

【主治】温邪传里，发热口渴，舌黄或红，脉浮洪数，溲短而赤。

30805　发表渗湿汤（《点点经》卷二）

【组成】苍术　秦艽　槟榔　桂枝　茯苓　车前　怀膝　川膝各一钱半　川羌　独活　天雄各一钱　干葛　防己各二钱　甘草三分　生姜引

【主治】酒伤经络，周身麻木，瘫痪不遂。

30806　发表雄黄散（《保命集》卷中）

【组成】雄黄一钱　防风二钱　草乌一钱

【用法】上为细末。每服一字，温酒调下。

【主治】破伤风。

【宜忌】里和至愈可服，里不和不可服。

【备考】本方方名，《普济方》引作“雄黄散”。

30807　发背对口膏（《疡医大全》卷七引杨廷陛方）

【异名】五全膏。

【组成】番木鳖（水浸，刮去毛）　土木鳖（去壳）　蓖麻仁（去壳）各一两四钱

【用法】用清油一斤浸，春三日，夏五日，秋七日，冬十日。文武火熬焦色滤清，复入锅内，熬至滴水成珠，用密陀僧，龙牙有金星起者，六两，研细，取膏，再加金箔四十九张，剔入膏内，用柳枝搅匀，稍待用瓷器置水，将膏倾入水内。如用时，盛勺内化开摊贴。愈陈愈妙。

【主治】发背对口，初起自消，已成即溃。

30808　发背神验方（《外台》卷三十七）

【组成】狗白粪半两

【用法】上一味，以暖水一升，绞取汁，分二次服。以滓敷肿上，每日二次。以愈为止。

【主治】发背初起，觉欲作肿者。

30809　发脑内消散（《普济方》卷二八八）

【组成】消石（研）二两　木通（剉）　紫檀香　甜葶苈（隔纸炒）　白敛　荞草各一两　大黄三两

【用法】上为末。每用浆水旋调得所，涂于肿上，干即易之。

【主治】发脑始结，疼痛妨闷，欲成痈疽者。

30810　发疹紫草散（《医方类聚》卷二六四引亢拱辰方）

【异名】发斑紫草散（《普济方》卷四〇四）、紫草散（《明医杂著》卷六）、紫草化毒汤（《景岳全书》卷六十三）。

【组成】紫草　甘草　糯米　黄耆

【用法】上为末。水煎服。

【主治】❶《医方类聚》引《小儿药证直诀》：麻疹，痘疮黑陷。❷《明医杂著》：痘疹黑陷，气血虚弱，疮疹不起。

【备考】《普济方》本方用量，等分；《明医杂著》用各一钱半。

30811　发斑紫草散

《普济方》卷四〇四。为《医方类聚》卷二六四引亢拱辰方“发疹紫草散”之异名。见该条。

30812　发散醒醒散（《育婴秘诀》卷二）

【组成】人参　白术　白茯苓　炙甘草　桔梗　天花粉各等分　细辛减半　（一方加防风、川芎各等分）

【用法】水煎，薄荷叶为引。微汗妙。

【主治】小儿惊风，睡而不醒，醒而喜睡者。

30813　发表解表升麻汤

《兰室秘藏》济生拔粹本。即原书人卫本“解表升麻汤”。见该条。

30814　发毒攻里五香连翘饮（《疡科选粹》卷二）

【组成】沉香　木香　麝香　丁香各一钱　乳香二钱　连翘　射干　升麻　桑寄生　独活　甘草各一钱　大黄一两五钱　木通二钱

【用法】水煎，温服。

【主治】诸疮肿，初觉一二日，便厥逆咽塞，发寒热。

司

30815　司肾丸（《杏苑》卷七）

【组成】鹿茸　菟丝子　胡芦巴　杜仲　肉桂　知母　黄柏　熟地黄　地骨皮　赤石脂　山药　龙骨

【用法】上为细末，以醋打糊为丸，如梧桐子大。每服五七十丸，空心以升麻煎汤送下。

【功用】滋阴补肾，退热止滑。

【主治】肾虚生热，以致小便不禁。

30816　司命丸

《外台》卷十三引《古今录验》。为原书同卷“五疰丸”之异名。见该条。

30817　司马灵通膏（《袖珍》卷三）

【组成】当归（洗）　赤芍药　地骨各半两　木香　白芷　蜂房　陀僧（研）各三钱　木鳖子十四个（掟）　杏仁十九个　黄丹二两　巴豆十四个　血竭二钱　轻粉　乳香　没药各一钱半　血余（鸡子大）一块　沥青　白胶香各半斤　香油半斤

【用法】取东南槐柳枝条，如筷子长，各四十九根，同当归、木香等十味，同香油在沙锅内熬黑色，去滓；次入沥青、胶香熔尽，去滓，上火再熬，入陀僧、黄丹，用柳条枝不住手搅，滴水中不散为度。稍冷，入乳香、没药、血竭、轻粉搅匀，瓷器内盛，湿土埋，出火毒。冬雪埋，腊月熬尤妙。

【主治】一切疮疡并痔漏。

30818　司马温公解毒膏（《卫生宝鉴》卷十三）

【组成】乳香三钱　木鳖子二十四个（去皮）　杏仁四十八个　蓖麻子三十四个　巴豆十四个　槐枝四两（长四指）　柳枝二两　桃枝三两　黄丹春秋三两半，夏四两，冬三两

【用法】上用青油一斤，下诸药熬黑，滴水内不散成也，用好绵滤过。用时于水内浴贴之。

【主治】诸疮及杖疮。

辽

30819 辽源七厘散（《成方制剂》6册）

【组成】冰片 大黄 当归 儿茶 方海 骨碎补 红花 降香 没药 乳香 三七 土鳖虫 血竭

【用法】上制成散剂，每包装5克。口服，黄酒为引。一次1包，一日2次。外用以白酒调敷患处（破伤处不用）。

【功用】舒筋活血，散瘀止痛。

【主治】跌打损伤，瘀血内停，扭腰岔气，红肿作痛。

【宜忌】孕妇忌服。

30820 辽东都尉所上丸（《千金》卷四）

【组成】恒山 大黄 巴豆各一分 天雄二枚 苦参 白薇 干姜 人参 细辛 狼牙 龙胆 沙参 元参 丹参各三分 芍药 附子 牛膝 茯苓各五分 牡蒙四分 藋芦六分（一方二两三分）

【用法】上为末，炼蜜为丸。宿勿食，每服五丸，一日三次。

【主治】脐下坚癖。

【备考】本方方名，《普济方》引作"恒山丸"。

边

30821 边臣十八味（《良朋汇集》卷五）

【组成】归尾（酒洗）一钱二分 乌药 枳实（炒） 苏木 丹皮 石斛 秦艽 赤芍 银花各一钱 桃仁（去皮尖）十五个 红花（酒拌、焙）六分 紫草七分 猴姜八分 大黄一钱五分 乳香（去油） 没药（去油）各五分 甘草五分

【用法】酒、水各二钟，煎一钟半，热服。

【功用】舒筋活血。

【主治】跌打损伤。

【加减】头项伤，加川芎；腿脚伤、加牛膝；胳膊手指伤，加桂枝；胁肋伤，加青皮。

30822 边城十二味饮（《外科证治全书》卷四）

【组成】归尾 蒲黄 红花 苏木 桃仁 丹皮 乳香 没药 紫苏各一钱 生地黄 赤芍 酒大黄各二钱

【用法】酒、水各半煎服。

【主治】杖伤。

母

30823 母鸡汤（《景岳全书》卷六十一）

【组成】人参 黄耆 白术 白茯苓 麻黄根 牡蛎（煅）各三钱

【用法】上用母鸡一只，去毛杂净，水六七碗，同药煮至三碗。任意服之。

【主治】产后褥劳，虚汗不止。

30824 母鸡汤（《类证治裁》卷八）

【组成】黄雌鸡一只 当归 熟地 黄耆 白术 桂心各三钱

【用法】先以水七钟煮鸡汁至三钟，每用汁一钟煮药。每服四钱，一日三次。

【主治】妇人产后褥劳，寒热咳嗽，肌羸色悴。

30825 母鸡散（《仙拈集》卷二）

【组成】肥母鸡一只

【用法】用绳将鸡吊死，去毛净，用竹刀剖开，取肠屎，不可入水，用阴阳瓦焙干，以烟尽为度，可重六七钱，为末。分为三服，黄酒调下。

【主治】五劳七伤，诸虚百损。

30826 母姜酒（《千金》卷六）

【异名】生姜膏（《圣惠》三十五）。

【组成】母姜汁二升 酥 牛髓 油各一升 桂心 秦椒各一两 防风二两半 芎䓖 独活各一两六铢

【用法】上药桂心以下为末，纳姜汁中煎，取相淹濡，下髓酥油等令调，微火，三上三下煎之。平旦温清酒一升，下膏二合，即细细吞之，日三夜一。

【主治】❶《千金》：咽门者，肝胆之候，若脏热，咽门则闭而气塞；若腑寒，咽门则破而声嘶。❷《圣惠》：咽喉肿痛，声音不出。

30827 母蛎散（《直指小儿》卷四）

【组成】母蛎粉

【用法】上为极细末，先以津唾涂肿处，次以母蛎粉掺敷。

【主治】小儿外肾肿大，茎物通明。

30828 母丁香丸（《鸡峰》卷十四）

【组成】母丁香七个 丁香 吴茱萸各半两 硫黄一分 石胆一钱 麝香一分

【用法】上为细末，生姜自然汁糊为丸，如梧桐子大。每服五七丸，生姜汤送下。呕逆，盐醋少许化一丸，于箸头上服之。

【主治】呕吐不已。

30829 母丁香膏（《鸡峰》卷十四）

【组成】五灵脂一两 丁香十四个 母丁香七个

【用法】上为细末，用犬胆和为丸，如豌豆大，捏扁阴干。每服一饼子，倒流水送下。

【主治】吐逆不止。

【备考】本方方名，据剂型，当作"母丁香饼"。

30830 母猪蹄汤（《三因》卷十八）

【组成】母猪蹄一只（制如食法） 通草四两

【用法】以水一斗浸，煮熟，得四五升。取汁饮，不下更作。

【主治】乳妇气少血衰，脉涩不行，乳汁绝少。

30831 母乳多颗粒（《成方制剂》15册）

【组成】梗通草 黄芪 漏芦 王不留行 羊乳根

【用法】上为颗粒剂，每袋装18克。开水冲服，一次18克。一日3次。

【功用】益气，下乳。

【主治】产后乳汁不下或稀少。

六 画

戎

30832　戎盐丸(方出《千金》卷六,名见《卫生总微》卷十五)

【异名】加减三黄丸(《医部全录》卷四一五)。

【组成】戎盐　黄芩(一作葵子)　黄柏　大黄各五两　人参　桂心　甘草各二两

【用法】上为末,炼蜜为丸,如梧桐子大。每服十丸,以饮送下,一日三次。亦烧铁烙之。

【主治】舌上黑,有数孔,大如箸,出血如涌泉。

【备考】本方改为汤剂,名"戎盐汤"(见《嵩崖尊生》)。

30833　戎盐丸

《圣济总录》文瑞楼本卷四十五。即原书人卫本同卷"戎盐方"。见该条。

30834　戎盐方(《圣济总录》人卫本卷四十五)

【组成】戎盐　槟榔(剉)　青橘皮(汤浸,去白,焙)　桂(去粗皮)　楝实　益智(去皮)　蓬莪术(炮)各半两　墨　巴豆霜　肉豆蔻(去壳)　丁香　木香　胡椒各一分

【用法】上为末,面糊为丸,如绿豆大。每服二丸至三丸,食后用生姜汤送下。

【功用】利心胸,化留饮。

【主治】脾胃冷气攻心腹疼痛,痰逆恶心,不思饮食。

【备考】本方方名,原书文瑞楼本作"戎盐丸"。

30835　戎盐汤(《圣济总录》卷一二〇)

【组成】戎盐一分　地骨皮一两　细辛(去苗叶)半两　生地黄(切,焙)一两

【用法】上为粗末,每服五钱匕,水一盏,煎十余沸,去滓热漱,每日三次。

【主治】肾虚齿痛。

30836　戎盐汤(《普济方》卷一八六引《指南方》)

【组成】戎盐　黄耆　茯苓　甘草半两　高良姜　芍药　泽泻一两　官桂二两　吴茱萸　乌喙三分

【用法】上为粗末。每服五钱,水一盏,浓煎后,又入水一盏,同煎半盏,去滓服。

【主治】❶《普济方》引《指南方》:心痹、心痛。❷《鸡峰》:肾心痛,痛引腰背,善瘛疭,如物从后触其心,身伛偻,脉沉紧。

【备考】方中戎盐、黄耆、茯苓、高良姜、芍药、吴茱萸用量原缺。

30837　戎盐汤

《本草纲目》卷十一。即《金匮》卷中"茯苓戎盐汤"。见该条。

30838　戎盐汤

《嵩崖尊生》卷六。即方出《千金》卷六,名见《卫生总微》卷十五"戎盐丸"改为汤剂。见该条。

30839　戎盐散(《外台》卷二十九引《古今录验》)

【异名】戎盐涂敷方(《圣济总录》卷一三三)。

【组成】戎盐二分　大黄四分　蒫茹一分

【用法】上为散。以酒和敷疮上,一日三次。

【主治】浸淫疮。

30840　戎盐散(《圣惠》卷五十八)

【组成】戎盐三分　甘草半两(炙微赤,剉)　蒲黄一两　白矾三分(烧令汁尽)　龙骨一两　鹿角胶二两(捣碎,炒令黄燥)

【用法】上为细散。每服二钱,食前煎大枣汤调下。

【主治】遗尿恒涩。

30841　戎盐散(《圣惠》卷七十一)

【组成】戎盐一合　皂荚半两(去皮子,炙黄焦)　细辛一两半

【用法】上为末。以三角囊大如指长三寸贮之,以纳阴中。但卧,瘕当下青如葵汁。

【主治】青瘕。瘕聚在左右胁背膂上,与肩膊腰下挛急,两足肿,面目黄,大小便难,其候月水不通,或不复禁,状若崩中。

30842　戎盐散(《永乐大典》卷一〇三七引《医方妙选》)

【组成】戎盐一两　附子一枚　雄黄半两(细研,水飞)

【用法】上为细末。每用少许,以雄鸡血调涂患处。

【主治】小儿鬼火丹,两臂赤起如李子。

30843　戎盐涂敷方(方出《圣惠》卷九十一,名见《圣济总录》卷一八二)

【组成】戎盐一两　附子一枚(烧灰)

【用法】上为细散。以雄鸡血调涂之。

【主治】小儿鬼火丹。

30844　戎盐涂敷方

《圣济总录》卷一三三。为《外台》卷二十九引《古今录验》"戎盐散"之异名。见该条。

巩

30845　巩堤丸(《景岳全书》卷五十一)

【组成】熟地二两　菟丝子(酒煮)二两　白术(炒)二两　北五味　益智仁(酒炒)　故纸(酒炒)　附子(制)　茯苓　家韭子(炒)各一两

【用法】上为末,山药糊为丸,如梧桐子大。每服百余丸,空心滚汤或温酒送下。

【主治】膀胱不藏,水泉不止,命门火衰,小水不禁。

【加减】如兼气虚必加人参一二两更妙。

【方论选录】《成方便读》:方中熟地、菟丝、骨脂、韭子,大补肾脏。然所以约束肾中之气者,又在于脾,故以白术、山药大补脾土;益智辛香温暖,独入脾家,且能于固摄之中,仍寓流动之意;附子助其火;茯苓去其邪水;而以五味子一味,固其关巩其堤也。

地

30846　地丁汤(《中医皮肤病学简编》)

【组成】地丁31克　连翘12克　蒲公英31克　黄柏9克　黄芩9克　生苡仁12克　苍术12克

【用法】水煎服。

【主治】脓疱疮。

30847　地丁饮(《验方新编》卷十一)

【组成】紫花地丁一两　白矾　甘草各三钱　银花三两

【用法】水煎服。

【主治】疔疮。

30848　地丁饮(《治疗汇要》卷下)

【组成】鲜紫花地丁

【用法】用花、梗、叶捣汁服。毒重者愈多服愈妙,盖被出汗,其毒自解,并用滓敷患处。或加蒲公英、甘草末三钱调服更效。

【主治】疔毒、对口、发背、一切红肿。

【宜忌】疮色白、平坦者忌用。

30849　地丁饮(《朱仁康临床经验集》)

【组成】地丁9克　野菊花9克　银花9克　连翘9克　黑山栀9克　半枝莲9克　蒲公英15克　草河车9克　生甘草6克

【功用】清热解毒,消肿止痛。

【主治】疔疮。

30850　地丁散(《圣惠》卷六十五)

【组成】地丁　䗪虫　倒钩棘针　露蜂窠　蛇蜕皮　粟米　黍米　大麻仁　黑豆　赤小豆　乱发　折牛膝　射生箭　熟红帛　蚕纸各半两　朝生花(秋夏滞雨后,粪堆或烂水上生如小茵子者,及时收之)半两

【用法】上剉细,以蚕纸裹缠,水浸良久,滤出候干,于净地上以炭火烧令烟绝,入新盆中,以盆子合之,候冷,细研为散。如患已成头有脓水者,以散敷之;如未成头,以酒调一钱服之。

【主治】一切恶疮,疔肿毒疮。

30851　地丁散(《简明医彀》卷八)

【组成】地丁　当归　大黄　赤芍　金银花　甘草减半

【用法】水煎服。

【主治】恶疮肿痛。

30852　地丁膏(《惠直堂方》卷三)

【组成】黄花地丁(即蒲公英)　紫花地丁各八两

【用法】以长流水洗净,用水熬汁,去滓,又熬成膏,摊贴。

【主治】乳吹,并一切毒。

30853　地干丸(《古今医鉴》卷八)

【组成】槐角二两　当归身一两　黄耆一两　生地黄二两　川芎五钱　阿胶五钱　黄连一两　连翘一两　黄芩一两　枳壳一两　秦艽一两　防风一两　地榆一两　升麻一两　白芷五钱

【用法】上为末,酒糊为丸,如梧桐子大。每服五六十丸,加至七八十丸,空心米汤或酒送下。

【功用】清热凉血,祛风宽肠。

【主治】痔漏。

30854　地六汤(《虚损启微》卷下)

【组成】熟地六钱　苁蓉三钱(漂淡)　麦冬三钱　白芍一钱　生地三钱　柏子仁二钱

【用法】水二钟,煎七分,温服。或加砂仁五六分。

【主治】水亏液涸,大便秘结。

30855　地龙丸(《圣惠》卷三十三)

【组成】干地龙一分(末)　麝香一分

【用法】上为细末,以黄蜡消汁,为丸如粟米大。每用一丸,纳于蚛孔中。咽津无妨。

【主治】牙疼。

30856　地龙丸(《圣济总录》卷十)

【组成】地龙(炒)一分　甜瓜子(炒)半两　自然铜(烧,醋淬,研)二两　乳香(研)一钱　骨碎补　赤芍药　五灵脂　当归(切,炒)各半两　没药(研)一分

【用法】上除研者外,为细末,再和匀,酒煮面糊为丸,如梧桐子大。每服十丸,空心、临卧温酒送下。

【主治】风邪外袭,身体疼痛。

30857　地龙丸(《圣济总录》卷九十七)

【组成】地龙(去土)　牵牛子(半生半炒)　苦参各一两　乌头(生,去皮尖)四两

【用法】上为末,醋煮稀面糊为丸,如梧桐子大。每服十五丸至二十丸,空心、夜卧米饮送下。

【主治】风气壅滞,大肠秘涩。

30858　地龙丸(《朱氏集验方》卷一)

【组成】川楝子肉一两(用巴豆炒,不用巴豆)　全蝎二钱　好面一两　破故纸三钱(用斑蝥炒,不用斑蝥)　茴香二钱半(用黑牵牛一钱炒,不用黑牵牛)　胡芦巴二钱半(用海金沙一钱炒,不用海金沙)　自然铜半两(煅,醋淬)　水蛭二条(麝香炒)　败龟半两　石薜荔半两(用盐、醋浸一时,焙)　无名异四钱(炒)　槟榔三钱(不见火)　天竺黄半两　红曲半两(瓦上焙)　穿山甲四钱(炒)　地龙三钱(去土,炒)　古钱十二个(用砂锅子盛,炉内煅成汁,醋淬)

【用法】上为细末,将乳香一钱、没药一钱、麝香一钱、辰砂半两为衣,醋煮面糊为丸,如梧桐子大。温酒吞下。

【主治】风毒脚气,痛不可忍。

30859　地龙丸(《普济方》卷一一〇引《卫生宝鉴》)

【组成】全蝎　地龙(去土)　蛇蜕(酒炒)　香附子　防风　胡麻子(别研)各一两　川乌(去皮尖)　蚕沙　荆芥各二两　苍术二两半(米泔水浸)

【用法】上为细末,醋糊为丸,如梧桐子大,朱砂为衣。每服二十丸至三十丸,茶、酒任下,不拘时候。

【主治】大风,一切风毒生疮。

30860　地龙丸

《医统》卷五十八。即《兰室秘藏》卷中"地龙散"改为丸剂。见该条。

30861　地龙片(《中医外科学》)

【组成】地龙(研粉)

【用法】加适量赋型剂,轧片,每片含生药0.3克。成人每次五片,温开水送服,一日二至三次。

【功用】祛风潜镇。

30862　地龙水(《古今医鉴》卷三)

【组成】大白颈地龙四条。

【用法】上洗净研烂,加生姜汁一匙,白蜜一匙,薄荷汁一匙,再加片脑半分,研匀,徐徐灌令尽。良久渐快,稳睡少顷,即揉心下片时,再令睡,当有汗则愈。若不应,再投一服。

【主治】阳毒伤寒,药下虽通,结胸硬痛,或发狂乱。

30863　地龙汤

《医学纲目》卷二十八。即《兰室秘藏》卷中"地龙散"。见该条。

30864　地龙汤(《辨证录》卷十)

【组成】蚯蚓二十条　葱四十条

【用法】同捣烂如泥,以井水二碗漉过,取汁一碗,灌入醉人口中。

【主治】恣饮烧酒,大醉欲死,身体臭秽。

30865　地龙汤(《伤寒温疫条辨》卷一)

【组成】蚯蚓(捣烂)

【用法】入新汲水,搅净浮油,饮清汁。

【主治】温病大热诸证。

30866　地龙饮(《直指》卷十二)

【组成】生地龙三条(研细)

【用法】加生姜汁、薄荷汁、生蜜各少许,新汲水调下。

【主治】瘴疟、诸疟,大热烦躁。

【加减】如热炽,加脑子少许。

【备考】《理瀹》本方用法:涂胸口。

30867　地龙油(《医学探骊集》卷六)

【组成】干地龙三钱　香油五钱

【用法】将地龙入香油内,微火炸之,俟油生烟,稍停,盛清油于器中,每日以此油点之。

【主治】小儿痘疹后,或大人病后,因出屋太早,而致迎风流泪,及泪孔生瘘。

30868　地龙酒(《张氏医通》卷十五)

【组成】活地龙五七枚(用乌芋捣绞)

【用法】入酒浆少许,炖热服之。

【主治】痘疮,血热毒盛,黑陷不起。

30869　地龙散(《圣惠》卷二十二)

【组成】地龙末一两(微炒)　好茶末一两　白僵蚕一两(微炒)

【用法】上为细散。每服二钱,以温酒调下,不拘时候。

【主治】白虎风,疼痛不可忍。

30870　地龙散(《圣惠》卷三十四)

【组成】干地龙(烧灰)　黄矾　白矾(烧令汁尽)　青矾　巴豆(去皮心,研,纸压去油)　石胆　人粪灰(细研)各一分

【用法】上为细散。以绵裹少许,纳于蚛孔中。如孔小,以针纳药。一日一度换之,待恶物碎骨出尽为度。

【主治】急疳。虫蚀牙齿,连牙床骨损坏疼痛。

30871　地龙散(方出《圣惠》卷五十七,名见《普济方》卷三〇八)

【组成】青葱叶一茎(去尖头,作孔子)　地龙一枚(置葱叶中,紧捏两头,勿令透气,候化为水)

【用法】涂患处。

【主治】蜘蛛咬,遍身成疮。

30872　地龙散(《圣惠》卷五十八)

【组成】地龙一两(微炒)　滑石一两　腻粉一钱　麝香一钱(细研)　自然铜半两　绿豆粉三分

【用法】上为细散。每服一钱,煎甘草汤调下,不拘时候。

【主治】血淋,烦热涩痛,眠卧不安。

30873　地龙散(方出《圣惠》卷六十五,名见《圣济总录》卷一三七)

【组成】猪脂　蚯蚓

【用法】上捣如泥。敷患处,一日四五次。

【主治】代指。

30874　地龙散(《圣惠》卷七十一)

【组成】地龙一两(微炒)　蝎蛸一两(微炙)　芎劳一两　桂心一两　干姜半两(炮裂,剉)　苏枋木一两(剉)　木香三分　蒲黄三分　赤芍药三分　牡丹三分　水蛭三分(微炒)　桃仁一两(汤浸,去皮尖双仁,麸炒令黄)

【用法】上为细散。每服二钱,食前以温酒调下。

【主治】妇人气血不调,腹中积聚,瘀血疼痛。

30875　地龙散(《圣惠》卷八十五)

【组成】干地龙半两(微炒)　虎睛一对(微炙)　人参一分(去芦头。以上三味同为末)　金箔三十片　朱砂一分　雄黄一分　天竺黄一分　代赭一分　铅霜一分　铁粉一分

【用法】上为细末,入前三味,再研令匀。每服半钱,以温水调下。

【主治】小儿痫癫瘛疭,发歇无时。

【备考】方中"铅霜一分",《直指小儿》作"轻粉半钱"。用法以紫苏汤调下。

30876　地龙散

《圣济总录》卷十。为《圣惠》卷二十二"当归散"之异名。见该条。

30877　地龙散(《圣济总录》卷十)

【组成】地龙(白颈者,于瓦上炒)五两　附子(炮裂,去皮脐)二两　蒺藜子(炒,去角)　赤小豆(炒)各二两半

【用法】上为散。每服二钱匕,空心、晚食前生姜酒调下。

【主治】风攻腰脚疼及瘙痹。

30878 地龙散(《圣济总录》卷十六)

【组成】地龙(去土,炒) 半夏(生姜汁捣作饼,焙令干,再捣为末) 赤茯苓(去黑皮)各半两

【用法】上为散。每服一字至半钱匕,生姜、荆芥汤调下。

【主治】风头痛及产后头痛。

30879 地龙散(《圣济总录》卷一○八)

【组成】地龙三钱(去土) 谷精草二钱 乳香(刬)一钱

【用法】上为细散。每服半钱,于烧香饼子上取烟,用纸筒子罩熏鼻中,偏痛随左右用之。

【主治】眼眉骨及头脑俱痛。

30880 地龙散

《圣济总录》卷一一六。为《圣惠》卷三十七"敷鼻蚯蚓散"之异名。见该条。

30881 地龙散(《圣济总录》卷一一九)

【组成】地龙(去土) 延胡索 荜茇各等分

【用法】上为散。如左牙疼,用药一字入左耳内;右牙疼,入右耳内。

【主治】牙齿疼痛。

30882 地龙散(《圣济总录》卷一四○)

【组成】地龙粪

【用法】上为末。每服一钱匕,熟水调下,一日三次,不拘时候。

【主治】毒箭所伤。

30883 地龙散(《圣济总录》卷一五三)

【组成】地龙(炒) 郁金 棕榈(烧令存性) 柏叶 地黄汁 胎发(泥裹烧过,去泥)各等分

【用法】上为散。每服三钱匕,温地黄汁酒调下,不拘时候。

【主治】妇人冲任气虚,经血暴下,兼带下。

30884 地龙散(《圣济总录》卷一七九)

【组成】地龙(炒) 干姜(炮) 当归(切,焙) 缩砂仁各一分

【用法】上为散。每服半钱匕,生蜜少许和热酒调下,每日三次。

【主治】小儿因患泻痢后,脱肛不得收。

30885 地龙散(《幼幼新书》卷三十四引丁时发方)

【组成】郁金(皂角水煮干) 甘草(炙) 白僵蚕 地龙各一两 蝎 牙消各一分

【用法】上为细末。每服一钱,薄荷汤调下,儿小半钱。

【主治】小儿风热,咽喉肿痛。

30886 地龙散(《杨氏家藏方》卷十二)

【组成】地龙粪(韭菜地内者,火煅过)不以多少

【用法】上为细末,入腻粉少许,同研匀。先以甘草汤洗了,后用药干掺;或油调敷亦得。

【主治】下疳疮。

30887 地龙散(《兰室秘藏》卷中)

【组成】当归梢一分 中桂 地龙各四分 麻黄五分 苏木六分 独活 黄柏 甘草各一钱 羌活二钱 桃仁六个

【用法】上吹咀。每服五钱,水二盏,煎至一盏,去滓,空腹温服。

【主治】腰脊痛,或打扑损伤,从高坠下,恶血在太阳经中,令人腰脊痛,或胫腨臂股中痛不可忍,鼻塞不通。

【备考】本方方名,《医学纲目》引作"地龙汤"。改为丸剂,名"地龙丸"(见《医统》)。

30888 地龙散(《普济方》卷三○七)

【组成】地龙三条 盐半两(炒)

【用法】上相和,研令烂。以面围毒处,敷药于上。须臾化为水,不过三两次。

【主治】青蜂蛇螫。

30889 地龙散

《普济方》卷三六二。为《普济方》卷三九九引《直指》"地龙膏"之异名。见该条。

30890 地龙散(《奇效良方》卷六十四)

【组成】地龙(洗去土)半两(焙干) 穿山甲半两(以皂角灰炒令黄) 朱砂二钱(研细)

【用法】上前二味为细末,后入朱砂一处,再研和匀。每服一钱,用紫草煎汤调下,不拘时候。

【主治】小儿风热瘾疹,状如伤寒,耳尖及手足冷。

30891 地龙散(《外科大成》卷四)

【组成】甘草 地龙末

【用法】用甘草煎汁,调地龙末涂之。

【主治】阴囊肿大。

30892 地龙膏(《养老奉亲》)

【组成】白项地龙 茴香用时看多少

【用法】上杵汁,倾于脐内。自然便通。

【主治】老人小便不通。

30893 地龙膏(《鸡峰》卷二十四)

【组成】地龙 黄连各三分 巴豆二十个 黄蜡一两 小油二两

【用法】前三味小油内煎药,焦黑色为度,滤去药,用槐柳枝搅成膏,入黄蜡再搅匀。涂贴如常法。

【主治】小儿胎风,并大人疥癣。

30894 地龙膏(《普济方》卷三九九引《直指》)

【异名】地龙散(《普济方》卷三六二)。

【组成】干地龙不拘多少

【用法】上为末。先以葱椒汤于避风处洗,次用津唾调敷其上。外肾热者,鸡子清调敷,或加牡蛎少许亦可。

【主治】小儿外肾肿硬,或疝,或风热暴肿及阴疮。

【宜忌】《普济方》:常避风冷湿地。

30895 地龙膏(《普济方》卷六十)

【组成】活地龙(白颈者)五条 白梅肉二个 朴消二钱

【用法】上同研成膏,挑入喉中,含化。

【主治】缠喉风。

30896 地龙膏(《古今医鉴》卷十五引李养齐方)

【组成】雄黄 地龙粪 小麦面各等分

【用法】上为末。醋调涂之。

【主治】瘰疬未破者。

30897 地仙丸(《圣济总录》卷一八六)

【组成】萆薢　防风(去叉)　白蒺藜(炒)　狗脊(去毛)　乌药(剉)　附子(炮裂,去皮脐)　白附子(炮)　赤小豆(拣)　地龙(去土)　骨碎补(炒)　茴香子(炒)　羌活(去芦头)　天南星(炮)　黄耆(剉,炒)各半两　肉苁蓉(酒浸,切,焙)　牛膝(酒浸,切,焙)　何首乌(去黑皮)　蜀椒(去合口及目,炒出汗)　覆盆子(去蒂)各一两　木鳖子(去壳)三分

【用法】上为末,酒煮面糊为丸,如梧桐子大。每服二十丸,空心、食前盐汤或茶酒任下。

【功用】治风顺气,补元阳,活血,壮筋骨,滑肌肤,明目,益寿驻颜,久服轻身。

【主治】男子久冷,元气虚惫,脚手疼痛。

30898 地仙丸(《圣济总录》卷一八七)

【组成】枸杞子　陈曲(炒)　甘菊　熟干地黄(焙)　桂(去粗皮)各二两　肉苁蓉(切,酒浸一宿,焙干)一两半

【用法】上为末,炼蜜为丸,如梧桐子大。每服三十丸,空心、食前酒、饮任意送下。

【功用】安神延年,乌髭黑发,令身体轻健,耳目聪明,宽膈进食,除寒热,调荣卫。

【主治】劳伤,头目昏眩。

30899 地仙丸

《圣济总录》卷一九八。为原书卷一八六"内养丸"之异名。见该条。

30900 地仙丹(方出《圣惠》卷四十一,名见《普济方》卷五十)

【组成】远志一升(去心)　白茯苓一斤　熟干地黄一斤　地骨皮一斤　麦门冬一斤半(去心,焙)　巨胜一斤(蒸,晒干,去皮)

【用法】上为末,以枣肉为丸,如梧桐子大。每服四十丸,以温酒送下,晚食前再服。

【功用】令发黑,延年,久服貌如童子,齿落重生,行如奔马,夜视有光。

【宜忌】忌生葱、大蒜、萝卜等。

30901 地仙丹(《朱氏集验方》卷一引南康刘立之方)

【组成】钱子地龙(炒,去土)　五灵脂(去石)　天台乌药　白胶香(别研)　威灵仙(去芦,洗)　木瓜(去瓤)　赤小豆(炒)　黑豆(生,去皮)　天仙藤(洗)　淮乌(炮,去皮)　五加皮(洗)　木鳖子(去壳油)　苍术(米泔水浸一宿,削去皮,剉,炒)　椒红(去目并合者,炒出汗,盏盖地出汗取红)各等分

【用法】上为细末,酒糊为丸,如梧桐子大。每服七十丸,空心盐汤、盐酒任意送下。

【主治】男子、妇人阳证脚气痛。

30902 地仙丹

《得效》卷八。为《易简》引陶隐居方(见《永乐大典》卷一一六二〇)"经进地仙丸"之异名。见该条。

30903 地仙丹

《普济方》卷二四一。为《医方大成》卷三引秘方"神翁

地仙丹"之异名。见该条。

30904 地仙丹(《本草纲目》卷三十六引《保寿堂方》)

【异名】秘传地仙丹(《良朋汇集》卷三)。

【组成】天精草(春采枸杞叶)　长生草(夏采枸杞花)　枸杞子(秋采)　地骨皮(冬采枸杞根)

【用法】并阴干,用无灰酒浸一夜,晒露四十九昼夜,取日精月华气,待干为末,炼蜜为丸,如弹子大。每早、晚各用一丸细嚼,以隔夜百沸汤下。

【功用】常服除邪热,明目,轻身。

30905 地仙饮(《玉案》卷三)

【异名】地仙散(《不居集》下集卷一)。

【组成】地骨皮三钱　防风一钱五分　薄荷　甘草各一钱　乌梅肉八分

【用法】水煎服。

【功用】《不居集》:退热。

【主治】潮热。

30906 地仙酒(《普济方》卷二六五引《十便良方》)

【组成】蔷薇根茎(剉碎)

【用法】上熟蒸,晒干为末,酒调。每服二钱,一日三次。亦可浓煮汁为煎,酒调服更佳。

【功用】延年益寿。

30907 地仙散(《本事》卷四)

【组成】地骨皮(洗,去心)　防风(去叉股)各一两　甘草(炙)一分

【用法】上为细末。每服二钱,水一盏,加生姜三片,竹叶七片,煎至七分服。

【功用】解一切虚烦躁,生津液。

【主治】❶《本事》:骨蒸肌热。❷《得效》:伤寒、伏暑后烦热不安。

【方论选录】《本事方释义》:地骨皮气味苦甘寒,入手太阴、足厥阴,能治有汗之骨蒸;防风气味辛甘微温,入足太阳;甘草气味甘平,入足太阴。此治骨蒸内热,阴虚烦躁,津液欲伤者,再以生姜之辛温而散,竹叶之辛凉而清,使内外和平,则病魔焉有不去者乎。

30908 地仙散(《卫生宝鉴》卷五)

【组成】地骨皮　防风各一两　人参　甘草各半两

【用法】上为粗末。每服三钱,水一盏,加青蒿五七叶,煎至七分,去滓温服,不拘时候。无青蒿,用竹叶五七片。

【功用】生津液。

【主治】心脏积热口干,或烦渴,颊赤,舌涩,及汗后余热。

30909 地仙散(《得效》卷九)

【组成】地骨皮二两　防风(去芦)一两　甘草半两　麦门冬一两(去心)

【用法】上剉散。每用三钱,水一盏,加生姜五片,煎服,不拘时候。

【功用】《校注妇人良方》:生津液而清肺火。

【主治】骨蒸肌热,一切虚劳烦躁。

30910 地仙散(《普济方》卷二三六引《经验方》)

【组成】北地骨皮　防风各一两　人参　鸡苏　甘草

各二钱半

【用法】上为细末。每服二钱,水一盏,加生姜三片,淡竹叶三五叶,同煎至七分,去滓温服。

【主治】骨蒸肌热,一切虚烦。

30911 地仙散

《不居集》下集卷一。为《玉案》卷三"地仙饮"之异名。见该条。

30912 地仙煎(《圣济总录》卷一八六)

【异名】地仙膏(《衡要》卷二)。

【组成】山芋末一斤 杏仁(汤浸,去皮尖双仁)一升 生牛乳一升

【用法】上先研杏仁极细,入生牛乳绞取汁,次取山芋末相拌,入新瓷器,密封,安于釜中,重汤煮一日煎成。每服一匙,空心温酒调下。

【功用】❶《圣济总录》:令人颜色悦泽,骨髓坚固,行及奔马。❷《衡要》:益津液,润燥。

【主治】❶《圣济总录》:腰膝疼痛及腹内一切冷病。❷《衡要》:一切燥症。

【方论选录】《衡要》:山药补阴血,润皮毛,杏仁润肺液皮肤,牛乳生津血以润燥。

30913 地仙膏

《衡要》卷二。为《圣济总录》卷一八六"地仙煎"之异名。见该条。

30914 地芝丸(《东垣试效方》卷五)

【异名】万寿地芝丸(《御药院方》卷六)、地黄丸(《脉因证治》卷下)。

【组成】生地黄(焙干)四两 天门冬(去心)四两 枳壳(去瓤,麸炒)二两 甘菊花(去枝)二两

【用法】上为细末,炼蜜为丸,如梧桐子大。每服百丸,食后茶清送下;温酒亦可。

【功用】❶《御药院方》:和颜色,利血气,调百节,黑发坚齿,逐风散气,愈百疾。❷《脉因证治》:大除风热。

【主治】目不能远视,能近视,或亦妨近视,及大疠风成癞。

【方论选录】❶《医方集解》:此足少阴药也。生地凉血生血,天冬润肺滋肾,枳壳宽肠去滞,甘菊降火除风。❷《成方便读》:王海藏云:目能远视,责其有火,不能近视,责其无水,法当补肾。夫火之力刚,故能远照,水之力柔,故能近视。人之一身百病千端,亦不过一阴阳水火而已。然肾为主水之脏,肺为生水之源,故以生地大补肾水,天冬润养肺金,使之金水相生,则肝得所养;菊花得金水之精,专入肝经,能祛风于外;枳壳具苦降之性,单行气分,为破滞之需。庶几风尽去而滞无留,则补药得力而病易愈耳。用茶者,欲火热之下降;用酒者,欲药力之上行也。

【备考】《此事难知》本方用法:如能饮食,茶清汤下;不能饮食,温酒下。

30915 地芝丸(《医学集成》卷二)

【组成】二地各四两 二冬 枸杞 枣皮各三两 当归一两 知母七钱 胆草二钱

【用法】蜜为丸服。

【主治】瞳仁枯小。

30916 地耳散(《外科方外奇方》卷四)

【组成】地踏菜

【用法】晒干为末,猪油调敷。

【主治】汤泡伤。

30917 地血散(《普济方》卷一五三引《活人书》)

【组成】茜根四钱 大豆二钱 黄药子 甘草各一两

【用法】上为细末。每服三钱,新汲水调下。

【功用】《卫生宝鉴》:解一切毒。

【主治】❶《普济方》引《活人书》:热毒深入吐血。❷《卫生宝鉴》:一切吐血衄血,及诸热烦躁。

30918 地血散(《扁鹊心书·神方》)

【组成】茜草 当归 白芍 乌梅 柴胡 知母各一钱

【用法】加生姜三片,水煎,温服。

【主治】妇人心血间有热,饮食不减,起居如常,但发烦热。

30919 地芩饮(《外科证治全书》卷二)

【组成】生地黄一两 黄芩二钱(酒炒)

【用法】上加青荷叶五钱,水煎去滓,微温服。

【主治】肝肾火升,耳窍中时流鲜血。

30920 地连丸(《履霜集》卷一)

【组成】生地黄 白藕(各取自然汁)一升 牛乳一升

【用法】熬成膏,炒黄连末为丸,如绿豆大。每服三钱,白汤送下。

【功用】甘辛降火。

【主治】中消,善食易饥,自汗,大便硬,小便数而黄赤。

30921 地连散(《普济方》卷三〇一)

【组成】地骨皮 诃子

【用法】上用地骨皮煎汤洗,诃子连核烧存性,为末干掺。

【主治】玉茎上生疮。

30922 地罗汤(《惠直堂方》卷三)

【组成】元参 麦冬各二两 锦地罗 生甘草各一两 桔梗 贝母各五钱

【用法】水煎服。

【主治】肺痈,胸膈作痛,咳嗽尤痛,手按气急。

30923 地金丸(《圣济总录》卷一八六)

【组成】生地黄十七斤(竹刀子切,木臼捣烂) 木香菟丝子(酒浸一日,蒸过,别捣末) 牛膝(酒浸一宿,切,焙)各二两 陈曲一斤(捣末) 何首乌(用黑豆蒸一复时,晒干,木臼捣末) 杏仁(去皮尖双仁,研,纸压去油)各四两

以上七味和匀,入瓦罐内盛,令平,用新油单盖,复缚定,以白盐一两和灰泥固济,勿令透气,掘坑深广二尺,先用慢火烧热,方安药罐子在内,用糠火细细烧三昼夜,开验,药如豉汁色即住,如未,更烧一日。取出研细,入后药:

鹿茸(酥涂炙) 五味子(焙) 肉苁蓉(酒浸一宿,切,焙) 茯苓(去黑皮) 覆盆子(焙) 山茱萸 巴戟天(去心)各二两半(同用木臼捣为末)

【用法】上和作饼子,捣干山芋一斤半于盆内,表里按

掩过。安在竹棚子上,用纸铺盖阴干,新瓦器中盛贮,旋取为细末,炼白蜜为丸,如梧桐子大。每服三十丸,空心温酒送下,食后更一服,经一百日后,每日一次。其黏罐子药,用酒洗,别以瓶子贮,可每日一杯。

【功用】补益血脉,乌髭发,润肌肤。

【主治】风冷诸疾。

30924 地金汤(《圣济总录》卷七十)

【组成】生干地黄(焙) 生干藕节各二两

【用法】上剉细,如麻豆大。每服三钱匕,水一盏。煎至六分,去滓,食后、临卧温服。

【主治】鼻衄。

30925 地肤丸(《眼科全书》卷六)

【组成】地肤子(炒) 白蒺藜(炒去刺) 青葙子 茺蔚子 菟丝子(酒浸一宿,生用) 草决明 车前(酒浸,炒)各二两 大黄(炒) 䗪虫(去足) 细辛 黄连各一两

【用法】上为末,炼蜜为丸,如梧桐子大。每服二十丸,温酒送下。

【主治】青盲不见物。

30926 地肤汤(《外台》卷二十七引《小品方》)

【异名】地肤子汤(《千金》卷二十一)、地肤子散(《玉机微义》卷二十八引《济生》)。

【组成】地肤草三两 知母 猪苓(去皮) 瞿麦 黄芩 升麻 通草各二两 海藻一两 葵子一升 枳实二两(炙)

【用法】上切。以水九升,煮取三升,分为三服。

【主治】诸淋。下焦诸结热,小便赤黄,数起出少,大痛或便血;温病后余热,及霍乱后当风,取热过度,饮酒房劳,及步行冒热,冷饮逐热,热结下焦,及乳石热动关格,少腹坚,胞胀如斗大。

【加减】大小便皆闭者,加大黄三两;妇人房劳,肾中有热,小便难不利,腹满痛,脉沉细者,加猪肾一具。

【方论选录】《千金方衍义》:地肤子,《本经》主膀胱热,利小便,《千金》治热淋以之为君;佐以知母、黄芩、猪苓、瞿麦、通草、葵子、海藻等味,皆清热利窍之品;惟枳实、升麻,一破痰积,一分清浊,清浊分而气无阻滞,痰积破而津液宣通,乌有热结淋闭之患乎。肾中有热加猪肾者,用肾脏为逐热之内应也。

30927 地肤汤

《圣济总录》卷一五七。为《外台》卷三十三注文引《小品方》"地肤饮"之异名。见该条。

30928 地肤汤(《女科百问》卷下)

【组成】地肤草 车前子各三两 知母 黄芩 赤茯苓 赤芍 枳实(炙) 升麻 通草 甘草(炙)各二两

【用法】上㕮咀。每服四钱,水一盏半,煎八分,去滓,空心温服。

【主治】妊娠患子淋。

30929 地肤饮(《外台》卷三十三注文引《小品方》)

【异名】地肤汤(《圣济总录》卷一五七)、地肤草汤(《医方考》卷六)。

【组成】地肤草三两

【用法】以水四升,煮取二升半,分三服,日三次,夜一次。

【主治】妊娠患子淋,小便数,出少,或热痛酸疼,及足肿。

【方论选录】《医方考》:子淋之原,本于湿热,地肤草能利膀胱,能疏风热,以之而治子淋,亦单剂之良方也。

30930 地肤饮(《圣济总录》卷九十八)

【组成】地肤子三两 知母(焙) 猪苓(去黑皮) 瞿麦(去梗) 黄芩(去黑心) 升麻 木通(剉)各二两 冬葵子一两半 海藻(洗去咸,焙)一两

【用法】上为粗末。每服三钱匕,水一盏,煎七分,去滓温服,不拘时候。

【主治】卒淋,小便不通,秘涩疼痛。

30931 地肤酒(《仙拈集》卷四)

【组成】地肤子(即扫帚子)

【用法】上为末。每服三钱,黄酒冲,热服。微汗即愈。

【主治】疔毒,吹乳。

30932 地肤散(《外台》卷二十五引《古今录验》)

【组成】地肤五两 地榆根 黄芩各二两

【用法】上为散。每服方寸匕,水送下,一日三次。

【主治】血痢。

30933 地肤煎(方出《本草纲目》卷十六引《圣济总录》,名见《仙拈集》卷二)

【组成】落帚子。

【用法】同生姜研烂,热酒冲服,取汗即愈。

【主治】雷头风肿,不省人事。

30934 地柏散(《圣惠》卷六十六)

【组成】地柏半两(炙令黄色) 玄参三分 川升麻一两 牛蒡子一两(微炒) 犀角屑一两

【用法】上为细散。每服一钱,食前以温水调下。

【主治】瘰疬经数年不愈。

30935 地骨酒

《本草纲目》卷三十六引《圣济总录》。为《圣惠》卷九十五"菊花酒"之异名。见该条。

30936 地骨酒(方出《本草纲目》卷三十六引《简便方》,名见《仙拈集》卷二)

【组成】新地骨皮(洗净)

【用法】捣自然汁(无汁则以水煎汁),每服一盏,加酒少许,食前温服。

【主治】❶《本草纲目》引《简便方》:小便出血。❷《仙拈集》:血淋。

30937 地骨散(《圣惠》卷七十四)

【组成】地骨皮 黄芩 人参(去芦头) 黄耆(剉) 葳蕤 麦门冬(去心) 甘草(炙微赤,剉) 赤芍药各半两 柴胡一两(去苗)

【用法】上为散。每服四钱,以水一中盏,加生姜半分,淡竹叶二七片,煎至六分,去滓温服,不拘时候。

【主治】妊娠烦躁,体热疼痛,口干食少。

30938 地骨散

《鸡峰》卷二十二。为《圣济总录》卷一三二"地骨皮散"之异名。见该条。

30939 地骨散(《朱氏集验方》卷九)

【组成】地骨皮　生地黄　黑参　甘草　木通　黄芩各等分

【用法】上为粗末。水煎服。

【主治】心经受热,眼赤或生翳膜。

30940 地骨散(《嵩崖尊生》卷十二)

【组成】柴胡　地骨皮　桑白　枳壳　前胡　黄耆各七分五厘　茯苓　五加皮　人参　甘草　桂心　白芍各五分

【用法】加生姜,水煎服。

【主治】肺热,热在皮肤,日夕甚,喘咳洒淅。

30941 地骨膏(《不居集》上集卷十六)

【组成】鲜地黄十斤(捣汁和众药汁同煎)　当归身一斤　芍药半片　枸杞半斤　天门冬　麦门冬各六两　川芎丹皮各二两　莲肉四两　知母　地骨皮各三两　人参　甘草各一两

【用法】上将众药,用水二斗,煎一斗,去滓净,和生地黄汁同熬成膏服之。

【功用】滋阴降火,养血清热。

【主治】肺经之热,轻手乃得,微按全无,瞥瞥然见于皮毛上,喘咳,洒淅恶寒。

30942 地胆丸(《圣济总录》卷一二六)

【组成】地胆(去头足翅,糯米炒令米黄)　斑蝥(去头足翅,糯米炒令米黄)　牛黄(别研)各一分　芫青十枚(糯米炒令米黄,去头翅足)　生大豆黄三十枚

【用法】上四味为末,入牛黄再研匀,炼蜜为丸,如梧桐子大。每服一丸,空心茶送下。后再服寻常补益丸散。

【主治】瘰疬成疮有脓。

【宜忌】宜贴药后服。

30943 地胆散(《圣济总录》卷一四八)

【组成】地胆　地锦各等分

【用法】上晒干为散。每用一钱匕,盏内用醋调,却用盏一只合定,慢火熬热,涂啮处。如已啮得三两日,即先以牡蛎末一钱,新汲水调下,然后涂此药。

【主治】一切虫啮。

30944 地胆膏(方出《圣惠》卷三十七,名见《圣济总录》卷一一六)

【组成】生地胆十枚　细辛半分(末)　白芷半分(末)

【用法】上以地胆压取汁,和药末,以涂于息肉之上。取消为度。

【主治】鼻中息肉肿大,气息闭塞不通。

30945 地黄丸(《千金》卷五)

【异名】干地黄丸(《圣济总录》卷一七五)。

【组成】干地黄　大黄各一两六铢　茯苓十八铢　当归　柴胡　杏仁各半两

【用法】上为末,以蜜为丸,如麻子大。每服五丸,一日三次。

【功用】生肌肉。

【主治】小儿胃气不调,不嗜食。

【方论选录】《千金方衍义》:此专疗胃中气血不调,饮食不为肌肉。故专取地黄治伤中,逐血;当归治寒热,和脾;柴胡升少阳生气;杏仁下胸中逆气;大黄涤六腑实热;茯苓守五脏真气也。

30946 地黄丸(方出《千金》卷六,名见《普济方》卷一八九)

【组成】干地黄　栀子　甘草各等分

【用法】上为末。每服方寸匕,酒送下,一日三次。鼻有风热者,以葱涕为丸,如梧桐子大,每服五丸。

【主治】鼻出血不止。

【加减】鼻疼者,加豉一合。

30947 地黄丸(《千金》卷二十一)

【异名】地黄煎丸(《圣济总录》卷五十八)、生地黄丸(《鸡峰》卷十九)。

【组成】生地黄汁　生栝楼根汁各二升　牛羊脂三升　白蜜四升　黄连一斤(为末)

【用法】上合煎令可丸,即丸如梧桐子大。每服五丸,饮送下,加至二十丸,一日二次。

【功用】除热,止渴,补养。

【主治】消渴面黄,手足黄,咽中干燥,短气,脉如连珠。

【方论选录】《千金方衍义》:脉如连珠,心脾结热可知,故用黄连专泻二经之积热,地黄滋血,栝楼根滋津,牛羊脂、蜂蜜滋肠胃之枯燥也。

30948 地黄丸(《医方类聚》卷二三五引《周廷页传授济急方论》)

【组成】生地黄(研取汁,留滓)　生姜(研取汁,留滓)各二斤　蒲黄　当归各四两

【用法】上于银器内,用慢火取地黄汁炒生姜滓,以生姜汁炒地黄滓,各令干,四味同焙干,为细末,醋煮面糊为丸,如弹子大。每服一丸,食前用当归酒化下。

【主治】产后腹痛,眼见黑花,或发狂如见鬼状,或胎衣不下,失音不语,心胸胀满,水谷不化,口干烦渴,寒热往来,口内生疮,咽喉肿痛,心中怔悸,夜不得睡,产后中风,角弓反张,面赤,牙关紧急,或崩中如豚肝,脐腹疞痛,烦躁愦愦,四肢肿满,及受胎不稳,唇口指甲青黑。

30949 地黄丸(《圣惠》卷十九)

【异名】干地黄丸(《圣济总录》卷十九)。

【组成】生干地黄一两　泽泻一两　山茱萸一两　萆薢一两(剉)　薯蓣一两　牛膝一两(去苗)　白术三分　天雄三分(炮裂,去皮脐)　蛴螬三分(炙令微黄)　干漆三分(捣碎,炒令烟出)　狗脊三分(去毛)　车前子三分　茵芋三分

【用法】上为末,炼蜜为丸,如梧桐子大。每服二十丸,以温酒送下,不拘时候。

【主治】血风痹,走无定处,及诸风痹。

30950 地黄丸(方出《圣惠》卷三十六,名见《圣济总录》卷一一四)

【组成】生地黄一两半　杏仁七枚(汤浸,去皮尖,令黑)　巴豆二枚(去皮心,炒令紫色)　印成盐一两颗　头发一鸡子大(烧灰)

【用法】上熟捣,炼蜡为丸,如枣核大。以针穿透药丸,纳耳中,每日二三次换之。

【主治】耳聋。

【备考】本方改为散剂,名"地黄散"(见《普济方》)。

30951 地黄丸(方出《圣惠》卷四十一,名见《圣济总录》卷一〇一)

【组成】生地黄三十斤(捣绞取汁) 杏仁三斤(汤浸,去皮尖双仁,点地黄汁研令如稀膏) 胡桃瓤一斤(研如膏) 大麻油一斤 丁香 木香 人参(去芦头) 牛膝(去苗) 白茯苓各三两 栈香 沉香各一两 安息香二两(剉如棋子,水煮烂用之) 没石子 诃黎勒皮各五两 柳枝皮三两(炙令干) 盐花三两 乌麻油一斤(点地黄汁研,以净布捩汁) 白松脂八两(炼成者) 龙脑一分 白蜜一升 酥一升

【用法】上除地黄汁及脂膏蜜外,共为末,然后都合一处,以诸药汁调和如稀膏,于三两口瓷瓶中盛,仍强半不得令满,坐瓶于炉中砖上,四面以火逼之,候瓶中药沸,以柳木篦搅之,时以匙抄,看堪丸乃止,候冷取出,以蜡纸密封头,勿泄药气。食后含一丸,如小弹子大,有津液即咽之,日可三丸,夜卧时含一丸。只十日觉灵,一百日变白为黑。初服药,处净室一月。

【功用】❶《圣惠》:补血,治气,益颜色,延年。❷《圣济总录》:荣养髭发,坚齿牙。

【主治】须发早白,牙齿摇动。

【宜忌】慎葱、萝卜、藕、蒜,常宜吃生姜。

30952 地黄丸(《圣惠》卷九十)

【组成】生干地黄一两 桂心半两 川大黄一两(剉碎,微炒) 赤芍药半两 赤茯苓半两 王不留行半两 甘草一分(生用)

【用法】上为末,炼蜜为丸,如绿豆大。每服七丸,以熟水送下。

【功用】消疮疖。

【主治】小儿虚热,疮疖。

30953 地黄丸

《圣惠》卷九十八。为《金匮》卷下"肾气丸"之异名。见该条。

30954 地黄丸(《圣惠》卷九十八)

【组成】生干地黄五两 川椒红二两(去目及闭口者,微炒去汗) 牛膝二两(去苗) 杏仁三两(汤浸,去皮尖双仁,童便浸三宿,麸炒微黄) 附子二两(炮裂,去皮脐)鹿角胶二两(捣碎,炒令黄燥) 菟丝子二两(酒浸三日,晒干,别捣为末) 肉苁蓉二两(酒浸一宿,刮去皱皮,炙干)

【用法】上为末,炼蜜为丸,如梧桐子大。每服四十丸,空心以温酒送下。

【功用】补骨髓,益颜色,充肌肤,耐寒暑;久服强志力,延年却老。

30955 地黄丸(《圣惠》卷九十八)

【组成】生地黄(净洗,细切)一斗(以好酒一斗浸之,经宿即出。干即入酒中浸,以酒尽为度,候干) 干漆二两(捣碎,炒令烟出) 肉苁蓉二两(酒浸一宿,刮去皱皮,炙干) 蛇床子二两 菟丝子三两(酒浸三日,晒干,别捣为末) 桂心二两 远志三两(去心) 人参三两(去芦头) 牛膝二两(去苗) 石斛一两(去根,剉) 补骨脂二两(微炒)

【用法】上为末,炼蜜为丸,如梧桐子大。每服三十丸,空心及晚食前以盐汤送下。

【功用】还精补髓,驻颜色,却老,安脏腑,暖下元,壮腰。

【主治】虚损。

30956 地黄丸(《普济方》卷三十八引《指南方》)

【组成】地黄二两 王瓜一两(新瓦内用炭火烧灰存性,研) 黄连半两

【用法】上为细末,炼蜜为丸,如梧桐子大。每服三十丸,米饮送下。

【主治】脏毒下血。

30957 地黄丸(《医方类聚》卷一八三引《神巧万全方》)

【组成】生干地黄 白蒺藜(去刺)各三两 黄耆 菟丝子(酒浸一宿,别杵)各二两 枳壳(去白,麸炒令黄)槟榔各一两半 乌蛇(酒浸,去皮骨,用肉,炙黄)二两

【用法】上为末,炼蜜为丸,如梧桐子大。每服十丸,食前以温粥饮送下。

【主治】痔疾生疮肿痛,下血不止。

30958 地黄丸(《小儿药证直诀》卷下)

【异名】补肾地黄丸(《幼幼新书》卷六引《集验方》)、补肝肾地黄丸(《奇效良方》卷六十四)、六味地黄丸(《正体类要》卷下)、六味丸(《校注妇人良方》卷二十四)。

【组成】熟地黄八钱 山萸肉 干山药各四钱 泽泻 牡丹皮 白茯苓(去皮)各三钱

【用法】上为末,炼蜜为丸,如梧桐子大。每服三丸,空心温水化下。

【功用】滋补肝肾。

❶《小儿药证直诀》:补肾,补肝。❷《校注妇人良方》:壮水制火。❸《保婴撮要》:滋肾水,生肝木。❹《东医宝鉴·内景篇》:专补肾水,能生精补精,滋阴。

【主治】肝肾阴虚,头晕目眩,耳聋耳鸣,腰膝酸软,遗精盗汗,骨蒸潮热,五心烦热,失血失音,消渴淋浊;妇女肾虚,血枯闭经;小儿囟开不合,五迟五软。

❶《小儿药证直诀》:肾怯失音,囟开不合,神不足,目中白睛多,面色㿠白。❷《校注妇人良方》:肾虚发热作渴,小便淋秘,痰壅失音,咳嗽吐血,头目眩晕,眼花耳聋,咽喉燥痛,口舌疮裂,齿不坚固,腰腿痿软,五脏亏损,自汗盗汗,便尿诸血。❸《万氏女科》:女子冲任损伤,及肾虚血枯,血少血闭之症。❹《寿世保元》:小儿肝疳,白膜遮睛,肝经虚热,血燥,或风客淫气,而患瘰疬结核,或四肢发搐,眼目忽抽动,痰涎上壅;又治肾疳脑热,消瘦,手足如冰,寒热往来,滑泄肚胀,口臭干渴,齿龈溃烂,爪黑面黧,遍身、两耳生疮,或耳内出水,或发热,自汗盗汗,或小便淋闭,咳嗽吐血,或咽喉燥痛,口舌疮裂,或禀赋不足,肢体瘦弱,解颅鹤节,五迟五软,或畏明下窜,或早近女色,精血亏耗,五脏齐损等肝肾诸虚不足之症。❺《医方集解》:肝肾不足,真阴亏损,精血枯竭,憔悴羸弱,腰痛足酸,自汗盗汗,水泛为痰,发热咳嗽,头晕目眩,耳鸣耳聋,遗精便血,消渴淋沥,失血失音,舌燥喉痛,虚火牙痛,足跟作痛,下部疮疡。

【宜忌】❶《审视瑶函》:忌萝卜。❷《寿世保元》:忌铁器,忌三白。❸《医方发挥》:本方熟地滋腻滞脾,有碍消化,故脾虚食少及便溏者慎用。❹《中医方剂选讲》:阴盛

阳衰,手足厥冷,感冒头痛,高热,寒热往来者不宜用。又南方夏季暑热湿气较盛时,宜少服用。

【方论选录】❶《医方考》:肾非独水也,命门之火并焉。肾不虚,则水足以制火,虚则火无所制,而热证生矣,名之曰阴虚火动。河间氏所谓肾虚则热是也。今人足心热,阴股热,腰脊痛,率是此证。老人得之为顺,少年得之为逆,乃咳血之渐也。熟地黄、山茱萸,味厚者也。经曰:味厚为阴中之阴,故能滋少阴,补肾水;泽泻味甘咸寒,甘从湿化,咸从水化,寒从阴化,故能入水脏而泻水中之火;丹皮气寒味苦辛,寒能胜热,苦能入血,辛能生水,故能益少阴,平虚热;山药、茯苓,味甘者也,甘从土化,土能防水,故用之以制水脏之邪,且益脾胃而培万物之母也。❷《红炉点雪》:六味丸,古人制以统治痰火诸证。痰火之作,始于水亏火炽金伤,绝其生化之源乃尔。观方中君地黄,佐山药、山茱,使以茯苓、牡丹皮、泽泻者,则主益水、清金、敦土之意可知矣。盖地黄一味,为补肾之专品,益水之主味,孰胜乎此? 夫所谓益水者,即所以清金也。惟水足则火自平而金自清,有子令母实之义也。所谓清金者,即所以敦土也。惟金气清肃,则木有所畏而土自实,有子受母荫之义也。而山药者,则补脾之要品,以脾气实则能运化水谷之精微,输转肾脏而充精气,故有补土益水之功也。而其山茱、茯苓、丹皮,皆肾经之药,助地黄之能。其泽泻一味,虽曰接引诸品归肾,然方意实非此。盖茯苓、泽泻,皆取其泻膀胱之邪。古人用补药,必兼泻邪,邪去则补药得力。一辟一阖,此乃玄妙。后世不知此理,专于补,所以久服必致偏胜之害。❸《审视瑶函》:肾者,水脏也。水衰则龙雷之火无畏而亢上,故王启玄曰:壮水之主,以制阳光,也即《经》所谓求其属而衰之也。地黄味厚,为阴中之阴,专主补肾填精,故以为君药;山茱萸味酸归肝,乙癸同治之义,且肾主闭藏,而酸敛之性,正与之宜也;山药味甘归脾,安水之仇,故用二味为臣;丹皮亦入肝,其用主宣通,所以佐茱萸之涩也;茯苓亦入脾,其用主通利,所以佐山药之滞也,且色白属金,能培肺部,又有虚则补其母之义;至于泽泻有三功:一曰利小便以泄相火,二曰行地黄之滞,引诸药速达肾经,三曰有补有泻,诸药无畏恶增气之虞,故用之为使。此丸为益肾之圣药,而昧者薄其功缓,乃用药者有四失也:一则地黄非怀庆则力浅;一则地黄非自制则不工,且有犯铁之弊;一则疑地黄之滞而减之,则君主力弱;一则恶泽泻之渗而减之,则使力微。自蹈四失,而反咎药之无功,毋乃冤乎。❹《古今名医方论》柯韵伯曰:肾虚不能藏精,坎宫之火无所附而妄行,下无以奉春生之令,上绝肺金之化源。地黄禀甘寒之性,制熟味更厚,是精不足者补之以味也,用以大滋肾阴,填精补髓,壮水之主。以泽泻为使,世或恶其泻肾而去之,不知一阴一阳者,天地之道,一开一阖者,动静之机。精者,属癸,阴水也,静而不走,为肾之体;溺者,属壬,阳水也,动而不居,为肾之用。是以肾主五液,若阴水不守,则真水不足,阳水不流,则邪水逆行。故君地黄以护封蛰之本,即佐泽泻以疏水道之滞也。然肾虚不补其母,不导其上源,亦无以固封蛰之用。山药凉补,以培癸水之上源。茯苓淡渗,以导壬水之上源,加茱萸之酸温,藉以收少阳之火,以滋厥阴之液。丹皮辛寒,以清少阴之火,还以奉少阳之气也。滋化源,奉生气,天癸居其

所矣。壮水制火,特其一端耳。❺《医方集解》:此足少阴、厥阴药也。熟地滋阴补肾,生血生精;山茱温肝逐风,涩精秘气;牡丹泻君相之伏火,凉血退蒸;山药清虚热于肺脾,补脾固肾;茯苓渗脾中湿热,而通肾交心;泽泻泻膀胱水邪,而聪耳明目。六经备治,而功专肾肝,寒燥不偏,而补兼气血。苟能常服,其功未易殚述也。❻《医方论》:此方非但治肝肾不足,实三阴并治之剂。有熟地之腻补肾水,即有泽泻之宣泄肾浊以济之;有萸肉之温涩肝经,即有丹皮之清泻肝火以佐之;有山药收摄脾经,即有茯苓之淡渗脾湿以和之。药止六味,而大开大合,三阴并治,洵补方之正鹄也。❼《实用方剂学》:本方是补阴的代表方剂,其组成特点,是补中寓泻,而以补阴为主。方中熟地滋阴补肾,填精益髓而生血;山茱萸温补肝肾,收敛精气;山药健脾,兼固精缩尿;是本方的"三补",用以治本。但以熟地补肾为主,山茱萸的补肝和山药的补脾为辅,故熟地的用量是山茱萸和山药的一倍。由于肝肾阴虚,常可导致虚火上炎,故又以泽泻泻肾火,丹皮泻肝火,茯苓渗脾湿,是本方的"三泻",用以治标。但本方是以补为主,所以这三种泻药的用量较轻。这样把补虚与祛邪结合起来,就形成甘淡平和,不温不燥,补而不滞的平补之剂。因此,本方滋补而非峻补,故虚不受补者亦可用。

【临床报道】❶慢惊后不语:《小儿药证直诀》东都王氏子,吐泻,诸医药下之,至虚,变慢惊。后又不语,诸医作失音治之。钱曰:既失音,开目不能饮食,又牙不紧,而口不紧也,诸医不能晓。钱以地黄丸补肾。治之半月而能言,一月而痊也。❷血痢:《明医杂著》祠部李宜散,患血痢,胸腹膨胀,大便欲去不去,肢体殊倦。余以为脾气虚弱,不能摄血归原,用补中益气汤加茯苓、半夏,治之渐愈。后因怒,前症复作,左关脉弦浮,按之微弱,此肝气虚不能藏血,用六味丸治之而愈。❸糖尿病肾病:《河南中医》[2008,28(8):20-21]六味地黄丸治疗2型糖尿病肾病51例,结果:显效14例,占27.5%,有效26例,占51.0%,无效11例,占21.5%,总有效率78.5%。❹病理性室性早搏:《河南中医》[1987,(3):24]以六味地黄汤加苦参,每日一剂,早、晚各服一次,治疗病理性室性早搏12例。12例经心脏听诊,其中7例经心电图复查,均无室早发现,且无自觉症状。❺防治食管癌:《中医杂志》[1983,(6):71]先后在湖北、河北两地食管癌高发人群中用六味地黄汤治疗食管上皮重度增生患者92例,1年后,病理脱落细胞复查,癌变2例,稳定8例,好转和正常者82例,而在湖北当地作对照的未服药患者89例中,8个月后随访,癌变11例,稳定23例,好转55例。两者相较,差异显著(P<0.001)。对湖北的57例患者作了5年以上的随访,并和相应的47例未服药患者作了对比观察,服药组的癌变率明显低于对照组(P<0.05)。❻更年期综合症:《第四军医大学学报》[2008,29(15):1376]六味地黄丸治疗围绝经期综合症56例,结果:痊愈33例(58.92%),有效21例(37.50%),无效2例(3.58%)❼变态反应性鼻炎:《湖南中医杂志》[2008,24(5):73]六味地黄丸治疗变态反应性鼻炎62例,结果:显效35例,有效24例,无效3例,总有效率95.16%。❽小儿汗证:《云南中医中药杂志》[2008,29(3):19]六味地黄丸治疗小儿汗

证 50 例疗效观察,结果:痊愈 48 例,有效 2 例,总有效率 100%。❾复发性口疮:《临床医学》[2008,28(7):87]采用六味地黄口服液治疗复发性口疮 30 例,结果痊愈 21 例,显效 3 例,无效 6 例,总有效率 80%。

【现代研究】❶降血脂作用:《中成药研究》[1986,(12):41]以本方片剂对实验性高血脂家兔进行研究,给药组的血清胆固醇和甘油三酯分别低于对照组,效果显著(P<0.01);给药组肝、脾、肾上腺重量均比对照组明显下降(P<0.05);解剖时肉眼观察,对照组肝脏等脏器都呈现较明显的脂肪沉积,而给药组色泽均较正常。对实验性高血脂大鼠 HDL-C 能明显增高(P<0.01)。❷降血糖作用:《国外医学·中医中药分册》[1986,(4):11]用本方水提物口饲糖尿病大鼠,3 天后能降低血糖、尿素氮和甘油三酯,5 天后能降低血钾、提高血钠和血蛋白,降低尿中酮体水平。❸防治肿瘤:《中医杂志》[1983,(6):71]本方能抑制 N-亚硝基氨酸乙酯和氨基甲酸乙酯的诱瘤作用,有助于荷瘤体的单核吞噬系统的吞噬功能,促进骨髓干细胞和淋巴组织增生,在一定程度上维持荷瘤小鼠甲状腺功能,降低蛋白分解代谢,从而对肿瘤的形成和荷瘤体的生存具有某些作用。❹保护肾功能作用:《中成药研究》[1982,(12):23]用本方对大鼠 Masugi 型肾炎的实验治疗,治疗组血清尿素明显低于对照组,而停药后尿素量又明显增高,说明本方能促进肾脏对体内代谢产物——尿素的排泄,从而保护肾功能。❺对实验性肾虚动物牙周组织的影响:《中西医结合杂志》[1990,10(5):295]本方对牙周病阴虚模型动物的牙周组织有保护作用,具有修复牙周组织损害的作用,并且动物体重和活力增加。在一定程度上可以纠正由甲状腺素引起的代谢紊乱,对由甲状腺素所致肾虚模型动物的牙组织有保护作用。❻冷应激保护作用:《解放军药学学报》[2008,24(5):398]实验结果显示,与模型组比较,六味地黄口服液可使冷应激小鼠血清中 SOD 活性升高,MDA 含量和 LDH 活性降低,脑组织中 MDA 含量降低,增大胸腺和脾脏指数。说明六味地黄口服液对冷刺激引起的氧化应激损伤有明显保护作用。

【备考】《医方集解》本方用法:盐汤下;冬,酒下。本方改为汤剂,名"六味地黄汤"(见《景岳全书》)、"地黄汤"(见《证治宝鉴》)、"六味汤"(见《医学心悟》卷六);改为胶囊剂、颗粒剂,名"六味地黄胶囊""六味地黄颗粒"(见《中国药典》2010 版);改为片剂、膏剂,名"六味地黄片""六味地黄膏"(见《成方制剂》);改为口服液剂,名"六味地黄口服液"(见《新药转正》)。

30959 地黄丸(《医方大成》卷十引钱氏方)

【组成】熟干地黄八钱(洗,焙干) 泽泻(洗)二钱 牡丹皮(去心) 牛膝 山茱萸 白茯苓(去心)各三钱 鹿茸(酥炙) 干山药各四钱

【用法】上为末,炼蜜为丸,如梧桐子大。三岁以下每服二三丸,空心温水化下。

【主治】小儿禀赋不足,肾虚不生骨髓,头囟不合,并体瘦骨露,有如鹤膝者。

30960 地黄丸(《传家秘宝》卷中)

【异名】金髓煎丸(《圣济总录》卷一○二)、明睛地黄丸(《局方》卷七续添诸局经验秘方)、明眼地黄丸(《得效》卷十六)、明目地黄丸(《原机启微·附录》)、经验地黄丸(《医方类聚》卷六十七引《经验秘方》)。

【组成】地黄二斤 杏仁半斤(去皮尖) 金钗石斛 牛膝 防风 枳壳各四两

【用法】上为末,炼蜜为丸,如梧桐子大。每服一钱,空心用无灰豆淋酒送下,一日二次。

【功用】❶《传家秘宝》:补肾气。❷《局方》续添诸局经验秘方:补肝益肾,驱风明目。

【主治】❶《圣济总录》:肝肾血不足,肢节拘急,筋脉挛痛及肾虚眼目昏暗。❷《局方》续添诸局经验秘方:男子妇人肝肾积热,肝虚目暗,膜入水轮,漏睛眵泪,眼见黑花,视物不明,混睛冷泪,翳膜遮障,及肾脏虚惫,肝受虚热,及远年日近暴热赤眼,风毒气眼。兼治干湿脚气,消中消渴,及诸风气等由肾气虚败者。

【宜忌】《局方》续添诸局经验秘方:忌一切动风毒等物。

30961 地黄丸(《圣济总录》卷四十一)

【组成】熟干地黄(焙) 山茱萸 萆薢 当归(洗,焙) 续断 芎䓖 黄耆(剉细) 五味子 狗脊(去毛)各半两 细辛(去苗叶)一分 白茯苓(去黑皮) 牛膝(去苗,酒浸,焙) 木瓜各半两

【用法】上为末,炼蜜为丸,如梧桐子大。每服五十丸,空心盐汤送下。

【主治】肾气亏损,不能生肝,肝乏生气,遂多虚冷,肝肾脉俱弱者。

30962 地黄丸(《圣济总录》卷四十九)

【组成】生地黄一斤 生姜二两 蜜三两(以上二味同捣取汁,和蜜,银器内煎成膏) 柴胡(去苗) 前胡(去芦头) 山栀子仁 百合 天门冬(去心,焙) 百部 桔梗(炒) 木通(剉) 甘草(炙,剉) 恶实(炒) 紫苏子各半两 人参 桂(去粗皮) 木香 芎䓖 当归(切,焙) 射干各一分

【用法】上十七味为末,与前膏拌匀,涂酥为丸,如梧桐子大。每服三十丸,临卧生姜汤送下。

【主治】肺热,上热下冷,背膈疼痛,痰涕多。

30963 地黄丸(《圣济总录》卷八十五)

【组成】熟干地黄(焙) 枳壳(去瓤,麸炒) 黄耆(剉) 桑寄生各一两 蔓荆实半两

【用法】上为细末,炼蜜为丸,如梧桐子大。每服三十丸,空心、日午、临卧各一次,温酒送下。

【主治】腰痛,筋脉拘急,强直不伸。

30964 地黄丸(《圣济总录》卷九十六)

【组成】生干地黄(焙) 菟丝子(酒浸一宿,晒,别捣) 白芷 牡荆实(去萼) 冬葵子(炒) 当归(切,焙) 芎䓖 赤茯苓(去黑皮) 败酱 蒲黄各一两

【用法】上为末,炼蜜为丸,如梧桐子大。每服二十丸,煎粟米饮送下,一日三次。

【主治】小便出血。

30965 地黄丸(《圣济总录》卷九十八)

【组成】生干地黄(切,焙) 黄耆(剉)各一两半 防

风(去叉) 远志(去心) 栝楼子 茯神(去木) 黄芩(去黑心) 鹿茸(酥炙,去毛)各一两 人参一两一分 石韦(去毛) 当归(切,焙)各半两 赤芍药 甘草(炙) 蒲黄 戎盐(研)各三分 车前子 滑石各二两

【用法】上为细末,炼蜜为丸,如梧桐子大。每服二十丸,食前温酒或盐汤送下。

【主治】肾虚劳,膀胱结淋涩。

30966 地黄丸(《圣济总录》卷一〇一)

【组成】生地黄汁一升 生姜汁五合 巨胜子 熟干地黄(焙) 旋覆花 干楮花各一两

【用法】上除二味汁外,共为末。先将前二汁用银器煎熟,看稀稠,将药末和丸,如弹子大。每夜饮酒半醋后,含化一丸。

【功用】乌髭发。

30967 地黄丸(《圣济总录》卷一一一)

【组成】熟干地黄二两 蜀椒(去目并闭口者,炒出汗)一两

【用法】上为末,炼蜜为丸,如梧桐子大。每服二十丸,食后、临卧新米泔饮送下。

【主治】眼病。一切内外障,翳膜遮蔽,时作疼痛赤涩。

30968 地黄丸(《圣济总录》卷一一四)

【组成】熟干地黄(焙)三分 黄耆(剉,焙) 山茱萸 桑根白皮各二两 黄连(去须) 羚羊角(屑) 桂(去粗皮) 当归(切,焙) 代赭各一两 芎䓖 天雄(炮裂,去皮脐)各一两半

【用法】上为末,炼蜜为丸,如梧桐子大。每服三十丸,空心温酒送下。

【主治】肾虚耳鸣。

30969 地黄丸(《圣济总录》卷一二〇)

【组成】生地黄(切,焙)一两 白茯苓(去黑皮) 防风(去叉) 独活(去芦头) 枸杞子 山芋各半两

【用法】上为细末,炼蜜为丸,如梧桐子大。每服十丸至十五丸,空心煎枣汤送下。

【主治】肾脏虚,食冷热物齿皆痛。

30970 地黄丸(《圣济总录》卷一二一)

【组成】生地黄五斤(粗者,取汁) 山芋四两 人参四两 枸杞根三两(粗大者) 白茯苓(去黑皮)四两

【用法】上先煎生地黄汁,余药为末,用好酒一斗,别煎至三升,去滓,入地黄汁同再煎,加白蜜一斤,酥少许,煎候可丸,即丸如小豆大。每服二十丸,酒送下,一日三次,渐加至五次。

【主治】齿动摇。

30971 地黄丸(《圣济总录》卷一五〇)

【组成】生干地黄二两 地骨皮 麦门冬(去心,焙) 柴胡(去苗) 枳壳(去瓤,麸炒) 赤芍药 黄连(去须) 羚羊角(屑) 桃仁(汤浸,去皮尖双仁,炒) 百合 桔梗(炒)各一两一分 郁李仁(汤浸,去皮,炒) 玄参 槟榔(剉) 茯神(去木)各一两

【用法】上为末,炼蜜为丸,如梧桐子大。每服二十丸至三十丸,煎茯苓汤送下。

【主治】妇人血风劳气,头项筋急疼痛,咽喉干,脐腹痛,四肢无力,血脏经脉不调。

30972 地黄丸(《圣济总录》卷一五一)

【组成】熟干地黄(焙) 柏子仁(别研) 青橘皮(去白,炒) 诃黎勒皮(炮) 杜仲(去粗皮,剉,炒) 木香(炮) 白茯苓(去黑皮) 菖蒲 赤石脂 五加皮(剉) 菟丝子(酒浸,别捣) 秦艽(去苗土) 海浮石 艾叶(烧灰存性) 当归(切,炒) 牛角䚡灰各一两

【用法】上为末,醋煮面糊为丸,如梧桐子大。每服二十丸,米饮或温酒送下。

【主治】室女禀气怯弱,血海虚损,月水不断。

30973 地黄丸

《圣济总录》卷一五三。为方出《千金》卷四,名见《千金翼》卷五"生地黄丸"之异名。见该条。

30974 地黄丸(《圣济总录》卷一五五)

【组成】熟干地黄不拘多少(切,焙)

【用法】上为末,炼蜜为丸,如弹子大。每服一丸,空心煎当归酒嚼下;温酒亦得。

【主治】妇人血衰不足,经候艰涩,致子宫不荣,妊娠多病,胎不长成。

30975 地黄丸(《圣济总录》卷一五七)

【组成】熟干地黄(新润者,焙)一两 泽兰(嫩者) 肉苁蓉(酒浸,切,焙) 山芋 石斛(沉水者) 厚朴(去粗皮,生姜汁炙令透) 蛇床子(炒) 柏叶 艾(嫩者) 续断 卷柏(汤浸,洗) 五味子各半两

【用法】上为末,炼蜜为丸,如梧桐子大。每服十五丸,空心、晚间生姜、艾汤送下。

【主治】妇人血气衰弱,子脏风冷,妊娠数堕。

30976 地黄丸(《圣济总录》卷一五八)

【组成】生干地黄(焙) 黄耆(剉) 人参 荆芥(去梗) 黄芩(去黑心) 甘草(炙) 栀子仁 干薄荷叶各一两

【用法】上为末,炼蜜为丸,如梧桐子大。每服二十丸,加至三十丸,温汤送下,不拘时候。

【主治】妊娠诸疮。

30977 地黄丸(《圣济总录》卷一六一)

【组成】生干地黄(焙) 当归(切,焙) 阿胶(炙令燥) 黄耆(剉)各一两 艾叶(炙)三分 生姜一分(切,炒)

【用法】上为末,醋煮面糊为丸,如梧桐子大。每服三十丸,温酒或米饮送下,不拘时候。

【主治】产后血露不断。

30978 地黄丸(《鸡峰》卷十一)

【组成】菖蒲四两 蜜半两 生地黄汁一中盏

【用法】上研为膏,蒲黄为丸,如弹子大。每服一丸,食后新水化下。

【主治】心经热。

30979 地黄丸(《鸡峰》卷十三)

【组成】生地黄一两 人参 白芍药 当归各半两 甘草一分

【用法】上为细末,炼蜜为丸,如弹子大。临卧浓煎淡竹叶汤嚼下一丸。常服养营卫,用人参汤下。

【功用】退热安神,养营卫。

【主治】心热太过,三焦不顺,夜卧不寐。

【宜忌】《普济方》:有虚热者,宜服此药。

30980 地黄丸(《鸡峰》卷二十一)

【组成】熟地黄 牛膝各四两 干山药 覆盆子 枸杞子各二两半

【用法】上为末,炼蜜为丸,如梧桐子大。每服三五十丸,早晨空心酒送下。

【主治】眼昏涩。

30981 地黄丸(《本事》卷十引庞老方)

【组成】熟干地黄一两一分 山茱萸(连核用) 白芜荑 白芍药(剉,微炒) 代赭石(醋淬,煅五六次)各一两 干姜(炮) 厚朴(去粗皮,生姜汁炙) 白僵蚕(去丝嘴,炒)各三分

【用法】上为细末,炼蜜为丸,如梧桐子大。每服四五十丸,空心酒送下,一日三次。

【主治】妇人月经不调,每行数日不止,兼有白带,渐渐瘦悴,饮食少味,累年无子。

【方论选录】《本事方释义》:熟地黄气味甘苦微寒,入足少阴;山茱萸气味酸微温,入足厥阴;白芜荑气味辛平,入手足阳明、足太阴;干姜气味辛温,入足太阴;白芍药气味酸微寒,入足厥阴;代赭石气味甘平,入手少阴、足厥阴;厚朴气味辛温,入足阳明、太阴;白僵蚕气味辛咸平,入手足阳明,能引药入络。温酒送药,亦引入经络也。此妇人月经不调,兼有白带,渐渐瘦悴,饮食无味,累年无子者,急宜治之,使血气冲和,否则终身不孕育也。

30982 地黄丸(《本事》卷二)

【组成】熟地黄(酒洒,九蒸九晒,焙干称)二两半 肉苁蓉(酒浸,水洗,焙干) 白茯苓(去皮) 泽泻各三两 桂枝(不见火) 附子(炮,去皮脐)各半两 五味子三两(拣) 黄耆(独茎者,蜜水涂炙)一两

【用法】上为细末,炼蜜为丸,如梧桐子大。每服四十至五十丸,空心酒送下,食前再服。

【主治】肾虚或时脚肿,兼治脾虚。

【方论选录】《本事方释义》:熟地黄气味甘苦微寒,入足少阴;肉苁蓉气味咸温,入肾;茯苓气味甘平淡渗,入胃;泽泻气味咸微寒,入足太阳;五味子气味酸咸温,入肾;桂枝气味辛温,入足太阳;附子气味辛咸热,入手足少阴;黄耆气味甘微温,入手足太阴。此肾虚而兼脾弱,则湿留不去,或时脚肿,故补肾药中必佐以辛热之品,淡渗下行之味,兼理脾肺之药。以酒送之,斯气化流行,脾肾不致失司,病焉有不去耶。

【备考】本方方名,《普济方》引作"八味地黄丸"。

30983 地黄丸(《本事》卷四)

【组成】熟干地黄(酒洒,九蒸九晒,焙干)一两 牛膝(洗,剉,焙,酒浸一宿,再焙) 石斛(洗,去根)各三分 肉苁蓉(水洗,酒浸,切片,焙) 茵芋(去梗,剉,炒) 防风(去叉股) 川芎(洗) 五味子(拣) 桂心(不见火) 附子(炮,去皮脐) 薏苡仁(炒)各半两

【用法】上为末,炼蜜为丸,如梧桐子大。每服三四十丸,空心、食前酒吞下。

【功用】益气血,补肝肾,祛风湿,壮脚膝。

【方论选录】《本事方释义》:熟干地黄气味甘苦微寒,入足少阴;牛膝气味酸咸平,入足厥阴;石斛气味甘平微苦咸,入足太阴、少阴;肉苁蓉气味咸温,入足少阴;茵芋气味苦辛温,入手足阳明;防风气味辛甘微温,入足太阳;川芎气味辛温,入足少阳、厥阴;五味子气味酸咸微温,入足少阴;桂心气味辛甘大热,入足厥阴;附子气味辛咸大热,入手足少阴;薏苡仁气味甘平淡渗,入手足太阴。此补虚祛邪之方也,虚而邪走下焦,不能即愈者,宜此缓治之。

30984 地黄丸(《本事》卷五)

【异名】菊花丸(《普济方》卷七十一)。

【组成】熟干地黄(酒洗,九蒸九晒,焙干称)一两半 黄连一两(去须) 决明子一两 没药(别研) 甘菊花 防风(去叉股) 羌活(去芦) 桂心(不见火) 光明朱砂(水飞)各半两

【用法】上为细末,炼蜜为丸,如梧桐子大。每服三十丸,食后熟水送下,一日三次。

【功用】益血镇肝明目。

【主治】❶《本事》:勤读书伤肝,风热上凑,目昏疼痛。❷《普济方》:肝虚血不足,肢节拘急,筋脉挛痛。及用力劳心,肝虚风热攻眼,赤肿羞明,渐生翳膜,兼肝肾风毒热气上冲目痛。

【方论选录】《本事方释义》:熟干地黄气味甘苦微寒,入足少阴;黄连气味苦寒,入手少阴;草决明子气味咸苦平,入足厥阴;没药气味苦平,入足阳明,能通瘀入络;甘菊花气味辛凉,入手太阴、足厥阴、少阳;防风气味辛甘微温,羌活气味辛甘平,皆入足太阳,乃引经之风药;桂心气味辛甘大热,入足厥阴;光明朱砂气味苦温,入手少阴。此肝虚风动,热气上升,致目不明,攻补皆在难投,故用一味壮水之药,佐以苦辛诸品,则升降得宜而奏功矣。

【备考】本方方名,《医学纲目》引作"熟地黄丸",《丹溪心法附余》引作"黄连丸"。

30985 地黄丸(《本事》卷十)

【异名】赤芍地黄丸(《医学入门》卷八)、抑阴丸(《古今医鉴》卷十一)、断欲丸(《寿世保元》卷七)。

【组成】生干地黄二两 柴胡(去苗,净洗) 秦艽(净洗,去芦) 黄芩各半两 赤芍药一两

【用法】上为细末,炼蜜为丸,如梧桐子大。每服三十丸,乌梅汤送下,一日三次,不拘时候。

【主治】尼师寡妇,独阴无阳,欲男子而不可得,以致恶风体倦,乍寒乍热,面赤心烦,或时自汗,厥阴脉弦长而上出鱼际。

【方论选录】《本事方释义》:生干地黄气味甘苦微寒,入手足少阴、厥阴;柴胡气味辛甘平,入足少阳;秦艽气味苦平,入手足阳明,兼入肝胆;黄芩气味苦寒,入手太阴、少阳;赤芍药气味苦平,入足厥阴,能行血中之滞;乌梅汤送药,亦取其泄肝也。师尼寡妇,独阴无阳,情欲未遂,以致阴阳交争,乍寒乍热,将欲成劳者,非此不能治。

【备考】本方方名,《妇人良方》引作"生地黄丸",《准绳·类方》引作"抑阴地黄丸"。

30986 地黄丸（《传信适用方》卷三）

【组成】熟干地黄五两 苁蓉（酒浸） 天门冬 石斛 当归 防风 白茯苓 川芎各三两 远志 黄耆 甘草（炙） 芍药各二两 人参 细辛 巴戟各一两

【用法】上为细末，炼蜜为丸，如梧桐子大。每服三十丸，荆芥汤送下。

【功用】常服令人终身不发背。

30987 地黄丸

《卫生家宝产科备要》卷三。为《普济方》卷三三七引《产育宝庆》"小地黄丸"之异名。见该条。

30988 地黄丸（《普济方》卷七十八引《卫生家宝》）

【组成】熟地黄二两（酒蒸二次，焙） 生地黄二两 川当归一两半（去芦） 川牛膝一两 金钗石斛一两（切，酒浸，焙） 菟丝子一两（酒浸，炒，别研） 车前子一两 防风一两 枳壳（略洗，去瓤，麸炒）一两 杏仁（麸炒，先用汤泡过，去皮尖，别研）一两

【用法】上为末，炼蜜为丸，如梧桐子大。每服三十丸，空心盐汤送下，一日一次。先服此方半月，次服羌活丸五日，然后用立应散搐鼻。

【功用】平补，壮气血，悦精神。

【主治】内外障及眼见飞花。

30989 地黄丸（《普济方》卷一五六引《十便良方》）

【组成】牛膝二斤（捣碎，用生地黄汁五升浸一宿，晒干，又浸，再晒干，炒，以地黄汁尽为度） 附子五两（炮裂，去皮） 干姜三两（炮制，剉）

【用法】上为末，炼蜜为丸，如梧桐子大。每服三十丸，食前以温酒送下。

【主治】腰脚疼痛。

30990 地黄丸（《普济方》卷三八一引《百一》）

【异名】九味地黄丸（《明医指掌》卷十）。

【组成】熟地黄（洗）五钱 赤茯苓 当归 山茱萸（蒸，去核） 川楝肉（焙） 牡丹皮 山药 川芎 使君子（煨）各二钱

【用法】上为末，炼蜜为丸，如梧桐子大。每服三丸，空心温汤送下。

【主治】小儿肾疳。多由乳食不调，脏腑伏热所致。凡滋味入于脾而生虫，虫大则动，侵蚀脏腑，遂使小儿心闷。若上蚀腭龈，则口疮出血，齿色紫黑；下蚀肠胃，则下痢肛烂，湿痒生疮。或以走马命名，盖齿属肾，肾气虚才受邪热。疳气直奔上焦，初作口气，名曰臭口；次第齿黑，名曰崩砂；盛则龈烂，名曰溃槽；热血逆出，名曰宣露；甚者牙皆脱落，名曰腐根，其根即腐，齿不复生矣。外证脑热脱削，手足如冰，寒热时作，滑泄肚痛，口臭干渴，牙龈生疮，爪黑面黧，身疼疮疥。

【备考】《婴童百问》有泽泻，无川芎。

30991 地黄丸（《魏氏家藏方》卷七）

【组成】熟干地黄二两（洗） 黄连一两半（去须，瓦上炒） 枳壳一两（去瓤，麸炒黄）

【用法】上为细末，炼蜜为丸，如梧桐子大。每服五十丸，空心米饮送下。

【主治】脏毒。

30992 地黄丸

《活法机要》。为《保命集》卷下"黑地黄丸"之异名。见该条。

30993 地黄丸（《直指》卷二十一）

【异名】补骨脂丸（《医学入门》卷七）。

【组成】大熟地黄（洗，焙） 当归 川芎 辣桂 菟丝子（酒浸三日，晒干，捣末） 大川椒（出汗） 故纸（炒） 白蒺藜（炒，杵去刺） 葫芦巴（炒） 杜仲（姜制，炒去丝） 白芷 石菖蒲各一分 磁石（火烧醋淬七次，研细，水飞）一分半

【用法】上为细末，炼蜜为丸，如梧桐子大。每服五十丸，以葱白温酒空心送下，晚饭前再服。

【主治】劳损耳聋。

【备考】《医统》有芍药三钱。

30994 地黄丸（《朱氏集验方》卷二）

【组成】熟地黄（九蒸）十两 菟丝子（淘洗，酒浸，蒸） 鹿角霜各五两 茯苓 柏子仁各三两 附子一两

【用法】上为末，鹿角胶煮酒为丸。每服百十丸，盐酒任下。

【主治】❶《朱氏集验方》：白浊。❷《得效》：白浊。心肾水火不济，或因酒色，遂至已甚，谓之土淫，盖脾有虚热而肾不足，故土邪干水。

30995 地黄丸

《朱氏集验方》卷七。为《普济方》卷一八八引《余居士选奇方》"地黄煎丸"之异名。见该条。

30996 地黄丸（《痘学真传》卷七引海藏方）

【组成】玄参五分 熟地 当归各七分 黄连 大黄（煨熟） 犀角 木贼 白蒺藜 沙苑蒺藜 蝉退 谷精草 羌活 防风各一钱 甘草 生地 木通各一钱五分

【用法】上为末，炼蜜为丸服。

【主治】痘后目疾生翳。

【方论选录】二地、当归、沙苑以养血滋肾，二黄、犀角、玄参、木通以清火润下，木贼、蒺藜以消翳，蝉退、谷精以轻扬，羌活疏风，甘草和药，凡痘后目疾生翳，皆从血虚火炎，养血清火治其本也，消翳、轻扬、疏风治其标也。

30997 地黄丸（《医方类聚》卷六十九引《王氏集验方》）

【组成】黄芩 生地黄 决明子各等分

【用法】上为细末，炼蜜为丸，如梧桐子大。用苦竹叶煎汤，加沙糖少许，同送下五七十丸，食后、临睡时服。

【主治】风热眼。

30998 地黄丸（《田氏保婴集》）

【组成】天门冬 麦门冬 玄参各三两 甘草 薄荷叶各一两

【用法】上为细末，熬生地黄汁为丸，如樱桃大。每服一丸，温蜜水化下。

【主治】小儿疮疹，口疮，咽喉肿痛，牙疳臭烂。

30999 地黄丸

《普济方》卷二二六引《如宜方》。为《简易方》引《叶氏录验方》（见《医方类聚》卷一五〇）"人参固本丸"之异名。见该条。

31000 地黄丸

《脉因证治》卷四。为《东垣试效方》卷五"地芝丸"之异名。见该条。

31001 地黄丸（《医方类聚》卷二一七引《新效方》）

【组成】生地黄一斤（杵汁，以和生姜滓，晒干为末） 老生姜一斤（杵汁，以和地黄滓，晒干为末） 玄胡索 当归 川芎 白芍药各四两 人参 桃仁各一两半 木香 没药各一两 香附子半斤

【用法】上为末，醋糊为丸，如梧桐子大。每服五七十丸，空心生姜汤送下。

【主治】妇人经水不调，气痞血块，肚腹作疼。

31002 地黄丸（《丹溪心法》卷二）

【组成】地黄（酒蒸熟）一两六钱 槐角（炒） 黄柏（炒） 杜仲（炒） 白芷各一两 山药 山茱萸 独活各八钱 泽泻 牡丹 茯苓各六钱 黄芩一两半 白附子二钱

【用法】炼蜜为丸，如梧桐子大。每服五十丸，空心米汤送下。

【功用】滋阴。

【主治】五痔。

【备考】方中黄芩，《直指·附遗》作黄耆。

31003 地黄丸（《急救仙方》卷三）

【组成】甘菊花 木贼半两 苍术 地黄 枸杞子各三钱 荆芥三钱半

【用法】上为末，炼蜜为丸，如梧桐子大。每服二十丸，食后茶送下。

【功用】去风明目。

【备考】方中甘菊花用量原缺。

31004 地黄丸（《普济方》卷二三一引《经验良方》）

【组成】生干地黄 杏仁 甘草 贝母 麻黄（去节）各等分

【用法】上为细末，炼蜜为丸，如梧桐子大。每服十丸，嚼化。

【功用】润肺出声。

【主治】劳嗽声不出。

31005 地黄丸

《普济方》卷五十。即《圣惠》卷四十一"干地黄丸"。见该条。

31006 地黄丸

《普济方》卷七十九。为《兰室秘藏》卷上"羌活退翳丸"之异名。见该条。

31007 地黄丸

《普济方》卷九十八。为原书同卷引《大全集》"四圣丹"之异名。见该条。

31008 地黄丸（《普济方》卷一九七）

【组成】地黄汁一斤 砒霜（研）半斤 蜡少许

【用法】先将地黄汁于瓷器中暖，候沸，加砒霜，不住手搅，煎令稠，再加蜡相和，为丸如绿豆大。每发时服一丸，井花水送下。未愈，发前更服一丸。

【主治】一切疟疾。

【宜忌】忌热物。

31009 地黄丸（《普济方》卷二二八）

【组成】干地黄 茯苓 玄参各五两 泽泻 薯蓣 山茱萸 桂心 芍药各四两 附子三两

【用法】上为末，炼蜜为丸，如梧桐子大。每服二十丸，加至三十丸，酒送下。以知为度。

【主治】男子妇人劳损虚羸，伤寒冷食少。

31010 地黄丸（《普济方》卷二三二）

【组成】熟干地黄（焙） 桂（去粗皮）各三分 防风（去芦） 乌头（炮裂，去皮脐） 芎劳 桃仁（汤浸，去皮尖，炒，别研） 牛膝（酒浸，切，焙） 石斛（去根） 干姜（炮裂）各五钱

【用法】上除桃仁外，共为末，与桃仁和匀，炼蜜为丸，如梧桐子大。每服二十丸，空心、日午、夜卧温酒送下。

【主治】虚劳羸瘦，不思饮食，脏腑虚冷。

31011 地黄丸

《普济方》卷二八八。为《圣济总录》卷一三一"解毒地黄丸"之异名。见该条。

31012 地黄丸

《普济方》卷三四九。为《圣惠》卷八十"熟干地黄丸"之异名。见该条。

31013 地黄丸

《普济方》卷三六三。为《圣济总录》卷一六七"干地黄丸"之异名。见该条。

31014 地黄丸（《医统》卷七十一）

【组成】生地黄（焙） 黄耆各半两 防风 远志（制） 茯神（去木） 鹿茸（酥炙去毛） 黄芩 瓜蒌各一两 人参 石韦（去毛） 当归各半两 赤芍药四钱

【用法】上为细末。每服二钱，食前米饮调下。

【主治】肾气虚惫，膀胱淋涩。

【备考】本方名，据剂型当作"地黄散"。

31015 地黄丸（《育婴秘诀》卷上）

【组成】山药 山茱萸（酒浸，去核取肉） 熟地黄各三钱 独活 川续断（酒洗） 白茯苓 丹皮 泽泻各二钱

【用法】炼蜜为丸。空心温酒送下。

【功用】补肾。

【主治】小儿痛瘫在左者。此为肝血虚，筋无所养，故筋急拘挛强直。

【加减】手不利，加肉桂；足不利，加牛膝；手足俱不利，并加之，各二钱。

31016 地黄丸（《赤水玄珠》卷二十五）

【组成】人参二钱 怀熟地黄四钱 鹿茸（酒炙） 怀山药 茯苓 丹皮 山茱萸肉各三钱

【用法】上为末，炼蜜为丸，如芡实大。每用一丸，人参汤化下。

【主治】小儿肾元不充，颅解不合。

31017 地黄丸（《眼科全书》卷三）

【组成】熟地二两 当归 赤芍 石斛 藁本 夏枯草 楮实子 青葙子 蔓荆子 草决明 龙胆草 白芍 黄芩各一两 远志（去心） 黄耆各五钱

【用法】上为细末,炼蜜为丸,如梧桐子大。每次三十丸,食后服,一日三次。

【主治】黑风内障。初发时,头旋脑痛,眼涩生花,往来昏黑。

31018 地黄丸(《良朋汇集》卷五)

【组成】熟地 蒺藜各五钱 川芎 人参各三钱 当归一两

【用法】上为末,炼蜜为丸。茶送下。

【主治】拳毛倒睫。

31019 地黄丸(《叶氏女科》卷一)

【组成】熟地黄四两 山药 山茱萸 牡丹皮 茯苓各一两五钱 泽泻 香附(童便制)各一两

【用法】为丸服。

【主治】脾胃虚弱,食少,月经过期者。

31020 地黄丸

《疡医大全》卷十一。为《丹溪心法》卷四"生熟地黄丸"之异名。见该条。

31021 地黄丸(《眼科锦囊》卷四)

【组成】地骨皮 石斛 杏仁 防风 枳实各十二钱 地黄一斤 牛膝十二钱

【用法】上药面糊为丸。每服一钱,白汤送下,一日二次。

【主治】诸般内障。

31022 地黄丸(《医学集成》卷二)

【组成】熟地八两 当归 山药 枣皮 枸杞 巴戟 麦冬 菊花各四两 五味二两

【用法】炼蜜为丸服。

【主治】瞳仁散大。

31023 地黄丸

《饲鹤亭集方》。即《圣济总录》卷五十一"地黄饮"改为丸剂。见该条。

31024 地黄汁(《直指小儿》卷四)

【组成】生地黄汁

【用法】取一分,调发灰半钱,分作两服,食后少顷灌下。

【主治】小儿吐血、衄血。

31025 地黄汤(方出《外台》卷十七引《集验方》,名见《普济方》卷二三三)

【组成】生地黄五两 香豉五合(绵裹) 人参二两 粟米五合 茯苓四两 知母四两 麦门冬(去心)三两 前胡三两 甘草二两(炙)

【用法】上切。以水八升,煮取二升七合,去滓,分四次服。

【主治】虚劳不得眠。

【宜忌】忌海藻、菘菜、芜荑、酢物。

31026 地黄汤(方出《外台》卷三十四引《集验方》,名见《普济方》卷三二七)

【组成】生地黄八两 芍药五两 香豉一升 葱白(切)一斤 生姜四两 甘草(炙)二两

【用法】上切。以水七升,煮取二升半,分三次服。不得重作。

【主治】女人伤于丈夫,四体沉重,嘘吸头痛。

【宜忌】慎房事。

31027 地黄汤(《外台》卷三引《广济方》)

【异名】地黄煎(《圣济总录》卷三十)。

【组成】生地黄(切)一升 升麻 玄参 芍药 柴胡 麦门冬(去心)各八分 贝母六分 竹叶(切)一升 白蜜一合

【用法】上切。以水九升,煮取三升,绞去滓,纳蜜,再上火煎三沸。含咽其汁勿停,中间不妨食。

【主治】天行肺热咳嗽,喉有疮。

【宜忌】忌芜荑、热面、猪犬肉、油腻。

31028 地黄汤(《外台》卷三十三引《广济方》)

【异名】干地黄汤(《圣济总录》卷一五三)。

【组成】干地黄 牛膝 当归各八两 芎劳 卷柏 防风各六两 桂心 牵牛子末各三分

【用法】上切。以水六升,煮取二升三合,去滓,分三服。又别和一分牵牛子末服,如人行四五里更进一服,以快利止。

【主治】妇人久无子断绪,少腹冷疼,气不调。

【宜忌】忌热面、荞麦、炙肉、生葱、芜荑、蒜、黏食等物。

31029 地黄汤(方出《外台》卷三十四引《广济方》,名见《产宝诸方》)

【组成】生地黄汁一升 当归一两(末) 生姜汁三合 酒五合 童便二升

【用法】上和煎三四沸,去滓分服,一日令尽,间食服。

【主治】❶《外台》卷三十四引《广济方》:产后心胸中烦闷,血气涩,肋下妨不能食。❷《产宝诸方》:恶露不快。

31030 地黄汤(方出《圣惠》卷四,名见《圣济总录》卷四十三)

【组成】生地黄一两 葱白五茎 白茅根一两

【用法】上切细。以水一大盏半,煎至八分,去滓,食前分二次温服。

【主治】小肠实热,心中烦闷,小便出血。

31031 地黄汤(《圣惠》卷三十四)

【异名】生地黄汤(《圣济总录》卷一二一)。

【组成】生地黄三两(切) 柳枝(剉)一合 黑豆二合

【用法】将豆及柳枝炒令黄,以无灰酒二盏沃之,即下地黄,更煎五六沸,去滓,热含冷吐。以愈为度。

【主治】齿龈出血。

31032 地黄汤(《圣惠》卷三十八)

【组成】生地黄二两 苦竹茹一两 刺蓟一两 黄芩三分 豉一合 川升麻三分 黄连三分(去须) 栀子仁半两

【用法】上药剉细和匀。每服半两,以水一大盏,煎至七分,去滓,分二次温服,如人行五里再服。

【主治】乳石发动,热盛吐血。

31033 地黄汤(《圣惠》卷六十二)

【组成】生地黄汁一升 川升麻二两 白蔹二两 栀子仁二两 黄连二两 黄柏一两 当归二两 赤芍药二两 射干二两 川大黄二两 甘草二两半(剉)

【用法】上剉细。以水一斗,煮至六升,去滓,下地黄汁,搅令微温,以故帛纳汤中,蘸揭于肿上。

【主治】发背成疮烂坏。

31034 地黄汤(方出《圣惠》卷七十五,名见《圣济总录》卷一五五)

【组成】淡竹茹一两半 生地黄一两半(切) 桂心半两(剉)

【用法】以水一大盏半,煎至一盏,去滓,不拘时候,稍热分为三服。

【主治】妊娠心痛,烦闷不食。

31035 地黄汤(《伤寒微旨论》卷下)

【异名】生地黄汤(《此事难知》)。

【组成】生地黄(自然汁)一升(或末二两重) 生藕(自然汁,如无,用小蓟汁)半升(再无,用小蓟末一两) 虻虫二十个(去足翅,麸炒黄) 桃仁半两 蓝叶一握(切,令干作末) 水蛭十个(麸炒) 干漆半两(炒烟尽) 大黄一两(剉如骰子大)

【用法】入水三升半,慢火熬及二升,放冷,分三服。投一服至半日许,血未下再投之。

【主治】年老及年少气虚弱者患伤寒蓄血。伤寒七八日以后,两手脉沉迟细微,肤冷,脐下满,或喜或妄,或狂躁,大便实而色黑,小便自利者。

【备考】方中干漆用量原缺,据《普济方》补。

31036 地黄汤(《普济方》卷八十一引《护命》)

【组成】防风 羌活 黄芩 黄连 地黄 当归 人参 茯苓各等分

【用法】上为粗末。每服五钱,水一盏半,煎至一盏,食后温服。

【主治】眼昏涩,因病发而久不愈者。

31037 地黄汤

《伤寒总病论》卷三。为《外台》卷二引《小品方》"芍药地黄汤"之异名。见该条。

31038 地黄汤

《圣济总录》卷七。为《圣惠》卷十九"生地黄汁饮子"之异名。见该条。

31039 地黄汤(《圣济总录》卷三十二)

【组成】生地黄二两(切) 甘草(炙,剉) 大黄各半两 升麻三分 车前子一两

【用法】上为粗末。每服五钱匕,水一盏半,煎至八分,去滓,下朴消末一钱匕,搅匀。食后温服,每日三次。先针舌下两边出血。

【主治】伤寒后,心脾虚热,舌根肿塞,喉痹。

31040 地黄汤(《圣济总录》卷四十九)

【组成】生干地黄(切,焙) 赤茯苓(去黑皮) 柴胡(去苗)各一两 射干 甘草(炙,剉) 麦门冬(去心,焙)各半两 半夏(汤洗七遍) 麻黄(去根节) 紫菀(去苗土) 五味子 黄芩(去黑心) 桑根白皮(剉)各三分

【用法】上为粗末。每服三钱匕,水一盏,加生姜一枣大(拍碎),大枣二枚(擘破),煎至七分,去滓温服,不拘时候。

【主治】❶《圣济总录》:肺痿咽燥。❷《普济方》:咳嗽,吐脓血,胸胁胀满短气,羸瘦不思饮食。

31041 地黄汤(《圣济总录》卷五十一)

【组成】生干地黄(焙)一两半 麦门冬(去心,焙) 羚羊角(镑) 槟榔(剉) 牛膝(切,焙) 黄芩(去黑心) 甘草(炙,剉) 丹参 枳壳(去瓤,麸炒) 赤茯苓(去黑皮)各一两

【用法】上为粗末。每服三钱匕,水一盏,煎至七分,去滓温服,不拘时候。

【主治】肾脏实热,心胸烦闷,腹胁胀急,腰重不利。

31042 地黄汤(《圣济总录》卷五十九)

【组成】熟干地黄(剉) 麦门冬(去心,焙)各二两 甘草(炙) 蒺藜子(炒去角)各半两 干姜(炮)一两 桂(去粗皮) 续断各半两

【用法】上为粗末。每服三钱匕,水一盏,煎至七分,去滓温服,日三夜二服。

【主治】消肾。脚胫瘦细,小便数,或赤似血色,脏腑虚冷者。

31043 地黄汤(《圣济总录》卷六十五)

【组成】生干地黄(焙)三分 麻黄(去根节,煎,掠去沫,焙) 黄芩(去黑心) 赤茯苓(去黑皮) 升麻 龙胆(去土) 大黄(剉,炒) 黄连(去须) 桑根白皮(剉,炒)各半两 甘草(炙,剉)一分

【用法】上为粗末。每服三钱匕,水一盏,煎至七分,去滓温服。以利为度。

【主治】咳嗽,大便不通,壅热,口内生疮。

31044 地黄汤(《圣济总录》卷六十九)

【组成】生干地黄(焙) 地骨皮 赤茯苓(去黑皮) 甘草(炙,剉) 大黄(湿纸裹煨,剉) 玄参 黄芩(去黑心) 当归(切,焙) 麦门冬(去心,焙) 藿香(取叶) 升麻 紫菀(去苗土) 桑根白皮(剉)各一两

【用法】上为粗末。每服五钱匕,水一盏半,煎至一盏,去滓温服,不拘时候。

【主治】心肺壅热,上焦不利,吐血,胸中痞,口干。

31045 地黄汤(《圣济总录》卷八十四)

【组成】生地黄汁五合 黄明胶一两 生藕汁三合(如无,即单用地黄汁)

【用法】上先以地黄汁微火煎,令胶消尽,倾瓷器内,下藕汁搅匀,分为二服,不拘时候。

【主治】乳石发脚气,热毒冲上,气急伤肺,或吐血唾血。

31046 地黄汤(《圣济总录》卷八十五)

【组成】熟干地黄(焙)一两一分 芍药 甘草(炙,剉) 麻黄(去根节)各半两 桂(去粗皮) 栝楼实 葛根(剉) 独活(去芦头) 防风(去叉)各三分

【用法】上为粗末。每服三钱匕,水一盏,煎至七分,去滓温服,不拘时候。

【主治】风湿腰痛。

31047 地黄汤(《圣济总录》卷八十六)

【组成】生干地黄(焙) 柴胡(去苗)各一两 石膏二两 栀子仁三分 赤小豆(生)三两 木通(剉)三分

【用法】上为粗末。每服三钱匕,水一盏,加竹叶十四

片,同煎取六分,去滓温服,不拘时候。

【主治】心劳实热,口疮心烦,多笑少力,小便不利。

31048 地黄汤(《圣济总录》卷八十八)

【组成】熟干地黄二两 黄耆(剉) 桂(去粗皮) 甘草(炙) 当归(切,焙)各三两 芍药 黄精(焙干) 黄芩(去黑心)各一两 麦门冬(去心,焙)五两

【用法】上为粗末。每服三钱匕,水一盏,加生姜半分(拍碎),大枣两枚(去核),煎至六分,去滓,空腹温服,日午、夜卧再服。

【主治】虚劳少气,行动喘促,小便过多。

31049 地黄汤(《圣济总录》卷九十四)

【组成】生干地黄(焙)三两 甘草(炙) 白茯苓(去黑皮) 人参 当归(切,焙)各二两 羊肉(去脂,切)三斤

【用法】上六味,前五味剉细。将羊肉用水二斗,煮取汁一斗,去羊肉入诸药,煮取七升,加葱白一把(切),大枣十四枚(擘破),再煮取六升,绞去滓,每温服一盏,不拘时候。

【主治】寒疝心腹痛,汗出厥冷。

31050 地黄汤(《圣济总录》卷九十八)

【组成】熟干地黄(切,焙) 人参 石韦(去毛)各一两 滑石三分 王不留行 冬葵子(炒) 车前子 桂(去粗皮) 甘遂(炒) 木通各半两

【用法】上为粗末。每服三钱匕,水一盏,煎至七分,去滓温服,不拘时候。

【主治】劳淋结涩不通。

31051 地黄汤(《圣济总录》卷一二三)

【组成】生地黄(细切)二两半 竹茹 玄参 鸡苏苗各一两 赤茯苓(去黑皮) 升麻 麦门冬(去心,焙)各一两半

【用法】上除地黄外,为粗末,入地黄拌匀。每服三钱匕,水一盏,煎至五分,去滓,食后、临卧温服;如不能多服,细细含咽。

【主治】咽喉中生疮,唾血不下食。

31052 地黄汤(《圣济总录》卷一二八)

【组成】生地黄汁一合 射干 升麻 黄连(去须) 芒消 白蔹 栀子仁 大黄各半两 甘草 当归各一分

【用法】上将九味剉碎,以水五升,煎至三升,去滓,下地黄汁,更煎三五沸,以故帛三片,浸药汁中,交替拓肿上,每日一二十次。再暖用即愈。

【主治】乳痈。

31053 地黄汤(《圣济总录》卷一三一)

【异名】生地黄汤、黄耆汤(原书卷一八三)。

【组成】生地黄 芍药 升麻 木通 甘草(炙) 大黄(剉,微炒) 知母 人参 赤茯苓(去黑皮) 当归(焙)各一两 黄芩(去黑心) 黄耆各一两半 小麦半升 栝楼根二两 前胡(去芦头)一两半

【用法】上㕮咀,如麻豆。每服五钱匕,用水一盏半,入竹叶七片,煎至八分,去滓,空心温服,晚再服。以愈为度。

【主治】痈疽,虚热大渴。乳石发动。

【加减】如小便不利,除木通;大热,加人参。

31054 地黄汤

《圣济总录》卷一四四。为《千金》卷六"生地黄汤"之异名。见该条。

31055 地黄汤(《圣济总录》卷一五一)

【组成】生干地黄(焙)二两 黄芩(去黑心) 当归(切,焙) 柏叶各一分半 艾叶半分

【用法】上为粗末。每服三钱匕,水一盏,煎至七分,去滓,加蒲黄一钱匕,空心、食前服。

【主治】冲任气虚,经血虚损,月水不断,绵绵不止。

31056 地黄汤(《圣济总录》卷一五一)

【组成】生地黄(切,焙)五两 艾叶 黄芩(去黑心) 当归(切,焙)各二两 地榆四两 伏龙肝 柏叶 生姜(切,焙) 蒲黄各三两

【用法】上为粗末。每服三钱匕,水一盏,煎至七分,去滓温服,日二夜一。

【主治】妇人气血虚损,月水不断,绵绵不已。及妇人经血不止,颜色不定。

31057 地黄汤(《圣济总录》卷一五三)

【组成】地黄(剉,炒) 当归(切,焙) 黄耆(剉) 阿胶(炙令燥)各一两 艾叶(炒,焙)三分

【用法】上为粗末。每服三钱匕,水一盏,加生姜三片,煎至七分,去滓温服,一日三次。

【主治】妇人血伤带下。

31058 地黄汤(《圣济总录》卷一五三)

【组成】熟干地黄 泽兰叶 白茯苓(去黑皮) 人参 五味子 附子(炮裂,去皮脐) 当归(切,炒) 禹余粮(火煅醋淬)各一两

【用法】上为粗末。每服三钱匕,水一盏,煎至七分,去滓,空心、日午、夜卧温服,一日三次。

【主治】妇人先有所脱血,或醉中房劳伤肝,致使月事不来,血枯燥干。

31059 地黄汤(《圣济总录》卷一五七)

【组成】熟干地黄四两 当归(切,焙) 艾叶各二两 芎藭 阿胶(炒令燥) 杜仲(去粗皮,剉,炒) 五加皮各三两

【用法】上剉,如麻豆大。每服五钱匕,水一盏半,煎至一盏,去滓,空心、食前温服。

【主治】妊娠气血衰微,胞脏挟冷,数堕胎。

31060 地黄汤

《圣济总录》卷一五八。为《胎产救急方》引《杨氏产乳》(见《医方类聚》卷二二四)"胶艾汤"之异名。见该条。

31061 地黄汤(《圣济总录》卷一五九)

【组成】生干地黄(切,焙)一两 牛膝(去苗,剉) 芎藭 桂(去粗皮) 朴消(别研)各三分 当归(剉,炒) 蒲黄(别研)各半两

【用法】上为粗末。每服三钱匕,水、酒各半盏,同煎七分,去滓稍热服,连服三五次。

【主治】❶《圣济总录》:妊娠五六月,子死腹中不出。

❷《普济方》:产后五六日,胎衣不出。

31062 地黄汤(《圣济总录》卷一六〇)

【组成】芍药 甘草(炙)各一两 丹参一两半

【用法】上为粗末。每服三钱匕,水一盏,煎至七分,去滓,加地黄汁一合,蜜半合,生姜汁一合,更煎数沸,空腹温服。

【主治】产后脐腹疼,余血未尽,不进饮食。

31063 地黄汤(《圣济总录》卷一六一)

【组成】生地黄汁 竹沥各半升 独活(去芦头)一两半

【用法】将独活为粗末。每服三钱匕,水一盏,煎至六分,加地黄汁、竹沥各一合,再煎取七分,去滓温服,不拘时候。

【主治】产后中风,口面㖞僻,语涩不利。

31064 地黄汤(《圣济总录》卷一六二)

【组成】熟干地黄(焙)一两一分 萆薢 附子(炮裂,去皮脐)各三分 干漆(炒烟出) 麻黄(去根节) 细辛(去苗叶) 防风(去叉) 羌活(去芦头) 当归(切,焙)各一两 蜀椒(去目并闭口者,炒出汗)半两

【用法】上剉,如麻豆大。每服三钱匕,水一盏,煎至七分,去滓温服,不拘时候。

【主治】产后中风偏枯。

31065 地黄汤(《圣济总录》卷一六三)

【组成】熟干地黄(焙) 附子(炮裂,去皮脐) 当归(切,焙)各一两 人参 柴胡(去苗) 白茯苓(去黑皮) 芎䓖各三分 肉苁蓉(切,酒洗,焙) 黄耆(剉)各一两 芍药三分

【用法】上为粗末。每服二钱匕,水一盏,煎至七分,去滓温服,不拘时候。

【主治】产后虚热不解,烦倦无力,困瘁。

31066 地黄汤(《圣济总录》卷一八〇)

【组成】生地黄汁 桑根白皮汁各一合

【用法】上入蜜半合,同煎十余沸。每服二分,一日三次。

【主治】小儿口疮。

31067 地黄汤(《医学纲目》卷三十七引《婴孩妙诀》)

【组成】生地 赤芍药 当归 川芎各等分

【用法】上㕮咀。水煎,去滓服。

【主治】小儿荣中热及肺痈,鼻衄生疮,一切丹毒。

【加减】如鼻衄,临熟加生蒲黄少许;生疮,加黄耆等分;丹毒,加防风等分。

【备考】本方方名,《保婴撮要》引作"地黄散"。

31068 地黄汤

《鸡峰》卷九。为《圣惠》卷二十七"地黄金粉散"之异名。见该条。

31069 地黄汤(《鸡峰》卷十)

【组成】生干地黄一两一分 芍药 牡丹皮各四分 玄参三分

【用法】上为粗末。每服二钱,水一盏,煎至六分,去滓,食后、临卧温服。

【主治】衄血。

【加减】伏热者,以犀角代玄参。

31070 地黄汤(《本事》卷五)

【组成】生干地黄二两半 桑白皮(洗净,蜜炙黄)一

两 磁石(捣碎,水淘二三十次,去尽赤汁为度)二两 枳壳(去瓤,细切,麸炒黄) 羌活(去芦) 防风(去叉股) 黄芩(去皮) 木通(去粗皮) 甘草(炙)各半两

【用法】上为粗末。每服四钱,水一盏半,煎至七分,去滓,一日二三次,不拘时候。

【主治】❶《本事》:男子二十岁,因疮毒后肾经热,右耳听事不真,每心中不快则觉转重,虚鸣疼痛。❷《医方类聚》引《经验良方》:耳内出脓。

【方论选录】《本事方释义》:生干地黄气味苦寒微苦,入手足少阴;桑白皮气味苦辛平,入手太阴;磁石气味辛温,入足少阴;枳壳气味苦寒,入足太阴;羌活气味苦甘平,入足太阳;防风气味辛甘微温,入足太阳;黄芩气味苦寒,入足少阳、阳明;木通气味苦平,入手太阳,能泄丙丁之火;甘草气味甘平,入足太阴。此因男子少壮发疮毒后,肾经留热,右耳听事不真,心中常快怏不快,转觉重虚,耳鸣或疼痛,故以重镇之药,苦降之品,佐以辛散升腾,则升降和平,病自减矣。

31071 地黄汤(《陈素庵妇科补解》卷二)

【组成】芎 归 白芍 熟地 参 苓 术 苍术 陈皮 香附 黄耆 麦冬 杜仲 黄芩 大枣

【功用】养胃。

【主治】妊娠六月,胎动不安。

31072 地黄汤(《陈素庵妇科补解》卷五)

【组成】川芎 黄芩 赤芍 牡蛎 生地 牛膝 陈皮 车前子 甘草 黄耆 人参 滑石 归须 黄连 香附 蜂房 蒲黄(半生半炒)

【主治】产后血虚,为热所乘,小便出血。

【方论选录】补按:是方以清热为主。用黄连、黄芩之苦寒以清上中二焦之热;用滑石、车前之甘淡以清下焦沟渎之热;四物之苦温酸寒以凉血养血;人参、耆、草之甘温以益气除热;牡蛎、蒲黄之涩以止血;香附、陈皮之辛温苦以行气,兼治胇中之滞血,而蜂蜜之甘寒以滋肺生津,亦清热药中之一小补也。

31073 地黄汤(《三因》卷八)

【组成】麦门冬(去心) 生地黄(干)各五两 人参 茯苓 芍药各三两 萎蕤四两 石膏六两 远志(去心)十两 甘草三两 白术三两

【用法】上剉散。每服四钱,水一盏半,煎七分,去滓,不拘时服。

【主治】脉实极。气衰血焦,发落,好怒,唇舌赤,甚则言语不快,色不泽,饮食不为肌肤。

31074 地黄汤

《女科百问》卷上。为《普济方》卷三一八引《圣惠》"小柴胡加地黄汤"之异名。见该条。

31075 地黄汤(《袖珍》卷三引《济生》)

【组成】生地黄(洗) 赤茯苓(去皮) 玄参(洗) 石菖蒲 人参(去芦) 黄耆(去芦) 远志(去心,甘草煮) 甘草(炙)各一两

【用法】上㕮咀。每服四钱,水一盏,加生姜五片煎服,不拘时候。

【主治】肾劳实热,腹胀耳聋,常梦见大水。

31076 地黄汤(《直指》卷七)

【组成】生地黄(洗,焙) 川芎各一两 半夏(制) 甘草(炙)各三分 南星(汤洗七次) 芍药 白芷 茯苓 北梗 前胡 知母 人参各半两

【用法】上剉。每服三钱匕,加生姜五片,乌梅一个,水煎服。

【主治】呕吐脓血。

31077 地黄汤(《朱氏集验方》卷一引刘立之《已效方》)

【组成】熟地黄四两 川当归二两 北芍药 川芎 川牛膝 三奈子各一两 杜仲(姜制)半两

【用法】上㕮咀。每服三钱,水一盏半,煎至八分,不拘时服。

【主治】穿心脚气。

31078 地黄汤(《普济方》卷三六〇引《傅氏方》)

【组成】赤芍三钱 当归二钱 桂心一钱 茯苓二钱 山药三钱 芷梢二钱 粉草三钱 生地黄三钱

【用法】上为末。每服半钱,生地黄汤调下。

【主治】初生婴儿吞恶血。

31079 地黄汤

《普济方》卷二十七。为《圣济总录》卷四十九"干地黄汤"之异名。见该条。

31080 地黄汤

《普济方》卷二十七。为《外台》卷十引《删繁方》"干地黄煎"之异名。见该条。

31081 地黄汤

《普济方》卷三十。为《圣惠》卷二十六"干地黄散"之异名。见该条。

31082 地黄汤

《普济方》卷三十二。为《圣济总录》卷五十三"干地黄汤"之异名。见该条。

31083 地黄汤

《普济方》卷三十五。即《圣济总录》卷四十七"干地黄汤"。见该条。

31084 地黄汤(《普济方》卷二二九)

【组成】生地黄汁半斤 蜜三合 青蒿汁三合

【用法】上药相和。温服一合,不拘时候,宜顿服之。

【主治】热劳咳嗽,四肢无力,不能饮食。

31085 地黄汤

《普济方》卷二三七。为《圣济总录》卷九十三"干地黄汤"之异名。见该条。

31086 地黄汤

《普济方》卷三四六。为《外台》卷三十四引《广济方》"生地黄汤"之异名。见该条。

31087 地黄汤

《普济方》卷三四八。为方出《外台》卷三十四引《广济方》,名见《圣惠》卷八十"荷叶散"之异名。见该条。

31088 地黄汤

《普济方》卷三五三。为《三因》卷十八"熟地黄汤"之异名。见该条。

31089 地黄汤(《普济方》卷三六一)

【异名】地黄茵陈汤(《幼幼发挥·附方》)。

【组成】赤芍药 川芎 当归 天花粉 猪苓 赤茯苓 泽泻 甘草 山茵陈各等分

【用法】上㕮咀。加生地黄水煎,子母同服。

【主治】胎受母热毒,生下遍身面目俱黄,身热,大便秘,小便黄色,多啼不乳。

【备考】《片玉心书》有木通。

31090 地黄汤(《普济方》卷三六五)

【组成】黄芩 生地黄各等分(一方加赤芍药,甘草)

【用法】上㕮咀。每服一大钱,水半盏,煎三分,去滓服。

【主治】小儿舌苔黄,出血,舌肿,舌裂,舌生芒刺,舌卷,舌黑,舌赤等诸舌病。

【备考】如舌干燥者,与调胃承气汤、人参白虎汤并服。

31091 地黄汤(《医学入门》卷八)

【组成】生地 芍药 白术 黄柏各一钱 地榆五分

【用法】水煎,温服。

【主治】血痢疼痛。

31092 地黄汤(《准绳·类方》卷五)

【异名】地黄散(《景岳全书》卷五十六)。

【组成】干地黄 甘草(炙) 麻黄(去节)各一两

【用法】上㕮咀。用酒三升,水七升,煎至四升,去滓,分作八服,每日二次,不拘时候。

【主治】中风四肢拘挛。

31093 地黄汤

《准绳·女科》卷四。为《普济方》卷一九〇引《经验良方》"地黄散"之异名。见该条。

31094 地黄汤

《准绳·女科》卷四。为《圣济总录》卷一五八"地黄酒"之异名。见该条。

31095 地黄汤(《慈幼新书》卷六)

【组成】熟地 当归 防风 蝉蜕 羌活 元参 大黄 黄连 白蒺藜 沙苑蒺藜 犀角 炙甘草 谷精草 木贼草

【用法】上为末。羊肝煎汤调食。

【主治】小儿痘疮。

31096 地黄汤

《证治宝鉴》卷三。即《小儿药证直诀》卷下"地黄丸"改为汤剂。见该条。

31097 地黄汤

《法律》卷三。即《千金》卷八"地黄煎"。见该条。

31098 地黄汤(《嵩崖尊生》卷十四)

【异名】凉血地黄汤(《胎产心法》卷上)。

【组成】生地三钱 紫菀 知母 白术各一钱 陈皮四分 麦冬二钱 当归二钱 天冬一钱 甘草四分 黄芩一钱半 犀角八分

【用法】水煎服。

【主治】妊娠咳血。

【加减】喘,加瓜蒌仁一钱。

31099 地黄汤(《竹林女科》卷一)

【组成】白芍 生地黄 当归身 川芎各一钱 羌活 防风 柴胡 荆芥穗(炒黑) 升麻(炒) 甘草各七分 黄芩(酒炒) 黄连(姜汁炒) 黄柏(酒炒) 藁本 蔓荆子各五分 红花 细辛各一分

【用法】水煎,空心服。

【功用】清热以清其源。

【主治】崩漏初止。

31100 地黄汤（《霉疮新书》）

【组成】地黄 牙皂 木瓜 独活 当归 川芎 大黄 黄芩 黄连 甘草 土茯苓自十钱至十五钱

【用法】以水八合,煮取四合服。若渴者,以水一升,煮取七合服。

【主治】杨梅疮。

【备考】方中自地黄至甘草用量原缺。

31101 地黄汤

《女科秘旨》卷四。为《兰室秘藏》卷中"凉血地黄汤"之异名。见该条。

31102 地黄汤（《不知医必要》卷二）

【组成】熟地四钱 淮山药（炒） 杞子 茯苓各二钱 萸肉一钱五分 丝饼三钱

【主治】肾虚耳聋。

【加减】肾有火邪,去杞子、丝饼,加泽泻一钱五分,黄芩、知母各一钱。

31103 地黄饮

《医心方》卷三。即《外台》卷六引《广济方》"地黄饮子"。见该条。

31104 地黄饮（方出《圣惠》卷六,名见《圣济总录》卷六十八）

【异名】五汁汤（《普济方》一九〇）。

【组成】生藕汁二合 生地黄汁二合 刺蓟根汁二合 牛蒡根汁二合 生蜜一合 生姜汁半合

【用法】上药汁调和令匀,每服一小盏,不拘时候温服。

【主治】肺壅热极,肺胀喘,吐血不止。

31105 地黄饮（《养老奉亲》）

【组成】生地黄半斤（研如水,取汁）

【用法】煎作膏。空心渐食之,每日一次。

【主治】老人咳嗽烦热,或唾血气急,不能食。

【备考】本方方名,据剂型当作"地黄膏"。

31106 地黄饮（《圣济总录》卷二十九）

【组成】生地黄汁二合 蜜二合

【用法】上搅匀,顿服。

【主治】伤寒鼻衄。

31107 地黄饮

《圣济总录》卷四十七。为原书卷二十九"生地黄饮"之异名。见该条。

31108 地黄饮（《圣济总录》卷五十一）

【异名】地黄饮子（《宣明论》卷二）。

【组成】熟干地黄（焙） 巴戟天（去心） 山茱萸（炒） 肉苁蓉（酒浸,切,焙） 附子（炮裂,去皮脐） 石斛（去根） 五味子（炒） 桂（去粗皮） 白茯苓（去黑皮）各一两 麦门冬（去心,焙） 远志（去心） 菖蒲各半两

【用法】上剉,如麻豆大。每服三钱匕,水一盏,加生姜三片,大枣二枚（擘破）,同煎七分,去滓,食前温服。

【主治】瘖痱证。舌强不能言,足废不用;及产后麻瞀。

❶《圣济总录》:肾气虚厥,语声不出,足废不用。❷《证治宝鉴》:中风肾虚者。❸《胎产心法》:产后麻瞀。

【宜忌】《兰台轨范》:风气甚而有火多痰者忌服。

【方论选录】❶《法律》:肾气厥,不至舌下,乃脏真之气不上荣于舌本耳。至其浊阴之气必横格于喉舌之间,吞咯维艰,昏迷特甚,又非如不言之证,可以缓调。方中所用附、桂、巴、苏,原为驱逐浊阴而设,用方者不可执己见而轻去之也。❷《医方集解》:此手足少阴、太阴、足厥阴药也。熟地以滋根本之阴;巴戟、苁蓉、官桂、附子以返真元之火;石斛安脾而秘气;山茱温肝而固精;菖蒲、远志、茯苓补心而通肾脏;麦冬、五味保肺以滋水源,使水火相交,精气渐旺而风火自息矣。

【临床报道】❶瘖:《校注妇人良方》一妇人忽然不语半年矣,诸药不应,两尺浮数,先用六味丸料加肉桂,数剂稍愈。乃以地黄饮子三十余剂而瘳。《洄溪医案》新郭沈又高续娶少女,未免不节,忽患气喘,厥逆、语涩、神昏,手足不举。医者以中风法治之,病益甚。余诊之曰:此《内经》所谓瘖痱证也。少阴虚而精气不续,与大概偏中风、中风、痰厥、风厥等病绝不相类。刘河间所立地黄饮子,正为此而设,何医者反忌之耶?一剂而喘逆定,神气清,声音出,四肢震动。三剂而病除八九,调以养精益气之品而愈。❷神经衰弱:《浙江中医杂志》[1982,(3):125]沈某,男,45岁。由于思想长期紧张,致心悸不宁,头晕,腰酸,失眠,每晚需服安眠药。后病情加重,精神恍惚,记忆力衰退,耳鸣,心烦,畏冷,夜尿频清,面热,舌质红、苔薄,脉细弱稍数,此为肾阴亏虚,阴损及阳,阴阳失衡,心肾失交之症。处方:生熟地各15克,苁蓉15克,山萸肉、石斛、麦冬、巴戟天、柏子仁各10克,五味子8克,肉桂粉3克（吞）,制附子、炙远志、石菖蒲各5克,白茯苓30克,龙眼肉3枚。5剂后好转,加减续投,共50剂而愈。❸眩晕:《当代医学》[2010,16(2):152]用地黄饮子加减治疗肾精不足型眩晕60例,服药15~30天,结果:痊愈8例,显效35例,有效15例,无效2例,总有效率96.7%,与西药对照组（30例）相比,差异有显著性（P<0.05）。❹中风:《新中医》[2008,40(6):81]用本方治疗中风128例,结果:痊愈103例,好转25例,总有效率100%。❺中风后遗症:《中医药信息》[2004,21(4):31]用本方对52例脑卒中后遗症患者进行了疗效观察,结果:基本痊愈13例（25%）,显效24例（46.1%）好转13例（25%）,无效2例（3.8%）,总有效率为96.2%,表明地黄饮子可显著恢复患者肢体运动及语言功能。❻脑血管性痴呆:《中国民间疗法》[2004,12(3):51]用本方治疗脑血管性痴呆36例,疗程6周。结果:1例临床基本控制,12例显效,16例有效,7例无效,总有效率为80.56%。西药对照组总有效率为47.06%。治疗组疗效显著优于对照组（P<0.05）。❼心绞痛:《中国中医药科技》[2002,9(6):325]对冠心病心绞痛病人用地黄饮子治疗后,患者NO、NOS、SOD都明显升高,心绞痛总有效率为94%,心电图改善总有效率为72%,动态心电图缺血性ST-T改变的时间明显缩短,与单硝酸异山梨酯治疗的对照组相比,有明显差异（P<0.05）。❽糖尿病性周围神经病变:《陕西中医》[2005,26(3):197]用本方加减治疗糖尿病性周围神经病变36例,结果:治疗组总有

效率88.9%,西药对照组总有效率60%,有显著性差异(P<0.05)。

【现代研究】❶抗老年痴呆作用:《中医药学报》[2010,38(2):19]通过对老年性痴呆(AD)模型大鼠的研究发现,地黄饮子对β淀粉样蛋白(Aβ25—35)诱导的PC12细胞损伤有保护作用,可减轻细胞的损伤,减少损伤所致的细胞死亡,从而延缓或减轻AD的发生。《中医药学报》[2005,33(4):28]观察到本方能够改善AD模型大鼠的定位航行学习记忆能力,缩短模型大鼠在水迷宫中定位航行实验逃避潜伏期,提示本方对AD模型大鼠的智力有改善作用。❷对局灶性脑缺血损伤的保护作用:《山东中医药》[2006,46(4):28]给脑缺血模型大鼠灌饲地黄饮子,可显著减轻其神经功能障碍及脑组织病理损伤,明显降低脑组织含水量,从而对缺血损伤脑组织起保护作用。

【备考】本方改为丸剂,名"地黄丸"(见《饲鹤亭集方》)。《宣明论》地黄饮子加薄荷同煎,不拘时候服。

31109 地黄饮(《圣济总录》卷六十一)

【组成】地黄半斤(肥嫩者,洗,劈碎) 黄雌鸡一只(去皮毛肠胃,剉细)

【用法】用水一斗,煮至三升,去滓,一日内徐徐服尽。宜先烙大椎,次烙风府及手心,更灸后心、天窗百壮。

【主治】面目俱青,好向暗处眠卧,不欲见明,手寻衣服,状如鬼神,望见黄花生者,此名鸡黄。

31110 地黄饮(《圣济总录》卷六十八)

【组成】生干地黄(焙)五两 王不留行 牡丹皮各二两 赤芍药 萆薢各四两 麦门冬(去心,焙) 续断 牛膝(切,焙) 阿胶(炙燥)各三两 蛴螬(研)五枚

【用法】上除蛴螬外,为粗末,以生地黄汁三升,赤马通汁三升,并蛴螬同煎至三升半,去滓,空心、食前分六次温服。

【主治】忽吐血一两口。

31111 地黄饮(《圣济总录》卷六十八)

【异名】地黄煎(《直指》卷二十六)。

【组成】生地黄八两(研取汁) 鹿角胶一两(炙燥,碾为末)

【用法】上先以童便五合,于铜器中煎,次下地黄汁及胶末,搅令匀,煎令熔,十沸后,分作三次服。当止。

【主治】肺损吐血不止。

【备考】《直指》本方用法:加姜汁少许调下。

31112 地黄饮(《圣济总录》卷九十二)

【组成】生地黄汁 生麦门冬汁 蜜各二合 竹沥一合 石膏二两半(研) 人参 芎藭 黄芩(去黑心)各一两半 当归(切,焙) 桂(去粗皮)各二两 麻黄(去根节)一两 甘草(炙,剉)一两半

【用法】上除地黄、麦门冬、竹沥、蜜外,并为粗末。每服五钱匕,水一盏半,煎至一盏,下地黄等汁各半合,再煎一二沸,去滓,分二次服,空腹、食后各一次。

【主治】精极。脏腑俱损,遍身虚热,骨节烦疼。

31113 地黄饮(《圣济总录》卷九十六)

【组成】地黄汁一升 生姜汁一合

【用法】上并取自然汁相和,分作三服。每服煎一沸温服,自早至日中服尽。

【主治】❶《圣济总录》:小便出血。❷《直指》:骨蒸劳热,咯血。

31114 地黄饮

《圣济总录》卷一五二。为《千金》卷四"生地黄汤"之异名。见该条。

31115 地黄饮(《圣济总录》卷一五五)

【组成】生干地黄(焙) 人参 当归(切,焙) 桑寄生 芍药 赤茯苓(去黑皮) 桔梗(剉,炒)各一两 桂(去粗皮) 钩藤(剉) 甘草(炙,剉)各半两

【用法】上为粗末。每服三钱匕,水一盏,加生姜三片,大枣一枚(擘),煎至七分,去滓温服,一日三次。

【主治】妊娠心腹痛,面青汗出,闷喘无力。

31116 地黄饮(《圣济总录》卷一六○)

【组成】生地黄汁 童便各半盏。

【用法】上药相和,煎七分温服,相次更煎服之。

【主治】产后血晕烦闷。

31117 地黄饮(《圣济总录》卷一六○)

【组成】生地黄(肥嫩者)半斤

【用法】上捣取自然汁。每服半盏,煎令沸服之。未效再服。

【主治】❶《圣济总录》:产后血晕,心闷气绝。❷《赤水玄珠》:衄血,吐血,经闭。

31118 地黄饮(《圣济总录》卷一六三)

【组成】生地黄汁二盏 当归(切,焙,捣末)二两 酒生姜汁各半盏 童便一盏 人参(捣末)一两

【用法】上将四汁相和。每服用汁半盏,水半盏,入当归、人参末各半钱,同煎至七分,空心、日午、临卧温服。

【主治】产后血气不利,心胸烦闷,胁肋胀满。

31119 地黄饮(《圣济总录》卷一六三)

【组成】熟干地黄(焙) 当归(切,焙) 人参 白术 白茯苓(去黑皮) 乌药(剉) 沉香(剉) 青橘皮(汤浸,去白,焙) 甘草(炙,剉) 桂(去粗皮)各一两

【用法】上咬咀,如麻豆大。每服五钱匕,水一盏半,加生姜三片,大枣二枚(擘破),同煎至八分,去滓温服,一日三次,不拘时候。

【主治】产后短气,呼吸促迫。

31120 地黄饮

《普济方》卷三四六。即《云岐子保命集》卷下"地黄散"。见该条。

31121 地黄饮

《普济方》卷三四六。为《圣济总录》卷一六○"生地黄饮"之异名。见该条。

31122 地黄饮

《丹溪心法附余》卷十一。即《卫生宝鉴》卷十"地黄散"。见该条。

31123 地黄饮(《金鉴》卷七十四)

【组成】生地 熟地 何首乌(生)各三钱 当归二钱 丹皮 黑参 白蒺藜(炒去刺) 僵蚕(炒)各一钱五分 红花 甘草(生)各五分

【用法】水煎,早、晚服。

【主治】血风疮,血燥痒盛不眠。

【备考】方中丹皮,《医钞类编》作"丹参"。

31124　地黄饮

《医林纂要》卷四。为《简易方》引《家宝方》(见《医方类聚》卷一二五)"地黄饮子"之异名。见该条。

31125　地黄饮

《产孕集》卷上。为《普济方》卷三一二引《肘后方》"地黄酒"之异名。见该条。

31126　地黄饮

《丸散膏丹集成》。即《准绳·幼科》卷一"地黄饮子"。见该条。

31127　地黄面

《本事》卷七引崔元亮《海上方》。为《外台》卷七引《古今录验》"地黄馎饦"之异名。见该条。

31128　地黄饼(《圣济总录》卷一一九)

【异名】地黄饼子(《御药院方》卷九)。

【组成】地黄五斤

【用法】上净择去苗后,于甑内蒸,先铺布一重,以土一层密闭令熟,出晒干,如此经三度,以生地黄汁二升洒之,却晒干,然后捣为饼子。含化。

【功用】治齿,生津液,乌髭鬓。

【主治】牙齿痛。

31129　地黄酒(《普济方》卷三一二引《肘后方》)

【异名】地黄饮(《产孕集》卷上)。

【组成】生地黄(洗、切、研)八两　酒三升

【用法】上共煎数沸,去滓。每次温服一盏,不拘时候。

【主治】跌打损伤,妊娠下血,腰腹疼痛。

❶《普济方》引《肘后方》:倒仆筋蹴,不得舒展,及瘀血不散。马坠。❷《千金》:妊娠下血不止。及落身后血。❸《普济方》:妊娠腰痛,腹中痛。

【备考】《千金》注文云:姚大夫加黄雌鸡一头,治如食法;崔氏取鸡血和药中服。

31130　地黄酒(《千金》卷三)

【组成】地黄汁一升　好曲一斗　好米二升

【用法】上先以地黄汁渍曲令发,准家法酝之至熟,封七日,取清服之,常使酒气相接,勿令断绝。未产前一月,当预酿之,产讫,蓐中服之。先服羊肉当归汤三剂,乃服之佳。

【主治】产后百病。

【宜忌】慎食蒜、生冷、酢、滑、猪、鸡、鱼。夏三月热不可合,春秋冬宜得合。

【方论选录】《千金方衍义》:方中地黄寒滞,得曲蘖发之,滋养血虚之良法。

【备考】《千金翼》本方用法:生地黄汁一石,煎取五斗,冷渍曲发,先淘米晒干,欲酿时,别煎地黄汁,渍米一宿,漉干炊酿,一如家酿法,拌馈亦以余汁,酘酘皆然,其押出地黄干滓,亦如米炊酿之,酒熟讫封七日押取,每次温服一盏,常令酒气相接。服之百日,肥白疾愈。

31131　地黄酒(《外台》卷十七引《崔氏方》)

【组成】生地黄(肥大者)一石二斗(捣,以生布绞取汁四斗四升)　杏仁一斗(去皮尖双仁,熬,捣末)　大麻子一斗

(熬,捣末)　糯米一石(晒干)　上曲一斗五升(晒干,剉细)

【用法】上先以地黄汁四斗四升,浸曲候发,炊米二斗作饭,冷暖如人肌,酸曲汁中和之,候饭消,更炊米一斗作饭,酘如前法;又取杏仁、麻子末各一升二合半,和饭搅之酘曲汁中,待饭消,依前炊米饭一斗,以杏仁、麻子末各一升二合半,一如前法酘之。凡如此可八酘讫,待酒发定,封泥二七日,压取清。每温饮一升,渐加至二升,一日二次。

【功用】令人充悦能食,益气力,轻身明目,久服去万病,令人有子。

【主治】虚羸。

【宜忌】忌芜荑。

31132　地黄酒(《圣惠》卷四十四)

【组成】生干地黄一斤(细切)　白杨树皮半斤(剉)　生姜二两(碎切,炒熟)　大豆半斤(炒令熟)

【用法】上用绢袋盛,以清酒一斗,于瓷瓶中浸,密封,经七日开。每服一小盏,食前温服。

【主治】腰脚疼痛。

31133　地黄酒(《圣惠》卷七十九)

【组成】生地黄汁半小盏　益母草汁半小盏

【用法】加酒一小盏相和,煎三五沸,分为三服,频频服之。

【主治】产后崩中,下血不止,心神烦乱。

31134　地黄酒(《圣惠》卷八十)

【组成】生地黄汁一升　生姜汁一合　清酒二升

【用法】先煎地黄汁三五沸,次入生姜汁并酒,更煎三两沸。每温服一中盏,一日三次。先服紫汤,后服本方。

【功用】逐血调中。

【主治】产后血晕。

31135　地黄酒(《圣惠》卷九十五)

【组成】肥地黄一斤(捣碎)　糯米五斗(熟炊)　面曲五斤(捣碎)

【用法】上三味相和,于盆中熟捣,纳于不津瓮中,密封,春、夏三七日,秋、冬五七日,日满启之。当中有一盏绿汁,是其精也,宜先酌饮之。余以生布绞取,置器中,任性饮之,续酿使其相接,不过三剂,发黑。若以新牛膝捣绞,取汁三升,用拌馈,则变白更愈矣。

【功用】❶《圣惠》:补益乌发。❷《本草纲目》:补虚弱,壮筋骨,通血脉,治腹痛,变白发。

31136　地黄酒(《圣济总录》卷五十三)

【组成】生地黄一石(洗、切)

【用法】上捣取自然汁,绞去滓,用酒二斗和匀,同于瓷石器中,煎熟为度,瓷器盛贮。每温饮一盏,不拘时候。

【主治】骨髓虚冷疼痛。

31137　地黄酒(《圣济总录》卷一四四)

【组成】生地黄汁半升　酒一升　桃仁(去皮尖双仁,炒)　牡丹(去心)　桂(去粗皮)各一两

【用法】上以后三味为细末,与前二味一处煎熟,去滓,每服温饮一盏,不拘时候。

【主治】伤损瘀血在腹。

31138　地黄酒(《圣济总录》卷一四五)

【组成】生地黄汁一升　酒一升　桃仁(去皮尖,别研膏)一两

【用法】上先将地黄汁并酒煎令沸,下桃仁膏,再煎数沸。每温服一盏,不拘时候。

【主治】倒仆蹴损筋脉。

【备考】本方方名,《普济方》引作"桃仁地黄酒"。

31139 **地黄酒**(《圣济总录》卷一五八)

【异名】地黄汤(《准绳·女科》卷四)。

【组成】生地黄(以铜竹刀切,炒)半两 蒲黄(炒) 生姜(切,炒)各一分

【用法】上以无灰酒三盏,于银器内同煎至二盏,去滓,分三次温服,未下更服。

【主治】妊娠堕胎,胞衣不出。

31140 **地黄酒**(《本事》卷一)

【组成】熟干地黄(酒洒,九蒸九晒,焙干)四两 附子(炮,去皮脐) 茵芋(去梗,剉,炒用) 羌活(去芦) 防风(去叉股) 芎藭各一两 石斛(洗,去根)二两 丹参二两半 牛蒡根二两半 牛膝(酒浸,水洗,焙) 杜仲(去皮,剉如豆,炒令黑) 桂枝(不见火)各一两半 大麻子(去皮)一升

【用法】上剉细,入绢袋盛,宽贮之,用无灰酒一斗五升,封渍七日。逾日空心、食前饮一盏。常醺勿令吐。

【主治】风在肝脾,语謇脚弱,大便多秘。

31141 **地黄酒**(《医学心悟》卷三)

【组成】生地二两 黄柏 苦参 丹参 萆薢 菊花 银花 丹皮 赤芍 当归 枸杞子 蔓荆子 赤茯苓各一两 秦艽 独活 威灵仙各五钱 桑枝一两五钱 乌梢蛇(去头尾)一具

【用法】上用好头生酒五十斤煮,退火七日用。

【功用】清湿热,祛风邪。

【主治】疬风。

31142 **地黄酒**(《惠直堂方》卷一)

【组成】熟地八两 枸杞四两 首乌四两(黑豆蒸) 米仁四两(炒) 当归三两 白檀香三钱(或沉香末一钱) 龙眼肉三两

【用法】陈酒三十斤,浸七日可服。饮完,滓捣碎再浸。临卧温服,随量饮之。如一升之量,只可饮二合,不可过。

【主治】虚证不睡。

31143 **地黄散**(《普济方》卷一八九引《肘后方》)

【组成】干地黄 龙脑薄荷各等分

【用法】上为细末。冷水调下。

【主治】鼻衄,及膈上盛热。

31144 **地黄散**(《外台》卷二十九引《深师方》)

【组成】干地黄十分 桂心 干姜 芎藭 甘草(炙) 当归各二分 芍药五分

【用法】上为散。每服方寸匕,食前以酒送下,一日三次。

【功用】补绝复伤。

【主治】蹉跌。

31145 **地黄散**(方出《千金》卷二,名见《产孕集》卷上)

【组成】干地黄(捣末)

【用法】以三指撮,酒送下,不过三服。

【主治】漏胞,妊娠血下不止。

31146 **地黄散**(方出《千金》卷二,名见《圣济总录》卷一五四)

【异名】干姜地黄散(《张氏医通》卷十五)。

【组成】干地黄四两 干姜二两

【用法】上药治下筛。每服方寸匕,酒送下,一日二三次。

【主治】妇人血少气寒,胎漏腹痛。

❶《千金》:妊娠血下不止。❷《圣济总录》:胎漏腹痛。❸《鸡峰》:妇人血少气寒,面色青白。

31147 **地黄散**(方出《千金》卷六,名见《普济方》卷一八九)

【异名】生地黄饮。

【组成】生地黄八两 蒲黄一升 地骨皮五两 黄芩 芍药 生竹茹各三两

【用法】上㕮咀,以水八升,煮取二升七合,分三次温服。

【主治】劳热所致大便出血,及口鼻皆出血,血上涌,心胸气急。

31148 **地黄散**(方出《千金》卷十九。名见《圣济总录》卷五十三)

【组成】豉二升 地黄八斤

【用法】上蒸二次,晒干为散。每服二方寸匕,食后以酒一升送下,一日二次。

【主治】虚劳冷,骨节疼痛无力;亦治虚热。

31149 **地黄散**(《千金》卷十九)

【组成】生地黄三十斤

【用法】上切细晒干,又取生者三十斤,捣取汁渍之,令相得,出晒干,九复如是,为末。每服方寸匕,酒送下,勿令绝。

【功用】益气调中,补绝,令人嗜食,除热。

【方论选录】《千金方衍义》:《本经》言地黄治伤中,逐血痹。作汤以除寒热积聚,疗折跌绝筋,生者尤良。此用生者九晒九捣,并不经火,深得《本经》之奥。

31150 **地黄散**(方出《妇人良方》卷二十引《千金》,名见《普济方》卷三五二)

【组成】生干地黄一两 乌贼骨二两

【用法】上为细末。每服二钱匕,空心温酒调下。

【主治】产后血瘕。

31151 **地黄散**(《圣惠》卷二十七)

【组成】生干地黄一两 黄芩一两 白芍药一两 阿胶二两(捣碎,炒令黄燥) 当归一两 伏龙肝二两

【用法】上为细散。每服二钱,以糯米粥饮调下,不拘时候。

【主治】虚劳吐血不止。

31152 **地黄散**(《圣惠》卷三十七)

【组成】生干地黄半两 赤芍药三分 柏叶一两 阿胶半两(杵碎,炒令黄燥) 当归半两 赤茯苓三分

【用法】上为细散。每服二钱,煎黄耆汤调下。

【主治】鼻衄日夜不止,面无颜色,昏闷。

31153 **地黄散**(方出《圣惠》卷三十七,名见《圣济总录》卷六十九)

【组成】生干地黄三两 鹿角胶一两(捣碎,炒令黄燥)

【用法】上为细散。每服二钱,食后以糯米粥饮调下。

【主治】舌上忽出血如簪孔者。

31154 地黄散(《圣惠》卷三十八)

【组成】生干地黄一两 犀角屑三分 赤芍药一两 蜀葵根三分(剉) 葵子半两 黄芩一两 甘草半两(生,剉) 当归三分(剉,微炒) 木通一两(剉)

【用法】上为粗散。每服四钱,以水一中盏,加淡竹叶二七片,煎至六分,去滓温服,每日三四次。

【主治】乳石发动,小肠中热,下血淋涩,脐下疞痛。

31155 地黄散(《圣惠》卷七十一)

【组成】熟干地黄三分 当归三分(剉,微炒) 木香三分 白术三分 干漆三分(捣碎,炒令烟出) 桂心三分 枳壳三分(麸炒微黄,去瓤) 槟榔三分

【用法】上为细散。每服一钱,食前醋汤调下。

【主治】妇人血气攻心痛,腹胁妨闷,不欲饮食。

31156 地黄散

《圣惠》卷七十三。为《千金》卷四“生地黄汤”之异名。见该条。

31157 地黄散(《圣惠》卷八十三)

【组成】生干地黄半两 甜瓜子 蒲黄 桂心 赤芍药 川大黄(剉,微炒) 当归(剉,微炒) 桃仁(汤浸,去皮尖双仁,麸炒微黄)各一分

【用法】上为细散。每服用酒半合,生地黄汁半合相和,焙令温,调下半钱,不拘时候。

【主治】小儿落床,伤于肢节,青瘀疼痛。

31158 地黄散(方出《博济》卷三,名见《圣济总录》卷一二○)

【组成】生干地黄十二分(好者,细切) 升麻一两(碎) 诃子二枚(研末) 白盐花半分 麻䴸(末)四合(取打一遍者) 粟馈饭一大合 朱砂一两(细研,临烧时以沙牛粪汁调之,免飞上)

【用法】上拌匀,于一净沙瓶中盛,密封头,通身遍泥,阴干七八日,待泥干,入炉中坐之,瓶四畔以炭火围之,烧其炭,续续添尽七斤即住,其药以为黑灰,收,并为细末。每日夜用之揩齿。欲用药时,以生姜一块如杏仁大烂嚼,须臾即吐却滓,以左手指揩三五遍,就湿指点药末,更揩十数遍,含汁不得吐,以两手取津涂髭发,待辛辣定,即细细咽之。若能空心用三遍,饭后更用之,见效即速矣。

【功用】驻颜,益齿,乌发。

【主治】❶《博济》:兼治脚风、肠风。❷《圣济总录》:肾虚齿痛。

31159 地黄散(《医方类聚》卷十引《神巧万全方》)

【组成】地黄 麦门冬各二两 地骨皮 黄芩 茯神各一两 酸枣仁(生用) 白鲜皮 沙参半两 甘草(炙) 羚羊角屑各半两

【用法】上为粗散。每服三钱,以水一中盏,煎至六分,去滓,食后温服。

【主治】胆热,神思不爽,昏闷如醉,多睡少起。

【备考】方中酸枣仁、白鲜皮用量原缺。

31160 地黄散(《医方类聚》卷十引《神巧万全方》)

【组成】地黄二两 麦门冬(去心) 地骨皮 赤茯苓 石膏各二两 甘草(炙) 葛根各半两 栀子仁三十枚

【用法】上为粗散。每服三分,以水一中盏,加生姜半分,小麦与豆豉各五十粒,淡竹叶二七片,煎六分,温服。

【主治】心实热,或欲吐而不出,烦闷喘急,头痛。

31161 地黄散(《医方类聚》卷十引《神巧万全方》)

【组成】地黄 黄耆 阿胶(麸炒焦) 贝母 桑白皮 蒲黄各一两 人参 天门冬(去心) 麦门冬(去心) 甘草(生用) 赤芍药 当归(炒)各半两

【用法】上为散。每服一钱,以粥饮调下。

【主治】肺壅热,气逆吐血。

31162 地黄散(《中藏经·附录》引《湘山野录》)

【异名】西岳莲华峰神传齿药(《三因》卷十六)、陈希夷刷牙药(《御药院方》卷九)、西岳华峰方(《医统》卷六十四)、仙传齿药(《济阳纲目》卷一○七)。

【组成】猪牙皂角 生姜 升麻 熟地黄 木律 旱莲 槐角子 细辛 荷叶(取心用) 青盐各等分

【用法】上药同烧煅,研末擦牙。

【功用】牢牙,乌髭发。

31163 地黄散(《圣济总录》卷三十)

【组成】大黄(剉,炒,捣末)一两 龙脑(研)一钱

【用法】上为末。每服二钱匕,用生地黄汁调下。

【主治】伤寒吐血不止。

31164 地黄散(《圣济总录》卷四十三)

【组成】生地黄汁三升 蛤粉一斤 郁金(剉)二两 甘草(炙,剉)三两

【用法】上用地黄汁拌和下三味令匀。晒干为散。每服一钱匕,食后、临卧用新汲水调下,一日三次。

【主治】心经积热烦郁。

31165 地黄散(《圣济总录》卷七十)

【组成】生干地黄(焙) 阿胶(炙令燥)各三两 蒲黄二两

【用法】上为散。每服二钱匕,温糯米饮调下,不拘时候。

【主治】衄血,血汗不止。

31166 地黄散(《圣济总录》卷一○五)

【组成】生干地黄(焙) 大黄(剉,炒) 朴消(研)各二两 没药(研)半两

【用法】上为散。每服一钱匕,食后、临卧温水调下。

【主治】飞血赤脉,及血灌瞳仁疼痛。

31167 地黄散(《圣济总录》卷一二一)

【组成】生干地黄二两 地骨皮一两 升麻三分 牛膝(酒浸,切,焙)一两半 羌活(去芦头) 芎䓖 藁本(去土) 细辛(去苗叶)各一两 胡桐泪半两(研)

【用法】上为散。先用温盐汤净漱口,次以药揩了更不漱,早起、临卧用之。

【主治】口齿宣露,蟨蚀肿痒。

31168 地黄散(《圣济总录》卷一二一)

【组成】生干地黄二两 细辛(去苗叶) 白芷 皂荚(不蚛者,去皮子)各一两

【用法】上同入瓶内,以纸泥固济,晒干,用炭火烧令烟尽,取出放冷,研令极细,次加白僵蚕末一分,甘草末二钱,再研令匀。早晨或临卧以少许揩牙龈,良久以温水

漱口。

【主治】牙龈宣露，痒疼血出。

31169　地黄散

《圣济总录》卷一二一。为《博济》卷三"揩牙乌髭地黄散"之异名。见该条。

31170　地黄散（《圣济总录》卷一四四）

【组成】熟干地黄(焙)　当归(切,焙)　羌活(去芦头)　独活(去芦头)各一两

【用法】上为细散。每服二钱匕,温酒调下,不拘时候。

【主治】伤折为风冷所侵,皮肉不合,肿痛。

31171　地黄散（《圣济总录》卷一四五）

【组成】熟干地黄(焙)　当归(切,焙)各三两　羌活(去芦头)　苦参各二两　续断四两

【用法】上为散。每服三钱匕,温酒调下,不拘时候。

【主治】打扑伤损,筋骨疼痛。

31172　地黄散（《圣济总录》卷一五〇）

【组成】生干地黄(焙)　牛膝(酒浸,切,焙)　蒲黄(炒)　芎䓖　当归(切,焙)　桂(去粗皮)　刘寄奴　延胡索　芍药　乌头(炮裂,去皮脐)　蓬莪术(煨,剉)各一两

【用法】上为散。每服二钱匕,温酒调下,不拘时候。

【主治】妇人血风,走注气冷,月候不调,四肢烦热,头面虚肿麻木。

31173　地黄散（《圣济总录》卷一五一）

【组成】生地黄八两　生姜五两

【用法】上各切,同炒干,为散。每服二钱匕,温酒调下。

【主治】室女经络寒凝,月水不通,心烦腹满,腰脚急痛;及产后血气不和,血块时攻心腹痛不可忍。

31174　地黄散（《圣济总录》卷一五一）

【组成】熟干地黄(洗,焙)　白芷　酸石榴皮(剉)　陈橘皮(去白,炒)　甘草(炙)各一两

【用法】上为散。每服二钱匕,温米饮调下,不拘时候。

【主治】室女月水不断,心烦气闷。

31175　地黄散（《圣济总录》卷一五一）

【组成】生干地黄一两(焙)　生姜(切作片)四两　乌豆二合　当归(切)一两

【用法】上同入银石器中,慢火炒令燥,共为散。每服二钱匕,温酒少许调下,空心、日午、卧时各一次。

【主治】室女血气不利,月水来即少腹刺痛。

31176　地黄散（《圣济总录》卷一五四）

【组成】熟干地黄(焙)　干姜(炮)　赤石脂各二两

【用法】上为散。每服方寸匕,酒送下,一日二三次。

【主治】妊娠胎漏,下血不止。

31177　地黄散（《圣济总录》卷一六〇）

【组成】生干地黄(切,焙)　白芷　延胡索　白胶(炙燥)　赤芍药　桂(去粗皮)　白术　刘寄奴　龟甲(醋炙)　丹参　当归(切,焙)各一两　荷叶二片

【用法】上为散。每服三钱匕,温酒调下,不拘时候。

【主治】产后下血过多,气虚血晕,冲心闷乱,不知人事。

31178　地黄散（《圣济总录》卷一六三）

【组成】生干地黄(焙)一两　熟干地黄(焙)四两

【用法】上为散。每服三钱匕,温酒调下,温粥饮调亦得,一日三次。

【主治】产后血虚烦热,引饮不止。

31179　地黄散（《圣济总录》卷一八六）

【组成】生地黄五斤　五加皮五两　牛膝(去苗)半斤

【用法】上各剉细,先以酒浸地黄一宿后,九蒸九晒,同为散。每服二钱匕,空心温酒调下;粳米粥调亦得。

【功用】治腰膝,补下元,壮筋骨。

31180　地黄散（《阎氏小儿方论》）

【组成】生干地黄(切,焙)　熟干地黄(切,焙)　当归(去芦头,切,焙)各一分　黄连(去须)一钱　木通一钱半　玄参半钱　甘草一钱半(剉,炒)　防风(去芦头,焙)　羌活　生犀末　蝉壳(去土)　木贼　谷精草　白蒺藜(去尖)　沙苑蒺藜各一钱　大黄(去皮取实者,剉,略炒)一钱

【用法】上为细末。每服一字或半钱,煎羊肝汤食后调下,日三次,夜一次。

【主治】❶《阎氏小儿方论》:大人、小儿心肝壅热,目赤肿痛,生赤脉,或白膜遮睛,甚则失明;及疮疹入眼。❷《眼科阐微》:痘后翳膜遮睛。

【宜忌】忌口将息。

【方论选录】《眼科阐微》:此方凉血之药居多,邪热蕴于血分中者,用此清之。

31181　地黄散（《幼幼新书》卷十四引张涣方）

【组成】生干地黄一两　枣叶一握(焙干)　栀子仁　黄芩　陈橘皮(汤浸,去白)各半两

【用法】上为细末。每服一钱,水八分一盏,加葱白、盐、豉各少许,煎至五分,去滓温服。

【主治】小儿热病。

31182　地黄散（《幼幼新书》卷二十七引《吉氏家传》）

【组成】干地黄　厚朴(姜汁拌炒)　干葛　人参　茯苓　藿香叶　黄耆(蜜炙)　白术(麸炒)各一分　丁香　诃子(炮用肉)各一钱

【用法】上为细末。每服半钱或一钱,用苍术煮饭饮调下,并进四五服。

【主治】小儿脾胃气衰弱,霍乱吐泻,呕逆不食,烦躁迷闷。

31183　地黄散（《幼幼新书》卷三十引《吉氏家传》）

【组成】绿豆粉　滑石各一两　生干地黄二两　甘草半两(炙)

【用法】上为末。每服二钱,小儿八岁以下每服半钱,新汲水调下,二服止。

【主治】小儿心脏、脾脏、肝脏积热,下传小肠,尿血。

【宜忌】忌热食、酸、咸。

31184　地黄散（《幼幼新书》卷二十引《张氏家传》）

【组成】熟地黄(去土,洗)　当归　地骨皮(各洗)　枳壳(去瓤,麸炒)　柴胡　秦艽(各去芦)　知母　鳖甲(去黑裙尽,醋炙黄)各等分

【用法】上为末。每服一钱半,水一盏,加乌梅半个,煎七分,和梅热服。

【主治】小儿骨蒸体热,成劳倦。

31185 地黄散(《鸡峰》卷二十一)

【组成】干地黄 升麻 青盐 芦荟 防风各等分

【用法】上剉细和匀。每用药一两,以水一大盏,酒一盏,同煎至一盏半,去滓,热含于齿动处良久,倦即吐之,以药含尽为度,一日二次。

【主治】牙浮动,饮冷热痛。

31186 地黄散

《本事》卷六。为《圣惠》卷六十八“法炼石灰散”之异名。见该条。

31187 地黄散(《卫生总微》卷十五)

【组成】生干地黄一两 明胶半两(炒)

【用法】上为末。每服一二钱,温汤调下。

【主治】小儿舌上出血如针孔。

31188 地黄散(《陈素庵妇科补解》卷五)

【组成】桃仁 红花 牛膝 桂心 生地 白芷 蒲黄 赤芍 归尾 川芎 香附 甘草 丹皮 陈皮 干荷叶蒂

【主治】产后气血虚损,或胞络挟于风冷,或当风取凉,风冷乘虚与血相搏,血冷壅滞,恶露应下不下者。

【加减】七日外,去归尾、赤芍、桂心,加当归、瓜蒌根。

【方论选录】新产三日以外,七日之内,当以祛瘀为先,用药宜生新去旧,补中有行。是方,肉桂辛热,行恶血为君;桃仁、红花、蒲黄、归尾、赤芍、生地、川芎、丹皮、荷蒂行血祛瘀为臣;牛膝直引瘀血下行,性最迅速;陈皮、香附行气,气行则血不滞,补中有行,行中有补;四物汤入血分,得桂心、甘草甘温能生新血也。

31189 地黄散(《普济方》卷二九九引《海上方》)

【组成】黄柏二两 升麻三两 生地黄五两 蔷薇根皮四两 (一方用芦根,无蔷薇根皮)

【用法】上咬咀。以水七升,煮取三升,去滓含之,稍冷吐却,更含至愈。

【主治】口疮。

31190 地黄散(《卫生家宝产科备要》卷五)

【组成】熟干地黄(洗,酒浸,焙) 橘皮(去白,剉,焙)各等分

【用法】上为末。每服一钱,粥饮调下。

【主治】产后血痛如刀刺。

31191 地黄散(《御药院方》卷九)

【组成】生地黄一两半 防风 细辛 薄荷叶 地骨皮 藁本各一两 当归 茵草叶 荆芥穗各半两

【用法】上为粗末。每用四钱,水一盏半,煎至一盏,去滓,微热漱口,冷即吐之,不拘时候。

【主治】风热攻注阳明,齿痛龈肿,或血出宣露。

31192 地黄散(《卫生宝鉴》卷十)

【组成】生地黄 熟地黄 枸杞子 地骨皮各等分

【用法】上焙干为末。每服二钱,蜜汤调下,一日三次,不拘时候。

【主治】衄血往来久不愈。

【备考】本方方名,《丹溪心法附余》引作“地黄饮”。改为膏剂,名“地黄膏”(见《不知医必要》)。

31193 地黄散(《云岐子保命集》卷下)

【组成】生干地黄 当归(并略炒)各一两 生姜半两(细切如绳头大,新瓦炒令焦黑)

【用法】上为细末。每服二钱,姜酒调下。

【主治】产后恶物不尽,腹内疞痛。

【备考】本方方名,《普济方》引作“地黄饮”。

31194 地黄散(《得效》卷十六)

【组成】生地黄一两 芍药 土当归 甘草各半两

【用法】上为散。每服三钱,水一盏半煎,食后温服。

【主治】混睛外障,因毒风积热,白睛先赤而后痒痛,迎风有泪,闭涩难开,或时无事,不久又发,年深则睛变成碧色,满目如凝脂,横赤如丝。

31195 地黄散(《普济方》卷一九〇引《经验良方》)

【异名】地黄汤(《准绳·女科》卷四)。

【组成】生干地黄 龙脑薄荷各二两 甘草(生用)一两

【用法】上为末。每服一钱,食后新汲水调下。

【主治】经血妄行,及鼻衄不止。

31196 地黄散

《普济方》卷五十三。方出《圣惠》卷三十六,名见《圣济总录》卷一一四“地黄丸”改为散剂。见该条。

31197 地黄散

《普济方》卷一六二。即《圣惠》卷四十六“干地黄散”。见该条。

31198 地黄散

《普济方》卷二三〇。即《圣惠》卷二十九“生地黄散”。见该条。

31199 地黄散(《普济方》卷二三四)

【组成】熟地黄一两 磁石二两(捣碎,水淘去赤汁) 防风三分(去芦头) 羌活三分 黄耆一两(剉) 白芍药 木通(剉) 桂心各三分 人参一两(去芦头)

【用法】上为末。每服用羊肾一对(切去脂膜),以水一大盏半,煎至一盏,去肾,入药末五钱,煎至六分,去滓,空心及晚食前分二次温服。

【主治】虚劳耳聋及虚鸣。

31200 地黄散

《普济方》卷二五七。即《圣济总录》卷三十一“干地黄汤”。见该条。

31201 地黄散

《普济方》卷三〇二。为《圣济总录》卷一三九“败弩筋散”之异名。见该条。

31202 地黄散(《普济方》卷三三〇)

【组成】地黄(剉,炒) 当归(切,焙) 黄耆(剉) 阿胶(炙令燥)各一两 艾叶(炒,焙)三分

【用法】上为粗末。每服三钱,水一盏,加生姜三片,煎至七分,去滓温服,每日三次。

【主治】妇人血伤带下。

31203 地黄散

《普济方》卷三四七。即《圣惠》卷七十九“生干地黄散”。见该条。

31204 地黄散

《普济方》卷三五五。为《圣惠》卷七十八"熟干地黄散"之异名。见该条。

31205 地黄散(《永乐大典》卷一四九四七引《崔氏产蓐方》)

【组成】玄胡索(炒) 当归(酒浸) 蒲黄 京芎 干地黄(酒炒) 赤芍药 泽兰 天麻 地榆 蓬莪术 肉桂(不见火)各一两 滑石二两

【用法】上为细末。每服一大钱,空心酒调下,食压之;若用炒姜酒或薄荷茶调下亦可。

【主治】妇人血气不顺,脚肿,骨节内痛不可忍者。

31206 地黄散

《保婴撮要》卷四。即《医学纲目》卷三十七引《婴孩妙诀》"地黄汤"。见该条。

31207 地黄散

《保婴撮要》卷四。为《圣惠》卷八十四"生干地黄散"之异名。见该条。

31208 地黄散(《鲁府禁方》卷二)

【组成】地龙一两 黄瓜一两

【用法】上为细末。每服二钱,用黄酒或茶清调下。

【主治】遍身黄肿。

31209 地黄散(《外科百效》卷二)

【组成】红内消(去根)二钱 仙女乔(根药不拘) 赤芍 牡丹皮 黄连五钱 土生地黄汁

【用法】上为末。每服二钱,热茶水调下。

【主治】咽喉单双蛾疯。

31210 地黄散

《景岳全书》卷五十六。为《准绳·类方》卷五"地黄汤"之异名。见该条。

31211 地黄散(《审视瑶函》卷三)

【组成】生地黄 当归 熟地黄(焙干) 大黄各七钱 谷精草 黄连(酒炒) 白蒺藜(炒去刺) 木通 乌犀角(剉细末) 玄参 木贼草 羌活 炙甘草各五钱

【用法】上为细末。每服二钱,煮猪肝或羊肝汁,食远调下。

【主治】混睛障症。

31212 地黄散(《重楼玉钥》卷上)

【异名】内消散。

【组成】小生地二钱 京赤芍八分 苏薄荷六分 牡丹皮八分 牙桔梗八分 生甘草六分 净茜草(又名地苏木)一钱

【用法】上以灯心二十节,红内消一钱(即茜草藤,五月五日采取,阴干)为引,开水泡药蒸服。每次须与紫正散合用勿离。

【主治】喉风。

【加减】孕妇,去丹皮,加四物汤;热盛者,加连翘、犀角;头痛闭塞,加开关散;烦渴,加银锁匙;潮热者,加柴胡、黄芩;咳嗽,加麦冬、知母;大便秘结,小便赤涩者,加木通;数日不大便者,加元明粉;热壅肺闭致气喘促者,加麻黄五分,先滚去沫,再入药内同蒸;痰稠,加贝母;阴虚者,合四物汤。

31213 地黄粥(《医方类聚》卷二三八引《食医心鉴》)

【组成】生地黄汁三合 生姜一两(取汁) 粳米三合

【用法】粳米煮粥,临熟下地黄、生姜汁,搅令匀,空心服。

【主治】初产腹中瘀血,及瘀血结痛,虚损无力。

31214 地黄粥(《圣惠》卷九十七)

【异名】生地黄粥(《圣济总录》卷一九〇)、生地粥(《病机沙篆》)。

【组成】生地黄汁三合 糯米三合

【用法】上煮糯米作粥,临熟下地黄汁,搅调令匀,空腹食之。

【主治】❶《圣惠》:妊娠漏胎,胞干胎死。❷《饮膳正要》:虚劳瘦弱,骨蒸,寒热往来,咳嗽唾血。

31215 地黄粥(《圣惠》卷九十七)

【组成】生地黄汁三合 粳米一合 好酥半两

【用法】以水一大盏,先煮米欲熟,加地黄汁,次下酥,候粥熟,温食之。

【主治】骨蒸劳瘦,日晚寒热,咳嗽唾血。

31216 地黄粥(《脚气治法总要》卷下)

【组成】肥好地黄四两

【用法】取汁去滓,作粥,候粥半熟,即以绵裹椒一百粒,生姜一片投粥中,候熟出之,再以羊肾一具(去脂膜),细切如韭叶大,入粥中同煮熟,加盐适量食之。

【功用】补虚。

【主治】脚气。

31217 地黄粥(《圣济总录》卷一九〇)

【组成】生地黄汁二合 粟米一合 粳米一合 诃黎勒(炮,去核,为末)半两 盐花少许

【用法】以水三升,先煮二米将熟,次入诃黎勒末、地黄汁、盐花搅匀,煮令稀稠得所,分二次服。

【主治】妇人血气不调。

31218 地黄粥(《臞仙活人方》)

【组成】地黄(切)二合。

【用法】候汤沸,与米同入罐中煮之,候熟,以酥二合、蜜一合,同炒香入内,再煮熟食之。

【功用】❶《臞仙活人方》:和血生精。❷《遵生八笺》:滋阴润肺。

【主治】❶《医统》:老人血燥,大便秘结。❷《红炉点雪》:吐血。

31219 地黄粥(《医学入门》卷三)

【组成】生地不拘多少。

【用法】上捣自然汁,浸粳米渗透,晒极干,再浸再晒三次。每用瓷器煎汤一升令沸,入前米一合熬成稀粥,空腹服。

【功用】降心火,凉肝血。

【主治】血热入肝,睡起目赤肿,良久无事者。

31220 地黄煎(《千金》卷八)

【组成】生地黄汁二升 生姜汁一升 枸杞根汁三升 荆沥 竹沥各五升 酥三升 人参 天门冬各八两 茯苓六两 栀子仁 大黄各四两

【用法】后五味为散。先煎地黄等汁成煎,次纳散药搅调。每服一匕,一日二次。渐加至三匕,觉利减之。

【功用】❶《千金》:冷补。❷《法律》:补虚,清热,润燥,涤痰除风,开通痰壅。

【主治】风热心烦闷,及脾胃间热,不下食。

【方论选录】《千金方衍义》:地黄煎用杞根、天冬而兼地黄、乳酥,佐二沥以润血燥,栀子、大黄以泄烦热,人参、茯苓以助祛邪,姜汁以辟痰涩之滞也。

【备考】本方方名,《法律》引作"地黄汤"。

31221 地黄煎(《千金》卷十一)

【组成】生地黄 淡竹叶 生姜 车前草 干蓝各(切)一升 丹参 玄参各四两 茯苓二两 石膏五两 赤蜜一升

【用法】上㕮咀。以水九升,煮取三升,去滓停冷,下蜜更煎三两沸,分三次服。

【主治】邪热伤肝,好生悲怒,所作不定,自惊恐。

【方论选录】《千金方衍义》:地黄滋肝肾真阴,干蓝引领淡竹、车前等味降泄诸游火,又须生姜、赤蜜辛甘滋养肺气,不使虚阳留宿于上。然蜜有赤白之分,白者补而赤者泻,两不移易之定法。

31222 地黄煎(《千金》卷十一)

【异名】生地黄汤(《圣济总录》卷九十二)。

【组成】生地黄汁三升 生葛汁 生玄参汁各一升 大黄 升麻各二两 栀子仁 麻黄 犀角各三两 石膏五两 芍药四两

【用法】上㕮咀。以水七升,煮七物,取二升,去滓,下地黄汁煎一两沸,次下葛汁等煎取三升,分三次服,每日二次。

【主治】筋实极,手足爪甲或青、或黄、或黑乌黯,四肢筋急烦满。

【方论选录】《千金方衍义》:筋极而见手足爪甲青黑,颇有似乎阴寒之证,然有烦满而无厥逆,洵有瘀热无疑,故于解利药中,得麻黄、升麻外通经气之结,得地黄、大黄破蓄血之满也。

31223 地黄煎(《千金》卷十六)

【组成】地黄汁四升三合 茯神 知母 萎蕤各四两 栝楼根五两 竹沥三合(一方用竹叶) 生姜汁 白蜜 生地骨皮(切)各二升 石膏八两 生麦门冬汁一升

【用法】上㕮咀。以水一斗二升,先煮诸药,取汁三升,去滓,下竹沥、地黄、麦门冬汁,微火煎四五沸,下蜜、生姜汁,微火煎取六升。初服四合,日三夜一,渐加至六七合。四月五月作散服之。

【主治】❶《千金》积热。❷《千金方衍义》:肾气不能上蒸于肺,肺胃枯槁不能滋其化源,而致烦渴便难。

【方论选录】❶《法律》:按此方生津凉血,制火彻热,兼擅其长,再加人参,乃治虚热之圣方也。❷《千金方衍义》:方中用凉润诸味润血生津,单取生姜之辛以开结滞之气。

31224 地黄煎

《千金》卷二十二。为《外台》卷三十一引《小品方》"单地黄煎"之异名。见该条。

31225 地黄煎(《普济方》卷十五引《千金》)

【异名】地黄煎丸(《圣济总录》卷九十二)、地黄蒸丸

(《医学从众录》卷一)。

【组成】地黄(生,取汁)六升 天门冬(生,取汁)三升 醇酒一升 生姜(取汁) 白蜜 鹿髓 牛膝 大枣(煮,去皮,研成膏)各二合 石斛(去根) 黄耆(剉)各一两 茯神(去木)一两半 枳壳(炒,去瓤) 芎劳各三钱 甘草一两(以上六味并捣为末)

【用法】上先将地黄、天门冬、酒三物,慢火煎减半;次下姜汁、鹿髓,再煎减半;次下枣膏、蜜,煎如稠糖,候小冷,纳石斛等六味药末于铜器中,重汤上熬,勿住手搅,候可丸,即取出丸如梧桐子大。每服三十丸,空心、食前温酒送下,一日三次。煎药须用银石等器。

【主治】足厥阴经有余,筋实极,足下满痛,四肢筋急。

31226 地黄煎(《外台》卷三十一引《广济方》)

【组成】生地黄汁二升 甘草三两(炙,末) 豉心一升 葱白(切)一升 牛酥半斤 藕汁二升 白蜜一升

【用法】以小便六升煮葱、豉等,取二升,绞去滓,次下地黄、藕汁,更煎取三五沸,下酥、蜜,搅勿住手,候似稀饧,以器贮之。每服一匙,渐至三匙。桑枝熬煎汤调和服之尤妙;桃仁汤亦良。

【主治】妇人丈夫血气劳,骨热,日渐瘦悴。

31227 地黄煎(《外台》卷三十一引《近效方》)

【组成】生地黄汁二升 麦门冬汁五升 生姜五合紫菀三两 贝母 款冬花 甘草(炙)各三两(一方有人参三两)

【用法】上切。以水七升,煮取三大升,去滓,却入锅中,下地黄汁、麦门冬、姜汁等,煎三十沸,下蜜一升,煎如饧,盛不津器中放冷。含如枣许,渐增之。

【功用】补心肺,令髭发不白。

【主治】肺气咳嗽。

31228 地黄煎(《医方类聚》卷二三八引《食医心鉴》)

【组成】生地黄汁 藕汁各一升 生姜汁二合 蜜四合

【用法】上相和,煎如稀饧,每服一匙,空心温酒调下。

【主治】产后虚劳百病,血气不调,腹肚结痛,血晕昏愦,心烦躁,不多下食。

31229 地黄煎(《颅囟经》卷上)

【组成】生地黄汁五两 酥 生姜汁 蜜各一两 鹿角胶半两

【用法】先将地黄汁安锅内,慢火煎,手不住搅,约五六沸,下酥,又五六沸,下蜜,次下胶,又下姜汁,慢火煎,候如稀饧即住火。每食后两度共与一匙头。

【主治】小儿疳劳,肺气热,咳嗽,四肢渐瘦,心肺干。

【宜忌】忌毒物。

【备考】本方方名,《准绳·幼科》引作"干地黄煎"。

31230 地黄煎(《圣惠》卷十八)

【组成】生地黄汁半升 牛蒡根汁三合 蜜三合 黄丹一两 杏仁二两(汤浸,去皮尖双仁,细研) 铅霜一分(研) 太阴玄精半两(研)

【用法】上合和令匀,入银器内重汤煮,用槐枝子不住手搅,看色紫即倾入瓷盒中盛。每服小弹子大,含咽津,不拘时候。

【主治】热病,热毒攻咽喉肿痛,连舌根痛。

31231 地黄煎(《圣惠》卷二十六)

【组成】生地黄汁三升 防风二两(去芦头) 黄耆二两(剉) 鹿角胶二两(捣碎,炒令黄燥) 当归二两 丹参二两 桑寄生二两 狗脊二两 牛膝二两 羊髓一升

【用法】上为细散,先煎地黄汁,减一升,纳前药末入汁中,次入羊髓,搅令匀,慢火煎如饧,收瓷盒中。每服半匙,食前以温酒调下。

【功用】强骨髓,令人充健。

【主治】骨极。

31232 地黄煎(《圣惠》卷二十六)

【异名】生地黄煎(《普济方》卷三十三)。

【组成】生地黄一斤(捣绞取汁) 牛酥一斤 白蜜二斤

【用法】上先以慢火煎地黄汁减半,纳牛酥更煎,良久,次下蜜,搅令匀,候稀稠得所,于瓷器中盛。每服半匙,空心、午时及晚食前以温酒调下。

【功用】填骨髓。

【主治】精极。

31233 地黄煎(《圣惠》卷三十一)

【组成】生地黄汁一中盏 杏仁一两(汤浸,去皮尖双仁,麸炒微黄,研) 黄牛髓六两 阿胶三两(捣研,炒令黄燥,为末) 生姜汁一合 薯蓣二两(末) 酥四两 蜜四两

【用法】上用石锅子纳一处,以慢火熬成膏,收于瓷器中。每服一茶匙,以温粥饮调下,不拘时候。

【主治】骨蒸肺痿,咳嗽,咽喉胸膈干痛。

31234 地黄煎(《圣惠》卷三十五)

【组成】生地黄一斤(研取汁) 白蜜五两 马牙消三两(细研)

【用法】先将地黄汁及蜜入于石锅内,慢火熬成膏,去火,次下马牙消,搅令匀,用瓷盒盛。每服抄一杏核大,含咽津;冷水调下亦得。不拘时候。

【功用】祛热毒,利胸膈。

【主治】咽喉肿痛。

31235 地黄煎(《圣惠》卷九十五)

【组成】生地黄汁一斗 生姜汁一升 酥一斤 蜜一升 杏仁一升(汤浸,去皮尖,研如膏用之)

【用法】先取地黄汁,于银锅中煎如稀饧,纳姜、酥、蜜、杏仁等和,更煎令稠,于不津器中盛。每以温酒一蚬壳服之,一日三次。

【功用】长肌肉,填骨髓。

【主治】五劳七伤。

31236 地黄煎(《圣惠》卷九十五)

【组成】生地黄汁三升 酥二升 蜜三升 枣膏二升 髓一升(牛、羊皆得用) 杏仁一升(汤浸,去皮尖,研用之) 生姜汁一升 天门冬十两(去心) 麦门冬六两(去心) 黄耆八两(剉) 紫菀六两(去苗土) 桔梗五两(去芦头) 甘草八两(炙微赤,剉) 五味子八两 百部六两 狗脊七两 丹参八两 牛膝十两(去苗) 杜仲十两(去皱皮) 防风七两(去芦头) 地骨皮十两 桑根白皮十两 桂心

六两 羌活六两 肉苁蓉十两(酒浸,去皱皮) 白茯苓十两 薏苡仁十两

【用法】天门冬以下二十味剉细,以水七斗,煎取三斗,绞去滓,和地黄汁、生姜汁等,绵滤,纳于铜锅中,以微火煎之,三分减二,即下酥、蜜、髓及大枣、杏仁等相和,以重汤煎之,以物不住手搅之,可如稀饧即止,以瓷瓶贮之。每服一匙,以温酒调下,一日三次。

【功用】大补益,养命延年,驻颜不老。

31237 地黄煎(《医方类聚》卷二二八引《王岳产书》)

【组成】生地黄(捣取自然汁)二合 生姜汁四合 白蜜四合

【用法】上以坩铜锅内相和,慢火煎令稀稠得所如饧,以干坩瓶内盛。每服一匙头,空腹热酒调下。产后十日内,吃三二服甚良。以腊月修合贮之。

【功用】产后调养。

31238 地黄煎(《圣济总录》卷三十)

【组成】生地黄汁三合 蜜五合

【用法】上搅匀,慢火煎如稠饧。每服半匙,含化,徐徐咽津,不拘时候。

【主治】伤寒心热,口舌生疮。

31239 地黄煎

《圣济总录》卷三十。为《外台》卷三引《广济方》"地黄汤"之异名。见该条。

31240 地黄煎(《圣济总录》卷三十二)

【组成】生地黄汁二合 铅丹(炒)一两 猪牙皂荚一梃(去皮,酥炙,为末) 白蜜二两

【用法】上和匀,以瓶子盛,密封头,饭上蒸一时久,去滓收之。每取一匙头,含化咽津。

【主治】伤寒后咽喉不能咽食,口中生疮,积热上攻,涎出不止。

31241 地黄煎(《圣济总录》卷四十八)

【组成】生地黄汁五两 蜜 生姜汁各三合 沙糖一两半 升麻(细剉,绵裹同煎) 杏仁(去皮尖双仁,研成膏)各二两 人参(为末)三两

【用法】上先将六味于铜器中微火煎,频搅,以地黄等汁尽为度,乃去升麻,下人参末搅匀,候冷,收置瓷盒中密盖。每服一枣大,含化,日夜各三次。

【主治】肺虚声嘶气乏。

31242 地黄煎(《圣济总录》卷四十九)

【组成】生地黄汁 生栝楼汁各二升半 牛脂三升 蜜半升 黄连(去须)一斤(为细末)

【用法】上合煎,取五升,不津器收贮。每服一大匙,热汤化,通口服,一日三次。

【功用】除热。

【主治】膈消。

31243 地黄煎(《圣济总录》卷四十九)

【组成】生地黄汁 生杏仁(取油) 生紫苏汁各一盏 生麦门冬汁 生天门冬汁各二盏 莱菔子(炒)半两 五味子 桔梗 桑根白皮(炙,剉) 旋覆花 贝母(炒)各二两

【用法】上将后六味为末,用前汁和丸,如弹子大。食

后、临卧含化一丸。

【主治】肺脏壅热。

31244 地黄煎(《圣济总录》卷五十三)

【组成】生地黄五斤(洗,焙) 补骨脂 人参各五两

【用法】上为末。每用酒二升,药末二两,羊髓一具(去筋膜),一处细研,慢火熬稠,瓷器盛之。每服一小匙,温酒化下,空心、日午、卧各一次。

【主治】髓虚寒,脑痛不安。

31245 地黄煎(《圣济总录》卷五十八)

【组成】生地黄(细切)三斤 生姜(细切)半斤 生麦门冬(去心)二斤

【用法】上于石臼内捣烂,生布绞取自然汁,用银石器盛,慢火熬,稀稠得所,以瓷盒贮。每服一匙,用温汤化下,不拘时候。

【主治】消渴,口干舌燥。

31246 地黄煎(《圣济总录》卷六十六)

【组成】地黄汁一升半 麦门冬汁 生姜 天门冬汁各五合 玄参 柴胡(去苗) 赤茯苓(去黑皮) 射干各一两 黄牛乳一升 蜜二升 黄牛酥五两 黄耆(剉,炒) 桂(去粗皮) 人参 五味子(炒) 款冬花 紫菀(去苗土) 贝母(去心)各二两 杏仁(去皮尖双仁,研)五两

【用法】上将余药为末,次将各自然汁及酥、乳、蜜等入铜银器中,以文武火煎百十沸,时时搅转,然后旋旋调下诸药末,搅令匀,煎百余沸,来日封闭于甑上,蒸两炊久,待冷以蜡纸紧封闭十数日,时复一看,莫令损动。每日饭后服一匙头,仰卧渐渐咽之,令药浸润心肺,至夜临睡时如前再服。

【主治】肺气不和,上气咳嗽。

31247 地黄煎(《圣济总录》卷六十七)

【组成】生地黄汁一升半 生姜汁半升 白蜜一升 牛酥半升 杏仁(汤浸,去皮尖双仁,炒,研)二两半 紫苏子(研令细)二两 甘草(炙,剉)一两半 贝母(去心,炒黄)二两 赤茯苓(去黑皮) 紫菀(去苗土,洗,焙)各一两半 竹叶半升

【用法】先捣后五味为细末,以水四升半,煎取二升,去滓,入紫苏子、地黄汁、生姜汁,净滤,同白蜜、牛酥铜器中重汤煎,搅勿住手,候如稀饧,以干器贮之。时含一匙,细细咽汁,常令喉中药不绝。

【主治】上气乏急。

31248 地黄煎(《圣济总录》卷一一六)

【组成】生地黄汁一合 苦参(剉)一两 酥三合 盐花二钱(后入) 生姜汁一合

【用法】先以地黄、生姜汁浸苦参一宿,以酥和于铜石器中,煎九上九下,候汁入酥尽,去滓,倾入盒中。每以少许,滴于疮上。

【主治】鼻生疮,痒痛不止。诸风热疮。

31249 地黄煎(《圣济总录》卷一一八)

【组成】生地黄汁一升 生麦门冬(去心) 生天门冬(去心) 萎蕤各四两 细辛(去苗叶) 甘草(炙) 芎藭 白术各二两 黄耆 升麻各三两

【用法】上除地黄汁外,并剉细,以绵裹,苦酒浸一宿,取出,更用猪膏三升煎,滤过,下地黄汁,并绵裹者药同煎,以膏鸣、水脉尽为度,去滓盛贮。每以少许,细细含化,缓咽之。

【主治】脾胃风热,唇生核。

31250 地黄煎(《圣济总录》卷一七九)

【组成】生地黄汁 刺蓟汁各二盏 杏仁(汤浸,去皮尖及双仁,麸炒黄,研)一两 阿胶(炙令燥,碾为末)半两

【用法】上同入银器中,慢火熬为煎。每服一钱匕,新汲水化下,不拘时候。

【主治】小儿鼻衄。

31251 地黄煎(《全生指迷方》卷二)

【组成】生地黄汁半斤 大黄(末)一两

【用法】将地黄汁熬耗一半,纳大黄末同熬,候可丸,即丸如梧桐子大。每服五粒,熟水送下。未效,加至十粒。

【主治】❶《全生指迷方》:血热。❷《朱氏集验方》:心经火热,脉洪数,或吐或衄。

31252 地黄煎(《中藏经》卷下)

【异名】地黄煎丸(《妇人良方》卷五)。

【组成】生地黄汁五升 生杏仁汁一升 薄荷汁一升 生藕汁一升 鹅梨汁一升 法酒二升 白蜜四两 生姜汁一升(以上同于银石器中,慢火熬成膏,却入后药) 柴胡四两(去芦,焙) 木香四两 人参二两 白茯苓二两 山药二两 柏子仁二两 远志二两(去心) 白术二两 桔梗二两 枳实二两(麸炒) 秦艽三两(去芦) 麝香二钱(另研) 熟地黄四两

【用法】上为末,入前药膏中和捣为丸,如梧桐子大。每服二十丸,食后用甘草汤送下,一日三次。安即住服。

【功用】解劳生肌肉,进食,活血养气。

31253 地黄煎(《鸡峰》卷十七)

【组成】生地黄三斤(取汁) 干漆一两 牛膝半两

【用法】上为细末,将生地黄汁于银器内慢火熬成膏,和丸如梧桐子大。每服三十丸,食前酒送下。

【主治】惊恐忧思,意所不快,气郁抑而不舒,则乘于血,气滞则血结,以致经候顿然不行,疠痛,上攻心腹欲死;或因不行,积结渐渐成块,脐腹下如覆杯。

31254 地黄煎(《妇人良方》卷五引《经验方》)

【组成】生干地黄 熟干地黄各等分

【用法】上为细末,用生姜自然汁入水相和,打糊为丸,如梧桐子大。每服三十丸,食后用地黄汤送下;或只茶、酒、醋汤送下亦可,一日三次。觉脏腑虚冷,早晨先服八味丸一次。

【功用】《丸散膏丹集成》:补阴益血,退热。

【主治】❶《妇人良方》引《经验方》:妇人血风劳,心忪,发热不退。❷《校注妇人良方》:肝脾血虚发热,内热晡热,盗汗作渴,体倦,筋骨疼痛,筋脉拘挛,血虚发躁,虚热生痰咳嗽。

31255 地黄煎(《妇人良方》卷十八)

【组成】生地黄汁 生姜汁各一升 藕汁半升 大麻仁三两(去壳,为末)

【用法】上和停,以银器内慢火熬成膏。每服半匙,温

酒调下。更以北秫煎膏半盏,人之尤佳。

【主治】产后诸疾。

31256 地黄煎

《直指》卷二十六。为《圣济总录》卷六十八"地黄饮"之异名。见该条。

31257 地黄煎(《朱氏集验方》卷七)

【组成】生地黄(沉水,捣取汁)二升　生藕(取汁)一升　生姜四两(取自然汁)　真酥三两　人参一两(为细末)　阿胶一两(微炒,为末)

【用法】上先将地黄、生姜汁与阿胶末入石器,同慢火熬,候稍稠,即加人参末熬,少时,方加真酥熬,搅匀,稀稠得所。每服一弹子大,早晨、日中、临卧含津咽,或以麦门冬汤化亦得。

【主治】咯血、呕血、嗽血。

31258 地黄煎(《寿亲养老》卷四)

【组成】生地黄十斤(浮洗漉出,一宿后,捣压取汁)　鹿角胶一斤半　生姜半斤(绞取汁)　蜜二大升　酒四升

【用法】上以文武火煎地黄汁数沸,即以酒研紫苏子滤取汁下之,又煎二十沸下胶,胶尽,下酥、蜜同汁煎良久,候稠如饧,贮洁器中。凌晨取一匕,以温酒调下。

【功用】扶衰。

31259 地黄煎(《普济方》卷一八八)

【组成】生地黄汁　藕节汁　蜜各等分

【用法】银铫内煎略沸,待温,用匙挑入口。

【主治】吐血。

31260 地黄煎

《普济方》卷二二二。为《圣济总录》卷一八六"麋茸丸"之异名。见该条。

31261 地黄煎

《普济方》卷三八五。为《圣惠》卷八十二"生地黄煎"之异名。见该条。

31262 地黄煎(《奇效良方》卷五十)

【组成】生地黄五斤(绞取汁)

【用法】上于银锅内微火煎一二沸,投白蜜一升,再煎至三升。每服半升,一日三次。

【主治】吐血,忧患绝伤,胸膈疼痛,及虚劳唾血。

31263 地黄煎(《丹溪心法附余》卷二十四)

【异名】地黄膏(《摄生众妙方》卷二)。

【组成】生地黄不拘多少(取汁熬成煎)生麦冬不拘多少(取汁熬成煎)

【用法】上二煎合入一处,滤过,入砂锅内同熬一时四分,入蜜一分,再熬一时,取出,纳瓷罐内收之。每日用黄酒纳药一二匙搅匀饮之;不用酒者以白汤下,一日二三次。

【功用】❶《丹溪心法附余》:驻容颜。❷《寿世保元》:补肾水真阴,填精固精,生血乌发。

【主治】男妇血虚。

31264 地黄煎(《医略六书》卷二十一)

【组成】生地一斤(擂绞净汁)　麦冬八两(擂绞净汁)川芎一两(擂绞净汁)　生姜一两(擂绞净汁)

【用法】盐花少许,煎膏嚼化。

【功用】壮水散滞。

【主治】阴虚血滞鼻痛,脉虚微数者。

【方论选录】阴虚血滞,清肃之令不行,无以分布营气以上荣于鼻,故鼻准作痛特甚。生地滋阴以大壮其水,川芎活血以上荣于鼻,麦冬之凉润能清心火,佐川芎以除肺燥,生姜之温行善布肺气,率地黄以止鼻痛也。绞汁取其味之清,煎膏得其力之醇,盐花润下,噙而化之,俾阴精上奉,则血滞顿行,而肺燥自润,安有鼻准作痛特甚之患乎。

31265 地黄膏(方出《千金》卷二十三,名见《普济方》卷二九三)

【组成】生地黄　猪脂(不着水)

【用法】上㕮咀生地黄,纳脂中,令脂与地黄足相淹和,煎六七沸。先以桑灰汁洗疮去恶汁,以地黄膏敷疮上,每日一换。

【主治】鼠漏疮,愈后复发,或不愈,出脓血不止。

31266 地黄膏(《千金》卷二十五)

【异名】生肌膏(《圣惠》卷六十八)。

【组成】生地黄(切)一升(捣绞取汁三合)　熏陆香松脂各二两　羊肾脂五合(煎)　乌麻油二升　杏仁　蜡各二两　石盐一两(研如粉)

【用法】上先下蜡微火令消,次纳羊脂令消,次下乌麻油,次下松脂令消,次下杏仁,次下熏陆,次下地黄汁,次下石盐,以微火煎之,令地黄汁水气尽,以绵滤停凝。一切诸疮,初伤皆敷之,日三夜二。

【功用】蚀恶肉,不着痂,先从内愈。

【主治】金疮、火疮、灸疮不能愈者。

【宜忌】慎生冷、猪肉、鸡、鱼。

【方论选录】《千金方衍义》:地黄凉血,乳香定痛,松脂生肌,杏仁消肿,蜡补绝伤,羊脂祛风,麻油解毒,石盐软坚。为金疮、火疮、灸疮通治之药。

【备考】《圣惠》有蜜二两。

31267 地黄膏(《圣惠》卷三十四)

【组成】生地黄一斤(取汁)　胡桐泪半两(细研)　麝香一分(细研)　白矾半两(烧灰细研)

【用法】先于银器中煎地黄汁,欲凝,下诸药,搅勿住手,膏成,于瓷盒中盛。每用少许,涂齿根下。

【主治】❶《圣惠》:牙齿宣露,齿根挺出,时出脓血不止。❷《普济方》:骨槽风痛。

31268 地黄膏(《圣惠》卷六十三)

【组成】生地黄汁一升　松脂二两　熏陆香一两　羊肾脂一两半　牛酥一两半　蜡一两

【用法】于地黄汁中煎松脂及香,令消尽,即纳羊脂、酥、蜡,慢火煎令稠膏成,涂软帛上,每日换一二次。

【功用】排脓止痛。

【主治】一切痈疽发背,溃后疼痛不止。

【备考】方中牛酥原作"牛膝",据《附广肘后方》改。

31269 地黄膏

《伤寒总病论》卷四。为《肘后方》卷二"黑膏"之异名。见该条。

31270 地黄膏(《圣济总录》卷一○三)

【组成】生地黄　粟米饭淀(极酸者)各等分

【用法】上烂研相和如膏。匀摊于薄纱绢上,方圆可

二寸,用贴熨眼,干热即换。

【主治】目赤肿痛。

31271 地黄膏(《圣济总录》卷一〇四)

【组成】生地黄(净洗,切,研) 黑豆各二两(生捣末)

【用法】上为膏。临卧时,以盐汤洗眼后闭目,以药膏厚罨眼上,更不动,至晓,水润药令软取下。

【主治】暴赤眼肿痛。

31272 地黄膏

《圣济总录》卷一二〇。为《圣惠》卷三十四"生地黄散"之异名。见该条。

31273 地黄膏(《圣济总录》卷一三五)

【组成】生干地黄三分 白及 白蔹 甘草(生,剉)各半两 白芷三分 猪脂半斤(炼)

【用法】上除猪脂外,为末,入猪脂内熬成膏,候冷,每日三四次涂之。

【功用】生肌。

【主治】诸疮不合。

31274 地黄膏(《圣济总录》卷一三八)

【组成】生地黄三斤(细切,捣绞取汁)

【用法】上于铜器内慢火煎搅成膏。取敷肿处,以故帛涂贴之亦得。每日换三五次即溃。

【主治】热痈肿结,热振焮痛,欲作脓。

31275 地黄膏(《圣济总录》卷一四四)

【组成】生地黄(细切)三斤 乌鸡一只(去毛、肠、肚并足和骨,剉细)

【用法】上相和,捣研成膏。量患处多少,摊帛上缚之,日再易。

【主治】伤折,恶血结滞肿痛。

31276 地黄膏

《圣济总录》卷一四五。为方出《圣惠》卷六十七,名见《圣济总录》卷一四五"地黄敷方"之异名。见该条。

31277 地黄膏(《中藏经·附录》)

【组成】石膏(煅) 藿香叶 蚌粉 香白芷 雄黄(研)各等分

【用法】上为细末,以生地黄自然汁调,稀稠得所。涂疮上四周,留疮头,已破者留疮口勿涂。干即再敷之,药厚以新水润之。

【主治】一切痈疽,及毒虫所伤。

31278 地黄膏(《幼幼新书》卷五引《惠眼观证》)

【组成】郁金(皂荚水煮干,切细,焙干用) 豆粉各半两 甘草一分(炙) 马牙消(研)一钱

【用法】上用生地黄汁及蜂蜜对合,入盏内约二分许,熬成膏,和成药。每服两皂子大,香熟水含化;或鹅翎扫涂口内亦得。

【主治】❶《幼幼新书》引《惠眼观证》:初生儿鹅口、重舌、重腭。❷《幼科释谜》:婴孩胎受热毒或生下两目不开。

31279 地黄膏(方出《本事》卷六,名见《得效》卷十八)

【组成】生地黄(研如泥,成膏) 木香(为细末)

【用法】以地黄膏随肿大小摊于纸上,掺木香末一层,又再摊地黄贴肿上。不过三五次即愈。

【功用】内消痈肿。

【主治】❶《本事》:打扑伤损,及一切痈肿未破。❷《得效》:臂白脱出。

【方论选录】《本事方释义》:生地黄气味甘苦微寒,入手足少阴厥阴,能凉血;木香气味辛温,入足太阴,能疏滞,打伤扑损、痈肿未破者,皆能内消。大凡损伤痈肿,必因气血不宣畅,今既气得疏,血亦流行,肿岂有不消者哉。

31280 地黄膏(《活幼心书》卷下)

【组成】山栀仁 绿豆粉各一两半 粉草六钱

【用法】上药或晒或焙为末,用生地黄烂杵,取汁一两半,好蜜一两半,以薄瓦器盛,在铜铁铫中水煮成膏,如稀糊相似,候冷停分,入前药末,同在乳钵再杵匀,为丸如芡实大。每以一丸至二丸,麦门冬熟水化下,不拘时候。儿大者每用一丸纳口内含化,或以新汲水调点舌上。

【主治】❶《活幼心书》:小儿口内舌上,生疮作痛,饮食难进,昼夜烦啼。❷《保婴易知录》:婴儿胎热,生后旬日之间多虚痰,气急喘满,眼闭,目胞浮肿,神困,呵欠吸吸作声,遍身壮热,小便赤,大便闭,时惊烦者。

31281 地黄膏(《得效》卷十六)

【组成】生地黄一合 黄连一两 黄柏 寒水石各半两

【用法】地黄研自然汁,和药成饼子,要用时以纸贴目上。

【功用】逐去热毒瘀血。

【主治】眼外障。目被撞打,疼痛无时,瞳仁被惊,昏暗蒙蒙,眼眶停留瘀血;或风热赤目,热泪出。

31282 地黄膏(《得效》卷十六)

【组成】生地黄(肥者)

【用法】上洗净研细,绢帛包之,仰卧,以药搭在眼上,初似碍而痛,少顷清凉。

【主治】赤眼。

31283 地黄膏

《摄生众妙方》卷二。为《丹溪心法附余》卷二十四"地黄煎"之异名。见该条。

31284 地黄膏(《医统》卷四十六)

【组成】鲜地黄不拘多少(捣汁,以十斤为则,和众药汁同熬) 当归身一斤 芍药半斤 甘杞子半斤 天门冬六两 川芎二两 麦门冬六两 莲肉四两 丹皮二两 知母 地骨皮各三两 人参 甘草各一两

【用法】上将众药用水二斗,煎一斗,去滓净,用生地黄汁同熬成膏。

【功用】滋阴降火,养血清肝。

【主治】痨瘵。

31285 地黄膏

《痘疹传心录》卷十八。为《卫生总微》卷二十"生地黄膏"之异名。见该条。

31286 地黄膏(《准绳·类方》卷七)

【组成】大黄 黄柏 黄连 黄芩 赤芍药 当归绿豆粉 芙蓉叶 薄荷各等分

【用法】上为末,用生地黄汁、鸡子清、蜜同调匀。贴太阳穴及眼胞上。

【主治】赤肿疼痛,外障等眼疾。

31287 地黄膏(《济阳纲目》卷六十四)

【组成】生地黄(酒洗净)一斤

【用法】上用水五六碗,入铜砂锅内慢火煮干三分之二,用布绞去汁,将滓捣烂,又用水三碗再熬减大半,又以布绞净。如此三次,将汁通和一处,入好蜜以甘苦得中为度,用文武火熬至滴水不散,似稀糊样,取起置冷地上一夜,出火毒,以瓷罐收贮。或加当归等分。

【主治】血虚生疮,肌肤燥痒,自汗,遗精便多,妇人乳少。

31288 地黄膏(《症因脉治》卷三)

【组成】生地 当归 丹皮 白芍药 甘枸杞 知母 人参 甘草 地骨皮

【主治】精虚中消,时食时饥,饥不欲食。

31289 地黄膏(《医灯续焰》卷十八)

【组成】生地黄三斤(捣取汁) 茜草一斤(水五大碗,煎绞取汁,滓再煎二三次取汁。)

【用法】合二汁,缓火煎如膏,以瓶盛之。每日空心温服半匙。一月髭须如漆。

【功用】久服乌须发。

31290 地黄膏(《眼科阐微》卷三)

【组成】生地二两 黄连一两 黄柏 寒水石各五钱 归尾 红花各二钱

【用法】先将地黄酒浸,捣烂如泥,和药成饼,摊油纸上,贴目上下。

【功用】行血凉血,去热毒。

【主治】撞损瞳仁,瘀血疼痛,或风热赤目泪出等眼疾。

31291 地黄膏

《不知医必要》卷二。即《卫生宝鉴》卷十"地黄散"改为膏剂。见该条。

31292 地黄膏(《中医皮肤病学简编》)

【组成】生地1千克 藤黄15克 红粉9克 冰片3克 广丹12克

【用法】上后四味为细末,备用。先将生地洗净,放砂锅内煮三十分钟左右,取出捣烂,再放入原汤煮二十分钟,过滤取滓。将滓再煮再滤,然后将滤出的药液放砂锅内,用大火煎熬成膏,以提起成丝为度。放入罐内待冷后,将备用药粉搅入即成。先以生理盐水,或温开水洗净疮面,用无菌敷料摊上药膏(不宜太厚),盖在疮口上,间日或三日换药一次。

【主治】淋巴腺结核。

31293 地黄醴(《景岳全书》卷五十一)

【组成】大怀熟地(取味极甘者,烘晒干以去水气)八两 沉香一钱(或白檀三分亦可) 枸杞(用极肥者,亦烘晒干以去润气)四两

【用法】上约每药一斤,可用高烧酒十斤浸之,不必煮,但浸十日之外,即可用矣。服完又加酒六七斤再浸半月仍可用。宜常服之。

【主治】男妇精血不足,营卫不充。

【宜忌】服此者不得过饮。

31294 地榆丸(《外台》卷二十五引《延年秘录》)

【组成】地榆六两(炙) 赤石脂七分 厚朴六分 白

术五分 干姜六两 龙骨七分 黄连十分 当归五分 熟艾五分 乌梅肉六分 甘草四分(炙)

【用法】上为末,炼蜜为丸,如梧桐子大。每服二十丸,加至二十五丸,饮送下,一日二次。

【主治】冷痢。不消食,腹中胀痛,气满不能食。

31295 地榆丸(《圣济总录》卷七十七)

【组成】地榆一两 龙骨 赤石脂 无食子(炮) 熟艾(微炒)各半两 黄柏(去粗皮)三分 橡实壳(炒)一两半

【用法】上为末,炼蜜为丸,如梧桐子大。每服三十丸,米饮送下,不拘时候。

【主治】❶《圣济总录》久痢不止。❷《普济方》:大便不禁。

31296 地榆丸(《圣济总录》卷一七八)

【组成】地榆一两 草豆蔻三枚(炮,去皮) 黄蓍(剉)一两 枳壳(麸炒,去瓤)半两

【用法】上为细末,面糊为丸,如麻子大。一二岁儿每服十丸,草节汤送下,一日三次。

【主治】小儿肠虚腹胀,泻血不止。

31297 地榆丸

《卫生总微》卷十一。为《幼幼新书》卷二十九引张涣方"地榆丹"之异名。见该条。

31298 地榆丸(《普济方》卷九十七)

【组成】大川乌头(盐炒,不得过熟,去皮脐尖)一两 甜参一两 地榆一两 麝香一分(别研,入前四味中拌令匀)

【用法】上为末,五味同捣,炼白蜜五两和为丸,如梧桐子大,以瓷盒密封贮之。每日二十丸,空心、食前温酒送下。服此药当有汗出是验。

【主治】风气攻注、荣卫壅滞,四肢疼痛无力,渐成瘫痪。

【备考】本方用法云"五味同捣",而实际组成仅四味,疑脱。

31299 地榆丸(《普济方》卷二〇七)

【组成】地榆(微炒) 当归(微炒) 阿胶(糯米炒) 黄连(去须) 诃子肉(炒,取肉称) 木香(晒干) 乌梅肉(去核,净称)各半两

【用法】上为末,炼蜜为丸,如梧桐子大。每服二三十丸,陈米饮吞下。

【主治】泻痢或血痢。

【临床报道】痢疾:先公昔在括苍,病痢逾月,得此方而愈。余在晋上,士人苏子病此为甚,其妇翁孙亿来告急。录此方以与,旋即痊安。

【备考】本方原名地榆散,与剂型不符,据《准绳·类方》改。

31300 地榆丸(《片玉心书》卷五)

【组成】防风 乌梅肉 枳壳 阿胶 甘草(炙) 荆芥穗 黄连 生地 当归身 槐花 白术 伏龙肝 地榆

【用法】水为丸。陈米饮送下。

【主治】小儿时常粪后出血不止。

31301 地榆丸(《明医指掌》卷六)

【组成】白术半两　黄柏(炒)二钱　生地黄二钱　白芍药二钱　地榆二钱　黄芩(炒)二钱　香附二钱

【用法】上为末,蒸饼为丸服。

【主治】脏毒挟湿者。

31302　地榆丸

《全国中药成药处方集》抚顺方。为原书抚顺方"槐角地榆丸"之异名。见该条。

31303　地榆丹(《幼幼新书》卷二十九引张涣方)

【异名】地榆丸(《卫生总微》卷十一)。

【组成】地榆(炙,剉)　黄连　干蓝叶　川升麻各一两　川楝子　苦楝根各半两

【用法】上为细末,软饭为丸,如黍米大。每服十粒,乳食前米饮送下。

【功用】消毒止痢。

【主治】❶《幼幼新书》引张涣方:小儿蛊痢。❷《卫生总微》:肠中蓄毒,下血如豆汁,或诸恶物。

31304　地榆水(《中医皮肤病学简编》)

【组成】地榆31克

【用法】加水两碗,煎成半碗,用纱布浸药液,湿敷。

【主治】急性湿疹,湿润糜烂,流水淋漓。

31305　地榆汤(《千金翼》卷八)

【组成】地榆根　柏叶各八两　蟹爪　竹茹各一升　漏芦三两　茯苓一两　蒲黄三合　伏龙肝半斤　干姜　芍药　当归　桂心　甘草(炙)各二两

【用法】上㕮咀。以水一斗五升,煮地榆根,减三升,纳诸药,更煮取四升。分服,日三次,夜一次。

【主治】妇人崩中漏血不绝。

31306　地榆汤(《圣济总录》卷二十九)

【组成】地榆　黄连(去须)　木香各半两　白术一分半　甘草(炙,剉)　阿胶(炙燥)各一分

【用法】上为粗末。每服五钱匕,水一盏半,加生姜一枣大(拍碎),煎至八分,去滓,食前温服。

【主治】伤寒不发汗,变成狐惑,毒气上攻,咽喉疼痛,下痢不止。

31307　地榆汤

《圣济总录》卷三十三,为《圣惠》卷十三"地榆散"之异名。见该条。

31308　地榆汤(《圣济总录》卷三十七)

【组成】地榆(剉)　黄连(去须)　黄芩(去黑心)　犀角屑各一两　升麻　茜根各半两

【用法】上为粗末。每服四钱匕,水一盏半,煎至八分,去滓温服,不拘时候。

【主治】疟痢挟热,下血腹痛。

31309　地榆汤(《圣济总录》卷七十四)

【组成】地榆　厚朴(去粗皮,生姜汁炙)　当归(切,焙)各三分　艾叶(炒)　吴茱萸(汤浸,焙干,炒)　高良姜各半两

【用法】上为粗末。每服四钱匕,水一盏半,煎至八分,去滓,空心、日午温服。

【主治】肠胃受风,飧泄无度,或下黄水,腹胁痛闷。

31310　地榆汤(《圣济总录》卷七十四)

【组成】地榆(剉)　甘草(炙,剉)　酸石榴皮各三分　阿胶(炙,炒)半两　厚朴(去粗皮,生姜汁炙)三分　白石脂(研)半两　赤芍药三分　龙骨半两

【用法】上为粗末。每服五钱匕,水一盏半,煎至一盏,去滓,空心、日午温服。

【主治】泄痢。

31311　地榆汤(《圣济总录》卷七十五)

【异名】地榆饮(原书卷七十七)。

【组成】地榆　樗皮(去粗皮,炙)　黄连(去须,炒)各一两　当归(切,炒)　陈橘皮(汤浸去白,炒)　枳壳(去瓤,麸炒)　桂(去粗皮)　桔梗(炒)各三分　大腹皮一两半　甘草(炙,剉)半两

【用法】上为粗末。每服五钱匕,水一盏半,加生姜五片,煎至一盏,去滓,空心温服。

【主治】一切痢疾。气痢腹胁虚满,肠鸣腹痛,便下赤白。

【备考】本方方名,《普济方》引作"地榆散"。

31312　地榆汤(《圣济总录》卷七十六)

【组成】地榆二两　甘草(炙,剉)半两

【用法】上为粗末。每服五钱匕,以水一盏,煎取七分,去滓温服,日二次,夜一次。

【主治】血痢不止。

31313　地榆汤(《圣济总录》卷七十六)

【组成】地榆(剉,焙)　樗根(剉,焙)各一两　酸石榴皮(干者)半两

【用法】上为粗末。每服三钱匕,将水一盏,煎至七分,去滓温服,不拘时候。

【主治】血痢不止,及积毒泻血。

31314　地榆汤(《圣济总录》卷七十七)

【组成】地榆　诃黎勒皮各一两　甘草(炙)　当归(切,焙)各半两　柏叶　茜根　芍药　赤茯苓(去黑皮)各三分

【用法】上剉细。每服三钱匕,水一盏,煎取六分,去滓,食前温服。

【主治】脾毒气痢,下血如鹅鸭肝,腹痛不止。

31315　地榆汤

《圣济总录》卷七十七。即《圣惠》卷五十九"犀角散"改为汤剂。见该条。

31316　地榆汤(《圣济总录》卷九十七)

【异名】地榆甘草汤(《杂病源流犀浊》卷十七)。

【组成】地榆(粗者,剉)四两　甘草(半生半炙,并剉)三两

【用法】上为末。每用五钱匕,水三盏,加缩砂仁四七枚,同煎至一盏半,去滓,分二次温服。

【主治】❶《圣济总录》:结阴下血。❷《宣明论》:阴结下血不止,渐渐极多,腹痛不已。

【方论选录】《古方选注》:结阴者,阴气自结,不和于阳也,结则下瘀血,若瘀血去尽而再结再下,三结三下,断续不绝,亦危证也。地榆身能止血,稍能行血;甘草生用能行肝胃二经污浊之血,炙之入阴而温散血中之结;煎时另入缩砂仁,香而能窜,内醒脏气,引领二味,止血开结。此之征乎

内者,从里解也。

31317 地榆汤(《圣济总录》卷一四二)

【组成】地榆 艾叶 枳壳(去瓤,麸炒) 黄耆(剉) 防风(去叉) 龙骨 桑耳各一两半

【用法】上为粗末。每服五钱匕,水二盏,加生地黄一分(拍碎),同煎至八分,去滓,空心温服,日晚再服。

【主治】痔疮下血。

31318 地榆汤(《圣济总录》卷一五一)

【组成】地榆(剉) 柏叶(去枝) 蒲黄 酸石榴皮(剉) 甘草(炙) 生熟地黄(焙)各一两

【用法】上为粗末。每服三钱匕,水一盏,煎七分,去滓,空心、食前温服。

【主治】室女月水不断。

31319 地榆汤(《圣济总录》卷一五三)

【组成】地榆 当归(切,焙) 阿胶(炙燥) 黄耆(剉)各一两半 艾叶三分 龙骨(碎)二两

【用法】上咬咀如麻豆大。每服三钱匕,水一盏,加生姜三片,煎至七分,去滓,食前温服。

【主治】妇人经血暴下,兼带下积久不愈,面目萎黄,困倦羸瘦。

31320 地榆汤(《圣济总录》卷一五八)

【组成】地榆(去苗,刮净,剉细)一两 当归(炙,焙,切碎)二两 生姜(去皮,切碎,阴干者) 艾叶(捣为末)各半两 赤石脂一两

【用法】上为粗末。每服三钱匕,水一盏,加新竹叶十片,同煎至七分,去滓,食前温服。

【主治】妊娠堕胎后,血出不止,形体虚羸。

31321 地榆汤(《圣济总录》卷一六五)

【组成】地榆 芍药各三分 木香 当归(切,焙) 甘草(炙,剉) 阿胶(炙燥)各半两 干姜(炮裂)一分

【用法】上为粗末。每服五钱匕,水一盏半,煎至八分,去滓温服。

【主治】产后血痢不止,脐腹疠痛。

31322 地榆汤(《圣济总录》卷一七八)

【组成】地榆(剉) 黄柏(去粗皮,微炙) 黄连(去须) 黄芩(去黑心)各一两半 马蔺子(微炙)半两 茜根(剉)一两

【用法】上为粗末。一二岁儿每服一钱匕,水半盏,加生姜一片,同煎至三分,去滓,食前分二次温服,一日二次。

【主治】小儿血痢。

31323 地榆汤(《杨氏家藏方》卷十九)

【组成】地榆半两(微炙,剉) 厚朴三分(生姜汁制,炒) 诃子半两(煨,去核)

【用法】上为细末。每服半钱,乳食前,煎木瓜、枣汤调下。

【主治】小儿下痢赤白,脐腹撮痛,日夜频并,羸困烦渴,全不入食。

31324 地榆汤(《保命集》卷中)

【组成】苍术去皮(四两) 地榆二两

【用法】上咬咀。每服一两,水一盏,煎至七分,食前多服除根。

【主治】久病肠风,痛痒不任,大便下血。

31325 地榆汤(《百一》卷十四)

【异名】地榆散(《医方类聚》卷一四一)。

【组成】地榆(洗,焙干,剉) 卷柏(不去根,净洗)各等分

【用法】每用一两,水一碗,以砂瓶子煮数十沸,通口服,不拘时候。

【主治】下血远年不愈。

31326 地榆汤

《普济方》卷二九八,即《圣惠》卷六十"地榆散"。见该条。

31327 地榆汤(《证治宝鉴》卷八)

【组成】地榆 甘草 干姜 干葛 粟壳 当归 芍药 茯苓

【主治】滑痢,冷热不调者。

31328 地榆饮(《圣济总录》卷二十六)

【组成】地榆三两 赤石脂一两

【用法】上为粗末。每服三钱匕,水一盏,煎至七分,去滓,食前温服,一日二次。

【主治】伤寒后下痢赤白。

31329 地榆饮

《圣济总录》卷七十七。为原书卷七十五"地榆汤"之异名。见该条。

31330 地榆饮(《圣济总录》卷一六一)

【组成】地榆一两 当归(切,焙) 艾叶 人参各二两 生干地黄(焙)三两 桂(去粗皮)一两

【用法】上为粗末。每服三钱匕,以水一盏,加生姜三片,同煎至七分,去滓,空心温服。

【主治】产后恶露下多,心烦气短,食少多倦。

31331 地榆饮(《圣济总录》卷一六五)

【组成】地榆(剉,焙干) 酸石榴皮各一两 黄连(去须)三两 当归(剉,炒)二两

【用法】上为粗散。每服三钱匕,水一盏,煎至七分,去滓,食前温服。

【主治】产后赤白痢,久不止,脐腹疠痛。

31332 地榆饮(《圣济总录》卷一七八)

【组成】地榆 黄柏(去粗皮,炙) 黄连(去须) 马芹子(炒) 黄芩(去黑心)各三分 蔓菁根(洗,切)半两

【用法】上为粗末。一二岁儿每服一钱匕,水一盏,加生姜少许,煎至五分,去滓,分二次温服。

【主治】小儿蛊毒血痢。

31333 地榆饮(《普济方》卷三九七)

【组成】地榆三分 甘草二分 芍药一钱 当归一钱

【用法】上为饮子。每服一钱,水一钟,煎至五分,去滓服。

【主治】小儿冷热痢,腹痛,赤白频并。

31334 地榆饮(《袖珍小儿》卷六)

【组成】地榆 甘草二钱 芍药 当归一钱 枳壳一钱半(炒)

【用法】上剉散。每服一钱,白水煎服。加黄连亦好。

【主治】小儿热痢腹痛,下痢赤白频并。

31335　地榆饮(《保婴撮要》卷七)

【组成】地榆三分　甘草　赤芍药(炒)　枳壳各二分

【用法】水煎服。

【主治】小儿冷热痢,腹痛下痢,赤白频并。

31336　地榆饮(方出《回生集》卷下,名见《卫生鸿宝》卷二)

【组成】地榆一斤　甘草二两　银花一两

【用法】先将地榆用水十碗,煎三碗,再将甘草、银花煎一碗,空心腹。一服即消。

【主治】大小肠痈。

【宜忌】忌荤、腥、房事。

31337　地榆散(《外台》卷二十九引《范汪方》)

【组成】地榆根　白蔹各二分　附子一分(炮)　当归四分　芎劳　白芷　芍药各三分

【用法】上为散。每服方寸匕,酒饮送下,一日三次。

【功用】内塞止痛。

【主治】金疮。

【宜忌】忌海藻、菘菜、生菜、生葱、猪肉、冷水。

31338　地榆散(《元和纪用经》)

【组成】地榆　椿根白皮各一两　酸石榴皮(焙干)半两

【用法】上为末。每服三匕,浆水一升半,煎至一升,取清汁分二次温服。

【主治】泻血肠风,痔疮下血。

31339　地榆散(《圣惠》卷十三)

【异名】地榆汤(《圣济总录》卷三十三)。

【组成】地榆(剉)　黄连(去须,微炒)　犀角屑　茜根　黄芩各一两　栀子仁半两

【用法】上为散。每服四钱,以水一中盏,加薤白五寸,煎至六分,去滓温服,不拘时候。

【主治】伤寒,毒热不解,日晚即壮热腹痛,便痢脓血。

【备考】方中茜根,《准绳·疡医》作"葛根"。

31340　地榆散(《圣惠》卷十三)

【组成】地榆三分(剉)　黄连一两(去须,微炒)　柏叶三分(炙微黄)　黄柏三分(微炙,剉)　黄芩三分　龙骨一两　赤石脂一两　赤地利一两　阿胶三分(捣碎,炒令黄燥)　犀角屑三分

【用法】上为细散。每服二钱,以粥饮调下,不拘时候。

【主治】伤寒热毒下脓血,或如赤小豆汁,腹痛烦闷。

31341　地榆散(《圣惠》卷十八)

【组成】地榆一两　龙骨一两　陈橘皮一两(汤浸去白瓤,焙)　人参一两(去芦头)　醋石榴皮一两　黄芩一两　厚朴二两(去粗皮,涂生姜汁炙令香熟)

【用法】上为细散。每服二钱,以粥饮调下,不拘时候。

【主治】热病。壮热头痛,四肢烦疼,下痢黄赤色,日夜十余行,及呕吐不下食。

31342　地榆散(《圣惠》卷三十七)

【组成】地榆半两(剉)　柏叶三分　甘草半两(剉,生用)　吴蓝三分　黄芩三分　刺蓟一两

【用法】上为粗散。每服四钱,以水一中盏,加青竹茹一分,煎至六分,去滓,食后温服。

【主治】心肺热盛,吐血不止。

31343　地榆散(《圣惠》卷三十七)

【组成】地榆一两(净洗去泥土)　白芍药一两　阿胶三分(捣碎,炒令黄燥)　甘草一分(生用)　艾叶一两　小蓟根一两

【用法】上为散。每服三钱,以水一中盏,煎至六分,去滓温服,不拘时候。

【主治】吐血不止。

31344　地榆散(《圣惠》卷三十七)

【组成】地榆(剉)　赤芍药　生干地黄　茜根(剉)　龙骨　黄芩　鸡苏苗各一两

【用法】上为散。每服三钱,以水一中盏,煎至六分,去滓,食前温服。

【主治】大便下血,久不止。

31345　地榆散(《圣惠》卷三十八)

【组成】地榆一两　木香半两　葳蕤二分　当归三分(剉,微炒)　黄芩三分

【用法】上为粗散。每服四钱,以水一中盏,煎至六分,去滓,稍热服,不拘时候。

【主治】乳石发动,烦热腹痛,变为痢,不欲饮食。

31346　地榆散(《圣惠》卷五十九)

【组成】地榆一两半(剉)　樗树白皮一两(炙微黄,剉)　白术三分　当归三分(剉,微炒)

【用法】上为散。每服三钱,以水一中盏,煎至五分,去滓稍热服,不拘时候。

【主治】❶《圣惠》:赤白痢。❷《鸡峰》:胃风。其状恶风,颈多汗,膈下塞不通,饮食不下,胀满,形瘦腹大,失衣则嗔,食寒则泻泄、白痢。

31347　地榆散(《圣惠》卷五十九)

【组成】地榆　臭椿树皮(炙)　狼牙　黄芩各半两

【用法】上为散。每服半两,以水一中盏,煎至七分,去滓,分二次温服,不拘时候。

【主治】久血痢不愈。

31348　地榆散(《圣惠》卷五十九)

【组成】地榆一两(剉)　甘草半两(炙微赤,剉)　赤芍药一两　柏叶一两(微炙)　茜根一两(剉)　诃黎勒一两(煨,用皮)　当归一两(剉,微炒)　黄连一两(去须,微炒)

【用法】上为粗散。每服四钱,以水一中盏,煎取六分,去滓温服,不拘时候。

【主治】蛊注痢。下血如鹅鸭肝,腹痛不止。

31349　地榆散(《圣惠》卷六十)

【组成】地榆(剉)　黄耆(剉)　枳壳(麸炒微黄,去瓤)　槟榔　当归(剉,微炒)　黄芩　赤芍药各一两

【用法】上为散。每服四钱,以水一中盏,煎至六分,去滓,食前温服。

【主治】痔疾生疮肿痛,下血不止。

【备考】本方方名,《普济方》引作"地榆汤"。

31350　地榆散(方出《圣惠》卷七十三,名见《医学入门》卷八)

【异名】地榆苦酒煎(《金鉴》卷四十五)。

【组成】地榆二两

【用法】上剉细。以醋一升,煮十余沸,去滓,食前稍热服一合。

【主治】妇人漏下赤色不止,令人黄瘦虚渴。亦治呕血。

31351 地榆散(《圣惠》卷七十三)

【组成】地榆一两(剉) 伏龙肝一两 白茯苓一两 熟干地黄一两 柏叶一两(微炙) 蒲黄一两 白芍药一两 甘草半两(炙微赤,剉) 鹿角胶一两(捣碎,炒令黄燥) 当归一分(剉,微炒) 桂心半两 芎䓖三分 干姜半两(炮裂,剉) 漏芦一两 蟹爪一两(微炒)

【用法】上为散。每服三钱,以水一中盏。加竹茹一分,煎至六分,去滓,食前温服。

【主治】妇人崩中,漏下不止。

【方论选录】《济阴纲目》:此方有温有凉,其破瘀止痛,莫如蟹爪;而补血上行,莫如角胶,其余可三反矣。

31352 地榆散(《圣惠》卷七十七)

【异名】阿胶散(《普济方》卷三四二)。

【组成】地榆三分(剉) 干姜一分(炮裂,剉) 当归三分(剉,微炒) 龙骨三分 芎䓖三分 艾叶半两(微炒) 阿胶三分(捣碎,炒令黄燥) 熟干地黄一两 蒲黄半两 黄牛角䚡一两(烧灰) 白术半两 乌贼鱼骨三分(烧灰)

【用法】上为细散。每服二钱,以粥饮调下,不拘时候。

【主治】妊娠损胎,下血不止,腹内疼痛。

31353 地榆散(《圣惠》卷九十三)

【组成】地榆一两 白茯苓一两 黄柏一两(微炙,剉)

【用法】上为粗散。每服一钱,以水一小盏,煎至五分,去滓服,不拘时候。

【主治】小儿痢渴,或下五色恶物,心神烦热不止。

31354 地榆散(《圣惠》卷九十三)

【组成】地榆三分(微炙,剉) 酸石榴皮半两(剉,微炒) 龙骨一两(烧赤) 当归半两(剉,微炒) 黄耆半两(剉) 阿胶三分(捣碎,炒令黄燥) 黄连三分(去须,剉,微炒) 赤石脂一两(烧灰) 乌梅肉半两(微炒)

【用法】上为细散。每服半钱,以粥饮调下,不拘时候。

【主治】小儿赤白痢。烦渴寒热,腹痛羸瘦,不欲饮食。

31355 地榆散(《圣惠》卷九十三)

【组成】地榆三分(剉) 酸石榴皮半两(剉,微炒) 白龙骨一两 赤石脂一两 黄连三分(去须,微炒)

【用法】上为粗散。每服一钱,以水一小盏,煎至五分,去滓温服,不拘时候。

【主治】小儿赤白痢不止。

31356 地榆散(《圣惠》卷九十三)

【组成】地榆三分(微炙,剉) 厚朴三分(去粗皮,涂生姜汁炙令香熟) 黄连一两(去须,微炒) 阿胶半两(捣碎,炒令黄色)

【用法】上为细散。每服半钱,以粥饮调下,不拘时候。

【主治】小儿水谷痢,日夜不止。

31357 地榆散(《圣惠》卷九十三)

【组成】地榆三分(微炙,剉) 黄连半两(去须,微炒)

赤石脂一两 人参半两(去芦头) 杏仁半两(汤浸,去皮尖双仁,麸炒微黄) 赤芍半两

【用法】上为粗散。每服一钱,以水一小盏,煎至五分,去滓温服,不拘时候。

【主治】小儿痢,腹痛心烦,不欲饮食。

31358 地榆散(《圣惠》卷九十三)

【组成】地榆一两半(微炙,剉) 黄柏一两半(去粗皮,微炙,剉) 马蔺子半两(微炒) 荔根一两(剉)

【用法】上为粗散。每服一钱,以水一小盏,煎至五分,去滓温服,不拘时候。

【主治】小儿血痢。

31359 地榆散(《圣济总录》卷七十六)

【组成】地榆半两 酸石榴皮三分 黄芩(去黑心)半两 枳壳(去瓤,麸炒)三分 赤石脂半两 甘草一两(炙,剉)

【用法】上为散。每服二钱匕,食前米饮调下。

【主治】热血痢不止,日夜频滑。

31360 地榆散(《圣济总录》卷七十六)

【组成】地榆一两(焙干) 矾石(烧汁尽,研细)半两

【用法】上为散。同生猪肉二两批开,掺药一钱匕在肉上,用炭火炙熟,细嚼米饮下。并两服立效。

【主治】丈夫、妇人便血下痢。

31361 地榆散(《圣济总录》卷七十六)

【组成】地榆 酸石榴皮(焙,剉) 木贼各一两

【用法】上为散。每服一钱匕,食前煎诃黎勒汤调下。

【主治】肠胃虚热,血痢。

31362 地榆散(《圣济总录》卷九十七)

【组成】地榆(剉) 桑耳 甘草(炙,剉) 赤芍药各三两 熟干地黄(焙) 伏龙肝各四两 艾叶(炒)二两 黄耆(剉)六两

【用法】上为细散。每服二钱匕,食后临卧米汤调下,一日三次。

【主治】结阴泻血。

31363 地榆散(《圣济总录》卷一四二)

【组成】地榆(剉)

【用法】上为散。每服二钱匕,饭饮调下,一日三次。

【主治】❶《圣济总录》:血痔。❷《幼科类萃》:大肠停积热毒,小儿赤痢,或点滴鲜红。

31364 地榆散(《圣济总录》卷一四二)

【组成】地榆 甘草(半炙半生) 陈槐花(半炒半生)各一两

【用法】上为散。每服二钱匕,空心食前浓煎枳壳、桑根白皮汤调下。

【主治】肠痔。下部生核肿痛,发寒热出血。

31365 地榆散(《圣济总录》卷一五八)

【异名】龙骨散(《普济方》卷三四三)。

【组成】地榆(去苗,剉碎)一两 当归(切,焙) 龙骨 艾叶(捣成末) 蒲黄(微炒)各半两 牛角䚡(炙令焦匀,剉取末) 阿胶(炒令燥) 生干地黄(焙)各一两

【用法】上为散,研匀。每服二钱匕,食前以温米饮调下。

【主治】妊娠堕胎后,血出不止。

31366　地榆散(《圣济总录》卷一六四)

【组成】地榆(剉细)　桂(去粗皮)　草豆蔻(去皮)　黄连(去须)各三分　槟榔(剉)　当归(切,炒)　肉豆蔻(炮,去壳)　阿胶(炒令燥)　木香(炮)　乌头(炮裂,去皮脐)　丁香(炒)　枳壳(去瓤,麸炒)　高良姜(炮)各半两

【用法】上为散。每服二钱匕,空心、食前温酒调下;米饮亦得。

【主治】产后泄泻,日久不止,烦渴困倦,不思饮食。

31367　地榆散(《幼幼新书》卷二十九引《吉氏家传》)

【组成】地榆一分(炒)　诃子五个(炮,去皮)　陈槐花　黄连各一钱(炒)

【用法】上为细末。每服半钱或一钱,陈米饮下。

【主治】小儿血痢,日久不愈。

31368　地榆散(《杨氏家藏方》卷七)

【组成】枳壳(去瓤,麸炒)半两　诃子七枚(煨去核)　甘草半两(炙)　地榆一两　黄芩一分　赤芍药一分　白芍药一分　罂粟壳十四枚(蜜炙焦黄)

【用法】上为细末。每服三钱,空心陈米饮调下。

【主治】下痢纯血,脐腹疠痛,里急后重,昼夜频并。

【宜忌】《普济方》:脾胃弱者不可服。

31369　地榆散(《杨氏家藏方》卷十三)

【组成】地榆　诃子(煨,去核)　赤芍药　橡斗子各一两

【用法】上为细末。每服二钱,食前陈米饮调下。

【主治】肠风下血不止。

31370　地榆散(《传信适用方》卷二)

【组成】地榆二两(炒)　御米壳四两(蜜炒)　陈皮一两(浸洗,去白)　藿香一两(洗去土)　黄连一两　甘草一两(炙)　苍术一两(米泔浸三日,炒)

【用法】上为粗末。每服二钱,水一大盏,煎至八分,去滓,通口服,并二服滓再煎作一服,共三服。

【主治】五色痢,里急后重,痛不可忍者。

31371　地榆散

《百一》卷七,为《杨氏家藏方》卷三"泼火散"之异名。见该条。

31372　地榆散(《局方》卷六宝庆新增方)

【组成】石榴皮　莲蓬(去茎)　甘草(炙)　罂粟壳(去瓤,蜜涂炙)各等分

【用法】上为细末。每服二大钱,水一盏半,加生姜三片,煎至一盏,通口服,不拘时候。

【主治】肠胃气虚,冷热不调,泄泻不止,或下鲜血,或如豆汁,或如豚肝,或脓血相杂,赤多白少,腹痛后重,遍数频并,全不入食。

【备考】本方名"地榆散",但方中无地榆,疑脱。

31373　地榆散(《普济方》卷三二五引《家藏经验方》)

【组成】何首乌　肉桂　地榆　香白芷各等分

【用法】上为粗末。每服二钱,米泔一盏半,沙糖一小块,煎至八分,去滓,空心、食前温服。

【主治】妇人败血。

31374　地榆散(《直指》卷二十三)

【组成】地榆　黄连　茜根　黄芩　茯神各半两　栀子仁一分

【用法】上为粗末。每服三钱,加薤白五寸同煎服。

【主治】肠风热证下血。

31375　地榆散(《直指》卷二十三)

【组成】地榆　黄耆　枳壳　槟榔　川芎　黄芩　赤芍药　槐花　羌活各半两　白蔹　蜂房(炒焦)　甘草(炙)各一分

【用法】上剉。每服三钱,新水煎服。

【主治】痔疮肿痛。

31376　地榆散(《朱氏集验方》卷六)

【组成】地榆　诃子　甘草

【用法】上为细末。盐米饮调下。

【主治】❶《朱氏集验方》:诸般痢。❷《普济方》:大肠热毒停积之赤痢,或点滴鲜红。

【备考】《普济方》本方用量:各等分。

31377　地榆散(《御药院方》卷八)

【组成】地榆　荆芥　蒴藋　苦参各等分

【用法】上为粗末。每用药二两,水三大碗,煎三五沸,去滓,避风处热淋洗患处,冷即再温。

【主治】足胫湿毒肿满,按之不起。

31378　地榆散(《局方》卷六续添诸局经验秘方)

【组成】地榆(炒)　干葛各半斤　茯苓(去皮)　赤芍药各六两　干姜(炮)二两　当归(去苗)三两　甘草(炙)四两　罂粟壳(蜜炒)十二两

【用法】上为细末。每服二钱,用温热水调下,不拘时候。小儿三岁,可服半钱。

【主治】大人、小儿脾胃气虚,冷热不调。下痢脓血,赤多白少;或因肠胃乘虚为热毒所渗,下痢纯血,脐腹疠痛,里急后重,口燥烦渴,小便不利,纯下鲜血;或先经下痢,不应服热药而误服热药,蕴毒不散,积于肠间,渗而成血者。及下痢纯白,或下紫黑血,肠滑不禁者。

31379　地榆散

《普济方》卷四十,即《御药院方》卷八"淋渫药地榆散"。见该条。

31380　地榆散

《普济方》卷二一〇,即《圣济总录》卷七十五"地榆汤"。见该条。

31381　地榆散(《普济方》卷二五三)

【组成】臭椿根(东引根白皮,蜜炙,焙干)　地榆各半两

【用法】上为细末。每服一钱,热米饮调下。

【主治】蛊毒下血。或腹痛,或不痛,百治不效,日夜不止,烦渴。

31382　地榆散(《普济方》卷三九七)

【组成】地榆　乌梅　柏皮　甘草　当归各等分

【用法】上为末。清水煎,去滓服。

【主治】小儿冷热痢。腹痛,下痢赤白频并。

31383　地榆散(《普济方》卷三九八)

【组成】地榆(炒)　干姜(炮)　当归(切,焙)　缩砂仁各一分

【用法】上为散。每服半钱,以生姜、蜜少许,和热酒调下,一日三次。

【主治】小儿因患泻痢后,脱肛不得收。

31384 地榆散

《医方类聚》卷一四一。为《百一》卷十四"地榆汤"之异名。见该条。

31385 地榆散(《回春》卷四)

【组成】乌梅一两(焙干,去核) 五倍子(炒)五钱 槐花 枳壳(麸炒)一钱 黄连三钱(炒) 地榆二钱 荆芥穗三钱 白芷一钱

【用法】上为细末。每服三钱,空心酒调下。远年者,服至断根为度。

【主治】肠风下血。

31386 地榆散(《医略六书》卷二十六)

【组成】熟地五两 黄耆三两(蜜炙) 白术一两半(炒黑) 当归三两 白芍一两半(炒黑) 炮姜五钱 地榆三两(炒炭) 茯苓一两半 炙草五钱

【用法】上为散。每服三五钱,饮下。

【主治】崩久不止,脉软者。

【方论选录】气血两亏,冲任失守,而寒从中生,故腹痛频频,崩漏久不止焉。熟地补阴滋血以安冲任,黄耆补气举陷以奠生阳,白术健脾燥湿,当归养血归经,白芍敛阴止崩下,茯苓渗湿清治节,炮姜温中逐冷,地榆涩血止血,甘草以缓中益胃也。为散以散之,米饮以下之,使气血内充则中寒自化,而经脉完固,何腹痛不退,崩不止乎。

31387 地榆散(《绛囊撮要》)

【组成】生地榆(晒干)

【用法】上为末。香油调敷;破烂者干搽;伤重者,再用生萝卜捣汁一碗灌下,良久愈。

【主治】汤火伤。

31388 地榆散(《医级》卷八)

【组成】地榆 当归 阿胶 菖蒲 诃子肉 乌梅肉 木香各五钱

【用法】上为末。每服二三钱,开水下。

【主治】血痢便血,肠风。

31389 地榆散(《伤寒温疫条辨》卷四)

【组成】地榆二钱 当归四钱 白芍四钱 黄芩 黄连 栀子(炒黑) 犀角(镑,磨汁)各二钱 薤白四钱

【用法】水煎,去滓,入犀角汁,冷服。

【功用】《全国中药成药处方集》沈阳:整肠止痢。

【主治】伤寒温病,热毒不解,日晡壮热,腹痛,便利脓血,甚如烂瓜肉及屋漏水者。

【宜忌】《全国中药成药处方集》沈阳方:忌食辣、腥、硬物。

31390 地榆膏(《赤水玄珠》卷二十)

【组成】地榆一斤

【用法】用水三升,煎至一半,去滓再煎如稠饧,空心服三合,一日二次。

【功用】涩血。

【主治】赤白带下骨立者。

【方论选录】《简明中医妇科学》:地榆凉血涩血,血自归经,安有赤白注溢之患哉。

31391 地锦汤(《鸡峰》卷十七)

【组成】荠菜叶 千针草 酸草子 地锦草各等分(阴干)

【用法】上为细末。每服二钱,白汤调下,食后温服。

【主治】肠风下血。

31392 地熏散

《圣济总录》卷十三。为原书同卷"柴胡散"之异名。见该条。

31393 地魄汤(《血证论》卷八)

【组成】甘草一钱 半夏三钱 麦冬三钱 芍药三钱 五味子一钱 元参三钱 牡蛎三钱

【功用】补阴,清君相之火,降肺胃之逆,益水敛神而生津。

【主治】失血家,阴脉受伤,恍惚不宁。

31394 地鳖散(《圣济总录》卷一二七)

【组成】干地鳖(末) 麝香(研)各少许

【用法】上研匀。干掺或贴,随干湿治之。

【主治】瘰疬疮肿。

31395 地髓汤(方出《证类本草》卷六引《肘后方》,名见《普济方》卷二一四)

【异名】牛膝膏、苦杖散(《景岳全书》卷五十四)。

【组成】牛膝(并叶)一大把

【用法】上不以多少,酒煮饮之。

【主治】小便不利,茎中痛欲死;兼治妇人血结腹坚痛。

31396 地髓汤

《圣济总录》卷一六四,为《理伤续断方》"四物汤"之异名。见该条。

31397 地髓汤

《得效》卷八。为方出《本事》卷十名见《得效》卷八"苦杖散"之异名。见该条。

31398 地髓汤

《准绳·类方》卷六。为《医学正传》卷六"牛膝膏"之异名。见该条。

31399 地髓散(《圣济总录》卷一九八)

【组成】生干地黄四两 莎草根 茜根 地骨皮(洗,焙) 菴藺子 茅根各一两

【用法】上为细散。每服一钱匕,早晨温酒调下,午后再服。

【功用】却病强身延年。

31400 地髓煎(《本草纲目》卷十六引《千金》)

【组成】生地黄十斤(洗净,捣压取汁) 鹿角胶一斤半 生姜半斤(绞取汁) 蜜二升 酒四升

【用法】文武火煮地黄汁数沸,即以酒研紫苏子四两,取汁入煎一二十沸,下胶,胶化,下生姜汁、蜜再煎,候稠,瓦器盛之。每服一匕,空心酒化下。

【功用】大补益。

【主治】《古今医彻》:血枯便燥结。

31401 地龙饼子(《圣济总录》卷八)

【组成】地龙(炒) 海蛤 硫黄(研) 乌头(炮裂,去皮脐)各半两 鲮鲤甲(炙)一两

【用法】上为末,醋煮面糊为丸,如鸡头子大,捏作饼子,晒干。每用一饼,以葱白裹安在手足节上,以手帛系住,搁在一杉木桶上,用热汤淋之,候觉骨中热极,方解去帛子。手足未得舒展时,再用热汤淋之。每一饼可用三次。每用药毕,当着衣服盖之,不得透风。

【主治】中风,手足筋急,拘挛疼痛。

31402　地龙浸液(《中医皮肤病学简编》)

【组成】活蚯蚓。

【用法】洗净,放入白糖内,即化为液体。外涂。

【主治】带状疱疹。

31403　地龙粪散(方出《外台》卷十三引《近效方》,名见《圣惠》卷二十二)

【组成】炭灰五升(无炭灰,桑灰亦得,纱罗罗之一遍)蚯蚓粪一升(捣之)　红蓝花七捻

【用法】上一处搅和,熬令极热,取好酽醋拌之令匀,分作四份,以故帛三四重裹。更替当所患痛处熨之,勿住手按之,冷热得所。宁令小热,不得作冷,冷即复熬令热,又熨之。

【主治】❶《外台》引《近效方》:白虎风。❷《圣惠》:白虎风,痛走不定,无问老幼。

31404　地龙粪散(《圣惠》卷九十三)

【组成】地龙粪半两　人参半两(去芦头)　龙骨一两乌梅肉半两(微炒)　蜗牛壳一两(微炒)

【用法】上为粗散。每服一钱,以水一小盏,煎至五分,去滓温服,不拘时候。

【主治】小儿痢渴,烦热不止。

31405　地松涂方(方出《外台》卷二十九引《必效方》,名见《圣济总录》卷一三四)

【组成】漆姑草(捣汁)二分　芒消一分

【用法】和涂之。

【主治】漆疮。

31406　地肤子丸(《外台》卷二十一引《广济方》)

【组成】地肤子五两　决明子一升

【用法】上为末,米饮和丸。每服二十丸至三十丸,食后以饮送下。

【主治】雀目。

31407　地肤子丸(《圣惠》卷三十)

【组成】地肤子半两　川大黄一两(剉碎,微炒)柏子仁三分　蕤仁半两(去皮)　决明子三分　甜瓜子半两　青葙子半两　白蒺藜三分(微炒,去刺)　芜蔚子半两　蓝子三分　菟丝子一两(酒浸三日,晒干,别捣为末)　黄连三分(去须)　细辛三分　桂心三分　萤火虫三分

【用法】上为末,炼蜜为丸,如梧桐子大。每服三十丸,粥饮送下,不拘时候。

【主治】虚劳眼痛,泪多不明。

【宜忌】忌生冷、猪肉、热面、荤辛。

31408　地肤子丸

《圣惠》卷三十三。为《千金翼》卷二十三"补肝丸"之异名。见该条。

31409　地肤子丸(《圣惠》卷三十三)

【组成】地肤子三分　蓝子一分　白蒺藜三分(微炒,

去刺)　车前子半两　甜瓜子半两　芜蔚子一分　青葙子三分　细辛半两　萤火虫一分(微炒,去翅足)　决明子三分　黄连三分(去须)　覆盆子三分　生干地黄一两　菟丝子三分(酒浸三宿,晒干,别捣为末)

【用法】上为末,炼蜜为丸,如梧桐子大。每服二十丸,温酒送下,不拘时候。

【功用】补肝明目,能令远视。

【主治】眼目昏暗。

31410　地肤子丸(《圣济总录》卷三十二)

【组成】地肤子　决明子　沙参　羚羊角屑各一两秦皮　菊花　枳壳(去瓤,麸炒)　大黄(剉,炒)各一两

【用法】上为末,炼蜜为丸,如梧桐子大。每服二十丸,食后温水送下。

【主治】伤寒热病后,眼目诸疾。

31411　地肤子丸(《圣济总录》卷一〇八)

【组成】地肤子　草决明(微炒)　沙参　秦皮(去粗皮)　人参　甘菊花　羖羊角各三分　枳壳(去瓤,麸炒)半两　大黄(剉,炒令香)一两

【用法】上为末,炼蜜为丸,如梧桐子大。每服三十丸,浆水送下,临卧再服。

【主治】时气病后,眼忽失明。

31412　地肤子汤(《外台》卷三十六引《小品方》)

【组成】地肤子一分　瞿麦　冬葵子各三分　知母黄芩　猪苓　海藻　橘皮　升麻　通草各一分半　大黄八分

【用法】上切。以水二升,煮取一升,量儿大小与服。

【主治】❶《外台》引《小品方》:小儿小便不通。❷《千金》:小儿热毒入膀胱中,忽患小便不通,欲小便则涩痛不出,出少如血,须臾复出。

【备考】《千金》有枳实三分。

31413　地肤子汤

《千金》卷二十一。为《外台》卷二十七引《小品方》"地肤汤"之异名。见该条。

31414　地肤子汤

《普济方》卷三八八。为《圣惠》卷九十二"地肤子散"之异名。见该条。

31415　地肤子汤(《医学正传》卷七引《录验》)

【组成】地肤草　车前子各一钱　知母(去毛,炒)黄芩　赤茯苓　白芍药　枳壳(麸炒黄色)各七分　升麻通草　甘草各三分

【用法】上切细,作一服。水一盏半,煎至一盏,温服。

【主治】妊娠子淋,小便涩数。

31416　地肤子散(方出《圣惠》卷三十三,名见《普济方》卷八十一)

【组成】地肤子　枸杞子　营实各一两

【用法】上为细散。每服二钱,以温酒调下,不拘时候。

【主治】眼热目暗。

【备考】方中枸杞子,《圣惠》原作"枇杷子",据《普济方》改。

31417　地肤子散(《圣惠》卷九十二)

【异名】地肤子汤(《普济方》卷三八八)。

【组成】地肤子　瞿麦　冬葵子　知母　黄芩　川升麻　木通(剉)　川大黄(剉,微炒)　猪苓(去黑皮)各半两

【用法】上为粗散。每服一钱,以水一中盏,煎至六分,去滓,不拘时服。

【主治】小儿积热,小便不通。

31418　地肤子散(《圣济总录》卷七)

【组成】地肤子(炒)二两　紫葛(剉)一两半　白头翁(剉,炒)一两

【用法】上为散。每服二钱匕,加至三钱匕,温酒调下。

【主治】柔风。肢体弛缓不收,里急不能仰息,兼治妇人产后中风。

31419　地肤子散

《圣济总录》卷一〇三。为《圣惠》卷三十三"补肝地肤子散"之异名。见该条。

31420　地肤子散(《圣济总录》卷一四一)

【组成】地肤子(新瓦上焙干)

【用法】上为散。每服三钱匕,用陈粟米饮调下,一日三次。

【主治】痔疾。

31421　地肤子散

《玉机微义》卷二十八引《济生》。为《外台》卷二十七引《小品方》"地肤汤"之异名。见该条。

31422　地肤草汤

《医方考》卷六。为《外台》卷三十三注文引《小品方》"地肤饮"之异名。见该条。

31423　地骨皮丸(《圣惠》卷四)

【组成】地骨皮三分　柴胡一两(去苗)　子芩一两　生干地黄一两　麻黄根一两　麦门冬半两(去心,焙)　犀角屑半两　知母一两　川升麻一两　牡蛎粉半两　人参一两(去芦头)　赤茯苓一两　甘草半两(炙微赤,剉)

【用法】上为末,炼蜜为丸,如梧桐子大。每服三十丸,煎淡竹叶汤送下,不拘时候。

【主治】心脏壅滞,或时烦热,频多汗出。

31424　地骨皮丸(《圣惠》卷四十一)

【组成】地骨皮五两　生干地黄五两　牛膝三两(去苗)　覆盆子三两　黄耆三两(剉)　五味子三两　桃仁四两(去皮尖双仁,别研如膏)　菟丝子四两(酒浸三日,晒干,别捣为末)　蒺藜子四两(微炒去刺)

【用法】上为末,下桃仁,搅使相入,炼蜜为丸,如梧桐子大。每服四十丸,空心以温酒送下;粥饮或浆水送下亦得。服药十日,即急拔去白者,二十日即黑者却生,四时宜常服。

【功用】益气血,乌髭发,坚牙齿,益筋力。

【宜忌】忌食蒜、牛肉、生葱、萝卜等。

【备考】本方能令髭发终身不白,但黑润而已;黄者经六十日变黑;已白者服百日如漆。

31425　地骨皮丸(《圣惠》卷八十七)

【组成】地骨皮半两　龙胆二分(去芦头)　子芩二分　紫参半两　黄耆半两(剉)　枳壳一分(麸炒微黄,去瓤)　木香一分　猪苓一分(去黑皮)　川大黄半两(剉碎,微炒)　郁李仁半两(汤浸,去皮尖,微炒)　海蛤一分(细研)

【用法】上为末,炼蜜为丸,如绿豆大。每服五丸,以温水送下,一日三次。得微利为效。

【主治】因奶热所致小儿脊疳,渐渐黄瘦,以手指击之,背如鼓响,脊骨高。

31426　地骨皮丸(《圣济总录》卷八十八)

【组成】地骨皮　白槟榔(煨,剉)　桔梗(炒)　麦门冬(去心,焙)各一两半　茯神(去木)　百合　诃黎勒(煨,取皮)　人参　甘草(炙,剉)各一两　熟干地黄(焙)　赤芍药各二两

【用法】上为末,炼蜜为丸,如梧桐子大。每服二十丸,空心煎黄耆汤送下,一日三次。

【主治】虚劳咳嗽喘满,食少胁痛,时发寒热。

31427　地骨皮丸(《圣济总录》卷九十三)

【组成】地骨皮　龙胆　枳壳(去瓤,麸炒)　黄芩(去黑心)　甘草(炙,剉)　山栀子(去皮)各一两　鳖甲(醋浸,炙黄)一两半　桃仁(汤浸,去皮尖双仁,炒)二两

【用法】上为细末,炼蜜为丸,如梧桐子大。每服二十丸,食后米饮送下,一日二次。

【主治】骨蒸羸瘦,经久不愈,邪热留连。

31428　地骨皮丸(《圣济总录》卷一二〇)

【组成】地骨皮　白芷　升麻　防风(去叉)　赤芍药各半两　柴胡(去苗)一两　生干地黄(焙)一两半　大黄(剉,炒)　黄芩(去黑心)　枳壳(去瓤,麸炒)　芎藭　知母(焙)　葳蕤　槟榔(剉)　细辛(去苗叶)　甘菊花　藁本(去苗土)　牵牛子(炒)　马牙消(研)　犀角屑各半两　胡黄连　甘草(炙)各一两

【用法】上为末,炼蜜为丸,如梧桐子大。每服三十丸,食后、夜卧熟水送下。以利为度。

【主治】风袭齿龈,肿痛有血。

31429　地骨皮丸(《圣济总录》卷一八六)

【组成】地骨皮　牛膝　菟丝子(焙)　枳壳(去瓤,麸炒)　远志(去心)　熟干地黄各六两

【用法】上使酒浸三日,焙干为末,用浸药酒煮面糊为丸,如梧桐子大。每服三十丸,空心温酒送下。

【功用】补血气。

【主治】风湿。

31430　地骨皮丸(《普济方》卷三八三)

【组成】地骨皮　龙胆　黄芩(去黑心)　枳壳(去瓤,麸炒)　木香　赤芍药　猪苓(去黑皮)　海蛤(研)各一分　紫参(研)　大黄(剉,炒)各半两　郁李仁(炒,研)一两一分

【用法】上为末,炼蜜为丸,如绿豆大。每服五七丸,温汤送下。微利即止。

【主治】小儿疳泻不定,黄瘦不思食。

31431　地骨皮丸(《奇效良方》卷六十)

【组成】地骨皮　黄耆　桑白皮　山栀子　马兜铃各等分

【用法】上为细末,甘草膏为丸,如芡实大。每服一丸,食后嚼化。

【主治】肺热口臭,口中如胶,舌干发渴,小便多。

31432　地骨皮汤(方出《肘后方》卷三,名见《圣济总录》卷三

十四)

【组成】知母　鳖甲(炙)　常山各二两　地骨皮三两(切)　竹叶一升(切)　石膏四两

【用法】以水七升,煮二升五合,分三次温服。

【主治】温疟,不下食。

【宜忌】忌蒜、热面、猪、鱼。

31433　地骨皮汤(《医方类聚》卷二三四引《王岳产书》)

【组成】地骨皮半两　柳枝半握　细辛半两　防风半两　杏仁半两(去皮尖)　生地黄一两　盐半两　蔓荆子半两

【用法】上锉细,如煮散。每用一两,以水一大盏,酒一盏,同煎取一盏,滤过,热含,就疼处浸良久吐之,含一盏尽为度,每日二次。

【主治】产后血虚,齿龈宣露,摇动疼痛。

31434　地骨皮汤(《圣济总录》卷十二)

【组成】地骨皮(去土)　人参　甘草(炙,锉)　柴胡(去苗)　葛根(锉)　麦门冬(去心,焙)各半两

【用法】上为粗末。每服三钱匕,水一盏,加竹叶二十片,生姜两片,同煎至七分,去滓,食后温服。

【主治】风热毒气,身体烦热,头目不利,口干舌涩,夜卧不安。兼解利伤寒汗后,余热烦躁。

31435　地骨皮汤(《圣济总录》卷十三)

【组成】地骨皮五两　知母一两半　桔梗(去芦头,炒)　甘草(炙)各一两　前胡(去芦头)三分

【用法】上为粗末。每服三钱匕,以水一盏,煎至七分,去滓,食后、临卧温服。

【功用】利头目。

【主治】劳风,上膈壅痰实。

31436　地骨皮汤(《圣济总录》卷三十五)

【组成】地骨皮　升麻　犀角(镑)　玄参各三分　常山一两(细锉)

【用法】上为粗末。每服三钱匕,以水一盏,煎至七分,去滓,未发前空腹温服。欲吐须忍,俟不能禁即吐,如此吐下即愈。

【主治】久疟不愈,发不以时,或朝或夜,肌瘦食少。

31437　地骨皮汤(《圣济总录》卷三十七)

【组成】地骨皮　知母(焙)　柴胡(去苗)　枳壳(去瓤,麸炒)各半两　鳖甲(去裙襕,醋炙)三分　赤茯苓(去黑皮)三分　虎头骨一两(酒涂炙焦)

【用法】上为粗末,分为五服。每服以水三盏,煎取一盏,加地黄汁一合,更煎三五沸,去滓,分二次温服,食后良久再服,一日一帖。

【主治】寒热往来,久成痨瘵。

31438　地骨皮汤(《圣济总录》卷四十二)

【组成】地骨皮　生干地黄各五两(锉细)　前胡(去芦头)二两半　茯神(去木)二两　麦门冬(去心,焙)　知母各二两半　人参　甘草(炙,锉)各二两

【用法】上为粗末。每服五钱匕,水一盏半,加豉及粟米各少许,同煎至一盏,去滓温服,不拘时候。

【主治】谋虑伤胆,胆气上溢,膈脘虚烦,常觉口苦。

31439　地骨皮汤

《圣济总录》卷四十三。为《医方类聚》卷十引《简要济众方》"地骨皮散"之异名。见该条。

31440　地骨皮汤(《圣济总录》卷四十七)

【组成】地骨皮二两　防风(去叉)　甘草(炙)各一两

【用法】上为粗末。每服三钱匕,水一盏半,煎至一盏,去滓,食后温服。

【主治】胃气实热,唇口干燥,头昏体倦,五心烦热。

31441　地骨皮汤(《圣济总录》卷四十八)

【组成】地骨皮五两　白前二两　石膏(研)六两　杏仁(去皮尖双仁,炒)三两　桑根白皮(锉)四两

【用法】上锉,如麻豆大。每服六钱匕,水二盏,加竹叶十片,煎至一盏,去滓温服。

【主治】肺实热,喘逆胸满,仰息气急。

31442　地骨皮汤

《圣济总录》卷四十八。为《医方类聚》卷十引《简要济众方》"地骨皮散"之异名。见该条。

31443　地骨皮汤(《圣济总录》卷五十三)

【组成】地骨皮　柴胡(去苗)　甘草(炙,锉)各一两　胡黄连一分

【用法】上为粗末。每服三钱匕,水一盏,煎至七分,去滓温服。

【主治】骨实热烦痛。

31444　地骨皮汤(《圣济总录》卷五十三)

【组成】地骨皮(洗)二两　胡黄连　柴胡(去苗)　当归(切,焙)　泽泻　黄芩(去黑心)　甘草(炙,锉)　枳实(去瓤,麸炒)各一两

【用法】上为粗末。每服三钱匕,水一盏,煎至七分,去滓温服,日二夜一。

【主治】髓实,使人强悍惊热。

31445　地骨皮汤(《圣济总录》卷五十九)

【组成】地骨皮　栝楼根　黄连(去须)　麦门冬(去心,焙)　黄芩(去黑心)各一两　茯神(去木)　远志(去心)各三分　甘草(炙,锉)半两　石膏(碎)二两

【用法】上为粗末。每服三钱匕,水一盏,煎至七分,去滓温服,不拘时候。

【主治】心脾虚热,暴渴不已。

31446　地骨皮汤(《圣济总录》卷五十九)

【组成】地骨皮　栝楼根各一两半　黄连(去须)　土瓜根　麦门冬(去心,焙)　车前子各一两　知母(焙)半两

【用法】上为粗末。每服三钱匕,水一盏半,加生地黄半分(切),煎至八分,去滓温服,不拘时候。

【主治】暴渴。

31447　地骨皮汤(《圣济总录》卷八十八)

【组成】地骨皮　鳖甲(去裙襕,醋炙)　当归(切,焙)　秦艽(去苗土)　柴胡(去苗)　知母(切,焙)　贝母(去心)各等分

【用法】上为粗末。每服三钱匕,水一盏,加乌梅半个,桃、柳枝各七寸(拍碎),同煎至七分,去滓温服。

【主治】虚劳,阴阳不和,早晚潮热,面赤烦躁,肢体疼痛。

31448　地骨皮汤(《圣济总录》卷八十九)

【组成】地骨皮 细辛(去苗叶)各半两 柴胡(去苗)一两 甘草(炙,剉) 人参 白茯苓(去黑皮)各半两

【用法】上为粗末。每服三钱匕,水一盏,煎至七分,去滓温服,一日三次。

【主治】虚劳,肢体疼痛,头目昏眩,怠惰少力,饮食无味,心忪烦渴,口苦咽干,夜多盗汗。

31449 地骨皮汤(《圣济总录》卷九十三)

【组成】地骨皮 白茯苓(去黑皮) 麦门冬(去心,焙) 柴胡(去苗)各一两半 赤芍药 甘草(炙令赤)各一两

【用法】上为粗末。每服五钱匕,用水一盏半,煎至一盏,去滓,食后分二次温服。

【主治】虚劳五蒸。

31450 地骨皮汤(《圣济总录》卷九十三)

【组成】地骨皮一两 芍药一两半 桑根白皮(剉)一两半 茅根一两半 甘草(炙,剉)一两 柴胡(去苗)一两半 石膏(碎)三两半

【用法】上为粗末。每用五钱匕,水一盏半,煎至一盏,去滓,分二次温服,空心、食后各一次。

【主治】骨蒸羸瘦少力,或热或寒,背膊疼痛,口干,小便赤黄。

31451 地骨皮汤(《圣济总录》卷九十三)

【组成】地骨皮 知母(焙) 柴胡(去苗) 当归(切,焙) 秦艽(去苗土) 鳖甲(醋炙,去裙襕) 甘草(炙,剉) 枳壳(去瓤,麸炒)各一两

【用法】上为粗末。每服二钱匕,水一盏,加乌梅、生姜、桃柳枝、小麦各少许,煎至七分,去滓温服。

【主治】虚劳骨蒸,烦热发渴。

31452 地骨皮汤(《圣济总录》卷一〇三)

【组成】地骨皮 芫蔚子各一两半 防风(去叉) 黄芩(去黑心) 玄参 大黄(剉,炒) 细辛(去苗叶)各一两 芒消二两

【用法】上为粗末。每服三钱匕,水一盏,煎至七分,去滓,食后、临卧温服。

【主治】目赤痛。

31453 地骨皮汤(《圣济总录》卷一〇三)

【组成】地骨皮(去土) 甘菊花(择) 升麻 黄连(去须) 防风(去叉) 决明子(微炒) 细辛(去苗叶)各一两 竹叶(洗)

【用法】上除竹叶外,共为粗末。每服五钱匕,以水一盏半,加竹叶七片,煎至一盏,去滓,食后、临卧温服。

【主治】风毒冲眼,赤痛干碜。

31454 地骨皮汤(《圣济总录》卷一〇六)

【组成】地骨皮(切)三斤

【用法】上以水三斗,煮取三升,绞去滓,更纳盐二两,煎取一升,洗目。或加干姜一两。

【主治】时行,目暴肿痒痛。

31455 地骨皮汤(《圣济总录》卷一〇七)

【组成】地骨皮一两半 甘菊花 升麻 黄连(去须) 防风(去叉) 木通(剉) 葳蕤 大黄(剉,炒) 甘草(炙,剉) 蕤仁(去皮)各一两

【用法】上为粗末。每服五钱匕,水一盏半,煎至七分,去滓,食后、临卧温服。

【主治】心肺风热,目干涩痛痒。

31456 地骨皮汤(《圣济总录》卷一一九)

【组成】地骨皮一两 细辛(去苗叶)半两 生干地黄(切)一两 戎盐(研)二分

【用法】上为粗末。每用五钱匕,以水二盏,煎三五沸,去滓,热漱冷吐。以愈为度。

【主治】牙齿疼痛,吃物不得。

31457 地骨皮汤(《圣济总录》卷一二〇)

【组成】地骨皮(去土)一两 白杨皮(切)一握 生地黄汁一合 细辛(去苗叶) 蜀椒(去目并闭口者,炒出汗)各一分 杏仁(去皮尖双仁,炒)二十枚 盐(研)二钱 苍耳半两

【用法】上除地黄外,为粗末。每服五钱匕,以水一盏半,入生地黄汁半合,煎至一盏,去滓,热漱冷吐,每日三五次。

【主治】牙齿风痛。

31458 地骨皮汤(《圣济总录》卷一二一)

【组成】地骨皮 防风(去叉) 盐 细辛(去苗叶) 杏仁(汤去皮尖双仁,炒) 蔓荆实 生干地黄(焙)各一两 白杨皮一握(切)

【用法】上为粗末。每服五钱匕,水一盏半,同煎十余沸,去滓,热漱冷吐。

【主治】牙齿风虫,齿根挺出,动摇疼痛。

31459 地骨皮汤(《圣济总录》卷一二二)

【组成】地骨皮 黄耆(剉) 桔梗(剉,炒) 山栀子仁 竹茹 犀角(镑)各半两 甘草(炙,剉)一分

【用法】上为粗末。每服三钱匕,水一盏,加生姜一枣大(拍碎),煎至五分,去滓,食后温服,一日三次。

【主治】心脾壅积,咽喉痛,舌上结热。

31460 地骨皮汤(《圣济总录》卷一六四)

【组成】地骨皮(剉,焙)二两半 白术二两 石膏(碎)三分 桑根白皮(剉)二两 杏仁(去皮尖双仁,炒)一两半

【用法】上为粗末。每服三钱匕,水一盏,煎七分,去滓温服,不拘时候。

【主治】产后肺气寒壅咳嗽。

31461 地骨皮汤

《圣济总录》卷一七九。为《博济》卷一"地骨皮散"之异名。见该条。

31462 地骨皮汤(《全生指迷方》卷四)

【异名】地骨皮散(《鸡峰》卷十一)。

【组成】地骨皮 百部各二两 芍药 赤茯苓各一两

【用法】上为散。每服五钱,水二盏,加竹叶十片,同煎至一盏,去滓,食后温服。

【主治】❶《全生指迷方》:肾咳恶热,骨间烦疼。❷《鸡峰》:肺壅痰嗽。

31463 地骨皮汤(《卫生总微》卷十六)

【组成】地骨皮(去骨) 胡黄连各一两 鳖甲(涂酥炙黄,去裙襕) 柴胡(去苗) 犀角(剉,取屑) 嫩桃枝

（剉）　川大黄（炮）　知母各半两

【用法】上为细末。每服一大钱，水一盏，煎至五分，去滓温服，不拘时候。

【主治】小儿骨蒸体热肌瘦。

31464　地骨皮汤（《本草纲目》卷三十六引《兰室秘藏》）

【组成】柴胡　地骨皮各三钱

【用法】水煎服。

【主治】膀胱移热于小肠，上为口糜，生疮溃烂，心胃壅热，水谷不下。

31465　地骨皮汤

《普济方》卷四十三。为《圣济总录》卷五十四"解肌地骨皮汤"之异名。见该条。

31466　地骨皮汤（《普济方》卷七十）

【组成】地骨皮　防风　盐　细辛　蔓荆实　杏仁　独活　青葙子　当归各一两

【用法】上为散。每用半钱，以水二大盏，入盐一钱，煎至一盏，去滓，热含冷吐，一日二次。

【主治】牙齿风虫，齿根挺出，动摇疼痛。

31467　地骨皮汤（《准绳·疡医》卷五）

【组成】地骨皮半斤　当归四两　盐二两　白矾末一两

【用法】上剉细。每用药五两，水九升，煎取二升，去滓，再煎至一升，收瓷器中，用绵蘸拭患处五七次愈。

【主治】风瘾疹。

31468　地骨皮汤（《杂病源流犀烛》卷九）

【组成】生地　麦冬　黄耆　山药　五味子　地骨皮　淡竹叶

【主治】赤浊，因思虑过度，心虚有热者。

31469　地骨皮汤（《女科秘要》卷四）

【组成】地骨皮　当归　川芎　知母　麦冬各一钱　甘草五分

【用法】空心服。

【主治】妇人肥盛，肠胃多痰，壅滞经络，血闭带下。

31470　地骨皮饮（《圣济总录》卷三十二）

【组成】地骨皮（洗）　麦门冬（去心）各二两　酸枣仁（炒）三两

【用法】上为粗末。每服五钱匕，水一盏半，加生姜五片，煎至七分，去滓，食后温服。

【主治】伤寒后虚烦客热，累夜不得睡眠，头痛眼疼迷闷。

31471　地骨皮饮（《圣济总录》卷五十八）

【组成】地骨皮（剉）　土瓜根（剉）　栝楼根（剉）　芦根（剉）各一两半　麦门冬（去心，焙）二两　枣七枚（去核）

【用法】上剉，如麻豆大。每服四钱匕，水一盏，煎取八分，去滓温服，不拘时候。

【主治】消渴，日夜饮水不止，小便利。

31472　地骨皮饮（《圣济总录》卷一六八）

【组成】地骨皮　白茯苓（去黑皮）　瞿麦穗　赤芍药　生干地黄（焙）　山栀子仁　甘草（炙）各一两　大黄（剉，炒）　柴胡（去苗）　木通（剉）各一两半　人参　木香各半

两　青橘皮（汤浸，去白，焙）一分

【用法】上为粗末。每服一钱匕，水七分，加竹茹少许，同煎至四分，去滓温服，不拘时候。

【主治】小儿潮热，盗汗心忪，及骨蒸劳热。

31473　地骨皮饮（方出《元戎》，名见《金鉴》卷六十二）

【组成】四物汤加丹皮　地骨皮

【用法】水煎服。

【主治】❶《元戎》：妇人骨蒸。❷《金鉴》：痈疽溃后，但热不寒。

31474　地骨皮饮（《奇效良方》卷六十四）

【组成】柴胡（去芦）　地骨皮各三两　知母　甘草（炙）　鳖甲（醋炙黄）　黄芩　人参各二钱半　赤茯苓半两

【用法】上剉。一岁每服二钱，水六分，加生姜、乌梅各一片，煎三分，不拘时候服。

【主治】小儿骨蒸，潮热往来，心膈烦悸，及伤寒后气未解。

31475　地骨皮饮（《不知医必要》卷三）

【组成】生地一钱　沙参八分　丹皮六分　地骨皮一钱五分　党参（去芦）　白芍（酒炒）各七分　甘草四分

【主治】小儿发热，昼静夜热。

31476　地骨皮散（《玉诀》引《手集》，见《幼幼新书》卷二十六）

【组成】地骨皮（拣择令净，干，用粗葛皮包洗过后，干称）　黄耆（剉，焙）　柴胡（去芦头，洗，剉，焙）各一两　人参（剉，焙）　白茯苓（去黑皮，剉，焙）　甘草（炙，焙）各半两

【用法】上为细末。每服一钱或半钱，白汤点下。

【功用】进食。

【主治】小儿热疳。

31477　地骨皮散（《幼幼新书》卷二十六引《玉诀》）

【组成】地骨皮（拣净，粗葛包洗）　黄耆（焙）　柴胡（焙）各一两　紫菀　犀角　土瓜根各一分

【用法】上为散。每服半钱，以蜜水调下，不拘时候。

【功用】进食。

【主治】小儿热疳。

31478　地骨皮散（方出《圣惠》卷四，名见《普济方》卷十七）

【组成】地骨皮一两　葳蕤一两　玄参一两　黄耆一两（剉）　子芩一两　麦门冬一两（去心）　川升麻一两　甘草半两（炙微赤，剉）

【用法】上为粗散。每服三钱，用水一中盏，加竹叶七片，煎至五分，去滓，加生地黄汁、蜜各半合，更煎一两沸，不拘时候温服。

【主治】❶《圣惠》：心气盛实，气血壅涩，阴阳不通，荣卫隔塞，上焦壅滞，心胸烦热。❷《普济方》：心胸中久积烦热，口干颊赤。

31479　地骨皮散（《圣惠》卷五）

【组成】地骨皮三分　麦门冬一两（去心）　柴胡一两半（去苗）　川升麻一两　赤芍药三分　甘草半两（炙微赤，剉）　射干一两　石膏二两　龙胆三分（去芦头）

【用法】上为散。每服三钱,以水一中盏,煎至五分,去滓,加牛蒡汁一合,更煎一两沸,食后温服。

【主治】脾实热,唇肿心烦,咽喉不利,体热烦疼。

31480 地骨皮散(《圣惠》卷十一)

【组成】柴胡一两(去苗) 地骨皮 木香 麻黄(去根节) 甘草(炙微赤,判) 川升麻 栝楼根 人参(去芦头) 赤茯苓 木通(判)各半两

【用法】上为粗散。每服四钱,以水一中盏,煎至六分,去滓温服,不拘时候。

【主治】阳毒伤寒,头昏身重,咽喉唇干,腮赤,狂言欲走,心胸胀满,呕逆不下饮食,面色斑斑如锦文。

31481 地骨皮散(《圣惠》卷十一)

【组成】地骨皮 葳蕤 人参(去芦头) 黄耆(判) 麦门冬(去心) 子芩各一两 茯神三分 甘草半两(炙微赤,判)

【用法】上为散。每服四钱,以水一中盏,煎至五分,去滓,加生地黄汁一合,生姜汁一茶匙,蜜半合,更煎一两沸,不拘时候温服。

【主治】伤寒,心神烦热,狂语不定。

31482 地骨皮散(《圣惠》卷十四)

【组成】地骨皮半两 知母三分 麦门冬三分(去心) 淡竹沥半合 白蜜半合

【用法】上判细。用水两大盏半,煎至一盏半,去滓,加蜜、竹沥,搅令匀,分作五服,不拘时候温服。

【主治】伤寒后阴阳易病,乍寒乍热,发作有时。

31483 地骨皮散(《圣惠》卷十六)

【组成】地骨皮 防风(去芦头) 赤芍药 葛根(判) 羚羊角屑 川大黄(判碎,微炒)各一两

【用法】上为散。每服五钱,以水一大盏,加豉五十粒,葱白一茎,煎至五分,去滓,食后温服。

【主治】时气热毒攻眼疼痛,心中躁闷。

31484 地骨皮散(《圣惠》卷十七)

【组成】地骨皮一两 枳壳一两(麸炒微黄,去瓤) 川大黄一两(判碎,微炒) 赤芍药半两 柴胡一两(去苗) 鳖甲一两(涂醋炙令黄,去裙襴) 麦门冬一两(去心,焙) 甘草半两(炙微赤,判)

【用法】上为粗散。每服五钱,以水一大盏,煎至五分,去滓温服,不拘时候。

【主治】热病七日,遍身疼痛,壮热不解。

31485 地骨皮散(《圣惠》卷十七)

【组成】地骨皮一两 泽泻一两 麦门冬一两(去苗) 栀子仁半两 犀角屑半两 黄芩半两 甘草半两(炙微赤,判)

【用法】上为散。每服五钱,以水一大盏,煎至五分,去滓温服,不拘时候。

【主治】热病,烦渴不止。

31486 地骨皮散(《圣惠》卷十八)

【组成】地骨皮一两 黄芩一两 黄连一两(去须) 川大黄一两(判碎,微炒) 木香一两 羚羊角屑一两 甘草半两(炙微赤,判)

【用法】上为散。每服四钱,以水一中盏,煎至六分,去滓,不拘时候温服。

【主治】热病疱疮,心神烦躁。

31487 地骨皮散(《圣惠》卷二十七)

【组成】地骨皮二两 麦门冬二两(去心) 甘草一两(炙微赤,判)

【用法】上为散。每服三钱,以水一中盏,加小麦一百粒,煎至六分,去滓温服,不拘时候。

【主治】虚劳,口中苦渴,骨节烦疼。

31488 地骨皮散(《圣惠》卷二十九)

【组成】地骨皮一两 半夏半两(汤浸七遍去滑) 桔梗半两(去芦头) 人参半两(去芦头) 白茯苓半两 白术半两 陈橘皮三分(汤浸,去白瓤,焙) 柴胡三分(去芦头) 甘草一分(炙微赤,判)

【用法】上为散。每服三钱,以水一中盏,加生姜半分,煎至六分,去滓温服,不拘时候。

【主治】虚劳寒热,四肢羸瘦,不欲饮食。

31489 地骨皮散(《圣惠》卷二十九)

【组成】地骨皮三分 玄参三分 黄耆二两(判) 泽泻一两 麦门冬三分(去心) 生干地黄一两 葳蕤半两 人参一两(去苗)

【用法】上为散。每服四钱,以水一中盏,煎至六分,去滓温服,不拘时候。

【主治】虚劳烦热,食少无力。

31490 地骨皮散(《圣惠》卷三十一)

【异名】黄耆汤(《圣济总录》卷八十七)。

【组成】地骨皮一两 黄耆一两(判) 甘草半两(炙微赤,判) 麦门冬一两半(去心,焙) 桂心半两 鳖甲一两(涂醋,炙令黄,去裙襴)

【用法】上为粗散。每服五钱,以水一大盏,加生姜半分,粳米五十粒,煎至六分,去滓,食前温服。

【主治】热劳肢节酸疼,翕翕少气,腰背强痛,心中虚悸,咽干唇赤,面色枯燥,饮食无味,悲忧戚惨,多卧少起。

【宜忌】忌苋菜。

31491 地骨皮散(《圣惠》卷三十一)

【组成】地骨皮三分 百合三分 黄耆三分 赤茯苓三分 人参半两(去芦头) 赤芍药三分 枳壳三分(麸炒微黄,去瓤) 桑根白皮三分(判) 柴胡一两半(去苗) 甘草半两(炙微赤,判) 麦门冬一两半(去心,焙) 犀角屑三两 杏仁一两(汤浸,去皮尖双仁,麸炒微黄) 鳖甲一两(涂醋,炙令黄,去裙襴) 白前三分

【用法】上为粗散。每服四钱,以水一中盏,加生姜半分,煎至六分,去滓温服,不拘时候。

【主治】虚劳骨蒸烦热,心神不宁,及小便赤涩,时有咳嗽,四肢羸弱疼痛。

【宜忌】忌苋菜。

31492 地骨皮散(《圣惠》卷三十一)

【组成】地骨皮二分 赤芍药一两 桑根白皮一两 茅根一两(判) 甘草一两(炙微赤,判) 柴胡二两(去苗)

【用法】上为粗散。每服四钱,以水一中盏,加生姜半分,煎至六分,去滓温服,不拘时候。

【主治】骨蒸,羸瘦少力,燥热,背脊酸痛,小便赤黄,

口舌干燥烦渴。

31493 地骨皮散《圣惠》卷三十二）

【组成】地骨皮　川升麻　玄参　甘草（炙微赤，剉）　防风（去芦头）　黄芩各一两　赤茯苓二两　羌活三分　桑根白皮二两（剉）　决明子二两半　石膏二两　柴胡二两半（去苗）

【用法】上为粗散。每服四钱，以水一中盏，加生姜半分，淡竹叶二七片，黑豆五十粒，煎至六分，去滓，食后温服。

【主治】肝壅毒气上攻，眼睛赤涩疼痛，心躁体热。

31494 地骨皮散《圣惠》卷三十二）

【组成】地骨皮　石膏（细研，水飞过）　川大黄（剉碎，炒）　井泉石各二两　甘草半两（炙微赤，剉）

【用法】上为细散，加石膏更研令匀。每服二钱，食后以白米泔调下。

【主治】眼睛疼痛，睡卧不得。

31495 地骨皮散《圣惠》卷三十四）

【组成】地骨皮一两　独活一两　莽草半两　细辛半两　附子一枚（生用，去皮脐）　杏仁半两（汤浸，去皮尖双仁，麸炒）

【用法】上为粗散。每用半两，以酒二升浸一宿，于铜器中慢火煎之，热含冷吐，勿咽，一日三次。

【主治】牙齿连颊骨相引疼痛。

31496 地骨皮散《圣惠》卷三十四）

【组成】地骨皮一两　郁李仁一两（汤浸，去皮尖，微炒）　生干地黄一两　川升麻一两半　藁本半两　露蜂房半两　杏仁一两（汤浸，去皮尖双仁，麸炒微黄）

【用法】上为细散。每用一钱，以绵裹，常含咽津。

【主治】齿黄黑，枯燥无光泽。

31497 地骨皮散《圣惠》卷三十四）

【组成】地骨皮一两　当归一两　川升麻半两　寒水石半两　桂心半两　芎䓖半两　黄药一两　沉香一两　麝香一分（细研）

【用法】上为末。用贴齿根，重者以绵裹，含如弹子大，每日二三丸。

【主治】牙齿动摇，吃食不稳。

31498 地骨皮散《圣惠》卷五十三）

【组成】地骨皮二两　栝楼根一两　石膏一两　黄连一两（去须）　甘草一两（炙微赤，剉）

【用法】上为粗散。每服四钱，以水一中盏，煎至六分，去滓温服，不拘时候。

【主治】消中。虚羸，烦热口干，眠卧不安。

31499 地骨皮散《圣惠》卷五十三）

【组成】地骨皮一两　茯神三分　栝楼根一两　黄连一两（去须）　石膏二两　甘草半两（炙微赤，剉）　麦门冬一两（去心）　黄芩一两　远志三分（去心）

【用法】上为散。每服四钱，以水一中盏，煎至六分，去滓，食后温服。

【主治】消渴。口舌焦干，精神恍惚，烦躁不安。

31500 地骨皮散《圣惠》卷五十五）

【组成】地骨皮一两　柴胡一两（去苗）　人参二两（去芦头）　羚羊角屑一两　甘草一两（炙微赤，剉）

【用法】上为散。每服四钱，以水一中盏，煎至五分，去滓，加生地黄汁半合，不拘时候温服。

【主治】髓黄。身体赤黄，四肢不举，肌肉战掉，鼻中出血，两脚疼闷，一手专安额上，身不壮热，爱卧冷处。

31501 地骨皮散《圣惠》卷六十八）

【组成】地骨皮一两　石膏一两　黄连一两（去须）麦门冬一两（去心）　甘草一两（炙微赤，剉）　生干地黄一两

【用法】上为粗散。每服四钱，以水一中盏，煎至六分，去滓温服，一日四五次。

【主治】金疮，烦渴闷乱，头痛。

31502 地骨皮散《圣惠》卷七十）

【组成】地骨皮一两　柴胡一两（去苗）　白茯苓半两　桑根白皮三分（剉）　五加皮半两　人参半两（去芦头）　黄耆三分（剉）　甘草半两（炙微赤，剉）　桂心半两　白芍药半两　前胡三分（去芦头）　枳壳三分（麸炒微黄，去瓤）

【用法】上为粗散。每服三钱，以水一中盏，加生姜半分，煎至六分，去滓温服，不拘时候。

【主治】妇人血风，气体虚，发歇寒热。

【方论选录】《济阴纲目》汪箕笺：黄耆、人参、桂心是补肺温气药，桑皮、枳壳、地骨皮是泻肺清热药，白芍、茯苓是降收之味，五加、前胡是行散之味，而乃并用之，重在气虚有火，当以分两中求之，疾苦中审之，则窍妙自得。

31503 地骨皮散《圣惠》卷七十二）

【组成】地骨皮一两　柴胡一两（去苗）　琥珀三两（细研）　赤芍药半两　土瓜根半两　木通半两（剉）　黄芩半两　青蒿子半两　当归三分（剉，微炒）　川大黄一两（剉，微炒）　牡丹半两　甘草一分（炙微赤，剉）

【用法】上为散。每服三钱，以水一中盏，加生姜半分，煎至六分，去滓，食前温服。

【主治】室女月水不通，心神烦热，四肢疼痛，不思饮食。

31504 地骨皮散《博济》卷一）

【异名】地骨皮汤《圣济总录》卷一七九）、地骨皮枳壳散《元戎》卷五）。

【组成】地骨皮（水洗）　秦艽（水洗净）　柴胡（去芦）　枳壳（去白，麸炒香熟用）　知母（生用）　当归（去芦）　鳖甲（去裙襕，醋炙令黄色）各等分

【用法】上为末。每服二大钱，水一大盏，加桃、柳枝头各七个，生姜三片，乌梅一个，同煎至七分，去滓温服，每日空心、临卧各一服。

【主治】骨蒸壮热，肌肉减瘦，多困少力，夜多盗汗。

31505 地骨皮散《幼幼新书》卷三十四引《博济》）

【组成】地骨皮　麦芽各一两　猪牙皂角半两　青盐一合

【用法】上同捣令匀，粗入锅内炒过，再为末。每用先以盐水漱口，再用药末掺擦。

【主治】骨槽风，牙齿宣露，肿痒浮动，疼痛时作，或龈烂生疮。兼治口疮。

31506 地骨皮散《医方类聚》卷十引《简要济众方》）

【异名】地骨皮汤(《圣济总录》卷四十三)。

【组成】地骨皮一两 防风一两(去芦头) 甘草半两(微炙)

【用法】上为散。每服二钱,用水一中盏,加竹叶五七片,同煎至七分,温服,不拘时候。

【功用】凉上焦,生津液。

【主治】心脏热,咽干舌涩,面赤潮热。

31507 地骨皮散(《医方类聚》卷十引《简要济众方》)

【异名】地骨皮汤(《圣济总录》卷四十八)。

【组成】地骨皮二两 紫苏叶一两 桑根白皮一两半 甘草一两(炙)

【用法】上为散。每服二钱,用水一中盏,同煎至七分,去滓,食后、临卧温服。

【主治】肺脏风热,喘促上气,胸膈不利,烦躁鼻干。

31508 地骨皮散(《圣济总录》卷十五)

【组成】地骨皮一分 荆芥穗二两 石膏(研,飞过)二两 白花蛇(酒浸,炙,去皮骨) 天南星(浆水煮软,切,焙)各一两

【用法】上为散。每服一钱匕,加腊茶一钱,食后、临卧汤点服。

【主治】脑风,头痛时作,及偏头疼。

【备考】本方方名,《本草纲目》引作"白花蛇散"。

31509 地骨皮散(《圣济总录》卷八十七)

【组成】地骨皮二两 柴胡(去苗)一两

【用法】上为散。每服二钱匕,用麦门冬(去心)煎汤调下,不拘时候。

【主治】热劳。

31510 地骨皮散(《圣济总录》卷一○三)

【组成】地骨皮(去土) 羌活(去芦头) 防风(去叉) 土蒺藜(去刺,微炒) 甘草(炙,剉)各一两

【用法】上为细散。每服二钱匕,荆芥茶清调下;如患暴赤眼,浓煎甘草汤调下,食后、临卧服。

【主治】风毒气上攻,两眼碜涩疼痛,及暴赤眼。

31511 地骨皮散(方出《圣济总录》卷一一四,名见《普济方》卷五十五)

【组成】地骨皮半两 五倍子一分

【用法】上为细末。每用少许,掺入耳中。

【主治】耳聋,流脓水不止。

31512 地骨皮散(《圣济总录》卷一二一)

【组成】地骨白皮(微炒)一两 当归(切,焙干)三分 升麻半两 桂(去粗皮)一分 甘草(炙黄赤色)半两 芎藭三分 紫矿(炙)半两 寒水石二两半 莨菪子(炒香熟)半两

【用法】上为散。每用一钱匕,涂齿根下;甚者绵裹如弹子大,日吞三两丸,口中含化亦妙。

【主治】齿动,吃食不稳。

31513 地骨皮散(《圣济总录》卷一三二)

【异名】地骨散(《鸡峰》卷二十二)。

【组成】地骨皮

【用法】先刮取浮皮别收之,次取皮下腻白粉为细散,其白粉下坚赤皮剉细,与浮皮一处为粗散。每用粗末一合许,煎浓汁,乘热洗疮,直候药汤冷,以软帛掺干,

乃用细散敷之,每日洗帖一次。以愈为期,用之未愈,慎不可住。

【功用】《鸡峰》:止痛生肌。

【主治】恶疮。

31514 地骨皮散(《圣济总录》卷一三六)

【组成】地骨皮(捣末)半两 小麦 麻子各十粒(烧灰) 绯帛子五寸(烧灰) 曲头棘刺二七枚(烧灰) 半夏七枚(炒黄,捣末) 乱发一团如鸡子(烧灰)

【用法】上为末。每服二钱匕,空心温酒调下,至晚再服。

【主治】疔肿。

31515 地骨皮散(《小儿药证直诀》卷下)

【组成】地骨皮(自采佳) 知母 银州柴胡(去芦) 甘草(炙) 半夏(汤洗七次,切,焙) 人参(切去顶,焙) 赤茯苓各等分

【用法】上为细末。每服二钱,加生姜五片,水一盏,煎至八分,食后温服。

【主治】小儿虚热潮作;亦治伤寒壮热及余热。

【备考】本方加秦艽,名"秦艽饮子"(《见《婴童百问》引《全婴方》),又名"秦艽饮"(见《婴童百问》)。

31516 地骨皮散(《幼幼新书》卷十四引张涣方)

【组成】地骨皮(洗,焙干) 川大黄(微炮) 黄芩各一两 麦门冬(去心) 黄耆 甘草(炙)各半两

【用法】上为细末。每服一钱,水八分一盏,加荆芥少许,煎至五分,去滓温服。

【主治】小儿热病,口干,心神烦躁。

31517 地骨皮散

《鸡峰》卷十一。为《全生指迷方》卷四"地骨皮汤"之异名。见该条。

31518 地骨皮散(《杨氏家藏方》卷三)

【组成】地骨皮三两半 生干地黄二两

【用法】上为细末。每服二钱,食后温酒调下。

【主治】风热客于皮肤,血脉凝滞,身体头面瘾疹生疮。

31519 地骨皮散(《杨氏家藏方》卷十九)

【组成】人参(去芦头) 白术 白茯苓(去皮)各一两 前胡 地骨皮 当归(洗,焙) 陈橘皮(去白) 甘草(炙) 半夏曲 桔梗(去芦头)各半两

【用法】上咬咀。每服二钱,水六分盏,加生姜一片,大枣一枚,同煎至四分,去滓温服,不拘时候。

【主治】小儿寒热更作,肌体羸瘦,烦渴引饮,不思饮食。

31520 地骨皮散

《普济方》卷六十七引《十便良方》。为《圣济总录》卷一二○"升麻散"之异名。见该条。

31521 地骨皮散(《直指》卷九)

【组成】地骨皮(洗) 秦艽(洗,去芦) 柴胡 枳壳(制) 知母(生) 当归 鳖甲(醋炙黄)各半两 川芎半两 甘草(炙)一分

【用法】上为粗末。每服三钱,加桃、柳枝各七寸,生姜三片,乌梅一个,同煎,空心、临卧各一服。

【主治】虚劳,潮热骨蒸,壮热。

【加减】潮热甚,加些大黄微利之。

31522 地骨皮散(《活幼口议》卷十八)

【组成】生干地黄半两 真地骨皮 细辛各一分 五倍子(炒令黑)二钱

【用法】上为细末。每用少许敷之。

【主治】小儿肾疳,齇腭,牙齿肉烂腐臭,鲜血常出。

31523 地骨皮散(《云岐子脉诀》)

【组成】人参 地骨皮 柴胡 黄耆 生地黄各一两半 白茯苓半两 知母一两 石膏二两

【用法】上㕮咀。每服一两,水二盏,加生姜七片,煎至七分,去滓,细细温服。

【主治】肺痈,疮疡,气虚内热者。

❶《云岐子脉诀》:脏中积冷,荣中有热,脉举之有余,按之不足,阳有余阴不足者。❷《外科发挥》:肺痈。骨蒸潮热,自汗,咳吐腥秽稠痰。❸《景岳全书》:疮疡,气虚内热,烦渴不宁。

31524 地骨皮散(《云岐子脉诀》)

【组成】地骨皮 茯苓各半两 柴胡 黄芩 生地黄 知母各一两 石膏二两

【用法】上㕮咀。加生姜,水煎服。

【主治】阳毒浑身壮热,自汗。

【加减】如自汗已,多加知母。

31525 地骨皮散(《医方大成》卷七引《经验方》)

【组成】地骨皮 凤眼根皮(并用悬崖中者好,去土不用)各等分

【用法】同炒微黄色,为细末。每服三钱,空心温酒调下。

【主治】肠风痔瘘,下血不止。

【宜忌】忌油腻食物。

31526 地骨皮散(《丹溪心法》卷一)

【组成】地骨皮 茯苓各半两 柴胡 黄芩 生地黄 知母各一两 石膏二两 羌活 麻黄各七钱半

【用法】上㕮咀。每服一两,加生姜,水煎服。

【主治】阳毒火炽发渴,浑身壮热,无汗,脉长而滑。

31527 地骨皮散(《普济方》卷二三六引《仁存方》)

【组成】地骨皮 黄耆 人参 鳖甲(酒浸,炙) 甘草各等分

【用法】上为末。每服三钱,以水一盏,加生姜三片,大枣一个,煎至七分,去滓,空心、临卧服。

【主治】骨蒸。

31528 地骨皮散(《普济方》卷一七八)

【组成】地骨皮一两 栝楼根一两 芦根一两(剉) 人参半两(去芦头) 麦门冬一两半(去心) 赤茯苓三分 生干地黄一两 黄芩三分

【用法】上为散。每服四钱,水一盏,加生姜半分,小麦一百粒,淡竹叶二十七片,煎至六分,去滓温服,不拘时候。

【主治】消渴,体热烦躁。

31529 地骨皮散

《普济方》卷一七八。即《千金》卷二十一"枸杞汤"。见该条。

31530 地骨皮散(《普济方》卷二三五)

【组成】当归四两 黄耆半斤 秦艽六两 知母二两 枳壳一两 地骨皮一斤 甘草一斤

【用法】上为末。每服半两,水二盏,加生姜三片,乌梅、大枣各一个,煎至八分,去滓温服,不拘时候。

【主治】骨蒸壮热,肌肉减瘦,面色萎黄,小便赤色,恶心潮热,夜多盗汗,嗜卧少力,口苦舌干,肢节烦疼,渐成劳瘵。

31531 地骨皮散(《普济方》卷三四〇)

【组成】地骨皮 黄芩 人参 黄耆 葳蕤 麦门冬 甘草 赤芍药各半两 柴胡一两

【用法】上为散。每服四钱,水一盏,加生姜半分,淡竹叶二七片,煎至六分,去滓温服,不拘时候。

【主治】妊娠烦躁,体热疼痛,口干食少。

31532 地骨皮散(《普济方》卷三六八)

【组成】地骨皮 白茯苓 麻黄(去节) 白芍药 黄芩 川芎 前胡 升麻 甘草各等分

【用法】上㕮咀。葱白同煎服。

【主治】小儿伤寒热甚者。

31533 地骨皮散

《普济方》卷四〇三。为《幼幼新书》卷十五引《家宝方》"麦汤散"之异名。见该条。

31534 地骨皮散(《丹溪心法附余》卷十二引《应验方》)

【组成】柴胡四钱 地骨皮三钱 薄荷二钱

【用法】上㕮咀,作一服。水一钟半,煎至一钟,去滓,温漱冷吐。

【主治】牙齿虚热,气毒攻冲,龈肉肿痛,口舌生疮。

31535 地骨皮散(《片玉心书》卷五)

【组成】知母 柴胡 甘草(炙) 地骨皮 赤茯苓 半夏

【用法】生姜三片为引,水煎服。

【主治】小儿肺热。有时发热,过时即退,来日依时复发,其状如疟。

31536 地骨皮散(《症因脉治》卷一)

【组成】地骨皮 柴胡 黄芩 广皮 甘草

【主治】肝胆气分发热,夜则安静,昼则发热,唇焦口渴,饮水多汗,左脉洪数。

31537 地骨皮散(《症因脉治》卷三)

【组成】地骨皮 柴胡 知母 黄芩 人参 甘草

【主治】春温夏热,阳火炽盛,气分受邪,发热闷乱,烦躁不宁,不得卧,骨节烦热。

31538 地骨皮散(《杂病源流犀烛》卷十四)

【组成】石膏二钱 黄芩 知母 生地各一钱 羌活七分半 赤苓 地骨皮各五分

【主治】伤热成积,或吐或泻,头晕腹痛,心中烦躁。

31539 地骨皮散(《痘疹会通》卷五)

【组成】地骨皮 丹皮 生地 知母 黄芩 金钗石斛 北沙参 鳖甲

【用法】水煎服。

【主治】麻疹退清之后,虚热神昏,阴虚血热者。

【加减】如在春、夏,加陈青蒿一钱,其热自退。

31540 **地骨皮露**（《中药成方配本》）

【组成】地骨皮一斤

【用法】用蒸气蒸馏法，每斤吊成露五斤。每用四两，隔水温热饮服。小儿酌减。

【功用】清热解烦。

【主治】骨蒸内热。

31541 **地扁竹散**（《医统》卷九十三）

【组成】射干

【用法】上为末。每用小钱抄末三字许，温酒调下。病在上即微吐，在下即微泻。仍用麒麟竭膏收敛疮口。

【主治】恶疮。

31542 **地菘苗散**（《圣济总录》卷一三九）

【组成】地菘苗　石灰末　旋覆苗　葛叶　青蒿苗　麦门冬苗各五两

【用法】上除石灰外，切碎，绞取汁，和石灰作饼子，晒干，再为散。敷疮上。五月五日合佳。

【功用】止血。

【主治】金刃伤筋骨。

31543 **地黄小煎**（《千金》卷十二）

【组成】干地黄（末）一升　蜜二升　猪脂一斤　胡麻油半升

【用法】上以铜器中煎令可丸，即丸如梧桐子大。每服三丸，饮送下，一日三次。稍加至十丸。

【功用】久服，瘦黑者肥充。

【主治】五劳七伤，羸瘦干削。

31544 **地黄汁汤**（方出《千金》卷十，名见《外台》卷四）

【组成】大黄一两半（末）　生地黄（汁）八合　芒消一两

【用法】上合和。每服五合，一日二次。以利为度，不须二服。

【主治】急黄，热气骨蒸，两目赤脉。

31545 **地黄汁汤**（《幼幼新书》卷十一引《婴孺方》）

【组成】地黄汁半合　黄芩三分　大黄　甘草（炙）各一分　栀子仁二分

【用法】上切。以水八合，煮至四合，去滓，下地黄汁，每服一合，日进三服，夜一服。

【功用】除热。

【主治】少儿始满月变蒸，时患惊，欲作痫，已服紫丸，已大下热犹不折，腹满胀，目视高者。

31546 **地黄花粥**（《圣济总录》卷一八八）

【组成】地黄花（阴干）

【用法】上为末。每用粟米两合，净淘煮粥，候熟入末三钱匕，搅匀，更煮令沸，任意食之。

【主治】消渴。

31547 **地黄饮子**（《外台》卷六引《广济方》）

【组成】生地黄汁六合　芦根一握　生麦门冬一升（去心）　人参八分　白蜜三合　橘皮六分　生姜八分（一方云生姜汁一合）

【用法】上切。以水六升，煮取二升，去滓，下地黄汁，分三次温服，如人行四五里更进一服。

【主治】虚热，呕逆不下食，食则烦闷。

【宜忌】忌芜荑、生冷面、炙肉、荞麦、猪肉、蒜、粘食。

【备考】本方方名，《医心方》引作“地黄饮”。

31548 **地黄饮子**（《外台》卷三十五引《广济方》）

【组成】生地黄汁三合　生姜汁三合　诃黎勒四分（末）　白蜜一匙

【用法】上相和调匀。分温服之。微利尤良。

【主治】小儿心腹满，吃食不下。

31549 **地黄饮子**（《伤寒总病论》卷六）

【组成】地黄汁　藕汁各一碗　生姜汁一盏

【用法】令和暖，分三四次温服。微有寒，煎二十沸服之。

【主治】小产后，其恶露被热蒸断不行；亦治死胎不下。

31550 **地黄饮子**

《宣明论》卷二。为《圣济总录》卷五十一“地黄饮”之异名。见该条。

31551 **地黄饮子**（《简易方》引《家宝方》，见《医方类聚》卷一二五）

【异名】生地黄饮子（《得效》卷七）、生津地黄饮子（《证治宝鉴》卷四）、地黄饮（《医林纂要》卷四）。

【组成】人参（去芦）　生干地黄（洗）　熟干地黄（洗）　黄耆（蜜炙）　天门冬（去心）　麦门冬（去心）　枳壳（去瓤，麸炒）　石斛（去根，炒）　枇杷叶（去毛，炒）　泽泻　甘草（炙）各等分。

【用法】上为粗末。每服三钱，水一盏，煎至六分，去滓，食后、临卧温服。

【功用】《中国医学大辞典》：滋补气血。

【主治】❶《简易方》引《家宝方》（见《医方类聚》）：消渴咽干，面赤烦躁。❷《医钞类编》：消渴，阴虚火炎，阳明苑热。

【方论选录】❶《简易方》引《家宝方》（见《医方类聚》）：此方乃全用二黄丸、甘露饮料生精补血润燥止渴；佐以泽泻、枳壳疏导二腑，使心火下行，则小腑清利；肺经润泽，则大腑流畅，宿热既消，其渴自止。❷《医林纂要》：此方意在滋阴血以济亢阳，故麦冬、枇杷叶所以佐天冬而清肺；黄耆、甘草所以佐人参而和脾胃；生地、泽泻所以佐熟地而滋肾；引肾水以上荣，而亢阳不能害，则于石斛取之。固其本根达其条枚，荣其枝叶，破其上逆之势，而泻其余邪。三焦之气顺，心包之血滋，火散而气清，润泽荣华，无烦躁咽干之病。

31552 **地黄饮子**

《东垣试效方》卷三。为《兰室秘藏》卷上“和血益气汤”之异名。见该条。

31553 **地黄饮子**（《准绳·幼科》卷一）

【组成】生地黄　赤芍药各二钱　羌活（去芦）　当归（去芦）　甘草各一钱

【用法】上为极细末。用灯心煎汤，食前服。乳母宜服。

【主治】小儿生下，满身面目皆黄，状如金色；或面赤身热，眼闭不开，大便不通，小便如栀子汁，满身生疮。

【宜忌】忌酒、面、五辛之物。

【备考】本方方名，《丸散膏丹集成》引作“地黄饮”。

31554 地黄饮子（《简明医彀》卷三）

【组成】生地 熟地 枸杞子 地骨皮 黄芩 天门冬 芍药 黄耆 甘草各等分

【用法】上咬咀。每服七钱，水二钟，煎八分，去滓，空腹服。

【主治】血热所致吐血、衄血、下血、溺血。

【加减】如脉微、身凉、恶风者，加桂二分。

31555 地黄饮子（《伤寒大白》卷二）

【组成】生地 丹皮 天门冬 黄芩 地骨皮 白芍

【主治】肝肾精竭，血燥劳瘵，及血分有火之鼻衄。

【加减】若尺脉大，加黄柏、知母。

31556 地黄饼子

《御药院方》卷九。为《圣济总录》卷一一九"地黄饼"之异名。见该条。

31557 地黄酒酥（《千金翼》卷十二）

【组成】粗肥地黄十石（切，捣取汁三石） 麻子一石（捣作末，以地黄汁取汁二石七斗） 杏仁一石（去皮尖双仁，捣作末，以麻子汁研取汁二石五斗） 曲末三斗

【用法】上以地黄等汁浸曲七日，候沸，以米三石，分作三份投下，馈一度，以药汁五斗，和馈酿酒，如家酿酒法，三日一投，九日三投。熟讫，密封三七日，酥在酒上，其酥色如金，以物接取，可得大升九升酥。然后篘取酒封之。其糟令服药人食之，食糟尽，乃服药酒及酥。每服酒一升，一匙酥，温酒和服之。其地黄滓晒干，更以酒三升和地黄滓捣之，晒干，作饼服之。

【功用】令人肥悦，百病除愈，发白更黑，齿落更生，髓脑满实，还年却老，走及奔马，久服有子。

【宜忌】宜吃白饭、芜菁。忌生冷，酢滑、猪、鸡、鱼、蒜。

31558 地黄蒸丸

《医学从众录》卷一。为《普济方》卷十五引《千金》"地黄煎"之异名。见该条。

31559 地黄罨方（《圣济总录》卷一四五）

【组成】生地黄（洗，切，研） 藏瓜姜内糟 生姜（洗，切，研）各一两

【用法】上同以慢火炒，乘热罨损处，以帛系之，每日一换。

【主治】伤损，骨蹉跌。

31560 地黄馎饦（《外台》卷七引《古今录验》）

【异名】地黄面（《本事》卷七引崔元亮《海上方》）。

【组成】地黄（浓捣汁）

【用法】和面作馎饦。服一顿，虫即出；不出再服，必出便愈。

【主治】心痛如虫啮痛，宛转欲死者。

【宜忌】冷淘忌用盐。

【方论选录】《本事方释义》：生地黄气味甘苦微寒，入手足少阴、厥阴；捣汁和以面者，以五谷之气令其入胃也。此心痛有虫，久不得愈，以苦寒之药佐之以面，引虫之上逆而出也。

【临床报道】心痛：正元十年，通事舍人崔抗女患心痛，垂气欲绝，忽记此方，服便吐出一物，可方一寸以来，状如虾蟆，无目足，微似有口。盖被此物所蚀，抗云，往年见

亲表患痛，因偶食地黄馎饦，遂吐一虫犹动，其时亦不谓地黄冷淘，能害此虫。因盛于小竹筒，以数茎地黄冷淘，投于竹筒中，须臾视之，已化为水。然觉此冷淘杀虫，心痛无不永绝。抗自得此方，救三四人皆如神效。

31561 地黄煎丸（《圣惠》卷二十六）

【组成】生地黄五十斤（拣择好者，洗，捣取汁 无灰酒三斗（上二味，于银锅中慢火熬成膏，入后药） 肉苁蓉三两（酒浸一宿，刮去皱皮，炙干） 枸杞子二两 巴戟二两 薯蓣二两 鹿茸二两（去毛，涂酥炙令微黄） 山茱萸 五味子 茯神 续断 补骨脂（微炒） 远志（去心） 蛇床子 附子（炮裂，去皮脐） 石斛（去根，剉） 覆盆子 黄耆（剉） 芎䓖 木香 桂心 牛膝（去苗） 菟丝子（酒浸一宿，焙干，别捣为末） 人参（去芦头） 沉香各一两半

【用法】上为末，入前煎和为丸，如梧桐子大。每日四十丸，空心及晚食前以温酒调下。

【功用】添精补髓，益气养神，驻颜，调血脉，令人轻健。

【主治】肾脏劳损。

31562 地黄煎丸（《圣惠》卷二十六）

【组成】生地黄八斤（净洗晾干，捣绞取汁） 大麻仁半斤（以水研滤取汁） 牛髓一斤 白蜜二斤 无灰酒五升 大枣五十枚（煮取肉，烂研） 生天门冬一斤（捣绞取汁）

上七味，同于银锅中熬成膏，入后药末。

鹿角胶五两（捣碎，炒令黄燥） 石斛一两（去根，剉） 覆盆子二两 酸枣仁一两（微炒） 肉苁蓉二两（酒浸一宿，刮去皱皮，炙干） 人参二两（去芦头） 附子二两（炮裂，去皮脐） 牛膝一两（去苗） 白茯苓二两 五味子二两 熟干地黄三两 补骨脂三两（微炒） 干漆二两（捣碎，炒令烟出） 肉桂三两（去皱皮） 杜仲二两（去粗皮，炙令黄，剉） 菟丝子三两（酒浸一宿，晒干，别捣罗为末）

【用法】上为末，入前地黄煎汁，以慢火熬，候可丸，即丸如弹子大。每服一丸，空心、午前、晚饭后以温酒化下。若丸如梧桐子大，每次服二十丸。其药腊月合弥佳。

【功用】填骨髓。

【主治】骨极，肾脏劳伤，少气不足，羸瘦无力，肢节酸疼，腰脚多痛，不能久立。

31563 地黄煎丸（《圣惠》卷二十六）

【组成】生地黄五斤（拣择好者，捣绞取汁 无灰酒一斗（与上一味于银锅中以慢火熬成膏，入后药末） 巴戟一两 肉苁蓉二两（酒浸一宿，刮去皱皮，炙令干） 鹿茸二两（去毛，涂酥炙令微黄） 桑螵蛸一两（微炒） 五味子一两 蛇床子一两 石斛一两（去根，剉） 附子二两（炮裂，去皮脐） 补骨脂二两（微炒） 枳壳一两（麸炒微黄，去瓤） 黄耆一两（剉） 牛膝一两（去苗） 菟丝子一两（酒浸一宿，晒干，别捣罗为末） 石龙芮一两 陈橘皮一两（汤浸，去白瓤，焙） 沉香一两 鹿角胶一两（捣碎，炒令黄燥）

【用法】上为末，用前地黄煎和捣为丸，如梧桐子大。每服三十丸，空心及晚食前以温酒送下。

【功用】益气养神，驻颜色，调血脉，久服令人肥健。

【主治】精极，五脏六腑虚羸，骨节烦疼，精常漏泄。

31564 地黄煎丸（《圣惠》卷三十）

【组成】生地黄五斤(洗净,肥好者) 巨胜子三两 牛膝三两(去苗) 桂心三两 生黄精五斤(洗净,同地黄于木臼中烂捣,绞取汁,旋更入酒三升,于银锅中慢火熬成膏) 附子三两(炮裂,去皮脐) 干漆三两(捣碎,炒令烟出) 肉苁蓉三两(酒浸一宿,刮去皱皮,炙干) 补骨脂三两(微炒) 鹿角胶三两(捣碎,炒令黄燥) 菟丝子三两(酒浸三日,晒干,别捣为末)

【用法】上为末,入地黄、黄精膏中,丸如梧桐子大。每服三十丸,空心温酒送下,晚食前再服。

【功用】益脏腑,久服轻身,驻颜色,强志力,补虚损。

【主治】虚劳,精少。

31565 地黄煎丸(《圣惠》卷九十八)

【组成】生地黄五斤(肥好者) 巨胜子三两(微炒) 牛膝二两(去苗) 威灵仙二两 生黄精三斤(与黄精同净洗,于木臼中烂捣,绞取汁,旋更入酒三升,于银锅中以慢火熬成煎) 鹿角胶二两(捣碎,炒令黄燥) 桂心二两 附子三两(炮裂,去皮脐) 干漆二两(捣碎,炒令烟出) 补骨脂三两(微炒)

【用法】上为末,入地黄、黄精煎中,为丸如梧桐子大。每服三十丸,空心温酒送下,晚食前再服。

【功用】补暖脏腑,久服轻身,益颜色,强志力,补虚损。

31566 地黄煎丸(《圣惠》卷九十八)

【组成】生地黄五斤(捣,绞取汁,入蜜半斤,以慢火熬成煎) 熟干地黄半斤 牛膝五两(去苗) 杏仁半斤(汤浸,去皮尖,麸炒微黄,研如膏) 诃黎勒皮三两

【用法】上为末,以地黄煎和为丸,如梧桐子大。每服五十丸,以空心温酒送下,晚食前再服。

【功用】补益驻颜,长服黑发髭,填骨髓。令人耐老。

31567 地黄煎丸(《圣济总录》卷十四)

【组成】生地黄汁六升 生天门冬汁五合 牛髓五合 生姜汁七合 牛酥五合 白蜜五合 醇酒二升 枣肉膏(去核)五合

(以上八味,先煎地黄汁并酒,五分减二分,次下天门冬汁、姜汁,煎二十沸,次下牛髓、酥、蜜、枣膏,煎如稀糖,次下后散药)。

黄耆(剉) 石斛(去根) 人参 山芋 茯神(去木) 柏子仁(别捣研) 山茱萸 桂(去粗皮) 五味子 防风(去叉) 枸杞子 枳壳(去瓤,麸炒) 厚朴(去粗皮,生姜汁炙,剉) 白术各半两 干姜(炮)半两 赤石脂(别捣研) 甘草(炙,剉)各一两 远志(去心) 细辛(去苗叶)各一分

【用法】上除前八味外,捣研为末,入前煎中搅匀,于银器中重汤煎至可丸,即丸如梧桐子大。每服三十丸,空心、早食后温酒送下,一日二次。

【主治】风惊邪,心虚,冷热不调,左肋下有气,发即妨胀不能食。

31568 地黄煎丸

《圣济总录》卷五十八。为《千金》卷二十一“地黄丸”之异名。见该条。

31569 地黄煎丸

《圣济总录》卷八十七。为《苏沈良方》卷一“治劳地黄丸”之异名。见该条。

31570 地黄煎丸(《圣济总录》卷九十一)

【组成】地黄汁一升(煎成煎) 鹿茸(去毛,酥炙黄色)半两 人参一两半 茯神(去木)半两 防风(去叉)半两 甘草(炙,剉)一两

【用法】上为末,以地黄煎为丸,如梧桐子大。每日三十丸,空心温酒送下。

【功用】补益,镇心,强志。

【主治】虚劳脱营,失精少气,形体日减。

31571 地黄煎丸

《圣济总录》卷九十二。为《普济方》卷十五引《千金》“地黄煎”之异名,见该条。

31572 地黄煎丸(《圣济总录》卷九十二)

【组成】生地黄五斤(捣取汁) 无灰酒一斗(银石器盛,入地黄汁,用文武火熬成膏,后入诸药) 肉苁蓉(酒浸,切,焙)二两 巴戟天(去心) 鹿茸(酒炙,去毛) 桑螵蛸(炒) 附子(炮裂,去皮脐) 黄耆(剉) 肉豆蔻(去壳)各一两 五味子(炒) 蛇床子(炒) 石斛(去根) 补骨脂(炒) 牛膝(酒浸,切,焙) 青木香 陈橘皮(汤浸,去白,焙)各三分 枳壳(去瓤,麸炒) 荜澄茄 沉香各半两(剉)

【用法】上为末,以地黄煎搜和为丸,如梧桐子大。每服三十丸,渐加至四十丸,空心、食前温酒送下。

【功用】益气养神,驻颜色,调血脉。

【主治】精极,脏腑虚羸,骨节烦疼,精泄不止。

31573 地黄煎丸(《圣济总录》卷九十七)

【组成】生地黄(汁) 小蓟(汁)各一升 沙糖一两(同上二味熬成膏) 地榆根(剉,焙) 阿胶(炙令燥) 侧柏(焙)各二两

【用法】上为末,入膏中和丸,如小弹子大。每服一丸,水一盏,煎至六分,和滓温服。

【主治】结阴便血。

31574 地黄煎丸(《圣济总录》卷一五一)

【组成】地黄汁 生姜汁 青蒿汁各一盏(同熬成膏) 麒麟竭(研) 没药(研) 延胡索 凌霄花 红蓝花各半两

【用法】上五味各为末,与前膏子和匀为丸,如弹子大。每服一丸,烧秤锤投酒化下。

【主治】妇人月候久不行,心忪体热,面颊色赤,不美饮食,脐下刺痛,腰胯重疼。

31575 地黄煎丸(《圣济总录》卷一五三)

【组成】生地黄(肥者,细切,研烂绞汁)十斤 生姜(去皮,研烂绞汁)一斤半(二味汁于微火上煎令如稀饧) 干漆(炒令烟尽) 桂(去粗皮) 桃仁(汤浸,去皮尖双仁,麸炒) 当归(切,焙) 生干地黄(焙) 芍药 牡丹皮 牛膝(去苗,酒浸,炙黄,剉碎)各二两 大黄(煨,剉)一两半 水蛭(糯米炒) 虻虫(去翅足并头,炒)各一百枚

【用法】上为末,入前地黄煎中,以微火上煎,硬软得所,即丸如梧桐子大。每服七丸,空心、食前温酒送下。

【主治】妇人因月水不调,血结不通,血积小腹成块,如覆杯。

31576 地黄煎丸（《圣济总录》卷一八五）

【组成】生地黄二十斤（洗，捣取汁） 熟干地黄（焙）二斤 生干地黄（焙）二斤 甘草（炙，剉）半斤 醇酒一斗（用无灰者） 菟丝子（酒浸，别捣） 鹿角胶（炙燥） 白蒺藜（炒，去角） 牛膝（酒浸，切，焙） 干漆（末，用酒拌和，炒令烟尽） 白茯苓（去黑皮） 白槟榔（煨，剉） 枳壳（去瓤，麸炒） 萆薢 覆盆子（去梗）各四两

【用法】上除生地黄汁并酒外，余各为细末。先取地黄汁与酒五升，于银锅内慢火煎三十沸，次下鹿角胶搅匀消尽，次下地黄末，又次下诸药，添酒，以柳枝不住手搅，候堪为丸，即分为二十剂，余以蜡纸裹于宽瓷瓶内封贮。旋取一剂，为丸如梧桐子大。每服三十丸，加至五十丸，空心、食前温酒送下，用地黄酒下尤佳。余药收经三月余，取于日中晒之，依前收封。

【功用】平补诸虚，牢牙齿，荣须发，久服坚筋骨，长肌肉，悦颜色，聪耳明目，令人壮健。

【主治】虚劳诸风。

31577 地黄煎丸（《圣济总录》卷一八五）

【组成】生地黄七斤（洗五遍，取汁，余滓更入酒二升同研，更搅汁银石器内，慢火熬成膏） 熟干地黄（焙） 生干地黄（焙）各五两 山芋二两 黄耆（剉） 远志（去心） 五味子 牛膝（酒浸，焙） 柏子仁 干枣肉（焙） 巴戟天（去心）各一两 干漆三钱（末，酒炒烟尽） 枸杞子（去蒂） 石菖蒲（九节者）各二两 桂（去粗皮）半两

【用法】上除前膏外，共为末，入膏为丸，如梧桐子大。每服三十丸，加至五十丸，空心温酒或盐汤送下。

【功用】补虚续绝，益精髓。

31578 地黄煎丸（《圣济总录》卷一八七）

【组成】地黄二十斤（沉者，净洗，阴干，令水脉尽，木臼内杵，绞汁，余滓更入法酒五升，重杵，再绞，与前汁相和于银石器内，慢火煎，柳木篦子搅，膏成放冷，更入乌鸡子清十枚，大麻油五合搅匀，次入诸药） 山芋四两 鹿角胶（炙燥）三两 山茱萸（焙）一两 牛膝（酒浸，切，焙） 肉苁蓉（去皱皮，酒浸，切，焙） 菟丝子（酒浸一宿，烂捣作饼，焙） 巴戟天（去心） 白茯苓（去黑皮） 虎骨（酥炙） 附子（炮裂，去皮脐） 干漆（炒） 牡丹皮（剉，焙） 泽泻（炮） 续断各二两 生干地黄（焙，木臼捣） 熟干地黄（焙，木臼捣） 甘草（炙，剉）各四两

【用法】上为末，入地黄煎为丸，如梧桐子大。每服四十丸，渐加至六十丸，早晨、日午空心温酒或盐汤送下。

【功用】调顺营卫，补填骨髓，续筋脉，助真元，滑肌肉，驻颜益气，乌髭发。

【主治】诸虚损。

【宜忌】❶《圣济总录》：服药后忌房事百日。❷《普济方》：忌食葱、萝卜、蒜。

【备考】本方方名，《普济方》引作"平补熟干地黄丸"。

31579 地黄煎丸（《鸡峰》卷十六）

【异名】琥珀地黄丸（《妇人良方》卷十九）。

【组成】生地黄二斤（以布袋取汁，留滓） 生姜二斤（以布袋研取汁，留滓。以生姜汁炒地黄滓，以地黄汁炒生姜滓，至干） 蒲黄四两 当归 延胡索（糯米内炒赤，用末）各一两 南番琥珀三两

【用法】上为细末，炼蜜为丸，如弹子大。每服一丸，食前当归汤送下，一日二次。

【主治】妇人胎前产后，眼见黑花，或即发狂，如见鬼状；胎衣不下，失音不语，心腹胀满，水谷不化，口干烦渴，寒热往来，口内生疮，咽中肿痛，心忪悸，夜不得睡；产后中风，角弓反张，面赤，牙关紧急，崩中下血，如豚肝状，身体烦躁，恍惚昏迷，四肢肿满；及胎不安，唇口指甲青，下血，脐腹满痛。

31580 地黄煎丸（《杨氏家藏方》卷十九）

【组成】生干地黄（洗，切，焙干） 熟干地黄（洗，切，焙干）各二两 薄荷叶二两半（洗去土） 甘草一两半（切，微炒） 山栀子仁一两半 片白脑子一钱（别研）

【用法】上为细末，后入脑子，同研匀，炼蜜为丸，每一两作四十丸。每服一二丸，乳食后、临卧温熟水化下。大人每服五丸至十丸。

【主治】❶《杨氏家藏方》：小儿血热风壅，大人亦宜服之。❷《奇效良方》：小儿风壅，上膈热烦，鼻衄口疮，咽喉肿痛，口舌生疮；或血热，五心常热，多渴饮水。

【备考】《奇效良方》有玄参七钱半。

31581 地黄煎丸

《妇人良方》卷五。为《中藏经》卷下"地黄煎"之异名。见该条。

31582 地黄煎丸（《普济方》卷一八八引《余居士选奇方》）

【异名】地黄丸（《朱氏集验方》卷七）、生地黄膏（《杂病源流犀烛》卷十七）。

【组成】生地黄一斤（净洗，细研取汁，其滓再入好酒少许，又取汁令尽） 附子一两（炮，去皮脐，切片子，入地黄汁内，用银器熬成膏，取出附子，焙干）

【用法】上以山药三两为末，以地黄膏子为丸，如梧桐子大。每服三十丸，空心米饮送下。

【主治】吐血，遍服药不效者。

31583 地黄煎丸（《外科精义》卷下）

【组成】生地黄（新者）十两（洗，水浸研如泥） 黄连五两 黄芩（去腐）三两 枳壳（炒，去瓤） 大黄各二两五钱 人参二两

【用法】上除地黄煎外，共为细末，再和地黄煎，炼蜜为丸，如豌豆大。每服五七十丸，食后温水送下。

【功用】清利胸膈，明目。

【主治】脏腑有热，胸膈痰实，气血不和，经络秘涩，多生疮肿；或已患恶疮毒肿，大小便结涩。

31584 地黄煎丸

《普济方》卷三五二。为《本草纲目》卷三十五引《指南方》"万应丸"之异名。见该条。

31585 地黄膏子（《产乳备要》）

【异名】地髓煎丸。

【组成】熟地黄八两 净蜜十八两

【用法】将熟地黄为末，同蜜熬成膏子为丸，如梧桐子大。每服四五十丸，空心、食前温酒送下，米饮亦得；或作膏子，酒化服，不饮酒，白汤亦得。

【主治】妇人本脏血气衰乏，经气不调，虚烦发热，肌体瘦悴，形羸弱困。饮食不进，欲成劳病。

31586 地黄膏子

《赤水玄珠》卷十五。即《元戎》卷十一"地黄膏子丸",见该条。

31587 地黄敷方(方出《圣惠》卷六十七,名见《圣济总录》卷一四五)

【异名】地黄膏(《圣济总录》卷一四五)。

【组成】生地黄不限多少

【用法】熟捣,用醋熬令热,乘热摊于所伤处,以帛系之,每日一换。

【主治】腕折,四肢骨碎及筋伤,蹉跌疼痛。

31588 地黄敷方(《圣济总录》卷一四五)

【组成】生地黄二斤(洗,研) 芥菜子(研)四两

【用法】上为细末。入酥四两同煎沸,乘热敷损处,或以帛子系之,每日一换。

【主治】骨节蹉跌,内伤疼痛。

31589 地萹蓄散(《准绳·疡医》卷三)

【组成】耳环尻(又名琉璃草,又名花管草,又名地萹蓄)

【用法】擂酒服。又以砍烂,酒炒,敷患处。

【主治】手中指头结毒,焮赤肿痛。

31590 地榆合剂(《中医皮肤病学简编》)

【组成】地榆33克 黄连33克 黄柏33克

【用法】上为末,再加冰片1克,调菜油100毫升,搽患处。

【主治】烫火伤。

31591 地榆饮子(《圣惠》卷七十九)

【组成】地榆一两 当归一两(剉,微炒) 酸石榴皮一两(剉,微炒) 秫米一两 薤白(切)二合

【用法】上剉和匀,分为六服。以水一大盏,煎至五分,去滓温服,不拘时候。

【主治】产后赤白痢,腹痛不止。

31592 地榆饮子(方出《本草纲目》卷十四引《全生指迷方》,名见《鸡峰》卷十)

【组成】香附子 新地榆各等分

【用法】各煎汤,先服附子汤三五呷,次服地榆汤至尽。未效再服。

【主治】❶《本草纲目》引《全生指迷方》:小便尿血。❷《鸡峰》:小便凝涩。

31593 地榆油膏(《中医皮肤病学简编》)

【组成】地榆粉31克 冰片2克 麻油60毫升

【用法】调膏。外用。

【主治】胎火丹毒。

31594 地榆绢煎(《圣惠》卷六十七)

【组成】地榆八两(洗净,捣罗为末) 绢一匹(小薄者)

【用法】上件绢,用清水洗净绢糊,用炭灰淋清汁二斗煮绢,以灰汁尽为度。绢已烂熟,擘得成片,段三寸至五寸,即取出压尽灰汁,入于清水内,洗三五次,令去灰力尽,重入锅内,以水二斗,入地榆末煎,煮熟烂,以手指捻看,不作绢片,取入砂盆研之,如面糊得所。分减二服,用白粳米粥饮调,空心之。服后仰卧,不得惊动转侧、言语。其余一服,

至来日空心,亦用粥饮调服。其将养一月内,切须慎护。如是产后所伤,服此药绢一匹,分作四服,每服用粥饮一中盏调服之,一日二次。

【功用】补定伤痕。

【主治】刀刃所伤,内损大肠及两胁肋;并腹肚伤破,大便从疮口中出;并中大箭透射,伤损肠胃;及产后伤损,小肠并尿囊破,小便出无节止。

【宜忌】忌一切毒食。只食熟烂黄雌鸡及白米软饭,余物不可食之。

31595 地髓煎丸

《产乳备要》。为原书"地黄膏子"之异名。见该条。

31596 地髓煎丸(《杨氏家藏方》卷十六)

【组成】生地黄一斤(取汁) 牛膝(去苗,酒浸一宿,为末)

【用法】上将地黄汁银石器内熬成膏子如饧,搜和牛膝末为丸,如梧桐子大。每服三十丸,食前温酒送下。

【功用】通经脉,补虚羸,强脚膝,润泽肌肤,和畅筋脉。

31597 地王止血散(《惠直堂方》卷二)

【异名】地黄赤茯散(《不知医必要》卷二)。

【组成】海螵蛸 生地 赤茯苓各等分

【用法】上为末。每服一钱,柏叶、车前子煎汤送下。

【主治】❶《惠直堂方》:尿血。❷《不知医必要》:血淋。

31598 地龙粉霜丹(《洞天奥旨》卷十)

【组成】粉霜二钱 蚯蚓粪一两(火焙干) 百草霜三钱 轻粉二钱 黄丹三钱(飞过) 生甘草二钱 冰片二钱 黄柏三钱(炒) 胡粉二钱

【用法】上为细末。点搽。

【主治】翻花杨梅疮。

31599 地龙舒腰汤(《效验秘方》施维智方)

【组成】麻黄3克 当归9克 赤芍4.5克 制川乌4.5克 制乳没各4.5克 广地龙6克 防己12克 威灵仙4.5克 川牛膝4.5克 木瓜4.5克 三七粉4克(吞)

【用法】制成汤剂。每日1剂,水煎2次,混匀后分早晚2次温服。

【功用】散寒止痛,活血通络。

【主治】外伤引起的各种急慢性腰腿痛,中医辨证属寒痹证,腰部剧痛,不能转侧,行走困难,遇寒则剧,得热则缓,脉沉,苔白。

31600 地龙粪饼子(《圣惠》卷三十二)

【组成】地龙粪半两(研) 栀子仁半两(末) 牛蒡根三两(生者)

【用法】上捣令熟,硬软得所,捏作饼子。闭目卧,以揭眼上,时时易之。

【主治】眼赤痛。

31601 地苓芍桂汤(《辨证录》卷五)

【组成】熟地二两 茯苓五钱 白芍五钱 肉桂五分

【用法】水煎服。

【主治】伤风后下利,咽痛,胸满心烦。

31602 地肤大黄汤(《外台》卷三十三引《小品方》)

【异名】大黄散(《圣惠》卷七十四)。

【组成】地肤草 大黄各三两 知母 黄芩 茯苓

（一作猪苓）　芍药　枳实（炙）　升麻　通草　甘草（炙）各二两

【用法】上切。以水八升，煮取三升，分三次服。得下后，淋不愈，还饮地肤葵根汁。

【主治】实热子淋。

❶《外台》引《小品方》：子淋。❷《圣惠》：妊娠小便淋涩，脐腹妨闷。❸《济阴纲目》汪淇笺释：实热而淋者。

【宜忌】忌海藻、菘菜、酢物。

【方论选录】❶《济阴纲目》：此治实热而淋者，大便通则小便自利。❷《医略六书》：妊娠胎肥火盛，热壅胃肠，而膀胱之气亦不能化，故小便涩痛，淋沥不已。大黄泻热通幽，水道亦得以快；枳壳泻滞化气，火热亦从下泄；地肤子利水道以通淋；猪苓利溺道以通闭；条芩清热安胎；白芍敛阴护胎；知母清热存阴以润燥；甘草泻火缓中以除痛；更以升麻升举清阳，而浊阴自降。水煎温服，使热降清升，则气得施化，而小便清长，何淋沥涩痛之有？胎孕无不安矣。

31603　地肤子洗剂（《中医皮肤病学简编》）

【组成】地肤子12克　防风10克　独活10克　荆芥10克　白芷10克　赤芍10克　川椒10克　桑白皮10克　苦参10克

【用法】用水1.5升煎沸，洗浴。

【主治】皮肤瘙痒症，荨麻疹。

31604　地肤子煎剂（《中医皮肤病学简编》）

【组成】地肤子15克　蛇床子15克

【用法】水煎洗。

【主治】毛囊炎。

31605　地参菊花汤（《古今名方》引杨慎修方）

【组成】熟地　玄参　菊花各60克　生石膏10~30克　升麻0.5~5克　蜂蜜60克

【用法】上加水1000毫升，煎成300毫升，徐徐服之。

【功用】补阴，清热，止痛。

【主治】阴虚胃热牙痛。

31606　地柏清肠汤（《重订通俗伤寒论》引胡在兹方）

【组成】鲜生地六钱　生侧柏叶四钱　银花　茜草　赤芍　夏枯草　血见愁各二钱　紫葳花二钱

【用法】先用鲜茅根、生藕各二两，煎汤代水。

【功用】凉血泄热。

【主治】肠热，粪后下血，鲜红光泽，或色深紫，或有凝块紫亮者。

31607　地骨白皮汤（《圣惠》卷二十四）

【组成】地骨白皮半斤　白杨皮半两　盐一两　白矾末一两

【用法】上剉细。每用药五两，以水九升，煎取二升，去滓，更煎至一升，收瓷器中，用绵蘸拭所患处。五七次愈。

【主治】风瘾疹。

31608　地骨皮饮子（《圣惠》卷五十八）

【组成】地骨皮二两　生干地黄一两　人参一两（去芦头）　麦门冬二两（去心）　白龙骨一两　黄耆一两（剉）

【用法】上剉细。每服半钱，以水一大盏，加生姜半分，小麦半合，煎至五分，去滓，每于食前温服。

【主治】肾中虚热，虽能食，小便数多，渐加瘦弱。

31609　地胆甘草散（方出《外台》卷二十三注引刘涓子方，名见《普济方》卷二九三）

【组成】雄黄一分　干姜一分　龙胆二分（一作龙骨）　石决明　续断　菵茼根各一分　细辛二分　大黄半分　地胆一分（熬）　甘草一分

【用法】上为散。敷疮，每日四五次。

【主治】因思虑忧忆伤胆而致浮沮瘘，发于颈，如两指，使人寒热欲卧。

【宜忌】忌生菜。

【方论选录】《千金方衍义》：《本经》言地胆治鬼疰寒热，鼠瘘，恶疮死肌，破癥瘕，堕胎。其破血辟毒之力最猛。甘草之佐，非助其力，解其毒耳。其余诸味，虽寒热错杂，不出解散之意，以浮沮病不在里，仅用外敷足矣。

【备考】《外台》注文引《古今录验》有硫黄，无雄黄。方中甘草原缺，据《千金》补。

31610　地黄二至丸（《马培之医案》）

【组成】大生地二钱　女贞子三钱　泽泻一钱半　怀山药二钱　当归一钱半　怀牛膝一钱半　旱莲草一钱半　丹皮一钱　川断一钱半　桑枝三钱

【主治】肝肾阴虚生热，背驼足弱，小溲不利。

31611　地黄人参汤（《杏苑》卷五）

【组成】生地黄　人参　熟地黄　枇杷叶各一钱　甘草四分　黄耆八分　天门冬　麦门冬　泽泻　石斛各七分

【用法】上咬咀。以水二钟，煎一钟，食前温服。

【主治】心膈有热，消渴，咽干，面赤。

31612　地黄干漆丸（《医方类聚》卷一四五引《千金月令》）

【组成】肥地黄三十斤（烂捣取汁，向灶釜中微火煎如饧，即下鹿角胶末）　鹿角胶四两（炙令通起，捣为末，余者炒为珠子，捣令尽）　甘草半斤（炙，末）　生干地黄末二斤　干漆末四两（其漆以微火铛中熬令烟尽，即着少酒挹之，又以微火煎之，令干，待冷入之）　乌鸡子十颗（去黄取白用）　覆盆子末四两　草薢末四分　槟榔末五两　枳壳末四两（去瓤，炒了称，捣末）

【用法】上以微火煎，搅勿住手，渐点清酒二斗令尽，勿令焦，但堪作丸即止，分为十二团，各以蜡纸裹，着瓷瓶中，可一年服之。腊月合和，至二月三月即于烈日中晒之，即不坏。每服二十丸，一日二次。

【功用】久服走及奔马，八十有子息。

【宜忌】忌萝卜、蒜、藕、冬瓜、莲子、贝母、白药。

31613　地黄大补丸（《痈疽神秘验方》）

【组成】龟版（酒炙）一两半　黄柏（酒炒）五钱　知母五钱（去皮，酒拌，捣膏）　人参二两　生地黄一两半（酒拌，铜器蒸半日，捣膏）

【用法】上为细末，入二膏，炼蜜或酒糊丸，梧桐子大。每服七八十丸，空心温酒送下，盐汤亦可。

【主治】痈疽愈后作渴。

31614　地黄门冬汤（方出《千金》卷五。名见《医部全录》卷四二二）

【组成】干地黄四两　麦门冬　五味子　蜜各半升　大黄　消石各一两

【用法】上㕮咀。以水三升,煮取一升,去滓,纳消石、蜜,煮令沸,每服二合,一日三次。大者服五合。

【主治】小儿寒热咳逆,膈中有癖,吐乳,不欲食。

31615 地黄门冬酒(方出《千金》卷十四,名见《千金方衍义》卷十四)

【组成】天门冬十斤 地黄三十斤

【用法】上捣取汁,作煎服。

【主治】❶《千金》:风癫。❷《千金方衍义》:阴虚痫妄。

【方论选录】《千金方衍义》:《千金》治癫都用祛风破结,此独养正除邪,盖生地黄有逐血除痹之功,天门冬有暴风湿痹、强骨髓、去伏尸之治。至于酿酒为煎,补益多端,岂止治风癫恶疾而已哉。

31616 地黄五味丸(方出《百一》卷六。名见《普济方》卷一九〇)

【组成】生地黄 熟地黄 五味子各二两

【用法】上为细末,炼蜜为丸,如梧桐子大。每服三十丸,空心用好酒送下,一日三次。

【主治】妄行吐血。

31617 地黄双桂汤(《重订通俗伤寒论》引叶氏验方)

【组成】熟地三钱 桂枝尖 紫猺桂各五分 酒炒白芍一钱半 当归 茯苓各一钱

【主治】怯寒脉虚,当脐痛,便溺不利。

31618 地黄艾叶汤(《圣济总录》卷一五五)

【异名】艾叶汤(《普济方》卷三四四)。

【组成】熟干地黄(焙) 艾叶(炒)各二两 人参 地榆 干姜(炮裂) 阿胶(炒燥) 当归(切,焙)各一两

【用法】上为粗末。每服五钱匕,水一盏半,煎至八分,去滓温服,不拘时候。

【主治】妊娠卒下血不止,腰腹疼痛。

31619 地黄石斛丸(《圣济总录》卷一八五)

【组成】生地黄五斤(研取汁,银石器中熬去半,入白蜜四两,慢火熬成膏) 石斛(去根) 巴戟天(去心) 牛膝(去苗,切,酒浸,焙) 肉苁蓉(酒浸,去皱皮,切,焙) 桂(去粗皮) 补骨脂(炒) 鹿角胶(炒令燥) 菟丝子(酒浸,别捣末) 木香 附子(炮裂,去皮脐) 枸杞子(焙) 鹿茸(去毛,酥炙)各一两

【用法】上为末,入膏为丸,如梧桐子大。每服二十丸至三十丸,空心、临卧温酒或盐汤送下。

【功用】补虚,益精髓。

31620 地黄加减汤(《证治汇补》卷八)

【组成】地黄汤加知母 黄柏 麦冬

【主治】阴虚火旺,便浊。

31621 地黄芍药汤(《圣济总录》卷一六一)

【组成】生干地黄(焙) 芍药 当归(剉,炒) 独活(去芦头) 细辛(去苗叶)各二两 桂(去粗皮) 吴茱萸(水浸经宿,炒令香) 干姜(炮裂) 甘草(炙)各一两

【用法】上为粗末。每服三钱匕,水一盏,煎七分,去滓温服,不拘时候。

【主治】产后血气虚冷,攻心腹痛。

31622 地黄芎劳丸(《圣济总录》卷一五五)

【组成】熟干地黄(焙)一两 芎劳三分 白茯苓(去黑皮)半两 人参 当归(切,焙)各三分 柴胡(去苗) 刺蓟 桑寄生(焙干)各半两 厚朴(去粗皮,涂生姜汁炙)一两 龙骨 阿胶(炒沸) 白石脂各三分 黄耆(剉)半两 甘草(炙,剉)一分

【用法】上为末,炼蜜为丸,如梧桐子大。每服三十丸,粥饮送下,一日三次,不拘时候。

【功用】和气养胎。

【主治】妊娠气血虚弱,令胎不长。

31623 地黄当归汤(《圣济总录》卷六十一)

【组成】地黄汁五合(如无,用干地黄三两,水渍,研汁代之) 蜜三合 当归(剉细) 白术(剉细)各一两

【用法】先将当归、白术,用水二盏,煎至一盏,去滓,下地黄汁并蜜和匀,分作三服,相继服尽。

【主治】颜色干枯,目下赤,口干舌缩,心中恍惚,四肢烦重,此名白黄。

31624 地黄当归汤(《圣济总录》卷一六三)

【组成】熟干地黄(焙) 赤石脂各二两 当归(切,焙) 木占斯 地榆 黄连(去须) 白茯苓(去黑皮)各一两 天雄(炮裂,去皮脐) 黄芩(去黑心)各半两 桑耳紫葛(剉) 麻黄(去根节) 黄耆(剉)各一两半

【用法】上为粗末。每服五钱匕,水一盏半,加生姜三片,同煎至八分,去滓温服。

【主治】产后血虚烦渴,饮食不进。

31625 地黄当归汤

《保命集》卷下。即《本事》卷十"内补丸"改为汤剂。见该条。

31626 地黄肉桂汤(《不知医必要》卷三)

【组成】党参(去芦,米炒)三钱 熟地四钱 半夏(制) 归身各二钱 吴萸(泡)七分 肉桂(去皮,另燉)六分

【功用】热补。

【主治】反胃。病在下焦,朝食暮吐,暮食朝吐,食入久而反出。

31627 地黄竹茹汤(《圣济总录》卷七十)

【组成】生地黄(切,焙)一斤 青竹茹五两 黄芩(去黑心) 当归(焙) 甘草(炙) 芍药 芎劳各三两 桂(去粗皮)一两 釜月下焦黄土一块如鸡子大

【用法】上㕮咀,如麻豆大。每服五钱匕,水一盏半,煎至八分,去滓温服。

【功用】消热结。

【主治】衄血,血汗。

31628 地黄羊脂煎(《外台》卷三十四引《古今录验》)

【组成】生地黄汁一升 生姜汁五升 羊脂二斤 白蜜五升

【用法】先煎地黄汁,令余五升,下羊脂,煎减半,次下姜,次下蜜,便以铜器盛,着汤中煎令如饴状。每服以酒一升,取煎如鸡子大。投酒中饮,一日三次。

【主治】产后诸病羸瘦。

【方论选录】《千金方衍义》:地黄纯阴滋腻,能治伤中淋露;羊脂性温益津,能固肠胃虚脱;蜂蜜解毒和中,能除心

腹邪气;以产母素禀燥热,故聚润剂以滋之。姜汁辛散,专行三味之腻也。

31629 地黄豆豉汤

《治痘全书》卷三。为方出《幼幼新书》卷十八引《疹痘论》,名见《奇效良方》卷六十五"地黄雄黄散"之异名,见该条。

31630 地黄赤茯散

《不知医必要》卷二。为《惠直堂方》卷二"地王止血散"之异名。见该条。

31631 地黄余粮汤(《温病条辨》卷三)

【组成】熟地黄　禹余粮　五味子

【主治】久痢,阴伤气陷,肛坠尻酸。

【方论选录】肛门坠而尻脉酸,肾虚而津液消亡之象,故以熟地、五味补肾而酸甘化阴,余粮固涩下焦,而酸可除,坠可止,痢可愈也。

31632 地黄沉香丸(《圣济总录》卷一八五)

【组成】沉香(剉)　鹿茸(酒浸,去皮,酥炙)　肉苁蓉(酒浸,切,焙)　牛膝(酒浸,切,焙)　附子(炮裂,去皮脐)　菟丝子(酒浸一宿,别捣为末)各三两　黄耆(剉)一两　熟干地黄(焙)四两　蒺藜子(炒去角)二两　巴戟天(去心)　芎藭　石斛(去根)　木香　山茱萸　羌活(去芦头)　补骨脂(炒)　蛇床子(炒)　人参　楝实(取肉)　桂(去粗皮)　槟榔(剉)　茴香子　骨碎补(去毛)　安息香(用胡桃瓤二枚,先研)各一两

【用法】上为末,别取地黄自然汁七升,枣膏四两,酒三升,蜜半斤,酥五两,于银石器中熬如膏,放冷,入羖羊筒骨内髓半升,炼油去滓,和前末为丸,如梧桐子大。每服三十丸,加至四十丸,空心温酒或盐汤送下。

【功用】补虚益气。

【主治】上热下冷,五劳七伤。

31633 地黄阿胶散(方出《圣济总录》卷六十八。名见《普济方》卷一八八)

【组成】地黄汁六合　牛皮胶一两(细研)　生姜一块如大拇指(捶碎)

【用法】上先以二味于铜器中煎十数沸,次下牛皮胶,煎令消,滤去生姜,分作两服。或微利一行,不妨。

【主治】肺损,吐血不止。

31634 地黄青娥汤(方出《岳美中医案集》,名见《古今名方》)

【组成】熟地黄12克　山茱萸6克　怀山药6克　建泽泻4.5克　粉丹皮4.5克　云茯苓4.5克　枸杞果6克　甘菊花3克　五味子4.5克　麦门冬4.5克　补骨脂3克　胡桃肉3克

【用法】水煎服。

【功用】滋养肝肾。

【主治】颤抖症,手颤动不休,平举更甚,腿痿软,头晕,视物模糊,大便溏泻,日行二至三次,舌红无苔,脉弦细。

31635 地黄金粉散(《圣惠》卷二十七)

【异名】地黄汤(《鸡峰》卷九)、生地黄汤(《普济方》卷二十九)。

【组成】地黄半斤(取自然汁)　飞罗面四两

【用法】同调成糊,摊于漆盘内,候干取下为末。每服二钱,以陈米饮调下,不拘时候。

【主治】虚劳吐血,消瘦。

❶《圣惠》:虚劳,心肺热吐血。❷《鸡峰》:劳瘦。❸《普济方》:肾气虚弱。

31636 地黄金粉煎(《圣惠》卷六十七)

【组成】生地黄一斤(净洗令干,切,入酒内浸二复时取出,纸袋盛,火焙令干,为粉)　天雄二两(炮裂,去皮脐)　桂心一两　当归一两　芎藭一两　桃仁一两(汤浸去皮尖双仁,微炒)

【用法】上为末,入金粉内和令匀,用酒二斗,以文火煎成稠煎。每服一匙头,空心、午前、夜卧时各以温酒调下。

【功用】散瘀血,理新血,续筋骨,止疼痛。

【主治】伤折筋骨后,疼痛不止。

31637 地黄茵陈汤

《幼科发挥·附方》。为《普济方》卷三六一"地黄汤"之异名,见该条。

31638 地黄养血汤(《陈素庵妇科补解》卷一)

【组成】熟地一钱二分　归身一钱　柴胡五分　茯苓一钱　白芍一钱　蔓荆八分　枣仁一钱　丹皮一钱　炙草五分　远志肉一钱二分　川芎一钱　黄耆一钱二分　升麻三分

【主治】血虚气陷,经行发热,兼头重目暗。

【方论选录】是方四物、远、枣以补肝、肾二经之血,耆、苓、炙草以补气,升、柴举下陷之阳,蔓荆子引诸药上行至头面巅顶为使也。

31639 地黄益母汤(《圣济总录》卷一五三)

【组成】生地黄汁　益母草汁各半碗

【用法】上药各取半盏,同煎至七分,每日三五次。

【主治】妇人血伤不止,兼赤白带下。

31640 地黄通经丸(《鸡峰》卷十七)

【组成】生地黄三两　虻虫　水蛭　桃仁各五十个

【用法】上为细末,炼蜜为丸,如梧桐子大。每服五丸,酒送下。未效,加至七丸。

【主治】❶《鸡峰》:经候顿然不行,疼痛,上攻心腹欲死,或因不行,积结渐渐成块,脐腹下如覆杯,久成肉癥。❷《校注妇人良方》:产后恶露,脐腹作痛。

【备考】方中生地黄,《妇人良方》作"熟地黄"。

31641 地黄黄芩汤(《外科集腋》卷四)

【组成】射干　甘草　枳实　升麻　干地黄　黄芩各二两　犀角六分　前胡三分

【用法】水五升,煎三升,加大黄一钱,煎一沸,去滓,入麝香二分,分三服。剂数以愈为度。

【主治】瘰疬。

31642 地黄黄连汤(《何氏济生论》卷一)

【组成】川芎　生地　当归七钱　赤芍　栀子　黄芩　黄连三钱　防风一两

【用法】每服三钱,水煎服。

【主治】循衣撮空摸床。

【加减】脉实者,加大黄。

【备考】方中川芎、生地、赤芍、栀子、黄芩用量原缺。

31643 地黄鹿茸丸(《鸡峰》卷十八)

【组成】熟地黄 赤芍药 当归 赤茯苓 桃胶各一两 鹿茸半两 血余四两

【用法】上为细末、白面糊为丸,如梧桐子大。每服二十丸,空心、食前温酒或灯草汤送下。

【主治】虚淋。

31644 地黄鹿茸丸(《魏氏家藏方》卷十)

【组成】鹿茸(燎去毛,酥炙) 续断(洗,干炒) 山药各三两 白艾(醋炒) 五味子(去枝) 白薇 卷柏 阿胶(剉,蛤粉炒成珠) 黄耆(蜜炙) 泽兰 厚朴(去粗皮,姜制,炙)各二两 熟干地黄六两(酒浸) 肉苁蓉四两(酒浸,去土)

【用法】上为细末,炼蜜为丸,如梧桐子大。每服三十丸,空心、食前盐汤送下。

【功用】补虚调经。

31645 地黄清肺饮

《婴童百问》卷八。为《医方类聚》卷二五四引《直指小儿》卷三"清肺饮"之异名。见该条。

31646 地黄雄黄饮

《痘治理辨》。为方出《幼幼新书》卷十八引《疹痘论》,名见《奇效良方》卷六十五"地黄雄黄散"之异名。见该条。

31647 地黄雄黄散(方出《幼幼新书》卷十八引《疹痘论》,名见《奇效良方》卷六十五)

【异名】地黄雄黄饮(《痘治理辨》)、地黄豆豉汤(《治痘全书》卷三)。

【组成】生地黄四两 淡豆豉四两

【用法】上以猪脂一斤和匀,露一宿,煎至六分,候冷,三分减去一分,去滓;下雄黄末一钱,麝香半钱搅匀,量儿大小饮。若太多反有所损。

【主治】❶《幼幼新书》引《疹痘论》:小儿瘟毒,痘疮不出。❷《奇效良方》:冬应寒反热,或被积寒暴发,热毒不得宣泄,而致温毒发斑,疮痘出不快,身斑如绵纹,心闷而咳,但呕清汁者。

31648 地黄紫苏煎(《圣济总录》卷四十九)

【组成】生地黄三两 生姜二两(与地黄和研,绞取汁) 生玄参一斤 生天门冬(去心)半斤 生麦门冬(去心)一斤 紫苏子(炒,研)二两 生牛蒡四两(细切,与玄参至紫苏子四味烂研,以水少许拌匀,布绞取汁) 杏仁(去皮尖双仁)三两(研,别入)

【用法】上将两等药汁并杏仁和匀,于银石器中慢火煎令稍稠,停火,加白蜜五两,真酥二两和匀,于饭甑上蒸少时,候冷,以净器盛。每服一小匙,含化,一日三次,不拘时候。

【主治】肺痿喘嗽,涕唾稠黏,咽膈不利。

31649 地黄滋阴汤(《不知医必要》卷二)

【组成】熟地五钱 茯苓三钱 麦冬(去心) 萸肉各二钱 牛膝(盐水炒)一钱五分 北味七分

【主治】咽喉肿痛,日轻夜重,痰声如锯者。

31650 地黄膏子丸(《元戎》卷十一)

【组成】血竭 沉香 木香 广茂(炮) 玄胡 蛤蚧 人参 当归 川楝(麸炒) 芍药 川芎 续断 白术

全蝎(炒) 柴胡 茴香(炒) 没药(以上分量不定,随症加减用之)

【用法】上为细末,地黄膏子为丸,如梧桐子大。每服二十丸,日加一丸,至三十丸,空心温酒送下。

【主治】男子、妇人脐下奔豚气块,小腹疼痛,卵痛,即控睾相似,渐成肿,阴肿痛,上冲心腹不可忍者。

【加减】多气者,加青皮、陈皮;多血者,加肉桂、吴茱萸。

【备考】本方方名,《赤水玄珠》引作"地黄膏子"。

31651 地黄薄荷汤(《岭南卫生方》卷中)

【组成】生地黄根 生薄荷叶不拘多少

【用法】上净洗,砂钵内捣烂,取自然汁,入麝香少许,井华水调下。如觉心间顿凉,不须再服。

【主治】伤寒热瘴,头疼足热,发渴烦躁,不呕不泻,其脉洪实。

31652 地黄糟裹方(《圣济总录》卷一四四)

【组成】生地黄(洗,切,杵细) 酒糟各一斤

【用法】上药拌和令匀。随肿处用药,遂旋以大碗盛,甑上蒸热,用布绢之类裹肿处,每日一换。

【主治】坠堕扑损,筋肉疼痛,瘀血凝滞,肿热不消。

31653 地榆甘草汤

《杂病源流犀烛》卷十七。为《圣济总录》卷九十七"地榆汤"之异名。见该条。

31654 地榆芍药汤(《保命集》卷中)

【组成】苍术八两 地榆三两 卷柏三两 芍药三两

【用法】上㕮咀。每服一两,水一大盏半,煎至一半,去滓温服。

【主治】泻痢脓血,乃至脱肛。

31655 地榆当归散

《鸡峰》卷十五。为《圣惠》卷七十五"当归散"之异名。见该条。

31656 地榆防风汤

《何氏济生论》卷三。即《保命集》卷中"地榆防风散"之异名。见该条。

31657 地榆防风散(《保命集》卷中)

【异名】地榆防风汤(《何氏济生论》卷三)。

【组成】地榆 防风 地丁香 马齿苋各等分

【用法】上为细末。每服三钱,温米饮调下。

【主治】破伤中风,半在表、半在里,头微汗、身无汗。

【备考】方中地丁香,《医钞类编》作"紫花地丁"。

31658 地榆苦酒煎

《金鉴》卷四十五。为方出《圣惠》卷七十三,名见《医学入门》卷八"地榆散"之异名。见该条。

31659 地榆败毒散(《外科医镜》引沈雨苍方)

【组成】西党参三钱 羌活三钱 独活三钱 柴胡三钱 前胡三钱 甘草三钱 茯苓三钱 枳壳二钱(炒用) 抚芎二钱 桔梗二钱 生地榆一两 紫竹根一把 生姜三片

【用法】水煎服。

【主治】中狂犬毒,症见卒病心腹痛,神志不清,痛极无聊,自咬肌肉,甚者嚼瓷器衣服。闻声及风则战慄惊惕

不安。

【临床报道】狂犬病:道光丙午路经湘潭,见米船伙卒病心腹剜痛,烦躁欲死,医不识何疾。同舟醴陵客大呼曰:殆哉,此癫犬略发,乃死证也。速用地榆败毒散大剂浓煎,一剂神识清。再剂其病若失。

31660 地榆黄连散(方出《圣惠》卷九十三,名见《普济方》卷三九七)

【组成】地榆半两(微炙,剉) 黄连半两(去须,微炒) 木香半两 当归三分(剉,微炒)

【用法】上为粗散。每服一钱,水一小盏,煎至五分,去滓温服,不拘时候。

【主治】小儿赤白痢,不欲饮食,四肢瘦弱。

31661 地榆槐角丸(《回春》卷四)

【组成】当归(酒洗)二两 川芎一两 白芍(酒炒)一两 生地黄二两 黄连(酒炒)一两 条芩(酒洗)一两 黄柏(酒炒)一两 栀子(炒)一两 连翘一两 地榆二两 槐角一两半 防风一两 荆芥五钱 枳壳(去瓤)二两 茜根五钱 侧柏叶五钱 茯神五钱 陈皮五钱

【用法】上为细末,酒糊为丸,如梧桐子大。每服七十丸,空心白滚水送下,或加细茶亦可。

【主治】便血。

31662 地榆槐角丸

《全国中药成药处方集》南昌方。为《局方》卷八宝庆新增方"槐角丸"之异名。见该条。

31663 地榆槐角丸(《中国药典》2010 版)

【组成】地榆炭 72 克 蜜槐角 108 克 炒槐花 72 克 大黄 36 克 黄芩 72 克 地黄 72 克 当归 36 克 赤芍 36 克 红花 9 克 防风 36 克 荆芥穗 36 克 麸炒枳壳 36 克

【用法】上制成大蜜丸或加水蜜丸(每丸重 9 克)。口服,大蜜丸一次 1 丸,水蜜丸一次 5 克,一日 2 次。

【功用】疏风凉血,泻热润燥。

【主治】脏腑实热、大肠火盛所致的肠风便血、痔疮肛瘘、湿热便秘、肛门肿痛。

【宜忌】忌食辛辣。孕妇忌服。

31664 地榆解热汤(《辨证录》卷五)

【组成】当归五钱 生地三钱 地榆 天花粉各二钱 黄芩 甘草 苏叶 大黄各一钱

【用法】水煎服。

【主治】肺金干燥,伤风潮热,大便微硬。

31665 地榆樗皮丸(《卫生总微》卷十一)

【组成】地榆四钱 樗根白皮三钱 白芍药一钱半 阿胶(蛤粉炒,去蛤粉)一钱 当归(去芦,洗净)一钱 乌梅肉二钱半 木瓜一钱半 枳壳(去瓤,麸炒黄)一钱 茯苓一钱 肉豆蔻一个(面裹煨,去面) 甘草二钱(炙) 木香一钱 绵姜半钱(炮) 金樱子二钱 人参(去芦)半钱

【用法】上为末,炼蜜为丸,如麻子大。每服二十丸,乳食前米饮送下。

【主治】小儿蛊痢,肠中蓄毒,下血如豆汁,或诸恶物。

31666 地鳖紫金丹(《梅氏验方新编》卷六)

【组成】地鳖虫 硼砂 血竭 自然铜各八钱 乌药 土狗 元胡索(醋炒) 当归(酒炒) 桃仁 威灵仙(酒炒) 川牛膝各五钱 麝香 香附(制) 木香各四钱 川续断(盐水炒) 五加皮(炒) 猴骨(制) 苏木 贝母 广皮(炒) 泽兰 五灵脂(醋炒)各三钱 菟丝子(不见火)二钱

【用法】上为细末。伤重者每服三钱,轻者一钱五分,酒送下。

【主治】跌打损伤。

31667 地鳖紫金丹(《伤科方书》)

【组成】青皮三钱 黄芩三钱 赤苓三钱 乌药三钱 红花三钱 赤芍三钱 血竭八钱 朱砂二钱 然铜八钱 土狗五钱 土鳖三钱 猴骨三钱 虎骨八钱 牛膝三钱 灵仙三钱 灵脂五钱 木香二钱 寸香三钱 香附四钱 肉桂三钱 枳壳二钱 丹皮四钱 桃仁五钱 贝母三钱 寄奴三钱 广皮三钱 苏木三钱 远志二钱 归尾五钱 桂枝三钱 木通三钱 三棱四钱 莪术四钱 秦艽三钱 加皮五钱 续断三钱 杜仲三钱 骨脂四钱 碎补三钱 羌活三钱 葛根三钱 蒲黄四钱 泽泻三钱 松节五钱 枸杞三钱 韭菜子三钱 硼砂八钱

【用法】上为细末。重服三分,轻二分,再轻一分,酒送下。

【主治】远近跌打内伤,面黄肌瘦,四肢无力,腰痛。

31668 地骨皮枳壳散

《元戎》卷五。为《博济》卷一"地骨皮散"之异名。见该条。

31669 地黄石英酒丸(《千金翼》卷二十二)

【组成】生地黄十六斤(十月采,取肥大者佳,细切) 石英五大两 无灰清酒二斗

【用法】以坩土锅盛石英,烧令极赤,纳酒中,去石,以地黄纳酒中浸之,经三日出之,晒干,复纳酒中,以酒尽为度,惟留汁一升许,捣地黄为末,以一升残酒和末作丸。任食,一日二次。

【功用】补益。

31670 地黄叶猪肾羹(《圣惠》卷九十七)

【组成】生地黄叶四两(切) 猪肾二两(去脂膜,切) 豆豉一合 生姜一分(切) 葱白三茎(去须,切)

【用法】先以水二大盏煮豉等,取汁一盏五分,去滓,加地黄叶等于汁中煮,更加盐、酱、醋、米,作羹食之。

【主治】骨蒸劳,乍寒乍热,背膊烦痛,瘦弱无力。

31671 地黄生姜煎丸(《圣济总录》卷五十八)

【组成】生姜汁一升 生地黄汁五升 蜜二斤(绵滤过) 生麦门冬汁三升 牛胫骨内髓一升 茯神(去木) 甘草(炙) 石斛(去根) 黄连(去须)各四两 栝楼根五两 五味子(微炒) 知母(焙) 人参 当归(切,焙) 丹参各二两 肉苁蓉(酒浸,切,焙)三两(除前五味外,茯神等十一味捣罗为末) 地骨皮(剉)二升 胡麻仁二升 萎蕤(剉)五两 生竹根(剉)三升

【用法】先以水一斗五升,煮地骨皮等四味至水四升,绞去滓,下麦门冬、地黄汁再煎五六沸,却下蜜、髓、姜汁,再煎至七升为膏,稀稠得所,入前药末和为丸,如梧桐子大。每服三十丸,竹叶汤送下,不拘时候。

【主治】消渴后四肢羸弱,气虚乏。

31672 地黄麦门冬煎(《外台》卷十引《延年秘录》)

【组成】生地黄汁三升 生麦门冬三升 生姜汁一合 酥二合 白蜜二合

【用法】先煎地黄、麦门冬、姜汁等,三分可减一分,纳酥、蜜,煎如稀饧,纳贝母末八分,紫菀末四分,搅令调。每服一匙,日二次,夜一次。

【主治】肺热兼咳。

【宜忌】忌芜荑。

31673 地榆降血饮子(《卫生家宝产科备要》卷四)

【组成】苏子降气汤一帖加地榆一钱半(洗净) 麦门冬十粒(去心)

【用法】只作一服。用水一盏半,加生姜二片,煎七分,去滓,入乳香少许(透明者),溶开温服。不能自饮者,扶起灌之。

【主治】妊娠足月临产之时,血出三日而子未下,手足不收,昏瞀如醉,不省人事。

31674 地罗甘桔玄冬汤(《洞天奥旨》卷六)

【组成】玄参二两 麦冬一两 锦地罗一两 生甘草一两 桔梗五钱 贝母五钱

【用法】水煎服。一剂消半,二三剂全愈。

【主治】肺痈。胸膈作痛,咳嗽尤痛,手按气急。

31675 地骨皮鼠黏子汤(《玉机微义》卷五十)

【组成】鼠黏子汤加地骨皮

【主治】斑疹出太多。

31676 地黄龙牡榴梅散(《医学从众录》卷八)

【组成】大生地一两(炒) 龙骨(煅,研末) 牡蛎(煅)各四钱 石榴皮(炒) 乌梅肉(炒) 陈棕炭 百草霜各三钱 阿胶六钱(蒲黄拌炒) 陈京墨二钱(炒)

【用法】上为极细末,用淮山药五钱研末,醋、水打糊为丸。分作七日服。内加人参三钱尤效,或用人参汤下。

【主治】血崩。

【备考】本方方名,据剂型当作"地黄龙牡榴梅丸"。

31677 地黄芍药芩柏汤(《医学金针》卷八)

【组成】甘草(生) 生地 黄芩 黄柏各一钱 元参芍药各二钱

【用法】流水煎,温服。外以黄连、石膏、甘草、青黛各等分,研细,时时涂之。

【主治】疳疮。

31678 地骨白皮五味饮子(《外台》卷三引《许仁则方》)

【组成】地骨白皮三两 知母三两 麦门冬五两(去心) 竹沥一升 白蜜三合

【用法】上切,地骨皮、知母和麦门冬,以水六升,煮取二升,去滓,纳竹沥、蜜搅调,分三次温服,相去如人行十里久。如觉虚,不能空腹顿尽,欲间食服亦佳。

【主治】天行病愈后,体气虚羸,每觉头痛,唇口干,乍寒乍热,发作有时,或虽能行动运转,然每作时节有前状者;兼主伤寒。

朽

31679 朽木汤(《医方考》卷四)

【组成】朽木(方寸者)三十枚

【用法】水煎服。

【主治】消渴。

【方论选录】朽木年深而质腐,腐者水之气。水足以制火,故腐足以胜焦,热中、消中皆焦证也,故此物主之。

朴

31680 朴连汤

《袖珍》卷一引《经验方》。为方出《外台》卷二十五引张文仲方,名见《圣济总录》卷七十五"黄连汤"之异名。见该条。

31681 朴沉汤(《圣济总录》卷五十四)

【组成】厚朴(去粗皮,生姜汁炙透)五两 沉香三两 丁香 附子(炮裂,去皮脐) 高良姜各二两 白术 藿香叶 木香 甘草(炙、剉)各一两

【用法】上剉,如麻豆大。每服三钱匕,水一盏,煎至六分,去滓,食前温服。

【主治】中焦有寒,胃中逆冷,泄利。

31682 朴附丸(《圣济总录》卷五十)

【组成】厚朴(去粗皮,生姜汁炙)一两 附子(炮裂,去皮脐)半两 甘草(炙)一两 干姜(炮裂)一两

【用法】上为末,酒糊为丸,如梧桐子大。每服五十丸,食前温米饮送下。

【主治】大肠虚冷,便利滑泄,不思饮食,肠鸣腹痛。

31683 朴附丸(《圣济总录》卷一八七)

【组成】厚朴(去粗皮)一斤 生姜一斤(同厚朴于木臼内捣匀,取出晒干) 附子(炮裂,去皮脐)二两 干姜(炮)半斤

【用法】上为末,熟枣肉并面糊为丸,如梧桐子大。每服五十至七十丸,空心、食前温酒或米饮送下。

【功用】补虚、厚肠胃、美饮食。

31684 朴附丸(《全生指迷方》卷四)

【组成】厚朴(去皮,剉作小块子) 附子(炮,去皮脐,剉作小块子)各一两 生姜八两(去皮,取汁)

【用法】将上二味,以姜汁同煮,以尽为度,焙干为末,酒煮为丸,如梧桐子大。每服三十丸,食前米饮送下。

【主治】❶《全生指迷方》:虚寒相搏所致的反胃,心下牢大如杯,或时寒时热,朝食则暮吐,暮食则朝吐,关脉弦紧。❷《鸡峰》:脾胃气弱,下冷泄泻,不思食。

31685 朴附丸(《魏氏家藏方》卷五引李学渝方)

【组成】川厚朴(去粗皮,剉作骰子块) 附子(去皮脐,切骰子块)各二两 大肉枣五十个 生姜五两(以上四味,用水一大碗煮干,拣出枣子,将三味药焙干) 肉豆蔻(面裹煨) 诃子(煨,取肉) 川白姜(炮,洗)各一两 人参半两(去芦)

【用法】上为细末,将前枣肉为丸,如梧桐子大。每服五十丸,加至百丸,米饮送下。

【功用】《普济方》:补益脾气,止心腹撮痛,温胃进食。

【主治】脾胃久虚,谷肠滑泄,脐腹绞痛,肠鸣泄泻,肢体无力。

31686 朴附丸(《魏氏家藏方》卷六引陆仲安方)

【组成】厚朴(去皮,姜制,炙) 附子(炮,去皮脐)

茴香(淘去砂,炒)各等分

【用法】上用生姜自然汁浸过煮干,为细末,神曲打糊为丸,如梧桐子大。每服三五十丸,食前盐米饮或汤、酒送下。

【功用】益肾气,固脏腑,实脾元,进饮食。

31687 朴附丸(《魏氏家藏方》卷七)

【组成】白艾叶 附子(炮,去皮脐) 吴茱萸(汤泡七次,炒) 厚朴(去粗皮)各一两

【用法】上用生姜汁半盏,同好酒半盏煮炒令干燥,别用肉豆蔻半两,赤石脂半两,同为细末,酒糊为丸,如梧桐子大。每服三五十丸,空心、食前米饮送下。

【主治】泻痢。

31688 朴附丸(《魏氏家藏方》卷七)

【组成】厚朴二十二两(去皮,剉。用生姜二斤,切片,水一斗,于砂石器内煮。自晓至暮,水干添汤,候干取出,去姜) 干姜四两(炮、洗) 甘草二两(炙。以上三味同煮如前法,取出焙干) 补骨脂(炒) 舶上茴香(炒) 附子(炮,去皮脐)各五两 肉豆蔻四两(面裹煨)

【用法】上为细末,煮枣肉为丸,如梧桐子大。每服五十丸,空心、食前米饮或温酒送下。

【主治】泄泻。

31689 朴附丸(《局方》卷五宝庆新增方)

【组成】厚朴(去粗皮,姜汁制) 附子(炮,去皮)各一斤 神曲(炒)八两 干姜(炮)三斤

【用法】上为细末,酒糊为丸,如梧桐子大。空心、食前服三十丸,米饮或盐汤送下。

【主治】脾元虚弱,饮食迟化,食必多伤,腹痛肠鸣,脏腑滑泄,昼夜无度;胃气虚损,不美饮食,呕哕恶涎。兼治反胃恶心,及久患脾泄冷泻之人。

31690 朴附丸(《朱氏集验方》卷四)

【组成】川椒(去目) 茴香各二两 青盐一两 附子四两(去皮,生用,切作片子) 生厚朴 生姜各四两

【用法】用水三升于银器内慢火煮,水尽为度,焙干为末,煮糊为丸服。

【功用】厚肠胃,止寒泄,助元气,进饮食。

【主治】脾肾气弱,手足浮肿。

31691 朴附丸(《普济方》卷三九六)

【组成】厚朴 附子 干姜 陈皮各一两

【用法】上为末,糊为丸,如粟米大。每服三十丸,米饮送下,一日三次。

【主治】小儿滑冷,下痢不禁。

31692 朴附丹(《普济方》卷三九七)

【组成】厚朴一两(涂姜汁炙熟) 附子一枚(炮,去皮) 赤石脂半两 龙骨半两 诃黎勒一两(面裹炮) 乌梅肉半两(炒)

【用法】上为细末,炼蜜为丸,如麻子大。每服十丸,乳食前空心米饮送下。

【主治】❶《普济方》:小儿下痢,赤白相杂。❷《准绳·幼科》:小儿无辜疳痢。

31693 朴附汤(《续易简》卷三)

【组成】大附一只(生,去皮用,剪作骰子块,生姜自然汁浸,炒干) 川朴(去皮,与附子等分,剪作骰子块,生姜自然汁三浸三炒)

【用法】上为散。病轻者每服四钱,水二大盏,加生姜七片,大枣七个,同煎至七分服。重者加之。

【主治】❶《续易简》:久发虚疟。❷《袖珍》引《济生》:老人寒胀,中寒下虚,心腹膨胀,不喜饮食,脉来浮迟而弱。

【加减】重者,加木香。

31694 朴栀散(《仙拈集》卷一)

【组成】栀子(炒黑) 朴消各等分

【用法】上为末。每服一二匙,滚水下。

【主治】胃热呕吐,手足心皆热者。

31695 朴香丸(《寿世保元》卷三)

【组成】川厚朴(姜汁炒)五钱 大附子(炮,去皮脐)三钱八分 木香一钱半

【用法】上剉一剂。加生姜七片,大枣二个,水煎,热服。

【主治】寒胀,老人、虚人中寒下虚,心腹膨胀,不喜饮食,脉浮迟而弱。

【备考】本方方名,据剂型,当作"朴香汤"。

31696 朴姜汤(《圣济总录》卷二十六)

【组成】厚朴(去粗皮,生姜汁炙) 高良姜(炒) 陈橘皮(去白,炒) 人参各三分 草豆蔻(去皮)半两

【用法】上为粗末。每服三钱匕,水一盏,加生姜三片,大枣一个(擘破),煎至七分,去滓温服,一日三次。

【主治】伤寒后霍乱,心膈不利。

31697 朴消丸(《圣惠》卷六)

【组成】川朴消二两(炼熟) 川芒消二两(炼熟) 消石一两(以上三味同研令细) 犀角屑一两 椒目一两(微炒过,以上二味捣罗为末) 莨菪子一两(水淘去浮者,水煮令黄芽出,候干却炒令黑色) 甜葶苈一两(隔纸炒令紫色) 杏仁二两(汤浸,去皮尖双仁,麸炒微黄,以上三味同捣如膏)

【用法】上为末,以枣肉为丸,如梧桐子大。每服十五丸,以枣汤送下,不拘时候。

【主治】肺气喘急,不得眠卧,头不着枕,无间昼夜,长倚物坐;兼治十种水病。

31698 朴消丸(《圣惠》卷七十二)

【组成】川朴消 当归(剉,微炒) 薏苡仁 川大黄(剉,微炒)各二两 代赭 牛膝(去苗) 桃仁(汤浸,去皮尖双仁,麸炒微黄)各一两

【用法】上为末,炼蜜为丸,如梧桐子大。每服十丸,食前以温酒送下。

【主治】妇人风有积血,月水来时,腹中疼痛。

31699 朴消丸(《圣济总录》卷八十三)

【组成】朴消二两(青白色,炼过细研) 芒消一两(青白色者,细研) 马牙消半两(细研) 乌头(生,去皮脐) 椒目各一两(炒,二味捣为散,与三消末同罗) 葶苈子(纸上炒) 莨菪子(炒)各一两 杏仁(去皮尖双仁,炒研)二两

【用法】上为末,取大枣七个,煮熟取肉,铫子内熁令水尽,研烂,与药和匀,更入熟蜜少许,同捣千杵,丸如梧桐子大。每服十九至二十九,空心桑白皮汤送下。

【主治】脚气、水气。

31700 朴消丸(《圣济总录》卷一三〇)

【组成】朴消(研) 大黄(剉,炒) 杏仁(汤浸,去皮尖双仁,炒研) 葶苈子(微炒)各二两

【用法】上先以三味为细末。入朴消和匀,炼蜜为丸,如梧桐子大。每服二十丸,食后煎黄耆汤送下。以通利为度,未利再服。

【主治】痈疽疮发,大小便闭塞不通。

31701 朴消丸(《圣济总录》卷一八三)

【组成】朴消(炼)半斤

【用法】上为末,炼蜜为丸,如梧桐子大。每服三十丸,食后蜜水送下。

【主治】金石发热,及诸热。

31702 朴消汤(《圣济总录》卷二十七)

【组成】朴消 大黄(剉,炒) 芍药各一两 当归(切,焙) 木香各半两

【用法】上为粗末。每服五钱匕,水一盏半,加生姜三片,煎至八分,去滓,空心温服。

【主治】伤寒食毒,腹胀气急,大小便不通。

31703 朴消汤(《圣济总录》卷二十八)

【组成】朴消(烧令白,于湿地纸衬出火毒)一分 豉(炒令香熟)一合 山栀子仁八分

【用法】上为粗末。每服三钱匕,以水一盏,煎至半盏,去滓,空心温服,如人行十里,再一服。如利即止。

【主治】伤寒毒气壅于上焦,毒热不散,发狂欲走,或时时伏地,脉左寸洪数。

31704 朴消汤(《圣济总录》卷二十八)

【组成】大黄(细剉,微炒) 朴消(研)各二两 黄芩(去黑心) 山栀子仁 大青各一两半 龙胆(去土) 苦参各一两

【用法】上为细末,炼蜜为丸,如梧桐子大。每服二十丸,食后煎麦门冬汤送下。

【主治】伤寒得汗,热毒不解,心烦躁闷,言语不定,小便赤涩,大便不通,狂闷欲走。

31705 朴消汤(《圣济总录》卷八十二)

【组成】朴消(研) 柴胡(去苗)三分 芍药 旋覆花各半两 桑根白皮(炙,剉)三分 生姜(切)半两 大腹槟榔各二枚(和皮用) 紫苏茎叶半两

【用法】上除朴消外并剉细,分作三贴。每贴以水二盏,煎至一盏,去滓,下朴消二钱匕,空心、食前分温二服。

【主治】脚气攻心闷乱。

31706 朴消汤(《杨氏家藏方》卷十三)

【组成】荆芥 薄荷 朴消各一两 白矾二两

【用法】上吹咀。每用一两,水五升,煎数沸,熏患处,通手淋洗。

【主治】热毒结成痔疾,肿胀热痛,坐卧不安。

31707 朴消散(《圣惠》卷九)

【组成】川朴消三分 犀角屑三分 栀子仁半两 赤

芍药三分 黄芩三分 陈橘皮三分(汤浸,去白瓤,焙) 川大黄三分(剉碎,微炒) 柴胡一两(去苗)

【用法】上为散。每服四钱,以水一中盏,加淡竹叶三十片,生姜半分,煎至六分,去滓,温频服,不拘时候。以利为度。

【主治】伤寒四日,烦热不解,大小肠涩。

31708 朴消散(《圣惠》卷三十三)

【组成】川朴消半两(炒熟) 朱砂一分(细研,水飞过) 龙脑半钱(细研) 乌贼鱼骨半两(细研) 黄柏一两 黄连一两(去须)

【用法】上件药,先取黄柏、黄连杵碎,以三盏水,煎取浓汁一盏,去滓,于日中煎令干,然后以诸药相和,细研如面。每以铜箸取如绿豆大点之。

【主治】眼生花翳。

31709 朴消散(《圣惠》卷三十三)

【组成】川朴消二两 硼砂半分(通明者) 白矾半两(通明者)

【用法】上为末,将小瓷瓶子,以慢火炙令热,然后抄药末,徐徐入在瓶内,旋以柳枝子搅拨,不令着瓶子四边,又入药末,续续添火,候药尽。良久,断烟,以干瓦子盖口,更以大火,烧经一炊久,去火,候瓶冷,其药如雪轻肥便成。即埋在湿土内七日,出火毒讫,取出细研。每以铜箸取少许点之,一日四五次。

【主治】眼久积顽翳,盖覆瞳仁。

31710 朴消散(《圣惠》卷三十八)

【组成】川朴消(炼成者)半斤

【用法】上为细末。每服一钱,以蜜水调下,一日三四次。

【主治】❶《圣惠》:乳石发动,烦闷,及诸风热。❷《圣济总录》:热淋,小便赤涩热痛。

31711 朴消散(《圣济总录》卷九十五)

【异名】白花散(《卫生宝鉴》卷十七)。

【组成】朴消不拘多少

【用法】上为细散。每服二钱匕,温茴香酒调下,不拘时候。如热燥,以蜜水调服。

【主治】膀胱热,小便不通。

31712 朴消散

《普济方》卷二九九。为《圣济总录》卷一一七“吹喉朴消散”之异名。见该条。

31713 朴消散(《圣济总录》卷一八一)

【组成】朴消一分 衣中白鱼(炒)三枚 盐少许

【用法】上为细散。每服以指搵少许在舌下。

【主治】小儿咽喉、舌肿胀,咽气不利。

31714 朴消散(《鸡峰》卷十七)

【组成】五倍子 朴消等分

【用法】上为细末。每服三两,水三碗,同煎至三四沸。

【主治】痔疮。

31715 朴消散(《普济方》卷六十一引《选奇方》)

【组成】朴消(研细) 黄丹(飞过,研细)

【用法】上相拌和深粉红色。遇病用芦管或笔管,以半钱许吹入喉中即破,吐涎而愈。甚者不过两次。

【主治】喉痹。

31716　朴消散(《普济方》卷四十六)

【组成】朴消

【用法】上用生麻油调,涂头顶上。

【主治】时气,脑痛不止。

31717　朴消散(《普济方》卷二一四)

【组成】朴消五分(研)　海金沙一钱(研)　皂角三分

【用法】上为末。砂糖井花水调下。

【主治】五淋。

31718　朴消散(《普济方》卷三五七)

【组成】朴消

【用法】上为末。每服二钱,温童便调下。

【功用】《明医指掌》:下死胎,取胞衣。

【主治】❶《普济方》:死胎不出。❷《明医指掌》:产后败血。

31719　朴消散(《袖珍小儿》卷七)

【组成】朴消二分　紫雪二分　白盐半分

【用法】上为末。每用五分,以竹沥井水调敷舌上下。

【主治】肿舌。

31720　朴消散(《幼科金针》卷下)

【组成】朴消二分　紫雪二分　白盐少许　冰片一分

【用法】上为细末。井水调敷。

【主治】重舌、木舌。

31721　朴消散(《幼科释谜》卷五)

【组成】大黄　牡蛎各五钱　朴消二钱

【用法】每末一钱,或二钱,用田螺一枚,洗净浸一宿,水调涂。

【主治】❶《幼科释谜》:小儿脐突,或痛或不痛;及感湿热,阴及囊肿。❷《梅氏验方新编》:小儿脐疮。

31722　朴消煎(《千金》卷十六)

【组成】朴消一斤　芒消八两　寒水石四两　石膏二两　金二两

【用法】上五味,先纳二消于八升汤中搅之令消,以纸密封一宿,澄取清,纳铜器中,别捣寒水石、石膏碎如豆粒,以绢袋盛之,纳汁中,以微火煎之,候其上有沫起,以箸投中,着箸如凌雪凝白,急下泻着盆中,待凝取出,烈日晒干。每服方寸匕,白蜜一合和冷水五合,搅和令消,顿服之,一日三次。热定即止。

【功用】《医略六书》:清解悍毒,搜涤燥热。

【主治】❶《千金》:服石所致积热,困闷不已。❷《张氏医通》:服石成消瘅,大渴者。

【方论选录】❶《千金方衍义》:膏粱金石皆富贵之所常嗜,受如持虚,每致热发蕴,百治罔效,惟朴消煎可以荡涤脏腑,专取石药之寒以治石药之毒,如水沃火,顷刻冰消。贵高人加金以治五金之毒,皆同气相招之意。❷《医略六书》:石药气悍,积毒伤阴,故消瘅大渴,肌肉顿削焉。朴消、芒消荡涤积热之结滞;石膏、寒水石清解燔火以存阴。俾石药之悍毒顿消,则消瘅大渴自退,而肌体无不丰腴矣。此清解悍毒之剂,为搜涤燥热之专力。

31723　朴消膏(《圣惠》卷十四)

【组成】川朴消一两(细研如粉)　猪胆二枚(用汁)

【用法】上药相和调为膏,用摩疮瘢上勿令动着,任疮痂自落。

【主治】伤寒,发豌豆疮初愈。

31724　朴消膏(《圣济总录》卷一八一)

【组成】朴消(烧令干)一分　黄连(去须)三分

【用法】上为细末。绵裹,以乳汁浸之,点眼。

【主治】小儿赤眼。

31725　朴消膏(《痘疹传心录》卷十八)

【组成】朴消四茶匙

【用法】以鸡子一个搅匀,用井水和匀一碗,每日空心服,用七服为率,弱者间一日服。

【主治】小儿、大人黄疸。

31726　朴黄丸(《万氏家抄方》卷一)

【组成】大黄十两(水洗净,置砂锅内,用酒熬三昼夜成膏)　厚朴(去皮,姜汁炒)　木香一两　槟榔一两

【用法】上为末,入大黄膏内为丸,如梧桐子大。每服二钱,轻者一钱,白痢,姜汤送下;赤痢,白汤送下。幼儿不能吞者,调服。

【主治】❶《万氏家抄方》:赤白痢。❷《何氏济生论》:暑毒,食滞,溏泄,水泄。

【备考】方中厚朴用量原缺。《何氏济生论》无槟榔。

31727　朴黄丸(《济阳纲目》卷二十二)

【组成】陈皮　厚朴(姜汁炒)各十二两　大黄(酒蒸)一斤四两　广木香四两

【用法】上为细末,荷叶水迭为丸,如绿豆大。每服三钱,小儿一钱,开水送下。

【主治】痢初期,腹中实痛,不得手按。

【方论选录】《证因方论集要》:大黄味苦下泄则闭者通;厚朴苦温,苦可以泄,温可以行;木香辛温益胃;陈皮苦辛调气。

31728　朴黄丸(《医学传灯》)

【组成】大黄四两(酒煮)　厚朴二两(姜汁炒)

【主治】痢疾。后重窘迫,腹痛急坠。

31729　朴黄汤(《脉因证治》卷下)

【组成】大黄　厚朴各等分

【主治】支饮胸痛。

31730　朴黄汤(《医方简义》卷三)

【组成】厚朴一钱五分　生大黄四钱　陈皮一钱　广木香五分　制香附一钱五分　川连八分

【用法】水煎服。

【主治】痢疾初起,腹痛后重,不拘赤白。

31731　朴黄汤(《顾氏医径》卷五)

【组成】厚朴　黄连　鸡金　枳实　茯苓

【主治】水谷痢,其证粪稀　薄而不聚,水谷不化,里急后重。

31732　朴蘗丸(《魏氏家藏方》卷七)

【组成】厚朴一斤(去粗皮)　白术半斤　麦蘗六两

【用法】上为细末,生姜自然汁煮神曲末六两为糊,丸如梧桐子大。每服三十丸,茶、酒、白汤任下,不拘时候。

【主治】肠风下血,痔疾。

31733　朴麝散(《圣济总录》卷一一九)

【组成】朴消(研)五两　麝香(研)一分　甘草(炙)一分　淡竹叶一握　黄芩(去黑)半两　芦根(剉)一两　山栀子(去皮)一两

【用法】上七味,剉五味如麻豆大,入研者二味,以新汲水三升,将药入铫中煎约半升,去滓澄清,取瓷瓶一个,倾药汁在内,以物盖定瓶口,用盐泥固济,慢火煅一复时,去火放冷却,将瓶安在水中,无令水至瓶口,浸经一宿,至明日打破瓶子,取药如金色,研为细散。每服半钱匕,冷水调服,绵裹咽津亦得。

【主治】重舌,及大行阴黄,丹石发动,一切热毒。

31734　朴沉化郁丸(《全国中药成药处方集》天津方)

【组成】广木香　蔻仁　砂仁　青皮(醋炒)　南柴胡　沉香　元胡(醋制)　甘草　公丁香　檀香各七钱　香附(醋制)三两　厚朴(姜制)一两五钱　枳壳(麸炒)一两　片姜黄三钱　广皮二两　莪术(醋制)五钱　良姜五钱　肉桂(去粗皮)三钱

【用法】上为细末,炼蜜为丸,三钱重,蜡皮或蜡纸筒封固。每服一丸,白开水送下。

【功用】舒气化瘀,开胃消食。

【主治】胸腹胀满,消化不良,呕吐恶心,停食停水,气滞闷郁,胃脘刺痛。

【宜忌】孕妇忌服。

31735　朴附二陈汤(《医林绳墨大全》卷三)

【组成】二陈汤加厚朴　香附

【功用】开郁行气,清痰降火。

【主治】脾胃虚弱,不能健运。膈有郁火,胃有稠痰,积滞蕴蓄,冲逆于心而暧气嘈杂。

31736　朴果四皮饮(《重订通俗伤寒论》)

【组成】川朴　广皮　猪苓各一钱五分　浙苓皮　大腹皮各三钱　草果仁　青皮各一钱

【用法】用冬瓜皮子各一两,煎汤代水。

【功用】清热导湿。

【主治】湿热郁积于中而成胀满。

31737　朴实六合汤(《医方集解》)

【组成】四物四两加厚朴　枳实(麸炒)各五钱

【主治】妊娠伤寒后,虚痞胀满,阳明本虚者。

31738　朴消大黄煎(《医心方》卷二十引《承祖方》)

【组成】大黄(金色者)二两　朴消(细白者)二两

【用法】以水一斗,煮减三升,去滓,着铜器中于汤上,微火上煎令可丸。病人强者可倾吞,羸人中服可,后宜得羊肉若鸭糜肉羹补之。

【主治】胃管中有燥粪,大便难,身体发创。

31739　朴消牛膝汤(《赤水玄珠》卷十五)

【组成】杜牛膝二两　朴消一两

【用法】以雪水二碗,煎杜牛膝至一碗,调朴消空心服。

【主治】小便不通,或血淋。

31740　朴消荡胞汤(《千金》卷二)

【异名】荡胞散(《圣惠》卷七十)、大荡胞汤(《医学正印》卷下)。

【组成】朴消　牡丹　当归　大黄　桃仁(生用)各三钱　细辛　厚朴　桔梗　赤芍药　人参　茯苓　桂心　甘草　牛膝　橘皮各一铢　虻虫十枚　水蛭十枚　附子六铢

【用法】上㕮咀,以清酒五升,水五升合煮,取三升,分四服,日三夜一。每服相去三时,更服如常。覆被取少汗,汗不出,冬日着火笼之,必下积血及冷赤脓如赤小豆汁。若赤酢下尽,气力弱、大困,不堪更服,亦可二三服即止。如大闷不堪,可食酢饭冷浆一口即止。然恐去恶物不尽,不大得药力,若能忍服尽大好,一日后仍着导药。

【主治】妇人立身以来全不产,及断绪久不产三十年者。

【方论选录】《千金方衍义》:土中有石则草不生,渠中有阜则水积阻,妇人立身不产,断绪不孕,皆子脏有瑕之故。方中消、黄、虻虫,决渠之捶剪也;桂心、附子钽荒之力士也;人参、茯苓,开疆之粮饷也;桔梗、厚朴,药中宣使,病在下,取之上也;其余牡丹、赤芍等味皆供驱役之流。此方专涤胞门积血,故以抵当为主而兼下瘀血、桃仁承气之制,其力专矣,犹恐积垢难动,又需参、附之大力直捣长驱,何惮坚垒不破耶?服后覆取微汗,不独迅扫诸内,并以开发元府,宣通中外。但药力过峻,须防瞑眩,乃预拟酸收之法,可无仓卒之虞。然必天阴脐下疼痛,方为瘀血之确徵。

31741　朴消急救饮(《陈素庵妇科补解》卷四)

【组成】苍术三钱　陈皮一钱半　厚朴二钱　甘草五分　肉桂三钱　朴消五钱(俟上药煎好,投入一二沸即可)

【功用】下死胎。

【主治】妇人临产,忽子死腹中,或胎前患热病,以致胎痿,或生理不顺,坐草太迟,阻塞气血,或稳婆不谨伤胎。

【方论选录】平胃散中苍术燥烈,能祛胞中浊浆;厚朴、陈皮下气;朴消可以烂胎,且味涩性收,能束之使下;肉桂辛热,能行瘀血,逐死胎。

权

31742　权木丸(《普济方》卷一九四)

【组成】南康蛤粉一两　猪苓半两　泽泻半两　真平胃散一两

【用法】上为细末,同平胃散蛤粉和匀,用大蒜(连皮)灰火煨香熟,捣烂为丸,如梧桐子大。每服三十丸至五十丸,用温水送下,一日三次。

【主治】男子妇人,通身蛊胀,不能动作。

【宜忌】忌鱼腥、冷物、湿面。

芋

31743　芋粥(《药粥疗法》引《食物本草》)

【异名】芋艿粥(《饮食治疗指南》)。

【组成】芋头60~90克　粳米60~90克　砂糖适量

【用法】将新鲜芋头洗净去皮,切成小块,与粳米煮粥,粥成后加入砂糖稍煮一二沸即可。

【功用】消瘰疬,补脾胃。

【主治】小儿瘰疬,虚痞,慢性淋巴结炎,淋巴结核,淋巴腺肿。

31744　芋艿丸

《中国医学大辞典》。为《济世养生集》卷一"蹲鸱丸"之异名。见该条。

31745 芋艻粥

《饮食治疗指南》。为《药粥疗法》引《食物本草》"芋粥"之异名。见该条。

艻

31746 艻甘汤(《简明医彀》卷五)

【组成】白艻三钱 甘草一钱

【用法】加生姜五片,水煎服。

【主治】诸腹痛。

【加减】热痛,加黄芩。

31747 艻芩汤(《医林纂要》卷九)

【组成】泽泻一钱 茯苓八分 猪苓八分 白术八分 木通八分 黄连八分 黄芩八分 艻药一钱六分

【用法】水煎服。

【主治】麻后积热遗于大肠泄泻者。

【方论选录】热逼大肠则泻,大肠非有热也,自小肠遗之;小肠之热,自心遗之;心之热自脾胃归之。泄脾胃之水而行之膀胱,泻心肺之热而达之小肠,小肠能分泌水谷,三焦水道通利,则大肠无热矣。方中四苓散以行水道,自脾胃而引之下达于膀胱,水行则热息;木通泻心热于小肠;黄连泄心肝之热,且厚肠胃;黄芩泻肺热于大肠,艻药以敛阴和脾补肺,而和大肠。

31748 艻药丸(《医心方》卷十二引《经心录》)

【异名】芒消丸(《千金》卷十五)。

【组成】艻药六分 芒消六分 黄芩五分 大黄八分 杏仁八分

【用法】上为丸,如梧桐子大。每服十五丸,一日三次。

【主治】胀满,大便不通。

【备考】本方原名艻药汤,与剂型不符,据《圣济总录》改。

31749 艻药丸(《外台》卷七引《广济方》)

【组成】艻药 当归 白术 鳖甲(炙)各八分 诃黎勒十颗(去核) 干姜 人参各六分 豆蔻 雄雀屎各四分 郁李仁十分(去皮)

【用法】上为末,炼蜜为丸,如梧桐子大。每服二十丸,渐加至三十丸,空腹酒送下,一日二次。

【主治】心腹胀满,脐下块硬如石,疼痛不止。

【宜忌】忌生菜、热面、葱、苋、桃、李、雀肉、蒜、粘食等物。

31750 艻药丸(《幼幼新书》卷二十二引《婴孺方》)

【组成】艻药 茯苓 大黄各五分 柴胡四分 鳖甲三分(炙) 桂心二分 人参一分(一方有杏仁二两,人参三分)

【用法】上为末,炼蜜为丸。三岁以下每服三小豆大,不知加之;七八岁每服三梧桐子大,不知加之。病甚者,服二十日效。

【主治】❶《幼幼新书》引《婴孺方》:小儿百病,有寒热,腹大,食不消化,不生肌肉,痿痹。❷《普济方》:下痢不止。

【加减】腹坚大者,加鳖甲一分;渴者,加栝楼二分。

31751 艻药丸(《幼幼新书》卷二十二引《婴孺方》)

【组成】艻药 大黄各一两 桂心二两 茯苓 柴胡各四两

【用法】上为末,炼蜜为丸。一岁每服大豆许二丸,不知稍加之,食后服。炼蜜须三五沸用。

【主治】小儿不生肌肉,丁奚大腹,食不消。

31752 艻药丸(《幼幼新书》卷三十一引《婴孺方》)

【组成】艻药 茯苓各三分 大黄二分 半夏一分(洗) 桂心 胡椒(汗)各半分

【用法】上为末,炼蜜为丸,如大豆大。每服十丸,酒送下,一日三次。

【主治】少小阴癫气疝,发作有时。

31753 艻药丸(《圣济总录》卷四十七)

【组成】艻药 人参 赤茯苓(去黑皮) 厚朴(去粗皮,姜汁炙)各二两 陈橘皮(汤浸,去白,焙) 木香 桂(去粗皮) 桔梗(炒)各一两

【用法】上为细末,炼蜜为丸,如梧桐子大。每服二十丸,食前米饮送下,一日二次。

【主治】胃热肠寒,善饥,小腹痛胀。

31754 艻药丸(《圣济总录》卷八十一)

【组成】艻药 木香 枳壳(去瓤,麸炒)各三分 槟榔(剉细) 大黄(剉,炒)各半两

【用法】上为末,炼蜜为丸,如梧桐子大。每服二十五丸,渐加至三十丸,食后温水送下。

【主治】风毒脚气,心胸烦闷,多痰咳嗽,背膊痛,大肠涩。

31755 艻药丸(《圣济总录》卷九十四)

【组成】艻药 桔梗(去芦头,炒) 细辛(去苗叶) 蜀椒(去目并闭口者,炒出汗) 桂(去粗皮) 干姜(炮)各三分 附子(炮裂,去皮脐)半两

【用法】上为末,炼蜜为丸,如梧桐子大。每服二十丸,温酒或米饮送下,不拘时候。

【主治】心疝。心胁痛及绕脐痛。

31756 艻药丸(《圣济总录》卷一四三)

【组成】艻药 地龙(去土,炒) 大黄(剉,炒) 威灵仙各一两 木鳖子(去壳,研)二两

【用法】上为末,将三分之一用醋一盏熬成膏,和余药末为丸,如梧桐子大。每服五丸,空心、食前茶清送下,一日二次。

【主治】肠风痔瘘,久不愈者。

31757 艻药丸(《圣济总录》卷一六一)

【组成】艻药 阿胶(炙令燥)各一两半 乌贼鱼骨(去皮甲)一两 当归(切,焙)三分

【用法】上为末,炼蜜为丸,如梧桐子大。每服三十丸,空心葱汤送下,一日三次。

【主治】产后血下不止。

31758 艻药丸(《圣济总录》卷一六五)

【组成】艻药(炒) 艾叶各一两 地榆(炒) 当归(切,焙) 白术各三分 龙骨(碎) 干姜(炮)各半两

【用法】上为末,米醋糊为丸,如梧桐子大。每服五十丸,空心米汤送下。

【主治】产后赤白痢。

【备考】本方用法原作:"上七味,粗捣筛,每服五钱匕,水一盏半,煎至八分,去滓温服",与方名不符,据《普济方》改。

31759 芍药丸(《圣济总录》卷一七一)

【组成】芍药　铁粉(研)各三分　蚱蝉(去翅足,炙)四枚　当归(切,焙)三分　大黄(剉,炒)一两　石膏(碎)三分　桂(去粗皮)半两　人参一两一分　银屑(研)　芎䓖　龙骨(研)　细辛(去苗叶)　黄芩(去黑心)各半两　牛黄(研)一分

【用法】上为末,炼蜜为丸,如麻子大。每服三丸,米饮送下,一日三次。

【功用】❶《圣济总录》:常服除热。❷《普济方》:止惊,常服除热痰。

【主治】小儿诸痫及惊。

31760 芍药丸

《圣济总录》卷一七五。为《圣惠》卷八十八"赤芍药丸"之异名。见该条。

31761 芍药丸(《圣济总录》卷一七六)

【组成】芍药　大黄(剉,炒)　鳖甲(醋炙,去裙襴)麻仁(研)各三分　防葵　陈曲(炒)　白术各一分

【用法】上为末,炼蜜为丸,如绿豆大。一岁儿每服三丸,三岁至五岁五丸,并温熟水送下,一日二次。

【主治】小儿食癖,本于肠胃气弱,吃食不化,结聚不散,腹中隐隐成块,按之即痛。

31762 芍药丸(《圣济总录》卷一七七)

【组成】芍药　当归(切,焙)　芎䓖　人参各三分　甘草(炙)一两

【用法】上为末,炼蜜为丸,如麻子大。每服一丸,以乳汁送下,早晨、日午、近晚各一次。

【主治】小儿胎寒,大便青,不欲食。

31763 芍药丸(《朱氏集验方》卷六)

【组成】芍药(炒)　白鸡冠花(炒)　陈槐花各等分

【用法】取青蒿根汁煮丸。米饮送下。

【主治】酒毒下血。

31764 芍药丸(《普济方》卷三九二)

【组成】芍药十分(炙令黄)　黄耆　鳖甲(炙)　人参各四分　柴胡八分　茯苓六分　甘草　干姜各三分(一方有大黄,无黄耆)

【用法】上为末,炼蜜为丸,如大豆大。每服五丸,一日二次。

【功用】令儿充悦。

【主治】四五岁儿,因食及在胎中宿热,乳母饮食粗恶辛苦,乳汁不起,儿哺不为肌肤,心腹痞满,萎黄瘦脊,四肢痿躄缭戾。

【加减】如有热者,去干姜,加枳实。

31765 芍药丸(《全国中药成药处方集》沈阳方)

【组成】白芍二两　当归　黄连　黄芩各五钱　木香　炙甘草　槟榔片各三钱　桃仁五粒　肉桂五钱

【用法】上为极细末,炼蜜为丸,二钱重。每服一丸,开水送下,一日二次。

【功用】助消化,整肠止痢。

【主治】赤白痢疾,大便脓血,腹痛肠鸣,里急后重。

【宜忌】忌生冷、荤腥,尤忌蟹肉。中气虚弱者及孕妇忌服。

31766 芍药汤(《外台》卷四引《深师方》)

【组成】芍药五分　黄连四分　甘草二分(炙)　黄芩二两　桂心二两　栝楼二分

【用法】上切。以水五升,煮取三升,分三服,一日令尽。

【主治】温毒病及吐下后,有余热而渴者。

31767 芍药汤(《外台》卷十五引《深师方》)

【组成】芍药　细辛　桂心　甘草(炙)　当归　吴茱萸　独活各二两　干地黄二两　生姜五两　桃仁四十枚(去皮尖双仁,碎)

【用法】上切。以水九升,煮取三升,分为四服。

【主治】中毒风肿,心腹痛达背,迫气前后如痎痛。

【宜忌】忌海藻、菘菜、生葱、芜荑、生菜。

【加减】宜利者,加大黄二两。

31768 芍药汤(《千金》卷二引《逐月养胎法》)

【异名】芍药饮(《圣济总录》卷一五六)。

【组成】芍药　生姜各四两　厚朴二两　甘草　当归　白术　人参各三两　薤白(切)一升

【用法】上㕮咀。以水五升,清酒四升,合煮取三升,分三服,日三夜一。

【功用】《济阴纲目》汪琪笺释:补土生金,散寒除痛。

【主治】妊娠八月中风寒,有所犯触,身体尽痛,乍寒乍热,胎动不安,常苦头眩痛,绕脐下寒,时小便白如米汁,或青或黄,或时寒慄,腰背苦冷而痛,目𥉡𥉡者。

【方论选录】《千金方衍义》:方中取专走阳明之薤白一味,以开泄经气;即用善护子气之芍药助之;以参、术、当归、生姜、甘草,外佐薤白,内助芍药。一服而转危就安,且无风药动摇胎息之患。世医咸谓葱白安胎,不知薤白之功更胜;用厚朴者,以其时时小便有所下,借《内经》洁净府之一法也。

31769 芍药汤

《外台》卷十七引《古今录验》。为《伤寒论》卷三"小建中汤"之异名。见该条。

31770 芍药汤(《千金》卷三)

【组成】白芍药　干地黄　牡蛎各五两　桂心三两

【用法】上㕮咀。以水一斗,煮取二升半,去滓,分三服,一日三次。

【主治】产后虚热头痛,亦治腹中拘急痛者。

【方论选录】《千金方衍义》:产后虚热虚烦,浑是虚火上炎之候,芍药、地黄专清血热,恐其闭拒,乃以桂心散之,牡蛎能解虚热上蒸之头痛,以其咸降也。

【备考】本方加黄芩,名"桂心牡蛎汤"(见《活人书》)、"桂心牡蛎散"(见《普济方》)。

31771 芍药汤(方出《千金》卷十三,名见《圣济总录》卷五十六)

【组成】赤芍药六两　桔梗　杏仁各五两

【用法】上㕮咀。以水六升,煮取三升,分三服。

【主治】❶《千金》:寒气猝客于五脏六腑中则发心痛。

❷《圣济总录》:心痛懊憹。

31772 芍药汤(《千金翼》卷六)

【组成】芍药　桂心各三两　当归　半夏(洗去滑)茯苓各二两　蜀椒二合(汗)　生姜汁五合　蜜一升

【用法】上㕮咀。以水七升,煮取二升,去滓,纳生姜汁及蜜,复煎取二升五合。每服五合,渐加至六合。相去一炊久再服。

【主治】产后心痛,因寒冷所致者。

【宜忌】忌冷食。

31773 芍药汤(《千金翼》卷六)

【组成】芍药四两　茯苓三两　人参　干地黄　甘草各二两

【用法】上㕮咀。以清酒兼水各六升,煮取三升,分服,每日三次。

【主治】产后腹痛。

31774 芍药汤(《伤寒微旨》卷上)

【组成】芍药　荆芥穗各一两　石膏三两　甘草(炙)半两

【用法】上为末。每服三钱,水一盏,加生姜一块(擘破),同煎至七分,去滓热服。如三五服后,犹恶风,再加生姜一块,大枣三个,煎法如前。

【主治】伤寒无汗恶风,脉浮数,或紧或缓,三部俱有力者。

31775 芍药汤(《圣济总录》卷九)

【组成】芍药　防风(去叉)　麻黄(去根节,先煎,掠去沫,焙干)各三分　葛根(剉)一两　黄芩(去黑心)　防己　桂(去粗皮)各半两　干姜(炮裂)一两　白术　人参独活(去芦头)　芎䓖　竹沥(旋入)　升麻　牛膝(去苗,剉,微炒)　石膏(碎)　陈橘皮(汤去白,焙)　羚羊角(镑屑)　五加皮(炙)各半两

【用法】上除竹沥外,㕮咀如麻豆大。每用药十二钱匕,以水四盏,煎取二盏,去滓,加竹沥一合,更煎三沸,分三次温服,空心、午时、夜卧各一服。

【主治】中风半身不遂。

31776 芍药汤(《圣济总录》卷十六)

【组成】芍药　防风(去叉)　石膏(研碎)　木通　麻黄(去根节)各一两　甘菊花(择)　葛根各半两　甘草(炙,剉)　前胡(去芦头)各三分

【用法】上为粗末。每服五钱匕,水一盏半,加生姜三片,大枣一枚(去核),煎至一盏,去滓,入荆沥半合,重煎令沸。早晚食后、临卧温服。

【主治】风眩暗倒,眼旋屋转,脑痛。

31777 芍药汤

《圣济总录》卷十九。为《圣惠》卷十九"侧子散"之异名。见该条。

31778 芍药汤(《圣济总录》卷十九)

【组成】芍药　熟干地黄(焙)　当归(切,焙)各二两防风(去叉)　秦艽(去苗土)　羌活(去芦头)　防己　芎䓖　白术各一两　桂(去粗皮)　甘草(炙)各三分

【用法】上为粗末。每服五钱匕,以水一盏半,煎至八分,去滓温服,一日二次。

【主治】脉痹。营卫不通,四肢疼痹。

31779 芍药汤(《圣济总录》卷二十三)

【组成】芍药一两　附子(炮裂,去皮脐)三分　人参甘草(炙)各半两

【用法】上剉,如麻豆大。每服五钱匕,水一盏半,加生姜半分(拍碎),同煎至八分,去滓温服,日晚再服。

【主治】伤寒下利清谷,里寒外热,汗出而厥,腹痛兼呕。

31780 芍药汤(《圣济总录》卷二十六)

【组成】芍药　当归(切,焙)　黄芩(去黑心)　黄连(去须,剉,炒)各三两　伏龙肝一两半

【用法】上为粗末。每服三钱匕,水一盏,煎至七分,去滓,食前温服。

【主治】伤寒后血痢,腹痛不可忍者。

31781 芍药汤(《圣济总录》卷二十七)

【组成】芍药　白术　厚朴(去粗皮,姜汁炙)各一两白豆蔻(去皮)　桂(去粗皮)　干姜(炮)　甘草(炙,剉)各半两　木香三分

【用法】上为粗末。每服三钱匕,水一盏,加生姜三片,煎至六分,去滓,食前温服。

【主治】伤寒食毒,心腹胀满,或时泄利。

31782 芍药汤(《圣济总录》卷三十)

【组成】芍药　黄芩(去黑心)　羚羊角(镑)　甘草(炙,剉)各一两　大青三分　升麻二两　黄柏(去粗皮,蜜炙)半两

【用法】上为粗末。每服五钱匕,水一盏半,加竹叶三七片,煎至八分,去滓,入蜜半合,更煎一二沸,食后温服。

【主治】伤寒后,心热口疮久不愈。

31783 芍药汤(《圣济总录》卷三十一)

【组成】芍药　柴胡(去苗)　赤茯苓(去黑皮)　人参麦门冬(去心,焙)　藿香叶　白芷各半两　生芦根一两甘草(炙)一分

【用法】上剉,如麻豆大。每服五钱匕,水一盏半,加生姜半分(拍碎),同煎至七分,去滓,空心温服,晚食前再服。

【主治】伤寒后壮热,骨肉疼痛,头重呕哕。

31784 芍药汤(《圣济总录》卷五十三)

【组成】赤芍药　车前子叶　木通各一两

【用法】上剉细。每服五钱匕,水一盏半,煎至一盏,去滓温服。

【主治】胞转,小便不利。

31785 芍药汤(《圣济总录》卷七十二)

【组成】赤芍药　赤石脂　大腹皮　京三棱(煨,剉)桑根白皮(剉,焙)各一两半　肉豆蔻(去壳)一枚　桃仁(去皮尖双仁,炒)三十枚　桂(去粗皮)半两　附子(炮裂,去皮脐)　白术　木香　枳壳(去瓤,麸炒)　当归(切,焙)麻黄(去根节)　黄连(去须)各一两

【用法】上剉,如麻豆大。每服五钱匕,水一盏半,加生姜三片,同煎至八分,去滓温服。

【主治】积聚。心腹胀满,甚则泄利及气不升降。

31786 芍药汤(《圣济总录》卷七十六)

【组成】赤芍药　黄柏(去粗皮,炙)　地榆各一两

【用法】上为粗末。每服五钱匕,以浆水一盏,煎至七分,去滓温服,不拘时候。

【主治】血痢腹痛。

31787　芍药汤(《圣济总录》卷八十)

【组成】芍药(剉,炒)一两　桂(去粗皮)半两　黄耆(剉)三分

【用法】上为粗末。每服五钱匕,用米醋一合,水一盏半,煎至一盏,去滓温服。心当烦,勿怪,六七日即愈。

【主治】通身水肿,其脉沉迟。

【宜忌】勿食盐。

31788　芍药汤(《圣济总录》卷八十二)

【组成】赤芍药　防己　枳壳(去瓤,麸炒)各二两　独活(去芦头)　防风(去叉)　桂(去粗皮)　葛根(剉)各一两半　半夏(汤洗去滑,姜汁制)一两

【用法】上为粗末。每服三钱匕,水一盏,加生姜五片,同煎至六分,去滓温服,空心、日午、近晚各一次。

【主治】脚气肿满,胸膈痞塞,吐逆不下食。

31789　芍药汤(《圣济总录》卷八十八)

【组成】芍药　黄耆(剉)　桂(去粗皮)各一两　甘草(炙)　干姜(炮)各半两　熟干地黄一两(焙)　阿胶(炒燥)半两

【用法】上为粗末。每服五钱匕,水一盏半,煎至一盏,去滓,加饴糖少许,再煎一二沸,食后分二次温服,夜卧再服。

【主治】虚劳少气,胁下妨闷,腹中拘急,少腹疼痛,唇干口燥,不能饮食。

31790　芍药汤(《圣济总录》卷九十一)

【组成】芍药三两　黄耆(去芦头)　干姜(炮裂)各二两　甘草(炙,剉)　桂(去粗皮)各一两　当归(去芦头,切,焙)二两

【用法】上为粗末。每服三钱匕,水一盏,加生姜一分(拍碎),大枣两枚(去核),煎至七分,去滓,加饴糖一分,再煎令沸,空腹温服,日午、夜卧再服。

【主治】虚劳里急,少腹发痛,气引胸胁,或心痛短气。

31791　芍药汤(《圣济总录》卷九十三)

【组成】芍药　地骨皮各三分　柴胡(去苗)一两　甘草(炙,剉)半两　石膏(碎)一两　当归(切,焙)三分　鳖甲(醋浸,炙黄)一两　白术一两

【用法】上为粗末。每服五钱匕,水一盏半,煎至一盏,去滓。分二次温服,空心、食后各一次。

【主治】骨蒸羸瘦,背膊烦疼,头痛寒热,不能下食。

31792　芍药汤(《圣济总录》卷九十五)

【异名】大黄散(《普济方》卷三十九)。

【组成】赤芍药　桑根白皮(剉)各三两　瞿麦穗　大黄(剉,炒)　榆白皮(剉)　防葵(去芦头)　麻子仁(研如膏)各二两

【用法】上为粗末,与麻子仁拌匀。每服五钱匕,水一盏半,煎至一盏,去滓,加芒消末半钱匕,更煎二沸,空腹温服,日晚再服。

【主治】❶《圣济总录》:大小便不通。❷《普济方》:心

腹满闷不可忍。

31793　芍药汤

《圣济总录》卷九十七。为《博济》卷三"芍药散"之异名。见该条。

31794　芍药汤(《圣济总录》卷九十八)

【组成】赤芍药　大黄(剉,炒)　当归(切,焙)　芎藭各二两　桂(去粗皮)　人参　细辛(去苗叶)各三两　桃白皮一握(洗)　真珠末半两　雄黄(研)三分

【用法】上为粗末。每服三钱匕,水一盏,煎至七分,去滓温服,不拘时候。

【主治】气淋,小便不通。

31795　芍药汤(《圣济总录》卷一○五)

【组成】芍药　白茯苓(去黑皮)　决明子　玄参　羚羊角(镑)　前胡(去芦头)　薆蕤　秦皮　甘草(炙)　人参　苦参各一两

【用法】上为粗末。每服三钱匕,水一盏,煎至七分,去滓,加生地黄汁少许,再煎沸,食后、临卧温服。

【主治】风热上攻,眼目飞血赤脉,涩痛难开。

31796　芍药汤(《圣济总录》卷一○五)

【组成】芍药　芎藭　黄芩(去黑心)　大黄(剉,炒熟)　甘草(微炙,剉)各半两　黄连(去须)一两

【用法】上为粗末。每服五钱匕,水二盏,煎至一盏,去滓,食后、临卧温服。

【功用】利心肺。

【主治】目小眦赤脉。

31797　芍药汤(《圣济总录》卷一一三)

【组成】赤芍药一两半　羚羊角(镑)　玄参　防风(去叉)　黄芩(去黑心)各一两　蔓荆实　甘菊花各三钱

【用法】上为粗末。每服五钱匕,水一盏半,煎至七分,去滓,加马牙消一钱匕,食后、临卧温服。

【主治】热毒攻目眦,目肿起有脓汁者。

31798　芍药汤(《圣济总录》卷一二九)

【组成】赤芍药　犀角(镑)　木通(剉)　石膏(碎)　升麻各二两　甘草(生,剉)　朴消　玄参　麦门冬(去心,焙)各一两

【用法】上为粗末。每服五钱匕,水一盏半,煎至八分,去滓温服,不拘时候。

【主治】胃脘蓄热,结聚成痈。

31799　芍药汤(《圣济总录》卷一二九)

【组成】芍药　当归各一两　黄耆(剉)　生干地黄(焙)　赤茯苓(去黑心)各一两半　人参　甘草(炙)各三分

【用法】上为粗末。每服五钱匕,水一盏半,加生姜半分(拍碎),大枣二枚(擘破),同煎至八分,去滓,空心温服,晚再服。

【主治】缓疽。

31800　芍药汤(《圣济总录》卷一四四)

【组成】赤芍药　黄耆　附子(炮裂,去皮脐)　当归(切,焙)　续断　桂(去粗皮)　羌活(去芦头)　蜀椒(去目并闭口者,炒出汗)各一两

【用法】上剉,如麻豆大。每服三钱匕,水一盏,煎至

七分,去滓温服,不拘时候。

【主治】伤折恶血不散,肿痛不消。

31801 芍药汤（《圣济总录》卷一五〇）

【组成】芍药 牡丹皮 玄参 芎䓖 白茯苓（去黑皮） 熟干地黄（焙） 白蔹 甘草（炙,剉） 当归（切,焙） 五味子 麦门冬（去心,焙） 人参各一两

【用法】上为粗末。每服三钱匕,水一盏,煎至七分,去滓温服,不拘时候。

【主治】妇人血风劳气,骨节疼痛,寒热头眩,眼睛疼,心虚恍惚惊悸。

31802 芍药汤（《圣济总录》卷一五〇）

【组成】赤芍药 牡丹皮 桂（去粗皮） 当归（切,焙）各一两 芸薹子（研）半两

【用法】上为粗末。每服三钱匕,水一盏,加酒少许,同煎至七分,去滓温服。

【主治】妇人血风走注,浑身疼痛,心松恍惚,头目昏眩。

31803 芍药汤（《圣济总录》卷一五一）

【组成】芍药 柏叶（炙）各一两

【用法】上为粗末。每服三钱匕,水、酒各半盏,煎至七分,去滓温服。

【主治】❶《圣济总录》:妇人月水久不断。❷《普济方》:崩中下血不止,小腹痛。

31804 芍药汤（《圣济总录》卷一五一）

【组成】芍药 人参 厚朴（去粗皮,生姜汁炙烟出）各一两 肉豆蔻（去壳）半两 甘草（炙） 当归（微炙） 枳壳（去瓤,麸炒）各三分

【用法】上为粗末。每服三钱匕,水一盏,煎七分,去滓温服,不拘时候。

【主治】妇人月水来腹痛,烦闷体热。

31805 芍药汤（《圣济总录》卷一五三）

【组成】芍药 芎䓖 当归（切,焙） 防风（去叉） 桂（去粗皮）各半两 甘草（炙,剉） 生干地黄（焙）各一两 枳壳（去瓤,麸炒） 白术各半两

【用法】上为粗末。每服三钱匕,水一盏,煎七分,去滓温服。

【主治】妇人血积气攻刺疼痛不已,面黄体瘦,经水不调。

【加减】经水久不利,煎成加芒消半钱匕,稍热服。

31806 芍药汤（《圣济总录》卷一五三）

【组成】赤芍药一分 桃仁（汤浸,去皮尖双仁,麸炒微黄,别研） 枳壳（去瓤,麸炒） 百合 当归（剉,微炒） 赤茯苓（去黑皮） 牵牛子（微炒） 槟榔各一两（剉）

【用法】上为粗末。每服四钱匕,以水一盏半,加生姜半分（切）,同煎至八分,去滓,空心温服。逐日以利为效,未利再服。

【主治】妇人血分有病,头面浮肿,腹胁妨闷,四肢烦疼。

31807 芍药汤（《圣济总录》卷一五三）

【组成】赤芍药（剉,炒） 桑根白皮（剉）各三分 木

通（剉）一两 百合三分 大腹（碎）五枚 郁李仁（汤浸去皮,炒）三分 甘遂半两

【用法】上为细末。每服三钱匕,水一盏,煎至七分,去滓,空心、日午、临卧服。水通即止。

【主治】妇人水分,面目身体浮肿,胸满短气,小便不利。

31808 芍药汤（《圣济总录》卷一六〇）

【组成】芍药一分 生干地黄（焙） 甘草（炙令赤）各一两 丹参半两

【用法】上为粗末。每服三钱匕,水一盏,加生姜一分（切碎）,同煎至七分,去滓,加白蜜少许,再煎令沸,温服,相次更服。

【主治】产后血晕,心闷不识人,言语错乱少气者。

31809 芍药汤（《圣济总录》卷一六〇）

【组成】赤芍药三分 白茅根半两 瞿麦穗一分 桃仁七枚（汤浸,去皮尖双仁,炒） 知母（焙）半两 桂（去粗皮）半两 朴消 当归（剉,焙）各一分

【用法】上为粗末。每服五钱匕,水一盏半,煎至八分,去滓,再加生地黄汁半合,复煎至一盏,温服,一日三次。

【主治】产后半月余,恶血不尽,腹痛寒热,呕吐不能食。

31810 芍药汤（《圣济总录》卷一六〇）

【组成】芍药三两 知母（焙）二两 当归（剉,焙）一两 红蓝花二两 荷叶蒂二枚（炙）

【用法】上为粗末。每服五钱匕,水一盏半,加生姜五片,煎至八分,去滓,再加蒲黄一钱匕,生地黄汁半合,煎六七沸,去滓,空腹温服,相次再服之。

【主治】产后三四日,恶露未尽,呕吐不食,身体壮热。

31811 芍药汤（《圣济总录》卷一六一）

【组成】芍药二两 黄耆（剉） 白芷 人参 芎䓖 当归（切,炒） 生干地黄（焙） 甘草（炙）各一两 白茯苓（去黑皮）一两半

【用法】上为粗末。每服三钱匕,水一盏,煎取七分,去滓,加酒少许温服,不拘时候。

【主治】产后因血不快利,气攻心腹疼痛。

31812 芍药汤（《圣济总录》卷一六一）

【组成】芍药二两 桂（去粗皮） 甘草（炙,剉）各一两

【用法】上为粗末。每服三钱匕,水一盏,煎七分,去滓温服,不拘时候。

【主治】产后血气攻心腹痛。

31813 芍药汤（《圣济总录》卷一六一）

【组成】芍药 当归（切,焙） 独活（去芦头） 防风（去叉） 芎䓖 人参各二两 桂（去粗皮） 玄参各半两

【用法】上为粗末。每服三钱匕,水一盏,煎至七分,去滓温服,不拘时候。

【主治】产后中风,言语不爽,惚恍多忘,体热倦息。

31814 芍药汤（《圣济总录》卷一六二）

【组成】芍药 当归 麻黄（去根节） 防风（去叉） 独活（去芦头） 白僵蚕（炒） 牛膝（酒浸,切,焙） 附子（炮裂,去皮脐） 桂（去粗皮）各一两

【用法】上剉,如麻豆大。每服三钱匕,水一盏,加生姜三片,煎七分,去滓温服,不拘时候。

【主治】产后中风偏枯。

31815 芍药汤(《圣济总录》卷一六二)

【组成】赤芍药 葛根各一两(剉) 麻黄(去根节,煎,掠去沫,焙) 甘草(炙) 石膏 人参 当归(切,炒)各半两

【用法】上为粗末。每服三钱匕,水一盏,煎七分,去滓温服,不拘时候。

【主治】产后伤寒,肢体疼痛,干呕头昏,烦躁潮热。

31816 芍药汤(《圣济总录》卷一六三)

【组成】赤芍药 延胡索 当归(切,炒) 枳壳(去瓤,麸炒) 牛膝(去苗,酒浸,炒) 石斛(去根) 附子(炮裂,去皮脐)各一两

【用法】上剉,如麻豆大。每服三钱匕,水一盏,加生姜三片,大枣二枚(擘破),同煎至七分,去滓温服,不拘时候。

【主治】产后气血凝滞,腰重痛。

31817 芍药汤(《圣济总录》卷一六三)

【组成】芍药(剉) 牡丹皮 人参各一两 芎䓖一两半 白茯苓(去黑皮)一两 干姜(炮)半两 甘草(炙) 白薇 麦门冬(去心,焙) 熟干地黄(焙)各一两

【用法】上为粗末。每服二钱匕,水一盏,煎至七分,去滓温服,不拘时候。

【主治】产后虚热,骨节烦疼瘦瘁,不下食。

31818 芍药汤(《圣济总录》卷一六三)

【组成】芍药一两 知母半两 甘草(炙) 桂(去粗皮) 黄芩(去黑心)各一两 生干地黄(焙)三两 黄耆(剉)二两 人参一两

【用法】上为粗末。每服二钱匕,水一盏,煎至七分,去滓温服,不拘时候。

【主治】产后虚热,烦闷瘦瘁。

31819 芍药汤(《圣济总录》卷一六三)

【组成】赤芍药(剉)一两 芎䓖 牡丹皮 玄参 当归(切,焙) 人参各半两 五味子 麦门冬(去心,焙)各一两 白茯苓(去黑皮) 白薇各半两 熟干地黄(焙)二两 甘草(炙)半两

【用法】上为粗末。每服三钱匕,水一盏,煎七分,去滓温服,不拘时候。

【主治】产后血气虚弱,心下惊悸,梦寐不安,妄见鬼物;产后蓐劳,疼痛寒热,头眩眼运,精神恍惚,睡多惊恐,盗汗腹痛,大便不利。

31820 芍药汤(《圣济总录》卷一六四)

【组成】芍药 五味子各一两 芎䓖 牡丹(去心) 玄参 当归(切,炒) 人参 麦门冬(去心,微炒) 白茯苓(去黑心) 生干地黄(焙) 白薇(去苗) 甘草(炙)各三分

【用法】上为粗末。每服三钱匕,水一盏,加生姜三片,大枣二枚(擘),同煎至七分,去滓温服,不拘时候,一日三次。

【主治】产后虚羸瘦瘁,肌肉不泽,气血不充,或寒

或热。

31821 芍药汤(《圣济总录》卷一六四)

【组成】芍药 牡丹皮 玄参 芎䓖 白茯苓(去黑皮) 干姜(炮) 甘草(炙) 白薇各二两 麦门冬(去心,焙)一两半

【用法】上为粗末。每服五钱匕,水二盏,煎至一盏,去滓温服,一日三次。

【主治】产后虚劳,骨节疼痛,寒热往来,精神恍惚,梦寐惊悸。

31822 芍药汤(《圣济总录》卷一六四)

【组成】芍药(剉,炒)一两 当归(切,炒)三分 生干地黄(焙)二两 黄耆(剉)一两 白茯苓(去黑皮)一两 石斛(去根,剉)一两

【用法】上为粗末。每服三钱匕,水一盏,煎至七分,去滓温服,一日三次。

【主治】产后虚汗不止,虚烦愦闷。

31823 芍药汤(《圣济总录》卷一六六)

【组成】赤芍药 芒消(别研) 杏仁(去皮尖双仁,麸炒)各一两 大麻仁三分(研如膏) 大黄(剉,炒) 当归(切,炒)各二两

【用法】上捣四味为粗末。入大麻仁同研令匀。每服三钱匕,水一盏半,煎至八分,去滓,加芒消末半钱匕,温服。以利为度。

【主治】产后大小便不通,腹胀气急。

31824 芍药汤(《圣济总录》卷一六六)

【组成】芍药 桂(去粗皮) 黄耆(剉) 赤茯苓(去黑皮) 当归(切,炒) 生干地黄(焙)各一两 甘草(炙,剉) 人参 麦门冬(去心,焙)各一两

【用法】上㕮咀,如麻豆大。每服五钱匕,水一盏半,加生姜一枣大(切),煎至八分,去滓,加朴消末一钱匕,再煎令沸,温服,不拘时候。

【主治】产后乳结痈脓,败坏不散,发寒热疼痛。

31825 芍药汤(《圣济总录》卷一六八)

【组成】芍药 甘草(炙,剉)各半两 大黄(蒸,焙干,剉)一两

【用法】上为粗末。五六岁儿每服一钱匕,以水半盏,煎至三分,去滓,食后温服,一日三次。

【主治】小儿壮热及百病。

31826 芍药汤

《圣济总录》卷一七一。为《外台》卷三十五引《古今录验》"赤汤"之异名。见该条。

31827 芍药汤(《圣济总录》卷一七七)

【组成】芍药 桔梗(炒) 桃仁七枚(去皮尖双仁,炒) 黄芩(去黑心) 柴胡(去苗) 升麻各一两 大黄(剉,炒)二两 鬼臼一两 甘草(炙)半两 杏仁四十枚(汤浸,去皮尖双仁,炒) 麝香半钱(研)

【用法】上为粗末,加麝香和匀。一二岁儿每服一钱匕,以水一小盏,煎至六分,去滓,分二次温服,空心、午后各一服。以利为度。

【主治】小儿中恶,心腹坚胀痛,颜色青黑,大便不通。

31828 芍药汤

《圣济总录》卷一八一。为《圣惠》卷八十九"芍药散"之异名。见该条。

31829 芍药汤

《圣济总录》卷一八三。即《千金翼》卷二十二引华佗方"莽茈汤"。见该条。

31830 芍药汤（《圣济总录》卷一八四）

【组成】芍药 枳实(去瓤,麸炒) 大黄(锉,炒) 升麻各二两 当归(切,焙)一两

【用法】上为粗末。每服三钱匕,水一大盏,煎至七分,去滓温服,空心、食前、日午各一服。

【主治】乳石发热,坚肿。

31831 芍药汤（《圣济总录》卷一八七）

【组成】芍药 牡丹皮 莎草根(炒去毛) 高良姜各一两 木香 附子(炮裂,去皮脐)各半两

【用法】上锉,如麻豆大。每服三钱匕,水一盏,加生姜三片,大枣二枚(擘),煎至七分,去滓温服。

【功用】补益脏腑。

【主治】小肠虚冷,时发搐痛,不思饮食。或时干哕。

31832 芍药汤（《幼幼新书》卷十七引张涣方）

【组成】赤芍药一两 黄芩 当归(锉,焙干) 柴胡各半两 肉桂 甘草(炙)各一分

【用法】上为细末。每服一钱,水八分盏,加生姜二片,大枣二枚,同煎至五分,去滓温服。

【主治】小儿寒热往来。

31833 芍药汤（《产乳备要》）

【组成】当归一两半(切,焙) 人参 肉桂 生姜(后入) 甘草(炙)各一两 芍药一两

【用法】上为末。每服三钱,水二盏,加大枣二枚,煎至一盏,去滓温服,一日三次。

【功用】补虚治气。

【主治】产后虚乏,不思饮食,四肢昏倦,心腹阵痛。

【备考】《普济方》有"生地黄"。

31834 芍药汤（《陈素庵妇科补解》卷二）

【组成】芎 归 白芍 熟地 参 术 草 陈皮 香附 前胡 柴胡 紫苏 黄耆 杜仲 大枣

【主治】妊娠八月,胎动不安者。

31835 芍药汤（《保命集》卷中）

【异名】黄芩芍药汤（《明医指掌》卷九）、白芍药汤（《医家心法》）、当归芍药汤（《金鉴》卷五十三）。

【组成】芍药一两 当归 黄连各半两 槟榔二钱 木香二钱 甘草二钱(炙) 大黄三钱 黄芩半两 官桂二钱半

【用法】上㕮咀。每服半两,水二盏,煎至一盏,食后温服。

【功用】活血调气,清热解毒。

❶《保命集》:下血调气。❷《杏苑》:清热行滞活血。❸《成方便读》:理气行瘀。❹《方剂学》:调和气血,清热解毒。

【主治】湿热痢。腹痛便脓血,赤白相兼,里急后重,肛门灼热,小便短赤。

❶《保命集》:泻痢。❷《杏苑》:湿热壅郁,气血不得宣通,下痢脓血者。❸《明医指掌》:妊娠痢疾,腹痛口渴,后重里急之证。❹《金鉴》:湿热凝结于肠胃,以致腹中窘痛,频频下痢,尿短色红,舌赤唇焦,喜饮冷水。❺《成方便读》:下痢脓血稠黏,腹痛后重,邪滞交结者。

【宜忌】❶《景岳全书》:此方惟真有实热者可用,若假热假实者误服则死。❷《中医方剂与治法》:痢疾初起有表证,久痢属虚寒者,不宜使用本方。

【加减】血痢,渐加大黄;汗后脏毒,加黄柏半两。

【方论选录】❶《保命集》:《经》曰:溲而便脓血。气行而血止,行血则便脓自愈,调气则后重自除。❷《杏苑》:本方以芩、连之苦寒以清湿热;木香、槟榔之辛温以行滞气;白芍、归尾活血养血;大黄下湿热之郁积;桂心通和营卫;甘草缓中和药。❸《医方集解》:此足太阴、手足阳明药也。芍药酸寒,泻肝火,敛阴气,和营卫,故以为君;大黄、归尾破积而行血;木香、槟榔通滞而行气;黄芩、黄连燥湿而清热。盖下痢由湿热郁积于肠胃不得宣通,故大便重急,小便赤涩也。辛以散之,苦以燥之,寒以清之,甘以调之。加肉桂者,假其辛热以为反佐也。❹《成方便读》:此方用大黄之荡涤邪滞;木香、槟榔之理气;当归、肉桂之行血;病多因湿热而起,故用芩、连之苦寒,以燥湿清热;用芍药、甘草者,缓其急而和脾。❺《方剂学》:本方治法,是以调和气血为主,兼以清热解毒,方中重用芍药,配当归调和营血,配甘草缓急止痛;黄连、黄芩苦寒燥湿以解肠中热毒。在本方中,大黄配芩、连则清中有泻,导热下行;配木香、槟榔能行气导滞;皆属"通因通用"之法。方中肉桂,配在苦寒药中是为"反佐",能防止苦寒伤阳,冰伏湿热之邪;配和血药则有加强行血之功。

【临床报道】❶痢疾:《湖南中医杂志》[1987,(4):56]用芍药汤治疗痢疾68例,结果治愈67例,无效1例,有效率98.5%。❷慢性非特异性溃疡性结肠炎:《中国社区医师杂志》[2001,(11):38]用芍药汤灌肠,每天1次,用药3~10周,治疗慢性非特异性溃疡性结肠炎50例,结果:痊愈17例,显效24例,有效6例,无效3例,总有效率94%。❸急性放射性直肠炎:《四川中医》[2002,20(4):47]用芍药汤加减,治疗因盆腔、下腹部肿瘤放疗引起的急性放射性直肠炎36例,结果:治愈8例,显效15例,有效7例,无效6例,总有效率83.33%,而西药对照组(27例)的总有效率仅为59.26%。❹肠易激综合征:《湖南中医药导报》[2002,8(9):539]用芍药汤加减,治疗肠易激综合征30例,结果:显效17例,有效11例,无效2例,总有效率93.3%,而西药对照组总有效率为80.0%,两组比较,差异有显著性意义($P < 0.05$)。

【现代研究】❶调节肠道免疫作用:《中国中医药科技》[2008,15(3):174]用芍药汤给溃疡性结肠炎模型大鼠灌胃21天,发现各治疗组黏附分子-1(ICAM-1)、肿瘤坏死因子(TNF-α)与模型组相比均显著下降($P < 0.05$),而白细胞介素-10(IL-10)明显升高($P < 0.05$)。但芍药汤+柳氮磺胺吡啶(SASP)治疗组与芍药汤治疗组之间各指标具有显著性差异($P < 0.05$),而芍药汤治疗组与SASP治疗组之间各指标无显著性差异。由此说明,芍药汤治疗组与SASP治疗组疗效相当,芍药汤+SASP治疗组疗效最好,说明中西药结合可提高疗效。

31836　芍药汤(《保命集》卷下)

【组成】芍药一斤　黄芩　茯苓各六两

【用法】上为粗末。每服半两,水煎,去滓温服。

【功用】养阴去热。

【主治】❶《保命集》:产后诸积不可攻者。❷《医略六书》:产后热积,脉数弦虚微涩者。

【方论选录】《医略六书》:产后热积伤阴,不能涵养肝木而肝气不化,故胸膈不利,刺痛不止焉。黄芩清积热以凉胸膈,赤苓渗湿热以利营气,白芍敛阴和肝,青皮汁制调和肝气,以除热积伤阴之痛也。水煎温服,使热化气行,则积结自散而营阴暗复,经络清和,何胸膈刺痛之不已哉。

31837　芍药汤

《朱氏集验方》人卫本卷十。即原书宛委别藏本"芍药散"。见该条。

31838　芍药汤(《云岐子保命集》卷下)

【组成】芍药　白术各一两　甘草　茯苓各五钱　黄耆二两

【用法】上剉细。每服一两,水煎服。

【主治】妇人妊娠伤寒,邪入太阴,自利腹中痛,食欲不下,脉沉者。

【备考】本方方名,《医方类聚》引作"芍药散"。

31839　芍药汤

《永类钤方》卷十八。为《金匮》卷下"当归散"之异名。见该条。

31840　芍药汤

《普济方》卷三十三。即方出《千金》卷十九,名见《圣济总录》卷五十三"芍药虎骨散"。见该条。

31841　芍药汤

《普济方》卷三三二。为《圣惠》卷七十二"牛膝散"之异名。见该条。

31842　芍药汤(《普济方》卷三八五)

【组成】人参(去芦根)　赤芍药　桔梗(去芦头)　地骨皮　杏仁(汤浸,去皮尖,蛤粉炒)各半两　木香　槟榔　甘草(微炙)各二两半

【用法】上㕮咀。每服二钱,水半盏,煎至三分,去滓温服,不拘时候。

【主治】小儿身体壮热,心腹胀闷,不思乳食,渐渐羸瘦。

31843　芍药汤(《幼科发挥·附方》)

【组成】白芍　泽泻　甘草　大茴　薄荷　木香　苿萸　生姜

【主治】❶《幼科发挥》:小儿夜啼泄泻。❷《慈幼心传》:小儿胎中受寒,或乳母好食生冷,或夜失盖,冷气侵袭儿腹,易夜多啼,面青白,而便亦青白。

【备考】《慈幼心传》本方用法:水煎服。

31844　芍药汤(《回春》卷二)

【组成】芍药　栀子　黄连　石膏　连翘　薄荷各一钱　甘草三分

【用法】上剉。水煎,食后服。

【主治】脾火,或消谷易饥,或胃热口燥烦渴,或唇生疮,右关脉洪数者。

31845　芍药汤(《回春》卷三)

【组成】芍药二钱　木香一钱　当归一钱　枳壳(去瓤)一钱　黄芩(去朽)一钱　槟榔一钱　黄连二钱　甘草五分

【用法】上剉一剂。水煎,温服。

【主治】虚弱人初痢。

31846　芍药汤(《幼科折衷》卷上)

【组成】白芍　泽泻　薄桂　甘草

【主治】小儿湿热积滞于大肠,而成脱肛者。

【备考】治上证,宜少加大黄以泻其积滞之气。

31847　芍药汤(《瘟疫论》卷上)

【组成】白芍　当归各一钱　槟榔二钱　厚朴一钱　甘草七分

【用法】加生姜,水煎服。

【主治】瘟疫战汗后,复下后越二三日,反腹痛不止,欲作滞下,无论已见积、未见积。

【加减】里急后重,加大黄三钱;红积,倍芍药;白积,倍槟榔。

31848　芍药汤(《张氏医通》卷十五)

【组成】白芍(酒炒)　甘草(炙)　忍冬　茯苓　黄芩各等分　薏苡仁倍用

【用法】水煎,热服。

【主治】痘将靥时微痒者。

31849　芍药汤

《嵩崖尊生》卷七。为《伤寒论》"芍药甘草汤"之异名。见该条。

31850　芍药汤(《幼科指掌》卷三)

【组成】白芍药　木香　薄桂　泽泻　甘草

【用法】加生姜,水煎服。

【主治】小儿胎寒,腹痛肠鸣,粪清下利,或时发寒慄,握拳曲足,失治而成盘肠溏泄,口噤慢惊者。

31851　芍药汤(《种痘新书》卷十二)

【组成】生白芍

【用法】磨酒服。

【主治】痘痛。

31852　芍药汤(《医略六书》卷二十八)

【组成】白芍一钱半(酒炒)　紫朴一钱(盐水炒黑)　白术一钱半(炒)　条芩一钱半(酒炒)　当归三钱　知母一钱半(酒炒)　人参一钱(生)　木香一钱　砂仁一钱(炒)　薤白三枚

【用法】水煎,去滓温服。

【功用】清补调中。

【主治】妊娠八月,胎热气壅,气壅不能统运其胎,而腹满疼痛,脉洪滑疾,按久软涩者。

【方论选录】生人参补气之虚,黑厚朴散气之壅,白术健脾生血,条芩清热安胎,当归养血荣经脉,白芍敛阴和血脉,知母清胎热以润燥,木香调中气以醒脾,砂仁醒脾开胃,薤白散滞宽中。水煎温服,务使热化虚回,则胎顺气调,而疼痛无不退,胎息无不宁矣。

31853　芍药汤(《续名医类案》引伍氏方)

【组成】炒白芍　薏仁　茯苓　地骨皮　银花　百合　山药　建莲

【主治】痘已破碎,声不哑,毒不陷者。

31854　芍药汤《医学集成》卷二）

【组成】白芍六钱　郁金三钱　降真香　花蕊石　炙草各二钱　侧柏叶(炒)

【主治】阴虚吐血。

【备考】方中侧柏叶用量原缺。

31855　芍药汤《医学集成》卷二）

【组成】白芍　生地　黄芩　丹皮　甘草

【主治】因火便血。

31856　芍药汤《医学集成》卷二）

【组成】生地　白芍　元参　麦冬　槐花　地榆　木耳　甘草

【主治】因火便血。

31857　芍药汤《不知医必要》卷三）

【组成】生白芍　山楂(烧成炭)　桔梗各一钱五分　陈茶叶二钱　炙甘草七分　生姜五片

【主治】痢疾初起,身不热者。

【加减】如渴,加葛根一钱五分。

31858　芍药饮《圣济总录》卷二十）

【组成】赤芍药　麻黄(去根节,先煮,掠去沫,焙)　天门冬(去心,焙)各三两　杏仁(去皮尖双仁,炒)各五十枚

【用法】上为粗末。每服五钱匕,水一盏半,加生姜一枣大(切),煎至八分,去滓温服。

【主治】风湿痹,身体疼痛,恶风微肿。

31859　芍药饮《圣济总录》卷二十）

【组成】赤芍药　芎䓖各四两　附子(炮裂,去皮脐)二两　甘草(炙)三两

【用法】上剉,如麻豆大。每服五钱匕,水一盏半,煎至八分,去滓温服。

【主治】风湿痹,皮肤瘭厚,肌肉酸痛,不可屈伸。

31860　芍药饮《圣济总录》卷八十六）

【组成】芍药　牡丹皮各三分　熟干地黄(炮)　黄耆　甘草(炙)　白茯苓(去黑皮)　青葙子　白附子　防风(去叉)　山栀子仁(炒)各一两半　细辛(去苗叶)半两　枳实(去瓤,麸炒)　荆芥穗各三分

【用法】上剉,如麻豆大。每服五钱匕,水一盏半,加竹叶七片,煎至八分,去滓,空腹温服,食后、夜卧再服。

【功用】补虚。

【主治】肝劳不足。

31861　芍药饮

《圣济总录》卷一五六。为《千金》卷二引《逐月养胎法》"芍药汤"之异名。见该条。

31862　芍药饮《圣济总录》卷一六二）

【组成】赤芍药一两　当归(切,焙)二两　柴胡(去苗)一两　麦门冬(去心,焙)一两半　黄芩(去黑心)一两　白茯苓(去黑皮)一两半　白术(剉)三分　甘草(炙)半两　鳖甲(去裙襕,醋炙)二两　常山三分

【用法】上为粗末。每服五钱匕,水一盏半,加生姜三片,大枣二枚(擘),同煎八分,去滓,当未发前温服,不拘时候。

【主治】产后寒热疟,头疼体痛烦渴。

31863　芍药饮《圣济总录》卷一六五）

【组成】芍药二两　甘草(炙,剉)　阿胶(炙令燥)　艾叶(炙)　当归(剉,炒)各一两　生干地黄(焙,剉)二两

【用法】上为粗散。每服三钱匕,水一盏,煎至七分,去滓温服,不拘时候。

【主治】产后下痢赤白,心烦腹痛。

31864　芍药散（方出《外台》卷三十四引《小品方》,名见《医心方》卷十二引《令李方》）

【异名】白薇散(《圣济总录》卷一五七)、白薇芍药散(《三因》卷十七)。

【组成】白薇　芍药各等分

【用法】上为散。每服方寸匕,酒送下,一日三次。

【主治】妊娠小便多,产后遗尿,血淋,热淋。

❶《外台》引《小品方》:产后遗尿不知出。❷《圣济总录》:妊娠小便无度。❸《朱氏集验方》:血淋、热淋。

31865　芍药散《外台》卷三十四引《深师方》）

【组成】芍药　通草　桂心　昆布　白蔹　附子(炮)　黄耆　人参　海藻　木占斯各一两

【用法】上为散。每服一钱匕,食后以清酒送下,一日三次。

【功用】消核。

【主治】乳痈肿,及颐下气结瘰疬。

31866　芍药散《外台》卷三十四引《删繁方》）

【组成】芍药四分　牡蛎(熬)　干地黄　白术　干姜　乌贼鱼骨　附子(炮)　桂心　黄耆　龙骨各八分(研)

【用法】上为散。每服方寸匕,酒送下。

【主治】❶《外台》引《删繁方》:妇人崩中,泄血不断,淋沥连年不绝,黄瘦伤损。❷《圣济总录》:妇人经血不止,兼五色不定。

31867　芍药散（方出《千金》卷六,名见《鸡峰》卷十）

【组成】生竹皮一升　芍药二两　芎䓖　当归　桂心　甘草各一两　黄芩二两

【用法】上㕮咀。以水一斗,煮竹皮,减三升,下药,煎取二升,分三次服。

【主治】脏气虚,膈气伤,吐血、衄血、溺血,或起惊悸。

【备考】本方方名,《普济方》引作"芍药竹茹汤"。

31868　芍药散《医心方》卷十五引《令李方》）

【组成】芍药三分　大黄三分　白蔹三分　莽草二分

【用法】上为末,和调之。每服半钱,酒送下,一日二次。不知,可稍增至方寸匕。

【主治】久痈疽漏。

31869　芍药散《圣惠》卷二十七）

【组成】白芍药一两　黄耆二两(剉)　甘草半两(炙微赤,剉)　人参一两(去芦头)　熟干地黄一两　附子一两(炮裂,去皮脐)　桂心一两　干姜半两(炮裂,剉)　当归一两　前胡一两(去芦头)　枳壳半两(麸炒微黄,去瓤)　诃黎勒皮一两

【用法】上为粗散。每服四钱,以水一中盏,加生姜半

分,大枣三枚,煎至六分,去滓,纳饴糖枣许大,更煎一二沸,食前温服。

【主治】虚劳里急,四肢疼痛,气引胸胁不利。

【宜忌】忌菘菜。

31870 芍药散(《圣惠》卷六十七)

【异名】当归散(《普济方》卷三一一)。

【组成】赤芍药一两 当归一两(剉,微炒) 续断一两 白芷一两 生干地黄一两 黄芩一两 甘草一两(炙微赤,剉) 牛膝一两(去苗) 蒲黄一两

【用法】上为细散。每服二钱,温酒调下,不拘时候。

【主治】扑损筋骨,恶血不散,迷闷疼痛,小便下血。

31871 芍药散(《圣惠》卷七十八)

【组成】白芍药一两 生干地黄一两 牡蛎粉一两 桂心半两 甘草一分(炙微赤,剉) 石膏一两

【用法】上为散。每服四钱,以水一中盏,加生姜半分,大枣三枚,煎至六分,去滓温服,不拘时候。

【主治】产后体虚头痛。

31872 芍药散(《圣惠》卷八十一)

【组成】赤芍药一两 半夏三分(汤洗七遍去滑) 当归一两(剉,微炒) 桂心一两 草豆蔻三分(去皮) 甘草半两(炙微赤,剉) 川椒一两(去目及闭口者,微炒去汗)

【用法】上为粗散。每服三钱,以水一中盏,加生姜半分,大枣二枚,煎至六分,去滓稍热服,不拘时候。

【主治】产后血气不和,心腹疼痛,痰逆,不思饮食。

31873 芍药散(《圣惠》卷八十二)

【组成】赤芍药半两 桂心半两 芎藭半两 黄芩半两 薯蓣半两

【用法】上为细散。一月及百日儿每服一字,粥饮调下,半岁及一岁儿每服半钱,连夜三五服。

【主治】小儿夜啼不止,胸滞气胀,膈中气逆,呕吐腹痛。

31874 芍药散(《圣惠》卷八十三)

【组成】赤芍药 人参(去芦头) 白术 黄芩 川大黄(剉,微炒) 当归各一分

【用法】上为粗散。每服一钱,以水一小盏,煎至五分,去滓温服,不拘时候。

【主治】小儿心痛。但觉儿将手数数摩心腹即啼,是心痛不可忍。

31875 芍药散(《圣惠》卷八十九)

【异名】芍药汤(《圣济总录》卷一八一)。

【组成】赤芍药一两 黄耆三分(剉) 犀角屑半两 槟榔半两 甘草半两(炙微赤,剉)

【用法】上为粗散。每服一钱,以水一小盏,煎至五分,去滓温服,不拘时候。

【主治】小儿心气不足,舌本无力,令儿语迟。

31876 芍药散(《普济方》卷五十四引《圣惠》)

【组成】赤芍药 白芍药 川芎 当归 甘草 大黄 木鳖子各半两

【用法】上剉散。每服四钱,食后、临卧水煎服。

【主治】热壅生风,耳内痛与头相连,脓血流出。

31877 芍药散(《博济》卷三)

【异名】芍药汤(《圣济总录》卷九十七)。

【组成】赤芍药一两半 官桂(去皮)三两 甘草半两(炮)

【用法】上为末。每服一钱,水一盏,加生姜半斤,饧少许,同煎至七分,温服。

【主治】非时下血及血痢。

31878 芍药散(《苏沈良方》卷八)

【组成】茱萸(炒)半两 黄连(炒) 赤芍药各一两

【用法】水煎服。

【主治】痢疾。

31879 芍药散(《医方类聚》卷二十引《神巧万全方》)

【组成】芍药 防风 麻黄各三分 黄芩 防己 桂心 白术 人参 芎藭 独活 升麻 牛膝 石膏 橘皮 五加皮 羚羊角屑各半两 杏仁二十个(去皮尖) 干葛一两

【用法】上为粗散。每服四钱,水一大盏,加竹沥二合,生姜半分,同煎至八分,滤去滓服。

【主治】卒暴风,口面㖞邪,半身不遂,语不转,有气者。

31880 芍药散(《医方类聚》卷二二四引《王岳产书》)

【组成】赤芍药一分 麻黄二分 甘草三铢(炮) 葛根一分 麦门冬(去心)一分 石膏二分 黄芩一分 柴胡(去头)一分

【用法】上剉,熬,为散。每服四钱,以水一盏,加生姜二片,煎取六分,去滓温服,每日五次,不拘时候。

【主治】妊娠五月或七八月内,急患时气,烦热口干,心躁头痛,四肢烦疼,不得安卧。

31881 芍药散(《圣济总录》卷一四五)

【组成】赤芍药 黄耆(剉)各二两 附子(炮裂,去皮脐) 当归(切,焙) 续断(剉) 桂(去粗皮) 羌活(去芦头) 虎骨(酥炙) 蜀椒(去目并闭口者,炒出汗) 大黄(生)各一两 乌头(炮裂,去皮脐)半两

【用法】上为散。每服二钱匕,温酒调下,不拘时候。

【主治】腕折疼痛。

31882 芍药散(《圣济总录》卷一四五)

【组成】赤芍药 黄耆 附子(炮裂,去皮脐) 当归(切,焙) 续断(剉) 桂(去粗皮) 羌活(去芦头) 虎骨(酥炙) 蜀椒(去目并闭口者,炒出汗)各一两 乌头(炮裂,去皮脐)半两

【用法】上为散。每服二钱匕,温酒调下,不拘时候。

【主治】倒仆,筋脉蹴损。

31883 芍药散(《圣济总录》卷一五一)

【组成】赤芍药 牛膝(焙,酒制)半两 桂(去粗皮) 当归(焙)各三分 木香 牡丹皮 延胡索 人参 甘草(炙) 芎藭各半两 桃仁(麸炒)一两

【用法】上为散。每服二钱匕,早、晚温酒调下。

【主治】室女月水不通。

【备考】方中赤芍药用量原缺。

31884 芍药散(《圣济总录》卷一五一)

【组成】芍药 当归(切,焙) 芎藭各一两 干姜(炮)半两

【用法】上为散。每服二钱匕,温酒调下,不拘时候。

【主治】室女月水来,腹疼痛。

31885 芍药散

《圣济总录》卷一五二。为《圣惠》卷七十三"熟干地黄散"之异名。见该条。

31886 芍药散(《圣济总录》卷一五四)

【组成】白芍药一两 牡蛎(煅)半两 熟干地黄(焙)半两 木贼(剉,炒)一两 乌贼鱼骨(去甲) 干姜(炮)各半两

【用法】上为散。每服三钱匕,食前米饮或温酒调下。

【主治】妊娠胎动,下血不止,脐腹疼痛,迷闷昏塞。

31887 芍药散(《圣济总录》卷一五五)

【组成】芍药二两 白术一两半 黄芩(去黑心)一两 陈橘皮(汤浸去白,焙)一两 木香三分 丁香半两

【用法】上为细散。每服二钱匕,空心炒,生姜汤调下。

【主治】妊娠心腹痛。

31888 芍药散(《圣济总录》卷一五九)

【组成】赤芍药二两 沤麻头一握(拣择净,剉碎) 芎藭 当归(切,炒) 茯神(去木) 甘草(微炙) 陈橘皮(汤浸去白,焙)各二两 乱发灰一分

【用法】上为散。每服二钱匕,临卧时温酒调下,频服之。

【功用】催生。

【主治】难产。

31889 芍药散(《圣济总录》卷一六○)

【组成】芍药半两(捣末) 乱发一分(烧灰)

【用法】上为末。每服二钱匕,以热酒调,温服之,须臾再服。

【主治】产后血晕,绝不识人。

31890 芍药散(《圣济总录》卷一七○)

【组成】芍药 芎藭 䗪虫(炙令焦)各一分

【用法】上为散。一月及百日儿,每服一字匕,用乳汁调服,半岁至一岁儿,每服半钱匕,连夜四服。

【主治】小儿夜啼腹痛。

31891 芍药散(《幼幼新书》卷二十八引《吉氏家传》)

【组成】芍药 枳壳(去白,炒) 甘草 地榆(洗)各一钱 黄柏半两(去粗皮) 川乌头一个(炮)

【用法】上焙干为末。每服半钱,用白梅汤下。

【主治】小儿积痢。

31892 芍药散(《幼幼新书》卷三十引《惠眼观证》)

【组成】芍药 大黄 甘草(炙) 当归 朴消各一分

【用法】上为末。每服一大钱,水一盏,瓦器中前至半盏,去滓服。

【主治】小儿大小便下药不通者。

31893 芍药散(《保命集》卷中)

【组成】芍药二两 桂枝五钱

【功用】解利伤寒

【加减】往来寒热而呕,加柴胡散二钱半。

31894 芍药散(《朱氏集验方》宛委别藏本卷十)

【组成】香附子四两(黄子醋两碗,盐一两,煮干为度) 肉桂 延胡索(炒) 白芍药

【用法】上为细末。每服二钱,沸汤调下,不拘时候。

【主治】❶《朱氏集验方》:妇人胁痛,凡药不进。

❷《景岳全书》:妇人血滞,腰胁痛。

【备考】本方方名,原书人卫本作"芍药汤"。方中肉桂、延胡索、白芍药用量原缺。

31895 芍药散

《普济方》卷一四一。即《圣惠》卷十三"赤芍药散"。见该条。

31896 芍药散

《普济方》卷一五三。为《全生指迷方》卷二"芍药黄耆汤"之异名。见该条。

31897 芍药散(《普济方》卷四○七)

【组成】赤芍药 黄连 蛇床子

【用法】上为末。加轻粉半钱,麻油调涂。洗破立效。

【主治】小儿奶疥癣癞。

【宜忌】忌动风物。

31898 芍药散

《普济方》卷四○八。为方出《圣惠》卷九十,名见《圣济总录》文瑞楼本卷一八二"甘草散"之异名。见该条。

31899 芍药散

《医方类聚》卷二二六。即《云岐子保命集》卷下"芍药汤"。见该条。

31900 芍药膏(《圣济总录》卷一三○)

【组成】芍药 大黄 黄耆 独活(去芦头) 白芷 当归各一两 薤白三两 生地黄一两半(捶碎) 猪脂一斤半

【用法】上剉细,先熬脂令沸,下诸药,煎候白芷赤黑色,绵滤去滓。每取少许,涂敷疮上,一日三五次。

【功用】痈疽恶肉疮,蚀尽后生肌。

31901 芍药饮子(《产宝诸方》)

【组成】赤芍药半两 白茯苓一两 甘草一分半(炙) 汉防己一分 槟榔一个

【用法】上㕮咀。每服二钱,加灯心五茎,水一盏半,煎至七分,去滓,热调琥珀散服。

【功用】产后调顺心经,开水道,解血结,利小肠。

31902 芍药浸酒(《圣济总录》卷一五三)

【组成】芍药 黄耆 生地黄各三两 艾叶一两

【用法】上㕮咀,如麻豆大。以绢袋盛,浸酒一斗,经宿后,每食前随量温饮之。

【主治】妇人血伤,兼赤白带下。

31903 芍药干姜汤(《云岐子保命集》卷下)

【组成】芍药 干姜 白术 桂枝各半两

【用法】上剉细。每服五钱,加生姜,水煎服。

【主治】伤寒汗下后,腹中时痛,小便清者。

31904 芍药木香汤(《不知医必要》卷三)

【组成】白芍(酒炒)七钱 木香(湿纸包,煨)各一钱 炮姜 蕲艾(操去灰泥)一钱五分 炙草一钱 吴萸(黄连拌炒,去黄连)七分

【主治】虚寒人痢疾。

31905 芍药化毒汤(《医部全录》卷四九一引《幼科全书》)

【组成】白芍 归尾 连翘 红花 苦参(酒浸洗)

【用法】水煎服。

【主治】痘疹,寒战、咬牙并作。

31906　芍药六合汤(《保命集》卷下)

【组成】四物汤内倍加芍药

【主治】妇人气充经脉,月事频并,脐下痛。

31907　芍药甘草汤(《伤寒论》)

【异名】戊己汤(《症因脉治》卷四)、芍药汤(《嵩崖尊生》卷七)。

【组成】芍药　甘草(炙)各四两

【用法】以水三升,煮取一升五合,去滓,分二次温服。

【功用】❶《杂症会心录》:温养脾土而生阴血。❷《伤寒论讲义》:酸甘化阴,缓急止痛。《成方制剂》:养血护肝,解毒止痛;有降低转氨酶,消退黄疸及改善临床症状的作用。

【主治】阴血不足,血行不畅,腿脚挛急或腹中疼痛;急慢性病毒性肝炎。

❶《伤寒论》:伤寒脉浮,自汗出,小便数,心烦微恶寒,脚挛急,足温者。❷《玉机微义》:小肠腑发咳,咳而失气。❸《医统》:四时伤寒腹痛;小儿热腹痛,小便不通;痘疹肚痛。❹《张氏医通》:营血受伤,热不止。❺《类聚方广义》:小儿夜啼不止,腹中挛急甚者。❻《伤寒温疫条辨》:妇人伤寒,汗解表除,热入血室,经水过多,无实满者;及杂病木克脾土,阴阳血气不和而腹痛。❼《杂症会心录》:产后腹痛。

【宜忌】《辽宁中医杂志》(1981,(4):25):使用本方宜辨虚实,虚热者可用,虚寒者不宜用。

【方论选录】❶《注解伤寒论》:芍药白补而赤泻,白收而赤散也。酸以收之,甘以缓之,酸甘相合,用补阴血。❷《医方集解》:此足太阴、阳明药也,气血不和,故腹痛。白芍酸收而苦涩,能行营气;炙甘草温散而甘缓,能和逆气;又痛为木盛克土,白芍能泻肝,甘草能缓肝和脾也。

【临床报道】❶足肿痛:《经方实验录》四嫂,足遇多行走时则肿痛而色紫,始则右足,继乃痛及左足,天寒不可向火,见火则痛剧,故虽甚恶寒,必得耐冷,然天气过冷,则又痛,晨起而肿痛止,至夜痛肿如故。按历节病足亦肿,但肿常不退,今时有退者,非历节也,惟痛甚时筋挛。用芍药甘草汤以舒筋。赤、白芍各一两,生甘草八钱,二剂愈。❷转筋:《浙江中医杂志》[1982,(4):181]贾某某,男,53岁,左腨经常转筋,多在夜晚发作,发时腿肚聚起一包,腿不能伸直,患侧蹞趾也向足心抽挛,疼痛难忍,脉弦细直,舌红绛少苔。此为肝血不足,血不养筋,筋脉绌急所致。用白芍24克,炙甘草12克,四剂愈。❸舞蹈症:《山东中医杂志》[1983,(6):4]覃某某,女,11岁,手足不断舞动,行走摇摆不稳,双手持物不牢,面部呈鬼脸样动作,舌不断伸缩,头部摇晃,烦躁不安,舌淡苔白,脉弦细,有膝关节疼痛史,诊为小儿舞蹈症。系肝血不足,筋脉失养所致。治宜滋阴养血,缓急解痉。拟芍药甘草汤:芍药30克,甘草30克,水煎服,七剂愈。❹胃扭转:《上海中医药杂志》[1981,(4):29]孙某某,女,38岁,胃脘胀痛20多年,后10年伴发频繁呃逆,大声嗳气,每年复发2～3个月,近一年加重,呈持续状态,不能右侧卧,查上消化道未见器质性病变,胃呈扭曲状,诊为胃扭转。用芍药20克,甘草20克,日一剂,浓煎取汁,日

服三次。服药后第一天,诸症减,续服20余剂痊愈,查胃形态恢复正常。❺过敏性肠炎:《辽宁中医杂志》[1981,(4):25]范某某,男,成人,腹痛,腹泻绵绵不愈,诊为过敏性肠炎。神疲倦怠,舌质淡,苔薄白,脉小弦,腹痛,按之则舒。此乃肝脾不和,脾气滞结,脉络不行,治宜调肝和脾。方用芍药甘草汤:生白芍30克,生甘草15克,服4剂痊愈。❻顽咳:《湖南中医杂志》[1986,(1):44]李某某,男,55岁,咳嗽少痰,郁郁微烦一年余,食纳一般,二便调,舌边尖红赤,少苔,脉沉弦细稍数,曾服二陈汤、止嗽散、九仙散等无效。据其证见郁郁微烦等,试以肝火犯肺论治。方用芍药甘草汤:白芍30克,甘草20克,日服一剂,水煎取汁200毫升,一日三次,服5剂愈。❼痛证:《中国民间疗法》[2005,13(1):50]用芍药甘草汤加味治疗痛证60例(其中胃痛15例,腹痛32例,胁痛8例,胸痛5例),结果:痊愈49例,有效11例,总有效率100%。❽腹痛:《陕西中医》[2008,24(10):11]用本方加味治疗儿童功能性再发性腹痛42例,服药3个疗程,1个疗程15天。结果:显效31例,有效8例,无效3例,总有效率92.86%。❾肌肉挛痛:《中医药临床杂志》[2007,19(3):248]用大剂量芍药甘草汤,治疗普通型肌肉痛性痉挛68例,结果:所有患者治疗后症状均迅速减轻消失,其中服药2剂症状消失者15例,服药3剂症状消失者31例,服药4剂症状消失者16例,服药5剂症状消失者6例,总有效率100%。❿肛裂疼痛:《现代中医药》[2004,(4):38]用本方煎服,治疗肛裂疼痛106例,设槐角丸对照组(60例),服药7天,结果:治疗组痊愈8例,显效18例,有效64例,无效16例,总有效率84.91%。与对照组(总有效率为70.0%)比较$\chi^2 = 5.227$,$P = 0.022$,两组疗效有显著性差异。⓫慢性骨盆疼痛综合征:《浙江中医杂志》[2009,44(5):334]用本方治疗慢性骨盆疼痛综合征44例,30天为1疗程。结果:临床痊愈9例,显效22例,有效8例,无效5例,总有效率88.6%。⓬习惯性便秘:《蛇志》[2008,20(4):299]用本方加味,治习惯性便秘154例,结果:显效96例,好转52例,无效6例,总有效率95.4%。疗程最短2天,最长10天。⓭老年性便秘:《中国民间疗法》[2003,11(5):46]用本方治疗老年性便秘96例,结果全部获效,其中治愈92例,显效1例,有效3例。⓮乙型肝炎:《中医杂志》[1987,(4):35]用本方治疗乙型肝炎HBeAg阳性43例,结果:转阴34例,转阴率79%。

【现代研究】❶抗炎作用:《天津医药》[2009,37(2):123]研究发现,本乃对实验大鼠足肿胀、小鼠耳肿胀有显著抑制作用,能明显减少气囊炎性渗液中的前列腺素 E_2(PGE_2)、白细胞介素-6(IL-6)、一氧化氮(NO),降低气囊模型大鼠血清皮质醇含量,本方药物血清及其有效成分芍药苷能明显抑制激活的多形核白细胞(PMN)化学发光,表明本方有明显的抗炎作用,其抗炎作用机制部分在于抑制PGE2、NO、IL-6的产生,抑制PMN产生氧自由基,可能还与影响下丘脑-垂体-肾上腺皮质轴有关。❷调节免疫作用:《浙江中医杂志》[2009,44(10):723]通过对MRL/Lpr狼疮小鼠及其脾细胞$CD4^+$、$CD25^+$、$Foxp3^+$调节性T细胞的研究发现,高浓度芍药甘草汤可以明显减缓疾病的发生、减轻系统性红斑狼疮(SLE)症状、延长病鼠生存期;治疗后较治

疗前有效提高 CD25$^+$/CD4$^+$、Foxp3$^+$/CD4$^+$（％）比例（$P < 0.05$），可能是药物发挥免疫调节作用的机制之一。❸对急性肝损伤的保护作用：《中药药理与临床》[2007,23(6):4]对实验性急性肝损伤小鼠模型，用本方灌胃给药，结果发现，本方对四氯化碳引起的小鼠血清谷丙转氨酶（ALT）活性升高有显著的抑制作用，降低四氯化碳中毒小鼠血清中丙二醛（MDA）含量；对扑热息痛和硫代乙酰胺所致的肝损伤小鼠血清中 ALT 和谷草转氨酶（AST）活性升高有明显的降低作用；对酒精所致的肝损伤小鼠血清中 ALT 和 AST 升高有明显的降低作用，同时降低肝组织中 MDA 含量，提高肝组织中超氧化物歧化酶（SOD）和谷胱甘肽氧化酶（GSH-PX）活性，表明本方对小鼠急性肝损伤有明显的保护作用。❹对肠运动的作用：《广州中医药大学学报》[2007,24(1):55]研究发现，本方能显著性抑制正常和亢进状态的小鼠小肠运动，显著性抑制正常离体肠管的活动，并呈现一定的量效关系；对乙酰胆碱（ACh）、组胺、新斯的明（Neo）、氯化钡（BaCl$_2$）等不同离体兔肠模型均具有显著性抑制作用（$P < 0.05$ 或 $P < 0.01$ 或 $P < 0.001$）。

【备考】本方改为颗粒剂，名"健肝乐颗粒"（见《成方制剂》17 册）。

31908 芍药甘草汤（《千金翼》卷二十二）

【组成】芍药　干地黄　黄耆各三两　甘草（炙）一两半　人参一两　茯苓　麦门冬（去心）　生姜（切）各二两

【用法】上㕮咀。以水八升，煮取二升五合，分三次服。

【主治】肿疮发背。

31909 芍药甘草汤（《东医宝鉴·杂病篇》卷二引仲景方）

【组成】桂枝二钱　甘草（炙）一钱半　芍药　白术　附子（炮）各一钱

【用法】上剉，作一贴。水煎服。

【主治】伤寒，汗后恶寒。

31910 芍药甘草汤（《伤寒大白》卷四）

【组成】芍药　甘草　石膏　荆芥

【功用】调和阴血。

【主治】伤寒脉浮，自汗出，小便数，心烦，微恶寒，脚挛急，咽干烦燥。

【方论选录】此方妙在石膏、荆芥辛凉上焦，润其咽干烦躁，又藉其辛凉入血，助芍药、甘草下缓肝急，使其脚伸。

31911 芍药地黄汤（《外台》卷二引《小品方》）

【异名】犀角地黄汤（《千金》卷十二）、地黄汤（《伤寒总病论》卷三）、解毒汤（《卫生总微》卷八）、解毒散（《杨氏家藏方》卷十九）。

【组成】芍药三分　地黄半斤　丹皮一两　犀角屑一两

【用法】上切。以水一斗，煮取四升，去滓，温服一升，一日二三次。

【功用】❶《外台》引《小品方》：消化瘀血。❷《方剂学》：清热解毒，凉血散瘀。

【主治】热扰心营，神昏谵语，斑色紫黑，舌绛起刺；热入血分，吐血，衄血，尿血，便血；蓄血发狂，漱水不欲咽，胸中烦痛，自觉腹满，大便色黑。

❶《外台》引《小品方》：伤寒及温病，应发汗而不发之，内瘀有蓄血，其人脉大来迟，腹不满，自言满者；及鼻衄吐血不尽，内余瘀血，面黄，大便黑者。❷《景岳全书》引《局方》：劳心动火，热入血室，吐血衄血，发狂发黄，小儿疮痘热。❸《卫生总微》：小儿脏腑蕴热，积毒发泻，斑疮稠密，脓血大盛，狂躁渴渴，咽嗌不利，遍身溃烂，苦无全肤，不能转侧，疼痛不任。❹《杨氏家藏方》：小儿疮疱出足，壅盛喘急，浸淫成片。❺《朱氏集验方》：小肠淋沥出血，疼痛难忍，心血妄行，衄血。❻《此事难知》：蓄血证实者，当汗不汗，热入于里，血在上，呕血吐血，胸中手不可近。❼《永类钤方》：温毒发斑；伤寒热病十日以上，汗吐利后热不除，身斑出。❽《医方考》：劳心动火，吐血，衄血者；心移热于肺而咳嗽出血者；诸见血、失血，血热者。❾《金鉴》：跌打损伤坠堕之证，恶血留内，胁肋少腹疼痛。❿《温病条辨》：时欲漱口，不欲咽，大便黑而易者。

【宜忌】❶《普济方》：体衰弱不宜用。❷《医贯》：若阴虚火动吐血与咳咯者，可以借用成功；若阴虚劳力及脾胃虚者，俱不宜。

【加减】有热如狂者，加黄芩二两。

【方论选录】❶《医方考》：心主血，生地黄所以凉心血；肝纳血，白芍药所以和肝血；火能载血，牡丹皮所以去血中伏火；热能行血，生犀角所以解诸经之热。❷《医方集解》：此足阳明、太阴药也。血属阴，本静，因诸经火逼，遂不安其位而妄行。犀角大寒，解胃热而清心火；芍药酸寒，和阴血而泻肝火；丹皮苦寒，泻血中之伏火；生地大寒，凉血而滋水，以共平诸经之僭逆也。❸《千金方衍义》：血得辛温则散，得苦寒则凝。此方另开寒冷散血之门，特创清热解毒之法，全是犀角通利阳明，以解地黄之滞；犹赖赤芍、牡丹下气散血，允为犀角、地黄之良佐。❹《金鉴》：吐血之因有三：曰劳伤，曰努伤，曰热伤。劳伤以理损为主，努伤以去瘀为主，热伤以清热为主。热伤阳络则吐衄，热伤阴络则下血。是汤治热伤也，故用犀角清心去火之本，生地凉血以生新血，白芍敛血止血妄行，丹皮破血以逐瘀。此方虽曰清火，而实滋阴；虽曰止血，而实去瘀。瘀去新生，阴滋火熄，可为探本穷源之法也。

【临床报道】❶胃出血：《中医杂志》[1958,(5):339]谢某某，男，36 岁。有胃病史，忽然大痛，吐紫血块，大便亦下血块，头汗淋漓，心慌头晕，吐下不止，脉洪大，诊为胃出血。投犀角地黄汤，四剂愈。方用：乌犀角一钱，生地黄五钱，丹皮三钱，杭白芍三钱。犀角别研极细末，另三味药以水 1.2 升，煎至 800 毫升，分四次兑犀角末服。❷咯血：《中医杂志》[1958,(5):339]胡某某，男，42 岁。咯痰带血一月余，右胸痛连后背，口中腥臭，继之吐血，脉细数，头晕眼花，心烦气短，咳嗽胸痛，诊为肺出血。投犀角地黄汤，加阿胶、枇杷叶。三服后止血，后用千金苇茎汤三剂愈。❸崩漏：《中医杂志》[1958,(5):339]冯某某，女，31 岁。突然血崩，时下时止，缠绵三月余，消瘦，贫血，头晕气喘，手足心午后发烧，脉细数，投犀角地黄汤，一剂崩止，三剂愈。❹血小板减少性紫癜：《中医杂志》[1963,(11):12～15]以犀角地黄汤为主，治疗 11 例原发性血小板减少性紫癜。患者均有不同部位、不同程度的出血症状，并均有发热及不同程度的头昏眼花、心悸无力等贫血症状，其中 2 例因大量失血而发生昏迷。血小板 6 万/mm³ 以下者 5 例,其余均在 6 万至 8 万之间。鉴于病情急性发作者均有口干思饮,烦躁不安,面红,溲黄,舌红有薄苔不润,脉象滑数而躁动不宁等一派内热炽盛之象,故采用清热凉血解毒法为主。服用此汤后,多见出血症状首先停止,出血时间缩短,血小板数上升,血块收缩随之改善。据此,本方可能是首先改善毛细血管壁之通透性,继而使血小板数逐渐恢复。加减法:热盛者,配合紫雪丹或羚羊角;出血较多,加参三七粉、云南白药及十灰散等;后期出现出血减少,舌红少苔,脉细数无力等阴虚内热症状者,酌加龟版、阿胶、旱莲草、女贞子、麦冬等。

31912 芍药地黄汤(《陈素庵妇科补解》卷五)

【组成】芎 归 白芍 生地 丹皮 柴胡 桔梗 黑荆芥 焦山栀(七日外加) 泽兰 香附 甘草 陈皮

【功用】补血清肝,解郁扶脾。

【主治】血虚兼七情所伤,暴怒伤肝,忧郁伤脾,产后乳汁不行及乳少者。

【方论选录】是方四物补血、丹皮、焦栀、柴胡清肝火,香附、陈皮解脾郁,泽兰、荆芥祛风热,桔梗开乳窍,甘草泻内热。

31913 芍药地黄汤(《普济方》卷一三九)

【组成】芍药 生地黄 黄芩 牡丹皮各五钱

【用法】上以水六升,煮取三升,去滓温服,每次一升,一日三次。

【主治】伤寒发热疹出血,并有积,喜忘如狂,鼻衄面黄,大便黑;及时行本有蓄血,腹胁满如鼓者。

31914 芍药地榆汤(《医方集解》引河间方)

【组成】苍术地榆汤加芍药 阿胶 卷柏

【主治】泄痢脓血,乃至脱肛。

【方论选录】《医林纂要》:芍药,治痢君药;苍术以燥湿,且舒郁热而升达阳气;卷柏辛咸平,生于水石,得清洁之气,而色青紫入肝,能除血分之浊热,去瘀软坚,炙用能止崩漏、脱肛、肠风血痢;阿胶滋阴养血,兼能补肺宁心。此亦热淫于内,治以咸寒,佐以苦甘,酸收,苦发之道。但痢至脱肛,则似宜加以升提温补,而后为无弊也。

31915 芍药竹茹汤

《普济方》卷一九〇。即方出《千金》卷六,名见《鸡峰》卷十"芍药散"。见该条。

31916 芍药防风汤(《治痘全书》卷十四)

【组成】赤芍 陈皮 升麻 防风 桔梗 川芎 枳壳 厚朴 甘草

【主治】痘出不快,腹痛,烦躁啼叫者。

【备考】《金鉴》本方用法:引用生姜,水煎服。

31917 芍药防风汤(《种痘新书》卷十二)

【组成】白芍 陈皮 升麻 防风 桔梗 川芎 枳实 厚朴 甘草 白芷 香附

【主治】痘出不快,腹痛烦躁。

【加减】大便秘,加酒大黄;感寒,加苏叶,生姜引。

31918 芍药补气汤(《东垣试效方》卷九引张洁古方)

【异名】补气汤(《兰室秘藏》卷下)。

【组成】黄耆一两 白芍药一两半 橘皮(不去白)一两 泽泻半两 甘草(炙)一两

【用法】上㕮咀。每服半两,水二盏,煎至一盏,去滓温服。

【主治】肺气不行,皮肤间麻木。

31919 芍药虎骨散(方出《千金》卷十九,名见《圣济总录》卷五十三)

【组成】芍药一斤 生干地黄五斤 虎骨四两

【用法】上㕮咀,以清酒一斗,渍三宿,晒干,复入酒中,如此取酒尽为度,为末。每服方寸匕,酒送下,一日三次。

【主治】❶《千金》:骨髓中疼。❷《圣济总录》:骨髓虚冷,疼痛倦怠。

【备考】本方方名,《普济方》引作"芍药汤"。

31920 芍药和中汤(《济阳纲目》卷二十二)

【组成】苍术 白术各一钱 厚朴八分 白芍药 泽泻 猪苓 赤伏苓各七分 甘草五分 官桂三分

【用法】上剉。加生姜二片,大枣一枚,水煎,空腹服。

【主治】泄泻腹痛,兼痢疾红白。

【加减】痢疾红白,去官桂。

31921 芍药知母汤(《三因》卷三)

【组成】桂心 知母 防风各四两 芍药 甘草(炙) 麻黄(去节) 附子(炮,去皮脐)各三两 (一法有白术、川芎、杏仁、半夏)

【用法】上剉散。每服四钱,水一盏半,加生姜五片,煎至七分,去滓,空腹服。

【主治】诸肢节疼痛,身体尪羸,脚肿如脱,头眩短气,温温欲吐。

31922 芍药枳术丸(《景岳全书》卷五十一)

【组成】白术二两(面炒) 赤芍药二两(酒炒) 枳实一两(面炒) 陈皮一两

【用法】上以荷叶汤煮黄老米粥为丸,如梧桐子大。每服百余丸,米饮或滚白汤任下。

【主治】食积痞满及小儿腹大胀满,时常疼痛,脾胃不和。

【加减】如脏寒,加干姜(炒黄者)五钱或一二两;脾胃气虚,加人参一二两。

31923 芍药枳实散(《不知医必要》卷三)

【组成】白术(净)四钱 枳实(面煨,去瓤)二钱 赤芍 莲仁(去心) 陈皮各一钱

【用法】加炒香老米一钱,共为细末。每服一钱或一钱五分,米饮调下;白汤下亦可。

【主治】小儿肚腹膨胀,或不时作痛。

31924 芍药柏皮丸(《宣明论》卷十)

【组成】芍药 黄柏各一两 当归 黄连各半两

【用法】上为末,水为丸,如小豆大。每服三四十丸,温水送下,不拘时候,兼夜五六服。

【主治】一切湿热恶痢,频并窘痛,无问脓血。

【宜忌】忌油腻脂肥、发热等物。

31925 芍药柏皮丸(《保命集》卷中)

【组成】芍药 黄柏各等分

【用法】上为细末,醋糊为丸,如梧桐子大。每服五七十丸至二百丸,食前温水送下。

【主治】溲而便脓血。

31926 芍药柏皮丸（《医方类聚》卷一四〇引《医林方》）

【组成】白芍药　黄柏　当归各等分

【用法】上为细末，滴水为丸，如梧桐子大。每服五七十丸，煎甘草汤送下。

【主治】脏毒，先血而后便。

31927 芍药柏皮丸（《赤水玄珠》卷二十六）

【组成】白芍药　黄柏各一两　当归　黄连　枳壳各五钱

【用法】上为末，滴水为丸，如绿豆大。白汤送下。

【主治】一切脓血恶痢窘痛。

31928 芍药栀豉汤（《云岐子保命集》卷下）

【组成】芍药　当归　栀子各五钱　香豉半合

【用法】上剉细。每服一两，水煎服。

【主治】产后虚烦不得眠。

31929 芍药香连汤（《惠直堂方》卷二）

【组成】白芍一两　香附二钱　炙甘草三分　川连一钱　灯草一钱　柴胡三分　莲子心一钱　栀子一钱五分

【用法】水煎服。

【主治】心胁穿痛。

31930 芍药香附丸（《医统》卷二十六引《元戎》）

【组成】芍药（炒）　香附子（制）各一两　苍术五钱　片芩三钱　甘草二钱

【用法】上为末，蒸饼为丸服。

【主治】久病阴虚，内热夜甚。

31931 芍药香附汤（《产科发蒙》卷四）

【组成】芍药　香附　干姜　甘草　丁子　砂仁

【用法】每服四钱，以水二合，煮取一合，温服。

【主治】产后下利，上气足冷，时发热，肠鸣切痛。

【加减】下利不已，干噫食臭，加黄连。

31932 芍药健脾汤（《医学传灯》卷下）

【组成】山药　扁豆　石斛　萎蕤　沙参　白芍　陈皮　白茯　山楂　神曲　花粉

【主治】痢疾，胸中不宽，脏腑虚燥，大渴欲饮，脉来细数。

31933 芍药润燥丹（《辨证录》卷八）

【组成】白芍　山药各一两　炒栀子三钱　芡实一两

【用法】水煎服。

【主治】怒气伤肝，忽然梦遗，久而不止，凡增烦恼，泻精更多，其症两胁多闷，火易上升于头目，饮食倦怠，发躁发胀。

31934 芍药黄土汤（《医学金针》卷八）

【组成】甘草　白术　附子　阿胶　地黄　黄芩各一钱　芍药二钱　灶中黄土三钱

【用法】流水煎，温服。

【主治】痘家便血。

31935 芍药黄芩汤

《准绳·类方》卷六引东垣方。为《医方类聚》卷五十三引《神巧万全方》"黄芩汤"之异名。见该条。

31936 芍药黄芩汤（《顾松园医镜》卷六）

【组成】白芍（炒）二至四钱　甘草　黄芩　黄连　枳壳　橘红　茯苓各一至三钱

【主治】热邪传入太阴，腹满咽干，吐而食不下，自利而腹痛。

【加减】便脓血，加地榆，调服滑石末三五钱；便脓血不止，佐以升麻（醋炒）三至七分，葛根钱许；若呕吐者，加石莲子（去心，炒黄）、陈松萝茶各三五钱；腹满呕吐者，去甘草。

【方论选录】此方和解清热为主，佐以利气除湿之药。方中白芍安脾胃而和血脉，治腹痛而止泻利，黄连清热邪，枳壳破结气，橘红通滞气，茯苓益脾胃，止吐泻。

31937 芍药黄连汤（《圣济总录》卷二十三）

【组成】芍药　黄连（去须）　麦门冬（去心，焙）各三分　栝楼根半两　甘草（炙）一分　黄芩（去黑心）一两

【用法】上为粗末。每服三钱匕，用水一盏，煎至六分，去滓，食后温服。

【主治】伤寒温病，吐下后有余热，烦渴不止。

31938 芍药黄连汤（《保命集》卷中）

【组成】芍药　当归　黄连各半两　大黄一钱　桂（淡味）半钱　甘草一钱（炙）

【用法】上㕮咀。每服半两，水一盏，煎至七分，食后温服。

【主治】大便后下血，腹中痛者，为热毒下血。

【加减】痛甚者，调木香、槟榔末一钱服之。

31939 芍药黄连汤（《幼科折衷》卷上）

【组成】黄连　当归　芍药　甘草

【用法】调天水散服。

【主治】小儿下痢白积腹痛，里急后重。

31940 芍药黄耆汤（《千金》卷三）

【组成】芍药四两　黄耆　白芷　桂心　生姜　人参　芎䓖　当归　干地黄　甘草各二两　茯苓三两　大枣十枚

【用法】上㕮咀。以酒、水各五升，合煮取三升，去滓，食前服一升，每日三次。

【主治】产后心腹痛。

【方论选录】《千金方衍义》：此以血气亏损而致心腹疼痛，故用保元合内补当归建中之制，更加芎、地以滋冲脉之虚，芩、芷以散子户之风也。

31941 芍药黄耆汤（《千金翼》卷六）

【组成】芍药四分　黄耆三两　白芷　桂心　生姜　甘草（炙）各二两　大枣十枚（擘）

【用法】上㕮咀。以酒、水各五升，合煮取三升，空腹服一升，每日三次。

【主治】产后心腹痛。

31942 芍药黄耆汤（《全生指迷方》卷二）

【异名】芍药散（《普济方》卷一五三）。

【组成】芍药三钱　黄耆　甘草（炙）　青蒿（阴干）各一两

【用法】上为散。每服五钱，水二大盏，煎至一盏，去滓，食后温服。

【主治】❶《全生指迷方》：阴气亏少，少水不能制盛火，发热从背，或从手足渐渐遍身，或昼发而夜宁，或夜发而至旦即消。口舌干燥，欲饮水而不能，其脉虚疾而小。❷《普济方》：阴虚发热。

31943 芍药黄耆汤（《全生指迷方》卷三）

【组成】芍药二两　黄耆三两　川芎二两　乌头（炮，去皮）半两

【用法】上为散。每服五钱，水二盏，加生姜三片，大枣一个，同煎至一盏，去滓温服。

【主治】劳风。眩晕，但欲上视，目瞑不能开，开而眩，唾出若涕，恶风振寒。

31944 芍药黄耆汤（《赤水玄珠》卷十一）

【组成】黄耆二两　白芍药　白术各一两半　甘草一两

【用法】每服五钱，加煨姜三片，大枣一枚，水煎服。

【主治】虚劳自汗不止。

31945 芍药黄耆散（《普济方》卷一〇七引《指南方》）

【组成】芍药　黄耆　川芎各三分

【用法】上为粗末。每服五钱，水二盏，加生姜三片，大枣二个，同煎至一盏，去滓温服。

【主治】劳风。

31946 芍药清肝散（《原机启微》卷下）

【组成】白术　川芎　防风各三分　甘草（炙）　荆芥各二分半　桔梗　羌活各三分　芍药二分半　柴胡二分　前胡　薄荷　黄芩各二分半　山栀　知母各二分　滑石　石膏各三分　大黄四分　芒消三分半

【用法】上㕮咀，都作一服。水二钟，煎至一钟，食后热服。

【主治】眵多眵矂，紧涩羞明，赤脉贯睛，脏腑秘结。

【方论选录】上方为治淫热反克而作也。风热不制之病，热甚大便硬者，从权用之。盖苦寒之药也，苦寒败胃。故先以白术之甘温、甘草之甘平，主胃气为君；次以川芎、防风、荆芥、桔梗、羌活之辛温，升散清利为臣；又以芍药、前胡、柴胡之微苦，薄荷、黄芩、山栀之微苦寒，且导且攻为佐，终以知母、滑石、石膏之苦寒、大黄、芒消之大苦寒，祛逐淫热为使，此逆则攻之治法也。大热服者，反治也。

31947 芍药蒺藜煎（《景岳全书》卷五十一）

【组成】龙胆草　栀子　黄芩　木通　泽泻各一钱半　芍药　生地各二钱　白蒺藜（连刺，捶碎）五钱（甚者一两）

【用法】水二钟，煎至八分，食远服。外以螵蛸散敷之。

【主治】通身湿热疮疹，及下部红肿热痛诸疮。

【加减】如火不甚者，宜去龙胆、栀子，加当归、茯苓、薏仁之属；如湿毒甚者，加土茯苓五钱至一二两。

31948 芍药解肌汤

《普济方》卷三六九。为《千金》卷五"芍药四物解肌汤"之异名。见该条。

31949 芍药槟榔散（方出《证类本草》卷八引《博济》，名见《赤水玄珠》卷十五）

【组成】赤芍药一两　槟榔一个（面包煨）

【用法】上为末。每服一钱匕，空心白汤调下。

【主治】五淋。

31950 芍药甘草附子汤（《伤寒论》）

【异名】芍药附子甘草汤（《医方类聚》卷五十七引《伤寒指掌图》）。

【组成】芍药　甘草（炙）各三两　附子一枚（炮去皮，破八片）

【用法】以水八升，煮取一升五合，去滓，分三次温服。

【功用】《伤寒论教学参考资料》：扶阳益阴。

【主治】伤寒发汗后阴阳俱虚，反恶寒；疮家发汗成痉。

❶《伤寒论》：发汗病不解，反恶寒，虚故也。❷《云岐子保命集》：发汗病不解，小便清，大便依度，腹痛。❸《张氏医通》：疮家发汗成痉。

【方论选录】❶《注解伤寒论》：芍药之酸，收敛津液而益荣；附子之辛温，固阳气而补卫，甘草之甘，调和辛酸而安正气。❷《伤寒来苏集》：发汗后反恶寒，里虚也。表虽不解，急当救里，若反与桂枝攻表，此误也。故于桂枝汤去桂、姜、枣，加附子以温经散寒，助芍药、甘草以和中耳。脚挛急与芍药甘草汤，本治阴虚，此阴阳俱虚，故加附子，皆仲景治里不治表之义。

【现代研究】调节免疫作用：《中华中医药学刊》[2008，26（5）：1081]研究发现，芍药甘草附子汤能使类风湿关节炎模型大鼠血清中 IL-1β、PGE$_2$ 明显降低，与模型组比较有显著性差异。关节病理损害明显改善。结论：芍药甘草附子汤能够降低白细胞介素-1β（IL-1β）、前列腺素 E$_2$（PGE$_2$）含量，从而减轻其对关节的侵害。

31951 芍药四物解肌汤（《千金》卷五）

【异名】四物汤（《圣济总录》卷一七四）、芍药解肌汤、四物解肌汤（《普济方》卷三六九）。

【组成】芍药　黄芩　升麻　葛根各半两

【用法】上㕮咀。以水三升，煮取九合，去滓分服。一岁以上分三服。

【主治】❶《千金》：少小伤寒。❷《普济方》：小儿伤寒，烦热头体痛。

【方论选录】《千金方衍义》：此升麻汤兼黄芩汤之制。以升麻汤专行阳明，黄芩汤专走少阳，此则兼解二经风热也。

31952 芍药汤加芒消方（《医方考》卷二）

【组成】白芍药二钱　当归尾　黄连　黄芩各一钱　木香（不见火）　桂心　槟榔　甘草各五分　大黄七分　芒消一钱

【主治】痢疾便脓血，里急后重者。

【方论选录】河间云：行血则便脓自愈，故用归、芍、消、黄以行血；和气则后重自除，故用木香、槟榔、甘草以和气；苦能坚肠，寒能胜热，故用芩、连厚肠胃而去热；有假其气，则无禁也，故假桂心之辛热为反佐。

31953 芍药芩连葛根汤（《金鉴》卷四十二）

【组成】甘草　芍药　黄芩　黄连　葛根

【主治】火泻。

31954 芍药附子甘草汤

《医方类聚》卷五十七引《伤寒指掌图》。为《伤寒论》"芍药甘草附子汤"之异名。见该条。

31955 芍药枣仁柴胡汤（《四圣心源》卷八）

【组成】芍药三钱　甘草三钱　首乌三钱　枣仁三钱（生研）　柴胡三钱　丹皮三钱

【用法】煎半杯，热服。

【主治】目珠突出者。

31956 芍药桂苓胶地汤(《医学金针》卷八)

【组成】芍药 生地 茯苓各三钱 阿胶 生姜各二钱 桂枝 甘草各一钱

【用法】流水煎,温服。

【主治】疹后目疾。

芨

31957 芨柏散(《外科真诠》卷下)

【组成】白芨三钱 黄柏三分

【用法】上为细末。用葱汁调敷患处一昼夜。

【主治】飞灶丹,从头顶上红肿起。

芒

31958 芒消丸(《医心方》卷二十引《承祖方》)

【组成】芒消三两 大黄三两 杏仁三两

【用法】上各别捣治,先末大黄,芒消下从后,捣杏子令如膏,乃合三物,炼蜜为丸,如梧桐子大。每服二丸,一日二次。

【主治】积热呕吐。

31959 芒消丸

《千金》卷十五。为《医心方》卷十二引《经心录》"芍药汤"之异名。见该条。

31960 芒消丸(《圣惠》卷八十四)

【组成】川芒消半两 川大黄半两(剉碎,微炒) 半夏一分(汤洗七遍去滑) 代赭半两 甘遂一分(微炒) 杏仁十粒(汤浸,去皮尖双仁,麸炒微黄)

【用法】上为末,炼蜜为丸,如绿豆大。每服两丸,空心以温水送下。

【主治】小儿痰实,往来寒热,不欲饮食,肌体羸瘦。

31961 芒消丸

《普济方》卷三八六。为《千金》卷五"芒消紫丸"之异名。见该条。

31962 芒消汤(《外台》卷三十引《延年秘录》)

【组成】芒消三两

【用法】用汤一升,纳芒消令消散,以帛子沾取拭疹。

【主治】❶《外台》引《延年秘录》:赤疹,心家稍虚,热气相搏,其色赤。❷《千金》:漆疮。

31963 芒消汤(《千金》卷四)

【组成】芒消 丹砂(末) 当归 芍药 土瓜根 水蛭各二两 大黄三两 桃仁一升

【用法】上㕮咀,以水九升,煮取三升,去滓,纳朱砂、消,分为三服。

【主治】月经不通。

【方论选录】《千金方衍义》:芒消汤一方,药只八味,乃抵当汤、丸之三,土瓜根散之二,桃仁汤中之七,独以丹砂一味,镇摄心主,使血各归其乡,不致窜入窠囊复为瘀积,既败之血随消、黄、水蛭、桃仁引之下泄,与桃仁汤前后并驰,无分优劣。

31964 芒消汤(方出《千金》卷十五,名见《医心方》卷十二)

【组成】芒消二两 乌梅 桑白皮各五两 芍药 杏仁各四两 麻仁二两 大黄八两 (一本无乌梅,加枳实、干地黄各二两)

【用法】上㕮咀,以水七升,煮取三升,分三服。

【主治】关格,大便不通。

【方论选录】《千金方衍义》:关格危证,不为急通,命悬呼吸。故于麻仁丸中削去枳实,厚朴之绵缓,易之芒消以峻攻。又恐津随药脱,即以乌梅敛之。用桑根皮者,通泄肺气于下,取其有利水之功也。读古人方须要识当时立方缓急之用,方不失先哲垂诲后世之心。印此方,端为实热暴关,涓滴不通者设。设久病阴虚,肝肾不能司开合之权而渐至闭拒,有时滴沥者,亟为峻补真阴,通调气化,尚恐难为,既槁之荣,况可消、黄漫施乎!

【备考】按:《医心方》引本方无乌梅,桑白皮作乌柏根皮。

31965 芒消汤(《千金》卷二十四)

【组成】芒消 桂心各二两 通草 甘草各三两 白术一两 李核仁二十一枚 大枣二十枚

【用法】上㕮咀,以水八升,煮取三升,分三服。

【主治】白石英动附子之毒已解,烦热腹胀,胃中有余热者。

【加减】若腹胀,去芒消,加人参二两。

【方论选录】《千金方衍义》:身热虽解,而烦热腹胀不除,则与芒消汤荡涤肠胃,仍兼桂心、李仁、甘草之类,更加通草利水通窍,白术、大枣滋培津气以杜悍烈之复入。而方后又有腹胀去芒消、加人参之例,从前既用大黄得下而胀,此际岂可复用芒消之荡涤欤?

31966 芒消汤(《千金翼》卷十九)

【组成】木防己 白术 鬼白各一两半 芒消 芍药 当归各二两 大黄三两 蜈蚣(炙) 蚯蚓(炙)各二枚 甘草一两(炙)

【用法】上㕮咀,以水七升,煮取二升,去滓,下芒消,分为三服,每日三次。

【主治】暴癥坚结。

31967 芒消汤(《圣济总录》卷三十八)

【组成】芒消(别研) 生干地黄(洗,切,焙) 白术 甘草(炙)各一两 豉(炒) 白茯苓(去黑皮)各一两半 石膏(碎)二两

【用法】上为粗末。每服五钱匕,水一盏半,加竹叶十片,葱白二寸,煎至一盏,去滓温服,一日三次。

【主治】霍乱走哺,呕吐不止,噎塞满闷。

31968 芒消汤(《圣济总录》卷九十五)

【组成】芒消(研)二两半 冬葵子(微炒)三合 滑石(碎)三两

【用法】上三味。除芒消外,㕮咀二味。每服五钱匕,水一盏半,煎至一盏,去滓,入芒消末半钱匕,更煎二沸,空心温服。

【主治】关格不通,脬肠妨闷,大小便不通。

31969 芒消汤(《圣济总录》卷一八四)

【组成】芒消 黄连(去须) 黄芩(去黑心) 甘草(炙令赤)各一两 栀子仁 大黄(剉,炒)各半两

【用法】上为粗末。每服三钱匕,水一盏,煎至七分,去滓温服,早晚各一次。

【主治】乳石发动,上气,热实不解,心腹满闷,大小便不通,口燥目赤。

31970 芒消汤(《伤寒大白》卷三)

【组成】芒消 枳壳 厚朴

【主治】伤寒十三日不解,胸胁满而呕,日晡所发潮热,已而微利。

31971 芒消饮

《圣济总录》文瑞楼本卷一五七。即原书人卫本"芒消散"。见该条。

31972 芒消散(方出《千金》卷十,名见《普济方》卷一九五)

【组成】大黄一两半(末) 生地黄汁八合 芒消一两

【用法】上三味合和。每服五合,一日二次,以利为度。

【主治】急黄,热气骨蒸,两目赤脉。

【方论选录】《千金方衍义》:疸发而见骨蒸,似乎虚象,以病起于急,属实何疑?其两目脉赤,又为血热之验。故于《金匮》大黄消石汤中裁去黄柏、栀子之苦寒,加入生地黄汁,专化血脉之滞也。

31973 芒消散(《圣惠》卷九)

【组成】川芒消二两 前胡一两(去芦头) 枇杷叶半两(拭去毛,炙微黄) 葛根一两(剉) 川大黄二两(剉碎,微炒) 半夏一两(汤洗七遍,去滑)

【用法】上为粗散。每服四钱,以水一中盏,加生姜半分,大枣三个,煎至六分,去滓温服,不拘时候,以利为度。

【主治】伤寒失下,九日不解,致令内实,胸胁逆满,日晚即潮热者。

31974 芒消散(《圣惠》卷三十二)

【组成】川芒消 黄连(去须) 黄芩 枳壳(麸炒微黄,去瓤) 栀子仁 钩藤(剉)各一两 川大黄三分(剉碎,微炒) 甘草三分(炙微赤,剉)

【用法】上为细散。每服二钱,食后以乌豆汤调下。

【主治】丹石毒攻眼,疼痛、肿、生翳,心神躁乱。

31975 芒消散(《圣惠》卷六十二)

【组成】川芒消二两 川大黄一两(剉碎,微炒) 栀子仁一两 甘草一两(生,剉) 黄芩一两

【用法】上为散。每服四钱,以水一中盏,煎至六分,去滓温服,不拘时候。

【主治】发背。大小便不通,心神烦躁,脐腹妨闷。

31976 芒消散(《圣惠》卷八十二)

【组成】川芒消三分 川大黄三分(剉碎,微炒) 赤茯苓三分 木通一两(剉) 黄芩半两 甘草一分(炙微赤,剉)

【用法】上为粗散。每服一钱,以水一小盏,加生姜少许,葱白二寸,煎至五分,去滓温服。

【主治】八九岁儿脏腑结实壮热。

31977 芒消散(《圣济总录》卷五十三)

【组成】芒消(别研)半两 赤茯苓(去黑皮,为末)一两

【用法】上为末。每服二钱匕,蜜熟水调下。心烦躁热者,以冷蜜水调下。

【主治】膀胱结热不通。

31978 芒消散(《圣济总录》(人卫本)卷一五七)

【组成】芒消 蒲黄 芎藭 桂(去粗皮) 鬼箭羽各半两 生干地黄(焙)一两 桃仁(去皮尖双仁,炒)半两

【用法】上为粗末。每服三钱匕,水一盏,煎至七分,去滓温服,不拘时候。

【主治】半产后恶露不尽,气攻疼痛,血下成块,结筑脐腹。

【备考】本方方名,原书文瑞楼本作"芒消饮"。

31979 芒消紫丸(《千金》卷五)

【异名】芒消丸(《普济方》卷三八六)。

【组成】芒消 大黄各四两 半夏二两 代赭一两 甘遂二两 巴豆二百枚 杏仁一百二十枚

【用法】上为末,别捣巴豆、杏仁治如膏,旋纳药末,捣三千杵,令相和合,强者纳少蜜为丸,如胡豆大。百日儿服一丸,过百日至一岁服二丸,随儿大小,以意为度。当候儿大便,中药出为愈。若不出,更服如初。

【主治】小儿宿食、癖气、痰饮,往来寒热,不欲食,消瘦。

【方论选录】《千金方衍义》:牛黄丸为膏粱者设,芒消紫丸为藜藿者设。方中芒消以代真珠之涤热;大黄、甘遂以代牛黄之荡实;半夏以代附子之破结,在粗厉之子,原无藉于峻温也。

【备考】方中甘遂,《普济方》作甘草。

31980 芒消甘草汤(《急救便方》)

【组成】芒消 甘草

【用法】水煎服。

【主治】一切毒,在下者。

31981 芒消猪胆膏(《万氏家抄方》卷六)

【组成】乳香 没药 芒消各一钱 滑石三钱

【用法】上为细末,猪胆汁调搽疮上。如疮生蛆,巴豆数粒,烧熟研细加入。

【主治】痘疤不落生疮者。

芝

31982 芝麻酒(《仙拈集》卷一)

【组成】芝麻(炒焦)二两

【用法】上为末。热黄酒冲服,取暖汗出。

【主治】偶感风寒;心气痛。

31983 芝麻仁汤(《医统》卷四十九引《易简方》)

【组成】麻仁四升

【用法】以水六升,猛火煮,令芽生,去滓,煎取七合。空心服,以手摩手足心自定。

【主治】癫风。

芎

31984 芎汤(《鸡峰》卷二十四)

【组成】老芎一块

【用法】上磨汁,煎取一小盏或一二大盏,食后服。

【主治】风痹,骨节疼痛。

31985　芎乌散

《医方类聚》卷八十一引《济生续方》。为《妇人良方》卷二十二"川芎散"之异名。见该条。

31986　芎乌散(《医略六书》卷三十)

【组成】川芎三两　乌药三两

【用法】上为散。薤白汤煎三钱，去滓温服。

【主治】产后气滞头痛，脉沉涩者。

【方论选录】产后怒郁伤肝，肝气滞逆经络，不能通畅，故头角作痛不休焉。川芎入血海，能行血中之气以升阳；乌药入气海，能疏滞逆之气以降浊。为散以疏其逆气，薤白以通其滞气，务使滞气消化，则经络通畅，而逆气和平，清阳得位，安有头角作痛之患哉！

31987　芎术丸

《圣济总录》卷一○八。为原书卷一○七"芎辛丸"之异名。见该条。

31988　芎术丸

《丹溪心法》卷三。为原书同卷"越鞠丸"之异名。见该条。

31989　芎术丹(《疡医大全》卷二十八)

【组成】川芎　枳壳　甘草　白茯苓　桔梗各三钱　乌药　苍术　威灵仙　陈皮　羌活　白芷　当归　黄芩　苍耳子　秦艽　白术　杜仲　熟地　香附　海风藤　牛膝　木瓜　防风　红花　苡仁　荆芥各五钱　川乌　草乌各一钱　白花蛇一寸

【用法】上药用麻袋盛好，放酒坛内封固，隔汤煮半日许，候透埋土中一日夜出火毒。每日饮一茶杯，不拘时候。服尽即好，不用加减。

【主治】痛风，半肢软瘫，泥壁疯，遍身疯气，及冻风，起身不得。

31990　芎术汤(《博济》卷三)

【异名】芎术散(《得效》卷三)。

【组成】川芎　半夏(汤泡七次)　白术各一两　甘草(炙)半两

【用法】上㕮咀。每服四钱，水一盏半，加生姜五片，煎至八分，去滓温服，不拘时候。

【主治】冒雨中湿，眩晕呕逆，头重不食。

【备考】《杏苑》有茯苓。

31991　芎术汤(《圣济总录》卷十五)

【组成】芎劳　苍术(米泔浸，去粗皮，切，焙)　麻黄(去根节)　芍药　甘草(炙，剉)　白芷　石膏　荆芥穗各等分

【用法】上为粗末。每服三钱匕，水一盏，加薄荷五七叶，同煎至七分，去滓热服。

【主治】首风，头面多汗，恶风头痛。

31992　芎术汤(《三因》卷十六)

【组成】川芎半两　白术半两　附子(生，去皮尖)半两　甘草　桂心一分

【用法】上为散。每服四大钱，水二盏，加生姜七片，大枣一个，煎七分，去滓，食前服。

【功用】暖肌，补中，益精气。

【主治】着湿，头重眩晕，苦极不知食味。

【备考】方中甘草用量原缺。

31993　芎术汤(《御药院方》卷一)

【组成】川芎二两半　白术二两七钱半

【用法】上为粗末。每服三钱，水一盏，加生姜五片，煎至七分，去滓稍热服。

【功用】清神爽志，祛风消蕴。

【主治】头目昏痛，鼻塞声重。

31994　芎术汤(《万氏家抄方》卷六)

【组成】川芎六分　白术　人参　当归(酒洗)　茯苓各三分　升麻　黄耆各六分　陈皮四分　甘草(炙)三分　中桂一分

【用法】加生姜三片，大枣一个，水煎服。

【主治】痘三日后，顶平，扪摸不碍手者。

31995　芎术散(《圣济总录》卷十七)

【组成】芎劳　白术　天麻各一两　防风(去叉)　荆芥穗各半两　细辛(去苗叶)一钱　甘草(炙，剉)一分

【用法】上为散。每服二钱匕，沸汤点服。

【主治】头面多汗，恶风头痛，身热烦闷。

31996　芎术散(《普济方》卷一三○引《卫生家宝》)

【组成】川芎　甘草(微炮)　升麻　香附子　白芷　羌活　苍术　人参　当归　白芍药各等分

【用法】上㕮咀。每服四大钱，以水一盏，加生姜四片，煎至七分，去滓，稍热连进三两服。热渐退，脉缓，头轻为效。

【功用】解截四时伤寒。

【主治】伤寒四五日，表里未分者。

31997　芎术散

《得效》卷三。为《博济》卷三"芎术汤"之异名。见该条。

31998　芎术散(《医学入门》卷七)

【组成】川芎　苍术　香附　白芷各等分

【用法】上为末。磨木香、姜汁点热汤调服。

【主治】痰积作痛，小便不利，脉滑。

31999　芎归丸(《直指》卷二十三)

【异名】川归丸(《疡科选粹》卷五)。

【组成】川芎　当归　黄耆　神曲(炒)　地榆　槐花(微炒)各半两　阿胶(炒酥)　荆芥穗　木贼　头发(烧存性)各一分

【用法】上为末，炼蜜为丸，如梧桐子大。每服五十丸，食前米饮送下。

【主治】痔下血不止。

【备考】本方方名，《普济方》引作"当归丸"。

32000　芎归汤(《普济方》卷三四五引《通真子秘方》)

【异名】立效散。

【组成】川芎　当归各二斤　(一方加缩砂)

【用法】上将芎、归各半斤㕮咀，于瓦器内用水浓煎，不拘时候多少温服。余芎、归各一斤半，剉作大块，用香炉慢火逐旋烧烟，安在病人面桌子下，要烟气直上不绝，令病人低头伏桌子上，将口鼻及病乳常吸烟气，直候用此一料药尽，看病证如何，或未全安，或略减，再用一料，如前法煎服及烧烟熏吸必安。如此二料已尽，虽两乳略缩上而不能复旧者，用冷水磨蓖麻子一粒，于头顶心上涂，片时即洗去，

则全安矣。

【主治】乳悬，妇人产后忽两乳伸长，细小如肠，垂坠直过小肚下，痛不可忍，危在须臾。兼治产后恶露不下，腹痛；或下血太多，眩晕不能支吾；妊娠胎动，腹痛下血。

【加减】腹中刺痛，加芍药；口干烦渴，加乌梅、麦门冬；寒加干姜、白芍药；水停心下，微有呕逆，加茯苓、生姜；虚烦不得眠，加人参、竹叶；大便秘涩，加熟地黄、橘皮、杏仁；小便不利，加车前子；腹胁膨胀，加厚朴；血崩不止，加香附子；咳嗽痰多，加紫菀、半夏、生姜；腰痛脚痛，加牛膝；心下疼痛，加延胡索；恶血不下，腰腹重痛，加牡丹皮煎。

32001 芎归汤

《易简方》。为方出《千金》卷四，名见《局方》卷九"芎劳汤"之异名。见该条。

32002 芎归汤

《云岐子保命集》卷下。为《圣惠》卷七十五"芎劳散"之异名。见该条。

32003 芎归汤

《普济方》卷五十四。即《直指》卷二十一"芎归饮"。见该条。

32004 芎归汤（《医方类聚》卷二二七引《徐氏胎产方》）

【组成】川芎 当归各等分

【用法】上㕮咀。每服三五钱，加紫苏数叶，酒、水合煎服。死者即下，未死者即安。

【主治】❶《医方类聚》引《徐氏胎产方》：妊娠胎动子死，或不死。❷《郑氏家传女科万金方》：妊娠血攻心腹痛。

32005 芎归汤

《万氏家抄方》卷一。为《三因》卷十七"芎劳当归加芍药汤"之异名。见该条。

32006 芎归汤（《万氏女科》卷三）

【组成】川芎 当归各五钱（俱不洗炒） 连须葱白五根 生姜五片（焙干）

【用法】水煎，食后服。

【功用】补阴血。

【主治】产后去血过多，阴血已亏，阳气失守所致的头痛。

32007 芎归汤

《痘疹心法》卷二十二。为原书同卷"活血散"之异名。见该条。

32008 芎归汤（方出《摄生众妙方》卷十，名见《松崖医径》卷下）

【组成】当归三钱 川芎三钱 陈皮一钱五分

【用法】用水一钟，煎至七分，温服。

【功用】临产催生。

【主治】《松崖医径》：胎前因事跌仆，子死腹中，恶露妄下，疼痛不已，口噤欲绝；及胞衣不下。

32009 芎归汤

《摄生众妙方》卷十一。为《张文仲方》引徐王方（见《外台》卷三十三）"神验胎动方"之异名。见该条。

32010 芎归汤

《慎斋遗书》卷五。为《三因》卷九"加味芎劳汤"之异名。见该条。

32011 芎归汤（《回春》卷六）

【异名】川芎汤（《宋氏女科》）。

【组成】当归尾 川芎各五钱

【用法】上锉一剂。好酒煎，入童便一盏，同煎服。

【主治】胎漏下血不止，或心腹胀。

32012 芎归汤（《宋氏女科》）

【组成】当归五钱 川芎四钱 白芍（酒炒）二钱 续断三钱 荆芥穗（炒黑）三钱（或加人参二钱）

【用法】水一钟，酒半钟，煎服。立止。

【主治】血崩，以致寒所晕倒者。

32013 芎归汤（《外科正宗》卷四）

【组成】川芎 当归 白芷 甘草 胆草各等分

【用法】每服五钱，煎汤浴洗患上，随后搽药。

【主治】妇人阴中突出如蛇，或似鸡冠、菌样，阴痒者。

32014 芎归汤（《审视瑶函》卷四）

【组成】川芎 当归 赤芍 防风 羌活各等分

【用法】上锉。水二钟，煎至八分，去滓频洗。

【功用】活血祛风。

【主治】实热目疡。

32015 芎归汤（《何氏济生论》卷二）

【组成】川芎 当归

【用法】水二钟，加生姜三片，大枣二个煎，食前服。

【主治】血症。

【加减】中满者，去枣。

32016 芎归汤（《嵩崖尊生》卷十四）

【组成】当归 川芎各二钱 人参 紫苏 干葛各一钱

【用法】加生姜，水煎服。

【主治】感冒。

32017 芎归汤（《竹林女科》卷一）

【组成】当归身 川芎 香附 枳壳（炒）各一钱 滑石二钱

【用法】生姜为引。

【主治】妇女脾胃虚弱，形瘦食少，过期经行者。

32018 芎归饮（《直指》卷二十一）

【组成】川芎 当归 华阴细辛各半两 辣桂 石菖蒲 白芷各三钱

【用法】上锉细。每服三钱，加紫苏、生姜、大枣，水煎服。

【主治】耳鸣。

【加减】如虚冷甚者，酌量加生附子。

【备考】本方方名，《普济方》引作"芎归汤"。

32019 芎归饮（《丹溪心法附余》卷一）

【组成】芎劳 当归（去芦，酒浸） 防风（去芦）各等分

【用法】上㕮咀。每服五钱，水一钟，煎至半钟，不拘时候。

【主治】中风后人事虚弱。

32020 芎归饮（《丹台玉案》卷五）

【组成】当归二两 川芎一两

【用法】水煎，临服加童便一杯。

【主治】产后恶血冲心,发狂跳跃。

32021 芎归饮

《纲目拾遗》卷三。为《张文仲方》引徐王方(见《外台》卷三十三)"神验胎动方"之异名。见该条。

32022 芎归饮(《不知医必要》卷二)

【组成】川芎二钱 当归三钱 红花一钱 桃仁(杵)十二粒

【功用】散血兼补。

【主治】饱食用力,或因持重;努伤脉络,失血涌吐,或跌扑打伤,令人大吐者。

32023 芎归散(《直指小儿》卷二)

【组成】官桂 当归 川芎 香附各一分 川白姜 木香 甘草(炒)各半分

【用法】上为末。每服半钱,水煎,乳食前服。

【主治】小儿内钓,胎寒腹痛,躯啼。

32024 芎归散

《永类钤方》卷十六。为《本事》扫叶山房本卷十"芎羌散"之异名。见该条。

32025 芎归散

《普济方》卷三四八。为《苏沈良方》卷五引《灵苑方》"四神散"之异名。见该条。

32026 芎归散(《医统》卷六十四引《集成》)

【组成】川芎 当归 生地黄 青盐 石膏各一两 细辛半两

【用法】上为末。如常擦牙。

【功用】去风生血,黑发滋肾。

32027 芎归散(《回春》卷七)

【异名】芎劳散(《寿世保元》卷八)。

【组成】川芎 干山药 当归 白芍(炒) 甘草(炙)各二钱半

【用法】上为细末。每服二钱,食后以白汤调下,并将此干药末擦牙龈即生。

【主治】小儿齿迟。

32028 芎归散(《准绳·类方》卷四)

【组成】川芎 当归(去芦)各等分

【用法】上为细末。每服二三钱,食后、空心煎荆芥汤调下,一日二次。

【主治】脚气,腿腕生疮。

32029 芎归散

《张氏医通》卷十六。为《张文仲方》引徐王方(见《外台》卷三十三)"神验胎动方"之异名。见该条。

32030 芎归散(《幼科指掌》卷三)

【组成】抚芎 当归 熟地 白芍药 人参 陈皮 甘草 淮山药各等分

【用法】上为末。生姜、大枣汤下。

【主治】小儿齿迟。

32031 芎仙丸(《杨氏家藏方》卷四)

【组成】川芎十两 白芍药五两 威灵仙三两

【用法】上为细末。用萝卜自然汁少许打面糊为丸,如梧桐子大。每服五十丸,空心、临睡用萝卜自然汁同温酒半盏送下。

【主治】久新脚气,腿膝肿痛;或攻注生疮。

【宜忌】忌茶。

32032 芎皮散(《外科大成》卷三)

【组成】川芎 青皮(减半)

【用法】上为末。每服二钱,煎细茶、菊花汤调下。外以枯矾末、鸡子清调敷。睡者用南星末同生地黄捣膏,贴太阳穴而肿自消。

【主治】针眼。

32033 芎朴丸(《本事》卷十)

【组成】芎劳 厚朴(去粗皮,生姜汁炙)各一两 白术半两

【用法】上为细末,炼蜜为丸,如小弹子大。每服一丸,米饮化下。三岁以下只服半丸。

【主治】小儿疳瘦,泻白水,腹膨胀。

【方论选录】《本事方释义》:芎劳气味辛温,入足少阳、厥阴;厚朴气味辛温,入足太阴、阳明;白术气味甘温微苦,入足太阴。小儿疳蚀泻白水,腹膨胀,因脾伤不主流行,滞浊窃踞中焦而为积聚,故以辛温疏其滞,以甘温补其虚,并藉辛温以升举其下陷之阳,则泻止胀消,何疳瘦之足忧!

32034 芎当散(《妇人良方》卷二)

【组成】川芎 川当归各等分

【用法】上为细末。每服二钱,空心煎艾汤调下。

【主治】妇人血气,上喘下肿;又治产后损身,血冲心及腹胀气绝者。

32035 芎防汤(《种痘新书》卷十二)

【组成】川芎 薄荷 防风 白芷 羌活 藁本 法夏 甘草各等分

【用法】水煎服。

【主治】小儿头痛。

32036 芎芷丸(方出《千金》卷六,名见《普济方》卷三〇〇)

【组成】芎劳 白芷 橘皮 桂心 枣肉各一两半

【用法】上为末,炼蜜为丸。食后服十五丸;又含之。以愈为度。

【主治】口吻疮。

【方论选录】《千金方衍义》:方用芎、桂而兼白芷,专散风热;橘皮专泄气滞;枣肉专和胃气。本方必为多痰者设,可不详审立方之义欤?

32037 芎芷汤(《普济方》卷三〇〇)

【组成】川椒(去目) 芎劳各半两 白芷 防风(去芦头) 干姜各一分

【用法】上剉。以水一大盏,煎令浓,滤去滓,涂之,每日五七次。

【主治】手指伤风冷,筋脉挛急。

32038 芎芷汤(《竹林女科》卷二)

【组成】川芎 白芷 白菊花 甘草 白芍 茯苓 藁本 石膏

【用法】加生姜三片,水煎服。

【主治】妊娠头痛,此风邪入脑,阳气衰也。

【加减】如不效,加细辛。

32039 芎芷散(《直指》卷十九)

【组成】川芎　白芷　荆芥穗　软石膏(煅)各等分

【用法】上为末。每服一钱,食后沸汤调下。

【主治】头风风壅。

32040　芎芷散(《直指》卷二十一)

【异名】芷芎散(《得效》卷十)。

【组成】白芷　石菖蒲(炒)　苍术　陈皮　细辛　厚朴(制)　半夏(制)　辣桂　木通　紫苏茎叶　甘草(炙)各一分　川芎二分

【用法】上为散。每服三钱,加生姜五片,葱白二片,水煎,食后、临卧服。

【主治】风邪入耳、入脑所致的耳鸣、耳聋、头痛。

❶《直指》:风入耳虚鸣。❷《明医指掌》:风邪入于头脑作疼痛。❸《杂病源流犀烛》:暴聋。

32041　芎芷散(《古今医鉴》卷九)

【组成】川芎三钱　白芷三钱

【用法】上为末,黄牛脑子一个,擦药在上,瓷器内加酒炖熟,乘热和酒食之,尽量一醉,睡后酒醒,其疾如失。

【主治】远年近日偏正头风,疼痛难忍,诸药不效者。

32042　芎芷散

《保命歌括》卷二十九。为《卫生宝鉴》卷九"石膏散"之异名。见该条。

32043　芎芷散(《济阳纲目》卷一〇三)

【组成】川芎二钱　白芷　石菖蒲各一钱半　苍术(泔水浸,炒)　陈皮　细辛　防风　半夏(姜汤泡)各八分　木通　紫苏茎叶各一钱　甘草四分

【用法】上剉,加生姜三片,葱二根,水煎,食后服。

【主治】风入耳虚鸣。

32044　芎芷膏

《得效》卷十七。为《济生》卷五"芎䓖膏"之异名。见该条。

32045　芎苏饮

《郑氏家传女科万金方》卷四。为《增补内经拾遗》卷三引《局方》"芎苏散"之异名。见该条。

32046　芎苏饮(《医略六书》卷十八)

【组成】小川芎一钱　紫苏叶一钱五分　江枳壳(炒)一钱五分　甜桔梗一钱　嫩前胡一钱五分　法半夏一钱半　白云苓一钱五分　广木香一钱　广陈皮一钱五分

【用法】水煎,温服。

【主治】感冒风邪,头疼胸满,壮热憎寒,脉浮缓者。

【方论选录】感冒风邪,抑遏清阳之气,故头痛胸满,憎寒壮热焉。脉浮缓是感冒风寒之象,川芎专疏血分之风,苏叶兼散气分之风,俾气血清和,则头痛自解。前胡疏邪清咽,香、枳泻滞调中,使邪解气调,则胸满亦快。苓、陈渗湿利气,半夏燥湿化痰,盖痰化气行,则营血统运而风邪无不外解,安有寒热之患哉!

32047　芎苏饮(《女科切要》卷七)

【组成】川芎　苏叶　枳壳　前胡　葛根　木香　桔梗　甘草　陈皮　半夏

【用法】加生姜三片,水煎服。

【主治】产后头痛,着寒着风者。

32048　芎苏饮(《类证治裁》卷二)

【组成】参　苏　夏　苓　陈　草　枳　桔　芎　柴　木香　葛根　姜　枣

【功用】疏风。

【主治】兼感风寒暴嗽,鼻塞声重。

32049　芎苏散(《增补内经拾遗》卷三引《局方》)

【异名】十味芎苏散(原书同卷)、芎芷香苏散(《准绳·伤寒》卷二引《澹寮》)、芎苏饮(《郑氏家传女科万金方》卷四)。

【组成】川芎二钱　苏叶　枳壳(麸炒)　桔梗　柴胡　半夏(汤泡七次)　广陈皮　白茯苓(去皮)各一钱　干葛一钱半　甘草(炙)五分

【主治】感冒风寒,发热恶寒,头疼身痛;瘴疟脚气。

❶《增补内经拾遗》引《局方》:非时感冒,发热恶寒,头疼身痛。❷《岭南卫生方》:瘴疟,壮热头痛,其脉弦紧,按之不绝。❸《准绳·杂病》引《得效》:脚气。❹《医方考》:感冒外有头痛、发热、恶寒;内有咳嗽、吐痰、气涌者。❺《郑氏家传女科万金方》:产后伤风,恶露已净。❻《幼科铁镜》:小儿感冒,面色寒滞,两颊或似水红桃花,鼻流清涕,恶风痰壅。

【方论选录】❶《医方考》:川芎、苏叶、干葛、柴胡,解表药也,表解则头痛、发热、恶寒自愈;桔梗、半夏、陈皮、枳壳、茯苓、甘草,和里药也,里和则咳嗽、吐痰、气涌自除。❷《中国医学大辞典》:此方为治非时感冒之首剂。方中芎、苏、紫、葛为通治三阳经外感药,而独以芎苏名方者,盖重在于邪伤血分也。更合以二陈治内伤饮食,加枳壳宽膈利痰,诚为总司内外之良方,而无引贼破家之患。

【备考】《岭南卫生方》本方用法:上吹咀。每服三钱,加生姜三片,大枣一个,水煎服。方中干葛,《伤寒图歌活人指掌》作干姜。

32050　芎苏散(《济生》卷七)

【组成】紫苏叶　川芎　白芍药　白术　麦门冬(去心)　陈皮(去白)　干葛各一两　甘草(炙)半两

【用法】上吹咀。每服四钱,水一盏半,加生姜五片,葱白二寸,煎至八分,去滓温服,不拘时候。

【功用】发散表邪。

【主治】妊娠外感风寒,浑身壮热,眼晕头旋者。

【备考】方中干葛,《审视瑶函》作干姜。

32051　芎苏散(《伤寒全生集》卷二)

【组成】川芎　枳壳　桔梗　陈皮　半夏　苏叶　柴胡　干葛　茯苓　甘草　苍术

【用法】加生姜、葱白,水煎,热服取汗。

【主治】春、夏、秋感寒,头痛,发热恶寒,脉浮紧,无汗表证。

【加减】满闷,加香附,去甘草、茯苓;若天道尚寒而欲汗者,加麻黄、桂枝,去茯苓、柴胡;呕吐,加姜汁;体痛,加羌活;泻,加苍、白术,去枳壳、柴胡;腹痛,加木香;夏月夹暑,加香薷。

32052　芎苏散(《医学入门》卷四)

【组成】川芎　陈皮　芍药　白术各八分　苏叶六分　干葛五分　黄芩　前胡　麦门冬各一钱　甘草三分

【用法】加生姜、葱白,水煎服。

【主治】孕妇伤寒,寒热头疼,身痛项背强。

32053 芎苏散(《穷乡便方》)

【组成】抚芎 苏叶 陈皮 槟榔 香附 大腹皮各八分 羌活 木通 猪苓 泽泻各四分 香草三分

【用法】加生姜,水煎服。

【主治】胃脘痛,素性有热,遇感即发。

32054 芎苏散(《活人方》卷三)

【组成】防风四两 苏叶二两二钱 干葛二两二钱 川芎一两五钱 羌活一两五钱 前胡一两五钱 麻黄一两 桂枝五钱 甘草五钱

【用法】上为末。每服三五钱,葱头、生姜汤调下,不拘时候。

【主治】感冒风寒,初起其邪在表,头疼项强,鼻塞身热,恶寒无汗,周身关节酸疼。

32055 芎连散(《圣济总录》卷十五)

【组成】芎䓖 连翘 羌活(去芦头) 柴胡(去苗) 防风(去叉) 黄芩(去黑心) 木贼(去节) 荆芥穗 甘菊花 旋覆花各半两 地骨皮一两 甘草(炙,剉) 石膏(捣研)各二两

【用法】上为散。每服二钱匕,食后、临卧淡竹叶汤调下,一日三次。

【主治】脑风,鼻息不通,时出清涕,项背拘急,久成眩晕。

32056 芎辛丸(方出《千金》卷六,名见《普济方》卷三〇〇)

【组成】栀子 甘草各十八铢 细辛三十铢 桂心十二铢 芎䓖一两

【用法】上为末,炼蜜为丸。食后服七丸,每日二次。愈止。

【主治】口吻疮。

【方论选录】《千金方衍义》:口疮而用桂心、芎䓖,导虚火,和营血,崇本之治,难为俗陈。其细辛专散浮热,栀子专散泄虚阳,甘草调和寒热诸性也。

32057 芎辛丸(《圣济总录》卷一〇七)

【异名】芎术丸(原书卷一〇八)。

【组成】芎䓖 苍术(米泔浸三日,竹刀子刮去黑皮,切) 细辛(去苗叶) 蝉壳(去土) 荆芥穗 菊花各一两 蕤仁三分(和皮)

【用法】上为末,炼蜜为丸,如弹子大。每服一丸,细嚼酒送下,或盐汤送下,不拘时候。

【主治】目风眼寒,头目昏疼;眼晕翳。

32058 芎辛丸(《本事》卷四)

【组成】川芎(洗) 防风(去叉股) 僵蚕(去丝嘴,炒) 独活(黄色如鬼眼者,去芦,洗,焙)各一两 天麻四两 桔梗(炒)三两 细辛(去叶) 白附子(炒) 羌活(洗,去芦) 甘草(炙)各半两 薄荷 荆芥穗各一两半

【用法】上为细末,炼蜜为丸,如弹子大。每服一丸,食后茶、酒嚼下。

【主治】头痛面赤,烦闷咽干,上膈风痰,头目晕昏,百节疼痛,背项拘急。

【方论选录】《本事方释义》:川芎气味辛温,入少

阳、厥阴;防风气味辛甘微温,入足太阳;僵蚕气味辛咸,入手阳明,能引药入络;独活气味苦辛甘平,入足少阴、厥阴;桔梗气味苦辛平,入手太阴,为诸药之舟楫;天麻气味辛平,入足阳明、厥阴,能泄肝风,止头晕;细辛气味辛温,入足少阴;白附子气味辛甘大温,入足阳明;羌活气味苦辛甘平,入足太阳;甘草气味甘平,入手太阴;薄荷气味辛凉,入手太阴、足厥阴;荆芥气味辛温,入足太阳、少阴。清茶送,取其降也;温酒送,取其散也。此症非群剂风药不能散,兼以甘桔清咽利膈,则病自然少减矣。

32059 芎辛丸(《普济方》卷一三六引《海上名方》)

【组成】大川芎二两 华阴细辛半两(去叶) 甘草一分(炙)

【用法】上为细末,炼蜜为丸,每两作八丸。每服一丸,食后细嚼,用薄荷茶送下。

【功用】常服清利眼目。

【主治】伤寒非时头痛。

32060 芎辛汤(《三因》卷十五)

【异名】大芎辛汤(《得效》卷十)。

【组成】附子(生,去皮脐) 乌头(生,去皮尖) 天南星 干姜 甘草(炙) 川芎 细辛各等分

【用法】上为散,每服四大钱,水二盏,加生姜五片,茶芽少许,煎七分,去滓,食后服。

【功用】《易简方》:扶阳散寒。

【主治】❶《三因》:伤风寒生冷及气虚、痰厥,头痛如破,兼眩晕欲倒,呕吐不定。❷《易简方》:一切头疼、痰厥、饮厥、肾厥、气厥等证,偏正头疼难忍者。

【宜忌】《易简方》:但发热者不宜服。

【方论选录】《医略六书》:真阳内虚,寒邪得以深入,元气不能外敷上奉,故厥逆而头痛眩晕焉。川乌、生附扶真阳以御寒,南星、细辛通关窍以豁痰,干姜温中散寒,生姜散寒快膈,川芎活经中之血,炙草缓中州之气,芽茶化热以清头目也。此扶阳散寒之剂,为阳虚寒厥痛晕之专方。

【备考】本方方名,《医学正传》引作"芎辛散"。

32061 芎辛汤(《普济方》卷四十七引《十便良方》)

【组成】川芎四两(米泔水浸三日,切,焙) 细辛一分 甘草一两 白芷一分

【用法】上为细末。每服二钱,白汤点下,不拘时候。不入盐。

【主治】伤风气壅,鼻塞清涕,头目昏眩。

32062 芎辛汤(《普济方》卷一〇四引《十便良方》)

【组成】芎䓖半两 细辛(去苗土)一钱 甘草(炙)一钱半

【用法】上为粗末。每服二钱。以水一盏,煎至七分,去滓温服,不拘时候。

【主治】膈痰风厥,头目昏痛,鼻塞声重,肩背拘急,不思饮食。

32063 芎辛汤(《兰室秘藏》卷上)

【组成】细辛二分 芎䓖 蔓荆子各五分 甘草 白芷各一钱 防风一钱五分

【用法】上㕮咀,都作一服。水二盏,煎至一盏,临卧

温服。

【主治】两眼昼夜隐涩难开，羞明恶日，视物昏暗，赤肿而痛。

【备考】本方方名，《普济方》引作"芎劳汤"，《景岳全书》引作"芎辛散"。

32064 芎辛汤

《医方类聚》卷八十一。即《普济方》卷四十六引《济生》"小芎辛汤"。见该条。

32065 芎辛汤(《张氏医通》卷十四)

【组成】川芎一钱半 细辛半钱 白芷一钱 甘草（炙）六分 生姜五片 芽茶一撮

【用法】水煎，食后热服。

【主治】热厥头痛。

【加减】有热，加酒黄芩一钱五分；不应，更加石膏三钱，乌头二分；胃虚者，去白芷，易白术，使邪气无内贼之患；兼犯客邪，加葱白、香豉；产妇用豆淋酒煎服。

32066 芎辛汤

《医略六书》卷二十一。为《证治汇补》卷四"芎辛散"之异名。见该条。

32067 芎辛汤(《医略六书》卷三十)

【组成】川芎一两 细辛二钱 防风一两 当归一两 石膏三两（煅） 白芷一两 羌活一两 苍术一两（炒） 香附一两半（酒炒） 甘草四钱（炙）

【用法】上为散。水煎三钱，去滓温服。

【主治】产后头额作痛，脉数涩大者。

【方论选录】产后风邪外束，热郁阳明，致清阳不能上奉于头，故头额作痛不已。川芎入血海以升阳，细辛入少阴以散邪，羌活散太阳之邪，白芷散阳明之邪，苍术燥湿强脾，石膏泻火清胃，当归养血荣经脉，防风散郁热，香附调气解郁，炙草缓中益胃也。为散水煎，使风邪解，则热郁自化，而经络融和，清阳上奉，何有头额作痛之患哉！

32068 芎辛散(《圣济总录》卷一〇九)

【组成】芎劳 白附子各三钱 细辛（去苗叶）一钱 滑石 槐芽各三钱

【用法】上为细散，加生龙脑半钱匕，同研极细。每用一字，搐入鼻中。

【主治】头目偏痛，时多晕眩，鼻中壅塞，不闻香臭。

【备考】本方方名，《普济方》引作"芎劳散"。

32069 芎辛散(《鸡峰》卷五)

【组成】川芎四钱 苍术八钱 甘草三钱 细辛一钱

【用法】上为细末。每服一钱，茶清调下，不拘时候。

【主治】风客阳经，头痛晕眩，项背拘急，肢体疼痛，鼻塞声重，发热恶寒；及诸语涩，麻痹而筋挛。

32070 芎辛散(《朱氏集验方》卷一引《鸡峰》)

【组成】北细辛一两 川芎一两 甘草二钱半

【用法】上为末。每服二钱，水一盏，薄荷七片，煎至五分，去滓温服，不拘时候。

【功用】治风化痰，清利头目。

【主治】中风，不思饮食。

32071 芎辛散(《百一》卷五)

【组成】川芎 细辛 防风 桔梗 白芷 甘草 羌

活各一两 桑白皮半两

【用法】上为细末。每服二钱，水一钟半，加生姜二片，薄荷三叶，煎至七分，不饥不饱时温服。

【功用】清头目。

【主治】壅塞痰盛。

【临床报道】语喑：葛丞相作正言苦此疾逾月，语音不出，服柴胡之类亦不能去。医者云是燥，用芎辛散数服而愈。

32072 芎辛散

《医学正传》卷四。即《三因》卷十五"芎辛汤"。见该条。

32073 芎辛散

《景岳全书》卷六十。即《兰室秘藏》卷上"芎辛汤"。见该条。

32074 芎辛散(《证治汇补》卷四)

【异名】芎辛汤(《医略六书》卷二十一)。

【组成】川芎 细辛各一钱半 苍术 甘草 干姜各一钱

【主治】❶《证治汇补》：寒湿头痛。❷《医略六书》：寒湿头痛，脉细者。

【方论选录】《医略六书》：寒湿袭经，抑遏不散，故清阳之气不伸，不能分布，故头痛不止焉。川芎活血以上荣头角，细辛散寒以旁达肌表，苍术燥湿强脾兼主升阳，干姜温中散冷兼能补火，甘草缓中以和诸药也。使寒湿解散，则清阳得伸而经气清和，头痛无不愈矣。此辛燥散寒之剂，为寒湿头痛之专方。

【备考】《医略六书》本方用法：水煎，去滓温服。

32075 芎辛煎(《杨氏家藏方》卷二)

【组成】桔梗二两（微炒） 川芎一两半 甘草七钱（微炙） 防风（去芦头）半两 细辛（去叶土）一钱 麝香半钱（别研）

【用法】上为细末，入麝香研匀，炼蜜为丸，每一两作十丸，朱砂为衣。每服一丸，食后细嚼，温酒或茶清送下。

【主治】风热上攻，肌肉瞤动，头昏旋运，鼻塞声重。

【备考】本方方名，据剂型当作"芎辛丸"。

32076 芎羌汤

《本事》上科本卷十。即原书扫叶山房刊本"芎羌散"。见该条。

32077 芎羌散(《博济》卷三)

【组成】荆芥穗（炒） 牛蒡子（炒） 木贼 苍术（生用）各等分

【用法】上为末。每服二钱，煎荆芥汤点腊茶调下，空心、日午、临卧各一次。

【功用】退翳膜，洗睛轮。

【主治】男女血风毒眼，昏涩赤烂；丈夫肾脏风毒气，眼痒肿疼。

【备考】本方名芎羌散，但方中无川芎、羌活，疑脱。

32078 芎羌散(《本事》扫叶山房刊本卷十)

【异名】芎归散(《永类钤方》卷十六)、旋覆花汤(《准绳·女科》卷二)。

【组成】川芎一两（洗） 当归三分（洗，去芦，薄切，焙干） 羌活(洗,去芦) 旋覆花 细辛(华阴者,去叶) 蔓荆子(拣) 石膏(生) 藁本(去苗,净) 荆芥穗 半夏曲(炒) 防风(去叉股) 熟地黄(酒洒,九蒸九晒,焙干) 甘草各半两(炙)

【用法】上为末。每服二钱,水一大盏,加生姜五片,同煎至七分,去滓温服,不拘时候。

【主治】妇人血虚,肝有风邪患头风症,每发必掉眩,如在车上。

【方论选录】《本事方释义》:川芎气味辛温,入足少阳、厥阴;当归气味辛甘微温,入手少阴、足厥阴;羌活气味辛甘平,入足太阳;旋覆花气味咸温,入手太阴、阳明;蔓荆子气味辛温,入足太阳;细辛气味辛温,入足少阴、太阳;石膏气味辛寒,入足阳明;藁本气味辛温,入足太阳;荆芥气味辛温,入足厥阴;半夏曲气味辛温,入足阳明;防风气味辛甘温,入足太阳;熟地黄气味甘苦微寒,入足少阴;甘草气味甘平,入足太阴,通行十二经络,能缓诸药之性。妇人患头风者颇多,皆因血虚有风邪乘之,此方风药居多,辛温、辛凉之味,恐其升腾太过,以地黄之甘苦微寒、甘草之甘平和缓以调之,则经络不致受伤,而肝家之风邪自息耳。

【备考】本方方名,原书上科本作“芎羌汤”。《医学纲目》引作“芎劳散”。

32079 芎附汤(《圣济总录》卷一二〇)

【组成】芎劳二两 附子(炮裂,去皮脐)一分

【用法】上为粗末。每服二钱匕,水一盏,煎至八分,去滓,热嗽冷吐之。

【主治】齿风疼肿。

32080 芎附汤(《圣济总录》卷一五〇)

【组成】芎劳 附子(炮裂,去皮脐) 赤茯苓(去黑皮) 羌活(去芦头) 独活(去芦头) 柴胡(去苗) 前胡(去芦头) 桔梗(炒) 枳壳(去瓤,麸炒) 甘草(炙,剉) 人参各一两 木香半两

【用法】上剉,如麻豆大。每服三钱匕,水一盏,煎至七分,去滓,空心、日午、临卧温服。

【主治】妇人虚劳,被风冷所侵,头目昏眩,筋脉拘急,骨节烦疼,或寒或热。

32081 芎附汤

《简明医彀》卷三。为《本事》卷三“芎附散”之异名。见该条。

32082 芎附饮(《丹溪心法》卷二)

【异名】芎香散(《普济方》卷四十四引《鲍氏方》)、莎芎散(《医学入门》卷七)、芎附散(《赤水玄珠》卷九)。

【组成】川芎二两 香附四两

【用法】上为末。每服二钱,茶汤调下。

【功用】《赤水玄珠》:调气止血。

【主治】气血不和,衄血,吐血,气厥头痛及产后头痛。❶《丹溪心法》:衄血。❷《普济方》引《鲍氏方》:男子气厥头痛,妇女气盛头疼及产后头痛。❸《赤水玄珠》:吐血不归经。

【方论选录】《医学入门》:香附开郁行气,使邪火散于经络;川芎和血通肝,使血归于肝脏。血归火散,其血立止。

32083 芎附散(《本事》卷三)

【异名】芎附汤(《简明医彀》卷三)。

【组成】小川芎 附子(炮,去皮脐) 黄耆(蜜炙) 白术 防风(去钗股) 当归(洗,去芦,薄切,焙干) 熟干地黄(酒洒,九蒸九晒,焙) 桂心(不见火) 柴胡(去苗,净洗) 甘草(炙)各等分

【用法】上为粗末。每服四钱,水一盏半,加生姜三片,大枣一个,同煎至七分,去滓,食前服,每日三次。

【功用】常服不生壅热,兼消积冷。

【主治】脾胃虚弱,卫气不温分肉,为风寒湿邪所着而致的五种痹证,腿与臂间发作不定。

【方论选录】《本事方释义》:小川芎气味辛温,入肝胆;附子气味辛咸大热,入手足少阴;黄耆气味甘平,入手太阴;白术气味甘温,入手足太阴;防风气味辛甘平,入足太阳;熟地黄气味甘寒微苦,入肾;当归气味辛甘温,入肝;桂心气味辛甘热,入肝;柴胡气味辛平,入足少阳;甘草气味甘平,能行十二经络,缓诸药之性。此卫气不温分肉间,为三气所乘,致邪留着不去,故发作无定。以补血养气之药护持正气,以风药及辛热之药搜逐留着之邪,则卫气坚固,无隙可乘,亦何从入哉!

32084 芎附散(《妇人良方》卷二十二引徐明仲方)

【组成】大附子一枚(酽醋一碗,用火四畔炙透,蘸醋令尽,去皮脐) 川芎一两

【用法】上为细末。每服二钱,茶清调下。

【主治】❶《妇人良方》引徐明仲方:产后败血作梗,头痛,诸药不效者。❷《医略六书》:产后血虚头痛,脉沉细者。

【方论选录】《医略六书》:产后真阳内虚,其清阳之气亦不能上奉于头,故头脑作痛不休焉。附子补真阳以上奉,川芎入血海以升阳。为散,清茶煎,使真阳内充,则上奉之阳自然敷布,而气行血活,岂有头脑作痛之患乎!

32085 芎附散

《赤水玄珠》卷九。为《丹溪心法》卷二“芎附饮”之异名。见该条。

32086 芎枳丸(《圣济总录》卷十二)

【组成】芎劳(米泔浸一宿,剉,焙) 枳壳(米泔浸三宿,逐日换水,去瓤,再浸一宿,控干,麸炒)各四两

【用法】上为末,炼蜜为丸,如梧桐子大。每服三十丸,食后温熟水送下,至月余见效。

【功用】《御药院方》:去风郁痰实,清利头目。

【主治】❶《圣济总录》:刺风,遍身刺痛;及劳风,强上冥视。❷《普济方》引《卫生家宝》:斑疮入眼。

【备考】《普济方》引《卫生家宝》本方用法:每服三十丸,茶汤送下,不拘时候连服,俟愈即止。

32087 芎栀汤(《穷乡便方》)

【组成】川芎 山栀子各等分

【用法】加生姜五片,水煎服。

【主治】心气痛。

【备考】心气痛,非心痛,即胃脘痛也。素性有热,遇感即发,初用芎苏散,二用芎栀汤。

32088 芎胡饮

《郑氏家传女科万金方》卷四。为《女科万金方》“芎胡散”之异名。见该条。

32089 芎胡散(《女科万金方》)

【异名】柴胡饮(《郑氏家传女科万金方》卷四)。

【组成】人参　柴胡　陈皮　枳壳　桔梗　紫苏　半夏　茯苓　干葛　川芎　甘草

【用法】加生姜、大枣,水煎服。

【主治】产后受惊,寒热骨痛。

【加减】胸饱,去人参,加砂仁。

32090 芎荆散(《石室秘录》卷四)

【组成】川芎五钱　蔓荆子二钱

【用法】水煎服。

【主治】头痛。

【方论选录】盖川芎补血,蔓荆子去风也。

32091 芎草散(《普济方》卷四十六引《海上方》)

【组成】川芎十文　荆芥五文　甘草五文

【用法】上为末。搐鼻中。

【主治】头风。

32092 芎茶汤(《普济方》卷四十四引《圣惠》)

【组成】好川芎半两

【用法】上为末。每服二钱,腊茶清调下。

【主治】气虚头痛。

32093 芎香散(《圣济总录》卷十五)

【组成】芎䓖　藿香叶　黄耆(剉,焙)　天麻各一两　槐花(炒)二两　蔓荆实　白芷各半两　木香　甘草(炙,剉)各一分

【用法】上为细散。每服二钱匕,荆芥茶或温酒调下。

【主治】脑风,头痛至甚。

32094 芎香散

《普济方》卷四十四引《鲍氏方》。为《丹溪心法》卷二"芎附饮"之异名。见该条。

32095 芎活汤

《续易简》卷五。为《千金》卷五"增损续命汤"之异名。见该条。

32096 芎活汤(《得效》卷三)

【组成】川芎　半夏(汤洗)　白茯苓　川独活　陈皮　枳壳(去瓤,炒)各半两　白术　甘草各一分

【用法】上为末。每服三钱,水一盏半,加生姜五片同煎,去滓,食后停少时温服。

【主治】脾土有亏,平日多饮水浆,不能传化所致的水饮停蓄,注于经络,发为臂痛。

32097 芎活汤

《济阴纲目》卷九。为《医学入门》卷八"芎活散"之异名。见该条。

32098 芎活散(《医学入门》卷八)

【异名】芎活汤(《济阴纲目》卷九)。

【组成】川芎　羌活各等分

【用法】水煎,入酒少许温服。

【功用】胎前安胎,产后逐恶血、下胞衣。

【主治】❶《济阴纲目》:子痫。❷《医略六书》:孕妇风痉,脉浮细涩者。

【方论选录】《医略六书》:妊娠中风伤筋脉,而发为风痉,故角弓反张,奄忽不知人焉。芎䓖入血海以升阳,羌活

通经络以散风。为散,水煎入酒下,使风邪外解,则经气清和,而筋脉得养,何角弓反张,奄忽不知人之有?而胎无不安矣。

32099 芎桂散(《产宝诸方》)

【组成】生地黄四两(竹刀切)　生姜四两　川芎　肉桂　芍药各半两

【用法】上为末。每服一钱,温酒调下,每日三次。

【主治】妇人月脉恶露不止。

32100 芎桂散(《三因》卷二)

【组成】川乌头二两(切作片,水浸一宿,切作算子条,更以米泔浸一宿,不洗,晒干,麸炒微赤为度)　川芎一两半　桂心一两　甘草(炙)　干姜(炮)各一分

【用法】上为末。每服二钱,温盐酒调下,一日三次。

【主治】中风,四肢疼痛,及两足俱软,行履不便。

32101 芎桂散(《魏氏家藏方》卷八)

【组成】牛膝二两(去苗,酒浸)　白茯苓一两(去皮)　桂心(去粗皮,不见火)　川芎　防风(去芦)　人参(去芦)　附子(炮,去皮脐)　当归(去芦,剉,微炒)　川乌头(炮,去皮脐)各一两　羌活三分　甘草一分(炙微赤)　白术半两(炒)

【用法】上㕮咀。每服三钱,水一盏半,加生姜五片,大枣三个,煎至七分,去滓温服,不拘时候。

【主治】腰脚冷痹,风麻,肢节疼痛,不思饮食。

32102 芎䓖丸(《普济方》卷三六一引《肘后方》)

【组成】芎䓖　黄耆各三钱　牛黄(研)一分　䗪虫半两　麝香(研)一钱　当归(切,焙)　芍药各半两

【用法】上为末,炼蜜为丸,如麻子大。每服二丸至三丸,米饮送下,早晨、晚间各一次。

【主治】小儿胎寒腹痛,大便青。

32103 芎䓖丸(《外台》卷七引《深师方》)

【组成】芎䓖七分　乌头四分(炮)　防葵三分　蜀椒九分(汗)　白薇二分　桂心十分　白芷五分　茱萸六分　干姜八分

【用法】上药治下筛,炼蜜为丸,如梧桐子大。每服二丸。饮送下,一日三次。稍加至五六丸,以知为度。

【主治】虚冷心腹寒疝,胸胁支满,饮食不消,腹中痛,久痢颈强。

【宜忌】忌猪肉、冷水、生葱。

32104 芎䓖丸(《医心方》卷二十一引《经心录》)

【组成】鹿茸二两　当归二两　蒲黄二两　阿胶二两　芎䓖二两　白术三两　干地黄三两

【用法】上药治下筛,为丸,如大豆大。每服十丸,一日三次。

【主治】妇人崩中漏下。

32105 芎䓖丸(《圣惠》卷四十五)

【组成】芎䓖一两　防风一两(去芦头)　五加皮一两(剉)　肉桂半两(去皱皮)　犀角屑三分　赤茯苓一两　羌活二分　附子一两(炮裂,去皮脐)　当归半两　牛膝一两(去苗)　海桐皮一两(剉)　石斛一两(去根,剉)　麻黄一两(去根,剉)

【用法】上为末,炼蜜为丸,如梧桐子大。每服三十

丸,食前以豆淋酒送下。

【主治】脚气风毒,痹挛疼痛。

32106 芎劳丸(《圣惠》卷四十八)

【组成】芎劳一两 防葵一两 白蔹一两 桂心一两 川椒一两半(去皮及闭口者,微炒去汗) 白术一两 干姜一两(炮裂,剉) 川乌头一两(炮裂,去皮脐) 吴茱萸一两(汤浸七遍,焙干微炒)

【用法】上为末,炼蜜为丸,如梧桐子大。每服三十丸,生姜、橘皮汤送下,一日四五次。

【主治】寒疝,心腹痛,胸胁支满,饮食不下。

32107 芎劳丸(《圣惠》卷七十一)

【组成】芎劳二两 当归一两半(剉,微炒) 桂心一两 黄耆一两(剉) 沉香一两 安息香一两 附子半两(炮裂,去皮脐) 白芷半两 麒麟竭半两 丁香半两 木香一两 枳壳半两(麸炒微黄,去瓤) 羌活半两 赤芍药半两

【用法】上为末,炼蜜为丸,如梧桐子大。每服十丸,空心、午时、晚食前以甘草酒送下。

【主治】妇人乳痈穿穴,脓水不住,年月深远,蚀肉伤筋,或时碎骨疮中自出,肉冷难生,疼痛不可忍。

32108 芎劳丸(《医方类聚》卷十引《神巧万全方》)

【组成】芎劳一两 细辛 白芷 覆盆子 五味子 人参 白茯苓 羌活 肉桂 柏子仁 蔓菁子 甘菊花 枸杞子 车前子 甘草(炙)各半两

【用法】上为末,炼蜜为丸,如梧桐子大。每服三十丸,粥饮送下。

【主治】肝虚不足,两目昏暗,热气冲上,泪出疼痛,两胁虚胀,筋脉不利。

32109 芎劳丸(方出《证类本草》卷七引《经验后方》,名见《奇效良方》卷二十四)

【组成】川芎不拘分两

【用法】用净水洗浸,薄切片子,晒干或焙,为末,炼蜜为丸,如小弹子大。每服一丸,茶、酒嚼下,不拘时候。

【功用】化痰。

【主治】头风。

32110 芎劳丸(《圣济总录》卷五)

【组成】芎劳 龙骨 白茯苓(去黑皮) 紫石英(捣研) 防风(去叉) 厚朴(去粗皮,生姜汁炙,剉) 细辛(去苗叶) 铁精(捣研)各一两 甘草(炙,剉) 枳实(去瓤,麸炒) 丹参 桂(去粗皮) 蜀椒(去目并闭口,炒出汗) 人参 大黄(剉,炒) 干姜(炮) 附子(炮裂,去皮脐) 菖蒲(九节者,去须,米泔浸,切,焙)各一两一分 白芥子(生,研用) 吴茱萸(汤浸,焙,炒)各三分 禹余粮(煅,醋淬)一两三分 远志(去心)一两半

【用法】上十九味为末,与别研三味和匀,炼蜜为丸,如梧桐子大。每服七丸,温熟水送下,食后、临卧各一次。

【主治】心中风,惊恐愁忧,烦躁错乱,若风邪流入五脏,则往来烦闷悲啼,吸吸短气,发时恍惚喜卧,或心中涎涌,或怒起颠倒,手足厥冷,饮食呕逆。

32111 芎劳丸(《圣济总录》卷十七)

【组成】芎劳 黄耆(剉) 防风(去叉) 山栀子(去皮) 枳壳(麸炒,去瓤)各一两 生干地黄(焙) 羌活(去芦头) 白芷 苦参各三分 白附子(炮)半两

【用法】上为末,炼蜜为丸,如梧桐子大。每服二十丸,食后温水送下。

【主治】头面风,生疮久不已。

32112 芎劳丸

《圣济总录》卷十七。为《圣惠》卷二十三"威灵仙丸"之异名。见该条。

32113 芎劳丸(《圣济总录》卷五十六)

【组成】芎劳一两 桂(去粗皮) 当归(切,焙) 干姜(炮) 厚朴(去粗皮,生姜汁炙) 枳壳(去瓤,炒)各三分 槟榔(微煨,剉)六枚

【用法】上为末,炼蜜为丸,如小豆大。每服二十丸,温酒送下。加至三十丸。

【主治】宿患冷气心痛,时时发动。

【加减】如腹有结块,加附子、鳖甲;妇人加桃仁各一两。

32114 芎劳丸(《圣济总录》卷一〇八)

【组成】芎劳 枸杞子 荆芥穗 甘草(炙,剉) 苍术(米泔浸一宿,切,焙)各一两 细辛(去苗叶) 蝉蜕(洗,焙) 石膏(研,水飞) 旋覆花 菊花 羌活(去芦头)

【用法】上为细末,炼蜜为丸,如弹子大。每服一丸,食后、临卧细嚼,茶清送下,一日三次。

【主治】肝血不足,风邪乘虚搏于精气,两目晕翳,疼痛不可忍。

32115 芎劳丸(《圣济总录》卷一〇九)

【组成】芎劳 细辛(去苗叶) 蝉壳(去土) 甘菊花 荆芥穗 苍术(米泔浸透,去皮,切,焙)各一两 蕤仁(去皮) 犀角(镑) 羚羊角(镑)各一钱

【用法】上为末,炼蜜为丸,如小弹丸大。每服一丸,茶、酒或盐汤嚼下,不拘时候。

【主治】肝肾虚风上攻,眼生黑花,头目不利,及内外障翳,睛疼隐涩。

32116 芎劳丸(《圣济总录》卷一一七)

【组成】芎劳二两 白芷 陈橘皮(汤浸,去白,焙) 黄连(去须)各半两

【用法】上为末,炼蜜为丸,如梧桐子大。每服二十丸,甘草汤送下,不拘时候。

【主治】口吻疮。

32117 芎劳丸(《圣济总录》卷一五一)

【组成】芎劳 白芷各一两 生干地黄(剉碎) 桃仁(汤浸,去皮尖双仁,炒黄)各一两一分 干姜(炮) 甘草(炙) 蒲黄(微炒)各半两 芍药 牡丹(去心) 桂(去粗皮) 牛膝(去苗,酒浸,切,焙) 人参 当归(切,焙)各三分

【用法】上为末,炼蜜为丸,如梧桐子大。每服二十丸,空心、食前米饮或温酒送下,一日二次。

【主治】妇人月水来腰腹刺痛不可忍,或多或少,来如清水,或似豉汁,虚乏黄瘦。

32118 芎劳丸(《御药院方》卷十)

【组成】芎䓖 菊花 荆芥 薄荷 甘草各一两 苍术二两(泔浸)

【用法】上为细末,炼蜜为丸,如梧桐子大。每服五十丸至六七十丸,食后茶清送下,一日一二次。

【功用】增明目力。

【主治】远视不明,常见黑花。

32119 芎䓖丸

《得效》卷十。为方出《千金》卷六,名见《圣济总录》卷一一六"细辛丸"之异名。见该条。

32120 芎䓖丸

《国医宗旨》卷三。为《本事》卷四"鞠䓖丸"之异名。见该条。

32121 芎䓖汤(《外台》卷七引《古今录验》)

【组成】芎䓖 当归 桂心 芍药 甘草(炙)各一两 黄芩半两 干姜半两 杏仁三十枚(去皮尖)

【用法】上切。以水五升,煮取二升,分再服。

【主治】卒寒腹中拘急痛。

【宜忌】忌海藻、菘菜、生葱。

32122 芎䓖汤(《外台》卷二十二引《古今录验》)

【组成】细辛一两 芎䓖二两 附子一两(炮)

【用法】上切。以水六升,煮取二升,去滓,含之少许,冷即吐却,每日三四次。勿咽汁。

【主治】齿中风,疼痛,龋肿。

32123 芎䓖汤(《千金》卷三)

【组成】芎䓖 甘草各二两 蒲黄 女萎各一两半 芍药 大黄各三十铢 当归十八铢 桂心 桃仁 黄耆 前胡各一两 生地黄一升

【用法】上㕮咀。以水一斗,酒三升,合煮取二升,去滓,分四服,日三次,夜一次。

【主治】产后腹痛。

【备考】按:方中黄耆,《千金翼》作"黄芩"。

32124 芎䓖汤(方出《千金》卷四,名见《局方》卷九)

【异名】当归汤(《圣济总录》卷一五九)、立效散(《保命集》卷下)、芎归汤、君臣散(《易简方》)、一奇散(《妇人良方》卷二十二)、佛手散(《医方类聚》卷二二九引《胎产救急方》)、芎䓖散(《普济方》卷三〇三)、川芎汤(《普济方》卷三四八)、二奇散(《普济方》卷三五一)、川芎当归汤(《金匮翼》卷五)。

【组成】当归 川芎各三两

【用法】以水四升,煮取二升,去滓,分二服即定。辗转次合诸汤治之。

【功用】《医略六书》:养荣活血。

【主治】失血过多所致的眩晕、头痛,及难产。❶《千金》:妇人产乳去血多,伤胎去血多,崩中去血多,金疮去血多,拔牙齿去血多未止,心中悬虚,心㖏眩冒,头重目暗,耳聋满,举头便闷欲倒。❷《圣济总录》:难产,疑胎毙腹中。❸《保命集》:产前证,胎不动,如重物下坠,腹冷如冰。❹《妇人良方》:产后头痛。❺《医方类聚》引《胎产救急方》:产时将至,浆破血下,腹中作阵数疼痛,渐至腰痛极甚,儿身已转,眼如出火,谷道挺进。❻《朱氏集验方》:妇人头晕痛,诸脉平和,惟肝脉独弦,预见崩疾来。

【方论选录】❶《医方类聚》引《胎产救急方》:大凡难产,皆因产时未至,浆破血下过多,以致产道干涩。此方将产则先固其血,令儿易转动;临产进此以行血,令儿随血出,决无留难。处方之巧,无以逾此。❷《医略六书》:血不配气,阴不维阳,不能荣经络以上牵于头,故头痛不止焉。当归身养血脉,滋血室,而经络可充,清阳得位;小川芎活血气,运营血,而上行头角,下行血海,使血盛气行,则清阳分布而经脉融和,安有头痛之患乎?此养荣活血之剂,为血不配气头痛之专方。

32125 芎䓖汤(《千金》卷四)

【异名】芎䓖温中汤(《奇效良方》卷六十三)。

【组成】芎䓖 干地黄 黄耆 芍药 吴茱萸 甘草各二两 当归 干姜各三两

【用法】上㕮咀,以水一斗,煮取三升,分三服。

【主治】❶《千金》:带下,漏血不止。❷《普济方》:风虚冷热,劳损冲任,月水不调,崩中暴下,腰重里急,淋沥不断;及产后失血过多,虚羸腹痛;或妊娠胎动不安,下血连日,小便频数,肢体烦倦,头晕目暗,不欲饮食。

【加减】若月经后因有赤白不止者,除地黄、吴茱萸,加杜仲、人参各二两。

【方论选录】❶《千金方衍义》:芎、归、地、芍虽专调血,不得甘、耆不能助卫和营。尤妙在姜、萸之辛温,使血无阻积,得以归经。而经后赤白不止,非但不可用萸黄之浊燥,即地黄之腻滞亦宜斟酌,故退二位而进杜、参以益气,精气充而血液固矣。❷《医略六书》:寒湿袭虚,经气不摄,故腹痛不止,崩且传漏焉。熟地补阴滋血,黄耆补气摄血,芎䓖行血中之气以除腹痛,白芍敛失位之血以止崩漏,吴萸温中止痛,炮姜温中止血,当归行血归经,炙草暖中和胃。水煮微温服,使寒湿外散,则经气内充,而冲脉完固,何有腹痛不止,崩且传漏之患哉!

【备考】本方方名,《普济方》引作"温中芎䓖汤"。

32126 芎䓖汤(《千金》卷八)

【组成】芎䓖一两半 黄芩 石膏 当归 秦艽 麻黄 桂心各一两 杏仁二十一枚 干姜 甘草各一两(一方无石膏,用黄连)

【用法】上㕮咀。以水九升,煮取三升,分三服。

【主治】卒中风,四肢不仁,善笑不息。

【方论选录】《千金方衍义》:卒中风,善笑不息,土困木乘,心火炽然之象。乃汇取麻黄、越婢、麻杏甘石之制,专以干姜实脾杜风,麻黄开肺泄热,石膏清胃化火,具列鼎分之势。余药各随寒热佐使,标本兼赅。此长沙密谛真诠,不觉为之吐露,奈何千载尘理,能不为之心折。

32127 芎䓖汤(《千金》卷十四)

【异名】芎䓖散(《圣惠》卷二十二)

【组成】芎䓖 藁本 菖蒲各五两

【用法】上㕮咀。酒一斗,煮取三升,顿服之,羸者分再服。取大汗。

【主治】风癫引胁牵痛,发作则吐,耳如蝉鸣。

【方论选录】《千金方衍义》:芎䓖治中风入脑头痛,藁本治风头痛,菖蒲治大风恶气,皆本经主治。

32128 芎䓖汤(《千金翼》卷十七)

【组成】芎䓖 白术 山茱萸 防风 羌活 枳实各三两(炙) 麻黄二两半(去节) 薯蓣四两 蒺藜子 生姜各六两(切) 乌喙(炮) 甘草(炙)各二两

【用法】上㕮咀。以水九升,煮取二升七合,分三服。

【主治】面上及身体风瘙痒。

【备考】方中山茱萸,《外台》作"吴茱萸"。

32129 芎䓖汤(《外台》卷二十二引《广济方》)

【组成】芎䓖三两 当归三两 独活四两 细辛 白芷各四两

【用法】上切。以水五升,煮取二升,去滓,含漱,每日三五次,取愈。

【主治】风齿,口气臭。

32130 芎䓖汤(方出《经效产宝》卷上,名见《圣济总录》卷一五四)

【组成】甘草(炙) 当归 芎䓖 人参阿胶各二两 葱白(切)一升

【用法】上以水七升,煎取二升,分为三服。

【功用】安胎止痛。

【主治】胎动不安及横生倒产。

❶《经效产宝》:胎动冲心,烦闷欲死。❷《圣济总录》:妊娠外有惊动,令胎不稳。❸《医方类聚》引《胎产救急方》:兼治横生倒产,上冲下筑,唇口青黑,手足厥冷,证候急者。

【备考】本方方名,《胎产救急方》引作"芎归葱白汤"(见《医方类聚》卷二二四)。

32131 芎䓖汤(方出《经效产宝》卷上,名见《圣济总录》卷一五五)

【组成】芎䓖 当归各四两 艾叶二两 甘草一两 阿胶二两(炙)

【用法】以水五升,煮取二升,分温三服。

【主治】妊娠三二月及七八月,胎动不安,或腰肚痛,有血下。

32132 芎䓖汤(《圣济总录》卷六)

【组成】芎䓖一两半 黄芩(去黑心)一两 干姜(炮)一两 当归(切,焙)一两半 桂(去粗皮)二两 杏仁(去皮尖双仁,炒)三分 秦艽(去苗土)一两 甘草(炙,剉)一两 黄连(去须)一两 麻黄(去节,煎,掠去沫,焙干)一两

【用法】上为粗末。每服五钱匕,水一盏半,煎取八分,去滓温服,日三次,夜二次。

【主治】卒中风,四肢不仁。

32133 芎䓖汤(《圣济总录》卷九)

【组成】芎䓖 防风(去叉) 白术 白芷 牛膝(去苗) 狗脊(去毛) 萆薢(炒) 薏苡仁(炒)各半两 杏仁(汤退去皮尖双仁,炒) 人参 葛根(剉) 羌活(去芦头)各一两 麻黄(去根节,先煎,掠去沫,焙干用)二两 石膏(碎) 桂(去粗皮)各一两半

【用法】上为粗末。每服十二钱匕,以水三盏,煎取二盏,去滓,分三服,微热服之,日二服,夜一服。服药后宜依法次第灸诸穴,风池二穴,肩髃一穴,曲池一穴,支沟一穴,五枢一穴,阳陵泉一穴,巨虚、上下廉各一穴,灸九次即愈。

【主治】中风,手足不随,身体疼痛,口面㖞斜,一眼不合。

32134 芎䓖汤(《圣济总录》卷九)

【组成】芎䓖二两 石膏(碎)四两 桂(去粗皮) 人参各二两 麻黄(去根节,先煎,掠去沫,焙干用)三两 甘草(炙,剉)二两 杏仁(汤退去皮尖双仁,炒)四十枚 干姜(炮裂,切)三两 当归(切,焙)二两

【用法】上为粗末。每服十二钱匕,以水四盏,煮取二盏,去滓,分温三服,日二次,夜一次,不拘时候。

【主治】中风,半身不遂,口不能言,冒昧如醉,不知人。

32135 芎䓖汤(《圣济总录》卷十三)

【组成】芎䓖三分 防风(去叉) 白茯苓(去黑皮) 羌活(去芦头) 菊花(择) 黄耆(剉)各一两 石膏(碎研)一两半

【用法】上为粗末。每服五钱匕,水一盏半,加生姜三片,煎至一盏,去滓,空心、日午、夜卧温服。

【主治】中风寒热,头痛体疼,怏栗不能食。

32136 芎䓖汤(《圣济总录》卷十五)

【组成】芎䓖二两 细辛(去苗叶) 黄芩(去黑心)各一两 荆芥穗二两 甘草(炙,剉)半两

【用法】上为粗末。每服三钱匕,水一盏,入薄荷七叶,同煎至七分,去滓温服。

【主治】脑风,鼻息不通,或流清涕,多嚏。

32137 芎䓖汤(《圣济总录》卷二十一)

【异名】神术散(《中藏经·附录》)、神术汤(《岭南卫生方》卷中)。

【组成】芎䓖四两 苍术(一斤半,剉,麸炒熟,木臼内杵去黑皮,取净者)一斤 藁本(去苗土)一两 甘草二两(炙)

【用法】上为粗末。每服三钱匕,水一盏,加生姜五片,煎至六分,去滓,稍热并三服。

【主治】❶《圣济总录》:伤寒初病三日内,脉浮有表证。❷《中藏经·附录》:伤风头痛声重。

32138 芎䓖汤(《圣济总录》卷二十三)

【组成】芎䓖三分 大黄(剉,炒)一两 甘草(炙,剉)半两

【用法】上为粗末。每服五钱匕,水一盏半,煎至七分,去滓温服。

【主治】伤寒里实,谵语狂妄。

32139 芎䓖汤(《圣济总录》卷二十九)

【组成】芎䓖 附子(炮裂,去皮脐) 大黄(剉,炒) 桂(去粗皮)各三分 干姜(炮) 甘草(炙,剉) 木香各半两

【用法】上㕮咀,如麻豆大。每服三钱匕,水一盏,加生姜三片,大枣一个(擘破),煎至六分,去滓,空心温服。

【主治】伤寒食毒,壮热头痛,时复憎寒,四肢酸痛,口苦。

32140 芎䓖汤(《圣济总录》卷五十五)

【组成】芎䓖 桂(去粗皮) 当归(切,焙)各半两 高良姜各半两 厚朴(去粗皮,生姜汁炙令透)一分

【用法】上为粗末。每服三钱匕,水二盏,煎至七分,去滓温服,空心、日晚各一次。

【主治】卒心痛不可忍。

32141 芎劳汤（《圣济总录》卷五十六）

【组成】芎劳半两　桃仁（汤浸，去皮尖双仁，麸炒）一两　鬼箭羽一两　干姜（炮裂）一分　厚朴（去粗皮，生姜汁炙）　甘草（炙，剉）　当归（切，焙）　桂（去粗皮）各半两

【用法】上为粗末。每服三钱匕，水一盏，煎至七分，去滓温服。

【主治】中恶心痛，绕脐疠刺，白汗出。

32142 芎劳汤（《圣济总录》卷六十四）

【组成】芎劳　独活（去芦头）　旋覆花　防风（去叉）　藁本（去苗土）　细辛（去苗叶）　蔓荆实各一两　石膏（碎）　甘草（炙）各半两

【用法】上为粗末。每服三钱匕，加生姜二片，荆芥三五穗，水一盏，同煎至七分，去滓，食后稍热服之。

【主治】胸膈风痰，气厥上攻，头痛呕吐痰饮。

32143 芎劳汤（《圣济总录》卷一〇七）

【组成】芎劳　石膏　防风（去叉）　芍药　络石各一两　大黄（剉，炒）半两

【用法】上为粗末。每服五钱匕，水一盏半，煎至七分，去滓，食后温服，临卧再服。

【主治】目风眼寒，昏痛涩泪。

32144 芎劳汤（《圣济总录》卷一〇八）

【组成】芎劳　羌活（去芦头）　蔓荆实　甘菊花　黄芩（去黑心）　防风（去叉）各一两　枳壳（去瓤，麸炒）　甘草（炙）各半两　石膏二两

【用法】上为粗末。每服三钱匕，以水一盏，煎取七分，去滓，食后、临卧温服。

【主治】目痛，上连头脑。

【备考】《普济方》有旋覆花。

32145 芎劳汤（《圣济总录》卷一一九）

【组成】芎劳三分　莽草（去枝）半两　独活（去芦头，剉）一两　防风（去叉）三分　细辛（去苗叶）半两　郁李仁（微炒，去皮）三分　菟蕬子（炒令熟）一分

【用法】上为粗末。每服五钱匕，以酒一升，煎三五沸，去滓，热漱冷吐。

【主治】牙齿疼痛。

32146 芎劳汤（《圣济总录》卷一二一）

【组成】芎劳（剉）一两半　防风（去叉）一两　薏苡仁一两　细辛（去苗叶）半两

【用法】上为粗末。每服五钱匕，以水三盏，煎一二十沸，去滓，热含冷吐，咽津无妨。

【主治】风冲牙齿摇动。

32147 芎劳汤（《圣济总录》卷一三六）

【组成】芎劳二两　苦参三两

【用法】上剉细。以水一斗，煮取七升，去滓淋洗。

【主治】风毒攻肌肉，皮肤浮肿，或在脚，或在手。

32148 芎劳汤（《圣济总录》卷一三九）

【组成】芎劳　防风（去叉）　当归（焙）　羌活（去芦头）各一两　甘草（炙）三分

【用法】上㕮咀，如麻豆大。每服六钱匕，水二盏，煎至一盏，去滓热服。盖覆出汗。若不汗，加麻黄（去节）一两、

桂（去粗皮）三分，汤成又加竹沥半合。

【主治】金疮中风，疼痛不可忍。

32149 芎劳汤（《圣济总录》卷一四四）

【异名】桂芎汤。

【组成】芎劳　大黄（生）　桂（去粗皮）　菴萌子　朴消各一两　荷叶十斤（烧灰）

【用法】上为粗末。每服三钱匕，水一盏，煎至七分，去滓温服，不拘时候。

【主治】伤折，恶血瘀结不散；妇人经水不利，血瘀不消。

32150 芎劳汤（《圣济总录》卷一四五）

【组成】芎劳一两半　泽兰（取叶）　附子（炮裂，去皮脐）　牛膝（酒浸，切，焙）各一两　蜀椒（去目及闭口者，炒出汗）　生干地黄（焙）各三分　桂（去粗皮）半两

【用法】上剉，如麻豆大。每服三钱匕，水、酒共一盏，煎至七分，去滓温服，不拘时候。

【主治】坠堕倒仆，蹴损筋脉。

32151 芎劳汤（《圣济总录》卷一五〇）

【组成】芎劳　芍药　牡丹皮各一两半　羌活（去芦头）　甘菊花　防风（去叉）　甘草（炙）各二两　柴胡（去苗）　半夏（生姜汁制作饼，晒干）各一两

【用法】上为粗末。每服三钱匕，水一盏。加生姜三片，薄荷三叶，煎至七分，去滓温服，不拘时候。

【主治】妇人血风攻注，身体骨节疼痛，头目昏眩，口苦舌干，多困少力，时发寒热。

32152 芎劳汤（《圣济总录》卷一五〇）

【组成】芎劳　防风（去叉）　当归（酒浸，切，焙）　附子（炮裂，去皮脐）　黄耆（剉）　人参　藁本（去苗土）　前胡（去芦头）　五加皮　石斛（去根）　山芋　续断各一两

【用法】上剉，如麻豆大。每服三钱匕，水一盏，加生姜三片，大枣一个（擘破），煎至七分，去滓，空心、日午、临卧温服。

【主治】妇人风虚劳冷，肢体疼倦，气血凝涩，脾胃气弱，月经不匀。

32153 芎劳汤（《圣济总录》卷一五〇）

【组成】芎劳　麻黄（去根节，煎，掠去沫，焙）　升麻　白芷　甘草（炙）　石膏（碎）各一两　干姜（炮）　桂（去粗皮）各半两

【用法】上为粗末。每服三钱匕，水一盏，煎七分，去滓温服，一日三次。

【主治】妇人中风，言语不利，四肢拘急，头目昏眩，遍体发热。

32154 芎劳汤（《圣济总录》卷一五〇）

【组成】芎劳（剉）　当归（切，焙）　细辛（去苗叶）　独活（去芦头）　麻黄（去根节）　续断各一两　桂（去粗皮）　干姜（炮）　羚羊角屑各半两

【用法】上为粗末。每服三钱匕，水、酒各半盏，煎七分，去滓温服，不拘时候。

【主治】妇人中风，角弓反张，心膈烦闷，言语不利。

32155 芎劳汤（《圣济总录》卷一五一）

【组成】芎劳　黄耆（剉）　桑耳　桔梗各一两半　黄

连(去须)　赤芍　牡蒙　京三棱(炮,剉)　附子(炮裂,去皮脐)　代赭　当归(切,焙)　白术各一两　青橘皮(去白,炒)　黄芩(去黑心)各半两　桂(去粗皮)三分

【用法】上㕮咀,如麻豆大。每服五钱匕,水一盏半,加生姜五片,煎至八分,去滓温服,不拘时候。

【主治】妇人月水不调,脐下撮痛。

【备考】《普济方》无黄连,牡蒙作"牡丹皮"。

32156　芎劳汤(《圣济总录》卷一五五)

【组成】芎劳　艾叶(去梗,炒)　当归(切,焙)　白术各一两　甘草(炙,剉)半两

【用法】上为粗末。每服三钱匕,以水一盏,煎至七分,去滓温服,一日三次。

【功用】养胎荣血。

【主治】妊娠胎萎燥。

32157　芎劳汤(《圣济总录》卷一五五)

【组成】芎劳　甘草(炒)　芍药　草豆蔻(去皮)　槟榔(剉)各二两

【用法】上为粗末。每服二钱匕,水一盏,加大枣一个(擘),生姜三片,煎至七分,去滓温服,不拘时候。

【主治】妊娠心痛,呕逆不思饮食。

32158　芎劳汤(《圣济总录》卷一五七)

【组成】芎劳　芍药　白术　阿胶(炒令燥)　甘草(炙)各一两

【用法】上为粗末。每服三钱匕,水一盏,加艾叶、糯米、生姜,同煎至六分,去滓,食前服。

【主治】妊娠数堕胎,心腹疼痛。

32159　芎劳汤(《圣济总录》卷一五九)

【组成】芎劳　当归各一两(生,切)　瞿麦(去根)三分

【用法】上为粗末。每服三钱匕,水一盏,醋少许,同煎至七分,去滓,连三二服必下。

【主治】子死腹中不下。

32160　芎劳汤(《圣济总录》卷一六〇)

【组成】芎劳一两半　大黄(剉,炒)二两　芍药一两半　黄芩(去黑心)一两　桂(去粗皮)一两　甘草(炙,剉)一两　当归(切,焙)二两　熟干地黄(焙)一两　桃仁(汤浸,去皮尖双仁,微炒令黄色)半两

【用法】上为粗末。每服三钱匕,水一盏,煎至七分,去滓,空腹温服。

【主治】产后恶血所下不尽,心腹疞痛。

32161　芎劳汤(《圣济总录》卷一六一)

【组成】芎劳(剉)　黄芩(去黑心)　防风(去叉)各一两　当归(切,炒)　芍药　甘草(炙)各一两半

【用法】上为粗末。每服三钱匕,水一盏,加生姜三片,煎七分,去滓温服,不拘时候。

【主治】产后伤风冷,因致血气不利,心腹疼痛,或寒或热,头目昏重。

32162　芎劳汤(《圣济总录》卷一六一)

【组成】芎劳一两半　防风(去叉)　人参　附子(炮裂,去皮脐)　芍药　当归(切,焙)　鬼箭羽(剉)　虎杖(剉)　甘草(炙)　生干地黄　槟榔各半两　牛黄(别研)一分

【用法】上剉,如麻豆大。每服三钱匕,水七分,酒三分,同煎至七分,去滓温服,不拘时候。

【主治】产后中风,舌强不知人。

32163　芎劳汤(《圣济总录》卷一六一)

【组成】芎劳　芍药　羌活(去芦头)　羚羊角(镑屑)　酸枣仁(微炒)各一分　防风(去叉)　桑根白皮(剉,炒)各一分半

【用法】上㕮咀,如麻豆大。以水三盏,煎取一盏半,去滓,空腹分温二服。

【主治】产后中风,身背拘挛。

32164　芎劳汤(《圣济总录》卷一六二)

【组成】芎劳　防风(去叉)　桂(去粗皮)　人参各一两　麻黄(去根节,煎,掠去沫,焙)一两半　附子(炮裂,去皮脐)　甘草(炙)各半两　石膏(打碎)二两　杏仁(去皮尖双仁,炒)八十枚

【用法】上剉,如麻豆大。每服五钱匕,水二盏,加生姜半分(切),煎取一盏,去滓温服,不拘时候。

【主治】产后身体强直,如弓反张。

32165　芎劳汤(《圣济总录》卷一六三)

【组成】芎劳　牛膝(去苗,酒浸,切,焙)　当归(切,炒)　革薢(剉)　桂(去粗皮)　桃仁(汤浸,去皮尖双仁,炒)　芍药各一两

【用法】上为粗末。每服三钱匕,水一盏,加生姜三片,大枣二个(擘破),同煎至七分,去滓温服,不拘时候。

【主治】产后腰痛沉重。

32166　芎劳汤(《圣济总录》卷一七七)

【组成】芎劳　当归(切,焙)　黄耆(剉,焙)各二两　干姜(炮)　甘草(炙)　黄芩(去黑心)各半两

【用法】上为粗末。每服一钱匕,以水一小盏,煎至五分,去滓温服,早晨、日晚各一次。

【主治】小儿胎寒,腹痛躽啼。

32167　芎劳汤(《圣济总录》卷一七九)

【组成】芎劳　大黄(煨,剉)　羌活(去芦头)　甘草(炙,剉)各一两

【用法】上为粗末。每服二钱匕,以水一中盏,加薄荷数叶,同煎至六分,去滓,分温二服。

【主治】小儿心热盗汗。

32168　芎劳汤(《陈素庵妇科补解》卷二)

【组成】芎　归　白芍　熟地　参　苓　术　草　杜仲　川断　黄耆　阿胶　香附　陈皮　木香　艾叶　五味子

【主治】临月未满,胎不安者。

32169　芎劳汤

《普济方》卷三四八引《仁存方》。为《产育宝庆》卷上"清魂散"之异名。见该条。

32170　芎劳汤(《普济方》卷四十四)

【组成】芎劳五两　细辛(去苗叶)二两半　人参一两半　甘草(炙)三分　半夏曲一分(用生姜和半夏末作曲用)

【用法】上剉,如麻豆大。每服三钱,水一盏,加生姜三片,薄荷五叶,同煎至七分,去滓温服,不拘时候。

【功用】清气。

【主治】头疼痛。

32171 芎䓖汤(《普济方》卷四十七)

【组成】芎䓖 当归(去芦头,酒浸) 白芷 甘草各等分

【用法】上咬咀。每服四钱,水一盏半,煎至八分,去滓温服,不拘时候。

【主治】一切失血多,眩晕不苏。

32172 芎䓖汤

《普济方》卷七十七。即《兰室秘藏》卷上"芎辛汤"。见该条。

32173 芎䓖汤

《普济方》卷三二八。为《张文仲方》引《徐王方》(见《外台》卷三十三)"神验胎动方"之异名。见该条。

32174 芎䓖汤(《普济方》卷三五一)

【组成】当归 川芎 黄芩 人参 甘草 芍药 防风 生姜各三分 大黄二分(可量人强弱方可服之) 桃仁八十枚

【用法】以水七升,煮取二升,下大黄,更煎三沸,分作三服。

【主治】产后心腹切痛,不能饮食,忽然往来寒热。

32175 芎䓖汤(《普济方》卷三五一)

【组成】芎䓖 桂心 当归 吴茱萸 茯苓 芍药 甘草各六分 桃仁十分

【用法】上咬咀。以水七升,煮取二升,去滓,分温服。

【主治】先患冷气,因产后腹痛。

32176 芎䓖汤

《校注妇人良方》卷二十二。为《三因》卷十七"芎䓖当归加芍药汤"之异名。见该条。

32177 芎䓖汤(《医略六书》卷二十六)

【组成】生地十两(取汁) 芎䓖一两

【用法】芎䓖煎汁,冲地黄汁,分三次温服。

【主治】血崩气陷,不时举发,脉弦数者。

【方论选录】血室空虚,生气不振,故常觉气陷于下,而血崩不时举发焉。生地专滋血室之空虚,芎䓖特举生气之下陷,二味成方,味同力锐,能使血室滋荣,生气振发,则冲任无不完固,而血自归经,何至不时举发血崩哉。

32178 芎䓖汤(《产科发蒙》卷四)

【组成】川芎 栀子 芍药各二钱 香附 黄连各一钱 白芷五分 木香七分 沉香八分 茯苓五钱八分 人参五分 桔梗四钱三分 柴胡一钱 当归七分 菊花八分 黄芩七分 陈皮四钱

【用法】水煎服。

【主治】妇人有瘀血,发血晕,因致眼疾者。

32179 芎䓖饮(《圣济总录》卷二十四)

【组成】芎䓖半两 马牙消(研) 石膏(研)各一两

【用法】上为粗末。每服二钱匕,水一盏,加生姜三片,好茶一钱匕,同煎至六分,去滓温服。不拘时候。

【主治】伤寒头疼不止。

32180 芎䓖饮(《圣济总录》卷八十五)

【组成】芎䓖 丹参 当归(剉,焙) 细辛(去苗叶)

桂(去粗皮) 牡丹皮(剉) 桃仁(去皮尖双仁,炒)各一两 大黄(剉,炒)

【用法】上为粗末。每服三钱匕,水一盏半,煎至一盏,去滓温服,空心、日午、临卧各一次。

【主治】肾虚劳役,腰卒痛。

32181 芎䓖饮(《圣济总录》卷一五四)

【组成】芎䓖 当归(切,焙) 竹茹各一两 阿胶(炙燥)三分

【用法】上为粗末。每服三钱匕,水一盏,煎至七分,去滓温服,早晨、午时、至晚各一次。

【功用】止血安胎。

【主治】妊娠漏胎,下血过多,腹中刺痛。

32182 芎䓖酒(《千金》卷十三)

【组成】芎䓖 辛夷 天雄 人参 磁石 石膏 茵芋 桂心 秦艽 天门冬 柏子仁 山茱萸 白头翁各三两 松萝 细辛 薯蓣 羚羊角 菖蒲 甘草各二两 云母一两(烧之令赤,末之为粉) 防风四两

【用法】上咬咀。以酒二斗,渍之七日,初服二合,渐加至五合,每日三次。

【主治】脑风头重,颈项强,眼眽眽泪出,善欠,目欲眠睡,憎风,剧者耳鸣,满眉眼疼闷,吐逆,眩倒不自禁;诸风乘虚,经五脏六腑,皆为癫狂。

【方论选录】❶《千金方衍义》:诸风之患,良由心包之火扰动于外,故见证种种。究其所由,不离内火招风,是以头风眩晕,牵引游风等证,诸治悉归附此。如芎䓖酒治脑风吐逆,癫狂诸邪,专以祛风散结,清心安神,镇摄虚火为主。方中芎䓖、辛夷、天雄、石膏、茵芋、羚羊、白头翁、秦艽、松萝、细辛、防风一派皆祛风散结之药;兼人参、柏仁、天冬、薯蓣、菖蒲、甘草清心安神之剂,以滋肾药之性;磁石、山萸、桂心、云母镇摄虚火,使之不上乘心包;渍之以酒,引其药力也。❷《中风斠诠》:方下所谓头重泪出,耳鸣、眉眼疼等无一非肝火肝风自动为病。若满闷吐逆,眩倒不禁,或为癫狂,则气血上冲,脑经膂乱矣。此方主治,名以脑风,可见古人亦未尝不知病之在脑,而药用羚角清肝,磁石、石膏重坠摄纳,天冬、柏仁、白头翁凉润清热,以定内动之风火,证治非不符合。然古人习惯,凡是风病,无不认作外来之邪,所以有诸风乘虚经五脏六腑之说,且隐隐然有外风非温燥不可之意。即使确有内热见证,重任凉药,而亦必杂以桂、附、细辛之属,自盾自矛,恬不为怪,制方庞杂,亦必不能为古人讳。此则本方诸药,不特天雄、茵芋、桂心、细辛,必为内风上扰之鸩毒;即山萸、云母,皆温养肾肝,亦非所宜;而芎䓖、辛夷、防风,温升疏散,均是禁药;且酒之上升,尤为抱薪救火,是皆古人误以外风之治法。欲用古方,必不可食古不化。

【临床报道】风眩:《千金》:有女人少时患风眩,发则倒地,为妇积年无儿。服此酒并将紫石门冬丸服之,眩愈,生儿子平复也。

32183 芎䓖酒(方出《医心方》卷二十一引《医门方》,名见《云岐子保命集》卷下)

【组成】芎䓖八分 生地黄汁一升

【用法】上以酒五升,煮取二升,去滓,下地黄汁煎一沸,分三服,相去八九里。不耐酒者,随多少数数服即止,但

此二味可单用服之。

【主治】久崩中,昼夜不止。

【方论选录】《济阴纲目》:此方以酒煎芎䓖配生地汁,自有妙用,甚奇甚奇。用酒之意,便是升法。

32184　芎䓖酒(《圣济总录》卷十三)

【组成】芎䓖　羌活(去芦头)　莽草　细辛(去苗叶)　甘草(炙,剉)各一两　黑豆(炒)二合

【用法】上为粗末,分作八帖。每帖以酒一升,煎取五合,热含漱,咽亦无妨。

【主治】热毒风攻,口面喎斜,及偏风。

32185　芎䓖粉(《圣济总录》卷十一)

【组成】芎䓖　白芷　麻黄根各二两　藿香一两　米粉二升

【用法】上为粉。摩病上。

【主治】风瘾疹,痒痛难任。

32186　芎䓖散(《普济方》卷三四二引《肘后方》)

【组成】川芎

【用法】上为细末。每服方寸匕,以热酒调下,一日三四次。一方用热水调服。

【主治】妊娠因坠倒仆,胎不转动,腹内疼痛,腰重,及子死腹中不出。

32187　芎䓖散(《外台》卷二十六引《范汪方》)

【组成】芎䓖　雷丸　桔梗　白芷各四分

【用法】上为散。每服方寸匕,以蜜饮、苦酒或米汁调下,一日三次。又可用炼蜜为丸,如梧桐子大。每服十三丸。当稍稍下;不尽,更服一剂。

【主治】三虫。

32188　芎䓖散(《外台》卷二十二引《删繁方》)

【组成】芎䓖八分　白芷七分　甘草五分(炙)　桂心四分　杜衡四分　当归五分

【用法】上为末。每服方寸匕,以酒调下,一日二次。

【主治】心虚寒,口气臭冲人;及虫齿痛。

32189　芎䓖散(《千金》卷五)

【组成】芎䓖　白术　防己各半两

【用法】上药治下筛。以乳和,与儿服之。又以儿母手掩脐中;亦以摩儿头及脊。二十日儿未能服散者,以乳汁和之,服如麻子大一丸;儿大能服药者,以意斟酌之。

【主治】小儿夜啼,至明即安寐。

【方论选录】《千金方衍义》:芎䓖散专取芎䓖以散风热,白术以培土虚,防己以开痰癖,为涤热安中专药。

32190　芎䓖散(方出《千金》卷六,名见《普济方》卷六十五)

【组成】芎䓖　细辛　防风　矾石　附子　藜芦　莽草各等分

【用法】上为末。绵裹如弹子大,酒浸,安所患处,含之勿咽,每日三次。刺破极佳。

【主治】齿痛。

【方论选录】《千金方衍义》:其芎、辛、防风、藜芦、莽草总攻风毒,矾石涤除垢腻,尚恐不逮,乃以附子雄悍之力助之。刺破极佳者,破则热得以外泄矣。

32191　芎䓖散(《元和纪用经》)

【组成】羌活一两　芎䓖　牡丹皮　当归　防己各半两　甘草(炙)四钱

【用法】上为末。每服三匕,水一升半,加生姜一分煎减半,去滓温服,不拘时候。

【主治】伤寒、伤风,头痛,身热,或身不甚热,拘倦无汗,头重,腰膝沉堕,恍惚无力。

32192　芎䓖散(《圣惠》卷三)

【组成】芎䓖三分　麻黄三分(去根节)　丹参三分　酸枣仁一两(微炒)　侧子三分(炮裂,去皮脐)　茯神三分　防风三分(去芦头)　甘菊花三分　甘草三分(炙微赤,剉)

【用法】上为末。每服三钱,以水一中盏,煎至六分,去滓温服,不拘时候。

【主治】肝脏风,筋脉抽掣,背膊疼痛。

【宜忌】忌猪肉、毒鱼、大蒜等。

32193　芎䓖散(《圣惠》卷六)

【组成】芎䓖一两　防风三分(去芦头)　独活三分　桂心三分　前胡三分(去芦头)　甘菊花半两　附子三分(炮裂,去皮脐)　麻黄一两(去根节)　细辛半两　五味子三分　黄耆半两(剉)　杏仁三分(汤浸,去皮尖双仁,麸炒微黄)　人参三分(去芦头)　茯神三分　山茱萸半两　甘草半两(炙微赤,剉)

【用法】上为散。每服四钱,以水一中盏,加生姜半分,煎至六分,去滓稍热服,不拘时候。

【主治】肺脏中风,项强头旋,胸满短气,嗌干,嘘吸颤掉,语声嘶塞,四肢缓弱。

【宜忌】忌生冷、毒滑、油腻。

32194　芎䓖散(《圣惠》卷十)

【组成】芎䓖一两　独活二两　柴胡一两半(去苗)　川大黄一两(剉碎,微炒)　防风三分(去芦头)

【用法】上为散。每服五钱,以水一中盏,煎至五分,去滓温服,不拘时候。

【主治】伤寒头痛,面色赤,发热,形如中风,常自汗出,呕逆;下之益烦,心懊恼,腹如饥;发汗致痉,身强难以屈伸。

32195　芎䓖散(《圣惠》卷十一)

【组成】芎䓖　桔梗(去芦头)　前胡(去芦头)　石膏　人参(去芦头)　白茯苓　麦门冬(去心)各一两　旋覆花半两　枳壳半两(麸炒微黄,去瓤)

【用法】上为散。每服四钱,以水一中盏,加生姜半分,大枣三个,煎至六分,去滓温服,不拘时候。

【主治】伤寒已得汗,其人仍发热,心下悸,头痛目眩,心神烦喘。

32196　芎䓖散(《圣惠》卷十九)

【组成】芎䓖二两　独活二两　赤芍药二两　赤茯苓一两　防风二两(去芦头)　当归二两　石膏一两　人参一两(去芦头)　葛根一两(剉)　桂心一两　羚羊角屑一两　甘草一两(炙微赤,剉)　汉防己二两　麦门冬一两(去心)　白术一两　磁石二两(捣碎,水淘去赤汁)

【用法】上为散。每服四钱,以水一中盏,加生姜半分,煎至五分,去滓,入生地黄汁半合,更煎一二沸,不拘时候温服。

【主治】风痱,四肢缓弱无力不收,烦闷语涩。

32197 芎劳散(《圣惠》卷二十)

【组成】芎劳三分 独活三分 防风三分(去芦头)白术半两 杏仁三分(汤浸,去皮尖双仁,麸炒微黄) 汉防己半两 枳壳三分(麸炒微黄,去瓤) 茯神一两 羚羊角屑三分 甘草半两(炙微赤,剉) 桂心半两

【用法】上为粗散。每服三钱,以水一中盏,加生姜半分,煎至六分,去滓温服,不拘时候。

【主治】风虚邪气所攻,发即腹满急,头旋眼晕欲倒。

【备考】本方方名,《普济方》引作"川芎散"。

32198 芎劳散(《圣惠》卷二十)

【组成】芎劳一两 防风一两(去芦头) 葛根一两(剉) 旋覆花半两 白蒺藜二两(微炒,去刺) 枳壳一两(麸炒微黄,去瓤) 石膏二两 甘菊花半两 甘草半两(炙微赤,剉)

【用法】上为散。每服三钱,以水一中盏,煎至六分,去滓温服,不拘时候。

【主治】风头痛,或时旋转。

32199 芎劳散(《圣惠》卷二十一)

【组成】芎劳三分 防风半两(去芦头) 麻黄三分(去根节) 枳壳半两(麸炒微黄,去瓤) 当归三分 白术半分 桂心半两 天雄半两(炮裂,去皮脐) 甘草半两(炙微赤,剉) 蔓荆子半两 藁本半两 赤芍药三分

【用法】上为粗散。每服三钱,以水一中盏,加生姜半分,煎至六分,去滓温服,不拘时候。

【主治】风身体疼痛,头目昏重。

32200 芎劳散

《圣惠》卷二十二。为《千金》卷十四"芎劳汤"之异名。见该条。

32201 芎劳散(《圣惠》卷二十二)

【组成】芎劳三分 独活半两 防风半两(去芦头)赤茯苓三分 杏仁半两(汤浸,去皮尖双仁,麸炒微黄)白术半两 枳壳三分(麸炒微黄,去瓤) 黄芩半两 羚羊角屑半两

【用法】上为粗散。每服三钱,以水一中盏,加生姜半分,煎至六分,去滓温服,不拘时候。

【主治】风头旋,发则心腹满急,眼晕欲倒。

32202 芎劳散(《圣惠》卷二十二)

【组成】芎劳三分 杜若三分 天雄三分(炮裂,去皮脐) 半夏半两(汤洗七遍,去滑) 防风半两(去芦头) 白术半两 赤茯苓三分 人参三分(去芦头)陈橘皮三分(汤浸,去白瓤,焙) 甘草一分(炙微赤,剉)

【用法】上为粗散。每服三钱,以水一中盏,加生姜半分,煎至六分,去滓温服,不拘时候。

【主治】头风目眩,心腹满闷,不下饮食。

32203 芎劳散(《圣惠》卷二十八)

【组成】芎劳一两 柴胡一两半(去苗) 桂心三分赤芍药一两 白术一两 大腹皮二分 桃仁二十枚(汤浸,去皮尖双仁,麸炒微黄) 陈橘皮三分(汤浸,去白瓤,焙)木香二分

【用法】上为散。每服三钱,以水一中盏,加生姜半分,煎至六分,去滓稍热服,不拘时候。

【主治】虚劳,肩背及心腹疼痛,或四肢不和,腹胃胀满。

32204 芎劳散(《圣惠》卷二十九)

【组成】芎劳一两 酸枣仁一两(微炒) 黄耆一两(剉) 人参一两(去芦头) 前胡一两 赤芍药一两 鳖甲一两(涂醋,炙令黄,去裙襕) 桔梗半两(去芦头) 甘草半两(炙微赤,剉)

【用法】上为散。每服四钱,以水一中盏,加生姜半分,煎至六分,去滓温服,不拘时候。

【主治】虚劳四肢无力,骨节身体烦疼,不思饮食。

【宜忌】忌苋菜。

32205 芎劳散(《圣惠》卷三十四)

【组成】芎劳一两 当归一两 独活二两 细辛半两白芷半两

【用法】上为粗散。每用药半两,以水二大盏,煎至一盏,去滓,热含冷吐。

【主治】齿风疼痛,及口臭。

32206 芎劳散(《圣惠》卷三十四)

【组成】芎劳 薏苡仁各二两 细辛 防风(去芦头)地骨皮 柳枝(剉)各一两

【用法】上为散。每用半两,以水二大盏,煎至一盏,去滓,热含吐之。

【主治】牙齿动摇疼痛。

32207 芎劳散(《圣惠》卷三十七)

【组成】芎劳 槟榔 人参(去芦头) 赤茯苓 白术麻黄(去根节) 肉桂(去皱皮) 郁李仁(汤浸,去皮尖,微炒) 杏仁(汤浸,去皮尖双仁,麸炒微黄) 甘草(炙微赤,剉)各一两

【用法】上为散。每服三钱,以水一中盏,加生姜半分,煎至七分,去滓,每于食后温服。

【主治】外伤风冷,鼻塞,气息不通,壅闷。

32208 芎劳散(《圣惠》卷四十九)

【组成】芎劳一两 桂心一两 川大黄二两(剉碎,微炒) 鳖甲二两(涂醋,炙令黄,去裙襕) 京三棱一两(微煨,剉) 槟榔一两

【用法】上为粗散。每服四钱,以水一中盏,加生姜半分,煎至六分,去滓温服,一日三四次。

【主治】癥瘕久不愈,令人不食,羸瘦少力。

32209 芎劳散(《圣惠》卷六十七)

【组成】芎劳二两 延胡索一两 桃仁一两(汤浸,去皮尖双仁,微炒) 泽兰半两 虎胫骨一两(涂酥,炙令黄)肉桂二两(去粗皮) 当归二两(剉,微炒) 生干地黄一两附子一两(炮裂,去皮脐)

【用法】上为细散。每服二钱,以温酒调下,不拘时候。

【主治】从高坠下,车马诸伤,跌折疼痛不可忍。

32210 芎劳散(《圣惠》卷六十九)

【组成】芎劳一两半 黄芩一两 当归一两(剉,微炒) 石膏二两半 麻黄一两(去根节) 桂心一两 秦艽一两(去苗) 干姜一两(炮裂,剉) 杏仁三十枚(汤浸,去

皮尖双仁,麸炒微黄)

【用法】上为粗散。每服四钱,以水一中盏,煎至六分,去滓温服,不拘时候。

【主治】妇人卒中风,四肢不仁,善笑不息。

32211 芎藭散(《圣惠》卷六十九)

【异名】大芎藭散(《普济方》卷三一八)。

【组成】芎藭一两 赤茯苓三分 赤芍药三分 酸枣仁三分 桂心三分 羌活半两 当归三分(剉,微炒) 牛膝三分(去苗) 细辛半两 木香三分 枳壳半两(麸炒微黄,去瓤) 甘草半两(炙微赤,剉)

【用法】上为散。每服三钱,以水一中盏,加生姜半分,煎至六分,去滓稍热服,不拘时候。

【主治】妇人血风,身体骨节疼痛,心膈壅滞,少思饮食。

32212 芎藭散(《圣惠》卷七十)

【组成】芎藭三分 枳实三分(麸炒微黄) 藿香三分 赤箭三分 赤茯苓三分 白术半两 人参半两(去芦头) 半夏半两(汤浸七遍去滑) 桂心半两 前胡半两(去芦头) 诃黎勒皮三分 甘草半两(炙微赤,剉)

【用法】上为粗散。每服三钱,以水一中盏,加生姜半分,煎至六分,去滓温服,不拘时候。

【主治】妇人血风攻脾胃,心腹气壅闷,痰逆不下饮食,四肢少力。

32213 芎藭散(《圣惠》卷七十二)

【组成】芎藭 桂心 桃仁(汤浸,去皮尖双仁,微炒) 吴茱萸(汤浸七遍,焙干,微炒) 当归(剉,微炒)各三分 厚朴一两(去粗皮,涂生姜汁,炙令香熟)

【用法】上为散。每服三钱,以水一中盏,煎至六分,去滓,食前稍热服。

【主治】妇人月水每来,脐下疠刺,四肢烦疼。

32214 芎藭散(《圣惠》卷七十四)

【组成】芎藭一两 防风一两(去芦头) 犀角屑半两 生干地黄三分 葛根半两 麻黄三分(去根节) 独活半两 汉防己半两 杏仁三分(汤浸,去皮尖双仁,麸炒微黄) 赤箭半两 羚羊角半两 甘草半两(炙微赤,剉)

【用法】上为散。每服四钱,以水一中盏,加生姜半分,煎至六分,去滓,入竹沥半合,不拘时候温服。

【主治】妊娠中风,四肢腰背强直,言语謇涩,心神烦闷。

32215 芎藭散(《圣惠》卷七十四)

【组成】芎藭三两 吴茱萸一分(汤浸十遍,焙干,微炒) 白术一两 当归三分(剉,微炒) 赤芍药二分 阿胶半两(捣碎,炒令黄燥) 半夏半两(汤洗七遍去滑) 前胡一两(去芦头) 枳实半两(麸炒微黄) 甘草一两(炙微赤,剉)

【用法】上为散。每服二钱,以水一中盏,加生姜半分,大枣三个,煎至六分,去滓温服,不拘时候。

【主治】妊娠九月,伤寒头痛壮热,心中烦闷,小腹冷疼。

32216 芎藭散(《圣惠》卷七十五)

【组成】芎藭一两 当归一两半(剉,微炒) 鹿角胶一两半(捣碎,炒令黄燥) 桑寄生一两 熟干地黄一两

【用法】上为散。每服四钱,以水一中盏,加生姜半分,大枣二个,煎至六分,去滓稍热服,不拘时候。

【主治】妊娠忽胎动,下恶血,腹痛不可忍,心神烦闷。

32217 芎藭散(《圣惠》卷七十五)

【异名】芎归汤(《云岐子保命集》卷下)。

【组成】芎藭一两 人参一两(去芦头) 白茯苓一两 桔梗一两(去芦头) 厚朴一两(去粗皮,涂生姜汁,炙令香熟) 吴茱萸半两(汤浸七遍,姜汁炙令香,焙) 当归一两(剉,微炒) 白芍药二分

【用法】上为散。每服三钱,以水一中盏,煎至六分,去滓稍热服,不拘时候。

【主治】妊娠先患冷气,忽冲心腹刺痛。

32218 芎藭散(《圣惠》卷七十五)

【组成】芎藭三分 阿胶一两(捣碎,炒令黄燥) 当归一两(剉,微炒) 艾叶半两(微炒) 熟干地黄一两 桑寄生三分 赤石脂二分

【用法】上为细散。每服二钱,以温酒调下,不拘时候。

【主治】妊娠五六个月,从高坠下,胎腹内不安,兼脐下疠刺,疼痛不住,下血。

32219 芎藭散(《圣惠》卷七十八)

【组成】芎藭 附子(炮裂,去皮脐) 琥珀 生干地黄 当归(剉,微炒) 羌活 桂心 赤芍药各一两 枳壳半两(麸炒微黄,去瓤)

【用法】上为粗散。用羊肉二斤,川椒半分,葱白二七茎,生姜一两,以水五升,煮取汁三升,每服用肉汁一中盏,药末四钱,煎至六分,去滓稍热服,不拘时候。

【主治】产后体虚中风,四肢烦疼,腹内疠痛。

32220 芎藭散(《圣惠》卷七十八)

【组成】芎藭三分 防风一两(去芦头) 桂心半两 赤芍药半两 羌活三分 当归三分(剉,微炒) 羚羊角屑三分 牛蒡子一两(微炒) 酸枣仁三分(微炒)

【用法】上为粗散。每服四钱,以水一中盏,煎至六分,去滓温服,不拘时候。

【主治】产后中风,四肢筋脉挛急疼痛,背项强直。

【方论选录】《医略六书》:产后风中于经,热遏于络,而筋脉失养,故项背强急,手足拘挛掣痛焉。西羌活散太阳之邪,羚羊角清厥阴之火;芎藭活血行气,当归养血荣筋;防风疏风于表,乳香活血止痛;牛蒡疏风散热,枣仁养心益营;桂心温营暖血以平肝木也。水煎温服,使风邪外解,则遏热自化,而经络清和,筋得所养,安有项背强急,拘挛掣痛之患哉?

【备考】《医略六书》有乳香。

32221 芎藭散(《圣惠》卷七十八)

【组成】芎藭 生干地黄 刘寄奴 鬼箭羽 羌活 当归(剉,微炒)各三分 柴胡一两(去苗) 鳖甲一两(涂醋,炙微黄,去裙襕)

【用法】上为粗散。每服三钱,以水一中盏,加生姜半分,煎至六分,去滓温服,不拘时候。

【主治】产后血气不散,体虚,乍寒乍热,骨节疼痛,四肢少力。

32222 芎劳散（《圣惠》卷八十一）

【组成】芎劳一两　桂心一两　木香一两　当归一两（剉,微炒）桃仁一两（汤浸,去皮尖双仁,麸炒微黄）

【用法】上为细散。每服一钱,以热酒调下,不拘时候。

【主治】产后血气与冷气相搏,上攻心痛。

32223 芎劳散（《普济方》卷三五四引《圣惠》）

【组成】芎劳　芍药　黄芩各二两　桂心一两　甘草二两（炙）

【用法】以水六升,煮取二升,分三服。

【主治】产后血气不散,体虚,乍寒乍热,骨节疼痛,四肢少力。

【加减】无桂,加生地黄一斤。

32224 芎劳散（《幼幼新书》卷三十三引《神巧万全方》）

【组成】芎劳半两　甘菊花　白术　防风　人参　细辛　白茯苓　甘草（炙）各一分

【用法】上为散。每服一钱,以水一盏,加生姜少许,煎至五分,去滓温服。

【主治】小儿脑户伤于风冷,鼻内多涕,精神昏闷。

32225 芎劳散（《医方类聚》卷六十七引《神巧万全方》）

【组成】芎劳　甘菊花　乌蛇（酒浸,去皮骨,炙黄）各一两　细辛　白芷　桂心各一两

【用法】上为散。每服一钱,食后温酒调下。

【主治】肝脏风虚,目视睆睆,常多泪出。

32226 芎劳散（《圣济总录》卷十五）

【组成】芎劳　石膏（碎）　细辛（去苗叶）　荆芥穗　甘草（炙,剉）　草乌头（去皮脐,同黑豆炒,去豆）各一两

【用法】上为散。每服半钱匕,腊茶清调下,加至一钱匕,空心食前服。

【主治】首风,头面多汗,恶风,头痛。

32227 芎劳散（《圣济总录》卷十六）

【组成】芎劳　菊花　荆芥穗　石膏（研细）　甘草各等分

【用法】上为细散。每服一钱匕,热汤调下。

【主治】头目昏眩,肢体烦倦。

32228 芎劳散（《圣济总录》卷十六）

【组成】芎劳　莎草根（炒,去毛）各一两　藿香叶　荆芥穗各一两　石膏（碎）一两半

【用法】上为散。每服二钱匕,食后荆芥汤调下。

【主治】风头痛。

32229 芎劳散（《圣济总录》卷十七）

【组成】芎劳　人参　前胡（去芦头）　白僵蚕（炒）各一两　防风（去叉）　蔓荆实　天麻（酒浸一宿,焙）各半两

【用法】上为散。每服二钱匕,食后温酒调下。

【主治】风头旋,眼目昏痛,眩运,倦怠,心忪。

32230 芎劳散（《圣济总录》卷五十七）

【组成】芎劳　莎草根（炒）　青橘皮（去白,焙）　蓬莪术（炒）各一两　乌药二两

【用法】上为散。每服二钱匕,甚者三钱匕,温酒调下,更饮五合暖酒。得吐愈;未退更服,只三服止。

【主治】冷气攻冲,心腹疼痛,短气汗出。

32231 芎劳散（《圣济总录》卷八十三）

【组成】芎劳（剉）一两半　附子（炮裂,去皮脐）一两　槟榔（剉）　羌活（去芦头）　桑根白皮（剉,炒）各三分

【用法】上为散。每服一钱匕,空心、食前煎绿豆汤调下,一日三次。

【主治】脚气痰壅,头牵引而痛。

32232 芎劳散（《圣济总录》卷一〇八）

【组成】芎劳　地骨皮　何首乌（去黑皮）　荆芥穗　菊花　旋覆花　甘草（炙）　石决明（刷净）　草决明各一两　蝉蜕（去土）　青葙子　木贼各半两　白芷一分

【用法】上为散。每服一钱匕,食后米泔水调下。

【主治】目晕昏涩,视物不明。

32233 芎劳散（《圣济总录》卷一一六）

【组成】芎劳　辛夷各一两　细辛（去苗叶）三分　木通（剉）半两

【用法】上为散。每用少许绵裹塞鼻中,湿即易之。五七日愈。

【主治】鼻塞不闻香臭。

32234 芎劳散（《圣济总录》卷一一六）

【组成】芎劳　莎草根（炒）各二两　石膏（研,水飞）一两　龙脑（研）一分

【用法】上为散。每服二钱匕,食后荆芥、腊茶清调下。

【主治】脑热,鼻渊多涕。

32235 芎劳散（《圣济总录》卷一二一）

【组成】芎劳　胡桐泪　石律　防风（去叉）　白芷　莽草各一两

【用法】上为散。每用半钱匕揩牙,盐汤漱之。

【主治】牙齿浮肿、宣露,鲜血不止。

【备考】方中"石律"为胡桐泪之异名,当是刻书者误将注释窜为正文。

32236 芎劳散（《圣济总录》卷一二一）

【组成】芎劳　木香　乳香（研）　丁香各一分　烧盐（研）半两

【用法】上为散。每用少许,敷贴患处,一日三五次。

【主治】齿龈宣露,疳䘌虫蚀。

32237 芎劳散

《圣济总录》卷一三〇。为《圣惠》卷六十二"托里生肌散"之异名。见该条。

32238 芎劳散（《圣济总录》卷一三三）

【组成】芎劳　大黄（生）　白蔹　芍药　黄连（去须）　槐皮（剉）　龙骨（火烧）各半两

【用法】上为散。涂敷疮上,每日三五次。

【主治】热疮多脓汁。

32239 芎劳散（《圣济总录》卷一三五）

【异名】内托散、生肉芎劳散（《外科精义》卷下）。

【组成】芎劳一两　当归（切,焙）　人参　防风（去叉）　桂（去粗皮）各三分　厚朴（去粗皮,生姜汁炙）　白芷　芍药　甘草（炙,剉）　黄耆（剉）　桔梗（剉,炒）各半两

【用法】上为散。每服二钱匕,温酒调下,一日三次。

【功用】暖肌生肉。

【主治】发背、痈疽已溃。

32240 芎劳散（《圣济总录》卷一四四）

【组成】芎䓖　甘草(炙,剉)　蜀椒(去目及闭口者,炒出汗)　泽兰　附子(炮裂,去皮脐)　桂(去粗皮)各一两　当归(切,焙)　大黄(醋炒)各半两

【用法】上为散。每服二钱匕,温酒调下,不拘时候。

【主治】伤折肿痛,气血不散。

32241　芎䓖散

《圣济总录》卷一五五。为《金匮》卷下"白术散"之异名。见该条。

32242　芎䓖散(《圣济总录》卷一五五)

【组成】芎䓖　当归(切,焙)　陈橘皮(汤浸,去白,焙)各一两　干姜(炮)半两

【用法】上为散。每服二钱匕,用糯米饮调下,不拘时候。

【主治】妊娠腹痛胀闷。

32243　芎䓖散

《圣济总录》卷一五五。为《张文仲方》引《徐王方》(见《外台》卷三十三)"神验胎动方"之异名。见该条。

32244　芎䓖散(《圣济总录》卷一五九)

【组成】芎䓖　当归(切,焙)各半两　榆白皮(剉)一两

【用法】上为散。每服三钱匕,用生地黄汁温调下。未下再服,以下为度。

【主治】胞衣不出。

32245　芎䓖散(《圣济总录》卷一六一)

【组成】芎䓖　当归(炙,焙令香,剉碎)　柏叶(炙黄)各一两　桂(去粗皮)半两　大黄(炮,剉)一分

【用法】上为散。每服二钱匕,煎当归酒调下,日间三次,夜晚一次。

【主治】产后血块攻筑,心腹痛。

32246　芎䓖散(《圣济总录》卷一七○)

【组成】芎䓖　防己各半两　人参一分

【用法】上为散。二十日儿未能服者,以乳汁和之,如麻子大一丸,以乳汁下;儿大能服散者,每服一字匕,米饮调下,一日三二次。

【主治】小儿夜啼,至明即安。

32247　芎䓖散(《直指》卷二十一)

【组成】芎䓖　槟榔　麻黄(去节)　肉桂　防己　木通　细辛　白芷　石菖蒲各一分　木香　川椒　甘草(焙)各半分

【用法】上剉。每服三钱,加生姜、紫苏煎服。

【主治】鼻塞为齆。

【备考】《证治宝鉴》有葛根,无甘草。

32248　芎䓖散

《朱氏集验方》卷十。为《圣济总录》卷一五四"桑寄生汤"之异名。见该条。

32249　芎䓖散(《永乐大典》卷一一四一二引《黄帝七十二证眼论》)

【组成】石膏二斤　川芎　甘草　白芷　仙灵脾　白附子各一斤　脑子三钱　川乌一斤

【用法】上为细末。每服二钱,薄荷汤调下。

【主治】目晕。

32250　芎䓖散

《医学纲目》卷十一。即《本事》卷十扫叶山房刊本"芎羌散"。见该条。

32251　芎䓖散

《普济方》卷八十五。即《圣济总录》卷一○九"芎辛散"。见该条。

32252　芎䓖散(《普济方》卷二四一)

【组成】川芎一两

【用法】上为细末。每服二钱,取生萝卜自然汁一盏,用重汤暖令温,空心调下。

【主治】寒湿脚气,肿满疼痛,行步艰难,或发或愈,延引岁月。

32253　芎䓖散

《普济方》卷三○三。为方出《千金》卷四,名见《局方》卷九"芎䓖汤"之异名。见该条。

32254　芎䓖散(《普济方》卷三○三)

【组成】芎䓖　防风(去叉)　羌活(去芦头)各一两　甘草(炙)三分　当归(焙)一两

【用法】上㕮咀,如豌豆大。每服六钱,用水二盏,煎至一盏,去滓热服,盖覆出汗。

【主治】疮中风,疼痛不可忍。

【加减】若不汗,加麻黄(去粗皮及节)三分,桂一两,汤成又加竹沥半合。

32255　芎䓖散

《袖珍小儿》卷七。为《袖珍》卷四引汤氏方"芎黄散"之异名。见该条。

32256　芎䓖散(《银海精微》卷下)

【组成】石膏二钱五分　草乌一分五厘　芎䓖二分　薄荷二分　白附子二分　甘草一分　白芷三分　细辛一分　仙灵脾二分

【主治】冷头风。

32257　芎䓖散

《寿世保元》卷八。为《回春》卷七"芎归散"之异名。见该条。

32258　芎䓖膏(《圣惠》卷三十七)

【组成】芎䓖　吴茱萸　细辛　川椒　干姜(炮裂)　皂荚各三分

【用法】上为细末,以醋浸一宿,猪脂六两,同于银锅中煎五七沸,滤去滓,倾入瓷盒中。每取枣核大,绵裹纳鼻中。

【主治】❶《圣惠》:鼻塞多痛。❷《圣济总录》:鼻塞多清涕。

32259　芎䓖膏(《圣济总录》卷一一四)

【组成】芎䓖　当归　细辛(去苗叶)　白芷各一分

【用法】上为细末,以雄鱼脑六合,和于银器中,煎成膏,去滓,倾入盒中澄凝。以枣核大,绵裹塞耳中。

【主治】耳鸣,耳聋。

32260　芎䓖膏(《济生》卷五)

【异名】芎芷膏(《得效》卷十七)。

【组成】香白芷　芎䓖各等分

【用法】上为细末,炼蜜为丸,如鸡头子大。食后临卧嚼化。

【主治】口气热臭。

【备考】本方方名,据剂型,当作"芎劳丸"或"芎芷丸"。

32261 芎劳膏(《普济方》卷三一三)

【组成】川芎(微炮) 当归 皂荚(去皮) 白及 赤芍药 何首乌 无名异 木鳖子 川山甲(火炮) 黄柏 半夏 乳香 没药各等分

【用法】上咬咀。用香油一斤,药末三两(春、秋一斤油,用药四两,冬用六两药,夏用二两药),槐、柳条搅之,滴水如珠可用。

【主治】诸般痈疽、发背。

【加减】夏月,加黄柏三两;冬,加一两;春、秋,加二两。

32262 芎耆丸(《杨氏家藏方》卷十六)

【组成】干姜(炮) 附子(炮,去皮脐) 山茱萸 续断 川芎 白芍药 蒲黄各一两 生干地黄三分 白术 菟丝子(酒浸令软,别捣) 肉苁蓉(酒浸一宿,切,焙) 黄耆各二两

【用法】上为细末,蜜糊为丸,如梧桐子大。每服三十丸,空心、食前煎木香,热米饮送下。

【功用】安胎,补冲任,止胎漏,调血脉。

【主治】子脏风冷,腰腹疼痛,或久无子息,或妊娠损堕。

32263 芎夏汤(《直指》卷七)

【组成】川芎 半夏(制) 茯苓 青皮 陈皮 枳壳(制)各半两 白术 炙草(炒)各一分

【用法】上为散。每服三钱,加生姜五厚片,水煎服。

【功用】逐水利饮。

【主治】水饮证。

【加减】喘,加去节麻黄;嗽,加炒桑白皮;呕,加生姜、半夏;泄,加苍术、白术;痞膈,加枳壳、桔梗;胀满,加缩砂、白豆蔻;眩运,加半夏、南星;怔忪,加白茯苓。

【备考】寒热疼痛下其癖,浮肿体重渗其湿,余可类推。

32264 芎胶散

《产宝诸方》。为《圣济总录》卷一五四"阿胶汤"之异名。见该条。

32265 芎粉丸(《疡科选粹》卷七)

【组成】川芎五钱 天花粉五钱 轻粉二钱五分 雄黄一钱二分五厘 辰砂一钱二分五厘 麝香五分

【用法】上为末,蒸饼糊为丸,如绿豆大。每服八分,每日三次。

【主治】诸疮胬肉。

32266 芎菊汤(《圣济总录》卷十五)

【组成】芎劳 防风(去叉) 麻黄(去根节) 前胡(去芦头) 独活(去芦头)各一两 菊花(择) 枳壳(去瓤,麸炒) 甘草(炙,剉) 细辛(去苗叶)各半两 石膏(碎)二两

【用法】上为粗末。每服三钱比,水一盏,加薄荷五叶,同煎至六分,去滓,食后温服。

【主治】首风。目运头痛。

32267 芎菊散(《圣济总录》卷十七)

【组成】芎劳 甘菊花(择)各一两 羌活(去芦头)三钱 防风(去叉)三分 细辛(去苗叶) 白僵蚕(炒)各三两 草决明 旋覆花(择) 蝉蜕(洗,焙)各一钱 密蒙花(择) 天麻 荆芥穗 甘草(炙)各半两

【用法】上为细散。每服二钱比,水一盏,煎至七分,食后温服;汤点亦得。

【主治】诸阳受风,头目旋运,目视昏暗,肝气不清。

32268 芎菊散(《圣济总录》卷一〇八)

【组成】芎劳二两 菊花一两 白芷二两 细辛(去苗叶)半两 石膏(水飞)半两 防风(去叉)二两 甘草(炙)半两

【用法】上为细散。每服一钱比,食后茶调下。

【主治】眉骨、太阳穴、头面俱痛,眼见黑花,目渐昏暗。

32269 芎菊散(《百一》卷九)

【组成】薄荷二两 菊花 甘草 川芎各一两 防风七钱 白芷半两

【用法】上为细末。食后以茶少许,沸汤点服;如伤风,用酒调服,其效尤速。

【主治】暴赤眼。

32270 芎黄丸(《杨氏家藏方》卷三)

【组成】川芎 大黄(锦纹者,用无灰酒一碗浸,火煮令酒尽,焙干)各二两

【用法】上为细末,炼蜜为丸,如梧桐子大。每服二十丸,食后温熟水送下。

【主治】风热壅盛,头昏目赤,大便艰难。

32271 芎黄汤(《保命集》卷中)

【组成】川芎一两 黄芩六钱 甘草二钱

【用法】上咬咀,每服五七钱,水一盏半,同煎至七分,去滓温服,不拘时候。三服即止。后用大芎黄汤下之。

【主治】破伤风。脏腑秘,小便赤,自汗不止,因服热药。汗出不休者。

【备考】本方方名,《医学正传》引作"小芎黄汤"。

32272 芎黄汤(《儒门事亲》卷十五)

【组成】大黄 荆芥穗 贯芎 防风各等分

【用法】上为粗末,大作剂料,水煎,去滓服之。以利为度。

【主治】头目眩运。

32273 芎黄汤(《医学发明》卷九)

【组成】羌活 川芎 大黄各一两 甘草半两

【用法】上咬咀。每服半两,水二盏,煎至六分,去滓温服。

【主治】实邪风热相合,风性急,火摇动焰而旋转,其脉弦而紧洪,风热发狂。

32274 芎黄汤(《御药院方》卷一)

【组成】荆芥穗三钱 全蝎五个(炒) 大川乌头二个(炮,去皮脐,切碎,炒黄色) 川芎半两 细辛(去苗叶)一钱半 雄黄(研,水飞)一钱

【用法】上为细末,每服半钱,茶少许,白汤点下,不拘时候。

【主治】偏正头痛,外伤风鼻塞声重,清涕多嚏者。

32275 芎黄汤

《杏苑》卷八。为《保命集》卷中"大芎黄汤"之异名。

见该条。

32276 芎黄汤（《张氏医通》卷十四）

【组成】川芎　黄芩各一钱半　甘草（炙）一钱　葱白四茎　香豉一合

【用法】水煎，温服，覆取微汗。

【主治】破伤风，便秘溺赤。

32277 芎黄散（《圣惠》卷九十二）

【组成】芎䓖半两　川大黄三分（剉，微炒）　郁李仁三分（汤浸，去皮，微炒）

【用法】上为细散。每服一钱，以温水半盏调下，以利为度。

【主治】❶《圣惠》：小儿大便不通，腹胁妨闷。❷《永乐大典》引《医方妙选》：脏腑有热，小便涩，兼大便不通。

32278 芎黄散（《卫济宝书》卷下）

【组成】川芎　大黄　黄芩　何首乌各五钱　当归　黄连　香白芷各三钱半

【用法】上为细末。每用猪蹄汤煎药数沸，去滓，以绵蘸洗之，药冷止。

【功用】化毒气，散脓汁，生肌肉，止疼痛。

【主治】疽疮。

32279 芎黄散（《普济方》卷七十七引《卫生家宝》）

【组成】白牵牛（炒）　大黄（煨）　川芎各等分

【用法】上为细末。每服三钱，临卧用沙糖水调下。睛疼，温酒调下。

【主治】血灌瞳仁及睛疼。

32280 芎黄散（《袖珍》卷四引汤氏方）

【异名】芎䓖散（《袖珍小儿》卷七）。

【组成】大芎　干地黄各半两　山薯蓣　当归　芍药　甘草（炙）各二钱半。

【用法】上为末。热汤调服，并揩齿脚。

【主治】❶《袖珍》：小儿齿不生。❷《慈幼新书》：肾气不足，髓脉不充，七八月齿仍不出，或难出而无力。

32281 芎黄散（《得效》卷十二）

【组成】川芎　干地黄　当归　山药　白芍药各一两　沉香半两　粉草三钱

【用法】上为末。每服半钱，温盐汤调下，用少许揩齿脚亦佳。

【主治】小儿齿不生。

32282 芎黄散（《霉疮证治》卷下）

【异名】清心散、清身散。

【组成】大黄三两　芎䓖一两　荞麦粉五钱

【用法】上为末。温酒或白汤调服。

【主治】结毒头痛；又治便毒。

32283 芎黄散

《家塾方》。为原书"应钟散"之异名。见该条。

32284 芎麻汤（《金鉴》卷四十三）

【组成】川芎　天麻

【用法】以此方送下青州白丸子。

【主治】风痰头痛，眩晕欲吐。

32285 芎葛汤（《本事》卷七）

【组成】川芎（洗）　干葛　桂枝（去皮，不见火）　细辛（去叶）　枳壳（去瓤，麸炒黄）　人参（去芦）　芍药　麻黄（去节）　防风（去叉股）各半两　甘草一分（炙）

【用法】上为粗末。每服五钱，水二盏，加生姜三片，同煎至七分，去滓温服，一日三次。有汗避风。

【主治】胁下疼痛不可忍；兼治脚弱。

【方论选录】《本事方释义》：川芎气味辛温，入足少阳、厥阴；葛根气味辛甘平，入足阳明；桂枝气味辛温，入足太阳；细辛气味辛温，入足少阴；枳壳气味苦寒，入足太阴；人参气味甘温，入足阳明；白芍气味酸微寒，入足厥阴；麻黄气味辛温，入足太阳；防风气味辛甘微温，入足太阳；甘草气味甘平，入足太阴，通行十二经络，能缓诸药之性；使以姜之辛通达表。胁下疼痛不可忍，兼有足弱不堪行走者，乃膀胱之气逆而不降，故以甘温护其中，以酸甘平缓其势，诸辛温苦平之品，得各行其性，鲜有气不行而疼不减者矣。

32286 芎粟散（《摄生众妙方》卷五）

【组成】川芎　罂粟（去蒂）各一两

【用法】上为细末。每服八分，空心蜜汤调下。

【主治】噤口红白痢疾，久不愈者。

32287 芎犀丸（《圣济总录》卷十二）

【组成】犀角（镑屑）一分　芎䓖三两　桔梗（剉，炒）一分　甘草（炙）一分　鸡苏叶（罗去土）三两　丹砂（别研，水飞）半两　细辛（去苗叶）一分　天麻半两　白芷一分　防风（去叉，剉）一分

【用法】除丹砂另研外，上为细末，和匀，炼蜜为丸，如樱桃大。每服一丸，食后细嚼，茶、酒任下。

【功用】治风化痰，清神志。

【主治】头目运眩欲倒，痰逆恶心，偏正头痛，眉骨痛，肢体倦怠，鼻塞气道不通，或面上游风，目睊。

32288 芎犀丸（《得效》卷十）

【组成】石膏（细研）四两　生龙脑（别研）　朱砂（研，飞）四两（留一两为衣）　生犀角一两　人参（去芦）二两　茯苓（去皮）二两　川芎四两　阿胶（碎，炒）一两半　细辛（去苗）二两　麦门冬（去心）三两　甘草（炙）二两　山栀子（去皮）一两

【用法】上除别研药后入，并为末，炼蜜为丸。每服一至二丸，食后细嚼，茶、酒任下。服此十数次，或作嚏，突出一锭稠脓，即愈。

【主治】偏头疼，一边鼻塞不闻香臭，常流清涕，或作臭气一阵，加芎、蝎等遍服无效者。

【方论选录】《金匮翼》：此方兼祛风清热之长，而得参、胶等安定气血，虽虚人亦可用之，安内攘外，并行不悖也。

【备考】本方改为散剂，名"芎犀散"（见《中国医学大辞典》）。

32289 芎犀散（《卫生总微》卷五）

【组成】川芎　犀角　独活（去芦）各半两　蝎梢　人参　天麻各半两

【用法】上为细末。每服半钱，温酒调下，不拘时候。

【主治】风痫多困不省。

32290 芎犀散

《中国医学大辞典》。即《得效》卷十"芎犀丸"改为散

剂。见该条。

32291 芎蝎散(《小儿病源方论》卷三)

【组成】川芎 荜茇各一两 蝎梢(去毒尖)一钱(焙) 细辛(去苗) 半夏(酒浸一宿,汤洗七次,焙干)各二钱

【用法】上为细末。一周儿每服抄一小铜钱,热汤调,稍热空心服。若痰满胸喉中,眼珠斜视,速与服。或痰气壅塞,不能咽药,用一指于儿喉龤腭中探捥,就斡去寒痰冷涎,气稍得通,以药灌之。

【主治】小儿脑髓风,囟颅开解,皮肉筋脉急胀,脑骨缝青筋起,面少血色,或腹中气响,时便青白色沫,或呕吐痰涎,欲成慢惊风搐,足胫冷者,或大人气上冲胸满;头面肿痒。

【备考】目上直视,睛不转睛者,难救。

32292 芎莠饮子(《圣惠》卷二十三)

【组成】芎莠一两 白术一两 薏苡仁一两 桂心一两 附子一两(炮裂,去皮脐) 羚羊角屑一两 前胡一两(去芦头) 赤茯苓一两 麻黄一两(去根节) 汉防己一两 羌活一两 赤芍药一两 人参一两(去芦头) 丹参一两 甘草半两(炙微赤,剉)

【用法】上剉细,和匀。每服半两,以水一大盏,煎至五分,去滓,食前温服。

【主治】腲退风。肌肤虚弱,四肢缓弱,湿痹不仁,心胸满闷。

【宜忌】忌生冷、油腻、毒滑物。

32293 芎莠饮子(《圣惠》卷七十五)

【组成】芎莠三分 艾叶半两(微炒) 阿胶三分(捣碎,炒令黄燥) 糯米半合 熟干地黄一两 大枣五个 青淡竹茹半两 生姜半两

【用法】上剉细,和匀。以水二大盏,煎至一盏三分,去滓,分温三服,不拘时候。

【主治】胎动不安,心神虚烦。

32294 芎莠煮散(《传家秘宝》卷三)

【组成】芎莠 川羌活 关白芷(炒) 甘草(炮)各一两 干姜(炮) 旋覆花 吴茱萸(炒)各半两

【用法】上为散。每服二分,加生姜半分,大枣一个,水一盏,煎至七分,去滓温服,空心、日中、临卧各一次。

【主治】三焦营卫气失度不和,泻血疼痛,服肠风药无效。

32295 芎术香苏散(《卫生宝鉴·补遗》)

【组成】川芎 香附 紫苏各四两 甘草一两(炙) 苍术 陈皮各二两

【用法】上剉。每服三五钱,水煎,去滓热服,一日三次,不拘时候,四时俱可用。

【主治】头疼发热,或鼻塞声重。

32296 芎术香连丸(《医学正传》卷七引《产宝》)

【组成】阿胶珠 白术各五钱 乳香 木香各二钱半 枳壳(麸炒) 干姜(炮)各二钱 黄连一两(茱萸同炒) 砂仁(炒) 川芎各五钱

【用法】上为细末,醋糊为丸,如梧桐子大。每服三十丸,白汤送下。

【主治】妊娠下痢赤白,腹中疠痛。

32297 芎术除眩汤(《易简方》)

【异名】芎术除眩散(《丹溪心法》卷四)、芎术除湿汤(《医钞类编》卷十三)。

【组成】川芎 白术 生附各等分 官桂 甘草各减半

【用法】每服四钱,加生姜十片,水煎服。

【主治】着湿头重眩晕。

32298 芎术除眩散

《丹溪心法》卷四。为《易简方》"芎术除眩汤"之异名。见该条。

32299 芎术除湿汤

《医钞类编》卷十三。为《易简方》"芎术除眩汤"之异名。见该条。

32300 芎归二术汤(《外科正宗》卷三)

【组成】白术 苍术 川芎 当归 人参 茯苓 薏苡仁 皂角针 厚朴 防风 木瓜 木通 穿山甲(炒) 独活各一钱 金银花二钱 甘草 精猪肉二两 土茯苓四两

【用法】水三碗,煎一半,量病上下服之,滓再煎服。

【主治】杨梅结毒已成、未成,筋骨疼痛,步履艰辛,及溃后腐肉臭败,不能生肌收敛者。

32301 芎归二陈汤

《会约》卷十四。为《万氏女科》卷一"二陈加芎归汤"之异名。见该条。

32302 芎归二陈汤(《中医妇科治疗学》)

【组成】川芎二钱 当归 半夏各三钱 陈皮 茯苓各一钱半 甘草六分

【用法】水煎,温服。

【功用】化痰行气和血。

【主治】痰阻夹湿,经来量少,色淡稠黏,痰多呕恶,胸中不适,脘胀,口淡腻,脉滑。

32303 芎归人参散(方出《外台》卷三十三引《广济方》,名见《医方类聚》卷二二四引《胎产救急方》)

【组成】川芎 川当归 人参 阿胶(炒)各等分 大枣十二个(擘)

【用法】上切。以水三升,酒四升,合煮取二升米,分三服。五日一剂,频服三四剂。

【功用】安胎。

【主治】胎漏腹痛。

32304 芎归内托散(《外科正宗》卷四)

【组成】川芎 当归 陈皮 茯苓 天花粉 桔梗 银花 黄耆各一钱 甘草五分

【用法】水二钟,煎八分,食后服。

【主治】龙泉疽,虎须毒,已成欲作脓者。

32305 芎归加桂汤(《产科发蒙》卷三)

【组成】当归 川芎 桂枝各等分

【用法】上剉。每服四钱,水、酒各一盏半,煮取一半,温服。

【主治】将产腹痛者。

【加减】若呕者,加半夏、生姜。

32306 芎归芍药汤(《奇效良方》卷二十八)

【组成】川芎 当归 芍药 桂枝 防风 枳实 羌活 甘草各一钱六分 干葛四分 麻黄 侧子二分

【用法】上㕮咀,分作二帖。每帖用水二钟,加生姜五片,煎至七分,去滓,不拘时候服。有汗避风。

【主治】肝积气滞左胁下,遇发作手足头面昏痛。

【备考】方中麻黄用量原缺。

32307 芎归百草饮(《产科发蒙》卷一)

【组成】当归 川芎 人参 甘草 干姜(炒) 百草霜

【用法】水煎,温服。

【主治】妊娠鼻血不止。

32308 芎归托里散(《直指》卷二十二)

【组成】川芎 当归 白芍药(炒) 木香 白芷 茯苓各半两 人参 辣桂 丁香 甘草(生)各一分

【用法】上为末。每服二钱,食前米汤调下。

【功用】托里排脓生肌。

【主治】痈疽。

32309 芎归血余散(《直指》卷九)

【组成】室女顶门生发一小团(井水洗取油腻,法醋浸一宿,日中晒干,纸撚火烧存性) 川芎半两 当归三钱 木香 桃仁(水浸,去皮,焙)各二钱 安息香 雄黄各一钱 全蝎二枚 江上大鲤鱼头(生截断)一枚(醋炙酥)

【用法】上为末。分作四服,每服井水一大碗,净室中煎八分,入红硬降真香末半钱。服药毕,吸生气入口腹中,烧降真香置床下;午时又如前服药。瘵疾先用此,次以鳖甲生犀散取虫。

【主治】❶《直指》:瘵疾。❷《张氏医通》:传尸劳瘵,面赤,五心烦热。

32310 芎归安心汤(《顾氏医径》卷四)

【组成】当归 川芎 生地 人参 丹皮 生蒲黄 干荷叶一片

【用法】水煎服。

【功用】大补心中之血,分清离经之瘀。

【主治】正产败血攻心,发热,恶露不行,狂言呼叫,甚则奔走登高。

32311 芎归均气饮(《医部全录》卷四九一引《幼科全书》)

【组成】归身 川芎 赤芍药 麦冬 人参 荆芥穗 防风 青皮 木香 官桂 甘草

【用法】水煎服。

【主治】痘如蚕壳蛇皮,气至而血不至。

32312 芎归苏苓汤(《女科秘旨》卷四)

【组成】当归二钱 川芎 枳壳 茯苓 砂仁各一钱 苏叶五分

【主治】胎不转动。

32313 芎归两和汤(《顾氏医径》卷四)

【组成】川芎 当归 荆芥 蒺藜 桃仁 黑草

【用法】水煎服。

【主治】产后发热头痛,恶寒身痛。

32314 芎归补中汤(《万氏家抄方》卷五)

【异名】芎归寄生汤(《医学正印》卷下)。

【组成】当归 川芎各一钱五分 茯苓八分 黄耆(炙)一钱 黄芩二钱 甘草 陈皮 阿胶(蛤粉炒)各五分 白术(土炒)一钱半 续断(酒洗)二钱 桑寄生七分 香附(炒)一钱 砂仁三分(按月加至一钱)

【用法】加生姜三片,水煎,空心服。如未孕,每服十五帖;如前次三月内小产,下次不如期而来,必先于两月半内,每日服一帖,保过三月半后方稳。

【主治】妇人性急,常惯小产。

32315 芎归补中汤(《校注妇人良方》卷十三)

【组成】艾叶(代姜) 阿胶(炒) 川芎 五味子(杵,炒) 黄耆(炙) 当归 白术(炒) 芍药(炒) 人参 杜仲(炒)各一钱 甘草(炙)五分

【用法】每服五钱,水煎服。

【主治】❶《校注妇人良方》:妊娠未足月,气血虚而欲产。❷《慈幼新书》:小产血崩,腹痛晕厥。

32316 芎归补中汤

《回春》卷六。为《济生》引《校正时贤胎前十八论治》(见《医方类聚》卷二二四)"芎劳补中汤"之异名。见该条。

32317 芎归补血汤

《回春》卷六。为《古今医鉴》卷十二"芎归调血饮"之异名。见该条。

32318 芎归补血汤(《审视瑶函》卷二)

【组成】生地黄 天门冬各四分 川芎 牛膝 白芍药 炙甘草 白术 防风各五分 熟地黄 当归身各六分

【用法】上剉。水二钟,煎至一钟,去滓温服。

【主治】男子衄血、便血,妇人产后崩漏,亡血过多,致睛珠疼痛,不能视物,羞明酸涩,眼睫无力,眉骨、太阳俱酸疼者。

【加减】恶心不进食者,加生姜,水煎服。

【方论选录】上方专补血,故以当归、熟地黄为君,川芎、牛膝、白芍药为臣,以其祛风续绝定痛而通补血也;甘草、白术大和胃气,用以为佐;防风升发,生地黄补肾,天门冬治血热,血亡必生风燥,故以为使。

32319 芎归补血汤

《叶氏女科》。为《济生》引《校正时贤胎前十八论治》(见《医方类聚》卷二二四)"芎劳补中汤"之异名。见该条。

32320 芎归补血饮

《履霜集》卷二。为《古今医鉴》卷十二"芎归调血饮"之异名。见该条。

32321 芎归阿胶汤(方出《外台》卷三十三引《集验方》,名见《胎产救急方》引《养生必用》,见《医方类聚》卷二二四)

【组成】芎劳 阿胶(炙) 当归 青竹茹各三两

【用法】上切。以水一斗半,煮银二斤,取六升,去银,纳药煎,取二升半,分三服,日二次夜一次。不愈,更作一剂。

【主治】妊娠动胎去血,腰腹痛。

32322 芎归枣仁汤(《胎产心法》卷下)

【组成】当归二钱(酒洗) 川芎 防风各一钱 枣仁五分(去壳,炒,研) (一方有羌活七分)

【用法】水煎服。

【主治】产后无汗,筋脉拘挛,类痉证。

32323 芎归明目丸(《杂病源流犀烛》卷七)

【组成】川芎　当归　白芍　地黄　牛膝　甘草　杞子　天冬　甘菊

【主治】由亡血过多，及久痛伤血，或年老血少，必羞明酸痛，不能视物，隐涩泪出。

【加减】外障，加木贼；内障，加珍珠。

32324　芎归泻心汤

《胎产心法》卷下。为《万氏女科》卷三"芎当泻心汤"之异名。见该条。

32325　芎归泻肝汤（《万氏女科》卷三）

【组成】归尾　川芎　青皮　枳壳　香附（童便浸）红花　桃仁各二钱

【用法】水煎，入童便一钟，酒一钟服。

【主治】产后败血流入肝经，胁下胀痛，手不可按。

32326　芎归定喘汤（《陈素庵妇科补解》卷五）

【组成】天冬　川芎　当归　熟地　黄耆　人参　陈皮　甘草　香附　防风　腹皮　五味子　桔梗　杏仁　桑皮　马兜铃

【主治】新产去血过多，荣血暴竭，卫气无主，独聚喘促，此为孤阳绝阴，脉伏而厥，面黑。

【方论选录】产后七日内发喘，为败血冲肺；七日外发喘，因新产去血过多。败血冲肺发喘与血虚阳无所附发喘，虽有虚实之分，其为产后一也。产后血虚，败血乘虚上行，入肺致喘，当祛瘀为主，而兼补生新血。若产后血虚，孤阳无主，而停肺发喘，以益气为主，而兼止肺喘。是方归、芎、地黄，补血药也；参、耆、甘草，补气药也；天冬、五味，润肺敛肺药也；杏仁、桑皮、兜铃，清肺气、定喘药也；陈皮、香附，行滞气消喘药也；桔梗为使。而防风祛风，反泄卫气；腹皮祛胀，能利大便，恐于此症不宜用。

产后去血太多，营气竭而阳气独盛，血下多则阴竭，而阳独盛则为孤阳，是以气逆于胸而令肺喘也。治宜补气以生血，而此孤阳绝阴，则又宜补阴以辅阳，阴阳和则肺气平，气平而不逆，则喘急自消矣。余每遇此，用补血之药十之七，补气之药十之三，盖气不可大补，而可敛之，使归气海，纳气归元即定喘之秘诀，新血渐生则阳不致独盛矣。

32327　芎归保元汤（《金鉴》卷五十七）

【组成】人参　甘草（炙）　黄耆（蜜炙）　当归（酒洗）　川芎

【用法】龙眼肉为引，水煎服。

【主治】痘疹气血虚弱，当灌浆时，顶虽圆满，但根下全无红晕者。

32328　芎归独活汤（《良朋汇集》卷四）

【组成】川芎　丹皮　续断　木瓜　丹参　秦艽　独活各八分　当归　香附（童便制）　牛膝各一钱　陈皮六分　甘草三分　赤芍八分　茯苓六分

【用法】水二钟，煎七分，温服。

【主治】产后败血流注经络，腿疼膝痛，寒热往来，以成产后杂症。

32329　芎归首乌饮（《慈航集》卷下）

【组成】川芎三钱　当归一两　鲜首乌五钱（打碎）青皮一钱五分　草蔻仁一钱（研）　柴胡六分　炒枳壳一钱五分　甘草八分

【用法】酒一钟，河、井水煎。一服疟轻，二服寒热除，三服全愈。

【主治】孕妇疟疾，寒热不止。

【加减】如胎火热重，加酒炒黄芩一钱五分，青蒿三钱；如寒多，加煨姜三钱，大枣三个；如恶心呕吐，加乌梅二个，灶心土三钱；如腰痛，加白术三钱，制杜仲三钱；如胎气下坠，加炙黄耆五钱；如子气上逆，加砂仁三钱，葡萄干二钱；如腹作泻，加鹿角霜三钱；痛，加煨广木香一钱五分。

32330　芎归养荣汤（《赤水玄珠》卷十六）

【组成】当归　川芎　白芍药　熟地黄　黄柏　知母　人参　枸杞子　麦门冬　甘草

【用法】水煎服。

【主治】血厥。吐、衄不知人而厥者。

32331　芎归养荣汤（《准绳·类方》卷一）

【组成】当归（酒洗）　川芎　白芍药（煨）各一钱半　熟地黄　黄柏（酒炒）　知母（酒炒）各一钱　枸杞子　麦门冬（去心）各八分　甘草五分

【用法】水二钟，煎八分，入竹沥半盏，姜汁二三匙，食前服。

【主治】血虚阴厥，脉伏虚细，四肢厥冷。

32332　芎归养荣汤（《杏苑》卷五）

【组成】川芎　白芍药　熟地黄　当归　蔓荆子各一钱　细辛七分　人参一钱五分

【用法】上㕮咀。水煎熟，食远温服。

【主治】血虚头疼，兼治血虚头风。

32333　芎归养荣汤（《外科正宗》卷二）

【组成】当归身二钱　人参　黄耆　白术　川芎　白芍　熟地各一钱　五味子　麦门冬　远志　甘草　茯苓各五分　牡丹皮　砂仁各三分

【用法】水二钟，加生姜三片、大枣二个，煎八分，食远服。

【主治】瘰疬，流注，及一切不足之症，不作脓，或不溃，或已溃不敛，或身体发热恶寒，肌肉消瘦，饮食少思，睡卧不宁，盗汗自汗，惊悸恍惚。

32334　芎归桂朴汤（《陈素庵妇科补解》卷四）

【组成】当归五钱　川芎三钱　肉桂一钱半　厚朴一钱半　枳壳二钱　红花一钱　葵子二钱　生脂麻三钱

【主治】妇人临产，由气血之虚，或初产畏惧，或脱衣受风，或冬月感寒，忽然寒战，即时发热。

【方论选录】临产寒战发热，纵有风寒，非坐草时可一旦去也。故只宜肉桂以温经散寒，厚朴温中降气，而主以佛手散，辅以冬葵子、红花、枳壳、脂麻以行血滑胎。

32335　芎归桂朴汤（《医醇剩义》卷三）

【组成】川芎八分　当归二钱　桂枝八分　厚朴一钱　枳实一钱　广皮一钱　半夏一钱五分　茯苓三钱　天麻六分　菊花二钱　生姜三片

【主治】留饮。心下痞满，作呕头眩。

32336　芎归胶艾汤（《金匮》卷下）

【异名】胶艾汤（《金匮》卷下）、当归散（《普济方》卷三四二）、胶艾四物汤（《医学入门》卷八、阿胶蕲艾汤（《明医指掌》卷九）、艾叶地黄汤（《产孕集》卷上）。

【组成】芎䓖 阿胶 甘草各二两 艾叶 当归各三两 芍药四两 干地黄四两

【用法】以水五升,清酒三升,合煮取三升,去滓,纳胶令消尽,温服一升,一日三次。不愈更作。

【功用】❶《普济方》:保血安胎。❷《中医方剂学》:补血调经,安胎止痛。

【主治】妇人冲任虚损,崩中漏下,月水过多,淋沥不止,或半产后下血不绝,或妊娠下血,腹中疼痛者。

❶《金匮》:妇人有漏下者,有半产后因续下血都不绝者,有妊娠下血者,假令妊娠腹中痛,为胞阻。❷《千金》:妊娠二三月至七八月,其人顿仆失蹉,胎动不安,伤损,腰腹痛欲死,若有所见,及胎奔上抢心,短气。❸《局方》:劳伤血气,冲任虚损,月水过多,淋沥漏下,连日不断,脐腹疼痛,及妊娠将摄失宜,胎动不安,腹痛下堕;或劳伤胞络,胞阻漏血,腰痛闷乱;或因损动,胎上抢心,奔动短气;及因产乳,冲任气虚,不能约制,经血淋沥不断,延引日月,渐成赢瘦。

【方论选录】❶《金匮要略心典》:妇人经水淋漓,及胎产前后下血不止者,皆冲任脉虚,而阴气不能守也。是惟胶艾汤为能补而固之。中有芎、归,能于血中行气;艾叶利阴气,止痛安胎,故亦治妊娠胞阻。胞阻者,胞脉阻滞,血少而气不行也。❷《医方集解》:此足太阴、厥阴药,四物以养其血,阿胶以益其阴。艾叶以补其阳,和以甘草,行以酒势,使血能循经养胎,则无漏下之患矣。

【临床报道】胎漏:《中医医案医话集锦》:杨某某,女,31岁,工人,1976年8月5日初诊。自述妊娠四月,无故下血,量不多,腹不痛,脉滑无力,此因劳累伤脾,致使肝不藏血,脾不统血而胎漏。治宜清热安胎,养血止血,方用加味阿胶四物汤。处方:阿胶9克(烊化),艾叶9克,生地15克,杭白芍9克,当归9克,川芎3克,续断9克,焦杜仲9克,人参9克,黄芩6克,甘草6克。8月9日二诊:服药三剂后下血减少,仍以原方续服五剂,血止病愈。

【备考】方中干地黄用量原缺,据《千金》补。

32337 芎归胶艾汤(《胎产救急方》引孙真人方(见《医方类聚》卷二二四)

【组成】川芎 川当归 阿胶各三两(炒) 粉草一两

【用法】上剉。每服五钱,加陈艾十叶,水煎服。

【主治】胎动下血。

32338 芎归益母丸(《墨宝斋集验方》卷上)

【组成】益母草四两 当归一两 川芎五钱

【用法】上为细末,炼蜜为丸,如梧桐子大。妊娠七八个月用,每服五六十丸。胎前加砂仁一钱,空心温酒或滚白汤送下;产后不用砂仁,用童便送下。

【主治】胎动不安。

【宜忌】忌铁器。

32339 芎归调血饮(《古今医鉴》卷十二)

【异名】芎归补血汤(《回春》卷六)、芎归补血饮(《履霜集》卷二)。

【组成】当归 川芎 白术(去芦) 白茯苓(去皮) 熟地黄 陈皮 乌药 香附(童便炒) 干姜(炒黑) 益母草 牡丹皮 甘草

【用法】上剉一剂。加生姜一片,大枣一个,水煎,温服。凡产后,即用童便和热酒,随意饮之,百病不生。

【主治】❶《古今医鉴》:产后一切诸病,气血虚损,脾胃怯弱,或恶露不行,或去血过多,或饮食失节,或怒气相冲,以致发热恶寒,自汗口干,心烦喘急,心腹疼痛,胁肋胀满,头晕眼花,耳鸣,口噤不语,昏愦等证。❷《履霜集》:小产。

【加减】如恶露不行,倍益母草、丹皮,加童便、黄酒同服;如去血过多,倍芎、归、干姜;如饮食停滞,胸膈饱闷,加枳实、厚朴、山楂、砂仁;如因气恼,倍香附、乌药;如口噤昏愦不语,加荆芥;如两胁痛,加青皮、肉桂;如小腹阵痛,加玄胡索、桃仁、红花、苏木,甚者加三棱、莪术;如有汗,加黄耆;如口干苦,加麦门冬。

32340 芎归理中汤(《产科发蒙》卷三)

【组成】理中汤(倍加人参,干姜炒黑)加川芎 当归

【主治】产后疲劳甚者,及产前患下利,而产后有热者。

32341 芎归理中汤(《产孕集》卷下)

【组成】芎䓖一钱五分 当归 党参 白术各三钱 炮姜 枳实各一钱 桃仁一钱五分

【主治】产后血瘀气结,挟寒而致心腹疼痛。

32342 芎归寄生汤

《医学正印》卷下。为《万氏家抄方》卷五"芎归补中汤"之异名。见该条。

32343 芎归寄生散(《胎产救急方》引《生生新书》,见《医方类聚》卷二二四)

【组成】川芎 川当归各三两 桑寄生一两

【用法】上剉。每服五钱,水煎服。

【主治】漏胎腹痛。

32344 芎归葱白汤

《胎产救急方》引《产宝》(见《医方类聚》卷二二四)。即方出《经效产宝》卷上,名见《圣济总录》卷一五四"芎䓖汤"。见该条。

32345 芎归疏肝汤(《医方简义》卷六)

【组成】川芎二钱 当归四钱 制香附二钱 炒青皮一钱 王不留行三钱 延胡三钱 蒲公英二钱 鹿角霜二钱 麦芽三钱(炒) 柴胡二钱 漏芦一钱 夏枯草二钱 路路通四个 枇杷叶五片(去毛)

【用法】水煎,入酒少许冲服。

【主治】乳痈,乳岩。

【宜忌】凡胎前不宜。

32346 芎归愈痛汤(《女科指南》)

【组成】人参 茯苓 半夏 柴胡 陈皮 枳实 当归 川芎 木香 砂仁 香附 甘草

【用法】加生姜五片,水煎服。

【主治】妇人腹痛有块。

32347 芎归鳖甲汤

《证治汇补》卷三。为《直指》卷十二"芎归鳖甲散"之异名。见该条。

32348 芎归鳖甲饮

《准绳·类方》卷一。为《直指》卷十二"芎归鳖甲散"

之异名。见该条。

32349 芎归鳖甲散(《直指》卷十二)

【异名】芎归鳖甲饮(《准绳·类方》卷一)、芎归鳖甲汤(《证治汇补》卷三)。

【组成】当归 川芎 芍药 青皮 陈皮 茯苓 半夏(制)各一分 鳖甲(醋炙黄)半两

【用法】上为散。每服三钱,加生姜五片,大枣二个,小乌梅一个,水煎服。

【主治】❶《直指》:劳疟寒热。❷《得效》:劳疟寒热,表里俱虚,真元未复,疾虽暂止,小劳复发。

【加减】热多,加柴胡;寒多,加草果。

【方论选录】《医略六书》:营阴亏损,痰伏于中,故疟疾愈而再作,得之疲劳伤肝,胃气不化焉。鳖甲滋肝阴以散结,当归养肝血以益营,川芎散血中之邪,白芍敛营中之阴,茯苓渗湿和脾,青皮利气和胃,半夏燥湿醒脾,乌梅敛津以收肝,生姜散痰涎以截疟也。使痰化气调则肝血充足而经气振,疟邪无不自解矣。此养营化气之剂,为疲劳疟复之专方。

32350 芎归鳖甲散(《济阳纲目》卷二十三)

【组成】人参五分 青皮 黄耆(蜜水炙) 鳖甲(醋炙) 当归 茯苓 白术 厚朴 香附 抚芎各八分 砂仁 山楂(去子) 枳实(麸炒)各五分 甘草三分

【用法】上剉一剂。加生姜一片,大枣二个,乌梅一个,水煎,食前温服。如制丸药,加阿魏醋煮化,水、醋糊为丸,如梧桐子大。每服三十丸,空心米汤送下。

【主治】劳疟,寒中有热,热中有寒,或半月十日,小劳复来,经久不愈。

32351 芎当泻心汤(《万氏女科》卷三)

【异名】芎归泻心汤(《胎产心法》卷下)。

【组成】归尾 川芎 延胡索 蒲黄 牡丹皮各一钱 桂心七分

【用法】水煎,另研五灵脂末一钱,食后调服。

【主治】产后败血停积,上干于心,心下胀闷,烦躁昏乱,狂言妄语,如见鬼神者。

32352 芎芷正气散(《伤寒全生集》卷二)

【组成】藿香 白术 厚朴 陈皮 半夏 茯苓 白芷 桔梗 大腹皮 苏叶 甘草 葱白 川芎

【用法】加生姜,水煎服。

【主治】内伤饮食,外感风寒,头疼无汗。

【加减】如发汗,去白术,加苍术;如渴,去半夏;呕吐,去甘草。

32353 芎芷石膏汤(《金鉴》卷四十三)

【组成】川芎 白芷 石膏 菊花 羌活 藁本

【主治】头痛眩晕,头风盛时发作,日久不愈。

【加减】苦痛者,加细辛;风盛目昏,加防风、荆芥穗;热盛,加栀子、连翘、黄芩、薄荷、甘草;大便秘,小便赤,加消、黄攻之,自愈也。

32354 芎芷香苏饮

《准绳·类方》卷一。为《增补内经拾遗》卷三引《局方》"芎苏散"之异名。见该条。

32355 芎芷香苏饮(《医林绳墨大全》卷一)

【组成】川芎 白芷 香附 紫苏 橘皮 甘草 葱白

【用法】加生姜一片,水煎服。

【功用】发散解表。

【主治】风寒;兼治风热,甚而头痛如破。

32356 芎芷香苏散(《方剂辞典》引《济生》)

【组成】川芎 白芷 香附子 陈皮 羌活各一钱 薄荷 紫苏各八分 甘草五分

【用法】加生姜、葱白,水煎服。

【主治】外感伤风,鼻塞声重,左脉浮缓。

【加减】加荆芥、防风,名荆防芎苏散。

32357 芎芷香苏散(《医方类聚》卷五十六引《管见良方》)

【组成】香附子(炒去毛) 紫苏各三两 陈皮(去白) 川芎 白芷各二两 甘草(炙)一两

【用法】上咬咀。每服三钱,水一大盏,加生姜三片,大枣一个,煎至七分,去滓热服,不拘时候。

【主治】四时瘟疫、伤寒,发热,头痛项强,百节酸疼;又疗伤风咳嗽,声重,鼻流清涕,腰背拘急。

32358 芎芷香苏散

《准绳·伤寒》卷二引《澹寮》。为《增补内经拾遗》卷三引《局方》"芎苏散"之异名。见该条。

32359 芎芷香苏散(《得效》卷九)

【组成】即原书卷一香苏散加川芎 白芷

【用法】上剉一剂。加生姜三片,大枣二个,水煎服。

【主治】伤风,鼻中清涕,自汗头痛,或发热。

32360 芎芷香苏散(《医便》卷二)

【组成】川芎 白芷 苏叶(紫者,去梗) 香附各一钱 陈皮 防风 羌活各八分 甘草五分

【用法】加生姜三片,葱白三寸,水一钟半,煎八分,食后热服。

【主治】春月伤风,鼻塞声重,或流清涕,咳嗽痰壅气逆,人迎脉浮缓。

【加减】有痰,加半夏一钱;咳嗽,加杏仁、桑白皮各八分,五味子十粒。

32361 芎芷香苏散(《嵩崖尊生》卷十)

【组成】川芎 白芷 香附 苏叶 陈皮 甘草 枳壳

【主治】感冒,发热恶寒。

32362 芎芷香苏散(《外科十法》)

【异名】芎芷香苏灵散(《医钞类编》卷二十一)。

【组成】川芎 白芷 紫苏叶 赤芍 陈皮 甘草各一钱 荆芥 香附 秦艽各一钱五分 连须葱白二寸

【用法】水煎服。如毒不消,随服银花、甘草等药。

【主治】发背。毒多挟风寒而发者。

【加减】若兼伤食,加山楂、麦芽、卜子;若内热极盛,加连翘、牛蒡子。

32363 芎莲透毒汤(《顾氏医径》卷五)

【组成】川芎 佩兰 藿香 紫草 银花 灯芯 白芷 菖蒲 木香 红花 绿豆 生草

【用法】水煎服。秽触者必痒,用苍术、大黄、茵陈、红枣烧烟辟秽,继以玉枢丹合本方。

【主治】痘证热逾三日,应现而不现,因秽触所致者。

32364 芎芷藿苏散（《医便》卷二）

【组成】川芎一钱 白芷八分 细辛五分（去叶）干葛一钱 甘草三分（生） 紫苏叶一钱 藿香八分（去土） 半夏一钱（姜制） 陈皮八分 苍术（麸炒）一钱 枳壳（去瓤）七分 桔梗（去芦）七分 淡豆豉八分（不用亦可）

【用法】加生姜三片,葱白一根,水一钟半,煎八分,食后热服。

【主治】春初人事劳扰,饥饱失节,或解衣沐浴,触冒风寒,致成内伤外感,头疼发热,呕吐眩闷,膈胀痛,恶食,或鼻流清涕,咳嗽生痰,鼻塞声重。

【宜忌】有汗不可用葱白。忌腥荤三五日。

【加减】头痛不止,加藁本八分;呕吐不止,加干姜（炒）、砂仁（炒）各七分;发热,或潮热不退,加柴胡、黄芩各一钱;胸膈胀闷,加山楂、枳实各一钱;发而汗不出,热不退,加麻黄一钱半、葱白二根;咳嗽生痰,加杏仁、前胡、金沸花（去梗）各八分,南五味子五分。

32365 芎苏五苓饮（《穷乡便方》）

【组成】抚芎 防风 泽泻各八分 香附米 木通 苏叶 猪苓 赤茯苓各一钱 羌活七分 甘草二分 生姜三片

【用法】水煎,不拘时候服。

【主治】湿温。春末夏初风湿时感湿病,头痛潮热,身体沉困,或汗或泄。

32366 芎苏五苓饮（《穷乡便方》）

【组成】抚芎四分 苏叶五分 陈皮 羌活 木通 香附米 猪苓 泽泻各六分 甘草三分 赤茯苓八分 生姜三片

【用法】水煎,食后服。

【主治】手阳明经平素有湿积,再感秋时燥气,而发痢病,初有潮热,头痛,兼有时气。

32367 芎苏泻白散（《伤寒大白》卷一）

【组成】川芎 紫苏 防风 桑白皮 地骨皮 荆芥 甘草

【主治】风伤肺气,咳嗽,寒热,头痛。

【加减】若症兼太阳,加羌活;兼阳明,加干葛、白芷;兼少阳,加柴胡。

32368 芎苏香葛散（《医便》卷二）

【组成】紫苏叶（去梗）一钱 香附（炒） 白茯苓（去皮） 干葛 藿香 半夏（制） 前胡（去芦） 陈皮 川芎各八分 白芷 防风（去芦）各七分 甘草三分 苍术一钱五分 羌活一钱

【用法】加生姜三片,葱白连须二根,水二钟,煎一钟,热服。厚被覆汗为度,无汗再服。

【主治】春月感冒伤寒,及感触山岚瘴毒疠气,头疼身痛,恶寒发热,人迎脉浮大。

【宜忌】忌鸡、鱼、猪、羊肉。

32369 芎苏柴陈汤（《医学传灯》卷下）

【组成】川芎 紫苏 柴胡 黄芩 半夏 甘草 陈皮 白茯苓

【主治】疟疾初起,头疼身痛,热多汗出者。

32370 芎辛导痰汤（《奇效良方》卷二十四）

【组成】川芎 细辛 南星 陈皮（去白） 茯苓各一钱半 半夏二钱 枳实（麸炒） 甘草各一钱

【用法】上作一服。水二钟,加生姜七片,煎至一钟,食后服。

【主治】❶《奇效良方》:痰厥头痛。❷《杂病源流犀烛》:由风痰而致眉棱骨痛,连于目不可开,昼静夜剧者。

32371 芎辛益气汤（《杏苑》卷五）

【组成】黄耆一钱二分 人参一钱 甘草（炙） 升麻 川芎各五分 白术（去油） 橘皮 当归各八分 柴胡 蔓荆子各四分 细辛二分

【用法】上㕮咀,用水煎,食远热服。

【主治】劳役或房欲过伤,气血俱虚,倦怠头疼。

32372 芎辛菊花散（《保命歌括》卷十五）

【组成】川芎 羌活 白芷 防风 荆芥 薄荷各一两 细辛 甘草 菊花各五钱

【用法】上为细末。每服二钱,清茶调,食远服。

【主治】风热头痛,发作无时。

32373 芎劳三棱汤（《普济方》卷三三四）

【组成】芎劳 白芷各一两 荆三棱（炮,剉） 桑根白皮（剉） 白术各一两 生干地黄（剉） 牡丹皮（去心） 桂（去粗皮） 甘草 黄芩（去黑心） 当归（切,焙） 芍药各三分

【用法】上为末,炼蜜为丸,如梧桐子大。每服二十丸,空心、食前米饮送下,或温酒调下,一日三次。渐加至三十丸,即愈。

【主治】妇人月水来,腰腹疼痛不可忍,兼治呕逆不食。

【备考】本方方名,据剂型当作"芎劳三棱丸"。

32374 芎劳天麻丸（《御药院方》卷一）

【组成】芎劳二两 天麻半两

【用法】上为细末,炼蜜为丸,每一两半作二十丸。每服一丸,食后细嚼,茶、酒任下。

【功用】清利头目,消风化痰,宽胃利膈。

【主治】心忪烦闷,旋运欲倒,颈项紧急,肩背拘倦,神昏多睡,肢体烦痛,皮肤瘙痒,偏正头痛,鼻塞声重,面目浮肿。

32375 芎劳补中汤（《济生》引《校正时贤胎前十八论治》,见《医方类聚》卷二二四）

【异名】芎归补中汤（《回春》卷六）、芎归补血汤（《叶氏女科》）。

【组成】干姜（炮） 阿胶（剉,蛤粉炒） 芎劳 五味子各一两 黄耆（去芦,蜜水炙） 当归（去芦,酒浸） 白术 赤芍药各一两 木香（不见火） 人参 杜仲（去皮,剉,炒） 甘草（炙）各半两

【用法】上㕮咀。每服四钱,水一盏半,煎至一盏,去滓,不拘时候通口服。

【功用】产后用之,养新血,去瘀血,补虚扶危。

【主治】❶《奇效良方》:怀孕血气虚弱,不能卫养,以致数月而堕,名曰半产。❷《叶氏女科》:劳役感寒,以致气虚下坠者。

32376 芎䓖补血汤(《胎产秘书》卷上)

【组成】川芎 白术 阿胶 白芍 杜仲 人参 黄耆 木香 五味各一钱 甘草八分 生姜一片 大枣二个

【主治】妊娠月未足,由气血虚弱,脏腑皆虚,加以病患相感,情欲相扰,以致精血攻冲,侵损荣卫而胎无所养,而半产胎未堕,血行腰痛者。

32377 芎䓖附子汤(《普济方》卷四十六引《十便良方》)

【组成】附子 芎䓖各半两 生姜一两

【用法】上切细,如麻子大,拌匀。每服五钱,水二大盏,慢火同煎至一盏,去滓,食后温服;间日三四次,不得并服;呕逆,食前服。

【主治】风寒客于头中,清涕,项筋拘急坚硬;又治胸中寒痰,呕吐清水。

32378 芎䓖前胡汤(《圣济总录》卷一六一)

【组成】芎䓖一两 前胡(去芦头)三分 黄芩(去黑心)半两 芍药一两 蒲黄(微炒)一两半 桃仁(汤浸,去皮尖,别研)三分 当归(剉,炒)三分 桂(去粗皮)三分 甘草(炙,剉)一两 大黄(剉,炒)半两 生干地黄(焙)二两

【用法】上为粗末。每服二钱匕,水一盏,加生姜三片,大枣一个(擘),煎七分,去滓温服,不拘时候。

【主治】产后心腹痛,血气不利。

32379 芎䓖温中汤

《奇效良方》卷六十三。为《千金》卷四"芎䓖汤"之异名。见该条。

32380 芎菊上清丸(《全国中药成药处方集》禹县方)

【组成】生大黄 生栀子 川芎 防风 桔梗 白菊花 黄芩各六两 荆芥三两 滑石四两 生甘草九两 薄荷三两 黄柏九两

【用法】上为细末,水为丸,如绿豆大。每服二钱,白开水送下。

【主治】上焦火盛,偏正头疼,鼻塞耳鸣,头面发热。

【宜忌】寒症忌用。

32381 芎菊上清丸(《中国药典》2010版)

【组成】川芎20克 菊花240克 黄芩120克 栀子30克 炒蔓荆子30克 黄连20克 薄荷20克 连翘30克 荆芥穗30克 羌活20克 藁本20克 桔梗30克 防风30克 甘草20克 白芷80克

【用法】用水泛丸。口服,一次6克,一日2次。

【功用】清热解表,散风止痛。

【主治】外感风邪引起的恶风身热,偏正头痛,鼻流清涕,牙疼喉痛。

【宜忌】体虚者慎用。

【备考】本方改为片剂,名"芎菊上清片"。

32382 芎菊上清片

《中国药典》2010版。即原书"芎菊上清丸"改为片剂。见该条。

32383 芎菊茶调散(《慈禧光绪医方选议》引《局方》)

【组成】荆芥二钱 防风二钱 川芎二钱 甘菊三钱 细辛五分 白芷二钱 茅术二钱(炒) 薄荷八分 生草八分

【用法】上为细末。每用一二钱,清茶调服。

【功用】祛风止痛。

【主治】鼻塞头痛,头风诸症。

32384 芎菊茶调散(《北京市中药成方选集》)

【组成】薄荷四十两 羌活十两 芥穗二十两 白芷十两 防风二十两 细辛六两 菊花二十两 甘草六两 川芎十六两

【用法】上为细末,过罗。每服二钱,用茶水调下。

【功用】散风清热。

【主治】感冒风寒,风热上攻,头昏目眩,偏正头痛,鼻塞声重。

32385 芎椒白术散

《鸡峰》卷十六。为《金匮》卷下"白术散"之异名。见该条。

32386 芎归六君子汤(《医方集解》)

【组成】当归 芎䓖 人参 白术 茯苓 甘草 橘红 半夏

【用法】加生姜,水煎服。

【主治】妇人体肥气虚,痰滞经络,经水后期,其来涩少。

【方论选录】此足太阴、厥阴药也。二陈治其痰滞;参、术补其气虚,气行则痰行;芎、归活其经血。

32387 芎归四君子汤(《类证治裁》卷八)

【组成】四君子汤加川芎 当归

【主治】食癥,脾气虚,血不行者。

32388 芎归加古拜汤(《不知医必要》卷四)

【组成】当归三钱 川芎 秦艽各一钱 炮姜七分 荆芥穗二钱

【用法】上为末。生姜汤调下。

【主治】妇人产后,外感身痛,兼鼻塞恶寒者。

32389 芎归加芍药汤

《医学纲目》卷三十五。为《三因》卷十七"芎䓖当归加芍药汤"之异名。见该条。

32390 芎归加黑豆汤(《医林纂要》卷八)

【组成】当归五钱 川芎三钱 黑小豆一合(炒焦,乘热淬水中,煎)

【用法】水七分,酒三分,同煎至七分,加童便冲服。

【主治】横生倒产,死胎不下,血上冲心,并治产后血瘀腹痛,发热头痛。

【方论选录】临产催生,芎归汤可矣。其有伤胎伤血,及胎死不下,则用此方,产后亦可通用。以芎、归滋血行血,而黑豆补腰肾,童便滋阴去瘀。

32391 芎芷香苏灵散

《医钞类编》卷二十一。为《外科十法》"芎芷香苏散"之异名。见该条。

32392 芎䓖加芍药汤

《中国医学大辞典》。为《三因》卷十七"芎䓖当归加芍药汤"之异名。见该条。

32393 芎术姜栀二陈汤(《回春》卷五)

【组成】川芎一钱 干姜(炮)一钱 苍术(米泔制)一

钱　栀子(炒)一钱　陈皮(去白)二钱二分　半夏(姜汁炒)一钱　茯苓(去皮)一钱　甘草五分

【用法】上剉一剂。加生姜五片,水煎,正痛时温服。痛止,待半日方可饮食。

【主治】素有痰火,胃脘急痛不可忍者,食不能消。

32394　芎莠汤加芍药方

《妇人良方》卷二十二。为《三因》卷十七"芎莠当归加芍药汤"之异名。见该条。

32395　芎莠当归加芍药汤(《三因》卷十七)

【异名】芎莠汤加芍药方(《妇人良方》卷二十二)、芎归加芍药汤(《医学纲目》卷三十五)、芎归汤(《万氏家抄方》卷一)、芎莠汤(《校注妇人良方》卷二十二)、芎莠加芍药汤(《中国医学大辞典》)。

【组成】川芎　当归　芍药各等分

【主治】❶《三因》:产后惊悸恚怒,脏气不平,或服断血药早,致恶血不消,郁满作坚,而成崩中。❷《医学纲目》:产后血崩眩晕。

【备考】《妇人良方》本方用法:上㕮咀,每服四钱,水一盏半,煮取七分,出滓热服,不拘时候。

吉

32396　吉利散(《良方集腋》卷下)

【组成】当归　赤芍　香附　羌活　薄荷各一两　枳壳　广皮　紫苏　五灵脂　人中黄(煅)各一两五钱　延胡索二两五钱　川芎　乌药　白芷各八钱　防风二两　甘草三钱

【用法】上为极细末。每服三钱,空心以红糖、油、陈酒调下。

【主治】新旧诸般损伤。

32397　吉利散(《伤科大成》)

【组成】当归　川芎　枳壳　陈皮　香附　厚朴　木香　苏木末　刘寄奴　落得打　三七　乳香　没药　扁蓄各等分

【用法】上为末。每服三钱,温酒调下。

【功用】行气活血止痛。

【主治】跌打损伤,红肿不消,阵阵作痛。

32398　吉祥丸(《千金》卷二)

【组成】天麻一两　五味子二两　覆盆子一升　桃花二两　柳絮一两　白术二两　芎莠二两　牡丹一两　桃仁一百枚　菟丝子一升　茯苓一两　楮实子一升　干地黄一两　桂心一两

【用法】上为末,炼蜜为丸,如豆大。每服五丸,空心以苦酒送下,日中一次,晚一次。

【功用】《饲鹤亭集方》:补肝养血,助脾肾正气。

【主治】妇人寒瘀凝结子宫,月经不调,积年不孕。

❶《千金》:女人积年不孕。❷《女科切要》:妇人气食生冷,其腹多痛,经准不孕。❸《饲鹤亭集方》:妇人血积胞门,或寒凝子宫,致气脉不荣,积年不孕。❹《中国医学大辞典》:任脉不荣,冲脉少藏,经事不调。

【方论选录】《千金方衍义》:桃花令人好颜色;柳絮能除面热黑,斯亦闺人之所需。其地黄、芎莠、楮实养血

壮筋,菟丝、覆盆、五味补精益气,牡丹、桂心、桃仁和营暖宫,茯苓、白术、天麻清痰逐湿,饮用苦酒,取酸收以归子宫也。

32399　吉祥丸(《中国医学大辞典》)

【组成】大熟地八两　鹿角霜　白芍药　党参　当归　杜仲　茯苓　菟丝子各四两　甘草(炙)　官桂　川芎　川椒各二两

【用法】上为细末,炼蜜为丸,如梧桐子大。每服五钱,淡盐汤送下。

【主治】妇人子宫寒冷,瘀积胞门,任脉不荣,冲脉少藏,经事不调,积年不孕。

32400　吉祥油(《青囊秘传》)

【组成】雄黄三钱　明矾一两五钱　花椒二钱　松香一两　猪板油半斤　江青布三尺

【用法】上药与油,将布卷包,用火夹夹住,麻骨火烧,下以碗承油。搽之。

【主治】湿毒臁疮,黄水常流,常结痂而淫痒。

32401　吉州醒脾散

《袖珍》卷四。即《医方大成》卷十引汤氏方"醒脾散"。见该条。

32402　吉州醒脾散

《奇效良方》卷六十四。为《活幼口议》卷十四"醒脾散"之异名。见该条。

老

32403　老龙丸(《普济方》卷二一九引崔磨方)

【异名】苍龙丸(原书同卷)、老奴丸(《奇效良方》卷二十一)。

【组成】母丁香　紫霄花　肉苁蓉(酒浸)　菟丝子(酒浸)　蛇床子　巴戟　仙灵脾　白茯苓(去皮)　远志(去心)　八角茴香各二两　灯草二钱　毕澄茄　胡桃肉　车前子　草薢　马蔺花(酒浸)　牡蛎(火烧炒六次)　韭子种　木通(酒浸)各一两　干漆(炒去烟)三两　山茱萸　破故纸(酒浸)　全蝎　桑螵蛸(酒浸)　龙骨各一两半　熟地黄五两　当归五钱　沉香五钱　木香五钱　大蜘蛛七个　(一方无桑螵蛸、当归)

【用法】上为细末,炼蜜为丸,如梧桐子大。每服三十丸,空心温酒送下。

【功用】❶《普济方》:添精补肾虚,去冷除风湿,扶经更起阳。❷《饲鹤亭集方》:兴元阳,种子嗣。

【主治】❶《普济方》:年高气衰虚耗,风湿脚疼痛。❷《饲鹤亭集方》:下元虚损,精虚无子,及五劳七伤,腰膝酸痛,小肠疝气。

【临床报道】无子:《普济方》:褚氏无子,得此药修合未服,夫主有老奴七十之上,腰脚疼痛,曲背而行,褚氏以此药服之,其老奴语褚氏曰,自服此药,深有灵验,诸疾悉痊,房事如少壮之人。于是与褚氏通,因后有孕。一日,褚氏服药,其家母视之,切究其由,得其实,因打死此老奴,并折其腿,骨髓皆满,皆药之效也。

32404　老奴丸

《奇效良方》卷二十一。为《普济方》卷二一九"老龙

丸"之异名。见该条。

32405　老军散(《古今医鉴》卷十五)

【组成】大黄(半生半煨)　甘草各等分

【用法】上为细末。每用一匙,空心温酒调服一二服。疏利为度。

【主治】发背痈疽,疔疮恶毒,一切无名肿毒,焮热初起未溃者。

32406　老君丹(《古今医鉴》卷十五)

【组成】老君须四分　紫背天葵三钱　乳香三钱　没药　红曲　防风　红花各三钱　栀子五分　当归八分　川芎四分　草果仁一钱　血竭五分　孩儿茶五分　土茯苓五分　金银花五分　白芥子五分

【用法】上为粗末。先用独蒜一个,顺擂烂,入好酒一碗,滤去滓,入药于内,重汤煮一时,食后、临卧服三剂。

【主治】瘰疬,并痰核结硬。

32407　老君丹(《疡医大全》卷三十四引张元履方)

【组成】白粉霜一两　蜈蚣(去足)　全蝎(酒洗)　直僵蚕(炒去丝)　穿山甲(土炒)　朱砂(水飞)　雄黄(水飞)　广三七　蟾酥各五钱　乳香(去油)　没药(去油)　防风　荆芥各三钱　牛黄三分(或加青蛇末、苍龙末各五钱更妙)

【用法】上为细末,老米糊为丸,如绿豆大,阴干。每服一分或二三分,黄酒送下。

【主治】杨梅结毒,一切无名肿毒,痈疽,疔毒,对口,痰核瘰疬,湿痰流注。

32408　老鸡丸(《灵验良方汇编》卷下)

【组成】胡黄连　银柴胡　人参　黄芪　熟地　川芎　远志　肉苁蓉　秦艽　甘草　当归各一两　山药　白术　五味各五钱　天冬　麦冬各一两二钱

【用法】上为末,用老鸡一只,去油蒸烂,同药捣千余下,细极无骨渣,炼蜜为丸,如梧桐子大。每服八九十丸,空心米饮送下。

【主治】妇人下元气虚,五心烦热,食少,子宫冷,赤白带下,经水不调。

32409　老疟丸(《医学入门》卷七)

【组成】常山　草果各二两

【用法】上药用酒、醋各一碗,入砂锅内浸一宿,再入青皮、陈皮、半夏、乌梅、三棱、莪术、砂仁、槟榔各一两,同浸半日,煮干,晒,为末,半酒半醋打糊为丸,如梧桐子大。每服三十丸,白汤送下。

【主治】久疟不愈,腹痛有母。凡积聚及行瘴湿地方尤宜。

32410　老疟丹(《医方类聚》卷一二三引《澹寮》)

【组成】桃仁(去皮尖,略炒)　鳖甲(醋炙)　常山(酒煮)　豆豉(和梅蒸,或发面研)各等分

【用法】上蒸烂乌梅肉研膏为丸。每服三十丸,白熟汤送下,不拘时候,日十数服。

【主治】老疟。

32411　老疟丹(《脉因证治》卷上)

【组成】川芎　桃仁　红花　当归　苍术　白术　白芷　黄柏　甘草

【用法】上水煎,露一宿,次早服之。

【主治】老疟风暑,入阴在脏,碍血气。

32412　老疟饮(《三因》卷六)

【异名】痎疟饮(《古今医鉴》卷五)。

【组成】苍术(泔浸)　草果(去皮)　桔梗　青皮　陈皮　良姜各半两　白芷　茯苓　半夏(汤洗去滑)　枳壳(麸炒,去瓤)　甘草(炙)　桂心　干姜(炮)各三钱　紫苏叶　川芎各二钱

【用法】上剉散。每服四大钱,水二盏,盐少许,煎七分,去滓,空心服,日三夜一。仍吞下红丸子。

【主治】久疟,结成癥瘕癖在腹胁,诸药不去者。

32413　老鸦丹

《杨氏家藏方》卷二十。为原书同卷"枸杞子丸"之异名。见该条。

32414　老姜丸(《鸡峰》卷十二)

【组成】生姜十两(洗净,连皮薄切作姜钱)　净茴香十两(同生姜拌匀,共淹一宿,次日炒干,以生姜干脆为度)　青盐十两(捶碎,以银石铫炒尽硫黄黄气,摊冷)

【用法】上为末,好酒调面糊为丸,如梧桐子大。每服三十丸,空心温酒或米饮送下,一日二次。三两日内便觉心头快,进美饮食。

【功用】补养脾胃。

32415　老鸭果(《仙拈集》卷二引王永光方)

【组成】老白鸭一只

【用法】去毛,水洗净,用竹刀剖开,去肠肝肺,不见水,仍入内,再入龙眼肉四十九个,桃仁十个,莲肉一两五钱,贝母五钱,线缝紧密。用新砂锅一个,陈酒一斤,童便二斤,甜水一斤,煮极烂熟,先用肚内果子鸭汤,随用鸭肉,可下饭。至重者四五服痊愈。

【主治】痨病痰嗽。

32416　老鼠屎

《饲鹤亭集方》。为原书"万应锭"之异名。见该条。

32417　老痰丸(《医统》卷四十三引王节斋方)

【组成】天门冬(去心)　黄芩(酒炒)　海粉(另研)　橘红(去白)各一两　连翘半两　桔梗　香附子(淡盐水浸,炒)各半两　青黛(另研)一钱　芒消(另研)二钱　瓜蒌仁(另研)一两

【用法】上为细末,炼蜜(入姜汁少许)为丸,如龙眼大。噙嚼一丸,细咽之,清汤送下;或丸如绿豆大,淡姜汤送下五六十丸。

【功用】润燥开郁,降火消痰。

【主治】火邪炎上,凝滞于心肺之分,肺气不清,老痰郁痰结成粘块,凝滞喉间,吐咯难出。

【方论选录】此方天冬、黄芩泻肺火,海粉、芒消咸以软坚,瓜蒌润肺消痰,香附、连翘开郁降火,青黛去郁火,故不用辛燥之药。

32418　老蔻丸(《全国中药成药处方集》吉林方)

【组成】老蔻四两　贡桂六两　丁香二两　当归　半夏　陈皮各三两　莱菔四两　木香二两　油朴　青皮各四两　二丑六两　砂仁二两　莪术　三棱各四两　甘草二两　枳壳　草果各三两　槟榔四两　乌药三两　川芎二两　神

曲　山楂　白术　熟军各四两

【用法】上为细末,炼蜜为丸,每丸二钱一分重,贮瓷坛内以免风干失效。每服一丸。服后缓泻,胸即畅快。每服三四丸即收特效。

【功用】温寒顺气,消食化湿,通导利便。

【主治】脾寒泄泻。脾经寒湿,水谷不化,腹疼泄泻,肠鸣腹冷;肝郁气滞,暴怒伤肝,肝气横逆,胸脘胀闷,暖气纳少;寒疝,寒气走窜,上冲胃脘,下牵睾丸,疼痛欲绝,胃寒呕吐,胃寒不运,食不消化,朝食暮吐。

【宜忌】忌食辛辣。

32419　老膜散(《医统》卷六十一引《局方》)

【组成】硇砂五分(上下瓦合定泥固,文火煅枯)　龙骨(煅)三钱　巴豆(去油)二厘(甘草水煮)　白丁香三分(飞)

【用法】上为极细末。点眼。

【主治】老膜经年不放光。

32420　老膜散(《异授眼科》)

【组成】珍珠二分　熊胆一分五厘　辰砂一分五厘　陀僧一分五厘　蕤仁一分五厘　白丁香一分五厘　荸荠粉二分　硇砂(升过)一分

【用法】上为细末。点之。

【主治】翳膜极重者。

32421　老子乳丹(《圣惠》卷九十四)

【异名】太乙神丹。

【组成】蜜三升　新生儿乳三升

【用法】上合煎一两沸,以不津器盛之。每日空心服一中盏。

【功用】补益。

32422　老柏皮散(《圣惠》卷三十三)

【组成】老柏白皮二两(剉)　乌梅肉一两(微炒)　细辛二两　地肤子二两

【用法】上为细散。每服二钱,食后以温水调下。

【主治】眼雀目,至暮无所见。

【备考】本方方名,《普济方》引作"白皮散"。

32423　老鹳草膏(《北京市中药成方选集》)

【组成】老鹳草四百八十两

【用法】将老鹳草洗净泥土,水煎三次,每次过滤去滓,合并滤液,用文火煎熬,浓缩收膏,以不渗纸为度。每一两清膏,兑炼蜜二两,装瓶重二两。每服三至五钱,温开水冲下。

【功用】❶《北京市中药成方选集》:舒筋活络,祛风除湿。❷《中药制剂手册》:活血止痛。

【主治】风湿麻木,筋骨不舒,手足疼痛,皮内作痒。

32424　老人便秘方(《效验秘方》赵恩俭方)

【组成】黄芪 30 克　银花 20 克　威灵仙 10～20 克　白芍 20 克　麻仁 20 克　肉苁蓉 20 克　厚朴 3～10 克　当归 20 克　酒大黄 3～10 克

【用法】水煎服,每日 1 剂。酒大黄不后下。此方可连服,俟大便调顺再停药。

【功用】益气养液,润肠导滞。

【主治】老年虚证便秘。

32425　老年白带方(《妇科玉尺》卷五)

【组成】黄柏　五味　杜仲各四钱　萸肉五钱　补骨脂　牡蛎(煅)各三钱　醋香附八钱　砂仁　川椒　川芎　茯苓　车前子各二钱　醋炒艾叶一钱　醋化阿胶五钱　白芍六钱

【用法】鹿角胶为丸。盐汤送下。

【主治】年老人久带。

32426　老年延寿丹(《全国中药成药处方集》济南方)

【组成】茯神八两　枣仁(炒黑)　当归元肉　茯苓丽参　麦冬　熟地　远志各四两　香附三两(酒制)

【用法】上为极细末,炼蜜为丸,如梧桐子大。每服三钱,小米汤送下。

【主治】老人气血衰弱,失眠无力。

32427　老年阴痒方(《效验秘方》姚寓晨方)

【组成】内服:熟女贞 15 克　旱莲草 15 克　何首乌 12 克　山萸肉 12 克　炒赤白芍各 10 克　炙龟版 20 克(先煎)　生熟苡仁各 30 克　土茯苓 30 克　老紫草 15 克　福泽泻 10 克。外用方:仙灵脾　蛇床子　老紫草　覆盆子适量

【用法】内服方　水煎服,日 1 剂,早晚各 1 次。外用方水煎熏洗,并另将此四药各 50 克为末,加凡士林调匀外用。上二方 15 天为 1 疗程,停 3 天,再进行第 2 个疗程。

【功用】育阴填精,渗湿清热。

【主治】老年阴痒。

32428　老年咳喘片(《成方制剂》9 册)

【组成】白术　补骨脂　防风　甘草　黄精　黄芪淫羊藿

【用法】制成片剂。口服,一次 4～6 片,一日 3 次。

【功用】滋阴壮阳,扶正固本。提高免疫能力,促进病体康复。

【主治】老年慢性支气管炎及各种体虚症。

32429　老君长命丹(《良朋汇集》卷三)

【组成】白茯苓　粉甘草各四两　川椒　干姜各二两　白面六斤(炒热)

【用法】上为细末,用真麻油二斤,炼花泛净,凉温,入前药面为丸。如不成,可加炼蜜为丸,如弹子大。初服一日三丸,三日九丸,后一日一丸,饮凉水三口。一日不饮不渴,如要食,吃核桃一个,即饥思食。

【功用】养生。

32430　老君神白散(《普济方》卷一三五引《余居士选奇方》)

【组成】白术　附子各二两　桔梗　细辛　甘草各一两

【用法】上为细末。白汤点服。

【主治】伤寒阴证。

32431　老君神明散

《活人书》卷十七。为《肘后方》卷二"老君神明白散"之异名。见该条。

32432　老君益寿散(《圣惠》卷九十四)

【组成】天门冬五两(去心,焙)　白术四两　防风一两(去芦头)　干姜一两半(炮裂,剉)　熟干地黄二

两 细辛一分 桔梗一两(去芦头) 天雄半两(炮裂,去皮脐) 远志(去心) 肉苁蓉(酒浸,去皱皮) 泽泻各一两 石斛(去根,剉) 桂心 柏实 云母粉 石韦(去毛) 杜仲(去粗皮,剉) 牛膝(去苗) 白茯苓 菖蒲 五味子 蛇床子 甘菊花 山茱萸各半两 附子一两半(炮裂,去皮)

【用法】上为散。每服三钱,平旦酒下。冬月日三服,夏平旦一服,春秋平旦,日暮各一服。

【功用】驻颜益寿。

32433 老翁神杖散(《卫济宝书》卷下)

【组成】梓寄生一两(采归以利瓷片轻手刮去外黄皮,再刮去中间白肉内心不用,瓦上微火焙干,磨子磨之) 夜明砂一两

【用法】上为细末。每服二钱,温酒调下。杀毒定疮,即以之用醋调敷,其头圆者敷其右,方者敷其左;丝瓜汁调尤佳。

【功用】杀毒定疮。

【主治】痈疽。

32434 老君神明白散(《肘后方》卷二)

【异名】老君神明白术散(《圣惠》卷十六)、老君神明散(《活人书》卷十七)、神明白散(《圣济总录》卷二十二)、神明白术散(《普济方》卷一四八)。

【组成】术一两 附子三两 乌头四两 桔梗二两半 细辛一两

【用法】上为末。正旦服一钱匕。一家合药,则一里无病,此带行所遇,病气皆消。若他人有得病者,便温酒服之方寸匕亦得。病已四五日,以水三升煮散,服一升,覆取汗出。

【功用】辟瘟疫。

【主治】瘴气疫疠,温毒。

32435 老君神明白术散

《圣惠》卷十六。为《肘后方》卷二"老君神明白散"之异名。见该条。

32436 老范志万应神曲(《成方制剂》17册)

【组成】白扁豆 白芥子 白曲 白芍 槟榔 薄荷 苍耳草 苍术 柴胡 车前子 陈皮 赤小豆 川椒 大黄 莪术 防风 麸皮 茯苓皮 甘草 高良姜 葛根 广藿香 诃子肉 厚朴 黄柏 黄芩 姜黄 荆芥 苦杏仁 辣蓼 麦芽 面粉 木香 芡实 羌活 青蒿叶 青皮 桑枝 砂仁 山楂 使君子 乌药 香附子 香薷 小麦 延胡索 泽兰 泽泻 栀子 枳壳 紫苏

【用法】制成方形块状,每块30克。煎服,一次30克,小儿酌减或遵医嘱。

【功用】疏风解表,消积化湿,醒脾开胃。

【主治】伤风感冒,夏令中暑,食积腹痛,呕吐泄泻等症。

【宜忌】孕妇忌服。

西

32437 西瓜膏(《全国中药成药处方集》天津方)

【组成】西瓜二个(不得低于三十斤) 陈皮二两 生石膏 制半夏 炒苏子 百合各一两 杏仁(去皮,炒) 生阿胶各五钱 甘草一两 生五味子三钱

【用法】熬汁,去滓过滤,将汁炼至滴毛头纸上背面不印为标准,收清膏一斤,兑蜜三斤,收膏装瓶。每服一两,开水冲下。

【功用】清热化痰止嗽,生津止渴。

【主治】咳嗽多痰,痰中带血,口燥咽干,胃热作呕。

【宜忌】风寒外感咳嗽忌服。

32438 西瓜霜(《疡医大全》卷十七)

【异名】咽喉独圣散(《疡科纲要》卷下)。

【组成】西瓜一个

【用法】用大黄泥钵一个,将西瓜一个照钵大小松松装入钵内,将瓜切显,以皮消装满瓜内,仍以瓜盖盖定,再以一样大的黄泥钵一个合上,外用皮纸条和泥将缝封固,放阴处数日,钵外即吐白霜,以鹅毛扫下收好,仍将钵存阴处,再吐再扫,以钵外无霜为度。收好。每用少许吹之。

【功用】《全国中药成药处方集》吉林方:止痛、防腐、消肿。

【主治】❶《疡医大全》:咽喉、口齿、双蛾喉痹,命在须臾。❷《王氏医存》:喉疼、火眼、火疮、肿毒、口烂、牙疼、外痔等一切热患。

【宜忌】《全国中药成药处方集》吉林方:忌食辛辣食物;白喉忌用。

32439 西瓜霜(《经验方》卷下)

【组成】秋季老西瓜一个

【用法】切开一片作盖,挖去内肉,取蜒蚰一大碗入瓜中,再入元明粉盛满,仍将切下之盖盖上,用竹钉钉上,夏布袋装之,挂于有风无雨处,下接瓷盆,以接滴下之水,此水能成白霜,候干透,研细末。临用时,加冰片少许。

【主治】喉风、乳蛾。

32440 西瓜霜(《北京市中药成方选集》)

【组成】西瓜霜二十两 冰片六钱

【用法】上为细末。每用一分,吹入喉内。

【功用】消肿止痛。

【主治】咽喉肿痛,乳蛾喉痹。

【宜忌】❶《北京市中药成方选集》:忌辛辣食物。❷《全国中药成药处方集》北京方:忌酒、肉、油、面。

【备考】西瓜霜制法:将大西瓜一个,切成两半放入瓦罐内盛之。每十斤西瓜放入火消一斤,芒消一斤,将口封固,挂于透风处,候其霜自行吐出,用刷扫下,再吐再扫,以罐外无霜为度。

32441 西瓜霜(《成方制剂》20册)

【组成】西瓜 硝石 芒硝

【用法】制成药粉剂。取药粉少许,吹至患处,一日3次。

【功用】清热泻火,消肿止痛。

【主治】肺胃火热上蒸引起:咽喉红肿,喉痹疼痛,喉结红肿,咽痛乳蛾,口舌生疮,牙龈宣肿,水浆不下。

【宜忌】忌食辛辣食物。

32442 西羚丸

《成方制剂》11册。为原书同册"西羚丹"之异名。见该条。

32443　西羚丹（《成方制剂》11册）

【异名】西羚丸。

【组成】冰片　川芎　大黄　地黄　甘草　黄柏　黄连　黄芩　羚羊角　龙胆　水牛角浓缩粉　玄参　玄明粉　栀子

【用法】制成丸剂。口服，一次1丸，一日2次。

【功用】退热消炎，清胃利便。

【主治】头疼牙痛，口舌生疮，暴发火眼，咽喉肿痛，大便不通，烦躁口渴。

【宜忌】孕妇遵医嘱服用。

32444　西圣丸

《仙拈集》卷四。为《回春》卷八"西圣复煎丸"之异名。见该条。

32445　西来方（《赤水玄珠》卷五）

【组成】硼砂二钱　苦葶苈子　海金沙各三钱　乳香一钱半　没药　牙皂各一钱半　槟榔　陈皮　三棱各二钱　莪术二钱半　木香一钱

【用法】上为末。每服五分，滚水调下。

【主治】腹中积块作胀作痛，大小便不利。

32446　西黄丸（《青囊秘传》）

【组成】炙净乳香　没药各一两　麝香一钱五分　西牛黄三分　雄精五钱

【用法】上为末，取饭一两，打烂，入末药，再打为丸，如萝卜子大，晒干忌烘。每服三钱，热陈酒送下，上部临卧服，下部空心服。醉卧被覆取汗，酒醒痛消痛息。

【主治】乳痈瘰疬，痰核流注，肺痈，小肠痈毒。

【备考】本方去雄精，改为胶囊剂，名"西黄胶囊"（见《成方制剂》）。

32447　西黄丸

《治疗汇要》卷下。为《外科全生集》卷四"犀黄丸"之异名。见该条。

32448　西清汤（《医醇剩义》卷三）

【组成】桂枝五分　栀子一钱五分（姜汁炒）　苏子一钱五分　桑皮二钱　杏仁三钱　橘红一钱　半夏一钱　茯苓二钱　蒺藜三钱　郁金二钱　生姜三片

【主治】胆咳，咳呕胆汁。

32449　西硼散（《杨氏家藏方》卷十一）

【组成】草乌头（紧实者）一枚（炮令七分熟）　西硼砂一两

【用法】上为细末。每用少许擦牙。

【主治】牙齿动摇。

32450　西汉古酒（《成方制剂》2册）

【组成】柏子仁　蛤蚧　狗鞭　枸杞子　黄精　鹿茸　松子仁

【用法】制成酒剂。口服，一次20～50毫升，一日2次，睡前服用效果更佳。

【功用】补肾益精，强筋补髓。

【主治】肾阳虚衰，阳痿，滑精，早泄，腰膝酸软，肢冷乏力，健忘，动则气喘等症。

32451　西台金丹（《仙拈集》卷三）

【组成】熟地三两　川芎　白芍　条芩　藁本　玄胡　茯苓　赤石脂　没药　丹皮　白薇　人参　香附各一两　桂心　甘草各一两五钱

【用法】上为末，每药一斤，用益母膏四两，同炼蜜为丸，如弹子大，约重二钱五六分，朱砂为衣，日色略照片时，瓷器收贮，清晨服一丸，调经者，白汤送下；安胎者，砂仁汤送下；产后血滞者，荆芥穗汤送下。

【主治】月水不调，赤白带下。

32452　西洋参酒（《丸散膏丹集成》）

【组成】西洋参

【用法】浸酒服用。

【功用】滋肺胃，养血气，生津止渴。

【主治】肺虚咳嗽，胃枯食少，及上中二焦阴虚液少诸证。

32453　西洋药酒（《冯氏锦囊·杂症》卷十四）

【组成】红豆蔻（去壳）　肉豆蔻（面裹煨，用粗纸包压去油）　白豆蔻（去壳）　高良姜（切片，焙）　甜肉桂（去粗皮）　公丁香（各研净细末）各五分

【用法】先用上白糖霜四两，水一饭碗，入铜锅内煎化，再入鸡子清二个煎十余沸，入干烧酒一斤，离火置稳便处，将药末入锅内打匀，以火点着烧酒片刻，随即盖锅火灭，用纱罗滤去滓，入瓷瓶内，用冷水冰去火气。随量少少饮之。

【主治】膈食翻胃，一切痢疾水泻。

32454　西黄胶囊

《成方制剂》17册。即《青囊秘传》"西黄丸"去雄精，改为胶囊剂，见该条。

32455　西风暴雨方（《喉科种福》卷四）

【组成】天冬三钱（酒浸）　玉竹四钱　麦冬二钱　泽泻一钱　生地五钱（酒浸）　防风一钱　磁石半钱　荆芥二钱　黄耆一钱半（生用）　当归一钱　白芍三钱　木通二钱　栀子三钱（生研）　苍术二钱　茯苓三钱　前仁三钱　雄黄一钱半（泡服）

【功用】杀虫，解湿热之毒。

【主治】脾湿积热，郁蒸于喉所致的虫喉症，久而喉烂生虫，且痒且痛。

【方论选录】方以玉竹、二冬作天气；以酒洗生地作地气；以泽泻交阴阳之气而成雨；以防风、荆芥偕磁石而发西风；以苍术偕栀子、木通、车前利湿而清郁热；以生耆偕当归、白芍生肌敛疮口，清脾热，而令东风不动；以雄黄一味解毒杀虫。

【备考】先以酽醋一碗，将报木桐根一握、煮鸡蛋一个，入热醋内，令病者张口吸其酸气，引出其虫，虫不尽，则以硫黄、砒霜、艾叶研末，纸卷烧燃熏鼻，虫即死，而痒止矣。方中磁石，以虎骨易之更妙，虎骨磨服。

32456　西圣复煎丸（《回春》卷八）

【异名】西圣丸（《仙拈集》卷四。）

【组成】乳香　没药　儿茶　丁香（焙）各一两　阿魏　白花蛇　血竭各四钱（俱为末）　白面（炒）一斤　蜂蜜（炼熟）六两　香油四两（煎熟）

【用法】上为末,入枣肉(水煮,去皮核)捣千余下,为丸如弹子大。每服一丸,土茯苓四两,水四碗,煎至二碗,入丸煎化,去滓温服。

【主治】杨梅疮后肿块经年,破而难愈,以致垂危。

32457　西州续命汤(《外台》卷十四引《肘后方》)

【异名】大续命汤(《千金》卷八引《胡洽方》)。

【组成】麻黄六两(去节)　石膏四两(碎,绵裹)　桂心　当归　甘草(炙)各二两　芎䓖　干姜　黄芩各一两　杏仁四十枚(去皮尖两仁)

【用法】上切。以水一斗九升,先煮麻黄再沸,吹去沫,后下诸药,煮取四升,初服一升,汗出即愈。汗后稍稍五合一服,饮食如常。

【主治】中风痱,身体不自收,口不能语,冒昧不识人,不知痛处,但拘急,中外皆痛,不得转侧。

【宜忌】忌生葱、海藻、菘菜。

32458　西州续命汤(《外台》卷十四引《古今录验》)

【组成】麻黄(去节)　干姜各三两　附子一两(炮)　防风　桂心　白术　人参　芎䓖　当归　甘草(炙)各一两　杏仁四十枚(去皮尖及两仁,碎)

【用法】上切。以水九升,煮取三升,未食分再服。覆令汗出。

【主治】卒中风,身体直,角弓反张,口噤。

32459　西州续命汤(《外台》卷十九引《古今录验》)

【组成】麻黄三两(去节)　石膏二两　芎䓖一两　生姜三两　黄芩一两　甘草一两(炙)　芍药一两　桂心一两　郁李仁三两(去皮)　防风一两　杏仁四十枚　当归一两

【用法】上切。以水九升,煮麻黄,去上沫,纳诸药煮取三升,分四服。初服取汗,米粉于衣里粉之。

【主治】中风入脏,及四肢拘急不随。

【宜忌】忌海藻、菘菜、生葱。

32460　西州续命汤(《千金》卷十五)

【组成】麻黄　生姜各三两　当归　石膏各二两　芎䓖　桂心　甘草　黄芩　防风　芍药各一两　杏仁四十枚

【用法】上㕮咀。以水九升,先煮麻黄,去沫,下诸药,煮取三升,去滓,分四服,一日二次。

【主治】肉极。虚热,肌痹淫淫,如鼠走身上,津液开泄,或痹不仁,四肢急痛。

【方论选录】《千金方衍义》:续命为风痱身体不能自收,正虚风中之首药,乃《古今录验》方中除去人参,加入黄芩,谓之西州续命。更添小续命中芍药、防风二味,并以生姜易干姜,即小续命中除去附子、防己,专力开发风痹。以无脾虚喘乏,故无取于人参;以无肾虚逆冷,故无取于附子;以无下体疼重,故无取于防己也。

【备考】本方方名,《普济方》引作"续命汤"。

32461　西来甘露饮(《赤水玄珠》卷二十八)

【异名】天萝水(《文堂集验方》卷一)。

【组成】丝瓜藤

【用法】霜降后三日,近根二尺剪断,将根头一节倒插入新瓦瓶中,上以物掩之,勿使灰尘飞入,次日以好新坛一只,将瓶中之汁倾在坛中,仍将藤照前插入瓶内,三日后汁

收尽,将坛封固,收藏听候取用。若发热,烦躁,口渴,未见红点,将茜根一两,水煎浓汁二酒杯,掺丝瓜汁二酒杯相和,服之立安,痘出亦轻。若已见标,颜色红紫及稠密者,用紫草煎浓汤冲服,便见红润。若夹斑者,犀角、紫草、茜根煎汤冲服,寒月用酒煎冲服。天行时疫,以生姜汁少许,加蜂蜜调匀服之。

【功用】解毒清热。

【主治】痘疮发热之初,五日以前而热不退,痘色红紫,口渴,大便燥结;并治疹家烦热,口干,咳嗽,疹色枯燥,或谵语喘急,睡卧不安。

32462　西园喉药散(《新药转正》39册)

【组成】黄连　人工牛黄　天花粉　薄荷　硼砂　栀子(焦)　青黛　珍珠　青果(炭)　川贝母　冰片

【用法】制成药粉剂。口腔用药,喷敷患处,每次0.2次,一日5次。

【功用】消热疏风,化痰散结,消肿止痛。

【主治】喉痹及乳蛾之发热,咽喉肿痛,吞咽不利,咽干灼热;急性咽炎、急性充血性扁桃体炎见有上述证候者。

32463　西岳华峰方

《医统》卷六十四。为《中藏经·附录》引《湘山野录》"地黄散"之异名。见该条。

32464　西洋十宝散(《外科全生集·新增马氏试验秘方》)

【组成】真血竭一钱六分　明雄黄四钱　上红花四钱　净儿茶二分四厘　辰州砂一钱二分　净乳香一钱二分　当归尾一两　净没药一钱四分　当门子三厘　梅片一分二厘

【用法】上为细末,入乳钵研至无声,收入瓷瓶,黄蜡封口,勿令泄气。刃伤并各器械伤,皮破出血者,以末药掺上包固,不可见风;跌打损伤,皮肉青肿,未破者,用陈醋调敷患处;内伤骨碎,或骨已断折,先将骨节凑准,用陈醋调敷患处,以纸包裹,外加老棉絮包好,再用薄板夹护,将绳慢慢系紧,不可移动,药性到骨自接,须静百日,勿犯房事,犯则必成残疾。刀伤深重,未致透膜者,先用桑皮纸线缝好,多掺药末于上,以活鸡皮急急调护如前骨损养法即愈;跌打昏迷不醒,急用一钱,同陈酒冲服。

【主治】跌打损伤,金疮。

32465　西域黄灵膏(《鸡鸣录》)

【组成】麻油五两　白蜡六钱　黄蜡五钱

【用法】同化烊,离火,入藤黄末三钱,搅匀冷定,下冰片一钱,再搅匀任用。

【主治】金刃伤,及痈疽疔毒,臁疮,血风疮。

【加减】如治杖夹伤,加银朱末一钱五分,青鱼胆五分。

32466　西黄化毒丹(《疡科心得集·家用膏丹丸散方》)

【组成】西黄一分　真珠三分　血珀五分　胆星三分辰砂三分

【用法】上为细末。均作三服,灯心汤调下。

【主治】疔疮火毒内陷,神识模糊,不醒人事。

32467　西黄化毒丹(《朱仁康临床经验集》引章氏方)

【组成】牛黄1.5克　琥珀末30克

【用法】先将牛黄研细,再将琥珀研细装瓶内。量儿大小,每日服0.15克至0.3克,蜂蜜少许调下。

【功用】清化解毒。

【主治】胎瘢疮(婴儿湿疹),大便不成形者。

【宜忌】服药期间,忌食鸡蛋、鱼腥、发物。

32468 西黄清醒丸(《成方制剂》6 册)

【组成】槟榔 冰片 薄荷冰 藏青果 防己 甘草 黄芩 金果榄 木香 栀子

【用法】制成丸剂。口服,一次 2 丸,一日 2 次。

【功用】清利咽喉,解热除烦。

【主治】肺胃蕴热引起的口苦舌燥,咽喉肿痛,烦躁不安,气滞胸满,头晕耳鸣。

【宜忌】忌食辛辣厚味。

32469 西黄醒消丸

《中国医学大辞典》。即《外科全生集》卷四"犀黄丸"。见该条。

32470 西王母四童散(《医心方》卷二十六引《大清经》)

【异名】王母四童散(《圣惠》卷九十四)、龟台王母四童散(《遵生八笺》卷四)。

【组成】胡麻(熬) 天门冬 茯苓 山术 干黄精 桃核中仁(去赤皮)各等分。

【用法】六物精治,合捣三万杵,且以酒服三方寸匕,一日二次。亦可水服。

【功用】返老还童。

【备考】《遵生八笺》有辰砂。

32471 西川石刻安肾丸(《玉机微义》卷十九引《局方》)

【异名】西蜀石刻安肾丸(《医统》卷四十八)。

【组成】青盐四两 鹿茸(炙) 柏子仁(净) 石斛 附子 川乌(炮) 巴戟(去心) 肉桂 菟丝子 苁蓉 韭子 葫芦巴 杜仲 破故纸(炒) 石枣 远志 赤石脂 茯苓 茯神 茴香(炒)各一两 苍术 川楝子 川椒 山药各四两

【用法】上为末,山药酒糊为丸,如梧桐子大。每服七八十丸,空心盐汤送下。

【主治】真气虚惫,脚膝弱缓,夜梦遗精,小便滑数而清。

32472 西王母玉壶赤丸(《医心方》卷十四引《深师方》)

【异名】仙人玉壶丸(《千金》卷十二)、耆婆丸(《医心方》卷十四)。

【组成】武都雄黄一两(赤如鸡冠) 八角大附子一两(炮称) 藜芦一两 上丹砂一两(不使有石者) 白礜石一两(炼之一日一夕) 巴豆一两(去皮、炙令紫色称之)(一方有真朱一两)

【用法】先治巴豆三千杵;次纳礜石,治三千杵;次纳藜芦,治三千杵;次纳雄黄,治三千杵;次纳附子,治三千杵;次纳白蜜,治三千杵;若不用丹砂而纳真朱二两,勿令泄气。大人服之皆丸如小豆大,若本病将服者,禁食生鱼、生菜、猪肉;服以下病者,宿勿食,明旦服二丸,不知者,饮暖米饮以发之令下,下不止,饮冷水以止之;病在膈上吐,膈下者下,或但噫气而愈。或食肉不消,腹坚胀或痛,服一丸立愈;风疝、寒疝、心疝、弦疝,每诸疝发腹中急痛,服二丸;积寒热老瘠,蛇瘠,服二丸;腹胀不得食饮,服一丸;卒大苦寒热往来,服一丸,卒关格不得大小便,欲死,服二丸;瘕结,服一丸,一日三次,取愈;下利重下,服一丸便断;若微者,射茵丸甚良;下利重下,服一丸便断

或复天行下便断,卒上气,但出不入及逆气冲喉,暴积聚者,服二丸,一日二次;疟未发服一丸,已发,服二丸便断;小儿百病痞寒中及有热,一百日至半岁者,以如黍米大一丸着乳头与服之;一岁以上,服如麻子大一丸,一日三次,皆以饮服;小儿大腹及中热恶毒,食物不化,结成坚积,皆服一丸,亦可以涂乳头使小儿乳之;伤寒勒色及时气病,以温酒服一丸,厚覆取汗,若不汗,复以酒服一丸,要取汗;欲行视病人服一丸,以一丸着头上,行无所畏;至死丧家,带一丸、辟百鬼;病苦淋露消瘦,百节酸疼,服一丸,一日三次;妇人产生余疾,及月水不通,及来往不时,服二丸,一日二次;卒霍乱心腹痛,烦满吐下,手足逆冷,服二丸;注病,百种病不可名,将服二丸,一日二次;若腹中如有虫,欲钻胁出状,急痛,一止一作,此是风气,服二丸;若恶疮不可名,病疥疽,以膏若好苦酒和药,先用盐汤洗疮去痂,拭令燥,以药涂之即愈;恶风游心、不得气息,服一丸即愈;耳出脓血汁,及卒聋,以赤楮皮裹二丸塞耳孔中即愈;痈肿痤疖瘰疬及欲作瘘,以苦酒和药涂之,齿痛,以绵裹小丸着齿孔中咋之;苦寒热往来,服二丸,若蛇蝮蜂蝎蛎所中及猘犬狂马所咋,以苦酒和涂疮中,并服二丸即愈;卒中恶欲死不知人,以酒若汤水和二丸,强开口灌喉中,捧坐令下;澼饮、留饮、痰饮,服一丸,以蜡和一丸如弹丸,着绛囊中以系臂,男左女右;中溪水毒,服二丸;已有疮在身,以苦酒和三四九涂疮上;忧患之气结在胸中,苦连噫及咳,胸中刺痛,服如麻子大三丸,一日三次;妇人胸中苦滞气,气息不利,小腹坚急,绕脐绞痛,浆服如麻子大一丸,稍增之如小豆大;心腹常苦切痛及中热,服一丸如麻子大,一日三次,五日愈;男女邪气鬼交通,歌哭无常,或腹大经绝,状如妊身,皆服如胡豆大三丸,日三次,夜一次,又以苦酒和之如饴,且以涂手间使,暮又以涂足三阴交及鼻孔,七日愈,又将服如麻子大一丸,一日三次,三十日止;腹中三虫,宿勿食,明平旦进牛羊肉,灸三脯,须臾便服如胡豆大三丸,日中当下虫,过日不下、复服二丸,必有烂虫下;小儿寒热,头痛身热及吐呃,服如麻子大一丸;小儿消瘦丁奚不能食,食不化,服二丸,一日三次,又苦酒和如饴,涂儿腹良;风目赤或痒,视物漠漠,泪出烂眦,以蜜解如饴,涂注目眦头;卒风肿,以苦酒若膏和涂之,即愈;风头肿,以膏和涂之,以絮裹之;若为蛄蜮所中,吐血,腹内如刺,服如麻子大一丸,稍益至胡豆大,亦以涂鼻孔中,以膏和,通涂腹背,亦烧之自熏;鼠瘘,以脂和涂疮,取驳舌狗子舐之即愈也。

【功用】解毒。

【主治】尸注,卒恶,水陆毒螫万病,积聚,心腹痛,中恶,痈疡,水肿胀满。男女与鬼交通,歌哭无常,或腹大绝经,状如妊娠;恶风逆气不得气息;忧患气结在胸心,苦连噫及咳,胸中刺痛,澼饮,痰饮;风疝,寒疝,心疝,弦疝,腹中三虫,卒关格,不得大小便,欲死;卒霍乱,心腹痛,烦满吐下,手足逆冷;下痢重下;疟未发或已发,寒热往来;伤寒勒色,时气热病;淋沥瘿瘰,百节酸痛;头卒风肿;耳聋,脓血汁出及卒聋;风目赤或痒,视物漠漠泪出,烂眦;齿痛;妇人产后余疾,及月水不通,往来不时;妇人胸中苦滞气,气息不利,少腹坚急,绕脐绞痛;小儿百病,惊痫痞塞及有热;小儿大腹及中热恶毒,食物不化,结成积聚;小儿寒热,头痛身热及吐乳;小儿羸瘦,丁奚,不能食,食不化。

【方论选录】《千金方衍义》：辟除恶毒之药，非猛力峻攻，无以建克敌之功。方中雄黄治寒热死肌，杀精物恶鬼邪气，胜五兵；附子治风寒痿躄，破癥坚积聚；藜芦治蛊毒泄利，杀蛊毒，去死肌；丹砂治身体五脏百病，养精神，安魂魄，杀鬼精恶物，与礜石治寒热风痹、腹中坚癖邪气；巴豆破癥瘕积聚，坚积留饮，荡练五脏六腑，开通闭塞，除蛊毒鬼疰邪物，种种皆辟除邪恶峻药，无不本诸本经。治宿患痼疾，确有五兵荡练之绩。而方后有无丹砂，真朱代用之说，真朱即矾红，取其涤除积垢，以安神识也。

【备考】用法中"次纳附子治三千杵"，原脱，据《千金》补。

32473 西岳真人灵飞散（《千金》卷二十七）

【异名】灵飞散（《千金翼》卷十三）。

【组成】云母粉一斤　茯苓八两　钟乳粉　柏子仁　人参　续断　桂心各七两　菊花十五两　干地黄十二两

【用法】上为末，生天门冬十九斤取汁搜药，纳铜器中蒸一石二斗黍米下，米熟晒干为末。先食饮服方寸匕，每日一次。

【功用】延年强身，悦颜固齿。

【宜忌】《张氏医通》：忌食胡蒜、羊血。

【方论选录】《千金方衍义》：云母为辟除三虫、伏尸，荡练脏腑积阴之药。更添《本经》云母性升，主中风寒热如在车船上，除邪气，安五脏，益精明目；钟乳补真阳，安五脏，通百节，利九窍；人参补五脏，安魂魄，除邪气，明目开心；益智久服轻身延年；茯苓守五脏正气，久服安魂养神，不饥延年；桂心利关节，益气补中，久服通神，轻身不老；柏子仁除风湿，安五脏，久服令人润泽美色，耳目聪明，不饥不老，轻身延年；得菊花补水制火，益金平木，久服利血气，耐寒延年；续断续筋骨，补不足，久服益气力；生地黄治伤中，逐血痹，填骨髓，长肌肉，久服轻身益气，延年不饥，且与茯苓、生地黄等皆能伏云母之性，使之驯良无悍，如无生者，不妨约取干者去心，杵烂熬膏和药，总在米下同蒸，生熟无异。服后白发尽落，故齿皆去，次以蜜丸服之而得更生，阴阳相济，非可言语形容。

【备考】《千金翼》有白术四两。

32474 西蜀石刻安肾丸

《医统》卷四十八。为《玉机微义》卷十九引《局方》"西川石刻安肾丸"之异名。见该条。

32475 西川罗赤脚仙还少丹（《洪氏集验方》卷一引陈晦叔方）

【异名】还少丸（《杨氏家藏方》卷九）、还少丹（《卫生宝鉴》卷六）、滋阴大补丸（《医学正传》卷三）、真人还少丹（《中国医学大辞典》）。

【组成】干山药　牛膝（酒浸一宿，焙干）各一两半　山茱萸　白茯苓（去皮）　五味子　肉苁蓉（酒浸一宿，焙干）　石菖蒲　巴戟（去心）　远志（去心）　杜仲（去粗皮，用生姜汁与酒合和，涂炙令熟）　楮实　舶上茴香各一两　枸杞子　熟干地黄各半两

【用法】上为末，炼蜜为枣肉为丸，如梧桐子大。每服三十丸，空心以温酒、盐汤送下，一日三次。至五日觉有力，十日精神爽健，半月气力稍盛，二十日目明，一月夜思饮食，

冬月手足常暖，久服无毒。

【功用】大补心肾脾胃，常服令人身体轻健，筋骨壮盛，怡悦难老，齿牢，永无瘴疟；妇人服之，姿容光悦，去一切病。

【主治】❶《洪氏集验方》引陈晦叔方：一切虚损，神志俱耗，精力不爽，腰脚沉重，肢体倦怠，气血赢乏，小便浑浊，子宫久冷。❷《杨氏家藏方》：脾胃怯弱，心松恍惚，精神昏愦，气血凝滞，饮食无味，肌瘦体倦，目暗耳聋。

【加减】如身热，加山栀子一两；心气不宁，加麦门冬一两；少精神，加五味子一两；阳弱，加续断一两。

32476 西岳莲华峰神传齿药

《三因》卷十六。为《中藏经·附录》引《湘山野录》"地黄散"之异名。见该条。

亚

32477 亚圣膏（《金鉴》卷六十二）

【组成】象皮一两　驴甲（即悬蹄）一块　鸡子清三个　木鳖子七个　蛇蜕二钱　蝉蜕四钱　血余三钱　穿山甲六钱　槐枝　榆枝　艾枝　柳枝　桑枝各二十一寸　黄丹　黄蜡　麻油三斤

【用法】上将药浸七日，煎如常法，滤去滓，每净油一斤，入黄丹七两，煎成膏，入黄蜡五钱化匀，再加血余五钱，儿茶三钱，乳香三钱，没药三钱，煅牡蛎五钱，五灵脂五钱，上六味研极细末，入膏内成膏，出火摊贴。

【主治】一切破烂诸疮并杨梅结毒。

再

32478 再生丸（《圣济总录》卷一七〇）

【组成】蜈蚣一条（酒浸一宿，炙）　干蝎（全者）七枚（炒）　蚕蛾十枚（炒）　白僵蚕（直者，炒）　丹砂（研）各一分　天南星（炮）　白附子（炮）　麝香当门子各一枚　薄荷心七枚　龙脑（研）　水银（锡结沙子）各一钱　棘刚子二十枚（炒）

【用法】上为细末，以石脑油和剂，油单裹，每服旋作一丸，如黍米大。冷水化下。须发前服，三服必效。后服睡脾散。

【主治】小儿虚风慢惊，搐搦，项筋紧强，手足逆冷，腰背拘急。

32479 再生丸（《中藏经》卷下）

【组成】巴豆一两（去皮，研）　朱砂一两（细研）　麝香半两（研）　川乌尖十四个（为末）　大黄一两（炒，取末）

【用法】上为末，炼蜜为丸，如梧桐子大。每服三丸，水化灌下。

【主治】厥死犹暖，及关格、结胸。

32480 再生丸

《御药院方》卷十。为《济生》卷八"狗宝丸"之异名。见该条。

32481 再生丹（《普济方》卷二三五）

【组成】沉香八钱半　木香五钱　槟榔五钱　大茴香一两（盐炒）　小茴香一两（盐炒）　木通一两　川山甲一两（酥炒）　全蝎一两（微炒）　通草一两　灯草五钱　头

红花二钱半

【用法】上为细末,甘草膏子为丸,如梧桐子大。每服三四十丸,空心酒、盐汤送下,干物压之。

【主治】一切劳证黄瘦,虚损,诸药不能治者。

32482　再生丹

《袖珍》卷三。为《杂类名方》"夺命丹"之异名。见该条。

32483　再生丹

《增补内经拾遗》卷四。为《急救仙方》卷二"飞龙夺命丹"之异名。见该条。

32484　再生丹

《续医说》卷九引《曾公谈录》。为《妇人良方》卷十九引华佗方"愈风散"之异名。见该条。

32485　再生丹(《遵生八笺》卷十八)

【组成】急性子五钱　知母五钱　硼砂五钱　枯矾三钱　五灵脂三钱　雄黄二钱　硇砂三分　郁金二钱五分　青盐二钱　麝香一钱　古石灰五钱(炒黄色)　黄牛胆一斤

【用法】上为细末,将胆汁拌成不干不湿如鼠粪样,装入胆内,阴干听用。每服一分二厘,烧汤送下。若遇痰火,蜜水调服。

【主治】翻胃吐食,膈气痰火。

32486　再生丹(《洞天奥旨》卷十)

【组成】桔梗一分　硼砂一分　山豆根一分　生甘草一分　牛黄一分　荆芥一分

【用法】上为极细末。用鹅翎插药五厘吹入蛾处,一日六次。痰涎出尽即愈。

【主治】双蛾、单蛾初起久患,喉痹。

32487　再生散(《圣济总录》卷一七二)

【组成】乌蛇(酒炙,取肉)　天麻　天南星(炮)　干蝎(炒)各一分　麝香(研)一钱匕　腻粉半钱匕(研)　丹砂(研)二钱　牛黄(研)　白附各一钱

【用法】上九味,除别研外,为散,入研药和匀。每服半钱匕,金银汤调下,早晚各一次。

【主治】小儿天钓惊风,潮搐,项筋紧强,手足厥冷。

32488　再生散(《杨氏家藏方》卷十九)

【组成】人齿五枚(烧灰)　蝎蜥尾五条(烧灰)

【用法】上为末。每服半钱,温酒或煎葱白汤调下,不拘时候。

【主治】小儿疮疱正出,忽变紫色,或作黑陷,喘急神昏。

32489　再生散(《外科大成》卷三)

【组成】土鳖四十九个(煅存性)　山豆根　人中白(煅)　辰砂(飞)各二钱

【用法】上为细末,用时先割净腐肉,次用麻油通口嗽漱,觉无油气吐之,如式六七次,次以百沸汤入盐、醋,漱吐三四次,再次以绵胭脂拭干,掺之。

【主治】走马牙疳,牙落鼻崩,久不愈者。

32490　再仙丹(《慎斋遗书》卷七)

【组成】大小茴香(盐水炒)各二两　麦冬　茯神　地骨皮　防风各二两　远志　人参　龙齿　羚羊角　炙甘草　石膏各三两　紫石英一两

【用法】上㕮咀。每服三钱,加大枣一个,水一钟半,煎七分,食前温服。未愈再服,以愈为度。

【主治】劳证,黄瘦,虚损,吐血。

32491　再攻饮(《喉科种福》卷三)

【组成】大黄一两　芒消五钱　防风一钱　赤芍药八分　荆芥八分　当归五分　川芎八分　西滑石一钱　苍术三钱　薄荷八分　连翘二钱　制乳香二钱　石膏二钱　桔梗一钱　枳实一钱　制没药二钱　厚朴一钱　黄芩一钱　栀仁一钱　天丁一钱

【用法】先服劫营饮,继用熏药,后服夹攻饮,如此再熏,改投本方,下解其毒。俟其痒止,虫死,秽净,烂处之紫红色成淡红色,乃以仙遗粮单服一月。

【主治】杨梅毒喉,腐烂臭秽,痒而且痛,饮食妨碍,其状如去皮石榴,颗粒分明,有界成板,其色淡红通亮。

32492　再苏丸(《圣济总录》卷七十九)

【组成】大戟(炒)　甘遂(炒)　春大麦面(炒)　巴豆(去心膜,麸炒出油尽)　干姜(炒)　桂(去粗皮)　大黄(到,炒)各半两

【用法】上为末,炼蜜为丸,如小豆大。每服十丸,空心茶送下。以利为度。

【功用】大通三焦。

【主治】水气。

32493　再苏丹(《中藏经·附录》)

【组成】川乌头二两　草乌头一两　五灵脂四两

【用法】上为末,滴水为丸,如鸡头子大。每服一丸,研碎,入酒一盏,生姜三片,地黄三条,乳香少许,同煎至七分,临卧通口服。吃了须摩擦患处,令热彻,以助药力。如合时入乳香一二钱,即煎时更不须入。

【主治】骨节疼痛,语言不正,行步艰难,手足战掉搐搦。

32494　再苏丹(《傅青主男女科·男科》卷下)

【组成】熟地二两　山萸　玄参　麦冬　五味子各一两　柴胡　菖蒲各一钱　茯苓五钱　白芥子三钱

【用法】水煎服。

【功用】补肾水,滋脾气,安心通窍,泻火消痰。

【主治】厥证,阴虚猝倒。

32495　再苏散(《圣济总录》卷一六九)

【组成】白矾(熬令汁枯)　地龙(去土,炒)各一分

【用法】上为细散。每服半钱匕,用猪尾上血一橡斗多,同新水少许调下,不拘时候。

【主治】小儿触着疮子,毒气入里,疮变黑色,须臾不救。

32496　再造丸(《医方考》卷六)

【组成】生玳瑁一两半　片脑　蜈蚣(炒)各三钱　水蛭(炒黄)　麻黄各一钱(去节)

【用法】猪尾血为丸,如龙眼大。每服一丸,微汗吉。

【主治】痘中有赤黑斑,狂言烦躁者。

【方论选录】是方用生玳瑁能解毒而化斑,蜈蚣能从毒而化毒,水蛭能散瘀而破血,片脑能化气而利窍,麻黄能透肌而达表,和之以猪尾血,取其动而不滞耳。

32497　再造丸

《外科大成》广益书局本卷四。即原书善成堂刻本"再造丹"。见该条。

32498 再造丸（《医述》卷十二）

【组成】人参一两 白术八钱 茯苓一两 甘草一两 熟地一两二钱 当归一两 川芎一两 赤芍八钱 黄耆一两二钱 首乌一两 肉桂一两二钱 附子八钱 麻黄一两 防风一两 灵仙一两 白芷一两 细辛一两 羌活二两 葛根一两 桑寄生一两 天麻一两 僵蚕一两 乳香一两 没药一两 丁香一两 藿香一两 海南香一两 香附八钱 青皮八钱 乌药八钱 松香六钱 草蔻仁一两 白蔻仁八钱 草薢八钱 骨碎补一两 玄参八钱 川连一两 大黄一两 天竺黄一两 红花八钱 姜黄一两 朱砂一两 琥珀一两 血竭八钱 胆星一两 蕲蛇四两 龟版一两 虎膝一对 犀角八钱 穿山甲四两 雄鼠矢一两 牛黄三钱 全蝎一两半 地龙八钱 冰片二钱 麝香八钱

【用法】上为末，炼蜜为丸，每粒重一钱二分，金箔为衣，阴干，蜡壳封好。

【主治】痹证。

32499 再造丸（《慈禧光绪医方选议》）

【组成】蕲蛇一两（净肉） 檀香二钱五分 细辛五钱 京牛黄一钱五分 地龙二钱五分 香附五钱 旱三七二钱五分 青皮五钱 红曲二钱五分 防风一两 犀角三钱六分 山羊血五钱 大熟地一两 丁香五钱 天竺黄五钱 玄参一两 片姜黄一钱五分 乳香五钱 蔻仁五钱 首乌一两（炙） 川芎一两 甘草一两（炙） 赤芍五钱 两头尖一两 桑寄生一两 葛根七钱五分 骨碎补五钱 辰砂五钱 虎胫五钱 川草薢一两 龟版五钱（炙） 冰片一钱一分 黄耆一两（炙） 茯苓五钱 川连一两 生军一两 藿香一两 麻黄一两 全蝎七钱五分（去钩） 川附子五钱 僵蚕五钱（炒） 山甲五钱（炙） 沉香五钱 天麻一两 当归五钱 白术五钱 草蔻一两 桂心一两 麝香二钱五分 人参一两 没药一两（炙） 灵仙七钱五分（炙） 羌活一两 白芷一两 血竭二钱六分 白芍一两 乌药一两

【用法】上为细末，炼蜜为丸，每丸重二钱，内用白灯花纸蜡皮粘裹，外用蜡皮封固。左为血，病在左部，用四物汤为引；右为气，病在右部，用四君子汤为引；其余各症用姜汤或黄酒送下。

【功用】舒筋活络，祛风化痰。

【主治】寒湿入络，筋骨疼痛，四肢麻木，半身不遂，口眼歪斜，手足拘紧，言语不清。

32500 再造丸（《温热经解》）

【组成】真蕲蛇（去皮骨头尾各三寸，酒浸，炙，取净末）四两 两头尖（系草药，出乌鲁木齐，非鼠粪也，如不得，以白附子代之，制）二两 山羊血五钱 虎胫骨一对（醋炙） 龟版（醋炒）一两 乌药一两 当门子五钱 天竺黄一两 黄耆二两（炙） 没药一两（去油） 制乳香一两 北细辛一两 麻黄二两 赤芍一两 炙甘草二两 小青皮一两 羌活一两 白芷二两 大熟地二两 明天麻二两 血竭八钱（另研） 防风二两 制附片一两 骨碎补（去皮）一两 犀角八钱 玄参（酒炒）二两 沉水香一两

制首乌 葛根二两半 藿香二两 白僵蚕一两 西牛黄二钱半 川连二两 川芎二两 穿山甲二两（前后四足各用五钱，麻油浸） 辰砂一两（飞） 桂心二两 川草薢二两 炒于术一两 地龙五钱（去土） 红曲八钱 广三七一两 母丁香（去油）一两 制香附一两 全蝎（去毒）二两半 全当归二两 威灵仙二两半 川大黄二两 片姜黄二两 白茯苓二两 梅冰片二钱半 桑寄生一两半 草蔻仁二两 白蔻仁二两 制松香（水煮七次）五钱

【用法】上为细末，炼蜜为丸。每丸重一钱，金箔为衣，外用蜡丸包裹。凡服是丸后，神气清爽，渐思饮食，间有一二处屈伸不利，此系热痰留于关节，用豨莶草二钱，归身、白芥子各一钱，红花八分煎汤，以新白布蘸热汤擦抹，每日二三次，即能运动如常。

【主治】真中风寒，痰迷厥气，半身不遂，口眼㖞斜，腰腿疼痛，手足麻木，筋骨拘挛，步履艰难，一切风痰。

32501 再造丸（《北京市中药成方选集》）

【组成】蕲蛇肉（酒制）二十两 母丁香十两 玄参（去芦）二十两 熟地二十两 青皮（醋炒）十两 何首乌（酒炙）二十两 黄耆二十两 竹节香附二十两 大黄二十两 骨碎补十两 红曲五两 细辛十两 香附（醋炒）十两 三七五两 豆蔻仁十两 川芎二十两 甘草二十两 黄连二十两 葛根十五两 麻黄二十两 檀香五两 天竺黄十两 地龙肉五两 乳香（醋炒）十两 防风二十两 片姜黄二两五钱 茯苓十两 桑寄生二十两 藿香二十两 赤芍十两 全蝎十五两 川附子十两 草薢二十两 沉香十两 天麻二十两 草豆蔻二十两 没药（醋炒）十两 当归十两 建神曲四十两 虎骨（油炙）十两 穿山甲（醋炙）十两 白术（炒）十两 肉桂（去粗皮）二十两 白芷二十两 羌活二十两 人参（去芦）二十两 毛橘红四十两 僵蚕（炒）十两 龟版（醋炙）十两 于术八两 血竭七两五钱 威灵仙十五两 乌药十两 油松节十两

【用法】上为细末，每三百二十两细末兑牛黄一两，犀角粉三两，麝香二两，朱砂粉四两，冰片一两，研细和匀，炼蜜为丸，每丸重三钱，金箔为满衣，蜡皮封固。每服一丸，温开水送下。一日二次。

【功用】祛风散寒，化痰活络，镇静安神。

【主治】中风半身不遂，左瘫右痪，口眼㖞斜，腰腿不利，四肢麻木，言语不清，筋骨酸痛。

32502 再造丹（《外科大成》善成堂刻本卷四）

【组成】生漆 松香各半斤（和匀，盛瓦盆内，入大蟹七只，如小者倍之，此盆一个埋半截土内，日晒之，以柳枝搅之，夜则盖之，二十一日俱化为水，取起听用） 雄黄半斤（飞七次） 蛇蜕七条 川乌 草乌（俱姜汁浸泡） 人参 天麻各二两

【用法】上为末，用蟹漆汁为丸听用。初用麻黄、苏叶各半斤，防风、荆芥各四两，煎汤一桶，沐浴浸洗，换新衣服，丸药三钱，黄酒送下，再饮至醉，盖卧出汗，汗干脱去衣，于空地焚之，另换新衣，至午再服三钱，酒下至醉，用夏枯草（蒸）铺席下卧之，不取汗。次日，沐浴，服药至醉，铺夏枯草卧，照前，将旧衣取出焚之。如此七日，其病尽出，如豆如疮。再服之七日，疮俱脱壳，五七日全愈。

六画

再

560
（总2374）

【主治】大麻疯。

【宜忌】忌螃蟹、狗肉,终身不能食。

【备考】本方方名,原书广益书局本作"再造丸"。

32503 再造丹（《顾松园医镜》卷九）

【组成】川黄连二两(先同金银各二两 煎浓汁三碗)大田螺五十个(仰摆盘内,以黄连汁挑点螺眼上,顷刻化成水,将绢滤收,同黄连、金银器煎至碗半,入萝卜子汁半碗煎至碗半,入韭菜汁半碗,煎至碗半,入侧柏叶汁半碗,煎至碗半,入梨汁一碗,煎至碗半,入竹沥一碗,煎至碗半,入童便一碗,煎至碗半,取出金银器,入人乳二碗,煎至一碗;入羊乳二碗,煎至一碗;入牛乳二碗,微火煎至成膏)

【用法】取膏入瓷罐内,封口埋土内一夜,以去火气。每用一酒杯,白汤下。极重者三服全愈。如汤水不能进者,将膏挑至舌上,随津咽下,遂能饮食。只可食糜粥,一月后方可用饭。

【主治】膈病。

32504 再造汤（《圣济总录》卷一七七）

【组成】甘草半两(生剉)

【用法】上为粗末,用水一中盏,煎至五分,去滓,分温二服。当吐蛊出。若预防蛊者,宜熟炙甘草,煮汁服之,即内消不吐。

【主治】小儿中蛊危急。

32505 再造汤（《鲁府禁方》卷一）

【组成】黄耆 人参 桂枝 甘草 熟附 羌活 细辛 川芎 白术 芍药

【用法】加生姜一片,大枣二个,水煎,临服时入童便。

【主治】阳虚不能作汗,头疼身热,恶寒背强。

【加减】夏月,去附、辛,加石膏。

32506 再造饮

《赤水玄珠》卷十八。为《伤寒六书》卷三"再造散"之异名。见该条。

32507 再造散

《丹溪心法》卷四。为《三因》卷十五"通天再造散"之异名。见该条。

32508 再造散（《伤寒六书》卷三）

【异名】再造饮(《赤水玄珠》卷十八。)

【组成】黄耆 人参 桂枝 甘草 熟附子 细辛 羌活 防风 川芎 煨生姜

【用法】水二钟,加大枣二个,煎一钟。捶法再加炒白芍一撮,煎三沸温服。

【主治】伤寒头痛发热,项脊强,恶寒无汗,用发汗药二三剂而汗不出,脉无力者,此阳虚不能作汗,名曰无阳证。

【加减】夏月热盛,加黄芩、石膏。

【方论选录】❶《伤寒六书》:此足太阳药也。《经》曰,阳之汗,以天之雨名之。太阳病汗之无汗,是邪盛而真阳虚也,故以参、耆、甘草、姜、桂、附子大补其阳,而以羌、防、芎、细去其表邪。加芍药者,予阳中敛阴,散中有收也。人第知参、耆能止汗,而不知能发汗。以在表药队中,则助表药而能解散也。东垣、丹溪治虚人感冒,多用补中益气加表药,即同此意也。❷《医方论》:此方但可施于常时之不能作汗者。若在冬月,而脉见浮紧,便是太阳之寒伤营,此方断不

可用。注中又引东垣、丹溪治虚人感冒多用补中益气加表药,予不以为然,盖亲见喜用升、柴者杀人无数,故不得不加意慎重,非偏执一己之见,不喜升、柴,实不敢泥纸上之成方,误目前之人命也。

【临床报道】荨麻疹:《中医杂志》[1985,(7):542]笔者从1979年11月至1983年3月,应用再造散无选择地治疗100例寒冷性荨麻疹患者。其中,男性56例,女性44例,年龄大多在15至50岁之间。病程最长者10年,最短者一星期,都曾不同程度地接受过中、西药物治疗。再造散方药:淡附片10克,北细辛3克,川桂枝10克,白芍10克,生姜10克,大枣5个,炙甘草5克,生黄耆15克,潞党参10克,大川芎5克,羌活10克,青防风30克。开始以汤剂控制发作,待症状消失后,再按上方比例制成散剂,每天服二次,每次10克,连服一月,以资巩固。通过治疗观察,最短者服一剂即中止发作,最长者服十三剂始部分控制,服散剂半月后才完全中止发作。当年治愈84例,次年追访复发13例。

32509 再造散（《外科大成》卷四）

【组成】苦参八两半(油炒) 干漆一两 甘草五钱 川山甲(炒)二两

【用法】上为末。每服五分,用鲜蟹二只,杵烂取汁,加酒调服,每日二次。至十日,则长肉生眉。

【主治】大麻疯,眉落脚烂底穿者。

32510 再造膏（《北京市中药成方选集》）

【组成】官桂四两 杜仲四两 牛膝四两 续断四两 甘草四两 大茴香四两 菟丝子四两 天麻子四两 熟地四两 苁蓉四两 补骨脂四两 生地四两 小茴香四两 蛇床子四两 紫梢花四两 木香一两六钱 芙蓉叶三两二钱 附子二两 龙骨(生)二两四钱 海马三两 羊腰子三对

【用法】上药酌予碎断,用香油三百六十两炸枯,过滤去滓,炼至滴水成珠,入章丹一百五十两,搅匀成膏,取出放入冷水中去火毒后,加热溶化,再兑丁香四两、沉香一两六钱、乳香一两六钱、没药一两六钱,雄黄一两六钱,赤石脂一两六钱,鹿茸(去毛)二两,阳起石八钱,冬虫草五钱,九味共为细末,兑膏油内搅匀摊贴。每张油重五钱,布光。贴丹田穴、肾俞穴。

【功用】强腰健肾,补气散寒。

【主治】气血虚弱,下元亏损,腰痛腿酸,肾囊冷湿。

32511 再造膏（《全国中药成药处方集》天津方）

【组成】细辛一两五钱 生黄耆二两三钱 生杜仲一两五钱 羌活八钱 茯苓 怀牛膝 防风各一两五钱 甘草一两二钱 生白芍一两五钱 川芎一两五钱 人参(去芦)一两五钱

【用法】以上药料用香油十五斤,炸枯去滓滤净,炼至滴水成珠,再入章丹九十两搅匀成膏。每膏药油十五斤兑肉桂面一两二钱、麝香一钱五分,搅匀。每大张净油八钱,每小张净油五钱。男子贴气海穴(即肚腹),女子贴关元穴(即脐下),腰腿疼痛贴患处。

【功用】补气固精,养血散寒。

【主治】男子遗精,妇女血寒,赤白带下,腰酸腿疼,身

体瘦弱。

【宜忌】孕妇忌用。

32512 再黑膏(《杨氏家藏方》卷二十)

【组成】胡桃一枚(捶碎,去壳取全肉,于新瓦中心安顿,四边着慢火逼,渐渐簇火令近,时时拨转胡桃,令焦黑,地上放令冷用) 定粉一钱

【用法】上药一处研如膏,用小瓷盒收之。每用少许,先涂在白髭根上,方用镊子摘髭,急用手擦药入白髭窍内,后次即出黄髭。若三数次用,终身不白。每摘一髭,如此用一遍。

【功用】乌髭。

32513 再合宁心丹(《普济方》卷一一五)

【组成】白茯苓二两 山药一两半 防风一两 羌活一两 川芎半两 香附(白者)二钱 僵蚕二钱 天麻半两 甘草一两 全蝎二十一枚

【用法】上为细末,炼蜜为丸,如梧桐子大。每服四十丸,温酒送下;或枣汤亦得。

【主治】一切风。

32514 再造生血片(《中国药典》2010版)

【组成】菟丝(酒制) 红参 鸡血藤 阿胶 当归 女贞子 黄芪 益母草 熟地黄 白芍 制何首乌 淫羊藿 黄精(酒制) 鹿茸(去毛) 党参 麦冬 仙鹤草 白术(炒) 补骨脂(盐制) 枸杞子 墨旱莲

【用法】上制成片剂。口服,一次5片,一日3次。

【功用】补肝益肾,补气养血。

【主治】肝肾不足,气血两虚所致的血虚虚劳,症见心悸气短,头晕目眩,倦怠乏力,腰膝酸软,面色苍白,唇甲色淡,或伴出血;再生障碍性贫血、缺铁性贫血见上述证候者。

32515 再造至宝丹(《疡医大全》卷二十八)

【组成】大风肉 白蒺藜 防风 苦参各二斤 荆芥 胡麻 当归各一斤 天麻十两 黄连 乌药 棕灰 雄黄各五钱 海风藤 人参各八两 官桂 甘草各七两 天竺黄 檀香根各二钱 麝香一两

【用法】上为末,米糊为丸。酒送下。

【主治】大麻疯。

【加减】肺经毒盛,眉毛先落,加零陵香、皂角刺各二两;肝经毒盛,面起紫泡,加何首乌五两;肾经毒盛,脚底先穿,加血竭二两;心经毒盛,先损其目,加珠屑一两;脾经毒盛,遍身疮癣,加苍术八两;麻木不仁者,冷风也,加天麻蒂一两;肉死割切不痛,加露雾二两;血死则溃烂成脓,加归尾八两;筋死则手足脱落,加白僵蚕三两;骨死则鼻梁崩塌,加骨碎补三两。

32516 再造还明丸(《全国中药成药处方集》杭州方)

【组成】怀山药四两 木贼草二两 枸杞子三两 龙衣一两 望月砂二两 丹参 茯神 蝉衣 谷精草各三两

【用法】上为细末,水泛为丸。每服三钱,开水送下,早、晚各一次。

【主治】血虚肝热,目肿疼痛,渐生障翳,多泪羞明,隐涩畏光,视物不清。

32517 再造紫金丹(《伤科补要》卷三)

【组成】元麝一两五钱 冰片一两五钱 西黄七分半

文蛤七两五钱 朱砂七钱五分 千金霜五两 茅菇十两 雄黄五两 大戟肉十两

【用法】上为极细末,饭捣为丸,朱砂为衣。

【主治】一切秽恶疹暑之毒,山岚瘴气,闭塞脏腑经络,昏迷不醒,呕吐。

32518 再生活血止痛散

《跌损妙方》。为《医学发明》卷三"复元活血汤"之异名。见该条。

耳

32519 耳膏(《医方类聚》卷七十八引《御医撮要》)

【组成】乳香 蓖麻子 通草各二分 附子一分 磁石一两 巴豆六分 杏仁 桃仁各三分 松脂 蜡蜜各一两 菖蒲三分

【用法】上件合煎。每以枣核大,绵裹塞耳内,旦换。

【主治】耳聋,耳内外肿出脓。

32520 耳疖散(《中医皮肤病学简编》)

【组成】老生姜5克 雄黄5克

【用法】将老生姜挖一洞,然后装进雄黄粉末,再用挖出的生姜封紧洞口,放在陈瓦上,用炭火慢慢焙干,约七八小时成金黄色,研粉,过八十洞筛子,将粉装瓶备用。用75%酒精清洁外耳道,3%双氧水清除干痂,用棉签涂药入外耳道,每天一次。

【主治】耳疖。

32521 耳鸣丸(《北京市中药成方选集》)

【组成】大黄八两 山茱萸(制)八两 茯苓八两 泽泻八两 黄连十两 龙胆草十两 黄柏十两 栀子(炒)十两 黄芩十两 当归十两 龟版(炙)十两 熟地十两 山药十两 五味子(炙)二两 芦荟二两 磁石(煅)二两 木香三两 青黛五两

【用法】上为细末,每一百三十六两细末兑麝香五钱,混合均匀研细,用冷开水泛为小丸,每十六两用朱砂、赭石各半,共三两五钱为衣闯亮。每服二钱,温开水送下。

【功用】滋阴清热。

【主治】肾水不足,肝热上升,耳鸣重听,大便秘结,小便赤黄。

【宜忌】《全国中药成药处方集》北京方:忌辛辣、动火食物。孕妇忌服。

32522 耳鸣丸

《全国中药成药处方集》南京方。为《饲鹤亭集方》"耳聋左慈丸"之异名。见该条。

32523 耳底油(《全国中药成药处方集》北京方)

【异名】治耳油(《全国中药成药处方集》沈阳方)。

【组成】核桃仁油二钱(炼) 冰片二分 麝香一分

【用法】先将冰片、麝香研极细,与核桃油和匀。先将耳内脓水洗净擦干,再行滴入二三滴。

【功用】❶《全国中药成药处方集》北京方:消炎止痛。

❷天津方:除湿解毒。

【主治】耳内生疮,流脓流水,肿痛作痒。

【宜忌】《全国中药成药处方集》沈阳方:忌辛腥食物。

32524 耳底散(《全国中药成药处方集》南昌方)

【异名】耳底白龙散(原书吉林方)。

【组成】枯矾三钱四分　黄丹三钱四分　青花龙骨三钱四分　麝香七厘

【用法】上为细末,先用温开水蘸药棉,将耳中脓水洗净,再将药末用鸭毛或棉条蘸入耳内或吹入耳内。

【功用】《全国中药成药处方集》吉林方:解毒止痒,杀菌消炎。

【主治】❶《全国中药成药处方集》南昌方:耳内肿痛流脓水。❷吉林方:耳膜炎,疼痛难禁。

32525　耳炎散(《中药知识手册》)

【组成】猪胆膏　枯矾　黄连粉　樟脑

【用法】上为散,以棉裹塞耳孔内。

【功用】清火解毒,收敛燥湿。

【主治】耳内肿痛,流出脓水。

32526　耳桃煎(《仙拈集》卷三)

【组成】木耳(水泡去蒂,晒干,炒为细末)　核桃仁(去皮,捣为泥)各二钱

【用法】黄酒煎服。过半炷香,浑身汗出,是其验也。

【主治】妇女经闭。

32527　耳脓散(《青囊秘传》)

【组成】水龙骨(煅)一钱　海螵蛸一钱　飞青黛一钱　枯矾三分　五倍子(炒黄)一钱　煅黄鱼齿五分　细薄荷五分　梅片三分　川雅连三分　蛀竹屑三分　石榴花瓣(炙脆)一钱

【用法】上为极细末。

【主治】耳疳脓水不止。

32528　耳疳散(《摄生众妙方》卷九)

【组成】白矾(枯)五分　麝香五厘　胭脂胚二分半　陈皮(烧灰)五分

【用法】先用绵杖子缠去脓,另用别绵杖子送药入耳口。

【主治】小儿、大人耳疳出脓及黄水。

32529　耳疳散(《丸散膏丹集成》引刘河间方)

【组成】麝香五厘　枯明矾二钱

【用法】上为极细末,将药棉捲净耳孔,掺入少许。

【主治】耳流脓水。

【备考】原方有胭脂,近因失真,故已不用。麝香嫌贵,可用冰片,加煅五倍子更妙。并为外科药。

32530　耳疳散(《中医外伤科学》)

【组成】五倍子　黄连　黄丹　枯矾　龙骨　海螵蛸各等分

【用法】上药加麝香、冰片少许,共为细末。将药粉吹入耳窍内,每日二至三次。在第二次吹药时,用棉签将药卷净。

【功用】解毒收敛。

【主治】慢性耳脓。

32531　耳聋丸(《青囊秘传》)

【组成】巴豆两粒　全虫二个　麝香二厘　石菖蒲二寸

【用法】蒜汁为丸,莲子大,丝绵裹好。右聋塞左耳,左聋塞右耳,两耳俱聋者,次第塞之,一日一易。

【主治】耳聋。

32532　耳聋丸(《北京市中药成方选集》)

【组成】龙胆草一两　大黄一两　黄芩一两　生地一两　醋柴胡一两　泽泻一两　木通一两　当归一两　车前子(炒)一两　黄柏六钱　甘草六钱　生栀子六钱　芦荟五钱　木香三钱

【用法】上为细末,用冷开水泛为小丸,每十六两用青黛一两、滑石粉二两五钱为衣,闯亮。每服二钱,温开水送下。

【功用】清肝热,泄火通便。

【主治】肝胆火盛,头晕目眩,耳鸣耳聋,大便秘结,小便涩赤。

【宜忌】孕妇忌服。

32533　耳聋丸(《中国药典》2010版)

【组成】龙胆500克　黄芩500克　地黄500克　泽泻500克　木通500克　栀子500克　当归500克　九节菖蒲500克　甘草500克　羚羊角25克

【用法】上制成小蜜丸或大蜜丸(每丸重7克)。口服,小蜜丸一次7克,大蜜丸一次1丸,一日2次。

【功用】清肝泻火,利湿通窍。

【主治】肝胆湿热所致的头晕头痛、耳聋耳鸣、耳内流脓。

【宜忌】忌食辛辣食物。

32534　耳痛散

《全国中药成药处方集》南京方。为原书"吹耳散"之异名。见该条。

32535　耳聋神丹(《重订通俗伤寒论》)

【组成】鼠脑一个　青龙齿　朱砂　梅冰　净乳香　麝香各一分　樟脑半分

【用法】上为细末,用鼠脑为丸,如梧桐子大。以丝绵包裹,纳入耳中。

【主治】伤寒温热症愈后耳聋。

32536　耳底八宝油(《北京市中药成方选集》)

【组成】核桃仁十二两　香油四两　蝈蝈五个　牛胆一钱

【用法】用香油炸核桃仁,加入蝈蝈、牛胆炸枯,过滤去净滓,候凉再兑麝香一分,冰片一钱,研细混合均匀,装瓶重一钱。每日上一二次,沾净脓水后,滴入一二滴。

【功用】消肿止痛。

【主治】耳内流脓水不止,或肿痛流血。

32537　耳底白龙散

《全国中药成药处方集》吉林方。为原书南昌"耳底散"之异名。见该条。

32538　耳脓独龙丹(《吉人集验方》)

【组成】生川乌(去皮脐)

【用法】上为细末,吹入耳中。数次即愈。

【主治】耳中脓血常流不息。

32539　耳聋左慈丸(《饲鹤亭集方》)

【异名】耳鸣丸(《全国中药成药处方集》南京方、柴磁地黄丸《全国中药成药处方集》武汉方)。

【组成】熟地四两　山萸肉(炙)二两　茯苓一两五钱

山药二两 丹皮一两五钱 泽泻一两五钱 磁石三两 柴胡一两一钱

【用法】炼蜜为丸。每服三钱,淡盐汤送下。

【功用】《北京市中药成方选集》:滋阴清热,益气平肝。

【主治】肾水不足,虚火上升,头眩目晕,耳聋耳鸣。

32540 耳聋左慈丸(《重订广温热论》卷二)

【组成】熟地黄八两 山萸肉 淮山药各四两 丹皮 建泽泻 浙茯苓各三两 煅磁石二两 石菖蒲一两半 北五味五钱

【用法】炼蜜为丸。每服三钱,淡盐汤送下。

【功用】《中药成方配本》:补肝肾,通耳窍。

【主治】❶《重订广温热论》:肾虚精脱,耳鸣耳聋。❷《全国中药成药处方集》杭州方:肝肾阴亏,虚火上炎,头眩目赤,视物昏花,口舌干燥。

[临床报道] 耳鸣耳聋:《中医药临床杂志》[2007,19(3):280]用耳聋左慈丸加减治疗耳鸣耳聋86例,平均治疗时间43天。结果:治愈62例(占72.1%),患者耳鸣耳聋消失,听力恢复正常,其他伴随症状消失;好转22例(占25.5%),耳鸣耳聋和其他伴随症状减轻或消失,听力提高10dB以上;无效2例(占2.32%),耳鸣耳聋和其他伴随症状无明显改善。总有效率为97.6%。

[现代研究] 对听中枢神经元放电的影响:《中国应用生理学杂志》[2009,25(3):397]对慢性水杨酸(SA)耳鸣大鼠模型,用耳聋左慈丸治疗,结果:与正常对照组大鼠相比,慢性SA耳鸣模型组大鼠下丘外侧核和次听皮层神经元自发放电活动增加,短间隔放电脉冲数比例较正常对照组增加,耳聋左慈丸能减弱这种变化。

32541 耳聋故纸丸(《吉人集验方》)

【组成】破故纸十两

【用法】先用米泔水浸一夜,晒干;再用黄柏二钱煎水浸一夜,晒干;再用食盐二钱加水浸一夜,晒干;再用黑脂麻一斤,烧酒二斤,童便一斤,共煮干,取出再晒干炒香,取出故纸研末,不用脂麻,以陈米醋为丸,如绿豆大。每服二钱,食后用杜仲(炒去丝)一钱,知母一钱,煎汤送下。

【主治】肾虚耳聋。

32542 耳聋烧肾散(《圣惠》卷三十六)

【组成】磁石一两(烧醋淬七遍,细研,水飞过) 附子一两(炮裂,去皮脐) 巴戟一两 川椒一两(去目及闭口者,微炒去汗)

【用法】上为细散。每服用猪肾一只(去筋膜,细切),葱白、薤白各一分(细切),入散药一钱,盐花一字,和搅令匀,以十重湿纸裹,于煻灰火内烧熟,空腹细嚼,酒解薄粥下之。十日效。

【主治】耳聋。

32543 耳聋通窍丸(《成方制剂》13册)

【组成】磁石 大黄 当归 黄柏 黄连 黄芩 龙胆 芦荟 路路通 木香 石菖蒲 栀子

【用法】制成丸剂,口服,一次5克,一日1次;小儿减半。

【功用】清肝泻火,利湿通便。

【主治】肝胆火盛,头眩目胀,耳聋耳鸣,耳内流脓,大便干燥,小便赤黄。

【宜忌】孕妇忌服。

32544 耳聋鼠胆丹(《吉人集验方》)

【组成】活鼠一只(破腹取胆,真红色者是也) 川乌头一个(水泡去皮) 北细辛二钱 胆矾一钱五分

【用法】上为极细末,以鼠胆和匀,焙干研细,入麝香一分,口含茶满口吹入耳中,日吹二次。十日见功。

【主治】耳久聋不愈。

32545 耳聋开窍神效丹(《吉人集验方》)

【组成】真灵磁石(小豆大)一粒 川山甲(烧研)二分

【用法】用棉裹塞入耳中,口含生铁一块,耳中如风雨声即通。

【主治】耳聋。

共

32546 共殿香

《鲁府禁方》卷四。为原书同卷"香身丸"之异名。见该条。

列

32547 列节浸酒(《圣惠》卷二十五)

【组成】列节二两 防风一两(去芦头) 茵芋一两 黄耆二两 羌活二两 桂心二两 海桐皮二两 虎胫骨二两(涂酥,炙微黄) 牛膝二两(去苗) 附子二两(炮裂,去皮脐) 生干地黄一两 芎䓖一两 当归一两 枸杞子一两 白芷一两 败龟一两(涂酥,炙微黄) 黑豆半合(炒熟) 五加皮一两 酸枣仁一两

【用法】上剉细和匀,以生绢袋盛,用好酒三斗,密封瓶头,浸经一七日后开取。每日空心、午时及夜卧热暖一小盏饮之,其酒旋旋更添。

【主治】风,骨节疼痛,行立不佳。

【宜忌】忌生冷、猪、鸡、牛、马肉。

夺

32548 夺门丹(《石室秘录》卷四)

【组成】柞木枝一两 当归二两 川芎一两 人参一两

【用法】水煎服。

【主治】产妇交骨不开。

【备考】本方方名,《梅氏验方新编》引作"加味神柞饮"。

32549 夺天丹(《辨证录》卷十)

【组成】龙骨二两(酒浸三日,然后用醋浸三日,火烧七次,用前酒、醋汁七次淬之) 驴肾内外各一具(酒煮三炷香,将龙骨研末拌入驴肾内,再煮三炷香) 人参三两 当归三两 白芍三两 补骨脂二两 菟丝子二两 杜仲三两 白术五两 鹿茸一具(酒浸透,切片,又切小块) 山药末炒五味子一两 熟地三两 山茱萸三两 黄耆五两 附子一两 茯苓二两 柏子仁一两 砂仁五钱 地龙十条

【用法】上药各为细末,将驴肾汁同捣,如汁干,可加蜜同捣为丸。每服五钱,早、晚间热酒送下。

【主治】男子天生阳物细小而不得子者。

【宜忌】坚忍房事者两月,少亦必七七日。

32550 夺关散(《点点经》卷二)

【组成】牙皂(去弦,炮焦)三个 细辛一钱 明雄八分 白芥子八分 寸香十分 僵蚕五个

【用法】上为细末,备用。以竹筒吹鼻,男左女右。

【主治】发痫中痰,人事不知。

32551 夺郁汤(《杂病源流犀烛》卷十八)

【组成】苍术 藿香 香附 陈皮 砂仁 苏梗 生姜 草蔻仁 省头草

【主治】湿滞土郁。

【备考】《中国医学大辞典》本方用法:清水煎服。

32552 夺命丸(《圣济总录》卷七十九)

【组成】大戟(麸炒) 甘遂(炒)各一分 苦葶苈半两(一半生,一半熟) 泽泻一分半

【用法】上为末,煮大枣肉为丸,如梧桐子大。每服三丸,若四肢肿者,名为顺水,星月上时温浆水送下,至天晓利下恶物;若四肢瘦而腹肿者,名为逆水,煎苦葫芦子、陈曲汤送下,小便频快是效。三日后,服补药矾石丸。

【主治】水气肿满。

32553 夺命丸

《圣济总录》卷一四七。为《圣惠》卷五十六"太一追命丹"之异名。见该条。

32554 夺命丸(《魏氏家藏方》卷四)

【组成】半夏(大者,各四破之,用石薜荔一握刴碎,同半夏炒令黄色,去石薜荔,只用半夏)四十九粒 莲子肉四十九个 龙骨(煅,别研) 白茯苓(去皮) 远志(去心) 白矾(枯)各半两

【用法】上为细末,以车前草取自然汁煮面糊为丸,如梧桐子大。每服四五十丸,空心盐汤送下。

【主治】白浊。

32555 夺命丸

《妇人良方》卷十二。为《金匮》卷下"桂枝茯苓丸"之异名。见该条。

32556 夺命丸

《普济方》卷二五一。为《千金》卷二十四"太一追命丸"之异名。见该条。

32557 夺命丸(《医统》卷八十五)

【异名】夺命丹(《灵验良方汇编》卷三)。

【组成】牡丹皮八钱 干膝 黑附子 当归尾各三钱 大黄(为末,好醋熬膏)八钱

【用法】上为末,以大黄膏同鸡子白捣匀为丸,如梧桐子大。每服五十丸,酒急吞下。即下。

【主治】产妇血寒凝滞,胎衣不下。

32558 夺命丸

《济阴纲目》卷十一。即《产育宝庆》"夺命丹"。见该条。

32559 夺命丸(《济阳纲目》卷七十二)

【组成】沉香 广木香 乳香 丁香(微炒) 苦葶苈

各五分 皂角三分 巴豆(去皮,炒黄)四钱

【用法】上先将六味为细末,后将巴豆研细,同入一处再研匀,用熟枣肉为丸,如豌豆大,油单纸包裹。量病人大小,重者三丸,轻者二丸,皆以凉水送下。

【主治】心痛或急心痛,或绞肠痧,或积聚不思饮食,或湿痛、冷痛;小儿咳嗽泻痢;妇人血块积聚。

32560 夺命丸

《济阳纲目》卷八十五。为《丹溪心法附余》卷四"夺命丹"之异名。见该条。

32561 夺命丹(《博济》卷一)

【组成】朱砂二两 金箔八十片 腻粉半两 黄蜡三两 巴豆八十个(纸裹出油)

【用法】上为末,炼蜡为丸,如鸡头子大。每服以腻粉一钱,米饮一盏调下。如人行一里,药性动,下恶物。如药在其中,取出,掘一地坑埋三伏时取出,除却上面黑物,以麝香裹养之,如更用时,擘为两处重为丸,一粒可疗五七人。

【主治】伤寒阴阳二毒冲心。

32562 夺命丹(《幼幼新书》卷三十一引张涣方)

【组成】狼牙草 萹竹 苦参各一两 雷丸 鹤虱 薏苡仁各半两

【用法】上为细末,糯米饭为丸,如黍米大。每服十丸,取生地黄汁送下。

【主治】小儿虫动不止,攻心危困。

32563 夺命丹(《产育宝庆》)

【组成】附子半两(炮,去皮脐) 牡丹皮一两 干漆一分(捣碎,炒烟尽)

【用法】上为末,酽醋一升,大黄末一两同熬成膏,和药为丸,如梧桐子大。每服五七丸,温酒送下,不拘时候。

【功用】速去衣中之血。

【主治】❶《产育宝庆》:胎衣不下。❷《医略六书》:脉数涩滞者。

【方论选录】《医略六书》:产后瘀血入胞,胞满腹胀,兼之少火不振,不能逐胞下出,势甚危急,遂成逆症。黑附子振少火以推胞下出,干漆灰破瘀血以逐胞下行,牡丹皮凉血降瘀以防血晕也。大黄膏为丸,醋煮以收之,酒下以行之,务使少火鼓舞,则瘀化气行,而胞衣自下,腹胀自退,何危迫之有哉!

【备考】本方方名,《济阴纲目》引作"夺命丸"。

32564 夺命丹(《幼幼新书》卷九引《张氏家传》)

【异名】通天再造丹。

【组成】真牛黄 蟾酥 辰砂 天麻 麝香(真者) 乌蛇(真者)各一分 青黛 甜葶苈(微炒)各半两 独角仙一枚(去足,使羽翼) 桑螵蛸 夜行将军(蝎也)各十枚 真脑子少许

【用法】上为细末,用貒猪胆汁为丸,如黄米粒大。急慢惊风、天钓,用新汲水煎薄荷、金银汤化下一丸。如小儿病极,药不下,滴鼻中,喷嚏,立灌下。

【主治】小儿急慢惊风。

32565 夺命丹(《幼幼新书》卷九引易忠信方)

【组成】乳香(研) 琥珀(研) 天南星 防风 白僵蚕(洗,炒) 麝香肉(别研) 茯神各一分 酸枣仁(去皮,

炒）　远志（去心）各一两　芸苔子（炒）半钱　蝉壳（洗净）四钱　全蝎（炒）半两　天麻（酒浸）八钱　白附子三钱　天浆子二十一个　蜈蚣二条（炙）　木鳖子肉二钱（研）

【用法】上为细末，水煮面糊为丸，如梧桐子大。每服量大小加减一二丸，金银薄荷汤磨化下。

【主治】小儿急慢惊痫，手足掣搐、拘挛，上视，昏睡不省，角弓偏㖞，不时语涩，行步不能，一切风证。

【加减】如急惊盛，加龙脑少许同磨；如慢惊，即加附子少许同磨化下。

32566　夺命丹（《鸡峰》卷二十四）

【组成】干蛤蟆一个（烧为灰）　蝉壳　蛇退皮各一分

【用法】上为末，麝香少许研匀。但是一切疳，至午后服半钱至一钱，二岁即服一字，热米饮调下。后煎桃柳汤放温，浴儿后，便用青衣盖之，当有虫出，即效。

【主治】小儿五疳。

32567　夺命丹（《鸡峰》卷二十四）

【组成】白矾（枯）　黄丹（炒赤）各等分

【用法】上为末，以猪心血为丸，如梧桐子大。每服三十丸，熟水送下，不拘时候。

【主治】痫。

32568　夺命丹（《扁鹊心书·神方》）

【组成】川乌（酒煮）　苍术（米泔浸）各四两

【用法】上为末，酒糊为丸，如梧桐子大。空心服十五丸。忌见风，暖盖出汗。

【主治】中风，左瘫右痪，半身不遂，口眼㖞斜，言语謇涩。

32569　夺命丹（《卫生总微》卷六）

【组成】朱砂半钱（研，水飞）　麝香（研）　麒麟竭（研）各半钱　牛黄（研）　龙脑（研）　没药（研）　熊胆（研）　粉霜一钱（研）　青黛三钱（研）　使君子十个（去壳，面裹煨熟，为末）

【用法】上为细末，取井花水滴水为丸，如豌豆大。每服一丸，以薄荷自然汁半蚬壳许化开，入温汤半茶脚调匀服之。若诸疳泻利不止，或惊热涎盛，吊眼发搐者，以三丸化下。

【主治】一切诸般惊风，天钓，暗风痫病，胎惊，发搐，上视，身直背强；及五疳肌瘦羸瘵，肚大脚细，发稀馋渴；便利脓血，水谷不化，洞泄下注；并温壮身热，口疮烦躁，叫啼。

32570　夺命丹（《杨氏家藏方》卷十一）

【组成】白僵蚕（炒，去丝嘴）　寒水石（煅）　贯众　缩砂仁　紫河车　山豆根　干胭脂　马屁勃各一两　白茯苓（去皮）　乌贼鱼骨　磁石各半两　乌芋一两半　南硼砂一钱　象牙末一钱　甘草一两　飞罗面三两　金星凤尾草一两　麝香一钱（别研）

【用法】上为细末，滴水为丸，一两可作十五丸，蛤粉为衣。每服一丸，用冷水半盏放药内滚动，候沫起，吃水不吃药，细细呷之，不拘时候。

【主治】缠喉风，急喉痹，牙关紧急不能开者，重舌、木舌、单双肉蛾；并误吞竹木、鸡骨、鱼刺。

32571　夺命丹（《易简方》）

【组成】南星（炮）一分　蟾酥一分（酒浸一宿）　干蝎

七枚（炒）　白附子半分（炮）　麝香一字（研）　青黛半分（研）

【用法】以粟米粥为丸，如绿豆大，以青黛为衣。每服一丸，荆芥、薄荷汤化下。

【主治】急惊风。

32572　夺命丹（《局方》卷八吴直阁增诸家名方）

【异名】星斗丸（《本草纲目》卷三十二引《如宜方》）、四制茱萸丸（《医学入门》卷七）。

【组成】吴茱萸一斤（去枝梗，四两用酒浸，四两用醋浸，四两用汤洗，四两用童便浸，各浸一宿，同焙干）　泽泻（去灰土）二两

【用法】上为细末，酒煮面糊为丸，如梧桐子大。每服五十九，空心、食前盐汤或酒送下。

【主治】远年日近小肠疝气，偏坠搐疼，脐卜撮痛，以致闷乱；及外肾肿硬，日渐滋长，阴间湿痒抓成疮。

【临床报道】疝气：《续名医类案》冯仲柔云，顷年，某仓使家传，将前方令药局中合卖，绍熙壬子冬，予亲曾得效，时苦奔豚寒气攻冲，小肠疝气，腹内引痛，神思闷乱四日，只一服，脏腑微动，痛若失去，遂安。

32573　夺命丹（《普济方》卷三一〇引《朱氏集验方》）

【异名】接骨散

【组成】乳香　没药各一两

【用法】上为末，每服三大盏，温酒调灌，连进三五服。少刻，利血乃止。

【主治】打扑伤损，微有气者。

32574　夺命丹（《施圆端效方》引李信之方，见《医方类聚》卷七十五）

【组成】黄连　井泉石　寒水石（生）　白矾（生）　五倍子（去瓤）　诃子（去核）　铅白霜　黄丹各三钱

【用法】上为细末。每服一钱，冷酒调如稀糊，时时呷之，或干掺亦得。

【主治】危急咽喉，风热毒肿，闭塞涎壅，气不得通，水药不下，以致难救者；及白口疮、恶疮证。

32575　夺命丹（《施圆端效方》引药德全方，见《医方类聚》卷一七九）

【组成】川大黄一两　白僵蚕半两

【用法】上为细末，生姜汁为丸，如弹子大，阴干。生姜汁磨化下。

【主治】时气疙瘩，肿塞咽喉，水米不下。

32576　夺命丹（《医方类聚》卷二一〇引《施圆端效方》）

【组成】白矾　滑石各等分

【用法】同瓶器内烧，丸如半枣大。纤坐子宫。

【主治】赤白带下。

32577　夺命丹（方出《云岐子保命集》卷下，名见《准绳·女科》卷五）

【组成】干荷叶　生地黄　牡丹皮各等分

【用法】上浓煎汤，调蒲黄末二钱匕。一服即定。

【主治】产后败血冲心，发热，狂言奔走，脉虚大者。

32578　夺命丹（《医学纲目》卷十八引海藏方）

【组成】大黄（为末，置砂器中以水搅八十一遍，飞过）一两　牡蛎一两　生姜一两　没药　乳香各一钱

【用法】上为粗末,转作丸子一钱,用好酒一升,木炭火熬一沸,分二碗盛之,夜露一宿,早晨去滓,空心服。

【主治】恶疮痈疽发背。

32579 夺命丹(《杂类名方》)

【异名】返魂丹、再生丹、追命丹、延寿丹、来苏丹、知命丸、得道丸、寸金丹(《袖珍》卷三)、延命丹、来苏丸(《丹溪心法附余》卷十六)。

【组成】蟾酥半钱 朱砂三钱(水飞) 轻粉半钱 枯白矾一钱 寒水石一钱(水飞) 铜绿一钱 麝香一字 海羊二十个(另研)

【用法】上为细末,将海羊另研为泥,就药一处,丸如绿豆大,如丸不就,加好酒成之。病轻者一丸二丸,重者三丸,未效再服。服药法:先嚼生葱白一大口,极烂置手心,放药丸于葱内裹合,以热酒送下。暖处卧,汗出为效。

【主治】疔疮发恶心,及诸恶疮。

【宜忌】忌冰水。

32580 夺命丹(《医方类聚》卷一九一引《经验秘方》)

【异名】救生夺命丹(《医方类聚》卷一七九引《新效方》)。

【组成】巴豆 半夏 天南星 乳香各半钱 硇砂 信实 黄丹各一字(一半为衣) 麝香少许 花斑蝥八个(去翅)

【用法】上为细末,以蟾酥为丸,如米大。每服五丸,冷酒送下。疮在上,食后服;疮在下,食前服。如疮觉,一日服一丸,二日服三丸,三日者,服三丸,四日者,服五丸,五日者,亦服五丸,五日后,反服如初,专记不服双丸。

【主治】一切诸般恶疮。

【宜忌】忌热饭一二时辰,温饭可食。

32581 夺命丹(《麻疹全书》卷三)

【组成】辰砂(择腰面者,以纱囊盛之,用升麻、麻黄、紫草、连翘四味同入砂罐,以新汲水、桑柴火煮一日夜,取出,将砂细研,仍将药汁去滓,飞,取末待干,听用)二钱 麻黄(连根节,酒蜜拌,炒焦)八分 蝉蜕(洗净,去足)三分 紫草(酒洗)五分 红花子三分 穿山甲(酒洗)五分 真蟾酥三分

【用法】上为细末,用醋酒为丸,分作千粒。周岁者半丸,二岁者一丸,最多者以三丸为止,热酒化服,厚盖取汗,汗出痘随出也。

【主治】风邪倒陷,及痘毒入里。

32582 夺命丹(《普济方》卷一九七引《经验良方》)

【组成】常山一两(细研,剉,先炒次用) 前胡半两(同炒)

【用法】上药各为末,酒糊为丸,如梧桐子大。每服三十丸,温酒送下,一日三次。

【主治】寒疟。

32583 夺命丹(《经验良方》引曾守壹方,见《医方类聚》卷一七九)

【异名】万灵夺命丹(《奇方类编》卷下)。

【组成】朱砂 胆矾各一钱半 真血竭 铜绿各一钱 枯白矾二钱 雄黄三钱 蟾酥 轻粉各半钱

【用法】上为细末,面糊为丸,如梧桐子大。每服一丸,先用葱白三寸,令病人自嚼碎,吐出碎葱裹药在内,热酒送下,睡卧,如重车行五里之久,汗出或发热一阵即愈,或利为度,如病人不能嚼葱,擂碎葱白裹药,如前吞服,如不省人事,斡开口灌之。病在上,食后服;病在下,食前服。

【主治】疔疮毒气向里,邪气入内,淫闷不已,水食不下,兼治痈疽发背,恶疮。

32584 夺命丹(《医方类聚》卷二六〇引《新效方》)

【组成】川郁金八钱(湿纸裹煨) 生辰砂二钱 巴豆二十四粒(去心膜油令尽) 麝香一钱

【用法】上为末,面糊为丸,如芡实大,用前辰砂更加金箔为衣。每服三丸,灯心汤化下。

【主治】小儿急惊,大人痫病。

【加减】若作寻常惊药锭子,减巴豆一半,加蛇含石。

32585 夺命丹(《永乐大典》卷九七八引《野夫多效方》)

【组成】朱砂 蝎梢(去毒用)各一钱 牛黄 轻粉 水银(锡少许,结砂子)各半钱 麝香 梅花龙脑各一字 青黛二钱 天南星(慢火炮裂,中心取二块)皂角子大

【用法】上先将南星净乳钵内研如粉,次入蝎梢又研细,后入前药一处研极细,用石脑油为丸,如樱桃大。三岁以上儿服一丸,三岁以下服半丸,煎薄荷汤化磨开与服。只一丸,逐下惊涎见效。

【主治】小儿急慢惊风,涎喘壮热,手足搐搦。

32586 夺命丹(《普济方》卷六十一)

【组成】白僵蚕(炒,去丝用) 寒水石(飞) 山豆根 紫河车 干胭脂 贯众 缩砂仁 马尾勃各一两 地栗沙一两 飞罗面一两 金星凤尾草一两 麝香(另研)半两

【用法】上为末,滴水为丸,每药一两作十五丸,蛤粉为衣。每丸冷水半盏,放药在水中,其药略有水米泡起,不用药,只服水半盏,不拘何候。

【主治】缠喉风,急喉闭,牙关不能开,重舌、木舌、双乳蛾;并误吞竹木、鸡、鱼骨刺。

32587 夺命丹(《普济方》卷二〇四)

【组成】马草节半两(炒干,再用蜜炙黄色) 拣丁香 广木香 槟榔 藿香叶各五钱

【用法】上为末,每服三分,煎柿蒂汤调下。

【主治】五膈食噎。

32588 夺命丹(《普济方》卷二一一)

【组成】丁香四十九粒 巴豆四十九粒 杏子四十九粒

【用法】上捣为泥,用净黄蜡化开,作一块为丸,如梧桐子大。如用时,空心服三七丸。赤痢,甘草汤送下;白痢,生姜汤送下;赤白者,甘草、姜汤送下。

【主治】远年久日赤白一切痢。

【宜忌】忌一切荤腥油物。

32589 夺命丹(《普济方》卷二五〇)

【组成】吴茱萸半斤(分作四份,酒、醋、小便、米泔四处浸三宿,取出晒干)

【用法】上为末,加海带、海藻、海螵蛸、泽泻共四味同为末,酒糊为丸,如梧桐子大。每服二三十丸,食前酒送下。

【主治】癫疝。

32590 夺命丹(《普济方》卷二五六)

【组成】没药半两(别研) 血竭二钱(别研) 巴豆(去皮不去油)

【用法】上药各为细末,入巴豆为丸,如梧桐子大。每服一丸,若急心痛,木香汤送下;气食积,陈皮汤送下;妇人月水不行,红花酒送下;妇人血瘕,当归酒送下;疔疮,橘菊水送下,凉水亦得;痈疽肿毒,连翘汤送下;便毒,瓜蒌汤送下;打扑伤损,酒送下。

【主治】急心痛;气食积;妇人月水不行,血瘕;疔疮、痈疽肿毒。

32591 夺命丹(《普济方》卷二七四)

【组成】血竭一钱 蟾酥 铜绿 明矾 朱砂 轻粉大黄各半钱 麻黄半两(去根节) 麝香三字 海羊十五个(去蜗牛) (一方用龙脑二字)

【用法】上为细末,将海羊研细烂为丸,如鸡头子大。每服先嚼葱白三寸,然后用好酒送下一丸。如重车行七里,汗出为效。

【主治】一切疔肿。

32592 夺命丹(《普济方》卷二七四)

【组成】朱砂半钱 干胭脂一分 蟾酥

【用法】上为末。用带根葱一根,破开将药放入,用火烧软,每服一钱,须嚼碎好酒下,汗出为妙。

【主治】疔疮。

【备考】方中蟾酥用量原缺。

32593 夺命丹(《普济方》卷二七六)

【组成】金头蜈蚣一对 麝香一钱 轻粉一钱 朱砂少许

【用法】上为细末,用蟾汁和剂,不得用手和,用竹刀子切成黄米大,瓷碗内摇之成丸,放干用羽子筒盛之,经年不变色。吐逆恶心,每服三二丸,温酒送下,不拘时候。

【主治】七十二证走彻恶疮。

32594 夺命丹(《袖珍》卷三)

【组成】紫河车 密陀僧各半两 砂仁 贯众 僵蚕(直者) 乌鱼骨 茯苓各一钱 麝香少许

【用法】上为细末,面糊为丸,如弹子大。每服一丸,无根水浸二时,频饮。

【主治】咽喉一切肿毒,木舌、双乳蛾、喉痹。

32595 夺命丹(《伤寒全生集》卷三)

【组成】釜底墨一两 灶突墨一两 梁上倒挂尘一两 牛黄一钱五分 黄芩一两 麻黄一两 小麻奴一两 辰砂二钱 黄连一两五钱 雄黄三钱 真珠一钱 寒水石一两

【用法】上药各为细末,炼蜜为丸,如弹子大。以新汲水一盏,研一丸于水中,令化尽服之。若病人渴欲饮水者,与之多饮为妙。不欲饮水者,亦宜强与之,须臾,当发汗出乃解。若服下一时许不作汗,宜再服一钟,以汗出为止。

【主治】伤寒热结胸中,口噤不能言,阳毒狂言,不得汗,得温热时行病不得汗。

32596 夺命丹(《奇效良方》卷五十四)

【异名】蟾蜍丸(《外科理例》)、飞龙夺命丹(《保婴撮要》卷十八)。

【组成】蟾酥(干者,酒化) 轻粉各半钱 白矾(枯) 寒水石 铜绿 乳香 没药 麝香各一钱 朱砂三钱 蜗牛二十个(另研)

【用法】上为细末,将蜗牛别碾烂,入药末同捣匀为丸,如绿豆大,如丸不就,入酒糊些少。每服一丸,生葱白三五寸,病者自嚼烂,吐于手心,男左女右,包丸药在内,热酒和葱送下,如重车行五七里,汗出为效,重者再服一二丸。

【主治】❶《奇效良方》:诸般肿毒,疔癣恶疮。❷《口齿类要》:喉闭。

32597 夺命丹(《奇效良方》卷六十四)

【组成】人参(去芦) 南星(姜制) 半夏(炮) 独活 荆芥穗 远志肉 川芎 酸枣仁(炒) 白附子(炒) 川白芷 桔梗 甘草 石菖蒲各五钱 白茯苓 白术 天麻(炮) 全蝎(去毒) 防风(去芦) 羌活 茯神 川乌(炮,去皮) 僵蚕(炒) 细辛(去叶)各三钱 蝉蜕十四个(去泥) 辰砂 雄黄 麝香各一钱 金箔二十片 银箔三十片(五味乳钵研)

【用法】上为细末,以生姜汁打面糊为丸,如芡实大,以朱砂为衣。每服半丸或一丸,用金银、薄荷汤化下,不拘时候。

【主治】急慢惊风,胎风风痫,客忤物忤,目睛斜视,痰壅搐搦等证。

32598 夺命丹(《医学正传》卷六)

【组成】巴豆一两(去壳,醋煮一伏时) 黄丹三钱(炒) 朱砂 雄黄各三钱 乳香 郁金各五钱 大黄一两 轻粉二十录 蟾酥一钱或五分 飞罗面三两

【主治】上为细末,蜡水糊为丸,如绿豆大。随身年分虚实,加减丸数服之,以下其毒。

【主治】疔肿。

32599 夺命丹(《医学正传》卷八)

【组成】南星 半夏各四钱(为末,以生姜汁捏和作饼子,焙干) 珍珠(新白者,研)二钱 巴豆(去油净)一钱 朱砂四钱 金箔 银箔各十片 轻粉 麝香各五分

【用法】上为细末,面糊为丸,如黍米大。每一岁儿一丸,灯心汤化下。

【主治】急惊不省人事,目定直视,牙关不开,唇白或黑者。

32600 夺命丹(《万氏家抄方》卷二)

【组成】裘一个(即蜣螂所滚之裘丸,凡粪土下俱有,用裘中有白虫者,将裘少破一点仍盖住,火煅黄色存性,勿令焦) 麝香一分 孩儿茶二分 金丝黄矾三分 朱砂(春二分、夏四分、秋六分、冬八分)

【用法】上为细末,空心烧酒调服。如觉饥,大小米煮,渐渐少用,一日二三次,不可多吃。

【主治】翻胃噎食。

【宜忌】忌生冷、酱炒厚味、葱蒜、酒面、炙煿等物,及气恼。

32601 夺命丹

《普济方》卷三五七。为《金匮》卷下"桂枝茯苓丸"之异名。见该条。

32602 夺命丹

《校注妇人良方》卷十八。为《卫生家宝产科备要》卷五"血竭散"之异名,见该条。

32603 夺命丹（《丹溪心法附余》卷四）

【异名】二乌丸（《医学入门》卷八）、夺命丸（《济阳纲目》卷八十五）。

【组成】天麻 白芷 川乌(去皮)各二钱 草乌 雄黄各一钱

【用法】上为末，酒糊为丸，如梧桐子大。每服十丸，温酒送下，不拘时候。

【主治】破伤风，角弓反张，牙关紧急。

【备考】本方原名"夺命散"，与剂型不符，据《便览》改。

32604 夺命丹（《丹溪心法附余》卷五）

【组成】信石一钱 白矾二钱 白附子三钱 南星四钱 半夏五钱(洗)

【用法】上先用信石与白矾一处，于石器内煅红出火，黄色为度，却和半夏、南星、白附子为细末，生姜、面糊为丸，如黍米大，朱砂为衣。每服七丸，小儿三丸，井花水送下。

【功用】劫痰。

【主治】上气喘急，经岁咳嗽，齁䶎久不愈。

【宜忌】忌食诸恶毒热物，切不可犯铁器。

【方论选录】此方治咳嗽痰喘劫剂也，盖肺受火邪，气从火化，有升无降，加以脾湿生痰，则上壅而为喘嗽，满闷不得安卧矣。病作之时，固宜用此药以劫痰。然病安之后，即当用知母茯苓汤或人参五味子散、宁肺汤以补虚可也。

32605 夺命丹

《万氏女科》卷二。为《济生》卷九"霹雳夺命丹"之异名。见该条。

32606 夺命丹（《痘疹心法》卷二十二）

【组成】麻黄(酒蜜炒焦) 升麻各三钱 山豆根 红花子 大力子 连翘各二钱半 蝉衣 紫草 人中黄各三钱

【用法】上为细末，酒蜜为丸，辰砂为衣。薄荷叶煎汤送下。

【功用】《景岳全书》：解发痘毒。

【主治】❶《痘疹心法》：痘疮及发之时，但见干燥，其痘焦黑者。❷《幼幼集成》：痘方起发，正值经期，其血大下，以致陷伏。

32607 夺命丹（《解围元薮》卷四）

【组成】苦参 桔梗 升麻 当归 白芍 连翘 荆芥 防风 羌活 苍术各四两 独活 茯苓 黄芩 川芎 蛇床子各二两 薄荷 大黄 白芷各五两 陈皮 半夏 干葛各三两 枳壳一斤 甘草一两 山栀八两 芒消三两

【用法】上均作十贴。水煎服。

【主治】麻风。

【备考】本方方名，据剂型当作"夺命汤"。

32608 夺命丹（《解围元薮》卷四）

【异名】九龙丹。

【组成】草乌 首乌 没药 黄芩 禹余粮 威灵仙 蒺藜 菖蒲 天麻 蓖麻子各一两 雷丸 川椒 荆芥 胡麻 麻黄 牛蒡子 白花蛇 赤芍 全蝎 乌梢蛇各一两 乳香 东米各三钱 蜈蚣一条 羌活 风藤各五两 木鳖子一两五钱 苍术 丢子各八两 皂荚一斤(剉碎)

【用法】无灰酒浸一夜，去酒，以新汲水一碗探其汁，银瓷器内熬膏，丸如梧桐子大。每服六十丸，茶送下。面足觉痒乃药力至。

【主治】诸大风。

32609 夺命丹

《医统》卷四十九。为《医方大成》卷十引汤氏方"夺命散"之异名。见该条。

32610 夺命丹（《鲁府禁方》卷四）

【组成】朱砂五钱 雄黄五钱

【用法】上为末，以蟾酥为丸，如菜子大。每服三丸，葱酒送下。取汗为效。

【主治】无名肿毒，疔疮发背；小儿急慢惊风；及疽疮，伤寒阴症。

32611 夺命丹（《准绳·疡医》卷一）

【组成】轻粉 麝香 白砒(制)各五分 白矾(煅) 辰砂(为衣) 血竭各一钱 蟾酥(干者，酒化入药)二钱 铜绿 寒水石(煅) 乳香 没药 雄黄各二钱 蜗牛(连壳)二十一个

【用法】上为末，先将蜗牛研烂如泥，匀和前药为丸，如绿豆大。如丸不就，加好酒打三五百下。每服二三丸，先用葱白三寸与病者嚼烂，吐于男左女右手心，将药丸裹入葱白，用无灰酒三四盏温热送下。被盖取汗为度，重者不过三服。

【功用】《金鉴》：退寒热。

【主治】七情内乖，营卫不和所致的阴阳二气疽，及疔毒恶疮肿痛。

❶《准绳·疡医》：疔毒肿痛。❷《金鉴》：七情内乖，营卫不和所致的阴阳二气疽，生于脊背之旁，乍肿乍消，时软时硬。❸《丸散膏丹集成》：诸恶疮肿痛。

【宜忌】《丸散膏丹集成》：忌冷水。

32612 夺命丹（《准绳·疡医》卷二）

【组成】巴豆(去壳) 大黄各一钱 郁金 雄黄 乳香各五分 朱砂 黄丹各三分 轻粉二分 麝香少许 蟾酥不拘多少

【用法】上为末。面糊为丸，如绿豆大。每服五七丸至九丸，茶清送下。以利为度。

【主治】疔疮，大便秘实不通，或心腹痛者。

32613 夺命丹（《寿世保元》卷九）

【组成】川乌(火煨，去黑皮)一两 雄黄一钱

【用法】上为末，葱汁为丸，如莲子大。每服一丸，用葱叶一片将药裹内，火微烧，嚼烂，黄酒送下。衣盖汗出而愈。

【主治】破伤风。

32614 夺命丹

《景岳全书》卷六十四。为《理伤续断方》"至真散"之异名。见该条。

32615 夺命丹（《玉案》卷五）

【组成】丹皮 官桂 赤芍 桃仁 芒消各等分

【用法】上为末。每服四钱，滚酒送下。

【主治】子死腹中。

32616 夺命丹（《傅青主女科·产后编》卷上）

【异名】辟厉夺命丹(《易简方便》卷六)。

【组成】蛇退 蚕故子(烧灰不存性) 发灰一钱 乳香五分

【用法】上为细末。酒调下。

【主治】临产未产时,目翻口噤,面黑唇青,口中吐沫,命在须臾。

32617 夺命丹(《郑氏家传女科万金方》卷四)

【组成】大附子(炮,去皮)五钱 丹皮 大黄末各一两

【用法】上为末,将大黄末醋熬成膏,每两作八丸。姜汁和酒磨下。

【主治】血入胞衣,胀满不下。

32618 夺命丹

《灵验良方汇编》卷三。为《医统》卷八十五"夺命丸"之异名。见该条。

32619 夺命丹(《惠直堂方》卷一)

【组成】番木鳖(瓷片刮去毛,真麻油煎枯) 川山甲(土炒) 甘草各一两 朱砂一钱

【用法】上为细末,面糊为丸,如粟米大。分为三份各安开,一份用朱砂为衣,一份用雄黄为衣,一份不用衣,俱每服五分。不用衣者,咳嗽痰火、火眼虚劳、绞肠痧、冷茶送下;小儿急慢惊风,薄荷汤送下。朱砂衣者,胸膈饱胀、翻胃膈食,火酒送下;气膈,木香、火酒送下。雄黄衣者,伤寒、伤风、寒湿头痛发热,姜汤送下;偏正头风,川芎汤送下;痈疽发背对口,槐花一合炒黑,煎酒送下,杨梅、鱼口、疔疮、虎蛇伤、瘫痪、半身不遂、湿痰流注,白酒送下;痰迷心窍,竹沥、姜汤送下。

【主治】伤寒、伤风、寒湿头痛发热;偏正头风;咳嗽痰火;火眼虚劳;胸膈饱胀、翻胃膈食;绞肠痧;瘫痪,半身不遂,痰迷心窍;痈疽发背对口;湿痰流注;杨梅、鱼口、疔疮;虎蛇伤;小儿急慢惊风。

【宜忌】忌风并咸、酸物。

32620 夺命丹

《种痘新书》卷十二。为《痘疹传心录》卷十四"夺命五毒丹"之异名。见该条。

32621 夺命丹

《仙拈集》卷四。为《回春》卷八"小夺命散"之异名。见该条。

32622 夺命丹(《疡医大全》卷三十三)

【组成】西牛黄 青黛 甘草各一钱 郁金 明天麻 白僵蚕 白附子 全蝎(去头足) 茯神 蝉蜕(去头足) 陈胆星各二钱 钩藤钩 桔梗 朱砂各五分

【用法】上为细末,炼蜜为丸,如芡实大,金箔三十张为衣。每服一丸,金银花煎汤调下。

【主治】小儿风搐痰气,急慢二惊。

32623 夺命丹(《伤科补要》卷三)

【组成】归尾三两 桃仁三两 血竭五钱 地鳖虫一两五钱 儿茶五钱 乳香一两 没药一两 自然铜二两 红花五钱 大黄三两 朱砂五钱 骨碎补一两(去毛) 麝香五分

【用法】上为细末,用黄明胶热化为丸,朱砂为衣。每

服一丸,陈酒磨冲下。

【功用】通关窍。

【主治】一切重伤险症,脏腑蓄瘀危急之候。

【宜忌】《浙江中医杂志》:孕妇禁用。

【临床报道】外伤致瘀头痛:《浙江中医杂志》[1986,(1):15]以夺命丹为主方治疗本病105例,男性70例,女性35例,年龄11个月至70岁,病程0.5小时至4个月,其中脑震荡39例,头皮血胀16例,颅骨骨折3例,头皮创伤16例,头皮挫伤31例,全部病例均有不同程度头痛,时轻时重,心烦易怒,抑郁不乐,神昏欲呕,病程长者可见舌质紫黯,边有瘀血斑点,脉弦涩等。经治后,94例痊愈(头痛与临床症状消失),9例好转(头痛减轻,临床症状明显改善),2例无效(头痛与临床症状无明显改善)。

32624 夺命丹(《外科集腋》卷八)

【组成】土鳖 归尾 大黄 红花 桃仁 自然铜 古文钱 乳香 没药 朱砂 儿茶 骨碎补 血竭 雄黄 黄麻根灰 麝

【主治】跌打重伤,危在顷刻者。

32625 夺命丹(《外科集腋》卷八)

【组成】真川连 麻黄(去节)各三钱 黄柏 黄芩各六钱 大黄五钱

【用法】上为末,用马兰根汁浸晒九次,取密竹一段,将药入内,火煅存性,研末。每服五分,石菖蒲、石斛、竹沥汤下。

【主治】小儿肺胀鼻胭。

32626 夺命丹(《饲鹤亭集方》)

【组成】西牛黄 雄黄 天虫(焙) 全蝎(去毒) 明天麻各五分 珍珠粉二分 血珀 原麝各三分 天竺黄 蜈蚣(制)各一分 防风(酒炒) 白芷各二分半 蝉退(焙)一分半 青礞石一钱二分 陈胆星二钱 辰砂一钱

【用法】上为细末,用粉甘草浓汁量加炼蜜为丸,金箔为衣。每服一丸,钩藤、薄荷汤化下。

【主治】惊风。

32627 夺命丹

《金鉴》卷六十二。为原书同卷"白降丹"之异名。见该条。

32628 夺命汤(《普济方》卷六十一)

【组成】皂角三寸(去黑皮并子) 甘草二寸

【用法】同打碎。用水一盏,煎至半盏,去滓,入蜜少许,再煎三五沸,放温服,连进二服。且吃白粥一日。

【主治】喉风。

【宜忌】忌油面、酒、鱼腥、炙煿诸热毒物一百日。

32629 夺命汤(《外科全生集》卷四)

【组成】银花 草河车 赤芍 细辛 蝉蜕 黄连 僵蚕 防风 泽兰 羌活 独活 青皮 甘草各等分

【用法】水煎服。

【主治】红丝疔。

32630 夺命汤(《金鉴》卷四十二)

【组成】吴萸 肉桂 泽泻 白茯苓

【主治】冲疝、厥疝痛上攻,脐悸,奔豚气上行。

32631 夺命汤

《华氏医方汇编》卷四。为《疫疹草》"夺命饮"之异名。见该条。

32632 夺命饮(《疫疹草》)

【异名】夺命汤(《华氏医方汇编》卷四)。

【组成】川连 石膏 犀尖 羚羊角 生地 丹皮 赤芍 青黛 马勃 鲜沙参 大贝 连翘 元参 金汁人中黄

【主治】疫火极盛,津液干涸,舌绛口渴,神烦喉烂,脉弦,大痧点云密者。

【备考】《华氏医方汇编》本方用法:水煎,金汁冲服。

32633 夺命饮(《外科医镜》)

【组成】当归二钱 白芷二钱 僵蚕二钱(炒) 明天麻二钱 蝉蜕二钱 大黄五钱 桃仁二十粒 羌活二钱 防风一钱 南星一钱半(制) 麻黄五分

【用法】水煎服。甚者五剂痊愈;如未愈,去大黄再服,外以清和膏盖之。

【主治】破伤中风。

32634 夺命散

《理伤续断方》。为原书"至真散"之异名。见该条。

32635 夺命散(《圣济总录》卷六)

【组成】黑豆一合 乌鸡粪 马牙消(研) 龙胆(去芦头,剉碎)各一分

【用法】上四味,先将鸡粪及豆同炒熟,次入龙胆、马牙消拌匀。以酒三盏,煎二盏,分三次温服,不拘时候。

【主治】中风卒倒,不省人事,口面㖞斜,失音不语,但吐涎沫,或口噤不开,目瞑垂死,一切风疾。

32636 夺命散(《幼幼新书》卷九引《茅先生方》)

【组成】铜青 朱砂各二钱 腻粉半钱 蝎尾(去刺)十四个 麝香少许

【用法】上为末。每服一字半钱,用薄荷、腊茶清调下。

【功用】吐下风涎。

【主治】小儿急慢惊风,天钓,脐风,客忤,卒死,撮口,鹅口,木舌,喉痹,炸腮。

32637 夺命散(《幼幼新书》卷三十四引《吉氏家传》)

【组成】朴消 白矾 天南星各半两

【用法】上为末。小儿每服半钱,水一盏,同煎二分;大人水一盏,药三钱,煎七分,作一服。

【主治】喉闭。

32638 夺命散

《幼幼新书》卷九引《谭氏殊圣》。为《元和纪用经》"至圣散"之异名。见该条。

32639 夺命散(《永乐大典》卷九八〇引《婴孩妙诀》)

【组成】川乌尖 附子尖各七个(生用,去皮) 蝎梢七枚 石绿少许

【用法】上为末。用软鸡翅上药入喉中,逐旋惹出,频用帕子拭之。

【主治】小儿慢惊。

32640 夺命散(《幼幼新书》卷十八引《张氏家传》)

【组成】升麻 糯米 紫草 甘草各半两 木通二钱半

【用法】上为散。每服一大钱,水七分,煎四分,去滓温服。

【主治】小儿疮麻已发未发。

32641 夺命散(《幼幼新书》卷八引毛彬方)

【组成】赤头蜈蚣一条(去足,生用) 瓜蒂 藜芦(去须,葱头者)各一分

【用法】上为细末。每发搐,笔管子抄一字吹入鼻中。

【主治】小儿惊风,涎潮搐搦,眼上不下,喘急,急慢风搐。

32642 夺命散(《幼幼新书》卷十二引郑愈方)

【组成】蜈蚣(赤者)一条 轻粉 朱砂 麝香 白附子 牛黄各一分 水银(用枣肉少许研,不见星)一钱 蟾酥半钱 天南星一个(去心) 真珠(末)一字 巴豆霜三个(去油)

【用法】上为末,枣肉为丸。每服三丸,薄荷汤送下;口噤不开,研灌入鼻中;心烦壮热,荆芥汤送下。

【主治】惊风痫病,眼目翻视,牙关噤急,口内无气,唇赤。

【备考】本方方名,据剂型当作"夺命丸"。

32643 夺命散(《幼幼新书》卷二十六引赵氏方)

【组成】五灵脂 莴苣菜(阴干) 地黄花 黄丹(炒) 白矾(飞) 染胭脂 麝少许

【用法】上为末。看疮大小,浆水洗贴。

【主治】疳疮。

32644 夺命散(《鸡峰》卷十六)

【组成】芫花不以多少(用好酒浸一宿,慢火炒令黑色)

【用法】上为细末。每服二钱,食前热酒调下。

【主治】产后血迷、血晕,胎衣不下,恶血停凝,血块枕痛,脐腹疞痛;及赤白崩带,月候不定。

32645 夺命散(《鸡峰》卷二十二)

【组成】人粪不拘多少

【用法】上用泥球子裹定,柴火内烧红,取出,不用泥,只将粪研细,入麝香少许。干掺上。

【功用】生肌。

【主治】久患漏疮见骨。

32646 夺命散(《卫生总微》卷六)

【组成】干蛇头一个(酒浸,炙黄取肉) 赤头蜈蚣一条(酥炙黄) 干全蝎(去毒)一分 麻黄(去根节)一分 草乌头一个(去皮尖,炒黄,已上为末) 朱砂一分(研) 牛黄一分(研) 龙脑一钱(研)

【用法】拌匀细。每服一字,温酒调下,不拘时候。

【主治】小儿心肺中风及风瘫病。

32647 夺命散(《普济方》卷三七五引《全婴方》)

【组成】白附子 黑附子(炮,去皮) 南星(炮) 天麻 防风 半夏(泡七次) 麻黄(去节) 朱砂 全蝎(新薄荷叶裹,生姜汁蘸,炙三两度黄色)各一钱

【用法】上入麝香半钱,为末。三岁半钱,薄荷、姜汁更同酒泡汤调下。

【主治】小儿急慢惊风。

【加减】急惊,加朱砂、轻粉。

32648 夺命散(《杨氏家藏方》卷一)

【组成】甜葶苈 香白芷 天南星 半夏(汤洗去滑)

巴豆(去壳不去油,并生用)各等分

【用法】上为细末。每服半钱,用生姜自然汁一呷调下,小儿用半字。须臾,利下恶涎或吐涎立效。中风闭目不语,牙关紧急,汤剂灌不下者,此药辄能治之。

【主治】卒暴中风,涎潮气闭,手足瘫痪,项背反张,牙关紧急,眼目上视,不省人事;并破伤风,搐搦潮作;小儿急惊风,膈实涎极。

32649 夺命散(《保命集》卷下)

【组成】乌头尖 附子底 蝎梢 雄黄各一钱 蜈蚣一对 硇砂 粉霜 轻粉 麝香 乳香各半钱 信二钱半 脑子少许

【用法】上为细末。先破疮,出恶血毕,以草枝头用纸带入于内,以深为妙。

【主治】疔疮。

32650 夺命散(《普济方》卷三七四引《保生集》)

【组成】赤脚蜈蚣一条(去足,生用) 瓜蒂 藜芦 葱白(去须)一分

【用法】上为末。每发搐,用一字吹鼻中。

【主治】小儿惊风,涎潮搐搦,眼上不下,喘急,急慢惊风。

【备考】方中瓜蒂、藜芦用量原缺。

32651 夺命散(《百一》卷十五引《既效方》)

【异名】全蝎延胡散(《直指》卷十八)。

【组成】元胡索不拘多少(盐炒过) 干蝎减半

【用法】上为细末。每服半钱或一钱,温酒调下;若心痛,醋汤调下。

【主治】小肠气。

32652 夺命散(《百一》卷十九)

【组成】全蝎二十七个 蛇含石(醋淬七遍) 铁孕粉 丁头大赭石各一两

【用法】上为细末。薄荷汤调下。

【主治】小儿急慢惊风。

【加减】如身热,入朱砂末少许。

32653 夺命散(《医方大成》卷十引汤氏方)

【异名】礞石散(《直指小儿》卷二)、霹雳散(《普济方》卷三七四)、夺命丹(《医统》卷四十九)、青礞石散(《种福堂方》卷四)。

【组成】青礞石一两(入白窝内,同焰消一两用白炭火煅令通红,须消尽为度,候药冷如金色取出)

【用法】上为细末。急惊风痰发热者,薄荷自然汁入蜜调服;慢惊脾虚者,有以青州白丸子再碾,煎稀糊入熟蜜调下。

【功用】《直指小儿》:利痰。

【主治】急慢惊风,癫痫,卒暴中风。

❶《医方大成》引汤氏方:急慢惊风,痰潮壅滞塞于喉间,命在须臾。❷《普济方》:风疾癫痫。❸《救急选方》:卒暴中风,痰涎壅塞,牙关紧急,目上视等危证。

32654 夺命散(《儒门事亲》卷十五)

【异名】牛黄夺命散(《保婴集》)、牛黄散(《幼科发挥》卷二)、无价散(《万方类纂》卷五)。

【组成】槟榔 大黄 黑牵牛 白牵牛各等分(皆各半生半熟用之)

【用法】上为细末。蜜水调服。

【主治】小儿胸膈喘满,两胁扇动,痰涎潮塞及急惊风搐。

❶《儒门事亲》:小儿胸膈喘满。❷《卫生宝鉴》引《杨氏极济方》:肺胀喘满,胸高气急,两胁扇动,陷下坑坑,两鼻窍张,闷乱嗽渴,声嗄不鸣,痰涎潮塞。❸《普济方》:小儿急惊风搐。

【宜忌】《普济方》:切忌不得于胸腹上灸之。

32655 夺命散(《济生》卷八)

【组成】红蛭(用石灰慢火炒令焦黄色)半两 大黄二两 黑牵牛二两

【用法】上各为细末。每服三钱,用热酒调下,如人行四五里,再用热酒调牵牛末二钱催之。须脏腑转下恶血成块或成片,恶血尽即愈。

【主治】金疮打损及从高坠下,木石所压,内损瘀血,心腹疼痛,大小便不通,气绝欲死。

32656 夺命散(《医方类聚》卷一九二引《施圆端效方》)

【组成】川大黄一两 牡蛎(烧)半两 龙脑(服时用)一字

【用法】上为细末。每服三钱,用好酒三盏,煎至二盏,放冷入片白脑子半字,分三次服。以利为度。

【主治】诸恶疮疽,毒气传内,呕逆溃乱,神昏不省。

32657 夺命散

《云岐子保命集》卷下。为《卫生家宝产科备要》卷五"血竭散"之异名。见该条。

32658 夺命散(《经验秘方》引李知州方。见《医方类聚》卷七十五)

【组成】紫河车 薄荷叶 象牙末 硼砂 甘草各五钱 好茶少许

【用法】上为细末,蜜丸服。

【主治】单双乳蛾,喉闭口疮。

【备考】本方方名,据剂型当作"夺命丸"。

32659 夺命散(《中国医学大辞典》引《得效》)

【组成】天南星(炮)一两 白附子 天麻各三钱 辰砂(另研)二钱五分 黑附子(炮,去皮脐) 防风 半夏各五钱 全蝎(去毒)七枚 蜈蚣(炙)一条 麝香五分 僵蚕(炒)少许

【用法】上为末。三岁儿每服五分,薄荷生姜自然汁加好酒,沸汤各少许调下。

【主治】小儿急慢惊风。

【加减】急惊,去黑附子,加轻粉、脑子各少许;慢惊,去僵蚕。

32660 夺命散(《普济方》卷六十一引《卫生宝鉴》)

【组成】胆矾一两(别研) 白僵蚕一两(为末) 乌龙尾一两(别研) 天南星半两(为末)

【用法】上和匀。每用一二字,以鸡羽湿点药扫喉中,涎出,再点药入喉。候涎化为黄水出,方用温水漱口。

【主治】喉风。

32661 夺命散(《医方类聚》卷九十四引《烟霞圣效》)

【组成】紫菀花半两(醋炒干) 雄黄一钱

【用法】上为细末。每服半字一字,盐汤送下。如噤牙关,斡开灌药。

【主治】九种心气痛欲死者。

32662 夺命散(《医方类聚》卷一四一引《烟霞圣效》)

【组成】精明乳香五钱 没药半两

【用法】上为粗末。每服抄一钱半,水一盏,煎三四沸,和滓稍热服,不拘时候。

【主治】脓血泻利遍数频多,腹痛欲绝者。

32663 夺命散(《永乐大典》卷一四九四八引《经验普济加减方》)

【组成】山栀子二十个(紧小者,去皮,炒) 黑附子一两(炮) 川干姜(炮) 甘草(炙)各半两 茯苓 白术各四钱

【用法】上为细末。每服五钱,水一升,煎至七分,去滓,更入盐半钱,温服三五服见效,老少加减。如阴户肿痛不可忍者,用椒末半两,白面二匙,干姜末半两,盐水和作饼剂,安阴户内,坐三二次,小便取了再坐。

【主治】妇人血气风虚,冷积疝癖,脐腹胀痛。

32664 夺命散

《普济方》卷二十四。为《三因》卷七"仓卒散"之异名。见该条。

32665 夺命散(《普济方》卷六十)

【组成】胆矾 牙消 甘草 青黛各一钱

【用法】上为末。每用少许,用筒儿吹在喉中。

【主治】咽喉痛。

32666 夺命散(《普济方》卷六十)

【组成】枯白矾 南硼砂 猪牙皂角(皮弦拣去)各等分

【用法】上为细末。吹喉中。痰出即愈。

【主治】急喉风。

32667 夺命散

《普济方》卷一一三。为原书同卷"玉真散"之异名。见该条。

32668 夺命散(《普济方》卷二五五)

【组成】绵纹大黄四两(去皮,炒存性) 麦蘗一两半(炒) 槟榔七钱半 茴香 瞿麦 地蔗蓄各二钱半

【用法】上为细末。每服虚实加减钱数,随证汤酒服之。

【主治】男子、妇人心中积热停痰,肠垢诸毒变成百病,酒面食积,痃癖气块,小肠疝,诸般膈气,反胃吐食,胸膈痞闷,胁肋疼痛,呕吐痰逆,头目昏重,偏正头风;或惊怖、口苦、舌干、噎气醋心,腹胀如鼓,大便不通;小儿赤沃,饮食过多,不生肌肉,心中烦躁,面色萎黄,肌体羸瘦,困倦少力,夜多盗汗;脾胃不和,泻痢脓血,久而成血癖、血瘕。

【加减】如妇人室女血脉不行,加木香、沉香、枳壳,煎当归汤调服;小肠气,用干漆、麦蘗、木通、炒茴香,煎汤服;木通、干漆二味,量病虚实用。

32669 夺命散(《普济方》卷三五七)

【组成】白扁豆(生,去皮)

【用法】上为末。每服一钱,米饮调下;末下,煎数服亦可。

【主治】胎死腹中危甚。

32670 夺命散(《袖珍》卷三)

【组成】白矾(枯) 僵蚕(炒去丝) 硼砂 皂角(末)各等分

【用法】上为末。少许吹喉中。痰出愈。

【主治】急喉风。

32671 夺命散

《医方类聚》卷二二九引《徐氏胎产方》。为原书同卷引《济生》"香桂散"之异名。见该条。

32672 夺命散(《本草纲目》卷十七引《便民方》)

【组成】紫蝴蝶根一钱 黄芩 生甘草 桔梗各五分

【用法】上为末。水调顿服。

【主治】喉痹不通,浆水不入。

32673 夺命散(《医统》卷四十六)

【组成】桃仁二十一枚(去皮尖,麸炒) 甘草 人参各半两 鳖甲 知母 天灵盖(醋浸一宿,酥炙)各一两 青蒿 柴胡 阿魏(四枣子大) 葱白一握

【用法】上以天灵盖、鳖甲为末,次下人参、知母、柴胡、甘草同捣,次下葱白、青蒿、桃仁、阿魏杵成饼子,慢火焙干为末。称二钱,用童便二盏,煎一盏,露一夜,至五更三点暖服半盏。服了衣被盖卧,天明又暖半盏服之,扶病人强行五七步,三日勿洗手面指头,候生毛为验,每日早晨先饮白汤投之。

【主治】传尸劳。

32674 夺命散

《医统》卷七十六。为《百一》卷七"破证夺命丹"之异名。见该条。

32675 夺命散(《疮疡经验全书》卷九)

【组成】乌梅 老茄子(经霜者) 芙蓉叶 青地松 威灵仙 过山龙 马鞭草 苍耳草 益母草各等分(煅) 生甘草 草乌 赤小豆

【用法】除甘草等三味,余剉细入瓶内,盐泥固济,火煅存性为末。疔疮,飞盐醋调;脑疽、背疽,加田螺壳灰、皂角灰,加黑背蜒蚰捣烂调;锁口疔疮,搽药在疮口内;阳症红肿,猪胆汁蜜调;小儿丹毒,加青靛花、胆汁调;便毒,猪脑调。

【主治】疔疮,脑疽,背疽,阳症红肿及小儿丹毒、便毒。

【加减】脑疽、背疽,加田螺壳灰、皂角灰、黑背蜒蚰;小儿丹毒,加青靛花。

【备考】方中生甘草、草乌、赤小豆用量原缺。

32676 夺命散(《痘疹金镜录》卷一)

【组成】赤脚蜈蚣半条(去头足,炙焦) 麝少许

【用法】上为末。猪乳调服。

【主治】小儿急惊风及撮口。

32677 夺命散(《外科百效全书》卷三)

【组成】人参五钱 木香一钱 当归一两 雄黄七分 乳香 没药各七分 益母草一两 朱砂八分 槟榔三钱二分

【用法】水搅面糊做饼,中央穿眼,候干,香炉灰为衣,好热酒调服。久不治,用蜈蚣制过入药内,同前服攻之。或

用黄鳅串一根韭菜,生姜捣烂敷患处,或将艾火灸,服煎药。

【主治】附骨疽。

32678 夺命散(《杂病源流犀烛》卷六)

【异名】定命散。

【组成】朱砂 寒水石 麝香各等分

【用法】上为末。每服五分,新汲水调下。

【主治】血汗。汗出污衣,甚如苏木水滴染。

32679 夺命煎(《圣济总录》卷一六九)

【异名】牛李膏、必胜膏(《小儿药证直诀》卷下)、夺命膏(《幼幼新书》卷十八引《谭氏殊圣方》)、必圣膏(《普济方》卷四〇三引《谭氏殊圣方》)。

【组成】牛李子(黑熟者)

【用法】上一味,用八月、九月内采,不计多少,沙盆内研,生绢绞其汁,银石器内慢火熬成煎,盛在瓷器内,勿令透风,煎杏胶汤化一皂子大与服,如人行二十里,更进一服,其疮自然红色,毒气便慢,杏胶只于七月内。

【主治】小儿疮疹毒气出不快及触犯黑色。

【临床报道】疮疹:《斑疹备急》:愚少年病疮疹痘疮,危恶殆极,父母已不忍视,遇今太医丞钱公乙下此药得安。

32680 夺命膏

《幼幼新书》卷十八引《谭氏殊圣方》。为《圣济总录》卷一六九"夺命煎"之异名。见该条。

32681 夺命膏(《洪氏集验方》卷二)

【组成】麻油四两(熬一二沸) 石蟹一枚(烧,米醋淬,才黑又烧,碎为末) 防风一两(切,焙) 蛤蚧一对(煅存性) 灯心灰一分 蜈蚣一条(烧存性) 全蝎七个(烧存性) 血竭一分(别研) 黄连半两(去芦,切,焙) 当归半两(切,焙)

【用法】上为末,用文武火熬麻油,滴水中不散,次入众药一处,急用柳枝不住手搅,候滴入水中成珠为度。候极冷,贴疮如常法。

【主治】肿毒发背,一切痈疽。

32682 夺真丹(《施圆端效方》引王子敬方(见《医方类聚》卷八十九)

【组成】半夏(姜制)一两 丁香一钱 槟榔 木香各二钱 藿香三钱 附子(炮,去皮)半两 缩砂仁 胡椒各二钱半 草豆蔻半两

【用法】上为细末,姜汁糊为丸,如梧桐子大。每服二十丸,生姜汤送下,不拘时候。

【主治】营卫气虚,内受湿寒,传于胸膜,心腹痞闷,胁肋刺痛。

32683 夺痒散(《医方易简》卷三)

【组成】花椒一两 滑石二三两

【用法】上为细末,和匀。用生绢袋盛之,摩按痒处。

【主治】痘疮发痒。

32684 夺魂汤(《辨证录》卷一)

【组成】人参 生枣仁 白芍各一两 茯神五钱 附子一分

【用法】水煎服。

【主治】冬月伤寒,误吐、误汗、误下,而身热未退,死症俱现。

32685 夺魂散

《三因》卷十七。为《产育宝庆》"夺魄散"之异名。见该条。

32686 夺魂散(《活幼口议》卷十五)

【组成】白僵蚕(去丝,炒令黄色)半两 蛇含石(烧红,用米醋淬七八次,碾碎) 白附子(炮)各一分 生银 生金 牛黄(如无,以胆制,倍加用之) 乌梢蛇头(七、八寸许,酒炙) 白茯苓 天麻各二钱 天南星(秤末一分,生姜汁浸一宿用) 半夏末二钱(生姜汁浸一宿,各焙) 赤脚蜈蚣一条(酒浸,炙令焦) 犀角镑二钱 脑子 麝

【用法】上为末,蒸枣肉为丸,如梧桐子大,朱砂为衣,每服十丸至十五丸、二十丸,煎金银、薄荷汤送下。

【功用】定痫。

【主治】小儿痫疾。

【备考】❶本方方名,据剂型当作"夺魂丸"。❷方中脑子、麝用量原缺。

32687 夺魄散(《产育宝庆》)

【异名】夺魂散(《三因》卷十七)。

【组成】生姜(取汁) 白面各三两 半夏七个(汤洗去滑)

【用法】上以生姜汁搜面,裹半夏为七饼子,炙焦熟,为末。每服一钱,热水调下,小便利为效。

【主治】妇人产后虚肿喘促。

【方论选录】❶《济阴纲目》:此方甚奇,大概中宫有湿痰留积,致小便不利者宜之,犹服二陈汤能使大便润,而小便长也。❷《医略六书》:产后寒痰积饮,留滞中宫而气道闭涩,故小便不利,胸腹肿满焉。半夏醒脾燥湿以化痰,姜汁温胃散寒以涤饮;面灰消溶滞气以和脾胃也。为散饮调,使痰消饮化,则胃调和而气道清利,小便无不畅快,何肿满之有哉。

32688 夺命方丹(《普济方》卷一九四)

【组成】麝香一钱半 大黄(生用)五钱 黑牵牛半两 甘遂二钱 泽泻半两 香附子二钱

【用法】上为细末。每服一钱,用白樟柳根汁半盏,无灰酒半盏,调药末顿热空心服之。年龄在六十岁以上与十五岁以下者,只可服半贴。大便取下恶物为效。

【主治】气蛊、劳蛊、血蛊、筋蛊、水蛊。

【宜忌】服此药后三日内,不可食鱼腥、盐、酱、湿面发气等物。

32689 夺命坐丹(《医方类聚》卷五十九引《必用之书》)

【异名】白虎丸。

【组成】寒水石不拘多少

【用法】上为细末,用两馏饭和成剂,捣千余下,丸如栗子大,晒干。每用一丸,临时于炭火内烧红,乘热研细,滚酒一盏调服,后葱醋汤投。汗出愈。

【主治】男子妇人阴毒。

32690 夺命金丹(《简易方》引黄医传秘方。见《医方类聚》卷二五八)

【组成】天南星(为末,用腊月黄牛胆汁拌和,入于胆内,挂当风处阴干,百日可用) 天竺黄 天麻 防风(去芦) 白附子(炮) 白僵蚕(炒,去丝嘴) 朱砂(另研)各

一两　蝉蜕(去土)半两　麝香二钱(另研)　天浆子(炒)二十一个　赤足蜈蚣一条(脊上开路,入麝香一钱于内,却用纸裹,焙干用)　牛黄半钱　蝎梢四十九枚(炒)　干蟾一枚(炙黄,去足)

【用法】上为细末,用东流水煮白面糊为丸,如鸡头子大,金箔为衣。每服先下白末子(即《局方》青州白丸子研为末)半钱,薄荷汤送下,后用生姜自然汁磨化下一粒,不拘时候。

【主治】小儿急慢惊风,无药可理者。

32691　夺天造化丸(《饲鹤亭集方》)

【组成】针砂(煅)　大麦粉各三两　红花　木香　泽泻　当归　赤芍　生地　牛膝　苏子　麦冬　川贝　陈皮　枳壳　香附　山楂　神曲　青皮　丹皮　地骨皮　五加皮　秦艽　川芎　乌药　玄胡　木通各一两

【用法】上为末,泛丸。每服三钱,开水送下。

【功用】《中药成药配本》:调理气血。

【主治】五劳七伤,九种心痛,诸般饱胀,胸膈肚痛,虚浮肿胀,内伤脱力,跌打损伤,行走气喘,遍身疼痛,精滑阳痿,肠红痞塞,面黄腰痛,妇女砂淋,白浊淫带,经水不调,产后恶露不尽,小儿疳膨食积。

32692　夺关将军散(《点点经》卷二)

【组成】大黄二钱　杏仁(去油)一钱　地龙(焙,研)三条　桃仁二钱　车前二钱

【用法】上为细末。水煎泡服,入麝香三分。

【功用】导阴夺关。

【主治】酒伤蛊胀,小便闭塞不通。

32693　夺命川附汤(《普济方》卷一四〇)

【组成】川附一双(去皮脐,炮,切片)

【用法】上㕮咀,作一服,水一碗,加生姜十三片,煎七分,滤出,水中沉冷,再露一宿,次早五更,冷服一二口,复歇,看腹有无发热,如无热,再进,作二三次服。其热自退。

【主治】体虚感冒,伤寒头疼发热,或日轻夜重,或午或早,或晚或终日,单发大热,虽渴不喜冷,脉沉细,气虚者。

32694　夺命无忧散

《普济方》卷六十引《如宜方》。为《局方》卷七"玉屑无忧散"之异名。见该条。

32695　夺命五毒丹(《痘疹传心录》卷十四)

【异名】夺命丹(《种痘新书》卷十二)。

【组成】牛黄二分　朱砂一钱　雄黄三分　冰片二分　蟾酥少许

【用法】上为末,用小猪尾血为丸,如麻子大。每服一丸,薄荷汤送下。即时红活。

【主治】痘黑陷倒靥。

32696　夺命回生散(《永类钤方》卷十二)

【组成】拣丁香　川芎　白姜(洗泡)　神曲　木香　肉桂　罗各半两　大草果二个(炮,取仁)　诃子七枚(取肉)　砂仁二十一粒　莪术(炮)七钱半　粉草(炙)七钱半　巴豆十四粒(去壳膜,不去油,冷水浸一宿,另研为膏,留钵中)

【用法】上为末,入钵内和匀,巴豆膏再筛过,入瓦盒内,以油纸盖盒口,却用黄蜡和松脂溶,如法封固;每以十二月,于高爽地上埋土中三尺,至次年六月中伏节取出,向风处摊去湿气,以不漏瓦瓶收贮密封。壮实人,每服半钱,临睡百沸汤调半盏,顿服,仰卧片时,徐以温白粥压下。若赢弱,只服一字。

【功用】进饮食,止呕吐。

【主治】五噎五嗝,翻胃呕吐不食。

【宜忌】忌生冷、鱼腥、黏腻并硬物一二月。孕妇不可服。

32697　夺命红枣丹(《拔萃良方》卷一)

【组成】当门麝一钱　梅花片一钱　杜蟾酥一钱(不见火,晒,研净末)　巴豆霜一钱(去油净)　月石三分(净末)　山豆根五分(净末)　老姜粉三分(用汁澄粉,晒干,净末)

【用法】上药照方拣选道地,研细称准,合匀,收贮瓷瓶。临用时,用小红枣一个,切蒂去核,外皮幸勿损伤,入药黄豆大许,将枣摘蒂一头塞入鼻孔,即闭口目避风,稍顷得嚏,喉渐通快,如出脓以银花、甘草漱之,病甚者,再换一枣。凡治喉症,男左女右,若左蛾塞左,右蛾塞右,双蛾更换塞之。塞药必得一周时拔出为妙,否则误事,慎之。

【主治】喉风痹,双单乳蛾。

【宜忌】忌鲜发、鱼、荤、青菜、辛辣等物。愈后忌七日为要。阴虚孕妇忌用。

32698　夺命更生散(《普济方》卷二八三)

【组成】干葛　知母　荆芥各五钱　防风　细辛　独莲　白芷各半两　青木香　泽兰　甘草节各半两

【用法】上㕮咀。每服五钱,酒、水各一盏,加生姜五片,煎至一盏,温服。

【主治】痛疽。

【加减】潮热,皮肤受毒,加大黄(擂烂)、柴胡、地骨皮、麻黄(不去节);呕吐恶心,脾胃受毒,加母丁香;疮凹不起,加蜜水调蝉蜕;发汗加黄芩、山栀子、灯心;眼花,心经受毒,先另服朱砂、雄黄、麝香为末,姜、酒送下,然后服此方;喘嗽,肺经受毒,加木瓜、黑牵牛、射盐;小腹胀,大小便闭结,脾经受毒,加苦葶苈、枳壳、木通、通草、麝香;疮冷,加当归、肉桂、人参、木香,去独莲;如疮发痛及身上有热,再进一服,仍服前药;如当日疮痛身热,次日又冷,加附子一个,去防风。

32699　夺命还真丹(《医方类聚》卷二十四引《施圆端效方》)

【异名】神效夺命还真丹(《解围元薮》卷三)。

【组成】天麻　人参　木香　白术　菟丝子　藁本(去土)　川独活　川芎各一两半　白僵蚕(炒)　黄芩　全蝎(去毒)　半夏(姜制)　熟地黄(焙)　蔓荆子　甘草(炒)　桂　生地黄　地骨皮　薄荷叶　黄连(净)　菊花各一两　防风　茴香(炒)　知母　杜仲(炒丝断)　茯苓　柴胡(茸)　桔梗　陈皮(去白)　枳壳(炒,去瓤)　石膏　当归(焙)各二两　羌活三两　白芍药　麻黄(去节)各二两半　细辛(去叶)半两　蛤蚧一对(炙)　金箔四十箔(为衣)

【用法】上为细末,炼蜜为丸,每两作十丸。细嚼,热

酒、热茶送下,不拘时候;妇人调血,香附子末,食前酒调送下,每日三次。

【主治】一切瘫痪,中风癫病,将死不救,洗头风,惊痫吐涎,暗风血风,妇人产前产后血气不调及诸筋骨节疼痛。

【备考】《解围元薮》本方用法:遍身筋骨痛及心气痛不省人事,热醋汤下;冷风寒湿气顿抽掣走注,叫号日夜不安,黑豆炒焦烹酒下。

32700 夺命返魂散(《袖珍》卷三引《圣惠》)

【组成】大黄 栀子 连翘各五钱 巴豆四钱(去皮) 杏仁四钱(去皮尖,二味用麸炒) 炒药麸四钱 苦丁香一钱 信一两(独蒜去心,盛信在火内烧去性) 牵牛头末二钱

【用法】上为末。每服重者一铜钱,轻者半钱,无根水调下。不吐可治,汗出愈。

【主治】一切疔疮,发热憎寒,昏闷不语,肿遍皮肤。

【备考】方中苦丁香用量原缺,据《普济方》补。

32701 夺命沉香散

《普济方》卷一三八。即《博济》卷一"沉香散"。见该条。

32702 夺命抽刀散(《局方》卷三宝庆新增方)

【组成】干姜(剉,入巴豆半两,同炒至黑色,即去巴豆) 良姜(入斑蝥一百个同炒,即去斑蝥)各二十两 糯米(炒)二十五两 石菖蒲(不见火)二十二两

【用法】上为细末。每服二钱,用盐少许,空心、食前沸汤点下,或温酒调尤佳,不拘时候。

【功用】醒脾胃,进饮食,解酒毒。

【主治】男子、妇人脾胃积冷,中焦不和,心下虚痞,腹中疼痛,胸胁逆满,噎塞不通,呕吐冷痰,饮食不下,噫气吞酸,口苦无味,不思饮食,妇人久患气刺痛,不可忍者。

【备考】本方方名,《医统》引作"抽刀散"。

32703 夺命轻粉散(《普济方》卷二七三)

【组成】铁渣一两 轻粉二钱 麝香少许

【用法】上为细末。每疮用针开十字口,将药放入疮内,用醋调面糊敷贴。

【主治】疔疮。

32704 夺命保生丹

《普济方》卷三七九。为《圣惠》卷八十六"青金丹"之异名。见该条。

32705 夺命追魂散(《普济方》卷二七六)

【组成】麝香一钱 金头蜈蚣一对(炒干黄色) 雄黄三钱 湿生虫四十五个(新瓦焙干焦)

【用法】上为细末。大人每服半钱,小儿半字,热酒调下。

【主治】七十二证恶疮入肠,寒热往来,吐逆。

32706 夺命独参汤

《普济方》卷一三三引《德生堂方》。为《百一》卷七"破证夺命丹"之异名。见该条。

32707 夺命神效膏(《外科集腋》卷一)

【组成】大黄 土鳖子 当归 川芎 赤芍 生地 麻黄 细辛 白芷 荆芥 防风 苍术 羌活 川乌 草乌 甘草 五灵脂 白芍 虎骨 防己 甘遂 海藻 大戟 芫花 白凤仙根 白薇 附子 乌药 南星 半夏 香附 肉桂 苍耳子 申姜 艾叶 角刺 枳壳 三棱 蓬术 卜子 巴豆 五倍子 独活 桃仁 红花 苏木 川断 连翘 栀子 苦参 干姜 蓖麻 甲片 全蝎 僵蚕 蜂房 山奈 甘松 皂荚 半支莲 过山龙 水红花子 玄参 紫金皮各一两 蛇衣一条 蜈蚣十四条 蛤蟆三只 血余一团 大蒜 葱头 生姜 桃头 柳头 槐头 桑头各三两 阿魏六两 木香 丁香 乳香 没药 血竭各二两 潮脑四两 麝香六钱(后八味共研末,收入膏内)

【用法】前七十五味,用麻油十八斤,浸春五、夏三、秋七、冬十日,煎枯去滓,再熬至滴水成珠,每净油一斤下炒血丹七两搅匀,入阿魏化尽,次入细药,稍温再下麝香搅匀,乘热收贮。临用炖化摊贴。

【主治】内外一切恶症。

32708 夺命神蛇散(《秘传大麻风方》)

【组成】白花蛇 黑梢蛇各一条(俱用酒浸一宿,去头尾皮骨听用) 蕲艾 地龙三钱(去土) 川芎 当归 天麻 蔓荆子 银花 细辛 沙参 甘菊 甘草 胡麻 草乌 木笔子 菖蒲各三钱

【用法】上为末。每服三钱,温酒送下。须在静室中,无风处服之,上用被盖汗出为度,切忌临风。

【主治】大麻风,眉落鼻崩。

32709 夺命通关散(《普济方》卷八十九引《卫生宝鉴》)

【组成】踯躅花 川芎 华阴细辛 龙脑 薄荷各等分

【用法】上晒干为末。每用少许,以笔管吹入鼻中,如喷嚏乃可救,急将生附子一枚,须重一两以上者,去皮薄切,入厚朴,切连皮老生姜十大片,水一碗半,同煎至半碗,通口灌服。

【主治】中风涎上,不省人事。

32710 夺命通关散(《寿世保元》卷二)

【组成】皂角二两(如猪牙者,去皮弦,用生白矾一两,以苎布包,入水与牙皂同煮,化去白矾,再煮令干,取出晒干,为末) 辽细辛(去土叶,为末)五钱

【用法】上合匀。每遇痰厥,或喉闭不省人事者,先以少许吹鼻,候有嚏可治,无嚏不可治,却用蜜汤调服二匙,即吐痰,不吐再服。

【主治】中风中气,痰厥不省人事,牙关紧急,汤水不下。

32711 夺命接骨丹

《中医伤科学讲义》。为原书"接骨丹"之异名。见该条。

32712 夺命救生散(《幼幼新书》卷二十)

【组成】桑白皮 白茯苓 杏仁 枳壳 人参 桃仁 陈皮(焙) 秦艽(净) 白芷各一两 麻黄(去节) 柴胡各两半 甘草(炙) 附子(炮) 桂心(生) 槟榔各半两 肉豆蔻三分 当归(洗,焙)二两 麝三钱

【用法】上为末。鼋鱼大者二斤,汤渫,去淡血、头、肠、肚内药,麻皮缚纸裹数重,盐泥纸筋固济,约厚六七寸许,就地掘坑,可容粟三箩,先以箩半,安坑底,入泥球,再以箩半铺满四旁,发火一伏时,取出将药并肉骨三处焙干,一处杵

末。每服二钱，温酒调下。不胜酒，水一盏，桃、柳枝各三寸，乌梅半个，煎七分，不拘时候服。

【主治】大小传尸，肺痿骨蒸，酒色食气，诸劳。

32713 夺命救痢饮（《慈航集》卷下）

【组成】枳实二钱　大黄三钱　槟榔二钱　甘草一钱　当归八钱　白芍八钱　车前子三钱（引）　黑料豆一两　荞麦一两

【用法】水煎服，缓缓一匙一匙咽之。咽之不吐能下，次日必有生机，能进饮食，用救阴煎，调理四五剂，痢全止矣，再以饮食调补。

【主治】噤口痢。

32714 夺命象皮丸（《寿世保元》卷八引益藩方）

【组成】象皮一两（酒炒，磨下用）　稳小鹅一个（即鹅蛋抱临出死于壳内者是，密纸封皮，煅黄色为度）　大附子五钱（童便煮）　黄花地丁（净花）一两　人参五钱　血竭五钱　沉香二钱　麝香五分　冰片一钱　马槟榔五分　牛黄五分　黄耆（蜜炙）五钱　细辛五分　射干一两　官桂一钱　鹿茸五钱　辰砂一钱　琐琐葡萄（小小无核者是）一两　木香一钱　白附子二钱　仙茅一两（黑豆汁煮）　甘草五钱

【用法】上为末，白酒醋打籼米糊为丸，如龙眼大。每服一丸，酒化下。

【主治】痘疮，气不足，空谷无脓。

32715 夺命雄朱丹（《普济方》卷二七五引《德生堂方》）

【组成】雄黄三钱　胆矾　枯白矾　铜绿　轻粉　朱砂　血竭各三钱半　蟾酥一钱　黄丹二钱

【用法】上为细末，于五月五日午时修合，以水糊为丸，如鸡头子大。每服一丸，先用葱白三寸煎汤，患者自嚼烂吐出手心，却用药一丸，于葱裹定，好酒送下，病在上食后服，病在下食前服。切不要嚼药，恐伤牙口。不一时如拽重车行三二里，汗出即愈，或利一行。

【主治】诸肿疔疮，痈疽发背，丹毒无名恶疮，色黑而痒，心惊呕逆，命在须臾。

32716 夺命紫金丹（《疡医大全》卷三十四）

【组成】琥珀一钱（甘草水煮一炷香，以青布裹之打碎，再用糯米泔水浸透，将瓷盘盛糯米，琥珀放米上，饭锅上蒸熟为度，将琥珀利刃切片如纸薄，研极细末）　钟乳石二钱五分（甘草水洗，新瓦略焙，用老姜切片，铺银罐内，乳石放姜上，以铁盏盖之，铁丝扎紧，用文武火煅一炷香，冷定开看，取出另研极细）　珍珠（包豆腐内煮一炷香，火不可太大）　冰片（另研）　西牛黄（另研）各一钱　朱砂（研细，水飞）五钱

【用法】上为极细末。每服五厘，加飞罗面（炒过）二分五厘，合计三分为一服，土茯苓汤调下。每一小料，用丹药六分，炒面三钱，分作十二服，土茯苓十两，水煎分十二碗，去滓，每早用汤一碗，入药一服，搅匀服。不可饮茶汤，多煎土茯苓汤当茶。

【主治】杨梅漏疮，并诸疮毒破烂见骨，经年不收口者，或筋骨疼痛不止，或遍身破烂出血，起皮一层，又起一层，或鹅掌风，赤白癜风，诸般顽癣，或骨烂，牙疳口臭，臁疮恶毒。

【宜忌】忌鹅、鸡、羊肉、房事。

32717 夺命箸头散（《袖珍》卷三引《圣惠》）

【组成】真胆矾　草乌各四钱　绿矾六钱　雄黄（一方加白矾二钱）

【用法】上为细末。一箸头，点上咽喉，急吐涎沫，立应。次以大黄、甘草等分，俱为粗末，每次三服，水一盏半，煎至一盏去滓，化乳香一粒，温服，涤去热毒，恐为再发。

【主治】急喉闭，咽喉肿痛堵塞，气不得通，欲死者。

【备考】方中雄黄用量原缺。

32718 夺命褐散子（《卫生家宝产科备要》卷四）

【组成】甜葶苈（纸上微炒）　芫花（醋煮干，焙燥）各半两　郁李仁（汤浸，去皮）　地榆（剉）各一分

【用法】上为细末。每服一字，煎沉香、人参、钩藤子、防风汤调下。如牙噤者用物幹开灌下，调药汁不过一匙，不拘时候。沉香但磨药汁尤妙。

【主治】胎痫。妊娠四五月以上，忽然仆地，手足抽掣，咽中涎声滚滚，口眼不开，如小儿瘈疭之状。

32719 夺命大青金丹（《卫生总微》卷五引马儿粟家方）

【组成】天竺黄一斤（末）　墨二铤（不计大小，亦不得使尽）　麝香一钱（研）　朱砂一钱（研，水飞）　水银半两　锡半两

【用法】上于銚内先熔锡化，入水银结砂子，乳钵内研开，入众诸药末研匀细，方用浓墨水为丸，如弹子大。以灰顿盆内铺纸，于纸上布药泡干。十岁儿一粒，分三四服，七八岁儿作四服，五六岁儿分六服，三四岁儿分十服，一二岁儿分十六服，新生百晬儿分三十服，并微利。常服者须隔旬日服一服，小儿风热发痫，潮搐涎盛嗽喘，并临时加减，如吐泻后生风，服亦不妨。此药性温，宜少服，并用汤化下，如煎汤不可犯铁器。

【主治】小儿诸惊。

32720 夺命将军一枝花（《青囊全集》卷下）

【组成】血山七花（一名七叶灵芝）

【用法】阴干，水煎服；或鲜叶挤汁服。

【主治】疔疮表解后。

压

32721 压气散（《苏沈良方》卷四）

【组成】木香　人参　白茯苓　藿香　枳壳　陈橘皮　甘草（炙）各等分　附子（炮）减半

【用法】上服一大钱，煎紫苏、木瓜、生姜汤，再入银盏，重汤煎五七沸，通口服。

【功用】止逆定喘。

【主治】❶《苏沈良方》：疏取多后，气乏控上膈者。❷《御药院方》：气上及短气少气吃闷。

32722 压风汤

《傅青主男女科·男科》卷下。为《慈幼新书》卷七"压惊汤"之异名。见该条。

32723 压惊丸（《直指小儿》卷一）

【组成】紫石英　代赭石　蛇黄（各烧红，米醋淬）　铁粉（筛过净者）各二钱　朱砂　龙齿　白附（焙）　远志肉（姜汁浸，炒）各一钱

【用法】上为极细末，稀面糊为丸，如梧桐子大。每服一丸，金银煎汤调下。

【功用】定心镇痰。

【主治】诸惊虚惕。

32724 压惊汤(《慈幼新书》卷七)

【异名】压风汤(《傅青主男女科·男科》卷下)。

【组成】茯苓一钱 白术 神曲各五分 甘草 半夏 辰砂各三分 陈皮一分 砂仁一粒

【主治】惊未发时，觉身热面青，心悸不宁，啼叫恍惚，已发搐。

【加减】吐者，去甘草，加砂仁;泻者，加车前子。

32725 压掌散(《摄生众妙方》卷六)

【组成】麻黄(去节)二钱半 甘草(炙)二钱 银杏四五个(捶破)

【用法】水一钟半，煎至七分，临卧时温服。

【主治】男女哮喘痰嗽。

【备考】本方方名，《本草纲目》引作"鸭掌散"。

32726 压热饮子(《秘传眼科龙木论》卷四)

【组成】犀角 大黄 知母 人参 茯苓 黄芩 黑参 麦门冬各一两半 甘草一两

【用法】上为末。每服一钱，以水一盏，煎至五分，去滓，食后温服。

【主治】眼偶被物撞破，外障。

32727 压热饮子(《眼科全书》卷四)

【组成】犀角 大黄 知母 白茯 麦冬 甘草 人参 生地 归尾 赤芍 蒺藜 红花 牛膝 香附

【用法】水煎，饭后服。

【主治】眼被物撞破，外障，撞久血滞不散，无疼痛。

32728 压气木香丸(《圣济总录》卷七十一)

【异名】木香丸(《普济方》卷一七一)。

【组成】木香 丁香 白豆蔻(去皮) 肉豆蔻(去壳) 吴茱萸(醋浸一宿，炒令黄色)各半两 沉香三分 青橘皮(汤浸，去白，焙)一分 麝香(另研)二钱

【用法】除麝香外，上为末，入麝香研匀，用硇砂煎，猪胆汁为丸，如梧桐子大。每服二十丸，温酒送下。

【主治】奔豚气，上冲胸膈。

32729 压热抱龙丸(《普济方》卷三八五)

【组成】天南星一两(切作片子，用雪水一碗，甘草一两匙，碎，煮软，切，焙) 雄黄一钱(水飞过，研细) 朱砂一钱(用乳钵研细) 牛黄半钱(研为末) 天竺黄二钱(研为末) 麝香一字(研入诸药，拌和)

【用法】上药和匀，滴雪水为丸，如鸡头子大。每服一岁以上一丸，三岁左右一丸半，日、午、临卧用薄荷汤化下。

【主治】小儿风热，痰盛惊痫搐弱，五心烦热，睡卧不宁，精神不悦。

32730 压热神白膏(《外科精要》卷下)

【组成】大黄 白蔹 黄柏(生用) 南星 赤小豆 黑蛤粉各一两

【用法】上为末。用芭蕉汁调涂，如干仍以汁润之。

【主治】痈疽。

32731 压惊茯神散(《圣惠》卷八十六)

【组成】茯神半两 川升麻半两 犀角屑半两 代赭(细研) 钩藤 川大黄(剉碎，微炒)各一分

【用法】上为粗散。每服一钱，以水一小盏，煎至四分，去滓，放温，针后渐渐服之。

【主治】小儿无辜疳。

32732 压惊犀角饮子(《医方类聚》卷二五四引《保童秘要》)

【组成】犀角 升麻各一分 代赭(研) 吊藤皮 防风 大黄各半分

【用法】上切。以水五合，煎取二合，去滓，三岁以下，针烙后一日连连服尽。

【主治】脑后无辜者，是二筋结如弹丸，捏之皮下转。

厌

32733 厌生方(《串雅补》卷二)

【组成】血管鹅毛(烧存性，为细末)三钱

【用法】产后，酒送下。一服永不受孕。

【功用】绝孕。

32734 厌红温胃饮(《古方汇精》卷一)

【组成】百草霜二钱

【用法】上为细末，糯米汤调下;鼻血，舌上及齿缝出血吹掺即止。

【主治】一切血症。凡伤酒食饱，低头掬损，吐血不止，甚至妄行，口鼻俱出，但声未失者;并鼻血，舌上及齿缝出血。

有

32735 有名漏浆散(《痘疹会通》卷四)

【组成】人参 菟丝 楂肉 黄耆 桑皮 归身 川芎 白芷

【主治】痘疹糊涂一片，浆不满足者。

32736 有腐生肌散(《外科集腋》卷一)

【组成】生石膏(甘草汤泡，飞五次)一两 月石五钱 辰砂三钱 冰片二分

【用法】上为末。掺之。疮疡瘀肉凸出，用乌梅煅存性，研末掺之;疮疡冷不收口，以干姜末掺之;不生皮者，五倍子末掺之;疮疡见风即成僵肉者，用寒水石研末敷疮上，再用铜绿盖之，即不成僵矣。

【主治】疮疡。

灰

32737 灰煎(《外台》卷二十九引《深师方》)

【组成】石灰一斗五升 湿桑皮四斗 柞栎灰四斗

【用法】上以沸汤令沸沸调湿，纳甑中蒸之，从平旦至日中，还取釜中沸汤七斗，合甑三淋之，澄清，纳铜器中，煎令至夜，斟量余五斗汁，微火徐徐煎，取一斗，洗乱发，干之，如鸡子大，纳药中即消尽，又取五色彩剪如韭叶大，量五寸，着药中亦消尽，又令不强，药成，以白罂子中贮之。外敷。

【主治】瘤赘、瘢痕、疣痣及痈疽，恶肉。

【备考】其血瘤，瘤附左右胡脉，及上下悬壅，舌本诸险处，皆不可令消，消即血出不止，杀人。

32738 灰水膏(《仙拈集》卷二)

【组成】木炭灰(择净细者)

【用法】冷水调涂牙痛处之脸上。止即去之。

【主治】牙痛。

32739 灰米膏(《外科正宗》卷四)

【组成】白川米 灰碱水

【用法】用成块火灰碱水调稠,将白川米插入灰内,留半米在外,片时许,候米熟,针挑损痣上,用米点痣上。可落矣。

【主治】黑痣浮浅者。

【宜忌】忌酱、醋。

32740 灰皂散(《中医外科学讲义》)

【组成】新出窑石灰 楠皂自然水(楠皂又名石碱或土丙药) 黄丹

【用法】楠皂不拘量,放在房内通风的地方,使其自行吸收空气中的水分,慢慢溶化出液体,即叫自然水,溶多少倒多少,用玻璃瓶装好备用。黄丹原是粉末,不须再加配制,随时可用。用时先取石灰粉(不拘量)放于小杯中,加上黄丹少许,调匀后加入楠皂自然水,调成糊状,不宜过硬,也不宜过稀,调成后稍等几秒钟将药涂于痔核面上。因此药调成糊状后,会很快变成干硬,如发现过于干硬时,可即刻加入一些楠皂水调匀,使保持一定的稀度,所以必须随调随用,如果调好后10分钟以上,便会失去效力。

【功用】有腐蚀性作用,能使痔核发生干性坏死。

【主治】中、后期能脱出肛外的内痔。

32741 灰矿散(《圣济总录》卷一三九)

【组成】古窑石灰 紫矿各半两

【用法】上为散。敷之。

【功用】止血。

【主治】金疮。

32742 灰草散(《种痘新书》卷十二)

【组成】荔枝壳(微烧存性) 草纸(烧存性) 多年陈茅草(晒干)

【用法】上为末。掺于烂处,即收水结痂。

【主治】痘溃烂。

32743 灰韭散(《普济方》卷三〇二)

【组成】新石灰 韭菜 苎麻叶 小秦王草各等分

【用法】先捣三味,烂汁着石灰,再捣烂,和成饼子,乱草裹,放背阴处。用时碾碎末,干掺如神。

【功用】止血。

【主治】金疮。

32744 灰浆膏(《疡医大全》卷十八引胡公弼方)

【组成】天南星 半夏各一两 草乌(煅存性)五钱

【用法】上煎浓汁,去滓,入木莲蓬蒂上白浆一二两,采时以蛤蜊壳在蒂上刮取,搅匀,再用石灰以竹片拨炒,俟竹片焦黑成炭为度,徐徐投下,调成不稀不厚膏子,入瓷瓶收贮,黄蜡封口。用时如干,以唾津润开,敷瘤上;或木莲蓬浆润敷尤妙。二三日即愈。

【功用】消瘤。

32745 灰弹散(《普济方》卷三〇二)

【异名】金创灰蛋散(《跌损妙方》)、金疮灰蛋散(《景岳全书》卷六十四)。

【组成】多年陈石灰 鸡子清

【用法】用多年陈石灰细碾,鸡子清调成团,煅过候冷,再碾细。若刀斧伤,掺之患处;若多年恶疮,以姜汁调敷。

【功用】止血。

【主治】刀斧伤及多年恶疮,并金疮。

32746 灰糖水(《仙拈集》卷一)

【组成】古石灰(老塔庙古城墙取)三钱

【用法】入冷水搅浑,澄清去滓,调入砂糖二钱服。

【主治】干霍乱。

32747 灰藋膏

《准绳·疡医》卷五。为《圣济总录》卷十八"灰藋涂方"之异名。见该条。

32748 灰藋涂方(《圣济总录》卷十八)

【异名】灰藋膏(《准绳·疡科》卷五)。

【组成】灰藋不拘多少(烧灰,用纸衬,淋取汁,炼令如膏,约二匙许) 雄黄 丹砂 腻粉 麝香 蛤蟆灰 石硫黄 矾石灰各一钱

【用法】后七味为末,与炼了灰藋浓汁搅,煎如膏。涂之,干即易,膏硬以醋润之。

【主治】紫癜风。

存

32749 存安曲(《全国中药成药处方集》禹县方)

【组成】山楂五斤 川芎 川羌活各二斤 苍耳子三斤 荆芥十五斤 麻黄 茶叶 苍术各五斤 陈皮三斤 紫苏二十斤 白芷 防风各十斤 葛根五斤 川厚朴二斤

【用法】上为粗末,面糊为饼,每块一两。成人每次一块,小儿减半,冰糖水送下。

【主治】伤风感冒。

【宜忌】虚弱忌用。

32750 存阴汤(《辨证录》卷七)

【组成】熟地二两 茯苓 山药各一两 车前子五钱 白术二两 甘草 泽泻各二钱

【用法】水煎服。

【功用】急救肾阴。

【主治】口渴饮水,忽然大泻,一日或十余行,或数十行,昼夜之间,泻至数十次,完谷不化,直下无留。

32751 存命汤(《千家妙方》卷下)

【组成】羌活9克 防风9克 川芎9克 大黄9克 法夏9克 川乌9克 草乌9克 全虫9克 僵蚕9克 蜈蚣9克 蝉衣9克 南星9克 天麻9克 白芷9克 白附子9克 甘草9克 琥珀粉3克 朱砂3克

【用法】日用一剂。水煎浓缩为180毫升,分三次服。

【功用】祛风定痉。

【主治】破伤风初期。风邪侵袭经络,渐传入里,内外相引,肝风妄动。

32752 存注丹(《辨证录》卷四)

【组成】白芍 白术 生地各三钱 麦冬 柏子仁各五钱 菖蒲 甘草各一钱 柴胡 花粉各二钱 青皮三钱

【用法】水煎服。

【主治】气郁不舒,忽忽如有所失,目前之事,竟不记忆,一如老人之善忘者。

达

32753 达生丹(《北京市中药成方选集》)

【组成】当归三钱　青皮子三钱　阿胶(炒珠)三钱　沉香三钱　山药三钱　川芎三钱　菟丝子三钱　熟地三钱　黄芩二钱　於术二钱　川贝母二钱　艾炭二钱　杜仲炭二钱　续断二钱　麦冬二钱　橘皮二钱　芥穗二钱　厚朴(炙)二钱　枳壳(炒)二钱　羌活一钱五分　生黄耆一钱五分　砂仁一钱五分　甘草一钱五分　木香一钱五分　人参(去芦)六钱　茯苓四钱　杭芍四钱　鹿茸(去毛)一两　龙涎香一钱　苏叶一钱

【用法】上为细末,炼蜜为丸,重二钱,蜡皮封固。每服二丸,温开水送下,一日二次。

【功用】调经益气,养血安胎。

【主治】妇人气虚血亏,胎动不安,经期不准,胸满腹胀,腰疼腿酸。

32754 达生汤(《奇方类编》卷下)

【组成】当归二钱五分(酒洗)　川芎六分　益母草一钱(忌铁器)　车前子五分(炒,研末)　甘草三分(炙)　冬葵子一钱(炒,研末)　白术一钱(米泔水浸,炒)　大腹皮(滚水洗数次)四分　牛膝六分(酒浸一宿)　枳壳五分(麸炒)　木香三分(另磨)　生姜一片

【用法】水煎,食远服。怀孕至八、九月之后,连服数帖。

【功用】滑胎易产。

【加减】腹痛,加白芷五分,沉香五分。

32755 达生散(《丹溪心法》卷五)

【异名】束胎散(原书同卷)、束胎饮(《丹溪治法心要》卷七)、缩胎饮(《同寿录》卷三)、紫苏饮(《女科切要》卷五)。

【组成】大腹皮三钱　人参　陈皮各半钱　白术　芍药各一钱　紫苏(茎叶)半钱　甘草(炙)二钱　归身尾一钱

【用法】上作一服。加青葱五叶,黄杨树叶梢七个,或加枳壳、砂仁以水煎,食后服。于妊娠八九个月,服十数帖。

【功用】补益气血,顺气安胎,催产。

❶《丹溪心法》:固胎。❷《医统》:宣扶正气,散滞气。❸《女科切要》:补中行滞,下死胎。

【主治】气血虚弱,胎产不顺。

❶《万氏女科》:胎气怯,欲防难产者。❷《增补内经拾遗》:妊妇九个月及气虚者。❸《产孕集》:将产体实而旺者。

【加减】夏月,加黄芩(冬不必加);春,加川芎;气虚,加参、术;气实,倍香附、陈皮;血虚,倍当归,加地黄;形实,倍紫苏;性急,加黄连;有热,加黄芩;湿痰,加滑石、半夏;食积,加山楂;食后易饥,倍黄杨树叶梢;有痰,加半夏;腹痛,加木香、桂。

【方论选录】❶《医方考》:《诗》云,诞弥厥月,先生如

达。朱子曰:先生,首生也。达,小羊也。羊子易生而无留难,故昔医以此方名之。然产难之故,多是气血虚弱,营卫涩滞使然。是方也,人参、白术、甘草养其气;当归、芍药养其血;紫苏、腹皮、陈皮流其滞。气血不虚不滞,则其产也犹之达也。❷《医方集解》:此足太阴、厥阴药也。当归、芍药以益其血;人参、白术以益其气;腹皮、陈皮、紫苏、葱叶以疏其壅。气血不虚不滞,则临产自无留难之患矣。

32756 达生散(《女科撮要》卷下)

【组成】大腹皮(用黑豆汁洗,晒)三钱　人参　甘草(炙)　紫苏梗叶　陈皮各五分

【用法】加黄杨叶七茎,葱五叶,水煎服。妊娠八九月,服数剂。

【功用】安胎利产。

【加减】春,加川芎;夏,加黄芩。

32757 达生散(《玉案》卷五)

【组成】白芍　黄芩　紫苏　枳壳各八分　陈皮　甘草　当归　川芎各七分　人参　大腹皮各一钱

【用法】加黑枣二枚,水煎服,不拘时候。妊妇九个月,日日宜服,并临产服之。

【功用】利产催生。

32758 达生散(《摄生秘剖》卷三)

【组成】人参五钱　白术(土炒)　甘草(炙)　当归　白芍药　紫苏　陈皮各一两　大腹皮三两(黑豆汁洗净,晒干用)

【用法】上为散。每服一两,水煎服。

【功用】临月服之令人易生。

【方论选录】产难之故,多是气血虚弱,营卫涩滞使然。是散用参、术、甘草益其气,当归、芍药益其血,苏、陈、腹皮流其滞,气血不虚不滞,则其产也,犹之达矣。

【备考】《郑氏家传女科万金方》有生姜三片,大枣一枚。

32759 达生散(《郑氏家传女科万金方》卷三)

【组成】大苏梗一钱二分　归身(酒洗)　白术(土炒)各一钱五分(或用白芍一钱)　川芎(炒)　白芷　广皮　大腹皮(黑豆汁洗净,晒干)　枳壳(去瓤,麸炒)各一钱　川贝母(去心)临用用三钱,平日用一钱　炙甘草五分

【用法】每帖用河水二钟,加葱头二个,或加砂仁、生姜、黑枣亦可,煎八分,平时饥时服,产时温服。如不及早服,临产时加入秋葵子末一钱。

【功用】安胎利产。

32760 达生散(《郑氏家传女科万金方》卷三)

【组成】大苏梗　当归(酒洗)　白芍(酒洗)　广皮各一钱　川芎七分　炙甘草五分　大腹皮八分(黑豆汁洗净,晒干)　一方加车前子、黄芩

【用法】水一钟,加生姜三片,煎至八分,食远服。妊妇每月服三帖,至五个月服五帖,六个月服六帖,逐月递加,至十月不必服。胎前平日,如未服过此药,临产服一帖。

【功用】安胎利产。

【加减】虚者,加人参八分;小便闭结,头目眩晕,恶心呕吐,加黄连一钱(姜汁炒),山栀一钱(姜汁炒黑);有痰,加天花粉八分;胸膈痞闷,加焦神曲一钱;八九月后,可加白

芷一钱半,川贝母一钱(去心),麸炒枳壳八分。

32761 达生散(《郑氏家传女科万金方》卷三)

【组成】车前子一两 秋葵子(炒,研) 白芷各三钱 枳壳二钱

【主治】难产。

【加减】连日未产,加牛膝二钱;痛而急坠者,加大腹皮八分;血虚无阵痛,加归尾、白芍、红花各三钱。

32762 达生散(《仙拈集》卷三)

【组成】当归一钱半 白芍 腹皮各一钱 陈皮 甘草各五分 紫苏八分 黄杨树梢七个 葱三寸

【用法】水煎,入童便半盏和匀服。

【功用】调和血气,保产。

【加减】春,加川芎;夏,加黄芩;秋,加砂仁,枳壳。

32763 达生散

《女科切要》卷三。为《郑氏家传女科万金方》卷三"安胎和气饮"之异名。见该条。

32764 达郁汤(《石室秘录》卷四)

【组成】升麻二钱 元参九钱 干葛八钱 青蒿四钱 黄耆三钱

【用法】水煎服。

【主治】火郁于胸中,胃火与肝经之火共腾而外越,致生火丹。

【方论选录】此方之奇,奇在青蒿与元参同用,青蒿平胃火,兼能平肝火,然未免性平而味不甚峻;又佐之元参,则火势散漫,无不扑灭矣。然而青蒿虽平胃肝之火,而胃肝二火相形,毕竟胃火胜于肝火,故又佐以干葛之平胃。

32765 达郁汤(《四圣心源》卷四)

【组成】桂枝三钱 鳖甲二钱(醋炙焦,研) 甘草二钱 茯苓三钱 干姜三钱 砂仁一钱

【用法】水煎大半杯,温服。

【主治】积在脐腹、左胁者。

32766 达郁汤(《杂病源流犀烛》卷十八)

【组成】升麻 柴胡 川芎 香附 桑皮 橘叶 白蒺藜

【主治】木郁呕酸及阴痿不起者。

32767 达肺草(《成方制剂》4册)

【组成】矮地茶 白及 百部 浮海石 蛤壳 瓜蒌仁 诃子肉 苦杏仁 麻黄子 青黛 商陆 仙鹤草 栀子

【用法】煎服(粗粉包煎),一日1袋。

【功用】止血,化痰,顺气,定喘,止汗,退热。

【主治】吐血,咯血,痰中带血,咳嗽,痰喘,气急,劳伤肺痿等症。

32768 达原丸

《全国中药成药处方集》吉林方。即《瘟疫论》卷上"达原饮"改为丸剂。见该条。

32769 达原饮(《瘟疫论》卷上)

【组成】槟榔二钱 厚朴一钱 草果仁五分 知母一钱 芍药一钱 黄芩一钱 甘草五分

【用法】用水二盅,煎八分,午后温服。

【功用】❶《全国中药成药处方集》吉林方:避瘟去暑,

解热,止呕利便。❷《方剂学》:开达膜原,辟秽化浊。

【主治】❶《瘟疫论》:瘟疫初起,先憎寒而后发热,日后但热而不憎寒。初得之二三日,其脉不浮不沉而数,昼夜发热,日晡益甚,头疼身痛,其时邪在伏脊之前、肠胃之后,舌上白苔,甚则如积粉满布无隙。❷《方剂学》:瘟疫初起,邪伏膜原,憎寒壮热,或昼夜发热,头疼身痛,胸闷泛恶,脉弦数,苔白腻者。

【加减】胁痛耳聋,寒热,呕而口苦,加柴胡一钱;腰背项痛,加羌活一钱;目痛,眉棱骨痛,眼眶痛,鼻干不眠,加干葛一钱。

【方论选录】槟榔能消能磨,除伏邪,为疏利之药,又除岭南瘴气;厚朴破戾气所结;草果辛烈气雄,除伏邪盘踞,三味协力直达其巢穴,使邪气溃败,速离膜原,是以为达原也。热伤津液,加知母以滋阴;热伤荣气,加白芍以和血;黄芩清燥热之余;甘草为和中之用。以后四味不过调和之剂耳。

【临床报道】❶病毒感染性发热:《四川中医》[2001,19(4):42]用达原饮治疗病毒感染性发热226例,每日煎服2付,结果:全部治愈。多数病人服4~6剂后热退,25例病人服药5天后热退。肝脾肿大也随体温下降而回缩,淋巴结缩小及消失。❷小儿感冒:《中国中西医结合儿科学》[2010,2(2):172]用本方加味,治疗小儿感冒夹滞引起发热200例,3天为一疗程。结果:痊愈134例,有效62例,无效4例,总有效率98%。❸小儿夏季热:《新中医》[1992,(5):41]用本方加青蒿、香薷,治疗小儿夏季热35例,病程最长87天,最短23天;服药最多48剂,最少7剂。结果:28例痊愈,4例显效,3例有效,治愈率80%,总有效率100%。

【备考】本方方名,《杂症会心录》引作"达原散"。改为丸剂,名"达原丸"、"至圣达原丸"(见《全国中药成药处方集》吉林方)。

32770 达原饮(《张氏医通》卷十三)

【组成】黄芩一钱五分 甘草(炙)一钱 白芍一钱 知母二钱 厚朴一钱 槟榔二钱 草果一钱 生姜七片 大枣一枚(擘)

【用法】水煎,发前热服,温覆取微汗。

【主治】疫疟壮热,多汗而渴。

【加减】若见少阳、阳明、太阳证,必兼柴胡、葛根、羌活以开泄之;设里气不通,势必盘错于中而内陷,则加大黄以攻下之,又可专工瘟疫。

【方论选录】本方以吴又可达原饮为主方,然表证未罢,误用里药则有结胸传里之变,即尚未离表,但须姜、枣佐芩、芍、甘草,以和解之。

32771 达原散

《杂症会心录》卷下。即《温疫论》卷上"达原饮"。见该条。

32772 达营丸

《中成药研究》(1978,3:30)。即原文"达营汤"改为丸剂。见该条。

32773 达营汤(《中成药研究》(1978,(3):30)

【组成】三棱60克 莪术60克 赤芍30克 生大黄30克

【用法】上药水煎三次,压滓取汁,制成浓煎,每剂160毫升,分二次服用,每日一剂。同服达营丸,直至下月发病日期后一星期,约服30～40剂,病情可控制,则停服汤剂,单服达营丸,每次15克,一日二次,连服3～4个月,疗效明显。

【主治】周期性精神病。

【宜忌】孕妇及月经过多、易出血者忌用。

【临床报道】周期性精神病:44例周期性精神病(情感性精神病及精神分裂症)患者,经服用达营汤、丸,临床结果表明:有效40例,无效4例,治愈率为90.9%。随访中有8例复发,经首次治疗而缓解后停药1～3年间,再次用药症状缓解,长者达10年,未复发者32例。

【备考】本方改为丸剂,名"达营丸"(见原文)。

32774　达气和中汤(《胎产护生篇》)

【组成】姜皮一钱　大腹皮一钱(炒)　苏叶一钱　黄芩一钱　白术(土炒)一钱　砂仁八分　陈皮二钱　人参一钱

【用法】河水煎,空腹服,不拘时候。

【主治】妊妇腹胀满。

32775　达气养营汤(《陆氏三世医验》卷五)

【组成】人参　黄连　归身　白芍　川芎　茯苓　木香　白豆蔻

【主治】妇人肝胆火郁,月经成块而发热。

【临床报道】火郁发热　董某某之妻,每自小腹气冲则热壅头面,卧不能寐,身似战慄,日中发热无常,至四鼓五鼓其热更甚,发热时腹中有块升起,经期参前而淋漓数日,饮食过于平时,而肌肉瘦削。予诊之脉寒而弦,当为气郁,责之肝,起于胆,久郁成火。以达气养营汤数剂以去瘀生新,夜热不发而病愈。

32776　达原败毒散(《言庚孚医疗经验集》)

【组成】杭白芍15克　花槟榔　羌活　独活　北柴胡　信前胡　苦桔梗　云茯苓各10克　川厚朴　牡丹皮　炒枳壳　薄荷叶　草果仁　粉甘草各6克　川芎3克　土牛膝30克

【功用】清热疏表,祛湿解毒。

【主治】时疫白喉,湿客膜原,邪客膜原,症见白喉初起恶寒发热,头痛,骨节酸痛,口腔白膜初起,舌苔腻,脉浮数。

32777　达原柴胡饮(《效验秘方》郑惠伯方)

【组成】柴胡15克　槟榔15克　厚朴10克　草果10克　知母12克　赤芍15克　黄芩15克　甘草5克

【用法】水煎服,每日1剂。

【功用】和解表里,开达膜原,辟秽化浊,清热燥湿。

【主治】因湿热秽浊内蕴膜原,表气不通,里气不和,气机不畅所致的湿遏热伏夹秽浊内阻之证。症见寒热似疟,甚或憎寒壮热,胸痞呕恶,苔白厚腻如积粉,舌红或舌质正常等。

32778　达原解毒汤(《言庚孚医疗经验集》)

【组成】鲜生地15克　玄参　白芷各12克　麦冬　浙贝母　金银花　牛蒡子　山豆根　花槟榔各10克　射干　丹皮　厚朴　甘草　草果仁各6克　土牛膝30克

【用法】水煎服,每日一剂。

【功用】❶《言庚孚医疗经验集》:疏风透达,清热瘴毒,豁痰开窍。❷《古今名方》:清热解毒,滋阴凉血。

【主治】❶《言庚孚医疗经验集》:急性喉炎,山岚瘴气,居伏膜原,蕴集肺胃,火动痰生,上蒸咽喉者。❷《古今名方》:时疫白喉,表邪已去,恶寒已除者。

【临床报道】急性喉炎:吴某某,男,16岁,学生。咽壁红而肿胀,面青唇紫,呼吸急促,身热,脉弦数,舌红苔黄。诊断为"急性喉炎"(声音嘶哑)。治疗方法,外治刮痧及药贴,内服"达原解毒汤",一周后痊愈。

戎

32779　戎药(《咽喉秘集》)

【组成】硼砂三钱　元明粉二钱　青盐一钱(用火煅红,放在地上,越一日去火毒)

【用法】上为末。擦患处。

【主治】重舌,莲花舌。

32780　戎油膏(《外科启玄》卷十二)

【组成】番木鳖子不拘多少

【用法】用油煎枯,去木鳖子,加真轻粉一钱,枯矾三分。一上即愈。

【主治】多年治不好的秃疮。

32781　戎毒丹(《青囊立效秘方》卷一)

【组成】番八八钱(去壳)

【用法】上为细末。掺咬处,外贴膏药。

【主治】常犬咬破,热疖疮。

32782　戎骨丹(《玉钥》卷上)

【组成】白色狗屎　麝香少许

【用法】取白色狗屎,于长流水中淘出白骨,漂极净,瓦上炙黄,为极细末,入麝香少许,擦疳上。数次愈。

【主治】走马牙疳,并痘后牙疳。

32783　戎粮至宝丹

《痘疹仁端录》卷十四。为《准绳·幼科》卷六"至宝丹"之异名。见该条。

成

32784　成膏(《肘后方》卷八)

【组成】清麻油十三两(菜油亦得)　黄丹七两

【用法】铁铛文火煎,粗湿柳枇篦搅不停,至黑色,加武火,仍以扇煽之,搅不停,烟断绝尽,看渐稠膏即成。齿疮外贴,痔疮内服。

【主治】齿疮,痔疮。

32785　成炼钟乳粉(《局方》卷五)

【组成】钟乳粉不拘多少

【用法】上取韶州者,无问厚薄,但颜色明净光泽者即堪入炼,唯黄赤两色不任用。欲炼亦不限多少,置钟乳于金银器中,即以大铛中着水,沉金银器于铛水中煮之,常令如鱼眼沸,水减即添。若薄乳,三日三夜即得,若粗肥厚管者,即七日七夜,候乳色变黄白即熟。如疑生,更煮,满十日最佳。煮讫出金银碗,其铛内煮乳黄浊水弃之,勿令人服,服必损人咽喉,伤人肝肺,令人头痛,兼复下利不止。其有犯者,食猪肉即愈。弃此黄水讫,更着清水,准前更煮,经半日许即出之,其水色清不变即止,乳无毒矣。即于瓷钵中,用玉锤着水研之。其钵及锤须夹白练袋,笼口稍长作之,使锤得转,兼通上下,每日着水搅令匀调,勿使着锤体,即封系练袋,自作字记,勿使人开,一即免纤尘入中,二即免人窃吃。研觉干涩,即是水尽,即更添水,常令如稀米泔状,乳细者皆浮在上,粗者沉在下,复绕锤体四边研之,不及者即粗细不匀。为此,每日须一开或二开,搅括令匀,勿使着锤,即得匀熟,免有粗细。研至四五日,状若乳汁,研揩视之,状若书中白鱼腻即成。自然光白,便以水洗之,不随水落者即熟。若得水而落者即未成,更须研之,以不落为限。熟讫,澄取晒干。每服称半两,分为三服,空腹用温酒调下,更量病轻重增减。兼可合和为钟乳丸散。

【功用】通音声,明目益精,安五脏,通百节,利九窍,下乳汁,益气补虚损,强阴,久服延年益寿,好颜色,不老,令人有子。

【主治】五劳七伤,咳逆上气,寒嗽,脚弱疼冷,下焦伤竭。

32786 成炼钟乳散(《局方》卷九续添诸局经验秘方)

【异名】钟乳散(《济阴纲目》卷十四)、钟乳饮(《胎产秘书》卷下)。

【组成】钟乳粉

【用法】上用成炼者。每服二钱,浓煎漏芦汤调下。

【主治】乳妇气少血衰,脉涩不行,乳汁绝少。

【备考】本方方名,《普济方》引作"钟乳粉散"。《胎产秘书》本方用:钟乳粉二钱,漏芦三钱,煎汁服。

百

32787 百一膏(《医方类聚》卷一七二引《千金月令》)

【组成】莨菪子一合 乌麻油一大升 乱发一拳许(灰汁净洗) 黄丹四两 蜡一两 绯帛子一方寸 醇松脂桃许大 丁香二七枚 曲头棘针二七枚(破之) 印成盐七枚(破) 柴胡一斤(末) 紫菀一斤 驴耳塞一钱匕

【用法】上药先以炭火煎油一二沸,即下乱发,煎令尽,仍以篦搅至药成,不得住手,次下黄丹,看沸,即下火,沸定,上火,次下莨菪子,次下松脂,次下盐、丁香、绯帛,次下柴胡等,从旦至暮,杖上看色黑,先以指捻之,堪即熟,后下驴耳塞,仍待经宿,冷后却上火暖,然后置器中。以故帛摊附肿上。

【主治】发背、下疮、孔痛,一切毒疮肿。

32788 百二散(《仙传外科集验方》)

【异名】护心散(原书)、不二散(《赤水玄珠》卷二十九)。

【组成】甘草节 绿豆粉 朱砂各等分

【用法】上为细末。水调服之。

【主治】❶《仙传外科集验方》:发疔疮烦躁,手足不住发狂者。❷《赤水玄珠》:痈疽毒气冲心呕吐。

32789 百子酒

《仙拈集》卷三。即《奇方类编》卷下"多子酒"。见该条。

32790 百五散(《古今医鉴》卷十五)

【组成】五倍子(炒黄) 百草霜

【用法】上为末。以醋调敷患处。一日夜即消。

【主治】鱼口疮初发三五日。

32791 百中汤(《圣济总录》卷一七三)

【组成】樗皮(炙) 黄连(去须) 枳壳(去瓤,麸炒) 芜荑各半两 生姜一分 豉半两 葱白三茎

【用法】上各剉细。以水五合浸经宿,平旦煎取三合,空腹服之。初服,经日昏沉后渐渐苏;未全效,更作一剂;热渴,与竹沥饮之。

【主治】小儿疳痢。

32792 百中饮(《霉疮新书》)

【异名】大百中饮(《汉药神效方》卷十)。

【组成】土茯苓(上好物)一七零钱 杜仲二钱八分 甘草一钱八分 黄连一钱四分 槟榔 人参 牛膝 大黄(坚实者) 肉桂 黄芩 沉香(上好品) 川芎各一钱

【用法】上一剂,分作七贴,七日用尽。煎法:以水三合半煮取二合,再以水三合煮取二合,又以水四合煮取二合,俱和合,空心温服。

【主治】下疳梅疮,其他一切湿毒,积年不愈,或头面腐溃,或鼻柱陷塌,已成废痼者。

32793 百中散(《幼幼新书》卷二十四引《水鉴》)

【组成】黄葵花 白芷 延胡索各二分 槟榔十分 郁金四分 蚯蚓一条 黄盐六分 虾蟆少许 白米一勺 牛肉脯二分 蜘蛛(灰)一个

【用法】上为末,炼蜜为丸,如麻子大。每服一丸,空心煎骨汁送下。虫下除根。

【主治】小儿头发焦黄赤,日渐黑瘦。

32794 百中散(《圣济总录》卷一四一)

【组成】萆薢不拘多少

【用法】上为散。每服二钱匕,精羊肉四两,批作四片,糁药却合如饼子,于炭上炙熟,细嚼,以酒半升送下。候腹痛如人行五七里,方上厕取下脓血及虫,只一服。

【主治】痔疾。

32795 百中散(《百一》卷六引魏不伐方)

【组成】罂粟壳(去上下蒂顶鬲,剉成片子,蜜炒令赤色) 厚朴各三斤(去粗皮,用生姜汁淹一宿,炙令姜汁尽为度)

【用法】上为细末。每服二三钱,米饮调下。只一服便疏,再二三服即愈。

【主治】一切痢,不问赤白,或一日之间一二百行。

【宜忌】忌生冷、油腻、鱼鲜、毒物三日。

【备考】本方方名,《普济方》引作"百水散"。

32796 百中散(《济阳纲目》卷二十二)

【组成】罂粟壳(用姜汁浸一宿,炒干)

【用法】上为末。每服二钱,米饮调下。

【主治】久痢。

【宜忌】忌生冷油腻等物。

32797 百风汤(《女科百问》卷上)

【异名】省风汤。

【组成】独活三钱 芍药 防风 当归 桂心各二两 茯苓 附子 细辛 天麻一两 干蝎(炒) 甘草一两

【用法】上㕮咀。每服三钱,水一盏半,加生姜五片,煎

七分,去滓,食前稍热服。

【主治】四肢垂曳,骨节疼痛。

【备考】方中茯苓、附子、细辛、干蝎用量原缺。

32798 百水散

《普济方》卷二〇九。即《百一》卷六引魏不伐方"百中散"。见该条。

32799 百生丸

《疡科选粹》卷二。为《济生》卷八"狗宝丸"之异名。见该条。

32800 百生方(《中藏经》卷下)

【组成】茯苓(去皮) 贯众 甘草各等分

【用法】上为末。每服一钱,米饮调下。

【主治】百物入咽喉,鲠欲死者。

32801 百当膏(《圣济总录》卷七十一)

【组成】丹砂(研) 腻粉(研)各半两 水银 铅各一分(二味结成砂子) 牛黄 龙脑(研) 铅霜(研)各二钱 粉霜(研) 阳起石(研)各一分 黄蜡半两 巴豆(肥者,去皮心膜,研出油,取霜用)一百二十粒 蝎梢(炒)一分 半夏一钱(汤洗七遍,杵罗为末)

【用法】上为细末,熔蜡并熟蜜少许,同和成膏,旋丸如梧桐子大。每服三丸至五丸,吐逆、藿香汤送下;取热积、生姜、蜜水送下;取冷积,乳香汤送下;风涎,薄荷汤送下;便痢,米饮送下。

【主治】一切积聚,心腹疼痛,年月深久者。

32802 百岁丸(《普济方》卷二一〇引《卫生宝鉴》)

【组成】漏篮子一个(大者) 阿胶半两 木香半两 黄连半两 罂粟壳半两 乳香少许(别研)

【用法】上除乳香外,将其余五味剉成小块,炒令焦黑色存性,不令烟绝,为末,乳香和匀,面糊为丸,如梧桐子大。每服一岁一丸,因其年数服之,米饮送下,不拘时候。

【主治】恶痢杂下及脾泄。

32803 百岁酒(《千金珍秘方选》)

【组成】蜜炙黄耆二两 大生地一两二钱 茯苓一两 龟版胶一两 肉桂六钱 抱茯神二两 大麦门冬一两 熟地一两五钱 羌活八钱 川芎一两 潞党参一两五钱 全当归一两二钱 陈皮一两 防风一两 于术一两 五味子八钱 枸杞子一两 大枣仁二斤 枣皮一两 冰糖二斤

【用法】泡高粱烧酒二十斤,合前药入瓶内,隔水共煮一炷香,或埋土中七日更好。每晚随量饮之。

【功用】水火既济,步履强健。

【主治】《集成良方三百种》:虚损劳伤,瘫痪诸风,失精亡血,阳衰气弱。

32804 百伤饮(《活幼心书》卷下)

【组成】干葛三两 净香附二两 升麻(净洗) 青皮(去白) 陈皮(去白) 谷芽(净洗,焙干) 麦芽(净洗,焙干) 桔梗(剉,炒) 紫苏(和根) 缩砂仁 甘草 神曲(炒) 赤芍药各一两 麻黄(不去根节) 枳壳(切片,麸炒微焦)各七钱半

【用法】上㕮咀。每服二钱,水一盏,煎七分,不拘时候温服;或加生姜、葱白同煎。

【主治】感冒风寒邪气,不拘冷热二证。

【宜忌】慢惊、慢脾不用。

【加减】有积,加水酒曲;热多,添灯心、竹叶。

32805 百全丸(《御药院方》卷一)

【组成】何首乌(雌雄各半)六两 天南星二两半(用生姜二两半制) 白附子(微炮)一两半 黄丹(炒)二两

【用法】上除前项黄丹外,为细末,入黄丹,用白面二两半,加醋同调为糊,和有色为度,丸如梧桐子大。每服六七十丸,食后生姜汤送下;温酒亦得。

【功用】流行经络,开发郁滞。

【主治】风病。

32806 百合丸(《圣惠》卷四十六)

【组成】百合一两 紫菀一两(洗去苗土) 桂心半两 麦门冬一两(去心,焙) 皂荚子仁半两(微炒) 贝母一两(煨微黄) 五味子一两 干姜一两(炮裂,剉) 杏仁一两(汤浸,去皮尖双仁,麸炒微黄,研) 诃黎勒皮一两 甘草半两(炙微赤,剉)

【用法】上为末,入杏仁同研令匀,以枣肉为丸,如半枣大。以绵裹一丸,含咽津,不拘时候。

【主治】咳嗽上气,心膈烦闷,胸中不利。

【备考】《普济方》无皂荚子仁,有白芥子。

32807 百合丸

《卫生总微》卷十九。为《幼幼新书》卷六引张涣方"百合丹"之异名。见该条。

32808 百合丸(《医统》卷四十六)

【组成】百合 百药煎 杏仁(去皮尖) 诃子 薏苡仁各等分

【用法】上为末,鸡子清为丸,如弹子大。临卧噙化一丸。

【主治】❶《医统》:失声不语。❷《景岳全书》:肺燥失声不语。

32809 百合丹(《幼幼新书》卷六引张涣方)

【异名】百合丸(《卫生总微》卷十九)。

【组成】桑根白皮 木通 川朴消 杏仁(汤浸,去皮尖) 川大黄 天门冬(去心)各半两 百合一两

【用法】上为细末,炼蜜为丸,如黍米大。每服十丸,米饮送下。

【主治】小儿龟胸。

32810 百合丹(《得效》卷十二)

【组成】川大黄三分(焙) 天门冬(去心,焙) 杏仁(去皮,炒) 百合 木通 桑白皮(炒) 甜葶苈(纸上炒) 烂石膏各半两

【用法】上为末,炼蜜为丸,如绿豆大。每服五丸,食后、临卧熟水化下。

【主治】乳母酒曲无度,或夏月热烦,热乳与儿,或乳母多食五辛,小儿肺经受热所致之龟胸,胸高胀满,其状如龟。

32811 百合汤(《圣济总录》卷三十一)

【组成】百合 知母(焙) 鳖甲(去裙襕,醋炙) 柴胡(去苗) 葛根(剉) 桑根白皮(剉)各一两

【用法】上为粗末,每服五钱匕,水一盏半,煎至八分,

去滓,入生地黄汁一合,搅匀,食后温服,一日二次。

【主治】伤寒后四肢烦热,骨节疼痛。

32812 百合汤(《圣济总录》卷六十四)

【组成】百合 枳壳(去瓤,麸炒) 麻黄(去根节) 天雄(炮裂,去皮脐) 款冬花 昆布(洗去咸,焙)各一两半 贝母(去心) 当归(切,焙) 五味子 紫菀(去苗土) 白石脂 黄连(去须)各一两 黄芩(去黑心) 桂(去粗皮) 旋覆花(炒)各半两

【用法】上咬咀,如麻豆大。每服五钱匕,水一盏半,加生姜三片,同煎至八分,去滓温服。

【主治】痰实上焦有热,壅塞不利。

32813 百合汤(《圣济总录》卷六十六)

【组成】百合 人参 紫苏茎叶(剉) 猪苓(去黑皮) 桑根白皮(剉) 大腹皮(剉) 赤茯苓(去黑皮) 甘草(炙,剉) 陈橘皮(汤浸去白,焙)各一两 马兜铃七枚(和皮) 麦门冬(去心,焙) 枳壳(去瓤,麸炒)各一两

【用法】上为粗末。每服四钱匕,水一盏半,加生姜一枣大,同煎至八分,去滓温服,不拘时候。

【主治】肺气壅滞,咳嗽喘闷,膈脘不利,气痞多渴,腰膝浮肿,小便淋涩。

32814 百合汤(《圣济总录》卷六十六)

【组成】百合 人参 甘草(炙,剉) 甜葶苈(隔纸炒过) 桑根白皮(剉) 款冬花(微炒)各等分

【用法】上为粗末。每服三钱匕,水一盏,入去皮杏仁七枚,糯米百粒,乌梅一个,同煎至六分,去滓,食后温服。

【功用】润益咽喉,发利声音,生津液,解烦劳。

【主治】咳嗽。

32815 百合汤(《圣济总录》卷八十三)

【组成】百合 旋覆花(去枝叶) 桑根白皮(剉) 木通(剉) 前胡(去芦头) 赤茯苓(去黑皮) 防己 槟榔(剉) 天蓼子 半夏(汤洗去滑,焙) 郁李仁(汤浸,去皮尖,炒,别研) 桃仁(汤浸,去皮尖双仁,麸炒,别研) 防风(去叉) 防葵 木香 陈橘皮(汤浸,去白,焙)各一两

【用法】上为粗末。每服三钱匕,水一盏半,加生姜半分(拍碎),同煎至七分,去滓,食前温服,一日三次。

【主治】风毒脚气,痰厥头痛。

32816 百合汤(《圣济总录》卷一一二)

【组成】百合 黄耆(剉)各二两 麦门冬(去心,焙)半两 白茯苓(去黑皮) 人参 防风(去叉) 木通(剉) 桑根白皮(剉)各半两 枳壳(去瓤,麸炒) 蒺藜子(炒去角) 酸枣仁 石膏各一两 薏苡仁一合

【用法】上为散。每服三钱匕,水一中盏,煎至六分,去滓,食后温服。

【主治】眼欲变青盲。

32817 百合汤(《普济方》卷三八七引《医方妙选》)

【组成】百合 紫菀 白术 人参各一两 白茯苓 青皮 甘草 麦门冬(去心)各半两

【用法】上为细末,每服一钱,水八分,加竹叶三片,薄荷二叶,煎至五分,去滓温服。

【功用】调肺,解风壅。

【主治】《卫生总微》:肺经风寒,痰壅不利。

32818 百合汤(《内经拾遗》)

【组成】百合

【用法】水二钟,煎八分,不拘时候服。

【主治】肾虚解㑊。

32819 百合汤

《伤寒全生集》卷四。为《金匮》卷上"百合地黄汤"之异名。见该条。

32820 百合汤(《古今医鉴》卷十一)

【组成】当归 川芎 白芍 生地黄 桔梗 黄芩 柴胡 地骨皮 百合 麦门冬 黄耆 远志(甘草水泡,去骨) 枣仁(炒,去壳) 蔓荆子

【用法】上剉一剂。水煎,温服。

【主治】妇人血虚劳怯,午后发热,夜出盗汗,四更汗止热退,咽痛口干,恶心,心慌头痛。

32821 百合汤(《伤暑全书》卷下)

【组成】柴胡(去芦)一钱 人参(去芦)五分 黄芩一钱 甘草五分 知母(去粗)八分 百合一钱二分 陈皮(去白)一钱 生地黄七分

【用法】上咬咀。水一钟,加生姜三片,捶碎,醋煮鳖甲,煎之温服。

【主治】暑病已愈而触犯者。

【加减】渴,加天花粉;胸中烦热,加山栀;有微头疼,加羌活、川芎;呕吐,入姜汁炒半夏;胸闷,加枳壳、桔梗;食复者,加枳实、黄连,甚重大便实,加大黄;胸中虚烦,加竹茹、竹叶;愈后干呕,错语失神,呻吟,睡不安,加黄连、犀角;咳喘,加杏仁;心中惊惕为血少,加当归、茯神、远志;虚汗,加黄耆;脾虚,加白术;腹如雷鸣,加煨生姜;劳复时热不除,加葶苈、乌梅、生姜、生姜汁。

32822 百合汤(《医学启蒙》卷四)

【组成】贝母一钱 瓜蒌仁 枳壳 桑白皮各八分 百合五分

【用法】水煎服。

【主治】肺痈,咳嗽脓血。

32823 百合汤(《疡医大全》卷二十一)

【组成】枣仁 怀生地 当归 黄耆 汉防己 苏子 瓜蒌仁 桑白皮 川贝母 百合 薏苡仁 牡丹皮 甘草 桔梗

【用法】水煎服。

【主治】肺痈。

【加减】有嗽,加款冬花。

32824 百合汤(《杂病源流犀烛》卷三十)

【组成】百合(水浸半日) 川芎 当归 白芍 荆芥各二钱

【用法】水煎服。

【主治】跌扑闪挫,呕吐。

32825 百合汤(《时方歌括》卷下)

【组成】百合一两 乌药三钱

【用法】水二杯,煎七分服。

【主治】心口痛,服诸热药不效者,亦属气痛。

【临床报道】胃脘痛:《中医杂志》[1982,8:16]陈某某,男,44岁,脘痛而胀,按之痛减,嘈杂,嗳气,泛酸,知饥

纳少,舌苔微黄,质淡红,脉弦细。曾服理气止痛诸方,初尚有效,继则复痛如故。因思此证痛而兼胀,必属气痛;嘈杂泛酸,知饥纳少,服辛温行气药不效,其病偏热无疑,故用百合汤。服三剂之后,痛胀减轻大半,继服数剂而愈。

32826 百合汤(《续名家方选》)

【组成】百合 升麻 黄芩 牡丹皮 生地黄 鳖甲 桔梗 沙参各等分 甘草二分

【用法】水煎服。

【主治】寒热虚咳,殆类劳者。

32827 百合汤(《产孕集》卷上)

【组成】百合三钱 紫菀一钱 贝母一钱 白芍一钱 当归一钱五分 前胡五分 茯苓二钱 桔梗一钱五分 苏叶三分

【用法】水煎服。

【主治】外感风寒所致子嗽,甚则胎动。

32828 百合饮(《圣济总录》卷三十二)

【组成】百合一分 人参一分半 豉(熬) 粳米(淘)各半合 陈橘皮(汤浸,去白,焙)半两 薤白(切)五茎 生姜(切)半两

【用法】上剉,如麻豆大。以水五盏,煎至二盏半,去滓,食后温服,每日三次。

【主治】伤寒后脾胃有余热,气满不能食。

32829 百合饮(《圣济总录》卷五十三)

【组成】生百合三两 赤茯苓(去黑皮)二两 麋角(屑)三两 麦门冬(去心,焙) 肉苁蓉(酒浸,切,焙)各一两半 黄耆(剉)一两 薏苡仁二合

【用法】上剉,如麻豆大。每服五钱匕,用水一盏半,煎至八分,去滓,空心温服,一日二次。

【主治】胞痹。少腹疼痛,小便不利。

32830 百合散(《圣惠》卷十一)

【组成】百合一两 葛根一两 麻黄半两(去根节) 麦门冬半两(去心) 黄芩半两 前胡三分(去芦头) 石膏一两 甘草半两(炙微赤,剉)

【用法】上为散。每服五钱,以水一大盏,加生姜半分,煎至六分,去滓温服,不拘时候。

【主治】伤寒已经二七日外,潮热不退,四肢无力,昏沉如醉,恐变成百合病。

32831 百合散(《圣惠》卷十二)

【组成】百合三分 甜葶苈半两(隔纸炒令紫色) 桑根白皮半两(剉) 郁李仁三分(汤浸,去皮尖,微炒) 大腹皮三分(剉) 汉防己半两 赤茯苓三分 紫苏茎叶三分 陈橘皮二分(汤浸,去白瓤,焙)

【用法】上为散。每服四钱,以水一中盏,加生姜半分,煎至六分,去滓温服,不拘时候。

【主治】伤寒咳嗽,头目连背膊浮肿,喘促,大小便不利。

32832 百合散(《圣惠》卷十三)

【组成】百合二两 紫菀一两(去根节) 杏仁一两(汤浸,去皮尖双仁,麸炒微黄) 前胡一两(去芦头) 麦门冬一两(去心) 甘草三分(炙微赤,剉)

【用法】上为散。每服五钱,用水一大盏,煎至五分,去滓温服,不拘时候。

【主治】伤寒百合病,身微热,恶寒烦喘。

32833 百合散(《圣惠》卷十三)

【组成】百合一两 栝楼根一两 牡蛎三分(烧为粉) 栀子仁三分 麦门冬三分(去心,焙) 甘草半两(炙微赤,剉)

【用法】上为散。每服五钱,以水一中盏,加生姜半分,竹叶二七片,煎至五分,去滓温服,不拘时候。

【主治】伤寒百合病,一月不解,变如渴疾。

32834 百合散(《圣惠》卷十八)

【组成】百合一两半 杏仁一两(汤浸,去皮尖双仁,麸炒微黄) 木通一两(剉) 麦门冬三分(去心) 甘草三分(炙微赤,剉) 麻黄半两(去根节) 紫菀半两(洗,去苗土) 黄芩一两 甜葶苈三分(炒令紫色)

【用法】上为散。每服五钱,用水一大盏,煎至五分,去滓温服,不拘时候。

【主治】热病,心肺热盛,小便赤黄,上气咳嗽。

32835 百合散(《圣惠》卷三十一)

【组成】百合三分 柴胡一两(去苗) 桑根白皮三分(剉) 杏仁一分(汤浸,去皮尖双仁,麸炒微黄) 陈橘皮三分(汤浸,去白瓤,焙) 麻黄三分(去根节) 赤茯苓三分 甘草半两(炙微赤,剉) 紫苏茎叶一两

【用法】上为散。每服三钱,以水一中盏,加生姜半分,煎至六分,去滓温服,不拘时候。

【主治】骨蒸劳热,咳嗽损肺。

32836 百合散(方出《圣惠》卷三十六,名见《圣济总录》卷一一五)

【组成】干百合二合

【用法】上为细散。每服一钱,食后温水调下,一日三次。

【主治】耳聋疼痛。

32837 百合散(《圣惠》卷四十六)

【组成】百合一两 紫苏子三分(微炒) 桑根白皮一两(剉) 紫菀三分(去苗土) 甘草半两(炙微赤,剉) 款冬花三分 汉防己三分 贝母三分(焙微黄) 杏仁半两(汤浸,去皮尖仁,麸炒微黄) 人参三分(去芦头) 赤茯苓一两 麻黄一两(去根节) 桔梗半两(去芦头)

【用法】上为散。每服五钱,以水一大盏,加生姜半分,大枣三个,煎至五分,去滓温服,不拘时候。

【主治】久咳嗽,胸中气不利。

32838 百合散(《圣惠》卷七十四)

【组成】百合 桔梗(去芦头) 贝母(煨微黄) 赤芍药 紫菀(洗去苗土) 桑根白皮(剉) 前胡(去芦头) 赤茯苓各一两 甘草半分(炙微赤,剉)

【用法】上为散。每服三钱,以水一中盏,加生姜半分,煎至六分,去滓服,不拘时候。

【主治】❶《圣惠》:妊娠七八月伤寒,烦热喘嗽,不欲食。❷《医方类聚》引《王岳产书》:妊娠一月至十月份,伤寒烦热,咳嗽不欲食,胸前满闷。

32839 百合散(《圣惠》卷七十四)

【组成】百合半两 桑根白皮一两(剉) 栝楼根一两

（剉） 甜葶苈半两（隔纸炒令微黄） 甘草半两（炙微赤，剉）

【用法】上为散。每服三钱，以水一中盏，入葱白五寸，煎至六分，去滓温服，不拘时候。

【主治】妊娠心胸气壅，喘促咳嗽。

32840 百合散（《圣惠》卷七十四）

【组成】百合 紫菀（去苗土） 麦门冬（去心） 桔梗（去芦头） 桑根白皮（剉）各一两 甘草半两（炙微赤，剉）

【用法】上为散。每服四钱，以水一中盏，入竹茹一分，煎至六分，去滓，入蜜半匙，更煎三二沸，不拘时候温服。

【主治】妊娠咳嗽，心胸不利，烦闷，不欲饮食。

32841 百合散（《圣济总录》卷一二四）

【组成】百合五两

【用法】上为散。用蜜水调涂帛上，匝项系之，甚者不过三五上。

【主治】诸鱼骨鲠在喉中。

32842 百合散（《圣济总录》卷一三二）

【组成】百合 黄柏各一两 白及一分 蓖麻子仁五十粒（研）

【用法】上为散。用朴消水和作饼贴之，每日三五次。

【主治】颐颏疮，一名独骨疮。

32843 百合散（《鸡峰》卷十七）

【组成】百合 人参 贝母 白茯苓 杏仁 甘草 干山芋各一两 鹿角胶二两

【用法】上为细末，入杏仁研匀。每服二钱，水一中盏，黄蜡一皂大，煎至六分，去滓，食前温服。

【主治】妇人肺胃不顺，气逆，呕血不止，咽嗌不利；兼治嗽痰。

32844 百合散（《卫生总微》卷七）

【组成】百合半两（炒黄，为末）

【用法】每服半钱或一钱，米饮调下，不拘时候。

【主治】伤寒腹中满痛。

32845 百合散（《济生》卷七）

【组成】百合（蒸） 紫菀茸（洗） 贝母（去心） 白芍药 前胡 赤茯苓（去皮） 桔梗（去芦，炒）各一两 甘草（炙）半两

【用法】上㕮咀。每服四钱，水一盏半，加生姜五片，煎至八分，去滓温服，不拘时候。

【主治】妊娠风热相交，咳嗽痰多，心胸满闷。

32846 百合散（《准绳·疡医》卷六）

【组成】川芎 赤芍药 当归 百合 生地黄 侧柏叶 荆芥 犀角 牡丹皮 黄芩 黄连 栀子 郁金 大黄

【用法】水煎，加童便和服。

【主治】打扑伤损，败血流入胃脘，呕黑血汁。

【加减】大便利者，去大黄。

32847 百合散（《胎产秘书》卷上）

【组成】百合二钱 桑皮七分 前胡八分 桔梗七分 芍药一钱 赤苓八分 贝母一钱 橘红一钱 甘草五分 或加紫菀、款冬

【用法】生姜为引，水煎服。

【主治】子嗽。风壅相攻，胸满久嗽。

32848 百合粥（《医统》卷八十七）

【组成】生百合一升 蜜一两

【用法】用水煮熟，干投入将熟粥罐中，每碗用二合，空心食。

【功用】补肺止嗽。

32849 百合煎（《仙拈集》卷四）

【组成】白花百合

【用法】或煮或蒸，频食即愈，拌蜜蒸更好。

【主治】肺痈。

32850 百问方（《医学入门》卷四）

【组成】硫黄五钱

【用法】艾汤调服。即时安卧，良久睡起，汗出而愈。

【主治】伤寒身冷脉微，手足厥而躁。

32851 百寿丸（《全国中药成药处方集》北京方）

【组成】山楂 滑石各五两 苍术 胆南星 天竺黄 木香各二两五钱 砂仁 六神曲 麦芽 钩藤 薄荷 僵蚕各一两五钱 茯苓 桔梗 甘草各一两 橘皮二两五钱（共为细粉） 朱砂一两 牛黄二钱

【用法】上药和匀，炼蜜为丸，重八分，金箔为半衣，蜡皮封固。每服一丸，白开水送下。

【功用】清热健胃，化滞安神。

【主治】停乳停食，消化不良，痰盛咳嗽，气促抽搐。

32852 百寿散（《医学纲目》卷三十六）

【组成】黄连一两 朱砂一钱

【用法】水煎服，拭去口涎，灌下；余药倾盆中浴儿，遍身搽妙。

【功用】初生小儿未满月内，服之预防疮疖。

32853 百花丸（《济生》卷二）

【组成】款冬花 百合（蒸、焙）各等分

【用法】上为细末，炼蜜为丸，如龙眼大。每服一丸，食后、临卧细嚼，姜汤咽下；噙化尤佳。

【主治】七情内伤，酒色无节，虚火妄动，午后潮热，咳嗽喘急，痰中带血，津少声哑。❶《济生》：喘嗽不已，或痰中有血。❷《丸散膏丹集成》：七情内伤，酒色无节，虚火妄动，午后虚潮，口干声哑，诸虚百损。❸《全国中药成药处方集》武汉方：津少咽干，虚烦潮热。

【方论选录】《医方集解》：此手太阴药也。款冬泻热下气，清血除痰；百合润肺宁心，补中益气，并为理嗽要药。

【备考】本方原名百花膏，与剂型不符，据《症因脉治》改为膏剂，名"润肺百花膏"（见《全国中药成药处方集》武汉方）。

32854 百花丸

《普济方》卷一五七。为《圣济总录》卷六十五"贝母丸"之异名。见该条。

32855 百花丸（《医部全录》卷二二一）

【组成】防风 人参 苁蓉 干地黄 羚羊角 麦冬 天门冬各一两半 芍药 独活 干姜 白术 丹参 山茱萸 甘草 茯神 升麻 黄耆 菊花 地骨皮 石斛 牛膝 五加皮 薯蓣各二十铢 秦艽 芎䓖 桂心 防己 生姜 黄芩各一两 附子十八铢 石膏三两 寒水石二两

【用法】上为末,炼蜜为丸,如梧桐子大。每服二十丸,生姜蜜汤送下,一日三次。稍加至三十丸。

【主治】中风后虚热翕翕然。

【宜忌】忌油、面、蒜、生冷、酢滑,及猪、羊、鸡、鱼等肉。

32856 百花丸(《北京市中药成方选集》)

【组成】冬花三两 五味子(炙)三两 紫菀三两 花粉三两 丹皮三两 桔梗三两 橘皮三两 麦冬三两 前胡三两 百合三两 玄参(去芦)三两 沙参三两 薄荷三两 蒲黄(炒)三两 杏仁(去皮,炒)三两 柿霜三两 川贝三两

【用法】上为细末,炼蜜为丸,重二钱五分。每服一丸,温开水送下,一日二次。

【功用】清热润肺,宁嗽止喘。

【主治】肺热虚火,咳嗽痰喘,口干声哑,痰中带血。

32857 百花汤(《普济方》卷一五七引《十便良方》)

【组成】杏仁四两 生姜四两(研取汁,与杏仁同研细) 白蜜半斤

【用法】上同搅拌匀,以瓷器盛,蒸熟,柳木匙捞,候成膏。每以沸汤点一匙头,温水送下。

【主治】肺气不顺,咳嗽气逆,胸膈不利。

【备考】本方方名,据剂型,当作“百花膏”。

32858 百花散(《扁鹊心书·神方》)

【组成】川乌五两

【用法】上为末。凡一切疮毒,以麻油调涂,湿者干掺;耳中出水,吹入。

【主治】腿肚血风臁疮,小儿蝼蛄疮,或耳底出脓,瘰疬痔漏。

32859 百花散(《杨氏家藏方》北大本卷十二)

【异名】葵花散(《得效》卷十九)、五金膏(《医方类聚》卷一九○引《修月鲁班经后录》)。

【组成】黄蜀葵花七枚(干者) 黄柏半两(厚者,去粗皮) 黄连(去须)二钱 山栀子三枚(去壳) 郁金一枚

【用法】上为细末。每用药末五钱许,即入白及末一钱和匀,井花水调。如肿未成头,即用篦子敷药于肿处,以薄纸盖之,肿消纸落,或未消,即再敷药;如已有头,以纸条子敷药,放宽围之,渐次围近,使毒气不外侵;生肉如欲溃,别用药蚀头,亦周回用药条围之,撮脓尽以真麻油调,不入白及,以鸡毛扫疮口;如大,即入白及,更别抄桃奴一钱(正名桃枭,乃是桃实,着枝不落,经冬不凋者,正月采),用麻油调,量疮口大小,煎成新熟青绢,早晚蘸药贴疮上,候疮平即止;治小儿软疖尤妙,如患臁疮,只用五味药,新汲水调,摊连纸上,临卧时贴,二、三次见效。

【主治】一切痈疽及诸恶疮。

【备考】本方方名,原书人卫本作“白花散”。

32860 百花散(《儒门事亲》卷十五)

【组成】黄柏 桑白皮(用蜜涂,慢火炙黄色为度)各等分

【用法】上为细末。每服一二钱,水一盏,入糯米二十粒,同煎至六分,以款冬花烧灰六钱,搅在药内同调,温服之。

【主治】妇人产中咳嗽。

32861 百花散(《御药院方》卷八)

【组成】百草巢(烧烟尽为度) 蛇床子(炒令焦黄)各二两 零陵香 藿香叶各一两

【用法】上为粗末。每用药两大匙,水三碗,煎三五沸,临卧乘热淋洗。

【功用】补元阳,通血脉。

【宜忌】避风寒。

32862 百花煎(《圣惠》卷六)

【组成】白蜜五合 生地黄汁三合 生姜汁一合 黄牛乳五合 藕汁三合 秦艽一两(去苗) 白茯苓一两 柴胡一两(去苗) 干柿五枚(煮软,细研如糊) 杏仁二两(汤浸,去皮尖双仁,麸炒微黄) 黄明胶五两(捣碎,炒令黄燥)

【用法】上为散,与蜜及诸药汁兼干柿,同于银锅子内,以慢火煎成膏,别收于盒器中。每服一茶匙,以粥饮调下,不拘时候。

【主治】肺壅热,吐血后咳嗽,虚劳少力。

【备考】本方方名,《普济方》引作“补肺白花煎”。

32863 百花煎(《圣惠》卷二十四)

【组成】白蜜二十两 酸石榴七颗 生姜半斤

【用法】上件药,将生姜、石榴并皮同捣,绞取汁,更滤令净,入蜜中相和令匀;用一瓷瓶先称知斤两,然后入药蜜汁,后用三重蜡纸密封瓶头,置于釜中,重汤煮一复时,后时时称,但除瓶斤两外,得二十两便住。每服一茶匙,空心以温酒调下,晚食前再服。

【主治】大风疾。

32864 百花煎

《圣济总录》文瑞楼本卷六十八。即原书人卫本“补肺百花煎”。见该条。

32865 百花膏(《百一》卷十八)

【组成】熟干地黄 生干地黄 川当归 川芎 白芍药 人参各一两

【用法】上为细末,入生藕自然汁、生姜自然汁、蜜各一盏,同煎数沸,令药熟,入药调成膏,用砂器盛贮。每服一匙,用灯心、枣汤化下。

【主治】妇人因失血后气弱,或产后虚羸。

32866 百花膏(《普济方》卷三二二)

【组成】熟干地黄 生干地黄 川芎 白茯苓 马鞭草 荆芥各四两 官桂 白芍药 当归各二两 枳壳二两 牡丹皮一两

【用法】上为粗末。每服四钱,水一盏半,入乌梅半枚,煎至一大盏,去滓,食后温服,一日四五次。若此证服至旬日,或半月,经脉自通,诸病皆去。

【主治】妇人因失血后气弱,或产后虚羸。

【备考】本方方名,据剂型当作“百花散”。

32867 百花膏(《普济方》卷四○四)

【组成】白蜜不拘多少

【用法】涂于疮上。或用羊筒骨髓一两,炼入蜜滚三二沸,入轻粉少许,研成膏,瓷盒内盛之,涂于疮上。

【功用】痘痂易落,且无疤痕,亦不臭秽。

【主治】痘疮痒甚,误搔成疮,及疮痂欲落不落者。

32868　百花膏

《医方类聚》卷一一七引《严氏济生续方》。即《济生》卷二"白花膏"。见该条。

32869　百花膏(《解围元薮》卷四)

【组成】透骨草　忍冬藤　蒲公英　鹤虱草　九龙藤　野天麻　旱莲草　半枝莲　地杨梅　豨莶草　苍耳草　紫地丁　地锦草　旱辣蓼　大小青　薄荷叶　灵芝草　鱼腥草　见肿消　血见愁　淡竹叶　南天竹　枸杞头　橘树头　枳椇叶　五加叶　接骨木　石楠头　地蜈蚣　蔦蓄草　马齿苋　野芥菜　蛇床叶　长青草　慎火草　太湖葱各等分

【用法】捣汁,煎加蜜,炼成膏;再加沉香、檀香、冰片、麝香各等分为末入内,收贮于瓷瓶,勿泄气。每服一匙,酒下,一日三次。

【主治】疬风。

32870　百花膏

《治痘全书》卷十四。为《外科枢要》卷四"当归膏"之异名。见该条。

32871　百劳丸(陈大夫引张仲景方。见《医学纲目》卷五)

【异名】仲景百劳丸(《慎柔五书》卷四)。

【组成】当归(炒)　乳香　没药各一钱　人参一钱　大黄四钱　虻虫十四枚(去翅足)　水蛭十四枚(制)

【用法】上为细末,炼蜜为丸,如梧桐子大。都作一服,可百丸,五更百劳水送下。取恶物为度,服白粥十日。百劳水者,勺扬百遍,即甘澜水。

【主治】一切劳瘵积滞,疾不经药坏症者。

【备考】《慎柔五书》有桃仁。《张氏医通》有栀子。

32872　百劳散(方出贾同知引康少尹方,名见《本草纲目》卷二十三)

【组成】罂粟壳二两半(醋炒,取一两)　乌梅半两

【用法】上为末。每服二三钱,沸汤点,食后服,一日三次。

【主治】❶贾同知方引康少尹方:咳嗽。❷《本草纲目》:咳嗽多年,自汗。

32873　百劳散(《医统》卷四十六)

【组成】天仙藤　当归　川芎　芍药　茯苓　人参　黄耆　知母　贝母　黄芩　五味子　地骨皮　柴胡　甘草　白芷　桔梗各等分　一方有秦艽、前胡

【用法】每服一两,水二盏,加生姜三片,煎八分,食后服。

【主治】骨蒸劳热。

【备考】《济阳纲目》有半夏,无川芎。

32874　百劳煎(《鸡峰》卷九)

【组成】杏仁半斤

【用法】上取杏仁于瓶内,以童便二升,浸七日,泻出,去小便,以暖水淘过,于沙盆内研如泥,别用瓿瓶,以小便三升,煎之如膏。量其轻重,食上熟水调一匙至半匙,室女、妇人服之妙。以炒面和膏为丸,尤佳。食后白汤送下。

【主治】劳嗽,且轻夕重,憎寒壮热,少喜多嗔,忽进忽退,面色不润,积渐少食,必入肺,脉紧浮者。

32875　百两金(《魏氏家藏方》卷二)

【组成】破故纸(炒)　茴香(淘去沙,炒)　吴茱萸(汤泡七次,炒)　川楝肉(生用)各一两　木香(不见火)　乳香(别研)　麝香(别研)各少许

【用法】上为末。每服二钱,食前沸汤调下。

【主治】肾气疼痛。

32876　百足散(《医方类聚》卷一六四引《吴氏集验方》)

【组成】赤足蜈蚣一条　甘草各等分

【用法】上为末。每服一钱,冷水调下。

【主治】食着蛇余毒,腹中痛不可忍。

32877　百谷丸

《医统》卷二十三。为原书同卷"大健脾丸"之异名。见该条。

32878　百应丸(《医方类聚》卷一一二引《经验秘方》)

【组成】麦蘖(炒)　神曲(炒)　丁皮　桂皮(去粗皮)　玄胡索　缩砂仁　肉豆蔻各五钱　京三棱　广术(炮)　雄黄(去石)　青皮(去衣)　枳壳(麸炒,去瓤)　槟榔　代赭石　木香各一两

【用法】上为细末,消糊为丸,如小豆大。每服五十丸,小肠气,茴香汤送下;心痛,热醋送下;产后寒热腹痛,当归、红花汤送下;内外积伤,葱白汤送下;常服,茶、酒或盐汤送下,不拘时候。

【主治】年深日近痃癖气块,癥癖积聚,气积、滞积、酒食积、五脏停滞不消,小便黄赤,四肢沉困。

32879　百应膏

《理瀹》。为《奇方类编》卷下"百应神膏"之异名。见该条。

32880　百补丸(《本草纲目》卷三十五引《杨诚经验方》)

【组成】川柏皮一斤(刮净,分作四份,用酒、蜜、人乳、糯米泔各浸透,炙干,切)

【用法】上为末,麠米饭为丸。每服五十丸,空心,温酒送下。

【主治】诸虚赤白浊。

32881　百补汤(《女科万金方》)

【组成】阿胶　地榆　陈皮　川芎　当归　白芍　熟地

【用法】水煎,食前服。

【主治】妇人血淋白浊。

32882　百补汤(《中国医学大辞典》引《保婴撮要》)

【组成】当归　芍药　地黄　白术　人参　茯苓　山药　甘草

【用法】清水一钟,加大枣二个,煎至六分,温服。

【功用】调理气血,滋养脾胃。

【主治】痘疮八九日,浆足之后,别无它证者。

【加减】气虚,加黄耆二钱,官桂少许。

32883　百补酒(《成方制剂》2册)

【组成】楮实子　党参　茯苓　枸杞子　黄柏　黄芪　金樱子肉　龙眼肉　鹿角　麦冬　牛膝　芡实　山药　山茱萸　熟地黄　天冬　菟丝子　五味子　知母

【用法】制成酒剂。口服,一次30～60毫升,一日2次。

【功用】补气血,益肝肾,填精髓。

【主治】身体虚弱,腰膝无力,头昏目眩,遗精多汗。

32884 **百补膏**(《惠直堂方》卷一)

【组成】玉竹 枸杞 龙眼肉 核桃肉 女贞子各一斤

【用法】砂锅内多次水煎,一汁、二汁、三汁合熬,用文武火俟滴水成珠,加白蜜一斤,再熬成膏,瓷瓶收贮。每服三钱,早、晚滚水调下。

【主治】心血、肾水不足及诸虚。

32885 **百灵丸**(《圣惠》卷八十五)

【组成】黑铅一分 水银一分(二味同结作砂子,细研) 天南星一分(炮裂) 白附子一分(炮裂) 干蝎一分(微炒) 天麻一分 蝉壳一分(微炒) 麝香一钱(细研) 牛黄一分(细研)

【用法】上为末,糯米饭为丸,如黍米大。每服二丸,温酒送下,不拘时候。

【功用】化涎,除搐搦。

【主治】小儿急惊风。

32886 **百灵丸**(《圣济总录》卷一一五)

【组成】芫花(醋浸,炒干) 蒺藜子(炒去角) 地龙(炒) 茴香子(炒) 地丁各一分

【用法】上为末,以醋和蜜炼熟为丸,如梧桐子大。每服五丸,空心、临卧温盐酒送下。

【主治】耳重。

32887 **百灵丸**

《奇效良方》卷六十一。为《普济方》卷六十四"百霜丸"之异名。见该条。

32888 **百灵丸**(《梅氏验方新编》卷一)

【组成】猪牙皂一两 真麝香一钱 梅花 冰片一钱 射干片一两五钱 炒牛蒡子一两五钱 大玄参三两 苦桔梗二两 净滑石八两 净雄黄二钱 生甘草一两

【用法】上为末,用好醋及冰糖汁炼为丸,如高粱子大。每服一钱,小儿七分。

【主治】一切咽喉急症。

【宜忌】虚弱者忌用。

32889 **百灵丹**(《杏苑》卷六)

【组成】红枣(烧灰)一钱 枯矾一钱 黄丹一钱 松香一钱 官粉五分 银朱三分

【用法】上为细末。湿则掺之,干则香油调搽。

【主治】小儿肥疮及黄水疮。

32890 **百灵丹**(《良朋汇集》卷三)

【组成】胡黄连(另研) 川黄连(姜炒) 当归(酒洗) 白术(土炒) 神曲(炒)各三钱 芦荟(微炒) 阿魏 木香 厚朴(姜炒)各一钱 甘草(蜜炙) 三棱各一钱 史君子肉 五谷虫 虾蟆(酥炙)各五钱 麝香三分 槟榔二钱 莪术一钱 公鸡肫皮(不见水,微焙)一两

【用法】上为细末,神曲醋糊为丸,如黍米大。每服三十丸,小儿一岁一丸,一日三次,早、午米汤送下,临晚滚水或黄酒送下。

【主治】小儿、室女五劳七伤。

32891 **百灵丹**(《医林纂要》卷十)

【组成】赤石脂八钱 雄黄六钱 乳香四钱 没药四

钱 蜈蚣二条 冰片四分 珍珠二钱 麝香四分

【用法】上为细末,入小口瓷罐收贮,蜡塞其口待用。用时只掺少许于膏药中。

【功用】溃毒。

【主治】百毒恶肿。

32892 **百灵汤**(《普济方》卷二一一)

【组成】罂粟壳 陈皮 木通 乌梅 甘草 黄连各等分

【用法】上剉如麻豆大。每服三大钱,水一盏,加生姜三片,枣子二个(劈破),沙罐内慢火煎至八分,去滓,放瓷器碗内,上面封口,用湿纸两重盖覆,不可令灰入腹。药后且忌口。

【主治】赤白痢。

【临床报道】血痢:温人郑元升云:近日患病,血痢之间数十次,窘不可言,有客惠药两服而止。

32893 **百灵粉**(《不知医必要》卷二)

【组成】锅底烟(要烧草者方好,烧柴者勿用)二钱

【用法】上为细末。用煮熟猪肝切片,蘸药食之,即愈。

【主治】鸡蒙眼,夜不见路者。

32894 **百灵散**(《朱氏集验方》卷六)

【组成】罂粟壳(去瓤蒂,用好醋炒) 陈皮(去瓤) 木通 乌梅 车前子 甘草 黄连各等分

【用法】上吹咀。每服三钱,水一盏八分,加生姜三片,大枣一个,煎八分,不拘时候服。

【主治】赤白痢。

【宜忌】忌酒、面、鸡、鱼,一切毒物。

【加减】如腹痛者,加芍药。

32895 **百灵膏**(《圣济总录》卷一三〇)

【组成】槐花子(炒焦,为末) 松柏各一两 乳香腻粉各一两

【用法】上为细末,用清油、黄蜡各一两,瓷器内慢火熬成膏。贴之。

【主治】痈疮久不愈。

32896 **百灵膏**(《外科百效》卷一)

【组成】生地黄 熟地黄 赤芍 白芍 白芷 两头尖各五钱 木鳖 蓖麻各一百粒 巴豆五十 穿山甲五片 真桐油一斤

【用法】将前药浸一宿,煎成炭浮起,用棕滤过,入炒过黄丹六两、水粉二两、百草霜二两,文武火熬成膏,滴水成珠,撅得硬时,便入血竭末五分,乳香、没药、五灵脂各二钱,搅匀。贴恶疮及疔毒未破者用药引子,以五倍煅过为灰五分,笋箨灰四分,白丁香三分,饭为丸,如黄豆大,附于膏药中,一贴即破。

【主治】恶疮及疔毒。

32897 **百枝膏**(《杨氏家藏方》卷十七)

【组成】人参(去芦头) 防风(去芦头) 天麻各一两 麦门冬(汤浸,去心,焙干) 白附子(炮) 白僵蚕(炒去丝嘴) 羌活(去芦头) 石菖蒲各半两 朱砂二钱(别研) 麝香一钱(别研)

【用法】除朱、麝外,同为细末,后入朱、麝研匀,炼蜜为丸,每一两分作四十丸。每服一丸,食后、临卧煎荆芥汤

放温化下。

【功用】常服安心神，镇惊悸。

【主治】小儿禀赋怯弱，易感惊邪，心神恍惚，睡眠不安。

【备考】本方方名，据剂型，当作"百枝丸"。

32898 百枝膏（《普济方》卷三七二引《直指小儿》）

【组成】人参 防风 天麻 茯神各一钱半 酸枣仁 琥珀 石菖蒲各一钱 麝香少许 白附子一钱

【用法】上为细末，炼蜜为丸，如皂角大。每服二丸，麦门冬汤调下。

【功用】安心宁神。

【主治】小儿惊风。

【备考】本方方名，据剂型，当作"百枝丸"。

32899 百杯丸（《洁古家珍》）

【组成】生姜一斤（去皮，切作片子，盐二两淹一宿，焙干） 红皮（去白）三两 广茂（炮）三分 干姜三两 益智仁二十个 丁香五十个 甘草二分（炙） 京三棱（炮）三分 缩砂仁三十个 木香 茴香（炒）各一分 白豆蔻仁三十个

【用法】上为细末，炼蜜为丸，每一两作五丸，朱砂为衣。细嚼，生姜汤送下，不拘时候。如饮酒者先服此药，百杯不醉，亦无诸痰。

【主治】酒停腹中，膈气痞满，面色黄黑，将成癖疾，饮食不进，日渐肌瘦。

32900 百杯丸（《御药院方》卷四）

【组成】沉香半两（细剉） 丁香六钱 缩砂仁一两半 白豆蔻仁二两 红豆 干葛 陈皮（去白） 甘草（炙）各半两 干生姜一两

【用法】上为细末，炼蜜为丸，每两作二十丸。每服一丸，细嚼，生姜汤送下，不拘时候。

【主治】酒不散，胸膈滞闷，呕吐酸水，心腹疼痛。

32901 百杯丸（《寿世保元》卷二）

【组成】丁香五十个 橘红 小茴香 三棱（炮） 莪术（炮）各三钱 砂仁 白豆蔻各三十枚 干姜三钱 生姜一两（去皮，切片，盐一两，浸一宿，焙干） 炙甘草二钱

【用法】上为细末，炼蜜为丸，朱砂为衣，每一两作五丸。每服一丸，细嚼，生姜汤送下。如欲饮酒先服之，多饮不醉。

【主治】腹中膈气痞满，面色黄并黑，将成癖疾，饮食不进，日渐肌瘦。

32902 百杯丸（《济阳纲目》卷十一）

【组成】缩砂仁 高茶各一两 诃子一个 麝香一钱 脑子少许

【用法】上为细末，炼蜜为丸，每一两作十丸。未饮酒先细嚼一丸，酒送下。

【功用】饮酒不醉。

32903 百杯散（《普济方》卷二五三）

【组成】甘遂 橘皮（去白） 葛花一两（净）

【用法】上为细末。每服一钱，临卧用温酒调下。至夜利下，酒病方愈，未知再服。

【主治】停酒，胸膈痞闷，饮食不快及一切酒病。

【宜忌】忌食甘草一二日。

32904 百枣丹（《外科真诠》卷上）

【组成】黑枣百枚 白砒一两 川连二钱 煅月石一钱 黄柏一钱 芦荟二钱 上片三分

【用法】先将枣肉包砒煅存性，再入余末乳匀。

【主治】口疳。

32905 百果酒（《仙拈集》卷三）

【组成】香橼 佛手各二个 核桃肉 龙眼肉 莲肉 橘饼各半斤 柏子仁四两 松子三两 红枣二十两 黑糖三斤

【用法】干烧酒五十斤浸。

【功用】补虚益骨。

32906 百和汤（《医钞类编》卷七）

【组成】生地 当归 白及 骨碎补 鹿茸 续断 首乌 炙草

【用法】水煎服。

【主治】跌扑损伤。

32907 百和香（《千金》卷六）

【组成】沉水香五两 甲香 丁子香 鸡骨香 兜娄婆香各二两 熏陆香 白檀香 熟捷香 炭末各二两 零陵香 藿香 青桂皮 白渐香（柴也） 青木香 甘松香各一两 雀头香 苏合香 安息香 麝香 燕香各半两

【用法】上为末，酒洒令软，再宿酒气歇，以白蜜和，纳瓷器中，蜡纸封，勿令泄，冬月开取用，大佳。

【功用】令身体香。

32908 百沸汤（方出《袖珍》卷三引《经验方》，名见《古今医鉴》卷五）

【组成】吴茱萸 木瓜 食盐各五钱（同炒焦）

【用法】瓷瓶盛水三升，煮令百沸，却入上药同煎至二升以下，每服一盏，随病人意冷暖服之。药入即醒。

【主治】霍乱吐泻，因饮冷或冒寒，或失饥，或大怒，或乘舟车，伤动胃气，令人吐利交作，目眩头旋，手足转筋，四肢厥冷。

32909 百宝丸（《圣济总录》卷一四一）

【组成】枳实（去瓤，麸炒）一两

【用法】上为细末，炼蜜为丸，分作二十五丸。每服一丸，以百宝散送下。

【主治】牝痔下血，肛边生疮。

32910 百宝散（《圣济总录》卷一四一）

【组成】皂荚（不蛀者四挺烧灰，去皂子不用，研为末，入麝香半钱同研） 皂荚刺针（生杵为末）

【用法】取皂荚末一钱匕，入皂荚刺针末半钱匕，以水一盏，同煎至七分，放温服。发痛时嚼百宝丸一丸，以此散送下。

【主治】牡痔。

32911 百草丸（《外科大成》卷二）

【组成】百草霜四两 黄芩 栀子各一两 黄连 槐花 地榆各五钱

【用法】上为末，糊为丸。每服三钱，清汤送下。

【主治】血箭痔。

32912 百草散

《圣济总录》卷一三九。为《圣惠》卷六十八"大散方"

之异名。见该条。

32913 百草散(《奇效良方》卷五十六)

【组成】四方草木茎叶各半把

【用法】上于五月五日平旦,使四人出四方,各于五里内采一方草木茎叶,每种各半把。勿令漏脱一件,日正午时细切碓捣,并石灰枨令烂熟一石,草断一斗;先凿大实中桑树,令可受药,取药纳孔中,实筑令坚,仍以桑树皮蔽之,用麻油捣石灰极黏,密泥之,令不泄气;又以桑皮缠之使坚牢,至九月九日午时,取出阴干,百日药成,捣之,日晒令干,便捣,绢筛贮放。凡一切金疮出血,伤折,即时以药封裹,治使牢,勿令动转,不过十日,即愈。不肿不脓,不畏风,若伤后数日,始得药,须暖水洗令血出,然后敷此药,大验。平时无事宜多合以备仓卒,金疮之要,无出于此。

【主治】金疮。

32914 百草煎(《景岳全书》卷五十一)

【组成】百草(凡田野山间者,无论诸品皆可取用;然尤以山草为胜,辛香者佳;冬月可用干者,须预为收采之)

【用法】上不论多寡,取以多,煎浓汤乘热熏洗患处。仍用布帛蘸熨良久,务令药气蒸透,然后敷贴他药。每日二三次不拘,频数更好。若洗水臌肿胀,每次须用草二三十斤,煎浓汤二三锅,用大盆盛贮,以席簟遮风,熏洗良久,每日一次或二次。

【主治】百般痈毒,诸疮损伤疼痛,腐肉肿胀,或风寒湿气留聚,走注疼痛,水臌肿胀等症。

【方论选录】盖其性之寒者,可以除热,热者可以散寒,香者可以行气,毒者可以解毒。无所不用,亦无所不利,汤得药性,则汤气无害,药得汤气,则药力愈行。凡用百草以煎膏者,皆此义也,此诚外科中最要、最佳之法,亦传之方外人者。

32915 百草膏(《三因》卷十五)

【异名】百草霜(《外科大成》卷二)。

【组成】羊屎不拘多少

【用法】上一味,上下以瓦盛盖,柴木烧令烟尽,末之,麻油调膏。外敷。

【主治】❶《三因》:一切恶疮,不问干湿痛痒,日近年深者。❷《准绳·疡医》:脚面恶疮如桐油浸淫延漫。

【加减】痒者,加轻粉少许;痛者,加麝香少许。

32916 百草膏(《万氏家抄方》卷四)

【组成】百草

【用法】五月五日采凡可治病草木百种,洗净捣汁,砂锅内熬成膏。每草膏五斤,配麻油十斤,再熬至滴水成珠为度;每油二斤,入黄、白蜡各二两,飞丹八两,松香四两溶化,用铅粉半斤收成膏,加乳香、没药、樟脑各五钱,槐枝搅匀收用。必惯识草药人采取,不治疡野草勿用。

【功用】活血祛风败毒。

【主治】一切疮肿,风气,跌打损伤。

32917 百草膏(《囊秘喉书》卷下)

【组成】薄荷八分 玉丹五分 川贝一钱 灯草灰五厘 柿霜八分 甘草一分五厘 天花粉一钱 冰片二分 百草霜一分

【用法】上为末,用白蜜调膏。频咽噙之。若症重,兼服煎剂,并用吹丹。

【主治】喉癣及喉菌。

【宜忌】如治喉刺,玉丹、薄荷忌用;如见劳病已重,津竭火炎之候,亦不宜用。

32918 百草霜

《外科大成》卷二。为《三因》卷十五"百草膏"之异名。见该条。

32919 百药长(《摄生秘剖》卷四)

【组成】当归一两 川芎五钱 白芍一两 怀地黄四两 白术(土炒)一两 白茯苓一两 天门冬(去心)二两 麦门冬(去心)二两 牛膝一两(炒) 杜仲(炒)一两 破故纸一两 茴香一两 五味子一两 枸杞子四两 陈皮一两 半夏一两 苍术一两 厚朴一两 枳壳一两 香附一两 砂仁五钱 官桂一两 羌活一两 独活一两 白芷一两 防风(去芦)一两 乌药一两 秦艽一两 何首乌一两 川萆薢一两 干茄根一两 晚蚕砂一两 干姜一两 红枣一斤 烧酒六十斤

【用法】各药共用一绢袋盛之,悬挂瓸中,再入烧酒封固,窖半月。随其量之大小多寡饮之,不拘时候。其药滓晒干,研为细末,为丸服亦妙。

【主治】男妇诸虚百损,五劳七伤,身体羸瘦,胸膈胀满,脾胃不调,四肢无力,筋骨疼痛,并风痰寒湿。

【方论选录】酒为百药之长,然则帅百药而治百病者,莫酒若也。虚损劳伤,身体羸瘦,借此长以帅归、芎、芍、地养血,白术、茯苓益其气,天冬、麦冬润心肺,牛、杜、纸、茴补腰肾,五味助其阴,枸杞壮其阳;胸膈胀满,脾胃不调,借此长以帅陈皮、半夏、苍术、厚朴平其胃,枳壳、香附、砂仁、官桂调其中;风寒痰湿,力乏痛楚,借此长以帅羌活、独活、白芷、防风、乌药、首乌、秦艽、草薢、茄根、蚕沙、姜、枣之属去其风,散其寒,燥其湿,行其痰;如此则痰自蠲,力自强,而气血自旺矣,百药之长,名称实也。或疑味多不专,殊不知七情。五贼纷扰其中,正宜此大队之长,以安内攘外也,譬之韩信之兵,多多益善云尔。

32920 百药散(《杨氏家藏方》卷十三)

【组成】川百药煎不以多少(一半生用,一半炒令黄)

【用法】上为细末。每服二钱,空心、食前温米饮调下。

【主治】脏毒下血不止。

32921 百药煎

《医统》卷四十四。即《丹溪心法》卷二"定嗽劫药"。见该条。

32922 百点膏(《兰室秘藏》卷上)

【组成】蕤仁(去皮尖)三分 当归身 甘草各六分 防风八分 净黄连二钱(剉如麻豆大,水一大碗,煎至一半入药)

【用法】上剉,如麻豆大,蕤仁别研如泥,同熬,滴在水中不散,入去沫蜜少许,再熬少时为度。令病人心静点之,至目中微痛,一日五七次,临卧点尤效。名之曰百点膏,但欲多点为妙,使药力相继也。

【主治】病翳多年,以至遮瞳仁,视物不明,有云气之状。

32923 百畏丸

《普济方》卷一〇九。即《圣惠》卷二十四"丹砂丸"。见该条。

32924　百钟丸（《御药院方》卷四）

【组成】青皮（去白）　陈皮（去白）　神曲（炒）　荆三棱　蓬莪术（炮）　麦蘖（炒）　萝卜子（炒）各二两　枳实（麸炒）四两　雷丸　益智仁各一两　牵牛（炒）三两

【用法】上为细末，水面糊为丸，如梧桐子大。每服五十丸，食后煎生姜、陈皮汤送下。

【功用】调顺三焦，理诸痞气，去胀满积聚，酒癖癥瘕。

【主治】积聚胀满。

32925　百钟丸（《普济方》卷二十四引《德生堂方》）

【组成】干葛　黄连　枳实各四两　青皮　陈皮　神曲　麦蘖　雷丸　三棱　莪术　益智仁　槟榔各一两　牵牛末　木香各二两　杏仁（泡，去皮尖）半斤　萝卜子半斤　葛花二两

【用法】上为细末，酒糊为丸，如梧桐子大。每服五七十丸，酒、水任意送下。但酒所伤者宜服之，百钟可以再进。

【主治】中酒食吐酒，呕逆恶心，口吐酸水，痰涎壅盛，痰塞气不畅快。

32926　百顺丸（《景岳全书》卷五十一）

【组成】川大黄（锦纹者）一斤　牙皂角（炒微黄）一两六钱

【用法】上为末，用汤浸蒸饼为丸，如绿豆大。每服五分，或一钱，或二三钱，酌宜用引送下。或炼蜜为丸亦可。

【主治】一切阳邪积滞，气积、血积、虫积、食积、伤寒实热秘结等症。

【宜忌】《全国中药成药处方集》（武汉方）：孕妇忌服。

【备考】本方方名，《春脚集》引作"宣化丸"。

32927　百顺散（《鸡峰》卷五）

【组成】芎䓖一两半　羌活　防风　木通　荆芥　甘草　大力子各一两　菊花　白芷　麻黄各半两

【用法】上为细末。每服一钱，白汤点下；如解伤寒，加生姜、薄荷煎服。

【功用】解利伤寒。

32928　百顺散（《产宝诸方》）

【组成】桑寄生一两　干苏梗三分　白茯苓半两　陈皮一分　人参半两　大腹皮（炙）三分

【用法】上为末。每服一钱，水一盏，煎六分服。

【功用】安胎和气，尤理伤寒。

32929　百顺膏（《外科医镜》）

【组成】大虾蟆二只（即老蟾酥，多者佳）　木芙蓉叶三两（重阳采用，或根皮，或花，俱妙）

【用法】上药用麻油一斤，照常熬枯，滤去滓，将油称准，凡药油二两入炒过铅粉一两，如数派算，以桑枝搅匀，熬至滴水取丸，不黏指为度。倾入水中去火性。凡遇顽恶烂疮，先用葱椒汤洗净，贴之。

【功用】拔脓、止痛、生肌。

【主治】痈疽发背及一切无名肿毒初起及已溃者；并治顽恶疔疮。

32930　百神散（《圣济总录》卷十八）

【组成】天雄（炮裂，去皮脐）　附子（炮裂，去皮脐）　茵芋（炙）　踯躅　细辛（去苗叶）　乌头（炮裂，去皮脐）　干姜（炮）　菖蒲　甘草（炙）　石南叶各一两　防风（去叉）　白术　独活（去芦头）各二两

【用法】上为散。每服四钱匕，空心温酒送下，一日二次。

【主治】一切癞病，风瘙疮癣，遍身瘙痒，百节疼痛，眉毛堕落，眦烂耳聋，四肢痿痹。

32931　百损丸（《蒲辅周医疗经验》）

【组成】破故纸（羊油炒微黄）二两半　骨碎补（甜酒洗）二两　杜仲（盐水炒断丝，勿令焦）一两　川牛膝（甜酒炒，勿令焦）一两　川续断（甜酒炒，勿令焦）一两　肉苁蓉（酒洗）一两　黑稆豆一两　当归（酒洗）一两　鸡血藤膏（甜酒化开，或用鸡血藤三两代）五钱　三七（另研，可用竹节三七代）五钱　血琥珀（另研，或用乳香五钱代）三钱　麒麟竭（另研）五钱　沉香（另研，或用降香代）五钱

【用法】前八味，共为细末，连同后五味和匀，入鸡血藤膏，再入炼蜜为丸，每丸重三钱。每服一丸，早、晚空心开水送下。久服自效。

【功用】滋补肝肾，强壮筋骨，活血祛瘀，通经络，续断伤，补骨髓。

【主治】跌打损伤，不论内伤脏腑，外伤筋骨，以及劳伤经络；并治遗精，脚弱，腰膝酸痛，诸虚百损。

32932　百倍丸（《杨氏家藏方》卷四）

【组成】败龟版　虎骨（二味各醋浸一宿，蘸醋炙令黄为度）　肉苁蓉（酒浸一宿）　牛膝（酒浸一宿）　木鳖子（去壳）　乳香（另研）　没药（另研）　骨碎补（去毛）　自然铜（醋淬七次）　破故纸（炒）各等分

【用法】上为细末，以浸苁蓉、牛膝酒煮面糊为丸，如梧桐子大。每服三十丸，食前温酒送下。

【主治】男子、妇人腰膝疼痛，筋脉拘急，行步艰难。

32933　百效丸（《医方类聚》卷一一二引《居家必用》）

【组成】大黄（生用）　黑牵牛（取头末）各三两　橘红　青皮（汤浸，去白）各二两

【用法】上为细末，蒸熟萝卜膏子和为剂，丸如梧桐子大。每服三十丸，或加至五六十丸，空心、临卧温汤送下。

【主治】远年近日一切积聚及酒食所伤。

32934　百效丸（《医统》卷八十七）

【组成】生地黄（取汁）　乌头一百五十枚　大豆三升半

【用法】上㕮咀，乌头以酒一升半，和地黄汁浸乌头至烂，绞去滓，纳豆子于二汁中，至除日晒之，有余汁更浸至汁尽为度。初服二豆起，渐服至二十豆，有病空腹服，无病食后服，四时合亦得，二月制尤美。

【功用】令人能食，益气，强盛有子，发白反黑，齿落更生。

【主治】瘤冷风眩，寒中手足冷，胃寒脐冷，百病五劳。

【宜忌】先病热之人不可服。

32935　百效丸（《疡医大全》卷七）

【组成】草乌头（酒浸半日，刮去皮，切片，炒）　马钱子（切薄片，炒黄色，筛去毛，净）　全当归（切片，酒拌，晒干，炒）　麻黄（去节，不见火，晒脆）　真僵蚕（酒洗，炒去丝，

穿山甲(炒,去沙)各一两　　大甘草(不见火,晒干,研)五钱

【用法】上为细末,葱汁熬汤,水为丸,如芥子大,晒干,瓷瓶密贮。高年者五六分,中年者七八分,少年者三分,凡服俱用葱汁白汤送下。务须避风取汗,如汗出后,必须次日辰巳时方可起床见风,如不遵戒守,汗出见风,则手足坚硬。凡犯此者,即用甘草末,调服即解。

【主治】一切大毒恶疮,无论已溃未溃。

【宜忌】孕妇忌服。

32936　百效丸(《疡医大全》卷三十五)

【组成】黄柏　苦参　连翘　川牛膝　何首乌尾　生地　牡丹皮　防风　防己　荆芥　紫苏叶

【用法】上为末,神曲打糊为丸。每服三钱,白汤送下。一斤服完,除根不发。加蛇蜕一两研更妙。

【主治】不拘遍身上下手足脓寒,血风疥癣。

【方论选录】黄柏为君,苦参为臣,连翘、川牛膝、何首乌、当归尾、生地、牡丹皮为佐,防风,疮在上为使,防己、荆芥、紫苏叶,疮在下,此三味为使。

32937　百效丸(《经验奇效良方》)

【组成】贝母二钱　川厚朴二钱　血竭一钱五分　柴胡二钱　上肉桂一钱五分　巴豆(去油)二钱　玄参二钱　肉豆蔻一钱五分　知母二钱　真麝香一分　冰片一分　神金十张　辰砂二钱

【用法】上为细末,炼蜜为丸,如梧桐子大,以辰砂为衣,宜盛瓷瓶,不可泄气。未满周岁每服三丸,周岁以上每服五丸,用葱白一寸,灯心七根,煎汤将丸溶化,加白糖少许,温服。

【功用】《全国中药成药处方集》天津方:消积理滞,镇惊化痰。

【主治】❶《经验奇效良方》:小儿急慢惊风,痰喘气促,寒火结胸,大小便闭塞,一切食积痰疟及发斑出疹,热毒内陷等证。❷《全国中药成药处方集》天津方:小儿寒热凝结,停食宿水,腹疼腹胀,红白痢疾。

32938　百效汤(《赤水玄珠》卷三)

【组成】升麻　葛根　白芷　酒芩　桔梗各一钱　防风　薄荷各五分　石膏三钱　甘草六分　天花粉八分　细辛四分

【用法】加生姜三片,水煎服,食后频频少服之。

【主治】肠胃壅热、风热,牙龈肿痛,颊车皆肿。

【加减】头疼及项颈痛者,加羌活一钱;发寒热者,加柴胡一钱。

32939　百效饮(《霉疮新书》)

【组成】土茯苓一百二十钱　玄参　银花　防风　荆芥　连翘　黄柏　大黄　芒消　蝉蜕　天花粉　龙胆　猪苓　泽泻各二十钱　甘草一钱二分

【用法】上分作十二帖。每帖头煎以水六盏,煮取五盏;第二次煎,以水五盏,煮取三盏;第三次煎,以水三盏,煮取二盏,俱相和,一日服尽。

【主治】杨梅、下疳、便毒。

32940　百效散(《北京市中药成方选集》)

【组成】大黄八两　牙皂二两　当归四两　全蝎一两黄土五钱　神曲(炒)四两　天麻四两　僵蚕(炒)二两

赤金一百五十张　朱砂四两

【用法】上为细末,袋装,每袋六厘。每服一袋,温开水送下,一日二次。

【功用】清热化滞,镇惊安神。

【主治】食滞火盛。急热惊风,呕吐乳食,红白痢疾。

32941　百效膏(《北京市中药成方选集》)

【组成】藿香一两五钱　艾绒一两五钱　蓖麻子一两五钱　生草乌一两五钱　荆芥一两五钱　乌药一两五钱桂枝一两五钱　蜂房一两五钱　藁本一两五钱　秦艽一两五钱　全蝎一两五钱　枳壳一两五钱　灵仙一两五钱　桃仁一两五钱　黄芩一两五钱　玄参(去芦)一两五钱　木香一两五钱　独活一两五钱　杏仁一两五钱　肉桂(去粗皮)一两五钱　麻黄一两五钱　白鲜皮一两五钱　南星(生)一两五钱　归尾一两五钱　檀香一两五钱　僵蚕一两五钱　川附子一两五钱　牙皂一两五钱　竹节香附一两五钱　莱菔子一两五钱　生地一两五钱　苍术一两五钱羌活一两五钱　紫荆皮一两五钱　贝母一两五钱　牛膝一两五钱　白蔹一两五钱　骨碎补一两五钱　防风一两五钱赤芍一两五钱　清风藤一两五钱　苏木一两五钱　细辛一两五钱　五加皮一两五钱　川芎一两五钱　蝉退一两五钱良姜一两五钱　大风子一两五钱　连翘一两五钱　丁香一两五钱　甘草一两五钱　山栀子一两五钱　鳖甲一两五钱白及一两五钱　续断一两五钱　红花一两五钱　紫丁皮一两五钱　生半夏一两五钱　白芷一两五钱　苦参一两五钱生血余三两　大黄三两　蜈蚣三十五条　蛇退二钱　槐枝八钱　桃枝八钱　柳枝八钱　桑枝八钱　榆枝八钱　松香四两　百草霜六钱

【用法】上药酌予碎断,用香油一百六十两炸枯,过滤去滓,炼至滴水成珠。每一百六十两油,兑黄丹六十两搅匀成膏,取出入水中浸出火毒后加热熔化摊贴。每张油重一钱五分,纸光。微火化开,贴患处。

【功用】散风活血止痛。

【主治】风湿流注,半身不遂,筋骨麻木,跌打损伤,积聚痞块,小儿疳积,女人癥瘕。

32942　百效膏(《全国中药成药处方集》北京方)

【组成】白芷四两　官桂三两　当归十一两　玄参大黄　赤芍　木鳖子各四两　血余三两　生地十一两

【用法】上药用香油二百四十两,炸枯去滓,炼至滴水成珠,入黄丹一百两搅匀成膏;另用阿魏二两,乳香二两,没药二两,共为细粉,每十六两膏油兑药粉五钱,搅匀摊贴。微火化开,贴患处。

【功用】活血化痞。

【主治】风湿疼痛,跌打损伤,积聚痞块及妇女月经不调。

【宜忌】忌劳累,并忌食发物。

32943　百部丸(《千金》卷十八)

【组成】百部根三两　升麻半两　桂心　五味子　甘草　紫菀　干姜各一两

【用法】上为末,炼蜜为丸,如梧桐子大。每服三丸,一日三次。以知为度。

【主治】诸嗽,不得气息,唾脓血。

【宜忌】《外台》:忌生葱、海藻、菘菜。

【方论选录】《千金方衍义》:嗽不得息,明明是火逆为患,故用百部导之于下,升麻散之于上,姜、桂之辛以散火,五味之酸以敛津,紫菀、甘草既能治嗽,并可和血。

32944 百部丸(《圣惠》卷四十六)

【组成】百部二两 黄芩一两 桂心一两 五味子一两 甘草一两(炙微赤,锉) 紫菀一两(去苗土) 干姜一两(炮裂,锉) 生干地黄二两 茜根一两

【用法】上为末,炼蜜为丸,如梧桐子大。每服三十丸。以粥饮送下,不拘时候。

【主治】咳嗽唾脓血。

32945 百部丸(《局方》卷四)

【组成】天门冬(去心)一斤 杏仁(去皮尖,炒) 黄耆 百部根各六两 瓜蒌根十六两 紫苏 紫菀(去苗,洗) 马兜铃各二十二两 黑参八两 肉桂(去粗皮)四两

【用法】上为细末,炼蜜为丸,如梧桐子大。每服十五丸,食后煎乌梅、甘草汤温下。

【主治】肺气不调,咳嗽喘急,胸膈烦闷,唇干口燥,面目浮肿,咽嗌不利,积久不愈及咯唾脓血者。

32946 百部丸(《圣济总录》卷六十六)

【组成】百部(焙) 款冬花(去梗) 天门冬(切,焙) 贝母(去心) 桔梗(炒) 紫菀(去苗土)各半两

【用法】上为末,炼蜜为丸,如梧桐子大。每服二十丸,食后、临卧,甘草、乌梅汤送下。

【主治】咳嗽上喘,唾脓血,胸膈不利,咽喉肿痛。

32947 百部丸(《圣济总录》卷六十六)

【组成】百部(炒)三两 升麻 桂(去粗皮) 五味子(炒) 甘草(炙,锉) 紫菀(去苗土) 桑根白皮(炙,锉)各一两

【用法】上为末,炼蜜为丸,如梧桐子大。每服二十丸,粥饮送下,日三次,夜一次。

【主治】咳嗽唾脓血。

32948 百部丸(《圣济总录》卷一六四)

【组成】百部(焙)半两 细辛(去苗叶)三两 贝母(去心) 甘草(炙) 紫菀(去苗土) 桂(去粗皮)各二两 白术 麻黄(去根节) 五味子各三两 杏仁(去皮尖双仁,炒)四两

【用法】上为末,炼蜜为丸,如梧桐子大。每服二十丸,生姜、蜜汤送下,不拘时候。

【主治】产后咳嗽,连声不绝,痰涎壅盛。

32949 百部丸(《全生指迷方》卷四)

【组成】百部八两(为细末) 生地黄五斤(取汁,熬成膏)

【用法】上将地黄膏和百部为丸,如梧桐子大。每服三十丸,食后米饮送下。

【主治】咳嗽,恶热,脉疾,目赤,头眩。

32950 百部丸(《小儿药证直诀》卷下)

【组成】百部(焙干,炒)三分 麻黄(去节)三分 杏仁四十个(去皮尖,微炒,煮三五沸,焙干)

【用法】上为末,炼蜜为丸,如皂子大。每服三十丸,热水化下。加松子仁肉五十粒,糖丸之,含化尤妙。

【主治】小儿肺寒壅嗽,微喘。

32951 百部丸(《实用中成药手册》)

【组成】百部粉 小雌鸡

【用法】水为丸,每袋重18克。每服9克,温开水送下,一日二次。

【功用】润肺,补虚羸,杀虫。

【主治】骨蒸劳嗽,肺结核。

【宜忌】忌生冷、辛辣食物。

32952 百部汤(《外台》卷九引《古今录验》)

【组成】百部半两 生姜半斤 细辛三两 贝母三两 甘草二两(炙) 杏仁四两(去皮尖双仁者) 紫菀三两 桂心二两 白术二两 麻黄六两(去节) 五倍子二两

【用法】上切。以水一斗二升,煮取三升,分三服。

【主治】咳,昼夜不得眠,两眼突出。

【宜忌】忌桃、李、雀肉、海藻、菘菜、生菜。

32953 百部汤(《圣济总录》卷二十四)

【组成】百部一两 款冬花 紫菀(去苗土) 五味子 人参 半夏(汤洗七遍,炒) 前胡(去芦头) 麻黄(去根节,汤煮掠去沫,焙) 桂(去粗皮)各半两 杏仁(汤浸,去皮尖双仁,炒)三分

【用法】上为粗末。每服五钱匕,水一盏半,加生姜一分(拍碎),大枣三个(掰破),同煎至八分,去滓,食后温服。

【主治】伤寒咳嗽痰涕多,不思食味。

32954 百部汤

《圣济总录》卷四十八。为《医方类聚》卷十引《简要济众方》"百部散"之异名。见该条。

32955 百部汤

《圣济总录》卷六十五。为《圣惠》卷四十六"百部散"之异名。见该条。

32956 百部汤(《圣济总录》卷一六四)

【组成】百部 款冬花 紫菀(去苗土) 贝母(去心) 知母(焙) 白薇 杏仁(去皮尖双仁,炒)各等分

【用法】上为粗末,每服三钱匕,水一盏,煎七分,去滓温服,不拘时候。

【主治】产后咳嗽,痰壅烦闷。

32957 百部汤(《本草汇言》卷六)

【组成】百部 薏苡仁 百合 麦门冬各三钱 桑白皮 白茯苓 沙参 黄耆 地骨皮各一钱五分

【用法】水煎服。

【主治】久嗽不已,咳吐痰涎,重亡津液,渐成肺痿,下午发热,鼻塞项强,胸胁胀满,卧则偏左其嗽少止,偏右嗽必连发,甚则喘急。

32958 百部汤(《慈幼新书》卷二)

【异名】化癣神丹(《辨证录》卷三)

【组成】白薇 紫菀 百部 玄参 麦冬 甘草 五味子 大力子 白芥子

【用法】水煎服。

【主治】喉癣,由风火郁滞喉间,蒸湿生虫,或痛或痒,干燥枯涸,甚则面红耳热而不可忍。

32959 百部汤(《女科指掌》卷五)

【组成】百部 桔梗 茯苓 百合 桑白皮 甘草

【用法】水煎服。

【主治】产后咳嗽。

32960 百部汤(《麻科活人》卷四)

【组成】地骨皮　麦冬　天冬　知母　玄参　瓜蒌仁　百部根　百合　地茄根

【用法】水煎服。

【主治】麻后余毒未清,留滞肺经,致吐痰如黄脓,乃成肺痈之候。

32961 百部饮(《圣济总录》卷四十九)

【组成】百部根　百合　木通(剉)　赤芍药各一两半　枳壳(去瓤,麸炒)二片　白茯苓(去黑皮)　柴胡(去苗)各二两

【用法】上为粗末。每服五钱匕,水一盏半,煎至八分,加郁李仁七粒(去皮打碎),入药再煎至七分,食后温服。

【主治】肺壅,胸背疼痛,四肢乏力,咳嗽。

32962 百部饮

《玉机微义》卷五十。为《千金》卷十八"百部根汤"之异名。见该条。

32963 百部饮(《不居集》上集卷十五)

【组成】桔梗八分　甘草三分　茯苓七分　大贝母　百部各一钱　玉竹三钱　沙参　麦冬各一钱　苏梗三分

【主治】久嗽。

32964 百部酊

《中医皮肤病学简编》。为《赵炳南临床经验集》"百部酒"之异名。见该条。

32965 百部酒

《本草纲目》卷二十五。为方出《肘后方》卷三,名见《圣济总录》卷六十五"百部根酒"之异名。见该条。

32966 百部酒(《赵炳南临床经验集》)

【异名】百部酊(《中医皮肤病学简编》)。

【组成】百部六两　75%酒精十二两

【用法】将百部碾碎置酒精内,浸泡七昼夜,过滤去滓备用。以棉棒或毛刷蘸涂。

【主治】❶《赵炳南临床经验集》:荨麻疹(瘩瘤),神经性皮炎(干癣)等瘙痒性皮肤病。❷《中医皮肤病学简编》:疥癣,虱病。

【备考】《中医皮肤病学简编》本方用百部20克,浸入酒精或烧酒内。一天后,用药水或搽洗头部或阴部。

32967 百部散(《圣惠》卷六)

【组成】百部一两　桔梗一两(去芦头)　射干一两　川升麻一两　天门冬一两(去心)　木通一两(剉)　甘草半两(炙微赤,剉)　沙参半两(去芦头)　川大黄半两(剉碎,微炒)

【用法】上为散。每服四钱,以水一中盏,加竹叶二七片,煎至六分,去滓,不拘时候温服。

【主治】肺痿咳嗽,涕唾稠黏,咽喉不利,心神烦热。

32968 百部散(《圣惠》卷四十六)

【异名】百部汤(《圣济总录》卷六十五)。

【组成】百部一两　赤茯苓二两　百合一两　桑根白皮一两(剉)　木通一两(剉)　甘草半两(炙微赤,剉)　柴胡一两(去苗)　枳壳一两(麸炒微黄,去瓤)　赤芍药三分

郁李仁三分(汤浸去皮,微炒)

【用法】上为散。每服五钱,以水一大盏,加生姜半分,煎至五分,去滓温服,不拘时候。

【主治】肺气暴热咳嗽,气满喘急;又治骨蒸劳,烦热,肩背疼痛,四肢乏力,咳嗽。

32969 百部散(《圣惠》卷四十六)

【组成】百部一两　细辛一两　贝母一两(煨微黄)　甘草一两(炙微赤,剉)　紫菀一两半(去苗土)　桂心一两　白术一两　麻黄三两(去根节)　杏仁二两(汤浸,去皮尖双仁,麸炒微黄)　五味子一两

【用法】上为散。每服三钱,以水一中盏,加生姜半分,煎至六分,去滓温服,不拘时候。

【主治】咳嗽,昼夜不得睡卧,胸中不利。

32970 百部散(《圣惠》卷四十六)

【组成】百部一两　枳壳一两(麸炒微黄,去瓤)　麦门冬一两(去心)　木通一两(剉)　天门冬一两(去心)　紫菀一两(去苗土)　贝母一两(煨微黄)　赤茯苓一两　甘草三分(炙微赤,剉)

【用法】上为粗散。每服四钱,以水一中盏,加生姜半分,竹叶二七片,煎至六分,去滓温服,不拘时候。

【主治】久咳嗽,肩胛渐高,唾出脓血,其味腥咸。

32971 百部散(《圣惠》卷八十三)

【组成】百部　贝母(煨微黄)　紫菀(洗去苗土)　葛根(剉)各一两　石膏二两

【用法】上为散。每服三钱,以水一小盏,加竹叶二七片,煎至六分,去滓,每令乳母于食后温服,令儿饮乳甚佳。

【主治】小儿咳嗽头热。

32972 百部散(《医方类聚》卷十引《简要济众方》)

【异名】百部汤(《圣济总录》卷四十八)。

【组成】百部一两(炮干)　款冬花一两　杏仁一两(去皮尖,麸炒黄,另研入)　甘草一两(涂酥,炙黄)

【用法】上为散。每服二钱,水一中盏,加糯米少许,同煎至六分,不拘时候,和滓服。

【主治】肺脏风热,上喘咳嗽,鼻塞生疮,口干咽痛。

32973 百部散(《圣济总录》卷七)

【组成】百部一两　乌头(炮裂,去皮脐)一分　牛膝(去苗,切,酒洒,焙)　白术各半两

【用法】上为细末。每服一钱匕,温酒调下,渐加至二钱匕,日三次,夜一次。

【主治】中风㖞曳,挛躄不能起。

32974 百部散(《圣济总录》卷一一六)

【组成】百部二两　款冬花　贝母(去心)　白薇各一两

【用法】上为散。每服一钱匕,米饮调下。

【主治】肺实,鼻塞不闻香臭。

32975 百部散(《杨氏家藏方》卷十二)

【组成】金毛狗脊(去毛)　黑狗脊　蛇床子(炒)　马兜铃根各一两　硫黄(研)　秦艽　百部各半两

【用法】上为细末。生麻油调涂疮上。

【主治】大人、小儿秃疮

32976 百部散(《御药院方》卷五)

【组成】款冬花　百部各一两　知母　贝母(去心,炒)各半两

【用法】上为细末。每服三四钱,食后用暖齑汁送下。

【主治】咳嗽无问新久,冷热并宜。

32977　百部散(《普济方》卷一六三)

【组成】百部　款冬花　麻黄(去根节)　杏仁(去皮尖,炒)各一两

【用法】上为末,入杏仁拌匀。每服二钱,水一盏,糯米二十粒,同煎米饮,食后温服。

【主治】新久喘嗽不已。

32978　百部散(《医略六书》卷三十)

【组成】百部三两　桑皮一两半　百合三合　茯苓一两半　桔梗三钱

【用法】上为散。每服三钱,水煎,去滓温服。

【主治】喘咳,脉虚浮数者。

32979　百部煎(《圣济总录》卷六十五)

【组成】生百部汁　生地黄汁　生姜汁　生百合汁(如无,以藕汁代)　蜜各一盏　枣四两(去皮核)

【用法】同熬成煎。每服一匙,温麦门冬熟水半盏化下,空心,日午、临卧各一次。

【主治】咳嗽久不已。

32980　百部膏(《医学六要·治法汇》卷一)

【组成】百部

【用法】煎膏服。

【主治】咳血咯血,肺家有热,稍实者。

【方论选录】《医钞类编》:《准绳》云,甘苦泄热,微温润肺,止久嗽。李时珍曰:百部亦天冬之类。天冬寒,热嗽宜之,百部温,寒嗽宜之。

32981　百部膏(《外科十法》)

【组成】百部　白鲜皮　蓖麻子(去壳)　鹤虱　黄柏　当归　生地各一两　黄蜡二两　明雄黄末五钱　麻油八两

【用法】先将百部等七味,入油熬枯,滤去滓,复将油熬至滴水成珠,再用黄蜡,试水中不散为度,端起锅来,将雄黄末和入,候稍冷,便入瓷盆中收贮,退火听用。以膏搽之。

【主治】湿热凝聚,虫行皮中,顽厚坚硬之顽癣,俗称牛皮癣。

32982　百部膏(《类证治裁》卷七)

【组成】百部(肥实者,酒浸,竹刀刮去心皮)　款冬　百合　沙参　麦冬　五味　紫菀　贝母　杏仁　白蜜

【用法】熬膏服。

【功用】杀虫治嗽。

32983　百病丹(《痘疹专门》卷下)

【组成】沉香　木香　郁金　延胡　当归　甘草　丁香(各为末)各一钱　大黄二钱　朱砂六分　白硼砂六分　巴豆肉(去油)四钱

【用法】上为末。量人之大小强弱,少者重约五六厘,多者重约一分,如今日用,滚水泡服一次,隔一日,再服一次。

【主治】痘后头面周身发肿。

【方论选录】此方本非痘后所宜用,但遇此肿胀,木通、茯苓、猪苓、泽泻等药不能消水,此丹屡试屡验,特附之。

32984　百病汤(《普济方》卷三七八)

【组成】黄耆　黄芩　钩藤各一分　蚱蝉三分(炙)　甘草二分(炙)　蛇蜕皮一寸(炙)　牛黄三铢

【用法】以水一升半,煮取六合,百日儿服半合,二岁服三合。取利为度,有汗则以粉扑之。

【主治】小儿惊痫胀满,瘛瘲吐呃。

32985　百消丸(《寿世保元》卷二)

【组成】黑丑(头末)二两　香附(米炒)　五灵脂各一两

【用法】上为细末,醋糊为丸,如绿豆大。每服二三十丸,或五六十丸,食后生姜汤送下。

【功用】消酒,消食,消痰,消气,消水,消痞,消肿,消胀,消痛,消块。

32986　百消丸

《经验广集》卷一。为《良朋汇集》卷一"沉香百消丸"之异名。见该条。

32987　百消丸(《全国中药成药处方集》兰州方)

【组成】二五二斤　五灵脂八两　香附子　大黄各一斤半

【用法】上为细末,水为小丸。每服三钱,开水送下,一日二次。

【功用】消积,消胀,利水。

【主治】肉积、食积、水积、气积及消化不良。

32988　百消丸(《全国中药成药处方集》禹县方)

【组成】大黄　五灵脂　醋香附　炒黑白丑各一斤　醋三棱　槟榔　醋莪术　牙皂各八两　炒山楂　炒神曲各四两　甘草五两　炒麦芽　炒枳实　川厚朴各四两

【用法】上为细末,水为丸。每服二钱,开水送下;十岁每服一钱。

【功用】消食消痰,消痞消积。

【主治】饮食过度,不能运化,呕吐嘈杂,胸膈胀满。

【宜忌】虚弱及孕妇忌用。

32989　百消散(《经验各种秘方辑要》)

【组成】血龟版一大个(须用下半段,断不可用汤版为要)　白蜡一两(为细末)

【用法】先将龟版烘热,取蜡末渐渐掺上,掺完,版自炙枯,放泥土上,出火气,研碎。用黄酒冲服,至醉为度,服后即仰卧,出大汗而愈。如稍有未平,再服半服,断无不愈。惟炙版须用桑柴火,如桑柴难觅,青炭亦可,切不可用煤火。

【主治】一切无名肿毒,对口发背,流注,痈疽,疔疮。

32990　百粉丸(《古今医鉴》卷八)

【组成】黄柏(童便炒)　知母(童便炒)　蛤粉(略炒)　牡蛎(火煅)　山药(酒炒)

【用法】上为末,捣烂饭为丸,如梧桐子大。每服五七十丸,空心盐汤、温酒任下。

【主治】肾虚火动遗精。

32991　百祥丸(《小儿药证直诀》卷下)

【异名】南阳丸。

【组成】红芽大戟不拘多少(阴干)

【用法】浆水煮极软,去骨晒干,复纳汁中煮,汁尽焙干为末,水为丸,如粟米大。每服一二十丸(研),赤脂麻汤

送下,不拘时候。

【功用】《名家方选》:痘疮初发用之,可预防毒气上迫咽喉。

【主治】痘疮倒压黑陷,寒颤噤牙戛齿,身黄紫肿,热毒便秘里实。

❶《小儿药证直诀》:痘疮倒压黑陷。❷《普济方》:疮疹倒压黑陷,寒颤噤牙戛齿,身黄紫肿。❸《景岳全书》:痘疹紫黑干陷,热毒便秘里实等症。

【宜忌】《本草纲目》:不发寒者,不黑者,慎勿下。

32992 百祥丸

《张氏医通》卷十五。为《保命集》卷下"枣变百祥丸"之异名。见该条。

32993 百粒丸(《百一》卷十九引钱季华方)

【组成】川黄连 厚朴 吴茱萸各一两(用生姜一两擦碎,同淹一宿,炒令香熟)

【用法】上为细末,面糊为丸,如梧桐子大,小儿即小丸如黍米大。每服一百丸,陈米饮送下;粟米饮送下尤妙。

【主治】泻痢。

【加减】如泻甚者,加肉豆蔻一个,没石子二个。

32994 百粒丸(《普济方》卷二〇八)

【组成】红椒 胡椒 附子 丁香 干姜 麦蘖各等分

【用法】上为细末,醋煮大蒜为丸。每服一百丸,用米饮汤送下。

【主治】远近便泻,大肠滑。

32995 百御丸(《谢利恒家用良方》)

【组成】真茅术二十两(米泔浸,米拌抄) 甘草二十两(生、炙各半) 半夏二十两(姜制) 云茯苓二十两 白扁豆十两(炒) 厚朴十两(姜汁炒) 麦芽十两(炒) 香附十两(制) 山楂炭十两 广藿香十两 神曲十两 陈皮八两 枳壳(麸炒)八两 黄芩八两(酒炒) 防风八两 桔梗八两 苏叶八两 薄荷八两

【用法】上药各为细末,姜、枣为丸。每服二钱,轻者每日一次,重者每日二次。寒热往来,关节烦疼,无汗者,白开水送下;有汗者,葛根一钱煎汤送下。一身尽痛,或不痛而不能转侧者,桂枝一钱煎汤送下;有汗者,生苡米仁三钱煎汤送下。腹满谵语者,焦山栀一钱,豆豉二钱煎汤送下。腹胀泄泻者,煨木香三分煎汤送下。面目及一身俱黄者,茵陈蒿二钱,焦山栀一钱煎汤送下。身黄发热者,焦山栀一钱,黄柏五分煎汤送下。足跗肿或一身俱肿者,木通一钱煎汤送下。

【主治】外感风寒,内伤食滞,腹泻身疼,黄疸湿泻。

32996 百解丸(《御药院方》卷二)

【组成】辰砂(研)一两半 硇砂(研)一分 巴豆(去皮心膜,出油)一钱 黄蜡半两

【用法】上除黄蜡外,同研令匀,入前黄蜡溶开,和成剂,丸如绿豆大。每服二丸,新水送下。后少时,用热粥投之。汗出立愈。

【主治】内外伤头痛,壮热憎寒,腹胀喘粗。

32997 百解汤(《圣济总录》卷二十二)

【组成】前胡(去芦头) 柴胡(去苗) 甜葶苈(微炒) 半夏(汤洗七遍去滑) 麻黄(去根节,汤煮掠去沫,焙) 羌活(去芦头) 独活(去芦头) 桔梗(炒) 人参 陈橘皮(汤浸,去白,焙) 白术 枳壳(去瓤,麸炒) 甘草(炙,剉) 白茯苓(去黑皮) 芎劳 石膏(碎) 杏仁(汤浸,去皮尖双仁)各等分

【用法】上为粗末。每服三钱匕,水一盏,加生姜三片,同煎至七分,去滓温服,不拘时候。

【主治】中风伤寒,身热头痛,肢体烦疼。

32998 百解散(《普济方》卷一三〇引《护命方》)

【组成】前胡(去毛) 柴胡(去毛) 知母 贝母 牡丹皮(去心) 桔梗 羌活 独活 荆芥穗 黄芩 山茵陈 山栀 升麻 麻黄(去根) 大黄 麦门冬(去心) 杏仁(去尖) 紫菀 玄参 秦艽(去皮,炒)各一分

【用法】上为末。每服六钱匕,水二盏半,加生姜三片同煎,取二盏,食后、临卧,去滓热服,留滓,再煎服。若大便不通,忽狂言妄语,即煎此药取汁,用调后面药;半夏半两、芎劳、大黄各一分,牵牛二两,消石十铢,研消石,并杵罗众药,合为末,每服三钱,入葱三枝,生姜三片,依法煎前方药,取汁,用调此药末三钱,食后临卧,热服;此药末不撞三钱。若是大便秘甚,任意加减进服,以转为度,仍不得过剂,转后,便吃些小热粥投之。此药须至大便不通,方可进服。

【主治】伤寒四日、五日、六日不得汗,头痛壮热,浑身不知痛疼处,睡卧不安,心神烦躁,脉气洪大紧急,大便秘涩不得通。

【备考】凡人患伤寒,忽热病,经数日饮食不进,大便秘涩不通,医者多以其饮食不进,胃气虚弱,不肯疏转,致令倾损性命。此缘热毒之气,蒸郁脏腑,伤损正气,所以不能食。凡患伤寒之人,经及五六日,未曾得汗,头痛壮热,心神烦躁,浑身骨节,四肢八节俱痛,大便热秘不通者,虽饮食不得,亦当疏转,形不病,气即自然平安,饮食增进。凡下疏药,先当审五脏脉气,观何脏得病,然后下药取之,即万无一失,但三部之中,一部偏大紧者,是即其脏得病也。若脉候未精,只吃此百解散,永无差误,缘此方,皆治五脏之病也。若是狂言妄语,急吃后面药,转下便安,效。

32999 百解散(《鸡峰》卷五)

【异名】败毒散。

【组成】柴胡 前胡 羌活 独活 桔梗 枳壳 人参 茯苓 甘草 川芎 陈皮 杏仁各一两

【用法】上为粗末。每服二钱,水一盏,加生姜三片,煎至五分,去滓温服。加薄荷三叶煎为佳。

【主治】风寒咳嗽,鼻塞声重,风痰头痛,呕逆寒热。

33000 百解散(《鸡峰》卷五)

【组成】前胡 柴胡 人参 白术 茯苓 羌活 桔梗 川芎各一两 甘草 陈皮各二分

【用法】上为细末。每服二钱,水一盏,加生姜三片,同煎至六分,去滓,食后温服。

【主治】风温疫气,头昏壮热,肢节烦疼。

33001 百解散(《百一》卷七引龚子治方)

【组成】防风(去芦) 麻黄(去根节)各三两半 白芷 白芍药各二两 川乌半两(炮,去皮尖) 甘菊(去枝叶) 荆芥穗 干姜各三两

【用法】上为细末。每服二钱,葱茶或腊茶点下,煎服亦可,不拘时候。

【功用】解截四时伤寒,常服清神爽气,瘟疫瘴疠不生。

【主治】伤寒头痛,肢体沉重,恶寒发热,痰逆咳嗽,困倦少力及偏正头痛,瘟疫瘴疠。

33002 **百解散**(《活幼心书》卷下)

【组成】干葛二两半 升麻 赤芍药各二两 黄芩一两 麻黄七钱半 薄桂(去粗皮)二钱半 甘草一两半

【用法】上㕮咀。每服二钱,水一盏,加生姜三片,葱一根,煎七分,不拘时候温服。

【功用】❶《活幼新书》:和解百病。❷《幼科折衷》:开通腠理。

【主治】❶《幼科折衷》:感冒发热,伤寒潮热,脉虚浮数者。温毒发斑,小儿惊瘫,鹤膝风初起。❷《医部全录》:小儿木舌。

【宜忌】虚慢阴证不宜。

【加减】风热盛,加薄荷同煎。

【备考】《幼科折衷》无升麻。

33003 **百解散**(《普济方》卷三六九)

【组成】贝母(炒黄) 麦门冬(去心) 川升麻各一两 赤芍药 甘草(炙)各半两

【用法】上为细末。每服一钱,水八分盏,加竹叶二片,煎至五分,去滓温服。

【主治】小儿伤风、疮疹。

33004 **百解散**

《保婴撮要》卷十。为《局方》卷二宝庆新增方"消风百解散"之异名。见该条。

33005 **百解散**(《治痘全书》卷十三)

【组成】升麻 白芍 甘草 葛根 麻黄 薄桂 川芎 黄芩 白芷

【用法】上为散。内服。

【主治】痘疮,表热疮色焦紫,不起发,寒热往来者。

33006 **百解散**(《外科大成》卷四)

【组成】升麻 葛根 赤芍 黄芩 连翘 麻黄 薄荷 半夏 荆芥 金银花 甘草

【用法】水煎,母子同服。

【主治】小儿一切丹毒。

33007 **百霜丸**(《普济方》卷六十四)

【异名】百灵丸(《奇效良方》卷六十一)。

【组成】釜底百草霜不拘多少

【用法】上为细末,炼蜜为丸,如龙眼大。每服一丸,新汲水化开灌下。甚者,不过三丸即愈。

【主治】咽喉中结块核,不通水食,危困欲死。

33008 **百嚼丸**(《杨氏家藏方》卷二)

【组成】槐角(炒) 槐花(炒) 桔梗(炒) 薄荷叶(去土) 蝉蜕(净洗)各半斤 荆芥穗 甘草(炙) 枳壳(麸炒,去瓤) 白僵蚕(炒去丝嘴)各四两 川芎 羌活(去头芦) 防风(去头芦) 香白芷 白茯苓(去皮)各二两 天麻一两(去苗) 细辛(去叶土) 藁本(去土) 白附子(炮) 细松烟墨(烧红,醋淬)各半两

【用法】上为细末,炼蜜为丸,每一两作十丸。每服一丸,食后、临睡细嚼,茶清送下。

【主治】风壅涎实,头目昏晕,眼多紧涩,肌肉瞤动,手足烦热,浑身疼痛,腰重脚弱,大便多秘,夜间少睡。

33009 **百嚼丸**(《医方类聚》卷二十四引《烟霞圣效》)

【组成】川芎 皂角(同黑豆一合,水一碗,同煮豆熟)各二两 槐角四两(炒) 甘菊花 荆芥穗各八两

【用法】上为末,炼蜜为丸,如弹子大。每服一丸,细嚼,茶、酒任下。

【主治】诸风。

33010 **百日还丹**(《儒门事亲》卷十五)

【组成】佛茄子 樟柳根各等分

【用法】上为末,枸杞汁为丸,如鸡头子大。每服十丸,新水送下。

【主治】消渴。

33011 **百艾洗液**(《新药转正》40册)

【组成】苦参 百部 黄柏 地肤子 艾叶 蛇床子 枯矾 冰片 薄荷油

【用法】外用,取本品20毫升,加温开水稀释至200毫升,制成洗液,用冲洗器冲洗或局部浸洗、坐浴,一日2次,7天为一疗程,或遵医嘱。用前充分摇匀。

【功用】清热解毒,燥湿杀虫,祛风止痒。

【主治】湿热下注所致的阴痒,带下量多,尿频、急、数、痛,小便黄赤等,以及霉菌性阴道炎、滴虫性阴道炎、非特异性阴道炎、瘙痒等见上述证候者。

【宜忌】经期急性阴道炎暂缓使用。

33012 **百发神针**(《种福堂方》卷二)

【组成】乳香 没药 生川附子 血竭 川乌 草乌 檀香末 降香末 大贝母 麝香各三钱 母丁香四十九粒 净蕲艾绵一两(或二两)

【用法】作针。各按穴针之。

【主治】偏正头风,漏肩,鹤膝,寒湿气,半身不遂,手足瘫痪,痞块,腰痛,小肠疝气,痈疽发背,对口痰核,初起不破烂者。

33013 **百合饮子**(方出《外台》卷二十七引《广济方》,名见《金匮翼》卷八)

【组成】桑白皮六分 通草 百合各八分 白茅根一分

【用法】上剉细。以水四升,煮取二升,去滓,温下前散药。口干渴,含之亦得也。

【功用】《金匮翼》:泻肺火,清肺金,而滋水之化源。

【主治】诸淋。

【备考】本方用法中前散药:滑石、冬葵子各八分,瞿麦、石韦各五分(去毛),蒲黄六分,陈橘皮四分,芍药、茯苓、芒消各六分,子芩六分。捣为散。每服方寸匕,一日二次。

33014 **百合洗方**(《金匮》卷上)

【组成】百合一升

【用法】以水一斗,渍之一宿,以洗身。洗已,食煮饼,勿以盐豉。

【主治】百合病一月不解,变成渴者。

【宜忌】宜淡食。

【方论选录】❶《千金方衍义》:病无经络可分,百脉一宗致病,故名百合。其病虽有上、中、下三焦之别,皆由伤寒虚劳大病后,虚火扰其血脉所致。治法咸用百合为君,以安心补神,能去血中之热,利大小便,导涤痰积,然必鲜者方克有济。其经月不解,百脉内壅,津液外泄而成渴者,则用百合洗之,一身之脉皆得通畅,而津液行,渴自止。勿食盐豉者,以味咸能凝血也。❷《退思集类方歌注》:皮毛为肺之合,外洗皮毛,亦可内除其渴。洗已,食煮饼,勿啖咸豉,恐咸味耗水而增渴也。

33015 百花煎丸(《鸡峰》卷十一)

【组成】 人参 紫菀 阿胶 百部 款冬花 山药 天门冬 麦门冬 贝母各一两 甘草四两 杏仁半斤 蜡二十两

【用法】 上为细末,熔蜡为丸,如弹子大。每服一丸,水一盏,煎至七分,和滓,食后热服。

【主治】 肺虚客热,咳嗽气急,胸中烦悸,肢体倦疼,咽干口燥,多唾痰沫,或有恶物,肌瘦发热,减食嗜卧。

33016 百应神膏(《奇方类编》卷下)

【异名】 百应膏(《理瀹》)。

【组成】 南星 川大黄 桃仁 羌活 半夏 草乌 川乌 红花 独活 当归各四钱

【用法】 用真麻油一斤,每药一斤加生姜一两,葱白十根,头发一团,同入药内熬枯焦色。滤滓,再用广松香一斤,入滤清油内,又熬至核桃花起,先入陀僧末二两,又徐徐加入硫黄末半斤。投此二味,须慢慢洒入,不可太多太骤,以滴水成珠为度。将此膏药倾入水中,去火毒。

【主治】 ❶《奇方类编》:一切疮毒;并治风瘫、鹤膝。❷《青囊秘传》:一切阴毒未溃,色白者;并治寒湿流经,筋骨疼痛。

33017 百灵藤酒

《本草纲目》卷二十五。即《圣惠》卷二十五"百灵藤酿酒"。见该条。

33018 百灵藤粥(《圣惠》卷二十四)

【组成】 百灵藤四两

【用法】 以水一斗,煎至二升,去滓,入粳米四合煮作粥,于温室中澡浴后服之。衣覆取汗。汗后皮肤风退如麸皮。每隔日一服。五六十日后渐愈,毛发即生。

【主治】 大风疾。

33019 百灵藤煎(《圣惠》卷二十五)

【组成】 百灵藤五斤

【用法】 上剉细,以水三斗,慢火煎至五升,去滓。别于净锅中,慢火煎成膏,以瓷器密盛。每服一茶匙,以温酒调下,一日三次。

【主治】 一切风。

33020 百果仙胶(《全国中药成药处方集》吉林方)

【组成】 核桃仁二斤一两四钱 真鹿胶二斤二两 榛子仁二斤一两四钱 松子仁 瓜子仁各五两三钱四分 贡冰糖八斤五两四钱 黄酒二斤一两四钱

【用法】 共熬成胶,每块一斤重,置于清凉之处。每服二钱,开水送下,早、晚各一次。

【功用】 添精补髓,清肺益气,祛痰止嗽,补诸虚损。

【主治】 咯痰,喘嗽。

33021 百草霜丸(《普济方》卷二一一引《卫生家宝》)

【异名】 针头丸(《普济方》卷二一一)。

【组成】 百草霜半两 巴豆一分 杏仁一分

【用法】 上用巴豆、杏仁二味,各于麻油灯焰上烧灰存性,同三味和匀,用蜡二钱熔开,和剂为丸,为芥子大。每服三丸,水泻,井水送下;黑痢,乌梅汤送下。

【主治】 心腹痛及白痢。

【备考】《百一》本方用法:白痢,干姜汤送下;赤痢,甘草汤送下;如要定转,用枣汤送下。

33022 百草霜方(《圣济总录》卷一一九)

【异名】 百草霜散(《医方类聚》卷七十七引《济生续方》)。

【组成】 百草霜 好盐各半两

【用法】 上为末。表里涂之。

【主治】 舌忽紧硬,逡巡能塞杀人。

33023 百草霜散(《圣惠》卷八十)

【组成】 百草霜一两 生姜二两(去皮,炒令干) 姜黄半两

【用法】 上为细散。每服二钱,以生地黄酒调下。

【主治】 产后血晕闷绝,如见鬼神,须臾欲绝。

33024 百草霜散(《鸡峰》卷十)

【组成】 石灰一斤 刺蓟六两 马齿二两 韭四两 百草霜一斤

【用法】 上先将草药四味同捣烂,渐渐入石灰,再捣匀,捏作饼子,阴干为末。干掺之。

【功用】 止血。

【主治】 金疮。

33025 百草霜散(《普济方》卷二〇〇引《海上名方》)

【组成】 百草霜 黄丹各等分(煅,研细)

【用法】 每服二钱,发日空心米饮调下。一方温酒调下。小儿半钱。

【主治】 劳疟。

33026 百草霜散(《朱氏集验方》卷十)

【组成】 细面(微炒) 百草霜

【用法】 每服二钱,用无灰好酒调下。

【主治】 产后下血不止。

33027 百草霜散

《医方类聚》卷七十七引《济生续方》。为《圣济总录》卷一一九"百草霜方"之异名。见该条。

33028 百草霜散

《普济方》卷五十九。为《三因》卷十六"黑散子"之异名。见该条。

33029 百草霜膏(《圣济总录》卷一三一)

【组成】 百草霜 生蜎蟟各等分

【用法】 上同研如膏。贴之。如冰,痛即止。

【主治】 发背痈疽,一切疮,热痛不可忍。

33030 百药煎散(《医学心悟》卷三)

【组成】 百药煎五钱 硼砂一钱五分 甘草二钱

【用法】 上为末。每服一钱,米饮调,食后细细咽之。

【主治】 咽痛。

33031 百咳宁片（《成方制剂》3册）

【组成】白果　平贝母　青黛

【用法】制成片剂。口服，一岁以内一次2片，一岁至三岁一次3～4片，一日3次。

【功用】清热化痰，止咳定喘。

【主治】小儿百日咳。

33032 百段锦散（《普济方》卷一八〇引《郑氏家传渴浊方》）

【组成】五苓散　清心莲子饮

【用法】上二方依方制，等分打合。水煎服，每日二次。

【主治】消肾，小便白浊，有浊无渴。

【加减】赤浊，除肉桂，用生姜、莲子。

33033 百部洗方（《赵炳南临床经验集》）

【组成】百部四两　苦参四两　蛇床子二两　雄黄五钱　狼毒二两五钱

【用法】上为粗末。装纱布袋内，同水五六斤煮沸30分钟。用软毛巾溻洗，或溻洗后再加热水浸浴。

【功用】疏风止痒，祛湿杀虫。

【主治】皮肤瘙痒症（隐疹）、神经性皮炎、阴囊湿疹（绣球风）、荨麻疹（瘄癗）。

【宜忌】有抓破疮面慎用。

33034 百部洗剂（《中医皮肤病学简编》）

【组成】生草乌10克　百部10克　土槿皮10克　白鲜皮10克　威灵仙10克　猪牙皂10克

【用法】将诸药放砂锅内，加入10%冰醋酸200毫升，再加水200毫升，加热至沸，药液当有蒸气产生，熏蒸患部，并继续加热20分钟，然后置冷，洗患部。

【主治】体癣。

33035 百部根方（《普济方》卷一五八引《鲍氏方》）

【组成】百部藤根二两

【用法】捣自然汁，和蜜等分，沸煎成膏子。每日三服，粥饮调下。

【主治】暴嗽。

33036 百部根汤（《千金》卷十八）

【异名】百部饮（《玉机微义》卷五十）。

【组成】百部根　生姜各半斤　细辛　甘草各三两　贝母　白术　五味子各一两　桂心四两　麻黄六两

【用法】上㕮咀。以水一斗二升，煮取三升，去滓，分三服。

【主治】❶《千金》：咳嗽日夜不得卧，两眼突出。❷《玉机微义》：小儿喘嗽。

【方论选录】《千金方衍义》：嗽不得卧，两眼突出，明是寒郁热邪为患，故首取百部之温散肺气，麻、桂、姜、辛之开发肺邪，贝母助百部消寒，术、甘助麻、桂透表，五味收麻、辛之散也。

33037 百部根饮（《外台》卷十引《延年秘录》）

【组成】百部根一两半　天门冬二两（去心）　紫菀一两半　贝母　干葛　白前　橘皮各一两　生姜二两　葱白（切）三合　豉三合

【用法】上切。以水六升，煮取一升七合，去滓，分温三服；疏数任情，亦可分为四服，欲间食亦得。

【主治】肺气客热，暴伤风寒，因嗽不安。

【宜忌】禁生冷、鲤鱼、蒜。

33038 百部根酒（方出《肘后方》卷三，名见《圣济总录》卷六十五）

【异名】百部酒（《本草纲目》卷二十五）。

【组成】百部根四两

【用法】以酒一斗，渍再宿。火暖，每服一升，一日二次。

【主治】卒上气咳嗽。

33039 百病饮子（《普济方》卷三八五）

【组成】大黄四分　甘草（炙）　芍药各二分

【用法】以水一升六合，煮取八合，分为三服。

【主治】小儿患温壮热实。

33040 百疾消散（《梅氏验方新编》二集）

【组成】葱头七根　生姜五大片　陈茶叶三钱

【用法】砂糖半酒杯，水二碗共煎，热服，加陈酒随量饮。盖被汗出。惟暑热天气，不宜多用生姜，天气寒冷，生姜加重。

【主治】胸膈饱闷，肚腹疼痛，及伤风发热。

33041 百一快斑汤（《种痘新书》卷十二）

【组成】羌活　防风　荆芥　升麻　桔梗　牛子　连翘　干葛　甘草　虫退

【用法】笋尖汤引。

【主治】痘毒壅不起。

33042 百一羌活饼（《圣济总录》卷一六八）

【组成】羌活（去芦头）　芎䓖　白僵蚕（炒）、鸡苏各一两　干蝎（全者）十四枚（炒）

【用法】上为末，炼蜜为丸，如鸡头子大，捏作饼子。每服一饼，荆芥汤化下。

【主治】小儿潮热。

33043 百子归附丸

《济阴纲目》卷一。为《摄生众妙方》卷十一"百子附归丸"之异名。见该条。

33044 百子附归丸（《摄生众妙方》卷十一）

【异名】滋血暖宫丸（《医统》卷八十四）、百子建中丸（《回春》卷六）、百子归附丸（《济阴纲目》卷一）。

【组成】真阿胶（蛤粉炒成珠）　蕲艾叶（去筋梗，醋煮干）　当归（肥大者，酒洗，去芦）　川芎（去芦）　怀庆熟地黄（去脑，取沉水者）　白芍药（肥长者）各二两　香附（赤心者，去毛，杵成米，水、醋各淹一宿，晒，焙干）十二两

【用法】上为极细末，用大陈石榴一枚，连皮捣碎，东流水三升熬去滓，打面糊为丸，如梧桐子大。每服一百丸，空心陈米醋点沸汤送下，一日一次。

【功用】❶《摄生众妙方》：调经养血，安胎顺气。❷《济阴纲目》：种子。

【主治】❶《摄生众妙方》：胎前产后，月事参差，有余不足诸证。❷《医统》：阴阳不利，气血不足，不孕。

33045 百子建中丸

《回春》卷六。为《摄生众妙方》卷十一"百子附归丸"之异名。见该条。

33046 百子建中丸（《宋氏女科》）

【组成】香附一斤(分作四份:一份童便浸七日,一份酒浸七日,一份泔浸七日,一份盐水浸七日,各炒香) 大艾叶四两(米泔浸七日,将米泔慢火煮半日,焙干为末) 砂仁五钱 淮熟地(酒浸)三两 白芍药三两 玄胡索一两五钱 五味子五钱 杜仲(酒炒)一两 阿胶(炒)一两五钱 白术一两(麸炒)

【用法】上为末,用壬子日好米泔打粳米面糊为丸,如梧桐子大。每服八十丸,空心用淡醋汤送下。服至半月必有孕矣。

【功用】温中暖脐,调经,开郁开胃。

【主治】妇人久冷,赤白带下,肚腹疼痛,经水不调,四肢无力,久鲜子息。

【加减】如如人肥胖者,加陈皮、半夏各一两。

33047 百日咳病方(《效验秘方·续集》沈自尹方)

【组成】黄精9克 百部9克 射干6克 天冬9克 麦冬9克 枳实6克 紫菀6克 百合12克 甘草3克

【用法】制成煎剂。水煎口服,每日1剂,分2次服。

【功用】润肺解痉,化痰止咳。

【主治】百日咳。

33048 百日咳新药(《全国中药成药处方集》沈阳方)

【组成】象牙末二分 牛黄五厘 黄连一钱 熊胆一分 梅片五分 人参五分 珍珠一分 朱砂一钱 象皮一钱 麝香五厘

【用法】上为极细末,收贮瓷瓶。每服一厘至一分,量病轻重酌用,白开水送下,一日三次。

【功用】清肺化痰,杀菌止嗽。

【主治】百日咳。初起鼻腔瘙痒,灼热喷嚏,脸肿充血,喉痒咳嗽,甚则连咳不休,呈痉挛性反复不已之短嗽,无吸气之暇,持续二三十秒,作笛样之吸气,夜间最甚,吐出玻璃样之黏液,甚则呛血,数旬不愈。

【宜忌】忌发物、五辛。

33049 百日咳新药(《全国中药成药处方集》抚顺方)

【组成】制麻黄七钱 生山栀二钱 北细辛一钱五分 五爪红四钱 葶苈子三钱 炒杏仁四钱 北五味二钱 制桑皮三钱 清夏四钱 生石膏七钱 制紫菀三钱 生黄芩二钱 生甘草三钱 制覆花四钱

【用法】上为细末。未满周岁小儿每次服半分;满周岁服一分;两岁至三岁服一分五厘;四岁至六岁服二分;七至八岁服三分;九至十岁服四分;十至十五岁服五分。白水送下,一日三次。

【功用】利气化痰,降气行痰,泻肺火,散肺风,消痰解痉。

【主治】百日咳。唾如胶漆,噫气不除,每咳作呕,甚则咳血,两目浮肿。

33050 百岁铁娃丹(《北京市中药成方选集》)

【组成】当归二两 枳实(炒)一两 神曲(炒)一两 山楂一两 全蝎一两 麦芽(炒)一两

【用法】上为细末。每三十五两细末兑入牛黄二两,朱砂二十两,豆霜二钱五分,共为极细末,混合均匀,袋装,每袋重五厘。每服五厘,温开水冲下。

【功用】消化积聚,消热祛风。

【主治】小儿停食停乳,积滞不化,腹膨胀满,大便秘结,急热惊风。

33051 百合二母汤(《济阳纲目》卷二十八)

【组成】百合 知母 贝母(去心) 麦冬各一钱 白茯苓 天花粉 前胡各八分 陈皮(炒) 白术 黄芩 桔梗各七分 五味子九个 生地(酒炒) 甘草各五分

【用法】上剉。加生姜,水煎,空心、食远各一服。

【主治】上热血虚咳嗽。

33052 百合五味汤(《医学摘粹》)

【组成】百合三钱 五味一钱(研) 半夏三钱 甘草二钱 丹皮三钱 芍药三钱

【用法】水煎大半杯,热服。

【主治】右目赤痛。

【加减】热甚,加石膏、知母。

33053 百合代赭汤

《伤寒全生集》卷四。为《金匮》卷上"滑石代赭汤"之异名。见该条。

33054 百合半夏汤

《圣济总录》卷二十九。为《圣惠》卷十三"熟地黄散"之异名。见该条。

33055 百合地黄汤(《金匮》卷上)

【异名】百合汤(《伤寒全生集》卷四)。

【组成】百合七枚(擘) 生地黄汁一升

【用法】以水洗百合,渍一宿,当白沫出,去其水,更以泉水二升,煎取一升,去滓,纳地黄汁,煎取一升五合,分温再服。中病,勿更服。大便当如漆。

【主治】百合病,不经吐、下、发汗,病形如初者。

【方论选录】❶《千金方衍义》:百合病若不经发汗、吐、下,而血热自汗,用百合为君,安心补神,能去中热,利大小便,导涤痰积;但佐生地黄汁以凉血,血凉则热毒解而蕴结自行,故大便当去恶浊也。❷《金匮要略心典》:百合色白入肺,而清气中之热,地黄色黑入肾,而除血中之热,气血即治,百脉俱清,虽有邪气,亦必自下;服后大便如漆,则热除之验也。

【备考】本方方名,《外台》引作"百合生地黄汤"。

33056 百合鸡子汤(《金匮》卷上)

【异名】鸡子汤(《活人书》卷十八)。

【组成】百合七枚(擘) 鸡子黄一枚

【用法】先以水洗百合,渍一宿,当白沫出,去其水,更以泉水二升,煎取一升,去滓,纳鸡子黄,搅匀,煎五分,温服。

【主治】百合病,吐之后者。

【方论选录】❶《古方选注》:君以百合,甘凉清肺;佐以鸡子黄救厥阴之阴,安胃气,救厥阴即所以奠阳明,救肺之母气,亦阳病救阴之法也。❷《金匮方歌括》元犀按:吐后伤中者,病在阴也,阴伤,故用鸡子黄养心胃之阴,百合滋肺气下润其燥,胃为肺母,胃安则肺气和而令行,此亦用阴和阳,无犯攻阳之戒。

【备考】本方方名,《兰台轨范》引作"百合鸡子黄汤"。

33057 百合茅根汤(《重订通俗伤寒论》)

【组成】苏百合 生桑皮 通草各一钱 鲜茅根五

十支

【功用】清肺气以滋化源。

【主治】阳水肿,已用宣上发汗,通利小便水肿已退者。

33058 百合固金丸

《医钞类编》卷七。即《慎斋遗书》卷七"百合固金汤"改为丸剂。见该条。

33059 百合固金丸(《全国中药成药处方集》抚顺方)

【组成】百合　生熟地各二两　玄参一两半　骨皮一两　川贝八钱　兜铃一两半　当归　紫菀　白芍各一两半　沙参　寸冬　桔梗　炙甘草各一两

【用法】上为细末,炼蜜为丸,二钱重。每服一丸,食前白开水送下,一日二至三次。

【功用】养肺,宁嗽,止血。

【主治】肺病咳嗽,痰中带血,午后痨热,骨蒸盗汗,干嗽无痰,喘嗽音哑。

【宜忌】忌食辛辣等物。

33060 百合固金汤(《慎斋遗书》卷七)

【组成】熟地　生地　归身各三钱　白芍　甘草各一钱　桔梗　玄参各八分　贝母　麦冬　百合各一钱半

【功用】滋肾保肺,止咳化痰。

❶《医方集解》:助肾滋水,保肺安神,清热润燥,除痰养血,平肝清金。❷《成方切用》:利咽降火,培元清本。❸《成方便读》:利咽宣上。❹《全国中药成药处方集》沈阳方:补肺清火,化痰镇咳。

【主治】肾水不足,虚火上炎,肺阴受伤,喘嗽痰血,头眩耳鸣,午后潮热,口干溲赤,舌红少苔,脉细数。现用于肺结核病。

❶《慎斋遗书》:手太阴肺病,因悲哀伤肺,背心、前胸、肺募间热,咳嗽咽痛,咯血恶寒,手大拇指循白肉际间上肩臂至胸前如火烙。❷《医方集解》:肺伤咽痛,喘嗽痰血。❸《全国中药成药处方集》(杭州方):阴虚肺伤,头眩耳鸣,午后潮热,口干溲赤。

【宜忌】《全国中药成药处方集》济南方:忌食生冷、辛辣、油腻等物。

【加减】如咳嗽,初一二服,加五味子二十粒。

【方论选录】❶《医方集解》:此手太阴、足少阴药也。金不生水,火炎水干,故以二地助肾滋水退热为君;百合保肺安神;麦冬清热润燥;玄参助二地以生水;贝母散肺郁而除痰;归、芍养血兼以平肝;甘、桔清金,成功上部。皆以甘寒培元清本,不欲以苦寒伤生发之气也。❷《医方考》:此方金水相生,又兼养血,治肺伤咽痛失血者最宜。李士材谓,清金之后宜顾母,识解尤卓。予谓咽痛,一定即当培土生金也。❸《成方便读》:百合色白,其形象肺,故能独入金家,为保肺宁神,清金润燥之品。又肺肾为子母之脏,《医贯》所谓母藏子宫,子隐母胎,故水虚则金受火刑。地黄、玄参,壮水之主;麦冬、贝母,清肺之烦;白芍平肝以保肺;当归引血以归经;甘、桔本为成方,可以利咽喉而宣上部之结热也。

【临床报道】❶肺癌:《黑龙江中医药》[1982,4:25]用本方加鱼腥草、半枝莲、白花蛇舌草,治疗中、晚期肺癌属阴虚内热型者38例。若兼感冒发热、咳嗽,则合麻杏石甘汤;

痰血,加白茅根、藕节、白及、三七粉或云南白药;肾虚,加女贞子、旱莲草;肝风内动,加天麻、钩藤、石决明、全蝎、蜈蚣;胸痛,加丹参、赤芍、三棱、莪术;胸水,加葶苈子、大枣、龙葵;上腔静脉综合征,加商陆、车前子。治疗结果:22例获得症状改善、病灶稳定。❷肺结核:《实用中医内科杂志》[2002,16(3):141]用百合固金汤治疗肺结核48例,服药时间最长1年,最短6个月。半年后随访:好转40例。1年后随访:痊愈30例,好转15例,无效3例,有效率94%。❸咳嗽:《云南中医中药杂志》[2008,29(6):30]用本方加减,治疗喉源性咳嗽65例,结果:治愈51例,好转12例,未愈2例,总有效率为97%。❹慢性咽炎:《陕西中医》[2008,29(8):1048]用本方治疗慢性咽炎100例,结果:显效62例,有效36例,无效2例,总有效率98%。治疗时间最短5天,最长15天。❺梅核气:《国医论坛》[2001,16(6):23]用本方治疗梅核气36例,结果:治愈27例,显效8例,无效1例,总有效率为97.2%。

【现代研究】调节免疫作用:《免疫学杂志》[2010,26(2):148]研究发现,百合固金汤含药血清可使巨噬细胞表面模式识别受体CR1、CD14、TLR2、TLR4表达显著增高($P<0.05$),而CR3仅在蛋白表达水平显示差异($P<0.05$),由此可知,本方的抗结核作用可能是通过对巨噬细胞表面模式识别受体的调节而发挥作用的。

【备考】按:《金鉴》有天门冬。用法:水煎服。改为丸剂,名"百合固金丸"(见《医钞类编》)、"固金丸"(见《中成药处方配本》)。本方改为口服液剂,名"百合固金口服液"(见《中国药典》2010版)。

33061 百合知母汤(《金匮》卷上)

【组成】百合七枚(擘)　知母三两(切)

【用法】先以水洗百合,渍一宿,当白沫出,去其水,更以泉水二升,煎取一升,去滓;别以泉水二升煎知母,取一升,去滓;后合和,煎取一升五合,分温再服。

【主治】百合病,发汗后者。

【方论选录】❶《古方选注》:君以百合,甘凉清肺;佐以知母,救肺之阴,使膀胱水脏知有母气,救肺即所以救膀胱,是阳病救阴之法也。❷《金匮方歌括》元犀按:百脉俱朝于肺。百脉俱病,病形错杂,不能悉治,只于肺治之。肺主气,气之为病,非实而不顺,即虚而不足。百合能治邪气之实,而补正气之虚;知母入肺金,益其水源,下通膀胱,使天水之气合,而所伤之阴转,则其邪从小便出矣。若误汗伤阴者,汗为阴液,阴液伤故以此汤维其阳,即所以救阴也。

33062 百合前胡汤(《圣济总录》卷二十九)

【组成】生百合三枚(擘,洗)　前胡(去芦头)　麻黄(去节)各一两半　葛根(刨)二两　生麦门冬(去心)半两　石膏三两(碎)

【用法】上咬咀。如麻豆大。每服五钱匕,水一盏半,煎取七分,去滓温服,后如食顷,再服。

【主治】伤寒愈后,已经二七日,潮热不解,将变成百合病,身体沉重无力,昏如醉状。

33063 百合柴胡汤

《圣济总录》卷二十九。为《圣惠》卷十三"柴胡散"之异名。见该条。

33064 百合消胀汤（《辨证录》卷五）

【组成】白术 芡实各一两 茯苓 百合各五钱 山药一两 肉桂二钱 人参三钱

【用法】水煎服。

【主治】肺、脾、肾三经之虚,导致胃中积水浸淫,遍走于经络皮肤,气喘作胀,腹肿,小便不利,大便亦溏,一身俱肿。

33065 百合紫菀汤（《圣济总录》卷二十九）

【组成】百合 紫菀（去苗土） 柴胡（去苗） 杏仁（汤浸,去皮尖双仁,炒令黄） 白茯苓（去黑皮） 甘草（炙令微赤）各等分

【用法】上为粗末。每服五钱匕,水一盏半,加生姜半分（拍碎）,煎至七分,去滓,空心温服,日晚再服。

【主治】伤寒百合病,似劳,形状如疟。

33066 百合滑石散（《金匮》卷上）

【异名】滑石散（《活人书》卷十八）。

【组成】百合一两（炙） 滑石三两

【用法】上为散。每服方寸匕,饮下,一日三次。当微利者,止服,热自除。

【主治】❶《金匮》:百合病变发热者。❷《千金》:百合病小便赤涩,脐下坚急。

【方论选录】❶《千金方衍义》:百合病若变发热,乃血脉郁而成热,佐滑石以通利之。❷《金匮方歌括》元犀按:百合病原无偏热之证,变发热者,内热充满,淫于肌肤,非如热之比。主以百合滑石散者,百合清金泻火,降逆气,从高源以导之;滑石退表里之热,利小便。二味合为散者,取散以散之之义,散调络脉于周身,引内外之热气,悉从小便出矣。

33067 百合滑赭汤

《医学入门》卷四。为《金匮》卷上"滑石代赭汤"之异名。见该条。

33068 百麦安神饮（《效验秘方》路志正方）

【组成】百合 30 克 淮小麦 30 克 莲肉 15 克 夜交藤 15 克 大枣 10 克 甘草 6 克

【用法】上以冷水浸泡半小时,加水至 500 毫升,煮沸 20 分钟,滤汁,存入暖瓶内,不计次,作饮料服用。

【功用】益气养阴,清热安神。

【主治】神经衰弱,神经官能症,以神志不宁、心烦急躁,悲伤欲哭,失眠多梦,善惊易恐,心悸气短,多汗,时欲太息,舌淡红或嫩红,脉细弱或细数无力为主症,中医辨证属心阴不足,虚热内扰,或气阴两虚,心神失养者。

33069 百花拔毒散（《医方类聚》卷一九○引《烟霞圣效》）

【组成】黄柏三两（蜜炙三二遍） 草乌头半两

【用法】上为细末。用津唾调摊在碎纸花上,敷贴。

【主治】疮肿。

33070 百花定喘丸（《全国中药成药处方集》天津方）

【组成】冬花二两 丹皮 陈皮各四两 黄芩 桔梗 天门冬 生紫菀 麦冬 杏仁（去皮,炒）各四两 北沙参二两 麻黄 花粉 前胡 薄荷各四两 生石膏二两 百合四两 生五味子二两

【用法】上为细末,炼蜜为丸,三钱重,蜡皮或蜡纸筒封固。每服一丸,开水送下。

【功用】疏风解热,止嗽定喘。

【主治】咳嗽痰喘,日夜不息,不能安眠,呼吸困难,胸满不畅,咽干口渴。

【备考】本方改为片剂,名"百花定喘片"（见《成方制剂》）。

33071 百花定喘片

《成方制剂》13 册。即《全国中药成药处方集》（天津方）"百花定喘丸"改为片剂。见该条。

33072 百劳猪肚丸（《不居集》下集卷一）

【组成】真茅山苍术（取肥大者二十四两,米泔水浸七三夜,每日换水一次,去皮,切成二三分厚,晒干）四两 真广陈皮（五两,去筋膜蒂,切成片,烘干）四两 紫肥厚朴十二两（去粗皮,姜汁拌,炒） 真鲜肥仙茅（四两,清水浸,用竹刀刮去皮,铜刀切二分厚,米泔水浸,去赤汁,烘干）二两 不油杏仁（三两,去皮尖,净干）二两 新鲜骨碎补（三斤,用竹刀割去黄黑皮,铜刀切成二分厚,烘干）二两

上六味分为四制:一用人乳,一用姜汁,一用童便,一用陈酒,拌过一宿,烘晒干为末,同入后药:

北五味二两 枸杞子八两 川贝母二两（去心） 白果肉四两（煮熟,去心） 百劳花二两（水拌,蒸捣。五味干湿同捣为泥,烘晒,同前药为末） 原枝大淮地四两（酒煮烂,捣如泥） 红枣肉一斤（临用煮熟,去皮核,捣） 核桃肉四两（临用捣为极细末） 莲子肉一斤（打碎,去心,微炒,为末）

【用法】用雄猪肚一具,不见水,以刀刮一小孔,倾去秽物,用酒洗净,不闻秽气为度。将莲肉粉入内二三两,陈酒一斤入内,将线缝好,再酒煮极烂为度。将前药共捣千捶如泥,若干,加猪肚汤及枣肉为丸,如梧桐子大。每早、晚服三钱。

【功用】调和五脏,辅正祛邪。

【主治】诸虚百损,风劳。发热咳嗽吐痰,或饮食日减,或吐红,或肌肉化为痰,大肉消瘦。

33073 百补全鹿丸

《饲鹤亭集方》。为《医统》卷四十八"全鹿丸"之异名。见该条。

33074 百补交精丸

《奇效良方》卷三十四。即《中藏经》卷下引葛玄真人方"百补构精丸"。见该条。

33075 百补构精丸（《中藏经》引葛玄真人方）

【组成】熟地黄四两 山药二两 五味子六两 苁蓉三两（酒浸一宿） 牛膝二两（酒浸） 山茱萸一两 泽泻一两 茯苓一两（去皮） 远志一两（去心） 巴戟天一两（去心） 赤石脂一两 石膏一两 柏子仁一两（炒） 杜仲三两（去皮,剉碎,慢火炒令丝断）

【用法】上为末,炼蜜为丸,如梧桐子大。每服二十丸,空心调酒送下。男子、妇人皆可服。

【主治】《奇效良方》:梦泄,精滑不禁。

【备考】本方方名,《奇效良方》引作"百补交精丸"。

33076 百补保真丸（《古今医鉴》卷十一）

【组成】当归（酒洗）四两 川芎四两 白芍（酒炒）四

两　熟地(酒蒸)四两　生地(酒洗)四两　天冬(去心)麦冬(去心)各一两二钱　知母(盐炒)二两　白术(土炒)四两　陈皮(去白)二两　香附(童便炒)四两

【用法】上为末,醋糊为丸,如梧桐子大。每服一百丸,空心盐汤送下。

【主治】虚劳。

【宜忌】制药忌铁器。

33077　百补养原丸(《饲鹤亭集方》)

【组成】党参四两　熟地八两　焦冬术　茯苓　杜仲　杞子　芡实　牡蛎各三两　龙骨　归身　白芍各二两　肉桂心　制附子　橘红　制半夏　川贝　炙甘草各一两　砂仁五钱

【用法】上为末,用大土皮三两,酒、姜汁拌和,炼蜜为丸服。

【功用】培元养气,添精补神。

【主治】戒烟断瘾之后,本元不复,所致遗精腰酸,食少神倦。

33078　百补济阴丸(《北京市中药成方选集》)

【组成】香附(炙)五十两　当归五十两　熟地五十两　杜仲炭五十两　续断五十两　山药五十两　茯苓十三两　丹皮十三两　泽泻十三两　山萸(炙)二十二两　巴戟肉(炙)九两　苁蓉(炙)九两　补骨脂(炒)八两　青盐八两　大茴香八两

【用法】上为细末,炼蜜为丸,重三钱。每服一丸,温开水送下,一日二次。

【功用】滋阴补气,养血调荣。

【主治】妇人诸虚百损,经水短少,虚火上升,腰痛耳鸣。

33079　百补鹿胎丸

《全国中药成药处方集》(吉林方)。为原书"神效鹿胎丸"之异名。见该条。

33080　百补增力丸(《全国中药成药处方集》北京方)

【组成】六神曲　橘皮各十六两　白芍二两　麦芽四两　苍术八两　谷芽四两　山楂八两　枳壳　半夏各四两　川芎二两　厚朴　香附(醋炒)各四两　茯苓四两三钱　甘草四两　鹿角霜　泽泻　人参(去芦)各三钱　大黄炭四钱　棕板炭一两　山药四两　川附片二钱　荷叶三十二两　栀子　侧柏炭各三钱　山茱萸四钱　当归　大小蓟各五钱　茅根　丹皮　白术各四钱　肉桂三钱　茜草四钱　紫河车　黄耆　黄芩各四两　党参二两

【用法】上为细末,炼蜜为丸,重一钱五分。每服一丸或二丸,温开水送下。

【功用】健胃消导,益气养血。

【主治】身体虚弱,过劳咯血,精神疲倦,食欲不振。

【宜忌】忌劳碌,气恼。

33081　百补增力丹(《北京市中药成方选集》)

【组成】麦芽(炒)一百二十八两　陈皮六十四两　苍术(半炒)五十一两二钱　茯苓十六两　神曲(炒)十六两　山药十六两　芡实(炒)十六两　甘草四两八钱　山楂(炒)八两

【用法】上为细末,炼蜜为丸,重一钱二分。每服二丸,一日二次,温开水送下。

【功用】开胃健脾。

【主治】身体瘦弱,精神疲倦,食欲不振。

33082　百灵藤酿酒(《圣惠》卷二十五)

【组成】百灵藤十斤(以水一石,煎取三斗)　神曲九两(微炒黄色,捣末)　糯米三斗(炊作饭)

【用法】上候饭冷,即熟揉曲末入饭中,并药汁同入于瓮中,一如酿酒法。经三五日,看沫尽,即更炊一斗糯米饭,候冷,投入瓮中,即熟澄清。更三日后,每日不计早、晚,温饮一小盏。服后觉浑身汗出为效。

【主治】❶《圣惠》:风。❷《本草纲目》:头风脑痛。

【备考】本方方名,《本草纲目》引作"百灵藤酒"。

33083　百药煎油膏(《中医皮肤病学简编》)

【组成】百药煎15克　白矾6克

【用法】上为细末。油调外搽。

【主治】小儿湿疹。

33084　百咳静糖浆(《中国药典》2010版)

【组成】陈皮96克　麦冬48克　前胡48克　炒苦杏仁48克　清半夏48克　黄芩96克　蜜百部72克　黄柏96克　桑白皮48克　甘草48克　蜜麻黄48克　炒葶苈子48克　炒紫苏子48克　炒天南星32克　桔梗48克　瓜蒌仁(炒)48克

【用法】上制成糖浆剂。口服,一岁至二岁一次5毫升;三岁至五岁一次10毫升;成人一次20～25毫升,一日3次。

【功用】清热化痰,止咳平喘。

【主治】外感风热所致的咳嗽、咯痰;感冒,急、慢性支气管炎,百日咳见上述证候者。

33085　百选肥儿丸

《春脚集》卷四。为《幼幼集成》卷四"集成肥儿丸"之异名。见该条。

33086　百部清金汤(《理虚元鉴》卷下)

【组成】百部　骨皮　人参　麦冬　桔梗　生地　丹皮　芍药　茯苓　甘草

【主治】传尸劳。

33087　百部紫菀丸(《普济方》卷一五七)

【组成】百部(新瓦上炒)　紫菀(去苗土)　款冬花(择洗)各一两半　桔梗(炒)　贝母(去心,炒)各一两

【用法】上为细末,炼蜜为丸,如梧桐子大。每服二十丸,食后、临卧煎甘草、乌梅汤送下。

【主治】咳嗽。

33088　百病无忧散

《郑氏家传女科万金方》卷一。为《理伤续断方》"五积散"之异名。见该条。

33089　百病钦丹丸(《普济方》卷三七八)

【组成】铅丹　朱砂(细研,水飞过)　铁粉　牛黄雄黄(各细研)　细辛　独活　露蜂房(炙黄)　人参(去芦头)　汉防己　桂心　甘草　川椒(去目及闭口者,微炒去汗)各一分　蜣螂五枚(微炙)　蛇蜕皮五寸(炙黄)　鸡头一枚(炙赤,到)　赤茯苓一两

【用法】上为末,炼蜜为丸,如绿豆大。每服五丸,粥

饮送下。

【主治】小儿惊痫复发,眩闷倒蹶,或汤火不避。

33090 百疾薯蓣丸

《中国医学大辞典》。即《金匮》卷上"薯蓣丸"。见该条。

33091 百益镇惊丸

《全国中药成药处方集》杭州方。为《保婴撮要》卷三"安神镇惊丸"之异名。见该条。

33092 百解发汗散

《北京市中药成方选集》。即《局方》卷二宝庆新增方"消风百解散"。见该条。

33093 百解绿蜡丸

《惠直堂方》卷四。为《救产全书》"三清百解绿蜡丸"之异名。见该条。

33094 百合生地黄汤

《外台》卷二。即《金匮》卷上"百合地黄汤"。见该条。

33095 百合鸡子黄汤

《兰台轨范》卷三。即《金匮》卷上"百合鸡子汤"。见该条。

33096 百灵藤牛膝煎(《圣惠》卷二十五)

【组成】百灵藤五斤(细剉,以水三斗,煎至一斗,滤去滓,更煎至三升) 牛膝(去苗) 附子(去皮脐) 赤箭 仙灵脾 何首乌 鹿角胶 乳香各二两

【用法】上为细末,入前煎中,别入白蜜五合同熬,以柳木篦搅令匀,如稀饧即止,收于瓷器中。每服一茶匙,空心及晚食前以温酒调下。

【主治】一切风,不以远近。

【宜忌】忌毒滑物。

33097 百合五味姜附汤(《医学摘粹》)

【组成】百合三钱 五味一钱 芍药三钱 甘草二钱 茯苓三钱 半夏三钱 干姜三钱 附子三钱

【用法】水煎大半杯,温服。

【主治】水土寒湿,而有上热目赤痛。

【加减】如面赤不热而作疼痛,是无上热,去百合、芍药,加桂枝。

33098 百合桔梗鸡子汤(《四圣心源》卷九)

【组成】百合三钱 桔梗二钱 五味一钱 鸡子白一枚

【用法】煎半杯,去滓,入鸡子清,热服。

【主治】失声,音哑。

33099 百合滑石代赭汤

《千金》卷十。为《金匮》卷上"滑石代赭汤"之异名。见该条。

33100 百花如意酴醿酝(《摄生秘剖》卷四)

【组成】角沉香一两 玫瑰花一两 蔷薇露一两 梅花蕊一两 桃花瓣一两 韭菜花一两 核桃肉八两 白酒浆五斤 好烧酒五斤

【用法】前七味用一绢袋盛之,悬于坛中,再入二酒,封固窨月余。随意饮之。

【功用】益肾、固精、坚阳。

33101 百草血余棕灰散(《医学从众录》卷八)

【组成】陈棕灰 百草霜 头发灰各一两

【用法】上为细末。每服一钱,陈酒下。

【主治】血崩。

死

33102 死鼠膏(《圣惠》卷六十六)

【组成】死鼠一枚(中形者) 乱发二两 松脂三两 黄丹三两(炒令黄色)

【用法】上药用油一斤,以文火煎鼠、发,候消,以绵滤去滓,同入铛中;然后下松脂、黄丹,以柳木篦搅令匀,膏成,于瓷器中盛。每用涂贴,日二易之。

【主治】鼠瘘。

33103 死人枕煎(《济阳纲目》卷四十七)

【组成】死人枕(即死人脑后骨也,得半朽者良)

【用法】煎汤服。

【主治】鬼疰。病人颜色、声音、形症与脉不合于病者。

33104 死蛇鼠膏(《普济方》卷二九三)

【组成】死蛇腹中鼠

【用法】以腊月猪脂煎,候焦,去滓,敷之。

【主治】蚁瘘,鼠瘘。

夹

33105 夹攻饮(《喉科种福》卷三)

【组成】大黄一两 芒消三钱 苍术三钱 制乳香二钱 瞿麦二钱 萹蓄三钱 滑石一钱 制没药二钱 木通一钱半 栀仁二钱 石膏一钱 水灯芯五茎 桔梗一钱 银花三钱 皂角刺(煨,去尖)三个

【功用】令毒从便出。

【主治】杨梅毒喉。

33106 夹纸膏(《丹溪心法附余》卷十六)

【组成】乳香三钱 血竭二钱半 没药四钱 郁金五钱 麝香一钱半 牡蛎半两 黄连 黄柏各二两 大黄 黄丹各一两 轻粉三十贴

【用法】上为细末,清油调匀。摊油纸上贴疮,每一个贴三日。每日以冷水洗三次,膏药亦翻转三次,两层夹纸,以线缝四边,针刺眼透药气。其药末同和一处收,要用旋调。

【主治】臁疮久不愈。

33107 夹纸膏(《古今医鉴》卷十五引张会山方)

【组成】松香 黄丹 蓖麻子(去壳)各等分

【用法】上为末,用香油调,隔油纸摊药,夹纸中。贴患处。

【主治】臁疮、顽疮。

33108 夹纸膏(《鲁府禁方》卷四)

【组成】百草霜 壮人血余炭各等分

【用法】上为细末。腊月油烛泪化开,调为膏,摊旧柿油伞纸上,夹住,周围线缝,凉水浸之。先以温淘米泔洗疮净,贴药勒住。次日再洗疮、洗药,翻过贴之。三次照前洗换新药贴。

【主治】发背溃烂。

33109 夹纸膏(《金鉴》卷七十一)

【组成】黄丹(炒)　轻粉　儿茶　没药　雄黄　血竭　五倍子(炒)　银朱　枯矾各等分

【用法】上为末。量疮大小，剪油纸两张，夹药于内，纸周围用面糊粘住，纸上用针刺孔，先将疮口用葱、椒煎汤洗净拭干，然后贴上，以帛缚之。三日一洗，再换新药贴之。

【功用】❶《金鉴》：祛腐。❷《中医方剂临床手册》：止痛。

【主治】臁疮溃腐。

33110　夹纸膏(《古方汇精》卷二)

【组成】定粉四两　糠青三钱　红土八钱

【用法】上药各为末，先将桐油熬热，再下末药搅匀，以厚纸二面拖上，待干，出火气。验疮之大小剪贴，一面贴三日换之。

【功用】生肌收口。

【主治】臁疮。

33111　夹纸膏

《疡科心得集·补遗》。为原书《家用膏丹丸散方》"十层膏"之异名。见该条。

33112　夹纸膏(《外科集腋》卷五)

【组成】紫草　当归　细生地　黄柏　白芷　苍术各一两　松香　白蜡　黄蜡　飞丹　密陀僧　血竭各二两　轻粉三钱　樟脑一两　铜绿五钱　炉甘石一两　明矾五钱

【用法】上药用麻油一斤，入前七味煎枯去滓，入二占溶化，再将后药研为极细末和匀，摊纸上贴。如干，加公猪油。

【主治】年久、新起臁疮。

33113　夹纸膏(《外科证治全书》卷三)

【组成】黄蜡五两　黄丹(飞)　铅粉各四两　轻粉　乳香　没药各五钱　冰片三分(末)　麻油(春夏二两，秋冬三两)

【用法】上先将蜡、油煎五六沸，下乳、没末，再二三沸下轻粉，随下丹、粉，槐柳枝搅十余次，取起，冷定后下冰片搅匀，瓶盛浸水中一宿，出火毒。用时先以苦茶洗净，将膏用薄油纸(较患处长阔一倍)摊一面，余一面刺孔数十，折束盖膏，以有孔一面向患处贴。三日一换，三贴即愈。

【主治】臁疮。

33114　夹纸膏(《卫生鸿宝》卷二引《丛桂堂方》)

【组成】芦甘石二两(煅，用三黄汤淬干)　血竭八钱　黄占一两二钱(三味和猪油熬化，贮瓷碗内)　乌贼骨(去壳)　青果核(炙存性)　大黄各三钱　朱砂六钱　龙骨(醋煅)五钱　白占一两二钱

【用法】上为细末，入前油内调匀听用。以油纸摊膏，刺十数孔贴。一二日翻转，再刺孔贴之。

【主治】远年臁疮。

33115　夹纸膏(《良方汇录》卷下)

【组成】甲片八钱　生地　当归各六钱　葱叶十五茎　菜油一斤

【用法】上先将甲片煎至黄色，次下生地等，煎枯去滓，再入锅，下黄蜡八钱烊化，用福倡油纸作大小块，蘸油收贮。

【主治】远近湿疮。

33116　夹纸膏(《验方新编》卷八)

【组成】樟脑三钱　铜绿一钱

【用法】用猪板油和药捣烂，以油纸夹之，贴患处。一二日翻转贴，三四日脓尽而愈。如四日后脓尚未净，再换一纸。

【主治】臁疮。

33117　夹纸膏(《外科传薪集》)

【组成】紫草　归身　细生地　黄柏　白芷　冬青桑　川椒各一两　黄白占　飞丹　密陀僧　血竭各二两　轻粉三钱　银粉一两　铜绿五钱　乳没药各五钱　冰片二钱

【用法】用麻油一斤，入前七味煎枯去滓，入二占溶化，再将后药研细和匀。摊纸上贴。如干，加公猪油调亦可。

【主治】多年新起臁疮。

33118　夹纸膏(《青囊秘传》)

【组成】麻油四两　水龙骨一两　黄占五钱　白占五钱　铅粉一两　铜青一两

【用法】将油熬好，入占化开，再入药末，加铜青打好。

【主治】臁疮。

33119　夹纸膏(《青囊秘传》)

【组成】煅石膏一两　炉甘石(童便浸，煅)一两　龙骨(醋煅三次)　轻粉　寒水石(煅)各五钱　嫩松香(放铜勺内，熬至黑色起烟，倒在水内候冷，再用葱白捣液煮滚。侯冷为末)五钱

【用法】上为细末，轻粉另研细再和入，以公猪油调匀，作夹膏。每用先以葱汤洗净疮口贴之，将白布紧紧缚定，一二日后开看，见夹膏转黑色即换去，另贴新膏。

【主治】多年新起臁疮。

33120　夹纸膏(《青囊秘传》)

【组成】乳香(炙去油)二钱　没药(炙去油)二钱　制甘石五钱　铅粉四两　轻粉三钱　梅片二分　老白占三两

【用法】用猪板油一斤煎去滓，入前药，以白皮纸拖之，阴干待用。

【主治】臁疮。

33121　夹纸膏(《外科方外奇方》卷四)

【组成】冰片二分　麝香一分　铜绿五分　水银二分

【用法】共研至不见水银星为度，再用黄占五钱、雄猪板油一两，共熬匀，入前药捣成膏，隔纸摊贴好，多刺针孔贴之。

【主治】臁疮。

33122　夹纸膏(《中国医学大辞典》)

【组成】乳香　没药各六钱　洋樟四钱　炉甘石(制)二钱　当归一两　轻粉五钱　白占六两　黄占五两　猪油四斤

【用法】上为细末，将猪油，二占同烊化后，和入前药末搅匀，用白皮纸拖之，阴干。将膏以针刺密孔扎之，一日一换。

【功用】《中药制剂手册》：去湿解毒，活血止痛。

【主治】❶《中国医学大辞典》：臁疮腐烂臭秽，痛痒不时。❷《中药制剂手册》：顽疮，结毒溃烂，久不收口。

【宜忌】《全国中药成药处方集》：不可水洗，不可

入口。

33123 夹钟丸

《家塾方》。为《千金》卷十一"消石大丸"之异名。见该条。

33124 夹食丸

《圣济总录》卷七十二。为原书同卷"丁香丸"之异名。见该条。

33125 夹盐散（《普济方》卷三〇一）

【组成】豉于单根一把 大麦三十粒 盐少许

【用法】上捣令烂。敷疮上,一日一易,三日后三日一易。

【主治】阴疮及恶疮。

33126 夹袋散

《鸡峰》卷二十。为原书同卷"失笑散"之异名。见该条。

33127 夹棍神方（《奇方类编》卷下）

【组成】肥皂子

【用法】不浸透,去外黑皮,用里白肉并仁,捣如泥。如明日用事,今晚用此敷之,上至脚臁胫一节,下至脚底板心,并指甲内,处处敷匀,不可有一毫空隙处,以油纸包,外用裹脚缠足。其药与皮肉一样,颜色不变,用事时,一些不碍,毫无干涉。出来时,以黄豆浆温温洗之。其豆浆,须预先一日将豆泡烂,磨浆候着用。

【主治】❶《奇方类编》:损伤。❷《疡医大全》:刑杖伤。

33128 夹棍软骨神方（《疡医大全》卷三十七引江仍方）

【组成】川乌(炒存性) 草乌(炒存性) 猪牙皂(炒存性) 蓖麻子(去壳,炒)各一两 飞面六面 狗油半斤(熬化)

【用法】上捣匀,作四饼。每饼中间包真麝香二分五厘,贴用刑处。先用威灵仙四两煎汤,足胫浴透,然后以药饼贴上。如不用刑,以半夏、生姜、飞面各等分,做四饼贴上即解。

【主治】刑杖伤。

【宜忌】制药时忌铁器。

托

33129 托药（《青囊秘传》）

【组成】木鳖子一个 香附一钱 生半夏一钱 黄连三分 冰片一分 天南星一钱(一方有大黄、黄柏各一钱,麝香五厘)

【用法】上为细末。鸡子清调敷脚底,男左女右。

【主治】口疳疮,汤水不下。

33130 托中散（《圣济总录》卷一二七）

【组成】黄耆(切)一两 甘草(微炙)半两

【用法】上为散。每服一钱匕,食后汤点下,一日二服。次用取药。

【主治】瘰疬。

33131 托外膏（《圣济总录》卷一六六）

【组成】黄耆(剉)一两半 白芷 大黄(剉,炒)各一两 当归(切,炒) 续断各三分 薤白(切)二合 松脂二两(别研) 猪脂五两 生地黄汁一升 蜡一两半

【用法】上将前五味为细末,入地黄汁慢火煎渐稠,次入猪脂、松脂、薤、蜡等,再煎成膏,以新布滤过,新瓷器盛,候冷,摊帛上,看大小贴之,逐日一易。

【主治】产后乳痈肿痛,脓不消散。

33132 托邪饮（《外科证治全书》卷五）

【组成】西党参(去梢,生用)五钱 归身三四钱 白芷一钱五分 防风二钱 荆芥穗 桔梗各二钱 橘皮二钱 甘草 川芎各一钱

【用法】水煎去滓,对陈酒一杯温服。取微汗。

【主治】阳痈溃后见恶寒发热表证者。

【加减】如头痛项强,加羌活。

33133 托里汤（《圣济总录》卷一三一）

【异名】乳香散(《续本事》卷六)、内消散(《医方类聚》卷一九一引《经验秘方》)、香粉散(《外科精义》卷下)。

【组成】乳香一两(通明者,用水外浸,以乳钵研细) 真绿豆粉(研)四两

【用法】上为极细末。每服一钱匕,新水调下,水不可多,要药在胸膈上也,次用一醉膏。

【主治】❶《圣济总录》:痈疽、发脑。❷《续本事》:发背内溃及诸恶毒冲心。呕吐,疼痛不可忍。

33134 托里汤（《疡医大全》卷三十三）

【组成】人参 黄耆 当归 防风 青皮 生地

【用法】水煎服。痘不起速服,莫待痘苗枯。

【主治】痘不起。

33135 托里散（《医学正传》卷六引《千金》）

【组成】羌活一钱五分 防风(酒洗)五分 防风梢五分 藁本一钱五分 当归身三钱 当归梢五分 连翘三钱 黄芩(酒洗)三钱 黄耆一钱五分(生用) 人参一钱五分 炙甘草一钱五分 生甘草五分 陈皮五分 苏木 五味子 酒黄柏 酒防己各五分 桔梗 栀子 生地黄(酒洗)各一钱 酒大黄三钱 酒黄连一钱 木猪苓一钱五分 麦门冬二钱

【用法】上切细,分作二服。每服用水三大盏,浸半日,煎至一盏,稍热服,后一服如前,并滓再煎服。

【主治】背疽并诸恶疮。

33136 托里散（《圣济总录》卷一六六）

【组成】威灵仙(洗,焙) 当归(切,焙) 牡丹皮 芍药(剉) 黄耆(剉) 桂(去粗皮)各一两 大黄(炮)半两

【用法】上为散。每服三钱匕,温酒调下,不拘时候。

【主治】产后乳结核,欲坏不坏。

33137 托里散（《陈素庵妇科补解》卷三）

【组成】人参 黄耆 当归 川芎 白芍 甘草 白芷 防风 桔梗 连翘 陈皮

【主治】妊娠生痈。

【加减】毒盛作痛,加乳香、没药行血止痛;胎动不安,加阿胶、厚朴。

33138 托里散（《卫济宝书》卷下）

【组成】山蜈蚣二两 当归二分 地黄(去土) 甘草(炙) 厚朴(炙) 白术 白芷 川芎各半两 川乌三分(炒) 黑豆一合 麻黄三分(去节)

【用法】上为末。每服一钱,温酒调下;如不饮酒,水一盏,加生姜三片,薄荷五叶,同煎至八分,一日三五次。

【功用】止痛托里,固济脏腑。

33139 托里散(《三因》卷十四)

【组成】栝楼子(去瓤) 鬼腰带皮 皂角刺 射干(即仙人掌根,红花者是) 天罗瓜(取子)各一个 茴香 木鳖五个(去壳) 汉椒各一两

【用法】上焙干为末,面薄糊调为饼,炙干为末。每服二三钱,酒调下;不饮酒,以木香汤调下。

【功用】内托,不使透膜。

【主治】痈疽欲发,未溃及已溃。

【备考】方中茴香用量原缺。

33140 托里散(《普济方》卷三二四引《卫生家宝》)

【组成】甘草一两 当归一两 天罗一个(炒,丝瓜是也) 栝楼一个(炒紫色) 皂角刺四十九个(炒)

【用法】上为细末。每服二钱,酒调下。

【主治】乳痈。

33141 托里散(《陈氏小儿痘疹方论》)

【组成】人参 黄耆(炒)各二钱 当归(酒洗) 白术 陈皮 熟地黄 茯苓 芍药(炒)各一钱五分 甘草(炙)五分

【用法】每服三五钱,水煎服。

【功用】消肿溃脓。

【主治】❶《陈氏小儿痘疹方论》:痘毒元气虚弱,或行克伐不能溃散。❷《景岳全书》:痈毒内虚不能起发。

【备考】《张氏医通》有柴胡。

33142 托里散(《外科精要》卷下)

【组成】黄瓜蒌一个 忍冬草 乳香各一两 苏木五钱 没药三钱 甘草二钱

【用法】每服用酒三碗,煎二碗,空心、日午、临睡分三服。滓为细末,酒糊为丸,如弹子大,朱砂为衣,细嚼,当归酒送下。

【功用】消肿,溃脓,生肌。

【主治】痈疽,打扑伤损。

【备考】本方方名,《医方类聚》引作"塞里散"。

33143 托里散(《外科精义》卷下引凑子玉方)

【组成】川乌头(炮) 茯苓各三两 干姜(炮) 麻黄(去节) 甘草(炙)各一两五钱 杏仁(炒,去皮尖) 五味子 桂心各一两

【用法】上为粗末。每服五六钱,水一盏半,煎至一盏,去滓,食前温服。

【主治】疮疽,丹肿,结核,瘰疬。

33144 托里散

《外科精义》卷下。为《普济方》卷三〇一引《瑞竹堂方》"应效散"之异名。见该条。

33145 托里散(《普济方》卷二八五)

【组成】栝楼一个(去皮) 生甘草一寸

【用法】上剉细。酒一盏,煎至七分,食后温服。

【主治】痈疽。

33146 托里散(《普济方》卷二八五)

【组成】甘草一两 黄耆半两 桔梗半两 青橘皮半两

【用法】上为细末。每服一钱,水一盏,煎三沸,去滓,食后、临卧温服。

【主治】疮毒,疽,疹,发背,肿毒。

33147 托里散(《普济方》卷二八八)

【组成】山蜈蚣一两 当归 川乌(炒) 白术 白芷 川芎各三钱 麻黄一钱

【用法】上为末。每服二钱,酒下;加生姜、薄荷,水煎亦可。

【功用】止痛,固脏腑。

【主治】痈疽。

33148 托里散(《普济方》卷四〇三)

【组成】黄耆 木香 赤芍药 蝉蜕 肉桂各等分

【用法】水煎服。

【功用】补虚,活血,匀气,发疮,通行血,气倍加。

【主治】婴孩痘疹。

33149 托里散

《普济方》卷四〇三。为《局方》卷八绍兴续添方"化毒排脓内补十宣散"之异名。见该条。

33150 托里散(《玉机微义》卷十五)

【异名】托里护心散(《明医指掌》卷八)。

【组成】大黄 牡蛎 瓜蒌根 皂角针 朴消 连翘各三钱 当归 金银花各一两 赤芍 黄芩各二钱

【用法】上为粗末。每服半两,水、酒各半煎服。三服消尽。

【主治】一切恶疮发背,疔疽,便毒始发,脉洪弦实数,肿甚欲作脓者。

【方论选录】《医方集解》:此足阳明、厥阴药也。金银花清热解毒,疮痈主药;当归、赤芍调营血;大黄、芒消荡胃热;黄芩清肺火;牡蛎软坚痰;连翘、花粉散结排脓;角刺锋锐,直达病所而溃散之也。

33151 托里散

《医方类聚》卷一七四。为《本事》卷六"内托散"之异名。见该条。

33152 托里散

《医学正传》卷六引《疮疡集》。为《局方》卷八宝庆新增方"神效托里散"之异名。见该条。

33153 托里散(《万氏家抄方》卷六)

【组成】人参二钱 黄耆 当归 甘草各一钱 川芎 肉桂各五分 丁香二分 陈皮三分

【用法】生姜、大枣为引,水煎服。

【主治】痘浆不行,顶陷不起。

33154 托里散(《万氏家抄方》卷六)

【组成】人参 当归 黄耆各二钱 川芎 防风 桔梗 甘草 白芷梢 厚朴(姜炒)各一钱 紫草茸一钱 肉桂二分 红花(酒洗)七分

【用法】水一钟,酒一钟,煎七分,温服。

【主治】痘疹触犯秽气变坏者。

33155 托里散(《万氏家抄方》卷六)

【异名】托里快斑汤(《片玉痘疹》卷八)。

【组成】防风 羌活 甘草 牛蒡子(炒) 升麻 桔

bar
梗　荆芥穗　官桂少许　干葛　连翘　归尾

【用法】加竹叶，水煎服。

【主治】痘稠密，应肿不肿。

33156　托里散(《外科发挥》卷一)

【组成】人参　黄耆(盐水拌炒)　当归(酒拌)　川芎　白术(炒)　茯苓　芍药各一钱　厚朴(姜制)　白芷　甘草各五分

【用法】作一剂。水二钟，煎八分服。

【主治】疮疡饮食少思，或不腐，不收敛;溃疡作痛、发背、脑疽、鬓疽、时毒、臂疽、伤损。

33157　托里散(《正体类要》卷下)

【组成】人参一钱(气虚多用之)　黄耆(盐水拌炒)一两　白术(炒)　陈皮各七分　当归身(酒拌)一钱　芍药(酒炒)　熟地黄(生者自制)　白茯苓各一钱

【用法】水煎服。

【主治】❶《正体类要》:金疮、杖疮及一切疮毒，因气血虚不能成脓，或脓成不能溃敛，脓水清稀，久而不愈。❷《外科枢要》:疮疡恶寒发热者。

33158　托里散(《幼科类萃》卷二十八)

【组成】人参　当归(酒浸)　黄耆各二两　川芎　防风　桔梗　白芷　甘草　厚朴各一两　肉桂

【用法】上为细末。每服半钱，木香、紫草汤调下。

【功用】补虚，调胃，匀气，内托疮毒。

【主治】小儿痘疮，毒根在里，或血气虚弱，或风邪秽毒冲触，使痘毒内陷，伏而不出，或出而不匀快。

【备考】方中肉桂用量原缺。

33159　托里散(《摄生众妙方》卷十)

【组成】官桂　黄耆　人参　甘草　白芷　防风　川芎　川当归　桔梗　厚朴　木香　蝉蜕各五分

【用法】用水一钟，煎半钟，温服。

【主治】小儿痘疹初发之先。

33160　托里散(《医统》卷九十一)

【组成】人参　黄耆　当归　川芎　白术　茯苓　甘草　芍药　黄芩　肉桂各等分

【用法】上为粗末。每服一钱，水一盏，加生姜一片，大枣一个，煎四分，不拘时候服。

【主治】一切痘疹、疮疡，或热或寒，发出不快及已出自塌倒陷。

【加减】热，去桂;寒，去芩。

33161　托里散(《痘疹金镜录》卷下)

【组成】陈皮　贝母　桔梗　人参　黄耆　甘草　当归　川芎　连翘　山楂　肉桂　白芍药

【用法】加生姜三片，水煎服。

【功用】❶《痘疹金镜录》:解毒，补气血。❷《医方考》:补虚托里。

【主治】❶《痘疹金镜录》:痘疮。❷《痘学真传》:痘七朝以后，色淡形塌，乍痛乍痒，气血不足，时寒时热，或虚火上升，上热下冷。

【加减】气滞，加木香磨入。

【方论选录】《医方考》:人参、黄耆、甘草，补气药也，佐之以山楂、木香，则气不滞;当归、川芎、芍药，补血药也，

佐之以肉桂，则血不滞;桔梗、连翘流气清热;陈皮、贝母利气开痰。

33162　托里散(《景岳全书》卷六十四)

【组成】瓜蒌(大者,杵)一个　当归(酒拌)　黄耆(盐水炒)　白芍药　甘草各一两半　熟地　天花粉　金银花　皂刺(炒)各一两

【用法】上为散。每服五两，以无灰酒五茶钟，入瓷器内，厚纸封口，再用油纸重封，置汤锅内，盖煮至药香，取出分服，直至疮愈。始终常服，不致内陷。

【主治】一切疮毒。

33163　托里散(《痘疹仁端录》卷十四)

【组成】穿山甲(酒浸,炒)一两　麝香二分　鹅翎管二钱(炒黄色)　雄黄一钱

【用法】上为末。三岁至五岁，服二分半或五分，酒调下。服不可过多，盖被半时，自然红活易进。

【主治】痘不肥灌者。

33164　托里散

《古方汇精》。为《古方选注》卷下"定岩散"之异名。见该条。

33165　托里散(《外科真诠》卷上)

【组成】生黄耆三分　当归二分　白芍二钱　续断三钱　云苓二钱　香附子一钱　枸杞子一钱五分　甲珠一片　银花一钱　甘草七分

【用法】福元十枚为引。

【主治】无论毒之阴阳，溃后气血虚者。

【备考】《中医大辞典·方剂分册》本方用法:水煎服。

33166　托里散(《卫生鸿宝》卷四)

【异名】内托散。

【组成】人参　炙耆　当归各二钱　川芎　桔梗(炒)　白芷　厚朴(姜制)　甘草(生)　防风各一钱　紫草　桂心(去黑疔陷去之)　木香各三分　生姜一片　红枣一个

【用法】水煎服。

【主治】痘疮灌脓，表虚里实，气血皆弱，而无大寒大热。

【加减】痘红紫黑陷属热者，去香桂，加紫草、红花、黄芩;痘淡白灰陷而虚寒者，加丁香;当灌不灌，倍参、耆、当归、糯米，入人乳好酒。

33167　托里散(《外科医镜》)

【组成】人参三钱　生黄耆五钱　当归三钱　甘草二钱(生)　制乳香一钱　制没药一钱　山甲三片(炒)　牛皮胶五钱(黄明者佳,用牡蛎粉炒成珠)

【用法】加酒、水煎服。

【功用】已成未溃者服之不传恶证。

【主治】一切痈毒。

33168　托里煎(《普济方》卷三一一)

【组成】黄耆　白茯苓各一两　甘草半两　乳香一钱(另研)

【用法】上为细末。每服二钱，酒半盏，慢火煎成膏子，再入酒一角盏，调匀温服。

【主治】伤折疼痛。

33169　托毒丸(《全国中药成药处方集》沈阳方)

六画

托

610

(总2424)

【组成】羌活　前胡　薄荷　金银花　黄芩各一两　桔梗　乌药　粉草各五钱　独活　川芎　枳壳各一两四钱　连翘　柴胡　天麻　茯神各五钱

【用法】上为极细末,炼蜜为丸,七分重,朱砂为衣。每服一丸,白开水送下。

【功用】散风解热,托毒清血。

【主治】四时感冒,头痛身痒,鼻流清涕,咳嗽作喘;痘疹将出,乍寒乍热,惊风抽搐,睡卧不宁,呕吐恶心;疔疮,恶疮。

33170 托毒汤(《外科启玄》卷十二)

【组成】白芷　薄荷　防风　赤芍药　蒺藜　荆芥　角刺　金银花　连翘　生地　甘草

【用法】水煎服。

【主治】痘后毒未尽,复作肿毒疼。

【加减】疮痛,加芩、连、栀子;痒,加参、耆、白术、蝉蜕;在头面,加川芎、升麻、桔梗;在足,加香附、木瓜;在臀,加柴胡、黄柏;在膝,加牛膝、木通。

33171 托毒饮(《玉案》卷六)

【组成】当归尾　金银花　天花粉　连翘各一钱　赤芍　皂角刺　僵蚕　蝉蜕各六分　芒消　穿山甲　大黄各二钱　蜈蚣一条

【用法】水煎,空心服。

【主治】广疮初起。

33172 托毒散(《鬼遗·附录》)

【组成】大附子一枚(去皮脐)　当归　麻黄　甘草　桂枝　川芎　羌活　石韦　龙胆草各半两

【用法】上为细末。每服二钱,水一盏,加生姜二片,盐少许,同煎至六分,空心、日午、夜卧通口服。

【主治】痈疽不问气毒、风毒,一切毒气所结,初起高肿,发疼不定,喘息气粗。

33173 托胎丸(《李氏医鉴》卷八)

【组成】杜仲八两(糯米汤煎,浸透,炒断丝)　续断二两(酒拌,焙)　山药六两

【用法】上为末,面糊为丸;或枣肉为丸。米饮送下。

【功用】补肾气,托胎元。

【主治】受孕一二月,惯堕胎者。

33174 托养丸(《卫生总微》卷十四)

【组成】硫黄　水银各半两(同研细,不见星)　附子半两(炮,去皮脐)　木香半两　当归(去芦,洗净)半两(切,焙)　大黄一两(湿纸裹,煨熟)

【用法】上为细末,炼蜜为丸,如樱桃大。每服一丸,生姜汤化送下,不拘时候。

【主治】伤食吐逆,心胸满闷,阴阳痞,手足厥冷,烦热躁闷。

33175 托珠丹(《医方类聚》卷二二九引《仙传济阴方》)

【组成】车前子四两(淘洗,略炒,为末)　菟丝子(淘洗,酒蒸,焙,为末)四两

【用法】上用鸦酸(俗名婆酸草)捣自然汁少许,添酸醋,抄少面糊为丸,如鸡头子大,用辰砂为衣,阴干。每服半丸或一丸,用老鸦酸叶捣自然汁磨化,添入百沸醋汤调下。但要进得一二丸,产理自然顺快。

【功用】催生。

【主治】正产时,腰腹坠痛,不可胜任。

33176 托脐饼

《经验广集》卷一。为《仙拈集》卷一"肚脐饼"之异名。见该条。

33177 托杨梅方(《良朋汇集》卷五)

【组成】威灵仙　蝉蜕各一钱　生大黄三钱　麻黄二钱　甘草节五分

【用法】上用精羊肉一斤,水五碗,将肉煮烂,令病人食尽肉,然后用肉汤二碗,煎药六分,去滓,温服。盖被出臭汗,打下恶毒大便;如痢疾不须补,下尽毒气。

【主治】杨梅初起,浑身筋骨疼痛,寒热往来,头目昏眩。

【宜忌】忌七日不出房门,勿令见风。

33178 托里十补散

《局方》卷八绍兴续添方,为原书同卷"化毒排脓内补十宣散"之异名。见该条。

33179 托里十宣散

《简明医彀》卷八。为《局方》卷八绍兴续添方"化毒排脓内补十宣散"之异名。见该条。

33180 托里千金散(《疡医大全》卷三十三)

【组成】人参　当归各一钱　广木香　厚朴　甘草　香附各五分　川芎　白芍药各七分　白芷八分　桔梗四分　糯米四十九粒　鸡汁一钟　第二两

【用法】水煎服。

【主治】痘疹。

33181 托里无忧散(《救偏琐言·备用良方》)

【组成】黄耆　人参　甘草　僵蚕　白芷　桔梗　当归　川芎　炒占米　大枣

【主治】痘至六七日,身不热,痘不燥,亦不甚红,囊不充肥者。

33182 托里内补散(《疮疡经验全书》卷九)

【组成】人参　当归　官桂五分　川芎　防风　白芷　桔梗　黄耆　炙草　厚朴　木香　白芍药各一钱

【用法】上为末。每服六钱,酒调下。

【功用】消痈,止痛。

【主治】痈疽。

33183 托里内补散(《赤水玄珠》卷二十九)

【组成】人参　川归　川芎　白芍　甘草　白芷　防风　白术　茯苓　官桂　黄耆　金银花各等分

【用法】水煎服。

【主治】一切恶疮,溃烂出脓以后。

33184 托里化毒汤(《痘疹传心录》卷十五)

【组成】人参　黄耆　茯苓　金银花　甘草　当归　白术　牛蒡子　白芷　连翘　陈皮

【主治】痘痈成脓。

【加减】下部,加牛膝、木瓜、米仁、独活;未溃,加穿山甲。

33185 托里化毒散(《外科医镜》)

【组成】鲜何首乌一两　当归三钱　甘草三钱(生)　没药一钱　乳香一钱　茄蒂七个(干者,焙用)　人参三钱

黄耆五钱(生)

【用法】水煎服。

【主治】对口、痈毒。

33186 托里六倍散(《圣济总录》卷一三〇)

【组成】黄耆(细剉)一两一分(脓多倍之) 赤小豆三分(口干倍之) 芎䓖半两(若肉未生倍之) 白蔹三分(疮口不合倍之) 栝楼(去皮)三分(小便不利倍之) 当归(切,焙)一两(若疼倍之)

【用法】上为细散。每服方寸匕,温酒下,日三次,夜二次。

【主治】痈疽。

33187 托里生肌汤(《顾氏医径》卷六)

【组成】洋参 石斛 丹参 川芎 川贝 黄耆 归身 白芍 茺蔚子

【主治】乳漏漏脓。

33188 托里生肌散(《圣惠》卷六十二)

【异名】芎䓖散(《圣济总录》卷一三〇)、生肌散(《普济方》卷二八九)。

【组成】芎䓖二两 黄耆一两(剉) 白芷半两 赤芍药一两 桂心三分 人参半两(去芦头) 丁香半两 当归一两

【用法】上为散。每服二钱,食前以粥饮调下。

【功用】《圣济总录》:托里生肌。

【主治】❶《圣惠》:发背溃后,脓水不绝。❷《圣济总录》:痈疽,久冷不愈。

33189 托里玄参散

《外科精义》卷下。即《圣济总录》卷一三〇"内托散"。见该条。

33190 托里地脉散(《卫济宝书》卷下)

【组成】当归 地蜈蚣 赤芍药 甘草各一两

【用法】上为细末。每服二钱,温酒调下。

【主治】痈疡。

33191 托里当归汤(《外科精义》卷下引何君五方)

【组成】当归 黄耆 人参 熟地 川芎 芍药 甘草(炙) 柴胡各等分

【用法】上为粗末。每服五钱,水一盏,煎至六分,去滓,食前温服。

【主治】痈疽、瘰疬、流注、乳痈、下疳,诸疮气血俱虚,毒气入腹者及妇人诸疮,经候不调。

❶《外科精义》:诸疮毒气入腹。❷《外科发挥》:溃疡气血俱虚发热,及瘰疬、流注、乳痈,不问肿溃。❸《外科枢要》:妇人诸疮,经候不调,小便频数,大便不实。❹《杏苑》:下疳注干,脓水交流,寒热头疼。❺《杂病源流犀烛》:腹痛。

33192 托里回生散(《片玉痘疹》卷十)

【组成】黄耆 当归 连翘 甘草 官桂 人屎(烧过) 大力子

【用法】水煎服。

【主治】痘疮破而无水,便干枯者。

33193 托里回阳汤

《保婴撮要》卷十五。为《外科枢要》卷四"回阳汤"之

异名。见该条。

33194 托里冲和汤(《保婴撮要》卷十五)

【组成】人参二钱 黄耆三钱 白术(炒) 陈皮 当归各一钱 甘草(炒)五分

【用法】水煎,徐徐服。

【主治】疮疡属半阴半阳,似溃非溃,似肿非肿,因元气虚弱,失于补托所致。

33195 托里抑青汤

《医学入门》卷八。为《外科枢要》卷四"托里益青汤"之异名。见该条。

33196 托里护心丸(《文堂集验方》卷四)

【组成】白矾一两二钱 黄蜡一两 雄黄一两二钱 朱砂六钱(水飞) 琥珀一钱

【用法】上为细末,先将黄蜡化开,入药末和匀,须众手为丸,如梧桐子大。每服三十丸,白滚水送下,一日三次。

【功用】消肿,止痛。可免口舌生疮,黑烂。

【主治】痈疽毒症,不问阴阳。

33197 托里护心散

《奇效良方》卷五十四。为《本事》卷六"内托散"之异名。见该条。

33198 托里护心散

《明医指掌》卷八。为《玉机微义》卷十五"托里散"之异名。见该条。

33199 托里连翘散(《普济方》卷二八五)

【组成】柏叶半两(干者) 黄耆一两(炙) 萱草根半两 乳香一分(研) 甘草半两 连翘半两

【用法】上为末。每服一钱,温酒或米饮下,不拘时候。

【主治】痈疽。

33200 托里快斑汤(《痘疹心法》卷二十二)

【组成】当归 黄耆 川芎 木香 青皮 牛蒡子 紫草 连翘 木通 防风 桂枝 蝉蜕

【用法】上剉细,加淡竹叶十片,水煎,温服,不拘时候。

【主治】痘起发迟,热而不出及痂后发热者。

33201 托里快斑汤

《片玉痘疹》卷八。为《万氏家抄方》卷六"托里散"之异名。见该条。

33202 托里完趾汤(《外科医镜》)

【组成】人参二钱 黄耆五钱(生) 远志三钱(去心) 金银花一两 茯苓三钱 牛膝三钱 钗石斛三钱

【用法】水煎服。

【主治】足趾疔毒已溃。

33203 托里败毒散(《广笔记》卷三)

【组成】绵黄耆(盐水炒)三钱(或五钱,或八钱,或一两) 甘草节(水炙)二钱(可加至四五钱) 赤芍药二钱 金银花三钱 茜草(江西出,细如灯芯者佳)三钱 何首乌(鲜者)五钱 真白僵蚕(炙,研)六分 白及二钱五分 皂角刺一钱 贝母(去心)二钱 栝楼根三钱 穿山甲(土炒,研)一钱 鼠黏子(炒,研)一钱 蝉蜕(去翅爪)一钱

【用法】先用夏枯草五两,河水五大碗,煎三碗,入前药同煎至一碗,不拘时候服。

【主治】肿毒。

【加减】阴症去后五味,加人参三钱、麦门冬五钱。

33204　托里和中汤

《医学入门》卷八。为《外科枢要》卷四"托里益中汤"之异名。见该条。

33205　托里定痛汤

《金鉴》卷六十二。为《外科正宗》卷一"托里定痛散"之异名。见该条。

33206　托里定痛散(《外科正宗》卷一)

【异名】托里定痛汤(《金鉴》卷六十二)。

【组成】归身　熟地　乳香　没药　川芎　白芍　肉桂各一钱　粟壳(泡去筋膜,蜜炒)二钱

【用法】水二钟,煎八分,随病上下,食前后服之。

【主治】痈疽溃后,血虚疼痛不可忍者。

33207　托里建中汤(《医学入门》卷八)

【组成】人参　白术　茯苓各二钱　半夏　炮姜各一钱　甘草五分

【用法】生姜、大枣为引,水煎服。

【功用】建中气。

【主治】痈疽,元气素虚,或因寒凉伤脾损胃,饮食少思,或作呕泄泻。

33208　托里建中汤(《外科正宗》卷一)

【组成】人参　白术　茯苓各二钱　半夏　炮姜各一钱　甘草五分　熟附子八分

【用法】水二钟,加煨姜三片,大枣二个,煎八分,不拘时候服。

【功用】建中气。

【主治】痈疽,元气素虚,或因寒凉伤脾损胃,饮食少思,凡食无味或作呕、泄泻。

33209　托里茯苓汤(《外科精义》卷下)

【组成】防风　桔梗　芍药　五味子　川芎　甘草　麦门冬(去心)　桂(去皮)　熟地黄各一两　当归　黄耆　茯苓各一两五钱

【用法】上为末。每服五钱,水一盏半,煎至一盏,去滓温服。

【主治】❶《外科精义》:下疳,大便软。❷《东医宝鉴·杂病篇》:痈疽溃后,脓多出内虚。

33210　托里荣卫汤

《医学发明》拔粹本。即原书人卫本卷六"内托荣卫汤"。见该条。

33211　托里复煎散(《明医指掌》卷八)

【组成】防风三两(去芦)　地骨皮二两　白茯苓二两　黄芩二两　白芍药二两　人参二两(去芦)　白术二两(炒)　黄耆二两(蜜炙)　肉桂二两　甘草二两　防己二两　当归二两　苍术一斤

【用法】先以苍术加水五升,煎至三升,去术,入前药,煎至四盏,分四次饮之。术滓还可再煎。

【功用】除湿散郁,和平胃气。

【主治】痈疽肿焮于外,根盘不深,形证在表,其脉多浮者。

33212　托里养荣汤(《痈疽神验秘方》)

【组成】人参　黄耆(炙)　当归(酒拌)　芍药(炒)　川芎　白术(炒)各一钱　五味子(研,炒)　麦门冬(去心)　甘草(炙)各五分　熟地黄(用生者,酒拌,铜锅内蒸半日)　生姜三片　大枣二个

【用法】上作一剂。用水二钟,煎至八分,食远服。

【主治】❶《痈疽神验秘方》:痈疽气血俱虚,或脓血大泄,作渴,或兼发热者。❷《外科发挥》:瘰疬、流注及一切不足之证。不作脓,或不溃,或溃后发热,或恶寒,肌肉消瘦,饮食少思,睡眠不宁,盗汗不止。

33213　托里举斑汤(《瘟疫论》卷上)

【组成】白芍　当归各一钱　升麻五分　白芷　柴胡各七分　川山甲二钱(炙黄)

【用法】生姜为引,水煎服。

【功用】《瘟疫论评注》:扶正达邪,宣透斑疹。

【主治】瘟疫发斑复大下,中气不振,斑毒内陷。

【加减】循衣摸床,撮空理线,脉渐微者,加人参一钱。

【方论选录】《医钞类编》松峰按:此方系专为下启中气不振、斑毒内陷者设,故用归、芍托里;升、柴、白芷以举斑;山甲以走窜经络,则卫气疏畅,而斑可渐出矣。

33214　托里举斑汤(《痧喉汇言》)

【组成】升麻一钱　柴胡一钱　当归二钱　白芍一钱(酒炒)　白芷一钱　山甲半钱　防风一钱半(汤泡,炒,研)　浮萍草二钱　炙甘草五分

【主治】痧疹体质单弱,不能透达者,经用透邪煎或柴归饮二汤发之,仍不焮赤者。

33215　托里透脓汤(《金鉴》卷六十三)

【组成】人参　白术(土炒)　穿山甲(炒,研)　白芷各一钱　升麻　甘草节各五分　当归二钱　生黄耆三钱　皂角刺一钱五分　青皮(炒)五分

【用法】水三钟,煎至一钟,病在上部,先饮煮酒一钟,后热服此药;病在下部,先服药,后饮酒;疮在中部,药内兑酒半钟热服。

【主治】侵脑疽,红肿高起,焮热疼痛,脓色如苍蜡,而将溃时。

33216　托里健中汤(《外科枢要》卷四)

【异名】托里温中汤(《保婴撮要》卷十五)。

【组成】人参　白术　茯苓各二钱　半夏　炮姜各一钱　炙草五分　黄耆一钱五分　肉桂三分

【用法】生姜、大枣为引,水煎服。

【主治】疮疡元气素虚,或因凉药伤胃,饮食少思,或作呕泻。

33217　托里健中汤(《保婴撮要》卷十五)

【组成】羌活三分　木香　附子(炮)　益智　丁香　沉香各三分　茴香五分　陈皮　炙甘草五分

【用法】生姜为引,水煎,徐徐服之。

【主治】疮疡,阳气虚寒,肠鸣切痛,大便溏泄,呕逆昏愦,此寒变而内陷也。

【备考】方中陈皮用量原缺。

33218　托里消毒汤(《嵩崖尊生》卷十五)

【组成】黄耆一钱半　白术一钱　茯苓八分　陈皮五分　赤芍　当归各七分　桔梗一钱　防风　荆芥　连翘　炙甘草各五分

【用法】水煎服。

【主治】痘疮十一二日,半收半敛之际。

【加减】若大便频,声不清亮,去连翘,加木香、丁香。

33219 托里消毒汤

《疡科心得集·补遗》。即《外科正宗》卷一"托里消毒散"。见该条。

33220 托里消毒饮

《回春》卷八。为《古今医鉴》卷十五"托里消毒散"之异名。见该条。

33221 托里消毒饮

《东医宝鉴·杂病篇》卷七。为《陈氏小儿痘疹方论》"托里消毒散"之异名。见该条。

33222 托里消毒饮

《喉科紫珍集》卷上。为《外科正宗》卷一"托里消毒散"之异名。见该条。

33223 托里消毒散(《陈氏小儿痘疹方论》)

【异名】消毒托里散(《医学六要》卷四)、托里消毒饮(《东医宝鉴·杂病篇》卷七)。

【组成】人参 黄芪(炒) 当归(酒洗) 川芎 芍药(炒) 白术(炒) 陈皮 茯苓各一钱 金银花 连翘 白芷各七分 甘草五分

【用法】每服三五钱,水煎服。

【功用】《外科枢要》:消肿,溃脓,生肌。

【主治】痘疹、痈疽、疮疡、时毒、大头瘟之气血虚弱者。

❶《陈氏小儿痘疹方论》:痘毒气血虚弱,不能起发、腐溃、收敛,或发寒热,肌肉不生。❷《外科枢要》:疮疡胃气虚弱,或因克伐不能溃散。❸《医学入门》:痈疽肿痛俱慢,色不甚赤。❹《医统》:时毒表里俱解,肿肉不消,欲其作脓。❺《济阴纲目》:大头瘟。

【方论选录】《删补名医方论》:参、芪、术、苓、草以益气分;归、芎、芍以滋血分;银花、白芷、连翘以解毒。

33224 托里消毒散(《伤寒全生集》卷四)

【组成】黄芪 白芷 连翘 羌活 川芎 当归尾 赤芍药 防风 桔梗 柴胡 皂角 金银花 甘草

【用法】水煎服。

【主治】伤寒发颐,有脓不消,已破或未破。

33225 托里消毒散(《古今医鉴》卷十五)

【异名】托里消毒饮(《回春》卷八)。

【组成】黄芪(盐水炒) 花粉各二钱 防风 当归(酒洗) 川芎 白芷 桔梗(炒) 厚朴(姜制) 穿山甲(炒) 皂角刺(炒)各一钱 金银花 陈皮各三钱

【用法】用水、酒各一钟,煎至七分,疮在上,食后服;在下,空心服。二帖后,只用水煎。

【功用】壮气血,固脾胃,消肿溃脓生肌。

【主治】❶《古今医鉴》:一切痈疽,六七日未消者。❷《杂病源流犀烛》:大头瘟。

33226 托里消毒散(《外科正宗》卷一)

【异名】托里消毒饮(《喉科紫珍集》卷上)、托里消毒汤(《疡科心得集·补遗》)。

【组成】人参 川芎 白芍 黄芪 当归 白术 茯苓 金银花各一钱 白芷 甘草 皂角针 桔梗各五分

【用法】水二钟,煎至八分,食远服。

【功用】消肿溃脓,去腐生肌。

【主治】痈疽已成,不得内消者。

【加减】脾弱者,去白芷,倍人参。

【宜忌】不可用内消泄气、寒凉等药,致伤脾胃为要。

【临床报道】❶脑疽、发背:《辽宁中医杂志》[1991,(6):20]用托里消毒散加减煎服,配油膏外搽,治疗脑疽、发背64例,结果全部治愈。其中治疗时间最短者15天,最长者73天。❷慢性鼻窦炎:《中国医药学报》[2001,16(6):74]用本方治疗慢性鼻窦炎126例,服药10~30天,结果:治愈30例,显效42例,有效46例,无效8例,总有效率94%。❸脾栓塞发热:《四川中医》[2008,26(3):73]用本方治疗脾栓塞发热68例,体温均超过37.5℃。结果:体温降至37℃以下36例,37.5~38℃有效28例,无效4例,总有效率达94.12%。❹溃疡性结肠炎:《安徽中医临床杂志》[2000,12(5):405]用本方加减治溃疡性结肠炎31例,结果:治愈11例,显效13例,好转5例,无改善者2例。治愈率35.5%,总有效率93.5%。

【现代研究】❶提高肝储备功能作用:《中国中西医结合杂志》[2006,26(7):616]对肝癌进行栓塞化疗后,给予托里消毒散煎剂内服,连服30天,再用吲哚菁青绿15分钟储备率(ICGR$_{15}$)来评价其作用,结果发现,治疗后 ICGR$_{15}$明显降低,显示托里消毒散能提高肝脏储备功能,表明中医外科治疗"内痈"托法去腐生新的功能用于肝癌栓塞化疗后,可以帮助去除肝脏坏死组织,促进正常肝组织的再生。❷调整免疫作用:《中国中西医结合杂志》[2001,21(10):739]在肝癌切除术前和术后第7天服用中药托里消毒散,分别检测有关免疫指标,发现术前服药后患者 CD$_3$、CD$_4$、CD$_4$/CD$_8$ 显著升高,差异有显著性($P < 0.05$);术后服药后上述指标也明显升高,差异有显著性($P < 0.01$)。此外,在肝癌切除术后,患者的肝功能指标均高于术前,经本方治疗后均显著下降。说明本方对肝癌术前和术后都能提高其细胞免疫功能,术后服药还能明显改善肝脏功能。

33227 托里消毒散(《张氏医通》卷十六)

【组成】保元汤加当归 芍药 茯苓 白术 忍冬 白芷 连翘

【主治】痈疽,痘疹,毒盛不能起发。

33228 托里消毒散(《同寿录》卷三)

【组成】黄芪(蜜炙)一钱 白术(土炒)七分 白茯苓五分 陈皮 防风 连翘各四分 白芍 当归各五分 桔梗七分 荆芥 牛蒡子 炙甘草各三分

【用法】水煎。不拘时候服。

【主治】痘十一二日,半收半敛之际。

【加减】如痘正盛时,偶然陷伏而不结痂,此中气虚而脾寒,加人参四分;如内热烦躁,热气熏蒸不结痂,当以水磨犀角汁解之。

33229 托里流气饮(《疮疡经验全书》卷一)

【组成】人参 黄芪 当归 川芎 白芍 甘草 防风 厚朴 乌药 官桂 木香

【用法】加生姜三片,大枣一枚,水煎服。

【主治】痄腮。

33230　托里流气饮（《疮疡经验全书》卷二）

【组成】人参　黄耆　当归　川芎　白芍　乌药　甘草　防风　白芷　厚朴　茯苓　紫苏　桔梗　青皮　黄芩

【用法】生姜三片,大枣一个为引,水煎服。

【主治】中发疽,受在肝经,气血不行,壅聚结成毒。

33231　托里益中汤（《外科枢要》卷四）

【异名】托里和中汤（《医学入门》卷八）、托里益黄汤（《杂病源流犀烛》卷二十八）。

【组成】人参　白术　陈皮　半夏　茯苓　炮姜各一钱　木香　炙草各五分

【用法】生姜、大枣为引,水煎服。

【主治】疮疡中气虚弱,饮食少思,或疮不消散,或溃而不敛。

33232　托里益气汤（《医学入门》卷八）

【组成】白术二钱　人参　茯苓　贝母　陈皮　香附　芍药　当归　熟地各一钱　桔梗　甘草各五分

【用法】水煎服。

【主治】痈肿硬,肉色不变,或晡热,或溃而不敛,并一切血气内症。

【加减】如口干,加五味子、麦门冬;寒热往来,加柴胡、地骨皮;脓清,加黄耆;脓多,加川芎;肌肉迟生,加白蔹、肉桂。

33233　托里益气汤（《古方汇精》卷四）

【组成】净银花　玄参各二钱　人中黄五钱　鲜芦根八钱　土黄耆(饭锅蒸熟)三钱　柴胡　升麻各四分

【用法】照服二剂。再接服生地益阴煎和参术和脾饮。

【主治】小儿痘浆不足。

33234　托里益青汤（《外科枢要》卷四）

【异名】托里抑青汤（《医学入门》卷八）。

【组成】人参　白术　茯苓　半夏各一钱　芍药　柴胡各五分　陈皮一钱　甘草五分

【用法】生姜、大枣为引,水煎服。

【主治】疮疡脾土虚弱,肝木所侮,以致饮食少思,或胸膈不利。

33235　托里益黄汤（《外科枢要》卷四）

【组成】人参　白术　陈皮　茯苓　半夏各一两　炮姜　丁香　炙草各五分

【用法】生姜、大枣为引,水煎服。

【主治】疮疡脾土虚寒,水反侮土,以致饮食少思,或呕吐泄泻。

33236　托里益黄汤（《医学入门》卷八）

【组成】人参　白术　半夏　陈皮　川芎　香附　山栀　苍术各一钱　甘草五分

【用法】生姜、大枣为引,水煎服。

【主治】痈疽脾胃虚寒,水侮土,以致饮食少思,或呕吐泄泻;兼治痈疽六郁所伤,中气虚弱。

33237　托里益黄汤

《杂病源流犀烛》卷二十八。为《外科枢要》卷四"托里益中汤"之异名。见该条。

33238　托里黄耆汤

《圣济总录》卷一三〇。为《鬼遗》卷三"内补黄耆汤"之异名。见该条。

33239　托里黄耆汤（《圣济总录》卷一三一）

【组成】绵黄耆(去芦,蜜炙)十两　甘草一两(炙)

【用法】上锉,如麻豆大。每服五钱匕,水二盏,煎五七沸,去滓,温热随意服,不拘时候。

【主治】❶《圣济总录》:诸疮肿发渴。❷《玉机微义》:诸疮脉虚。

33240　托里黄耆汤（《普济方》卷二八四）

【组成】栝楼　黄耆各半两　甘草(炙)二钱

【用法】上作两服。每服水一盏半,酒半盏,煎至一盏,去滓温服。

【功用】定痛,去毒。

【主治】痈疽发背、发髭、发鬓、发眉、发脑;妇人乳痈。

【加减】如已作脓,加皂角刺少许。

33241　托里黄耆汤

《医学正传》卷六。即《兰室秘藏》卷下"黄耆肉桂柴胡酒煎汤"。见该条。

33242　托里黄耆汤（《准绳·疡医》卷二）

【组成】黄耆(炒)六钱　甘草(炙)　栝楼根各一钱

【用法】水二钟,煎至八分,频服之。加人参一钱尤妙。

【主治】痈疽大渴,发热,或泻,或小便如淋。

33243　托里黄耆散（《御药院方》卷十）

【组成】人参半两　白术　茯苓　芍药　桔梗各一两　黄耆二两　甘草半两

【用法】上为粗末。每服三钱,水一盏,煎至七分,去滓稍热服,不拘时候。

【主治】口干微热。

33244　托里排脓汤（《金鉴》卷六十四）

【组成】当归　白芍(酒炒)　人参　白术(土炒)　茯苓　连翘(去心)　金银花　浙贝母(去心)各一钱　生黄耆二钱　陈皮八分　肉桂六分　桔梗(胸之上加)一钱　牛膝(下部加)八分　白芷(顶之上加)五分　甘草四分　生姜一片

【用法】水三钟,煎至一钟,食远温服。

【功用】排脓消肿。

【主治】鱼尾毒脓将成。

33245　托里排脓汤（《梅氏验方新编》七集）

【组成】生耆二钱　人参　炙术　当归　炒芍　银花　连翘　茯苓　陈皮　贝母各一钱　白芷　桔梗各一钱半　桂心　甘草各五分

【主治】痈疽初溃。

【备考】《性病》本方用法:加生姜一片,水三钟,煎至一钟,食远温服。

33246　托里排脓散（《圣惠》卷六十一）

【异名】木香散（《圣济总录》卷一三〇）。

【组成】木香一分　黄耆三分(锉)　白蔹一分　占斯一分　芎藭一分　当归一分(锉,微炒)　细辛一分　桔梗一分(去芦头)　赤芍药一分　槟榔一分　败酱一分　甘草一分(炙微赤,锉)　桂心一分　羌活一分　白芷一分

【用法】上为细散。每服一钱,食前甘草酒调下。

【主治】痈疽,一切疮肿。

33247　托里清中汤（《外科枢要》卷四）

【组成】人参　白术　陈皮　茯苓各一钱　半夏八分　桔梗七分　甘草五分

【用法】生姜、大枣为引，水煎服。

【主治】疮疡，脾胃虚弱，痰气不清，饮食少思。

【备考】《保婴撮要》有柴胡。

33248　托里清中汤（《外科正宗》卷一）

【组成】人参　白术　桔梗　陈皮　半夏　茯苓各一钱　麦门冬　五味子　甘草各五分

【用法】水二钟，加生姜三片，大枣二个，煎八分，食远服。

【主治】痈疽脾胃虚弱，咳嗽，痰气不清，饮食少思。

33249　托里清肝散（《保婴撮要》卷十四）

【组成】人参　黄耆（炒）　当归　川芎　芍药（炒）　白术　茯苓　金银花　白芷（炒）　甘草（炒）　连翘　柴胡各七分　山栀四分

【用法】每服二三钱，水煎服。

【主治】小儿囊痈，肿痛数日不止，欲作脓。

33250　托里清补汤（《痘科辨要》卷四）

【组成】人参　黄耆　当归　川芎　厚朴　防风　桔梗　白芍　白芷　木香　牛蒡子　地丁　黄芩（酒炒）　甘草

【用法】水煎，温服。

【主治】痘疮气虚毒壅者。

33251　托里越鞠汤（《外科枢要》卷四）

【组成】人参　白术各二钱　陈皮　半夏各一钱　山栀　川芎　香附　苍术各七分　炙草五分

【用法】生姜、大枣为引，水煎服。

【主治】痈疽六郁所伤，脾胃虚弱及木侮土，或呕或泄；小儿疮疡。❶《外科枢要》：疮疡六郁所伤，脾胃虚弱，饮食少思。❷《保婴撮要》：乳母郁怒，肝脾内热，致儿患疮疡。❸《医学入门》：痈疽脾胃虚寒，木侮土，或呕或泄。

【备考】《保婴撮要》本方用法：婴儿、乳母并服。

33252　托里温中汤（《卫生宝鉴》卷十三）

【异名】托里温中散（《医林纂要》卷十）。

【组成】沉香　丁香　益智仁　茴香　陈皮各一钱　木香一钱半　甘草（炙）二钱　羌活　干姜（炮）三钱　黑附子（炮，去皮脐）四钱　生姜五片

【用法】上㕮咀，作一服。水三盏，煎至一盏，去滓温服。

【主治】❶《卫生宝鉴》：疮为寒变而内陷者，脓出清稀，皮肤凉，心下痞满，肠鸣切痛，大便微溏，食则呕逆，气短促，呃逆不绝，不得安卧，时发昏愦。❷《外科枢要》：疮疡脓溃，元气虚寒，或因克伐胃气脱陷。

【宜忌】忌一切冷物。

【方论选录】《内经》云：寒淫于内，治以辛热，佐以苦温。故以附子、干姜大辛热，温中外，发阳气，自里之表，故以为君；羌活味苦辛温，透关节；炙甘草甘温，补脾胃，行经络，通血脉；胃寒则呕吐，呃逆不下食，益智仁、丁香、沉香大辛热，以散寒为佐；疮气内攻，气聚而为满，木香、茴香、陈皮

苦辛温，治痞散满为使也。

33253　托里温中汤

《保婴撮要》卷十五。为《外科枢要》卷四"托里健中汤"之异名。见该条。

33254　托里温中汤（《外科正宗》卷一）

【组成】白术　茯苓　木香　丁香各五分　半夏　陈皮　羌活　益智　干姜（炮）　人参　白蔻　甘草各一钱　附子二钱　生姜三片　大枣一个

【用法】水二钟，煎至八分，不拘时候服。

【主治】痈疽阳弱阴寒，脉虚身冷；或疮为寒变，反致不疼；或脓水清稀，心下痞满，肠鸣腹痛，大便微溏，食则气短，呕逆不得安卧，时发昏愦者。

【备考】《疡医大全》有半夏。

33255　托里温中散

《医林纂要》卷十。为《卫生宝鉴》卷十三"托里温中汤"之异名。见该条。

33256　托里温经汤（《卫生宝鉴》卷十三）

【组成】人参（去芦）　苍术各一钱　白芍药　甘草（炙）各一钱半　白芷　当归身　麻黄（去根节）各二钱　防风（去芦）　葛根各三钱　新升麻四钱

【用法】上㕮咀。每服一两重，水三盏，先煎麻黄令沸，去沫，再下余药同煎至一盏，去滓，大温服讫，卧于暖处，以绵衣覆之，得汗而散。

【主治】❶《卫生宝鉴》：寒覆皮毛，郁遏经络，不得伸越，热伏荣中，聚而为赤肿，痛不可忍，恶寒发热，或相引肢体疼痛。❷《疡科选粹》：痈疽脉浮紧，按之洪缓，牙关紧急，涕唾稠黏，饮食难下。

【方论选录】麻黄苦温，发之者也，故以为君；防风辛温，散之者也，升麻苦辛，葛根甘平，解肌出汗，专治阳明经中之邪，故以为臣；香白芷，当归身辛温，以和血散滞，苍术苦甘温，体轻浮，力雄壮，能泄肤腠间湿热，人参、甘草甘温，白芍药酸微寒，调中益气，使托其里，故以为佐。

33257　托里解毒汤（《万氏女科》卷二）

【组成】川芎　当归　黄芩　白芷　连翘　花粉　金银花　甘草节各一钱　青皮五分　皂刺七个

【主治】疮毒、乳痈。

【加减】如背上、臀上生者，去青皮，加葛根、升麻各一钱；胸前、两颊生者，去白芷，加柴胡、胆草、栀仁（炒）各一钱；肩膊、腋下生者，去青皮，加陈皮、桔梗、桑白皮、天冬各一钱；胯内、阴旁生者，去白芷，倍青皮；手足、掌内生者，去白芷、青皮、花粉、加黄连、黄柏、木通各一钱。

33258　托里解毒汤（《寿世保元》卷九）

【组成】当归一钱五分　赤芍一钱五分　川芎　生地黄　连翘　黄芩　防风各一钱　黄连（酒炒）二钱　荆芥穗七分　苦参（酒炒）　羌活　薏苡仁各一钱　皂角子十个　防己一钱　木瓜五分　生甘草二分　土茯苓一两（湿者四两）

【用法】上剉。水二碗，煎一碗，温服，滓再煎服。宜服二十帖，每帖煎三次，一日服一帖。外用千里光明汤频频洗浴。

【主治】杨梅疮。手足心皮枯似白鹅掌风，皮后筋骨

疼痛。

【加减】虚弱人,加人参一钱;自生者,加黄柏一钱,牛膝一钱,独活一钱。

33259 托里解毒汤《验方新编》卷十一）

【组成】银花三钱 当归五钱 生耆二钱 花粉 连翘 黄芩 赤芍各一钱半 大黄 牡蛎 生甘草各一钱 枳壳八分 皂刺五分（已破者不用）

【用法】水煎服。

【主治】一切红肿疮毒。

33260 托里解毒汤《顾氏医径》卷五）

【组成】升麻 生耆 银花 蝉衣 紫草 葛根 炙草 绿豆 马勃 红花

【主治】痘到灌浆,毒返内攻,颗陷浆枯而腹痛者。

33261 托骨大黄散

《伤科汇纂》卷八。为《苏沈良方》卷十引《灵苑方》"大黄散"之异名。见该条。

33262 托痘花蛇散（方出《幼幼新书》卷十八引《王氏手集》,名见《本草纲目》卷四十三）

【组成】白花蛇（连骨）一两（慢火炙令干,勿令焦）大丁香二十一粒

【用法】上为末。大人每服一大钱,小儿半钱,以水解淡酒调下。移时身上发热,其疮顿出红活。

【主治】大人、小儿疮子倒靥。

33263 托里金银地丁散《奇效良方》卷五十四）

【组成】金银花 黄连 当归 紫花地丁 赤芍药 黄耆 人参 甘草节 桔梗 大黄各半两 乳香 白檀香 没药 连翘各三钱 子芩 栀子仁 玄参各二钱 麦门冬（去心） 前胡 甘草（蜜炙）各一两

【用法】上㕮咀。每服五钱,水一盏,酒一盏,煎至八分,去滓,随病上下温服。

【主治】诸恶疮,肿毒疼痛。

33264 托里排脓生犀散

《准绳·疡医》卷一。即《本事》卷六"生犀散"。见该条。

33265 托里排脓消毒散《普济方》卷四〇五）

【组成】大黄 当归 枳壳 桔梗 天花粉 绵头漏芦 甘草各等分

【用法】上为末。每服一钱,热服。

【主治】婴孩痈疮。

【宜忌】如体虚则不可服。

33266 托里救苦神应丸《医学纲目》卷十九引《得效》）

【组成】川乌附（去皮脐,生用）一两 乌头五两 当归（酒浸一宿） 没药 白芷 陈皮 甘草节各一两 蝉蜕（水洗）半两 大皂角七挺（去皮弦子） 姜黄一两半

【用法】上用皂角敲碎,水四大碗,煎至二大碗,滤去滓,用汁一同煮乌头、川乌,候乌头烂为度,擂如泥,其余诸药,却另为末,和乌头泥为丸,如梧桐子大。每服六十丸,饥饱皆用薄荷汤送下。

【主治】蟠蛇疬,多生肩项,或赤或白,或沉或浮,初生如豆,久似核,年月浸久,其大如梅,或如鸡卵,排行成列,或生二三,或生六七;流注疬,初生在项,破后脓注四肢,遍体

结毒,如梅李状,不疗自破,孔窍相穿,寒热疼痛,或流脓汁。

【备考】《医统》有生地黄,无川乌附。

33267 托毒清热安胎汤《会约》卷二十）

【组成】当归 川芎 白芍 桔梗 甘草 柴胡 前胡 防风 荆芥 白芷 干葛 紫草 白术 条黄芩各一钱

【用法】水煎服。

【功用】托表安胎。

【主治】孕妇麻痘初热。

扫

33268 扫云丹《解围元薮》卷四）

【组成】草乌（末）

【用法】生姜捣汁调,麻布包擦,自愈。

【主治】大麻风遍身发麻不可忍。

33269 扫气汤《辨证录》卷九）

【组成】黄连三钱 玄参三两 沙参一两 当归一两 麦冬一两 丹皮一两 瓜蒌二钱

【用法】水煎服。一剂心火降,大便即通,不必二剂。

【主治】大便闭结,舌下无津,胸前出汗,手足冰冷,烦闷发躁,大眦红赤。

【方论选录】此方用黄连以直解其心中之热。然徒用黄连,不益之玄参,则黄连虽寒而性燥,火虽解而大肠之燥如故也,得玄参之润,以助勤黄连,则浮游之火不特尽除,且润以去燥,不啻如夏热之时,忽得大雨,既去火炎,又沾优渥也。至于沙参生阴,当归生血,麦冬凉肺,丹皮凉肾,无非断四路之氛,使其不来助心中之焰。加入瓜蒌,使火存于心者,尽随濡润之药下降而消灭之也。火灭水生,则大肠之炎氛顿扫,欲不通得乎? 所以一剂而奏功也。

33270 扫风丸《中医外伤科学》）

【组成】大风子1.75千克 苡仁240克 荆芥240克 苦参 白蒺藜 小胡麻 苍耳子 防风各120克 白花蛇30克 苍术 白附子 桂枝 当归 秦艽 白芷 草乌 威灵仙 川芎 钩藤 木瓜 菟丝子 肉桂 天麻 川牛膝 何首乌 千年健 青礞石（制） 川乌 知母 栀子各60克

【用法】上为细末,水为小丸,干燥后待用。成人初用6克,一日二次。三天后如无呕吐、恶心等反应,可每次加1.5克,至第八天后,一日服三次。

【功用】祛风,利湿,杀虫。

【主治】初期轻型麻风。

33271 扫风汤《辨证录》卷二）

【组成】荆芥五钱 防风三钱 半夏三钱 陈皮一钱 天花粉一钱五分 茯苓三钱 黄芩二钱 苏叶一钱

【用法】水煎服。一剂而狂定,二剂而痰消,三剂而斑化,疮疬亦寻愈矣。

【主治】真中风,正邪相搏,一时猝倒,口吐痰涎,发狂号叫,自坐自起,自立自行,目不识人,身中发斑,数日后变成疮疬者。

33272 扫虫汤《辨证录》卷七）

【组成】人参五钱 白术一两 大黄三钱 白薇三钱

百部三钱　甘草一钱　乌梅一个

【用法】水煎服。一剂大泻虫尽出矣，不必二剂。服此药后，用四君子汤调理而安。

【主治】面黄体瘦，善食易饥，不食则痛，日以为常，一旦大泻，连虫而下，如团如结，血裹脓包。

33273　扫虫散

《外科证治全书》卷一。为《外科全生集》卷四"扫雪散"之异名。见该条。

33274　扫虫煎（《景岳全书》卷五十一）

【组成】青皮一钱　小茴香(炒)一钱　槟榔　乌药各一钱半　细榧肉三钱(敲碎)　吴茱萸一钱　乌梅二个　甘草八分　朱砂　雄黄各五分

【用法】上药各为极细末，将前八味，用水一钟半，煎八分，去滓，随入后二味，再煎三四沸，搅匀，徐徐服之。

【主治】❶《景岳全书》：诸虫上攻，胸腹作痛。❷《古方汇精》：目无精光，面色灰白，肌肤消瘦，颊时火晕，胸胁作痛，肚腹搅胀，饮食易饿，饿时痛甚，得食稍止，唇焦口燥，上腭有白点。

33275　扫虫煎（《仙拈集》卷二）

【组成】陈皮　半夏　茯苓　枳实　槟榔各一钱　使君子肉一钱半　干姜(炮)　花椒各五分　苦楝根皮(去粗皮)三钱　乌梅三个

【用法】水煎，露一宿，次日五更空心服，先吃白糖数口后服药。凡打虫，俱要上半个月服药。

【主治】一切诸虫。

33276　扫红煎（《产科发蒙》卷四）

【组成】甘菊花　黄连各一钱半　防风　荆芥　白芷各三钱　红花　当归各一钱　芒消二钱　白矾五分

【用法】上煎汤，先熏后洗。

【主治】诸般眼患，红肿痛烂。

33277　扫疬丹（《洞天奥旨》卷十）

【组成】苍术三钱　熟地一两　玄参一两　苍耳子三钱　车前子二钱　金银花二两　薏仁五钱

【用法】水煎服。二十余剂必愈。

【主治】大麻风。头面身体先见红点斑纹，流水成疮，发眉堕落，遍身腐烂臭秽。

33278　扫毒丸（《医林纂要》卷十）

【组成】玄参　青黛　赤茯苓　赤芍药　黄芩　白蒺藜　荆芥　防风　生地黄　木通　桔梗　朱砂各等分

【用法】炼蜜为丸，如芡实大。每服一丸至五丸，量儿大小，用薄荷汤送下。

【主治】小儿麻痘余毒，遍体生疮者。

33279　扫胃汤（《辨证录》卷五）

【组成】石膏　甘菊花各二钱　青蒿五钱　茯苓三钱　甘草一钱　陈皮三分　柴胡五分　厚朴一钱　槟榔八分

【用法】水煎服。

【主治】春温。热留阳明，伤风发潮热，大便溏，小便利，胸膈满。

33280　扫疥散（《准绳·疡医》卷五）

【组成】大黄　蛇床子　黄连　金毛狗脊　黄柏　苦参各五钱(同为极细末)　硫黄　水银(茶末杀之)各四钱

雄黄　黄丹各二钱五分　轻粉一钱　大风子(去壳)　木鳖子(去壳)各五钱

【用法】上为细散。用生猪脂调，洗浴后搽疮上。此药宜晒合之，不见火。

【主治】诸疥疮，热疮，遍身疮疖。

33281　扫雪散（《外科全生集》卷四）

【异名】扫虫散(《外科证治全书》卷一)。

【组成】独核肥皂(分开，去核，以洋糖填入)　巴豆仁(每片加二粒半)

【用法】将皂仍旧合好，扎紧泥裹，入火煅，取出，去泥，研细，加入轻粉、槟榔末各八分，再研，剃头后，以滚灰汤洗，以香油调敷，至愈乃止。

【主治】❶《外科全生集》：癞痫疮。❷《外科证治全书》：秃疮。初起小者如豆，大者如钱，其痒难堪，挠破出水，结白脓痂，日久延蔓成片，发尽根绝，此症多系胎毒。

33282　扫雪膏（《回春》卷八）

【组成】松树厚皮(烧灰)三两　黄丹(水飞)一两　寒水石(细研)一两　枯矾　黄连　大黄各五钱　白胶香(熬，飞顽石上)二两　轻粉一分

【用法】上为细末，熟熬。油调，敷疮上，须先洗净疮痂后敷药。

【主治】小儿秃疮。

33283　扫痛丸（《普济方》卷六十八引《经验方》）

【组成】川乌半两(炮)　鹤虱一两(焙干)　良姜一两(以青盐炒半两)

【用法】上为末。风牙痛，刀上炒盐，同前药擦；蛀牙痛，白梅肉同前药丸塞之。

【主治】风蚛牙疼，引太阳穴痛。

33284　扫雾丹（《眼科秘诀》卷一）

【异名】开疆扫雾丹

【组成】丹头一钱(兔脑炉甘石一两，要上等雪白、轻者方佳，火精石一两，捶为细末，以水合之如泥，作一饼，如无火精石，用混元球煅之，或用煅元灵丹药汁淬之。将甘石打作小块，包入精石内，外再用黄泥包之，待干，入百眼炉内煅之，红透取出，待冷听用，去泥，取甘石入乳钵内，擂极细，用水飞过三五次，有微粗再飞过，以不刺牙为妙，晒干为丹头)　冰片(必上好四六者)二分五厘　真麝香一分五厘　熊胆三分五厘　蕤仁三分(去油尽)

【用法】上擂万遍，以瓷罐贮之。日点三次，内服揭障丹，外敷冲翳散，再用本方点七八十次。极重者，半月有验矣。

【主治】一切翳膜障眼。

33285　扫霞散（《遵生八笺》卷十八引《魏斗蓬点眼方》）

【组成】炉甘石一两(销银罐打火，以童便淬七次，烧七次，以罐盛，埋入土，出火毒九日)　石燕子三钱(以醋淬七次，同上埋法)　硇砂一钱(乳汁制)　硼砂二钱　飞丹五钱　黄连三钱　乳香三钱　没药三钱　熊胆二钱　冰片六分　麝香六分　珍珠三钱　珊瑚三钱　血竭二钱　归须三钱五分　石蟹二钱　轻粉二钱五分　白丁香三钱

【主治】眼目症。

【加减】如要去翳，加磁石五分，海螵蛸五分。

33286　扫翳散（《普济方》卷七十一）

【组成】防风　羌活　川芎　甘草　蒺藜　决明子各半两　柴胡　玄参各二两　白芷　荆芥　瞿麦　木贼　木通　赤芍　栀子　生地　天花粉　夏枯草　薄荷　谷精草各一两　五灵脂　甘菊花　蝉蜕　白皮　大黄各七钱半

【用法】上㕮咀。每服四钱，水一盏半，煎至八分，去滓，食后服。

【主治】眼赤肿痛，瘀肉攀睛，视物茫茫；及时行红眼暴发者。

33287　扫瘰丸《北京市中药成方选集》

【组成】当归五钱　川芎五钱　白芍五钱　生地五钱　栀子(炒)五钱　连翘五钱　滑石五钱　黄连二钱　柴胡三钱　木通三钱　芦荟三钱　银花三钱　甘草三钱　泽泻四钱　防风四钱　黄芩四钱　麦冬四钱

【用法】上为细末，过罗，每六两九钱细粉，兑薄荷冰二钱，混合均匀，炼蜜为丸，重三钱，蜡皮封固。每服一丸，温开水送下，一日二次。

【功用】和肝调血，清热利湿。

【主治】妇人肝郁气滞，湿热下注，阴门刺痒，各种瘰证。

33288　扫癞丹（方出《千金》卷二十二，名见《洞天奥旨》卷十六）

【组成】莨菪子(烧末)

【用法】敷之。

【主治】恶疮，十年不愈似癞者。

33289　扫癞丹（《辨证录》卷十三）

【组成】黄耆三两　当归　金银花各二两　白术　茯苓　麦门冬　白芍药　熟地黄　玄参各一两　山茱萸　川芎各五钱　生甘草　荆芥　天花粉各三钱　防风二钱

【用法】水煎服。二剂而皮色即润，又服二剂而干燥解，连服十剂痊愈。

【功用】补气血，消湿散热。

【主治】遍身发癞，皮厚而生疮，血出而如疥，或痛或痒，或干或湿，如虫非虫。

33290　扫云开光散（《玉案》卷三）

【组成】炉甘石二两(水漂净，火煅，童便浸五次)　海螵蛸(去粗壳)　明硼砂　乳香　没药(箬焙，去油)　麝香　东丹各六钱　血竭三钱　朱砂二钱　珍珠二两

【用法】上药各为极细末。以人乳点大小眼眦。

【主治】一切翳障，并时气热眼。

33291　扫涎立效丹

《白喉全生集》。为《医方类聚》卷七十四引《济生续方》"白矾散"之异名。见该条。

33292　扫尽曹家百万兵（《外科方外奇方》卷三）

【组成】大风子肉二两　枯矾四两　樟脑三钱　蛇蜕五分(烧存性)　蜂房五个(烧存性)

【用法】上为末，入柏油四两，水银五钱，同捣成膏。

【主治】脓窠黄水痒痛，疥癣诸疮。

扬

33293　扬肺利湿汤（《辨证录》卷七）

【组成】桔梗三钱　天花粉二钱　白术五钱　茯苓五钱　桑白皮三钱　茵陈三钱　猪苓二钱　黄芩五分

【用法】水煎服。一剂鼻塞通，二剂咽干润，三剂口淡除，四剂小水大利，十剂头面之黄尽散。

【功用】宣通肺气，健脾胃，开腠理，生津液。

【主治】肺疸。鼻塞不通，头面俱黄，口淡咽干，小水不利。

【方论选录】此方开腠理而生津液，则肺金有润燥之功。合之茯苓、茵陈、花粉、白术则土气大旺，金气亦扬，清肃令行，而膀胱之壅热立通，小便利而黄色乌能独有哉？

邪

33294　邪滞双解散（《古方汇精》卷三）

【组成】川芎六分　当归　建曲　夏曲　炒苍术各一钱五分　枯谷芽　炒白芍　藿香叶各一钱　云苓　丹参各二钱　大生地三钱(炙)　葱八分　煨黑姜一钱

【用法】二剂后，疟来已正，方内加升麻、炙柴胡各四分，生、熟首乌各一钱五分，投二剂可止，如未止，再投二剂，接服休疟饮与八珍汤，相间服之，可期渐愈。

【主治】产后疟。

【加减】肢冷，加桂枝尖木三分。

过

33295　过气丸（《朱氏集验方》卷四）

【组成】大蒜五枚(剥去皮，碎)　附子一枚(去脐，切作块)　赤小豆(拣)五两(上三味，同于砂锅内，用水五升，煮干为度，只取附子为末，余不用，却入后药)　白花商陆根半两　沉香二钱　木香三钱　车前子三钱半

【用法】上药同苡仁末煮糊为丸，如梧桐子大。每服五十丸，空心薏苡仁汤送下，一日三次。

【主治】脾胃气虚，肾水流溢，四肢作肿。

33296　过关散（《普济方》卷四○三）

【组成】山栀子仁　车前子　木通　甘草　瞿麦　赤茯苓　人参　滑石各一分　大黄一钱　扁蓄半两(取嫩枝叶)

【用法】上为末。入灯心草略煎四五沸服。

【功用】通心经。

【主治】婴孩斑疮、水痘，心躁发渴及小便赤色，口舌生疮。

33297　过夜消（《仙拈集》卷二）

【组成】冰片　牛黄各一分　硼砂八分　雄黄八分　孩儿茶八分　山豆根二钱　胆矾三分　陈霜梅(去核)三个

【用法】上为末，次将霜梅捣烂，入药和匀为丸，如龙眼大。临卧含口中，过夜即消。

【主治】一切喉证。

33298　过期饮（《准绳·女科》卷一）

【组成】熟地黄　白芍药　当归　香附各二钱　川芎一钱　红花七分　桃仁泥六分　蓬莪术　木通各五分　甘草　肉桂各四分

【用法】水二钟，煎一钟，食前温服。

【功用】补血行气。

【主治】血虚气滞之经水过期不行。

【备考】《金鉴》有木香。

33299　过期饮（《医略六书》卷二十七）

【组成】熟地五钱　当归三钱　白芍（酒炒）一钱五分　川芎一钱　肉桂一钱（去皮）　炮姜一钱　附子一钱　香附（酒炒）二钱　艾叶（酒炒）一钱

【用法】水煎，去滓温服。

【主治】经候过期，不孕，脉迟涩者。

【方论选录】熟地补血，以滋血室；当归养血，以荣经脉；川芎行冲脉之血；白芍敛任脉之阴；附子补火御寒；肉桂温经通闭；香附解郁调经；炮姜温中逐冷；艾叶理血气以暖子宫也；水煎温服，使伏寒解散，则血室滋荣而子宫温暖，何有经行涩少来迟不孕之患哉！

33300　过街笑（《回春》卷五）

【组成】木香一钱　麝香三厘

【用法】上为末。吹鼻，右边吹左鼻，左边吹右鼻。令病人手上下和之。

【主治】闪腰痛。

33301　过街笑

《外科全生集》卷四。为原书同卷"刻欢丸"之异名。见该条。

至

33302　至仁丹（《辨证录》卷二）

【组成】人参一两　白术一两　黄耆一两　茯苓三钱　半夏三钱　肉桂二钱　薏仁三钱　甘草一钱

【用法】水煎服。

【主治】中气。身未猝倒，而右手不仁，言语謇涩，口中流沫。

【方论选录】此证是气虚，可不急补其气乎！补气而右手不仁随补随效也。气虚者，未有不脾胃寒也。脾胃既寒，难以立化水谷，不变精而变痰矣。故气虚者痰盛，痰即欺气之虚而作祟，上达心而旁及手足，故身欲仆而手足不仁，口吐涎沫耳。乃用参、耆以补气，复用苓、术以健土，治湿则痰无可藏之经；更加半夏、薏仁以逐其已成之痰，则未成之痰涎，又安能再化哉？犹恐脾胃久寒，一时难以建功，增入肉桂，以补其命门之火，则火自生土。土旺而气自郁蒸，气有根蒂，脏腑无非生气，而经络皮肉，何至有不通之患哉！

33303　至仁汤（《辨证录》卷二）

【组成】白术　黄耆　白芍　天花粉各三钱　茯苓五钱　车前子一钱　防风五分　甘草五分　肉桂三分　益智仁五分

【用法】水煎服。

【主治】卒中之后，手足流注疼痛，久之则麻痹不仁，难以屈伸。

33304　至圣丸（《圣济总录》卷十）

【组成】附子（炮裂，去皮脐）　牛膝（去苗，酒浸，焙干）　海桐皮（剉）　肉苁蓉（酒浸，切，焙）　防风（去叉）　萆薢　狗脊（黑者，去毛）　黄耆（剉）　蒺藜子（沙苑者，

炒）　茴香子（舶上者，炒）　威灵仙　续断　木香各一两　骨碎补四两　木鳖子（去壳）二两　乳香（研）　没药（研）各半两

【用法】上药除研者外，为细末，再同和匀，以酒煮面糊为丸，如梧桐子大。每服二十丸，空心嚼，木瓜酒送下。

【主治】风气身体疼痛，筋脉拘急，手足痠麻，睡卧多涎及丹田虚冷。

33305　至圣丸（《圣济总录》卷一四一）

【组成】臭橘一百枚（去核瓤，剉）　枳壳（去瓤，剉）半斤　黄连（去须）五两

【用法】上药用麸五升，同于银石器内慢火炒令麸黑为度，于地上去火毒，不用麸，将药为细末；用皂子一百枚去黄，以水一升，于银石器内煮令熟烂如膏，与前药末同拌为丸，如梧桐子大。每服二十丸，温米饮下，不拘时候一日三次。

【主治】一切痔疾。

33306　至圣丸（《圣济总录》一七三）

【组成】使君子（去壳）二十枚　肉豆蔻（去壳）一枚　丁香　陈曲（炒）　雄黄（研）　熊胆（研）各一钱　麝香（研）半钱　诃黎勒皮一分

【用法】上为末，白面糊为丸，如绿豆大。每服十丸，乳食前米饮送下。

【主治】小儿疳痢，腹胀肌瘦，泄泻不止。

33307　至圣丸（《幼幼新书》卷二十九引《吉氏家传》）

【组成】厚朴（去皮，姜制）　黄柏（略去皮，以鸡子白涂，炙黄熟，如干再上）　当归（酒浸）各等分。

【用法】上为细末，炼蜜为丸，如梧桐子大，小儿细丸。每服四十丸加减，厚朴汤送下。

【主治】小儿五色痢。

33308　至圣丸（《杨氏家藏方》卷十八）

【组成】木香　胡黄连　黄连（去须，微炒）　陈橘皮（去白）　龙胆草（去苗，焙）各一两　五灵脂二两　川楝子（去核）半两　芜荑仁二钱半（炒，别研）　蟾酥半钱（别研）　芦荟二钱（别研）

【用法】上为细末，煮面糊为丸，如黍米大。每服二十丸，温米饮送下，不拘时候。

【功用】杀虫，长肌肉。

【主治】小儿五疳黄瘦，食不生肌。

33309　至圣丸（《普济方》卷三八三）

【组成】丁香　青皮各一钱　木香　紫厚朴（制）　橘红　使君子（焙）　肉豆蔻（湿纸裹煨）各二钱

【用法】上为末，神曲糊为丸，如麻子大。每服七丸，食前米汤送下。

【主治】小儿冷疳，不时泄泻，虚汗不止。

33310　至圣丹

《局方》卷十为《博济》卷四"至圣青金丹"之异名。见该条。

33311　至圣丹（《纲目拾遗》卷五）

【组成】鸦胆子

【用法】用小铁锤轻敲其壳，壳破肉出，其大如米，敲碎者不用，专取全仁用之。三五岁儿二十余粒，十余岁者三

十多粒,大人则四十九粒,取大圆肉包之,小儿一包三粒,大人一包七粒,紧包,空腹吞下,以饭食压之,使其下行。

【主治】冷痢久泻,百方无验者。

【宜忌】服时忌荤酒三日,戒鸭肉一月。

【方论选录】虚人冷积致痢,其积日久,渐至下坠,竟至大肠下口直肠上口交界之处,有小曲折隐匿于此,为肠秽最深之处,药所不到之地。证则乍轻乍重,或愈或发,便则乍红乍白,或硬或溏,总无一定,任是神丹,分毫无济,盖积不在腹内,而在大肠之下,诸药至此,性力已过,尽成粃糠,安能去此沉匿之积?所以冷痢,有至三五年十数年不愈者,由此故也。古方用巴豆为丸下之者,第恐久病人虚,未敢轻用;今以至捷至稳鸦胆子一味治之,更藉此圆肉包裹,可以直至大肠之下也。

33312　至圣丹(《家庭治病新书》)

【组成】全蝎十六只　蝉退　天麻　制白附子　辰砂　僵蚕　制南星各一钱　麝香五分　防风二钱

【用法】上为细末,蜜为丸,金箔为衣。

【主治】小儿吐泻或久痢后,胃虚脾慢,四肢口鼻气冷,沉困不醒者。

33313　至圣汤(《普济方》卷三二七)

【组成】当归　芍药　干姜　莪茂　桂心　地黄　蒲黄(炒)各半两　黑豆(炒去皮)一两

【用法】上为细末。每服二钱,空心热酒送下。

【主治】妇人血气,产前产后百疾。

33314　至圣散(《元和纪用经》)

【异名】夺命散(《幼幼新书》卷九引《谭氏殊圣》)。

【组成】紧小干蝎四十九枚(每一蝎,以四叶薄荷包合,绵线系之,火炙焦去线)

【用法】上为末。金银汤调三豆许大,三岁倍之,量大小加至半匕;以麝香、牛黄少许调服益佳。

【主治】❶《元和纪用经》:小儿阴阳痫,手足抽掣,病后虚风,百种惊生恶证。❷《幼幼新书》引《谭氏殊圣》:小儿急慢惊风,牙关紧急,眼睛上视,胃中胀,时发气。

33315　至圣散(《幼幼新书》卷二十六引赵舍人方)

【组成】白蚬壳(泥中多年,色白圆小)　蜜陀僧(同蚬壳煅)各一两　无名异半两

【用法】上为细末,入麝半钱研,盐汤温浆水洗,掺药,膏药盖。不五七次即生肥肉,生六分止,不然,疮瘢高大。

【主治】疳疮年深见骨,或干或湿。

【备考】本方方名,人卫本作"至宝散"。

33316　至圣散(《魏氏家藏方》卷二)

【组成】香白芷一斤(生判)　甘草半斤

【用法】上为细末。每服五钱,水一盏半,加枣子一枚,生姜五片,连须葱白三寸,煎至八分,热服。用衣被盖覆,约行五六里,更进一服。汗出即愈。

【主治】一切时行伤寒,不问阴阳,不拘轻重,孕妇皆可服之。

33317　至圣散(《直指小儿》卷二)

【组成】全蝎尾(去毒)二十一个　晚蚕蛾　天浆子　白附子(炮)各五钱　辰砂(水飞)一分　麝香一分

【用法】上为极细末。用薄荷煎汤,入酒二三滴调化,不拘时服。

【主治】婴孩小儿中风痓病,昏闷不醒。

33318　至圣散(《活幼心书》卷下)

【组成】枇杷叶(净刷去叶后毛,剉碎)二两　半夏(㕮咀净者)四两

【用法】上用生姜四两重,切作绿豆大,拌匀,酿一宿,慢火炒令微焦色,以皮纸盛,于地上候冷。每服二钱,水一盏,煎七分,去滓,空心少与缓投;或入诸药内同煎服,亦效。

【主治】老幼暴吐,服药不止者。

33319　至圣散(《普济方》卷三六三)

【组成】黄连五个(水洗)　干铜绿半两(研)　生白矾半两(研)　腻粉一钱　麝香一钱(研)　乳香一钱(研)

【用法】上将黄连捣为末,罗过,冲入其余五味拌匀。每用少许,汤泡澄上,乘热洗之。

【主治】小儿眼赤烂。

33320　至圣散

《普济方》卷三六七。为《卫生总微》卷六"通圣散"之异名。见该条。

33321　至圣膏(《圣济总录》卷一三〇)

【组成】夜合花白皮　蒴藋　大黄　当归　白蔹　槐白皮　白芷　细辛(去苗叶)　杏仁　天麻　芎劳　槐枝　柳枝　败龟　虎骨　附子(去皮脐)各半两　乳香(细研)一两　麝香(细研)二钱　砒霜(细研)半分　自然铜(细研)一分　腻粉(研)半分　牛黄(细研)二钱　定粉(研)半两　铅丹十二两　清油二斤半

【用法】上药除研药丹粉外,细剉,先熬油令沸,次下诸药,煎候白芷赤黑。以绵绞去滓再煎,下丹,柳篦搅,候变黑色,滴水中成珠,软硬得所,次下乳香等研药,更搅令匀,以瓷合盛。发背、鱼脐、瘰疬,并以膏贴,一日二次。以愈为度。

【主治】一切疮疖肿毒。

33322　至圣膏(《卫生总微》卷五)

【组成】朱砂一分(水飞)　天南星(腊月牛胆制)半两　铁粉一分(水研)　蝎梢十四个　续随子(去皮)四十九个　脑麝各少许

【用法】上为细末,炼蜜为丸,如绿豆大。每服一丸,薄荷温汤化下,不拘时候。

【主治】急惊发搐,手拳紧,多睡啼叫,烦热膈实。

【加减】如涎多,加轻粉半钱。

33323　至圣膏(《外科精要》卷下)

【异名】汤火至圣膏(《景岳全书》卷六十四)。

【组成】鸡子黄

【用法】置银石器内熬油,调胡粉敷之。

【主治】汤火疮。

33324　至灵散(方出《肘后方》卷四,名见《普济方》卷二十四)

【组成】面

【用法】熬面令微香,捣服方寸匕。得大麦生面益佳,无面以糜亦得。

【主治】食过饱烦闷,但欲卧而腹胀。

【备考】《普济方》用曲熬令香黄为末,大麦蘖亦佳。

33325　至灵散(《圣济总录》卷十六)

【异名】透顶散(《杨氏家藏方》卷二)、细辛散(《朱氏集验方》卷九)。

【组成】雄黄(研) 细辛(去苗叶,为末)各等分

【用法】上为末。每服一字,左边疼搐入右鼻,右边痛搐入左鼻。

【主治】偏头痛。

【备考】《杨氏家藏方》本方用细辛一两,雄黄半两。

33326 至灵散(《杏苑》卷八)

【组成】土茯苓二两 白花蛇三分 防风 荆芥 薄荷 金银花 皂角刺 牙皂 白鲜皮 当归 五加皮 地骨皮 川芎 薏苡仁 人参 黄芩 牛膝 木通 甘草

【用法】上㕮咀。水煎熟,空心服。

【主治】杨梅疮。

【宜忌】忌一切发物。

33327 至妙丹

《圣济总录》卷三十五。为《普济方》卷二○引《王氏传信方》"至妙疟丹"之异名。见该条。

33328 至明膏(《御药院方》卷十)

【组成】黄连一两(剉) 当归二钱(剉) 蕤仁(去皮)一钱 龙脑一钱 南硼砂一钱 青盐一字

【用法】将前三味用水一大碗,浸一时辰,慢火熬至半碗,澄滤去滓,入白蜜半两,再看汤煮成膏,重绵滤过,出火毒。后三味,研极细,与前药一处同研令匀。每用黄米粒大,或一绿豆许,每日点一次,两眼各点一筋。

【主治】眼暴赤疼痛,泪出眵多,热气上攻,视物昏花。

33329 至宝丸(《圣惠》卷八十五)

【组成】金银箔各五十片(细研) 川升麻一两 子芩一两 犀角屑一两 蛜蝌三枚(去翅足,微炒) 栀子仁一两 龙齿二两(细研) 铁粉二两(细研) 麦门冬一两半(去心,焙) 川大黄一两(剉碎,微炒) 朱砂一两(细研,水飞过)

【用法】上为末,入研了药,同研令匀,炼蜜为丸,如麻子大。每服五丸,煎竹叶汤研下。

【主治】小儿惊痫,频发不定。

33330 至宝丸(《直指小儿》卷一)

【组成】螺青半两 京墨四钱 巴豆(去油)一钱 北五灵脂二钱半 轻粉 脑各半钱 使君子十四个(连壳煨取肉) 麝一字 飞白面三钱

【用法】上为末,水为丸,如梧桐子大。每服一丸,水研送下。

【主治】小儿惊风痰热。

33331 至宝丸(《回春》卷七)

【组成】真阿魏二钱 芦荟 天竺黄 胡黄连 雄黄 川山甲(炒) 沉香 白草乌(泡) 硇砂 没药各二分

【用法】上为极细末,用好酒和成一块,入铜锅内,再入酒半茶钟,文火熬成膏,量可丸时取出为丸,如豌豆大。十岁以上,服二丸,临卧时服,黄酒送下。待其自然汗出,三日服一次,重者,五七服;轻者,二三服,热即退,块亦消。

【主治】癖疾发热。

【备考】如服后热不止,可后服金花丸;如羸弱不进食者,可先服平胃散。

33332 至宝丸(《慈幼新书》卷首)

【组成】真金华香附一斤四两(择大而毛净者,童便浸三日,捣碎,晒干,为末,用马料黑豆数升,煮浓汁拌晒三次,复以人乳拌晒一次,磨为末,用十二两) 熟地黄三两 当归 杜仲(盐水炒)各二两 川芎 人参 白茯苓 牡丹皮 延胡索 滴乳香 没药(二味瓦上焙去油,研) 赤石脂(细腻黏唇者,火煅醋淬)各一两 白术 白芍各一两五钱 鹿角胶(牡蛎粉炒成珠,去粉)四两

【用法】上药为末,炼蜜为丸,如弹子大。每早空心服一丸,白汤送下。

【功用】调经止带,安胎补虚。

【主治】胎前一切症。

33333 至宝丸(《仙拈集》卷四)

【组成】牛角 羊角 穿山甲(三味用湿纸裹煨焦,净末)各二两 皂刺三钱 生大黄十二两

【用法】上为末。每服五钱,陈酒送下。间二日,再一服,至重三服全愈。

【主治】杨梅疮。

【备考】大便时,须于空地以土掩之,恐恶气染人。本方名至宝丸,据剂型当作"至宝散"或"至宝丹"。

33334 至宝丹(《灵苑方》引郑感方,见《苏沈良方》卷五

【异名】至宝膏(《幼幼新书》卷八)。

【组成】生乌犀 生玳瑁 琥珀 朱砂 雄黄各一两 牛黄一分 龙脑一分 麝香一分 安息香一两半(酒浸,重汤煮令化,滤去滓,约取一两净) 金银箔各五十片

【用法】上为丸,如皂角子大。每服一丸,人参汤送下,小儿量减;血病,生姜、小便化下。

【功用】《方剂学》:清热开窍,化浊解毒。

【主治】❶《灵苑方》引郑感方:心热血凝,心胆虚弱,喜惊多涎,眠中惊魇,小儿惊热,女子忧劳,血滞血厥,产后心虚怔忪。❷《局方》:卒中急风不语,中恶气绝,中诸物毒暗风,中热疫毒,阴阳二毒,山岚瘴气毒,蛊毒水毒,产后血晕,口鼻血出,恶血攻心,烦躁气喘,吐逆,难产闷乱,死胎不下。又疗心肺积热,伏热呕吐,邪气攻心,大肠风秘,神魂恍惚,头目昏眩,睡眠不安,唇口干燥,伤寒狂语。又疗小儿诸痫,急惊心热,卒中客忤,不得眠睡,烦躁风涎搐搦。

【方论选录】❶《古方选注》:至宝丹,治心脏神昏,从表透里之方也。犀角、牛黄、玳瑁、琥珀以有灵之品,内通心窍;朱砂、雄黄、金银箔以重坠之药,安镇心神;佐以龙脑、麝香、安息香搜剔幽隐诸窍。李杲曰:牛黄、脑、麝入骨髓,透肌肤。故热入心包络,舌绛神昏者,以此丹入寒凉汤药中用之,能祛阴起阳,立展神明,有非他药之可及。若病起头痛,而后神昏不语者,此肝虚魂升于顶,当用牡蛎救逆以降之,又非至宝丹所能苏也。❷《阎氏小儿方论笺正》:此方清热镇怯,定魄安神,凡肝胆火炎,冲击犯脑,非此不可,洄溪所云必备之药也。方下所谓诸痫急惊,卒中客忤,烦躁不眠,及伤寒狂语等症,方后所谓卒中不语云云,无一非脑神经之病,投以是丸,皆有捷效,名以至宝,允无惭色。

【临床报道】高热神昏:《浙江中医药》[1979,(7):259]一患者,高热40℃,突陷昏迷,头汗如淋,四肢瘛疭,呼

吸喘促,两目对光反射迟钝,瞳孔散大,角膜混浊,舌苔黄燥,质淡红,脉细数。辨证为暑热挟秽浊之邪蒙蔽心包,肺失清肃,肝风煽动,拟清暑宣肺之剂:用至宝丹一粒合鲜竹沥60克,石菖蒲、六一散各9克,郁金、川贝、麦门冬各6克,扁豆花12克,远志4.5克,鲜芦根30克,金银花18克,浓煎鼻饲,三天后改为至宝丹2粒,同时应用抗菌素、脱水剂等西药治疗,至第六天后神识转清,身热减轻。

【备考】本方改为散剂,犀角改用水牛角浓缩粉,不用金银箔,名"局方至宝散"(见《中国药典》)。《局方》本方用法:将生犀、玳瑁为细末,入余药研匀,将安息香膏重汤煮凝成后,入诸药中和搜成剂,盛不津器中,并旋丸如梧桐子大。每用三丸至五丸,疗小儿诸痫急惊心热,每二岁儿服二丸,均用人参汤化下。

33335 至宝丹(《圣济总录》卷四十三)

【组成】生犀角(镑) 生玳瑁(镑) 琥珀(研) 丹砂(研) 雄黄(研)各一两 牛黄半两(与上二味各研匀) 安息香一两半(酒浸,重汤煮令化,滤去滓,约取一两,净研如膏)

【用法】上七味,内六味捣研为末,以安息香膏为丸,如皂荚子大。每服一丸,人参汤送下。小儿量度加减。

【主治】心热胆虚,喜惊多涎,梦中惊魇,小儿惊热,女子忧劳血厥,产后心虚怔忪等疾。

33336 至宝丹(《圣济总录》卷一〇〇)

【组成】玳瑁(镑) 雄黄(研) 丹砂(研) 安息香(酒化,重汤熬成煎) 白芥子各一两

【用法】上五味,除安息香外,捣研为末,以安息香煎丸,如绿豆大。每服十丸,温酒研下。

【功用】解一切毒。

【主治】中恶鬼注。

33337 至宝丹(《卫生宝鉴》卷八)

【组成】辰砂 生犀 玳瑁 雄黄 琥珀 人参各五两 牛黄二两半 麝香 龙脑各一两二钱半 天南星二两半(水煮软,切片) 银箔二百五十片(入药) 金箔二百五十片(半入药,半为衣) 安息香五两(用酒半升,熬成膏) 龙齿二两(水飞)

【用法】上为末,用安息香膏,重汤煮炀搜剂,旋丸如梧桐子大。每服三丸至五丸,小儿一两丸,人参汤送下。

【主治】❶《卫生宝鉴》:风中脏。❷《普济方》:卒中风,急不语,中恶气,卒中诸物毒,暗风,卒中热疫毒,阴阳二毒、岚瘴毒,误中水毒,产后血晕,口鼻血出,恶血攻心,若烦躁、心肺积热,霍乱吐利,风注转筋,大肠风涩,神魂恍惚,头目昏眩,眠睡不安,唇口焦干,伤寒狂语,小儿急惊风,热卒中,皮瘆痒客忤不得眠睡,烦躁惊风搐搦。

33338 至宝丹(《普济方》卷一一六引《经效济世方》)

【组成】草乌头一斤(用大豆二升,盐四两,入砂锅内煮三复时,令乌头极烂为度,其豆取出埋土中一尺,以乌头入木臼内捣三百杵,拍作饼子焙干)

【用法】上为细末,酒面糊为丸,如梧桐子大。每服二十丸至三十丸,空心,食前温酒或盐汤送下。

【主治】诸风。

33339 至宝丹(《准绳·幼科》卷六)

【异名】戌粮至宝丹(《痘疹仁端录》卷十四)

【组成】戌腹粮(即将大米净室与犬食饱,取其粪中米洗净)

【用法】上药炙干研细,每一两入麝香一二分。

【主治】❶《准绳·幼科》:痘疮黑陷倒靥,干枯不起者。❷《张氏医通》:痘疮脾胃虚寒,肢冷不食,伏陷不起。

【备考】《张氏医通》:以生糯米与黄色雄狗饱食,取矢中米淘净,炙干研细,每两入麝香三分,随证用温补脾胃药或独参、保元送下。

33340 至宝丹(《慈幼新书》卷一)

【组成】滑石六两 甘草 木香 陈皮 莪术 三棱各一两 茯神 白术 山药 远志 青皮各一两五钱 甘松五钱 益智仁七钱五分 麝香一钱五分(一方有人参一两)

【用法】蜜为丸,如芡实大,朱砂为衣。灯心汤调化服。

【主治】小儿胎热,生后气急喘满,眼闭或目赤,眼胞浮肿,精困呵欠,呢呢作声,遍体壮热,小便赤,大便涩,时复惊烦。

【备考】此即时下所常用秘方也。不论内伤外感,变蒸寒热,一切治之。予谓此药,唯蒸症相宜,次则郁热伏暑神剂。小儿夏月,宜多服之。补而不滞,泻而不偏,殊有妙用。

33341 至宝丹(《何氏济生论·附录》卷八)

【组成】人参一钱 白茯苓二钱 广木香五分 砂仁三钱 朱砂一钱 远志二钱 桔梗(炒)二钱 滑石一两二钱 香附(炒)一两 甘草一两四钱(炙去皮) 蓬莪四钱 黄耆(炙)二钱 山药二钱 甘松(水洗晒)三钱 山楂二两 益智仁(去壳)三钱

【用法】炼蜜为丸,如龙眼大。每服一丸。小儿外感风寒,内伤饮食,发热头痛,惊悸咳嗽,气粗面赤,无汗,姜、葱汤热服;伤风夹惊,发热咳嗽,面青夜啼,停滞作泄,小便不清,呕吐作渴,肚腹膨胀,灯心、姜汤服;疟疾,葱、姜、桃头汤空心服;出汗、盗汗,灯心、浮麦汤下;腹痛,乌梅、姜汤下。

【主治】小儿外感风寒,内伤饮食,发热头疼,惊悸咳嗽,气粗面赤;或呕吐泄泻,腹胀腹痛及疟疾盗汗。

33342 至宝丹(《嵩崖尊生》卷九)

【组成】木香 沉香 狗宝各三钱 硼砂二钱 雄黄一钱五分 朱砂一钱五分 鸦片一钱 冰片 麝香各五分 牛黄一钱 金箔四十张

【用法】上为末,用射干四两,煎汁为丸,如稀,加蒲黄末同和,每丸三分,金箔为衣。服时用梨一块,挖一孔入丸一粒,临卧连丸化服。

【主治】膈气痰火重者。

33343 至宝丹(《眼科阐微》卷三)

【组成】当归 生地 白芍各五钱 栀子 黄连 薄荷 白菊花各一钱五分 防风 白芷 荆芥 黄芩 连翘各二钱 细辛一钱

上用砂锅水煎,去滓,再熬汁一茶钟,入蜜五钱,熬成膏,调后细药为锭子,或为小丸子。

炉甘石一两(煅红,入黄连水淬,飞过) 冰片 熊胆各三分 琥珀(生研) 象牙(煅) 珍珠 乳香 没药(去

油)各四分　真麝香一分五厘

先将后八味共为细末,后入炉甘石同研极细,用前膏调成小丸子。

【用法】点时将药一粒,净水在手掌和匀,用银簪或骨簪点药两眼角。暴发过三日,点一次即好。风火烂眼等症,点三晚即愈,云翳点好为度。

【主治】风火流泪、红烂、云翳、肿胀、疼痛。

33344　至宝丹(《奇方类编》卷下)

【组成】川乌二钱　草乌二钱(同川乌酒浸,剥去皮,面包煨热,取净肉用)　穿山甲二钱(炒)　胆矾二钱　乳香(去油)三钱　没药(去油)三钱　蝉退(去头足)三钱　全蝎(石灰水洗,去头足尾,瓦上焙干)三钱　熊胆三钱　铜绿(水飞)三钱　荆芥穗(去肉)三钱　僵蚕三钱　血竭三钱　雄黄三钱　牙皂(去皮,酥炙)二钱　信二钱(用豆腐一块,厚二寸,中挖一孔,纳信于孔中,以豆腐盖信,酒煮三个时辰)　蜈蚣五条(大者,酒蒸去头足,瓦焙小者用)　麝香七分　朱砂七钱(水飞,一半入药,一半为衣)。

【用法】上为细末,面糊为丸,重四分一粒,以黄蜡为壳。临用时,葱头三寸,生姜三片,用黄酒煎一小钟,将药化开送下,随量饮醉。盖被出汗,二三服即愈。

【主治】一切痈疽,肿毒,对口背疽,乳痈。

33345　至宝丹(《金鉴》卷五十一)

【组成】麻黄　防风　荆芥　薄荷　当归　赤芍　大黄　芒消　川芎　黄芩　桔梗　连翘(去心)　白术(土炒)　栀子　石膏(煅)　甘草(生)　滑石　全蝎(去毒)　细辛　天麻　白附子　羌活　僵蚕(炒)　川连　独活　黄柏各等分

【用法】上为细末,炼蜜为丸,每丸重五分。量儿大小与之,生姜汤化下。

【主治】急惊风属风火郁生风者。

33346　至宝丹(《一盘珠》卷九)

【组成】旱米饭一碗

【用法】将米饭炒成黑色,煎水半碗,徐徐饮之。

【主治】痘疹泄泻不止。

33347　至宝丹(《活人方》卷七)

【组成】西牛黄五分　麝香五分　全蝎七分(去尖、酒洗、焙燥)　白僵蚕七分(取直者焙燥)　朱砂一钱(飞细)真佛金十张

【用法】共乳细无声,入瓷瓶塞固。大人每服七厘,老弱半分,小儿三厘,用陈胆星七分,南星七分,半夏七分,天麻七分,橘红七分,枳壳七分,防风七分,防己七分,川芎七分,当归七分,麻黄七分,薄荷七分,木通七分,甘草七分,生姜二片,大枣二枚,赤金首饰一事,水煎浓汁,不拘时候,调前末药温服。取微汗;如无汗,以余汁热服催之。

【主治】男妇小儿,风痰入于包络,则心神失守,不省人事;凝滞脏腑,则气道不通,痰瘀喘急,二便秘结,阻塞经络,则口眼㖞斜,手足搐搦,肢体振掉,或因惊触,或由恼怒,或从心肾不交,虚火冲虐,或产后血脱,阴火妄行,卒然暴中及癫痫狂躁。

33348　至宝丹(《仙拈集》卷一)

【组成】牛胆黄六分　琥珀　乳香　没药各三分　珍珠四分　天竺黄一钱四分　生矾　枯矾　雄黄　青鱼胆白粉霜(即白降丹)各五分　麝香分半　白砒(用人粪尖黄土各和匀包砒,碳火炼,秽气尽为度,打开用砒)五分

【用法】上为末和匀,陈年老米打糊为丸,如绿豆大,晒干,密收瓷器,勿走药气。壮者服五丸,弱者三丸,白滚水送下,不拘时候。

【功用】清痰涎,凉胸膈,开关进食。

【主治】噎膈反胃。

【宜忌】忌酒色、生冷、油腥。

33349　至宝丹(《仙拈集》卷三)

【组成】鹿茸一两(酥油炙脆)　大石燕一对(重六七钱者,真米醋浸一日夜,再以姜汁浸透)　熟地　苁蓉各六钱　穿山甲(烧酒浸一日夜,晒干,酥炙黄色)　枸杞　朱砂(荞面包蒸一日,去面)　附子(去皮脐,用川椒、甘草各五钱,河水煮三炷香)各五钱　天冬　琐阳(烧酒浸,焙七次)各四钱破故纸(酒浸,焙)　当归(酒浸)　紫梢花(河水漂,取出,酒焙干)　风仙花子(酒浸,焙干)　青盐(拌炒杜仲用)　海马一对(酥炙黄)　淫羊藿(剪去边,人乳浸一日夜,炙黄)各一钱半　砂仁(姜汁煮炒)　丁香(用川椒微火焙香,去椒)　地骨(水洗蜜浸)　杜仲(童便化青盐拌,炒断丝)　牛膝(酒洗)　细辛(醋浸)　甘菊(童便浸,晒)甘草(蜜炙)各二钱半

【用法】上药精制如法,各为极细末,以童便、蜜、酥油拌匀,入瓷瓶盐泥封固,重汤煮三炷香,取出露一宿,捏作一块,入银盒内按实,外以盐泥封固,晒干,再入铁铸钟铃内,其铃口向上,将铁线从鼻内十字拴定,用黑铅一二十斤熔化倾铃内,以不见泥毡为度,入灰缸水行三方,每方一两六钱,渐次挨铃,寅戊更换,上置滴水壶一把,时时滴水于内,温养三十五日,用烙铁化去铅,开盒,其药紫色,瓷罐收贮,黄腊封口,埋净土内一宿。每服一分,放手心内,以舌舐之,黄酒送下,渐加至三分为止,久服奇效。

【功用】广嗣延龄。

33350　至宝丹(《疡医大全》卷十六引《冯氏秘方》)

【组成】雄鼠骨一副(其鼠要八两以上者,越大越好,理毛,用草纸包七层,再用稻草包紧,黄泥封固,用稻糠煨熟去肉,拣出全骨,酥油炙黄,研为细末,入后药)　北细辛(洗净土,晒)　真沉香各一钱五分　破故纸(青盐水炒)白石膏(青盐水炒)　骨碎补(去净毛,蜜水炒)　全当归(酒炒)　旱莲草(酒炒)各五钱　香白芷(青盐水炒)　怀生地(酒炒)各三钱　绿升麻(焙)二钱　没石子雌雄一对(酒煮、火烘)

【用法】上为细末。同鼠骨末合在一处拌匀,用银盒或铅盒盛之。每早擦牙漱咽,久而不断。牙齿动摇者,仍可坚固,不动者永保不动,甚之少年有去牙一二,在三年以内者,竟可复生,颇小而白,久则如故,妙不可言。

【功用】牢牙固齿。

33351　至宝丹(《集验良方续补》引程琢斋方)

【异名】小牛黄丸

【组成】犀牛黄三分(另研)　天麻三钱　麝香一分(去毛净,另研)　桔梗三钱　僵蚕三钱　橘红三钱　全蝎一钱(洗淡,酒炒)　生半夏二钱　蝉衣二钱　广郁金二钱

茯神三钱　苏薄荷四钱　远志三钱(去心)　枳壳五钱　甘草一钱

【用法】上药晒研,各为细末,称准分两,和匀,共研极细,另加钩藤钩一两煎汁,再加黑砂糖五钱煎水,滤净,捣为丸,如芡实大,一料约一百五十丸,漂净朱砂为衣,外滚赤金箔三十张。

【主治】小儿一切风寒发热,痰滞停食及急惊风。

33352　至宝丹(《良方集腋》卷上)

【组成】蜗牛(即背包蜒蝣,极大者,煅)五枚　儿茶二钱　活松树皮二钱(煅存性,勿沾灰尘)　冰片七分(研)

【用法】上为细末,吹之。立效。

【主治】结毒喉烂,蒂舌落,上腭穿破。

33353　至宝丹(《温病条辨》卷一)

【组成】犀角(镑)一两　朱砂(飞)　琥珀(研)一两　玳瑁(镑)一两　牛黄五钱　麝香五钱

【用法】以安息重汤炖化,和诸药为丸一百丸,蜡护。

【主治】太阴温病,发汗过多,神昏谵语者。

【方论选录】此方会萃各种灵异,皆能补心体,通心用,除邪秽,解热结,共成拨乱反正之功。大抵安宫牛黄丸最凉,紫雪次之,至宝又次之,主治略同,而各有所长,临用对证斟酌可也。

33354　至宝丹(《治疹全书》卷下)

【组成】蛇含石(火煅醋淬末)一两　白附子(炒)　胆星(炒)　朱砂(水飞)各五钱

【用法】端午日取粽尖,同杵千下为锭。大人一钱,小人三分,灯心汤磨服。

【主治】疹后发热成疳。

33355　至宝丹(《人己良方·小儿科》引霍文林秘方)

【组成】人参五钱　木香二钱半　砂仁一两五钱　白茯苓一两五钱　香附五两(童便制)　桔梗一两　黄耆二两(蜜炙)　淮山药一两(酒蒸)　莪术二两(醋制)　甘松一两五钱(洗去泥,研末,另包)　琥珀五钱(另研)　山楂肉五钱　朱砂五钱　远志一两(制)　益智仁一两三钱　滑石六钱(水飞过)　甘草一两(蜜炙)　珍珠四钱(另研包)

【用法】上为细末,炼蜜为丸,每个重一钱。一岁服半丸,三四岁服一丸,看病深浅服之。疝气偏坠,大小茴香汤送下;大便出血,槐花、苍术汤送下;中风痰厥,不省人事,生姜汤送下;咳嗽喘急,麻黄、杏仁汤送下;小便不通,车前子汤送下;霍乱,紫苏、木瓜汤送下;夜出盗汗,浮小麦汤送下;咳嗽痰喘,陈皮汤送下;夜啼不止,灯心、姜汤送下;泄泻,炒黄色米汤送下;慢惊风,人参、白术汤送下;急惊搐搦,薄荷汤送下;痘疹不出,升麻汤送下;发热,金银薄荷汤送下;虫积,苦楝根煎水送下;伤寒挟惊发热,姜、葱汤送下;汗出为妙;停食呕吐腹胀,大便酸臭,积聚腹痛,生姜汤送下;疳症身瘦,腹大而手足细小者,陈仓米汤送下;或淋、或肿、或胀,赤白痢症,俱用陈仓米汤送下。

【功用】止渴止痢、健脾消积,退身热。

33356　至宝汤(《玉案》卷六)

【组成】天麻　胆星　白附子　陈皮各五分　僵蚕　钩藤　白术　白茯苓各三分　甘草一分

【用法】加生姜二片,不拘时煎服。

【主治】一切惊风。

33357　至宝饮(《玉案》卷四)

【组成】桃仁　当归　川芎　红花各一钱二分　乌药　苏木　青皮　大黄(酒蒸)各二钱

【用法】酒、水各一钟,煎服。

【主治】瘀血凝结,肚腹绞痛,如剜割者。

33358　至宝饮(《痘疹仁端录》卷八)

【组成】桔梗　前胡　山楂　川芎　当归　连翘　木香　茯神　红花　青皮　牛蒡　木通

【主治】初痘起胀前,肺受火毒,不因饮食而呛逆,此为干呛;痘前发热及标胀。

【加减】时呕吐者,加姜制黄连、生姜。

【备考】原书治上症,用本方加沙参、笋兜,少与柴胡、黄芩清之。

33359　至宝散

《幼幼新书》(人卫本)卷二十六。即原书同卷"至圣散"。见该条。

33360　至宝散(《杨氏家藏方》卷十七)

【组成】虎睛一对(酒浸,微炙)　牛黄(别研)　铁粉(别研)　犀角屑　白附子(炮)　天竺黄　人参(去芦头)各二钱半　青黛(细研)　朱砂(别研)　大黄各半两　细松烟墨一两(烧烟尽,地上出火毒)　龙脑一钱(别研)　麝香一分(别研)

【用法】上为细末,次入研者药,和匀。如百日儿,每服一字;周岁儿,半钱,煎葱白、薄荷汤调下。或涎盛,咽喉肿痛,更加研细龙脑半钱,煎薄荷汤调下。不拘时候。

【功用】解潮搐,清神志。

【主治】小儿气血不和,素有实热,复因外受风邪,遂致急惊,涎盛,目睛直视,身热瘈疭,大便多秘。

33361　至宝散(《玉案》卷五)

【组成】乳香五钱　麝香六分　官桂一钱

【用法】上为末,作一服。酒送下。

【主治】妊娠临产,儿凑心不下者。

33362　至宝锭(《北京市中药成方选集》)

【异名】小儿至宝锭(《全国中药成药处方集》天津方)。

【组成】橘皮五十两　山楂五十两　麦芽(炒)五十两　白附子(炙)五十两　全蝎五十两　蝉蜕五十两　天麻五十两　羌活五十两　钩藤五十两　槟榔五十两　僵蚕(炒)五十两　贝母五十两　紫苏叶五十两　薄荷五十两　藿香五十两　胆南星五十两　白芥子(炒)三十两　滑石五十两　六神曲(炒)二百两　茯苓二百两

共二十味,计一千二百八十两,共研为细末,过罗。每一百二十八两细末兑:

牛黄六钱　麝香四钱　冰片四钱　朱砂十二两　雄黄五两　琥珀三两

【用法】上为细末过罗,混和均匀,炼蜜为锭,重五分。金衣三十六开。每服一锭,每日一至三次,温开水送下。三岁以下小儿酌情递减。

【功用】祛风清热,化痰消积。

【主治】小儿停乳伤食,外感风寒,发热咳嗽,呕吐泄泻。

【宜忌】《江苏省中药成药标准暂行规定汇编》:忌食生冷、油腻之物。

33363 至宝膏

《幼幼新书》卷八。为《灵苑方》引郑感方(见《苏沈良方》卷五)"至宝丹"之异名。见该条。

33364 至真散(《理伤续断方》)

【异名】夺命散(原书)、玉真散(《本事方》卷六)、防风散(《三因方》卷七)、神助散(《杨氏家藏方》卷十四)、定风散(《卫生宝鉴》卷二十)、胡氏夺命散(《永类钤方》卷二十二)、夺命丹(《景岳全书》卷六十四)。

【组成】天南星(泡七次) 防风(去芦叉)各等分

【用法】上为末。凡破伤风病,以药敷贴疮口,即以温酒调一钱服之。如牙关紧急,以童便调二钱服,垂死心头微温,童便调二钱,并进三服。

【主治】破伤风,狂犬病。

❶《理伤续断方》:打破伤损破脑伤风头疼,角弓反张;❷《卫生宝鉴》:疯狗咬破;❸《杨氏家藏方》:金疮。

33365 至效散

《活幼口议》卷二十。为原书同卷"丹毒至效散"之异名。见该条。

33366 至慈汤(《辨证录》卷十四)

【组成】人参三分 荆芥(炒黑)三钱 生甘草一钱 柴胡一钱 当归三钱 茯苓二钱 陈皮三分 麦冬二钱 元参三钱 天花粉一钱

【用法】水煎服。十岁为准,如周岁小儿用十分之一,每岁增加可也。若十岁之外,宜加重人参,余味不必加。

【主治】小儿将出痘,身必发热,口必发渴,眼必如醉。

【方论选录】此方用柴胡、荆芥以疏通其表里,得元参以去其浮游之火,得生甘草以败其毒。妙在人参、归、冬之类俱是补气、补津之味,佐其药以充其力,使无壅闭之忧。世人治痘,一见用补,无不惊惧,谁知火毒非补万不能由内而发于外。能于补中用表散之法,何愁小儿之不尽登于寿考也。

33367 至妙疟丹(《普济方》卷二〇〇引《王氏传信方》)

【异名】至妙丹(《圣济总录》卷三十五)。

【组成】砒霜(研)半两 寒水石(研)一两

【用法】上先研砒在生铁铫内,用寒水石末丸之,以瓷碗合定,湿纸封于碗上,烧候烟出熏纸黄色即止,取出以纸衬于地上,出火毒,须臾细研为末。入研了丹砂、龙脑、麝香各半钱许和匀,汤浸炊饼为丸,如梧桐子大,以丹砂作衣。每服一丸,于未发前用井花水送下。

【主治】疟母。

【宜忌】忌吃热物一时辰,并忌食鱼、面、五果十数日。

33368 至宝锭子

《幼科指掌》卷二。为《冯氏锦囊·杂症》卷五"保婴至宝锭子"之异名。见该条。

33369 至圣一醉膏(《普济方》卷九十三引《博济》)

【组成】天麻一分 没药 黄明滴乳香各半两 附子一两(炮裂,去皮脐) 安息香一分 麻黄(去根节)四两 生脑子少许

【用法】上为细末,每服四大钱,用法酒一升,于银石器内熬成膏子后,却出分在四盏内。别用法酒,看患人吃酒多少,渐调膏子服尽为度。令枕病处卧,以衣被盖,或汗出,或似虫行,即效。次日再吃一服,手足必上举。

【主治】瘫痪风。

33370 至圣木星饮(《幼幼新书》卷十八引《赵氏家传》)

【组成】朱砂一分 郁金半两

【用法】上为细末。每用一字或二字,量儿大小入龙脑少许,以新汲水、茶脚少许,同调匀。然后刺�猪尾血滴三点子入药汁中令服。不过一二时辰,疮子出便红活,儿无他病。

【主治】小儿疮出不快。

33371 至圣太一散(《圣济总录》卷五)

【组成】犀角(镑) 仙灵脾 真珠末 滑石(研) 胡黄连 恶实(炒) 人参 地丁草(去根) 白茯苓(去皮) 蚕沙(炒) 甜消(研) 板兰根 郁金各一两 大黄(剉) 牛黄(研) 血竭(研) 木通(剉) 栀子仁 马牙消(研) 苍术(削去黑皮) 荆芥穗 芍药 延胡索 玳瑁(镑) 琥珀(研)各半两 甘草(炙)二两半

【用法】上为末。如中风不语,每用一钱匕,新水调服,如口噤即灌下。若能咳嗽,夜半当省人事;灌药四服后不咳嗽者,必不可救。卒中恶风涎不止,用白矾末半钱匕,太一散一钱匕和匀,以新水调下,慢慢灌之即活。

【主治】中风瘫缓,半身不随,口眼㖞斜,语言謇涩,形神如醉,惊悸狂言,夜卧不安;或周身麻痹,皮肤不知痛痒,四肢不举,身重如石,腰膝强硬;或筋脉拘挛瘫痪,不能行步,百关壅淤,痰涎痞滞;或卒急中恶、客忤、尸注、鬼气、邪魅、尸厥暴亡不省人事。

33372 至圣宁心丹(《诚书》卷八)

【组成】代赭石(醋煅七次) 全蝎(去毒,炒) 白附子(生) 朱砂 琥珀 南星(去皮脐,煨) 防风 乌蛇(酒浸,炙) 天麻(煨)各一钱 麝一字

【用法】上为末,饭心为丸,麦门冬汤送下。

【主治】小儿惊、风、痰、热四证。

33373 至圣宁心丹(《冯氏锦囊·杂证》卷五)

【组成】人参 防风 天麻(煨) 蝎梢(去毒) 龙脑 茯神 甘草(炙) 枣仁各一钱 朱砂(水飞)五分 麝香一字

【用法】上为极细末,白米饭心为丸,如芡实大。用去心麦门冬煎汤研化,食远服。

【功用】安神退惊,止焦啼,宁眠。

33374 至圣夺命丹(《普济方》卷三七三)

【组成】人参(去芦)五钱 白术三钱 天麻(炮)三钱 南星五钱(姜制) 全蝎(去毒)三钱 防风(去芦)三钱 羌活三钱 北细辛(去叶)三钱 独活三钱 荆芥穗三钱 茯神三钱 川乌(炒去皮)三钱 半夏(汤泡)五钱 僵蚕(炒)三钱 酸枣仁(炒) 远志肉 川芎 白附子(炒) 川白芷 桔梗(去芦) 甘草 石菖蒲各三钱 蝉蜕十四个(各制,碾为末,去土) 雄黄一钱 金箔二十片 银箔三十片 麝香一钱(上四味乳钵内研) 白茯苓(去皮)三钱

【用法】上合和令匀,姜汁面糊为丸,朱砂为衣。临用研化,金银薄荷汤送下;搐不止,鸡冠血送下。

【主治】惊风重者。急慢惊风,风痫中恶,客忤恍惚,口眼喝斜,痰壅搐搦。

33375 至圣达原丸

《全国中药成药处方集》吉林方。即《温疫论》卷上"达原饮"改为丸剂。见该条。

33376 至圣来复丹(《幼幼新书》卷九引《养生必用》)

【异名】来复丹、正一丹(《局方》卷五吴直阁增诸家名方引铁瓮城八角杜先生方)、养正丹、黑锡丹(《医宗必读》卷六)、二和丹(《杂病源流犀烛》卷四)、来复丸(《饲鹤亭集方》)。

【组成】灵脂 青皮 硫黄 消石(于瓷器内,文武火消,令匀,勿令太过,研细,慢火炒黄色) 陈皮(不去白)各二两 太阴玄精石一两

【用法】上为末,水煮面糊为丸,如梧桐子大,小儿如麻子,看大小加减服之。每服二十粒,病甚者三十粒,轻者十五粒;童稚十粒,婴儿三五粒,新生一二粒,化破,早晨粥饮送下。

【功用】《局方》吴直阁增诸家名方:补损扶虚,救阴助阳,常服和阴阳,益精神,散腰肾阴湿,止腹肋冷疼。

【主治】上盛下虚,里寒外热,身热烦躁,心腹冷痛,伏暑霍乱吐泻,冷热泻痢。❶《幼幼新书》引《养生必用》:阴阳不调,冷热相制,荣卫差错,心肾不升降,水火不交济,凡丈夫、女人、老寿、稚婴危急证候,胃气尚在者。如邪热炎上烦躁;冷气攻注疼痛;膈痞寒热不可忍;肾邪攻胁注痛,不可转动;诸霍乱吐泻,水谷汤药不住;大段吐逆,手足逆冷,脚转筋;着热烦躁,昏塞旋倒,不省人事;泻痢不问赤白冷热;非时吐逆气痞,食饮不下;小儿因惊成痫,发渴多日,变成虚风,作慢惊者。❷《局方》吴直阁增诸家名方:荣卫不交养,心肾不升降,上实下虚,气闭痰厥,心腹冷痛、脏腑虚滑,不问男女老幼危急之证,但有胃气者。❸《饲鹤亭集方》:上盛下虚,里寒外热,伏暑霍乱泄泻,中脘痞结,腹痛疝气及小儿惊风。

【备考】《局方》吴直阁增诸家名方:上用五灵脂、二橘皮为细末,次入玄精石末及前二气末拌匀,以好滴醋打糊为丸,如豌豆大。每服三十粒,空心粥饮吞下。甚者五十粒,小儿三五粒,新生婴儿一粒。小儿慢惊风或吐利不止变成虚风搐搦者,非风也,胃气欲绝故也。用五粒研碎,米饮送下。老人伏暑迷闷,紫苏汤送下。妇人产后血逆上抢闷绝,并恶露不止及赤白带下,并用醋汤送下。应诸疾不辨阴阳证者,并宜服之。

33377 至圣青金丸

《圣济总录》卷一六九。为《博济》卷四"至圣青金丹"之异名。见该条。

33378 至圣青金丹(《博济》卷四)

【异名】青金丹(《苏沈良方》卷十)、至圣丹(《局方》卷十)、至圣青金丸(《圣济总录》卷一六九)。

【组成】青黛(上细好者,研)二分 雄黄二分(研) 龙脑少许(研) 熊胆一分(用温水入化药) 胡黄连二分 麝香五分(研) 蟾酥一皂子大 水银一皂子大 铅霜

白附子二枚 芦荟一分(研) 朱砂一钱(研) 腻粉一分

【用法】上为细末后,再都入乳钵内,细研令匀,用猵猪胆一枚,取汁熬过,浸蒸饼少许为丸,如黄米大,曝干,于瓷器内收密封,或要旋取。每服二丸,各依汤使如后:小儿患惊风天钓,戴上睛眼,手足搐搦,状候多端,但取药一丸,用温水化破,滴入鼻中,令嚏喷三五遍后,眼睛自然放下,搐搦亦定,更用二丸,薄荷汤化下;久患五疳,四肢小、肚高,捋眉吃土,咬指甲,发稀疏,肚上青筋,每服二丸,粥饮送下;小儿变蒸寒热,每服二丸,薄荷汤送下,化破服;小儿久患泻痢,每服二丸,米饮送下;小儿每患疳蚘咬心,每用二丸,苦楝子煎汤送下;小儿患鼻下赤烂,口齿疳虫并口疮等,用儿孩子奶汁,研二丸,涂在患处;小儿患疳眼雀目,用白羊子肝一枚,以竹刀子批开,纳药二丸,在羊肝子内,以麻缕子缠定,用淘米泔水煮令熟,空腹吃下,仍令乳母常忌毒鱼、大蒜、鸡鸭、猪肉等。此药小儿常隔三两日吃一服,永无病,不染横夭之疾。凡有患但与服,必有功效。

【主治】小儿一十五种风疾,五般疳气,变蒸寒热,便痢枣花粪,脚细肚胀,肚上青筋,头发稀疏,多吃泥土,捋眉毛,咬指甲,四肢羸瘦,疳蚘咬心,泻痢频并,饶惊多嗽,疳蚀口鼻,赤白疮,疳眼雀目等。

【方论选录】《小儿药证直诀类证释义》:此方青黛、胡连、熊胆、蟾酥、雄黄、芦荟清热解毒;水银、腻粉、铅霜、朱砂重坠镇怯;龙脑、麝香通窍醒神;白附子祛风散寒;故以治内热疳积,天钓内风之证。

33379 至圣保元丸

《成方制剂》1册。即《北京市中药成方选集》"至圣保元丹"去麝香,加青礞石、蜈蚣、珍珠。见该条。

33380 至圣保元丹《北京市中药成方选集》

【组成】胆南星三两五钱 防风三两五钱 羌活三两五钱 茯苓二两 僵蚕(炒)二两 甘草二两 天竺黄二两 橘皮二两 麻黄二两五钱 钩藤二两五钱 薄荷二两五钱 天麻三两 猪牙皂二两五钱 全蝎四两(如活的用八十个)共为细末过罗。每三十七两五钱细末兑:琥珀二两 牛黄四钱 冰片二钱 朱砂一两六钱 麝香四钱

【用法】上药研细过罗,混和均匀,炼蜜为丸,重五分,蜡皮封固。每服一丸,日服二次,温开水送下,三岁以下小儿酌情递减。

【功用】解热镇惊,祛风化痰。

【主治】小儿感冒发烧,咳嗽痰盛,气促作喘,急热惊风,手足抽搐,项背强直。

【备考】《成方制剂》1册无麝香,有青礞石、蜈蚣、珍珠,名"至圣保元丸"。

33381 至圣保命丸(《杨氏家藏方》卷十七)

【组成】全蝎十四枚(去毒,炒) 朱砂(别研) 天麻 白附子(炮) 蝉蜕各二钱 麝香半钱(别研) 防风(去芦头) 白僵蚕(炒去丝嘴)各一钱 金箔十片(临时研入)

【用法】上为细末,用粳米饭和丸,每一两作四十丸,别用朱砂为衣。初生儿,每服半丸,乳汁化下。周岁儿,服一丸,薄荷汤化下。不拘时候。

【主治】小儿胎惊内吊,腹肚坚硬,眠睡不安,夜多啼哭及急慢惊风,目睛上视,手足抽掣,不省人事。

33382 至圣保命丹（《普济方》卷三七五引《保生集方》）

【组成】全蝎五两　南星十两　蚯蚓屎十两　朱砂一两　轻粉二钱　岸螺蛳二百个

【用法】上为末，糕糊为丸，如鸡头子大。每服一丸，用薄荷汤化下。

【主治】小儿急慢惊风。

33383 至圣保命丹（《朱氏集验方》卷六）

【组成】真麻油三两　巴豆四十九个　黄丹二两　黄蜡四两

【用法】上先将麻油同巴豆用银锅慢火熬成，色如浮炭黑色，去巴豆不用。次下黄丹煎数沸，再入黄蜡熬，令色黑，滴入水中成膏为度。每服一铤重半钱旋丸，如绿豆大。空心服，赤痢，甘草汤送下；白痢，干姜汤送下；赤白痢，干姜、甘草煎汤送下。

【主治】赤白痢，昼夜无度。

33384 至圣保命丹（《永乐大典》卷九七八引《施圆端效方》）

【组成】防风一两　白附子　天南星（炮）　白僵蚕　朱砂　雄黄　甘草（炒）各半两　麝香一字　金箔一片　全蝎十四个（去毒）

【用法】上为细末，糯米粥为丸，一两作四十丸；或炼蜜为丸，如樱桃大。每服一丸，薄荷汤化下，不拘时候。

【功用】镇心安神。

【主治】小儿一切急慢惊风，潮搐反张，涎痰壅塞；及一切风寒伤表证。

33385 至圣保命丹

《直指小儿》卷二。为《卫生总微》卷六"神授至圣保命丹"之异名。见该条。

33386 至圣保命丹（《幼科发挥》卷二）

【异名】紫金锭子。

【组成】胆星　僵蚕　白附子各一钱　全蝎十四枚　天麻　防风各一钱　辰砂（水飞）一钱半　麝香一字　珍珠五分　琥珀三分　金箔二十片

【用法】上为末，粟米为丸，分为二十锭，金箔为衣。每一锭薄荷叶煎汤磨服。

【主治】小儿惊风、客忤。

33387 至圣保命丹（《寿世保元》卷八）

【组成】南星（炮去皮，用白矾水浸一宿，再出晒干，再用生姜水浸一宿，晒干再炒）　半夏（同上制）　薄荷　青黛各一两　全蝎（去尾尖）　天麻　白附子（略炒）　僵蚕（姜汁炒）　防风　郁金　甘草各五钱　麝香少许　朱砂五钱

【用法】上为末，炼蜜为丸，朱砂为衣，如芡实大。每服一丸，灯心、薄荷汤化下。

【主治】小儿胎惊内吊，肚腹坚硬，目睛上视，手足搐搦，角弓反张，痰热咳嗽，一切急慢惊风。

33388 至圣保命丹

《杂病源流犀烛》卷十二。为《卫生宝鉴》卷八"至圣保命金丹"之异名。见该条。

33389 至圣既济丹（《普济方》卷三九五）

【组成】熟硫黄一钱　白矾（枯）二钱　半夏末二钱（姜汁浸半日，干秤）

【用法】上为末，雪膏为丸，如麻子大。每服三五十丸，温米汤送下。

【主治】小儿阴盛阳亏，脏腑虚寒，泄泻不止。

33390 至圣黑龙丹

《普济方》卷三一一。即《御药院方》卷十"至圣黑龙膏"。见该条。

33391 至圣黑龙膏（《御药院方》卷十）

【组成】米粉四两（于银器内炒成块子褐色，放冷研为细末，后入二味）　乳香（研细）　没药（研细）各半两

【用法】上为极细末。每用以好酒或醋调如膏，摊在纸花子上，贴患处。

【主治】一切筋骨损伤疼痛。

【备考】本方方名，《普济方》作"至圣黑龙丹"。

33392 至圣缠金丹（《鸡峰》卷十四）

【组成】朱砂　硇砂各一两（并研细水飞）　巴豆七十个（去皮）　黄蜡十枣大

【用法】上先熔蜡作汁，煮巴豆焦色，去巴豆不用，然后入前药二味，在蜡内搜和成剂，有患旋丸。大人豌豆许一丸，小儿绿豆许一丸，骤泄，新汲水送下；赤白痢，黄连艾汤送下；白痢，艾汤送下；赤痢，黄连汤送下。如合剂后止用金箔裹之，老人肌瘦亦可服，甚者不过再服立愈，并空心服。

【主治】赤白痢。

【宜忌】服讫，忌热物少时。

33393 至妙立消膏

《活幼口议》卷二十。为《直指》卷二十"立消膏"之异名。见该条。

33394 至妙通神丸

《普济方》卷一七五。为《圣济总录》卷七十三"通神丸"之异名。见该条。

33395 至宝三鞭丸（《成方制剂》16册）

【组成】补骨脂　沉香　覆盆子　蛤蚧　狗鞭　海狗鞭　海马　花椒　龙骨　鹿鞭　鹿茸　牛膝　人参　肉桂　桑螵蛸　蛇床子　菟丝子　阳起石　远志　炙淫羊藿

【用法】上为浓缩丸或大蜜丸。口服，浓缩丸一次8粒，大蜜丸一次1丸，一日一次，早饭前或临睡前温开水送服。

【功用】补血生精，健脑补肾。

【主治】体质虚弱，阳痿遗精，未老先衰，神经衰弱，腰背酸痛，用脑过度，贫血头晕，心脏衰弱，惊悸健忘，自汗虚汗，畏寒失眠，面色苍白，气虚食减等症。

【宜忌】忌食萝卜及生冷食物。

【备考】本方改为口服液剂，名"至宝三鞭酒"（见原书同册），又名"至宝三鞭精"（见原书18册）。

33396 至宝三鞭酒

《成方制剂》16册。即原书同册"至宝三鞭丸"改为口服液剂。见该条。

33397 至宝三鞭精

《成方制剂》18册。即原书16册"至宝三鞭丸"改为口服液剂。见该条。

【组成】黄连二两　黄柏　黄芩　大黄　生地黄　赤

芍　川椒　杏仁　白芷　桂　猪　牙皂角　当归尾各半两　葱白七根　净发一拳大　槐柳榆桑栀柏桃枝条各三钱

【用法】用真香油二斤,春浸五日,夏三、秋七、冬十日。砂锅内熬,微黑色,滤去渣,入松香四两、黄丹碾、筛净十两,用药油熬成膏,滴入水中不散,然后入下项药:乳香、没药、朴消、龙骨、枯矾、血竭各半两,轻粉、胆矾、麝香各一钱,共为细末,入膏内。用净瓷器盛顿,旋摊纸上,贴。

【主治】一切疮肿。

33398　至宝回生丹(《经验汇抄良方》)

【组成】麝香三分　公丁香　倭硫黄(豆腐制)　吴茱萸　肉桂各一钱

【用法】上为细末,用葱汁拌匀,纳入脐中,外再以暖脐膏盖贴于上,用炒蒸麸皮布包熨腹。

【主治】吐泻,手足麻木,筋疼腹痛,痰症。

【宜忌】不可误入口中。

33399　至宝灵芝酒(《成方制剂》12册)

【组成】灵芝120克　人参60克　白术100克　茯苓100克　肉桂60克　陈皮30克　当归100克　白芍100克　熟地黄150克　黄芪150克　五味子30克　远志30克　甘草30克

【用法】上制成酒剂。口服,一次50～100毫升。

【功用】补气养血,安神止喘。

【主治】气血两亏,面色苍白或萎黄,气短咳喘有痰,四肢倦怠,食欲不振,心悸怔忡,头晕目眩,病后虚弱等症。

33400　至宝金丝膏(《永类钤方》卷十一)

【组成】当归　羌活　生地黄　黄柏　秦皮　蔓荆子　川芎　黄芩　赤芍　山栀仁　宣连　大黄　细辛各等分

【用法】逐味修制,入净铜锅内,用净水浸过药寸许,煮令透,去滓,取现在浓汁,以上等结沙好蜜,与浓药汁相停和,入铜锅内,再煮令沸,以两重绵绢滤过,铜器内熬成膏如线,四季加减火色,续入没药、镜丹飞过和面,更加脑、麝,随多少尤佳。点眼;或用汤泡溶,洗亦可。

【主治】眼目暴赤客热,一切外障。

33401　至宝健脾丸(《慈幼新书》卷十)

【组成】半夏曲(炒)　枳实　山药各一两　白术二两　香附(醋炒)　山楂　藿香　黄连　厚朴(姜汁炒)　麦芽(擂粉)　神曲　萝卜子(炒)各七钱　陈皮　茯苓　白扁豆　白芍各八钱　粉草　人参各五钱　滑石(澄飞)一两五钱　砂仁　木香各三钱

【用法】炼蜜为丸,如龙眼大。每服一二丸,不拘时候。

【功用】进食消积,长肉生肌。

【主治】食积。

33402　至宝得生丹(《急救良方》)

【组成】秦归(酒炒)四两　益母草一斤　木香一钱　柴胡(醋炒)一两　川芎五钱　白芍(炒)四两

【用法】上为细末,白蜜为丸,赤金箔为衣,大者一百张。胎动不安及临产时,用黄酒服一丸,胎死腹中,用炒盐汤、童便、黄酒服;产后中风,不省人事,用薄荷汤服,面目浮肿,木瓜汤服;伤寒发热,葱头汤服;血昏,不省人事,荆芥穗汤服;气短,不思饮食,枣汤服;妇人无子,每日用黄酒服

一丸。

【主治】妊娠胎动不安,子死腹中,产后中风、伤寒,产后血晕。

33403　至效十精丹(《魏氏家藏方》卷六引王吉卿方)

【组成】人参(去芦)　沉香(不见火)　鹿茸(燎去毛,酥炙)　朱砂(别研)　琥珀(别研)　附子(炮,去皮脐)　酸枣仁(去壳,麸炒)　当归(去芦,酒浸)　菟丝子(淘净,酒浸一宿,研成饼)　柏子仁(同酸枣仁别研)各等分

【用法】上为细末,枣肉为丸,如梧桐子大。每服三十丸,空心枣汤或温酒送下,日午、临卧服。

【功用】安神定志,补养精血。

【主治】梦寐不安,睡多盗汗,体发潮热,小便白浊。

33404　至效石绿散(《普济方》卷一五六引《海上名方》)

【组成】石绿三钱(细研)　腻粉一钱半

【用法】上为末。先疏拔去腋下毛,然后以醋和药末,摩令热。

【主治】腋气,累医不退。

33405　至效独乌膏(《外科启玄》卷十一)

【组成】独活　草乌　南星　肉桂各等分

【用法】上为细末,用好米醋调敷患处,留头,纸盖,干则醋润之。

【主治】背痈疽发毒肿硬痛。

33406　至验金针散(《外科启玄》卷十一)

【组成】皂角针不拘多少(春月取,半青半黑,灰火内炮)

【用法】上为末。每服二三钱,好酒调服。取汗为验。亦分食前后疮上下用之。如疮在头顶角针用树梢上的;背痈取树身上向阳处的;如便毒悬痈取树丫内的刺,乃取象之意也。

【主治】背痈疽疮肿已破未破。

33407　至宝三鞭胶囊(《成方制剂》13册)

【组成】巴戟天　白芍　白术　补骨脂　沉香　当归　地黄　杜仲　茯苓　覆盆子　甘草　甘松　蛤蚧　狗脊　枸杞子　广狗鞭　海狗鞭　海马　何首乌　花椒　黄芪　龙骨　鹿鞭　鹿茸　牡丹皮　牛膝　芡实　人参　肉苁蓉　肉桂　桑螵蛸　山药　山茱萸　蛇床子　石菖蒲　熟地黄　菟丝子　小茴香　阳起石　淫羊藿　远志　泽泻　知母

【用法】制成胶囊剂。口服,一次2粒,一日2次。早饭前和临睡前温开水送服。

【功用】补血生精,健脑补肾。

【主治】体质虚弱,腰背酸痛,肾亏遗精,神经衰弱等症。

33408　至圣保命金丹(《卫生宝鉴》卷八)

【异名】保命金丹(《医学纲目》卷十)、至圣保命丹(《杂病源流犀烛》卷十二)。

【组成】贯众一两　生地黄七钱　大黄半两　青黛　板兰根各三钱　朱砂(研)　蒲黄　薄荷各二钱半　珠子(研)　龙脑(研)各一钱半　麝香一钱(研)　牛黄二钱半(研)

【用法】上为末,入研药和匀,炼蜜为丸,如鸡头子大,用金箔为衣。每用一丸,细嚼,茶清送下,新汲水亦得;如病

人嚼不得,用薄荷汤化下,不拘时候。

【功用】镇坠痰涎。

【主治】中风口眼㖞斜,手足弹曳,语言謇涩,四肢不举,精神昏愦,痰涎并多。

33409 至圣麝香饼子(《鸡峰》卷二十三)

【组成】天麻 玄参 地榆各半两 附子一两 白花蛇头一个 朱砂 麝香各半两

【用法】上药放于银器内,入汤更坐,重汤熬成膏,为丸,如梧桐子大,金箔为衣,捏作饼子。每服二饼,煎人参汤送下,不拘时候。

【主治】三种发痫,潮搐瘈疭,口眼相引,目睛上视,头项偃仰,口吐涎沫;及吐痢之后,肠胃俱空,气血变乱,卧不得寐,反拗多啼,令儿发惊,手足掣缩,腰背强直,精神暗钝,涎潮汗出,渐加昏塞;或老人虚风,或男子妇人虚风后风客心脾,暗不能言。

33410 至宝琥珀锭子(《直指》卷二十)

【组成】炉甘石(童便煅七次) 府丹各四两(水飞) 硼砂四钱 琥珀 硇砂 珍珠 朱砂 明矾 熊胆 轻粉 海螵蛸 净皮消 雄黄 乳香 没药各四钱 冰片五分 麝香四分

【用法】上为极细末。又用黄连、黄柏、黄芩、白蒺藜、栀子仁、谷精草、菊花各一两五钱,诃子三个,共㕮咀,滚水浸一昼夜,铜器熬成老膏;又用蜜一斤六两,熬成老膏,滴水成珠,去火为度,同前膏和匀,下前末药令匀;梨子三个取汁,通和前药成锭子。用乳汁,银簪蘸点眼内。

【主治】眼疾翳障。

33411 至圣真人全功饮(《普济方》卷一五九引《圣惠》)

【组成】款冬花二两(去梗,净炒) 罂粟壳(刮去内皮净肉,并去蒂,用蜜少许)二两 陈皮一两 甘草一两

【用法】上药微炒,为粗末。每服三钱,水一盏半,加生姜三片,乌梅二个,煎至八分,去滓,临卧服之。

【主治】久新咳嗽,痰盛气喘,肺痿瘦悴,不能坐卧,服药无效者。

【宜忌】忌咸、酸、酒、面、酢等物。

夷

33412 夷则丸(《家塾方》)

【异名】海浮石丸。

【组成】海浮石 大黄 桃仁各等分

【用法】上三味,杵筛为末,糊为丸,如梧桐子大。每服三十丸,白汤送下。不知,稍加之。

【主治】腹不满,其人言我满者。

此

33413 此君丹(《一草亭》)

【组成】淡竹壳不拘多少(用布拭去毛,烧灰存性)

【用法】每用药一钱,加麝香三五厘,同为细末。点在翳上。

【主治】目翳。

贞

33414 贞元饮(《景岳全书》卷五十一)

【异名】正元饮(《证治宝鉴》卷十引《会心录》)。

【组成】熟地黄七八钱,甚者一二两 炙甘草一二三钱 当归二三钱

【用法】水二钟,煎八分,温服。

【主治】肝肾亏损,气短似喘,呼吸急促,提不能升,咽不能降,气道噎塞,势剧垂危,脉象微细无神,若微而兼紧,尤为可畏。

【加减】如气虚脉微至极者,急加人参;如肝肾阴虚,手足厥冷,加肉桂一钱。

33415 贞元散(《准绳·幼科》卷四)

【组成】甘草 桔梗 人参 白芍药 黄耆 茯苓 木通 红花 白术 生地黄 白芷 升麻 陈皮 天花粉

【用法】加灯草,水煎服。

【功用】凉血卫脾。

【主治】小儿遍身生疮,头颈脓窠旋绕,手足关节如蛇皮缠裹,寒热不时,喷嚏不止,未愈令痘随出。

33416 贞芪扶止胶囊(《成方制剂》17册)

【组成】黄芪 女贞子

【用法】制成胶囊剂。口服,一次6粒,一日2次。

【功用】补气养阴。

【主治】久病虚损,气阴不足。配合手术、放射治疗、化学治疗,促进功能恢复。

【备考】本方改为颗粒剂,名"贞芪扶正颗粒"(见原书20册)。

当

33417 当风散(《医方类聚》卷六十五引《龙树菩萨眼论》)

【组成】龙脑 雄黄并少许 面干姜(暖水净,捣) 细辛 玄明粉 马牙消(烧)各等分

【用法】上药各修事,细绢罗过,后入乳钵中,研极细。每用时以手拨开眼敷之,又以扇子扇之,频用。

【主治】眼病冲风泪出。

33418 当术散(《产宝诸方》)

【组成】苍术不拘多少(炒黑色,为末) 当归少许

【用法】每服二钱,酒一盏,煎至七分服。

【主治】妇人产后,败血冲心。

33419 当归丸(《外台》卷七引深师方)

【组成】桔梗二分 葶苈子(熬)五分 藜芦(炙)二分 厚朴(炙)五分 杏仁五十个(去尖皮) 附子(炮)五分 桂心 人参各三分 沙参三分 特生礜石一两(烧半日)

【用法】上为末,炼蜜为丸,如梧桐子大。每服三丸,以饮送下,一日三次。稍加之。

【主治】心腹劳强,寒疝邪气往来,坚固结聚,苦寒烦悄,不得卧,夜苦汗出,大便坚,小便不利,流饮在腹中,食不生肌。

【宜忌】忌猪肉、生葱、冷水。

33420 当归丸(《千金》卷四)

【组成】当归 葶苈 附子 吴茱萸 大黄各二两 黄芩 桂心 干姜 牡丹 芎劳各一两半 细辛 秦椒 柴胡 厚朴各一两六铢 牡蒙(一方无) 甘草各一两 虻虫 水蛭各五十个

【用法】上为末,炼蜜为丸,如梧桐子大。每服十五丸,空心以酒送下,一日二次。

【主治】女人脐下癥结刺痛,如虫所啮,及如锥刀所刺,或赤白带下十二疾,腰背疼痛,月水或在月前,或在月后。

【宜忌】有胎勿服之。

33421 当归丸(《千金》卷四)

【组成】当归 芎𬞟各四两 虻虫 乌头 丹参 干漆各一两 人参 牡蛎 土瓜根 水蛭各二两 桃仁五十个

【用法】上为末,白蜜为丸,如梧桐子大。每服三丸,以酒送下,一日三次。

【主治】妇人腰腹痛,月水不通利。

33422 当归丸(《千金》卷五)

【异名】黑丸(原书同卷)、蜀椒丸(《圣济总录》卷一七七)。

【组成】当归九铢 吴茱萸(一作杏仁) 蜀椒各半两 细辛 干姜 附子各十八铢 狼毒九铢 豉七合 巴豆十个

【用法】上九味,捣八种下筛,称药末令足,研巴豆如膏,稍稍纳末,捣令相得,蜜和,桑杯盛,蒸五升米饭下,出,捣一千杵。一月儿服如黍米一丸,日一夜二。不知稍加,以知为度。

【主治】小儿胎寒腘啼,腹中痛,舌上黑,青涎下;亦治水癖。

【备考】《圣济总录》本方用法:一月儿服如黍米大一丸,早晨、晚后各一服;一岁儿两丸;三岁至五岁儿服五丸,并用米饮送下。

33423 当归丸(《千金》卷八)

【组成】当归八两 天雄六两 干姜 酸枣仁各八两 黄耆 地骨皮各七两 芎𬞟 干地黄各六两 桂心 防风 附子 白术各五两 甘草 厚朴 秦艽各四两 大枣二十个 吴茱萸五合 秦椒叶四两

【用法】上为末,炼蜜为丸,如梧桐子大。每服三十丸至四十丸,以酒送下,一日二次。

【功用】补脾安胃,调气止痛。

【主治】脾虚寒,身重不举,言音沉鼓,厉风伤痛,便利无度。

33424 当归丸(《幼幼新书》卷二十一引《婴孺方》)

【组成】当归 人参 芍药 芎各三分 甘草四分

【用法】上为末,乳汁和。先食服麻子大一丸,一日三次。未知,加之。

【主治】小儿胎寒,大便青,不能食。

33425 当归丸(《圣惠》卷五十一)

【组成】当归一两(剉,微炒) 赤茯苓三分 枳实一两(麸炒微黄) 桂心三分 川大黄半两(剉碎,微炒) 巴豆十个(去皮心,研,纸裹,压去油)

【用法】上为末,入巴豆令匀,炼蜜为丸,如小豆大。每服二丸,食前粥饮送下。以利为度。

【主治】留饮宿食,心下伏痛,四肢烦疼。

33426 当归丸(《圣惠》卷七十一)

【组成】当归一两半(剉,微炒) 鳖甲半两(涂醋,炙令黄,去裙襕) 琥珀半两 牡丹半两 桃仁一两(去皮尖双仁,麸炒微黄) 川大黄半两(剉碎,微炒) 莣蔄子半两 牛膝半两(去苗) 赤芍药半两 芎𬞟半两 桂心半两 虻虫三分(炒微黄,去翅足) 水蛭三分(炒令黄)

【用法】上为末,炼蜜为丸,如梧桐子大。每服二十丸,空心热酒送下。

【主治】妇人经络涩滞,致有瘀血在脏,结聚欲成癥块。

33427 当归丸(《圣惠》卷七十一)

【组成】当归二两(剉,微炒) 硇砂一两半(别研) 桂心一两 没药一两 蓬莪术二两

【用法】上为末,用好醋一大盏,银器内,以慢火熬硇砂成膏,入药末和丸,如梧桐子大。每服十丸,空心及晚食前醋汤送下。

【主治】妇人血气不和,心腹冷痛。

33428 当归丸(《圣惠》卷七十二)

【组成】当归二两(剉,微炒) 琥珀一两 莣蔄子一两 益母草半两 吴茱萸一两(汤浸七遍,炒令黄) 桂心一两 秦椒一两(去目及闭口者,微炒去汗) 牛膝一两(去苗) 水蛭半两(炒微黄) 芎𬞟一两 延胡索一两 没药一两

【用法】上为末,炼蜜为丸,如梧桐子大。每服十五丸,食前温酒送下。

【主治】妇人月水每来,脐下疼痛,如锥刀所刺,及腰背疼痛。

33429 当归丸(《圣惠》卷七十三)

【组成】当归一两(剉,微炒) 鳖甲一两(涂醋,炙微黄,去裙襕) 川大黄一两(剉碎,微炒) 白术三分 胡椒半两 诃黎勒三分 槟榔三分 枳壳三分(麸炒微黄,去瓤) 荜茇半两

【用法】上为末,炼蜜为丸,如梧桐子大。每服三十丸,食前温酒送下。

【主治】妇人带下五色,腹痛,羸瘦食少。

33430 当归丸(《圣惠》卷八十四)

【组成】当归三分(剉,微炒) 人参三分(去芦头) 白芍药二分 芎𬞟三分 甘草半两(炙微赤,剉) 白术半两

【用法】上为末,以面糊和丸,如麻子大。每服五丸,以粥引送下,每日三次;三岁以上,加丸数服之。

【主治】❶《圣惠》:小儿冷热不调,大便青黄,心腹多痛,不欲乳食。❷《婴童百问》:小儿黄疸,脾弱痿黄、小便清,冷热不调,大便青黄,心腹多痛;或腹中气满;或时呕逆,不吮乳食。

33431 当归丸(《圣惠》卷九十三)

【组成】当归半两(剉,微炒) 黄连一分(去须,微炒) 龙骨一分 人参一分(去芦头) 没石子二个(微煨) 鹿角灰一分 豆豉一分(炒微焦)

【用法】上为末,炼蜜为丸,如绿豆大。每服十丸,以粥饮研下,不拘时候。

【主治】小儿赤白痢,腹痛不止。

33432 当归丸(《普济方》卷三三五引《养生必用》)

【组成】人参 当归 大黄(湿纸裹,三升米下蒸米熟,去纸切,焙) 桂心 瞿麦穗 赤芍药 白茯苓各三两 莛苈(炒黄,研)一分

【用法】上为末,炼蜜为丸,如梧桐子大。每服十五丸,加至二十丸,空心米饮送下。

【主治】妇人经脉不利即为水,水流走四肢,悉皆肿满,名曰血分。

33433 当归丸

《局方》卷九。为《千金》卷四"大补益当归丸"之异名。见该条。

33434 当归丸(《圣济总录》卷八)

【组成】当归(切,焙) 杜仲(去粗皮,炙) 丹参 郁李仁(去皮尖双仁) 赤芍药 石斛(去根)三分 牛膝(酒浸,切,炮) 酸枣仁 防风(去叉) 槟榔(煨,剉)各一两 草薢一两半 桂(去粗皮)半两

【用法】上为末,炼蜜为丸,如梧桐子大。每服二十丸至三十丸,空心温酒送下。

【主治】中风,腰脚不随,骨节酸疼,筋脉拘急,行履稍难。

33435 当归丸(《圣济总录》卷五十一)

【组成】当归(切,焙)一两 白术二两 楝实(煨,取肉)一两 干姜(炮) 桂(去粗皮)各半两 附子(炮裂,去皮脐)一两 木香半两

【用法】上为末,醋煮面糊为丸,如梧桐子大。每服二十丸,空心。食前艾汤送下,一日三次。

【主治】肾中寒,脐腹冷疼,腰胁拘急。

33436 当归丸(《圣济总录》卷七十五)

【组成】当归(切,焙) 黄连(去须,炒)各三分 乌梅肉(炒干) 阿胶(炙燥)各半两

【用法】上为末。熔蜡为丸,如梧桐子大。每服二十丸,空心温粥饮送下。日午再服。

【主治】白脓及诸痢。

33437 当归丸(《圣济总录》卷七十七)

【异名】神效丸(《袖珍》卷一)。

【组成】当归(剉,炒) 黄连(去须) 乌梅(去核,焙)各一两

【用法】上为粗末,以生蒜汁和,众手丸如梧桐子大,焙干。每服三十丸,空心煎厚朴汤下。加至五十丸。

【主治】休息痢。

33438 当归丸(《圣济总录》卷七十八)

【组成】当归(切,焙)半两 胡椒(炒)一两 黄连(去须) 厚朴(去粗皮,生姜汁炙)各二两 阿胶(炙燥)一两(别为末) 干姜(炮)一两半

【用法】上除阿胶外,为末,用好醋调阿胶为膏和剂,丸如梧桐子大。每服十五丸,加至二十丸,食前橘皮汤送下。

【主治】冷痢里急后重。

33439 当归丸(《圣济总录》卷八十八)

【组成】当归(切,焙)半两 大黄(剉,炒)一分 干姜(炮裂) 桂(去粗皮) 玄参 芍药 蜀椒(去目及闭口者,炒出汗) 杏仁(去皮尖双仁,炒)各半两 细辛(去苗

叶)一分 人参一分 白茯苓(去黑皮)一分 黄芩(去黑心)一分

【用法】上为末,炼蜜为丸,如梧桐子大。每服十五丸,温酒送下,一日三次。

【主治】虚劳,脾胃不调,寒热羸瘦,饮食不消,不长肌肉。

33440 当归丸(《圣济总录》卷一三二)

【组成】当归四两 青盐二两

【用法】先以水洗当归,乘润用青盐渗遍,搁在高处,三日取下,去盐,以当归曝干为末,滴水为丸,如绿豆大。每服二十丸,空心温酒送下。

【主治】一切风刺,面上生无名疮疖,因饮酒食炙煿物得之。

33441 当归丸(《圣济总录》卷一五〇)

【异名】当归没药丸(《妇人良方》卷四)、当归灵没丸(《医级》卷九)。

【组成】当归(切,焙)一两 没药(研)半两 五灵脂(剉)一两

【用法】上为末,醋煮面糊为丸,如梧桐子大。每服十丸至二十丸,温酒或生姜汤送下,空心、食前服。

【主治】❶《圣济总录》:妇人血风血气,腹胁刺痛,不思饮食,筋挛骨痹,手足麻木,皮肤瘙痒。❷《医级》:妇人血瘀腹痛、胁痛。

33442 当归丸(《圣济总录》卷一五一)

【组成】当归(切,焙)一两半 鳖甲(去裙襕,醋炙) 琥珀(研) 芎藭 桃仁(去皮尖双仁,炒黄,研) 牛膝(酒浸,切,焙) 水蛭(糯米炒令焦)各一两 虎杖 桂(去粗皮) 大黄(一半生,一半炒) 柴胡(去苗)各半两 虻虫(炒令色黄) 牡丹皮各二分 麝香(研)半分

【用法】上为末,炼蜜为丸,如梧桐子大。每服二十丸,空心用薄荷酒送下;乌梅汤下亦得。

【主治】妇人风劳气疾,经脉不通,渐加羸瘦,不思饮食,心腹胀满,遍身疼痛。

33443 当归丸(《圣济总录》卷一五一)

【组成】当归(切,焙)二两半 芍药 地榆(炙,剉) 卷柏(用叶) 桂(去粗皮) 白龙骨(煅) 鹿茸(酒浸,去毛,炙) 人参 蒲黄(炒) 阿胶(炙燥) 白术 厚朴(去粗皮,生姜汁炙) 石斛(去根)各一两 枳壳(去瓤,麸炒)二两 熟干地黄(焙)三两 白茯苓(去黑皮)一两

【用法】上为末,炼蜜为丸,如梧桐子大。每服二十丸至三十丸,温酒送下,一日三次。

【主治】妇人月水不断,或多或少,四肢烦倦,身体瘦悴。

33444 当归丸(《圣济总录》卷一五一)

【组成】当归(切,焙)一两 干漆(炒烟出) 芎藭各半两

【用法】上为末,炼蜜为丸,如梧桐子大。每服二十丸,温酒送下。

【主治】室女月水不通。

33445 当归丸(《圣济总录》卷一五一)

【组成】当归(切,焙)二两 槟榔(生,剉) 赤芍药

牡丹皮　延胡索各一两

【用法】上为末,醋煮面糊为丸,如梧桐子大。每服二十九至三十丸,空心温酒送下,日晚再服。

【主治】室女气血不和,月水欲来,先攻少腹刺痛。

33446　当归丸(《圣济总录》卷一五三)

【组成】当归(切,焙)　芍药　吴茱萸(汤洗,焙干,炒)　大黄(煨,剉)　干姜(炮)　附子(炮裂,去皮脐)　细辛(去苗叶)　牡丹皮　芎劳各半两　虻虫(糯米炒)　水蛭(糯米炒)各七十个　桂(去粗皮)三分　厚朴(去粗皮,生姜汁炙)　桃仁(汤浸,去皮尖双仁,研)各一两

【用法】上为末,炼蜜为丸,如梧桐子大。每服二十丸,加至三十丸,空心、食前温酒送下。

【主治】妇人血积脐下结块,痛如锥刺,或下赤白,月水不调,腰背痛。

33447　当归丸(《圣济总录》卷一五三)

【组成】当归(切,焙)　延胡索各一两　没药(研)　麒麟竭　硇砂(研)各三分

【用法】上为末,合研匀,用狗胆为丸,如梧桐子大。每服十丸,加至二十丸,醋汤或温酒送下。

【主治】妇人虚冷血气,及血积隐隐疼痛,血块攻筑疼痛。

33448　当归丸(《圣济总录》卷一六四)

【组成】当归(切,焙)　生干地黄(焙)　泽兰(取叶)各二两　防风(去叉)　黄耆(剉)　续断　桂(去粗皮)各一两　人参　地骨皮　芍药各一两半

【用法】上为末,炼蜜为丸,如梧桐子大。每服二十丸,温酒或米饮送下,不拘时候。

【主治】产后血气不调,日渐羸瘦,肢节烦疼,面无颜色。

33449　当归丸(《圣济总录》卷一六五)

【组成】当归(剉,炒)　白术　甘草(炙,剉)各一两半　桂(去粗皮)　人参各三分　桑根白皮(剉)　干姜(炮)　细辛(去苗叶)各一两

【用法】上为末,炼蜜为丸,如梧桐子大。每服三十丸,空心、食前米饮送下,一日三次。

【主治】❶《圣济总录》:产后血痢,结涩疼痛。❷《普济方》引《大全良方》:利后诸疾不减。

33450　当归丸(《圣济总录》卷一七七)

【组成】当归(切,焙)半两　蜀椒(去目及闭口者,炒出汗)一分　附子一个(炮裂,去皮脐)　杏仁十二个(汤浸,去皮尖双仁,麸炒)　狼毒(剉,炒)半分　巴豆二十个(去皮心,研烂,出油尽)　豉(微炒)　细辛(去苗叶)各一分

【用法】上为末,炼蜜和杵,以瓷器盛之,每用旋丸。未满百日儿,服如麻子大一丸,温水送下,一二岁儿二丸,早晨一服。以利为度。

【主治】小儿胎寒,躯啼惊痫,虚胀不嗜食,大便青或夹脓;并治诸痫证。

33451　当归丸(《全生指迷方》卷三)

【组成】当归三两(剉碎)　水蛭(好者,炒)三十个　桃仁(去皮尖)三十个(炒,研)

【用法】上为末,酒糊为丸,如梧桐子大。每服十粒,以酒送下。未知,加至三十粒。

【主治】留血滞于腰间,致血沥腰痛,痛如锥刀所刺,大便黑色,小便赤黑,脉涩者。

33452　当归丸(《卫生总微》卷十四)

【组成】当归(去芦)　芍药各等分

【用法】上为细末,面糊为丸,如绿豆大。米饮汤送下,不拘时候。

【主治】小儿肠胃冷袭而痛,啼哭不休。

33453　当归丸(《杨氏家藏方》卷十五)

【组成】苍术八两(米泔浸一宿,炒黄)　陈橘皮(去白)六两　前胡四两　荆芥穗三两　高良姜三两(炒)　蓬莪术三两(剉碎,醋炒)　当归(洗,焙)三两　干熟地黄(洗,焙)三两　白芍药二两半　蒲黄二两(纸上炒)　干姜二两(炮)　甘草二两(炙)　刘寄奴二两　泽兰叶二两　木香一两半

【用法】上为细末,醋煮面糊为丸,如梧桐子大。空心服五十丸,温酒或盐汤送下。

【主治】妇人脾虚血弱,冲任不和,腹胁刺痛,月事不通,赤白带下,腰脚酸疼,四肢无力,上攻头目,致多昏晕,时发寒热,多困少食;产前伤冷,胎气不安;产后血虚,腹胁疼痛;及一切血气之疾。

33454　当归丸(《癍论萃英》引张元素方)

【组成】当归半两　甘草一钱　黄连　大黄各二钱半

【用法】先将当归熬膏子,入药末三味为丸。渐加服之,以利为度。

【主治】癍疹、痘疹、疥癣等病热滞中阻,大便秘结者。❶《癍论萃英》:癍疹大便实秘,能饮食而内实。❷《医学纲目》:小儿痘疮大便秘。❸《玉机微义》:伤寒癍见,无大热,脉虚,秘闷。❹《医学入门》:疥疮血热便秘,及痘疹已出,声哑喘急,便秘等证。

【备考】《医学正传》本方用法:上先以当归熬成膏子,以下三味研为细末,以膏和为丸,如胡椒大。三岁以下儿十丸,七八岁儿二十丸,食前清米饮送下。渐加至以利为度。

33455　当归丸(方出《百一》卷十三,名见《普济方》卷三〇九)

【组成】当归　赤芍药　川椒(去目)　败龟壳　千金藤　骨碎补　川芎(并生用)　乳香(研)　虎骨(慢火炮黄)　没药(研)　自然铜(火煅通红,醋淬三次)各等分

【用法】上为细末,炼好黄蜡为丸,如弹子大。每服一丸,筋断骨折用无灰酒半升入药,以东南柳枝搅匀同煎三五沸,空心热服。五十以上不过十服,每日如旧;五十以下不过五服。

【功用】接骨定疼。

【主治】打扑伤损,筋伤骨折。

33456　当归丸(《百一》卷十九引滁州丁医方)

【组成】芫花(未开者,及时采取,晒干摘去枝梗)

【用法】用和淡米醋或康醋浸药面上,醋高一指,隔宿取出控起,带醋于铁铫内以慢火炒之,不住手搅拌,水脉断即以碗器盖之,候冷倾出,著底焦者不用,洗过铫子揩净再炒香熟,焙干为细末,却以先浸药醋打硬糊为丸,如粟米大。每服三二十丸,米饮送下,不拘时候,一时许再进。脏腑必

动,不过利一两行即止,甚快而无所损。若去脾胃停滞,见效欲速,即用砂糖水或紫苏汤送下。打糊醋须澄清者用,或少却添别醋不妨。丸时,更作一等,如绿豆大者。治大人酒食所伤,丸数斟量所患,随虚实服之。脏腑既动,当以白粥补之。

【主治】小儿积滞,肠胀食伤等疾。

【宜忌】忌甘草。

【备考】本方名当归丸,但方中无当归,疑误。

33457 当归丸(《魏氏家藏方》卷十)

【组成】赤石脂(煅,别研) 当归(去芦,酒浸一宿) 牡丹皮 人参(去芦) 延胡索(蛤粉炒) 白术(炒) 白芍药 甘草(炒) 白茯苓(去皮) 白薇(去芦) 川芎 白芷(炒) 藁本(去土) 官桂(去粗皮,不见火) 没药(别研) 乳香(别研)各等分

【用法】上为细末,炼蜜为丸,如弹子大。每服一丸,食前温酒化下。

【主治】妇人气血俱虚,经候过多,羸瘦,全不思食,身体倦疼。

33458 当归丸(《儒门事亲》卷十二)

【组成】当归 香附子(炒) 杜蒺藜 芍药各等分

【用法】上为末,酒糊为丸,如小豆大。每服三五十丸,米饮送下。

【主治】湿痹,腰脚大不伸,伛偻螯躄而行。

【备考】先以涌泄,再用本方。

33459 当归丸(《普济方》卷三三二引《济生》)

【组成】当归 赤芍药 川芎 熟地黄 黄耆 京三棱各半两 神曲 百草霜各二钱半

【用法】上为细末,酒糊为丸,如梧桐子大。每服三十丸,食前水送下。

【主治】妇人月经不调,血积证。

33460 当归丸(《袖珍》卷一引《济生》)

【组成】当归(去芦,酒浸) 芍药 附子(炮) 白术 干姜(炮) 厚朴(姜制) 阿胶(蛤粉炒)各一两 乌梅肉二两

【用法】上为末,醋糊为丸,如梧桐子大。每服五十丸,空心,用米饮送下。

【功用】《杏苑》引《济生》:补中散寒,收涩止脱,行滞气,厚肠胃。

【主治】下焦虚寒,下痢纯白,或滑利不禁,腹痛不止,手足冷者。

❶《袖珍方》引《济生》:冷留肠胃,下痢纯白,腹痛不止。❷《得效》:冷痢凄清,肠鸣,所下纯白,腹痛不止,手足冷者。❸《杏苑》引《济生》:下焦积冷,阳气虚脱,滑利不禁。

【备考】按:《杏苑》引《济生》有炙草七钱。

33461 当归丸(《朱氏集验方》卷六)

【组成】当归 芍药(炒) 白鸡冠花(炒) 陈槐花(炒)各等分

【用法】上为细末,青蒿根煮汁为丸。米饮送下。

【主治】酒毒下血。

33462 当归丸(《得效》卷十六)

【组成】生犀 人参 白术 当归 芍药 木香 茯苓 丁香 牛膝(酒炒) 苁蓉 天麻各半两 脑 麝少许

【用法】上为末,好酒三升,生羊胆一个,熬成膏为丸,如梧桐子大。每服三十丸,麝香酒送下。

【主治】头疼脑虚,眼目昏朦。

33463 当归丸(《卫生宝鉴》卷十八)

【组成】当归 川芎 赤芍药 广茂 熟地黄 京三棱各半两 神曲 百草霜各二钱半

【用法】上为末,酒糊为丸,如梧桐子大。每服三十丸,食前用温水送下;温酒亦得。

【主治】妇人经血不调,血积证。

33464 当归丸(《普济方》卷二八〇)

【组成】何首乌八两 草乌四两 苦参八两 赤土三钱半 荆芥四两

【用法】上为细末,醋糊为丸,如梧桐子大。每服六七十丸,温酒送下。

【主治】诸般疮疥。

【备考】本方名当归丸,但方中无当归,疑脱。

33465 当归丸

《普济方》卷二九八。即《直指》卷二十二"芎归丸"。见该条。

33466 当归丸(《普济方》卷三二二)

【组成】当归 石斛(去根) 柏子仁 紫石英(煅,醋淬七次) 鹿茸 鳖甲(醋炙)各二两 卷柏叶一两 川牛膝(酒洗)一两半

【用法】上和前药末,膏子为丸服。

【主治】妇人血海虚损,荣卫不足,多至潮热心烦,口干喜冷,腹胁刺痛,腰腿疼痛,痰多喘嗽,惊悸怔忡,经候不调,或闭断不通。

【加减】虚寒者,加炮附子二两;咳嗽者,加紫菀茸二两。

33467 当归丸(《普济方》卷三五一)

【组成】当归(剉,微炒) 芎劳 赤芍药 苦楝子 硇砂(细研)各一两 蒲黄半两

【用法】上为末,以醋熬硇砂如饧,为丸,如梧桐子大。每服十丸,温酒送下,不拘时候。

【主治】产后腹痛。

33468 当归丸(《普济方》卷三九七)

【组成】当归(切,焙)半两 黄连(去须) 龙骨 人参各一分 无食子(炮)二个 鹿角(镑) 豉(焙)各一分

【用法】上为末,炼蜜为丸,如麻子大。空心、午后每服五十丸,温米饮送下。

【主治】小儿赤白痢不止,腹痛。

33469 当归丸(《外科理例·附方》)

【组成】当归半两 大黄 桂心各三钱 赤芍药 蓴劳各二钱 人参一钱 甘遂半钱

【用法】炼蜜为丸,如弹子大。每服一丸,空心米饮化下。

【功用】《景岳全书》:行血利水通大便。

【主治】腰疽,因水湿所触,经水不行而致肿痛者。

33470 当归丸(《痘疹心法》卷二十三)

【组成】当归半两　黄连一钱半(炒)　大黄二钱半　甘草(炙)一钱　紫草三钱

【用法】先以当归、紫草熬成膏,以下三味研为细末,以膏和为丸,如胡椒大。三岁以下儿服十丸,七八岁儿服二十丸,食前米饮送下,渐加,以和为度。

【主治】❶《痘疹心法》:痘疹大便坚,三五日不通者。❷《张氏医通》:小儿热入血分,大便秘结,三五日不通。

33471　当归丸

《葆光道人眼科龙木集》。即原书"秘传黄耆丸"去黄耆加当归。见该条。

33472　当归丸(《中西医结合皮肤病学》)

【组成】当归15克　川芎7.5克　白芍9克　生地3克　熟地9克　防风6克　白芥子6克　荆芥6克　首乌12克　玉竹12克　黄耆15克　甘草3克

【用法】上为末。炼蜜为丸,每丸9克。早、晚各服一丸。

【功用】养血润燥,益气祛风。

【主治】慢性荨麻疹,银屑病,瘙痒症,皮肤干裂,皮肤萎缩等,属于血燥,症见皮肤干燥,鳞屑,皲裂或萎缩,瘙痒,无热象,脉细,舌淡红者。

33473　当归汤(《外台》卷二十五引廪丘公方)

【组成】当归一两　生姜八两　大枣二十个

【用法】以水四升,煮取一升半,分作三服。不愈,复作之。

【功用】止诸痛。

【主治】三十年下痢。

33474　当归汤(《千金》卷十三注文引《小品方》)

【组成】当归　芍药　厚朴　半夏各二两　桂心　甘草　黄耆　人参各三两　干姜四两　蜀椒一两

【用法】上㕮咀。以水一斗,煮取三升二合,分四服,羸劣人分六服。

【主治】心腹绞痛,诸虚冷气满痛。

【加减】大冷,加附子一个。

33475　当归汤(《鬼遗·附录》)

【组成】当归二两　甘草一两　芎䓖一两　芍药一两　地榆三两

【用法】以水五升,煮取三升。洗之,日三夜一。

【主治】❶《鬼遗·附录》:妇人阴蚀。❷《普济方》:妇人由心神烦郁,胃气虚弱,气血流滞,致生阴蚀疮,亦名䘌疮,或痛或痒,如虫行状,淋露脓汁,阴蚀几尽,少阴脉数而滑者。

【备考】《千金》有蛇床子一两,无芎䓖。

33476　当归汤(《医心方》卷二十二引《产经》)

【组成】当归三两　芍药二两　干地黄三两　生艾一把　甘草一两　胶四两(炙)　生姜一两　橘皮二分

【用法】上切。以水一升,煮得三升,去滓,纳胶令烊,分四服。

【主治】妊娠七八月,腰腹痛,胎不安,汗出逆冷,饮食不下,气上烦满,四肢痹僵。

33477　当归汤(《外台》卷七引《延年方》)

【组成】当归三两　桔梗二两　吴茱萸三两　桂心三两　芍药二两　大黄二两

【用法】上切。以水六升,煮取二升三合,去滓,纳鹤虱一两搅,温一沸,分三服,空腹服之,微利为度。

【主治】心痛,冷痛,腹满如锥针刺及虫啮心痛。

【宜忌】忌猪肉、生葱。

33478　当归汤(《千金》卷三)

【组成】当归二两　生姜五两　芍药二两　羊肉一斤

【用法】上㕮咀。以水八升,煮羊肉熟,取汁煎药得三升,适寒温,服七合,一日三次。

【主治】❶《千金》:妇人寒疝,虚劳不足,产后腹中绞痛。❷《普济方》:卒疝,腹痛里急。

33479　当归汤(《千金》卷三)

【组成】当归三两　干姜　白术各二两　芎䓖二两半　甘草　白艾(熟者)　附子各一两　龙骨三两

【用法】上㕮咀。以水六升,煮取二升,去滓,分三服,一日令尽。

【主治】产后下痢赤白,腹痛。

【宜忌】《妇人良方》引《千金》:忌猪肉、冷水、桃、李、雀肉、毒物。

【方论选录】《千金方衍义》:产后气血两亏,加以下痢,脾肾俱惫,艾附、术附、姜附协力复阳,当归、芎䓖温养其血,至于龙骨敛固其津,甘草调和其气,并缓附子之性,一举而两得之也。

33480　当归汤(《千金》卷四)

【组成】当归　芎䓖　黄芩　芍药　甘草各二两　生竹茹二升

【用法】上㕮咀。以水一斗,煮竹茹,取六升,去滓,纳诸药,煎取三升半,分三服。

【主治】崩中去血虚羸。

【宜忌】忌劳动嗔怒,禁百日房事。

【方论选录】《千金方衍义》:方下虽主崩中去血虚羸,必竟血虚火旺,火能消物,所以羸瘦。方用芎、归、芍药专行和血,甘、芩、竹茹专清胃热,然惟始病用之为宜。若久困虚羸,当非此方可治也。

33481　当归汤(《千金》卷十二)

【组成】当归　干姜　芍药　阿胶各二两　黄芩三两

【用法】上㕮咀。以水六升,煮取二升,分三次服。

【主治】❶《千金》:衄血吐血。❷《普济方》:引《圣惠》:衄血吐血不止,心胸疼痛。

【方论选录】《千金方衍义》:阿胶主心腹内崩,归、芍归诸经之血,干姜、黄芩以和标本之寒热也。

33482　当归汤(《千金》卷十三)

【组成】当归　茯苓各五分　黄耆　紫菀各四分　高良姜　干姜各六分　肉苁蓉　鹿茸　桂心　昆布　橘皮各三分　甘草二两　桃仁一百个　地骨皮　法曲　大麦蘖各一升　乌头一两　大枣四十个

【用法】上㕮咀。以水一斗五升,煮取四升二合,分为五服。

【主治】虚冷腹痛,不下饮食,食复不消,胪胀。

【加减】下利,加赤石脂、龙骨各三分;渴加麦门冬一升。

33483　当归汤

《千金》卷十三。为《外台》卷七引《小品方》"茱萸汤"之异名。见该条。

33484　当归汤（《千金》卷十三）

【组成】当归　吴茱萸　桂心　人参　甘草　芍药　大黄各二两　茯苓　枳实各一两　干姜三两

【用法】上㕮咀。以水八升，煮取二升半，分三服，一日三次。

【主治】冷气胁下往来，冲胸膈痛，引胁皆闷，及尸疰。

33485　当归汤（《千金》卷十三）

【组成】当归二两　甘草　柑皮各二两　附子一两　干姜四两

【用法】上㕮咀。以水八升，煮取二升，分三服，一日三次。

【主治】久寒疾，胸腹中痛，时下痢。

33486　当归汤（《千金》卷十三）

【组成】当归　桂心各三两　干姜四两　附子五两

【用法】上㕮咀。以水八升，煮取二升，分三服，一日三次。

【主治】久寒宿疾，胸腹中痛，短气，时滞下痢。

33487　当归汤（《千金》卷十八）

【组成】当归　人参　桂心　黄芩　甘草　芍药　芒消各二两　大黄四两　生姜　泽泻各三两

【用法】上㕮咀。以水一斗，煮取三升，分三服。

【主治】留饮宿食不消，腹中积聚。

【宜忌】《普济方》：忌生葱、海藻、菘菜。

【方论选录】《千金方衍义》：中气式微不能输运，而致癖积留著，水道不利，故用参、甘、归、芍平调血气，消、黄、姜、桂攻理痰积，黄芩、泽泻分利支河水道，而通蕴阻之热也。

33488　当归汤（《千金》卷二十）

【组成】当归　干姜　干地黄　柏枝皮　小蓟　羚羊角　阿胶各三两　芍药　白术各四两　黄芩　甘草各二两　蒲黄五合　青竹茹半升　伏龙肝一鸡子大　发灰一鸡子大。

【用法】上㕮咀。以水一斗二升，煮取三升半，去滓，下胶取烊，次下发灰及蒲黄，分三服。

【主治】三焦虚损，或上下发泄，吐唾血，皆从三焦起，或热损发，或因酒发。

33489　当归汤（《千金翼》卷六）

【组成】当归　独活各三两　白芷　地榆皮　矾石各二两（熬）

【用法】上㕮咀。以水一斗五升，煮取一斗二升，以洗浴之。

【功用】《千金方衍义》：散血消肿。

【主治】妇人产后脏中风，阴肿。

33490　当归汤（《千金翼》卷六）

【组成】当归　桂心　甘草（炙）各二两　芎䓖　芍药各三两　干地黄四两

【用法】上㕮咀。以水一斗，煮取五升，分为五服。

【主治】产后血留下焦不去。

33491　当归汤（《千金翼》卷二十四）

【组成】当归　干姜　桂心　甘草各三两（炙）　糖八两　牡丹　白芷　附子（炮）　芍药　人参各二两　干地黄四两

【用法】上㕮咀。以水一斗，煮取三升二合，去滓，纳糖令消，分为四服。

【主治】诸痔去血过多，气息惙惙，不下食，或腹痛牵引下部。

33492　当归汤（《外台》卷七引《广济方》）

【组成】当归　橘皮　细辛　甘草（炙）　生姜各四分　大黄八分（别渍）　鹤虱二分

【用法】上切。以水六升，煮取二升，分温三服，如人行四五里进一服。不利未愈，三日更作服之。

【主治】心腹搅结痛不止，仍似有蛔虫者。

【宜忌】忌海藻、菘菜、生菜。

33493　当归汤（《外台》卷七引《广济方》）

【组成】当归八分　青木香六分　槟榔十个（碎）　麝香一钱（研）

【用法】上切。以小便一大升半，煮取六大合，绞去滓，下麝香末，分三次温服，每服相去如人行四五里。微微利。

【主治】恶疰撮肋连心痛。

【宜忌】忌生菜、热面、猪犬肉、黏食、蒜、陈臭物。

33494　当归汤（《外台》卷七引《广济方》）

【组成】当归　桔梗　芍药各八分　厚朴十分（炙）　橘皮八分　人参六分　高良姜十分　桃仁五十个（去皮尖）　生姜八分

【用法】上切。以水八升，煮取二升五合，去滓，分三次温服，每服相去如人行六七里。

【主治】心痛癥块硬筑，心气欲绝。

【宜忌】忌猪肉、生冷、油腻、鸡、鱼、黏食、小豆、大蒜。

33495　当归汤（《外台》卷七引《广济方》）

【组成】当归　茯苓　桔梗　橘皮　高良姜　槟榔各八分　生姜八分

【用法】上细切。以水七升，煮取二升三合，绞去滓，分三次温服，每服相去如人行六七里。服讫，利三两行，宜停后服。

【主治】卒心腹痛，气胀满，不下食。

【宜忌】忌猪肉、酢物、生冷、油腻、鱼、蒜、黏食、小豆。

33496　当归汤（方出《医心方》卷二十一引《广济方》，名见《圣济总录》卷一五一）

【异名】甘草饮《圣济总录》卷一五一。

【组成】当归　甘草各八两　芍药　茯苓　桂心各十二分

【用法】以水六升，煮取二升，绞去滓。分三次温服，每服相去如人行六七里。

【主治】❶《医心方》引《广济》：月水腹痛。❷《圣济总录》：妇人月水不调，血气攻刺，脐下疠痛，不可忍；或室女月经不行，腹中疠痛。

【宜忌】忌生冷、海藻。

33497　当归汤（《经效产宝》卷中引《经效方》）

【组成】当归　桂心　芎䓖　橘皮　生姜　吴茱萸各

二两　芍药三两

【用法】以水三升,煮取一升,空心服。

【主治】产后气虚,冷搏于血,血气结滞,上冲心满胀。

【备考】《医方类聚》引《产宝》有槟榔仁二两。

33498　当归汤(方出《经效产宝》卷上,名见《济阴纲目》卷八)

【组成】甘草(炙)　当归　芎藭　人参　阿胶各二两　葱白(切)一升

【用法】以水七升,煎取二升,分为三服。

【功用】安胎止痛。

【主治】胎动冲心,烦闷欲死。

【备考】《济阴纲目》本方用法:上剉细,以水二升,煎四味至升半,去滓,下葱再煎,减三合,入阿胶温服,一剂分为二三服。

33499　当归汤(《幼幼新书》卷十四引《婴孺方》)

【组成】当归　桂心　甘草(炙)　黄芩　芍药　人参　干姜各一两　大黄三两

【用法】上切。用水三升,煮一升,去滓,下芒消一两,再煎两三沸,三百日儿服半合。量加减,利为度。

【主治】小儿伤寒发热,服解肌汤不除者。

33500　当归汤(《幼幼新书》卷二十七引《婴孺方》)

【组成】当归　黄芩　甘草　芎藭　黄连各一分　细辛　干姜各二分半

【用法】上切。用水二升,煮八合,温服半合,每日三次。

【主治】小儿吐呗。

33501　当归汤(方出《圣惠》卷五十九,名见《普济方》卷二一一)

【组成】当归一两(剉,微炒)　黄连一两(去须,微炒)

【用法】上为细散。每服二钱,以粥饮调下,不拘时候。

【主治】冷热气不和,腹痛,下痢不止。

33502　当归汤(《圣惠》卷六十一)

【组成】当归一两　甘草一两　赤芍药一两　葛根一两　细辛　黄柏各一两　麻黄一两(去根节)　苦参一两　白芷一两　肉桂一两　汉椒一两　防风一两(去芦头)

【用法】上剉细焙干,分为四度。每度以水五升,煎取三升,温暖洗疮,汤冷即住,用热巾拭,宜用别膏贴之。

【主治】痈疽发背,先穿破,出脓水不住。伤外风,毒瓡肿疼痛。

33503　当归汤(《圣惠》卷六十七)

【组成】当归二两　顽荆二两　藁本二两　蔓荆子二两　白芷二两　芎藭一两　丁香皮一两

【用法】上为散。每度用药三两,入盐半匙,葱白一握,浆水一斗,煎十余沸渐添。淋熨痛处,每日二次用之。

【功用】通和血脉,止痛。

【主治】伤折车辗,落马蹉跌,筋脉俱伤,疼痛不可忍。

33504　当归汤

《普济方》卷三二六引《圣惠》。为《千金》卷三"当归洗汤"之异名。见该条。

33505　当归汤

《圣济总录》卷八。为《千金》卷八"仓公当归汤"之异

名。见该条。

33506　当归汤(《至济总录》卷九)

【组成】当归(切,焙)　白芷　防风(去叉)　白鲜皮　白术　芎藭　杏仁(汤浸,去皮尖双仁,炒)　甘草(炙,剉)　甘菊花　天雄(炮裂,去皮脐)各一两　人参半两

【用法】上剉,如麻豆大。每服五钱匕,以水二盏,加生姜半分(切),煎至一盏,去滓,与食相间温服,日三夜一。

【主治】中风手足偏枯,口面㖞斜疼痛,一目不能合。

33507　当归汤(《圣济总录》卷十)

【组成】当归(切,焙)　桑耳　草薢　牛膝(酒浸,切,焙)　射干各一两半　芎藭　附子(炮裂,去皮脐)　厚朴(去粗皮,生姜汁炙)各二两　桂(去粗皮)　干姜(炮裂)　陈橘皮(去白,炒)各一两

【用法】上剉,如麻豆大。每服五钱匕,水一盏半,入生姜一枣大(切),煎至八分,去滓温服。

【主治】风冷留著,腰膝疼痛。

33508　当归汤

《圣济总录》卷十三。为《圣惠》卷六"当归散"之异名。见该条。

33509　当归汤(《圣济总录》卷十九)

【组成】当归(切,焙)　防风(去叉)　黄耆(细剉)各二两　柴胡(去苗)八两　细辛(去苗叶)　麻黄(去根节,煮一二沸,掠去沫,控干)　人参各一两　杏仁(去皮尖双仁,炒黄)五十个　桂(去粗皮)三两　半夏(汤浸去滑七遍)五两　黄芩(去黑心)一两

【用法】上为粗末。每服四钱匕,水一盏,加生姜七片,大枣二个(擘破),同煎至六分,去滓温服,日三夜二,不拘时候。

【主治】肺痹上气,闭塞胸中,胁下支满,乍作乍止,不得饮食,唇干口燥,手足冷痛。

33510　当归汤(《圣济总录》卷二十六)

【组成】当归(切,焙)　黄连(去须,剉,炒)　黄柏(去粗皮)　地骨皮各一两

【用法】上剉,如麻豆大。每服三钱匕,水一盏,煎至七分,去滓,下蜜一合,搅匀,食前温服。

【主治】伤寒时气后,下痢不止。

33511　当归汤

《圣济总录》卷二十七。为方出《肘后》卷二,名见《千金》卷九"甘草汤"之异名。见该条。

33512　当归汤(《圣济总录》卷三十一)

【组成】当归(切,焙)　代赭(研)　黄连(去须)各三分　桑根白皮(剉,焙)　桂(去粗皮)　附子(炮裂,去皮脐)　陈橘皮(汤浸,去白,焙)　黄芩(去黑心)各半两　白术　厚朴(去粗皮,生姜汁炙)　木通(微炙,剉)　地榆各一两　桃仁(汤浸,去皮尖双仁,麸炒)二十个

【用法】上剉,如麻豆大。每服五钱匕,水一盏半,煎至八分,去滓温服。

【主治】伤寒后夹劳,羸瘦盗汗,寒热不常,喘咳痰唾,饮食减少。

33513　当归汤(《圣济总录》卷三十二)

【组成】当归(切,炒)　升麻　知母　萎蕤　黄芩(去

黑心）麦门冬（去心,焙）各半两 桂（去粗皮） 芍药 干姜（炮） 石膏 白茯苓（去黑皮） 甘草（炙,剉） 白术各一两 麻黄（去根节）一两

【用法】上为粗末。每服三钱匕,水一盏,煎至六分,去滓,食后温服,每日三次。

【主治】伤寒后,咽喉闭塞,疼痛六七日,其人大下后,脉沉迟,手足厥逆,下部脉不至,咽喉痛不利,唾脓血,泄利不止。

33514 当归汤（《圣济总录》卷三十八）

【组成】当归（切,焙）三两 桂（去粗皮） 甘草（炙）各二两

【用法】上为粗末。每服三钱匕,水一盏,至七分,去滓温服,不拘时候。

【主治】霍乱中冷,心腹痛。

33515 当归汤（《圣济总录》卷四十）

【组成】当归（切,焙） 桂（去粗皮） 吴茱萸（汤洗,焙干,炒）各三两 细辛（去苗叶） 木通（剉） 甘草（炙） 干姜（炮）各二两

【用法】上为粗末。每服五钱匕,水一盏,酒半盏,加大枣二个（去核）,煎至一盏,去滓温服。

【主治】霍乱呕哕,手足冷。

33516 当归汤（《圣济总录》卷四十三）

【组成】当归（去芦头） 桂（去粗皮）各一两 甘草（生,剉）半两 干姜（生,剉）一两

【用法】上为粗末。每服三钱匕,水一盏,加大枣二个（擘破）,煎至七分,去滓,食前温服。

【主治】心中寒,腹痛。

33517 当归汤（《圣济总录》卷五十七）

【组成】当归（切,焙） 人参 干姜（炮） 白茯苓（去黑皮） 厚朴（去粗皮,生姜汁涂,炙） 木香 桂（去粗皮） 桔梗（炒） 芍药 甘草（炙,剉）各一两

【用法】上为粗末。每服三钱匕,水一盏,煎至七分,去滓温服,每日三次。

【主治】暴冷心腹痛,头面冷汗出,霍乱吐下,脉沉细;及伤寒冷毒,下清水;及赤白带下。

33518 当归汤（《圣济总录》卷五十七）

【组成】当归（切,焙） 高良姜 厚朴（去粗皮,生姜汁炙）各一两半 桃仁六十个（去皮尖双仁,麸炒,研） 桂（去粗皮）一两

【用法】上为粗末。每服三钱匕,水一盏,加生姜三片,煎至七分,去滓温服,每日三次。

【主治】冷热相击,心腹卒痛不可忍。

33519 当归汤

《圣济总录》卷五十七。为《外台》卷七引张文仲方"当归大黄汤"之异名。见该条。

33520 当归汤（《圣济总录》卷五十七）

【组成】当归（切,焙）二两 白术 干姜（炮） 陈橘皮（汤浸,去白,焙） 人参各一两 青橘皮（汤浸,去白,焙） 甘草（炙,剉）各半两

【用法】上为粗末。每服五钱匕,水一盏半,煎取七分,去滓温服,不拘时候。

【主治】风冷内积,腹胀肠鸣疠痛。

33521 当归汤（《圣济总录》卷五十七）

【组成】当归（切,焙） 枳壳（去瓤,麸炒） 赤芍药 槟榔（剉） 木香 桔梗（炒） 附子（炮裂,去皮脐） 白术各一两 诃黎勒（煨,用皮）一两半

【用法】上剉,如麻豆大。每服三钱匕,以水一盏,加生姜半分（切）,煎至七分,去滓温服,不拘时候。

【主治】寒气入客,胸胁引痛。

33522 当归汤（《圣济总录》卷六十）

【组成】当归三两 桂（去粗皮）六两 麦门冬（去心）一两半 大黄（剉,炒）一两 茵陈蒿 黄芩（去黑心） 黄耆 干姜（炮） 赤茯苓（去黑皮） 芍药 黄连（去须） 石膏（碎） 人参 甘草（炙）各二两（一方无黄者）

【用法】上剉,如麻豆大。每服三钱匕,水一盏。加大枣两个（擘破）,煎取七分,去滓温服,每日三次。

【主治】诸疸久不愈,变成黑疸。

33523 当归汤（《圣济总录》卷七十六）

【组成】当归（切,焙） 厚朴（去粗皮,生姜汁炙） 阿胶（炙燥） 芍药（炒）各一两 甘草（炙,剉）半两 黑豆（炒）一合 干姜（炮） 赤茯苓（去黑皮）各三分 乌梅（去核,炒）二两

【用法】上细剉。每服三钱匕,水一盏,煎取七分,去滓温服。

【主治】赤白痢,疼痛不止。

33524 当归汤（《圣济总录》卷九十）

【组成】当归（切,焙） 防风（去叉） 甘草（炙） 远志（去心） 猪苓（去黑皮） 茯神（去木） 桂（去粗皮） 黄耆（剉细） 人参 芎劳 白术 芍药 熟干地黄（焙）各半两 五味子一分 酸枣仁（汤浸,去皮,炒）三两

【用法】上为粗末。每服三钱匕,以水一盏,加大枣三个（擘破）,生姜一枣大（拍碎）,同煎至七分,去滓,空腹服,夜卧再服。

【主治】虚劳惊恐虚烦,不得眠睡。

33525 当归汤（《圣济总录》卷九十四）

【组成】当归（切,炒） 干姜（炮） 赤芍药 黄耆 蜀椒（去目并闭口,炒出汗） 半夏（为末,姜汁作饼,暴干） 人参 青橘皮（汤浸,去白,炒） 附子（炮裂,去皮脐） 甘草（炙,剉）各一两 厚朴（去粗皮,生姜汁炙）二两 桂（去粗皮）半两

【用法】上㕮咀,如麻豆大。每服三钱匕,水一盏,煎至七分,去滓温服,不拘时候。

【主治】心疝,心痛,虚冷烦闷。

33526 当归汤

《圣济总录》卷九十四。为《金匮》卷上"当归生姜羊肉汤"之异名。见该条。

33527 当归汤（《圣济总录》卷九十九）

【组成】当归（切,焙）一两 桔梗（剉,炒）一两半 陈橘皮（去白,微炒） 桂（去粗皮） 人参各半两 赤芍药三分 鹤虱（去土,微炒）二分 槟榔（炮,剉）一分 朴消（别研）三分

【用法】上除朴消外,为粗末,入朴消拌匀。每服三钱

匕,水一盏,煎至七分,去滓,空心服,后半时辰再服。

【主治】蛔虫心痛,心中如锥刺,时吐白虫。

33528 当归汤(《圣济总录》卷一二〇)

【组成】当归 细辛(去苗叶) 桂(去粗皮) 甘草(生用)各半两 矾石(生用)一分

【用法】上为粗末。每用五钱匕,以水二盏,煎十余沸,去滓,热漱冷吐,一日三五次。

【主治】牙齿风痛不止。

33529 当归汤(《圣济总录》卷一二一)

【组成】当归(焙干)一两 桂(去粗皮) 甘草(炙)各半两 矾石一分(熬枯)

【用法】上为粗末。每用三钱匕,水一盏,煎五七沸,去滓,热漱冷吐,一日两三次,即愈。

【主治】酒后,牙齿血涌出。

33530 当归汤

《圣济总录》卷一三〇。为《圣惠》卷六十二"黄耆散"之异名。见该条。

33531 当归汤(《圣济总录》卷一三六)

【组成】当归(切,焙)二两半 甘草(炙,剉)一两半

【用法】上为粗末。每服五钱匕,水一盏半,煎至八分,去滓温服,空心、午时、夜卧各一次。

【主治】风肿。

33532 当归汤

《圣济总录》卷一四三。为《圣惠》卷八十八"加减四味饮子"之异名。见该条。

33533 当归汤(《圣济总录》卷一四四)

【组成】当归(切,焙)四两 大黄(生,剉)二两 生干地黄(焙)五两

【用法】上为粗末。每服五钱匕,水一盏半,煎至七分,去滓温服,不拘时候。微利为效。

【主治】从高坠堕,伤损肢体,发热疼痛。

33534 当归汤(《圣济总录》卷一四四)

【组成】当归(切,焙) 大黄(剉,炒) 白芷 防风(去叉) 乌头(炮裂,去皮脐)各一两

【用法】上为粗末。每服三钱匕,水一盏,煎至七分,去滓温服,不拘时候。

【主治】伤折皮肉破裂,风毒攻,肿痛不消。

33535 当归汤(《圣济总录》卷一四五)

【组成】当归(切,炒) 芎䓖各二两 熟干地黄(焙)四两

【用法】上为粗末。每服三钱匕,水一盏,煎至七分,去滓温服,不拘时候。

【主治】倒仆蹴损,筋骨疼痛。

33536 当归汤(《圣济总录》卷一五〇)

【组成】当归(切,焙) 黄耆(剉) 牛膝(酒浸,切,焙) 枳壳(去瓤,麸炒) 芎䓖 羌活(去芦头) 人参 附子(炮裂,去皮脐) 芍药 木香 槟榔(剉) 桔梗(剉) 牡丹(去心) 沉香(剉) 甘草(炙,剉) 地骨皮 半夏(生姜汁浸,炒)各一两 桂(去粗皮) 蓬莪茂(煨,剉) 陈橘皮(汤浸,去白,炒)各一两半 柴胡(去苗) 熟干地黄(焙) 荆芥穗 鳖甲(去裙襕,醋炙)各二两

【用法】上剉,如麻豆大。每服三钱匕,水一盏,加生姜三片,乌梅一个,同煎至七分,去滓温服。

【主治】妇人血风,身体百节疼痛,乍寒乍热,经脉不利,日渐羸瘦。

33537 当归汤(《圣济总录》卷一五〇)

【组成】当归(切,焙)二两 麻黄(去节煎,掠去沫,焙)六两 桂(去粗皮)二两 芎䓖一两 黄芩(去黑心)半两 干姜(炮)一两 杏仁(去皮尖双仁,炒)四十个 石膏(碎)三两半 甘草(炙,剉)二两

【用法】上为粗末。每用六钱匕,以水三盏,煎取一盏半,去滓,分二次温服。

【主治】妇人中风,不能语,不知痛处,拘急不得转侧。

33538 当归汤(《圣济总录》卷一五一)

【组成】当归(切,焙) 甘草(炙,剉) 桂(去粗皮) 木贼 大黄(剉炒) 京三棱(炮,剉)各一两 威灵仙(去土) 生干地黄(焙) 王不留行 槟榔 延胡索 代赭(煅,醋淬) 天雄(炮裂,去皮脐) 鳖甲(去裙襕,醋炙)各一两半 红蓝花(炒)三分

【用法】上㕮咀,如麻豆大。每服五钱匕,水一盏半,煎八分,去滓温服,不拘时候。

【主治】妇人月水不利,脐下撮痛,食减羸劣。

33539 当归汤(《圣济总录》卷一五一)

【组成】当归(切,焙) 牛膝(酒浸,切,焙) 桃仁(汤浸,去皮尖双仁,炒黄) 牡丹皮 大黄(剉,炒)各一两半 芎䓖 土瓜根 赤芍药 朴消 桂(去粗皮)各一两 虻虫(去翅足,糯米同炒米熟,去米) 水蛭(微炒)各一分

【用法】上为粗末。每服二钱匕,水一盏,煎至六分,去滓温服,日再夜一。

【主治】妇人月候不调,或一月再来,或隔月不来,或多或少,脐下疠痛,面色萎黄,四体虚羸,不能饮食。

33540 当归汤(《圣济总录》卷一五一)

【组成】当归(切,炒) 红蓝花 延胡索 紫葳各一两 琥珀半两(研) 牡丹皮 姜黄 牡蒙 鬼箭羽各三两 麒麟竭各一两 桃仁(去皮尖双仁,麸炒) 菴䕡子 藕节(切,焙) 没药(研) 桂(去粗皮)各一两

【用法】上为粗末。每服三钱匕,水一盏,酒半盏,同煎至七分,去滓,空心、食前温服。如无牡蒙亦得。

【主治】妇人经水不通,腰腹刺痛,拘倦少力,呕吐恶心,怠惰多睡,头旋眼涩,日渐羸瘦,饮食减少。

33541 当归汤(《圣济总录》卷一五一)

【组成】当归(切) 芎䓖 桂(去粗皮) 牡丹皮 牛膝(酒浸,切,焙) 芍药(赤者) 延胡索 麦蘖(炒)各半两 没药 琥珀各一分

【用法】上为粗末。每服二钱匕,水一盏,煎至六分,去滓,食前温服。

【主治】妇人血涩不行,心忪肌热,腰重腹痛。

33542 当归汤(《圣济总录》卷一五一)

【组成】当归(微炙) 生干地黄(微炒) 防风(去叉) 山茱萸 黄耆(微炙,剉) 牛膝(去苗,酒浸,焙)各一两 枳壳(去瓤,麸炒黄) 白术(炒) 人参 甘草(炙微赤,剉) 羚羊角屑 芍药各三分

【用法】上为粗末。每服三钱匕,水一盏,煎七分,去滓,食前温服。

【主治】妇人月水来,腹内疼痛,或脐下如盘。

33543 当归汤(《圣济总录》卷一五二)

【组成】当归(切,焙) 赤芍药(剉,炒)各一两半 禹余粮(醋淬五七遍) 麒麟竭 黄柏(微炙,剉) 地榆(剉碎,炒)各一两 生干地黄(焙)二两

【用法】上为粗末。每服三钱匕,水一盏,煎七分,去滓温服,每日三次,不拘时候。

【主治】妇人经血下不止,脐下虚痛。

33544 当归汤(《圣济总录》卷一五二)

【组成】当归(焙)半两 柏叶一两 薤白六茎(切) 禹余粮三分(煅,醋淬三遍,研末)

【用法】上先将三味㕮咀,如麻豆大。每服五钱匕,水一盏半,煎至八分,下禹余粮末一钱匕,去滓,空心温服。

【主治】妇人下血不止,腹痛。

33545 当归汤(《圣济总录》卷一五四)

【组成】当归(炙香,剉) 生干地黄(焙) 艾叶(炒) 甘草(炙,剉)各一两 芎䓖 芍药(剉,炒) 阿胶(炙令燥)各三分 人参二两

【用法】上为粗末。每服三钱匕,水一盏,煎至七分,去滓,食前温服。

【主治】妊娠因惊,胎动不安。

33546 当归汤(《圣济总录》卷一五四)

【异名】当归芎䓖汤(《鸡峰》卷十七)。

【组成】当归(剉,炒) 芎䓖 侧柏(焙) 阿胶(炒令燥) 桑上寄生(剉碎) 艾叶(炒) 淡竹茹 续断各一两

【用法】上为粗末。每服三钱匕,水一盏,加生姜三片,枣二个(擘),同煎至七分,去滓温服,一日三次。

【主治】妊娠胎动,内结疼痛,血下运闷。

33547 当归汤(《圣济总录》卷一五四)

【组成】当归(切,焙) 芎䓖各半两 艾叶(炒)一分 苎麻根 鹿角胶(炒燥)各三分

【用法】上为粗末。每服四钱匕,水一盏半,入葱白三寸(切),同煎八分,去滓,空心、食前温服。

【功用】安胎。

【主治】妊娠胎动,腰痛下血。

33548 当归汤(《圣济总录》卷一五五)

【组成】当归(切,焙) 甘草(炙,剉) 干姜(炮) 芎䓖各一两 白术二两

【用法】上为粗末。每服三钱匕,以水一盏,入大枣三个(擘破),同煎至七分,去滓,空心温服。

【主治】妊娠胞中虚,胎不荣长,致令萎燥。

33549 当归汤(《圣济总录》卷一五五)

【组成】当归(切,焙) 桂(去粗皮) 干姜(炮) 木香各半两 草豆蔻(去皮) 陈橘皮(汤浸,去白,焙) 白术 熟干地黄(焙)各一两 芎䓖三分

【用法】上为粗末。每服三钱匕,以水一盏,加大枣二个(去核),煎至七分,去滓,稍热服,不拘时候。

【主治】妊娠心腹引痛。

33550 当归汤(《圣济总录》卷一五五)

【组成】当归(切,焙) 麦门冬(去心,焙) 芎䓖 赤茯苓(去黑皮) 甘草(炙)各一两 大蓟(去根) 柴胡(去苗)各三分

【用法】上为粗末。每服三钱匕,水一盏,加生姜五片,大枣三个,煎至八分,去滓,稍热服,不拘时候。

【主治】妊娠心腹气攻疼痛。

33551 当归汤(《圣济总录》卷一五五)

【组成】当归(切,焙) 甘草(炙,剉)各一两 干姜(炮)半两

【用法】上为粗末。每服三钱匕,水一盏,加大枣二个(擘),煎至七分,去滓温服。

【主治】妊娠心腹疞痛。

33552 当归汤(《圣济总录》卷一五六)

【组成】当归(切,焙) 芍药 赤茯苓(去黑皮) 甘草(炙,剉) 栀子仁各半两

【用法】上为粗末。每服三钱匕,水一盏,煎至八分,去滓温服。

【主治】妊娠子淋,涩痛烦闷。

33553 当归汤(《圣济总录》卷一五八)

【组成】当归(切,炒) 牛膝(酒浸,切,焙)各一两半 木通(剉) 滑石(研)各二两 冬葵子(炒)二合 瞿麦穗一两

【用法】上为粗末。每服三钱匕,水一盏半,煎至八分,去滓温服。未下再服,以下为度。

【主治】妊娠堕胎,胞衣不出。

33554 当归汤

《圣济总录》卷一五九。为方出《千金》卷四,名见《局方》卷九"芎䓖汤"之异名。见该条。

33555 当归汤

《圣济总录》卷一五九。为张文仲引《徐王方》(见《外台》卷三十三)"神验胎动方"之异名。见该条。

33556 当归汤(《圣济总录》卷一五九)

【异名】桂枝加芍药当归汤(《云岐子保命集》卷下)、当归散(《普济方》卷三五七)、桂枝芍药当归汤(《准绳·伤寒》卷七)。

【组成】当归(切,焙) 芍药(剉) 桂(去粗皮)各一两

【用法】上为粗末。每服三钱匕,水一盏,煎至七分,去滓温服,不拘时候。

【主治】❶《圣济总录》:产后胞衣不下。❷《云岐子保命集》:妇人有孕伤寒,脉浮头重、自利,腹中切痛。

33557 当归汤(《圣济总录》卷一六〇)

【组成】当归(洗,切,微炒) 芎䓖 桃仁(去皮尖双仁,炒) 大黄(略炮,剉) 桂(去粗皮) 芍药 牡丹皮各半两

【用法】上为粗末,分作三剂。每剂用水五盏,生姜五片,大枣五个(擘),同煎取三盏,去滓放温,时服一盏。

【主治】产后恶血下少,气逆,头目眩晕,眼花心闷,头重不举。

33558 当归汤(《圣济总录》卷一六〇)

【组成】当归(切,炒)半两 芎䓖 芍药 桂(去粗

皮) 生干地黄(微炒)各一分 牛膝(去苗,酒浸,切,焙)独活(去芦头) 刘寄奴各半两

【用法】上为粗末。每服三钱匕,水一盏,加生姜五片,煎至七分,去滓温服,不拘时候。

【主治】产后败血不尽,冲心迷闷,旋晕不语。

33559 当归汤(《圣济总录》卷一六〇)

【组成】当归(切,焙) 人参 芍药 酸枣仁(去皮)黄芩(去黑心) 白鲜皮 甘草(炙,剉)各一两

【用法】上为粗末。每服二钱匕,水一盏,煎七分,去滓温服,不拘时候。

【主治】产后血气不调,言语谬乱。

33560 当归汤(《圣济总录》卷一六〇)

【组成】当归(切,焙)一两半 芍药一两半 桂(去粗皮)一两 桃仁(汤浸,去皮尖双仁,炒黄)四十九个

【用法】上为粗末。每服三钱匕,水一盏,煎至七分,去滓温服,不拘时候。

【主治】产后恶血不尽,腹内坚痛,不可忍。

33561 当归汤(《圣济总录》卷一六〇)

【组成】当归(切,焙)三两 桂(去粗皮)二两 荷叶蒂三七个

【用法】上为粗末。每服三钱匕,水半盏,酒一盏,加生姜三片,同煎至七分,去滓温服,早晨、日晚各一服。

【主治】产后恶露不尽。

33562 当归汤(《圣济总录》卷一六一)

【组成】当归(切,炒) 干漆(炒烟透) 棕榈(烧灰)红蓝花 甘草(炙) 鲤鱼皮(烧灰) 白芍药 牡丹(去心) 紫葳各半两 芫花(醋浸半日,炒干焦色) 香墨各一分

【用法】上为粗末。每服三钱匕,加葱白三寸,生姜三片,水、酒共一盏,同煎至七分,去滓,稍热服。

【主治】产后血气血块攻冲,心腹痛。

33563 当归汤(《圣济总录》卷一六一)

【组成】当归(切,焙)二两 大黄(剉,微炒) 干姜(炮)各一两 吴茱萸(炒) 雄黄(研)各半两 桂(去粗皮) 芍药 甘草(炙) 细辛(去苗叶) 生干地黄(焙)各二两

【用法】上为粗末。每服五钱匕,水一盏半,羊脂一枣大,同煎七分,去滓温服,不拘时候。

【主治】产后中风,角弓反张,筋急疼痛。

33564 当归汤(《圣济总录》卷一六二)

【组成】当归(切炒)二两 干姜(炮)半两 厚朴(去粗皮,生姜汁炙) 芎䓖各一两半(剉)

【用法】上为粗末。每服三钱匕,水一盏,煎七分,去滓,空腹食前温服。

【主治】产后霍乱吐利,心腹痛。

33565 当归汤(《圣济总录》卷一六三)

【组成】当归(切,焙) 芍药 木通(剉)各一两

【用法】上为粗末。每服四钱匕,水一盏半,入生地黄二寸许(切碎),同煎至八分,去滓温服,不拘时候。

【主治】产后虚烦腹痛。

33566 当归汤(《圣济总录》卷一六三)

【组成】当归(切,焙) 黄耆(剉) 芍药各一两半桂(去粗皮) 芎䓖 甘草(炙) 人参 柴胡(去苗)各一两

【用法】上为粗末。每服二钱匕,羊肉汁一盏,同煎至七分,去滓温服,不拘时候。

【主治】产后血虚,肢体壮热,烦闷,困瘁不食。

33567 当归汤(《圣济总录》卷一六四)

【组成】当归(切,炒)一两半 芍药 吴茱萸(汤淘去涎,轻炒)各二两 麦门冬(去心,焙) 甘草(炙令赤) 白芷各一两 生干地黄(焙)三两 桂(去粗皮) 续断 芎䓖 干姜(炮裂)各一两半

【用法】上为粗末。每服三钱匕,水一盏,煎至七分,去滓,食前温服,日二夜一。

【主治】产后虚羸不足,脏腑虚冷,肢体疼痛,时或恶露,脐腹刺痛。

33568 当归汤(《圣济总录》卷一六五)

【组成】当归(切,炒) 犀角屑 黄芩(去黑心)各一两 黄连(去须)二两

【用法】上为粗末。每服三钱匕,水一盏,煎七分,去滓温服,不拘时候。

【主治】产后赤白痢,脐腹撮痛。

33569 当归汤(《圣济总录》卷一六五)

【组成】当归(剉,炒) 厚朴(去粗皮,生姜汁炙令香)黄连(去须)各一两半 肉豆蔻(去壳)五个(炮) 甘草(炙,剉)一两

【用法】上为粗末。每服三钱匕,水一盏,煎至七分,去滓,食前温服。

【主治】产后下痢赤白,腹痛烦热。

33570 当归汤(《圣济总录》卷一六五)

【组成】当归(切,焙) 酸石榴皮(炒) 地榆各三两大豆黄(炒)五合 糯米(炒)二合 甘草(炙,剉)半两

【用法】上为粗末。每服三钱匕,水一盏,入薤白二寸(切),同煎至八分,去滓,空心、食前温服。

【主治】产后下痢赤白。

33571 当归汤(《圣济总录》卷一六五)

【组成】当归(切,焙)一两 白芷(剉,微炒) 紫葛芎䓖各半两 白茅根 胡荽各三分

【用法】上剉细。每服五钱匕,水一盏半,加葱白五寸,同煎至八分,去滓,食后夜卧温服。

【主治】产后小便秘涩,小腹疼痛。

33572 当归汤(《圣济总灵》卷一六七)

【组成】当归(切,焙) 白术 人参 黄耆(剉)各一两 诃黎勒(煨,去核)半两 甘草(炙,剉)一分

【用法】上为粗末。每服一钱匕,水七分,煎至三分,去滓,分温二服,不拘时候。

【主治】小儿胃虚,血气不充,囟陷。

33573 当归汤(《圣济总录》卷一六八)

【组成】当归(切,焙)半两 柴胡(去芦头)三分 黄芩(去黑心)半两 细辛(去苗叶)三分 大黄(剉,炒)一两升麻半两 五味子半两 紫菀(去苗土)一两 牛黄(研)一分 杏仁二十个(汤浸,退去皮尖双仁,炒,别研)

【用法】上为粗末。二三岁儿,每服一钱匕,以水七分,煎至五分,去滓温服,每日三次。

【主治】小儿挟实温壮,惕惕微惊。

33574 当归汤(《圣济总录》卷一七一)

【组成】当归(切,焙) 龙骨(研)各半分 甘草(炙)三分 大黄(剉,炒) 芍药 干姜(炮) 石膏(碎) 桂(去粗皮) 赤石脂 黄芩(去黑心) 细辛(去苗叶)各一分

【用法】上为粗末。五岁儿,每服一钱匕,水一小盏,入枣二个(擘),同煎至五分,去滓,分二次温服,一日三次。

【主治】小儿诸痫。

【加减】服后泻者,加赤石脂一分;若有热惊者,加黄芩(去黑心)半两。

33575 当归汤(《圣济总录》卷一七三)

【组成】当归(切,焙) 人参 干姜(炮) 木香各三分 桃白皮(炙,剉) 槐白皮(炙,剉) 丁香 阿胶(炒燥) 甘草(炙,剉)各半两 龙骨 黄连(去须)各一两 麝香(研)一分

【用法】上将前十一味为粗末,与麝香和匀。一二岁儿,每用半钱匕,水一小盏,煎至四分,去滓,分二次温服。

【主治】小儿久患疳痢。

33576 当归汤(《圣济总录》卷一七四)

【组成】当归(切,焙) 赤芍药 鳖甲(醋炙,去裙襕) 柴胡(去苗) 大黄(剉,炒) 甘草(炙)各一分 桃仁(去皮尖双仁,麸炒)半两

【用法】上为粗末。五六岁儿,每服半钱匕,水半盏,煎至三分,去滓温服,每日三次。

【主治】小儿疟疾,身体壮热憎寒,发作有时。

33577 当归汤(《圣济总录》卷一七八)

【异名】当归饮(《普济方》卷三九六)。

【组成】当归(切,焙) 黄连(去须) 赤石脂 干姜(炮裂) 龙骨 酸石榴皮(微炙) 厚朴(去粗皮,生姜汁炙,剉)各三分

【用法】上为粗末。每服一钱匕,水一盏,煎至五分去滓,分二次温服,每日一次,食前服。

【主治】小儿冷痢。

33578 当归汤(《圣济总录》卷一八四)

【组成】当归(切,焙) 甘草(炙,剉) 芎䓖 远志(去心) 麦门冬(去心,焙) 芍药 赤茯苓(去黑皮)各二两 生干地黄(焙)四两 黄芩(去黑心) 桂(去粗皮)各一两 五味子三两

【用法】上为粗末。每服五钱匕,先以水五盏,入白羊肾一个(去筋膜,切),煎至三盏,去肾下药,加生姜一枣大(拍碎),大枣三个(擘破),更煎至二盏,去滓,空心、食前分二次温服。

【主治】乳石发后,虚热羸乏,胸膈痞滞,心腹胀满,或腰痛肾沥。

33579 当归汤(《小儿药证直诀》卷下)

【组成】当归 白芍药 人参各一分 甘草(炙)半分 桔梗 陈皮(不去白)各一分

【用法】上为细末。水煎半钱,时时少与服。

【主治】小儿夜啼,脏寒腹痛,面青手冷,不吮乳。

33580 当归汤(《鸡峰》卷十五)

【组成】当归 续断 干姜 麦门冬 芎䓖 桂各三两 白芍药 吴茱萸各四两 黄耆 甘草 香白芷各二两 熟地黄六两

【用法】上为粗末。水、酒各半盏,煎药二钱,至七分,去滓服,不拘时候。

【功用】大补中下虚弱。

33581 当归汤(《鸡峰》卷十五)

【组成】小蓟根六两 当归 阿胶 续断 青竹茹 芎䓖各二两 生地黄八两(用熟者) 地榆 釜下焦土各四两 马通一升(以水调沥汁)

【用法】上为粗末。每服四钱,水八分,马通汁三分,同煎至五分,滤去滓,空心温服,用大盏频服三四剂。未愈止,服续断地榆煎。

【主治】妇人忽暴崩中,出血不断,或如鹅鸭肝者。

33582 当归汤(《鸡峰》卷十八)

【组成】陈皮 当归 熟地黄 白芍药各一两 阿胶 桃胶 赤茯苓各三分 人参 芒消 香附子各半两 甘草一分

【用法】上为细末。每服三钱,水一盏,煎至六分,去滓温服。

【主治】劳淋,小便淋沥疼痛,不可忍者。

33583 当归汤(《陈素庵妇科补解》卷二)

【组成】川芎 当归 白芍 熟地 人参 茯苓 白术 甘草 麦冬 黄耆 川断 黄芩 陈皮 香附 砂仁

【功用】养气益脾。

【主治】妊娠五月胎不安。

33584 当归汤(《三因》卷十一)

【组成】当归 干姜(炮) 熟地黄 柏皮 小蓟 羚羊角(镑) 阿胶(炒)各三钱三字 白术 芍药各半两 黄芩 甘草(炙)各一分

【用法】上剉散。每服三钱,水二盏,竹茹一块如指大,煎至八分,去滓,入伏龙肝半钱匕,头发灰半钱匕,蒲黄半钱匕,又煎至七分,不拘时候服。

【主治】三焦虚损,或上下发泄,吐唾血,皆从三焦起,或因热损发,或因酒发。

【备考】按:《得效》本方用当归、干姜(炮)、熟地黄、柏皮、小蓟、羚羊角(镑)、阿胶(炒)各三两三字,芍药半两,黄芩、甘草(炙)各一分。

33585 当归汤

《三因》卷十八。为《圣惠》卷八十一"当归散"之异名。见该条。

33586 当归汤(《洁古家珍》)

【异名】保命当归汤(《原机启微》附录)。

【组成】当归身二钱 黄连(酒洗) 黄芩各二钱 生地黄三钱(酒洗,阴干) 炙甘草三钱 柴胡一两 白芍药二钱

【用法】上咬咀。水煎,临卧服。

【功用】补益肾水。

【主治】肝肾阴虚,风热上攻,瞳子散大,眼黑,或生

翳膜。

❶《洁古家珍》:瞳子散。❷《原机启微》附录:风热上攻,瞳子散大。❸《普济方》:肾虚,眼黑,瞳子散。❹《准绳·类方》:翳及瞳子散大。

【备考】《原机启微》附录生地黄作熟地黄。

33587 当归汤(方出《百一》卷十五引郑嫗方。名见《普济方》卷二一五)

【组成】淡竹叶 灯心 当归(去芦) 红枣 竹猥绥 麦门冬(并根苗用) 乌梅 甘草 木龙(又名野葡萄藤)各等分

【用法】上药或多少亦不妨,煎汤作熟水,患此疾者多渴,随意饮之。

【主治】血淋及五淋等疾。

【备考】方中竹猥绥,《普济方》引《百一》作竹葳蕤,《准绳·类方》作竹园荽。

33588 当归汤

《妇人良方》卷六。为《活人书》卷十九"柴胡当归汤"之异名。见该条。

33589 当归汤

《妇人良方》卷十二。为《圣惠》卷七十七"当归散"之异名。见该条。

33590 当归汤(《普济方》卷六十九)

【组成】当归 矾石 桂心 细辛 甘草各一两

【用法】上㕮咀。以浆水五升,煮取三升,含之,每日五六次,夜二三次。无细辛,水煎亦可。

【主治】酒醉,牙齿涌血出及齿风痛。

33591 当归汤(《普济方》卷二三〇)

【组成】秦艽(去苗土) 当归(二味用醋、酒浸经宿,焙) 人参 干漆(炒烟) 白茯苓(去黑皮) 白术各半两 前胡(去苗) 鳖甲(去裙襕,醋炙)各一两 木香乌头(泡裂,去皮脐) 甘草(炙,剉)各半两

【用法】上剉,如麻豆大。每服三钱,水一盏半,加小麦五十粒,同煎取一盏,去滓,稍热服。

【主治】虚劳寒热,四肢赢瘦,不思饮食。

33592 当归汤(《普济方》卷二四八)

【组成】当归(剉,微炒) 干姜(炮裂,炒) 甘草(炙微赤,剉)各半两 黄耆(剉) 人参(去芦头) 川椒(去目及闭口,微炒出汗) 半夏(汤洗七次,去滑) 青橘皮(汤浸,去白瓤,炒) 附子(炮裂,去皮脐)各一两 厚朴二两(去粗皮,涂生姜汁,炙令香) 桂心半两

【用法】上为散。每服三钱,水一中盏,加生姜半分,煎六分,去滓,稍热服,不拘时候。

【主治】寒疝心痛及诸虚冷气满闷。

33593 当归汤

《普济方》卷二八九。为《圣惠》卷六十一"淋洗当归汤"之异名。见该条。

33594 当归汤(《普济方》卷三三四)

【异名】当归散。

【组成】当归(切,焙) 赤芍药(剉,炒)各一两半 禹余粮(淬五七次) 麒麟竭 黄柏(微炙,剉) 地榆(剉碎,炒)各一两 生姜 生地黄(焙)一两(一方用熟干地黄)

【用法】上为粗末。每于食前服一钱,粥饮调下,每日三次。

【主治】妇人经血不止,脐腹疼痛。

33595 当归汤(《普济方》卷三五〇)

【组成】川独活 当归 芍药 防风 川芎 玄参各一两 桂心二分半(一方用天麻二分)

【用法】上剉细。以水八升,煮取二升半,为三服。觉效更作一剂渐愈,须适寒温将息。如不愈,即以此方作丸,每服二十丸。

【主治】产后中风,半身手足不遂,言语謇涩,恍惚精神不定。

【加减】有热,加干葛五两;有冷,加白术五两;有气,加生姜六分;手足不遂,加牛膝五分,草薢二两,黄耆四两;腹痛,加当归,芍药各三分;不食,加人参四分,玄参四分。

33596 当归汤

《普济方》卷三五一。为《苏沈良方》卷五引《灵苑方》"四神散"之异名。见该条。

33597 当归汤

《普济方》卷三五一。为《产科发蒙》卷四引《经效方》"当归柴胡汤"之异名。见该条。

33598 当归汤(《普济方》卷三五二)

【组成】当归 人参 生姜各二两(一方用三分) 黄耆三两 淡豉五合 猪肾一个 粳米一合 薤白三合

【用法】用水一斗五升,先煮猪肾取六升,后下诸药,煎至二升,分为三服。

【主治】产后虚劳,骨节疼痛,头痛,汗不出。

33599 当归汤(《普济方》卷三七八)

【组成】当归二分 豚卵一双(切细)(一本大枣二十个,大者)

【用法】以醇酒三升,煮取一升,为二服。儿小即用一卵。

【主治】少小惊痫壮热,中风四肢瘛疭,舌吐沫。

33600 当归汤(《痘疹全书》卷下)

【组成】当归 黄耆(炙) 生地黄 麦门冬 甘草 黄连(炒) 白芍 浮小麦

【用法】獖猪心,竹刀劈开,煮汤煎药服之。

【主治】痘疮收靥之后,盗汗出者。

33601 当归汤(《片玉痘疹》卷十二)

【组成】人参 当归 甘草(炙) 黄耆(炙) 黄连(炒) 桂枝

【用法】水煎服。

【主治】痘疮收靥之后而盗汗者。

33602 当归汤(《准绳·类方》卷四)

【组成】当归二钱(酒洗) 赤芍药(煨)一钱半 独活 防风 赤茯苓 黄芩 秦艽各一钱 杏仁八分(去皮尖) 甘草六分 桂心三分

【用法】水二钟,加生姜三片,煎八分,不拘时候温服。

【主治】血痹、风痹等痹证。

❶《准绳·类方》:痹证。❷《证治宝鉴》:血痹,体常如风吹,汗出,卧则不能,摇动。❸《证治汇补》:血痹者,邪入阴分,若被风吹,骨弱劳疲,汗出,卧则摇动。❹《医级》:风

痹血脉,筋酸热痛。

33603　当归汤(《慈幼新书》卷二)

【组成】当归五钱　元参三钱　辛夷一钱　炒栀八分　贝母五分　柴胡三分

【主治】小儿鼻渊,由风入胆中,移热于脑,涕浓而臭,属实热证者。

33604　当归汤(《急救应验良方》引少林寺教师方)

【组成】当归五钱　泽泻五钱　川芎三钱　红花三钱　桃仁三钱　丹皮三钱　好苏木二钱

【用法】酒、水各一碗,煎六分服。虽已气绝,牙关紧闭,照白糖饮治法,擦开灌之亦活。

【功用】散瘀活血。

【主治】跌打损伤,未破口者。

【加减】头伤,加藁本一钱;手伤,加桂枝一钱;腰伤,加杜仲一钱;胁伤,加白芥子一钱;膝伤,加牛膝一钱。

33605　当归汤(《集成良方三百种》)

【组成】当归二两　菊花一两　地丁一两

【用法】水煎服。四五剂即愈。

【主治】疔毒溃后。

【宜忌】白色阴疽忌用。

33606　当归饮(《圣济总录》卷七)

【组成】当归(焙)　防风(去叉)各三两　独活(去芦头)　麻黄(去根节,煎,掠去沫)各一两半　细辛(去苗叶)一两　附子一个(炮裂,去皮脐)

【用法】上剉,如麻豆大。每服五钱匕,酒半盏,水一盏,加生姜一枣大(拍碎),煎至八分,去滓,空心温服。

【主治】贼风口噤,角弓反张。

33607　当归饮(《圣济总录》卷一五一)

【组成】当归(切,炒)　桂(去粗皮)　干漆(捣,炒令烟出)各一两　蛀虫(去翅足,炒)　水蛭(糯米同炒米熟,去米)　芍药　细辛(去苗叶)　黄芩(去黑心)　姜蓣　甘草各一两　大黄三两

【用法】上为粗末。每服三钱匕,清酒一大盏,煎至六分,去滓,下芒消二钱,烊尽,再煎令沸,食后温服。

【主治】妇人寒气内搏,月水不通,腹中气满,结块寒热。

【备考】本方方名,《普济方》引作"当归散"。

33608　当归饮(《圣济总录》卷一五一)

【组成】当归(微炙)　肉豆蔻(去壳)　厚朴(去粗皮,生姜汁炙烟出)　甘草(炙)　芍药　枳壳(去瓤,麸炒黄)　白茯苓(去黑皮)　人参各半两

【用法】上为粗末。每服三钱匕,水一盏,煎至七分,去滓,空心温服。

【主治】妇人月水不调及欲来脐下痛,肢体烦热。

33609　当归饮(《圣济总录》卷一五四)

【组成】当归(切,焙)　人参　生姜(切)各七钱　厚朴(去粗皮,生姜汁炙)　陈橘皮(汤浸,去白,焙)各半两　大枣(擘破)五个

【用法】上剉,如麻豆大,分为二剂。每剂以水四盏,煎取一盏半,去滓,食前分二次温服,如人行三五里再服。

【主治】妊娠腹中冷,胎不安。

33610　当归饮(《圣济总录》卷一五四)

【组成】当归(切,焙)一两　葱白(细切)一握

【用法】上拌匀。每服五钱匕,酒一盏半,煎至八分,去滓温服。

【主治】妊娠胎动,腹痛下血。

33611　当归饮(《圣济总录》卷一五五)

【组成】当归(切,焙)一两　芎䓖　阿胶(炙炮)各三分　白术二两

【用法】上为粗末。每服三钱匕,以水一盏,煎至七分,去滓温服,每日三次。

【主治】妊娠胎萎燥。

33612　当归饮(《圣济总录》卷一六〇)

【组成】当归(微炙)一两　鬼箭羽二两

【用法】上为粗末。每服三钱匕,酒一盏,煎至六分,去滓温服,相次再服。

【主治】产后血晕欲绝。

33613　当归饮(《圣济总录》卷一六〇)

【异名】当归散(《普济方》卷三四五)。

【组成】当归(切,焙)　牛膝(酒浸,切)　苏枋木(剉)　桂(去粗皮)　牡丹皮(剉)　芍药　芎䓖　艾叶(微炒)　生干地黄(剉)　延胡索　桃仁(汤浸,去皮尖双仁,麸炒黄)各半两

【用法】上为粗末。每服三钱匕,加生姜一枣大(拍破),水半盏,酒半盏,同煎至七分,去滓温服,不拘时候。

【主治】产后月内恶露不下。

33614　当归饮(《圣济总录》卷一六一)

【组成】当归(切,焙)　败酱　续断各一两　芍药一两一分　生干地黄(焙)一两半竹茹　芎䓖各半两

【用法】上为粗末。每服三钱匕,水一盏,煎至七分,去滓温服,每日三次。

【主治】产后七八日,恶露下不绝。

33615　当归饮(《圣济总录》卷一六二)

【组成】当归(切,焙)　防风(去叉)　桂(去粗皮)　人参　芎䓖　玄参各一两　独活(去芦头)一两半

【用法】上为粗末。每服五钱匕,水一盏半,煎至一盏,去滓温服,不拘时候。

【主治】产后中风,手足偏枯,言语迟涩,恍惚多忘。

33616　当归饮(《圣济总录》一六五)

【组成】当归(切,焙)　赤芍药　艾叶(炒)　地榆　白龙骨　黄耆(剉)各一两　厚朴(去粗皮,生姜汁炙)　黄芩(去黑心)　干姜(炮)　甘草(炙)各三分

【用法】上为粗末。每服三钱匕,水一盏,煎至七分,去滓温服,不拘时候。

【主治】产后赤白痢,脐下疼痛。

33617　当归饮(《圣济总录》卷一六六)

【组成】当归(切,炒)　芍药　牡丹皮　生干地黄(焙)　人参　黄耆(剉)　大黄(生)　升麻　连翘各一两

【用法】上为粗末。每服五钱匕,水一盏半,煎至七分,去滓温服,不拘时候。

【主治】产后乳痈,欲结未结,发热肿痛。

33618　当归饮(《女科百问》卷上)

【组成】当归(去芦,微炒) 熟地(净洗,酒蒸,焙干)
川芎 白芍 黄芩 白术各等分

【用法】上为粗末。每服三钱,水盏半,煎至八分,食前热服。

【功用】抑阳助阴,调理经脉。

【主治】阳气胜阴,月假多者。

33619 当归饮(《得效》卷五)

【异名】当归散(《赤水玄珠》卷七)。

【组成】苏木 生地黄 当归 大黄 赤芍药

【用法】上为末。酒调服,得利去瘀血即止,服养荣汤调理。

【主治】男子因打损负重,女子因劳苦用力而伤肺经,遇风寒则为咳嗽,或咳血,或至紫黑。

【备考】《赤水玄珠》本方用苏木、生地黄、当归、大黄、芍药各等分,为末,每服四钱,或水、酒煎服亦可。又原书治上症并配合灸肺俞穴。

33620 当归饮(《普济方》卷四〇一引《傅氏活婴方》)

【组成】当归 赤芍药 白术 甘草 桂皮各等分

【用法】上为末。每服一字。

【主治】小儿客忤,腹内有恶血,夜啼如鬼祟,腹痛,唇青口紫。

33621 当归饮(《急救仙方》卷四)

【组成】黄连 大麻子 当归各半两

【用法】上为末。每用一钱,嚼温酒下。又将通真丸一粒临卧再服。

【功用】通血积。

【主治】痔证。

33622 当归饮

《普济方》卷三九六。为《圣济总录》卷一七八"当归汤"之异名。见该条。

33623 当归饮(《校注妇人良方》卷二十四)

【组成】当归 白芍药 川芎 生地黄 白蒺藜(炒)黄耆各一钱 防风 荆芥 何首乌(不见铁器) 甘草各五分

【用法】水煎服。

【主治】❶《校注妇人良方》:妇人血风疮,血热瘾疹痒痛,脓血淋漓,发热等症。❷《诚书》:疮疥风癣,湿毒燥痒。

【备考】《疡科捷径》有甘菊花。

33624 当归饮(《回春》卷三)

【组成】当归一钱二分 芍药一钱 川芎五分 生地黄一钱 牡丹皮一钱 黄连(酒炒)七分 麦门冬(去心)二钱 地骨皮七分 酒黄芩七分 炒栀子六分 柴胡六分 生甘草三分

【用法】上剉一剂。水煎,食远热服。

【主治】劳心生热,鼻少见血,五心烦热。

33625 当归饮(《玉案》卷五)

【组成】牛膝 蒲黄 当归 黄连 生地各二钱 麦冬(去心) 木通 扁柏叶(微炒) 山栀仁各一钱

【用法】加灯心三十茎,水煎,食前服。

【主治】血淋。

33626 当归饮(《眼科全书》卷六)

【组成】当归 黄连 生地 熟地 郁金 杏仁 栀子 黄柏 赤芍

【用法】上分作两服,水煎,乘热洗眼。

【主治】目涩痛痒,羞明怕日。

33627 当归饮(《诚书》卷十六)

【组成】当归 白芍 人参各一分 甘草(炙)半分 桔梗 陈皮各一钱

【用法】水煎服。

【主治】小儿腹痛内吊,夜啼。

33628 当归饮(《女科指掌》卷一)

【组成】四物汤加白术 黄芩 地榆 阿胶

【主治】阳气乘阴,经血过多。

33629 当归饮(《金鉴》卷五十一)

【组成】何首乌(制) 白鲜皮 白蒺藜 甘草 当归 生地黄 白芍药 人参 黄耆 川芎

【用法】水煎服。外用稻米粉扑之。

【主治】小儿因月份未足,出生太早,初生无皮,面白肢冷,遍体浸渍,红嫩而光。

33630 当归饮(《眼科菁华录》卷上)

【组成】当归 白芍 人参 甘草 滑石 柴胡 黄芩 川锦纹 生薏

【用法】水煎服。

【主治】热泪为患。

33631 当归贴(《外台》卷二十四引《古今录验》)

【组成】当归一分 蛴螬一分 丹参一分 附子一分(炮) 蜡蜜一分 栀子十个 桂心一分 胶一分

【用法】上合煎,以贴疮上。

【主治】诸痈疮发背有脓血。

33632 当归贴(《千金翼》二十三)

【组成】当归(一作当陆) 黄芩 黄连 大黄 莽草 白芷 白敛 白及各二两

【用法】上为末。消胶汁稍稍和如泥,涂纸贴肿上。干则易之。

【主治】疮痈诸肿。

33633 当归饼(《圣济总录》一四一)

【组成】当归四两 杏仁(去皮尖双仁,研)半两 白芷 桂(去粗皮)各三分 芸薹子(研)二两

【用法】上五味,三味为末。与杏仁、芸薹子和匀,以醋面调,捻作饼子如钱大,坐之。药干频易,以愈为度。

【主治】牡痔有头,痛楚不可忍。

33634 当归酒(方出《外台》卷二十七注文引《肘后》,名见《景岳全书》卷五十三引《元戎》)

【异名】当归煎(《卫生鸿宝》卷一)、当归止血汤(《医方易简》卷六)。

【组成】当归四两 酒三升

【用法】煮取一升,顿服之。

【功用】《本草纲目》:和血脉,坚筋骨,止诸痛,调经水。

【主治】血不归经之小便出血、吐血、呕血及闪挫努力以致的血溢;血虚头痛欲裂。

❶《外台》引《肘后》:小便出血。❷《证类本草》引《外

台》:头痛欲裂。❸《景岳全书》引《元戎》:血虚头痛欲裂。❹《外科全生集》:吐血多者。❺《卫生鸿宝》:血不归经之吐血、呕血及闪挫努力致血溢者。

【宜忌】《卫生鸿宝》:火升者忌服;血伤燥者慎用。

33635 当归酒(《圣济总录》卷一五八)

【组成】当归(炙令香,剉) 芍药(剉,炒)各二两

【用法】上为粗散。每服三钱匕,以无灰酒一盏,加生地黄汁一合,于银器内,慢火煎至七分,去滓温服。以恶血下为度。

【主治】妊娠堕胎后,血不出。

33636 当归酒(《圣济总录》卷一七七)

【组成】当归(切,焙,粗捣)一分 猪肉一两(薄切小片)

【用法】上相和,以清酒一碗,煮至七分,去滓。每服取半呷许,令儿咽之,日三夜一。

【主治】小儿五十日以来,胎寒腹痛微热,聚唾弄舌,躯啼上视。

33637 当归酒(《直指》卷二十二)

【组成】辣桂(去粗皮)半两 当归四钱 木香 白芷各二钱

【用法】上剉细。每服三钱半,醇酒一碗,慢火煎七分,加乳香末半钱,不饥饱温服,以排脓内补散、加味不换金正气散为佐,以熟脯、猪蹄、臛肉为养,荞麦面能起发,可煮食之。如更不发起,用《局方》姜附汤加当归、木香、炙甘草煎服。又更不发起,用穿山甲(头截片,蘸醋,炒焦)、生人牙(煅留性)各一分,为末,分作两服,用辣桂、当归、去节麻黄煎酒,食前调下。患处用生姜汁和面厚涂,或用川乌、硫黄、人牙(煅),并细末,酒调敷之。

【主治】痈疽阴证,头平向内,沉黯不疼,浑身患处不热。

33638 当归粉(《圣济总录》卷一六七)

【组成】当归(末) 胡粉各半两

【用法】上相和研匀。敷脐中,仍炙絮熨之,以啼呼止为候。

【主治】小儿脐疮,脐中水湿,肿赤汁出,时时啼呼。

33639 当归散(《金匮》卷下)

【异名】芍药汤(《永类钤方》卷十八)。

【组成】当归 黄芩 芍药 芎䓖各一斤 白术半斤

【用法】上为散,每服方寸匕,酒饮调下,一日二次。

【功用】养血清热安胎。

❶《鸡峰》:快利恶露。❷《回春》:养血清热。❸《成方便读》:安胎清热。

【主治】孕妇血少有热,胎动不安,素有堕胎之患;月经不调,腰腹疼痛。

❶《金匮》:妇人妊娠常服,即易产,胎无苦疾;及产后百病。❷《鸡峰》:产后气血俱虚。❸《永类钤方》:妊娠伤寒,五个月以前者。❹《普济方》:腹痛。❺《回春》:瘦人血少有热,胎动不安,素惯半产者。❻《叶氏女科》:天癸已过,经行不匀,三四月不行,或一月再至而腰腹疼痛者。

【方论选录】❶《医方集解》:此足太阴、厥阴,冲任药也。冲任血盛,则能养胎而胎安。芎、归、芍能养血而益

冲任;又怀妊宜清热凉血,血不妄行则胎安;黄芩养阴退阳,能除胃热,白术补脾燥湿,亦除胃热,脾胃健则能运化精微,取汁为血以养胎,自无恶阻呕逆之患矣。❷《金匮要略心典》:妊娠之后,最虑湿热伤动胎气,故于芎、归、芍药养血之中,用白术除湿,黄芩除热。丹溪称黄芩、白术为安胎之圣药。夫芩、术非能安胎者,去其湿热而胎自安耳。❸《金匮要略方义》:本方用药,具安胎之常法。方中以当归、白芍养血益阴;配以川芎,又可调肝和血,使肝血充盈,肝气条达;复以黄芩清热,白术去湿,使湿去热清、血气调和,则胎元自安,母体无恙;且胎系于脾,白术更有健脾益胃之功,既实脾气以固胎,又助后天以培本,俾胎得其养。孕妇体壮,非但胎前安然,即产后亦少生诸疾。

【临床报道】堕胎:《古今医案按》一妇年三十余,或经住,或成形未具,其胎必堕。察其性急多怒,色黑气实,此相火太盛,不能生气化胎,反食气伤精故也。因令住经第二月,用黄芩、白术、当归、甘草,服至三月尽,止药,后生一子。

【备考】本方改为丸剂,名"安胎丸"(见《回春》)、"五味安胎丸"(见《东医宝鉴·杂病篇》)。《鸡峰》本方用法:用温童便或酒调下二钱。

33640 当归散(《幼幼新书》卷七引《肘后方》)

【组成】当归(末之)小豆大

【用法】以乳汁咽之,日夜三四度。若不愈,当归半两,小肫卵一具,并切之,以酒一升二合同煮,取八合,服半合至一合,随儿大小,日三夜四。

【主治】小儿喜啼。

33641 当归散(《医心方》卷十一引《古今录验》)

【组成】当归二两 黄连二两 黄柏二两 干姜一两

【用法】上为末。每服方寸匕,以乌梅汁调下,一日三次。

【主治】下腹中绞痛,重下,下赤白。

【加减】腹中绞痛,加当归;下赤,加黄柏;重下,加黄连;白下,增干姜。

33642 当归散(《千金》卷三)

【异名】五味当归散(《景岳全书》卷六十四)。

【组成】当归 黄芩各二两 芍药一两六铢 猬皮半两 牡蛎二两半

【用法】上为散。酒服方寸匕,每日三次。

【主治】妇人阴脱。

【宜忌】❶《千金》:禁举重。❷《普济方》:忌登高。

33643 当归散(《千金》卷二十五注文引《救急方》)

【异名】补损当归散(《局方》卷八续添诸局经验秘方)。

【组成】当归 桂心 蜀椒 附子各二分 泽兰一分芎䓖六分 甘草五分

【用法】上并熬令香,为末。酒服方寸匕,每日三次。凡是伤损,皆服之十日愈,小儿亦同。

【主治】落马堕车,诸伤腕折臂,脚痛不止。

【宜忌】《局方》(续添诸局经验秘方):忌海藻、菘菜、生葱、猪肉、冷水。

33644 当归散(《理伤续断方》)

【组成】泽兰十两 川当归十两 芍药 白芷 川芎

肉桂(去粗皮)各五两　川续断十两　牛膝十两　川乌　川椒(去目)各三两　桔梗　甘草各四两　白杨皮(不用亦可)　细辛五两

【用法】上为极细末。每服二钱,热酒调下,不拘时候。

【功用】续筋接骨。

【主治】打扑伤损,皮肉破碎,筋骨寸断,瘀壅滞结,肿不散,或作痈疽,疼痛至甚;因损后中风,手足痿痹,不能举动,筋骨缝纵,牵缩不舒及劳役所损,肩背四肢疼痛。

33645　当归散(《圣惠》卷六)

【异名】当归汤(《圣济总录》卷十三)、当归人参汤(《圣济总录》卷四十九)。

【组成】当归半两(剉,微炒)　人参三分(去芦头)　桂心三分　干姜半两(炮裂,剉)　白术半两　白茯苓半两　甘草半两(炙微赤,剉)　芎䓖半两　陈橘皮一两(汤浸,去白瓤,焙)　细辛半两　白芍药半两

【用法】上为散。每服三钱,以水一中盏,加生姜半分,大枣三枚,煎至六分,去滓稍热服,不拘时候。

【主治】肺脏伤风冷,鼻中多涕,四肢疼痛,不思饮食。

33646　当归散(《圣惠》卷十一)

【组成】当归　赤芍药　黄芩　伏龙肝　阿胶(捣碎,炒令黄燥)各一两　干姜半两

【用法】上为散。每服四钱,以水一中盏,煎至六分,去滓温服,不拘时候。

【主治】伤寒吐血,目眩烦闷。

33647　当归散(《圣惠》卷十二)

【组成】当归半两(剉,微炒)　桂心一两　芎䓖一两　干姜半两(炮裂,剉)　陈橘皮一两(汤浸,去白瓤,焙)　槟榔一两

【用法】上为散。每服三钱。以水一中盏,煎至六分,去滓,稍热服,不拘时候。

【主治】伤寒,脾胃虚冷,心腹胀痛,不思饮食。

33648　当归散(《圣惠》卷十四)

【组成】当归一两(剉,微炒)　栀子仁一两　木香半两　犀角屑半两　豉一合　黄耆三分(剉)　枳壳半两(麸炒微黄,去瓤)

【用法】上为散。每服五钱,以水一大盏,加生姜半分,葱白三茎,煎至五分,去滓温服,不拘时候。

【主治】伤寒后未平复,合阴阳为易病,小腹里急疼痛,溺血,气力乏劣。

33649　当归散(《圣惠》卷十八)

【组成】当归三分(剉,微炒)　子芩半两　葵子半两　车前子半两　榆白皮半两(剉)

【用法】上为散。每服二钱,用暖生地黄汁一小盏调下,不拘时候。

【主治】热病,小便不通,小肠中疼痛。

33650　当归散(《圣惠》卷十八)

【组成】当归二两(剉,炒)　甘草一两(炙微赤,剉)　黄连二两(去须,微炒)　黄柏一两(微炙炒)　干姜一两(炮裂,剉)　阿胶二两(捣碎,炒令黄燥)　醋石榴皮二两

【用法】上为散。每服五钱,以水一大盏,煎至五分,去滓温服,不拘时候。

【主治】热病热毒,痢下赤白,腹中疞痛。

33651　当归散(《圣惠》卷十九)

【组成】当归一两(剉,微炒)　细辛一两　防风一两(去芦头)　桂心一两　独活二两　麻黄二两(去根节)　附子一两(炮裂,去皮脐)　芎䓖一两　薏苡仁一两

【用法】上为粗散。每服四钱,以水、酒各半中盏,加生姜半分,煎至五分,去滓温服,不拘时候。

【主治】风痉,摇头口噤,身体强直。

33652　当归散(《圣惠》卷十九)

【组成】当归一两(剉,微炒)　川升麻半两　川乌头半两(炮裂,去皮脐)　天门冬一两(去心,焙)　五味子半两　赤芍药半两　远志半两(去心)　独活半两　麻黄一两(去根节)　防风半两(去芦头)　芎䓖半两　干姜半两(炮裂,剉)　秦艽一两(去苗)　桂心半两　大豆一合(炒熟)　石斛半两(去根节)　甘草一分(炙微赤,剉)　人参半两(去芦头)　白茯苓二两　紫菀半两(洗,去苗土)　石膏一两　黄耆半两(剉)　杏仁半两(汤浸,去皮尖双仁,麸炒微黄)

【用法】上为粗散。每服四钱,以水一中盏,煎至五分,去滓,入酒一合,更煎一两沸,温服,不拘时候。

【主治】风湿痹,弹曳,或手脚不遂,或风入五脏,恍恍惚惚,多语喜忘,又时恐怖,或肢节疼痛,头眩烦闷,或腰脊强直,腹满不食。

33653　当归散(《圣惠》卷二十二)

【组成】当归三分　羚羊角屑三分　川乌头半两(炮裂,去皮脐)　黄芩半两　赤芍药半两　远志半两(去心)　独活三分　五味子半两　防风半两(去芦头)　芎䓖半两　麻黄二两(去根节)　秦艽三分(去苗)　桂心半两　石斛半两(去根,剉)　人参半两(去芦头)　白茯苓半两　黄耆半两(剉)　五加皮三分　石膏一两　杏仁三分(汤浸,去皮尖双仁,麸炒微黄)　甘草半两(炙微赤,剉)

【用法】上为粗散。每服四钱,以水一中盏,加生姜半分,煎至六分,去滓,稍热服,不拘时候。

【主治】毒风弹曳,手脚不遂,身体缓弱,或风入五脏,精神恍惚,多语喜忘,有时恐怖,肢节烦疼,头眩心闷,腹满不食。

【宜忌】忌生冷、猪、鸡、犬肉、毒鱼、滑物。

33654　当归散(《圣惠》卷二十二)

【组成】当归一两　防风一两(去芦头)　麻黄一两(去根节)　白术一两　甘草半两(炙微赤,剉)　白茯苓一两　附子一两(炮裂,去皮脐)　生干地黄一两　山茱萸一两　黄芩一两　桂心一两　川大黄一两(剉碎,微炒)

【用法】上为散。每服四钱,以水一中盏,加生姜半分,大枣三枚,煎至六分,去滓温服,不拘时候。

【主治】卒中柔风,身体缓弱,四肢不收,烦热,腹内拘急,大小便涩。

33655　当归散(《圣惠》卷二十二)

【异名】地龙散(《圣济总录》卷十)。

【组成】当归一两　桂心一两　地龙一两(微炒)　白僵蚕一两(微炒)　威灵仙一两　漏芦一两　芎䓖一两　白芷一两

【用法】上为细散。每服二钱,以热酒调下,不拘时候。

【主治】❶《圣惠》:白虎风,疼痛不止。❷《圣济总录》:白虎风疼痛,游走无定。

33656 当归散(《圣惠》卷二十三)

【组成】当归二两(剉,微炒) 麻黄四两(去根节) 桂心二两 芎藭一两 海桐皮一两(剉) 干姜一两(炮裂,剉) 杏仁一两(汤浸,去皮尖双仁,麸炒微黄) 独活二两 甘草一两(炙微赤,剉)

【用法】上为粗散。每服五钱,以水一大盏,加生姜半分,煎至五分,去滓温服,不拘时候。

【主治】中风,四肢不仁及不能语,但拘挛背痛,不得转侧。

33657 当归散(《圣惠》卷三十四)

【组成】当归 细辛 川升麻各半两 防风(去芦头) 藁本 莽草 芎藭各一分 白杨枝一两

【用法】上为散。每用五钱,以水一大盏,煎至七分,去滓,热含冷吐。

【主治】牙齿宣露挺出,齿龈,肿痛且痒。

33658 当归散(《圣惠》卷三十四)

【组成】当归 桂心 甘草各半两 白矾一两(烧令汁尽)

【用法】上为粗散,分为三度用。每度以浆水二大盏,煎至一盏,去滓,热含冷吐。

【主治】牙齿缝忽然出血。

33659 当归散(《圣惠》卷三十七)

【组成】当归二两 黄芩二两 干姜一两(炮裂,剉) 白芍药一两 阿胶二两(捣碎,炒令黄燥)

【用法】上为细散。每服二钱,以生地黄汁调下。不拘时候。

【主治】吐血不止,心胸疼痛。

33660 当归散(《圣惠》卷四十三)

【组成】当归一两(剉,微炒) 桔梗一两(去芦头) 陈橘皮一两(汤浸,去白瓤,焙) 赤芍药半两 枳壳一两(麸炒微黄,去瓤) 桂心一两 人参半两(去芦头) 槟榔二两 木香三分

【用法】上为细散,每服二钱,生姜、大枣煎汤调下,不拘时候。

【主治】九种心痛,及冷气攻两胁,胸背疼痛,欲吐。

33661 当归散(《圣惠》卷四十三)

【组成】当归一两(剉,微炒) 桔梗一两(去芦头) 赤芍药一两 陈橘皮一两(汤浸,去白瓤,焙) 鹤虱一两 人参一两(去芦头) 桂心一两 槟榔二两

【用法】上为粗散。每服四钱,以水一中盏,加生姜半分,煎至六分,去滓稍热服,不拘时候。

【主治】诸虫心痛,多吐不食。

33662 当归散(《圣惠》卷四十三)

【组成】当归(剉,微炒) 干姜(炮裂,剉) 青橘皮(汤浸,去白瓤,焙) 艾叶(炒令微焦) 白术 附子(炮裂,去皮脐) 厚朴(去粗皮,涂生姜汁,炙令香熟)各一两 木香半两

【用法】上为散。每服二钱至三钱,水一中盏,煎至六

分,去滓稍热服,不拘时候。

【主治】冷气攻心腹痛,时复下利。

33663 当归散(《圣惠》卷四十三)

【组成】当归(剉,微炒) 赤茯苓 桔梗(去芦头) 陈橘皮(汤浸,去白瓤,焙) 人参(去芦头) 高良姜(剉) 槟榔 桂心各一两 吴茱萸半两(汤浸七遍,焙,微炒)

【用法】上为散。每服三钱,以水一中盏,加大枣三枚,煎至六分,去滓稍热服,不拘时候。

【主治】心腹痛,胁肋气胀满,食不下。

33664 当归散(《圣惠》卷四十三)

【组成】当归(剉碎,微炒) 木香 槟榔 麝香(细研)各一两

【用法】上为细散,入麝香研令匀。每服二钱,以童便一中盏,煎至五分,和滓温服,不拘时候。

【主治】恶疰,胁肋连心刺痛。

33665 当归散(《圣惠》卷四十三)

【组成】当归一两(剉,微炒) 槟榔一两 青橘皮一两(汤浸,去白瓤,焙) 赤芍药一两 桂心一两 干姜半两(炮裂,剉) 吴茱萸一两(汤浸七遍,焙干,微炒) 人参一两(去芦头)

【用法】上为散。每服三钱,以水一中盏,煎至六分,去滓,稍热服,不拘时候。

【主治】冷气相引,心腹痛不可忍。

33666 当归散(《圣惠》卷四十三)

【组成】当归一两(剉,微炒) 桂心一两 干姜三分(炮裂,剉) 红豆蔻一两(去皮) 木香一两 附子一两(炮裂,去皮脐)

【用法】上为散。每服三钱,以水一中盏,煎至六分,去滓稍热服,不拘时候。

【主治】伤冷卒腹痛。

33667 当归散(《圣惠》卷四十三)

【组成】当归一两(剉,微炒) 赤茯苓一两 桔梗一两(去芦头) 青橘皮一两(汤浸,去白瓤,焙) 高良姜一两(剉) 槟榔一两

【用法】上为散。每服三钱,以水一中盏,煎至六分,去滓温服,不拘时候。

【主治】心腹气滞,卒胀满,不下食。

33668 当归散(《圣惠》卷四十八)

【组成】当归一两(剉,微炒) 干姜一两(炮裂,剉) 甘草半两(炙微赤,剉) 赤芍药一两 黄耆一两(剉) 川椒一两(去目及闭口者,微炒去汗) 厚朴二两(去粗皮,涂生姜汁,炙令香熟) 半夏一两(汤洗七遍,去滑) 人参一两(去芦头) 桂心半两 青橘皮一两(汤浸,去白瓤,焙) 附子一两(炮裂,去皮脐)

【用法】上为散。每服三钱,以水一中盏,加生姜半斤,煎至六分,去滓稍热服,不拘时候。

【主治】寒疝心痛,及诸虚冷气满闷。

33669 当归散(《圣惠》卷四十八)

【组成】当归一两(剉,微炒) 干姜半两(炮裂,剉) 羊肉半斤(细切) 陈橘皮一两(汤浸,去白瓤,焙) 白术一两(剉) 荜茇半两

【用法】上除羊肉外,为散。以水五大盏,合煮取两大盏半,去滓,稍热服一小盏,不拘时候。

【主治】寒疝,心腹痛,不下饮食,痛甚引胁肋间及腹里急者。

33670 当归散（《圣惠》卷五十六）

【组成】当归二两（剉碎,微炒） 栀子仁一两 桃白皮二两 附子一两（炮裂,去皮脐） 赤芍药一两 蓬莪茂一两 桂心一两 吴茱萸一两（汤浸七遍,焙干微炒）

【用法】上为粗散。每服三钱,以水一中盏,加豉五十粒,煎至六分,去滓温服,不拘时候。

【主治】中恶,心腹痛,胸胁短气。

33671 当归散（《圣惠》卷五十八）

【组成】当归三分（剉,微炒） 乱发灰一分 猪苓三分（去黑皮） 海蛤三分（细研） 汉防己三分 甘遂三分（煨令黄） 蒲黄三分 赤芍药三分

【用法】上为细散。每于食前服一钱,煎木通、葱白汤调下。

【主治】卒淋沥,小便痛涩。

33672 当归散（《圣惠》卷五十九）

【组成】当归一两（剉,微炒） 乌梅肉二两（微炒） 阿胶一两（捣碎,炒令黄燥） 干姜一两（炮裂,剉） 白术一两 甘草半两（炙微赤,剉） 赤芍药一两 附子一两（炮裂,去皮脐） 厚朴一两半（去粗皮,涂生姜汁,炙令香熟）

【用法】上为散。每服四钱,以水一中盏,煎取六分,去滓稍热服,不拘时候。

【主治】白痢,腹痛不止。

33673 当归散（《圣惠》卷五十九）

【组成】当归一两（剉,微炒） 樗树皮一两（炙黄,剉） 黄连一两（去须,微炒） 地榆一两（剉） 艾叶一两（微炒） 酸石榴皮三分（烧灰） 阿胶三分（捣碎,炒令黄燥）

【用法】上为细散。每服二钱,以粥饮调下,不拘时候。

【主治】久血痢不止,腹中疠痛,面黄羸瘦。

33674 当归散（《圣惠》卷五十九）

【组成】当归一两（剉,微炒） 地榆一两（剉） 甘草半两（炙微赤,剉） 赤石脂二两 乌梅肉一两（微炒） 栀子仁半两 白术一两 黄芩一两 干姜一两（炮裂,剉）

【用法】上为细散。每服二钱,以粥饮调下,不拘时候。

【主治】脓血痢,腹痛心烦,口干,不欲饮食。

33675 当归散（《圣惠》卷五十九）

【组成】当归二分 黄芩三分 地榆一两（剉） 黄连一两（去须,微炒） 甘草半两（炙微赤,剉） 犀角屑一两

【用法】上为散。每服三钱,以水一中盏,煎至五分,去滓温服,不拘时候。

【主治】热痢,下赤黄脓,腹痛烦热。

33676 当归散（《圣惠》卷六十）

【组成】当归三分（剉,微炒） 木香半两 桂心三分 枳壳三分（麸炒微黄,去瓤） 附子半两（炮裂,去皮脐） 干姜半两（炮裂,剉）

【用法】上为细散。每于食前服一钱,以粥饮调下。

【主治】气痔,肛肠疼痛。

33677 当归散（《圣惠》卷六十一）

【组成】当归一两 羊桃根一两（剉） 桂心半两 白蔹半两 木香半两 丁香半两 榆白皮一两（剉） 汉防己一两

【用法】上为细散。用醋浆水调如膏,贴于肿上,干即易之。

【功用】止痛搜脓。

【主治】痈肿疽疮,热毒炽盛不散,已成脓溃,疼痛不可忍。

33678 当归散（《圣惠》卷六十七）

【组成】当归一两（剉,微炒） 附子半两（炮裂,去皮脐） 桂心半两 泽兰半两 芎䓖一两 槟榔一两 甘草半两（炙微赤,剉） 川椒半两（去目及闭口者,微炒去汗）

【用法】上为细散。每服二钱,以温酒调下,不拘时候。

【主治】落马坠车诸伤,踠折,遍身疼痛。

33679 当归散（《圣惠》卷六十七）

【组成】当归三分（剉,微炒） 蒲黄半两 芸薹子半两 生姜汁一合 好酒五合 生地黄汁三合 腻粉一分

【用法】上为末。先煎生姜、地黄汁并酒等三两沸,然后都下药末,和调令匀,分为三服,每日空心服之。当转下腹内恶血了,便宜服补药。

【功用】下瘀血。

【主治】伤折。

33680 当归散（《圣惠》卷六十七）

【组成】当归一两（剉,微炒） 桂心一两 败蒲一两（烧灰） 没药一两半 赤芍药一两 骨碎补一两半 桃仁一两（汤浸,去皮尖双仁,麸炒微黄） 川大黄一两（剉碎,微炒）

【用法】上为细散。每服二钱,以温酒调下,日三四服。

【主治】伤折疼痛,青肿滞血。

33681 当归散（《圣惠》卷六十八）

【组成】当归半两（剉,微炒） 川椒半两（去目及闭口者,微炒去汗） 泽泻半两 芎䓖一两 附子一两（炮裂,去皮脐）

【用法】上为细散。每服一钱,以温酒调下,日三四服。

【功用】辟风,止痛。

【主治】金疮有折瘀血。

33682 当归散（《圣惠》卷六十八）

【组成】当归半两（剉,微炒） 甘草一分（炙微赤,剉） 芎䓖半两 肉苁蓉半两（酒浸一宿,刮去皱皮,炙令干） 白芍药半两 吴茱萸一分（汤浸七遍,焙干微炒） 川椒一分（去目及闭口者,微炒去汗） 干姜一分（炮裂,剉） 桂心一分 白及一分 黄耆半两（剉） 厚朴半两（去皱皮,涂生姜汁,炙令香熟） 人参半两（去芦头）

【用法】上为细散。每服二钱,以温酒调下,不拘时候。

【功用】内补,止痛,生肌。

【主治】金疮去血,虚竭羸弱。

33683 当归散（《圣惠》卷六十九）

【组成】当归一两（剉,微炒） 防风二两（去芦头） 羌活二两 麻黄一两半（去根节） 细辛一两 附子一两（炮裂,去皮脐）

【用法】上为粗散。每服四钱,以水一中盏,加生姜半分,煎至六分,去滓温服,不拘时候。

【主治】妇人中风,筋脉拘急,腰背反张,状如角弓,言语謇涩。

33684 当归散(《圣惠》卷六十九)

【组成】当归一分(剉,微炒) 赤芍药一分 芎䓖二分 鬼箭羽一分 牛李子一分 木香一分 牡丹半两 延胡索半两 桂心半两 槟榔半分 桃仁半两(汤浸,去皮尖双仁,麸炒微黄)

【用法】上为粗散。每服三钱,以水一中盏,加生姜半分,煎至六分,去滓温服,不拘时候。

【主治】妇人血风,气冲心烦闷,昏沉不能言语,腹内刺痛不可忍。

33685 当归散(《圣惠》卷六十九)

【组成】当归半两(剉,微炒) 虎胫骨半两(涂酥,炙令黄) 附子半两(炮裂,去皮脐) 桂心半两 羚羊角屑半两 防风半两(去芦头) 草薢一两 牛膝半两(去苗) 羌活半两 芎䓖半两 琥珀二分(细碎) 水蛭半两(炒令黄)

【用法】上为细散。每服二钱,以豆淋酒调下,不拘时候。

【主治】妇人血风,身体骨节疼痛,筋脉拘急。

33686 当归散(《圣惠》卷七十一)

【组成】当归三分(剉,微炒) 木香半两 京三棱一两(炮裂,剉) 槟榔三分 桂心半两 陈橘皮半两(汤浸,去白瓤,焙) 吴茱萸一分(汤浸七遍,焙干,微炒) 郁李仁一两(汤浸,去皮,微炒) 桃仁一两(汤浸,去皮尖双仁,麸炒微黄)

【用法】上为粗散。每服三钱,以水一中盏,煎至六分,去滓稍热服,不拘时候。

【主治】妇人疝癖,气攻心腹疼痛,不能饮食。

【宜忌】《准绳·女科》:虚人禁用。实者亦须以四君、四物汤药兼服乃可。

33687 当归散(《圣惠》卷七十一)

【组成】当归一两(剉,微炒) 鳖甲二两(涂醋炙令黄,去裙襕) 芎䓖半两 桂心一两 蓬莪茂三分 吴茱萸半两(汤浸七遍,焙干微炒) 赤芍药三分 木香半两 槟榔一两 青橘皮半两(汤浸,去白瓤,焙) 川大黄一两(剉,微炒) 桃仁三分(汤浸,去皮尖双仁,麸炒微黄)

【用法】上为粗散。每服三钱,以水一中盏,加生姜半分,煎至六分,去滓稍热服,不拘时候。

【主治】妇人疝瘕及血气,攻刺心腹,疼痛不可忍。

33688 当归散(《圣惠》卷七十一)

【组成】当归三分(剉,微炒) 槟榔三分 吴茱萸半两(汤浸七遍,焙干微炒) 桂心三分 蓬莪茂三分 白术三分

【用法】上为粗散。每服三钱,以水一中盏,加生姜半分,煎至六分,去滓稍热服,不拘时候。

【主治】妇人血气攻心痛,面无颜色,四肢不和。

33689 当归散(方出《圣惠》卷七十一,名见《普济方》卷三三五)

【组成】当归三分(剉,微炒) 吴茱萸一分(汤浸七遍,焙干微炒) 桂心三分

【用法】上为细散。每服一钱,食前以生姜、热酒调下。

【主治】妇人血气攻心疼痛及一切积冷气痛。

33690 当归散(《圣惠》卷七十一)

【异名】玄胡当归散、延胡索散(《景岳全书》卷六十一)、玄归散(《医级》卷九)。

【组成】当归半两(剉,微炒) 赤芍药半两 刘寄奴半两 没药 枳壳各半两(麸炒微黄,去瓤) 延胡索半两

【用法】上为细散。每服一钱,以热酒调下,不拘时候。

【主治】妇人血瘀成积,小腹疠刺疼痛,四肢无力,不能饮食,或气逆腹胀,月经不行。

❶《圣惠》:妇人久积血气,小腹疠刺疼痛,四肢无力,不能饮食。❷《景岳全书》:气逆,月经不行。❸《医级》:血瘀成积,小腹硬块疼痛,或气阻腹胀,切痛之极者。

【备考】方中没药用量原缺,据《普济方》补。

33691 当归散(《圣惠》卷七十一)

【组成】当归三两(剉,微炒) 赤芍药二两 黄耆二两(剉) 人参一两(去芦头) 蒺藜子二两(微炒,去刺) 枳实二两(麸炒微黄) 鸡骨香一两 桂心一两 薏苡仁一两(微炒) 附子一两(炮裂,去皮脐)

【用法】上为细散。每服一钱,以温酒调下,一日三次。

【主治】❶《圣惠》:乳痈,肿硬如石,疼痛。❷《普济方》:产后乳结核,坚硬疼痛。

33692 当归散(《圣惠》卷七十一)

【组成】当归三分(剉,微炒) 甘草一两(剉) 川芒消一两 黄连三分(去须) 黄药三分 川大黄一两 蒲公英三分 玄参三分

【用法】上为细散。用鸡子白调为膏,于生绢上涂贴。取效为度。

【功用】散毒气,止疼痛。

【主治】妇人乳生结核,疼痛。

33693 当归散(《圣惠》卷七十二)

【组成】当归半两(剉,微炒) 延胡索半两 川大黄半两(剉,微炒) 铅霜一分(细研) 桃仁三分(汤浸,去皮尖双仁,麸炒微黄) 虻虫一分(炒令微黄,去翅足) 木通三分(剉) 水蛭一分(炒微黄)

【用法】上为细散。铅霜同研令匀。每服一钱,食前以温酒调下。

【主治】室女月水不通,时作寒热。

33694 当归散(《圣惠》卷七十二)

【组成】当归半两(剉,微炒) 刺蓟叶三分 赤芍药半两 生干地黄一两 羚羊角屑半两

【用法】上为散。每服三钱,以水一中盏,煎至六分,去滓,食前温服。

【主治】妇人小便出血,或时尿血。

33695 当归散(《圣惠》卷七十三)

【组成】当归一两(剉,微炒) 麒麟竭一两 禹余粮一两(烧醋淬七遍) 赤芍药一两 黄柏一分(微炙,剉) 地榆三分(剉) 熟干地黄一两

【用法】上为细散。每服一钱,食前以粥饮调下。

六画

当

【主治】妇人漏下不止,脐腹多痛。

33696　当归散(《圣惠》卷七十三)

【组成】当归二两(剉,微炒)　木香一两　桂心一两　芎藭一两　鹿角胶一两(捣碎,炒令黄燥)　干姜一两(炮裂,剉)　龙骨一两　续断一两　附子一两(炮裂,去皮脐)

【用法】上为细散。每服二钱,食前以热酒调下。

【主治】妇人白崩,脐下疼痛不止。

33697　当归散(《圣惠》卷七十四)

【组成】当归(剉,微炒)　白芍药　茯神　枳壳(麸炒微黄,去瓤)　白术　鳖甲一两半(涂醋炙令黄,去裙襕)　甘草(炙微赤,剉)各一两

【用法】上为散。每服四钱,以水一中盏,煎至六分,去滓温服,不拘时候。

【主治】妊娠患疟,憎寒体颤。

33698　当归散(《圣惠》卷七十五)

【组成】当归一两(剉,微炒)　芎藭一两　黄芩半两　熟干地黄一两半　伏龙肝一两

【用法】上为散。每服四钱,以水一中盏,加淡竹茹一分,煎至六分,去滓温服,不拘时候。

【主治】妊娠劳热,胎动不安,下血,腹痛不止,心中烦闷。

33699　当归散(《圣惠》卷七十五)

【异名】地榆当归散(《鸡峰》卷十五)。

【组成】当归三分(剉,微炒)　白龙骨半两　熟干地黄一两　地榆三分(剉)　阿胶三分(捣碎,炒令黄燥)　白芍药半两　干姜半两(炮裂,剉)　蒲黄半两　熟艾半两(微炒)　牛角䚡一两半(炙令黄)

【用法】上为细散。每服二钱,以粥饮调下,不拘时候。

【主治】妊娠因损动,下血,腹痛不止。

33700　当归散(《圣惠》卷七十五)

【组成】当归三两(剉,微炒)　阿胶一两(捣碎,炒令黄燥)　熟干地黄半两　艾叶二两(微炒)　甘草半两(炙微赤,剉)　白芍药一两　芎藭一两　干姜半两(炮裂,剉)

【用法】上为散。每服三钱,水一中盏,加大枣三枚,煎至六分,去滓稍热服,不拘时候。

【主治】妊娠胎动不安,腹内疼痛。

33701　当归散(《圣惠》卷七十五)

【组成】当归一两(剉,微炒)　续断一两　芎藭一两　陈橘皮一两(汤浸,去白瓤,焙)

【用法】上为散。每服四钱,以水一中盏,加生姜半分,大枣三个,煎至六分,去滓稍热服,不拘时候。

【主治】妊娠胎动不安,腹痛不止。

33702　当归散(《圣惠》卷七十五)

【异名】当归饮子(原书卷七十六)。

【组成】当归一两(剉,微炒)　阿胶一两(捣碎,炒令黄燥)　甘草一两(炙微赤,剉)

【用法】上为散。每服四钱,以水一中盏,加葱白七寸,煎至六分,去滓温服,不拘时候。

【主治】妊娠腰痛。

33703　当归散(《圣惠》卷七十五)

【组成】当归一两(剉,微炒)　阿胶二两(捣碎,炒令黄燥)　艾叶一两(微炒)　芎藭一两

【用法】上为散。每服四钱,以水一中盏,煎至六分,次加生姜汁一匙,地黄汁半合,马通汁半合,更煎三四沸,去滓温服,不拘时候。

【主治】妊娠卒惊奔走,或从高坠下,腹痛,下血不止。

33704　当归散(《圣惠》卷七十六)

【组成】当归一两(剉,微炒)　芎藭一两　桑寄生一两　艾叶一两(微炒)　阿胶一两(捣碎,炒令黄燥)

【用法】上为散。每服四钱,以水一大盏,煎至五分,去滓,加酒一合,更煎三二沸,放温服之,不拘时候。

【主治】妊娠八九月,因误损胎,或胎不安,腹内疼痛,下血不止,胎死活未知,但妊娠腹内疼痛,或漏胞。

33705　当归散(《圣惠》卷七十七)

【组成】当归(剉,微炒)　芎藭　阿胶(捣碎,炒令黄燥)　人参(去芦头)　白茯苓各一两　艾叶半两(微炒)

【用法】上为散。每服四钱,以水一中盏,煎至六分,去滓温服,不拘时候。

【主治】❶《圣惠》:妊娠被惊,胎动向下不安,小腹连腰痛。❷《医学正印》:妊娠下血。

【备考】《医学正印》用生姜三片,大枣二枚,煎服。

33706　当归散(《圣惠》卷七十七)

【异名】保安散(《产乳备要》)、当归汤(《妇人良方》卷十二)、保全散(《女科指掌》卷三)。

【组成】当归一两(剉,微炒)　甘草一两(炙微赤,剉)　阿胶一两(捣碎,炒令黄燥)　人参一两(去芦头)

【用法】上为散。每服四钱,以水一中盏,入葱白七寸,煎至六分,去滓温服,不拘时候。

【功用】《卫生家宝产科备要》:安胎。

【主治】妊娠血气不调,胎上逼心,烦闷疲劳;或心腹疼痛,胎动不安。

❶《圣惠》:胎上逼心,烦闷委顿。❷《卫生家宝产科备要》:妊娠胎气不安,心腹疼痛,胎动。❸《妇人良方》:妊娠胎动,荡心闷绝,烦躁口干,横生倒产,上冲下筑,迷闷,唇口青黑,手足厥冷。

33707　当归散(《圣惠》卷七十七)

【组成】当归三分(剉,微炒)　龙骨三分　地榆半两(剉)　艾叶半两　阿胶三分(捣碎,炒令黄燥)　牛角䚡一两(烧灰)　熟干地黄三分　芎藭三分　白芍药半两　干姜半两(炮裂,剉)　黄耆半两(剉)　柏叶三分(微炒)

【用法】上为细散。每服二钱,以粥饮调下,不拘时候。

【主治】妊娠损胎后,下血不止。

33708　当归散(《圣惠》卷七十七)

【组成】当归三分(剉,微炒)　熟干地黄一两　鹿茸三分(去毛,涂酥炙)　白胶一两(捣碎,炒令黄燥)　艾叶二两(微炒)　甜葶苈根三分　附子半两(炮裂,去皮脐)　黄芩半两

【用法】上为散。每服三钱,食前以粥饮调下。

【主治】妊娠损胎后,下血不止。

33709　当归散(《圣惠》卷七十七)

【组成】当归三分(剉,微炒)　芎藭三分　青橘皮半两(汤浸,去白瓤,焙)　鸡舌香三分　吴茱萸半两(汤浸三

遍,炒令微黑色)

【用法】上为细散。每服一钱,以温酒调下不拘时候。

【主治】妊娠中恶,心腹疠痛。

33710 当归散(《圣惠》卷七十八)

【组成】当归(剉,微炒) 羌活 附子(炮裂,去皮脐) 防风(去芦头) 薏苡仁 麻黄(去根节)各二两 茵芋 羚羊角屑 菖蒲 阿胶(捣碎,炒令黄燥) 干蝎(微炒) 木香 牛膝(去苗) 柏子仁各一两 芎藭一两半 桂心一两半 麝香一分(细研) 乌蛇(酒浸,去皮骨,炙微黄)

【用法】上为细散,入麝香,相和令匀。每服二钱,以豆淋酒调下,不拘时候。

【主治】产后中风,手脚顽痹,缓弱无力。

33711 当归散(《圣惠》卷七十八)

【组成】当归(剉,微炒) 白豆蔻(去皮) 木香 白术 高良姜(剉) 白芍药 甘草(炙微赤,剉)各半两 厚朴一两(去粗皮,涂生姜汁,炙令香熟) 吴茱萸一分(汤浸七遍,炒令黑)

【用法】上为细散。每服二钱,以粥饮调下,不拘时候。

【主治】产后霍乱吐利,腹中疠痛。

33712 当归散(《圣惠》卷七十八)

【组成】当归(剉,微炒) 白芍药 木通 熟干地黄 牡蛎粉 苍术(剉,微炒)各二两

【用法】上为粗散。每服四钱,以水一中盏,加生姜半分,煎至六分,去滓温服,不拘时候。

【主治】产后恶露少,汗出多,虚无力。

33713 当归散(《圣惠》卷七十九)

【组成】当归一两(剉,微炒) 赤芍药一两 水蛭一两(炒熟) 虻虫一两(去翅足,微炒) 小儿胎发一两(烧灰) 瓷药一两(细研,水飞过) 芫花一两(醋拌,炒令干) 延胡索一两

【用法】上为细散。每服一钱,空心以温酒调下。

【主治】产后腹内血瘕疼痛。

33714 当归散(《圣惠》卷七十九)

【组成】当归一两(剉,微炒) 骨碎补一两 牛膝一两(去苗) 赤芍药一两 桃仁一两(汤浸,去皮尖双仁,麸炒微黄) 琥珀一两 芎藭一两

【用法】上为细散。每服二钱,食前以豆淋酒调下。

【主治】产后腰痛,不能转侧,壮热汗出,身体急强。

33715 当归散(《圣惠》卷七十九)

【组成】当归半两(剉,微炒) 生干地黄三分 石韦半两(去毛) 栀子仁半两 赤芍药半两 赤茯苓三分 王不留行半两 瞿麦三分 麦门冬三分(去心) 木香三分

【用法】上为散。每服三钱,以水一中盏,煎至六分,去滓温服,每日三四次。

【主治】产后卒淋涩,小腹疼痛。

33716 当归散(方出《圣惠》卷七十九。名见《普济方》卷三五四)

【组成】当归一两(剉,微炒) 黄芩一两 紫葛一两(剉) 白茅根三分(剉) 川朴消二两 甘草半两(炙微赤,剉)

【用法】上为散。每服三钱,以水一中盏,加生姜半分,煎至六分,去滓温服,不拘时候。

【主治】产后大小便秘涩,小腹疼痛。

33717 当归散(《圣惠》卷七十九)

【异名】当归芍药汤(《圣济总录》卷一六五)。

【组成】当归一两(剉,微炒) 白芍药一两 地榆一两(剉) 龙骨一两 黄连一两(去须,微炒) 艾叶二分(微炒) 甘草半两(炙微赤,剉) 黄芩三分 厚朴三分(去粗皮,涂生姜汁炙令香熟) 干姜三分(炮裂,剉)

【用法】上为散。每服三钱,以水一中盏,煎至六分,去滓温服,不拘时候。

【主治】产后赤白痢,脐下疠痛。

33718 当归散(《圣惠》卷七十九)

【组成】当归一两(剉,微炒) 犀角屑一两 黄芩一两 黄连一两(去须,微炒) 地榆一两(剉) 白术一两

【用法】上为散。每服三钱,以水一中盏,煎至六分,去滓温服,不拘时候。

【主治】产后赤白痢不止。

33719 当归散(《圣惠》卷七十九)

【组成】当归一两(剉,微炒) 干姜一两(炮裂,剉) 赤芍药半两 芎藭半两 甘草半两(炙微赤,剉) 熟干地黄一两半 艾叶一两半(微炒)

【用法】上为散。每服三钱,以水一中盏,煎至六分,去滓温服,每日三四次。

【主治】产后下痢,腹中疠痛。

33720 当归散(《圣惠》卷八十)

【组成】当归三分(剉,微炒) 赤芍药一两 刘寄奴半两 芎藭三分 红兰花三分 桂心半两 延胡索半两 没药半两

【用法】上为细散,每服二钱,以热酒调下,不拘时候。

【主治】产后恶血不散,攻击心腹疼痛。

33721 当归散(《圣惠》卷八十)

【组成】当归三分(剉,微炒) 牡丹半两 牛膝半两(去苗) 姜黄半两 川大黄一两(剉,微炒) 虻虫三分(炒微黄,去翅足) 生干地黄三分 琥珀半两 虎杖半两 桃仁三分(汤浸,去皮尖双仁,麸炒微黄) 川芒消一两 肉桂三分(去皱皮) 水蛭一分(炒微黄) 蒲黄三分

【用法】上为粗散。每服三钱,以水、酒各半中盏,加生姜半分,煎至五分,去滓稍热服,不拘时候。

【主治】产后恶露不下,气攻心腹,烦闷,胁肋刺痛。

33722 当归散(《圣惠》卷八十)

【组成】当归三分(剉,微炒) 赤芍药三分 桂心三分 川大黄三两 桃仁一百三十个(汤浸,去皮尖双仁,麸炒微黄)

【用法】上为粗散。每服四钱,以水一中盏,煎至六分,去滓稍热服,不拘时候。

【主治】产后恶露不下。

33723 当归散(《圣惠》卷八十一)

【组成】当归一两(剉,微炒) 白芍药一两 芎藭一两 黄耆一两半(剉) 防风一两(去芦头) 人参一两(去芦头) 熟干地黄二两 甘草半两(炙微赤,剉) 白茯苓

一两

【用法】上为粗散。用羊肉二斤,大枣二十枚,先以水五升,煮至二升半,每服入药四钱用肉汁一中盏,煎至六分,去滓温服,每日三次。

【主治】产后风虚劳损,四肢疼痛,不欲饮食。

33724　当归散(《圣惠》卷八十一)

【异名】当归汤(《三因》卷十八)。

【组成】当归一两(剉,微炒)　鬼箭羽一两　红兰花一两

【用法】上为散。每服三钱,以酒一中盏,煎至六分,去滓温服,不拘时候。

【主治】❶《圣惠》:产后败血不散,结聚成块,俗呼儿枕,疼痛发歇不可忍。❷《三因》:新产风寒乘虚内搏,恶露不快,脐腹坚胀。

33725　当归散(《圣惠》卷八十一)

【组成】当归一两(剉,微炒)　胡椒一分　蓬莪术半两　白术三分　木香半两

【用法】上为细散。每服一钱,以热酒调下,不拘时候。

【主治】产后血刺,连心疼痛。

33726　当归散(《圣惠》卷八十一)

【组成】当归三分(剉,微炒)　鬼箭羽一两　白术三分　木香三分　桂心半两　川大黄一两(剉碎,微炒)

【用法】上为粗散。每服三钱,以水一中盏,加生姜半分,生地黄一分,煎至五分,次入酒一小盏,更煎三两沸,去滓稍热服。

【主治】产后气血不散,心腹刺痛,胀满喘促。

33727　当归散(《圣惠》卷八十一)

【组成】当归一两(剉,微炒)　赤芍药一两　桔梗一两(去芦头)　白术一两　干漆一两(捣碎,炒令烟出)　牛膝一两(去苗)　桂心一两　木香一两　川大黄一两(剉,微炒)

【用法】上为细散。每服一钱,食前以热酒调下。

【主治】产后血气攻胁肋,胀满疼痛。

33728　当归散(《圣惠》卷八十二)

【组成】当归半两(剉,微炒)　黄耆半两(剉)　细辛半两　黄芩半两　龙骨半两(细研)　桂心半两　赤芍药半两

【用法】上为细散。每服一字,以乳汁调下,一日三次,更看儿大小,以意加减服之。

【主治】❶《圣惠》:小儿胎寒,聚唾弄舌,躯啼反张怒惊。❷《医方大成》引汤氏方:小儿胎中受寒,生下再感外风,面色青白,四肢厥冷,大便青黑,心腹疼,盘肠内瘹。

33729　当归散(《圣惠》卷八十三)

【组成】当归(剉,微炒)　枳壳(麸炒微黄,去瓤)　赤芍药　川大黄(剉,微炒)各半两

【用法】上为粗散。每服一钱,以水一小盏,煎至五分,去滓,放温,量儿大小,分减服之。

【主治】小儿冷热不调,腹内多痛。

33730　当归散(《圣惠》卷八十九)

【组成】当归(剉,微炒)　麻黄(去根节)各半钱　羌活　酸枣仁(微炒)　人参(去芦头)　杜仲(去粗皮,微炙,

剉)　桂心各一分

【用法】上为粗散。每服一钱,以水一小盏,加生姜少许,煎至五分,去滓,量儿大小,乳食前,分减服之。

【主治】❶《圣惠》:小儿脚不展,指拳缩。❷《幼科指掌》:小儿变蒸,有寒无热,并吐泻,不乳多啼者。

33731　当归散(《圣惠》卷九十三)

【组成】当归三分(剉,微炒)　黄连三分(微炒,去须)　干姜半两(炮裂,剉)　黄耆三分(剉)　甘草半两(炙微赤,剉)

【用法】上为粗散。每服一钱,以水一小盏,煎至五分,去滓温服,不拘时候。

【主治】小儿痢渴,腹内疼痛不止。

33732　当归散(《圣惠》卷九十三)

【异名】当归黄连汤(《圣济总录》卷一七八)、黄连汤(《普济方》卷三九七)。

【组成】当归一两(剉,微炒)　黄连三分(去须,微炒)　桂心三分　赤石脂一两　人参三分(去芦头)　干姜三分(炮裂,剉)　龙骨一两　白头翁三分　甘草三分(炙微赤,剉)　附子半两(炮裂,去皮脐)

【用法】上为粗散。每服一钱,以水一小盏,煎至五分,去滓放温,量儿大小,分减服之,不拘时候。

【主治】❶《圣惠》:小儿冷痢腹痛。❷《圣济总录》:小儿脓血滞痢。

33733　当归散(《圣惠》卷九十三)

【组成】当归五分(剉,微炒)　阿胶三分(捣碎,炒令黄燥)　人参半两(去芦头)　黄芩三分　甘草一分(炙微赤,剉)　龙骨三分

【用法】上为细散。每服半钱,以粥饮调下,每日三四次。

【主治】小儿一切痢久不愈,腹痛羸瘦,不欲饮食。

33734　当归散(《博济》卷四)

【组成】延胡索　当归　蒲黄(炒)　京芎　滑石(炒,先研细)　干地黄　天麻　肉桂(去皮)　泽兰(炮)　赤芍药各等分　地榆(醋炒,焙干)减半

【用法】上为细末。每服一钱半,温酒调下;或薄荷茶清调下亦可;如手脚冷,卒患血气奔心撮痛,炒生姜酒调下二钱。

【主治】妇人血风攻注,百骨节酸痛,皮肤虚肿,筋脉拘急,或生瘾疹,寒热不时,饮食无味。

33735　当归散(《圣济总录》卷三十三)

【组成】当归(切,焙)　桂(去粗皮)各一两　牡丹皮　附子(炮裂,去皮脐)各半两。

【用法】上为细散。每服二钱匕,空心温酒调下,晚再服。

【主治】伤寒后腰间冷痛。

33736　当归散(《圣济总录》卷五十六)

【组成】当归(切,焙)　桔梗(去芦头,炒)　枳壳(去瓤,麸炒)　陈橘皮(汤浸,去白,焙)　赤芍药　桂(去粗皮)各一两　人参　木香各半两

【用法】上为散。每服二钱匕。煎生姜、大枣汤调下,不拘时候。

【主治】心掣少气,善咳善泄,腹痛上攻。

33737 当归散(《圣济总录》卷七十)

【组成】当归(切,焙)

【用法】上为散。每服一钱匕,米饮调下。

【主治】鼻衄不止。

33738 当归散(《圣济总录》卷七十四)

【组成】当归(切、焙) 木香 干姜(炮) 肉豆蔻(去壳,炮)各半两 诃梨勒(炮,去核) 黄连(去须,炒)各三分

【用法】上为散。先用水四盏,加甘草、生姜各一分,黑豆一合,并半生半炒,同煎至二盏,去滓,分作二服,每服用调散三钱匕,空心日午服。

【主治】肠胃寒湿濡泻,腹内疠刺疼痛。

33739 当归散(《圣济总录》卷七十六)

【组成】当归三分(剉,微炒) 黄连一两(去须,微炒) 龙骨二两

【用法】上为细散。每服二钱匕,粥饮调下。一日二次,不拘时候。

【主治】血痢,里急后重,肠中疼痛。

33740 当归散(《圣济总录》卷八十九)

【组成】当归(去芦头,焙干) 石斛(去根) 天门冬(去心,焙) 菴䕡子 地肤子 肉苁蓉(酒洗,去皱皮,切,焙干)各一两 白蔹 覆盆子 甘草(炙令赤,剉) 五味子各三分 桂(去粗皮) 牛膝(剉,酒浸,焙干) 附子(炮裂,去皮脐)各半两 石钟乳(炼成者)一两一分

【用法】上为散。每服三钱匕,以温酒入少熟蜜调下,空心、日午、夜食后服之。

【主治】虚劳羸瘦,面目黧黑,四肢苦重,短气,不思饮食。

33741 当归散(《圣济总录》卷九十)

【组成】当归(切,焙) 甘草(炙,剉)各二两 人参 生干地黄半斤(以生姜半斤,取汁,浸一宿,切、焙) 白茯苓(去黑皮) 杏仁(麸炒,去皮尖双仁)各一两

【用法】上为散。每服二钱至三钱匕,米饮调下,不拘时候。

【主治】虚劳吐血,咳嗽烦满。

33742 当归散(《圣济总录》卷九十九)

【组成】当归(切,焙) 鹤虱(去土,微炒)各二两 陈橘皮(去白,微炒) 人参各一两半 槟榔(炮,剉)三两 枳壳(去瓤,麸炒黄色) 芍药各一两半 桂(去粗皮)一两一分

【用法】上为散。每服二钱匕,空心煎枣汤调下,至晚再服。

【主治】蚘虫痛发作,冷气先从两胁连胸背撮痛,欲变吐逆。

33743 当归散(《圣济总录》卷一〇三)

【组成】当归(切,焙)一分 防己 龙胆各半两

【用法】上为散。每服一钱匕,温水调下。食后服。

【主治】赤眼疼痛不可忍。

33744 当归散(《圣济总录》卷一〇五)

【组成】当归(洗,剉,焙干) 赤芍药(洗,剉) 黄连(去须,剉)各一两

【用法】上为散。每用一钱匕,沸汤浸去滓,乘热洗,如冷,用石器内再暖,洗两三遍。

【主治】风毒气攻眼目,连睑赤烂及暴赤眼疼痛不可忍者。

33745 当归散(《圣济总录》卷一二一)

【组成】当归(末) 鲫鱼(洗去腹中物,留鳞,内当归末令满)

【用法】上以纸裹泥固济,烧成黑灰,入烧盐同和,揩牙如常漱之。

【功用】揩牙乌髭。

【主治】髭发黄白及牙疳出血久不愈。

33746 当归散

《圣济总录》卷一三一。为《千金》卷二十二"内补散"之异名。见该条。

33747 当归散(《圣济总录》卷一四四)

【组成】当归(切,焙) 芍药 续断 生干地黄(焙) 白芷 黄芩(去黑心) 甘草(炙,剉) 牛膝(酒浸,切、焙)各一两

【用法】上为散。每服二钱匕,空心以酒调下,一日二次。

【主治】扑损筋骨,恶血不散,迷闷疼痛,小便血下。

33748 当归散(《圣济总录》卷一五〇)

【组成】当归(切,焙) 乌头(炮裂,去皮脐) 芍药 延胡索 京三棱(煨,剉) 蓬莪术(煨,剉) 芎藭各一两

【用法】上为散。每服二钱匕,温酒调下,空心、日午、临睡服。

【主治】妇人血风走注,攻头目昏眩,四肢疼痛,皮肤瘾疹。

33749 当归散(《圣济总录》卷一五一)

【组成】当归(切,炒) 牡丹皮 芍药 延胡索 芎藭各一两 桂(去粗皮) 黄芩(圆小者) 甘草(炙) 水蛭(糯米同炒米熟,去米)各半两

【用法】上为散。每服二钱匕,空心温酒调下。

【主治】妇人血劳气滞,经脉不通,腹内疼痛。

33750 当归散(《圣济总录》卷一五一)

【组成】当归(切,焙) 芍药 蓬莪术(炮,剉) 陈曲(炒) 麦蘖(炒) 青橘皮(汤浸,去白,焙) 京三棱(炮,剉) 大腹(剉) 木通(剉)各一两

【用法】上为散。每服二钱匕,温酒调下,一日三次,不拘时候。

【主治】室女月水不利,断续不匀。

33751 当归散(《圣济总录》卷一五一)

【组成】当归(切,焙) 牡丹皮 芍药 延胡索 芎藭各一两 桂(去粗皮) 黄芩(去黑心) 生干地黄(焙) 甘草(炙) 水蛭(糯米同炒米熟,去米) 紫葳各半两

【用法】上为散。每服二钱匕,空心温酒调下。

【主治】室女月水不利,少腹刺痛。

33752 当归散(《圣济总录》卷一五二)

【组成】当归(剉,炒) 桂(去粗皮) 白龙骨 白术 鹿角胶(炙燥)各一两 附子(炮裂,去皮脐)二两

【用法】上为散。每服二钱匕,食前粥饮调下。

【主治】妇人白带不止,面黄体瘦,绕脐冷痛。

33753 当归散(《圣济总录》卷一五四)

【组成】当归(切,焙) 桑根白皮(剉)续断 芍药 芎劳各一两 干姜(炮)半两

【用法】上为散。每服二钱匕,酒调下,不拘时候。

【主治】妊娠胎动,下血不止。

33754 当归散(《圣济总录》卷一五四)

【组成】当归(切,焙) 阿胶 蒲黄 熟干地黄(焙)各三分 龙骨 芎劳 牛角䚡(烧灰)各半两

【用法】上为散。每服二钱匕,煎艾汤调下,米饮亦得。

【主治】妊娠胎不安,卒下血不止。

33755 当归散(《圣济总录》卷一五五)

【组成】当归(切,焙) 桑寄生 续断各半两 赤芍药一分

【用法】上为散。每服三钱匕,空心、食前温酒调下。

【主治】妊娠卒下血,腰腹疼痛。

【加减】有冷,加干姜一两;腹痛,加芎劳一两。

33756 当归散(《圣济总录》卷一六六)

【组成】当归(切,焙) 桂(去粗皮)各半两 芍药 人参 枳实(去瓤,麸炒)各三分 蒺藜子(炒,去角) 鸡骨(炙)各一两 木通(剉) 黄耆(剉)各一两半

【用法】上为散。每服二钱匕,空腹酒调下,一日二次。

【主治】乳结核坚硬。

33757 当归散(《圣济总录》卷一六七)

【组成】当归(切,焙)半两 甘草(炙,剉)一分 铅丹(研)半分

【用法】上除铅丹外,捣为散,入铅丹合研令匀,以敷脐中。

【主治】小儿着脐风汁出。

33758 当归散(《普济方》卷七十三引《圣济总录》)

【组成】轻粉一分 当归(切,焙)一分 防己 龙胆各半两

【用法】上为散。每服一钱,食后温水调下。

【主治】目赤涩,翳膜遮障,时多热泪。

33759 当归散(《小儿药证直诀》卷下)

【组成】当归二钱 木香 官桂 甘草(炙) 人参各一钱

【用法】上㕮咀。每服二钱,水七分盏,加生姜三片,大枣一枚(去核),同煎服。

【主治】小儿变蒸,有寒无热。

33760 当归散(《幼幼新书》卷七)

【组成】当归 白芍药 人参各一分 甘草(炙)半分 桔梗 陈皮各一钱

【用法】上为散。每服半钱,水煎,时时服。又有热痛,亦啼叫不止,面夜赤,唇焦,小便黄赤,人参汤下三黄丸。

【主治】小儿脏冷腹痛,以致夜啼,面青手冷,不吮乳者。

33761 当归散(《鸡峰》卷十四)

【组成】御米皮 干姜 当归各等分

【用法】上为细末。每服二钱,食前米饮调下。

【主治】血痢。

33762 当归散(《鸡峰》卷十五)

【组成】当归 京三棱 鳖甲 槟榔各一两 赤茯苓 赤芍药 桑白皮各二分 川大黄二两 郁李仁一两半 牵牛子三两 桂心 枳壳各半两

【用法】上为粗末。每服四钱,水一中盏,加生姜十片,煎至六分,去滓,食前温服。

【主治】妇人血分,腹胁膨胀,四肢浮肿,肩背壅闷。

33763 当归散(《鸡峰》卷十六)

【组成】附子 桂 当归各半两 白术一两半 甘草一分

【用法】上为细末。每服二钱,水一盏,煎至七分,去滓,空心服。

【功用】温补。

【主治】《普济方》:宫脏虚冷。

33764 当归散(《鸡峰》卷二十一)

【组成】龙胆 当归各等分

【用法】上为细末。每服一大钱,冷酒调下。

【主治】风毒攻注,眼目疼痛,或赤眼疼不可忍者。

33765 当归散(《鸡峰》卷二十一)

【组成】当归一两 香附子一两二钱 生干地黄 白芷各一两(以上四味剉碎,不犯铁器,炒黑色存性为末) 青盐半两(烧干,入诸药中一处和) 皂角五斤(刮皮去子用) 草乌头二两 生姜五斤(穿地坑烧红,埋在坑内五次,其生姜自干)

【用法】上先将草乌头、生姜皆切作片子,及将皂角刮去黑皮,分作两片,内铺乌头、生姜了,用麻片缚夹定,炭火上用铲炙令通红,于地上用新瓦盆盖,如麸炭状,研细,与前药一处合和。每日两次搽齿如常法,须发白者,一月变黑,遇旦望日用河水洗髭。

【功用】乌髭鬓,牢牙齿。

33766 当归散(《本事》卷十)

【组成】当归(洗,去芦,薄切,焙干) 川芎(洗) 白芍药 黄芩(剉,炒)各一两 白术半两 山茱萸一两半(连核用)

【用法】上为细末。每服二钱,空心、食前酒调下,一日三次。

【主治】❶《本事》:妇人天癸已过期,经候不匀,或三四月不行,或一月再至,腰腹疼痛。❷《景岳全书》:经水妄行不止,及产后气血虚弱,恶露内停,憎寒发热。

【加减】如冷,去黄芩,加桂一两。

33767 当归散(《卫生总微》卷十一)

【组成】当归(去芦并土)一分(焙) 芍药一分(炒) 黄连(去须)一分(炒) 枳壳一分(去瓤,麸炒黄)

【用法】上为细末。每服半钱,水五分,煎至三分,温服。

【主治】热痢下血。

【加减】下血多者,加甘草一寸同煎,乳食前服。

33768 当归散(《陈素庵妇科补解》卷三)

【组成】归身 川芎 白药 陈皮 木香 香附 乌药 吴茱萸 砂仁 白术 甘草 前胡 紫苏 葱白

生姜

【主治】妊娠中恶,忽然心腹刺痛,闷绝欲死。

【方论选录】是方芎、归、术、芍以安胎固本;前、苏、葱、姜以解表驱邪;附、乌、陈、砂、木香以顺气理中;甘草和中解毒。但茱萸大辛,且能泄厥阴经之气,不可轻用,或冬月中寒,酌用可也。

33769 当归散(《三因》卷十四)

【组成】当归(洗) 木香(煨) 赤茯苓 桂心 槟榔 赤芍药 牡丹皮 陈皮 木通 白术(各剉,焙干)各等分

【用法】上为末。脚膝头面肿,大小便不快,每服二钱,水一盏,紫苏二叶,淡木瓜一片如指大,同煎八分温服,一日三次;如已愈,常服,早晚二次。觉气下,或小便快,是效。

【主治】水肿,喘息奔急,皮肤溢满,足胫尤甚,两目下肿,腿股间冷,口苦舌干,心腹坚胀,不能正偃,偃则咳嗽,小便不通,梦中虚惊,不能安卧。

【加减】脏寒,去槟榔;脐已凸,加大腹皮、木猪苓各一两。

【宜忌】忌乌鸡肉,咸酸海味物。

33770 当归散(《卫生家宝产科备要》卷六)

【组成】官桂半两(去皮称,用生姜二两取自然汁涂炙,令姜汁尽为度) 当归一分(去芦须,洗,切,焙)

【用法】上为细末。每服二钱,米饮调下,未止再服。

【主治】产后痢。

33771 当归散(《卫生家宝产科备要》卷六)

【组成】肉桂(去粗皮,不见火) 当归(去芦须,酒洗,焙) 芍药(白者,剉) 干姜(炮裂,剉) 干地黄(汤洗,剉,焙干) 蒲黄(隔纸上炒) 甘草(炙,剉)各一两 黑豆二两(炒熟,去皮)

【用法】上为细末。每服二钱,温酒调下,一日三次,不拘时候。常服一日二次或一次。

【主治】妇人产后血气血刺,血晕,血崩,恶露不止,或虚或肿,或见神鬼,或如中风,或泻或痢,或如疟疾者。兼治产后一十八病。

33772 当归散(《保命集》卷下)

【组成】当归 黄耆 栝楼 木香 黄连各等分

【用法】上为粗末。煎服一两。

【主治】诸疮肿已破未破,焮肿甚。

【加减】如痛而大便秘者,加大黄三钱。

33773 当归散(方出《保命集》卷下,名见《活法机要》)

【组成】当归 芫花(炒)

【用法】上为细末。每服三钱,酒调下。

【主治】妇人产后恶物不下。

33774 当归散(《儒门事亲》卷十二)

【异名】当归头散(《杏苑》卷八)。

【组成】当归一两 龙骨二两(炒赤) 香附子三钱(炒) 棕毛灰五钱

【用法】上为末。每服三四钱,空心米饮送下。

【主治】血崩。

【宜忌】《普济方》:忌油腻、鸡、猪、鱼、兔等物。

33775 当归散(《儒门事亲》卷十二)

【组成】当归 白芍药 香附(炒)各等分

【用法】上为末。米饮汤调下,食前服。

【主治】❶《儒门事亲》:血崩。❷《普济方》引《神效方》:妇人产后虚弱。

33776 当归散(《儒门事亲》卷十二)

【组成】当归 杜蒺藜各等分

【用法】上为末,食前米饮汤调服。

【功用】行经。

33777 当归散(《儒门事亲》卷十五)

【组成】当归(以米醋微炒) 玄胡索(生用) 没药(另研) 红花(生用)

【用法】上为末。温酒调下二钱,服之。

【主治】月经欲来前后,腹中痛。

33778 当归散(《普济方》卷二八六引《神效方》)

【组成】当归半两 甘草一两 山栀子十二个 木鳖子一个(去皮)

【用法】上为细末。每服三五钱,冷酒调下。

【主治】附骨痈及一切恶疮。

33779 当归散(《妇人良方》卷一)

【组成】当归 川山甲(灰炒) 蒲黄各半两(炒) 辰砂一钱 麝香少许

【用法】上为细末,研停。每服二钱,热酒调下;如不吃酒,薄荷、醋汤亦可。

【功用】《景岳全书》:通经络,行血滞。

【主治】妇人血脉不通。

33780 当归散(《妇人良方》卷六)

【组成】当归二两 芍药 延胡索 不灰木 熟地黄各一两 大黄三分(蒸) 桂心半两 甘草一分

【用法】上为细末。每服二钱,水一盏,胭脂一小角子,煎至六分,去滓,如躁时,放冷服,细呷清者。

【主治】妇人血风潮热。

33781 当归散(《妇人良方》卷十二)

【组成】当归三两 阿胶 甘草各二两 葱白一升

【用法】上细剉。以水七升,煮取三升,去滓,分五次温服。

【主治】妊娠气壅攻腰,痛不可忍,兼治腹痛。

33782 当归散(《妇人良方》卷十五)

【组成】当归一两 赤茯苓 枳壳 白芍药 川芎各二两 川白姜(炮) 木香(煨) 粉草各半两

【用法】上㕮咀。每服三大钱,水一盏半,加生姜三片,煎至八分,去滓,温服,不拘时候。

【主治】胎前诸疾,或因怒中气充子脏,或充脬脉,腹急肚胀,腰腹时疼,不思饮食,四肢浮肿,气急时喘,大便忽难,小便忽涩,产门忽肿。

【加减】如禀受气弱及南人,枳壳减半;如气实及北人,于内加分量服之;或连日大便秘涩,加蜜同煎。

33783 当归散(《妇人良方》卷二十)

【组成】当归 干姜各等分

【用法】上为末。每服三钱,水一盏,煎八分,入盐、醋少许,食前热服。

【主治】产后腹痛,腹胁胀满。

33784 当归散(《妇人良方》卷二十一)

【组成】当归　羌活各一两　延胡索半两

【用法】上为细末。用猪腰子一只,切作片,以水一盏入药末二钱,同煎至七分,同腰子吃。

【功用】产后补虚益血。

33785 当归散(《普济方》卷二一五引《余居士选》奇方》)

【组成】当归　白芷　川芎　蒲黄各等分

【用法】上为末。每服二钱,温米饮调下。

【主治】小便下血不止。

33786 当归散(《直指》卷九)

【异名】团参汤(《直指小儿》卷四)、参归汤(《杏苑》卷五)、团参散(《景岳全书》卷六十二)。

【组成】人参　当归各一分

【用法】上为粗末。分两服,以雄猪心一个,新水煮熟取汁两次,煎药,空心、临卧服。

【主治】❶《直指》:虚汗,盗汗。❸《竹林女科》:小儿惊啼。

33787 当归散(《普济方》卷三九八引《直指》)

【组成】辣桂　牵牛(炒取仁)各半两　北大黄　桃仁(浸去皮,焙)各二钱半　全蝎一钱

【用法】上剉散。每一钱,入蜜煎,温服。已利后,以青皮、陈皮、茯苓、木香、缩砂、甘草为散,生姜煎。和胃。唇青不治。

【主治】疝气。大腑秘,小腹阴囊牵引撮聚痛甚。

33788 当归散(《朱氏集验方》卷九)

【组成】川芎　菊花　川归尾　荆芥　羌活　生熟地黄　防风　干葛　北芍药各等分

【用法】上为粗末。白水煎,候熟,入生地黄汁数点服。

【主治】一切眼病。

33789 当归散(《朱氏集验方》卷十三)

【组成】当归　没药各一两　芍药　木香　川白芷　川乌各半两　川芎　生地黄各三钱　郁金二钱

【用法】上为末。每服二钱,空心酒调下。如未愈加川牛膝、红花、苏木各半两调服。

【主治】打扑损伤。

33790 当归散(《女科万金方》)

【组成】香附　当归　赤芍药　熟地　元胡索　白术　枳壳　黄芩　青皮各一两五钱　三棱　川芎　砂仁　干漆各一两　红花五钱　甘草五钱

【用法】上为末。每服三钱,空心用酒调下;米汤亦可。

【主治】妇人禀气虚弱,三十八九岁经脉断绝,肚中作块痛,眼花头眩,饮食少进。

33791 当归散(《御药院方》卷九)

【组成】当归　牛膝(生)各一两　细辛　丁香　木香各半两

【用法】上为细末。每用指蘸贴于齿龈病处,吐津咽津不妨,不拘时候。

【主治】血气不调,风毒攻注,齿龈肿闷生疮,时有脓血,或成齿漏,久而不愈。

33792 当归散(《医方类聚》卷二一八引《吴氏集验方》。为《苏沈良方》卷五引《灵苑方》"四神散"之异名。见该条)

33793 当归散(《活幼心书》卷下)

【组成】当归(去芦酒洗)　赤芍药各二两　大黄(半生半炮)一两二钱　川芎　麻黄(制)各半两　甘草(半生半炙)一两

【用法】上㕮咀。每服二钱,水一盏,加生姜二片,煎七分,温服。

【功用】顺调气血,和解表里,爽利心腹,疏理百病。

【主治】❶《活幼心书》:温热停积,白痢,烦燥不宁。❷《幼科折衷》:疳积囊泻,面赤萎黄,肚胀脚弱,头大项小,发稀直竖,肌肉削瘦,不思饮食,昼凉夜热,或腹内有疝瘕气块,泻则颜色不等,其臭异常,其泻有时,或一月半月一番,自泻自止;及小儿阴囊肿,阴茎全缩不见。

【备考】《幼科折衷》治疳积囊泻,先用本方加三棱、陈皮煎服;治阴囊肿,用本方加槟榔、苍术服。

33794 当归散(《医方类聚》卷六十九引《王氏集验方》)

【组成】黄连(去须)　当归(去芦)　赤芍药　杏仁(去皮尖)各等分

【用法】上同煮,绢帛滤过,乘热洗,冷即再温,勤洗立劾。

【主治】暴赤眼。

33795 当归散(《得效》卷六)

【组成】地榆　陈皮　罂粟壳(去蒂萼穰)　当归(去尾)　赤芍药　甘草　肉豆蔻(煨)　黄连各等分

【用法】上为末。每服二钱,冷水调服。

【主治】泻痢。

33796 当归散(《普济方》卷三六一引《傅氏活婴方》)

【组成】当归　桂心各一钱　甘草半钱　木香二钱　白茯苓三钱

【用法】上为末。每服一钱或半钱,乳汁调入口中。

【主治】小儿胎寒啼叫。

33797 当归散(《普济方》卷三一二引《德生堂方》)

【组成】当归　桂心　川椒　附子各三钱　泽兰一钱　芎䓖六钱　甘草五钱　没药　乳香各二钱半(另研)

【用法】上为细末。每服二钱,温酒调,病上食后,病下空心服,一日三次。筋骨相连,二十日痊可。

【主治】落马坠车伤损。

33798 当归散(《医方类聚》卷二一〇引《医林方》)

【组成】夏枯草　当归　白芍药　干姜各等分

【用法】上为细末。每服三钱,食前、空心米汤调下。

【主治】妇人赤白带下。

33799 当归散(《医方类聚》卷二三八引《医林方》)

【组成】牡丹皮　川芎　蒲黄各二两　桂半两　大豆卷二两

【用法】上为末。每服二钱,米饮调下;血晕,童便调下。

【主治】产后恶血上行,抢心痛疼,恶血过多,血晕不省人事,或恶血不下行。

【备考】本方名当归散,但方中无当归,疑脱。

33800 当归散(《普济方》卷一八九)

【组成】当归　干姜　芍药　阿胶各二两　黄芩三两

【用法】上为散。每服二钱,以生地黄汁调下。

【主治】衄血、吐血不止,心胸疼痛。

33801 当归散(《普济方》卷一九七)

【组成】当归五两 白术五两 细辛四两 桂心三两 大黄五两 朴消四两

【用法】上为散。初服一方寸匕,平旦空肚以酒饮下,日再服。稍加之,得利为度。

【主治】疟疾。

【宜忌】忌桃李、雀肉、生葱、生菜。

33802 当归散(《普济方》卷二〇一)

【组成】当归(微炒) 人参(去芦头) 附子(炮裂,去皮脐)各一两 干姜 甘草(炙微赤,剉)各半两

【用法】上为散。每服三钱,以水一中盏,煎至六分,去滓热服,不拘时候。

【主治】霍乱呕吐及下后腹中干痛,手足逆冷。

33803 当归散

《普济方》卷二八三。为《外台》卷二十四引《范汪方》"卓氏白膏"之异名。见该条。

33804 当归散

《普济方》卷三〇三。为《鬼遗》卷二"内补苁蓉散"之异名。见该条。

33805 当归散

《普济方》卷三〇三。为《鬼遗》卷二"内补当归散"之异名。见该条。

33806 当归散(《普济方》卷三一〇)

【组成】川芎二两 当归二两 没药一两(别研) 乳香一两(别研) 苏木一两

【用法】上为粗末,酒二升,水一升,同煎至半升,旋饮尽为度。食后、临卧服。服讫再依方煎,常服。如肿血散,即不用苏木。

【主治】跌扑伤损。

33807 当归散

《普济方》卷三一一。为《圣惠》卷六十七"芍药散"之异名。见该条。

33808 当归散(《普济方》卷三二九)

【组成】当归 白芍药 香附(炒) 棕毛皮各等分(一方无棕毛皮)

【用法】上为末。食前米饮汤调下。

【主治】血崩。

33809 当归散

《普济方》卷三三三。即《圣济总录》卷一五一"当归饮"。见该条。

33810 当归散

《普济方》卷三三四。为原书同卷"当归汤"之异名。见该条。

33811 当归散(《普济方》卷三三四)

【组成】生干地黄(微炒) 桃仁(汤去皮尖双仁,麸炒黄)一两一分 芎䓖 白芷 蒲黄各一两 当归(微炒) 牛膝(酒浸去苗)各一两 甘草 芍药 牡丹 干姜(炮裂) 人参 桂(去粗皮)各三分 水蛭(以糯米少许同炒,未熟为度) 虻虫(去翅足,微炒)各三十枚

【用法】上为末,炼蜜为丸,如梧桐子大。每服三十丸,温酒送下,米饮亦得,一日三次。

【主治】妇人月事欲下,腰腹刺痛,或多或少,月内再来,或如清水,或似豆汁,心下坚满,沉困虚乏,日渐黄瘦。

【备考】本方方名,据剂型,当作"当归丸"。

33812 当归散

《普济方》卷三四二。为《金匮》卷下"芎归胶艾汤"之异名。见该条。

33813 当归散

《普济方》卷三四二。为方出《经效产宝》卷上,名见《圣惠》卷七十五"桑寄生散"之异名。见该条。

33814 当归散

《普济方》卷三四四。为《圣济总录》卷一五五"蒲黄散"之异名。见该条。

33815 当归散

《普济方》卷三四五。为《圣济总录》卷一六〇"当归饮"之异名。见该条。

33816 当归散(《普济方》卷三四五)

【组成】当归三分(剉,炒微黄) 牡丹半两 牛膝半两(去苗) 姜黄半两 川大黄一两(剉,微炒) 虻虫一两(微炒黄,去翅足) 生地黄三分 琥珀半两 川芒消一两 桃仁三分(汤浸,去皮尖双仁,麸炒黄) 肉桂三分(去粗皮) 蒲黄三分 虎杖半两

【用法】上为粗散。每服三钱,以水、酒各半中盏,加生姜半分,煎至五分,去滓,稍热服,不拘时候。

【主治】产后恶露不下,气攻心腹,烦闷,胁肋刺痛。

33817 当归散(《普济方》卷三五〇)

【组成】当归 荆芥穗各等分

【用法】上为细末。每服二钱,水一盏,酒少许,煎至七分,灌之。如牙关紧急,用匙斡微微灌之。但下咽即生,不问多少便服,不可以药味寻常忽之。

【主治】妇人产后中风,不省人事,口吐涎沫,手足牵搐。

33818 当归散

《普济方》卷三五七。为《圣济总录》卷一五九"当归汤"之异名。见该条。

33819 当归散(《普济方》卷三六一)

【组成】人参 当归 白术 甘草 藿叶少许 桂少许

【用法】上咬咀。水煎,温服,不拘时候。

【主治】小儿夜啼。

33820 当归散(《普济方》卷三九八)

【组成】当归 罂粟壳 甘草 地榆 木通 乌梅 陈皮 诃子(炮去核) 木香各三钱

【用法】上咬咀。三岁一钱,水半盏,煎三分去滓,食前服。

【主治】小儿泻痢,腹痛,烦渴不食。

33821 当归散(《普济方》卷四〇三)

【组成】川当归一两 甘草一分

【用法】上为细末。每服二钱,水一中盏,豆豉十粒,同煎至六分,去滓,量儿大小服。以利动为度。逐日令吃甘

草汁,三岁以下,一岁以上,加减服。

【主治】痘疹。

33822　当归散(《普济方》卷四〇八)

【组成】川芎　当归　白蒺藜　白芷　甘草　人参　荆芥穗　防风　羌活各等分

【用法】上为散。每服用钩藤钩子同煎。

【主治】惊疮,颜色清淡。

33823　当归散

《袖珍》卷四。即《活人书》卷十九"柴胡当归汤"。见该条。

33824　当归散(《秘传外科方》引李世安治疗法)

【组成】当归尾二两　川芎　荆芥穗　干葛　乌药　川独活　赤芍药　白芷　升麻各一两　羌活　甘草　防风(去芦)　枳壳各半两　红花　苏木各二分半

【用法】上㕮咀。每服五钱,灯草十数茎,乌豆十粒,水一钟半,煎至八分,病在上,食后服,病在下,食前服,连进取效。

【主治】疔疮。

【加减】疮疼痛者,加乳香、没药、白芷各五分;疮热不退,加笔竹青、山栀仁各少许;大便秘,加枳壳一两;燥烦,加灯芯十茎,竹茹一块;渴者,加天花粉一两;肿者,加甘草节、降香节各半两;眼晕者,倍加川芎、白芷、荆芥、防风;渴而小便闭者,加滑石一两。

33825　当归散(《奇效良方》卷六十四)

【组成】当归(炒)　黄耆(蜜炙)　北细辛(去上叶)　肉桂(去皮)　陈皮(去白)　白姜(炮)　缩砂仁　甘草(炙)各等分

【用法】上剉碎。每服五钱,水一钟,加生姜三片,糯米五十粒,煎至六分,空心服。

【主治】小儿胎寒腹痛,面唇青,身温肢冷,多啼。

33826　当归散(《婴童百问》卷四)

【组成】甘草(炙)半钱　桔梗　陈皮　当归各一钱

【用法】上剉。水一盏,煎六分服,不拘时候。

【主治】小儿囟门陷下;小儿夜啼,脏寒而腹痛,面青手冷,不吮乳。

33827　当归散(《医统》卷八十八)

【组成】当归　官桂　川芎　白姜(炮)　香附子　木香　甘草各等分

【用法】上为末。每服一字,以乳汁调下,一日二次。

【主治】小儿胎中受寒,面色青白,腹痛,啼哭不宁。

33828　当归散(《银海精微》卷下)

【组成】当归　生地黄　赤芍药　川芎　甘草　菊花　木贼　黄芩　大黄　白蒺藜　木通　栀子各等分

【用法】水煎服。

【主治】眼睑停瘀血者。

33829　当归散(《葆光道人眼科龙木集》)

【组成】当归　防风苗(泡)　蒺藜(炒)　牡丹皮各等分

【用法】上为末。每服二钱,生葱、薄荷、茶清调下,或作㕮咀,煎服亦可。

【主治】目中红筋附睛者。

33830　当归散(《幼科发挥》卷二)

【组成】当归　木香　人参　甘草(炙)　肉桂　破故纸(炒)　小茴香(炒)各等分

【用法】共为末。煎姜、枣汤调服,或以枣肉为丸亦可。

【主治】寒邪入肾经,小腹急痛,面青手足冷者。

33831　当归散(《育婴秘诀》卷二)

【组成】归尾(酒洗)　黄耆(蜜炙)　人参　细辛　龙骨　桂心　赤芍　甘草(炙)各半分

【用法】上为细末,每服一字,以乳汁调下。

【主治】小儿胎中受寒,生下再感外风,面色青白,四肢厥冷,大便青黑及腹痛盘肠内钓。

33832　当归散

《赤水玄珠》卷七。为《得效》卷五"当归饮"之异名。见该条。

33833　当归散(《赤水玄珠》卷十四)

【组成】当归(酒洗)二钱　川芎　熟地　防风　黄耆各三钱　芍药一钱半　甘草四分

【用法】水煎服。

【主治】血虚及去血过多发痉。

33834　当归散(《便览》卷四)

【组成】乳香　没药各三钱　茴香四钱　当归一两　自然铜(火煅,醋淬七次)

【用法】上为细末。每服五钱,温酒调下。

【主治】杖疮。

【加减】气虚者,加参、耆、芍、芎、生地黄。

33835　当归散(《准绳·类方》卷二)

【组成】当归　桂心　木香　赤茯苓　木通　槟榔　赤芍药　牡丹皮　陈皮　白术各一钱三分

【用法】上作一服。水二钟,加紫苏五叶,木瓜一片,煎一钟,不拘时服。

【主治】土不制水,水气盈溢,气脉闭塞,渗透经络,发为浮肿之证,心腹坚胀,喘满不安。

33836　当归散(《准绳·疡医》卷五)

【组成】当归(去芦)　赤芍药　苦参(去芦)各半两　赤土一两

【用法】上为细末,生猪脂二两,熬油去滓,同蜜一两,作一处调药,隔一宿。每服一大匙,热酒调下,空心、食后各一服。

【主治】皮风,紫白癜风。

【宜忌】鸡、鸭、无鳞鱼,豆腐等物。

33837　当归散(《杏苑》卷六)

【组成】木香(煨)　桂心　木瓜各五分　赤茯苓　当归须　陈皮　白术各一钱　赤芍药一钱二分　木通　牡丹皮　槟榔各七分　紫苏四分

【用法】上㕮咀。水煎八分,不拘时服。

【主治】停血不散,腹肿喘满,夜甚于昼,或血虚而膨或胀,或散。

33838　当归散(《寿世保元》卷四)

【组成】当归三钱　赤芍二钱　生地黄三钱　黄连六分　红花八分　石膏二钱

【用法】上剉一剂。水煎服。

【主治】血分有热发斑者。

33839 当归散(《济阴纲目》卷一)

【组成】当归 赤芍药(酒炒) 刘寄奴 枳壳(麸炒) 玄胡索 没药各等分

【用法】上为末。热酒调下二钱,不拘时服。

【主治】妇人久积,血气疠痛,小便刺痛,四肢无力。

33840 当归散

《济阳纲目》卷八十八。为《活法机要》"乳香散"之异名。见该条。

33841 当归散(《眼科全书》卷四)

【组成】人参 桔梗 白茯 玄参 黄芩 大黄 羚羊角

【用法】水煎,食后服。

【主治】大眦赤脉穿睛外障。

33842 当归散(《张氏医通》卷十五)

【组成】当归 赤芍各一钱 川芎五分 大黄三钱 甘草(生)五分

【用法】上为散,加生姜一片,水煎服。

【主治】口舌生疮,牙根毒发,大便秘结。

33843 当归散(《女科指掌》卷五)

【组成】当归 赤芍 肉桂 蒲黄 延胡 血竭

【用法】上为末。每服二钱,酒调下。

【主治】儿枕块痛。

33844 当归散(《女科指掌》卷五)

【组成】川芎 当归 羌活 防风 赤芍 桂 甘草 枣仁 牛蒡 羚羊角

【主治】产后劳役太早,伤动脏腑,虚损未复,为风所乘,风邪冷气客于皮肤经络则顽麻,入于筋脉则挛急。

33845 当归散(《医略六书》卷二十六)

【组成】当归二两(剉,微炒) 赤芍药一两半 刘寄奴二两 延胡索一两半(炒) 牛膝二两 没药二两

【用法】上为散。每服三钱,葱管汤煎服。

【主治】血积小腹,小便刺痛,经愆,脉涩滞者。

【方论选录】血积阻塞,窍道不利,故小便刺痛,月经不调焉。当归养血脉以荣经脉,赤芍泻肝火以行滞血,延胡活血调经,没药散瘀止痛,寄奴破血以通经脉,牛膝通经以利小便。为散以散之,葱管以通之,使血积消散,则窍道自通,而小便无刺痛之患,月经无不调之愆矣。

33846 当归散(《医略六书》卷二十八)

【组成】当归三钱 川芎八分 桑寄生三钱(酒炒) 淡豉一钱半 阿胶三钱(糯粉炒) 葱白头三枚

【用法】水煎,去滓温服。

【主治】子烦,脉浮涩者。

【方论选录】妊娠血亏,邪伏遏抑心气而心血不荣,亦令心烦,是亦为子烦。当归养血荣心,阿胶补阴益血,川芎行血海以通心气,寄生补腰膝以壮肾气,淡豆豉解散伏邪,葱白头宣通阳气也。水煎温服,使阳气通而伏邪解,则心血荣而心气通,其心烦无不自退,何子烦之足虑哉?

33847 当归散(《金鉴》卷四十五)

【组成】当归 川芎 鳖甲 吴茱萸 桃仁 赤芍 肉桂 槟榔 青皮 木香 大黄 蓬莪术

【主治】妇人疝病攻冲刺痛。

33848 当归散(《一盘珠》卷六)

【组成】当归身(酒洗)五钱 大川芎二钱半 白芍(酒洗)二钱半 白术(土炒)三钱 故纸(盐水炒) 小茴香(盐水炒)各钱半 炙甘草 砂仁(炒)各五分

【用法】煨姜、黑枣为引,水煎服。

【功用】安胎(妊娠二三月安胎主方)。

【加减】气虚加蜜炒黄耆一钱,人参一钱;火呕加黄芩(酒炒)五分;腰痛加杜仲一钱半(盐水炒),续断一钱半(酒炒)。

33849 当归散(《医林纂要》卷九)

【组成】当归三钱 白芍二钱半 人参二钱半 甘草(炙)一钱 桔梗一钱 橘皮(去白)一钱 半夏一钱 茯神一钱

【用法】水煎,时时与之服。

【主治】小儿中寒夜啼。

33850 当归散(《异授眼科》)

【组成】当归 白芷 羌活 甘草 栀子 牛蒡(炒)

【用法】上为末。滚水调服。

【主治】血眼,目有赤筋扳睛,服三黄汤不退者。

33851 当归散(《医学集成》卷三)

【组成】当归 白芍 人参 玉竹 羌活 防风 炙草

【主治】风寒偏盛,发为刚痉,头摇口噤,脊背反张,项强拘急,转侧艰难,身热足寒,目面赤色,无汗者。

33852 当归散(《麻症集成》卷四)

【组成】油归 尖生(地) 知母 滑石 川贝 黄芩 瓜蒌 大黄 酒芍 甘草

【主治】牙疳便闭,胃中腐烂,内毒上冲。

33853 当归散(《揣摩有得集》)

【组成】潞参一钱 当归一钱 白芍一钱(炒) 炙草三分 桔梗五分 陈皮三分 蔻米三分(研)

【用法】水煎服。

【主治】小儿夜啼不乳,或心肝热。

33854 当归煎(《圣惠》卷六十一)

【组成】当归一两 没药三分 麝香半两(细研) 乳香半两 桂心半两 朱砂半两(细研) 黄耆三分 漏芦半两 自然铜半两 丁香半两 木香三分 苎茹半两 麒麟竭三分 槟榔半两 云母粉半两 沉香半两 甘草半两 白蔹半两 白芷半两 密陀僧半两 赤芍药三分 野驼脂三分 黄犬脂三分(两) 生地黄半斤(绞取汁)

【用法】上除脂,并为末,银锅内,先用好酒五升,以慢火煎去二升,即下地黄汁,更煎渐浓,次入野驼脂,不住手以柳木篦搅如膏,即下药末,更搅令匀,以瓷盒盛。每日空心、午时、晚间服一弹丸大,以甘草酒调下。外取涂贴患处,亦良。

【主治】肠内生痈肿,令人心膈间气滞,急痛,肚热,呕逆,小便黄赤燠,腹表发肿,肠中夜间如汤沸声。

33855 当归煎(《济生》卷六)

【组成】当归(去芦,酒浸) 赤芍药 牡蛎(火煅,取粉) 熟地黄(酒蒸,焙) 阿胶(剉,蛤粉炒成珠子) 白芍

药　续断(酒浸)各一两　地榆半两

【用法】上为细末，醋糊为丸，如梧桐子大。每服五十丸，空心米饮送下。

【主治】妇人室女，赤白不止，腹内疼痛，四肢烦疼，不欲饮食，日渐羸瘦。

【方论选录】《医略六书》：血亏挟滞，冲任不调，故腹痛而赤白带下，淫溢不已焉。熟地补血，以滋任脉；当归养血，以荣冲脉；赤芍活血化滞，地榆凉血涩血，续断续筋脉，牡蛎涩带下也。醋丸以收之，饮下以和之，使血气调和，则腹痛自退，而赤白带下无不自除矣。

【备考】本方方名，《玉机微义》引作"当归煎丸"。

33856　当归煎(《普济方》卷三二七)

【组成】四物汤加甘草半两

【用法】上为细末，炼蜜为丸。每两八九丸，酒、水共半盏，煎汤同化调停下。如人行五里，再进一丸，以愈为度。

【功用】去败血，生好血。

33857　当归煎(《宋氏女科》)

【组成】当归(酒洗，浸)　牡蛎(火煅)　阿胶(炒)　白芍药(酒炒)　续断(酒浸)各一两　地榆五钱　白茯苓　荆芥(炒黑)各一两

【用法】上水煎服；或为末，醋糊为丸，每服五十丸，米汤送下。

【主治】赤白带不止，腹内疼痛，四肢烦疼，不用饮食，日渐羸瘦。

33858　当归煎

《卫生鸿宝》卷一。为方出《外台》卷二十七注文引《肘后》，名见《景岳全书》卷五十三引《元戎》"当归酒"之异名。见该条。

33859　当归膏(方出《千金》卷六，名见《圣济总录》卷一一七)

【组成】当归　射干　升麻各一两　附子半两　白蜜四两

【用法】上㕮咀，以猪脂四两先煎之，令成膏，下著地，勿令大热，纳诸药，微火煎，令附子色黄药成，绞去滓，纳蜜，复上火一两沸，令相得，置器中，令凝。取如杏仁大含之，日四五遍，辄咽之。

【主治】热病口烂，咽喉生疮，水浆不得入。

33860　当归膏(方出《圣惠》卷三十六，名见《普济方》卷五十四)

【组成】当归半两　细辛　芎䓖　防风(去芦头)　附子(生用)　白芷各半两

【用法】上为末，以雄鲤鱼脑一斤，合煎三上三下，膏香，去滓。以绵裹枣核大，塞耳中。

【主治】耳鸣兼聋。

33861　当归膏(《圣济总录》卷一〇一)

【组成】当归　白芷　乌鸡粪(以猪脂三斤，饲鸡三日，令尽，收其粪)各一两　鹰屎白半两(与鸡屎同研细)

【用法】上先将当归、白芷剉碎，酒浸一宿，别溶猪脂一斤，消后入浸药并酒，文火煎之，候白芷黄色，去滓，将鸡屎、鹰屎纳膏中，搅匀倾入瓷盒中。每日三次涂瘢痕上。避风。

【主治】面上瘢痕。

33862　当归膏

《圣济总录》卷一一六。为《千金》卷六"香膏"之异名。见该条。

33863　当归膏(《圣济总录》卷一三五)

【组成】当归(切，焙)　甘草(剉)　胡粉(研)　羊脂各二两　猪脂三两

【用法】上除羊猪脂、胡粉外，为末，先熬脂令沸，下诸药末粉等，以柳篦搅令匀，瓷盒盛。取涂敷疮上，以故帛贴之亦得，一日一易。以愈为度。

【主治】灸疮。

33864　当归膏(《圣济总录》卷一四五)

【组成】当归(为末)一两　阿魏(研)一分　绯帛(细剪)五寸　胎头发(细剪)半两　铅丹二两　麻油四两

【用法】上先煎麻油令沸热，次入头发并绯帛，煎令焦，滤去滓，再煎油候沸，入铅丹、阿魏、当归，以柳枝搅令匀，候黑色，滴水中成珠子，即以厚瓷盒盛之。涂疮口，或摊纸上贴之。

【主治】伤折损破，痛不止，肉不合。

33865　当归膏(《圣济总录》卷一四五)

【组成】当归(洗，切，焙)　续断(剉)　细辛(去苗叶)　木通(剉)　白芷(切)　芎䓖(剉)　甘草(剉)　蜀椒(去目及闭口者)　牛膝(去苗)　附子(去皮脐，生切)各一两

【用法】上为粗散，用猪脂半斤，先煎取油，次下诸药，煎如膏，以绢绞去滓，瓷盒盛。每用少许，抹损处，热手摩之。

【主治】骨出臼，蹉跌不复，疼痛。

33866　当归膏(《普济方》卷三一三)

【组成】当归　川芎　木鳖子　川山甲　蓖麻子　败龟版　油头发　白蔹　白及　白芷　草乌各等分　四物汤一贴　败毒散一贴

以上香油一斤，于罐内浸此药，春五夏三，秋七冬十日。然后用松香三十两，夏使油四两，冬使油四两半。次用：

乳香一两　没药一两　血竭少许　麝香少许　龙骨(煅)三钱　白矾半两(飞)

【用法】上为末。待松香入油，用槐条搅匀，文武火熬，去烟净，入药，滴入水成珠子则膏成。水浸，再下油十两或九两，使黄丹四两，槐、柳、桃枝各七寸，杏仁半两，再煎匀烟净，用没药末半两，乳香半两，皂针搅匀成膏，收于罐内，大小摊之。

【主治】诸般痈疽发背，瘰疬恶疮。

33867　当归膏(《外科枢要》卷四)

【异名】神效当归膏(《校注妇人良方》卷二十四)、百花膏(《治痘全书》卷十四)。

【组成】川当归一两　麻油(真正者)四两　淮庆生地一两　黄蜡一两

【用法】上先将当归、地黄入油煎黑，去滓，入蜡溶化，候温搅匀，即成膏矣。用涂患处，将纸盖之。肉未坏者，用之自愈；肉已死，而用之自溃，新肉易生，亦不结痂，又免皴揭之痛。

【功用】去腐肉，生新肉。

【主治】发背痈疽汤火诸症,不论肉未坏或已死者。

33868　当归膏（《医统》卷四十六）

【组成】当归一斤四两（酒洗）　芍药八两（微炒）　生地黄半斤（酒洗）　薏仁一斤（糯米炒,去粉）　茯苓六两　白术十两（泻者,黄土微炒）　莲肉半斤（去心）　山药八两（炒）　陈皮四两　人参三两（脉微者,倍之）　甘草一两（半炙半生）　枸杞子四两

【用法】上咀,净称,用水二十斤,文武火熬成膏,加熟蜜于内,冬用四两,春用五两,夏秋用六两,依法再熬。

【功用】养血和中。

【主治】脾胃虚弱。

【加减】内外俱热如蒸者,加青蒿汁一碗,银柴胡一两,胡黄连五钱;内热蒸者,加地骨皮四两,牡丹皮二两,知母一两;女人,加童便浸香附子一两,乌药二两,玄胡二两;男女胃脘痛者,加草豆蔻一两;寒,加肉桂;虚火阵阵作痛,加炒黑山栀仁半两;头昏目晕者,加天麻二两,钟乳粉一两;头虚痛者,加大川芎二两;咳嗽,加贝母三两,紫菀一两,五味子一两;肺热者,加麦门冬三两,天门冬一两,桔梗、百部各一两;足膝软弱或酸者,加牛膝四两,石斛二两;腰背痛者,加杜仲六两,橘核仁一两。

33869　当归膏

《医统》卷七十九。为《圣惠》卷六十八"神效白膏"之异名。见该条。

33870　当归膏

《医学入门》卷七。为《直指》卷九"秘传当归膏"之异名。见该条。

33871　当归膏（《医学心悟》卷六）

【组成】当归　生地各一两　紫草　麻黄　木鳖子（去壳）　大风子（去壳）　防风　黄柏　玄参各五钱　麻油八两　黄蜡二两

【用法】先将前九味,入油熬枯,滤去滓,再将油复入锅内,熬至滴水成珠,再下黄蜡,试水中不散为度,候稍冷,倾入盖碗内,坐水中,出火毒,三日听用。外搽。

【主治】疬风及赤游丹、鹅掌诸风。

33872　当归膏（《理瀹》）

【组成】新发　当归二两　生地一两　生甘草五钱

【用法】用麻油熬,黄丹收,入黄蜡、白蜡,和匀摊贴。或加乳香、没药、明矾。

【功用】生肌止痛,补血续筋。

【主治】痈毒,汤火伤,一切疖癞,诸般烂疮。

【备考】方中新发用量原缺。

33873　当归膏（《中医皮肤病学简编》）

【组成】当归1000克　香油500克（一方加生地）

【用法】先将香油烧热后,将当归放入,烧至呈焦状,过滤,投入黄蜡适量,成油脂状即可。外用。

【主治】烫火伤。

33874　当合丸（《中国接骨图说》）

【组成】百草霜十钱　赤豆（炒至红色为度）一钱　萍蓬（炒黑）五钱　蝮蛇（酒炙）一钱

【用法】上为末。温酒送下。

【主治】打扑伤损,兼下血。

33875　当面可

《普济方》卷六十八引《海上方》。为原书同卷"荜茇散"之异名。见该条。

33876　当归头散

《杏苑》卷八。为《儒门事亲》卷十二"当归散"之异名。见该条。

33877　当归含丸（《外台》卷二十三引《范汪方》）

【组成】当归末二两　杏仁一两

【用法】上为散,炼蜜为丸,如梧桐子大。含口中二丸,渐渐咽汁,日三夜再。

【主治】口中、咽喉不利。

33878　当归饮子（《圣惠》卷七十四）

【组成】当归（剉,微炒）　芎䓖　阿胶（捣碎,炒令黄燥）　豉　桑寄生各半两　葱白半茎

【用法】上剉细,和匀。以水二大盏,煎至一盏二分,去滓,分三次温服,不拘时候。

【主治】妊娠胎动,心烦热闷。

33879　当归饮子

《圣惠》卷七十六。为原书卷七十五"当归散"之异名。见该条。

33880　当归饮子（《济生》卷六）

【组成】当归（去芦）　白芍药　川芎各一两　生地黄（洗）　白蒺藜（炒,去尖）　防风　荆芥穗各一两　何首乌　黄耆（去芦）　甘草（炙）各半两

【用法】上㕮咀。每服四钱,水一盏半,加生姜五片,煎至八分,去滓温服,不拘时候。

【主治】心血凝滞,内蕴风热,皮肤遍身疮疥,或肿或痒,或浓水浸淫,或发赤疹瘖癗。

33881　当归饮子（《普济方》卷三五五）

【组成】当归　柴胡各二两　人参一两　半夏七钱半　白芍药一两半　黄芩一两　甘草半两

【用法】上㕮咀。每服四钱,水一盏半,加生姜三片,大枣一枚,煎八分,去滓服,不拘时候。

【主治】妇人血虚劳倦,五心烦热,肢体疼痛,头目昏重,心忪颊赤,口燥咽干,发搐盗汗,减食嗜卧;及血热相搏,月水不调,脐腹胀满疼痛,寒热如疟;又疗室女血弱,阴虚荣卫不和,痰嗽潮热,肌体羸瘦,渐成骨蒸。

33882　当归饮子（《准绳·类方》卷七）

【组成】当归　大黄　柴胡　人参　黄芩　甘草　芍药各一两　滑石半两

【用法】上剉细。每服三钱至五钱,水一盏,加生姜三片,同煎七分,去滓温服。

【主治】目泪不止。

33883　当归饮子（《外科证治全书》卷四）

【组成】当归三钱　生地黄四五钱　白蒺藜（去刺）　荆芥　赤芍　连翘（去心）　金银花　僵蚕各二钱（生,研）

【用法】上加竹叶五片,水煎,空腹服。

【主治】干疥,沙疥。

【加减】干疥,加丹皮二钱;沙疥,加枯芩一钱五分。

33884　当归须散（《医学入门》卷八）

【组成】归尾一钱半　红花八分　桃仁七分　甘草五

分　赤芍　乌药　香附　苏木各一钱　官桂六分

【用法】水、酒各半煎，空心腹。

【主治】❶《医学入门》：打扑，以致气凝血结，胸腹胁痛，或寒热。❷《杏苑》：月经适来，被气凝聚，或产后恶露不尽，腹痛。

【加减】如挫闪气血不顺，腰胁痛者，加青皮、木香；胁痛，加柴胡、川芎。

33885　当归洗汤（《千金》卷三）

【异名】当归汤（《普济方》卷三二六）。

【组成】当归　独活　白芷　地榆各三两　败酱　矾石各二两

【用法】上㕮咀。以水一斗半，煮取五升，适冷暖，稍稍洗阴，一日三次。

【主治】❶《千金》：产后脏中风，阴肿痛。❷《圣惠》：妇人阴挺出下脱。

【方论选录】《千金方衍义》：产后阴肿，无非风热瘀血。独活、白芷散风，当归、地榆散血，败酱解毒，矾石消肿，如法洗之最良。

33886　当归煮散（《圣济总录》卷七十二）

【组成】当归（切，焙）　鳖甲（用醋频蘸，炙令黄色）　桂（去粗皮）　木香　桔梗（炒）　桃仁（汤浸，去皮尖双仁，炒，别研如膏）各一两半　吴茱萸（陈者，水淘七遍，炒干）半两

【用法】上除桃仁外，为末，入桃仁同研令匀。每服三钱匕，水一盏，煎至六分，去滓温服，逐日空腹、日午、夜卧各一。

【主治】诸癥结痛，起于胁下，按之而坚，妨痛不能饮食，渐加羸瘦。

33887　当归煎丸（《博济》卷四）

【组成】川当归（去土）二两　槟榔　赤芍药　牡丹皮　延胡索各半两

【用法】上先将当归用米醋一升二合慢火熬成膏，入众末，和为丸，如梧桐子大。每服二十丸，空心、日午温酒送下。

【主治】妇人久积，血气时发，发刺痛，肌瘦力乏，月候不调。

33888　当归煎丸（《圣济总录》卷一五三）

【组成】当归（切，焙）　附子（去皮脐，生用）各半两　没药（研）　硇砂（研）　血竭各一分　禹余粮（煅赤，醋淬七遍）　延胡索各半两

以上捣研为末，用酒三升调匀，于石器内慢火熬成膏，和下药：

柴胡（去苗）　鳖甲（去裙襕，醋炙黄）　人参　生干地黄（焙）　芍药　磁石（煅，醋淬七遍）　牡丹皮各一两　木香一分　泽兰半两

【用法】上将后九味捣罗为细末，入前膏内为丸，如豌豆大。每服二十丸，空心、食前淡醋汤送下。

【主治】妇人血积血癥，脐腹疼痛，心膈满闷，四肢烦疼，口苦舌干，饮食减少，渐成劳瘦。

33889　当归煎丸

《玉机微义》卷四十九。即《济生》卷六"当归煎"。见该条。

33890　当归膏子（《千金珍秘方选》）

【组成】当归三两　大生地三两

【用法】浸麻油一斤八两内，煎枯去滓，再加黄蜡一两五钱，白蜡一两五钱，熔化搅匀。再加大风子肉三两，鹅儿不食草一两，更妙。

【主治】脱皮疥疮，血虚、血热、风燥等外症。

33891　当归摩膏（《圣济总录》卷十九）

【组成】当归（切，焙）　细辛（去苗叶）各一两半　桂（去粗皮）一两　生地黄一斤（切，研，绞取汁）　天雄十枚（去皮脐，生用）　白芷三分（留一块不剉，全用）　芎䓖半两　丹砂（研）一两　干姜（炮）三分　乌头（去皮脐，生用）一两三分　松脂四两　猪脂五斤（别炼，去滓）

【用法】先将八味剉如大豆粒，以地黄汁浸一宿，与猪脂、松脂同慢火煎，候至留者一块白芷黄色，以厚绵滤去滓，瓷盒盛，入丹砂末，不住搅，至凝即止，每用药用火炙，手摩病处千遍。

【主治】诸风寒湿，骨肉痹痛。

33892　当门吹鼻丹（《跌损妙方》）

【组成】麝香　冰片　金粉　银粉　朱砂　明矾　牙皂　细辛　枪消各三钱　金箔　银箔各二两　金不换叶一两

【用法】上为细末。每吹八分。此药入鼻，如不转气，将红药与服，用手在眼上一揉，片时自转。

【主治】跌打损伤。

33893　当归一味散（《卫生家宝产科备要》卷七引《全生指迷方》）

【组成】当归三两（去芦须，切片，焙）

【用法】上为细末。每服二钱，童便或酒调下，一日三次，从产下便服之。

【功用】调养血气。

【主治】产后诸疾。

33894　当归一物汤（《医统》卷七十一）

【组成】川当归四两（剉）

【用法】上酒三升，煮取一升，空心顿服。

【主治】小便血；亦治小便涩。

33895　当归二香汤（《医钞类编》卷七）

【组成】当归一两　沉香　降香各五钱

【用法】先将当归煎汤，后将二香磨入，童便和服。

【主治】七窍流血，死在须臾。

33896　当归二黄汤（方出《妇人良方》卷十九，名见《济阴纲目》卷十三）

【异名】当归二黄散（《医略六书》卷三十）。

【组成】当归　黄耆各一两　麻黄根二两

【用法】上㕮咀。每服三钱，水一盏，煎至七分，去滓温服。

【主治】产后虚汗不止。

33897　当归二黄散

《医略六书》卷三十。为方出《妇人良方》卷十九，名见《济阴纲目》卷十三"当归二黄汤"之异名。见该条。

33898　当归十味丸（《外台》卷九引《许仁则方》）

【异名】十味丸(《圣济总录》卷一六四)。

【组成】当归(切) 细辛 甘草(炙)各五两 桂心 吴茱萸 人参各三两 蜀椒三合(汗) 橘皮 干姜各四两 桑白皮八两

【用法】上为末,炼蜜为丸,如梧桐子大。初服十丸,一日二次,稍加至三十丸,煮干枣饮送下。服此丸经三五日觉热,每服药后,良久吃三数口粥食压之。

【主治】❶《外台》:冷嗽,服大干枣汤未能断其根,遇冷便发。❷《圣济总录》:产后肺感寒,咳嗽上气,咽嗌不利,声重鼻塞。

【宜忌】忌海藻、菘菜、生葱、生菜。

33899 **当归人参汤**

《圣济总录》卷四十九。为《圣惠》卷六"当归散"之异名。见该条。

33900 **当归人参汤**(《医林纂要》卷九)

【组成】当归二钱 肉桂一钱 木香一钱 甘草(炙)一钱 人参一钱

【用法】每服二钱,加生姜、大枣,水煎服。

【主治】小儿变蒸,有寒无热者。

【方论选录】当归滋阴而行于阳,以足其血;肉桂补命门而生肝木,以壮阳气;木香宣达阳气于上下;甘草以和其中,人参保安元气,生姜补肝行阳气,大枣补中厚脾土。

33901 **当归人参散**(《宣明论》卷十一)

【组成】当归 白术 黄芩 芍药 大黄 茯苓(去皮) 陈皮各半两 人参 黄耆(剉) 川芎 厚朴(去皮,姜制) 官桂肉各三钱 甘草一两 枳壳四钱(去瓤,麸炒)

【用法】上为末。每服三钱,水一盏,加生姜三片,煎至六分,去滓温服,不拘时候。如大秘,以此散下和中丸。

【主治】产后虚损瘦弱,难以运动,疼痛胸满,不思饮食。

33902 **当归干姜汤**(《圣济总录》卷九十四)

【组成】当归(切,焙) 干姜(炮) 附子(炮裂,去皮脐) 人参 甘草(炙,剉) 细辛(去苗叶) 芍药各一两

【用法】上㕮咀,如麻豆大。每服三钱匕,水一盏,煎七分,去滓温服,不拘时候。

【主治】厥疝,腹中冷痛。

33903 **当归大黄丸**(《症因脉治》卷四)

【组成】当归 大黄

【用法】应急下者,合天水散;应缓下者,合戊己汤。

【主治】燥伤血分,下痢赤积,腹中作痛。

33904 **当归大黄汤**(方出《千金》卷十二。名见《普济方》卷一八八)

【组成】芍药 干姜 茯苓 桂心 当归 大黄 芒消各三两 阿胶 甘草 人参各二两 麻黄一两 干地黄四两 虻虫 水蛭各八十个 大枣二十个 桃仁一百个

【用法】上㕮咀。以水一斗七升,煮取四升,分五服,日三夜二。

【主治】吐血,胸中塞痛。

33905 **当归大黄汤**(《外台》卷七引《张文仲方》)

【异名】当归汤(《圣济总录》卷五十七)。

【组成】当归三两 芍药八分 桂心三分 干姜六分 茱萸五分 人参一两 大黄一两 甘草二两(炙)

【用法】上切。以水六升,煮取三升,去滓,温服一升,一日三次。

【主治】冷气牵引腰背肋下,腹内痛。

【宜忌】忌海藻、菘菜、生葱。

33906 **当归大黄汤**(《直指小儿》卷二)

【组成】大黄(湿纸裹,略煨) 甘草(炙) 当归 赤芍药各三钱 半夏(制) 川芎各一钱五分

【用法】上为末。每服三字,加生姜、大枣,水煎服。

【主治】小儿诸痛,壮热利下,心中恶血。

33907 **当归大黄汤**(《伤寒大白》卷二)

【组成】当归 大黄 生地 甘草

【主治】燥火下血及吐血、嗽血,大便十结。

33908 **当归大黄汤**(《伤寒大白》卷二)

【组成】当归 大黄 广皮 甘草

【功用】专清大肠。

【主治】下血。

33909 **当归大黄汤**(《伤寒大白》卷四)

【组成】当归 生大黄 川黄连 甘草

【主治】发斑。热重便硬,有下症者。

【方论选录】此方凉大肠血热。以斑症属血,故加当归;斑症不宜大下,故加甘草。

33910 **当归川芎汤**(《校注妇人良方》卷十三)

【组成】当归 川芎 熟地黄 白芍药(炒) 元胡索(炒) 红花 香附 青皮(炒) 泽兰 牡丹皮 桃仁

【用法】上水煎,加童便、酒各小半盏服。

【主治】小产后瘀血,心腹疼痛,或发热恶寒。

33911 **当归川芎散**(《宣明论》卷十一)

【组成】当归 川芎各半两 甘草二两 黄芩四两 薄荷一两 缩砂仁一分

【用法】上为末。每服一钱,食后温水调下,渐加至二钱,一日三次。

【功用】保护胎气,调和营卫。

【主治】风壅头目,昏眩痛闷,筋脉拘倦,肢体麻痹。

33912 **当归川芎散**(《校注妇人良方》卷二十四)

【组成】当归 川芎 柴胡 白术(炒) 芍药(炒)各一钱 牡丹皮 茯苓各八分 蔓荆子 甘草各五分 山栀(炒)一钱二分

【用法】水煎服。

【主治】手足少阳经血虚疮证,或风热耳内痒痛,生疮出水,或头目不清,寒热少食,或妇女经水不调,胸膈不利,腹胁痞痛,小便不调。

【加减】若肝气不平,寒热往来,加柴胡、地骨皮;肝气实热,加柴胡、黄芩;肝脾气血虚热,加参、耆、熟地;脾虚饮食少思,倍加白术、茯苓;脾虚胸膈不利,加人参、黄耆;脾虚痰滞,胸膈不利,加半夏;肝气不顺,胸膈不利,加木香;肝虚小腹痞满,或时作痛,加熟地;脾血不足,小腹作痛,加肉桂;日晡发热,加熟地。

33913 **当归元参饮**(《张皆春眼科证治》)

【组成】当归身9克 酒白芍6克 酒生地15克 玄

参9克　牡丹皮6克　车前子9克　酒茺蔚子3克

【功用】滋补肝肾之阴,以清余邪。

【主治】花翳白陷、凝脂翳转变而来,白睛淡赤、干涩不适,视物不真、青睛出现凹陷者。

【方论选录】方中当归身、酒白芍、酒生地、玄参、车前子滋补肝肾之阴;玄参且能降胃中浮游之火;生地甘寒滋阴,能使阴生而热退,牡丹皮清芬透达,能使热退而阴生,二味相须为用,其效更雄;酒茺蔚子祛瘀生新,能使低陷平起。

33914　当归木香丸(《卫生总微》卷十四)

【组成】当归(去芦)一两　蓬莪术一两(炮,剉)　木香(半两)　人参(去芦)半两　桂心半两(不见火)　黑牵牛一钱(炒微黄)

【用法】上为细末,曲糊为丸,如黍米大。每服十丸,生姜汤送下,不拘时候。

【主治】小儿心腹疼不可忍,闷乱,啼哭不止。

33915　当归木香汤(《宣明论》卷九)

【组成】青皮　五加皮　海桐皮　桑白皮　陈皮　地骨皮　丁香皮　牡丹皮　棕榈皮(上药全烧为灰末)十大钱　当归一两　木香　红芍药各半两

【用法】上为细末。每服一钱,水一盏,入小油二点,钱一文,同煎至七分,温服。

【主治】妇人血气虚劳,令人头目昏眩,谵语声沉重,舌根强硬,言语謇涩,口苦不思饮食,白日间睡,夜发虚汗,神思恍惚,梦寐狂言,面色萎黄,频发喘咳,遍身疼痛,骨节气走注,四肢沉重,背胛拘急,发寒热,五心烦躁,唇干多渴,胸膈不利,咽喉噎塞,尪羸瘦弱。

【加减】如妇人血脏、脐下冷痛似刀搅,遍身肿满,室女经脉不通,用斑蝥半两,大黄一两(炒,剉),二味为末,用黄狗胆汁,以温酒调下一钱;如脐下痛止,心间痰未止,不服二味。

33916　当归木香汤(《幼幼集成》卷四)

【组成】京楂核　全当归　正川芎　川木通　小茴香　川楝肉　杭青皮　结猪苓　宣泽泻各一钱　南木香　黑栀仁各五分

【用法】用净水浓煎,空心热服。

【主治】小儿久疝不愈。

33917　当归木香散(《女科指南》)

【组成】木香　当归　肉蔻　官桂　甘草　人参　白术　白芍　粟壳　茯苓　枳壳　陈皮　阿胶

【用法】水煎服。

【主治】胎前产后痢疾。

33918　当归止血汤

《医方易简》卷六。为方出《外台》卷二十七引《肘后方》,名见《景岳全书》卷五十三引《元戎》"当归酒"之异名。见该条。

33919　当归止血汤(《古今医彻》卷二)

【组成】当归一钱　香附一钱(便制)　生地一钱　白芍药一钱(酒炒)　牡丹皮一钱　苏子一钱　炙甘草三分　广陈皮一钱

【用法】加焙扁柏叶一钱,水煎服。

【主治】血症脉弦,胁痛气逆者。

33920　当归止痛汤

《便览》卷一。为《医学启源》卷下"当归拈痛汤"之异名。见该条。

33921　当归内补丸(《北京市中药成方选集》)

【组成】熟地二百四十两　茯苓一百二十两　当归一百二十两　黄耆一百二十两　川芎一百二十两　肉桂(去粗皮)六十两　白芍一百二十两　苁蓉一百二十两　白术(炒)一百二十两　甘草三十两

【用法】上为细末,过罗,炼蜜为丸,重三钱。每服一丸,温开水送下,一日二次。

【功用】补气和荣,调经养血。

【主治】血虚崩漏,月经不准,腰酸腿痛,身体瘦弱。

33922　当归化毒汤(《万氏家抄方》卷六)

【组成】升麻　当归　麻仁　枳壳　红花　生地　桃仁　槟榔

【用法】水煎服。

【主治】燥屎不解而腹结痛者。

33923　当归六黄汤(《兰室秘藏》卷下)

【异名】六黄汤(《周慎斋遗书》卷五)。

【组成】当归　生地黄　熟地黄　黄柏　黄芩　黄连各等分　黄耆加一倍

【用法】上为粗末。每服五钱,水二盏,煎至一盏,食前服。小儿减半。

【功用】《中医方剂学讲义》:滋阴清热,固表止汗。

【主治】阴虚有火,盗汗发热,面赤口干,唇燥心烦,大便干结,小便黄赤,舌红脉数。

❶《兰室秘藏》:盗汗。❷《麻科活人》:自汗,盗汗。❸《兰台轨范》:阴虚有火,盗汗发热;或血虚不足,虚火内动,盗汗不止。

【宜忌】《中医方剂学讲义》:气虚挟寒者慎用。

【方论选录】❶《医方集解》:此手足少阴药也。盗汗由于阴虚,当归、二地所以滋阴;汗由火扰,黄芩、柏、连所以泻火;汗由腠理不固,倍用黄耆,所以固表。❷《金鉴》:用当归以养液,二地以滋阴,令阴液得其养也。用黄芩泻上焦火,黄连泻中焦火,黄柏泻下焦火,令三火得其平也。又于诸寒药中加黄耆,庸者不知,以为赘品,且谓阳盛者不宜,抑知其妙义正在于斯耶!盖阳争于阴,汗出营虚,则卫亦随之而虚,故倍加黄耆者,一以完已虚之表,一以固未定之阴。

【临床报道】❶盗汗:《中国民间疗法》[2000,8(6):34]用当归六黄汤治疗盗汗36例,结果均获治愈。其中服5~10剂痊愈者24例,11~15剂痊愈者12例。❷甲状腺功能亢进:《新中医》[1999,31(6):47]用本方治疗甲状腺功能亢进症42例,服药一个月为一疗程。结果:临床痊愈23例,好转17例,无效2例,总有效率为95.2%。

【现代研究】调节免疫作用:《中国中医药科技》[2010,17(2):165]研究发现,本方对深部真菌感染患者能显著提高其免疫功能。患者服用本方治疗14天后,患者血清免疫球蛋白 IgA、IgG、IgM,补体 C_3、C_4 较治疗前明显提高($P<0.05$,$P<0.01$);其淋巴细胞亚群 CD_4^+(%)升高,而 CD_8^+(%)降低,从而使 CD_4^+/CD_8^+ 比值升高。由此说明,本方不但可以明显提高深部真菌感染患者的体液免疫功能,

也能显著改善其细胞免疫功能。

33924　当归六黄汤(《伤寒全生集》卷二)

【组成】当归　黄连　黄芩　黄柏　黄耆　生地黄　熟地黄　知母

【用法】加生姜、大枣，浮小麦一撮，水煎服。

【主治】杂症盗汗，寸脉虚浮，尺脉数大无力，乃阴虚火动。

【备考】原书治上症，加白术，肉桂少许。

33925　当归六黄汤(《寒温条辨》卷五)

【组成】当归二钱　熟地二钱　生地　黄连　黄芩　黄柏各一钱　黄耆(生)三钱　防风一钱　麻黄根一钱　浮麦一钱

【用法】水煎，温服。

【主治】阴虚盗汗。

33926　当归六黄汤(《麻症集成》卷上)

【组成】黄连　黄芩　黄柏　黄耆　地黄(生熟各半)　当归　栀子　浮小麦

【主治】火盛逼迫，致汗妄流。

33927　当归六黄汤(《麻症集成》卷三)

【组成】当归　黄柏　黄芩　麦冬　黄连　生地　熟地

【用法】加浮小麦或旧草席化灰，同煎服。

【主治】火迫夺汗，血虚者。

33928　当归龙荟丸

《丹溪心法》卷四。为《宣明论》卷四"龙脑丸"之异名。见该条。

33929　当归龙荟丸(《外科发挥》卷五)

【组成】当归(酒拌)　龙胆草(酒拌炒)　栀子仁(炒)　黄连　青皮　黄芩各一两　大黄(酒拌炒)　芦荟　青黛　柴胡各五钱　木香二钱五分　麝香五分(另研)

【用法】上为末，炒曲糊为丸。每服二三十丸，生姜汤送下。

【主治】瘰疬肿痛，或胁下作痛，似有积块及下疳便痛，小便涩，大便秘，或瘀血凝滞，小腹作痛。

33930　当归龙荟丸(《准绳·幼科》卷三)

【组成】当归　龙胆草　柴胡各一两　青黛　胆星　大黄　芦荟各五钱　麝香五分　栀子　酒黄芩　酒黄连　黄柏各一两　木香二钱五分

【用法】上为末，炼蜜为丸，如小豆大。每服二十丸，生姜汤送下。

【功用】常服宣通血气，调顺阴阳。

【主治】小儿肝胆风热，耳中鸣，出青脓，名曰震耳，大便秘，小便黄。

33931　当归龙荟丸(《医略六书》卷十八)

【组成】当归三两　大黄三两　龙胆草三两　芦荟三两　黄连一两半　青黛三两　黄芩一两半　木香一两　黄柏一两半　栀子一两半

【用法】上为末，炼蜜为丸。每服三钱，竹叶汤送下。

【主治】肝火内壅，胃气不化，胁腹疼胀，大便闭结，脉数大者。

【方论选录】方中当归养血荣肝胆，大黄泄热通大肠，龙胆草清肝火、泻湿热，芦荟清胃火除积热，栀子清利三焦，青黛清解郁热，黄柏清下焦湿热，黄芩清上焦燥火，木香调诸气之逆，当归和诸血之滞，白蜜为丸以润其燥，竹叶汤下以清其热，使大便一通，则火热自降，而肝胆肃清，胃气自化，安有胁腹疼胀之患，洵为涌闭泻热之专方。

【备考】《中国药典》2010版有人工麝香，水泛为丸。

33932　当归龙荟丸(《杂病源流犀烛》卷二十三)

【组成】当归　龙胆草　芦荟　甘草　甘菊花　黄芩　荆芥　生地　赤芍

【主治】耳病左聋。

【加减】有痰，加姜制半夏。

33933　当归龙骨丸(《宣明论》卷十一)

【组成】当归　芍药　黄连　染槐子　艾叶(炒)各半两　龙骨　黄柏各一两　茯苓半两　木香一分

【用法】上为末，滴水为丸，如小豆大。每服三四十丸，食前温浆水饮送下，一日三四次。

【主治】月事失常，经水过多；及带下淋沥，无问久新赤白诸症；并产后恶物不止，或孕妇恶露，胎痛动不安，及大小儿痢泻。

33934　当归龙胆丸

《宣明论》四库本卷四。即原书千顷堂本"龙脑丸"。见该条。

33935　当归龙胆汤(《兰室秘藏》卷上)

【异名】羌活退翳散(《审视瑶函》卷三)

【组成】防风　石膏各一钱五分　柴胡　羌活　五味子　升麻各二钱　甘草　酒黄连　黄耆各三钱　酒黄芩(炒)　酒黄柏(炒)　当归身(酒洗)　草龙胆(酒洗)　芍药各五钱

【用法】上㕮咀。每服五钱，水二盏，煎至一盏，去滓，入酒少许，临卧热服。

【主治】眼中白翳。

【备考】本方方名，《保婴撮要》引作"羌活退翳汤"。

33936　当归龙胆散(《兰室秘藏》卷中)

【组成】香白芷　当归梢　羊胫骨灰　生地黄各五分　麻黄　草豆蔻皮　草龙胆　升麻　黄连各一钱

【用法】上为细末。以热浆水漱牙外，以粗末熬浆水刷牙。

【主治】寒热牙痛。

33937　当归四圣散(《医方类聚》卷一四一引《施圆端效方》)

【组成】当归(切，焙)　芍药各二两　御米壳(蜜炒)四两　甘草(炒)一两　茯苓半两　黄耆三两二钱(如无，地榆同用)

【用法】上㕮咀。每服三钱，水一盏半，煎至六分，去滓，食前温服。

【主治】一切下痢，脓血频并，脐腹绞痛不可忍者。

33938　当归四逆汤(《伤寒论》)

【组成】当归三两　桂枝三两(去皮)　芍药三两　细辛三两　甘草二两(炙)　通草二两　大枣二十五个(擘，一法十二个)

【用法】以水八升，煮取三升，去滓，温服一升，一日三次。

【功用】❶《成方便读》:发表温中。❷《中医方剂学讲义》:温经散寒,养血通脉。

【主治】血虚受寒,手足厥寒;舌淡苔白,脉沉细或沉细欲绝者;并治寒入经络,以致腰股、腿、足疼痛或麻木。现于早期雷诺氏病及冻伤。

❶《伤寒论》:伤寒厥阴病,手足厥寒,脉细欲绝者。❷《伤寒论今释》引清川玄道:冻疮。❸《汉方处方解说》:雷诺氏病。

【宜忌】《医方发挥》:本方只适用于血虚寒凝之四肢逆冷,其他原因之肢厥不宜使用。

【方论选录】❶《金镜内台方议》:阴血内虚,则不能荣于脉,阳气外虚,则不能温于四末,故手足厥寒,脉细欲绝也。故用当归为君,以补血,以芍药为臣,辅之而养营气;以桂枝、细辛之苦,以散寒湿气为佐;以大枣、甘草之甘为使,而益其中,补其不足;以通草之淡而通行其脉道与厥也。❷《古方选注》:当归四逆不用姜、附者,阴血虚微,恐重劫其阴也,且四逆虽寒,而不至于冷,亦惟有调和厥阴,温经复营而已,故用酸甘以缓中,辛甘以温表,寓治肝四法,桂枝之辛以温肝阳,细辛之辛以通肝阴,当归之辛以补肝,甘、枣之甘以缓肝,白芍之酸以泻肝,复以通草利阴阳之气,开厥阴之络。❸《医宗金鉴》:此方取桂枝汤君以当归者,厥阴主肝为血室也;佐细辛味极辛,能达三阴,外温经而内温脏;通草其性极通,善开关节,内通窍而外通营;倍加大枣,即建中加饴用甘之法;减去生姜,恐辛过甚而迅散也。

【临床报道】❶血痹:《新中医》[1979,2:45]患者周某,女,25岁。夜睡醒来,两手发麻,似蚁走感,手指活动不利,持针不便,但握力尚存。手微冷,触觉痛觉无异变,脉沉细而稍弦紧,舌淡苔白。此寒邪凝滞,经脉受阻,血行不运,肢端络脉失养之候,治以本方加川芎、黄芪、麻黄。两剂后症状减轻,再服三剂而愈。❷早期雷诺氏病:《江苏中医》[1963,(6):15]此病病机属阳气虚弱不能温养四末,寒邪外袭,血脉凝滞所致。当用温阳活血,祛寒通散之法,当归四逆汤颇为适合。用本方治疗两例,1例用原方加艾叶、红花,服30余剂痊愈;1例服18剂痊愈。均经随访未见复发。❸血栓闭塞性脉管炎:《上海中医药杂志》[1965,(8):19]本组10例。症见下肢厥冷,剧烈疼痛,脉细涩,病程分别为2月~3年。以本方合耆附汤、四妙勇安汤合疗。结果:9例痊愈,1例好转。❹冻伤:《岳美中医案集》:赵某,男,30余岁。风雪交加,冻仆于地,爬行数里,僵卧于地而待毙,邻人发现后抬回,手足厥逆,卧难转侧。此冻伤,投本方,以厥回肢温为度。四剂后身起紫泡如核桃,转为冻疮。数日后即能转动,月余而愈。

33939　当归四逆汤(《卫生宝鉴》卷十八)

【组成】当归尾七分　附子(炮)　官桂　茴香(炒)　柴胡各五分　芍药四分　茯苓　玄胡索　川楝子各三分(酒煮)　泽泻二分

【用法】上㕮咀,作一服。用水二盏半,煎至一盏,去滓,空心、食前温服。

【主治】疝气,脐腹冷痛相引腰胯而痛。

【方论选录】方以附子、肉桂甘辛大热,助阳退阴,用以为君。玄胡、茴香辛温,除下焦虚寒;当归辛温,和血止痛,故以为臣。芍药之酸寒,补中焦之气,又防热药损其肝阴;泽泻咸平,茯苓甘平,去膀胱中留垢;川楝子苦寒,酒煮之止痛,又为引用,乃下者引而竭之之意也;柴胡苦平,行其本经,故以为使也。

33940　当归四逆汤(《杏苑》卷六)

【组成】当归　官桂　白芍药　细辛各一钱五分　甘草(炙)　通草各一钱　吴茱萸五分

【用法】上㕮咀。用生姜五片,水煎熟,空心温服。

【主治】阴癩大如斗,诸药不能效者。

33941　当归四逆汤(《医略六书》卷二十四)

【组成】附子一钱半(炮)　官桂一钱半　白芍一钱半(酒炒)　柴胡五分　当归三钱　吴茱一钱(醋炒)　楝子二钱(酒炒)　小茴三钱(醋炒)　泽泻一钱半

【用法】水煎,去滓温服。

【主治】阳虚寒疝,脉紧细者。

【方论选录】阳虚于下,寒束于经,虚阳不能布敷而经气被遏,故虚疝时时发作焉。附子补火扶阳,官桂温经散寒,当归养血荣经,白芍敛阴柔筋,柴胡升清阳以除邪,吴茱降逆气以下达,泽泻泻浊阴清肾府,小茴温经气却疝疾,川楝子泻湿热以平虚疝也。

33942　当归四逆汤(《重订通俗伤寒论》)

【组成】全当归三钱　桂枝尖五分　北细辛三分(蜜炙)　鲜葱白一个(切寸)　生白芍三钱　清炙草五分　绛通草一钱　陈绍酒一瓢(冲)

【功用】滋阴通脉。

【主治】手足厥寒,脉细欲绝。

【方论选录】方中归、芍荣养血络为君;臣以桂、辛,辛通经脉,使经气通畅,络气自能四布,尤必佐以绛通、葱、酒者,一取其速通经隧,一取其畅达络脉;使以炙草,辛得甘助而发力愈速也。此为养血滋阴,活络通脉之良方。

【加减】如宿病寒疝,小腹痛甚,口吐白沫者,则加吴茱萸以止疝痛,生姜汁以止吐沫。

33943　当归失笑散(《明医指掌》卷九)

【组成】当归五钱　蒲黄(炒黑)五钱　五灵脂五钱

【用法】上为末。每服二钱,醋调熬成膏子,白滚汤送下。

【主治】产后心腹绞痛欲死及儿枕作痛。

33944　当归白术丸

《鸡峰》卷十四。为《圣惠》卷五十九"白术丸"之异名。见该条。

33945　当归白术汤(《活人书》卷十九)

【组成】白术一分　当归一分　桂枝一分(去皮)　附子一分(生,去皮,破八片)　生姜半两　甘草一分(炙)　芍药一分　人参一分　黄芪一分

【用法】上剉如麻豆大。以水三升,煎取一升半,去滓,通口服一汤盏,食顷再服。温覆微汗愈。

【主治】妇人病未平复,因有所动,小腹急痛,腰胯疼,四肢不仁,举动无力,热发者。

【备考】本方方名,《永类钤方》引作"当归白术散"。

33946　当归白术汤(《三因》卷十)

【异名】当归茵陈汤(《杏苑》)。

【组成】白术 茯苓各三两 当归 黄芩 茵陈各一两 前胡 枳实(麸炒,去瓤) 甘草(炙) 杏仁(麸炒,去皮尖)各二两 半夏(汤洗七次)二两半

【用法】上剉散。每服四大钱,水二盏,加生姜七片,煎七分,去滓,食前服。

【主治】酒疸发黄,结饮癖在心胸间,心下纵横坚满,骨肉沉重,逆害饮食,小便赤黄,脉弦涩,此由本虚,饮食生冷,与脾胃痰结所致。

【备考】《直指》有葛根;《东医宝鉴·杂病篇》有葛根,无白术。

33947 当归白术汤(《杏苑》卷六)

【组成】当归一钱二分 川芎 白术各一钱 黄连三分 黄芩 木通各四分 厚朴二分 白芍药八分 橘皮 熟地黄各五分 甘草(生)二分

【用法】上㕮咀。水煎熟,空心热服。

【主治】血虚臌胀,腹胀形黑,时或见血,脉涩重似弱。

【加减】若产后血虚腹胀,去芩、连,加人参。

33948 当归白术散

《永类钤方》卷八。即《活人书》卷十九"当归白术汤"。见该条。

33949 当归立效散(《御药院方》卷十)

【组成】当归 大黄各一两 乳香一钱

【用法】上剉碎,分作三服。每服七钱,水二盏,煎至一盏半,去滓,食后、临卧温服。

【功用】凉血定痛。

【主治】眼睛疼痛。

33950 当归地黄丸(《产育宝庆》卷下)

【组成】当归 熟地黄 川芎 白芍药各二两 牡丹皮 延胡索各一两 人参 黄耆各半两

【用法】上为末,炼蜜为丸,如梧桐子大。每服三十丸,食前米饮送下,一日二次。

【功用】常服平养气血。

【主治】妇人血气不和,月事不匀,腰腿疼痛。

【方论选录】《济阴纲目》汪箕笺:禀弱者,先天之气弱也。血生于气,气生于下,故用熟地为君,人参佐之,以生下焦之气,使阴气旺而生血也;臣以乌梅以生液,而敛血入肝。夫既生矣,敛矣,而不为流行之,则血凝而不通,故以芎、归为使。其或瘀也,以赤芍破之;其或溃也,以炒蒲黄涩之,庶乎生而不壅,止而不塞,降中有升,温之不热。细玩铢锱之多寡,便知立方之妙用。

33951 当归地黄丸(《普济方》卷三十八)

【组成】当归一两(大者,去芦,酒浸) 熟地黄(洗净,再酒浸一宿,焙干,切)二两 川芎一两 鹅卵矾二两(火煅,以盆覆地上出火毒) 黄耆(蜜炙)一两

【用法】上为末,炼蜜为丸,如梧桐子大。每服三十丸,加至五十丸,空心盐汤送下;或温酒服亦得。

【主治】男子妇人肠胃气伤,下血不止,或鲜血,或黑血,日夜频频;及血气衰弱,皮肤枯燥,腰脚疼痛,荣卫不足,浑身酸痛,血气虚,肌肤瘦者。

33952 当归地黄丸(《回春》卷七)

【组成】怀熟地(酒蒸)八钱 山茱萸(酒蒸,去核) 山药(蒸) 泽泻(去毛) 牡丹皮(去梗) 白茯苓(去皮) 当归(酒洗)各三钱 一方加鹿茸(酥炙) 牛膝(酒洗)各四钱(去芦)

【用法】上为细末,炼蜜为丸,如芡实大。每用热水研化,食前服。仍以大南星炮去皮脐,研细末,入米醋调敷绢帛上,烘热贴之。

【主治】小儿血气不充,故肌瘦薄,骨节呈露,如鹤之膝。

33953 当归地黄汤(《宣明论》卷九)

【组成】当归 芍药 川芎 白术 染槐子 黄药子各半两 生地黄 甘草 茯苓(去皮) 黄芩 白龙骨各一两

【用法】上为末。每服三钱,水一盏,煎至七分,去滓,食前温服。

【主治】嗽血、衄血、大小便血;或妇人经候不调,月水过多,喘嗽者。

33954 当归地黄汤(《医学正传》卷七引《良方》)

【组成】当归一钱 熟地黄二钱

【用法】上细切。水一盏半,煎至一盏,温服。

【主治】胎痛。

33955 当归地黄汤(《万氏女科》卷三)

【组成】归身 白芍 熟地(俱酒洗) 人参 甘草 陈皮 桂各一钱

【用法】生姜、大枣为引,水煎服。

【主治】产后去血太多,肝虚胁下痛,喜人按,其气闪动肋骨,状若奔豚者。

33956 当归地黄汤

《周慎斋遗书》卷五。为《保命集》卷中"养血当归地黄散"之异名。见该条。

33957 当归地黄汤(《回春》卷四)

【异名】当归地黄散(《杂病源流犀烛》卷七)。

【组成】当归 熟地 生地 白芍(酒炒)各一钱 人参五分 白术(去芦)一钱 茯苓(去皮) 黄耆(蜜炙)各一钱 黄柏(蜜水炒) 知母(蜜水炒) 陈皮各八分 甘草三分

【用法】上剉一剂,加大枣一个,浮小麦一撮,水煎温服。

【主治】盗汗,属气血两虚者。

33958 当归地黄汤(《杏苑》卷八)

【组成】当归 白芍药 白术 苍术各一钱 黄耆七分五厘 熟地黄 橘皮各二分半 甘草(炙)一分半 柴胡一分 生地黄一分五厘

【用法】上㕮咀。水煎熟,空心温服。

【主治】脾胃虚弱,经漏鲜血,时值秋初,困倦无力,不思饮食,身热闷乱,大便时泄。

33959 当归地黄汤(《证治汇补》卷三)

【组成】四物汤加秦艽 钩藤 天麻 防风

【用法】水煎服。

【主治】破伤风,营血虚者。

33960 当归地黄饮(《景岳全书》卷五十一)

【组成】当归二三钱 熟地三五钱 山药二钱 杜仲二钱 牛膝一钱半 山茱萸一钱 炙甘草八分

【用法】水二钟,煎八分,空腹服。

【主治】肾虚,腰膝疼痛等证。

【加减】如下部虚寒,加肉桂一二钱,甚者仍加附子;如多带浊,去牛膝,加金樱子二钱,或加故纸二钱;如气虚者,加人参一二钱,枸杞二三钱。

33961 当归地黄散

《杂病源流犀烛》卷七。为《回春》卷四"当归地黄汤"之异名。见该条。

33962 当归地黄膏(《摄生众妙方》卷二)

【组成】当归一斤 生地黄一斤

【用法】俱用竹刀切碎,入瓷锅中,水浮于药一手背,文武火煎。凡煎膏,只要用慢性人不疾不徐,不令焦与泛溢。凡盛膏须用净瓷瓶,每三四日在饭锅上蒸一次,使不生白花。凡服膏须自以意消息之。自觉因言因怒与劳伤气,精神短少,言语不接续,便服人参膏;若觉脾胃不和,饮食无味,便服白术膏;或血少生疮疡,肌肤燥痒,自汗遗精,便多服当归膏,平时二件间用,若嫌苦,入炼蜜一二匙。

【功用】补养。

【主治】血少生疮疡,肤燥痒,自汗遗精。

33963 当归芍药片

《重庆市中药成方制剂标准》。即《金匮》卷下"当归芍药散"改为片剂。见该条。

33964 当归芍药汤(《千金》卷三)

【组成】当归一两半 芍药 人参 桂心 生姜 甘草各一两 大枣二十枚 干地黄一两

【用法】上㕮咀。以水七升,煮取三升,去滓,分三服,每日三次。

【主治】产后虚损,逆害饮食。

【方论选录】《千金方衍义》:此以内外建中汤除去胶饴,易入人参、地黄,平调血气,虽有虚羸寒热,无不可治,岂特逆害饮食而已哉。

33965 当归芍药汤

《圣济总录》卷一六五。为《圣惠》卷七十九"当归散"之异名。见该条。

33966 当归芍药汤(《医学正传》卷七引《局方》)

【组成】白芍药一钱 当归 白茯苓 泽泻 白术条芩各半钱 甘草 黄连 木香 槟榔各三分

【用法】上切细,作一服。水一盏半,煎至一盏,温服。

【主治】妊娠下痢赤白,腹中疗痛。

【加减】如白痢腹痛甚,有寒者,去芩、连,加干姜三分。

33967 当归芍药汤(《扁鹊心书·神方》)

【组成】当归 芍药各二钱

【用法】水煎,热服。

【主治】中暑下血,血痢腹痛。

33968 当归芍药汤(《陈素庵妇科补解》卷五)

【组成】归须 生地 川芎 赤芍 丹皮 人参 甘草 天花粉 麦冬 泽泻 干姜 香附 陈皮 炒黑蒲黄

【主治】产后渴不止,由阴血去多,津液枯涸所致,病名曰血渴。

【方论选录】产后之渴,与伤寒常病之渴不同。产后血渴,血虚而渴也。血虚当补血,而必兼补气者,血脱则补气,气盛则血充也。是方四物而地用生,归用尾,芍用赤,补血、凉血、破血;丹皮、麦冬滋阴补水,以培天乙之源;花粉润肺止渴;泽泻引热下行;炒蒲黄以佐四物;附、陈、参、草补气行气;引以干姜,反治之义,防瘀未尽也。但其性辛热,宜临症酌用。

33969 当归芍药汤(《兰室秘藏》卷中)

【组成】柴胡二分 炙甘草 生黄各三分 橘皮(不去白) 熟地黄各五分 黄耆一钱五分 苍术(泔浸,去皮) 当归身 白芍药 白术各二钱

【用法】上㕮咀,如麻豆大,分作二服。水二盏半,煎至一盏,去滓,稍热空心服。

【主治】妇人经脉漏下不止,其色鲜红,时值七月处暑之间,先因劳役,脾胃虚弱,气短气逆,自汗不止,身热闷乱,恶见饮食,沉懒困倦,四肢无力,大便日泄,后再因心气不足,经脉再下不止,惟觉气下脱,其元气逆上全无,惟觉心腹中气下行,气短少,无力以言。

【临床报道】崩漏:《济阳纲目》予族一妇,因劳役下血,每来两旬不止,医者拘拘血热之说,用四物加芩、连,累治不愈。一日血大下,昏迷不醒,急以问予,予用此药一剂,少顷顿醒,过两小时血遂止,后常用此药,其病遂不发作。

33970 当归芍药汤

《济生》卷九,为《金匮》卷下"当归芍药散"之异名。见该条。

33971 当归芍药汤(《女科万金方》)

【组成】当归 川芎 芍药 熟地 黄耆 香附 柴胡

【用法】水煎,食前服。

【主治】妇人淋病,出三四色,内热口干,小腹日夜并痛。

33972 当归芍药汤(《云岐子脉诀》卷四)

【组成】当归 白芍药 熟地黄各一两 干姜半两

【用法】上㕮咀。每服一两,水煎,食前服。

【功用】养血补虚。

【主治】崩中白带。

33973 当归芍药汤(《万氏女科》卷三)

【组成】归身 人参 白芍(酒炒) 白茯苓各一钱 炙草 木香各五分 枳壳(炒)七分 黑干姜五分 陈皮一钱 乌梅一个

【用法】水煎,食前服。

【功用】行气和血。

【主治】虚痢,无新旧食积,下痢赤白,腹痛窘迫,脉沉数者。

33974 当归芍药汤(《广嗣纪要》卷十一)

【组成】白芍药四两 当归三两 白茯苓一两 泽泻一两 川芎二两 炙草二两

【用法】上为细末。每服三钱,食前温酒调下;蜜丸亦可。

【主治】妊娠腹中绞痛,心下急痛者。

33975 当归芍药汤(《医统》卷四十二)

六画

当

【组成】当归 芍药 白术各一钱 牡丹皮 桃仁 栀子(炒黑)各八分 甘草三分 青皮五分
【用法】以水一盏半,煎七分,空腹服。
【主治】咳血。

33976 当归芍药汤(《赤水玄珠》卷八)
【组成】当归 川芎各一钱五分 芍药(酒炒)三钱 生地 黄连(酒炒) 木香各一钱
【用法】水煎,食前服。
【主治】血虚而下血痢。

33977 当归芍药汤(《郑氏家传女科万金方》卷四)
【组成】当归 白芍 熟地 川芎 柴胡 升麻 防风
【主治】产后内虚气乏而下痢者。

33978 当归芍药汤
《张氏医通》卷十五。即《千金》卷三"人参当归汤"去竹叶,加生姜。见该条。

33979 当归芍药汤(《胎产秘书》卷上)
【组成】当归 白芍 枳壳(面炒) 山楂各一钱 厚朴八分 陈皮六分 木香三分 甘草四分 黄芩二钱
【用法】水煎服。
【主治】妊娠下痢赤白,腹中疼痛,心下结满。
【宜忌】忌生冷。

33980 当归芍药汤
《金鉴》卷五十三。为《保命集》卷中"芍药汤"之异名。见该条。

33981 当归芍药汤(《中医耳鼻喉科学》)
【组成】当归 白术 赤芍 茯苓 泽泻 黄芩 辛夷花 白菊花 干地龙 甘草 薄荷 川芎
【功用】调和气血,行滞化瘀。
【主治】慢性鼻炎,鼻甲肿实色暗,呈桑椹样,鼻塞无歇,涕多或黄稠或黏白,嗅觉迟钝,语言不畅,咳嗽多痰,耳鸣不聪,舌质红或有瘀点,脉弦细。
【加减】头痛者,加白芷、藁本;咳嗽痰多者,加桔梗、杏仁。

33982 当归芍药饮(《眼科临症笔记》)
【组成】当归五钱 赤芍三钱 生地四钱 防风三钱 黄芩三钱 栀子三钱 牛蒡子三钱(炒) 连翘三钱 大黄四钱 白芷三钱 红花三钱 甘草一钱
【用法】水煎服。
【主治】风赤疮痍症(沙眼胞性湿疹)。

33983 当归芍药散(《金匮》卷下)
【异名】当归芍药汤(《济生》卷九)、当归茯苓散(《普济方》卷三三九)。
【组成】当归三两 芍药一斤 茯苓四两 白术四两 泽泻半斤 芎藭半斤(一作三两)
【用法】上为散。每服方寸匕,酒和服,一日三次。
【功用】《金匮要略方义》:养血调肝,健脾利湿。
【主治】妇人妊娠或经期,肝脾两虚,腹中拘急,绵绵作痛,头晕心悸,或下肢浮肿,小便不利,舌质淡、苔白腻者。现用于纠正胎位。
❶《金匮》:妇人怀妊,腹中疞痛;妇人腹中诸疾痛。

❷《三因》:产后血晕,内虚气乏,崩中,久痢。❸《金匮要略今释》引汤本氏:眩冒心悸,或心下悸,肉瞤筋惕。
【方论选录】❶《金匮玉函经二注》:此与胞阻痛不同,因脾土为木邪所克,谷气不举,浊淫下流,以塞搏阴血而痛也。用芍药多他药数倍以泻肝木,利阴塞,以与芎、归补血止痛;又佐茯苓渗湿以降于小便也;白术益脾燥湿,茯、泽行其所积,从小便出。盖内伤六淫,皆能伤胎成痛,不但湿而已也。❷《金匮要略论注》:疞痛者,绵绵而痛,不若寒疝之绞痛,血气之刺痛也。正气乃不足,使阴得乘阳,而水气胜土,脾郁不伸,郁而求伸,土气不调,则痛绵绵矣。故以归、芍养血,苓、术扶脾,泽泻泻其余之蓄水,芎藭畅其欲遂之血气。不用黄芩,疞痛因虚,则稍挟寒也。然不用热药,原非大寒,正气充则微寒自去耳。
【临床报道】❶纠正胎位:《新医药通讯》[1972,(5):49]用当归芍药散纠正妊娠七个月以上胎位不正者100例,复查87例,胎位转正者78例,未转正者9例。对63例(其余尚未分娩)追踪观察结果,分娩时头位56例,足位3例,臀位2例,横位2例。说明对妊娠七个月以上胎位异常者,本方能促进胎位转为正常。但在分娩时,发现少数产妇又转为异常胎位,提示胎位还会反复变动。❷痛经:《中国民族民间医药》[2008,(5):41]用当归芍药散配合灸法治疗膜样痛经45例,治疗三个月经周期,随访半年。结果:痊愈21例,显效15例,有效6例,无效3例,总有效率93.3%。❸艾滋病肝功能损害:《中医研究》[2007,20(8):55]用本方加郁金、白花蛇舌草煎服,治疗艾滋病HAART疗法肝功能损害48例,3个月为一疗程,结果:显效22例,有效19例,无效7例,总有效率占85.42%。治疗后B超检查门脉内径及脾脏厚度均有不同程度的缩小,说明当归芍药散加味具有软缩肝脾、改善肝脾形态学的作用。
【现代研究】❶调血脂作用:《成都中医药大学学报》[2008,31(2):24]采用摘除雌性大鼠双侧卵巢的方法复制血脂异常模型,用当归芍药散汤剂给药,观察其血脂含量变化。结果发现,本方能明显降低血清总胆固醇(TC)、低密度脂蛋白胆固醇(LDL-C)、载脂蛋白B100(ApoB100)含量($P<0.01$),显著升高高密度脂蛋白胆固醇(HDL-C)、载脂蛋白AI(ApoAI)含量($P<0.01,P<0.05$),能使血清超氧化物歧化酶(SOD)活力明显升高($P<0.01$),丙二醛(MDA)含量显著降低($P<0.01$),肝脏TC、甘油三酯(TG)明显降低($P<0.01$)。❷抗老年痴呆作用:《中国药科大学学报》[2005,36(4):346]研究发现,本方对含药脑脊液中受β-淀粉样蛋白(Aβ25-35)诱导的PC12细胞损伤具有保护作用,这种作用可能是通过提高细胞内过氧化氢酶(CAT)活性来实现的,可能是本方防治老年痴呆的作用机制之一。《中华中医药学刊》[2008,26(10):2199]采用脑缺血再灌注的方法复制血管性痴呆小鼠模型,术后灌饲当归芍药散混悬液,结果发现给药动物脑海马SOD活性明显升高,MDA含量明显降($P<0.01$),并优于对照药物($P<0.05$),说明本方通过调节脑海马自由基代谢,可改善血管性痴呆小鼠学习与记忆能力。
【备考】本方改为丸剂,名"六气经纬丸"(见《元和纪用经》);改为片剂,名"当归芍药片"(见《重庆市中药成方制剂标准》)。本方改为颗粒剂,名"当归芍药颗粒"(见《新药转正》44册)。

33984 当归芍药散(《陈素庵妇科补解》卷三)

【组成】当归 白芍 川芎 茯苓 泽泻 陈皮 砂仁 白术 甘草 香附 木香 乌药 紫苏 葱白

【主治】妊娠因宿冷在于上、中二焦,或脏气虚,新触风寒,邪正相搏,心腹俱痛,痛伤胞络,必致胎动不安。

【方论选录】是方陈、术、砂、附、乌药祛心腹上下之宿冷客寒,葱、苏、芎、芩兼能解达寒邪,归、芍、白术自能保护胎气,微嫌泽泻一味为不可解也。

33985 当归芎劳汤

《鸡峰》卷十七。为《圣济总录》卷一五四"当归汤"之异名。见该条。

33986 当归百合汤(《周慎斋遗书》卷七)

【组成】归身三钱 熟地 麦冬各一钱半 川芎一钱 沙参 甘草 香附 橘红各八分 桔梗五分 小麦一钱 大枣三个

【用法】煎汤服。

【主治】阴虚证。

【备考】本方名"当归百合汤",组成中无"百合",待考。

33987 当归百解散(《片玉心书》卷五)

【组成】当归 赤芍 大黄 川芎 升麻 薄荷叶 干葛 麻黄 黄芩 甘草 枳壳 皂角刺

【用法】葱、姜为引。

【主治】小儿惊风后,风从气行,血从气使,毒气蓄于皮肤,流为肿毒,多在腮颊、耳根间,成痈成疖,谓之毒风。

【备考】原书治上症,外用拂毒散敷之。

33988 当归血竭丸(《产育宝庆》卷下)

【组成】当归(炒,剉) 血竭 蓬莪术(炮) 芍药各二两 五灵脂四两

【用法】上为细末,醋面糊为丸,如梧桐子大。每服四十丸,温酒送下,或温粥饮送下,空心食前服。

【主治】妇人产后,恶物不下,结聚成块,心胸痞闷,脐下坚痛。

33989 当归血竭散

《御药院方》卷八。为《圣惠》卷六十七"麒麟血散"之异名。见该条。

33990 当归合气散

《摄生众妙方》卷九。为原书同卷"接骨膏"之异名。见该条。

33991 当归羊肉汤(《陈素庵妇科补解》卷三)

【组成】羊肉一两(水煮烂如稀糊) 当归末(酒炒)三两 山药末二两 白术末(土炒)三两 砂仁末一两 杜仲末(盐水炒)二两 白糯米一升

【用法】同煮如食粥法,日三服,夜一服。若嫌味苦,或暑天味变,捣成饼,晒干再磨,炼蜜为丸。每服一钱,日二夜一服。

【主治】妊娠阴吹之病,子室内聒聒有声,如矢气状,或赤白带,或先有浊气臭液出流阴户,然后有声。此系足少阴、厥阴二经血虚所致。失久不治,必致漏而半产。

【方论选录】是方羊肉补形,人参补气,主治虽异,功用则同。羊肉甘温能补阴血,配当归、白术之苦温,和营健脾;山药、杜仲之苦涩固肾益精;砂仁之辛温,糯米之甘凉和中益胃。

33992 当归羊肉汤

《妇人良方》卷二十一。即《外台》卷三十四引《许仁则方》"羊肉当归汤"。见该条。

33993 当归羊肉汤(《医方集成》引《济生》(见《医方类聚》卷二三八))

【异名】羊肉汤(《普济方》卷三四九)。

【组成】当归(去芦,酒浸) 人参各七钱 黄耆(去芦)一两 生姜半两

【用法】上咬咀。用羊肉一斤,煮清汁五大盏,去肉,入前药煎四盏,去滓,作六七服,早、晚三四服。

【功用】收汗,止痛。

【主治】产后蓐劳发热,自汗,肢体痛。

【方论选录】《医方集解》:此手足太阴,厥阴药也。参、耆补气而固卫;当归养血而调荣;生姜辛温,引气药入气分而生新血;羊肉甘热,用气血之属以补虚劳,热退而汗收矣。

33994 当归导气汤(《洁古家珍》)

【组成】当归一钱 甘草一分半 芍药一钱 青皮七钱 槐花七分 生地黄一钱半或二钱(酒浸,阴干)

【用法】上为末。水煎,食前温服。

【主治】脓血痢无度,小便不通,腹中痛。

【加减】如后重,加木香、槟榔各三分,泽泻半钱;如小便利,去泽泻。

33995 当归导气汤(《准绳·类方》卷六引东垣方)

【组成】甘草一钱半 当归 芍药各一钱 木香 槟榔各三钱 青皮 槐花(炒)各七分 泽泻七分 生地黄一钱半或二钱(酒浸,阴干)

【用法】上为末。用水煎,食前温服。

【主治】滞下。

【加减】如小便利,去泽泻。

33996 当归导气散

《张氏医通》卷十四。为《医学发明》卷三"当归导滞散"之异名。见该条。

33997 当归导滞汤(《玉机微义》卷十七)

【组成】大黄 当归各等分

【用法】上咬咀。每服一两或半两,水煎服。

【主治】❶《玉机微义》:跌仆堕击损伤,血滞于中。❷《正体类要》:跌仆瘀血在内,胸腹胀满,或大便不通,或喘咳吐血。

【备考】本方改为散剂,名"当归导滞散"(见《正体类要》)。

33998 当归导滞汤(《寒温条辨》卷五)

【组成】当归一两 白芍一两 莱菔子四钱(炒,研) 枳壳(麸炒) 槟榔 甘草(炙)各一钱

【用法】水煎,入蜜温服。

【主治】痢疾。

【加减】红痢,加桃仁;热,加黄连二钱,黄芩二钱;日夜无度,或里急后重之甚者,再加大黄、木香;温病后痢疾,加白僵蚕、蝉蜕。

【方论选录】此方之奇妙，全在当归、白芍。盖泄泻最忌当归之滑，而痢疾最喜其滑也；白芍味酸，入肝以和木，使木不侵脾土；枳壳、槟榔消逐湿热之邪；车前分利其水湿，而又不耗真阴之气；莱菔辛辣，除热去湿，又能上下通达，消食利气，使气行于血分之中，助归、芍以生新血而荡涤其瘀血也，加甘草、蜂蜜以和中，则又无过烈之患，奏功之神奇，实有妙理耳。

33999 当归导滞汤 （《血证论》卷八）

【组成】大黄一钱 当归三钱 麝香少许 丹皮三钱 桃仁三钱 红花一钱 白芍三钱 乳香三钱 没药三钱 生地三钱 桂枝三钱 柴胡二钱 黄芩三钱 枳壳一钱 甘草一钱

【主治】跌打损伤，内外瘀血。

【方论选录】此方综合通窍活血、桃仁承气、小柴胡、小调经诸方之义。

34000 当归导滞散 （《医学发明》卷三）

【异名】当归导气散（《张氏医通》卷十四）。

【组成】川大黄一两 川当归一分 麝香少许

【用法】上除麝香另研外，为极细末，研匀。每服三钱，食前热酒一盏调下。

【主治】❶《医学发明》：落马坠车，打扑损伤瘀血，大便不通，红肿青黯，疼痛昏闷，蓄血内壅欲死。❷《张氏医通》：跌扑瘀血内壅，喘急便秘。

34001 当归导滞散

《正体类要》卷下。即《玉机微义》卷十七"当归导滞汤"改为散剂。见该条。

34002 当归防风散 （《伤寒全生集》卷四）

【组成】当归 防风 川芎 生地 白芷 羌活 人参

【用法】加生姜，水煎服。

【主治】伤寒汗多亡血发痉。

【加减】恶寒自汗，加桂枝、白术。

34003 当归防葵丸

《普济方》卷三九一。即《幼幼新书》卷二十二引《婴孺方》"防葵丸"去桔梗，加枳壳。见该条。

34004 当归红花汤 （《伤寒大白》卷二）

【组成】当归 红花

【功用】调血养血。

【主治】蓄血，蓄结既行。

【加减】血虚有停瘀，加山楂、桃仁。

34005 当归红花饮 （《麻科活人》卷二）

【组成】当归（酒炒） 红花 葛根 连翘 牛蒡子 甘草（一书有升麻，一书有生白芍、桔梗）

【主治】麻已出而复收。

34006 当归红花酊 （《浙江中草药制剂技术》）

【组成】当归150克 红花50克 60%乙醇适量

【用法】取当归切成薄片后与红花混匀，按浸渍法浸渍七天，制成酊剂1000毫升即得。每次口服2～5毫升，每日三次。

【功用】调经养血。

【主治】月经不调，痛经。

34007 当归赤芍汤 （《镐京直指》）

【组成】全当归六钱 延胡索三钱 桃仁泥三钱 红木香一钱五分 赤芍五钱 红花二钱（炒） 枳壳三钱（炙） 地榆三钱（炒） 银花三钱（炒） 山楂肉三钱 藕节三个

【主治】赤痢腹痛，里急后重，乃湿热伤于小肠血分。

34008 当归连翘汤 （《普济方》卷八十三引《卫生家宝》）

【组成】当归三分 黄连五分 甘草三分 连翘四分 南黄柏五分

【用法】上作一服，水二盏，煎一盏，去滓，热洗之。

【主治】眼白睛红，隐涩难开。

34009 当归连翘汤 （《幼科类萃》卷二十五）

【组成】当归尾 连翘 川白芷各三钱 大黄（煨） 甘草各一钱

【用法】上咬咀。用水一小盏煎，食前服。

【主治】❶《幼科类萃》：小儿心脾有热，舌下有形如舌而小者，谓之重舌。❷《回春》：重舌及唇口两旁生疮。

34010 当归连翘汤 （《回春》卷四）

【组成】当归 连翘 防风 黄芩 荆芥 白芷 芍药 生地 山栀 白术 人参 阿胶 地榆各等分 甘草减半

【用法】上剉一剂。加乌梅一个，大枣一个，水煎，食前服。

【主治】痔漏。

34011 当归连翘饮 （《回春》卷五）

【组成】当归 生地黄 川芎 连翘 防风 荆芥 白芷 羌活 黄芩 山栀 枳壳 甘草各等分 细辛减半。

【用法】上剉一剂。水煎，食远服。

【主治】牙齿病，开口呷风则痛甚者，胃肠中有风邪也；开口则臭不可闻者，胃肠中有积热也。

34012 当归连翘散 （《女科万金方》）

【组成】当归 连翘 大黄 山栀 芍药 金银花

【主治】❶《女科万金方》：一切风热痛疮，大小便结滞喉舌之症。❷《普济方》：脑疽、发背、诸恶疮，咽颊不利，舌肿喉闭，鼻衄出血，咳嗽痰实。

【备考】《普济方》本方用法：上为粗末。每服二钱，酒一盏半，煎至六分，去滓，食后温服，一日三次。一方加生姜五片，水煎服。方中金银花，《普济方》作"鹭鸶藤"。

34013 当归连翘散 （《疮疡经验全书》卷一）

【组成】当归 连翘 前胡 甘草 枳壳 桔梗 黄芩 玄参 生地黄 鼠黏子 天花粉 白芍药

【用法】水二钟，加灯心，水煎服。

【主治】锁喉疮，心经毒气，小肠风邪，发于听会之端，注于悬壅之侧，初生如瘰疬，不能饮食，闭塞难通，渐次肿破化脓。

【备考】本方方名，《喉科枕秘》引作"连翘当归散"。

34014 当归连翘散 （《准绳·疡医》卷一）

【组成】当归 连翘 栀子仁 芍药 金银藤各一两 黄芩五钱

【用法】上咬咀。每服五钱，用水二盏，煎至七分，空心温服。

【主治】发背,痈疽,发脑,发鬓,发髭;又治脑虚头晕,风湿之症。

【加减】要行者,加大黄二钱,待药熟,入大黄煎一二沸,去滓服。

34015 当归连翘散(《郑氏家传女科万金方》卷五)

【组成】当归 连翘 黄芩 山栀 荆芥 防风 款冬花 忍冬藤 大黄 升麻 生姜

【用法】加酒煎服。

【主治】腹痛,脐中出脓,失护进风,角弓反张。

34016 当归没药丸(《圣济总录》卷一五一)

【组成】没药(研) 丁香各三分 木香一两 丁香皮桂(去粗皮) 麒麟竭(研) 延胡索 干漆(炒烟出) 牡丹皮 当归(剉,炒) 肉豆蔻各半两 槟榔一两(剉) 安息香 乳香各一两(二味同捣末,再用酒研,滤去滓,银器内熬成膏)

【用法】上十二味为末,以二香膏和丸,如膏少即少入炼蜜,丸如梧桐子大,以丹砂为衣。每服二十丸,至三十丸,温酒或生姜汤送下,早、晚食前各一服。

【主治】妇人血气不调,月水滞涩,身体麻痹瘙痒疼痛,饮食减少,面黄肌瘦,背脊拘急,骨间酸痛,多吐清水,脐腹胀闷。

34017 当归没药丸(《产乳备要》)

【组成】当归(剉,炒) 没药 天仙子(炒黑色) 干姜(炮) 苍术(炒黄色) 芍药 熟干地黄 川芎各等分

【用法】上为细末,面糊为丸,如梧桐子大。每服五十丸,食前温粥饮送下。

【主治】妇人真气虚惫,血气极少,不能荣养,致使经气不来,或发寒热,饮食减少;急惰嗜卧,以至虚劳。

34018 当归没药丸

《妇人良方》卷四。为《圣济总录》卷一五〇"当归丸"之异名。见该条。

34019 当归羌活汤

《医学正传》卷六。为《医学纲目》卷十八"羌活当归汤"之异名。见该条。

34020 当归羌活汤(《活人心统》)

【组成】当归身(酒浸) 羌活 半夏 陈皮 川芎甘草 红花 酒芩 芍药 北梗 细辛 贝母 姜

【用法】水煎,空腹服,滓再煎服。

【主治】咳嗽,血少痰多,臂疼胁痛。

【加减】热甚者,加竹沥、姜汁;痰入肢体,加白芥子。

34021 当归羌活汤(《不知医必要》卷一)

【组成】党参(去芦,炒)二钱 当归 秦艽 独活钩藤各一钱五分 白芍(酒炒) 羌活各一钱 炙草七分

【用法】加生姜二片,水煎服。

【主治】风中经络,口眼㖞斜,手足拘急。

34022 当归羌活汤(《不知医必要》卷一)

【组成】当归二钱 川芎一钱 白芍(酒炒) 羌活独活各一钱五分 炙草七分

【用法】加生姜二片,水煎服。

【主治】历节风证。

【加减】热,加黄芩、黄柏各一钱;寒,加肉桂四分,制附子六七分或一钱;小便不利,加茯苓一钱五分。

34023 当归补中汤(《女科指掌》卷四)

【组成】当归 川芎 阿胶 艾叶 甘草 人参 黄耆 杜仲 白术 白芍 北味

【用法】水煎服。

【主治】过期不产者。

34024 当归补血汤(《陈素庵妇科补解》卷一)

【组成】当归(去尾)一两二钱 炙黄耆一两 生姜三片 大枣五个

【用法】水煎服。每日一剂

【主治】妇人气虚血少,经水三月一来,名曰居经,艰于子息,其脉微而涩。

【方论选录】脉微而涩,微者,阳气虚;涩者,阴血少。黄耆味甘温,以补气;归味辛温,以补血。耆救其脉之微,归救其脉之涩。更有姜、枣之一辛一甘以和营卫,立方之最当者。每日一剂,气血自然充满。

34025 当归补血汤(《内外伤辨》卷中)

【异名】黄耆当归汤(《兰室秘藏》卷上)、补血汤(《脉因症治》卷上)、耆归汤(《周慎斋遗书》卷五)、黄耆补血汤(《产科心法》下集)。

【组成】黄耆一两 当归(酒洗)二钱

【用法】上㕮咀,作一服。水二盏,煎至一盏,去滓,空心、食前温服。

【功用】《中医方剂学讲义》:补气生血。

【主治】劳倦内伤,气血虚弱,阳浮于外,肌肤燥热,面红目赤,烦渴引饮,脉洪大而虚,以及妇人经行、产后血虚发热头痛;或疮疡溃后久不愈合者。❶《内外伤辨》:肌热,燥热,困渴引饮,目赤面红,昼夜不息,其脉洪大而虚,重按全无。此病得之于饥困劳役。❷《兰室秘藏》:热上攻头目,沿身胸背发热。❸《口齿类要》:口舌生疮,血气俱虚,热渴引饮,目赤面热,脉大而虚,重按全无。❹《准绳·疡医》:疮疡溃后,气血俱虚而见上证者。❺《寿世保元》:妇人素禀怯弱,血气虚耗,产后无乳。❻《济阴纲目》:产后血脱,烦燥引饮,昼夜不息,脉洪大而虚,重按全无者。❼《傅青主女科》:产妇气血两脱,子方下地,即昏晕不语。

【宜忌】《医方发挥》:阴虚潮热者慎用。

【方论选录】❶《医方考》:血实则身凉,血虚则身热。或以饥困劳役虚其阴血,则阳独治,故令肌热、目赤、面红、烦渴引饮。此证纯象伤寒家白虎汤之证,但脉大而虚,非大而长,为可辨耳。《内经》所谓脉虚血虚是也。当归味厚,为阴中之阴,故能养血,而黄耆则味甘补气者也。今黄耆多于当归数倍,而曰补血汤者,有形之血不能自生,生于无形之气故也。《内经》曰:阳生阴长,是之谓尔。❷《成方便读》:如果大脱血之后,而见此等证情,不特阴血告匮,而阳气亦欲散亡。斯时也,有形之血不能速生,无形之气所当急固。故以黄耆大补肺脾元气而能固外者为君。盖此时阳气已去里而越表,恐一时固里不及,不得不从卫外以挽留之。当归益血和营,二味合之,便能阳生阴长,使伤残之血,亦各归其经以自固耳。非区区补血滋腻之药,所可同日语也。

【临床报道】❶血虚发燥:《正体类要》有一患者,扑伤之后,烦躁面赤,口干作渴,脉洪大,按之如无。余曰:此血虚发燥也。遂以当归补血汤,二剂即止。❷虚劳发热:《寿世保元》一人虚劳发热,自汗。诸药不能退其热者,服当归补血汤一剂如神。

【现代研究】❶当归补血汤及其单味药对鼠腹腔巨噬细胞吞噬功能的影响:《新医药学杂志》(1979,(3):56)从当归补血汤及单味药黄耆、当归对巨噬细胞吞噬功能的影响的实验中可以看出:黄耆水煎剂组能明显增强巨噬细胞的吞噬功能;当归补血汤水煎剂组稍逊于黄耆水煎剂组,而当归水煎剂组与对照组比较未见到明显差异。当归补血汤水煎剂组的作用稍逊于黄耆水煎剂组,并非由于当归存在拮抗作用,因为当归水煎剂组没有抑制巨噬细胞吞噬功能现象,而可能是由于复方中黄耆的浓度较低的关系,当归补血汤水煎剂中黄耆含83%,而单味黄耆水煎剂中含100%。❷抗心衰作用:《中医研究》[2010,23(5):22]研究证明,当归补血汤可进一步降低西药常规治疗下心衰大鼠的血浆醛固酮(ALD)、内皮素(ET)值,表现出一定的减毒增效作用。❸对肾损害的保护作用:《时珍国医国药》[2009,20(12):3065]给予大量高尿酸饮食,造成肾损害大鼠模型,同时给予当归补血汤。结果显示:给予当归补血汤治疗后,肾组织中一氧化氮(NO)、一氧化氮合酶(NOS)均较模型组升高,血清尿酸(UA)水平降低,同时肾组织含量升高,丙二醛(MDA)降低,有显著的统计学意义($P < 0.05$),说明本方对高尿酸血症造成的肾损害有保护作用。《中国中西医结合肾病杂志》[2009,10(9):772]研究发现,本方能明显抑制高糖条件下肾小球系膜细胞(GMC)增殖,细胞中核转录因子-κB(NF-κB)蛋白表达也相应减少,从而预防和治疗肾小球硬化,进而延缓糖尿病肾病(DN)的进展。❹抗肿瘤及调节免疫作用:《中西医结合学报》[2008,6(1):83]研究表明,本方可显著减缓小鼠皮下接种肿瘤的生长速度($P < 0.05$),明显延长荷瘤小鼠生存时间($P < 0.05$),其各项免疫学指标也明显增强,同时在与环磷酰胺联合用药时,表现有增效减毒作用。

【备考】本方改为口服液剂,名"当归补血口服液"(见《中国药典》2010版)。

34026 **当归补血汤**(方出《妇人良方》卷十五,名见《玉机微义》卷五)

【组成】糯米一合 当归(炒) 黄耆各一两

【用法】上细切,和停。以水二盏,煮取一盏二分,去滓,分四次温服。

【主治】妊娠下痢腹痛,小便涩。

【备考】本方方名,《医统》引作"当归黄耆饮",《景岳全书》引作"当归黄耆汤"。

34027 **当归补血汤**(《原机启微》卷下)

【组成】熟地黄 当归各六分 川芎 牛膝 白芍药 炙草 白术 防风各五分 生地黄 天门冬各四分

【用法】作一服。水二盏,煎至一盏,去滓,稍热服。

【主治】男子衄血、便血,妇人产后、崩漏,亡血过多,致睛珠疼痛,不能视物,羞明酸涩,眼睫无力,眉骨太阳俱各酸痛。

【加减】恶心不进食者,加生姜。

【方论选录】上方专补血,故以当归、熟地黄为君,川芎、牛膝、白芍药为臣,以其祛风续绝定痛而通补血也。甘草、白术,大和胃气,用以为佐。防风升发,生地黄补骨,天门冬治血热,谓血亡生风燥,故以为使。

34028 **当归补血汤**(《医学六要·治法汇》卷七)

【组成】黄耆三两 当归五钱(酒浸) 防风 羌活各一钱 荆芥穗一钱半 甘草半钱

【用法】水煎服。

【主治】一切去血过多,因无血养筋,令人四肢拘急,口噤如痓。

34029 **当归补血汤**(《古今医鉴》卷九)

【组成】当归 生地黄 川芎 白芍各一钱 防风五分 荆芥四分 藁本四分 黄芩一钱(酒炒) 柴胡五分 蔓荆子五分

【用法】上剉一剂。水煎服。

【主治】血虚头痛。

34030 **当归补血汤**(《回春》卷三)

【组成】当归 芍药 生地黄 熟地黄各三钱 人参五分 白术(去芦) 茯苓(去皮) 麦门冬(去心) 山栀仁(炒) 陈皮各八分 甘草三分 辰砂(研末,临服入)二分 乌梅一个(去核) 炒米一百粒

【用法】上剉一剂。加大枣二个,水煎温服。

【主治】心血少而嘈,兼治惊悸怔忡。

34031 **当归补血汤**(《鲁府禁方》卷四)

【组成】红花五钱 黄耆 当归 独活各一两

【用法】水一钟,煎服。

【主治】打伤,血气不足。

【宜忌】忌风

【加减】有风,加羌活一两。

34032 **当归补血汤**(《准绳·疡医》卷六)

【组成】当归 川芎 白芍药 熟地 防风 连翘 羌活 独活 乳香 没药 白芷 续断 杜仲

【用法】上加生地黄煎,入童便和服。不可用酒。

【功用】止痛兼补。

【主治】金刃所伤及跌磕打扑,皮肉破损,亡血过多。

【宜忌】若皮肉不破者,宜作瘀血停积治之。

【加减】气虚,加人参、白术、黄耆。

34033 **当归补血汤**(《症因脉治》卷四)

【组成】当归 黄耆 柴胡 白芍药

【主治】三阴久疟不愈,并一切血虚发热。

【宜忌】邪盛者不可用。

34034 **当归补血汤**(《辨证录》卷三)

【组成】当归五钱 黄耆一两 荆芥(炒黑)三钱 人参三钱 白术五钱 生地五钱

【用法】水煎服。

【主治】血热妄行,九窍流血,气息奄奄,欲卧不欲见日,头晕身困。

34035 **当归补血汤**(《辨证录》卷十)

【组成】黄耆五钱 当归一两 熟地五钱

【用法】水煎服。

【主治】男子血少,面色痿黄,不能生子者。

【方论选录】方中用当归为君,用黄耆之为臣,佐之熟地之滋阴,是重在补血,轻在补气,自然气以生血,而非血以助气,气血两旺,无子者易于得子,根深本固,宁至有夭殇之叹哉。

34036 当归补血汤(《金鉴》卷七十八)

【组成】薄荷五分 羌活五分 茺蔚子一钱 柴胡八分 蒺藜一钱 菊花八分 防风八分 甘草四分 生地黄二钱 当归一钱五分 白芍药一钱 川芎八分

【用法】上为粗末。以水二盏,煎至一盏,去滓,食后温服。

【主治】经行去血过多,肝经虚损,眼目涩痛,头痛眩晕,肿涩难开,生翳于黑睛上,或如粟米,或花翳白陷。

34037 当归补血汤(《金匮翼》卷三)

【组成】黄耆一两 当归二钱 生地黄五钱 生草一钱

【用法】上作一服。水煎,食前温服。

【主治】血虚发热。

34038 当归补血汤(《盘珠集》卷下)

【组成】当归 黄芩(炙) 茯苓

【主治】产后乍寒乍热,血虚而渴。

34039 当归补血汤(《杂病源流犀烛》卷八)

【组成】荆芥穗 当归 生地 熟地 川芎 赤芍 黄耆 陈皮

【用法】加大枣二个,乌梅一个,水煎服。

【主治】虚损劳瘵,吐血泻血,女人产后,或崩漏,或诸血失道妄行,眼花头晕,渐至吐血不止,或干血痨。

34040 当归补血散(《银海精微》卷下)

【组成】当归 川芎 白芍药 防风 细辛 菊花甘草 车前子 蒺藜 白术 羌活 茺蔚子 薄荷各一两大黄五钱

【用法】每服八钱,水煎,入酒三盏,温服。

【主治】妇人肝虚,遇行经之际,眼目疼痛,肿涩难开,头痛眩晕,生翳于黑睛上,或如粟米,或如花翳白陷者。

34041 当归良姜散

《产乳备要》。为《全生指迷方》卷三"良姜散"之异名。见该条。

34042 当归灵没丸

《医级》卷九。为《圣济总录》卷一五〇"当归丸"之异名。见该条。

34043 当归阿胶汤(《会约》卷十二)

【组成】当归二钱 白芍一钱半 熟地三钱 茯苓二钱 阿胶三钱(制) 麦冬一钱半 栝楼仁(去油)一钱 甘草一钱

【用法】加大枣三枚,水煎,空腹服。

【主治】一切干燥,口渴便焦,津涸血枯。

【加减】如渴甚,加花粉二钱;如大便干焦,加肉苁蓉二三钱,葳蕤七钱;或再加火麻仁、郁李仁各二钱;血燥,加桃仁捣膏调服、红花五分;如大便风秘,加秦艽三钱,防风一钱半。

34044 当归阿胶散(《圣济总录》一五四)

【组成】当归(切,焙) 阿胶(炙燥)各半两 龙骨二分半 地榆 蒲黄(炒)各三分 熟干地黄(焙) 黄牛角䚡(炙焦)各一两 熟艾半分

【用法】上为散。每服方寸匕,空腹米饮调下,一日三次。

【主治】漏胎,下血不止。

34045 当归附子汤(《兰室秘藏》卷中)

【组成】当归二分 炒盐三分 蝎梢 升麻各五分甘草六分 柴胡七分 黄柏少许(为引用) 附子一钱干姜 良姜各一钱

【用法】上为粗末,每服五钱,水五盏,煎至一盏,去滓,稍热服;或为细末,酒、面糊为丸,亦可。

【主治】妇人脐下冷痛,赤白带下。

34046 当归附子汤(《伤寒全生集》卷三)

【组成】川芎 当归 熟地 芍药 附子 阿胶 地榆 甘草 干姜 乌梅 赤石脂

【用法】加生姜,水煎,磨墨调服。

【主治】阴症下利脓血。

34047 当归苦参丸(《成方制剂》3册)

【组成】当归 苦参

【用法】制成丸剂。口服,一次1丸,一日2次。

【功用】凉血,祛湿。

【主治】血燥湿热引起的头面生疮,粉刺疙瘩,湿疹刺痒,酒齄鼻赤。

【宜忌】忌食烟、酒、辛辣物。

34048 当归拈痛丸

《中国药典》2010版。即《医学启源》卷下"当归拈痛汤"改为丸剂。见该条。

34049 当归拈痛汤(《医学启源》卷下)

【异名】拈痛汤(《兰室秘藏》卷中)、当归止痛汤(《便览》卷一)。

【组成】羌活半两 防风三钱 升麻一钱 葛根二钱白术一钱 苍术三钱 当归身三钱 人参二钱 甘草五钱苦参(酒浸)二钱 黄芩一钱(炒) 知母三钱(酒洗) 茵陈五钱(酒炒) 猪苓三钱 泽泻三钱

【用法】上剉,如麻豆大。每服一两,水二盏半,先以水拌湿,候少时,煎至一盏,去滓温服。待少时,美膳压之。

【主治】湿热为病,肢节烦痛,肩背沉重,胸膈不利,遍身疼,下注于胫,肿痛不可忍。

【方论选录】《经》云:湿淫于内,治以苦温。羌活苦辛,透关利节而胜湿;防风甘辛,温散经络中留湿,故以为君。水性润下,升麻、葛根苦辛平,味之薄者,阳中之阳,引而上行,以苦发之也。白术苦甘温,和中除湿;苍术体轻浮,气力雄壮,能去皮肤腠理之湿,故以为臣。血壅而不流则痛,当归身辛温以散之,使气血各有所归。人参、甘草甘温,补脾养正气,使苦药不能伤胃。仲景云:湿热相合,肢节烦痛,苦参、黄芩、知母、茵陈者,乃苦以泄之也。凡酒制药,以为因用。治湿不利小便,非其治也,猪苓甘温平,泽泻咸平,淡以渗之,又能导其留饮,故以为佐。气味相合,上下分消,其湿气得以宣通矣。

【备考】《便览》有茯苓。本方改为丸剂,名"当归拈痛

丸"（见《中国药典》）。

34050　当归拈痛汤（《医略六书》卷二十四）

【组成】当归三钱　羌活一钱半　苍术一钱半（炒）防风一钱半　白术一钱半（炒）黄芩一钱半（酒炒）泽泻一钱半　黄柏一钱半（酒炒）猪苓一钱半

【用法】水煎，去滓温服。

【主治】湿热脚气，表邪不解，脉浮数者。

【方论选录】湿热不化，经气不得流行，故发热身痛，足胫肿痛，为湿热脚气，表邪不解焉。羌活散邪于表，黄芩清热于里，苍术燥湿强脾气，白术燥湿健脾元，防风疏腠理以散风，黄柏清湿热以存阴，泽泻泻膀胱之湿，猪苓利三焦之湿，当归养血以舒筋脉也。水煎温服，使表邪解散，则湿热顿消，而经气流行，营血灌溉，安有发热身痛脚气之患乎？此强中分解之剂，为湿热脚气表不解之专方。

34051　当归拈痛汤（《医门补要》）

【组成】苦参（炒）海南子　当归　茵陈　独活　木通　防己　川柏（炒）苏叶　苍术　知母　木瓜

【主治】湿脚气。

34052　当归拈痛散（《玉案》卷二）

【组成】当归　防风　黄耆各一钱　甘草五分　黄柏玄参　人参　茯苓　白术　苍术各八分　干葛　升麻　知母　茵陈　羌活各六分

【用法】水二钟，煎八分服。

【主治】湿热为病，肢节烦疼，肩背沉重，流注足胫，痛不可忍，口干壮热，两足湿毒疮痛痒。

34053　当归拈痛散（《郑氏家传女科万金方》卷四）

【组成】当归　苦参　人参　猪苓　泽泻　羌活　黄芩　苍术　白术　茵陈　葛根　升麻　防风　知母　茯苓甘草

【主治】两足或左或右忽肿而痛者，乃湿热也，恐成脚气。

34054　当归和血汤（《陈素庵妇科补解》卷一）

【组成】当归二钱　川芎一钱五分　白芍（炒）一钱生地（炒）一钱五分　熟地一钱五分　香附（酒醋和炒）一钱二分　鳖甲（酥炙）一钱二分　丹皮一钱五分　丹参二钱　川断一钱五分　秦艽一钱五分　红花少许

【主治】妇女血热气滞，经水乍多乍少。

【方论选录】是方四物为君，生地、二丹补血凉血，红花、香附行气祛滞，秦艽祛血分之风，鳖甲色青，入东方肝木，滋阴养血，川断得秦艽能行周身经络，使关节通利，气行血和矣。

34055　当归和血汤

《济阳纲目》卷六十三。为《脾胃论》卷下"当归和血散"之异名。见该条。

34056　当归和血饮（《慈幼心传》）

【组成】四物汤加连翘　牡丹皮　荆芥　防风

【主治】疮疥。

34057　当归和血饮

《疡科选粹》卷三。为《儒门事亲》卷十五"当归活血散"之异名。见该条。

34058　当归和血散

《医方类聚》卷一九二引《神效名方》。为《儒门事亲》

卷十五"当归活血散"之异名。见该条。

34059　当归和血散（《脾胃论》卷下）

【异名】槐花散（《兰室秘藏》卷下）、当归和血汤（《济阳纲目》卷六十三）。

【组成】川芎四分　青皮　槐花　荆芥穗　熟地黄白术各六分　当归身　升麻各一钱

【用法】上为细末。每服二三钱，清米饮汤调下，食前服。

【主治】肠澼下血，湿毒下血。

34060　当归和血散（《证治宝鉴》卷八）

【组成】当归　白芍　川芎　桔梗　秦艽　黑姜

【用法】水煎服。

【主治】泄泻。大便欲了不了，亦或夜间发热，午后脉大，子午前数而无力，为血虚者。

【备考】原书用本方治上症，水煎送下升阴丸。

34061　当归泽兰丸（《摄生众妙方》卷十）

【组成】香附子（去衣，分作四处，童便四两、酒四两、醋四两，米泔四两各浸一宿）一斤　当归（去须，酒浸）二两白芍药（炒）二两　熟地黄（酒制）二两　生地黄二两　泽兰叶　艾叶　白术各一两五钱　黄芩一两　川芎二两

【用法】上为末，醋糊为丸，如赤豆大。每服六十丸，空心白汤或酒送下。

【主治】妇人经脉不调，赤白带下，久无子者。

【方论选录】《医略六书》：血亏气滞，天癸愆期，而带脉不能收引，故赤白带下，经久不能生子焉。熟地补阴滋血，生地凉血滋阴，当归养血脉以荣经，白芍敛营阴以和血，川芎行血中之气，艾叶暖子宫之血，泽兰去宿生新，白术健脾燥湿，黄芩清肺气以肃生水之源，香附解郁结以调冲任之气。醋以丸之，汤以下之，使经脉有资，则血气调和，而天癸无不如度，带脉约束有权，何赤白带下之不除哉？自此带愈经调，天下应无不孕之妇矣。

【备考】方中香附子用量原缺，据《济阴纲目》补。

34062　当归泽兰汤（《医学心悟》卷五）

【组成】当归　泽兰　白芍（酒炒）川芎　大熟地（九制）各一钱五分　延胡索（酒炒）红花　香附　丹皮各五分　桃仁（去皮尖及双仁者，炒，研）七粒

【用法】水煎，入童便、热酒各半盏，热服。

【功用】祛瘀生新。

【主治】半产后因瘀血而腹痛拒按者。

34063　当归治痛饮（《女科万金方》）

【组成】当归　羌活　猪苓　泽泻　黄芩　苦参　升麻　茯苓　白术　甘草　木通　人参　苍术　知母　防风（一方有白芍）

【用法】水二钟，加生姜、大枣煎，食前服。

【主治】产后足踏湿地，以成湿毒。

34064　当归建中汤

《千金翼》卷六。为《千金》卷三"内补当归建中汤"之异名。见该条。

34065　当归建中汤（《得效》卷三）

【组成】当归二两　桂心一两半　扬芍药二两　黄耆一两半

【用法】上剉散。每服水二盏半,加生姜三片,大枣二枚同煎,食前温服。

【主治】血滞身疼及劳伤虚羸腹痛,呼吸少气,小腹拘急连腰背,时自汗出,不思饮食。

34066　当归建中散(《济阴纲目》卷十三)

【组成】当归四两　白芍六两　桂心三两　黄耆一两半

【用法】上剉。每服四钱,加生姜、大枣,水煎,入饴糖一块,再煎,稍热服。

【主治】产后劳伤,虚羸不足。腹中疼痛,呼吸少气,小腹拘急,痛连腰背,时自汗出,不思饮食。

【加减】崩中衄血,加阿胶、地黄。

34067　当归承气汤(《保命集》卷中)

【组成】当归　大黄各一两　甘草半两　芒消九钱

【用法】上剉,如麻豆大。每服二两,水一大碗,入生姜五片,大枣十枚,同煎至半碗,去滓热服。

【主治】❶《保命集》:阳狂奔走,骂詈不避亲疏。❷《景岳全书》:燥热里热,火郁为病,或皮肤枯燥,或咽干鼻干,或便溺结闭。

【方论选录】阳狂奔走,骂詈不避亲疏,此是阳有余阴不足。大黄、芒消去胃中实热,当归补血益阴,甘草缓中,加生姜枣,胃属土,此引至于胃中也。经所谓微者逆之,甚者从之,此之谓也。

34068　当归承气汤(《内经拾遗》卷二)

【组成】当归尾一两　大黄(酒洗)　芒消　枳实各五钱　甘草(蜜炙)三钱　厚朴五钱

【用法】水二钟,先煎枳、朴、草、归至九分,次下大黄,煎三五沸,末下芒消,随即就起,去滓服。

【主治】内有实热,致发阳厥、癫狂或溺血。❶《内经拾遗》:阳厥善怒。❷《增补内经拾遗方论》:亦治男子妇人痰迷心窍,逾墙越屋,胡言乱走。❸《丹溪心法》:溺血属实热者。

【方论选录】胃气为湿热所伤,必泻其上实,而元气乃得上下同流,此承气所由名也。三一承气汤外加当归,故名。

34069　当归承气汤(《保命歌括》卷二十四)

【组成】调胃承气汤三钱　当归梢一钱半

【用法】上㕮咀。水煎二沸,入桃仁泥一钱,再煎,调槟榔末一钱服。

【主治】大便闭,少腹中满痛。

34070　当归枳壳汤(《痧胀玉衡》卷下)

【异名】土八(《痧症全书》卷下)、四十八号同人方(《杂病源流犀烛》卷二十一)。

【组成】归身　山楂　枳壳　红花　赤芍　青皮　茜草　连翘　丹参　续断各一钱

【用法】水二钟,煎七分,微温服。

【功用】养血和中。

【主治】❶《痧胀玉衡》:痧胀。❷《痧症全书》:吐衄便红。

34071　当归枳壳汤(《痧胀玉衡》卷下)

【异名】匏三(《痧症全书》卷下)、三十五号家人方

(《杂病源流犀烛》卷二十一)。

【组成】归尾　枳壳　赤芍各一钱　山楂　卜子各二钱　紫朴八分

【用法】水煎,微冷服。

【功用】消食顺气和血。

【主治】痧胀。

34072　当归荆芥散(《杨氏家藏方》卷十五)

【组成】荆芥穗　川芎　人参(去芦头)　当归(洗,焙)　桔梗(去芦头)　附子(炮,去皮脐)　柴胡(去苗)　防风(去芦头)　丁香　白芍药　蒲黄(炒)　鳖甲(醋炙令黄)　香白芷　牛膝(酒浸一宿,焙干)　白薇　肉桂(去粗皮)　半夏(汤洗七遍)　羌活(去芦头)　杏仁(汤洗,去皮尖,麸炒)　木香　白茯苓(去皮)　续断　槟榔　没药(别研)　肉苁蓉　柏子仁　地骨皮各等分

【用法】上为细末。每服三钱,水一盏半,加生姜五片,煎八分,温服,不拘时候。

【主治】妇人血风攻注,四肢疼痛,饮食减少,胸满恶心,日渐羸瘦及血海虚冷,经脉不调,夜梦多惊,痕癖气块。

34073　当归茵陈汤

《杏苑》卷五。为《三因》卷十"当归白术汤"之异名。见该条。

34074　当归茴香散(《疝癥积聚编》)

【组成】当归　茴香　附子　良姜各等分

【用法】水煎,温服。

【主治】寒疝,小腹痛。

34075　当归茱萸汤(《幼科发挥》卷二)

【组成】当归　吴茱萸(炮,焙干)　小茴香(炒)　甘草　木香

【主治】小儿内钓。肝受寒,小腹痛,大叫哭,目直视,但不搐。

34076　当归茯苓散

《普济方》卷三三九。为《金匮》卷下"当归芍药散"之异名。见该条。

34077　当归厚朴汤(《直指》卷十三)

【组成】当归(炒)　厚朴(制)各二两　官桂三两　良姜五两

【用法】上剉散。每三钱,食前服。

【主治】肝经受寒,面色青惨,厥而泄利。

34078　当归钩藤汤(《症因脉治》卷一)

【组成】当归　钩藤　秦艽　丹皮　防风　青皮　黄芩　柴胡　甘草

【主治】内伤口眼㖞斜,左关脉弦数者。

34079　当归复元汤

《医略六书》卷二十。为《医学发明》卷三"复元活血汤"之异名。见该条。

34080　当归独活汤

《医略六书》卷三十。为方出《千金》卷三引《小品方》,名见《普济方》卷三五〇"独活当归汤"之异名。见该条。

34081　当归独活汤(《女科指南》)

【组成】贝母　干葛　丹皮　防风　防己　川芎　甘

草　泽泻　官桂　当归　人参　茯苓　独活　石膏

【用法】加生姜五片煎,入竹沥更妙。

【主治】孕妇子痫。

34082　当归活血丸

《女科指掌》卷五。为《局方》卷九续添诸局经验秘方"当归养血丸"之异名。见该条。

34083　当归活血丸(《医略六书》卷三十)

【组成】当归三两　赤芍一两半(酒炒)　桂心一两半　延胡一两半　秦艽一两半　丹皮一两半　乳香二两　牛膝一两半(酒炒)

【用法】为末,酒丸。白茄根三钱,煎汤送下。

【主治】产后腰脚疼痛,脉弦涩滞者。

【方论选录】产后血瘀经络,挟湿热而流布下注,故腰脚红肿,疼痛不止焉。全当归养血以营运乎经脉;赤芍药破血以运行其血滞;桂心温经暖血,秦艽活血疏经;丹皮凉血散瘀,乳香活血散定;延胡索破血滞以通经,杜牛膝降瘀血以下行也。酒糊为丸,以行其经血,茄根汤下,以疏其经气。使瘀化血行,则经络通畅而湿热自化,红肿无不退,何腰脚疼痛之不瘳乎?

34084　当归活血汤(《伤寒六书》卷三)

【组成】当归八分　赤芍药三分　甘草三分　红花三分　桂心三分　干姜三分　枳壳三分　生地黄一钱　人参八分　柴胡八分　桃仁泥三分

【用法】水二钟,加生姜一片,煎之。槌法入酒三匙调服。

【主治】伤寒挟血,无头痛,无恶寒,止身热发渴,小便利,大便黑,语言无伦,神志昏沉,如见鬼祟。

【加减】服三贴后,去桃仁、红花、干姜、桂,加白术、茯苓。

【备考】方中诸药用量原缺,据《伤寒六书纂要辨疑》补。《张氏医通》有茯苓,无人参。

34085　当归活血汤(《奇效良方》卷十三)

【异名】桃花散(原书同卷)、当归活血散(《便览》卷三)。

【组成】当归身　升麻各一钱　槐花　青皮　荆芥穗　熟地黄　白术各六钱　川芎四钱

【用法】上为末。每服三钱,米饮汤调下,不拘时候。

【主治】肠澼下血,湿毒下血。

34086　当归活血汤(《医便》卷三)

【组成】当归(酒浸)　杜仲(姜汁炒去丝)各五钱　赤芍药　白芷　威灵仙各三钱　肉桂一钱

【用法】水、酒各一钟,煎至一钟,空心服。

【主治】寒湿,气血凝滞腰痛。

【加减】加羌活二钱,防风一钱亦好。

34087　当归活血汤(《医方考》卷六)

【异名】当归活血散(《治痘全书》卷十三)。

【组成】当归　川芎　赤芍药　红花　紫草各一钱　生地黄一钱五分(取汁更良)

【功用】活血凉血。

【主治】痘疮血热壅滞者。

【方论选录】色紫为血热,色枯为血滞。热者凉之,枯

者泽之,调血之道也。是方也,生地黄,凉血之品也;当归、川芎、赤芍药、红花、紫草,滑血之品也。凉者性寒,滑者质润,气利而已。

34088　当归活血汤(《回春》卷二)

【组成】当归　芍药　抚芎　桃仁(去皮尖)各一钱　红花五分　牡丹皮　香附　乌药　枳壳(去瓤)　青皮各三分　官桂　干姜(炒黑)　甘草各三分

【用法】上剉一剂。加生姜一片,水煎服。

【主治】血郁证。能食,便红,或暴吐紫血,痛不移处,脉数涩者。

【加减】血结硬痛加大黄。

34089　当归活血汤(《回春》卷五)

【组成】当归　川芎　荆芥　薄荷　芍药　红花　甘草　牡丹皮　桔梗　防风　山栀　黄芩　连翘　白芷各等分

【用法】上剉一剂。加生姜一片,细茶一撮,水煎,食后温服。

【主治】鼻准头紫黑,血冷凝滞。

34090　当归活血汤(《症因脉治》卷四)

【组成】当归　红花　桃仁　楂肉　甘草　牡丹皮

【功用】生新去旧。

【主治】劳役痢。起于大劳之后,下利纯血,或腰背作楚,胁肋作痛,四肢倦怠,嗜卧减食,节劳稍缓,劳重即发。

【加减】血寒,加黑炮姜;血热,加黑山栀。

34091　当归活血汤(《眼科全书》卷三)

【组成】归尾　黄耆　没药　川芎　苍术　熟地　生地　赤芍　蒺藜　红花　香附　牛膝各等分

【用法】上为末,水煎,食后温服。

【主治】惊振内障,或后生人患云翳小小,阴看不大,阳看不小,不见三光者。

34092　当归活血汤(《眼科全书》卷四)

【组成】当归　赤芍　川芎　牛膝　紫苏　生地　乌豆　蒲黄　桂心　乳香　没药

【用法】水煎,食后服。

【主治】被物撞破外障,撞久血滞不散,无疼痛。

34093　当归活血汤(《金鉴》卷五十七)

【组成】当归　川芎　赤芍　生地　红花　紫草　黄芩　黄连　大黄

【用法】水煎服。

【主治】痘之毒火入于血分,灼伤阴血,痘体干枯。

34094　当归活血汤(《眼科临症笔记》)

【组成】当归四钱　川芎二钱　白鲜皮二钱　银花三钱　白芍三钱　蒺藜三钱(炒)　防风二钱　大贝三钱　荆芥穗二钱(炒)　白芷三钱　青皮二钱　甘草一钱　地肤子三钱

【用法】水煎服。

【主治】眼睑瘙痒,犹如虫行,不红不疼,痒无定时,两眼胞带黑暗色,视力稍减。

【临床报道】贾某某,男。素日身体衰弱,头晕耳鸣,忽觉两目痒极难当,针药罔效。经余诊治:六脉短涩,惟少阴为甚,面带黑色,精神恍惚,此阴阳将脱之证。以本方加

黄耆一两,党参八钱,枣仁三钱,连服四剂,痒虽愈而黑色不退。隔数日又痒,再服前方无效。后闻此人不数日而亡。书之以为后车之戒。

34095　当归活血饮(《审视瑶函》卷四)

【组成】苍术(制)　当归身　川芎　苏薄荷　黄耆　熟地黄　防风　川羌活　甘草(减半)　白芍药各等分

【用法】上剉剂。水二钟,煎至八分,去滓,食后服。

【主治】肝脾血虚而气不和顺,脾轮振跳,即目脾不待人之开合,而自率拽振跳。

34096　当归活血饮(《医钞类编》卷十九引万氏方)

【组成】归尾　红花　黄芩(酒炒)　连翘　炙北耆　人参　骨皮　牛子　甘草

【用法】加灯心,水煎服。

【主治】痘疮抓破出血。

34097　当归活血散(《儒门事亲》卷十五)

【异名】当归和血散(《医方类聚》卷一九二引《神效良方》)、当归和血饮(《疡科选粹》卷三)。

【组成】当归二钱　没药一钱半　乳香半钱　白芍药三钱

【用法】上为细末。每服一钱,水一中盏,煎至七分,和滓温服,日二服。妇人酒煎。

【主治】疮疡未发出,内痛不可忍及妇人产前后腹痛。

【宜忌】疮既发,不须用。

【加减】疮疡者,加人参、木香;妇人,加赤芍药。

34098　当归活血散(《永乐大典》卷一一四一二引《黄帝七十二证眼论》)

【组成】当归　黄耆　没药　川芎　羌活　苍术(米泔水浸七日)　麻黄　熟地黄各等分

【用法】上为末。每服二钱,茶清调下。

【主治】血虚头晕目昏,见赤白星乱者。

34099　当归活血散

《便览》卷三。为《奇效良方》卷十三"当归活血汤"之异名。见该条。

34100　当归活血散(《准绳·类方》卷二)

【组成】赤芍药　生地黄　当归须(酒洗)各一钱半　桃仁(去皮尖,炒)　红花(酒洗)　香附(童便浸)各一钱　川芎　牡丹皮　玄胡索　蓬术各八分(炮)　三棱(炮)　青皮各七分

【用法】水二钟,煎七分,空心服。

【主治】瘀蓄死血而胀,腹皮上见青紫筋,小水反利,脉芤涩,属虚人不可下者。

34101　当归活血散

《治痘全书》卷十三。为《医方考》卷六"当归活血汤"之异名。见该条。

34102　当归活血散(《景岳全书》卷六十三)

【组成】当归(酒焙)　赤芍(酒炒)　川芎　紫草　红花各五钱　木香二钱　血竭一钱

【用法】上为末,每五岁者服一钱,十岁以上服二钱,酒调下。

【主治】痘色淡白。

34103　当归活血煎(《银海精微》卷上)

34104　当归养心汤(《痘疹心法》卷二十三)

【组成】当归身　麦门冬　升麻(炒)　甘草(炙)　人参　生地黄(酒洗)

【用法】上剉细。加灯心十二茎,水一盏,煎七分,去滓,食后服。

【功用】养心血,利心窍。

【主治】女子种痘,经水忽行,暴暗不能言语者。

34105　当归养血丸(《局方》卷九续添诸局经验秘方)

【异名】当归活血丸(《女科指掌》卷五)。

【组成】当归　牡丹皮　赤芍药　延胡索(炒)各二两　肉桂一两

【用法】上为细末,炼蜜为丸,如梧桐子大。每服三十丸,食前温酒、米饮送下;痛甚,细嚼咽下。

【主治】产后恶血不散,发歇疼痛及恶露不快,脐腹坚胀,兼室女经候不匀,赤白带下,心腹腰脚疼痛。

34106　当归养血丸(《饲鹤亭集方》)

【组成】当归　白芍　茯苓　黄耆　香附　阿胶各三两　生地八两　白术　杜仲各四两　丹皮二两

【用法】炼蜜为丸服。

【主治】妇人经水不调,赤白带下,子宫寒冷,久不受孕。

34107　当归养血丸(《中药成方配本》)

【组成】当归三两　生地八两　白芍三两　黄耆三两　炒白术四两　茯苓三两　阿胶四两　艾叶二两　杜仲四两　制香附三两

【用法】将生地切薄片,用开水浸透,与诸药打和晒干,共研细末,用白蜜二两,炼熟化水,将阿胶烊入泛丸,如绿豆大,约成丸二十九两。每日二次,每次二钱,开水吞服。

【功用】补气养血。

【主治】血虚气弱,月经不调。

34108　当归养血汤(《痘疹全书》卷下)

【异名】当归养荣汤(《杂病源流犀烛》卷二)。

【组成】当归　川芎　生地黄　麦门冬(去心)　木通　甘草　淡竹叶　山栀仁　灯心

【主治】❶《痘疹全书》:疹后浑身壮热,未至羸瘦,但多抽搐,烦躁不宁。❷《杂病源流犀烛》:疹痨。

【加减】便闭,加大黄。

34109　当归养血汤(《点点经》卷一)

【组成】当归　秦艽　天冬　灵脂　腹皮　云皮各一钱　川芎　玄胡　茯苓　熟地　丹皮各一钱五分　甘草三分

【用法】葱三茎为引。

【主治】胸膈疼痛,筋弱抖搐,气胀,胁痛。

34110　当归养血汤(《点点经》卷三)

【组成】当归一钱　熟地　生地　二花　生耆各一钱

半　穿甲　黄柏　知母　山栀　条芩　七厘　蝉蜕各一钱　甘草四分

【用法】生石膏为引。

【主治】酒伤疥癣入腹后,托里复发。

34111　当归养血汤(《回春》卷三)

【组成】当归　白芍(炒)　熟地黄　茯苓(去皮)各一钱　贝母(去心)　瓜蒌(去壳)　枳实(麸炒)　陈皮　厚朴(姜汁炒)　香附　抚芎　苏子(炒)各七分　沉香五分　黄连(用吴茱萸同炒,去茱萸,用连)八分

【用法】上剉一剂。加生姜一片,大枣一个,水煎,竹沥磨沉香调服。

【主治】年老之人,阴血枯槁,痰火气结,升而不降,饮食不下,乃成膈噎之病。

34112　当归养血汤(《麻症集成》卷三)

【组成】当归　尖生　鲜斗　川贝　瓜蒌　丹参　麦冬　栀子　云连　甘草

【主治】麻疹血虚心热,烦躁搐搦,热在心脾。

【加减】不食,加麦芽、建曲;便结,加生军。

34113　当归养荣汤(《原机启微》卷下)

【组成】防风　白芷各七分半　白芍药　熟地黄　当归　川芎各一钱　羌活七分半

【用法】上作一服。水二盏,煎至一盏,去滓。食后热服。

【主治】睛珠痛甚不可忍;又治红赤羞明,泪多眵少。

【方论选录】以七情五贼劳役饥饱重伤脾胃,生意已不升发,又复血虚不能养睛,故睛痛甚不可忍。以防风升发生意,白芷解利,引入胃经为君;白芍药止痛益气,通血承接上下为臣;熟地黄补肾水真阴为佐;当归、川芎,行血补血,羌活除风引入少阴经为使。血为邪胜睛珠痛者,及亡血过多之病,俱宜服也。

34114　当归养荣汤(《点点经》卷二)

【组成】当归　条参　延胡　熟地　茯苓　陈皮　仙皮各一钱半　黄耆　白术　薄荷　羊藿各一钱　加皮二钱

【用法】加生姜、大枣为引。

【主治】正气虚耗,阳不胜阴,酒伤经络,瘫痪不仁,身热作渴,间有畏寒。

34115　当归养荣汤(《嵩崖尊生》卷六)

【组成】归身二钱　人参　黄耆　熟地　白术　川芎　白芍各一钱　五味子　麦冬　远志　甘草　茯苓各五分　丹皮　砂仁各三分

【用法】加生姜、大枣,水煎服。

【主治】瘰疬马刀。

【备考】原书治上症,配合夏枯草汤、散肿溃坚汤间服。

34116　当归养荣汤

《杂病源流犀烛》卷二。为《痘疹全书》卷下"当归养血汤"之异名。见该条。

34117　当归秦艽丸

《中国医学大辞典》。即《准绳·类方》卷五"当归秦艽散"改作丸剂。见该条。

34118　当归秦艽散(《准绳·类方》卷五)

【组成】白术　茯苓　秦艽　当归　川芎　芍药　熟地黄(酒蒸)　陈皮各一钱　半夏曲　炙甘草各五分

【用法】水二钟,加生姜三片,煎八分,食前服。

【主治】五疸。口淡咽干,倦怠发热微寒。

【备考】本方改为丸剂,名"当归秦艽丸"(见《中国医学大辞典》)。

34119　当归桂枝汤(《片玉痘疹》卷十二)

【组成】当归(酒洗)　川芎　白芍(酒洗)　黄耆(酒洗)　官桂　炙甘草　苍术　黄柏

【用法】水煎服。

【功用】补脾养血。

【主治】痘之后,血少不能养筋,或感风寒水湿,手足忽然拘挛,不能伸屈转运者。

【加减】气虚,加川乌、人参;如感风寒,以至骨节疼痛者,加羌活防风散治之。

34120　当归桂枝汤(《医略六书》卷二十八)

【组成】当归三钱　桂枝八分　白芍一钱半(酒炒)　甘草六分　煨姜二片　大枣三枚

【用法】水煎,去滓温服。

【主治】孕妇寒多热少,脉弦浮涩者。

【方论选录】妊娠营气大虚,寒邪得以逗留经中,故寒多热少,不烦不渴焉。当归益营气之虚,白芍敛营中之血,桂枝温经散寒,炙草缓中益胃;煨姜温胃以散寒邪,大枣缓中以益脾元也。水煎温服,使营气内充,则寒邪不复留恋,而寒热之往来顿解,胎孕无不自安矣。

34121　当归桂枝汤(《幼幼集成》卷六)

【组成】人参　当归身　正川芎　白芍药　炙黄耆　漂苍术　川黄柏　炙甘草

【用法】加生姜、大枣为引,水煎。微加好酒一杯对服。

【主治】痘后血少,手足拘挛,不能转运。

【加减】气虚肢冷,加附片;感冒风寒,以致筋骨痛,加羌活、防风;血气大虚者,加鹿茸、虎胫、淮牛膝。

【备考】本方名当归桂枝汤,但方中无桂枝,疑脱。

34122　当归桃仁汤(《伤寒大白》卷二)

【组成】当归　桃仁　红花　丹皮　山楂　泽兰叶

【主治】血蓄上焦发狂者,如狂喜忘,漱水在口,不能下咽,寸脉见芤者。

【加减】倘不应,再加枳壳、大黄,直达大肠。

34123　当归桃仁汤(《伤寒大白》卷二)

【组成】当归　桃仁

【主治】蓄血。

34124　当归柴胡汤(《产科发蒙》卷四引《经效方》)

【异名】当归汤(《普济方》卷三五一)。

【组成】当归　芍药　桔梗　槟榔　枳壳　桂枝　柴胡　青木香

【用法】以水二合,煮取一合服。

【主治】产后血气胁肋胀痛。

34125　当归柴胡汤(《扁鹊心书·神方》)

【组成】柴胡五钱　半夏二钱(以生姜一钱同捣)　当归一钱　甘草五分

【用法】加生姜、大枣,以水二盏,煎至八分,热服。取汗微微即止。

【主治】伤寒头痛,发热恶寒,肢节痛,吐逆。

34126 当归胶艾汤(《穷乡便方》)

【组成】川芎 当归 白茯苓 白术 人参 杜仲 阿胶 北艾 熟大黄 伏龙肝各八分 甘草三分

【主治】劳损冲任,胎被触动,腰腹痛,经渗漏。

34127 当归凉血汤(《痘疹全书》卷下)

【异名】当归凉血饮(《片玉痘疹》卷十)。

【组成】红花 地骨 生地 酒芩 牛蒡 人参 当归 黄耆 连翘 甘草

【用法】水煎服。

【主治】痘疮抓破,破而出血者。

【备考】《治痘全书》有黄柏、无黄耆、酒芩、牛蒡。

34128 当归凉血饮

《片玉痘疹》卷十。为《痘疹全书》卷下"当归凉血汤"之异名。见该条。

34129 当归消毒饮

《医林纂要》卷十。为《女科万金方》"神仙活命饮"之异名。见该条。

34130 当归消毒散(《普济方》卷二八六)

【组成】荆芥 牛蒡子 甘草 防风 当归 赤芍药各等分

【用法】上㕮咀。每服半两,水二盏,煎八分服。

【主治】痈肿初发。

34131 当归流气饮(《医学启蒙》卷四)

【组成】陈皮七钱 半夏 茯苓 甘草 槟榔 紫苏 川芎 防风 枳壳 乌药 桔梗 青皮 枳实各五钱 木香二钱五分 香附子五钱

【用法】每服五钱,水煎服。

【主治】胃脘痛。

【备考】本方名当归流气饮,但方中无当归,疑脱。

34132 当归润肠汤

《医方集解》,即《兰室秘藏》卷下"润肠汤"。见该条。

34133 当归润燥汤(《兰室秘藏》卷上)

【异名】止渴润燥汤(《普济方》卷一七八引鲍氏方)、润燥汤(《东垣试效方》卷三)。

【组成】细辛一分 生甘草 炙甘草 熟地黄各三分 柴胡七分 黄柏 知母 石膏 桃仁(泥子) 当归身 麻子仁 防风 荆芥穗各一钱 升麻一钱五分 红花少许 杏仁六个 小椒三个

【用法】上㕮咀,都作一服。水二大盏,煎至一盏,去滓,食远热服。

【主治】消渴。大便闭涩,干燥结硬,兼喜温饮,阴头退缩,舌燥口干,眼涩难开及于黑处见浮云。

【宜忌】忌辛热物。

34134 当归润燥汤

《东垣试效方》卷七。为《兰室秘藏》卷下"润燥汤"之异名。见该条。

34135 当归润燥汤(《伤寒全生集》卷三)

【组成】当归 芍药 川芎 桃仁 熟地 生地 麻仁

【用法】水煎服。

【主治】肠胃燥,大便不通。

34136 当归润燥汤(《医醇剩义》卷二)

【组成】归身二钱 白芍一钱五分 红花五分 木瓜一钱 秦艽一钱 丹参二钱 牛膝二钱 川断二钱 独活一钱 橘饼四钱 红枣十个。

【主治】肝受燥凉,血涩不行,筋短胁痛。

34137 当归益血膏(《成方制剂》14册)

【组成】阿胶 白芍 川芎 当归 党参 茯苓 甘草 黄芪 熟地黄

【用法】制成膏剂。口服,一次15克,一日2次。

【功用】滋补气血。

【主治】贫血,头晕,心悸健忘,妇女月经不调,产后血虚、体弱。

34138 当归益荣丸(《片玉痘疹》卷十二)

【组成】当归二钱 川芎二钱 黄连一钱半 芦荟二钱二分 使君子肉一钱二分

【用法】上为末,汤浸蒸饼为丸。米饮送下。

【主治】平素肌肥,痘后羸瘦,虽能饮食,亦不能发肌肤者。

34139 当归益荣散(《陈素庵妇科补解》卷五)

【组成】当归 黄芩 牡蛎 赤芍 防风 龙骨 陈皮 蛇床子 白芷 黄耆 川芎 生地 升麻 甘草

【主治】妇人元气素弱,胎前失于调养,产后去血太多,肝脏少血,不能摄血束筋,产后七日外,玉门不闭;兼治阴脱、阴挺。

【方论选录】产后玉门不闭与阴脱各不相同。总由血虚筋骨懈弛,一者外不能闭,一者内不能系。阴脱,当大补药中兼升提;玉门不闭,当大补药中加敛涩。升提之药,防风、升麻之属;收敛之药,龙骨、牡蛎之类。蛇床子兼暖子宫,补命门,四物补阴血,参、耆、陈、草补卫气。脱者升之,弛者敛之,虚者补之,虚寒者温而补之。至于阴脱之症,或肿痛,或淋沥,则方中有防风、地榆、白芷、黄芩之药为佐使也。

34140 当归调中汤(《普济方》卷二十五引《海岱居士秘方》)

【组成】大黄五钱 当归一钱 甘草四钱 朴消六钱 芍药二钱

【用法】上㕮咀,作一服。用水二大盏,生姜三片,大枣一枚,同煎至一大盏,去滓,食前温服,滓再煎。以利为度。

【功用】和中顺气。

【主治】脾胃不和,肠鸣腹痛,四肢无力,大便难,小便数,或大便便血,饮食无味,久而面黄肌瘦,渐潮热,发作有时。

34141 当归调血汤(《寿世保元》卷三)

【组成】当归二钱五分 川芎一钱 白芍三钱 黄连一钱 黄芩一钱 桃仁(去皮另研)一钱 升麻五分

【用法】上剉一剂。水煎,空心服。

【主治】下痢红多,不拘新久。

【加减】如白痢,加吴茱萸(炒)一钱,芩、连用酒炒;赤白痢,加白术、茯苓、陈皮、香附各一钱。

34142 当归黄连丸(方出《圣惠》卷九十三,名见《普济方》卷三

九六)

【组成】黄连三两(去须,剉,微炒) 当归一两(剉,微炒) 乌梅肉一两(微炒)

【用法】上为末,炼蜜为丸,如绿豆大。每服七丸,以粥饮送下。

【主治】小儿冷热痢,心神烦渴,腹痛,胸膈滞闷。

34143 当归黄连丸(《圣济总录》卷四十七)

【组成】当归(剉,焙) 黄连(去须)各二两 木香 吴茱萸(汤洗,焙干炒) 赤茯苓(去黑皮) 厚朴(去粗皮,生姜汁炙) 诃黎勒(炮,去核)各一两

【用法】上为末,炼蜜为丸,如梧桐子大。每服三十丸,食前米饮送下,每日三次。

【主治】胃寒肠热,腹胀泄利。

34144 当归黄连丸(《幼幼新书》卷二十九引王氏方)

【组成】芍药 当归 黄连 黄柏各等分

【用法】上为细末,面糊为丸,如梧桐子大。每服二十丸,食后温米饮送下。

【主治】壮热烦渴,赤白痢,腹痛后重,昼夜无度,小便涩。

34145 当归黄连汤(《圣济总录》卷七十八)

【组成】当归(切,焙)三分 黄连(去须,炒)一两半 赤茯苓(去黑皮)三分 地榆一两 犀角屑三分 甘草(炙,剉)半两 厚朴(去粗皮,生姜汁炙)一两

【用法】上为粗散。每服五钱匕,水一盏半,入生姜一枣大,拍碎,同煎至八分,去滓空心温服,一日二次。

【主治】后重下痢,赤白滞下,腹内结痛。

34146 当归黄连汤

《圣济总录》卷一七八。为《圣惠》卷九十三"当归散"之异名。见该条。

34147 当归黄连汤(《己任编》卷三)

【组成】当归 黄连 生地 银花 花粉 大力 荆芥 僵蚕 丹皮 灯草

【主治】痘疮,色灰白而不痒者。

34148 当归黄耆汤(《圣济总录》卷九十三)

【组成】黄耆(剉) 当归(切,焙) 人参 桔梗(剉,炒) 芍药 甘草(炙,剉)各一两

【用法】上为粗末。每服五钱匕,水一盏半,加生姜一枣大(拍碎),大枣二个(擘破),同煎至八分,去滓,食前温服。

【主治】骨蒸,肺痿。

34149 当归黄耆汤(《圣济总录》卷一六三)

【组成】当归(剉,焙) 黄耆(剉细) 芍药各二两 生姜(切,焙)五两

【用法】上为粗末,分作八服。每服水二盏半,煎至一盏,去滓温服。

【主治】产后腰脚酸疼,转侧不得,壮热汗出,气短心忪。

34150 当归黄耆汤(《保命集》卷下)

【组成】当归 黄耆 地黄 川芎 地骨皮 芍药各等分

【用法】上咬咀。每服一两,水一碗,煎至五分,去滓温服。

【主治】疮疡,脏腑已行,而痛不可忍者。

【加减】如发热者,加黄芩;如烦热不能卧者,加栀子;如呕,则是温气侵胃,倍加白术。

34151 当归黄耆汤(《魏氏家藏方》卷四)

【组成】黄耆(蜜炙) 当归(去芦)各二两 熟干地黄(洗) 白芍药各一两半 人参(去芦) 牡丹皮 白茯苓(去皮) 白术各一两(炒) 甘草(炙) 肉桂(去皮,不见火)各半两

【用法】上咬咀。每服四钱,水一盏半,加生姜三片,枣子一个,煎至七分,去滓,食前温服。

【功用】补诸虚不足,调营卫,退虚热,进饮食。

34152 当归黄耆汤(《普济方》卷三五一)

【组成】当归 黄耆 芍药各六分 干地黄 白术各八分 桂心 甘草各四分 枣十四个

【用法】上咬咀。以水二升,煮取八合,去滓,空心作两次服。

【主治】产后余疾,腹中绞痛,不下食,瘦乏。

【宜忌】忌生葱。

34153 当归黄耆汤

《景岳全书》卷五十三。即方出《妇人良方》卷十五,名见《玉机微义》卷五"当归补血汤"。见该条。

34154 当归黄耆汤(《郑氏家传女科万金方》卷四)

【组成】白芍 厚朴 陈皮 川芎 当归 甘草 生地 黄连 黄柏 柴胡 茯苓

【用法】加生姜三片,水煎服,不拘时候。

【主治】产后乳内热,口舌无皮,大便不实。

【备考】本方名当归黄耆汤,但方中无黄耆,疑脱。

34155 当归黄耆饮(《医学正传》卷七引《产宝》)

【异名】当归黄耆散(《济阴纲目》卷十四)。

【组成】当归 白芍 黄耆 人参各二钱 升麻半钱

【用法】上切细,作一服。水煎温服,未收再服。

【主治】产后阴脱。

【备考】《济阴纲目》治上症,并外用五倍子泡汤洗,又用末敷之。又《杂病源流犀烛》有甘草,无芍药。

34156 当归黄耆饮

《医统》卷三十六。即方出《妇人良方》卷十五,名见《玉机微义》卷五"当归补血汤"。见该条。

34157 当归黄耆散

《济阴纲目》卷十四。为《医学正传》卷七引《产宝》"当归黄耆饮"之异名。见该条。

34158 当归黄精膏(《成方制剂》7册)

【组成】当归 黄精

【用法】制成膏剂。口服,一次15克,一日3次。

【功用】养阴血,益肝脾。

【主治】肝脾阴亏,身体虚弱,饮食减少,口燥咽干,面黄肌瘦。

【宜忌】阳虚者不宜服用。

34159 当归银花汤(《症因脉治》卷四)

【组成】当归 银花 生地 生甘草

【功用】凉血润燥。

【主治】燥热痢,燥火伤血,下痢赤积,腹中作痛,脉息细数。

34160　当归鹿茸散(《医统》卷八十三)

【组成】当归　鹿茸　熟地黄　葵子　蒲黄　续断各等分

【用法】上为末。每服二钱,酒调下,一日三次。

【主治】妇人劳损,虚弱尿血。

34161　当归清营汤(《疡科心得集》卷中)

【组成】当归　生地　山栀　赤苓　白芍　柴胡　川芎　甘草　贝母　丹皮　花粉　连翘

【主治】肝胆二经风热血燥,筋挛结核,乳痈乳痞,并一切耳项肝火之证。

34162　当归寄生汤(《广嗣纪要》卷七)

【组成】当归　川芎　艾叶　白术各一钱　人参　续断　桑寄生　熟地黄各二钱

【用法】水二钟,煎一钟,空心服。

【主治】妊娠漏胎,非时下血,气虚血虚,有热,脉弦细者。

【备考】《医学正印》有黄芩。

34163　当归续断丸(《产宝诸方》)

【组成】当归(去芦)　川芎　续断　干姜(炮)　阿胶(炒焦,碎)　甘草(炙)各四两　白术　吴茱萸(汤洗七遍)　附子(炮裂去皮)　白芷各三两　桂心(不见火)　白芍药各二两　熟干地黄十两

【用法】上为末,炼蜜为丸,如梧桐子大。每服三十丸,空心淡醋汤送下。

【主治】产后虚乏少气,腹痛引腰背,多血不止,昼夜不得眠,崩中漏下,唇口干,面无色。

34164　当归续断膏(《圣济总录》卷一四〇)

【组成】当归　续断　骨碎补　桂(去粗皮)　附子　泽兰　芍药　白及　牛膝　羌活　芎䓖　木香　麒麟竭　生干地黄　白僵蚕　白附子各一两　沉香　丁香各半两　栝楼二枚(大者)　乌蛇肉　白敛　白芷　玄参各一两　杏仁　桃仁各三分

【用法】上细剉,入麻油四斤,猪脂一斤半,驼脂三两,用文武火煎三日后,滤去诸药,入乳香三两,松脂六两,更煎一日,用生绢滤却粗滓。再用五斗大生铁锅,细罗铅丹三斤,炒令紫色,旋旋入前药油煎,以柳枝子搅令紫色,旋即退火。以药油滴少许水碗内,成珠子为度,以瓷石器密收,于疮口上涂摩之。

【功用】辟风敛疮。

【主治】箭头入肉赤肿。

【备考】本方方名,《普济方》引作"续断膏"。

34165　当归葱白汤(《医心方》卷二十二引《产经》)

【组成】当归四两　人参二两　厚朴二两　葱白一虎口　胶二两　芎䓖二两

【用法】以水七升,煮取二升半,分三服。

【主治】妊娠中恶,心腹暴痛,逐动胎,少腹急。

34166　当归黑豆汤(《顾氏医径》卷四)

【组成】当归　黑豆　生地　麦冬　黄柏　知母　山栀　条芩　白薇　竹叶　炙草

【主治】虚热带下。

34167　当归腊茶散(《普济方》卷二十四)

【组成】细芽茶半斤　川百药煎五个(烧存性)

【用法】上为细末。每服二钱,用米汤饮调下;或乌梅汤亦可。

【主治】荣卫气虚,风邪冷气进袭脏腑之内,或食生冷,或啖炙煿,或饮食过度,积热肠间,致使肠胃虚弱,糟粕不聚,大便下利鲜血,脐腹疼痛,里急后重,久患酒毒便血诸疾,一切大便下血。

【备考】本方名当归腊茶散,但方中无当归,疑脱。

34168　当归温疝汤(《金鉴》卷四十二)

【组成】当归　白芍　附子　肉桂　延胡索　小茴香　川楝子　泽泻　吴茱萸　白茯苓

【主治】中寒冷疝。

34169　当归蒺藜煎(《景岳全书》卷五十一)

【组成】当归　熟地　芍药(酒炒)　何首乌各二钱　炙甘草　防风　川芎　荆芥穗　白芷各一钱　白蒺藜(炒,捣碎)三钱或五钱

【用法】上以水或酒,用二钟煎服,然水不如酒。或以水煎服,后饮酒数杯,以行药力亦可。

【主治】痈疽疮疹,血气不足,邪毒不化,内无实热而肿痛淋漓者。

【加减】阳虚不能化毒者,加桂枝,甚者,再加干姜、附子;气虚不化者,加黄耆、人参;毒陷不能外达者,加穿山甲或皂刺。

34170　当归蒲延散(《济阴纲目》卷十一)

【组成】当归八分　桂心　芍药(炒)　血竭　蒲黄(炒)各六分　延胡索(炒)四分

【用法】上为末。每服二钱,空心酒调下。

【主治】产后血瘕作痛,脐下胀满,或月经不行,发热体倦。

【方论选论】《医略六书》:产后冲任不调,瘀血乘虚留结而成血瘕,故小腹胀满疼痛不已焉。当归养血荣经脉,蒲黄破瘀消瘕积,白芍敛阴和血,血竭去瘀生新,桂心温经暖血以开结,延胡破血活血以消瘕。为散酒煎,使瘀血消化,则新血自生,而冲任融和,安有血瘕胀胀之患乎?

34171　当归解毒汤(《痘疹全书》卷下)

【组成】生地　归身　麻仁　紫草　大黄　枳壳　连翘

【用法】水煎服。

【主治】痘疮里热太甚,大便秘结,不能收靥。

【备考】《种痘新书》,有牛子,无连翘。

34172　当归鹤虱散(《外台》卷七引《广济方》)

【组成】当归八分　鹤虱八分　橘皮六分　人参六分　槟榔十二分　枳实六分(炙)　芍药六分　桂心五分

【用法】上为散。每服方寸匕,空腹煮姜枣饮调下,一日二次。不利,渐渐加至一匕半。

【主治】九种心痛,蛔虫冷气,先从两肋,胸背撮痛,欲变吐。

【宜忌】忌生葱、生冷物、油腻、黏食。

34173　当归薄梗汤(《银海精微》卷下)

【组成】薄荷 桔梗 知母 黑参 赤芍药 黄芩（酒炒） 生地黄 菊花 茺蔚子 当归 桑白皮 防风 川芎 白芷 甘草

【用法】水一钟煎服。

【主治】眼生翳，泪出羞明，发久不愈。

34174 当归玄胡索汤（《万氏女科》卷三）

【组成】归身尾 玄胡索各一钱半 五灵脂 蒲黄各一钱 赤芍 桂心各七分 红花五分

【用法】水酒各一盏，煎一盏，入童便一盏同服。

【主治】产前聚血，产后气虚，恶露未尽，新血与故血相搏，腹中有块，上下时动，痛不可忍，俗谓之儿枕痛，亦血瘕之类。

34175 当归红枣颗粒（《成方制剂》13册）

【组成】当归 红枣

【用法】制成颗粒剂。口服，一次20克，一日2~3次。

【功用】活血调经，健脾益气。

【主治】月经不调，功能性子宫出血，脾虚食少。

34176 当归赤小豆散

《三因》卷九。为《金匮》卷上"赤小豆当归散"之异名。见该条。

34177 当归郁李仁汤（《兰室秘藏》卷下）

【异名】郁李仁汤（《医级》卷七）。

【组成】郁李仁 皂角仁各一钱 枳实七分 秦艽 麻仁 当归梢 生地黄 苍术各五分 大黄（煨） 泽泻各三分

【用法】上剉，如麻豆大。除皂角仁别为末，水三盏，煎至一盏，去滓，入皂角仁末调，空心、食前服之。

【主治】❶《兰室秘藏》：痔漏大便硬，努出大肠头下血，苦痛不能忍。❷《医级》：结热肠燥不便。

【宜忌】避风寒，忌房事、酒湿面、大辛热物。

【临床报道】痔漏：《外科发挥》：一男子，素不慎酒色，患痔焮肿，肛门坠痛，兼下血，大便干燥，脉洪大，按之则涩，以当归郁李仁汤加桃仁，四剂少愈；更以四物汤加红花、条芩、槐花，数剂而愈。

34178 当飞利肝宁胶囊（《中国药典》2010版）

【组成】水飞蓟900克 当药950克

【用法】上制成胶囊剂，每粒装0.25克。口服，一次4粒，一日3次。

【功用】清利湿热，益肝退黄。

【主治】湿热郁蒸所致的黄疸，症见面黄或目黄、口苦尿黄、纳少乏力；急、慢性肝炎见上述证候者。

【宜忌】忌酒及油腻食物。

【备考】"当药"为龙胆科植物瘤毛獐牙菜的干燥全草。苦、寒。能清湿热，健胃。

34179 当归贝母苦参丸（《金匮》卷下）

【异名】苦参丸（《三因》卷十七）。

【组成】当归 贝母 苦参各四两

【用法】上为末，炼蜜为丸，如小豆大。每服三丸，加至十九。

【主治】❶《金匮》：妊娠小便难，饮食如故。❷《金匮要略方义》：妇人妊娠，小便淋沥不爽，或溲时涩痛，尿色黄赤，心胸烦闷。亦治孕妇大便干燥，以及痔疮便秘，属大肠燥热者。

【加减】男子加滑石。

【方论选录】❶《金匮玉函经二注》：小便难者，膀胱热郁，气结成燥，病在下焦，不在中焦，所以饮食如故。用当归和血润燥。《本草》贝母治热淋，乃治肺金燥郁之剂，肺是肾水之母，水之燥郁，由母气不化也。贝母非治热，郁解则热散，非淡渗利水也，其结通则水行。苦参长于治热，利窍逐水，佐贝母入行膀胱以除热结也。

❷《金匮要略心典》：小便难而饮食如故，则病不由中焦出，而又无腹满身重等证，则更非水气不行，知其血虚热郁，而津液涩少也。《本草》当归补女子诸不足，苦参入阴利窍除伏热，贝母能疗郁结，兼清水液之源也。

❸《金匮要略简释》：小便难而饮食照常的用当归、贝母、苦参来治，很难理解，古今注家多望文生训，理论脱离实际。金华沈企业中医师指正"小便难"，当作"大便难"，经他祖父五十年的经验和他自己试用，效验非凡。孕妇患习惯性便闭，有时因便闭而呈轻微燥咳，用当归四份，贝母、苦参各三份，研粉，白蜜为丸，服后大便润下，且能保持一天一次的正常性，其燥咳亦止。

【临床报道】热淋：《治验回忆录》：樊氏，青年农妇。1944年夏伤于湿热，饮食如常而小便不利，有涩痛感。某医先以湿热服五苓散去桂加滑石不应，继服八正散亦不应。迁延半月，饮食减退，肢倦无力，不能再事劳作。余切其脉象细滑，观其面色惨淡，气促不续，口干微咳，少腹胀痛，大便黄燥，小便不利而痛。此下焦湿热郁滞与上焦肺气不宣，上下失调，故尿道不通，如仅着重下焦湿热，徒利无益。因师古人上通下利之旨，用宣肺开窍诸品，佐渗利清热药为引导，当可收桴鼓之效。拟用当归贝母苦参丸（改汤）加桔梗、白蔻、鸡苏散等。果二剂而小便通利，不咳，尿黄而多，此湿热下降之征兆。更以猪苓汤加海金砂、瞿麦滋阴利水，清除积热，数剂小便清，饮食进，略为清补即安。

【备考】本方方名，《医方类聚》引作"归母苦参丸"。

34180 当归生姜羊肉汤（《金匮》卷上）

【异名】小羊肉汤（《千金》卷三（注文）引《胡洽方》）、当归汤（《圣济总录》卷九十四）。

【组成】当归三两 生姜五两 羊肉一斤

【用法】以水八升，煮取三升，温服七合，日三服。如加生姜者，亦加水五升，煮取三升二合服之。

【功用】《医方发挥》：温中补血，祛寒止痛。

【主治】寒疝腹中痛及胁痛里急者；产后腹中疗痛，腹中寒疝，虚劳不足。

【加减】若寒多者，加生姜成一斤；痛多而呕者，加橘皮二两，白术一两。

【方论选录】❶《金匮要略论注》：寒疝至腹痛胁亦痛，是腹胁皆寒气所主，无复界限，更加里急，是内之荣血不足，致阴气不能相荣，而敛急不舒，故以当归、羊肉兼补兼温，而以生姜宣散其寒。然不用参而用羊肉，所谓"精不足者，补之以味"也。

❷《金匮要略心典》：此治寒多而血虚者之法，血虚则

脉不荣,寒多则脉细急,故腹胁痛而里急也。当归、生姜温血散寒,羊肉补虚益血也。

❸《古方选注》:寒疝为沉寒在下,由阴虚得之,阴虚则不得用辛热燥烈之药重劫其阴,故仲景另立一法,以当归、羊肉辛甘重浊,温暖下元而不伤阴,佐以生姜五两,加至一斤,随血肉有情之品引入下焦,温散沍寒。若痛多而呕,加陈皮、白术莫安中气,以御寒逆。本方三味,非但治疝气逆冲,移至产后下焦虚寒,亦称神剂。

【临床报道】❶寒疝:《本草衍义》一妇人产当寒月,寒气入于产门,脐下胀满,手不敢犯,此寒疝也。医将治之以抵当汤,谓其瘀血。予教之曰:非其治也,可服张仲景羊肉汤,二服而愈。❷产后腹痛:《得心集医案》冬月产后,少腹绞痛,诸医谓为儿枕之患,去瘀之药,屡投愈重,乃至手不可触,痛甚则呕,二便紧急,欲解不畅,且更牵引腰胁俱痛,势颇迫切。急延二医相商,咸议当用峻攻,庶几通则不痛。余曰:形赢气馁,何胜攻击,乃临产胎下,寒入阴中,攻触作痛,故亦拒按,与中寒腹痛无异。然表里俱虚,脉象浮大,法当托里散邪。但气短不续,表药既不可用,而腹痛拒按,补剂亦难遽投。仿仲景寒疝例,与当归生姜羊肉汤,因兼呕吐、略加陈皮、葱白,一服微汗而愈。

【备考】本方方名,《东医宝鉴·外形篇》引作"羊肉汤"。

34181 当归芍药和疟汤(《慈航集》卷下)

【组成】全当归一两(酒洗) 白芍一两(酒炒) 益母草三钱 炮姜一钱五分 青皮一钱五分 柴胡八分(炒) 草蔻仁一钱(研) 炙甘草五分

【用法】河、井水各半煎,露一宿,早服。三服痊愈。

【功用】补血和解。

【主治】产后疟疾,夹痰夹滞,寒热不止。

【加减】如腹痛积瘀,恶露未清,加炒山楂三钱,酒炒元胡索三钱;如恶心,加灶心土五钱;如头痛,加川芎二钱;如大便结,加桃仁泥三钱,酒洗红花三钱;如作泻,加车前子三钱;如胸口饱胀,加炒枳壳一钱五分;如热盛,加青蒿三钱;如寒多,加入煨姜三钱、大枣三枚。

34182 当归保命承气汤(《慈航集》卷上)

【组成】当归一两 大黄五钱 元明粉三钱 生甘草一钱五分 枳实三钱(炒) 厚朴二钱(炒)

【用法】水煎服。

【主治】结胸之证,大便干燥,脉沉弦有力者。

【加减】如手按胸腹,痛而坚硬恣久者,此有死血热结,加桃仁五钱,酒洗红花三钱,必下黑粪而愈。

34183 当归桃仁承气汤(《保命歌括》卷七)

【组成】桃仁(研)半两 大黄一两 归梢七钱半 甘草 桂 芒消各三钱

【用法】上㕮咀,作二服。水一盏半,加生姜三片,入盐,再煎一沸服。

【主治】血滞胸中,心下痞满,呕血。

34184 当归黄芩芍药汤(《万氏女科》卷二)

【组成】当归 黄芩(炒) 芍药(炒) 黄连(炒) 白术(土炒) 枳壳(麸炒) 茯苓 陈皮 生地 生草各一钱 木香五分 乌梅一个

【用法】水煎,空心服。

【功用】清热和胎,行气养血,预防损胎。

【主治】妊娠痢疾,虚坐努力者。

34185 当归补血加葱白汤(《济阴纲目》卷十四)

【组成】当归二钱 黄耆一两 葱白十根

【用法】上剉。水煎服。

【主治】产后无乳。

【方论选录】《医方考》:乳者,气血之所成也。故气血充盛之妇,未尝无乳,凡见无乳者,皆气体怯弱之妇也。是方也,用当归、黄耆大补其气血,此养乳汁之源也;葱白辛温,直走阳明,阳明达于乳房,故用之为使,此通乳汁之渠也。如依古方用猪悬蹄、漏芦辈亦可。

34186 当归补血汤合桂枝汤

《医学摘粹》。为《医钞类编》卷十七"桂枝合补血汤"之异名。见该条。

34187 当归拈痛合苏子降气汤(《方症会要》卷三)

【组成】人参 白术 苦参 秦艽各四分 知母 黄芩 当归 羌活 萝卜子各五分 升麻 葛根各二分 茵陈 苍术 苏子各三分

【用法】加生姜三片,水煎服。

【主治】肩背痛湿热甚者。

34188 当归四逆加吴茱萸生姜汤(《伤寒论》)

【异名】四逆汤(《千金》卷二叶)、吴茱萸散(《圣惠》卷四十七)、四逆茱萸汤、吴茱萸汤(《圣济总录》卷三十八)、四逆加吴茱萸生姜汤(《注解伤寒论》卷十)、四逆萸姜汤(《杏苑》卷七)。

【组成】当归三两 芍药三两 甘草二两(炙) 通草二两 桂枝三两(去皮) 细辛三两 生姜半斤(切) 吴茱萸二升 大枣二十五枚(劈)

【用法】以水六升,清酒六升和,煮取五升,去滓,温分五服。一方酒、水各四升。

【功用】《伤寒方苑荟萃》:散寒涤饮,降逆温中,养血通脉。

【主治】❶《伤寒论》:手足厥寒,脉细欲绝,内有久寒者。❷《伤寒方苑荟萃》:现用于血栓闭塞性脉管炎、雷诺氏病、慢性荨麻疹、冻疮等;亦可用于慢性消化道疾病而疼痛呕吐较剧者、头痛、溃疡病、慢性风湿性关节炎、风湿性肌炎、痛经、闭经等。

【方论选录】❶《千金方衍义》:阳邪传入厥阴而厥寒,脉沉细欲厥与直中阴寒之治截然两途。直中阴寒用姜附四逆以回阳,惟恐药之不力而变迫阳发露,陷阴之邪用当归四逆以通阳,仍须桂枝汤,但去生姜加当归助芍药以和营,细辛、通草助桂枝提出阳分,使阳邪仍以阴解。其去生姜者,恐其性暴,不待气味入阴,便从太阳开发也。在霍乱则不然,专取生姜、吴茱萸速破逆上之厥气,则阳通脉复。盖回阳用干姜、通阳用生姜,一定不易之法。❷《古方选注》:厥阴四逆,证有属虚不能贯于四末而为厥者,当用归、芍以和营血。若久有内寒者,无阳化阴,不用姜、附者,恐燥劫阴气,变出涸津亡液之证,只加吴茱萸从上达下,生姜从内发表,再以清酒和之,何患阴阳不和,四肢不温也耶?❸《伤寒贯珠集》:手足厥寒,脉微欲绝者,阳之虚也,宜四逆辈。脉细欲绝者,血虚不能温于四末,并不能荣于脉中也。夫脉为血之府,而阳为阴之先,故欲续其脉,必益其血,欲益其血,必温其经。方用当归、芍药之润以滋之;甘草、大枣之甘以养之;桂枝、细辛之温以行之;而尤藉通草之入经通脉,以续其绝而止其厥。若其人内有久寒者,必加吴茱萸、生姜之辛以散之,而尤藉清酒之濡经浃脉,以散其久伏之寒也。❹《伤寒方论》:手足厥寒,脉细欲绝,是经络无所不寒,气血俱虚之至,故当归四逆允为合剂也。更察内有久寒,是一阳不足以为开泰之本,而经络之虚,乃相因以至,故以吴茱萸、细辛通逆而润燥,通草为引,复以桂枝全汤而君以当归,血由气生,寒从阳化也;并可通于杂证之血虚极寒者矣。

【临床报道】❶血虚寒厥证:《天津医药》[1978,(5):215]吴某某,男,38岁。1970年冬季,外出检查线路,下班后自觉四肢寒冷,并有麻木疼痛,以后每逢外出,两手及面部出现青紫,尤以手指鼻尖耳廓最明显,回室内温暖后,青紫逐渐消失。诊其两手逆冷至腕,手足均呈青紫,脉沉细,舌质胖嫩,舌苔白。属阳气虚弱,不能温营四肢,寒邪外袭,致血脉凝涩,经脉不通。治拟温经通络,活血祛寒。当归、白芍各9克,桂枝、吴茱萸各6克,细辛、甘草、通草各3克,生姜三片,大枣5枚。药后病情好转,续诊两次而愈。❷痛经:《新医药学杂志》[1978,(3):7]万某某,女,22岁,学生。患者经来腹痛已有五年之久,曾服温经汤及调经诸药,收效甚微。自述平时身冷,恶寒,四肢酸软无力,小腹常觉不温,月经愆期,白带多而清稀,每逢经期,小腹剧痛,痛时手足冰冷,口不渴,时吐清涎,小便量多。查其舌质淡暗,苔薄,脉沉迟细弱,证属虚寒逆经,拟用当归四逆加吴茱萸生姜汤治之。当归15克,桂枝12克,白芍(酒炒)15克,细辛6克,大枣18克,木通9克,炙草6克,官桂6克,台乌6克,艾叶(炒)6克,吴茱萸9克,生姜9克,加白酒一杯同煎。嘱在经前服本方三剂,下月经期前再服三剂。后六剂而愈。❸缩阴证:《治验回忆录》刘妇,年四旬余,邮亭圩北村人。体素虚弱,某日农作过劳,傍晚归途遇雨,衣履尽湿,归仅更衣,不甚介意。晚间又经房事,而风雨之夜,寒气砭骨,夜半时起入厕,未久,睡感寒甚,数被不温,少腹拘急绞痛,次第加剧,待至天将明时,阴户遽现紧缩,自觉向腹中牵引,冷汗阵出,手足厥冷,头晕神困,不能起立,服药鲜效。脉象微细,舌润不温,其夫且曰:"内子阴户收缩,成一大空洞形,时流清液,令人见而生畏"。此乃阴寒证也,与当归四逆加吴茱萸生姜汤,嘱一日服完两大剂,并用艾灸气海、关元十余炷,又锡壶盛开水时熨脐下。次日即笑逐颜开,操作厨下,惟身觉略倦而已。❹子宫下垂:《新中医》[1983,(2):33]戴某某,女,49岁。农民,自诉近三年来劳动增强,缺乏休养和调补,身体渐差。夜睡不宁,有时醒来烦热汗出,头痛,小腹挛痛,小便频数,或夜间遗尿。休息几天即好转,如仍持续劳动则觉小便有物垂出,疼痛不安。月经二三月一来,量少,色鲜红。每年此时恒发疟疾。其脉沉细难触,手足较常人为冷。舌质淡润无苔,面色萎黄。断为当归四逆加吴茱萸生姜汤证。处方:当归12克,木通、细辛、桂枝、吴茱萸、枳壳、白芍、炙甘草各9克,生姜18克,红枣25枚,赤石脂30克(一半包煎,一半研末,分二次冲服),水煎,加白酒半两,冲服。二诊:药后睡安,汗止,少腹不痛,尿不频

数,下身下垂刺痛好转。手足依然冰冷,照原方续服三剂,各症均愈,惟手足仍冷。第二个月中旬来月经,又服三剂。以后每月服三剂。至年底患者来告,谓此后未复发,月经亦未再行。❺产后胃冷如冰:《中医杂志》[1984,(8):25]:青年女工傅某某,1981年夏初生难产,入产房两天两夜,胎儿未能娩出,周身大汗淋漓,神疲力竭。当时产床置于电风扇下,凉风直吹,及至胎儿娩出后,始觉凉意。因腹中饥饿,急食冷鸡汤两碗,即感胃脘痞塞不畅,胃中发冷,犹如冰块阻塞一般,且全身关节酸痛,曾服温胃散寒之方药,诸如香砂六君子汤、附子理中汤等,未获缓解,半年后来诊。其时患者面色㿠白,唇甲少华,两手欠温。自述周身关节在气候突变时发酸发痛。胃冷如冰逐渐加重,并时感胸闷恶心。诊见舌淡苔白,脉象沉细。乃胃有久寒,阴血虚亏所致。其分娩时正当血脉空虚,外受寒邪之袭,内伤鸡汤之冷,胃阳大伤,安得不病之理。处方:全当归10克,川桂枝10克,杭白芍10克,北细辛5克,炙甘草3克,小木通6克,肥大枣4枚,淡吴萸12克,鲜生姜12克。酒水各半,煎后温服。每日一剂,未及半月,胃中已无冷感,诸恙尽失。❻乳房窜痛:《新中医》[1984,(12):41]潘某某,女,29岁,医务人员。患者近年来右侧乳房周围窜痛。呈阶段性、阵发性,伴憋胀感,用手扪之,右侧乳房外上象限内有桃核大区域皮肤温度明显低于周围,但未扪及肿块或囊状物。自贴伤湿止痛膏无效,又曾经用理气通络止痛之剂亦无效。别无所苦,月经正常。乳头属肝经,乳房属胃经,局部冷痛,总属脉络凝滞。试投当归四逆加吴茱萸生姜汤以暖肝温胃,通络止痛。处方:当归、白芍各12克,桂枝、吴茱萸、通草各6克,细辛、甘草各3克,生姜三片,大枣三枚。水煎,连服二剂后,乳房窜痛发冷消失,随访一年,未见复发。

34189　当归补血汤加防风连翘方《医方考》卷六）

【组成】当归　防风各一钱　黄耆五钱　连翘二钱

【主治】疥疮有血无脓,瘙痒不止者。

【方论选录】有血无脓,此表气不足也。诸痒属虚,虚者可补,故用当归、黄耆大补其气血。乃防可者,引归、耆直达于表,二物得之而效愈速也。若连翘者,解诸经之客热而已。此药服之数剂,诸疮化毒生脓,又更服之,得脓满毒尽,则去病根,而无温瘰之患;若脓日久不干者,去黄耆,加白术、茯苓以燥之,如治烂豆之法则善矣。

光

34190　光明丸（《鸡峰》卷十四）

【组成】光明砂半两　恒山一两　杏仁十个

【用法】上为细末,研入朱砂令匀,炼蜜为丸,如梧桐子大。每服十五丸,未发前用粥饮送下,欲发再服。

【主治】久疟。

34191　光明丸（《寿世保元》卷六引李中山方）

【组成】生地黄　白芷　羌活　独活　甘草　薄荷　防风　荆芥　木贼　甘菊花　草决明　黄连　黄芩　黄柏　大黄　连翘　桔梗各五钱　归尾　川芎各三钱

【用法】上为末,炼蜜为丸,如绿豆大。每服三五十丸,白滚汤送下,早、晚各进一服。

【主治】眼疾暴发,新久肿痛,痛不可忍者,皆缘心家火起所致,并治障翳。

34192 光明丸(《北京市中药成方选集》)

【组成】当归八两　川芎八两　羌活八两　生地八两　防风八两　薄荷八两　草决明(炒)八两　覆花八两　蝉退八两　白蒺藜(炒)八两　蛇退(炒)四两　蒙花十二两　木贼十二两　黄连二两

【用法】上为细末,过罗,用冷开水为小丸。每服二钱,温开水送下,一日二次。

【功用】散风明目,拨云退翳。

【主治】肝热受风,云翳火蒙,头痛眼花,眼边刺痒。

34193 光明丹(《元和纪用经》)

【异名】金光明丹。

【组成】黄丹　雌黄(细研,炒)各二两

【用法】入牛乳二升,熬成膏,下麝香末一分,搅匀,丸如梧桐子大。每服七丸、十丸,温酒送下,不拘时候。

【主治】风痫瘖舌,吐沫。

34194 光明丹

《医统》卷六十一。即《医学正传》卷五"点眼光明丹"。见该条。

34195 光明丹(《准绳·类方》卷七)

【异名】光明散(《经验奇方》卷上)。

【组成】制炉甘石三钱　朱砂　硇砂各一钱　麝香一分　片脑三分

【用法】上药各为细末。点眼。

【主治】❶《准绳·类方》:一切眼目翳膜、胬肉、烂弦、赤眼、眵睞、紧涩、羞明恶日。❷《经验奇方》:时眼红肿,疼痛多眵,流泪羞明。

【备考】《济阳纲目》有轻粉五分,无冰片。

34196 光明丹(《痘疹仁端录》卷九)

【组成】川芎　当归　白芍　生地各七钱　防风　羌活各六钱　白菊花二两　谷精　荆芥　草决明　密蒙　绿豆皮各一两　蔓荆　旋覆各八分　兔屎四两　羚羊角　犀角各五钱

【用法】炼蜜为丸,如弹子大。每日食后薄荷汤送下。先用吹耳丹,再看何经用药引之。

【主治】痘后神白星翳。

【加减】眼赤,加黄连、龙胆各五钱。

34197 光明丹(《眼科全书》卷六)

【组成】甘石一钱　珍珠　玛瑙　雄黄　麝香　冰片

【用法】上为细末,听用。点眼。

【功用】明目。

【备考】方中珍珠、玛瑙、雄黄、麝香、冰片,用量原缺。

34198 光明丹(《会约》卷六)

【组成】炉甘石(制)一两　朱砂一钱　硼砂二钱　轻粉五分　乳香(制)五分　没药(制)五分　胆矾三分　铜绿五分　冰片三分　麝香一分　黄丹五分

【用法】上为极细末,瓷瓶收用。点眼。

【主治】风热目赤肿痛,烂弦风眼及内外翳障。

34199 光明丹(《疑难急症简方》卷一引赵占一方)

【组成】浮水甘石(煅,研,用川连、川柏、条芩、木鳖子

等分煎浓汁去滓,入甘石晒干,取净粉)三钱　老港濂珠一钱　煅石蟹一钱　煅石燕一钱　海螵蛸二钱　镜面朱砂三分　头梅三分

【主治】远近红白翳障,迎风流泪,睫毛倒入,蟹珠凸出,视物昏花。

34200 光明汤(《袖珍》卷三)

【组成】白矾一字(捶)　铜绿一钱(捶)　干姜三分(捶)　杏仁一钱(嚼)　甘草一钱(嚼)

【用法】上药用生绢袋盛贮,顿放于瓷器内以沸汤浸,用纸封盖定,待冷。临卧洗之。

【主治】一切暴眼。

34201 光明油(《全国中药成药处方集》禹县方)

【组成】蜗牛一百个　蚕皮三个　冰片一分　香油五两

【用法】蜗牛洗净,装瓶内,入香油,每日晒之,冰片水飞同蚕皮入油内。点于眼内。

【主治】眼中一切疾病。

【备考】有效期二年。

34202 光明散(《圣济总录》卷一○六)

【组成】苍术一斤(米泔浸七日,去皮、切、焙干)　蛤粉四两(腻者)　木贼四两

【用法】上为末。每服一钱匕,茶酒调下。

【主治】眼目涩痛。

34203 光明散(《圣济总录》卷一○八)

【组成】鲤鱼胆(鲤鱼一头,长一尺二寸者,取胆用)

【用法】上药刺破,滴汁在铜照上阴干,用竹刀子刮下,为细末。每用少许,时时点眼。

【主治】眼睛上生晕,不问久新。

34204 光明散(《普济方》卷八十三引《卫生家宝》)

【组成】夜明砂(炒)　蚌粉(炒)　苍术(米泔浸,炒)　海螵蛸各等分　黄丹

【用法】上为细末。用羊肝作片子,安药在中,用水一盏,煮干,细嚼,用白汤送下。

【主治】雀目不见路。

【备考】方中黄丹用量原缺。

34205 光明散(《普济方》卷七十三引《海上方》)

【组成】黄连一两　当归一分　淡竹叶三十片　赤芍药二钱　赤枣五个

【用法】上为细末。分为四次,各用水一碗半,煎至三分,以纸盖上,小取一孔熏之,随手即洗之。

【主治】赤眼。

34206 光明散(《普济方》卷八十六引《海上方》)

【组成】炉甘石　黄连各四两

【用法】上先将黄连剉细,用新汲水二升,将黄连浸之三四日后,药味已出,去黄连滓,用汁,将炉甘石火内煅至黄连汁尽了,地上出去火毒,用乳钵内慢慢细研之,用水半碗,水内飞之,去砂以尽为度,用甘石末四两,再入乳钵内细研之,入脑子一钱,麝香一钱,再研细为度。每用一匙,或点或沸汤泡洗之。一方无麝香,用水煮。

【主治】一切眼疾,不问病因。

34207 光明散(《杨氏家藏方》卷十一)

【组成】秦皮(去粗皮) 黄柏(去粗皮) 黄连(去须) 甘草(生用) 五倍子各等分

【用法】上㕮咀,每用一大匙,水一中碗,入沙糖一弹子大,同煎至八分,绵滤令净,乘热洗至冷,觉口中苦为度,药冷再暖,两次洗。

【功用】截赤眼,定疼痛。

【主治】肝经风热,目赤睛痛,隐涩难开,经久不愈。

34208 光明散(《医方类聚》卷六十九引《王氏集验方》)

【组成】白矾(枯) 宣连 铜青 杏仁(去皮尖) 当归各等分

【用法】上为粗散,用净绢袋装盛,五更初取井花水一碗,浸十日,用指甲常点洗目眦头。如合得药多,用罐子盛浸,经年不坏。洗之。

【主治】翳障,及久年老眼不明。

34209 光明散(《普济方》卷七十六)

【组成】当归 藿香五钱 细辛三钱半 两头尖一两 白芷二两 枯矾二钱半 蝎梢半钱 石膏二两 何首乌一两半 薄荷半两 黄连一两半 川芎半两 甘草一两半 皂荚一两半(烧存性)

【用法】上为细末。每服一二钱,临卧茶清调下。

【主治】眼痛。

【宜忌】忌热物。

【备考】方中当归用量原缺。

34210 光明散(《普济方》卷八十三)

【组成】白敛 赤敛 井泉石 虢丹 龙骨各等分

【用法】上为细末。每服一两,水二大碗,入猪肝四两,切一片,同煎一碗,食后先吃猪肝,然后服煎药送下。

【主治】雀目。

34211 光明散(《直指·附遗》卷二十引程东阳方)

【组成】水银五钱 铅锡三钱(一方五钱) 枯矾 炒盐 炒消各五钱

【用法】上为细末,入于阳城罐内,用铁灯盏盖之,再用铁线扎定,外用旧草鞋烧灰和盐泥固济,用文武火升之,勿令泄气,铁灯盏上常常以水渍之,依法三炷官香时退火,候冷轻手开罐取下灵气雪白,重五钱者为佳,用瓷罐收贮入后炉甘石煅炼听用。羊脑炉甘石一两,用捶熟黄泥包封甘石在内,再将前灵气五分掺于泥上,再用青盐合黄泥捶熟,又裹于外固密,晒干用髫条铁线团团缚定,用炭火煅红,用童便渍之,依法七次,取出去土,将炉甘石研为极细末。点之立效,或加冰片少许。

【主治】目翳。

【加减】翳膜,加硼砂、硇砂各一钱。

34212 光明散(《寿世保元》卷六)

【组成】炉甘石(用上好的)四两 珍珠四钱

【用法】上药用竹纸包定,将新倾银紫泥罐为饼,包石珠在内为丸,外用熊胆一钱,硼砂二钱,火消三钱,研末为衣,再用紫泥罐包裹,晒干,用炭灰煅炼,以七根线香为度,炼四炷香,用童便淬之;浸黑色为妙,又炼一根半香,以好醋淬之;再炼一根半香,歇火听用。前炼过末药一钱,加熊胆一分、火消一分,为极细末。点眼。

【主治】两目翳障,烂弦风热,昏矇色眼。

34213 光明散(《青囊秘传》)

【组成】川连三钱 黄柏三钱 黄芩三钱 炉甘石(水飞)三钱 梅片二分 辰砂三分 荸荠粉二钱

【用法】先以三黄浸,煮汁,入后药研至无声,澄清晒干,为细末。白蜜调点。

【主治】一切目疾。

【加减】眼湿痒,加胆矾。

34214 光明散

《经验奇方》卷上。为《准绳·类方》卷七"光明丹"之异名。见该条。

34215 光明散(《全国中药成药处方集》武汉方)

【组成】珍珠四分半 地栗粉一两 朱砂五分 煅硼砂三钱 麝香四分半 冰片一钱 海螵蛸三钱 熊胆四分半 煅甘石一两半

【用法】取上药混合碾细,成净粉85%~90%即得。每服用此粉少许,点眼角内,目闭片时,即觉舒适。

【主治】内障青盲,目赤肿痛。

34216 光明膏

《普济方》卷七十八。为《杨氏家藏方》卷十一"明上膏"之异名。见该条。

34217 光明砂丸(《圣惠》卷八十八)

【组成】光明砂半两(细研,水飞过) 古子花半两 雄黄半两(细研) 槟榔三枚 桃仁一分(汤浸,去皮尖双仁,麸炒微黄) 金箔三十片(细研) 紫石英半两(细研,水飞过) 远志一分(去心)

【用法】上为末,都研令匀,炼蜜为丸,如麻子大。每服五丸,以粥饮送下,一日三次。

【主治】小儿骨热,日渐瘦弱,不能饮食。

34218 光明眼药(《摄生众妙方》卷九)

【组成】熊胆一钱 片脑一钱 胆矾一钱 硇砂一钱 枯矾二钱 五灵脂三分(水飞过) 老鸦翅十根(去绒,新瓦上烧灰)

【用法】上为细末,分一半用乳汁调于碗内,将碗覆入无油铁锅底,用面固济碗口锅下用炭火烧底,待碗热取药和不煎半生药细研为末,用童便为丸,如麦子大。用时以乳汁调开,点眼极效。

【主治】眼目疾。

34219 光明眼药(《青囊立效秘方》卷一)

【组成】海螵蛸(水煮淡)一钱 西玉石一钱五分 浮水甘石(煅,童便淬)六钱 熊胆三分 四六(即冰片)二分 野荸荠粉六分 朱砂三分

【用法】乳至无声。以人乳和点眼角。

【主治】新久眼珠赤肿、痒痛、羞明。

34220 光明眼药

《全国中药成药处方集》杭州方。为原书"龙脑黄连膏"之异名。见该条。

34221 光明眼药(《全国中药成药处方集》南昌方)

【组成】牛黄三分 珊瑚五分 冰片一钱五分 玛瑙五分 蕤仁霜一钱 飞炉甘石五分 熊胆六分 珍珠(人乳制)一钱 青鱼胆二个 麝香三分 荸荠粉二钱五分 海螵蛸七分 黄连二分

【用法】上为细末,瓷瓶固封。用玻璃棒蘸药点眼内,仰卧片时。

【主治】暴发火眼,红肿疼痛,羞明畏日,云翳遮睛。

【宜忌】忌食辛燥、烟、酒。

34222 光明散子(《医统》卷六十一)

【组成】制甘石(末)一两　硼砂一钱　冰片二分

【用法】上为极细末。点眼。

【主治】一切眼疾,时热翳膜。

34223 光明水眼药(《全国中药成药处方集》杭州方)

【组成】甘石一两　琥珀一钱　地栗粉二钱五分　当门子二分　熊胆八分　元明粉八分　冰片八分　飞硼砂二分　辰砂六分　海螵蛸(漂净)一两(用大黄、黄芩、黄连各二钱,煎汁制)

【用法】上为细末,用黄连膏二两调匀。每用少许,点于眼角,合眼静坐半小时。

【主治】风热目疾,红肿作痛,痒而多泪,畏光羞明,翳障胬肉,烂眼,一切新久风热目疾。

34224 光明夜灵散(《医统》卷六十一)

【组成】石决明(煅复煮)　夜明砂(另研)各二钱　猪肝一两(生用,如不食猪,以白羖羊肝代之亦可)

【用法】上药和匀,以竹刀切肝作二片,以药铺一片,以一片合之,用皮纸包住,又用麻皮缠定,勿令药出,淘米泔水一大碗贮瓷罐内,不犯铁器,入肝药于中煮至小半碗。临卧连肝药并汁脂尽。

【主治】目至夜便昏,虽有灯月,亦不能视。

34225 光明洗眼方(《医方考》卷五)

【组成】古青钱十文　黄连一钱　杏仁七枚(去皮)　艾叶三片

【用法】用水一钟,煎去其半,澄清一宿,次日频频洗之。

【主治】风热眼眶红烂者。

【方论选录】铜性清肃,可以胜热明目;黄连苦燥,可以泻热坚肤;艾叶辛温,可使驱风胜湿;杏仁辛润,可使利气泽皮。

34226 光明眼药水(《经验各种秘方辑要》)

【组成】胆矾一钱二分　青盐四钱　明矾七钱　乌梅七钱　川椒三钱　木贼草一钱五分　白丁香六分　冰片二分　绣花针三枚

【用法】用清冷水浸药于碗中,隔水悬煮一炷香时取起,勿开看,放洁处,停三五日开,看针化则水可用。验针法:其针于未煮时,用线穿好放入,将线头挂于碗外,验时只须将线拉起,看针有否便知。每日用新软毛笔蘸水,点入四眼角;将头抬起,少顷觉有热泪,任其流出,一日四五次。

【主治】风火时眼,及眼目昏花。

34227 光明眼药水(《北京市中药成方选集》)

【组成】乌梅一两　铜绿一两　归尾一两　甘石一两　苦参五钱　胆矾五钱　新针十四个

【用法】开水泡之,水绿即可过滤澄清,兑冰片粉五钱,瓶装,重五钱。用药水点入眼内,每日点三次。

【功用】明目退翳,散风消肿。

【主治】暴发火眼,眼目红肿,云翳火蒙,眼边刺痒。

34228 光明燥眼药(《全国中药成药处方集》杭州方)

【组成】制甘石一两　地栗粉五钱　梅冰片二钱

【用法】上为细末。每用少许,早晚点于眼角,合眼静坐半小时。

【主治】风热上炎,目红肿痛,畏光羞明,翳膜遮睛,迎风流泪,视物昏花,一切新久目疾。

【宜忌】忌酒、葱、大蒜。

34229 光明拨云锭子(《丹溪心法附余》卷十二)

【组成】炉甘石末(一斤煅过,用黄连半斤,水二碗煎五七沸,淬七次止,取净末)二两　硼砂一两　片脑一钱　海螵蛸二钱　麝香二分　珍珠一钱　血竭三钱　乳香 没药各一钱

【用法】上为细末,以黄连膏子和剂捻成锭子。净水磨化点。

【主治】远年近日一切眼疾。

吐

34230 吐风散(《普济方》卷三七○引《全婴方》)

【组成】全蝎一个(炒)　瓜蒂一个(炒)　赤小豆三十粒

【用法】上为末。一岁一字,温米汤调下,未吐再服。

【主治】❶《普济方》引《全婴方》:小儿急卒中风,口噤不开,不省人事。❷《寿世保元》:小儿急慢惊风,发热口噤,不省人事,手心伏热,痰涎咳嗽,上壅喘急。

34231 吐血丹(《丁甘仁家传珍方选》)

【组成】真阿胶(蛤粉炒)五钱　天冬(去心)一两　川贝(去心)五钱　茯苓五钱　杏仁(去皮尖)五钱　(或加生甘草五钱尤妙)

【用法】上为末,炼蜜为丸,如龙眼核大。每服一丸。不拘时候。

【主治】吐血。

34232 吐血散(方出《年氏集验良方》卷三,名见《吉人集验方》)

【组成】藕节(为末)　炒蒲黄　血余炭各等分

【用法】水调服。

【主治】吐血。

34233 吐乳散(《揣摩有得集》)

【组成】扁豆一钱半(炒)　蔻米三分(研)　砂仁三分(炒)　法夏三分

【用法】水煎服。

【主治】小儿脾胃积滞,乳食则吐,受寒则吐,受湿则吐,受热则吐。

【加减】夏天或南省加伏龙肝一钱,云苓一钱,竹茹一分。

34234 吐泻丸(《济阳纲目》卷二十二)

【组成】肉豆蔻五钱　滑石冬、春一两二钱五分,夏二两五钱,秋二两

【用法】上为末,姜汁打神曲糊为丸服。

【主治】寒泻。

34235 吐涎散(《圣济总录》卷一七一)

【组成】腻粉一两　猪牙皂荚末一分

【用法】上为细末。每服半钱,生油一橡斗,水半盏,同调匀,分二服,以吐为度。

【主治】时发惊风,变成痫疾。

34236 吐涎散(方出《经验良方》引《吴氏集验方》,名见《医方类聚》卷七十五)

【组成】鹤虱二钱半 酒一盏 醋少许

【用法】同煎至半盏,吞下。吐出毒涎安。

【主治】喉风,吞药不得,不能饮食。

34237 吐津丸(《仙拈集》卷二)

【组成】雄黄 巴豆 木香 白矾各三钱 公丁香 肉桂 胡椒各五钱 五灵脂(去砂石,醋炒)一两

【用法】上为细末,烧酒打糊为丸,如芥菜子大。每服十五丸,虚弱与小儿减半,烧酒送下,不拘时候。

【主治】九种心痛。

34238 吐蛊散(《古方选注》卷中)

【组成】白矾 建茶 土常山 马兜铃根 雄黄 刺猬皮灰 桑枝汁 蒜汁 鸡翅下血(赤雄) 败鼓皮灰 甘草节(麻油浸)各等分

【用法】上为末。每服五分,以吐为度。

【功用】吐蛊毒。

【方论选录】雄黄解五蛊之毒;刺猬制五蛊之神;蒜汁纯阳,制五阴之毒;桑汁杀腹内虫,专制蜈蚣;赤雄鸡翅下血入血而性升,善祛伏风,故解蛇、蝎、蜈蚣之风毒;败鼓皮灰以其久鸣而败,能令病人自言造蛊者之名;土常山出天台,性凉味甘如蜜,岭南人呼为三百头牛;马兜铃根味苦,能吐五蛊、草虫之毒,非此不除,岭南人呼为三百两银,甘苦同行,必发吐也;白矾出闽中北苑,性寒味苦,治热毒,苦涩寒热相佐以行,当发吐也;常山、兜铃、白矾、建茶,皆攻毒涌越之品,再以甘草载引于上,则无有不倾囊而吐者矣。

34239 吐痰丸

《普济方》卷一六七。为《千金》卷十八"撩膈散"之异名。见该条。

34240 吐痰丹(《救急选方》引《危症简便验方》)

【组成】生雄黄一钱 胆矾一钱 生滑石一钱

【用法】上为细末。大人五分,小儿三分,白汤调下。牙关开后,即宜进此。一时即吐顽痰。

【功用】善吐顽痰。

【主治】痰厥。

34241 吐痰散(《圣惠》卷九)

【组成】瓜蒂一分 丁香一分 赤小豆半合(炒熟)

【用法】上为细散。每服二钱,空腹以温水调下。服之当吐,后便可吃葱豉粥补之。

【主治】伤寒四日,毒气入胃,喉中闭闷。

34242 吐痰散

《点点经》卷二。为《证类本草》卷十四引《孙尚药方》"救急稀涎散"之异名。见该条。

34243 吐痰散(《幼科指掌》卷四)

【组成】牙皂二分 玄胡索五分 甜瓜蒂五分 青黛二分 矾(煅)三分

【用法】上为末。每服三五分,淡豆豉汤调下;如不吐,以鹅翎探吐之。

【主治】肾中风,目黑眼合不开,或窜逆口张吐沫,气不转,腰痛,小便不利,面如土色者。

34244 吐疟妙方(《续名家选方》)

【组成】千岁藁(极细末)二钱许 常山(细末)一钱

【用法】调和。发日早晨冷水顿服,须臾而吐乃截。

【主治】疟。

34245 吐血神效方(《良方集腋》卷上)

【组成】鲜生地一两 参三七八分(开水磨冲) 鲜白芦根一两 陈金墨二分(开水磨冲) 鲜茅柴根一两(去心) 紫苏叶三分 飞净青黛二分(冲服) 川贝母三钱(去心) 油秋水梨汁一两(冲) 生枳壳四分 青皮甘蔗汁一两(冲) 鲜藕节六钱

【用法】将苏叶、生地、枳壳、川贝、茅柴根、芦根、藕节七味同煎浓汁,然后再取前五汁冲和服之。

【主治】男妇吐血。

【宜忌】忌食酸辣等物。

34246 吐血猪肺汤(《吉人集验方》)

【组成】猪肺一个

【用法】洗极净,以朱砂三分,川椒每岁一粒,灌入肺中,将肺挖七孔,每孔放桃仁一粒,放瓦钵内煮出自然汁来,不可放水,连肺食尽。

【主治】吐血。

34247 吐血紫云膏(《经验各种秘方辑要》)

【组成】紫草四两 大生地四两 云苓三两 麦冬三两 白果肉一百粒

【用法】清水煎浓,绞汁,用蜂蜜六两收膏。每服二调羹,早晚冲服。

【主治】吐血。

【备考】久则成痨不治,照方常服,自可除根。

34248 吐泻肚痛散(《成方制剂》14册)

【组成】白芍 赤石脂 丁香 茯苓 甘草 广藿香 厚朴 木香 朱砂 黄芪 女贞子

【用法】制成散剂。口服,一次1.6克,一日3次。

【功用】化气消滞,祛湿止泻。

【主治】湿热积滞引起的肚痛泄泻,晕眩呕吐。

【备考】本方改为胶囊剂,名"吐泻肚痛胶囊"(见《成方制剂》12册)。

34249 吐血除根奇方(《绛囊撮要》)

【组成】真童子鸡一只

【用法】真童子鸡一只,男用雌,女用雄,先择无人走动处掘一地潭,用竹刀将鸡在潭内杀之,血滴潭中,干捋毛剖开,肠杂收拾干净,毛屑亦放潭中,不可狼藉一点,俱不可经勺水,只用干布拭净肚内,用六月雪草,每病人一岁,摘头一个,同肠杂仍放在肚内,将新近平底钵一个,以鸡放入盖好,用面糊封口,放干灶锅,亦盖好封固,烧柴草把三个,约缓热茶时许取出,鸡已熟矣,去六月雪,空口淡吃,一顿净尽,将鸡骨亦放潭内,泥盖捶结,重物压住,永不可开。重病吃两次可除根。勿以草把三个,隔锅钵干烧为疑,已试过果然。

【主治】吐血。

吃

34250 吃疗虎（《全国中药成药处方集》兰州方）

【组成】上牙消六钱　明雄黄一两　大青盐三钱　麝香五分　冰片五分

【用法】上为细末。每用少许，香油调敷患处。

【功用】消炎解毒。

【主治】无名肿毒，诸般恶疮。

34251 吃力伽丸（《外台》卷十三引《广济方》）

【异名】安息香丸（《中藏经》卷下）、苏合香丸（《苏沈良方》卷五）、乞力伽丸（《普济方》卷二三七）、苏合丸（《赤水玄珠》卷四）。

【组成】吃力伽（即白术）　光明砂（研）　麝香（当门子）　诃梨勒皮　香附子（中白）　沉香（重者）　青木香　丁子香　安息香　白檀香　荜茇（上者）　犀角各一两　薰陆香　苏合香　龙脑香各半两

【用法】上为极细末，炼蜜为丸，如梧桐子大。腊胎之，藏于密器中，勿令泄气。每朝用四丸，取井花水于净器中研破服。老小每碎一丸服之，另取一丸如弹丸，蜡纸裹，绯袋盛，当心带之，冷水暖水，临时斟量。

【功用】芳香开窍，行气止痛。

❶《得效》：散疫气。❷《奇效良方》：顺气化痰。❸《中医方剂学》：解郁开窍。

【主治】中风、中气，猝然昏倒，不省人事，牙关紧急，或中寒气闭，心腹猝痛，甚则昏厥；或痰壅气闭，突然昏迷，以及时疫霍乱，腹痛胸痞，欲吐泻不得，甚则昏闭者。

❶《外台》卷十三引《广济方》：传尸骨蒸，殗殜肺痿，痎疟鬼气，卒心痛，霍乱吐痢，时气鬼魅，瘴疟，赤白暴痢，瘀血月闭，痃癖疔肿，惊痫，鬼忤中人，吐乳狐魅。❷《普济方》：从高坠下，挟惊悸，血气错乱，昏迷不醒。❸《玉案》：厥证。❹《会约》：梦与鬼交，脉息乍大乍小，乍有乍无，或绵绵不知度数，时常悲笑，其状不欲见人。

【宜忌】忌生血肉、桃、李、雀肉、青鱼、酢等。

【方论选录】❶《医方考》：病人初中风，喉中痰塞，水饮难通，非香窜不能开窍，故集诸香以利窍；非辛热不能通塞，故用诸辛为佐使。犀角虽凉，凉而不滞；诃黎虽涩，涩而生津。世人用此方于初中之时，每每取效。丹溪谓辛香走散真气，又谓脑、麝能引风入骨，如油入面，不可解也。医者但可用之以救急，慎毋令人多服也。❷《成方便读》：此为本实先拨，故景岳有非风之名；若一辨其脱证。无论其为有邪无邪，急以人参、桂、附之品，回阳固本，治之尚且不暇，何可再以开泄之药，耗散真气乎？须待其根本渐固，正气渐回，然后察其六淫七情，或内或外，而缓调之，则庶乎可也。此方汇集诸香以开其闭，而以犀角解其毒，白术、白蜜匡其正，朱砂辟其邪，性偏于香，似乎治邪中气闭者为宜耳。

【临床报道】❶中风：《名医类案》：邱信，年四十三岁，患中风，肚甚疼，口眼㖞斜，苏合香丸服之就愈。后加姜汁、竹沥痊愈。❷血卟啉病（腹痛、胁痛）：《辽宁中医杂志》[1988,(1):31]冯某，女，48岁。右胁痛如锥刺，痛处固定不移，拒按，伴全腹剧烈胀痛，昼轻夜重，间歇发作，达13年

之久。兼见面色黧黑，夜寐不安，恶梦纷纭，口苦口涩，口渴但不欲多饮，纳差，舌紫暗胖嫩边有齿印，苔白而厚，脉沉涩，每次发作，剧痛难忍，疼痛持续2～3小时不等，之后即缓解，但余痛不息（其母亦患此证早亡）。近来病情加重，肝大肋下3～4厘米，质硬中等；腹部膨隆，鼓之如鼓，但无青筋暴起。化验室检查：尿卟胆原试验阳性；尿液新鲜时呈深黄色，经日晒或加酸后转为红色。开始用酚噻嗪类、氯丙嗪、麦啶等药治疗，剧痛未减。急投苏合香丸一粒，令病者嚼碎，以温开水吞服。服后2分钟，疼痛大减，3分钟后，疼痛立止。其后每3天服1粒，共服用4粒，另外加服疏肝理气止痛的中药50余剂，病愈出院。追访2年未见复发。❸阴缩：《辽宁中医杂志》[1988,(1):31]马某，男，46岁。小便频数，日10余次，色白而短，淋沥不尽年余，伴见精神萎靡，面色黧黑，少腹冷痛，舌淡苔白，脉沉细。前医用补肾法治疗，月余未见好转。3月25日下午3时许，突感阴部抽吸样疼痛，逐渐加重，呼痛声不绝，精神恐慌，面色苍白，额头冷汗渗出，手足冰凉。其妻一手握住患者阴茎，一手握住阴囊，用力往外拉扯。舌淡苔白，脉沉伏不现。笔者令其妻松开手，见患者阴茎短小，仅寸许，阴囊团缩，小如鸡卵，阴茎和阴囊呈阵发性向腹中收宿，每收缩1次，病人即呼痛1次。证为"阴缩"。嘱服苏合香丸2粒，先以1粒，令病人嚼碎吞服，5分钟后，少腹转温，阴部抽搐停止，疼痛亦止，随即阴囊皮肤松弛，阴茎外挺，恢复原状。次日上午复诊，病人阴部无不适感。嘱其将剩余1粒照服，以巩固疗效。❹木薯中毒：《广东医学》[1966,(1):15]刘某之子，一为7岁，一为10岁，二孩乘家长外出，共煮未去毒的木薯同食。饱食后，至黄昏时，突觉发冷、头晕、胸闷、呕吐，其家长收工回家，始发觉是木薯中毒。当天晚上即邀我们医生二人前往抢救。一因呕吐较多，中毒较浅，当时除给予盐汤探吐，使之继续吐水一些清涎外，复磨服苏合香丸二枚，即安然无事。另一病孩因食木薯较多，中毒较重，当时已肢冷，脉伏，手足微抽，面青、唇绀，鼻扇，气促，呈半昏迷状态，情况十分严重。当即注射可拉明一支急救。注射后，情况未见好转。复以针刺人中穴，反复行针数次，虽有功效，但是未脱离危险。因山区交通不便，离城市较远，购药较难。后来细辨其表现症状，属痰厥气闭的寒证，根据中医辨证施治的原则，即用温开水磨苏合香丸一枚灌服，边磨边灌。服一丸后，其气即顺，效果十分显著，迅即温回脉复，神态安和，语言亦甚清楚，再无中毒证状。为着确保病孩安全，使再磨服苏合香丸一枚，送韶关市人民医院治疗。在送院途中（约3～4小时）病孩精神安和无异，翌晨回家一切如常人。❺吐血：《上海中医药杂志》[1986,(7):26]一病人，素有咳嗽宿疾，性情忧郁寡欢，一日暴怒后咳呛吐红，胸闷胁痛，治以清肺宁嗽，凉血止红，但咳不止，血不宁。因思吐红乃木郁化火，气逆动血而致。木郁不达，气火不平，血何以归经？郁甚者，仅以疏肝，力怯难畅，必投香窜，气机易通，故投以苏合香丸一粒，辛香宣达，解郁疏气，再配以肃肺降气之品，药后竟获良效。此法古有记载或可佐证，如《世医得效方》失血门即有以"苏合香丸治因气作衄，或吐呕血"的载述；《苏沈良方》有谢执方一案，"呕血甚久，遂奄奄而绝，羸败已久，手足都冷，鼻息皆绝"，"研苏合香丸灌之，尽半

两遂安"。❻胆道蛔虫:《陕西中医》[1985,(7):332]用苏合香丸治疗胆道蛔虫病9例,获得满意疗效。每服一丸,一日2至3次,温水送下,服药间隔时间为4至5小时。服药后剧痛30至60分钟内症状消失或缓解者,一般用药不超过3丸为疗效好。显效:服药1至2丸后,症状与体征消失,两天以上不复发者6例,占66.7%;有效:服药3丸后,症状与体征基本消失,两天内有复发者2例,占22.3%;无效:服药后,症状体征稍有好转,一日内复发三次以上者。总有效率89%。❼过敏性鼻炎:《吉林中医药》[1986;(6):17]王某某,男,45岁,工人,1985年11月26日就诊。两年前曾在某医院五官科确诊为过敏性鼻炎。每遇寒冷气候时则出现鼻塞流涕、喷嚏、头痛流泪、反复发作,近日因气候变化症状加重,经西药对症治疗,效果不显而转中医诊治。让见鼻塞声重,喷嚏流涕,头痛,舌苔薄白,脉浮紧。诊为:鼻渊(寒闭型),治宜辛温芳香开窍,药用苏合香丸,嘱其早、午、晚各服一丸,经服40丸病愈,一年后追访未见复发。

34252 吃药即效散(《秘传外科方》)

【组成】白芷 贝母(去心)各等分

【用法】上为细末。南酒调服。若无乳行者,加漏芦煎酒调服即行。

【主治】乳痈。

吸

34253 吸散

《千金》卷十八。为《外台》卷九引《古今录验》"四味石钟乳散"之异名。见该条。

34254 吸筒(《瑞竹堂方》卷五)

【组成】五倍子多用 白矾少用些子

【用法】用慈竹子削去青,和上药煮了收起,用时再于沸汤煮令热,用箸钳筒,乘热安于患处。

【主治】疮肿。

34255 吸针丸(《种福堂方》卷三)

【组成】透活磁石

【用法】用透活磁石生研,将黄蜡和捻如针。凉水送下。裹针从大便出。

【主治】误吞针。

34256 吸烟散(《续名家方选》)

【组成】辰砂 硫黄 甘松 木香各一钱 石膏 沉香 赤石脂 生地黄 当归各二钱 明矾 樟脑 杉梢叶灰各三钱 茶一钱

【用法】上为末,盛纸袋,为七帖。渍麻油,点火吸油烟。日尽一袋。

【主治】霉疮结毒,淋疾痔疾,脱肛疥疮,风毒痈疔。

【宜忌】勿含口中,恐损齿舌。

34257 吸毒仙膏(《洞天奥旨》卷十五)

【组成】吸铁石五钱 忍冬藤八两 当归三两 天花粉一两 夏枯草八两 香油五斤

【用法】熬成膏,加黄丹二斤收之。疮口一破,即用此膏贴之。

【功用】呼毒吸脓兼生肌。

【主治】诸般痈疽已破。

34258 吸毒竹筒(《秘传外科方》)

【组成】苍术 白蔹 乌桕皮 厚朴 艾叶 好茶芽 白及 白蒺藜各等分

【用法】用苦竹筒三五七个,长一寸,一头留节,削去其青,令如纸薄,随大小用之,却用前药煮竹筒十余沸,待药干为度,乘竹筒热,以手按上,紧吸于疮口上,脓血水满,自然脱落,不然用手拔脱,更换别个竹筒,如此三五次,毒尽消之,即敷生肌药,内满后,用膏药贴之。

【主治】发背,痈疽,疔疮,肿毒。

34259 吸药仙丹(《回春》卷二)

【组成】鹅管石二两 寒水石四钱半 金星礞石七钱(焰消煅后用醋淬) 白附子七钱 白矾七钱(枯过四钱半) 孩儿茶四钱 款冬花(净蕊)七钱 粉甘草四钱

【用法】上药各为极细末,方用总箩过搅匀。热嗽,用茶汤送下;寒,用生姜汤送下;咳如浮肿,用木瓜、牛膝汤送下;咳而有红痰,吐血,白芥子汤送下。

【主治】咳嗽。

【加减】如有气逆,加沉香五分,木香七分,官桂七分;如心下虚悸,加朱砂三分。

34260 吸药如神散(《古今医鉴》卷四)

【组成】雄黄 佛耳草 鹅管石 款冬花 甘草 寒水石 青礞石(煅过) 白附子 枯矾 孩儿茶各等分

【用法】上为细末。纸燃烧烟,令病人吸之。

【主治】风入肺中,久嗽不愈。

岁

34261 岁桃浆(《解围元薮》卷四)

【组成】核桃

【用法】用核桃按岁一枚,取白肉,竖排砂锅内,每桃上放细茶一撮,以酒煎。嚼桃饮酒。速愈。

【主治】疬疮初起。

34262 岁旦屠苏酒

《千金》卷九。为《外台》卷四引《肘后方》"屠苏酒"之异名。见该条。

吕

34263 吕雪丹

《玉钥》卷上。即原书同"回生丹"去麝香、提牙消。见该条。

34264 吕雪丹(《温氏经验方》)

【组成】冰片六厘 硼砂一钱

【用法】用萝卜一个,同煮熟,入冷水内一夜,水底沉结如冰者佳,取出,加青黛一分,为极细末,收瓶内。用时吹患处。

【主治】孕妇咽喉破烂疼痛。

34265 吕祖仙膏(《卫生鸿宝》卷二)

【组成】生山药一段(洗净,去皮) 碎火石数钱

【用法】和匀捣烂。涂患处,中留一孔出气,易二三次。

【主治】一切无名肿毒,痈、疽、疮疖阴阳等症。

34266 吕祖一枝梅(《外科正宗》卷四)

【异名】一枝梅(《同寿录》卷尾)。

【组成】朱砂三钱　银朱一钱五分　五灵脂三钱　麝香二分　蓖麻仁五分　雄黄　巴豆仁各五钱(不去油)

【用法】上药各为细末，于端午日净室中午时共研，加油胭脂为膏，瓷盒收藏。临用豆大一丸捏饼，贴印堂中。

【主治】大人男妇、小儿新久诸病，生死难定之间；小儿急慢惊风，一切老幼痢疾。

【备考】用药芡实大一饼，贴印堂之中，点官香一支，香尽去药，以后一时许，药处若有红斑晕色肿起飞散，谓红霞捧日，病虽危笃，其人不死；如贴药处，一时后无肿无红，皮肉照旧不变，谓白云漫野，病虽轻浅，终归冥路。

34267　吕祖发背方(《惠直堂方》卷三)

【组成】栝楼五个(取子)　乳香五块如枣大

【用法】上为末，以白蜜一斤同熬膏。

【主治】痈疽发背。

34268　吕祖奇灵膏(《疡医大全》卷七)

【组成】巴豆肉　血余　蓖麻仁　葱白　苍耳子　穿山甲(炒)各四两　天南星　半夏　大川乌　当归　肥草乌　生地　番木鳖　金银花各二两　老生姜十六片　蜈蚣二十条　全蝎四十九个　干蟾一个　大鲫鱼一斤(去肠，切碎)　肉桂一两

【用法】用真麻油五斤，浸七日，熬至滴水成珠，去滓，入炒铅粉，收成膏。摊贴。

【功用】生肌收口。

【主治】一切痈疽肿毒，诸般疼痛，臁疮顽癣，血疯外证；瘤。

34269　吕祖塞鼻丹(《疫疹二症合编》卷五)

【组成】沉香末　木香末　乳香　硼砂　皂角　良姜　细辛　当归各等分　巴豆　川椒　麝香　朱砂　雄黄　血竭　硇砂　熟枣瓢(捣烂)

【用法】上为丸，如梧桐子大。呼吸补泻便离床，口含冷水面朝上(仰卧)，不问轻重一炷香闻之。

【主治】瘟疫。

【备考】方中巴豆以下诸药用量原缺。

34270　吕祖师如意丸(《经验良方》)

【组成】人中白十二斤(先用甘草一斤，浸汁漂七日，再以火煅，以药红为度，待火自灭尽取出，捣碎研末，水漂四十九日，其水日换一回)　神曲六斤　琥珀十二两　川厚朴(姜汁炒)十二两　软柴胡十四两　天竺黄十二两　白芷十五两　四制香附十二两　炒苍术十四两　家园紫苏十二两　秦艽一斤　漂制半夏十二两　炒小青皮十二两　广砂肉十二两　薄荷十二两　广木香十二两　木通一斤　广陈皮十二两　防风十二两　川芎十二两　白茯苓十二两　净车前十二两　川羌活十两　枳壳十二两　广藿香十两　槟榔十二两　乌药(酒浸)十两　山楂肉十四两　酒炒黄芩十两　金樱子(去心毛)十二两　草果肉十两　炒麦芽十二两　西香茹十两　上沉香八两　飞滑石十两　川贝母(去心)五两　炒蒲黄九两　土红花五两　白附子九两　蒙花三两　川郁金八两　生甘草八两　化矾九两

【用法】上为极细末，用水打丸，如龙眼大，先以雄

黄一斤，水飞净为衣，再加朱砂三十两，水飞净为衣，晒七日，存贮。每服一粒，老幼及虚弱者宜服半粒，用开水化服。

【主治】时行之气，及感冒，风痰，伤寒，伤食。

34271　吕祖师铁拐杖(《回生集》卷上)

【组成】天门冬(去心)一斤　熟地(炒)一斤　白茯苓(去皮)一斤(乳拌)

【用法】上为细末，炼蜜为丸，弹子大。每服三丸，黄酒送下。

【功效】悦颜，乌须发。

34272　吕祖发背灵宝膏(《良方集腋》卷下)

【组成】瓜蒌五枚(取子去壳)　乳香五块如枣大者

【用法】上为细末，以白蜜一斤同熬成膏。每服三钱，温黄酒化下。

【主治】痈疽发背。

【临床报道】发背：桐庐一人，因母患发背百治不全，用此方得痊，以传于世。

34273　吕祖师清瘟神方(《卫生鸿宝》卷一引《鲍问梅手抄方》)

【组成】细辛　白芷　藜芦　延胡　川芎各一两　牙皂(去子弦)五钱　朱砂一钱　雄黄二钱

【用法】上为细末。吹鼻。

【主治】一切瘟疫。

【临床报道】嘉庆癸亥年，夏热异常，人死者众，以此药陆续吹鼻内数次，俱下恶血，得活不算。

34274　吕祖紫金夺命膏(《疡医大全》卷七)

【组成】川黄连　全蝎　穿山甲　黄芩　川黄柏　当归　香白芷各二两　赤芍　番木鳖(切片)　生地各一两　官桂　海藻各四两

【用法】用水煎汁去滓，用麻油二十二两，将药汁入内熬尽水气，滴水成珠，方下炒过飞净血丹十一两，搅匀成膏，再下黄蜡七钱，又下阿魏六钱(切片)，掺膏药上，令其自化，候微冷，又下乳香(去油)、没药(去油)、轻粉各六钱，麝香、血竭、朱砂、雄黄各二钱，雄鼠粪一两五钱，燕窝当底泥一两，俱乳细末，入膏搅匀，收贮摊贴。

【主治】一切多年久不收口恶疮结毒，瘰疬，冷瘤，痞块，跌打骨断两截者。

34275　吕洞宾仙传化毒汤(《回春》卷八)

【组成】防风　甘草节　白芷　茯苓　贝母　黄芩　连翘　白芍各一钱　天花粉　金银花各一钱二分　半夏七分　乳香　没药各五分

【用法】上剉。好酒煎。胸前，饭前服；背上，饭后服；下部，空心服；上部，食后服。俱要出汗为度。如无汗，用木香熏脚膝腕内，被盖汗出而愈。

【主治】痈疽，发背，乳痈，一切无名肿毒初起，已成已溃。

【备考】本方方名，《东医宝鉴·杂病篇》引作"仙传化毒汤"。

34276　吕洞宾仙传芦吸散(《回春》卷二)

【组成】款冬花蕊五钱　鹅管石二钱五分　陈皮二钱五分

【用法】上为细末,分作七帖,作七日服。每服一帖,夜仰卧将药一帖作三次入竹筒内,病者口噙竹筒,近咽喉用入一吸,将白温水一口送下。

【主治】新久咳嗽,百药无功。

【加减】年老人及虚者,加人参五分;冬月,加肉桂一钱五分。

【宜忌】上忌铁器,不可多吃水;忌诸般油腻盐一七日,药服完之后,亦少用些油盐,至半月后不忌。

吊

34277 吊药(《喉科秘诀》卷上)

【组成】鹅腿草(即剪刀铰根) 山大黄(即水推沙根) 野南星(即石蒜头)

【用法】上药共磨水吞下。

【功用】吐膈中痰。

【主治】喉风,喉痹肿痛。

34278 吊药(《伤科方书》)

【组成】赤芍二钱 麝香五分 没药二钱 乳香二钱

【用法】上为细末。临用糯米饭、烧酒调涂。

【功用】接骨入骱,止痛去伤。

【主治】打伤骨头。

34279 吊肠丸(《医方类聚》卷一八四引《经验秘方》)

【组成】黄柏

【用法】上为末,烧热,新砖撒药于上,坐久。

【功用】去虫。

【主治】痔。

【备考】本方方名,据剂型当作"吊肠散"。

34280 吊肾丹(《医林绳墨大全》卷五)

【组成】大黄 小茴香 黑牵牛(去头末) 破故纸(去皮) 牛蒡子(去壳)各等分

【用法】上为末。每服二钱五分,空心热酒调下。至巳时行下黄痰涎水、脓血。

【主治】双肾肿疼及坠。

【宜忌】服后不可洗手,恐解药力;忌生冷、鸭、粉、面、白酒之物。

34281 吊筋药

《中药成方配本》。为原书"钓筋药"之异名。见该条。

34282 吊痰膏(《普济方》卷一六五)

【组成】皂角二斤

【用法】用水五碗,煎至一碗,去滓,净一碗内,再熬成一钟,于炉灰上,用纸倒膏在纸上,用半夏醋煮过成膏子,入皂角膏内和匀,明矾三两(末)同和,入松杨柿捣为丸,如弹子大。嚼化。

【主治】痰饮。

早

34283 早夺汤(《辨证录》卷十三)

【组成】人参一两 生黄芪一两 当归一两 远志三钱 生甘草三钱 金银花一两 大黄一两 石膏一两 柴胡二钱 白术一两 天花粉二钱

【用法】水煎服。一剂而大泻恶物,臭秽不堪,再服二剂而臭物恶秽无留于肠胃矣,后可减去大黄、石膏,加土茯苓二两同煎药,再煎服四剂,则一身上下与头面之间,必有隐隐疮影现于皮肤之内,再服二剂,疮影亦渐消矣,再服二剂,永不发矣。

【功用】补中攻泄。

【主治】杨梅疳疮初发,鱼口将生。

【加减】病人阴虚阳燥,方中再加熟地数两,或玄参一两亦可,余品不可乱加。

【方论选录】大黄以泄毒,石膏以清毒,甘草、金银花以化毒,柴胡、天花粉以散毒,非多助之以大补气血之药,妙在用参、芪、归、术之类,自获全胜。

【备考】《洞天奥旨》有茯苓。

34284 早起避秽丹(《奇方类编》卷下)

【异名】避秽丹(《仙拈集》卷四)。

【组成】苍术(米泔水泡,去皮,炒黄) 于白术(炒) 广皮 厚朴(姜炒)各三两 生甘草 白蒺藜(去刺,炒) 丹参各一两五钱

【用法】炼蜜为丸,如龙眼大。每服一丸,白滚汤送下。

【主治】早起或冷暖不时,或食油腻,或闻秽气,多有呕吐腹痛、泄泻等症,并治感冒风邪、寒暑疟疾。

同

34285 同气散(《医学心悟》卷四)

【组成】五谷虫(洗净,焙干)三钱 人中白三钱 黄连(去须) 薄荷叶 细辛 硼砂各一钱 青黛二钱 冰片二分

【用法】上为细末。掺齿缝中。

【主治】走马牙疳,牙间红肿,渐变紫黑臭秽。

34286 同归汤(《辨证录》卷三)

【组成】白术 玄参各一两 熟地二两 北五味一钱 荆芥(炒黑)三钱 贝母五分

【用法】水煎服。

【功用】止血。

【主治】唾血不止。

34287 同春丸

《摄生众妙方》卷七。为《扶寿精方》"回春丸"之异名。见该条。

团

34288 团鱼丸(《普济方》卷二三六引《经效良方》)

【组成】贝母 前胡 知母 杏仁 柴胡各等分 团鱼二斤

【用法】上药同团鱼煮,候鱼熟提起团鱼,除去鱼头不用,取肉连汁食之,却将前药焙干为末,就用团鱼裙甲及骨更煮一盏,和药为丸,如梧桐子大。每服三十丸,煎黄芪汤空心送下。病安,仍服《局方》黄芪益损汤补理;须用市店中自死团鱼。

【功用】《血证论》:调肝利肺,金木交和。

【主治】❶《普济方》引《经效良方》:骨蒸潮热,咳嗽。❷《医学心悟》:久咳不止,恐成痨瘵。

【方论选录】《血证论》:团鱼乃甲虫之长,能破肝之

藏结,肉亦带酸,入肝养阴,合清利痰火,疏理凝滞之品,凡肝经血郁、气郁、火郁、痰郁,以致骨蒸咳嗽者,此丸力能治之。盖此丸以调肝者利肺,金木交和,则血气清宁,瘰癧不作。

34289　团鱼汤(《饮膳正要》卷一)

【组成】羊肉一脚子(卸成事件)　草果五个

【用法】上药熬成汤滤净,团鱼五六个煮熟,去皮骨,切作块,用面二两作面丝,生姜汁一合,胡椒一两同炒,葱盐醋调和。

【功用】益气,补不足

【主治】伤中。

34290　团参丸(《圣济总录》卷四十六)

【组成】团参　白术　山芋　枣(焙干为末)　陈仓米(炒黄色)各一两　甘草(炙)一分　草豆蔻(去皮)半两

【用法】上为细末,炼蜜为丸,如樱桃大。每服一丸,米饮嚼下,一日三次。

【主治】脾胃气虚,肌体羸瘦。

34291　团参丸(《永乐大典》卷一〇三三引《王氏手集方》)

【组成】阿胶　皂儿黄　人参各半两

【用法】除胶,上为细末,汤少许,烊胶和,如鸡头子大。白汤化下。

【主治】嗽血。

34292　团参丸(《普济方》卷三八四)

【组成】人参(去芦)　草龙胆　防风(去芦)　枳壳(炒)　白茯苓　甘草(炙)　黄耆　胡黄连(炒)　鳖甲(醋炙)各等分

【用法】上为末,以猪胆汁为丸,如绿豆大。每服十五丸,食后米饮送下。

【主治】小儿肌瘦,骨蒸潮热,夜多盗汗。

34293　团参丸

《袖珍》卷三,即《济生》卷二"团参散"改为丸剂。见该条。

34294　团参丸(《饲鹤亭集方》)

【组成】人参　黄耆　麦冬各二两

【用法】炼蜜为丸。每服四钱,开水送下。

【主治】肺虚咳嗽,吐血不止,阴虚内热。

34295　团参汤

《直指小儿》卷四。为《直指》卷九"当归散"之异名。见该条。

34296　团参汤

《永类钤方》卷二十一。为《鸡峰》卷十一"团参黄耆散"之异名。见该条。

34297　团参汤(《永类钤方》卷二十一)

【组成】罗参　白术　白茯苓　黄耆　当归　甘草各等分　生姜三片

【用法】上㕮咀。加麦麸,水煎服。

【功用】收敛心血。

【主治】盗汗。

34298　团参汤(《普济方》卷三六九)

【组成】团参　川麻　甘草各等分

【用法】上㕮咀。水煎服。

【主治】小儿伤寒,发汗吐下后,毒气不散,表虚里实,热发于外,身斑斑如锦纹,甚则烦躁谵语;兼治喉闭肿痛。

34299　团参散(《全生指迷方》卷四)

【组成】人参一两　桑白皮(剉、炒)二两　大腹皮(剉、炒)一两　橘皮(洗)　麦门冬(去心)各一两　吴茱萸(炒)　槟榔(剉、炒)　芫花(炒)　附子(炮,去皮脐)　泽泻各半两　半夏曲　桂心　杏仁(去皮尖,研)各一两　枳实(麸炒,去瓤)半两　白术　诃子(炮,去核)各半两

【用法】上为细末,姜汁煮糊为丸,如梧桐子大。每服三十丸,食前米饮调下。

【主治】喘证。

【备考】本方方名,据剂型,当作"团参丸"。

34300　团参散(《鸡峰》卷二十五)

【组成】白术　人参　五味子各半两　甘草一分

【用法】上为粗末。每服二钱,水一盏,加生姜二片,同煎至六分,去滓温服,不拘时候。

【功用】补气生津。

34301　团参散(《杨氏家藏方》卷八)

【异名】团参饮子(《证治汇补》)。

【组成】人参(去芦头)　款冬花　紫菀(洗去土)各等分

【用法】上为细末。每服二钱,水一盏,乌梅一枚,同煎至七分,食后温服。

【主治】❶《杨氏家藏方》:肺气不利,咳嗽上喘。❷《不居集》:久嗽肺虚成痫瘵。

34302　团参散(《济生》卷二)

【组成】人参一两　黄耆一两(蜜水炙)　百合(蒸)半两　飞罗粉一两

【用法】上为细末。每服二钱,食后用白茅根煎汤调下;茅花煎汤亦可。

【主治】唾血咳嗽,服凉药不得者。

【备考】本方改为丸剂,名"团参丸"(见《袖珍方》)。

34303　团参散(《朱氏集验方》卷十引黄常卿方)

【组成】干姜七钱(炒)　苍术(炒)　天仙藤　甘草　川乌　北白芍药　北细辛各一两　麻黄(去节)

【用法】上㕮咀。每服三钱,加生姜五片,大枣一个,荆芥七穗,水煎七分,通口服。病者只吃白粥及猪肝,此药临产断手却服三日,赶恶血尽毕,亦可以暖药补之,即用后青枣散养新。

【主治】产后恶血未尽,浑身憎寒发热,小腹铲刺痛,心气膨胀,不纳饮食,面目虚肿,脚手浮肿,耳聋眼晕,腰痛。

【备考】本方名团参散,但方中无团参,疑脱。方中麻黄用量原缺。

34304　团参散

《景岳全书》卷五十三。为《直指》卷九"当归散"之异名。见该条。

34305　团参散

《景岳全书》卷六十一。为《卫生家宝产科备要》卷六"人参散"之异名。见该条。

34306　团参饮子(《济生》卷二)

【组成】人参　紫菀茸(洗)　阿胶(蛤粉炒)　百合

（蒸）　细辛（洗去叶土）　款冬花　杏仁（去皮尖，炒）　天门冬（汤浸，去心）　半夏（汤泡七次）　经霜桑叶　五味子各一两　甘草（炙）半两

【用法】上咬咀。每服四钱，水一盏半，加生姜五大片，煎至七分，去滓，食后温服。

【主治】病因抑郁忧思喜怒、饥饱失宜，致脏气不平，咳嗽脓血，渐成肺痿，憎寒壮热，羸瘦困顿，将成劳瘵。

【加减】因气而咳者，加木香；咳而唾血有热者，加生地黄；咳而唾血有寒者，加钟乳粉；疲极而咳嗽者，加黄耆；因咳损而唾血者，加没药、藕节；咳而呕逆、腹满、不食者，加白术，仍倍加生姜；咳而小便多者，加益智仁；咳而大便溏者，去杏仁，加钟乳粉；咳而面浮气逆者，加沉香、橘皮煎。

【备考】方中天门冬，《杏苑》引作麦门冬。

34307　团参饮子（《玉案》卷四）

【组成】团参　胆星　半夏　甘草　麦门冬　杏仁各一钱二分　辽五味十五粒　阿胶（蛤粉炒）　紫菀　百部　旋覆花各一钱　桑叶（经霜者）五片

【用法】加生姜五片，水煎，食远服。

【主治】七情六郁所伤，以致脏气不平，咳嗽脓血，将成肺痿，憎寒发热，羸瘦困倦。

34308　团参饮子

《证治汇补》卷五。为《杨氏家藏方》卷八"团参散"之异名。见该条。

34309　团参太一丹（《杨氏家藏方》卷三）

【组成】人参（去芦头）　酸枣仁（炒）　山栀子仁（微炒）　阿胶（蚌粉炒）各半两　天南星（牛胆制者）一两　甘草一两（炙）　玄精石（别研）　麝香（别研）各一分　脑子（别研）一分　辰砂（别研）三钱　金箔十片

【用法】上为细末，炼蜜为丸，每两作十丸，金箔为衣。每服一丸，食后临卧荆芥茶嚼下。

【主治】心经蕴热，神情恍惚，睡卧不安，烦躁健忘；小便赤涩，口苦舌干，头目昏痛。

34310　团参补气丸

《鸡峰》卷九。为《金匮》卷上"薯蓣丸"之异名。见该条。

34311　团参阿胶煎（《鸡峰》卷十六）

【组成】人参　阿胶各一两　五味子　紫菀各二两

【用法】上为细末，炼蜜为丸，如樱桃大。每服一丸，食后含，咽津服。

【主治】妊娠肺气不足，寒壅相交，痰唾稠黏，咳嗽不已。

34312　团参黄耆散（《鸡峰》卷十一）

【异名】团参汤（《永类钤方》卷二十一）。

【组成】人参　黄耆各等分　甘草减半

【用法】上为细末。每服二钱，水一盏，煎至六分，加生姜三片，大枣二个同煎，去滓温服，不拘时候。

【功用】《永类钤方》：收敛心血。

【主治】❶《鸡峰》：肺虚热，咳嗽气急，胸中烦悸，肢体倦疼，口燥咽干，情思不乐，多唾涎沫，或有恶物，肢瘦发热，减食嗜卧。❷《永类钤方》：盗汗。

34313　回元汤（《会约》卷十五）

【组成】黄耆（蜜炒）一两　当归二钱半　益母草三钱　黑干姜五七分

【用法】水煎就，冲热童便服。即用补虚生荣汤亦可。

【功用】回元气。

【主治】产后血晕。

34314　回元饮（《古方汇精》卷一）

【组成】熟地十两　黄肉四两　北五味　麦冬　甘菊各二两　川芎　玄参　山药　当归各三两　玉竹八两　鸱枭脑一个（酒蒸，炙，研）

【用法】上为末，炼蜜为丸。每服三钱，盐汤送下。

【主治】经年头疼，终朝眩晕，诸虚百损，火嗽潮热。

34315　回正散（《石室秘录》卷三）

【组成】人参一钱　白薇一钱　茯苓三钱　白术五钱　半夏一钱　白芥子三钱　陈皮五分　甘草五分

【用法】水煎服。醒后服一剂痊愈。

【主治】中邪，尸厥，卒倒，中毒，中恶。

34316　回令丸

《丹溪心法》卷一。为原书同卷"左金丸"之异名。见该条。

34317　回令丸（《医略六书》卷二十八）

【组成】川楝子五两（酒炒）　小茴三两（盐水炒）

【用法】上为末，炼蜜为丸。每服三钱，淡盐水送下。

【主治】孕妇小腹疼痛，脉弦紧数。

【方论选录】妊娠湿热内蕴，寒邪外束，故小腹疼痛，胎因不安焉。川楝子泻内蕴之湿热，小茴香温外束之寒邪，炼蜜以丸之，盐水以下之，使寒邪外散，则湿热自化而经气清和，小腹疼痛无不退，胎孕有不安者乎？

34318　回生丸（《圣济总录》卷一〇〇）

【异名】回生丹（《普济方》卷二三八）。

【组成】巴豆（去皮心膜，出油）十枚　雄黄（水飞，研）半两

【用法】上为末，面糊为丸，如鸡头子大，阴干。每服一丸，新汲水送下。

【主治】鬼注如中恶，气急，腹胀满如鼓。

34319　回生丸（《幼幼新书》卷十三引《保生信效方》）

【组成】麻黄（去根节，称）　桑根白皮一斤（剉，须土下者，自采为佳）　续随子四两　白药子三两（为粗末）

上四味，用河水五石先浸一宿，于大釜器中旋旋添浸药，慢火熬，以麻黄心黑、水只有二三斗为度；取出滓，用生绢袋滤过，再入银、石器或砂器内熬成膏。

没药（研）透明乳香（水中坐乳钵研之）　桔梗　白芷　钟乳（研五日，极细入内）　当归（去芦头，汤急洗过，切，焙干，称）各二两　人参　木香各半两　白茯苓（去皮）二两　沉香一两　苦参六两

【用法】上为细末，用麻黄膏为丸，如弹子大，须腊胎。每服一丸，百沸汤半盏化下，觉怔忪肉瞤汗出是效。小儿量与，常以零陵香、白芷为末养此药。

【主治】伤寒八九日，汗不出，及日数多，沉重，精神不

与人相当,汗欲出不出危殆者;伤寒坏病,手足筋挛,筋受寒邪而厥冷,及高年人虚劳烦喘;妇人经水不匀,气血虚劣;破伤风,痰嗽,肺痿,盗汗,寒热,身痛,小儿郁脊,昏迷瘈疭。

34320　回生丸(《顾松园医镜》卷十一)

【组成】地黄十二两(一半制)　萸肉(蒸、晒)　枸杞(晒干)　菟丝子(自制)　牛膝(酒蒸,晒干)　山药(蒸)　茯苓(人乳拌,晒,至加倍重)　白芍(酒炒)　莲肉(去心,炒)　麦冬(去心,晒干)　天冬(去心,晒干)　北五味(蜜水拌蒸,焙干)　枣仁(炒)　园肉(炙干)　莲须　玄参(蒸)　骨皮　女贞子(酒蒸,晒)各四两　龟甲胶　鳖甲胶八两(俱地黄汁溶化)　鳔胶(牡蛎煅粉拌炒,净)八两　猪脊髓三十条(去筋膜,捣烂,入炼蜜熬)　黄牛肉(去油)十斤(熬膏)　紫河车膏四两(如无,用紫河车四具至十具,泔水洗净,隔汤煮熟,捣烂,药拌,晒干)

【用法】诸胶髓为丸,如梧桐子大。每服三四五钱,淡盐汤或圆肉汤任下。

【主治】男妇阴虚内热。

【方论选录】此方补肾理脾保肺,兼而有之。补肾用熟地、萸肉、枸杞、菟丝、牛膝,有理脾药以佐之,则不嫌其滋润。理脾用山药、茯苓、白芍、莲肉者,无香燥伤阴之患,以其能兼入肾经也。二冬清肺,五味敛肺,皆所保肺也,保肺金正以生肾水,理脾土亦为生金以生水也。枣仁、圆肉养心,一恐水虚而火旺血耗,一恐心虚不下交于肾。莲须涩精固肠;玄参、骨皮、女贞、龟鳖二甲退热除蒸。猪髓、鳔胶填精益髓,牛肉膏补脾消痰,紫河车峻补精血,是以血肉之物,补血肉之躯,功效速也。嘉言云:虚劳之疾,百脉空虚,非黏腻之物,不能填空;精血枯涸,非滋湿之品,不能濡润。是以治虚劳,纵遇能消丸药之人,必煎膏服方效。若脾弱难化者,尤当膏服,胃弱者,腥膻之品勿用。此丸功在六味左归之上,不可忽之。

34321　回生丸

《女科指掌》卷五。为《回春》卷六引孙奎亭经验方"回生丹"之异名。见该条。

34322　回生丸(《方症会要》卷一)

【组成】熟地四两　山药三两　知母　丹皮各一两五钱　枸杞　茯神　泽泻　黄柏　山萸　杜仲各二两

【主治】肺嗽,喉痹,潮热盗汗,梦遗。

34323　回生丹(《圣惠》卷八十五)

【组成】天麻一分　白附子一分(炮裂)　白僵蚕一分(微炒)　桃胶一分　天南星一分(炮裂)

【用法】上为末,烂饭为丸,如黍米大。每服三丸,用温薄荷酒送下。

【主治】小儿慢惊风,痰涎壅闷,发歇搐搦。

34324　回生丹(《普济方》卷一六九)

【组成】乳香　光明硼砂　金煤　没药(与乳香同作细块,火上烧,放于通风处吹)　水银　礞石　轻粉各一钱　巴豆(十四粒,去壳并心膜,出油)五分

【用法】上同研,不见水银,蒸枣肉为丸,如梧桐子大,朱砂为衣,晒干,加干姜末内收。临时用针钻一眼,每服一丸,别用生姜三片,葱白二寸,皂角一寸,不捶破,三味同煎汤放冷,入醋少许送下;五更初不效,以热粥投之。取下恶

物为效。别以和气药补之。

【主治】一切积聚。脐腹上下左右,胁下心下,久积三五十年,气块、血块、食块,大如盏碗,或如数个球子。

34325　回生丹

《普济方》卷二三八。为《圣济总录》卷一〇〇"回生丸"之异名。见该条。

34326　回生丹(《痈疽验方》)

【组成】金脚信　明硇砂　明乳香　半夏　上红丹各五分　巴豆肉(不去油)　明雄黄　大南星　南硼砂各一钱　大斑蝥十五个(去头足翅)

【用法】上为细末,旋取蟾酥为丸,如麻子大,朱砂为衣。每服十五丸,好酒送下。看疮生上下,食前后服,能饮者至醉为佳。

【主治】疔毒,及肿毒失治,毒气入腹。

【备考】《治疗汇要》有麝香一分。

34327　回生丹(《万氏家抄方》卷二)

【组成】石膏一大块(薄荷煎浓汁一碗,将石膏火煅七次,淬七次)　生白矾三钱

【用法】上为细末。每服三钱,生姜汤调下。令吐痰出效。

【主治】痰。

34328　回生丹(方出《本草纲目》卷九引《集玄方》,名见《摄生众妙方》卷六)

【组成】千年石灰一合。

【用法】水一盏煎滚,去清水,再用一盏煎至极滚,澄清,灌之。少倾痰下自苏。

【主治】痰厥气绝,心头尚温者。

34329　回生丹(《回春》卷二引王长方)

【组成】葱管藜芦二两(用河水一桶,煮为汁)　青礞石二两(火煅通红,投入汁内,如此数次,滤净)　雄猪胆十个(取汁搅前汁内)

【用法】用重汤煮成膏,候温,入片脑末一钱五分,装入瓷罐内,黄蜡封口。每用黄豆大一粒,新汲水化开,男左女右,鼻孔吹进。其痰自吐。若牙关紧不能吐,将口拨开,其痰得出,任下别药。

【主治】中风痰厥,不省人事。

34330　回生丹(《回春》卷六引孙奎亭方)

【异名】回生至宝丹(《玉案》卷五)、回生丸(《女科指掌》卷五)、回生保产至宝丹(《经验各种秘方辑要》)。

【组成】大黄一斤(为末)　苏木二两(剉,用河水五碗,煎汁三碗,去滓不用,存汁)　红花三两(炒黄色,入好酒一大壶,同煮三五滚,去红花不用,存汁用)　黑豆三升(煮熟取汁三碗,去豆不用,只用豆汁)

先将大黄末以好米醋三四碗搅匀,以文武火熬成膏,如此二遍,次下红花酒、苏木汤、黑豆汁搅开,大黄膏入内,又熬成膏取出,如有锅粑,再焙干,入后药:

当归　川芎　熟地黄　白茯苓(去皮)　苍术(米泔浸)　香附米　乌药　玄胡索　桃仁(另研)　蒲黄　牛膝(去芦)各一两　白芍(酒炒)　甘草　陈皮　木香　三棱　五灵脂　羌活　地榆　山萸(酒浸,去核)各五钱　人参　白术(去芦)　青皮(去瓤)　木瓜各三钱　良姜四钱　乳

香 没药各一钱

【用法】上为细末,用大黄膏为丸,如弹子大。每服一丸,酒顿化,通口服。

【功用】❶《回春》:养胎益血和子,调和阴阳,密腠理,实脏腑。❷《北京市中药成方选集》:破血通经,化瘀止痛。

【主治】妊妇失宜,劳复胎动,或胎漏恶露时下;脏极寒,久不成胎,痿燥不长,过期不产;月日虽满,动作无力,或致损坠;产时未至,恶露先下,胞终枯燥,致令难产;或逆痫闷乱,连日不产,子死腹中,腹上冰冷,口唇青黑,出冷沫;恶露上攻,昏闷不省,喘促汗出;及血未尽,脐腹冷痛,寒热往来;或因产劳虚损,身羸而黄,体瘦心怯,盗汗,饮食不进,渐成劳疾;妊妇胎前产后,崩漏带下;室女绝闭,月水不调。

【加减】若产后头疼,身热有汗,加桂枝末三分,生姜、葱煎汤顿化服之;若产后头疼、身热无汗,加麻黄末三分,生姜、葱煎汤,顿化服之;若产后无乳,加天花粉三分,当归尾三分,穿山甲(炙)三分,黄连三分,为末,同入酒内化开服,不拘时候,令乳母将乳头揉千余转,其乳如涌泉自出。

【备考】本方方名,《采艾编翼》引作"宁坤丸"。《类证治裁》有楂肉,无羌活。

34331 回生丹(《古今医鉴》卷六)

【组成】青皮 陈皮 三棱 莪术 连翘各三钱(用巴豆去壳一两半,于砂锅同炒入药) 木香 甘遂(炒) 商陆 泽泻 木通(炒) 干漆(炒尽烟) 萝卜子(炒)各三钱 赤茯苓 桑白皮(炒) 椒目(炒)各五钱 胡椒(炒)一钱 黑牵牛一两(生)

【用法】上为末,醋糊为丸,如绿豆大。每服十五丸至二十丸。第一服用生葱二十四根,擂碎,同温酒五更送下;第二服用陈皮、桑白皮煎汤,第三服用射干汤送下。

【功用】退水。

【主治】浮肿腹胀。

【宜忌】忌食盐。

34332 回生丹(《活幼心法》卷末)

【组成】丁香九枚 干姜一片

【用法】水煎,热服。

【主治】痘灰白,虚寒吐泻,手足冷。

34333 回生丹(《诚书》卷八)

【组成】天麻 防风 白附子(炮) 雄黄(飞) 辰砂(飞) 人参各三钱 冰片 麝香各五分 僵蚕(炒) 茯苓 木香各四钱 桂七分 肉豆蔻(制)一钱 半夏曲五钱

【用法】上为末,甘草汁打糊为丸。灯心汤送下。

【主治】急慢惊风。

34334 回生丹(《灵药秘方》卷上)

【组成】真蟾酥 血竭各二钱 乳香 没药(俱去油) 胡黄连各一钱 天月闲来丹六分 轻粉六分 麝香 朱砂 冰片各四分

【用法】上为细末,生蟾酥为丸,如黍米大。每服一丸,葱白煎汤送下。发汗避风。如疮走遍身发肿,昏迷不省,仍用三丸,研为末,葱白煎汤灌下。

【主治】杨梅结毒,疮走遍身发肿,昏迷不省。

34335 回生丹(《惠直堂方》卷四)

【组成】附子(童便制) 人参各五钱 天麻一钱 紫河车二钱 全蝎一钱五分(炒) 山药三钱(炒) 朱砂一钱 珍珠五分 天竺黄 钩藤各二钱五分 琥珀 牛黄各五分 茯苓二钱 金箔十贴

【用法】上为细末。一岁服一分,麻油、老酒下。

【主治】小儿慢脾风。

34336 回生丹(《金鉴》卷四十八)

【异名】仙传保产回生丹(《卫生鸿宝》卷五)、人参回生丹(《饲鹤亭集方》)、妇科黑豆丸、保育回生丸(《全国中药成药处方集》武汉方)。

【组成】锦纹大黄(为末)一斤 苏木(打碎,用河水五碗,煎汁三碗,听用)三两 大黑豆(水浸,取壳,用绢袋盛壳,同豆煮熟,去豆不用,将壳晒干,其汁留用)三升 红花(炒黄色,入好酒四碗,煎三五滚,去滓,取汁听用)三两 米醋(陈者佳)九斤

将大黄末一斤入净锅,下米醋三斤,文火熬之,以长木筋不住手搅之成膏,再加醋三斤熬之,又加醋三斤,次第加毕,然后下黑豆汁三碗,再熬,次下苏木汁,次下红花汁,熬成大黄膏,取入瓦盆盛之,大黄锅粑亦铲下,入后药同磨:

人参 当归(酒洗) 川芎(酒洗) 香附(醋炒) 延胡索(酒炒) 苍术(米泔浸,炒) 蒲黄(隔纸炒) 茯苓 桃仁(去皮尖油)各一两 川牛膝(酒洗)五钱 甘草(炙) 地榆(酒洗) 川羌活 广橘红 白芍(酒炒)各五钱 木瓜 青皮(去瓤,炒)各三钱 乳香 没药各二钱 益母草三两 木香四钱 白术(米泔浸,炒)三钱 乌药(去皮)二两五钱 良姜四钱 马鞭草五钱 秋葵子三钱 熟地(酒浸,九次蒸晒,如法制就)一两 三棱(醋浸透,纸裹煨)五钱 五灵脂(醋煮化,焙干,研细)五钱 山萸肉(酒浸,蒸捣)五钱

【用法】上药并黑豆壳共晒,为末,入石臼内,下大黄膏拌匀,再下炼熟蜜一斤为丸。每丸重二钱七八分,静室阴干,须二十余日,不可日晒,不可火烘,干后只重二钱有零。烁蜡护之,即蜡丸也。用时去蜡壳调服。

【功用】❶《兰台轨范》:催生。❷《中药成方配本》:活血化瘀。

【主治】❶《金鉴》:产后诸疾。❷《饲鹤亭集方》:妇人素体虚弱,经产诸疾,污秽未净,及一切寒热疼痛,死胎不下,瘀血冲逆。

34337 回生丹

《仙拈集》卷四。为原书同卷"内府蟾酥丸"之异名。见该条。

34338 回生丹(《疡医大全》卷八)

【组成】五倍子(整个大者,去一角,入上好银朱,不拘多少,再用银箔糊住角口,放铜勺内,微火慢慢焙之,烟绝为度,研细末,放地下出火气)

【用法】用雄雏鸡蛋尖头者取蛋清调末,务要多搂匀浓,其药稍干,即以鸡翎或硬笔醮药敷疮,自肿处,由外往里周围敷之,留疮口,一连三四次。破后敷之亦效。

【功用】住痛消肿。

【主治】痈疽发背诸毒,恶疮。

34339 回生丹(《疡医大全》卷三十六)

【组成】黑豆(炒去皮) 蒲黄 当归 桂心 赤芍药 干姜各八两 茄种(晒干)四两

【用法】上为细末,炼蜜为丸。每服二钱,童便冲酒送下。

【主治】跌打损伤。

34340 回生丹(《羊毛瘟证论》)

【组成】生黄耆二两 白术五钱 青皮三钱(醋炒) 木瓜三钱 全当归一两五钱(酒洗) 川芎八钱 香附(醋炒)八钱 地榆(炒)五钱 蒲黄五钱 赤茯苓八钱 桃仁(炒,研)八钱 大熟地一两五钱 怀牛膝五钱(盐汤炒) 山萸肉五钱 京三棱(酒炒)三钱 五灵脂(醋炒)五钱 甘草五钱 荆芥穗五钱 新会橘皮五钱 白芍五钱 乌药一两 乳香(煅)一钱 没药(煅)一钱 广木香一钱 白僵蚕一两 蝉蜕五钱 广姜黄三钱 红曲八钱

【用法】上为细末,用大黄膏为丸,如弹子大,金箔为衣。大黄膏法:用苏木三两,河水五碗,煎至三碗,去滓;红花三两,炒黄色,用无灰酒二斤,煮十数滚,去滓;小黑豆一升,煮留汁三碗,黑豆晒干研末,俱听用;生大黄一斤,为末。用米醋八碗,熬成膏,次下苏木汤、红花酒、黑豆汁搅匀,又熬成膏,贮于盆。将锅焦焙干为末,同黑豆末、前药末合丸。治羊毛温邪,新产后,用秋石四分,泡汤和丸温服;治产后伏毒,面青ази红,唇干舌赤,鼻中流血,烦热头痛,遍身影点成斑,用丹三粒,加黄蜜一匙,黄酒一钟,童便一钟,调匀温服;治妊妇因患温症,子死腹中,务须审脉辨证,察舌有无青黑,方用川芎一钱,当归二钱,煎汤去滓,加童便一杯,黄酒三钱,黄蜜三钱,玄明粉一钱,化丹三粒,服之即下;治产后败血停滞,并毒火扰乱,如见鬼神,语言颠倒,用灯草一团,黄连三分,水煎去滓,加秋石三分,化丹两粒温服;治产后温毒扰乱,败血腹痛,周身浮肿,或四肢浮肿,食方气喘,皮肤俱见赤色,用桑皮一钱,水煎去滓,加童便一钟,黄蜜三钱,化丹三粒温服;催生遇难产之际,用丹一粒,研碎贮碗,加葱白三枚,黄酒一茶钟,重汤蒸热,去葱服之,立刻就生;产时横逆难生,并胞衣不下,用丹一粒,开水和,加黄蜜一匙,童便一杯,黄酒一杯温服;产后儿枕痛,恶露不尽,用丹一粒,开水和,加沙糖一匙温服;产后头痛、身热、有汗,用开水化丹一粒服之;产后眼昏腰痛,身似角弓,用川芎五分,全当归一钱,白薇一钱,生黄耆一钱,荆芥八分,水煎,去滓,化丹二粒服之;产后血晕,头旋眼黑,语言错乱,用白芍一钱,菊花五分,水煎,去滓,化丹一粒,加童便一杯服之;产后胸闷,口干烦渴不宁,因停滞饮食,用炒山楂一钱煎汤,化丹一粒服之;产后寒热如疟,用开水化丹一粒,加黄酒一杯温服;产后忽寒忽热,咳喘,心烦惊悸、口渴,用生黄耆、全当归各一钱,荆芥、川芎各三分,水煎,去滓,化丹一粒服之;产后二便不通,用枳壳五分煎汤,化丹一粒,加黄蜜一大匙服之;产后失音,用甘菊五分,桔梗八分,诃子四分煎汤,化丹一粒服之;产后无乳,用丹一粒,加天花粉、归身、炒山甲各三分,研细末,入黄酒开水化服;妇人经水不调,用葱白二枚,泡汤化丹二粒服之。

【主治】妇人产后诸疾,污秽未净,及实邪胀痛,瘀血冲逆,及羊毛温毒症。

34341 回生丹(《玉钥》卷上)

【异名】冰硼散(原书同卷)、吹喉回生丹(《喉科枕秘》)。

【组成】大梅片六厘 麝香四厘 硼砂一钱 提牙消三分(用萝卜同煮透,再滤入清水内,露一夜,沉结成马牙者佳)

【用法】上为细末,以洁净为妙,入瓷瓶封固。临用挑少许,吹患处。

【主治】一切喉证。

【加减】开关后,次日并体虚头晕者,去麝香(名品雪丹);毒肿渐平,并用刀破后者,再去牙消(麝、消双去者,名吕雪丹),加青黛(名青雪丹)。

34342 回生丹(《伤科补要》卷四)

【组成】五加皮一两五钱 川牛膝一两五钱 当归身五钱 炙甘草四钱 木耳一两三钱(蜜炙) 黄麻灰五钱 鹿角胶一两(麸炒) 川山甲一两八钱 自然铜一两八钱(煅) 骨碎补一钱

【用法】除自然铜外,上药共为细末,用老米饭打糊为丸,分作六十丸,每丸加自然铜末三分,辰砂为衣。每服一丸,酒磨下。

【主治】极重损伤垂危证。

34343 回生丹(《外科集腋》卷五)

【组成】金银花八两 玄参 蒲公英各三两 川芎一两 甘草五钱 花粉 柴胡各三钱

【用法】水煎服。

【主治】无名肿毒。

【加减】头面,加附子一钱;身之前后左右,加当归二两,甘菊一两,附子三分;四肢,加白术二两,茯苓一两,附子五分。

【方论选录】《青囊秘诀》:此毒原系水亏之极,而泻毒之药,无不有损于阴阳,惟金银花攻补兼妙,故用以为君,若少用,其味单而力薄,多用则味重而力厚。又加玄参以去火,甘草以泻毒,蒲公英以清热,天花粉以清痰,川芎以散结,自然相助而奏效也。

34344 回生丹(《串雅补》卷一)

【组成】番木鳖四两 麻黄四两 生草一两(三味用水煮透,木鳖刷去毛,用麻油五两,炸浮取起,以纸包压去油) 僵蚕三钱(烘黄色) 乳香 没药各五钱(去油) 川蜈蚣(火酒浸,瓦上炙) 全蝎(酒洗,瓦上炙) 雄黄 朱砂各三钱 川山甲五钱(香灰炒) 羌活 白芷 生草各四钱 当归 大川乌(洗淡,姜汁炒) 草乌(洗淡,姜汁炒) 闹羊花(火酒炒)各五钱 虎骨一两(羊油炙酥)

【用法】上为细末,用麻油四两打神曲糊为丸,如萝卜子大,外以金箔为衣。每服五分,临卧火酒送下。盖被取汗;如无汗,再进一服,以出汗为度。如见风即作吐发战,以黄泥水服之即解。

【主治】麻风。

【宜忌】须避风。

34345 回生丹

《咽喉秘集》。为原书"亥药"之异名。见该条。

34346 回生丹(《伺鹤亭集方》)

【组成】生军 黑豆各一斤 人参 姜黄各二两 茅

术　茯苓　当归　香附　川芎　桃仁各一两　地榆　广皮
白芍各五两　良姜四两　熟地　蒲黄　蓬术　红花　没药
苏木　益母膏各三两　乌药二两五钱　乳香　青皮　木瓜
各三钱　玄胡二钱　萸肉　牛膝　广木香　五灵脂　三棱
甘草各五钱

【用法】上为末,炼蜜为丸。每重二钱七分,蜡封。临
产,人参汤送下,桂园汤亦可;瘀露未净,益母草汤送下;寒
热腹痛,砂仁汤送下;胎衣不下,人参汤送下;血晕冲逆,童
便送下;月闭不通,陈酒送下;干血劳疾,枸杞子汤送下。

【主治】妇人经产诸疾。

34347　回生丹(《外科全生集·新增马氏试验秘方》)

【组成】活地鳖(瓦上炙微黄,研末)五钱　自然铜(瓦
上煅红,醋淬九次,净)三钱　滴乳香一两(用灯心二钱同
炒枯,吹去灯心,研取)二钱　真血竭(水飞)二钱　朱砂
(水飞)二钱　巴豆霜(用巴豆去壳,纸包压净油,白如雪,
取霜)二钱　当门子三分

【用法】上为末,贮瓶,勿泄气。大人每服一分五厘,
小儿七厘,酒冲下。牙关紧者,撬开灌之即活,再下一服
即愈。

【主治】跌打。

34348　回生丹(《温氏经验良方》)

【异名】神仙活命丹。

【组成】贯众　甘草　板兰根　干葛　甜消各一钱
川军一两半　牛黄(研)　珠子粉　生犀角　薄荷各五钱
朱砂四钱　麝香(研)　肉桂　青黛各三钱　龙脑二钱
(研)　金箔三十片

【用法】上为细末,收贮瓶内,封口,不可泄气。解百
毒,新汲水下;汗后热劳病,及小儿惊风热症,薄荷汤下;急
症用一分,开水送下。如不张口,撬开牙齿灌下。

【主治】中风不语,半身不遂,肢节顽麻,痰涎上涌,咽
嗌不利,饮食不下,牙关紧闭,及一切酒毒,药毒,紧急霍乱,
中暑。

34349　回生汤(《羊毛瘟证论》)

【组成】南沙参二两　麦冬(去心)三钱　云茯苓二钱
生地黄五钱　当归一钱　犀角尖二钱　黄连一钱　黄芩二
钱　山栀子一钱　丹皮二钱　知母二钱　滑石(水飞)三
钱　甘草八分　蝉蜕壳十枚　白僵蚕二钱　钗石斛四钱
玄明粉二钱　黄蜜三钱

【用法】水煎,去滓,下玄明粉、黄蜜,和匀,温服。

【功用】扶元气,救元阴,除邪定风,解释毒火。

【主治】羊毛温邪,七八日后表里大热,或误服温燥
药,又毒火发动,致神昏不语,胸胀气急,或哭笑无常,手舞
足蹈,谵妄不宁,脉象洪数,重按不足。

34350　回生饮(《证治宝鉴》卷八)

【组成】黄连　黄柏　黄芩　山栀　苦参　车前子
芍药　青皮　陈皮　乌药　枳壳　桃仁

【用法】加谷芽、灯心,水煎服。

【主治】痢疾下血如芋荷汁者。

34351　回生饮(《外科十三方考》红蓼山馆经效方补遗)

【组成】大黄一钱　栀子三钱(炒)　牡蛎一钱　银花
一两二钱　连翘二钱　木香一钱(后下)　乳香一钱半

（制）　没药一钱半(制)　牛蒡子一钱　栝楼二钱　皂角
刺五分　地骨皮二钱

【用法】用水、酒各半煎服。一剂即愈。

【主治】疔疮走黄,全身无不疼痛,卧地乱滚,眼见
火光。

34352　回生酒(《古今医鉴》卷十六引周梅江方)

【组成】扛板归不拘多少(其草四五月生,九月见霜,
即败叶青,如犁头尖,藤上有小茨子,圆黑味酸,用藤叶)

【用法】上药研烂用汁,与生酒调服,随量饮之。用滓
贴患处。

【主治】毒蛇所伤致死。

34353　回生散(方出《小儿药证直诀》卷下,名见《医学纲目》卷
三十六)

【组成】大大南星一个(重八九钱以上者良)

【用法】用地坑子一个,深三寸许,用炭火五斤,烧通
赤,入好酒半盏在内,然后入天南星,却用炭火三二条,盖却
坑子,候南星微裂,取出刺碎,再炒匀熟,不可生用,候冷,为
细末。每眼五分或一字,食前浓煎生姜防风汤调下,不拘
时候。

【主治】小儿吐泻或误服冷药,脾虚生风,因成慢惊。

34354　回生散(《杨氏家藏方》卷三)

【组成】甘遂(生用)　黑牵牛(生,取面)　郁李仁(去
皮)　槟榔(生用)　大黄(生用)　大戟各等分

【用法】上为细末。每服一钱,入轻粉一字匕,蜜水少
许,用柳枝调匀服之,不拘时候。

【主治】伤寒失下或成坏证,谵言妄语,发黄发斑,大
便不通,小便如血,内有燥粪、蓄血,舌缩神昏。

【备考】此证不能服大汤剂,但服此药一呷,须臾下
过,溅然汗出而愈。

34355　回生散(《百一》卷六)

【组成】陈皮(去白)　藿香叶(去土)各等分

【用法】每服五钱,水一盏半,煎至七分,温服,不拘
时候。

【主治】❶《百一》:霍乱吐泻,但存一点胃气。❷《医
略六书》:孕妇呕泻,脉虚者。

【方论选录】《医略六书》:妊娠脾气不调,感冒暑邪,
而胃气不化,故呕恶泄泻,胎孕不安焉。藿香快胃气以祛
暑,陈皮调脾气以和中,为散水煎,使暑邪解散,则气化调
和,而呕恶无不止,泄泻无不除,何胎孕之不安哉?

34356　回生散(《魏氏家藏方》卷九)

【组成】鸭嘴胆矾(别研)　草乌头(不去皮)各等分

【用法】上为细末。和调。遇喉闭吞咽不下,以芦管
吹一字入鼻中,先含水一口,药入咽中,即时涎出。若觉涎
少,复用川大黄三块如骰子大,水一盏,煎至七分,入朴消一
钱,再煎一沸,令温服,搐鼻了,咽喉即开。

【主治】喉闭危急之疾。

34357　回生散(《内经拾遗》卷二)

【组成】沙参

【用法】上为细末。每服方寸匕,酒调下。

【主治】寒疝疼痛,汗出欲死。

34358　回生散(《医学纲目》卷三十七)

【组成】人牙(烧存性) 麝香少许

【用法】上为细末。每服半钱,用黄耆、白芍药煎汤调下。

【主治】疮疹倒靥黑陷。

34359 回生散(《万氏家抄方》卷六)

【组成】防风五钱 白芷四钱 黄耆一两

【用法】上为末。每服一钱。

【主治】痘正起壮灌浆时痒者。

34360 回生散(《遵生八笺》卷十八)

【组成】急性子一两 硇砂三分(二味用水二钟,煮干听用) 朱砂五钱 雄黄五钱 硼砂三钱 沉香三钱 木香五钱 丁香三钱 麝香一钱

【用法】上为细末。每服三分,火酒送下。

【主治】隔食隔气。

34361 回生散(《灵药秘方》卷上)

【组成】番木鳖(净末)四两(用水泡透,去皮净,咀片,少用麻油,炒紫黄色,以透为度,研细) 川山甲一两(麻油炒透) 瓜儿血竭五钱(炙) 乳香三钱(去油净) 没药三钱(去油净)

【用法】上为细末,收固。每服三分至五分止。切不可多用,预嘱病者,倘晕麻发战,切勿惊疑,一时性过即安。若炼蜜为丸,可加六肾散,以乳、没、血竭为衣。服后麻战,饮热酒或生姜汤一钟即止。

【主治】肿毒初起。

【宜忌】服时忌风。

34362 回生散(《喉科紫珍集》卷下)

【组成】生白丑一两 熟白丑一两 桔梗五钱 五加皮二两 甘草五钱 熟白鲜皮二两 生白鲜皮二两 连翘二两 花粉一两 银花一两 苏薄荷二两 皂角子一两(炒) 山栀一两 山豆根二两 土茯苓四两 (一方有玄参)

【用法】灯心为引,上药或酒煮,或煎服。

【主治】一切口鼻喉疳。

34363 回生散(《医方易简》卷十)

【组成】半夏一钱 藿香一钱 牙皂一钱二分

【用法】上为细末,用瓷瓦瓶装好。每用一钱,用竹管向鼻孔吹入。

【主治】从高楼树上坠地过伤,不省人事,不能食药者。

34364 回生散(《疑难急症简方》)

【组成】皂矾(置新瓦上煅红,放地候冷)

【用法】上为末。掺舌上。如口噤,须撬开牙关,擦舌上即醒。

【主治】喉痛咽哽,舌忽胀大,渐至如胗,或伸出不能缩者,此名雯舌。

34365 回生锭(《寿世保元》卷八)

【组成】人参五钱 白术(去芦油)一两 白茯苓(去皮) 怀山药 桔梗各一两 甘草三钱 胆星五钱 赤石脂(煅)五钱 辰砂二钱 乳香二钱五分 礞石(煅金色)三钱 牛黄一钱 麝香一钱

【用法】上为末,捣匀,印作锭子,金箔为衣,阴干。每服三五分,薄荷汤化下。

【主治】小儿慢惊慢脾。

34366 回生膏(《村居救急方》卷一)

【组成】明矾 黄丹 干姜各等分

【用法】上为末,连须葱数茎同捣。敷脐,以热砖烙之。

【主治】阴症腹痛。

34367 回生膏(《仙拈集》卷二)

【组成】人乳(男用女胎乳,女用男胎乳) 藕汁 白蜜 白酒头浆 童便(后入)各等分

【用法】煎膏,滴水不散。每服半盏,空心白汤调下,病深者多服。

【主治】血虚火旺,消补两难者。

【宜忌】忌服寒凉药。

34368 回生膏

《经验广集》卷三。为《仙拈集》卷三"延生膏"之异名。见该条。

34369 回生膏(《集验良方》卷六)

【组成】川贝母八两 猫儿眼睛草一斤 夏枯草一斤 芝麻油二十斤

【用法】将药入油内浸,冬五日,夏三日,春、秋四日,放铜锅内用桑柴火先文后武,以药熬枯为度,去滓再将黄丹一斤八两炒紫色,水飞入油内,总以二油一斤用桃、柳、槐、杏、桑五枝手不住搅匀,以滴水成珠为度。熬此膏,最要洁净。治发背、痈疽、瘰疬、乳岩、痰核,一切疮毒,贴上,毒水即出,每日换三贴,未破者即消,已破者即收口痊愈。

【主治】一切疮毒,疔毒,发背,痈疽,瘰疬,乳岩,痰核。

34370 回头散

《金匮翼》卷五。为《古今医鉴》卷九"回首散"之异名。见该条。

34371 回光丸(《医方类聚》卷六十九引《王氏集验方》)

【组成】九里光花 菊花(二件蒸) 黄连 黄柏 当归 玄参 苦参

【用法】上为末,面糊为丸,如梧桐子大,青黛为衣。每服五十丸,食后茶清送下。

【主治】眼赤肿涩疼痛。

34372 回光散(《古今医鉴》卷十四)

【组成】荆芥 黄连 赤芍 谷精草 菊花 木贼 桔梗 牛蒡子 前胡 独活 甘草各等分。

【用法】上到。加生姜、灯草,水煎服。

【主治】痘疹伤眼。

34373 回阳丸(《圣济总录》卷一八五)

【组成】牡蛎(煅通赤) 干姜(炮)各半斤

【用法】上为细末,生姜汁煮半夏为丸,如梧桐子大。每服二十丸,空心温酒送下。

【功用】补益元气,悦泽肌体,开心明目。

34374 回阳丸(《奇方类编》卷下)

【组成】明矾 火消 胡椒各一钱 真黄丹八分

【用法】上为细末,陈醋为丸。男左女右握在手心,以帛缚之,出汗而愈。

【主治】阴症肚疼。

34375 回阳丹(《圣惠》卷十一)

【组成】硫黄半两(细研入) 木香半两 荜澄茄半两 附子半两(炮裂,去皮脐) 干姜一分(炮裂,到) 桂心半

两　干蝎半两　吴茱萸半两(汤浸七遍,焙干,微炒)

【用法】上为末,炼蜜面糊为丸,如梧桐子大。每服三十丸,以生姜汤送下,不拘时候,频服。以热酒一盏投之,以衣覆取汗。

【主治】阴毒伤寒,面青,手足逆冷,心腹气胀,脉候沉细。

34376　回阳丹(《兰室秘藏》卷中)

【组成】羌活　全蝎　升麻根　甘松各二分　草乌头　水蛭(炒)各三分　大椒　三奈子　荜茇　枯矾各五分　柴胡　川乌各七分　炒黄盐(为必用之药,去之则不效)　破故纸　蒜各一钱　虻虫三个(去翅足,炒)

【用法】上为细末,炼蜜为丸,如弹子大,绵裹留系在外,入丸药阴户内,一日一换。脐下觉暖为效。

【主治】❶《兰室秘藏》:带下。❷《准绳·女科》:下焦虚冷,脐腹疼痛,带下五色,月水崩漏,淋沥不绝。

34377　回阳丹(《简易方》引桃溪方,见《医方类聚》卷二十)

【组成】川乌(洗)　草乌各三两(洗)　地龙(洗)　灵脂(洗)　南星(洗)各一两　脑子　麝香各少许

【用法】上为细末,炼蜜为丸,如鸡头子大。初服半丸,渐加小丸至大丸,生姜汁磨化,先嚼薄荷,日午、夜卧温酒送下。瘫痪不能行,服三十九必愈;如中风不软,只口眼㖞斜,服二三丸效。

【主治】卒暴风中气中瘫痪,手足不遂,语言謇涩,口眼㖞斜,筋脉挛急,半身不举,不省人事。

34378　回阳丹(《卫生宝鉴》卷十五)

【组成】川乌(炮)　牡蛎(烧)　不灰木(烧)　良姜(炒)　白芍药各二钱　麝香少许

【用法】上为末。每用一钱,男病女津唾调,涂外肾上,女病男津唾调,涂乳上。

【主治】阴毒伤寒,手足厥冷。

34379　回阳丹(《古今医鉴》卷七)

【组成】干姜一两　牡蛎一两

【用法】上为细末。以火酒调稠,搽手上,男子用双手揉外肾即愈;女子以男子手搽药,急按两乳,仍揉擦热,汗出则愈。

【主治】癇冷。

34380　回阳丹(《鲁府禁方》卷二)

【组成】白及二钱　胡椒二钱

【用法】上为细末,黄酒为丸,如麦粒大。每服九丸,用热黄酒送下。

【主治】阴症,手足厥冷,心腹病痛。

34381　回阳丹(《准绳·幼科》卷五)

【组成】弥月将生胞羊(洗洗净,随用黄麻缠扰一团,把腊糟裹外,置新瓦上,四围炭火炙之,俟其外糟焦了,如墨样,削去其糟,再焙干,另为末)　官桂末　丁香末各五钱　人参末一两　木香末三钱

【用法】上为细末。十岁以上服二钱,十岁以下服一钱,十五岁以上服三钱,升麻煎酒浆调下。此方用于四五朝前其效甚速,若用于六七日则则噬脐矣。

【主治】痘塌陷不起。

34382　回阳丹(《奇方类编》卷下)

【组成】沉香　木香　鹿茸　大茴　小茴(盐水炒)　青皮　栀子(去壳,炒)　补骨脂　木通　生地　熟地　肉苁蓉　地龙(洗净土,炒干)　石菖蒲各一两　葫巴二两(生熟各半)　大海马一对(酥炙)　人参

【用法】上为细末,酒糊为丸,如梧桐子大。每服一钱,早、晚二服。二七见效。

【功用】补益。

34383　回阳汤(《圣济总录》卷二十一)

【组成】延胡索(炒)　半夏(切,生姜汁炒黄)　甘遂(醋炒干)各一两　陈橘皮(汤浸去白,焙)　附子(炮裂,去皮脐)　桂(去粗皮)　麻黄(去根节,汤煮去沫,焙)各半两　槟榔一枚　天南星一枚(炮)

【用法】上剉,如麻豆大。每服二钱匕,酒八分,煎至七分,去滓温服。服后炊顷,患人头面浑身觉热时,便与衣服盖覆,令汗出。

【主治】伤寒阴盛,手足厥冷,体寒脉微。

34384　回阳汤(《百一》卷三)

【组成】干姜(炮)　益智仁　大川乌(炮,去皮脐)各一两　青皮半两　附子一只七八钱重者(生用,去皮脐)

【用法】上㕮咀。每服半两,水二大盏,加生姜十片,大枣一个,入盐少许,同煎七分,去滓,空心、食前温服,并滓再煎。

【主治】❶《百一》:丈夫妇人无问老幼,卒暴风中气中,左瘫右痪,手足不遂,语言謇涩,口眼㖞斜,筋脉挛缩,半身不举,不省人事。❷《普济方》引《澹寮》:中寒脉弱,大段虚怯。

34385　回阳汤(《银海精微》卷下)

【组成】附子　人参　当归　川芎　赤芍药　茯苓　五味子　细辛　车前子　甘草

【用法】加大枣一个,生姜三片,水煎,空腹服。

【主治】眼珠淡红,羞涩难开。

34386　回阳汤(《外科枢要》卷四)

【异名】托里回阳汤(《保婴撮要》卷十五)、回阳酒(《疡科选粹》卷二)。

【组成】干姜(炮)　附子(炮)各二钱　人参　白术　黄耆各三钱　当归　陈皮　甘草(炙)各二钱　柴胡　升麻各五分

【用法】酒、水煎服。不应,姜、附倍之。

【主治】脾肾虚寒,疮属纯阴,或药损元气,不肿痛,不腐溃;或腹痛泄泻,呕吐厥逆,或阳脱陷。

34387　回阳汤

《寿世保元》卷八。为《回春》卷七"回阳酒"之异名。见该条。

34388　回阳汤(《玉案》卷二)

【组成】大附子三钱　人参二钱　白术　干姜各一钱　广木香一钱五分

【用法】水煎,热服。

【主治】脱阳。

34389　回阳汤(《嵩崖尊生》卷十二)

【组成】炮附　人参　黄耆　当归　川芎　茯苓　枸杞　陈皮　萸肉各一钱　木香五分　甘草　紫草　厚朴

苍术　红花　独活各五分　皂角树上白皮二钱　煨姜三片

【用法】水、酒各半煎服。三服取效。

【主治】阴毒不肿不疼,不热不红,但坚硬者。

34390　回阳汤(《会约》卷十一)

【组成】当归三钱(泄泻者去之)　白术三四钱　附子(制)二三钱　干姜(炮)二三钱　熟地五钱　黄耆(蜜炙)三四钱或加倍　乌梅三个

【用法】水煎服。加人参二钱更效。若血再不止者,加醋炒五倍子一钱半。

【主治】阴阳将脱,便血大下。

34391　回阳饮

《医学集成》卷一。为《伤寒论》"四逆加人参汤"之异名。见该条。

34392　回阳饮

《喉科种福》卷五。为《会约》卷三"八味回阳饮"之异名。见该条。

34393　回阳饮

《中国医学大辞典》。为《活幼心法》卷末"六味回阳饮"之异名。见该条。

34394　回阳酒(《回春》卷七)

【异名】回阳汤(《寿世保元》卷八)。

【组成】鹿茸(酥炙,焙)　大附子(面包煨,去脐皮)　嫩黄耆　当归(酒洗)

【用法】上剉。好酒煎服。

【主治】❶《回春》:痘疮。❷《寿世保元》:痘属虚寒,八九日色白如水泡,顶陷根白,痒塌寒战,咬牙。

【加减】兼有痰嗽,加牛胆南星。

34395　回阳酒

《疡科选粹》卷二。为《外科枢要》卷四"回阳汤"之异名。见该条。

34396　回阳散(《圣惠》卷十一)

【组成】川乌头半两(炮裂,去皮脐)　益智子半两　青橘皮半两(汤浸,去白瓤,焙)　桂心半两　麻黄一两(去根节)　干姜半两(炮裂,剉)

【用法】上为散。每服三钱,以水一中盏,加生姜半分,煎至六分。去滓,稍热服,不拘时候。衣覆取汗,如人行十里未有汗,再服。

【主治】阴毒伤寒。

34397　回阳散(《圣济总录》卷二十七)

【组成】硫黄一两　寒水石三分　消石半两

【用法】上药入砂瓶子内盛,以瓦盖瓶口,黄泥固济,阴干,用炭火三斤,煅令火尽,研为末。每服一钱匕,温水调下。

【主治】阴毒伤寒。

34398　回阳散(《证类本草》卷十一引《集效方》)

【异名】天南星散(《普济方》卷二〇一)。

【组成】天南星

【用法】上为末。每服三钱,加京枣三个,同煎八分,温服;未省再服。

【主治】吐泻不止,或取转多,四肢发厥,虚风不省人事。

34399　回阳散(《幼幼新书》卷十四引茅先生方)

【组成】苍术一两(米泔浸一宿)　甘草(炙)　白术(炮)　陈皮(去白)各半两　木香　大附子(炮,去皮)各一钱

【用法】上为末。每服一钱,空心盐汤点下。可夹伤寒药,更看形候。

【主治】夹惊伤寒。

34400　回阳散

《幼幼新书》卷二十一引《惠眼观证》。为原书同卷"附子散"之异名。见该条。

34401　回阳散(《卫生总微》卷十)

【组成】附子(大者)一个(炮,去皮脐)　天南星(大者)一个(炮,为末,生姜汁和作饼,焙干)　木香一分　人参(去芦)一分　硫黄一分　朱砂一钱　麝香少许

【用法】上为细末。每服半钱,乳食前艾汤调下。

【主治】下泻虚极,或因服转药泻脱,四肢逆冷,目瞪项强,大便不禁,心胸烦闷,不能乳食。

34402　回阳散(《活幼心书》卷下)

【组成】附子(汤浸,炮裂,去皮)　甘草(半生半炙)各二钱半　人参(去芦)七钱半　细辛(去叶)一钱半　桔梗(剉,炒)五钱　厚桂(去粗皮)　白茯苓(去皮)　川独活各二钱　半夏(汤煮透,滤,仍剉,焙)三钱

【用法】上㕮咀。每服二钱,水一盏,加生姜二片,煎七分,温服,不拘时候。或入枣子同煎。

【功用】理脾虚。

【主治】感受风寒湿气,传作吐泻,手足逆令,腹痛有痰,及阴证脱肛,疝疾,盗汗。

34403　回阳散(《寿世保元》卷四)

【组成】硫黄四分　胡椒六分

【用法】上为细末。每服三分,烧酒调下。

【主治】阴症,腹痛身冷。

34404　回阳散(《寿世保元》卷四)

【组成】丁香　干姜　乳香　没药　胡椒各三钱

【用法】上为末。每服三钱,以唾调涂在手内,两掌心安于两膝间,以手帕绑定。用棉被盖之,其汗自出。

【主治】阴症,不能服药,不得汗出者。

34405　回阳散(《证治汇补》卷一)

【组成】附子二枚(炮制为末)

【用法】生姜酒和匀调服。

【主治】中寒。

34406　回阳散(《外科传薪集》)

【组成】煨姜三两　肉桂五钱　赤芍(炒)三两　南星一两　草乌(炒)三两　白芷一两

【用法】上为细末。以热酒调敷。

【主治】痈疽阴疮,皮色不变,漫肿无头,坚硬疼痛,风痹脚气,手足麻木,筋骨不舒,寒热流注,鹤膝风。

34407　回阳散(《全国中药成药处方集》吉林方)

【组成】朱砂三分五厘　血竭二钱　乳香二钱　没药二钱　雄黄二钱　红粉二钱七分　梅片三分五厘　银砂三分五厘　轻粉一钱四分　麝香七厘

【用法】上为细末。将此药涂于患处,每日二三次。

【功用】回阳生肌,消毒止毒。

【主治】痈疽发背,溃后余毒不净,身发黑紫,诸疮内郁火毒。

34408　回阳膏(《万氏家抄方》卷四)

【组成】肉桂　草乌　均姜　南星　白芷　赤芍

【用法】上为末,酒调敷。

【主治】痈疽不痛属阴。

34409　回阳膏(《寿世保元》卷四)

【组成】白矾(煮)三钱　黄丹二钱　干姜五钱　母丁香十个　胡椒十五六粒

【用法】上为末,用醋调得所,以男左女右,握药搭脐上。盖被出汗即愈。

【主治】因女色成阴症者。

34410　回阳膏(《重订通俗伤寒论》)

【组成】生香附一钱八分(或用吴茱萸亦可)　公丁香一钱二分　上桂心八分　倭硫黄五分　当门子四分

【用法】上为极细末。每用二三分,安入脐中,外以膏药封之。

【主治】中寒阴痧。

【宜忌】❶《重订通俗伤寒论》:惟口渴苔黄,二便俱热者,虽见肢冷脉伏,亦勿妄贴此膏。❷《随息居霍乱论》:孕妇忌贴。

34411　回苏散(《温病刍言》)

【组成】犀角粉　羚羊角粉各1克　麝香0.3克　牛黄0.3克　冰片0.3克　龙涎香0.3克　珍珠粉0.3克　琥珀3克　朱砂3克　薄荷冰0.15克

【用法】先将冰片、薄荷冰研成水样,再将其他粉剂和入研匀。成年人每服1.3至2克,小儿每服0.6至1.3克,日夜服4次。

【功用】醒脑开窍,安神。

【主治】温邪内陷心包,高烧惊厥,重度昏迷。

【方论选录】犀角入血分以清神智,且能解毒;羚羊角入气分以熄肝风,兼能安神。二者清热退疫之力胜于白虎,凡温病之高烧不退者,非此不除。牛黄入心、肝二经,功能泄热利痰,通窍镇惊;麝香、冰片、薄荷冰芳香通窍,以清神明,且薄荷冰发挥迅速,轻扬上行,为解暑热清头目之良品,服下少许,立觉头目凉爽,醒脑清神。龙涎香芳香透窍之力虽稍逊麝香,而兼有化痰之力;珍珠粉入心养阴,泄热潜阳,安神定惊;朱砂、琥珀入心、肝二经,安神定惊,兼有镇痛解毒之效,且朱砂能清镇少阴君火,使火不妄炎,则肝风自熄,而神明自安。

34412　回疔丹(《仙拈集》卷四)

【组成】蟾酥　银朱　雄黄各等分

【用法】上为末,枣肉为丸,如绿豆大。每服一丸,胡椒煎汤一钟,磨铁锈于汤内少许,灌下。

【功用】回生。

【主治】疔疮走黄。

34413　回疔丹

《全国中药成药处方集》上海方。为《外科正宗》卷二"立马回疔丹"之异名。见该条。

34414　回疔饮(《仙拈集》卷四)

【组成】苍耳子(炒)四两　生甘草二两

【用法】水煎浓一大碗,温服之。亦可烧存性,米醋调敷。

【主治】疔疮走黄。

34415　回疔散(《外科全生集》卷四)

【组成】有子土蜂窠一两　蛇蜕一条(不经地上者佳)

【用法】泥裹,煅存性,为细末。每服二钱,白汤送下。

【主治】一切疔走黄。

34416　回乳方(《谢利恒家用良方》)

【组成】焦麦芽一两　枳壳二钱

【用法】水煎服。

【主治】小儿断乳,须停止母乳者。

34417　回乳方(《临证医案医方》)

【组成】麦芽30克　瓜蒌15克　枳壳9克　青皮6克　苏梗6克　桔梗6克　当归9克　益母草12克　蒲公英15克　金银花9克　连翘9克　丹皮6克

【功用】回乳,理气,活血,清热。

【主治】产后因故不欲授乳或婴儿一岁后欲断乳者。

【方论选录】麦芽回乳,瓜蒌、枳壳、苏梗、桔梗、青皮理气,当归、丹皮、益母草活血,蒲公英、金银花、连翘清热解毒。

34418　回乳汤(《外科大成》)

【组成】麦芽(炒)二两　归尾　赤芍　红花　牛膝各二钱

【用法】水煎服。外以脚布束紧两乳,以手按揉之。

【主治】无儿吃乳,致乳汁胀痛者。

34419　回命散(《幼幼新书》卷十引郑愈方)

【异名】开关圣散(《直指小儿》卷一)、圣散子(《普济方》卷三七四)、开关如圣散(《婴童百问》卷二)、开关左右散(《医林纂要》卷九)。

【组成】蜈蚣一条(赤者,中分为两处)　蝎一个(亦中分为两处,各记左右)

【用法】上药左者与左,右者与右,各作两处为末,左右吊眼,各将药吹入左右鼻中。

【主治】惊风吊眼。

34420　回金丸

《医学纲目》卷二十一。即《丹溪心法》卷一"左金丸"。见该条。

34421　回毒散(《灵验良方汇编》卷下)

【组成】大黄三钱　白芷六钱　木香　没药　穿山甲(拌蛤粉,炒)　木香各五分(另研)　人参二钱(煎汤,调前药末下)

【主治】乳痈未溃。

【宜忌】虚人不宜用。切不可轻用外科,攻击太过。

34422　回毒膏(《同寿录》卷末)

【组成】麻油四两　番木鳖一两(去毛)　壮人头发三两　飞丹二两

【用法】番木鳖入麻油中煎枯,捞出木鳖,入壮人头发熬化,候滴水成珠,加飞丹收成膏。贴之。

【主治】痘后疮毒。

34423　回春丸(《扶寿精方》)

【异名】同春丸(《摄生众妙方》卷七)、八味茴香丸(《医学入门》卷七)、茴香丸(《便览》卷三)。

【组成】茯苓　白术　山楂(炒)　大茴香　吴茱萸各一两　荔枝核(炒)一两　枳实八分　橘子核(炒)三两

【用法】上为细末,炼蜜为丸,每丸一钱五分重。每服一丸,空心细嚼,姜汤送下。

【功用】《全国中药成药处方集》沈阳方:疏肝顺气,温中散寒。

【主治】疝气。

34424　回春丹

《理瀹》。为原书"健阳丹"之异名。见该条。

34425　回春丹(《谢利恒家用良方》)

【异名】小儿万病回春丹(《丸散膏丹集成》)、万病回春丹(《全国中药成药处方集》福州方)、小儿回春丹(《上海市中药成药制剂规范》)。

【组成】川贝母一两　制白附子三钱　雄黄三钱　天竺黄一两　防风三钱　羌活三钱　天麻三钱　陈胆星二两　制僵蚕三钱　全蝎三钱(酒洗)　蛇含石八钱(煅)　朱砂三钱　冰片　麝香各一钱五分　西牛黄一钱

【用法】上为细末,以甘草一两,钩藤二两,煎浓汤,炼蜜为丸,如花椒大,外用蜡壳封固,每匣五粒。小儿一岁一粒,二岁二粒,三四岁三粒,打碎,钩藤麦芽汤化下;乳汁及开水亦可。或研碎搽乳头令儿吮之,腹痛者,打碎一粒,贴脐中。

【主治】小儿急惊、慢惊,发搐瘛疭,内外天钓,伤寒邪热,斑疹烦躁,痰喘气急,五痫痰厥,大便不通,小便溺血,及一切昏闷之症。

34426　回春丹(《成方制剂》2册)

【组成】半夏　沉香　陈皮　川贝母　胆南星　豆蔻　甘草　钩藤　僵蚕　木香　牛黄　清宁　全蝎　麝香　檀香　天麻　天竺黄　枳壳　朱砂

【用法】制成丸剂。口服,周岁以内小儿一次1丸,二岁一次2丸,三~四岁一次3丸,五岁以上一次4~6丸。一日2次。

【功用】清热定惊,驱风祛痰。

【主治】小儿惊风,感冒发热,呕吐腹泻,咳嗽气喘。

34427　回春方(《女科秘要》卷一)

【组成】茯苓　半夏　厚朴　苍术各一钱　陈皮　砂仁各五分　炙甘草　干姜各三分　藿香八分　乌梅一个　姜三片

【用法】水煎服。

【主治】恶阻。

34428　回春酒(《同寿录》卷一)

【组成】人参一两(切片)　荔枝肉(去核)二斤

【用法】用上好烧酒五斤,将上药入袋内,浸三日可服,每日早晚饮一二杯。

【功用】助阳道,益精神。

【主治】老年阳痿。

34429　回春酒(《成方制剂》2册)

【组成】苍术　当归　地骨皮　丁香　杜仲　茯苓　附片　甘草　花椒　木香　牛膝　肉苁蓉　生地黄　熟地黄　天冬　五加皮　西红花　淫羊藿

【用法】制成酒剂。口服,一次10~30毫升,一日2次。

【功用】滋阴补阳,培元固本,调养气血。

【主治】肾阳不足,气血虚损引起的精神倦怠,阳痿精冷,腰膝酸软,食欲不振及病后体弱。

34430　回春散(《古今医鉴》卷七)

【组成】白矾一钱　黄丹八分　胡椒二分　焰消一分

【用法】上为细末,醋调,推于手内,合阴处。

【功用】《全国中药成药处方集》沈阳方:温肾散寒,暖子宫。

【主治】❶《古今医鉴》:阴冷。❷《全国中药成药处方集》沈阳方:房事之后感风寒,饮食生冷,小腹疼痛,阴部收缩,四肢冰冷,呼吸无力,阴寒危症。

34431　回春散

《卫生鸿宝》卷一引《从桂堂方》。为原书同卷"手握丹"之异名。见该条。

34432　回脉散(《青囊秘传》)

【组成】大黄三钱　白芷八分　乳没药各五分　木香五分　山甲(蛤粉炒)五分

【用法】上为末。人参二钱,煎汤调服。

【主治】一切乳症,毒从大便出。

34433　回音饮(《仙拈集》卷二)

【组成】甘草　桔梗　乌梅　乌药各等分

【用法】水煎服。

【主治】声音哑。

34434　回疮锭

《中国医学大辞典》。为《外科精义》卷下"回疮锭子"之异名。见该条。

34435　回津丸(《普济方》卷三五三引《便产须知》)

【组成】白芍药一钱　白术二钱　泽泻　茯苓　川芎各一钱　当归二钱　五味子三钱　乌梅肉一钱

【用法】上为末,炼蜜为丸。每服二三十九,或嚼或熟水调下。可加甘草二钱,诃子肉一钱。

【功用】养血通气,回津补肾。

【主治】产后虚渴,去血多,津液少,肾气虚,饮无度。

34436　回首散(《古今医鉴》卷九)

【异名】回头散(《金匮翼》卷五)。

【组成】乌药顺气散加羌活　独活　木瓜

【主治】头项强急,筋痛,或挫枕,转项不得者。

34437　回神膏(《普济方》卷三〇〇)

【组成】生姜汁　红糟　猪脂　盐

【用法】研烂炒熟,搽入皲折内。一时虽疼,少顷便皮软鞭合。三二次搽即安。

【主治】手足皲裂,如蒸梨状,虽春、夏亦如此。

34438　回素散(《圣济总录》卷一九八)

【组成】泽泻四两

【用法】上为细散,入丹砂、云母粉各一分和之。每日服一钱匕,米饮调下。

【功用】返神归元,助气于坎室。

34439　回脓散(《青囊秘传》)

【组成】归尾一钱五分 大黄三钱 炙山甲五片 黑丑(生熟各半)三钱 角针一钱 蜈蚣一条 炒僵蚕二钱 乳香 没药各五分

【用法】水、酒各半煎服。

【功用】内消。

【主治】便毒初起作痒。

34440 回疳散（《仙拈集》卷二）

【组成】鹿角(煅) 白矾(枯)各一两 头发五钱(烧存性)

【用法】上为末。先用花椒汤洗净,掺药于疳上。三四次即愈。如疮不收口,瓦松烧存性,为末,搽即收。

【主治】疳烂通鼻孔。

34441 回浆饮

《医学集成》卷三。为《赤水玄珠》卷二十八"回浆散"之异名。见该条。

34442 回浆散（《赤水玄珠》卷二十八）

【异名】回浆饮(《医学集成》卷三)。

【组成】何首乌 白芍 黄耆 人参 甘草 白术 白茯苓 生姜

【用法】水煎服。

【主治】痘不收浆结痂。

【方论选录】《痘科类编释意》:痘因服热药过多,以致热毒猖狂,痘烂不靥者,合柴胡汤服之。参、耆补气,甘草和中,首乌滋阴解毒,茯苓补脾渗湿,芍药和血收敛,如浆足回迟,用补气和中渗湿收敛,则回自速,再加首乌,则无余毒之患矣。

34443 回浆散（《种痘新书》卷十二）

【组成】何首乌 白芍 炙耆 炙草 人参 白术 茯苓 淮山药 苡仁(或以苍术易白术)各等分

【用法】水煎服。

【主治】痘不收浆结痂。

34444 回稍散（《嵩崖尊生》卷七）

【组成】白芷 茯苓 半夏各六分 当归 川芎 甘草 肉桂 白芍各六分 枳壳 麻黄 陈皮各一钱 桔梗四分 厚朴 干姜各八分 苍术四分 姜黄五分

【主治】坐卧伤湿,或睡时手在被外受寒,致手臂疼痛。

34445 回魂散（《卫生总微》卷六）

【组成】人参(去芦) 茯苓(去黑皮) 甘草 白僵蚕(去丝嘴) 朱砂(水飞)各一分 白附子一钱半(炮) 全蝎十钱 蝉壳(去土,净洗,去足)二十个

【用法】上为细末。每服半钱或一钱,乳食前煎冬瓜子、薄荷、清米饮调下。

【主治】痫搐愈后,多吐逆腹胀,气急不食,及罢惊之后,一切虚候。

34446 回魂煎（《圣济总录》卷一七〇）

【组成】天南星一枚重三钱者(烧地坑子令赤,用醋泼,下天南星,以碗子合定,勿透气,去皮脐,取二钱) 白附子三枚(生用) 乌蛇四寸(用酒浸,去皮骨,炙) 蜈蚣一条(酒炙) 棘刚子三十枚 干蝎全者七枚(炒) 水银沙子两皂子大 丹砂 腻粉各一分 麝香 犀角末 乳香各一钱 金箔三片(共炒于一处研) 牛黄 龙脑各半钱(研)

【用法】上为细末,用石脑油为膏,旋丸如豌豆大。每服一丸,薄荷汤化下。

【主治】小儿慢惊风。

【备考】本方方名,据剂型,当作"回魂丸"。

34447 回蒸膏（《广笔记》卷三）

【组成】真芝麻油二斤 胎发四两(如无,以童男发洗净代之) 穿山甲五钱 白矾(飞过)一两 黄蜡四两 飞丹二两 松香六两 轻粉五钱(研) 乳香 没药各五钱(另研) 燕窝泥(朝北者)二两(微炒) 五灵脂(淘净)五钱 麝香(另研)五钱 密陀僧五钱

【用法】将穿山甲、五灵脂煎数沸,下胎发熬溶,滤去滓,称净熟油二十四两,仍入锅内,下白矾,煎二三沸,下黄蜡、黄丹,煎一沸,下松香、官粉六两,再煎一沸,下燕土,如沉香色,滴水成珠,住火,方下乳香、没药,搅匀,少顷,下轻粉,桃柳枝搅,温可入手,然后投麝香搅匀,水浸去火毒七日。用贴瘰疬,未破者软,已溃者干。内服夏枯草汤。

【主治】瘰疬。

34448 回痹方（《疯门全书》）

【组成】良姜五钱 山柰五钱 肉桂五钱 丁香二钱 草蔻仁三钱

【用法】上为末。浓酒煮熟,敷患处。先以艾绒敷患处,以熨斗运之,觉热,去艾叶。敷药即回,如不回,再敷一次。

【主治】麻风。

34449 回燕膏（《遵生八笺》卷十八）

【组成】穿山甲 全蝎 白芷 黄连 黄柏 黄芩 当归各二两 生地 赤芍药各一两 官桂 海藻各四两 番木鳖一两

以麻油一斤四两,共熬枯黑,去滓,下飞丹十两,黄蜡七钱,白占三钱,粉心二两,收成膏药,投入水浸,加细药:

乳香 没药 阿魏 轻粉各六钱 麝香二钱 血竭四两 燕窝泥一两 雄黄 朱砂各二钱 雄鼠屎一两五钱

【用法】上为极细末,筛过,将膏药取起溶化,离火下细药搅匀。依病大贴之,三日即消。此药又能贴诸般恶毒。

【主治】瘰疬痰核。

34450 回燕膏（《疡科选粹》卷四）

【组成】穿山甲五钱(剉片) 五灵脂(研罗去滓)五钱 男子头发四两(皂角水洗净)

【用法】上用香油一斤四两,慢火煎至发熔尽,穿山甲已黑,滤去滓,称油实重若干,以折半为准,将淘洗净炒过黄丹,炒过官粉,共合油之半,徐徐以柳枝搅油而下,候丹粉已发,下枯白矾末二两,再下煮洗过松香末四两,再下煮洗过黄蜡四两,又下朝北燕窝土(研细末)二两,候药成酱庵色,离火稍冷,下轻粉、乳香、麝香各五钱,即倾入水,拔洗去火毒。

【主治】瘰疬已溃。

34451 回澜汤（《痘疹仁端录》卷十一）

【组成】荆芥三钱 枳壳三钱(同炒) 人参三钱 蚶子一对(存性)

【用法】上为末。每服三钱,用升麻煎酒浆调下,又用猪蹄一只,绵花一两,橘红五钱,酒浆煨热服之。

【主治】怀胎七八个月患痘疹。

34452 回澜饮（《经验各种秘方辑要》）

【组成】紫丹参三钱 净桃仁三钱 白茯苓四钱 茺蔚子三钱 原生地三钱 怀牛膝三钱（盐水炒） 飞滑石四钱 嫩白薇一钱五分（酒炒）

【主治】倒经。癸水逾期不至，忽患齿衄、鼻衄，或吐血不止。

34453 回癫汤（《石室秘录》卷三）

【组成】人参三钱 白术九钱 茯神五钱 山药三钱 薏仁五钱 肉桂一钱 附子一钱 半夏三钱

【用法】水煎服。

【主治】羊癫症。

34454 回生神丹（《石室秘录》卷一）

【组成】人参五钱 白术 薏仁 肉桂 茯苓 半夏须略大于常用之量 南星三钱 附子一钱

【用法】水十碗，煎至四碗，分作二次服。早晨服二碗，即卧，上以棉被盖之，令极热，汗出如雨，任其口呼大热，不可轻去其被，任其自干，再用后二碗晚服亦盖之如前，不可轻去其被。一夜必将湿气冷汗，尽行外出，三日可步履矣。后用八味地黄丸，四料为丸，可永不再发。

【主治】中风手足不仁，不起立行步者。

34455 回生神膏（《阴证略例》）

【组成】牡蛎 炼粉 干姜（炮裂）各一钱

【用法】上为细末，男病用女唾调，手内擦热，紧掩二卵上，得汗出愈；女病用男唾调，手内擦热，紧掩二乳上，得汗出愈。卵与乳，男女之根，蒂坎离之分也。阴证大小便不通，及诸杂病阴候，大小不通者，并宜此外治法。

【主治】男女阴毒伤寒，大小便不通，及诸杂病阴候大小便不通者。

【宜忌】数日不通为急，非急勿用。

34456 回生锭子

《丹溪心法附余》卷十六。即《外科精义》卷下"回疮锭子"。见该条。

34457 回阳煮散（《圣济总录》卷二十七）

【组成】天南星二两（酒浸七日，取出，剉，炒令黄） 附子（炮裂，去皮脐）一两

【用法】上为散。每服二钱匕，酒一盏半，慢火同煎至六分，温服，不拘时候。

【主治】阴毒伤寒，四肢厥冷，脉候微细，心胸痞闷。

34458 回声饮子（《养老奉亲》）

【组成】皂角一梃（刮去黑皮并子） 萝卜三个（切作片）

【用法】以水二碗，同煎至半碗以下服之。不过三服便语，吃却萝卜更妙。

【主治】失音。

34459 回香草散（《外科正宗》卷四）

【组成】回香草 高良姜各等分。

【用法】晒干为末。用此先吹鼻痔上两次。片时许，随后方行取法，其痔自然易脱。

【主治】鼻痔。

34460 回疮锭子（《外科精义》卷下）

【异名】回疮锭（《中国医学大辞典》）。

【组成】草乌头一两 蟾酥七钱 巴豆七分（去皮） 麝香一字

【用法】上为细末，面糊和，撚作锭子。如有恶疮透丁不痛无血者，用针深刺到痛处有血，用此锭子纴之，上用膏贴之，疗疮四畔纴之。其疮三二日自然拔出。此药最当紧用。

【主治】疗疮。

【备考】本方方名，《丹溪心法附余》引作"回生锭子"。

34461 回天大补膏（《陈素庵妇科补解》卷一）

【组成】人参六两 白术四两 白茯苓三两 当归四两 白芍四两 川芎二两 生熟地各一斤 二冬各五两 知母三两 八制香附八两 红花一两 山药二两 自制龟胶四两 清阿胶四两 鳖胶四两 玄参二两 丹皮三两 柴胡三两 人乳二碗 牛乳半斤 羊乳半斤 梨汁一碗 柿霜三两

【主治】虚损痨瘵之血枯。血枯则月水断绝，其外症畏寒发热，肌肉消瘦，皮肤干涩，爪甲青而不润，饮食减少，大便溏泄，小便痛而数，口干，咽燥，渐成劳瘵。脉候左寸、左右尺必微而涩，右关必沉弦，左关必虚细。

【方论选录】是方参、苓、术、草四君子汤也；归、芎、芍、生熟地四物汤也；二冬、知母、玄参补肺金以培生化之源；丹皮、龟鳖甲煎胶以制浮游之火；人乳、牛乳、羊乳燥者润之；梨汁、柿霜热者清之；银柴胡以退肌热；香附以开气郁；红花以通血滞；山药以达腰膝营卫，生津液，健脾和胃，真有回天之功。

34462 回天甘露饮

《顾氏医径》卷五。为《寿世保元》卷八"甘露回天汤"之异名。见该条。

34463 回天再造丸（《经验百病内外方》）

【组成】真蕲蛇（去皮骨并头尾各三寸，酒浸，炙取净末）四两 两头尖（系草药，出在乌鲁木齐，非鼠粪也，如不得真者，以白附子代之，其性相似，制过用）二两 真山羊血五钱 北细辛一两 龟版一两（醋炙） 乌药一两 黄耆二两（蜜炙） 母丁香一两（去油） 乳香一两（瓦焙去油） 麻黄二两 甘草二两 青皮一两 熟地二两 犀角八钱 没药一两（焙去油） 赤芍一两 羌活一两 白芷二两 虎胫骨一对（醋炙） 血竭八钱（另研） 全蝎二两五钱（去毒） 防风二两 天麻二两 熟附子一两 当归二两 骨碎补一两（去皮） 香附一两（去净皮毛） 玄参二两（酒炒） 首乌二两（制） 川大黄二两 威灵仙二两五钱 葛根二两五钱 沉香一两（不见火） 白蔻仁二两 藿香二两 冬白术一两（土炒） 红曲八钱 川草薢二两 西牛黄二钱五分 草蔻仁二两 川连二两 茯苓二两 姜黄二两（片子） 僵蚕一两 松香五钱（煮过） 川芎二两 广三七一两 桑寄生一两五钱 冰片二钱五分 当门麝五钱 辰砂二两（飞净） 桂心二两 天竺黄一两 地龙五钱（去土） 穿山甲二两（前后四足各用五钱，麻油浸）

【用法】上药必须地道，炮制必须如法，为细末，择天月二德日，于净室内炼蜜为丸。每丸重一钱，金箔为衣，外用蜡壳包裹。牙关紧闭，不可用钢铁器撬开，恐伤牙及唇

舌,并恐惊其心,用乌梅一二个分开,塞左右腮擦之自然开矣。

【主治】真中、类中、痰迷厥气,左瘫右痪,半身不遂,口眼㖞斜,腰腿疼痛,手足麻木,筋骨拘挛,步履艰难。及小儿急慢惊风,诸般危急之症。

【宜忌】此丸力大势猛,未及双周岁者,筋骨柔软,究非所宜,非十分险重者勿服。孕妇忌服。

【加减】如左边疼痛,不能运动,用四物汤(当归、生地、川芎、白芍);如右边疼痛,不能运动,用四君子汤(人参、茯苓、白术、甘草、朝东桑枝);如两边疼痛,则两方并用,其桑枝只用三钱,俱空心服。凡服此药后,神气清爽,渐思饮食。间有一二处屈伸不利,此系热痰留于关节,须用豨莶草二钱,防风一钱,归身一钱,白芥子一钱,红花八分,煎汤,以新白布拧热药水擦摸,一日二三次,便能运动如常。

34464 回风外解汤(《医醇剩义》卷四)

【组成】柴胡一钱 薄荷一钱 前胡一钱 桔梗一钱 枳壳一钱 葛根二钱 豆豉三钱 广皮一钱 茯苓二钱 白术一钱 姜皮六分 荷叶一角

【主治】感风下利,身热脉微弦。

34465 回风养脏汤(《医醇剩义》卷三)

【组成】沙参四钱 苏子一钱半 枳壳一钱 前胡一钱 桑叶一钱 茯苓二钱 白术一钱 苡仁四钱 橘红一钱 贝母二钱 荷叶蒂一枚

【功用】培土化热,息风。

【主治】风阳外烁,肺热移于大肠,咳而遗屎。

34466 回生再造丸(《内外科百病验方大全》)

【组成】真水安息香四两 人参二两 真蕲蛇(小者为佳,去骨并头尾三寸,酒浸,炙,取净末)四两 当归 川芎 川连 羌活 防风 玄参(以上酒炒) 藿香 白芷 茯苓 麻黄 天麻 川草薢 片子姜黄(以上炒) 甘草(炙) 肉桂(研,不见火) 白蔻仁(研,不见火) 首乌料豆(水蒸拌九次) 西琥珀(研) 黄耆(蜜炙) 大黄(酒蒸) 草蔻仁(研) 雄鼠粪(双头尖者是)各二两 穿山甲(前后四足各用五钱,麻油浸,炙)二两 全蝎尾(去头足) 灵仙(酒炒) 葛根(炒) 桑寄生(烘干)各二两五钱 北细辛 赤芍(炒) 乌药(酒炒) 青皮(面炒) 于术(土炒) 僵蚕(洗,炒) 乳香(去油) 没药 辰砂 骨碎补(酒炒) 香附(去皮毛,酒炒) 天竺黄 制附片 生龟版(火炙,熬过者不用) 沉香 母丁香 胆星各一两 红花(酒浸,烘干净)八钱 犀角尖八钱 厚朴 地龙(炙干) 松香(煮九次)各五钱 广木香四钱(不见火) 梅花冰片 犀牛黄各二钱五分 血竭八分 虎胫骨一对(煅酥)

【用法】上为末,炼蜜为丸,每丸重一钱,金箔为衣,蜡壳封固。每服一丸,生姜汤送下。

【主治】男妇中痰中风,口眼㖞斜,手足拘挛,言语不清,左瘫右痪,筋骨疼痛,半身不遂,步履艰难,初起气绝者。

【宜忌】孕妇忌服。

34467 回生再造丹(《秘传打损扑跌药方》)

【组成】川芎 当归 羌活 独活 木瓜各一两 角茴(炒) 小茴各五钱 肉桂 甘草各八钱 乌药少许 川乌三钱 虎骨(炙)五钱 然铜五钱

【用法】各依法制末。用一半酒,一半童便煎服。

【主治】妇人跌扑伤损,遍身疼痛,昏闷将死。

【加减】气喘,加沉香、木香;伤头,加肉桂、前胡、天麻、肉苁蓉;夜作惊悸,加雄鸡胆;乱语恍惚失主,加人参、朱砂、金银箔、远志。

34468 回生再造饮(《跌损妙方》)

【异名】回春再造丹(《秘传打损扑跌药方》)、回春再造散(《外科百效》卷五)。

【组成】五铢钱五文(火煅七次) 木香 自然铜各一钱 麝香一分

【用法】上为细末。每服一钱,无灰酒送下,先嚼丁香一粒,方进此药,伤在上,饭后服;伤在下,饭前服。

【功用】接骨。

【宜忌】如骨未断勿轻服。

34469 回生夺命丹(《中国麻风病学》)

【组成】羌活 藁本 防风 苍术 独活 白芷 乌药 防己 川乌 桔梗 柴胡 黄芩 薄荷 甘松 白芍 大黄 白蒺藜 天南星 川续断 五加皮 海风藤 大腹皮 仙灵脾 皂角刺 明天麻 北细辛 蔓荆子 川草薢各三两 红花 玄参各七两 草乌四两 苦参二斤

【用法】用阴阳水各一大桶浸,春五、夏三、秋七、冬九日,煎百沸去滓,加炼蜜一斤,煎成膏如漆。

【主治】麻风初起,灼热疼痛。

34470 回生至圣丹(《辨证录》卷十三)

【组成】生甘草五钱 金银花半斤 玄参三两 蒲公英三两 天花粉三钱 川芎一两

【用法】水煎服。一剂而头轻,青紫之色淡矣。再服二剂,青紫之色尽消而疮亦尽愈,不必三剂也。

【主治】无名肿毒。人头面无端忽生小疖,痒甚,第二日即头重如山,第三日面目青紫。

【方论选录】此方化毒而不耗其气,败毒而不损其精,所以建功甚奇也。此毒原系水亏之极,而泻毒诸药无不有损于阴阳,惟金银花攻初兼妙,故必须此品为君,但少用则味单力薄,多用则味重而力厚;又加玄参以去火,甘草以泻毒,蒲公英之清热,天花粉之消痰,川芎之散结,自然相助而奏效。

【备考】此乃至危至急之病,苟不速救,数日之内,必一身发青黑而死。若青不至心胸者,尚可救疗。

34471 回生至宝丹

《玉案》卷五。为《回春》卷六引孙奎亭经验方"回生丹"之异名。见该条。

34472 回生至宝丹

《胎产秘书》卷下。为原书卷下"济坤丹"之异名。见该条。

34473 回生至宝丹(《仙拈集》卷四)

【组成】胆星 雄黄 琥珀 朱砂 冰片 全蝎各二钱 巴豆霜一钱 麝香二分

【用法】上为细末,神曲糊为丸,如黍米大。大人用一分,小儿论大小,三四厘以至七八厘。感冒风寒,生姜汤送下;瘟疫,新汲水送下;中风不语,生姜汤送下;霍乱吐泻,绞肠痧,生姜汤送下;中暑,水送下;大小便不利,灯心汤送下;

红痢,茶送下;食积,麦芽汤送下;风痰头眩,生姜汤送下;妇人血崩及月水不止,京墨磨童便送下。

【主治】感冒风寒,瘟疫,中风不语,霍乱吐泻,绞肠痧,中暑,大小便不利,红痢,食积,风痰头眩,妇人血崩及月水不止。

【宜忌】孕妇忌服。

34474 回生至宝膏

《千金珍秘方选》。为《金鉴》卷六十二"巴膏"之异名。见该条。

34475 回生至神汤（《辨证录》卷一）

【组成】人参三两　肉桂三钱　白术二两　生姜汁一合　葱十条(捣汁)

【用法】水煎服。一剂而厥定,再剂而身热解矣。

【主治】冬月伤寒,身热十一日,而热反更盛,发厥不宁,一日而三四见,是邪不能传肝,此厥乃似热而非热,内寒之甚,逼阳外见而发厥。

【方论选录】此虽在用参、术之多,第不佐之姜、葱二汁。则不能宣发于外,而邪伏于肾中而不得出也,惟参、术得姜、葱之助,导之外出,不必走肝,而厥反安矣,此治法之巧者。

34476 回生保命丹（《古今医鉴》卷十五引杨西塘方）

【组成】当归(炒)二钱　川芎三钱　白芷梢三钱　旧槐花一两　乳香五分　没药五分　轻粉四钱二分　朱砂四钱　雄黄三钱　牛黄四分　血竭一钱　孩儿茶一钱　小丁香一钱

【用法】上为末,用红枣、大米粉打糊为丸,如黍米大。每服十丸,以土茯苓四两,牙皂半个,同煎送下,一日三次。

【主治】一切杨梅天泡顽疮,筋骨痛,下疳疮,及轻粉毒,风癣,漏,肿毒,不拘新久。

【宜忌】忌母猪、牛肉、酱、醋、茶、房事。

34477 回生养胃丹（《古今医鉴》卷五）

【组成】苍术(米泔水浸三日,洗净晒干,再换浸三日)四两　莲肉(酒浸一宿)四两　雄猪肚一个(壁土揉擦洗净,入苍术、莲肉在内,以线缝紧,用好酒煮烂,取入石臼内捣如泥,捻作小饼,烘干加后药)　南星四两(切细,姜汁浸一宿,以伏龙肝同炒,去伏龙肝用。或用黄土炒亦可)　半夏四两(泡,晒干,细切,好醋浸七日,蒸熟)　橘红四两(以灶心土炒,去土用)　粟米四两(姜汁浸、蒸、焙)　人参一两　白术一两　白茯苓一两　厚朴(姜汁炒)一两　蓬术一两(醋炒)　荜澄茄一两　砂仁一两　三棱一两(醋炒)　白豆蔻一两　谷芽(炒)一两　麦芽(炒)一两　甘草一两　丁香五钱　木香五钱　沉香五钱

【用法】上为末,稀面糊为丸,如梧桐子大。每服一百丸,空心陈米汤送下。

【主治】真元虚损,心胃不交,精神耗散,脾脏受湿,饮食不纳,五味不成,津液反成痰饮聚于中脘,不能传道,以至大肠燥涩,小便反多而赤,或时呕吐酸水,久成翻胃结肠之症。

34478 回生起死丹（《赤水玄珠》卷二十八）

【组成】丁香九枚　干姜一钱

【用法】水煎服。被盖片时,令脾胃温暖,阴退阳回,痘自红活。

【主治】痘出灰白,寒气逆上,不食腹胀,呕吐肚痛,泄泻清水,手足俱冷。

34479 回生消毒散（《麻科活人》卷一）

【异名】消毒散。

【组成】牛蒡子　蟾酥　地龙(即蚯蚓,晒干,去土)各二钱　僵蚕　贝母　防风　荆芥各一钱

【用法】上为末。每服一钱,以淡竹叶煎汤调下。

【主治】麻出而又收,腹胀喘急。

34480 回生救急散（《北京市中药成方选集》）

【组成】天南星(炙)四两　黄芩四两　天竺黄一两　木香一两　柴胡一两　白附子(炙)一两　莲子心一两　荆芥穗一两　天麻一两六钱　川乌(炙)一两　橘皮三两　薄荷四两　葛根(用粉)二两　山川柳(去梗)二两　滑石二两　大黄三两　玄参(去芦)三两　牛蒡子(炒)二两　僵蚕(炒)一两二钱　桔梗三钱　黄连一钱

【用法】上为细末,每三十二两细粉兑入雄黄二两,麝香三钱,牛黄一钱,朱砂六两,冰片六两五钱。混合均匀,再研细过罗,瓶装,每服二分,温开水送下,一日二次。小儿三岁以下者酌情递减。

【功用】清热散风,镇惊化痰。

【主治】小儿发热咳嗽,痰涎壅盛,烦躁口渴,惊悸抽搐。

34481 回生第一丹（《北京市中药成方选集》）

【组成】土鳖虫(活的最好,应用十六两)十两　血竭四两　当归二十两　自然铜(煅)六两　乳香(炙)四两

【用法】上为细末。每八两八钱细粉兑入麝香四钱,朱砂八钱。共研为细粉,过罗,混合均匀,装瓶,每瓶重二分。每服二分,温黄酒送下,温开水亦可,一日二次。按病状酌情增减。

【功用】接骨,活血止痛。

【主治】跌打损伤,闪腰岔气,血瘀疼痛。

【宜忌】孕妇勿服。

34482 回生续命丹（《跌损妙方》）

【组成】川乌　草乌　自然铜各二两　地龙　乌药　青皮　禹余粮(醋淬)各四钱

【用法】上为细末。每用二钱。

【主治】筋骨断折,疼痛不止。

34483 回生续命丹（《秘传打损扑跌药方》）

【组成】川乌三两(泡)　草乌二两(泡)　自然铜二两(火煨)　地龙(去土)　乌药　青皮　陈皮(去白)各二两五钱　乳香(另研)　红娘子　没药半分　禹余粮(醋淬)四钱

【用法】上为细末。每服五钱,用好酒送下。

【主治】打损扑跌伤。

34484 回生续命丹（《外科百效》卷五）

【组成】川乌二两(泡)　草乌二两(泡)　五灵脂　木鳖子　骨碎补　威灵仙　金毛狗　自然铜二两(火煅)　地龙(去土)　乌药　青皮　陈皮(去白)　茴香各二两半　乳香(另研)　红娘子　没药　麝香一分半　牵牛五钱　禹余粮(醋淬)四两

【用法】上为末。每服一钱,酒调下。后服再生活血止痛散。

【主治】筋骨断折,损伤疼痛不止。

34485 回阳三建汤(《外科正宗》卷一)

【组成】附子 人参 黄耆 当归 川芎 茯苓 枸杞 陈皮 黄肉各一钱 木香 甘草 紫草 厚朴 苍术 红花 独活各五分

【用法】加煨姜三片,皂角树根上白皮二钱,水二碗,煎八分,入酒一杯,随病上下,食前后服之。用绵帛盖暖疮上,预不得大开疮孔走泄元气为要。

【主治】阴疽发背,初起不疼不肿,不热不红,硬若牛皮,坚如顽石,十日外脉细身凉,肢体倦息,皮如鳖甲,色似土朱,粟顶多生孔,孔流血,根脚平散,软陷无脓,又皮不作腐,手足身凉者,俱急服之。

【方论选录】凡背疽属阴者,皆由脏腑先坏而内毒不得发越于外也。旧有用鸡冠剪血滴于疽上者,有醋煮雄艾敷用者,猪脑热药敷围者,神灯火气灼照者。此数法皆阴疽之用,予虽常用,未见其实,但阴疽不起者,如树木之根坏,强力培植枝叶,而终无发生之理。予常据理用药,固有得其生者,十中三四。譬如先要疏其嫁土,通其地脉,助其根本,回其阳气,此四者缺一不可。用苍术、厚朴、茯苓、陈皮疏其土;川芎、当归、紫草、红花通其脉;人参、黄耆、枸杞、山萸助其本;附子、木香、甘草、独活固其阳。如此用之,但根本内有一脉未绝之气,服之俱可得其生。又验其手足温暖,疮便发热,渐作焮肿,复生疼痛,色暗得活,坚硬得腐,胃气得回,此是药之效验。必在三服中应之为吉,外兼照法,接助回阳,此通治阴疽之大法也。

34486 回阳大附散(《幼幼新书》卷九引茅先生方)

【组成】大附子(炮) 人参 前胡 桔梗各半两 木香一分

【用法】上为末。每服半钱,生姜汤调下。

【功用】退伏热。

【主治】慢惊,下涎后伏热。

34487 回阳升陷汤(《衷中参西》上册)

【组成】生黄耆八钱 干姜六钱 当归身四钱 桂枝尖三钱 甘草一钱

【主治】心肺阳虚:大气又下陷者,其人心冷、背紧、恶寒,常觉短气。

【临床报道】❶心肺阳虚:一童子,年十三四,心身俱感寒凉,饮食不化,常常短气,无论服何热药,皆分毫不觉热。其脉微弱而迟,右部兼沉。知其心肺阳分虚损,大气又下陷也。为制此汤,服五剂,短气已愈,身心亦不若从前之寒凉。遂减桂枝之半,又服数剂全愈。俾停药,日服生硫黄分许,以善其后。❷大气下陷:一人年五十余,大怒之后,下痢月余始愈。自此胸中常觉满闷,饮食不能消化,数次延医服药,不外通利气分之品,即间有温补脾胃者,亦必杂以破气之药,愈服病愈增重。后愚诊视,其脉沉细微弱,至数迟。询其心中,常有觉凉之时。知其胸中大气下陷,兼上焦阳分虚损也。遂投以此汤,十剂痊愈。后因怒病又反复,医者即愚方加厚朴二钱,服后少腹下坠作疼,彻夜不能寐,复求为诊治,仍投以原方而愈。❸大气下陷兼寒饮结胸:赵姓

媪,年近五旬,忽然昏倒不语,呼吸之气大有滞碍,几不能息,其脉微弱而迟。询其生平,身体羸弱,甚畏寒凉,恒觉胸中满闷,且时常短气。即其数日资禀及现时病状以互裁病情,其为大气下陷兼寒饮结胸无疑。然此时形势将成痰厥,住在乡村取药无及,遂急用胡椒二钱捣碎煎二三沸,澄清汤灌下。须臾胸中作响,呼吸顿形顺利。继用干姜八钱煎汤一钟,此时已自然饮下,须臾气息益顺,精神亦略清爽,而仍不能言,且时作呵欠,大余呼吸之倾必发太息,知其寒饮虽开,大气之陷者犹未复也。遂投以拙拟回阳升陷汤。服数剂,呵欠与太息皆愈矣,渐能言语。

34488 回阳化毒汤(《万氏家抄方》卷六上)

【异名】回灵化毒汤(《痘疹全书》卷下)。

【组成】人参 官桂 茯苓 白术 附子(制) 甘草

【用法】水煎服。

【主治】痘疹阴燥,曾吐泻,脉沉弱,手足宜冷而反热,阴极似阳。

34489 回阳玉龙丹

《疡科选粹》卷二。为《仙传外科集验方》"回阳玉龙膏"之异名。见该条。

34490 回阳玉龙膏(《仙传外科集验方》)

【异名】回阳玉龙丹(《疡科选粹》卷二)、玉龙膏(《理瀹》)。

【组成】草乌三两(炒) 南星一两(煨) 军姜二两(煨) 白芷一两(不见火) 赤芍药一两(煨) 肉桂半两(不见火)

【用法】上为末,用热酒调敷。发背发于阴,又为冷药所误,又或发于阳而误于药冷,阳变为阴,满背黑烂,四周好肉上用洪宝丹,把住中间,以此药敷之。流注冷证多附骨,内硬不消,骨寒而痛,筋缩不伸,若轻用刀针,并无脓血,若只有乳汁清流,或有瘀血,宜用此药敷之。鼓椎风起于中湿,或伤寒余毒,又或起于流注之坏证,或起于风湿虚痹。未破则肌肉尚未死,急以此药,热酒调敷膝胁骨上腿处,以住骨痛,回阳气。又以冲和涂下肢冷处,引其血气,使流动而下通贯血脉。又以此方敷胫骨交处,以接所引之血脉,以散所积之阴气。内则用追风丸,倍加乳香以伸筋,如法服之,无不愈者。男子妇人久患冷痹血风,手足顽麻,或不能举动,可用绵子夹袋此药在中心,却以长布缠在痛处,用绢袋系定,此药能除骨痛附在肉上,觉皮肤如蚁缘,即其功也;如痹,可加丁皮、吴茱萸、没药、大草乌等分,然后全在追风丸,表里交攻,去病如神。风脚痛不可忍,内用追风丸,外用此方加生面,姜汁调热敷,欲得立止,可依法加乳香、没药化开,酒调为妙。久损入骨痛,以致死血在所患之处,遇风寒雨湿,其病即发,宜此方热酒调敷;内则用搜损寻痛丸,表里交攻为妙。虽然血气虚弱之人,病在胸胁腰背之间者,谓之脱垢,不除变为血结劳,不论老少,年远近岁,大而遍身,小而一拳半肘,医之则一,此等乃根蒂之病,此非一剂可愈,磨以岁月,亦可安。治石痈,用此方热酒调敷,外却用洪宝箍住四周,待成脓后破。妇人乳痈,或经候不调,逆行失道;又有邪气内郁,而后结成痈肿,如初发之时,宜于此方中用南星、姜汁、酒二停调匀热敷,即可内消。欲急则又佐以草乌,此药味性烈,能破恶块,逐寒热,遇冷即消,遇热即溃。宿痰

失道,痛肿无脓者,可用此药点头,病必旁出,再作为佳,不然,则元阳虚耗,此为败症,元阳虚耗败证者,急用全体玉龙敷之,拔出成脓。服药则通顺散加桔梗、半夏、当归、肉桂等药。肚痛证,初觉腰痛,且以手按之痛苦,走闪移动,则为气块。若根不动,外面微有红肿,则为内痈,急以此方拔出毒气,作成外痈,然后收功冲和,内则用通顺散加忍藤,治法如前。

【主治】发背,流注,鼓椎风,久损痛,冷痹,血风,风脚痛,石痛,妇人乳痛,痈肿无脓,肚痛。

【方论选录】此方有军姜、肉桂足以为热血生血,然既生既热而不能散,又反为害,故有草乌、南星足以破恶气,驱风毒,活死肌,除骨痛,消结块,唤阳气。又有赤芍、白芷足以散滞血,住痛苦,生肌肉。加以酒行药性,散气血,虽十分冷证,未有不愈。端如发寒灰之焰,回枯木之春。大抵病冷则肌肉阴烂,不知痛痒。其有痛者又多,附骨之痛不除,则寒根透髓,非寻常之药所能及。惟此药大能逐去阴毒,迎回阳气,住骨中痛,且止肌肉皮肤之病,从可知矣。但当斟酌用之,不可太过,则为全美。

34491　回阳玉龙膏

《保婴撮要》卷十六。为原书同卷"抑阴散"之异名。见该条。

34492　回阳正气饮(《重订通俗伤寒论》)

【组成】人参　附子各一钱　生耆三钱　生白术　当归　枣仁各二钱　炙甘草五分　麻黄根二钱(醋炒)

【功用】回阳止汗固脱。

【主治】过汗误汗,阳虚自汗,脉沉细者。

34493　回阳生肌散(《仙拈集》卷四)

【组成】干姜(炒黑)

【用法】上为末。掺患处,觉热如烘,生肌甚速。

【功用】生肌。

【主治】冷疮久不收口。

34494　回阳生肌散(《赵炳南临床经验集》)

【组成】人参五钱　鹿茸五钱　雄黄五分　乳香一两　琥珀二钱五分　京红粉一钱

【用法】薄撒于疮面上或制药捻用。

【功用】回阳生肌,止痛收敛。

【主治】鼠疮,慢性顽固性溃疡及属于阴疮久不收口者。

【宜忌】火毒疮疖属阳症脓毒未净者及汞过敏者禁用。

34495　回阳发表汤(《圣济总录》卷二十七)

【组成】附子(炮裂,去皮脐)　桂(去粗皮)　人参　泽泻各半两　半夏(汤浸七遍,炒令干)　干姜(炮)　天南星(炮)　甘草(炙)各一分

【用法】上剉,如麻豆大。每服三钱匕,水一盏,加生姜半分(拍碎),大枣二个(擘破),同煎至七分,去滓,食前温服。

【主治】阴毒伤寒。

34496　回阳返本汤(《伤寒六书》卷三)

【组成】熟附子　干姜　甘草　人参　麦门冬　五味子　腊茶　陈皮

【用法】面戴阳者,下虚,加葱七茎、黄连少许,用澄清泥浆水一钟煎之,临服入蜜五匙,顿冷服之。取汗为效。

【主治】❶《伤寒六书》:阴盛格阳,阴极发燥,微渴面赤,欲坐卧于水井中,脉来无力,或脉全无欲绝。❷《会约》:阴极发燥而厥,阴盛格阳,腹痛,吐泻不渴,畏寒肢冷,脉弱。

34497　回阳返本汤(《古今医鉴》卷七)

【组成】人参一钱　白术一钱　干姜一钱(炒)　丁香八分　甘草一钱　陈皮一钱　半夏(制)一钱　大附子(制)一钱　茯苓八分　神曲(炒)六分　白豆蔻八分　沉香五分

【用法】上剉,加生姜三片,大枣二个,盐少许,水煎服。外于脐上,用熟葱贴,冷则复易。外肾并阴囊,以绢帛扎住,用炒盐款款烙之。再用炒盐熨胸膈、胁肋、上下小腹。如急阴不省人事,用盐填满脐中,艾火灸之,以醒为度。或大便秘结,以利气丸通之。

【主治】急阴证。手足冷,指甲青,小腹疼痛,外肾挛缩。

34498　回阳返本汤(《鲁府禁方》卷一)

【组成】附子　干姜　人参　肉桂　麦门冬　五味　茯苓　甘草　童便

【用法】加生姜、大枣,水煎,临服入蜜二匙,顿服之。服热而燥不止者,宜再服,燥自定矣。

【主治】阴极发燥,微渴面赤,欲于泥水井中坐卧者,脉沉迟无力或脉伏。

【宜忌】不可服凉药。若误认为热症,而用凉药,死不可复生矣。

【加减】无脉者,加猪胆汁一匙;面赤者,加葱七茎;呕者,加姜汁炒半夏。

34499　回阳返本汤(《救偏琐言·备用良方》卷十)

【组成】人参　黄耆　鹿茸(酒炙,剉片,用酒蒸膏配药)　当归　川芎　肉桂　甘草　山楂　熟附　大枣二枚

【主治】痘,气血虚剧,皮薄浆清,锡皮灰白,虚惕寒战。

34500　回阳返本汤

《镐京直指》。为《伤寒六书》卷三"回阳救急汤"之异名。见该条。

34501　回阳软坚汤(《赵炳南临床经验集》)

【组成】上肉桂一至三钱　白芥子三至五钱　炮姜二至四钱　熟地五钱至一两　白僵蚕二至四钱　橘红三至五钱　三棱三至五钱　麻黄一至二钱　莪术三至五钱　全丝瓜二至五钱

【功用】回阳软坚,温化痰湿。

【主治】胸前疽、腋疽及一切表面皮肤不变,肿硬聚结的阴疽症。

【方论选录】方中麻黄、肉桂、白芥子、炮姜回阳软坚,通络散结;三棱、莪术化瘀软坚散结;熟地养血和阴;橘红、白僵蚕理气化痰散结;全丝瓜通经活络,健脾祛湿化痰。

34502　回阳固精丸(《仙拈集》卷三)

【组成】人参　黄耆　肉桂　巴戟　锁阳各二两　山药　故纸　小茴香各四两　菟丝八两　川芎　杜仲各一两　附子一个

【用法】上为末,炼蜜为丸,如梧桐子大。每服三钱,白汤送下。

【主治】阳痿不举,心肾不交。

34503 回阳急救汤

《寿世保元》卷二。为《伤寒六书》卷三"回阳救急汤"之异名。见该条。

34504 回阳急救汤(《玉案》卷二)

【组成】附子 干姜 人参 甘草 肉桂 陈皮

【用法】水一钟半,加大枣二个,生姜自然汁半盏煎,临服入泥浆水澄清。每次温服一匙。

【主治】直中阴经,无热,恶寒,面惨,手足厥冷,唇紫舌卷,爪甲青黑,身重难以转侧,不渴,卧多蜷足,大便泄利,小便清白,脉沉细微。

【加减】腹痛甚,加芍药、木香、老姜汁;利不止,加陈壁土炒升麻少许;口吐涎沫,加吴茱萸(盐炒);无脉,加五味子、猪胆汁;战慄,加附子、麻黄;小腹绞痛,加青皮、吴茱萸。

34505 回阳急救散(《湿温时疫治疗法》)

【异名】五香感应散(《感证辑要》卷四)。

【组成】吴茱萸一两八钱 母丁香一两二钱 上桂心八钱 硫黄五钱 当门子四钱

【用法】上为极细末,瓷瓶密收。每二三分安脐中,以膏药封之。一时即愈。

【主治】外中阴寒,内伤生冷,为寒霍乱,吐泻清水,多生腥气,胸膈坚满,脘腹痛甚,手冷至臂,足冷至股,溺短或秘,甚则吐泻,冷汗自出,脉多沉微欲绝,或沉细似伏,舌苔皖白,无神。

【宜忌】此方药虽猛峻,而仅取其气,由脐入腹,自能温通脏腑,以逐寒邪,不致伤阴,诚为上策,惟口渴苔黄,下利极热者,显为阳症,虽见肢冷脉伏,亦勿妄用此散,更张其焰也。孕妇忌贴。

34506 回阳救产汤(《竹林女科》卷二)

【组成】人参 当归(酒洗)各一两 肉桂 干姜(炒) 炙甘草各一钱 白术(蜜炙黄)五钱

【用法】水二钟,煎七分服。

【主治】妊娠中寒。

34507 回阳救产汤(《外科医镜》)

【组成】人参三钱 当归一两 川芎五钱 荆芥一钱 上猺桂一钱 益母草三钱

【用法】水煎服。

【主治】产后阴疽。

34508 回阳救阴丹(《辨证录》卷八)

【组成】人参三两 黄耆三两 当归一两 茯神五钱 生枣仁三钱 北五味一钱

【用法】水煎服。一剂阳回,二剂阴生。然后方中再加熟地一两,山茱萸五钱,一剂煎饮,连服一月,可以还原如故。

【主治】阳脱。妇人爱风月者,尽情浪战,以致虚火沸腾,阴精下脱,死去更苏,头目眩晕,止存游气。

【方论选录】此方先用参以挽回于一时,后用熟地、山药以善后于平日。盖人参实能救脱以回阳,而不能救涸

填阴。先补阳而后补阴,则已脱之精可生,未脱之气易长,庶不至阳旺而阴消也。

34509 回阳救阴汤(《外科集腋》卷五)

【组成】麦冬 黄肉 金银花 归身各一两 熟地二两 人参 白术各五钱 肉桂一钱

【主治】背疽将愈,疮口不敛,阴虚似阳症。

34510 回阳救胃汤(《外科集腋》卷五)

【组成】人参 熟地 麦冬各二两 黄耆 归身 黄肉各一两 白术 金银花各四两 远志 肉桂 茯苓各二两 五味子一钱

【主治】疮口黑烂,直至肺脏阴虚无阳,胃气未绝者。

34511 回阳救急丹(《全国中药成药处方集》沈阳方)

【组成】鹿茸 人参 小茴香 故纸各三钱 附子 肉桂 吴萸 沉香各二钱 麝香一钱 官桂二钱

【用法】上为极细末,炼蜜为丸,二钱重。每服一丸,生姜水送下。

【功用】镇痛散寒,强心助气。

【主治】阳气衰弱,肾寒精冷,性交感寒,小腹纠痛,腰膝酸软。

【宜忌】忌食生冷,孕妇忌服。

34512 回阳救急汤(《伤寒六书》卷三)

【异名】回阳急救汤(《寿世保元》卷二)、回阳返本汤(《镐京直指》)。

【组成】熟附子 干姜 人参各五分 甘草 白术各一钱 肉桂 陈皮 五味子 茯苓 半夏

【用法】水二钟,加生姜三片,煎后,临卧入麝香三厘调服。中病以手足温和即止,不得多服,多服则加别病。如止后,可用加味理中饮加减治之。

【主治】寒邪直中阴经真寒证。初病起无身热,无头疼,只恶寒,四肢冷厥,战慄腹疼,吐泻不渴,引衣自盖,蜷卧沉重;或手指甲唇青;或口吐涎沫;或至无脉;或脉来沉迟无力。

【加减】呕吐涎沫,或小腹痛,加盐炒吴萸;无脉者,加猪胆汁一匙;泄泻不止,加升麻、黄耆;呕吐不止,加姜汁。

【方论选录】❶《医方集解》:此足三阴药也。寒中三阴,阴盛则阳微,故以附子、姜、桂辛热之药祛其阴寒,而以六君子温补之药助其阳气;五味合人参可以生脉;加麝香者,通其窍也。❷《重订通俗伤寒论》何秀山按:少阴病下利脉微,甚则利不止,脉厥无脉,干呕心烦者,经方用白通加猪胆汁汤主之。然不及此方面面顾到。故俞氏每用之奏功。揣其方义,仍以四逆汤加桂温补回阳为君;而以《千金》生脉散为臣者,以参能益气生脉,麦冬能续胃络脉绝,五味能引阳归根也;佐以白术、二陈健脾和胃,上止干呕,下止泻痢;妙在使以些许麝香,斩关直入,助参、术、附、桂、麦、味等温补收敛药用,但显其助气之功,而无散气之弊矣。此为回阳固脱,益气生脉之第一良方。廉勘:此节庵老名医得心应手之方。凡治少阴中寒及夹阴伤寒,阳气津液并亏,及温热病凉泻太过,克伐之阳,而阳虚神散者多效。妙在参、术、附、桂与麝香同用。世俗皆知麝香为散气通窍之药,而不知麝食各种香药,含莫咀华,蕴酿香精而藏于丹田之间。配合于温补回阳之中,殊有卓识。吴鞠通辄诋其谬,亦未免所见

不广,信口雌黄者矣。以余所验,服此方后,脉渐渐缓出者生,不出者死,暴出者亦死,手足不温者亦死。若舌卷囊缩,额汗如珠不流,两目直视者速死。

【备考】方中肉桂、陈皮、五味子、茯苓、半夏用量原缺。《寿世保元》本方用大附子(制)八分,干姜八分,人参二钱,肉桂五分,半夏二钱,五味子四分,白茯苓三钱,甘草(炙)八分,陈皮钱半。方中白术,《寿世保元》作白米(炒)一撮。

34513 回阳救急酒(《全国中药成药处方集》南昌方)

【组成】公丁香一两　肉桂一两　樟脑一两

【用法】上为粗末,稀布袋盛装入有嘴瓷坛,灌入顶上干酒三斤,端午节午时浸备用(坛口及嘴封固)。每服十五至二十滴,冷白开水冲下(不可太热冲服),十分钟未效,再服二十滴。转筋者可以用酒擦患处。

【主治】阴寒霍乱,吐泻交作,手足厥冷,转筋,唇淡面白;并治阴寒腹痛。

【宜忌】泄泻后重不畅者忌服,忌食生冷瓜果。

34514 回阴散痉汤(《辨证录》卷七)

【组成】巴戟天五钱　茯苓一两　山药五钱　防风五分　炒栀子一钱　白芍五钱　当归三钱　白术一两　甘草一钱

【用法】水煎服。

【主治】厥阴痉症。感湿热又感风邪,厥逆下利,舌卷囊缩,背曲肩垂,项似拔,腰似折,手足俱冷,其腹胀大。

【方论选录】此方补肝经之血,而佐之去湿、去火、去风之味,自是正治之法。而又补肾中之火,益之巴戟天何居?正补少阴之谓也。第厥阴之木,非少阴之水不生,何必补肾中之火?讵知汗发亡阳,阳气尽从外泄,肾中已无真火,单用寒凉以祛热,则脾胃不胜其寒矣。巴戟天温肾不至大热,肾温而阳回,肝清而阴足,阴阳和合,内之正气既固,风热湿之外邪不必攻而自破,况原有攻之者乎?此有益无损之治法,又何患厥阴痉症之无传久哉。

34515 回灵化毒汤

《痘疹全书》卷下。为《万氏家抄方》卷六"回阳化毒汤"之异名。见该条。

34516 回乳四物汤(《外科正宗》卷四)

【组成】川芎　当归　白芍　熟地各二钱　麦芽二两(炒,为粗末)

【用法】水二钟,煎八分,食远服。用脚布束紧两乳,以手按揉其肿,自然消散,甚者再用一服。

【主治】产妇无儿吃乳,致乳汁肿胀,坚硬疼痛难忍。

34517 回毒即消丹(《医部全录》卷四九六)

【组成】净金银花五钱　生甘草一钱　人参二钱　黑参三钱

【用法】水二碗,煎三分,与小儿服之。一剂即消大半,二剂全愈。

【主治】痘疹回毒。

34518 回毒银花散

《外科正宗》卷二。为《保命集》卷下"回疮金银花汤"之异名。见该条。

34519 回春再造丹

《秘传打损扑跌药方》。为《跌损妙方》"回生再造饮"之异名。见该条。

34520 回春再造散

《外科百效》卷五。为《跌损妙方》"回生再造饮"之异名。见该条。

34521 回春兴阳散(《效验秘方》陈雷方)

【组成】黄肉40克　熟地40克　杞果40克　石燕40克　白术40克　巴戟天30克　列当25克　五味子25克　茯神25克　山药25克　鹿茸10克　炙海马10克　炙蛤蚧1对　炙蜂房25克　炙蜗牛50个　阳起石50克　仙灵脾30克　全虫25克　蛇床子25克,地龙25克。

【用法】将上药共研细末,过120目筛后分成60包(或炼蜜为丸)。每服1包(或1丸),日服2次,饭前服用,一个月为1个疗程。

【功用】助肾壮阳,益精生髓,强筋壮骨。

【主治】阳痿。

【宜忌】忌生、冷、烟酒。

34522 回春泻痢膏(《理瀹》)

【组成】诃子肉　粟壳　赤石脂各四两　煅龙骨二两　乳香　没药各五钱

【用法】熬膏贴。

【主治】泻痢。

【宜忌】初起勿用。

【加减】冬,加肉蔻仁末。

34523 回春健脾丹(《石室秘录》卷一)

【组成】人参一钱　茯苓五钱　薏仁一两　山药四钱　陈皮五分　白芥子一钱

【用法】水煎服。

【主治】臌胀,人弱极。

【宜忌】忌食盐者一月,犯则无生机矣。

34524 回春凉膈散(《杂病源流犀烛》卷二十三)

【组成】连翘一钱二分　黄芩　黄连　山栀　桔梗　薄荷　当归　生地　枳壳　赤芍　甘草各七分

【主治】口糜。

34525 回春脱疳散(《金鉴》卷六十九)

【组成】黑铅五钱(火化开)　水银二钱五分(研不见星为度)　寒水石三钱五分　轻粉二钱五分　硼砂一钱

【用法】上为细末,先用葱、艾、花椒煎汤,洗患处,再撒此药。

【主治】下疳蚀烂。

34526 回春辟邪丹

《杂病源流犀烛》卷二十。为《回春》卷二"辟邪丹"之异名。见该条。

34527 回急保生丹(《沈氏女科辑要笺疏》卷下)

【组成】大红凤仙子九十粒　白凤仙子四十九粒　自死龟版一两(麻油涂,炙)　怀牛膝三钱　桃仁一钱五分　川芎五钱　白归身五钱

【用法】凤仙子研末包好,临产时,将余药称明分两,为末配入。每服二钱,临产时米饮调下。迟则再服一钱,交骨不开者即开,难产者,不过三服。临盆一月内,本方去凤仙子,入益母膏二两,每日早米饮调下二钱,则临盆迅速。

【功用】催生。

【主治】临产交骨不开。

【宜忌】胎元不足者勿服。

【加减】产后瘀血不净变生病者，或儿枕痛，于本方内加炒红曲三钱，酒炒马料豆二合，共为末，用童便半杯、陈酒半杯，调服二三钱即愈。惟凤仙子临盆时用。

34528 回疮银花汤

《观聚方要补》卷八。为《保命集》卷下"回疮金银花汤"之异名。见该条。

34529 回浆合宜散（《救偏琐言·备用良方》卷十）

【组成】白芍 防风 米仁 甘草 茯苓 山楂 扁豆 大枣

【主治】痘疹血收浆足，别无燥热之证者。

34530 回鹘五神散（《丹溪心法附余》卷八）

【组成】芫花独根（以水净洗） 木香 青木香 商陆（白者，洗净） 乌臼根（取黄土内一寸深，用皮）各等分

【用法】晒干为末。每服二钱，如人弱服一钱半，临卧腊酒调下。至寅卯时利下水气，辰时以白粥补之，若病浅三日一服，病深隔日一服，限五六日后服金丹。

【主治】十种水气臌胀。

34531 回生夺命神丹（《疡医大全》卷二十八）

【组成】羌活 白蒺藜 藁本 天南星 防风 川续断 苍术 五加皮 独活 海风藤 白芷 大腹皮 乌药 仙灵脾 防己 皂角刺 川乌 明天麻 桔梗 北细辛 柴胡 蔓荆子 黄芩 川萆薢 薄荷 甘松 白芍 大黄各三两 红花 玄参各七两 草乌四两 苦参三斤（上用阴阳水各一大桶浸，春五、夏三、秋七、冬九日，煎百沸去滓，加炼蜜一斤，煎成膏如漆） 白术 胡麻 人参（酒浸，蒸熟晒干） 砂仁 礞石（硝煅） 薏仁（去油）各二两 沉香 白茯苓 木香 檀香 降香 安息香 乳香（去油） 没药（去油） 川芎 牛膝 红花 香蛇（酒浸，焙干） 血竭 白僵蚕 松脂（煮去苦水） 云母石 冰片 鹅管石 磁石 肉苁蓉 原蚕蛾 桑螵蛸各一两 蟾酥 麝香各五钱 人牙（炙黄色）五个 白花蛇一条（酒浸，去皮，晒干）

【用法】上为末，用前药膏共为丸，如弹子大，朱砂为衣，金箔包裹。年深久远者，每服十丸；四五年者，每服四五丸；一二年者，每服一二丸，须麻姑酒磨下。随汗愈。

【主治】三十六疯，十四癫。

34532 回生第一仙丹（《验方新编》卷十三引彭竹楼民部家传秘方）

【组成】活土鳖虫（去足，放瓦上小火焙黄研细，用净末）五钱 自然铜（放瓦上木炭火内烧红，入好醋内淬半刻取出，再烧再淬，连制九次，研末）三钱 真乳香（每一两用灯草二钱五分同炒枯，同研细，吹去灯草，用净末）二钱 真陈血竭（飞净）二钱 真朱砂（飞净）二钱 巴豆（去壳研，用纸包压数次，去净油，用净末）二钱 真麝香三分（要当门子）

【用法】上为极细末，收入小口瓷瓶，用蜡封口不可泄气。大人每服一分五厘，小儿七厘，酒冲下。牙关不开者，打开一齿灌之，必活。

【主治】跌打、压伤、打伤、刀伤、铳伤、割喉、吊死、惊

死、溺水死。

【宜忌】宜避风调养。

【临床报道】道光初年，民部宰直隶时，有人被殴死已三日矣。民部往验，见其肢体尚软，打开一齿，以此丹灌服一分五厘，少刻其尸微动，再灌一分五厘而活。其余甫经殴杀或殴死一二日者，全活。

34533 回阳生肌药捻（《赵炳南临床经验集》）

【组成】人参五钱 鹿茸五钱 雄精五分 乳香一钱 琥珀二钱五分 京红粉一钱二分五厘

【功用】回阳生肌，补血定痛。

【主治】阴症窦道、瘘管、脓疡久不收口者。

【宜忌】对汞剂过敏者禁用。

34534 回毒金银花汤

《医学纲目》卷十八。即《保命集》卷下"回疮金银花汤"。见该条。

34535 回毒金银花汤

《医林纂要》卷十。为《张氏医通》卷十五"归耆饮"之异名。见该条。

34536 回春如意胶囊（《成方制剂》8册）

【组成】巴戟天 补骨脂 狗脊 狗肾 枸杞子 何首乌 槐米 黄精 黄芪 鹿茸 肉苁蓉 山药 熟地黄 锁阳 菟丝子 羊肾

【用法】制成胶囊剂。口服，一次2~3粒，一日2~3次。

【功用】补血养血，助肾壮阳，益精生髓，强筋壮骨。

【主治】头晕健忘，体虚乏力，肾虚耳鸣，腰膝酸痛，阳痿早泄等症。

34537 回疮金银花汤（《保命集》卷下）

【异名】回疮金银花散（《活法机要》）、金银花汤（《脉因证治》卷下）、回毒银花散（《外科正宗》卷二）、回疮银花汤（《观聚方要补》卷八）。

【组成】金银花（连衣）二两 黄耆四两 甘草一两

【用法】上剉细，酒一升，入瓶内，闭口，重汤内煮三二时辰，取出去滓温服。

【主治】疮疡痛，色变紫黑者。

【备考】本方方名，《医学纲目》引作"回毒金银花汤"。

34538 回疮金银花散

《活法机要》。为《保命集》卷下"回疮金银花汤"之异名。见该条。

34539 回疮蟾酥锭子（《外科精义》卷下）

【组成】天南星 款冬花 巴豆仁 黄丹 白信各一钱 独活五分 斑蝥（去头足）十个

【用法】上为极细末，用新蟾酥和药如黍米大，捻作锭子。每遇疔疮，先以针刺其疮，必不知痛，有血出者，下锭子。用锭子法度：以银作细筒子一个，约长三寸许，随针下至疮痛处，复以细银丝子纳药于筒内，推至疮处。如觉痛，不须再用，若不知痛，再随疮所行处，迎夺刺之，至有血知痛即止。其元疮亦觉疼痛，以膏药敷之，脓出自瘥。治疗疮毒气攻心欲死，以针刺其疮向心行处，但觉有血处下锭子。若累刺至心侧近，皆不痛无血者，急刺百会穴，痛有血者下锭子。若无血，以亲人热血代之，犹活三四。况疮初发，无不

有效。

【主治】疔疮毒气攻心欲死。大抵疔疮生于四肢及胸背、头项、骨节间,唯胸背、头项最急。初生痛痒不常,中陷如丁盖,撼之有根,壮热恶心是也。

34540　回生保产至宝丹

《经验各种秘方辑要》。为《回春》卷六引孙奎亭方"回生丹"之异名。见该条。

34541　回生保命玉咽丹(《千金珍秘方选》)

【组成】真犀黄一钱　飞青黛(以青鱼胆汁减半拌透)五钱　硼砂一钱　儿茶一钱　梅片五分　天竺黄一钱五分　珠粉(豆腐内煮过)一钱　制甘石一钱(制炉甘石法,每以甘石煅过五钱,用川黄连、黄柏、黄芩各一钱,煎浓汁同甘石再制,将汁尽收入甘石内为度)　煅中白四钱

【用法】上为细末。吹之。

【主治】咽喉各证,兼口疳、口内腐烂,并口中无端大痛出血。

【加减】若治咽喉,需去甘石,加生蒲黄一钱;如喉中已烂,用珠粉;倘不腐,加薄荷一钱。

34542　回生保命黑龙丹(《良方集腋》卷下)

【组成】五灵脂二两(净)　川芎二两　大生地二两　良姜二两　全当归二两(上五味入砂罐内纸筋盐泥封固,煅红候冷,取出研细,再入后药)　百草霜三钱　生硫黄二钱　真血珀二钱　乳香二钱　花蕊石二钱

【用法】后五味为细末,同前药和匀,米醋煮面为丸,如弹子大。每临服用炭火煅药通红,投生姜自然汁内浸碎,以无灰酒童便调下。不过二服神效。

【主治】❶《良方集腋》:产后瘀血沉入心脾间,命在垂危。❷《寿世新编》:产患及胞衣不下,血迷血晕,不省人事,危急恶候垂死者。

34543　回生救苦上清丹(《经验方》卷下)

【组成】白僵蚕(焙存性)一钱　生硝尖　煅硝尖　白硼砂各五分　明矾　熟矾各二分　海螵蛸三分　冰片一分

【用法】上为极细末,瓷瓶收贮。每用少许吹上。吐出痰涎即愈。

【主治】咽喉十八种急症。

34544　回阳无价至宝丹(《遵生八笺》弦雪居本卷十七)

【组成】川楝子(取肉)　乌药各二两　川牛膝　熟地黄　蛇床子　茯神　穿山甲　肉苁蓉　巴戟　五味子　人参　泽泻　大茴香　槟榔各一两　乳香三钱　沉檀香各五钱　凤眼草二钱　鹿茸　仙灵脾　甘草　破故纸　菟丝子　葫芦巴　莲心各五钱

【用法】上为细末,炼蜜为丸,如梧桐子大。每服三十丸,空心以好酒送下。

【主治】五劳七伤,四肢无力,下元虚冷,夜梦遗精,阳痿。

【备考】本方方名,原书巴蜀本作"壮阳无价至宝丹"。

曲

34545　曲末酒(《普济方》卷二一二)

【组成】好曲末五升

【用法】微熬令香,温清醇酒令热,和曲末一升,空腹

顿服之,一日三次。若至食时,捣蒜一升令至熟,下姜、椒末调和,如常食之法,惟须稠,勿加盐,以水和面二升作淳饼,极烂煮之,干漉,热纳蒸蒜薤,臼中和匀,一顿食之,少与余食。至饥时,仍准前食曲末酒,比至愈来,少食余食。以此法治不过二日,无有不愈。

【主治】久冷痢不纯白者,由积卧冷处,经久病发,遂令脾胃俱冷,日夜五六十行,大小腹痛不可忍。

34546　曲末粥(《养老奉亲》)

【异名】曲米粥(《医统》卷八十七)。

【组成】神曲二两(炙,捣罗为末)　青粱米四合(净淘)

【用法】上相和煮粥,空心食之。常三五服立愈。

【功用】《医统》:温中。

【主治】老人脾虚气弱,食不消化,泄痢无定。

34547　曲术丸(《本事》卷二)

【异名】椒曲丸(《普济方》卷二十三引《医方集成》)。

【组成】神曲十两(微炒)　白术五两　干姜(炮)　官桂(去粗皮,不见火)各三两　吴茱萸(汤浸七次,焙)　川椒(去目并合口,微炒地上出汗)各二两

【用法】上为细末,薄糊丸,如梧桐子大。每服三五十丸,生姜汤下,食前稍空腹。

【主治】❶《本事》:脾元久虚,不进饮食,停饮胁痛。❷《普济方》引《医方集成》:腹胀满,脏腑虚滑,止而复作,痼冷积伤久不愈。

【加减】有饮,加半夏曲二两。

34548　曲术丸(《三因》卷十一)

【组成】神曲(炒)三两　苍术(泔浸三宿,洗净晒干,炒)一两半　陈皮一两

【用法】上为末,生姜汁别煮神曲末糊为丸,如梧桐子大。每服三五十丸,姜汤送下,不拘时候。

【主治】中脘有宿食留饮,酸蜇心痛,口吐清水,嗳宿腐气。

34549　曲术丸(《局方》卷六吴直阁增诸家名方)

【组成】神曲(炒)　苍术(米泔浸一宿,焙干)各等分(为末)

【用法】上为末,面糊为丸,如梧桐子大。每服三十丸,米饮送下,不拘时候。

【功能】壮脾温胃,进美饮食。

【主治】时暑暴泻,饮食所伤,胸膈痞闷。

34550　曲术丸(《脉因症治》卷下)

【组成】缩砂　陈皮　苍术　曲(炒)

【用法】曲为丸。姜汤送下。

【主治】吞酸。中脘有饮则嘈,宿食则酸。

34551　曲术汤(《三因》卷十六)

【组成】白术一两　神曲二两(炒)　甘草一分

【用法】上为末。每服二钱,米饮调下。一方以土朱研炒,每服二钱,冷酒调下;不饮,以茶调之。

【主治】因浴出凑风冷,遍身瘾疹,搔之随手肿突,眩晕,呕哕。

34552　曲术散(《三因》卷七)

【组成】神曲二两(炒)　白术三两

【用法】上为末。每服二钱,生姜煎汤调下,或以酒糊为丸,如梧桐子大。每服三五十丸,汤饮任下。

【主治】冒湿头眩晕,经久不愈,呕吐涎沫,饮食无味。

34553　曲劳丸

《得效》卷五。为《本事》卷四"鞠劳丸"之异名。见该条。

34554　曲米丸(《鸡峰》卷十七)

【组成】神曲　大麦蘖各四两　厚朴八两　洪术二两(或白术)

【用法】上为细末,以醋煮面糊为丸,如梧桐子大。每服三五十丸,食后以温水送下。

【主治】新久一切痔漏及饮食不消,有谷穴者。

34555　曲米粥

《医统》卷八十七。为《养老奉亲》卷一"曲末粥"之异名。见该条。

34556　曲芽丸

《济阳纲目》卷十一。为《济生》卷四"曲蘖丸"之异名。见该条。

34557　曲附丸(《济阳纲目》卷二十二)

【组成】香附米　神曲　川芎　栀子　滑石　山楂　红曲　青黛　桃仁

【用法】上为末,面糊为丸服。

【主治】食积痢。

34558　曲直汤(《衷中参西》上册)

【组成】萸肉一两(去净核)　知母六钱　生明乳香三钱　生明没药三钱　当归三钱　丹参三钱

【主治】肝虚腿疼,左部脉微弱者。

【加减】服药数剂后,左脉仍不起者,可加续断三钱,或更加生黄芪三钱,以助气分亦可;觉凉者,可减知母。

【临床报道】❶腿疼:一人,年三十许,当大怒之后,渐觉腿疼,日甚一日,两月后,卧床不能转侧。医者因其得之恼怒之余,皆用舒肝理气之药,病转加剧。后愚诊视,其左脉甚微弱,自言疼甚之处皆热。为制此汤,以萸肉补肝,以知母泻热,更以当归、乳香诸流通血气之药佐之,连服十剂,热愈疼止,步履如常。❷臂热:安东友人刘某,年五十许,其左臂常觉发热,且有酸软之意。医者屡次投以凉剂,发热如故,转觉脾胃消化力减少。后愚诊之,右脉和平如常,左脉微弱,较差于右脉一倍。询其心中,不觉凉热。遂治以曲直汤,加生黄芪八钱,佐萸肉以壮旺肝气,赤芍药三钱,佐当归、丹参诸药以流通经络,服二剂,左脉即见起,又服十剂痉愈。

34559　曲鱼膏(《千金》卷七)

【组成】大黄　黄芩　莽草　巴豆　野葛　牡丹　踯躅　芫花　蜀椒　皂荚　附子　藜芦各一两

【用法】上㕮咀,以苦酒渍药一宿,以煎成猪膏三斤,微火煎三沸。别入白芷一片、三上三下,白芷色黄药成,去滓,微火灸手,摩病上,一日三次。

【主治】风湿疼痹,四肢𤺄弱,偏跛不仁,并痈肿恶疮。

34560　曲香散(《魏氏家藏方》卷十)

【组成】赤曲　藿香叶各半两(去土)　丁香(不见火)　肉豆蔻(面裹煨)各二钱

【用法】上为细末。每服一钱,一岁小孩半钱,煎香楠木汤调下。

【功用】止吐。

【主治】小儿慢惊,皆因吐泻所致。

34561　曲桂汤(《圣济总录》卷二十七)

【组成】陈曲(剉,炒)　桂(去粗皮)　百合　麻黄(去根节)　黄连(去须)　枳壳(去瓤,麸炒)　白石脂各一两半　桑根白皮(剉,焙)　地骨皮　附子(炮裂,去皮脐)各二两　款冬花　羚羊角屑　旋覆花(微炒)各一两　杏仁(汤浸,去皮尖双仁,炒)十枚　黄芩(去黑心)半两

【用法】上为粗末。每服五钱匕,水一盏半,加生姜三片,同煎至八分,去滓温服。

【主治】伤寒食毒咳嗽。

34562　曲蘖丸(《外台》卷二十五引《胡洽方》)

【组成】麦蘖(炒)　曲(炒)各一升　附子(炮)　桂心　乌梅肉各二两　人参　茯苓各四两

【用法】上药治下筛,炼蜜为丸,如梧桐子大。每服十丸,食前饮送下,一日三次,稍稍增之。

【功用】消谷下气。

【主治】数十年休息痢下,不能食,虚羸。

34563　曲蘖丸(《千金》卷十五)

【组成】好曲　大麦蘖各一升　附子　当归　桂心各二两　蜀椒一两　黄连　吴茱萸　乌梅肉　干姜各四两

【用法】上为末,炼蜜为丸,如梧桐子大。食已服二十丸,一日三次。

【功用】消谷下气,补虚羸。

【主治】❶《千金》:数十年下痢不止。❷《杨氏家藏方》:赤白痢久不愈。

【备考】按:❶本方方名,《外台》引作"乌梅肉丸"。❷《杨氏家藏方》本方用法:粟米糊为丸,每服五十丸,米饮下,不拘时候。

34564　曲蘖丸

《鸡峰》卷十二。为《千金》卷十五"消食丸"之异名。见该条。

34565　曲蘖丸(《济生》卷四)

【异名】曲芽丸(《济阳纲目》卷十一)。

【组成】神曲(剉,炒)　麦蘖(炒)各一两　黄连(去须)半两　巴豆三粒(去壳同炒,令转色,去巴豆不用)

【用法】上为细末,沸汤为丸,如梧桐子大。每服五十丸,食后生姜汤送下。

【主治】酒癖不消,心腹胀满,噫醋吞酸,呕逆不食,胁肋疼痛。

34566　曲蘖汤(《圣济总录》卷三十一)

【组成】陈曲(捣碎,炒)一两　大麦蘖(炒)半两　寒食干饭半合　雄鼠粪三七粒(炒令烟尽,为末)

【用法】上药除鼠粪外,略捣过,拌令匀,分作二服。每服用水一盏半,入葱白五寸,薤白五寸,豉一百粒,同煎至八分,去滓,入鼠粪末一半,搅匀空心温服。

【主治】伤寒后,伤食,食劳困绝。

34567　曲蘖汤(《普济方》卷二十三引《十便良方》)

【组成】麦蘖一斤　神曲四两　半夏一两　甘草　茯

苓二两　陈皮二两　生姜一斤　盐半斤(炒)

【用法】上为细末,干净瓷瓶盛,停三五日,令气味调和,方用沸汤点服,不拘时候。此方妙处,全在陈皮制令浑无药味方可。

【主治】脾胃虚弱,中脘不健,饮食迟化。

【备考】方中甘草用量原缺。

34568　曲蘖散(《千金》卷十五)

【组成】法曲　杏仁　麦蘖各五两

【用法】上药治下筛。每服一合,食后酒下,一日三次。

【功用】消谷能食,除肠中水气胪胀。

【方论选录】《千金方衍义》:气下则水散。杏仁下气,曲、蘖消谷,肠胃清肃而胪胀除矣。

34569　曲囊丸(《千金》卷十九)

【组成】干地黄　蛇床子　薯蓣　牡蛎　天雄　远志　杜仲　鹿茸　五味子　桂心　鹿药草　石斛　车前子　菟丝子　雄鸡肝　肉苁蓉　未连蚕蛾各等分

【用法】上为末,炼蜜为丸,如小豆大。每服三丸酒送下,加至七丸,日三次,夜一次。

【功用】补虚弱。

【主治】风冷。

【方论选录】《千金方衍义》:无底曰囊。膀胱有上窍无下窍,因以囊喻。夫人之肾气不虚,则膀胱有制。今以肾气失职,不能司闭藏之令,则膀胱亦不能秉气化之权,或时频数,或时不禁,故专取鹿茸、鸡肝、菟丝、蛇床以助氤氲之气;五味、苁蓉、原蚕、牡蛎以收耗散之津。盖肾得咸则固蜜,膀胱得酸则拳曲。曲囊之名未必不本诸此。他如天雄、桂心助真阳,消阴翳;地黄、薯蓣济真阴,除假热;其余杜仲、远志、薇衔乃鹿茸之匡佐,车前、石斛则地黄之通使耳。

34570　曲末索饼

《医统》卷八十七。为《养老奉亲》"曲末索饼子"之异名。见该条。

34571　曲末索饼子(《养老奉亲》)

【异名】曲末索饼(《医统》卷八十七)。

【组成】曲末二两(捣为面)　白面五两　生姜汁三两　白羊肉二两(作臛头)

【用法】上以姜汁搜曲末,和面作之,加羊肉臛头及下酱椒五味煮熟。空心食之,一日一次,常服尤佳。

【主治】老人脾胃气弱,食不消化,羸瘦,举动无力,多卧。

34572　曲术香棱丸(《普济方》卷一七六引《德生堂方》)

【组成】荆三棱　莪术　陈皮　香附子各四两(作一处,用好醋二斤煮一沸时,去醋,焙干)　白豆蔻四两　沉香四两　缩砂仁　荜澄茄　木香　川姜　乌药各二两　枳壳(炒)　槟榔　干葛　半夏曲(炒)　神曲　干葛花各二两

【用法】上为末,熬萝卜水煮糊为丸,如绿豆大。每服五七十丸,随意酒、生姜汤送下。

【主治】脾积气滞,胸膈痞闷,肚腹胀满,疰癖气块,往来走注,刺痛大肠,酒食呕吐酸水,饮食不思,妇人血气癥瘕,小儿伤食。

34573　曲麦二陈汤(《金鉴》卷五十三)

【组成】陈皮　半夏(姜制)　茯苓　甘草(生)　黄连(姜制)　山楂　麦芽(炒)　神曲(炒)　栝楼仁　枳实(麸炒)

【用法】生姜、红枣为引,水煎服。

【主治】食积咳嗽,便溏。

34574　曲麦补中汤(《医级》卷八)

【组成】补中益气汤加神曲　麦芽

【主治】中虚微滞,饮食减少。

34575　曲麦枳术丸(《北京市中药成方选集》)

【组成】白术(炒)一百六十两　橘皮一百六十两　枳实(炒)一百六十两　桔梗三十二两　山楂三十二两　神曲三十二两　麦芽(炒)三十二两　枳壳(炒)三十二两

【用法】上为细末,过罗,用冷开水泛为小丸。每服二至三钱,温开水送下,一日二次。

【功用】开胃健脾,消食化滞。

【主治】气滞胸满,饮食不消,肚腹膨胀,两胁刺痛。

34576　曲蘖二姜丸(《魏氏家藏方》卷五)

【组成】高良姜(炒)　干姜(炮,洗)各二两　神曲(炒)　麦蘖(炒)各三两　枳壳(麸炒,去瓤)　肉豆蔻(面裹煨)各一两

【用法】上为细末,酒糊为丸,如梧桐子大。每服三四十丸,温熟水送下,不拘时候。

【主治】脾胃不和,胸膈痞闷,泄泻下痢,水谷不消。

34577　曲蘖枳术丸(《内外伤辨》卷下)

【组成】枳实(麸炒,去瓤)　大麦蘖(面炒)　神曲(炒)各一两　白术二两

【用法】上为细末,荷叶烧饭为丸,如梧桐子大。每服五十丸,食远,温水送下。

【主治】❶《内外伤辨》:为人所勉劝强食之,致心腹满闷不快。❷《济阳纲目》:食积泻。

34578　曲蘖枳术丸(《准绳·类方》卷六)

【组成】白术(米泔浸一日)四两　黑枳实(去瓤,麸炒)二两　陈皮(去白)　半夏(姜汤泡七次)　神曲(炒)　麦芽(炒)　山楂肉各一两五钱

【用法】上为细末,用鲜荷叶数片,煮汤去叶,入老仓米,如寻常造饭法,甑内以荷叶铺盖方全气味,乘热捣烂,以细绢绞精华汁,揉得成剂为丸,如梧桐子大。每服一百丸,食远白汤送下。

【主治】泄泻。

【加减】胃寒或冬月,加砂仁一两;气滞不行,加木香五钱;常有痰火,又兼胸膈痞闷,加黄连、茯苓各一两。

34579　曲麦山楂地骨知母汤(《温热经解》)

【组成】神曲二钱　山楂二钱　麦芽二钱　知母三钱　地骨皮三钱

【功用】消食降火。

【主治】外邪已解,五更咳嗽,胃中有积食。

虫

34580　虫牙散(《古方汇精》卷二)

【组成】雄黄五钱　荜茇八钱　上冰片八分

【用法】上为末,瓷瓶收贮。牙齿虫蛀作痛用擦之。

【主治】虫牙痛。

34581　虫积丸(方出《准绳·类方》卷八,名见《中国医学大辞典》)

【组成】槟榔　牵牛各半斤　雷丸一两半　苦楝皮一两　大黄四两　皂角半斤　三棱　蓬术各二两(另剉,同醋煮)　木香随意加入

【用法】上为细末,煎皂角膏子煮糊为丸,如黍米大。每服二钱,四更时分冷茶送下,小儿一钱。下虫,以白粥补之。

【主治】虫积。

34582　虫积串(《串雅补》卷二)

【组成】青蛤粉一两　代赭石五钱

【用法】上为末。每服一钱,钩藤汤送下。

【主治】小儿惊疳。

34583　虫糖散(《仙拈集》卷一)

【组成】五谷虫(炒黄,为末)　黑糖

【用法】拌匀,新汲水送下,先以金蟾捣膏,贴脐,引热下行。

【主治】噤口痢。

34584　虫牙漱方(《证治宝鉴》卷十)

【组成】芫花　细辛　川椒　雷丸　鹤虱　蕲艾　小麦　细茶

【用法】煎汤漱口。

【主治】虫牙。

34585　虫心痛汤(《脉症正宗》卷一)

【组成】黄耆一钱　白术一钱　半夏一钱　芜荑一钱　苍术一钱　乌梅三钱　槟榔一钱　丹皮一钱

【用法】水煎服。

【主治】虫心痛。

肉

34586　肉丹(《普济方》卷二二六引《十便良方》)

【组成】精羊肉一斤(去尽筋皮横纹,切块,以好酒半斤加水五升烂煮,焙干,研为细末)　鹿茸　白术　神曲各二两　附子　肉果　缩砂仁　干生姜(制)各一两　陈仓米半斤

【用法】上为细末,拌匀,以沸汤洗泡,蒸饼和为丸,如梧桐子大。每服五十丸,食前温酒或米饮任下。

【功用】补虚。

【主治】老人一切虚证,又治胃弱,饮食不进。

34587　肉汁汤(《医学入门》卷八)

【组成】白芷　甘草　羌活　蜂房　黄芩　赤芍　当归各一钱

【用法】用猪蹄爪肉一斤煮汁,分二次去油花肉渣,方入前药煎十沸,俟温以绢蘸汤揩洗。恶血随洗而下。

【主治】疮疽有口。

【宜忌】忌风冷。

34588　肉汤丸(《博济》卷四)

【组成】铜青末一钱　皂角末　大黄末各二钱

【用法】上为末,油饼面和为丸,如小豆大。每服五七丸,肥猪肉汤送下。

【主治】❶《博济》:小儿瘕,呷咳不止。❷《普济方》引

《全婴方》:小儿咳嗽,痰涎不通,气急,或痰壅成块。

【宜忌】❶《博济》:忌酸咸。❷《普济方》引《全婴方》:此药宜壮实小儿,久嗽胃寒莫服。

34589　肉红膏(《鲁府禁方》卷四)

【组成】猪脂油二两(炼去渣)　黄蜡一两(入一处化开)　银朱五分　花椒末一钱

【用法】上调匀。用纸摊贴。

【功用】止疼,起疔。

【主治】贴棒疮、疔疮。

34590　肉附丸

《百一》卷六引高瑞朝方。为《圣济总录》卷四十四"肉豆蔻丸"之异名。见该条。

34591　肉枣丸(《朱氏集验方》卷十一)

【异名】黑枣散(《普济方》卷三八一引《经验良方》)、胜金散(《普济方》卷三八一)。

【组成】肉枣二个(去核,入青矾如核大在内,以火煅存性)

【用法】上为末,加入麝香少许,油调涂。

【主治】小儿因疳而疮侵口鼻。

【备考】本方方名原作"肉枣丸",与剂型不符,据《赤水玄珠》改。

34592　肉果饮(《赤水玄珠》卷八)

【组成】厚朴(姜制)二两　肉豆蔻一枚(面裹煨)

【用法】上㕮咀。每服五钱,加生姜三片,水煎服。

【主治】妊娠脏气本虚,脾胃衰弱,脏腑虚滑,脐腹疼痛,日夜无度。

34593　肉果散(《朱氏集验方》卷六)

【组成】米囊皮(炙)　肉果　木香　陈皮　甘草各三钱

【用法】上为细末。分八服,白者米汤送下,赤者白汤送下。

【主治】赤白痢。

34594　肉桂丸(方出《本草纲目》卷三十四,名见《仙拈集》卷一)

【组成】肉桂(去粗皮)

【用法】研末,饮和丸,如绿豆大。每服五六丸,白滚水送下,未消再服。

【主治】食瓜果生冷所伤。

34595　肉桂片

《仙拈集》卷一。即《冯氏锦素·杂证》卷十三"治疟神方"。见该条。

34596　肉桂汤(方出《圣惠》卷四十七,名见《普济方》卷二〇二)

【组成】肉桂(末)一两　诃黎勒皮(末)一分　巴豆一枚(去皮心,研,纸包压去油)

【用法】上药除桂,先将二味绵裹,入一中盏汤,浸良久,搦下黄汁,更入酒一合,下桂末令匀,顿服。须臾得吐痢。

【主治】干霍乱。

34597　肉桂酒(《寿世青编》卷下)

【组成】辣桂(末)二钱

【用法】温酒调服。

【主治】感寒身体疼痛。

34598　肉桂散（《圣惠》卷二十三）

【组成】肉桂二两（去皱皮）　麻黄一两（去根节）　海桐皮一两（剉）　川乌头一两（炮裂，去皮脐）　黑豆二两（炒熟）　五加皮一两　防风一两（去芦头）　牛膝一两（去苗）　附子二两（炮裂，去皮脐）　松节一两（剉）　道人头一两

【用法】上为细散。每服二钱，食前以温酒调下。

【主治】历节风，四肢疼痛，筋脉不利。

【备考】本方方名，《普济方》引作"桂心散"。

34599　肉桂散（《圣惠》卷七十九）

【组成】肉桂一两（去皱皮）　当归半两（剉，微炒）　蒲黄半两　牛膝三分（去苗）　鬼箭羽三分　虻虫半两（去翅足，微炒）　琥珀三分　赤芍药三分　桃仁三分（汤浸去皮尖双仁，麸炒微黄）　水蛭半两（炒令黄）　川大黄一两（剉，微炒）

【用法】上为细散。每于一钱，食前以温酒调下。

【主治】产后恶血不尽，结聚为血瘕，腹中坚满，不下饮食。

34600　肉桂散（《苏沈良方》卷十引《灵苑方》）

【异名】乌金散（《产乳备要》）、黑神散、八味黑神散（《卫生家宝产科备要》卷七）

【组成】黑豆二两（炒熟，去皮）　肉桂　当归（酒浸）　芍药　干姜（炮）　干地黄　甘草　蒲黄（纸包，炒）各一两

【用法】上为末。每服二钱，温酒调下，一日三次。疾甚者三次，无疾二次，七日止。

【功用】《医方集解》：行血下胎。

【主治】妇人产后，寒瘀内停，恶露不下，心胸痞满，腹部胀痛，以及血晕神昏者。

❶《苏沈良方》引《灵苑方》：产后众疾，气血崩运，肿满发狂，泻痢寒热。唯吐而泻者难愈。❷《经效产宝续编》：热病胎死腹中。❸《局方》绍兴续添方：妇人产后恶露不尽，胞衣不下，攻冲心胸，痞满或脐腹坚胀撮痛，及血晕神昏，眼黑口噤，产后瘀血。

【方论选录】此足太阴厥药也。前证皆因血瘀不行，熟地、归、芍之润以濡血，蒲黄、黑豆之滑以行血，桂心、干姜之热以破血；用甘草者，缓其正气；用童便者，散其瘀逆；加酒者，引入血分以助药力也。

【备考】《局方》绍兴续添方本方用法：上为细末，每服二钱，酒半盏，童便半盏，同煎调下；急患不拘时候，连进二服。

34601　肉桂散（《活人书》卷十六）

【组成】肉桂三分（去皱皮）　赤芍一两　陈皮一两　前胡一两（去芦头）　附子一两（炮，去皮脐）　当归一两　白术三分　高良姜三分（剉）　人参一两（去芦头）　吴茱萸五钱（汤浸）　厚朴三分（去皮，姜汁炙令香熟）　木香三分

【用法】捣为粗末。每服四钱，以水一中盏，入枣子三枚，煎至六分，去滓，不拘时候，稍热频服。

【主治】伤寒服冷药过度，心腹胀满，四肢逆冷，昏沉

不识人，变为阴毒。

34602　肉桂膏（《疡科心得集》家用膏丹丸散方）

【组成】川乌　草乌　海藻　当归　甘草　白及　甘遂　白芷　细辛　芫花　半夏　肉桂　红花　大戟　虎骨各七钱五分　麻黄一两　五倍子一两

【用法】麻油二斤，青油一斤五两，入药煎枯，去滓；下净东丹（炒）一斤，收成膏；再下乳香（去油、研）、没药（去油、研）各一两，寸香（研）五钱，百草霜一两，搅匀，用红布摊帖。

【主治】一切寒湿痹痛，乳痰、乳癖、瘰疬。

34603　肉核油（《解围元薮》卷四）

【组成】防风　荆芥　首乌　花粉　苦参各三两　冷饭团一两　肥皂核肉四两　猪脂油四两

【用法】水一碗，煎至半，作五六服。如疮多不效，再一服。

【主治】疠疮。

【宜忌】忌铁器。

34604　肉蔻丸

《医学纲目》卷二十二。即《洁古家珍》卷八"肉豆蔻丸"。见该条。

34605　肉蔻散

《直指》卷十三。为《杨氏家藏方》卷七"肉豆蔻散"之异名。见该条。

34606　肉豆蔻丸（《圣惠》卷二十八）

【组成】肉豆蔻一两（去壳）　木香一两　丁香半两　当归半两　京三棱一两（炮，剉）　神曲一两（捣碎，微炒）　陈橘皮半两（汤浸，去白瓤，焙）　麝香一分　桃仁一两（汤浸，去皮尖双仁，麸炒微黄）　安息香半两　麦蘖一两（炒微黄）

【用法】上为末，炼蜜为丸，如梧桐子大。每服十五丸，食前以热酒送下。

【主治】虚劳，心腹胀满刺痛，食不消。

34607　肉豆蔻丸（方出《圣惠》卷四十七，名见《普济方》卷二〇一）

【组成】肉豆蔻（去壳）　人参（去芦头）　白术　陈橘皮（汤浸去白，焙）各一两　高良姜（剉）　桂心各三分　胡椒　甘草（炙微赤，剉）各半两

【用法】上为末，炼蜜为丸，如梧桐子大。粥饮送下三十丸，不计时候。

【主治】霍乱，脾胃虚冷，气逆，呕吐不止。

34608　肉豆蔻丸（《圣惠》卷五十九）

【组成】肉豆蔻一两（去壳）　诃黎勒一两（煨，用皮）　白梅肉一两（微炒）　黄连一两（去须，微炒）　白矾二两（烧令汁尽）

【用法】上为末，炼蜜为丸，如梧桐子大。每于食前，以粥饮送下二十丸。

【主治】休息气痢久不愈，食即呕吐，腹内疼痛。

34609　肉豆蔻丸（《圣惠》卷七十三）

【组成】肉豆蔻一两（去壳）　附子二两（炮裂，去皮脐）　白石脂二两

【用法】上为末，炼蜜为丸，如梧桐子大。每于食前，

以热酒下三十九。

【主治】妇人白带下，腹内冷痛。

34610 肉豆蔻丸（《圣惠》卷八十四）

【组成】肉豆蔻一分（去壳） 人参半两（去芦头） 木香一分 诃黎勒皮一分 麝香一钱（细研） 朱砂一分（细研）

【用法】上为末，都研令匀，面糊为丸，如麻子大。三四岁儿，每服三丸，以粥饮送下不拘时候。

【主治】❶《圣惠》：小儿脾胃气逆，呕吐不止。❷《幼幼新书》卷引《刘氏家传》：小儿疳痢，不食，瘦弱。

34611 肉豆蔻丸（《圣惠》卷九十三）

【组成】肉豆蔻一枚（去壳） 胡黄连一分 砒霜半分（细研） 巴豆十枚（去皮心，清油煮色黑，纸裹压去油）

【用法】上为末，以糯米饭为丸，如黍米大。每服一丸以冷水送下。

【主治】小儿疳痢不止。

【宜忌】忌热物。

34612 肉豆蔻丸（《医方类聚》卷十引《简要济众方》）

【组成】肉豆蔻一两（去皮） 桂心三分（去粗皮） 干姜三分（微炮） 诃黎勒皮三分

【用法】上为末，煮枣肉为丸，如梧桐子大。每服二十丸，食前温米饮送下。

【主治】胃气虚冷，胸膈痞闷，腹中疼痛，呕吐痰饮。

34613 肉豆蔻丸（《圣济总录》卷三十九）

【组成】肉豆蔻（去壳，炮） 丁香 甘草（炙） 陈橘皮（汤浸去白，焙） 高良姜 藿香叶各半两

【用法】上为细末，用枣肉为丸，如梧桐子大。每服二十丸至三十丸，温生姜米饮送下，不拘时候。

【主治】霍乱吐泻渴燥，烦闷不止。

34614 肉豆蔻丸（《圣济总录》卷四十四）

【异名】肉附丸（《百一》卷六引高瑞朝方）。

【组成】肉豆蔻（去壳）五两 附子（炮裂，去皮脐）五枚

【用法】上为末，酒煮面糊为丸，如梧桐子大。每服十五丸，加至二十丸。空心食前温米饮送下。

【主治】脾藏久冷，滑泄不止。

34615 肉豆蔻丸（《圣济总录》卷四十四）

【组成】肉豆蔻（面裹煨，去壳） 硫黄（研细） 干姜（生） 附子（炮裂，去皮脐） 龙骨（研）各二两

【用法】上为末，再同研匀，水煮白面糊为丸，如梧桐子大。每服二十九至三十丸，以艾汤或米饮送下。

【主治】脾藏虚冷，泄痢不止，四逆不思饮食，心腹疼痛。

34616 肉豆蔻丸（《圣济总录》卷四十五）

【组成】肉豆蔻（去壳）二枚 人参 天雄（炮裂，去皮脐） 当归（切，焙） 大腹（剉） 地榆 京三棱（煨，剉）各一两半 黄连（去须） 白术 木香各一两 白茯苓（去黑皮） 桂（去粗皮） 黄芩（去黑心） 干姜（炮裂）各半两 赤石脂二两 桃仁二十枚（去皮尖双仁，炒）

【用法】上为末，烂粟米饭为丸，如梧桐子大。每服三十丸，空心米饮送下。

【主治】脾胃虚弱，冷物积滞，脐腹撮痛，饮食无味。

34617 肉豆蔻丸（《圣济总录》卷四十五）

【组成】肉豆蔻（去壳） 干姜（炮） 陈橘皮（汤浸去白，焙） 半夏（汤洗去滑七遍，焙） 桂（去粗皮） 吴茱萸（汤浸，焙干，炒） 厚朴（去粗皮，生姜汁炙） 乌头（炮裂，去皮脐） 白茯苓（去黑皮）各半两

【用法】上为末，枣肉为丸，如梧桐子大。每服十五丸，食前生姜醋汤送下。

【主治】脾脏虚冷，气攻心腹，疞痛肠鸣。

34618 肉豆蔻丸（《圣济总录》卷四十六）

【组成】肉豆蔻（去壳）一分 诃黎勒一两（面裹，火炮，去皮） 吴茱萸（汤洗，焙干，炒） 防风（去叉） 厚朴（去粗皮，生姜汁炙） 芎藭 苍术（米泔浸一宿，切，焙） 藿香叶 独活（去芦头）各一分 石硫黄一两（别研）

【用法】上药除硫黄外，为细末，同拌匀，炼蜜为丸，如梧桐子大。三十丸，空心米汤送下。

【主治】脾胃虚弱，肌体羸瘦。

34619 肉豆蔻丸（《圣济总录》卷六十二）

【组成】肉豆蔻（去壳） 木香 桂（去粗皮） 沉香（剉） 益智子（去皮） 荜澄茄 胡椒 青橘皮（汤浸去白，焙） 附子（炮裂去皮脐）各等分

【用法】上为末，用木瓜一枚，切盖去子，纳硇砂一两飞过者，饭上蒸熟，研如膏，后拌诸药，如干，更入炼蜜为丸，如梧桐子大。每服十五丸，空心、临卧温酒送下。

【主治】膈气痰结，不入饮食。

34620 肉豆蔻丸（《圣济总录》卷六十四）

【组成】肉豆蔻（去核）半两（面裹煨，剉） 半夏三分（与茱萸半两同用水一升，慢火煮干，只用半夏，焙干） 巴豆七枚（去皮心膜，研出油）

【用法】上为末，酒煮面糊为丸，如梧桐子大。每服三丸，食后茶、酒任下。

【主治】留饮宿食不消。

34621 肉豆蔻丸（《圣济总录》卷七十四）

【组成】肉豆蔻五枚（去壳） 木香一分 蝎梢（炒）一钱 陈橘皮（去白，焙） 附子（炮裂，去皮脐） 干姜（炮） 胡椒各半两

【用法】上为末，面糊为丸，如豌豆大。每服十五丸，食前米饮送下。

【主治】脾胃虚寒，洞泄注下，腹胀肠鸣。

34622 肉豆蔻丸（《圣济总录》卷七十六）

【组成】肉豆蔻一两 陈米一两半 榄子一两

【用法】上药前二味为粗散，同米拌令匀，同炒黄色去米，一分单炒，一分生用，同焙，捣为末，研粟米粥和捣为丸，如梧桐子大。每服五十丸，空心温陈米饮送下。一二服效。

【主治】血痢久不差，脐腹刺痛。

34623 肉豆蔻丸（《圣济总录》卷八十二）

【组成】肉豆蔻仁 人参 陈橘皮（汤浸去白，炒）各一两 木香 槟榔（煨，剉） 赤芍药 柴胡（去苗） 枳壳（去瓤，麸炒）各一两半 厚朴（去粗皮，涂生姜汁炙令烟尽） 桂（去粗皮） 高良姜各三分 吴茱萸（汤洗，焙干，炒黄）半两

【用法】上为末，炼蜜为丸，如梧桐子大。每服二十

丸,空心温酒送下,日晚再服。

【主治】久患脚气,腹胀膝肿。

34624 肉豆蔻丸(《圣济总录》卷一七六)

【组成】肉豆蔻(去皮)一枚 生姜(切,焙干)一钱 木香一钱 人参一分 青橘皮(汤浸,去白,焙)一分 白术一分

【用法】上为末,白面糊为丸,如绿豆大。每服五丸,米饮送下,不拘时服。

【主治】小儿胃虚,不思乳食,哕逆膈闷。

34625 肉豆蔻丸(《圣济总录》卷一七八)

【组成】肉豆蔻(去壳) 木香 诃黎勒(炮去核)各三钱 密陀僧一钱 人参 白茯苓(去黑皮)各一分

【用法】上为细末,用烧粟米饭为丸,如绿豆大。每服七丸,温米饮送下。

【主治】小儿下痢脓血,腹痛虚烦。

34626 肉豆蔻丸(《幼幼新书》卷二十七引相潲方)

【组成】肉豆蔻(面裹,煨令香熟为度,去面不用)半两 丁香一钱

【用法】上为末,水煮白面糊为丸,如芥子大。每服三五丸,浓煎藿香柿蒂汤送下便止。如大小患吐,加丸数,亦如此汤使服。如渴,以所煎汤作熟水饮之。

【主治】小儿胃冷呕吐不止。

34627 肉豆蔻丸(《鸡峰》卷十二)

【组成】肉豆蔻 赤石脂 钟乳粉 石斛 干姜 附子 椒 当归 茯苓 龙骨 人参各一两 诃子皮 桂各二两

【用法】上为细末,水煮面糊为丸,如梧桐子大。每服二十丸,食前米饮送下。

【功用】逐寒,渗湿,补虚,止痢。

【主治】脾胃俱虚,寒湿气胜,心腹绞痛,胁肋牵痛,手足厥,身冷,胃哽呕吐,不思饮食,无力怠惰,嗜卧,滑泄频数,米谷完出,久痢滑肠或变脓血,腹痛肠鸣,里急后重。

34628 肉豆蔻丸(《宣明论》卷八)

【组成】肉豆蔻 槟榔 轻粉各一分 黑牵牛一两半(取头末)

【用法】上为末,面糊为丸,如绿豆大。每服十丸至二十丸,食后,煎连翘汤送下,日三服。

【主治】水湿胀如鼓,不食者,病可下。

34629 肉豆蔻丸(《洁古家珍》卷八)

【组成】破故纸 肉豆蔻(面裹煨)各等分

【用法】上为末,枣肉为丸,如梧桐子大。空心米饮送下。

【主治】肾泄久不愈,脉沉细无力者。

【备考】本方方名,《医学纲目》引作"肉蔻丸"。

34630 肉豆蔻丸(《局方》卷三吴直阁增诸家名方)

【组成】诃黎勒皮 龙骨 木香各三分 丁香三两 肉豆蔻仁 缩砂仁各一两 赤石脂 白矾灰各半两(枯)

【用法】上为末,粟米饮为丸,如梧桐子大。每服二十丸,米饮送下,不拘时候。

【主治】气泻,脾胃气虚弱,饮食减少。

34631 肉豆蔻丸(《小儿痘疹方论》)

【异名】七味肉豆蔻丸。

【组成】木香半两 缩砂仁二钱 白龙骨半两 诃子肉半两 赤石脂七钱半 枯白矾七钱半 肉豆蔻半两

【用法】上为细末,稠面糊为丸,如黍米大。一周岁儿,每服三五十丸;三岁儿服一百丸,温米饮送下。泻甚者,煎木香散或异功散送下。泻止住服,不止多服。

【主治】❶《小儿痘疹方论》:泻水谷,或白或淡黄,不能止者,❷《普济方》:痘疮已出,泄泻发渴,水谷不化,或泻或涩,或泻淡黄色,致令疮痘难出难靥。非特痘疮一证,其余脏寒泄痢,尤宜服之。

【方论选录】❶《小儿痘疹方论》:薛己校注:本方治阳气虚寒,肠滑泄泻之涩剂。盖肾主大便,若因肾气不固而致前症者,宜用木香散送四神丸,如不应,急煎六君子汤送四神丸补之。豆蔻丸涩滞之功多,补益之功少也。❷《医方考》:痘至七八日,灌脓起胀之时也;若大泻而虚其中,则痘必陷下而不可为矣。然有湿有泻,有滑有泻,有积有泻。湿而泻者,宜燥之,枯矾、石脂是也;滑而泻者,宜涩之,龙骨、诃子是也;积而泻者,宜消之,豆蔻、砂仁是也。乃木香者,调其滞气,和其腹中而已。

【备考】方中木香用量原缺,据《普济方》补。

34632 肉豆蔻丸(《御药院方》卷七)

【组成】肉豆蔻(面裹煨) 黑附子(炮,去皮脐) 川姜(炮) 桂(去粗皮) 硫黄(研) 白术(炒) 当归(去芦头) 诃子皮各一两 川乌头(炮,去皮脐) 红豆蔻各半两

【用法】上为细末,醋面糊为丸,如梧桐子大。每服三十丸,空心食前米饮送下。

【主治】肠虚胃弱,停积风冷,大便泄泻,水谷不化,腹胁胀痛,下痢脓血,遍数频并,里急后重,呕逆恶心,肢体困倦,饮食减少。

34633 肉豆蔻丸(《普济方》卷三九八)

【组成】肉豆蔻(去壳)一枚 诃黎勒(炮,去核)三枚 黄连(去须)一钱 赤石脂(细研)一钱 木香一分 蟾头(生姜汁炙)一枚

【用法】上为末,蜗牛肉研为丸,如黍米大,焙干。每服三丸至五丸,食前粥饮送下。

【主治】小儿疳痢。

34634 肉豆蔻丸

《景岳全书》卷五十八。即《局方》卷六(吴直阁增诸家名方)"肉豆蔻散"改为丸剂。见该条。

34635 肉豆蔻丸(《痘疹仁端录》卷十四)

【组成】肉果一钱半 诃子(面煨)七钱半 木香二钱 枯矾七钱半 白龙骨(煨)三钱 赤石脂(煨)三钱 砂仁三钱 白扁豆(炒去壳)五钱 猪苓五钱(去皮) 山楂肉二钱 泽泻(煨,去皮)五钱 厚朴(姜汁炒)一钱 白豆蔻(炒)二钱

【用法】用糕粉打糊为丸,如弹子大。每服一丸,饭饮化下。寒战咬牙者,用肉桂、丁香各五分,川椒三十粒,姜一片,人参一钱煎汤一小盏,磨化服下,凡有泻多用之;如粪中有冻胶样者,乃寒积毒下也,名曰痘后痢,不可用前药煎汤送下,宜分利,用木通、甘草、滑石、蒿子炒香煎汤送下,如

有红者,可只将泽兰捣汁,蜜和送下。

【主治】痘疮泄泻。

34636 肉豆蔻丹(《普济方》卷三八〇引《医方妙选》)

【组成】肉豆蔻 使君子 青橘皮(炒黄)各一两 牵牛(炒)一分 芦荟(研)一分 麝香一钱

【用法】上为末,糯米饭为丸,如黍米大。每服十丸,食后生姜汤送下,量儿大小加减。

【主治】❶《普济方》《医方妙选》:肌瘦挟积。❷《卫生总微》:小儿脾疳,因不知饥饱,积滞内停,腹大脚细,下利无度。

34637 肉豆蔻丹(《普济方》卷三九五)

【组成】木香 肉豆蔻各一两 青橘皮半两(炒黄) 黑牵牛一分(炒)

【用法】上为细末,滴水为,如黍米大。每服十丸,食前米饮送下。

【主治】小儿泄泻,水谷不消。

34638 肉豆蔻方(《圣惠》卷八十四)

【异名】肉豆蔻散(《普济方》卷三九五)。

【组成】肉豆蔻一分(去壳) 藿香半两

【用法】上为粗散。每服一钱,以水一小盏,煎至五分,去滓温服,不拘时候。

【主治】小儿霍乱不止。

34639 肉豆蔻汤(《伤寒总病论》卷三)

【组成】肉豆蔻一个 石莲肉(炒) 茴香各一分 丁香半分 生姜 人参各二分 枇杷叶五片(拭去毛,炙)

【用法】上咬咀。水三升,煎至一升半。分四服,空心暖饮之。

【主治】伤寒后咳噫。

34640 肉豆蔻汤(《圣济总录》人卫本卷二十六)

【组成】肉豆蔻仁 高良姜(炒) 枇杷叶(拭去毛,炙)各半两 厚朴(去粗皮,生姜汁炙,剉) 桂(去粗皮)各一两 吴茱萸(汤洗,焙干,炒)一分

【用法】上为粗末。每服三钱匕,水一盏,大枣一个,煎至七分,去滓温服,一日三次。

【主治】伤寒后霍乱,吐泻不止,及脚转筋。

【备考】本方方名,原书(文瑞楼本)作"豆蔻汤"。

34641 肉豆蔻汤(《圣济总录》卷四十)

【组成】肉豆蔻(去壳)半两 人参二两 桂(去粗皮) 吴茱萸(汤洗净,炒)各一两半

【用法】上为粗末。每服三钱匕,入生姜三片,水一盏,煎至六分,去滓温服。

【主治】霍乱转筋。

34642 肉豆蔻汤(《圣济总录》卷七十五)

【组成】肉豆蔻(去壳) 甘草(炙,剉)各一两

【用法】上为粗末。每服五钱匕,水一盏半,煎至八分,去滓,空心、日午温服。

【主治】冷痢。

34643 肉豆蔻汤(《洪氏集验方》卷三引景卢方)

【组成】肉豆蔻(炮) 草果子(去皮) 石菖蒲 干木瓜 良姜 干姜 厚朴(姜炙) 甘草(炙)各一两

【用法】上为细末。每服一钱,盐汤点下。

【主治】胸膈痞塞不快,脾胃有伤。

34644 肉豆蔻饮(《圣济总录》卷四十七)

【组成】肉豆蔻(炮去壳)四枚 高良姜 白芷 人参 赤茯苓(去黑皮) 槟榔(剉)各一两半

【用法】上为粗末。每服三钱匕,水一盏半,薤白三寸,切,煎至一盏,去滓,空腹温服,如人行五里再服。

【主治】反胃,饮食入口即吐。

34645 肉豆蔻散(《圣惠》卷五)

【组成】肉豆蔻三枚(去壳) 白术半两 木香半两 半夏半两(汤浸七遍去滑) 丁香半两 青橘皮半两(汤浸,去白瓤,焙) 蓬莪术半两 附子半两(炮裂,去皮脐) 芎藭半两 甘草一分(炙微赤,剉) 当归三分(剉,微炒) 桂心半两 干姜半两(炮裂,剉) 厚朴一两(去粗皮,涂生姜汁炙令香熟)

【用法】上为粗散。每服三钱,以水一中盏,加生姜半分,大枣三枚,煎至六分,去滓,不拘时候稍热服。

【主治】脾脏冷气,时攻心腹疼痛,面色青黄,常多呕逆,四肢虚乏。

34646 肉豆蔻散(《圣惠》卷二十八)

【组成】肉豆蔻三枚(去壳,以大麦面用水和如饼剂子,裹豆蔻于灰火内煨,面黄熟为度。放冷取出豆蔻,别研为末) 黄连半两(去须) 木香半两

【用法】上药除豆蔻外,为散。每服二钱,以水一中盏,煎至五分,去滓。调下豆蔻末一钱,不拘时候。

【主治】虚劳久痢,腹内疼痛不可忍者。

34647 肉豆蔻散(方出《圣惠》卷四十七,名见《普济方》卷二〇一)

【组成】肉豆蔻(去壳) 人参(去芦头) 厚朴(去粗皮,涂生姜汁炙令香熟)各一两

【用法】上为散。每服三钱,以水一大盏,加生姜半分,粟米二撮,煎至五分,去滓温服不拘时候。

【主治】霍乱,呕吐不止。

34648 肉豆蔻散(《圣惠》卷四十七)

【组成】肉豆蔻半两(去壳) 白术半两 高良姜三分(炙) 桂心半两 甘草一分(炙微赤,剉) 枇杷叶半两(拭去毛,炙微黄) 吴茱萸半两(汤浸七遍,焙干,微炒) 厚朴一两(去粗皮,涂生姜汁炙令香熟)

【用法】上为散。每服三钱,以水一中盏,煎至六分,去滓温服。不计时候。

【主治】霍乱吐泻不止,冷气入脾胃,攻心腹切痛。

【备考】本方原名"肉豆蔻丸",与剂型不符,据《普济方》改。

34649 肉豆蔻散(方出《圣惠》卷四十七,名见《普济方》卷三十六)

【组成】肉豆蔻五钱(去壳) 胡椒 荜茇各一两 甘草三分(炙微赤,剉)

【用法】上为细散。每服一钱,水一中盏,煎五分,加羊乳半合,不拘时候温服。

【主治】反胃,呕哕吐食。

34650 肉豆蔻散(《圣惠》卷四十九)

【组成】肉豆蔻三分(去壳) 芜荑二两 高良姜一两

（剉）　桂心半两　木香一两　白术一两　吴茱萸半两（汤浸七遍,焙干,微炒）　桃仁一两（汤浸去皮尖双仁,麸炒微黄）　厚朴四两（去粗皮,涂生姜汁炙令香熟）

【用法】上为散,用生姜一斤,细切相拌,更捣作丸,以面裹灰火中煨令通熟,去面候干,捣细罗为散。每服一钱,煮枣粥饮调下,不拘时候。

【主治】疝气,胃中寒,不思食。

34651　肉豆蔻散（《圣惠》卷五十九）

【组成】肉豆蔻一两（去壳）　木香一两　甘草半两（炙微赤,剉）　干姜一两（炮裂,剉）　厚朴一两（去粗皮,涂生姜汁炙令香熟）

【用法】上为散。每服三钱,用水一中盏,加大枣三个,煎至六分,去滓稍热服,不拘时候。

【主治】水谷痢,心腹胀满,不能饮食。

34652　肉豆蔻散（《圣惠》卷五十九）

【组成】肉豆蔻一两（去壳）　厚朴三两（去粗皮,涂生姜汁炙令香熟）　甘草半两（炙微赤,剉）　诃黎勒一两半（煨,用皮）　干姜一两（炮裂,剉）　陈橘皮一两（汤浸去白瓤,焙）

【用法】上为细散。每服二钱,以粥饮调下,不拘时候。

【主治】白痢,心腹胀满,不能饮食。

34653　肉豆蔻散（《圣惠》卷五十九）

【组成】肉豆蔻一两（去壳）　鹿角屑一两（用酥炒令焦）　定粉二分（炒令黄色）　密陀僧三分（烧黄,细研）

【用法】上为细散。每服一钱,以粥饮调下,不拘时候。

【主治】久赤白痢。

34654　肉豆蔻散（《圣惠》卷七十八）

【组成】肉豆蔻（去壳）　槟榔　人参（去芦头）　桂心各半两

【用法】上为细散。以粥饮调下,每服一钱,不拘时候。

【主治】产后心腹疼痛,呕吐清水,不下饮食。

34655　肉豆蔻散（《圣惠》卷八十四）

【组成】肉豆蔻一分（去壳）　人参一分（去芦头）　藿香一分　白茯苓一分　厚朴半两（去皱皮,涂生姜汁炙令香熟）　白术一分　干姜半两（炮裂,剉）　诃黎勒半两（煨,用皮）　木香一分　甘草一分（炙微赤,剉）

【用法】上为粗散。每服二钱,以水一小盏,煎至五分,去滓温服,一日三次。

【主治】小儿胸中有寒,乳哺不消,腹中痞满,气逆不能乳食。

34656　肉豆蔻散（《圣惠》卷八十四）

【组成】肉豆蔻一枚（去壳）　丁香半分　桂心半两人参半两（去芦头）　白茯苓半两　枇杷叶半分（拭去毛,炙微黄）　黄耆半两　陈橘皮一分（汤浸,去白瓤,焙）　甘草半两（炙微赤,剉）

【用法】上为细散。一岁儿每服半钱,用温水调下。

【主治】小儿霍乱,吐泻不止,食饮不下。

34657　肉豆蔻散（《圣惠》卷八十四）

【组成】肉豆蔻一分（去壳）　桂心一分　人参半两（去芦头）　甘草半两（炙微赤,剉）

【用法】上为粗散。每服一钱,以水一小盏,加生姜少

许,煎至五分,去滓,量儿大小,分减温服,不拘时候。

【主治】小儿霍乱,吐泻不止,腹痛。

34658　肉豆蔻散（《圣惠》卷八十八）

【组成】肉豆蔻一枚（去壳）　川大黄一分（剉碎,微炒）

【用法】上为粗散。每服一钱,以水一小盏,煎至五分,去滓温服,一日三次。更量儿大小,以意加减。

【主治】小儿宿食不消。

34659　肉豆蔻散（《圣惠》卷九十三）

【组成】肉豆蔻三分（去壳）　青橘皮半两（汤浸,去白瓤,焙）　当归半两（剉,微炒）　黄牛角䚡半两（炙令微焦）厚朴半两（去粗皮,涂生姜汁炙令香熟）　地榆半两（微炙,剉）　黄连半两（去须,微炒）　干姜一分（炮裂,剉）

【用法】上为细散。每服半钱,以粥饮调下,一日三四次。

【主治】小儿久赤白痢,腹内疗痛,全不思食,渐至困羸。

34660　肉豆蔻散（《圣惠》卷九十三）

【组成】肉豆蔻一分（去壳）　干姜一分（炮裂,剉）厚朴一分（去粗皮,涂生姜汁炙令香熟）　朱砂一分（细研）龙骨一分　诃黎勒一分（煨,用皮）　茅香一分（剉）　枳壳一分（麸炒微黄,去瓤）

【用法】上为细散。每服半钱,以温浆水调下,一日三四次,量儿大小,加减服之。

【主治】小儿蛊痢不止,腹痛。

34661　肉豆蔻散（《普济方》卷二一一引《圣惠》）

【异名】豆蔻散（《圣济总录》卷七十六）。

【组成】肉豆蔻一分　诃黎勒二分

【用法】上为散。每服二钱,米饮调下。未效再用一两服。

【主治】赤白痢不止,水泻。

34662　肉豆蔻散（《医方类聚》卷十引《简要济众方》）

【组成】肉豆蔻仁半两（面裹,火煨熟）　黑附子半两（去皮脐,盐炒）　缩砂半两（去皮）　木香半分

【用法】上为散。每服一钱,空心、食前米饮调下。

【主治】脾脏气不和,多痰逆,食饮无味,腹胁疼痛,大肠虚滑。

34663　肉豆蔻散（《圣济总录》卷四十四）

【组成】肉豆蔻（去壳,面裹煨令黄）　附子（炮裂,去皮脐）各一两

【用法】上为散。每服三钱匕,空心陈米饮调下。

【主治】脾胃虚冷,泄利水谷,两胁气胀,饮食无味,稍食即壅。

34664　肉豆蔻散（《圣济总录》卷七十三）

【组成】肉豆蔻仁　枳壳（去瓤,麸炒）各三分　芜荑（炒）二两　吴茱萸（汤洗,焙）　木香各半两　高良姜一两生姜（并皮用）一斤

【用法】上剉,如麻豆大,拌匀,面裹煨令香热,去面取药,捣罗为散。每服二钱匕,冷生姜茶清调下。

【主治】疝气,胃中寒癖,不思食。

34665　肉豆蔻散（《圣济总录》卷七十四）

【组成】肉豆蔻(去壳,为末)一两　生姜(汁)二合　白面二两

【用法】上为细末。每服二钱匕,空心米饮调下,日午再服。

【主治】水泻无度,肠鸣腹痛;产后冷泻不止。

34666　肉豆蔻散(《圣济总录》卷七十四)

【组成】肉豆蔻(去壳,炮)　黄连(去须,炒)　诃黎勒(炮,去核)各三分　甘草(炙,剉)　白术　干姜(炮)　赤茯苓(去黑皮)各半两　厚朴(去粗皮,生姜汁炙)一两

【用法】上为散。每服二钱匕,空心、食前米饮调下,一日三服。

【主治】❶《圣济总录》:肠胃受湿,濡泻不止。❷《普济方》:暴泻。

34667　肉豆蔻散(《圣济总录》卷七十七)

【组成】肉豆蔻(一半生,一半炮)　诃黎勒皮(一半生,一半煨)　木香(一半生,一半炮)各一两　白术(剉,炒)三分　甘草(剉,一半生,一半炙)　荜茇　干姜(炮)各半两

【用法】上为散。每服二钱匕,米饮调下。

【主治】气痢腹胀,不下食。

34668　肉豆蔻散(《圣济总录》卷一五六)

【组成】肉豆蔻十枚(大者,去壳,用白面作面饼子裹,文武火煨令黄色,去面)　草豆蔻十枚(去皮,白面裹,文武火煨令黄色,去面用)　木香一两　诃黎勒二十枚(十枚炮过,熟为度,十枚生,俱去核)　甘草一分(蜜炙)

【用法】上为散。每服二钱匕,食前米饮调下。

【主治】妊娠下痢,不可疗者,及丈夫脾虚泄泻。

34669　肉豆蔻散(《圣济总录》卷一七八)

【组成】肉豆蔻二枚(去壳)　当归(剉,焙)　蜜陀僧(研)　诃黎勒(煨,去核)　黄连(去须)　枳壳(去瓤,麸炒)各一分　龙骨半分　干姜(炮裂)半两

【用法】上为散。每服半钱匕,空心米饮调下,随儿大小,以意加减。

【主治】小儿脓血痢。

34670　肉豆蔻散(《幼幼新书》卷二十七引丁时发方)

【异名】白豆蔻散(《普济方》卷三九四)。

【组成】白豆蔻　肉豆蔻　甘草(炙)　芎䓖　陈皮(去白)　枇杷叶(去毛,炙)各一分　黄耆(炙)　干木瓜　人参各半两

【用法】上为末。每服一钱,水五分,加生姜、大枣,同煎三分,去滓服。

【主治】小儿脾胃不和,憎寒壮热,腹痛呕吐,不纳乳食。

34671　肉豆蔻散(《幼幼新书》卷二十八引《张氏家传》)

【组成】肉豆蔻　大诃子肉　青皮　附子(炮,去皮)　厚朴(姜制过,炒熟)各半两

【用法】上为末。每服量儿大小加减,空心粥饮调下。

【主治】泻痢。

34672　肉豆蔻散(《洪氏集验方》卷一引韩子温方)

【组成】肉豆蔻(切片子,炒黄色)　罂粟壳(捣碎,用蜜搭,拌匀,炒黄黑)　甘草(切碎,炒黄黑色)　干生姜(切细,炒黄黑)各等分

【用法】上为末,每服六钱,用水二大盏,煎至一盏半,不拘时候服。却将二次滓再煎服,无有不愈者。

【主治】赤白痢,无药可治者,或上吐下痢。

【加减】如赤痢,多加甘草一寸(炙黄)同煎;若白痢,多加炒生姜一块,同煎。

34673　肉豆蔻散(《杨氏家藏方》卷七)

【异名】肉蔻散(《直指》卷十三)。

【组成】肉豆蔻一枚(剜小窍子,更入乳香三小块在内)

【用法】上以面裹煨,面熟为度,去面碾为细末。每服一钱,小儿半钱,米饮调下。

【主治】脾虚泄泻,肠鸣不食。

34674　肉豆蔻散(《传信适用方》卷二)

【组成】诃子四个　木香一钱　肉豆蔻六个(用面煨香熟,去面,只用肉豆蔻)

【用法】上为细末。每服二钱,空心食前,陈米饮调下,一日三次。

【主治】赤白痢。

34675　肉豆蔻散(《卫生总微》卷十)

【组成】肉豆蔻(面裹煨)　白枯矾各一两

【用法】上为末。每服一钱或半钱,空心温米饮调下。

【主治】胃寒下泻。

34676　肉豆蔻散(《局方》卷六吴直阁增诸家名方)

【组成】苍术(米泔浸一宿,去皮,焙)八两　茴香(炒)　肉桂(去粗皮)　川乌(炮,去皮脐)　诃子皮各二两　干姜(炮)　厚朴(去粗皮,姜炒)　陈皮(去白)　肉豆蔻(面裹煨)　甘草(煏)各四两

【用法】上为末。每服二钱,水一盏,加生姜二片,枣子一个,煎七分,温服。

【主治】脾胃气虚,腹胁胀满,水谷不消,脏腑滑泻,腹内虚鸣,困倦少力,口苦舌干,不思饮食,日渐瘦弱。

【备考】本方改为丸剂,名"肉豆蔻丸",见《景岳全书》。

34677　肉豆蔻散

《普济方》卷二一一。即《圣惠》卷五十九"肉豆蔻散子"。见该条。

34678　肉豆蔻散

《普济方》卷三九五。为《圣惠》卷八十四"肉豆蔻方"之异名。见该条。

34679　肉豆蔻散(《奇效良方》卷十四)

【组成】肉豆蔻七枚(每一枚剜一窍,纳木香一粒在内,以面裹炖熟,去面不用)

【用法】上为末。分作二服,用米饮汤调下,不拘时候。

【主治】脾虚肠鸣,泄泻不食。

34680　肉豆蔻膏(《普济方》卷三九五)

【组成】肉豆蔻二钱(剉)　人参一钱　白术二钱　甘草一钱　丁香一钱(不见火)　木香一钱(不见火)　藿香五分

【用法】上为细末,炼蜜为丸,如鸡头子大。每服一丸,空心、奶前米饮送下。

【主治】小儿挟惊,大便清泻,腹疼不稳。

34681 肉苁蓉丸(《医心方》卷二十八《范汪方》)

【组成】肉苁蓉 菟丝子 蛇床子 五味子 远志 续断 杜仲各四分

【用法】上药治下筛,炼蜜为丸,如梧桐子大。平旦服五丸,一日二次。

【功用】补精,益气力,令人好颜色。

【主治】男子五劳七伤,阳痿不起,积有十年痒湿,小便淋沥,溺时赤时黄。

【加减】阴弱,加蛇床子;不怒,加远志;少精,加五味子;欲令洪大,加苁蓉;腰痛,加杜仲;欲长,加续断;所加者倍之。

34682 肉苁蓉丸(方出《千金》卷六,名见《圣济总录》卷一一四)

【异名】补肾丸(《三因》卷十六)、羊肾丸(《得效》卷十)。

【组成】山茱萸 干姜 巴戟天 芍药 泽泻 桂心 菟丝子 黄耆 干地黄 远志 蛇床子 石斛 当归 细辛 苁蓉 牡丹 人参 甘草 附子各二两 菖蒲一两 羊肾二枚 防风一两半 茯苓三两

【用法】上为末,炼蜜为丸,如梧桐子大。每服十五丸,加至三四十丸。食后服,一日三次。

【功用】补肾,利九窍。

【主治】❶《千金》:劳聋、气聋、风聋、虚聋、毒聋、久聋、耳鸣属肾虚者。❷《三因》:肾虚耳聋,或劳顿伤气,中风虚损,肾气升而不降,致耳内虚鸣。

【方论选录】❶《医方考》:味之甘者,可以补虚,亦可以却劳。人参、黄耆、羊肾、山萸、干地、菟丝、巴戟、苁蓉、泽泻、芍药、当归、茯苓、甘草,均味甘之品也,能疗虚聋、劳聋。味之辛者,可以驱风,亦可以顺气,防风、细辛、菖蒲、远志、丹皮、石斛,均味辛之品也,能疗气聋、风聋。性之毒者,可以开结毒,亦可以疗久痹,蛇床、桂心、附子、干姜,均之辛温微毒之品也,能疗毒聋、久聋。❷《千金方衍义》:诸聋总不出肾虚而为湿热痰火所袭,故专温补利窍,则诸聋悉宜。其防风一味,昔人所谓鸟在高巅,惟射以取之也。

34683 肉苁蓉丸(《圣惠》卷七)

【组成】肉苁蓉二两(酒浸一宿,去皱皮,炙令干) 菟丝子一两(酒浸三日,晒干,别捣为末) 熟干地黄一两 黄耆一两(剉) 巴戟一两 防风三分(去芦头) 鹿角胶二两(捣碎,炒令黄燥) 五味子一两 菖蒲一两 山茱萸一两 牛膝一两(去苗) 附子一两(炮裂,去皮脐) 泽泻一两 干姜半两(炮裂,剉)

【用法】上为末,炼蜜为丸,如梧桐子大。每服三十丸,空心以温酒送下。晚食前再服,渐加至五十丸。

【主治】肾脏风虚,耳内常鸣。

34684 肉苁蓉丸(《圣惠》卷七)

【组成】肉苁蓉二两(酒浸一宿,刮去皱皮,炙令干) 鹿茸二两(去毛,涂酥炙微黄) 白龙骨二两(烧过) 泽泻一两 附子二两(炮裂,去皮脐) 补骨脂一两(微炒) 山茱萸一两 椒红二两(微炒) 菟丝子一两(酒浸三宿,晒干,别研为末)

【用法】上为末,炼蜜为丸,如梧桐子大。每服三十

丸,食前,以温酒送下。

【主治】膀胱虚冷,小便滑数,白浊,梦中失精。

34685 肉苁蓉丸(《圣惠》卷二十六)

【组成】肉苁蓉三两(酒浸一宿,刮去皱皮炙干) 赤石脂三分 石韦三分(拭去毛) 天雄一两(炮裂,去皮脐) 远志三分(去心) 石菖蒲三分 薯蓣二两 杜仲一两(去粗皮,炙微黄,剉) 山茱萸一两 白马茎一两(炙黄) 石斛一两(去根,剉) 柏子仁三分 续断一两 牛膝一两(去苗) 蛇床子三分 石南一两 细辛三分 防风三分(去芦头) 菟丝子一两半(酒浸三宿,别捣为末) 熟干地黄一两半

【用法】上为末,炼蜜为丸,如梧桐子大。每服三十丸,空腹及晚食前以温酒送下。

【主治】五劳六极七伤,阴萎内虚,口干汗出,失精,阴下湿痒,小便赤黄,阴中疼痛,卵偏大,小腹里急,腰脊俯仰苦难,髀胫酸疼,目视𥅽𥅽,腹胁胀满,膀胱久冷,致生百疾。

34686 肉苁蓉丸(《圣惠》卷二十六)

【组成】肉苁蓉二两(酒浸一宿,刮去皱皮,炙干) 石斛一两(去根,剉) 麋角胶二两(以酥拌,微炒) 枸杞子二两(微炒) 远志一两(去心) 续断一两 熟干地黄三两 天雄二两(炮裂,去皮脐) 干姜一两(炮裂,剉) 菟丝子二两(酒浸一宿,晒干,别捣罗,为末)

【用法】上为末,炼蜜为丸,如梧桐子大。每服三十丸,空腹及晚食前以温酒或炒盐汤送下。

【功用】补益精血。

【主治】虚损。

34687 肉苁蓉丸(《圣惠》卷二十七)

【组成】肉苁蓉二两(酒浸一宿,刮去皱皮炙令干) 熟干地黄二两 钟乳粉一两 五味子三分 龙骨三分 山茱萸三分 车前子一两 桂心三分 人参三分(去芦头) 牛膝一两(去苗) 枸杞子三分 远志三分(去苗) 白茯苓一两 黄耆三分(剉) 杜仲一两半(去粗皮,微炙,剉) 防风三分(去芦头) 薯蓣三分 石菖蒲三分 附子一两(炮裂,去皮脐) 石斛一两(去根,剉) 菟丝子二两(酒浸三日,焙干,别捣为末)

【用法】上为末,炼蜜为丸,如梧桐子大。每服三十丸,空心及晚食前以温酒送下。

【主治】虚劳,肾气不足,梦交,心多松悸,头目昏闷,四肢少力,不欲饮食。

34688 肉苁蓉丸(《圣惠》卷二十八)

【组成】肉苁蓉二两(酒浸一宿,刮去皱皮,炙令干) 菟丝子(酒浸三日,晒干,别捣为末) 薯蓣 牛膝(去苗) 巴戟 杜仲(去粗皮,炙微黄) 续断 白茯苓 枸杞子 五味子 蛇床子 山茱萸各一两 茯神 远志(去心) 柏子仁各二两

【用法】上为末,炼蜜为丸,如梧桐子大。每服三十丸,空腹以温酒送下,晚食前再服。

【主治】虚劳羸瘦,心神健忘,腰膝多疼,脏腑气虚,阳事衰绝。

34689 肉苁蓉丸(《圣惠》卷三十)

【组成】肉苁蓉二两(酒浸一宿,刮去皱皮炙干) 薯蓣一两 巴戟一两 车前子一两 黄耆一两(剉) 覆盆子一两 菟丝子一两半(酒浸二宿,晒干,别捣为末) 山茱萸一两 熟干地黄一两 人参一两(去芦头) 牛膝一两(去苗) 续断一两 犀角屑半两 甘菊花一两

【用法】上为末,炼蜜为丸,如梧桐子大。每服三十丸,食前以粥饮送下。

【主治】虚劳,目睛远视无力,四肢乏弱。

【宜忌】忌生冷、油腻、热面。

34690 肉苁蓉丸(《圣惠》卷三十三)

【组成】肉苁蓉(酒浸一宿,刮去皱皮,炙干) 磁石(烧醋淬七遍,细研,水飞过) 神曲(炒微黄) 青盐各一两 雀儿十个(去毛嘴爪翅足,存肠胃去骨,烂研) 菟丝子二两(酒浸三日,晒干,别捣为末)

【用法】上为末,以好酒二升,入少炼熟蜜,入雀肉及盐,研令极烂成膏,和诸药为丸,如梧桐子大。每服二十丸,空心及晚食前以温酒送下。

【主治】眼昏,翳赤涩,远视似有黑花,及内障不见物。

34691 肉苁蓉丸(《圣惠》卷三十六)

【组成】肉苁蓉一两(酒浸一宿,刮去皱皮,炙干) 菖蒲一两 磁石一两(烧令赤,醋淬七遍,捣碎研,水飞过) 附子一两(炮裂,去皮脐) 巴戟一两 菟丝子一两(酒浸三日,晒干,捣为末) 鹿茸一两(去毛,涂酥,炙微黄) 石斛一两(去根,剉) 桂心一两半 桑螵蛸半两(微炒) 杜仲一两(去皱皮,炙微黄,剉) 牡蛎粉一两 补骨脂一两(微炒) 熟干地黄一两半

【用法】上为末,炼蜜为丸,如梧桐子大。每服三十丸,空心以温酒送下,晚食前再服。

【主治】劳聋,肾气虚损,腰脚无力,面黑体瘦,小便滑数。

34692 肉苁蓉丸(《圣惠》卷五十三)

【异名】苁蓉丸(《鸡峰》卷十九)。

【组成】肉苁蓉一两(酒浸一宿,刮去皱皮,炙干) 熟干地黄一两半 麦门冬二两(去心,焙) 泽泻半两 五味子半两 桂心半两 巴戟半两 地骨皮三分 当归半两 磁石一两(烧醋淬七遍,捣碎,研如粉) 黄耆一两(剉) 人参一两(去芦头) 鸡肶胵一两(微炒) 赤石脂半两 韭子半两 白龙骨半两 甘草半两(炙微赤,剉) 禹余粮三分(烧醋淬三遍,研如粉) 牡丹半两 桑螵蛸一两半(微炒)

【用法】上为末,炼蜜为丸,如梧桐子大。每服三十丸,食前以清粥饮送下。

【主治】病肾,小便滑数,四肢羸瘦,脚膝乏力。

34693 肉苁蓉丸(《圣惠》卷九十八)

【异名】苁蓉丸。

【组成】肉苁蓉二两(酒浸一宿,刮去皱皮,炙干) 远志一两(去心) 巴戟一两 菟丝子一两(酒浸三日,晒干,别捣为末) 五味子一两 桂心一两 蛇床子一两 附子一两(炮裂,去皮脐) 牛膝一两 鹿角胶一两(捣碎,炒令黄燥) 山茱萸一两 熟干地黄一两

【用法】上为末,炼蜜为丸,如梧桐子大。每服三十丸,空心以温酒送下,渐加至四十丸。

【主治】肾脏虚惫,膀胱久冷,腰膝疼重,筋力衰弱。

34694 肉苁蓉丸(《圣惠》卷九十八)

【异名】苁蓉丸(《普济方》卷二二〇引《圣济总录》)。

【组成】肉苁蓉一两(酒浸一宿,刮去皱皮,炙干) 熟干地黄一两 钟乳粉一两 天雄一两(炮裂,去皮脐) 天门冬一两半(去心,焙) 五味子一两 桂心一两 人参一两(去芦头) 干姜一两半(炮裂,剉) 白术一两 远志一两 杜仲一两(去粗皮,炙微赤,剉) 巴戟一两 牛膝一两(去苗) 山茱萸一两 覆盆子一两 甘草半两(炙微赤,剉) 川椒一两(去目及闭口者,微炒去汗) 菟丝子二两(酒浸三日,晒干,别捣为末)

【用法】上为末,炼蜜为丸,如梧桐子大。每服三十丸,空心以温酒送下。

【功用】驻颜,益髭发,补神益气。

【主治】下元久冷,水脏伤惫,风虚劳损,不思饮食。

34695 肉苁蓉丸(《圣惠》卷九十八)

【组成】肉苁蓉二两(酒浸一宿,刮去皱皮,炙令干) 附子一两(炮裂,去皮脐) 巴戟一两 茴香子一两 石斛一两(去根,剉) 补骨脂一两 桂心一两 川椒三分(去目及闭口者,微炒去汗) 麋茸一两(去毛,涂酥炙微黄) 木香三分 牛膝一两(去苗) 五味子一两 泽泻一两 槟榔一两 丁香三分 黄耆三分(剉) 熟干地黄一两 人参三分(去芦头) 诃黎勒皮三分 山茱萸三分 白术三分 干姜三分(炮裂,剉) 朱砂一两(细研,水飞过) 麝香半两(细研)

【用法】上为末,炼蜜为丸,如梧桐子大。每服三十丸,空心以温酒送下。

【功用】暖水脏,壮筋骨,益精气,利腰脚,聪耳明目,强志倍力,悦泽颜色,充益肌肤。

34696 肉苁蓉丸(《圣惠》卷九十八)

【组成】肉苁蓉(酒浸一宿,刮去皱皮,炙干) 蛇床子 远志(去心) 五味子 防风(去芦头) 附子(炮裂,去皮脐) 菟丝子(酒浸三日,曝干,别捣为末) 巴戟 杜仲(去粗皮,炙微黄,剉)各一两

【用法】上为末,炼蜜为丸,如梧桐子大。每服二十丸,空心以温酒送下,盐汤送下亦得,渐加至四十丸为度。

【功用】暖下元,益精髓,利腰膝。

【主治】虚损。

34697 肉苁蓉丸(《圣济总录》卷二十)

【组成】肉苁蓉(酒浸,切,焙)一两 獭肝一具(涂酥炙,切) 柴胡(去苗) 秦艽(去苗土)各三分 巴戟天(去心) 黄耆(剉)各一两 人参半两 白茯苓(去黑皮)三分 熟干地黄(切,焙)半两 泽泻 附子(炮裂,去皮脐)各三分 远志(去心)一两 山芋 蒺藜子(炒,去角)各半两 石斛(去根)三分 厚朴(去粗皮,姜汁炙) 五味子 桂(去粗皮) 桃仁(汤浸,去皮尖双仁,炒,别研) 丁香 木香各半两 当归(切,焙)三分 芍药 陈橘皮(汤浸,去白,焙) 赤石脂 槟榔 白术 干姜(炮) 郁李仁(汤浸,去皮尖,炒,研) 甘草(炙,剉) 牡丹皮 蜀椒(去目并闭口者,炒出汗) 山茱萸 芎䓖 牡蛎(炒)各半两

【用法】上为末,炼蜜为丸,如梧桐子大。每服三十丸,温酒送下,一日三次,不拘时候。

【功用】补骨髓。

【主治】寒湿骨痹。

34698　肉苁蓉丸(《圣济总录》卷四十三)

【组成】肉苁蓉(酒浸,切,焙)　山芋　熟干地黄(焙)各三两　菟丝子(酒浸,别捣)　五味子　杜仲(去粗皮,炙,剉)　泽泻　覆盆子　山茱萸　远志(去心)　续断　桂(去粗皮)　附子(炮裂,去皮脐)　甘草(炙,剉)　白茯苓(去黑皮)　石斛(去根)　鹿茸(去毛,酥炙)　人参　蛇床子　巴戟天(去心)各一两半

【用法】上为细末,炼蜜为丸,如梧桐子大。每服二十丸,空心、日午、夜卧温酒送下。

【主治】痿病,筋脉相引;及五劳七伤,小便数,腰疼,久立不得,坐即脚痹,腹肚不安。

34699　肉苁蓉丸(《圣济总录》卷五十二)

【组成】肉苁蓉(酒浸一宿,切,焙)　石斛(去根)　磁石(火煅,醋淬二七遍)　鹿茸(酥炙)　桂(去粗皮)　巴戟天(去心)　杜仲(剉,炒尽丝)　木香　覆盆子(去茎)各一两

【用法】上为末,炼蜜为丸,如梧桐子大。每服二十丸至三十丸,温酒送下,盐汤亦得,空心、日午、临卧各一次。

【主治】肾气虚损,羸瘦,饮食不为肌肤,骨痿无力,腰脚酸痛。

34700　肉苁蓉丸(《圣济总录》卷五十二)

【组成】肉苁蓉(去皱皮,酒炙)　附子(炮裂,去脐皮)　白蒺藜(炒去角)　桑螵蛸(炒)各二两　五味子(炒)　龙骨(研)各一两　黄耆(剉,炒)　菟丝粉　石斛(去根)各一两半

【用法】上为末,炼蜜为丸,如梧桐子大。每服二十丸,空心以盐汤送下。

【主治】痟肾,肾脏虚损,小便多,骸胫无力,日渐羸瘦。

34701　肉苁蓉丸(《圣济总录》卷五十九)

【组成】肉苁蓉(去皱皮,酒浸,切,焙)　泽泻　五味子　巴戟天(去心)　当归(切,焙)　地骨皮各一两　磁石(煅,醋淬七遍)　人参　赤石脂各一两半　韭子(炒)　白龙骨　甘草(炙,剉)　牡丹皮各一两　熟干地黄(焙)一两　禹余粮(煅)三分　桑螵蛸(炙)四十枚

【用法】上为末,炼蜜为丸,如梧桐子大。每服二十丸,用牛乳送下,一日三次。

【主治】消渴,尿脂小便如泔。

34702　肉苁蓉丸(《圣济总录》卷五十九)

【组成】肉苁蓉(酒浸一宿,切,焙)二两　泽泻　熟干地黄(焙)　五味子　巴戟天(去心)　地骨皮　人参　栝楼根　韭子(炒)　甘草(炙,剉)　牡丹皮各一两　桑螵蛸(炙)三十枚　赤石脂(研)　磁石(煅,醋淬二七遍,研)　龙骨　禹余粮(煅,醋淬二七遍,研)各一两半

【用法】上为末,炼蜜为丸,如梧桐子大。每服三十丸,牛乳汁送下。

【主治】消中虚极,小便无度。

34703　肉苁蓉丸(《圣济总录》卷八十六)

【组成】肉苁蓉(去皱皮,酒浸,炙令干)　白术　龙骨　牡蛎(熬)　杜仲(去粗皮,涂酥炙)　胡桃肉(别研)各三分　附子(炮裂,去皮脐)　巴戟天(去心)　远志(去心)　丁香　鹿角胶(炙令燥)各半两　杏仁(汤浸,去皮尖双仁,生用,别研)一两

【用法】上十味为末,入研杏仁、胡桃肉,再研令匀,以煮熟枣肉及熟蜜,砂盆内研如面糊,和药为丸,如梧桐子大。每服三十丸,空腹米饮下。

【主治】肺劳虚损,咳嗽唾血,下焦冷惫,腹胁疼痛。

34704　肉苁蓉丸(《圣济总录》卷八十六)

【组成】肉苁蓉(酒浸,切,焙)一两　巴戟天(去心)　石斛(去根)各半两　牛膝(酒浸,切,焙)　附子(炮裂,去皮脐)　羌活(去芦头)各一两　桔梗(炒)　远志(去心)　草薢　独活(去芦头)　枳壳(去瓤,麸炒)　黄耆(剉)各半两　熟干地黄(焙)　当归(切,焙)各一两　海桐皮(剉)一分

【用法】上为末,炼蜜为丸,如梧桐子大。每服二十丸,食前米饮或温酒任下。

【主治】肾劳,心怆乏力,夜多梦泄,肌瘦发热,口内生疮,脐腹冷痛。

34705　肉苁蓉丸(《圣济总录》卷八十九)

【组成】肉苁蓉(酒浸一宿,切,焙)　磁石(煅,醋淬)　威灵仙(去土)各一两　槟榔三枚(炮,剉)　肉豆蔻(去壳)　木香　桂(去粗皮)　蜀椒(去目及闭口者,炒出汗)　牛膝(酒浸一宿,切,焙)　远志(去心)　黄耆(剉)　补骨脂(炒)　茴香子(炒)　硇砂(别研)　附子(炮裂,去皮脐)各半两　生姜二两(切,焙)　沉香一分

【用法】上为末,炼蜜为丸,如梧桐子大。每服十五丸,空心、食前温酒送下。

【主治】元脏气虚,脐腹紧痛,腰脚少力,行步艰难,面黄肌瘦,耳内虚鸣,精神不爽。

34706　肉苁蓉丸(《圣济总录》卷九十四)

【组成】肉苁蓉(去皱皮,酒浸,切,焙)　白茯苓(去黑皮)　黄耆(剉)　泽泻　牡蛎(火煅,研)　五味子　龙骨　当归(切,焙)各一两

【用法】上为末,炼蜜为丸,如梧桐子大。每服三十丸,温酒送下,空心、日午、临卧各一次。

【主治】蛊病。少腹冤热而痛,便溺出白。

34707　肉苁蓉丸(《圣济总录》卷九十六)

【组成】肉苁蓉(酒浸,切,焙)　鹿茸(去毛,酥炙)　附子(炮裂,去皮脐)各二两　草薢　龙骨(煅,醋淬)　山茱萸各一两　补骨脂(炒)一两半

【用法】上为末,炼蜜为丸,如梧桐子大。每服三十丸,空心,食前姜汤送下。

【主治】膀胱久冷,小便数,泄精不止。

34708　肉苁蓉丸(《圣济总录》卷九十八)

【组成】肉苁蓉(酒浸,切,焙)　熟干地黄(焙)　山芋　石斛(去根)　牛膝(酒浸,切,焙)　桂(去粗皮)各半两　黄耆(剉)　附子(炮裂,去皮脐)各一两　黄连(去须)三分　甘草(炙)　细辛(去苗叶)各一分　槟榔(剉)五枚

【用法】上为末,炼蜜为丸,如梧桐子大。每服二十

肉

(总2541)

丸,盐酒送下,不拘时候。

【主治】冷淋。

34709 肉苁蓉丸(《圣济总录》卷一一四)

【组成】肉苁蓉(酒浸一宿,切,焙) 菟丝子(酒浸,别捣) 白茯苓(去黑皮) 山芋 人参 熟干地黄(切,焙) 桂(去粗皮) 防风(去叉) 芍药(剉) 黄耆(剉)各半两 羊肾一对(薄批去筋膜,炙干) 附子(炮裂,去皮脐) 羌活(去芦头) 泽泻(剉)各一分

【用法】上为末,炼蜜为丸,如梧桐子大。每服三十丸,空心温酒送下。

【主治】肾虚耳聋。

34710 肉苁蓉丸(《圣济总录》卷一一四)

【组成】肉苁蓉(酒浸,切,焙) 石斛(去根) 白术 五味子 桂(去粗皮) 巴戟天(去心) 防风(去叉) 人参各二两 白茯苓(去黑皮) 泽泻 山茱萸各三两 熟干地黄(焙) 磁石(煅,醋淬七遍)各四两

【用法】上为末,炼蜜为丸,如梧桐子大。每服三十丸,空心,食前温酒下。

【主治】男子患耳内虚鸣,腰肾疼痛,髀膝风冷,食饮无味。

34711 肉苁蓉丸(《圣济总录》卷一五三)

【组成】肉苁蓉(酒浸,切,焙) 熟干地黄(焙) 白茯苓(去黑皮)各一两 人参半两 菟丝子(酒浸,别捣为末)一两半 白石英 五味子 乌贼鱼骨(去甲)各一两

【用法】上为末,炼蜜为丸,如梧桐子大。每服二十丸至三十丸,温酒或米饮任下,空心,日午夜、卧各一次。

【主治】妇人胸胁支满,闻腥臊气,唾血目眩,不进饮食,泄血不已,日久使血枯燥。

34712 肉苁蓉丸(《圣济总录》卷一八五)

【组成】肉苁蓉二斤(酒浸三日,细切,焙干)

【用法】上为末。分一半醇酒煮作膏,和一半入白中为丸,如梧桐子大。每服二十丸加至三十丸,空心食前温酒或米饮任下。

【主治】下部虚损,腹内疼痛,不喜饮食。

34713 肉苁蓉丸(《圣济总录》卷一八六)

【组成】肉苁蓉(酒浸,切,焙) 牛膝(去苗,酒浸一宿,切,焙) 葫芦巴(炒) 蜀椒(去目并闭口者,炒出汗) 楝实(去核,炒) 茴香子(炒)各一两 青盐(炒,研)半两

【用法】上为细末,用猪肾一只,去筋膜细切,将浸药酒煮熟,研烂,入前药末和匀为丸,如梧桐子大。每服二十丸,稍加至三十丸,空心温酒送下。

【功用】补元气,壮筋骨,益精驻颜。

34714 肉苁蓉丸(《圣济总录》卷一八六)

【组成】肉苁蓉(酒浸一宿,切,焙) 附子(炮裂,去皮脐) 牛膝(去苗,酒浸一宿,切,焙) 菟丝子(酒浸二宿,别捣末)各一两 鹿茸(酥微炙,去毛)半两

【用法】上为细末,酒煮面糊为丸,如梧桐子大。每服三十丸,盐汤或酒任下。

【功用】补壮筋骨。

34715 肉苁蓉丸(《丹溪心法》卷三)

【组成】山茱萸一两 苁蓉二两(酒浸) 楮实 枸杞

地肤子 狗脊(去毛) 五味 覆盆子 菟丝子 山药 故纸(炒) 远志(去心) 石菖蒲 萆薢 杜仲(去皮,炒) 熟地 石斛(去根) 白茯苓 牛膝(酒浸) 泽泻 柏子仁各一两(炒)

【用法】上为末,酒糊为丸,如梧桐子大。每服六七十丸,空心温酒送下。

【功用】壮元气,养精神。

34716 肉苁蓉丸(《普济方》卷二〇〇)

【组成】乌梅肉(微炒) 恒山(剉) 附子(炮裂,去皮脐) 桂心各一两 虎头骨一两半(涂酥炙令黄) 桃仁半两(汤浸,去皮尖双仁,麸炒微黄) 香豉一合(炒干) 麝香一分(细研) 肉苁蓉一两(酒浸一宿,刮去粗皮,炙干)

【用法】上为末,炼蜜为丸,如梧桐子大。每服三十丸,空心以粥饮送下。晚食前再服。

【主治】久疟不愈,羸瘦无力,寒热不能饮食。

34717 肉苁蓉丸(《普济方》卷二三四)

【组成】肉苁蓉一两(酒浸一宿,刮去粗皮,炙干) 黄耆一两(剉) 熟地黄 巴戟各一两 枳壳三分(麸炒微黄,去瓤) 白蔹 五味子 白术各三分 牛膝一两(去苗) 附子一两(炮裂,去皮脐) 牡蛎粉三分 泽泻一两 干姜三分(炮裂,剉) 菟丝子二两(酒浸三日,晒干,别捣为末)

【用法】上为末,炼蜜为丸,如梧桐子大。每服三十丸,空心、晚食前以温酒送下。

【主治】虚劳,肾气不足,耳聋。

34718 肉苁蓉丸(《奇效良方》卷三十五)

【异名】四神丸(《医统》卷七十三引《医林集要》)、四味肉苁蓉丸(《景岳全书》卷五十九)、苁蓉丸(《证治宝鉴》卷四)。

【组成】肉苁蓉八两 熟地黄六两 五味子四两 菟丝(捣饼)二两

【用法】上为细末,酒煮山药糊为丸,如梧桐子大。每服七十丸,空心用盐酒送下。

【主治】禀赋虚弱,小便数,亦不禁。

34719 肉苁蓉丸

《金匮翼》卷六。为《圣济总录》卷八十一"苁蓉丸"之异名。见该条。

34720 肉苁蓉丸

《不知医必要》卷三。为《济生》卷四"润肠丸"之异名。见该条。

34721 肉苁蓉汤(《外台》卷九引深师方)

【组成】肉苁蓉五两 干地黄四两 大枣二十枚(擘) 乌头一两(炮) 甘草(炙) 桂心 紫菀 五味子各二两 生姜 石膏(碎,绵裹) 麦门冬(去心)各三两

【用法】上切,以水一斗五升,煮取七升,去滓,分为七服。日四次,夜三次。一方用大枣五十枚,水一斗二升,煮取九升。

【主治】伤中,咳嗽短气,肠中痛,流饮厥逆,宿食不消化,寒热邪癖,五内不调。

34722 肉苁蓉汤(《温病条辨》卷三)

【组成】肉苁蓉一两(泡淡) 附子二钱 人参二钱

干姜炭二钱　当归二钱　白芍三钱(肉桂汤浸,炒)

【用法】水八杯,煮取三杯,分三次缓缓服,胃稍开,再作服。

【主治】噤口痢,胃关不开,由于肾关不开者。

【方论选录】方之重用苁蓉者,以苁蓉感马精而生,精血所生之草,而有肉者也。马为火畜,精为水阴,禀少阴水火之气,而归于太阴坤土之药,其性温润平和,有从容之意,故得从容之名。补下焦阳中之阴有殊功。《本经》称其强阴益精,消癥瘕。强阴者,火气也;益精者,水气也。癥瘕乃气血积聚有形之邪,水火既济,中土气盛,积聚自消。兹有噤口痢阴阳俱损,水土两伤,而又滞下之积聚未清,苁蓉乃确当之品也。佐以附子,补阴中之阳,人参、干姜补土,当归、白芍补肝肾。芍用桂制者,恐其呆滞,且束入少阴血分也。

34723　肉苁蓉汤(《医学摘粹·杂证要法》)

【组成】肉苁蓉三钱　麻仁三钱　茯苓三钱　半夏三钱　甘草二钱　桂枝三钱

【用法】水煎一杯,温服。

【主治】阳衰土湿,粪若羊矢者。

34724　肉苁蓉散(《圣惠》卷七)

【组成】肉苁蓉一两半(酒浸,去皴皮,微炙)　石斛一两(去根)　五味子一两　黄耆一两(剉)　丹参二两　牛膝一两(去苗)　肉桂二两(去粗皮)　附子一两(炮裂,去皮脐)　当归一两(剉,微炒)　人参一两(去芦头)　沉香一两　白茯苓一两　石南一两　杜仲一两(去粗皮,炙微黄,剉)　枳实一两(麸炒微黄)　熟干地黄一两　磁石二两(捣碎,水淘去赤汁,以绢包之)

【用法】上为散。每服四钱,以水一中盏,每用磁石包子同煎至六分,去滓,空心及晚食前热服。

【主治】肾气不足,体重嗜卧,骨节酸疼,目暗耳鸣,多恐喜唾,腰背强痛,小腹满急,食饮无味,心悬少气。

34725　肉苁蓉散(《圣惠》卷七)

【组成】肉苁蓉二两(酒浸一日,刮去皴皮,炙干)　菟丝子一两半(酒浸三宿,晒干,别捣)　钟乳粉二两　蛇床子一两　远志一两(去心)　续断一两　天雄一两(炮裂,去皮脐)　鹿茸二两(去毛,涂酥炙微黄)　石龙芮一两

【用法】上为细散。每服二钱,食前以温酒调下。

【主治】肾脏虚损,精气衰竭,阳道萎弱。

34726　肉苁蓉散(《圣惠》卷二十七)

【组成】肉苁蓉(酒浸一宿,刮去皴皮,炙令干)　菟丝子(酒浸一宿,焙干,别捣)　牛膝(去苗)　附子(炮裂,去皮脐)　杜仲(去粗皮,炙令黄,剉)　白茯苓各一两　防风(去芦头)　桂心　巴戟　续断　枸杞子各三分　五味子半两　蛇床子半两　山茱萸半两

【用法】上为细散。每服二钱,食前以温酒调下。

【功用】补益脏腑,利腰膝,止烦疼,强志力,充肌肤。

【主治】风劳。

34727　肉苁蓉散(《圣惠》卷二十八)

【异名】苁蓉散(《魏氏家藏方》卷四)。

【组成】肉苁蓉一两(酒浸一宿,刮去皴皮,炙令干)　熟干地黄一两　石斛一两(去根,剉)　防风半两(去芦头)　附子一两(炮裂,去皮脐)　黄耆一两(剉)　白茯苓一两　人参半两(去芦头)　牛膝一两(去苗)　白术半两　五味子半两　桂心半两

【用法】上为粗散。每服四钱,以水一中盏,加生姜半分,大枣三枚,煎至六分,去滓,食前温服。

【主治】虚劳伤惫,四肢羸瘦,腰膝无力,不能饮食。

34728　肉苁蓉散(《圣惠》卷二十九)

【组成】肉苁蓉一两(酒浸一宿,刮去粗皮,炙令干)　黄耆一两(剉)　五加皮三分　牡蛎粉　熟干地黄一两　枸杞子一两　白茯苓一两　石斛一两(去根)　五味子半两　当归一两　白术一两　牛膝一两(去苗)

【用法】上为粗散。每服四钱,以水一中盏,加生姜半分,大枣三枚,煎至六分,去滓,食前服。

【主治】虚劳盗汗,四肢无力,腰脚冷疼。

34729　肉苁蓉散(《圣惠》卷二十九)

【组成】肉苁蓉二两(酒浸一宿,刮去皴皮,炙干)　五味子三分　韭子一两(微炒)　熟干地黄一两　蛇床子一两　续断三分　车前子三分　当归三分　天雄三分(炮裂,去皮脐)　桑螵蛸一两(微炒)　天门冬一两半(去心,焙)　白石英一两(细研,水飞过)　白龙骨三分　鹿茸一两(去毛,涂酥炙微黄)　菟丝子一两(酒浸一宿,晒干,别捣为末)　磁石一两(须醋淬七遍,捣碎,细研,水飞过)

【用法】上为细散。每服二钱,食前用温酒调下。

【主治】虚劳,小便余沥,或黄或白,茎中疼痛,囊下湿痒。

34730　肉苁蓉散(《圣惠》卷三十)

【组成】肉苁蓉一两(酒浸一宿,刮去皴皮,炙)　石斛三分(去根,剉)　枸杞子一两　远志半两(去心)　续断三分　原蚕蛾三分(微炒)　菟丝子二两(酒浸三日,晒干,别研为末)　天雄一两(炮裂,去皮脐)　熟干地黄一两

【用法】上为细散。每服二钱,食前用温酒调下。

【主治】虚劳羸损,阴痿,精气乏弱。

34731　肉苁蓉散(《圣惠》卷五十三)

【组成】肉苁蓉一两(酒浸一宿,刮去皴皮,炙令干)　熟干地黄一两　白茯苓三分　白芍药半两　桂心半两　牛膝三分(去苗)　麦门冬一两(去心)　白石英一两(细研)　附子三分(炮裂,去皮脐)　黄耆一两(剉)　牡蛎一两(烧为粉)　磁石一两(捣碎,水淘去赤汁)　五味子三分　人参三分(去芦头)　续断三分　萆薢半两(剉)　地骨皮半两

【用法】上为粗散。每服用羖猪肾一对,切去脂膜,先以水一大盏半,煎至一盏,去滓,入药五钱,加生姜一分,薤白三茎,煎至五分,去滓,食前温服。

【主治】大渴后,下元虚乏,日渐羸瘦,四肢无力,不思饮食。

34732　肉苁蓉散(《圣惠》卷六十一)

【组成】肉苁蓉一两(酒浸一宿,刮去皴皮,炙令干)　干姜半两(炮裂,剉)　地脉三分　菟丝子三分(酒浸三日,晒干,别捣为末)　巴戟一两　远志一两(去心)　人参一两(去芦头)　甘草一两(炙微赤,剉)　麦门冬一两(去心)　石韦一两(去心)　白芍药一两　桂心一两　芎䓖一两

熟干地黄二两　山茱萸一两　五味子一两　当归一两（剉，微炒）　附子半两（炮裂，去皮脐）　白茯苓一两半

【用法】上为细散。每服二钱，食前用荆芥汤调下。

【功用】补虚。

【主治】痛经年不愈，脓血出过多不止。

34733　肉苁蓉散（《圣惠》卷六十八）

【组成】肉苁蓉四两（酒浸一宿，刮去皱皮，炙令干）　白芍药四两　甘草四两（炙微赤，剉）　干姜二两（炮裂，剉）　当归一两（剉，微炒）　川椒三分（去目及闭口者，微炒去汗）　桂心一两　黄芩一两　白及一两　黄耆一两（剉）　吴茱萸一两（汤浸七遍，焙干，微炒）　人参一两（去芦头）　厚朴一两（去粗皮，涂生姜汁炙香熟）

【用法】上为细散。每服二钱，以温酒调下，一日三次。

【主治】金疮出血多。

34734　肉苁蓉散（《鸡峰》卷七）

【组成】肉苁蓉　麋茸　牛膝　石斛　远志　菟丝子各一两　石龙芮三分　雄蚕蛾半两　五味子　蛇床子　天雄　巴戟各一两

【用法】上为细末。每服二钱，食前温酒调下。

【主治】肾脏虚损，精气衰竭，阳道痿弱。

34735　肉苁蓉粥（《圣惠》卷九十七）

【组成】肉苁蓉二两（酒浸一宿，刮去皱皮，细切）　粳米三合　鹿角胶半两（捣碎，炒令黄燥，为末）　羊肉四两（细切）

【用法】上药，煮羊肉、苁蓉、粳米作粥，临熟，下鹿角胶末，用盐、酱、味末调和，作两顿食之。

【主治】五劳七伤，久积虚冷，阳事都绝。

34736　肉苁蓉臛（《圣惠》卷九十七）

【组成】肉苁蓉一两（酒浸一宿，刮去皱皮）　葱白三茎（去须切）　糯米一两　羊肉三两

【用法】上将苁蓉、羊肉细抹，和末糁及葱，都依寻常法，煮着盐、醋、椒酱五味调和，空腹食之。

【主治】脏腑虚损，四肢乏弱，不欲饮食。

34737　肉鹿茸丸（《传家秘宝》卷中）

【组成】鹿茸二两（先用草火燎去毛，剉，酒浸三宿，炙令黄色）　菟丝子（净水淘，酒浸三宿，焙，别捣）　茯苓（去粗皮）　肉苁蓉（汤浸，刮去粗皮，酒浸三宿，作片，焙干）　紫菀（去土，水淘洗，焙干）　蛇床子（淘净，酒浸三宿，焙干）　黄耆（剉碎，慢火炙黄）　桑螵蛸（剉开，慢火炙黄）　阳起石（炒令赤色）　沙苑蒺藜（净拣，微炒，别捣）　大黑附子（拣，慢火炮，去皮脐）　官桂（去粗皮）各一两

【用法】上药并须修制精细，为细末，炼蜜为丸，如梧桐子大。每服三十丸，空心酒送下。

【功用】补阴阳，益精神，止遗沥。

【主治】五劳七伤。

34738　肉豆蔻散子（《圣惠》卷五十九）

【组成】肉豆蔻一两（去壳）　干姜半两（炮裂，剉）　白术三分　诃黎勒一两（煨）　荜茇半两　木香半两　陈橘皮一两（汤浸）

【用法】上为细散。每服二钱，食前以粥饮调下。

【主治】久冷痢，腹胁满，食不消化。

【备考】本方方名，《普济方》引作"肉豆蔻散"。

34739　肉苁蓉煎丸（《圣济总录》卷一八六）

【组成】肉苁蓉（好肉者，酒浸，薄切，焙干秤）一斤　牛膝（去苗，用半斤酒浸一宿，炒干，二味捣罗为末，用无灰酒二升，入银石瓷器中重汤煎成膏）　巴戟天（去心）　附子（炮裂，去皮脐）　茴香子（微炒）各四两　葫芦巴　桂（去粗皮）　木香　肉豆蔻（去壳）　青橘皮（酒浸白，焙）　白附子（炮）　山芋　干蝎（用黄色头尾全者，微炒）各二两

【用法】上药，除膏外，为细末，候膏成，稍稠得所，便入诸药末，一处为丸，如梧桐子大。每服二十丸，空心，温酒或盐汤任下。恐药软，但于盘内摊，可丸即丸，入新瓷器中盛。服药一月见效，百日后诸病俱退。

【功用】补益。

【主治】上热下冷，元藏风虚，膀胱气攻，四肢腰脚无力疼痛，头目昏眩，腹胁妨闷。

34740　肉果止泻丸

《成方制剂》2册。为原书同册"肉蔻四神丸"之异名。见该条。

34741　肉果理中汤（《医略六书》卷三十）

【组成】人参一两半　白术三两（炒）　干姜一两半（炒）　肉果一两半（面包煨）　炙草八钱

【用法】上为散。每服三钱，乌梅汤煎下。

【主治】泄泻，脉虚缓者。

【方论选录】产后脾胃阳虚，寒邪袭入，而胃气不固，失纳化蓄泄之权，故泻利不禁焉。人参扶元以补胃气；白术扶土以健脾气；干姜温中补火，力主散寒；肉果涩阳固胃，功专止泻；炙草缓中以益胃气也；乌梅汤煎，使脾能健运，则胃阳自强，而寒邪消散，中气完固，安有泻痢不禁之患乎。

34742　肉桂七味丸

《证治宝鉴》卷三。为《摄生秘剖》卷一"七味地黄丸"之异名。见该条。

34743　肉桂三棱散（《顾氏医经》卷五）

【组成】三棱　木香　神曲　陈皮　半夏　肉桂

【主治】积滞者，脾气虚弱，乳食入胃，不能运化，积滞日久，再为冷食所伤，传至大肠，遂成泄泻。

34744　肉桂理中丸（《全国中药成药处方集》福州方）

【组成】理中丸加肉桂一两

【主治】阴寒腹痛，霍乱呕吐，停食呕噎。

34745　肉蔻四神丸（《成方制剂》2册）

【异名】肉果止泻丸

【组成】白芍　白术　补骨脂　干姜　诃子肉　木香　肉豆蔻　吴茱萸　罂粟壳

【用法】制成丸剂。口服，一次6克，一日2次。

【功用】温中散寒，补脾止泻。

【主治】大便失调，黎明泄泻，肠泻腹痛，不思饮食，面黄体瘦，腰酸腿软。

【宜忌】忌食生冷、油腻。

34746　肉豆蔻猪肝丸（《圣惠》卷二十八）

【组成】肉豆蔻一两（去壳）　草豆蔻一两（去皮）　诃黎勒二两（煨，用皮）　缩砂一两（去皮）　陈橘皮一两（一半生，一半炙）

【用法】上为末,用猪肝一叶,可重四两以来,切为片子,以乌梅十枚捶碎,以米泔汁同浸猪肝一宿,后却用湿纸裹煨,令肝熟后,入醋少许,同细研如糊,入前药末为丸,如梧桐子大。每服三十丸,空心及食前,以粥饮送下。

【主治】虚劳泄痢,兼脾胃不和,不思饮食。

34747 肉苁蓉牛膝丸(《鸡峰》卷七)

【组成】黄狗脊骨一条(两头去节,截段,留少许,取硇砂一两研,以浆水一升调匀,消化作水,方下脊骨在汁中,浸三日,炭火炙干,以汁旋刷,汁尽令黄) 肉苁蓉 肉桂 附子 干姜各一两 蛇床子 牛膝 五味子 胡椒 阳起石各半两 鹿茸一只

【用法】上为细末,用枣肉五两,酥一两相和为丸,如绿豆大,晒干。每服十丸,盐汤下。服之一月其精如火;二月精结实;三月精秘不泄。

【功用】补伤惫,驻颜悦色,壮筋力,百病不生。

【主治】下元虚损。

竹

34748 竹一

《痧症全书》卷下。为《痧胀玉衡》卷下"冰硼散"之异名。

34749 竹二

《痧症全书》卷下。为《痧胀玉衡》卷下"荆芥银花汤"之异名。见该条。

34750 竹七

《痧症全书》卷下。为《痧胀玉衡》卷下"连翘薄荷饮"之异名。见该条。

34751 竹八(《痧症全书》卷下)

【异名】三十二号随象方(《杂病源流犀烛》卷二十一)。

【组成】大黄三钱 茵陈 连翘 瓜蒌 枳实 桃仁 青皮 赤芍 银花 酒芩 山栀各一钱

【用法】水煎,微温服。

【主治】痧毒结于大肠。

【备考】方中青皮,《杂病源流犀烛》作"陈皮"。

34752 竹三

《痧症全书》卷下。为《痧胀玉衡》卷下"如圣散"之异名。见该条。

34753 竹五

《痧症全书》卷下。为《痧胀玉衡》卷下"苏木散"之异名。见该条。

34754 竹六(方出《痧胀玉衡》卷中,名见《痧症全书》卷下)

【异名】三十号井象方(《杂病源流犀烛》卷二十一)。

【组成】苏木 红花 泽兰 桃仁 乌药 桔梗 川芎 牛膝

【用法】水煎,温服。

【主治】紫疱痧,痧毒之气存肌表。

【临床报道】紫疱痧:《痧胀玉衡》余邻许秀芝女,嫁为养媳妇。手足、下半身俱肿,大腹亦胀,发出两腿足紫血疱,如圆眼大,密难数记,皆云此烂疯之症,服药益甚。秀芝怜惜其女,载与俱归,求余治。视疱多可畏,及见有痧筋,发现

手腿弯,方知痧者犹树之根,疱者犹树之叶也。遂为放痧三针,又刺指头痧二十一针,尽去其毒血。复诊其脉,六部俱和,殆其痧毒之气已散,但存肌表紫疱而已,用苏木、红花、泽兰、桃仁、乌药、桔梗、川芎、牛膝、二剂,温服。凡紫血疱尽收靥结痂而愈。

【备考】按:方中苏木,《痧症全书》作"蓬术"。

34755 竹四

《痧症全书》卷下。为《救偏琐言·备用良方》"和脾宣化饮"之异名,见该条。

34756 竹节丸(《外台》卷二十六引《范汪方》)

【组成】烧竹节 雷丸各三分 锡屑二分 橘皮一分半

【用法】上为末,炼蜜为丸,如梧桐子大。每服八丸,一日三次。

【主治】三虫。

34757 竹节霜(《疡医大全》卷二十四引《百效》)

【组成】新竹节上霜

【用法】将新竹节上霜刮下。一掺即愈。

【主治】龟头因热毒马口结蕊,或粗衣擦损。

34758 竹龙散(《圣济总录》卷五十八)

【异名】竹笼散(《保命集》卷下)。

【组成】五灵脂 黑豆(生,去皮)各半两

【用法】上为散。每服三钱匕,煎冬瓜汤调下,一日二次。无冬瓜即用冬瓜苗、叶、子煎汤俱可,小渴只一服愈。

【主治】消渴。

【宜忌】渴定后不可服热药。

34759 竹叶汤(《金匮》卷下)

【异名】竹叶防风汤(《活人书》卷十九)。

【组成】竹叶一把 葛根三两 防风 桔梗 桂枝 人参 甘草各一两 附子一枚(炮) 大枣十五个 生姜五两

【用法】以水一斗,煮取二升半,分三次温服。温覆使汗出。

【功用】《金匮发微》:清太阳、阳明风热,温脾脏之虚寒。

【主治】产后中风,发热面正赤,喘而头痛。

【加减】颈项强,用大附子一枚(破之如豆大),煎药物去沫;呕者,加半夏半升(洗)。

【方论选录】❶《金匮要略心典》:此产后表有邪而里适虚之证,若攻其表,则气浮易脱;若补其里,则表多不服。竹叶汤用竹叶、葛根、桂枝、防风、桔梗解外之风热,人参、附子固里之脱,甘草、姜、枣以调阴阳之气而使其平,乃表里兼济之法。❷《金鉴》:产后汗多,表虚而中风旦病痉者,主之竹叶汤,发散太阳、阳明两经风邪。用竹叶为君者,以发热、面正赤,有热也;用人参为臣者,以产后而喘,不足也;颈项强急,风邪之甚,故佐附子。❸《金匮发微》:竹叶、葛根以清胃热,防风、桔梗以散风而定喘,余则仍从阳旦汤意,去芍药而加人参,所以去芍药加人参者,则以阴虚不任苦泄而急于营养之故。

34760 竹叶汤(方出《肘后方》卷三,名见《鸡峰》卷十七)

【异名】竹叶橘皮汤(《普济方》卷一六三)。

【组成】竹叶三斤　橘皮三两

【用法】以水一斗，煮取三升，去滓，分为三服，三日一剂。

【主治】大走马及奔趁喘乏，便饮冷水，因得上气发热。

34761　竹叶汤（《外台》卷六引《小品方》）

【组成】竹叶一虎口　小麦一升　生姜十两　甘草一两（炙）　人参一两　附子一两（炮）　肉桂二两　当归二两　芍药一两　白术三两　橘皮二两

【用法】以水一斗半，先煮小麦、竹叶，取八升汁，去滓，纳诸药，煮取二升半，分三次服。

【主治】热毒霍乱，吐痢。

【宜忌】忌生葱、海藻、菘菜、猪肉、桃、李、雀肉。

【加减】吐痢后腹满，加炙厚朴二两；上气，加吴茱萸半升。

【方论选录】《千金方衍义》：《金匮》竹叶汤治产后中风，发热面正赤，喘而头痛，用人参、桂心、附子以救本虚，即兼甘草、生姜、竹叶以散标热，彼以草蓐中发露得风，故用葛根、防风、桔梗、大枣，此以吐利后余热不解，故用归、芍和营、术、橘健胃，小麦以助生阳之气，《金匮》一脉相承，分支异治。

34762　竹叶汤（《外台》卷三引《深师方》）

【组成】竹叶一把　小麦一升　甘草一两（炙）　石膏二两（碎）　茯苓二两　半夏一升（洗去滑）　前胡二两　知母二两　黄芩二两　人参二两　生姜四两　大枣二十个（擘）

【用法】上切。以水一斗二升，煮竹叶、小麦减四升，去滓，纳药，煮取三升，分三服。

【主治】天行后虚热牵劳食复，四肢沉重，或一卧一起，气力吸吸羸弱。

【宜忌】忌海藻、菘菜、醋物、羊肉、饧等物。

34763　竹叶汤（《医心方》卷二十引《深师方》）

【组成】生竹叶二两　甘草一两　黄芩一两　大黄一两　栀子十枚　茯苓一两　干地黄六分

【用法】以水五升，煮取二升一合，每服七合，一日三次。

【主治】上气。

34764　竹叶汤（《鬼遗》卷三）

【组成】淡竹叶（切）三升　小麦二升　干地黄　人参　黄芩　前胡　升麻各二两　麦门冬（去心）　生姜　黄耆　芍药各三两　大枣十四枚　桂心半两　远志半两（去心）　当归一两　甘草（炙）

【用法】上切。先以水一斗八升煮竹叶、小麦，取一斗，去滓，纳诸药，又煮取三升，分二服，羸者分四服，日三次，夜一次。

【主治】发痈疽取利，热小便退，不用食物。

【备考】方中甘草用量原缺。

34765　竹叶汤（《鬼遗》卷三）

【组成】淡竹叶（切）三升　小麦三升　干地黄四两　黄耆　人参　甘草（炙）　芍药　石膏（末）　通草　升麻　黄芩　前胡各二两　大枣十四个　麦门冬三两（去心）

【用法】先以水一斗六升煮竹叶、小麦，取九升，去滓，纳诸药，煮取三升二合，强即分三服，羸即四服，日三次，夜一次。

【主治】痈疽取下后，热少退，小便不利。

34766　竹叶汤（《鬼遗》卷三）

【组成】竹叶（切）三升　小麦二升　人参　黄芩　前胡　芍药　甘草（炙）　干地黄　当归　桂心各二两　黄耆三两　麦门冬三两（去心）　龙骨三两（碎）　牡蛎一两（末）　赤蛸蟷三十枚（炒）　大枣十四个（去核）

【用法】以水二斗，煮竹叶、小麦，取一斗，去滓，纳诸药，煮取四升，分四服，日三次，夜一次。

【主治】痈疽取利后，热，小便不利。

34767　竹叶汤（《鬼遗》卷三）

【组成】竹叶（切）二升　半夏二两（汤洗）　甘草二两（炙）　厚朴三两（炙）　小麦二升　生姜五两　当归一两　麦门冬二两（炙）　人参　桂心各一两　黄芩三两

【用法】上切。以水一斗半先煮竹叶、小麦，取九升，去滓，又煮诸药取二升，分三次温服。

【主治】痈去脓多，虚满上气。

34768　竹叶汤（《外台》卷十六引《删繁方》）

【组成】竹叶（切）一升　麦门冬（去心）　小麦　生地黄（切）各一升　生姜六两　干枣十枚（擘，去核）　麻黄三两（去节）　甘草一两（炙）

【用法】上切。以水一斗，煮取三升，去滓，分为三服。

【主治】气极。伤热气喘，甚则唾血，气短乏，不欲食，口燥咽干。

【宜忌】忌海藻、菘菜、芜荑。

【方论选录】《千金方衍义》：气极伤肺而致喘乏、唾血，用越婢全方以治旺气，惟恐津血愈伤，故加竹叶以清喘乏，冬、地以滋津血，小麦以除脏躁，然小麦入于越婢方中，则与厚朴麻黄汤中匡佐麻黄、石膏发越内动肝风无异。

34769　竹叶汤（《医心方》卷二十引《古今录验》）

【组成】竹叶二两　甘草十两　白术一两　大黄二两

【用法】以水七升，煮取二升半，分五合一服。

【功用】除胸中热，益气。

34770　竹叶汤（《千金》卷三）

【组成】生淡竹叶　麦门冬各一升　甘草二两　生姜　茯苓各三两　大枣十四个　小麦五合

【用法】上㕮咀。以水一升，先煮竹叶、小麦，取八升，纳诸药，煮取三升，去滓，分三服。

【主治】产后心中烦闷不解。

【加减】若心中虚悸者，加人参二两；其人食少无谷气者，加粳米五合；气逆者，加半夏二两。

34771　竹叶汤（《千金》卷三）

【组成】竹叶三升　甘草　茯苓　人参各一两　小麦五合　生姜三两　大枣十四个　半夏三两　麦门冬五两

【用法】上㕮咀。以水九升煮竹叶、小麦，取七升，去滓，纳诸药更煎，取二升半，每服五合，日三次，夜一次。

【主治】产后虚渴，少气力。

34772　竹叶汤（《千金》卷五）

【组成】竹叶（切）五合　小麦三合　柴胡半两　黄芩一两六铢　茯苓十八铢　人参　麦门冬　甘草各半两

【用法】上㕮咀。以水四升，煮竹叶、小麦，取三升，去

一次。

滓,下诸药,煮取一升半,分三次服。

【主治】❶《千金》:小儿夏月患腹中伏热,温壮来往,或患下痢,色或白或黄,三焦不利。❷《普济方》:伤寒,两尺浮,身无大热,郁冒,或下利烦渴者。

【加减】若小儿夏月忽壮热烧人手,洞下黄溏,气力惙然,脉极洪数,加大黄二两。

34773 竹叶汤(《千金》卷五)

【组成】竹叶(切)一升 小麦半升 甘草 黄芩 栝楼根 泽泻 茯苓 知母 白术 大黄各二两 桂心二铢 生姜一两半 人参 麦门冬 半夏各一两 当归十八铢

【用法】上㕮咀。以水七升,煮小麦、竹叶,取四升,去滓,纳药煎取一升六合,分四服。

【主治】五六岁儿温壮,腹中急满,息不利,或有微肿,极羸,不下饮食,坚痞,手足逆冷。

34774 竹叶汤(《千金》卷九)

【组成】竹叶二把 人参 甘草各二两 半夏半升 石膏一斤 麦门冬一升 生姜四两

【用法】上㕮咀。以水一斗,煮取六升,去滓,纳粳米半升,米熟去之,每服一升,每日三次。

【主治】伤寒发汗后,表里虚烦,不可攻者。

34775 竹叶汤(《千金》卷十六)

【组成】竹叶 小麦各一升 知母 石膏各三两 黄芩 麦门冬各二两 人参一两半 生姜五两 甘草 栝楼根 半夏各一两 茯苓二两

【用法】上㕮咀。以水一斗二升,煮竹叶、小麦,取八升,去滓,纳药,煮取三升,分三服,老小五服。

【主治】五心热,手足烦疼,口干唇燥,胸中热。

【方论选录】《千金方衍义》:竹叶石膏汤本治大病后虚羸烦渴。《千金》乃于方中除去粳米之益胃,易入小麦以清肝,加栝楼根以佐麦冬,茯苓以佐人参,黄芩以佐石膏,生姜以佐半夏,仍用白虎汤中知母以佐竹叶,以治胃气暴虚之烦渴,固为合剂。

34776 竹叶汤(方出《千金》卷二十一,名见《普济方》卷一八○)

【组成】小麦 地骨白皮各一升 竹叶(切)三升 麦门冬 茯苓各四两 甘草三两 生姜 栝楼根各五两 大枣三十个

【用法】上㕮咀。先以水三斗,煮小麦,取一斗,去滓澄清,取八升,去上沫,取七升,煮药,取三升,分三服。

【主治】下焦虚热,注脾胃,从脾注肺,好渴利。

34777 竹叶汤(方出《千金》卷二十一,名见《普济方》卷一八○)

【组成】竹叶(切)二升 地骨皮 生地黄(切)各一升 石膏八两 茯神(一作茯苓) 萎蕤 知母 生姜各四两 生麦门冬一升半 栝楼根八两

【用法】上㕮咀。以水一斗二升,下大枣三十个并药,煮取四升,分四服。

【功用】消热止渴。

【主治】渴利虚热,引饮不止。

34778 竹叶汤(《外台》卷三引《崔氏方》)

【组成】甘草二两(炙) 枣十五枚(擘) 半夏一两(洗) 芍药三两 前胡一两 黄芩一两 小麦五合 人参二两 粳米一升 知母二两 麦门冬四合(去心) 栝楼一两 生姜四两 竹叶一把

【用法】上切。以竹荼饮一斗五升,煮取五升,分三服。

【主治】天行虚羸,烦躁而渴不止,恶寒仍热盛者。

【宜忌】忌羊肉、海藻、菘菜、饧。

【加减】若非天行而虚羸久病,胸生痰热,加黄耆二两,除黄芩、栝楼,减知母一两。

34779 竹叶汤(《千金翼》卷十八)

【组成】竹叶(切)五升 小麦一升 麦门冬一升(去心) 知母 茯苓各三两 石膏四两(碎) 芍药 栝楼 泽泻 人参 甘草(炙)各二两

【用法】上㕮咀。以水二斗,煮竹叶、小麦,取一斗,去滓,纳药,煮取四升,分四服。

【主治】胃虚,阳气外蒸,泄津液,口干苦渴,气喘呕逆,涎沫相连。

34780 竹叶汤(《千金翼》卷十八)

【组成】竹叶一把 粳米 麦门冬(去心) 半夏(洗)各一升 人参 当归各二两 生姜一斤(切)

【用法】上㕮咀。以水一斗五升,煮竹叶、生姜,取一斗,纳诸药,煮取八升,分十服,日三服,夜二次。

【功用】下气。

【主治】胸中烦闷,闷乱气逆。

34781 竹叶汤(《千金翼》卷二十二)

【组成】淡竹叶 小麦各三升 生姜六两(切) 大枣十四个(擘) 茯苓 麦门冬(去心) 枳实(炙) 芍药 人参各二两 黄耆 前胡 干地黄 升麻 射干 黄芩 芎藭 甘草(炙)各三两

【用法】上㕮咀。以水一斗七升,先煮竹叶、小麦,取一斗二升,去滓,纳诸药,煮取四升,分五服。

【主治】痈,发背,诸客热肿始作。

【加减】若热盛秘涩不通者,加大黄二两,已下勿加。

34782 竹叶汤(《千金翼》卷二十二)

【组成】竹叶(切)五升 小麦 生姜五两(切) 桂心一两半 大枣二十个(擘) 芍药 干地黄各三两 茯苓 升麻 当归 甘草(炙)各二两

【用法】上㕮咀。以水一斗七升,煮小麦、竹叶,取一斗一升,去竹叶,纳诸药,煮取三升五合,分四服,如人行七八里再服。

【主治】痈肿,发背。

【备考】方中小麦用量原缺。

34783 竹叶汤

《外台》卷三引《张文仲方》。为《伤寒论》"竹叶石膏汤"之异名。见该条。

34784 竹叶汤(《外台》卷三十八)

【组成】淡竹叶(切)五升 茯苓 石膏各三两(碎) 小麦三升 栝楼二两

【用法】上切。以水二斗,煮竹叶,取八升,下诸药,煮取四升,去滓温服。

【主治】石发热渴。

34785　竹叶汤(《圣惠》卷十六)

【组成】竹叶二两　石膏一两　麦门冬半两(去心)　半夏半两(汤洗七遍去滑)　人参半两(去芦头)　甘草一分(炙微赤,剉)　陈橘皮一分(汤浸,去白瓤,焙)　生姜半两

【用法】上剉细,和匀。每服半两,以水一盏,煎至五分,去滓温服,不拘时候。

【主治】时气表里未解,烦躁不可忍者。

34786　竹叶汤(《圣惠》卷三十八)

【组成】淡竹叶五十片　赤茯苓一两　石膏一两(捣碎)　小麦一合　甘草一两(生用)　栝楼根一两　麦门冬一两(去心)　芦根一两

【用法】上剉细,和匀。每服一两,以水一大盏,煎至七分,去滓,分二次温服,一日三四次。

【主治】乳石发动,烦热大渴。

34787　竹叶汤(方出《圣惠》卷四十七,名见《圣济总录》卷四十)

【组成】竹叶一握

【用法】以水一大盏,煮取汁五升,分二次温服。

【主治】❶《圣惠》:霍乱吐泻,心烦闷乱。❷《圣济总录》:霍乱利后,烦热躁渴,卧不安。

34788　竹叶汤(方出《圣惠》卷五十五,名见《圣济总录》卷六十一)

【组成】小麦一两　竹叶一握　生姜半两(切)

【用法】以水一大盏半,煎至八分,去滓,入马粪汁一合搅匀,分为二服,如人行三二里服尽。

【主治】走马黄。眼目黄赤,烦乱狂言,起卧不安,气力强壮,唯爱嗔怒,努目高声,打骂他人,犹如癫醉。

【备考】走马黄,速宜点烙肝俞二穴、百会穴、风府穴、关元穴、肾俞二穴、下廉二穴、上管穴、中管穴,次烙手足心,并服本方。

34789　竹叶汤(《医方类聚》卷五十四引《伤寒括要》)

【组成】竹叶二七片(细切)　石膏二两　麦冬一两(去心)　半夏一两(汤洗七次)　人参一两　甘草半两(炙)

【用法】上为粗末。如桂枝汤法煎服。

【主治】虚烦病,如不解。

34790　竹叶汤(《医方类聚》卷五十四引《神巧万全方》)

【异名】竹叶石膏汤(《玉机微义》卷十一)。

【组成】竹叶二七片(细切)　石膏二两　人参一两　麦门冬一两(去心)　半夏一两(汤洗七遍去滑)　甘草一两(炙微赤)

【用法】上为末。每服四钱,用水一中盏,加生姜半分,煎五分,去滓温服,不拘时候。

【功用】《玉机微义》:益气。

【主治】❶《医方类聚》引《神巧万全方》:诸虚烦热,与伤寒相似,其身不疼痛,不恶寒,脉不紧数。❷《医统》:暑热烦躁。

34791　竹叶汤(《圣济总录》卷二十八)

【组成】苦竹叶(切)　小麦各二两　石膏(碎)三两

【用法】上为粗末。每服五钱匕,水一盏半,煎至一盏,去滓温服,不拘时候。

【主治】伤寒时气,发疮如豌豆,烦闷。

34792　竹叶汤(《圣济总录》卷四十五)

【组成】淡竹叶(切)一两　柴胡(去苗)二两　犀角(镑屑)　芍药各一两半　黄芩(去黑心)　大黄(剉,炒)各半两　栀子仁七枚

【用法】上为粗末。每服五钱匕,水一盏半,煎至一盏,去滓,下朴消半钱匕,温服。

【主治】脾瘅。烦懊口甘,咽干烦渴。

34793　竹叶汤(《圣济总录》卷四十九)

【组成】竹叶一握　麦门冬(去心,焙)　白茯苓(去黑皮)　栝楼实(炒)　地骨皮　生姜各二两　甘草(炙)三两　大枣五两　小麦(淘)六合

【用法】上㕮咀,如麻豆大。每服五钱匕,水二盏,煎至一盏,去滓,食后温服。

【主治】膈消烦渴,津液燥少。

34794　竹叶汤(《圣济总录》卷五十八)

【组成】青竹叶(剉碎)　白茯苓(去黑皮)　地骨皮(剉)　栝楼根各一两　桂(去粗皮)　甘草(炙,剉)各半两　麦门冬(去心,焙)二两

【用法】上为粗末。每服五钱匕,水一盏,入小麦一撮,煎至八分,去滓,食后温服,一日二次。

【主治】积年消渴,好食冷物。

34795　竹叶汤(《圣济总录》卷五十八)

【组成】甘竹叶(切)　大麻仁(炒)　赤秫米各一升(淘净)　鹿脚四只(汤浸,去皮毛骨,细研肉)　白茯苓(去黑皮)一两　薤白二两(切)

【用法】上剉,如麻豆大,分作八服。每服先以水三盏,煎麻仁、竹叶取二盏,去滓澄清,入诸药鹿脚,又煎,去滓,取一盏,微微饮之。渴止为度。

【主治】消渴,饮水不辍,多至数斗。

34796　竹叶汤(《圣济总录》卷一〇二)

【组成】淡竹叶　犀角屑　木通(剉,炒)　黄芩(去黑心)各一两　玄参　黄连(去须)　车前子各一两一分　大黄(微炒)　栀子仁各一两半　芒消二两

【用法】上为粗末。每服五钱匕,水一盏半,煎至八分,去滓,食后温服,一日二次。

【主治】肝脏实热,眼赤疼痛。

34797　竹叶汤(《圣济总录》卷一〇六)

【组成】苦竹叶(切)一升　柴胡(去苗)二两　蛇衔二两　黄连(去须)　芒消(研)　细辛(去苗叶)各一两

【用法】上剉,如麻豆大。每服五钱匕,水二盏,煎至一盏,去滓,食后温服。

【主治】目暴肿痛。

34798　竹叶汤(《圣济总录》卷一〇八)

【组成】黄芩(去黑心)　黄连(去须)各一两　升麻一两半　甘草(炙)半两

【用法】上为粗末。每服五钱匕,水一盏半,入竹叶十片,煎至八分,去滓,入芒消半钱匕,温服,如人行五里再服。通利即止。

【主治】时气病后目赤涩痛。

34799 竹叶汤

《圣济总录》卷一一〇。为《圣惠》卷三十二"洗眼汤"之异名。见该条。

34800 竹叶汤(《圣济总录》卷一三一)

【组成】竹叶一握(净洗,剉,煎取汁三盏) 生地黄二两 黄芩(去黑心) 人参 芍药 知母 甘草(炙) 赤茯苓(去黑皮)各一两 升麻 黄耆 栝楼根 麦门冬(去心,焙)各一两半

【用法】上药除竹叶外,剉如麻豆大。每服三钱匕,以竹叶汁一盏,加大枣三个(擘破),同煎至七分,去滓温服,一日三次,早晨、午时、夜卧各一。

【主治】痈疽发背,四肢虚热,大渴。

34801 竹叶汤(《圣济总录》卷一六二)

【组成】淡竹叶半两(切) 人参 芍药 黄芩(去黑心) 石膏 麦门冬(去心,焙) 甘草(炙)各一两

【用法】上为粗末。每服三钱匕,水一盏,加生姜三片,大枣二个(擘破),同煎七分,去滓温服,不拘时候。

【主治】产后伤寒,烦躁迷闷,热渴头痛。

34802 竹叶汤(《幼幼新书》卷十八引《全生指迷方》)

【异名】竹叶石膏汤(《赤水玄珠》卷二十八)。

【组成】石膏四两 知母二两 麦门冬(去心) 甘草(炙)各一两

【用法】上为粗末。每服五钱,水二盏,加竹叶一握,煎至七分,去滓温服。

【主治】小儿痘疹虚热,烦渴,小便赤。

❶《幼幼新书》引《全生指迷方》:小儿痘疹已出未出。❷《鸡峰》:痘疹虚热虚烦,不恶寒,但烦躁,小便赤色,多渴,成赤斑点。❸《痘科类编》:痘疮痂落后,虚烦不眠者。

34803 竹叶汤(《三因》卷八)

【组成】生干地黄五两 芍药四两 黄耆 茯苓 泽泻 甘草(炙) 麦门冬(去心)各三两

【用法】上剉散。每服四钱,水一盏半,加生姜三片,淡竹叶十片,煎七分,去滓,不拘时候服。

【主治】精实极,眼视不明,齿焦,发落,形衰,通身虚热,甚则胸中痛闷,烦闷,泄精。

34804 竹叶汤(《三因》卷十七)

【异名】麦门冬汤(《明医指掌》卷九)、竹叶麦冬汤(《顾氏医径》卷四)。

【组成】防风(去叉) 黄芩 麦门冬(去心)各三两 白茯苓四两

【用法】上剉散。每服四大钱,水一盏半,加竹叶十数片煎,去滓温服。

【主治】子烦。妊娠心惊胆寒,多好烦闷。

34805 竹叶汤(《普济方》卷三十六引《卫生家宝》)

【组成】竹叶半斤 白茯苓一两(剉) 珍珠小半夏(洗)一两 生姜四两(切)

【用法】以水十碗,煎一碗,去滓温服,每服一盏,不拘时候,连服亦可。

【主治】热吐翻胃,及伤寒遍身发热,冷吐。

34806 竹叶汤(《魏氏家藏方》卷九)

【组成】苦竹叶不拘多少

【用法】水煎浓汤,漱之。

【主治】齿龃。

34807 竹叶汤

《普济方》卷十六。即《千金》卷十三"石膏汤"。见该条。

34808 竹叶汤(《普济方》卷七十三)

【组成】淡竹叶(洗净)三握 黄连一两 青钱二七文 大枣十个(去核) 车前子(切)五合

【用法】上剉。以水三升,煎取一升,去滓,微热淋洗眼。冷重暖,不拘次数,以愈为度。

【主治】眼赤痛。

34809 竹叶汤

《普济方》卷七十三。为《外台》卷二十一引《延年秘录》"竹叶饮"之异名。见该条。

34810 竹叶汤(《普济方》卷二四四)

【组成】麦门冬三两(去心) 小麦五合(绵裹) 竹叶(切)一升 生姜二两 石膏(碎,棉裹) 茯苓二两

【用法】上切。以水五升,煮取一升二合,食后再服,相去七八里久。

【主治】脚气冲心,心闷风热,多唾,或唾觉心松者。

34811 竹叶汤

《普济方》卷三三八。即《济生》卷七"麦门冬汤"。见该条。

34812 竹叶汤(《女科撮要》卷下)

【组成】白茯苓 麦门冬 黄芩各三两

【用法】每服四钱,加竹叶五片,水煎服。

【主治】子烦。妊娠心惊胆怯,烦闷不安。

【加减】若因血虚烦热,宜兼用四物;若因中气虚弱,宜兼四君。

34813 竹叶汤(《医统》卷八十五)

【组成】竹叶二十个(揉) 防风 黄芩 栀子仁各八分 白茯苓 当归各一钱 麦门冬(去心)一钱半

【用法】水煎服。

【主治】子烦,孕妇烦闷不安。

34814 竹叶汤(《银海精微》卷下)

【组成】淡竹叶 黄芩 升麻 木通 车前子 黄连 玄参 芒消 栀子 大黄(炒)

【用法】食后服。

【主治】肝脏实热,眼赤肿痛。

34815 竹叶汤(《广嗣纪要》卷九)

【组成】白茯苓 防风 麦门冬 条芩 知母各一钱 淡竹叶十片

【用法】水煎服。

【主治】子烦,气实体壮者。

34816 竹叶汤(《医方集解》)

【组成】麦冬一钱半 茯苓 黄芩一钱 人参五分 淡竹叶十片

【功用】《医方论》:清心解烦,养正补虚。

【主治】子烦。妊娠心惊胆怯,终日烦闷。

【方论选录】此手太阴、少阴药也。竹叶清烦,黄芩消热,麦冬凉肺,茯苓宁心,人参补虚,妊娠心烦,固多虚也。

【备考】方中茯苓用量原缺。

34817 竹叶汤（《嵩崖尊生》卷十四）

【组成】人参一钱　白术　当归各二钱　川芎七分　甘草四分　陈皮三分　黄芩八分　枣仁　麦冬各一钱　远志八分　生地五分　竹叶十个

【主治】妊娠心惊胆怯，烦闷不安。

【加减】渴，加竹茹七分。

34818 竹叶汤（《叶氏女科》卷二）

【组成】白茯苓二钱　麦门冬（去心）　黄芩各一钱五分　淡竹叶七片　灯心十茎

【用法】水煎服，每日二次。

【主治】子烦，责之心虚有火。平素火盛，或值天时炎热，内外之火相亢而心惊胆怯，烦躁不安者。

34819 竹叶汤（《医林纂要》卷八）

【组成】麦门冬一钱五分　茯苓　黄连各一钱　人参五分　淡竹叶十片

【主治】子烦。妊娠心虚而心惊胆怯，终日烦闷。

【加减】相火重，加知母；有痰，加竹沥。

【方论选录】麦门冬甘淡微苦，以补心泻火，且以清金保肺；茯苓宁心安神，且去胸膈积湿；黄连降泄心火，兼能泻肝胆火。妊娠之火，虚火也，火必伤肺，伤肺则气不足，人参、麦冬以补之。淡竹叶升肝胆之阳于膈上而舒散之。故能治惊怯，解心烦。

34820 竹叶汤（《女科切要》卷五）

【组成】淡竹叶　麦冬肉　黄芩　人参　茯苓　防风　知母

【用法】水煎服。

【主治】子烦。

34821 竹叶汤（《医学集成》卷三）

【组成】茯神四钱　麦冬　黄芩　知母各二钱　竹叶十四片

【主治】子烦。妊娠烦躁闷乱。

34822 竹叶汤（《不知医必要》卷四）

【组成】当归一钱　川芎五分　黄芩　熟地　麦冬（去心）　白芍（酒炒）　茯苓各一钱　竹叶五片

【主治】子烦。妊娠心惊胆怯，烦闷不安。

【加减】如胃寒，去黄芩。

34823 竹叶饮（方出《延年秘录》引蒋孝璋方见《外台》卷二十一，名见《普济方》卷七十三）

【组成】竹叶一握　麦一升（淘）　地骨白皮三分

【用法】以水五升，煮取二升，以麦烂为度，食后分二服。

【主治】痰热眼赤头痛。

34824 竹叶饮（《外台》卷二十一引《延年秘录》）

【异名】竹叶汤（《普济方》卷七十三）。

【组成】竹叶一握　犀角屑　升麻　干葛各二两　黄芩　麦门冬（去心）各三两

【用法】上切。以水六升，煮取二升，分为三服。

【主治】痰热眼赤头痛。

34825 竹叶饮（《千金》卷十七）

【异名】竹叶饮子（《千金方衍义》卷十七）。

【组成】竹叶　紫苏子各二升　紫菀　白前各二两　百部　甘草　生姜各三两

【用法】上㕮咀。以水八升，煮取三升，温以送下桂心丸。

【主治】热发气上冲，不得息，欲死不得卧。

34826 竹叶饮（《外台》卷十三引《崔氏方》）

【组成】竹叶一握　麦门冬一升（去心）　大枣二十个（擘）　甘草三两（炙）　半夏一升（汤洗令滑尽）　粳米五合　生姜三两

【用法】上切。以水五升，煮取二升半，分三次温服。

【主治】骨蒸，唇干口燥，欲得饮水止渴。

【宜忌】忌羊肉、饧、海藻、菘菜。

34827 竹叶酒（《本草纲目》卷二十五）

【组成】淡竹叶

【用法】煎汁，如常酿酒饮。

【功用】清心畅意。

【主治】诸风热病。

34828 竹叶散（方出《圣惠》卷三十二，名见《普济方》卷七十三）

【组成】淡竹叶一两　黄连一两（去须）　黄柏一两半

【用法】上剉细。以水三大盏，煎取一中盏，绵滤去滓，每日三四次点之。

【主治】眼赤烂。

34829 竹叶散（《鸡峰》卷二十四）

【组成】苦竹笋叶不以多少

【用法】上烧灰，为细末。食后入蜜少许调服。

【主治】小儿倒嵌不发。

34830 竹叶散（《普济方》卷四〇六）

【组成】青竹叶二两（烧灰）　灶中黄土一两

【用法】上为细散。看丹发处，每用少许，以鸡子白调，涂患处。

【主治】小儿野火丹，丹发斑如梅子，遍背腹。

34831 竹叶粥（《圣惠》卷九十七）

【异名】苦竹叶粥（《圣济总录》卷一九〇）。

【组成】竹叶五十片（洗净）　石膏三两　砂糖一两　粳米二两

【用法】以水三大盏，煎石膏等二味，取二盏，去滓澄清，用米煮粥，粥熟，入砂糖食之。

【功用】《药粥疗法》：清心火，除烦热。

【主治】风热目赤头痛；温病口渴心烦，口舌生疮，小便黄赤；痈疽肿毒。

❶《圣惠》：膈上风热，头目赤痛，目视䀮䀮。❷《圣济总录》：发背痈疽，诸热毒肿。❸《饮食疗法》引《老老恒言》：内热目赤头痛，时邪发热。❹《饮食疗法》：温热病口渴多饮，心烦，目赤，口舌生疮糜烂，小便黄赤短少，或淋痛，以及小儿高热惊风，中暑。

【宜忌】《饮食疗法》：凡胃寒病人或阴虚发热者不宜选用。在发热期间，竹叶粥宜煮稀薄，不要稠厚。

34832 竹叶粥（《圣济总录》卷一八八）

【组成】甜竹叶一握（细切）　粟米二合（净淘）

【用法】以水二升，煮竹叶，取一升，去滓，投米作粥食。

【主治】风热风痫,心烦惊悸。

34833 竹叶煎(《圣惠》卷三十二)

【组成】竹叶二握(洗净,切) 大枣五枚(擘碎) 古字钱七枚 黄连半两(去须,捣为末)

【用法】上药令和,纳铜器中,以水一盏,煎至五分,绵滤去滓,又重取三分,纳瓷瓶子中盛。每以铜箸头取少许,点目眦头,一日三五次。

【主治】眼赤痛。

34834 竹叶膏(《直指》卷二十四)

【组成】小网虾三十尾(去头壳尾)

【用法】先用小网虾同糯米饭一合研细。临卧以帛扎患处上下,次以青纱罩疮,却将虾饭敷青纱上,别用青纱罩饭之上系定,至五更初解纱,连虾饭揭起,挂空闲处,皆是小赤虫,即以汉椒、葱白煎汤,候温淋洗,次用旧茶笼内白竹叶,随疮大小剪贴,软帛系之,一日二换,直待汁水出尽,方以好膏药贴,逐日煎苦楝根汤淋洗,仍换膏药,直待生肉将满,则不用膏药,其疮口只如箸尾许,乃可以血竭或降真香节夹白蔹收平疮口。

【主治】两脚骨臁疮。

【宜忌】切忌动风发气等物。

34835 竹叶膏(《青囊秘传》)

【组成】生竹叶(去梗净)一斤 生姜四两 净白盐六两

【用法】先将竹叶熬出浓汁,又将姜捣汁,同熬沥净,将盐同熬干。擦牙。

【主治】❶《青囊秘传》:牙痛。❷《慈禧光绪医方选议》:皮肤湿热疮疡。

【方论选录】《慈禧光绪医方选议》:此宫中秘方。竹叶体轻气薄,味甘而淡,性寒,方谓其凉心缓脾,清痰止渴,属清利之品。古方竹叶石膏汤、导赤散并皆用之。竹叶分鲜竹叶与淡竹叶两种,都能清心除烦,利小便,但鲜竹叶清心热力大,且能凉胃,多用于上焦风热;淡竹叶渗湿泄热为优,实验提示对金黄色葡萄球菌、绿脓杆菌有抑制作用。光绪帝久病知医,留意方药,用此熬膏外敷,当系治皮肤湿热疮疡。用生姜汁同熬,意在辛能散结,助竹叶清热渗湿之力。

34836 竹皮汤(方出《肘后方》卷二,名见《外台》卷二)

【组成】青竹茹二升

【用法】以水三升,煮令五六沸,然后绞去滓,温服之。

【功用】《济阴纲目》:清心凉肝。

【主治】时病交接劳复,瘴气,妊娠心痛,胎动不安,或妇人月水不断。

❶《肘后方》:时气病交接劳复,阴卵肿,或缩入腹,腹中绞痛或便绝。❷《外台》引《千金》:瘴气。❸《普济方》引《千金》:妊娠心痛,因落床或倒地,胎有所伤。❹《普济方》引《圣惠》:妊娠烦躁,或胎不安,或口干。❺《圣济总录》:妇人月水不断。

【备考】本方方名,《外台》卷四引作"竹茹汤"。

34837 竹皮汤(《外台》卷九注文引《深师方》)

【组成】生竹皮三两 紫菀二两 饴糖一斤 生地黄汁一升

【用法】上切。以水六升,煮取三升,分三服。

【主治】咳逆,下血不息。

【宜忌】忌芜荑。

【方论选录】《千金方衍义》:咳逆下血,而用竹茹清胃,紫菀和血,饴糖滋津,地黄逐血,然必不经火焙之鲜者方有散血之功,若止血之用,必明标干地黄矣。设无鲜者,不妨以干者酒浸,或稍加桂心,热因热用,要在临时权变可也。

34838 竹皮汤(《千金》卷十六)

【异名】竹皮散(《奇效良方》卷十六)。

【组成】竹皮(一方用竹叶) 细辛各二两 甘草 生姜 通草 人参 茯苓 麻黄 桂心 五味子各一两

【用法】上㕮咀。以水一斗,煮竹皮,减二升,去竹皮下药,煮取三升,分三次服。

【主治】噎,声不出。

【方论选录】《千金方衍义》:噎本胃病,加以暴寒折之,所以声瘖不出,但欲外邪先固正气,麻黄、细辛专散暴邪,生姜、通草专通声气,人参、茯苓专培本元,竹皮清肺胃之虚火,桂心助参、苓之温补,五味收麻黄之开发,甘草和敛散之味也。

34839 竹皮汤(《千金》卷二十五)

【组成】青竹刮取茹鸡子大二枚 乱发鸡子大二枚

【用法】上药于炭火炙令焦燥,合治下筛。以酒一升煮之,三沸止,一服尽之。三服愈。

【主治】为兵杖所加,木石所迮,血在胸背,及胸中痛,不得气息。

【方论选录】《千金方衍义》:身为木石所迮,兵杖所加而蕴热,故用竹茹以治烦热胃逆,发灰以散蓄血也。

34840 竹皮汤

《千金翼》卷七。为《千金》卷三"竹茹汤"之异名。见该条。

34841 竹皮汤(《圣济总录》卷一二三)

【组成】竹皮 甘草(炙)各一两 人参 赤茯苓(去黑皮) 麻黄(去根节,先煎,掠去沫,焙) 桂(去粗皮) 五味子 木通(剉)各三分

【用法】上为粗末。每服三钱匕,水一盏,加生姜半分(拍破),煎至六分,去滓温服,一日三次,不拘时候。

【主治】喉中如有物噎塞,声气不出。

34842 竹皮汤(《全生指迷方》卷二)

【组成】青竹皮 甘草(炙) 芎䓖 黄芩 当归(洗)各六分 芍药 白术 人参 桂心各一两

【用法】上为散。每服五钱,水二盏,煎至一盏,去滓温服。

【主治】血证,由怒气伤肝胆,血随呕出,胸中痞闷,呕毕则目睛痛而气急。

34843 竹皮散

《奇效良方》卷十六。为《千金》卷十六"竹皮汤"之异名。见该条。

34844 竹麦饮(《松峰说疫》卷二)

【组成】竹叶 小麦 石膏分量临时酌定

【用法】水煎服。

【主治】瘟疫发黄。

34845 竹豆汤（《圣济总录》卷七）

【组成】新青竹（碎如箅子）四十九茎　乌豆二升

【用法】以水八升，煮令豆烂，去滓，再煎取一升。每服二合灌之；或口噤不开者，即斡口灌之。

【主治】中风失音不语。

34846 竹沥丸（《医学入门》卷六）

【组成】白术（蜜炒）　厚朴　甘草（水煎）各二钱半　附子　犀角各一钱　全蝎七个（每个用薄荷叶裹，汤泡一宿，炙黄）

【用法】上为末，竹沥为丸，如黑豆大。每服一丸，金银薄荷煎汤化服。

【功用】清心豁痰。

【主治】血滞心窍，邪气在心，积惊成痫。

34847 竹沥丸

《医学金针》卷三。为《摄生众妙方》卷六"竹沥达痰丸"之异名。见该条。

34848 竹沥水

《全国中药成药处方集》（天津方）。为《圣济总录》卷一三九"竹沥饮"之异名。见该条。

34849 竹沥曲（《全国中药成药处方集》上海方）

【组成】生半夏（漂净）八十两　白芥子二十六两七钱

【用法】上为细末，用竹沥三十两拌和，加糊成曲。每次三钱，包煎，服汤。

【主治】痰涎上逆，喘不得卧，气急咳嗽。

34850 竹沥汤（《外台》卷十四引《深师方》）

【组成】秦艽　甘草（炙）　防风　当归各二两　茵芋　乌头（炮）　干姜　细辛　人参　黄芩　桂心　天雄（炮）　木防己　茯苓　白术各一两

【用法】上切。以竹沥一斗半，煮取五升。

【主治】大虚挟风，及贼风入腹，腹中拘痛，烦乱恍惚，妄语迷惑不知人，口噤不开，手足缓纵，饮食不作肉，卧惊见屋中光，口干恶风，时时失精，梦寐沉重，及妇人产后余病，体虚受风，躁愦欲死。

【宜忌】忌海藻、菘菜、猪肉、冷水、生葱、生菜、桃、李、雀肉、酢物等。

【加减】胸胁满，加前胡二两半、半夏二两（洗）、术、附（炮）各一两；腹中痛，加芍药二两、椒一两；汗烦，加知母一两；口干，加麦门冬一两（去心）；体痹，加麻黄二两（去节）。

34851 竹沥汤（《外台》卷十四引《深师方》）

【组成】淡竹沥一斗　防风　葛根各一两　菊花　细辛　芍药　白术　当归　桂心　通草　防己　人参各一两　甘草（炙）　附子（炮）　茯苓　玄参各一两　秦艽　生姜各二两　枫寄生三两

【用法】上切。以淡竹沥一斗，煮药取四升，分为四服。

【主治】卒中恶风，噎倒闷，口噤不能语，肝厥。

34852 竹沥汤（《证类本草》卷十三引《梅师方》）

【组成】茯苓三两　竹沥一升

【用法】用水四升，合竹沥煎取二升，分三服，不愈重作，亦时时服竹沥。

【主治】子烦，妊娠恒若烦闷。

34853 竹沥汤（《千金》卷二）

【组成】竹沥一升　防风　黄芩　麦门冬各三两　茯苓四两

【用法】上㕮咀。以水四升，合竹沥，煮取二升，分三服，不愈再作。

【主治】子烦，妊娠常苦烦闷。

【宜忌】《外台》：忌酢物。

34854 竹沥汤（《千金》卷五）

【组成】竹沥五合　黄芩三十铢　木防己　羚羊角各六铢　大黄二两　茵芋三铢　麻黄　白薇　桑寄生　萆薢　甘草各半两　白术六铢（一方作白鲜）　（一方无萆薢）

【用法】上㕮咀。以水二升半，煮取药减半，加竹沥，煎取一升，分服二合，相去一食久，进一服。

【主治】小儿头身患小疮，咳嗽，经治后变痫证，四肢缩动，背脊躯䐁，眼反。

【方论选录】《千金方衍义》：咳嗽有六淫七情，经络脏腑，种种不侔，此专因胎毒发疮后变发痫。与竹沥治痰涤热，虽得小疏，然非吐下不能大朽其势，故用麻黄、白薇开发肺气于上，即用大黄、黄芩、竹沥疏利大肠于下，羚羊、防己、萆薢、寄生、茵芋专为热毒发痫而设，白术、甘草和中实脾，师旅之粮饷也。

【备考】小儿出胎二百许日，头身患小小疮，治获小瘥，复发，五月中忽小小咳嗽，微温和治之，因变痫，一日二十过发，四肢缩动，背脊躯䐁，眼反，须臾气绝，良久复苏，已与常治痫汤，得快吐下，经日不间，尔后单与竹沥汁，稍进，一日一夕中合进一升许，发时小疏，明日与此竹沥汤，得吐下，发便大折，其间犹稍稍与竹沥汁。

34855 竹沥汤（《千金》卷八）

【异名】竹沥饮子（《医方类聚》卷二十引《神巧万全方》）。

【组成】竹沥二升　生葛汁一升　生姜汁三合

【用法】上药相和，分三次温暖服，平旦、日晡、夜各一服。

【功用】《法律》：消风清热开痰。

【主治】风痱。四肢不收，心神恍惚，不知人，不能言。

【宜忌】《外台》：服药当须慎酒、面、羊肉、生菜、冷食、猪、鱼、鸡、牛、马、蒜。

【备考】服讫，觉四体有异似好，次进后汤方。

34856 竹沥汤（《千金》卷八）

【组成】麻黄　防风各一两半　芎藭　防己　附子　人参　芍药　黄芩　甘草　桂心各一两　生姜四两　石膏六两　杏仁四十枚　竹沥一升　羚羊角二两　生葛汁五合

【用法】上㕮咀。以水七升煮减半，加沥煮取二升五合，分三服取汗，间五日更服一剂，频与三剂。

【主治】风痱。四肢不收，心神恍惚，不知人，不能言。

【宜忌】《外台》：忌猪肉、冷水、海藻、菘菜、生葱。

【方论选录】《医略六书》：人参补气以生阴血，附子扶阳以振生气，黄芩、石膏清热于内，防风、麻黄疏风于外，防己泻血分湿热，杏仁降胸中逆气，芎藭活血脉，芍药敛营阴，羚羊清肝火，甘草缓中州，桂心温血于营，姜汁行气于卫，竹沥、葛汁解燥热以滋液豁痰，俾痰化液充，则筋脉得养，何患瘫风之不愈哉。

【备考】 服讫,渐觉少损,仍进后方。本方方名,《张氏医通》引作"竹沥饮子"。

34857 竹沥汤(《千金》卷八)

【组成】 竹沥三升 防己 升麻 桂心 芎劳 羚羊角各二两 麻黄三两 防风二两

【用法】 上㕮咀。以水四升,合竹沥,煮取二升半,分三服,两日服一剂,频进三剂。

【主治】 ❶《千金》:风痱。四肢不收,心神恍惚,不知人,不能言。 ❷《外台》:卒暴风口面僻,半身不随不转。

【宜忌】《外台》:忌猪肉、冷水、海藻、菘菜、生葱。

【加减】 常用加独活三两最佳,若手足冷者;加生姜五两、白术二两。

【备考】 服讫,若未除,更进后汤方。

34858 竹沥汤(《千金》卷八)

【组成】 防风 麻黄 芍药各一两半 防己 桂心 黄芩 白术 附子(一本作杏仁四十枚) 羚羊角 竹沥一升 甘草(一本作葛根二两) 人参 芎劳 独活 升麻各一两 生姜 石膏各二两

【用法】 上㕮咀。以水八升,煮减半,加沥煮取二升半,分三服,相去如人行十里更服。

【主治】 风痱。四肢不收,心神恍惚,不知人,不能言。

【宜忌】《外台》:忌猪肉、冷水、海藻、菘菜、桃、李、生葱、雀肉等。

【加减】 若有气者,加橘皮、牛膝、五加皮各一两。

【备考】 方中用量不全,《外台》引《千金》用防风、麻黄、芍药各一两半,防己、桂心、黄芩各一两,附子三分,甘草、白术、人参、芎劳、独活各一两,竹沥一升、羚羊角二两,升麻一两,石膏二两,生姜二两。

34859 竹沥汤(《千金》卷十三)

【组成】 淡竹沥一升 石膏八两 芍药 白术 栀子仁 人参各三两 知母 茯神 赤石脂 紫菀各二两 生地黄汁一升

【用法】 上㕮咀。以水九升,煮十味,取二升七合,去滓,下竹沥更煎,取三升,分三服。

【主治】 心实热,惊梦喜笑,恐畏悸惧不安。

【宜忌】《外台》:忌桃、李、雀肉、酢物、芜荑。

【加减】 若须利,加芒消二两,去芍药。

【方论选录】《千金方衍义》:胃为五脏之本,心为五脏之主。胃气不得转运,外则身热,内则便难,包络之火散漫,无以主持神识,故用参、术、茯神实其中土,则火不致于乘虚内扰,地黄、芍药、石膏、知母、竹沥、栀子仁得以建清心降火之功,紫菀开结气于上,石脂固结力于下也。

34860 竹沥汤(《妇人良方》卷三引《必效方》)

【异名】 小竹沥汤(《三因》卷二)。

【组成】 秦艽 防风 独活 附子各一分

【用法】 上㕮咀。以水四盏,煎至二盏,加生地黄汁、淡竹沥各半盏,再煎四五沸,去滓,分作四服,不拘时候,温服。病势去,以他药扶持,未愈再作。

【主治】 中风涎潮,谵语昏塞,四肢缓纵。

34861 竹沥汤(《外台》卷三十六引《广济方》)

【异名】 竹沥葛根汤(《幼幼新书》卷十四引《婴孺方》)。

【组成】 淡竹沥一升二合 葛根汁五合 牛黄豆粒大三颗(研)

【用法】 上药相和。与儿服,一岁至五六岁,一合至三合五合,再服,以意增减之。

【主治】 小儿壮热隐疹。

34862 竹沥汤(方出《圣惠》卷三,名见《普济方》卷八十九)

【异名】 竹沥饮(《医略六书》卷十八)。

【组成】 竹沥三合 荆沥三合 生姜汁半合 白蜜一合 葛根汁二合

【用法】 上药都拌匀。每温服一合,宜频服。

【主治】 肝中风,心神烦热,言语謇涩,少得眠卧。

【方论选录】《医略六书》:中风遇热直入厥阴,木火不得发舒,故烦热语涩,不能眠卧焉。弦为肝脉,数主火炎,可见木郁火伏,乃不可以直折奏功,所以取用竹沥、姜汁行经豁痰,葛汁、白蜜疏风润燥,荆沥清气化痰也。俾痰化风消,则遏热顿降,而肝脏肃清,无不神宁语朗,何眠卧之有不安哉。

34863 竹沥汤(《圣惠》卷六十二)

【组成】 竹沥三升 川大黄一两 黄连一两 苦参一两 黄芩一两 栀子仁一两 石灰一两 木兰皮一两 黄柏一两

【用法】 上剉细。以水五升,入竹沥,煮药至三升,去滓,以绵揾汤搨疮上,一日十余次。

【主治】 发背肿痛。

34864 竹沥汤

《圣济总录》卷七。为《圣惠》卷八十三"竹沥饮子"之异名。见该条。

34865 竹沥汤

《圣济总录》卷七。为《圣惠》卷七十四"竹沥饮子"之异名。见该条。

34866 竹沥汤(《圣济总录》卷八)

【组成】 竹沥(汤成下) 甘草(炙,剉) 秦艽(去苗土) 细辛(去苗叶) 黄芩(去黑心) 白术(炒) 桂(去粗皮) 防己 干姜(炮)各半两 麻黄(去根节,煎掠去沫,焙)三两 葛根 防风(去叉)各一两 附子(炮裂,去皮脐)半枚 升麻三分

【用法】 上药除竹沥外,剉如麻豆大。每服五钱匕,水一盏半,煎至八分,去滓,入竹沥一合,更煎一沸,空心温服,日晚各一次。

【主治】 风腰脚痹弱,或脚胫转筋,或皮肉胀起如肿,而按之不陷,心中烦懊,不欲饮食,或夙患风气者。

34867 竹沥汤

《圣济总录》卷四十一。为《千金》卷七"第一竹沥汤"之异名。见该条。

34868 竹沥汤

《圣济总录》卷六十七。为《千金》卷十一"竹沥泄热汤"之异名。见该条。

34869 竹沥汤(《圣济总录》卷一五六)

【组成】 防风(去叉) 麦门冬(去心,焙) 黄芩(去黑

心） 升麻 石膏（碎） 栀子仁各一两

【用法】上为粗末。每服三钱匕，水一盏，竹沥半合，煎至七分，去滓，食后温服，一日二次。

【主治】妊娠心下烦懊热躁。

34870 竹沥汤（《圣济总录》卷一六一）

【组成】竹沥半两 防风（去叉）一两半 升麻一两一分 羌活（去芦头） 桂（去粗皮） 芎䓖 羚羊角屑各一两 麻黄（去根节，煎掠去沫，焙）一两半 杏仁（去皮尖双仁，炒）八十枚

【用法】上药除竹沥外，为粗末。每服三钱匕，水一盏，煎至七分，去滓，入竹沥半合，再煎至七分，不拘时候温服。

【主治】产后中风，口㖞，言语不利，手足不随。

34871 竹沥汤（《圣济总录》卷一六二）

【组成】秦艽（去苗土） 甘草（炙） 防风（去叉） 当归（切，焙）各一两 茵芋（去粗茎） 乌头（炮裂，去皮脐） 干姜（炮） 细辛（去苗叶） 人参 黄芩（去黑心） 桂（去粗皮） 天雄（炮裂，去皮脐） 防己 白茯苓（去黑皮） 白术各半两

【用法】上剉，如麻豆大。每服三钱匕，以竹沥并水合一盏，煎取六分，去滓温服，不拘时候。

【主治】产后中风，角弓反张；及贼风入腹，腹中拘痛，烦乱惚恍，忘误迷惑，不知人事，口噤不开，手足缓纵；产后余病，体虚受风，烦愦欲死。

34872 竹沥汤（《圣济总录》卷一七一）

【组成】竹沥一合 黄芩（去黑心）一两一分 防己 茵芋（去粗茎） 桑寄生 羚羊角（镑）各一分 大黄（剉，炒）二两 甘草（炙） 白薇 麻黄（去节） 白鲜皮各半两

【用法】上药除竹沥外，为粗末。每服一钱匕，水一小盏，煎至五分，去滓，入竹沥半合，分三次温服，至夜服尽。

【主治】小儿诸痫。

34873 竹沥汤（《鸡峰》卷四）

【组成】升麻 防风各一两半 附子 白术各一两 甘草 秦艽 葛根 黄芩 麻黄 防己 细辛 干姜 桂各一两 茯苓三两 杏仁半两

【用法】上为粗末。每服三大钱匕，竹沥一合，水一盏，同煎至八分，去滓，空心服。

【主治】两脚痹弱，脉浮大而紧，或转筋，皮肉不仁，腹胀起如肿，按之不陷指，必中恶或患冷。

34874 竹沥汤（《本事》卷一）

【组成】威灵仙（去苗，洗） 附子（炮裂，去皮脐） 桔梗（炒） 防风（去叉股） 蔓荆子（拣） 枳壳（去瓤，细切，麸炒黄） 川芎（洗） 当归（洗，去芦，薄切，焙）各等分

【用法】上为粗末。每服四钱，水一盏，竹沥半盏，加生姜三片，同煎至八分，去滓温服，一日三四次。

【主治】中风入脾肝，经年四肢不遂，舌强语謇。

【宜忌】忌茗。

【方论选录】《本事方释义》：威灵仙气味苦平微辛咸，去风利水，通十二经脉；附子气味辛咸大热，入手足少阴；桔梗气味苦辛平，入手太阴及足少阴，能利咽喉；防风气味辛甘温，入手足太阳；蔓荆子气味苦微温，入足太阳，上行而

散；枳壳气味苦寒，入足太阴；川芎气味辛温，入足少阳、厥阴，能行头目；当归气味苦辛甘温，入心脾。此治风邪入肝脾，久不能愈者，诸药之升降搜逐，藉竹沥之甘寒滑润，兼能利窍，生姜之辛温达表，邪不能容留经络，其疾自当去矣。

34875 竹沥汤（《普济方》卷三六〇引《傅氏活婴方》）

【组成】朱砂 麝香

【用法】上为细末，收之。如用，先将苦竹一束，除去两头节，火烧取油一二合，入淡竹叶汤点服。

【主治】小儿口噤体热。

34876 竹沥汤

《普济方》卷九十八。即《千金》卷七"第三竹沥汤"。见该条。

34877 竹沥汤（《普济方》卷三七八）

【组成】钩藤 茯神 黄芩 升麻 白鲜皮 沙参各二两 龙齿二两 蚱蝉七枚（去翅，炙，研，汤成纳之） 石膏八两 寒水石六两（研） 甘竹沥二升（汤热纳之）

【用法】以水九升，煮取三升，分三次温服，相去六七里久。

【主治】小儿暴得惊痫。

【宜忌】忌酸物。

34878 竹沥汤（《医略六书》卷二十四）

【组成】竹沥一升 麻黄八分 附子一钱半（炒） 防己三钱 干姜一钱半（炒） 白术一钱半（炒） 葛根一钱半 甘草五分 防风一钱半 桂心一钱半

【用法】水九升，合竹沥煮三升，分三次温服。

【主治】脚气痹弱，脉浮细数者。

【方论选录】阳虚津气不足，风寒湿得以袭入经中，故足胫痹弱，脚气疼痛，不能行焉，然邪盛则实，即用附子补火扶阳以御寒，即用麻黄发表逐邪以开痹，桂心温经暖血，葛根解肌生津，防风疏腠理以散风，干姜暖中和气以逐温，甘草缓中和药，白术燥湿健脾，防己去血分热泻湿气以防温药，竹沥滋津液养筋脉以起痹弱也。水煎温服，使外邪解散，则经气清和而津液内充，痹弱可健，何脚气疼软之不痊哉。此温散生津之剂，为阳虚邪袭脚气疼软之专方。

34879 竹沥汤

《医部全录》卷四二一。为《圣济总录》卷一三九"竹沥饮"之异名。见该条。

34880 竹沥汤

《金匮翼》卷一。为《千金》卷八"荆沥方"之异名。见该条。

34881 竹沥饮（《圣济总录》卷三十九）

【组成】淡竹沥一合 粳米一合（炒，以水二盏同研，去滓取汁）

【用法】上药都和匀，顿服之。

【主治】霍乱狂闷，烦渴，吐泻无度，气欲绝者。

34882 竹沥饮（《圣济总录》卷一三九）

【异名】竹沥汤（《医部全录》卷四二一）、竹沥水（《全国中药成药处方集》天津方）。

【组成】竹沥三升

【用法】上药先温暖，分作五服。发口灌之。

【功用】《全国中药成药处方集》（天津方）：清肺热，

化痰。

【主治】中风不语,颈项强直,身体拘急,痰热咳嗽,瘟疫烦躁,小儿惊痫。

❶《圣济总录》:伤折不能慎避,令人中风,发痉口噤,若已觉中风颈项强直,身中拘急者。❷《卫生总微》:小儿惊热如火,温壮。❸《松峰说疫》:瘟疫烦躁。❹《全国中药成药处方集》(天津方):痰热咳嗽,湿热头眩。

【宜忌】《全国中药成药处方集》(天津方):虚寒性咳嗽忌服。

34883 竹沥饮

《普济方》卷三八四。为《圣惠》卷八十三"竹沥磨犀角饮子"之异名。见该条。

34884 竹沥饮(《医统》卷八十五)

【异名】防己汤。

【组成】防己 防风 桑寄生 人参 当归 川芎 独活 竹沥 茯苓 甘草

【用法】水煎服。

【主治】妊娠子痫。

34885 竹沥饮

《医略六书》卷十八。为方出《圣惠》卷三,名见《普济方》卷八十九"竹沥汤"之异名。见该条。

34886 竹沥粥(《医方类聚》卷二二七引《食医心鉴》)

【组成】粟米三合。

【用法】上煮粥,临熟下淡竹沥三合,搅令匀,空心食之。

【功用】《长寿药粥谱》:清热、化痰、开窍。

【主治】❶《医方类聚》引《食医心鉴》:子烦,妊娠恒苦烦闷。❷《长寿药粥谱》:中风昏迷,喉间痰鸣,高热烦渴,肺热咳嗽,气喘胸闷。

34887 竹沥膏(《幼幼新书》卷十三引张涣方)

【组成】竹沥(依法旋取) 生地黄(取汁) 蜜各半合(以上搅匀) 桂心(为末) 石菖蒲(一寸九节者,取末)各一两

【用法】上药都拌匀,慢火熬成膏,硬软得所,如皂子大。每服一粒,取梨汁化下。

【主治】小儿中风,失音不语,牙关紧急。

34888 竹沥膏(《幼幼新书》卷二十八引《家宝》)

【组成】白术一分(蜜炒) 天附子(去皮脐,炮)一钱 全蝎七个(每个用七叶薄荷裹,汤泡麻黄,令软缠定,慢火炙黄色) 犀角(镑末)一钱 厚朴(用甘草水煮,焙干)一分

【用法】上为末,竹沥为膏,旋丸。婴孩每服一黑豆大,二三岁一皂子大,四五岁龙眼核大,以意加减。薄荷汤化下。

【主治】❶《幼幼新书》引《家宝》:婴孩久泻,久患脾虚,发搐变作慢惊风,或作慢脾风等。❷《袖珍》引汤氏方:小儿诸痫。

34889 竹沥膏(《医学入门》卷七)

【组成】竹沥

【用法】用水白竹截长二尺许,每段劈作四片,以砖二块排定,将竹片仰架砖上,两头露一二寸,下以烈火迫之,两头以盆盛沥。每六分中加生姜汁一分服之。痰热甚者,只

可加半分耳。

【功用】养血清热。

【主治】痰厥不省人事,几死者。

34890 竹沥膏(《全国中药成药处方集》福州方)

【组成】天竺黄三两 鲜瓜蒌十六两 朱砂五钱 枳壳 桔梗 胆星 川贝 川连各三两 九节菖蒲七钱 鲜竹沥八两

【用法】共煎成膏服。

【主治】痰火上炎,痰迷心窍,以及中风气喘,小儿惊风发痫。

34891 竹茹丸(《幼幼新书》卷二十八引《婴童宝鉴》)

【组成】黄连一两(好者,剉作块子,一一相似,茱萸一两,二味相和,滴蜜炒,令黄赤色,去茱萸)

【用法】上为末,薄糊为丸,如萝卜子大。每服十丸,竹茹煎饭饮吞下。

【主治】❶《幼幼新书》引《婴童宝鉴》:小儿渴泻。❷《卫生总微》:小儿疳气泄泻,烦渴。

34892 竹茹丸(《妇人良方》卷一引邓元老方)

【组成】当归 白术 青木香 蚕蜕(煅) 黑棕刷(煅) 川山甲(煅)各一两 地榆 竹茹 川芎 白茯苓 粉草 血余(煅) 牡蛎(煅) 绵子(煅)各半两 熟地黄四两 赤石脂(煅)三两

【用法】上七味煅药用绵子裹定,入瓶子内,用盐泥固济,用炭火半煅存性,却同前药碾为细末,炼蜜为丸,如梧桐子大。每服四十丸,空心温酒送下。

【主治】妇人崩中,赤白带下。

34893 竹茹丸(《盘珠集》卷下)

【组成】竹茹一斤 羊脂八两 蜜三两

【用法】上为丸,如枣核大。每服三个。

【主治】心腹痛。

34894 竹茹丹(《普济方》卷三八七引《医方妙选》)

【组成】竹茹 枇杷叶 人参 半夏(汤浸七次) 紫菀 天南星(炮)各半两

【用法】上为细末,生姜汁和,如黍米大。每服十粒,生姜汤送下。

【功用】通肺。

【主治】小儿喘。

34895 竹茹汤(《医心方》卷十三引《小品方》)

【组成】竹茹二升 甘草六分 当归六分 芎劳六分 黄芩六分 桂心一两 术一两 人参一两 芍药一两

【用法】以水一斗,煮取三升,分四服。

【主治】吐血,汗血,大小便血。

【方论选录】《千金方衍义》:竹茹、黄芩上清虚热,桂心下导虚阳,芎、归、芍药引血归经,参、术、甘草资气于胃,上下失血无不宜之。

34896 竹茹汤(方出《外台》卷三十三引《集验方》,名见《医心方》卷二十二引《产经》)

【异名】青竹茹汤(《摄生众妙方》卷十一)。

【组成】青竹茹三两 生姜四两 半夏五两 茯苓四两 橘皮三两

【用法】上切。以水六升,煮取二升半,分三服。

【功用】《摄生众妙方》:清痰止呕。

【主治】❶《医心方》引《集验方》:妊娠二三月,恶阻呕吐不下食。❷《产科发蒙》引《产经》:痰热恶阻。

【宜忌】❶《摄生众妙方》:忌羊肉、饧、鲊等物。❷《医统》:忌鸡、鱼、面食。

【备考】《景岳全书》有粳米。

34897 竹茹汤(《医心方》卷三引《古今录验》)

【组成】生竹茹四两(去上青) 生姜四两 甘草二两 前胡二两 茯苓二两 橘皮一两

【用法】以水六升,煮取二升,分服,半日尽。

【主治】胸中客热,口生疮烂,不得食。

34898 竹茹汤(《千金》卷三)

【异名】竹皮汤(《千金翼》卷七)。

【组成】竹茹二升 干地黄四两 人参 芍药 桔梗 芎䓖 当归 甘草 桂心各一两

【用法】上㕮咀。以水一斗,煮取三升,分三服。

【主治】妇人汗血、吐血、尿血、下血。

【方论选录】《千金方衍义》:竹茹为亡血发渴专药,芎䓖、芍、地为滋血专药,人参、甘草为扶胃专药,桂心专行四物之滞,桔梗专助人参之力。

34899 竹茹汤(《千金翼》卷十八)

【异名】竹茹饮子(《圣惠》卷十一)。

【组成】竹茹一升 橘皮 半夏(洗)各三两 生姜四两(切) 紫苏一两 甘草一两(炙)

【用法】上㕮咀。以水六升,煮取二升半,分三服。

【主治】❶《千金翼》:哕。❷《圣惠》:伤寒干呕不止。

34900 竹茹汤

《外台》卷四。即方出《肘后方》卷二,名见《外台》卷四“竹皮汤”。见该条。

34901 竹茹汤(《圣惠》卷三十八)

【组成】青竹茹一两 黄芩一两 枳壳一两(麸炒微黄) 甘草半两(生用) 麦门冬一两(去心) 茅根半两 栝楼根一两 赤芍药半两 栀子仁半两

【用法】上剉细和匀。每服半两,以水一大盏,加生姜半分,小麦半合,煎至五分,去滓温服,不拘时候。

【主治】乳石发动,烦热,心胸痰逆,不纳饮食。

34902 竹茹汤(《东医宝鉴·杂病篇》卷十引《圣惠》)

【异名】竹茹麦冬汤(《盘珠集》卷下)。

【组成】青竹茹 麦冬各三钱 前胡二钱 橘皮一钱 芦根半握

【用法】上剉。水煎服。

【主治】❶《东医宝鉴·杂病篇》引《圣惠》:恶阻。❷《盘珠集》:妊娠肝火冲胃,心中烦愦热闷,呕逆不止。

34903 竹茹汤(《本事》卷四引《孙兆方》)

【异名】葛根竹茹汤(《医学入门》卷七)。

【组成】干葛三两 甘草三分(炙) 半夏三分(姜汁半盏、浆水一升煮耗半)

【用法】上为粗末。每服五钱,水二盏,加生姜三片,竹茹一弹子大,大枣一个,同煎至一盏,去滓温服。

【主治】胃热呕吐,饮酒过多而呕。

❶《本事》:胃热呕吐。❷《普济方》引《济生》:胃受邪

热,心烦喜冷,呕吐不止。❸《医方考》:伤寒正汗后,余热留于阳明、少阳,必令作呕。❹《医学六要》:因饮酒过度而呕。

【方论选录】❶《医方考》:阳明,胃也;少阳,胆也。有辨焉,口渴者热在胃,口苦者热在胆也;兼而有之,则二经均有留热矣,是方也,干葛清胃,竹茹清胆,半夏破逆,甘草调阳。❷《本事方释义》:干葛气味辛微温,能解酒毒,入足阳明;甘草气味甘平,入足太阴,半夏气味辛温,入足阳明;竹茹气味甘寒,入足阳明;姜、枣以和荣卫。胃热呕吐不止,亦必因胃中酒气蕴热,故以微辛温之药令其入胃,引入甘寒之品,则酒热稍解,气得下降,胃气安而病自己也。

【临床报道】胃热呕吐:《本事》政和中一宗人病伤寒,得汗身凉,数日忽呕吐,药与饮食俱不下,医者皆进于香、藿香、滑石等药,下咽即吐。予曰:此正汗后余热留胃脘,孙兆竹茹汤正相当尔。治药与之,即时愈。

34904 竹茹汤

《圣济总录》卷二十三。为《圣惠》卷十“竹茹饮子”之异名。见该条。

34905 竹茹汤(《圣济总录》卷二十四)

【组成】青竹茹 葛根各一两 半夏(汤洗七遍,焙干) 麦门冬(去心,焙)各三分 甘草 陈橘皮(汤浸去白,焙)各半两

【用法】上为粗末。每服五钱匕,水一盏半,加生姜一分拍碎,同煎至八分,去滓,食后温服。

【主治】伤寒后,上气烦满,客热在脏,干呕,口中生疮,不得饮食。

34906 竹茹汤(《圣济总录》卷二十五)

【组成】淡竹茹半两 人参一两 前胡(去芦头)三分 甘草半两(炙) 芦根一两 葛根三分 半夏半两(汤洗七遍,切,焙干)

【用法】上剉,如麻豆大。每服五钱匕,水一盏半,加生姜一分(拍碎),同煎至八分,去滓温服,不拘时候。

【主治】伤寒胃气虚热,干呕不止。

34907 竹茹汤(《圣济总录》卷二十六)

【组成】青竹茹 木通(剉)各一两 甘草(炙,剉)一分 连翘 芦根(剉) 蒲黄各半两

【用法】上为粗末。每服五钱匕,水一盏半,加灯心少许,生姜一枣大(拍碎),煎至八分,去滓,食前温服。

【主治】伤寒小便出血。

34908 竹茹汤

《圣济总录》卷二十六。为《圣惠》卷十三“竹茹饮子”之异名。见该条。

34909 竹茹汤(《圣济总录》卷二十九)

【组成】青竹茹 黄芩(去黑心)各一两 蒲黄 伏龙肝各半两

【用法】上为粗末。每服五钱匕,水一盏半,煎至八分,去滓,下藕汁一合,搅匀,食后温服。

【主治】伤寒鼻衄不止。

34910 竹茹汤(《圣济总录》卷二十九)

【组成】青竹茹鸡子大一块 生地黄半两(拍碎)

【用法】以水一盏半,煎至八分,去滓,食后温服。

【主治】伤寒鼻衄不止。

34911 竹茹汤(《圣济总录》卷三十四)

【组成】竹茹一合(新竹者) 甘草一分(剉) 乌梅二枚(椎破)

【用法】用水一盏半,煎取八分,去滓,放温,时时细呷。

【主治】伤暑烦渴不止。

34912 竹茹汤(《圣济总录》卷六十八)

【组成】青竹茹(剉)一升 芍药二两 芎䓖 当归(切,焙) 桂(去粗皮) 甘草(炙,剉)各三两 黄芩(去黑心)三分

【用法】上为粗末。每服三钱匕,水一盏,煎至八分,去滓温服,不拘时候。

【主治】吐血、溺血、衄血。

34913 竹茹汤(《圣济总录》卷七十)

【组成】生竹茹 生地黄(切,焙) 黄芩(去黑心)各二两 蒲黄 芍药 麦门冬(去心皮)各一两

【用法】上为粗末。每服五钱匕,水一盏半,煎至八分,去滓,食后温服,一日三次。

【主治】热盛所致衄血、汗血。

34914 竹茹汤(《圣济总录》卷八十六)

【组成】竹茹 前胡(去芦头) 白茯苓(去黑皮) 人参各一两 甘草(炙,剉) 贝母(去心,炒)各三分 桑根白皮(剉) 赤小豆各一两半 柴胡(去苗) 麦门冬(去心,焙)各半两

【用法】上为粗末。每服三钱匕,水一盏,加生姜、竹叶各五片,煎至七分,去滓温服,不拘时候。

【主治】心劳潮热,肌瘦,四肢烦疼。

34915 竹茹汤(《圣济总录》卷八十九)

【组成】青竹茹 人参 续断 桔梗(炒) 五味子 紫菀(去土) 桑根白皮(剉) 前胡(去芦头) 麦门冬(去心,焙) 赤小豆 甘草(炙,剉) 熟干地黄(焙)各一两

【用法】上为粗末。每服三钱匕,水一盏,煎至七分,去滓温服。

【主治】虚劳盗汗,日晡潮热。

34916 竹茹汤(《圣济总录》卷一二二)

【组成】竹茹 桂(去粗皮) 甘草(炙,剉)各一分 桔梗(剉,炒) 犀角(镑) 黄耆(剉) 栝楼根各半两

【用法】上为粗末。每服三钱匕,水一盏,煎至六分,去滓,食后温服,每日三次。

【主治】喉中肿痛。

34917 竹茹汤(《全生指迷方》卷四)

【组成】竹茹 橘皮 甘草 半夏 赤茯苓 麦冬 人参 枇杷叶

【用法】加生姜、大枣,水煎服。

【主治】胃受邪热气浊,阴阳浑乱,心下烦,不喜热物,得热即呕,喜渴,其脉虚数,或细而疾。

【加减】胃寒,去竹茹、麦冬,加丁香;实火,去人参。

34918 竹茹汤(《产宝诸方》)

【组成】陈皮一两(不去白) 竹茹半两

【用法】上为粗末,分四服。每服水一盏半,煎八分,去滓,不拘时候服。

【功用】凉胎,退寒热。

【主治】妊娠疟疾。

34919 竹茹汤(《三因》卷十七)

【异名】人参橘皮汤(《妇人良方》卷十二)、参橘散(《医方类聚》卷二二四引《济生》)、八味竹茹汤(《普济方》卷三三七)、参补饮(《广嗣纪要》卷八)、人参橘皮散(《便览》卷四)、参橘汤(《叶氏女科》卷二)。

【组成】人参 橘皮 白术 麦门冬(去心)各一两 甘草(炙)一分 白茯苓 厚朴(姜制)各半两

【用法】上剉散。每服四大盏,水一盏半,加生姜、竹茹一块如指大,同煎至七分,去滓,空心服。

【功用】《便览》:安胃和中化痰,止呕吐。

【主治】妊娠择食,呕吐,头疼,颠倒痰逆,四肢不和,烦闷。

34920 竹茹汤(《赤水玄珠》卷二十六引《济生》)

【组成】橘红 干葛 甘草 麦门冬 竹茹 生姜

【用法】水煎服。

【主治】小儿热吐,口渴烦躁。

【加减】热甚者,加姜连。

34921 竹茹汤(《普济方》卷二十七)

【组成】竹茹 赤小豆 麦门冬各三两 大枣十个 桔梗 北柴胡 川续断各二两 桑白皮二两 甘草一两二钱半 麻黄(去节) 五味子各一两五钱

【用法】上为末。每服二钱,水一盏,煎至七分,不拘时候。

【主治】肺痿劳吐血。

34922 竹茹汤

《普济方》卷一一九。为《三因》卷九"淡竹茹汤"之异名。见该条。

34923 竹茹汤(《普济方》卷三四一)

【组成】生芦根一两 青竹茹 橘皮 前胡各四钱 生姜五片 大腹皮 槟榔各二两

【用法】每服四钱,水一盏,煎至六分,空心温服。

【主治】妊娠孕三四月,呕吐不食。

34924 竹茹汤(《普济方》卷三八四)

【组成】青竹茹弹子大 半夏三个(汤泡七次) 粳米四十粒 干葛

【用法】上㕮咀。每服加生姜三片,水一盏,煎至半盏,去滓,量儿大小,以意加减与服。

【主治】小儿胃中热,呕苦汁。

【备考】方中干葛用量原缺。原书另一同名方用青竹茹如指大,半夏七枚,粳米四十九粒,干葛三片。

34925 竹茹汤(《万氏女科》卷二)

【组成】人参 麦冬 茯苓 炙草各一钱 小麦一合 青竹茹鸡子大一团

【用法】加生姜三片,大枣五个,水煎,食后服。

【主治】孕妇心虚惊恐,脏躁悲泣。

34926 竹茹汤

《保婴撮要》卷十九。为原书同卷"七味竹茹汤"之异名。见该条。

34927 竹茹汤

《医学入门》卷七。为《金匮》卷中"橘皮竹茹汤"之异名。见该条。

34928 竹茹汤（《观聚方要补》卷三引《医经会解》）

【组成】桔梗 竹茹 枳实 萝卜子 苏子 白芥子 青皮 杏仁 竹沥 桑白皮

【用法】加生姜汁,水煎服。

【主治】支饮,咳逆涎涌,胸满膈痛。

34929 竹茹汤（《证治汇补》卷五）

【组成】橘皮 半夏各三钱 甘草 竹茹各一钱 山栀七分 枇杷叶二片

【用法】加生姜、大枣为引。

【主治】胃热火炎呕吐。

34930 竹茹汤（《伤寒大白》卷二）

【组成】竹茹 干葛 陈皮 半夏 甘草 藿香

【主治】呕吐。

【加减】应辛散者,加生姜;应清火者,加栀、连、白豆蔻;若带表症,加各经表药;若和中气,加藿香、厚朴;若饱闷有食滞,加消导之药。

【方论选录】此方以干葛、竹茹清胃,广皮、甘草和胃,无涎不成呕,故加半夏化痰涎。

34931 竹茹汤（《麻科活人》卷三）

【组成】竹茹 陈皮 柿蒂 楂肉

【用法】水煎服。

【主治】麻症收后,余毒留于胃脘,呕吐不止。

34932 竹茹汤

《一盘珠》卷三。为《麻科活人》卷三"竹茹柿蒂汤"之异名。见该条。

34933 竹茹汤（《大生要旨》）

【组成】熟半夏（用姜汁炒透） 陈皮 苏梗 广藿香 子芩（焙） 枳壳（麸炒） 白芍（酒炒）各一钱 茯苓一钱五分 竹茹五分（重姜汁炒）

【用法】河水煎服。宜服此味五六剂。

【主治】恶阻。怀孕五十日,四肢软倦,恶寒,眩晕恶心,呕吐痰涎,思食酸食。

【加减】如火旺吐甚者,加酒炒川连五分,黑山栀一钱,麦冬二钱（去心）;胃虚者,加白术一钱（土炒）,金石斛二钱;气滞者,加香附一钱（酒炒）。

34934 竹茹饮（《外台》卷三引《延年秘录》）

【组成】竹茹二两 生姜三两 黄芩二两 栀子仁二两

【用法】上切。以水五升,煮取一升六合,去滓,分三次温服。

【主治】天行五日,头痛壮热,食则呕者。

【宜忌】忌蒜、热面等五日。

34935 竹茹饮（《外台》卷三引《延年秘录》）

【组成】竹茹二两 橘皮二两 生姜四两 人参二两 芦根（切）一升 粳米一合

【用法】上切。以水六升,煮二升五合,去滓,分五六次温服,中间任食。

【主治】痢后得天行病,头痛三四日,食即呕者。

【宜忌】忌热面、生冷。

34936 竹茹饮（《圣惠》卷十八）

【异名】竹茹散（《鸡峰》卷五）。

【组成】青竹茹一两 子芩一两 蒲黄二钱 伏龙肝二钱（末） 生藕汁二合

【用法】上药,先以水一大盏半,煎竹茹、子芩至一盏,去滓,下蒲黄等三味,搅令匀,分为三服,不拘时候。

【主治】热病吐血,兼鼻衄不止。

34937 竹茹饮（《幼幼新书》卷十九引《刘氏家传》）

【组成】人参 白术（微炒） 茯苓 干葛 麻黄（去根节,酒浸,熬）各等分 甘草减半（半生用,半熟用） 麦门冬（去心）减半

【用法】上为末。量大小每服半钱、一钱、二钱。竹茹多于药,水半盏,同煎至四分。如小儿未能饮,可与乳母吃,只作剉散佳。

【主治】小儿实热。

【加减】如不甚热,则不用麦门冬。

34938 竹茹酒（《妇人良方》卷十二）

【组成】青竹茹二合 好酒一升

【用法】煮三五沸,分作三服即安。

【主治】妊娠误有失坠,损筑胎损疼痛。

34939 竹茹散（《圣惠》卷十一）

【组成】竹茹半两 陈橘皮半两（汤浸,去白瓤,焙） 人参半两（去芦头） 麦门冬半两（去心） 甘草半两（炙微赤,剉） 芦根半两（剉）

【用法】上为散。每服四钱,以水一中盏,加生姜半分,煎至六分,去滓温服,不拘时候。

【主治】伤寒后,烦热干呕。

34940 竹茹散（《圣惠》卷十四）

【组成】竹茹一两 犀角屑三分 生干地黄二两 甘草半两（炙微赤,剉） 伏龙肝一两 川朴消一两

【用法】上为散。每服三钱,以水一中盏,煎至六分,去滓温温频服,不拘时候。以愈为度。

【主治】伤寒后阴阳易,头痛,鼻衄不止。

34941 竹茹散（《圣惠》卷十七）

【组成】竹茹一两 陈橘皮一两（汤浸,去白瓤,焙） 葛根一两（剉） 人参一两（去芦头） 芦根一两（剉） 枇杷叶半两（拭去毛,炙微黄）

【用法】上为散。每服五钱,以水一大盏,加粳米一百粒,生姜半分,煎至五分,去滓温服,不拘时候。

【主治】热病四日,头痛胸满,食即呕逆。

34942 竹茹散（《圣惠》卷三十七）

【组成】竹茹一团如鸡子大 白芍药半两 当归半两 茜根二两 羚羊角屑一两半 甘草一两（炙微赤,剉） 生干地黄半两 麦门冬一两半（去心,焙） 鹿角胶一两半

【用法】上为散。每服三钱,以水一中盏,加生姜半分,煎至六分,去滓温服,不拘时候。

【主治】呕血久不愈,心神烦闷,脏腑劳伤。

34943 竹茹散（《圣惠》卷三十七）

【组成】青竹茹一两 白芍药一两 芎藭一两 桂心一两 生干地黄三两 当归一两 甘草半两（炙微赤,剉）

【用法】上为散。每服三钱,以水一中盏,煎至六分,去滓温服,不拘时候。

【主治】内损或劳伤所致吐血、衄血。

【备考】《普济方》引本方有川芎、桂心,无白术、人参。

34944 竹茹散(《圣惠》卷六十一)

【组成】苦竹茹一两 生干地黄一两 茜根半两 百合半合 杏仁半两(汤浸,去皮尖双仁,麸炒微黄) 黄耆一两半 甘草半两(炙微赤,剉)

【用法】上为散。每服五钱,以水一大盏,加生姜半分,煎至五分,去滓温服,不拘时候。

【主治】肺痈烦闷,咳嗽脓血。

34945 竹茹散(《圣惠》卷七十五)

【组成】甜竹茹一两 当归一两(剉,微炒) 芎劳一两 黄芩一两 甘草半两(炙微赤,剉)

【用法】上剉细和匀。以水一大盏,煎至七分,去滓,分二次食前温服。

【主治】妊娠胎动不安,手足烦疼。

34946 竹茹散(《圣惠》卷七十六)

【组成】竹茹一两 麦门冬一两(去心) 白茯苓一两 栀子仁一两 黄芩一两 甘草半两(炙微赤,剉) 石膏二两

【用法】上为散。每服四钱,以水一中盏,煎至六分,去滓,食前温服。

【主治】妊娠三四月,胎动不安,手足烦热,面色萎黄。

34947 竹茹散(《圣惠》卷八十四)

【组成】苦竹茹半两 伏龙肝一两 石膏一两 甘草半两(炙微赤,剉) 麦门冬一两(去心,焙) 黄芩半两

【用法】上为散。每服一钱,以水一小盏,煎至五分,去滓温服,不拘时候。

【主治】小儿伤寒鼻衄,烦热头痛。

34948 竹茹散(《圣济总录》卷一六三)

【组成】竹茹 人参 白茯苓(去黑皮) 黄耆(剉) 当归(切,焙) 生干地黄(焙)各半两

【用法】上为散。每服二钱匕,温酒调下,不拘时候。

【主治】产后烦闷气短。

34949 竹茹散(《幼幼新书》卷二十六)

【组成】菊花三钱 黄芩 人参各一钱 大黄半两 甘草一钱

【用法】上为末。竹叶汤下。

【主治】小儿疳后天柱倒。

【备考】本方名竹茹散,但方中无竹茹,用法中竹叶汤下,疑为"竹茹汤下"。

34950 竹茹散

《鸡峰》卷五。为《圣惠》卷十八"竹茹饮"之异名。见该条。

34951 竹茹散(《杨氏家藏方》卷三)

【组成】羚羊角三分 青竹茹一两 黄芩 山栀子仁 紫苏叶 黑参 杏仁(汤浸,去皮尖,麸炒微黄色) 木通 赤茯苓(去皮)各三分 朴消一两(别研) 甘草半两(炙赤) 大黄一两(剉,炒)

【用法】上为粗末。每服三钱,水一盏,煎至六分,去

滓,入生地黄汁一合,再煎一两沸,不拘时候温服。

【主治】大肠实热,心神烦躁,口内生疮。

34952 竹茹膏(《济生》卷八)

【组成】真麻油二两 青木香二两 青竹茹一小团 杏仁二七粒(去皮尖)

【用法】上药入麻油内,慢火煎令杏仁黄色,去滓,入松脂(研)半两,熬成膏。每用少许擦疮上。

【主治】黄泡热疮。

34953 竹茹醋(《不知医必要》卷二)

【组成】生竹茹五钱(无生用干须加倍)

【用法】用醋浸一宿,不时含之。

【主治】牙龈出血。

34954 竹根汤(《医心方》卷九引《深师方》)

【组成】竹根一斤 麦门冬一升 甘草二两 大枣十个 粳米一升 小麦一升

【用法】以水一斗,煮麦、米熟,去之,纳药,煮取二升七合,服八合,每日三次。

【功用】益气止烦。

【主治】短气欲绝,不足以息,烦挠。

34955 竹根汤(《千金》卷三)

【组成】甘竹根(细切)一斗五升

【用法】以水二斗,煮取七升,去滓,加小麦二升,大枣二十个,复煮麦熟三四沸,加甘草一两 麦门冬一升,汤成去滓,服五合,不愈更服。

【主治】产后虚烦,短气。

【方论选录】《千金衍义》:产后虚烦不胜汤药,但以甘竹清胃火,小麦敛肝气,大枣益脾津,门冬滋肺热,使火无上炎之势,胸无烦扰之患矣。用根不用叶者,取其降泄直达下焦也。

34956 竹根汤(《济阳纲目》卷三十三)

【组成】竹根(剉碎)

【用法】以水煮,饮之。

【主治】消渴。

34957 竹蚛散(《圣济总录》卷一八一)

【组成】竹蚛粪一两 白矾(熬令枯)半两 雄黄二钱 麝香一字

【用法】上为细末。先用绵裹杖子拭干耳中,次以药少许掺之。

【主治】小儿聤耳出脓汗,疼痛不可忍者。

34958 竹屑散(《朱氏集验方》卷十一)

【异名】竹蛀散(《普济方》卷三六四)。

【组成】蛀竹屑 坯子 麝香 白矾(煅)一钱

【用法】上为末。吹入耳内。未用药时,先将绵子缴了脓汁方用。

【主治】小儿聤耳出脓汗。

【备考】方中蛀竹屑、坯子、麝香用量原缺。《普济方》本方用苦竹蛀末二钱,枯白矾二钱,干胭脂半钱,麝香一字。

34959 竹黄汤(《外科百效》卷一)

【组成】黄耆 生黄芩 归 芎 草 芍 石膏 人参 麦门冬 半夏 笛竹 淡竹叶 生姜

【主治】诸般发毒烦渴者。

34960 竹蛀散

《普济方》卷三六四。为《朱氏集验方》卷十一“竹屑散”少异名。见该条。

34961 竹笼散

《保命集》卷下。为《圣济总录》卷五十八“竹龙散”之异名。见该条。

34962 竹叶饮子(《外台》卷二十一引《近效方》)

【组成】竹叶一握　干葛三两　地骨白皮　荠苨各五两　甘草三两(炙)

【用法】上切。以水二大升,煎取半升,去滓,纳车前子三两,分三次食后服,一日令尽。

【主治】肝膈实热,肾脏已虚而致热风暴赤,睑烂生疮,或磣或疼,或痒或痛,久患虚热,远视不明,喻若隔绢看花,或服石乳发动,冷热泪出,白睛赤红肿胀,泪裹眼珠。

【备考】不过三剂,眼中疼痛歇,次得点药,亦须敷药,抽热毒风,不然恐寻经脉入眼,热深入亦难愈也。又取羊肝一具,或猪肝亦得,猪肉精处亦堪取三斤,皆须破作手许大片,厚薄亦如手掌,候其疼处,或从眼后连耳上头,或有从眉向上入头掣痛者,火急新汲水中渍,令极冷,贴其疼痛脉上及所患部分,候肝或肉稍暖彻,则易之,须臾间,其肝、肉等并熟如煮来者,岂不是热毒之候出也,此即损眼之祸,又恐三辰齐忌之月无肉,以大豆还作四五替如肝、肉法,更互熨之,其疼痛忽连鼻中酸辛者,并是难愈之候,亦急觅吴蓝茎叶,捣如泥敷痛处,亦有愈者,十得三四。凡是此患,不宜久忍,痛若深入于眼中,渐成痼疾。

34963 竹叶饮子(《圣惠》卷二十六)

【组成】竹叶五十片　麦门冬半两(去心)　小麦半合　生地黄半两　地骨皮半两　黄耆一两(剉)　麻黄半两(去根节)　甘草二分(炙微赤,剉)　石膏一两(捣碎)

【用法】上剉细和匀。每服五钱,以水一大盏,加生姜半分,大枣二个,煎至五分,去滓,食后温服。

【主治】气极。伤热则气喘,急甚则唾血,乏力,不欲饮食,口燥咽干。

34964 竹叶饮子

《千金方衍义》卷十七。为《千金》卷十七“竹叶饮”之异名。见该条。

34965 竹皮大丸(《金匮》卷下)

【组成】生竹茹二分　石膏二分　桂枝一分　甘草七分　白薇一分

【用法】上为末,枣肉为丸,如弹子大。每服一丸,以饮送下,日三次夜二次。

【功用】安中益气。

【主治】妇人乳中虚,烦乱呕逆。

【加减】有热者,倍白薇;烦喘者,加柏实一分。

【方论选录】❶《济阴纲目》:中虚症不可用石膏,烦乱症不可用桂枝,而此方以甘草七分,配众药六分,又以枣肉为丸,仍以一丸饮下,可想见其立方之微,用药之难,审虚实之不易也。仍饮服者,尤虑夫虚虚之祸耳。用是方者,亦当深省。❷《金匮要略论注》:病本全由中虚,然而药只用竹茹、桂、甘、石膏、白薇者,盖中虚而至为呕为烦,则胆腑受邪,烦呕为主病,故以竹茹之除烦止呕者为君;胸中阳气不用,故以桂、甘扶阳而化其逆气者为臣;以石膏凉上焦气分之虚热为佐;以白薇去表间之浮热为使。要知烦乱呕逆而无腹痛、下利等证,虽虚无寒可疑也,妙在加桂于凉剂中,尤妙在生甘草独多,意谓散蕴蓄之邪,复清阳之气,中即自安,气即自益,故无一补剂,而反注其立汤之本意曰安中益气,竹皮大丸神哉。❸《金匮要略心典》:妇人乳中虚,烦乱呕逆者,乳子之时,气虚火旺,内乱而上逆也。竹茹、石膏甘寒清里,桂枝、甘草辛甘化气,白薇性寒入阳明,治狂惑邪气,故曰安中益气。❹《金匮歌括》:血者,中之所生也;乳者,血之所变也,血虽生于中焦,尤藉厥、少之气传变而为乳。乳中虚者,谓乳子去汁过多而致虚也。中虚无血奉心则烦,心神不安则乱,阳气上升则呕,逆者,呕之甚也。以竹茹降逆止呕,白薇除热退烦,石膏通乳定乱,重用甘草、大枣定安中焦以生津液,血无阳气不运,妙以桂枝一味,运气血奉心通乳。❺《金匮发微》:竹茹、石膏以清胆胃之逆,三倍甘草以和中气,减半桂枝、白薇以略扶中阳而清里热,更用枣和丸以扶脾而建中,但令胃热除而谷食增,则生血之源既富,胆胃之上逆自平矣。

【临床报道】❶癔病:孙某某,女,40岁。1972年2月23日诊。患者于前年因惊恐、受气,出现精神恍惚,时悲时喜,悲时哭泣不止,喜时大笑不已。同时伴有默默不欲饮食,心烦喜呕,喜居暗处,夜里失眠、多梦,面色青,舌质略红、苔薄白,脉弦数。此属肝火灼阴,神明被扰。治予清热舒肝,调和胃气,用竹皮大丸3剂则病愈。❷失眠:李某某,女,24岁。1973年5月10日诊。近一月来夜不能寐,精神欠佳,面色少华,自觉心跳、心慌、心中懊侬、头晕,腰腿疼痛,舌淡苔白,脉沉数无力。患者素体血虚,病前又受精神刺激,良由阴虚火旺,肝横气滞,从而神不守舍,经络郁滞。用竹皮大丸5剂病即减半,再服3剂则病愈。❸阳痿:吴某某,男,28岁。1981年6月20日诊。3~4年之前即患阳痿,逐渐加重。前妻因此离婚,续妻也因此要求离婚。先后曾服三肾丸、参茸丸等,毫无起色。现自觉头晕,身热,小溲黄赤,大便燥结,梦多,舌红苔黄,脉弦数有力。此由过用峻补,郁热内蕴,宗筋弛缓,不能作强,用竹皮大丸连服120余剂,1982年春病愈,其爱人已怀孕。❹男性不育:郭某某,男,26岁。1977年8月10日诊。婚后二年无子,经某医院检查精子成活率为30%~40%,身体健壮,性生活正常,惟自觉有时发热、头晕,舌淡红、苔略黄,脉滑数。此为过服温燥峻补之品,造成精室蕴热,精子被灼,致使精子成活率大降。治用竹皮大丸,连服9剂而获麟。[以上四案均出自《中医杂志》1986,6:43]

34966 竹沥饮子(《圣惠》卷二十三)

【组成】竹沥三合　羚羊角屑半两　石膏二两　茯神一两　麦门冬三分(去心)　独活三分

【用法】上剉细。以水三大盏,煎至一盏半,去滓,加竹沥,分为四服,不拘时候,温服。

【主治】中风,偏枯不遂,言语謇涩,膈上热,心神恍惚,惛惛如醉。

34967 竹沥饮子(《圣惠》卷七十四)

【异名】竹沥汤(《圣济总录》卷七)。

【组成】竹沥五合　人乳二合　陈酱油半两

【用法】上药相和,分二次温服,拗开口灌之。

【主治】❶《圣惠》:妊娠中风痉,口噤烦闷。❷《圣济总录》:中风,舌强不得语,心神烦闷。

34968 竹沥饮子(《圣惠》卷八十三)

【异名】竹沥汤(《圣济总录》卷七)。

【组成】竹沥 荆沥 消梨汁各二合 陈酱汁半合

【用法】上药相和,微温服,量儿大小增减。

【主治】小儿中风,失音不语,昏沉不识人。

34969 竹沥饮子

《医方类聚》卷二十引《神巧万全方》。为《千金》卷八"竹沥汤"之异名。见该条。

34970 竹沥饮子

《张氏医通》卷十三。即《千金》卷八"竹沥汤"。见该条。

34971 竹茹饮子(《圣惠》卷十)

【异名】竹茹汤(《圣济总录》卷二十三)、青竹茹汤(《圣济总录》卷三十九)。

【组成】青竹茹一鸡子大 人参半两(去芦头) 乌梅肉二两

【用法】上剉细。以水一中盏,煎至五分,去滓温服,不拘时候,频频温服。

【主治】❶《圣惠》:伤寒吐利后,烦渴不止。❷《圣济总录》:霍乱,津液少,渴甚。

34972 竹茹饮子

《圣惠》卷十一。为《千金翼》卷十八"竹茹汤"之异名。见该条。

34973 竹茹饮子(《圣惠》卷十三)

【异名】竹茹汤(《圣济总录》卷二十六)。

【组成】竹茹 子芩 川升麻 木通(剉) 赤芍药各半两 黑木耳一两(微炒)

【用法】上剉细和匀。每服半两,以水一大盏,煎至五分,去滓,加生地黄汁半合,搅令匀,不拘时候,温服。

【主治】伤寒痢下脓血。

34974 竹茹饮子(《圣惠》卷十五)

【组成】竹茹 人参(去芦头) 芦根 黄芩 栀子仁各半两

【用法】上剉细和匀。每服半两,以水一大盏,加生姜半分,煎至五分,去滓温服,不拘时候。

【主治】时气五日,头痛壮热,食则呕逆。

34975 竹茹饮子(《圣惠》卷七十九)

【组成】竹茹一两 人参一两(去芦头) 白茯苓一两 黄耆一两(剉) 甘草一分(炙微赤,剉)

【用法】上剉细和匀。每服半两,以水一大盏,加大枣三个,煎至五分,去滓温服,不拘时候。

【主治】产后内虚,烦闷短气。

34976 竹根饮子(《外台》卷二十七引《许仁则方》)

【组成】䈽竹根(切) 生茅根(切) 芦根(切)各五升 菝葜(切)二升 石膏一斤(杵碎) 乌梅三十枚 生姜(切)一升 小麦三升 竹沥二升 白蜜一升

【用法】以水五斗,煮取一斗,去滓,加竹沥及蜜,著不津瓶贮之,送下黄耆十四味丸,纵不下丸,但觉口干及渴,即

饮之。如热月,即逐日斟酌煎之,多则恐坏也。

【主治】消渴,小便数多。

34977 竹叶玉女煎(《温病条辨》卷三)

【组成】生石膏六钱 干地黄四钱 麦冬四钱 知母二钱 牛膝二钱 竹叶三钱

【用法】用水八杯,先煮石膏、地黄得五杯,再入余四味,煮成二杯,先服一杯,候六时复之,病解停后服,不解再服。

【功用】两清表里之热。

【主治】妇女温病,经水适来,脉数耳聋,干呕烦渴,甚至十数日不解,邪陷发痉者。

34978 竹叶石膏汤(《伤寒论》)

【异名】人参竹叶汤(《三因》卷五)、石膏竹叶汤(《易简》)。

【组成】竹叶二把 石膏一升 半夏半斤(洗) 麦门冬一升(去心) 人参二两 甘草二两(炙) 粳米半升

【用法】以水一斗,煮取六升,去滓,纳粳米,煮米熟,汤成去米,温服,每服一升,一日三次。

【功用】清热生津,益气和胃。

❶《古方选注》:补胃泻肺。❷《伤寒论类方》:滋养肺胃之阴气,以复津液。❸《伤寒论章句》:滋养肺胃,清火降逆。❹《古本伤寒心解》:滋阴养液,补虚清热。❺《成方便读》:清热,养阴,益气。

【主治】伤寒、温病、暑病之后,余热未清,气津两伤,虚羸少气,身热多汗,呕逆烦渴,唇干口燥,或虚烦不寐,舌红少苔,脉虚数。现用于中暑、糖尿病、小儿夏季热等出现气阴两伤证候者。

❶《伤寒论》:伤寒解后,虚羸少气,气逆欲吐。❷《外台》引《张文仲方》:天行表里虚烦。❸《局方》:伤寒时气,表里俱虚,遍身发热,心胸烦满,诸虚烦热,与伤寒相似,但不恶寒,身不疼痛,头亦不痛,脉不紧数。❹《直指》:伏暑内外热炽,烦躁大渴。❺《普济方》:中暑,渴烦吐逆,脉数者。❻《奇效良方》:小儿虚羸少气,气逆欲吐,四体烦热。❼《医统》:阳明汗多而渴,衄而渴欲饮水,水入即吐,病愈后渴。❽《医方集解》:肺胃虚热;伤暑发渴脉虚。❾《西塘感症》:烦躁,起卧不安,睡不稳。❿《叶氏女科》:妊娠燥渴,胃经实火。⓫《杂病源流犀烛》:暑风;夏热病并小便不利;唇病大渴。⓬《奇正方》引《经验方》:小儿伤寒久不除,愈后复剧,瘦瘠骨立者;骨蒸唇干,口燥欲得饮水者。⓭《中医皮肤病学简编》:痱子。

【宜忌】《外台》引《张文仲方》:忌海藻、羊肉、菘菜、饧。

【方论选录】❶《注解伤寒论》:辛甘发散而除热,竹叶、石膏、甘草之甘辛以发散余热;甘缓脾而益气,麦门冬、人参、粳米之甘以补不足;辛者,散也,气逆者,欲其散,半夏之辛,以散逆气。❷《医方集解》:此手太阴、足阳明药也。竹叶、石膏之辛寒,以散余热;人参、甘草、麦冬、粳米之甘平,以益肺安胃,补虚生津;半夏之辛温,以豁痰止呕。故去热而不损其真,导逆而能益其气也。❸《伤寒溯源集》:竹叶性寒而止烦热,石膏入阳明而清胃热,半夏蠲饮而止呕吐,人参补病后之虚,同麦冬而大添胃中之津液,又恐寒凉

损胃,故用甘草和之,而又以粳米助其胃气也。❹《古方选注》:竹叶石膏汤分走手足二经,而不悖于理者,以胃居中焦,分行津液于各脏,补胃泻肺,有补母泻子之义也。竹叶、石膏、麦冬泻肺之热,人参、半夏、炙草平胃之逆,复以粳米缓于中,使诸药得成清化之功,是亦白虎、越婢、麦冬三汤变方也。❺《金鉴》:是方也,即白虎汤去知母,加人参、麦冬、半夏、竹叶也。以大寒之剂,易为清补之方,此仲景白虎变方也。《经》曰:形不足者,温之以气;精不足者,补之以味。故用人参、粳米,补形气也;佐竹叶、石膏,清胃热也;加麦冬生津。半夏降逆,更逐痰饮,甘草补中,且以调和诸药也。❻《血证论》:方取竹叶、石膏、麦冬以清热,人参、甘草、粳米以生津。妙在半夏之降逆,俾热气随之而伏;妙在生姜之升散,俾津液随之而布,此二药在口渴者,本属忌药,而在此方中,则能止渴,非二药之功,乃善用二药之功也。❼《成方便读》:方中以竹叶、石膏清肺胃之热,然热则生痰,恐留恋于中,痰不去热终不除,故以半夏辛温体滑之品,化痰逐湿,而通阴阳,且其性善散逆气,故又为止呕之圣药,况生姜之辛散,以助半夏之不及,一散一清,邪自不能留恋。人参、甘草、粳米以养胃,麦冬以保肺,此方虽云清热,而却不用苦寒,虽养阴又仍能益气,不伤中和之意耳。

【临床报道】❶阳明暑疟:《王氏医案》己亥夏,予舅母患疟,服柴胡药二三帖后,汗出昏厥,妄语遗溺,或谓其体质素虚,虑有脱变,劝服独参汤,幸表弟寿者,不敢遽进,乃邀孟英商焉,切其脉洪大滑数,曰阳明暑疟也,与伤寒三阳合病同符,处竹叶石膏汤,清热兼益气,两剂而瘳。❷消渴:《经方应用》一女性患者,56岁,农民。患糖尿病多年,近来自觉神疲乏力,口渴引饮,溲多,诊得脉细数,舌红少津,身形消瘦。凭症参脉,系胃热内盛,气津俱损,宜清胃热,益气阴,方用竹叶石膏汤加味,竹叶12克,生石膏30克,麦冬12克,法半夏6克,甘草3克,北沙参12克,天花粉12克,淮山药18克,粳米一撮。三剂后,口渴显著减轻,续服原方三剂,后未再复诊。❸余热未净,气阴两伤:《古方新用》:王某,女,6岁,1978年12月初诊。患儿三天前发烧38.5℃,伴有咳嗽、少痰、头痛、纳差、X线胸透未见异常。先用四环素、甘草片、克感敏等药物治疗,因无效而改用静脉点滴红霉素两天,体温仍在38℃以上,故邀中医诊治,乏力懒动,舌尖红苔薄黄,中心略厚,脉弦细。辨证为余热未净,气阴两伤,用本方治疗,党参3克,半夏9克,粳米12克,麦冬24克,竹叶9克,生石膏48克,甘草6克,水煎,分三次服。服上药二剂后,热退症消,体温降至36℃。停药观察三日,再未见发热,饮食渐增,开始下地玩耍。❹流行性出血热:《河南中医》[1983,(3):33]竹叶石膏汤加减治疗流行性出血热32例,男28例,女4例,年龄20～40岁,病程1～2天者25例,3天以上者7例。根据病程分为发热期、低血压期、少尿期、多尿期、恢复期等,以本方适当加减,疗程7～18天,全部治愈,其中18例随访3～12个月,未见复发。

【备考】本方方名,《张文仲方》引作"竹叶汤"(见《外台》)。《活人书》有生姜,《医学入门》有生姜汁。本方加生姜,名"竹叶加生姜汤"(见《圣济总录》)。

34979　竹叶石膏汤

《玉机微义》卷十一。为《医方类聚》卷五十四引《神巧

万全方》"竹叶汤"之异名。见该条。

34980　竹叶石膏汤(《正体类要》卷下)

【异名】六味竹叶石膏汤(《景岳全书》卷五十七)。

【组成】淡竹叶　石膏(煅)　桔梗　木通　薄荷　甘草各一钱

【用法】加生姜为引,水煎服。

【主治】胃实火盛,口渴唇干,口舌生疮,小便赤。

❶《正体类要》:胃火盛而作渴者。❷《症因脉治》:燥火身肿,喘促气急,两胁刺痛,身面浮肿,烦躁不得卧,唇口干燥,小便赤涩。❸《杂病源流犀烛》:一切痈疽兼烦渴;伤(跌扑闪挫)家作渴,或因胃火上炽。❹《会约》:胃火口舌生疮,口渴便结;感冒暑热火盛,烦躁恶心。

【方论选录】《医方集解》:李士才曰,阳明外实则用柴葛以解肌,阳明内实则用承气以攻下,此云胃实,非有停滞,但阳焰胜耳。火旺则金困,故以竹叶泻火,以桔梗救金,薄荷升火于上,木通泄火于下,甘草、石膏直入戊土而清其中。三焦火平则炎蒸退,而津液生矣。

34981　竹叶石膏汤(《保婴撮要》卷十五)

【组成】竹叶　石膏(煅)各三钱　甘草　人参各二钱　麦门冬五钱

【用法】每服二钱,加生姜,水煎服,婴儿母同服。

【主治】小儿胃经气虚内热,患疮作渴。

34982　竹叶石膏汤

《赤水玄珠》卷二十八。为《幼幼新书》卷十八引《全生指迷方》"竹叶汤"之异名。见该条。

34983　竹叶石膏汤(《治痘全书》卷十三)

【组成】石膏　知母　麦冬　木通

【用法】加竹叶一握,水煎服。

【主治】痘家烦躁咳逆者;热泻,小便赤涩,口燥咽干,壮热不恶寒。

【加减】痘后虚烦不眠,疮出狂叫,喘呼者,乃肠腑热甚而少津液也,无阴气以敛之,致阳独盛,去木通,加甘草。

【方论选录】痘家烦躁咳逆者,此方主之。盖烦者肺也,燥者肾也,子母相生,其胃必热。故以石膏为君,佐以知母之苦寒,以清肾之源;麦冬之苦甘以泻肺之实,竹叶苦寒可以除烦蠲哕,木通甘淡可以导热利窍,此白虎汤之变通也。

【备考】本方加人参,名"人参竹叶石膏汤"(见原书)。

34984　竹叶石膏汤(方出《广笔记》卷三,名见《古方选注》卷下)

【组成】蝉蜕一钱　鼠黏子(炒,研)一钱五分　荆芥穗一钱　玄参二钱　甘草一钱　麦门冬(去心)三钱　干葛一钱五分　薄荷叶一钱　知母(蜜炙)一钱　西河柳五钱　竹叶三十片(甚者,加石膏五钱,冬米一撮)

【功用】《中医方剂学讲义》:透疹解毒,清泄肺胃。

【主治】痧疹发不出,喘嗽,烦闷,躁乱。

【方论选录】《古方选注》:痧疹热邪壅于肺,逆传于心胞络,喘咳烦闷,躁乱狂越者,非西河柳不能解。仲淳另出心裁,立一汤方,表里施治,盖以客邪犯心肺二经,营卫并伤,非独主于里也。大凡灼热固表无汗,而见诸证者,则有竹叶、石膏之辛凉,解肌发汗;热毒蕴里而见诸证者,则有西

六画

竹

河柳之咸温润燥,开结和营,以解天行时热。至于十味佐使之药,不外乎润肺解肌,清营透毒,毋容议也。

【备考】本方方名,《中医方剂学讲义》引作"竹叶柳蒡汤"。《古方选注》本方用法:水一钟五分,煎八分,不拘时候服。

34985 竹叶石膏汤(《痘科辨要》卷九)

【组成】石膏自一两至五两 知母自一钱至二钱 竹叶三十片或百片 粳米 麦门冬自二钱至五钱 玄参 薄荷各二钱 西河柳一两许(一方加当归五钱)

【用法】水煎服。

【主治】麻疹火郁毒深,邪热壅于胃,乘于肺。疹视色紫赤而如烟火,肌肤干枯暗晦,喘满气急者。

34986 竹叶石膏汤(《伤暑全书》卷下)

【组成】石膏(研)一两六钱 法半夏二钱五分 人参二钱 甘草(炙)二钱 麦门冬(去心)五钱五分 淡豆豉二钱 糯米一合

【用法】上㕮咀。每服五钱,用水一钟,加青竹叶、生姜各五片,煎服。

【主治】伏暑,内外发热,烦躁大渴。

34987 竹叶石膏汤(《玉案》卷二)

【组成】石膏五分 人参二钱 甘草七分 麦门冬一钱半 淡竹叶十四片 糯米一撮

【用法】水煎,加姜汁二匙服。

【主治】温病表症已解,邪毒未除,热结在内,心胸烦满,渴甚饮水无度。

34988 竹叶石膏汤(《症因脉治》卷一)

【组成】石膏 知母 麦冬 甘草 竹叶 人参

【主治】❶《症因脉治》:中热症,阳明燥热,发热昏沉,闷乱口噤,烦躁大渴,神识不清,遗尿便赤,外无表症。❷《金鉴》:麻疹没后烦渴。

【备考】《金鉴》本方用法:水煎服。

34989 竹叶石膏汤(《症因脉治》卷二)

【组成】石膏 拣冬 竹叶 人参 半夏 知母 甘草

【功用】清热润燥,降火化痰。

【主治】外感燥痰之症,发热唇焦,烦渴引饮,喘咳短息,时作时止,吐咯难出。

34990 竹叶石膏汤(《症因脉治》卷二)

【组成】知母 石膏 拣冬 竹叶

【主治】火冲眩晕,暴发倒仆,昏不知人,甚则遗尿不觉,少顷汗出而醒,仍如平人。

【加减】三焦热甚,右尺实数者,加山栀、黄芩。

34991 竹叶石膏汤(《诚书》卷六)

【组成】淡竹叶七片 软石膏三钱 大黄(煨)一钱半 陈皮一钱 藿香叶二钱

【用法】加生姜为引,水煎服。

【主治】茧唇。

34992 竹叶石膏汤(《辨证录》卷九)

【组成】石膏一两 知母三钱 麦冬一两 甘草一钱 茯苓二钱 人参五钱 竹叶一百片 黏米一撮

【用法】水煎服。一剂火泻,二剂便通,改用清肃汤。

【主治】胃火沸腾,大便闭结,烦躁不宁,口渴舌裂,两目赤突,汗出不止。

34993 竹叶石膏汤(《医学传灯》卷下)

【组成】麦冬 知母 石膏 人参 粳米 灯心 生姜 竹叶

【主治】瘅疟,大热引饮,汗多,脉来洪大。

34994 竹叶石膏汤(《幼科直言》卷二)

【组成】石膏 生地 桔梗 红花 薄荷 竹叶 黄芩 陈皮 甘草

【用法】水煎服。

【主治】痘疮见苗,以至起长,一切火盛热症。

【加减】若大便秘结,加大黄、紫草。

34995 竹叶石膏汤(《幼科直言》卷四)

【组成】竹叶五片 石膏三钱(煅)

【用法】水煎服。兼服六一散或抱龙丸。

【主治】胃热呕吐,或三焦受热,或伤热物,或受热药,夏月受暑气,呕吐黄痰,或干哕,或烦躁,唇红面赤作渴,大便不利。

34996 竹叶石膏汤(《幼科直言》卷五)

【组成】煅石膏 连翘 黄芩 花粉 甘草梢 薄荷 柴胡

【用法】竹叶五片为引。

【主治】肺热鼻流紫血者。

34997 竹叶石膏汤(《医略六书》卷十八)

【组成】竹叶一钱半 石膏三钱 人参六分 麦冬三钱(去心) 半夏一钱半(制) 甘草三分

【用法】水煎,去滓热服。

【功用】清热扶元化湿。

【主治】中暍,暑伤三焦,热炽阳明,大热烦渴,脉洪虚数者。

【方论选录】竹叶疗膈上炎威,石膏汤清阳明暑热,人参扶元气以通脉,甘草和中州以泻热,半夏化湿除痰,麦冬清心润燥,俾暑热解而大烦可解,大渴可除,何中暍之足虑哉。此清热扶元化湿之剂,为中暍热伤元气之专方。

34998 竹叶石膏汤(《杂病源流犀烛》卷十五)

【组成】竹叶 石膏 人参 麦冬 甘草 生粳米

【主治】阳明疟。阳明症,头痛鼻干,渴欲引饮,不得眠,先寒洒浙,寒甚久乃热,甚则烦躁,畏日月火,先热去汗出。

【加减】宜大剂竹叶石膏汤加减,无汗或汗少不呕者,加葛根;虚而作劳,加人参;汗多,加白术;痰多,加橘红、贝母,得汗即解;寒热俱盛,渴甚汗多,寒时指甲紫黯者,加桂枝。

34999 竹叶石膏汤(《痧证汇要》卷四)

【组成】石膏五钱(煅熟) 知母三钱 甘草一钱 粳米一撮

【用法】加竹叶,水煎服。

【主治】温病身热,自汗口干,脉来洪大,及霍乱伤暑发痧。

35000 竹叶石膏汤(《医学集成》卷二)

【组成】沙参 麦门冬 半夏 石膏 甘草 竹叶 粳米 生姜

【主治】胃火郁积口臭。

【加减】重者,加香薷。

35001　竹叶石膏汤(《麻症集成》卷三)

【组成】竹叶　石膏　知母　花粉　麦冬　甘草

【用法】加米,水煎服。

【功用】泻心清肺。

【主治】麻发于心肺,肺虚胃热,口干咳嗽,心烦。

35002　竹叶石膏汤(《痧疹辑要》卷二)

【组成】竹叶三片　红花三分　生地二钱　锻石膏三钱　花粉八分　陈皮五分　甘草五分　黄连五分(微炒)僵蚕五条　连翘六分　玄参一钱　牛蒡子六分　桑皮一钱

【主治】痧疹见形二三日,肉色红,出不透快。

【加减】如大便不解,加生大黄二钱;再不通,即加玄明粉二钱,惟热毒重盛者方可。如泻红水,或作烦渴,亦加大黄。

35003　竹叶石膏汤(《顾氏医径》卷五)

【组成】竹叶　洋参　麦冬　梨皮　绿豆　花粉　生草　石膏　枫斛　知母　蔗汁　黑豆　玉竹　灯心

【主治】痧后烦渴。

35004　竹叶归耆汤(《校注妇人良方》卷二十一)

【异名】竹叶黄耆汤(《医钞类编》卷十七)。

【组成】竹叶一钱半　当归一钱　黄耆二钱　白术　人参各一钱　甘草(炒)五分　麦门冬(去心)七分

【用法】水煎服。

【主治】产后胃气虚热,口干作渴,恶冷饮食者。

35005　竹叶芍药汤(《圣济总录》卷六十八)

【组成】竹叶六合　赤芍药　甘草(炙,剉)各一两　阿胶(炙燥)三两　当归(切,焙)一两半

【用法】上为粗末。每服五钱匕,水一盏半,煎至八分,去滓,食后温服,一日二次。

【主治】吐血衄血,大小便出血。

【备考】本方方名,《普济方》引作“竹叶芍药散”。

35006　竹叶芍药散

《普济方》卷一八八。即《圣济总录》卷六十八“竹叶芍药汤”。见该条。

35007　竹叶灯心汤(《痘疹仁端录》卷八)

【组成】竹叶三十片　灯心五分

【用法】水煎服。

【主治】痘疮干呕。

35008　竹叶安胎饮(《胎产指南》卷一)

【组成】当归二钱　白术二钱　人参一钱　川芎七分　甘草四分　陈皮三分　黄芩八分　枣仁一钱　远志八分　麦冬一钱　竹叶十片　怀生地一钱五分

【用法】生姜、大枣为引。

【主治】❶《胎产指南》:子悬,孕妇心惊胆怯,烦闷不安。❷《胎产秘书》:子烦。

【加减】若其人烦渴,加竹茹一丸;有痰,加竹沥七分酒杯、姜汁一杯;如虚人,加人参二三钱;如脾胃常泻,减生地、枣仁。

35009　竹叶安胎饮(《盘珠集》卷下)

【组成】生地　当归　黄芩　麦冬(去心)　枣仁(炒)

甘草(炙)　人参　陈皮　竹叶　竹茹

【用法】生姜、大枣为引,有痰,竹沥冲服。

【主治】子烦。妇人受胎后血气壅郁,热气上冲心肺,而烦闷不安,心胆俱怯。

35010　竹叶导赤散(《松峰说疫》卷三)

【组成】生地二钱　木通一钱　连翘一钱(去膈)　大黄一钱　栀子一钱　黄芩一钱　黄连八分　薄荷八分

【用法】水煎,研化五瘟丹服。

【主治】君火郁为疫,乃心与小肠受病,以致斑淋、吐衄血,错语不眠,狂躁烦呕,一切火邪等症。

35011　竹叶防风汤

《活人书》卷十九。为《金匮》卷下“竹叶汤”之异名。见该条。

35012　竹叶防风汤(《医学入门》卷四)

【组成】淡竹叶二十四片　防风　人参　桂枝　桔梗　前胡　陈皮　茯苓各一钱

【用法】生姜、大枣为引,水煎服。

【主治】产后伤风,发热头痛,面赤气喘。

35013　竹叶麦冬汤(《医学启蒙汇编》卷三)

【组成】竹叶二十片　麦门冬二钱　知母二钱　甘草一钱　山栀仁一钱

【用法】水一钟半,粳米一撮,煎七分,温服。

【主治】病后虚烦懊侬,口干舌燥,坐卧不宁,小水不利。

【加减】烦渴,加石膏;心虚不宁,加茯神;虚弱甚,加人参;血虚,加当归;有汗,加酸枣仁、五味子;有痰,加陈皮、半夏;咳嗽,加桔梗、桑白皮;不思食,加白术、茯苓;腹胀,加淡豆豉;腹痛,加炒芍药;头痛,加川芎、荆芥穗;恶寒,加黄耆、桂枝;潮热,加柴胡、黄芩;口干,加天花粉;五心烦热,加地骨皮;小水不利,加木通。

35014　竹叶麦冬汤

《顾氏医径》卷四。为《三因》卷十七“竹叶汤”之异名。见该条。

35015　竹叶泻肝汤

《医统》卷六十一。为《原机启微》卷下“竹叶泻经汤”之异名。见该条。

35016　竹叶泻肝散

《眼科全书》卷五。为《原机启微》卷下“竹叶泻经汤”之异名。见该条。

35017　竹叶泻经汤(《原机启微》卷下)

【异名】竹叶泻肝汤(《医统》卷六十一)、竹叶泻肝散(《眼科全书》卷五)。

【组成】柴胡　栀子　羌活　升麻　炙草各五分　赤芍药　草决明　茯苓　车前子各四分　黄芩六分　黄连　大黄各五分　青竹叶十片　泽泻四分

【用法】上作一服。水二盏,煎至一盏,食后稍热服。

【主治】眼目涩,稍觉眊矂,视物微昏,内眦开窍如针,目痛,按之浸浸脓出。

【方论选录】上方,逆攻者也。先行足厥阴肝、足太阳膀胱之药为君,柴胡、羌活是也;二经生意,皆总于脾胃,以调足太阴、足阳明之药为臣,升麻、甘草是也;肝经多血,

以通顺血脉,除肝邪之药,膀胱经多湿,以利小便,除膀胱湿之药为佐,赤芍药、草决明、泽泻、茯苓、车前子是也;总破其积热者,必攻必开、必利必除之药为使,栀子、黄芩、黄连、大黄、竹叶是也。

35018 竹叶柳蒡汤

《中医方剂学讲义》。即方出《广笔记》卷三,名见《古方选注》卷下"竹叶石膏汤"。见该条。

35019 竹叶茯苓汤(《圣济总录》卷六十七)

【组成】淡竹叶一升　赤茯苓(去黑皮)二两　生地黄一升　丹参　玄参各三两　干蓝　车前草各一升　石膏四两

【用法】上㕮咀,如麻豆大。每服六钱匕,水二盏,加生姜五片,煎至一盏半,去滓,更入蜜半合,煎三沸,温服,一日二次,不拘时候。

【主治】阳厥气逆,胸膈烦闷,忿忿饶怒,如发狂状。

35020 竹叶茯苓汤(《灵验良方汇编》卷上)

【组成】茯苓　条芩　麦冬　防风　人参　竹叶

【主治】心肺虚热,心惊胆怯之子烦。

35021 竹叶恒山汤

《普济方》卷一九八。即《外台》卷五引《小品方》"竹叶常山汤"。见该条。

35022 竹叶黄芩汤(《外台》卷十六引《删繁方》)

【组成】竹叶(切)三升　黄芩　茯苓各三两　生姜六两　麦门冬(去心)　甘草(炙)　大黄各二两　芍药四两　生地黄(切)一升

【用法】上切。以水九升,煮取三升,去滓,分为三服。

【主治】精极实热,眼视无明,齿焦发落,形衰体痛,通身虚热。

【宜忌】忌鲊物、海藻、菘菜、芜荑。

【方论选录】《千金方衍义》:此治精极而热淫于内,以其人真阴素亏,热邪流于阴分,虽用地黄、芍药、竹叶、麦冬、黄芩、茯苓之属,不得大黄推陈致新之力,不能立铲热根以救耗极之阴,又以生姜行大黄之性,甘草缓脾胃之义,故调胃承气汤用之。

35023 竹叶黄芪汤(《外台》卷三十七引《古今录验》)

【组成】竹叶(切)三升　黄芪四两　小麦一升　芍药三两　甘草二两(炙)　石膏二两(研)　人参三两　升麻一两　茯苓二两(一法七分)　桂心六分(一法二分)　当归三两　干枣十四枚　五味子三两　生姜三两　干地黄一两　麦门冬三两(去心)　知母一两

【用法】上切。以水一斗二升,煮竹叶、小麦,取九升,去滓,纳药,煮取三升,分四次温服。

【主治】动散背肿,已自利,虚热不除。

35024 竹叶黄芪汤(《千金翼》卷二十二)

【组成】淡竹叶　黄芩　前胡　生姜各四两(切)　芍药三两　小麦三升　黄芪　茯苓　枳实(炙)　麦门冬(去心)　栀子各三两(擘)　大枣十四个(擘)　芎䓖　知母　干地黄　人参　石膏(碎)　升麻　甘草(炙)各二两

【用法】上㕮咀。以水一斗六升,先煮竹叶、小麦,取一斗二升,去竹叶、麦,纳诸药,煮取四升,每服一升,日三次,夜一次。

【主治】发背。

35025 竹叶黄芪汤(《千金翼》卷二十二)

【组成】淡竹叶　小麦各三升　黄芪　升麻　干地黄　芍药　当归　通草　知母各三两　大枣十八个(擘)　黄芩一两半　生姜五两(切)　茯苓　芎䓖　前胡　枳实(炙)　麦门冬(去心)　甘草(炙)各二两

【用法】上㕮咀。以水一斗七升,先煮竹叶、小麦,取一斗二升,去滓,纳诸药,煮取四升,分五次温服,日三次,夜二次。

【主治】男子痈,始欲发背不甚,往来寒热。

35026 竹叶黄芪汤(《千金翼》卷二十二)

【组成】竹叶(切)四升　黄芪　芍药各三两　当归一两　大黄一两半　升麻　黄芩　前胡　知母　麦门冬(去心)　甘草(炙)各二两

【用法】上㕮咀。以水一斗七升,煮竹叶取九升,去滓,下诸药,煮取二升八合,分三服。利两三行佳。

【主治】痈发背及在诸处。

35027 竹叶黄芪汤(《圣济总录》卷一三一)

【组成】淡竹叶一握　黄芪(剉,炒)　甘草(炙,剉)　黄芩(去黑心)　麦门冬(去心,焙)　芍药各三两　当归(切,焙)　人参　石膏(椎碎)　芎䓖　半夏(汤洗七遍去滑,焙)各二两　生地黄(切,焙)八两

【用法】上为粗末。每服五钱匕,以水一盏半,加生姜一分(拍碎)、大枣五个(擘破)、竹叶七片,煎取八分,去滓温服,日三夜一。

【主治】❶《圣济总录》:痈疽、发背兼渴。❷《外科精义》:一切恶疮发大渴者。

【方论选录】❶《古今名医方论》:柯韵伯曰,气血皆虚,胃火独盛,善治者补泻兼施,寒之而不致亡阳,温之而不至于助火,扶正而邪却矣。四君子气药也,加黄芪而去苓、术,恐火就燥也。四物汤血药也,地黄止用生者,正取其寒也。人参、黄芪、甘草治烦热之圣药,是补中有泻矣。且地黄之甘寒,泻心肾之火,竹叶助芍药清肝胆之火,石膏佐芍药清脾胃之火,麦冬同黄芩清肺肠之火,则胃火不得独盛,而气血之得补可知。惟半夏一味,温中辛散,用之大寒剂中,欲其能阴阳之路也。岐伯治阴虚而目不瞑者,饮以半夏汤,覆杯则卧。今人以为燥而渴者禁用,是不明阴阳之理耳!❷《古方选注》:四方互复,独以竹叶、黄芪标而出之者,明其方专治脈经热消,非概治二阴结之消渴者也。竹叶石膏汤为轻清之剂,复以生地、黄芩浊阴之品,清肺与大肠之火;四物汤为浊阴之剂,复以竹叶、石膏清燥之品,清肝胆之火;补中益气汤人参、黄芪、甘草除烦热之圣药,复以石膏、白芍清脾胃之火;黄芪汤治后天太阴之剂,复以生地、麦冬壮水之品,清肾中之火。竹叶石膏汤不去半夏,藉以通气分之窍;四物汤不去川芎,藉以通血分之窍。统论全方,补泻兼施,寒之不致亡阳,补之不致助火,养正却邪,诚为良剂。

35028 竹叶黄芪汤(《卫生宝鉴》卷十三)

【组成】淡竹叶二两　生地黄八两　黄芪　麦门冬(去心)　当归　川芎　人参　甘草　黄芩　芍药　石膏各三两

【用法】上为粗末。每服五钱,水一盏半,加竹叶五七片,煎至一盏,去滓温服,不拘时候。

【主治】❶《卫生宝鉴》:发背发渴,诸疮大渴。❷《内科摘要》:胃虚火盛而作渴。

35029 竹叶黄耆汤(《痈疽神秘验方》)

【组成】生地黄 黄耆各二钱 当归(酒拌) 淡竹叶 川芎 甘草(炙) 黄芩(炒) 白芍药(炒) 人参 半夏 石膏(煅)各一钱

【用法】上作一剂。水二钟,加生姜三片,煎八分,食远服。

【主治】❶《痈疽神秘验方》:痈疽大渴发热,或泻,或小便如淋。❷《杂病源流犀烛》:伤(跌扑闪挫)家作渴,或因胃热伤津液。

【备考】《准绳·疡医》引《痈疽神秘验方》有栝楼根一钱、麦门冬(去心)二钱。

35030 竹叶黄耆汤(《回春》卷八)

【组成】淡竹叶一钱 芍药 麦门冬 半夏 川芎 黄耆(炒) 人参 当归 甘草 石膏 生地黄各二钱

【用法】上剉作二剂。水煎服。

【主治】痈疽气血虚、胃火盛而作渴。

35031 竹叶黄耆汤(《外科正宗》卷一)

【组成】黄耆 甘草 黄芩 川芎 当归 白芍 人参 半夏 石膏 麦冬各八分 生地一钱 淡竹叶十片

【用法】水二钟,加生姜三片,灯心二十根,煎八分,食远温服。

【功用】《金鉴》:清热生津止渴。

【主治】痈疽发背,诸般疔肿,表里热甚,口干大渴者。

35032 竹叶黄耆汤(《女科指掌》卷五)

【组成】竹叶 黄耆 当归 麦冬 人参 甘草

【用法】水煎服。

【主治】产后烦渴。

35033 竹叶黄耆汤(《叶氏女科》卷二)

【组成】淡竹叶二钱 人参 黄耆 生地黄 当归 麦冬(去心) 白芍 甘草 石膏(煅) 黄芩(炒)各一钱

【用法】水煎服。

【主治】❶《叶氏女科》:妊娠胃经虚热燥渴。❷《文堂集验方》:诸疮溃后,烦热作渴,饮食如常,胃火也。

35034 竹叶黄耆汤

《医钞类编》卷十七。为《校注妇人良方》卷二十一"竹叶归耆汤"之异名。见该条。

35035 竹叶常山汤(《外台》卷五引《小品》)

【异名】竹叶恒山汤(《普济方》卷一九八)、备急竹叶常山汤(《金匮翼》卷三)。

【组成】常山三两(切) 淡竹叶一握 小麦一升

【用法】以水五升,渍一宿,明旦煮取二升,分三次温服。

【主治】温疟,壮热微寒,或痒疟依时手足冷,少时便壮热,或手足烦热干呕者;疟疾先大寒后大热者。

【宜忌】忌生菜、生葱。

35036 竹叶清心汤(《准绳·伤寒》卷五)

【组成】淡竹叶二十片 黄芩一钱 栀子一钱半 甘草五分 川黄连五分(姜炒) 薄荷一钱 连翘一钱半 石菖八分

【用法】水二钟,煎服。

【主治】伤寒火热入心,躁烦振慄。

35037 竹叶橘皮汤

《普济方》卷一六三。为方出《肘后方》卷三,名见《鸡峰》卷十七"竹叶汤"之异名。见该条。

35038 竹皮逍遥散(《医学入门》卷四)

【组成】青竹皮(卵缩腹痛倍之) 人参 知母 黄连 甘草 滑石 生地黄 韭白 柴胡 犀角

【用法】加生姜三片,大枣二个,水煎,临服入烧裈裆末一钱半调服。微汗,未汗再服,得小便利,阴头肿即愈。

【主治】劳复及易病。

【备考】《东医宝鉴·杂病篇》引本方用量为各一钱。

35039 竹衣麦冬汤(《医统》卷四十六)

【异名】竹衣麦门冬汤(《景岳全书》卷六十)。

【组成】竹衣一钱(用金竹鲜者,劈开,揭取竹内衣膜) 竹茹一丸(弹子大,即将取衣竹割取青皮是也) 竹沥(即将取衣、茹金竹依制法取之) 麦门冬(去心)二钱 甘草五分 陈皮(去白)五分 白茯苓 桔梗各一钱 杏仁七粒(去皮尖,研)

【用法】上㕮咀。水一盏半,加竹叶七个,煎七分,入竹沥一杯,和匀温服。

【主治】一切痰嗽痨瘵声哑。

35040 竹沥二陈汤(《万氏家抄方》卷一)

【组成】陈皮 半夏 茯苓 甘草 白术 人参 竹沥 姜汁

【用法】水二钟,加生姜三片,煎八分,通口服。

【主治】半身不遂,在右属气虚挟痰者。

【加减】若气实能食者,用荆沥。

35041 竹沥二陈汤(《症因脉治》卷一)

【组成】熟半夏 白茯苓 广皮 甘草 竹沥

【主治】中风,中脘停痰。

【加减】寒,加生姜;热,加山栀、黄连;痰涎壅盛者,合胆星汤、牛黄清心丸。

35042 竹沥化痰丸(《活人心统》卷一)

【组成】大半夏二两 白矾一两五分 皂角一两 生姜一两二分(水煮四味,半夏肉无白星,晒干,去皂角,同后为末) 牛胆南星一两 青皮 陈皮(去白) 黄芩 神曲 山楂 麦芽(炒) 茱子(炒) 真苏子 杏仁(炒) 茯苓各一两 香附一两

【用法】上为末,加竹沥一碗,入姜汁为丸,如梧桐子大。每服七十丸,食远淡姜汤或茶任下。

【主治】久郁痰火诸症。

35043 竹沥化痰丸

《回春》卷二。为《古今医鉴》卷四"导痰小胃丹"之异名。见该条。

35044 竹沥化痰丸(《北京市中药成方选集》)

【组成】海浮石(煅)十六两 白术(炒)三十二两 橘皮九十六两 瓜蒌子三十二两 南星(炙)四十八两 茯苓三十二两 黄连十六两 法半夏六十四两 百部草三十

二两　南楂六十四两　香附(炙)六十四两　玄参(去芦)十六两　熟军四十八两　莱菔子(炒)三十二两　枳实(炒)六十四两　苏子(炒)九十六两　黄芩九十六两　杏仁(去皮,炒)十六两　贝母十六两

【用法】上为细末,每十六两加竹沥水一两,用冷开水泛为小丸。每服二钱,温开水送下,一日二次。

【功用】清热化痰,快膈止嗽。

【主治】痰火上攻,胸膈不畅,咳嗽喘满,咽喉堵塞。

35045　竹沥化痰丸(《全国中药成药处方集》重庆方)

【组成】天冬　枳实　麦冬　云苓　沙参各三两　瓜蒌子(霜)　川贝母　桔梗　橘皮　苏叶各二两　竹茹四两　薄荷　甘草　桂枝各二两

【用法】上为细末,炼蜜为丸,每重三钱,蜡壳封固。每服一丸,临卧时开水送下。

【功用】化痰平喘,止嗽理肺。

35046　竹沥石膏汤(《圣济总录》卷六十七)

【组成】竹沥(旋入)　石膏一两半　赤茯苓(去黑皮)　栀子仁　升麻　玄参　生地黄　知母(焙)各三分

【用法】上除竹沥外,剉如麻豆大。每服五钱匕,水一盏半,加生姜五片,同煎至一盏,去滓,入竹沥半合,再煎三沸,食后、临卧温服,一日三次。

【主治】阳厥多怒,狂躁不安,上攻头颈。

35047　竹沥四物汤(《万氏家抄方》卷一)

【组成】川芎　当归　芍药　熟地(俱用姜汁炒)　竹沥

【用法】水二钟,煎八分,通口服。

【主治】半身不遂,在左属血虚者。

35048　竹沥达痰丸(《摄生众妙方》卷六)

【异名】竹沥运痰丸(《杂病源流犀烛》卷十四)、竹沥丸(《医学金针》卷三)。

【组成】半夏二两(汤泡洗七次,再用生姜汁浸透,晒干切片,瓦上微火炒熟用之)　人参一两(去芦)　白茯苓二两(去皮)　陈皮二两(去白)　甘草一两(炙)　白术三两(微火炒过)　大黄三两(酒浸透熟,晒干后用)　黄芩三两(酒炒)　沉香五钱(用最高者)　礞石一两(捣碎,用焰消一两和匀,放入销银锅内,上用瓦片盖之,用盐泥固济晒干,以炭煅过,如金黄色者可用)

【用法】上为细末,用竹沥一大碗半,又生姜自然汁二钟和匀,入锅内火熬一刻许令热,却将前药末和捣如稀酱,以瓷器盛之,晒干,仍以竹沥、姜汁如前法捣匀,再晒干,如此三次,仍将竹沥为丸,如小豆大。每服百丸,食远白米汤送下。

【功用】❶《摄生众妙方》:能运痰于大肠从大便出,不损元气,又能达痰。❷《玉案》:清气化痰。

【主治】痰饮积聚,发为痰积、痰核、咳嗽、目眩,顽痰多而体弱者。

❶《摄生众妙方》:痰嗽。❷《医学入门》:肠胃痰积,及小儿食积,痰惊风而体弱者。❸《杂病源流犀烛》:痰积、痰涎凝聚成积,结在胸膈,吐咯不出,咽门至胃脘窄狭如线疼痛,目眩头旋,腹中累累有块;颈项痰核。❹《成方便读》:顽痰胶痼经络,不得解化,正气又虚,不能胜滚痰丸之峻剂者。❺《丸散膏丹集成》:痰火喘急,昏迷不省,厥逆惊痫。

【方论选录】❶《成方便读》:夫痰者,皆津液所化,而胶痼之痰,又为火灼所致。故治痰者必先降火,而降火者又必先理气。方中黄芩清上,大黄导下,沉香升降诸气,而后礞石得成其消痰散结之功,半夏、陈皮以匡礞石之不逮,人参、甘草以助正气之运行,竹沥行经入络,用其化皮里膜外之痰,姜汁豁痰和胃,又解竹沥之寒,互相为用耳。❷《辽宁中医杂志》[1980,(2):12]:方中以王隐君之礞石滚痰丸为基础,加陈橘红、陈半夏、茯苓、人参、甘草、竹沥、姜汁诸药,其意在橘红、半夏两味皆用其陈者,盖因其药贵在陈久;则无过燥之弊,使其专达消痞散结、顺气化痰之功;茯苓、甘草健脾和中,以消除成痰之途;竹沥清化热痰,姜汁豁痰开胃,两药性味相制,其驱痰之功效更胜;更以人参扶正养津,兼制礞石滚痰丸峻厉之性。其主以清热逐痰,佐以扶正养津,功专理正气虚衰、顽痰热结之证。此攻中有补,泻不损正,实先人制方用药之妙。

35049　竹沥达痰丸(《医方集解》)

【组成】青礞石一两　沉香五钱　大黄(酒蒸)　黄芩　橘红　半夏各二两　甘草一两

【用法】先将礞石打碎,用朴消一两,同入瓦罐,盐泥固济,晒干火煅,石色如金为度,研末,和诸药,竹沥、姜汁为丸,姜汤送下。

【功用】❶《重订通俗伤寒论》:苦辛咸降,荡涤痰涎。❷《古今名方》:清热逐痰。

【主治】实热老痰,咳嗽痰稠,或癫狂,或惊痫,或神昏,大便秘结,舌苔黄厚而腻。

❶《医方集解》:实热老痰,怪证百病。❷《饲鹤亭集方》:痰火上逆,喘急昏迷,如痴如狂,惊痫厥逆,无论老幼,痰多怪病,变幻百出之症。❸《重订通俗伤寒论》:痰火蕴结胃肠,恶心呕吐,胸膈壅塞,嘈杂脘满,便溏腹泄,或肠中辘辘有声之重者。❹《全国中药成药处方集》(上海方):痰多喘急。❺《古今名方》:咳喘痰稠,大便秘结,舌苔黄厚而腻;以及痰热蕴结,神志昏迷,癫狂惊痫。

【宜忌】《全国中药成药处方集》(上海方):孕妇忌服。

35050　竹沥导痰丸(《墨宝斋集验方》)

【组成】橘红一斤(去白)　白茯苓四两　半夏曲八两(炒)　枳壳八两(麸炒)　黄芩八两(酒洗)　生甘草四两　萝卜子四两(炒)　天花粉五两　桔梗四两　当归四两(酒洗)　竹沥汁一碗　神曲四两(炒)　贝母四两

【用法】上为末,竹叶汤和竹沥同滴为丸,如绿豆大。每服百丸,食远白汤送下。

【主治】❶《墨宝斋集验方》:痰火。❷《医学启蒙汇编》:一切痰饮,胸膈壅滞,脾虚不运,咳嗽吐痰,咽喉不利。

【备考】《医学启蒙》有白芥子,无萝卜子。

35051　竹沥导痰丸(《奇方类编》卷上)

【组成】橘红一斤　枳壳(炒)八两　黄芩(炒)八两　半夏曲(姜炒)四两　生甘草四两　白茯苓四两　白芥子(炒)四两　神曲(炒)四两　川贝母四两　花粉五两

【用法】上为末,以竹沥一大碗为丸,如梧桐子大。每服百丸,食远白汤送下。

【主治】一切痰饱,胸膈痞塞,脾虚不运,咳嗽吐痰,咽喉不利。

35052　竹沥导痰汤(《伤寒大白》卷四)

【组成】导痰汤加竹沥

【用法】导痰汤冲竹沥服。

【功用】清火化痰。

【主治】痰结不语,有火者。

35053　竹沥运痰丸

《杂病源流犀烛》卷十四。为《摄生众妙方》卷六"竹沥达痰丸"之异名。见该条。

35054　竹沥泄热汤(《外台》卷二十一引《删繁方》)

【组成】竹沥一升　麻黄　大青　栀子　人参　玄参　升麻　茯苓　知母各三两　石膏八两(碎)　生姜四两　芍药四两　生葛八两

【用法】上切。以水九升,煮取二升,去滓,下竹沥,更煎三五沸,分三服。

【主治】肝阳气伏邪热,喘逆闷恐,眼视无明,狂悸非意而言。

35055　竹沥泄热汤(《千金》卷十一)

【异名】竹沥汤(《圣济总录》卷六十七)、竹沥泻热汤(《普济方》卷十四)。

【组成】竹沥一升　麻黄三分　石膏八分　生姜　芍药各四分　大青　栀子仁　升麻　茯苓　玄参　知母各三分　生葛八分

【用法】上㕮咀。以水九升,煮取二升半,去滓,下竹沥煮两三沸,分三服。

【主治】❶《千金》:肝实热,阳气伏邪热,喘逆闷恐,目视物无明,狂悸非意而言。❷《圣济总录》:气逆怒狂,阳气暴厥。

【加减】须利,去芍药,加芒消三分,生地黄五分。

【方论选录】《千金方衍义》:喘逆狂闷,明是木邪无畏反侮肺金之象。方用竹沥润火清痰为主,兼以麻黄、升麻开泄肺满于上,大青引领知母、石膏等味降泄肝实于下,可谓峻矣。设亢极不应即应,须加芒消以润下之,芍药益气不若地黄之滋血,故易之。

35056　竹沥泻热汤

《普济方》卷十四。为《千金》卷十一"竹沥泄热汤"之异名。见该条。

35057　竹沥枳术丸(《医学入门》卷七)

【组成】半夏　南星(用白矾、皂角、生姜煮半日)　枳实　条芩　陈皮　苍术　山楂　芥子　白茯苓各一两　黄连　当归各五钱

【用法】上为末,加神曲六两,用姜汁、竹沥各一盏煮糊为丸,如梧桐子大。每服百丸,白汤送下;有痰,姜汤送下。

【功用】化痰清火,健脾理气,消食止呕。

❶《医学入门》:化痰清火,健脾消食,却瘴。❷《古今医鉴》:理胃调脾。肥白气虚之人服此药,预防倒仆之患。❸《北京市中药成方选集》:顺气除湿,化痰止呕。

【主治】《北京市中药成方选集》:脾胃虚弱,饮食不化,呕吐痰涎,胸膈闷。

【备考】《古今医鉴》有白术。

35058　竹沥枳术丸(《回春》卷二)

【异名】竹沥枳实丸(《中国医学大辞典》)。

【组成】白术(去芦,土炒)　苍术(泔制,盐水炒)各二两　枳实(麸炒)　陈皮(去白)　白茯苓(去皮)　半夏(白矾、皂角、生姜水煮干)　南星(制同上)　黄连(姜炒)　条芩(酒炒)　当归(酒洗)　山楂(去核)　白芥子(炒)　白芍(酒炒)各二两　人参五钱　木香一钱

【用法】上为细末,以神曲六两,姜汁一盏,竹沥一碗,煮糊为丸,如梧桐子大。每服百丸,食远淡姜汤送下。

【功用】❶《回春》:化痰清火,顺气除湿祛晕眩,疗麻木,养血,健脾胃。❷《寿世保元》:消酒食,开郁结,养气血。

【主治】中风。

35059　竹沥枳实丸

《中国医学大辞典》。为《回春》卷二"竹沥枳术丸"之异名。见该条。

35060　竹沥涤痰汤(《医醇剩义》卷三)

【组成】川贝二钱　天竺黄六分　羚羊角一钱五分　桑皮二钱　瓜蒌仁四钱　石决明八钱　杏仁三钱　旋覆花一钱(绢包)

【用法】加淡竹沥半杯,生姜汁两滴,同冲服。

【主治】痰气结胸,当分燥湿,痰随火升,壅于中脘。

35061　竹沥涤痰汤(《重订通俗伤寒论》)

【组成】栝楼仁四钱　生桑皮　川贝　光杏仁各三钱　旋覆花二钱(拌包)　飞滑石六钱　石决明八钱　天竺黄一钱半

【用法】加淡竹沥半杯,生姜汁两滴,同冲服。

【主治】痰随火升,上壅胸膈之冷哮。

【加减】挟肝火者,加羚角一钱。

【备考】初用竹沥涤痰汤送下节斋化痰丸,以蠲痰而降火,继用费氏鹅梨汤缓通肺窍,除其积痰以艾根。

35062　竹沥葛根汤

《幼幼新书》卷十四引《婴孺方》。为《外台》卷三十六引《广济方》"竹沥汤"之异名。见该条。

35063　竹沥解疫煎(《松峰说疫》卷三)

【组成】黄连　黄芩　栀子　胆草　僵蚕(泡,焙)　胆星　蒌仁(去油,研)　川贝(去心,研)　橘红　半夏(制)

【用法】流水煎熟,用竹沥、姜汁兑服,总以竹沥为君,多则一钟,少亦半钟。

【主治】痰疫,感疫疠之气,风火痰三者合而成病。初得之不过头微痛,身微觉拘急寒热,心腹微觉疼痛胀满,三两日内抖然妄见鬼神,狂言直视,口吐涎沫,鼻中流涕,手足躁扰,奔走狂叫,脉沉紧而数,身体不热,亦有热者。

【备考】宜先针少商穴并十指。

35064　竹茹二陈汤(《医统》卷二十四)

【组成】竹茹二钱　陈皮　半夏　白茯苓各一钱　甘草(炙)五分

【用法】水二盏,加生姜七片,煎八分服。

【主治】胃中有热,膈上有痰,呕吐不已。

35065　竹茹石膏汤(《万氏家抄方》卷六)

【组成】陈皮　半夏　石膏　茯苓　竹茹

【用法】水煎服。

【主治】麻瘄,吐。

35066　竹茹石膏汤(《赤水玄珠》卷二十八)
【组成】橘红　半夏　石膏　白茯苓　竹茹　甘草
【用法】水煎服。
【主治】麻痘呕吐。

35067　竹茹石膏汤(《金鉴》卷五十九)
【组成】半夏(姜制)　赤苓　陈皮　竹茹　生甘草　石膏(煅)
【用法】生姜为引,水煎服。
【功用】和中清热。
【主治】麻疹火邪内迫,胃气冲逆,呕吐。

35068　竹茹石膏汤(《麻科活人》卷三)
【组成】竹茹　石膏　黄芩　陈皮　半夏
【用法】水煎服。
【主治】麻疹发热之时,吐利并作。
【加减】吐多者,去半夏,加柿蒂。

35069　竹茹石膏汤(《麻症集成》卷三)
【组成】陈皮　石膏　竹茹　茯苓　甘草
【用法】水煎服。
【主治】麻症吐利兼作,或滞下,火邪内迫多吐。

35070　竹茹石膏汤(《疫喉浅论·新补会厌论》)
【异名】青龙白虎汤。
【组成】鲜竹茹三钱　软石膏五钱
【用法】用井、河水各半煎,温服。
【主治】疫喉白腐,壮热如烙,烦渴引饮。

35071　竹茹龙胆汤(《辨证录》卷七)
【组成】白芍一两　龙胆草　半夏各一钱　茯苓五钱　茵陈　竹茹各二钱　白术三钱
【用法】水煎服。
【主治】胆怯而湿乘,心惊胆颤,面目俱黄,小水不利,皮肤瘦削。

35072　竹茹地黄汤(方出《圣惠》卷三十七,名见《普济方》卷一九〇)
【组成】青竹茹半两　生地黄一两(细切)　蒲黄半两
【用法】以水一大盏,煎至六分,去滓,食后温服。
【主治】九窍、四肢指歧间出血。

35073　竹茹麦冬汤
《赤水玄珠》卷十四。为《医统》卷四十七"竹茹麦门冬汤"之异名。见该条。

35074　竹茹麦冬汤
《盘珠集》卷下。为《东医宝鉴·杂病篇》卷十引《圣惠》"竹茹汤"之异名。见该条。

35075　竹茹阿胶汤(《产孕集》卷上)
【组成】青竹茹二钱(姜汁浸)　阿胶二钱(蛤粉炒)　炒当归三钱　黑山栀八分　大生地四钱　白芍药二钱　川芎一钱　明天麻一钱(煨)　石决明三钱(煅)　陈皮八分　焦术二钱
【功用】滋木清热以息风。
【主治】子痫。冬月妊娠已七八月之间,外感风寒,壅于肺络,内风煽炽,痰气升逆,昏迷不醒,手足筋脉拘挛,右手脉闭,左手脉数而涩,服钩藤生地竹沥饮后,拘挛发搐减

轻,痰去人稍明白者。

35076　竹茹柿蒂汤(《麻疹全书》卷三)
【组成】竹茹一钱　柿蒂二钱　人参一钱　橘红　生姜五片　丁香二钱
【主治】久病呃逆因于寒者。
【备考】方中橘红用量原缺。

35077　竹茹柿蒂汤(《麻科活人》卷三)
【异名】竹茹汤(《一盘珠》卷三)。
【组成】竹茹　柿蒂　陈皮　半夏　甘草
【用法】水煎服。
【功用】清火安胃。
【主治】麻症实火呃逆。
【加减】因恼怒发呃者,加柴胡、青皮、黄芩;实热痰火发呃逆者,去半夏、甘草,加贝母、石膏。

35078　竹茹浸膏片(《中药制剂汇编》)
【组成】竹茹外皮1000克
【制法】取竹茹加入12倍量水中,以100℃温浸3小时,滤取药液另存;残渣再加10倍量水,同法提取2小时,滤取液与前液合并;浓缩至生药量2:1时,加95%乙醇1.5倍量沉淀杂质,静置4~8小时,取上清液过滤,沉淀用60%醇洗2~3次,将可溶性成分洗出,洗液与滤液合并,回收乙醇,放冷,再过滤一次,浓缩成浓膏,测定其含量,按规定的浸膏量,加辅料适量,压制成片,每片内含总抽出物100毫克,即得。
【用法】每服1~3片。
【功用】凉血除热。
【主治】血热引起之吐血,衄血及崩中,还可用于胃热呕吐及呃逆。

35079　竹茹清胃饮(《效验秘方》姚子扬方)
【组成】竹茹12克　芦根30克　公英15克　枳壳10克　石斛10克　麦冬15克　薄荷6克　白芍12克　甘草6克
【用法】水煎300毫升,早晚分2次饭前温服。每周服5剂。
【功用】轻清凉润,理气止痛。
【主治】慢性浅表性胃炎、胃溃疡偏热者。症见胃脘轻痛,咽干口苦,舌红,苔黄,胃无大热,服清胃散太过者。
【加减】胃脘痛甚者,重用芍药(30~60克)、甘草,加元胡15克;胃及十二指肠溃疡者,加儿茶10克,瓦楞子粉15克,去石斛;口渴者,加生石膏15克,渴止即去之;便干者,加全瓜蒌20~30克;呕吐者,加生姜10克。
【方论选录】方中竹茹、芦根性味甘寒,善清胃热,止呕哕;公英苦寒,清热解毒,为清胃之要药;枳壳、白芍、薄荷疏肝、柔肝和胃,行气止痛;石斛、麦冬滋养胃阴。诸药合用清胃消炎,舒肝止痛,且幽门弯曲菌有良好的杀灭作用,以利消化道炎症、溃疡之修复。故为治疗慢性胃炎、溃疡病偏热者之有效方剂。
【临床报道】萎缩性胃炎:《山东中医杂志》[1997,16(6):276]用本方治疗萎缩性胃炎36例,对照组用维酶素治疗20例,结果:治疗组治愈13例,好转19例,无效4例,总有效率88.9%;对照组治愈2例,好转10例,无效8例,总

有效率60%,经统计学处理($P<0.05$)。

35080 竹茹寄生汤（《圣济总录》卷一五四）

【组成】竹茹 桑寄生 阿胶(炙燥) 艾叶 芍药 白术各等分

【用法】上剉,如麻豆大,拌匀。每服三钱匕,水一盏,煎至七分,去滓温服。

【主治】妊娠漏胎,心腹疼痛,或时下血。

35081 竹茹紫菀汤（《赤水玄珠》卷七）

【组成】紫菀 天冬各一两 桔梗五钱 甘草 杏仁 桑皮各二钱半

【用法】每服五钱,加竹茹一块,水煎,去滓,加蜜半匙,再煎二沸,温服。

【主治】咳嗽不止,胎不安。

35082 竹茹温胆汤（《扶寿精方》）

【组成】柴胡二钱 枳实(麸炒)一钱 半夏一钱 竹茹一钱 陈皮一钱 茯苓一钱 桔梗一钱 香附八分 甘草三分 人参五分 麦门冬(去心)三分 黄连一钱五分

【用法】上哎咀。加生姜三片,大枣一个,煎八分,不拘时候服。

【主治】伤寒日数过多,其热不退,梦寐不宁,心惊恍惚,烦躁多痰。

35083 竹茹橘皮汤

《中国医学大辞典》。为《金匮》卷中"橘皮竹茹汤"之异名。见该条。

35084 竹箨下气汤（《外台》卷十引《深师方》）

【组成】生甘竹箨一虎口 石膏一两 生姜 橘皮各三两 甘草三两(炙)

【用法】上切。以水七升,煮竹箨,取四升半,去滓,纳诸药,煮取二升,分二服。

【主治】卒急上气,胸心满。

【宜忌】忌海藻、菘菜。

35085 竹叶加生姜汤

《圣济总录》卷二十五。即《伤寒论》"竹叶石膏汤"加生姜。见该条。

35086 竹衣麦门冬汤

《景岳全书》卷六十。为《医统》卷四十六"竹衣麦冬汤"之异名。见该条。

35087 竹茹麦门冬汤（《医统》卷四十七）

【异名】竹茹麦冬汤(《赤水玄珠》卷十四)。

【组成】淡竹茹 麦门冬各等分

【用法】上哎咀。每服七钱,水二钟,煎八分,不拘时候。

【主治】大病后,表里俱虚,内无津液,烦渴心躁,及诸虚烦热,不恶寒,身不痛。

35088 竹沥磨犀角饮子（《圣惠》卷八十三）

【异名】竹沥饮(《普济方》卷三八四)。

【组成】竹沥二合 犀角

【用法】上药,捣犀角,于竹沥内磨令浓。量儿大小,分减服之,每日三四次。

【主治】❶《圣惠》:小儿心热惊悸。❷《普济方》:小儿

心热惊悸,精神恍惚,眠卧不安;疮痘烦热多躁。

舌

35089 舌化丹（《疡医大全》卷七）

【组成】辰砂 血竭 硼砂 乳香(去油) 没药(去油) 雄黄 蟾酥(人乳浸化) 轻粉 冰片 麝香各等分

【用法】上为细末,用头生乳捣和为丸,如小麦大。每用三丸,含舌下噙化,咽下,出汗自消;如无汗,以热酒催之。

【主治】疔疮,无名肿毒。

35090 舌餂散（《外科百效》卷二）

【组成】真玄明粉一钱二分 贝母二钱(先用糯米洗湿,入贝母同炒干,后去米不用) 陈皮(去白)五钱(用海粉一钱五分化水,煮干为末) 海粉(仍用)二钱五分

【用法】上为末。每饭后以舌餂少许,咽下。少睡片时取效。

【主治】梅核气。因积热生痰,痰结如核,在喉中吞之则下,不吞则在喉,但可以进水,不可以进饮食。

先

35091 先期丸（方出《广笔记》卷二,名见《医学正印》）

【组成】枇杷叶一斤(蜜炙) 白芍药半斤(酒浸,切片,半生半炒) 怀生地黄六两(酒洗) 熟怀地黄四两 青蒿子三两(童便浸) 五味子四两(蜜蒸) 生甘草(去皮)一两 山茱萸肉四两 黄柏四两(去皮,切片,蜜拌炒) 川续断(酒洗,炒)四两 阿胶五两(蛤粉炒,无真者,鹿角胶代之,重汤酒化) 杜仲(去皮,酥炙)三两

【用法】上为细末,怀山药粉四两打糊,同炼蜜为丸,如梧桐子大。每服五钱,空心淡醋汤吞,饥时更进一服。

【主治】妇人血热,经行先期。

【宜忌】忌白萝卜。

35092 先期汤（《准绳·女科》卷一）

【组成】生地黄 川当归 白芍药各二钱 黄柏 知母各一钱 条芩 黄连 川芎 阿胶(炒)各八分 艾叶 香附 炙甘草各七分

【用法】水二钟,煎一钟,食前温服。

【功用】凉血固经。

【主治】经水先期而来。

35093 先锋散（《眼科锦囊》卷四）

【组成】硼砂一钱 瓜蒂五分 片脑一分 大戟七分

【用法】上为末。搐鼻。热泪如溅者奏效。

【主治】痘疮攻眼。

35094 先解汤（《石室秘录》卷二）

【组成】羌活五分 炒栀子三钱 柴胡二钱 白芍三钱 半夏一钱 茯苓三钱 甘草一钱

【用法】水煎服。

【功用】散火。

【主治】火初起之时,尚未现于头目口舌之际。

35095 先天一气丹（《惠直堂方》卷一）

【组成】水中金一钱 滑石(研细,丹皮汤煮过)六两 粉甘草二钱 益智仁六钱 人参一两 木香(不见火)二钱 砂仁三钱 香附(童便制)一两 甘松四钱 莪术

（煨）三钱　桔梗二钱　黄耆（蜜炙）二钱　山药二钱　茯神二钱五分　茯苓二钱五分　远志肉（净）一钱五分　牛黄五分　天竺黄三钱　麝香三分　朱砂（飞）二两

【用法】上为细末，炼蜜为丸，重一钱，金箔七十张为衣。淡姜汤送下；小儿吐泻，惊疳，积滞，米汤调下；急慢惊风，肚腹痛，姜汤调下；危急痘症，灯心汤送下。

【主治】远年痰火，中风喘逆，癫痫谵语，惊悸怔忡，胃脘痛，噎膈，膨胀，气满，癥，痞，诸无名怪症。

35096　先天一气汤（《医林绳墨大全》卷九）

【组成】皂角树皮（根身枝皮俱用）。剉片，每斤用食盐二两半，木柴灰二两半，米醋六两，无灰好酒六两，拌匀炒干）一两二钱　獖猪肉四两　好土茯苓四两

【用法】水四碗，煎肉熟为度，取肉切碎，酒下药汁，多作二次，少作一次服，上部食后服，中部食远服，下部空心服；滓再煎，中时服；滓三煎，临睡服；多煎亦可代茶。一日一贴，切莫间断。服三四贴后，或手足酸软，遍身反疼，是药追毒出之验，不必惊疑，至十贴自效，肌肉渐生；服至疮好，精神倍常。

【主治】多年杨梅结毒、轻粉毒，不收口，筋骨疼痛，昼夜呻吟；并手足拘挛，角弓反张，梅疯等症。

【加减】上部加桔梗、川芎、升麻，顶上再加藁本，面上再加蔓荆子；下部玉茎阴囊加猪苓、泽泻；腿足加牛膝、木瓜、防己、薏苡仁。

【宜忌】忌烧酒、牛肉、茶、房事。

35097　先天一气酒（《疡医大全》卷三十四）

【组成】铅七斤（打成片，剪碎）

【用法】将铅片浸上好堆花烧酒十五斤内，泥封坛口，隔汤文武火煮一昼夜，埋土中一七，退火气。早、晚任服一二杯。待筋骨不痛，然后服八宝丹收功。

【主治】杨梅疮，筋骨疼痛。

35098　先天大造丸（《胎产指南》卷一）

【组成】紫河车一具（壮盛头胎者佳。如新鲜者，挑去血筋，和酒浆煮烂，入药搅匀）　山药一两　人参一两五钱　归身二两五钱　麦冬一两　五味子五钱　黄柏八分（久患泻人不可用）　天冬一两　怀生地二两

【用法】先将地黄、麦冬蒸捣如泥，次下诸药末，又捣千余下为丸，如绿豆大。每服一百丸，空心清汤送下。

【功用】安胎，补母，寿子。

【加减】脾胃虚弱常泻人，减地黄，用白术一两。

【宜忌】忌食萝卜。

35099　先天大造丸（《胎产指南》卷八）

【组成】紫河车一具　人参一两　当归八钱　麦冬八钱　银柴胡六钱　生地二两　胡黄连五钱　山药一两　石斛八两（酒蒸）　杞子一两　黄柏七钱（酒蒸）

【用法】将门冬、地黄先捣如泥，河车蒸熟亦捣，后入诸药末，均为丸。若焙河车末，炼蜜为丸。

【主治】骨蒸劳热。

35100　先天大造丸（《惠直堂方》卷一）

【组成】棉花子十二两（青盐酒拌浸一宿，去壳，炒黄色）　杜仲八两（青盐酒拌浸一宿，炒断丝）　芡实（蒸）　茯苓　薏苡仁（微炒）各四两　破故纸五两（青盐酒浸，炒）

山药四两（炒）　枸杞子（炒）五两　虎骨（酥炙）二两　金钗石斛八两（熬膏）

【用法】上为细末，炼蜜同膏为丸，如梧桐子大。每服四钱，空心盐汤送下，渐加至五钱。

【功用】补虚。

【备考】一七十老人传云：服后须白再黑，齿落重生，七旬之外，并不畏冷，筋骨强健。

35101　先天大造丸（《徐评外科正宗》卷七）

【组成】紫河车一具（酒煮，捣膏）　熟地黄四两（酒煮，捣膏）　归身　茯苓　人参　枸杞　菟丝子　肉苁蓉（酒洗，捣膏）　黄精　白术　何首乌（去皮，用黑豆同煮，捣膏）　川牛膝　骨碎补（去毛，微炒）　仙茅（浸去赤汁，蒸熟，去皮，捣膏）各二两　川巴戟（去骨）　破故纸（炒）　远志（去心，炒）各一两　木香　青盐各五钱　丁香三钱　黑枣肉二两

【用法】上为细末，炼蜜为丸，如梧桐子大。每服七十丸，空心温酒送下。

【主治】风寒湿毒袭于经络，初起皮色不变，漫肿无头；或阴虚外寒侵入，初起筋骨疼痛，日久遂肿，溃后脓水清稀，久而不愈，渐成漏症；一切气血虚羸，劳伤内损，及男妇久无嗣息。

35102　先天归一汤（《古今医鉴》卷十一引王兵宪方）

【组成】人参八钱　白术一两（麸炒）　白茯苓（去皮）一两　甘草四钱　川芎一两　当归一两二钱　生地（酒洗）一两　白芍八钱　砂仁七钱（炒）　香附七钱　陈皮六钱　牛膝八钱（酒炒）　半夏七钱（汤泡）　丹皮七钱（去骨）

【用法】均作十剂。加生姜三片，水二钟煎，空心服；滓再煎，临卧时服。经未行，先服五剂，后服五剂，此药尽即效。如无他病，只照本方服；如有他病，宜照后加减服之，经脉调和，即当妊孕。

【功用】求嗣。

【加减】妇人子宫久冷不孕，加干姜、肉桂各五钱，如冷甚，炙丹田七壮；子宫太热，加黄柏、知母、柴胡各六钱；白带、白淫、白浊时下，加白芷一两，升麻五钱，或倍半夏；气不流通者，加木香三钱；平素虚劳盗汗，或恶寒发热，加黄耆、肉桂；咳嗽，加阿胶、贝母各四钱；劳热、血枯，加柴胡、鳖甲；劳甚，腰背疼痛者，灸膏肓七壮；饮食减少，倍白术、陈皮，加厚朴、神曲（炒）各五钱；肥人痰盛，迷塞子宫，加南星、三棱各六钱；经水将行，小腹作痛者，加桃仁、红花各四钱，未效去人参，加五灵脂六钱（半炒半生用），乳香三钱；腰腿痛者，加杜仲一两二钱，羌活三钱，桃仁四钱；经行后作疼者，加熟地黄六钱，当归八钱，五味子三钱；腹下有痞者，去牛膝，加三棱、莪术各六钱，桃仁、枳实各五钱，前五剂加槟榔五钱；腹有鬼胎者，状如怀胎，非真胎，宜用桃仁、干漆、肉桂、麝香、水银之类丸药以去之，再服本汤，以候经调；经水前期而至者，加黄芩五钱，炒蒲黄五钱；经水过期而至，加干姜、牡丹皮各五钱；经水崩漏不止，加莲蓬壳灰五钱，白芷八钱，猪骨头灰六钱，熟艾三钱，黄芩五钱；平日有风寒湿气疼痛，加秦艽三钱，羌活七钱，乳香、没药各五钱，或加苍术；有热疼痛，加黄柏；心腹疼痛者，加大腹皮、木香各三钱，槟榔

五钱;小便涩少不通,加猪苓、泽泻,亦不宜多服,恐泄肾气;室女经脉涩滞不通者,加刘寄奴六钱,不应,加卫矛三钱(即鬼箭羽)。

35103 先天补胎丸(《全国中药成药处方集》天津方)

【组成】人参(去芦) 生黄耆各三钱 当归二两 白芍七钱 川芎四钱 熟地一两 砂仁四钱 焦白术一两 黄芩七钱 杜仲炭(盐炒)七钱 续断七钱 生山药八钱 艾炭三钱 丹皮七钱 菟丝子五钱 甘草三钱 广皮五钱 香附(醋制)一两 枣肉一两 丝绵炭一钱

【用法】上为细末,炼蜜为丸,二钱重,蜡皮或蜡纸筒封固。每服一丸,白开水送下。

【功用】补气,养血,安胎。

【主治】妊娠腹痛,脾胃虚弱,四肢浮肿,腰腿酸痛,胸胁胀满。

35104 先天青龙散(《丁甘仁家传珍方选》)

【组成】灯草炭 粉儿茶各五钱 梅片 紫雪丹各一钱 薄荷 蒲黄各五钱 风化消五钱 硼砂二钱 青黛 人中白各三钱

【用法】上为极细末。吹于患处,一日三次。

【主治】咽喉初起,肿红焮痛,并不腐烂。

35105 先天真一丹(《济阳纲目》卷六十八)

【组成】白虎首经粉九鼎 阴炼秋石 乳粉 干山药 石菖蒲(九节者) 茅山苍术(米泔浸)各四两 旱莲草二两 甘州枸杞子三两 珍珠 菊花蕊 甘草各一两

【用法】上为细末,炼蜜为丸,如绿豆大。每服六七十丸,加至百丸,空心白滚汤送下。

【功用】却老返童,转周身气,延年。

35106 先锋开路散

《眼科秘诀》卷一。为原书同卷"十大将军冲翳散"之异名,见该条。

乔

35107 乔氏阴阳攻积丸

《张氏医通》卷十三。即《医宗必读》卷七"新制阴阳攻积丸"去橘红、槟榔、厚朴、枳实、菖蒲、桔梗。见该条。

年

35108 年分散(《鲁府禁方》卷一)

【组成】雄黄 南星 半夏 川乌 草乌 朱砂 白天麻

【用法】上药并生为末。每服半分,生姜、葱酒调送下。

【主治】伤寒,头疼身痛,发热恶寒,无汗。

35109 年大将军洗痛方(《温氏经验良方》)

【组成】威灵仙五钱 荆芥二钱半 防风二钱半 木香一钱 全当归三钱 乌药二钱 木瓜三钱 桂枝五钱 红花三钱半 川续断二钱半

【用法】用黄酒五大碗煎滚,先熏后洗。

【功用】止痛。

【主治】跌打损伤。

朱

35110 朱子丸(《幼幼新书》卷二十九引《肘后方》)

【组成】生地黄汁五小合 羊肾脂一小合

【用法】先温肾脂令暖,分三四服。

【主治】小儿三岁即患痢,初患脓少血多,四日脓多血少,日夜四十余行。

【宜忌】乳母须禁食。

35111 朱连散(《慈幼新书》卷七)

【组成】雄黄 朱砂 黄连 乳香各半分 冰片 麝香各一厘

【用法】取金眼虾蟆胆汁调和,塞口内。或痰或粪,略出少许即苏。

【主治】小儿惊风退后,声哑不能言。

35112 朱沉丹

《医学纲目》卷三十八。即《保婴集》"朱沉煎"。见该条。

35113 朱沉煎(《保婴集》)

【组成】朱砂二钱(水飞) 沉香二钱 藿香叶三钱 滑石半两 丁香十四个

【用法】上为细末。每服半钱,用新汲水一盏,芝麻油点成花子,抄药在上,须臾坠,滤去水,却用别水空心送下。

【主治】小儿呕吐不止。

【备考】本方方名,《医学纲目》引作"朱沉丹"。

35114 朱君散(《婴童百问》卷七)

【组成】人参(去芦)一两 白术(炒)一两 白茯苓一两 甘草(炙)一两 辰砂(水飞)半两 灯心三钱 钩藤半两 麝香半钱

【用法】上为细末。每服一钱,用白汤送下,不拘时服。

【主治】小儿吐泻后,有惊症,并粪清者。

35115 朱附丸

《杨氏家藏方》卷一。为《圣惠》卷二十一"天麻丸"之异名。见该条。

35116 朱附丸(《魏氏家藏方》卷二)

【组成】附子一个(七钱重者) 朱砂三钱 巴豆七粒

【用法】附子去脐,下剜一窍,入朱砂在内,再将取出附子屑填满,外用饼面裹厚两小钱许,可用巴豆去壳,分作十四片贴在面上,再用白面裹,仍用湿纸裹三五重,以文武火煨令面香,取出放冷,去面、巴豆,将附子去皮脐切片焙干为末,朱砂别研,二味和调,滴水为丸,如梧桐子大。每服二十丸,空心食前浓煎桂花汤送下,每日一次,病重再服。

【主治】十膈五噎。

35117 朱附丸(《魏氏家藏方》卷二)

【组成】附子二两(炮,去皮脐,蒸) 酸枣仁半两(去皮炒,别研) 朱砂(好者,酒浸一伏时,别研) 茯神(去木)各一两

【用法】上为细末,枣肉为丸,如梧桐子大。每服三十丸,食前温酒或盐汤送下。

【主治】心虚,睡而汗出。

【备考】本方加钟乳粉,名"朱附钟乳丸"。

35118 朱附丹(《普济方》卷十八引《余居士选奇方》)

【组成】附子一两(炮,去皮脐) 朱砂半两(研) 茯神一两

【用法】上为末,白面糊为丸,如梧桐子大。每服二十丸,空心盐汤送下。

【主治】心肾不足,气不升降,惊悸,用心过度。

35119 朱鸡蛋(《仙拈集》卷三)

【组成】朱砂一钱　鸡蛋清三个

【用法】搅匀。生服。死胎即出,未死立安。

【主治】胎动不安。

35120 朱矾散

《局方》卷十(吴直阁增诸家名方)。为《圣惠》卷八十二"白矾散"之异名。见该条。

35121 朱矾散

《片玉心书》卷五。为《幼幼新书》卷五引《医方妙选》"保命散"之异名。见该条。

35122 朱明丸(《产论》卷一)

【组成】荞麦一两　大黄三两

【用法】上为末,面糊为丸。每服一钱。

【主治】妊娠大便燥结而腹满者。

35123 朱金汤(《卫生总微》卷五)

【组成】代赭石(火煅,醋淬十次)

【用法】上为细末,水飞过,晒干。每服半钱或一钱,煎真金汤调下,连进三服,不拘时候。儿脚胫上有赤斑点出者,不可治也。

【主治】小儿急慢惊风,吊眼撮口,搐搦不定,壮热困重。

35124 朱珀散(《幼科证治大全》)

【组成】滑石　朱砂　琥珀　甘草

【用法】上为末。每服一钱,灯心汤调下。

【主治】小儿尿血。

35125 朱珀膏(《良方合璧》卷下)

【组成】真西珀(研)一两　上桂心五钱或加用八钱(研)　辰砂(水飞净)五钱　香白芷一两(生,研)　防风(生,晒脆,研,取净末)一两　当归(生,晒脆,研,净末)一两　广木香(生,晒)五钱　丁香五钱(二味同研,丁香之油渗入木香,则易研易细,俱生用)　木通一两(生,晒脆,研净末;此味质最坚,须加重分两研细,筛取极细者,如数用。防风亦如此)

【用法】上药各为极细末,调和一处贮瓶听用。

【主治】颈项瘰疬;及腋下初结小核,渐如连珠,不消不溃,或溃而经久不愈,或成漏症,寒痰冷症。

35126 朱砂丸(《外台》卷五引《古今录验》)

【异名】丹砂丸(《圣济总录》卷三十五)。

【组成】朱砂一两　蜀常山三两

【用法】上为细末;别取朱砂,瓷器中细研,可一日研如面,白蜜和童便捣为丸,如梧桐子大。每服三丸,用清酒送下,行五十余步,随意坐卧;无酒,汤送下亦得,唯须暖将息。病人气力强,仍不废行动者,则须于当发日服之。如似日西发者,临发之日勿食,平旦服三丸,已时服三丸,午后服三丸则愈;若不愈,必定轻微,更服则愈。余时发者准此,日西一时,任意消息。其病人气力微弱者,不得临发日服,应予先一日服之。如似明日发者,今日平旦空腹服三丸,至斋时食一碗粥,至日西更服三丸,至日暮后食一碗淡粥,并不得饱食;至一更尽,更服三丸,至平明食粥一碗,至斋前更

进三丸,不得食,至午时更进三丸,必愈。愈后三日以来,唯得食甜粥饮浆。病人十五以上者,一服三丸;十五以下,七岁以上者,一服二丸;七岁以下者,一服一丸;如小者,分此一丸作二小丸服之。

【主治】一切疟疾。

【宜忌】忌生冷、酢、滑腻、面及饱食、生血物、生葱、生菜。

35127 朱砂丸(《幼幼新书》卷二十三引《仙人水鉴》)

【组成】朱砂三钱(研)　青黛一两(研)　黄连　郁金(为末)　夜明砂(炒焦黑)各半两　麝香　熊胆(用冷水一鸡子多,浸一宿)各一钱

【用法】上为细末,次入浸熊胆水为丸,如绿豆大。每服三丸至五丸,空心、临卧金银薄荷汤送下。

【主治】小儿惊疳。

【宜忌】忌生冷、油腻。

35128 朱砂丸(《外台》卷五引《救急方》)

【异名】丹砂丸(《普济方》卷一九九)。

【组成】朱砂(光明者)　牛膝　常山各等分

【用法】上为末,炼蜜为丸,如梧桐子大。候疟发日,平明服七丸,饮送下;欲觉发时,更服七丸,当日不断,更作一服。

【主治】疟、瘴疬,经百日或一年以上诸药不能愈者。

【宜忌】忌生葱、生菜、生血物、油腻、牛肉等。

35129 朱砂丸(《外台》卷十三引《广济方》)

【异名】丹砂丸(《圣惠》卷三十一)。

【组成】光明朱砂一大两　桃仁十枚(去皮尖双仁,熬)　麝香三分(研)

【用法】研朱砂、麝香令细末,别捣桃仁如脂,合和为丸,如梧桐子大,其和不合,以蜜少许合成讫。每服一七丸,清饮送下,一日二次。

【功用】辟诸鬼气恶疰。

【主治】❶《外台》引《广济方》:瘦病伏连。❷《普济方》:伤寒心中硬痛,不可忍,或腹胀满,欲成结胸。

【宜忌】忌生血物。

35130 朱砂丸(《颅囟经》卷上)

【组成】朱砂半石莲大　阿魏如朱砂大　蝙蝠血三两滴　蟾酥少许

【用法】上为细末,和少许口脂调,先以桃、柳枝煎汤浴儿,后看儿大小,以绿豆大填儿脐中,后用纸片可脐中贴之,用青衣盖儿,看虫出来。

【主治】孩子疳痢。

35131 朱砂丸(《圣惠》卷四)

【组成】朱砂一两(细研,水飞过)　龙齿一两　犀角屑一两　天麻一两(去芦头)　秦艽三分(去苗)　川升麻三分　羚羊角屑一两　防风半两(去芦头)　茯神一两　黄芩半两　铁粉一两半(细研)　麦门冬一两半(去心,焙)　远志半两(去心)　汉防己三分　铅霜三分(细研)

【用法】上为末,同研令匀,炼蜜为丸,如梧桐子大。每服二十丸,以粳米粥饮送下,不拘时候。

【主治】心脏中风,手足惊掣,心神狂乱,恍惚烦闷,言语謇涩。

【备考】《普济方》引本方有人参。

35132 朱砂丸(《圣惠》卷四)

【组成】朱砂一两(细研,水飞过) 龙脑一分(细研) 牛黄一分(细研) 龙齿一两(细研) 天竺黄一两(细研) 金银箔各一百片(细研) 虎睛三对(酒浸一宿,微炙) 马牙消一两 麝香一分(细研) 犀角屑 人参(去芦头) 茯神 川升麻 羚羊角屑 天麻 麦门冬(去心,焙) 独活 甘菊花 子芩各一两 甘草半两(炙微赤,剉)

【用法】上为末,入研了药令匀,炼蜜为丸,如梧桐子大。每服十丸,以荆芥汤送下,不拘时候。

【主治】心脏风热,多惊恍惚,烦躁语涩。

35133 朱砂丸(《圣惠》卷十四)

【组成】朱砂(细研,水飞过) 羚羊角屑 人参(去芦头) 白茯苓各一两 甘草半两(炙微赤,剉)

【用法】上为末,入朱砂同研令匀,炼蜜为丸,如梧桐子大。每服二十丸,食前以温酒送下。

【主治】伤寒后虚损,心气不安,梦寐失精。

35134 朱砂丸(《圣惠》卷十六)

【组成】朱砂二两(细研,水飞过) 人参一两(去芦头) 鬼箭羽二两 雄黄二两(细研,水飞过) 赤小豆二两(炒熟)

【用法】上为末,炼蜜为丸,如小豆大。每服五丸,空心以温水送下。

【主治】时气转相染着,延及外人,人不敢视者。

35135 朱砂丸(《圣惠》卷十七)

【组成】朱砂一两(细研) 太阴玄精半两 牛黄半两 紫石英一两(细研,水飞过) 白石英一两(细研,水飞过) 天南星半两(末,生用) 金箔五十片 龙脑一分 麝香半两 不灰木一两(以牛粪火烧一炊时)

【用法】上为细末,用牛胆汁为丸,如樱桃大。每服一丸,以新汲水嚼下,不拘时候。

【主治】热病,毒热在脏,心神狂乱,壮热烦躁,不得睡卧。

35136 朱砂丸(《圣惠》卷二十六)

【组成】朱砂一两(细研,水飞过) 铁粉一两(细研) 远志半两(去心) 人参一两(去芦头) 茯神一两 牛黄一分(细研) 龙脑半分(细研) 虎睛一对(酒浸一宿,微炙) 琥珀半两 金箔五十片(细研) 银箔五十片(细研)

【用法】上为末,入研了药,同研令匀,炼蜜为丸,如梧桐子大。每服三十丸,煎金银汤送下,不拘时候。

【主治】脉极。惊悸不安、神心烦满,恐畏。

【宜忌】忌羊血。

35137 朱砂丸(《圣惠》卷三十三)

【组成】朱砂半两(细研) 青羊胆一枚

【用法】上以朱砂末入胆中,悬屋角,阴干,百日取出,为丸,如小豆大。每服十丸,食后,以粥饮送下。

【功用】能令彻视见远。

【主治】眼昏暗。

35138 朱砂丸(《圣惠》卷三十五)

【组成】朱砂一两(细研,水飞过) 川升麻一两 雄黄一两(细研) 杏仁一两(汤浸,去皮尖双仁,麸炒微黄) 鬼臼二两 甘草一两(炙微赤,剉) 射干一两 麝香半两(细研)

【用法】上为末,入研了药令匀,炼蜜为丸,如梧桐子大。每服五丸至七丸,以粥饮送下。不拘时候。

【主治】尸咽喉,痒痛不利。

35139 朱砂丸(《圣惠》卷四十八)

【组成】朱砂半两(细研) 桂心半两 附子一两(炮裂,去皮脐) 麝香半钱(细研) 桃仁半两(汤浸,去皮尖双仁,麸炒微黄) 巴豆二十一枚(去皮心,研,纸裹,压去油)

【用法】上为末,以面糊为丸,如梧桐子大。每服二丸,以醋汤送下。

【主治】心疝。心腹中疗刺疼痛不可忍。

35140 朱砂丸(《圣惠》卷四十九)

【组成】朱砂一两(细研,水飞过) 肉桂一两(去粗皮,为末) 巴豆二十粒(去皮心,研,纸裹压去油) 禹余粮一两(烧,醋焠三遍,细研) 紫石英一两(细研,水飞过)

【用法】上为末,以汤浸蒸饼为丸,如绿豆大。每服五丸,食前以温酒送下。

【主治】癥病。腹中硬痛,不欲饮食,经久不愈,赢弱无力。

35141 朱砂丸(《圣惠》卷四十九)

【组成】朱砂半两 硼砂半两 巴豆一分 硫黄半两 芫花一分(醋拌炒令干,为末) 礐石一两

【用法】先以巴豆去皮心,瓷瓶子内盛之,于堂屋北阴下,正子地掘坑,埋瓶子,以盆子合,受阴气,七日七夜取出,细研,纸裹压去油;其余诸药相和,细研如面,然后入巴豆,更研令匀,用醋煮面糊为丸,如绿豆大。每服三丸至五丸,以温酒送下。以下宿食为度。

【主治】厌食,留滞在脏腑,久不消化。

35142 朱砂丸(《圣惠》卷四十九)

【组成】朱砂二分(细研) 木香一分 槟榔一分 丁香一分 乳香一分(细研) 阿魏半分 皂荚一钱(炙) 麝香一钱(细研) 肉豆蔻一分(去壳) 巴豆二十粒(去皮心,以醋煮半日,取出研令细)

【用法】上为细末,以糯米饭为丸,如麻子大。每服三丸至五丸,以生姜、橘皮汤送下,不拘时候。

【功用】消宿食。

【主治】一切气。

35143 朱砂丸(《圣惠》卷五十二)

【组成】朱砂一分(细研) 麝香半两(细研) 砒霜一分(细研) 恒山一分(剉) 虎头骨一分(涂酥炙,令黄) 猢狲头骨一分(炙黄) 虎睛一对(酒浸,微炙) 乳香一分 安息香一分 阿魏一分 巴豆三枚(去皮心及油) 雄黄半两(细研)

【用法】上为末,端五午修合,用醋煮面糊为丸,如豌豆大。用绯帛裹,男左女右,手把一丸;如痰疟,即以醋汤送下一丸。每把者药一丸可疗三人;若女人用者,即可疗二人。

【主治】寒疟,但寒不热,四肢鼓颤不止。

35144 朱砂丸(方出《圣惠》卷五十二,名见《普济方》卷一一九九)

【组成】朱砂一分 砒霜一分 马牙消一分 猢狲头骨一分(末) 麝香一钱

【用法】上为细末,以醋煮面糊为丸,如绿豆大。每服二丸,于发时前以冷生姜茶送下。

【主治】瘅疟,发作不定,但热不寒。

【宜忌】忌食热物。

35145 朱砂丸(方出《圣惠》卷五十二,名见《普济方》卷二〇〇)

【组成】砒霜半两 朱砂一分 雄黄一分 阿魏一分 麝香三分(以上并细研) 虎头骨一分(涂酥,炙黄) 蛇骨一分(酒浸,炙微黄) 恒山一分(剉) 猢狲头骨一分(炙黄) 天灵盖一枚(烧令白色,上用朱砂点作七星,取五月一日夜作)

【用法】上为末,用醋煮面糊为丸,如小豆大。患者以一丸,男左女右,把之愈,带之亦愈,以醋汤发前服一丸亦愈,插在耳内鼻里亦愈。

【主治】劳疟,发歇寒热,体瘦,四肢疼痛,或时烦渴。

【宜忌】服药即忌食热物。

35146 朱砂丸(《圣惠》卷五十二)

【组成】朱砂一分(细研) 麝香一分(细研) 恒山(剉) 川升麻 苦参(剉) 猢狲脑盖(炙微黄) 鳖甲(涂醋炙黄,去裙襕) 乌梅肉(微炒) 柴胡(去苗) 虎头骨(涂酥炙黄) 乌猫粪(烧灰) 驴轴垢 木香 白术 川大黄(剉碎,微炒) 地骨皮各半两 巴豆三分(去皮心,熬令黄,别研如膏,纸裹,压去油)

【用法】上为末,入研了药令匀,炼蜜为丸,如梧桐子大。空心服四丸,以温水送下。渐吃冷茶半茶碗,良久,吐出痰涎,后更煎热茶下二丸,得吐利便效。

【主治】疟,寒热发作不定,体瘦不能食。

35147 朱砂丸(《圣惠》卷五十二)

【异名】丹砂丸(《普济方》卷一九九)。

【组成】朱砂半两 阿魏半两 乳香半两 砒霜半两 麝香一两 豉一两(别研如膏)

【用法】上为细末,以豉并软饭为丸,如绿豆大。每服四丸,煎桃枝汤送下,未发前并吃二服。以吐为效。

【主治】一切疟疾,久疗不愈。

35148 朱砂丸

《圣惠》卷五十六。为《外台》卷十三引《删繁方》"丹砂丸"之异名。见该条。

35149 朱砂丸(《圣惠》卷五十六)

【组成】朱砂一两(细研,水飞过) 雄黄一两(细研,水飞过) 鬼臼半两(去须) 莽草半两(微炙) 巴豆十四枚(去皮心,研,纸裹,压去油) 蜈蚣一枚(微炙,去足)

【用法】上为末,入研了药令匀,炼蜜为丸,如小豆大。每服三丸,以暖酒送下,不拘时候。

【主治】尸疰。鬼邪毒气,流注身体,令人寒热淋沥,腹痛胀满,精神错乱。

35150 朱砂丸(《圣惠》五十六)

【组成】朱砂半两(细研) 白矾半两(烧为灰) 藜芦半两(去芦头,炙) 附子半两(炮裂,去皮脐) 雄黄半两(细研) 蜈蚣一枚(微炙,去足) 巴豆一分(去皮心,研,纸裹,压去油入)

【用法】上为末,入研了药令匀,炼蜜为丸,如小豆大。每服二丸,以暖酒送下,不拘时候。

【主治】诸疰,鬼击客忤,心痛上气,魇梦蛊毒。

35151 朱砂丸(《圣惠》卷五十六)

【组成】朱砂一两(细研,水飞过) 雄黄一两(细研,水飞过) 麝香一分(细研入) 附子一两(炮裂,去皮脐,为末) 巴豆二十枚(去皮心,研,纸裹,压去油)

【用法】上为细末,炼蜜为丸,如麻子大。每服三丸,以粥饮送下,不拘时候。不利更服三丸,渐加至五丸七丸,以利为度。

【主治】中恶客忤垂死。

35152 朱砂丸(《圣惠》卷五十六)

【组成】朱砂三分(细研) 雄黄三分(细研) 附子三分(炮裂,去皮脐) 桂心一两半 巴豆二枚(去皮心,研,纸裹,压去油)

【用法】上为末,入研了药令匀,炼蜜为丸,如麻子大。每服五丸,以粥饮送下,不拘时候。不利,更下二丸;若利多即止之。

【主治】尸厥。

35153 朱砂丸(《圣惠》卷五十九)

【组成】朱砂一分(研) 蛤粉半两(研) 巴豆一分(去皮心,炒令黄) 硫黄一分(研) 乌头末半两(炒令黄) 麝香半钱(研) 砒霜半分(研)

【用法】上为细末,用煮枣肉为丸,如黍米大。每服三丸,以冷粥饮送下,不拘时候。

【主治】一切痢,久不愈。

【宜忌】忌食热物。

35154 朱砂丸(《圣惠》卷六十)

【组成】朱砂三分(细研) 砒霜半分 巴豆一两(去皮心,研,纸裹,压去油) 麝香一分(细研) 乳香一分(细研) 阿魏一分(面裹煨,面熟为度) 安息香一分

【用法】上为末,以汤浸蒸饼为丸,如绿豆大。每日一丸,空心以枳壳汤送下。

【主治】久痔有头,疼痛,化为疮口,脓水不绝。

35155 朱砂丸(《圣惠》卷六十六)

【组成】朱砂一分(细研) 腻粉一分 粉霜一分(细研)

【用法】上为末。用鸡子白为丸,如梧桐子大。每服三丸,于五更初煎葱汤送下。良久当利,如未利再服之。

【功用】内消。

【主治】瘰疬结核肿痛。

35156 朱砂丸(《圣惠》卷七十二)

【组成】朱砂二两(细研,水飞过) 硇砂二两(细研) 半夏一两(汤洗七遍,去滑) 木香一两 当归一两(剉,微炒) 巴豆一分(去皮心,用纸裹,压去油)

【用法】上为末,都研令匀,先以酽醋一升,和狗胆一枚汁,煎如稀饧,为丸,如绿豆大。每服二丸,食前以醋汤送下。

【主治】妇人血海风冷,月水每来,攻刺脐腹疼痛,面色萎黄,四肢无力。

35157 朱砂丸(《圣惠》卷七十八)

【组成】朱砂一两(细研,水飞过) 乳香半两 白附子半两(炮裂) 铅霜一分(细研) 赤箭一两 独活一两 桑螵蛸半两(微炒) 阿胶三分(捣碎,炒令黄) 附子三分(炮裂,去皮脐) 琥珀半两 桂心半两 麝香一分(细研)

【用法】上为末,入研了药令匀,炼蜜为丸,如梧桐子大。每服十五丸,以竹沥酒送下,不拘时候。

【主治】产后中风,恍惚,语涩,口角涎出。

35158 朱砂丸(《圣惠》卷八十二)

【组成】朱砂一分(细研) 丁香一分 麝香一分(细研) 人参一分(去芦头) 犀角屑半两 黄耆半两(剉) 石膏半两(细研,水飞过) 五灵脂半两 牛黄一分(细研) 甘草一分(炙微赤,剉)

【用法】上为末,炼蜜为丸,如绿豆大。每服三丸,以熟水送下,一日四五次。

【主治】小儿三岁以下,胃口闭,不吃乳。

35159 朱砂丸(《圣惠》卷八十三)

【组成】朱砂半两(细研,水飞过) 牛黄(细研) 麝香(细研) 干蝎(微炒) 天麻 白附子 白僵蚕(微炒) 干姜(炮裂,剉)各一分

【用法】上为散,用软粳米饭为丸,如黍米大。每服三丸,以乳汁化下,一日三次。

【主治】小儿中风,口眼偏斜,筋脉拘急及胎中疾病。

35160 朱砂丸(《圣惠》卷八十三)

【组成】朱砂半两(细研,水飞过) 蜱蝣半两(去足,微炒) 白僵蚕半两(微炒) 天南星半两(炮裂)

【用法】上为末,面糊为丸,如绿豆大。每岁一丸,以薄荷汤送下。

【主治】小儿中风,口眼牵急。

35161 朱砂丸(《圣惠》卷八十三)

【组成】朱砂半两(细研,水飞过) 牛黄(细研) 麝香(细研) 蚕蛾(微炒) 干蝎(微炒) 天麻 白附子(炮裂) 龙脑(细研) 羌活各一分

【用法】上为散,炼蜜为丸,如绿豆大。每服三丸,以薄荷汤送下,一日三四次。

【主治】小儿中风,四肢牵急,心中烦热。

35162 朱砂丸(《圣惠》卷八十三)

【组成】朱砂半两(细研,水飞过) 天竹黄一分(细研) 牛黄一分(细研) 人参一分(去芦头) 茯神半两 柴胡半两(去苗) 腻粉半两(细研) 黄耆一分(剉) 麝香一钱(细研) 黄芩一分 麦门冬半两(去心,焙) 甘草一分(炙微赤,剉)

【用法】上为末,炼蜜为丸,如绿豆大。每服五丸,煎竹叶汤研下。

【主治】小儿风热多惊。

35163 朱砂丸(《圣惠》卷八十三)

【组成】朱砂三分(细研,水飞过) 人参半两(去芦头) 龙脑一钱(细研) 马牙消半两(细研) 麝香一钱(细研) 牛黄(细研) 天竹黄(细研) 麦门冬(去心,焙) 犀角屑

茯神 升麻 子芩 甘草(炙微赤,剉)各一分

【用法】上为末,炼蜜为丸,如绿豆大。每服五丸,以温水研下,不拘时候。

【主治】小儿心肺烦热,黄瘦毛焦,睡卧多惊,狂语。

35164 朱砂丸(《圣惠》卷八十五)

【组成】朱砂半分 腻粉半分 麝香半分 雄黄半两 巴豆七粒(去皮心,研,纸裹,压去油)

【用法】上为末,炼蜜为丸,如黍粒大。每服一丸,以温荆芥汤送下。三岁以上,加丸数服之。

【主治】小儿惊热,乳食积聚不消。

35165 朱砂丸(《圣惠》卷八十五)

【组成】朱砂半两(细研,水飞过) 牛黄一分(细研) 麝香半两(细研) 天麻半两 天南星半两(炮裂) 干蝎半两(微炒) 白附子半两(炮裂) 干姜半两(炮裂,剉) 巴豆半两(去心皮,研,压去油)

【用法】上为末,炼蜜为丸,如黍米大。每服一丸,以奶汁送下;荆芥汤送下亦得。

【主治】小儿慢惊风,四肢拘急,心胸痰滞,身体壮热。

35166 朱砂丸(《圣惠》卷八十五)

【组成】朱砂半两(细研,水飞过) 雄黄半两(细研) 牛黄一分(细研) 龙脑一分(细研) 干蝎半两(微炒) 腻粉一分 水银半两(以铅一分,结为砂子) 硇砂一分(细研)

【用法】先研水银砂子令细,即与诸药同研,入枣肉为丸,如绿豆大。每服百日以上小儿一丸,一岁儿两丸,二三岁儿三丸,以薄荷汤送下。取下黏涎恶物为效。

【主治】小儿慢惊风,抽搐,发歇不定,喉中涎聚,时作声,渐觉虚羸,不下乳食,眼涩多睡。

35167 朱砂丸(《圣惠》卷八十五)

【组成】朱砂一分(细研) 犀角屑一分 铅霜一分(研入) 天南星一分(炮裂) 半夏一分(汤洗七遍,去滑) 白附子一分(炮裂) 细辛一分 桂心一分 白僵蚕一分(微炒) 干蝎一分(微炒) 乌蛇三分(酒浸,去皮骨,炙令黄) 巴豆七枚(去皮心,研,纸裹,压去油)

【用法】上为末,一半用无灰酒一中盏熬为膏,入其余药同为丸,如绿豆大。每服二丸,用生姜自然汁少许,入竹沥一合,暖令温送下。

【主治】小儿急惊风,痰涎口噤,手足抽掣。

35168 朱砂丸(《圣惠》卷八十五)

【组成】朱砂一分 豉三百粒 皂荚一寸(炙黄焦) 砒霜一分 巴豆十五粒(去皮心,研,纸裹,压去油)

【用法】先研朱砂、砒霜为粉,次入豉、巴豆都令细,以枣肉为丸,如黍米大。一二岁儿,每服一丸,以温水送下。服后得吐泻为效。

【主治】小儿急惊风,兼去心间涎。

35169 朱砂丸(《圣惠》卷八十五)

【组成】朱砂一分(细研) 麝香半分(细研) 干蝎二七枚(微炒) 白僵蚕一分(微炒) 胡黄连一分 熊胆一分 牛黄半分(细研)

【用法】上为末,以粟米饭为丸,如绿豆大。每服三丸,以金银汤送下,不拘时候。

【主治】小儿天钓,心神烦乱,抽搦不定。

35170　朱砂丸(《圣惠》卷八十五)

【组成】朱砂一分(细研)　牛黄一分(细研)　干蝎一分(微炒)　腻粉一钱　蚕蛾一分(微炒)　铅霜一分(细研)　麝香半钱(细研)　龙脑半钱(细研)　天浆子二七枚(内有物者;微炒)

【用法】上为末,炼蜜为丸,如黍米大。每服五丸,以薄荷汤化下。

【主治】小儿心肺积热,发惊痫,烦闷吐逆,心神昏迷,痰涎壅滞。

35171　朱砂丸(《圣惠》卷八十五)

【组成】朱砂一两(细研,水飞过)　川大黄半两(剉碎,微炒)　桂心一分　牛黄一分(细研)　云母粉一分　半夏一分(汤浸七遍,去滑)　黄连一两(去须)　雄黄一分(细研)　雷丸二分　代赭一分　真珠末一分　干姜一分(炮裂,剉)　矾石半两(细研)　巴豆一分(去皮心膜,炒黄)

【用法】上为末,炼蜜为丸,如黍米大。百日内小儿,以乳汁送下两丸;一岁至三岁,以粥饮送下五丸。

【主治】小儿食痫。

35172　朱砂丸(《圣惠》卷八十五)

【组成】朱砂一两(细研,水飞过)　铅霜一两　铁粉一两　马牙消一两

【用法】上为细末,以枣肉为丸,如绿豆大。每服三丸,食后以熟水送下。

【主治】小儿癫痫,发歇不定。

35173　朱砂丸(《圣惠》卷八十六)

【组成】朱砂(细研)　麝香(细研)　熊胆(细研)　芦荟(细研)　蜗牛(炒令微黄)　使君子　五灵脂　胡黄连各一分

【用法】上为末,以烧饭为丸,如绿豆大。每服五丸,以粥饮送下。

【功用】益颜色,长肌肉,消积滞,杀疳虫。

【主治】小儿气疳。

35174　朱砂丸(《圣惠》卷八十六)

【组成】朱砂一分(细研)　雄黄一分(细研)　干蟾一枚(涂酥,炙令黄)　菖蒲一两　漏芦一两　麝香一两(细研)

【用法】上为末,用粟米饭为丸,如麻子大。每服二丸,以粥饮送下,空心、午后各一服。

【主治】小儿一切无辜疳,黄瘦,腹痛或痢,有虫,冷之与热悉主之。

35175　朱砂丸(《圣惠》卷八十七)

【组成】朱砂一分(细研)　雄黄一分(细研)　夜明砂半两(细研)　黄连半两(去须)　鳖甲半两(涂酥,炙焦黄,去裙襕)　干虾蟆半两(涂酥,炙令焦黄)　槟榔一分

【用法】上为末,以糯米饭为丸,如黍米大。每服七丸,以粥饮送下,一日三次。

【主治】小儿奶疳,肚胀,四肢瘦弱,不欲乳食。

35176　朱砂丸(《圣惠》卷八十八)

【组成】朱砂半两(细研,水飞过)　龙脑一钱(细研)　雄黄一钱半(细研)　寒水石一钱(细研)　腻粉一钱　槟榔一钱(末)

【用法】上为末,炼蜜为丸,如绿豆大。二三岁儿每服三丸,以生姜汤送下,一日二次。

【主治】小儿乳癖,壮热体瘦。

35177　朱砂丸(《圣惠》卷九十二)

【组成】朱砂一分　硫黄一分　巴豆七枚(去皮心,研,纸裹,压去油)　蟾头灰三钱

【用法】上为细末,面糊为丸,如黄米大。每服三丸,以甘草汤送下。

【主治】小儿疳痢,四肢干瘦,腹胁胀满,食不能消。

35178　朱砂丸(《圣惠》卷九十三)

【组成】朱砂半两(细研,水飞过)　青黛半两　麝香一分　粉霜一分　芦荟一分　雄黄一分　田父灰半两　蛇蜕皮三尺(烧灰)　胡黄连三分(为末)　虎睛一对(酒浸一宿,炙微黄)　牛黄半两　蟾酥一钱

【用法】上为末,用软饭为丸,如麻子大。每服五丸,以粥饮送下,一日三次。

【主治】小儿疳痢久不愈,体瘦羸弱,皮毛干燥,发无润泽。

35179　朱砂丸(《圣惠》卷九十三)

【组成】朱砂半两　巴豆七枚(去皮心,研,纸裹,压去油)　麝香一钱　雄黄一钱　硫黄一钱

【用法】上为末,汤浸蒸饼为丸,如黍米大。每服二丸,以新汲水送下,一日三次。

【主治】小儿久赤白痢,肌体羸瘦,四肢烦热。

35180　朱砂丸(《圣惠》卷九十八)

【异名】朱砂丹(《鸡峰》卷二十八)。

【组成】辰锦砂十两

【用法】用白砂糖十斤,炼令去尽白沫,用长项瓷瓮子一枚,贮上件蜜,其朱砂用夹生绢袋子盛,以线系悬于密瓮子内,去底二寸以来,用三五重油单子封系瓮子口,后于静室内,泥灶一所,灶上安一深大釜,又用新砖一口,安在釜内,以衬瓮子底,更用新砖一口,压瓮子口,须用东流河水,以文火昼夜不停煮七复时,旁边别泥一口小锅子,别煎水,亦不住火,常令水热,候药釜内水耗,则旋旋添此热水,长令瓮子水及七分以来,前之煮七复时讫,候灶自冷,将此朱砂净洗令干,研三复时,用糯米饭为丸,如黄米大。每日空心以温酒送下五丸,或三丸,不论老小,并宜服之。

【功用】利五脏,安魂定魄,养心益气,悦泽颜色。久服轻身不老延年,长肌肉,补丹田,聪明耳目。

35181　朱砂丸

《袖珍方》卷二引《圣惠》。为原书同卷"保命丹"之异名。见该条。

35182　朱砂丸(《幼幼新书》卷十九引《万全方》)

【组成】通明朱砂　龙胆(去苗)　黄连各半两　铅霜(研入)　铁粉(细研)各一分　牛黄(细研)一钱

【用法】上为细末,以粟米饭为丸,如绿豆大。每服五丸,以薄荷蜜水送下。

【主治】小儿胎热,心脏气壅,烦热惊悸。

35183　朱砂丸(《局方》卷十)

【组成】硼砂(研)一分　朱砂(研,飞)五十两　麝香(研)　梅花脑(研)各半两　脑子(研)　牙消(枯)各一两　甘草(浸汁熬膏)五斤　寒水石(烧通红,研)四两

【用法】上为末,用甘草膏为丸,每两作一百丸。每服一丸,含化;小儿夜多惊啼,薄荷水化下。

【功用】镇心神,化痰涎,利咽膈,止烦渴。

35184　朱砂丸

《永乐大典》卷九七五。即《幼幼新书》卷十引《吉氏家传》"朱砂膏"。见该条。

35185　朱砂丸(《幼幼新书》卷八引《庄氏家传》)

【组成】朱砂　雄黄各二字　麝香一字　槟榔一分　大南星末　白附子各一字　蝎梢七个　巴豆霜五个(水浸,研出油,瓦上泣尽)

【用法】上为末,煮面糊为丸,如粟米大。一岁二丸,常服、荆芥汤送下;浑身热亦可服三五丸。

【主治】小儿五惊积。

35186　朱砂丸(《幼幼新书》卷十引《张氏家传》)

【组成】朱砂(细研,急水飞过,熟灰池渗干尤佳)　白僵蚕(择去丝,取直者,洗过,焙干)　新罗白附子(以湿纸煨裹,候令纸干,取出油,切成片子,焙干)　天南星(炮裂,去皮脐,切成片子)各半两　麝香半钱(研入,和匀)　干蝎一两(铫子内慢火炒,令极热,不可太过)

【用法】上药各为末,面糊为丸,如粟米大。每服十丸,用煎金银薄荷汤吞下,如遇惊取下后,且以此药服一二服,无不效;或有虚汗,用麻黄根煎汤下。

【功用】镇心,压惊,坠涎。

35187　朱砂丸(《幼幼新书》卷二十四引洪州张道人方)

【组成】天灵盖(炙)一个　柴胡(烧)　白术　麝香各一钱　槟榔一个

【用法】上为末,蒸枣肉为丸,如麻子大。每服三丸,米饮枣汤送服。

【主治】脊疳,十指甲痒痛,头发焦干,腹肚虚鸣,脊骨如锯,时时下利,状如青淀或脓或血。

【备考】本方名"朱砂丸",但方中无朱砂,疑脱。

35188　朱砂丸(《鸡峰》卷九)

【组成】朱砂　硇砂　麝香各一分　雄黄　黄丹各半两　腻粉三筒子　巴豆三十个(去皮,出油后烂研,又用醋半盏熬成膏为度)

【用法】上为细末,入巴豆膏内,用面尘和,水为丸,如绿豆大。每服五七丸,用水半盏,煮一沸,取出,临卧温酒送下。至晚但微泻二三行是效。

【主治】㿼食气,遍身黄肿,多年不愈;及一切积块。

35189　朱砂丸(《鸡峰》卷十四)

【组成】砒霜一两六钱(研,入坩盒子,以赤石脂固缝,盐泥固济,烧令赤,候冷取出)　杏仁　巴豆各七十个　木鳖子(炒焦)十个　黄蜡一两三钱　黄丹二两半　朱砂半两　乳香六钱半

【用法】上为末,熔蜡为丸,如黄米大,作一百二十丸。每服一丸,小儿半丸,水泻新汲水,赤痢甘草汤,白痢干姜汤,赤白痢甘草、干姜汤,并放冷临卧服。

【主治】大人、小儿一切泻痢,无问冷热,赤白连绵不

愈,愈而复发,腹中疼痛者。

【宜忌】忌热物一二时。

35190　朱砂丸(《鸡峰》卷十四)

【组成】朱砂一分　粉霜　腻粉　硇砂　白丁香　巴豆霜各半分　干漆末二分　青橘皮末五分

【用法】上为细末,枣肉为丸,如梧桐子大;小儿麻子大,更用朱砂末滚过。每先服了金箔丸,更后用面汤送下一二丸投之,看虚实加减服。

【主治】疟。

35191　朱砂丸(《扁鹊心书·神方》)

【组成】半夏(制)　辰砂各五钱　杏仁三十粒(去皮)

【用法】上为末,蒸饼为丸,如梧桐子大。每服十丸,或五七丸,食后薄荷汤送下。

【功用】消痰。

【主治】小儿膈热。

35192　朱砂丸(《宣明论》卷十四)

【异名】朱砂定惊丸(《摄生众妙方》卷十)。

【组成】朱砂　天南星　巴豆霜各一钱

【用法】上为末,面糊为丸,如黍粒大。看病虚实大小,每服二丸;或天钓戴上眼,每服四五丸,薄荷水送下。

【功用】取惊积。

【主治】小儿急慢惊风,及风热生涎,咽喉不利。

35193　朱砂丸(《杨氏家藏方》卷七)

【组成】杏仁二十粒(汤浸,去皮尖)　巴豆二十粒(去心核,油令尽)

【用法】上为细末,蒸枣肉为丸,如芥子大,朱砂为衣。每服一丸,食前倒流水送下。

【主治】大人、小儿暴下水泻及积痢。

35194　朱砂丸(《杨氏家藏方》卷十三)

【组成】硫黄一两　白矾半两　雄黄半两

以上三味入瓷合子内,水调蚌粉固四缝,外用盐泥固济,候干,炭火烧通赤,取出放地上去火毒,后入下项药:

麝香一钱(别研)　穿山甲一两(新瓦上炙令黄赤色)　甘草半两(炙)　肥皂一枚(去子,焙)　蜗牛七枚(炙,去壳,焙干)

【用法】上为细末,面糊为丸,如梧桐子大,朱砂为衣。每服一丸,食前酒送下。

【主治】久痔生疮,出血不止。

35195　朱砂丸(《杨氏家藏方》卷十八)

【组成】丁香　白术　天南星(生姜汁制一宿,炒焙)　白茯苓(去皮)　人参(去芦头)各一钱

【用法】上为细末,蒸饼为丸,如黍米大,朱砂为衣。每服二十丸,乳食前煎生姜汤送下。

【主治】小儿干哕,恶心,呕吐不定。

35196　朱砂丸(《普济方》卷一六三引《杨氏家藏方》)

【组成】轻粉　雄黄(另研)各二钱　桑白皮　半夏(姜制)　郁金　甜葶苈(隔纸炒)各三钱

【用法】上为细末,面糊为丸,如梧桐子大,朱砂为衣。每服六七丸,食后睡时生姜汤送下;病大者三十丸。

【主治】老人、小儿喘嗽呴痰等证,昼夜不得眠。

35197　朱砂丸(《普济方》卷三九六引《杨氏家藏方》)

【组成】朱砂半钱 人言半钱 黄丹三钱

【用法】上为细末,水为丸,如粟米大。每服五七丸,干姜、甘草汤送下。

【主治】一切小儿泄泻,痢疾。

35198 朱砂丸(《医方类聚》卷二五八引《保童秘要》)

【组成】朱砂一钱 麝香一钱 干蝎四个(全者) 豆豉四十九粒 巴豆七个

【用法】上为细末,面糊为丸,如绿豆大。每服一丸,金银薄荷汤送下;伤冷,葱汤送下;吐逆,丁香汤送下。

【主治】惊。

35199 朱砂丸(《卫生总微》卷十)

【组成】朱砂 乳香各一钱 半夏二十一个(洗净七次,姜汁浸一宿,切,焙)

【用法】上为细末,姜汁糊为丸,如黄米大。每服五七丸,乳香汤送下,不拘时候。

【主治】惊吐不止。

35200 朱砂丸(《魏氏家藏方》卷十)

【组成】黄牛胆一枚 天南星 朱砂三钱 麝香一钱

【用法】将天南星研末,入牛胆内,悬透风处四十九日,取合时再用朱砂、麝香同南星末研细,以牛胆皮子煎汤为丸,如鸡头子大。每服五丸,用新汲水嚼下;薄荷汤亦得。

【功效】镇心压惊。

【主治】伤寒及小儿惊热。

35201 朱砂丸(《魏氏家藏方》卷十)

【组成】朱砂一分(细研) 巴豆十粒(去皮膜,出油尽) 杏仁五个(于热汤内泡过,退皮尖) 半夏二钱(汤泡七次)

【用法】上为细末,面糊为丸,如绿豆大。荆芥、薄荷汤送下,二岁只一丸,三岁加一丸,五岁服三丸。

【功用】镇心脏,化痰涎。

【主治】小儿惊积,实热。

35202 朱砂丸(《妇人良方》卷十八)

【组成】黑附子 桂心 白姜各半两 巴豆一钱(醋浸,煮去皮,研)

【用法】上为末,入巴豆研停,醋煮,面糊为丸,如麻子大。每服三丸至五丸,冷茶送下。取泻为度。

【主治】产后虚中有积,结成诸疾。

35203 朱砂丸

《普济方》卷八十八引《简易方》。为《本事》卷一"胜金丸"之异名。见该条。

35204 朱砂丸(《直指》卷二十六)

【组成】朱砂(为细末)

【用法】以雄猪心生血为丸,如麻子大,晒干。每服七丸,菖蒲汤煎汤送下;枣汤亦可。

【主治】打扑惊忤,血入心窍,不能语言。

35205 朱砂丸(《直指小儿》卷一)

【组成】朱砂 马牙消各二钱 川灵脂 芦荟各一钱半 麝半钱 脑一字

【用法】上为细末,甘草膏为丸,如绿豆大,金薄为衣。每服一丸,薄荷汤调下。

【主治】惊风痰盛。

【备考】本方原名朱砂膏,与剂型不符,据《永乐大典》改。

35206 朱砂丸(《朱氏集验方》卷十)

【组成】朱砂半两(研) 乳香一两(研)

【用法】上为末,须用端午日取猪心血为丸,如梧桐子大。每服一丸,乳香汤送下。

【功用】催生,救危急。

35207 朱砂丸(《御药院方》卷十一)

【组成】朱砂一钱匕(称重一钱) 当门子一枚(如皂子大,重一分五厘) 石燕子(烧,醋淬五遍)一钱 木香三字 使君子(末)一钱 诃子(炮,去核,末)一钱

【用法】上为细末,用米饮为丸,如黍米大。每服一丸至七丸,薄荷汤送下,一日二次,早晚乳食前各一服。

【主治】小儿疝气。

35208 朱砂丸(《医方类聚》卷一四一引《烟霞圣效方》)

【组成】好信不以多少

【用法】上为末,烧干饭为丸,如米大,朱砂为衣。每服大人二三丸。

【主治】一切痢。

35209 朱砂丸(《得效》卷八)

【组成】铁粉 天竺黄各一两 金银箔各二十片 人参二钱 脑子半钱 生麝香一钱 轻粉二钱 真犀角二钱 海金沙一两 朱砂五钱

【用法】上为末,水为丸,朱砂为衣,共丸作六百丸。每服一丸至五丸,痰盛潮热,薄荷、砂糖、生葛自然汁井水送下;狂言谵语,涎壅膈上,地龙三两,薄荷及砂糖水研下;心神不宁,金银箔薄荷汤化下。

【功用】镇心神,化痰涎,退潮热,利咽膈,止烦渴。

【主治】心恙热证。

35210 朱砂丸(方出《丹溪心法》卷四,名见《准绳·幼科》卷二)

【组成】朱砂 归身 白芍 侧柏叶(炒)各五钱 川芎 陈皮 甘草各二钱 黄连(炒)一钱半

【用法】上为末,猪心血为丸服。

【主治】劳役心跳,大虚证。

【备考】《准绳·幼科》本方用法:猪心血为丸,如粟米大。每服一百丸,龙眼汤送下。

35211 朱砂丸(《永乐大典》卷九七六引袁当时《大方》)

【组成】腊月牛胆南星末二两 朱砂二钱(水飞) 麝香一钱 甘草(炒)半两

【用法】上为细末,水为丸,如粟米大。一岁小儿一丸,热汤磨化下。

【主治】惊风搐搦,目睛上视,涎盛不省人事。

35212 朱砂丸

《普济方》卷十六。为《内外伤辨》卷中"朱砂安神丸"之异名。见该条。

35213 朱砂丸(《普济方》卷一七二)

【组成】黄丹一两 白面四两 巴豆五十粒(去壳,去油,研细)

【用法】上三味,合和一处,用砂锅炒黄色,倾出,煮数沸,去水,冷定入木香三钱,朱砂二钱,前后五味,共捣为丸,

如黍米大。每服大人三十丸,小儿十五丸,二岁三丸,生姜汤送下。

【主治】大人小儿,百物所伤。

35214 朱砂丸(《普济方》卷一九九)

【组成】朱砂半两(颗块者为上,乳钵内研,飞过) 人参 茯苓各一两 阿魏一分(米醋浸令半日,以软为度) 吴白术(米泔浸一宿,以竹刀切,焙干,捣罗为末) 蜀当归各半两(切,焙干,杵末,以阿魏并醋同研入。上并须好者)

【用法】同阿魏及蒸饼和研得所,为丸如梧桐子大。每服七丸,空心温酒送下,先嚼碎;如有患者,令早晨空心桃仁汤送下五丸,嚼下,不过三度效。

【功用】辟山岚气,安心脏。

35215 朱砂丸(《普济方》卷二〇六)

【组成】朱砂 巴豆霜各等分

【用法】上为细末,面糊为丸,如绿豆大。每粒以针刺一窍子,以针穿定,灯上度过,卧以热熟水吞之。

【主治】食积吐逆。

35216 朱砂丸(《普济方》卷二〇八)

【组成】枯白矾 黄丹各等分

【用法】上为细末,枣肉为丸,如大豆大,朱砂为衣。每服三四丸,以针扎药丸,灯上烧熟,研烂,凉米泔水调下;泻者食前,吐者不拘时候。

【主治】大人、小儿或上格吐逆,下注泄泻。

35217 朱砂丸

《普济方》卷二三七。为方出《肘后》卷一,名见《圣济总录》卷一〇〇"丹砂丸"之异名。见该条。

35218 朱砂丸(《普济方》卷三六七)

【组成】南星 白矾(生用) 巴豆(去油) 杏仁(炒,别研) 赭石 朱砂 半夏各等分

【用法】上为末,面糊为丸,如粟壳大,朱砂为衣。每服二十丸,葱白薄荷汤送下。

【主治】中风痰涎壅盛。

35219 朱砂丸(《普济方》卷三八四)

【组成】寒水石二两 甘草一两 马牙消四两 朱砂一分

【用法】上为极细末,次入脑、麝香各三分,炼蜜为丸,如龙眼大,用瓷罐盛之。每服一丸或半丸,薄荷汤候冷调下。

【主治】小儿惊热。

35220 朱砂丸(《便览》卷二)

【组成】朱砂一钱(好者,水飞过)

【用法】枣肉为丸,如龙眼核大。临发之日五更酒送下。有痰吐痰,有积祛积。

【主治】疟疾。

35221 朱砂丸(《杏苑》卷八)

【组成】朱砂二钱 雄黄一钱五分 苦参 荆芥穗 天麻 麻黄 牛蒡子 面粉 槐角子各三钱

【用法】上为细末,用糖心鸡蛋为丸,如梧桐子大。每服三十丸,用鸡汤或牛肉汤送下,一日一服。表出毒气,再不服。

【主治】杨梅疮肿发甚不可言者。

【宜忌】忌房事劳碌。

35222 朱砂丸(方出《寿世保元》卷五,名见《一盘珠》卷三)

【组成】朱砂五钱(水飞,用猪心一个割开,入砂末,湿纸包,慢火炙热,取朱净,入后药;猪心病人空心食) 南星二两(沸汤浸三次,刮,姜制) 巴豆仁五钱(石灰一碗,炒红入仁在内,灰冷取仁,将灰又炒,又以仁在内再炒,拣出用草纸捶去油,灰不用) 全蝎二钱(去头足尾,炙) 龙胆草二两

【用法】上为末,面糊为丸,如梧桐子大。每服十五丸,生姜汤送下。

【主治】五痫。

35223 朱砂丸(《宁坤秘籍》卷上)

【组成】朱砂一钱 白茯苓一两

【用法】水为丸。生姜汤送下。

【主治】经来未止,兼牛膜色一般,昏迷倒地。

35224 朱砂丸(《胎产新书》卷四)

【组成】益母草 沉香 小茴 白芍 香附 防风 五味子各等分 白术倍用

【用法】枣肉为丸,朱砂为衣服。

【主治】产后虚弱,败血走五脏,转注四肢,停留不行,以致四肢浮肿而冷。

35225 朱砂丹(《圣惠》卷九十五)

【组成】朱砂三两 马牙消三两 消石二两

【用法】上为末,入瓷瓶中,以重抄细纸三重,密固瓶口,重汤煮之,常如鱼眼沸,水耗,即以热水添之,不歇火,三七日夜满,开瓶子,其消并在瓶四面,收之细研,任服;其朱砂即在中心,取出细研,以小瓷盒子中盛,固济,微火养一日,加火一斤,煅令通赤,放冷,开取细研,以枣肉和,每一两砂,可丸得三百六十丸。每日早晨,含化一丸。如要多合,但依分两,酌度修炼为丸。妇人服之亦佳。

【功用】祛热毒风,镇心神,返老驻颜。

【宜忌】忌羊血。

35226 朱砂丹(《幼幼新书》卷八引《灵苑方》)

【组成】巴豆霜 干蝎 天南星 朱砂(别研)各一钱 木鳖子一个(炮,去壳,研为末)

【用法】上为末,用蒸饼心研合为丸,如绿豆大。每一岁二丸,用桃白皮煎汤令温吞下。

【主治】小儿急慢惊风,夜啼,虚积痰毒。

35227 朱砂丹

《永乐大典》卷一〇三三引《医方妙选》。为《圣惠》卷九十二"丹砂丸"之异名。见该条。

35228 朱砂丹(《幼幼新书》卷八引丁时发方)

【组成】朱砂 铁粉 干蝎 天麻(酒浸) 半夏(汤浸十遍,炮,焙干) 白姜 白附子各一分 金箔十四片

【用法】上为细末,蒸枣肉为丹。每服一饼或半饼,荆芥、薄荷汤送下。

【功用】定抽搐。

【主治】小儿惊风,上喘咳嗽。

35229 朱砂丹(《鸡峰》卷十八)

【组成】辰砂(水飞极细) 石膏(烧赤,地内出火毒,

取末） 白附子各一两 生脑子半钱（一方无石膏）

【用法】上为细末，粟米饭为丸，如梧桐子大，日中晒，朱砂内养。每服五丸，薄荷汤送下。

【主治】一切头痛。

35230 朱砂丹（《鸡峰》卷二十五）

【组成】朱砂一两 麝香二两 山豆根一钱（生，杵） 巴豆三分 雄黄 黄丹 斑蝥（一半生，一半熟，以糯米炒） 苦药子（炒一半） 续随子 没药各一分 蜈蚣二个（炒一个）

【用法】上以糯糊为丸，如鸡头子大。每服一丸，用无粉茶送下。凡中毒者，便下药，少时觉心头拽断皮条声，即是毒下，或从口中出，或从下部出，嫩即成血，老即成蜣螂、鳖子带命之物，因凝血裹出，即知当初下者毒物；其药泻出，便以洗过香汤再度仍以朱砂收。每一丸可治男子五人，妇女三人，服药后转泻不止，白粥止之。

【功用】解蛊毒。

【宜忌】忌一切秽恶。

【备考】内中毒即服之，外中毒则醋磨涂之。如才觉中毒，先吃黑豆，觉其味香甜者，是中毒也。

35231 朱砂丹

《鸡峰》卷二十八。为《圣惠》卷九十八"朱砂丸"之异名。见该条。

35232 朱砂丹（《证治要诀类方》卷四引《本事》）

【组成】消石（研） 砒（同消石入罐内煅，出火毒） 腻粉（研） 粉霜（研）各五钱 矾（枯） 黄丹 朱砂各一两 乳香 桂府 滑石各三钱

【用法】上为末，面糊为丸，如梧桐子大。每服五丸，粟米饮送下。未愈加丸数。

【主治】寒泻，手足厥逆者。

35233 朱砂丹（《普济方》卷二三一引《十便良方》）

【组成】天门冬四两

【用法】上药碎剉，取一白埚小盒子，将天门冬入在一香炉内，三块两块烧之，上以物阁住盒子，令烟熏盒子内，十分光黑，仍以物遮烟，只就一处令出，令烟厚了，取砂二两，入在盒子内，上以川椒盖头令满，以盖子合定，蜜调茶土固封，土内仍着少盐，外以铁线系缠定，放地上，仍以一瓦子衬底上，以醋为灰冢，下三斤火，候消得一半来，更下二斤，火冷取出，埋在湿地一宿，出火毒了，拣砂令净，研细，糯米糊为丸，如梧桐子大。每服三五粒，以人参汤送下，不拘时候。

【主治】劳嗽。

35234 朱砂丹

《此事难知》。为原书"姜附赤石脂朱砂丹"之异名。见该条。

35235 朱砂丹（《简明医彀》卷六）

【组成】朱砂（大块如墙壁，鲜红光明似云母色者，细研，水飞，澄去水，晒，研万下）五钱 牛黄（陕西，千层者）二分（匀）

【用法】每服五分，蜜调服。痘将发时，用猪粪调水，滤清汁调朱砂服。

【功效】大解痘毒。

35236 朱砂丹（《种痘新书》卷十二）

【组成】朱砂 磁石

【用法】朱砂为末，用磁石同炒三次，炒至朱砂黑色，去磁石。用朱砂末些少，蜜水调服。

【功用】稀痘。

35237 朱砂汤（《胎产新书》）

【组成】猪心一个

【用法】水一碗，煎半碗，调朱砂一钱服。

【主治】胎前怔忡。有孕常心中恍惚，偏身烦热，此血衰受孕不适宜而致。

35238 朱砂顶（《串雅补》卷一）

【组成】白信三钱（用豆腐一大方块，中挖一池，放信于池内，以原豆腐盖好，煮一柱香，去腐用信） 朱砂五钱 绿豆粉三钱

【用法】上为末。每服二分，冷茶汤送下。口吐黄水立愈。

【主治】四日两头发疟。

35239 朱砂顶（《串雅补》卷一）

【异名】白玉顶。

【组成】南星 半夏 滑石各等分 巴霜三厘一服

【用法】上为细末。每服三分，白汤下。

【主治】一切痰症。

35240 朱砂散（《外台》卷二十一引《必效方》）

【组成】光明砂六分（研） 地骨白皮五分 车前子三分 龙脑香六分 决明子五分

【用法】上药治下筛，细研如粉。少少敷之。

【主治】人眼中有黑白花逐眼上下。

35241 朱砂散（《圣惠》卷四）

【组成】朱砂一两（细研如粉） 牛黄一分（细研） 龙脑一分（细研） 麝香一分（细研） 茯神一两 人参一两（去芦头） 犀角屑一两 防风一两（去芦头） 铅霜一分（细研） 麦门冬一两（去心，焙） 真珠末一两 羚羊角屑一两 子芩一两 玄参一两 天竺黄一两（细研） 甘菊花一两 川升麻一两 甘草半两（炙微赤，剉）

【用法】上为细散，入研了药，都研令匀。每服一钱，煎金银汤调下，不拘时候。

【主治】心风。烦躁狂言，胸膈壅滞，神思不安。

35242 朱砂散（《圣惠》卷十）

【组成】朱砂半两（细研） 太阴玄精半两（细剉） 犀角屑一两 铅霜半两（细研） 紫石英三分（细研，水飞过） 人参一两（去芦头） 赤茯苓一两 防风一两（去芦头） 诃黎勒皮三分

【用法】上为细散，入上件四味，同研令匀。每服二钱，以葱白汤调下，不拘时候。

【主治】伤寒伏热在心脾，谵语，其状如痴人。

35243 朱砂散（《圣惠》卷十六）

【组成】朱砂二两（细研） 川乌头二两（炮裂，去皮脐） 细辛一两 踯躅花半两（酒拌炒令干） 干姜半两（炮裂，剉） 白术半两 瓜蒌根半两

【用法】上为细散。每服二钱，不拘时候，以温酒调下。厚覆，汗出愈。

【功用】辟毒。

【主治】时气瘴疫。

35244 朱砂散（《圣惠》卷二十一）

【组成】朱砂一两（细研） 麝香半两（细研） 雄黄一两（细研） 天南星一两（炮裂） 白附子一两（炮裂） 母丁香一两 藿香一两 白花蛇二两（酒浸，去皮骨，炙令微黄） 桂心一两 防风一两（去芦头） 蝉壳一两 芎藭一两 蔓荆子一两 天麻一两 白僵蚕一两（微炒） 麻黄一两（去根节） 川乌头一两（炮裂，去皮脐）

【用法】上为细散，入研了药令匀。每服一钱，以温酒调下，不拘时候。

【主治】一切破伤风急，口噤，四肢抽掣。

35245 朱砂散（《圣惠》卷二十二）

【组成】朱砂二两（光明者，逐块以金箔裹） 磁石三两（捣为末） 黑铅二两（以水银一两，炒作沙子，细研）

【用法】先固济一瓷瓶子，候干，先入磁石末，次安朱砂，后以黑铅末覆之，以文火养七日，后以火五斤，煅令通赤，便住，候冷取出，都细研为散。每服半钱，以马牙消半分煎汤调下，不拘时候。

【主治】风痫。心神狂乱，时吐涎沫，叫呼不识人。

35246 朱砂散（《圣惠》卷二十四）

【组成】朱砂一两（细研，水飞过） 紫檀一两（剉） 漏芦一两 雄黄一两（细研） 雌黄半两（细研） 白蔹一两 石胆半两（细研） 紫石英一两（细研，水飞过） 牛黄三分（细研） 阿魏半两（面裹煨，令面熟为度） 犀角屑一两 龙骨一两 石膏一两（细研，水飞过） 消石一两半

【用法】上为细散，入石药末，更同研令匀。每服一钱，食前以温酒调下。如饥，即宜吃小豆饭及枣汤，食勿令过饱，饱即其虫难出。服药后似淋，即以盆子盛著，当有虫出，或当日出，或三两日出者，或至七日虫出，见虫即且服药，候虫尽便愈。

【主治】大风。肌肤不仁，头面身体生疮，颜色肿黑，腹内生虫，鼻柱崩倒。

35247 朱砂散（《圣惠》卷三十二）

【组成】朱砂半两 贝齿五枚（烧灰） 衣中白鱼二七枚 干姜半分 腻粉半分

【用法】上为末。每以铜箸头取如小豆许，点目中。

【主治】眼生肤翳，目赤时痛，风泪。

35248 朱砂散（《圣惠》卷三十四）

【组成】朱砂半两（细研） 雄黄半两（细研） 干姜一分（炮裂，剉） 晚蚕子纸一张 莨菪子一两（炮令黑黄色） 甘草半两 蜘蛛七枚（干者） 麝香半两 猪脂如鸡子大（炼了者） 麻仁脂七分 犁铧上铁皮（为末）半两

【用法】上药除脂油外，捣罗为末。后用猪脂油等和匀，旋取涂于疮上。一宿即愈。又有内痔者，夜含半枣大，细咽之。

【主治】牙齿风疳，及一切疳虫。

【宜忌】一月不得食醋。

35249 朱砂散（《圣惠》卷三十四）

【组成】朱砂（细研） 丁香皮 藿香（剉） 茴香（剉） 香附子 甘松 白芷 川升麻 黄丹各一两 白檀香半两（剉） 猪牙皂荚二两 石膏四两 寒水石半两 零陵香半两

【用法】上为散，都研令匀。每日常用揩齿。甚佳。

【功用】令齿白净。

35250 朱砂散（《圣惠》卷五十六）

【异名】三黄散（《圣济总录》卷一〇〇）。

【组成】朱砂一两（细研，水飞过） 黄连一两（去须） 黄柏一两（剉） 陈橘皮一两（汤浸，去白瓤，焙）

【用法】上为细散，入朱砂，更研令匀。每服二钱，以热酒调下。不拘时候。

【主治】飞尸。疾肿光如油色，走无定处。

35251 朱砂散（《圣惠》卷七十）

【组成】朱砂一两（细研，水飞过） 铁粉一两 牛黄一分 虎睛一对（炙微黄） 雄黄半两 龙骨半两（为末） 蛇蜕皮一尺（烧灰） 麝香一分

【用法】上为极细末。每服一钱，以桃符煎汤调下，不拘时候。

【主治】妇人风虚，与鬼交通，悲笑无恒，言语错乱，心神恍惚，睡卧不安。

35252 朱砂散（《圣惠》卷八十二）

【组成】朱砂一分 龙齿一分 消石一分

【用法】上为细散。每服一字，煎竹叶汤放温调下；如二岁以上儿，每服半钱。

【主治】小儿不吃乳，眼目不开，手足牵挽，此是惊风。

35253 朱砂散（《圣惠》卷八十三）

【组成】朱砂三分 雀儿饭瓮五枚 蝎尾二七枚 白附子三枚（炮裂，为末） 晚蚕蛾十枚

【用法】上为细末。每服一字，以薄荷酒调下，不拘时候。

【主治】小儿中风痉，项强，腰背硬，四肢拘急，牙关紧，神思昏闷。

35254 朱砂散（《圣惠》卷八十五）

【组成】朱砂半两（细研，水飞过） 远志一分（去心，为末） 马牙消一分 腻粉一分 牛黄一分 龙脑半分 麝香半分 铁粉半两

【用法】上为细末。每服半钱，以冷水调下，不拘时候。

【主治】小儿惊热，心神烦闷。

35255 朱砂散（《圣惠》卷八十五）

【组成】朱砂一分（细研） 牛黄一分（细研） 麝香一分（细研） 干蝎十四枚（微炒） 雀儿饭瓮二七枚（麸炒令黄，去壳）

【用法】上为细散。每服半钱，以乳汁调下，薄荷汤调下亦得，不拘时候。

【主治】小儿一腊月内，忽中慢惊风，及无辜之候。

35256 朱砂散（《圣惠》卷八十五）

【组成】朱砂一分 牛黄一分 天竺黄一分 腻粉一分 麝香半分

【用法】上为细末。每服半钱，竹沥调下，不拘时候。

【主治】小儿胎风，心热惊痫。

35257 朱砂散（《圣惠》卷八十五）

【组成】朱砂一分（细研） 白蔹一分 杏仁一分（汤浸，去皮心双仁，麸炒微黄） 露蜂房一分 桂心半两 牛

768
（总2582）

黄一分(细研)

【用法】上为细散,入研了药令匀。每服一字,以乳汁调下,一日五次。

【主治】小儿五种痫,手足动摇,眼目反视,口吐涎沫,心神喜惊,身体壮热。

35258 朱砂散(《圣惠》卷八十七)

【组成】朱砂半两(细研,水飞过) 雄黄半两(细研) 川大黄一两(剉碎,微炒) 石决明二两 胡黄连一分 神曲一两(微炒)

【用法】上为细散。每服半钱,以蜜水调下,一日二次。

【主治】小儿眼疳,夹风生障翳,不开。

35259 朱砂散(《圣惠》卷九十二)

【组成】朱砂(细研) 铅霜(细研) 犀角屑 黄芩 车前子 甘草(炙微赤,剉)各一分 滑石半两 川朴消半两

【用法】上为细散,入研了药令匀。每服半钱,煎苦竹叶汤调下,不拘时候。

【主治】小儿心脏热,或烦躁不安,小便赤涩不通。

35260 朱砂散(《圣惠》卷九十三)

【组成】朱砂一分(细研) 白马夜眼一分(微炙) 丁香一分 地榆一分(微炙,剉)

【用法】上为细散。每服半钱,以粥饮调下,一日三次。服讫,即吃雉肝粟米粥饮。

【主治】小儿无辜疳痢,久不愈,渐至羸弱。

35261 朱砂散(方出《证类本草》卷三引《简要济众方》,名见《医方类聚》卷十)

【组成】白石英一两 朱砂一两

【用法】上为散。每服半钱,食后、夜卧金银汤调下。

【功用】《医方类聚》:化痰安神。

【主治】心脏不安,惊悸善忘,上膈风热。

【备考】《医方类聚》引《神巧万全方》有马牙消三分。

35262 朱砂散(《医方类聚》卷十引《简要济众方》)

【组成】朱砂一两(研) 乌贼鱼骨二两(研) 白腻滑石一两半(研)

【用法】上为散。每服一钱,温酒调下,不拘时候,煎人参汤下亦得。

【主治】心气不足,惊气入腹,狂言恍惚,神志不定。

35263 朱砂散(《永乐大典》卷九七五引《灵苑方》)

【异名】丹砂散(《圣济总录》卷一七一)。

【组成】朱砂(拣去石,研) 白附子各二钱 附子一个(去皮脐) 天南星(去脐) 天麻 干蝎(全者) 半夏(汤洗七遍,去滑为度)各一钱

【用法】上各细剉,晒干,为极细散;次入朱砂末,再研合令匀,以瓷罐收之。二岁以下每服半字,四五岁以下每服一字强,六七岁半钱,十三五岁加至一钱。如是退一切惊热、风热、咳嗽,喉中壅隘,并宜食后用蜜和熟水调下;一切风不问急慢,咬齿拗项,翻眼气粗,手足搐搦,并用冷茶清调下。服良久,膈上有风涎则吐之,不尔汗出立愈;亦有寻时并定也。有猛发一上者,良久再进一服。疾定后更加牛黄少许,和前药用薄荷蜜水调下,一日三次。若要为丸子,用薄荷、生姜汁、蜜、酒煮面糊为丸,如绿豆大。每服五丸,用薄荷汤送下。

【功用】压惊,安魂定魄,镇心脏,退风热。

【主治】一切惊风,不问急慢,咬齿拗项,翻眼气粗,手足搐搦。

【宜忌】忌动风毒物。

35264 朱砂散(《普济方》卷三八八引《医方妙选》)

【组成】朱砂一两 滑石 犀角各半两 黄芩 车前子各一分 甘草一分

【用法】上为散,入朱砂同拌。每服半钱,煎竹叶汤调下。

【主治】心神烦躁,小便赤涩不通。

35265 朱砂散(《幼幼新书》卷十引《吉氏家传》)

【组成】朱砂 天麻各一钱 僵蚕七个 天南星一个 白花蛇(项下肉皂子大一块) 麝少许 蜈蚣一条

【用法】上为细末。每服一字,薄荷汤送下。

【主治】慢脾风。

35266 朱砂散(《幼幼新书》卷八引郑愈方)

【组成】白僵蚕七个 脑 麝各一字 天南星一个 朱砂二钱 轻粉一钱匕

【用法】上为末。每服半钱或一字,以金银薄荷汤调下。

【功用】小儿常服理惊毒。

【主治】小儿惊搐。

35267 朱砂散(《幼幼新书》卷十引《刘氏家传》)

【组成】朱砂 白茯苓 人参 山药各等分 甘草减半(半生半熟)

【用法】上为末。每服量大小下一字,或半钱或三字,惊,金银薄荷汤调下;和气,米饮调下;热,竹茹煎汤调下。

【功用】和气。

【主治】小儿惊热。

35268 朱砂散(《卫生总微》卷五)

【异名】阳痫散(《直指小儿》卷二)、阳痫防风散(《普济方》卷三七六)。

【组成】朱砂一分(研,水飞) 腻粉半钱 麝香半钱(研) 芦荟二钱(别研) 胡黄连一钱 蝎梢七个 白附子二钱 金箔七片 僵蚕十个(去丝嘴,炒) 赤足蜈蚣一条(炙) 甘草二钱(炙)

【用法】上为细末。二岁以上儿半钱,以下者一字,三岁以上者一钱,金银薄荷汤调下,不拘时候。如口噤不开,灌入鼻中。

【主治】❶《卫生总微》:急惊、发搐。❷《三因》:小儿发痫阳证,身热面赤,而发搐搦,上视,牙关紧硬。

35269 朱砂散(《普济方》卷三六一引《傅氏活婴方》)

【组成】朱砂 天竺黄 牛黄 铅霜 麝香 甘草 铁孕粉各等分

【用法】上为末。薄荷汤调下。

【主治】胎风惊搐,心神惊悸,眼目直视。

35270 朱砂散(《普济方》卷七十)

【组成】朱砂 海蛤 石膏 细辛 川升麻 防风各二两 寒水石 芎劳 槟榔 生地黄各三两

【用法】上为散,都令匀。每日早晨、夜临卧时先以暖

水漱口三五度,用药揩牙齿,以白纸贴药于龈上便睡,不用漱口,甚效。

【功用】揩齿令白净。

【主治】齿黄黑。

35271 朱砂散

《普济方》卷一七六。为《普济方》卷一七六引《卫生家宝》"殊胜散"之异名。见该条。

35272 朱砂散(《普济方》卷二九九)

【组成】朴消 寒水石 朱砂 甘草各等分

【用法】上为细末。贴少许。

【主治】口疮。

35273 朱砂散(《普济方》卷三六一)

【组成】朱砂一钱 石膏一钱 寒水石一钱 滑石一钱 甘草一钱 代赭石一分

【用法】上为末。每服一字,灯心、薄荷汤调下。

【主治】小儿夜啼。

35274 朱砂散(《普济方》卷三八四)

【组成】朱砂半两 牛黄一分

【用法】上为细末。每服一字,以水研犀角调下。

【主治】心肺积热。

35275 朱砂散(《摄生众妙方》卷十)

【组成】朱砂(大颗者佳,磨五七千下)

【用法】用蜜汤调服三五十次。乡邻若有痘疹流行,预与儿食,可免不出,如出亦轻。

【功用】预防痘疹。

35276 朱砂散

《疮疡经验全书》卷六。为《得效》卷十"朱犀散"之异名。见该条。

35277 朱砂散(《治痘全书》卷十四)

【组成】辰砂一钱 丝瓜近蒂三寸(连子烧灰存性)

【用法】上为末。蜜水调服;或以紫草、甘草汤调服尤佳。

【功用】发痘疮,多者少,少者可无。

【主治】痘疮。

35278 朱砂散

《诚书》卷六。为《圣济总录》卷一七二"丹砂散"之异名。见该条。

35279 朱砂散(《幼科指掌》卷三)

【组成】朱砂 硼砂各一钱 玄明粉五分 冰片少许

【用法】上为末。吹之。

【主治】小儿初生,忽不吮乳,口中上腭形如粟米,或珠子黄色,或生牙龈上,或遍口相连,如悬珠之形,名曰悬惊。

35280 朱砂散

《中医皮肤病学简编》。为《圣惠》卷八十二"白矾散"之异名。见该条。

35281 朱砂煎(《圣惠》卷三十二)

【组成】朱砂一两(细研) 白蜜半斤 黄丹一两

【用法】上药相和令匀,入有油瓷瓶内,用柳木楔子紧塞瓶口,又以生布一片,油单两重,密裹瓶口,勿令透气,便安瓶于大鼎内,座用一杖子横着鼎口,以绳子系瓶口悬之,

用水常令至瓶项,以文火煮,如鼎内水耗,旋旋添汤,勿入冷水,从寅时煮至酉时,住火候冷,取出,以新绵滤过,用白龙脑一钱研入,以一新瓷瓶盛之,常令封闭,候三日外用之。以铜箸头黏药如绿豆大点之,每一复时只得一度。

【主治】胎赤,兼生翳膜疼痛等。

35282 朱砂煎(《圣惠》卷三十二)

【异名】丹砂膏(《普济方》卷七十五)。

【组成】朱砂半两 蕤仁三分(去皮,细研) 胡粉如棋子大二枚 龙脑半钱(细研)

【用法】上为末,取真酥,调如膏令匀,用油帛裹,以铜盒子盛之,勿令泄气。每用如黍米大点服,一日二三次。

【主治】风毒攻冲,两眼赤痛。

35283 朱砂煎(《圣惠》卷三十三)

【组成】朱砂一分(细研) 琥珀一分(细研) 黄丹一钱 黄柏(生)一分 黄连末一分 蕤仁一分(汤浸,去赤皮,细研) 马牙消半两(细研)

【用法】上为末;用白蜜三两,并滤去滓,入诸药更研令匀,入一竹筒盛内,重汤煮之半日,箸柳枝子,时时搅之,候色如紫,以绵再滤过。以铜箸取少许点之,每日三四次。

【主治】内障。针开后,眼经年热涩痛,及一切眼障晕。

35284 朱砂煎(《圣惠》卷三十三)

【组成】朱砂一分(细研) 马牙消半两(细研) 黄连末半两 杏仁一两(汤浸去皮) 青盐一分

【用法】上为末,以绵裹,用雪水三合,浸之一宿,更绵滤过,于瓷盒中。每以铜箸取少许点之。

【主治】眼白睛肿起,赤涩疼痛。

35285 朱砂煎(《永类钤方》卷十一)

【组成】明朱砂(研细,水飞) 硼砂 蕤仁(去内外心壳膜油) 海螵蛸(去壳) 脑子

【用法】上为极细末,入少麝香同研。干点。

【主治】外障,顽翳,赤脉。

【加减】黑白厚重,加马牙消少许同研。

35286 朱砂煎(《秘传眼科龙木论》卷三)

【组成】龙脑一分 乳香二分 朱砂半两 细辛 白芷 黄连 秦皮各一两

【用法】上为末,以水浸一复时,去滓用汁,以蜜五两煎之。点眼。

【主治】肝虚积热外障。

35287 朱砂煎(《中医眼科学讲义》)

【组成】黄连 黄柏 秦皮 细辛 白芷各五钱 乳香一钱 朱砂(飞过)一分 冰片一分 蜂蜜二两

【用法】先将前五味加水 500 毫升煎,煎至 250 毫升,过滤,然后加乳香、蜂蜜、朱砂,再加热微煎,最后入冰片,略煎后过滤,净得药水 250 毫升。每隔 2 小时,滴眼一次。

【功用】清热退翳。

【主治】白膜侵睛。

35288 朱砂膏(《圣惠》卷六十二)

【组成】朱砂一两 乳香半两

【用法】上为末,以葱白四两细切,合研成膏。每用生绢上涂贴。候干再上,以愈为度。

【主治】发脑及乳痈初结疼痛。

35289 朱砂膏(《圣惠》卷九十一)

【组成】朱砂半两 胡粉二两 水银半两

【用法】上件药,点少水,都研令水银星尽,以腊月猪脂三两,入铫子内,慢火上熔化,去滓,入朱砂等搅成膏,以瓷盒盛,候冷。涂之愈。

【主治】小儿头上燎浆起,如针盖,一二日后,面上及胸背生疮。

35290 朱砂膏(《苏沈良方》卷五)

【组成】朱砂一两(别研细) 金末一分(用箔子研) 牛黄 麝香 生脑子 硼砂各半两 生犀 玳瑁 真珠末各一两(蚌末不可用) 琥珀(别研) 羚羊角各半两 苏合香(用油和药亦可) 铁液粉各一分 安息香半两(酒蒸,去砂石,别研入药) 人参一两 远志(去心) 茯苓各半两 甘草一两(微炙)

【用法】上为细末,拌和炼蜜,破苏合油,剂诸药为小锭子,更以金箔裹,瓷器内密封。每用一皂子大,食后含化。

【功用】镇心安神,解热。

【主治】虚损嗽血等疾。

35291 朱砂膏(《幼幼新书》卷八引张涣方)

【组成】朱砂 粉霜 轻粉 水银砂子各一钱 乳香 牙消各半钱

【用法】上为末,入麝香少许,枣内为膏。每服如皂角子大,前胡汤送下。

【主治】胎惊。

35292 朱砂膏(《幼幼新书》卷八引《惠眼观证》)

【组成】朱砂(好者,别研) 硼砂(通飞者,研)各半两 甘草(炙)一分 牙消一两半(煅过,少分生,别研) 麝香(研) 龙脑(研)各一字

【用法】上先研朱砂四五百转,又别研硼砂同前数,入诸药再研,出,方研脑子,再入诸药末,滚合滴水,研成膏,摊一宿以油纸单内。每服皂子大,更加减吃。若更滚涎,用鸡子清化下;常服甘草汤。

【主治】褓褓内牙儿等,因惊风后,余涎响。及初生下,患鹅口重舌腭,心热夜啼,发病搐搦,项背强直,痰涎壅并目带上翻,进退无时。

35293 朱砂膏(《幼幼新书》卷八引茅先生方)

【组成】朱砂半两 硼砂 马牙消各三钱 真珠末一钱 玄明粉二钱(以上并别研) 脑麝各一字

【用法】上药各为末,于一处拌和合,用好单角起,不久其药自成膏。如小儿诸般惊,用药一黄豆大,常用金银薄荷汤少许化开下;如遍身潮热,用甘草煎汤下;狂躁恶叫,用生地龙汁化下;一腊及一月日内小儿不通下药,可用药使乳调涂在奶上,令牙儿吮乳吮下。

【主治】小儿惊积,惊热。

35294 朱砂膏(《幼幼新书》卷七引《吉氏家传》)

【组成】朱砂 人参 白茯苓 甘草各一钱 脑麝各少许

【用法】上为末,炼蜜为丸。每服一块如皂子大,金银薄荷汤下。

【主治】诸惊啼,夜啼。

35295 朱砂膏(《幼幼新书》卷十引《吉氏家传》)

【组成】朱砂 马牙消 甜消 甘草(炙)各一钱 硼砂半钱 脑 麝各少许

【用法】上为末,炼蜜为丸,如梧桐子大。看大小,薄荷汤送下一丸或半丸。

【主治】惊。

【备考】本方方名,《永乐大典》引作"朱砂丸"。

35296 朱砂膏(《幼幼新书》卷十引《吉氏家传》)

【组成】附子一个(重五钱半,平正紧实者,生,去皮脐,取半两,不须用太大者) 天南星一个(去皮脐,不得用小者) 半夏(取中形圆正好者,汤洗七次,去滑,焙干,生用) 天麻(明净好者,去两头,取中心,切) 琥珀(研)各二钱半 全蝎一分(生) 赤足蜈蚣(去头尾足,炙,取二寸) 白僵蚕 朱砂(光明者,研如粉)各半两 麝香一分(净,研)

【用法】上为细末,入研者朱砂、琥珀、麝香同研匀,炼蜜放冷为膏,密器收。每患用少许生姜自然汁化药一皂大,次用温酒调下;小儿生姜、薄荷汤化下豆大。

【主治】一切惊风,诸痫,暗风,破伤,惊涎,心气不足,或久伏惊气,尸厥发即昏昧,涎壅;及因惊亡魂失魄,举动惊怕,梦魇,或歌哭不避亲疏,狂走不宁,中风缓弱顽痹,小儿慢惊风。

35297 朱砂膏(《幼幼新书》卷十九引《庄氏家传》)

【组成】朱砂 甘草各半钱 龙脑半分 人参一分

【用法】上为末,水为丸,如此绿豆大。每服一丸,用薄荷汤或竹叶汤送下。

【功用】镇心凉膈。

【主治】膈热。

35298 朱砂膏(《幼幼新书》卷八引郑愈方)

【组成】朱砂 人参 茯苓各二钱 蝎梢七个 硼砂一钱 牛黄 脑 麝各少许 金银箔各七片

【用法】上为末,入乳钵研,炼蜜为膏,如梧桐子大。每服一饼,食后温薄荷汤送下。

【功用】压惊镇心,化风涎,除温壮,益小儿,利荣卫,散膈热。

35299 朱砂膏(《幼幼新书》卷九引《刘氏家传》)

【组成】桃仁(汤浸二遍,去皮尖,麸炒干)一两(研烂) 真红花头半两(焙,末之) 朱砂(研) 滴乳(研)各三钱

【用法】上为细末,入麝香一钱,又研,炼蜜为丸。每服一丸,如鸡头子大,煎薄荷汤半盏,化破和滓服;人参汤或茶调,或含化。

【主治】小儿急慢惊风,大人风狂,躁热风痫,伤寒中风,舌强风涎。

35300 朱砂膏(《幼幼新书》卷十九引《赵氏家传》)

【组成】朱砂 人参各二钱 蝎梢二十一个 白僵蚕(酒浸,焙干) 天仙子(好酒少许炒熟)各一分 大天南星一个(先用酸齑汁洗去滑,火炮裂,先为细末,生姜汁和作子,火炙令黄色,凡如此三次)

【用法】上为末,炼蜜为膏。每服皂儿大,薄荷汤送下。

【主治】小儿惊风潮热,神志不宁,惊惕松悸,夜卧不安,狂语惊啼;久服凉药过多,脾胃虚寒,阴极似阳,颊赤神昏,引饮烦躁,不进乳食。

35301 朱砂膏（《永乐大典》卷九八一引《小儿保生要方》）

【组成】人参 茯神 防风 山药 甘草（炙） 黄耆（蜜炙） 麦门冬（去心）各半两 朱砂六钱（研） 麝香半字

【用法】上为细末，炼蜜为丸，如樱珠大。金箔为衣，每服半粒或一粒，薄荷汤送下，不拘时候。

【功用】安神镇心，去痰热。

35302 朱砂膏（《普济方》卷三七五引《卫生家宝》）

【组成】朱砂一钱 蜗牛五个 轻粉一钱

【用法】上为末，炼蜜为膏。每服，周岁一黑豆大，薄荷汁调下，一日三次，与畜半散相间，或间惺惺散亦得，不退，服羌活膏与畜半散，蜗牛连壳用，先用瓦糁黄丹，将蜗牛在上，连瓦将在火上焙干。

【主治】急慢惊风形候，一般皆治。

35303 朱砂膏（《活幼心书》卷下）

【组成】朱砂（水飞）五钱 牙消 硼砂 玄明粉各二钱半 麝香一字 金箔 银箔各十五贴 白附子 枳壳各三钱 川芎 粉草各四钱 人参（去芦） 黄芩 薄荷叶各二钱

【用法】上前七味入乳钵杵匀，后七味剉焙为末，仍入钵中同前药和，炼蜜为丸，如芡实大。每服一丸至二丸，用麦门冬熟水化服，不拘时候。

【主治】小儿五心烦热，喉痰壅盛，惊风搐搦，渴饮无时，睡中不宁，见人烦躁，口疮糜烂。

35304 朱砂膏（《得效》卷十五）

【组成】朱砂 硼砂 焰消各一钱半 金、银箔各五片 寒水石五钱 脑子一字 石膏五钱 粉草三钱

【用法】上为末。每服二钱，麦门冬二十粒去心煎汤送下。

【主治】心脏惊热至甚，不省人事。

35305 朱砂膏（《普济方》卷三〇九）

【组成】腊月猪脂五两 黄蜡半斤（以上洗，煎） 铅丹四两 自然铜四两（研） 密陀僧四两（研） 朱砂（研）

【用法】上用新铛鼎先溶脂，次下蜡停冷，再下密陀僧、铅丹、朱砂、自然铜，缓火仍煎，入水中不散，取出鼎于冷处，用柳箆搅匀，泻入瓷器内，不住手搅至凝，为丸如弹子大，且用笋皮之类衬之，极冷方收。凡伤破骨者，大石压碎骨者，先用此药化开，然后夹定，用此药服之；须作小丸，如梧桐子大，每服十丸，葱酒送下；或伤损深者，捻成条子入孔中，浅者用油单纸贴之，甚者灯心草夹之；如药力散，更觉病痛，更一服痛即止；又痛甚者，贴之即止。

【功用】接骨。

【主治】擪扑刀伤。

35306 朱砂膏（《普济方》卷三八四）

【组成】朱砂 硼砂 粉霜 牙消 脑子 麝香各一钱

【用法】上研成膏，候干。每服三匙，薄荷汤下，麝香亦得；如喉中涎鸣，生姜汤下。

【主治】惊热焦啼，烦躁口干。

35307 朱砂膏（《奇效良方》卷六十四）

【组成】朱砂（另研） 白僵蚕（炒去丝嘴） 白附子（湿纸裹，煨，焙干） 天南星（炮）各半两 干蝎一两（铫内炒令熟，不可太过）

【用法】上件入麝香半钱，共为细末，面糊为丸，如粟米大，朱砂为衣。每服十丸，煎金银薄荷汤送下；如盗汗，煎麻黄根汤送下，不拘时候。

【功用】镇心脏，压惊化痰，坠涎除风。

35308 朱砂膏

《婴童百问》卷六。即原书同卷"牛黄膏"加粉霜二钱。见该条。

35309 朱砂膏（《景岳全书》卷六十四）

【组成】麻油一斤 飞丹六两 水银五钱 朱砂（佳者）一两半（飞） 好黄蜡四两

【用法】先下油熬数沸，下鸡子二枚，敲开连壳投之，熬焦，捞去子，退火俟油定，下水银五钱，再加微火搅，熬饭顷，即入丹渐收成膏，后下黄占，再搅，候大温，下极细好朱砂一两五钱，搅匀，瓷罐收贮。

【主治】一切顽疮、破疮、杖疮、痈疽、发背、破伤者。

35310 朱砂膏（《绛囊撮要》）

【组成】葱五六十斤（捣极烂，绞汁放锅内，投入嫩松香五斤，微火熬至葱汁滚，松香化，取下俟稍冷，即以手在汁中揉松香几百揉，然后再放火上再烊再揉，如此五六次，揉至松香色白无油为度，配入后药） 当门子五钱（即顶高麝香） 樟脑十二两 梅花冰片一两 蓖麻子一斤（去壳，研如泥，另贮） 乳香 没药各三两五钱（俱用灯心草炒去油） 朱砂六两（水飞）

【用法】上除蓖麻子，余皆为极细末，将制好松香放于瓷钵内，隔水烊化，取出，即以前药末并蓖麻子泥一并投入，搅和摊贴；如干，可酌加蓖麻子油，以好摊为度；摊用柿漆单张桑皮纸，不可着火。

【主治】一切无名肿毒，横痃，乳疖，恶疽疔毒。未成者即消，已成者即溃。

35311 朱砂膏（《杂病源流犀烛》卷九）

【组成】枣仁 人参 赤苓各一两 西珀二钱半 朱砂 乳香各五钱

【用法】上为末。每服一钱，灯心、大枣汤送下；或炼蜜为丸，薄荷汤送下亦可。

【主治】癫痫。

35312 朱砂膏（《全国中药成药处方集》济南方）

【组成】银朱五两 朱砂一两 官粉四斤

【用法】上为细末，用香油六斤，熬至滴水成珠后，再入官粉四斤，如法收膏，搅匀备用。油纸摊膏，贴患处。

【主治】疮疡肿痛，溃久不敛。

35313 朱砂膏（《全国中药成药处方集》天津方）

【组成】朱砂 银朱各四两 章丹八两 官粉六斤 松香一斤 黄蜡四两 香油八斤

【用法】共熬成膏。贴患处。

【功效】解毒去湿。

【主治】疮疖溃破，流脓流水，湿气臁疮。

35314 朱峰散（《青囊秘传》）

【组成】墙丁（即墙上细螺蛳，又名石壁峰）三钱 大贝 银朱 朱砂各一钱五分

【用法】上为末,和匀。

【功效】拔疔脚。

35315 朱粉丹(《鸡峰》卷十四)

【组成】巴豆一钱 粉霜 硇砂各半钱

【用法】上为末,黄腊二钱熔成汁,下药搅匀,为丸如绿豆大。每服一丸,米饮送下,未知再进。

【主治】积痢。下痢纯脓,或赤或白,脐腹撮痛,痛即痢下,已即痛,其脉紧大而疾,此由饮食失宜,留而不去,与冷气相搏所致。

35316 朱粉丹

《卫生总微》卷五。为《圣惠》卷八十五"红丸子"之异名。见该条。

35317 朱粉丹(《续易简》卷四)

【组成】巴豆(去皮心膜,出油) 粉草 硇砂 朱砂各一钱(研) 砒(研)半钱

【用法】上为末,黄蜡二钱熔成汁,下药搅匀,为丸如绿豆大。每服一丸,饮送下,未知再进。

【主治】疟痢及积痢。

35318 朱粉散(《圣济总录》卷六十八)

【组成】丹砂(研飞) 蛤粉各等分

【用法】上为细末,合和令匀。每服二钱匕,温酒调下。

【主治】诸般吐血。

35319 朱粉散(《杨氏家藏方》卷二)

【异名】鲇鱼丸(《普济方》卷一○○)。

【组成】朱砂半两(别研)

【用法】上件用大鲇鱼一尾,将轻粉涂在鲇鱼身上,少时刮去鲇鱼身上涎,用朱砂末为丸,如绿豆大。每服二丸,食后温熟水送下;冷水亦得。

【主治】五种痫疾。

35320 朱粉散(《济生》卷五)

【组成】枯白矾一两 干胭脂一钱半 轻粉半钱 麝香少许

【用法】上为末。油调,扫口疮;或干贴。

【主治】白口疮恶及牙疳蚀。

35321 朱粉散(《施圆端效方》引《范师方》见《医方类聚》卷一九二)

【组成】诃子核一两 枯白矾半两 黄丹二钱(炒)

【用法】上为极细末。先用温浆水潄了,上之。效。

【主治】诸疳恶疮,多时不效。

35322 朱粉散(《东医宝鉴·杂病篇》卷十一)

【组成】朱砂一粒 轻粉一片 僵蚕七个 蝎三个

【用法】上先将蚕、蝎微炒燥,取出待冷,同砂、粉研为细末。却以母乳汁调抹入儿口内。

【主治】急慢惊风。

35323 朱黄丹(《颅囟经》卷下)

【组成】慎火草(捣汁)

【用法】和酒调涂之。

【主治】小儿火丹。赤豆色,遍身上起。

35324 朱黄丹(《卫生总微》卷十二)

【组成】朱砂一分(研,水飞) 天竺黄半两(研) 干全蝎二十一个(微炒,去毒) 天浆子十四个(去壳,微炒)

人参(去芦)一两 胡黄连一两 青黛一分(研) 龙脑一钱(研)

【用法】上为末,炼蜜为丸,如黍米大。每服十丸,人参汤化下,不拘时候。

【主治】小儿心疳挟惊,发热烦渴,盗汗羸瘦。

35325 朱黄散(《医学探骊集》卷三)

【组成】明朱砂一钱 京牛黄一分(合一处研极细面) 真犀牛角二钱 真羚羊角二钱

【用法】水一钟,煎至半钟,冲朱、黄面服。

【主治】年老或虚弱之人伤寒发狂者。

35326 朱雀丸(《百一》卷一引苏韬光方)

【组成】茯神二两(去皮) 沉香半两

【用法】上为细末,炼蜜为丸,如小豆大。每服三十丸,食后人参汤送下。

【功用】❶《百一》:消阴火,全心气。❷《本草纲目》:养心安神。

【主治】心肾不交,心悸怔忡,健忘。

❶《百一》:心神不定,恍惚不乐,火不下降,时有振跳。❷《丹溪心法》:心病,怔忡不止。❸《医灯续焰》:心肾不交,心神不定,事多健忘。

【方论选录】《医方考》:因惊而得者,名曰惊气怔忡。《内经》曰:惊则气乱。宜其怔怔忡忡,如物之扑也。是方也,茯神之甘平,可以宁心;沉香之坚实,可使下气,气下则怔忡瘳矣。

【备考】《证治宝鉴》引本方有朱砂。

35327 朱雀丹(《红炉点雪》卷二)

【组成】沙参(童便浸,晒干) 栀子仁(童便蒸) 知母(乳蒸) 天门冬(去心) 黄柏(童便蒸) 何首乌(乳蒸)各一钱 甘草三分 生姜一片

【用法】水煎,空心服。

【主治】男妇腰背痛,午后发热,自汗,脉洪浮。

35328 朱雀汤(《外台》卷八引《深师方》)

【组成】甘遂 芫花各一分 大戟三分

【用法】上为散,以大枣十二枚(擘破),水六升,先煎枣,取二升;纳药三方寸匕,更煎取一升一合,分再服。以吐下为知,未知重服,甚良无比。

【主治】久病癖饮,停痰不消,在胸膈上液液,时头眩痛,苦挛,眼睛、身体、手足、十指甲尽黄;亦疗胁下支满饮,辄引胁下痛。

35329 朱雀汤(《圣济总录》卷八十六)

【组成】雄雀一只(取肉炙) 赤小豆一合 赤茯苓(去黑皮) 人参 大枣(去核) 紫石英各一两 远志(去心) 紫菀(去苗土) 丹参各半两 小麦一两 甘草(炙,剉)一分

【用法】上剉细,拌匀。每服三钱匕,用水一盏,煎取六分,去滓温服。

【主治】心气劳伤。

35330 朱银丸(《直指小儿》卷一)

【异名】水银丸(《普济方》卷三六一)。

【组成】水银一钱(蒸枣肉,研如泥) 白附子一钱半 蝎一钱 南星 朱砂一分 天浆子 牛黄 芦荟各半分

铅霜半钱(和水银研) 脑一字 麝半钱 直僵蚕(炒)七个

【用法】上为末,粟米糊丸,如芥子大。每服一丸,薄荷汤送下;如未通利,加重二丸。

【功效】下胎中蕴受之毒。

【主治】胎风,壮热痰盛,翻眼口噤;惊积。

35331 朱雄丸(《普济方》卷三五七)

【异名】万金不传遇仙方、遇仙雄黄丹、金弹丸。

【组成】雄黄 朱砂各一钱 蓖麻子十四粒(去皮) 蛇蜕一尺

【用法】上为细末,浆水饭为丸,如弹子大。临产时,先以椒汤淋洗脐下,次以药安于脐中,用油纸数重敷药上,以帛系之。须臾即生,急取下。一方用蜡纸亦可。

【功效】催生。

【主治】难产,横生倒生,或胎死不出。

35332 朱雄丸(《医统》卷四十九)

【组成】辰砂 明雄黄各二钱半(研) 白附子一钱

【用法】上为末,猪心血为丸,金箔为衣。每服三丸,人参、菖蒲煎汤送下。

【功用】安魂定魄。

【主治】男女惊忧,失志思虑过多,痰迷心窍,以致叫呼奔走。

35333 朱雄丸(《胎产新书》)

【组成】朱砂 雄黄各一钱 白茯苓二两

【用法】上为末,水为丸。每服五十丸,生姜汤送下。

【主治】经来不止,兼下牛膜一样,昏迷倒地,乃血气结聚,变成此证。

35334 朱犀散(《得效》卷十)

【异名】朱砂散(《疮疡经验全书》卷六)。

【组成】犀角半两(镑屑,研末) 生麝香 大朱砂各一分

【用法】上为细末。每服二钱,新汲井水调灌之。

【主治】中恶、中忤、鬼气,其证暮夜或登厕,或出效野,或游空冷屋室,或人所不至之地,忽然眼见鬼物,鼻口吸着恶气,幕倒地,四肢厥冷,两手握拳,鼻口出清血,性命逡巡,须臾不救。

【备考】此证与尸厥同,但腹不鸣,心胁俱暖。凡此切勿移动。即令亲眷多人围绕,打鼓烧火,或烧麝香、安息香、苏木、樟木之类,且候记醒,方可移归。

35335 朱竭膏(《简明医毂》卷八)

【组成】血竭 银朱 轻粉 乳香 没药各二钱

【用法】上药各为细末,和匀,以万灵膏四两,以手蘸水,将诸末拌扯红色。外贴。

【主治】诸疮。

35336 朱蜜丸(方出《千金》卷九,名见《外台》卷四)

【组成】白蜜 上等朱砂粉一两

【用法】上为丸,如麻子大。日平旦,吞服三七丸,勿令齿近之;并吞赤小豆七枚。

【主治】疫病。

35337 朱墨丸(《准绳·疡医》卷二)

【组成】朱砂 京墨各等分

【用法】上为末,以蟾酥汁为丸,如梧桐子大。每服二丸,以葱白煎汤送下,日服一二次。

【主治】疔疮瘴毒。

35338 朱魏丹(《济阳纲目》卷二十三)

【组成】辰砂(光明者) 阿魏(真者)各一两

【用法】上为末,面糊为丸,如皂角子大。每服一丸,空心人参汤送下。

【主治】疟疾。

35339 朱黛散(《直指》卷二十四)

【组成】青黛 土朱各一分 软滑石 荆芥穗各半分

【用法】上为末。每服一钱半,蜜水调下。兼与扑身。

【功用】解丹热诸毒。

【主治】丹毒。

35340 朱麝丹(《永乐大典》卷九七八引《卫生家宝》)

【组成】朱砂一钱 全蝎一钱 蜈蚣一条(全者) 麝香当门子半钱

【用法】上为末,枣肉为丸,捏如钱眼大。每服半饼或一饼,麝香酒化下。

【主治】小儿急慢惊风。

35341 朱麝散(《直指小儿》卷一)

【组成】人参 朱砂各半分 牛胆南星 天竺黄 牙消 铁粉各半分 麝少许

【用法】上为末。每服一字,生姜、薄荷汤调下。

【主治】胎风,心热痰壅。

35342 朱麝散

《普济方》卷一〇一。为《普济方》卷一〇一引《十便良方》"香砂散"之异名。见该条。

35343 朱麝散(《普济方》卷三八五)

【组成】青黛一分 干地龙七条(微炒,为末) 麝香半分 朱砂一分

【用法】上为散。每服半钱,以饮调下。

【主治】小儿烦热,昏闷多睡。

35344 朱衣使者(《卫生总微》卷十六)

【组成】砒半两(细研) 绿豆末一分 黑豆末一分

【用法】上为末,滴水为丸,如黍米大,辰砂为衣。间日发者,于好日夜临卧时,冷醋水送下二丸。频日发者,只于当日夜服如上法。儿极小者与一丸。

【主治】小儿发疟不止。

35345 朱砂饼子(《幼幼新书》卷九引《张氏家传》)

【组成】天南星(炮) 白附子 白僵蚕(洗)各一钱 白花蛇三钱(去皮骨)

【用法】上为末,用天麻末、白面少许,煮糊为丸,如梧桐子大。每服一饼子,朱砂为衣,用金银薄荷汤化下,不拘时候。

【主治】小儿急慢惊风。

35346 朱砂饼子(《鸡峰》卷十三)

【组成】朱砂(辰州尤佳) 巴豆七个 水银一皂大

【用法】上同用水熬一宿,去巴豆、水银,将砂细研,蜜和成膏,置心上。

【主治】大便秘结。

35347 朱砂消丸(《普济方》卷二七五)

【组成】新蟾蜍不拘多少　朱砂（为细末）　寒食面少许　巴豆（去皮，不出油）　不拘多少

【用法】上为丸，如黄米大，朱砂为衣。每服一丸，温酒送下。

【主治】一切恶疮。

35348　朱赭妙丸

《普济方》卷二一九。即《朱氏集验方》卷八"秘传肉丹"。见该条。

35349　朱千户膏药（《袖珍方》卷三）

【组成】赤芍药　白芍药各一两　白芷二两　川当归五钱　杜当归二两　紫荆皮两半　桐油半斤

【用法】先煎油，下白芷等六味，熬至黄色，滤去滓，再熬，下白胶二斤，下乳香五钱再熬，下没药五钱，再熬数次，下黄蜡一两，不住搅，滴水不散为度。

【主治】痈疽疮疖。

35350　朱子读书丸

《摄生众妙方》卷七。为原书同卷"益智丸"之异名。见该条。

35351　朱氏地榆汤（《效验秘方》朱良春方）

【组成】生地榆30克　生槐角30克　半枝莲30克　蛇舌草30克　大青叶30克　白槿花15克　飞滑石15克　生甘草6克

【用法】水煎服，日1剂。

【功用】清热解毒，利湿通淋。

【主治】急性泌尿系感染。

【方论选录】方中生地榆清热、凉血、化瘀，又能利小便，为治急慢性尿路感染之妙品。生槐角活血化瘀，半枝莲、蛇舌草、飞滑石、甘草清利湿热，大青叶清热解毒，白槿花活血凉血。诸药合用，共奏清热利湿，凉血、通淋之功。

35352　朱氏洗心散（《麻科活人》卷四）

【组成】生地黄　枯黄芩　麦冬　归尾　知母　薄荷叶　甘草

【用法】鲜藕节、侧柏叶为引，水煎服。

【主治】心经有热，口舌生疮，白珠等症。

【加减】甚者，加黄连。

35353　朱衣滚痰丸

《金鉴》卷五十一。为《济阳纲目》卷四十六"朱砂滚痰丸"之异名。见该条。

35354　朱附钟乳丸

《魏氏家藏方》卷二。即原书同卷"朱附丸"加钟乳粉。见该条。

35355　朱珀镇神丹（《全国中药成药处方集》沈阳方）

【组成】胆南星三钱　朱砂五钱　琥珀四钱　黄连竺黄　远志　节蒲各三钱　茯神五钱　枣仁三钱　甘草二钱　金箔一钱

【用法】上为极细末，炼蜜为丸，七分重。每服一丸，饭后一时白开水送下。

【功用】镇静，强心，除烦。

【主治】心悸亢进，夜卧不宁，精神恍惚，惊惧多梦，伤脑过度，心跳失眠，怔忡健忘，躁烦急惊。

35356　朱珀镇惊散（《全国中药成药处方集》济南方）

【组成】僵蚕三钱　天麻　全蝎　木通　犀角　薄荷大黄　蝉蜕　柴胡　粉草　枳实　槟榔　赤芍　川连　天竺黄　菖蒲　川贝　羌活　钩藤　橘红　前胡各一钱　胆星　生地各一钱五分　灯心　梅片各五分　辰砂五钱　麝香　牛黄各一分　琥珀二钱

【用法】上为细末，瓶装，重量三分。每服一瓶，未满周岁者减半。

【主治】小儿急惊痰厥，口眼歪斜，痰喘咳嗽，口舌生疮，五心潮热等症。

35357　朱贲琥珀散（《苏沈良方》卷十）

【异名】琥珀煮散（《圣济总录》卷一五〇）。

【组成】琥珀　没药　木香　当归　芍药　白芷　羌活　干地黄　延胡索　川芎各半两　土瓜根　牡丹皮　白术　桂各一两

【用法】上为末。每服二钱，水一盏，煎至七分，益酒三分，复煎少时，并滓热服。重疾，数服则知效。

【主治】妇人血风劳。

35358　朱砂人牙散（《痘疹仁端录》卷十四）

【组成】人牙（煅）三钱　山甲（土炒）三钱　朱砂三钱桑虫（炙干）三钱　麝香二分

【用法】上为末。每服三分，酒浆调下。

【主治】痘疮红紫黑陷，咬牙寒战，痘不起发。

35359　朱砂三棱丸（《普济方》卷一七四）

【组成】石三棱（酒浸）　荆三棱（酒浸）　鸡爪三棱（酒浸）　蓬术（醋浸）　枳壳（去瓤，麸炒）　川楝子（去皮子）　茴香（微炒）　青皮（去白）　当归（去芦）各半两槟榔七钱半　丁香二钱　木香三钱　巴豆（去壳，麸炒至深黄色为度）十八粒（巴豆斟酌量用或只用巴豆炒三棱、枳壳、蓬术三味亦得，炒至黄色，去巴豆）　肉豆蔻七钱半　朱砂五钱（水飞，一半入药，一半为衣）

【用法】上为细末。除朱砂外，生姜研汁，用面打糊为丸，如小豆大。每服十五丸，生姜汤送下；温水亦得。

【主治】痃癖，气块留滞，一切内伤。

35360　朱砂万亿丸（《全国中药成药处方集》沈阳方）

【组成】野大黄　干姜　寒食面各二两　巴豆霜一两

【用法】上为极细末，面糊为小丸，每丸一分五厘重。每服三丸，开水送下；若中恶口噤者，则用黄酒送下。

【功用】通调脾胃，消坚化滞。

【主治】饮食停滞，腹胀痛满，大便燥结，食滞胃肠。

【宜忌】禁生冷油腻，孕妇忌服。

35361　朱砂万应丸（《卫生总微》卷十一）

【组成】朱砂末一钱　硇砂末一钱　巴豆七个（去皮膜）　蜡二枣大许

【用法】于铫子内先熔蜡化，入巴豆熬至黑焦，去巴豆不用，却入上二味，搅极匀，放凝为剂。如用，旋丸如绿豆大。每服二丸，白痢艾汤送下；赤痢黄连汤送下；赤白痢黄连艾汤送下；水谷痢，新水送下。乳食前服。

【主治】小儿积痢、久痢、滞痢、一切诸痢，多日不愈。

35362　朱砂万应丸

《全国中药成药处方集》（吉林方）。为原书"万应丸"之异名。见该条。

35363　朱砂五苓散

《永类钤方》卷二十。即《局方》卷二(宝庆新增方)"辰砂五苓散"。见该条。

35364　朱砂水银煎(《鸡峰》卷十九)

【组成】朱砂　水银　巴豆　粉霜各一分　代赭各五钱　蒌葱五钱

【用法】上为细末,蒸饼为丸,如弹子大。患者安脐中,以软纸一张,折盖之后,用裹肚定,令病人卧,只一两食饭间,其疾自小便出水约二三斗,便住,取出药,恐过度。却用生姜汁调黄连末半两,作一枚安脐中,依前用纸盖裹肚系定。煎桑白皮汤煮大麦面馎饦吃之。愈后三日用药补之。

【主治】水气。

【宜忌】忌醃藏、生冷、盐、醋等物。

【备考】补药:海蛤、破故纸、白甘遂、木香各等分。上为细末,每服半钱,空心米饮调下。

35365　朱砂甘遂丸

《万氏家抄方》卷二。为《本草纲目》卷十七引《济生》"遂心丹"之异名。见该条。

35366　朱砂守病丸(《普济方》卷一六八)

【异名】太上老君守病丸。

【组成】朱砂三钱　硼砂一钱　橘红三钱　粉霜一钱　轻粉一钱　龙骨一钱　白胶香一两半　琥珀一钱　硇砂一钱　雄黄一钱　石脑油二钱　千口土(不入药,水中浸用。一方无龙骨、白胶香、粉霜,用赤石脂)

【用法】上将硼砂、硇砂、雄黄各乳研,却用石脑油消银大砂锅内,将上三味乳细末和匀,用铜匙子不住手搅,砂锅外用一大锅滚汤,将砂锅顿放汤锅中煮,仍不住手搅,直至油炒雄黄干黑色成膏为度;却取出砂锅,候冷定干硬,再入乳钵细研,却入余药末,同研匀,用大铜匙将药末入热汤内荡,自然成剂,用手捏成块,就于汤火边旋捏下为丸,如樱桃大,随丸即放入千口土水碗内浸之,候冷定硬,出底干,收贮。服时用新水送下,未时前后服。次日服五积丸。

【主治】积聚。

35367　朱砂守病丸(《普济方》卷一九四)

【组成】人言一两　巴豆(去皮,烧熟)一两　芫花一两(醋炙)

【用法】上为细末,为丸如皂角子大。每服三丸,空心温酒一盏送下。

【主治】积聚;一切蛊气,返食证。

35368　朱砂守病丸(《良朋汇集》卷二)

【组成】朱砂　硼砂　血竭　黄蜡各三钱　巴豆(去油)　轻粉　硇砂各一钱

【用法】上为末,将黄蜡化开,入药为丸,如绿豆大。每服十五丸,烧酒送下。

【主治】远年近月肠内积块。

35369　朱砂安神丸(《内外伤辨》卷中)

【异名】安神丸(《兰室秘藏》卷下)、朱砂丸(《普济方》卷十六)、黄连安神丸(《保婴撮要》卷十三)、安寝丸(《胎产指南》卷八)。

【组成】朱砂五钱(另研,水飞为衣)　甘草五钱五分　黄连(去须净,酒洗)六钱　当归(去芦)二钱五分　生地黄一钱五分

【用法】上药除朱砂外,四味共为细末,汤浸蒸饼为丸,如黍米大,以朱砂为衣。每服十五丸或二十丸,食后津唾咽下;或温水、凉水少许送下亦得。

【功用】镇心安神,清热养血。

❶《兰室秘藏》:镇阴火之浮行,以养上焦之原气。❷《玉机微义》:宁心清神,凉血。❸《明医指掌》:安胎孕,除烦热。❹《景岳全书》:清心火,养血安神。❺《全国中药成药处方集》(南京方):镇静安眠。❻《全国中药成药处方集》(西安方):强壮,补血,镇静中枢神经。

【主治】心火上炎,灼伤阴血,心神烦乱,怔忡,失眠多梦。

❶《内外伤辨》:气浮心乱。❷《兰室秘藏》:心神烦乱,怔忡,兀兀欲吐,胸中气乱而有热,有似懊侬之状,皆膈上血中伏火,蒸蒸然不安。❸《丹溪心法》:血虚惊悸。❹《医统》:夜卧不安。❺《准绳·女科》:心经血虚头晕,惊悸。❻《明医指掌》:痰痫。❼《胎产指南》:忧愁思虑,伤心不食。❽《医学心悟》:惊、悸、恐。❾《叶氏女科》:妊娠五六月,平素火盛,或值天时炎热,内外之火相扰而心惊胆怯,烦躁不安,左寸微弱者。❿《全国中药成药处方集》(杭州方):血虚肝旺,心神烦乱,惊悸健忘,夜不安床,懊侬时作,怪梦频多。⓫《全国中药成药处方集》(西安方):轻性贫血,脑贫血,神经过敏,精神不安,心悸亢进,心神烦乱不安,苦闷不眠。

【宜忌】❶《全国中药成药处方集》(南昌方):忌食辛辣、烟、酒。❷《全国中药成药处方集》(西安方):因消化不良,胃部嘈杂,有似烦闷而怔忡不安,或不眠等症忌服。❸《全国中药成药处方集》(沈阳方):忌油腻。❹《医方发挥》:不宜多服或久服,以防造成汞中毒。

【方论选录】❶《内外伤辨》:《内经》曰:热淫所胜,治以甘寒,以苦泻之。以黄连之苦寒去心烦,除湿热为君;以甘草、生地黄之甘寒泻火补气,滋生阴血为臣;以当归补其血不足;朱砂纳浮溜之火,而安神明也。❷《医方考》:梦中惊悸,心神不安者,此方主之。梦中惊悸者,心血虚而火袭之也。是方也,朱砂之重,可使安神;黄连之苦,可使泻火;生地之凉,可使清热;当归之辛,可使养血;乃甘草者,一可缓其炎炎之焰,一可养气而生神也。❸《杏苑》:以黄连、生甘草泻火热,川归、生地益心血,佐朱砂以安心神。❹《张氏医通》:凡言心经药,都属心胞,惟朱砂外禀离明,内含真汞,故能交合水火,直入心脏。但其性徐缓,无迅扫阳焰之速效,是以更需黄连之苦寒以直折其势,甘草之甘缓以款启其微,俾膈上实火虚火,悉从小肠而降泄。允为劳心伤神,动作伤气,扰乱虚阳之方。岂特治热伤心包而己哉!然其奥又在当归之辛温走血,地黄之濡润滋阴,以杜火气复炽之路。其动静之机,多寡之制,各有至理,良工调剂之苦心,其可忽诸。❺《古今名医方论》:叶仲坚:经云:神气舍心,精神毕具。又曰:心者,生之本,神之舍也。且心为君主之官,主不明则精气乱,神太劳则魂魄散,所以寤寐不安,淫邪发梦,轻则惊悸怔忡,重则痴妄癫狂也。朱砂具光明之体,色赤通心,重能镇怯,寒能胜热,甘以生津,抑阴火之浮

游,以养上焦之元气,为安神之第一品;心若热,配黄连之苦寒,泻心热也;更佐甘草之甘以泻之;心主血,用当归之甘温,归心血也;更佐地黄之寒以补之。心血足则肝得所藏,而魂自安,心热解则肺得其职,而魂自宁也。❻《时方歌括》:东垣之方多杂乱无纪,惟此方用朱砂之重以镇怯,黄连之苦以清热,当归之卒以嘘血,更取甘草之甘以制黄连之太过,地黄之润以助当归所不及。方意颇纯,亦堪节取。

【临床报道】夜游症:《中医杂志》[1981,(11):62]龙某某,男,14岁,学生。每于睡梦中惊起,启门而出,跌仆于田野荒丘,仍然沉睡。诊时见患儿神态如常,自觉心烦耳鸣,夜卧而出并不知觉,唯多梦易惊而已。舌红苔黄,脉弦数。今火扰心而心烦;火升木亢而耳鸣;火热扰于心肝,则神失守而魂飘荡,于是梦寐恍惚,变幻游行。治当清心泻火安神,镇肝定魂。予朱砂安神丸合磁朱丸。处方生地60克,黄连18克,当归30克,甘草15克,煅磁石30克,建曲18克。研末,和蜜为丸,如黄豆大,外以朱砂9克为衣。早晚各服一次,每服30丸。服完二料丸剂,其病竟瘳。

【现代研究】❶抗心律失常作用:《中国中药杂志》[1993,18(7):436]研究表明:本方能明显缩短氯仿一肾上腺素和草乌注射液所致的心律失常持续时间。❷改善睡眠作用:《上海中医药杂志》[2008,42(12):74]中高剂量的朱砂安神丸水煎剂可明显减少失眠大鼠的觉醒时间,延长失眠大鼠总睡眠时间。并且中剂量对失眠大鼠睡眠周期中的慢波睡眠1期(SWS$_1$期),高剂量对慢波睡眠2期(SWS$_2$期)有明显的延长作用。低剂量虽不能减少失眠大鼠的觉醒时间,但对SWS$_2$期有延长作用。提示朱砂安神丸水煎剂对失眠大鼠的睡眠有明显改善作用。

【备考】本方改为片剂,名"朱砂安神片"(见《成方制剂》)。

35370 朱砂安神丸(《兰室秘藏》卷下)

【异名】黄连安神丸(《东坦试效方》卷一)。

【组成】朱砂四钱 黄连五钱 生甘草二钱五分

【用法】上为末,汤浸蒸饼为丸,如黍米大。每服十丸,食后津唾咽下。

【主治】心烦懊恼,心乱怔忡,上热胸中气乱,心下痞闷,食入反出。

35371 朱砂安神丸(《保婴撮要》卷八)

【组成】朱砂四钱 黄连 生地黄各半两 生甘草二钱半 兰香叶二钱(烧灰) 铜青 轻粉各五分

【用法】上为末,干敷上。

【主治】小儿心疳怔忡,心中痞闷。

35372 朱砂安神丸(《痘疹传心录》卷十五)

【组成】黄连 朱砂各二钱 当归身三钱 白茯苓二钱 甘草一钱 远志 石菖蒲各二钱 酸枣仁一钱

【用法】上为末,猪心血为丸,如芡实大,朱砂为衣。灯心汤送下。

【功用】安神。

35373 朱砂安神丸(《症因脉治》卷二)

【组成】朱砂 黄连 甘草 生地 麦冬 当归 远志 白茯苓

【主治】心经咳嗽,咳则心痛,喉中介介如梗状,甚则舌肿咽痛,左寸脉洪数者。

35374 朱砂安神丸(《伤寒大白》卷三)

【组成】黄连 白茯神 麦门冬 生地 枣仁

【主治】心火旺,心血虚,不得卧者。

35375 朱砂安神丸(《慈禧光绪医方选议》)

【组成】当归一两 麦冬一两 天冬一两 元参五钱 丹参五钱 远志五钱 茯苓五钱 柏子仁一两 人参二钱五分 生地二两 枣仁一两(炒) 五味子五钱

【用法】上为细末,炼蜜为丸,如绿豆大,朱砂为衣。每服三钱。

【主治】心血虚,怔忡惊悸,睡眠不实。

35376 朱砂安神丸(《北京市中药成方选集》)

【组成】黄连一钱 甘草二钱五分 熟地三钱 生地二钱 当归五钱 生黄耆一两 枣仁(炒)一两 龙齿(生)六钱 茯苓五钱 柏子仁一两 远志(炙)五钱

【用法】上为细末,炼蜜为丸,朱砂为衣,重三钱。每服一丸,一日二次,温开水送下。

【功用】补气益血,宁心安神。

【主治】气血衰弱,心跳不安,精神恍惚,夜寐难眠。

35377 朱砂安神丸(《全国中药成药处方集》天津方)

【组成】当归 生白芍 川贝 炒枣仁各二两 生地三两 陈皮 麦冬各一两五钱 黄连四钱 茯苓(去皮)一两五钱 甘草五钱 川芎一两五钱 远志肉(甘草水制)五钱

【用法】上为细末,炼蜜为丸,三钱重,每斤丸药用朱砂面三钱为衣,蜡皮或蜡纸筒封固。每次服一丸,白开水送下。

【功用】镇静安神。

【主治】神经衰弱,失眠心跳,思虑过度,记忆不强。

35378 朱砂安神片

《成方制剂》7册。即《内外伤辨》卷中"朱砂安神丸"改为片剂。见该条。

35379 朱砂红丸子(《御药院方》卷十)

【组成】朱砂(细研) 白术 白蔹 白附子 吴白芷 白僵蚕 木香各半两 白及 白茯苓 密陀僧各一钱半 钟乳粉二两

【用法】上为细末,用阿胶半两熬成膏子,入上项药末为丸,如梧桐子大。用温水、蜜少许,磨化开,调涂面上,次日早晨用温水洗之。

【主治】面色不莹净,及黯黯面黑皱。

35380 朱砂芦荟丸

《证治汇补》卷一。为方出《广笔记》卷一,名见《古今名医方论》卷四"更衣丸"之异名。见该条。

35381 朱砂沉香丸(《医方类聚》卷一六○引《医林方》)

【组成】丁香 木香 沉香 乳香 麝香 荆三棱 广茂 牵牛 黄连 雷丸 鹤虱 黄芩 大黄 陈皮 青皮 雄黄 甘草 熊胆各二钱半 赤小豆三百粒(六十粒煮烂) 白丁香三百六十个(直立者好) 轻粉四钱 巴豆七个(取霜)

【用法】上为细末,用赤小豆煮烂,和汤打荞面糊为丸,如弹子大,朱砂为衣,阴干。每服一丸,用新汲水浸一宿化开,食后服之。大便出。多年不过二丸。

【主治】风痫。

35382 朱砂备急膏

《玉机微义》卷十五引郭氏方。为原书同卷"万灵夺命丹"之异名。见该条。

35383 朱砂定惊丸

《摄生众妙方》卷十。为《宣明论》卷十四"朱砂丸"之异名。见该条。

35384 朱砂指甲散(《医学入门》卷八)

【组成】人手指甲(烧存性)六钱 朱砂 南星 独活各二钱

【用法】上为末,分作三服。热酒调下。

【主治】破伤风,手足颤抖不已。

35385 朱砂莲心散(《慈禧光绪医方选议》)

【组成】莲子心二钱(研细末)十包 朱砂一分(细面)十包

【功用】清心安神。

【主治】心经病。

【宜忌】朱砂少量服用为宜,因其含硫化汞等无机物,故不宜过量多服或久服。

【方论选录】方中莲子心苦寒入心经,可清心火,《本草纲目》谓:清心去热;朱砂亦入心经,可清心定惊安神。《本经》载谓:安魂魄。近人研究,朱砂有镇静之作用。

35386 朱砂柴胡丸(《幼幼新方》卷二十引《庄氏家传》)

【组成】好朱砂一两(细研,水飞过,晒过) 柴胡(去苗土,净洗,为末)二两

【用法】上为末,用獖猪胆汁拌和匀湿,入一瓷盒子内,盖;于炊饮甑上蒸之至饭熟为度,取出,急和丸,如小豆大。每服十九,空心、临卧煎桃仁、乌梅汤放冷送下。

【主治】小儿骨蒸发热,遍身如火,黄瘦虚汗,咳嗽心松,日久不已。

35387 朱砂铁粉散(《杨氏家藏方》卷十六)

【组成】朱砂一钱(别研) 铁粉二钱(别研) 腻粉半钱(别研)

【用法】上为末。半岁儿每服一字,一岁儿服半钱,煎薄荷汤调下,不拘时候。

【主治】小儿身体壮热,急惊搐搦,涎潮壅塞,闷乱不醒。

35388 朱砂透红丸(《普济方》卷二七二)

【组成】蜈蚣一对 血竭一钱 麝香一钱 轻粉一钱蟾酥一钱 粉霜一钱 朱砂半钱

【用法】上为末,将蟾酥为丸。每服三丸至五丸,冷酒送下。

【主治】疮。

35389 朱砂凉肺丸(《育婴秘诀》卷二)

【组成】黄芩 黄连 山栀子 连翘 桔梗 甘草人参各等分 薄荷叶减半 朱砂(水飞为衣)

【用法】上为细末,炼蜜为丸,如芡实大。麦冬汤送下。

【功用】泄心肺之火。

【主治】肺热症搐,鼻衄不止。

35390 朱砂凉膈丸(《内外伤辨》卷中)

【组成】黄连 山栀子各一两 人参 茯苓各五钱朱砂三钱(别研) 脑子五分(别研)

【用法】上为细末,炼蜜为丸,如梧桐子大,朱砂为衣。每服五七丸,食后熟水送下,一日三次。

【主治】上焦虚热,肺脘咽膈有气,如烟抢上。

35391 朱砂凉膈丸(《活人心统》卷一)

【组成】川黄连 黄柏 黄芩 大黄 天花粉 滑石薄荷各等分

【用法】上为末,炼蜜为丸,如梧桐子大,朱砂为衣。每服五十丸。

【主治】三焦积热,肠胃燥结,热应睛红。

35392 朱砂消痰饮(《医统》卷五十)

【组成】牛胆南星半两 朱砂减半(另研) 麝香二分(另研)

【用法】上为末。临卧姜汁汤调服一钱。

【主治】心气痰迷心窍,惊悸。

35393 朱砂益元散

《景岳全书》卷五十七。为《奇效良方》卷五"辰砂益原散"之异名。见该条。

35394 朱砂黄连丸(《普济方》卷一七六引《医方集成》)

【组成】朱砂一两(另研) 宣连二两 生地黄三两

【用法】上为末,炼蜜为丸,如梧桐子大。每服五十丸,灯心枣汤送下。

【主治】心虚蕴热,或因饮酒过多,发为消渴。

35395 朱砂鹿茸丸(《朱氏集验方》卷二)

【组成】龙齿七钱 鹿茸一两半(酒浸,炙) 鹿角胶一两(螺粉炒)

【用法】上为细末。用石菖蒲、远志剉碎,酒浸,煮山药糊为丸,以朱砂为衣,如梧桐子大。每服三十丸,用木香匀气散送下;如无白浊,平补只用盐汤、温酒空心服。

【主治】小便白浊。

35396 朱砂琥珀丸(《魏氏家藏方》卷二)

【组成】獖猪心一枚 当归(去芦,酒浸) 麦门冬(去心)各一两(三味一处,用水一碗半,慢火同煮候猪心烂,去二药,只取猪心,慢火熬干烂,研入后药) 朱砂(别研) 龙齿(别研) 琥珀各半两(别研) 人参(去芦)一两 熟地黄(洗) 白茯苓(去皮)各二两 酸枣仁三钱(研,炒)

【用法】上为细末,炼蜜为丸,如梧桐子大。每服五十丸,空心温酒送下。

【主治】心气不足。

35397 朱砂斑蝥丸(《宣明论》卷十一)

【组成】皂角末二钱 巴豆四个(去油) 朱砂一钱砌砂一皂子大块 干蝎一个 全斑蝥十个 红娘子五个水蛭三个

【用法】上为细末,炼蜜为丸。分作十五丸,每服一丸至二三丸,温酒送下。初更吃,平明取下血化水。

【主治】妇人产后,吃硬食,变作血气食块,无问久新。

35398 朱砂解毒丸(《鲁府禁方》卷四)

【组成】朱砂一两 龙骨五钱 雄黄少许

【用法】蟾酥为丸,如绿豆大。轻者五七丸,重者九丸

或十一丸,冷水送下。若人不能服药,心中霍乱,不省人事,拨开牙关,舌尖贴一丸,汗出为度。

【主治】一切恶疮,走胤无形。

35399 朱砂滚涎丸(《儒门事亲》卷十五)

【异名】朱砂滚痰丸(《松崖医径》卷上)。

【组成】朱砂(水飞) 白矾(生用) 赤石脂 硝石各等分

【用法】上为细末,研蒜膏为丸,如绿豆大。每服三十丸,食后荆芥汤送下。

【主治】五痫。

【备考】本方原名"朱砂滚涎散",与剂型不符,据《增补内经拾遗方论》改。

35400 朱砂滚痰丸

《松崖医径》卷上。为《儒门事亲》卷十五"朱砂滚涎丸"之异名。见该条。

35401 朱砂滚痰丸(《济阳纲目》卷四十六)

【异名】朱衣滚痰丸(《金鉴》卷五十一)。

【组成】大黄(酒蒸) 片黄芩各八两 沉香半两 礞石(煅)一两 朱砂二两(另研为衣)

【用法】上为细末,水为丸,如梧桐子大。每服四五十丸,临卧、食后茶清、温水任下。

【主治】痰热攻心,癫狂唱哭。

35402 朱砂鹤顶丹(《普济方》卷二五五)

【异名】鹤顶丹。

【组成】半夏(姜炮制) 杏仁(去皮尖) 山豆(去皮油)各四十九 宿蒸饼四两(去皮) 干胭脂二钱(为衣)

【用法】同捣为泥,滴醋为丸,如小豆大。每服十丸,加至十五丸。此药治二十一等证,心腹膨胀,陈皮汤或米汤送下;伤寒,陈皮汤送下;白痢,干姜汤送下;赤痢,甘草汤送下;血痢,当归汤送下;大小便不通,磨刀水送下;心气疼,菖蒲根汤送下;心疼痛,醋汤送下;冷病,艾汤送下;劳气,米汤送下;小肠气,茴香汤送下;肾脏风,木瓜汤送下;肠风、痔漏,泻痢,槐花汤送下;吐血,丁香汤送下;阴毒伤寒,葱白汤送下;疟疾,桃心汤送下;噎食,木香汤送下;小儿瘫痪,皂荚子汤送下;小儿惊风,薄荷汤送下;小儿五疳八痢,米汤送下;五咳,人参、马兜铃汤送下;脐腹疼痛,盐汤送下;腰疼、脚气,牵牛汤送下;水泻,车前子汤送下;妇人月水不调,红花、芍药汤送下。

【主治】伤寒,白赤痢,血痢,大小便不通,心气疼痛,小肠气,肾脏风,肠风,痔漏,阴毒伤寒,疟疾,噎食,小儿瘫痪,惊风;妇人月水不调。

35403 朱雀交泰丸(《医学集成》卷三)

【组成】茯神四两 沉香(无真沉香,用香附) 黄连各一两 肉桂一钱

【用法】炼蜜为丸。人参汤送下。

【主治】心肾不交。

35404 朱僧热翳方(《直指》卷二十)

【组成】蝉壳(洗,晒)半两 蒺藜(炒,捣去刺)半两 防风 羌活 木贼(去芦,童便浸一宿,晒) 川芎 细辛 秦皮 枳实 荆芥 藁本 干菊 甘草各二钱半

【用法】上为末。每服一钱,薄茶调下。

【主治】眼热生翳。

35405 朱橘元青露(《外科大成》卷四)

【组成】陈皮二钱 元青汁三十个(即斑蝥) 烧酒半斤

【用法】上入瓶内,浸二七日。取汁搽癣上,频涂勿令干。以患处觉热痛为则,随起白泡,破流清水,水净结薄皮,三二日脱愈,甚者三二次,除根不发。

【主治】一切癣。

35406 朱氏神效吹药(《喉科紫珍集·补遗》)

【组成】青皮 知母 白鲜皮 陈皮 云茯苓 蒺藜 川槿皮 地骨皮 白术 甘菊 角刺 厚朴 麦门冬 麻黄 干葛 三柰各等分

上药共浸水内,春浸五日,夏浸三日,秋浸七日,冬浸十日,去渣煎干,后入以下诸药:

儿茶一钱五分 血竭二钱五分 螵蛸五钱(煨) 没药二钱(炙) 硼砂一两 石蟹五分 石燕一钱六分 玄明粉三钱五分 金精石二钱五分(醋煅) 银精石二钱五分(醋煅) 铜青五钱 青礞石一钱五分 桑皮灰三钱 朱砂三钱 磁石一两(醋煅) 龙骨三钱(煅) 轻粉三钱 熊胆三钱(炙) 明雄黄五钱(水飞) 胆矾一两 飞丹五钱 制甘石六钱 乳香一钱五分(炙)

【用法】上为细末,入前膏内搅匀候干,贮瓷瓶中应用。

【主治】咽喉七十二种,一切表里等证。

35407 朱翰林白术煎(《妇人良方》卷二引《明理方》)

【异名】白术煎(《普济方》卷三二七)。

【组成】木香半分(炮) 三棱 莪术 白术各一两 枳壳(去瓤,麸炒黄) 白茯苓 当归 延胡索 人参 熟地黄(洗) 丹皮 粉草各半两

【用法】上为末,米糊为丸,如梧桐子大。每服十五丸至二十九丸,温酒吞下常服。汤使于后:胎前浑身并脚手痛,炒姜酒送下;胎前腹内疼,并安胎,紫草煎酒送下;胎前呕逆吐食,糯米饮送下;胎前饮食不得,浑身倦怠,豆淋酒送下;胎前浑身发热,甘草汤送下;胎前咳嗽,煨姜、盐汤送下;胎前头痛,煨葱、茶送下;胎前、产后泻,紫苏、姜、酒送下;催生胎衣不下,嚼葱白三寸,暖酒送下;产后赤白痢,干姜、甘草汤送下;产后下血不止,烧纱帽灰一钱调酒送下,无烧灰亦可;产后浑身虚肿,陈皮(去白,焙干)浸酒送下;头疼,薄荷茶送下;常服,饭饮送下;赤白带下,烧棕榈灰三钱调酒下;久年血气成块,筑心痛,温酒送下,或炒姜酒送下,及良姜浸酒送下皆可;妇人、室女红脉不通,煎红花苏木酒送下;经脉不调,或前或后,或多或少,煎当归酒送下;大小便秘结,灯心煎汤送下;乳汁不行,苦藚煮猪蹄羹送下;产后腰疼,煎芍药酒送下。

【主治】妇人胎前、产后血气诸疾。

35408 朱氏阿魏消痞膏(《成方制剂》6册)

【组成】阿魏 白芷 没药 肉桂 乳香 麝香 独活 玄参 天麻 红花 地黄 大黄 赤芍 川芎 穿山甲 马钱子

【用法】摊于兽皮上制成黑色膏药,膏药每张净重15克,上料药粉每一瓶装0.36克。外用,加温软化,调入上料药粉,贴于患处。

【功用】化痞消积。

【主治】痞块，癥瘕积聚，胀满疼痛。

35409 朱砂金银饰物汤（《千家妙方》卷下）

【组成】党参6克 当归6克 枣仁9克 柏子仁6克 茯神6克 远志6克 石菖蒲6克 半夏6克 龙齿6克 牡蛎6克 朱砂6克 金银饰物各一件（同煎）

【用法】水煎，日服一剂。

【功用】安神镇惊。

【主治】偶尔受凉，扰及心神。

【临证举例】患者某某，童孩，一日自楼梯处倒仆墙隅。虽无直落地面，饱受惊恐。自是神气痴呆，不言不动，家人初以为偶然。次日视之，一仍前状，早餐已备，意不思食，强饲之则咽。与水亦饮，百计逗其言笑，惟张目呆视而已。其姑始惧，急来就诊。面色㿠白，唇舌如常，身无寒热，脉无异征。嘱服用朱砂金银饰物汤3剂。服后，嬉戏如常。

35410 朱砂酸枣仁乳香散

《医方考》。为《苏沈良方》卷二"辰砂散"之异名。见该条。

传

35411 传尸丸（《张氏医通》卷十三）

【异名】鳗鱼丸（《仙拈集》卷二）。

【组成】鳗鲡鱼（半斤外者）七条

【用法】甑中先铺薄荷叶四两，入鳗在内，掺干山药粗末斤余，锅内入去心白部一斤，煮三炷香，候鳗烂极去薄荷，取鳗与山药连骨捣烂，焙，为末，炼蜜为丸。侵晨临卧沸汤各服五钱。

【功用】《医略六书》：补虚劳，杀劳虫，滋津液，生肌肉。

【主治】传尸劳瘵，初起元气未败者。

【方论选录】《医略六书》：传尸劳瘵，日久不瘥，必肌肉消瘦，腹内生虫，无药可疗者，力主此方。鳗鲡鱼一味，力能补虚退热，专治虚劳困乏，兼杀诸虫。

35412 传春散（《医统》卷九十一）

【组成】梅花蕊 桃花蕊（各取阴干） 经霜丝瓜 朱砂各二钱 甘草一钱

【用法】上为末。每服五分或三分，煎紫苏饮送下。

【主治】痘疮之出未出，陷伏不起，或隐在皮肤之间。

35413 传信散（《传信适用方》）

【组成】旋覆花头子 白茯苓 橘皮（去瓤） 桑白皮（剉，炒黄色）各三两 犀角屑一两 紫苏茎二两 豉三合 生姜四两（切） 大枣十二枚（去核）

【用法】上除姜、枣外，剉细。都以水八升，煎至三升，搅，去滓，分三服。每服如人行十里。

【主治】毒风腰脚无力肿痛，腹胀心烦，气上冲咽喉，头面浮肿，呕逆。

【方论选录】《传信方集释》：旋覆花头子祛风湿；用紫苏、橘皮下气而治心腹胀满，气冲胸中；用犀角解热、散风毒；用茯苓利小便，使湿有出路；尤妙在用桑白皮止气逆，以消头面浮肿；而腰以上肿，当发汗乃愈，故用豉以取微汗；但又恐下气、破气的药太多，一味蛮攻，致伤元气，所以又加入

姜、枣，以和中健胃，保护根本。制方是刚柔相济，无可非议的。

35414 传尸将军丸（《医碥》卷六）

【组成】锦纹大黄（九蒸，晒，焙） 麝香一钱 管仲牙皂（去皮，醋炙） 桃仁三钱（炒） 槟榔 雷丸 鳖甲（醋炙黄）各一两 茱萸五钱

【用法】上为末，先将药叶二两，东边桃、柳、李、桑叶各七片，水一碗，煎熟去滓，入蜜一盏，再熬成膏，入前药及安息香捣丸，如梧桐子大。每服三十丸，食前枣汤送下。

【主治】虚损痨瘵。

35415 传尸神授丸（方出《百一》卷四，名见《不居集》上集卷十一）

【组成】天灵盖三钱（酥炙黄色，为末） 虎粪内骨一钱（人骨为上，兽骨次之；杀虎，大肠内者亦可用；同青蛇脑小豆许或绿豆许，同酥炙，色转为度，无蛇脑，只醋炙亦得） 鳖甲（极大者，九肋者尤妙；酥炙黄色，为末）一两 安息香半两 桃仁一分（去皮尖，研）

以上为末，绢筛过。

青蒿（取近梢三四寸，细剉） 六两 豉三百粒 葱白二十一个（打破） 东引桃、柳、李、桑枝各七茎（如箸头大，各长七寸，细剉） 麝香一钱（别研） 枫叶二十一片（如无亦得，初不曾用） 童子小便半升 槟榔一分（别为细末）

【用法】先将青蒿、桃、柳、李、桑枝、枫叶、葱、豉，以官省升量水三升，煎至半升许，去滓，安息香、天灵盖、虎粪内骨、鳖甲、桃仁与童子小便同煎取汁，去滓，有四五合；将槟榔、麝香同研匀，调作一服。早晨温服，以被盖覆出汗；恐汗内有细虫，以帛子拭之，即焚此帛；相次须泻，必有虫下，如未死，以大火焚之，并弃长流水内。所用药切不得令病人知，日后亦然。十来日后气体复原，再进一服，依前焚弃，至无虫而止。

【主治】传尸劳。

【临床报道】传尸劳：袁州寄居武节郎李应，本相州法司，尝以吏役事韩似天枢密。兵火后，忽于宜春见之，云从岳侯军得官，今闲居于此。从容问其家事，潸然泪下，曰：应先有儿女三人，长子因议买宅，入空无人所居之室，忽觉心动，背寒凛凛，遂感劳瘵之疾，垂殆传于其次，次，室女也。长子既死，女病寻巫继又传于第三子，证候一同。开元寺前有一人曰：闻宅上苦传尸劳，贫道有一药方奉传。又言：此药以天灵盖、虎粪内骨为主，切须仔细寻觅；青蛇脑如无亦可。敬如其言，治药既成，于病榻之前服药。食顷，脏腑大下，得虫七枚，色如红㷮肉而腹白，长约一寸。试以火焚之，以铁火箸剒刺不能入。病顿减，后又服一剂，得小虫四枚，自此遂安。今已十年，肌体悦泽，不复有疾。

休

35416 休疟饮（《景岳全书》卷五十一）

【组成】人参 白术（炒） 当归各三四钱 何首乌（制）五钱 炙甘草八分

【用法】水一钟半，煎七分，食远服，滓再煎；或用阴阳水各一钟，煎一钟，滓亦如之，俱露一宿，次早温服一钟，饭后食远再服一钟。如气血多滞者，或用酒、水各一钟煎服；

或服药后饮酒数杯亦可。

【功用】止疟。

【主治】疟疾。

【加减】如阳虚多寒,宜温中散寒者,加干姜、肉桂之类,甚者或加制附子;如阴虚多热,烦渴喜冷,宜滋阴清火者,加麦冬、生地、芍药;甚者加知母,或加黄芩;如肾阴不足,水不制火,虚烦虚馁,腰酸脚软,或脾虚痞闷者,加熟地、枸杞、山药、杜仲之类,以滋脾肾之真阴;如邪有未尽而留连难愈者,于此方加柴胡、麻黄、细辛、紫苏之属,自无不可。

伏

35417 伏水散

《外科十三方考》。为原书"枳马二仙丹"之异名。见该条。

35418 伏龙汤(《医方类聚》卷二一六引《仙传济阴方》)

【组成】杏仁七个 诃子五个 陈皮 枳壳各三钱 阿胶七片 麻黄二钱 青黛一钱

【用法】上为末,紫苏汤调服。食后再用调经散。

【功用】安胎,调胃气。

【主治】妇人妊娠,肺脏受风寒,咳嗽痰涎,喘不安;及寒嗽传脾,吐痰涎,治疗之迟,成血块血劳,经血不通,失音。

35419 伏龙浆(《仙拈集》卷二)

【组成】伏龙肝(即灶心红土)三钱

【用法】上为末。水澄清,去滓,冷酒调服。

【主治】暴热心痛。

35420 伏龙散

《博济》卷四。为《普济方》卷三三一引《圣惠》"伏龙肝散"之异名。见该条。

35421 伏龙散

《外科大成》卷三。为方出《肘后方》卷三,名见《普济方》卷一〇一"伏龙肝汤"之异名。见该条。

35422 伏龙散(《仙拈集》卷四)

【组成】伏龙肝(即灶心红土;炭火烧红,水飞,晒干)

【用法】上为末。人乳调敷。

【主治】烫火疮。

35423 优龙散(《外科直诠》卷下)

【组成】伏龙肝三钱 炒黄柏三钱 上冰片二分

【用法】上为末。用鸡子清调搽。

【主治】鬼火丹。先面上赤肿,后渐渐由头而下,至身亦赤肿,是手足阳明经内风热。

35424 伏虎丹(《局方》卷一续添诸局经验秘方)

【组成】生干地黄 蔓荆子(去白) 白僵蚕(炒去丝)各一分 五灵脂(去皮)半两 踯躅花(炒) 天南星 白胶香 草乌头(炮)各一两

【用法】上为细末。酒煮半夏末糊为丸,如龙眼大。每一丸分作四服,酒送下,一日二次。

【主治】左瘫右痪。

【临床报道】风疾:昔建康府乌衣巷,有一老人姓钟,平生好道,朝夕瞻仰茅山,缘多酒,偶患风疾,百治无效。一日忽有一道人至,言其困酒太过,教服此药,道人遂不见,服

之果验。

35425 伏虎散(《医林纂要》卷十)

【组成】黄耆三两 当归二两 生地黄二两 麦门冬二两 地榆一两 三七一两 防风五钱

【用法】分四剂服。

【功用】补气血,解风热之毒。

【主治】虎咬伤。

【备考】虎为阳中之阴,其毒浅而耗血多,故治此主于补血,加以去热祛风。虎伤牙孔深,或二或四,去血必多,虎口挟风挟热,人必大渴,不可饮水。若牙孔变黑,急塞以生猪脂,掘粪土中蚱蟆捣塞尤妙。其处每随塞随化,更敷地榆末,则血可止,内服本方。

35426 伏铁饮(《医方类聚》卷一二三引《吴氏集验方》)

【组成】常山一两 生铁二两

【用法】用酒二碗,煎取一碗,去铁,用常山,又以甘草二寸,枣子七个,同煎取一盏,去滓,放一夜,来日早晨吃。

【主治】瘴疟。

35427 伏疽散(《疡科遗编》卷下)

【组成】生南星五钱 土贝二钱 朴消一两 块石灰一两 冰片五钱

【用法】上药各为末。用盐卤调杵,涂患处。

【主治】一切皮色不易,坚硬漫肿,白疽。

35428 伏梁丸(《普济方》卷一七〇引《指南方》)

【组成】青皮(白马尿浸三日,令软透,切)三两 巴豆十五个(去皮,与青皮同炒干,去巴豆不用) 羌活半两

【用法】上为细末,面糊为丸,如绿豆大。每服十五丸,米饮送下。未知,加至二十丸。

【主治】伏梁,脉大而散,时一结。

35429 伏梁丸(《外科精义》卷下引《养生必用》)

【组成】厚朴(生姜汁制) 茯苓 枳壳(麸炒,去瓤) 白术 荆三棱(炮) 半夏(汤洗七次) 人参各一两

【主治】❶《外科精义》引《养生必用》:环脐肿痛,肠胃疮疽。❷《三因》:心之积,起于脐下,上至心,大如臂,久久不已,病烦心,身体髀股皆肿,环脐而痛,其脉沉而芤。

【备考】《三因》本方用法:上为末,煮面糊为丸,如梧桐子大。每服二十丸,食前米饮送下,一日二次;或作散,酒调服。

35430 伏梁丸(《东垣试效方》卷二)

【组成】黄连(去须)一两半 厚朴(去皮,姜制)半两 人参(去芦)五钱 黄芩(刮黄色)三钱 桂(去皮)一钱 干姜(炮)半钱 巴豆霜五分 川乌头(炮制,去皮)半钱 红豆三分 菖蒲半钱 茯神(去皮木)一钱 丹参(炒)一钱

【用法】上药除巴豆霜外,为细末,另研巴豆霜旋旋入末,炼蜜为丸,如梧桐子大。初服二丸,每日加一丸,二日加二丸,渐加至大便溏,再从两丸加服,食远淡黄连汤送下,周而复始。积减大半勿服。

【主治】心之积,起脐上,大如臂,上至心下,久不愈,

令之烦心。

【加减】秋、冬加厚朴半两,通前称一两;减黄连半两,即一两;黄芩全不用。

35431 伏梁丸(《清代名医医案精华·赵海仙医案》)

【组成】洋参 于术 枳壳 制半夏

【用法】醋泛为丸服。

【主治】心之积在脐上,大如臂,上至心下。

35432 伏暑汤(《医统》卷七十二引《集成》)

【组成】人参 白术 赤茯苓 香薷 泽泻 猪苓 莲肉(去心) 麦门冬(去心)各等分

【用法】上咬咀。每服半两,水煎服。

【主治】心经伏暑,小便赤浊。

35433 伏翼丸(方出《圣惠》卷五十二,名见《医部全录》卷二九○)

【组成】蜘蛛五枚(大者,去脚,研如膏) 蛇蜕皮一条(全者,烧灰) 蝙蝠一枚(炙令微焦) 麝香半两(细研) 鳖甲一枚(涂醋,炙令黄,去裙襕)

【用法】上为末,入研了药令匀。以蜘蛛膏入炼蜜为丸,如麻子大。每服空心以温酒送下五丸;小儿以茶送下二丸。

【主治】疟久不愈。

35434 伏翼散(《圣惠》卷八十八)

【组成】伏翼(烧为灰)

【用法】上为细末。每服半钱,以粥饮调下,一日四至五次。若炙令香熟,嚼之哺儿亦效。

【主治】小儿生十余月后,母又有娠,令儿精神不爽,身体萎瘁,名为鬼病。

35435 伏牛花丸(《圣济总录》卷九十一)

【组成】伏牛花五两 女萎三两 细辛(去苗叶) 卷柏 威灵仙(去土)各一两 附子(炮裂,去皮脐) 羖羊角(镑,炒) 木虻(炒焦,去翅足) 硇砂(醇酒研令稀)各一两

【用法】上九味,先捣罗八味为细末,煮硇砂酒面糊为丸,如梧桐子大。每服十丸,于平旦时及初更后各用温酒送下,稍增至三十丸。以知为度。

【主治】虚劳脱营,痿躄为挛。

35436 伏牛花散(《本草纲目》卷三十六引《护命》)

【组成】伏牛花 山茵陈 桑寄生 白牵牛 川芎劳 白僵蚕 蝎梢各二钱 荆芥穗四钱

【用法】上为末。每服二钱,水煎一沸,连滓服。

【主治】男女一切头风,发作有时,甚则大腑热秘。

35437 伏龙肝丸(《圣惠》卷八十二)

【组成】伏龙肝一分 朱砂一分 麝香半分

【用法】上为细末,炼蜜为丸,如绿豆大。候啼,即以温水调一丸与服。必效。

【主治】小儿惊啼,为夜啼不止。

35438 伏龙肝丸(《圣济总录》卷六十五)

【组成】伏龙肝半两 豉一两半

【用法】同炒,为末,炼蜜为丸,如梧桐子大。每服二十丸,米饮送下。

【主治】暴嗽。

35439 伏龙肝丸

《圣济总录》卷七十五。为《圣惠》卷五十九"艾叶丸"之异名。见该条。

35440 伏龙肝丸

《普济方》卷三六一。为《圣济总录》卷一七○"真珠丸"之异名。见该条。

35441 伏龙肝汤(方出《肘后方》卷三,名见《普济方》卷一○一)

【异名】伏龙肝散(《普济方》卷二五四)、伏龙肝饮(《济阳纲目》卷六十)、伏龙散(《外科大成》卷三)。

【组成】釜下土五升

【用法】上药治下筛。以冷水八升和之,取汁尽服之。口已噤者,强开以竹筒灌之,使得下入便愈。

【主治】中风,中恶,中蛊毒,衄血,血崩。

❶《肘后方》:中风,心烦恍惚,腹中痛满,或时绝而复苏者。❷《千金》:中毒,蛊毒。❸《圣惠》:风痹,卒不能语,手足不能自收。❹《济阳纲目》:衄血。❺《外科大成》:血崩。

35442 伏龙肝汤(《外台》卷六引《删繁方》)

【组成】伏龙肝五合 甘草二两(炙) 干姜二两 黄柏五两 黄芩二两 牛膝根二两 槲二两(炙) 烧头发屑二合 阿胶二两

【用法】上切。以水七升,煮取三升,去滓,下阿胶更煎,取胶烊,下发屑,分三服。

【主治】下焦虚寒损,或先见血后便转,此为近血,或利不利。

【宜忌】忌海藻、菘菜。

35443 伏龙肝汤(《千金》卷四)

【异名】伏龙肝散(《普济方》卷三三○)。

【组成】伏龙肝(如弹丸)七枚 生地黄四升(一方五两) 生姜五两 甘草 艾叶 赤石脂 桂心各二两

【用法】上咬咀。以水一斗,煮取三升,分四服,日三夜一。

【主治】崩中,去赤白,或如豆汁。

【方论选录】《千金方衍义》:此以伏龙肝、赤石脂固脱,而兼桂、艾温经,地黄滋血,甘草、生姜开提胃气,以和寒热之性也。

35444 伏龙肝汤(方出《千金》卷六,名见《圣济总录》卷七十)

【异名】伏龙肝散(《鸡峰》卷十)。

【组成】伏龙肝 细辛(去苗叶)各半两 芎劳一分 桂(去粗皮) 白芷 干姜(炮) 芍药 甘草(炙,剉) 吴茱萸(汤浸一宿,与大豆同炒,去豆)各一两

【用法】上为粗末。每服三钱匕,酒一盏,煎至七分,入生地黄汁一合,更煎一二沸,去滓温服,一日三次。

【主治】鼻衄。

35445 伏龙肝汤(方出《千金》卷十二,名见《千金翼》卷十八)

【异名】伏龙肝散(《大全良方》卷七)。

【组成】伏龙肝(如鸡子)一枚 生竹茹一升 芍药 当归 黄芩 芎劳 甘草各二两 生地黄一斤

【用法】上咬咀。以水一斗三升,先煮竹茹,减三升,下药,取三升,分三服。

【主治】五脏热结,吐血、衄血。

【备考】《千金翼》有桂心。

35446 伏龙肝汤（《千金》卷二十）

【异名】伏龙肝散（《圣惠》卷四十七）。

【组成】伏龙肝五合(末) 干地黄五两(一方用黄柏) 阿胶三两 发灰二合 甘草 干姜 黄芩 地榆 牛膝各三两(一作牛蒡根)

【用法】上㕮咀。以水九升,煮取三升,去滓下胶煮消,下发灰,分为三服。

【主治】下焦虚寒损,或先见血后便转,此为近血,或利不利。

【宜忌】《普济方》:忌海藻、菘菜、芜荑。

【方论选录】《千金方衍义》:黄土汤于中除术、附,加干姜、牛膝、地榆、发灰以散血中之滞;缘其人荣血既伤,下焦虽有虚寒,但需干姜之温散,不胜术附之燥烈也。可见治血但取归经,不必究其先后远近耳。

【备考】《外台》引《崔氏方》有生櫹皮,无地榆。

35447 伏龙肝汤（《千金翼》卷十八）

【组成】伏龙肝半升 干地黄 干姜 牛膝各二两 阿胶(炙) 甘草(炙)各三两

【用法】上㕮咀。以水一斗,煮取三升,去滓,纳胶,分三服。

【主治】吐血,衄血。

35448 伏龙肝汤（《圣济总录》卷四十）

【组成】伏龙肝(净拣,筛)二两 甘草(炙)一两 干姜(炮裂) 生干地黄(焙)各二两半 黄芩(去黑心)一两半 牛膝(酒浸,切,焙干)一两 乱发(烧灰)一分

【用法】上为粗末。每服三钱匕,生姜一分(拍碎),水一盏,煎至七分,去滓温服,一日三次。

【主治】霍乱下焦虚寒,或先血后便,此为远血成利。

35449 伏龙肝汤（《圣济总录》卷一五二）

【组成】伏龙肝 禹余粮(烧通赤,湿土内培一复时) 赤芍药 生干地黄(焙) 地榆 白茅根各一两 龙骨 当归(切,焙)各一两半 甘草(炙) 麒麟竭(细研)各半两

【用法】上为粗末。每服三钱匕,水一盏,煎至七分,去滓,空心、食前温服,一日二次。

【主治】妇人经血不止,脐腹疼痛,或时烦渴。

35450 伏龙肝汤（《圣济总录》卷一五四）

【组成】伏龙肝 桑寄生 续断 芎䓖各一两 龙骨三分 当归(切,焙) 阿胶(炙燥)各一两 干姜(炮) 甘草(炙)各一两

【用法】上为粗末。每服五钱匕,水一盏半,加生姜三片,大枣二枚(擘破)。同煎至八分,去滓,空心、食前温服。

【主治】妊娠胎动不安,腹内疼痛,下血不止。

35451 伏龙肝汤

《三因》卷九。为《金匮》卷中"黄土汤"之异名。见该条。

35452 伏龙肝饮（《普济方》卷二一五引《十便良方》）

【组成】甘草 川芎 伏龙肝 黄芩各一两 赤芍药一两

【用法】上为粗末。用水一升,药半两,煎至七分,去滓,分作三服,温服之。

【主治】血淋。

35453 伏龙肝饮

《济阳纲目》卷六十。为方出《肘后方》卷三,名见《普济方》卷一〇一"伏龙肝汤"之异名。见该条。

35454 伏龙肝饮（《医学探骊集》卷三）

【组成】伏龙肝一两(即灶心土,紫色者佳)

【用法】用滚水浸之,俟澄清,另用一碗将清者倾在此碗,少加白糖,趁温饮之。

【主治】伤寒呕逆。

【方论选录】此药善能谓和胃气,即不伤寒呕逆者,亦宜以此法治之。

35455 伏龙肝散

《鸡峰》卷十。为方出《千金》卷六,名见《圣济总录》卷七十"伏龙肝汤"之异名。见该条。

35456 伏龙肝散（方出《千金》卷二十五,名见《普济方》卷二五四）

【组成】伏龙肝

【用法】上为末。吹鼻中。

【主治】鬼魇不寤。

35457 伏龙肝散（《圣惠》卷十一）

【组成】伏龙肝一两 生干地黄一两 柏叶一两 茜根一两 阿胶一两(捣碎,炒令黄燥) 黄芩一两 黄连一两(去须) 甘草一两(炙微赤,剉)

【用法】上为粗散。每服四钱,以水一中盏,煎至六分,去滓温服,不拘时候。

【主治】伤寒吐血,心烦不食。

35458 伏龙肝散（《圣惠》卷二十七）

【组成】伏龙肝二两 生干地黄二两 鹿角胶二两(捣碎,炒令黄燥) 芎䓖 当归 桂心 白芍药 白芷 麦门冬(去心,焙) 细辛 甘草(炙微赤,剉)各一两

【用法】上为粗散。每服三钱,以水一中盏,煎至六分,去滓温服,不拘时候。

【主治】虚劳吐血,心烦头闷。

【备考】方中阿胶,《普济方》作"鹿角胶"。

35459 伏龙肝散（《圣惠》卷三十七）

【组成】伏龙肝三两 当归二两 赤芍药二两 黄芩二两 犀角屑一两 生干地黄三两 刺蓟一两

【用法】上为散。每服五钱,以水一大盏,入青竹茹一鸡子大,煎至五分,去滓,温温服之。

【主治】五脏热结,鼻衄,心胸烦闷。

35460 伏龙肝散（《圣惠》卷三十七）

【组成】伏龙肝二两 生干地黄二两 芎䓖半两 赤芍药半两 当归半两 桂心半两 白芷半两 细辛三分 甘草一两(炙微赤,剉)

【用法】上为粗散。每服五钱,以水一大盏,入竹茹一鸡子大,煎至五分,去滓放温,频服。

【主治】吐血,心胸气逆,疼痛。

35461 伏龙肝散（《圣惠》卷三十七）

【组成】伏龙肝一两 桂心一两 当归一两 赤芍药一两 白芷一两 芎䓖一两 甘草一两(炙微赤,剉) 细辛半两 生干地黄四两 阿胶二两(捣碎,炒令黄燥,别研

为末)

【用法】上为散。每服五钱,以水一大盏,煎至五分,去滓放温,入阿胶末一钱,搅匀,每于食后服之。

【主治】呕血不止,胸膈烦痛。

35462 伏龙肝散

《圣惠》卷四十七。为《千金》卷二十"伏龙肝汤"之异名。见该条。

35463 伏龙肝散(方出《圣惠》卷七十,名见《普济方》卷三一九)

【组成】生地黄汁六合 刺蓟汁六合 生麦门冬汁六合 伏龙肝(末)

【用法】上件药,暖三味汁,调下伏龙肝末一钱。

【主治】妇人鼻衄。

35464 伏龙肝散(《圣惠》卷七十三)

【组成】伏龙肝一两 赤石脂一两 龙骨一两 牡蛎一两(烧为粉) 乌贼鱼骨一两(烧灰) 禹余粮一两(烧,醋淬七遍) 桂心一两 白术一两 黄牛角䚡一两(烧灰)

【用法】上为细散。每服二钱,食前以温酒调下。

【主治】妇人漏下,或愈或剧,身体羸瘦,饮食减少,四肢无力。

35465 伏龙肝散(《圣惠》卷七十三)

【组成】伏龙肝一两(细研) 麒麟竭半两 棕榈二两(烧灰) 地榆一两(剉) 龙骨一两 当归一两(剉,微炒) 白芍药一两 熟干地黄一两 禹余粮二两(烧,醋淬七遍)

【用法】上为细散。每服二钱,以温酒调下,不拘时候。

【主治】妇人崩中,下血不止,腹脐撮撮疼痛,或时心烦。

35466 伏龙肝散(《圣惠》卷七十三)

【组成】伏龙肝一两 甘草半两(炙微赤,剉) 赤石脂一两 芎䓖三分 桂心半两 当归三分(剉,微炒) 熟干地黄二两 艾叶二两(微炒) 麦门冬一两半(去心,焙) 干姜三分(炮裂,剉)

【用法】上为粗散。每服四钱,以水一中盏,加大枣三枚,煎至六分,去滓温服,不拘时候。

【主治】❶《圣惠》:妇人崩中下五色,或赤白不定,或如豆汁,久不止,令人黄瘦,口干虚烦不食。❷《普济方》:气血劳伤,冲任脉虚,经血不时,脐腹冷痛,四肢无力,虚烦惊悸。

35467 伏龙肝散(《圣惠》卷七十五)

【组成】伏龙肝一两 当归一两(剉,微炒) 龙骨三分 阿胶一两(捣碎,炒令黄燥) 蒲黄三分 艾叶半两(微炒) 熟干地黄一两 牛角䚡半两(炙黄焦) 芎䓖半两

【用法】上为细散。每服二钱,以粥饮调下,不拘时候。

【主治】妊娠胎动,腹痛,下血不止。

35468 伏龙肝散(《圣惠》卷七十八)

【异名】黄土酒(《圣济总录》卷一六一)。

【组成】伏龙肝一两半 干姜半两(炮裂,剉)

【用法】上为细散。每服二钱,以酒调下,不拘时候。

【主治】产后中风,口噤不能语,腰背着床不得。

35469 伏龙肝散(《普济方》卷三三一引《圣惠》)

【异名】伏龙散(《博济》卷四)。

【组成】棕榈不以多少(烧灰,火燃急以盆盖,阴令火住) 伏龙肝(于锅灶直下去取赤土,炒令烟尽) 屋梁上尘(悬长者,如无,以灶头虚空中者,炒令烟尽,于净地出大毒)各等分

【用法】上为末,碾和令停,入龙脑、麝香各少许。每服二钱,温酒调下;淡醋汤亦可。患十年者,半月可安。

【主治】妇人赤白带下,久患不愈,肌瘦黄瘁,多困乏力。

【方论选录】《济阴纲目》:火土之性而生燥,燥则足以培土;梁上尘得土气之飞扬而上升,升则土气不陷而湿不生;棕榈为止涩之用;脑、麝少入,取其能散。然于久病尫悴之人,恐非补剂不可。

【临床报道】崩漏:一亲戚妇人年四十五,经年病崩漏不止,面黄肌瘦,发黄枯槁,语言无力,服诸药不效。延仆诊之,六脉微和。问服何药,当归、川芎涩血诸品、丹药,服之皆不效。仆遂合博济方伏龙肝散,兼白矾丸服之,愈。

35470 伏龙肝散(《伤寒总病论》卷六)

【组成】伏龙肝

【用法】上为末。水调涂脐下,干时易之,疾愈乃止。

【主治】妊娠时气,令子不落。

35471 伏龙肝散(《圣济总录》卷一二二)

【组成】伏龙肝半两 白矾(煅过) 白僵蚕(直者,炒) 甘草(生)各一分

【用法】上为散。每服一钱匕,如茶点服。吐出涎立效。未吐更进一服。

【主治】喉痹。

35472 伏龙肝散(《圣济总录》卷一五九)

【组成】伏龙肝 蒲黄(炒,研)各一两

【用法】上为散。每服二钱匕,温酒调下,不拘时候。以下为度。

【主治】胞衣不出。

35473 伏龙肝散(《宣明论》卷十一)

【组成】芎䓖一两 生地黄一分 阿胶八钱(炙) 当归一两 续断一分 地榆 刺蓟根一两 伏龙肝七钱 青竹茹八钱

【用法】上为末。每服三钱,水一盏半,煎至一盏,温服,一日五次,不拘时候。后服补药。

【主治】妇人血崩不止,或结作片者。

35474 伏龙肝散(《三因》卷十六)

【组成】伏龙肝不拘多少

【用法】上为末。以鸡子白和敷之,一日三次。

【主治】少小诸种丹毒。

35475 伏龙肝散

《三因》卷十八。为《圣惠》卷七十三"禹余粮散"之异名。见该条。

35476 伏龙肝散(《杨氏家藏方》卷十九)

【组成】鲫鱼一枚(如大者,腹下开少许,去肠,不去鳞用) 头发(约实) 一弹子大伏龙肝一钱 巴豆一枚(去壳)

【用法】上将头发等三味入在鱼腹中,用甘草一寸塞

鱼口内,盛在瓦器中固济,炭火烧红,无烟取出,研细。油调涂之。

【主治】小儿头疮不愈者。

35477 伏龙肝散(《普济方》卷三三四引《十便良方》)

【组成】附子 续断 人参 干姜 桂心 甘草各一两 伏龙肝 赤石脂 生干地黄各二两

【用法】上为散,都研令匀。每服四钱,以水一盏,煎取六分,去滓,每于食前温服。

【主治】妇人月水不断,胞内积有虚冷,或多或少,乍赤乍白。

35478 伏龙肝散(《活幼心书》卷下)

【组成】伏龙肝一两 鳖头骨五钱 百药煎二钱半

【用法】上药焙,研为末。每用二钱至三钱,浓煎紫苏汤,候温和清油调涂患处。并如前法浴洗拭干方上药。

【主治】阴证脱肛。

【备考】方中百药煎,《幼科指掌》作"白芍药"。

35479 伏龙肝散

《妇人良方》卷七。为方出《千金》卷十二,名见《千金翼》卷十八"伏龙肝汤"之异名。见该条。

35480 伏龙肝

《脉因证治》。为《金匮》卷中"黄土汤"之异名。见该条。

35481 伏龙肝散(《普济方》卷一八八)

【组成】多年垩壁土 地炉中土 伏龙肝各等分

【用法】每服一块如拳大,水二碗,煎一碗,澄清服。白粥补之。

【主治】吐血,泻血,心腹痛。

35482 伏龙肝散

《普济方》卷一八八。为方出《圣惠》卷三十七,名见《圣济总录》卷七十"通神散"之异名。见该条。

35483 伏龙肝散

《普济方》卷一九○。为方出《圣惠》卷六,名见《普济方》卷一八九"明胶散"之异名。见该条。

35484 伏龙肝散

《普济方》卷二五四。为方出《肘后方》卷三,名见《普济方》卷一○一"伏龙肝汤"之异名。见该条。

35485 伏龙肝散

《普济方》卷三三○。为《千金》卷四"伏龙肝汤"之异名。见该条。

35486 伏龙肝散(《普济方》卷三五二)

【组成】伏龙肝五升 人参一两 麝香二两 生姜四两

【用法】上切。以水一大斗煮土,取二升,下药,煎取一升半;更别研伏龙肝一鸡子许,并麝香纳汤中,搅令匀,分服。

【主治】崩中下血数升,气欲绝。

35487 伏龙肝散(《普济方》卷三五七)

【组成】伏龙肝 石燕各等分

【用法】上为细末,研令极细。每服二钱,煎当归汤调下。加鸡子清一个尤妙。

【功用】催生,下死胎。

35488 伏龙肝散(《普济方》卷三六一)

【组成】伏龙肝 交道中土各一把

【用法】上药治下筛。水和少许,饮之。

【主治】小儿夜啼不止。

35489 伏龙肝散(《普济方》卷四○一)

【组成】伏龙肝 朱砂 山药 麝香

【用法】上为末。薄荷汤调服。或炼蜜为丸,如绿豆大,灯心汤送下。

【主治】客忤,惊啼不止。

35490 伏龙肝散(《医统》卷八十五)

【组成】伏龙肝(即灶心红土) 百草霜(即锅底灰) 白芷各等分

【用法】上为细末。每服二钱,酒、童便名半调服。不下再服。

【主治】产妇横逆,子死腹中。

35491 伏龙肝散(《医统》卷八十八)

【组成】灶心黄土二两(研) 鸡子一枚

【用法】和水少许,调匀。涂五心及顶门。

【主治】客忤,惊啼壮热。

35492 伏龙肝散(《育婴秘诀》卷二)

【组成】灶心黄土一钱 雄黄五分 麝少许

【用法】上为末,枣肉为丸,捏作饼子,如钱样,四围出囱二分,安在囱门上,取艾作小炷,灸三壮。

【主治】客忤,白虎证。

35493 伏龙肝散(《济阴纲目》卷十一)

【组成】赤伏龙肝

【用法】上为细末。每服三五钱,温酒调下。泻出恶物立止。

【主治】产后恶物不出,上攻心痛。

35494 伏龙肝散(《洞天奥旨》卷十一)

【组成】伏龙肝末三钱 炒黄柏三钱

【用法】上为末。鸡子清调搽。

【主治】鬼火丹。

35495 伏龙肝散(《竹林女科》卷二)

【组成】伏龙肝

【用法】上为末。和井底泥调,敷脐上。

【功用】保胎。

35496 伏龙肝散(《顾氏医径》卷四)

【组成】伏龙肝 赤石脂 余粮 当归 熟地 川断 附子 艾炭 侧柏叶

【主治】崩中。因气血劳伤,冲任脉虚,脐腹疼痛,遂成五色杂下之候者。

35497 伏龙肝膏(方出《圣惠》卷三十七,名见《医方类聚》卷八十五引《济生续方》)

【组成】生地黄汁半升 刺蓟汁半升 白蜜三合 麦门冬汁半升 伏龙肝二两(细研如粉)

【用法】上件药,相和,以慢火熬如稀饧。不拘时候,含半匙咽津。

【主治】吐血口鼻俱出,至一斗不止。

35498 伏龙肝膏(《圣济总录》卷一三四)

【组成】伏龙肝一两(细研) 楮木白汁一合 猪脂二

两　小蒜半两(去皮,细研)

【用法】上药和调令匀。取涂摩疮上,一日三五次。

【主治】瘑疮。

35499　伏龙肝膏(《圣济总录》卷一七七)

【组成】伏龙肝(研)二两　鸡子(去壳)一枚　地龙粪(研)一两

【用法】上药相和研匀,或干,更入少水,调如膏。先用桃柳汤浴儿,后将药涂儿五心及顶门上。

【主治】小儿卒中客忤,惊啼大叫。

35500　伏翼粪丸(《圣惠》卷六十六)

【组成】伏翼粪四两(微炒)　斑蝥三分(去头足翅,以糯米拌炒令米黄)　皂荚子一两(炒黄)

【用法】上为末,炼蜜为丸,如梧桐子大。每服一丸,空心以皂荚白皮(涂醋炙微黄)捣末煎汤送下。服至三丸,病根并于小便中出。

【主治】一切瘘疮。

35501　伏火二气丹(《局方》卷五续添诸局经验秘方)

【组成】硫黄四两　黑锡　水银　丁香(不见火)　干姜各半两

【用法】上先熔黑锡,后下水银,结砂子,与硫黄一处,再研成黑灰色,次入余药研匀,用生姜自然汁煮糊为丸,如梧桐子大。每服十丸至十五丸,食前、空心浓煎生姜汤送下。

【功用】济心肾交养,大补诸虚。

【主治】真元虚损,精髓耗伤,肾气不足,面黑耳焦,下虚上盛,头目眩晕,心腹刺痛,翻胃吐逆,虚劳盗汗,水气喘满,全不入食;妇人血气久冷,崩中漏下,癥瘕块癖。

35502　伏火太阳丹(《圣济总录》卷一八六)

【组成】硫黄十两　丹砂五两

【用法】上为极细末,飞过,针砂二十五两淘净,都入三斗铁锅内,用水常及七分以来,煮七复时,汤耗旋添热汤,频以连皮东南柳条子搅转。如药着条子上,逐旋以桑白皮刮下,却入锅中。候日数足,取少许于火上烧,无鬼焰为度;若有鬼焰即更煮,直候无鬼焰住火,再用水飞;澄去针砂不用。将丹砂、硫黄锅内慢火泣尽水脉,团成块,安生铁锅中,用炭一称以上围簇煅成汁,候火尽停冷,取药,以纸五七重裹,掘地坑埋一宿,取出研细;用灯心煮枣,剥取肉为丸,如梧桐子大。每服二丸至三丸,空心温水或温酒送下。

【主治】一切冷气。

35503　伏火四神丹(《鸡峰》卷十三)

【组成】辰砂　雄黄　雌黄　硫黄各二两

【用法】上四物槌碎,用楮皮大纸一张有体骨者,两面浓研好松烟墨涂三两遍,令黑光色,晒干,号曰昆仑纸,用裹前药;干净室中掘地坑子一枚,深四寸许,阔狭上下四面皆比药角宽二寸以来;用新瓦末(新瓦不经雨者,相摩取细末)置坑子中,约二寸许,安药角在内,又盖瓦末二寸许,比地面微高,如龟背状;用炭七八斤在炉面上煅之,徐徐添炭,约用百斤,不令减火,候药声作,渐次减炭,直候药声断,光芒归体,方始住火,取出余炭;用新黄土一大担罨两伏时,取出药角,剥去纸;用棕刷子盆中净水洗刷令净霜雾,三夜早晚不令见日,为极细末,糯米糊丸,如小鸡头子大,风干。每

服一二丸或三丸,温酒送下。

【主治】阳虚阴盛,一切痼冷,脏腑滑泻。

【宜忌】忌羊肉,葵菜并茶一日。

35504　伏火雄黄丸(《鸡峰》卷七)

【组成】雄黄　锦纹大黄　不蛀皂角各等分

【用法】上以坩锅子一个,揩令干净,入雄黄末,实捺约五分已来,然后入大黄、皂角末,盖头亦捺令实,于文武火中安放坩锅子上,用瓦子一片盖,微歇口一分已来;候烟色渐青,雄黄成汁,急取出倾入厚坩器中放冷,研为细末,以生姜汁煮面糊为丸,如梧桐子大。每服一丸,空心米饮送下。

【主治】心腹痼冷百疾。

35505　伏龙肝汤丸(《张氏医通》卷十四)

【组成】炮黑楂肉一两　熬枯黑糖二两

【用法】上二味,一半为丸,一半为末。用伏龙肝二两煎汤代水,煎末二钱,送前丸二钱。日三夜二服,一昼一夜令尽。

【主治】胎前下痢,产后不止,及元气大虚,瘀积小腹结痛,不胜攻击者。

【加减】气虚,加人参二三钱,以驾驭之;虚热,加炮姜、肉桂、茯苓、甘草;兼感风寒,加葱白、香豉;膈气不舒,磨沉香汁数匙调服。

35506　伏火四神玉粉丹(《圣惠》卷九十五)

【异名】白金丹。

【组成】握雪礜石　寒水石　阳起石各二两　砒霜一分

【用法】上药各为末。先取一通油瓶子,以六一泥固济,可厚三分以来,待干;乃先下矾石充底,次下砒霜,次下阳起石,上以寒水石盖之,其瓶子口,磨一砖子盖之,以六一泥固缝,于灰池内坐一砖子,安药瓶子,初以文火,后渐断令通赤,住火候冷,取出研令极细。于润地铺熟绢,上摊药,可厚半寸,以盆合定,周遭用湿土拥盆,不令透气,一伏时取出,却少时,出明气了,细研,面糊为丸,如绿豆大。每服五丸,空心以盐汤送下;如患疟痢,以新汲水送下。

【功用】补益下元。

【主治】一切冷疾,诸疟痢。

35507　伏火玄石柜灵砂丹(《圣惠》卷九十五)

【组成】朱砂三两(细研,纸裹)　磁石一斤半(捣碎,细研,淘去赤汁尽)

【用法】上以石脑油十二两,拌磁石令泣泣相入。先固碎一瓷瓶子令干,入磁石一半于瓶子内,筑令实,中心剜作一坑子,可容得朱砂用纸裹了入柜子止,以余药盖之,筑令实,瓶口以瓦子盖,勿固之;以小火逼阴气尽,候瓶子通热,即聚火一称已来,断之,令上下通赤,任火自消,待冷开取,砂已伏矣;去纸灰,取砂细研如面,以生姜汁稀调之,安于茶碗中,饭上蒸三炊久,晒干,研如粉,以枣肉为丸,如小豆大。每服三丸,空心以温酒送下。

【功用】补益筋骨,驻颜色,暖子宫,延年。

【主治】女人风冷。

【宜忌】忌羊血。

35508　伏火水银硫黄紫粉丹(《圣惠》卷九十五)

【组成】硫黄六两　水银二两半　针砂二两(淘洗令

净） 太阴玄精二两（研入）

【用法】上药先细研硫黄,次下水银,点少热水,研如泥,候水银星断,即入鼎中,并玄精、针砂,以水煮七日七夜,常如鱼目沸,水耗,即以暖水添之,时时以铁匙搅,七日满,即泣干,仍以微火煿阴气尽,即入盒子中,固之泥,法用:砂盆末、白垩土、盐花,捣为泥,固济干了,入灰池内,埋盒子,两边以五两火养六十日,日夜长令不绝;日满,以大火十斤断一日,任火自消,冷了,以甘草汤浸一日,出火毒,已鲜紫色,候干,细研为末,以粳米饭为丸,如黍米大。每服七丸,空心以温酒送下;渐加至十丸。经旬日见效。

【主治】一切冷气,反胃吐食,冷热血气,冷劳伤风。一切冷病。

伐

35509 伐木丸(《本草纲目》卷十一引《张三丰仙传方》)

【异名】阴骘丸(《医学入门》卷七引周益公方)、三丰伐木丸(《中国医学大辞典》)。

【组成】苍术二斤(米泔水浸二宿,同黄酒面曲四两炒赤色) 皂矾一斤(醋拌晒干,入瓶,火煅)

【用法】上为末,醋糊为丸,如梧桐子大。每服三四十丸,好酒、米汤任下,一日二三次。

【功用】助土益元。

【主治】❶《本草纲目》引《张三丰仙传方》:脾土衰弱,肝木气盛,木来克土,病心腹中满,或黄肿如土色。❷《医学入门》引周益公方:黄肿,水肿腹胀,溏泄。

35510 伐木汤(《辨证录》卷六)

【组成】炒栀子三钱 白芍一两 当归五钱 甘菊花五钱 女贞子五钱 地骨皮三钱 丹皮三钱 青黛三钱 金钗石斛三钱

【用法】水煎服。

【功用】平肝泻火。

【主治】痿症。大怒之后,两胁胀满,肋间两旁时作痛,遂至饮食不思,口渴索饮,久则两腿酸痛,或痛在两臂之间,或痛在十指之节,痛来时可卧而不可行,足软筋麻,不可行动。

35511 伐毛丹(《串雅内编》卷四)

【组成】乳香(灯草拌炒) 硇砂各一两

【用法】上为末,饭为丸,如梧桐子大。每服十丸,空心、临卧滚水送下。自然退落。

【主治】鼻毛粗长异常,痛不可忍。

35512 伐邪汤(《辨证录》卷八)

【组成】石膏 人参各三钱 半夏 柴胡各二钱 麦冬五钱 茯苓一两 甘草 厚朴 枳壳各一钱

【用法】水煎服。

【主治】疟疾发热,头痛鼻干,渴欲饮水,日晡晡不得眠,甚则烦躁,畏火光,厌听人声喧哗。

35513 伐阴汤(《医方类聚》卷一六四引《吴氏集验方》)

【组成】缩砂一分 桂一分 生姜半两 甘草三钱

【用法】上吹咀,作一服。水二盏,煎一盏服。

【主治】解菌蕈毒。

35514 伐铁散(《普济方》卷三三五)

【组成】川芎 香白芷 当归各半两 蚖青一钱(去头足) 乳香 没药各半两(令乳细)

【用法】上为细末。每服一捻,点淡茶清少许,掺药在茶上服之。其痛即止。一服进一钱。

【主治】妇人脐腹疼痛,诸药不效,名曰经痛。

35515 伐肝补脾汤(《赤水玄珠》卷三)

【组成】黄连一钱二分 芍药 柴胡各一钱 青皮八分 白术一钱半 人参八分 白茯苓一钱 甘草(炙)五分

【用法】水煎,食前服。

【主治】脾胃气弱,木乘土位而口酸者。

仲

35516 仲吕丸(《家塾方》)

【异名】如神丸。

【组成】大黄六两 甘遂 牵牛子各三两

【用法】上为末,糊为丸,如绿豆大。每服二十丸,白汤送下。

【主治】水毒,大小便不通者。

35517 仲景百劳丸

《慎柔五书》卷四。为陈大夫引张仲景方(见《医学纲目》卷五)"百劳丸"之异名,见该条。

35518 仲景胃灵丸

《中国药典》2010版。即《成方制剂》17册"仲景胃灵片"改为丸剂。见该条。

35519 仲景胃灵片(《成方制剂》17册)

【组成】白芍 高良姜 牡蛎 肉桂 砂仁 小茴香延胡索 炙甘草

【用法】制成片剂,每大片0.6克,小片0.3克。口服,大片一次2片,小片一次4片,一日3次。

【功用】温中散寒,健脾止痛。

【主治】脾胃虚弱,食欲不振,寒凝胃痛,脘腹胀满,呕吐酸水或清水。

【备考】本方改为丸剂,名"仲景胃灵丸"(见《中国药典》)。

任

35520 任督两滋汤(《辨证录》卷十一)

【组成】白术一两 人参五钱 肉桂一钱 茯苓三钱 白果十个 黑豆一大把 杜仲五钱 巴戟天五钱

【用法】水煎服。

【功用】摄精受孕。

【主治】妇人无子。腰酸背楚,胸中胀闷,腹内生瘕,日日思寝,朝朝欲卧,百计求子,不能如愿。

伤

35521 伤丸(《青囊秘传》)

【组成】淮牛膝一两 参三七三钱 当归一两 落得打一两 杜仲一两 骨碎补一两 血竭五钱 山羊血二钱 自然铜二钱 儿茶三钱 甜瓜子二两 厚朴三钱 乳香三钱 木瓜五钱 肉桂三钱 川断一两 红花五钱 朱砂三

钱 原寸香六分

【用法】上为末,稀粥糊为丸,如弹子大,朱砂为衣。每服一丸,陈酒送下。

【主治】跌打损伤。

35522 伤膏(《青囊秘传》)

【组成】野三七 细生地各一两 钻地风五钱 肉桂一钱 独活五钱 郁金五钱 千年健五钱 牛膝五钱 木香三钱 秦艽三钱 虎骨五钱 姜黄二钱 金毛脊三钱 透骨草一两 红花四钱 丁香二钱 地骨皮一两 自然铜五钱 刘寄奴五钱 延胡五钱 当归一两 川乌五钱 桃仁三钱 桑白皮一两 五加皮一两 寻骨风五钱 松节五钱 草乌五钱 桔梗三钱 乳香二钱 没药二钱 砂仁三钱

【用法】用麻油五斤,净丹二斤,诸药末浸至半月而煎,去滓,如法成膏。摊大膏药用。

【主治】一切骱骨疼痛,损伤腰脊,及远年内伤,寒热痹阻。

35523 伤中汤(《千金翼》卷十五)

【组成】生地黄半斤(切) 桑根白皮三升(切) 生姜五累 白胶五梃 麻子仁 芎劳各一升 紫菀三两 麦种饴糖各一升 桂心二尺 人参 甘草(炙)各一两

【用法】上㕮咀。以水二斗,煮桑根白皮,取七升,去滓;纳药煮取五升,澄去滓;纳饴糖,煎三升,分为三服。

【主治】伤中,肺气不足,胁下痛,上气,咳唾脓血,不欲食,恶风,目视䀮䀮,足胫肿。

35524 伤中汤(《医学从众录》卷一引李士材)

【组成】白术 当归 茯苓 陈皮 甘草 芍药 香附 菖蒲 生姜各等分 红枣二枚

【用法】水煎服。

【主治】思虑伤脾,腹痛食不化。

35525 伤风散

《成方制剂》11册。为原书同册"感冒解痛散"之异名。见该条。

35526 伤心汤(《千金》卷十四)

【组成】茯神 黄芩 远志 干地黄各三两 甘草 阿胶 糖各一两 半夏 附子 桂心 生姜各二两 石膏 麦门冬各四两 大枣三十枚

【用法】上㕮咀。以水一斗,取煮三升,去滓,纳糖、阿胶更煎,取二升二合,分三服。

【主治】心气不足,腹背相引痛,不能俯仰。

【方论选录】《千金方衍义》:地黄、阿胶滋培阴血,桂心、附子、茯神、远志开通经窍,黄芩、石膏、麦门冬清理肌表旺气,半夏、姜、枣除隔上顽痰,甘草、饴糖和脾缓急,以和腹背相引之痛。

35527 伤油膏(《中医伤科学讲义》)

【组成】血竭二两 红花二钱 乳香二钱 没药二钱 儿茶二钱 琥珀一钱 冰片二钱(后入) 香油三斤

【用法】上为细末,后入冰片再研,将其溶化于炼过的油内,再入黄蜡收膏。以指蘸药,在患处揉擦。

【功用】止痛,活血,消肿。

35528 伤药方(《千金珍秘方选》)

【组成】当归四两 方八七两 三七四两 灵脂 党参 辰砂 乳香各二两 草乌 僵蚕各一两五钱 地龙七两 甲片四两 白胶香二两

【用法】将地龙和酒打为丸服。

【主治】跌打损伤。

35529 伤药膏(《中医伤科学》)

【组成】乳香10份 没药10份 血竭10份 羌活10份 独活10份 续断10份 甲珠10份 香附10份 木瓜10份 川芎10份 自然铜10份 川乌6份 草乌6份 南星6份 荆芥8份 白芷8份 泽兰8份 小茴8份 上桂8份 麝香1份

【用法】上为细末。蜜或水、酒各半调敷。

【功用】活血祛瘀,消肿止痛。

【主治】各类骨折,脱位,伤筋。

35530 伤湿丸(《成方制剂》9册)

【组成】骨碎补 黄毛耳草 蔓九节

【用法】制成丸剂,每丸重9克,含原药材量17.9克。口服,一次1丸,一日2次,每疗程为7日。

【功用】舒筋活络,清热除湿,消肿止痛。

【主治】跌打损伤,扭伤,腰肌劳损,风湿。

35531 伤寒汤(《石室秘录》卷三)

【组成】桂枝一钱 甘草一钱 陈皮一钱 干葛一钱

【用法】水煎服。

【主治】伤寒初起,鼻塞目痛,项强头痛,脉浮紧。

35532 伤煎散(《脉因证治》卷下)

【组成】地骨皮 黄耆 白芍 黄芩 白术 茯苓 人参 当归 肉桂 甘草 防己各一两 防风二两

【用法】上以苍术一升,水五升,煎至半,去滓,入药煎服。

【主治】疮疡肿焮于外,根盘不深,脉浮,邪气盛,则必侵于内。

【加减】便秘加大黄,热加黄连。

35533 伤友擦剂(《成方制剂》19册)

【组成】防己 桂枝 荆芥 细辛 樟脑

【用法】上制成擦剂。一日4~6次,涂擦患处。

【功用】活血散瘀,消肿止痛。

【主治】各种闭合性软组织损伤,关节扭挫,瘀血肿痛及各种表浅的软组织无菌性炎症。

【宜忌】如擦后有过敏反应者,应及时停药。

35534 伤风咳茶(《成方制剂》9册)

【组成】薄荷 甘草 荆芥 桔梗 菊花 苦杏仁 连翘 芦根 桑叶 紫苏叶

【用法】煎服(茶块)或泡服(袋装药茶),一次1块(茶块)或1~2袋(袋装药茶)。

【功用】解表发热,清肺止咳。

【主治】伤风发热,咳嗽鼻塞。

35535 伤筋药水(《中医伤科学讲义》)

【组成】生草乌 生川乌 羌活 独活 生半夏 生栀子 生大黄 生木瓜 路路通各四两 生蒲黄 樟脑 苏木各三两 赤芍 红花 生南星各二两 白酒二十斤 米醋五斤

【用法】上药在酒、醋中浸泡七天,严密盖闭,装入瓶中备用。患处热敷或熏洗后,用棉花蘸本品在患处轻擦三五次。

【主治】筋络挛缩,筋骨酸痛,风湿麻木。

35536 伤痛宁片(《上海市药品标准》)

【组成】乳香(制)2 千克 没药 2 千克 延胡索(醋炒)4 千克 细辛 4 千克 香附(制)20 千克 山柰 20 千克 白芷 32 千克

【用法】上为细末,过 100 目筛,和匀;每 100 克药粉加淀粉 10 克,饴糖 18 克,制成颗粒,干燥;每 100 克干颗粒加润滑剂 2 克,压制成片,即得 1 片重 0.36 克。口服,每次 5 片,一日二次。

【功用】散瘀止痛。

【主治】跌打损伤,闪腰挫气。

【宜忌】孕妇忌服。

35537 伤湿涂膜(《上海市药品标准》)

【组成】白芷 360 克 薄荷脑 200 克 徐长卿 360 克 金果榄 240 克 莪术 240 克 桂枝 160 克 颠茄流浸膏 172 克 邻苯二甲酸二丁酯 120 克 聚乙烯醇缩甲乙醛 520 克 丙酮适量 雪上一枝蒿 240 克 乙醇(75%)适量 樟脑 200 克

【用法】将雪上一枝蒿加 90% 乙醇浸渍 48 小时后进行渗漉,将白芷、徐长卿、金果榄、莪术、桂枝研成粗粉,加 90% 乙醇回流数次,至回流液接近无色,浓缩;将上述二液与其余药料及辅料基质等混溶,过滤,即得。本品为黏稠的液体,易挥发,气特异。涂于患处,每日一二次。

【功用】活血止痛,祛风湿。

【主治】扭伤,挫伤,风湿骨痛,腰酸背痛。

35538 伤风停胶囊(《成方制剂》13 册)

【组成】白芷 苍术 陈皮 甘草 荆芥 麻黄

【用法】制成胶囊,每粒装 0.35 克。口服,一次 3 粒,一日 3 次。

【功用】发散风寒。

【主治】外感风寒,恶寒发热,头痛,鼻塞,鼻流清涕,肢体酸重,喉痒咳嗽,咳嗽痰清稀,舌质淡红,苔薄白,脉浮紧;及上呼吸道感染,感冒鼻炎等见上述证候者。

35539 伤乐气雾剂(《新药转正》6 册)

【组成】白芷 川芎 丹参 当归 黄柏

【用法】制成气雾剂。外用,喷洒于创面,一日 4～6 次。

【功用】活血,舒络,消肿。

【主治】跌打、扭、挫、搓、闪等引起的外伤性急性软组织损伤,症见患部肿胀,皮下瘀血青紫等。

【宜忌】如出现皮肤瘙痒等过敏反应,应停止使用。

35540 伤后清脑汤(《千家妙方》上册引关幼波方)

【组成】何首乌 15 克 钩藤 15 克 滁菊花 12 克 生石膏 15 克 全蝎 15 克 旋覆花 10 克(包煎) 赭石 10 克(包煎) 生地 15 克 白芍 15 克 当归 12 克 川芎 4.5 克 川石斛 15 克 磁石 15 克 香附 15 克

【用法】水煎服,每日一剂。

【功用】养血和血,平肝潜阳,熄风化痰。

【主治】脑震荡后遗症。

【临床报道】脑震荡后遗症:方某某,男,38 岁。于 1968 年 7 月 1 日来诊。患者于 1967 年 12 月 28 日被汽车撞倒,昏迷达 3 小时多,经某医院抢救脱险。此后感觉严重头晕,不敢翻身,时时恶心欲吐,一直卧床约 20 余天。住院达二月余,出院时头晕虽有减轻,能够起床活动,但头部仍不能左右旋转,也不敢前俯后仰,稍稍振动,则感头晕加重。记忆力明显减退,睡眠不宁,胃脘不舒,大便溏薄。舌苔白,脉弦滑。投以"伤后清脑汤",连服 10 剂后,头晕明显减轻,转动头部已无明显不适之感,临床症状得以改善。

35541 伤科十宝丹(《经验各种秘方辑要》)

【组成】大梅片一钱二分 麝香一钱二分 乳香三钱(去油) 没药三钱(去油) 结子红花五钱 血竭二钱五分 辰砂三钱 雄黄五钱 儿茶二钱五分 归尾二两

【用法】上为细末,瓷瓶收藏,口用黄蜡封固,勿令泄气,如泄气则发霉无效。每服五分,好黄酒随量下,重者两服。

【主治】一切金刃跌打损伤,木石折伤。

35542 伤科八厘散(《成方制剂》6 册)

【组成】巴豆霜 半夏 当归 没药 乳香 砂仁 甜瓜子 土鳖虫 雄黄 血竭

【用法】制成散剂。口服,一次 0.3 克,一日 1～2 次。

【功用】祛瘀,活血,止痛。

【主治】跌打损伤,瘀血疼痛,大便秘结。

【宜忌】孕妇忌服。服后如腹泻不止者,可饮冷粥适量。

35543 伤科壮骨膏(《成方制剂》15 册)

【组成】白及 白蔹 白芷 豹骨 苍术 草乌 川乌 川芎 穿山甲 大黄 当归 独活 杜仲 防风 防己 钩藤 海桐皮 红花 连翘 木瓜 木鳖子 牛膝 羌活 秦艽 升麻 铁丝威灵仙 透骨草 土鳖虫 细辛 香加皮 续断 血竭

【用法】制成膏剂。外用,温热软化贴患处。

【功用】舒筋活血,消肿止痛。

【主治】跌打损伤,闪腰岔气,腰腿、筋骨疼痛,瘀血青肿。

35544 伤科接骨片(《成方制剂》16 册)

【组成】冰片 海星 红花 鸡骨 马钱子粉 没药 乳香 三七 甜瓜子 土鳖虫 朱砂 自然铜

【用法】制成片剂。口服,成人一次 4 片;10～14 岁儿童一次 3 片,一日 3 次,以温开水或黄酒送服。

【功用】活血化瘀,消肿止痛,舒筋壮骨。

【主治】跌打损伤,闪腰岔气,伤筋动骨,瘀血肿痛,损伤红肿等症。对骨折患者需经复位后配合使用。

【宜忌】❶本品不可随意增加服量,增加时,须遵医嘱。❷孕妇忌服。❸十岁以下儿童禁服。

【临床报道】❶原发性骨质疏松症:《湖南中医药导报》[2000,6(9):31]用伤科接骨片治疗原发性骨质疏松症 30 例,对照组用维生素 D2 加钙片治疗 30 例,结果:治疗组显效 18 例,有效 10 例,无效 2 例,总有效率 94%;对照组显效 1 例,有效 17 例,无效 12 例,总有效率 60%,两组疗效对比有显著性差异($P<0.01$)。❷腰椎间盘突出症:《现代康复》[2001,5(2):122]用伤科接骨片治疗腰椎间盘突出症42例,结果:痊愈14例,显效16例,有效10例,无效2例,总有效率95.2%。❸软组织损伤:《中国民间疗法》[2003,11(11):27]用伤科接骨片内服外敷治疗软组织损伤43例,结果:本组经治疗23例症状消失,生活工作能力恢复正常,18例症状明显减轻,仅活动后稍有疼痛,2例无效。

【现代研究】❶改善骨折患者血液流变学作用:《广西医科大学学报》[2007,24(2):278]服用伤科接骨10天后,患者血浆黏度,红细胞比容和红细胞聚集性显著下降,红细胞变形性显著上升($P<0.01$),伤科接骨片具有改善患者血液流变学的作用。❷促进骨折愈合作用:《中国中西医结合外科杂志》[2008,14(1):47]骨折愈合过程中在11天时伤科接骨片组荧光周长百分数和骨转换率均较空白对照组低($P<0.05$),35天时骨形成率和骨转换率均较空白对照组低($P<0.05$),提示伤科接骨片通过抑制骨折早期和中期膜内成骨的骨形成和骨转换,促进骨折中期膜内成骨的骨矿化和骨形成,而发挥其促进骨折愈合的作用。《广州中医药大学学报》[2008,25(4):316]研究表明第11天和第21天时伤科接骨片组肾组织 TGF-β1 的表达水平均显著提高($P<0.05$ 或 $P<0.01$),提示伤科接骨片促进骨折愈合的作用可能与其调节肾组织 TGF-β1 表达水平有关。❸提高血清中钙、磷的作用:《中医正骨》[2008,20(5):9]伤科接骨片可明显提高家兔骨折模型血清中钙和磷等微量元素的含量,这可能是其促进骨折愈合的作用机理之一。

35545 伤科紫金丹(《青囊秘传》)

【组成】炙没药 木香 丁香 枳壳 延胡 青皮 血竭 血余炭 儿茶 当归各等分

【用法】上为末,炼蜜为丸,如弹子大。每服一丸,陈酒化服。

【主治】跌打损伤,筋损骨断,瘀血凝结,下部重伤;及腰脚胁肋腿诸痛,属气滞血阻者。

35546 伤科跌打丸(《成方制剂》3册)

【组成】白芍 柴胡 大黄 当归 地黄 莪术 防风 红花 牡丹皮 木香 蒲黄 青皮 三棱 三七 乌药 五灵脂 香附 续断 延胡索 郁金 枳壳 制川乌

【用法】制成丸剂,每丸重6.2克。口服,一次1丸,一日2次。

【功用】活血散瘀,消肿止痛。

【主治】跌打损伤,伤筋动骨,瘀血肿痛,闪腰岔气。

【宜忌】孕妇忌服。

35547 伤原活血汤

《奇效良方》卷五十六。为《医学发明》"复元活血汤"之异名。见该条。

35548 伤损神效散(《急救应验良方》)

【组成】马钱子(即木鳖子,去皮)一斤 枳壳一斤

【用法】浸尿缸内四十九日取起,焙干研末,用瓶装贮听用。如伤未破皮,用酒调敷患处,若破口出血,将药末掺上。即时止血定痛,消肿散红。如伤重及内损者,除敷掺外,再加药引:伤在头胸,用川芎二钱;在四肢,用桂枝二钱;

在腰腹,用杜仲二钱;在腿股,用牛膝二钱,煎浓汁和无灰黄酒约共一盏,将药末一钱冲服;伤轻并体弱及童稚者,冲服六七分。

【功用】止血定痛,消肿散红。

【主治】手足金刃木石一切跌打损伤。

35549 伤湿止痛膏(《中药制剂手册》引上海中药制药三厂方)

【组成】骨碎补六十四两 生川乌三十二两 生草乌三十二两 山奈九十六两 老鹳草六十四两 马钱子三十二两 白芷九十六两 干姜九十六两 肉桂六十四两 荆芥六十四两 五加皮六十四两 乳香三十二两 没药三十二两 落得打三十四两 防风六十四两 颠茄浸膏四十八两 冬青油四十八两 樟脑六十四两 薄荷脑三十二两 芸香膏四十两 冰片三十二两

辅料:橡胶五一二两 汽油一四四〇两 羊毛脂一二八两 氧化锌六四〇两 松香五一二两 椰子油三十二两 凡士林六十四两

【用法】按处方将上药炮制合格,称量配齐。颠茄浸膏至冰片和辅料单放。取骨碎补至防风等十六味,共轧为3号粗末,橡胶轧为薄片,松香轧为细粉;取骨碎补等十六味粗末,用五倍量95%乙醇按渗漉法提取;收集滤液,回收乙醇,浓缩为稠膏药二五〇两;将橡胶薄片置汽油内浸泡,随时搅拌,至橡胶全部膨胀,软化,密闭24小时,取上项胶浆置打胶桶内搅拌3小时,加入凡士林,羊毛脂,冬青油,搅拌1小时,加入氧化锌,继续搅拌,1小时后,加入松香,再搅拌2小时,加入薄荷脑、樟脑、冰片、颠茄浸膏、芸香膏和骨碎补等浓缩膏,将所有药料加完后,继续搅拌2小时,至全部溶解均匀为止,用60~80目筛网过筛,装入桶内密闭,静置五至六天;取混合胶浆置涂胶机上涂胶,在涂胶前1小时,开放送热设备,待烘道全部热透,再开始涂胶;每涂20公尺落机(剪下)一次。将落机的整卷胶布切段,每段7公分,并将两段胶面相对,夹一层硬质纱布(或塑料薄膜),再切成5公分长的小段。将患处洗净揩干,撕去纱布,贴于患处。浴后贴用更好。

【功用】祛风除湿,化瘀止痛。

【主治】风湿痛、腰腿、筋骨、关节痛及跌打损伤等症。

【宜忌】孕妇忌用。

35550 伤湿止痛膏(《中国药典》)

【组成】伤湿止痛流浸膏(生草乌、生川乌、乳香、没药、生马钱子、丁香各1份,肉桂、荆芥、防风、老鹳草、香加皮、积雪草、骨碎补各2份,白芷、山奈、干姜各三份,粉碎成粗份,用90%乙醇制成相对密度约为1.05的流浸膏)50克 水杨酸甲酯15克 薄荷脑10克 冰片10克 樟脑20克 芸香浸膏12.5克 颠茄流浸膏30克

【用法】按处方量称取各药,另加3.7~4.0倍重量由橡胶、松香等制成的基质,制成涂料。进行涂膏,切段,盖衬,切成小块即得。密闭,避热。贴患处。

【功用】祛风湿,活血止痛。

【主治】风湿关节、肌肉痛,扭伤。

【宜忌】孕妇慎用。

35551 伤寒应验方(《便览》卷一)

【组成】生绿豆粉二两　麻黄末一两八钱

【用法】每服三钱,冷水调服。不用被盖,出汗愈。

【主治】伤寒,脉浮紧而无汗。

35552　伤寒通用膏(《理瀹》)

【组成】麻黄(去节)四两　柴胡一两　升麻　党参　当归各一两　赤芍　甘草各四两　朱砂　雄黄各一两半

【用法】麻油熬,黄丹收。贴膻中处。

【功用】发汗。

【主治】四时伤寒;伤寒汗后变为杂症及干霍乱亦可用。

【加减】春、夏,加石膏、枳实;秋、冬,加细辛、桂枝各五钱。石膏重用亦可。

35553　伤风咳嗽吞剂(《上海市药品标准》)

【组成】橘皮9.6千克　苦杏仁霜3.6千克　黄芩9.6千克　枳壳9.6千克　桔梗9.6千克　茯苓9.6千克　前胡9.6千克　麻黄9.6千克　甘草7.2千克　半夏(制)7.2千克　紫苏14.4千克

【用法】上药除橘皮研粉过100目筛,苦杏仁霜研粉过80目筛,紫苏提油外,先将其余八味水煎2次,每次二至三小时,药汁滤过,浓缩至比重1.38~1.40(热测),成清膏;再将橘皮粉、苦杏仁霜粉先与紫苏油拌匀,加入清膏重量200%的砂糖粉,然后与清膏搅匀,制成颗粒,干燥,过筛,分装,即得。每袋装量9克。每服半袋,一日二次。嚼咽或吞服。

【功用】解表,宣肺,化痰。

【主治】风寒咳嗽,痰多气促,鼻塞头痛。

【宜忌】宜多饮水。

35554　伤水张南川消癖膏(《古今医鉴》卷十三)

【组成】香油一斤　桃一两　榆二两　椿一两　槐一两　柳一两　柏枝一两　楮一两　猪鬃四两　血余一两　水红花穗一斤

以上俱入油内熬焦,去滓,又入后药:黄连一两　黄芩一两　黄柏一两　栀子一两　大黄一两　连翘一两　川乌一两　两头尖一两　川芎一两　防风一两　荆芥一两　木鳖子一两　薄荷一两　苍术一两　苦参一两　穿山甲一两　当归尾一两　蓖麻仁一两

入油内熬焦捞出,称煎油,如油一两,入黄丹五钱,熬至滴水成珠,离火待温,入后细药:

阿魏一钱　血竭一钱　芦荟一钱　硼砂一钱　硇砂一钱　乳香一钱　没药一钱　胡黄连一钱　儿茶一钱　轻粉一钱　雄黄一钱　天竺黄一钱　蜈蚣三条(为末)　潮脑一两　麝香三分

【用法】为膏。临摊贴药,入麝,贴患处。

【主治】癖疾。

35555　伤科回生第一仙丹(《集成良方三百种》卷下引彭竹楼方)

【组成】大土鳖虫(活大而公者。去足,放瓦上,木炭微火焙黄,研细)五钱　自然铜(研细)三钱(放瓦上,木炭火烧红,入好醋内淬半刻,取出,再烧再淬,连制九次)　真乳香(研细)二钱(每一钱,用灯草一分五厘,在砂锅内同炒枯,与灯草灰同研,吹去灯草灰,再另研细)　真陈血竭(研

细,飞净)二钱　真辰砂(研细,飞净)二钱　全当归(研细)一两(用陈醋泡透,砂锅炒干,研细)　真正当门麝(研细)一钱

【用法】如法炮制,称准分两,为极细末,用小瓶盛入,每瓶一分五厘为一服,用蜡封口,切勿泄气。遇受伤人,即用一瓶,以好烧酒冲服;能饮酒者,多饮尤好,使瘀血下行,小儿减半。伤重者,三五服,伤轻者一二服。立效。倘致命重伤,酌以数瓶敷之,其效尤速,伤非致命,即不用敷。

【主治】跌伤、压伤、打伤、刀伤、割喉、吊死、冻死、溺死,雷震死;火器伤,木器伤遍体鳞伤,骨折筋断,肠出脑漏。

【宜忌】冻死者放暖室中,不可近火,多垫稻草,棉被褥;溺水死者,须令将水吐出;割喉者,将头扶正,合住刀口,用生松香、生半夏等分,共研极细末,在伤口周围厚厚敷紧,外用膏药,周围连好肉一并裹住,再用布条围裹,用线缝好,一月平复如故;肠出者,用好醋一盆煎热,不可太热,尤不可凉,托肠入盆洗之,随洗随收,用寻常膏药,加此丹贴伤口;溺水死,及吊死者,不可令泄气。以上均即速服药一瓶,活后以及伤愈,切宜避风,尤宜避房事、气恼。

【加减】如伤后心腹疼痛,乃瘀血未净,用上白砂糖一二两,水冲时时代茶饮之;如受伤牙关紧闭,须用生乌梅擦牙即开,用生半夏擦两腮亦开;倘气已绝,必须打落一齿灌之。

华

35556　华佗散(《青囊立效秘方》卷一)

【组成】炙乳没各一钱　生南星一钱　刘寄奴一钱　肉桂二钱　细辛一钱五分　牙皂一钱　丁香一钱　急性子二钱　大茴香一钱　三柰一钱　羌独活各一钱　归尾二钱　川续一钱　广皮一钱　落得打一钱

【用法】上为细末。掺膏药上贴之,五日一换。

【功用】定痛,接骨舒筋。

【主治】骨断筋缩,骨节脱臼,不得转动。

35557　华盖丹(《圣惠》卷九十五)

【组成】黑铅五斤

【用法】铸如方响片子,以铁筋穿作窍,以绳子穿之;用净瓷甏子盛米醋一斗,将铅片子悬排于甏子口,可去醋一寸已来,以纸密封甏口;每一七日一度,开取铅片子出,于净纸上以篦子轻手掠取霜;但七日一度,取经五七度后,即力小不堪,即别取新铅为之。每一两霜,入龙脑半分,同研如粉,以露水为丸,如梧桐子大。每夜含一丸,便卧勿语,任自消。

【功用】变髭发,能延驻;遍去热毒风。

【宜忌】忌蒜。

35558　华盖汤(《圣济总录》卷二十四)

【组成】麻黄(去根节,汤煮,掠去沫,焙干)　杏仁(汤浸,去皮尖双仁,炒)　甘草(炙,到)　鹿角胶(炙燥)　半夏各一两(将半夏汤洗十遍,入生姜一两烂杵,焙干)

【用法】上为粗末。每服三钱匕,水一盏,加生姜二片,同煎至七分,去滓温服。日晚、临卧并三两服。汗出即愈。

【主治】伤寒后咳嗽,脉沉滞,寒热。

35559 华盖汤

《圣济总录》卷四十八。为《博济》卷二"华盖散"之异名。见该条。

35560 华盖汤

《圣济总录》卷六十五。为《博济》卷三"华盖散"之异名。见该条。

35561 华盖饮（《玉案》卷四）

【组成】赤茯苓 桑白皮 橘红 苏子各一钱五分 干葛 桔梗 杏仁各一钱 麻黄五分

【用法】加生姜三片,水煎,食远服。

【主治】肺感寒邪,咳嗽声重,胸膈胀满,头目昏眩。

35562 华盖散（《博济》卷二）

【异名】华盖汤（《圣济总录》卷四十八）。

【组成】紫苏子（炒） 麻黄（去根节） 杏仁（去皮尖） 陈皮（去白） 桑白皮 赤茯苓（去皮）各一两 甘草半两（炙）

【用法】上为末。每服二钱,水一盏,煎至六分,食后温服。

【功用】《方剂学》:宣肺解表,祛痰止咳。

【主治】❶《博济》:肺感寒气,有痰咳嗽,久疗不愈。❷《局方》:肺感寒邪,咳嗽上气,胸膈烦满,项背拘急,声重鼻塞,头昏目眩,痰气不利,呀呷有声。

【备考】方中杏仁,《校注妇人良方》作"生姜"。

35563 华盖散（《博济》卷三）

【组成】麻黄三两（不去节） 甘草一两 杏仁二两（汤浸,去皮尖）

【用法】上三味,先以前二味为粗末,后入杏仁,研细,同拌令匀。每服三钱,水一盏,煎至七分,去滓服,一日三次。

【功用】解表,滋润皮肤。

【主治】咳嗽。

35564 华盖散（《博济》卷三）

【异名】华盖汤（《圣济总录》卷六十五）。

【组成】桑白皮 神曲（炒） 桔梗各一两 人参三分 百合三分 甘草（炙） 杏仁（去皮尖）各半两

【用法】上为末。每服一钱,水一盏,煎至六分,食后温服。

【主治】上喘咳嗽;兼治膈热。

35565 华盖散（《圣济总录》卷四十九）

【组成】黄耆（剉） 人参 桑根白皮（炙,剉） 防风（去叉） 白茯苓（去黑皮）各一两 甘草（炙）三分

【用法】上为散。每服三钱匕,生姜蜜汤调下;常服入生姜二片,如茶点,不拘时候。

【主治】肺气壅热,胸膈痞闷,痰唾咳嗽。

35566 华盖散（《圣济总录》卷五十）

【组成】赤茯苓（去黑皮） 甜葶苈（隔纸炒） 桑根白皮（剉）各一两 大黄半两（湿纸裹,煨熟）

【用法】上为散。每服二钱匕,生姜汤调下,食后临卧服。

【主治】肺痈。上喘咳嗽,胸膈满闷,口干烦热及吐血。

35567 华盖散（《扁鹊心书》）

【组成】麻黄四两（浸,去沫） 苍术八两（米泔浸） 陈皮 官桂 杏仁（去皮尖） 甘草各二两

【用法】上为末。每服四钱,水一盏半,煎八分,食前热服。取汗。

【主治】伤寒,头痛发热,拘急;感冒,鼻多清涕,声音不清;四时伤寒,瘟疫瘴气。

35568 华盖散（《三因》卷十二）

【组成】甜葶苈半两 苦葶苈半两（并用,纸隔炒） 茯苓 人参 细辛 干姜（炮） 桔梗（剉,炒） 杏仁（去皮尖,麸炒） 紫菀 款冬花 甘草（炙） 陈皮各一分

【用法】上为细末,用羊肺一个心血不透者,切细研烂,旋旋入药掺肺内,再研匀,药尽为度,泥土墙上,以湿纸七重盖覆,每日去纸一重,七日药就,候干刮下,再研,罗为细末。每服二钱,空心温酒盐汤调下,米饮亦得,一日二次。

【主治】肺虚,或感风寒暑湿,及劳逸、抑郁、忧思、喜怒、饮食饥饱,致脏气不平,咳唾脓血,渐成肺痿,憎寒发热,羸瘦困顿,皮肤甲错,将成劳瘵。

35569 华盖散（《卫生总微》卷十五）

【组成】阿胶半两（蛤粉炒如珠子,去蛤粉） 黄芩一分 人参（去芦）一分

【用法】上为细末。每服半钱,陈米饮调下,不拘时候。

【主治】唾血,吐血。

35570 华盖散（《普济方》卷一四九引《医学切问》）

【组成】苍术二两 桔梗一两 厚朴一两 杏仁五钱 陈皮五钱 乌梅五钱 麻黄二钱 甘草一两

【用法】上为粗末。每服三钱,水一盏,加生姜三片,煎至七分,去滓温服。

【主治】伤风冒湿,头目昏重,憎寒壮热,四肢疼痛,咳嗽失音,涕唾稠黏。

【加减】如发汗,加葱头。

35571 华盖散（《普济方》卷三六八）

【组成】知母 人参 茯苓 紫苏 乌梅 杏仁 白桑皮 麻黄 甜葶苈 甘草 五味子各等分

【用法】上㕮咀。每服一钱,同葱白煎服。

【主治】伤寒。

35572 华盖散（《玉案》卷四）

【组成】赤茯苓 桑白皮 橘红 苏子各一钱五分 干葛 桔梗 杏仁各一钱 麻黄五分 生姜三片

【用法】水煎,食远服。

【主治】肺感寒邪,咳嗽声重,胸膈胀满,头目昏眩。

35573 华盖散（《医学启蒙》卷四）

【组成】紫苏子（炒） 赤茯苓 陈皮 桑白皮 杏仁（去皮尖） 麻黄各一两 枳壳 生姜 半夏各五钱

【用法】上为末。每服二钱,水一钟,煎七分,食后温服。

【主治】肺受风寒,咳嗽声重,胸膈烦滞,头目昏眩。

35574 华盖散（《外科大成》卷三）

【组成】糯米

【用法】用糯米煮烂饭,捣如膏,随将秃疮剃净,将米膏厚罨之。其虫尽入米膏中,俟膏自脱,发自生矣。

【主治】秃疮。

35575 华盖散(《麻症集成》卷四)

【组成】杏仁 僵蚕 力子 防风 甘草 苏子 瓜蒌 川贝 连翘 荆芥 前胡 炙麻黄

【主治】肺受风痰,表实喘促标闭。

35576 华盖散(《医学集成》卷二)

【组成】麻黄 杏仁 茯苓 陈皮 桑皮 前胡 苏子 桔梗 甘草 生姜

【主治】伤寒咳嗽。

35577 华佗赤散(《千金》卷九)

【组成】丹砂十二铢 蜀椒 蜀漆 干姜 细辛 黄芩 防己 桂心 茯苓 人参 沙参 桔梗 女萎 乌头各十八铢 雄黄二十四铢 吴茱萸三十铢 麻黄 代赭各二两半 (细辛、姜、桂、丹砂、雄黄不熬,余皆熬之)

【用法】上药治下筛。酒服方寸匕,一日三次,耐药者二匕。覆令汗出。欲治疟,先发一时所服药二匕半,以意消息之。

【主治】伤寒头痛身热,腰背强引颈;及风口噤,疟不绝;妇人产后中风寒,经气腹大。

【方论选录】《千金方衍义》:麻、乌、辛、桂、椒、姜、茱萸,一派辛温散表药中,而兼黄芩、女萎、砂、桔、防己清解麻、乌等热毒;参、苓守五脏真气;丹砂、雄黄性虽重着,得麻、乌、姜、辛鼓舞之力,当无郁遏邪气之虞;代赭镇摄逆气,《本经》有治贼风、蛊毒、腹中毒邪、女子赤沃漏下之功;蜀漆专主寒热痰积,故可兼治疟证之寒热不绝。

【备考】按:《伤寒总病论》有常山。

35578 华盖煮散(《圣济总录》卷六十五)

【组成】款冬花(去梗) 知母(焙) 贝母(去心,炒)各一两 紫菀(去苗土) 桔梗(炒)各三分 木香 甜葶苈(微炒)各半两 杏仁(去皮尖双仁,炒)三分 防己半两 蝉壳一两

【用法】上为散。每服三钱匕,水一盏,入酥少许,煎至七分,食后温服。

【主治】咳嗽上气。

35579 华山五子丹(《鲁府禁方》卷一)

【组成】当归 川芎 生地黄 熟地黄 川乌(煨,去皮) 白术 苍术(酒浸三日,焙干) 甘松 益智仁 五灵脂 桔梗 人参 白茯苓 白豆蔻各二两 天麻 陈皮 麻黄 滑石 川椒 甘草 白芷各一两 木香 丁香 沉香 乳香 没药 牛黄各二钱半

【用法】上为细末,炼蜜为丸,如樱桃大。每服一丸,细嚼,茶酒米汤任下。

【功用】生精补髓,安五脏,定魂魄,补下元,治虚损,壮精神,补血气,和容颜。

【主治】左瘫右痪,遍身疼痛,三十六种风,二十四般气,胎前产后,腹胀咳嗽。气急伤风,痔漏,手足顽麻,遍身疮痒疹癞,五般痫疾,并血气风血晕血崩积聚,赤白带下。

35580 华山石刻散(《圣济总录》卷一二一)

【组成】鸡肠草 旱莲草 茜草根 晚蚕砂 白矾 青盐 不蛀皂荚 诃子各等分

【用法】上咬咀,如麻豆大。入瓶子内,外用盐泥固济,口上留一窍,如皂子大,用木炭五斤煅之,烟尽为度,杵为细末。每日三二次揩牙,少时用浆水漱口内。

【功用】乌髭鬓。

【主治】髭发黑白及牙齿诸疾。

35581 华山碑记丸(《北京市中药成方选集》)

【处方】杏仁(去皮,炒)四两 葶苈子四两 大黄四两 牙皂四两 石榴皮二两 灵脂(醋炙)二两 芫花(炙)二两 甘遂(炙)二两 大戟(炙)二两 江子霜二两 淡豆豉二两 三棱(炒)三两

【用法】上为细末,用醋泛为小丸。每服五分,温开水送下。

【功能】宽胸化滞,利水消肿。

【主治】积滞痞块,结胸腹胀,水臌痰饮,虫蛊胃痛。

【宜忌】孕妇忌服。

35582 华山碑记丹(《全国中药成药处方集》沈阳方)

【组成】三棱 灵脂 甘遂 葶苈 牙皂 青皮 神曲 乌梅 陈皮 枳壳 木香 豆豉 大黄 芫花 巴豆霜 红芽大戟 干石榴各一两

【用法】上为细末,醋糊为小丸。每服十五丸或十二丸,开水送下。

【功用】利尿消肿,化积消食。

【主治】胸胁水气痛满,气臌水胀,癥瘕肠罩,停饮作喘,湿毒脚气。

【宜忌】药性剧烈,用之宜慎。孕妇忌服。

35583 华佗延寿酒(《成方制剂》20册)

【组成】枸杞子100克 黄精(制)80克 天冬60克 苍术(漂)80克 松叶100克 狗脊60克

【用法】上制成酒剂,约5750毫升。口服,每次20~50毫升,一日2~3次。

【功用】益脾肺,养肝肾,强筋骨,补虚损。

【主治】身体虚弱,筋骨不健,头昏目暗,腰膝酸软等症。

35584 华佗顺生丹(《医方简义》卷五)

【组成】朱砂五钱(水飞) 制乳香一两

【用法】上为末,以端午午时,用猪心血为丸,如芡实大。每服一丸,以当归三钱,川芎二钱,煎汤送下。

【主治】难产。

35585 华佗累效散(《金鉴》卷七十一)

【组成】乳香 硇砂各一钱 轻粉五分 橄榄核(烧存性)三枚 黄丹三分

【用法】上为细末。香油调敷患处。

【主治】甲疽。

35586 华佗愈风散

《准绳·女科》卷五。为《妇人良方》卷十九引华佗方"愈风散"之异名。见该条。

35587 华佗风痛宝片(《成方制剂》18册)

【组成】红鱼眼 九层风 两面针 三七茎叶 三叶青藤 山风

【用法】制成片剂,每片含干浸膏0.2克。口服,一次3~4片,一日3次。

【功用】驱风祛湿,通络除痹,消肿止痛。

【主治】风湿痹痛,肢体屈伸不利,筋脉拘挛,关节肿痛、变形及风湿性关节炎、肩周炎、类风湿性关节炎属风湿痹证者。

【备考】本方改为胶囊,名"华佗风痛宝胶囊"(见《成方制剂》)。

35588　华佗接骨神方

《华佗神医秘传》卷三。为《石室秘录》卷四"接骨至神丹"之异名。见该条。

35589　华佗救脱阳方(《景岳全书》卷五十八)

【组成】葱白一握　附子一个(重一两,切八片)　白术　干姜各五钱　木香二钱

【用法】先用葱白一握微捣碎,炒热用布包,熨脐下,以二包更替熨之,甚者仍灸气海、关元二三十壮,脉渐出,手足渐温,乃多可生也;次用附子一个(重一两),切八片,白术、干姜、木香同用,水二钟煎一钟。候冷灌服,须臾又进一服,或煎服回阳等汤。

【主治】寒中三阳,口噤失音,四肢强直,挛急疼痛,似乎中风及厥逆,唇青囊缩,无脉或卒倒,尸厥脱阳等证。

35590　华佗风痛宝胶囊

《成方制剂》19册。即《成方制剂》18册"华佗风痛宝片"改为胶囊。见该条。

延

35591　延仁汤(《青囊秘诀》卷上)

【组成】人参一两　当归一两　白术一两　熟地一两　麦冬一两　山茱萸五钱　甘草一钱　陈皮五分

【用法】水煎服。

【主治】乳痈乳岩。

35592　延生丹

《圣惠》卷八十五。为原书同卷"七圣丹"之异名。见该条。

35593　延生丹(《御药院方》卷六)

【组成】辰砂(别研)三两　木香　没药　硇砂(别研)　白术　人参　沉香各半两　附子(炮裂,去皮)　胡芦巴各一两半

【用法】上为极细末,同研匀;用大萝卜去顶,用银匙剜作罐子,将已剜出萝卜绞取汁积在碗内,入药末一层,旋以银匙撩萝卜汁在上;再一层如上法;若汁不透,用银箸投之令入药及八分,萝卜顶盖之,用竹签签定;如一个萝卜盛药不了,即用三两个分盛之,先用纸封闭,次用盐泥固济,周回约一指许;用木炭火煅令通赤;闻药有香方出火;药罐子不动,只于烧处存放,至次日泥开罐子,以银匙取药,在瓷器内揉和,令匀为丸;如药干,再入萝卜汁,和令得所,为丸如小豆大。每服十丸,细嚼三丸,吞七丸,空心,温酒送下;或米饮亦得,一日二次。

【主治】丈夫妇人虚损,五劳七伤,腹内一切痛,大便滑,小便数,或小便不通;男子小肠膀胱气病;妇人经脉闭,赤白带下,酒食多伤,大人小儿逆不定,诸块积聚,寒疝气疰,中恶鬼疰,传尸劳疾,久嗽水肿,疟痢,脚气病。

35594　延生方(《医学入门》卷六)

【异名】延生第一方(《古今医鉴》卷十四)。

【组成】初生脐带　辰砂　生地　当归

【用法】初生脐带落后,取置新瓦上,用炭火四围,烧灰存性。若脐带有五分,入飞过辰砂二分半(为末),用生地、当归煎浓汁调匀抹儿上腭间及乳母乳头上,一日至晚服尽为度。次日遗下秽浊之物,终身永无痘疹诸疾。

【功用】《古今医鉴》:预解胎毒,免痘。

35595　延生膏(《仙拈集》卷三)

【异名】回生膏(《经验广集》卷三)。

【组成】脐带(焙焦烟尽为度,放地上出火气,研末)　朱砂(水飞)五厘　甘草一钱

【用法】先将甘草熬膏一蚬壳,然后将前二味和匀,搽儿上腭及乳上,须一时服完。解下红黑粪则胎毒尽而痘稀。

【功用】下胎毒,稀痘。

35596　延年丸(《圣济总录》卷一八五)

【异名】枸杞子丸(《圣济总录》卷一八六)。

【组成】菟丝子(酒浸七日,炒黄)三两　枸杞子(去梗)　覆盆子(去萼)　车前子(酒浸)　巴戟天(去心)　远志(去心)　生干地黄　细辛(去苗叶)　白术(炒)　菖蒲(剉)　何首乌(去黑皮)　地骨皮　牛膝(酒浸一宿)　续断　菊花(去梗萼)各一两半

【用法】上药除菊花外,以温水和酒少许洗过,焙干,杵罗为末,炼蜜为丸,如梧桐子大。每服三十丸,空心常服;丈夫盐汤、妇人醋汤送下,午食前更一服。服至十服,其人病却有发时,是药动病本,功应也。

【功用】平补五脏,治百病;育神气,强力益志,美颜色,变髭发。

35597　延年丸(《圣济总录》卷一八七)

【组成】白术　白茯苓(去黑皮)　甘菊花各三两　耐冬叶(一名忍冬)二两

【用法】上为末。用生地黄捣取汁,银石器内熬如膏,以药末和匀,如干,更别入炼酥蜜为丸,如梧桐子大。每服三十丸,空心清酒送下。

【功用】去风邪,补不足,明耳目,耐寒暑。

35598　延年草(《养老奉亲》)

【异名】延年散(《遵生八笺》卷三)。

【组成】青橘皮四两(浸洗,去瓤)　甘草二两(为细末)　盐二两半(炒)

【用法】先洗浸橘皮,去苦水,微焙,入甘草同焙干,后入盐,每早晨嚼三两叶子。

【功用】通滞气,进食顺气。

【方论选录】《寿亲养老评释》:延年草以橘皮、甘草、食盐三味制成。青橘皮辛苦而温,功能理气健脾,燥湿化痰,开胃消食,善治食、气停滞胃脘引起的心腹气痛,胀满,食欲不振,呕吐泄泻,以及咳嗽痰多等症,以其理气消食而不伤正,老人服用堪称良药;甘草补脾胃,润心肺,清火解毒,调和诸药;食盐调和脏腑,消宿食,滋五味,长肉,通利大小便,主肠胃结热,喘逆,胸中满,令人壮健。三药相合,为顺气进食强壮之佳品,不仅宜于老人春时服用,在一年四季用之,对腹胀少食者,亦可收和胃却病延年之效。

35599　延年草(《奇效良方》卷十七引刑和璞真人方)

【组成】上等白盐花五两(再淋煎用,须要雪白)　新

舶上茴香四两　青皮一斤(汤浸三日,换水,候苦味出尽,然后去瓤,切作指面大,方去子)　甘草六两(炙,剉)

【用法】上用甜水一斗,同药入银锅内熬,不住手搅,勿令着衣,置密器中收,不得走气;候水尽取出,慢火炒令干,不得有炒焦气;选勤谨者一人,专一掌之。去甘草、茴香不用,只取贮青皮。如伤生冷及果实蔬菜之类,即嚼数片,气通即无恙;常服一两片极佳。老人小儿皆可服,尤宜老人,清晨食后嚼数片。

【功用】安神导气,消酒食,益脾胃,安神健体。

35600　延年散

《遵生八笺》卷三。为《养老奉亲》"延年草"之异名。见该条。

35601　延寿丸(《圣济总录》卷一八七)

【异名】平补干地黄丸(《普济方》卷二二一)。

【组成】牛膝(酒浸,切焙)　熟地黄(焙)　枳壳(去瓤,麸炒)　地骨皮各一两　菟丝子二两(酒浸一复时,研烂入诸药)

【用法】上为末,炼蜜为丸,如绿豆大。每服三十丸,食前空心温酒送下。

【功用】乌髭发。

【主治】诸虚及虚风。

35602　延寿丸(《鸡峰》卷二十三)

【组成】干蜗牛　干蚯蚓各半两　蛇蜕皮　麝香各一分　干蟾头三个　使君子　没石子各五个

【用法】上将蜗牛、蚯蚓、蛇蜕皮、蟾头四味,入罐子内封闭口,炭火烧通赤,取出同余三味并为细末,用粟米饭为丸,如绿豆大。每服五丸,米饮送下,一日二次。

【主治】小儿疳气,羸瘦,腹大颈小,头发稀疏,脏腑不调,或泻或秘。

35603　延寿丸

《御药院方》卷十。为《济生》卷八"狗宝丸"之异名。见该条。

35604　延寿丸(《袖珍方》卷二)

【组成】鹿茸三两(切片,燎毛,酥炙)　沉香　苁蓉(酒浸)　菟丝子(酒浸,蒸)　杜仲(炒)　当归(酒浸,焙)　胡芦巴(炒)　补骨脂(炒)　枳实(去瓤)　石莲(猪肉煮)　续断(炒)　枸杞子　五味子　川巴戟(去心)各二两　胡桃仁十四个

【用法】上为末,黄犬肉或羊肉二斤(切),用无灰酒并葱、椒、青盐、桂花、茴香同煮烂,入石白杵成膏子,却入山药糊为丸,如梧桐子大。每服五十丸至一百丸,空心盐酒送下。

【主治】元阳虚惫,诸虚不足,行履无力,肢体酸痛。

35605　延寿片(《成方制剂》2册)

【组成】地黄　杜仲　何首乌　黑豆　黑芝麻　金樱子　墨旱莲　牛膝　女贞子　忍冬藤　桑葚　桑叶　菟丝子　豨莶草

【用法】制成糖衣片。口服,一次6片,一日3次。

【功用】补益肝肾,强壮筋骨。

【主治】肝肾不足,头昏目花,耳鸣重听,四肢酸麻,腰酸无力,夜尿频数,须发早白。

35606　延寿丹(《医学正传》卷三引《千金》)

【组成】五味子　菟丝子(煮烂另研)　川牛膝　杜仲(姜汁拌,炒丝断)　川归(酒浸)　山药　天门冬　麦门冬(去心)　生地黄　熟地黄各一两　肉苁蓉二两　人参　白茯苓　大茴香　泽泻　地骨皮　鹿茸　菖蒲(九节者)　花椒　巴戟(去心)　远志(去心)　覆盆子(炒去汁)　枸杞子　柏子仁各五钱

【用法】上为细末。勿犯铁器,蒸捣,炼蜜为丸,如梧桐子大。每服一百丸,空心温酒或生姜盐汤送下。

【功用】却疾延年。

【主治】诸虚百损,怯弱欲成痨瘵及大病后虚损不复。

【宜忌】忌萝卜菜。

【加减】如大便溏,小便不利,加车前子二两;如精滑或梦遗,加赤石脂、山茱萸肉各五钱。

35607　延寿丹(《博济》卷四)

【组成】辰锦砂　腻粉　铁焰粉　白附子各二两　蛇黄(用醋浸少时,以大火煅过)　大附子(炮)各九两　天南星(生,净洗)　羌活　巴豆(捶碎,用新水浸,逐日换水,七日后以纸裹,压去油)　牛膝(酒浸,焙)　蝎梢各三两　生金　生银(各别研)一分　麝香　真牛黄(各另研)一两一分

【用法】上为细末。以蜜和粟米饮搜和为丸,如鸡豆大。每中恶风疼缓及五般痫疾,薄荷酒磨下一丸,老人半丸;小儿惊痫,十岁以上一丸分四服,四岁以下一丸分五服,新生孩儿一丸分七服,并用蜜水磨下;如患缠喉风,壅塞气息不通,将绝者,急化一丸,生姜薄荷酒送下。

【主治】小儿惊痫,及大人卒中恶风,涎潮昏重,口眼㖞斜;缠喉风,壅塞气息不通,将绝者。

【宜忌】如中风者,发直,面如桃花色,口眼俱闭,喉中作声,汗出如油及汗出不流,多要下泄或泻血者,并是恶候,更不用服;如口噤眼开者,药下立愈。

35608　延寿丹(《普济方》卷二二六引《伤寒直格》)

【组成】牛膝(去芦,酒浸一宿)　菟丝子(酒浸一宿)　远志(去心)　地骨皮　石菖蒲　甘菊花　熟干地黄各等分

【用法】上为细末。用浸药酒熬面糊为丸,如梧桐子大。每服十五丸至二十丸,空心、临卧温酒送下,一日三次。

【功用】清心益志,和血驻颜,延年益寿。

【主治】元脏虚冷,筋骨缓弱,肝肾不足,精神困乏。

35609　延寿丹(《普济方》卷三七五引《兰室秘藏》)

【组成】天南星　白附子　蛇黄　辰锦　生朱　当门子

【用法】上为细末,和匀,糯米粉糊为丸,如鸡头子大。周岁儿每服一丸,婴孩半丸,薄荷汤浸软磨化,乳后服。

【主治】小儿急慢惊风,胃受惊气,腹痛,盘肠内吊,鸦声邪叫,角弓反张,眼或视上,手足搐搦,痰涎潮壅塞不通,或一切心神烦闷,睡卧不安。

【备考】药性温平,伤寒疹痘俱不妨碍。

35610　延寿丹(《御药院方》卷六)

【组成】松脂三十两(依法煮炼白者)　茯苓　甘菊花一十两　柏子仁十两

【用法】上为末,炼蜜为丸,如梧桐子大。每服二十丸,空心温酒送下;或盐汤亦可,一日三次。

【功用】补精髓,益气壮元阳,轻身耐老。

【主治】肾经不足。

35611　延寿丹

《卫生宝鉴》卷十二。为《儒门事亲》卷十五"化痰延寿丹"之异名。见该条。

35612　延寿丹

《普济方》卷二二四引《德生堂方》。为原书同卷"还童丹"之异名。见该条。

35613　延寿丹

《袖珍方》卷三。为《杂类名方》"夺命丹"之异名。见该条。

35614　延寿丹（《丹溪心法》卷三）

【组成】天门冬(去心)　远志(去心)　山药　巴戟各二两　赤石脂　车前子　菖蒲　柏子仁　泽泻　川椒(去目,炒)　熟地　生地　枸杞　茯苓　覆盆子各一两　牛膝(酒浸)　杜仲(炒)　菟丝子(酒浸)　苁蓉各四两　当归(酒洗)　地骨　人参　五味子各一两

【用法】上为末,炼蜜为丸,如梧桐子大。每服七十丸。

【功用】延寿。

35615　延寿丹（《扶寿精方》）

【组成】赤、白何首乌(鲜者,竹刀刮去皮,切片。如无鲜者,用干者,米泔浸一宿,以瓷片刮皮,舂作弹子大)各一斤　牛膝(去芦)半斤(用黑豆三升,同二乌木甑一处,蒸一日,取牛膝去心,共捣成泥,晒干为末)　菟丝子半斤(酒浸蒸熟,舂去皮,晒干,扬净,复舂为米)　白茯苓(去皮,舂作弹子大)一斤(用人乳五升浸透,蒸透熟)　破故纸半斤(炒香为末,外加)　生地黄二斤(一斤酒浸,九蒸九晒;一斤只酒浸透)　赤茯苓(去皮)一斤(用牛乳同前制)

【用法】上为极细末。皆勿犯铁,炼蜜为丸(炼蜜滴水成珠,取俟三日火毒退方合用),每一丸重一钱二分。每服一丸,一日三次,空心酒送下;午间姜汤,临睡淡盐汤送下。必如此引,不可错乱。久服渐渐加大。初服三四日,小便多或杂色,是五脏中杂病出;二七日唇红生津液,再不夜起;若微有腹痛,勿惧,是搜病;三七日,身体轻便,两乳红润;一月鼻觉辛酸,是诸风百病皆出。

【功用】补血生精,泻火益水,强筋骨,黑须发。

35616　延寿丹

《医统》卷九十三。为《万氏家抄方》卷四"打老儿丸"之异名。见该条。

35617　延寿丹（《遵生八笺》卷十七引罗真人方）

【组成】干山药一两(去皮)　人参一两(去芦)　白茯苓一两(去皮)　川牛膝一两(酒浸)　杜仲一两(姜制去丝)　龙骨一两　川续断一两(去芦)　鹿茸一两　当归一两(酒浸洗)　山药苗一两　北五味一两　熟地黄一两(酒浸)　石菖蒲一两　楮实子一两(去瓤)　破故纸一两(炒)　麦门冬一两(去心)　辽枸杞五钱

【用法】上为极细末,以酒糊为丸,如梧桐子大。每服五十丸或六七十丸,淡盐汤送下,一日二次。服至五日,体自轻健;至十日,精神倍爽;半月之后,气力壮勇;二十四日

后,眼目清朗,语言响亮;一月之余,饮食大进,颜色红润,步履轻健,冬月手足常暖。此药不热不燥,老幼皆可服。

【功用】常服此药,阴阳升降无偏,充实肌肤,填精补髓,精神倍长,强壮筋骨,悦颜色,固真气,和百脉,正三焦,乌须发,坚齿牙,聪耳明目,老能轻健。

【主治】男子五劳七伤,诸虚不足,阴痿气弱无力,心肾不交,精神欠爽,小便频数,腰膝疼痛。妇人赤白带下,起居倦怠,脚冷麻痹,不能久立,肾气不和,脐腹疼痛,经水愆期,无孕。

【加减】如下元虚冷,加鹿茸五钱,附子五钱。

35618　延寿丹（《寿世保元》卷四）

【组成】白茯苓十斤(净锅内煮一夜,晒一日,去皮,切片)　真蜂蜜二斤

【用法】上药调蒸三炷香,晒干;再加蜂蜜,再蒸再晒,如是三次;为细末,炼蜜为丸,如梧桐子大。每日服三四十丸,温酒送下。

【功用】补益,延寿。

35619　延寿丹

《外科正宗》卷一。为《济生》卷八"狗宝丸"之异名。见该条。

35620　延寿丹（《疡科心得集·补遗》）

【组成】贝母　白芷　苡仁　车前子　川连　赤芍　木通　山栀

【主治】小儿脐风及脐汁不干。儿生月内,肚胀腹硬,脐周浮肿,口撮眉攒,牙关不开,名曰脐风撮口证,舌强唇青,手足微搐,喉中痰响。

35621　延寿丹（《集验良方》卷二）

【组成】人参(上好者)六两

【用法】用滴花烧酒二斤夜浸日晒,以酒尽为度;或整枝人参晒干,研为细末,炼蜜为丸,如梧桐子大,飞净朱砂为衣。每服一钱,如益元气,暖丹田,空心淡盐或秋石汤送下一服;如补肾,每日早、午、晚各进一服,酒送下。

【功用】益元气,暖丹田,补肾;年过三十以外,服之固本延年。

35622　延寿丹（《验方新编》卷十一）

【组成】白术(土炒)　青皮　生地　厚朴(姜汁炒)　杜仲(姜汁炒)　故纸(微炒)　广皮(去净白)　川椒　青盐　黑豆二升　巴戟肉(去心)　白茯苓　小茴香　肉苁蓉(竹刀剖净鳞,黄酒洗,晒干)各一两

【用法】制好,入铜锅,或砂锅亦可,用水二十小碗,桑柴文武火,煎至十小碗,将水盛出;复煎药滓,用水十小碗,煎至五小碗,去滓不用,惟二次药水十五小碗,将黑豆放锅内,用火缓缓煎至水干,盛起候冷,入瓷罐装贮。每早空心服三钱,开水送下,不可间断。

【功用】添精补髓,健脾养胃,乌须延寿,轻身健体,返老还童,中阳复兴,少阳复起,调妇人经水,暖下安胎。

【主治】痔漏疮毒,赤白带下。

【宜忌】妇人受胎之后,不可再服,恐受双胎。忌食牛、马肉。

35623　延寿丹

《世补斋医书·文集》卷八。为《良方合璧》卷上引薰

玄宰"秘传延寿丹"之异名。见该条。

35624 延寿汤

《普济方》卷三五三。为《普济方》卷三五三引《便产须知》"黄耆汤"之异名。见该条。

35625 延寿酒（《中藏经》卷下）

【组成】黄精四斤 天门冬三斤 松叶六斤 苍术四斤 枸杞子五升

【用法】上药以水三石,煮一日取汁,如酿法成,空心任意饮之。

【主治】百疾。

35626 延寿酒（《寿世保元》卷十）

【组成】好上等堆花烧酒一坛 龙眼(去壳)一斤 桂花四两 白糖八两

【用法】药入酒坛封固经年,愈久愈佳。其味清美香甜,每随量饮,不可过醉。

【功用】安神定志,宁心悦颜,香口却疾,延年。

35627 延寿散（《博济》卷一）

【组成】牡丹皮 附子(炮,去皮脐) 柴胡(去苗) 秦艽 鳖甲(酒浸,炙令赤色)各半两

【用法】上为细末,入人中白半两同研,以瓷器盛之。每服用猪石子一枚,葱白、椒末同一处,细剉如膏,入药末三钱匙,拌和,以童便一盏,水半盏,同煎令沸,温服。其患人贴体着皂纱衫一领,服后衣物盖覆,令恶汗出,黏腻尽出,乃脱皂衫,揩拭身干,避风将息。每七一度,服后汗轻即住。皂衣遂以皂角汤泡洗,安息香烘干。

【主治】男子、女人、少童等传尸诸劳嗽,寒热百般变候,蒸汗劳虫。

35628 延寿散（《博济》卷四）

【异名】鸡舌香散(《普济方》卷三七四引《全婴方》)。

【组成】鸡舌香(大者)三枚 朱砂半钱 五灵脂一钱半 黄耆一钱半

【用法】上为细末。每服半钱,用研糯米泔调下;若孩子小,只服一字。

【主治】小儿惊搐不定,或因惊风已经取下,此病再作,气粗喘促。

35629 延寿膏（《幼幼新书》卷十九引《庄氏家传》）

【组成】白羯羊胆一只(腊日者或腊月者皆可) 马牙消半两 朱砂一分

【用法】上为细末。盛于胆内当风悬之,候过清明可开,再研极细;入脑、麝香少许,生蜜和为膏子,以瓷器中盛。服如紫雪法。

【主治】小儿心脏积热;大人、小儿口疮。

35630 延灵丹

《普济方》卷二二三引《卫生家宝》。为原书同卷"何仙姑庆世丹"之异名。见该条。

35631 延附汤（《济生》卷三）

【组成】延胡索(炒,去皮) 附子(炮,去皮脐)各一两 木香(不见火)半两

【用法】上咬咀。每服四钱,水一盏半,生姜七片,煎至七分,去滓温服,不拘时候。

【主治】七疝。心腹冷痛,肠鸣气走,身寒自汗,大肠闭。

【备考】本方方名,《医方类聚》引作"玄附汤"。

35632 延命丹

《丹溪心法附余》卷十六。为《杂类名方》"夺命丹"之异名。见该条。

35633 延胡丸（《慎斋遗书》卷八）

【组成】延胡索 青皮(去白) 陈皮(去白) 木香 当归 雄黄 生姜 三棱各一两

【用法】酒曲糊为丸。生姜汤送下。或加槟榔、黄耆。

【主治】积聚。

35634 延胡散（《博济》卷四）

【异名】延胡索散(《云歧子保命集》卷下)、玄胡索散(《医学纲目》卷二十一)。

【组成】延胡索 郁金 干葛 官桂(去皮) 青皮(去白) 枳壳各等分

【用法】上药以好醋浸一宿,炙干,杵为细末。每服一钱,冷橘皮汤送下。不过三服愈。

【主治】产后失血,渴不止。

35635 延胡散（《全生指迷方》卷二）

【组成】延胡索(炒) 当归(洗)各等分

【用法】上为细末。每服方寸匕,醋汤调下。

【主治】痛而游走,上下无常处,脉亦聚散,或促或涩,谓之游气。

35636 延胡散

《普济方》卷三四九。即《圣惠》卷八十一"延胡索散"。见该条。

35637 延胡散

《普济方》卷三五一。为《百一》卷三"三圣散"之异名。见该条。

35638 延胡散

《医统》卷十四。为《普济方》卷二一五引《活人书》"玄胡索散"之异名。见该条。

35639 延胡散

《济阴纲目》卷十一。为《妇人良方》卷二十引《经验妇人方》"延胡索散"之异名。见该条。

35640 延胡散（《奇效类编》卷上）

【组成】延胡索 胡椒各等分

【用法】上为末。每服二钱,食前温酒调服。

【主治】冷气心疼及疝气腹痛。

35641 延香散

《青囊秘传》。为原书"胃灵丹"之异名。见该条。

35642 延真膏（《李氏医鉴》卷四）

【组成】人参四两 白术 白茯 山药 枸杞 莲肉各二两 何首乌三两(用竹刀刮去皮) 山萸肉二两半 肉苁蓉五两 当归二两半(上药俱为末) 生地 熟地 天冬 麦冬各六两(俱用水浸一宿) 远志肉(去心)二两(甘草汁浸一夜。以上共捣如泥,取汁)

【用法】上药末、药汁,加白蜜一斤半,和匀入坛内,以箬皮封固,入锅内,水煮一宿成膏。每服半酒钟。

【功用】养胃宽中,补中生津。

【主治】噎膈,翻胃。

35643　延息汤(《辨证录》卷一)

【组成】人参　熟地各一两　山茱萸五钱　牛膝　破故纸各三钱　胡桃一个　陈皮三分　炮姜一钱　百合一两

【用法】水煎服。

【主治】冬月伤寒六七日,经传少阴而息高,气息缓慢而细小。

35644　延息汤(《辨证录》卷八)

【组成】人参　百合各五钱　甘草一钱　熟地一两　山茱萸四钱　牛膝二钱　北五味五分　茯苓三钱

【用法】水煎服。

【主治】终朝咳嗽,吐痰气喘,少若行动则气不足以息。

35645　延龄丹(《三因》卷十八)

【异名】妙应丹(《局方》卷九续添诸局经验秘方)。

【组成】熟地黄　川芎　防风　槟榔　芜荑(炒)　蝉蜕(洗)　柏子仁(别研)　马牙消(烧)　人参　黄耆　白蔹　川椒各半两　鲤鱼鳞(烧)　晚蚕砂(炒)　当归　木香　附子(炮,去皮脐)　石膏(煅)　泽兰各一两　藁本　厚朴(姜制,炒)　甘草(炙)　白姜(炮)各一两半　红花(炒)　吴茱萸(洗)各一分

【用法】上为末,炼蜜为丸,如弹子大。每服一丸,血瘕块痛,绵灰酒送下;催生,温酒细嚼下;血劳血虚,桔梗酒送下;血崩,棕榈灰酒送下;血气痛,炒白姜酒送下;血风,荆芥酒送下;血晕闷绝,胎死腹中,胞衣不下,并用生地黄汁、童便、酒各一盏,煎二服调下;常服,醋汤温酒化下,并空心食前服。

【主治】血瘕块痛,血劳血虚,血崩,血气痛,血风,血晕闷绝,胎死腹中,胞衣不下。

35646　延龄丹(《御药院方》卷六)

【组成】牛膝(酒浸二宿)　苁蓉(酒浸二宿)　金铃子(去皮)　补骨脂(炒)　川茴香(炒)各七钱半　鹿茸(去毛)　益智仁　檀香　晚蚕蛾(炒)　没药(研)　丁香　青盐　川山甲各半两(炙)　沉香　香附子(炒)　姜黄　薯蓣　木香　巴戟(去心)　甘草(炙)各一两　乳香(研)　白术　青皮　苍术三两

【用法】上为细末。酒煮面糊为丸,如梧桐子大。每服四十丸,空心温酒送下;或煎茴香汤送下。

【功用】补五脏,养真阳,和血脉,壮筋骨。

【主治】脾肾不足,真气伤惫,肢节困倦,举动乏力,怠惰嗜卧,面无润泽,不思饮食,气不宣畅,少腹里急,脐下疞痛,及奔豚、盲肠气攻充脐腹,发歇无时。

35647　延龄丹

《摄生众妙方》卷二。为原书同卷"神仙延寿丹"之异名。见该条。

35648　延龄丹(年氏《集验良方》卷二)

【异名】乌龙丸。

【组成】乌龙(即黑犬骨也,自脑骨至尾一条,全用好醋浸一宿,煮醋干,再用酥炙,为末,听用)　鹿茸(酥炙)八钱　巴戟(酒浸)一两　沉香一两　石莲子(去壳心)一两　远志肉(炒)五钱　大茴香五钱　石燕子(雌雄各三对,烧红投姜汁内七次)　故纸(炒)五钱(以上为末,听用)　何首乌(黑豆蒸九次)四两　熟地(酒洗)一两　床子(炒)二

两　芡实肉二两　归身(酒洗)一两　川芎一两　白芍(酒炒)二两　生地一两(酒洗)　天冬　麦冬　马蔺花　冬青子各一两　楮实子(酒洗)一两　母丁香二十个　枸杞子四两　金樱子一斤(去瓤核)

【用法】上药除药末外,共水一斗,煎至一升,去滓,取起晾冷,和入药内;又用黄雀四十九个,好酒煮烂,捣匀,同药末、乌龙骨为丸,如梧桐子大。每服三钱。

【主治】阳痿。

35649　延龄汤(《魏氏家藏方》卷一)

【组成】甘草一两(炙)　白术二两(炒)　荆芥三两

【用法】上为细末。每服二钱,茶清点服,不拘时候。

【主治】诸风。

35650　延龄酒(《奇方类编》卷下)

【组成】枸杞子八两　龙眼肉四两　当归二两　白术(炒)一两　大黑豆半升

【用法】以绢袋盛之,浸无灰酒十五斤,七日用之。

【功用】补益延龄。

35651　延龄散(《圣惠》卷八十五)

【组成】钩藤一两　消石半两　甘草一分(炙微赤,剉)

【用法】上为细散。每服半钱,以温水调下,一日三四次。

【主治】小儿惊热。

35652　延龄散(《普济方》卷三四三引《妇人良方》)

【组成】桑寄生　当归　石斛　川芎　干地黄　续断　牛膝各半两　人参　泽兰　独活　防风　木香　五味子　细辛　官桂(不见火)各一两

【用法】上为细末。每服三钱,空心入盐煎服;或炼蜜为丸,如梧桐子大。空心盐汤任下五十丸。

【功用】补虚,生肌肉,平复正气。

【主治】妇人半产后。

35653　延龄散(《御药院方》卷九)

【组成】泽乌头　皂角(去皮子)　生地黄各一两

上为粗末,用生姜自然汁和成团子,用槐枝火烧令烟尽,取出于净地上,用碗盖一宿,出火毒,再捣为细末,入后件药:

细辛(取末)　青盐各三钱　石胆　白矾(灰)　麝香各二钱

【用法】上为细末。每用擦牙病处,或用刷牙蘸刷亦得,早晨、食后、临卧日用三次。有津却吐,误咽不妨。

【功用】牢牙齿,定疼痛,固龈肿,益气血,黑髭鬓。

35654　延龄膏(《博济》卷一)

【组成】虾蟆　鹤骨　丁香　枣叶　鳗鲡　木香　猪牙皂角各等分　麝香(另研细)少许

【用法】上为末,用羊肠(大者)盛之,缚定两头,于饭甑上蒸熟为度;取出候冷,以竹刀子割开,同肠研细,再入麝香,同研令匀为丸,如梧桐子大。每日到辰、巳间,用茅香熟水吞下一百丸;更看病人强弱,渐渐服之。须得一度吃尽一百丸后,以衣被盖之出汗,病甚者略露面,其虫逡巡后汗出,尸虫如麦麸大,余者皆微壮,出尽汗后,病人其身轻快,十去三四也。候汗干后,即一时换却原着衣服并卧物等。初服药,见当时随药便尽吐出,并不住,即难疗;或一百丸存六七

十丸,犹可医,别以新药补数,如药全住,疾无不退。病甚者,吃及两服至三服,即永除根本。治劳,煮散三五服为妙。初出汗,频换手帕揩之,约两炊饭久,肠劳随泻下一度,别用盆一个盛之,其虫皆微壮,浮在上面动。服药后如不吐甚妙也。

【主治】一切劳。

【宜忌】服药后忌一切动劳等物,一生永忌触犯药,苦参、人参、空青、麦冬、乌头切忌服之。

35655 延嗣酒(《胎产心法》卷上)

【组成】生地(酒洗) 熟地(九蒸九晒) 天冬(去心) 麦冬(去心)各四两 仙灵脾八两(饭上蒸) 当归二两(酒洗) 枸杞一两(酒浸)

【用法】上切碎,绢袋盛,入大坛酒内,重汤煮,自卯至酉为度,埋土内七日取起用。早晚男妇各随量饮三五杯。

【功用】补益,种子,延嗣。

【备考】妇人经不对者自正,经正者即受胎矣。

35656 延寿饮子(《普济方》卷二一一)

【组成】木香一两 黄耆四两 御米壳八两 甘草二两 当归二两 青皮二两 诃子四两

【用法】上各为粗末。每服三钱,水一盏半,煎至一盏,去滓服。

【主治】远年近日,赤白泻痢。

【宜忌】忌生冷、鸡鸭、油腻等物。

35657 延胡索丸(《圣济总录》卷九十四)

【异名】炼阴丹(《普济方》卷二四九)。

【组成】延胡索 青橘皮(汤浸去白,焙) 葫芦巴 海藻(酒洗去咸,焙干) 昆布(酒洗去咸,焙干) 马蔺花 茴香子(炒) 楝实肉(炒)各一两 木香半两 巴戟(酒浸,切,焙)一分

【用法】上为末,入硇砂、阿魏、安息香三味各一分,以醋二升化开,去泥土以重汤煮令成膏,为丸,如绿豆大。每服二十丸,烧绵灰酒送下,空心、食前服。

【主治】小肠受寒,控睾,少腹坚硬,疼痛不可忍。

35658 延胡索丸(《圣济总录》卷一五〇)

【组成】延胡索 京三棱(炮,剉) 赤芍药 当归(切,焙) 旋覆花各一两 麒麟竭 乌贼鱼骨(去甲) 泽兰叶 滑石各半两

【用法】上为末,炼蜜为丸,如梧桐子大。每服二十丸,温酒送下,一日三次。

【主治】妇人血风劳气,身体疼痛,面色萎黄,四肢无力,大便秘涩,口苦舌干,不思饮食。

35659 延胡索丸(《圣济总录》卷一五三)

【组成】延胡索(米醋炒黄)三分 当归(切,焙) 沉香(剉)各半两 木香 白术 芎䓖 青橘皮(汤浸去白,焙) 附子(炮裂,去皮脐) 吴茱萸(汤洗,焙干,炒) 桂(去粗皮) 京三棱(湿纸裹煨,别捣为末)各一两半 蓬莪术(剉,炒)一两

【用法】上为末,以酒煮面糊为丸,如梧桐子大。每服二十丸,煎生姜醋汤送下。日进三服,不拘时候。

【主治】妇人血脏久冷,血积气攻,心腹脐下疼痛,呕逆痰涎,不思饮食。

35660 延胡索汤(《圣济总录》卷一五〇)

【组成】延胡索 桂(去粗皮) 芍药 白茯苓(去黑皮) 熟干地黄(焙) 鳖甲(去裙襕,醋炙) 续断 芎䓖 羌活(去芦头) 附子(炮裂,去皮脐)各一两 人参 木香各半两

【用法】上剉,如麻豆大。每服三钱匕,水一盏,煎至七分,去滓,空心、日午、临卧温服。

【主治】妇人风虚劳冷,日渐羸瘦,血气攻刺,经脉不匀。

35661 延胡索汤(《圣济总录》卷一五七)

【组成】延胡索 当归(切,炒) 芍药 芎䓖 桂(去粗皮) 甘草(炙)各一两

【用法】上为粗末。每服三钱匕,水一盏,煎至七分,去滓温服,不拘时候。

【主治】半产后气血不快,恶露断续。

35662 延胡索汤(《圣济总录》卷一六〇)

【组成】延胡索 芎䓖各一两 牛膝(去苗) 当归(切,焙) 人参各一两半 生干地黄二两

【用法】上为粗末。每服三钱匕,水一盏,煎至七分,去滓,入白蜜一匙,更煎令沸,温服;相次再服。

【主治】产后血运。

35663 延胡索汤(《济生》卷六)

【组成】当归(去芦,酒浸,剉,炒) 延胡索(炒,去皮) 蒲黄(炒) 赤芍药 官桂(不见火)各半两 片子姜黄(洗) 乳香 没药 木香(不见火)各三两 甘草(炙)二钱半

【用法】上㕮咀。每服四钱,水一盏半,加生姜七片,煎至七分,去滓,食前温服。

【主治】妇人室女,七情伤感,遂使血与气并,心腹作痛,或连腰胁,或引背膂,上下攻刺,甚至搐搦,经候不调,一切血气疼痛。

【加减】吐逆,加半夏、橘红各半两。

【备考】本方方名,《得效》引作"玄胡索汤";《东医宝鉴·外形篇》引作"玄胡索散";方中片子姜黄,《妇科玉尺》作"姜汁炒黄连"。

35664 延胡索汤(《医学启蒙》卷五)

【组成】延胡索一钱 当归(酒洗)一钱 白芍(酒洗)一钱 厚朴(姜炒)一钱 莪术一钱 川楝子一钱 三棱一钱 木香一钱 川芎一钱二分 桔梗一钱二分 黄芩(炒)八分 甘草(炙)七分 槟榔一钱

【用法】水二钟,煎八分,空心热服。

【主治】产后瘀血心疼。

35665 延胡索汤(《名家方选》)

【组成】延胡索一钱 当归 桂枝各七分 干姜六分

【用法】水煎服,一日二次。长服益佳。

【主治】妇人经闭,时腹痛里急者。

35666 延胡索饮

《圣济总录》卷一四四。为《圣惠》卷六十七"延胡索散"之异名。见该条。

35667 延胡索散(《普济方》卷三四五引《产经》)

【异名】元胡索散(《济阴纲目》卷十一)。

【组成】当归(酒浸) 延胡索 赤芍药 蒲黄(纸隔炒) 桂(不见火,去皮) 乳香(水研) 没药各五钱

【用法】上为细末。每服三钱,空心酒调下。

【主治】❶《普济方》引《产经》:产后血气攻刺,腹痛不止,及新旧虚实痛不止。❷《医略六书》:月经不调,脉弦滞涩者。

【方论选录】《医略六书》:当归养血脉以荣经,蒲黄破瘀血以通经,赤芍化滞血,延胡调经脉,乳香和血于经,没药散血于络,桂皮温经以行经络也。为散酒煮,使血滞既化则经寒亦散,而经行如度,何有攻刺疼痛之患乎!

35668 延胡索散(《圣惠》卷六十七)

【组成】延胡索一两 橘子仁一两 蒲黄一两 虎胫骨一两(涂酥炙令黄) 芸薹子一两 桂心半两 牵牛子三分(一半微炒,一半生用) 当归一两(剉,微炒)

【用法】上为细散。每服二钱,以温酒调下,不拘时候。

【主治】跌折,筋骨疼痛。

35669 延胡索散(《圣惠》卷六十七)

【异名】延胡索饮(《圣济总录》卷一四四)

【组成】延胡索一两半 桂心一两半 没药一两半 黄耆一两半(剉) 当归一两(剉,微炒) 白蔹一两 桑寄生一两 熟干地黄一两半

【用法】上为粗散。每服四钱,以水一中盏,煎至五分,去滓温服,一日三四次。

【主治】伤折疼痛,筋骨未合,肌肉未生。

35670 延胡索散(《圣惠》卷七十)

【组成】延胡索一两 白术一两 当归一两(剉碎,微炒) 桂心一两 赤芍药一两 芎䓖一两 附子一两(炮裂,去皮脐) 木香一两 琥珀一两 桃仁一两(汤浸,去皮尖双仁,麸炒微黄)

【用法】上为散。每服三钱,水一中盏,加生姜半分,煎至六分,去滓,食前温服。

【主治】妇人血虚气弱,风冷搏于脏腑,致成劳损,体瘦无力,食饮减少,脐腹多疼,肢节拘急。

35671 延胡索散(《圣惠》卷七十一)

【组成】延胡索三分 当归三分(剉,微炒) 芎䓖三分 木香半两 桃仁一两(汤浸,去皮尖双仁,麸炒微黄) 赤芍药半两 桂心一分 熟干地黄一两 枳实半两(麸炒微黄)

【用法】上为粗散。每服三钱,以水一中盏,加生姜半分,煎至六分,去滓稍热服,不拘时候。

【主治】妇人血气攻心腹疼痛。

35672 延胡索散(《圣惠》卷八十)

【组成】延胡索一两 刘寄奴一两 当归一两(剉,微炒) 红兰花子三分

【用法】上为细散。每服二钱,以童便半盏,酒半盏相和,暖过调下,不拘时候。

【主治】产后血运,闷绝不识人。

35673 延胡索散(《圣惠》卷八十)

【组成】延胡索 干漆(捣碎,炒令烟出) 旱莲子 桂心 当归(剉,微炒)各一两

【用法】上为细散。每服二钱,以温酒调下,不拘时候。

【主治】产后恶露不尽,腹中疼痛不可忍。

35674 延胡索散(《圣惠》卷八十一)

【组成】延胡索一两 当归一两(剉,微炒) 桂心一两

【用法】上为粗散。每服三钱,以童便、酒各半盏,入生姜半分,煎至六分,去滓温服,不拘时候。

【主治】产后儿枕攻上下,心腹疼痛。

【备考】本方方名,《普济方》引作"延胡散"。

35675 延胡索散(《博济》卷四)

【组成】延胡索(生用) 荆三棱(生用) 蓬莪术(酒浸少时) 当归(酒洗,焙干)各一两

【用法】上为细末。每服二钱,空心温酒送下;如血气发甚者,及月水不匀,并用童便、酒、红花同煎调下。只三服愈矣。

【主治】妇人血气走作,疼痛不可忍者,及月水不调,面色萎黄,吃食减少,及生产后诸疾。

【备考】本方方名,《医学入门》引作"玄胡索散"。

35676 延胡索散(《圣济总录》卷一〇〇)

【组成】延胡索 橘核(炒) 人参各半两 乳香(研) 地龙(去土炒)各一分

【用法】上为散。每服一钱匕,温酒调下,一日二次。

【主治】风冷注气,胸膈刺痛,转动不得,四肢厥冷,面目青黄。

35677 延胡索散(《圣济总录》卷一五一)

【组成】延胡索 当归(切,焙) 蒲黄(炒) 芎䓖 生干地黄(焙) 赤芍药 泽兰 蓬莪术(煨,剉) 天麻 桂(去粗皮) 滑石各一两 地榆(醋炒,焙)半两

【用法】上为散。每服二钱匕,温酒或薄荷茶清调下。

【主治】室女月水不利,骨节酸痛,头面微浮,筋脉拘急;或生丹疹,寒热不时,饮食无味。

35678 延胡索散(《圣济总录》卷一七五)

【组成】延胡索半两 铅白霜(研)一分

【用法】上为散,和匀。每服一字匕,涂乳上令儿咂之。

【主治】小儿涎嗽。

35679 延胡索散(《陈素庵妇科补解》卷一)

【组成】延胡 当归 川芎 赤芍 生地 丹参 红花 香附 乌药 熟艾 砂仁 生蒲黄

【主治】四十左右先期断绝,血滞者。

35680 延胡索散(《妇人良方》卷二十引《经验妇人方》)

【异名】延胡散(《济阴纲目》卷十一)。

【组成】延胡索 当归各一两 真琥珀 蒲黄(炒)各一分 赤芍药半两 桂心三分 红蓝花二钱

【用法】上为细末。每服三钱,以童便合温温调下,食前服。

【主治】❶《妇人良方》引《经验妇人方》:产后儿枕腹痛。❷《医中一得》:产后房劳。

35681 延胡索散(《医方类聚》卷二四一引《管见大全良方》)

【组成】延胡索一钱 乳香(研) 木香各半钱

【用法】上为细末。每服少许,水七分盏,煎至五分,不拘时候。

【主治】儿初生下,盘肠刺痛,面色青,啼哭不止。

35682 延胡索散

《云歧子保命集》卷下。为《博济》卷四"延胡散"之异名。见该条。

35683 延胡索散(《普济方》卷三三二引《仁存方》)

【组成】延胡索 当归(去芦头)各一两 没药半两

【用法】上为末。每服三钱,用水一盏半,加生姜三片,同煎七分,食前服。

【主治】妇人血风冷,月水不调,攻刺脐腹、腰腿疼痛,面色萎黄,寒热麻木,四肢困弱,饮食减少。

【加减】憎寒,加川芎半两;卧不安,加干姜、桂各半两。

35684 延胡索散(《普济方》卷三三八引《仁存方》)

【组成】延胡索二两(肥者)

【用法】上为末。每服三钱,食前以温酒调下。又加地黄末一两,急服五钱。

【主治】双身心腹痛不可忍者,及腰腿痛。

35685 延胡索散(《普济方》卷三一一)

【组成】延胡索 蒲黄各一两 肉桂半两(去粗皮)

【用法】上为细末。每服二钱,用沥油半盏调下,一日三四次。

【主治】车马坠损,瘀血不散,攻刺疼痛。

35686 延胡索散(《普济方》卷三五一)

【组成】釜底墨(醋炒令干透) 延胡索 刘寄奴 桂心 莪茼子各等分

【用法】上为末。每服二钱,以热酒调下。

【主泊】产后脐下痛。

35687 延胡索散(《普济方》卷三九二)

【组成】延胡索 茴香(炒) 甘草 蓬术各三钱

【用法】上㕮咀。每服一钱,水五分,煎至三分,温服。

【主治】气积食积成块,及盘肠气痛,肠中一切冷痛。

35688 延胡索散

《校注妇人良方》卷二十。为《百一》卷三"三圣散"之异名。见该条。

35689 延胡索散

《景岳全书》卷六十一。为《圣惠》卷七十一"当归散"之异名。见该条。

35690 延胡索散

《郑氏家传女科万金方》卷一。即原书同卷"通经六合汤"加延胡索。见该条。

35691 延胡索散(《胎产心法》卷下)

【组成】肉桂 延胡各等分

【用法】上为细末,听用。每服以生化汤加入延胡索散,再加入熟地二钱。

【主治】❶《胎产心法》:产后小腹痛,可按而止者。❷《产宝》:产后血晕,血块痛。

35692 延胡索散(《医钞类编》卷十七)

【组成】归尾(一用当归) 延胡各一两 五灵脂 蒲黄(炒)各一钱半 赤芍 桂心各五钱 红花二钱

【用法】上为末。水、酒各一盏煎,入童便一盏,温服。

【主治】产后腹中有块,上下动,痛不可忍。此由恶露未尽,新血与旧血相搏,俗谓之儿枕痛。

35693 延龄煮散(《普济方》卷十七引《护命》)

【组成】茯神(去水) 益智(去皮) 防风(去叉) 人参 桑寄生 藿香叶 甘草(炙,剉) 沉香 熟干地黄各等分

【用法】上为散。每服二钱,水一盏,煎至七分,去滓,空心温服。

【功用】止健忘,安神养气。

【主治】心脏气虚。

35694 延乌二陈汤(《杂病证治新义》)

【组成】延胡索 台乌药 香附 砂仁 法半夏 陈皮 茯苓 甘草

【用法】水煎服。

【功用】温中理气,健胃镇痛。

【主治】胃脘气滞作痛

【方论选录】本方为温中理气之剂。用延胡、香附、乌药以理气滞,砂仁合二陈汤以温中和胃,故可用于气滞胃脘作痛之症。若用于神经性胃痛,有健胃镇痛之作用。

35695 延生第一方

《古今医鉴》卷十四。为《医学入门》卷六"延生方"之异名。见该条。

35696 延生护宝丹(《御药院方》卷六)

【组成】菟丝子(水淘净,酒浸软,取末)三两 肉苁蓉(酒浸,切焙)二两(二味浸药酒各多著,要熬膏子) 家韭子四两(水淘净,用枣二两同煮,令枣熟,去枣,水淘净滓干,再用酒浸一宿,慢火炒干,称二两) 蛇床子二两(水淘净,枣三两同煎,令枣熟,去枣焙干,称一两) 晚蚕蛾(全者)二两(用酥少许,慢火微炒) 木香半两 白龙骨一两(用茅香一两同煮一日,去茅香用帛裹,悬在井中浸一宿,取出) 鹿茸 桑螵蛸(剉,炒香) 莲实(去皮,炒熟)一两 干莲花蕊 胡芦巴(微炒)一两 丁香半两 南乳香(别研)半两 麝香(别研)二钱

【用法】上药除乳香、麝香、菟丝子末外,同为细末;将前菟丝子末三两,用浸药酒二升,用文武火熬至一半,入荞麦面两匙(重一两),用酒调匀,下膏子内搅匀;次下乳香、麝香,不住手搅,轻沸熬如稠糊,放冷;此膏子都要用尽,恐硬,入酒少许,与前药末和为丸,如梧桐子大。每服三十丸,绝早日末出时,温酒入炒盐少许送下。静坐少时,想药至丹田,以意斟量渐加丸数。如阳道衰,精滑者,空心临卧各进一服。

【功用】补元气,壮筋骨,固精健阳,通和血脉,润肌泽肤,益寿延年。

35697 延年却病方(《集验良方》卷二)

【组成】真菟丝子(洗净用好酒入砂锅内,愈煮愈佳,吐丝为度,放竹器内晒干,磨粉,再用炒米粉拌和)

【用法】加白砂糖调和,滚汤送服,大有补益;或用真怀山打糊为丸,如梧桐子大亦可。

【功用】补益,延年。

35698 延年护命丹(《医方类聚》卷一〇二引《经验秘方》)

【组成】没药(另研) 乳香(另研) 轻粉各二钱 蓬莪术 京三棱(炮)各一两 芫花 鳖甲(醋蘸,炙黄色,去尖,捶碎)一两半 黑牵牛四两(取头末二两) 陈皮半两

（与芫花二味，好醋同浸一宿，漉去晒干，更焙） 川大黄（一半生，一半醋浸一宿，软切作块子，先作大块，更作小块，切作片子，微晒干，更焙，勿令焦）

【用法】后七味为细末，入前三味研匀，炼蜜和为块，入白中杵三千下，每一两分作四丸。细嚼，温水送下。临卧服毕，不用枕头，仰卧至一更后，任便睡卧，来日取下积块或片子，或虫或脓血为效；如病大者，三日后再服一丸；病小者，五十日后再进一服；如遍身走注疼痛，用乳香、没药煎汤化下；鼻血不止，冷水化下；有虫者，麻子油化下；十五岁以下，五十以上，一丸分作二服；十岁以下，六十以上，一丸分作三服；六岁以下，七十以上，一丸分作四服；三岁以下，八十以上，一丸分作五服。然临卧时更宜。

【功用】不损脏腑，通和百脉。

【主治】男子妇人脾胃不和，饮食减少，心腹绞痛，反胃吐食，痰涎喘嗽，五盈淋沥，伤寒结胸，大小便不通，泻血，肠风痔瘘；或伤寒后热甚发黄，久患疟疾，滑泻痢米谷不消，酒疸，食劳黄，十种水气遍身黄肿，一切蛊毒，五脏积热，衄血不止；及疰腮喉闭口疮，遍身疥癣，九种心痛，三十六般积，二十四般气，诸药不效，不问年深日近；并妇人所患产后恶血冲心，令人欲死，口燥舌干，四肢困倦，血山崩漏不止，面色萎黄，赤白带下，血经瘀闭不通；并小儿三十六种惊风。

【宜忌】忌生冷硬物，油腻等。三日宜食白粥。

35699 延年益寿丹

《饲鹤亭集方》。为《扶寿精方》"还元丹"之异名。见该条。

35700 延年益嗣丹

《摄生众妙方》卷十一。为《扶寿精方》"还元丹"之异名。见该条。

35701 延年益嗣丹（《叶氏女科》卷四）

【组成】人参三两 天冬（酒浸，去心）三两 麦冬（酒浸，去心）三两 熟地黄（酒蒸，捣） 生地黄各二两 茯苓（酒浸，晒干）五两 地骨皮（酒浸）五两

【用法】上加何首乌半斤，米泔浸透，竹刀刮去皮，切片，置砂锅内，入黑羊肉一斤，黑豆三合，量著水，上用甑箅，箅上铺放何首乌，密盖，勿令泄气，蒸一二时，以肉烂为度，取出晒干，为末，炼蜜为丸，如梧桐子大。每服七八十丸，空心温酒下。

【主治】男子阳极艰嗣，相火炽盛，灼伤真阴，以致阳极，阳则亢；或过于强固，强固则胜败不洽，是以无子。

35702 延年断汗汤（《魏氏家藏方》卷四）

【组成】黄耆（蜜炙） 人参（去芦） 白茯苓（去皮） 芍药（白者） 肉桂（去粗皮，不见火） 甘草（炙） 牡蛎粉各等分

【用法】上为粗末。每服三钱，水一盏半，加生姜三片，枣子一枚，乌梅一枚，煎至七分，去滓，食前温服。

【主治】自汗。

35703 延寿不老丹

《医学入门》卷七。为《扶寿精方》"还元丹"之异名。见该条。

35704 延寿内固丹（《鸡峰》卷十五引马子得道人传《南岳魏夫人方》）

【组成】辰砂三两半 黑附子（生） 白术各一两 没药半两 木香一两 胡芦巴一两半 硇砂半两 人参一两

【用法】上用冬月大萝卜作盒子一个，令厚一指以上，又深酌度盛药；或仓卒无大者，只用朱砂三分之一。硇砂、没药、朱砂细研，余药别捣细为末，同罗研匀，入萝卜盒内，先用赤石脂水调固盒子缝，外用六一泥六分，胶泥一分，纸筋固济，令厚一指，已上泥坐在砖上，日气中令五分干；用碳三斤煅，盒子上仍留一小窍子，以竹片子试剳，候萝卜熟为度，候盒窍子中气出如泥干萝卜熟，抽火，半炊饭许时，再添一二斤火，专守火候，不得令萝卜焦，即恐药败，以泥稍黄熟是候；放令药气透，敲开泥，切开萝卜，取出，丹自软结而香，急丸如豌豆大。每服三丸或二丸，用盐汤温酒送下；若以酒化下尤佳。渐加至五丸止。

【功用】返老还童。

【主治】男子脾肾气衰，有积及腰背冷，面黄，瘫痪中风；妇人虚冷带下。

35705 延寿水仙丹

《普济方》卷二二三引《经效济世方》。为《百一》卷一引赵从简方"软朱砂"之异名。见该条。

35706 延寿水仙丹（《普济方》卷十六）

【异名】软朱砂。

【组成】人参 木通 白及各半两

【用法】上用真麻油二两，入三味药在油内，用建盏盛之，火上煎，频将柳枝打匀，候三味药黑焦色，即去之，再煎油，滴水上如珠不散为度。用透明朱砂不拘多少，研细如粉，将炼油搜成二剂，用皂角水洗去油，入新水中浸之，逐日换水，就水旋丸，如绿豆大。每服三丸，日正午时浸朱砂水送下。

【功用】养精神魂魄，益气明目，通血脉，止烦满消渴。久服令人健，气力康强，心神安静，夜卧平稳。

【主治】五脏六腑百病，心热多躁，心虚不足，夜卧不稳，口苦舌干，小便白浊，日夜无度，色如凝脂，其味或甜，肢体羸瘦，不生肌肉，有潮热，久坐生劳，倦怠乏力。

35707 延寿补益汤（《便览》卷三）

【组成】人参 黄耆（蜜炙） 白术（炒） 杜仲（炒） 牛膝 白芍（炒）各一钱 甘草六分 当归（酒焙） 陈皮各七分 柴胡五分 五味子十二粒 知母八分 熟地（酒焙）二钱

【用法】水二钟，加生姜二片，大枣二枚，水煎服。夜有房事劳神，明早服此，大有补益。

【功用】延寿补益。

【主治】虚损。

35708 延寿固本丹（《奇方类编》卷下）

【组成】益智仁一两 远志 五味子 蛇床子各五钱 肉苁蓉一两（酒洗，去壳） 木香一两 莲蕊三钱 菟丝子一两（酒洗） 沉香一两

【用法】上为末。炼蜜为丸，如梧桐子大。每服三钱，空心盐汤送下。

【功用】延寿固本。

35709 延寿固精丸（《奇方类编》卷下）

【组成】菟丝子 肉苁蓉 熟地 蛇床子 川牛膝

（去心,俱酒浸一宿） 柏子仁 桂心（去骨） 北五味子 远志（去心） 青盐各一两

【用法】上为细末。炼蜜为丸,如梧桐子大。每服三十丸,空心温酒送下。

【功用】延寿固精。

35710 延寿瓮头春（《寿世保元》卷四）

【异名】神仙延寿酒。

【组成】天门冬（去心）一两 破故纸一两 肉苁蓉（麸炒）一两 粉草一两 牛膝（去芦）一两 杜仲（麸炒）一两 大附子（水煮）五钱 川椒（去目）一两（以上八味为末,入面内同和糜） 淫羊藿一斤（米泔水浸） 羯羊脂一斤（拌淫羊藿同炒黑色） 当归四两 头红花一斤（捣烂,晒干） 白芍一两 生地黄二两 苍术（米泔水浸,炒）四两 熟地黄二两 白茯苓四两 甘菊花一两 五加皮四两 地骨皮四两（以上十二味,剉咀片,绢袋盛贮铺缸内） 缩砂密五钱 白豆蔻五钱 木香五钱 丁香五钱（以上四味后用酒煮,为末用）

【用法】用糯米二斗,淘净浸一日夜;又淘一次,蒸作糜,取出候冷;用细面末四斤,同天门冬等八味调匀。却将淫羊藿等十二味,贮于粗绢袋,置缸底,将前糜拍实于其上,然后投上品烧酒四十斤,封固七日,榨出澄清,方入坛;加砂仁等四味固封,重汤煮三炷香,埋土中三日,能出火毒。每日量饮数杯。一七日,百窍通畅,浑身壮热,丹田微痒,痿阳立兴。

【功用】通百窍,兴痿阳,延寿。

【宜忌】切忌醉酒饱食行房。

35711 延寿济世膏

《玉机微义》卷十五引郭氏方。为原书同卷"万灵夺命丹"之异名。见该条。

35712 延寿获嗣酒（《惠直堂方》卷一引青城霍氏家传方）

【组成】生地十二两（酒浸一宿,切片,用益智仁二两同蒸一炷香,去益智仁） 覆盆子（酒浸一宿,炒） 山药（炒） 芡实（炒） 茯神（去木） 柏子仁（去油） 沙苑（酒浸） 萸肉（酒浸） 肉苁蓉（去甲） 麦冬（去心） 牛膝各四两 鹿茸一对（酥炙）

【用法】上药用烧酒五十斤,无灰酒二十斤,白酒十斤,龙眼肉半斤,核桃肉半斤,同入缸内,重汤煮七柱香,埋土七日,取起勿令泄气。每晚男女各饮四五杯,勿令醉。至百日后,健旺无比。

【功用】补真阴,添精益髓,乌须明目,聪耳延年。

【主治】素性弱,不耐风寒劳役,或思虑太过,致耗气血,或半身不遂,手足痿痹;或精元虚冷,久而不孕,及孕而多女,或频堕胎。

【宜忌】忌房事月余。

【加减】有力者,加人参四两更妙。

35713 延寿睡惊丸

《普济方》卷三七四。为《幼幼新书》卷九引《刘氏家传》"保生丹"之异名。见该条。

35714 延命牛黄丸

《普济方》卷三七九。为《圣惠》卷八十六"定命牛黄丸"之异名。见该条。

35715 延枳丹胶囊（《新药转正》32册）

【组成】延胡索 瓜蒌 薤白 丹参 枳壳 茯苓 黄连

【用法】上制成胶囊剂。口服,一日3次,一次4粒。

【功用】宣痹豁痰,活血通脉。

【主治】痰浊壅滞挟瘀引起的冠心病、心绞痛,症见胸闷、胸痛,气短,肢体沉重,形体肥胖,痰多,舌质暗紫,苔浊腻,脉弦滑。

【宜忌】胃部不适者,可改为饭后服药,不影响继续治疗。孕妇禁服。

35716 延胡丁香丸（《兰室秘藏》卷下）

【异名】丁香疝气丸。

【组成】羌活三钱 当归 茴香各二钱 延胡索 麻黄根节 肉桂各一钱 丁香 木香 甘草 川乌头各五分 防己三分 蝎十三个

【用法】上为细末,酒煮面糊为丸,如鸡头子大。每服五十丸,空心盐白汤服。

【主治】脐下撮急疼痛,并周身皆急痛,小便频数,及五脉急,独肾脉按之不急,皆虚无力,名曰肾疝。

35717 延胡止痛散（《赤水玄珠》卷八）

【组成】延胡（炒）

【用法】上为末。每服二钱,米饮调下。

【主治】血痢疼痛,饮食不进。

35718 延胡四物汤

《金鉴》卷四十六。为《济阴纲目》卷十一"玄胡四物汤"之异名。见该条。

35719 延胡生化汤（《胎产心法》卷下）

【组成】川芎二钱 当归四钱（酒洗） 桃仁十粒（去皮尖） 炮姜 炙草各四分 延胡一钱

【用法】水煎服。

【主治】产后小腹儿枕块痛;寒气痛。

35720 延胡苦楝丸

《妇科大略》。即《普济方》卷三二八引《卫生家宝》"玄胡苦楝汤"改为丸剂。见该条。

35721 延胡苦楝汤

《兰室秘藏》卷中。为《普济方》卷三二八引《卫生家宝》"玄胡苦楝汤"之异名。见该条。

35722 延龄广嗣丸（《饲鹤亭集方》）

【组成】杞子四两 线鱼胶四两 菟丝子六两 制首乌一两 茯苓一两 楮实子一两

【用法】水为丸。每服四钱,淡盐汤送下。

【功用】培养固本,益髓添精,兴阳种子,长春广嗣。

【主治】男子下元虚损,久无子嗣,阳痿不兴,兴而不固,肾寒精冷,先天禀受不足,少年斫丧过度。

35723 延龄广嗣丸

《中国医学大辞典》。为《纲目拾遗》卷八"延龄广嗣仙方"之异名。见该条。

35724 延龄广嗣丸（《全国中药成药处方集》杭州方）

【组成】鹿角胶三两 巴戟肉二两 大熟地六两 海马一两 淡苁蓉 杜仲各二两 潞党参四两 五味子一两 怀山药 白茯苓各三两 大茴香 金樱子各一两 胡芦巴

四两　淫羊藿二两　贡沉香一两　枸杞子　蛇床子各二两　白檀香　肉桂各一两　菟丝子四两　川楝子二两　山萸肉三两　制附子　制乳香各一两　怀牛膝(盐水炒)二两　补骨脂二两　制没药一两

【用法】上为细末,将胶烊化,酌加炼蜜为丸。每服三钱,淡盐汤送下。

【功用】培元固本,补肾生精,健阳种子,延龄广嗣。

【主治】男子下元虚损,阳痿精冷,久无子嗣,腰背酸痛,一切先天禀受不足,少年斫伤过度之症。

35725　延龄广嗣酒(《同寿录》卷一)

【组成】头红花半斤(入袋候用)　淫羊藿(去边茎,净洗)一斤(用羖羊油拌,入袋候用)　羖羊油(燥而肥者,用腰眼油一斤,切碎入锅内熬化候冷,拌淫羊藿)　厚杜仲二两(童便浸一日,用麸炒去丝)　天冬(去心)一两(酒浸软,晒干)　肉苁蓉一两(河水洗净,浸去鳞甲,晒干)　人参一两　砂仁五钱(姜汁拌炒)　破故纸一两(酒浸一宿,微火焙干)　川牛膝(去芦)一两(酒浸,晒干)　白豆蔻(去皮)五钱　真川附子一两(童便浸透,蜜水煮三炷香,晒干)　真川椒(有小卵者真,去子,焙干)　甘枸杞子四两　甘草(去皮)五钱(蜜炙)　地骨皮一两(蜜水浸一宿,晒干)　生地二两(乳浸,焙干)　熟地三两(九蒸九晒,焙干)　当归二两(酒洗,晒干)　白茯苓二两(牛乳浸透,晒干)　甘菊花一两(童便浸,晒干)　五加皮四两　白术四两(米泔水浸,土炒)　苍术四两(米泔水浸,晒干)　母丁香五钱(不见火)　广木香五钱(不见火)　沉香五钱(不见火)　白芍一两(酒炒)　麦冬(去心)一两(炒)

【用法】上药各为细末。入上好面曲内,拌匀,用元占米四斗,淘净,再浸一宿,如造酒法蒸透,取出候冷;用淘米第三次之极清米泔水二十斤,入锅内,加葱白一斤,切寸许长,入浆内滚三沸,去葱白,只用净浆,候冷和入蒸熟之米饭内,然后拌上好细曲米四斤,粗曲米二斤,并药末一总和匀;将羊油所拌淫羊藿,同头红花二味,各入绢袋内,先置缸底,方将曲药拌匀米饭,拍实,上用干烧酒十斤盖之,春发三日、夏一日、秋二日、冬四日后,再加烧酒八十斤,将缸口封固,过二七日开看,木扒打转三四百下;如喜用甜者,加红枣三斤,同糯米三斤,煮成粥倾入,又从底打起,二三百下;再过二七日,即成功矣。将酒榨清,入坛内封固,重汤煮三炷香,埋土内三日。每日随量饮之。如做二酒,再用米二斗,面曲六斤,蒸法如前,下缸再入烧酒四十斤,封三七日榨出。如三次酒,只入烧酒四十斤,不用米曲矣。头酒系上好者,二酒三酒,可串和匀,入瓶封固,日常慢慢饮之,亦妙。

【功用】补气血,壮筋骨,和脾胃,宽胸膈,进饮食,去痰涎,行滞气,消宿食,避寒邪风湿,壮阳种子,延年益寿。

【主治】一切腰腿酸痛,半身不遂,肾精虚滑,小便急数,阳痿艰嗣,女人子宫寒冷,赤白带下,胎前产后诸疾。

35726　延龄至骨丹

《医统》卷九十三。为原书同卷"秘传神仙延寿丹"之异名。见该条。

35727　延龄护宝丸(《产乳备要》)

【组成】禹余粮石二两(烧,醋淬七遍)　龙骨　人参　桂　赤石脂　紫石英(研)　熟地黄　杜仲(去粗皮,剉碎)　桑寄生　续断　香白芷　芎䓖　当归(剉,炒)　远志(去心)　金钗石斛(去根,剉,炒)　白茯苓(去皮)　阿胶(炒)　牡蛎　五味子　艾叶各一两

【用法】上为末,炼蜜为丸,如梧桐子大。每服四五十丸,空心、食前温粥饮送下。

【主治】妇人血脏虚损,经候过多,每行时暴下不可禁止,因成崩中,连日不断,致五脏空虚,失色黄瘦,崩竭暂止,日少复发,不耐动摇,小劳辄极剧。

【备考】本方方名,《普济方》引作"延龄护宝丹"。

35728　延龄护宝丹

《普济方》卷三二九。即《产乳备要》"延龄护宝丸"。见该条。

35729　延龄固本丸(《良朋汇集》卷二引王世功集方)

【组成】人参　肉桂　当归　韭菜子(火酒煮)　枸杞　茯神　山药　菟丝饼　山萸肉　蛇床子　牛膝各二钱　熟地　何首乌(九蒸)　肉苁蓉(去甲,酒洗)各四两　大附子一个(童便浸煮)　鸽子蛋十个(去皮,炒成粉)　黄狗肾(内外一具,酥炙)　车前子一两　黑驴肾(连子一具,竹刀去筋,同肉苁蓉酒煮一日一夜)　鹿茸一对(酥炙)

【用法】上为细末,以驴肾、苁蓉捣膏为丸,如梧桐子大。每服百丸,黄酒或滚水送下。

【主治】五劳七伤,诸虚百损,颜色衰朽,形体羸瘦,中年阳事不举,精神短少,未至五旬,须发先白,并左瘫右痪,步履艰辛,腰膝疼痛,下元虚冷等症。

35730　延龄固本丸

《仙拈集》卷三。为《回春》卷四"延龄固本丹"之异名。见该条。

35731　延龄固本丹(《回春》卷四)

【异名】延龄固本丸(《仙拈集》卷三)。

【组成】天门冬(水泡,去心)　麦门冬(水泡,去心)　生地黄(酒洗)　熟地黄(酒蒸)　山药　牛膝(去芦,酒洗)　杜仲(去皮,姜酒炒)　巴戟(酒浸,去心)　五味子　枸杞子　山茱萸(酒蒸,去核)　白茯苓(去皮)　人参　木香　柏子仁各二两　老川椒　石菖蒲　远志(甘草水泡,去心)　泽泻各一两　肉苁蓉(酒洗)四两　覆盆子　车前子　菟丝子(酒炒烂,捣成饼,焙干)　地骨皮各一两半

【用法】上为细末,好酒打稀面糊为丸,如梧桐子大。每服八十丸,空心温酒送下。服至半月,阳事雄壮;至一月颜如童子,目视十里,小便清滑;服至三月,白发返黑;久服神气不衰,身轻体健。

【功用】延龄固本,壮阳事,驻颜色,乌须发,强健身体。

【主治】五劳七伤,诸虚百损,颜色衰朽,形体羸瘦;中年阳事不举,精神短少;未至五旬,须发先白;并左瘫右痪,步履艰辛,脚膝疼痛,小肠疝气;妇人久无子息,下元虚冷。

【加减】妇人加当归(酒洗)、赤石脂(煅)各一两。

35732　延龄育子丸(《医便》卷一)

【异名】延龄育子方(《医方考》卷六)。

【组成】天门冬(去心)五两　麦门冬(去心)五两　怀生地黄　怀熟地黄(肥大沉水者)各五两　人参(去芦)五两　甘州枸杞子(去梗)　菟丝子(洗净,酒蒸捣饼,晒干)五两　川巴戟(去心)五两　川牛膝(去芦,酒洗)五两　白

术(陈土炒)五两　白茯苓(去皮,牛乳浸,晒)五两　白茯神(去皮心,人乳浸,晒)五两　鹿角胶(真者)五两　鹿角霜五两　柏子仁(炒,去壳)五两　山药(姜汁炒)五两　山茱萸(去核)五两　肉苁蓉(去内心膜)五两　莲蕊(开者不用)五两　沙苑蒺藜(炒)五两　酸枣仁(炒)二两　北五味子(去梗)二两　石斛(去根)二两　远志(去芦,甘草灯心汤泡,去心)二两

【用法】上各为末,将鹿胶以酒化开,和炼蜜为丸,如梧桐子大。每服男人九十丸,妇人八十丸,空心滚白汤送下。

【主治】少年斫丧,中年无子,妇人血虚,不能孕育。

【宜忌】忌煎、炙、葱、蒜、萝卜。此方南人服效。

【方论选录】《医方考》:男女媾精,乃能有孕。然精者,五脏之所生,而藏之肾者也。故欲藏精于肾者,必调五脏,五脏盛而精生矣。是方也,人参、五味,天麦门冬补肺药也;茯神、远志、柏仁、枣仁、生地补心药也;白术、茯苓、山药、石斛补脾胃也;熟地、枸杞、菟丝、巴戟、牛膝、茱萸、苁蓉、沙苑蒺藜补肝肾也;鹿角胶,血气之属,用之所以生精;角霜、莲须收涩之品,用之所以固脱。如是则五脏皆有养而精日生,乃能交媾而宜子矣。

【备考】上药二十四味,合二十四气;一百单八两,合一年气候之成数,为生生不息之妙。

35733　延龄育子丸

《何氏济生论》卷七。为《墨宝斋集验方》卷上"延龄育子方"之异名。见该条。

35734　延龄育子方

《医方考》卷六。为《医便》卷一"延龄育子丸"之异名。见该条。

35735　延龄育子方(《墨宝斋集验方》卷上)

【异名】延龄育子丸、腽肭脐真方(《何氏济生论》卷七)。

【组成】腽肭脐(用桑白皮一两,楮实子一两,山楂、麦芽、神曲、补骨脂各一两,黑芝麻、黑豆各一合,以上八味用酒水各一半煎水;外用酒洗腽肭脐,入前酒水内,浸以软为度。后用竹刀切碎,去膜,用瓦一块,荷叶衬瓦上,上用瓦一块盖之,慢火烘干,碾细为末,听用)　巨胜子五两(酒洗净,分为四份:芝麻、萝卜子、糯米、白芥子各炒一份)　甘枸杞子(去梗蒂)四两　生地黄(肥大沉水者,酒洗净)五两　熟地黄(肥大沉水者,酒洗净)五两　麦门冬(去心)五两　白术五两(土炒一份,麸炒一份,神曲炒一份,枳壳炒一份)　白茯苓(去皮心膜,乳浸,晒干)五两　菟丝子(酒洗净,浸一昼夜,蒸,捣饼,晒干)四两　人参(去芦)五两　柏子仁(炒,去壳)五两　山药(姜汁浸,炒干)四两　山茱萸(去核)五两　肉苁蓉(去甲膜,酒浸,晒干)五两　远志(去芦,甘草灯心汤泡,去核)二两　何首乌(黑豆汁蒸一份,盐水蒸一份,米泔水浸一份,醋浸一份)八两　鹿角霜五分　川巴戟(酒洗,去心)四两　石菖蒲(去芦,微炒)二两　当归(酒洗,去芦梢)二两　五味子(去梗)二两　川牛膝(去芦梢,酒洗,晒干)四两　沙苑蒺藜(炒)五两　川黄连(去须,吴茱萸汤浸一份,木香汤泡一份,姜汁泡一份,酒浸一份,晒干)三两　酸枣仁(去壳皮,炒)二两

【用法】上药各为末。春加姜汁、竹沥;夏加香薷、木瓜、薏仁;秋加姜、茶、茱萸、木香;冬加紫苏、薄荷、苍术、厚朴煎汁,用蜜炼为丸。每服九十丸,滚白汤送下。

【功用】《何氏济生论》:轻身延年,润养平和,延龄育子。

【主治】《何氏济生论》:男子肾气虚弱,逢阴而痿,未婚先遗等症。

35736　延龄益寿丹(《摄生众妙方》卷二引季全真方)

【组成】何首乌四两(竹刀去皮,切片,用黑豆九蒸九晒,后用人乳拌一次)　当归一两(酒洗净)　知母二两(酒炒去毛)　川芎一两　杜仲(去粗皮,姜汁炒去丝)二两　白茯苓一两(去皮)　青盐一两　茯神一两(去皮心)　远志一两(去芦心,甘草煎水浸半日)　川椒一两(去目,出汗,留红皮,去白肉)　牛膝(酒洗)　朱砂一两(研碎,打零炒)　蜜一斤(炼过镜光止)　姜汁二两　黄柏二两(去皮,酒浸,日晒夜浸)　破故纸(酒洗)　小茴香(去土,盐水洗,炒黄)　天门冬(去心)一两　麦门冬(去心)一两　核桃肉四两(去油,炒黄)　旱莲四两(水煎五滚)　石菖蒲(盐洗将炒)一两　生地黄(酒洗)一两　熟地黄(酒洗)一两　石乳(去油)一两　川巴戟(酒洗净)一两　山精(用米泔水三两碗,浸半日,竹刀刮去粗皮四两,烂者不要,要选好的切碎,捣烂放砂锅内,水三碗,煎至锅内汁干,取出,砂锅内浸要换米泔水一二次,然后酒煎成膏,同旱莲汁,姜汁拌诸药末)

【用法】炼蜜为丸,如梧桐子大。每服七十丸,早晚盐汤任下;不饮酒,白汤送下。一月见效。

【功用】存精固气,通达二十四经脉,三百六十骨节,满注一身毛窍,使肾水满而养精,精能养气,气能满而养神,神能满而养身。服之半月,精满气盈,元气壮胜,武火下降,相火自灭,阳消阴长,滋益肾水。能补丹田,滑泽皮肤,百战百胜,男人精冷绝阳而补兴,妇人胎寒绝阴而补孕。服之一月,白发返黑,面如童颜。

35737　延龄益寿丹(《慈禧光绪医方选议》)

【组成】茯神五钱　远志肉三钱　杭白芍四钱(炒)　当归五钱　党参四钱(土炒焦)　黄耆三钱(炙焦)　野白术四钱(炒焦)　茯苓五钱　橘皮四钱　香附四钱(炙)　广木香三钱　广砂仁三钱　桂圆肉三钱　枣仁四钱(炒)　石菖蒲三钱　甘草二钱(炙)

【用法】上为极细末,炼蜜为丸,如绿豆大。朱砂为衣。每服二钱五分,白开水送下。

【功用】《古今名方》:甘温养神,养心安神,畅利气机,延年益寿。

【主治】思虑太过,伤及心脾两脏,食少体倦,大便不调,健忘怔忡,惊悸少寐,脾虚不能统血,妇女月经不调与带下。

【方论选录】本方参、耆、术、草、茯苓、茯神甘温益脾;当归、远志、枣仁、桂圆濡润养心;木香之外又加石菖蒲,香附,更可畅利气机,是妇人长寿好方。

35738　延龄聚宝丹(《扶寿精方》)

【异名】保命丹(《扶寿精方》、延龄聚宝酒(《遵生八笺》卷十七)。

【组成】何首乌(去皮) 赤白各一两 生地黄(肥嫩者)八两 熟地黄(鲜嫩者,俱忌铁) 白茯苓(去皮) 莲蕊 桑椹子(紫黑者) 甘菊花(家园黄白二色) 槐角子(十一月十一日采,炒黄) 五加皮(真正者)各四两 天门冬(去心) 麦门冬(去心) 茅山苍术(去皮,泔浸一宿,忌铁)二两五钱 石菖蒲(一寸九节者) 苍耳子(炒,捣去刺) 黄精(鲜肥者) 肉苁蓉(酒洗,去甲心膜) 甘枸杞(去蒂,捣碎) 人参 白术(极白无油者) 当归(鲜嫩者) 天麻(如牛角尖者) 防风(去芦) 牛膝(酒洗) 杜仲(姜汁浸一宿,炒断丝) 粉甘草(去皮,炙) 沙苑白蒺藜(炒,舂去刺)

【用法】上剉,生绢袋盛,无灰醇酒九斗,瓷坛中春浸十日,夏浸七日,秋冬浸一十四日,取出药袋,控干,晒,碾为末,炼蜜为丸,如梧桐子大。每服五十丸,无灰酒送下,每五更服三小杯药酒,仍卧片时;年久亦然;但觉腹空,并夜坐服三杯,最益。

【功用】畅快百骸,潜消百病,强身壮体,聪耳明目,固齿坚牙。

【宜忌】服酒后,切忌生冷、葱蒜、韭白、莱菔、鱼。脱落尘事,诚心修服无间。

【临床报道】养生:林以和,自三十九服本方至今六十四岁,宿病咸愈,身体强壮,须发不变,耳目聪明,齿牙坚固,精神胜常。

35739 延龄聚宝酒

《遵生八笺》卷十七。为《扶寿精方》"延龄聚宝丹"之异名。见该条。

35740 延寿酒药仙方(《遵生八笺》卷十七)

【异名】养寿丹。

【组成】当归(去芦) 人参(去芦) 白茯苓(去皮) 草乌(去皮) 乌药 杏仁(去皮尖) 何首乌(去皮) 川椒(去目) 川乌(去皮尖) 五加皮 肉苁蓉(去皮尖) 枸杞子 砂仁各五钱(净) 木香 牛膝(去芦) 枳壳(去瓤) 干姜(火炮) 虎骨(酥炙黄色) 川芎 香附子(炒去毛) 香白芷 厚朴(姜汁浸) 陈皮(去白) 白术(炒) 独活 羌活 麻黄(去节) 官桂(去皮) 白芍药 半夏(姜汁浸) 生地 熟地 天麦门冬(去心) 五味子 防风 细辛(拣净,酥酒洗,去芦) 沉香 苍术(米泔浸去皮) 小茴香(盐炒黄)各三钱 破故纸(酒浸,微炒) 核桃仁(汤浸去皮) 甘草(火炙,净)各一两 红枣肉 酥油各半斤 白砂糖一斤

【用法】上药用细绢袋盛之,用烧酒一大坛,浸药三日,放在大锅内,用汤浸坛,煮两个时辰,取起掘一坑,埋三日,出火毒取出。每日用酒一小钟,病在上,食后服;病在下,空心服。饮酒毕后,将药滓晒干,研为细末。用好花烧酒打糊为丸,如梧桐子大。每服三十丸,空心好酒送下。

【功用】补脾,养丹田,和气血,壮筋骨,益精髓,身体轻健,明眼目,安五脏,定魂魄,润肌肤,返老还童,延年益寿。

【主治】男妇远年近日,诸虚百损,五劳七伤,左瘫右痪,偏正头风,口眼歪斜,半身不遂,语言謇涩,筋脉拘挛,手足麻木,浑身疥疮,肠风痔漏,紫白癜风,寒湿脚气,膀胱疝

气,十膈五噎,身体羸瘦,腰腿疼痛,四肢无力,皮肤生疮,耳聋眼昏,下部虚冷,诸般淋沥,妇人经脉不调,脐腹疼痛,胁背膨胀,黄瘦面肌,口苦舌干,呕逆恶心,饮食无味,四肢倦怠,神鬼惊悸,夜多盗汗,时发潮热,月事或多或少,或前或后,心中闷塞不通,结成癥块,时作刺痛,或子宫积冷,气毒虚败,赤白带下,渐成虚瘵。

35741 延龄广嗣仙方(《纲目拾遗》卷八)

【异名】延龄广嗣丸(《中国医学大辞典》)。

【组成】怀生地(酒制) 何首乌(酒煮) 旱莲草 鹿衔草(真者绝少,用仙灵脾代之)各三两 干山药(乳拌) 白茯苓(乳拌) 当归身(酒炒) 真青盐各一两 石菖蒲 菟丝子 肉苁蓉(酒浸,去膜) 补骨脂 五加皮 骨碎补 淮牛膝 白甘菊 原杜仲(酒炒断丝) 枸杞子 蛇床子 槐角子 金樱子 覆盆子 川黄连 建泽泻各五钱

【用法】上除去青盐,锅内煎汁至半,沥滓;再将滓煎过半,沥清,冲和煎浓,入马料豆三升七合,女贞子一升七合,煮数十滚;将青盐研细,倾入同煎,以汁尽为度,取豆晒干,收贮瓷瓶。每服四钱,清晨滚汤送下。

【功用】令人须发再黑,齿落更生,耳目聪明,手足便利,壮阳补肾,固本还元,多育子息,多增年寿。

【主治】肾虚目暗,上盛下虚者。

【备考】上二十四味,俱合二十四气。

35742 延龄长春胶囊(《成方制剂》17册)

【组成】大海米 蛤蚧 狗鞭 狗骨 龟甲胶 海马 黄精 鹿鞭 鹿茸 人参 山茱萸 蛇床子 熟地黄 淫羊藿 制何首乌 钟乳石 猪睾丸

【用法】制成胶囊剂。口服,一次4~6粒,一日2~3次。

【功用】补肾壮阳,填精补髓,纳气平喘。

【主治】肾阳不足,精血亏虚,腰膝酸痛,四肢寒冷,体倦乏力,阳痿早泄,须发早白,神疲羸瘦等症。

35743 延龄种子仙方(《济阳纲目》卷六十七)

【组成】当归身(酒浸) 川牛膝(酒浸) 生地黄(酒浸) 熟地黄(酒浸) 片芩(酒浸) 麦门冬(去心,米泔水浸) 天门冬(去心,米泔水浸) 山茱萸各四两 知母四两(盐酒各浸二两) 黄柏(去皮)九两(蜜水、盐、酒各浸三两) 辽五味 川芎 山药 龟版(酥炙) 白芍药(酒浸)各二两 人参六钱

【用法】上制如法,晒干,不犯铁器,为极细末,用白蜜三斤,不见火炼,将竹筒二节凿一窍孔,去瓤,入蜜在内,再入清水一小盏和匀,绵纸封固七层,竖立重汤锅内,柴火煮一昼夜,和药为丸,如梧桐子大。每服一百丸,清晨盐汤、晚酒送下。

【功用】延龄种子。

【宜忌】男妇皆然,以服药之日为始,忌房事一个月,愈久愈妙。

35744 延年益寿不老丹

《摄生众妙方》卷二。为《扶寿精方》"还元丹"之异名。见该条。

35745 延年益寿不老丹(《墨宝斋集验方》卷上)

【组成】何首乌、赤白各一斤(竹刀刮去粗皮,米泔水

浸一宿,用黑豆三升,水泡涨,每豆一层,何首乌一层,重重铺毕,用砂锅竹甑蒸之,以豆熟,取首乌晒干;又如法蒸晒九次听用) 赤茯苓一斤(用竹刀刮去粗皮,为末,用盘盛水,将末倾入水内,其筋膜浮在水面者不用,沉水底者留用;湿团为块,用黑牛乳五碗,放砂锅内慢火煮之,候乳尽茯苓内为度,仍碾为末听用) 白茯苓一斤(制法同赤茯苓,亦湿团为块,用人乳五碗,放砂锅内照前赤茯苓,仍碾为末,听用) 怀山药(姜汁炒,为末)四两 川牛膝(去芦,酒浸一宿,晒干,为末)八两 甘枸杞子(去梗,晒干,为末)四两 杜仲(去皮,姜汁炒断丝,为末)八两 破故纸(用黑脂麻同炒熟,去麻不同,破故纸碾为末)四两 菟丝子(去砂土净,酒浸生芽,捣为饼,晒干,为末)八两

【用法】上药不犯铁器,称足和匀,炼蜜为丸,如梧桐子大。每服七十丸,空心盐汤或酒送下。

【功用】乌须黑发,延年益寿,填精补髓。

【主治】阴虚阳弱无子者。

【宜忌】忌黄白萝卜、牛肉。

自

35746 自生饮(《古今医鉴》卷十二)

【组成】当归三钱 川芎二钱 枳壳(炒)二钱 益母草一钱 白芷六分 火麻仁(炒,去壳)一钱

【用法】上剉一剂。水煎,温服。

【主治】临产生育艰难。

35747 自汗汤(《脉症正宗》卷一)

【组成】黄耆二钱 白术一钱 山药八分 熟地二钱 枣仁一钱 五味五分 牡蛎一钱 玉竹二钱

【主治】自汗。

35748 自汗汤(《仙拈集》卷二)

【组成】黄耆 人参 白术 茯苓 当归 白芍 熟地各一钱 五味十粒 肉桂 甘草(炙)各五分 枣二枚

【用法】水煎,温服。

【主治】自汗属阳虚者。

35749 自沸汤(《秘传外科方》)

【组成】白矾五分 青黛三分 冢间贴背干石灰三分

【用法】上为细末,研至无声为度,打和令匀。每服三钱,井花水半碗调,柳条搅千百下令匀,顿服之。厚衣盖覆良久,用葱豉汤入醋少许,极热服,少助药力,得汗而解。

【主治】疔疮。

35750 自适汤(《辨证录》卷二)

【组成】黄耆 白芍 当归 茯苓各五钱 陈皮五分 半夏 羌活 甘草各一钱 柴胡二钱 桔梗五分

【用法】水煎服。

【主治】痹痛,胸背、手足、腰脊牵连疼痛不定,或来或去,至头重不可举,痰唾黏稠,口角流涎,卧则喉中有声。

35751 自汗主方(《红炉点雪》卷一)

【组成】黄耆(蜜炙)一钱 人参五分 白术(土炒)一钱 麻黄根八分 知母(蜜炒,去毛)一钱 酸枣仁(微炒,研碎)一钱 白茯苓(去皮)一钱 柏子仁(微炒,研碎)一钱 牡蛎(煅,研末)一钱 龙骨(煅,研末)五分 熟地黄

一钱

【主治】气虚自汗,脉微而缓,或大而虚微者,或兼梦遗。

【加减】若觉阴火盛者,加玄参一钱;若兼伤风,卫气不与营气而自汗者,加桂枝三分,外以雌鸡猪肝羊胃作羹,牛羊脂酒服。

35752 自制坤方(《喉科心法》卷下)

【组成】大生地八钱 湖丹皮二钱 大麦冬六钱(去心) 香犀角六分 大白芍三钱(酒炒) 苏薄荷八分 鲜石斛六钱(铁皮者佳) 煅中黄三钱 京元参六钱 净银花三钱 川贝母三钱(去心) 陈海蛰一两(漂淡)

【用法】用鲜梨汁为引。甚则日服两剂。

【主治】喉间各症,肿势渐消,起白如腐而干,或灰黑色。

【加减】如胸闷舌腻,去大生地,换鲜生地,加减悉同乾方。

35753 自制乾方(《喉科心法》卷下)

【组成】香犀角六分(磨冲,入煎则用一钱,绵包,先入煎) 淡海藻三钱 鲜生地五钱 西秦艽一钱五分 赤芍药二钱(酒炒) 嫩钩藤三钱(迟入) 京元参四钱 陈海蛰一两(漂淡) 净银花三钱 人中黄三钱(煅成性) 川贝母三钱(去心) 飞滑石四钱

【用法】用鲜梨汁三两,分冲为引。轻则日服一剂;重则日服二剂。毒邪渐解,接服坤方。

【主治】喉口各症,不论肿溃。

【加减】如怕风表症甚者,加羚羊角、苏薄荷;热甚者,加石膏、知母;胸膈不通,加炒枳壳、炒莱菔子;热痰壅盛,加炒僵蚕、鲜竹沥;便结,加瓜硝金汁,或清宁丸;小便不通,加车前草,或灯草;结毒加土茯苓;酒毒加枳椇子;孕妇减香犀角、飞滑石、赤芍换白芍,加鲜石斛;如痰热内蒙,犀角亦可用。

35754 自然铜散(《普济方》卷三○九引《圣惠》)

【组成】乳香 没药 苏木 降真香 川乌(去皮尖) 松明节各一两 地龙(去土,清油炒)半两 真血竭三钱 龙骨(生用)半两 自然铜(火煅,米醋淬)一两 土狗十枚(油浸,焙为干) (一方加水蛭半两,油炒)

【用法】上为末。每服五钱,用无灰酒送下,如病在上,食后服;病在下,空心服。

【主治】扑打,折骨损断。

35755 自然铜散(《圣济总录》卷一三四)

【组成】自然铜 密陀僧各一两(并煅,研) 甘草 黄柏各二两(并为末)

【用法】上为细末,收密器中。水调涂或干敷。

【主治】一切恶疮,及火烧、汤烫。

35756 自然铜散(《杨氏家藏方》卷二)

【组成】黄柏半两(厚者) 自然铜半两 细辛(去叶土)一分 胡椒四十九粒

【用法】上药并生为细末。每遇头疼、头风发时,先含水一口,后用药一字搐鼻中,左疼左搐,右疼右搐。搐罢吐去水,口咬箸头,沥涎出为度。

【主治】头风疼痛至甚。

35757　自然铜散（《张氏医通》卷十四）

【组成】自然铜（煅通红,醋淬七次,放湿土上月余用）　乳香　没药　当归身　羌活各等分

【用法】上为散。每服二钱,醇酒调下,一日二次。骨伤,用骨碎补半两,酒浸,捣绞取汁冲服。

【主治】跌扑骨断。

35758　自然铜膏（《中医皮肤病学简编》）

【组成】自然铜（煅,末）31克　硼砂末15克　凡士林156克

【用法】调软膏。外用。

【主治】神经性皮炎。

35759　自拟降压汤（《古今名方》引《郑侨医案选》）

【组成】菊花12克　白芍　玄参　怀牛膝各15克　炒黄芩9克　石决明30克　甘草6克

【功用】平肝镇静,滋阴潜阳。

【主治】肝阳上扰之眩晕头痛,高血压病。

【加减】若血压过高,加代赭石、生地;头痛甚,加蔓荆子、白蒺藜;胃脘烦闷,加竹茹;目赤痛,加龙胆草、草决明;鼻衄,加藕节。

35760　自拟前胡汤（《古今名方》引《郑侨医案选》）

【组成】前胡　桑叶　知母各12克　麦冬　黄芩各9克　金银花12克　杏仁　甘草各6克

【功用】清热化痰,止咳平喘。

【主治】肺热喘咳证。咳嗽或哮喘,痰黄黏稠,舌苔黄或兼腻,脉数。

【加减】若痰中带血,加藕节;惊悸不安,手足颤动者,加钩藤、蝉蜕、僵蚕;小儿麻疹后喘咳,加板兰根;痰火犯肺,加枇杷叶、款冬花。

35761　自制三仙丹（《喉科心法》卷下）

【组成】水银　明白矾（研）　火消（研）各等分

【用法】先将消、矾末,研匀,入铁锅内,杵三小坛,再将水银分置坛中,上覆大碗,周围合缝处,以棉皮纸捻粗条,用浆水浸湿,紧搔周围缝口,上用沙泥盖好,总不令泄气,碗底上再压小秤锤,然后用炭火烧三炷香,先文后武,不可太旺,恐绿烟腾起,即无用矣。

【功用】去腐生新。

【主治】咽喉腐烂,烂肉未清,脓水未净者。

35762　自制坚阴汤（《喉科心法》卷下）

【组成】小川连六分　北秦皮一钱五分　川柏炭一钱　炒白芍二钱（酒炒）　白头翁一钱五分（绵包）　车前子一钱五分（绵包）

【主治】喉症,大便如注,及各种痢疾。

【加减】如治水泻,不必加味;治痢症腹痛,加煨木香一钱（盐水炒）;胸闷加紫厚朴一钱。

【备考】原书治上症,本方与自制芙蓉截流丸间服。

35763　自制离骨丹（《喉科心法》卷下）

【组成】刺猬皮（一张,连刺按新瓦上焙老黄色）

【用法】上为细末。每服三钱,用白糖炒米粉拌食;或用米浆泛丸亦可。

【主治】骨槽风;各种多骨疽,顽骨不出,老脓成管者。

35764　自制霹雳丸（《青囊秘传》）

【组成】桂枝三两　川椒二两五钱　良姜一两五钱　雄黄二钱五分　附子一两五钱　薤白头二两　槟榔一两　五灵脂一两　干姜一两五钱　苡仁二两五钱　小茴香二两　公丁香二两　防风　防己各一两五钱　乌药一两五钱　木香二两　荜澄茄二两　草果一两　吴黄二两　菖蒲一两　细辛一两

【用法】上药并生为末,水为丸。每服三钱,开水送下。小儿一钱半。

【主治】一切吐泻,冷气麻痧。

【宜忌】孕妇忌服。

35765　自焚急救汤（《石室秘录》卷一）

【组成】炒栀子五钱　白芍五钱

【用法】煎汤服。

【主治】心痛暴亡属火者。

35766　自拟藕节地黄汤（《古今名方》引《郑侨医案》）

【组成】生藕节30克　生地黄　玄参各15克　麦冬12克　甘草3克

【功用】养阴清热,凉血止血。

【主治】热伤阳络衄血证。

【加减】若属湿热病久,阴亏热邪盛者,加白芍、丹皮、炒黄芩、黑栀子;久病已阴亏,孤阳独炽者,加龙骨、牡蛎、大蓟、小蓟。

35767　自制四逆承气汤（《医方简义》卷二）

【组成】淡附片二钱　干姜一钱　炙甘草五分　厚朴一钱五分　麸炒枳实二钱　玄明粉三钱　酒蒸大黄六钱　乌梅一枚　川连一钱（酒炒）　川椒三十粒（炒去汗）

【用法】水煎服。

【主治】干霍乱症。

35768　自制芙蓉截流丸（《喉科心法》卷下）

【组成】清膏烟三钱　陈米饭三两

【用法】上药共捣如泥,匀搓六十丸,晒干。每服一丸,用饭蒸荷叶煎汤送下;气痛用广玉金煎汤送下。

【主治】喉症,大便水泻,并各种气痛腹泻。

【宜忌】服药时,勿饮浓茶。

35769　自制吹鼻通关散（《喉科心法》卷下）

【组成】猪牙皂角一两（打碎）　丝瓜子一两二钱　北细辛三钱　干蟾酥五分

【用法】先将牙皂、丝瓜子用新瓦文火炙干存性。共为细末,再加上好大梅片六分,杵匀。瓷瓶收贮吹鼻用。

【功用】吹鼻连连得嚏,喉闭能开,喉蛾能消,牙紧亦松。

【主治】双单乳蛾,喉闭牙紧,各种气闭。

35770　自制经验大枣汤（《陈素庵妇科补解》卷三）

【组成】麦冬一钱　石菖蒲六分　浮小麦六合　枣仁一钱半　茯神一钱半　天冬一钱　柏子仁三钱　大枣十枚　甘草六分　白芍一钱　玄参五钱　黄芩一钱　竹茹一钱　当归一钱

【主治】妊娠脏躁。

35771　自制保赤扶元散（《喉科心法》卷下）

【组成】人参须一钱五分（另炖冲）　熟枣仁一钱五分　益智仁一钱（煨,盐水炒）　炒白芍一钱五分（酒炒）　真於

术一钱五分　白茯苓三钱

【用法】糯稻根须六钱,陈皮一钱为引。

【主治】幼孩腹中水泻不止,完谷不化,脾肾两虚,关闸滑脱,内风欲动,将成慢惊。

血

35772　血见宁(《中医方剂临床手册》)

【组成】大蓟根膏　白及粉　叶膏楸木

【用法】粉剂。每服3克,一日三次。

【功用】止血。

【主治】消化道出血,肺出血。

35773　血气汤

《医学纲目》(世界书局本)卷十。即《保命集》卷下"血风汤"。见该条。

35774　血分丸

《病机沙篆》卷五。为《永类钤方》卷十五"血分椒仁丸"之异名。见该条。

35775　血风丸

《医学入门》卷七。即《保命集》卷下"血风汤"改为丸剂。见该条。

35776　血风汤(《保命集》卷下)

【异名】血风散(《万氏家抄方》卷五)。

【组成】秦艽　羌活　防风　白芷　川芎　芍药　当归　地黄　白术　茯苓各等分

【用法】上为细末。一半作散,温酒调下;一半炼蜜为丸,如梧桐子大,每服五七十丸。

【主治】产后诸风,痿挛无力。

【备考】本方方名,《医学纲目》(世界书局本)引作"血气汤"。制成丸剂,名"血风丸"(见《医学入门》)。《活法机要》有半夏、黄耆。

35777　血风散

《万氏家抄方》卷五。为《保命集》卷下"血风汤"之异名。见该条。

35778　血风散(《古方汇精》卷二)

【组成】烟胶　红土各四两　水龙骨二两

【用法】上各为细末,和匀。桐油调敷,间日一换。葱水洗。

【主治】远年近日烂腿,血风等疮。

35779　血灰散(《济阳纲目》卷八十九)

【组成】石灰七升　新猪血一斗

【用法】上为丸,熟烧之,破,更丸,烧三遍止,为末。敷上。

【主治】杖疮。

35780　血极膏

《医学纲目》卷三十四。为方出《儒门事亲》卷十五,名见《卫生宝鉴》卷十八"血竭膏"之异名。见该条。

35781　血余丸(《惠直堂方》卷二)

【组成】血余八两　阿胶一斤(面炒成珠)

【用法】上为末。炼蜜为丸,如梧桐子大。每服三十丸,清汤送下。

【主治】便血并一切血症。

35782　血余散(方出《圣惠》卷三十五,名见《圣济总录》卷一二四)

【组成】乱发(烧灰)

【用法】上为细末。每服一钱,粥饮调下。

【主治】吐血,衄血,妇人崩漏,产后尿血,头发鲠喉。

❶《圣惠》:食中发咽不下。❷《直指》:吐血、衄血。

❸《济阴纲目》:产后小便出血。❹《青囊秘传》:崩漏下血不止。

【备考】《直指》:衄者,更以少许吹入鼻。

35783　血余散(方出《圣惠》卷三十七,名见《普济方》卷一八八)

【组成】乱发一两

【用法】烧灰,细研。每服一钱,以温水调下。

【主治】❶《圣惠》:吐血不止。❷《普济方》:心衄,或内崩,或舌上出血如簪孔者;及小便出血,汗血。

35784　血余散(《圣济总录》卷二十六)

【组成】乱发灰二钱匕　大麻根(切)一两

【用法】上先将麻根以水一盏,煎至半盏,去滓,下乱发灰,搅匀,食前温服。

【主治】伤寒,小肠不通,便如血淋。

35785　血余散(《圣济总录》卷七十)

【组成】乱发灰一钱　人中白半两　麝香半钱

【用法】上为细末。每用一小豆许,吹入鼻中。

【主治】鼻衄久不止。

35786　血余散(《卫生总微》卷十八)

【组成】乱发　猪脂

【用法】以乱发烧灰研细,和猪脂敷之。

【主治】燕口疮,生口吻两角。

35787　血余散(《直指》卷十六)

【组成】头发(烧存性)

【用法】上为细末。每服二钱,白茅花、灯心各一握煎汤调下。

【主治】诸血下。

【加减】血淋者,妇人发更好,加海金沙佐之。

【宜忌】切不可用百草霜、莲蓬止涩之剂。

35788　血余散(《医学纲目》卷十四)

【组成】乱发(皂角水洗净,晒干,烧灰)

【用法】上为末。每服二钱,以茅根、车前叶煎汤送下。

【主治】血淋,内崩,吐血,舌上出血、便血。

35789　血余散(《普济方》卷三十八)

【组成】血余半两(烧灰)　鸡冠花根　柏叶各一两

【用法】上为末。临卧温酒调下二钱,来晨酒一杯投之。

【主治】泻血,脏毒。

35790　血余散(《保婴撮要》卷十)

【组成】男子乱发一握(烧存性)

【用法】上为细末。以绢袋盛置,干扑之。

【主治】小儿汗不止。

35791　血余散(《赤水玄珠》卷二十六)

【组成】发灰二钱　生蒲黄　生地黄　赤茯苓　甘草各一钱

【用法】水煎,调发灰,空心服。

【主治】血淋。

35792　血余散(《疡科纲要》卷下)

【组成】真血余炭一钱　真坎忝一条(漂净,焙炭,研)血珀五分　腰黄二钱　花龙骨二钱　上梅片四分

【用法】上药各为细末,和匀。吹之。

【主治】阴虚喉癣。

35793　血余膏(《疡科纲要》卷下)

【组成】壮人头发　猪毛　羊毛　鸡毛　鹅毛(各洗净,晒干,鸡毛、鹅毛须去中心硬梗)各净四两　猪板油(去膜,净)二两　桐油二两　麻油二十两　白川占二两　龙脑香　麝香各一钱

【用法】先以三种油,入龟版五两,炸二十分钟,再入诸毛灼焦枯,离火片刻,细绢漉净滓,文火再煮,入川占、脑、麝,以飞净黄丹六两调成膏,油纸摊贴。可再加三灵丹掺药。此油炼成,亦可少加锌养粉同调,用西法棉花棉纱摊贴。

【主治】恶疮久不收口,及臁疮多年不收,瘰疬久溃,疮口多水无脓者。

35794　血没散

《赤水玄珠》卷七。为《卫生家宝产科备要》卷五"血竭散"之异名。见该条。

35795　血郁汤(《丹溪心法》卷三)

【组成】桃仁(去皮)　红花　青黛　川芎(抚芎亦可)香附

【主治】❶《丹溪心法》:血郁。❷《赤水玄珠》:金疮出血。

【备考】本方为原书"六郁汤"之一。本方方名,《玉机微义》引作"越鞠丸"。方中青黛,《保命歌括》作"山栀"。

35796　血郁汤(《准绳·类方》卷二)

【组成】香附(童便制)二钱　牡丹皮　赤曲　川通草穿山甲　降真香　苏木　山楂肉　大麦芽(炒,研)各一钱红花七分

【用法】水、酒各一半煎,去滓,入桃仁(去皮)泥七分,韭汁半盏和匀,通口服。

【主治】七情郁结,盛怒叫呼,或起居失宜,或挫闷致瘀,一应饥饱劳役,皆能致血郁,其脉沉涩而芤,其体胸胁常有痛如针刺者。

35797　血结膏(《理瀹》)

【组成】槐枝　柳枝各二十七寸　香油十两　当归白芷　细辛　知母　木鳖仁　五倍子各五钱　松香十两乳香　没药各五钱　明雄四钱　真血竭三钱　轻粉二钱麝一钱

【用法】搅匀,摊贴。臂痛贴臂,腿痛贴腿。如贴腿痛,贴后用热汤露脚指在外,从痛处淋洗至下,自用布蘸热汤罨于膏上蒸之令热,则其痛渐移下骨节间,然后如法贴之,逐节赶下至脚腕,再贴足心,发一泡,出黄水愈。

【主治】痛痹血结及痈疽等。

35798　血晕饮(《仙拈集》卷三)

【组成】归尾　川芎　山楂　益母　五灵脂各等分

【用法】水煎,加童便一杯服。或红花一撮,酒煎,入童便服。

【主治】产后血晕。

35799　血崩丸(《内外验方秘传》卷下)

【组成】煅龙骨一两　赤石脂一两　血余一两　蒲黄灰一两　棕灰一两　蒲节灰二两五钱　艾叶灰一两　乌梅灰二两　柏叶灰二两　莲房灰一两　明矾三两　旧黄绢灰一两　木贼灰一两　当归三两　桃仁一两　乌贼骨灰一两白芍二两　党参三两　山药二两　新棉花灰一两　赤松皮灰一两

【用法】醋煮糯米饭,捣和药为丸服。

【主治】妇人血崩不止。

35800　血淋散(《续名家方选》)

【组成】无患子二钱　白砂糖一钱

【用法】上剉,水煎服。

【主治】血淋。

35801　血痢汤(《玉案》卷三)

【组成】白术　条芩各一钱　苍术　黄连各一钱五分干姜　黄柏　当归　滑石各八分　乌梅二个

【用法】水煎,食前服。

【主治】血痢。

35802　血痹汤(《成方切用》卷五)

【组成】人参　黄耆　肉桂　当归　川芎　代赭石羌活

【主治】血痹多惊,筋脉挛急。

【方论选录】厥阴肝脏,所主者血也,所藏者魂也;血痹不行,其魂自乱。今不通其血,而但治其惊,此不得之数也。故用人参以开血为君;黄耆、肉桂、当归、川芎为臣;以代赭石之专通肝血者,佐参、耆之不逮,少加羌活为使。盖气者,血之天也,气壮则血行;然必以肉桂、当归大温其血,预解其凝泣之势;乃以代赭之重坠,直入厥阴血分者,开通其瘀壅;而以羌活引入风痹之所,缘厥阴主风,风去则寒湿自不存尔。

35803　血瘀散(《医略六书》卷三十)

【组成】乱发一斤(洗净,烧灰)

【用法】上为散。生地黄汁调下三钱。

【主治】产后溺血,脉涩者。

【方论选录】产后热伤冲任,血不归经,故血从前阴而出,全无疼痛,与溲溺自分,谓之溺血。发生头颅,乃血之余气,故血余,专走血分,烧灰存性,力能去瘀生新,以治血溢妄行之溺血;为散,生地汁调下,足以壮水凉血而制湿,俾血无热扰,则血室清宁,而血无妄行之患,安有溺血之不痊乎?

35804　血溢汤(《普济方》卷一三四)

【组成】黄药二两　甘草(炙)一两

【用法】上以水三升,煮取一升,去滓,分温再服。

【主治】少阴病,气厥发衄者。

35805　血竭丸(《医方类聚》卷九十五引《经验秘方》)

【组成】没药　当归　乳香　血竭各一两　甜瓜子四两

【用法】上为末,酒糊为丸,如梧桐子大。每服三十至九十丸,空心温酒送下。

【主治】男女风湿、酒湿,腰腿疼痛。

35806 血竭丸（《普济方》卷一八二）

【组成】鳖甲（去裙襕,醋炙）半两　人参半两　当归（去毛）一两　木香半两　青皮（去白）一分　枳壳（炒）三棱各半两　没药　血竭（研）　槟榔各一分　半夏二钱（生用）

【用法】上为末,醋煮面糊为丸,如绿豆大。每服十丸,白汤送下,不拘时候。大腑利时则止,若未利,加至五十丸,以利为度。但服此药,令气块消去,不可骤然多服,是积久消磨,每日只一二服。

【主治】一切气块刺痛,暮夜即作,不可忍。

35807 血竭丹

《医林绳墨大全》卷七。为原书同卷"大红丸"之异名。见该条。

35808 血竭汤

《伤科方书》。为《伤科补要》卷四"血竭散"之异名。见该条。

35809 血竭散（方出《经效产宝》卷中,名见《古今医鉴》卷十一）

【组成】当归八分　桂心　芍药　蒲黄　麒麟竭各六分　延胡索四分

【用法】上为散。每服两钱匕,空心温酒调下。

【主治】产后血瘕痛,脐下胀,不下食。

35810 血竭散（《博济》卷五）

【组成】青州枣二十个（烧为灰）　干地黄半两（别杵为末）　血竭（炒）二钱半

【用法】上为细末。以津唾调贴疮上。

【主治】瘰疬已破,脓水不止者。

35811 血竭散（《圣济总录》卷一三二）

【组成】血竭一两　铅丹半两（炒紫色）

【用法】上为散。先以盐汤洗疮后,贴之。

【主治】一切不测恶疮,年深不愈。

35812 血竭散（《鸡峰》卷十）

【组成】硇砂　血竭　没药　桂　木香　朱砂各一分　海马一对　干漆一两　虻虫二十个　龙脑一钱　水蛭十四个　当归　硼砂　阿魏各一大钱

【用法】上为细末。每服一钱,冷水调下。如产后血上冲,口鼻出血,用童便调服三钱。

【主治】妇人血气,产后渴燥,一切血邪乱语,眼如血袋,及血上冲,口鼻血出。

35813 血竭散（《杨氏家藏方》卷十三）

【组成】血竭（须真好者）

【用法】上为细末。用自津唾调涂。频用为妙。

【主治】痔漏疼痛不可忍者。

35814 血竭散（《卫生家宝产科备要》卷五）

【异名】没药散（《朱氏集验方》卷十引《梁氏总要方》）、夺命散（《云岐子保命集》卷下）、夺命丹（《校注妇人良方》卷十八）、血没散（《赤水玄珠》卷七）。

【组成】血竭　没药（剪碎）各等分

【用法】上为细末。每服二钱,用小便合和细酒大半盏,煎一二沸,温调下。才产下一服,上床良久再服。其恶血自循下行,更不冲上。

【主治】产后败血上冲,健忘,气喘,及胎衣不下。

❶《卫生家宝产科备要》:产后百疾。❷《云岐子保命集》:产后血晕入心经,语言颠倒,健忘失志。❸《准绳·类方》:产后败血冲心,胸满上喘。❹《医林改错》:胎衣不下。

35815 血竭散（《直指》卷二十二）

【组成】血竭　牡蛎灰　发灰各等分

【用法】上为细末。入麝香少许,自以津唾调敷;如更痛,研杏仁膏调药敷之。

【主治】痔漏痛不可忍。

35816 血竭散（《朱氏集验方》卷十）

【组成】真血竭（研）

【用法】上为细末。每服三钱,温酒调服。病势危笃者,尽二两可活一人。宜久蓄之,以备急用。

【主治】产后败血冲心,胸满气喘,命在须臾。

35817 血竭散（《御药院方》卷九）

【组成】血竭　石胆　乳香　五灵脂　密陀僧各等分

【用法】上药各为极细末,再同研匀。每用一字,指蘸涂贴牙病处,候少时,用温荆芥汤微漱,有津吐去,误咽不妨。

【功用】牢牙定痛。

【主治】牙根疰闷,连槽骨疼痛,久而不愈。

35818 血竭散

《瑞竹堂方》卷四。为《御药院方》卷一"麒麟竭散"之异名。见该条。

35819 血竭散（《普济方》卷一九〇）

【组成】人参　血竭　款冬花　鹅管石　甘草各等分

【用法】上为极细末。先取生姜汁,另以盏盛之,以芦管微微吹药末,入喉中,次吸生姜汁少许送下。

【主治】一切伤力咯血。

【宜忌】忌湿面、鱼腥、生冷之物。

35820 血竭散（《丹溪心法附余》卷十二）

【异名】五味血竭散（《便览》卷一）。

【组成】寒水石（烧熟,细研）四两　龙骨一两　蒲黄二两　血竭五钱　枯矾一两

【用法】上为末。每用少许,贴在疮口上,纸封。

【主治】❶《丹溪心法附余》:牙疳并恶疮。❷《便览》:满口生疮,牙肿,两夹腮内肿,及臊瘰疮。

35821 血竭散（《赤水玄珠》卷七）

【组成】蛤蚧一对（蜜炙）　诃子三钱　血竭一钱

【用法】上为末。以生姜汁与蜜等分熬膏,入前末,调三五分服。

【主治】劳嗽见血,诸治不效。

35822 血竭散（《疡科选粹》卷七）

【组成】血竭四两　大黄一两二钱　自然铜（醋煅七次）二钱

【用法】上为细末。以生姜汁调涂。

【主治】杖疮夹伤。

35823 血竭散（《伤科补要》卷四）

【异名】血竭汤（《伤科方书》）。

【组成】血竭　发灰　茅根　韭根各等分

【用法】童便、酒煎服。

【主治】跌打血从口出。

35824　血竭散(《喉科种福》卷四)

【组成】血竭二钱　熊胆五分　麝香二厘

【用法】上为末。甘草汤送下。

【主治】小儿乳蛾，将成脓，欲溃不溃，阻塞气隧。

35825　血竭膏(方出《儒门事亲》卷十五，名见《卫生宝鉴》卷十八)

【异名】血极膏(《医学纲目》卷三十四)、大黄膏(《医学入门》卷八)、将军丸(《济阴纲目》卷二)、醋大黄丸(《胎产心法》卷中)。

【组成】川大黄

【用法】上为末，醋熬成膏。就成如鸡头子大，作饼子，酒磨化之。

【主治】❶《儒门事亲》：妇人血枯。❷《胎产心法》：胞衣不下，恶血冲心，并腹中血块冲逆作痛；及女人干血有热，脉弦数者；亦治经闭。

35826　血竭膏(《外科精要》卷下)

【组成】当归(酒洗)　白芷　大黄(生用)　黄连　黄柏　木鳖子(去壳)　皂角　汉椒　苦参　杏仁　露蜂房各一两　乳香　没药　血竭各三两　乱发(男子者)一两黄丹(水飞细者，炒，晒)六两　麻油八两

【用法】上除乳、没、血竭，余入油煎焦，去滓入发溶化，下丹，将柳枝不住手搅，候软硬得中，入乳香等搅匀，即成膏。

【主治】痈疽。

【备考】方中汉椒、苦参二味，及黄丹、麻油用量原脱，据《医方类聚》补。

35827　血竭膏(《普济方》卷三一四)

【组成】真虢丹二两　滴乳香一分(细研)　没药一分(细研)

【用法】上用麻油四两熬令沸，先下虢丹，用柳枝不住手搅，直至色变，滴水中成膏为度；然后下没药、乳香，再令沸，放冷处。每用时以白纸摊药，大如疮根贴之。本方用血竭恐难得，可以没药代之。如得血竭，虢丹四两可对血竭一分，滴乳一分，麻油五两。

【主治】痈疽发背。

35828　血竭膏(《医统》卷七十九)

【组成】血竭　轻粉　干胭脂　密陀僧　乳香　没药各等分

【用法】上为细末。以冷水洗净拭干以猪脂溶调，搽在红纸上贴之。

【主治】杖疮。

35829　血醒散(《朱氏集验方》卷十三引《世验方》)

【组成】生地黄　苎根(去皮，或苎烧灰)各等分

【用法】上为末。半酒、半男童便，急滤药汁，调童便、酒灌之。仍用生鸡、鸭血调同服尤佳。

【主治】打扑伤损。

35830　血鳖串(《串雅补》卷二)

【组成】沉香二钱五分　木香六钱　红花五钱　大茴五钱　小茴一两　尖槟榔一两　扁蓄五钱　瞿麦五钱　巴霜五钱

【用法】上为末。每服三钱，酒送下。

【主治】胃气腹痛，经水闭。

35831　血癥丸

《类证治裁》卷三。为《杂病源流犀烛》卷十四"沈氏血癥丸"之异名。见该条。

35832　血癥丸(《内外验方秘传》卷下)

【组成】血竭一两　干漆一两　没药一两　琥珀屑一两　三棱一两　莪术一两　水红子一两　鸡内金一两　阿魏一两　归尾二两　䗪虫二两　槟榔一两　泽兰一两五钱　硇砂六钱　桃仁二两　生卷柏一两

【用法】上为末。以大黄一两五钱，醋煮汁为丸。温酒送下。

【主治】男妇血痞块。

【备考】贫者去琥珀、硇砂。

35833　血再生片(《成方制剂》8册)

【组成】丹参　当归　熟地黄

【用法】制成片剂。口服，一次7片，一日3次。

【功用】活血补血。

【主治】慢性苯中毒引起的白细胞减少症。

35834　血压平片(《成方制剂》6册)

【组成】钩藤　谷精草　槐米　黄精　黄芩　毛冬青墨旱莲　牛膝　桑寄生　升麻　夏枯草　珍珠层粉

【用法】制成片剂。口服，一次3片，一日3次。

【功用】平肝潜阳，通血活络。

【主治】头晕目眩。

35835　血尿胶囊(《成方制剂》17册)

【组成】菝葜　薏苡仁　棕榈子

【用法】制成胶囊。口服，一次5粒，一日3次；饭后开水吞服。

【功用】清热利湿，凉血止血。

【主治】急、慢性肾盂肾炎血尿，肾小球肾炎血尿，泌尿结石及肾挫伤引起的血尿及不明原因引起的血尿，亦可作为治疗泌尿系统肿瘤的辅助药物。

【宜忌】孕妇慎用。

35836　血复生片(《成方制剂》14册)

【组成】白芍　川牛膝　川芎　大黄　当归　茯苓甘草　黄芪　墨旱莲　牡丹皮　女贞子　山药　熟地黄天花粉　泽泻　猪脾粉

【用法】制成片剂。口服，一次3~6片，一日3次，小儿酌减或遵医嘱。

【功用】益气养血，滋阴凉血，化瘀解毒。

【主治】气血两虚，阴虚津亏，自汗盗汗，烦躁失眠，出血紫斑等恶性贫血，癌症放、化疗后的血象异常；尤其是对白细胞减少症有明显的升高或调整血象的作用。

35837　血脂宁丸(《中国药典》2010版)

【组成】决明子　山楂　荷叶　制何首乌

【用法】上制成大蜜丸，每丸重9克。口服，一次2丸，一日2~3次。

【功用】化浊降脂，润肠通便。

【主治】痰浊阻滞型高脂血症，症见头昏胸闷、大便干燥。

【宜忌】严重胃溃疡、胃酸分泌多者禁用或慎用。

35838　血脂灵片(《成方制剂》17册)

【组成】决明子　山楂　泽泻　制何首乌

【用法】制成片剂。口服,一次4～5片,一日3次。

【功用】活血降浊,润肠通便。

【主治】瘀浊内盛而致的高脂血症。

【临床报道】高血脂症:《浙江预防医学》[2001,13(10):53]用血脂灵片治疗高血脂症70例,对照组用山楂精降脂片治疗30例。结果:治疗组临床痊愈0例,显效7例,有效46例,无效17例,总有效率75.7%;对照组临床痊愈0例,显效3例,有效18例,无效9例,总有效率70%。

【现代研究】抑制实验性动脉粥样硬化形成:《中成药》[1995,(7):46]用血脂灵对家兔实验性动脉粥样硬化进行实验,结果表明血脂灵片能显著抑制实验性动脉粥样硬化形成,升高血清高密度脂蛋白。

35839　血分椒仁丸(《永类钤方》卷十五)

【异名】血分丸(《病机沙篆》卷五)。

【组成】椒仁　甘遂　续随子(去皮,研)　附子　郁李仁　黑牵牛　五灵脂(碎,炒)　当归　吴茱萸　延胡索各半两　莞花(醋浸一宿,炒黄)　石膏各一分　信砒　胆矾各一钱　斑蝥(糯米炒黄,去米)　芫青各三十枚(去头足翅,糯米炒黄)

【用法】上为细末,糊为丸,如豌豆大。每服一丸,橘皮汤送下。

【主治】妇人肿满,小便不通。由经血不通,遂化为水。

35840　血分葶苈丸

《妇科撮要》卷上。为《全生指迷方》卷四"葶苈丸"之异名。见该条。

35841　血府逐瘀丸

《全国中药成药处方集》(沈阳方)。即《医林改错》卷上"血府逐瘀汤"改为丸剂。见该条。

35842　血府逐瘀汤(《医林改错》卷上)

【组成】当归　生地各三钱　桃仁四钱　红花三钱　枳壳　赤芍各二钱　柴胡一钱　甘草二钱　桔梗一钱半　川芎一钱半　牛膝三钱

【用法】水煎服。

【功用】《方剂学》:活血祛瘀,行气止痛。

【主治】❶《医林改错》:头痛,无表症,无里症,无气虚、痰饮等症,忽犯忽好,百方不愈者;忽然胸疼,诸方皆不应者;胸不任物;胸任重物;天亮出汗,用补气、固表、滋阴、降火,服之不效,而反加重者;血府有瘀血,将胃管挤靠于右,食入咽从胸右边咽下者;身外凉,心里热,名灯笼病者;瞀闷,即小事不能开展者;平素和平,有病急躁者;夜睡梦多;呃逆,饮水即呛;不眠,夜不能睡,用安神养血药治之不效者;小儿夜啼,心跳心慌,用归脾、安神等方不效者;夜不安,将卧则起,坐未稳又欲睡,一夜无宁刻,重者满床乱滚;无故爱生气,俗言肝气病者;干呕,无他症者;每晚内热,兼皮肤热一时者。❷《方剂学》:胸中血瘀,血行不畅。胸痛、头痛日久不愈,痛时如针刺而有定处,或呃逆日久不止,或饮水即呛,干呕,或内热瞀闷,或心悸怔忡,或夜不能睡,或夜寐不安,或急躁善怒,或入暮潮热,或舌质黯红,舌边有瘀斑;或舌面有瘀点,唇暗或两目黯黑,脉涩或弦紧。现用于冠状动脉硬化性心脏病的心绞痛,风湿性心脏病、胸部挫伤与肋软骨炎之胸痛,以及脑震荡后遗症之头痛头晕,精神抑郁等证,确有瘀血在内者。

【方论选录】❶《医林改错注释》:血府逐瘀汤用桃仁、红花、川芎、赤芍活血祛瘀,配合当归、生地活血养血,使瘀血去而又不伤血。柴胡、枳壳疏肝理气,使气行则血行;牛膝破瘀通经,引瘀血下行。桔梗入肺经,载药上行,使药力发挥于胸(血府),又能开胸膈滞气,宣通气血,有助于血府瘀血的化与行,与枳壳、柴胡同用,尤善开胸散结,牛膝引瘀血下行,一升一降,使气血更易运行;甘草缓急,通百脉以调和诸药。❷《方剂学》:本方是王清任用以治疗"胸中血府血瘀"所致诸证,由桃红四物汤合四逆散加桔梗、牛膝而成。胸胁为肝经循行之处,瘀血在胸中,气机阻滞,则肝郁不舒,故胸胁刺痛,日久不愈,急躁易怒。瘀久化热,气郁化火,故内热瞀闷,或心悸失眠,或入暮潮热;上扰清窍,则为头痛;横犯胃府,胃失和降,则干呕呃逆,甚则饮水则呛。至于唇、目、舌、脉所见,皆为瘀血之征。故治当活血化瘀,兼以行气解郁。方中桃红四物汤活血化瘀而养血,四逆散行气和血而舒肝,桔梗开肺气,载药上行,合枳壳升降上焦之气而宽胸,尤以牛膝通利血脉,引血下行,互相配合,使血活气行,瘀化热消而肝郁亦解,诸症自愈。

【临床报道】❶胸不任物:《医林改错》江西巡抚阿霖公,年七十四,夜卧露胸可睡,盖一层布压则不能睡,已经七年,召余诊之,此方五付痊愈。❷胸任重物:《医林改错》一女二十二岁,夜卧令仆妇坐于胸方睡,已经二年,余亦用此方,三付可愈。❸脑动脉硬化性头痛眩晕:《湖北中医杂志》[1983,(5):17]自1976年至1982年间,收治32例患者,均经脑血流图、眼底检查、血脂测定,并结合病史,排除其他病因的头痛眩晕。本组男25例,女7例。年龄35～39者4例,40以上者28例。症状以头痛眩晕为主,伴有失眠健忘,四肢麻木。其中显效12例(头痛眩晕消失,其他症状骤减或消失,脑血流图检查有明显改善或正常);有效17例(头痛基本控制,眩晕偶发且微,其他症状减轻,脑血流图亦有改善);无效3例。❹顽固性失眠:《新医药学杂志》[1977,(11):32]患者男性,42岁,顽固失眠2年余,伴头晕且痛,下肢常麻木。曾用氯丙嗪、异丙嗪、巴氏合剂等多种镇静安神剂治疗,初虽有效,久则无效。中药已用过归脾、交泰、温胆之类亦无效。患者面色黧黑无华,神萎,皮肤甲错,胸背有汗斑,舌质略紫,舌苔黄腻,脉弦细有力。治用本方加磁石。服1剂后患者精神反而兴奋,难以入眠,第2剂始见效,7剂后头晕头痛明显好转,原方去磁石续服14剂。每日能安眠,其他症状亦渐消失。后以补心丹调理。❺呃逆:《浙江医学》[1963,(2):3]女,24岁,农民。1962年2月15日门诊。当时呃逆阵作,频频不绝,声响可达户外。自诉四月前劳动时,突然胸闷气逆刺痛,翌日即发此病,曾经当地中西医诊治无效。患者呃逆虽久,体力尚未衰竭,脉弦而有力,二便通调,惟呃逆时,气逆上冲,胸胁刺痛痞闷,难以抑制而已。予断为:血瘀气滞。即处血府逐瘀汤全方加旋覆花、代赭石,连服三剂。至2月20日复诊,据述服该方一剂后,即觉胸部舒畅,无刺痛气冲之苦,呃逆亦顿减十之七八;二剂后,呃逆停止,三剂遂愈。后以他药善后。❻原发性痛经:《浙江中医杂志》[1984,(6):270]于1981年4~8日,应用本方治疗原发性痛经70例。年龄17~37岁,以21~30岁为最多。病程6个月至14年。已婚18例,均未孕;未婚52例。经治后,34例痊愈(腹痛消失,伴有症状亦随之消失;未孕者已孕);31例好转(腹痛减轻,时间缩短,伴有症状缓解);5例无效。❼乳腺增生病:《天津中医》[1986,(5):18]用本方治疗乳腺增生病104例。结果:治愈(乳块消失)68例,占65.4%;好转(乳块缩小$\frac{1}{2}$以上)27例,占26%;无效9例,占8.6%,总有效率为91.4%。❽小儿瘀血发热:《新中医》[1976,5:55]例一,作者之子2岁时不慎碰伤头部,两天后突然发热,微咳,体温38.6℃,有时升至39.1℃,苔薄白,夜间惊悸不安,指纹隐隐不显,服用西药无效。即予本方,晚上果然热退,睡眠正常。原方再服一剂,痊愈。例二:高某某,女,12岁。因玩秋千碰伤额部,两天后发热不退,夜间加重,用退热药无效。体温38.7℃。拟用本方,一剂后热退病愈。❾高脂血症:《中国中医药信息杂志》[1999,6(6):50]用本方治疗高脂血症56例,对照组予烟酸肌肉醇脂治疗34例。结果:治疗组显效28例,有效18例,无效10例,总有效率82.14%;对照组显效6例,有效12例,无效16例,总有效率52.90%。两组有显著性差异(P<0.05)。❿黄褐斑:《广东药学》[1995,(1):33]用本方治疗黄褐斑41例,结果:皮肤色素斑消退,肤色接近正常者评为优,31例,皮肤色素斑消退较明显,斑色变淡者评为良,6例,皮肤色素斑色稍变淡者评为有效,2例,皮肤色素斑无明显变化者为无效,2例。

【现代研究】❶抗凝血作用:《中华内科杂志》[1977,(2):79]本方因具有理气活血功效,故用于各种病因的感染、休克、创伤、大面积烧伤、外科大手术后、输血反应、子痫、死胎、胎盘滞留等并发的急性血管内弥漫性凝血(DIC)。实验证明,本方不能延长血液复钙时间,也不能延长凝血酶原时间和凝血酶凝固时间,但能抑制ADP所致血小板聚集,并能促进血小板解聚,因此有助于血瘀患者血液学异常的改善。此外,对于由门静脉注入二氧化钍封闭肝脏网状内皮系统的家兔,其吞噬廓清凝血酶的能力,本方(静脉注入)有显著的保护作用。经测定肝静脉上方的腔静脉血中的纤维蛋白原含量,实验动物无明显变化,而对照动物则锐减。表明本方可能使被封闭的肝脏巨噬细胞复苏而显示对肝脏网状内皮系统的激活,提示本方能加速DIC时血液中的促凝血物质及被激发的凝血因子等的清除,全部或部分消除了形成急性DIC的触发因子,从而抑制DIC。❷对免疫功能的影响:《中药药理与临床》[1985;创刊号:14]实验证明,本方有显著增强小鼠巨噬细胞吞噬功能的效果,能提高实验动物对鸡红细胞的吞噬清除。但水煎剂与醇提剂在作用时间上有所不同,水煎剂的促进作用可保持8小时以上,醇提剂至8小时时已无效,但20及24小时后重又呈显著促进作用,而此时水煎剂已无效。❸防治肺心病作用:《浙江中医学院学报》[2002,26(2):67]血府逐瘀汤能显著抑制缺氧条件下肺动脉平滑肌细胞(PASMC)增殖,高、中、低剂量组与空白对照组比较分别为P<0.05~0.01,提示血府逐瘀汤抑制缺氧条件下PASMC增殖,可能

是血府逐瘀汤防治肺心病的作用机理。❹抗肝纤维化的作用:《中医杂志》[2003,44(4):299]血府逐瘀汤能有效阻断及逆转早期肺吸虫性肝纤维化病理过程,是取代秋水仙碱等抗肝纤维化药物的良方。❺干预高血压血管重建作用:《浙江中西医结合杂志》[2004,14(10):600]血府逐瘀汤可通过非降压作用影响内皮素-1及基质金属蛋白酶-3的基因表达而干预高血压血管重建。❻降低血液黏度作用:《甘肃中医》[2005,18(4):39]实验研究表明,本方对大鼠血瘀模型的血液流变学影响,能够明显降低血瘀大鼠的血液黏度,并且这种降低作用呈剂量依赖性。❼抑瘤作用及其机理:《现代预防医学》[2005,32(5):446]血府逐瘀汤灌胃给药能显著抑制S_{180}荷瘤小鼠瘤重,活化T淋巴细胞增殖能力,提高荷瘤小鼠脾脏$L_3T_4^+$细胞数量,升高$L_3T_4^+$/Lyt-2$^+$细胞比值,促进白介素-2的分泌,但对Lyt-2$^+$细胞数量影响不大,能够完全逆转肿瘤抗原和环磷酰胺引起的免疫抑制,其抑瘤作用与增强机体细胞免疫功能有关。❽防治血管再狭窄作用:《中国现代医学杂志》[2005,15(12)1790]血府逐瘀汤可以防治再狭窄的产生,其作用可能与其通过降低转化生长因子-β1表达水平有关,与血小板衍生性生长因子-BB表达无关。❾抑制神经细胞凋亡作用:《实用预防医学》[2006,13(5):1106]用Ⅶ胶原酶注射诱导大鼠脑出血模型,免疫组化检测血肿周围活化Caspase-3的表达,血府逐瘀汤下调脑出血大鼠血肿周围活化Caspase-3的表达,抑制神经细胞凋亡。❿促进视神经修复、再生作用:《眼科新进展》[2009,29(2):102]用本方对微型视神经夹制作成单眼视神经夹伤模型实验,该造模方法可造成钳夹伤大鼠双眼视网膜神经节细胞(RGCs)一定量的丢失,血府逐瘀汤均可提高钳夹伤大鼠视神经RGCs的存活率,促进轴浆运输,这可能是其促进视神经修复、再生的机理之一。⓫对缺血心肌的保护作用:《中西医结合心脑血管病杂志》[2009,7(1):44]血府逐瘀汤对心肌细胞凋亡与相关蛋白表达具有干预作用,能够显著抑制心肌细胞坏死及凋亡,Bc1-2的表达明显增多,Bax的表达明显减少,本方可影响Bc1-2和Bax的表达,有效地抑制心肌细胞坏死及凋亡,减轻心肌细胞损伤,对缺血心肌有保护作用。

【备考】本方改为丸剂,名"血府逐瘀丸"(见《全国中药成药处方集》沈阳方)。

35843 血实柴胡汤《症因脉治》卷一)

【组成】柴胡　黄芩　广皮　甘草　当归　白芍药　丹皮　大黄

【主治】内伤血实发热。

35844 血美安胶囊《中国药典》2010版)

【组成】豕甲109克　地黄60克　赤芍50克　牡丹皮50克

【用法】上制成胶囊,每粒装0.27克。口服,一次6粒,一日3次,小儿酌减。

【功用】清热养阴,凉血活血。

【主治】原发性血小板减少性紫癜血热伤阴挟瘀证,症见皮肤紫癜,齿衄鼻衄,月经过多,口渴,烦热,溢汗。

【宜忌】孕妇禁用;虚寒者慎用。

35845 血速升颗粒《成方制剂》17册)

【组成】阿胶　当归　黄芪　鸡血藤　山楂　淫羊藿

【用法】制成颗粒剂,每袋装10克。用水冲服,一次1袋,一日3次。

【功用】益气温阳,养血活血。

【主治】气血亏虚引起的贫血及各种失血疾患。

【宜忌】感冒发热时忌服。

35846　血虚柴胡汤(《症因脉治》卷一)

【组成】柴胡　黄芩　广皮　甘草　人参　黄芪　当归　白芍药

【主治】内伤血虚发热。

35847　血崩神效方(《便览》卷四)

【组成】地榆　甘草　川芎　茯苓　地黄　白术　当归　白芍　黄芩　阿胶　麦冬各等分

【用法】水煎,露一夜,空心服。

【主治】崩漏。

【宜忌】忌煎炒、酒、面。

35848　血滞刀环汤(《喉科种福》卷五)

【组成】玄参三钱　红柴二钱　黄芩二钱　白术二钱(炒黑)　茱萸一钱　白芍二钱　川芎一钱半　青皮一钱　桔梗一钱半　艾叶一钱　生地三钱　全当归二钱(酒洗)　甘草一钱　香附一钱(姜汁炒,酒和醋加炒)

【主治】经水不调,证无表里,喉痛。

35849　血竭大红膏(《普济方》卷三一三)

【组成】当归(剉)　木鳖子(剉)　赤芍药　天台乌药(剉)各一两　小油四两　琥珀(碎,研)一两　乳香(研)二两　黄丹(罗过)十两　沥青六两　没药二两　血竭(别研)半两

【用法】上将小油浸前四味七日七夜,滤去滓,却将乳香、沥青入铁锅内,以慢火熬令消尽为度,时月看硬软,旋入前浸药油,加减用之,候软硬停当,以绵滤在水中盆内,持拔白色,旋入黄丹,再持拔颜色匀,于瓷盆内存放。每用铁铘摊在厚纸上贴。

【主治】从高下坠,落马堕车,骨节疼痛。

35850　血竭内消丸

《外科大成》。为原书同卷"内消退管丸"之异名。见该条。

35851　血竭冰硼散(《喉症指南》卷四)

【组成】净硼砂一两　真血竭(磨指甲上,经透指甲者为真,有腥气者,是海母血,勿用)　真儿茶　甘草各三钱(去皮)　明雄黄二钱(鲜红大块者良,有臭气者勿用)　玄胡粉钱半　直僵蚕　大梅片各一钱　上麝香四分

【用法】上药各为极细末。称准,入乳钵内合研,再入血竭末拌匀。

【主治】时疫白喉,及紧喉、缠喉、蛾风、火喉等证。

【宜忌】孕妇慎之。

【加减】孕妇,去麝香,加冰片。

35852　血竭香附散(《揣摩有得集》)

【组成】血竭五分　没药五分(去油)　归身一钱半　石决明一钱半(煅)　香附米一钱半(醋炒)　夏枯草一钱半　熟军五分　青葙子一钱(炒)　木贼一钱　生草一钱

【用法】竹叶、灯心为引,水煎服。

【功用】调气和血,除翳止痛。

【主治】眼目红痛,内中生翳,属气血凝滞者。

35853　血竭活血散

《痘疹仁端录》卷十四。为《医学入门》卷八"活血散"之异名。见该条。

35854　血竭破经丹(《普济方》卷三三三)

【组成】锦纹大黄一两(去皮,醋浸一宿)　硼砂一钱

【用法】上为末。醋和为丸,如梧桐子大。每服三丸,食前好酒、红花汤送下。

【主治】妇人血闭不通。

【备考】本方名"血竭破经丹",但方中无血竭,疑脱。

35855　血竭破棺丹(《袖珍》卷四)

【组成】乳香　血竭　箭头砂各一钱

【用法】上为末。巴豆仁研泥为膏,瓷器盛之。如用,丸如鸡头子大,妇人,狗胆冷酒送下;男子冷酒送下。

【主治】妇人产后血闭,血迷、血晕、血劳、嗽血;男子伤力,劳嗽吐血。

35856　血精解毒饮(《效验秘方》周国民方)

【组成】地锦草　鹿衔草各30克　石韦　马鞭草各40克　土茯苓20克

【用法】上药水煎2次,煎开后各15分钟取汁,混合,分2次口服。每日1剂。

【主治】血精症。

35857　血翳泻心汤(《眼科菁华录》卷上)

【组成】大黄　薄荷　车前子　黄连　黄芩　赤芍　连翘　荆芥　菊花

【用法】水煎服。

【主治】两眼赤肿,涩痛,热泪羞明,渐有赤脉贯睛,时发不清。

35858　血府逐瘀胶囊

《成方制剂》16册。即《医林改错》卷上"血府逐瘀汤"改为胶囊剂。见该条。

35859　血余固本九阳丹(《广嗣纪要》卷四)

【组成】血余(选黑者,不拘男女,用皂荚煎汤洗净,清水漂过,入口无油垢气为度,晒干,置大锅内,用红川椒去梗目,与发层铺上,用小锅盖定,盐泥秘塞上,锅底上用重石压之,先用武火煅炼一柱香,后用文火半柱香,以青烟出尽,无气息为度。冷定取出,研末,双绢筛过)一斤　何首乌(先用米泔水浸,竹刀刮去皮)赤者、白者各八两　淮山药(共何首乌去皮,竹刀切成片,用黑豆二升,上下铺盖,蒸熟晒干)八两　赤茯苓(去皮,牛乳浸一日夜)八两　白茯苓(人乳浸一日夜)四两　破故纸(酒拌,沙锅炒以香为度)四两　菟丝子(人乳一碗,酒半碗,浸一夕,饭锅上隔布蒸熟,晒干,微炒,研为末)四两　枸杞子(去蒂梗,酒拌蒸熟)四两　生地黄(酒蒸)半斤　苍术(去皮,为末)半斤　熟地黄(酒蒸)半斤　龟版(酥油炙)半斤　当归(去尾,酒浸)四两　牛膝(酒浸,黑豆蒸)四两

【用法】上药各为末,炼蜜为丸,如梧桐子大。每服五六十丸,药酒送下(药酒方:当归、生地黄、五加皮、川芎、芍药、枸杞子各二两,核桃肉一斤,砂仁五钱　黄柏一两　小红枣二百个,用无灰白酒三十六斤,内分五斤,入药装坛内

密封,隔汤煮之,冷定去滓,入前酒密封用)。

【功用】调元固本,种子。

【备考】本方方名,《景岳全书》引作"铁笛丸"。

35860　血府逐瘀口服液

《新药转正》13 册。即《医林改错》卷上"血府逐瘀汤"改为口服液剂。见该条。

35861　血栓心脉宁胶囊(《中国药典》2010 版)

【组成】川芎　槐花　丹参　水蛭　毛冬青　人工牛黄　人工麝香　人参茎叶总皂苷　冰片　蟾酥

【用法】上制成胶囊剂,每粒装 0.5 克。口服,一次 4 粒,一日 3 次。

【功用】益气活血,开窍止痛。

【主治】气虚血瘀所致的中风、胸痹,症见头晕目眩,半身不遂,胸闷心痛,心悸气短;缺血性中风恢复期、冠心病心绞痛见上述证候者。

【宜忌】孕妇忌服。

向

35862　向荣汤(《辨证录》卷三)

【组成】当归　白芍　生地各一两　麦冬五钱　白芥子　茯苓各三钱　贝母一钱　柴胡五分

【用法】水煎服。

【主治】目病后,眼前常见禽鸟昆虫等物。

35863　向骨膏(《医方类聚》卷一九四引《经验秘方》)

【组成】生地黄　骨碎补　蒲黄　当归　白面　赤小豆　白及　败姜各等分

【用法】上除面、蒲黄外,同为细末,银器内醋调稀,慢火煨热。用铜匙抄药,敷于患处,近火炙之;药力行却起去,敷七次,起七次。用纸封了,热醋洒湿,第三日再换。

【主治】伤寒湿气,打扑伤损,筋骨疼痛。

35864　向胜破笛丸(《医统》卷四十六引《医林》)

【异名】响圣破笛丸(《直指附遗》卷八)、响声破笛丸(《回春》卷五)。

【组成】连翘　桔梗　甘草各二两半　薄荷叶四两　诃子(煨)　砂仁　大黄(酒蒸)各一两　川芎一两半　百药煎二两

【用法】上为细末,鸡子清为丸,如弹子大。每服一丸,临卧嚼化。

【主治】讴歌动火,失音不语。

【备考】本方方名,《景岳全书》引作"铁笛丸"。

行

35865　行气丸(《医学入门》卷六)

【组成】木香　槟榔　丁香　枳壳　甘松　使君子　神曲　麦芽各二钱半　三棱　莪术　青皮　陈皮　香附各五钱　胡黄连一钱

【用法】上为末,蒸饼为丸,如黍米大。每服二十丸,米饮送下。

【功用】行气消乳磨食。

【主治】小儿气积。

【加减】如有汗者,去青皮。

35866　行气散(《普济方》卷二四〇)

【组成】紫苏　香附各二两　陈皮(制)一两　甘草(炙)半两　木瓜　乌药　槟榔　苏木　羌活　苍术各半两

【用法】上咬咀。加生姜、葱白,水煎,热服。

【功用】疏通。

【主治】血气不和,脚气频发。

35867　行气散(《古今医鉴》卷九)

【异名】行气香苏饮(《喉科紫珍集》卷上)。

【组成】紫苏　陈皮　香附　乌药　枳壳　桔梗　厚朴　半夏　大黄(酒炒)　甘草

【用法】上剉。加灯心十根,水煎服。

【主治】梅核气。咽喉气胀,上攻胸膈痛。

【备考】《喉科紫珍集》本方用香附、陈皮、厚朴各五分,紫苏、桔梗各七分,乌药三分,桔梗、半夏各一钱,大黄一钱五分,甘草六分。

35868　行水丸(《直指》卷十七)

【组成】胡芦巴(炒)　故纸(炒)　缩砂仁　荜澄茄　真川椒(去目,纸上炒,出汗)　乌梅肉(焙干)各二钱半　木香　牵牛(炒,取末)各半两　巴豆肉(略去油)一钱半

【用法】上为末,面糊为丸,如绿豆大。每服五丸,食后生姜汤送下。

【主治】水肿,气肿。

35869　行水汤(《辨证录》卷九)

【组成】熟地二两　巴戟天　茯神　芡实各一两　肉桂二钱

【用法】水煎服。

【主治】小便闭结,点滴不通,小腹作胀,然而不痛,无烦躁闷乱之形,口舌不干渴者。

35870　行水膏(《理瀹》)

【组成】苍术五两　生半夏　防己　黄芩　黄柏　苦葶苈　甘遂　红芽大戟　芫花　木通各三两　生白术　龙胆草　羌活　大黄　黑丑头　芒消　黑山栀　桑白皮　泽泻各二两　川芎　当归　赤芍　黄连　川郁金　苦参　知母　商陆　枳实　连翘　槟榔　郁李仁　大腹皮　防风　细辛　杏仁　胆南星　茵陈　白丑头　花粉　苏子　独活　青皮　广陈皮　藁木　瓜蒌仁　柴胡　地骨皮　白鲜皮　丹皮　灵仙　旋覆花　生蒲黄　猪苓　牛蒡子　马兜铃　白芷　升麻　川楝子　地肤子　车前子　杜牛膝　香附子　莱菔子　土茯苓　川草薢　生甘草　海藻　昆布　瞿麦　扁蓄　木鳖仁　草麻仁　干地龙　土狗　山甲各一两　发团二两　浮萍三两　延胡　厚朴　附子　乌药各五钱　龟版三两　飞滑石四两　生姜　韭白　葱白　榆白　桃枝各四两　大蒜头　杨柳枝　槐枝　桑枝各八两　苍耳草　益母草　诸葛菜　车前草　马齿苋　黄花地丁(鲜者)各一斤　凤仙草(全株,干者)二两　九节菖蒲　花椒　白芥子各一两　皂角　赤小豆各二两

共用油四十斤,分熬丹收,再入:

铅粉(炒)一斤　提净松香八两　金陀僧　生石膏各四两　陈壁土　明矾　轻粉各二两　官桂　木香各一两　牛胶四两(酒蒸化)

【用法】上贴心口,中贴脐眼并脐两旁,下贴丹田及患处。

【功用】通利水道。

【主治】暑湿之邪与水停不散,或为怔忡,干呕而吐,痞满而痛,痰饮水气喘咳,水结胸,阴黄疸,阳水肿满,热胀,小便黄赤,或少腹满急,或尿涩不行,或热淋,大便溏泄,或便秘不通,或肠痔,又肩背沉重肢节疼痛,脚气肿痛,妇人带下,外症湿热凝结成毒,成湿热烂皮。

【加减】如外症拔毒收水,可加黄蜡和用;又龙骨、牡蛎收水,亦可酌用。

35871 行军散

《行军方便便方》卷中。为《良朋汇集》卷五"武候行军散"之异名。见该条。

35872 行军散(《霍乱论》卷下)

【异名】武候行军散(《感证辑要》卷四)、诸葛行军散(《方剂学》)。

【组成】西牛黄 当门子 真珠 梅片 硼砂各一钱 明雄黄(飞净)八钱 火消三分 飞金二十页

【用法】上药各为极细末,再合研匀,瓷瓶密收,以蜡封之。每服三五分,凉开水调下。

【功用】《方剂学》:开窍,辟秽,解毒。

【主治】❶《霍乱论》:霍乱痧胀,山岚瘴疠,及暑热秽恶诸邪,直干包络,头目昏晕,不省人事,危急等证。并治口疮喉痛;点目,去风热障翳;搐鼻,辟时疫之气。❷《方剂学》:暑热痧胀,吐泻腹痛,烦闷欲绝,头目昏晕,不省人事。

【宜忌】《方剂学》:本方辛香走窜,孕妇慎服。

【方论选录】《方剂学》:暑月痧胀,是因感受秽浊之气所致。由于中焦气机逆乱,清浊相干,升降功能失常,故见吐泻腹痛,甚则烦闷欲绝;包络神明被蒙,则头目昏晕,不省人事。治宜开窍行气,辟秽解毒。方中麝香、冰片芳香开窍,行气辟秽,并善于止痛,针对吐泻腹痛,窍闭神昏而设,是为君药。牛黄清心解毒,用为臣药。消石泻热破结;硼砂清热解毒;雄黄用量独重,辟秽解毒;珍珠重镇安神,以上俱为佐药。从本方组成分析,亦属清热开窍为主,配伍辟秽、解毒、安神,以加强清热开窍的功效。方中牛黄、冰片、硼砂、珍珠等药具有清热解毒,防腐消翳之功,故能治口疮咽痛,风热障翳等证。

【备考】《方剂学》:本方原用飞金,取其重镇安神之效,上海、南京等成方配本均改用"姜粉"。《中国药典》1977年版亦去飞金加姜粉,如此则具有降逆和中作用,增加辟秽解毒之功。但姜粉性味辛热,因此对口疮咽痛、风热障翳者,不宜使用。又《北京市中药成方选集》有干姜粉一钱,薄荷冰一分。本方去飞金,加姜粉,名"诸葛行军散"(见《成方制剂》)。

35873 行军散(《集验良方》卷二)

【组成】麻黄五两 干姜二两 白芷五两 甘草五两 细辛五两

【用法】上为细末,盛瓷器内收贮,不可泄气。临时取用,每服二钱,煎绿豆汤调下,即刻出汗。

【主治】瘟气缠身。

35874 行经丹(《普济方》卷三一九引《仁存方》)

【组成】斑蝥二十个(去头翅) 杏仁二十个(去皮,炒)

【用法】上为末,面糊为丸,如小豆大。每服十丸,煎

桃仁汤送下。日未出,小便内取下血片,觉脐下痛。

【主治】妇人干血气滞,腰脚脐下痛,寒热,血脉阻滞。

35875 行药方(《景岳全书》卷六十四)

【组成】大黄 白牵牛 槟榔各一两 甘草三两 轻粉五钱

【用法】上为细末。每服二钱,用白蜜三匙,生姜汁二匙,五更时调服。病势重者,七日行一次;稍轻者,半月一次;轻者,一月一次,或二十日一次;以三五遍为度。

【主治】疠毒。

【宜忌】《灵验良方汇编》:忌动风、油腻等物。

35876 行药方(《疯门全书》)

【组成】巴豆肉五钱(净油) 生大黄一钱 明雄黄一钱 广木香一钱

【用法】上将巴豆肉捣烂,取老米饭数合,醋煮擂烂成糊,入各药杵匀为丸,如梧桐子大。每服十丸,茶送下。

【主治】大麻风。

【宜忌】如大泻,即停勿服。

35877 行健汤(《医醇剩义》卷二)

【组成】黄耆二钱 人参二钱 茯苓二钱 白术一钱 甘草五分 当归二钱 白芍一钱(酒洗) 青蒿梗一钱五分 广皮一钱 砂仁一钱 料豆三钱 木香五分 大枣二枚 姜三片

【主治】脾劳。或饮食不调,或行役劳倦,积久脾败,四肢倦怠,食少身热。

35878 行瘀煎(《产科发蒙》卷三)

【组成】接骨木 红花 当归 芍药 桂枝 山楂子 栀仁 川芎 苏木 甘草

【用法】水煎,温服。

【主治】产后血晕,恶露不下,及儿枕痛。

35879 行气下乳汤(《胎产心法》卷下)

【组成】生地 当归 川芎各一钱 白术(土炒) 茯苓各六分 制香附 陈皮 红花各五分 穿山甲三片(炒) 木香二分

【用法】水、酒各半煎服。

【主治】产妇气血滞,无他证,但少乳。

35880 行气开痹饮(《嵩崖尊生》卷十二)

【组成】羌活 川芎 防风 苍术 秦艽 红花 肉桂 细辛 续断

【主治】风寒湿三气集合成痹。

【加减】风胜,倍风药;寒湿偏胜,酌倍之;在上加片姜黄、桂枝、威灵仙;在下加牛膝、防己、萆薢、木通。又有五痹:筋屈不伸,为筋痹,加木瓜、柴胡;血凝不流,为脉痹,加菖蒲、茯神、当归;肌多不仁,为肉痹,加白茯苓、陈皮、木香、砂仁;遇寒急数,遇热皮纵,为皮痹,加紫菀、杏仁、麻黄;重滞不举,为骨痹,加独活、泽泻。

35881 行气香苏饮

《古今医鉴》卷十。为原书卷四引三山陈氏方"行气香苏散"之异名。见该条。

35882 行气香苏饮

《喉科紫珍集》卷上。为《古今医鉴》卷九"行气散"之异名。见该条。

35883 行气香苏散(《古今医鉴》卷四引三山陈氏方)

【异名】行气香苏饮(原书卷十)。

【组成】紫苏一钱 柴胡八分 陈皮八分 香附(醋炒)一钱 乌药八分 川芎八分 羌活八分 枳壳八分 苍术八分 麻黄一钱 甘草三分

【用法】上剉。加生姜三片,水煎,温服。

【主治】内伤生冷厚味坚硬之物,胸腹胀满疼痛,及外感风寒湿气,发热恶寒,遍身酸痛,七情气逆,呕吐泄泻,饮食不下。

【加减】外感风寒,加葱白三根;内伤饮食,加神曲、山楂各一钱;偏坠气初起疼痛,憎寒壮热,加小茴香、木香、三棱、莪术、木通。

35884 行气香苏散(《梅氏验方新编》卷六)

【组成】香附(去毛,酒煮)六钱 紫苏四钱 台乌三钱 陈皮三钱 川芎三钱 当归三钱 制乳香三钱 制没药三钱 漂苍术二钱 枳壳(麸炒)二钱 甘草二钱

【主治】跌打损伤,闪挫腰腹手足,及一切郁结滞气,俱可行散,气行则瘀血不结聚为害。

【加减】伤在手,加白芷;在腰,加杜仲;在足,加怀膝;恶寒加羌活、龟版;大小便不通,加怀通、大黄;恶血冲心,加苏木、桃仁,或加黑姜。

35885 行气活血汤(《跌打损伤方》)

【组成】青皮 羌活 归身 红花 苏木 生地 杜仲 木香 陈皮 丹皮 木通 川芎 甘草

【用法】水煎,酒冲服砂仁末一钱。

【主治】跌打损伤。

【加减】发热,加柴胡一钱。

35886 行气活血汤(《古今名方》引关幼波方)

【组成】葛根 草河车 白芷 郁金 枳壳 生甘草各9克 红花 泽兰各15克 赤芍 白芍 五味子各12克

【功用】舒肝理气,活血化瘀。

【主治】慢性肝炎,早期肝硬化,长期肝功能不正常,证属气滞血瘀型者。症见两胁作痛,痛有定处,肝脾肿大,边缘锐利,面有色素沉着,脉弦滑,舌质紫绛,或有瘀斑,舌苔白或无苔。

【加减】若气短心悸,加生黄耆15克;纳少腹胀,加党参15克,白术9克,焦山楂、麦芽、神曲各12克;有瘀斑,舌质绛者,加石见穿、蒲公英各15克;肝脾肿大不消,加王不留行、生牡蛎、地龙各12克;肝痛不止,加没药、五灵脂各9克。

35887 行气活血汤(《效验秘方·续集》王鸿士方)

【组成】瓜蒌30克 薤白9克 桂枝4.5克 当归9克 丹参15克 枳壳9克 赤芍12克 川芎6克 檀香6克 桃仁9克 红花9克 鸡血藤30克 天仙藤12克 甘草4.5克

【用法】水煎服,日1剂,两次温服。

【功用】行气散结,活血化瘀,温经通络。

【主治】冠心病心绞痛,证属气滞血瘀型,症见心胸刺痛,痛处不移,胸闷短气,遇努则不舒加重,心悸怔忡,急躁易怒,苔薄白,舌质紫暗,脉象弦涩或结代。

【方论选录】本方以瓜蒌、薤白、桂枝通阳开结温通脉;檀香、枳壳行气宽胸;丹参、当归、赤芍、川芎、桃仁、红花、鸡血藤、天仙藤等活血化瘀通络,达到行气活血、通阳达络之目的。

35888 行气逐痰汤(《点点经》卷一)

【组成】厚朴 苍术 陈皮 槟榔 腹皮 枳壳 苏叶 赤芍各一钱五分 官桂一钱 炭姜八分 甘草四分

【用法】生姜为引,水煎服。

【主治】肚腹作痛,大便不通,小便自利。

35889 行血助浆汤(《幼科直言》卷二)

【组成】黄耆 防风 丹皮 当归 桔梗 僵蚕 川芎 连翘 陈皮 甘草 糯米一钱

【主治】痘见六七八九朝。

35890 行血定痛丸(《简明医彀》卷五)

【组成】玄胡两半 滑石 红花 官桂 红曲各五钱 桃仁三十粒

【用法】上为末,蒸饼面糊为丸,如绿豆大。每服四十丸,生姜汤送下。

【主治】素喜食热物,死血留于胃,痛。

35891 行血破瘀汤(《医碥》卷一)

【异名】行血消瘀汤(《医钞类编》卷七)。

【组成】三七 当归 玄胡 乳香 没药 血竭 苏木 灵脂 赤芍 红花

【主治】跌扑损折畜血,肿痛发热。

35892 行血消瘀汤

《医钞类编》卷七。为《医碥》卷一"行血破瘀汤"之异名。见该条。

35893 行血救骨膏(《疡科选粹》卷七)

【组成】当归六两 金银花六两 桃仁六两 杏仁 续断 天花粉 苏木 红花 刘寄奴各三两 白芷 大黄 荆芥 白术 败酱 沙参 黄连 黄柏 黄耆 丹参 木鳖仁 皂角 南星 三棱 蓬术 牡丹皮 露蜂房 生地黄 熟地黄 姜黄 连翘 泽兰 大风子仁 羌活 赤芍药 蓖麻子 白及 白蔹 五灵脂 两头尖 白芍药 苦参 紫金皮 地榆 射干 乌药 川芎 五加皮各二两 阿魏 乳香 没药 血竭 蒲黄(生用)各五两 麝香一两

【用法】上用芝麻油五斤,煎当归等四十八味至焦黑,去滓,称净油,每斤入淘净炒过黄丹八两,如法成膏;俟温入阿魏等五味细末,膏冷方下麝香。

【功用】行血散毒,去腐肉。

【主治】初杖。

35894 行血解毒汤(《杂病源流犀烛》卷三十)

【组成】人参 白术 黄耆 归尾 生地 熟地各一钱 羌活 独活 茯苓 陈皮 炙草各八分 苏木 红花各五分 金银花二钱 乳香 没药各一钱 杏仁泥 桃仁泥各六分

【用法】水煎,入童便、酒各一杯,以杏、桃泥、乳、没末用药调膏,以药送下;滓再煎;杏仁等四味或分二服,或另加一倍俱可。

【主治】初杖疮。

35895 行军万应膏(《中国医学大辞典》引徐邦道方)

【组成】生白附子三两 生川乌 生草乌各二两 木

鳖子五十八个　金银花二两　茅苍术　赤芍药　连翘　条芩　生首乌各五钱　大风子肉五十八个　白芷一两　火麻仁二两　蓖麻仁二百粒　干姜八两　当归尾　川椒各一两　血余二两　骨碎补五钱　大蜈蚣四十条　白僵蚕一两　青防风　北细辛各五钱　蝉衣蜕　生南星　生半夏各二两　马前子二十八个　川黄柏二两　川独活一两　荆芥穗　红花　西茜　蛇床子　孩儿茶　姜黄各五钱　粉草一两　猪油　麻油　桐油各一斤

【用法】入油内浸三日后,熬去滓,再炼,滴水成珠,先以广丹十两收就。加入铅粉、扫粉、炉甘石(飞)各一两,乳香、没药(各去油)、血竭、水银各五钱,枯矾一两,研极细,再收为膏。隔水炖化,用红布摊膏贴之。

【主治】跌打损伤,及一切无名恶毒、瘰疬、疡核、痰核、积瘀、气疬、风寒湿困等证。

35896　行经红花汤(《济阴纲目》卷二)

【异名】红花汤(《叶氏女科》卷一)。

【组成】当归尾　赤芍药　紫葳　刘寄奴　牛膝　玄胡索　红花　苏木　桃仁(炒)各一钱　青皮　香附各八分　桂心五分

【用法】水煎,空心作一服。

【主治】妇人室女经候不行,时作胀痛。

35897　行经活血汤(《医彻》卷三)

【组成】羌活　独活　当归　牛膝　茯苓　秦艽各一钱　熟地二钱　杜仲一钱半(盐水炒)　红花五分

【用法】加生姜一片,水煎服。

【主治】臀痈。

【加减】用二剂后,减羌活,入酒炒续断一钱。

35898　行经腹痛方(《惠直堂方》卷四)

【组成】真蕲艾　红花　当归　益母草各三钱

【用法】酒煎;另用鸡蛋一个,刺数孔,入药罐内同煮熟,即以药汁同蛋吃下。

【主治】经行腹痛,兼能种子。

35899　行湿补中汤(《寿世保元》卷三)

【组成】人参二钱　白术(麸炒)二钱　白茯苓三钱　苍术(米泔浸)一钱五分　陈皮一钱五分　厚朴(姜炒)一钱　黄芩二钱　麦冬(去心)二钱　泽泻二钱

【功用】补中行湿,利小便。

【主治】单腹蛊胀。

【加减】气不运,加木香八分,木通二钱;气下陷,加柴胡八分,升麻四分;朝宽暮急,血虚,加当归三钱,川芎一钱五分,白芍(炒)二钱,香附二钱,黄连(姜炒)六分,去人参;朝急暮宽,气虚,倍参、术;朝暮急者,气血俱虚,宜双补之。

35900　行湿流气散(《活人心统》卷一)

【组成】苍术(米泔浸,炒)一两　羌活一两　薏苡仁二两　防风一两　白茯苓一两五钱　川乌一两

【用法】上为末。每服二钱,酒或葱汤送下。

【主治】风寒湿气痹证,身如板夹,麻木不仁,或手足酸软。

35901　行气和血却风汤(《证治宝鉴》卷八)

【组成】二防　芩　薄　陈　归　枳　槟　膝　茵陈　瓜　荆芥　羌

【用法】加生姜,水煎服。

【主治】痢后风,遍身疼痛,手足拘挛,不能举动下床者。

35902　行湿补气养血汤(《古今医鉴》卷六)

【组成】人参　白术　白茯苓　当归　川芎　苏梗　白芍药　陈皮　厚朴　大腹皮　木通　莱菔子　木香　海金沙　甘草

【用法】上剉散。加生姜、大枣,水煎服。

【主治】气血虚弱,单鼓腹胀浮肿。

【加减】气虚,倍参、术、茯苓;血虚,倍芎、归、白芍;小便短少,加猪苓、泽泻、滑石;服后肿胀俱退,惟面目不消,此阳明经气虚,倍用白术、茯苓。

35903　行湿滋筋养血汤(《古今医鉴》卷十)

【组成】当归(酒洗)一两　川芎七分　白芍(酒洗)二两　生地黄一钱(姜汁炒)　人参六分　白术一钱二分　白茯苓(去皮)一钱　威灵仙(酒洗)六分　防己(酒洗)六分　红花七分　牛膝(酒洗)七分　黄连(酒炒)六分　黄柏(盐炒)一钱　知母(盐酒炒)一钱　甘草四分　苍术(米泔制)一钱

【用法】上剉一剂。加生姜、大枣、水煎服。

【主治】遍身行痛,乃气血两虚,有火有湿。

后

35904　后辛汤(《医醇賸义》卷四)

【组成】柴胡一钱　郁金二钱　广皮一钱　当归二钱　茯苓二钱　栀子皮一钱(姜汁炒)　蒺藜四钱　枳壳一钱　合欢花二钱　佛手五分

【功用】轻扬和解。

【主治】胆胀。胁下痛胀,口中苦,善太息。

35905　后调汤(《辨证录》卷十一)

【组成】阿胶三钱　荆芥三钱　巴戟天一钱　山药五钱　白芍三钱　当归三钱　甘草五钱　山茱萸三钱

【用法】水煎服。

【功用】舒肝补肾。

【主治】妇人经后小腹作痛。

35906　后喘汤(《仙拈集》卷三)

【组成】天冬　甘草各七分　槟榔　桔梗　山栀各分半　大黄六分　黄芩三分　桑皮三分半　知母四分

【用法】水煎,温服,不拘时候。

【主治】疹后喘急。

35907　后七宝丸(《家塾方》)

【组成】巴豆　丁子各二分五厘　大黄四分

【用法】上三味,先丁子、大黄为末,别巴豆研,纳中合治,面糊为丸,如绿豆大。凡服七宝丸六日,乃至七日,诘朝服此方,一服一钱,白汤下之。

【功用】日本·肥后村井杶注:下轻粉之毒。

【主治】日本·肥后村井杶注:粉毒所致口舌糜烂,饮食不下咽。

【备考】制丁子法:丁子一钱,纳粳米六七粒,别研之,悉为细末。不然黏不能末之。

35908　后天青龙散(《丁甘仁家传珍方选》)

【组成】先天青龙散去薄荷、蒲黄,加珍珠、西黄各二分。

【用法】上为极细末。吹于患处,一日三次。

【主治】一切红肿喉症,口疳腐烂。

35909 后天和疟饮(《慈航集》卷三)

【组成】甜白术一钱(土炒) 云苓一钱 制半夏一钱 炒枳壳六分 甘草二分 青皮五分 柴胡三分 草豆蔻八分(研)

【用法】煨老姜二片,红枣二枚为引,河、井水各一茶钟,煎小半钟,露一宿。疟前二时服。

【功用】培土和解。

【主治】小儿胎疟。

【宜忌】服药后不可即吃乳食。

【加减】如恐有不止者,加入川贝母一钱,知母八分,黑豆四十九粒;疟愈,去柴胡、青皮,加炒五谷虫一钱,陈皮三分,炒神曲五分;发烧无汗,加葛根一钱五分;有汗热重,加青蒿三钱;口渴,加花粉一钱;心热发烦,加连翘八分;痰多,加姜汁炒白僵蚕二钱;恶心,加灶心土三钱;如作泻,加炒白芍二钱,车前子一钱;如大便结,加当归二钱,炒麦芽(研粉)一钱五分;如脉数洪大,实热,加炒黄芩五分;如面红赤,加酒炒川连一分。

舟

35910 舟车丸(《袖珍》卷三引《圣惠》)

【异名】舟车神祐丸(《医学纲目》卷四引河间方)、净腑丸(《金鉴》卷三十)、神祐丸(《女科切要》卷二)。

【组成】大黄二两 甘遂(面裹,煮) 大戟(醋炒) 芫花(醋炒)各一两 青皮(去白) 槟榔 陈皮(去白) 木香各五钱 牵牛头末四两 轻粉一钱(张子和方无轻粉)

【用法】上为末,水为丸,如梧桐子大。每服三五十丸,临卧温水送下。以利为度。

【功用】行气破滞,逐水消肿。

❶《医学纲目》:泄水湿。❷《东医宝鉴·杂病篇》:疏导二便。❸《济阳纲目》:湿胜气实者,以此宣通之。

【主治】水湿痰饮热毒内郁,气血壅滞所致积聚肿胀,二便秘涩,潮热口渴,喘咳面赤,脉沉数有力。

❶《袖珍》:积聚。❷《丹溪心法》:湿胜气实。❸《普济方》:潮热有时,胃气不和,遍身肿满,足肿腹胀,大便不通。❹《景岳全书》:气血壅满,不得宣通,风热郁痹,走注疼痛及妇人血逆气滞等证。❺《济阳纲目》:咳嗽淋闷。❻《杂病源流犀烛》:痰毒。❼《医钞类编》:水胀口渴,面赤气粗,腹坚。

【宜忌】❶《济阳纲目》:气虚者慎之。❷《古方新解》:甚者忌食盐酱百日。❸《全国中药成药处方集》(吉林、哈尔滨方):勿与甘草同用,孕妇勿服。

【加减】一方取蛊,加芫黄半两。

【方论选录】❶《医方考》:通可以去塞,牵牛、大黄、甘遂、芫花、大戟,皆通剂之厉者也;辛可以行滞,陈皮、青皮、木香,皆行滞之要药也。此方能下十二经之水,下咽之后,上下左右,无所不至,故曰舟车。❷《医方集解》:此足太阳药也。牵牛、大黄、大戟、芫花、甘遂,皆行水之厉剂也,能通行十二经之水。然肿属于脾,胀属于肝。水之不行,由于脾之不运;脾之不运,由于木盛而来侮之,是以不能防水而洋溢也。青皮、木香,疏肝泄肺而健脾,与陈皮均为导气燥湿之品,使气行则水行,脾运则肿消。轻粉无窍不入,能去积痰,故少加之。然非实证,不可轻投。❸《成方便读》:此方用牵牛泻气分,大黄泻血分,协同大戟、甘遂、芫花三味大剂攻水者,水陆并行;再以青皮、陈皮、木香,通理诸气,为之先导;而以轻粉之无窍不入者助之。故无坚不破,无水不行,宜乎有"舟车"之名。❹《中医大辞典·方剂分册》:方中甘遂、芫花、大戟,攻逐脘腹经坠之水,为主药;大黄、牵牛子,荡涤泻下为辅,主辅相配,使水热实邪从二便分消下泄;再以青皮破气散结,陈皮理气燥湿,木香调气导滞,使气畅水行,共为佐使。诸药合用,共成行气破滞、峻下逐水之方。

【临床报道】虫积经闭:《浙江中医杂志》[1964,(11):17]高某某,女,23岁,已婚,1962年5月23日入院。患者月经一向正常,结婚三年未育。1960年初,曾患浮肿,继则腹胀经闭,以为妊娠;但腹胀善饥,便溏尿少,喜食盐粒,时吐涎沫,四肢沉重,周身乏力。诊时经闭已两年,面容虚胖少华,舌淡胖而大,苔白腻,脉弦滑,唇色白,内见丘疹甚伏,周身浮肿,下肢按之可容枣大之深陷,腹大而满,按之坚无压痛,脐周围可触到条状、索状结块,肝、脾均肿大,无压痛;腹泻日二三次,多为未消化之软便。诊为虫积经闭。根据病情辨症,属大实有羸状,用舟车丸峻剂逐水,以治标急之实。5月28日晨八时,空腹服下舟车丸五分,二小时后呕恶,腹绞痛;三小时后排出水及虫体一大盆,数得活蛔虫334条,腹消大半。5月29日晨八时再服舟车丸五分,又大便三次,排出蛔虫269条,腹膨消失近常人。月经于入院第十八天来潮。

【备考】《丹溪心法》无轻粉。《成方制剂》3册无槟榔。

35911 舟车丸(《杏苑》卷三)

【组成】大黄二钱 甘遂 牵牛各八分 芫花八分 陈皮八分 木香二分 大戟七分

【用法】上剉一剂。水一钟半,煎八分,温服。

【主治】一切水湿胕满,腹大胀硬。

【方论选录】用大黄、甘遂、大戟、芫花以泻水湿;陈皮、木香、牵牛疏行郁气以治胀满。

【备考】本方方名,据剂型,当作"舟车散。"

35912 舟车神祐丸

《医学纲目》卷四引河间方。为《袖珍》卷三引《圣惠》"舟车丸"之异名。见该条。

35913 舟制涌泉散

《医略六书》卷三十。为《回春》卷六"涌泉散"之异名。见该条。

创

35914 创丹

《鸡峰》卷二十五。为原书同卷"除邪丹"之异名。见该条。

35915 创灼膏(《中药知识手册》)

【组成】生茅术　黄柏　防己　木瓜　地榆　白及　石膏　炉甘石　冰片　虎杖　延胡索　郁金

【用法】制成膏剂。外搽患处。

【功用】提脓拔毒，祛腐生肌。

【主治】烧伤，老烂脚，挫裂伤口，褥疮，冻疮溃烂，慢性湿疹及疮疖。

35916　创灼膏（《成方制剂》6 册）

【组成】白及　冰片　甘石膏粉　炉甘石　石膏

【用法】制成膏剂。外用，涂敷患处，如分泌物较多，每日换药 1 次，分泌物较少，二至三日换药 1 次。

【功用】排脓，拔毒，去腐，生皮，长肉。

【主治】烧伤，烫伤，挫裂创口，老烂脚，褥疮，手术后创口感染，冻疮溃烂，慢性湿疹及常见疮疖。

全

35917　全功散（《普济方》卷四〇四）

【组成】天花粉　防风　黄芩　升麻　羌活　荆芥穗　川芎　牛蒡子（炒）　郁金　紫草　甘草　枳壳　木通　猪苓　赤茯苓　黄连（去须）　缩砂仁　陈皮　糯米（炒）　当归　麦门冬（去心）各等分

【用法】水煎服，不拘时候。

【功用】解利余毒。

【主治】痘疮收靥。

35918　全目饮（《石室秘录》卷一）

【组成】白蒺藜二钱　甘菊花一钱　栀子二钱　荆芥　防风各一钱　当归一钱　白芍三钱　半夏一钱　甘草五分

【用法】水煎服。

【主治】目痛。

35919　全甲散（《仙拈集》卷四引《要览》）

【组成】川山甲一个（要头尾四足并耳目口鼻俱全者）　生漆一斤

【用法】每日将山甲漆数次，漆完用瓦器炙灰。如患人要头身先好，即服山甲头身起；要手足先好，即服山甲四足起；对陈酒服完即愈。

【主治】大麻风。

35920　全生丸（《洞天奥旨》卷十五）

【组成】白芷四两　槐米四两　川山甲（陈壁土炒）二两　僵蚕四两（炒）　蜈蚣二条（炙）　全蝎（去足勾，炒净）二两

【用法】黄陈米煮饭，捣为丸。每日服三钱，滚水送下。

【主治】多年痔漏。

【宜忌】忌房欲、鹅肉。

35921　全生汤（《诚书》卷六）

【组成】天麻　蝉蜕　防风　羌活　远志（去心）各五分　川芎　桔梗各四分　甘草一分　牛蒡子（炒）三分

【用法】加灯心，水煎服。

【主治】感热，囟门忽肿。

35922　全生饮（《古今医鉴》卷七）

【组成】藕汁（磨墨）一寸　梨汁　茅根汁　韭汁　生地黄汁各一两　刺刺菜汁　萝卜汁　白蜜　竹沥　生姜汁　童便各半盏

【用法】上合一处，频频冷服。

【主治】吐血、衄血、嗽血、咯血、唾血。

35923　全生饮（《玉案》卷五）

【组成】麝香八分　蛇蜕　血余　蝉蜕（各煅灰存性）各二钱

【用法】上为末。每服二钱，滚酒调下。

【主治】横生。

35924　全生散（《洞天奥旨》卷十五）

【组成】生黄耆四钱　当归一两　金银花一两　茯苓三钱　薏仁五钱　牛膝三钱　地榆一钱　白术三钱　草薢三钱　天南星一钱　生地黄五钱

【用法】水数碗，煎一碗，空腹服之。不论已溃未溃俱效。

【主治】内外膝痈。

【加减】倘是阴症，加肉桂一钱，去地榆，多加熟地。

35925　全生锭（《诚书》卷八）

【组成】人参　辰砂（飞）　白术　茯苓　茯神　五灵脂（水飞）　赤石脂（煅）　山药各二钱半　乳香五钱　麝香一钱　金箔二十五片

【用法】上为末，白米饭心印锭，金箔为衣。薄荷汤磨化下。

【主治】小儿胎惊风，热丹毒。

35926　全圣散（《宣明论》卷十五）

【组成】地胆半两（去足翅，微炒）　滑石一两　朱砂半钱

【用法】上为末。每服二钱，用苦杖酒调下，食前服。

【主治】小肠膀胱气痛不忍者。

35927　全母汤（《辨证录》卷十二）

【组成】白术　人参　熟地各一钱　肉桂二钱　炮姜五分　丁香五分　山药五钱

【用法】水煎服。

【功用】止呕吐。

【主治】产后恶心欲呕，时而作吐。

35928　全虫方（《赵炳南临床经验集》）

【组成】全虫（打）二钱　皂刺四钱　猪牙　皂角二钱　刺蒺藜五钱至一两　炒槐花五钱至一两　威灵仙四钱至一两　苦参二钱　白鲜皮五钱　黄柏五钱

【功用】祛风止痒，除湿解毒。

【主治】慢性湿疹，慢性阴囊湿疹，神经性皮炎，结节性痒疹等慢性顽固瘙痒性皮肤病。

【宜忌】本方对于慢性顽固的搔痒性皮肤，病偏于实证者最为相宜，而对于血虚受风而引起的隐疹（如皮肤瘙痒症）不宜用。服此方时，禁食荤腥海味、辛辣动风的食物。孕妇慎用。

【加减】如局限性或泛发的慢性湿疹、阴囊湿疹、神经性皮炎、结节性痒疹等，如用之不应，可加乌梢蛇；如搔痒甚烈，皮损增厚，明显色素沉着或伴有大便干燥者，可加川军三钱至五钱。

【方论选录】本方是以大败毒汤（五虎下西川）为借鉴而化裁的经验方。是以全虫、皂刺、猪牙皂角为主要药，其中全虫性辛平入肝经，走而不守，能息内外表里之风；皂刺

辛散温通,功能消肿托毒,治风杀虫;猪牙皂角能通肺及大肠气,涤清胃肠湿滞,消风止痒散毒。盖热性散,毒性聚,若欲祛其湿毒,非攻发内托辛扬不得消散,而全虫、皂刺、猪牙皂角三者同伍,既能息风止痒,又能托毒攻伐,对于顽固蕴久深之湿毒作痒,用之最为相宜。白鲜皮气寒善行,味苦性燥,清热散风,燥湿止痒,协同苦参以助全虫祛除表浅外风蕴湿而止痒;刺蒺藜辛苦温,祛风"治诸风病疡"、"身体风痒",有较好的止痒作用;刺蒺藜协同驱风除湿通络的威灵仙,能够辅助全虫祛除深之风毒蕴湿而治顽固性的搔痒。另外,脾胃气滞则蕴湿,湿蕴日久则生毒,顽湿聚毒客于皮肤则搔痒无度,故方中佐以炒枳壳、黄柏、炒槐花,旨在行气,清胃肠之结热,以期调理胃肠,清除湿热蕴积之根源。川军一般都惧其通下太过,岂不知川军能活血破瘀,少用则泻下,多用反而厚肠胃,与诸药相配合,不但止痒功效增强,而且可以促进肥厚皮损的消退。

【临床报道】❶泛发性神经性皮炎:侯某某,男,67岁。初诊日期:1972年8月14日。主诉周身散发片状肥厚粗糙之皮损,奇痒,已十几年。现病史:患者十几年前四肢、躯干、颜面、臀部均有粗糙、肥厚之皮损,奇痒,曾经某某医院诊断为"泛发性神经性皮炎",多次治疗不效。今年四月外用西药水剂后,局部皮损发生糜烂,痒感加重,曾注射"葡萄糖酸钙"、抗生素,外用西药膏,均不能控制。检查:患者颜面、耳廓有轻度糜烂皮损,渗出液不多,作痒,躯干及尾骶部皮损肥厚,上复少量血性痂皮,有明显抓痕,脉象弦,苔薄白。西医诊断:神经性皮炎。中医辨证:血虚风燥,肌肤失养。立法:疏风止痒,养血润肤。方药:全虫三钱,威灵仙六钱,白鲜皮一两,丹参五钱,地肤子一两,干生地五钱,黄柏三钱,刺蒺藜一两,生槐花五钱,猪苓三钱,金银花六钱。外用普连软膏、珍珠散。服上方七剂后,皮损糜烂平复,渗出液减少,痒感已减轻,可以入睡。继服前方,局部只存留原粗糙之皮损,较正常皮肤稍厚。❷皮肤瘙痒:《甘肃中医》[1993,6(3):27]用本方加减治疗皮肤瘙痒62例,结果:痊愈33例,好转18例,有效4例,无效2例,总有效率96.8%。

【备考】因方论选录中有炒枳壳一药,疑原书脱。

35929 全虫散(《外科真诠》卷上)

【组成】全虫(酒洗,焙) 元胡 杜仲(炒)各三钱

【用法】上为细末。每服三钱,空心用温酒调下,一日三次。外用益智壳一两煎水冲洗。

【主治】阴湿疮。

35930 全虫散(《中医皮肤病学简编》)

【组成】全蝎15克 白矾62克 冰片3克

【用法】将白矾入锅内化开后,加入全蝎煅枯,待冷后,与冰片共为细末即成。用于小面积奇痒不止,撒播,外敷藤黄软膏。

【主治】慢性湿疹。

35931 全羊丸(年氏《集验良方》卷二)

【组成】羊羔一只(养带胎母羊一只,每日常食黑豆八两,拌小茴、羊藿、菟丝喂养,足月产羊一对,捡一雄羔听用;养小羊足月,以好酒饮之满腹,取血听用;滚水退去毛,五脏洗净,将故纸、肉苁蓉、青盐、小茴各四两装入腔内,用线缝

固,荷叶包裹,蒸三炷香,取出炙干听用) 白茯苓八两(用羊乳浸蒸,晒干) 枸杞子六两(小羊血拌蒸,焙干) 牛膝四两(酒浸,蒸) 大地黄八两(砂仁酒蒸五炷香) 山萸(去核,酒浸)四两 沙蒺藜四两(酒浸) 山药(炒)四两 归身四两(酒洗) 杜仲四两(去粗皮,姜汁盐水炒去丝) 巴戟四两(酒浸) 虎胫骨一对(酥炙) 故纸四两(羊乳汁蒸一次,黑芝麻油炒) 小茴四两(小羊血拌炒) 肉苁蓉四两(酒洗,去鳞甲) 青盐四两(净小羊血拌炒)

【用法】上为细末,入前全羊四味,再研极细末,炼蜜为丸,如梧桐子大。每服二三钱,滚水送下。

【功用】壮筋骨,补气血。

【主治】一切虚损劳疾。

35932 全阳方(《洞天奥旨》卷十六)

【异名】全阳汤(《中医皮肤病学简编》)。

【组成】金银花半斤 黄柏一两 肉桂二钱 当归三两 熟地二两 山茱萸三钱 北五味一钱 土茯苓四两

【用法】水五大碗,同浸干为末。每服一两,滚水调服。

【主治】❶《洞天奥旨》:前阴烂落。❷《中医皮肤病学简编》:女阴溃疡。

35933 全阳汤

《中医皮肤病学简编》。为《洞天奥旨》卷十六"全阳方"之异名。见该条。

35934 全形散(《遵生八笺》卷十八)

【组成】番木鳖子一个(煅成灰) 冰片二厘

【用法】上为细末。搽。一二次即愈。

【主治】下疳疮。

35935 全身丹(《全国中药成药处方集》南昌方)

【组成】红花 土鳖虫 制乳香 桃仁 沉香 姜黄 漆渣 自然铜各二钱 桂枝 肉桂 蓬莪术 骨碎补 醉仙桃 田三七 茜草根 当归尾各三钱 乌药三棱 血竭各四钱 广木香五钱 八棱麻一两 枳壳一两 制川乌六钱 制草乌六钱

【用法】上为极细末。每服一钱,热甜酒送下。年老及体弱酌减服用。

【主治】跌打损伤疼痛。

【宜忌】孕妇忌服用。

35936 全身汤(《辨证录》卷二)

【组成】人参二两 白术二两 茯苓一两 半夏三钱 附子三分 神曲一钱

【用法】水煎服。

【主治】猝倒之后致半身不遂。

【方论选录】或疑偏枯之病,非急症可比,何必大用参、术?不知猝倒之后,非重用参、术,则元气不能骤复。与其日后而多用补剂,零星而期久,何若乘其将绝未绝之先,急为多用而救之也。

35937 全身汤

《医学集成》卷二。为《辨证录》卷二"全身饮"之异名。见该条。

35938 全身饮(《辨证录》卷二)

【异名】全身汤(《医学集成》卷二)。

【组成】人参 黄耆 巴戟天各一两 半夏三钱 附

子一片

【用法】水煎服。

【主治】猝倒之后致半身不遂。

35939　全肺汤（《辨证录》卷十三）

【组成】元参三两　生甘草五钱　金银花五两　天花粉三钱　茯苓三钱　白芍三钱　麦冬二两

【用法】水煎服。一剂而痛减，二剂而内消矣。

【主治】肺热生痈，胸膈间作痛，咳嗽时更加痛极，手按痛处尤增，气急。

35940　全带汤（《石室秘录》卷四）

【组成】人参五钱　白术五钱　茯苓三钱　熟地九钱　当归五钱　杜仲二钱　炮姜五分

【用法】水煎服。

【功用】补气补血。

【主治】小产。

35941　全指散（《仙拈集》卷四）

【组成】诃子（焙）　半夏　银朱

【用法】上为末。蜜调搽。

【主治】拶伤手指。

35942　全胃汤（方出《明医杂著》卷五，名见《医部全录》卷四四四）

【组成】白术一钱二分　白芍药（酒炒）　白茯苓各八分　人参　陈皮　川芎各六分　炙草　黄耆（蜜炙）　当归（酒洗）各四分　半夏　山楂各六分

【用法】加生姜、大枣，水煎服。

【功用】复全胃气。

【主治】小儿大病后面黄肌瘦，目时动，齿微咬，发稀少，未能大行，因误服解表泻利伤克诸药而致者。

35943　全活汤（《洞天奥旨》卷十）

【组成】白术三两　苍术二两　肉桂一钱　薏仁二两　车前子五钱　人参一两（如贫家用黄耆二两）

【用法】水煎服，一连服十日。不特两足之烂可除，而余生亦可全活。

【主治】伤寒愈后，两足生疮，流水流脓。

35944　全真丸（《施圆端效方》引银青它传燕山名效方，见《医方类聚》卷一一三）

【组成】川大黄　商枳实（面炒）　槟榔　黑牵牛各等分（一半生，半炒）

【用法】上为细末，滴水为丸，如梧桐子大。每服五七十丸，米饮下，以大便和利为度。

【主治】三焦气壅，结痞心胸，大便不通，伤寒下证，已服承气不利。

35945　全真丸（《卫生宝鉴》卷十二）

【异名】保安丸。

【组成】大黄三两（米泔浸三日，逐日换水，焙干为末。一法以酒浸透，切片，焙干为末）　黑牵牛八两（净，轻炒四两，生用四两，同取头末四两）

【用法】上以皂角二两轻炒，去皮子，水一大碗，浸一宿，入萝卜一两切片，同皂角一处熬至半碗，去滓；再熬至二盏，投药末为丸，如梧桐子大。每服二三十丸至五十丸，诸般饮送下，不拘时候。

【功用】洗涤肠垢，润燥利涩。

【主治】五脏积热，风毒攻注，手足浮肿，或顽痹不仁，痰涎不利，涕唾稠黏，胸膈痞闷，腹胁胀满，减食嗜卧，困倦无力。

35946　全真丸（《普济方》卷二五三）

【组成】黑牵牛头末三两　大黄半两　南木香半两　陈皮半两　甘草半两　皂角一两（净，去皮弦，用文武火炙黄色）

【用法】上为细末，用米醋打糊为丸，如梧桐子大。每服三五十丸，食后温汤送下，一日二次。

【主治】男妇酒食过伤，胸膈痞闷。

35947　全真丹（《扁鹊心书》）

【组成】高良姜（炒）四两　干姜（炒）四两　吴茱萸（炒）三两　大附子（制）　陈皮　青皮各二两

【用法】上为末，醋糊为丸，如梧桐子大。每服五十丸，小儿三十丸，米饮送下。

【功用】补脾肾虚损，和胃，健下元，进饮食，行湿气。

【主治】心腹刺痛，胸满气逆，胁下痛，心腹胀痛，小便频数，四肢厥冷，时发潮热，吐逆泄泻，暑月食冷物不消，气逆痞闷，面目浮肿，小便赤涩淋沥，一切虚寒之证。

【宜忌】无病及壮实人不宜多服。

35948　全鸭丸（《不居集》下集卷一）

【组成】十大功劳十两　川地骨皮十两　六月雪根六两　白色百劳花六两（竹刀取碎，焙干为末）　老鸭一只（七八九十年者佳，一二三四年者无用。认法：掌厚，嘴多黑点，上腭层多，口边锯齿平，眼陷进）

【用法】不用铜铁器杀，干钳毛不见水，酒洗，挖去肚内等物，再以无油新砂锅，酒、水煨极烂，取骨打碎，同药肉炙干，捣为丸。

【主治】外邪不清，内伤积瘀，咳嗽，蒸热，失血。

35949　全消饮（《洞天奥旨》卷十一）

【组成】当归三钱　生黄耆三钱　红花一钱　生地三钱　荆芥叶一钱五分　贝母一钱　茯苓二钱　黄柏二钱　地骨皮三钱　菊花根一把

【用法】水煎一碗，急服数剂。无不内消。若失治一至溃烂，肯服此方，亦不大溃。

【主治】手足丫毒疮。

35950　全趾饮（《外科医镜》）

【组成】淮牛膝三钱　鲜石斛三钱　金银花一两　元参五钱　甘菊花五钱　当归五钱　茯苓三钱　生甘草二钱

【用法】水煎服。

【主治】足趾疔毒。

35951　全鹿丸（《医统》卷四十八）

【异名】百补全鹿丸（《饲鹤亭集方》）、大补全鹿丸（《全国中药成药处方集》杭州方）。

【组成】中鹿一只（不拘牝牡，缚死，去毛，肚杂洗净，鹿肉煮熟，横切片，焙干为末；取皮同杂入原汤煮膏，和药末为丸；骨用酥炙，为末，和肉末、药末一处，和膏捣；不成丸，加炼蜜）　人参　黄耆　白术　茯苓　当归　川芎　生地黄　熟地黄　天门冬　麦门冬　陈皮　炙甘草　破故纸　川续断　杜仲　川牛膝　枸杞子　巴戟天　胡芦巴　干山

药 芡实子 菟丝子 五味子 覆盆子 楮实子 锁阳
肉苁蓉 秋石各一斤 川椒 小茴香 青盐 沉香各半斤

【用法】上各精制为末，称分两和匀一处，候鹿制膏
成，就和为丸，梧桐子大，焙干；用生黄绢作小袋五十条，每
条约盛一斤，悬置透风处。用尽一袋，又取一袋。霉伏天须
要火烘一二次为妙。每服八九十丸，空心临卧时，姜汤、盐
汤、沸汤任下，冬月温酒送下。

【功用】❶《鲁府禁方》：还精填髓，补益元阳，滋生血
脉，壮健脾胃，安五脏，和六脉，添智慧，驻容颜。❷《中国医
学大辞典》：通脉和血，利节健步，壮阳种子，延年益寿。

【主治】诸虚、痨瘵、神疲面黄、头眩腰酸，形寒阳痿，
瘕疝脱肛，蒸热盗汗，带下崩中。

❶《医统》：诸虚百损，五劳七伤。❷《鲁府禁方》：精血
不足，元气虚弱，久无子嗣，并四肢无力，精神欠爽。❸《中
国医学大辞典》：头眩耳聋，脊背酸软，瘕疝腹痛，精寒阳痿，
肌肤甲错，筋挛骨痿，步履艰难，妇女虚羸痨瘵，骨蒸发热，
阴寒腹痛，崩漏经阻，赤白带下，大肠脱肛。❹《全国中药成
药处方集》：面色萎黄，形寒畏冷。遗精盗汗。宫寒不孕。

【宜忌】❶《时方歌括》：肥厚痰多之人，内蕴湿热者，
若服此丸，即犯膏粱无厌，发痈疽之戒也。❷《全国中药成
药处方集》：体实而发炎者忌服。风寒感冒忌服。忌生冷
食物。

【备考】《北京市中药成方选集》本方用鹿角胶八两、
青毛鹿茸（去毛）四两，鹿肾三两、鲜鹿肉（带骨）三百二十
两、鹿尾一条（约二两）。以生地、芡实、枸杞子、补骨脂、山
药、续断、川芎、於术、沉香九味研粗末铺药槽；余者下罐，加
黄酒四百八十两蒸三昼夜，同铺槽之群药拌匀晒干，共研为
细粉，过罗，炼蜜为丸，重三钱，蜡皮封固。本方去杜仲、巴
戟天，加桑寄生、淫羊藿，名"健身全鹿丸"（见《成方制
剂》）。《中国药典》2010版组成无"秋石"。

35952 全鹿丸（《增补内经拾遗》卷四）

【组成】雄鹿（最小）一只 秋石二斤 五味子三斤
（酒洗，晒干，净末一斤） 车前子二斤（水淘，晒干，净末一
斤） 金樱子三斤（酒洗，晒干，净末一斤） 菟丝子七斤
（酒浸，晒干，如七次方取末五斤） 黄柏七斤（去粗皮，牛
乳浸透，晒干，取净末五斤）

【用法】黄柏并四子各为细末，和合一处，却将雄鹿取
血，拌药如弹子，晒干，复为末；将鹿去毛秽，其角煮膏，枯骨
为霜，其骨煮粉，皮、肉、五脏俱熬膏，然后以秋石化开，和前
药末为膏，少加炼蜜为丸，如梧桐子大。每服五十丸，空心
淡盐汤送下；温酒亦可。

【功用】益血气，补劳伤，固精髓，壮筋骨。

【方论选录】飞霞子曰：鹿则全体大补是也。壶隐子
曰：黄柏二制，米泔水浸，生姜汁炒，则治上焦；单制盐炙则
治中焦；不制则治下焦也。独此又用牛乳，亦走下焦。

35953 全鹿丸（《墨宝斋集验方》卷上）

【组成】当归身 知母（去尾净） 天门冬（去心、皮
净） 怀熟地各四两 人参（去芦）四两 白茯苓（去皮）四
两 金樱子（去粗皮，刺净）四两 芡实肉六两 牛膝（去
芦）六两 莲肉（去心）四两 山药四两 黄柏（去皮）四两
怀生地四两 白芍二两（炒） 麦门冬（去心）四两 枸杞

子（去蒂）八两 茯神（去皮心）四两 杜仲（酥炙，去丝）四
两 白术（东壁土炒）四两 莲须四两 山茱萸（净肉）八
两 女贞实八两 覆盆子四两 柏子仁六两 肉苁蓉四两
（酒洗） 黄耆（蜜炙净）四两 骨碎补四两 五味子二两
（净） 桑椹子四两（净） 陈皮四两 菟丝子（酒煮捣烂，
晒干，净）二两

【用法】用雄鹿一只，取精肉一二斤，用血、髓、肾、肝、
心、全角切作片，用无灰酒二十五斤煮熟，将前药再入酒肉
内煮干为度，如未全熟，再加酒五斤，取出晒干，为末，炼蜜
为丸，如梧桐子大。空心温酒、淡盐汤或白滚汤送下。

【功用】补肾种子。

35954 全鹿丸（《济阳纲目》卷六十七）

【组成】黄柏七斤（去粗皮，用青盐煮酒浸，焙干，取净
末五斤，又以鹿血拌，焙） 菟丝子七斤（水润净，酒浸，蒸，
净末五斤） 枸杞子七斤（真甘州者，用牛乳浸，焙干，取净
末五斤） 金樱子三斤（捣去刺，剖开去核，取净末一斤）
五味子三斤（去桔梗，酒洗净，晒干，净末一斤半） 车前子
三斤（水淘净，晒干）一斤 煮鹿时加桑白皮、楮实子各一
斤半

【用法】上前六味各不见铁，务另研为细末；用鹿一
只，须极肥壮，角有神气者为佳，先以红枣、茶叶喂养七日方
用，只去毛，连肉、五脏，去其大肠秽物，熬膏滤出听用；其
骨、角加桑皮、楮实子另煮连昼夜，以极研如粉为度，绞和前
汁，同药末内拌匀，加秋石七八斤，愈多愈妙，捶化如膏，内
加炼蜜共为丸，如梧桐子大。每空心临卧服七八十丸或二
钱，空心用酒或秋石汤或盐汤送下，以干物压之。

【功用】大补元精，种子。

【备考】按：煮鹿时用砂锅二口，以鹿肉入于大坛内，
以箬包紧，隔汤煮烂，然后滤出，内汁听用。如坛内汤干，另
用一锅煮熟水，逐时添入，不用生水。其骨、角亦如上，隔汤
煮数昼夜，连胶并前滤出肉汁和药，肉滓不用工夫，全在煮
时，柴用桑柴为妙，须不断火，连日夜更番制成，不可歇息。
药成丸后有秋石在内，恐发潮，切不可违火，时时焙着。合
时以冬月为妙，恐肉浓汁味少变耳。

35955 全鹿丸（《全国中药成药处方集》天津方）

【组成】人参（去芦）五斤 故纸（盐炒）一斤 鹿角胶
一斤四两 当归二斤 川牛膝一斤四两 黄柏二斤 锁阳
一斤八两 杜仲炭（盐炒）二斤 小茴香（盐炒）十二斤
菟丝子一斤 香附（醋制）三斤 鹿茸（去毛）二斤八两
生黄耆四斤 青盐十两 桂圆肉十五斤 冬虫草五钱 秋
石一斤 楮实子十两 鹿角（洗净）六斤 茯苓（去皮）五
斤 芦巴子一斤 天冬 麦冬 甘草 怀牛膝 琥珀 制
没药各一斤 枸杞子二斤 党参（去芦）十两 益母草膏
一斤 花椒四两 覆盆子十两 老鹳草膏十两 鲜鹿肉二
十斤 鹿尾一斤十四两 巴戟肉（甘草水制）一斤 鲜牛
乳十斤 净鹿肾一斤四两 远志肉（甘草水制）八两 紫
河车二两 苁蓉（酒蒸）一斤（以上用黄酒七十一斤八两装
罐内，或装不生锈的桶内，将罐口封固，隔水蒸煮至酒尽为
度） 川芎一斤 陈皮九斤 白术（麸炒）一斤十两 沉香
二斤 广木香一斤 生地一斤十两 续断一斤 砂仁八斤
生枣仁六两五钱 炒枣仁六两五钱 黄芩二斤 桑枝十两

木瓜一斤　生山药一斤　五味子(酒蒸)十两　熟地二斤
红花十两

【用法】上为粗末,再和所蒸的药料共和一起拌匀,晒干研粉,炼蜜为丸,三钱重。蜡皮或蜡纸筒封固。每次服一丸,白开水送下。

【功用】滋补益气,填精补髓。

【主治】身体衰弱,头眩耳鸣,夜梦遗精,腰膝疼痛,四肢酸软,自汗盗汗,神志不安,妇女气血亏损,崩漏带下。

【宜忌】孕妇忌服。

35956　全鹿膏(《惠直堂方》卷一)

【组成】鹿肉(全)一只(去油筋净)　杞子十斤

【用法】米泔水五十斤,井水五十斤熬至半,滤出,再入泔、水各三十五斤;熬至半,滤出,再入泔、水各二十五斤,熬至半,去滓;合三次汁,共熬至一斗,余用绵子滤过,入真龟胶一斤收之。每日五钱,陈酒化下。

【功用】补虚。

35957　全痘汤(《辨证录》卷十四)

【组成】人参二钱　白术二钱　牛蒡子一钱　茯神三钱　陈皮三分　当归三钱　通草一钱　甘草五分　荆芥一钱　金银花三钱

【用法】水煎服。一剂而浆厚靥高矣。

【主治】痘疮至九日十日之后,浆稀痂薄,气血之亏者。

【方论选录】此方用人参而不用黄耆者,以黄耆过于补气,且恐有胀满之虞,不若多用人参既补气而复无增闷之嫌耳,尤妙在用牛蒡子、金银花于补中泻毒,得补之益而更获散之利,真善后之妙法也。

35958　全鼻散(《辨证录》卷十三)

【组成】玄参一两　生甘草三钱　金银花一两　当归一两　麦冬五钱　人参三钱　生丹砂末一钱

【用法】水煎服。先用护鼻散,连服四剂,鼻黑之色去,不必忧鼻梁之烂落矣,更用全鼻散。

【主治】杨梅疮因误服轻粉藏毒于内,毒发于鼻,自觉一股臭气冲鼻而出,第二日鼻色变黑,不闻香臭。

【方论选录】护鼻散过于勇猛,所以救其急;本方近于和平,所以补其虚。而丹砂前后皆用者,以轻粉之毒,非丹砂不能去。轻粉乃水银所烧,而丹砂乃水银之母,子见母自然相逢不肯相离,丹砂出而轻粉亦出。

35959　全蝎丸(《魏氏家藏方》卷二)

【组成】全蝎四十九个(去毒,用生姜钱四十九片,于新瓦上先铺姜片,次铺全蝎,就姜钱上用文武火炙,翻转再炙燥)　胡椒四十九粒　木香二钱(不见火)　狼毒　当归各半两(去芦)　茴香(淘去沙)三钱(炒)　槟榔一个

【用法】上为细末,米醋糊为丸。每服七粒,温酒送下,不拘时候。

【主治】小肠疝气。

35960　全蝎丸

《医方类聚》卷九十八引《澹寮方》。为《本事》卷三"麝香丸"之异名。见该条。

35961　全蝎丸(《普济方》卷五十四)

【组成】全蝎　川椒　巴豆(去皮)　菖蒲　松脂各等分

【用法】上为细末,熔蜡和丸。筒子塞耳中,一日一易。

【主治】肾气虚,耳中如风水鸣,或如钟磬声,卒暴聋。

35962　全蝎丸(《外科启玄》卷十二)

【组成】全蝎三两(焙干,去勾足)

【用法】上为末,用油核桃肉捣为丸,如绿豆大。每日二服,清晨用六分,晚用七分,火酒送下,看人大小,加减服之。

【主治】多年瘰疬。

35963　全蝎丸(《医林绳墨大全》卷九)

【组成】全蝎(用水洗净,晒干,火焙)　蜈蚣(去头足)　雄黄　白矾各三钱　象皮二两(用牛油炙焦)　乳香(炙去油)　没药(炙去油)

【用法】上为细末,用黄蜡二两熔化揉匀为丸,如梧桐子大。每服七粒,空心茶、酒任可。

【主治】里外痔疮。

【备考】方中乳香、没药用量原缺。

35964　全蝎汤(《普济方》卷四〇六)

【组成】天麻　防风　白胶　甘草　全蝎　苏木　南星二三片(皆生用)

【用法】水煎服。

【主治】小儿痄腮痰多。

35965　全蝎饼(《普济方》卷三七三)

【组成】全蝎十四个(去毒,薄荷汁浸,炙)　白僵蚕五钱　酸枣仁(炒)　茯神　天花粉　苦梗(去芦)　天麻(炮)　远志肉　羌活　甘草各三钱

【用法】上为末,糊丸作饼子,朱砂为衣。金钱薄荷汤送下。

【功用】镇心去惊,安神定志。

【主治】惊之轻者。

35966　全蝎散(《证类本草》卷二十二引《箧中方》)

【组成】蝎五枚　大石榴一个

【用法】将大石榴割头去子,作瓮子样,纳蝎其中,以头盖之,纸筋和黄泥封裹,以微火炙干,渐加火烧令通赤,良久去火,候冷去泥,取中焦黑者,细研。每服半钱匕,乳汁调,灌之;儿稍大,以防风汤调服。

【主治】小儿风痫。

35967　全蝎散(《医部全录》卷四二〇引初虞世方)

【组成】全蝎　天南星(取心为末)一钱　人参三钱　蛇蜕三钱

【用法】上为末。蜜汤调下;或薄荷加蜜汤调下。

【主治】小儿惊热。

【备考】方中全蝎用量原缺。

35968　全蝎散(《阎氏小儿方论》)

【组成】全蝎(去毒,炒)　僵蚕(直者,炒)　甘草　赤芍药　桂枝(不见火)　麻黄(去节)　川芎　黄芩(去心)各三钱　天麻六钱　大天南星(汤浸七次,去皮脐,切,焙)三钱

【用法】上为粗末。每服三钱,水一盏半,加生姜七片,煎七分,温服无时,量大小与之,一日三四次。

【主治】小儿惊风;中风口眼㖞斜,语不正,手足偏废不举。

【宜忌】忌羊肉。

35969 全蝎散(《普济方》卷六十六引《卫生家宝》)

【组成】蜈蚣一条 全蝎三个 消半两 良姜 乳香一钱 麝香一字

【用法】上为末。每用少许搐鼻。

【主治】一切牙痛。

【备考】方中良姜用量原缺。

35970 全蝎散(《普济方》卷三七四引《卫生家宝》)

【组成】全蝎七个(生薄荷、麻黄不拘多少,外以线缠缚定,再用半夏末少许、生姜自然汁同浸少时,向火上炙;如干,又入姜汁内浸,再炙,以姜汁尽为度,焙干为末,却入后药) 附子尖三个 麝香一字 真脑子一字

【用法】上为细末,同前药拌匀。煎金银薄荷汤调下;小儿半钱,量岁数虚实,加减服之。

【主治】小儿惊风。

35971 全蝎散(《普济方》卷三七五引《全婴方》)

【组成】蝎尾一钱半(炒) 蜈蚣一条(炙) 麝香一字 脑子一字 川乌尖七个(生) 南星半钱(姜汁浸) 花蛇肉(酒浸,炙)一钱

【用法】上为细末。一岁一字,薄荷汤调下。

【主治】小儿急慢惊风,诸痫涎盛,头颈强直如弓。

35972 全蝎散(《永乐大典》卷九七八引《全婴方》)

【组成】蛇头一个(酒浸) 蜈蚣一条(酥炙) 蝎一钱 草乌一个(去皮尖) 麻黄(去节)一钱 朱砂一钱半 龙脑 麝香各一字

【用法】上为末。一岁一字,薄荷汤、酒调下。

【主治】小儿急慢惊风,潮作不定,心肺中风。

35973 全蝎散(《杨氏家藏方》卷二)

【组成】全蝎二枚(去毒,醋炙) 赤足蜈蚣一条(醋炙) 麝香一字(别研) 辰砂一钱(别研)

【用法】上为细末,同研匀。每服一字,食后、临睡温酒调下。

【主治】头风攻注,口眼不正。

35974 全蝎散(《普济方》卷三六一引《汤氏宝书》)

【组成】全蝎(头尾全者,用生薄荷叶裹,外以麻线缠,火上炙燥为度)

【用法】上为末。另研生朱砂、麝香各少许,煎麦门冬汤调下。

【主治】胎惊风。

35975 全蝎散(《魏氏家藏方》卷九引惠斋方)

【组成】脑子 血蝎 南硼砂 乳香 全蝎各等分

【用法】上为细末。揩之。

【主治】牙疼。

【宜忌】壮盛人方可用之。

35976 全蝎散(《魏氏家藏方》卷二)

【组成】全蝎二十四个(炒) 川楝子(炮,去核) 茴香(淘去沙,炒) 桃仁(去皮尖)各半两 青橘皮(去瓤)二分(炒)

【用法】上为细末。每服二钱,水八分盏,入盐少许,葱白五寸,煎六分,食前热服。

【主治】小肠气痛极,不食,下泄。

35977 全蝎散(《普济方》卷三○一引《直指》)

【组成】鸡心槟榔一大个(破开,以黄华丹一钱合在内,湿纸裹煨) 明硫黄(研)二钱 生虢丹二钱 全蝎三枚(焙)

【用法】上为细末,入腻粉半钱、麝香少许。于瓷器收。每用少许,麻油调抹两掌,先以鼻嗅,男以两掌掩外肾,女以两掌掩两乳,各睡又醒,次日又如此用药。

【主治】肾脏风,发疮疥。

35978 全蝎散(《直指小儿》卷一)

【组成】全蝎七枚(各用紫苏叶包,涂蜜炙;重包,又涂蜜炙)

【用法】上为细末。每服一字,姜汁入蜜搜和含化。

【功用】通窍豁痰。

【主治】小儿惊风不语。

35979 全蝎散(《直指小儿》卷一)

【组成】全蝎一个(焙) 琥珀 朱砂各少许

【用法】上为末。每服一字,麦门冬煎汤调下。

【主治】诸惊胎痫。

35980 全蝎散(《御药院方》卷十一)

【组成】全蝎十一个 朱砂(研) 干胭脂各一钱 薄荷四钱

【用法】上为细末。每服半钱,乳汁调下。

【主治】小儿急慢惊风,搐搦瘛疭,痰实壅塞,胸膈不利。

35981 全蝎散(《医方类聚》卷二十三引《王氏集验方》)

【组成】川乌(炮) 草乌(炮)各半两 麻黄一两半 川芎 防风 羌活各一两 地龙(去土) 雄黄各三钱 全蝎十个(一方加苍术、细辛尤妙)

【用法】上为极细末。每服半钱重,食后、睡时茶清调下;仍以少许贴太阳穴。

【主治】偏正头疼,一切头风,两太阳穴疼不可忍者。

35982 全蝎散

《永乐大典》卷九八一引《如宜方》。为《活幼口议》卷十四引东汉王氏方"观音全蝎散"之异名。见该条。

35983 全蝎散(《永类钤方》卷二十引《保婴方》)

【组成】全蝎二十四个(新薄荷叶包,以竹夹住,于慢火上炙数次;或干薄荷,酒浸开,包炙亦可) 僵蚕半两(炒,去丝嘴,用薄荷依法炙) 南星一两(取末,以生姜一两,切片,新薄荷叶二两,同捣和,捏作饼,晒干。如急惊,不用南星,加大黄) 大黄一两(煨。若慢惊,不用大黄,加制南星) 白附子(炮)三钱 防风(去芦,又) 天麻 甘草(炙) 朱砂(水飞) 川芎各半两

【用法】上为末。一岁儿服一字;二岁儿服半钱,薄荷汤调下,量大小岁数加减。身热发搐,煎后火府散调下;慢惊吐泻后发搐,生姜汤调下;急惊搐,煎火府散加大黄汤调下。

【主治】急慢惊风,发搐。

35984 全蝎散(《普济方》卷二七二)

【组成】全蝎一个 白僵蚕一个(去丝) 蝉蜕三个

【用法】上为末。播生姜自然汁调,涂之。

【主治】外风入疮口。肿痛。

35985　全蝎散(《普济方》卷三五〇)

【组成】全蝎　麝香少许　砂糖　朱砂

【用法】上为末。用颈白地龙捣如泥,以井花水调前药服之。

【主治】产后中风,诸风。

35986　全蝎散

《普济方》卷三七三。为《直指小儿》卷二"星香全蝎散"之异名。见该条。

35987　全蝎散(《普济方》卷三七六)

【组成】全蝎半两　白附子　朱砂(别研)三钱　白僵蚕二钱　麝香一钱(别研)

【用法】上为细末。每服半钱,荆芥汤入酒少许,用调服。

【主治】小儿胎风诸痫,手足疭瘈,目睛上视,颈项紧急强直,或摇头弄舌,牙关紧急,口吐痰沫,反拗多时,精神不宁,睡眠多惊,吐痢生风,昏塞如醉。

【备考】方中白附子用量原缺。

35988　全蝎散(《奇效良方》卷六十四)

【组成】全蝎(炒)　川芎　黄芩　僵蚕(炒,去丝嘴)　赤芍药　甘草　朱砂　南星(汤泡,去皮脐,焙)　天麻各三钱

【用法】上为细末。每服一钱,用生姜汤调服,不拘时候。

【主治】小儿口眼㖞斜,语言不清。

35989　全蝎散

《婴童百问》卷三。为《直指小儿》卷二"蝉蝎散"之异名。见该条。

35990　全蝎散(《婴童百问》卷三)

【组成】全蝎(大者)七个(薄荷叶包,炙黄色为度)　僵蚕三个(炒)　辰砂　麝香各少许

【用法】上为末。石榴皮煎汤调下。

【功用】大能定搐。

【主治】急慢风。

35991　全蝎散(《医统》卷六十四)

【组成】全蝎　川椒　防风　荆芥　细辛　独活各等分(一方有白芷,无独活)

【用法】上㕮咀。每服二钱,水钟半,煎一钟,乘热漱之。一方为末,擦。

【主治】风牙、虫牙疼痛。

35992　全蝎散(《医学入门》卷八)

【组成】蝎梢七个

【用法】上为末,热酒调服。

【功用】开关定搐。

【主治】破伤风。

35993　全蝎散(《简明医彀》卷六)

【组成】全蝎二十个(洗,炒)　朱砂(水飞)五分　硼砂　冰片　麝香各二分半

【用法】上为末。用乳母唾调,涂儿口唇内及牙上。或猪乳调。入口内。

【主治】小儿口噤。

35994　全蝎散(《诚书》卷八)

【组成】全蝎十二个(用新薄荷叶夹缚,慢火炙五次,酒浸开)　僵蚕二钱半(炒,用新薄荷叶缚,慢火炙五次,酒浸开)　南星(去脐,炮七次,切片,加姜一两、薄荷五叶捣成饼)　防风　天麻(煨)　琥珀　甘草(炙)　辰砂(飞)　川芎　附子(炮)各二钱半

【用法】上为末。一岁一字,二岁半钱,薄荷汤调下。

【功用】化痰截惊。

35995　全蝎散(《医部全录》卷四〇九)

【组成】全蝎二十四个　僵蚕二十四个　白附子一钱　南星一两　甘草　天麻　朱砂各二钱半　川芎一钱半

【用法】上为末。姜汤调下;热甚,加薄荷汤调下。

【功用】下儿之痰。

35996　全蝎散(《医部全录》卷四三〇)

【组成】钩藤　人参各半分　全蝎　天麻各一分　犀甘草(炙)各半分

【用法】上为末。每服一钱半,水半钟,煎五分,温服。

【主治】小儿天钓,潮热。

35997　全蝎散(《医部全录》卷四九四)

【组成】全蝎五个(蜜焙干)　蝉蜕五个(酒浆洗,和炒)

【用法】上为细末。再加酒、芍药、砂糖调服。

【主治】小孩百日里出痘。

35998　全蝎散(《金鉴》卷三十九)

【组成】瓜蒂散加全蝎

【功用】吐之。

【主治】痰涎壅盛,有汗里实。

35999　全蝎散(《仙拈集》卷四)

【组成】活蝎一个(麻油一盏浸三日,取起晒干)

【用法】上为末。以鹅毛蘸油搽疮上。

【主治】瘰疬。

36000　全蝎散

《杂病源流犀烛》卷二十五。为《普济方》卷四十六引《德生堂方》"全蝎膏"之异名。见该条。

36001　全蝎散

《外科真诠》卷下。为《洞天奥旨》卷十"全蝎生皮散"之异名。见该条。

36002　全蝎散(《全国中药成药处方集》吉林方)

【组成】朱砂　半夏各七分　天麻　巴豆霜各二钱七分　南星　全蝎　川军各七分　黄连二钱七分

【用法】上为细末,用绢罗筛至极细。每服一分,用白水送下。

【功用】镇惊解抽,通便泻下。

【主治】小儿急热惊风,中风。

【宜忌】小儿久病,虚弱已极者,切不可用。否则恐有耗元气,兼伤胃肠之弊。

36003　全蝎膏(《普济方》卷四十六引《德生堂方》)

【异名】全蝎散(《杂病源流犀烛》卷二十五)。

【组成】全蝎二十一个　土狗三个　五倍子五钱　地龙六条(去土)

【用法】上为细末,好酒调成膏子。摊在纸上,贴放太阳穴上。

【主治】偏正头风,气上攻不可忍。

36004 全鳖丸(《直指》卷九)

【组成】知母 贝母 杏仁(浸去皮)各三分 柴胡二两 川芎一两 当归 明阿胶(炒酥)各半两

【用法】上粗截,入厚瓷器中,用中等活鳖一个生宰,于头上去鳖病,以鳖肉并血并药,用醇酒五升同浸一宿,密纸封,次早慢火同煮,俟熟取鳖,令病者随意食之。只留鳖甲并骨,并药焙干,为末,以浸药酒汁调米粉糊为丸,如梧桐子大。每服七十丸,米饮送下,不拘时候。

【主治】劳瘵虚热嗽喘。

36005 全鳖丸(《惠直堂方》卷一)

【组成】当归 生地 熟地 丹皮 杜仲 益母草 地骨皮各三两 天冬(去心) 白芍 麦门冬(去心) 贝母(去心) 牛膝 白茯苓 续断 陈皮各二两 甘草一两五钱 五味子一两

【用法】上药都拌匀,分为两处,以一半置大砂锅内,用水八碗,煎至四五碗,将滓滤出,再入水五碗,煎二三碗滤出,将滓晒干,同末煎一半药,共研为末听用;再用甲鱼一个重一斤者,如多少俱不可用,将甲鱼后足吊起,过一日候渴极,放入药汁内一时许,用砂锅煮之,陆续添药汁,须留一碗许听用;其鳖煮烂,剔出骨甲,醋炙黄脆为末,入前药末内和匀,以鳖肉捣烂,并汁和药为丸,如梧桐子大,阴干,瓷器收贮。每服三钱,空心清汤送下。

【主治】一切骨蒸,虚损劳热。

36006 全鳖丸(《医级》卷九)

【组成】生地 熟地 知母 贝母 杏仁 款冬 沙参 丹皮 紫菀各一两 青蒿 前胡 柴胡各五钱

【用法】用团鱼一个,斤外者佳,清水漾七日,将麻扎其头足,和药纳坛内,用水三碗,将箸扎坛,隔水煮一日,取起鱼,剔去甲骨,炙燥;鱼肉捣烂如泥;所存之药,另置砂锅煮干,炒和骨甲为末,外用米仁、莲肉粉各四两,以糯米糊为丸,如梧桐子大。每服三钱,黄耆麦冬汤送下。

【主治】肝肾阴虚,骨蒸劳嗽。

36007 全体神膏(《辨证录》卷十三)

【组成】当归二两 生地二两 续断一两 牛膝一两 甘草五钱 地榆一两 茜草一两 小蓟一两 木瓜一两 杏仁三钱 人参一两 皂角二钱 川芎一两 刘寄奴一两 桑木枝四两 红花二两 白术一两 黄耆一两 柴胡三钱 荆芥三钱

【用法】用麻油三斤,熬数沸,用麻布沥去滓,再煎滴水成珠,加入黄丹末(水漂过)一斤四两,收为膏,不可太老;再用乳香三钱,没药三钱,自然铜(醋浸,烧七次)三钱,花蕊石三钱,麒麟竭五钱,白蜡一两,海螵蛸三钱,为细末,乘膏药未冷时,投入膏中,用桑木棍搅匀取起,以瓦器盛之。临时以煨摊膏,大约膏须重一两。

【主治】跌伤骨折。

36008 全元百补丸(《简明医彀》卷七)

【组成】香附一斤(四两醋浸,四两酒浸,四两童便浸,四两人乳浸,如无人乳,盐酒浸;夏一日,春秋二日,冬三日,晒干) 当归六两 川芎 熟地各四两 茯苓 玄胡索各二两 白术四两 甘草(炙)一两 益母草叶八两(端午日采佳)

【用法】上为末,炼蜜为丸,如梧桐子大。每七十丸,空心砂仁汤送下;醋汤、酒、滚水任送下。

【主治】妇女劳伤气血,阴阳不和,乍寒乍热,心腹疼痛,少食乏力。

36009 全生止逆汤(《陈素庵妇科补解》卷三)

【组成】麦冬 焦栀 茯神 枣仁 黄芩 百合 茯苓 石菖蒲 香附 广皮 白芍 生地 天冬 辰砂 竹叶

【功用】安神养血。

【主治】妊娠忽遇死丧大故,悲哀太盛,以致胎气逆上,内热口干,梦寐不宁,烦躁不卧。

【方论选录】是方二神、芩、二冬、枣仁,安神定志;芩、芍、地、栀,清热凉血;附、广,和气止逆;竹叶清肺金;百合润肺燥;辰砂镇怯;菖蒲开窍。立方之意深矣。

36010 全生白术散

《女科撮要》卷下。为《全生指迷方》卷四"白术散"之异名。见该条。

36011 全生白术散(《胎产秘书》卷上)

【组成】人参一钱 白术二钱 茯苓皮八分 甘草三分 当归二钱 川芎六分 紫苏 陈皮各四分 生姜三片

【用法】水煎服。

【主治】妊娠脾胃虚弱所致子肿,面目虚浮,四肢有水气。

【加减】或加蒲种壳二钱,或干浮萍一钱,生姜用皮,并加冬瓜子三钱。

36012 全生至宝丹(《石室秘录》卷二)

【组成】芡实一斤 山药二斤 黑芝麻八两 小黄米(炒)三斤 薏仁一斤 白糖一斤 肉桂五钱

【用法】上药各为末。白滚水每日调服五钱或一两。

【功用】开胃健脾,补肾益精。

【主治】劳瘵。

【方论选录】或疑入肉桂恐动火,不知人非命门之火,不能生长,于七斤有余之药,加桂只五钱,不过百分之一,何热之有?正取其温气以生长脾胃耳。

36013 全生至宝丹(《北京市中药成方选集》)

【组成】人参(去芦)五两 黄毛鹿茸(去毛)一两 白术(炒)二两 当归四两 白芍一两五钱 橘皮七钱 首乌(炙)六两 黄耆一两二钱 茯苓二两 麦冬三两 山药二两 远志肉(炙)一两 杜仲炭一两五钱 巴戟肉(炙)二两 木瓜七钱 补骨脂(炒)一两五钱 牛膝一两五钱 五味子(炙)一两 熟地十两 山萸肉(炙)二两 杞子二两 川芎一两五钱 甘草三钱 二仙胶二两

【用法】上为细粉,过罗,炼蜜为丸,重三钱,蜡皮封固。每服一丸,一日二次,温开水送下。

【功用】补气养血,滋阴益肾。

【主治】男子肾亏遗精,腰酸腿痛,妇女产后血气不足,精神衰弱。

36014 全生虎骨散(《袖珍》卷一引《简易方》)

【组成】当归二两 赤芍药 川续断 白术 藁本 虎骨各一两 乌蛇肉半两

【用法】上为末。每服二钱,食后温酒调下。

【功用】润筋养血去风。

【主治】半身不遂,肌肉干瘦。

【宜忌】忌用麻黄发汗,恐津液枯竭。

【加减】骨中疼痛,加生地黄一两;脏寒白痢者,加天雄半两。

36015　全生茯苓散

《医方大成》引《简易方》。为《金匮》卷下"葵子茯苓散"之异名。见该条。

36016　全生茯苓散（《便览》卷四）

【组成】车前子　赤茯苓　葵子（研）　条芩各等分　发灰少许

【用法】水煎,空心服。

【主治】妊娠小便不通或赤涩。

36017　全生保安散（《寿世保元》卷八）

【组成】麻黄　羌活　防风　升麻　生地黄　黄柏（酒浸）各五分　川芎　藁本　干葛　苍术　黄芩（酒浸）　茯苓　柴胡各三分　红花　细辛　苏木　白术　陈皮各二分　甘草　归身　黄连各三分　连翘　吴茱萸各五分

【用法】上剉一剂。立春、立夏、立秋、立冬之日水煎,露一宿,次早温服。如一年之内依时用此四服,永不出痘。

【功用】预解胎毒,免疫。

36018　全生活血汤（《兰室秘藏》卷中）

【组成】红花三分　蔓荆子　细辛各五分　生地黄（夏月多加之）　熟地黄各一钱　藁本　川芎各一钱五分　防风　羌活　独活　炙甘草　柴胡（去苗）　当归身（酒洗）　葛根各二钱　白芍药　升麻各三钱

【用法】上㕮咀。每服五钱,水二盏,煎至一盏,去滓,食前稍热服。

【功用】补血养血,生血益阳。

【主治】❶《兰室秘藏》:妇人分娩及半产漏下,昏冒不省,瞑目无所知觉。❷《校注妇人良方》:妇人产后发热,自汗盗汗,目眈眈,四肢无力,口干头晕,行步欹侧。

【方论选录】《济阴纲目》汪淇笺释:东垣主此汤者,益阳焉。《素问》曰:阴者,从阳而起亟也。阴不从阳,则阳外散,故多汗也。而升麻、葛根升阳明之气;柴胡、防风升厥阴之气;羌活、藁本升太阳之气于背;细辛、独活升少阴之气于前;蔓荆子凉经之血;甘草和诸阳之气;四物养血于诸阴之经;红花活血于诸阳之络。然则升而不敛,非所以藏阴,故用白芍为君;升而太过,非所以益气,故用甘草为佐。以此方和之,则外者得入,内者得出,使经络通,邪气散,阴阳和,筋骨用矣。

36019　全生活血汤（《医略六书》卷三十）

【组成】生地五钱　当归三钱　白芍一钱半（酒炒）　川芎一钱　熟地五钱　独活一钱半（盐水炒）　炙草一钱　防风一钱半（盐水炒黑）　人参一钱半

【用法】水煎,去滓温服。

【主治】产后中风盗汗,脉浮虚。

【方论选录】产后血气两虚,风乘虚袭,而邪不受制,营气暗泄,故睡中汗出为盗汗焉。熟地补阴滋血,以资血海;人参补气扶元,以雄气海;白芍敛阴和血脉;当归养血荣

经脉;生地凉血室滋血;川芎入血海行气;独活开经气;防风泄风邪,并盐水炒黑引领参、地以分解虚邪;炙草缓中益胃。水煎温服,使血气内充,则风邪外解,而经脉清和,津液完固,安有盗汗不止之患乎。

36020　全生活血汤（《盘珠集》卷下）

【组成】黄耆（炙）　熟地　生地　川柏（炒炭）　升麻

【功用】补血。

【主治】产后血亡火炽,致昏冒瞑目。

【加减】不应,加人参。

36021　全生救难汤（《叶氏女科》卷二）

【组成】人参　白术（蜜炙黄）各一两　附子（炮）一钱　炙甘草五分

【用法】水二钟,煎七分,待微冷服。

【主治】妊娠临月,感少阴风邪,恶寒踡卧,手足厥冷。

【加减】不应,加肉桂、干姜（炮）各一钱。

36022　全阴救胃汤（《辨证录》卷七）

【组成】玄参五钱　茯苓五钱　桃仁一钱　葛根一钱　人参一钱　麦冬五钱

【用法】水煎服。

【主治】阳明之痉。感湿热之气,复感风邪,手足牵引,肉瞤胸胀,低头视下,肘膝相构。

【方论选录】方中滋胃中之阴,而不损其胃中之气,玄参去热,葛根去风,茯苓去湿,三邪皆去,而又得人参以生胃,麦冬以生肺,则桃仁不亦可以已乎?不知桃仁最动之味,三邪并于胃中而补药多于攻药,则邪得补而反流连不去,加入桃仁性急之物,既不滞而攻亦不缓,始能相济以有成也。

36023　全鸡拔毒膏（《成方制剂》20册）

【组成】鸡骨750克　蓖麻子1000克　冰片250克　铜绿15克　黄柏250克　紫花地丁100克　蒲公英100克　乳香100克　没药200克　血余100克　柳枝1000克　轻粉25克

【用法】以上十二味,冰片、轻粉、铜绿研成细粉,混匀。其余鸡骨等九味,酌于碎断,与食用植物油10000克同置锅内炸枯,去渣,滤过,炼至滴水成珠,另取红丹6000克,加入油内搅匀,收膏,将膏浸泡于水中。取膏,用文火熔化,待温,加入冰片等细粉,搅匀,放冷,切成条块,即得。酌按患处大小将膏药加温软化摊布上,贴于患处。过一昼夜如见膏药不粘,再换新药。

【功用】消肿止痛,祛腐生肌。

【主治】痈疽,疔毒恶疮,无名肿痛等症。

36024　全宝赴筵膏（《普济方》卷三一三）

【组成】大黄　黄耆　地龙（去土）　当归　龙骨　海藻各半两　乳香　没药各二钱　脑子一钱　江子十一枚（去皮）　麝香少许　粉霜　硇砂　川山甲　轻粉各三钱

【用法】上用荞麦灰一斗,煎淋灰,三复淋之,汁煎三分之下,用云里雁粪五钱煎十来沸,提起放冷澄清,再熬入大黄末煎三沸,次入朴消、花碱各三两,每药一两加入石灰三两,黄丹半两,逐旋搅之,待煎滴水中直到底不散,方可提起,用瓶盛。如用,入麝香、脑子。

【主治】诸恶毒疮并一切疔疮。

36025 全真一气汤（《冯氏锦囊·药按》卷二十）

【组成】熟地八钱（如大便不实，焙干用；如阴虚甚者，加倍用） 制麦门冬（去心，恐寒胃气，拌炒米炒黄色，去米用）三钱（肺虚脾弱者少减之） 鸡腿白术（炒深黄色，置地上一宿，出火气，不用土炒。如阴虚而脾不甚虚者，人乳拌透，晒干，炒黄）三钱（如脾虚甚者，用至四五钱） 牛膝（去芦）由二钱加至三钱 五味子由八分至一钱五分 制附子由一钱加至二钱余

【用法】水煎，冲参汤服。人参由二三钱加至四五钱，虚极者一二两，任症任用，另煎冲入前药。如肺脉洪大，元气未虚，竟用前药，不必冲参。

【功用】滋阴救火。

【主治】阴虚火旺，上热下寒之斑疹、痘麻逆症，躁热吐血，喘泻昏沉及中风、虚劳。

❶《冯氏锦囊》：阴分焦燥，上实下虚，上热下寒，阴竭于内，阳越于外，斑疹痘极烦躁，上喘下泻。中风大病阴虚发热，吐血喘咳，一切虚劳重症。❷《会约》：麻疹头面不起，壮热不食，喘促昏沉。❸《时方歌括》：痘科之逆症。

【宜忌】❶《冯氏锦囊》：以上六味必先煎好，另煎人参浓汁冲服，则参药虽和，而参力自倍，方能驾驱药力，克成大功。若入剂内同煎，则渗入群药，反增他药之长，而减人参自己之力。❷《中医杂志》（1963，4：40）：腹痛不大便，即使见高热，神气困倦，唇舌焦燥，亦不宜本方。脾气衰虚，熟地、麦冬少用或不用。治疗麻疹，一般用于麻疹收没期，或麻疹早回者。

【加减】燥润，则熟地倍之；肺热，则麦冬多用；脾虚，则白术重投；阳虚，则附子多加；元气大虚，则人参大进；气浮气散，则牛膝、五味略多；倘有假阳在上者，去参用之。

【方论选录】❶《冯氏锦囊》：或疑五味子酸敛，有碍麻疹，是尚泥于麻疹为有迹之毒，而未达乎气血无形之所化也；况有附子之大力通经达络，何虑五味子酸收小技哉？若不借此少敛，则五脏浮散之残阳，何因藏纳而为发生之根本乎？况附用阴药为君，则唯有回阴制火之力，尚何存辛热强阳之性哉？此方阴阳具备，燥润合宜，驱邪扶正，达络通经，药虽七味，五脏同滋，滋阴而不滞，补脾而不燥，清肺而不寒，壮火而不热，火降而心宁，荣养而肝润。或疑其地黄多而泥膈，殊不知重者可坠下，浊取其重浊濡润下趋，况兼白术，其剂则燥者不能为燥，滞者不能为滞矣。或嫌其杂，奈小病、暴病，或在一经；大病、久病，必兼五脏，五脏既已互虚，若不合众脏所欲以调之，难免又增偏胜、偏害之祸；况土金水，一气化源，独不观古方中五脏兼调者乎？或嫌其白术多用而滞，殊不知犹参力多则宣通，少则壅滞，岂不闻塞因塞用，而有白术膏者乎？或嫌其热而燥，殊不知附子随引异功，可阴可阳，可散可补，用补气药可追失散之元阳；同养血药可扶不足之真阴；有发散药则逐在表之风邪；引温暖药则祛在里之寒湿，况独不念附子理中汤，更为纯阳之剂耶？故用此以便火降水土健运如常，精气一复，百邪外御，俾火生土，土生金，一气化源，全此一点真阴真阳，镇纳丹田，以为保生之计而已，即名之曰全真一气汤。熟地、白术，专补脾肾，乃先天、后天，首以重之。但一润一燥，何能逐

坠？水土忌克，难成一家，用炒麦冬和之，俾土生金，金生水，水生沫化，源有自，既相克所以相成，复相生所以相继，再入牛膝、五味，则更得纳气藏源，澄清降浊，但诸药和缓，大功难建，虽调营卫，经络难通，更入乌附，既助药力，复可行经，且使真阳能复交于下，真阴自布于上，既济之象一得，燥涸偏枯之势自和，复入人参以驾驱药力，补助真元，火与元气，势不两立，元气生而火自息矣。❷《时方歌括》：方以熟地滋肾水之干；麦冬、五味润肺金之燥；人参、白术补中宫土气，俾上能散津于肺，下能输精于肾；附子性温以补火，牛膝引火气下行，不为食气之壮火，而为生气之少火，从桂附地黄丸套来，与景岳镇阴煎同意。

【临床报道】❶麻疹：余治洪姓郎，未及一周，时当暑月，壮热多日，神气困倦，唇舌焦燥，饮乳作呕，五心身热如烙，脉洪数而弦。问其前服之药，乃发散消导数剂，复疑麻疹，更为托表。余曰：久热伤阴，阴已竭矣，复加托表，阳外越矣，若不急为敛纳，何以续阴阳于垂绝哉？乃用熟地四钱，炒燥麦冬一钱五分，牛膝一钱二分，五味子二分，制附子四分，煎服一剂而热退，次日更加炒黄白术一钱六分，另煎人参冲服而愈。❷小儿手足瘫软：齐化门外张宅令郎未及一周，卧于低炕，睡中坠下，幸炕低而毫无伤损，嬉笑真如故，似无痛苦也。但自后右手足瘫软不举，手不能握，足不能立，脉则洪大，久按无力，乃知先天不足，复为睡中惊触，气血不周行之故也。乃以熟地四钱，炒麦冬一钱五分，炒白术二钱四分，牛膝二钱，五味子四分，制附子五分，煎小半钟；另用人参二钱煎浓汁二三分冲药，每早空心服之。六剂而手足轻强，精神更倍。❸慢性阻塞性肺气肿：《江西中医药》[2005，36（7）：27]用本方治疗慢性阻塞性肺气肿42例，对照组36例发作期予抗感染、化痰、止咳、平喘等对症治疗结果：临床控制14例，显效20例，有效6例，无效2例，总有效率95.2%；对照组临床控制10例，显效17例，有效6例，无效3例，总有效率91.7%。

【备考】本方方名，《重订通俗伤寒论》作"全真益气汤"。

36026 全真益气汤

《重订通俗伤寒论》。即《冯氏锦囊·药按》卷二十"全真一气汤"。见该条。

36027 全鹿大补丸（《成方制剂》2册）

【组成】巴戟天 白芍 白术 补骨脂 沉香 陈皮 川芎 大青盐 当归 地黄 杜仲 茯苓 甘草 枸杞子 龟甲 红参 胡芦巴 花椒 黄芪 菊花 莲子 麦冬 牛膝 女贞子 芡实 全鹿干 肉苁蓉 沙苑子 砂仁 山药 山茱萸 熟地黄 酸枣仁 锁阳 天冬 菟丝子 五味子 小茴香 制何首乌

【用法】制成丸剂，大蜜丸每丸重10克，水蜜丸每瓶重6克。口服，水蜜丸一次6克，大蜜丸一次1丸，一日2次。

【功用】补血填精，益气固本。

【主治】头眩耳鸣，阳痿不举，神志恍惚，身体衰弱，气血双亏，崩漏带下。

【宜忌】孕妇忌服，有实热者慎用。

36028 全痘散火汤（《辨证录》卷十四）

【组成】元参三钱 黄芩一钱 生甘草一钱 栀子一钱 桔梗二钱 生地二钱 荆芥三钱（炒黑） 当归一钱

【用法】水煎服。一剂而热毒、火毒尽行解散矣。

【主治】小儿出痘,其痘疮之色红盛,烦渴,大便干燥,小便短涩而黄赤,脉洪大不伦,舌上生疮。

【方论选录】此方用芩、栀以清火;又得元参以退其浮游之火;更妙在用荆芥、桔梗引火外出;而生地、当归滋其脏腑之燥,则雨润风吹,有不变火宅而清凉者乎?所以获解散之功而无背违之失也。

36029 全蝎五痫丸

《直指小儿》卷二。为《东医宝鉴·杂病篇》卷十一引钱乙方"三痫丹"之异名。见该条。

36030 全蝎生皮散(《洞天奥旨》卷十)

【异名】全蝎散(《外科真诠》卷下)。

【组成】全蝎一两　生黄耆四两　金银花八两　生甘草一两　麦冬四两

【用法】上药各为末,炼蜜为丸。每日服五钱,子服三丸。

【主治】父母生疮,因产胎漏皮疮之子者。

【备考】本方方名,据剂型当作"全蝎生皮丸"。《外科真诠》本方用法:每日母服一两,子服一钱。其病重者,母子必须同服。外用白及散敷之。

36031 全蝎地龙丸(《普济方》卷二四〇)

【组成】僵蚕(炒,去丝)半两　地龙(去土)二两(净)　全蝎十四个(去尾尖)　穿山甲(火炙过)半两　黑小豆二十二粒　赤足蜈蚣(金头者)一条　草乌(生用,去尖、皮)半两

【用法】上为末,糯米醋煮糊为丸,如绿豆大。当发日间,每服十五丸,麝香酒送下。临卧时,以壁土及香白芷为末,冷水调敷疼处,米醋尤妙。吃罢,如人行四五里后,以荆芥煎茶吃药一钱,即行无忌。

【主治】脚气。

36032 全蝎延胡散

《直指》卷十八。为《百一》卷十五"夺命散"之异名。见该条。

36033 全蝎观音散(《局方》卷十续添诸局经验秘方)

【组成】石莲肉(炒,去心)　白扁豆(炒)　人参各二两半　神曲(炒)二两　全蝎　羌活　天麻(去苗)　防风(去苗)　木香(炮)　白芷　甘草(炙)　黄耆(捶扁,蜜刷炙)各一两　茯苓(去皮)一两半

【用法】上为细末。婴儿一字,二三岁半钱,四五岁一钱,用水一盏或半盏,枣子半个或一个,同煎至七分,去滓服,不拘时候。

【功用】温养脾胃,进美饮食。

【主治】❶《局方》:小儿外感风冷,内伤脾胃,呕逆吐泻,不进乳食,久则渐渐羸弱。❷《幼科折衷》:小儿脾虚自汗,多出额上,沾黏人手。

36034 全蝎观音散(《普济方》卷三七一)

【组成】全蝎二十一个　天麻　防风(去芦)　羌活各五钱　川白芷　黄耆(蜜炙)　甘草(炙)各二钱　赤茯苓(去皮)五钱　人参(去芦)二分　缩砂仁五钱　扁豆(姜制)二钱

【用法】上为末。冬瓜仁、枣汤调下。急宜服,以防慢候。

【主治】外感风邪,内伤脾胃,以致脾虚,吐泻俱下。

36035 全蝎观音散

《医统》卷八十九。为《活幼口议》卷十四引东汉王氏方"观音全蝎散"之异名。见该条。

36036 全蝎乳香散(《普济方》卷一八五引《德生堂方》)

【组成】川乌头(生,去皮、脐)　马蔺子各一两　全蝎　川山甲(炮)　乳香各五钱　苍术一两

【用法】上为细末。用白芥子三两研烂如膏,和前药末,以纸摊药膏,敷贴痛处;热甚,即去药,再贴上。

【功用】住痛。

【主治】诸风湿,遍身骨节疼痛不可忍。

36037 全蝎星香散(《万氏家抄方》卷二)

【组成】南星八钱　木香一钱　全蝎三个

【用法】作二服。水一钟,加生姜十片,煎服。

【主治】五痫。马痫,张口摇头,马鸣;牛痫,目正直视,腹胀;鸡痫,摇头反折,喜惊;羊痫,喜扬目吐舌;猪痫,喜吐沫。

会

36038 会毒散(《惠直堂方》卷三)

【组成】贝母　大黄　角刺各五钱　山甲(炙)　槐角各三钱　连翘二钱

【用法】水煎服。

【主治】鱼口便毒。

36039 会脓散(《广笔记》卷三)

【组成】穿山甲(炙)　白僵蚕(炒,去丝嘴)　白芷各五钱　大黄二两　乳香　没药　五灵脂各五钱

【用法】上为末。每服五钱,酒调下。幼者用三钱。

【主治】腹中肿毒。

36040 会脓散(《景岳全书》卷六十四)

【组成】白芷　僵蚕(炒)　川山甲(煨)各二钱　大黄四钱　乳香　没药各一钱

【用法】上为末。量人强弱,或全用,或一半,以当归四钱,用酒、水各一钟,煎一钟,去滓调服之。此药若嫌太多,则咬咀为饮,加生大黄煎之,尤妙。

【主治】恶毒便毒初起。

36041 会脓散(《外科大成》卷四)

【组成】黄耆　归尾　川山甲(炒)　大黄各一两　白芷六钱　蜂房一个(重六七钱者,酒浸、瓦焙六次)　连翘二钱　蜈蚣(大者)七条(酒浸、瓦焙二次)

【用法】上为末。每服三五钱,无灰酒调服;再多饮,以助药力。

【主治】肚痈,内痈。

【加减】如背疽,加羌活;胁痛,加柴胡;乳症,加升麻。各随经络加引经药五七分,酒煎服尤佳。

36042 会仙救苦丹(《普济方》卷六十二引《圣惠》)

【组成】拣甘草　寒水石(烧)　乌鱼骨　白僵蚕各一两　缩砂仁(炒)　白茯苓　贯众各半两　麝香少许　南硼砂　象牙(末)各一钱

【用法】上为细末,重罗,面糊为丸,如鸡头子大,用朱

砂为衣。每服一丸，噙化咽津。

【主治】咽喉闭塞不通，有妨咽物，骨鲠。

36043 会厌逐瘀汤（《医林改错》卷下）

【组成】桃仁五钱（炒） 红花五钱 甘草三钱 桔梗三钱 生地四钱 当归二钱 玄参一钱 柴胡一钱 枳壳二钱 赤芍二钱

【用法】水煎服。

【主治】❶《医林改错》：痘五六天后，饮水即呛。❷《医学集成》：瘀血凝滞之呃逆。

【方论选录】《江苏中医杂志》（1984，6：28）：本方由《伤寒论》四逆散以枳壳易枳实，合桃红四物汤去川芎加玄参、桔梗而成。四逆散能调气血，利升降；桃红四物汤为养血活血方。去川芎者，因其辛温性燥，恐伤阴津；增入玄参，意在助生地以滋养柔润；桔梗乃利咽圣药，能升降肺气，并佐柴胡、枳壳升降气机，引活血祛瘀药上达病所。

【临床报道】❶声带小结：《江西中医药》[1983，（6）：20]王某某，男性，35岁，1982年9月11日初诊。诉咽部干燥不适，声音嘶哑已二个月，被宜春地区人民医院耳鼻喉科诊断为"声带小结"。经用四环素、喉片、北豆根片及清热利咽中药治疗近月，效果不佳。证见形体壮实，口干咽燥，声音嘶哑，大便干结，脉缓，舌苔薄黄，舌质稍红，辨证为阴虚喉痹，瘀血内阻。治以养阴清热，活血化瘀之会厌逐瘀汤加味：桃仁10克，红花10克，当归10克，生地10克，赤芍12克，桔梗12克，甘草5克，玄参21克，麦冬15克，柴胡10克，枳壳10克。每日一剂，水煎两次分服。十五剂后，咽干声嘶明显好转，经耳鼻喉科检查声带小结已见缩小。方已中病，嘱续服十五剂，经间接喉镜检查：声带小结已消失，回校任教。❷慢性咽炎：《江苏中医杂志》[1984，（6）：28]杨某某，男，53岁。有慢性咽炎史二年。近一月余，咽喉干痛较甚，有梗塞感，咽部慢性充血，苔薄，舌下筋脉色紫。此属气滞瘀阻，津液耗伤。拟会厌逐瘀汤主之。药用：生地、桃仁各12克，红花、玄参、赤芍、胖大海各9克，柴胡、枳壳各4.5克，当归6克，桔梗5克，生甘草3克。每日一剂，治疗三周而愈。❸痰热郁结型颈椎病：《上海中医药杂志》[2007，41（8）：43]用本方治疗痰热郁结型颈椎病30例，对照组予葛根汤治疗30例。结果：临床痊愈6例，显效18例，有效6例，无效0例，总有效率100.0%；对照组临床痊愈2例，显效14例，有效10例，无效4例，总有效率86.7%。

36044 会通灵应膏（《理瀹》）

【组成】杏仁一两 玄参五钱 蛇蜕 蜂房各二钱半 木鳖仁一两 蓖麻仁 五倍子各二钱半

【用法】铅粉收膏。

【主治】痈毒，疔疮。

36045 会通灵应膏（《外科方外奇方》卷二）

【组成】玄参一两 马钱子二两 蓖麻子五钱（去壳） 五倍子五钱 杏仁二两 蛇脱三钱 带子蜂房五钱 男子发一团 麻油一斤四两

【用法】熬膏用。

【主治】疮疡疔毒，瘰疬，大人臁疮，小儿蟠贡头。

36046 会稽赖公常山汤（《外台》卷五引《崔氏方》）

【异名】常山汤（《中藏经·附录》）。

【组成】常山三两 石膏八两（碎，绵裹） 甘竹叶一把（切） 糯米一百粒

【用法】上切。以水八升，明旦欲服，今晚渍于铜器中，露置星月下高净处，向明取药，于病人房门前，于铜器里缓火煎取三升，分三服：日欲出一服，临发又一服，若即定，不须后服。取药滓石膏裹置心上，余四分，置左右手足心。

【主治】疟疾。

❶《外台》引崔氏方：疟疾。❷《千金》：疟或间日发者，或夜发日。❸《圣济总录》：疟疾发渴，饮水不止者。❹《中藏经·附录》：妊娠患疟。

【宜忌】忌生葱、生菜。

合

36047 合膏

《普济方》卷五十六引《圣惠》。为《外台》卷二十二引《古今录验》"香膏"之异名。见该条。

36048 合口散（《外科百效》卷一）

【组成】山鳅（黄泥包，煨热后去泥）

【用法】上为末。麻油调搽。

【功用】生肌敛口。

【主治】诸疮。

36049 合手香（《良朋汇集》卷五）

【组成】大风子二三个 水银一钱 杏仁七个（去皮尖） 桐油一两 油核桃仁五钱 木鳖十个（去皮） 潮脑五钱 人言豆大一块（为末）

【用法】上捣为泥，为丸如核桃大。用一丸两手撮揉，令鼻搐其药气，再以两手上油搽痒处。

【主治】疥疮。

36050 合手香

《全国中药成药处方集》（哈尔滨方）。为原书"合掌丸"之异名。见该条。

36051 合光丹（《鸡峰》卷十三）

【组成】辰砂五两（打如绿豆大，匀用） 乳香半两 天南星（末）一两 金箔五片

【用法】先将朱砂用蜜浴过，上用金箔五片度过，用天南星为底，乳香为粗末，在上面安一张好纸，上裹定，用面糊粘合；又上面用苦苣半干，又一张纸角定糊黏实，使土作一方盒，上下用解盐壅实土盒，用盐泥固济，下火五秤烧；如火尽，于地下出火毒一日，研细，用生姜自然汁煮糊为丸，用银石出光。每服一丸至三丸，空心米饮送下。

【主治】真阳亏少，脏腑疼痛。

36052 合囟散（方出《千金》卷五，名见《圣济总录》卷一六七）

【组成】防风一两半 柏子仁 白及各一两

【用法】上为末。以乳和敷囟上，一日一次。十日知，二十日愈。

【主治】小儿囟开不合。

36053 合阴汤（《辨证录》卷一）

【组成】柴胡八分 茯苓五钱 甘草五分 天花粉一钱 枳壳三分 神曲五分 白芍三钱

【用法】水煎服。

【主治】冬月伤寒至九日而泻利不已。

36054 合欢丸(《叶氏女科》卷四)

【组成】当归　熟地黄各三两　茯苓　白芍各一两五钱　酸枣仁(炒)　远志肉(制)各一两　香附(酒炒)　炙甘草各八分

【用法】上为末,炼蜜为丸。白汤送下。

【主治】妇人气郁不孕。

【加减】气虚,加人参一两。

36055 合欢饮(《景岳全书》卷六十四)

【异名】合欢皮散(《灵验良方汇编》卷二)。

【组成】合欢皮　白蔹

【用法】同煎服。

【主治】肺痈久不敛口。

36056 合明散(《普济方》卷三六三)

【组成】蛤粉　石决明　甘草各等分

【用法】上为末。每服半钱,煮猪肝汁调下。食后服。

【主治】小儿雀目,至夜不见物。

【备考】《医统》有夜明砂。

36057 合明散(《原机启微·附录》)

【组成】楮实子　覆盆子(酒浸)　车前子(酒蒸)　石斛各一两　沉香(另研)　青盐(别研)各半两

【用法】上为末,炼蜜为丸,如梧桐子大。每服七十丸,空心盐汤送下。

【主治】小儿雀目,至夜不见物。

【备考】本方方名,据剂型当作"合明丸"。

36058 合治汤(《石室秘录》卷六)

【组成】熟地三两　山茱萸二两　麦冬一两　车前子五钱　元参一两

【用法】水煎服,日日饮之。三消自愈。

【主治】消渴。

【加减】下寒,寒冷之甚者,加肉桂二钱。

36059 合香丸(《医统》卷六十三)

【组成】鸡舌香　芎劳各一两　藿香　甘松　当归　桂花　桂心　白芷各半两　零陵香　木香各三分　肉豆蔻　白槟榔各五枚　丁香　麝香少许

【用法】上为细末,炼蜜为丸,如芡实大。常含一丸,津咽下。

【功用】去热毒气,调和脏腑。

【主治】口臭。

【备考】方中丁香用量原缺。

36060 合掌丸(《外科大成》卷四)

【组成】大风子肉六钱　油核桃肉六钱　水银四钱　天麻子肉二十粒　番打麻末一钱　樟脑六钱　枯矾一钱　细茶(末)二钱　麝香一分　苦实(生用)四个(研末)

【用法】上为丸,如弹子大。搽如常法。如疥多,取一二丸入滚水内化开,用绢帛蘸洗三二次。

【主治】疥疮。

36061 合掌丸(《冯氏锦囊·杂证》卷十九)

【组成】大风子四十九粒　水银二钱(制)　雄黄　海螵蛸各五分　枯矾　番木鳖　川椒各三钱

【用法】上为末,用油胡桃肉为丸。

【主治】沙疮,疥疮。

36062 合掌丸(《惠直堂方》卷三)

【组成】大风子四十九粒(去壳)　樟冰　花椒　槟榔各三钱　枯矾二钱　雄黄二钱　水银一钱

【用法】先将枫子、水银同研至不见星,再研油核桃数枚令烂,入前药为丸,如龙眼大。日则手搓鼻闻,并擦患处,夜则合于掌中睡。

【功用】《全国中药成药处方集》(沈阳方):解毒杀菌。

【主治】疥癞。

36063 合掌丸(《全国中药成药处方集》哈尔滨方)

【异名】合手香、合掌散。

【组成】大风子(去皮)十四两　红矾五分　胡桃(去皮)三个　硫黄一钱　红枣(去皮核)七个　水银(制)一钱

【用法】共捣一处,兑猪油为丸,二钱重。瓷坛存贮。擦敷疥上,谷草微火熏烤之。

【功用】解毒止痒。

【主治】湿毒疥疮,遍体蔓延,瘙痒流水,烦扰难寐。

【宜忌】切勿触摸肾囊及目内,否则必致肿胀。临睡时,两手应着手套为宜。此药有大毒,不可入口。

36064 合掌丹

【方源】《朱氏集验方》卷十五。

【组成】蛇床子　藁本各一两　硫黄一分　石亭脂(老硫黄青色)一钱　麝香二分

【用法】上先用前二味为细末,却细杀后三味,并入前末和匀。生麻油调,于无风处爬发,用少许在掌心合定,候融暖化稀,遍身揩擦。服四物汤匀气血,祛风毒,四物汤用生地黄、赤芍药,加荆芥等分,为粗末,水煎服。

【主治】疮疥。

36065 合掌散(《普济方》卷二八○引《简易方》)

【组成】槟榔四个　全蝎二个　白芷四块　草乌(大者)二个　地龙四钱　青葙子一合　海桐皮一钱　枯白矾　硫黄各指大二块　麝香一字

【用法】上为末,和匀,香油调开。临睡时,先于两手心上涂药搽热,用鼻嗅得心中觉有硫黄气,似此依前三次毕,第四次需时要多,然后以原涂药之两手心,合着捧外肾睡,不可放开,睡熟为度。重者不过三五度即愈,更再不发。

【主治】肾瘵气毒,两腿入骨痒痛,两膀内疥疮,两手脓疮下,指缝露白,每日疼痛不可忍。

36066 合掌散(《急救仙方》卷五)

【组成】马兜铃子一两(半生半熟,为末)　白矾二钱半　硫黄三钱(二味别研)

【用法】用清油调匀,涂掌上,搓热呵之,以鼻嗅嗡其气。

【主治】诸般疥癞疮。

36067 合掌散(《普济方》卷二八○引《仁存方》)

【组成】羌活　独活　硫黄　轻粉各二钱

【用法】上为末。用麻油脚敷涂手心中,搽热嗅了,却搽在疮上。

【主治】疥疮。

36068 合掌散(《普济方》卷二八○)

【组成】茴茹　蛇床子各二两　苦参二钱　生硫黄一钱　雄黄　轻粉各一钱

【用法】上为细末。香油调于手心,擦之知热,鼻嗅之;次将两手交互合于大腿上安眠。

【主治】疥疮。

36069　合掌散(《普济方》卷三○一)

【组成】槟榔　硫黄

【用法】上为末。临睡,用香油调掌心上,鼻嗅之;却以药抱外肾睡。二三日用之效。

【主治】肾脏生疮。

36070　合掌散

《东医宝鉴·杂病篇》卷八。为《普济方》卷二七二引《澹寮方》"敷药合掌散"之异名。见该条。

36071　合掌散(《外科百效》卷五引如虚方)

【组成】樟脑二钱　水银　蛇床　白芷　花椒各一钱　白矾五分　大风子一钱

【用法】上为细末,油核桃肉为丸。置手掌磨擦嗅之。

【主治】干疥诸疮,黄泡、坐板等疮。

36072　合掌散(《外科全生集》)

【组成】硫黄一两　铁锈一钱　红砒六分

【用法】上为极细末,以葱汁调和,涂入大碗内,勿使厚薄,以碗覆于瓦上,取艾置碗下熏药;药得熏干,敲药碗声同空碗无异为度,取药再研极细。每遇满身癞疥及肾囊痒,用药一钱可敷数次痊愈。临用以右手中指罗纹粘满香油,再在包内粘药,涂入左手心,合掌数磨,止有药气,不见药形,将两掌擦疮,每日早、晚擦两次,三日扫光;再擦三四日不发。

【主治】满身癞疥及肾囊痒。

36073　合掌散(《青囊立效秘方》卷一)

【组成】吴萸二钱　升底三钱　朝脑一钱　西丁三钱　铜绿一钱五分　白胡椒二钱五分　扫盆一钱

【用法】上为细末,麻油调匀。每浴后,挑药少许于手心,以两手对擦至热,再以手心摩擦患上,隔三日一次。约三四次全好。

【主治】疥疮,脓窠。

36074　合掌散

《全国中药成药处方集》(哈尔滨方)。为原书"合掌丸"之异名。见该条。

36075　合掌膏(《遵生八笺》卷十八)

【组成】川乌　草乌　斑蝥　巴豆　细辛　胡椒　明矾　干姜　麻黄各等分

【用法】上为细末。每一次用三钱,好醋一匙,打糊为丸,如核桃大,安在患人手心,两手合扎,紧夹在裈裆内,以被盖暖,汗出为度;如醒,去药,就用黄泥水洗手。

【主治】急症伤寒,不省人事。

【备考】不消取药。

36076　合魂丹(《辨证录》卷十)

【组成】人参五钱　茯神三钱　炒枣仁一两　熟地二两　莲子心五钱　巴戟天一两

【用法】水煎服。

【主治】心肾不交,觉自己之身分而为两,他人不见而己独见之。

36077　合德丸(《普济方》卷八十一)

【组成】苍术(去皮,米泔浸二日,薄切,晒干)四两　地黄(熟者,细切,焙干)二两

【用法】上为细末,酒糊为丸,如梧桐子大。每服三五十丸,食前温酒或米泔送下,一日三次。

【功用】补虚活血,健骨轻身,聪耳明目,除昏。

36078　合欢皮散

《灵验良方汇编》卷二。为《景岳全书》卷六十四"合欢饮"之异名。见该条。

36079　合口收功散(《寿世保元》卷九)

【组成】血竭一钱　乳香　没药　轻粉　龙骨各一钱五分　赤石脂二钱　朱砂　海螵蛸各五分

【用法】上为细末。散在疮口上。

【功用】生肌。

【主治】痈疽发背溃烂,不生肌肉。

【宜忌】此方用之不可太早。

36080　合欢保元膏(《冯氏锦囊·杂证》卷十四)

【组成】人参一两　当归身一两二钱　白术一两五钱　枸杞子一两　大附子半只　川椒三钱

【用法】水煎成膏,入麝二分,藏锡盒中。津化用之。

【主治】阳痿。

众

36081　众生丸(《成方制剂》15册)

【组成】白芷　板蓝根　柴胡　赤芍　胆南星　当归　防风　岗梅　虎杖　黄芩　蒲公英　人工牛黄　天花粉　夏枯草　玄参　皂角刺　紫花地丁

【用法】制成丸剂。口服,一次4～6丸,一日3次;外用,捣碎,用冷开水调匀,涂患处。

【功用】清热解毒,活血凉血,消炎止痛。

【主治】上呼吸道感染,急、慢性咽喉炎,急性扁桃体炎,化脓性扁桃体炎,疮毒等症。

【临床报道】中度急性咽炎:《广东医学》[2005,26(5):697]用众生丸治疗中度急性咽炎40例,对照组予阿莫西林治疗40例。结果:治疗组痊愈15例,显效12例,有效9例,无效3例,加重1例,总有效率90%;对照组痊愈17例,显效10例,有效10例,无效3例总有效率92%,两组间比较没有统计学差异($P > 0.05$),而本方的副作用明显少于阿莫西林组。

36082　众仙丸(《杨氏家藏方》卷三)

【组成】贯众半两　仙茅一分　荜茇一分　附子(炮,去皮脐)　巴豆(去皮,出油)　干姜(炮)各半两　甘草(炙)一钱

【用法】上为细末,煮面糊为丸,如梧桐子大。每服一丸,生姜、大枣汤送下。结胸五七日者,服三丸,内嚼破一丸,不拘时候。利下恶物,心下便宽。

【主治】伤寒结胸,心下硬痛不可忍。

36083　众妙丸(《朱氏集验方》卷八引蜀医殿机何企颜方)

【组成】川吴茱萸　破故纸(炒)　人参　火砂　蜜砂各一两　北五味子　大附子(炮)　钟乳粉　肉豆蔻(面包

焙)各二两　白茯苓一两二钱　鹿茸(炙)二两半　菟丝子(捣,去糠,不碎者真,酒浸,蒸,捣)二两

【用法】上为细末,大钵内滚一二日,令匀,糯米糊为丸,如梧桐子大,焙干,瓷瓶收,常存暖处。可与八味丸轮服。

【主治】虚损。

杀

36084　杀风散

《普济方》卷三六四。即《秘传眼科龙木论》卷六"杀疳散"。见该条。

36085　杀虫丸(《古今医鉴》卷九引俞元河方)

【组成】好信不拘多少　黄丹少许

【用法】以黄蜡熔成一块,旋用旋丸,如黄豆大,用白薄丝绵包裹留尾。如右牙疼,则塞右耳;左牙疼,则塞左耳;两边俱痛,则两耳俱塞,必深入耳孔。一夜其虫即死。

【主治】虫牙。

36086　杀虫丸(《鲁府禁方》卷二)

【组成】槟榔一两二钱　牵牛一两二钱　锦纹大黄四钱　木香八分　雷丸　芜荑　锡灰　使君子肉各三钱

【用法】上为细末,用连须葱煎汤,露一宿为丸,如小豆大。每服四钱,连根葱汤送下。

【功用】杀虫,消痞块。

【主治】虫疾。

36087　杀虫丸(《杂病源流犀烛》卷二十八)

【组成】鹤虱　雷丸　芜荑　槟榔　乌梅　苦楝根　使君子肉

【主治】虫痛。不吐不泻,心腹懊侬,往来上下,痛有休止;或腹中块起,按之不见,五更心嘈,牙关强硬,恶心,吐涎沫或清水,腹热善渴,食厚味或饱则止,面色青白赤不定,蛔虫攻咬,面必黄。

【宜忌】《全国中药成药处方集》(济南方):孕妇忌服。

36088　杀虫丸(《经验良方》)

【组成】海人草六钱　大黄一钱　甘草半钱

【用法】上为丸。每服半钱,一日数次。

【主治】诸虫症。

36089　杀虫丸(《内外验方秘传》卷下)

【组成】川楝子一两五钱　官桂一两五钱　黄柏一两五钱　黄连八钱　鹤虱一两五钱　藜芦一两　贯众一两五钱　花椒一两　明矾二两　干姜一两五钱　乌梅二两　槟榔一两　雷丸一两五钱　芜荑五钱　苦楝根二两　使君子二两

【用法】上为末,以神曲末四两打糊为丸。每服三钱,空心乌梅汤送下。

【主治】虫扰肚疼。

36090　杀虫丸(《全国中药成药处方集》沈阳方)

【异名】杀虫化积丸。

【组成】使君肉　黑白牵牛　槟榔各五钱　芜荑　雷丸　乌梅肉　广木香各三钱

【用法】上为极细末,以白砂糖水泛为小丸。每服二钱,白开水送下。

【功用】杀虫消滞,健胃止痛。

【主治】虫积疳病,肚大腹痛,呕吐清水,唇口紫黑。

【宜忌】服药后二三小时内不食。

36091　杀虫丸(《全国中药成药处方集》抚顺方)

【组成】黑丑　雷丸　君子各一两　榔片　楝皮各二两　榧子一两　木香　雄黄　半夏各五钱　铅炭　川军各一两　鹤虱五钱

【用法】上为细末,炼蜜为丸,三钱大。

【功用】杀虫。

36092　杀虫丸(《成方制剂》9册)

【组成】槟榔　大黄　鹤虱　苦楝皮　雷丸　木香　牵牛子　使君子仁

【用法】制成丸剂,每丸重1.5克。口服,一次2丸,一日2次。

【功用】杀虫导滞。

【主治】肠道虫积引起的虫积腹痛,停食停乳,饮食少进,大便燥结。

【宜忌】孕妇忌服。

36093　杀虫丹(《石室秘录》卷三)

【组成】楝树根一两　黄连三钱　乌梅肉三钱　吴茱萸三钱　炒栀子三钱　白薇一两　白术二两　茯苓三钱　甘草三钱　鳖甲三钱

【用法】上药各为末,炼蜜为丸,如小米大。每服三钱。

【主治】虫痛。

【宜忌】此丸必须乘其饥饿思食时与之。此丸服下,必痛甚,不可即与之水。

【加减】腹下之痛,宜加大黄三钱。

36094　杀虫丹(《麻科活人》卷三)

【组成】生葱一把

【用法】炒食。虫即化为水。

【功用】杀虫。

36095　杀虫散(《圣惠》卷六十一)

【组成】白芜荑一两　藜芦一两(去芦头)　雌黄一两(细研)　麝香一分(细研)　青矾半两　雄黄半两(细研)　苦参一两(剉)　附子半两(炮裂,去皮脐)

【用法】上为细末,与麝香相和研匀。每用时,先以吴蓝、甘草煎汤洗疮口,去痂拭干,敷之,一日二次。

【主治】痈疽发背久不愈。

36096　杀虫散(《圣济总录》卷一四二)

【组成】獭皮

【用法】烧灰细研。每服二钱匕,空心米饮调下,日晚再服。

【主治】脉痔,肛边生疮痒痛。

36097　杀虫散(《不知医必要》卷二)

【组成】雄黄(拣明净的)六钱

【用法】上为细末。用真芝麻油一钟调匀,口含片时,漱出,再含再漱。数次即愈。

【主治】牙虫痛在一处,无论有脓无脓。

36098　杀虫膏(《理瀹》)

【组成】桃　李　梅　桑　石榴皮(并取东向者)各七茎　青蒿一小握　苦楝根七寸　生蓝叶七片　葱白(连根

洗)七个 黑丑头末(半生半炒)一两 大黄五钱 槟榔八钱 三棱(醋炒) 蓬术(煨) 雷丸 芜荑 使君子 木香 甘遂 皂角 灵脂 雄黄各三钱 明矾 轻粉 朱砂各一钱

【用法】麻油熬,黄丹收,麝香搅。贴肚脐上。

【主治】劳虫,眼眶鼻下青黑,面色萎黄,脸上有几条血丝,如蟹爪分明,或面上白斑,唇红,能食,心嘈,时痛时止,痛则咬心,口吐涎沫清水,梦中啮齿,腹中或有块。

【加减】一加贯众、厚朴、干漆、炒白僵蚕各三钱、紫金锭二钱尤佳。

36099 杀鬼丸(《外台》卷四引《古今录验》)

【组成】雄黄五两(研) 朱砂五两(研) 鬼臼五两 鬼督邮五两 雌黄五两(研) 马兜铃五两 皂荚五两(炙) 虎骨五两(炙) 阿魏五两 甲香一两 羚羊角一枚(屑) 桃白皮五两 白胶香一两 菖蒲五两 殳羊角一枚(屑) 腊蜜八斤(炼) 石硫黄五两(研)

【用法】上十七味,捣筛十六味,腊蜜和为丸,如杏子大。将往辟瘟处烧之。若大疫家可烧,并带行。

【功用】去恶毒气。

【宜忌】《普济方》:忌生血物、羊肉饧。

36100 杀鬼丸

《外台》卷十三引《古今录验》。为原书同卷"五疰丸"之异名。见该条。

36101 杀鬼丸(《千金翼》卷十引丁季方)

【组成】虎头骨(炙) 丹砂 真珠 雄黄 雌黄 鬼臼 曾青 女青 皂荚(去皮子,炙) 桔梗 芜荑 白芷 芎䓖 白术 鬼箭(削取皮羽) 鬼督邮 藜芦 菖蒲各二两

【用法】上药治下筛,炼蜜为丸,如弹丸大。带之,男左女右。

【功用】辟疫。

【主治】《圣惠》:时气瘴疫。

36102 杀鬼丸(《圣惠》卷五十六)

【异名】杀鬼五邪丸(《普济方》卷二五四)。

【组成】朱砂一两(细研) 雄黄一两(细研) 白龙骨一两 犀角屑半两 鬼臼一两(去须) 赤小豆半两 鬼箭羽一两 芜青二十枚 桃仁五十枚

【用法】上为末,更研令匀,以蜡和丸,如弹丸大。绛囊盛之,系臂上,男左女右。小儿系项颈下。

【主治】狂邪,妄语狂走,恍惚不识人。

36103 杀鬼丸

《圣惠》卷七十。为原书卷三十一"杀鬼麝香丸"之异名。见该条。

36104 杀鬼丸

《圣济总录》卷一○○。为《圣惠》卷五十六"大杀鬼丸"之异名。见该条。

36105 杀鬼丸

《普济方》卷二五四。为原书同卷"虎爪丸"之异名。见该条。

36106 杀鬼丸(《育婴秘诀》卷二)

【组成】雄、雌黄各二两 牯羊骨 虎头骨各一两 龙骨 鳖甲 鲮鲤甲 刺猬皮各三两 樗鸡五枚(无,即以芫青五枚代之) 川芎 白蒺藜 鬼臼 禹余粮 东门上雄鸡头一枚

【用法】用蜡三十两为丸,如梧桐子大。门口房内烧之,男左女右臂上常带一丸。

【功用】熏百鬼恶气。

【备考】方中川芎、白蒺藜、鬼臼、禹余粮用量原缺。

36107 杀鬼丹(《松峰说疫》卷五)

【组成】虎头骨(真者,酥炙) 桃枭(系桃之干在树上者) 斧头木(系斧柄入斧头中之木) 雄黄(明亮者,另研) 桃仁(去皮、尖,麸炒黄) 朱砂(光明者,另研)各一钱五分 犀角屑 木香 白术 鬼箭羽各一钱 麝香七分五厘

【用法】上为粗末。带之。

【功用】避瘟疫。

36108 杀鬼杖

《卫生宝鉴》卷二十。为《古今录验》引《胡录》(见《外台》卷十三)"八毒赤丸"之异名。见该条。

36109 杀疥药(《三因》卷十五)

【异名】杀疥散(《中医皮肤病学简编》)。

【组成】羊蹄根(生切)一两 姜一分 矾半钱 硫黄一钱 草乌头一个

【用法】上以米泔淹一宿,研极细,入酽醋和匀。入浴时,抓破疮敷之;迟顷,入温汤洗去。

【主治】疮疡,疥疮。

【备考】本方方名,《普济方》引作"杀疮药"。

36110 杀疥散

《中医皮肤病学简编》。为《三因》卷十五"杀疥药"之异名。见该条。

36111 杀疮药

《普济方》卷二八○。即《三因》卷十五"杀疥药"。见该条。

36112 杀疳丸(《圣惠》卷八十六)

【组成】青黛二钱 蝉壳五枚(微炒) 朱砂一钱(细研) 雄黄一钱(细研) 胡黄连一分 瓜蒂二七枚 田父一枚(炙令黄) 蛇蜕皮灰一钱 腻粉一钱(研入) 熊胆一钱(细研) 芦荟一钱(细研) 麝香一钱(细研) 蟾酥两皂荚子许大(研入)

【用法】上为末,都研令匀,熬猪猪胆汁,浸蒸饼和丸,如黄米大。每服三丸,以薄荷汤化破服。

【主治】小儿五疳,寒热腹胀,四肢瘦弱。

【备考】《普济方》有龙胆,无芦荟。

36113 杀疳丸(《圣惠》卷八十七)

【组成】蜗牛壳一分 麝香一分(细研) 芦荟一分(细研) 雄黄一分(细研) 肉豆蔻半两(去壳) 母丁香一分 黄连半两(去须,微炒) 鹤虱一分 定粉半两(微炒) 白矾灰一分 密陀僧一分(细研) 没药一分 艾叶半两(炒令黄) 地龙一分(微炒) 熊胆一分(研入) 蟾酥一钱(研入)

【用法】上为末,面糊为丸,如绿豆大。每服三丸,以粥饮送下,不拘时候。

【主治】小儿内疳,下痢不止,体瘦食少,腹痛羸弱。

【备考】《普济方》有地榆,无地龙。

36114 杀疳丸(《圣惠》卷八十七)

【组成】没石子半两　麝香一分(细研)　芦荟半两(细研)　瓜蒂半两　蟾头半两(炙令焦黄)　鹤虱半两　青黛半两(细研)　腻粉一分(研入)

【用法】上为末,以糯米饭为丸,如黍米大。每服五丸,以粥饮送下,一日三次。

【主治】小儿脊疳,日渐羸瘦,腹中有虫。

36115 杀疳丸(《圣惠》卷九十三)

【组成】雄黄一分(细研)　麝香一分(细研)　牛黄一分(细研)　芦荟一分(细研)　朱砂一分(细研)　胡黄连一分　密陀僧三分(麸炒或烧令赤色,细研)　龙骨一分(烧令赤色)　青黛半两(细研)　金箔十片(细研)　肉豆蔻二枚(去壳)　蟾酥半分(热水化为泥)

【用法】上为末,入研了药及蟾酥,研令匀,汤浸蒸饼为丸,如黄米大。每服三丸,以温水送下;煎黄连苦参汤洗身,上用青衣盖,出虫后便愈。

【主治】小儿疳痢久不止。

36116 杀疳散(《秘传眼科龙木论》卷六)

【组成】防风　龙脑　牡蛎各二两　五味子　白芷　细辛各一两

【用法】上为细末。每服一钱,空心米汤调下。

【主治】小儿疳眼外障。

【备考】本方方名,《普济方》引作"杀风散"。

36117 杀蛆药(《伤科汇纂》卷七)

【组成】皂矾

【用法】煅赤,擦于患处。即化为水。佐以内服柴胡、栀子清肝火。

【主治】损伤溃烂生蛆者。

36118 杀九虫散(《千金翼》卷二十四)

【组成】藋芦　贯众　干漆各二两(熬)　狼牙一两

【用法】上为散。以羊臛和服之一合,每日三次。二日下虫矣。

【主治】寒疝心痛,及虫啮心痛。

36119 杀虫神丹(《石室秘录》卷一)

【组成】鬼箭羽三钱　鳖甲一两　地栗粉半斤　生何首乌半斤　熟地半斤　六曲二两　白薇三两　人参五钱　柴胡五钱　鹿角霜六两　地骨皮五两　沙参五两

【用法】上药各为细末,炼蜜为丸。每日服前汤(和平散)后,送下五钱,一日二次。此丸服半料后,当改用六味地黄丸,加麦冬三两、五味一两;骨蒸有汗者宜用丹皮;无汗者宜用沙参;若地骨皮则有汗无汗俱宜之。

【功用】杀虫。

【主治】痨虫尸气。

36120 杀鬼杖子

《不居集》下集卷十六。为《古今录验》引《胡录》(见《外台》卷十三)"八毒赤丸"之异名。见该条。

36121 杀虫化积丸

《全国中药成药处方集》(沈阳方)。为原书"杀虫丸"之异名。见该条。

36122 杀虫乌梅丸

《全国中药成药处方集》(兰州方)。为《伤寒论》"乌梅丸"之异名。见该条。

36123 杀虫芜荑散(《圣惠》卷九十)

【组成】芜荑三分(微炒)　葶苈子一两(微炒)　白矾一两(烧令汁尽)　吴茱萸半两(微炒)

【用法】上为细散。以生油调,涂疮上,每日二次。

【主治】小儿头面及身体生疮,久不愈,瘙痒。

36124 杀虫神妙丸(《普济方》卷三九九)

【组成】苦楝根皮握下二三寸(炒)　川楝子　石榴皮　使君子　芜荑仁(炒)　槟榔　铅锡灰　轻粉　莪术　巴豆(去心膜油)　三棱　青皮　榧子　蛤粉　鸡子黄一枚各等分

【用法】上为末,醋糊为丸,如麻子大。每服用二三十丸,空心炙桃柳条汤送下,或五更用茶清肉汤连进三两服。

【主治】诸虫。

36125 杀虫硫黄散(《胎产心法》卷下)

【组成】硫黄

【用法】上为细末,取东南桃树枝五七枝,轻打头使散,以绵缠粘末,令少厚;又截一竹筒,先纳下部中,仍以所捻药,桃枝烧着熏之。

【主治】疳虫蚀下部五脏。

36126 杀虫雄黄散(《疡科选粹》卷七)

【组成】雄黄　金星石　银星石　紫石英　白石英　玄精石　马牙硝　白矾各一两

【用法】上为末,入瓷盒中,用土泥封固,候干,炭火煅通红即止,以土罂药盒,来日取出,于湿地上纸衬出火毒,研如粉。以枫树胶煮汁和调,每日涂之。

【主治】乌癞,皮肤变黑,生疮肿痛。

36127 杀鬼五邪丸

《普济方》卷二五四。为《圣惠》卷五十六"杀鬼丸"之异名。见该条。

36128 杀鬼虎头丸

《圣惠》卷十六。为《肘后方》卷二"虎头杀鬼方"之异名。见该条。

36129 杀鬼破胎汤(《辨证录》卷十一)

【组成】水蛭(炒黑,研为细末)三钱　丹皮五钱　当归尾五钱　大黄三钱　厚朴二钱　红花五钱　牛膝三钱　生地五钱　桃仁(去尖,研碎)

【用法】水与酒同煎一碗,空腹服。

【主治】经枯血闭。在室未嫁,月经不来,腹大如娠,面色乍赤乍白,脉乍大乍小。

36130 杀鬼烧药方(《千金》卷九)

【异名】杀鬼雄黄丸(《圣惠》卷七十)。

【组成】雄黄　丹砂　雌黄各一斤　羚羊角(羖羊角亦得)　芜荑　虎骨　鬼臼　鬼箭羽　野丈人　石长生　豭猪屎　马悬蹄各三两　青羊脂　菖蒲　白术各八两　蜜蜡八斤

【用法】上为末,以蜜蜡和为丸,如弹许大。朝暮及夜中,户前微火烧之。

【功用】辟瘟气。

【主治】《圣惠》:妇人与鬼交通。

【备考】《医钞类编》有桃奴,无石长生。

36131　杀鬼雄黄丸

《圣惠》卷七十。为《千金》卷九"杀鬼烧药方"之异名。见该条。

36132　杀鬼麝香丸(《圣惠》卷三十一)

【异名】杀鬼丸(原书卷七十)。

【组成】麝香一分(细研)　雄黄半两(细研)　光明砂三分(细研)　鬼箭羽三分　犀角屑一两　木香半两　白术半两　天灵盖一两(涂酥,炙令微黄)　虎头骨一两半(涂酥,炙令黄)　桃仁二分(汤浸,去皮尖双仁麸炒微黄)

【用法】上为末,入研了药令匀,炼蜜为丸,如梧桐子大。每服二十丸,食前以温清粥饮送下。

【主治】传尸骨蒸劳。

【备考】本方方名,《普济方》引作"麝香丸"。

36133　杀疳保童丸(《圣惠》卷八十六)

【组成】青黛半两　熊胆一分　黑狗胆一枚　麝香半两　芦荟一分　鲤鱼胆五枚　蟾头灰一分　蜗牛一分(炙令黄,为末)　水银一分(以少枣肉研令星尽)

【用法】上件药以青黛等细研,次下诸胆,研令匀,炼蜜为丸,如黄米大。每服五丸,以冷水送下。

【主治】小儿一切疳,体瘦皮干,毛发焦黄,心热烦躁。

36134　杀虫青葙子散(《圣惠》卷六十)

【组成】青葙子　雄黄(细研)　硫黄(细研)　芜荑　雷丸各半两　苦参三分(剉)　狼牙三分　藜芦一分(去芦头)

【用法】上为末。以绵裹一钱,纳下部中,日再易之。

【主治】疳湿䘌。

饧

36135　饧煎(《千金》卷十七)

【组成】饧任多少　干枣一升(去核)

【用法】熟捣,水五升和使相得,绞去滓,澄去上清,取浊,纳饧中搅,火上煎,勿令坚。连连服如鸡子,渐渐吞之,日三夜二。

【功用】《千金方衍义》:资胃气而助蒸化之力。

【主治】肺气不足,咽喉苦干。

各

36136　各半散(《朱氏集验方》卷三引《海上方》)

【异名】五斗安神各半散(《普济方》卷二四九引《十便良方》)。

【组成】室女发(烧灰)　茴香各等分

【用法】上为末。无灰酒调,热服,不拘时候。

【主治】小肠气撮痛。

36137　各神丸

《普济方》卷三十九。为《脚气治法总要》卷下"神功丸"之异名。见该条。

36138　各等倍奇汤(《霉疮新书》)

【组成】大黄　杜仲　当归　牛膝　地黄　白芷　黄连　槟榔　芍药　川芎　忍冬　甘草　木瓜　沉香　桑寄生各等分　土茯苓备用

【用法】以水七合,煮取三合半,去滓温服。

【主治】杨梅结毒,筋骨疼痛。

多

36139　多子酒(《奇方类编》卷下)

【异名】百子酒(《仙拈集》卷三)。

【组成】甘枸杞一斤　桂圆肉一斤　核桃肉一斤　白米糖一斤

【用法】共入绢袋内,扎口,入坛内,用好烧酒十五斤、糯米酒十斤,封口,窨三七日,取出。每日服三次。

【功用】补益。

36140　多子锭(《北京市中药成方选集》)

【组成】党参(去芦)二两　杜仲(炭)二两　苁蓉(炙)二两　盐知母二两　黄柏二两　远志(炙,去心)二两　盐泽泻一两　黄耆一两　龟版(炙)一两　牛膝一两　蛇床子一两　甘草(炙)一两　首乌(炙)四两　山药四两(上为细末)　熟地四两　生地四两　天冬四两　山萸肉(炙)二两　朱寸冬二两　大茴香二两　五味子(炙)一两　枸杞子一两(共熬膏)

【用法】将前药粉和膏合成药饼,每盒装四十八粒。每服十二丸,一日二次,温开水送下。

【功用】滋阴补气,壮阳种子。

【主治】肾虚气弱,久无子嗣,精神萎靡,腰膝酸痛。

36141　多皮饮(《赵炳南临床经验集》)

【组成】地骨皮三钱　五加皮三钱　桑白皮五钱　干姜皮二钱　大腹皮三钱　白鲜皮五钱　粉丹皮三钱　赤苓皮五钱　冬瓜皮五钱　扁豆皮五钱　川槿皮三钱

【功用】健脾除湿,疏风和血。

【主治】亚急性、慢性荨麻疹。

【宜忌】多皮饮主要是针对顽固性慢性荨麻疹,经常复发,而发作时以皮疹为主,而且湿重于热,用过麻黄方不效的患者为宜。

【加减】若患者遇冷而复发,则重用干姜皮;遇热而发作,则去干姜皮,另加干生地五钱至一两。

【方论选录】本方是根据《六科准绳》中五皮饮化裁而来。方中赤苓皮、冬瓜皮、扁豆皮、大腹皮健脾利湿,涤清胃肠的积滞;原方五皮饮中的生姜皮改为干姜皮,取其辛温和胃,固表守而不走;白鲜皮、川槿皮驱风止痒;丹皮凉血和血化斑;地骨皮、桑白皮泄肺而清皮毛。

【临床报道】❶慢性荨麻疹:李某敏,女,41岁。初诊:1971年2月10日。主诉十余年来全身不断发生红疙瘩,痒甚。现病史:患者十余年来,不断在四肢、躯干发生大片红色疙瘩,剧烈瘙痒,时起时落,每早晚发疹较重,无一定部位,特别是冬季晚上入寝后更重,夏日亦不间断,曾经多方面治疗不效。检查:四肢有散在指盖大或铜元大、不整形之大片扁平隆起,淡红色,脉象沉缓,舌苔白,舌质淡。西医诊断:慢性荨麻疹。中医辨证:先有蕴湿兼感风寒之邪化热,风寒湿热交杂,缠绵不去,发于皮肤。立法:调和阴阳气血,兼以清热散寒,疏风祛湿。方药:五加皮三钱,桑白皮三钱,地骨皮三钱,丹皮三钱,干姜皮三钱,陈皮三钱,扁豆皮三钱,茯苓皮三钱,白鲜皮三钱,大腹皮三钱,当归三钱,浮萍三钱。2月17日进服上方七剂,皮疹明显减少,只是早上外出后有少数皮疹,晚上也基本不发。2月26日复诊,又继服四剂后,皮疹即完全不发。又服三剂,临床治愈。❷玫瑰糠疹:《湖南中医杂志》[2001,17(5):24]用本方加减治疗玫瑰糠疹43例,对照组予开瑞坦配合安替林含片治疗41例。结果:治疗组43例中,治愈20例,显效14例,有效6例,总有效率为93.02%;对照组41例中,治愈15例,显效10例,有效7例,无效9例,总有效率78.04%。

36142　多效散（《卫生宝鉴》卷十一）

【组成】诃子肉　五倍子各等分

【用法】上为末。用少许干粘唇上。

【主治】唇紧疼及疮。

【备考】本方方名,《普济方》引作"立效散"。

36143　多黑散（《鸡峰》卷二十二）

【组成】似锦(即将军)三两(小便浸三日,纸裹煨过)倚松子(即巴豆)三两半(浆水浸七日,炒黄)　豫吞(即细炭)一握一茎(米醋五升淬尽用)半两　铜钱七十文(铜线细用酒五升炼尽)

【用法】上为细末。随伤大小贴之。血出、疼痛便止,更无瘢痕。逐妇人一切败血者,可服一字,温酒调服。

【功用】逐一切败血;止血。

争

36144　争功散（《得效》卷十一）

【异名】热疟争攻散（《普济方》卷三九〇）。

【组成】知母　贝母　柴胡(去芦)　常山　甘草　山栀子　槟榔各五钱　蝉蜕十个　地骨皮(去骨)五钱

【用法】上剉散。每服三钱,用桃、柳枝各五寸煎;未效,用路葛藤五寸煎服。

【主治】热疟。

36145　争先汤（《辨证录》卷一）

【组成】桂枝五分　麻黄五分　石膏一钱　麦冬五钱茯苓五钱　半夏八分

【用法】水煎服。

【主治】冬月伤寒身热,一日即发谵语。

凫

36146　凫茈散（方出《本草纲目》卷三十三引李氏方,名见《女科切要》卷二）

【组成】凫茈一岁一个

【用法】烧存性,研末。酒服之。

【主治】妇人血崩。

36147　凫葵粥（《食医心鉴》）

【组成】凫葵二斤　米半升

【用法】上于豉汁中煮作粥。空心食之。

【功用】利小便。

【主治】热淋。

旬

36148　旬效散（《普济方》卷八十四引《德生堂方》）

【组成】雀脑川芎　金钗石斛(净)　木贼(去节)各二钱　人蛔虫(略阴干)

【用法】上为细末。用苇管吹入左右鼻中。

【主治】眼倒睫拳毛。

匈

36149　匈奴露宿丸（《外台》卷十二引《范汪方》）

【组成】甘草三分(炙)　大黄二分　甘遂二分　芫花二分(熬)　大戟二分(炙)　葶苈子二分(熬)　苦参一分消石一分　巴豆半分(去心皮,熬)

【用法】上为细末,炼蜜为丸,如小豆大。服三丸,当吐下;不吐下,稍益至五六丸,以知为度。

【主治】心腹积聚,膈上下有宿食留饮。

【宜忌】忌海藻、芦笋、菘菜、野猪肉。

36150　匈奴露宿丸（《千金》卷十六）

【异名】露宿丸（《千金方衍义》卷十六）。

【组成】礜石　桂心　附子　干姜各二两

【用法】上为末,炼蜜为丸,如梧桐子大。一服十丸,日三服,稍加之。

【主治】寒冷积聚。

【方论选录】《千金方衍义》:露宿者,形寒饮冷致病,故用礜石之大辛大热,以治腹中坚癖邪气;兼取附子、桂心、干姜壮其雄烈,以破癖冷沉寒,能助阳气内充,即使霜行露宿,亦可无虞。

36151　匈奴露宿丸（《千金翼》卷十五）

【组成】礜石(烧)　桔梗　皂荚(炙,去皮、子)　干姜附子(炮,去皮)　吴茱萸等分

【用法】上为末,炼蜜为丸,如梧桐子大。饮服三丸,一日二次;稍加,以知为度。

【主治】毒冷。

刘

36152　刘老丸（《圣济总录》卷一七二）

【组成】陈粳米一合(炒过,去火毒用)　黄连一两(去须,剉,炒,放冷出火毒)　陈橘皮半两(去白)　干漆一分(炒去烟,出火毒,存性)

【用法】上为末,猪胆汁煮面糊为丸,如小豆大。每服七丸,米饮送下,不拘时候。

【主治】小儿无辜疳。

36153　刘刺史丸（《鲁府禁方》卷三）

【组成】肉苁蓉(酒洗)一两三钱　覆盆子(去蒂)一两二钱　蛇床子一两二钱　菟丝子(酒制)一两二钱　乌贼骨八钱　五味子六钱　当归(酒洗)一两二钱　川芎一两一钱　白芍一两　防风六钱　黄芩五钱　艾叶三钱　牡蛎八钱(盐泥固济煨透,去泥,研)

【用法】上为末,炼蜜为丸。每服三十或四十丸,早、晚青盐汤送下。

【主治】赤白带下。

36154　刘寄奴汤（《圣济总录》卷一五二）

【组成】刘寄奴二两半　赤芍药(剉,炒)二两　白茯苓(去黑皮)一两　芎䓖　当归(切,焙)各一两半　艾叶

(炒)四两

【用法】上为粗末。每服三钱匕,水一盏,煎七分,去滓,空心、食前温服,一日二次。

【主治】妇人经血下不止。

36155 刘寄奴汤(《圣济总录》卷一六○)

【异名】刘寄奴饮子(《产宝诸方》)。

【组成】刘寄奴 甘草各等分

【用法】上剉,如麻豆大。每服五钱匕,先以水二盏,入药煎至一盏,再入酒一盏,再煎至一盏,去滓温服。

【主治】产后百病,血运。

36156 刘寄奴汤(《圣济总录》卷一六○)

【组成】刘寄奴二两 桔梗(炒)三两 当归(剉,焙)二两 生姜(切,焙)一两 桂(去粗皮)二两 陈橘皮(汤去白,焙)一两半 芍药三两 赤茯苓(去黑皮)三两

【用法】上为粗末。每服三钱匕,水一盏半,煎至八分,去滓,入延胡索末半钱匕,搅匀温服,一日三次。

【主治】产后恶露不尽,七八日腹痛,两胁妨满,兼儿枕痛。

36157 刘寄奴汤(《圣济总录》卷一六○)

【组成】刘寄奴 知母(焙)各一两 当归(切,焙)鬼箭羽各二两 桃仁(去皮尖双仁,炒)一两半

【用法】上为粗末。每服四钱匕,水一盏半,煎至八分,去滓,空心、食前温服。

【主治】产后恶露不尽,脐腹疼痛,壮热憎寒,咽干烦渴。

36158 刘寄奴汤(《朱氏集验方》卷六)

【组成】刘寄奴 五倍子各等分

【用法】上为细末。空心酒调下,仍用其末敷痔上。

【主治】痔疾。

36159 刘寄奴饮(《卫生家宝产科备要》卷七)

【组成】刘寄奴二两(择去梗草) 当归一两(去芦头,切,焙) 甘草二钱(炙,剉)

【用法】上为粗末。每服二钱,水一盏半,加生姜七片,煎至七分盏,去滓热服。凡治血晕,药须乘闲煎下,以备急用。

【主治】产后恶露不快,败血上攻,心胸烦躁,大渴闷乱,眼黑旋运,或见鬼神,脐腹疼痛,呕哕恶心,不进饮食。

36160 刘寄奴散(《圣惠》卷七十一)

【组成】刘寄奴一两 当归一两(剉) 桂心一两 芎劳一两 牛膝一两 琥珀一两

【用法】上为散。每服二钱,以温酒调下,不拘时候。

【主治】妇人血气,小腹疼痛。

36161 刘寄奴散(《圣惠》卷八十)

【组成】刘寄奴一两 当归二两(剉,微炒) 赤芍药一两 吴茱萸一分(汤浸七遍,焙干,微炒) 姜黄半两

【用法】上为散。每服三钱,以酒一中盏,煎至六分,去滓温服,不拘时候。

【主治】产后血运,闷绝不识人,颊赤,手足烦疼,腹胀喘息。

36162 刘寄奴散(《圣惠》卷八十)

【组成】刘寄奴一两 红蓝花半两 益母草子半两

【用法】上为散。每服三钱,以童便半盏,酒半盏相和,暖过调下,不拘时候。

【主治】产后血运闷绝。

36163 刘寄奴散(《圣惠》卷八十)

【组成】刘寄奴一两 麝香一分(细研) 当归(剉,微炒) 芎劳 桂心 牛膝(去苗) 益母草 羌活 生干地黄 延胡索各三分

【用法】上为散,研入麝香令匀。每服二钱,以温生姜汤、童便调下,不拘时候。

【主治】产后恶血冲心,闷绝不语。

36164 刘寄奴散(《圣惠》卷八十)

【组成】刘寄奴三分 当归三分(剉,微炒) 延胡索半两 蒲黄半两 肉桂三分(去粗皮) 红蓝花半两 木香一分 生干地黄半两 桑寄生半两 赤芍药半两 川大黄一两(剉,微炒) 苏枋木三分(剉)

【用法】上为散。每服以水一中盏,加生姜半分,煎至六分,去滓稍热服,不拘时候。

【主治】产后恶露不下,腹内疞刺疼痛,日夜不止。

36165 刘寄奴散(《本事》卷六)

【组成】刘寄奴

【用法】上为末。掺金疮口,裹。

【功用】❶《本事》:敛金疮口,止疼痛。❷《济阳纲目》:止血生肌。

【主治】❶《本事》:金疮。❷《医学纲目》:汤火疮。

【方论选录】《本事方释义》:刘寄奴气味苦温,入足厥阴,能行血止疼,去癥瘕,治金疮极有效验,并治汤火疮尤妙。此虽一味草药,性能行走,使气血不致凝滞,则所伤之处自然止痛生肌耳。

【备考】《本事》引《经验方》:刘寄奴为末,先以糯米浆用鸡翎扫伤着处,后掺药末在上。并不痛,亦无痕。大凡伤着,急用盐末掺之,护肉不坏,然后药敷之。

36166 刘寄奴散(《杨氏家藏方》卷十四)

【组成】赤石脂 无名异(烧红) 风化石灰 寒水石 磁石(烧红七遍)各一两 王不留行 刘寄奴 地松 地榆 黄柏皮各半两

【用法】上为细末。干掺患处。如刀伤肉开者,以药掺后更用软帛微缚敛,即时肉合,更不痛作,亦无脓血,甚妙。

【主治】刀箭所伤。

36167 刘寄奴散(《普济方》卷三六一)

【组成】刘寄奴半两 甘草一指节许 地龙(炒)一分

【用法】上咬咀。以水二盏,煎至一盏,去滓,时时与服。

【主治】小儿夜啼不止。

36168 刘寄奴散(方出《准绳·疡医》卷四引《得效》,名见《洞天奥旨》卷十六)

【组成】刘寄奴 王不留行 大黄 金银花 木鳖子各等分

【用法】酒、水煎,露一宿,五更服。

【主治】便毒。

36169 刘氏毒镖膏(《膏药方集》引刘金安方)

【组成】乳香六钱 没药六钱 轻粉六钱 血竭六钱 甘草六钱 芙蓉草六钱 汗三七六钱 五倍子六钱 彰丹六两 朱砂二钱 台寸(麝香)一钱 红花三钱 小燕三个 咸鸭蛋七个 香油一斤

【用法】先将香油熬开,将小燕、咸鸭蛋、芙蓉草放油内后,取汁去滓;再将五倍子、红花、汗三七放油内炸黄色取出,共为细末,合煎药内,文火熬之,见各药变成黄色,再下彰丹,见黑色时用水一盆,滴水成珠为度,再将台寸放入,用铁铲搅三四合,将药全部倾水盆内,出去火毒,火毒出净后,膏药成灰白色,取出即可用之。用时将膏药用凉水泡化,再用手扰开,看症用多少贴疮上。

【主治】骨节骨膜漏疮,结核,对口,搭背,腰痛,硬伤,伤口,疔毒,恶疮,阴疮,鼠疮,臁疮,乳疮,筋膜瘰病,寒疮,痔疮,痔漏,骨痨。

36170 刘寄奴饮子

《产宝诸方》。为《圣济总录》卷一六○"刘寄奴汤"之异名,见该条。

36171 刘庭瑞通圣散

《宣明论》卷三。即原书同卷"防风通圣散"去芒消,加缩砂。见该条。

36172 刘氏跌打损伤膏(《伤科汇纂》卷八)

【组成】当归 三棱 莪术 独活 白芷 川芎 羌活 红花 川牛膝 防风 肉桂 杜仲 续断 防己 五加皮 骨碎补 赤芍药 刘寄奴 秦艽 葱头 土鳖虫 头发一握 龙骨 乳香(去油) 没药(去油) 血竭各二两 麝香(另收,旋加)

【用法】上药入油熬化,瓷钵收贮;每药油四两,加制松香一斤,同熬成膏,倾水缸内扯拔出火毒,藏之。凡摊膏时,炖化摊好,放土地一个时辰,得土气则土鳖虫有力,易于接骨故也。

【主治】跌打损伤。

【宜忌】如皮骨损者,忌用麝香。

齐

36173 齐州荣姥方(《千金》卷二十二)

【组成】白姜石一斤(软黄者) 牡蛎九两(烂者) 枸杞根皮二两 钟乳二两 白石英一两 桔梗一两半

【用法】上药各为细末,合和令调,先取伏龙肝九升末之,以清酒一斗二升搅令浑浑然,澄取清二升,和药捻作饼子,大六分,厚二分,其浊滓仍置盆中,布饼子于笼上,以一张纸藉盆上,以泥酒气蒸之,仍数搅令气散发,经半日,药饼子干,乃纳瓦坩中,一重纸一重药遍布,勿令相著,密以泥封三七日,干以纸袋贮之,干处举之。用法以针刺疮中心深至疮根,并刺四畔令血出,以刀刮取药如大豆许纳疮上。若病重困日夜三四度著,其轻者一二度著,重者二日根始烂出,轻者半日一日烂出,当看疮浮起,是根出之候,若根出已烂者,勿停药仍著之,药甚安稳,令生肌易。其病在口咽及胸腹中者,必外有肿异相也,寒热不快,疑是此病,即以饮或清水和药如杏仁许服之,日夜三四服,自然消烂,或以物剔吐,根出即愈;若不出亦愈,当看精神自觉醒悟,合药以五月五日为上时,七月七日次,九月九日,腊月腊日并可合。若

急须药他日亦得。

【主治】疔肿。

【宜忌】忌房室、猪、鸡、鱼、牛、生韭、蒜、葱、芸薹、胡荽、酒、醋、面、葵等;若犯诸忌而发动者,取枸杞根汤和药服。

【方论选录】《千金方衍义》:牡蛎软坚,钟乳利窍,石英敛津,姜石消肿,枸杞泻火,桔梗散气,灶土、清酒温助诸石以拔毒根于中;英、乳甘温,生肌亦易,惟姜石咸寒,为疔肿去腐生新之专药。初起未著形时之,可散。二石虽温,然非悍烈之品,不虑助邪为虐;若至毒邪掀发,则又未可尝试。

36174 齐峰川椒散(《直指》卷二十一)

【异名】齐峰花椒散(《医统》卷六十四)。

【组成】红川椒四钱 樟脑 赤小豆 缩仁各二钱 明矾(煅)一钱

【用法】上为末。少许塞敷,咽不妨。

【主治】齿痛。

36175 齐峰花椒散

《医统》卷六十四。为《直指》卷二十一"齐峰川椒散"之异名,见该条。

充

36176 充脊汤(《辨证录》卷八)

【组成】山茱萸 熟地 山药 芡实各一两 北五味三钱 金樱子 白术各三钱

【用法】水煎服。

【主治】至夜脊心自觉如火之热,因而梦遗。

36177 充德丸(《圣济总录》卷一四六)

【组成】艾(去梗,炒)二两半 蘑菌一两半 丁香 诃黎勒(煨,去核) 桑根白皮(炙)各一两 肉豆蔻(去壳,炮) 益智子(去皮) 熏陆香(别研) 麝香(别研)各半两

【用法】上药除别研外,捣罗为末,同拌匀,酒煮面糊为丸,如梧桐子大。每服二十丸,早、晚食前温酒送下。

【主治】因寒药内攻,大肠急痛,或胸藏冷气,或为血盅,或霍乱,或心胀短气,或羸瘦,或腹痛不解,或虚满遗精,或水肿,或中恶。

36178 充髓丹(《辨证录》卷八)

【组成】熟地二两 山茱萸一两 金钗石斛五钱 地骨皮三钱 沙参五钱 牛膝三钱 五味子一钱 茯苓三钱

【用法】水煎服。

【功用】补真阴。

【主治】久立腿酸无力,久则面黄肌瘦,口臭肢热,盗汗骨蒸。

36179 充髓汤(《辨证录》卷六)

【组成】熟地三两 玄参二两 金钗石斛 牛膝各五钱 女贞子五钱

【用法】水煎服。

【主治】素常贪色,加之行疫劳瘁,伤骨动火,复又行房鼓勇大战,遂至两足痿弱,立则腿颤,行则膝痛,卧床不起,然颇能健饭易消。

交

36180　交加丸(《鸡峰》卷十五)

【组成】生地黄一斤(研烂取汁,滓别置器中)　生姜一斤(同上法。以上将生地黄汁炒生姜滓,生姜汁炒生地黄滓,令干,入药如后)　白芍药　人参　当归　麦门冬　琥珀　阿胶　蒲黄各一两(一方用白术、石斛各一两,无蒲黄,用麦门冬,治虚劳百疾)

【用法】上为细末,炼蜜为丸,如梧桐子大。每服二十丸,空心米饮送下。每服药后,以故旧纱帛一片,包龙脑薄荷二两,以鼻闻其气。

【功用】滋益荣卫,补益冲任。

【主治】妇人诸血妄行。

36181　交加丸(《本草纲目》卷十二引《卫生杂兴》)

【组成】苍术一斤(刮净,分作四份,一份米泔浸炒,一份盐水浸炒,一份川椒炒,一份破故纸炒)　黄柏皮一斤(刮净,分作四份,一份酒炒,一份童尿浸炒,一份小茴香炒,一份生用)

【用法】拣去各药,只取术、柏为末,炼蜜为丸,如梧桐子大。每服六十丸,空心盐汤送下。

【功用】升水降火,除百病。

36182　交加丸(《胎产要诀》卷上)

【组成】生地一斤　川芎一两　延胡一两　当归二两　芍药一两　木香五钱　没药一两　香附四两(醋煮)　老姜一斤

【用法】生地、老姜各捣汁,以姜汁浸生地,以生地汁浸姜滓,汁尽为度;同诸药为末,米醋糊为丸,空心姜汤送下。

【主治】经水不调,血块气痞,肚腹肿痛。

36183　交加散(方出《本草纲目》卷十四引《圣惠》,名见《准绳·类方》卷五)

【异名】定风散(《医级》卷九)。

【组成】当归　荆芥穗各等分

【用法】上为末。每服二钱,水一盏,酒少许,童便少许,煎七分,灌之。

【主治】产后中风,不省人事,口吐涎沫,手足瘫痪。

36184　交加散

《鸡峰》卷十二。为《医学纲目》卷六引《局方》"双解饮子"之异名。见该条。

36185　交加散(《本事》卷十)

【组成】生地黄五两(研取汁)　生姜五两(研取汁)

【用法】上交互用汁浸一夕,各炒黄,渍,汁尽为度,末之。寻常腹痛酒调下三钱,产后尤不可缺。

【主治】妇人荣卫不通,经脉不调,腹中撮痛,气多血少,结聚为癥,产后中风。

【方论选录】《本事方释义》:生地黄气味甘苦微寒,入手足少阴厥阴;生姜气味辛温,入手足太阴。各捣汁,互相浸渍,炒黄,欲其气味之和也。此妇人产后中风,荣卫不通,经脉不调,欲结癥瘕者宜服之。用此二味,只取乎调气血耳。

36186　交加散(《妇人良方》卷二)

【组成】生姜十二两　生地黄一斤(二味研取自然汁,将地黄汁炒生姜滓,姜汁炒生地黄滓,各稍干)　白芍药　延胡索(醋纸裹煨令熟,用布揉去皮)　当归　桂心各一两　红花(炒,无恶血不用)　没药(别研)各半两　蒲黄一两(隔纸炒)

【用法】上为细末。每服二钱,温酒调下;如月经不常,苏木煎酒调下;若腰疼,用糖毡子煎酒调下;不拘时候。

【功用】滋养血络,逐散恶血。

【主治】荣卫不和,月经湛浊,脐腹撮痛,腰腿重坠,血经诸疾。

36187　交加散(《女科万金方》)

【组成】青皮　陈皮　川芎　白芍　枳壳　当归　干姜　官桂　茯苓　苍术　半夏　厚朴　人参　羌活　独活　柴胡　甘草　薄荷

【用法】加生姜三片,酒少许,水二钟,煎服,不拘时候。

【主治】生产一个月,败血入经络,小腹痛,两腿酸痛,亦有满身紫块,乃瘀血流经。

36188　交加散

《普济方》卷一四七引《如宜方》。为《岭南卫生方》卷中"五积交加散"之异名,见该条。

36189　交加散(《疡科选粹》卷八)

【组成】当归　川芎　白芍药　生地黄　苍术　厚朴　陈皮　白茯苓　羌活　独活　桔梗　枳壳　前胡　柴胡　干姜　肉桂　甘草

【用法】加生姜,水煎服。

【主治】凡跌扑等伤,恶寒体弱者。

【加减】有热,去姜、桂。

36190　交加散(《郑氏家传女科万金方》卷四)

【组成】即五积散倍用桔梗,加羌活、独活及防风、木通、米仁。

【主治】产后单腿痛。

36191　交加散(《医醇剩义》卷三)

【组成】附子七分　石膏五钱　羌活一钱　防风一钱　广皮一钱　连翘一钱五分　葛根二钱　豆豉三钱　薄荷一钱　藿香一钱　姜皮八分　荷叶一角

【主治】痎疟,寒热俱重,体盛脉实者。

【宜忌】虚人禁用。

36192　交合汤(《辨证录》卷四)

【组成】人参五钱　熟地二两　黄连三分　肉桂五分

【用法】水煎服。

【主治】怔忡。

36193　交肾汤(《医学集成》卷三)

【组成】熟地　枣皮　山药　茯神　黄连　肉桂

【主治】心肾不交,心跳。

36194　交和散(《普济方》卷三十六)

【组成】嘉和散　五膈宽中散

【用法】二药合二为一,和匀。每服三钱,加生姜、大枣,煎汤,空心热服。

【主治】远年近日翻胃呕吐,全不进食。

36195　交济汤(《直指小儿》卷二)

【组成】排风汤　小续命汤

【用法】二药夹和,加鸡心槟榔,加生姜,水煎服。次以乌药顺气散加全蝎继之。

【主治】中风,肢体缓弱,筋节疼痛。

36196 交济汤(《普济方》卷三六七)

【组成】小续命汤 排风汤 人参顺气汤 乌药顺气散

【用法】上四药合和,加槟榔、石菖蒲、生姜,水煎服。

【主治】中风,肢体缓弱,筋节疼痛。

36197 交济汤(《辨证录》卷二)

【组成】白术 苍术各五钱 肉桂 破故纸 菟丝子各三钱 广木香 甘草各一钱 熟地一两

【用法】水煎服。

【主治】心肾不交,心痛不能忍,气息奄奄,服姜汤而少安,手按之而能忍,日轻夜重,痛阵至时,几不欲生。

36198 交济汤(《辨证录》卷八)

【组成】人参五钱 熟地一两 山茱萸五钱 麦门一两 柏子仁三钱 龙骨(醋淬)二钱 黄连五分 肉桂五分 当归五钱 黄耆五钱

【用法】水煎服。

【功用】心肾两补。

【主治】闻妇女之声而淫精自出,亦脱症之渐也。

36199 交济散(《直指》卷二十六)

【组成】生地黄半斤 生姜四两

【用法】上药各洗净,同杵,治留一夕,焙干为末。每服二钱,温酒调下;男女血热心烦,或产后伤风,则以荆芥煎汤调下。

【主治】血结作痛。

36200 交泰丸(《鸡峰》卷五)

【组成】消石 硫黄(研细,于铫子内炒,令得所,研细入) 五灵脂 青皮 陈皮各一两

【用法】上为细末,面糊为丸,如梧桐子大。每服二十丸,米饮送下,不拘时候。

【主治】阴阳痞膈,营卫差错,水火不交,冷热乖适,邪热炎上,烦躁闷乱,昏塞不省人事,冷气上冲,胸膈痞塞,霍乱吐泻,手足逆冷,唇青气喘,及疗伤寒下早,冷热结痞,心下胀满,呕哕咳逆,阴阳不辨。

36201 交泰丸(《普济方》卷二一七引《卫生家宝》)

【组成】石菖蒲一斤(去须,切,无灰好酒浸,冬三宿,夏二宿) 乳香一两(另研) 远志半斤(酒浸,去心,浸作如上法)

【用法】上为细末,用浸药酒煮糊为丸,如梧桐子大。每服三五十丸,空心温酒送下。

【功用】宁心养气,定魄安魂,疗诸虚不足,生元真气,补精枯髓竭,去夜梦鬼邪;正丹田,久服明目。

【主治】男子下元虚,妇人血海冷。

36202 交泰丸(《普济方》卷四〇〇引《卫生家宝》)

【组成】水银 生硫黄各等分

【用法】上为末,不见水银为度,蒸肉为丸,如粟米大。每服一岁儿七丸,温米汤饮送下。

【主治】小儿因惊,饮食失节,致阴阳生病,脏腑生病,中满气急,噎塞不通,饮食下咽而成呕吐。

36203 交泰丸(《脾胃论》卷下)

【组成】干姜(炮制)三分 巴豆霜五分 人参(去芦) 肉桂(去皮)各一钱 柴胡(去苗) 小椒(炒,去汗并闭目,去子) 白术各一钱五分 厚朴(去皮,剉,炒;秋冬加七钱) 酒煮苦楝 白茯苓 砂仁各三钱 川乌头(炮,去皮脐)四钱五分 知母四钱(一半炒,一半酒洗。此一味春夏所宜,秋冬去之) 吴茱萸(汤洗七次)五钱 黄连(去须)六钱(秋冬减一钱半) 皂角(水洗,煨,去皮弦) 紫菀(去苗)各六钱

【用法】上除巴豆霜另入外,同为极细末,炼蜜为丸,如梧桐子大。每服十丸,温水送下。虚实加减。

【功用】升阳气,泻阴火,调营气,进饮食,助精神,宽腹中。

【主治】怠惰嗜卧,四肢不收,沉困懒倦。

36204 交泰丸(《御药院方》卷四)

【组成】沉香半两 木香一两 青皮(去白) 陈皮(去白) 京三棱(煨) 蓬莪术(煨) 枳壳(麸炒,去瓤)各二两 神曲(炒) 大麦蘗(炒) 槟榔各一两 麝香二钱半 阿魏半两(细研,白面一钱和作饼子,炙令香熟,用水和)

【用法】上为细末,面糊为丸,如梧桐子大。每服四五十丸,食后生姜汤送下。

【功用】温中降气,进美饮食。

36205 交泰丸(方出《韩氏医通》卷下,名见《四科简效方》甲集)

【组成】川黄连五钱 肉桂心五分

【用法】上为末,炼蜜为丸,空心淡盐汤送下。

【主治】心肾不交,怔忡无寐。

【临床报道】❶失眠:《北京医学院学报》[1975,(3):162]应用本方治疗神经官能症失眠50例,显效17例,有效21例,总有效率为76%,无一例恶化。其方法是将黄连、肉桂各等分,或黄连三份,肉桂二份研末和匀装胶囊,每囊重0.3克,每服四粒,睡前半小时服用。一般热象不著者用黄连、肉桂各等量所做成的胶囊;热象较著心火亢盛用3∶2所构成的胶囊。典型病例:陈某某,男,35岁,技术员。五六年来早醒不眠,夜寐不实,一夜之间醒达十余次,仅能睡眠四小时左右,脉弦细尺弱,苔根黄。服本丸后当晚夜眠即较酣,一夜仅醒3~4次,继续服药,睡眠时数延长至7~9小时。❷心脏神经官能症:《中国中医药信息杂志》[1999,6(10):67]用本方敷脐治疗心脏神经官能症30例,结果:治愈25例,好转4例,无效1例,总有效率96.7%。

【现代研究】❶镇静催眠作用:《中医药学刊》[2002,20(1):85]观察交泰丸不同配伍比例的镇静催眠作用,结果发现黄连倍肉桂组成的交泰丸,可明显抑制小鼠的自发活动,协同戊巴比妥纳的催眠作用,作用强于黄连肉桂等量及肉桂倍黄连者。❷阻止视网膜病变发展作用:《中国中医眼科杂志》[2007,17(1):27]交泰丸中、低剂量能够有效抑制链脲佐菌素(STZ)性DM大鼠视网膜血管内皮细胞凋亡,交泰丸低剂量能够有效减轻无细胞毛细血管的形成,从而在一定程度上延缓或阻止视网膜病变的发生发展。❸对失眠大鼠血清细胞因子的影响:《广州中医药

大学学报》〔2008,25(6):525〕研究表明本方能减少对氯苯丙胺酸致失眠大鼠血清中IL-1、TNF-α的含量,其治疗失眠的作用可能与通过黄连与肉桂的配伍改变了与睡眠有关的细胞因子的含量,从而调节HPA轴的分泌活动有关。

36206　交泰丸(《回春》卷三)

【组成】黄连一两(姜汁浸,黄土炒)　枳实一两(麸炒)　白术(去芦,土炒)一两　吴茱萸(汤泡,微炒)二两　归尾(酒洗)一两三钱　大黄(用当归、红花、吴茱萸、干漆各一两煎水,洗大黄一昼夜,切碎晒干,仍以酒拌晒之,九蒸九晒)四两

【用法】上为细末,姜汁打神曲糊为丸,如绿豆大。每服七八十丸,白滚汤送下,不拘时候。

【主治】胸中痞闷嘈杂,大便稀则胸中颇快,大便坚则胸中痞闷难当,不思饮食。

36207　交泰丸(《惠直堂方》卷一)

【组成】文蛤八两(饭上蒸)　熟地(九蒸晒)　五味子　远志肉(甘草煮)　牛膝(酒洗,去头尾)　蛇床子(去土,酒浸,炒)　茯神　柏子仁(炒去油)　菟丝子(酒煮)　肉苁蓉(酒洗,去鳞甲)　青盐各四两　狗脑骨一个(煅存性)

【用法】上为末,酒糊为丸,如梧桐子大,朱砂为衣。每服五七十丸,淡盐汤或酒送下,随吃干物压之。

【功用】保神守中,降心火,益肾水。

【主治】五脏真气不足,下元冷惫,二气不调,荣卫不和,男子绝阳无嗣,女子绝阴不育,及面色黧黑,神志昏愦,癫痫恍惚,自汗盗汗,烦劳多倦,遗精梦泄,淋浊如膏,大便滑泄,膀胱邪热,下寒上热。

36208　交泰丸(《活人方》卷五)

【组成】白蔻仁　角沉香　郁金　白芥子　降香　朱砂　没食子各等分

【用法】上为细末,烧酒为丸,如粟米大。午前百沸汤吞服。

【功用】通利清道。

【主治】气郁肺窍不利,失其清肃施化之功,痰凝则胃脘阻塞,难展容纳转输之力,初则反胃,继则关格,精血尚壮,寒多火少者。

36209　交泰丹

《局方》卷五。为原书同卷吴直阁增诸家名方引宝林真人谷伯阳《伤寒论》"养正丹"之异名。见该条。

36210　交泰丹

《杨氏家藏方》卷三。为《洪氏集验方》卷一"大交泰丹"之异名,见该条。

36211　交泰丹(《普济方》卷三七一引《全婴方》)

【组成】黑铅一两　硫黄　水银各三钱　天浆子二十一个　蜈蚣一条　朱砂　附子(炮,去皮脐)　铁液粉各二钱　全蝎　蛇肉(酒浸,去骨)各一钱　麝香半钱　槐柳枝各二寸(细细剉,同铅入铫子炭灰上煅,别将槐柳枝各一茎不住手打,旋入硫黄,冷,次入水银煎为沙子为度,地上出火气)

【用法】上为末,姜汁煮糊为丸,如绿豆大。每服三丸,食前米饮汤送下。如病热速,炼蜜和丸,如鸡头子大一丸,薄荷汤化下。

【功用】镇坠。

【主治】小儿因吐泻之后,变成慢惊,累服热药,上热下冷,涎鸣气粗,服药虽多,止在膈上,不入中,此药治虚阳潮上,发搐来去。

36212　交泰丹(《叶氏女科》卷四)

【组成】干地黄二两　山茱萸(去核,酒炒)　淮山药各一两　牡丹皮(酒洗)　远志肉(甘草汤泡)　泽泻(酒浸一宿,晒干)　石菖蒲(桑枝拌蒸)　茯神(蒸)各七钱五分　龙骨(煅,酒淬,水飞)　龟版(酒浸,炙)各五钱

【用法】上为细末,月内小儿服一分,逐月加一分,周岁服一钱二分,二岁服一钱五分,三岁服二钱,五岁以后服三钱,俱以开水调下,与神机丹间服。

【功用】《医方易简》:培后天之基址,滋先天之化元;补而能通,泻而寓益。

【主治】魃病。妇人先有小儿未能行走,而母腹有胎妊,使儿饮此乳,则黄瘦骨立,精神不爽,身体痿瘁。

36213　交泰散(《直指小儿》卷四)

【组成】藿香叶　陈皮　肉豆蔻(生)　半夏(制)　青皮　酸木瓜　甘草(微炙)各半两　石菖蒲二钱

【用法】上细剉。每服一钱,加生姜三片,紫苏三叶,水煎服。

【主治】霍乱吐泻。

【加减】暑月,加香薷。

36214　交泰散(《疡科选粹》卷三)

【组成】大南星

【用法】以酽醋磨涂涌泉穴。

【主治】咽喉肿痛。

36215　交感丸(《慈禧光绪医方选议》)

【组成】香附一两(炙)　茯苓四两　琥珀五钱

【用法】上为细末,炼蜜为丸,重三钱。每服一丸,细嚼,早晚二服,白滚水送下。

【功用】宁心解郁安神。

【主治】一切诸气为病,公私拂情,名利失志,抑郁烦恼,七情所伤,不思饮食,面黄形瘦,胸膈不宽,气闷不舒;妇女百病。

【宜忌】忌气恼、厚味等物。

36216　交感丹(《洪氏集验方》卷一引铁瓮申先生方)

【异名】七情交感丹(《不居集》上集卷十八)。

【组成】茯神四两　香附子一斤(去毛,用新水浸一夕,炒令黄色)

【用法】上为末,炼蜜为丸,如弹子大。每服一丸,侵晨以降气汤嚼下。

【主治】❶《洪氏集验方》引铁瓮申先生方:中年精耗神衰,中焦隔绝,荣卫不和,上则心多惊悸,中则寒痞饮食减少,下则虚冷遗泄,甚至于阴痿不与,脏气滑泄。❷《鲁府禁方》:一切公私拂情,名利失志,抑郁烦恼,七情所伤,不思饮食,面黄形瘦,胸膈痞闷,疼痛。

36217　交感丹(《本草纲目》卷十二引申先生方)

【组成】茅山苍术一斤(刮净,分作四份,用酒、醋、米泔、盐汤各浸七日,晒,研)　川椒红　小茴香各四两

【用法】上为末,陈米糊为丸,如梧桐子大。每服四十丸,空心温酒送下。

【功用】补虚损,固精气,乌髭发;久服令人有子。

36218 交感丹(《普济方》卷二一九)

【组成】菟丝子四两 茯神四两(苓亦可用)

【用法】上为末。以好酒煮面作稀糊为丸,如梧桐子大。每服五十丸,以酒或汤下,不拘时候。

【功用】升降水火,令气血不偏胜。

36219 交感丹(《赤水玄珠》卷二十六)

【组成】香附子(童便浸透,炒)三钱 茯神 黄连各二钱 桂心一钱 甘菊花一钱

【用法】上为末。每服一钱五分,灯心汤调下。

【主治】耳中痒臭;或怒气上逆,上下不得宣通,遂成聋聩。

36220 交感汤(《医碥》卷七)

【组成】茯神四两 香附一斤 甘草少许

【用法】上为末。热汤调服。

【功用】益气清神,降火升水。

【主治】心肾不交,遗泄。

36221 交解饮

《三因》卷六。为《医学纲目》卷六引《局方》"双解饮子"之异名。见该条。

36222 交藤丸(《中藏》卷下)

【组成】交藤根一斤(紫色者,河水浸七日,竹刀刮去皮,晒干) 茯苓五两 牛膝二两

【用法】上为末,炼蜜为丸,如梧桐子大,纸袋盛之。每服三十丸,空心酒送服。

【功用】驻颜长算,祛百疾,久服延寿。

【宜忌】忌猪羊肉。

36223 交藤丸(《杨氏家藏方》卷十三)

【组成】血竭半两(别研) 马蔺根一斤 川乌头(炮,去皮脐) 人参(去芦头)各二两 黄丹二两(水飞) 何首乌四两 甘草二两(炙)

【用法】上为细末,醋煮面糊为丸,如梧桐子大。每服三十丸,空心、食前盐汤或酒送下。候服药了,用茵陈汤洗之,如疮干无脓血后,用三黄散贴之。

【主治】漏疮。

36224 交加饮子

《普济方》卷二○○。为《医学纲目》卷六引《局方》"双解饮子"之异名。见该条。

36225 交解饮子

《御药院方》卷二。为《医学纲目》卷六引《局方》"双解饮子"之异名。见该条。

36226 交加双解饮

《中国医学大辞典》。为《医学纲目》卷六引《局方》"双解饮子"之异名,见该条。

36227 交加地黄丸(《丹溪心法》卷五)

【组成】生地一斤 老生姜一斤 玄胡索 当归 川芎 白芍各二两 没药 木香各一两 桃仁(去皮尖) 人参各一两半 香附子半斤

【用法】上先将地黄、生姜各捣汁,以生姜汁浸地黄泽,地黄汁浸生姜泽,皆以汁尽为度,次将余药为末,共作一处,晒干,同为末,醋糊为丸,如梧桐子大。每服五十丸,空心姜汤下。

【主治】经水不调,血块气瘕,肚腹疼痛。

【方论选录】《医略六书》:月经不调,盖由血瘀结块而成瘕胀疼痛,乃旧血不去,则新血不生,故经候愆期焉。生地泽收入老姜汁,以生新散瘀;老姜泽收入生地汁,以散瘀生新;当归养血脉,白芍敛阴血,延胡化血滞以归经,川芎行血海以荣经,桃仁破瘀血以通经,人参扶元气以通脉,木香调气和中,善开痞结,香附调气解郁能除疼痛,乳香活血脉以通经也。醋糊以丸之,姜汤以下之,使瘀血消化,则新血自生,而月经无不调,血块无不退,何疼胀之不除哉!

【备考】方中没药,《济阴纲目》作"明乳香"。

36228 交感地黄丸

《女科百问》卷下。为《局方》卷九《续添诸局经验秘方》"交感地黄煎丸"之异名。见该条。

36229 交加双解饮子

《卫生宝鉴》卷十六。为《医学纲目》卷六引《局方》"双解饮子"之异名。见该条。

36230 交感地黄煎丸(《局方》卷九续添诸局经验秘方)

【异名】交感地黄丸(《女科百问》卷下)。

【组成】生地黄(洗净,研,以布裂汁留泽,以生姜汁炒地黄泽,以地黄汁炒生姜泽,各至干,堪为末为度) 生姜(净洗,研烂,以布裂汁留泽)各二斤 延胡索(拌糯米,炒赤,去米) 当归(去苗) 琥珀(别研)各一两 蒲黄(炒香)四两

【用法】上为末,炼蜜为丸,如弹子大。食前当归汤化下。

【主治】妇人产前产后,眼见黑花;或即发狂,如见鬼状;胞衣不下;失音不语,心腹胀满,水谷不化,口干烦渴,寒热往来,口内生疮,咽中肿痛,心虚怔悸,夜不得眠;产后中风,角弓反张,面赤,牙关紧急;崩中下血,如豚肝状,脐腹疞痛,血多血少,结为癥瘕,恍惚昏迷,四肢肿满;产前胎不安;产后血刺痛。

【备考】《女科百问》有小茴香四两。

衣

36231 衣鱼散(《圣济总录》卷一八○)

【组成】衣鱼

【用法】烧作灰。敷舌上。

【主治】重舌。

36232 衣中白鱼摩方(《圣济总录》卷六)

【组成】衣中白鱼

【用法】上一味,摩偏缓一边。才正便止,恐太过。凡患,急边缓边皆有病,先摩缓边,次摩急边,急边少用。

【主治】中风,口面㖞斜。

产

36233 产后丸(《全国中药成药处方集》南京方)

【异名】人参回生丹。

【组成】人参三钱 蒲黄一两 甘草五钱 白术三钱

赤茯苓一两　川羌活五钱　青皮三钱　桃仁一两　陈皮五钱　木瓜三钱　熟地一两　白芍五钱　当归一两　怀牛膝五钱　良姜四钱　川芎一两　京三棱五钱　乌药二两五钱　元胡索一两　山萸肉五钱　广木香一钱　焦苍术一两　五灵脂五钱　制乳香一钱　制香附一两　地榆五钱　制没药一钱

【用法】上为细末,用大黄膏擦丸,每粒潮重二钱,蜡壳封护。每服一粒,开水化服。

【主治】妇人产后恶露未净,小腹胀痛,癥瘕。

【备考】大黄膏制法:西绵纹大黄一斤(用米醋三斤熬成稠汁),苏木(水煎汁),红花(黄酒煮汁炒)各三两,黑大豆四斤(水浸,取皮约五两,豆煮汁)。将苏木汁、红花酒、黑豆汁加入大黄汁内,共熬成膏(如黑豆不易购买,可用稽豆衣四斤代替)。

36234　产灵丸(《成方制剂》10册)

【异名】产灵丹。

【组成】人参90克　白术(麸炒)15克　当归15克　川芎90克　苍术240克　何首乌(黑豆酒炙)15克　荆芥穗90克　防风90克　麻黄90克　川乌(银花甘草炙)90克　草乌(银花甘草炙)90克　白芷90克　细辛15克　八角茴香90克　木香15克　两头尖15克　桔梗90克　血竭15克　甘草(蜜炙)60克

【用法】上制成蜜丸,小蜜丸每100粒重21克,大蜜丸每丸重6克。口服,小蜜丸一次20~40粒,大蜜丸一次1~2丸,一日2次。

【功用】益气养血,散风止痛。

【主治】产后气血虚弱,感受风寒引起的周身疼痛,头目眩晕,恶心呕吐,四肢浮肿。

【宜忌】孕妇忌服。

36235　产灵丹(《北京市中药成方选集》)

【组成】当归五钱　首乌(炙)五钱　竹节香附五钱　白术(炒)五钱　木香五钱　细辛五钱　川乌(炙)三两　草乌(炙)三两　大茴香三两　川芎三两　防风三两　白芷三两　芥穗三两　桔梗三两　麻黄三两　苍术(炒)八两　甘草(炙)二两

【用法】上为细末,过罗,每四十两细粉兑血竭粉五钱,人参粉三两,混合均匀,炼蜜为丸,重二钱,朱砂为衣,蜡皮封固。每服一丸,一日二次,温黄酒送下;白开水亦可。

【功用】化瘀生新,散寒止痛。

【主治】妇人产后恶露不下,胸腹胀满,两胁刺痛。

36236　产灵丹

《成方制剂》10册。为原书"产灵丸"之异名。见该条。

36237　产宝丸(《济阴纲目》卷八)

【组成】川芎　当归　茯苓　厚朴(制)各一钱

【用法】用水六升,煎取二升,分二服。

【主治】妊娠卒心痛,气欲绝。

【备考】本方方名,据剂型当作"产宝汤"。

36238　产宝丸(《奇方类编》卷下)

【组成】大黄一斤(晒干,为末)　苏木三两(劈细,河水五碗,煎汁三碗,去滓存汁)　红花三两(略炒黄色,用好

短水白酒五碗,煎汁三碗,去滓存汁)　黑豆三升(煮熟取汁三碗,并取豆皮晒干存用)

将大黄末入醋五宫碗,搅匀,文武火熬成膏,次下豆汁、苏木汁、红花汁,渐渐加下,时时搅动,勿令生焦,候成膏取起听用。

当归(酒洗,蒸,晒干)　川芎(蒸,晒)　香附(醋炒)　熟地(晒干)　玄胡(生用)　苍术(米泔水浸,炒)　蒲黄(微炒)　赤茯苓(蒸,晒)　白茯苓(蒸,晒)　桃仁(去皮尖油,晒干)各一两　三棱(醋炒)　牛膝(酒浸,蒸,晒干)　地榆(去梢,蒸,晒干)　甘草(生用)　五灵脂(醋炒)　羌活(蒸,晒干)　陈皮(生用)　广木香　赤芍(炒)　山茱萸(去核,炒)　人参(炒)各五钱　木瓜(酒浸,晒干)　青皮(生用)　白术(土炒)各三钱　乳香(炙)　没药(炙)各二钱　良姜(生用)四钱　乌药二钱五分(蒸,晒干)　饭锅粑九两(焦黄者佳,取锅底下手掌大一块)

【用法】上药同黑豆皮俱为末,投入大黄膏内捣千余下,为丸,如龙眼大,带湿重二钱四分;如干难为丸,加酒少许,再捣,以成丸为度;晒干,如阴天以火烘干,新瓷器收贮,忌铁器。每服一丸,照症用引。

临产艰难,服之易产,调和经络,诸症不生,产后恶露不尽,再服一丸,以上俱温酒送下,如不善酒,以滚水对酒加童便少许尤妙;或变生异症,或胎死腹中单所不载者,俱以童便、黄酒各半,连服二丸,立效;产后胞衣不下,及逆生难产,甚至经日不下,腹中胀满,心胸闷痛者,炒盐汤送下;临产前后,脐腹作痛,寒热往来如疟状痢疾者,温米汤送下;产后大小便不通,烦燥口苦者,浓煎薄荷汤送下;产后泻血,大枣汤送下;产后崩疾,糯米汤送下;产后赤白带下,煎阿胶、艾叶汤送下;产后咳嗽不止,五味子五粒,苏叶三片,煎酒送下。产后头疼身热、有汗为伤风,桂枝三分,姜、葱煎汤送下;产后头疼、身热、无汗为伤寒,麻黄二分,姜、葱煎汤送下;如症轻者,每丸作二服。

【主治】逆生难产,胎死腹中,产后诸疾。

【宜忌】忌铁器、生冷、面食。

36239　产宝汤(《济阴纲目》卷十一)

【组成】桂心　姜黄各等分

【用法】上为细末。每服方寸匕,酒调下。

【主治】产后血余作痛,兼块者。

36240　产宝散(方出《儒门事亲》卷十五,名见《回生集》卷下)

【组成】赤伏龙肝

【用法】上为细末,每服三五钱,酒调下,泻出恶物立止。

【主治】❶《儒门事亲》:妇人产后恶物不出,上攻心痛。❷《回生集》:子死腹中,母亦将绝。

36241　产后补丸(《成方制剂》14册)

【组成】阿胶　白术　沉香　赤芍　川芎　当归　党参　地黄　茯苓　甘草　琥珀　化橘红　黄芩　木瓜　木香　牛膝　砂仁　山药　熟地黄　乌药　香附　血竭　延胡索　益母草　紫苏

【用法】制成丸剂。口服,一次15克,一日1~2次。

【功用】活血祛瘀,散寒止痛。

【主治】产后腰腹疼痛,头痛身酸。

36242 产后康膏(《成方制剂》15册)

【组成】白芍 陈皮 丹参 当归 党参 杜仲 甘草 谷芽 黄芪 麦芽 木香 砂仁 山楂 神曲 生地黄 熟地黄 乌药 香附 益母草 泽泻

【用法】制成膏剂。口服,一次30克,一日2次,早晚开水冲服。

【功用】益气养血,滋肾柔肝,安神敛汗,健脾和胃。

【主治】产后、流产后贫血,恶露不净,头晕目眩,心悸汗多,失眠神疲,食欲不振。

【宜忌】发热期间暂停服用。

36243 产后逐瘀片(《成方制剂》15册)

【异名】益母片。

【组成】川芎 当归 炮姜 益母草

【用法】制成片剂。口服,一次3片,一日3次。

【功用】活血调经,去瘀止痛。

【主治】产后瘀血不净,少妇腹痛。

36244 产后益母丸(《成方制剂》10册)

【组成】益母草480克 当归120克 川芎120克 赤芍(炒)120克 香附(醋炙)120克 延胡索(醋炙)120克 熟地黄120克 红花150克 桃仁(炒)150克

【用法】上制成大蜜丸,每丸重6克。黄酒送服,一次1~2丸,一日2次。

【功用】活血化瘀,理气止痛。

【主治】产后恶露不尽,瘀血腹痛,亦可用于瘀血痛经。

36245 产后理血丹(《全国中药成药处方集》沈阳方)

【组成】附子半两 丹皮 干漆各一两

【用法】上为极细末,好醋五两,大黄末一两,同熬成膏,和药为小丸。每服五分至一钱,温酒冲服。

【功用】逐瘀血,生新血,消积止痛。

【主治】妇女产后恶露不行,胞衣不下,少腹胀痛,恶血上冲,晕迷不醒等症。

【宜忌】孕妇忌服,血虚无瘀者禁用。

36246 产后救生丸(《全国中药成药处方集》沈阳方)

【组成】百草霜四两 川芎五钱 丹参一两 炮姜二两 明天麻一两 飞罗面 茯神各二两 柴胡五钱 熟地一两 当归二两 阿胶珠 麦冬 广木香 凤眼草各一两 京墨五钱 远志二两 红花饼五钱

【用法】上为极细末,炼蜜为丸,二钱重,蜡皮封固。每服一丸,空心姜汤送下。

【功用】化滞生新,行瘀止痛。

【主治】产后恶露不尽,败血上冲,神昏谵语,不省人事,暴脱下血,脐腹疼痛。

【宜忌】孕妇忌服。

36247 产妇安颗粒(《成方制剂》14册)

【组成】川芎 当归 干姜 甘草 红花 桃仁 益母草

【用法】上制成颗粒剂。开水冲服,一次6克,一日2次。

【功用】祛瘀生新。

【主治】产后血瘀腹痛,恶露不尽。

【宜忌】忌食生冷之物。

【现代研究】对大鼠血液流变性的影响以及抗炎镇痛作用:《中成药》[2004,26(11):927-928]本方制成产妇安口服液,能明显改善急性血瘀模型大鼠的全血黏度,抑制炎性反应和镇痛作用,提示产妇安口服液具有较好的活血化瘀、抗炎与镇痛作用。

36248 产复康颗粒(《中国药典》2000版)

【组成】白术 当归 何首乌 黑木耳 黄芪 昆布 蒲黄 人参 熟地黄 桃仁 香附 益母草

【用法】制成颗粒剂。开水冲服,一次20克,一日3次。

【功用】补气养血,排瘀生新。

【主治】产后出血过多,气血俱亏,腰腿酸软,倦怠无力等。

36249 产难如圣散(《医方类聚》卷二二九引《徐氏胎产方》)

【组成】紫苏叶 当归各等分

【用法】每服三五钱,长流水煎服。如无流水,以水顺搅动,煎服。

【主治】难产诸疾。

36250 产癫土龙汤(《郑氏家传女科万金方》卷四)

【组成】紫苏 陈皮 川芎 荆芥 厚朴 茯苓 甘草

【主治】胎前产后诸疾。

【加减】如有热,可加黄芩。

亥

36251 亥药(《咽喉秘集》)

【异名】回生丹。

【组成】巴豆二十一粒 生矾一两(入银罐内熔之,看矾枯,去巴豆)

【用法】每一两矾,加小姜黄末一钱,面糊为丸,如梧桐子大,用雄黄末二钱为衣。每服七粒,生姜水送下。

【功用】开关窍,降痰。

【备考】用辰药后可服此丸,重者用之,轻者不用。

36252 亥骨饮(《圣济总录》卷五十八)

【组成】猪脊骨五寸 大枣二十枚(劈碎) 甘草(微炙,判) 干姜(炮)各半分

【用法】上咬咀。以水三升,同煎至二升,发时量意加熟水服。

【主治】消渴。

庆

36253 庆云散(《千金》卷二)

【组成】覆盆子 五味子各一升 天雄一两 石斛白术各三两 桑寄生四两 天门冬九两 菟丝子一升 紫石英二两

【用法】上药治下筛。每服方寸匕,先食,酒调下,一日三次。

【主治】丈夫阳气不足,不能施化,施化无成。

【加减】素不耐冷者,去寄生,加细辛四两;阳气不少

而无子者,去石斛,加槟榔十五枚。

【方论选录】《千金方衍义》:庆云者,庆云龙之征兆。紫石英专温荣血,天雄峻暖精气,佐以覆盆、五味、菟丝温补下元,寄生主治腰痛,天冬能强肾气,石斛强阴益精,白术固津气而利腰脐间血;恐英、雄二味之性过烈,乃以天冬、石斛、寄生濡之,覆盆、五味、菟丝辅之,白术培土以发育万物;扶阳施化之功尽矣。若素不耐寒,则去寄生而加细辛,以鼓生阳之气;阳本不衰,当退石解而进槟榔,以祛浊湿之垢。其法之可重端在乎此。

【备考】方中天门冬,《妇人良方》作“麦门冬”。

36254 庆世丹(《摄生众妙方》卷二)

【组成】何首乌(用赤白者)四两　生熟地黄各二两　菊花(园中甘者)二两　车前子二两　地骨皮二两(去粗皮,用近骨者)　茯神(白者)二两　远志二两(用柑子水煮,去心)　石菖蒲二两(九节者,米泔水浸一宿)　川牛膝二两(酒浸)　肉苁蓉二两(酒洗,去鳞)　山药二两　巴戟天二两(酒炒,去心)　甘州枸杞子二两(酒浸)　或加柏子仁、酸枣仁各二两

【用法】上为末,春、夏用酒糊为丸,秋、冬炼蜜为丸。每服百丸,清晨滚白汤送下,淡盐酒任下。

【功用】补养。

36255 庆余辟瘟丹(《中国药典》2010版)

【组成】羚羊角30克　醋香附30克　大黄30克　藿香30克　玄精石30克　玄明粉30克　朱砂30克　木香30克　制川乌30克　五倍子30克　苍术(米泔水润炒)30克　苏合香30克　姜半夏30克　玳瑁30克　雄黄15克　黄连30克　滑石30克　猪牙皂30克　姜厚朴30克　肉桂30克　郁金30克　茯苓30克　茜草30克　金银花30克　黄芩30克　柴胡20克　黄柏30克　紫苏叶20克　升麻20克　白芷20克　天麻20克　川芎20克　拳参20克　干姜20克　丹参20克　桔梗20克　石菖蒲20克　檀香20克　蒲黄20克　琥珀15克　麻黄20克　陈皮15克　人工麝香15克　安息香15克　冰片15克　细辛10克　千金子霜10克　丁香10克　巴豆霜10克　当归10克　桃仁霜10克　生甘遂10克　红大戟10克　莪术10克　槟榔10克　胡椒10克　葶苈子10克　炒白芍10克　煅禹余粮10克　桑白皮10克　山豆根10克　山慈姑40克　鬼箭羽40克　降香40克　赤豆40克　紫菀8克　人工牛黄8克　铜石龙子1条　芫花5克　蜈蚣(去头、足)2克　斑蝥(去头、足、翅)0.8克　大枣40克　水牛角浓缩粉60克　雌黄15克

【用法】上制成丸剂,每30粒重1.25克。口服,一次1.25~2.5克,一日1~2次。

【功用】辟秽气,止吐泻。

【主治】感受暑邪,时行痧气,头晕胸闷,腹痛吐泻。

【宜忌】孕妇禁服。

闭

36256 闭白丸(《经验女科方》)

【组成】龙骨(煅)　螵蛸　牡蛎(煅)　赤石脂(煅)

【用法】上为末,米糊为丸。每服一百丸,以酒送下。

【主治】妇女胎前白带。

36257 闭血汤(《辨证录》卷十一)

【组成】人参　白术各一两　三七根末三钱　北五味子二钱

【用法】水煎服。一剂后减人参五钱,加熟地一两,山茱萸五钱,麦冬五钱,再服四剂。

【功用】补气生血,止血同冲。

【主治】老妇因虚,不慎房帏,以致血崩,目暗晕地,愈止愈多。

36258 闭毒散(《圣惠》卷三十二)

【组成】川大黄　玄参　川芒消　白蔹　射干　木香　黄芩各半两

【用法】上为细散,用鸡子白和如泥,作饼子。搭在眼睑上,干即易之。

【主治】眼赤肿痛。

36259 闭真丸(《杏苑》卷七)

【组成】龙骨(另研)一两　诃子五枚　缩砂仁半两　朱砂一两(另研,一半为衣)

【用法】上为细末,面糊为丸,如绿豆大。每服一丸,空心以温酒送下。

【主治】白淫不止,及有余沥。兼治梦遗。

36260 闭管丸(《疡医大全》卷二十三)

【组成】胡连一两　槐花(微炒)　穿山甲(麻油内煮黄色)　石决明(煅)各五钱

【用法】炼蜜为丸,如麻子大。每服一钱,空心以清米汤送下,早晚日进二服。

【主治】痔漏。

【加减】如漏四边有硬肉突起者,加蚕茧二十个炒研,和入药中。

36261 闭管丸

《外科方外奇方》卷四。为《验方新编》卷四“完善丸”之异名。见该条。

36262 闭精丸(《杏苑》卷七)

【组成】牡蛎　菟丝子　龙骨(生)　五味子　白茯苓　韭子　白石脂　桑螵蛸各等分

【用法】上为细末,酒煮面糊为丸,如梧桐子大。每服七十丸,空心以盐酒送下。

【主治】下虚,白浊如米泔或若凝脂。

36263 闭精散(《杏苑》卷七)

【组成】黄耆　远志　人参　当归各一钱　泽泻　白芍药　甘草(炙)　龙骨各七分

【用法】上吹咀。水煎,空心温服。

【主治】小腹急痛,便溺失精,溲出白液。

36264 闭关止渴汤(《辨证录》卷六)

【组成】石膏五钱　玄参二两　麦冬二两　熟地二两　青蒿五钱

【用法】水煎服。

【主治】消渴,大渴恣饮,一饮数十碗,始觉胃中少快,否则胸中嘈杂如虫上钻,易于饥饿,得食渴减,不食渴尤甚,属胃消者。

【方论选录】此方少用石膏、青蒿以止胃火,多用玄参、熟地以填肾水,重用麦冬以益肺气,未尝闭胃之关门也。然而胃火之开,由于肾水之开;肾水之开,由于肾火之动也;而肾火之动,又由于肾水之乏也。今补其肾水,则水旺而肾火无飞动之机,火静而肾水无沸腾之患。肾水既安于肾宅,而胃火何能独开于胃关哉。此不闭之闭,真神于闭也。

问

36265　问命丸

《颅囟经》卷上。为原书同卷"保童丸"之异名。见该条。

36266　问命丹(《普济方》卷三十五引《全婴方》)

【组成】踯躅花半两　蝎尾一分　麝香半字(加龙脑半字尤佳)

【用法】上为末。少许,吹入鼻中。

【主治】小儿急慢惊风,诸药无效,神昏恶候。及脑痛头疼。

36267　问命散(《卫生总微》卷十二)

【组成】瓜蒂半两　细辛(去苗)一分　干地龙(去土)一分(炒)　白矾灰一分　黎芦(去芦)一分

【用法】上为细末。每用少许吹鼻中,得嚏即吉,若有虫出即愈。

【主治】诸痌。

36268　问命散(《普济方》卷三七五引《保生集》)

【组成】蜈蚣一条　僵蚕一条(比如蜈蚣长)

【用法】上为细末。男左女右,搐一字。

【主治】小儿急慢惊风,发搐。

36269　问命散(《普济方》卷三六八)

【异名】定命散。

【组成】黎芦一两(炒干为末)　麝香半钱

【用法】上为末。吹鼻中。

【功用】发表通气。

【主治】小儿伤寒,壮热头疼,手足饶寒,睡中忽跳受惊。

灯

36270　灯心汤(《朱氏集验方》卷七)

【组成】灯心　干柿各等分

【用法】上剉。水煎服。

【主治】热淋疼痛。

36271　灯心汤

《奇效良方》卷六十五。为《普济方》卷四〇四"灯心散"之异名。见该条。

36272　灯心散(《圣济总录》卷七十)

【组成】灯心(焙)一两

【用法】上为散,入丹砂一钱研。每服二钱匕,以米饮调下。

【主治】鼻衄不止。

36273　灯心散(《普济方》卷四〇四)

【异名】灯心汤(《奇效良方》卷六十五)。

【组成】灯心一把　鳖甲二两(醋炙黄)

【用法】上㕮咀。水煎服,量儿大小为剂。

【主治】疮疹出后烦喘,小便不利。

36274　灯心散

《东医宝鉴·杂病篇》卷十一。为《小儿药证直诀》卷下"花火膏"之异名。见该条。

36275　灯花丸(《卫生总微》卷十五)

【组成】灯花二十个　乳香(皂子大)两块

【用法】上为末,粟米饮为丸,如芥子大。每服七丸,以桃心汤送下,不拘时候。

【主治】小儿惊啼,夜啼。

36276　灯花散

《三因》卷十八。为《小儿药证直诀》卷下"花火膏"之异名。见该条。

36277　灯花散(《片玉心书》卷五)

【组成】灯花七枚　辰砂一分

【用法】上为末。灯草汤吞下。

【主治】小儿夜啼。

36278　灯花膏(《百一》卷十九)

【异名】火花膏(《赤水玄珠》卷二十五)、花火膏(《婴童百问》卷三)。

【组成】灯花七个　硼砂一字　朱砂少许

【用法】上为极细末,以蜜调成膏。俟儿睡时,以少许抹口唇上。

【主治】❶《百一》:小儿夜啼。❷《普济方》:热燥,小便赤,口暖有汗,仰身而啼。

36279　灯苍丸(《卫生总微》卷十)

【组成】半夏二两(姜制)　硫黄一两　白善土一两

【用法】上为末,滴水为丸,如大豆大。每用一二丸,儿小者服一丸,以针穿于灯上燎过,吐逆者盐艾汤送下;烦躁者,生姜汤送下;四肢冷者,热酒送下;头痛者,腊茶送下。

【主治】伏暑吐逆,头目痛,四肢厥冷,烦躁不解。

36280　灯心竹叶汤(《准绳·幼科》卷五)

【组成】竹叶三十片　灯心三十根

【用法】水煎服。

【主治】❶《准绳·幼科》:干呕。❷《治痘全书》:夏月手足心热,面赤饮冷,吐出浑浊。

36281　灯心止血糖浆(《成方制剂》15册)

【组成】川灯心草　绒毛龙芽草　铁苋菜

【用法】上制成糖浆剂。口服,一次20毫升,一日3次;小儿酌减。

【功用】清热解毒,淡渗利湿,收敛止血。

【主治】痔疮出血,鼻出血,消化道出血,产后恶露不净、计划生育术后阴道出血以及血小板减少等症。

36282　灯盏生脉胶囊(《中国药典》2010版)

【组成】灯盏细辛3000克　人参600克　五味子600克　麦冬1100克

【用法】上制成胶囊剂,每粒装0.18克。口服,一次1~2粒,一日3次,饭后30分钟服用。

【功用】益气养阴,活血健脑。

【主治】气阴两虚、瘀阻脑络引起的胸痹心痛,中风后遗症,症见痴呆、健忘、手足麻木症;冠心病心绞痛,缺血性心脑血管疾病,高脂血症见上述证候者。

【宜忌】脑出血急性期禁用。

冲

36283　冲元汤

《顾氏医径》卷六。为《外科枢要》卷四"冲和汤"之异名。见该条。

36284　冲关散（《御药院方》卷八）

【组成】赤茯苓(去皮)　人参　陈皮(去白)　木通　槟榔各一两　青皮一分　甘草(炙)半两

【用法】上为粗散。每服五钱,水一盏半,煎至七分,去滓,食前温服。以小便通利为度。

【主治】关格不利,上焦有热,胸中痞闷,小便涩少或不通。

36285　冲和丸

《准绳·类方》卷五。为《赤水玄珠》卷十三"家传三因冲和丸"之异名。见该条。

36286　冲和丸（《医学传灯》卷上）

【组成】陈皮　半夏　枳壳　厚朴　神曲　杏仁各一两　黄芩　桔梗各五钱

【功用】消积滞。

【主治】饮食所伤,脾失运化。

【加减】痰滞胶固者,加莪术。

36287　冲和丹（《北京市中药成方选集》）

【组成】羌活四十两　川芎四十两　苍术(炒)四十两　防风四十两　白芷四十两　芥穗十两　薄荷十两　细辛十两　甘草六两　黄芩十六两　生地三十二两

【用法】上为细末,炼蜜为丸,重二钱,朱砂为衣。每服二丸,临睡前以温开水送下。

【功用】散风解热。

【主治】感冒风寒,头疼身热,骨节酸痛。

36288　冲和汤（《杨氏家藏方》卷二十）

【组成】生姜四两(切、焙)　草果仁(去皮)七钱半　甘草七钱半(炙)　半夏曲二钱半(炙)　白盐一两(炒)

【用法】上为细末,入盐和匀。每服二钱,沸汤点服。

【功用】醒酒快膈,消痰助胃。

36289　冲和汤（《魏氏家藏方》卷一）

【组成】甘草二钱半(炙)　黄芩一钱半　柴胡(去梗)　人参(去芦)　半夏(汤泡七次)各半两

【用法】上㕮咀。每服三钱,水一盏半,生姜五片,大枣二枚,煎至七分,去滓温服。

【主治】暑疟,寒热多痰。

【加减】寒多,加桂;热多,增人参;渴,加干葛。

36290　冲和汤（《医方类聚》卷二十三引《经验秘方》）

【异名】加减防风通圣散。

【组成】通圣散一料(内除去芒消、黄芩不用,滑石减半)加防风半两　荆芥七钱半　薄荷半两　甘草三两(炒一两七钱半,生用一两二钱半)　苍术(去皮)二两半

【用法】加生姜、葱白煎服。

【主治】感冒三四日不解,微生烦渴口干。

【加减】风热上壅,微觉半身不遂,口眼㖞斜者,加羌活、独活、天麻各一两,细辛半两,全蝎三钱;如大便闭,另加大黄。

36291　冲和汤（《外科枢要》卷四）

【异名】中和汤（《准绳·疡医》卷一）、冲元汤（《顾氏医径》卷六）。

【组成】人参二钱　黄耆　白术　当归　白芷各一钱半　茯苓　川芎　皂角刺(炒)　乳香　没药各一钱　金银花一钱　陈皮二钱　甘草节一钱

【用法】水、酒各半煎服。

【主治】元气虚弱,失于补托,疮属半阴半阳,似溃非溃,似肿非肿。

36292　冲和汤

《医统》卷十四。为《此事难知》卷上引张元素方"九味羌活汤"之异名。见该条。

36293　冲和汤（《杏苑》卷三）

【组成】柴胡　黄耆　当归(酒洗)　半夏(煮)　人参各一钱　升麻　橘皮各八分　甘草(炙)七分　黄柏(酒洗)　芍药各五分　黄芩(酒洗)四分

【用法】上剉散。水煎,热服。

【主治】半身不遂,语言謇涩,心神昏愦,烦躁自汗,表虚恶风,如洒冰雪,口不知味,鼻不闻香臭,闻木音则惊怖,小便频多,大便结燥,痰嗽嗌干,疼痛不利。

36294　冲和汤

《济阳纲目》卷十一。为《三因》卷十三"参苏饮"之异名。见该条。

36295　冲和汤（《眼科秘诀》卷一）

【组成】羌活　苍术(制)　防风各一钱　黄连　川芎　白芷各八分　细辛六分　甘草五分

【用法】加生姜三片,葱头一个(长五寸),煎热服。次一剂不用葱。外以二至散洗之。如重,用玄灵圣药点之。

【功用】解表。

【主治】因于失调,内郁五脏,外发眼目,暴赤之发,如天地疾风暴雨之状。

36296　冲和汤（《医醇賸义》卷二）

【组成】山萸肉二钱　枣仁二钱(炒,研)　当归二钱　白芍一钱五分(酒炒)　人参二钱　茯神二钱　甘草五分　沙苑蒺藜三钱　红枣五枚　橘饼四钱

【主治】怒甚则胁痛,郁极则火生,心烦意躁,筋节不利,入夜不寐。

36297　冲和饮（《活幼心书》卷下）

【组成】苍术(米泔水浸一宿,去粗皮,剉片,炒微黄色)一两二钱　人参(去芦)　前胡(去芦)　桔梗(剉,炒)各五钱　枳壳(去瓤,麸炒微黄色)　麻黄(去节)　陈皮(去白)各三钱　川芎　白芷　半夏(汤洗七次,姜汁浸,晒干,炒)　当归(酒洗)　薄桂(去粗皮)　白芍药　赤茯苓(去皮)各一钱半　干姜　厚朴(去粗皮,姜汁浸一宿,慢火炒干)各二钱　甘草(炙)七钱半

【用法】上㕮咀。每服二钱,水一盏,加生姜二片,葱一根,煎七分温服,不拘时候。

【主治】感冒风寒,头疼发热,肩背拘急,恶心呕吐,腹

痛膨胀,兼寒湿相搏,四肢拘急,冷气侵袭,腰足疼痛。

【加减】伤冷恶心呕吐,加煨姜同煎;开胃进食,加枣子煎,空心温投;寒疝痛,入盐炒茱萸、茴香同煎。

36298 冲和散(《圣济总录》卷一六九)

【异名】败毒散(《普济方》卷四〇三)。

【组成】白药子 甘草(炙)各一分 雄黄一钱(醋淬)

【用法】上为散。每服半钱匕,蜜汤调下。

【功用】退热解躁。

【主治】小儿斑痘疮。

36299 冲和散(《百一》卷七)

【异名】苍荆散(《医学入门》卷八)。

【组成】苍术六十两 荆芥穗三十两 甘草十二两半

【用法】上为粗末。每服三钱,水一盏半,煎至八分,去滓热服,不拘时候。并滓再煎。

【主治】寒温不节,将摄失宜,或乍暖脱衣,盛热饮冷,或坐卧当风,居处暴露,风雨行路,冲冒霜冷,凌晨早出,呼吸冷气,或久晴暴暖,忽变阴寒,久雨积寒,致生阴湿。使人身体沉重,肢节酸疼,项背拘急,头目不清,鼻塞声重,伸欠泪出,气壅上盛,咽渴不利,胸膈凝滞,饮食不入。伤风、觉劳倦。

【备考】《医学入门》本方用苍术、荆芥各等分,甘草减半。

36300 冲和散

《永类钤方》卷二十引《集验》。为原书同卷"荆术散"之异名。见该条。

36301 冲和散

《古方汇精》卷二。为《仙传外科集验方》"冲和仙膏"之异名。见该条。

36302 冲和散(《喉舌备要》)

【组成】荆皮一两 独活五钱 赤芍五钱 白芷三钱 南星一钱半 半夏一钱半 南木香二钱 菖蒲二钱

【用法】上为细末。调白酒敷。

【主治】咽喉病属阴证者。

36303 冲和散(《全国中药成药处方集》南京方)

【组成】紫荆皮五两(炒) 独活三两(炒) 赤豆二两(炒) 白芷一两(生研) 石菖蒲一两(生研)

【用法】上为细末。以葱头煎浓汤,或用温酒,调敷患处。

【功用】活血消肿。

【主治】痈疽初起,红肿疼痛。

【备考】《成方制剂》组成无"赤豆",有"赤芍"。

36304 冲和膏

《外科理例》。为《仙传外科集验方》"冲和仙膏"之异名。见该条。

36305 冲和膏(《古方汇精》卷二)

【组成】赤芍二两 白芷 防风各一两 独活三两 龙脑三钱 石菖蒲一两五钱

【用法】各取净末,以瓷瓶收贮,不可泄气。临用时姜汁、卤醋调敷,一日一换。

【主治】外症初起,坚肿色淡。

36306 冲和膏(《慈禧光绪医方选议》)

【组成】紫荆皮 乳香 甘草 杭白芷 没药各等分

【用法】上为极细末。外涂。

【功用】清热除湿,活血化瘀。

【主治】痈疡之症,似溃非溃,介于半阴半阳者。

【方论选录】此方与《外科正宗》冲和膏不同,无独活、赤芍、菖蒲,而用乳香、没药、甘草,除湿之力轻,而活血通络之力重,是其特点。

36307 冲寒散

《东医宝鉴·杂病篇》卷三。即《医学入门》卷七"常用冲寒散"。见该条。

36308 冲和仙膏(《仙传外科集验方》)

【异名】黄云膏、仙膏(原书)、冲和膏(《外科理例》)、阴阳散(《外科枢要》卷四)、冲和赶毒散(《大生要旨》)、冲和散(《古方汇精》卷二)、赶毒散(《验方新编》卷十一)。

【组成】川紫荆皮五两(炒) 独活三两(炒,不用节) 赤芍药二两(炒) 白芷一两(不见火) 木蜡(又名望见消、阳春雪,即石菖蒲)随证加减

【用法】上为细末。热酒或葱汤调敷。凡敷药皆须热敷,干则又以元汤湿透之。

【功用】❶《金鉴》:行气疏风,活血定痛,散瘀消肿,祛冷软坚。❷《古方汇精》:祛寒逐湿。

【主治】痈疽、发背、疮疖、流注、发颐等诸肿毒初起,红肿硬痛,或漫肿无头,积日不消,冷热不明;以及偏正头痛,眼痛。

❶《仙传外科集验方》:流注属半阴半阳者。❷《外科理例》:一切疮肿不甚热,积日不消。❸《本草纲目》:一切痈疽、发背、流注、诸肿毒,冷热不明者。❹《赤水玄珠》:偏正头风肿痛,眼痛。❺《青囊秘传》:一切外症之凝滞皮肤间者。

【宜忌】❶《仙传外科集验方》:如病热势大盛,切不可用酒调,但可用葱泡汤调此药热敷上,如病稍减,又须用酒调。疮面有血泡成小疮,不可用木蜡,恐性黏,起药时生受,宜用四味先敷,后用木蜡盖在上面,覆过四周。❷《北京市中药成方选集》:不可内服。

【加减】如病极热,倍加紫荆皮、木蜡,少用三品;如病极冷,微加赤芍药、独活;如用本方四面黑晕不退,疮口皆无血色者,加肉桂、当归;如用本方痛不住,可取酒化乳香、没药于火上使溶,然后将此酒调药热涂,流注筋不伸者,加乳香;如疮口有赤肉突出者,少加南星,用姜汁酒调;若病势热盛者,加对停洪宝丹,用葱汤调涂贴之;小儿软疖,加军姜酒调服。

【方论选录】夫痈疽流注杂病,莫非气血凝滞所成,遇温即生,遇凉即死,生则散,死则凝。此药是温平,紫荆皮木之精,能破气逐血消肿;独活土之精,能止风动血引气,拔骨中毒,去痹湿气,更能与木蜡破石肿坚硬;赤芍药火之精,微能生血,住痛去风;木蜡水之精,能生血,住痛消肿,破风散血;白芷金之精,能去风生肌止痛。盖血生则不死,血动则流通,肌生则不烂,痛止则不娇作,风去则血自散,气破则硬可消,毒自散。五者交攻,病安有不愈者乎。

36309 冲和饮子(《外科大成》卷四)

【组成】人参 黄耆 麦门冬 芍药 柴胡 防风

六画

冲

荆芥　白茯苓　白术　桔梗　连翘　当归　天花粉

【用法】水煎服。

【主治】痘至七八日而发瘰者。

36310　冲脉饮子（《寿世保元》卷七）

【组成】黄耆（每一两用桂一钱煎汤，将碗盛饭上蒸熟）一钱　人参一钱五分　白术一钱　生地黄（酒浸）一钱　茯苓一钱　当归身二钱　白芍（酒炒）一钱　川芎一钱　柴胡五分　青皮五分　宣木瓜四分　皂角子二钱　甘草二分

【用法】上剉一剂。水煎，频服。

【主治】妇人年五十外，乳痈初已，而又致穿破，不得收功者。

【加减】大便不通润，加火麻仁（炒）二钱，黄连（酒炒）二钱。

36311　冲和补气汤

《东垣试效方》卷九。为《兰室秘藏》卷中"温经除湿汤"之异名。见该条。

36312　冲和灵宝饮（《伤寒六书》卷三）

【组成】羌活　防风　川芎　生地黄　细辛　黄芩　柴胡　甘草　干葛　白芷　石膏

【用法】水二钟，加煨生姜三片，大枣二枚，入黑豆一撮煎之，温服取微汗。

【主治】两感伤寒，头痛恶寒发热，口燥咽干。

【备考】《医方简义》本方用生甘草一钱，防风一钱五分，生地四钱，柴胡一钱五分，细辛四分，白芷八分，川芎、葛根各一钱，石膏三钱，黄芩一钱。

36313　冲和灵宝饮（《鲁府禁方》卷一）

【组成】羌活　防风　川芎　生地黄　细辛　黄芩　柴胡　知母　干葛　石膏

【用法】加生姜、大枣，水煎，临服加薄荷十片，煎一沸热服，中病即止。

【主治】两感伤寒，头疼身热恶寒，舌干口燥。

【加减】冬月，去黄芩、石膏，加麻黄。

36314　冲和顺气汤（《卫生宝鉴》卷九）

【异名】升麻白芷汤（《古今医鉴》卷九）。

【组成】葛根一钱半　升麻　防风　白芷各一钱　黄耆八分　人参七分　甘草四分　芍药　苍术各三分

【用法】上㕮咀，作一服。水二盏，加生姜三片，大枣两个，煎至一盏，去滓，早饭后、午前温服。

【主治】❶《卫生宝鉴》：忧思不已，饮食失节，脾胃有伤，面色黧黑不泽，环唇尤甚，心悬如饥状，饥不欲食，气短而促。❷《张氏医通》：内伤脾气，恶寒发热，食少便溏。

【方论选录】《上古天真论》云：阳明脉衰于上，面始焦。始知阳明之气不足，故用本方助阳明生发之剂，以复其色。《内经》曰：上气不足，推而扬之。以升麻苦平，葛根甘温，自地升天，通行阳明之气为君；人之气以天地之疾风名之，气郁而不行者，以辛取之，防风辛温，白芷甘辛温，以散滞气，用以为臣；苍术苦辛，蠲除阳明经之寒湿，白芍药之酸，安太阴经之怯弱。《十剂》云：补可去弱。人参、黄耆、甘草，甘温益正气以为佐；《至真要大论》云：辛甘发散为阳。生姜辛热，大枣甘温，和营卫，开腠理，致津液，以复其

阳气，故以为使也。

36315　冲和养胃汤

《兰室秘藏》卷上。为原书同卷"圆明内障升麻汤"之异名。见该条。

36316　冲和神功丸（《赤水玄珠》卷七）

【组成】大黄（煨）　诃子　麻子仁　人参

【用法】上为末，入麻仁研匀，炼蜜为丸，如梧桐子大。每服五十丸，温水送下。

【主治】燥咳。

36317　冲和赶毒散

《大生要旨》。为《仙传外科集验方》"冲和仙膏"之异名。见该条。

36318　冲和健脾丸（《赤水玄珠》卷十三）

【组成】白术（炒）四两　白豆蔻一两（拌白术末匀，饭上蒸）　人参三两　陈皮三两（同参饭上蒸）　白茯苓二两　山楂肉二两　石斛（盐水洗，同茯苓、山楂饭上蒸熟）　甘草（绵纸上炒焦黄色）七钱

【用法】上药各为末，麦芽粉打糊为丸。每服五十丸，白汤送下。

【功用】益心开胃健脾，宽胸顺气，进食和中，资扶三焦，培植五内。

【主治】体欠强盛，及膈气、膈食、翻胃、噎食、中满。

36319　冲和资生丸（《活人方》卷二）

【组成】白术四两　茯神二两五钱　枣仁二两五钱　当归二两五钱　莲肉二两五钱　人参二两　黄耆一两五钱　陈皮一两五钱　砂仁一两五钱　楂肉一两五钱　神曲一两五钱　麦芽粉一两五钱　白蔻仁一两　远志一两　益智一两　木香五钱

【用法】炼蜜为丸。每服二钱，早晚空心米汤或参汤吞服。

【功用】补脾胃营气，补肺统气，疏肝达气，滋心育气，益肾生气。

【主治】胃强脾弱，既食而运化不及，气逆膻中，不食而犹然痞满，日久五脏无所禀受，三焦清气虚陷，精血日亏，形神销烁，大便滑泄，溲便短浊，浊气僭上，渐成中满，土虚水泛，周身肿胀。

36320　冲虚至宝丹（《济阳纲目》卷二十八）

【组成】阿芙蓉二钱（另研）　麝二分（另研）　射干（即扁竹根）七分（另研）　朱砂三分（另研）　狗宝一钱三分（火煅七次，入烧酒内，另研）

【用法】上为极细末，烧酒糊为丸，如绿豆大，金箔为衣。每一料为四十六丸，不可多少。劳嗽每用一丸擂细，用好梨七钱去皮，将药撒在梨上，一更时令患者嚼下。服毕即睡，勿言语。次日巳时，方饮清米汤，三日戒食厚味。噤口痢用白砂糖三钱用药一丸擂细，不拘时候下，不忌厚味。

【主治】男妇日久劳嗽，并噤口痢二证诸药不效者。

36321　冲虚至宝丹（《何氏济生论》卷四）

【组成】广木香　沉香　狗宝三钱　白硼砂三钱　雄黄（透明）　朱砂一钱五分　鸦片一钱　冰片五分　麝香五分　牛黄一钱　金箔四十张

【用法】上为细末，用射干四两煎浓汁为丸，如稀，加

蒲黄末同和,每丸重五分,金箔为衣。服时用雪梨一块,挖一孔,入丸一粒,临卧连丸嚼化。

【主治】膈气痰火。

决

36322 决水汤(《辨证录》卷五)

【组成】车前子一两　茯苓二两　王不留行五钱　肉桂三分　赤小豆三钱

【用法】水煎服。

【功用】利水。

【主治】水肿既久,遍身手足俱胀,面目亦浮,口不渴而皮毛出水,手按其肤如泥。

【宜忌】禁用食盐一月。

【方论选录】此方利水从小便而出,利其膀胱也。凡水必从膀胱之气化,而后由阴器以出,土气不宣,则膀胱之口闭,用王不留行之迅药以开其口,加入肉桂,引车前、茯苓、赤小豆直入膀胱而利导之。茯苓、车前虽利水而不耗气,而茯苓且是健土之药,水决而土又不崩,此夺法之善也。

36323 决阴煎

《叶氏女科》卷三。为《景岳全书》卷五十一"决津煎"之异名。见该条。

36324 决明丸(《千金翼》卷十一)

【组成】石决明(烧)　石胆　光明砂　芒消(蒸)　空青　黄连(不用渍)　青葙子　决明子(以苦酒渍,经三日晒干)　蕤仁　防风　鲤鱼胆　细辛各等分

【用法】上为极细末,鱼胆和丸,如梧桐子大,晒干研碎,铜器贮之,勿泄。每取黄米粒大纳眦中,日一夜一。稍稍加,以知为度。

【主治】眼风虚劳热,暗运内起。

36325 决明丸(《圣惠》卷三)

【组成】决明子一两　天雄一两(炮裂,去皮脐)　柏子仁一两　熟干地黄一两　菟丝子一两(酒浸三日,焙干,别捣为末)　枸杞子一两

【用法】上为细末,炼蜜为丸,如梧桐子大。每服三十丸,空心及晚食前服以温酒送下。

【主治】胆虚冷,神思昏沉,头眩目暗。

【备考】按:本方方名,《普济方》引作"决明子丸"。《医方类聚》卷十引《神巧万全方》无熟干地黄,有细辛、芎䓖。

36326 决明丸(《圣济总录》卷三十二)

【组成】石决明　黄连(去须)　车前子　细辛(去苗叶)　枳壳(去瓤,麸炒)各一两　栀子仁　大黄(剉,炒)　黄芩(去黑心)　羚羊角各半两

【用法】上为末,炼蜜为丸,如梧桐子大。每服二十丸,食后煎竹叶汤送下。

【主治】伤寒后眼目昏暗,赤痛生疮。

36327 决明丸(《圣济总录》卷一〇二)

【组成】决明子　青葙子　茺蔚子　车前子　地肤子　五味子(炒)　枸杞子(去茎蒂)　细辛(去苗叶)　麦门冬(去心,焙)　生干地黄(焙)　赤茯苓(去黑皮)　桂(去粗皮)　泽泻　甜葶苈(纸上炒紫色)　防风(去叉)　芎䓖各一两

【用法】上为末,炼蜜为丸,如梧桐子大。每服二十丸,食后良久米饮送下,一日三次。

【主治】肝虚膈热,眼目昏暗,渐成障蔽,或见黑花,不能远视。

36328 决明丸(《圣济总录》卷一〇五)

【组成】石决明一两(研,水飞)　甘菊花一两　细辛半两　熟干地黄二两　人参一两(去芦头)　地肤子一两　五味子一两半　兔肝一具(炙干)　防风二两(去芦头)

【用法】上为细末,炼蜜为丸,如梧桐子大。每服二十丸,空心及晚后食前煎盐汤送下;或竹叶白汤亦可。渐加至三十丸。

【主治】风毒赤眼久不愈。

36329 决明丸(《圣济总录》卷一〇六)

【组成】石决明　车前子　黄连(去须)各二两

【用法】上为末,炼蜜为丸,如梧桐子大。每服十五丸,食后以米饮送下,一日二次。

【主治】目暴肿疼痛。

36330 决明丸(《圣济总录》文瑞楼本卷一〇七)

【组成】决明子(微炒)　蕤仁(去皮,研)　茯神(去木)　桔梗(炒)　麦门冬(去心,焙)　黄连(去须)各一两　青葙子　枳壳(去瓤,麸炒)　防风(去叉)　玄参　犀角(镑)　槟榔(煨,剉)　升麻　生干地黄(焙)　龙胆　沙参　紫菀(去苗土)各三分　百合半两

【用法】上为末,炼蜜为丸,如梧桐子大。每服三十丸,食后以米饮送下。

【主治】肝肺热,毒风目昏。

【备考】本方方名,原书人卫本作"决明子丸"。

36331 决明丸(《圣济总录》卷一〇八)

【组成】草决明(汤洗三遍,晒干)　蒺藜子　甘草(炙)　细辛　京芎　甘菊花　荆芥穗　木贼　旋覆花　苍术(河水浸,切作片子,晒干)各等分

【用法】上为末,炼蜜为丸,如樱桃大。每服一丸,不拘时候,细嚼茶酒送下。

【主治】眼目风毒昏暗。

36332 决明丸

《圣济总录》卷一〇九。为《圣惠》卷三十三"决明子丸"之异名。见该条。

36333 决明丸(《圣济总录》卷一一〇)

【异名】退膜丸(《普济方》卷八十)。

【组成】决明子(微炒)　车前子　山栀子仁　枸杞子　熊胆汁(干者亦得)各半两　黄连(去须)　牵牛子(炒熟)　甘草(炙,剉)各三分　牛胆汁半合　猪胆汁五枚

【用法】上为末,三味胆汁和丸,如梧桐子大。随胆汁多少,以丸得度,如硬,入炼蜜少许。每服三十丸,食后温热水下。

【主治】❶《圣济总录》:倒睫拳挛,隐磨瞳仁。❷《普济方》:阳气炎上,血脉贯冲,目赤肿痛,睑眦生疮,暴生钉翳,渐染睛轮,视物羞涩,紧急难开。

36334 决明丸(《圣济总录》卷一一二)

【组成】石决明(洗)　茺蔚子　车前子　防风(去叉)

细辛(去苗叶) 桔梗(剉,炒) 人参 白茯苓(去黑皮)
山萸各一两

【用法】上为末,炼蜜为丸,如梧桐子大。每服二十丸,空心以盐汤送下。

【主治】❶《圣济总录》:眼昏暗浮花,恐成乌风内障。❷《济阳纲目》:乌风内障,无翳,但瞳仁小,三五年内结成翳,青白色,不宜针,视物有花。

36335 决明丸(《圣济总录》卷一八一)

【组成】决明子 牛黄(别研) 蕤仁等分

【用法】上为末,炼蜜为丸,如麻子大。每服二丸,临卧时以乳汁送下。如热痛不可忍者,用猪胆汁为丸。

【主治】小儿赤眼。

36336 决明丸(《鸡峰》卷二十一)

【组成】决明子 青葙子 苍术 木贼 川芎 羌活
防风 甘草 楮实 菊花 蝉壳 石膏各一分 蛇皮一条
仙灵脾 谷精草各半两

【用法】上为细末,炼蜜为丸,如樱桃大。每服二丸,食后细嚼米饮送下。

【主治】脾虚膈热,眼目昏暗,翳膜遮障,隐涩羞明。

36337 决明丸(《幼幼新书》卷三十三引《家宝》)

【组成】决明子 车前子 菊花 川芎 宣连 当归各一分 大黄 子芩各半分

【用法】上为末,炼蜜为丸,如小绿豆大及麻子大。每服五岁七丸,七岁十丸,十岁十五丸,以意加减,并煎桑枝汤送下;麦门冬熟水亦可。

【主治】肝脏壅热,眼生翳障。

【备考】《普济方》无子芩,有紫参。

36338 决明丸(《得效》卷十一)

【组成】石决明(煅) 川芎 黄柏各一两 苍术半两(米泔浸)

【用法】上为末,用兔肝(或无,以白羯羊肝代之)研烂为丸,如绿豆大。每服三五十丸,食后临卧以米泔送下。

【主治】豆疮入眼,虽赤白障翳膜遮漫黑睛,但瞳子不陷者。

36339 决明丸(《得效》卷十六)

【组成】青葙子(炒) 防风 枳壳各一两 芜蔚子
细辛各半两 枸杞子 泽泻 生干地黄 石决明(烧)各半两 土当归(酒浸)二两 宣连半两(去须) 车前子(炒) 麦门冬(去心)各二两

【用法】上为末,炼蜜为丸,如梧桐子大。每服三十丸,食后麦门冬煎汤送下。

【主治】诸般眼患,因热病后毒气攻目,生翳膜遮障。

【备考】本方方名,《普济方》引作"决明子丸"。

36340 决明丸

《普济方》卷七十二。即《圣济总录》卷一○二"决明子丸"。见该条。

36341 决明丸

《医统》卷六十一。为《圣济总录》卷一○七"决明子丸"之异名。见该条。

36342 决明丸(《金鉴》卷七十七)

【组成】石决明一两 车前子一两 五味子半两 细

辛半两 大黄一两 茯苓一两 知母一两 芜蔚子一两
黑参一两 防风一两 黄芩一两

【用法】上为细末,炼蜜为丸,如梧桐子大。每服三钱,食前茶清送下。

【功用】下行实热。

【主治】滑翳内障。瞳心内一点如水银珠子之状,微含黄色,不痒不疼,无泪而遮蔽瞳神,渐渐失明,后则左右相牵俱损。

36343 决明丹(《幼幼新书》卷十八引张涣方)

【异名】决明散(《良朋汇集》卷五)。

【组成】决明子 密蒙花各一两 青葙子 车前子
川黄连 羚羊角(屑者)各半两

【用法】上为细末,煮羊肝一具,切破同诸药为丸,如黍米大。每服十粒,乳食后以荆芥汤送下。

【主治】小儿疹豆疮后毒气入眼。

36344 决明汤(《外台》卷二十一引《广济方》)

【异名】决明子汤(《圣济总录》卷一○八)。

【组成】决明子 升麻 枳实(炙) 柴胡 黄芩 芍药各一两 栀子十四枚 竹叶一升 车前草四升 甘草一两(炙)

【用法】上切。以水九升,煮取二升五合,去滓,纳芒消,分三次温服。

【主治】客热冲眼,赤痛泪出。

【宜忌】忌海藻,菘菜。

36345 决明汤(《幼幼新书》卷三十三引《婴孺方》)

【组成】决明子 大黄 栀子仁 子芩各七分 升麻
芍药 柴胡各六分 枳壳(炙)三分 竹叶八合 石膏十分(碎,绵裹) 杏仁 甘草(炙)各二分

【用法】水四升,煮取一升二合,分为四服。二岁内减。

【主治】小儿肝热冲眼。

【加减】生翳,加地肤子五分。

36346 决明汤(《圣济总录》卷一○三)

【组成】石决明(洗净,焙) 细辛(去苗叶) 防风(去叉) 车前子 人参 白茯苓(去黑皮) 大黄(剉,炒令香熟) 桔梗(炒)各一两 芜蔚子二两

【用法】上为粗末。每服五钱匕,以水一盏半,煎至一盏,去滓,食后临卧温服,一日三次。

【主治】眼燥涩痛,状如眯磣。

36347 决明汤(《圣济总录》卷一○五)

【组成】石决明 人参 芎劳 细辛(去苗叶) 五味子各一两 赤茯苓(去黑皮)二两

【用法】上为粗末。每服五钱匕,水一盏半,煎至七分,去滓,食后、临卧温服。

【主治】血灌瞳仁。

36348 决明汤(《圣济总录》卷一○八)

【组成】决明子 钩藤各一两 牡丹皮 升麻各三分
羚羊角(镑) 芍药 大黄(剉,炒)各一两

【用法】上为粗末。每服五钱匕,水一盏半,煎取八分,去滓,食后临卧时温服。

【主治】时气病后,眼生翳赤痛。

36349 决明汤(《圣济总录》卷一一一)

【组成】决明子(微炒) 地骨皮 玄参 黄连(去须) 桔梗(炒) 柴胡(去苗) 茯神(去木)各三分 山栀子仁半两 羚羊角屑一两

【用法】上为粗末。每服五钱匕,以水一盏半,入净洗淡竹叶十片,煎至七分,去滓放温,食后服,临卧再服。

【主治】眼生肤翳,遮覆瞳仁。

【备考】本方方名,《普济方》引作"决明散"。

36350 决明汤

《圣济总录》卷一八一。为《圣惠》卷八十九"决明散"之异名。见该条。

36351 决明饮

《济阳纲目》卷一〇一。为《古今医鉴》卷九"决明散"之异名。见该条。

36352 决明散《外台》卷二十一引《深师方》

【组成】马蹄决明二升

【用法】上为末,每服方寸匕,以粥饮送下。

【主治】失明,一岁二岁三岁四岁拭目中无他病,无所见,如绢中视物。

【宜忌】忌鱼、蒜、猪肉、辛菜。

36353 决明散《圣惠》卷三十三

【组成】石决明(捣细,研,水飞过) 车前子 人参(去芦头) 甘菊花 槐子 熟干地黄各一两 芜蔚子二两 防风二两(去芦头)

【用法】上为散。每服二钱,食后以粥饮调下,夜临卧再服。

【主治】眼内障翳。

36354 决明散《圣惠》卷八十九

【异名】决明汤(《圣济总录》卷一八一)。

【组成】决明子 子芩 柴胡(去苗) 川大黄(剉,微炒) 川升麻 栀子仁 羚羊角屑 甘草(炙微赤,剉)各半两 石膏一两

【用法】上为散。每服一钱,以水一小盏,入竹叶七片,煎至五分,去滓温服,不拘时候。

【主治】膈中有热,赤眼涩痛不开。

36355 决明散《博济》卷三

【组成】石决明 草决明 青葙子 蛇蜕 细辛 井泉石 甘草以上各等分

【用法】上为细末,然后用猯猪肝一具,去胆膜,净洗沥干后,用竹刀子随肝竖切,作缝子,将药末平称一两,逐缝子掺入药末,毕后,将麻线扎缚,却入生绢袋内,牢缚定,用锅子或瓦石锅,入淘米浓泔煮之;更入青竹叶一握,枸杞根一握,黑豆三合,同煮肝熟为度,取出候冷,仍先饱吃,食后方用竹刀子,逐片吃,旋呷原汁送下,吃尽后,更吃豆。

【主治】青盲眼,脏虚有风邪痰饮乘之,有热则赤痛,无热则生障,外状不异,而只不见物。或加有痰热,则生翳如蝇翅状,覆在睛上。

【宜忌】不得犯铁器。

36356 决明散《博济》卷三

【组成】石决明 草决明 丹丞明(又名丹丞石) 青葙子 白芷 甘草 黄柏 黄连 谷精草 龙骨 蔓菁草 枳实 牡蛎 枸杞子 蛇皮(雄者五分,雌者五分,在草木

屋上者雄者,沾土在地并谓之雌者)各一两 羌活 白蒺藜 蝉蜕 白附子 黄耆各半两 鱼子(活水中生下者)半两(其子滑,硫黄水温洗过) 虎睛一个(切作七片子,每一度,杵罗一片,用文武火炙干入,候杵罗时一七遍了尽,筛罗为度)

【用法】上药每服七分,五更时披衣,以陈茶清调下,日午、临卧服之。

【主治】❶《博济》:眼一切疾,胬肉翳障,赤肿疼痛。❷《普济方》:内障浮翳,或如枣花,或若银钉,浮浅透外。

【宜忌】忌毒、鱼、面、猪肉、酒色等。

36357 决明散《活人书》卷二十一

【异名】瓜蒌散(《普济方》卷四〇四)。

【组成】决明子一分 瓜蒌根半分 赤芍药一分 甘草一分(炙)

【用法】上为末。每服半钱,蜜水调下,一日三次。

【主治】❶《活人书》:疹痘疮入眼。❷《治痘全书》:痘疮入目成翳。

36358 决明散

《圣济总录》卷一〇七。为《圣惠》卷三十二"决明子散"之异名。见该条。

36359 决明散《圣济总录》卷一〇九

【组成】决明子(炒) 车前子 青葙子各半两 萎蕤 黄连(去须) 芎䓖 甘草(炙,剉) 羚羊角(镑) 枳壳(去瓤,麸炒)各一两

【用法】上为细散。每服三钱匕,食后温浆水调下,临卧再服。

【主治】❶《圣济总录》:眼生胬肉侵睛,及赘肉生疮,晕膜赤。❷《丸散膏丹集成》:心经虚火,目小眦红丝胬肉,色淡红。

36360 决明散《圣济总录》卷一一〇

【组成】石决明(刮洗净)二两(研) 麦门冬(去心,焙) 菊花各一两 白附子(炮)半两 枸杞子 沉香(剉) 秦皮(去粗皮,剉) 巴戟天(去心) 桂(去粗皮) 牛膝(酒浸,切,焙) 栀子仁 羌活(去芦头)各三分

【用法】上为散。每服三钱匕,空心菊花汤调下,临卧再服。

【主治】眼内生疮,烂赤,痒,畏风。

36361 决明散《圣济总录》卷一一〇

【组成】决明子(微炒)一两半 秦皮(剉) 甘菊花各一两 细辛(去苗叶)三分 羚羊角(镑)一两 赤芍药一两半 麦门冬(去心,焙) 升麻 黄芩(去黑心) 黄连(去须)各一两 朴消(研)一两半 甘草(炙)一两

【用法】上为散。每服二钱匕,食后以温米泔调服,临卧再服。

【主治】斑疮入眼。

【备考】本方方名,《普济方》引作"决明子散"。

36362 决明散《圣济总录》卷一一二

【组成】石决明(刮洗) 细辛(去苗叶) 防风(去皮) 车前子 人参 白茯苓(去黑皮) 大黄(剉,炒) 芜蔚子各一两 桔梗(炒)半两

【用法】上为散。每服二钱匕,食后、临卧服。

【主治】内障浮翳,或如枣花,或若银钉浮浅透外。

36363 决明散(方出《幼幼新书》卷二十四引《庄氏家传》,名见《医部全录》卷四四六)

【组成】石决明 乳香各一分 龙胆二分 大黄半两(煨)

【用法】上为末。每服二钱,用薄荷温水调下。

【主治】小儿热疳,非时生疮,爱吃冷水;肝脏风热,眼中不见物及有汗。

36364 决明散(《杨氏家藏方》卷十九)

【组成】寒水石(火煅通红,取出,地上去火毒) 甘草(生用)各一两 坯子胭脂一钱

【用法】上为细末。每服半钱,乳食后用生米泔水调下。

【主治】小儿斑疮,热毒攻肝,上冲眼目,遂生障翳。

36365 决明散(《普济方》卷七十三引《卫生家宝》)

【组成】玄参 黄芩 防风 川芎各二两 蝉蜕半两 地骨皮一两 前胡 甘草各一两 苍术一两(泔浸) 木贼半两 草决明一两

【用法】上为细末。每服二钱,各换汤使,时气赤眼,米泔水送下;多泪,麦门冬熟水送下;翳膜,淡竹叶汤送下;血贯瞳仁不退,熟水或茶送下。

【主治】赤眼生翳障,多泪睛疼。

36366 决明散(《御药院方》卷十)

【组成】川芎 井泉石 仙灵脾 槐花各一两 川椒二钱半 蛤粉(水飞) 石决明(水飞) 防风 荆芥 羌活 苍术(米泔浸) 甘菊花 黄芩 杜蒺藜(炒) 木贼(去节) 地骨皮 薄荷 甘草(炙)各一两

【用法】上为细末。每服二钱,热茶清调,食后温服,一日进一二次。

【主治】眼目昏花,远视不明。

36367 决明散(《直指附遗》卷二十)

【组成】桔梗 羚羊角 大黄 紫决明 当归 川芎 瞿麦(用花) 生地黄 木贼 羌活 防风 赤芍药 石决明(火煅) 青葙子 车前子 蝉退 白芷 细辛 蔓荆子 蒺藜(炒) 香附子 玄参各半两

【用法】上㕮咀。每服四钱,水一钟半,煎至一钟,通口服。

【主治】眼青盲内障。

36368 决明散(《朱氏集验方》卷九)

【组成】草决明 青葙子 干葛 槐花 败荷叶(水上者)一皮

【用法】上为细末。食后米泔水调下。如四五十日只服此药,若日子久则眼老睛悬,却再合后药:香白芷、香附子、连翘、甘草、蝉蜕,上为细末,每服二钱,水一盏,煎七分,用此汁调前药。

【主治】斑疮入眼。

36369 决明散(《永类钤方》卷十一)

【组成】大黄 黄芩 木贼(去节) 赤芍 山栀仁 菊花 粉草各等分

【用法】上为细末。每服二钱,生地黄水煎,食后服。

【主治】五脏积热,目肿塞不开,热泪如汤,羞明。

【加减】睛疼,加没药、当归、川芎。

36370 决明散(《永类钤方》卷十一)

【组成】石决明(煅) 枸杞子(酒浸一宿) 木贼(去节) 荆芥穗 晚桑叶 羌活 谷精草(去根) 粉草(炙) 旋覆花 蛇退(蜜炙) 制苍术 菊花各等分

【用法】上为细末。每服二钱,茶清调,食后服。

【主治】障膜。

36371 决明散(《得效》卷十六)

【异名】决明子散(《济阳纲目》卷一〇一)。

【组成】黄芩 甘菊花(去枝梗) 木贼 草决明子 石膏 赤芍药 川芎 川羌活 甘草 蔓荆子 石决明

【用法】上剉散,每服三钱,水一盏半,生姜五片煎,食后服。

【主治】风热毒气上攻,眼目肿痛,或卒生翳膜,或赤脉胬肉,或涩痒羞明多泪,或始则昏花,渐成内障。一切暴风客热,并宜服之。

36372 决明散(《秘传眼科龙木论》卷一)

【组成】石决明 人参 茯苓 大黄 车前子 细辛各一两 防风二两 芜蔚子二两 桔梗一两半

【用法】上为末。每服一钱,食后米饮汤调下。

【主治】浮翳内障。因脑中热风冲入眼内,脑脂流下,凝结作翳,如银针之色,虽不见人物,尤见三光。初患之时无痒痛,从一眼先患,后乃相牵俱损。

36373 决明散

《普济方》卷八十。即《圣济总录》卷一一一"决明汤"。见该条。

36374 决明散(《银海精微》卷下)

【组成】决明子 甘菊花各一两 防风(去芦) 车前子 芎䓖 细辛 栀子仁 玄参 蔓荆子 白茯苓 山茱萸各一两半 生地黄三两

【用法】上为末。每服二钱,食后以盐汤调下。

【主治】眼见黑花不散。

36375 决明散(《医统》卷五十三)

【组成】决明子

【用法】上为末。水调贴太阳穴。

【主治】头痛。

36376 决明散(《古今医鉴》卷九)

【异名】决明饮(《济阳纲目》卷一〇一)。

【组成】石决明 葛花 泽泻 木贼 大黄

【用法】上剉一剂。水煎服。

【主治】❶《古今医鉴》:翳障眼。❷《济阳纲目》:一切眼目肿痛。

36377 决明散(《眼科全书》卷四)

【组成】石决明 草决明 羌活 荆芥 栀子 木通 赤芍 麦门冬 地黄根

【用法】水煎,食后服。

【主治】伤寒热病后外障。

36378 决明散(《眼科阐微》卷三)

【组成】石决明 草决明 防风 赤芍 柴胡 白芷各八分 菊花一钱二分 川芎 羌活 蒺藜 红花各五分 当归一钱 栀子六分

【用法】加姜皮些须,灯心二十寸,水二钟,煎八分,食远温服。

【主治】目珠被物撞打,疼痛,眼眶停留瘀血。

36379 决明散

《良朋汇集》卷五。为《幼幼新书》卷十八引张涣方"决明丹"之异名。见该条。

36380 决明散(《医级》卷八)

【组成】石决明(取九孔者,煅,研,水飞净)一钱 冰片一分

【用法】上为细末。点眼角中。

【主治】赤翳攀睛。

36381 决明散(《不知医必要》卷三)

【组成】石决明(煅) 谷精草各二钱

【用法】上为细末。每用一钱,以蒸熟猪肝蘸食。

【主治】痘后眼生翳障。

36382 决明煎(《圣惠》卷三十三)

【异名】决明膏(《圣济总录》卷一〇五)。

【组成】马蹄决明一两 蕤仁(汤浸,去赤皮)一两半 芦荟 秦皮(捣碎) 黄柏(去粗皮) 马珂(研) 乌贼鱼骨(研) 紫贝(烧熟,碎)各一两 波斯盐绿三分(细研) 鲤鱼胆四枚

【用法】先将前决明等五味,以水三大盏,煎至一盏,净滤,去滓,次下盐绿等五味,更煎至一小盏,于光铜器中盛,勿令泄气。每取一大豆许,以人乳调点之,闭目良久,令泪出,每日二三度。

【主治】❶《圣惠》:远年翳障。❷《圣济总录》:风热目赤翳,积年磣痛。

36383 决明膏

《圣济总录》卷一〇五。为《圣惠》卷三十三"决明煎"之异名。见该条。

36384 决经汤(《叶氏女科》卷一)

【组成】陈皮 白茯苓 枳壳(麸炒) 川芎 赤芍 苏叶 槟榔 桔梗 白术(蜜炙) 半夏(制)各五分 当归 香附(制) 厚朴(姜制)各七分 甘草三分 红花 黄连(酒炒) 柴胡各六分 砂仁四分 姜三片

【用法】水煎,空心服。

【主治】妇人二十三四岁,因经后潮热,误食生冷,聚成痰饮,心腹胀满,气升上膈,饮食不思,腹中结块成膜。

【加减】咳嗽,加五味子、杏仁(去皮尖)各五分;口干潮热,加竹沥、陈酒各半杯,姜汁少许。

36385 决津煎(《景岳全书》卷五十一)

【异名】决阴煎(《叶氏女科》卷三)。

【组成】当归三五钱或一两 泽泻一钱半 牛膝二钱 肉桂一二三钱 熟地二三钱或五七钱(或不用亦可) 乌药一钱(气虚者不用亦可)

【用法】水二钟,煎七八分,食前服。

【主治】❶《景岳全书》:妇人血虚经滞,不能流畅而痛极。❷《叶氏女科》:妇人虚弱或邪思蓄注,邪随气结而不散,或冲任滞逆,脉道壅瘀而不行,致成鬼胎;或产后败血不散,流入阴中,而作寒热。

【加减】呕恶者,加焦姜一二钱;阴滞不行者,非加附子不可;气滞而痛胀者,加香附一二钱或木香七八分;血滞血涩者,加酒炒红花一二钱;小腹不暖而痛极者,加吴茱萸七八分;大便结涩者,加肉苁蓉一二三钱,微者以山楂代之。

【备考】《会约》无熟地,有香附。

36386 决效方(《圣济总录》卷一四三)

【组成】巴豆一枚(去皮)。

【用法】上一味,以鸡子开一小窍,纳巴豆一枚入鸡子窍中,以纸塞定,别以湿纸裹,用火煨熟透,去壳并巴豆,只一味吃尽鸡子,其病即止。虚人分作二服。

【主治】泻血不止。

【宜忌】不得稍生气。

36387 决效散(《外科精义》卷下)

【组成】贯众三两 白芷一两

【用法】上为细末。油调涂。

【主治】风痒头疮。

36388 决流汤(《傅青主男女科》)

【组成】黑丑二钱 甘遂二钱 肉桂一两 车前子一两

【用法】水煎服。一剂而水流斗余,二剂而痊愈,断不可与三剂。二剂之后,须用五苓散调理二剂,再以六君子汤补脾。

【主治】水臌,满身皆肿,按之如泥。

【宜忌】忌食盐三月,犯之则不救。

【方论选录】牵牛、甘遂,最善利水,又加之肉桂、车前子,引水以入膀胱,利水而不走气,不使牛、遂之过猛也。

36389 决明子丸(《圣惠》卷三十三)

【异名】决明丸(《圣济总录》卷一〇九)。

【组成】决明子一两 甘菊花一两 生干地黄三分 车前子 防风(去芦头) 蔓荆子 芎䓖 栀子仁 细辛 白茯苓 玄参 薯蓣各半两

【用法】上为末,炼蜜为丸,如梧桐子大。每服二十丸,食后煎桑枝汤送下。

【主治】肝肾风虚攻上,眼见黑花不散。

【备考】本方原名"决明子散",与剂型不符,据《医方类聚》卷六十六改。

36390 决明子丸(《圣惠》卷三十三)

【组成】决明子 槐子 覆盆子 青葙子 地肤子 车前子各一两

【用法】上为末,炼蜜为丸,如梧桐子大。每服二十丸,空心以温酒送下,晚食前再服。

【功用】明目,祛风除暗。

36391 决明子丸(《医方类聚》卷二十引《神巧万全方》)

【组成】决明子 天雄(炮) 犀角屑 天南星(炮裂) 白花蛇肉(酥拌,微炙) 独活 川芎 白附子(炮) 川升麻 白术 白僵蚕(微炒) 防风 蔓荆子 当归(微炒) 细辛 酸枣仁(微炒) 草薢各半两 牛黄 朱砂 麝香各一分

【用法】上为末,入牛黄等匀分,炼蜜为丸,如梧桐子大。每服二十丸,以豆淋酒送下。

【主治】肝脏中风,攻手足,缓弱无力,口眼㖞斜,精神不定,行走艰难。

36392 决明子丸(《圣济总录》卷一〇二)

【组成】决明子 车前子 苦参 黄连(去须) 黄芩(去黑心) 大黄各一两半 葳蕤子 人参各一两

【用法】上为末,炼蜜为丸,如梧桐子大。每服二十丸,食后以淡姜水送下,临卧再服。

【主治】肝实,目生赤脉息肉,磣痛。

36393 决明子丸(《圣济总录》卷一〇二)

【组成】决明子 蕤仁 地肤子 白茯苓(去黑皮) 黄芩(去黑心) 防风(去叉) 麦门冬(去心,焙) 泽泻 芜蔚子 杏仁(去皮尖双仁,炒黄)各一两半 枸杞子 五味子 青葙子 桂(去粗皮) 细辛(去苗叶)各一两 车前子 菟丝子(酒浸,别捣) 熟干地黄(焙)各二两

【用法】上为末,炼蜜为丸,如梧桐子大。每服二十丸,以温浆水送下,一日二次。

【主治】肝肾虚目黑暗,或见黑花飞蝇;及久患肤翳,遮覆瞳子。

36394 决明子丸(《圣济总录》卷一〇二)

【组成】决明子一两 地肤子三分 车前子一两半 黄连(去须) 人参 玄参 槐子各一两 青葙子三分 地骨皮二两 升麻 白茯苓(去黑皮) 沙参各一两 苦参三分

【用法】上为末,炼蜜为丸,如梧桐子大。每服二十丸,空心以盐酒送下。加至三十丸。

【主治】肝肾气虚,风热上攻,目赤肿痛。

【备考】本方方名,《普济方》引作"决明丸"。

36395 决明子丸(《圣济总录》卷一〇三)

【组成】决明子一两半 防风(去叉) 黄连(去须)各半两 车前子 升麻 黄芩(去黑心) 大黄(剉,炒) 玄参 葳蕤各一两

【用法】上为末,炼蜜为丸,如梧桐子大。每服三十丸,食后温浆水送下,临卧再服。

【主治】风毒冲目,虚热赤痛。

36396 决明子丸(《圣济总录》卷一〇五)

【组成】决明子(微炒)一两 地肤子 麦门冬(去心,焙) 玄参 车前子各半两 赤茯苓(去黑皮) 远志(去心,焙) 青葙子 芜蔚子 蔓荆实 地骨皮 柏子仁 山芋 人参 黄芩(去黑心) 防风(去叉) 大黄(细剉,炒令香)各一两 细辛(去苗叶)半两 甘草(炙、剉)一两 黄连(去须)一两

【用法】上为细末,炼蜜为丸,如梧桐子大。每服二十丸,食后以米饮送下。加至三十丸。

【主治】风毒眼赤痛久患,及虚热眼暗。

36397 决明子丸(《圣济总录》卷一〇六)

【组成】决明子(炒)一两半 秦皮(去粗皮,剉)一两 甘菊花一两 升麻一两半 黄芩(去黑心)一两 车前子一两半 白茯苓(去黑皮)一两半 秦艽(去苗土)一两 赤芍药 地骨皮 山栀子仁 黄连(去须) 青葙子 葳蕤 牵牛子(炒) 蕤仁(去皮)各一两半 大黄(剉,炒)一两 甘草(炙、剉)一两

【用法】上为末,炼蜜为丸,如梧桐子大。每服二十丸,食后以温水送下,临卧再服。

【主治】目赤昏暗涩痛,心躁恍惚。

36398 决明子丸

《圣济总录》(人卫本)卷一〇七。即原书文瑞楼本"决明丸"。见该条。

36399 决明子丸(《圣济总录》卷一〇七)

【异名】决明丸(《医统》卷六十一)。

【组成】决明子(炒) 细辛(去苗叶) 青葙子 蒺藜子(炒,去角) 芜蔚子 芎䓖 升麻 独活(去芦头) 羚羊角(镑) 防风(去叉)各半两 菊花一两 黄连(去须) 玄参 枸杞子各三两

【用法】上为末,炼蜜为丸,如梧桐子大。每服二十丸,以淡竹叶熟水送下。加至三十丸。

【功用】《全国中药成药处方集》:补肾养肝,清头明目。

【主治】❶《圣济总录》:风热上冲眼目,或外受风邪,眼痛视物不明。❷《全国中药成药处方集》:眼胞红肿,目昏赤痛,瞳仁昏暗,翳障遮睛。

【宜忌】《全国中药成药处方集》:忌食辛辣、发物。

36400 决明子丸(《圣济总录》卷一一〇)

【组成】决明子(微炒) 菊花 秦皮(去粗皮,剉) 黄连(去须)各一两 车前子 地骨皮各一两半 羚羊角屑 黄芩(去黑心) 葳蕤 山栀子(去皮) 生干地黄(焙) 秦艽(去苗土)各一两 青葙子 白茯苓(去黑皮)各一两半 升麻一两

【用法】上为末,炼蜜为丸,如梧桐子大。每服三十丸,食后以温水送下,临卧再服。

【主治】肝肺热毒,气攻两眼,生疮赤痛。

36401 决明子丸

《普济方》卷三十四。即《圣惠》卷三"决明丸"。见该条。

36402 决明子丸

《普济方》卷七十六。即《得效》卷十六"决明丸"。见该条。

36403 决明子丸(《普济方》卷三八三)

【组成】马蹄决明子二两

【用法】上为末,炼蜜为丸,如麻子大。每服三丸,食后以熟水送下。

【主治】小儿冷热无辜疳,或时惊热,或时夜啼,大便青黄,自汗头痛,头发作穗,四肢黄瘦,不多食物。

36404 决明子方(《奇效良方》卷五十七)

【组成】决明子

【用法】朝朝取一匙按令净,空心水吞下。一方取决明子作菜食之。

【功用】止泪明目。

【主治】肝经热,风赤眼。

36405 决明子汤(《圣济总录》卷一〇二)

【组成】决明子(炒) 柴胡(去苗) 黄连(去须) 防风(去叉) 升麻 苦竹叶各三分 甘草(炙、剉) 菊花各半两 细辛(去苗叶)一分

【用法】上为粗末。每服五钱匕,水一盏半,煎至八分,去滓,食后温服。

【主治】肝脏实热,目眦生赤肉涩痛。

36406 决明子汤(《圣济总录》卷一〇六)

【组成】决明子一升 石膏(研)四两 升麻四两 山栀子仁(肥者)一升 地肤子 芫蔚子各一升 苦竹叶(切)二升 干蓝叶(切)一升 芒消二两 车前草汁一二合 冬瓜子(为末)三升

【用法】以水三斗,煎竹叶取七升二合,去滓,纳诸药,煮取四升,分为四服,每服相去可两食间,再服为度。

【主治】目暴赤,毒痛欲生翳。

36407 决明子汤

《圣济总录》卷一〇八。为《外台》卷二十一引《广济方》"决明汤"之异名。见该条。

36408 决明子散(《圣惠》卷十)

【组成】决明子 川升麻 黄柏(剉) 秦皮 川芒消各一两 蕤仁半两 黄连一两半(去须) 甘草半两(炙微赤,剉)

【用法】上为散。每服五钱,以水一中盏,煎至五分,去滓,不拘时候温服。

【主治】伤寒热毒气攻眼,生赤脉白翳,涩痛不可忍。

36409 决明子散(《圣惠》卷三十二)

【组成】决明子 栀子仁 地肤子 芫蔚子 蓝叶 川朴消各一两 川升麻一两 石膏二两

【用法】上为散。每服三钱,以水一中盏,入苦竹叶二七片,煎至六分,去滓,食后温服。

【主治】眼赤肿,痛不可忍,欲生翳者。

36410 决明子散(《圣惠》卷三十二)

【异名】决明散(《圣济总录》卷一〇七)。

【组成】决明子(微炒) 车前子 芫蔚子 黄连(去须) 防风(去芦头) 赤茯苓 人参(去芦头) 蒺藜子 远志(去心) 蔓荆子 甘菊花 白芷 秦皮 玄参 枳壳(麸炒微黄,去瓤) 蕤仁(汤浸,去赤皮) 细辛各一两

【用法】上为散。每服一钱,食后以温酒调下。

【主治】眼目赤痛,或生翳膜,头面多风,泪出不止。

36411 决明子散(《圣惠》卷三十二)

【组成】决明子 川升麻 枳壳(麸炒微黄,去瓤) 柴胡(去苗) 栀子仁 车前子各一两 细辛 防风(去芦头) 黄连(去须)各三分 甘草半两(炙微赤,剉)

【用法】上为粗散。每服三钱,以水一中盏,煎至六分,去滓,食后温服。

【主治】客热冲眼,赤多泪出,生疮。

【宜忌】忌炙煿热酒面。

36412 决明子散(《圣惠》卷三十三)

【组成】决明子一两 黄连一两(去须) 川升麻一两 枳壳一两(麸炒微黄,去瓤) 玄参一两 黄芩一两 车前子半两 栀子仁半两 地肤子半两 人参半两(去芦头)

【用法】上为散。每服三钱,以水一中盏,煎至六分,去滓,食后温服。

【主治】❶《圣惠》:眼中卒生翳膜,视物昏暗,及翳覆裹瞳仁。❷《医钞类编》:鸡冠蚬肉(内外障)。

36413 决明子散(《圣惠》卷三十三)

【组成】决明子 甘菊花 青葙子 羚羊角屑 芎䓖

犀角屑 玄参 黄芩 茯神 栀子仁各一两 甘草半两(炙微赤,剉)

【用法】上为散。每服四钱,水一中盏,入竹叶七片,煎至六分,去滓,食后温服。

【主治】肝脏风热,眼目昏暗,并涩痛。

36414 决明子散(《圣惠》卷三十三)

【组成】决明子 地肤子 细辛 白芷 桂心 车前子各三两 柏子仁二两 防风二两(去芦头) 川椒四两(去目及闭口者,微炒去汗)

【用法】上为散。每服二钱,空心及晚食前以温酒调下。

【功用】祛风止泪。

【主治】眼昏暗。

36415 决明子散(《圣惠》卷三十三)

【组成】决明子一升 蔓荆子一升(用好酒五升煮酒尽,晒干)

【用法】上为细散。每服二钱,食后及临卧以温水调下。

【功用】补肝明目。

36416 决明子散(《普济方》卷八十引《圣惠》)

【组成】决明子 川升麻 地骨皮 柴胡(去苗)各一两 葳蕤 玄参 犀角屑 甘草(炙微赤,剉)各半两

【用法】上为粗散。每服四钱,水一钟,煎至六分,去滓,食后温服。

【主治】肝膈热毒,眼生钉翳。

36417 决明子散(《圣济总录》卷一八一)

【组成】决明子 车前子 栀子仁 防风(去叉) 黄连(去须)各一两半

【用法】上为散。每服一字至半钱比,捣生猪肝投热汤取汁调下,早晨日晚各一服。

【主治】小儿眼赤,或生翳膜,或眼常合不开。

36418 决明子散(《济生》卷五)

【组成】黄芩 甘菊花(去枝梗) 木贼 决明子 石膏 赤芍药 川芎 川羌活(去芦) 石决明各一两 甘草 蔓荆子各一两

【用法】上为细末。每服三钱,水一中盏,生姜五片,煎至六分,食后服。

【主治】风热毒气上攻,眼目肿痛,或卒生翳膜,或眦出胬肉,或痒或涩,羞明多泪,或始则昏花,渐成内障,及一切暴风客热。

36419 决明子散

《普济方》卷八十四。即《圣济总录》卷一一〇"决明散"。见该条。

36420 决明子散

《济阳纲目》卷一〇一。为《得效》卷十六"决明散"之异名。见该条。

36421 决明子粥(《药粥疗法》引《粥谱》)

【组成】炒决明子10~15克 粳米60克 冰糖少许或加白菊花10克

【用法】先把决明子放入锅内炒,至微有香气取出,待冷后煎汁,或与白菊花同煎取汁,去滓,放入粳米煮粥。

【功用】清肝,明目,通便。

【主治】目赤肿痛,怕光多泪,头痛头晕,高血压病,高血脂症,肝炎,习惯性大便秘结。

36422 决明子点方(《圣济总录》卷一〇三)

【组成】决明子(为末) 蕤仁(研)各六分 象胆(研) 秦皮(为末) 黄柏(去粗皮,为末)各四分 盐绿(研)三分 鲤鱼胆(去皮)四枚 马珂(研) 乌贼骨(去甲,研) 贝齿(烧,研)各四分

【用法】上药各为细末,先以水三大升煎后五味至一升,滤去滓,重煎至半升许,即下前五味,再以微火煎,只取三合,用密器盛。每用一大豆许,以人乳和,少少点眼中,良久闭目,日二夜一,卧即止,以温浆水洗之。

【主治】目赤翳膜磣痛,热泪不止。

36423 决明车前散(《圣济总录》卷一一二)

【组成】石决明(刮洗) 芜蔚子 防风(去叉)各二两 甘菊花 车前子 人参各一两

【用法】上为散,再同和匀。针拨后服,每服二钱匕,食后、临卧以粥饮调下。

【主治】内障白翳,病久毒气不散,中心变黄色。

36424 决明甘草汤(方出《本事》卷六,名见《本事方释义》卷六)

【组成】草决明(生用)一升(捣碎) 生甘草一两(剉碎)

【用法】水三升,煮取一升,温分二服。

【主治】发背。

【方论选录】❶《本事》:大抵血滞则生疮,肝为宿血之脏,而决明和肝气不损元气也。❷《本事方释义》:草决明气味咸,苦平,入足厥阴。生甘草气味甘平,生用则凉,入手足太阴。背疮之发,由于热毒壅滞,致气血不能流行。今治以和肝凉血之品,则正气不致受伤,而壅遏之毒亦自稍衰其势耳。

36425 决明鸡肝散(《张氏医通》卷十五)

【组成】决明子(晒燥,为极细末,勿见火) 骟鸡肝(生者,不落水)

【用法】将鸡肝捣烂,和决明末。小儿一钱,大者二钱,研匀,同酒酿一杯,饭上蒸服。

【主治】小儿疳积害眼,及一切稚婴翳障。

【加减】目昏无翳,腹胀如鼓,加芜荑末一钱,同鸡肝酒酿顿服;翳障腹胀,用鸡内金、芜荑、决明末同鸡肝酒酿顿服;风热翳障,加白蒺藜一钱。

36426 决明夜光散

《明医杂著》。为《原机启微》卷下"决明夜灵散"之异名。见该条。

36427 决明夜灵散(《原机启微》卷下)

【异名】决明夜光散(《明医杂著》)。

【组成】石决明(另研) 夜明砂(另研)各二钱 猪肝一两(生用,不食猪者以白羯羊肝代)

【用法】二药末和匀,以竹刀切肝作两片,以药铺于一片肝上,以一片合之,用麻皮缠定,勿令药得泄出。淘米泔水一大碗,贮砂罐内,不犯铁器,入肝药于中,煮至小半碗,临卧连肝药汁服之。

【主治】❶《原机启微》:雀盲,目至夜则昏,虽有灯月,亦不能视。❷《张氏医通》:高风内障,至夜则昏。

【方论选录】上方以决明镇肾经益精为君,夜明砂升阳主夜明为臣,米泔水主脾胃为佐,肝与肝合,引入肝经为使。

36428 决明钩藤汤(《效验秘方·续集》姚五达方)

【组成】生决明30克 杭菊花10克 钩藤10克 生牛膝10克 川石斛10克 龟版10克 远志肉10克 首乌藤15克 青竹茹10克 六一散18克 生铁落20克 金银藤12克

【用法】每日1剂,水煎2次,早晚分服,方中生决明、龟板、生铁落为重镇潜质药物须先煎半小时,再加入其余药物同煎。

【功用】清肝滋阴,调和阴阳,清化湿热。

【主治】高血压病。

【方论选录】方中生决明入肝经清肝潜阳,质重镇降,用于肾阴不足,肝阳上亢的眩晕十分有效,《医学衷中参西录》称其"为凉肝镇肝之要药",杭菊花质轻气薄,可上升头部平肝息风,与生决明相配,一升一降,共主清肝养阴之功。钩藤能清肝热、平肝阳,对于肝风内动、肝火上炎的眩晕疗效较佳;生牛膝功擅苦泄下降,能引血下行,以降上炎之火;与钩藤相配,可升可降,平肝息风,调和气血。用石斛、龟板养阴滋肾、益精补血,以远志、首乌藤交通心肾,调和阴阳,安神定志。以竹茹清诸经之热,清热化湿,除烦止呕,开发中焦,调畅气机。金银藤能清经络中风湿热邪,疏通经络。六一散畅利二便,给热邪湿邪以出路。在眩晕重症时,可重用生铁落,《本草纲目》中称其有"平肝去怯,治善怒发狂"之功,为平肝镇热之良药。

36429 决明洗眼方(方出《千金》卷六,名见《千金翼》卷十一)

【组成】蕤仁 秦皮 黄连各十八铢 萤火虫七枚 决明子一合

【用法】上㕮咀,以水八合,微火煎取三合,冷以绵注洗目,每日三次。

【主治】眼漠漠无所见。

【方论选录】《千金方衍义》:方中蕤仁、川连、决明、萤火四味,皆出前治五脏客热上冲眼内外受风冷目痛不明方中,但参入秦皮一味以治目中青翳白膜,专取苦降达肝之意。

36430 决明消翳散(《医门补要》卷中)

【组成】荆芥 蝉衣 桑叶 蕤仁 木贼草 石决明 谷精草 白菊花 青葙子

【主治】目生翳。

36431 决明益阴丸(《原机启微》卷下)

【组成】羌活 独活各五钱 黄连(酒制)一两 防风五钱 黄芩一两 归尾(酒制) 五味子各五钱 石决明(煅)三钱 草决明一两 甘草(炙)五钱 黄柏 知母各一两

【用法】上为末,炼蜜为丸,如梧桐子大。每服五十丸,加至百丸,茶汤送下。

【主治】眼目畏日恶火,沙涩难开,眵泪俱多,久病

不痉。

【方论选录】上方以羌活、独活升清阳为君;黄连去热毒,当归尾行血,五味收敛为臣;石决明明目磨障,草决明益肾疗盲,防风散滞祛风,黄芩去目中赤肿为佐;甘草协和诸药,黄柏助肾水,知母泻相火为使。此盖益水抑火之药也,内急外驰之病并皆服之。

36432 决壅顺流汤(《医醇剩义》卷三)

【组成】大黄三钱 木通三钱 瓜蒌实一个 厚朴一钱 青皮一钱 枳实一钱 瞿麦二钱 车前子二钱

【用法】水煎服。

【主治】水结胸,心下至少腹硬痛满,不可近,或潮热,或无大热,但头微汗出,脉沉。

36433 决壅破饮丸(《魏氏家藏方》卷二)

【组成】半夏(汤泡七次) 桔梗(炒) 枳实(去瓤,麸炒) 天南星(汤泡七次) 青皮(去瓤) 麦蘖(炒)各等分

【用法】上为细末,姜汁煮糊为丸,如梧桐子大,焙干。每服三四十丸,食后温米饮送下,或生姜紫苏汤送下。

【功用】赶逐痰饮,快气利膈。

【主治】脾胃冷,膈隘生痰,饮食迟化,涎沫壅塞,咽喉不利,酒后尤盛。

冰

36434 冰王散

《杂病源流犀烛》卷二十四。为《尤氏喉科秘书》"冰黄散"之异名。见该条。

36435 冰片散(《疮疡经验全书》卷一)

【组成】冰片一钱 硼砂五钱 雄黄二钱 蜜炙柏(细末)二钱 钞三张(煅灰) 鹿角霜一两 枯矾一钱 甘草末一钱 靛花二钱 黄连末二钱 玄明粉二钱 鸡内金(烧存性)一钱

【用法】上为细末。吹之。

【主治】弄舌喉风。

【加减】口中气臭,加人中白(煅)三钱,铜青(煅)不宜过五分。

36436 冰片散(《鲁府禁方》卷四)

【组成】牛脑二分 孩儿茶一钱二分

【用法】上为细末。掺于患处。

【主治】伤手疮。

36437 冰片散(《医学心悟》卷四)

【组成】冰片一钱 硼砂五钱 明雄黄二钱 黄柏(蜜炙)三钱 靛花二钱 甘草(炙)三钱 鸡内金(烧存性)一钱 人中白(煅)五钱 川黄连二钱 元明粉二钱 铜青(煅)五分 蒲黄(炒)三钱 (一方加牛黄、熊胆、珍珠各一钱,儿茶八分,麝香三分)

【用法】上为极细末。吹患处。

【主治】缠喉风,走马喉风,缠舌喉风,双单乳蛾,喉疔、木舌、重舌、莲花舌,悬痈,兜腮痈,喉疮、牙痛。

36438 冰片散(《全国中药成药处方集》呼和浩特方)

【组成】石膏二两 冰片三分

【用法】上为细末。

【主治】口齿咽喉痛。

36439 冰片散(《中医皮肤病学简编》)

【组成】冰片1.5克 煅明矾6克 黄柏6克 小麦面(烧灰)10克

【用法】上为细末。吹入小儿口腔。

【主治】口炎。

36440 冰六散(《鸡鸣录》)

【组成】六一散一钱 橄榄核(煅炭)五钱 冰片一分

【用法】上药研匀。麻油调涂。

【主治】下疳。

36441 冰心散(《喉科种福》卷五)

【组成】冰片三分 黄柏五分 白矾七分 灯草一钱(烧存性)

【用法】上为末。吹。

【主治】少阴水亏,不能上济君火,致阴火沸腾,咽喉生疮,声音不出。

36442 冰玉散(《景岳全书》卷五十一)

【组成】生石膏一两 月石七钱 冰片三分 僵蚕一钱

【用法】上为极细末,小瓷瓶盛贮。敷之,吹之。

【主治】牙疳,牙痛,口疮,齿衄,喉痹。

36443 冰石散(《中医皮肤病学简编》)

【组成】煅石膏31克 冰片1克

【用法】上为细末。外敷。

【主治】疮疡糜烂。

36444 冰石散

《中医皮肤病学简编》。即原书"甘石散"加煅石膏、冰片。见该条。

36445 冰白散(《景岳全书》卷五十一)

【组成】人中白倍用之 冰片少许 铜绿(用醋制者) 杏仁各等分

【用法】上为细末。敷患处。

【主治】口舌糜烂,及走马牙疳等证。

36446 冰白散(《疫喉浅论》卷下)

【组成】梅花冰片五分 人中白五钱 粉儿茶五钱 粉甘草一钱 玄明粉五分 鸡内金(要不落水者,瓦上焙干)五钱

【用法】上为细末。吹之。

【主治】疫喉腐烂忒甚。

36447 冰白散(《青囊秘传》)

【组成】人中白 冰片 铜绿 杏仁 黄柏 枯矾各等分

【主治】口糜及走马疳。

36448 冰瓜散(《惠直堂方》卷二)

【组成】八月半后西瓜青皮(不见日色,阴干为末)

【用法】每用一钱,加冰片少许,吹入喉中。

【主治】喉症。

36449 冰台散(《外科真诠》卷下)

【组成】冰片三分 何树皮五钱

【用法】上为细末。湿者干掺,干者油调刷。

【主治】汤火伤。

36450 冰灰散(《何氏济生论》卷二)

【异名】冰炭散(《嵩崖尊生》卷六)。

【组成】山栀仁 香白芷等分

【用法】上为细末。吹少许于鼻中。

【主治】鼻衄不止。

36451 冰肌散(《万氏家抄方》卷六)

【组成】柴胡 前胡 黄芩 山栀 连翘 泽泻 黄连 黄柏 犀角 地骨皮 丹皮

【用法】水煎服。

【主治】痘疮,第三四日一齐拥出,色枯干红紫者。

【宜忌】《简明医彀》:热极者用,热轻者戒之。

【备考】《简明医彀》本方用法:为粗末,每服三钱,水煎服。

36452 冰池散(《御药院方》卷十)

【组成】黑豆(去皮,生,捣为末)一两 马牙消(研)一两 脑子(研)一钱 青黛(研)一两

【用法】上为细末。每用半钱,凉蜜水调如面糊,摊于圆绢帛上,贴两太阳穴,凉水时时频润。

【主治】眼目赤。

36453 冰豆膏(《仙拈集》卷三)

【组成】巴豆一粒(去净油) 冰片三厘

【用法】用饭黏以手捏烂为丸。雄黄少许为衣。将丸捏扁贴眉心处,用清凉膏如钱大盖之,夏贴三个时辰,春、秋、冬贴一日,去之。

【主治】乳蛾。

36454 冰苋散(《外科大成》卷三)

【组成】冰片 苋菜根(煅灰) 薄荷 黄柏各一钱 月石 儿茶各一钱五分 人中白 山豆根 胡黄连各二钱 枯矾 青黛 龙骨 乌梅肉各五分

【用法】上药各为末,和匀。吹用。

【主治】喉癣。

【加减】杨梅喉癣,加轻粉一钱,柿霜一钱,白砒五厘(枣内去核煨熟用)。

36455 冰芦散(《医级》卷八)

【组成】鹅管芦甘石(敲碎,浸童便七日,取起洗净,入倾银罐,煅,浸,煅三五次) 冰片

【用法】每甘石粉一两,入冰片一钱,为极细末,以无声为度,入人乳粉三钱,研匀收贮,勿令泄气。日用茶清调些少点眼角内,少瞑即爽。

【主治】目赤肿痛,及一切星障。

36456 冰芦膏(《惠直堂方》卷三)

【组成】炉甘石(火煅)二两(为末) 冰片二分

【用法】上药以猪棕油捣成膏。先以茶汁加盐少许洗净疮口,敷药,以膏盖之。

【主治】臁疮,及诸疮久远不收口者。

36457 冰青散(《疡科心得集·家用膏丹丸散方》)

【异名】碧丹。

【组成】川连 儿茶 青黛 灯心灰各三分 西黄二分 冰片三分 人中白(煅)五分

【用法】吹患处。

【主治】口糜疳腐,及烂头喉蛾、喉痹、喉疳、喉癣。

【加减】证重者,加珍珠;如痧痘后牙龈出血,或成走

马疳毒,加糠青(当作铜青)、五倍子、白芷末。

36458 冰青散(《外科集腋》卷三)

【组成】儿茶(煅)三钱 甘草一分 青黛 灯草灰 滴乳石 珍珠 牛黄 朱砂 黄柏(用荆芥、甘草煎浓汁浸,炙,不可过焦) 人中白(煅)各二分 冰片三分 川连四分

【用法】上为末。吹之。

【功用】去腐肉。

【主治】口疳口糜及烂喉蛾。

【加减】痧痘后口疳,加白芷、铜青、五倍。

36459 冰炉散(《千金珍秘方选》)

【组成】制炉甘石九钱 龙衣(炙,研)三钱 冰片三分

【用法】上为末。外用干掺,或麻油调搽;目疾蜜调点。

【主治】一切下疳及目疾。

【加减】如治目疾,去龙衣。

36460 冰柏丸(《医方大成》卷八引《澹寮方》)

【组成】硼砂(研) 黄柏(晒干) 薄荷叶各等分

【用法】上为末,生蜜为丸,如龙眼大。每服一丸,津液噙化。

【主治】❶《医方大成》引《澹寮方》:口疮。❷《灵验良方汇编》:舌疮。

【加减】疮甚者,加脑子(研)。

36461 冰砂丹(《石室秘录》卷四)

【组成】硼砂一分 冰片一分

【用法】上为末。以人乳调之,轻轻点在红线中间。

【主治】鼻中生红线一条,少动之则痛如死。

36462 冰炭散

《嵩崖尊生》卷六。为《何氏济生论》卷二"冰灰散"之异名。见该条。

36463 冰香散(《医部全录》卷二〇八)

【组成】炉甘石(火煅)二钱(黄连膏淬之,待干,乳末听用) 乳香(另研) 没药(另研)各一钱 冰片二分 麝香一分

【用法】上为细末。田螺捣烂取汁,调涂患上;偶无田螺,煎黄连汁亦可。

【主治】脏毒初起微肿。

36464 冰香散(《古今名方》引易玉泉家传方)

【组成】苦瓜霜 硼砂各20克 朱砂(水下) 冰片 胆矾 雄黄精 人中黄各5克 麝香 制僵蚕各3克

【用法】上为极细末。以喉枪或三用吹粉器吹布患处。

【功用】泄热消肿,祛腐止痛。

【主治】风热乳蛾(急性扁桃体炎)。

36465 冰壶丸(《圣济总录》卷四十三)

【组成】牛黄(别研) 真珠(别研) 人参 白茯苓(去黑皮) 安息香(酒化) 胡黄连 龙胆 麦门冬(去心,焙) 远志(去心)各半两 丹砂(别研) 玳瑁(镑) 犀角(镑)各一两 龙脑(别研) 龙齿 铁粉(别研) 甜消(别研)各一分 金箔(别研) 银箔(别研)各十五片

【用法】上为细末,炼蜜同安息香膏为丸,如鸡头子大。每服一丸,煎人参、茯苓汤化下。

【功用】化风痰,解积热。

【主治】心实生热,惊悸。

36466 冰壶汤(《圣济总录》卷三十八)

【组成】高良姜(生剉)

【用法】上为粗末。每服三钱匕,水一盏,大枣一枚(去核),煎至五分,去滓用水沉冷,顿服。

【主治】霍乱呕吐不止。

36467 冰壶散(《圣济总录》卷三十四)

【组成】不灰木(烧) 玄精石(生研) 金星石 银星石 马牙消(生)各半两 甘草(炙,剉)一两 消石一分

【用法】上各为散,先将甘草铺在铫内,次入诸药,炒良久,移放地上,以铫冷为度,重研过。每服一钱匕,新汲水调下,或生姜汁水调下。

【功用】解暑毒。

【主治】中暍烦躁。

36468 冰壶散(《普济方》卷二〇一引《十便良方》)

【组成】良姜(火炙令焦香)三两

【用法】打破,以酒一升,煮三四沸顿服。一方加粳米煮良姜粥食之。一方用水煎服。

【主治】霍乱吐利不止;亦治腹痛气恶。

36469 冰消散(《疡科遗编》卷下)

【组成】皮消一两(炒) 冰片一钱

【用法】上为细末。麻油调涂。

【主治】男妇烂腿。

36470 冰梅丸(《摄生众妙方》卷九)

【组成】大南星二十五个(鲜者,切片) 大半夏五十个(切片,鲜者最佳) 皂角四两(去弦净数) 白矾四两 盐四两 桔梗二两 防风四两 朴消四两

【用法】拣七分熟大梅子一百个,先将消、盐水浸一周时,然后将各药碾碎入水拌匀,方将梅子置于水中,其水过梅子三指为度,浸七日取出晒干,又入水中,浸透晒干,俟药水干为度,方将梅子入瓷器密封之,如霜衣起愈妙。要用时,薄棉裹之,噙在口内,令津液徐徐咽下,痰出即愈。

【主治】❶《摄生众妙方》:十八种喉痹。❷《全国中药成药处方集》:风热上攻,咽喉肿痛,痰涎壅盛,喉风喉癣,喉痹乳蛾,咽喉百病。

【方论选录】《串雅内编选注》:多种喉痹,症见痰涎壅盛,咽喉气急不通,应先开关窍,使痰涎吐出,喉松气通之后,可以继进相应诸药。方中南星、半夏辛烈开窍,散风除痰,皆可鲜用,取其峻而行速,以开关通塞;皂角、白矾二药配伍名稀涎散,功能涌吐风痰;防风祛风止痉,桔梗开音利咽,并有载药上行之力。消和盐水浸梅子以增强生津液,润喉咙,消肿痛的作用。用时棉裹口含徐徐咽津,使药力集中发挥于咽喉,以收消肿止痛,化痰开音的功效。

【备考】《喉科紫珍集》无大半夏,有山豆根四两。

36471 冰梅丸(《本草纲目》卷二十九)

【组成】青梅二十枚(盐十二两醃五日,取梅汁) 明矾三两 桔梗 白芷 防风各二两 猪牙皂角三十条

【用法】上为细末,拌汁,和梅入瓶收之。每用一枚,噙咽津液。

【主治】喉痹乳蛾;及中风痰厥,牙关不开,用此擦之。

36472 冰梅丸(《观聚方》卷七引《医经会解方》)

【组成】冰片三分(别研) 薄荷叶四两 孩儿茶二两 乌梅肉四两 硼砂二钱 诃子十个(取肉) 白沙糖半斤

【用法】上为末,用白砂糖化开为丸,如芡实大,外用葛粉为衣,不用亦可。噙化。

【主治】痰结咽喉,咯之不出,咽之不下。

36473 冰梅丸(《活人方》卷三)

【组成】干葛五钱 苏叶一钱五分 白豆蔻一钱 甘草一钱 薄荷二钱 藿香一钱五分 桔梗一钱 人参二钱 乌梅肉(炙干)一钱 白硼砂一钱 麦冬三钱 花粉三钱 广橘红一钱

【用法】上为细末,炼蜜为丸,如龙眼核大,不拘时候噙化。

【主治】停痰积热,使肺胃之气不和而烦渴,恶心干呕,及酒毒郁于三脘而作呕哕,既久而脾胃不醒,饮食不思,及霍乱吐泻之症。

36474 冰梅丸(《外科传薪集》)

【组成】大青时梅二十个 大梅片一钱 川雅连一钱 西瓜霜二钱 硼砂一钱半 水飞青黛一钱 细薄荷一钱半 苦甘草一钱 荆芥穗二钱 象贝(去心)四钱 制僵蚕四钱 淡黄芩(盐水炒)一钱半 上雄精三钱 制半夏三钱

【用法】上药各为细末,将大青梅去核,纳以明矾,放瓦上煅至矾枯,去矾,将梅肉捣烂,和上药末为丸,如龙眼核大,以瓷瓶收贮。临证用一丸,放舌上化下。

【主治】咽喉风痰紧闭,不能言语,红肿疼痛。

36475 冰梅散(《外科集腋》卷三)

【组成】青盐 朴消 小猪牙皂(去弦) 白矾 甘草各四两 桔梗二两 青梅一百个 鲜南星(切) 鲜半夏各三十五枚

【用法】先用青盐、朴消浸梅三日,去核,将余药研入,晒干。噙化。

【主治】咽喉肿痛。

36476 冰黄散

《局方》卷二(吴直阁增诸家名方)。为《三因》卷五"却暑散"之异名。见该条。

36477 冰黄散(《小儿病源》卷一)

【组成】土消一两 大黄(细末)一钱

【用法】二味相合,新汲水调搅匀,用鸡羽蘸药时时涂扫,勿令干。可用一小篦刀子疏去流头赤晕恶血毒汁,次以冰黄散涂之。

【主治】赤流丹毒。

36478 冰黄散(《走马疳急方》)

【组成】炉甘石 冰片 轻粉 乳香 孩儿茶 血竭 没药各等分

【用法】上为极细末。以香油调敷。

【主治】下疳。

【宜忌】忌诸般发毒、动风、辛热之物。

36479 冰黄散

《奇效良方》卷五十四。为《普济方》卷二七八"水黄散"之异名。见该条。

36480 冰黄散(《尤氏喉科秘书》)

【异名】冰王散(《杂病源流犀烛》卷二十四)。

【组成】冰片三分 人中白一钱 蒲黄二钱 黄柏二钱 甘草五分 青黛五分 川连二分 薄荷二钱 月石五分 朴消五分 枯矾少许

【用法】上为末。吹之。

【主治】口痱,小儿丹毒。

36481 冰黄散(《医学心悟》卷四)

【异名】止痛散(《疡医大全》卷十六)。

【组成】牙消三钱 硼砂三钱 明雄黄二钱 冰片一分五厘 麝香五厘

【用法】上为末。每用少许擦牙。

【主治】牙痛。

36482 冰黄膏(《疮疡经验全书》卷三)

【组成】黄连二两 冰片三分 麝香二分 轻粉五分 硫黄末一钱

【用法】水二碗,文武火煎黄连至一碗,滤去渣,再重汤慢火煎至一酒杯;将后四味俱研末,调和。用鹅毛润阴内。

【主治】妇人阴蚀疮。

36483 冰硫散(《外科正宗》卷四)

【组成】硫黄一两 樟冰 川椒 生矾各二钱

【用法】上为末,先用白萝卜一个,抠空其内,将药填满,复将原皮盖之,湿纸包三四层,灰火内煨半时许,待冷取开,用药同熟猪油调稠,搽患上。

【主治】风湿凝聚而生钮扣风,久则瘙痒如癣。

36484 冰蛳散(《外科正宗》卷二)

【异名】冰螺散(《嵩崖尊生》卷六)、冰螺捻(《金鉴》卷六十六)。

【组成】大田螺五枚(去壳,日中线穿晒干) 白砒一钱二分(面裹煨熟) 冰片一分 硇砂二分

【用法】用晒干螺肉切片,同煨熟;白砒为细末,加硇砂、冰片再碾,小罐密收。凡用时先用艾柱灸核上七壮,次后灸疮起泡,以小针挑破,将前药一二厘津唾调成饼,贴灸顶上;用绵纸以厚糊封贴核上,勿动泄气,七日后四边裂缝,再七日其核自落,换搽玉红膏,内服补药兼助完口。

【主治】❶《外科正宗》:瘰疬日久,坚核不消,及服消药不效,瘿瘤患大带小及诸般高突,异形难状者。❷《医钞类编》:乳岩。

【宜忌】马刀根大面小及失荣等症忌用。

36485 冰蛤散(《全国中药成药处方集》吉林方)

【组成】龙骨一两 蛤粉一两 梅片五分

【用法】将龙骨、蛤粉先研为细面,然后再入梅片研均。干敷或用香油调敷于患处。

【功用】燥湿解毒。

【主治】湿热流窜,皮肤糜烂。及鼻生粟米疮,儿童鼻疮,黄水疮,秃疮,脚气。

【宜忌】忌食辛辣、酒等物。

36486 冰硼散(《咽喉脉证通论》)

【组成】冰片一钱 硼砂一钱 山豆根二钱

【用法】吹患处。

【主治】喉症。

36487 冰硼散(《外科正宗》卷二)

【组成】冰片五分 朱砂六分 玄明粉 硼砂各五钱

【用法】上为极细末。吹搽患上,甚者日搽五六次。

【功用】《中国药典》:清热解毒,消肿止痛。

【主治】咽喉疼痛,牙龈肿痛,口舌生疮,舌肿木硬,重舌,小儿鹅口白斑。

❶《外科正宗》:咽喉口齿新久肿痛,及久嗽痰火咽哑作痛。❷《外科大成》:舌胀痰包,重舌木舌。❸《金鉴》:口疮,白点满口。❹《药奁启秘》:小儿鹅口白斑,肿连咽喉,及一切喉痛,乳蛾。

【临床报道】❶霉菌性阴道炎:《新疆中医药》[2001,19(4):21-22]用冰硼散治疗霉菌性阴道炎298例,结果:治愈247人,好转29人,无效23人,总有效率92.9%。❷化脓性中耳炎:《山西中医》[1994,10(8):29-30]用冰硼散吹耳治疗化脓性中耳炎102例,痊愈57例(132耳),显效11例(17耳),无效4例(9耳),总有效率95%。

【现代研究】促进黏膜溃疡愈合的作用:《中药药理与临床》[1995,(1):8-11]冰硼散对豚鼠实验性口腔黏膜溃疡有明显促进黏膜溃疡的愈合,并有一定抗菌、抗炎和镇痛作用。

【宜忌】《全国中药成药处方集》:忌食辛辣、荤、面等物。

【备考】《全国中药成药处方集》(天津方)本方去朱砂。

36488 冰硼散(《瘄胀玉衡》卷下)

【异名】二十五号震象方(《杂病源流犀烛》卷二十一)、竹一(《痧症全书》卷下)。

【组成】硼砂 天竺黄各二钱 朱砂二分 玄明粉八厘

【用法】上为末。吹入喉中。

【主治】痧证咽喉肿痛。

36489 冰硼散(《外科证治全书》卷二)

【组成】冰片五分 硼砂五分

【用法】上为细末,瓷瓶密贮。每用少许,搽擦患处;或用衣针点破擦之。

【主治】舌上生核,强硬作痛;及咽喉肿痛。

36490 冰硼散

《玉钥》卷上。为原书同卷"回生丹"之异名。见该条。

36491 冰硼散(《疡科心得集·家用膏丹丸散方》)

【异名】金丹。

【组成】硼砂二钱 风化霜二钱 僵蚕(炙)三钱 薄荷叶一钱 生矾五分 冰片五分 滴乳石三钱 人中白(煅)三钱

【用法】上为极细末,瓷瓶收贮。吹患处。

【主治】喉间肿痛,或蛾痛。

36492 冰硼散(《囊秘喉书》)

【组成】冰片一分五厘 硼砂三钱五分 制僵蚕三分 牙消二钱五分 蒲黄七分 制胆矾五分

【用法】上为细末。吹之。

【主治】急喉风,双单乳蛾,喉痛,牙关紧闭。

36493 冰硼散(《青囊秘传》)

【组成】月石三钱　梅片一分　西黄一分　僵蚕一钱　青黛三分

【用法】上为末。吹之。

【主治】一切喉症,及口内诸症。

36494　冰硼散

《外科方外奇方》卷三。为《梅氏验方新编》卷一"咽喉冰硼散"之异名。见该条。

36495　冰硼散(《经验各种秘方辑要》)

【组成】冰片三分　硼砂一钱　胆矾五分　灯心灰一钱五分

【用法】上为细末。每用少许吹入喉中。

【功用】吐痰涎,出毒气。

【主治】白喉。

36496　冰硼散(《全国中药成药处方集》南昌方)

【组成】薄荷三钱　黄芩五钱　川连五钱　甘草五钱四分　元明粉五分　青黛三钱　洋儿茶三钱　西豆根二根　黄柏五钱　硼砂五钱　上梅片一钱

【用法】上为细末。将药粉少许吹敷患处,每日三至四次。

【主治】咽喉肿痛,口舌生疮。

【宜忌】忌食辛辣食物。白喉忌用。

36497　冰硼散(《全国中药成药处方集》昆明方)

【组成】硼砂三两　冰片五钱　僵蚕五钱

【用法】上为末,每包五分,分三次搽用。敷搽患处,或泡水漱口。

【主治】口腔破溃。

36498　冰硼散(《全国中药成药处方集》济南方)

【组成】冰片七钱五分　硼砂七钱五分　生石膏二两　元明粉二两

【用法】上为极细末。每次三五分,吹患处。

【主治】咽喉肿痛,口舌生疮等症。

【宜忌】忌辛辣之物。

36499　冰硼散(《全国中药成药处方集》沈阳方)

【组成】生石膏一两　硼砂七钱　白僵蚕一钱　梅片三分

【用法】上为极细末。每用少许,吹擦皆效,先用冷茶漱口,漱净擦药,每日用五六次。

【功用】清毒化腐。

【主治】口疮舌肿,咽喉糜烂,牙痛齿衄,舌干唇裂。

36500　冰熊散(《玉案》卷二)

【组成】辰砂一两　冰片二钱　熊胆二钱

【用法】上为细末。鸡子白调搽,每日洗三次搽三次。

【主治】脚底心烂。

36501　冰霜散(《活法机要》)

【组成】寒水石(生)　牡蛎(烧)　朴消　青黛各一两　轻粉一钱

【用法】上为细末。新水或油调涂。

【主治】❶《活法机要》:火烧皮烂大痛。❷《普济方》:漆热毒伤皮烂,肉大痛。

36502　冰螺捻

《金鉴》卷六十六。为《外科正宗》卷二"冰蛳散"之异名。见该条。

36503　冰螺散(《嵩崖尊生》卷六)

【组成】田螺一个(去壳晒干)　白砒二分(用面裹煨熟)　冰片二厘　硇砂四厘

【用法】上为末。将痣挑损点之,糊纸盖之,三日自脱。

【主治】面上黑痣。

36504　冰螺散

《嵩崖尊生》卷六。为《外科正宗》卷二"冰蛳散"之异名。见该条。

36505　冰麝散(《中医喉科学讲义》)

【组成】黄柏　黄连　玄明粉各一钱　鹿角霜五钱　甘草　明矾各五分　炒硼砂二钱五分　冰片四分　麝香一分

【用法】上为细末。每次少许,吹入患处。

【功用】《古今名方》:清热凉血,消肿止痛。

【主治】❶《中医喉科学讲义》:风热喉痹,红肿痛甚者。❷《古今名方》:鹅口疮,咽喉、牙龈、口腔黏膜溃疡肿痛等症。

36506　冰雪饮子(《魏氏家藏方》卷一)

【组成】糯米不计多少

【用法】立冬日净淘,水浸,置北墙阴下,至立春日取以为粉。每服二钱,新汲水调下。

【功用】解暴暑。

36507　冰膏似雪(《普济方》卷七十四引《德生堂方》)

【组成】黄连　黄柏　黄药子　苦参　朴消各二两

【用法】上为末。用茶芽水调,贴太阳穴上,干则再润之,每日二三次。

【主治】恶眼暴发,眼赤肿,内生翳膜。

36508　冰片鸡蛋油(《赵炳南临床经验集》)

【异名】蛋黄油。

【组成】鸡蛋黄油　冰片

【用法】取鸡蛋十个(或更多)煮熟去蛋白,用蛋黄干炸炼油,每鸡蛋油一两加入冰片五分至一钱,密闭储存备用。外搽皮损疮面,或滴入瘘管内。

【功用】消肿止痛,固皮生肌。

【主治】慢性溃疡,烫伤疮面,各部位之瘘管。

【宜忌】化脓性疮面及有腐败组织之疮面勿用。

36509　冰片破毒散(《会约》卷七)

【组成】朴消四钱　僵蚕(微炒,去嘴)八钱　甘草八钱　青黛六钱　马屁勃三钱　蒲黄五钱　麝香一钱　冰片二钱

【用法】上为细末,瓷坛密收。每服一钱,清水调咽。

【主治】急慢喉痹,肿塞切痛。

36510　冰瓜雄朱散

《疫喉浅论》卷下。即《时疫白喉捷要》"瓜霜散"。见该条。

36511　冰梅上清丸(《中国医学大辞典》)

【组成】冰片一钱　白药煎八两　玄明粉　西砂仁　薄荷　生草粉　白桔梗各一两　诃子肉　月石　柿霜各二两

【用法】上为极细末,炼蜜为丸,每重五分,阴干。每

服一丸,临卧时噙化。

【主治】心肝蕴热,口舌生疮,咽喉肿痛,声音不清。

36512　冰梅上清丸(《成方制剂》7 册)

【组成】冰片　薄荷　儿茶　甘草　诃子　浆粉　桔梗　芒硝　硼砂　山豆根　乌梅肉

【用法】上制成丸剂。口服,一次 3 克;噙化,一次 1 克。小儿减半。

【功用】清热退火。

【主治】上焦积热,咽喉疼痛,鼻干口苦,口舌生疮。

【宜忌】阴虚火旺者忌用。

36513　冰硼利喉散(《瘟疫条辨摘要》)

【组成】人中白五钱(煅)　王瓜消五钱　枯白矾三钱　青黛六钱(炒)　元明粉三钱　薄荷叶四钱　白僵蚕五钱　川黄连五钱　硼砂三钱　大冰片二钱

【用法】上为极细末,瓷瓶收贮,不可泄气。临用以三五厘吹之,一日三五次。

【主治】咽喉肿痛。

36514　冰硼咽喉散(《成方制剂》15 册)

【组成】冰片　硼砂　青黛　生石膏　玄明粉

【用法】制成散剂。外用,取少量,吹敷患处,一日 3～4 次。

【功用】清热解毒,消肿止痛。

【主治】咽喉、齿龈肿痛,口舌生疮。

36515　冰糖乌梅汤(《重订通俗伤寒论》)

【组成】冰糖一钱　乌梅肉一分

【用法】用水一茶钟,浓煎半钟服。

【功用】甘酸养胃。

【主治】幼小及壮年初次患疟者,为胎疟,先用葱豉荷米煎以和之,继以平胃散截之,再以本方以善其后。

36516　冰霜梅苏丸(《北京市中药成方选集》)

【组成】乌梅肉四十八两　苏叶十六两　葛根八两　薄荷五十六两

【用法】上为细末,过罗和匀,用白糖一千二百八十两,热开水打丸,每三十粒重一两。口内噙化。

【功用】清暑解热,生津止渴。

【主治】感受暑热,口渴咽干,胸中满闷,胃口不开,头目眩晕。

36517　冰霜梅苏丸(《全国中药成药处方集》沈阳方)

【组成】乌梅肉五两　新柿霜四两　桂圆二两　薄荷叶六两　紫苏叶一两　白糖十斤

【用法】上为极细末,以冰糖溶为母,用白开水泛为小丸,五分重。口内噙化,随意服用。

【功用】生津止渴,清热消暑。

【主治】三焦积热,口燥咽干,津液短少,饮酒过度,头昏目眩。

36518　冰霜梅苏丸(《全国中药成药处方集》呼和浩特方)

【组成】花粉　葛根　苏叶各一两　柿霜　薄荷　山楂各二两　乌梅肉五两

【用法】上为细末,冰糖溶起母子,滚此药面,如黄豆大,再包白糖打成钮扣。

【主治】暑湿。

36519　冰翳还睛丸(《金鉴》卷七十七)

【组成】人参一两　五味子半两　防风二两　知母二两　细辛半两　黄芩一两　桔梗一两　车前子二两　黑参一两　生地黄二两　茺蔚子二两

【用法】上为细末,炼蜜为丸,如梧桐子大。每服三钱,空心以茶清送下。

【主治】肝热肺风合邪,上攻入目,而致冰翳内障,瞳色坚实,白亮如冰之状。无论阴处及日中视之,皆一般无二。其睛内有白色隐隐透出于外。

36520　冰麝上清丸(《全国中药成药处方集》沙市方)

【组成】儿茶四两　正梅片五分　麝香五厘(此三味研细末)　山豆根五两　桔梗二钱　诃子二钱　黄连五钱　薄荷三钱　玄参三钱　粉甘草三钱　风化消五钱

【用法】后八味煮去滓,熬成膏,和前三味药末为丸,如芡实大。每用一丸或二丸,含化。

【主治】口舌热毒,目赤肿痛,火牙疼痛,心胃烦热。

【宜忌】体虚非实火者忌服。

36521　冰麝无价散(《中药成方配本》)

【组成】公猪粪(漂净十天,晒露,以无臭气为度,炙灰研末)一两　冰片　麝香各五厘

【用法】每服三钱,绢包煎服。

【主治】痘症透发不足,或冒风隐缩。

36522　冰麝痧药丸(《全国中药成药处方集》南京方)

【组成】冰片六两　麝香三两二钱　蟾酥七两五钱(另用酒化开研细)　公丁香八两　飞朱砂四两(留一半为衣)　明雄黄　煅西月石各二两

【用法】上药各为极细末,用高粱酒泛为小丸,每分约计二十粒,朱砂为衣。每服七粒至十四粒,凉开水吞服。

【主治】受寒受暑,痧胀肚痛吐泻,卒倒昏迷。

【宜忌】孕妇忌服。

36523　冰黄肤乐软膏(《新药转正》33 册)

【组成】大黄　姜黄　硫黄　黄芩　甘草　冰片　薄荷脑

【用法】外用,涂搽患处。每日 3 次。

【功用】清热燥湿,活血祛风,止痒消炎。

【主治】湿热蕴结或血热风燥引起的皮肤瘙痒;神经性皮炎、湿疹、足癣及银屑病等瘙痒性皮肤病见上述证候者。

【宜忌】治疗期间忌酒等辛辣发物。

【临床报道】❶婴幼儿湿疹:《中国医学文摘·皮肤科学》[2008,25(6):355]用本药治疗婴幼儿湿疹50 例,结果:痊愈30 例,显效12 例,好转7 例,无效1 例,总有效率84.0%。❷成人特应性皮炎:《四川中医》[2008,26(10):95]用本药治疗成人特应性皮炎120 例,对照组予曲安奈德益康唑乳膏治疗62 例。结果:治疗组痊愈23 例,显效52 例,有效37 例,无效8 例,总有效率93.3%;对照组痊愈13 例,显效7 例,有效18 例,无效4 例,总有效率93.5%。两组比较无显著性差异($P > 0.05$)。❸神经性皮炎:《中国麻风皮肤病杂志》[2008,24(9):750]用本药治疗神经性皮炎62 例,对照组予醋酸去炎松软膏治疗62 例。结果:治愈21 例,显效30 例,好转9 例,无效2 例,总有效率96.8%;对照

组治愈 22 例,显效 29 例,好转 8 例,无效 3 例,总有效率 95.1%。❹亚急性湿疹:《中国中西医结合皮肤性病学杂志》[2007,6(4):242]用本药治疗亚急性湿疹 103 例,结果:痊愈 12 例,显效 30 例,有效 53 例,无效 8 例,总有效率 92.24%。❺脂溢性皮炎:《中国医学文摘—皮肤科学》[2008,25(4):208]用本药治疗脂溢性皮炎 42 例,对照组予硫磺软膏治疗 37 例。结果:治疗组痊愈 28 例,显效 8 例,好转 5 例,无效 1 例,总有效率 97.6%;对照组痊愈 6 例,显效 12 例,好转 14 例,无效 5 例,总有效率 86.5%。两组患者的有效率比较差异有统计学意义(P<0.01)。

36524　冰硼散金钥匙方(《外科方外奇方》卷三)

【组成】火消一钱五分　白月石五分　冰片三厘

【用法】上为细末。吹之。

【主治】咽喉诸症,双单乳蛾。

汗

36525　汗斑粉(《全国中药成药处方集》沈阳方)

【组成】密陀僧五钱　雄黄　硫黄　蛇床子各一两　轻粉二钱

【用法】上为极细末,玻璃瓶收贮。醋调搽或用黄瓜蒂蘸搽。

【功用】清血,化斑痣。

【主治】❶《全国中药成药处方集》:汗斑面痣,紫白癜风,面部粉刺。❷《中药制剂手册》:黑白斑痕,雀斑。

【宜忌】按摩时勿入目内。

【备考】本方方名,《中药制剂手册》引作"汗斑散"。

36526　汗斑散(《仙拈集》卷四引《顾体集》)

【组成】密陀僧五钱　硫黄一两

【用法】上为末。醋调姜擦。

【主治】汗斑。

36527　汗斑散(《青囊秘传》)

【组成】扫盆五分　蛇床子二钱　密陀僧一钱　雄黄二钱

【用法】上为末。外搽。

【主治】汗斑。

36528　汗斑散

《中药制剂手册》。即《全国中药成药处方集》(沈阳方)"汗斑粉"。见该条。

36529　汗斑肥皂(《疡医大全》卷二十九)

【组成】硫黄　雄黄　白砒　明矾　密陀僧各一两　肥皂(去筋弦膜净)六两

【用法】为大丸。擦汗斑上,停一顿饭时,洗去,将手巾另用清水搓过。

【主治】汗斑。

【宜忌】切不可擦脸,恐有气息攻目。

【备考】《中医皮肤病学简编》本方白砒用 3 克。

36530　汗斑擦剂(《朱仁康临床经验集》)

【组成】密陀僧 30 克　硫黄 30 克　白附子 15 克

【用法】上为细末,用醋调如糊。每日用黄瓜蒂(无时可改用纱布,中填棉花扎成帚)蘸药磨擦一遍,一日一次。

【功用】灭菌除癣。

【主治】花斑癣(汗斑)。

江

36531　江鳔丸(《保命集》卷中)

【异名】左龙丸](《金鉴》卷三十九)。

【组成】江鳔半两(剉,炒)　野鸽粪半两(炒)　雄黄一钱　白僵蚕半两　蜈蚣一对　天麻一两

【用法】上为细末,又将药末作二份用,一份烧饼为丸,如梧桐子大,朱砂为衣;后一份入巴豆霜一钱同和,亦以烧饼为丸,如梧桐子大,不用朱砂为衣。每服朱砂为衣者二十丸,入巴豆霜者一丸,第二服二丸,加至利为度,再服朱砂为衣药,病愈止。

【主治】破伤风,病在里,惊而发搐,脏腑秘涩。

【备考】本方改为散剂,名"江鳔散"(见《中国医学大辞典》)。

36532　江鳔散

《中国医学大辞典》。即《保命集》卷中"江鳔丸"改为散剂。见该条。

36533　江蛔围药(《杏苑》卷七)

【组成】大黄　半夏　黄药各等分　江蛔二十四个　白梅四个(去核捣烂)

【用法】以江蛔、白梅入前药杵和成剂,为丸如指头大,用好陈醋磨化,围敷患处四边。

【主治】诸疮肿毒初生。

36534　江南度世丸(《千金》卷十七)

【组成】蜀椒三两　人参　细辛　甘草各二两　茯苓　真珠　大黄　干姜　丹砂　野葛　桂心　雄黄　鬼臼　麝香各一两　乌头　牛黄各二分　附子　紫菀各六分　巴豆六十枚　蜈蚣二枚

【用法】上为末,炼蜜为丸。饮服小豆大二丸,加至四丸,每日一次。加獭肝一具尤良。

【主治】癥结积聚,伏尸,长病寒热,痉气流行皮中,久病著床,肌肉消尽,四肢烦热,呕逆不食,伤寒时气,恶疰汗出,口噤不开,心痛。

36535　江侯秘传药酒(《寿世保元》卷五)

【组成】五加皮八两　川牛膝(去芦)　杜仲(酒炒)各三两　当归　生地黄各三两　地骨皮二两

【用法】上剉散。好酒一坛,入药,重汤煮二炷香,土埋三日,出火毒,随量饮之。

【主治】脚气,脚膝肿痛,手足痛。

36536　江南三十六疰丸(《外台》卷十三引《崔氏方》)

【组成】雄黄(研)二分　麦门冬(去心)三分　皂荚(去皮子,炙)　莽草(炙)各二分　鬼臼三分　巴豆(去心皮,熬)二分(一方不用麦门冬,用天门冬)

【用法】上为末,炼蜜为丸,如小豆大。每服二丸,每日一次。

【主治】转疰灭门绝族,族尽转逐,中外灭尽,复易亲友。

【宜忌】忌鲤鱼、野猪肉、芦笋。

汤

36537　汤粥(《饮膳正要》卷一)

【组成】羊肉一脚子(卸成事件)

【用法】上件熬成汤滤净,次下梁米二升作粥,熟,下米、葱、盐,或下圆米、渴米、折米皆可。

【功用】补脾胃,益肾气。

36538 汤泡饮(《回春》卷三)

【组成】粟壳(蜜水炒)三钱 乌梅一个(去核) 甘草三分 蜜三匙

【用法】上㕮咀。用滚水一钟,泡浸一时,去滓,分三次服之。

【主治】❶《回春》:久痢不愈,无分赤白。❷《良朋汇集》:大人小儿红白痢疾,里急后重,疼痛难忍,日夜无度已久者。

【宜忌】《良朋汇集》:初起者不可服。

36539 汤泡散(《局方》卷七续添诸局经验秘方)

【异名】金莲子散(《普济方》卷八十六引《医方集成》)。

【组成】赤芍药 当归(洗,焙) 黄连(去须)各等分

【用法】上为细末。每用二钱,极滚汤泡,乘热熏洗,冷即再温洗,每日洗三五次,以愈为度。

【主治】肝经不足,受客热风壅上攻,眼目赤涩,睛疼睑烂,怕日羞明,夜卧多泪,时行暴赤,两太阳穴疼,头旋昏眩,视物不明,渐生翳膜。

【宜忌】忌腌藏、毒物。

36540 汤泡散

《普济方》卷七十一。为《得效》卷十六"洗方汤泡散"之异名。见该条。

36541 汤泡散(《异授眼科》)

【组成】当归 赤芍 黄连 蝉蜕

【用法】上为末。滚水泡,每服二钱,乘热熏眼,温服。

【主治】肝经不足,肺气太过,目中障如偃月而疼痛。

36542 汤脚散(《圣济总录》卷八十四)

【组成】地椒 蒺藜子 莽草 荆芥穗各等分

【用法】上为末。煎汤淋浸。

【主治】脚气。

36543 汤火止痛散(《景岳全书》卷六十四)

【组成】大黄末(微炒) 当归末各等分

【用法】上用麻油调搽或干掺亦可。

【功用】止痛生肌。

【主治】汤火伤。

36544 汤火至圣膏

《景岳全书》卷六十四。为《外科精要》卷下"至圣膏"之异名。见该条。

36545 汤火神验方(《广笔记》卷三)

【异名】毛粉散(《洞天奥旨》卷十二)。

【组成】猪毛(煅存性,研细末)

【用法】加轻粉、白硼砂少许,麻油调和敷之。无斑痕。

【主治】汤火烫伤。

汝

36546 汝言化痰丸(《证治汇补》卷二)

【组成】瓜蒌 杏仁 海粉 桔梗 连翘 五倍子

香附 蛤粉 瓦楞子 风化消

【用法】以姜汁少许,和竹沥捣入药,加蜜为丸,噙化;或作小丸,清茶送下。

【功用】《医略六书》:泻热软坚。

【主治】肺家老痰在于喉中,咯之不出,咽之不下。

【方论选录】《医略六书》:瓜蒌泻热润燥以涤痰,桔梗清咽利膈以开结,瓦楞子消痰积、血积,风化硝化积热、结痰,五倍软坚豁痰,海粉泻热豁痰,连翘清热结,香附调血气,杏仁降气豁痰涩,蛤粉益阴利湿热,姜汁散痰,竹沥润液。和蜜捣丸,清茶化下,使湿化热降,则肺清润而老痰软,咯咽如常,安有咽喉窒塞之患?此泻热软坚之剂,为痰热固结之专方。

壮

36547 壮元丸(《医方类聚》卷一〇六引《修月鲁般经》)

【组成】巴豆五十个(取霜) 神曲半斤(末) 半夏一两(洗) 雄黄 白曲(炒)十钱

【用法】上为末,水为丸,如小豆大,细米糠炒,变赤色。食后温水送下,童子二丸,三四岁一丸,岁半半丸。止嗽,温齑汁送下;止呕吐,生姜汤送下。

【主治】膈气,酒膈酒积,涎嗽腹疼,吐逆痞满。

36548 壮元丸(《赤水玄珠》卷十一)

【组成】山茱萸肉 杜仲(盐水炒)各四两 破故纸(盐水炒) 龟版(酒炙)各三两 鹿茸(酒炙) 菟丝子(酒浸透,研,炒) 远志(去芦,甘草煮) 头二蚕砂(炒) 人参各二两 茯苓一两半 大附子(童便煮,面煨)七钱

【用法】俱制净药,以干山药粉四两,打糊为丸,如梧桐子大。每服五六十丸,空心以淡盐汤或酒送下,下午再服。

【主治】下元阳气大虚,及脾有寒湿,足膝痿弱,大便不实,湿动生痰,面色黄白,恶风懒语,一切倦弱及阴痿不起,饮食不思,虚弱等症。

【宜忌】上方服后须痛断房事,以培其根。勿恃此药壮阳,而助其春兴,自取其愆也,叮之,戒之。

【临床报道】痿证:昔在吴下,治行人公孙质庵老先生,患痿不出户者三年,用此收功。

【备考】此方得遂州仙茅或汉中仙茅为君,妙不可言。

36549 壮元丸

《东医宝鉴·内景篇》卷一。为《回春》卷四"状元丸"之异名。见该条。

36550 壮元丹(《普济方》卷二二四)

【组成】牛膝(酒浸三日) 苁蓉(酒浸一日) 熟地黄 川芎 覆盆子各二两 石斛一两半(去根) 菟丝子一两(酒浸三日) 当归 续断 巴戟 白茯苓 山茱萸肉 枸杞子 肉桂 五味子 防风 杜仲(炒)各一两半

【用法】上为细末,炼蜜为丸,如梧桐子大。每服五十丸,空心、食前以盐汤酒送下。

【功用】耐寒暑,进饮食,黑髭发,润肌肤,壮筋骨。

【主治】肝肾虚,精血不足,眼昏黑花,迎风有泪,头晕耳鸣;或肾风下疰,腰脚沉重,筋骨酸疼,步履无力,阴汗盗汗,湿痒生疮。

36551 壮元汤

《风劳臌膈》。为《赤水玄珠》卷五"壮原汤"之异名。见该条。

36552 壮元酒（《圣济总录》卷一八七）

【组成】天雄(生,去皮脐) 白蔹各三两 茵芋(去粗茎)一两 蜀椒(去目并闭口者,炒出汗) 羊踯躅各半升 乌头(生,去皮脐) 附子(生,去皮脐) 干姜各二两

【用法】上剉细,以酒三斗渍之,春、夏五日,秋、冬七日,去滓。初服半合,稍加至三合,晒滓为散。每服方寸匕,一日三次。以知为度。夏日恐酒酸,以油单覆,下悬井中。

【功用】益精气,通血脉,除风湿,明耳目,悦颜色。

【主治】虚劳,疾在腰膝者。

36553 壮气丸（《百一》卷四）

【组成】茴香(炒) 巴戟 破故纸(炒) 胡芦巴 玄胡索 仙茅 附子(炮) 金铃子 桂各三两 木香一两半

【用法】上为细末,酒糊为丸。每服五十丸,以温酒送下;盐汤亦得。

【功用】补虚。

36554 壮气丸（《宋氏女科》）

【组成】白术 干姜 半夏 当归 桂心 豆仁 丁香各五分 甘草二钱五分

【用法】上为末,炼蜜为丸,如梧桐子大。每服五六七丸,以醋汤送下。

【主治】产后恶心。

36555 壮气汤（《辨证录》卷八）

【组成】人参三钱 麦冬一两 甘草三分 百合一两 贝母三分

【用法】水煎服。

【主治】虚损。多言伤气,咳嗽吐痰,久则气怯,肺中生热,短气嗜卧,不进饮食,骨脊拘急,疼痛发酸,梦遗精滑,潮热出汗,脚膝无力。

36556 壮火丹（《辨证录》卷九）

【组成】人参五两 巴戟天八两 白术(炒) 熟地各一斤 山茱萸八两 肉苁蓉 枸杞各八两 附子一个(用甘草三钱煎汁泡过,切片,炒熟) 肉桂三两 破故纸(炒) 茯苓各四两 北五味一两 炒枣仁三两 柏子仁二两 山药 芡实各五两 龙骨(醋淬,为末)一两

【用法】上各为末,炼蜜为丸。服二月,坚而且久。

【主治】命门火微,无风而寒,未秋而冷,遇严冬冰雪,虽披重裘,其身不温,一遇交感,数合之后,即望门而流。

36557 壮水汤（《石室秘录》卷二）

【组成】熟地九钱 山茱萸七钱 车前子五钱 甘草六钱 茯苓九钱 白芍五钱 肉桂三分

【用法】水煎服。

【功用】补肾水。

【主治】阳症火泻。乃肾中之水衰,不能制火,使胃土关门,不守于上下,所以直进直出,完谷不化,饮食下喉即出,一日或泻十余次,或泻数十次,或昼夜泻数百次。

36558 壮水汤（《辨证录》卷三）

【组成】熟地二两 生地一两 荆芥(炒黑)二钱 三七根末三钱

【用法】水煎,调服。

【主治】血犯浊道,久吐血,百计止之而不效者。

【方论选录】熟地与生地同用,补精之中,即寓止血之妙,荆芥引血而归于经络,三七根即随之而断其路径,使其入而不再出也。火得水而消,气得水而降,此中自有至理也。

36559 壮本丹（《古今医鉴》卷十）

【组成】杜仲(酒炒)一两 肉苁蓉(酒洗)五钱 巴戟(酒浸去骨)五钱 破故纸(盐水炒)一两 茴香一两 青盐五钱

【用法】上为末,将猪腰子分开,入药在内,缝在纸包煨熟。每次服一个,用黄酒送下。

【功用】壮筋骨,补元气,利大小便,养丹田。

【主治】肾虚腰痛,久则寒冷。

36560 壮阳丸（《女科切要》卷三）

【组成】肉苁蓉 仙茅 蛇床子 山药 五味子 补骨脂 茯神 紫梢花 杜仲 韭菜子 雄鸡肝 鳖肝 海狗肾(如无,以黄狗肾代之)

【用法】上为末,先将鸡肝、鳖肝用盐、酒、椒蒸熟,捣烂,和前药晒干;再将前末药磨细,用酒拌山药末醋调糊为丸。每服一百丸,空心淡盐汤送下。

【主治】阳痿,气馁不振,及老年无子。

【加减】如阳痿精冷,加肉桂、附子、石燕各一两。

36561 壮阳丹

《伤寒标本》卷下。为原书同卷"无价宝"之异名。见该条。

36562 壮阳丹（《广嗣纪要》卷四）

【组成】熟地黄四两 巴戟(去心) 破故纸(炒)各二两 仙灵脾一两 桑螵蛸(真者,盐焙) 阳起石(煅,别研,水飞)各半两

【用法】上六味,合阴之数,研末,炼蜜为丸,如梧桐子大。每服三十丸,空心温酒送下。

【主治】男子阳痿无子。

【宜忌】不可恃此自恣也。

36563 壮阳丹（《医学入门》卷七）

【组成】仙茅 蛇床子 五味子 白茯苓 苁蓉 山药 杜仲各一两 韭子 故纸 巴戟 熟地 山茱萸 菟丝子各二两 海狗肾一枚 紫梢花一两

【用法】用雄鸡肝二副,捣成一块,阴干,为末;用雄鸡肝肾、雄鳖肝肾各一副,以盐、酒、花椒末蒸熟捣烂,和入前药,再用酒煮山药糊为丸,如梧桐子大。每服百丸,空心以盐汤送下。

【功用】壮阳补肾。

【加减】阳痿精冷者,加桂、附、石燕。

36564 壮阳丹（《赤水玄珠》卷十）

【组成】肉苁蓉(酒浸一宿) 五味子 蛇床子 远志 莲蕊 菟丝子(酒浸一宿,蒸半日,捣烂晒,另研为末) 益智仁各一两 山药二两 沉香五钱

【用法】上为细末,炼蜜为丸,如梧桐子大。每服五十

丸,空心以温酒送下。宜二三日用一服;或与固精丸间服。

【功用】强壮阳道,固暖精血。

36565　壮阳丹(《济阳纲目》卷六十四)

【组成】肉苁蓉一两(酒浸一宿)　五味子一两　蛇床子一两　菟丝子(酒浸煮烂,晒干)　杜仲(姜汁炒去丝)　牛膝(去芦,酒洗净)　黄柏(蜜炙)各四两　知母(蜜炒)三两　胡桃肉(汤洗去皮)八两　(一方无知母)

【用法】上为细末,春、夏用粥,秋、冬用炼蜜,其粥用糯米一碗煮之,将胡桃肉捣烂为膏,和匀,石臼内杵千余下,为丸如梧桐子大。每服五十丸至八十丸,空心以盐汤或酒送下,以干物压之。宜二三日一服或与固精丸间用。

【功用】强壮阳道,固暖精血。

36566　壮阳汤(《叶氏女科》卷四)

【组成】蛇床子　地骨皮各等分

【用法】煎汤熏洗,并用手擦,但洗时必令其举。一日熏洗数次。若手重擦破,不必惊怕,过一二日即可复旧。

【主治】鸡精。男子玉茎包皮柔嫩,少一挨即痒不可当,每次交合,阳精已泄,阴精未流。

36567　壮阳膏(《良朋汇集》卷二)

【组成】甘遂一钱　甘草二钱五分　大附子三钱(烧酒泡透,晒干)　阿芙蓉(乳汁泡开)　母丁香　蟾酥各三钱　麝香三分

【用法】上为末,用多年娄葱汁二碗煎成膏,将药入膏内搅匀,装瓷罐内。用时摊贴脐上。

【主治】阳痿。

36568　壮体丹(《石室秘录》卷一)

【组成】熟地　元参　麦冬(其量均须稍大)　北五味三钱　山茱萸四钱　牛膝七钱

【用法】水六碗,煎二碗,早晨一碗,晚服一碗。

【功用】大滋肺肾之水。

【主治】阳明火烧尽肾水而致之痿证。

36569　壮肾散(《寿世保元》卷五)

【组成】仙灵脾(酒浸)五两　远志(去心)四两　巴戟(去心)六两　杜仲(酒炒)五两　破故纸(酒炒)五两　肉苁蓉(酒浸)六两　青盐八两　大茴香五两　小茴香(炒)五两

【用法】上为末。每服二钱,用猪腰切开,掺药末在内,纸裹火煨熟,细嚼,以酒送下。

【主治】肾经虚损,腰腿遍身疼痛。

36570　壮肾散(《嵩崖尊生》卷十三)

【组成】当归　故纸　杜仲　牛膝　小茴香

【用法】上为末。每服三钱,以酒调下。

【主治】五种腰痛。

36571　壮金丹(《医学集成》卷三)

【组成】人参　黄耆　茯苓　山药　百合　二冬　紫菀　五味

【主治】肺虚。

36572　壮骨丸(《成方制剂》17册)

【组成】白芍　白术　补骨脂　苍术　川芎　当归　党参　独活　杜仲　防风　防己　茯苓　附片　干姜　枸杞子　龟甲　桂枝　豹骨　怀牛膝　黄柏　黄芪　木瓜

芡实　羌活　沙参　山药　石斛　熟地黄　酸枣仁　菟丝子　五味子　薏苡仁　珍珠草　紫地榆

【用法】上制成丸剂,每丸重10克。口服,一次1丸,一日2次。

【功用】祛风除湿,养阴潜阳,强筋壮骨。

【主治】风湿痹痛,筋骨痿软,肾阳不足,精血亏损,骨蒸痨热。

36573　壮骨丹(《普济方》卷三一一)

【组成】赤曲　芸香各二两

【用法】上为末,酒糊为丸,如梧桐子大。每服三四十丸,用酒送下。

【主治】闪肭,筋脉无力,不能卒事者。

36574　壮骨散(《普济方》卷三一一)

【组成】杜仲二两(去粗皮,剉碎,生姜自然汁浸一宿,慢火炒)　莳萝一两(微炒)

【用法】上为末。每服二钱,温酒调服;闪挫气痛,以陈皮汤送下;心气脾痛,以煨姜汤送下;妇人血气,以艾醋汤送下;小肠气,以茴香汤送下。

【主治】一切诸气闪肭,腰脚不能转侧。

36575　壮原汤(《赤水玄珠》卷五)

【异名】壮元汤(《风劳臌膈》)。

【组成】人参　白术各二钱　茯苓　破故纸各一钱　桂心　大附子　干姜　砂仁各五分　陈皮七分

【用法】水煎,食远服。

【主治】下焦虚寒,中满肿胀,小水不利,上气喘急,阴囊两腿皆肿,或面有浮气。

【加减】有痰,加半夏一钱;喉中痰声,加桑白皮一钱,咳嗽亦加;脚趺面肿,加薏苡仁二钱;中气不转运,不知饿,加厚朴、木香;气郁不舒,加沉香、乌药,临服磨入;气虚甚者,人参加作五钱,大附子加作一钱半;汗多者,再加桂枝五分,白芍药(酒炒)过八分;若夏月喘乏无力,或汗多者,加麦门冬一钱,五味子十一粒;夜梦不安者,加远志一钱;两胁气硬,加白芥子八分;若面浮肿,胁下气硬,加白芥子、紫苏子五分;若身重不能转动,加苍术一钱,泽泻七分;湿盛,加桑白皮、赤小豆。

36576　壮脑散(《眼科锦囊》)

【组成】胡椒　丁子各五分　肉豆蔻一钱　干姜五分　胡荽子　小茴香各五钱

【用法】上为末。白汤送下。

【主治】头痛眩晕,眼常带赤色,视物濛濛,时吐黄水者。

36577　壮脾丸(《杨氏家藏方》卷六)

【组成】丁香　附子(重六钱以上者,炮,去皮脐)　诃子肉　荜茇　白术　白茯苓(去皮)　肉豆蔻(面裹煨)各一两　人参(去芦头)　干姜(炮)　荜澄茄　乌药　陈橘皮(去白,焙)　沉香　厚朴(去粗皮,细切,以生姜一两研烂,淹半日,炒干用)　神曲(炒)各七钱　熟艾六钱(研,糯米稀糊拌匀,炒干,乘热入碾末之)　缩砂仁半两　甘草六钱(炙)

【用法】上为细末,煮枣肉为丸,如梧桐子大。每服五十丸,空心、食前米饮吞下。

【主治】脾胃久弱,中焦停饮,腹内虚鸣,或多泄利,心腹胀满,饮食不入,精神怠惰,睡卧不安。

36578 壮脾丸(《医方类聚》卷十引《济生》)

【组成】獖猪肚一枚(洗净,用造酒大曲四两,同剉厚朴二两、茴香一两,入在肚内,以线缝定,外用葱椒酒煮烂,取大曲、茴香、厚朴焙干和后药) 肉豆蔻(面裹煨) 禹余粮(煅,研极细) 缩砂仁 麦蘖(炒) 神曲(剉,炒) 橘红 附子(炮,去皮脐) 白术各一两 木香(不见火) 丁香各半两

【用法】上为细末,用猪肚杵和千百下,为丸,如梧桐子大。每服五十丸,以米饮送下,不拘时候。

【主治】脾胃虚寒,饮食不进,心腹胀满,四肢无力,吐逆食不消,或手足浮肿,脏腑溏泻。

36579 壮脾丸(《活人心统》卷下)

【组成】砂仁 陈皮 神曲(炒) 茯苓 苍术 白术 山楂 麦芽(炒) 香附 青皮 三棱 莪术(煨) 厚朴各一两 白豆仁六钱 人参一钱

【用法】上为末,仓米为丸,如梧桐子大。每服七十丸,以米汤送下。

【主治】脾胃寒湿凝滞。

36580 壮脾汤(《魏氏家藏方》卷五)

【组成】附子一两(炮,去皮脐) 白术半两(炒) 人参二钱半 干姜半两 缩砂仁二钱 肉豆蔻(面裹煨)二钱 丁香二钱 厚朴(生姜汁制一宿,炒)半两

【用法】上㕮咀。每服三钱,水一盏半,加生姜五片,枣子一枚,煎至七分,去滓,食前服。

【主治】脾胃虚弱,脏腑泄泻,胸膈停寒,不喜饮食。

36581 壮血药酒(《成方制剂》5册)

【组成】当归248克 黑老虎116克 何首乌(制)116克 五指毛桃330克 骨碎补165克 白术(炒)33克 鸡血藤248克 甘草(炙)17克

【用法】制成酒剂。口服,一次15~20毫升,一日2次。

【功用】补气血,通经络,壮筋骨,健脾胃。

【主治】贫血,病后体质虚弱,腰膝酸痛,妇女带下,月经不调。

36582 壮骨药酒(《成方制剂》18册)

【组成】豹骨 当归 没药 牛膝 肉桂 乳香 熟地黄 天麻 天南星 血竭

【用法】制成酒剂。口服,一次10毫升,一日2次。

【功用】祛风散寒,舒筋活络。

【主治】风寒湿痹,四肢拘挛,半身不遂,腰腿疼痛,跌打损伤,瘀血作痛。

【宜忌】切勿兑入其他酒类,不可佐菜果饮用。孕妇忌服。

36583 壮土固金丸(《全国中药成药处方集》哈尔滨方)

【组成】党参 砂仁 白芍各二两 茯苓 桔梗 广皮各四两 炙黄耆三两 莲肉 五味子 薏米 玄参各二两 山药(炒)八两 川贝 紫菀各一两半 兜铃 百合各二两 寸冬三两 清夏二两 当归 款冬各四两 炙草三两

【用法】上为细末,炼蜜为丸,如梧桐子大,瓷坛存贮。每服二钱,开水送下,一日二三次。

【功用】滋补脾肺。

【主治】脾肺虚劳,胸膈满闷,宿食不消,四肢虚软,胃痛泄泻,咳嗽气促,动则喘急,痰涎壅盛,晡热畏寒,白汗盗汗。

【宜忌】忌食辛辣。

36584 壮元补血丸

《成方制剂》4册。为原书同册"打虎壮元丸"之异名。见该条。

36585 壮元补身酒(《成方制剂》2册)

【组成】白芍 地黄 狗肾 枸杞子 女贞子 肉苁蓉 山药 山茱萸 菟丝子 续断

【用法】上制成酒剂。口服,一次30~50毫升,一日1~2次。

【功用】养阴助阳,益肾填精。

【主治】肾精不足,遗精,阳痿,早泄,妇女白带,月经量少。

36586 壮气四物汤(《妇科玉尺》卷二)

【组成】四物汤加木香 青皮 陈皮 枳壳 甘草

【主治】妊娠临期腹胁胀满,心胸刺痛。

36587 壮气收肠方(《疮疡经验全书》卷七)

【组成】黄耆 白芷 防风 厚朴 当归各二两 川芎一两 蔓荆子一两 桔梗一两 木香一两 人参三钱 肉桂五钱

【用法】上为细末。每服三钱,空心以大枣汤调下,每日三次。力壮其肠自收矣。

【主治】翻花内痔,痔头落,肠不收。

【宜忌】外痔不用。

36588 壮气收肠汤(《玉案》卷六)

【组成】黄耆 人参 当归 川芎 广木香 金银花 川连各一钱 升麻七分

【用法】加黑枣二枚,水煎服。

【主治】翻花痔,肠落不收。

36589 壮气益母汤

《胎产辑萃》卷三。为《圣济总录》卷一五九"壮气益血汤"之异名。见该条。

36590 壮气益血汤(《圣济总录》卷一五九)

【异名】壮气益母汤(《胎产辑萃》卷三)。

【组成】生干地黄(焙) 人参(切) 当归(切,焙)各一两 代赭(别研)半两 木香一分

【用法】上为粗末。每服五钱匕,水一盏半,加生姜三片,大枣一枚(擘破),同煎七分,去滓,不拘时候温服。以胞下为度。

【主治】产后胎衣不下,或被风寒所侵,血气凝涩,或气力疲乏,不能运动,胞衣停息。

36591 壮火益土汤(《镐京直指》)

【组成】淡附子一钱五分 淡干姜八分 倭硫黄一钱(制) 制茅术二钱 带皮苓五钱 炒苡仁八钱 煨肉果一钱五分 小茴香一钱 菟丝子三钱

【功用】壮火扶脾。

【主治】久泻脾肾阳衰,土虚不能胜湿,湿阻则肿,面色黯黄,脉细而弱。

36592 壮火温脾汤(《杂症会心录》卷下)

【组成】白术三钱(土炒) 炙甘草一钱 山药二钱 陈皮八分 芡实二钱 制附子八分 茯苓一钱

【用法】水煎服。

【主治】肾火衰微,中土虚寒,脾元不运而胀。

【方论选录】《证因方论集要》:少阴火衰,则太阴脾土未有不虚者,以苓、术、山药、芡实温补脾阳,附子以温肾阳,陈皮、炙草和中调气。

36593 壮水明目丸(《寿世保元》卷六)

【组成】熟地黄一两二钱 泽泻八钱 山茱萸(酒蒸取肉)一两三钱 茯苓(去皮)一两 川芎二钱 牡丹皮八钱 当归(酒洗)一两 山药一两二钱 生地黄五钱 蔓荆子一两 甘菊花五钱 黄连五钱 柴胡三钱 五味子五钱

【用法】上为细末,炼蜜为丸,如梧桐子大。每服四五十丸,用好酒调服。

【功用】壮水之主,以制阳光。

【主治】肾水枯竭,神光不足,眼目皆暗。

36594 壮水制阳汤(《慎斋遗书》卷七)

【组成】白麻骨二钱 沙参 麦冬各一钱 当归八分 牛膝五分 元参五分 山栀五分 丹皮五分 绿豆皮五分 莲心七枚 枯芩三分 条芩三分 黄柏五分 泽泻三分 白芍六分 仙茅八分 秦艽五分

【用法】若痰盛,清水三杯,竹沥三杯浸;若火盛,水三杯,童便三杯浸;若胃弱不能食,莲子煎水冷浸;若头晕,水三杯,乳三杯浸。

【功用】养阴退热。

【主治】阴虚。

【加减】有痰,去当归。

36595 壮阳固齿散(《墨宝斋集验方》卷上)

【组成】旱莲草一两 花椒三钱(炒) 石膏二两(煅) 青盐二两(煅) 小茴香一两 白芷五钱 升麻五钱

【用法】上为末。早、晚擦牙,少顷漱之,或咽下。

【功用】乌须。

36596 壮阳种子丸

《回生集》卷上。为《医学正印》卷上"壮阳种子丹"之异名。见该条。

36597 壮阳种子丹(《医学正印》卷上)

【异名】壮阳种子丸(《回生集》卷上)。

【组成】熟地 枸杞子各一两半 牛膝(俱酒洗) 远志肉(甘草汤煮) 怀山药(炒) 山茱萸肉 巴戟(去骨,酒蒸) 白茯苓 五味子 石菖蒲 楮实子 肉苁蓉(酒洗,去鳞甲,去心中白膜) 杜仲(盐酒炒) 茴香(盐水炒)

【用法】上为末,炼蜜和枣肉为丸,空心温酒、淡盐汤任下。

【主治】尺脉微弱,阳痿不举,虚寒无火者。

【加减】冬,加肉桂五钱(童便拌晒三次)。

36598 壮阳种子方

《墨宝斋集验方》卷上。为《寿亲养老》卷四"参归腰

子"之异名。见该条。

36599 壮阳健威丸(《成方制剂》10册)

【异名】参茸大补丸。

【组成】人参150克 肉苁蓉150克 鹿茸300克 鹿角胶150克 沉香150克 杜仲(盐水炒)150克 茯苓150克 远志(制)75克 肉桂150克 甘草(蜜炙)75克 山药150克 枸杞子150克 锁阳150克 附子(制)75克 制何首乌150克 黄狗肾150克

【用法】上制成大蜜丸,每丸重3克。口服,一次1丸,一日1~2次。

【功用】补肾壮阳,生津益髓。

【主治】阳虚畏寒,腰膝酸痛,阳痿。

36600 壮骨木瓜丸(《成方制剂》6册)

【组成】白芷 豹骨 草乌 川乌 川芎 当归 海风藤 木瓜 牛膝 青风藤 人参 铁丝威灵仙

【用法】上制成丸剂,大蜜丸每丸重6克,水蜜丸每100粒重10克。温黄酒或温开水送服,大蜜丸一次2丸,水蜜丸一次75粒,一日2次。

【功用】活血散风,舒筋止痛。

【主治】风寒湿邪引起的四肢疼痛,手足麻木,筋脉拘挛,腰膝无力,步履艰难。

【宜忌】孕妇慎服。

36601 壮骨去湿丹(《石室秘录》卷三)

【组成】薏仁一两 芡实半两 茯苓三钱 肉桂一钱 牛膝二钱 草薢一钱

【用法】水煎服。

【主治】湿气入于骨中,两腿酸痛。

【方论选录】此方妙在薏仁能入骨而去水,加芡实健脾以去湿,不使湿以增湿;而牛膝、草薢又是最利双足之品;又加肉桂,引经直入于骨中,湿有不去,酸疼有不止者乎?但脚中之病,乃人身之下游,一有病,不易去之。况湿气在骨,如陆地低洼之处,久已成潭,如何能即干,必多用人功,而后可以告竭。故此方必须多服久服,正是此意。

36602 壮骨关节丸(《中国药典》2010版)

【组成】狗脊 淫羊藿 独活 骨碎补 续断 补骨脂 桑寄生 鸡血藤 熟地黄 木香 乳香(醋炙) 没药(醋炙)

【用法】上制成丸剂,口服。浓缩丸一次10丸;水丸一次6克,一日2次。早晚饭后服用。

【功用】补益肝肾,养血活血,舒筋活络,理气止痛。

【主治】肝肾不足,血瘀气滞,脉络痹阻所致的骨性关节炎,腰肌劳损,症见关节肿胀,疼痛,麻木,活动受限。

【宜忌】❶本品可能引起肝损伤。❷肝功能不全、孕妇及哺乳期妇女禁用。❸在治疗期间应注意肝功能监测,如发现肝功能异常,应立即停药,并采取相应的处理。❹应在医生指导下严格按照适应证使用,避免大剂量、长疗程服用。

36603 壮骨追风酒(《成方制剂》1册)

【组成】草薢 补骨脂 苍术 草乌 陈皮 川牛膝 川乌 川芎 当归 独活 杜仲 茯苓 甘草 桂枝 何首乌 红花 豹骨 鹿角 麻黄 木瓜 茜草 羌活 茄

根　秦艽　肉桂　威灵仙　五加皮　续断

【用法】制成酒剂。口服,一次 15 毫升,一日 2 次。

【功用】祛风除湿,活血止痛。

【主治】风寒湿痹,四肢麻木,筋骨疼痛,腰膝无力。

【宜忌】孕妇忌服。

36604　壮胆星朱丹（《古今医鉴》卷七）

【组成】朱砂一两（水飞）　胆星二两　石菖蒲二两　牛黄五钱　麝香五分　猪心七具（用血）

【用法】上为细末,竹沥猪心血为丸,如梧桐子大。每服七八十丸,空心以白汤送下。

【主治】痫症。

36605　壮胆镇惊丸（《扶寿精方》）

【组成】橘红（水润,去白）　枳实（水浸,去瓤）　当归（酒洗）各五钱　熟地黄（水洗,姜汁浸蒸）　天门冬（泔水润,去心）　白茯苓（去皮木）　远志（甘草水煮软,去木）各一两　甘草（生用）五钱　白石英（火煅,醋淬七次）三钱（如无真者,银箔代之）

【用法】上为末,粳米糊为丸。每服五十丸,饥时以沸汤送下,每日二次。

【主治】诸虚,精神恍惚,心思昏愦,气不足,健忘怔忡。

36606　壮真五和丸（《易氏医案》）

【组成】香附（醋炒）二两　乌药一两　汉防己五钱　归身二两　白芍（酒炒）二两　熟地（煮烂）四两　续断四两　甘草五钱　秦艽一两　藿香一两　白茯苓一两　山药二两　砂仁五钱

【用法】炼蜜为丸服。

【主治】气郁崩漏,昼夜十数次,用止血药血愈甚,羸瘦食少,面青爪黑,气促痰喘,服四神散后,诸病减半,指甲变桃红色,而下紫黑血块者。

36607　壮筋补骨丹（《实用正骨学》）

【组成】当归二两　川芎一两　白芍一两　炒熟地四两　无名异一两　杜仲一两　川续断一两五钱　五加皮一两五钱　骨碎补三两　桂枝一两　田三七一两　龙骨一两　刘寄奴二两　土元三两　自然铜一两　黄耆三两　虎骨一两　破故纸二两　菟丝饼二两　党参二两　木瓜一两

【用法】上为末,炼蜜为丸,每丸重二钱。成人每日早、晚各服一丸,小儿酌量,以黄酒为引。

【功用】能使伤骨新生,并能使陈旧性骨折愈合。

36608　壮筋养血汤（《伤科补要》卷三）

【组成】白芍　当归　川芎　川断　红花　生地　牛膝　丹皮　杜仲

【用法】河水煎服。

【功用】舒筋活血。

【主治】伤筋络。

36609　壮筋续骨丹（《外科集腋》卷八）

【组成】羌活　独活　防风　当归　红花　香附　枳壳　青皮　花粉　土鳖虫　白术各一两　荆芥四两　桂枝　木瓜　甘草各五钱　续断　五加皮各二两　杜仲　川芎　神曲　麦芽各五钱　柴胡三钱　黄芩二钱

【用法】上为末,砂糖热酒调服,大人五钱,小儿三钱。

【功用】壮筋续骨。

36610　壮筋续骨丹（《接骨入骱》）

【组成】川芎　羌活　独活　防风　玄胡　当归　红花　香附　陈皮　丹皮　生地　牛膝　乌药　青皮　枳壳　麦芽　白术　桂枝　桃仁　神曲　杜仲（盐水炒）各一两　柴胡四两　木瓜（盐水炒）一两　黄芩　荆芥各四两　加皮二两　续断二两　苏木一两　甘草（盐水炒）一两　木通（盐水炒）一两

【用法】上为末。每服五钱,小儿三钱,糖酒调服,此方亦可浸酒。

【主治】损伤肋骨。

【宜忌】久病不用木通。

36611　壮筋续骨丹（《伤科大成》）

【组成】当归二两　川芎一两　白芍一两　炒熟地四两　杜仲一两　川断一两五钱　五加皮一两五钱　骨碎补三两　桂枝一两　三七一两　黄耆三两　虎骨一两　破故纸二两　菟丝饼二两　党参二两　木瓜一两　刘寄奴二两　地鳖虫三两

【用法】晒脆,为末,砂糖泡水泛丸。每服四钱,以温花酒送下。

【主治】腿骨折两段,大小腿皮破骨折,或膝髌处油盖骨脱出。

36612　壮腰补肾丸（《成方制剂》2 册）

【组成】白术　车前子　当归　茯苓　红参　黄芪　菊花　龙骨　麦冬　牡蛎　肉苁蓉　山药　首乌藤　熟地黄　合欢藤　菟丝子　五味子　续断　远志　泽泻

【用法】制成丸剂,每丸重 10 克。口服,一次 1 丸,一日 2 次。

【功用】壮腰补肾,益气养血。

【主治】心悸少寐,健忘怔忡,腰膝酸痛,肢体羸弱。

36613　壮腰健身丸（《成方制剂》14 册）

【组成】狗脊　黄精　金樱子　女贞子　千金拔　熟地黄　制何首乌

【用法】制成蜜丸,小蜜丸每 17 粒重 3 克,大蜜丸每丸重 9 克。口服,小蜜丸一次 9 克,大蜜丸一次 1 丸,一日 2 次。

【功用】壮腰健肾。

【主治】腰酸腿软,头晕耳鸣,眼花心悸,阳痿遗精。

36614　壮腰健肾丸（《成方制剂》3 册）

【组成】狗脊　黑老虎根　鸡血藤　金樱子　牛大力　女贞子　千斤拔　桑寄生　菟丝子

【用法】制成丸剂,每丸重 9 克。口服,一次 1 丸,一日 2～3 次。

【功用】壮腰健肾,祛风活络。

【主治】肾亏腰痛,风湿骨痛,膝软无力,神经衰弱,小便频数,遗精梦泄。

【宜忌】感冒发热者忌服。

【备考】本方改为片剂,名"壮腰健肾片"(见原书)。改为口服液剂,名"壮腰健肾口服液"(见《新药转正》)。

【现代研究】抗氧化、抗衰老作用:《中药材》[2006,29(4):365-367]经服用壮腰健肾丸,果蝇衰老实验模型身上基因库所有 13000 个基因中,370 个基因的表达水平发生了

六画

壮

873

（总 2687）

显著的调整。其中表达明显增强基因有106个,上调量前十位的基因,大部分与清除氧化自由基、抑制细胞发生程序性凋亡的作用有关,包括谷胱甘肽转硫酶,细胞色素P450,氧化还原酶,热休克蛋白等;表达明显降低的基因264个,前十位的基因包括蛋白质氧化酶,蛋白质分解酶,谷胱甘肽氧化酶,兴奋性递质受体等与造成细胞氧化,促使细胞发生凋亡相关的基因。同时,口服壮腰健肾丸能升高小鼠海马区的还原型谷胱甘肽的含量,降低小鼠海马区脑组织的MDA含量,说明壮腰健肾丸有抗氧化抗衰老的作用。

36615 壮腰健肾片

《成方制剂》13册。即《原书同册》3册"壮腰健肾丸"改为片剂。见该条。

36616 壮腰健肾汤(《中医伤科学》)

【组成】熟地 杜仲 山芋 枸杞子 补骨脂 红花 羌活 独活 肉苁蓉 菟丝子 当归

【用法】水煎服。

【功用】调肝肾,壮筋骨。

【主治】骨折及软组织损伤。

36617 壮腰消痛液(《成方制剂》4册)

【组成】巴戟天 川牛膝 穿山龙 地龙 杜仲 狗脊 枸杞子 海龙 鹿角胶 鹿衔草 没药 木瓜 威灵仙 乌梅 豨莶草 淫羊藿

【用法】制成口服液。口服,一次20~30毫升,一日3次。

【功用】壮腰益肾,疏风祛湿,活络止痛。

【主治】肾虚腰痛,风湿骨质增生引起的疼痛。

【宜忌】孕妇忌服。

36618 壮精固本丸(《医学六要·治法汇》卷六)

【组成】枸杞子二两 地黄四两 砂仁五钱(酒蒸九次) 锁阳 人参各二两 白茯苓一两半 菟丝子二两 沙苑蒺藜二两 归身一两 鹿角胶一两半 天门冬 麦门冬各一两 山药二两 五味子一两半 山茱萸二两 泽泻一两半

【用法】上为末,炼蜜为丸,如梧桐子大。每服一百丸,空心以白汤送下。

【功用】《医部全录》:填精起痿。

【主治】阳痿。

36619 壮阳暖下药饼(《医统》卷八十七)

【组成】附子一两(炮,去皮脐) 神曲三两 干姜三两(炮) 大枣三十枚(去皮核) 桂心 五味子 菟丝子(酒浸一宿,晒干,为末) 肉苁蓉一两(酒浸一宿,刮去粗皮,炙干) 蜀椒半两(去目及合口者,微炒黄色) 羊髓三两 酥二两 蜜四两 黄牛乳一升半 白面一升 (一方入醇醋)

【用法】上为细末,入面,用酥、髓、蜜、乳相和,入大枣,熟,搜于盆中盖覆,勿令通风,半日顷即取出,再搜令熟,擀作胡饼,面上以箸琢,入炉鏊中,上下以火熁熟。每日空腹食一枚。

【主治】五劳七伤,遗精数溺。

36620 壮骨伸筋胶囊(《中国药典》2010版)

【组成】淫羊藿 熟地黄 鹿衔草 骨碎补(炙) 肉

苁蓉 鸡血藤 红参 狗骨 茯苓 威灵仙 豨莶草 葛根 醋延胡索 山楂 洋金花

【用法】上制成胶囊剂,每粒装0.3克。口服,一次6粒,一日3次。

【功用】补益肝肾,强筋壮骨,活络止痛。

【主治】肝肾两虚,寒湿阻络所致的神经根型颈椎病,症见肩臂疼痛、麻木、活动障碍。

【宜忌】本品含洋金花,不宜超量服用;高血压、心脏病慎用;青光眼和孕妇禁服。

36621 壮阳无价至宝丹

《遵生八笺》巴蜀本卷十七。即原书弦雪居本"回阳无价至宝丹"。见该条。

36622 壮阳固本地黄丸(《冯氏锦囊·杂症》卷十一)

【组成】熟地黄二斤(酒煮,去滓,熬浓膏十二两) 山茱萸(去核)六两(酒拌蒸,晒干,炒) 山药六两(炒黄) 白茯苓四两(人乳拌透,晒干,焙) 泽泻三两(淡盐酒拌炒) 鹿茸(去毛骨,酥酒炙黄)三两 补骨脂四两(盐酒浸一宿,炒香) 五味子二两(蜜酒拌蒸,炒) 枸杞八两(另熬膏四两) 紫河车一具(用银针挑破血筋,用长流水洗净,可酒浸、酒煨,捣烂) 鹿角胶四两(用酒溶化) 肉桂(临磨刮去粗皮)一两五钱(不见火) 制附子一两五钱(切片,焙)

【用法】上为末,用熟地、河车、枸杞、鹿角四膏八药杵好为丸。每早服四五钱,空心以参汤送下;临晚食前服三四钱,以温酒送下。

【主治】元阳衰惫已极。

36623 壮肾龙药物腰带(《效验秘方》冯瑞华方)

【组成】淫羊藿36克 龙骨45克 补骨脂30克 潼沙苑70克 阳起石 五味子各20克等

【用法】将上药加工成粉状,装入特制带状布袋内,束于腰部双肾区处(每日不少于12小时)。束10日更换1次,30日为1疗程。每疗程间隔10日再行下1疗程,一般用1~3个疗程,肾区热敷可加快和提高疗效。

【主治】肾虚所引起的遗精。

【临床报道】❶带下:《四川中医》[1993,(11):38-39]用壮肾龙药物腰带治疗带下83例:结果:治愈53例,有效20例,无效10例,总有效率为88.0%。❷五更泻:《辽宁中医杂志》[1993,(9):42]用壮肾龙药物腰带治疗五更泻72例,结果:治愈51例,有效16例,无效5例,总有效率93.1%。

36624 壮神益志保孕汤(《赤水玄珠》卷二十一)

【组成】茯神 当归 酸枣仁 人参 远志 山药 黄耆 鹿角胶各一钱 白术二钱 砂仁三分 甘草四分 龙眼肉五枚 大枣二枚

【用法】水煎服。

【主治】畸形胎。

【临床报道】畸胎:昔在西吴,有张氏妇年二十三,孕适三月,迎予诊之,其脉两尺皆涩,左手短弱,右关不充。据脉涩不当有娠,而其夫云:向已受胎者二,俱弥月而产,体皆不完,始无舌,次无水火门尺,产下随死而无生气。今第三孕矣,心忧之。以翁治法多奇思,幸投剂而保全之也。予以脉参之,多为神志不足。因处一方,曰壮神益志保孕汤。即语之曰:是方每月可服十帖,过八月则不必服矣。彼欣然从而服之,足月产一女,形全而气壮。及再有妊,未服药,虽生一女,完矣而头面为白膜遮蔽,隐隐仅见耳目口鼻,而亦随死也。后又孕,适予归省,其妇心忧失措,夫谕之曰:无恐,前保孕方在,向以未服,乃致乖舛,今可急服也。照方服如前,至期生一子而无恙。举方以此为神,录而置之香火堂中尸祝之。此亦愚见之偶中者,人以旋服旋效而遂神之也。

36625 壮腰健肾口服液

《新药转正》32 册。即《成方制剂》3 册"壮腰健肾丸"改为口服液剂。见该条。

36626 壮胃清湿热调滞气汤(《摄生众妙方》卷五)

【组成】 鸡腿白术一钱二分 茯苓(连皮)一钱五分 陈皮(去白)五分 香附子(童便浸)七分 山楂一钱 木香二分 紫苏梗五分 黄连(酒浸,炒)六分 当归(酒洗)一钱 木通四分

【用法】 上咬咀。用水二钟,加生姜三片,煎至七分,食远温服。

【功用】 壮胃,清湿热,调滞气。

【主治】 脾胃病。

守

36627 守中丸(《圣济总录》卷十六)

【异名】 五芝地仙金髓丸。

【组成】 白茯苓(去黑皮)十两 麦门冬(去心,焙)三两 白术 人参 甘菊花(择去梗) 山芋 枸杞子各二两 生地黄二十斤(绞取汁)

【用法】 前七味为末,先用生地黄汁于银器内入酥三两、白蜜三两同煎,逐旋掠取汁上金花令尽,得五升许,于银石器内拌炒前七味药,渐渐令尽,候干入白蜜同捣为丸,如梧桐子大。每服五十丸,空心或食后以清酒送下。

【主治】 风头眩,脑转目系急,忽然倒仆。

36628 守中丸(《解围元薮》卷三引张守中方)

【组成】 防风 荆芥 苦参 连翘各二两 当归 胡麻 牙皂 蔓荆子 蒺藜 牛蒡子各三两 白芷 甘草 朱砂各五钱 羌活 独活各一两五钱 陈皮 黄芩 胡黄连 山栀 升麻 天麻各一两 乳香 没药各三钱 牛黄一钱 麝香三分 冰片三分

【用法】 上为末,米糊为丸。每服三钱,以盐汤送下。

【主治】 大麻风之雁来风、鼓槌风、核桃风、紫云风及水风。

36629 守中汤

《活幼心书》卷下。即《局方》卷三(吴直阁增诸家名方)"守中金丸"改为汤剂。见该条。

36630 守田膏(《古今医鉴》卷十六)

【组成】 半夏

【用法】 上为末。调敷伤处。

【主治】 打扑有伤,瘀血流注。

36631 守灵散(《鸡峰》卷十一引《真君脉诀》)

【组成】 茯苓(白者) 丁香 诃子各半两 桔梗 芍药(白者) 羌活 甘草各一分

【用法】 上为细末。每服二钱,水一盏,用银耳环一只,葱白一寸,煎至八分,通口服,不拘时候。

【功用】 补心脏劳极。

36632 守胃散(《百一》卷十九)

【组成】 人参 白术 白茯苓(去黑皮) 山药 白扁豆(炒) 干葛 天南星(炮) 甘草(微炙) 藿香叶 防风 天麻各等分

【用法】 上为细末。每服一钱,水一盏,冬瓜子二十粒,生姜一小片,同煎至四分,温服。

【功用】 调理脾胃,进乳食。

【主治】 小儿阴阳不和,吐泻不止。

【加减】 如大泻不止,危急,每服入沉香、肉豆蔻各少许。

36633 守胃散(《郑氏家传女科万金方》卷五)

【组成】 南星 防风 白术 人参 茯苓 山药 木香 沉香 瓜仁 白豆蔻(一方加白扁豆、干姜)

【主治】 妇人吐泻。

36634 守宫丸(方出《圣惠》卷二十一,名见《普济方》卷一一三)

【组成】 辟宫子七枚(微炙) 天南星一两(炮裂) 腻粉一两 白附子一两(炮裂)

【用法】 上为末,炼蜜为丸,如绿豆大。每服七丸,以温酒研下,不拘时候。以汗出为效,未汗再服。

【主治】 破伤风,身如角弓反张,筋脉拘急,口噤。

36635 守宫丸(《圣济总录》卷六)

【组成】 守宫(炙干,去足)七枚 天南星一两(酒浸三日,晒干,以上二味捣为末) 腻粉半分

【用法】 上为末,细薄面糊为丸,如绿豆大。每服七丸,斡口开,以酒灌下。有顷汗出得解,更与一服,再汗即愈。

【主治】 破伤风,身如角弓反张。

36636 守宫膏(《普济方》卷一〇〇)

【组成】 守宫一个(即蝎虎也) 珍珠 麝香 脑子

【用法】 上用守宫一个,以铁钤定剪子取去四足爪,连血细研,入珍珠、麝香、脑子各一字许,研细,薄荷汤作一服。

【主治】 久年惊痫,心血不足。

【备考】 先须用夺命散逐下痰涎,或用吐法,次服本方。

36637 守神丸(《圣济总录》卷十四)

【组成】 金箔一百片 腻粉半两 人参(为末)三分

【用法】 上药于银石器内,先将金箔逐重用腻粉渗隔布尽,入黄牛乳五合,于金箔上淋溉,用物密盖定,煮尽乳,取研如膏,以人参末渐渐入同研为丸,如赤小豆大。每服三丸,空心、日午、临卧以新汲水送下。渐加至五丸。

【主治】 中风邪发狂及肝心风热,气虚不足,惊悸瘈疭。

36638 守效丸(《丹溪心法》卷四)

【组成】 苍术 南星 白芷(散水) 山楂各一两 川芎 枳核(又云枳实炒) 半夏

【用法】 上为末,神曲糊为丸服。

【功用】 《会约》:治湿理气。

【主治】 癞疝不痛者。

【加减】秋、冬,加吴茱萸;有热,加山栀一两;坚硬,加朴消半两,又或加青皮、荔枝核。

【备考】《医统》本方用法:姜汁糊为丸,如梧桐子大。每服七十丸,以盐汤送下。

36639 守效散(《玉机微义》卷十五)

【组成】砒(生) 白丁香 松香 轻粉 川乌 生矾各一钱 蜈蚣一条(焙干)

【用法】上为极细末,钍针刺破疮口,令血出,唾津调药,贴之疮上,其根自溃。

【主治】疔疮恶肉。

36640 守病丸(《便览》卷三)

【组成】巴豆二个(去皮) 皂角末二钱 小枣二个(去皮核)

【用法】捣为丸,如梧桐子大,朱砂为衣。每服一丸,以酒送下。

【主治】积聚。

36641 守病丸(《景岳全书》卷五十五)

【组成】朱砂 雄黄 硼砂 轻粉 去皮 巴霜各半两 硇砂 乳香各五钱

【用法】炼蜜为丸。每服一粒。

【主治】多年积胀。

36642 守病丸(《良朋汇集》卷二)

【组成】朱砂二钱 硇砂(豆腐煎) 雷丸(去黑皮) 血竭 硼砂 磁石 轻粉各一钱 雄黄三钱五分 白砒二钱五分 巴豆(去油)六钱 木鳖子(去皮)五个

【用法】上为细末,黄蜡七钱五分化开为丸,如黄豆大,朱砂为衣。每服一丸,以温水送下。

【主治】痞疾。

36643 守病丸(《北京市中药成方选集》)

【组成】磁石(煅)三两 硼砂(炒)二两 生硇砂二两

上为极细末,每细粉七两兑:

麝香三钱 朱砂二两 巴豆霜五两

【用法】上为细末,混合均匀,用黄蜡二十两溶化为丸,重三分,朱砂为衣。每服一丸,以温开水送下。

【功用】解郁和肝,破癥化积。

【主治】积聚坚硬,闷郁痞块,血凝癥瘕,胸满腹胀。

【宜忌】孕妇忌服。

36644 守瘿丸(《宣明论》卷十五)

【组成】通草二两 杏仁一大合(去皮尖,研) 牛蒡子一合(出油) 吴射干 昆布(去咸) 诃黎勒 海藻各四两(去咸)

【用法】上为末,炼蜜为丸,如弹子大。含化,咽津下,每日三次。

【主治】瘿瘤结硬。

36645 守中金丸(《局方》卷三吴直阁增诸家名方)

【组成】干姜(炮) 甘草(燣) 苍术(米泔浸) 桔梗(去芦)各等分

【用法】上为细末,炼蜜为丸,如弹子大。每服一丸,食前嚼服,以沸汤送下。

【功用】温脾暖胃,消痰逐饮,顺三焦,进美饮食,辟风寒湿冷。

【主治】中焦不和,脾胃积冷,心下虚痞,腹中疼痛,或饮酒过多,胸胁逆满,噎塞不通,咳嗽无时,呕吐冷痰,饮食不下,噫醋吞酸,口苦失味,怠惰嗜卧,不思饮食;及伤寒时气,里寒外热,霍乱吐利,心腹绞痛,手足不和,身热不渴,及肠鸣自利,米谷不化;及脾胃留湿,体重节痛,面色萎黄,肌肉消瘦。

【备考】本方改为汤剂,名"守中汤"(见《活幼心书》)。

36646 守仙五子丸

《遵生八笺》卷十八。为《普济方》卷二二三引《博济》"五子丸"之异名。见该条。

36647 守阳碧云膏(《医统》卷六十一)

【组成】铅粉 铜绿各一两 乳香 没药各一钱 冰片一分

【用法】上为细末,大黄熬膏作锭子,晒干,以井水磨下,新笔涂眼四围。

【主治】倒睫及肿烂弦风。

【宜忌】不得入目。

36648 守病缠疾丹(《医方类聚》卷八十九引《王氏集验方》)

【异名】十三丸(《普济方》卷一六九引《医学切问》)。

【组成】巴豆三两(去皮心) 雄黄三钱 金脚信一钱半 黄蜡三钱 轻粉一钱半 粉霜一钱半

【用法】上用雄黄等四味为细末,次入巴豆和研如面糊,另将黄蜡碗内熬出,将新水秘出三遍,匿药,将油纸裹,看病紧慢,加减为丸,如梧桐子大。每服三丸或二丸,以新水送下。

【主治】一切积气。

宅

36649 宅中汤(《医醇剩义》卷二)

【组成】天冬二钱 紫河车二钱(切) 人参二钱 茯神二钱 黄耆二钱 当归二钱 白芍一钱 丹参二钱 柏仁二钱 远志五分(甘草水炒) 莲子二十粒(去心)

【功用】调补营卫,安养心神。

【主治】心劳。营血日亏,心烦神倦,口燥咽干。

安

36650 安土汤(《辨证录》卷十)

【组成】白芍一两 白术一两 柴胡一钱 茯苓三钱 甘草一钱 苍术二钱 神曲二钱 炮姜一钱

【用法】水煎服。

【主治】肝气旺盛,肝木克脾土,土气不能伸,而肠中自鸣,终日不已,嗳气吞酸,无有休歇。

【方论选录】此方脾肝同治之法。肝平而脾气得养矣,脾安而肠气得通矣。不必止鸣而鸣自止者,妙在行肝气之郁居多,所以奏功特神耳。

36651 安土散(《辨证录》卷七)

【组成】白术一两 茯苓五钱 车前子三钱 薏仁五钱 赤小豆一钱 通草一钱 柴胡五分 石斛三钱

【用法】水煎服。

【主治】太阴痓症，由感湿热之气，复感风邪所致，发热腹痛，肌肉颤动，四肢坚急。

36652 安中丸(《鸡峰》卷二十三)

【组成】人参 白术各半两 木香 藿香 甘草 枇杷叶 半夏 陈皮 丁香各一分 槟榔一个 肉豆蔻二个

【用法】上为细末，水煮面糊为丸，如麻子大。每服十丸，食后米饮送下。

【主治】脾胃不和，乳食减少。

36653 安中丸(《诚书》卷十二)

【组成】甘松叶二两 益智 丁香皮 香附各三两 莪术一两 南木香五钱 麝一钱

【用法】上为末，生蜜为细丸。以生姜汤送下。

【主治】伤食作呕。

36654 安中片(《中国药典》2010版)

【组成】桂枝180克 醋延胡索180克 煅牡蛎180克 小茴香120克 砂仁120克 高良姜60克 甘草120克

【用法】上制成片剂，每片重0.2克(薄膜衣片重0.52克)。口服，一次4～6片(薄膜衣片一次2～3片)，一日3次。

【功用】温中散寒，理气止痛，和胃止呕。

【主治】胃脘疼痛，慢性胃炎，胃酸过多，胃及十二指肠溃疡。

【宜忌】急性胃炎、出血性溃疡禁用。

36655 安中汤(《千金》卷二)

【组成】黄芩一两 当归 芎䓖 人参 干地黄各二两 甘草 芍药各三两 生姜六两 麦门冬一升 五味子五合 大枣三十五枚 大麻仁五合

【用法】上㕮咀。以水七升，清酒五升，煮取三升半，分四服，每日白天三次夜间一次，七日复服一剂。

【主治】妇人曾伤五月胎者。

【宜忌】《外台》:忌菘菜、海藻、芜荑。

【方论选录】《千金方衍义》:前调中汤预调曾伤四月之胎，此安中汤预安曾伤五月之胎。夫调之与安，大费斟酌，调则有平治之权，安则无克削之理。彼以脾有蕴积，故宜枳实、厚朴以清之，此以素亏津液，又须生脉四物以濡之；用麻仁者，必妊娠素有脾约之故，然麻仁在此方与麻仁丸中不同，设非脾约，似可勿用。若中有宿滞，虽当五月，调中何妨，倘素禀亏弱，纵在四月，安中竟与勿疑，规矩不出方圆之外也。

36656 安中汤(《百一》卷二)

【组成】草果仁 陈皮(去白) 川姜(炮) 良姜 益智仁 蓬莪术(炮) 京三棱(炮) 甘草(炙)各一两一分 神曲(炒) 麦蘖(炒)各三分

【用法】上为细末。每服二钱，食后入盐汤点服。

【主治】脾胃一切疾。

36657 安中汤

《奇效良方》卷三十四。为《三因》卷八"安中散"之异名。见该条。

36658 安中汤(《产孕集》卷下)

【组成】白术三钱 当归 党参各二钱 炙甘草 陈皮 砂仁 麦芽各一钱 生姜七片 大枣五枚

【主治】产后泄泻。

36659 安中汤(《感证辑要》卷四)

【组成】白茯苓三钱 广陈皮一钱(米炒) 猪苓二钱 飞滑石三钱 香豉二钱(炒) 干石斛三钱 川连六分(吴茱萸二分炒) 黑栀皮二钱(姜汁炒) 西瓜翠衣五钱 淡竹叶五钱 枇杷叶五片(去毛)

【用法】地浆水煎服。

【主治】霍乱转关后，手足冷，恶热渴饮，呕泻不止者。

36660 安中汤(《效验秘方》张镜人方)

【组成】柴胡6克 炒黄芩9克，炒白术9克，香扁豆9克，炒白芍9克，炙甘草3克，苏梗6克，制香附9克，炙延胡9克，八月扎15克，炒六曲6克，香谷芽12克

【用法】水煎，分二次，饭后一小时温服。

【功用】调肝和胃，健脾安中。

【主治】脘部胀满、疼痛，口苦，食欲减退，或伴嗳气泛酸，脉弦、细弦或濡细，舌苔薄黄腻或薄白腻，舌质偏红。

【加减】疼痛较甚，加九香虫6克；胀满不已，加炒枳壳9克；胃脘灼热，加连翘9克(包)，或炒知母9克；嗳气，加旋覆花9克，代赭石15克；泛酸，加煅瓦楞15克，海螵蛸15克；嘈杂，加炒山药9克；苔腻较厚，加陈佩梗9克；舌红苔剥，去苏梗，加川石斛9克；便溏加焦楂肉9克；伴腹痛，再加泡姜炭5克，煨木香9克；便结，加全瓜蒌15克，望江南9克；腹胀，加大腹皮9克；X线示胃及十二指肠球部溃疡，加凤凰衣6克，芙蓉叶9克；胃黏膜活检病理示肠腺化生，加白花蛇舌草30克；腺体萎缩，加丹参。

【方论选录】方中柴胡疏泄肝胆，升清解郁；黄芩苦寒沉降，泄热除湿；白术、扁豆健脾助运；白芍、甘草缓急安中；苏梗、制香附理气畅膈，温而不燥；玄胡、八月扎调营止痛，散而能润；炒六曲消涨化滞；香谷芽和胃进食。诸药合用，共奏调肝和胃，健脾安中之功。

36661 安中散(《圣济总录》卷六十三)

【组成】小麦(炒黄)四两 干姜(剉，炒)一两 甘草(炙) 陈曲(炒)各半两

【用法】上为散。每服二钱匕，以大枣煎汤调下。

【功用】除邪热，和胃进食。

【主治】干呕。

36662 安中散(《三因》卷八)

【异名】安中汤(《奇效良方》卷三十四)。

【组成】熟地黄 巴戟天(去心) 龙骨各二两半 远志(去心，炒) 茯苓各三两 天雄(炮，去皮脐) 五味子 山药各三两半 苁蓉(酒浸) 续断各四两 蛇床子(略炒) 菟丝子(酒浸)各四两半

【用法】上为细末。每服二钱匕，以温酒调下。

【主治】醉饱心虚而合阴阳，累于心脾肾三经，而致三焦虚寒，短气不续，不思食，随即洞下，小便赤浊，精泄不禁，脚胫酸疼，小腹胀满。

36663 安中散(《局方》卷三宝庆新增方)

【组成】玄胡索(去皮) 良姜(炒) 干姜(炮) 茴香(炒) 肉桂各五两 牡蛎(煅)四两 甘草(炒)十两

【用法】上为细末。每服二钱,热酒调下;妇人淡醋汤调服;如不饮酒,用盐汤点下;并不拘时候。

【功用】《全国中药成药处方集》(沈阳方):散寒止痛。

【主治】远年近日脾疼翻胃,口吐酸水,寒邪之气留滞于内,停积不消,胸膈胀满,攻刺腹胁,恶心呕逆,面黄肌瘦,四肢倦怠;及妇人血气刺痛,小腹连腰攻注重痛。

【宜忌】《全国中药成药处方集》(沈阳方):实热者忌服。

36664　安中散

《普济方》卷二十三引《保生回车论》。为原书同卷"半夏平胃散"之异名。见该条。

36665　安气汤(《简明医彀》卷四)

【组成】人参五分　五味子九分　麦冬　酸枣仁(炒,研)　山药　茯苓　阿魏各一钱

【用法】煎成,冲化阿胶服。

【主治】弱人肾虚不能纳气,气不归元而喘。

36666　安心丸(《幼幼新书》卷九引郑愈方)

【组成】附子一两(炮裂,去皮脐)　全蝎半两(炒)

【用法】上为末,面糊为丸,如黄米大,朱砂为衣。每服二十九丸,米饮送下。

【主治】小儿慢惊。

36667　安心汤(《千金》卷三)

【组成】远志　甘草各二两　人参　茯神　当归　芍药各三两　麦门冬一升　大枣三十枚

【用法】上㕮咀。以水一斗,煮取三升,去滓,分三服,每日三次。

【主治】产后心虚,心冲悸不定,恍恍惚惚,不自知觉,言语错误,虚烦短气,志意不定。

【加减】若苦虚烦短气者,加淡竹叶二升;若胸中少气者,益甘草为三两。

36668　安心汤(《鸡峰》卷十一)

【组成】麦门冬　山药各八分　芎　茯苓　犀角　桔梗　柴胡　紫菀　黄芩　白术　白芍药　防风　阿胶　当归　茯神　大豆卷各二分　神曲　生地黄各三分　人参　甘草各六分　干姜一分　朱砂二钱

【用法】上除研药外,为细末,与研药和匀。每服半钱,食后、临卧以大枣煎汤调下。

【主治】心虚惊悸。

【备考】本方用法中有"研药"二字,而组成中无一味药研末,朱砂下疑脱"研"字。

36669　安心汤(《辨证录》卷十二)

【组成】干荷叶一片　生地黄五钱　丹皮五钱　当归二两　川芎一两　生蒲黄二钱

【用法】水煎调服。

【功用】大补心血。

【主治】妇人血虚而心无以养,产后三日,发热恶露不行,败血攻心,狂言呼叫,其欲奔走,拿捉不定。

【方论选录】此方用归、芎以补血,何又用生地、丹皮之凉血,似非产后所宜。不知恶血奔心,未免因虚热而相犯,吾于补中凉之,则凉不为害。况益之干荷叶,则七窍相通,能引邪外出,不内害于心,转生蒲黄以分解恶露也。但

此方止可暂用一剂以定狂,不可多用数剂以取胜,不可不慎也。

36670　安心散

《普济方》卷十六。即《千金》卷十三"安心煮散"。见该条。

36671　安平饮(《玉案》卷五)

【组成】桃仁　红花　山楂　归尾　益母草各二钱

【用法】酒、水各半煎服。

【主治】产后一二日,肚腹绞痛,瘀血凝滞。

36672　安东散(《卫生鸿宝》卷一)

【组成】苏罗子(炒)　瓦楞子(醋炙)各四两　陈香橼陈木瓜各两只(炒)　生蛤壳二斤(生杵)

【用法】上为细末。每服三钱,赤沙糖调服,体弱减半。

【主治】肝胃气。

【宜忌】孕妇忌服。

36673　安乐片(《成方制剂》2册)

【组成】白术　柴胡　川芎　当归　茯苓　甘草　钩藤　首乌藤

【用法】制成片剂。口服,一次4~6片,一日3次。

【功用】疏肝解郁,定惊安神。

【主治】精神抑郁,惊恐失眠,胸闷不适,纳少神疲,对神经官能症、更年期综合征及小儿夜啼、磨牙等症状者亦可使用。

【临床报道】❶精神分裂症失眠:《右江医学》[2004,32(4):332-333]用安乐片治疗精神分裂症失眠51例,对照组予安定片治疗51例。结果:治疗组临床痊愈6例,显著进步19例,进步13例,无效13例,总有效率74.5%;对照组临床痊愈1例,显著进步12例,进步17例,无效21例,总有效率58.8%。安乐片组显效率显著高于安定片组(P<0.05)。❷神经衰弱:《河南中医》[2005,25(1):72]用安乐片治疗神经衰弱73例,结果:显效12例,好转57例,无效4例,总有效率94.5%。

36674　安乐散(《大生要旨》卷二)

【组成】人参四分(党参用一钱五分)　麦冬一钱五分归身一钱五分　甘草三分　通草八分　滑石一钱　细辛三分　灯心五分

【用法】水煎服。

【主治】妇人子淋,属肾虚热不能司化者。

36675　安宁饮(《辨证录》卷三)

【组成】玄参　生地　麦冬各五钱　白薇一钱　骨碎补五钱　天门冬三钱

【用法】水煎服。配合五灵至圣散含漱。

【主治】因过食肥甘,热气在胃,胃火日冲于口齿之间,而湿气乘之,湿热相搏而不散,虫生于牙而致齿牙破损而作痛,如行来行去者。

36676　安幼汤(《辨证录》卷十四)

【组成】当归三钱　荆芥一钱　元参三钱　陈皮三钱熟地三钱　麦冬三钱　生甘草五分　生地一钱　黄连一分丹皮一钱　贝母三分

【用法】水煎服。

【功用】助正气。

【主治】小儿已出痘,遍身上下尽是鲜血点,粒粒可数,此至佳之痘。

36677　安老丹

《辨证录》卷十一。为《傅青主女科》卷上"安老汤"之异名。见该条。

36678　安老汤(《傅青主女科》卷上)

【异名】安老丹(《辨证录》卷十一)。

【组成】人参一两　黄耆一两(生用)　大熟地一两(九蒸)　白术五钱(土炒)　当归五钱(酒洗)　山萸五钱(蒸)　阿胶一钱(蛤粉炒)　黑芥穗一钱　甘草一钱　香附五分(酒炒)　木耳炭一钱

【用法】水煎服。

【功用】大补肝脾气血。

【主治】妇人肝不藏、脾不统而血崩,年五十外或六七十岁忽然行经,或下紫血块,或如红血淋。

【临床报道】❶崩漏:《安徽中医临床杂志》[2000,12(6):558]用本方治疗崩漏105例,结果:服药最少4剂,最多8剂,全部病例均达临床治愈,即月经周期准,到时干净。少数病人停药数月后,病情复发,再服此药仍有效。❷绝经前后诸证:《实用中医药杂志》[2007,23(8):503]用本方治疗绝经前后诸证100例,结果:痊愈65例,显效31例,无效4例,总有效率96%。

36679　安贞汤(《医醇剩义》卷四)

【组成】党参四钱　炮姜六分　当归二钱　半夏一钱　茯苓三钱　白术一钱　厚朴一钱　砂仁一钱　桑皮二钱　杏仁三钱　苏子一钱五分　陈香橼皮六分

【主治】脾痹。脾病而兼肺胃病,四肢懈惰,发咳呕汁,上为大塞。

36680　安虫丸(《小儿药证直诀》卷下)

【异名】苦楝丸。

【组成】干漆三分(杵碎,炒烟尽)　雄黄　巴豆霜一钱

【用法】上为细末,面糊为丸,如黍米大。量儿大小与服,取东行石榴根煎汤下;痛者,煎苦楝根汤或芜荑汤下五七丸至三二十丸,发时服。

【主治】上中二焦虚,或胃寒虫动及痛。

36681　安虫丸(《幼科发挥》卷三)

【组成】莪术(醋煨)　木香　黄连　青皮　槟榔　使君子　白芜荑仁　白雷丸　苦楝根皮(白者可用,赤者有毒)各等分

【用法】上为末,醋糊为丸,如麻子大。以白汤送下。

【主治】小儿体弱而虫痛发作无时,随痛随止,发则面色㿠白,口吐涎沫,腹中痛作疙瘩,脉洪大,目直视似痫。

36682　安虫丸(《育婴秘诀》卷四)

【组成】木香　鸡心槟榔　使君子肉　白芜荑仁　绿色贯众　苦楝根白皮　虾蟆(烧存性)　夜明砂

【用法】上为末,粳米为丸,如黍米大。每服二三十丸,以蜜水送下。

【主治】蛔虫、寸白虫、蛲虫,一切诸虫。

36683　安虫丸(《续名家方选》)

【组成】黄柏五两　苦参三两　槟榔一两半　杨梅皮一两　黄连三两　黄芩一两　莪术一两

【用法】上为细末,为丸如梧桐子大。以白汤送下。

【主治】大人小儿虫积腹痛。

36684　安虫饮(《观聚方要补》卷三引《幼科百效》)

【组成】黄连　乌梅　炮姜　山楂　厚朴　芍药　使君子肉　枳实　陈皮　川楝子

【用法】水煎服。

【主治】蛔虫动,口吐清涎。

36685　安虫散(《小儿药证直诀》卷下)

【组成】胡粉(炒黄)　槟榔　川楝子(去皮核)　鹤虱(炒)各二两　白矾(铁器熬)一分　干漆(炒烟尽)二分　雄黄一分　巴豆霜一分

【用法】上为细末。每服一字,大者半钱,以温米饮调下,痛时服。

【主治】小儿虫痛。

【备考】原书周学海按:聚珍本无干漆、雄黄、巴豆霜。

36686　安虫散(《扁鹊心书·神方》)

【组成】干漆(炒至烟尽)五钱　鹤虱(炒,净)　雷丸(切,炒)各一两

【用法】上为末。每服二钱,小儿一钱,以米汤送下。

【主治】虫攻心痛,吐清水,如蛲虫发则腹胀,寸白虫则心痛。

36687　安虫散(《田氏保婴集》)

【异名】鹤虱散(《普济方》卷三九九)。

【组成】胡粉(炒黄)　鹤虱(炒黄)　川楝子(去皮核)　槟榔各二钱　白矾(枯)二钱半

【用法】上为细末。每服一字,大者半钱,痛时温米饮调下。

【主治】❶《田氏保婴集》:小儿虫痛。❷《普济方》:小儿吃物粗,肌肤消瘦,虫生腹内,极痛不可忍,终日啼哭,或因脏腑虚弱而动,或因食甘肥而动,其动则腹中疼痛发作,肿聚往来,上下痛无休止,亦攻心痛,叫哭合眼,仰身扑手,心神闷乱,呕哕涎沫,吐清水,四肢羸困,面色青黄,饮食虽进,不生肌肤,或寒或热,沉沉默默,不知病之去处,其虫不疗,则子母相生,无有休止,长一尺则能害人,及虫咬心痛,来去不定,不思饮食。

36688　安全散(《魏氏家藏方》卷十)

【组成】人参(去芦)一钱(焙)　白术(炒)　白附子(炮)　南星(姜汁一碗煮干切片,炒)　天麻(炮)　辰砂(别研)　当归(焙,去芦)　乳香(别研)　没药(别研)　吊藤(勾子者,焙)　白僵蚕(直者,炒去丝)　全蝎(去毒)　白茯苓(去皮,焙)　羌活(焙)　防风(去芦,焙)　川芎(焙)　甘草(炙)各一两　麝香半钱

【用法】上为细末。每服一钱,水一小盏,加薄荷、生姜、大枣,煎至六分,或只用薄荷汤调下。

【主治】慢惊后,余未退,精神不爽。

36689　安冲汤(《衷中参西》上册)

【组成】白术六钱(炒)　生黄耆六钱　生龙骨六钱(捣细)　生牡蛎六钱(捣细)　大生地六钱　生杭芍三钱　海螵蛸四钱(捣细)　茜草三钱　川续断四钱

【主治】妇女经水行时多而且久,过期不止,或不时

漏下。

【临床报道】❶经漏:友人刘某某其长子妇,经水行时,多而且久,淋漓八九日始断,数日又复如故。医治月余,初稍见轻,继又不愈。延愚诊视,观所服方,即此安冲汤,去茜草、螵蛸。遂仍将二药加入,一剂即愈。又服一剂,永不反复。刘某某疑而问曰:茜草、螵蛸,治此证如此效验,前医何为去之? 答曰:彼但知茜草、螵蛸能通经血,而未见《内经》用此二药,雀卵为丸,鲍鱼汤送下,治伤肝之病,时时前后血也。故于经血过多之证,即不敢用。不知二药大能固涩下焦,为治崩之主药也。❷崩漏:一妇人,年三十余。夫妻反目,恼怒之余,经行不止,且又甚多。医者用十灰散加减,连服四剂不效。后愚诊视,其右脉弱而且濡。询其饮食多寡,言分毫不敢多食,多即泄泻。遂投以此汤,去黄芪,将白术改用一两。一剂血止,而泻亦愈。又服一剂,以善其后。❸功能性子宫出血:《中国中医药信息杂志》[2001,8 (4):70]用本方治疗功能性子宫出血80例,结果:显效68例,有效10例,无效2例,总有效率97.5%。

36690 安志丸(《济阳纲目》卷五十四)

【组成】人参 白茯苓 白茯神 酸枣仁(酒浸,隔纸炒) 当归 远志 柏子仁 琥珀各半两 乳香 石菖蒲 朱砂各二钱半

【用法】上为末,炼蜜为丸,如梧桐子大。每次三十丸,食后以白汤送下。

【主治】气血虚,梦中多惊。

36691 安志膏(《济阳纲目》卷四十六)

【组成】辰砂(研) 酸枣仁(炒) 人参 茯神(去木) 琥珀各七钱半 滴乳香(研)一钱

【用法】上为末,和匀。每服一钱,空心浓煎灯心、大枣汤调下。

【主治】妇人因去血过多,心神不安,言语不常,不得睡卧。

36692 安志膏

《济阳纲目》卷五十四。为《医学入门》卷七“参枣丸”之异名。见该条。

36693 安志膏(《济阳纲目》卷五十五)

【组成】人参 酸枣仁(炒)各一钱 辰砂(研细,水飞) 乳香(另研)各半两

【用法】上为末,和匀,炼蜜为丸,如弹子大。每服一丸,空心以温酒或大枣汤送下。

【主治】心神恍惚,一时健忘。

36694 安体散(《洞天奥旨》卷十一)

【组成】茯苓三钱 苍术二钱 荆芥二钱 防风一钱 黄芩一钱 当归五钱 蒲公英二钱 半夏一钱

【用法】水煎服。

【主治】黄水疮。

36695 安肾丸(《局方》卷五绍兴续添方)

【组成】肉桂(去粗皮,不见火) 川乌(炮,去皮脐)各十六两 桃仁(麸炒) 白蒺藜(炒去刺) 巴戟(去心) 山药 茯苓(去皮) 肉苁蓉(酒浸,炙) 石斛(去根,炙) 草薢 白术 破故纸各四十八两

【用法】上为末,炼蜜为丸,如梧桐子大。每服三十丸,空心、食前以温酒或盐汤送下;小肠气,炒茴香盐酒下。

【功用】补元阳,益肾气。

【主治】肾阳不足,下元衰惫,精神不爽,面无光泽,皮肤干燥,腰腹疼痛,梦遗,虚喘,咳逆,水疝,脚气,大便溏泄,小便滑数。

❶《局方》(绍兴续添方):肾经久积阴寒,膀胱虚冷,下元衰惫,耳重唇焦,腰腿肿疼,脐腹撮痛,两胁刺胀,小腹坚疼,下部湿痒,夜梦遗精,恍惚多惊,皮肤干燥,面无光泽,口淡无味,不思饮食,大便溏泄,小便滑数,精神不爽,事多健忘。❷《证治要诀类方》:牙宣。❸《保命歌括》:肾虚寒湿脚气,及肾虚不足,膀胱虚冷,致成水疝。❹《医宗必读》:肾虚咳逆烦冤。❺《证治汇补》:肾虚水涸,气孤阳浮致喘者。

36696 安肾丸(《洪氏集验方》卷三)

【组成】熟干地黄(洗净,焙干)一两 牡丹皮半两 附子(炮,去皮尖)半两 金钗石斛半两 破故纸(炒)半两 山药半两 肉桂半两(去皮称) 白蒺藜(炒,去刺)半两 巴戟天(去心称)一两 肉苁蓉(酒浸一宿)一两(切,焙) 白茯苓半两(去皮称) 泽泻(微炒)半两 草薢半两 白术半两

【用法】上为细末,炼蜜为丸,如梧桐子大。每服三十丸至四十丸,食前、空心以温酒或盐汤送下。

【主治】本气怯弱,筋骨无力,或时疼痛。

36697 安肾丸(《三因》卷十三)

【组成】补骨脂(炒) 胡芦巴(炒) 茴香(炒) 川楝(炒) 续断(炒)各三两 桃仁(麸炒,去皮尖,别研) 杏仁(如上法) 山药(炒,切) 茯苓各二两

【用法】上为末,炼蜜为丸,如梧桐子大。每服五十丸,空心以盐汤送下。

【主治】肾虚牙痛,耳鸣口干,面色黧黑,耳轮焦枯,腰痛,膝骨痛,囊汗,阳事不举。

❶《三因》:肾虚腰痛,阳事不举,膝骨痛,耳鸣口干,面色黧黑,耳轮焦枯。❷《口齿类要》:肾虚牙疼。❸《杂病源流犀烛》:囊汗。

36698 安肾丸(《济生》卷五)

【组成】肉苁蓉(酒浸,焙) 石斛(去根) 桃仁(麸炒) 破故纸(炒) 白术 干山药(剉,炒) 白蒺藜(炒,去刺) 川乌(炮,去皮脐) 川草薢 川巴戟(去心)各等分

【用法】上为细末,炼蜜为丸,如梧桐子大。每服七十丸,空心以盐汤送下。

【主治】虚热,牙齿浮肿疼痛。

【方论选录】《古方选注》:肉苁蓉、巴戟、川乌安肾之阳,草薢坚肾之阴,石斛清肾中浮游之火,桃仁、蒺藜补肝以安相火,白术、山药健脾以镇浊阴。

36699 安肾丸(《朱氏集验方》卷九)

【组成】大安肾丸半斤 磁石一两(醋煅) 石菖蒲 羌活各一两

【用法】上为末,为丸如梧桐子大。每服四五十丸,以盐汤、温酒任下。

【主治】虚弱耳聋。

【备考】组成中大安肾丸,原作“安肾丸”,据《普济

方》改。

36700 安肾丸(《普济方》卷二二七)

【组成】川乌(面炒,去皮) 川草薢 茴香(炒) 杜仲(醋浸,炒) 蜀椒(去目,炒) 当归 木瓜 柏子仁 菟丝子(酒浸) 熟地黄(酒浸)各三两 川楝子三两半(去核) 泽泻 远志(甘草煮,去核) 川巴戟(紫者,去心,酒浸) 牛膝(酒浸) 肉苁蓉(酒浸,炒) 胡芦巴(酒浸,炒) 山茱萸(去核,炒) 白茯苓(去皮) 蛇床子各二两 破故纸四两(炒) 苍术五两(米泔浸,去皮,茅山者佳)

【用法】上为细末,酒糊为丸,如梧桐子大。每服五六十丸,空心、食前以盐汤送下,温酒亦得,每日二次。

【功用】补肾填精,壮阳,补虚损,暖腰膝,缩小便,涩精温中,去痰止呕吐,暖下元,定心气,消食止渴,长肌肉,除茎中寒及热疼,逐寒湿及诸冷痹,去一切风,添精益髓,去腰膝冷,益颜色,破癥结,开胃进食,明目。

【主治】男子诸风,五劳七伤,颜色枯朽,手足不随,语言謇涩,口眼歪斜,筋脉挛急,腰脚疼痛,元脏虚冷,面色青黑,腹胁胀满,下痢泄精,夜梦鬼交,惊悸健忘,骨髓伤败,未老阳事不兴,胃冷精流,阴囊湿痒,膀胱疝气,小肠下部脾胃俱弱,癥结痰饮,霍乱吐泻,转筋不止,胸膈逆气,不进饮食。

36701 安肾丸(《丹溪心法附余》卷二十四)

【异名】三味安肾丸(《医学入门》卷七)。

【组成】破故纸 茴香子 乳香(要真者,不得真者则不如不用,以没药代之)

【用法】上为末,炼蜜为丸。每服四十丸,空心以白汤送下,或以煎药吞之。

【主治】❶《丹溪心法附余》:久患气证,气不归元。❷《医学六要》:因肾不收气,喘症已服流气化痰诸法不效。

36702 安肾丸(《赤水玄珠》卷三)

【组成】青盐(炒) 补骨脂(盐水炒) 山药 石斛 白茯苓 菟丝子(酒炒) 巴戟(去心) 杜仲(姜汁炒)各一两 肉苁蓉(酒浸) 白蒺藜(炒)各二两

【用法】炼蜜为丸,如梧桐子大。每服七八十丸,空心淡盐汤送下。

【功用】固精补阳。

【主治】肾虚牙齿豁落,隐痛。

36703 安肾丸(《杏苑》卷六)

【组成】青盐一两(另研) 鹿茸 柏子仁 石斛 川乌 黑附子(炮) 巴戟 肉桂 菟丝子 韭子 肉苁蓉 胡芦巴 杜仲(姜汁拌炒) 远志 石枣(酒蒸去核) 破故纸 赤石脂(煅) 茯苓 茯神 川楝子肉(酒蒸) 苍术 川椒 茴香(酒炒)各五钱

【用法】上为末,用山药末打糊为丸,如梧桐子大。每服八十一丸,空心盐汤送下。

【主治】❶《杏苑》:肾虚,虚火上炎致牙宣。❷《证治宝鉴》:肾虚气不归元,咳嗽动引百骸,自觉从脐下逆奔而上者。

36704 安肾丸(《张氏医通》卷十三)

【组成】肉桂 川乌头(炮)各一两五钱 白蒺藜(炒,去刺) 巴戟天(去骨) 薯蓣(姜汁炒) 茯苓 石斛(酒炒) 川草薢(炒) 白术 肉苁蓉(酒浸去腐) 补骨脂

(炒)各四两八钱

【用法】上为末,炼蜜为丸,如梧桐子大。每服七十丸,空腹以盐汤送下,临卧以温酒送下。

【主治】肾虚风袭,下体痿弱疼痛,不能起立。

【方论选录】肾脏为风寒所袭,所以不安,故用乌头、蒺藜祛风散寒之剂,风去则肾自安,原无事于温补也;其他桂、苓、术、薢、脂、戟、苁、斛,虽曰兼理脾肾,而实从事乎祛湿利水,只缘醉饱入房,汗随风蔽,所以肢体沉重,非藉疏通沟洫,病必不除,因仿佛地黄饮子而为制剂,彼用地黄、菖、志、冬、味、萸、附,以交心肾之气;此用蒺藜、术、蓣、骨脂、乌头,以祛坎陷之风,与崔氏八味丸迥乎不同也。

36705 安肾丸

《温病条辨》卷三。即原书同卷"安肾汤"改为丸剂。见该条。

36706 安肾丸(《马培之医案》)

【组成】鹿角霜三钱 焦白术一钱半 肉桂三分 当归二钱 川续断一钱半 独活八分 怀牛膝五钱 大生地三钱 菟丝子五钱 巴戟肉一钱半 红枣三个 桑枝三钱

【主治】肾虚脊驼,足痿疼痛。

36707 安肾汤(《温病条辨》卷三)

【组成】鹿茸三钱 葫芦巴三钱 补骨脂三钱 韭子一钱 大茴香二钱 附子二钱 茅术二钱 茯苓三钱 菟丝子三钱

【用法】水八杯,煮取三杯,分三次服。久病恶汤者,可用二十分作丸。

【主治】湿久脾阳消乏,肾阳亦惫者。

【加减】大便溏者,加赤石脂。

【方论选录】凡肾阳惫者,必补督脉,故以鹿茸为君,附子、韭子等补肾中真阳;但以苓、术二味,渗湿而补脾阳,釜底增薪法也。其曰安肾者,肾以阳为体,体立而用安矣。

【备考】本方改为丸剂,名"安肾丸"(见原书同卷)。

36708 安肾汤(《不知医必要》卷二)

【组成】熟地四钱 淮山(炒) 枸杞各二钱 茯苓 牛膝(盐水炒) 萸肉各一钱五分

【用法】水煎服。

【主治】虚火牙痛。

【加减】或加肉桂四分,泽泻一钱五分,以引火归位。

36709 安肾汤(《效验秘方》林沛湘方)

【组成】莲子肉20克 芡实20克 淮山药20克 茯苓20克 冬虫夏草10克 党参20克 黄芪20克 杜仲10克 猪脬1~2个共炖服(视患者胃口,可适当加猪瘦肉或猪排骨共炖服)

【用法】日1剂,水煎分服。

【功用】滋养脾肾,补益气血。

【主治】慢性肾炎,食欲不振,疲乏无力,腰酸腿软,头晕眼花,尿中蛋白、管型、红血球未能改善,作为治疗及善后的预防复发。

【方论选录】慢性肾炎病位以脾肾为主,肾为先天之本,脾为后天之本,不论急慢性病到了末期,非从脾肾论治不为功。莲子养心,益肾补脾,《本草纲目》谓:"莲之味甘,气温而性涩,禀清香之气,得稼穑之味,乃脾胃之果也,土为

元气之母,母气既和,津液相成,神乃自生"。芡实固肾补脾,《本草经百种录》云:"芡实淡渗甘香,则不伤湿,质粘味涩,而不滑泽肥润,则不伤于燥,凡脾胃之药,往往相反,而此相成,故尤足贵也"。淮山药健脾、补肺、固肾,《本草正》云:"山药,温补而不骤,微香而不燥"。《本草求真》云:"然山药之阴,本有于芡实,而芡实之涩,更有甚于山药;且山药兼补肺阴,而芡实则止于脾肾而不及于肺"。茯苓渗湿利水,益脾和胃,《本草正》谓:"茯苓,能利窍去湿,利窍则开心益智,守浊生津;去湿则逐水燥脾,补中健胃"。四味配合,能补肺肾健脾胃,在闽南民众常用于病后滋补之药,味淡而甘,配合猪脬以化膀胱之气,气化而小便自利。如气虚则加参、芪,如虚损气虚可加冬虫夏草,《重庆堂随笔》谓:"冬虫夏草,具温和平补之性"。《本草从新》云其:"味甘,保肺、益肾补精髓"。

36710 安和饮

《医钞类编》卷十七。为《女科百问》卷下"安胎和气散"之异名。见该条。

36711 安和散(《袖珍小儿》卷六)

【组成】 木香 当归 川芎 前胡(去芦) 柴胡(去芦) 青皮(炒) 桔梗(炒) 甘草(炙) 赤茯苓各等分

【用法】 上剉散。每服一钱,加生姜三片,大枣一枚同煎,空心服。

【主治】 冷热不调泻。

36712 安和散(《女科指南》)

【组成】 苍术 厚朴 陈皮 川芎 红花 半夏 香附

【用法】 加生姜,水煎服。

【主治】 邪正交争,气血不顺,一切腹痛。

36713 安肺汤(《济阳纲目》卷六十五)

【组成】 当归 川芎 芍药 熟地(酒蒸) 白术 茯苓 五味子 麦冬(去心) 桑白皮(炙) 甘草(炙)各五分 阿胶一钱二分

【用法】 上作一服。加生姜,水煎服。

【主治】 荣卫俱虚,发热自汗,肺虚喘气,咳嗽痰唾。

36714 安肺汤(《类证治裁》卷二)

【组成】 参 苓 术 草 归 芍 芎 麦 五味 桑皮各一钱 阿胶一钱半 生姜三片

【功用】 保肺。

【主治】 肺喘。

36715 安肺散(《卫生宝鉴》卷十二)

【组成】 麻黄(不去节)二两 甘草(炒)一两 御米壳四两(去顶,炒黄)

【用法】 上为末。每服三钱,水一盏,乌梅一个,煎至七分,去滓,临卧温服。

【主治】 咳嗽无问新久。

36716 安肺散(《普济方》卷一六三)

【组成】 款冬花 五味子 乌梅肉(焙微黄) 紫菀茸各一两 甘草(炒)半两 御米壳(去蒂,蜜炒)四两

【用法】 上为细末。每服二钱,水二盏,煎至七分,去滓,食后温服,每日二次。

【主治】 涎喘嗽,日夜不止。

【加减】 痨嗽,加人参二钱。

36717 安肺散(《辨证录》卷九)

【组成】 麦冬五钱 桔梗二钱 生地三钱 白芍三钱 茯苓三钱 紫苏二钱 款冬花一钱 天门冬三钱 紫菀一钱 黄芩三钱 熟地三钱 山茱萸二钱 玄参五钱 贝母五分

【用法】 水煎服。

【功用】 补肺气,滋肾水。

【主治】 人有日坐于围炉烈火之边,肺金受火之伤,以致汗出不止,久则元气大虚,口渴引饮,发热者。

36718 安定汤(《辨证录》卷四)

【组成】 黄芪一两 白术五钱 当归五钱 生枣仁五钱 远志三钱 茯神五钱 甘草一钱 熟地一两 半夏二钱 麦冬五钱 柏子仁三钱 玄参三钱

【用法】 水煎服。

【功用】 生血,大补心肝。

【主治】 心虚惊悸。闻声而动惊,心中怦怦,半日而后止,久则不必闻声而亦惊,且添悸病,心中常若有来捕者。

36719 安经丸(《魏氏家藏方》卷十)

【组成】 香附子(去毛,生) 牡蛎(煅)各二两 木香(生,不见火) 木通(生)各半两 石燕子五对(火煅,用醋焠白为度) 丁香一钱(不见火)

【用法】 上为细末,汤浸蒸饼为丸,如梧桐子大。每服二十九,以温酒盐汤送下。

【主治】 妇人赤白带下。

36720 安经汤(《医学正传》卷七)

【组成】 归身一钱半 川芎半钱 白芍药八分 生地黄一钱 阿胶珠半钱 艾叶半钱 条芩一钱 甘草半钱 香附一钱 黄柏半钱 知母半钱 黄连(姜汁拌炒)八分

【用法】 上切,作一服。水煎,空心服。

【主治】 月经先期而来。

36721 安荣丸

《中国医学大辞典》。即《医方类聚》卷二二四引《济生》"安荣散"改为丸剂。见该条。

36722 安荣汤(《医学正传》卷七引《产宝》)

【组成】 四物汤加阿胶珠 香附子 白术 条芩 砂仁 糯米 桑寄生

【用法】 水煎服。

【功用】 固胎元,预防小产。

【主治】 胎气不固,时常小产。

36723 安荣汤

《宋氏女科》。为《医方类聚》卷二二四引《济生》"安荣散"之异名。见该条。

36724 安荣汤(《会约》卷十四)

【组成】 当归(去尾)三五钱 熟地五六钱 丹参二钱 淮山药三钱 白芍(酒炒)一钱五分 丹皮一钱二分 阿胶(蛤粉炒)二钱 川续断二钱 甘草(炙)一钱

【用法】 煎就,加发灰、百草霜、败棕灰、蒲黄(炒黑,俱存性)各等分(再研),每用一钱,水调服。

【主治】 血有热,崩漏日久,六脉虚弱,体亏无神。

【加减】 如实火盛,迫血妄行,口渴,舌黄,便燥,血热,

六脉洪滑,加黄柏、黄芩、栀仁之类,或加生地、赤芍、青蒿各二三钱,不应,加黄连。

36725 安荣汤(《产科发蒙》卷三)

【组成】萍蓬根(酒炒)五钱 人参 白术 当归 川芎 黄芩 黄连 桂枝 木香各一钱 甘草三分

【用法】上剉细。每服三钱,麻沸汤浸,绞取汁服。

【主治】产后血晕。

36726 安荣散(《陈素庵妇科补解》卷三)

【组成】麦冬 滑石 当归 灯心 人参 赤苓 白芍 甘草梢 黄芩 知母 香附 木通 黄柏 川芎

【主治】妊娠子淋,便后点滴,淋沥不止,欲便则涩而不利,似数非数,已便则时时淋沥,以致胎动不安。

【方论选录】是方参、归、芎、芍、麦、知、柏、芩凉血安荣以滋天一之源,滑、通、芩、草、灯心利水清膀胱之热。养血滋阴则肾不虚,利水清热膀胱不为虚热所阻,加以香附行气,则小便清利而淋自止矣。

36727 安荣散(《陈素庵妇科补解》卷三)

【组成】白芍 当归 生地 熟地 黄芩 槐角 地榆 皂角仁 秦艽 防风 黄柏 甘草 赤石脂

【功用】祛风清燥,除热凉血。

【主治】妊娠五六月后,胎气已成,风淫伤胃,忽患肠风,大便出血,血色鲜红。

【方论选录】白芍平肝风,敛阴血;当归滋养阴血;生地凉心血,清燥金;熟地补血;黄芩苦寒,泻大肠风热;槐角苦寒入肝,疏风泻热,清大肠,治肠风血痔;地榆苦寒,除血热,治肠风;皂角仁搜风泻热,性燥,胎前宜审;秦艽祛阳明经湿热风邪;防风祛十二经风邪,兼入大肠;黄柏祛热,治肠风下血;甘草泻下焦火;赤石脂固下焦肾气,性甘温,重收湿止血,能催生下胎,恐非胎前所宜用。

36728 安荣散(《陈素庵妇科补解》卷三)

【组成】柴胡 当归 白芍 生地 熟地 黄芩 知母 杜仲 川断 山药 麦冬 荆芥 金银花

【主治】妊娠阴户肿痛,由厥阴风热,或受胎后合多,有伤子门,或非理交接所致。

36729 安荣散(《医方类聚》卷二二四引《济生》)

【异名】安荣汤(《宋氏女科》)。

【组成】麦门冬(去心) 通草 滑石各一钱 当归(去芦,酒浸) 灯心 甘草(炙)各半两 人参 细辛(洗)各一钱

【用法】上为细末。每服三钱,煎麦门冬汤调服,不拘时候。

【功用】通利小便。

【主治】妊娠子淋。本因调摄失宜,子脏气虚,盖缘酒色过度,伤其血气,致水脏闭涩,遂成淋沥。

【方论选录】《医方集解》:此手太阴足太阳少阴药也。陈来章曰:虚热宜补,故用人参、甘草之甘;淋闭宜通,故用木通、灯草之渗,滑石之滑;肺燥则天气不降,而麦冬能清之;肾燥则地气不升,而细辛能润之;血燥则沟渎不濡,而当归能滋之也。

【备考】本方改为丸剂,名"安荣丸"(见《中国医学大辞典》)。

36730 安荣散(《会约》卷十四)

【组成】当归 白芍 人参 麦冬 石斛 通草各一钱 山栀七分

【用法】空心服。

【功用】滋肾清热。

【主治】子淋因于膀胱、小肠虚热。

36731 安荣散(《何氏济生论》卷七)

【组成】丹参七分 龙骨一分 大枣三枚 小蒜三个 茯苓七分 当归三钱 人参一钱 火麻子一钱 阿胶一钱 赤豆三十随用

【主治】滑胎。

36732 安胃丸(《鸡峰》卷十二)

【组成】人参 白术 茯苓 木香各一分 槟榔一个 枇杷叶 藿香 半夏曲 黄橘皮各一两 甘草 丁香各一分 肉豆蔻二个

【用法】上为细末,水煮面糊为丸,如梧桐子大。每服二十丸,空心以生姜汤送下。

【主治】脾胃虚弱,饮食减少,呕逆恶心,腹胁膨胀。

36733 安胃丸(《鸡峰》卷十二)

【组成】神曲 当归 人参 白术 干姜各一两

【用法】上为细末,水煮面糊为丸,如梧桐子大。每服四十丸,空心以粟米饮送下。

【主治】肠胃虚弱,内挟寒湿,邪正相攻,腹中疼痛,大便水谷不消,或冷热客搏,便下赤白,后重频滑,无复节度,虚困无力,肌体羸瘦,下利既久,脾胃增虚,呕哕肠鸣,全减饮食。

36734 安胃丸(《卫生总微》卷五)

【组成】好青州白丸子三十粒 好金液丹三十粒 全蝎一枚(去刺) 麝香少许

【用法】上为细末,以糯米饭和为丸,如黍米大。每服三二十丸,煎萝卜糯米汤送下,不拘时候。

【主治】小儿急慢惊风,吐泻不止,危不可治。

36735 安胃丸(《卫生宝鉴》卷五)

【组成】白术五钱 干姜(炮)三钱 大麦蘖(炒)五钱 陈皮三钱 青皮二钱 白茯苓(去皮)二钱 缩砂二钱 木香一钱半

【用法】上为末,汤浸蒸饼为丸,如梧桐子大。每服三十丸,食远以温水送下。

【功用】温中补气,安胃进食。

【主治】寒邪伤胃。

【宜忌】忌冷物。

36736 安胃丸(《吴鞠通医案》卷三)

【组成】姜半夏八钱 川椒炭六钱 广皮五钱 云苓块六钱 乌梅肉四钱 生姜五钱

【用法】甘澜水八茶杯,煮成三杯。分三次服。

【主治】呕吐不食已久,六脉弦细而弱。

36737 安胃丸

《全国中药成药处方集》(杭州方)。为《伤寒论》"乌梅丸"之异名。见该条。

36738 安胃片

《中国药典》2010版。即《成方制剂》5册"安胃胶囊"

改为片剂。见该条。

36739 安胃汤(《陈素庵妇科补解》卷五)

【组成】苏木(酒洗)二钱 红花一钱 丁香五分 延胡索一钱二分 川郁金(酒洗)八分 桂心五分 沉香五分 大黄(酒制)二钱

【主治】产后败血上冲入胃而发哕,或一刻二三声,或连发不已。

【加减】或加桔梗八分。

【方论选录】是方苏木、红花以行瘀血;丁香、桂心、广皮之辛热,佐使速行;大黄荡涤猛迅,制以酒则上行入胃;沉香之苦温,佐使速降。延胡、郁金逐上焦恶血,瘀祛则胃安。

【备考】外用韭菜生捣炒热,按胸下;或炒食盐升许塌之。

36740 安胃汤(《脾胃论》卷下)

【组成】黄连(净)半钱 五味子(去子) 乌梅(去核) 生甘草各半钱 熟甘草三分 升麻梢二分

【用法】上㕮咀。分作两服,每服水二盏,煎至一盏,食远去滓温服。

【功用】《医略六书》:清热敛津。

【主治】❶《脾胃论》:饮食汗出日久,心中虚风虚邪,令人半身不遂,见偏风痿痹之证。❷《医略六书》:胃虚热炽,自汗脉数。

【宜忌】忌湿面、酒、五辛、大料物之类。

【方论选录】❶《医略六书》:生甘草缓中泻火,炙草益胃缓中,黄连清内迫之热,升麻举下陷之气,五味敛耗散之气,乌梅收热迫之津。使热化津回,则清阳布护而营卫调和,腠理致密,自汗无不止。此清热敛津之剂,为胃虚热迫自汗之专方。❷《脾胃论注释》:用黄连苦寒以清胃火,合生甘草以缓阳明之急;五味子、乌梅酸收敛汗,合熟甘草以复耗散之津;用升麻引药入足阳明经,在和缓收敛药中加一味升散之品,煎成于半空腹时服,便于药物的吸收。湿面、酒及五辛、大料,以其不利于出汗之证,故反复叮咛忌食。

36741 安胃汤(《女科万金方》)

【组成】人参 白术 川芎 白芷 当归 茯苓 陈米一撮

【主治】❶《女科万金方》:产后血下如赤豆汁。❷《郑氏家传女科万金方》:产后湿多,泄泻如豆汁。

36742 安胃汤(《便览》卷三)

【组成】五味子 生甘草 炙甘草 乌梅 黑枣

【用法】水煎服。

【主治】胃热,食后复助其火,汗出如雨。

36743 安胃汤(《回春》卷三)

【组成】人参五分 白术三分 茯苓(去皮) 山药(炒) 当归 陈皮 半夏(姜汁炒) 莲肉各八分 甘草三分

【用法】上剉一剂。加生姜三片,大枣一枚,乌梅一个,水煎温服。

【主治】翻胃。

36744 安胃汤(《宋氏女科》)

【异名】安胃饮(《简明医毂》卷七)。

【组成】当归 白芍药(煨) 陈皮 香附(炒) 白术

半夏(姜汤泡,香油炒) 茯苓 藿香 神曲 砂仁各等分 甘草减半

【用法】加生姜三片,大枣一枚,水煎,温服。

【主治】妊娠恶阻。

36745 安胃汤(《医学启蒙》卷四)

【组成】良姜 木香 草果 陈皮 人参 茯苓 白术 胡椒 丁香 甘草(炙)各一两半

【用法】每服五钱,水一钟半,入盐少许,煎七分,食远温服。

【主治】脾败,胃气先逆,饮食过伤,忧思蓄怒,宿食痼癖,积聚冷痰,动扰脾土,不能消磨谷食,致成食罢即吐,或朝食暮吐,暮食朝吐,所吐酸水臭秽,或止黄水。

36746 安胃汤(《古方选注》卷中)

【组成】川椒五分(炒去汗) 安吉乌梅一钱(去核) 川黄连一钱 人参三钱 枳实一钱五分 生淡干姜一钱五分

【用法】上为末。每服三钱,水一钟,煎八分,温服。

【主治】肝气犯胃,饥不欲食。

【方论选录】川椒之辛,佐乌梅之酸行阴以泻肝,枳实、干姜助人参行阳道以益气,黄连于脾胃中泻心火之亢,清脾胃生化之源。统论全方,辛酸同用,以化肝气,酸甘相辅,以和胃气,肝化胃和,自能进谷。

36747 安胃饮(《景岳全书》卷五十一)

【异名】安胃散(《医学从众录》卷三)。

【组成】陈皮 山楂 麦芽 木通 泽泻 黄芩 石斛

【用法】水一钟半,煎七分,食远服。

【主治】❶《景岳全书》:胃火上冲,呃逆不止。❷《会约》:胃火上冲呃逆,脉实胸滞,便结口渴。

【加减】如胃火热甚,脉滑实者,加石膏。

36748 安胃饮

《简明医毂》卷七。为《宋氏女科》"安胃汤"之异名。见该条。

36749 安胃饮(《衷中参西》上册)

【组成】清半夏一两(温水淘洗两次,毫无矾味然后入煎) 净青黛三钱 赤石脂一两

【用法】用作饭小锅,煎取清汁一大碗,调入蜂蜜二两,徐徐温饮下,一次只饮一口,半日服尽。

【主治】妊娠恶阻。

【加减】若服后吐仍未止或其大便燥结者,去石脂加生赭石(轧细)一两;若嫌青黛微有药味者,亦可但用半夏、赭石。

36750 安胃饮(《刘奉五妇科经验》)

【组成】藿香三钱 苏梗二钱 川厚朴二钱 砂仁二钱 竹茹三钱 半夏三钱 陈皮三钱 茯苓三钱 生姜汁二十滴(兑服)

【功用】和胃降逆止呕。

【主治】胃虚气失和降所引起的妊娠恶阻。

36751 安胃散(《普济方》卷三十六引《指南方》)

【组成】五灵脂杏核大(以醋和面裹,烧令香熟,去面) 白茯苓一枚杏核大 丁香三十粒 朱砂五分 人参 木香

各一分

【用法】上为细末。每服半钱,茶清调下。

【主治】胃反,呕吐。

36752　安胃散(《医统》卷二十四引《发明》)

【组成】人参二钱　藿香　丁香各一钱　陈皮八分

【用法】上为细末。每服二钱,以生姜煎汤调服。

【主治】脾胃虚弱,不进饮食,呕吐酸水。

36753　安胃散(《直指》卷六)

【组成】人参　白术　木香　槟榔　丁香　半夏曲　肉豆蔻(湿纸煨)　橘红　藿香　白茯苓　青皮　甘草(炙)各等分

【用法】上剉散。每服三钱,加生姜四片,水煎服。

【功用】开胃和中,止呕进食。

36754　安胃散(《脉因证治》卷下)

【组成】丁香五分　茱萸　草蔻　参各一钱　炙甘草五分　耆一钱　柴胡五分　升麻七分　柏三钱　陈皮五分　归一钱五分　苍术一钱

【用法】水煎,温服。

【主治】胃寒所致呕吐哕。

【加减】痰饮为患,呕吐痰涎者,加半夏、茯苓、陈皮。

36755　安胃散(《杏苑》卷四)

【组成】茯苓　白术　车前子各一钱　五味子五分　乌梅一枚　粟壳一钱五分

【用法】上咬咀。水煎,食前温服。

【主治】下痢脓血相杂,里急窘痛,日夜无度。

36756　安胃散

《医学从众录》卷三。为《景岳全书》卷五十一"安胃饮"之异名。见该条。

36757　安胆汤(《辨证录》卷五)

【组成】柴胡　天花粉　炒栀子各二钱　甘草一钱　白芍　丹皮各三钱

【用法】水煎服。

【主治】少阳春温,由春月伤风所致,见发寒发热,口苦,两胁胀满,或吞酸吐酸。

36758　安脉汤(《产孕集》卷上)

【组成】人参　白术各二钱　当归一钱五分　阿胶三钱　炙甘草　陈皮各五分　芎劳一钱　菟丝子　黄耆各一钱五分　杜仲二钱

【主治】劳役伤胎,胎动不安。

36759　安胎丸(方出《丹溪心法》卷五,名见《丹溪治法心要》卷七)

【组成】白术　黄芩　炒曲

【用法】上为末,粥为丸服。

【功用】安胎。

【主治】《明医指掌》:妊娠四五月,内热甚而致常堕不安。

【备考】《医学入门》本方用黄芩、白术各等分,为末,粥为丸,如梧桐子大。每服五十丸,白汤送下。

36760　安胎丸(《广嗣纪要》卷七)

【异名】湖莲丸。

【组成】莲肉(去心)二两　白术二两　条芩二两　砂仁(炒)半两　山药五两

【用法】上为末,山药作糊为丸,如梧桐子大。每服五十丸,以米饮送下。

【功用】预防堕胎。

36761　安胎丸

《回春》卷六。即《金匮》卷下"当归散"改为丸剂。见该条。

36762　安胎丸(《叶氏女科》卷二)

【组成】生地黄四两(砂仁末一两拌酒蒸晒九次)　当归身(酒炒)　白芍(酒炒)　白术各三两(切片,饭上蒸晒五次,蜜炙)　陈皮(去白)　条芩(酒炒)　川续断(盐水炒)　杜仲(盐水炒断丝)　麦冬(去心)各二两

【用法】上为末,炼蜜为丸,如梧桐子大。每早砂仁汤送下四钱。

【功用】❶《叶氏女科》:妊娠七月,以防堕胎。❷《沈氏经验方》:和中保胎,养血调气,健脾进食。

【加减】脾虚泄泻,加淮山药、菟丝饼各三两;气虚,加人参二两;血虚,加阿胶(蛤粉炒珠)二两。

【备考】《大生要旨》:怀孕三月,恶心懒倦已退,脏燥已润,于四、五、六、七、八月逐月服此丸料。

36763　安胎丸(《仙拈集》卷三)

【组成】茯苓四两　条芩　白术　香附　益母草各二两　元胡　红花　没药各五钱

【用法】上为末,炼蜜为丸,如梧桐子大。每服七丸为限,不宜多服,空心以白汤送下。惯于小产者,可预服之。如胎不安,一日间可服四五次,不宜连吃,安则仍一日一服。

【主治】妊娠腹痛,腰酸作胀;惯于小产者;甚至见红将坠者,亦能保足月。

36764　安胎丸(《集成良方三百种》)

【组成】川续断　杜仲(炒黑)　山药(炒)　当归　真阿胶(炒)　白芍　熟地　砂仁　黄芩(酒炒)　甘草各四两　川芎　艾叶各二两　白术五两(炒)

【用法】上为细末,糯米糊为丸,如梧桐子大。每服三钱。

【主治】胎动不安,腹中作痛,下血胎漏,势将堕胎,或闪跌误伤,天癸复来,或惯好小产,不能到期。

36765　安胎丸(《全国中药成药处方集》北方)

【组成】人参五钱(去芦)　白术一两　甘草三钱　橘皮二钱五分　川芎三钱　当归一两　白芍八钱　紫苏叶一钱五分　黄芩一两　香附八钱(制)　杜仲一两　续断六钱　砂仁一钱五分

【用法】上为极细末,炼蜜为小丸。每服三钱,以温开水或姜汤送下,每日二次。

【功用】益气安胎。

【主治】妊娠气弱,腰酸腹痛,胎动失常。

36766　安胎丸

《成方制剂》1册。即《杏苑》卷八"安胎饮"改为丸剂。见该条。

36767　安胎汤(《圣济总录》卷一五四)

【组成】槐花(炒香熟)　贝母(去心,焙)　当归(剉,焙)　芎劳各等分

【用法】上为粗末。每服三钱匕,酒、水各半盏,童便二合,同煎至七分,去滓,温服。

【主治】妇人胞胎不安。

36768　安胎饮(《圣济总录》卷一五四)

【组成】当归半两(剉)　葱白一分(细切)

【用法】先以水三盏,煎至二盏,入好酒一盏,更煎数沸,去滓,分作三服。

【主治】妊娠胎动不安,腰腹疼痛。

36769　安胎饮(《圣济总录》卷一五四)

【组成】芎劳　阿胶(炙燥)　艾叶　当归(切,焙)　人参　甘草(炙,剉)　白茯苓(去黑皮)　黄耆(剉)　麦门冬(去心,焙)各一两

【用法】上为粗末。每服五钱匕,水一盏半,煎至八分,去滓,空心温服,不拘时候。

【主治】妊娠胎气不安,腹痛烦闷。

36770　安胎饮(《陈素庵妇科补解》卷三)

【组成】四君合四物加陈皮　紫苏　葛根　前胡　大腹皮　砂仁　竹茹　生姜　大枣

【功用】清痰,温胃,安胎。

【主治】妊娠胃气不调,风冷乘虚,水饮停结积聚,妨食呕逆,甚则伤胎,自受妊三月至九月皆患而不愈者。

【方论选录】是方四君以壮脾土,四物养血安胎,陈、砂顺气除逆,竹茹、苏、前化痰,枣、姜生津和胃,葛根为使引入阳明。

【宜忌】腹皮宽膨之胀,其性太厉,惟气盛痰多,体肥发喘者酌用之。

36771　安胎饮(《陈素庵妇科补解》卷三)

【组成】艾叶　川断　杜仲　香附　牡蛎　黄芩　地榆　黄耆　川芎　当归　白芍　熟地　人参　茯神　白术

【主治】妊娠卒然下血,血来甚多,如崩如败,俗名血崩,又名血海败;血来成块,精神昏耗,咬牙噤口,其势甚,恐此系胎气上逼下坠而致。

【加减】内伤,加藿香、益智仁;外感,加葛根、防风;吐,加广皮、厚朴、藿香;湿,加茯苓、扁豆、泽泻。

【方论选录】是方四物加杜、断以大补阴血,四君去草,加耆、附以大补元气,牡蛎以固脱,地榆以凉血。但血来势必迅雷不及掩耳,用药如大将登坛不假卒伍小勇。

36772　安胎饮(《三因》卷十七)

【异名】安胎散(《医学正传》卷七引《良方》)。

【组成】川芎　枳壳(切,麸炒去瓤)各一两半　熟地黄三两　糯米二合

【用法】上剉散。每服四大钱,水一盏半,加生姜五片,大枣一枚,金银少许,同煎至七分。食前服。

【主治】妊娠,胎寒腹痛,或胎热多惊,举重腰痛,腹满,胞急,卒有所下,或顿仆,闪肭,饮食毒物,或感时疾,寒热往来,致伤胎脏。

36773　安胎饮

《女科百问》卷下。为《杨氏家藏方》卷十六"安胎散"之异名。见该条。

36774　安胎饮(《局方》卷九宝庆新增方)

【组成】地榆　甘草(微炙赤)　茯苓(去皮)　熟干地黄(洗,酒洒蒸,焙)　当归(去芦洗,酒浸)　川芎　白术　半夏(汤洗七次)　阿胶(捣碎,麸炒)　黄耆(去苗)　白芍药各等分　(一方无半夏、地榆,有人参、桑寄生;一方无白术、黄耆、半夏、地榆,有艾叶,并各等分)

【用法】上为粗散。每服三钱,水一盏半,煎至八分,去滓温服,不拘时候。

【主治】妊娠三月、四月至九个月恶阻病者,心中愦闷,头重目眩,四肢沉重,懈怠不欲执作,恶闻食气,欲啖咸酸,多睡少起,呕逆不食,或胎动不安,非时转动,腰腹疼痛,或时下血,及妊娠一切疾病。

【宜忌】如或恶食,但以所思之物任意与之必愈。按妊娠禁忌,勿食鸡鸭子、鲤鱼脍、兔、犬、驴、骡、山羊、肉、鱼子、鳖卵、雉雀、桑椹。

36775　安胎饮(《女科万金方》)

【组成】四物汤　加砂仁　陈皮　白茯　阿胶

【用法】加葱五茎,水煎,食前服。

【主治】受胎不安,非时转动,无故下血,腰腹痛,肢倦力乏。

36776　安胎饮(《医方类聚》卷二二七引《仙传济阴方》)

【组成】香附子一两(去毛,炒)

【用法】上为末。以白汤送下。

【主治】漏胎腹痛。

【备考】《卫生易简方》本方用法:每服三钱。

36777　安胎饮(《丹溪治法心要》卷七)

【组成】白术一钱　人参半钱　当归一钱　白芍药一钱　熟地黄一钱　川芎五分　陈皮五分　甘草三分　缩砂二分　紫苏三分　条芩五分

【用法】上作一帖,加生姜一片,水煎,食前服。

【主治】❶《丹溪治法心要》:孕成之后,胎气不安,或腹微痛,或腰间作疼,或饮食不甘美。❷《幼幼集成》:孕妇痘已出现。

【加减】孕七八个月服此药,或加大腹皮、黄杨头七枚。

【备考】《妇科玉尺》有香附,无熟地黄。《幼幼集成》有红枣三枚,无条芩。

36778　安胎饮(《万氏女科》卷二)

【异名】安胎万全饮(《胎产心法》卷上)。

【组成】条芩　白术　人参　归身　生地　陈皮　白芍各一钱　炙草　砂仁(连壳炒,捶碎)各五分

【用法】加生姜、大枣,水煎,食前服。

【主治】脾胃素弱,胎失滋养而常堕者。

36779　安胎饮(《医统》卷九十一)

【组成】人参　当归　黄芩　大腹皮　川芎　芍药各八分　香附子　紫苏各一两　砂仁　陈皮　甘草各五分

【用法】水二盏,煎一盏,温服。

【主治】妊娠出痘。

【加减】腹痛者,加阿胶。

【备考】《种痘新书》有茯苓,无砂仁,用法:加灯心、糯米煎服。

36780　安胎饮(《医便》卷四)

【组成】白术一钱　条芩一钱　陈皮(去白)八分　真阿胶(炒珠)一钱　桑寄生(真者)一钱　甘草四分　蕲艾

五分　当归头六分　陈枳壳五分　砂仁(炒)六分　川独活五分　白芍药(酒炒)一钱二分

【用法】加生姜一片,大枣一枚,糯米百余粒,水煎,空心服。

【主治】胎动不安,胎漏。

36781　安胎饮(《赤水玄珠》卷二十八)

【组成】大腹皮(酒洗)　人参　陈皮　白茯　白芍　紫苏　砂仁　香附　甘草

【用法】加糯米,水煎服。

【功用】安胎。

【加减】胎漏,加阿胶、百草霜。

36782　安胎饮

《医方考》卷六。为《痘疹金镜录》卷下“安胎散”之异名。见该条。

36783　安胎饮

《回春》卷六。为原书同卷“胶艾四物汤”之异名。见该条。

36784　安胎饮(《杏苑》卷八)

【组成】当归　黄芩　白芍药　川芎各二钱　白术一钱

【用法】上为细末。每服方寸匕,以酒送下,一日二次。

【主治】胎动不安,或疼,或见恶露,或不疼,或不见恶露。

【备考】本方改为丸剂,名“安胎丸”(见《成方制剂》)。

36785　安胎饮(《宋氏女科》)

【组成】加减固胎饮子加茯苓　桑寄生

【主治】胎动不安,奔上冲心。

36786　安胎饮(《明医指掌》卷九)

【组成】紫苏一钱　当归身一钱　白术(炒)一钱　条黄芩(略炒)一钱　川芎八分　陈皮五分　香附六分　白芍药七分(微炒)　甘草五分　大腹皮六分　砂仁(炒)六分

【用法】水煎,温服。

【主治】妇人胎不安,气不利。

36787　安胎饮(《旭后方》)

【组成】茯苓　当归　川芎　芍药　地黄　甘草　白术　阿胶　地骨皮　黄芩

【用法】水煎服。

【功用】保全胎产及其期。

【主治】三月妊娠恶阻,常憎饮食,胎动不安,时下血,心神倦怠,欲扶持。

36788　安胎饮(《医学正印》卷下)

【组成】当归一钱　川芎六分　益母草一钱　砂仁八分　续断一钱　寄生一钱　陈皮八分　条芩一钱　白术一钱　甘草三分

【用法】加生姜一片,水煎服。

【功用】自初孕至达月服之百病皆除,安胎。

36789　安胎饮(《玉案》卷五)

【组成】陈皮　白术　当归　生地　砂仁　香附各一钱　白芍　黄芩　川芎各一钱二分

【用法】加黑枣二枚,水煎,空心服。

【主治】妊娠胎气不安及胎痛。

36790　安胎饮(《慈幼新书》卷首)

【组成】白术　当归　紫苏　条芩各一钱　川芎八分　白芍七分　砂仁(炒)　香附(炒)各六分　人参　陈皮各五分　炙甘草三分　苎根二钱

【功用】安胎。

36791　安胎饮(《何氏济生论》卷七)

【组成】四物汤加熟艾一钱　阿胶一钱五分　茯苓一钱

【主治】胎动不安。

36792　安胎饮(《胎产指南》卷一)

【组成】白术一钱五分　陈皮四分(去白)　甘草四分　人参一钱　川芎八分　当归二钱　生地一钱五分　柴胡四分　半夏六分(姜制)　升麻四分

【用法】加生姜为引,空心屡服。盐汤探吐,则气升尿下行。

【主治】孕妇脾胃气虚,胎压尿胞而脐腹作胀,或小便淋闭。

36793　安胎饮(《郑氏家传女科万金方》卷二)

【组成】当归　熟地　茯苓　半夏　黄芩　川芎　白芍　阿胶各一钱　甘草三分(炙)

【主治】怀胎七月,胎母不能胜其动静。

36794　安胎饮(《郑氏家传女科万金方》卷二)

【组成】当归　白芍　川芎　熟地　地榆　艾叶　黄芩　阿胶　白术　黄耆(一方加白茯苓)

【用法】加砂仁、苏梗、生姜,水煎服。

【主治】胎前内伤,凝血作痛。

36795　安胎饮(《郑氏家传女科万金方》卷三)

【组成】白术　茯苓　地榆　甘草　熟地　当归　川芎　白芍　艾叶　黄耆　阿胶

【用法】加生姜三片,水煎服。

【主治】❶《郑氏家传女科万金方》:胎前下血。❷《胎产辑萃》:怀胎三四月至九个月,呕吐痰水,心中愦闷,头重目眩,恶闻食气,或胎动不安,腰腹疼痛,或时下血,及妊娠一切疾病。

【备考】《胎产辑萃》本方用法:各等分,每服三钱,加生姜四片,水煎温服,不拘时候。

36796　安胎饮(《嵩崖尊生》卷十四)

【组成】当归身一钱　川芎五分　白芍　熟地　生地各一钱　白术二钱　砂仁一钱　陈皮五分　苏梗五分　杜仲二钱　续断八分　阿胶一钱　条芩一钱半

【主治】血虚有火,曾三个月堕胎。

【加减】见血,加地榆、炒蒲黄各一钱;腹痛或下坠,砂仁、白芍倍加,熟地亦倍加。

【备考】预防五月、七月,为丸;亦可枣肉为丸。

36797　安胎饮(《胎产秘书》卷上)

【组成】人参一钱(虚者倍用)　当归二钱　熟地三钱　条芩一钱　川芎七分　白术二钱　陈皮四分　紫苏四分　甘草四分　元枣二枚

【主治】妊娠三月,胎动不安,盖因子宫久虚,气血两弱,不能摄元养胎致令不安欲堕。

【加减】如虚肥人,陈皮去白,加川连五分;脾胃溏泻,加莲子十粒,砂仁五分,川连(炒)五分,去熟地、黄芩;怒而多泻,加木香三分;渴,加麦冬二钱;征忡、惊悸,加枣仁二钱,益智仁一钱,龙眼肉十个。

【备考】《梅氏验方新编》本方用法:"水煎服"。

36798 **安胎饮**(《女科指掌》卷三)

【组成】陈皮 茯苓 藿香 砂仁 当归 紫苏 甘草 白术 黄芩 大腹皮

【用法】加生姜三片,水煎服。

【主治】胎前诸症。

【加减】恶阻,倍藿香、陈皮,加半夏;胸膈不宽,加枳壳,去白术;恶寒,倍苏叶、生姜,去黄芩;虚烦,加麦冬、知母,去白术;子肿,加山栀、木通,倍腹皮;咳嗽,加桑皮、麦冬,去白术;子淋,加木通、淡竹叶、茯苓;头痛,加川芎、羌活、防风;腰痛,加杜仲、续断、补骨脂;痢疾,加黄连、木香、木通;胸腹痛,加香附、白芍、延胡;泄泻,加泽泻、白术、茯苓;伤寒无汗,加羌活,去苓、术;寒热往来,加柴胡、苏、姜;伤食,加枳壳、砂仁,去苓、术;误服毒药,加知母、白扁豆;胎动不安,倍当归、砂仁;胎不长,加参、耆、归、术;下血,加阿胶、艾叶、川芎、当归;胎太盛,加黄杨脑、陈皮;胎气上逼,加砂仁、苏梗;不眠,加茯神、枣仁、竹叶;胎气下堕,加川芎、续断;血虚,加白芍、熟地;疟疾,加柴胡、知母;胎欲堕,加续断、杜仲、芎、归;临产,加川芎、当归。

36799 **安胎饮**(《胎产要诀》卷上)

【组成】人参二钱 当归 白术 熟地(同) 川芎八分 甘草四分 紫苏 陈皮(同) 条芩一钱

【用法】加大枣,水煎服。

【主治】孕妇胎气不安,或腹痛、腰痛,或饮食不美;及孕妇屡产,生子无气,或生而不寿,或妊而数堕者。

【加减】如泄泻,减熟地,加莲肉十粒、壳砂数分;如渴,加麦冬一钱;如惊悸,加枣仁、益智仁各一钱;如怒气,磨木香三分。

36800 **安胎饮**(《医学心悟》卷五)

【组成】当归 川芎 白芍药(酒炒) 大熟地(九制) 茯苓 阿胶各一钱 甘草(炙) 艾叶各三分 白术二钱

【用法】水煎服。

【主治】❶《医学心悟》:妊娠因起居不慎,或饮食触犯禁忌,或风寒搏其冲任之脉,或跌仆伤损,或怒动肝火,或脾气虚弱而致胎动不安。❷《产科心法》:孕妇胎动不安,腰痛发热,不食不眠。

【加减】若起居不慎,加人参、黄耆、杜仲、续断;若饮食触犯,加人参,倍加白术;若风寒相搏,当按经络以祛风寒;若跌仆伤损,另用佛手散,加青木香、益母草;若怒动肝火,加柴胡、山栀;若脾气虚弱,去熟地,加人参、扁豆、陈皮。

36801 **安胎饮**(《医略六书》卷二十八)

【组成】生地五钱 苏梗三钱 白术一钱半(炒) 条芩一钱半(酒炒) 当归二钱 山栀一钱半 木香一钱 香附一钱半(酒炒) 茯苓一钱半 杜仲一钱半(酒炒)

【用法】水煎,去滓温服。

【主治】怀孕九月,脉洪滑疾,两关弦涩者。

【方论选录】阴阳久踞,胎壅,脾弱挟热而血气不调,故腰腹疼痛而胀满不已焉,宜健中清热以养之。生地凉血热以养胎,苏梗顺胎气以安胎,白术健脾壮气,当归养血和血,山栀降火凉血,条芩清热安胎,香附调气解郁以除痛,木香开胃醒脾以除满,茯苓清肺气以行治节,杜仲壮肾气以强腰府。水煎温服,使脾土健而血气和,胎热降而胎气顺,其疼痛胀满无有不退者乎。

36802 **安胎饮**(《叶氏女科》卷三)

【组成】黄耆(蜜炙) 杜仲(姜汁炒) 茯苓各一钱 黄芩一钱五分 白术(蜜炙黄)五分 阿胶(炒珠)二钱 续断八分 甘草三分 糯米一百粒

【用法】水煎,入酒一杯,和服。

【主治】妊娠七八月后,或母有火,或起居不时致试痛,胎不安而痛不止,一阵慢一阵,或乍紧乍慢。

【加减】若胸中胀满,加紫苏、陈皮各八分;下血,加蕲艾、地榆各一钱,阿胶加倍。

36803 **安胎饮**(《仙拈集》卷三引《要览》)

【组成】当归 白芍 茯苓 橘红 香附 条芩 腹皮各一钱

【用法】水煎,空心服。

【功用】和血消胀,安胎。

36804 **安胎饮**

《大生要旨》卷二。为方出《丹溪心法》卷五,名见《医学入门》卷八"芩术汤"之异名。见该条。

36805 **安胎饮**(《沈氏经验方》)

【组成】生地三钱 归身 麦冬(去心)各一钱五分 白芍二钱(酒炒) 真阿胶 杜仲(盐水炒) 续断(盐水炒) 条芩(焙) 枳壳各一钱(炒) 炒砂仁末三分

【用法】河水煎服。

【主治】子嗽。怀孕四五月,因火旺上冲肺经而咳嗽,五心烦热,胎动不安,或痰血,或鼻衄。

36806 **安胎饮**

《妇科玉尺》卷二。为《校注妇人良方》卷十二"安胎散"之异名。见该条。

36807 **安胎饮**

《验方新编》卷九。为《古方选注》卷下"安胎饮子"之异名。见该条。

36808 **安胎饮**(《医方简义》卷五)

【组成】绵耆三四钱(炙) 生地炭三钱 归身炭二钱 茯苓三钱 泽泻二钱 升麻(炒)五分 银花三钱 条芩(酒炒)一钱五分 川连(酒炒)八分 广木香五分 范制面二钱

【用法】加荷叶一角,水煎服。

【功用】淡渗利湿,清热安胎。

【主治】妊妇患痢,名子痢。腰痛气滞,里急后重,少腹疠痛。

【加减】如噤口,水汤不进而呕吐频频,加石莲子三钱,石菖蒲三分,生姜三片,去生地炭;口渴者,加青果一枚,乌梅一枚;如赤痢加地榆炭三钱;白痢,加白槿花一钱;如腹痛甚者,加川椒二十粒,去升麻,更加白芍一钱;如赤白兼者,加天仙藤二钱,驴胶一钱,去广木香;或外加扁豆叶二片,以醒胃气。

【宜忌】口渴者,切忌生冷水果。

36809　安胎饮(《揣摩有得集》)

【组成】泽兰叶五钱　黄芩三钱(炒)　辽沙参六钱　白芍二钱(炒)　砂仁一钱(炒)　骨皮一钱半　麦冬一钱半(去心)　生草一钱

【用法】竹叶、灯心为引,水煎服。

【主治】妇人血热,怀胎数月后,动而不安,或向上顶。

36810　安胎饮(《顾氏医径》卷四)

【组成】熟地　当归　茯苓　甘草　川芎　白术　半夏　阿胶　地榆　白芍

【主治】孕妇临产之月,胞水未破,而血先下者。

36811　安胎散(《杨氏家藏方》卷十六)

【异名】安胎饮(《女科百问》卷下)、缩砂汤(《妇人良方》卷十二)、小安胎饮(《得效》卷十四)、独圣散(《景岳全书》卷六十一)、独圣安胎散(《种痘新书》卷十二)、独圣汤(《叶氏女科》卷二)。

【组成】缩砂不以多少(熨斗内盛,慢火炒令热透,后去皮、取仁用)

【用法】上为细末。每服二钱,热酒调下;不饮酒者,煎盐艾叶汤调下,食空服。

【主治】妊娠胎动下血,心腹疼痛,气逆呕吐。

❶《杨氏家藏方》:妊娠偶因所触,或从高坠下,致胎动不安,腹中疼痛。❷《古今医鉴》:胎动下血,胃虚气逆呕吐,心腹诸痛。❸《痘疹金镜录》:孕妇出痘动胎。

【宜忌】《古今医鉴》:此药非八九个月内,不宜多用。

【备考】服此药后觉胎动处极热,即胎已安。

36812　安胎散

《医学正传》卷七引《良方》。为《三因》卷十七"安胎饮"之异名。见该条。

36813　安胎散(《女科万金方》)

【组成】川芎　当归　白芍　茯苓　甘草　黄耆　白术　阿胶　地榆　艾

【用法】加生姜三片,水二钟,煎服。

【主治】胎动不安,或见血水,或纯鲜血,腰腹疼痛。

36814　安胎散(《校注妇人良方》卷十二)

【异名】安胎饮(《妇科玉尺》卷二)。

【组成】熟地黄(自制)　艾叶　白芍药　川芎　黄耆(炒)　阿胶　当归　甘草(炒)　地榆各五分

【用法】加生姜、大枣,水煎服。

【主治】妊娠卒然腰痛下血。

【加减】或加杜仲、续断。

36815　安胎散(《广嗣纪要》)

【组成】缩砂不拘多少(和皮略炒,勿令焦黑,去皮取仁为末)　当归　川芎各等分

【用法】水煎当归、川芎作汤,调砂仁末服。

【功用】安胎易产。

【主治】因自高坠下,或为重物所压触动胎气,腹痛下血。

【备考】如觉胎中热,其胎即安矣。

36816　安胎散(《痘疹金镜录》卷四)

【异名】安胎饮(《医方考》卷六)。

【组成】八珍汤去地黄,加黄芩、砂仁、香附、紫苏、陈皮、大腹皮

【用法】加大枣三枚,水煎服。

【主治】❶《痘疹金镜录》:孕妇出痘动胎。❷《医方易简》:妊娠痘出稠密者。

【方论选录】《医方考》:人参、白术、茯苓、甘草,所以补气;当归、川芎、芍药,所以养血;黄芩所以清热;砂仁、香附、紫苏、陈皮、大腹皮,所以行滞。

36817　安胎散(《济阴纲目》卷八)

【组成】白术　当归各一钱　黄芩一钱五分　甘草(炙)三分

【用法】上剉。水煎服。

【功用】安胎。

【主治】《医略六书》:妊娠胎动,脉微数者。

【加减】如腹胀,加神曲、麦芽各二分半;气虚泄泻,加人参三分、陈皮二分;潮热,加柴胡一钱;气上逆,加枳壳三分。

【方论选录】《医略六书》:白术健脾生血,当归养血荣胎,甘草泻火缓急,条芩清热安胎。为散水煮,俾热化血荣,则冲任完固,而胎得所养,胎无不安,何胎动之有?

36818　安胎散(《种痘新书》卷十二)

【组成】川芎　当归　白芍　人参　白术　茯苓　甘草　黄芩　陈皮　紫苏　砂仁　阿胶　香附　艾叶　紫草各等分

【用法】加益母、生姜、大枣,水煎服。

【功用】安胎。

36819　安胎散(《仙拈集》卷三)

【组成】白术　黄芩各二两　续断　白芍　当归各一两　砂仁五钱　甘草三钱

【用法】上为末。童便调下。

【主治】胎动不安。

36820　安胎散

《文堂集验方》卷三。为《医统》卷八十五"太山磐石散"之异名。见该条。

36821　安胎散(《重订通俗伤寒论》)

【组成】生白术　黄芩　炒白芍各等分

【用法】上为散。每服三钱,以生姜二片,大枣三枚,煎浓汁调服。

【主治】妊娠伤寒已外解,脾气虚馁,热乘虚陷,胎动不安。

36822　安胎散(《胎产新书》卷一)

【组成】当归　川芎　白芍　熟地各二钱　白术　茯苓　黄耆(炙)　甘草　阿胶(蛤粉炒)　地榆各一钱半　半夏一钱　艾叶三分　姜三片

【用法】上为末。以米汤调送。

【功用】安胎。

【宜忌】半夏碍胎,宜少用为妥。

36823　安胎散(《胎产新书》卷二)

【组成】阿胶　人参　茯苓　川归　生地各一钱　川芎　甘草各五分　小茴　八角茴各八分

【用法】水煎,空心服。先急用胶艾汤以止其血,再服本方以护其胎。

【主治】胎前动红。此因失跌动伤,恶血破来,如水流不止。

36824　安胎散(《胎产新书》卷五)

【组成】人参　川芎各五分　黄芩　当归头各七分　白芍　黄耆各六分　白术　熟地　蛤粉炒阿胶各一钱　炙甘草三分

【用法】水煎,食远服。

【功用】安胎气。

【加减】如腹痛,加杜仲(去粗皮,炒断丝),砂仁各五分;有忧怒郁结,加紫苏、香附各五分。

36825　安胎散(《经验女科方》)

【组成】苏叶　桔梗　枳实　大腹皮　贝母　知母　川归　五味子　甘草　石膏　桑白皮

【用法】水煎服。

【主治】胎前气紧不得卧。

36826　安胎煎(《仙拈集》卷三)

【组成】当归　益母草各五钱　川芎三钱

【用法】水煎,入陈酒、童便各一小杯,和匀服,妊娠七八个月,每日服一剂。

【功用】安胎,催生。

【主治】闪跌小产,死胎不下及产后诸症。

【加减】腹痛,加炒砂仁一钱。

36827　安胎膏(《理瀹》)

【组成】老母鸡一只(缢死,勿经水,拔尽毛,竹刀破去肠杂,入粳米、糯米半碗,银针穿线缝好,麻油四斤熬听用)生地四两　川芎(酒洗)　当归(酒洗)　杜仲(炒)　续断(炒)　白术　黄芩　制香附　淮山药各二两　党参　黄耆　熟地　酒白芍　麦冬　知母　苍术　陈皮　枳壳　半夏(姜汁炒透则不碍胎)　羌活　防风　白芷　柴胡(炒)　苏子(或梗)　藿香　黑山栀　泽泻　甘草(生炙各半)　砂仁各一两　南薄荷　北细辛各五钱　葱白一二斤　益母草(干者)四两　生姜　竹茹　忍冬藤　地骨皮　桑叶　菊花　柏叶　艾各一两

【用法】麻油八斤熬药,并前油炒丹收,入牛胶四两(酒蒸化,如清阳膏下法)、黄蜡二两(搅),加槐、柳、桑枝各四两,元参、黄连、黄柏、贝母、花粉、乌药、醋延胡、醋灵脂、丹皮、黑地榆各一两,黑蚕砂二两,木香、紫石英、赤石脂各五钱。上贴心口,中贴脐眼,下贴丹田,或背心两腰;如治外感等贴胸背,杂病等贴当脐,胎漏等贴脐下,腰酸白带等贴两腰,护胎贴丹田。

【功用】保胎。

【主治】妇人胎前诸症。凡感受风寒暑湿,或妊娠之初,头目昏晕,肢体沉重,憎闻食气,好食酸咸,恶心呕吐,或心烦躁闷,或咳嗽,或痢,或泻,或寒热往来;或胎中有水,面目身体脚膝肿胀,足指出水;或痰迷发搐;或胎气不和,逆上痛胀;或胎气壅塞,小便淋痛;或肾虚腰痛;或带下腰酸;或胎漏,或胎动下血;热病护胎;孕妇转胞;或小便不通,大便不通,一切闪挫。

【备考】本方保胎为主,治症次之,治以上诸症,宜辨证配合内服药物。

36828　安养汤(《辨证录》卷八)

【组成】人参　百部各一钱　山药一两　甘草三分　麦冬五钱　北五味十粒　白术二钱　茯神三钱

【用法】水煎服。

【主治】肾痨生虫,夜卧常惊,或多恐怖,心悬悬未安,气吸吸欲尽,淫梦时作,盗汗日多,饮食无味,口内生疮,胸中烦热,终朝无力,惟思睡眠,唇似朱涂,颧如脂抹,手足心热,液燥津干。

36829　安宫丸

《全国中药成药处方集》(吉林方)。为《温病条辨》卷一"安宫牛黄丸"之异名。见该条。

36830　安宫散(《魏氏家藏方》卷十)

【组成】安息香　没药各二钱半(并别研)　甘草(炙)　当归(去芦,酒浸)　香附子(去毛)各一两　乌梅肉二钱半　白芍药一两　乳香二钱(别研)

【用法】上为细末。每服三钱,水一盏半,煎至七分,入酒一大呷,食前服。

【功用】活血定痛。

36831　安宫散(《永类钤方》卷十八引郑氏方)

【组成】附子(炮)　阿胶(炒)　五味子　黄耆(炙)　山药　当归　熟地黄　赤芍　木香　甘草(炙)各二钱　生姜半两(炒黑)　糯米一勺(炒焦)

【用法】上剉散。每服半两,苎根三寸,水煎,通口服。

【功用】《普济方》:安胎。

【主治】半产,妊娠血气虚弱,不能卫养,数月而堕。

【宜忌】《普济方》:忌生冷。

36832　安神丸(《博济》卷四)

【组成】使君子两枚　(以面裹于慢火中煨,候面熟为度,去面用之)　水银一钱(结砂子)　香细墨一钱　芦荟一钱　真熊胆一钱　辰砂一钱　腊茶一钱　天竺黄半钱　青黛半钱　蝎梢三七个　乳香一钱　龙脑一钱　轻粉二钱　寒食面一钱半

【用法】上为细末,滴水和为丸,如绿豆大。每服一丸,薄荷蜜水化下;如小儿稍觉惊者,化半丸。

【功用】化涎镇神。

【主治】小儿惊风搐搦。

36833　安神丸(《小儿药证直诀》卷下)

【组成】马牙消　白茯苓　麦门冬　干山药　甘草　寒水石(研)各五钱　龙脑一字(研)　朱砂一两(研)

【用法】上为末,炼蜜为丸,如鸡头子大。每服半丸,以沙糖水化下,不拘时候。

【功用】补心,定惊,泻火。

❶《小儿药证直诀》:补心。❷《得效》:定惊。❸《幼科释谜》:泻火。

【主治】小儿心虚肝热,面黄颊赤,身热,神志恍惚,惊风,惊啼,因惊吐奶。

❶《小儿药证直诀》:小儿面黄颊赤,身壮热;心虚肝热,神志恍惚。❷《得效》:小儿因惊吐奶,面色青。❸《卫生宝鉴》:小儿心虚疳热,面黄颊赤,壮热惊啼。❹《症因脉治》:痰迷心窍。❺《幼科释谜》:小儿血气虚而急惊者。

36834 安神丸(《幼幼新书》卷七引《谭氏殊圣》)

【组成】生犀末半钱 雄黄(研) 人参 茯苓 车前子各一分

【用法】上为末,取桃白皮一两,桃符一两,二味以水三升,同煎至一升,去滓,更煎成膏,和前药为丸,如麻子大。每服三丸,芍药汤送下。

【主治】小儿客忤,忽尔连连哭不休,浑身壮热,脉如钩,惊啼不得。

36835 安神丸(《魏氏家藏方》卷十)

【组成】琥珀(如无,以茯神代之) 人参(去芦) 远志(去心) 天麻 花蛇肉(酒浸,去骨) 白附子(炮) 麻黄(去节) 羌活 大川乌头(炮,去皮脐) 蝉蜕(洗去土,并去白筋) 南木香(不见火) 真珠末 白僵蚕(直者,炒去丝) 全蝎(生姜汁炙)各半两 朱砂二钱(别研) 金银箔各三十片(别研) 麝香一钱(别研)

【用法】上为细末,炼蜜为丸,如龙眼大,朱砂为衣。一丸作四服,用薄荷汤送下。

【功用】镇心脏热,化痰涎。

【主治】小儿惊疾。

36836 安神丸

《兰室秘藏》卷下。为《内外伤辨》卷中"朱砂安神丸"之异名。见该条。

36837 安神丸(《直指小儿》卷二)

【组成】生犀末 人参 茯苓 菖蒲 朱砂 雄黄各等分

【用法】上为末,研桃仁膏为丸,如麻子大。每服三丸,紫苏汤送下。

【主治】❶《直指小儿》:客忤。❷《普济方》:惊啼,客热。

36838 安神丸(《奇效良方》卷十七)

【组成】人参 缩砂 香附子(炒,去毛) 三棱 蓬术(煨) 青皮 陈皮 神曲(炒) 麦曲(炒) 枳壳(炒,去瓤)各等分

【用法】上为细末,用粳米煮糊为丸,如梧桐子大。每服三十丸,空心用米饮送下;盐汤送下亦得。

【功用】消食健脾,益气进食。

36839 安神丸(《婴童百问》卷二)

【组成】人参 茯神 麦门冬 干山药 龙脑各二钱 龙齿一钱 朱砂 甘草 寒水 石末各半钱 金箔二片

【用法】上为末,炼蜜为丸,如鸡头子大。灯心汤调下。

【主治】伤食后发搐,搐退者。

36840 安神丸(《痘疹全书》卷下)

【组成】黄连一钱(炒) 归身一钱半 酸枣仁五分 茯神八分 炙甘草五分 远志一钱 菖蒲一钱

【用法】上为末,猪心血捣烂为丸,如粟米大,辰砂为衣。灯心汤送下。

【主治】痘疹稠密,昏昏而睡,呼之不醒,或口中喃喃妄言狂语者。

36841 安神丸(《痘疹心法》卷二十二)

【异名】七味安神丸(《景岳全书》卷六十二)。

【组成】黄连 当归身 麦门冬 白茯苓 甘草各半两 朱砂一两 龙脑二分半

【用法】上为末,汤浸蒸饼和猯猪心血捣匀为丸,如黍米大。每服十丸,灯心汤送下。

【功用】养血泻火。

【主治】小儿痘疮初起,神昏谵语;心经蕴热惊悸及麻疹发搐;妇女经后出痘,热入血室,神识不清,谵妄。

❶《痘疹心法》:痘疮起发成浆,欲靥之时,忽然神昏谵语。❷《麻科活人》:麻疹发搐。❸《幼幼集成》:妇女经后出痘,热入血室,神识不清,谵妄。❹《古方汇精》:小儿心经蕴热惊悸。

36842 安神丸(《保婴金镜》引《秘旨》)

【组成】人参 半夏(汤泡) 酸枣仁(炒) 茯神各一钱 当归(酒洗) 橘红 赤芍(炒)各七分 五味子五粒(杵) 甘草(炙)三分

【用法】上为末,姜汁糊为丸,如芡实大。每服一丸,生姜汤送下。

【主治】心血虚而睡中惊悸,或受惊吓而作。

【备考】本方改为汤剂,名"秘传安神汤"(见《松崖医径》卷下)、"安神汤"(见《幼科发挥》卷四)。

36843 安神丸(《疮疡经验全书》卷十三)

【组成】人参 柏子 当归 麦门冬 酸枣仁各一两 生地黄 远志 石菖蒲 玄参 贝母 黄连 五味子各七钱

【用法】上为细末,龙眼肉七两熬膏为丸,如绿豆大,辰砂为衣。每服五十丸,灯心汤送下。

【主治】霉疮愈后,精神恍惚,升痰动火,烦渴者。

36844 安神丸(《慎斋遗书》卷九)

【组成】龙骨一两 诃子肉七枚 砂仁五钱

【用法】面糊为丸,朱砂一两为衣。每服二三丸,空心温酒送下;大便闭,葱白汤送下。

【主治】虚劳白淫,小便不止,精气不固。

36845 安神丸(《育婴秘诀》卷二)

【组成】茯神(去心) 芦荟 琥珀 黄连 赤茯苓各三钱 胆星 远志 甘草(汤煮,晒干) 虾蟆(烧灰)各一钱 石菖蒲 使君子肉各一钱

【用法】上为末,山药煮糊为丸。灯心汤送下。

【主治】小儿惊疳,病后肌肤消瘦,精神昏愦。

36846 安神丸(《片玉痘疹》卷十二)

【组成】牛黄五分 黄连(酒炒)五钱 当归二钱五分 山栀仁(炒)二钱五分

【用法】汤浸蒸饼,以猯猪心血调为丸,如粟米大,辰砂为衣。煎灯心汤送下。

【主治】痘收后邪热攻心,传于胞络,昏睡连日不醒,口中妄语,或有醒时亦似醉人,每多错言。

36847 安神丸(《回春》卷四)

【组成】当归(酒洗) 人参(去芦) 茯苓(去皮) 酸枣仁(炒) 生地黄(酒洗) 黄连(酒炒) 陈皮(去白) 南星(姜制)各一两 天竺黄五钱 牛黄二钱 珍珠二钱 琥珀二钱

【用法】上为极细末,炼蜜为丸,如梧桐子大,朱砂五钱为衣。每服五十丸,清米汤送下。

【功用】《金匮翼》:镇心安神。

【主治】❶《回春》:痫病,卒时晕倒,身软,咬牙,吐涎沫,不省人事,随后醒者。❷《金匮翼》:癫痫惊狂属痰火者。

【宜忌】忌母猪肉、牛、羊、犬、马等肉,胡椒、葱、蒜。

【备考】《金匮翼》有雄黄。

36848 安神丸

《痘疹传心录》卷十七。为《御药院方》卷一"龙脑安神丸"之异名。见该条。

36849 安神丸(《医部全录》卷四三○引《幼科全书》)

【组成】黄连(去根须) 石菖蒲 远志(去心) 当归身 麦门冬(去心) 山栀仁(炒)各二钱 茯神八钱

【用法】上为末,粟米糊和猪心血为丸,朱砂为衣。灯心汤送下。

【主治】小儿惊痫。

36850 安神丸(《医学正印》卷上)

【组成】当归(酒洗) 人参(去芦) 白茯苓(去皮) 酸枣仁(炒) 生地黄(酒洗) 川黄连(酒炒) 橘红 真胆星 厚黄柏(盐酒蜜炒黑色) 麦门冬(去心)各一两 朱砂(另研,水飞过)五钱

【用法】上为极细末,炼蜜为丸,如梧桐子大,朱砂为衣。服三子散去积痰后服此方,每服五十丸,空心清米汤送下;食远、临卧灯心汤送下。

【主治】羊痫并滑泄,久而无子,脉上盛下虚。

【宜忌】忌猪、鹅、牛、羊、犬、马等肉,胡椒、葱、蒜。

36851 安神丸(《诚书》卷八)

【组成】人参 天麻(煨) 防风 山药 地黄(炒) 炙甘草各二钱 琥珀一钱 全蝎(去毒)二十个 僵蚕(炒) 朱砂各一钱半 金箔十片

【用法】上为末,将金箔研匀,饭为丸,朱砂为衣。伏龙肝汤送下。

【功用】镇惊安神除风。

36852 安神丸(《何氏济生论》卷五)

【组成】茯苓 茯神 白术各二两 甘草五钱 山药 寒水石各二两 朱砂八钱

【用法】炼蜜为丸,如弹子大。临卧灯心、淡竹叶汤送下。

【主治】惊恐。

36853 安神丸

《奇方类编》卷下。为《墨宝斋集验方》"琥珀安神丸"之异名。见该条。

36854 安神丸(《惠直堂方》卷二)

【组成】附子三分 人参三钱 白术三钱 陈皮一钱 归身五钱 朱砂一钱 铁衣(水飞)一钱 茯神三钱 远志二钱 半夏一钱 薄荷一钱 花粉一钱 胆星一钱 川连二钱

【用法】上为末,炼蜜为丸。生姜汤送下一钱,每日一次。

【主治】癫痫。

36855 安神丸(《活人方》卷一)

【组成】生地黄六两 枣仁六两 柏子仁一两 茯神一两 麦冬一两 川黄连三两 当归三两 五味子二两

甘草一两 朱砂一两(飞过)

【用法】炼蜜为丸,朱砂为衣。每服三钱,临睡灯心汤吞服。

【功用】清血中之伏热,滋心液之内燥,凉血清心,宁神定志。

【主治】劳烦太过,谋虑不遂,五志之火内炽,而致神明不安;或肝虚胆热,相火行权,包络热而心液竭,而致神明不安,梦寐若惊;或久病血虚,心肾不交,火炎水涸,其神不敛而无睡;或伤寒之后,邪热未尽,遗于心肺,使神明不清而无睡。

36856 安神丸(《仙拈集》卷二)

【组成】辰砂五分 当归五钱

【用法】以猪心血为丸。每服一钱,临卧酒送下。

【主治】怔忡。

36857 安神丸(《幼科释谜》卷六)

【异名】黄连安神丸。

【组成】黄连 龙胆草 当归 石菖蒲 茯神各一钱半 全蝎七个

【用法】蒸饼杵猪心血为丸,朱砂为衣。灯草汤送下。

【功用】安神。

36858 安神丸(《采艾编翼》卷二)

【组成】龙脑 麝各三分 朱砂 牙消各三分 牛黄五分 人参 犀角各一钱 茯苓三钱 地骨皮 甘草 麦冬各二钱

【用法】上为细末,炼蜜为丸,如弹子大,金箔为衣。每服一丸,盐汤送下。

【主治】男妇五种癫痫,无问远近发作。

36859 安神丸(《麻疹阐注》卷三)

【组成】黄连 当归 茯神 石菖蒲各一钱 全蝎七只(酒洗)

【用法】上为末,捣猪心血为丸,朱砂为衣。灯心汤送下。

【主治】麻后壮热搐搦。

36860 安神丸(《全国中药成药处方集》抚顺方)

【组成】朱砂一两 酒黄连一两半 生地五两 当归二两 甘草五钱 白参 白术 茯神 枣仁各一两 寸冬八钱

【用法】上为细末,炼蜜为丸,每丸二钱重。每服一丸,一日三次,白水送下。

【功用】清热,镇静,安神。

【主治】惊悸语无伦次;阳痫卒然倒地,昏迷不省,吐沫抽搐,移时自起;神经刺激太深,发为狂癫,叫骂奔走;神经错乱,不分亲疏,哭笑无定,忧郁欲死。

36861 安神丸(《中药制剂手册》)

【组成】合欢花十六两 生地黄八两 玄参八两 女贞子十六两 合欢皮三十二两 丹参四十八两 夜交藤三十二两 桑椹子四十两

【用法】取合欢花至女贞子四味,共轧碎或捣烂,干燥后再轧为细粉;取合欢皮至桑椹子四味,用煮提法提取二次,得浓缩稠膏约38两。混合、制丸、挂衣,每两约二百粒,每服十五至二十粒,一日三次,温开水送服。

【功用】养心安神。

【主治】神经衰弱,头晕烦躁,失眠多梦。

36862 安神丹(《御药院方》卷十一)

【组成】朱砂二钱半 南乳香半两 酸枣仁(炒,去皮)一两 人参二钱半 远志(去心)一钱半

【用法】上为细末,炼蜜为丸,如榛子大,每两作三十丸,金箔为衣。每服一丸,人参汤化下。

【主治】小儿心神不宁,困卧多睡,及痰涎壅塞,恍惚不定。

36863 安神汤(《幼幼新书》卷十二引张涣方)

【异名】安神散(《御药院方》卷十一)。

【组成】白茯苓二两 甘草 犀角各一分 人参 远志 菖蒲 白鲜皮各一两 石膏半两

【用法】上为末。每服一钱,水小盏,入麦门冬,煎五分,去滓温服。

【功用】《御药院方》:截痫,安心神。

【主治】惊痫。

36864 安神汤(《兰室秘藏》卷中)

【组成】生甘草 炙甘草各二钱 防风二钱五分 柴胡 升麻 酒生地黄 酒知母各五钱 酒黄柏 羌活各一两 黄耆二两

【用法】上为粗末。每服五钱,水二大盏半,煎至一盏半,加蔓荆子五分、川芎三分,再煎至一盏,去滓,临卧热服。

【主治】头痛,头旋眼黑。

【备考】本方方名,《医学纲目》引作"安神散"。

36865 安神汤

《幼科发挥》卷四。即《保婴金镜》引《秘旨》"安神丸"改为汤剂。见该条。

36866 安神汤(《治痘全书》卷十三)

【组成】人参 当归 生地 麦门冬 黄连 山栀 甘草 石菖蒲

【用法】水煎,调辰砂末,搅匀服。

【主治】痘疮靥后真气虚弱,火邪内攻,发惊,久则成痫。

36867 安神汤(《幼科铁镜》卷六)

【组成】人参 半夏 枣仁 茯神 当归 橘红 赤芍 五味子 甘草

【用法】生姜为引,水煎服。

【主治】小儿心血不足,惊悸。

36868 安神汤(《仙拈集》卷二)

【组成】人参 石莲肉 莲须 麦冬 茯神 远志 甘草 芡实

【用法】水煎,温服。

【主治】遗精。

36869 安神饮(《慈航集》卷下)

【组成】茯神三钱 枣仁八钱(炒,研) 远志肉五分(炙) 麦冬二钱(去心) 当归三钱(酒炒) 乳香一钱(去净油) 益智仁二钱(盐水炒)

【用法】桂圆肉五枚,灯心三分为引,水煎服。

【主治】痫后心肾受亏,阴虚不寐,神气不宁,夜梦多惊。

【加减】如心虚发空,似怔忡相类,加熟地八钱,煅龙齿三钱;如胆怯,加小麦一两。

36870 安神饮(《产孕集》卷下)

【组成】人参 柏子仁(去油)各三钱 黄耆 阿胶 当归 茯神各一钱 肉桂 炙甘草各一钱

【用法】共作一服。

【主治】产妇素体虚弱,下血过多而致郁冒,昏迷不省,瞑目无所知;甚则循衣撮空,错语失神。

36871 安神散(《鬼遗方·附录》)

【组成】人参 茯苓 甘草(炙) 枳壳(去瓤,麸炒) 附子(炮,去皮脐) 白姜 山药 陈皮各一两

【用法】上为末。每服一钱,水一盏,加生姜三片,大枣一个,煎至七分,通口服。

【功用】调气,顺营卫。

【主治】诸色疮肿。

36872 安神散(《传家秘宝》卷下)

【组成】人参(去芦)半两 白茯苓 远志(去心)各一两 丁香 木香 官桂(去粗皮) 益智各半两 肉豆蔻 槟榔 诃子 青橘(去白) 川芎 蓬莪茂 干姜(炮)各半两 白术 附子(炮)各半两 厚朴(去粗皮,生姜炙) 黄耆 半夏 当归 荆三棱(炮) 神曲(炒) 麦蘖(炒)各一两

【用法】上为散。每服二钱,入盐一捻,水一盏,同煎至七分,和滓温服。

【主治】气劳。心腹胀满,不思饮食,胸闷。

36873 安神散(《圣济总录》卷十四)

【组成】丹砂(研) 铁粉(研)各半两 白茯苓(去黑皮,为末)一钱

【用法】上为极细末。每服半钱匕,鹅梨汁调下;磨刀水亦得。

【主治】惊邪。

36874 安神散(《圣济总录》卷十四)

【组成】人参 白茯苓(去黑皮)各一两 甘草(炙,到) 丹砂(别研) 茯神(去木) 天竺黄(别研)各半两 凝水石(烧)二两半(别研)

【用法】除别研者外,为散,合和令匀。每服一钱匕,食后、临卧以温荆芥汤调下。

【功用】化风痰,止惊悸,解烦热。

【主治】心神不安。

36875 安神散(《圣济总录》卷一七一)

【组成】蝎梢(炒)一钱半 蜈蚣(赤脚全者)一条 轻粉一字 乌头尖(生用)七个 天南星(用生姜同捣作饼子,焙干称)半钱 麝香 龙脑(研)各一字

【用法】上为散。每服一字匕,金银薄荷汤调下。

【主治】小儿惊痫,手足瘛疭,头项强硬,状如角弓。

36876 安神散(《圣济总录》卷一七三)

【组成】黄耆(捶碎,蜜水炙,到)半两 甘草(炙,到)二钱 白茯苓(去黑皮) 人参 石莲肉(去心,炒)各一分

【用法】上为细散。每服半钱匕,水半盏,大枣一枚,煎三五沸,温服。

【主治】小儿疳痫烦渴,肌体羸瘦。

36877 安神散(《幼幼新书》卷七引《吉氏家传》)

【组成】犀角 雄黄 人参 车前子各半两 茯苓一两

【用法】上为末。每服一钱,桃仁汤调下。

【主治】夜啼。

36878 安神散(《幼幼新书》卷八引《四十八候》)

【组成】人参 茯苓 朱砂各一钱 真珠半钱 甘草(炙)三寸 蝉蜕七个 麝香 犀角屑各少许

【用法】上为末。每服一钱,薄荷汤调下。

【主治】小儿惊虚,夜啼。

36879 安神散(《宣明论》卷九)

【组成】御米壳(蜜炒)一两 人参 陈皮(去白) 甘草(炙)各一两

【用法】上为末。每服一钱,临卧煎乌梅汤调下。

【主治】远年近日喘嗽不已。

36880 安神散

《御药院方》卷十一。为《幼幼新书》卷十二引张涣方“安神汤”之异名。见该条。

36881 安神散(《活幼心书》卷下)

【组成】人参(去芦) 白茯苓(去皮) 半夏(汤煮透,滤,仍剉,焙干) 甘草(炙) 陈皮(去白) 枳实(去瓤,剉片,麦麸炒微黄)各五钱

【用法】上㕮咀。每服二钱,水一盏,加生姜二片,大枣一枚,竹茹小团,煎七分,不拘时候温服。

【主治】吐泻诸病后,心虚烦闷,触物易惊,气郁生涎,涎与气搏,睡不得宁。

【加减】有微热微渴,加麦门冬(去心)。

36882 安神散

《医学纲目》卷十五。即《兰室秘藏》卷中“安神汤”。见该条。

36883 安神散

《普济方》卷三十四。为原书同卷引《圣惠》“人参散”之异名。见该条。

36884 安神散(《普济方》卷一六三)

【组成】款冬花 佛耳草各三钱 钟乳石 白矾 甘草(生)各一分

【用法】上为末。每服二钱,水一盏,入蜡少许,煎至七分,食后和滓温服,每日二次。

【主治】痰涎喘嗽久不愈。

36885 安神散(《普济方》卷三六一)

【组成】人参 白术 白茯苓各一钱 甘草二钱 辰砂半钱 天麻半钱 茯神半钱 全蝎七个 荆芥穗一钱

【用法】上为末。每服半钱,荆芥汤调下。

【主治】小儿惊啼。

36886 安神散(《婴童百问》卷三)

【组成】蝉蜕四十九个(只用后一截,除去前一截并嘴脚)

【用法】上为极细末,作四服。用钩藤汤调下,不拘时候。

【主治】❶《婴童百问》:婴孩夜啼。❷《古今医鉴》:小儿夜啼不止,状如鬼神。

36887 安神散(《丹溪心法附余》卷二十二)

【组成】全蝎四个(塘水浸一宿) 南星(大者)一个(开一穴,入蝎在内,以南星末盖其口,用面裹,火煨令赤色,取出放地坑一宿,去南星)

【用法】上为末。每服一字,磨刀水调下。

【主治】小儿搐搦。

36888 安神散(《丹溪治法心要》卷八)

【组成】干漆二钱(炒令烟出) 雄黄五钱 麝香一钱

【用法】上为末。每服三岁半钱,空心苦楝根汤调下,月初服。

【主治】小儿蛔虫疼痛。

36889 安神散(《疮疡经验全书》卷六)

【组成】人参 茯神 黄连 甘草各一钱 远志七分 石菖蒲 柏子仁 生地 赤芍 木通各一钱二分

【用法】用水二钟,加桂圆肉七枚,煎八分服,滓再煎服。兼服丙字化毒丸。

【功用】益正气。

【主治】霉疮心经形症。

36890 安神散(《幼科发挥》卷上)

【组成】天水散二两三钱加朱砂末(水飞)五钱

【用法】巳、午时煎灯草汤调服。

【功用】镇神。

【主治】小儿惊后成痫。

36891 安神散(《寿世保元》卷七)

【组成】白茯神(去皮木)一两半 白茯苓(去皮) 人参 石菖蒲各一两 赤小豆五钱

【用法】上剉。水煎,温服。

【主治】妇人脏腑虚,神不守,邪厉得为病,梦交,其状不欲见人,如有对晤,时独言笑,或时悲泣,脉息迟伏,或如鸟啄,或脉来绵绵,不知度数,而颜色不变。

36892 安神散(《寿世保元》卷八)

【组成】人参 茯苓(去皮) 远志(去心) 天麻 白附子 麦门冬 全蝎 莲肉 茯神(去皮木) 朱砂各等分

【用法】上为细末。灯心汤调下。

【功用】安神定志。

【主治】惊风退后,恍惚虚怯。

36893 安神散(《寿世保元》卷八)

【组成】人参 黄连(姜汁炒)各一钱半 甘草五分

【用法】上剉。加竹叶二十片,生姜一片,水煎服。

【主治】小儿心经有热有虚,夜啼不止。

36894 安神散(《救偏琐言·备用良方》)

【组成】人参 枣仁 茯神 甘草 当归 麦冬 白芍 柏子仁 灯心 莲肉

【主治】痘后邪毒净尽,心虚不寐。

36895 安神散(《医略六书》卷三十)

【组成】茯神二两(去木) 生地五两 枣仁三两(炒) 远志一两半 当归三两 白芍一两半(炒) 人参一两半 麦冬三两 炙草一两 辰砂一两

【用法】上为散。每服三五钱,猪心汤送下。

【主治】产后恍惚心乱,脉虚微数。

【方论选录】产后心血不足,心神失养,而神明失其主宰,故语言错乱,恍惚如有所见焉。茯苓安神以清心气,生地壮水以滋心血,枣仁养心神,远志交心肾,当归养血以荣心,白芍敛阴以和血,人参扶元补心气,麦冬润肺清心神,辰砂镇心宁神,炙草缓中益胃也。为散,猪心汤下,使心血内充,则心神得养而神明有主,岂有神思错乱,妄见妄言之患乎!

36896 安神散

《梅氏验方新编》七集。为《外科正宗》卷二"内托安神散"之异名。见该条。

36897 安神膏(《普济方》卷三七一引《全婴方》)

【组成】朱砂二钱 全蝎 人参 白茯苓 天麻 附子(炮) 川芎 乳香各一钱 麝香一字 坯子半钱(一方加琥珀)

【用法】上为末,炼蜜为丸,如鸡头子大。每服一丸,薄荷汤送下。

【主治】小儿心虚多惊,恍惚不宁,腹痛便青;及吐泻之后,欲生慢惊。

36898 安珠散

《眼科菁华录》卷上。为《准绳·类方》卷七"分珠散"之异名。见该条。

36899 安眠汤(《临证医案医方》)

【组成】夜交藤15克 合欢花9克 炒枣仁12克 龙齿9克 茯神9克 麦冬9克 石斛12克 珍珠母30克(先煎) 白芍9克 夏枯草9克 朱砂1克(冲) 琥珀1.5克(冲)

【功用】镇静,安神。

【主治】失眠,梦多,头昏,头胀,舌质红,脉细数。

36900 安眠散(《御药院方》卷五)

【组成】款冬花 乌梅肉 佛耳草 麦门冬(去心)各二钱半 陈皮(去白)半两 甘草(炙)三钱半 御米壳七钱半(酥炒)

【用法】上为细末。每服三钱,水一盏,入黄蜡如枣核许,同煎至八分,去滓,大温,临卧服。

【主治】上喘咳嗽,久而不愈。

36901 安眠散(《御药院方》卷五)

【组成】佛耳草 知母 贝母 款冬花 桔梗 陈皮(汤浸,去白) 白茯苓(去皮)各一两 汉防己 猪牙皂角(去皮,酥炙)各二两半

【用法】上为细末。每服三钱,水一大盏,入黄蜡、乌梅各少许,同煎至五分,去乌梅,和滓温服。

【功用】调肺止嗽,消痰顺气。

【主治】咳嗽不得息。

36902 安眠散(《普济方》卷一六二)

【组成】罂粟壳(去蒂瓤) 杏仁 乌梅 甘草各等分

【用法】上㕮咀。每服半两,水煎,卧服。

【主治】一切咳嗽,夜不得卧眠。

36903 安息丸(《幼幼新书》卷二十四引张道人方)

【组成】安息香 丁香 胡黄连 麝香 雄黄各一两 肉豆蔻二钱 金银箔各五片

【用法】上为末,炼蜜为丸,如麻子大。每服三丸,米饮送下。

【主治】脑疳。鼻下赤烂,身心烦躁,鼻内生疮,头发自落,日夜痛无休歇,状似鬼形。

36904 安息丸(《普济方》卷二二○)

【组成】附子二个(重六钱,以火炮裂,去皮脐) 胡芦巴(洗淘净) 白茯苓(去皮) 安息香(酒洗化下,滓酒浸作糊丸药) 桃仁(麸炒,去皮) 苁蓉(酒浸,切,焙) 木香各二两

【用法】上为细末,酒糊为丸,如梧桐子大。每服三十丸,空心、食前盐汤送下。

【功用】补下元虚惫。

【主治】面色黧黑,一切寒冷病,及小肠尿白脬寒。

36905 安息膏(《普济方》卷二九三引《仁存方》)

【组成】安息香 花乳石(火煅红) 血竭 乳香各半钱 麝香减半

【用法】上为细末,用蜡少许,入麻油些小同熔开,将药捻作米粒大。看疮口大小深浅入药于疮孔中,以满为度;药透内,从内生肉,一二日退出一粒,渐生肉渐退出,出尽则疮中自然平复;如疮口冷痛浅阔,只用少许干敷。

【主治】漏疮脓水不绝,骨中疼痛。

36906 安脏汤(《辨证录》卷三)

【组成】参芦鞭二两 瓜蒂七个 甘草一两 荆芥三钱

【用法】水煎三大碗,顿服之,即用鹅翎扫喉中。必大吐,吐后而肝叶必顺。

【主治】肝叶倒置所致两目无恙,而视物皆倒置。

36907 安脐散

《直指小儿》卷一。为方出《圣惠》卷八十二,名见《圣济总录》卷一六七"天浆散"之异名。见该条。

36908 安脐散(《直指小儿》卷四)

【组成】白石脂末(焙,出火气)

【用法】敷之。每日三次。

【主治】小儿脐中汁出,或赤肿。

36909 安脐散(《幼科类萃》卷三)

【组成】瓜蒂 南星 白蔹 赤小豆

【用法】上为末。每用三钱,小儿断脐便用芭蕉自然汁调敷脐四边。

【功用】《慈幼新书》:去湿固气。

【主治】小儿脐风。

36910 安脐散(《保婴撮要》卷一)

【组成】羚羊角一钱(略炒) 乱发一团(烧令存性) 蜈蚣一条(赤足者,炙)

【用法】上为末。断脐后即敷之,以绢帕紧束。

【主治】小儿脐风。

36911 安营饮(《蒿崖尊生》卷十四)

【组成】白术 当归 麦冬各二钱 茯苓皮 通草各一钱 甘草四分 灯心五分 黄芩七分 竹叶十个

【主治】淋病。

36912 安营散(《医略六书》卷二十八)

【组成】生地五两 通草一两半 人参一两半 紫菀二两 灯心一两半 当归三两 车前子三两 麦冬三两

（去心）

【用法】上为散。水煎三钱，去滓温服。

【主治】子淋涩痛，脉微数者。

【方论选录】妊娠湿热伤阴，气不施方，故小便涩痛，淋沥不已焉。生地滋阴壮水；木通利水通淋；麦冬清心润肺，以资水之上源；人参扶元补气，以助脾之气化；当归养血荣经脉；紫菀润肺，达州都；车前子清肺火，善利水道；白灯心降心火，兼利小便。为散水煮，俾湿热并解，则气化有权，而小便清利，何涩痛淋沥之不已，胎孕无不安矣。

36913 安崩汤（《医学集成》卷三）

【组成】人参二钱 黄耆 白术各一两 三七三钱

【主治】❶《医学集成》：大崩不止。❷《性病》：五崩。一曰热病下血；二曰寒热下血；三曰经来未断房事，则血漏；四曰经来举重，伤冲任；五曰产后脏开经利，不省人事者。

【备考】《性病》本方用法：水煎前药，调三七根末。

36914 安豚丹（《辨证录》卷九）

【组成】人参五钱 白术五钱 肉桂一钱 山药一两 巴戟天五钱 蛇床子三钱 附子五分 茯苓三钱 远志一钱 甘草一钱

【用法】水煎服。

【功用】补心肾之虚，温命门、心包之火，去脾经之湿。

【主治】心包、命门二经之火衰，外感寒邪，而发奔豚，如一裹之气从心而下，直至于阴囊之间，其势甚急，不可止遏，痛不可忍。

36915 安惊丸（《直指小儿》卷一引建阳刘参议方）

【组成】远志肉（姜汁浸，焙） 净铁粉 朱砂 人参 茯神各半两 全蝎二十一个（焙） 南星（中者）一个（姜汁浸一宿，切细，焙） 白附子（略炮）二钱半 花蛇头（酒浸肉，焙） 麝半钱

【用法】上为末，炼蜜为丸，如梧桐子大。每服一丸，菖蒲、灯心煎汤调下。

【主治】诸惊风痫，或犬声异物，惊忤打坠，不省人事。

36916 安惊丸（《增补内经拾遗》卷四引《保婴集》）

【组成】辰砂（另研）五分 汞粉（另研）五分

【用法】上用青蒿节间虫为丸，如粟米大。一岁一丸，乳送下。

【主治】急慢惊风。

36917 安斑汤（《医学正传》卷八引汤氏方）

【组成】紫草 木通各五分 蝉蜕 防风各三分 甘草二分

【用法】上细切。水一钟，煎五分，温服。

【主治】疮出不快。

36918 安斑散（《幼幼新书》卷十八引张涣方）

【组成】川升麻 赤茯苓 羌活 绵黄耆（剉）各一两（去芦须） 人参 枳壳（麸炒，去瓤） 桔梗 甘草（炙）各半两

【用法】上为末。每服一钱，水一盏，加紫草、薄荷各少许，煎五分，去滓温服。

【功用】《痘治理辨》：凉血解毒，生肌宽肠，导热利小便，快膈。

【主治】❶《幼幼新书》引张涣方：疮疹。❷《痘治理

辨》：疮痘有热无寒者。

36919 安厥汤（《辨证录》卷五）

【组成】人参三钱 玄参一两 茯苓三钱 白薇一钱 麦冬五钱 生地五钱 天花粉三钱 炒栀子三钱 白芍一两 柴胡五分 甘草一钱

【用法】水煎服。

【主治】阴血不归于阳气之中所致阳厥，日间忽然发热，一时厥去，手足冰凉，语言惶惑，痰迷心窍，头晕眼昏。

36920 安蛔丸（《金匮翼》卷七）

【组成】人参 白术 干姜 甘草 川椒 乌梅

【功用】理中安蛔。

36921 安蛔丸

《中国医学大辞典》。即《张氏医通》卷十四"安蛔散"改为丸剂。见该条。

36922 安蛔汤（《回春》卷二）

【组成】人参七分 白术 茯苓各一钱 干姜（炒黑）五分 乌梅二个 花椒（去目）三分

【用法】上剉。水煎服。

【主治】伤寒吐蛔。

36923 安蛔散（《张氏医通》卷十四）

【组成】乌梅肉三钱 黄连 蜀椒 藿香 槟榔各一分 胡粉 白矾各半钱

【用法】上为散。每服三四钱，水煎如糊，空腹服。

【主治】吐蛔热证，色赤成团而活。

【备考】本方改为丸剂，名"安蛔丸"（见《中国医学大辞典》）。

36924 安脾丸（《医学入门》卷七）

【组成】半夏一两 槟榔二钱 雄黄一钱半

【用法】上为末，姜汁和蒸饼为丸，如梧桐子大，小儿丸如黍米大。生姜汤送下。从少至多，渐加服之，以得吐能食为度。

【主治】脾胃虚，肝乘于脾，嘈杂及吐食，脉弦者。

36925 安脾散（《百一》卷二）

【组成】高良姜一两（以百年壁上土三二合敲碎，用水二碗煮干，薄切成片） 南木香 草果（面裹煨，去壳） 胡椒 白茯苓 白术 丁香（怀干） 人参（去芦） 陈橘皮（汤浸，去瓤）各半两 甘草（炙）一两半

【用法】上为细末。每服二大钱，空心、食前米饮入盐点服；盐酒亦得。

【主治】翻胃吐食，及吃食咽酸，口吐黄水，曾经诸方不愈者。

【临床报道】翻胃：甲申之春，以事至临安，寓止朱家桥詹翁店，詹翁年六十余，苦翻胃，危殆，已治棺在床侧，适予有宣司之辟，往别而去，其詹翁已不能言。及十一月自淮上归，过其门，意此翁已不存，为之惨然，方访问间，而此翁已出迎揖，见其颜色极红润，甚惊异之，问其所以，乃云：官人此日离去，即有一州官来歇，得药数ս，遂无事。其后授得此方，昨以此在建康医朱机宜新妇，及近日医圆通观维那，皆作效。

36926 安脾散（《朱氏集验方》卷四）

【组成】白术 白豆蔻仁（炒） 香附子（炒） 人参

甘草各等分

　　【用法】白汤点服。

　　【主治】脾胃病。

36927　安然汤（《玉案》卷六）

　　【组成】白豆蔻　苏子　藿香各一钱　胆星　陈皮各八分

　　【用法】加生姜五片,水煎服,不拘时候。

　　【主治】吐清痰者。

36928　安痘汤（《辨证录》卷十四）

　　【组成】玄参五钱　当归三钱　连翘一钱　白芍二钱　丹皮二钱　荆芥二钱　甘菊花二钱　升麻五分　天花粉一钱

　　【用法】水煎服。

　　【功用】散风热。

　　【主治】痘症发齐,痘毒全无,收痂大愈之后,放心纵欲,饮食过伤,又兼风热,而致数日之后身复发热,通身发出红斑,痒甚,愈抓愈痒,先出大小不一如粟米之状,渐渐长大如红云片。

36929　安痛散（《丹溪心法附余》卷十五）

　　【组成】五灵脂(去砂石)　延胡索(炒,去皮)　苍术(煨)　良姜(炒)　当归(去芦洗)各等分

　　【用法】上为细末。每服二钱,热酒、醋汤调下,不拘时候。

　　【主治】心胃痛。

36930　安寐丹（《石室秘录》卷一）

　　【组成】人参三钱　丹参二钱　麦冬三钱　甘草一钱　茯神三钱　生枣仁五钱　熟枣仁五钱　菖蒲一钱　当归三钱　五味子一钱

　　【用法】水煎服。

　　【主治】心血少所致心经之病,怔忡、不寐。

36931　安魂汤（《玉案》卷六）

　　【组成】枣仁　茯神　远志各一钱　当归　胆星各七分

　　【用法】加灯心二十茎,水煎服。

　　【主治】客忤。

36932　安魂汤（《衷中参西》上册）

　　【组成】龙眼肉六钱　酸枣仁(炒,捣)四钱　生龙骨(捣末)五钱　生牡蛎(捣末)五钱　清半夏三钱　茯苓片三钱　生赭石(轧细)四钱

　　【用法】水煎服。

　　【主治】心中气血虚损,兼心下停有痰饮,致惊悸不眠。

　　【方论选录】方中用龙眼肉以补心血,酸枣仁以敛心气,龙骨、牡蛎以安魂魄,半夏、茯苓以清痰饮,赭石以导引心阳下潜,使之归藏于阴,以成瞑睡之功也。

　　【临床报道】失眠:一妪,年五十余,累月不能眠,屡次服药无效。诊其脉有滑象,且其身形甚丰腴,知其心下停痰也。为制此汤,服两剂而愈。

36933　安魂散

　　《育婴家秘》卷二。为原书同卷"秘传三圣散"之一。见该条。

36934　安魂散（《辨证录》卷十）

【组成】桔梗三钱　甘草一钱　青黛五钱　百部一钱　山豆根一钱　人参三钱　茯苓五钱　天花粉三钱

　　【用法】水煎服。

　　【功用】补土泻火,消痰逐邪。

　　【主治】肺气虚而中邪,目见鬼神,口出胡言,或说刀斧砍伤,或言弓矢射中,满身疼痛,呼号不已。

36935　安睡丹（《辨证录》卷四）

　　【组成】白芍　生地　当归各五钱　甘草一钱　熟地一两　山茱萸　枸杞各二钱　甘菊花三钱

　　【用法】水煎服。

　　【功用】补肝血,益肾水。

　　【主治】肝气太燥,忧愁之后,终日困倦,至夜而双目不闭,欲求一闭目而不得。

36936　安睡散（《医部全录》卷四三一）

　　【组成】辰砂(研,水飞)　乳香　血竭各一钱(并细研)　麝香半钱(研)　人参　酸枣仁(炒)　南星(炒)　白附各五钱　蜈蚣一条(酥炙,黄酒浸一宿)　全蝎二十一枚

　　【用法】上为末。一岁一字,薄荷汁好酒煎沸调下。

　　【主治】小儿急慢惊风潮搐,不得安睡。

36937　安寝丸

　　《胎产指南》卷八。为《内外伤辨》卷中"朱砂安神丸"之异名。见该条。

36938　安嘈汤（《医钞类编》卷十）

　　【组成】栀仁　川连(炒)　苍术　陈皮　法半夏　香附　甘草

　　【用法】水煎服。

　　【主治】痰因火动,嘈杂不宁。

　　【加减】若久不愈,加当归、山药。

36939　安嗽片（《成方制剂》7册）

　　【组成】百部　半夏　陈皮　甘草　桔梗　前胡　浙贝母

　　【用法】上制成片剂。口服,一次3~6片,一日3次。

　　【功用】止渴,祛痰。

　　【主治】咳嗽多痰。

36940　安嗽汤（《济阳纲目》卷六十一）

　　【组成】五味子十五粒　茯苓　陈皮　知母　川芎各一钱　桑白皮　麦冬(去心)各一钱二分　马兜铃一钱半　粉草五分

　　【用法】上剉。加乌梅一个(去核),水煎,食远服。

　　【主治】咳嗽有血。

36941　安嗽膏（《济阳纲目》卷六十五）

　　【组成】天冬(去心)八两　杏仁(去皮)　贝母(去心)　百部　百合各四两　款冬花五两　紫菀三两　雪白术八两

　　【用法】上为粗末,长流水煎三次,取汁三次,去滓,入饴糖八两、蜜十六两,再熬;又入阿胶四两、白茯苓四两(为末,水飞过,晒干),二味入前汁内,和匀如糊成膏。每服三五匙。

　　【功用】敛肺气。

　　【主治】阴虚咳嗽,火动发热,咯血,吐血。

36942 安露饮(《中医妇科治疗学》)

【组成】生地 丹参 益母草各三钱 乌贼骨六钱 茜草根(炒)一钱半 旱莲草 炒蕲艾各三钱

【用法】水煎服。

【功用】养阴止血。

【主治】产后恶露不绝,量较多,色红且有腥臭,腹部偶而作胀,口干心烦,舌淡红苔黄,脉数,属血热者。

36943 安髓散(《伤科汇纂》卷七)

【组成】川芎 白芷 香附(制)各等分

【用法】生姜汁和酒服。

【主治】脑陷头疼。

36944 安髓散(《梅氏验方新编》卷六)

【组成】川芎 香附 白附子 甘草 白芷 相草 牡蛎各一两

【用法】上为细末。每服二钱,清茶调服。

【主治】脑伤髓出。

36945 安禳丸

《胎产心法》卷中。为《金匮》卷下"桂枝茯苓丸"之异名。见该条。

36946 安心煮散(《千金》卷十三)

【组成】远志 白芍药 宿姜各二两 茯苓 知母 紫菀 赤石脂 石膏 麦门冬各四十二铢 桂心 麻黄 黄芩各三十铢 萎蕤三十六铢 人参二十四铢 甘草十铢

【用法】上为粗散。先以水五升,淡竹叶一升,煮取三升,去滓,煮散一方寸匕,牢以绢裹煮,时动之,煎取八合为一服,一日二次。

【主治】心热满,烦闷惊恐。

【方论选录】《千金方衍义》:此兼竹沥、茯神散二方之制,方中麻黄、远志、萎蕤,即茯苓散中升麻、桂心、麦冬之义,人参、甘草、黄芩,即竹沥汤中人参、白术、栀子之义,三方合,究其微,则滋中寓清,清中寓散,散中寓清之法。

【备考】本方方名,《普济方》卷十六引作"安心散"。

36947 安石榴汤(《外台》卷二十五引廪丘公方)

【组成】干姜二两(生姜倍之) 黄柏一两(细切) 石榴一枚(小者二枚) 阿胶二两(别研,溃之)

【用法】上切。以水三升,煮取一升二合,去滓,纳胶令烊,顿服,不愈复作。人羸者稍稍服之,不必顿尽,须臾复服。

【主治】大疰痢及白滞,困笃欲死,肠已滑者。

36948 安阳膏药(《成方制剂》11册)

【组成】阿魏 白及 白蔹 白芷 赤芍 大黄 当归 莪术 儿茶 关木通 连翘 没药 木鳖子 木瓜 肉桂 乳香 三棱 生草乌 生川乌 乌药 血竭

【用法】上制成膏剂。外用,加温软化,贴于患处。

【功用】消积化块,逐瘀止痛,舒筋活血,追风散寒。

【主治】癥瘕积聚,风寒湿痹,腰、腿、膀、背、筋骨、关节、骨寒诸痛及手足麻木等症。

【宜忌】癥瘕积聚者使用时,忌食南瓜、黄花菜、荞麦麸、榆皮麸,驴、马肉及一切不易消化的食物。孕妇忌用。

36949 安坤颗粒(《成方制剂》19册)

【组成】白芍 白术 当归 茯苓 墨旱莲 牡丹皮 女贞子 益母草 栀子

【用法】制成颗粒。开水冲服,一次10克,一日2次。

【功用】滋阴清热,健脾养血。

【主治】放环后引起的出血,月经提前、量多或月经紊乱,腰骶酸痛,下腹坠痛,心烦易怒,手足心热。

【临床报道】放环后异常出血:《现代中西医结合杂志》[2006,15(5):583]用安坤颗粒治疗放环后异常出血54例,对照组予宫血宁胶囊治疗46例。结果:显效39例,有效10例,无效5例,总有效率91%;对照组显效25例,有效9例,无效12例,总有效率74%。两组总有效率比较有显著性差异(P<0.05)。

36950 安和饮子(《普济方》卷二一一)

【组成】罂粟壳二钱半 木香二钱半 甘草二分 地榆二钱

【用法】上为末。每服二钱,米饮调下。

【主治】赤白痢。

36951 安胃胶囊(《成方制剂》5册)

【组成】延胡索(醋制)63克 白矾(煅)250克 海螵蛸187克

【用法】上制成胶囊剂,每粒装0.5克。口服,一次5～7粒,一日3～4次。

【功用】制酸,止痛。

【主治】胃及十二指肠溃疡,慢性胃炎。

【备考】本方改为片剂,名"安胃片"(见《中国药典》)。

36952 安胎主膏(《理瀹》)

【组成】党参 酒当归各二两 熟地三两 酒条芩 淮药 白术各两半 酒川芎 酒芍 陈皮 苏梗 香附 杜仲 续断 贝母各五钱 (一方加黄耆 生地各一两)

【用法】麻油熬,黄丹收,贴肾俞处。

【功用】安胎,止呕定痛。

【主治】下血,子肿,子喘,子痫,肝脾血热,小便带血,胎动不安。

【加减】下血者,加桑寄生、阿胶各五钱;子肿,加姜皮、茯苓皮、大腹皮、陈皮、栀子末调;子喘,加马兜铃、桔梗、贝母;子痫,加防风、独活、羚羊屑;止呕定痛,加砂仁少许;肝脾血热,小便带血,加紫胡、黑山栀;胎动不安,一月用乌雌鸡,十月用猪腰入药。

36953 安胎饮子(《古方选注》卷下)

【异名】安胎饮(《验方新编》卷九)。

【组成】建莲子(去心)三钱 台州青苧三钱(洗去胶) 白糯米三钱

【用法】上用水一钟,煎五分,每日清晨服。自怀妊两月服起,至六个月。

【主治】妊娠房劳,伤损足三阴所致小产。

【方论选录】建莲子清君相之火,而能固涩真气;台州青苧利小便而通子户,清淫欲之瘀热;糯米补益脾阴,能实阳明空窍,使肝气不妄动,而胎气自安。以五谷果实为方,诚为王道之剂。

36954 安神胶囊(《成方制剂》20册)

【组成】酸枣仁(炒)40克 川芎47克 知母112克

麦冬 92 克　制何首乌 32 克　五味子 97 克　丹参 130 克　茯苓 97 克

【用法】上制成胶囊剂，每粒装 0.25 克。口服，一日 3 次，一次 4 粒。

【功用】补血滋阴，养心安神。

【主治】阴血不足，失眠多梦，心悸不宁，五心烦热，盗汗耳鸣。

【临床报道】慢性失眠症：《现代中西医结合杂志》[2008,17(15):2320]用本药治疗慢性失眠症 43 例，对照组予阿普唑仑治疗 41 例。结果：治疗的第 1 天、第 8 天，对照组患者睡眠状况显著改善，而治疗组则无明显变化；治疗的第 15 天，治疗组患者睡眠状况显著改善，睡眠各项指标与治疗前及对照组相比具有显著性差异，而对照组患者的睡眠状况又恢复到治疗前水平；治疗结束时及治疗结束后 3 个月，治疗组患者的睡眠状况依然优于治疗前及对照组，有统计学差异。

36955　安神糖浆（《成方制剂》6 册）

【组成】白术　甘草　合欢皮　灵芝　墨旱莲　女贞子　首乌藤　仙鹤草

【用法】上制成糖浆剂。口服，一次 30 毫升，一日 2 次。

【功用】养血安神。

【主治】贫血体虚，头昏，失眠，腰酸，四肢疲乏。

36956　安息香丸（《圣惠》卷十六）

【异名】雄黄丸（《普济方》卷一五一）。

【组成】安息香一两　朱砂半两（细研）　硫黄半两（细研）　雄黄一两（细研）　阿魏半两　松脂四两　榴（柏）叶四两　苍术四两　白芷三两　干桃叶三两

【用法】上为末，炼蜜为丸，如弹子大。时以一丸烧于所居之处。

【主治】时气瘴疫。

36957　安息香丸（《圣惠》卷二十三）

【组成】安息香一两　石菖蒲一两　当归一两　桂心一两　丁香一两　朱砂一两（细研，水飞）　没药三分　芎劳一两　椒红一两（微炒）　天麻一两　乌蛇肉二两（酒浸，炙微黄）　附子一两（炮裂，去皮脐）　牛膝一两（去苗）　天南星一两（炮裂）　干蝎半两（生用）　防风三分（去芦头）　麝香一分（细研）　木香一两

【用法】上为末，炼蜜为丸，如梧桐子大。每服二十丸，空心及晚食前以温酒送下。

【主治】风冷，心腹四肢多疼，骨节时痛。

36958　安息香丸（方出《圣惠》卷五十二，名见《普济方》卷一九八）

【组成】朱砂半两（细研）　虎头骨半两　猢狲头骨半两　砒霜半两　天灵盖半两　阿魏半两　安息香半两

【用法】上为末，入朱砂研匀，于端午日午时，用白团和丸，如豌豆大。男左女右，手把一丸，定后用绯绢袋子盛，系于中指上。

【主治】寒疟，手足鼓颤，心寒面青。

36959　安息香丸（《圣惠》卷九十八）

【组成】安息香五两（黄明者，细剉，入蜜十两煎成膏）

补骨脂三两（微炒）　牛膝二两（去苗）　鹿茸二两（去毛，涂酥，炙微黄）　桂心二两　附子二两（炮裂，去皮脐）

【用法】上为末，以安息香膏和丸，如梧桐子大。每服三十丸，空心以温酒送下。

【功用】壮腰膝，暖下元。

36960　安息香丸（《圣惠》卷九十八）

【组成】安息香三两（剉细，以无灰酒一升浸一宿，以瓷碗中盛，重汤煮成膏）　沉香一两　肉苁蓉一两（酒浸一宿，刮去皱皮，炙干）　胡桃瓤三两（细研，入安息香膏内）　鹿茸一两（去毛，涂酥，炙微黄）　补骨脂二两（微炒）　附子一两（炮裂，去皮脐）　巴戟一两　丁香一两　桂心一两　牛膝一两（去苗）　鸡舌香一两

【用法】上为末，以安息香膏，更入少许炼蜜为丸，如梧桐子大。每日服三十丸，空心以温酒送下。

【主治】肾脏虚冷，脐腹多疼，腰脚沉重，肌体羸瘦，颜色萎黄，食少无力。

36961　安息香丸（《局方》卷三）

【组成】肉桂（去粗皮）二两半　诃子（炮，取皮）二两　阿魏（细研，白面少许搜和作饼子，炙令香熟）一分　茯苓　当归（汤洗，切片，焙干）　干姜（炮，去皮）　肉豆蔻（去壳）　川芎　丁香皮　缩砂仁　五味子（微炒）　巴戟（去心，面炒）　益智子（去皮）　白豆蔻（去皮）各一两半　硇砂（酒半盏化，去砂，入蜜）　香附（去毛）　茴香（微炒）各一两半　胡椒　高良姜　木香　沉香　乳香（别研）　丁香各一两

【用法】除安息香、硇砂外，为细末，用蜜三十两，入安息香、硇砂于蜜中炼熟，与上药为丸，如鸡头子大。每服一丸，细嚼，以温酒送下；浓煎生姜汤下亦得，食前服。

【主治】一切冷气，心腹疼痛，胸膈噎塞，胁肋膨胀，心下坚痞，腹中虚鸣，哕逆恶心，噫气吞酸，胃中冷逆，呕吐不止，宿饮不消，胸膈刺痛，时吐清水，不思饮食。

36962　安息香丸（《圣济总录》卷九）

【组成】安息香（研）一两　乳香（研）一两　麻黄（去根节）二两　胡桃仁（汤浸，去皮，研）一两半　干浮萍草（去土）一两半

【用法】上药先捣麻黄、浮萍草为末，与研药拌匀，炼蜜为丸，如弹子大。每服一丸，以温酒化下。以汗出为效。

【主治】偏风，半体不仁，纵缓不收，或痹痛。

36963　安息香丸（《圣济总录》卷十二）

【组成】安息香（研）　肉苁蓉（酒浸，切，焙）　白附子（炮）　羌活（去芦头）各半两　当归（切，焙）　茴香子（炒）　木香　天麻　桂（去粗皮）　沉香各三分　槟榔（剉）　干蝎（去土）各一两　白花蛇（酒浸，去皮骨，炙）二两　芎劳三分（十四味为末）　桃仁（去皮尖并双仁，研如膏）三两　阿魏（白面裹，灰火内炮令黄熟为度，去面，研）　硇砂（研）　硫黄（研）各一分

【用法】先将桃仁、阿魏、硇砂、硫黄，用好酒五升，于银石器内慢火熬成膏，和前药末十四味；如硬，入炼蜜少许，为丸，每一两分作十五丸。每服一丸，空心、食前以温酒送下嚼服；以姜盐汤送下亦得。

【主治】风冷及虚风头昏，心胸痞闷，痰唾不下，饮食气胀，腰腹疼痛。

36964 安息香丸(《圣济总录》卷十五)

【组成】安息香(通明无砂石者) 铅丹各一两

【用法】上为细末,入白羊心中血研匀为丸,如梧桐子大。每服十丸,空心以温水送下。

【主治】男子妇人暗风痫病。

36965 安息香丸(《圣济总录》卷二十二)

【组成】安息香一分 五灵脂二两半 麻黄(去根节)半两 附子尖七个 巴豆(去皮,醋煮)半两

【用法】上五味,捣罗四味为末,研巴豆为膏,入众药为丸,如弹子大。每服一丸,麸炭上烧存性,以生姜汤化下。

【主治】湿温伤寒四五日后,汗出,肢体冷。

36966 安息香丸(《圣济总录》卷五十二)

【组成】安息香四两(剉细,入胡桃瓤四枚,酒五升半同浸一宿,来日滤出,入沙盆研如糊,用前酒调搅,滤去滓,入铫内煎成煎) 磁石(醋淬)一两 沉香三分(剉) 肉苁蓉(酒浸,去皱皮,炙)一两 巴戟天(去心)一两 桂(去粗皮)三分 草薢三分 附子(炮裂,去皮脐)一两 酸枣仁三分 蒺藜子(炒,去角) 补骨脂(微炒)各一两 鹿茸(酥炙,去毛)三分 桃仁(汤浸,去皮尖双仁,炒) 天麻(酒炙)各一两

【用法】上为末,研桃仁同和匀,入安息香煎为丸,如梧桐子大。每服三十丸,以盐汤送下。

【主治】肾脏风虚,腰膝疼痛,阴痿缓弱,言语混浊,呼吸短气。

36967 安息香丸(《圣济总录》卷五十七)

【组成】安息香(研) 补骨脂(炒)各一两 阿魏(研)二钱

【用法】上为细末,醋研饭为丸,如小豆大。每服十丸,空心以粥饮送下。

【主治】久冷腹痛不止。

36968 安息香丸(《圣济总录》卷六十二)

【组成】安息香(酒化,研) 赤茯苓(去黑皮) 桂(去粗皮) 槟榔(生,剉) 白术(剉,麸炒) 甘草(炙) 诃黎勒皮 厚朴(去粗皮,生姜汁炙) 陈橘皮(汤浸,去白,炒)各一两 干姜(炮)半两

【用法】上为末,炼蜜为丸,如梧桐子大。每服二十丸,以生姜汤送下,不拘时候。

【主治】膈气呕逆,不下食,噎塞,腹肚膨胀。

36969 安息香丸(《圣济总录》卷一○○)

【组成】安息香(研) 乳香(研)各一分 白胶香(研) 地龙(去土,炒,捣为末)各半两 桃仁(汤浸,去皮尖双仁,研)二七枚 没药(研)一分 胡桃仁(研)三枚

【用法】上为细末,酒煎为丸,如弹子大。每服一丸,以温酒化下。

【主治】一切风注痛。

36970 安息香丸(《圣济总录》卷一四三)

【组成】安息香一分 阿魏半分 乳香一钱(三味一处研) 丹砂一分 雄黄 龙脑 麝香各二钱(四味一处研) 砒霜一分(研细,更入绿豆末二钱同研) 密陀僧(煅)二钱 巴豆三粒(去皮心膜,水一大碗浸一日,六度换出,细研出油)

【用法】上药先将安息香等三味一处入瓷器内,用重汤煮,或于饭甑上蒸一次,再入净钵内,烂研成膏,入诸药,为丸,如绿豆大。每服一丸,空心服。肠风泻血,五痔漏脓血不止,或生鼠乳,并以好茶送下;卒心痛,生姜汤送下;食积,陈曲汤送下;心腹诸气,以温酒送下;妇人心痛、血气,以当归酒送下;水泻冷水诸痢,饭饮送下;疟疾,以桃心汤送下。

【主治】久患肠风痔瘘诸疾,或生鼠乳,卒心痛,食积,心腹诸气,水泻冷水诸痢。

36971 安息香丸(《圣济总录》卷一八五)

【组成】安息香 天雄(炮裂,去皮脐) 硫黄(研) 阳起石(研) 附子(炮裂,去皮脐) 钟乳(研) 白矾(熬令汁枯,研) 木香 蛇床子(炒) 白龙骨(研)各一两

【用法】上为末,更合研三日,用黄狗外肾(去筋膜)研细,以法酒同熬成膏,为丸,如梧桐子大。每服二十丸,以温酒送下。

【功用】补元阳,益气血。

【主治】虚冷。

36972 安息香丸

《中藏经》卷下。为《外台》卷十三引《广济方》"吃力迦丸"之异名。见该条。

36973 安息香丸(《鸡峰》卷十五)

【组成】安息香 桃仁 虎杖 附子 杜仲 山茱萸 吴茱萸 柏子仁 木香 当归 玄胡索各二两 泽兰 艾叶 干姜 牡丹皮 黄耆 桂 苁蓉 厚朴各一两

【用法】上为细末,醋煮面糊为丸,如梧桐子大。每服二十丸,空心以温酒送下。

【主治】血脏虚冷,面黄肌瘦,胸腹痞闷,心腹绞痛,呕逆恶心,面色黑䵟,鬓发脱落,头旋眼黑,经候不匀,腰腿疼痛,胁肋胀满,不欲饮食,手足烦热,肢节酸疼,或寒或热,发歇无时。

36974 安息香丸

《直指小儿》卷二。即《幼幼新书》卷十引《庄氏家传》"安息香膏"改为丸剂。见该条。

36975 安息香丸

《瑞竹堂方》卷二。为《鸡峰》卷十二"炼阴丹"之异名。见该条。

36976 安息香丸(《本草纲目》卷三十四引《全幼心鉴》)

【组成】安息香(酒蒸成膏) 沉香 木香 丁香 藿香 八角茴香各三钱 香附子 缩砂仁 炙甘草各五钱

【用法】上为末,以膏和,炼蜜为丸,如芡实大。每服一丸,以紫苏汤化下。

【主治】小儿肚痛,曲脚而啼。

36977 安息香汤(《鸡峰》卷九)

【组成】安息香半两

【用法】上为末。分为二服,以热酒和服,不拘时候。

【主治】恶疰入心欲死。

36978 安息香汤(《普济方》卷二三三)

【组成】安息香(研)五钱 天灵盖一片(涂酥炙透) 青木香 阿魏(醋化,去沙石,入面作饼子,焙) 甘草(炙,剉)各一两

【用法】上为散。每服三钱,童便一盏半,豉百粒,葱白三寸(拍破)同煎至七分,去滓温服。

【主治】虚劳瘦瘰。

36979　安息香汤(《普济方》卷二三七)

【组成】安息香　麝香(研)各一钱　天灵盖(酥炙黄)三两　秦艽(去苗土)　鳖甲(去裙襴,炙令黄)　当归(切,焙)　柴胡(去苗)各一两

【用法】上为粗末。每服四钱,童便一盏半,葱白五寸,桃柳枝各七寸,生姜(钱大)二片,同煎至八分,去滓,不拘时候服;夜卧时再煎,放患人床头,至五更,形于梦寐,此是药效也。

【主治】传尸劳瘀瘵,喘气咳嗽,心胸满闷,渐至羸瘦。

36980　安息香散(《圣惠》卷二十一)

【组成】安息香二两　附子二两(炮裂,去皮脐)　虎胫骨二两(涂酥,炙令黄)

【用法】上为细末。每服一钱,食前以温酒调下。

【主治】风腰脚疼痛冷痹,及四肢无力。

36981　安息香散(《圣惠》卷五十八)

【组成】安息香半两　阿胶半两(捣碎,炒令黄燥)　黄连一两(去须,微炒)　桃白皮一两(剉)　汉椒一分(去目及闭口者,微炒去汗)

【用法】上为细末。每服一钱,食前以粥饮调下。

【主治】休息痢,发歇不恒,羸瘦少力。

36982　安息香煎(《医统》卷八十八)

【组成】安息香　苏合香　檀香　藿香　甘草　胆南星各等分

【用法】上为细末,姜汁调作小饼。每用磨化,涂奶上及焚烟。

【主治】小儿物忤逆触。

36983　安息香膏(《幼幼新书》卷十引《庄氏家传》)

【组成】安息香　桃仁(麸炒)　蓬莪术(湿纸裹煨)　史君子(焙)各半两　干蝎一分　阿魏一钱　茴香(炒)三钱

【用法】阿魏、安息香,酒少许,汤内蒸,去土沙,入余药末研,炼蜜为膏,如皂子大。以姜薄荷汤化下。

【主治】气钓,内钓,虫痛,外疝,心腹痛。

【备考】本方改为丸剂,名"安息香丸"(见《直指小儿》卷二。)

36984　安康颗粒(《成方制剂》15册)

【组成】当归　红参　鹿茸　山药　山楂　银耳　猪脊髓

【用法】上制成颗粒剂。开水冲服,一次20克,一日2～3次。

【功用】安和五脏,健脑安神。

【主治】头目眩晕,耳鸣,四肢乏力疲软,食欲不振,睡眠不深,多梦。

36985　安儿至宝汤(《辨证录》卷十四)

【组成】人参五钱　白术五钱　茯苓三钱　巴戟天三钱　附子一钱　麦芽一钱　枳壳三分　槟榔三钱　车前子二钱　白豆蔻三钱　扁豆二钱　萝卜子一钱

【用法】水煎服。

【主治】小儿脾胃虚寒,上吐下泻,眼目上视,死亡顷刻,其状宛似慢惊风。

【方论选录】此万全在用参、附之多,所以能夺命于将危,以人参能回阳于既绝,附子能续阴于已亡也;然非群药佐之,则阴阳不能分清浊,而积秽亦不能祛除耳,故用参、术以补气,少少祛除,自能奏功。

36986　安中归气汤(《普济方》卷二一九)

【组成】当归　羌活　独活　厚朴　半夏曲　麦芽　苍术　陈皮　米壳　甘草　续断　桔梗　茴香　川芎　南星　槟榔　芍药　热地黄各等分

【用法】上为细末。每服三钱,加生姜、大枣,水煎服。

【主治】男子、妇人元阳虚惫,一切远近气疾,上攻头目及喘息,虚浮肿满,下注腰腹膝浮满,气噎心惊,十种水气,五种疰疾,三十六种风,二十四般气,咳嗽呕逆,远近泄利。

【加减】春,加阿胶;夏,加甘草;秋,加官桂;冬,加干姜;咳嗽,加杏仁、阿胶。

36987　安中调气丸(《古今医鉴》卷五)

【组成】广皮二两　半夏(姜制)一两　白茯神一两　白术(土炒)二两　枳实(麸炒)一两　苏子(炒)六钱　川芎五钱　当归(酒洗)五钱　白芍药(盐酒洗,炒)八钱　木香一钱　甘草(炙)三钱　香附三两(长流水浸三日,洗净,炒黄色)　神曲(炒)一两　黄连(姜汁浸,晒干,猪胆汁拌炒)一两　白豆蔻五钱　萝卜子(炒)五钱

【用法】上为细末,竹沥、姜汁、神曲打糊为丸,如绿豆大。每服八九十丸,以白汤送下;清米汤亦可。不拘时候。

【主治】一切翻胃痰膈之症。

36988　安心绝梦汤(《惠直堂方》卷二)

【组成】人参一钱五分　麦冬三钱　茯神　白术　菟丝子各一钱五分　熟地五钱　玄参五钱　芡实　山药各二钱五分　五味五分　丹参　莲子心　枣仁　沙参　归身各一钱五分　陈皮二分

【用法】水煎服。

【主治】劳心过度而梦遗者。

36989　安尔眠糖浆(《成方制剂》9册)

【组成】大枣　丹参　首乌藤

【用法】上制成糖浆剂。口服,一次10～15毫升,一日3次。

【功用】安神。

【主治】神经衰弱或失眠。

36990　安冲调经汤(《刘奉五妇科经验》)

【组成】山药五钱　白术三钱　炙甘草二钱　石莲三钱　川续断三钱　熟地四钱　椿根白皮三钱　生牡蛎一两　乌贼骨四钱

【功用】平补脾肾,调经固冲。

【主治】脾肾不足,挟有虚热,月经先期,月经频至,或轻度子宫出血。

36991　安阳固本膏(《成方制剂》6册)

【组成】艾叶　巴戟天　白芷　赤芍　川牛膝　椿皮　大黄　当归　杜仲　儿茶　附子　红花　金樱子　没药　木通　肉桂　乳香　锁阳　乌药　香附　续断　血竭　益

母草

【用法】上制成膏剂。外用,加温软化,贴于脐部。

【功用】温肾暖宫,活血通络。

【主治】女子宫寒不孕,经前腹痛,月经不调;男子精液稀薄,精子少,腰膝冷痛。

【宜忌】忌酒及辛辣。寒冷食物。孕妇忌用。

36992 安妊进食汤(《简明医彀》卷七)

【组成】黄芩(条实者) 白芍药 白术各一两 砂仁五钱

【用法】分四剂。水煎服。

【主治】妊妇不食,胎气冲心,遍身疼痛欲死。

36993 安坤赞育丸(《北京市中药成方选集》)

【组成】桑寄生十六两 青毛鹿茸(去毛)九十六两 乳香二十四两 血余八两 艾炭三十二两 紫河车八十具(每具约一两五钱) 蚕绵炭八两 大熟地六十四两 杜仲三十二两 茯苓三十二两 桂圆肉四十两 鸡血藤十六两 香附三百八十四两 山茱萸三十二两 鹿角胶二十四两 锁阳三十二两 鳖甲(炙)三十二两 酸枣仁(生炒各半)六十四两 白薇三十二两 琥珀十六两 元胡(醋炙)三十二两 白芍六十四两 甘草十六两 鸡冠花二十四两 枸杞子二十四两 没药(炙)四十八两 人参(去芦)八两 乌药十二两 牛膝五十六两 补骨脂(盐炒)四十四两 当归六十四两 黄柏三十二两 阿胶九十六两 天冬四十六两 藏红花三两二钱 黄耆二十四两 菟丝子十六两 龟版(炙)三十二两 秦艽三十二两 川牛膝五十六两 肉苁蓉二十四两 鹿尾五两 沙参四十八两(以上均下罐,用黄酒一千九百一十两蒸四昼夜) 川断四十八两 川芎四十八两 沉香五十二两 泽泻三十二两 丹参八两 黄芩四十两 赤石脂二十四两 于术四十八两 木香(煨)二十四两 大生地六十四两 苏叶二十两 柴胡二十四两 橘皮五十六两 肉果(煨)二十四两 白术(炒)九十六两 青蒿二十四两 橘红三十二两 远志(去心,炙)三十二两 藁本二十四两 阳春砂九十六两 红花十六两(上为细末,铺槽揽匀,晒干)

【用法】上为极细末,每细末三百二十两兑益母膏汁六十四两,再兑炼蜜为大丸,重四钱,蜡皮封固。每服一丸,每日三次,温开水送下。

【功用】益气调经。

【主治】妇女气虚血亏,经血不准,崩漏带下,腹痛腰酸,骨蒸潮热,面色萎黄。

【宜忌】忌气恼、生冷。

36994 安坤赞育丸(《全国中药成药处方集》济南方)

【组成】桑寄生 乳香 蕲艾 熟地 杜仲 制香附 山茱萸 鳖甲 没药 琥珀 白芍 乌药 当归 红花 龟版 泽泻 砂仁 柴胡 广陈皮 远志 酸枣仁各八两 木香二两 川芎四两 沉香四两 青毛鹿茸四两

【用法】上为细末,炼蜜为丸,重三钱,蜡皮封固。每服一丸,白开水送下。

【主治】妇女月经不调,崩漏带下,腰酸腹痛,面色萎黄。

【宜忌】忌气恼及辛辣生冷等物。

36995 安坤赞育丸(《全国中药成药处方集》济南方)

【组成】益母草二斤(分作四分,用盐水、黄酒、姜汁、醋炙,干燥备用) 香附四两(用盐水、黄酒、姜汁、醋分四分炙) 黄芩四两 粉甘草四两 白芍(酒炒)四两 赤芍(酒炒)一两 川贝(去心)一两 血竭一两 丹参四两 陈皮一两 川芎一两 阿胶(蛤粉炒)一两 南红花一两 生地二两 熟地三两 麦芽二两 当归(酒炒)一两 乳香(炒透)五钱 没药(炒透)五钱 砂仁二两 木香一两 云苓一两 丹皮一两 杜仲(炒炭)一两 蕲艾一两(炒炭) 白术(土炒)一两 寸冬一两

【用法】上为极细末,水泛小丸,如绿豆大,朱砂为衣。早、晚各服二钱,腹痛下痢,呕吐,姜汤送服;产后诸症,黄酒送服;余皆白开水送下。

【主治】月经不调,经期腹痛,胸膈痞闷,赤白带下。

【宜忌】禁忌生冷食物。

36996 安坤赞育丸(《中国药典》2010版)

【组成】醋香附96克 鹿茸24克 阿胶24克 紫河车20克 白芍16克 当归16克 牛膝14克 川牛膝14克 北沙参12克 没药(醋制)12克 天冬11.5克 盐补骨脂11克 龙眼肉10克 茯苓8克 黄柏8克 龟甲8克 锁阳8克 盐杜仲8克 秦艽8克 醋鳖甲8克 醋艾炭8克 白薇8克 醋延胡索8克 酒萸肉8克 鹿尾7.5克 枸杞子6克 鸡冠花6克 黄芪6克 乳香(醋制)6克 煅赤石脂6克 鹿角胶6克 菟丝子4克 酒苁蓉6克 鸡血藤4克 桑寄生4克 琥珀4克 甘草4克 人参2克 乌药3克 丝棉(炭)2克 血余炭2克 炒白术24克 西红花0.8克 地黄16克 砂仁24克 沉香13克 炒酸枣仁16克 续断10克 陈皮14克 橘红8克 川芎12克 泽泻8克 黄芩10克 青蒿6克 制远志8克 煨肉豆蔻6克 藁本6克 红花4克 柴胡6克 木香2克 紫苏叶5克 熟地黄16克 丹参2克

【用法】上制成丸剂,每丸重9克。口服。一次1丸,一日2次。

【功用】益气养血,调补肝肾。

【主治】气血两虚、肝肾不足所致的月经不调,崩漏带下病,症见月经量少,或淋漓不净,月经错后,神疲乏力,腰腿酸软,白带量多。

【宜忌】孕妇遵医嘱服用。

36997 安枕无忧散(《良朋汇集》卷二)

【组成】陈皮 半夏(制) 白茯苓 枳实(炒) 竹茹 麦冬(去心) 圆眼肉 石膏各一两五分 人参五钱 甘草一钱

【用法】水二钟,煎八分,温服,滓再煎服。

【主治】心胆虚怯,昼夜不得眠。

36998 安卧如神汤(《杂病源流犀烛》卷六)

【异名】安睡如神汤(《医学集成》卷三)。

【组成】茯苓 茯神 白术 山药 寒水石(煅) 枣仁各一钱 远志 炙草各七分 朱砂五分 人参四分

【主治】通宵不寐。

36999 安肺宁嗽丸(《衷中参西》上册)

【组成】嫩桑叶一两 儿茶一两 硼砂一两 苏子一

两(炒,捣)　粉甘草一两

【用法】上为细末，炼蜜为丸，三钱重。早、晚各服一丸，开水送下。

【主治】肺郁痰火及肺虚热作嗽；兼治肺结核。

【方论选录】肺脏具阖辟之机，治肺之药，过于散则有碍于阖，过于敛则有碍于辟。桑得土之精气而生，故长于理肺家之病，以土生金之义也。至其叶凉而宣通，最解肺中风热，其能散可知，又善固气化，治崩带脱肛，其能敛可知，敛而且散之妙用，于肺脏阖辟之机尤投合也。硼砂之性凉而滑，能通利肺窍；儿茶之性凉而涩，能安敛肺叶，二药并用，与肺之阖辟亦甚投合。又佐以苏子之降气定喘，甘草之益土生金，蜂蜜之润肺清燥，所以治嗽甚效也。硼砂、儿茶，医者多认为疮家专药，不知其理痰宁嗽，皆为要品。且二药外用，能解毒化腐生肌，故内服亦治肺结核，或肺中损烂，亦甚有效验。

37000　安肺桔梗汤（《类证治裁》卷二）

【组成】杏　蒌　枳　桔　归　耆　二母　桑皮　防己　百合　苡仁　地骨　葶苈　五味　草

【功用】利气疏痰，降火排脓。

【主治】肺痈由热蒸肺窍，致咳吐臭痰，胸胁刺痛，呼吸不利。

37001　安荣养胎汤（《会约》卷十四）

【组成】人参(少者，以山药四钱炒黄代之)　白术　归身　熟地　杜仲(姜炒)　阿胶(蛤粉炒)各一钱半　艾叶八分　条芩(酒炒)　黄柏(炒)　白芍各一钱　炙草七分(或加三七根二钱)

【用法】生姜、大枣为引，水煎服。

【主治】孕妇气血两虚，六脉微弱，不时下血者。

【加减】如血热甚者，加生地、青蒿、丹皮之属；如骨蒸多汗者，加地骨皮一钱半；如热甚而渴者，加石膏二三钱；如五心热，加玄参一钱半；如下热便涩者，加栀子一钱。

37002　安胃化痰汤（《何氏济生论》卷五）

【组成】陈皮　黄连　半夏　当归　贝母　枳实　麦冬　甘草　白术　白茯　苏梗　覆花　枇杷叶

【用法】加生姜三片，竹茹一团，水煎，食远服。

【主治】胸膈有痰不宽，呕吐，如有碍者。

37003　安胃白术散（《鸡峰》卷二十）

【组成】白术二两　茯苓　藿香　厚朴　半夏　甘草　黄橘皮各一两

【用法】上为细末。每服二钱，水一盏，煎至六分，去滓温服，不拘时候。

【主治】脾胃气虚，胸膈膨闷，心腹胀满，呕逆恶心，噫气吞酸，口淡无味，四肢倦息，全不思食。

37004　安胃行血汤（《胎产秘书》卷下）

【组成】芎䓖一钱　当归四钱　人参一钱　桃仁十粒　姜炭　炙草各五分　藿香　砂仁各四分　姜三片(有汗勿用)

【功用】消块，温胃。

【主治】产后七日内呕吐不止，全不纳谷，血块未除。

37005　安胃和中汤（《玉案》卷四）

【组成】山楂　槟榔　草果　藿香　白豆蔻各一钱五分　半夏(姜矾制)　南星(泡过)　厚朴　苏梗各一钱

【用法】加生姜十片，水煎服。

【主治】饮食过多，一时不能克化，胃窄不能容，又挟寒邪于内，而致呕吐者。

37006　安胃和脾散（《普济方》卷三九三）

【组成】净苍术二两(用生姜二两，切作片子，一同捣烂，炒黄色)　厚朴(去粗皮，同前治)　小枣儿二十四个(去核，焙干)　白术(去芦)　白茯苓(去皮)　广术(煨，剉)　青皮(去白)　木香　藿香叶　泽泻　缩砂仁　槟榔　甘草(炙，剉)各半两　陈皮(去白)一两　(一方无木香)

【用法】上为细末。每服一二钱，煎生姜汤调下，每日二次。

【主治】小儿脾胃不和，中脘气痞，心腹胀满，全不思食，呕吐痰噎，逆气吞酸，面色萎黄，肌肉消瘦，腹胁刺痛，泄泻不止，便利不调，少力嗜卧，脾胃虚弱，饮食不化。

【宜忌】忌一切生硬冷物。

【备考】《古今医鉴》无青皮、陈皮，有人参。

37007　安胎定胎散（《产科心法》卷上）

【组成】白术一钱　陈皮七分　砂仁五分　茯苓一钱　当归身八分　藿香三分

【用法】加老姜一片，炒米二钱，水煎服。

【功用】养血安胎。

【主治】妇人见食不喜食，或恶心而吐，或体倦欲卧，虽体质平常，孕脉不现，此是人病脉不病，服本方数剂，孕脉自现矣。

【加减】如恶心而吐痰者，加制半夏五分。

37008　安胃醒脾汤（《明医指掌》卷四）

【组成】白术　白茯各一钱　滑石(水飞)　砂仁(炒)各七分　木香(煨)五分

【用法】加生姜、大枣，水煎服。

【主治】脾胃俱受病，吐泻兼作者。

【加减】停食，加枳实、山楂、曲糵；挟惊，加胆星、天麻；风，加防风、干葛；暑，加香薷、扁豆；虚，加人参；内有热，加黄连；口渴，加乌梅肉；吐不止，加藿香；泻不止，加升麻。

37009　安胎万全汤

《仙拈集》卷三。为《医林绳墨大全》卷九"安胎万全神应散"之异名。见该条。

37010　安胎万全饮

《胎产心法》卷上。为《万氏女科》卷二"安胎饮"之异名，见该条。

37011　安胎止痛汤（《外台》卷三十三引《小品方》）

【异名】止痛汤（《准绳·女科》卷四）。

【组成】当归　阿胶(炙)　干地黄　黄连　芍药各一两　鸡子一枚　秫米一升

【用法】上切。以水七升，搅鸡子令相得，煮秫米令如蟹目沸，去滓，纳诸药，煮取三升，分四服。

【主治】妊娠重下，痛引腰背。

【宜忌】忌芜荑。

37012　安胎四物汤（《鲁府禁方》卷三）

【组成】当归(酒洗)　川芎　白芍(酒炒)　熟地黄各一钱　地榆　续断　木香　前胡　丹参　紫苏　阿胶

（炒） 砂仁 艾叶(醋炒)各五分

【用法】上剉。加葱白二根,水煎,空心服。

【主治】胎气不安,腹疼重坠。

37013 安胎四物饮(《妇科玉尺》卷二)

【组成】四物汤加肉桂 厚朴 枳壳 槟榔

【主治】妊娠诸痛。

37014 安胎白术汤(《圣济总录》卷一五五)

【组成】白术(剉,麸炒)四两 桂(去粗皮)二两 陈橘皮(汤浸,去白,焙)二两半 厚朴(去粗皮,生姜汁炙)二两 甘草(炙,剉) 芍药 芎䓖各一两

【用法】上为粗末。每服二钱匕,水一盏,加生姜三片,大枣一枚(擘破),煎至六分,去滓,食前热服。

【主治】妊娠腹痛疠刺。

37015 安胎白术散

《卫生宝鉴》卷十八。为《金匮》卷下"白术散"之异名。见该条。

37016 安胎白术散(《奇效良方》卷六十三)

【组成】白术 川芎各一两 吴茱萸(汤泡)半两 甘草(炙)一两半

【用法】上为细末。每服二钱,食前温酒调下。

【功用】补荣卫,养胎气。

【主治】妊娠宿有冷,胎痿不长,或失于将理,伤胎多堕。

【宜忌】忌生冷果实之物。

【方论选录】《济阴纲目》汪淇笺注:天地以大气春生夏长,人身以心肝应之,若有宿冷者,春气不温也,以吴茱萸温之;胎痿不长者,夏气不大也,以川芎大之;白术、甘草乃培土以补其母也。

37017 安胎白术散(《杏苑》卷八)

【组成】白术 橘红 人参各一钱 前胡 川芎 麦冬 赤茯各七分 甘草 半夏各五分

【用法】上㕮咀。加生姜五片,竹茹一团,水煎,食前服。

【主治】妊娠烦热头疼,烦闷,胎气不安,吐逆不食。

37018 安胎达生散(《郑氏家传女科万金方》卷二)

【组成】紫苏 陈皮 川芎 人参 白芍 甘草 当归 大腹皮 生姜 葱白

【用法】水煎服。

【主治】怀孕八九月,胎动不安,或跌伤搽上,心腹腰痛。

37019 安胎当归丸(《医心方》卷二十二引《产经》)

【组成】干姜一分 当归二分 芎䓖二分 胶四分

【用法】上药治下筛,炼蜜为丸,如小豆大。每服五丸,一日三次。

【主治】妊娠腹痛,心胸胀满不调。

37020 安胎当归汤(《外台》卷三十三引《小品方》)

【组成】当归 阿胶(炙) 芎䓖 人参各一两 大枣十二枚(擘) 艾一虎口

【用法】上切。以酒水各三升合煮,取三升,去滓,内胶令烊,分三服。

【主治】妊娠五月日,举动惊愕,胎动不安,下在小腹,痛引腰胳,小便疼,下血。

37021 安胎当归饮(《圣济总录》卷一五四)

【组成】当归(切,焙) 桑寄生各半两 芎䓖一分半 阿胶(炒燥)三分

【用法】上为粗末。每服五钱匕,水一盏半,入葱白三寸(切),豉三十粒,同煎至八分,去滓,食前温服。

【主治】妊娠胎动,烦热满闷。

37022 安胎防漏汤(《效验秘方》班秀文方)

【组成】菟丝子20克 覆盆子10克 川杜仲10克 杭白芍6克 熟地黄15克 潞党参15克 炒白术10克 棉花根10克 炙甘草6克

【用法】未孕之前,预先水煎服此方3~6个月;已孕之后,可以此方随证加减。

【功用】温养气血,补肾固胎。

【主治】习惯性流产。

【方论选录】菟丝子辛甘平、覆盆子甘酸微温,二子同用,有补肾生精、强腰固胎之功;杜仲甘温,补而不腻,温而不燥,为肝肾之要药,能补肾安胎;当归、白芍、熟地俱是补血养肝之品,肝阴血足,则能促进胎元的发生;党参、白术、棉花根甘温微苦,能健脾益气、升阳化湿,既有利于气血的化生,更能升健安胎;甘草甘平,不仅能调和诸药,而且能益气和中,缓急止痛。全方有温养气血、补肾益精、固胎防漏之功。

37023 安胎如圣丹(《摄生众妙方》卷十)

【组成】鲤鱼一个

【用法】煮,并汤食之。

【主治】胎气动。

37024 安胎如圣饮(《痘疹全书》卷下)

【组成】条芩(实者) 白术 归身 砂仁(连壳炒,研) 枳壳 甘草 大腹皮(黑豆水煮三五次) 陈皮 桑树上羊儿藤

【用法】水煎服。

【主治】孕妇痘热不安。

37025 安胎如胜饮(《叶氏女科》卷二)

【组成】当归二钱 白术(蜜炙)一钱五分 黄芩(酒炒) 白芍(酒炒) 砂仁(炒,去衣) 茯苓 川断(酒蒸)各一钱 炙甘草五分

【用法】水一钟半,煎七分服;六日进一服。

【主治】妊娠六月胎气不和,卒有所动不安,或腹痛,或胀闷。

37026 安胎扶元饮(《郑氏家传女科万金方》卷三)

【组成】枳壳(麸炒) 制香附 川续断 白术各一钱 丹参 前胡 黄芩各八分 阿胶一钱半(蛤粉炒) 苏梗一钱 广皮五分 砂仁末六分

【功用】安胎扶元。

【主治】子悬。

37027 安胎利气饮

《宋氏女科》。为《女科百问》卷下"安胎和气散"之异名。见该条。

37028 安胎利水汤(《镐京直指》)

【组成】东洋参一钱半 生于术一钱半 大腹皮三钱

阳春砂六分(冲) 茯苓皮三钱 家苏梗二钱 天仙藤三钱 冬葵子三钱

【功用】扶正利水,防胎不足而临产。

【主治】妊怀八九月,浑身肿胀,小便不利,不任行动。

37029 安胎补火汤(《寿世新编》)

【组成】大熟地五钱(净西砂仁末一钱二分同捣烂) 北枸杞三钱 菟丝饼二钱 正关鹿膏三钱(牡蛎粉拌炒) 破故脂三钱(盐水炒) 川续断二钱(酒炒) 白归身三钱(酒炒,大便溏者用土炒) 正川芎一钱二分 酒杭芍二钱 淮山药四钱 抱茯神三钱 台乌药二钱(后炒)

【用法】桂圆肉七枚为引,初漏之时,急以水浓煎服。久之如口觉干,再加米炒结西洋参二三钱,另炖汁对冲。

【主治】下焦虚冷,命门火衰,不能载胎,而致四五月胎常下坠,腹常胀满,始则漏胎,甚则血大下,腹大痛而堕。

【加减】脾虚火衰,常患腹痛泄泻者,加陈土炒于术二钱。

37030 安胎阿胶散

《卫生宝鉴》卷十八。为《活人书》卷十九"阿胶散"之异名。见该条。

37031 安胎和气饮(《女科万金方》)

【异名】安胎和气散(《胎产新书》)

【组成】桔梗 藿香 陈皮 苍术 砂仁 黄芩 益智仁各二钱 旧枳壳三钱 厚朴 甘草 苏叶各一钱 小茴香(炒)一钱五分

【用法】分三服。每服用白水一钟半,煎七分,空心热服,滓再煎。凡有惯堕胎者,一月间须进两服。保过五个月则不用也。

【功用】《郑氏家传女科万金方》:安胎和气。

【主治】胎前二三个月,因挑砖、换石、移床、铺席伤触胎气,以致不安,头晕眼花,恶心呕吐,不思饮食。

37032 安胎和气饮(《女科万金方》)

【组成】陈皮 苍术 厚朴 甘草 桔梗 枳壳 香附 木香 当归 熟地 白术 黄芩

【用法】加生姜三片,砂仁五粒,水煎服。

【主治】胎感寒气,饮食少进,乏力寒热。

37033 安胎和气饮

《奇效良方》卷六十三。为《女科百问》卷下"安胎和气散"之异名。见该条。

37034 安胎和气饮(《万氏女科》卷二)

【组成】归身 白芍各一钱 白术 黄芩 苏叶各一钱半 炙草 砂仁各五分

【用法】加生姜、大枣为引,水煎,食前服。

【主治】跌扑触动,胎动不安。

37035 安胎和气饮(《郑氏家传女科万金方》卷三)

【异名】达生散(《女科切要》卷三)。

【组成】白术 陈皮 白芍 木香

【用法】加生姜三片,陈米一撮,水煎服。

【主治】肾间虚热而致子淋,甚者心烦闷乱。

37036 安胎和气饮(《一盘珠》卷六)

【组成】黄芩 熟地 当归 川芎 白芍 人参 甘草 砂仁 陈皮 苏叶 煨姜各等分

【用法】同煎。怀胎五六个月可服数剂。

【功用】和胎气。

37037 安胎和气饮

《大生要旨》卷二。为《叶氏女科》卷二"安胎和气散"之异名。见该条。

37038 安胎和气饮(《女科切要》卷三)

【组成】白芍 木香 益智仁 砂仁 香附 紫苏 甘草

【用法】加葱,水煎服。

【主治】妊娠头晕恶心,不喜饮食,六脉浮紧。

37039 安胎和气饮(《伤科补要》卷三)

【组成】当归 白芍 生地 川芎 条芩 白术 砂仁

【用法】河水煎服。

【主治】孕妇受伤。

37040 安胎和气散(《女科百问》卷下)

【异名】安胎和气饮(《奇效良方》卷六十三)、安胎利气饮(《宋氏女科》)、安和饮(《医钞类编》卷十七)。

【组成】诃子(煨) 白术各一两 陈皮 高姜(炒) 木香(煨) 白芍药 陈米(炒) 甘草(炙)各半两

【用法】上㕮咀。每服四钱,水一盏半,加生姜五片,煎七分,去滓温服,不拘时候。

【主治】胎冷,腹胀虚痛,两胁虚鸣,脐下冷疼欲泄,小便频数,大便虚滑。

【宜忌】忌生冷。

37041 安胎和气散

《普济方》卷三四二引《医学类证》。为原书同卷"木香散"之异名。见该条。

37042 安胎和气散(《叶氏女科》卷二)

【异名】安胎和气饮(《大生要旨》卷二)。

【组成】白术(蜜炙)一钱五分 广陈皮(去白、盐制) 白芍(炒) 黄芩(酒炒)各一钱 当归身一钱六分 茯苓八分 香附(盐水制)二钱 川芎 炙甘草各五分

【用法】水煎服。

【主治】妊娠四月,倦卧不安,或口苦头痛,脚弱及肿急。

【加减】如热多,加山栀仁(炒黑)一钱。

37043 安胎和气散

《胎产新书》。为《女科万金方》"安胎和气饮"之异名。见该条。

37044 安胎和伤汤(《林如高骨伤验方歌诀方解》)

【组成】生地9克 白芍9克 白术9克 当归9克 枳壳6克 朱砂6克 茯神9克 续断9克 木香3克 甘草3克

【用法】水煎服。

【功用】镇静安胎,和伤止痛。

【主治】孕妇受伤。

【方论选录】本方用茯神、朱砂镇静安神;当归、生地、白芍补血和血;白术、甘草补脾益气,以生气血;续断补肝肾,且可增强安胎之效;木香、枳壳理气止痛。故本方有镇静安胎、和伤止痛之作用。

37045　安胎织罩散

《准绳·女科》卷四。为《妇人良方》卷十二"安胎铁罩散"之异名。见该条。

37046　安胎枳实散（《医方类聚》卷二二七引《川玉集》）

【组成】枳实二分（炒）　艾叶　阿胶（炙）　前胡　芍药　石韦（去皮）各一分

【用法】上为散。每服一钱，加糯米一撮，葱白两茎（拍破），水一盏半，煎至一盏，去滓温服。

【主治】妇人妊娠伤寒，至五六日未愈，心腹上气，焦渴不止，食饮不下，腰疼体重。

37047　安胎顺气饮（《胎产秘书》卷上）

【组成】紫苏　陈皮　白术　当归　川芎各等分　人参　甘草各减半　生姜五片　葱白七寸　砂仁三粒　木香三分

【用法】磨汁，加生姜，水煎服。

【主治】火盛胎热，气逆凑心所致子悬。

37048　安胎顺血汤（《叶氏女科》卷二）

【异名】安胎顺血散（《胎产新书》）。

【组成】诃子（制）

【用法】水煎，温服。

【主治】妊娠阴肿，胎气不能游动所致。

37049　安胎顺血散

《胎产新书》。为《叶氏女科》卷二"安胎顺血汤"之异名。见该条。

37050　安胎独圣丹（《痘疹仁端录》卷十一）

【组成】砂仁（炒，研，酒调下五分）　人参　黄耆　川芎　当归　白芍　甘草　防风　白芷　桔梗　官桂　木香

【主治】出痘胎动。

【加减】痘色红紫，去桂、香，加紫草、蝉蜕；痘色淡白，去防风、白芷，加糯米；胃虚不食，加人参。

37051　安胎独圣散（《痘疹金镜录》卷四）

【组成】砂仁（炒）

【用法】上为末。每服五分，酒调下。

【主治】孕妇出痘动胎。

【方论选录】《医方考》：缩砂辛温，利而不滞，故可以利气，可以安胎。

37052　安胎神应丸（《陈素庵妇科补解》卷三）

【异名】加味神应丸。

【组成】补骨脂（盐水炒）二两　肉果（面裹，煨）七钱　山茱萸三两（去核）　扁豆（炒，去壳）二两　大熟地（砂仁酒煮）四两　当归（酒洗）三两　白术（土炒）四两　木香五钱　山药（炒）三两　杜仲（盐水炒）三两　生姜四两（切片）　大枣八十枚（去皮核，同姜片煮一昼夜，去姜）　神曲（炒）四两

【用法】神曲磨筛极细，同蜜炼，入前药，并枣肉为丸。每服七十丸，白天二次，夜间一次，米饮或酒送下。

【功用】益火之源，以消阴翳，大补脾胃。

【主治】妊娠每日五更之时必起泄一二次者，命门火衰不能运化水谷所致。

【方论选录】是方骨脂、肉果补命门之火为君；归、地、甘苦温以养血，术、苦温平涩以健脾为臣；茱、仲酸盐以固

肾，木香辛温以运气，扁豆甘淡以利水，姜、枣一辛一甘以和荣卫佐戊己以成功；神曲糊丸消谷运脾以为使。则火旺而上强，饮食进而血长胎安而泄止矣。

37053　安胎铁罩散（《妇人良方》卷十二）

【异名】安胎织罩散（《准绳·女科》卷四）。

【组成】白药子一两　白芷半两

【用法】上为细末。每服二钱，煎紫苏汤调下；或胎热，心烦闷，入砂糖少许煎。

【主治】胎动不安。

37054　安胎凉膈饮（《胎产秘书》卷上）

【组成】知母　麦冬　人参　芦根　葛根　黑栀　竹茹　葱白

【用法】水煎服。

【主治】孕妇热呕。

37055　安胎益母丸（《成方制剂》12册）

【组成】益母草100克　香附（醋制）40克　川芎40克　当归40克　续断30克　艾叶30克　白芍30克　白术30克　杜仲（盐水制）30克　党参30克　茯苓30克　砂仁20克　阿胶（炒）20克　黄芩20克　陈皮20克　熟地黄100克　甘草10克

【用法】以上十七味，粉碎成细粉，过筛，混匀。每100克粉末加炼蜜80～100克制成大蜜丸，即得。每丸重4.5克。口服，一次1丸，一日2次。

【功用】调经，活血，安胎。

【主治】气血两亏，月经不调，胎动不安。

【宜忌】感冒发热者忌服。

37056　安胎调气饮（《盘珠集》卷下）

【组成】人参　白术（炒）　炙甘草　熟地　当归　白芍（酒炒）　川断　杜仲　陈皮　砂仁

【主治】妊娠元气不足，怠倦不能承载，胎动不安。

37057　安胎寄生汤（《外台》卷三十三注文引《小品方》）

【组成】桑上寄生五分　白术五分　茯苓四分　甘草十分（炙）

【用法】上切。以水五升，煮取二升半，分三服。

【主治】❶《外台》引《张文仲方》：妊娠流下。❷《景岳全书》：妊娠下血，或胎不安，或腰腹作痛。

【宜忌】忌海藻、菘菜、酢物、桃、李、雀肉。

【加减】若人壮者，可加芍药八分；若胎动不安，腹痛端然有所见，加干姜四分。

37058　安胎鲤鱼粥（《圣惠》卷九十七）

【组成】鲤鱼一头（重一斤，去鳞鬐肠胃，细切）　苎根一两（干者，净洗，剉）　糯米五合

【用法】以水三碗，先煎苎根，取汁二碗，去滓，下米并鱼煮粥；入五味，空腹食之。

【主治】妊娠因伤动，腹里疞痛。

37059　安宫牛黄丸（《温病条辨》卷一）

【异名】新定牛黄清心丸（《重订通俗伤寒论》）、安宫丸（《全国中药成药处方集》吉林方）。

【组成】牛黄一两　郁金一两　犀角一两　黄连一两　朱砂一两　梅片二钱五分　麝香二钱五分　真珠五钱　山栀一两　雄黄一两　金箔衣　黄芩一两

【用法】上为极细末,炼老蜜为丸,每丸一钱,金箔为衣,蜡护。脉虚者,人参汤送下;脉实者,银花、薄荷汤送下。每服一丸,大人病重体实者,每日二次,甚至每日三次,小儿服半丸,不知,再服半丸。

【功用】❶《温病条辨》:芳香化浊而利诸窍,咸寒保肾水而安心体,苦寒通火腑而泻心。❷《全国中药成药处方集》(北京方):解热去毒,通窍镇静。

【主治】❶《温病条辨》:太阴温病。发汗而汗出过多,神昏谵语;飞尸卒厥,五痫中恶,大人小儿痉厥因于热者;手厥阴暑温,身热不恶寒,精神不了了,时时谵语;邪入心包,舌蹇肢厥;阳明温病,斑疹、温痘、温疮、温毒,发黄,神昏谵语,脉不实。❷《全国中药成药处方集》(北京方):瘟毒热盛,神昏谵语,狂躁不安,浊痰内闭,痉厥抽搐,不省人事,瘟毒斑疹,口渴目赤,言语不清。

【宜忌】《全国中药成药处方集》(北京方):孕妇忌服。

【方论选录】❶《温病条辨》:牛黄得日月之精,通心主之神。犀角主治百毒、邪鬼、瘴气;真珠得太阴之精,而通神明,合犀角补水救火,郁金草之香,梅片木之香,雄黄石之香,麝香乃精血之香,合四者以为用,使闭固之邪热温毒深在厥阴之分者,一齐从内透出,而邪秽自消,神明可复也;黄连泻心火,栀子泻心与三焦之火,黄芩泻胆、肺之火,使邪火随诸香一齐俱散也;朱砂补心体,泻心用,合金箔坠痰而镇固,再合真珠、犀角为督战之主帅也。❷《成方便读》:热邪内陷,不传阳明胃腑,则传入心包。若邪入心包。则见神昏谵语诸证,其势最虑内闭。牛黄芳香气清之品,轻灵之物,直入心包,僻邪而解秽;然温邪内陷之证,必有黏腻秽浊之气留恋于膈间,故以郁金芳香辛苦,散气行血,直达病所,为之先声,而后芩连苦寒性燥者,祛逐上焦之湿热;黑栀清上而导下,以除不尽之邪;辰砂色赤气寒,内含真汞,清心热,护心阴,安神明,镇君主,僻邪解毒。

【临床报道】❶急性肝昏迷:《江西中医药》[1960,(12):31]钟某某,男,5岁。前二天脸上略现黄色,四肢软弱,精神困倦,略有冷热,当时检查指纹色紫,舌苔黄腻,全身黄色,面无表情,体温38.5℃,小便红赤。曾用茵陈等清热利湿退黄中药及青霉素、肝精注射二天无效,反而进入昏迷状态。患者欲转县人民医院治疗,行至中途,牙关紧闭,手足抽搐,认为绝望,转来治疗。经会诊采用安宫牛黄丸一颗,分二次化服。次日复诊,诸症大减,续用此丸半颗,另用中药清热利湿退黄,并注射肝精、葡萄糖,每日一次,连治三天痊愈。❷流行性乙型脑炎:《福建中医药》[1957,(2):5]治疗乙脑83例,死亡13例。死亡率为15.66%,有后遗症者2例。作者认为,对于完全昏迷的患者,需持续应用足量的安宫牛黄丸为主,至3~4日之久。再加针刺十宣、曲池、合谷、涌泉等才能收效。❸急性脑出血昏迷:《中华内科杂志》[(1959,(1):11]用针刺配合本方治疗急性脑出血昏迷16例,9例生命获得挽救,其中3例完全恢复健康,疗效为56.3%,死亡率降低至43.7%。方法:用轻而短的手法针刺人中等穴的同时,内服本方(不能吞咽者鼻饲),每日1~4丸,随证增减。❹副鼻窦炎:《浙江中医杂志》[1985,(8):376]治疗副鼻窦炎24例,其中病程半年以内者4例,半年~1年者8例,1年以上者12例。均有头痛头晕,鼻塞或

流浊涕,嗅觉减退,口干红,舌质粗红,苔黄,脉滑数等症状,急性发作时头痛剧烈,痛处灼热拒按,怯寒发热。选用安宫牛黄丸内服,并用纱布或药棉外裹少许塞入患侧鼻孔,5~7天为一疗程,一般用1~2个疗程。治后18例症状消失,随访半年以上未复发;6例症状显减,或症状消失但半年内又有轻度发作。

【现代研究】❶剂型改革:《新医药学杂志》[1975,(8):12]作者通过对原方分析,将其药物分为清热解毒,镇静安神和芳香化浊,辟秽开窍两类。在清热镇静类药物中,去药源稀少的牛黄,代之以牛黄有效成分牛胆酸和猪胆酸,去价格昂贵的犀角、珍珠,代之以有效成分基本相同的水牛角、珍珠母;去抑菌作用因受氨基酸拮抗而削弱的黄连,另加板蓝根以增强清热解毒功用,并去汞化合物朱砂和基本无药效金箔,依法配制成复方针剂,定名为清开灵(Ⅰ)注射液。在芳香开窍类药物中,以价兼的麝香皮代替麝香,去辛温有毒的雄黄,加行气化湿,芳香开郁的藿香,配制成复方醑剂,定名为清开灵(Ⅱ)滴鼻液。分别供肌肉注射和滴鼻用。经临床验证,效果良好。❷保护脑组织作用:《南京中医学院学报》[1991,7(2):92-93]该药能降低脑脊液及脑组化LDH活性;能使SDH、ATP酶趋于增强,能减轻水肿脑组织含水量和伊文思蓝蓝染的范围及程度,提示该药对脑组织的保护作用即可能是其开窍醒脑作用的原理之一。❸对脑出血损伤的保护作用:《北京中医药大学学报》[2007,30(9):611-614]安宫牛黄丸全方及简方能明显改善脑出血大鼠的神经功能障碍,降低脑系数和脑血肿周围脑组织的含水量,提高红细胞变形能力,安宫牛黄丸全方及简方对大鼠脑出血损伤有保护作用。❹改善阻塞性睡眠呼吸暂停低通气综合征(OSAHS)的预后:《中国中西医结合急救杂志》[2008,15(6):353-356]研究表明:安宫牛黄丸能够降低轻、中度OSAHS患者血食欲素A、瘦素的水平,从而改善OSAHS患者的预后。❺对心肌缺血再灌注损伤的保护作用:《现代医院》[2008,8(7):25-28]安宫牛黄丸及类方醒脑静预处理对兔心缺血再灌注损伤有明显的保护作用,其机制之一与安宫牛黄丸及类方醒脑静抑制炎症介质及促进纤溶作用有关。

【备考】《中国药典》2010版无金箔衣、犀角,有水牛角。本方去金箔衣、犀角,加水牛角,改为散剂,名"安宫牛黄散"(见《中国药典》2010版)。

37060 安宫牛黄散

《中国药典》2010版。即《温病条辨》卷一"安宫牛黄丸"去金箔衣、犀角,加水牛角,改为散剂。见该条。

37061 安宫降压丸(《中国药典》2010版)

【组成】郁金100克　黄连100克　栀子100克　黄芩80克　天麻20克　珍珠母50克　黄芪80克　白芍80克　党参150克　麦冬80克　醋五味子40克　川芎80克　人工牛黄100克　水牛角浓缩粉100克　冰片25克

【用法】上制成大蜜丸,每丸重3克。口服,一次1~2丸,一日2次。

【功用】清热镇惊,平肝潜阳。

【主治】肝阳上亢、肝火上炎所致的眩晕,症见头晕、目眩、心烦、目赤、口苦、耳鸣耳聋;高血压病见上述证候者。

【宜忌】孕妇慎用;无高血压症状时停服或遵医嘱。

37062 安神止痛汤(《林如高骨伤验方歌诀方解》)

【组成】琥珀6克　莲子24克　党参15克　白芍15克　生地9克　淮山15克　黄耆9克　酸枣仁9克　三七3克　醋元胡6克　制乳香4.5克　制没药4.5克　朱茯神9克　远志6克　甘草3克　双钩藤9克

【用法】水煎服。

【功用】宁心安神,益气镇痛。

【主治】重伤痛极,夜寐不安。

【方论选录】本方用琥珀、远志、酸枣仁、茯神安神宁心;双钩藤平肝止痉;"心藏神",心主血脉,神赖气血濡养,党参、黄耆、淮山、生地、白芍、甘草补气补血;莲子养心补肾,益十二经脉血气;佐以乳香、没药、三七、玄胡活血化瘀,消肿止痛,遂成宁心安神、益气镇痛之功。

37063 安神化痰汤(《医学传灯》卷上)

【组成】茯神　远志　陈皮　半夏　杏仁　石菖蒲　麦冬　桔梗　甘草

【功用】安神化痰。

【主治】中恶,牙关紧急,昏不知人,头面青黑,肌肤粟起。

【加减】有食,加枳壳、厚朴。

37064 安神生化汤(《傅青主女科·产后篇》卷上)

【组成】川芎一钱　柏子仁一钱　人参一二钱　当归二三钱　茯神二钱　桃仁十二粒　黑姜四分　炙草四分　益智八分(炒)　陈皮三分

【用法】加大枣,水煎服。

【主治】产后块痛未止,妄言妄见。

37065 安神代茶饮(《慈禧光绪医方选议》)

【组成】龙齿三钱(煅)　石菖蒲一钱

【用法】水煎,代茶。

【功用】宁心安神。

【主治】心经病。

【方论选录】方中石菖蒲入心、脾经,具开窍安神之作用,《本经》称本药可"开心孔,补五脏";龙齿归心、肝经,可镇惊安神、平肝潜阳,治心悸、惊痫诸证。

37066 安神达郁汤(《效验秘方》姚子扬方)

【组成】炒枣仁30克　合欢花15克　龙牡各20克　炒栀子15克　郁金12克　夏枯草10克　柴胡10克　佛手柑10克　炒白芍12克　川芎10克　甘草6克

【用法】水煎300毫升,早晚分服,每日1剂。

【功用】疏肝理气,镇静安神。

【主治】郁证(胃肠神经官能症,植物神经功能紊乱,精神抑郁症)久治不愈者。

【加减】舌尖红、心烦重者,加黄连10克;胃气上逆,有痰者,加半夏10克。

【方论选录】本方系柴胡疏肝散加减而成。情志不遂,肝气郁结,血气不和,心神不安则郁证生。方中柴胡、白芍、郁金、佛手、川芎疏肝理气,调和气血为主药;栀子、夏枯草清心平肝,清泄郁火;配合欢花、炒枣仁、龙骨、牡蛎等宁心安神。再结合以思想开导、心理治疗,可获事半功倍之效。

37067 安神补气丸

《中药制剂手册》。为《三因》卷九"大补心丹"之异名。见该条。

37068 安神补心丸(《中药制剂手册》)

【组成】丹参三十两　五味子(炙)十五两　石菖蒲十两　珍珠母(煅)二百两　夜交藤五十两　旱莲草三十两　合欢皮三十两　生地黄二十五两　菟丝子三十两　女贞子(炙)四十两

【用法】取丹参、石菖蒲为细末,取部分细末与五味子同轧碎,干燥后,为细末,与丹参等细末和匀;将菟丝子轧碎;珍珠母等七味,用煮提法提取二次,约制稠膏65两,制丸,每两约200粒。每服十五丸,每日三次;或遵医嘱,温开水送下。

【功用】养心安神。

【主治】由于思虑过度、神经衰弱引起的失眠健忘、头昏耳鸣、心悸。

37069 安神补心汤(《古今医鉴》卷八)

【组成】当归一钱二分　川芎七分　白芍一钱(炒)　生地黄一钱二分　白术一钱　茯神一钱二分　远志(甘草水泡,去心)八分　酸枣仁(炒)八分　麦门冬(去心)二钱　黄芩一钱二分　玄参五分　甘草三分(一方无远志　麦门冬　黄芩　玄参　加陈皮　柏子仁　酒炒黄连)

【主治】怔忡惊悸。

37070 安神妙香丸(《圣济总录》卷一九九)

【组成】丹砂半两(研如粉)　松脂三两(炼十次,取一两半)　鹤虱　人参　白茯苓(去黑皮)　狗脊(去毛)　贯众　雄黄(研如粉)各半两　蜡二两　蜜(炼)　乳香(研如粉)　禹余粮(烧三度,研如粉)各一两

【用法】上为末,取十五日合和,先入蜜、腊、松脂三味于铫子内,化为汁和九味为丸,如皂子大。用糯米一升、杏仁两合(去皮尖双仁,细研)、白腊一两,相合煮粥,饱食一顿,须臾服大豆一合(熟者),仍服药一丸,得十八日,续更服一丸,得三十四个月,又服一丸。若虑无力,吃枣肉三七枚助之,一月后更不服,服时用乳香汤送下;渴,即吃茯苓汤;若要开食时,吃葵菜汤一盏,其药自下。

【功用】镇固肠胃,守炼五脏,消灭九虫,绵永胎息。

【宜忌】戒五辛、色欲、盐、醋。

37071 安神固精丸(《全国中药成药处方集》沈阳方)

【组成】莲子肉二两　当归一两　金樱一两　芡实　茯神　龙骨　锁阳　牡蛎各八钱　肉桂四钱　川连三钱　远志　枣仁　莲须各六分　生地　黄柏　知母各五钱

【用法】上为极细末,炼蜜为丸,每丸二钱重。每服一丸,空心淡盐水送下。

【功用】滋补强心,固精安神。

【主治】夜梦遗精,虚弱盗汗,心跳耳鸣,烦躁不宁,头目眩晕,精神衰弱,倦怠无力,睡眠不安。

【宜忌】禁忌五辛、烟、酒。

37072 安神宝颗粒(《成方制剂》16册)

【组成】枸杞子　合欢花　酸枣仁

【用法】制成颗粒剂,每袋装14克。口服,一次1~2袋,一日3次。

【功用】补肾益精,养心安神。

【主治】失眠健忘,眩晕耳鸣,腰膝酸软等症。

37073　安神定志丸(《活人心统》卷下)

【组成】人参七钱　远志(去心)一两　茯神(去木)
龙齿七钱　枣仁一两　当归一两　琥珀三钱　朱砂七钱
麦冬(去心)五钱　金箔十张　银箔十张　甘草五分　天
竺黄五钱　生地(酒洗)　一钱五分(焙干)

【用法】上为末,炼蜜为丸,如龙眼大,金银箔为衣。
每服三丸,灯心汤化下。

【主治】阴虚血少,神不守舍,恍惚怔忡,健忘。

37074　安神定志丸(《医便》卷一)

【组成】人参一两五钱　白茯苓(去皮)　白茯神(去
心)　远志(去心)　白术(炒)　石菖蒲(去毛,忌铁)　酸
枣仁(去壳,炒)　麦门冬(去心)各一两　牛黄一钱(另研)
辰砂二钱五分(水飞,另研,为衣)

【用法】上为末,龙眼肉四两熬膏,和炼蜜三四两为
丸,如梧桐子大,朱砂为衣。每服三十丸,清米汤送下,每日
三次,不拘时候。

【功用】❶《医便》:清心肺,补脾肾,安神定志,消痰去
热。❷《寿世保元》:宁心保神,益血固精,壮力强志,清三
焦,化痰涎,育养心神,大补元气。

【主治】❶《寿世保元》:咽干,惊悸,怔忡。❷《医碥》:
健忘。

37075　安神定志丸(《医林绳墨大全》卷四)

【组成】远志一两　人参一两　白茯三两　菖蒲二两
琥珀　天花粉　郁金各一两　贝母　瓜蒌各五钱

【用法】上为末,姜汁、竹沥为丸,如绿豆大,朱砂为
衣。每服二钱。

【主治】肥人痰迷心膈,惊悸怔忡。

【加减】火盛者,加黄连一两。

37076　安神定志丸(《医学心悟》卷四)

【组成】茯苓　茯神　人参　远志各一两　石菖蒲
龙齿各五钱

【用法】炼蜜为丸,如梧桐子大,辰砂为衣。每服二
钱,开水送下。

【主治】❶《医学心悟》:惊恐不安卧,其人梦中惊跳怵
惕。❷《医钞类编》:癫证心中惯乱。

【现代研究】❶抗癫痫作用:《中国药业》[2003,12
(8):29-30]安神定志丸对戊四氮所致的小鼠惊厥,能降低
试验动物死亡率;对士的宁所致的试验动物惊厥,能延长惊
厥发生的潜伏期和死亡时间;能降低电惊厥动物的惊厥发
生率,具有明显的抗癫痫作用。❷安神作用:《中国药业》
[2005,14(4):31-32]安神定志丸能显著减少小鼠自发活动
次数,明显延长戊巴比妥钠致小鼠的睡眠时间,具有较强的
镇静安神作用。

37077　安神定志丸(《全国中药成药处方集》兰州方)

【组成】酒地四两　圆肉二两　当归二两　于术一两
五钱　川芎一两　菖蒲　茯神　远志(炙)各八钱　枣仁
一两　黄耆二两　杭芍　党参　炙草各一两

【用法】上为细末,炼蜜为小丸,或每丸三钱重,蜡皮
封固。每服三钱,开水送下,或清水汤送下。

【功用】安神定志,益气养血。

【主治】心脏衰弱,惊悸失眠,精神恍惚。

37078　安神定志丸(《全国中药成药处方集》济南方)

【组成】党参　茯苓　柏子仁　远志　枣仁　茯神
当归各一两　琥珀　石菖蒲　乳香各五钱

【用法】上为细末,炼蜜为丸,朱砂三钱为衣,每丸重
三钱。每服一丸,每日二次,温开水送下。

【主治】神志不足,心虚多梦,烦躁盗汗。

37079　安神定志方(《外台》卷十五引《广济方》)

【组成】金银薄各一百和合　石膏(研)　龙齿(研)
铁精(研)　地骨白皮　茯神　黄芩　生干地黄　升麻
茯苓　玄参　人参各八分　虎睛一具(微炙)　牛黄　生
姜屑各四分　麦门冬十分(去心)　枳实(炙)　甘草(炙)
葳蕤　芍药各六分　远志(去心)　柏子仁　白薇皮各
五分

【用法】上药治下筛,炼蜜为丸,如梧桐子大。每服二
十丸,每日二次;渐加至三十丸;食讫,少时煮生枸杞根汁
送下。

【主治】风邪狂乱失心。

【宜忌】忌热面、海藻、菘菜、芜荑、炙肉、醋、蒜、黏食、
陈臭、油腻。

37080　安神定智汤(《点点经》卷一)

【组成】益智　远志　当归　白芍　黄耆　天冬　龙
骨(煅,炙)　芡实　泽泻各一钱半　茯神　金钗各一钱
甘草三分

【用法】莲肉、粳米、大枣为引,水煎服。

【主治】酒伤心脾,传染膀胱,火熏精漏,神气不爽,饮
食少进,赤白二浊。

37081　安神复元汤(《寿世保元》卷六)

【组成】黄耆(蜜炙)一钱五分　人参一钱五分　当归
(酒洗)一钱五分　柴胡一钱　升麻五分　黄连(酒炒)一
钱　黄芩(酒炒)一钱　黄柏(酒炒)三钱　知母一钱　防
风一钱　蔓荆子七分　麦门冬一钱　茯神一钱　酸枣
(炒)一钱五分　川芎一钱　甘草五分　甘枸杞子一钱
五分

【用法】上剉一剂,加龙眼肉三枚,水煎服。

【主治】思虑烦心而神散,精脱于下,真阴不上泥丸,
而气不聚,耳鸣耳重听,及耳内痒。

37082　安神复睡汤(《扶寿精方》)

【组成】圆眼肉　当归　熟地黄　白芍药　益智　酸
枣仁各一两　川芎　远志各五钱(皆照常制)

【用法】上为细末,山药糊为丸;或炼蜜为丸,如绿豆
大。临卧沸汤、酒任下。

【主治】诸虚。

37083　安神养心丸(《成方制剂》10册)

【组成】熟地黄200克　琥珀100克　当归100克
白术(炒)75克　川芎50克　黄芪(制)100克　甘草50克
党参50克　酸枣仁(炒)50克　石菖蒲40克　白芍(酒
炒)50克　远志(制)40克　茯苓40克

【用法】制成大蜜丸,每丸9克。口服,一次1丸,一日
2次。

【功用】补气养血,安神定志。

【主治】气血两亏,机体衰弱,精神恍惚,惊悸失眠。

37084 安神养血汤(《温疫论》卷下)

【组成】茯神 枣仁 当归 远志 桔梗 芍药 地黄 陈皮 甘草 龙眼肉

【用法】水煎服。

【主治】疫邪已退,脉证俱平,但元气未复,或因梳洗沐浴,或因多言妄动,遂致劳复发热,前证复起,惟脉不沉实。

37085 安神养志丸(《玉案》卷四)

【组成】当归 生地 枣仁 黄连 玄参 白术各三两 人参 甘草 胆南星各一两二钱

【用法】上为末,荷叶汤为丸。每服二钱,空心白滚汤送下。

【主治】癫证。

37086 安神健脑液(《成方制剂》18册)

【组成】丹参 枸杞子 麦冬 人参 五味子

【用法】上制成口服液。口服,一次10毫升,一日3次。

【功用】益气养血,滋阴生津,养心安神。

【主治】气血两亏,阴津不足所致的失眠多梦,神疲健忘,头晕头痛,心悸乏力,口干津少等症。

【宜忌】感冒忌服。

37087 安神益志汤(《鲁府禁方》卷一)

【组成】柴胡 人参 麦门冬 知母 五味子 竹茹 茯苓 远志 生地黄 当归 甘草 黄连(姜炒)

【用法】加生姜、大枣,水煎服。

【主治】伤寒虚烦,心悸微热,四肢无力体倦;又治伤寒六七日,别无刑克症候,昏沉不知人事,六脉俱静者,无脉欲出汗者。

37088 安神益脑丸(《成方制剂》10册)

【组成】当归110克 茯苓73克 何首乌(制)146克 酸枣仁(生、炒各半)73克 女贞子146克 合欢皮110克 黄精(蒸)140克 远志12克 墨旱莲73克 朱砂18克 桑叶12克

【用法】上制成蜜丸,每10粒重1克。口服,一次9克,一日2次。

【功用】补肝益肾,养血安神。

【主治】肝肾不足所致的头痛眩晕,心悸不宁,失眠多梦,健忘。

37089 安神清镇丹(《医学探骊集》卷五)

【组成】犀角二钱 朱砂一钱 干漆一钱 山甲片五分 轻粉五分 旱三七二钱 京牛黄五厘 青蒿一捻 甘遂二钱 大黄二钱 麝香三厘

【用法】上为细末,用猪脾一个,阴阳瓦焙焦成炭存性,细研,与药面合一处,稀糊为丸,如梧桐子大。匀二次服,每早服一次。

【主治】痫病,忽然昏倒,目天吊,口嚼舌,手足不能举动者。

【方论选录】方用犀角、京黄、朱砂之凉,大清其热;用麝香、青蒿、山甲、轻粉,引药直达病所;干漆能化有形血块;

三七能化血块为水;少佐大黄、甘遂,使其病随吐泻而出;将猪脾焙焦,为其能引药入积块更爽也。

37090 安神温胆丸(《成方制剂》4册)

【组成】陈皮 大枣 茯苓 甘草 人参 熟地黄 酸枣仁 五味子 远志 枳实 制半夏 朱砂 竹茹

【用法】上制成丸剂,每丸重10克。口服,一次1丸,一日2次。

【功用】和胃化痰,安神定志。

【主治】心胆虚怯,触事易惊。

【宜忌】孕妇忌服。

37091 安神犀角丸(《圣济总录》卷一七七)

【组成】犀角(镑) 车前子 白茯苓(去黑皮) 人参各半两 雄黄(研)一两

【用法】上为末,取桃白皮十两、桃符十两,水三升,煎一升,去滓,煎成膏,和前药为丸,如麻子大。每服三丸,桃柳汤送下。

【主治】小儿客忤,惊邪鬼魅。

37092 安神滚痰丸(《明医指掌》卷七)

【组成】礞石一两(煅) 风化消一两 朱砂一两 沉香五钱 珍珠五钱

【用法】上为末,煎天麻膏为丸,如芡实大。每服三丸,姜汁、竹沥调下。

【功用】❶《明医指掌》:利肺安心。❷《重订通俗伤寒论》:逐痰醒神。

【主治】❶《明医指掌》:痰升致癫。❷《重订通俗伤寒论》:痰壅气逆,胸闷呕吐,静则迷蒙昏厥,躁则狂妄舞蹈,舌苔黄厚而滑。

【方论选录】《医略六书》:青礞石善化顽痰之固结;风化消专泻热结之壅痰;沉香顺气以降逆;朱砂镇心以安神;珍珠乃水精之所结,力能壮水制火,以安神定志;天麻煎膏糊丸,豁痰散结;姜汁、竹沥乃润液散痰,使痰化热降,则心包肃清,神明有主,癫妄自退。此安神下痰之剂,为痰热病癫之专方。

37093 安神镇心丸(《赤水玄珠》卷六)

【组成】石菖蒲 远志 人参 茯神 川芎 山药 麦门冬 铁粉 天麻 半夏 南星 茯苓各一两 细辛 辰砂各五钱

【用法】上为末,生姜五两取汁,入水煮糊为丸,如绿豆大,另以朱砂为衣。每服二十五丸,夜卧生姜汤送下,小儿减半。

【功用】消风痰。

【主治】惊悸。

37094 安神镇惊丸(《万氏家抄方》卷五)

【组成】人参(去芦) 白术(炒) 白茯苓(去皮) 明天麻 胆星 橘红 麦门冬各五钱(去心) 甘草(炙)一钱 桔梗 僵蚕(炙)各二钱 木香一钱半 辰砂二钱(水飞) 全蝎十个(洗,炙) 麝香一钱 酸枣仁五钱(炒)

【用法】上为细末,炼蜜为丸,如芡实大。每服一丸,惊风,薄荷汤送下;伤风,荆芥汤送下;夜啼,灯心汤送下;搐搦,防风汤送下;慢惊,冬瓜子仁汤送下;常服,薄荷、银花汤送下。

【主治】小儿脾胃虚弱,风痰壅塞,昏睡不醒,惊悸搐搦。

37095 安神镇惊丸(《保婴撮要》卷三)

【异名】百益镇惊丸(《全国中药成药处方集》(杭州方));白益镇惊丸(《成方制剂》7册)。

【组成】天竺黄(另研) 人参 茯神 南星(姜制)各五钱 酸枣仁(炒) 麦门冬 当归(酒炒) 生地黄(酒洗) 赤芍药(炒)各三钱 薄荷 木通 黄连(姜汁炒) 山栀(炒) 辰砂(另研) 牛黄(另研) 龙骨(煅)各二钱 青黛一钱(另研)

【用法】上为末,炼蜜为丸,如绿豆大。每服三五丸,淡姜汤送下。

【功用】❶《保婴撮要》:安心神,养气血。❷《全国中药成药处方集》(杭州方):扶元安神,开膈祛痰。

【主治】❶《保婴撮要》:小儿惊退后。❷《全国中药成药处方集》(杭州方):小儿禀赋本虚,感风停食,早进凉药,伤其脾胃,以及病后元虚,将成慢惊,抽搐时作,痰鸣气促,神倦露睛,危险之症。

37096 安神镇惊丸(《回春》卷四)

【组成】当归(酒洗)一两 白芍(煨)一两 川芎七钱 生地(酒洗)一两半 白茯苓(去皮木)七钱 贝母(去心)二两 远志(去心)七钱 酸枣仁(炒)五钱 麦门冬(去心)二两 黄连(姜汁炒)五钱 陈皮(去白)一两 甘草二钱 朱砂一两(研末,飞过)

【用法】上为细末,炼蜜为丸,如绿豆大。每服五十丸,食远枣汤送下。

【主治】血虚心神不安,惊悸怔忡不寐。

37097 安神醒心丸(《寿世保元》卷五)

【组成】南星末五两 川连末一两五钱(先以姜汁拌浸半日,入南星末调,和匀成饼,于饭甑内蒸半日) 人参末一两五钱 制远志末一两五钱 飞过辰砂(研)七钱五分 琥珀七钱五分 酸枣仁(炒,研末)一两

【用法】上用雄猪心血三个,入竹沥,面糊为丸,如梧桐子大,金箔为衣。每服五十丸,食远白汤送下,小者二三十丸。

【主治】❶《寿世保元》:小儿大小被惊,神不守舍,痰迷心窍,恍惚健忘,诸痫痴风心风等症。❷《医学集成》:痰迷心窍所致惊悸。

37098 安息香煎丸(《圣济总录》卷六十二)

【组成】安息香(别研)半两 木香 沉香各一两 诃黎勒皮(炮)二两 桂(去粗皮) 白茯苓(去黑皮) 肉豆蔻仁 缩砂仁 芍药 荜澄茄 茴香子(微炒) 益智(去皮,炒) 五味子(微炒) 白豆蔻仁 芎䓖 当归(切,焙) 丁香皮(剉) 蓬莪术(炮,剉) 京三棱(炮,剉) 莎草根(去毛) 槟榔(剉)各一两半 硇砂(别研)半两 阿魏一分(细研,用白面少许和作饼子,炙令香熟)

【用法】除别研外,上为末,再同研匀,用蜜三十两,炼熟和为丸,如鸡头子大。每服一丸,细嚼,温酒或生姜盐汤送下,不拘时候。

【主治】膈气,咽喉噎塞,烦闷呕吐,心胸痞满,腹胁膨胀,不思饮食。

37099 安息活血丹(《局方》卷九)

【组成】吴茱萸(汤浸七遍,焙干,微炒) 安息香(捣碎,入好酒研,澄去泽,银器内慢火熬成膏) 柏子仁(炒) 山茱萸(去核) 延胡索 桃仁(去皮尖,麸炒微黄色) 虎杖 当归 杜仲(去粗皮,剉,炒) 附子(炮,去皮脐) 木香各二十两 泽兰叶 干姜(炮) 肉桂(去粗皮) 艾叶(微炒) 黄耆(去芦) 牡丹皮各二斤半 肉苁蓉(酒浸,焙) 厚朴(去粗皮,姜汁炙令熟)各五斤

【用法】上为细末,以前安息香膏入白面同煮作糊为丸,如梧桐子大。每服三十丸,食前以温酒送下;醋汤亦得。

【主治】冲任不足,下焦久寒,脐腹疼痛,月事不匀,或来多不断,或过期不来,或崩中去血,或带下不止,面色萎黄,肌肉瘦瘁,肌体沉重,胸胁胀满,气力衰乏,饮食减少;一切血气虚寒。

37100 安康心宝丸(《成方制剂》19册)

【组成】荜茇 冰片 蟾酥 沉香 丁香 诃子肉 麦冬 人参 乳香 石菖蒲 苏合香 檀香 香附

【用法】上制成丸剂,大蜜丸每丸重3克。口服,大蜜丸一次1丸;水蜜丸一次2.4克,一日2次。

【功用】芳香开窍,行气活血,通络止痛。

【主治】气滞血瘀,痰浊阻窍引起的胸痹闷痛,气短心烦,突然昏厥。

【宜忌】孕妇忌服。

37101 安惊保命丹

【方源】《普济方》卷三七四。

【组成】脑子一片 朱砂一粒 全蝎一个(去尾足) 僵蚕一个

【用法】上为细末。用奶乳调服之。

【主治】小儿惊风。

37102 安喘至圣丹(《石室秘录》卷一)

【组成】人参量须稍大 牛膝三钱 熟地五钱 山茱萸四钱 枸杞子一钱 麦冬五钱 北五味一钱 胡桃三个 生姜五片

【用法】水煎服。

【主治】气虚所致气喘而上者。

37103 安蛔理中汤(《医学入门》卷四)

【组成】人参 白术 干姜 茯苓各一钱半 乌梅三个

【用法】水煎,温服。

【主治】蛔厥。

【加减】如大便闭,加大黄入蜜以利之;口渴,加瓜蒌根。

37104 安蛔理中汤(《医宗说约》卷四)

【组成】参 术 乌梅 川椒 炮姜 白茯苓 生姜

【用法】水煎服。

【主治】蛔厥,手足冷。

【加减】手足冷甚,加附子;呕,加半夏、陈皮、生姜汁;蛔吐不止,加苦楝根、黄连、细辛;大便秘结,加大黄。

37105 安蛔理中汤(《医钞类编》卷九)

【组成】花椒三分 干姜 白术 人参 附子(炮) 炙草各一钱 丁香二分 一方有乌梅 砂仁(炒半),无

丁香。

【用法】水煎服。

【主治】小儿吐蛔,虫死不能动者,脾败不能养虫也。

37106 安奠二天汤(《傅青主女科》卷下)

【组成】人参一两(去芦) 熟地一两(九蒸) 白术一两(土炒) 山药五钱(炒) 炙草一钱 山萸五钱(蒸,去核) 杜仲三钱(炒黑) 枸杞二钱 扁豆五钱(炒,去皮)

【用法】水煎服。

【功用】补脾肾,固胞胎。

【主治】妊娠脾肾亏损,带脉无力,小腹作疼,胎动不安,如有下堕之状。

【临床报道】先兆流产:《湖北中医杂志》[1987,(1):13]本方加减治疗先兆流产50例,基本方:党参、白术各24克,熟地15克,山药20克,炒杜仲、续断、扁豆各10克,菟丝子15克,旱莲草30克,炙甘草6克。腹痛较甚者,加白芍30克;血热者,加黄芩10克;出血较多者,加地榆炭15~30克,阿胶10克(烊);大便干结者,加熟大黄6克;纳差腹胀者,去熟地,加砂仁6克;恶心呕吐者,加法半夏10克,陈皮6克。少数病例适当配合西药治疗。结果:治愈45例,无效5例。

37107 安魂定魄丹(《圣惠》卷九十五)

【组成】黑铅二两 水银 硫黄(细研)各一两

【用法】上先销铅成水,次下水银搅令匀,良久,即下硫黄末,当为碧色,匀搅,即火放冷,细研如粉,以软饭和丸,如绿豆大。每服七丸,以新汲水研服之。

【主治】惊邪癫痫,天行热病,心神狂乱。

37108 安魂琥珀丹(《丹溪心法附余》卷一)

【组成】天麻 川芎 防风 细辛 白芷 羌活 川乌(炮,去皮脐) 荆芥穗 僵蚕各一两 薄荷叶三两 全蝎 粉甘草 藿香 朱砂(细研,水飞)各半两 麝香 珍珠 琥珀各一钱

【用法】上为细末,炼蜜为丸,如弹子大,金箔为衣。每服一丸,空心茶清或酒送下。若蛇伤,狗咬,破伤风,牙关紧急,先用一丸擦牙,后用茶清调一丸;如小儿初觉出痘疹,即用茶清调一丸与服。

【功用】安魂定魄,疏风顺气。

【主治】中风,左瘫右痪,口眼喝斜,心神不宁;蛇伤,狗咬,破伤风,牙关紧急;小儿痘疹。

37109 安睡如神汤

《医学集成》卷三。为《杂病源流犀烛》卷六"安卧如神汤"之异名。见该条。

37110 安嗽化痰丸(《成方制剂》6册)

【组成】百合 苦杏仁 款冬花 麦冬 玄参 罂粟壳 浙贝母 知母 紫菀

【用法】上制成丸剂,每丸重9克。口服,一次1丸,一日2次。

【功用】清肺化痰,润肺止咳。

【主治】阴虚肺热引起的咳嗽痰盛,气短喘促,咽干口渴,劳伤久嗽,痰中带血。

【宜忌】风寒咳嗽者忌服。

37111 安阳壮骨药酒(《成方制剂》3册)

【组成】八角茴香 白术 白芷 补骨脂 蚕砂 苍术 草果 川牛膝 川芎 当归 地枫皮 地龙 独活 杜仲 法半夏 防风 佛手 甘草 枸杞子 桂枝 红花 花椒 荆芥 桔梗 鹿茸 没药 木瓜 木香 千年健 茜草 羌活 秦艽 青皮 人参 肉桂 乳香 桑枝 砂仁 山柰 熟地黄 桃仁 大麻 菟丝子 威灵仙 五加皮 细辛 续断 油松节 泽泻 枳壳 制草乌 制川乌

【用法】制成酒剂。饭前服用,强壮者一次6~12克,虚弱者一次3~6克,一日2次。

【功用】祛风除湿,活血止痛,强筋壮骨。

【主治】半身不遂,左瘫右痪,周身麻木,腰腿疼痛,肢体拘挛,跌打损伤,风湿诸疼。

【宜忌】孕妇及高血压引起的半身不遂,肝炎,肾炎,心脏病,胃痛患者忌服。

37112 安胎桑寄生散(《圣惠》卷七十六)

【组成】桑寄生一两 熟干地黄二两 木通一两(剉) 赤茯苓一两 甘草半两(炙微赤,剉) 当归一两(剉,微炒) 白芷半两 知母一两 远志半两(去心) 陈橘皮半两(汤浸,去白瓤,焙)

【用法】上为散。每服四钱,以水一大盏,煎至五分,去滓温服,不拘时候。

【主治】妊娠五个月,胎不安,腹内疠刺痛,日夜不止,不欲言语,四肢昏沉。

37113 安胎桑寄生散(《圣惠》卷七十七)

【组成】桑寄生 芎䓖 白术 当归(剉,微炒)各一两 白茯苓三分 甘草半两(炙微赤,剉)

【用法】上为粗散。每服三钱,以水一中盏,加生姜半分,大枣三枚,煎至六分,去滓温服,不拘时候。

【主治】妊娠惊胎,流下不安,若跳动,心中痛。

37114 安神补心颗粒(《新药转正》32册)

【组成】丹参 五味子(蒸) 石菖蒲 安神膏

【用法】取合欢皮、菟丝子、墨旱莲各5.1份,女贞子(蒸)6.8份,首乌藤8.5份,地黄3.4份,珍珠母34份,混合,加水煎煮二次,第一次3小时,第二次1小时,合并煎液,滤过,滤液浓缩至相对密度为1.21(80~85℃)的浸膏,制成安神膏。再和以上诸药制成颗粒。口服,一次1.5克,一日3次。

【功用】养心安神

【主治】心悸失眠,头晕耳鸣。

【宜忌】孕妇慎用。

【临床报道】失眠:《中国冶金工业医学杂志》[2006,21(3):62]用本方治疗失眠300例,对照组予天王补心丹治疗100例。结果:治疗组临床痊愈41例,显效154例,有效79例,无效26例,总有效率91.33%;对照组临床痊愈6例,显效39例,有效43例,无效12例,总有效率88%。两组比较有显著性差异(P<0.05)。

37115 安神熟地黄散(《医略六书》卷三十)

【组成】熟地五两 人参一两五钱 黄耆(蜜炙)三钱 龙齿(煅)三钱 远志一两五钱 桂心一两五钱 茯神二两(去木) 炙草一两 当归三两

【用法】上为散。水煎五钱,去滓温服。

【主治】悸病脉弦涩者。

【方论选录】熟地补肾水以上交乎心，人参补心气以下交乎肾，黄耆补气实卫，当归补血益荣，龙齿安魂定魄，远志通肾交心，桂心温营暖血以平肝，茯神定志安神以宁悸，炙甘草缓中以益胃。为散水煎，使心肾交滋，则血气充足，而经脏得养，神志自雄，安有惕然心悸之患。

37116 安眠补脑糖浆（《成方制剂》10册）

【组成】红参4克 甘草（蜜炙）33克 五味子（醋制）33克 麦冬40克 大枣40克 桑椹67克 远志（制）40克 枸杞子40克 柏子仁40克 制何首乌67克

【用法】上制成糖浆剂，调整总量至1000毫升。口服，一次15毫升，一日3次；或临睡前服30～50毫升。

【功用】益气滋肾，养心安神。

【主治】神经官能症或其他慢性疾病所引起的失眠、头昏、头痛、心慌等症。

37117 安胎万全神应汤

《产科心法》下集。为《医林绳墨大全》卷九"安胎万全神应散"之异名。见该条。

37118 安胎万全神应散（《医林绳墨大全》卷九）

【异名】安胎万全汤（《仙拈集》卷三）、安胎万全神应汤（《产科心法》下集）。

【组成】当归（酒浸）一钱 川芎六分 白芍（炒）七分 熟地（姜汁浸）八分 白术一钱 黄芩一钱 黄耆（蜜炒）七分 杜仲七分 砂仁五分 阿胶六七粒 茯苓七分 甘草三分

【用法】酒、水各一钟，煎八分，空肚服。如痛急，将铜锅煎一钟即服。

【主治】孕妇三月前后，或经恼怒，或行走失跌，损伤胎气，腹痛腰胀。

【加减】胸前作胀，加紫苏、陈皮各六分；白带或红，多加阿胶，地榆一钱，艾叶七分；见红，加川续断一钱，糯米一百粒。

【备考】见血一二日，未离宫者，加一剂自安。倘先三四五月内已经半产者，将从前月分略觉腰胯骨酸胀，忙服一剂安之，过此必安；不可加减，百发百中。

37119 安胎加味八物汤（《宋氏女科》）

【组成】人参 条芩 阿胶 桑寄生 茯苓 芍药 续断 白术 当归 熟艾

【用法】水煎服。

【功用】补益固养气血。

【主治】气血虚损，不足荣卫，怀孕自坠者。

37120 安胎易产紫苏饮（《郑氏家传女科万金方》卷三）

【组成】苏梗八分 人参 广皮 甘草各五分 当归一钱二分 川芎七分 白芍 条芩 白术 枳壳各一钱 大腹皮三钱（盐水炒） 砂仁六分（炒，去衣，研）（一方有制香附、姜汁炒厚朴各一钱，葱头五个）

【用法】加黄杨脑七个，河水煎，怀胎八九月服。

【功用】束胎。

【主治】子悬。

【加减】体虚，加人参。

37121 安胎养血益母丸（《宋氏女科》）

【组成】益母草一斤（阴干，取净末八两） 当归身二两 川芎一两五钱 生地 白芍各一两五钱 壳砂一两五钱 白术（炒）一两 条芩一两五钱（酒炒） 人参（去芦）八钱 阿胶（炒珠）一两

【用法】上为末，炼蜜为丸，如梧桐子大。每服八十丸，空心白汤送下。怀孕二三个月即便可服，至十个月，俱可服。

【功用】保养血气。

【加减】如腹痛，加川断肉（酒浸）一两；如有白带，加椿皮（炒）一两；如漏胎，月月来，见红者，加荆芥（炒焦）一两，地榆（炒）一两。

37122 安神镇心琥珀丸（《圣惠》卷六十九）

【组成】琥珀一两（细研） 真珠一两（细研，水飞过） 牛黄半两（细研） 天竹黄一两（细研） 铁粉一两 光明砂三分（细研，水飞过） 金箔五十片（细研） 银箔五十片（细研） 龙齿一两（细研如粉） 腻粉半两（研入） 麝香一分（细研） 犀角屑三分 露蜂房半两（微炒） 龙胆半两 川升麻半两 天门冬三分（去心，焙） 钩藤三分 茯神三分 菖蒲三分 远志三分（去心） 麦门冬三分（去心，焙） 人参三分（去芦头） 白薇皮三分 黄芩半两 蚱蝉半两（微炒） 干蝎半两（微炒） 甘草半两（炙微赤，到）

【用法】上为末，入研了药令匀，炼蜜为丸，如梧桐子大。每服十五丸，以竹叶汤送下。

【主治】妇人风邪凌心，言语不定，精神恍惚，乃成癫狂，发歇无时。

并

37123 并祛丹（《辨证录》卷三）

【组成】黄耆一两 白术五钱 茯苓五钱 甘菊花三钱 炙甘草一钱 羌活五分 防风五分

【用法】水煎服。

【功用】泻胃与大肠之风湿。

【主治】风湿入于骨髓所致痛风，一身上下，由背而至腰膝两胫，无不作痛，饮食知味，不能起床，即起床席，而痛不可耐，乃复睡卧，必须捶敲按摩，否则其痛走来走去，在骨节空隙之处作楚，而不可忍。

37124 并提汤（《傅青主女科》卷上）

【异名】兼提汤（《辨证录》卷十一）。

【组成】大熟地一两（九蒸） 巴戟一两（盐水浸） 白术一两（土炒） 人参五钱 黄耆五钱（生用） 山萸肉三钱（蒸） 枸杞二钱 柴胡五分

【用法】水煎服。

【功用】补肾气，兼补脾胃。

【主治】妇人肾气不足，不孕，饮食少思，胸膈满闷，终日倦怠思睡，一经房事，呻吟不已。

37125 并补两天丸（《全国中药成药处方集》哈尔滨方）

【异名】两天丸

【组成】橘红三两 牛膝二两 白术四两 砂仁二两 萸肉二两半 龙骨一两半 莲肉二两 鹿胶四两 木瓜二两半 人参一两 枸杞 白茯苓各二两半 藿香二两 杜

仲二两半　山药三两　川附一两

【用法】上为极细末,炼蜜为丸,如梧桐子大。每服二钱,每日三次,白水送下。

【功用】温补脾肾。

【主治】脾肾虚弱,纳少溏泄,梦遗滑精,阳痿不举,腰腿酸痛,气短心跳,四肢清冷,神倦面苍。

关

37126　关节风痛丸(《成方制剂》6册)

【组成】独活　防己　狗脊　鸡血藤　老鹳草　秦艽　桑枝　伸筋草　五加皮　豨莶草

【用法】制成丸剂。口服,一次2.4克,一日3次。

【功川】祛风,除湿,止痛。

【主治】风湿性筋骨酸痛,关节痛,四肢麻木。

37127　关节克痹丸(《成方制剂》20册)

【组成】川乌(制)75克　虎杖313克　草乌(制)75克　黄芩313克　独活156克　秦艽313克　片姜黄156克　苍术(炒)938克　麻黄156克　薏苡仁938克　牛膝313克　海桐皮438克　桑枝625克　桂枝313克　生姜1000克

【用法】上制成丸剂,每6粒重1克。口服,一次8丸,一日2次。

【功用】祛风散寒、活络止痛。

【主治】关节炎,四肢酸痛,伸展不利。

【宜忌】孕妇忌服。

37128　关夫子快脾散(《仙拈集》卷四)

【组成】厚朴　黄连　黄芩　当归　杏仁　木香　草豆蔻　半夏各七分　升麻　吴萸　木通　腹皮　枳壳各五分　甘草　柴胡　泽泻　神曲　陈皮　青皮各七分

【用法】上为末。每服五钱,姜汤送下。五日见效,十日除根。

【主治】膨胀。

37129　关氏头痛验方(《效验秘方·续集》关幼波方)

【组成】旋覆花(包)10克　生赭石(捣)10克　生石膏30克　当归10克　川芎10克　杭芍15克　生地10克　木瓜10克　香附10克　甘草10克

【用法】每日一剂,水煎二次,早晚分服。

【功用】养血平肝,祛风止痛。

【主治】血管神经性头痛,及各种顽固性头痛。

【方论选录】顽固性头痛的病因病机多为血虚肝旺,兼受风邪,据此立"养、清、镇、通"基本治则。一为养:久病必虚,虚则补之乃治本之正法。方中取四物为主,养其阴血,使阴血得养肝气得和。方中加用木瓜,此药能调和肝胃缓急而止痛,和肝而不伤正,调胃而不伤脾,与芍药、甘草合用,可酸甘阴以止痛。二为清:除虚寒者外都可配合清热药使用,如白苔或黄苔则是使用生石膏的一个重要依据。三为镇:方中旋覆花、生赭石可平降冲气,同时也可配珍珠母、生石决明潜镇之,或佐以川牛膝以下引之。四为通:"不通则痛",脉络的阻塞、气血的壅滞是引起疼痛症的主要原因之一。方中当归、川芎辛温走窜,养中有通,旋覆花、菊花等宣散外邪,清中有散。旋覆花又能化络中的顽痰,如血

瘀刺痛者加藕节、红花以通脉消瘀。方中还用香附,配四物汤取其芳香走窜以调气和血。

37130　关氏糖尿病专方(《效验秘方·续集》关幼波方)

【组成】生黄芪30克　仙灵脾15克　杭白芍30克　生甘草10克　乌梅10克　葛根10克

【用法】日一剂,水煎服,日服三次

【功用】补肾益气,生津敛阴。

【加减】肺热甚者,可选加生石膏、川连、石斛、花粉、玉竹、麦冬、沙参;夜尿频数者,选加川断、破故纸、五味子、菟丝子、芡实、鹿角霜等;气血虚者,选加党参、黄精、当归、生熟地、白术、山药、首乌、阿胶等。

【方论选录】方中生黄芪益气,白芍养血敛阴而益津液,《药性论》说:白芍能"强五脏,补肾气",即是关老惯用之理据,而且必与甘草相伍,勿虑其味甘,且与糖尿病患者控制吃糖无关,乃是由于白芍、乌梅、甘草合用,酸甘化阴,以达到机体阴液自生的目的。正如《药品化义》中所说:"白芍药微苦能补肝,略酸能收敛,……同生津敛阴止渴;葛根生津液除烦热而止渴,且能鼓舞胃气上行,一散一敛,使津液输布而不耗散,邪热得清而阳气升发。另选仙灵脾补命门益精气,使生黄芪得命火之助而补气力著,协白芍强五脏补肾气作用显增。所以,补肾益气,生津敛阴为本方的特点。

37131　关节炎汤1号(《临证医案医方》)

【组成】赤芍　白芍各9克　桂枝3克　生地　熟地各9克　细辛1.5克　当归9克　秦艽9克　片姜黄9克　独活9克　桑寄生30克　桑枝30克　防风6克　薏苡仁20克

【功用】祛风湿,活血通络。

【主治】风湿性关节炎风湿型,关节肿疼,遇风或受潮湿加重,舌苔白腻,脉濡缓。

【方论选录】方中独活、秦艽祛风湿,通痹止痛;桂枝、细辛、防风通经脉散风寒;当归、赤芍、白芍、姜黄促进血液循环,活血止痛;白芍、熟地养血;桑枝通络走四肢;薏苡仁利湿。其中赤芍、白芍、桂枝为一组药,常用于四肢疼痛;细辛、生地、熟地为一组药,一辛一散一滋补,细辛去熟地之腻,可补真阴,填骨髓,止腰痛;桑枝,桑寄生为一组药,能强腰膝、通络止痛,治风湿所致腰膝酸痛,屈伸不利。

37132　关节炎汤2号(《临证医案医方》)

【组成】黄芪24克　党参15克　白术9克　制附片6克　白芍9克　桂枝9克　生地　熟地各9克　细辛2克　独活9克　桑寄生30克　十大功劳叶12克　牛膝9克

【功用】补气益肾,散寒通络。

【主治】风湿性关节炎虚寒型,关节疼痛,有凉感,遇寒及劳累痛甚,舌苔白,脉沉紧。

【方论选录】方中补气用党参、黄芪、白术,党参用于各种气虚不足的病症,对神经系统有兴奋作用,能增强机体抵抗力;桂枝、细辛、独活散寒止痛;制附片、寄生、十大功劳叶、熟地益肾;生地、白芍滋阴养血;牛膝引药下行。上药合成共达补气益肾、散寒通络之目的,治虚寒型关节炎为宜。

37133 关老治痢基本方（《效验秘方·续集》关幼波方）

【组成】白头翁 10 克　川军炭 10 克　秦皮 10 克　黄芩 10 克　生地炭 10 克　白芍 15 克　当归 10 克　香附 10 克　丹皮 10 克　焦槟榔 10 克　阿胶珠 10 克　白茅根 30 克　木香 6 克

【用法】每日 1 剂,水煎 2 次,取汁 300 毫升,温分 2 次服。

【功用】清热利湿,导滞通下。

【主治】急慢性痢疾。

【加减】热势较盛加公英、马齿苋、赤芍以解毒和营;热毒深入营血,见高热神昏可加紫雪散开窍醒神,清营凉血;湿重身重纳呆、苔白腻加藿香、苡米以健脾利湿。

【方论选录】白头翁清热解毒凉血;秦皮清热涩肠止泻;军炭荡涤肠胃积滞且可止血;黄芩、茅根清热利湿;生地炭、丹皮、阿胶珠、白芍、当归为血分药,凉血活血,养血和血,兼以止血;木香、香附、焦槟榔为气分药,行气醒脾,消食导滞。